中医临床病证大典

总主编
陈仁寿

肝系病卷

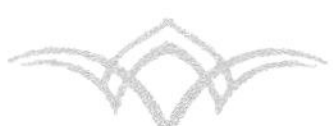

主编
晏婷婷

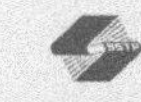

上海科学技术出版社

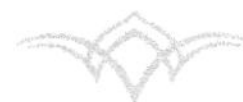

图书在版编目（CIP）数据

中医临床病证大典. 肝系病卷 / 陈仁寿总主编 ; 晏婷婷主编. -- 上海 : 上海科学技术出版社, 2024. 9.
ISBN 978-7-5478-6794-5

Ⅰ. R24; R256.4

中国国家版本馆CIP数据核字第2024J620V4号

中医临床病证大典·肝系病卷

总主编　陈仁寿

主　编　晏婷婷

上海世纪出版(集团)有限公司
上 海 科 学 技 术 出 版 社 出版、发行
(上海市闵行区号景路 159 弄 A 座 9F－10F)
邮政编码 201101　　www.sstp.cn
上海新华印刷有限公司印刷
开本 889×1194　1/16　印张 70.5
字数 1 600 千字
2024 年 9 月第 1 版　2024 年 9 月第 1 次印刷
ISBN 978－7－5478－6794－5/R·3087
定价：650.00 元

内容提要

《中医临床病证大典·肝系病卷》以中医常见肝系病胁痛、黄疸、积聚、鼓胀、头痛、眩晕、疟疾7个病证为纲，广泛收集历代中医药古籍中的相关论述，选取其精要，分辨病名、辨病因、辨病机、辨病证、论治法、论用方、论用药、医论医案等进行梳理、分类、归纳、评述，阐述历代医家对肝系病证的命名与内涵、病因病机、临床表现、诊断、治疗、方药等方面的认识，归纳总结历代医家诊治肝系病证的理论和经验，揭示中医肝系病证的历史沿革与学术源流，展示古代医家对肝系病证的辨治与认识轨迹。

本书收集资料广泛，遵循中医药规律，立足中医临床，体现传统认识，展示肝系病证体系，梳理中医辨治方法，为临床提供中医思维与素材，力求使本书成为一部中医肝系病临床、教学、科研的重要参考工具书，从而既为现代临床诊治提供资料与思路，也为中医药科研、新药开发提供有效信息。本书丰富的文献资料及对病证梳理体系，亦可为中医内科肝系病证的教材编写与教学改革提供重要参考。

《肝系病卷》编委会

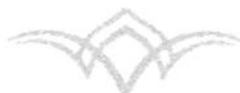

主　编

晏婷婷

副主编

赵君谊

编　委

（按姓氏笔画为序）

王　进　王　畅　王以洲　王桂样

王家豪　王紫薇　王露凝　卞雅莉

代秀娟　刘师言　衣兰杰　李　煜

杨　萌　吴纪东　陆　跃　陈　悆

陈仁寿　范崇峰　金　锴　赵君谊

娄峄杭　晏婷婷　高加欣　常　城

序言

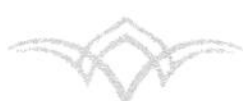

历代医书以传承为旨，记述中医精粹，启悟后人，可谓功德无量。

对病证之认识，是中医发展过程的一大升华，以病证为目标，则治病可以做到有的放矢。自《黄帝内经》始，可散见有病名或病证的记载，而到了唐代《备急千金要方》，已形成较为系统的五脏分科，对病证及病证系统的认识逐渐深入并丰富，此后更加日益发展。

古人著书立说，擅长总结自己的临床经验，还有一部分熟悉前贤医著的医家，喜欢集解历代医学前贤对病证的认识与治病的思想与经验，并考源与阐释，使分散于众多医书中的内容精华集于同一本医著之中而流传下来。书如明代徐春甫的《古今医统大全》，"撰取历代医源与圣贤立法制方，足为天下准绳者；取诸名医家书与文集，其学本《内经》而方法醇正者。医道以脉为先，分类病证首论病源，病机祖述《内经》与《诸病源候论》"。这种记录中医药文献的范式成了传承中医精华的一种较好的模式，它不仅可以反映历代中医对临床病证的源流与沿革认识，而且较好地将历代对病证认识的精华记述并流传下来。在历史演变过程中，有的著作原书虽已散佚，而正因为有了这一类文献，原书中的全部或部分内容被保存下来，而今天可以从中辑佚原文，以恢复原貌，并且使后人能够十分便捷地查阅到众多古籍中自己所需要的知识。以这种形式所编纂的文献被称为"类书"，它较"丛书"的编纂工作难度要大得多。编纂者不仅需要有校勘古医书的能力，而且知识面要求更广，且要熟悉更多的中医药古籍，还需要将众多文献中的资料进行分门别类、编辑排序、归纳点评，使之成为一种全新的文献著作。

在类书的编纂上，南京中医药大学中医药文献所与中医文献学科团队的《中药大辞典》《中医方剂大辞典》和《中华本草》做出了很好的榜样，这几本书倾注了一大批专家多年的心血和汗水，它们以记录古代方药认识源流为主，并夹有今人的认识与总结，做到了古今交融，均具有划时代的学术价值。今天这个团队的新一代中医药文献学者，鉴于目前对中医临床病证的系统整理工作尚属空缺，为此以所长陈仁寿教授为首精心策划、带领中青年老师共同编纂《中医临床病证大典》，将成为一部反映历代发展源流的中医病证类临床实用性文献。

与前面三部方药类著作相比，关于临床病证的论述在古代文献中更为繁杂，收集与整理起来更加困难。从我已经看到的部分书稿看，这部书前期准备工作十分仔细，编纂中作者们付出了很多的心血。据了解参考古籍文献超过 1 000 部，稿件中将内容分为病名、病因、病机、病证以及用方、用药，还有医论医案，各项内容分门别类，层次清晰；归纳点评，层层递进。在每一项目中的引用文献，大多数按出处年代排列，这样既避免了重复，又能体现中医知识的发展进程。各个小标题与简要概述起到了点睛的作用，能够帮助读者理解古代文献的原意与内涵，省去中医临床工作查阅古籍的时间，随时可以收集到临床常见病证的文献资料，为诊疗提供思路。

从古代病证到现代疾病，其间经过了中医本身对疾病认识的不断演变，又到现代西方医学疾病的明确诊断，故古今“疾病观”存在明显的差异和区别。可以说，古今疾病名称既有相关性，又有明显的区别，如消渴与糖尿病、头痛与高血压，它们既有关联又有区别，如何利用中医传统理论与疾病认识观来辨治现代疾病常常会造成困惑。因此本书的价值还在于，通过对古代病证进行重新考证与辨别，能引起我们进行古今疾病比较，寻找他们之间的异同点。书中的内容大大超出了我们的现有视野，通过这部书可以让我们对中医古代病证有更加深入和充分的认识，或许通过此，能让新一代中医人，充分利用好中医传统的“病证思维”来辨治现代疾病，真正做到古今融合，守正创新。

书中的每一种病证均具有研究的现实价值与意义，尽管中医临床类教材或参考书籍对一些常见病证都有总结，但从古代大量的文献来看，已有总结都不够全面和系统，如从病证的数量来说，内科疾病只有数十种，但是在古代文献中的病证数量远远超过这些。而且现在的内容一般都不全面，古籍中相关的病证内容要比现在一些教材中丰富得多。所以说《中医临床病证大典》为后人研究病证开辟了一道门径，这或许本就是该书的编纂目的所在。

我还希望通过这部对中医病证进行系统整理的著作，能够对重新构建中医病证体系，让今天的中医人能够真正从中医的角度认识病证，构建既符合古代中医传统病证理论，又能为现代医学思维所接受的“中医病证体系”有所启发。

总之，对历代中医病证的整理总结是一项十分艰巨又有价值的研究工作，《中医临床病证大典》

做了很好的尝试工作，希望陈仁寿教授团队在整理总结的基础上，今后能够进一步挖掘中医病证的学术精华，总结古人留下的中医临证学术思想与经验，充分发挥中医古籍中的丰富内涵在诊疗当代疑难病和重大疾病方面的指导作用，真正做到古为今用。

故乐而为序！

周仲瑛

2020.11 于南京

前 言

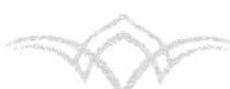

从不同学科角度对中医药文献进行阶段性分类整理研究，一直是历代中医药文献研究领域的重要工作之一，无论是古代的《备急千金要方》《外台秘要》《证类本草》《普济方》《本草纲目》，还是当代的《中药大辞典》《中华本草》《中医方剂大辞典》，均成为划时代的著作，为中医药学术的发展起到了促进作用。《中药大辞典》《中华本草》《中医方剂大辞典》等大型著作的出版，表明现代对中医方药的研究成果已有了全面的系统整理，而对于临床中医病证的系统整理工作一直属于空白，因此有必要对中医病证进行系统整理研究，这是编纂本书的初衷之一。

历史上的医家均十分重视对中医病证的理论和诊治研究，并积累了丰富的文献资料，目前中医临床的分科就是在对古代中医病证研究的基础上产生的，古代医家对病证的认识与研究，对现代中医临床产生了极大的影响。然而通过查阅古代文献可以发现，在古代文献中所记载的病证比我们现在所认识的病证种类要多得多。在临床上也可以发现，有许多病证从现在的教科书上找不出对应的病证，但是从古代文献中可以找到比较相应的认识和治疗方法。所以对于一些疑难杂证，应不忘从古文献中查找治疗方法。即使是一些古今均属常见的病证，也需在中医传统思维下进行辨治，方能起到最佳疗效。

近年来，对中医病证的研究越来越受到重视，许多专家提出应加强对中医临床文献的研究，倡导对中医病证的全面认识。有专家提出“中医临床离不开中医文献的研究”的观点，并举例说明一些疑难杂证在古代文献中可以找到相应的病证，对如何进行治疗具有指导意义，认为对病、证、治的研究是中医临床文献研究的重点，提出要深入挖掘中医文献中有关病证的认识，做到“古为今用”。虽然研究中医病证的相关论文近年来也屡有发表，如水肿、消渴、咳嗽、胃痛等，从认识源流到诊治演变均有归纳和阐释，但大多以单个疾病为主题展开，尚不够系统和全面；部分以古代病证为专题的图书出版物也仅仅以一个或几个疾病为主题进行历代文献的介绍，对内容的分析与分类皆不够深入和细致。

鉴于目前中医临床文献研究的不足及临床需求，我们认为应对历代中医病证文献进行全面而系统的整理和归纳，以病证为纲，从病证名称出处、概念、鉴别、病因病机到治法、方药、病案等进行逐项介绍，从而反映古今中医文献有关各病证的学术发展源流，阐述历代医家对中医病证病因病机、诊断治疗的认识与发展沿革，总结他们诊治各科病证的学术理论和临证经验，编撰完成一部为中医临床、教学、科研提供学习和参考的工具书，既为现代临床诊治提供丰富资料，以提高中医临床诊疗水平，也为中医药科研、新药开发提供有效信息。此外，系统整理研究中医病证及其内容和体系，对中医临床教材与教学方式的改革也将有重要的参考价值。为此，我们一直在计划并实施编纂这样一部大型的中医临床病证文献著作《中医临床病证大典》。经过多年的努力，本书被列入“十三五”国家重点图书出版规划项目，并得到了很多专家与上海科学技术出版社的大力支持。

收载病证的中医古籍浩如烟海，各种病证分散在不同的书籍之中，为此在编纂过程中，我们首先对中医古籍进行目录编排、版本考证，并参考有关病证辞书，制定了文献目标，涉及中医古籍逾1 000种，从中采集各种病证，确定了总目录与各科分目录。接下来以病证为纲，对历代文献进行考证、梳理、分类、简评，对病证正本清源、梳理源流、整理治法、古今对照，从而系统介绍历代文献对临床病证从病名、病因、病机、病证到治法、方剂、药物、医论与医案等内容的论述，尽可能为现代临床提供丰富的古代文献资料。

从古代病证到现代疾病，其间经过了中医本身对疾病认识的不断演变，又到现代西方医学疾病的明确诊断，故古今“疾病观”存在明显的差异和区别。可以说，古今疾病名称既有相关性，又有明显的区别，如消渴与糖尿病、头痛与高血压，它们既有关联又有区别，可以说古代文献中的中医病名与现代某一病名绝对一致者，这样的病证十分稀少。因此本书主要以中医病名为纲，但在分类与分科上，书中或多或少蕴含我们对古今病证（病名）相关性的探索。当然，中医病证（病名）认识下的文献摘录与编排，对于利用好中医传统的“病证思维”来辨治现代疾病，具有很大的指导意义。

中医对病证的认识与现代医学对疾病的认识完全是两条不同的思路，不仅古今病名无法一一对应，而且从现代疾病观的角度看，古代疾病本身也存在混杂的现象，如泄泻与痢疾、胃痛与腹痛、痞病与积病等。对于疾病的认识，今天的中医已经无法完全脱离现代医学的知识，因此我们将一些古代资料尽可能按照不同病证进行分开摘录与表述，但一些无法分开的病证资料只能并存共载，如泄泻与痢疾，宋之前资料混杂较为严重，宋以后尽量做到分开。从现代医学的角度，古代病证的“混杂”，或许正是中医病证体系和架构的特征，所以必须予以保留，为中医临床提供“守正”思路与方法。

历代中医药文献对于病证的记载，资料重复甚至抄袭的现象十分严重，我们在编纂过程中，对于重复者尽量予以删除，但有些资料为了保持文献的完整性，部分重复的内容有所保留。按病名、病因、病机到医案分类后的引用资料，均按年代排列。本书的编纂风格，以收载历代医家论述为主，通过建立小标题与撰写概述的方式，对古代文献进行归纳评述，给现代中医临床给予指导。

全书按内、外、妇、儿、眼、耳鼻喉科分类编纂，内科下又分脾胃病、肺系病、肾系病、心系病、肝系病、气血津液与肢体经络病卷等，分不同卷册分批出版。各册之间的内容亦是尽量避免重复，但由于病名的重合以及资料的不可分割，因此少量的重复也在所难免。

本书的编写难度超出预期，不仅涉及资料多、年代跨度长，而且历代文献存在相互摘抄的情况，因此内容重复现象也十分严重，加上很多资料的流传过程中，错漏亦不时存在。为此编纂中尽管允许借助电子图书或现代网络寻找资料线索，但要求认真核对原文，出处也尽量选择最佳版本，以保证原文的正确性。然而，由于工作量巨大，时间有限，加上作者水平的原因，书中错漏难免存在，敬请读者与同行批评指正，以便再版时修正。

编　者

2023.5

凡例

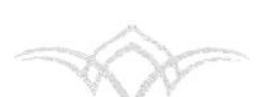

一、本书是一部全面介绍中医临床病证的文献类著作，书中对中医药古籍中的主要病证进行梳理、分类、归纳并简述，以便对中医临床病证有一个全面系统整理与展示，可供现代中医临床工作者查阅与参考。

二、全书按脾胃病卷、肾系病卷、肺系病卷、肝系病卷、心系病卷、气血津液病与肢体经络病卷、妇科病卷、儿科病卷、眼科病卷、外科病卷、耳鼻喉科病卷编排，原则上是1卷1册，少数1卷2册。每卷下设若干临床常见病证。

三、内科五脏病及气血津液与肢体经络病每卷下所列病证从常见病到非常见病排序，妇科病、儿科病、眼科病、外科病、耳鼻喉科病基本按照现代中医教材上的疾病分类系统编排。

四、每个病证记录历代有关病名、病因、病机、证候、治法、方剂、药物、医论、医案的文献论述，并对文献进行分类与归纳，通过列出标题或撰写概述，对所摘录的文献进行必要的小结。

1. 辨病名：主要收录历代文献有关该病的名称论述，包括病名的命名方式、分类及其他名称，反映历代对该病病名认识的历史演变。

2. 辨病因：主要收录历代文献对该病有关病因的论述，包括内因、外因、不内外因等各种致病原因。

3. 辨病机：主要收录历代文献对该病有关疾病产生机理的论述。病因与病机的内容常常在一起论述，根据主要论述的角度会将内容收录于辨病因或辨病机项中。

4. 辨病证：主要收录历代文献中关于该病的症候属性（外感内伤、脏腑、寒热、阴阳、缓急）、色脉、吉凶等内容。

5. 论治法：主要收录历代文献中有关该病的治疗大法、原则、禁忌等内容。

6. 论用方：主要收录历代文献中有关该病的治疗处方，包括通用方、某病方，主要是有名方为主，收载少量的无名方。

7. 论用药：主要收录历代文献有关某药治疗该病的论述，药物依照笔画排序。

8. 医论医案：主要收录文献中有关该病治疗思路的论述和/或典型病案。

五、书中引文力求正确，发现有问题者根据校勘原则予以迳改，不出注。原文按照成书年代排列。本书根据编写要求，对古籍原文进行了分割摘录，为了保持句子的完整性，部分原文段落会有少量重复。

目 录

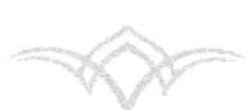

第三章
积聚 · 162

第七章

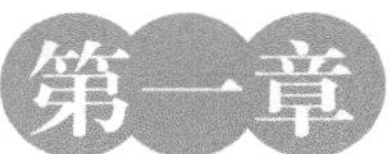

第一章 胁痛

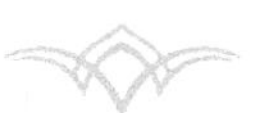

胁痛是指一侧或两侧胁肋部疼痛为主症的疾病。胁，指侧胸部，为腋以下至第十二肋骨部的总称。西医学中急慢性肝炎、胆囊炎、胆系结石、肋间神经痛等疾病过程中以胁痛为主要表现者，均可按本病进行辨治。

【辨病名】

《黄帝内经》中对胁痛已有论述。《素问·脏气法时论》："肝病者，两胁下痛引少腹。"根据胁痛的部位，可将胁痛病名分为：心胁痛、季胁痛、胸胁痛、胁下痛、胠胁痛、息积等。

一、按发病部位命名

1. 心胁痛

《黄帝内经太素·卷第八·经脉之一·经脉病解》："少阳所谓心胁痛者，言少阳戌也，戌者心之所表也(手少阳脉络心包，足少阳脉循胁里，故少阳病心胁痛也。戌为九月，九月阳少，故曰少阳也。戌少阳脉，散络心包，故为心之所表)。[平按]二'戌'字《素问》均作'盛'，九月阳尽而阴气盛，故心胁痛(阴气已盛，阳气将尽，少阳为病，故心胁痛也)。"

《内经知要·卷下·病能》："(胆，足少阳也)是动则病口苦，善太息(胆病汁溢，故口苦。胆郁则太息)，心胁痛不能转侧(别脉贯心胁)，甚则面微有尘，体无膏泽(别脉散于面，胆受金残，则燥症见矣)，足外反热，是为阳厥(本经脉出外踝之前，故足外反热，热上逆，名阳厥)。是主骨所生病者(胆而主骨病者，乙癸同元也)，头痛颔痛，目锐眦痛，缺盆中肿痛，腋下肿，马刀侠瘿(马刀，瘰疬也；侠瘿，侠颈之瘤也)，汗出振寒，疟(少阳居三阳之中，半表半里，故阳胜则汗出，风胜则振寒而为疟也)，胸胁肋、髀膝外至胫绝骨外踝前及诸节皆痛，小指次指不用(皆经脉所过之病)。"

2. 季胁痛

《张氏医通·卷五·诸痛门·胁痛》："(季胁痛腋下肿痛)《经》云：肝病者，两胁下痛引小腹，令人善怒，肝病内舍胸胁，邪在肝，则两胁下痛。肝热病者，胁满痛；胆动，病心胁痛，不可反侧。肝所生病，腋下肿胁痛，肺病传肝，胁痛出食。"

《时方妙用·卷二·心腹诸痛》："盖厥阴不从标本，从中见少阳之气，使厥阴上合乎少阳，则不痛矣。两旁季胁痛者，肝气虚也。"

《杂病广要·身体类·胁痛》："季胁痛，盖季胁两肋稍之处，肝之下，胆之位也。痛甚而下连少腹者亦是死血，痛不甚而止于一处者痰也。(《玉案》)"

《医学刍言·心腹痛》："两胁上痛两胁之上痛者，少阳不和也。宜小柴胡汤加青皮，合左金丸。季胁痛两旁季胁痛者，属肝气虚也。当归四逆汤加阿胶、杞子、乌药；或四君子去白术，加当归、粳米，送下乌梅丸。一属肝血虚，一属肝气虚。"

3. 胸胁痛

《诸病源候论·心腹痛病诸候·胸胁痛候》："胸胁痛者，由胆与肝及肾之支脉虚，为寒气所乘故也。足少阳胆之经也，其支脉从目兑眦贯目，下行至胸，循胁里。足厥阴肝之经也，其脉起足大指丛毛，上循入腹，贯膈，布胁肋。足少阴肾之经也，其支脉从肺出，络心，注胸中。此三经之支脉，并循行胸胁，邪气乘于胸胁，故伤其经脉。邪气之与正气交击，故令胸胁相引而急痛也。诊其寸口脉弦而滑，弦即为痛，滑即为实；痛即为急，实即为跃。弦滑相搏，即胸胁抢息痛也。"

《太平圣惠方·卷第四十三·治胸胁痛诸方》："夫胸胁痛者，由胆与肝及肾之支脉虚，为寒气所乘故也。足少阳胆之经也，其支脉从目眦下行，至胸循胁里。足厥阴肝之经也，其支脉起足大指丛毛上，循入贯膈布胁肋。足少阴肾之经也，其支脉并循行胸胁。邪气乘于胸胁，故伤其经脉。邪气与正气交击，故令胸胁相引而急痛也。诊其脉弦而滑，弦即为痛，滑即为实，弦滑相搏，故胸胁拘急痛也。”

《金匮钩玄·卷第一·六郁》：“郁者，结聚而不得发越也。当升者不得升，当降者不得降，当变化者不得变化也。此为传化失常，六郁之病见矣。气郁者，胸胁痛，脉沉涩；湿郁者，周身走痛，或关节痛，遇阴寒则发，脉沉细；痰郁者，动则即喘，寸口脉沉滑；热郁者，瞀，小便赤，脉沉数；血郁者，四肢无力，能食，便红，脉沉；食郁者，嗳酸腹饱不能食，人迎脉平和，气口脉紧盛者是也。”

《症因脉治·卷四·腹痛论》：“秦子曰：痛在胃之下，脐之四旁，毛际之上，名曰腹痛。若痛在胁肋，曰胁痛。痛在脐上，则曰胃痛，而非腹痛。今列外感者五，内伤者十。”

4. 胁下痛

《类经·十四卷·疾病类·五脏虚实病刺》：“肝病者，两胁下痛引少腹，令人善怒（此肝之实邪也。肝脉布胁肋抵小腹，邪实则两胁下痛，引于少腹。肝志怒，故气强则善怒）；虚则目无所见，耳无所闻，善恐如人将捕之。”

《素灵微蕴·卷一·脏候解》：“心小则脏安，邪弗能伤，易伤以忧；大则忧不能伤，易伤于邪；高则满于肺中，俯而善忘，难开以言；下则易伤于寒，易恐于言；坚则脏安守固，脆则善病消瘅热中；端正则和利难伤，偏倾则操持不一，无守司也。肺小则脏安少饮，不病喘喝；大则多饮，善病胸痹喉痹逆气；高则上气肩息咳，下则居贲迫肝，善胁下痛；坚则不病咳上气，脆则善病消瘅易伤；端正则和利难伤，偏倾则胸偏痛也。肝小则脏安，无胁下之病；大则逼胃迫咽，苦膈中，且胁下痛；高则上支贲切，胁悗为息贲；下则逼胃，胁下空而易受邪；坚则脏安难伤，脆则善病消瘅易伤；端正则和利难伤，偏倾则胁下痛也。脾小则脏安，难伤于邪；大则苦凑眇而痛，不能疾行；高则眇引季胁而痛；下则下加于大肠，而脏苦受邪；坚则脏安难伤，脆则善病消瘅易伤；端正则和利难伤，偏倾则善满善胀也。肾小则脏安难伤；大则善病腰痛，不可以俯仰，易伤以邪；高则苦背膂痛，不可以俯仰；下则腰尻痛，不可以俯仰，为狐疝；坚则不病腰背痛，脆则善病消瘅易伤；端正则和利难伤，偏倾则苦腰尻痛也。凡此二十五变者，人之所以强弱不同也。”

《医方选要·卷之五·腰胁痛门》：“至若胁痛者，厥阴肝经为病也。其痛自两胁下，痛引小腹，亦当视内外所感之邪而治之。若因暴怒伤触，悲哀气结，饮食过度，冷热失调，颠仆伤形，或痰积流注于胁，与血相搏，皆能为痛，此内因也。若伤寒少阳，耳聋胁痛，风寒所袭而为胁痛，此外因也。治之当以散结顺气，化痰和血为主，平其肝而导其滞，则无不愈矣。”

5. 胠胁痛

《类经·二十七卷·运气·天地淫胜病治》：“民病左胠胁痛，寒清于中，感而疟，咳，腹中鸣，注泄鹜溏，心胁暴痛，不可反侧，嗌干面尘腰痛，丈夫㿗疝，妇人少腹痛，目眛眦疡，疮痤痈，病本于肝。（左胠胁痛等证，皆肝经病，肝木主左也。按‘经脉篇’以心胁痛不能转侧、面微有尘，为足少阳胆病；腰痛不可俯仰、丈夫㿗疝、妇人少腹痛、嗌干面尘飧泄，为足厥阴肝病。此以肝与胆为表里，木被金伤，故诸病皆本于肝也）”

《类经·二十七卷·运气·六气相胜病治》：“阳明之胜，清发于中，左胠胁痛溏泄，内为嗌塞，外发㿗疝，大凉肃杀，华英改容，毛虫乃殃，胸中不便，嗌塞而咳。（阳明之胜，金邪盛也，金气寒肃，故清发于中。木受其制，故左胠胁痛。清气在下则为溏泄，在上则为嗌塞，在少腹则为㿗疝，在天则大凉肃杀，在物则华英改容。毛虫，木虫也，故受其殃。胸中，肺所居也，燥胜则肺气敛而失其治节，故有不便而嗌塞为咳也）”

二、按病因病机命名

1. 悬饮胁痛

《诸病源候论·痰饮病诸候·悬饮候》：“悬饮，谓饮水过多，留注胁下，令胁间悬痛，咳唾引胁痛，故云悬饮。”

《太平圣惠方·卷第五十一·治悬饮诸方》：“夫悬饮者，由脏腑虚冷，荣卫不和，三焦痞满，因饮水过多，停积不散，水流走于胁下，则令两胁虚胀，咳唾引胁痛，故谓之悬饮也。”

2. 痰饮胁痛

《本草蒙筌·卷之三·草部下·半夏》：“劫痰厥头疼，止痰饮胁痛。散逆气，除呕恶，开结气，发音声。脾泻兼驱，心汗且敛。盖脾恶湿，半夏专能燥湿胜水故尔。”

《冯氏锦囊秘录·杂症痘疹药性主治合参卷三十八·草部中·半夏》:“火痰黑,老痰胶,同芩连。寒痰清,湿痰白,同姜、附、陈皮、苍术。卒中病痰,南星、皂角,痰饮胁痛。治吐食反胃,消肠腹冷痰,散逆气。除呕恶,开结气,发声音,止脾泻,敛心汗,一切痰厥头痛、头眩圣药。”

3. 肝郁胁痛

《吴鞠通医案·卷三·肝厥》:“杨室女四十九岁,甲申十二月初二日初因肝郁胁痛,继而肝厥犯胃,医者不识,病名肝着。”

《吴鞠通医案·卷三·胁痛》:“伊氏二十岁,肝郁胁痛,病名肝着,亦妇科之常证,无足怪者。”

《吴鞠通医案·卷三·肝痈》:“谢四十四岁,辛巳三月二十四日病起肝郁胁痛,痰中带血,病名肝着。”

4. 肝虚胁痛

《医学纲目·卷之十四肝胆部·胁痛》:“右肝虚胁痛,《经》所谓木不及,病中清,胠胁痛是也。中清,谓中有寒也。”

5. 热实胁痛

《医学纲目·卷之十四肝胆部·胁痛》:“热实胁痛,当归龙荟丸是也。”

6. 肝火胁痛

《脉诀汇辨·卷三·实脉(阳)》:“血实脉实,火热壅结。左寸实者,舌强气壅,口疮咽痛。实在左关,肝火胁痛。”

三、按外感内伤命名

1. 外感胁痛

《症因脉治·卷一胁痛论·外感胁痛·运气胁痛》:“病起于仓卒,暴发寒热,胁肋刺痛,沿门相似,或在一边,或在两边,痛之不已,胀及遍身,甚则指甲紫黑则死。此天行岁运,胜复之气加临,所谓天灾流行之疫症,俗名刺肋伤寒,又名痧胀是也。”

《症因脉治·卷一胁痛论·外感胁痛·感冒胁痛》:“并无时行传染,因自冒风寒,先见恶寒发热,胁痛耳聋,呕而口苦,此伤寒少阳经胁痛症也。若寒热已除,后乃胁痛干呕,此表解里未和,邪热痰饮之症,二者皆非天灾流行,乃人自感冒之症也。”

《医述·卷十一·杂证汇参·胁痛》:“或外感胁痛,小柴胡为必用之药。”

《柳宝诒医论医案·医论·胸胁痛论》:“按外感胁痛,最重肋刺伤寒,以时行厉气,客人最速,宜详岁运何司政。”

《程杏轩医案·〈程杏轩医案〉辑录·家若谷兄乃郎胁痛》:“感证已逾两旬,胁痛依然不愈。按外感胁痛,病在少阳;内伤胁痛,病在厥阴。今外邪解经多日,胁痛何以不瘳。既无情志抑郁,定属动作闪力之伤,外邪引发耳。”

2. 内伤胁痛

《周慎斋遗书·卷九·胁痛》:“凡内伤胁痛不止,生香油一杯,生蜜一杯,和匀服,一二次即愈。或饮冷水而致胁痛者,用干姜、肉桂,但温而不散,必用补中益气汤加附子,其痛即止。”

《症因脉治·卷一胁痛论·内伤胁痛》:“并无外感之邪,或左或右,胁肋作痛,或左右皆痛,或左右攻冲,或时痛时止,或常痛不休,此内伤胁痛也。”

《张氏医通·卷五·诸痛门·胁痛》:“凡内伤胁痛不止者,生香油一盏,生蜜一杯,和匀服,一二次即止。房劳肾虚之人,胸膈胁肋多隐隐微痛,乃肾虚不能纳气,气虚不能生血之故。宜补骨脂、杜仲、牛膝补肾,当归、熟地和血,及七味丸调理。”

四、按左右位置命名

1. 左胁痛

《医学原理·卷之七·胁痛门·治胁痛大法》:“胁痛之症,因各不同,大法在于分经而疗,学者不可执一……如左胁痛,宜前推气散加柴胡,或用小柴胡汤亦可。”

《医方集宜·卷之五·腰胁痛门·治法》:“一肝火太盛气实左胁痛,宜用当归龙荟丸、抑青丸、龙胆汤、龙胆泻肝汤。”

《本草汇言·卷之十九·介部·鳖甲》:“左胁痛者,怒伤血滞也,加青皮、桃仁。”

《神农本草经疏·卷二十三·果部三品·附青橘(即青皮)》:“同枳壳、肉桂、川芎,治左胁痛。”

《济世全书·乾集卷一·伤寒》:“左胁痛加青皮。”

《本草经解·卷三·木部·枳实》:“同川芎、

甘草，治左胁痛胀。”

《脉因证治·卷四·杂治》：“阴滞于阳有作劳而冷，饮酒醉，次日膈痛似饥，过饱，遂成左胁痛有块，脉细涩沉数，服韭汁、桃仁、童便等安。”

《医医偶录·卷一·肝气》：“肝气者，妇女之本病。妇女以血为主，血足则盈而木气盛，血亏则热而木气亢，木盛木亢，皆易生怒，故肝气唯妇女为易动焉。然怒气泄，则肝血必大伤，怒气郁，则肝血又暗损，怒者血之贼也。其结气在本位者，为左胁痛。”

《笔花医镜·卷四·女科证治·肝气》：“左胁痛，肝气不和，柴胡疏肝散。”

《杂病广要·身体类·胁痛》：“妇人治法尝论夫左胁痛、胃脘痛二证，妇人多有之，以其忧思忿怒之气素蓄于中，发则上冲，被湿痰死血阻滞其气而不得条达，故作痛也。”

2. 右胁痛

《诸病源候论·腰背病诸候·胁痛候》：“邪客于足少阳之络，令人胁痛，咳，汗出。阴气击于肝，寒气客于脉中，则血泣脉急，引胁与小腹。诊其脉弦而急，胁下如刀刺，状如飞尸，至困不死。左手脉大，右手脉小，病右胁下痛。”

《严氏济生方·心腹痛门·胁痛评治》：“夫胁痛之病，《医经》曰：两胁者，肝之候。又云：肝病者，两胁下痛。多因疲极嗔怒，悲哀烦恼，谋虑惊忧，致伤肝脏。肝脏既伤，积气攻注……攻于右，则右胁痛；移逆两胁，则两胁俱痛。”

《医学原理·卷之七·胁痛门·治胁痛大法》：“胁痛之症，因各不同，大法在于分经而疗，学者不可执一……如右胁痛，宜推气散，枳壳、桂心、片芩、姜黄、甘草加生姜、大枣，水煎服。”

《古今医统大全·卷之五十七·胁痛门·治法》：“右胁痛多属脾经气滞而致，痰饮流注不行，久则成著，名曰痞气，必以二陈汤加辛散之药，吴茱萸、白豆蔻之属。甚者可用广术溃坚汤，间服补中益气汤，庶得两全而无伤也。”

《本草汇言·卷之十九·介部·鳖甲》：“右胁痛者，气逆挟痰也，加桔梗、白芥子。”

《神农本草经疏·卷九·草部中品之下·姜黄》：“方书用以同肉桂、枳壳，治右胁痛、臂痛，有效。”

《济世全书·乾集卷一·伤寒》：“右胁痛加姜黄。”

《医医偶录·卷一·肝气》：“肝气者，妇女之本病。妇女以血为主，血足则盈而木气盛，血亏则热而木气亢，木盛木亢，皆易生怒，故肝气唯妇女为易动焉。然怒气泄，则肝血必大伤，怒气郁，则肝血又暗损，怒者血之贼也……移邪于肺者，右胁亦痛……右胁痛，用推气散。如肝燥而皮泡胀痛者，栝蒌散。”

《医医偶录·卷二·肺部》：“右胁痛者，肝移邪于肺也，推气散主之。”

《笔花医镜·卷四·女科证治·肝气》：“右胁痛，用推气散。”

《本草述钩元·卷二十四·枳》：“同肉桂，治右胁痛，肠风下血。”

五、按经络命名

少阳胁痛

《景岳全书·卷之七须集·伤寒典（上）·论古法通变》：“又如小柴胡汤，本治少阳经胁痛干呕，往来寒热之伤寒。”

《张氏医通·卷五·诸痛门·胁痛》：“伤寒少阳胁痛，用小柴胡汤。硬满，加薄桂。不大便，加枳壳。兼胸胁满痛，加枳、桔。”

《柳宝诒医论医案·医论·胸胁痛论》：“予故分详少阳胁痛，肺邪胁痛二条。其下手认证处：以下咳嗽为少阳，以咳嗽为肺邪。以左胁痛为少阳，以右胁痛为肺邪。其认脉处以左手脉病为少阳，以右手脉病为肺邪。”

六、其他命名

1. 干胁痛

《明医指掌·卷六·胁痛证六》：“有因酒色劳损太过，胁下一点痛不止，名干胁痛，甚危，当大补气血，尚难为也。若此虚实之不同也，必以脉证参之，斯得其受感之情，而用药无差忒也。”

《证治汇补·卷之六·腹胁门·胁痛》：“危候虚甚成损，胁下常有一点痛不止者，此因酒色太过，名干胁痛，大危。”

《医述·卷十一·杂证汇参·胁痛》：“损证，胁下常有一点痛不止者，名干胁痛，甚危。”

2. 息积

《圣济总录·卷第五十七·心腹门·息积》：

“论曰：《内经》谓病胁下满气逆，二三岁不已，病名曰息积。夫消息者，阴阳之更事也。今气聚胁下，息而不消，积而不散，故满逆而为病，然气客于外，不在于胃，故不妨食，特害于气息也。其法不可灸刺，宜为导引服药，药不能独治者，盖导引能行积气，药力亦借导引而行故也。”

【辨病因】

胁痛病因多由于情志抑郁，或暴怒伤肝，而致肝失条达，疏泄不利。又有气郁日久，血流不畅，瘀血停积，胁络痹阻，出现胁痛；或因外湿内侵，或饮食所伤，脾失健运，痰湿中阻，气郁化热，肝胆失其疏泄条达，导致胁痛。此外，久病或劳欲过度，精血亏损，肝阴不足，血虚不能养肝，使脉络失养，亦能导致胁痛。

《三因极一病证方论·卷之十八·妇人女子众病论证治法》：“五伤者，两胁支满，心引胁痛，气结不通，邪思泄利，前后痼寒。三痼者，羸瘦不生肌，断绪不乳产，经水闭塞。亦名三十六病，名品虽殊，无非血病。多因经脉失于将理，产蓐不善调护，内作七情，外感六淫，阴阳劳逸，饮食生冷，遂致荣卫不输，新陈干忤，随经败浊，淋露凝滞，为癥为瘕，流溢秽恶，痛害伤痼，犯时微若秋毫，作病重如山岳。古人所谓妇人之病，十倍男子，虽言之太过，亦明戒约之切也。”

《丹溪心法·卷四·胁痛七十一》：“胁痛，肝火盛，木气实，有死血，有痰流注。”

《医学正传·卷之二·郁证》：“所谓气血冲和，百病不生，一有怫郁，诸病生焉，此发前人之所未发者也。夫所谓六郁者，气、湿、热、痰、血、食六者是也。”

《医方集宜·卷之五·腰胁痛门·病源》：“腰胁痛有寒湿、湿热、肾虚、瘀血、积痰、挫闪，胁痛是肝火，有木气实，死血，有湿痰留注，有怒气。”

《古今医统大全·卷之五十七胁痛门·病机》：“两胁俱痛，当分内外之因。内因七情气结，饮食过度，冷热失调，颠仆伤形者，或痰积流注，气血相搏，皆能为痛，此内因也。伤寒，少阳耳聋胁痛，风寒所袭而为两胁作痛，此外因也。”

《古今医鉴·卷之一·病机·病机抄略》：“胁痛多气，或肝火盛，或有死血，或痰流注。劳瘵阴虚，癫狂阳炽。呕吐略衄，气虚脉洪，火载血上，错经妄行。溺血便血，病同所因。”

《赤水玄珠·卷四·胁痛门》：“胁痛有风寒，有食积，有痰饮，有死血，有虚，有气郁，有火，当分条类析，明别左右施治。”

《考证病源·考证病源七十四种·胁痛有两边之别》：“胁痛即胁痛也。两胁属少阳胆经，肝居左，脾居右，故又有两边之别。有痰饮作痛者，有瘀血作痛者。痰则脉弦而滑，血则脉弦而涩。”

《证治准绳·杂病第四册·胁痛》：“由阴阳互藏，其左胁多因留血作痛，右胁悉是痰积作痛……若论其致病之邪，凡外之六淫，内之七情，劳役饮食，皆足以致痰气积血之病。痰气固亦有流注于左者，然必与血相搏而痛，不似右胁之痛无关于血也。”

《寿世保元·卷五·胁痛》：“脉双弦者，肝气有余，两胁作痛。夫胁痛者，厥阴肝经为病也。其症自两胁下，痛引小腹，亦当视内外所感之邪而治之。若因暴怒伤触，悲哀气结，饮食过度，冷热失调，颠仆伤形，或痰积流注于胁，与血相搏，皆能为痛，此内因也。若伤寒少阳，耳聋胁痛，风寒所袭而为胁痛者，此外因也。治之当以散结顺气，化痰和血为主，平其肝，导其滞，则无不愈矣。一论左胁下痛，肝积属血，或因怒气所伤，或颠仆闪挫所致，而为痛也。”

《明医指掌·卷六·胁痛证六》：“歌：胁肋疼时统属肝，或虚或实或因痰。脉沉气郁须开导，芤涩原来死血干。食积一条常梗起，肝虚痛在胁梢间。若然痛甚肝经火，干胁之疼疗最难。论：足厥阴之络，令人胁痛，皆肝胆经之所主也。丹溪云：木气实、肝火盛、死血、痰饮、气滞、食积、湿热皆令人胁痛。亦有肝虚血少而痛者。有因酒色劳损太过，胁下一点痛不止，名干胁痛，甚危，当大补气血，尚难为也。若此虚实之不同也，必以脉证参之，斯得其受感之情，而用药无差忒也。[谨按]左胁痛者，肝经受邪也。右胁痛者，肝邪入肺也。左、右胁俱痛者，肝火盛而木气实也。两胁走注痛而有声者，痰饮也。左胁下有块，作痛不移者，死血也。右胁下有块，作痛饱闷者，食积也。咳嗽气急，发热者，痰结痛也，久而不治，则成肺痈。劳伤身热，胁痛者，脉必虚也，宜详究之。”

《景岳全书·卷之二十五心集·杂证谟·胁痛》：“胁痛之病，本属肝胆二经，以二经之脉皆循胁肋故也。然而心、肺、脾、胃、肾与膀胱亦皆有胁痛之病……胁痛有内伤外感之辨。凡寒邪在少阳经，乃病为胁痛耳聋而呕，然必有寒热表证者方是外感。如无表证，悉属内伤。但内伤胁痛者，十居八九，外感胁痛则间有之耳。”

《医宗必读·卷之八·心腹诸痛》：“胁痛：左痛多留血，代抵当汤；右痛多痰气，痰二陈汤，气推气散。左为肝邪，枳芎散；右为肝移邪于肺，推气散。”

《症因脉治·卷一·胁痛论·外感胁痛》：“感冒胁痛之因：起居不慎，感冒外邪，或初感即中少阳，或传变而入少阳，则邪居半表半里，而成胁痛之症也。”

《症因脉治·卷一胁痛论·内伤胁痛》：“内伤胁痛之因：或痰饮悬饮，凝结两胁；或死血停滞胁肋；或恼怒郁结，肝火攻冲；或肾水不足，龙雷之火上冲；或肾阳不足，虚阳上浮；皆成胁肋之痛矣。”

《证治汇补·卷之六·腹胁门》：“大意：足厥阴肝经之络，令人胁痛。（《内经》）然亦有少阳胆经病者，亦有肝乘脾经者，有肝侮肺经者，有肝肾同治者，当推原之。（《汇补》）内因：因暴怒伤触，悲哀气结，饮食过度，风冷外侵，跌仆伤形，叫呼伤气，或痰积流注，或瘀血相搏，皆能为痛。（《医鉴》）至于湿热郁火，劳役房色而病者，间亦有之。（《汇补》）外候：胁痛宜分左右，辨虚实。左胁痛者，肝受邪也。右胁痛者，肝邪入肺也。左右胁胀痛者，气滞也。左右胁注痛有声者，痰饮也。左胁下有块作痛，夜甚者，死血也。右胁下有块作痛，饱闷者，食积也。咳嗽引痛，喘急发热者，痰结也。时作时止，暴发痛甚者，火郁也。满闷惧按，烦躁多怒者，肝实也。耳目䀮䀮，爪枯善恐者，肝虚也。隐隐微痛，连及腰胯，空软喜按者，肾虚也。胁痛咳嗽腥臭，面赤唾痰者，肺气伤也。胁内支满，目眩，前后下血者，肝血伤也。两胁搐急，腰腿疼痛，不能转侧者，湿热郁也。胸右近胁一点刺痛，内热咳嗽者，肺痈也，当须防之。（《汇补》）危候虚甚成损，胁下常有一点痛不止者，此因酒色太过，名干胁痛，大危。（《入门》）胁痛成积凡胁痛年久不已者，乃痰瘀结成积块，肝积肥气在左，肺积息贲在右，发作有时，虽皆肝木有余，肺积膹郁，不可峻攻。（《汇补》）”

一、外邪病因

1. 外感寒邪

《黄帝内经素问·举痛论》：“寒气客于厥阴之脉，厥阴之脉者，络阴器，系于肝，寒气客于脉中，则血泣脉急，故胁肋与少腹相引痛矣。”

《黄帝内经素问·玉机真脏论》：“今风寒客于人，使人毫毛毕直，皮肤闭而为热……弗治，肺即传而行之肝，病名曰肝痹，一名曰厥，胁痛出食，当是之时，可按可刺。”

《诸病源候论·心腹痛病诸候·胸胁痛候》：“胸胁痛者，由胆与肝及肾之支脉虚，为寒气所乘故也。足少阳胆之经也，其支脉从目兑眦贯目，下行至胸，循胁里。足厥阴肝之经也，其脉起足大指丛毛，上循入腹，贯膈，布胁肋。足少阴肾之经也，其支脉从肺出，络心，注胸中。此三经之支脉，并循行胸胁，邪气乘于胸胁，故伤其经脉。邪气之与正气交击，故令胸胁相引而急痛也。诊其寸口脉弦而滑，弦即为痛，滑即为实；痛即为急，实即为跃。弦滑相搏，即胸胁抢息痛也。”

《诸病源候论·妇人产后病诸候上·产后腹中痛候》：“产后脏虚，或宿挟风寒，或新触冷，与气相击搏，故腹痛，若气逆上者，亦令心痛、胸胁痛也，久则变成疝瘕。”

《景岳全书·卷之二十五心集·杂证谟·胁痛》：“胁痛有内伤外感之辨，凡寒邪在少阳经，乃病为胁痛耳聋而呕，然必有寒热表证。”

《本草新编·卷之三角集·附子》：“阴寒之病，乃寒邪直中于肾经，此伤寒之卒病也。肾受寒邪，命门之火自不能藏，欲遁出于躯壳之外，而寒乘胜追逐，犯于脾则腹痛，犯于肝乃胁痛，犯于心则心痛，或手足青者有之，或筋骨拘挛者有之，或呕或吐，或泻或利，甚则身青袋缩，死生悬于反掌，真危急存亡之秋也。”

《景岳全书发挥·卷三·心腹痛·经义》：“痛者，寒气多也。有寒，故痛也。往往内有肝火，外为寒邪束之，不得发越而痛，故受寒则痛也。散其外寒，其火外达，痛自止矣。当明此理。‘五邪篇’曰：邪在肝，则两胁中痛。将胁痛亦引入心腹痛门中。”

《脉因证治·卷四·杂治》：“阴滞于阳，有作劳而冷，饮酒醉，次日膈痛似饥，过饱，遂成左胁痛有块，脉细涩沉数，服韭汁、桃仁、童便等安。”

2. 外感热邪

《黄帝内经素问・刺热》：“肝热病者，小便先黄，腹痛，多卧，身热……胁满痛，手足躁，不得安卧。”

《黄帝内经素问・缪刺论》：“邪客于少阳之络，令人胁痛不得息。”

《素问经注节解・外篇・卷之八・脉解篇》：“少阳所谓心胁痛者，言少阳盛也，盛者，心之所表也。（[按]少阳者，胆脉也。胆脉行于两胁，少阳盛则木强火炽，故心胁痛）”

《内经博议・卷之二・病能部・少阴岁气病疏》：“皆金木足而不能救，以致伤及诸脏也。甚则胸中痛，胁支满，胁痛，膺背肩胛间痛，两臂内痛，身热骨痛，而为浸淫，皆心经及手心主所行之处，火盛为邪，而遍及本经也。”

《顾松园医镜・卷七・火》：“如肝有火，胁痛日久，必遗热于胆，则汁溢口苦。”

《苍生司命・卷二元集・火证详论》：“如肝有火，胁痛日久，必遗热于胆，则成汁溢而口苦。”

《四圣悬枢・卷一温病解第一・少阳经证・胁痛耳聋》：“温病三阴经气，从阳化热，故但热而无寒。其经络耳循胁，行身之侧，故胸胁痛而耳聋。火曰炎上，炎上作苦，故咽干而口苦。”

《四圣悬枢・卷二疫病解第二・少阳经证・目眩耳聋口苦咽干胸痛胁痞呕吐泄利》：“温疫二日，阳明经热不解，三日则入少阳之经。少阳以相火主令，足少阳以甲木而化气于相火，伤寒之口苦咽干而目眩者，皆相火之上炎也。其经自头下项，行身之侧，热病之胸胁痛而耳聋者，皆胆木之逆行也。”

《医述・卷一・医学溯源・水火》：“忿怒生肝火，忧虑生肺火，焦思生心火，劳倦生脾火，动欲生肾火。若心火太过，必克肺金，清肃之气衰矣；肺火太过，必克肝木，发生之气萎矣；肝火太过，必克脾土，生化之源堕矣；脾火太过，必损肾水，精液之源涸矣；肾火太过，反助心火，神明之官夺矣。如肺有火，咳嗽日久，必遗热于大肠，则成泄泻；脾有火，口渴口甘，必遗热于胃，则生胀满；心有火，炎灼日久，必遗热于小肠，则成淋秘；肝有火，胁痛日久，则遗热于胆，必汁溢口苦；肾有火，盗汗遗精，必遗热于膀胱，则成淫浊。此则治其脏，而腑病自消焉。又有无名之火，一发即不识人，或狂言失志，或发数日而终，或一发便毙。《经》云：暴病暴死，皆属于火，非是之谓欤？（余午亭）”

3. 外感湿邪

《万病回春・卷之二・中湿》：“湿伤肾者，腰脚重、骨节酸疼也；湿伤肝者，大筋软短、目昏胁痛也。湿入腑者，则麻木不仁也；湿入脏者，则屈伸不能也。”

4. 外感风邪

《诸病源候论・心腹痛病诸候・卒苦烦满叉胸胁痛欲死候》：“此由手少阳之络脉虚，为风邪所乘故也。手少阳之脉，起小指次指之端，上循入缺盆，布亶中，散络心包。风邪在其经，邪气迫于心络，心气不得宣畅，故烦满；乍上攻于胸，或下引于胁，故烦满而叉胸胁痛也。若经久，邪气留连，搏于脏则成积，搏于腑则成聚也。”

《诸病源候论・妇人杂病诸候三・左胁痛如刀刺候》：“左胁偏痛者，由经络偏虚，受风邪故也。人之经络，循环于身，左右表里皆周遍。若气血调和，不生虚实，邪不能伤；偏虚者，偏受风邪。今此左胁痛者，左边偏受病也。但风邪在于经络，与血气相乘，交争冲击，故痛发如刀刺。”

《圣济总录・卷第四・治法・按摩》：“风寒客于人，毫毛毕直，皮肤闭而为热，或痹不仁而肿痛，既传于肝，胁痛出食，斯可按也。肝传之脾，名曰脾风，发瘅腹中热，烦心出黄，斯可按也。”

5. 外感燥邪

《儒门事亲・卷四・燥五》：“夫燥者，是阳明燥金之主也。诸气愤郁，肠胃干涸，皮肤皴揭，胁痛，寒疟，喘咳，腹中鸣，注泄骛溏，胁肋暴痛，不可反侧，嗌干面尘，肉脱色恶，及丈夫癞疝，妇人少腹痛、带下赤白，疮疡痤疖，喘咳潮热，大便涩燥，及马刀挟瘿之疮，肝木为病。”

《顾松园医镜・卷七・燥》：“左胠〔小肋〕胁痛，不能转侧，咽干面尘，体无膏泽，腰痛筋挛，目昧眦疮，皆燥病之本于肝，而散见不一者，是由肺金摧肝木之故也。”

6. 外感疫疠

《诸病源候论・心腹痛病诸候・胸胁痛候》：“邪气乘于胸胁，故伤其经脉，邪气之与正气交击，故令胸胁相引而急痛也。”

《症因脉治・卷一・胁痛论》：“运气胁痛之

症，病起仓卒，暴发寒热，胁肋刺痛，沿门相似，或在一边，或在两边，痛之不已，胀及遍身，甚则指甲紫黑而死。此天行岁运，胜复之气加临，所谓天灾流行之疫症，俗名刺肋伤寒，又名痧胀是也。”

二、情志不遂

《妇人大全良方・卷之一・调经门・月经绪论第一》：“若怒极则伤肝，而有眼晕、胁痛、呕血、瘰疬、痈疡之病，加之经血渗漏于其间，遂成窍穴，淋沥无有已也。”

《脾胃论・卷上・脾胃胜衰论》：“肝木妄行，胸胁痛，口苦舌干，往来寒热而呕，多怒，四肢满闭，淋溲便难，转筋，腹中急痛，此所不胜乘之也。”

《严氏济生方・心腹痛门・胁痛评治》：“夫胁痛之病，《医经》曰：两胁者，肝之候。又云：肝病者，两胁下痛。多因疲极嗔怒，悲哀烦恼，谋虑惊忧，致伤肝脏。肝脏既伤，积气攻注，攻于左，则左胁痛；攻于右，则右胁痛；移逆两胁，则两胁俱痛。久而不愈，流注筋脉，或腰脚重坠，或两股筋急，或四肢不举，渐至脊膂挛急疼痛。气遇风搏，则胁下结块；气遇寒搏，则胁肋骨痛，下连小腹，上引心端。大抵诸气，惟膀胱气胁下痛最难治，神保丸能治之。”

《古今医统大全・卷之九十九・养生余录上・悲哀》：“书云：悲哀憔悴，哭泣喘乏，阴阳不交，伤也。故吊死问病则喜神散。悲哀动中则伤魂，魂伤则狂妄不精，久而阴缩拘挛，两胁痛，不举。悲哀太甚则胞络伤，而阳气内动，发则心下溃，溲数血也。大悲伐性，悲则心系急，肺叶举，上焦不通，荣卫不舒，热气在中而气消。又云：悲哀则伤志，毛悴色夭，竭绝失意。生纳云肺出气，因悲而气耗不行，所以心系急而消矣。夫心主志，肾藏，因悲哀则失精，阴缩，因悲而心不乐，水火俱一而神精散亡矣。”

《素问经注节解・内篇・卷之二・玉机真脏论》：“肺金伐木，气下入肝，故曰勿治行之肝也。肝气通胆，胆善为怒，怒者气逆，故一名厥也。肝脉布胁，故胁痛。”

《证治汇补・卷之二・内因门・郁症》：“气郁胸满胁痛，噫气腹胀，痰郁胸满喘促，起卧倦怠，血郁能食肢倦，溺淋便赤，食郁嗳酸作胀，恶食痞硬，湿郁关节重痛，首如物蒙，遇阴则甚，热郁目蒙溺涩，口干烦躁，遇暖便发。（戴氏）”

《辨证录・卷之二・胁痛门》：“然肝经之所成病，尚未知其故，大约得之气恼者为多，因一时拂郁，欲怒而不敢，一种不平之气，未得畅泄，肝气郁而胆气亦郁。”

《苍生司命・卷五利集・虚损成劳证・肝劳》：“大怒则血菀于上，令人暴绝，名曰煎厥。故多怒之人，肝火屡动，而所藏之血，随火上逆，大吐不止。稍久则并脏腑膻中之血，尽吐不留，所谓相火一动，则五火相煽而动，火动则血随之。真血去多，身成空廓，以致金不制木，木火凌肺；《经》所谓‘侮其所胜’者也。如是则发热、咳嗽、胁痛、喘急，而劳日剧矣。”

《景岳全书发挥・卷三・血证・论治》：“气逆于藏，则血随气乱而错经妄行，然必有气逆喘满，或胸胁痛胀，尺寸弦强等症，此当顺气为先，宜陈皮、青皮、杏仁、芥子、泽泻之属主之。白芥子理皮里膜外之痰，未闻有理血中之气。泽泻但能利水而泻火，未闻有顺气之功。用药错乱，焉可立方治病？”

《金匮翼・卷六・胁痛统论・肝郁胁痛》：“肝郁胁痛者，悲哀恼怒，郁伤肝气。”

《一见能医・卷之五・病因赋上・郁有六名》：“气郁者，胸胁痛，脉沉涩。血郁者，四肢无力，能食便红，脉沉芤结。湿郁者，周身走痛，或骨节痠痛，遇阴寒而发，脉沉细缓。火郁者，瞀闷，尿赤，脉沉而数。食郁者，嗳酸饱满，不喜饮食，人迎脉平，气口脉盛。痰郁者，动则喘满，寸脉沉滑。”

《医述・卷七・杂证汇参・郁》：“七情不快，郁久成病，或为虚怯，或为噎隔，或为痞满，或为腹胀，或为胁痛。”

《医述・卷十三・女科原旨・胎前》：“妊妇胁痛有三：哭泣也，内伤也，恼怒也。不可服行血破气药，宜用童便，或紫苏饮去人参加当归、白芍为稳。（《见闻录》）”

《验方新编・卷二十・妇科产后门・乳汁不通》：“产后乳汁不通，其故有二：一由气血两虚，乳来稀少；一由气闭血滞，壅塞不行。盖妇人多忧思忿怒，忧思则气结而血亦结，忿怒则气逆而血亦逆，甚至乳硬管塞，胁痛烦热，故古方于通乳药中，多用香附、木香、青皮者，以行气故也。用王不留行者，通乳而兼行血也。”

《杂病源流犀烛·卷十·肝病源流》:"一曰气郁,因大怒气逆,或谋虑不决,皆令肝火动甚,以致肤胁肋痛。"

《诊脉三十二辨·辨肝胆脉》:"诸风病皆始于肝,故肝所发病,必头目眩,胁痛肢满,手足青。其为七情所害,肝气虚则恐,实则怒,怒则魂门弛张,木气奋激,肺金乘之,故曰怒气伤肝。"

三、饮食所伤

《医学入门·外集·卷四杂病提纲·内伤·痰》:"若因饮酒,干呕嗳,臂胁痛,又名酒痰。"

《医学入门·外集·卷四杂病分类·外感·火类》:"食积,胁下如杠,梗起一条作痛。"

《景岳全书·卷之二十五心集·杂证谟·胁痛》:"以饮食劳倦而致胁痛者,此脾胃之所传。"

四、跌扑损伤

《黄帝内经灵枢·五邪》:"邪在肝,则两胁中痛……恶血在内。"

《丹台玉案·卷之五·胁痛门》:"肝藏于内,外应乎胁,胁之所在,肝之所在也,所藏者血,所属者怒气,扑跌斗殴,内伤乎血。败血积蓄于肝之分,瘀而不流,则胁痛作矣"。

《金匮翼·卷六·胁痛统论·污血胁痛》:"污血胁痛者,凡跌扑损伤,污血必归胁下故也。"

《类证治裁·卷之六·胁痛》:"血瘀者,跌仆闪挫,恶血停留,按之痛甚。"

五、劳欲久病

《景岳全书·卷之二十五心集·杂证谟·胁痛》:"凡房劳过度,肾虚羸弱之人,多有胸胁间隐隐作痛,此肝肾精虚。"

《医述·卷六·杂证汇参·虚劳》:"骨蒸劳者,由于积热内附骨髓而名,其形羸瘦,泄利食少,肢体无力。传于肾,则盗汗不止,腰膝酸痛,梦鬼交侵;传于心,则心神怯悸,颊赤寒热;传于肺,则胸满短气,咳嗽吐痰,皮肤甲错;传于肝,则两目昏暗,胁痛忿怒。五脏既病,则难治疗。立斋云:前证多因经行、胎产,或饮食、七情内伤脾胃所致,或病后失调而成。"

《医碥·卷之三·杂症·胁肋痛》:"房劳伤肾,气虚血滞,胸胁多有隐隐作痛。"

六、五运六气失调

《史载之方·卷上·厥阴所胜生病·运气所胜》:"飧泄食减,体重烦冤,肠鸣,腹支满,甚则忽忽善怒,眩冒巅疾,胁痛而吐甚,冲阳绝者,不治。"

《史载之方·卷上·少阴所胜生病·天胜》:"喘呕,寒热,嚏鼽衄,鼻窒,甚则疮疡,胁痛,善太息,胸中烦热,嗌干,右胠满,皮肤痛,寒热,咳喘,唾血,鼽衄,溺色变,疮疡,胕肿,肩背臂臑及缺盆痛。"

《史载之方·卷上·阳明所胜生病·天胜》:"胁痛,目赤,掉振鼓栗,筋痿,不能久立,小便变,寒热如疟,甚则心痛,左胠胁痛,寒清于中,感而疟咳,腹中鸣,注泄,鹜溏,心胁暴痛,不可反侧,嗌干,面尘,腰痛,丈夫癫疝,妇人少腹痛,目昧,眦疡,疮痤痈。"

《史载之方·卷上·阳明所胜生病·地胜》:"昏病喜呕,呕有苦,太息,心胁痛,不能反侧,甚则嗌干面尘,身无膏泽,足外反热。"

《三因极一病证方论·卷之五·五运时气民病证治》:"凡遇六壬年,发生之纪,岁木太过,风气流行,脾土受邪,民病飧泄,食减体重,烦冤肠鸣,胁支满;甚则忽忽善怒,眩冒癫疾。为金所复,则反胁痛而吐,甚则冲阳绝者死。"

《运气易览·卷之二·五运主病治例》:"凡遇六丁年,委和之纪,岁木不及,燥乃盛行,民病中清,胠胁痛,小腹痛,肠鸣溏泄。为火所复,则寒热,疮疡,痤痱,痈肿,咳而鼽。"

《运气易览·卷之二·六气主病治例·五运所化之图》:"肝木受邪,病则腹胁痛,目赤,体重,胸痛,胁满,引小腹,耳无闻,甚则喘咳逆气,背肩、尻阴、股膝、髀腨胻足痛。"

《古今医统大全·卷之五·运气易览·论六病》:"厥阴所至为里急,筋缓缩急,支痛软戾,胁痛呕泄。少阴所至为疡疹,身热恶寒,战栗惊惑,悲笑谵妄,衄衊血污。太阴所至为积饮,痞隔中满,霍乱吐下,身重胕肿,肉泥按不起。少阳所至为嚏呕,疮疡耳鸣,呕涌溢食不下,惊躁瞀昧,目不明,暴注,瞤瘛,恶病,暴死。阳明所至为鼽嚏,浮虚皴揭,尻阴股膝髀腨胻足病。太阳所至为屈伸不利,腰痛,寝汗痉,流泄禁止。此六气之为病也。"

《类经·二十四卷·运气类·五运太过不及

下应民病上应五星德化政令灾变异候》："肝脉布于胁肋，木强则肝逆，故胁痛也。"

《类经・二十五卷・运气类・天气地气制有所从》："然金盛则凄沧数至，故木伐草萎而病在肝。肝经行于胁，故胁痛。"

《症因脉治・卷一胁痛论・外感胁痛・运气胁痛》："运气胁痛之症：病起于仓卒，暴发寒热，胁肋刺痛，沿门相似，或在一边，或在两边，痛之不已，胀及遍身，甚则指甲紫黑则死。此天行岁运，胜复之气加临，所谓天灾流行之疫症，俗名刺肋伤寒，又名痧胀是也。运气胁痛之因：少阳司政，相火用事；少阴司政，君火用事；阳明司政，燥火用事；其年胜复之气太过，则相火甚于本位，而肝胆自病；君火太过，则子病累母，肝胆亦病；燥火用事，金病克木，肝胆亦病；三火炽甚，木火通明，肝胆之气怫郁，则两胁暴痛之症作矣。运气胁痛之脉：多见弦数。浮数居表，沉数主里。脉减痛缓则生，沉伏厥冷则死。"

《内经博议・卷之二病能部・厥阴岁气病疏》："是以凡厥阴时气，及岁气司天在泉所至，虽属风木，而标之所在，皆风木不足，阴寒有余。在人应之，外动于风，内感于肝，而恒起于阴，故其病在筋，所至为里急。阴乘木而木郁也，为支痛胁痛。阴乘本经络，而木不伸也，为缓戾，风动筋而筋转也，为呕泄，风木上达下克也，此皆所至而病也。"

《素问经注节解・外篇卷之四・气交变大论》："岁火不及，寒乃大行，长政不用，物荣而下，凝惨而甚，则阳气不化，乃折荣美，上应辰星。（诸癸岁也。火少水胜，故寒乃大行。长政不用，则物容卑下。火气既少，水气洪盛，天象出见，辰星益明。[按]惟火衰水盛，则阳气凝惨，故万物不能荣盛于上而屈折也。）民病胸中痛，胁支满，两胁痛，膺背肩胛间及两臂内痛，郁冒蒙昧，心痛暴喑，胸腹大，胁与腰背相引而痛。"

《医门补要・附载五运六气全图要诀・巳亥二年六气主客图》："子午二年少阴君火司天，主病胸烦，喉干胁痛，皮肤痛，喘咳失血便血，疮疡胕肿心痛腹满，肩背臂目痛，肺胀嚏呕。阳明燥金在泉，主病善呕，心胁痛，喉干，足外热。"

《〈内经〉运气病释・〈内经〉运气病释二・五常政大论篇》："民病胁痛、目赤、掉振、鼓栗、筋痿不能久立。此燥气临下，木之所畏，故肝气亦从而上逆也。肝窍在目而主风主筋，已所胜者，轻而侮之，皆天气所生病也。"

七、脏腑间传变

《针灸甲乙经・卷六・五脏传病大论第十》："病先发于肾，少腹腰脊痛，胻酸……三日而上至心，心胀；三日之小肠，两胁支痛。"

《全生指迷方・卷四・咳嗽》："一脏受极，遂传其所不胜。如肺经受病，久而不去，咳则右胁痛，不可转侧，遂传之肝。肝属木，肺属金，金克木，咳引左胁，不可卧，卧则咳剧，遂传之脾。脾，土也，为木来克，则大便鸭溏，甚则瘕疝如痫状，次传之肾。肾属水，为土所克则骨痿，不能起于床，手足浮肿，次传之心则死。若因脏气自相熏蒸，如心乘于肺，急补肺而泻心，补肺宜辛甘，泻心宜苦。若脾热熏蒸，但泻其脾，治以甘平，调肺以辛温，谓之间传，学宜知此。"

《古今医统大全・卷之二十五瘟疫门・病机・瘟疫传经与伤寒证同》："一日太阳受病，邪在皮肤，故头项强、腰脊强；二日阳明受病，邪在肌肉，故身热鼻干、不得眠；三日少阳受病，故胸胁痛而耳聋；四日太阴受病，故咽干、腹满；五日少阴受病，故口热舌干而引饮；六日厥阴受病，故烦满而阴陷；七日六经传变，法当愈。其不愈者，邪气未除而欲再传经，重受病也。"

《景岳全书・卷之二十五心集・杂证谟》："胁痛之病，本属肝胆二经，二经之脉皆循胁肋故也。然而，心肺脾胃肾与膀胱亦皆有胁痛之病。此非诸经皆有此证，但以邪在诸经，气逆不解，必以次相传，延及少阴厥阴，乃致胁肋疼痛……故凡以焦劳忧虑而致胁痛者，此心肺所传也。以饮食劳倦而致胁痛者，此脾胃之所传也。以色欲内伤、水道壅闭而致胁痛者，此肾与膀胱之所传也。传至本经，则无非肝、胆之病矣。至于忿怒、疲劳、伤血、伤气、伤筋，或寒邪在半表半里之间，此自本经之病。病在本经者，直取本经。传至他经者，以拔其所病之本，自无不愈。"

《景岳全书・卷之七须集・伤寒典（上）・论今时皆合病并病》："并病与合病不同，合病者，彼此齐病也；并病者，一经先病，然后渐及他经而皆病也。如太阳先病，发热头痛，而后见目痛、鼻干、不眠等证者，此太阳并于阳明也：或后见耳聋、胁痛、呕而口苦等证者，此太阳并于少阳也；或后见腹满嗌干等证者，此太阳并于太阴也；或后见舌干口燥等证者，此太阳并于少阴也；或后见烦满囊缩等证者，此太阳并于厥阴也。若阳明并于三阴者，必鼻干不眠，而兼三阴之证。少阳并于三阴者，必耳聋呕苦，而兼三阴之证。阴证虽见于里，而阳证仍留于表，故谓之并。”

《丹台玉案·卷之二·伤寒门》：“阳明病已，以次而传经必传于胆，发于三四日之间，便觉胸胁痛而耳聋，寒热呕而口为之苦，乃足少阳胆经受病也。而胗之则尺寸俱弦，弦而滑数者病发厥，弦而和者病欲散，而少阳经病可辨矣。”

《医宗必读·卷之五·伤寒》：“伤寒一日，巨阳受之，故头项痛，腰脊强。足太阳为三阳之表，而脉连风府，故伤寒者多从太阳始。太阳之经，从头项下肩髆，挟脊抵腰中，故其见病如此。二日，阳明受之，阳明主肉，其脉挟鼻络于目，故身热目疼而鼻干，不得卧也。胃不和，则卧不安也。三日，少阳受之，少阳主胆，其脉循胁络于耳，故胸胁痛而耳聋。邪传少阳者，三阳已尽，将入太阴，故谓半表半里之经。仲景曰：脉弦细，头痛发热者，属少阳。口苦咽干，胁下硬满，干呕不能食，往来寒热。盖邪在阴则寒，在阳则热，在半表半里，故寒热俱见也。”

《医宗必读·卷之五·伤寒·六经证治》：“传至少阳，则寒热而呕，胸痛、胁痛，口苦、耳聋，此为半表半里之经，表证多者，小柴胡汤；里证急者，大柴胡汤。过此不已，则传阳明之府。”

《医宗说约·卷之三·两感证》：“两感证日双传，一日太阳少阴连。肾与膀胱沉洪脉，口干头痛热寒兼。二日阳明与太阴，沉长之脉胃脾经，目痛鼻干腹自满，大便自利不安宁。三日少阳厥阴联，肝胆之脉见沉弦，耳聋胁痛囊卷缩，古人不治命由天。”

《全体病源类纂·附六淫病·第六篇风淫》：“五藏受风不同，病由各异如此。又风中当早治，迟则五藏递传，以至于死。如初感，毛直皮闭而为热，是当汗发即已；即或痹而不仁，亦可熨灸之；惟弗治，遂入舍肺，自表入里，闭之则为肺痹，发咳喘急也；又不发之，从所克而传肝，为肝痹，胁痛而出食也；又弗治，再从所克而传脾，风热相乘，为脾痹，内则烦热，外则体黄；又弗治，再从所克而传肾，为疝瘕，邪聚下焦，溲出白浊，且热结蚀阴也；又弗治，再从所克而传心，筋脉引急，病名曰瘛。邪气至此已极，藏气皆息，能无死乎？此五藏相传之次也。又内先有所伤，而适与风邪相会而发者，所谓合邪也。”

【辨病机】

胁痛的基本病机为肝络失和，其病理变化可归结为“不通则痛”与“不荣则痛”两类。其病理性质有虚实之分，其病理因素，不外乎气滞、血瘀、湿热三者。因肝郁气滞、瘀血停着、湿热蕴结所导致的胁痛多属实证，是为“不通则痛”。而因阴血不足，肝络失养所导致的胁痛则为虚证，属“不荣则痛”。

胁痛初病在气，由肝郁气滞，气机不畅而致胁痛。气为血帅，气行则血行，故气滞日久，血行不畅，其病变由气滞转为血瘀，或气滞血瘀并见。气滞日久，易于化火伤阴；因饮食所伤，肝胆湿热，所致之胁痛，日久亦可耗伤阴津，皆可致肝阴耗伤，脉络失养，而转为虚证或虚实夹杂证。

胁痛的病变脏腑主要在于肝胆，又与脾胃及肾有关。因肝居胁下，经脉布于两胁，胆附于肝，其脉亦循于胁，故胁痛之病，当主要责之肝胆。脾胃居于中焦，主受纳水谷，运化水湿，若因饮食所伤，脾失健运，湿热内生，郁遏肝胆，疏泄不畅，亦可发为胁痛。肝肾同源，精血互生，若因肝肾阴虚，精亏血少，肝脉失于濡养，则胁肋隐隐作痛。

一、脏腑失调

1. 肝火炽盛

《普济方·卷四·方脉总论·病机论》：“王注曰：肝有六大叶、一小叶。如木甲拆之状，《经》所谓其用为动，火乃木之为动，火太过之政亦为动，盖火木之主暴速，所以掉眩也，掉摇也，眩昏乱也，旋运皆生风故也，是以风火皆属阳，阳主动，其为病也。胃脘当心痛，上支两胁，膈咽不通，食饮不下，甚则耳鸣眩转，目不识人，善暴僵仆，里急緛戾，胁痛呕泄，甚则掉眩癫疾，两胁下痛引少腹，令人怒也。”

《脉因证治·卷二·胁痛》：“因：肝木气实火盛，或因怒气大逆，肝气郁甚，谋虑不决，风中于肝。皆使木气大实生火，火盛则肝急，瘀血、恶血停留于肝，归于胁下而痛。病则自汗，痛甚，按之益甚。”

《医学入门·外集·卷三内伤·脾胃虚实传变论》：“所胜妄行者，言心火旺能令母实。母者，肝木也，木旺则挟火而妄行，故脾胃先受之，或身体沉重，走注胁痛。盖湿热相搏，风热郁不得伸，附着于有形也；或多怒者，风热下陷于地中也；或目病内障，肝主血，开窍于目也；或妄见妄闻起妄心，夜梦亡人，或寒热往来，或四肢满闭，或淋溲便难转筋，皆肝木火盛而为邪也；或生痿，或生痹，或生厥，或中风，或生恶疮，或作肾痿，或上热下寒，皆风热不得升长，而水火过于有形中也。”

《医学入门·外集·卷四杂病分类·外感·火类》：“大怒气逆及谋虑不决，或外感风邪，皆令肝火动甚，胁痛难忍。”

《症因脉治·卷一·胁痛论》：“秦子曰：胁痛者，左右两肋痛也。胁之下尽处名季胁。若痛在胁之上，名腋痛。痛在季胁之后，名腰痛；二者皆非胁痛也。夫腋痛者，肺症也。腰痛者，肾与膀胱症也。凡胁痛多火，皆肝胆症也。上胁痛属肝，下胁痛属胆，或有肺气怫郁，金邪乘木，亦令胁痛，名肺胁痛，最利害，金乘木为贼邪，故重。”

《脉因证治·卷二·胁痛》：“因：肝木气实火盛，或因怒气大逆，肝气郁甚，谋虑不决，风中于肝。皆使木气大实生火，火盛则肝急，瘀血、恶血停留于肝，归于胁下而痛。病则自汗，痛甚，按之益甚。”

《友渔斋医话·证治指要一卷·肝火》：“风从火生，火未必从风生也。然火遇风则猛，故治肝风，必佐和阳，治肝火亦宜加熄风也。肝火之为病，两目赤痛，聤耳出脓，头疼口苦而渴，胁痛胃痛，呕吐咳嗽，或吐血，颈生瘰疬，药用大黄、龙胆草、芦荟、夏枯草、黄连。以上五味，泻肝实火，余当择其清柔之品，如桑叶、丹皮、羚羊角之类治之。”

《友渔斋医话·证治指要一卷·胃痛胁痛》：“胃痛胁痛，附于肝火之后者，因其治亦专责于肝。肝喜条达，若人含怒不发，则郁而成火，火性上炎，侮其所胜，则胃痛见矣。轻则不饥不纳，重则呕吐黄水，脉必弦，口必苦。”

2. 肝风内动

《小品方·卷第二·治头面风诸方》：“春甲乙木，东方清风，伤之者为肝风，入头颈肝俞中。为病多汗，恶风，喜怒，两胁痛，恶血在内，饮食不下，肢节时肿，颜色苍，泄，嗌干鼽衄。”

《太平圣惠方·卷第二十六·治筋极诸方》：“夫筋极者，主肝也，肝应于筋，筋与肝合，肝有病从筋而生。又曰：以春遇风为筋痹，痹不已，复感于邪，内舍于肝，阳气入于内，阴气出于外。若出于外为风，风虚则筋虚，筋虚则喜悲，其色青苍，见于眼下。若伤寒则筋不能动，十指爪皆痛，数好转筋，其源以春甲乙日伤风，风在筋，为肝风也。若阳气内发，发则筋实，实则好怒，肝伤热则咳，则胁下痛，不可转动，又脚下满痛，故曰：肝实风也。”

《圣济总录·卷第五·诸风门·肝中风》：“肝风之状，多汗恶风，善悲，嗌干善怒，时憎女子者，有头目瞤、两胁痛，行常伛偻，嗜甘如阻妇状者，有但踞坐，不得低头，绕两目连额色微青，唇青面黄者。治法宜灸肝俞，后以药治之。”

《普济方·卷八十九·诸风门·肝中风附论》：“《内经》谓：以春甲乙中风为肝风，盖体虚之人，腠理开疏，肝气不足，风邪乘之，筋脉拘挛，手足不收，言语謇涩，项背强直，多汗恶风，有善悲嗌干，喜怒，时增女子者，有头目瞤，两胁痛，行常伛偻，嗜甘如阻妇状者，有但踞坐不得低头，绕两目连额上，色微青，唇青面黄者。治法宜灸肝俞百壮，遂服续命汤。若大青黑，面一黄一白者，此为肝已伤，不可复治，数日而毙矣。”

3. 肝血亏虚

《金匮翼·卷六·胁痛统论》：“肝虚者，肝阴虚也，阴虚则脉绌急，肝之脉贯膈布胁肋，阴虚血燥则经脉失养而痛。”

《笔花医镜·卷二·脏腑证治·肝部》：“胁痛者，血不营筋也，四物汤主之。”

4. 肾气亏虚

《三因极一病证方论·卷之十三·不内外因腰痛论》：“肾着腰痛，腰冷如冰，身重不渴，小便自利，食饮如故，腰以下冷重如带五千钱，因作劳汗出，衣里冷湿，久久得之。腎腰痛者，伛偻肿重，引季胁痛，因于坠堕，恶血流滞；及房劳疲力，耗竭精气，致腰疼痛，准此，从不内外因补泻施治。”

《普济方·卷一百五十四·身体门·总论》：“胸胁痛，引背上头面，两手浮肿，肾虚不能纳气归元，气逆而上奔，则胸膈满痛，以手摩挲，痛走背上，又从背摩挲，则其气循泄于后分，而痛不作矣，此气之为病固也。奈何肾虚又不能行水，故随气奔上乘于肺，头面两手浮肿，气短而喘，由是血化为水，与之俱沉滞。”

《冯氏锦囊秘录·杂症大小合参卷十·伤寒问因》：“凡病起觉倦卧，骨腿酸疼胁痛者，是劳力伤寒。凡耳聋因邪气入深者，难治。然有兼虚证者，或因少阳证者，不可不知。”

5. 肝肾亏虚

《顾松园医镜·卷五乐集·辨证大纲》：“腰胁痛者，肾肝虚也。”

《罗氏会约医镜·卷之九杂证·论失血·论脉》：“腰胁痛者，肝肾虚也。膝以下冷者，命火衰，不归源也。”

二、津液失常

1. 痰饮阻滞

《金匮要略·卷中·痰饮咳嗽病脉证治》：“留饮者，胁下痛引缺盆，咳嗽则辄已。”

《太平圣惠方·卷第五十一·治痰厥头痛诸方》：“夫痰厥头痛者，谓痰水在于胸膈之上，又起大寒，使阳气不行，令痰水结聚不散，而阴气逆上，与风痰相结，上冲于头，即令头痛。或数岁不已，久连胁痛，故云痰结头痛，其候如此也。”

《本草纲目·草部第十七卷·草之六·大戟》：“痰涎之为物，随气升降，无处不到。入于心，则迷窍而成癫痫，妄言妄见；入于肺，则塞窍而成咳唾稠黏，喘急背冷；入于肝，则留伏蓄聚，而成胁痛干呕，寒热往来；入于经络，则麻痹疼痛；入于筋骨，则颈项胸背腰胁手足牵引隐痛。”

《赤水玄珠·第六卷·痰饮门》：“热痰则多烦热，风痰多成瘫痪奇症，冷痰多成骨痹，湿痰多成倦怠软弱，惊痰多成心痛癫疾，饮痰多胁痛臂痛，食积痰多成癖块痞满。”

《万病回春·卷之二·郁证》：“痰郁者，动则喘满气急，痰嗽不出、胸胁痛、脉沉滑也。”

《万病回春·卷之二·痰饮》：“痰涎症者，浑身胸背胁痛不可忍也。（牵引钓痛、手足冷痹，是痰涎在胸膈也）加白芥子、砂仁、木香、茴香、香附、枳实、当归、酒炒黄芩。”

《济世全书·坎集卷二·痰饮》：“按痰病之原，有因热而生痰者，也有因痰而生热者，有因风寒暑湿而得者，有因惊因气而得者，有因酒饮而得者，有因食积而得者，有脾虚不能运化而生者。若热痰则多烦热，风痰多成瘫痪奇证，冷痰多成骨痹，湿痰多倦怠软弱，惊痰多成心痛、癫疾，饮痰多胁痛、臂痛，食积痰多成癖块、痞满，其为病状种种难明。王隐君论中颇为详尽，学者但察其病形、脉症，则知所挟之邪，随其表里、上下、虚实以治也。”

《医阶辨证·饮生诸病五证辨》：“饮留于外，身肿注痛，咳嗽引胁痛，通身洪肿；水壅皮肤，聂聂而动，行则濯濯有声，喘咳不定；饮留于内腹，中满而肿大，四肢亦肿，按之凹。”

2. 水饮停聚

《诸病源候论·痰饮病诸候·悬饮候》：“悬饮，谓饮水过多，留注胁下，令胁间悬痛，咳唾引胁痛，故云悬饮。”

《太平圣惠方·卷第五十一·治悬饮诸方》：“夫悬饮者，由脏腑虚冷，荣卫不和，三焦痞满，因饮水过多，停积不散，水流走于胁下，则令两胁虚胀，咳唾引胁痛，故谓之悬饮也。”

《简明医彀·卷之五·腰痛》：“因作劳汗出，衣里冷湿，久久得之，臀腰伛偻，腰重引季胁痛，属不内外因。”

《医学心悟·卷二·少阳经证·胁痛》：“问曰：水气亦有胁痛，何也？答曰：水气胁痛，必见干呕，咳引胁下痛，小半夏加茯苓汤主之，极重者，十枣汤攻之。”

三、邪客经脉

《诸病源候论·腰背病诸候·胁痛候》：“邪客于足少阳之络，令人胁痛，咳，汗出。阴气击于肝，寒气客于脉中，则血泣脉急，引胁与小腹。诊其脉弦而急，胁下如刀刺，状如飞尸，至困不死。左手脉大，右手脉小，病右胁下痛。寸口脉双弦，则胁下拘急，其人涩涩而寒。”

《黄帝内经太素·卷第二十三·九针之三·量缪刺》：“又足少阳光明之络，去足踝五寸，别走厥阴，下络足跗，不至于胁。足少阳正别者，入季胁之间，循胸里属胆，散之上肝贯心，上挟咽，故胁痛也。”

《太平圣惠方·卷第四十三·治胸胁痛诸方》：“夫胸胁痛者，由胆与肝，及肾之支脉虚，为寒气所乘故也。足少阳胆之经也，其支脉从目眦下行，至胸循胁里。足厥阴肝之经也，其支脉起足大指丛毛上，循入贯膈布胁肋。足少阴肾之经也，其支脉并循行胸胁，邪气乘于胸胁。故伤其经脉，邪气与正气交击，故令胸胁相引而急痛也。诊其脉弦而滑，弦即为痛，滑即为实，弦滑相搏，故胸胁拘急痛也。"

《圣济总录·卷第五十七·心腹门·胁痛烦满》："论曰：手少阳为三焦之脉，主通行三气，往穷必反，以下为顺者也，其脉起于小指次指之端，上循缺盆。布膻中，散络心包，若其经脉虚，风冷乘之，迫于心络，则心气内郁，不得调达，或上攻于胸，或下引于胁，是为胁痛烦满。"

《三因极一病证方论·卷之三·少阳经脚气证》："病者口苦，善太息，胁痛面垢，体无膏泽，头颔目兑皆痛，缺盆并腋下马刀肿，自汗，振寒发热，胸中胁肋、髀膝外至胻绝骨外踝及诸节指皆痛者，乃足少阳胆经为风寒暑湿流注之所为。四气偏胜，例如前说。治之，宜随四气和解。"

《儒门事亲·卷十·胆之经足少阳风甲木》："是动则病口苦，善太息，心胁痛，不能转侧，甚则面微有尘、体无膏泽、足外反热，是为阳厥。是主骨所生病者，头痛、颔痛、目内眦痛、缺盆中肿痛、腋下肿、马刀挟瘿、汗出振寒、疟、胸胁肋髀膝外至胫绝骨外踝前及诸节皆痛、小指次指不用。为此诸病。"

《普济方·卷三十四·胆腑门·胆实热》："夫左手关上脉阳实者，足少阳经也，为胆实热。盖实则为有余，有余则生热，故其证苦腹中气满，饮食不下，咽干，洒洒寒热，心胁痛不能转侧。足外反热，是为阳厥，及头痛目锐眦痛，缺盆中肿痛，腋下肿，马刀侠瘿皆谓胆气实，足少阳经壅滞故也。"

《普济方·卷一百二十六·伤寒门·伤寒例第三》："《内经》曰：阳中之少阳，通于春气，春脉弦，尺寸俱弦者，知少阳受邪也。二三日阳明之邪不已，传于少阳，是当三四日发，胸胁痛而耳聋者，经壅而不利也。"

《普济方·卷一百五十二·热病门·总论》："热病者，皆伤寒之类是也，或愈或死，皆以六七日之间。其余以十日以上者何？不知其解，愿闻其故。岐伯曰：巨阳者诸阳之属也，其脉连于风府，故诸阳主气也。人之伤于寒也，则为病热，热虽甚不死，其两感于寒而病，必不能免于死矣。帝曰：愿闻其状。岐伯曰：伤寒一日，巨阳受之，故头项疼，腰背强。二日阳明受之，阳明主肌肉，其脉夹鼻络于目，故身热，目痛鼻干，不得卧也。三日少阳受之，少阳主胆，其脉循胁络于目，故胸胁痛而耳聋。三阳经络，皆受其病，而未入于脏，故可汗而已。四日太阴受之，太阴脉布胃中，络于嗌，故腹满而嗌干。五日少阴受之，少阴脉贯肾，络于肺，系于舌本，故口燥舌干而渴。六日厥阴受之，厥阴脉，循阴器而络于肝，故烦满而囊缩。三阴三阳，五脏六腑，皆受病，荣卫不行，五脏不通，则死矣。其不两感于寒者，七日巨阳病衰，头痛少愈；八日阳明病衰，身热少愈；九日少阳病衰，耳聋微开；十日太阴病衰，腹减如故，则思饮食；十一日少阴病衰，渴止不满，舌干已而嚏；十二日厥阴病衰，囊缩小腹微下，大气皆去，病日已矣。帝曰：治之奈何？岐伯曰：治之各通其脏脉，病日衰矣，未满三日，可汗而已。其满三日，可下而已。"

《奇效良方·卷之九·伤寒门》："设若荡涤未尽，邪留于胃，胃者仓廪之官，仓廪既虚，荣卫失养，经络已衰，不能胜邪，传入于胆，属足少阳之经，循耳络于胁，令人胁痛耳聋，口苦咽干，往来寒热而呕，邪毒在里，而不在外也，依法治之。"

《运气易览·卷之二·论六病·六病歌》："厥阴所至为里急、筋缓、缩急、支痛、软戾、胁痛、呕泄。少阴所至为疡疹、身热、恶寒、战栗、惊惑、悲笑、谵妄、衄衊、血污。太阴所至为积饮、痞膈、中满、霍乱、吐下、身重、胕肿、肉泥按之不起。"

《医方集宜·卷之二·伤寒门·足六经脉络受病》："足少阳脉起目锐眦，上抵头角，下耳后，入耳中，又下胸中，循胁里，出气冲。故胸胁痛，耳聋，或口苦咽干，或往来寒热而呕，脉弦。"

《医学入门·外集·卷三病机外感·伤寒·六经正病》："少阳耳聋胁痛，寒热呕而口为之苦。少，初也。阳气初嫩，亚于阳明，故曰少阳。脉尺寸俱弦，弦而滑数者，阳极发厥；弦而和者，病欲散。少阳受病，当三四日发。以其脉循胁络于耳，故风热上壅不利，则耳聋、胁痛、寒热往来、不食、呕而口苦干、目眩。若不呕吐而能食者，为三阴不受邪也。若身无大热燥闷者，阳去入阴无疑矣。似疟，妇人血结，皆此经所主。"

《景岳全书·卷之一入集·传忠录上·表证

篇》:“少阳为半表半里之经,其脉绕耳前后,由肩井下胁肋。故邪在少阳者,必发热而兼耳聋胁痛,口苦而呕,或往来寒热也。”

《景岳全书·卷之七须集·伤寒典上·六经证》:“少阳经病,为胸胁痛,耳聋,寒热,呕而口苦,咽干目眩,脉弦而数。以少阳之脉循胁肋,终于耳,故为此证。此二阳三阴之间也。由此渐入三阴,故为半表半里之经。”

《景岳全书·卷之七须集·伤寒典上·两感》:“病两感于寒者,一日则太阳与少阴表里俱病,凡头痛发热恶寒者邪在表,口干而渴者邪在里。二日则阳明与太阴表里俱病,身热目痛、鼻干不眠者邪在表,腹满不欲食者邪在里。三日则少阳与厥阴表里俱病,耳聋胁痛、寒热而呕者邪在表,烦满、囊缩而厥、水浆不入邪在里。凡两感者,或三日,或六日,营卫不行,脏腑不通,昏不知人,胃气乃尽,故当死也。”

《类经·十五卷·疾病类·伤寒》:“三日少阳受之,少阳主胆,其脉循胁络于耳,故胸胁痛而耳聋。”

《类经·十五卷·疾病类·五脏热病刺法》:“足少阳之脉下胸中,循胁里,故为胸胁痛。脾主四肢而甲木乘之,则风淫末疾,故手足躁扰。木强土弱,所以当泻足少阳之实,补足太阴之虚。”

《类经·二十卷·针刺类·缪刺巨刺》:“邪客于足少阳之络,令人胁痛不得息,咳而汗出。”

《简明医彀·卷之二·伤寒·六经形证治例》:“足少阳胆经:耳聋胁痛,干呕口苦,寒热往来,微畏寒,汗少,舌白苔,脉浮弦者,为少阳经病。”

《症因脉治·卷一·伤寒总论》:“头痛身疼,腰脊强直,恶寒发热,此太阳经表症也;目痛,鼻干不眠,眼眶痛,或口干,或呕吐,此阳明经表症也;寒热往来,口苦胁痛,耳聋而呕,此少阳经半表半里症也。”

《内经知要·卷下·病能》:“(心,手少阴也)是动则病嗌干心痛,渴而欲饮,是为臂厥。是主心所生病者(支者,从心系上咽,故嗌干心痛,火炎故渴,脉循臂内,故为臂厥),目黄胁痛,臑臂内后廉痛厥,掌中热痛(脉系目系,故目黄。出腋下,故胁痛。循臂入掌,故有热痛等症)。”

《素问经注节解·内篇·卷之三·厥论》:“少阳之厥,则暴聋颊肿而热,胁痛,胻不可以运。”

《素问经注节解·外篇·卷之七·缪刺论》:“邪客于足少阳之络,令人胁痛不得息,咳而汗出。”

《脉贯·卷四·十二经络·手少阴心》:“是主心所生病者,目黄,胁痛,臑臂内后廉痛厥,掌中热痛(脉系目系,故目黄;出腋下,故胁痛;循臂入掌,故有热痛等症)。”

《医经原旨·卷五·疾病第十一·伤寒》:“邪在少阳者,三阳已尽,将入太阴,故为半表半里之经。其经脉出耳前后,下循胸胁,故为胁痛、耳聋等证。”

《验方新编·卷二十二·痧症·看凉热第四》:“痧犯太阳则头痛发热;犯少阳则耳旁肿胀,寒热往来;犯阳明则面目如火,但热不寒;犯太阴则腹痛;犯厥阴则小腹或胸胁痛;犯少阴则腰痛。”

《医学指归·卷上·心经第五·病证解》:“嗌干,脉上行挟嗌也。心痛,本脏之腑。其余心痛,皆包络痛也。渴而欲饮,心火内炎也。目黄,脉系目系也。胁痛,脉出腋下也。臑臂后廉痛,脉循臑臂后廉也。掌中热痛,脉入掌内也。”

《医学指归·卷下·胆经第十一》:“胆足少阳之脉,起于目锐眦,上抵头角,下耳后,循颈,行手少阳之前,至肩上,却交出手少阳之后,入缺盆。其支者,从耳后入耳中,出走耳前,至目锐眦后。其支者,别锐眦,下大迎,合手少阳,抵于䪼,下加颊车,下颈合缺盆以下胸中,贯膈络肝属胆,循胁里,出气街,绕毛际,横入髀厌中。其直者,从缺盆下腋,循胸过季胁,下合髀厌中,以下循髀阳,出膝外廉,下外辅骨之前,直下抵绝骨之端,下出外踝之前,循足跗上,入小趾次趾之间。其支者,别跗上,入大趾之间,循大趾歧骨内出其端,还贯爪甲,出三毛。是动则病口苦,善太息,心胁痛不能转侧,甚则面微有尘,体无膏泽,足外反热,是为阳厥。是主骨所生病者,头痛颔痛,目锐眦痛,缺盆中肿痛,腋下肿,马刀侠瘿,汗出振寒,疟,胸胁肋髀膝外至胫绝骨外髁前及诸节皆痛,小趾次趾不用。为此诸病,盛则泻之,虚则补之,热则疾之,寒则留之,陷下则灸之,不盛不虚,以经取之。盛者人迎大一倍于寸口,虚者人迎反小于寸口也。”

《医学指归·卷下·胆经第十一·病证解》:“口苦,胆汁味苦也。善太息,胆气不舒也,腑病也。心胁痛，不能转侧，脉循胁里也。面尘，体无膏泽，脉所过处气郁为病也。足外反热，脉循外踝也。头痛，脉行于头也。颔痛，脉加颊车也。锐眦痛，脉起于目也。缺盆肿痛，脉入缺盆也。腋肿，脉下腋也。马刀侠瘿，脉循颈项腋胁也。汗出、振寒、疟，少阳居半表半里也。胸胁以下诸节痛，皆脉所经也。小趾次趾不用，脉所络也。"

四、疟邪乘袭

《医述·卷八·杂证汇参·疟》："太阳之疟，腰背头项俱疼，先寒后热，热止汗出。阳明之疟，目痛鼻干舌燥，寒甚乃热，热甚汗出，畏见火日光。少阳之疟，口苦胁痛而呕，寒热往来，身体解亦。(《医学入门》)"

《不知医必要·卷一·疟疾》："此症寒热往来，或口苦耳聋，胸满胁痛，发有一定之候。一日一发者邪浅。二日一发者邪深。三日一发者。邪更深。其症有寒热平分者，有热多寒少者，有热少寒多者。且有先寒后热，先热后寒，单热无寒，单寒无热者，种种不一，要皆少阳之病。照方服药，无有不愈。"

【辨病证】

胁痛的诊治当辨在气在血，辨部位在左或在右，辨病性属虚或属实等。一般说来，由气滞所致者以胀痛为主，且游走不定，时轻时重，症状的轻重每与情绪变化相关。由血瘀所致者多以刺痛为主，且痛处固定不移，疼痛持续不已，局部拒按，入夜尤甚，或见胁下积块。实证多由肝郁气滞、瘀血阻络、外感湿热之邪所致，起病急、病程短、疼痛剧烈而拒按，脉实有力。虚证由肝阴不足、络脉失养所引起，常因劳累而诱发，起病缓、病程长、疼痛隐隐，悠悠不休而喜按，脉虚无力。

《备急千金要方·卷十一肝脏·肝虚实第二》："肝实热：左手关上脉，阴实者，足厥阴经也，病苦心下坚满，常两胁痛，息忿忿如怒状，名曰肝实热也。""肝虚寒：左手关上脉阴虚者，足厥阴经也，病苦胁下坚、寒热，腹满、不欲饮食，腹胀悒悒不乐，妇人月经不利，腰腹痛，名曰肝虚寒也。"

《奇效良方·卷之二十八·胁痛门》："《素问·藏气法时论》曰：肝病两胁，痛引少腹，善怒，何谓？夫肝厥阴脉，自足而上，环阴器底少腹，又上贯肝膈，布胁肋，故两胁下痛引少腹。'刺热篇'云：肝热亦令胁痛，手足躁，不得安卧。'咳论'云：肝咳之状，咳则两胁下痛，甚则不可以转，转则两胠下满。脾咳亦能右胠下痛，阴阴引肩背，胠亦胁也。'举痛论'：寒气客于厥阴之脉，故胁引少腹而痛，以岁运论之：岁木太过，金反胜之，则胁痛；岁火太过，水反胜之，胸中痛，胁支满痛；岁金太过，病两胁下小腹痛，木胜金复，则胸胁暴痛，下引少腹。'六元正纪'曰：木郁之发病胃脘，当心而痛，上支两胁，膈咽不通，饮食不下。'至真大要'曰：阳明在泉，心胁痛不能反侧。'缪刺篇'云：邪客于足少阳之络，令人胁痛不得息，咳而汗出，邪客足太阳之络，令人拘挛背急，引胁而痛。'标本论'曰：心病先心痛，一日咳传肺，三日肺传肝，胁支痛而满，肝病头目眩，胁支满痛也。且夫左右胁者，阴阳之道路也，故肝生于左，肺藏于右，以左属肝而藏血，肝阳也，血阴也，乃为外阳而内阴也；右属肺而主气，肺阴也，气阳也，乃为外阴而内阳也。或谓肝血蓄于左，胁作块而痛者，为肝积，名肥气也；肺气郁于右，胁痞硬而痛，咳喘为肺积，名息贲也。而脾所系于右，其经湿胜故痰饮，湿能化之，随经流入于右，左胁痛者，多因留血而作。右胁痛者，悉是痰气，两胁痛者，岂可一概而言哉？论病之由，当分外之六淫，内之五邪。若暴怒伤触，悲哀气结，饮食过度，冷热失调，颠仆伤形者；或因痰积流注于右，与血相搏，皆能为痛。张仲景论伤寒少阳，耳聋胁痛甚者，此是肝胆之气郁而作痛，且胁痛之病，诸经论之详矣。其脉弦涩者顺，洪大者逆。治法当推其岁气，分其左右，辨其气血痰积，量其形证虚实，有药施治，无不取效收十金之功矣。"

《医学入门·外集·卷三病机·外感伤寒》："凡病，或渴或不渴，或胸中烦不烦，或呕不呕，或腹胁痛不痛，或咳，或心下悸，或小便不利，或有为之证，少阳所主也。邪在表则多寒；邪在里则多热；邪在半表里，则寒热往来。邪在表，则心腹不满；邪在里，则心腹胀满；邪在半表里，则胸胁满。邪在表，则呻吟不安；邪在里，则狂言乱语；邪在半表里，则欲言不言。邪在表，则小便清而易；邪在里，则小便浊而难；邪在半表里，或利或不利。邪在表，则不烦不渴不呕；邪在里，则烦满而渴。故或烦或呕者，邪在表方传里也。若见耳聋、胁痛、寒热、呕而口苦、胸胁紧满，脉见弦数者，即是半表半里。”

《丹台玉案·卷之五·胁痛门》：“肝藏于内，外应乎胁，胁之所在，肝之所在也。所藏者血，所属者怒气。扑跌斗殴，内伤乎血，败血积蓄于肝之分，瘀而不流，而胁痛作矣。或有外触恼怒，欲振而不得伸，郁结不行，藏于肝部，则虽无瘀血，而亦痛矣。然何以辨其为血与气耶？盖瘀血作痛者，痛而不膨按之亦痛，不按亦痛，其痛无时而息也；怒气作痛者，痛而且膨，得嗳则缓，已而复痛，其痛有时而息也。此非血与气之辨乎？然有左胁痛、右胁痛。左胁痛甚者，必是肝火盛，木气实。右胁痛甚者，必是痰流注，并食积。两胁走痛者，必痰饮也。又有季胁作痛者何也？盖季胁两胁稍之处，肝之下胆之位也。痛甚而下连小腹者，亦是死血，痛不甚而止于一处者痰也。治此病者，审其所伤而治之，亦无不中矣。”

《苍生司命·首卷·风寒感冒·里证》：“足少阳胆经症：耳聋，胸胁痛，往来寒热，口苦，多呕。脉：尺寸俱弦。足少阳之脉，起于目外眦，络于耳，故耳聋也。下缺盆，循胸胁，故胸胁痛也。是经主经：其流气三部，在半表半里，进退无常，故往来寒热也。脉弦者，少阳本弦也。”

《医医偶录·卷二·肝部》：“肝与胆相附，东方木也。其性刚，赖血以养。自两胁以下，及少腹阴囊之地，皆其部位。最易动气作痛。其风又能上至巅顶而痛于头。色属青，常现于左颧目眦，于妇人为尤甚。肝无表症，皆属于里。肝之虚，肾水不能涵木而血少也。脉左关必弱，或空大。其症为胁痛，为头眩，为目干，为眉棱骨眼眶痛，为心悸，为口渴，为烦躁发热。”

《医述·卷十一·杂证汇参·胁痛》：“经义：春脉不及，则令人胸痛引背，下则两胁胠痛。南风生于夏，病在心，俞在胸胁。肝病者，两胁下痛引少腹，令人善怒。心病者，胸中痛，胁支满，胁下痛。胆足少阳也，是动则病口苦，善太息，心胁痛不能转侧。（《素问》）邪在肝则两胁中痛。肝小则脏安，无胁下之病；肝大则逼胃迫咽，苦膈中，且胁下痛；肝偏倾则胁下痛。脾小则脏安，脾大则苦凑䏚而痛，脾高则䏚引季胁痛。（《灵枢》）

哲言：伤寒胁痛属少阳胆经，以胁居少阳之部。杂证胁痛属厥阴肝经，以肝脉布于胁肋。其证有虚、实、寒、热，不可概论。（《临证指南》）

胁痛宜分左右、辨虚实。左胁痛者，肝受邪也；右胁痛者，肝邪入肺也；左右胁痛者，气滞也；左右胁注痛有声者，痰饮也；左胁下有块作痛夜甚者，死血也；右胁下有块作痛饱闷者，食积也。咳嗽引痛，喘急发热者，痰结也；时作时止，暴发痛甚者，火郁也；满闷惧按，烦躁多怒者，肝实也；耳目䀮䀮，爪枯善恐者，肝虚也；隐隐微痛，连及腰胯，空软喜按者，肾虚也。胁痛，咳嗽腥臭，面赤唾痰者，肺气伤也；胁内支满，目眩，前后下血者，肝血伤也；两胁拘急，腰腿疼痛不能转侧者，湿热郁也；胸右近胁一点刺痛，内热咳嗽者，肺痈也。（《证治汇补》）

胁痛病属肝、胆二经，以二经之脉皆循胁肋故也。然而心、肺、脾、胃、肾与膀胱，亦皆有胁痛之病，以邪在诸经，气逆不解，传及少阳，厥阴，乃致胁肋疼痛耳。故凡以焦劳忧虑而致胁痛者，此心肺所传也。以饮食劳倦而致胁痛者，此脾胃之所传也。以色欲内伤、水道壅闭而致胁痛者，此肾与膀胱之所传也。传至本经，则无非肝、胆之病矣。至于忿怒、疲劳、伤血、伤气、伤筋，或寒邪在半表半里之间，此自本经之病。病在本经者，直取本经。传至他经者，以拔其所病之本，自无不愈。胁痛，诸家有左、右、血、气之辨。谓肝位于左而藏血，肺位于右而藏气，故病在左者为血积，病在右者为气郁。脾气亦系于右，故湿痰流注者亦在右。若执此说，则左岂无气？右岂无血？食积、痰饮，岂必无涉于左乎？古无是说，此后世之谬谈，不足凭也。然则在气、在血，何以辨之？但察其有形、无形，可知之矣。盖血则有形而不移，或坚硬而拒按；气则流行而无迹，或倏聚而倏散。若食积、痰饮，皆属有形，详察所因，自可辨识。且凡属有形，无非由气之滞。但得气行，则何聚不散？凡治此者，无论是血、是痰，必兼治气为主。（张景岳）

胁痛者，瘀血，按之痛，不按亦痛，痛无休息而不膨；气痛则时止而膨，嗳即宽，旋复痛。以此辨验气血为妙。（《见闻录》）

每验怒气易动者，最多肝痛之证。其左胁骨下痛而有块，扁大如痞，实非痞也；乃肝叶血燥不下垂故也。（《己任编》）

损证，胁下常有一点痛不止者，名干胁痛，甚危。（《医学入门》）

补编：胁下偏痛发热，其脉紧弦，此寒也；以温药下之，宜大黄附子汤。（《金匮》）

［按］胁下偏痛之偏字，当是满字，当改之。（《医宗金鉴》）

胁痛一证，不徒责在肝胆，而他经亦累及之。有寒、热、虚、实之不同，痰积、瘀血之各异。尝考经旨，谓肝脉挟胃、络胆，上贯膈，布胁肋。胆脉贯膈、络肝，循胁里，其直者循胸过季胁。是两胁之痛，皆属肝胆为病。内伤不外气、血两端，外感责在少阳一经而已。盖肝为将军之官，其性暴怒。非怫意交加，则忧郁莫解；非酒色耗扰，则风寒外袭，痛之所由生也。使其人而虚寒也者，则内脏亏而痛矣；使其人而虚热也者，则隧道塞而痛矣；使其人而实热也者，或邪气入而痛，或郁火发而痛矣。痛在气分者，治在气：寒者温之、虚者补之、热者清之、实者泄之，血药不宜用也。使其人而血虚也者，则肝少血养而痛矣；使其人而血热也者，则木火内灼而痛矣；使其人而血分实热也者，或邪在半表半里而痛，或满闷惧按多怒而痛矣。痛在血分者，治在血。血虚者以血药补之，血热者以阴药滋之，血实者以苦药通之，气药不宜用也。更有瘀血内蓄，痰饮内聚，及肥气、痞气，皆属有形之积。非益血则邪不退，即令气寒而得此，亦易补阳在先，补阴在后，阴阳两补。痰瘀除而积聚消，胁痛岂有不愈者哉？虽然，操心者常有此证，房劳者每有此患。医家不明肝肾同原、精髓内空、相火易上之理，一味辛香行气，冀其奏功。不知辛能通窍，香能耗血，肝病不已，复传于肺，咳嗽喘促，甚至血动，斯时有莫可如何者矣。是以初起确认为肝肾之病，宜乙癸合治：用六味汤加人乳、河车之属，俾水生而木荣，母实而子安，此正治之法也。倘气因精虚者，宜用八味汤加人参、河车之属，阴中求阳，坎中生火，此从治之法也。或谓内伤胁痛，逍遥散乃不易之方；外感胁痛，小柴胡为必用之药。二者可以尽病之情乎？而犹未也。诚以法之运用无穷，方之变化无定。通因通用者，治肝邪之有余；塞因塞用者，治肝藏之不足。而其间必以拒按、喜按，探虚实之消息；喜温、喜冷，验寒热之假真。更宜以脉之大、小、迟、数、有力、无力为辩，神而明之，勿泥也。且胁痛而及他脏者，亦有之矣。咳唾腥臭者，肺痈也；痛连胃脘、呕吐酸味者，木凌脾也；痛而寒热谵语如见鬼状者，妇人热入血室也。舍气血而何所补救哉？盖甘可缓中，则木气条达，自然右降而左升；和能平怒，则疏泄令行，渐次气充而血润，胁痛云乎哉？（《会心录》）

肝之脏在两胁，肝之治在下焦。肾肝居下，阴中之阴也。滋水所以养肝，肾为肝之母也。世人治胁痛，分左属血、右属气，必用青皮、枳壳破气之药，谓肝得疏泄而病愈。然在初起气实者，亦或有效，久则非培其母不可。

阳气变化，内风乘胃为呕，攻胁为痛。肝居左而痛偏炽与右，肝木犯土之征。经旨谓肝为刚脏，非柔不和，当用镇阳熄风方法，如牡蛎、阿胶、生地、小麦之类。（叶天士）

内伤胁痛，用生香油、生蜜各一杯和匀，服一二次即愈。（周慎斋）”

《医学指归·卷上·心经第五》：“心手少阴之脉，起于心中，出属心系，下膈络小肠。其支者，从心系上挟咽，系目系。其直者，复从心系却上肺，下出腋下，循臑内后廉，行手太阴心主之后，下肘内，循臂内后廉，抵掌后锐骨之端，入掌内后廉，循小指之内，出其端。是动则病嗌干，心痛，渴而欲饮，是为臂厥。是主心所生病者，目黄，胁痛，臑臂内后廉痛厥，掌中热痛。为此诸病，盛则泻之，虚则补之，热则疾之，寒则留之，陷下则灸之，不盛不虚，以经取之。盛者寸口大再倍于人迎，虚者寸口反小于人迎也。”

一、辨气血

《医镜·卷之二·腰胁痛》：“人有患胁痛者，何以致之？曰：肝藏于内，外应于胁，胁之所在，肝之所在也。所藏者血，所属者气，蹼跌斗殴，内伤乎血，败血蓄积于肝之分，瘀而不流，则胁痛作矣。或有外触恼怒，欲报而不得伸，郁结不行，藏于肝部，则虽无瘀血而亦痛矣。然何以辨其血与气耶？盖瘀血作痛者，痛而不膨，按之亦痛，不按亦痛，其痛无时而息也；怒气作痛者，痛而且膨，得嗳即缓，已而复痛，其痛亦有时止也。此非气与血之辨乎。又有季胁作痛者，何也？盖季胁在胁稍之处，肝之下，胆之位也，痛甚而下连小腹者，亦是死血，痛不甚而止于一处者，痰也。治此病者，审其所伤，而施治之，则无不中矣。”

《景岳全书·卷之二十五心集·杂证谟·胁痛》：“谓不可拘于左血右气之说，但察其有形无形可知。血积有形而不移，或坚硬而拒按；气痛流行而无迹，忽倏聚而倏散。”

《丹台玉案·卷之五·胁痛门》：“则虽无瘀血，而亦痛矣。然何以辨其为血与气耶？盖瘀血作痛者，痛而不膨，按之亦痛，不按亦痛，其痛无时而息也。怒气作痛者，痛而且膨，得嗳则缓，已而复痛，其痛有时而息也，此非血与气之辨乎。然有左胁痛右胁痛，左胁痛甚者，必是肝火盛，木气实；右胁痛甚者，必是痰流注，并食积；两胁走痛者，必痰饮也。又有季胁作痛者何也？盖季胁两肋梢之处，肝之下胆之位也，痛甚而下连小腹者，亦是死血，痛不甚而止于一处者痰也，治此病者，审其所伤而治之，亦无不中矣。”

二、辨左右

《古今医统大全·卷之五十七胁痛门·病机·胁痛有左右气血之分》：“肝位于左，以藏血也，肝血蓄于左胁，作块而痛者，为肝积，名肥气。肺位于右，以行气也。肺气郁于右胁，痞硬而痛，咳喘为肺积，名曰息贲也。而脾所系于右，其经湿胜，故痰饮流注右胁，右胁痛者悉是痰气。丹溪云：有肝火盛，木气实，有死血，有痰流注。”

《周慎斋遗书·卷九·胁痛》：“左胁痛为肝气有余，宜小柴胡加四物。左属肝，属血，痛为肝气有余，有余便是火，火郁则血凝……右胁痛为肺气不降，血中之气病也，宜芎归芍药汤加乌药、青皮、肉桂、陈皮调之。右属气，痛为气滞，气滞则血凝。”

《医学入门·内集·卷一观形察色问证·问证》：“胁痛否？或左或右，或两胁俱痛，或一点空痛。”

《医学入门·外集·卷四杂病分类·外感·火类》：“左为怒火与死血，大怒气逆及谋虑不决，或外感风邪，皆令肝火动甚，胁痛难忍，古萸连丸、当归龙荟丸。轻者，小柴胡汤加黄连、牡蛎、枳壳。瘀血必归肝经，夜痛或午后发者是，小柴胡汤合四物汤，加桃仁、红花、乳、没。痛甚者，古枳芎散。便坚黑者，桃仁承气汤，或泻青丸。皮痛吐血者，热伤肝也，小柴胡汤加芎、归、生地。外用韭菜熨胁及琥珀膏贴。

右食痰饮七情居，食积胁下如杠，梗起一条作痛，神保丸，枳实煎汤下。轻者，保和丸。痰饮流注肝经，喘咳引痛者，二陈汤加南星、苍术、川芎、柴胡、白芥子，或入青黛少许，姜汁二匙。痰甚者，控涎丹。如胸背胁痛，喘急妨闷者，栝蒌实丸。饮水停滞胁下，如捶痛者，浓煎葱白汤，调枳壳煮散。甚者，用伤寒水证治法。七情凝滞，如有物刺痛，气促呕吐者，分气紫苏饮、流气饮子、调中顺气丸。郁气挟食，连乳痛者，推气散、盐煎散。悲哀伤者，枳壳煮散、四味枳实散、一块气丸。素有郁者，越曲丸。

两胁常兼左右证，湿热盛则两胁痛，当归龙荟丸，诸胁痛皆效，痛不可舒伸者，用此丸二钱半，加姜黄、桃仁各五钱，蜜丸或煎服。外感胁痛寒热者，小柴胡加枳梗。”

《考证病源·考证病源七十四种·胁痛有两边之别》：“胁痛即肋痛也。两胁属少阳胆经，肝居左，脾居右，故又有两边之别。”

《证治准绳·杂病第四册·诸痛门·胁痛》：“且夫左右者，阴阳之道路也。是故肝生于左，肺脏于右，所以左属肝。肝脏血，肝阳也，血阴也，乃外阳而内阴也。上属肺，肺主气，肺阴也，气阳也，外阴而内阳也。由阴阳互脏，其左胁多因留血作痛，右胁悉是痰积作痛，其两胁之病，又可一概而言乎。若论其致病之邪，凡外之六淫，内之七情，劳役饮食，皆足以致痰气积血之病。虽然痰气固亦有流注于左者，然必与血相搏而痛，不似右胁之痛无关于血也。”

《医宗必读·卷之八·心腹诸痛·胁痛》：“左痛多留血，代抵当汤。右痛多痰气，痰，二陈汤；气，推气散。左为肝邪，枳芎散。右为肝移邪于肺，推气散。挟寒，理中汤加枳壳。死血日轻夜重，或午后热，脉涩或芤，桃仁承气汤，加枳壳、鳖甲。痰饮，导痰汤加白芥子。食积，有一条扛起者是也，枳术丸加吴茱萸、黄连、神曲、山楂。肝火盛，龙荟丸。虚冷，理中汤送黑锡丹。肝脉软，补肝汤。惊伤胁痛，桂枝散。”

《症因脉治·卷一·腋痛论》：“秦子曰：腋痛者，在两胁之上，奶旁外侧，痛连缺盆，肺经症也。若在腋之下，原是胁痛，而非腋痛。方书以右腋为肺，左腋为肝，愚无左右之分，若见气粗喘咳者，即痛连左腋，亦名肺病。即见肝家形症，只作金邪乘木，治肺不治肝。以腋下为肺之部分，不比胁肋，主乎肝胆，此余宗钱仲阳肺脏治病之独诀。”

《杂病广要·身体类·胁痛》:"胁痛有左右血气之辨,其在诸家之说,有谓肝位于左而藏血,肺位于右而藏气,故病在左者为血积,病在右者为气郁。脾气亦系于右,故湿痰流注者亦在右。若执此说,则左岂无气,右岂无血,食积痰饮岂必无涉于左乎。古无是说,此实后世之谬谈,不足凭也。然则在气在血何以辨之?但察其有形无形可知之矣。盖血积有形而不移,或坚硬而拒按,气痛流行而无迹,或倏聚而倏散。若食积痰饮皆属有形之证,第详察所因,自可辨识。且凡属有形之证,亦无非由气之滞,但得气行,则何聚不散。是以凡治此者,无论是血是痰,必皆兼气为主,而后随宜佐使以治之,庶得肯綮之法,无不善矣。(《景岳》)胁痛一证,部位虽肝胆所主,而经文有心、肝、太阳、少阳之异,且有饮食、色欲、劳伤、传移诸候。虽前贤凭理立论,以湿痰、死血、气虚等因分别左右,不过明左肝右肺部位,然左右皆肝胆经络,不必泥也。况痛有由胁而入膈者,有由胸腹而移胁者,有自胁而上为巅疾者,有自胁而下流足膝者。症因各异,而总不越乎肝胆之经,但不可徒执肝胆为治,当凭各症之因而立法施治,庶有济也。惟胁内隐痛,咳则震动如裂,且因痛裂之难当,而欲咳不得咳者,此实肺邪之结,多见于右。若见于左者,仍在肝也。(《医级》)源候诸说胁痛,肝火盛,木质实,有死血,有痰流注,肝急。(《丹溪》)"

三、辨虚实

《太平圣惠方·卷第三·治肝实泻肝诸方》:"夫肝实则生热,热则阳气盛,致心下坚满,两胁痛引小腹,忿忿如怒,气逆头眩,为血有余,即目痛,眼眦赤,生息肉,阳毒所攻,悒悒先寒而后热,颈直背强,筋急,不得屈伸,诊其脉浮大而数者,此是肝气实也。"

《圣济总录·卷第四十一·肝脏门·肝实》:"论曰:肝实之状,苦心下坚满,常两胁痛,或引小腹,忿忿如怒,头目眩痛,眦赤生息肉是也。其脉见于左手关上阴实者,乃足厥阴经有余之候。盖肝实则生热,热则阳气盛,故其证如此。"

《圣济总录·卷第四十二·胆门·胆实》:"论曰:胆实则为有余,有余则生热,故其证若腹中气满,饮食不下,咽干心胁痛,不能转侧,足外反热,是为阳厥。及头痛目锐眦痛,缺盆中肿痛,腋下肿,马刀侠瘿,皆谓胆气实,足少阳经壅滞故也。"

《医学入门·外集·卷四杂病提纲·内伤·诸虚》:"虚者,下虚也。热者,上热也。又言虚实者,正气虚邪气实也。心劳邪热,则口舌生疮,语涩肌瘦;肝劳邪热,则胁痛关格不通;脾劳邪热,则气急肌痹多汗;肺劳邪热,则气喘面肿,口燥咽干;肾劳邪热,则尿赤阴疮,耳鸣溺闭。三白汤主之。"

《考证病源·考证病源七十四种·气有九论》:"若夫心痛胁痛,小肠气痛,此则邪气实也,宜作有余治之。因寒者散寒为先,热者清热为主,因痰者利痰,因食者消食,因血者活血,去其邪气则正气自通,而痛不作矣,切不可骤用参术。"

《丹溪手镜·卷之下·脏腑病及各部所属药性》:"肝病则胃脘当心而痛,上支两胁,鬲咽不通,饮食不下,甚则耳鸣、眩转、目不识人,善暴缨戾,胁痛呕泄,令人善恐。虚则胁下坚胀,寒热,腹满不食,目无所见,耳无所闻,筋挛节痛,爪甲枯青色,善恐,脉沉细而滑。实则胁下痛,寒热,心下坚满,气逆头晕,颈直背强。"

《内经博议·附录·缪仲醇阴阳脏腑虚实论治》:"肝虚十证,治宜辛散甘缓。胸胁痛属肝血虚与肝气实,因而上逐。宜降气养血和肝,辛甘平缓。转筋属血虚,宜酸辛甘平。目光短属肝血虚,及肾水不足,真阴亏,宜补肝兼滋肾,甘温益血,甘寒除热。目昏属肝血虚,有热,兼肾水真阴不足。目翳属肝热,兼肾水不足,宜补肝血,除热退翳。亡血过多角弓反张属肝血虚,有热,宜补血清热,甘寒甘温酸寒咸寒辛润。少腹连阴作痛按之则止,属足厥阴经血虚,宜同角弓反张。偏头痛属血虚,肝家有热,不急治之,久之必损目,宜养血清虚热,甘寒酸寒辛寒。目黑暗眩晕属血虚,兼肾水真阴不足,宜养血补肝清热,甘寒甘平酸寒苦寒。肥气属气血两虚,肝气不和,逆气与瘀血相并而成,宜和肝散结气,兼行气血凝滞,甘温甘平。肝实五证,宜清热降气,苦寒辛寒甘寒酸寒。善怒,怒则气上逆,甚则呕血反飧泄,宜降气清热,甘寒咸寒酸寒,且佐以辛散。善太息,忽忽不乐,胁痛呕血,属肝气逆,肝火盛,肝血虚。发搐属肝家邪热,热则生风,风主掉眩故也,宜清热降气,利小便缓中。目赤肿痛属血热,宜凉血清热,甘寒苦寒酸寒。"

四、辨脏腑

《脉经·卷六·心手少阴经病证第三》:"病先

发于心者,心痛;一日之肺,喘咳;三日之肝,胁痛支满;五日之脾,闭塞不通,身痛体重;三日不已,死,冬夜半,夏日中。”

《脉经·卷六·肝足厥阴经病证第一》:“病先发于肝者,头目眩,胁痛支满;一日之脾,闭塞不通,身痛体重;二日之胃,而腹胀;三日之肾,少腹腰脊痛,胫痠;十日不已,死。冬日入,夏早食。”

《难经本义·下卷》:“此以心经一部,设假令而发其例也。肝主色,肝为心邪,故色赤。身热,脉浮大,心也;胁痛脉弦,肝也。”

《普济方·卷十四·肝脏门·总论》:“病先发于肝者,头目眩,胁痛支满。一日之脾,闭塞不通,身痛体重。二日之胃,而腹胀。三日之肾,小腹腰脊痛,颈酸。十日不已,死。冬日入,夏早食。

病在肝,平旦慧,下晡甚,夜半静。

假令肝病西行,若食鸡肉得之,当以秋时发病,以庚申日也。家有血腥死,女子见之,以明要为灾,不者,若感金银物得之。

凡肝病之状,必两胁下痛引小腹,令人善怒,虚则目䀮䀮无所见,耳无所闻,善恐,如人将捕之。欲治之,当取其经,足厥阴与少阳。气逆则头目痛,耳声不聪,颊肿,取血者,肝脉沉之而急,浮之亦然。若胁痛,有气支满,引小腹痛,时小便难,苦目眩头痛,腰脊痛,足为寒,时癃,女人月事不来,时无时有,得之少年,有所坠堕。

肝病其色青,手足拘急,胁下苦满,或时眩冒,脉弦长为可治,宜服防风竹沥汤、秦艽散。春当刺大敦,夏刺行间,冬刺曲泉,皆补之。夏刺太冲,秋刺中郄,皆泻之。当灸期门百壮,背第九椎五十壮。

邪在肝,则两胁痛,中寒中恶,血在内,行善瘛疭,时肿。取之行间,以引胁下,补三里以温胃中,取脉以散恶血,取耳间青脉,以去左瘛疭。

凡有所堕坠,恶血留内,若有大怒,气上而不能下,积于左胁下,则伤肝。

肝中风者,头目瞤,两胁痛,行常伛,令人嗜甘,如阻妇状。

肝中寒者,其人洗洗恶寒,翕翕发热,面翕然赤。漐漐有汗,胸中烦热。”

《普济方·卷二十·脾脏门·脾实热》:“夫脾实则生热,热则阳气盛,阳气盛,则心胸烦闷,唇口干焦,身热颊疼,体重不能转侧,足寒颈热,声沉而心急,咽喉痛而不利,舌本肿强,口内生疮,言语謇难,泾溲不利,腹胁胀满,不得安卧,梦见歌乐,四肢怠惰。诊其脉紧实者,是脾实之候,方治脾热,面黄目赤,季胁痛满。(出《千金方》)”

《普济方·卷二十六·肺脏门·总论》:“病先发于肺,喘咳。三日之肝,胁痛支满。一日之脾,闭塞不通,身痛体重。五日之胃,腹胀。十日不已,死。冬日入,夏日出。病在肺。下晡慧,日中甚,夜半静。”

《普济方·卷二百五十八·食治门·食治久新咳嗽》:“夫五脏六腑皆有嗽,而肺最多。然肺居四脏之上,外合皮毛,皮毛喜受风冷,故肺独易为嗽也。寒气客于肺,则肺寒,上气喘急,汗出胸满,喉鸣多痰唾,面目浮肿,故谓肺嗽也。肝嗽者,其状左胁下痛,甚则不能转侧。心嗽者,其状嗽而心痛,喉中介介,如梗状,甚则咽肿。脾嗽者,其状右胁痛,阴阴引于肩背,甚则不可转动,动则嗽剧。肾嗽者,其状腰背相引痛,甚则咳逆。此皆由风寒冷热所伤,或饮食不节所致,宜以食治之也。”

《运气易览·卷之二·论六病》:“民病左胠胁痛,寒清于中,感而疟,咳,腹中鸣,注泄鹜溏,心胁暴痛,不可反侧,嗌干,面尘,腰痛,丈夫㿗疝,妇人少腹痛,目昧眦疡,疮痤痈。病本于肝。”

《古今医统大全·卷之五十七胁痛门·病机·胁痛有左右气血之分》:“肝位于左,以藏血也,肝血蓄于左胁,作块而痛者,为肝积,名肥气。肺位于右,以行气也。肺气郁于右胁,痞硬而痛,咳喘为肺积,名曰息贲也。而脾所系于右,其经湿胜,故痰饮流注右胁,右胁痛者悉是痰气。丹溪云:有肝火盛,木气实,有死血,有痰流注。”

《脉症治方·卷之二·湿门·诸痛》:“胁痛左属肝有余,右属肺不足。有余则乘脾土,土虚则不能生金,金不足,则木无所制,而反欺土,故治必以制肝为主。丹溪云:有肝木气实火盛,有死血,有痰有郁。注云:木气实火盛者,或因怒气伤肝,肝气大逆,或风中于肝,皆使木气实生火,火盛则肝急而胁痛。”

《医学入门·内集·卷一诊脉·脏腑六脉诊法》:“脾胃俱实,身热腹胀,胁痛作喘多惊。”

《丹溪手镜·卷之下·肿胀》:“胁痛引小腹为肝胀……胁痛,口苦,善太息,为胆胀。”

《景岳全书·卷之十六理集·杂证谟·虚

损》："腰胁痛者，肝肾虚也。膝以下冷者，命门衰绝，火不归源也。小水黄涩淋沥者，真阴亏竭，气不化水也。足心如烙者，虚火烁阴，涌泉涸竭也。"

《杂病源流犀烛·卷八·虚损痨瘵源流》："心劳则口舌生疮，语涩肌瘦；肝劳则胁痛，关格不通；脾劳则气急，肌瘦多汗；肺劳则气喘面肿，口燥咽干；肾劳则尿赤阴疮，耳鸣面黑。"

《脉因证治·卷四·脏证》："肝，胃脘当心而痛，上支两胁，肝经。膈咽不通，饮食不下，土衰病。甚则耳鸣眩转，目不视人，善僵嗌仆，里急缨戾，胁痛呕泄，令人善怒也。虚则目无所见，耳无所闻，善恐，如人将捕之……肺，骨节内变，右胠胁痛，寒侵于中，鹜溏，心胁满引小腹，不可反侧，嗌干，面尘脱色，丈夫癞疝，妇人小腹痛。实则咳逆肩背痛；虚则少气不能报息，耳聋咽干。"

《医述·卷五·杂证汇参·燥》："在肝则将军之性不敛，胁痛暴怒，筋急拘挛。"

《笔花医镜·卷二·脏腑证治·肝部》："肝之实，气与内风充之也，脉左关必弦而洪，其症为左胁痛，为头痛，为腹痛，为小腹痛，为积聚，为疝气，为咳嗽，为泄泻，为呕吐，为呃逆。"

《医门补要·附载·采集先哲察生死秘法·五脏见症》："肝病面青，实则抽搐转筋，胁痛耳聋，疝瘕便闭，淋浊善怒。虚则目䀮䀮无所见，如有人将捕之惊。"

五、辨表里

《古今医统大全·卷之十三伤寒门上·证候·表证》："发热恶寒恶风，头疼身痛，腰脊强，目痛鼻干，胸胁痛，耳聋；或往来寒热而呕，脉浮而大，或紧或缓，皆表证也。"

《症因脉治·卷一·伤寒总论》："头痛身疼，腰脊强直，恶寒发热，此太阳经表症也；目痛，鼻干不眠，眼眶痛，或口干，或呕吐，此阳明经表症也；寒热往来，口苦胁痛，耳聋而呕，此少阳经半表半里症也。"

《医学心悟·卷二·少阳经证·胁痛》："问曰：胁痛何以是半表半里证？答曰：足少阳胆经，布之胁下，故有胁痛。至于他经，或出于巅背，或布于面目，则无此症。又问曰：水气亦有胁痛，何也？答曰：水气胁痛，必见干呕，咳引胁下痛，小半夏加茯苓汤主之，极重者，十枣汤攻之。若半表半里胁痛，外必兼见少阳证。""问曰：胁痛何以是半表半里证？答曰：足少阳胆经，布之胁下，故有胁痛。至于他经，或出于巅背，或布于面目，则无此症……若半表半里胁痛，外必兼见少阳证。"

《医学实在易·卷二·表证条》："少阳主胸胁，亦表也，其证胸胁痛，目眩，口苦而耳聋，《伤寒论》用小柴胡汤加减。是三阳皆属于表，故列于表证。"

六、辨色脉

《脉经·卷二·平人迎神门气口前后脉第二》："肝实左手关上脉，阴实者，足厥阴经也。病苦心下坚满，常两胁痛，自忿忿如怒状。"

《脉经·卷四·平杂病脉第二》："弦而紧，胁痛，脏伤，有瘀血。"

《脉经·卷八·平五脏积聚脉证第十二》："诊得肝积，脉弦而细，两胁下痛，邪走心下，足肿寒，胁痛引少腹，男子积疝，女子瘕淋，身无膏泽，喜转筋，爪甲枯黑，春瘥秋剧，其色青。"

《太平圣惠方·卷第一·平寸口脉法》："寸口脉沉，胸中引胁痛，胸膈有水气。"

《太平圣惠方·卷第四十八·积聚论》："诊得肝积，其脉弦而细，两胁下痛，邪走心下，足胫寒，胁痛引小腹，男子积疝也，女子瘕聚也，身无膏泽，喜转筋，爪甲枯黑，春瘥秋剧，其色青。"

《察病指南·卷中·辨七表八里九道七死脉·八里脉》："右手寸口脉沉，胸中气短，有寒饮，及胸胁痛有水气，沉而紧，主心中气逆冷，沉而细，名阳中之阴。苦悲伤，不乐闻人声，少气自汗，两臂不举。"

《医学纲目·卷之三十·伤寒部·伤寒通论》："（仲）凡伤于寒，则为病热，热虽甚不死，若两感于寒而病者必死。尺寸俱浮者，太阳受病也，当一二日发，以其脉上连风府，故头项痛，腰脊强。尺寸俱长者，阳明受病也，当二三日发，以其脉侠鼻络于目，故身热目疼鼻干不得卧。尺寸俱弦者，少阳受病也，当三四日发，以其脉循胁络于耳，故胸胁痛而耳聋，此三经皆受病，未入于腑者，可汗而已。"

《普济方·卷二·方脉总论·评寸脉法》："胸中引胁痛胸膈有水气，寸口脉软弱，汗自出是虚损病；寸口脉迟，上焦有寒；寸口脉实，上焦生热。"

《普济方·卷三十四·胆腑门·胆实热》:“夫左手关上脉阳实者,足少阳经也,为胆实热,盖实则为有余,有余则生热,故其证苦腹中气满,饮食不下,咽干,洒洒寒热,心胁痛不能转侧,足外反热,是为阳厥,及头痛目锐眦痛,缺盆中肿痛,腋下肿,马刀侠瘿皆谓胆气实,足少阳经壅滞故也。龙胆泻肝汤(出《卫生宝鉴》)治热盛口苦胆瘅,乃肝主谋虑,胆主决断汁计二合,是中清之府,肝或决于胆,志或不决为之怒,怒则气逆,胆汁上溢故口苦,或热盛而使然也。”

《普济方·卷一百四十八·时气门·总论》:“阳明温病也,如胸胁痛,汗下后过经不愈,诊得尺寸俱弦。”

《普济方·卷一百九十七·诸疟门·总论》:“肝病面清脉弦,皮急多青则痛,形盛胸胁痛,耳聋口苦舌干,往来寒热而呕。”

《普济方·卷三百十九·妇人诸疾门·劳瘵》:“所谓劳蒸者二十四种,随证皆可考寻。毛折发焦,肌肤甲错,其蒸在皮;外人觉热,自反恶寒,身振肉瞤,其蒸在肉;发焦鼻衄,或复尿血,其蒸在血;身热烦躁,痛如针刺,其蒸在脉;爪甲焦枯,眼昏胁痛,其蒸在筋;版齿黑燥,大牙酸疼,其蒸在骨;背膂疼痛,胻骨酸厮,其蒸在髓;头眩热闷,涎浊眵泪,其蒸在脑;男子失精,女子白淫,其蒸在玉房;乍寒乍热,中脘与膻中烦闷,其蒸在三焦;小便赤黄,凝浊如膏。”

《玉机微义·卷十七·血证门·脉法》:“脉弦而紧,胁痛脏伤有瘀血。”

《运气易览·卷之二·论六病》:“民病中清,胠胁痛,少腹痛。”

《医方集宜·卷之五·腰胁痛门·脉法》:“《脉诀》云:腰痛,脉沉濡者,寒湿;脉沉数者,湿热;脉弱者,肾虚;脉涩者,死血;脉沉涩者,痰积。凡胁痛脉沉涩者,当作郁治;脉弦数者,是肝火太盛。”

《古今医统大全·卷之四十二·血证门·脉候》:“脉弦而紧,胁痛,肝脏伤,主有瘀血。”

《医学入门·内集·卷一诊脉·形色脉相应总诀》:“色青肝病,胁痛干呕便血等症,其脉当弦而急。”

《古今医鉴·卷之三·伤寒》:“弦而数,此为少阳经脉,其证胸胁痛而耳聋,寒热,呕而口苦,用小柴胡汤。或两经合病,则脉弦而长,此汤加葛根、芍药。缘胆无出入,有三禁,止宜和解表里耳。”

《赤水玄珠·第四卷·胁痛门·胁痛》:“有风寒(脉浮弦而数者是也),有食积(脉沉弦而伏者是也),有痰饮(或弦,或滑,或结,或促),有死血(脉涩),有虚(脉弦而细数,或大而无力),有气郁(脉沉而细),有火(脉洪滑而数)。”

《仁术便览·卷一·伤寒》:“脉浮而阴弱,谓之伤风。脉浮紧而无汗,谓之伤寒。脉浮头项疼,腰脊强,病在太阳。脉长身热,目痛鼻干,病在阳明。脉弦,胸胁痛而耳聋,病在少阳。脉俱细,嗌干腹满,邪在太阴。脉俱沉,口燥舌干而渴,邪在少阴。脉俱微缓,烦满囊缩,邪在厥阴。”

《万病回春·卷之五·胁痛》:“脉:两胁疼痛,脉必双弦;紧细弦者,多怒气偏;沉涩而急,痰瘀之愆。左胁痛者,肝经受邪也。”

《云林神彀·卷一·伤寒》:“伤寒脉弦者,耳聋胸胁痛,寒热呕口苦,此是少阳症。”

《明医指掌·卷六·胁痛证六》:“脉:两胁疼痛,脉必双弦。紧细弦者,多怒气偏。沉涩而急,痰瘀之愆。”

《景岳全书·卷之五道集·脉神章中·通一子脉义》:“弦脉按之不移,硬如弓弦。凡滑大坚搏之属,皆其类也。为阳中伏阴,为血气不和,为气逆,为邪胜,为肝强,为脾弱,为寒热,为痰饮,为宿食,为积聚,为胀满,为虚劳,为疼痛,为拘急,为疟痢,为疝痹,为胸胁痛。‘疮疽论’曰:弦洪相搏,外紧内热,欲发疮疽也。弦从木化,气通乎肝,可以阴,亦可以阳。但其弦大兼滑者,便是阳邪;弦紧兼细者,便是阴邪。凡脏腑间胃气所及,则五脏俱安,肝邪所侵,则五脏俱病。何也?盖木之滋生在水,培养在土。若木气过强,则水因食耗,土为克伤;水耗则肾亏,土伤则胃损;肾为精血之本,胃为水谷之本,根本受伤,生气败矣,所以木不宜强也。矧人无胃气曰死,故脉见和缓者吉,指下弦强者凶。盖肝邪与胃气不和,缓与弦强相左,弦甚者土必败,诸病见此,总非佳兆。”

《景岳全书·卷之十三性集·杂证谟·瘟疫》:“若脉弦而数,胸胁痛而耳聋,少阳证也,宜小柴胡汤加减治之。”

《丹台玉案·卷之四·诸气门·附郁》:“胸满

胁痛，脉沉涩者，为气郁。周身关节走痛，首如物蒙，足重遇阴寒便发，脉沉滞者，为湿郁。”

《症因脉治·卷一胁痛论·外感胁痛》：“感冒胁痛之脉：脉来多弦，弦紧宜汗，弦细宜和，弦数为热，弦促为结。”

《症因脉治·卷一胁痛论·内伤胁痛》：“内伤胁痛之脉：右关滑数，胃家痰实。右寸沉弦，肺家悬饮。两关芤涩，乃是死血。左关数大，肝胆火冲。尺脉沉数，肾水不足。尺脉浮大，虚阳上越。”

《诊家正眼·卷二·实脉(阳)》：“血实脉实，火热壅结。左寸心劳，舌强气涌。右寸肺病，呕逆咽疼。左关见实，肝火胁痛。右关见实，中满气疼。左尺见实，便闭腹疼。右尺见实，相火亢逆。”

《诊家正眼·卷二·弦脉(阳中之阴)》：“其气来而实强，此为太过，病在外；其气来不实而微，此为不及，病在中。太过则令人善怒，忽忽眩冒而巅疾；不及则令人胸胁痛引背，两胁胠满。《素问·平人气象论》曰：平肝脉来，软弱招招，如揭长竿末梢，曰肝平。”

《脉诀汇辨·卷三·实脉(阳)》：“血实脉实，火热壅结。左寸实者，舌强气壅，口疮咽痛。实在左关，肝火胁痛。左尺得实，便秘腹疼。右寸实者，呕逆咽痛，喘嗽气壅。实在右关，伏阳蒸内，中满气滞。右尺得实，脐痛便难，相火亢逆。”

《医宗说约·卷之首·脉象主病二十九法》：“浮脉宜汗宜补不宜下，春夏顺，秋冬逆，浮脉在上而不沉也……寸浮风在上，主头目不利；关浮风在中，主胸满胁痛；尺浮风在下，主腰痛便结，脚膝疼痛。”

《证治汇补·卷之六·腹胁门·胁痛》：“脉法脉双弦者，肝气有余，两胁作痛。(《脉经》)弦而紧细者，怒气也。弦而沉涩者，郁滞也。大抵弦涩者顺，洪大者逆。若弦急欲绝，胁下如刀刺，状如飞尸者，不治。”

《订正太素脉秘诀·卷上·五脏见沉脉者主病》：“肝部沉，主怒气伤肝，胁痛肥气，眼目赤涩，肚疼腹满。”

《脉贯·卷六·实脉(阳)》：“实为三焦气满实热之象。主病皆邪热蕴蓄有余之证，故为呕、为痛、为气塞、为膜胀、为气聚、为食积、为利等病也。左寸实，心中积热、口舌疮、咽疼痛；实大，头面热风，烦躁，体疼，面赤。关实，腹胁痛满；实而大，肝盛目暗赤痛。尺实，小腹痛，小便涩；实而滑，淋漓茎痛，溺赤；实大，膀胱热，溺难；实而紧，腰痛。右寸实，胸中热，痰嗽，烦满；实而大，肺热咽燥痛，喘嗽气壅。关实，伏阳蒸内，脾虚食少，胃气滞。”

《四诊抉微·卷之六·切诊二十九道脉析脉体象主病·沉(阴)》：“寸沉气郁，尺沉本位，喘嗽肺浮，转陷不吉。肝肾并沉，则为石水。右寸阳沉，胸停冷饮。关沉胁痛。”

《四诊抉微·卷之六·切诊二十九道脉析脉体象主病·实(阳)》：“血实脉实，火热壅结。左寸实者，舌强气壅，口疮咽痛；实在左关，肝火胁痛；左尺得实，便秘腹疼。右寸实者，呕逆咽痛，喘嗽气壅；实在右关，伏阳蒸内，中满气滞；右尺得实，脐痛便难，相火亢逆。”

《苍生司命·卷七贞集·血证·脉法死症》：“脉芤为失血，涩为少血。脉弦而紧，胁痛肝脏伤，主有瘀血。吐血、唾血脉滑小弱者生，实大者死。咳血脉坚强者死，滑濡者生。”

《脉确·沉牢》：“沉，冬脉也，春夏秋见之，则病脉也。然在冬，其气来沉以搏，则为平脉，若来如弹石者，此谓太过。其去如数者，此谓不及，亦病脉也。寸沉胸胁痛，水气膈间停。若居关与尺，腹背及腰疼。”

《医学脉灯·二十八脉》：“凡脉见涩滞者，多由七情不遂，营卫耗伤，血无以充，气无以畅。其在上，则有上焦之不舒，参伍不调，伤精亡血之病。为血痹，为寒湿入营，为心痛，为胁痛，为解㑊，为反胃，为亡阳，为肠结，为不月，为胎病，为溲淋，亦为气滞。”

《脉理求真·卷一·新著脉法心要·弦脉》：“弦为血气不和，气逆邪胜，积聚胀满，寒热胁痛，疟痢疝痹等症。(景岳)”

《脉象统类·正文》：“左寸：心内寒邪痛、胸中寒饮、胁痛。左关：伏寒在经，两胁刺痛；兼弦，痃癖内痛。”

《诸病主病诗·正文·沉》：“寸心与面热兼风(左寸实，心中积热，口舌疮，咽喉痛)，痰嗽中烦气积胸(右寸实，胸膈中热，痰嗽烦满)，肝火(左关实，腹胁痛满)脾虚(右关实，脾虚少食，又兼胃气滞，伏阳蒸内)关上见，尺脐腹痛便难通(左尺实，小腹痛，小便涩，右尺实，脐下痛，例难或时下痢。此首统言左右手脉实病)。”

《诸病主病诗·正文·迟》："左头目项（左寸紧头热、目痛、项强）右鼻膈（右寸紧、鼻塞、膈壅），关从心腹胁筋寻（左关，心腹满痛、胁痛筋急，右关，脾腹痛、吐逆），尺为腰脚脐下痛，知是奔豚与疝疼（左尺，腰脚脐下痛，又兼小便难，右尺，下焦气筑痛。此首统言左右手紧脉病）。"

《杂病源流犀烛·卷首上脉象统类》："左寸心内寒邪痛，胸中寒饮，胁痛。"

《杂病源流犀烛·卷首下诸脉主病诗》："左芤吐衄兼心血（左寸病），关上为瘀胁痛真（腹中瘀血，胁间血气痛，吐血，目暗），左尺男人小便血，女人月事病相因。（此首单言左手芤脉病）"

《脉因证治·卷一·伤寒》："脉浮，头项痛，腰脊强，病在太阳。脉长，身热目痛鼻干，病在阳明。脉弦，胸胁痛而耳聋，病在少阳。脉俱沉，口燥舌干，邪在少阴。脉俱微缓，烦满囊缩，邪在厥阴。"

《脉因证治·卷二·胁痛》："（脉）双弦，是两手俱弦也。"

《脉理集要·原序要略·统属诊法》："迟为阴盛，气血稽迟，迟实为痛，迟虚寒推，消中迟逆；夏忌沉迟，寸迟气少，尺迟血亏，左关胁痛，右食伤脾。"

《脉学辑要·卷中·弦》："案弦脉大要有三，有邪在少阳者（疟邪亦在少阳，故《金匮》云：疟脉自弦）；有血气收敛，筋脉拘急者（腹痛，胁痛，痃气疝癫，故多兼见弦脉）。"

《医医偶录·卷二·胆部》："胆之实，左关脉必洪。其症为胸满，为胁痛，为耳聋。"

《医学指要·卷三·二十八脉指要》："弦乃阳中伏阴之候，为气血不和，为气逆，为邪胜，为肝强，为脾弱，为寒热，为痰饮，为宿食，为积聚，为胀满，为虚劳，为疼痛，为拘急，为疟痢，为疝痹，为胁痛，皆其候也。弦从木化，气通乎肝，可阴可阳。但其弦大兼滑者便是阳邪，弦紧兼细者便是阴邪，弦而大为太过，弦而细为不及。弦而软其病轻，弦而硬其病重。"

《医学指要·卷五·浮中沉脉形主病指要》："若脉弦而数，此为少阳经病，其症胸胁痛，耳聋，寒热，呕而口苦，两阳交中，故名曰少阳，俱用小柴胡汤加减。"

《医学指要·卷五·伤寒三阳三阴指要》："在少阳经则脉必尺寸俱浮弦，其症胸胁痛，耳聋，口苦舌干，往来寒热而呕者，以其脉循胁络于耳故也。"

《医学指要·卷五·伤寒阴症阳症指要》："脉弦而数，即少阳脉也，外症胁痛耳聋，寒热往来而口苦，以小柴胡汤和之。盖阳明、少阳不从标本，从乎中治也。"

《医学指要·卷五·伤寒变温病热病指要》："身热目疼，汗下后过经不愈，诊得尺寸俱长者，阳明病温也。如胸胁痛，汗下后过经不愈，诊得尺寸俱弦者，少阳病温也。"

《医述·卷八·杂证汇参·疸》："又有表虚里虚，热除作哕，火劫致黄。病有不一之因，治有不紊之法。脉弦胁痛，少阳未罢，仍主以和。渴饮水浆，阳明化燥，急当泻热。"

《医述·卷十一·杂证汇参·胁痛》："脉候：寸口脉弦者，即胁下拘急而痛，其人啬啬恶寒也。（《金匮》）胁痛：脉弦数有力为肝盛有余；弦数无力为肝虚有火。弦为饮，沉为气，浮数为风，弦弱为阳虚，沉细为阴虚。（张路玉）"

《笔花医镜·卷二·脏腑证治·胆部》："胆之实，左关脉必洪，其症为胸满，为胁痛，为耳聋。"

《类证治裁·卷之二·吐血论治·血症脉候》："失血脉数大为阳盛，涩细为血少，细数为阴火郁于血中，芤为失血，弦紧胁痛为瘀结。寸大尺微，为肺中伏火。尺盛而寸虚，为肾虚阴火。尺滑而疾，为血虚有热。"

《类证治裁·卷之六·胁痛论治·胁痛脉候》："肝脉搏坚而长，当病堕若搏，因血在胁下，令人喘逆。寸口脉弦，胁痛拘急，双弦者，两胁痛。肝脉沉之而急，浮之亦然，胁痛支满，引小腹痛，小便难，得之有所堕坠。脉沉涩，气郁胸胁痛，宜作郁治。"

《杂病广要·身体类·胁痛》："脉候弦而紧，胁痛，脏伤有瘀血（一作有寒血）。（《脉经》）

寸口脉弦而滑，弦则为痛，滑则为实，痛即为急，实即为踊，痛踊相搏，即胸胁抢急。（同上）（［按］《病源论》'踊'作'跃'，'痛踊'作'弦滑'，抢急下有'痛也'字）

诊其脉弦而急，胁下如刀刺，状如飞尸，至困不死。左手脉大，右手脉小，病右胁下痛。寸口脉双弦，则胁下拘急，其人涩涩而寒。（《病源论》）其脉弦涩者顺，洪大者逆。（《奇效》）脉双弦者，肝气有余，两胁作痛。(《正传》)([按]《医统》曰：双弦者，两手俱弦也）细紧或弦者，怒气。(《医统》)沉涩是郁。(《准绳》)([按]《准绳》本丹溪)”

《洞垣全书脉诀阐微·第四篇》：“胁痛芤大，定趋死路；脱症结代，难留人世；喘症促革，易走冥途。”

《脉义简摩·卷三形象类·内因外因脉不内外因脉》：“有所堕坠，恶血留内，与大怒气逆，上而不下，俱胁痛而脉弦紧，则与内因同脉也。详具《内经》《脉经》，此其大概而已。”

《脉义简摩·卷六名论汇编·陶节庵伤寒六经脉证》：“尺寸俱弦者，少阳受病也。当三四日发。以其脉循胁络于耳，故胸胁痛，而耳聋，口苦，咽干，目眩，往来寒热而呕。此三经受病，未入于腑者，可汗而已。”

《脉义简摩·卷六名论汇编·气郁脉》：“戴元礼曰：郁者，结聚而不得发越也。当升者不得升，当降者不得降，当变化者不得变化。此为传化失常，六郁之病见矣。气郁者，胸胁痛，脉沉涩。湿郁者，周身走痛，或关节痛，遇阴寒即发，脉沉细。痰郁者，动即喘，寸口脉沉滑。热郁者瞀，小便赤，脉沉数。血郁者，四肢无力，能食，便红，脉沉。食郁者，嗳酸腹满，不能食。人迎脉平，气口紧盛是也。”

《脉简补义·卷下·经义丛谈·外感夹内伤脉辨》：“陶节庵曰：外感夹内伤者甚多。有因劳力辛苦，内伤血气，又兼外感寒邪，此为劳力伤寒。其脉必左手紧盛，右手虽数大而无力。其证必有骨髓痠疼、胁痛、微汗、头疼、微渴、倦怠懒言，必以温补兼发散药中求之。有下证者，宜缓下之。”

《脉简补义·卷下·经义丛谈·再论痹数之义》：“夫脉则微弱见于三关，内证则胸中为急，呼吸牵引胁痛；外证则寒热如疟。此阳气不充，不能通行周身，而却结于脏，其象显然。”

《形色外诊简摩·卷下·色诊面色总义·面部脏腑肢节分位图说篇》：“颧后为胁痛，是颧后诊臂，又诊胁也。”

《形色外诊简摩·卷下·色诊目色应病类·目部内应脏腑部位篇》：“手少阴之脉，系目系。其病目黄，胁痛，掌中热痛。”

《脉经钞·卷一·三部病候治法五》：“寸口脉沉，胸中引胁痛，胸中有水气，宜服泽漆汤，针巨阙写之。”

《脉经钞·卷一·三部虚实（下）九》：“左手关上脉阴实者，足厥阴经也。病苦心下坚满，常两胁痛，自(《千金》十一‘自’字作‘息’，疑是)忿忿如怒状。”

《脉经钞·卷二·五积脉候二十一》：“诊得肝积，脉弦而细，两胁下痛，邪(《千金》十一有‘气’字)走心下，足肿(《病源》《千金》‘肿’均作‘胫’)寒，胁痛引少腹，男子积疝，女子瘕淋(《病源》作‘病淋’)，身无膏泽，喜转筋，爪甲枯黑，春差秋剧，其色青。”

《丹溪脉诀指掌·辨七表脉病证》：“滑数痰火，弦滑痰饮胁痛，滑散湿瘘痛，软滑实胃热，数则热结，滑而浮大小腹痛。”

《脉诀新编·卷二·诊杂病脉法》：“两胁疼痛，脉必双弦。紧细弦者，多怒气偏；沉涩而急，痰瘀之愆（此段论胁痛脉）。”

七、辨预后

《医学纲目·卷之二·阴阳脏腑部·诊生死》：“上《灵枢》谓之大气入脏，盖传之急者也。王注云：有缓传者，有急传者，缓者或一岁、二岁、三岁而死，其次或三月若六月而死。急者一日、二日、三日、四日或五六日而死，则此类也。王氏此言，甚能推广经意，然不能验日数者，但验病之次传。如心先病心痛，次传于肺，或咳或喘。次传于肝，或胁痛，或头眩。次传于脾胃，或闭塞不通，或身痛体重，或胀或泄。次传于肾膀胱，或少腹腰脊痛，胫酸，或背膂筋痛，小便闭。如此曰：必死无疑，累验有准。邻人赵氏，始肝病胁痛半载，次传之脾，腹胀而死。”

《秘方集验·卷之下·妇女诸症》：“若怒极则伤肝，而有眼晕、胁痛、呕血、瘰疬、痈疡之病，加之经血渗漏于其间，遂成窍穴淋漓，无有已也。凡此之时，中风则病风，感冷则病冷，久而不愈，变症百出，可不慎哉。”

《冯氏锦囊秘录·痘疹全集卷二十二·五脏痘略》：“心痘之出，必嗌干且痛，惊悸时作，掌中倍热，目黄耳聋，心痛渴饮，颔肿不可顾肩，胁痛颊肿，其痘色红而滞赤，形尖而细，体若燔炭。其为泡也，尖而紫，若将见点，而昏热赤斑者，不治。肝疸之出，必口苦呵欠而善太息，腰痛不可俯仰，心胁痛不能转侧，顿闷胸满，小便遗尿，又或癃闭，头痛颔痛，目锐眦痛，其痘色青，形尖而圆，其为泡也，白中带青，而多脓，两颊悬隐，难于起发，若将见点，而神倦肉肿者，不治。肾痘之出，必饥不欲食，舌干咽肿，或咳唾有血，肠澼心痛，或腰腹脊股俱痛，或善恐而心惕惕如悬饥，其痘色黑，其为泡也，大而紫血，若将见点而夹斑烂紫肉肿口哕，腰痛难立者不治。”

《类证治裁·卷之二·肺痿肺痈论治》：“若溃后寒热胁痛，痛在胸左，为肺之短叶，或坐卧不安，饮食无味者，难治。”

【论治法】

胁痛之治疗应着眼于肝胆，原则当根据“通则不痛”的理论，以疏肝和络止痛为基本治则，结合肝胆的生理特点，灵活运用和解治法。大凡实证之胁痛，宜用疏肝理气、活血通络、清利湿热、吐、下之法；虚证之胁痛，宜补中寓通，滋阴补虚、养血柔肝之法。

一、概论

《丹溪心法·卷四·胁痛七十一》：“胁痛，肝火盛，木气实，有死血，有痰流注，肝急。木气实，用苍术、川芎、青皮、当归之类；痛甚者，肝火盛，以当归龙荟丸，姜汁下，是泻火之要药；死血，用桃仁、红花、川芎；痰流注，以二陈汤加南星、苍术、川芎；肝苦急，急食辛以散之，用抚芎、川芎、苍术。血病，入血药中行血。治咳嗽胁痛，以二陈汤加南星、香附、青皮、青黛，入姜汁。胁痛有瘀血，行气药中加桃仁不去尖，并香附之类。有火盛者，当伐肝木。左金丸治肝火，有气郁而胸胁痛者，看其脉沉涩，当作郁治。痛而不得伸舒者蜜丸，龙荟丸最快。胁下有食积一条扛起，用吴茱萸、炒黄连。控涎丹，一身气痛，及胁痛，痰挟死血，加桃仁泥，丸服。右胁痛，用推气散，出严氏方；左胁痛，用前药为君加柴胡或小柴胡，亦可治。”

《普济方·卷一百五十四·身体门·总论》：“胸胁痛，引背上头面，两手浮肿，肾虚不能纳气归元，气逆而上奔，则胸膈满痛，以手摩挲，痛走背上，又从背摩挲，则其气循泄于后分，而痛不作矣，此气之为病固也。奈何肾虚又不能行水，故随气奔上乘于肺，头面两手浮肿，气短而喘，由是血化为水，与之俱沉滞。其人旧来有风，曰水，曰血，曰气，四者合而为病，其痛非常，如沉香、木香、乌药、槟榔之类，能施其巧，治法将何如？曰：先以二十四味流气饮，加独活、枳壳、灵脂炒牵牛，入姜蜜乌梅同煎，咽下养正丹二十粒，雄黄升降水火，引导大便。次用桑皮、紫苏、木通、阿胶、当归、桃仁、青皮、桔梗、芫花、大黄、作剂，依煎以姜蜜乌梅，取尽大便黑物，即收全功。肚皮疼，肾虚不能得水，加之酒面无度后辄睡，酒与水交聚于腹中，而面毒复缠滞其气，是以水渗于肚皮而作痛矣。治法钱氏宣风散，用蜜水煎咽下，神效。俟其大便流行，然后以青木香丸一分，安肾丸倍之，用二陈汤，入少盐并生姜同煎，空心咽下，脾肾气复，自然平安。胸膛气隔，有肺经伏热而气隔者，有痰水在上而气隔者，大概以茯苓、半夏、枳壳、桔梗为治法。其肺热者，如圣汤加桑白皮佐之。心下水气者，小半夏茯苓汤效。胸烦，《活人书》用山栀子。”

《医方选要·卷之五·腰胁痛门》：“至若胁痛者，厥阴肝经为病也。其痛自两胁下，痛引小腹，亦当视内外所感之邪而治之。若因暴怒伤触，悲哀气结，饮食过度，冷热失调，颠仆伤形，或痰积流注于胁，与血相搏，皆能为痛，此内因也。若伤寒少阳，耳聋胁痛，风寒所袭而为胁痛，此外因也。治之当以散结顺气，化痰和血为主，平其肝而导其滞，则无不愈矣。”

《古今医统大全·卷之五十四·肩背痛·治法》：“《集成》云：通经络、散风、泻火、补元气，此大法也。风寒背痛及胁痛，当发散之。若只在左在右偏痛一臂者，当分气、血、风、痰、寒、湿之异而施治之，庶无误也。”

《古今医统大全·卷之五十七胁痛门·治法·治胁痛以顺气和血为主》：“丹溪云：治胁痛要分人之肥瘦强弱。肥白人气虚，发寒热而胁下痛，用参、芪补气，柴胡、黄芩退热，木香、青皮调气。瘦人寒热胁痛多怒者，必有瘀血，宜桃仁、红花、柴胡、青皮、大黄之类行之。

肝火盛木气实而胁痛者，或因怒气太逆，肝气郁甚，谋虑不决，风中于肝，皆使木气甚，火盛则肝急矣。《经》云：肝苦急，急食辛以散之，抚芎、苍术或小柴胡汤之属。

痰积流注厥阴之经，亦使胁下痛，病则咳急引胁痛，有郁而兼痰者，宜用二陈汤加南星、半夏、苍术、川芎、香附之属开郁行痰。痰甚者加芥菜子，痰在胁下，非芥菜子不能除故也。

肝火盛者，用当归龙荟丸、泻青丸，皆要药。

死血、瘀血、恶血停留于肝，归于胁下而痛，其病则自汗，按之益痛甚，宜破血行气，以桃仁不去尖、红花、川芎、香附、玄胡索、青皮及复元活血、当归导滞等药。

气弱人胁下痛，脉细紧或弦，多以劳役怒气得之，宜八物汤加木香、青皮，或加官桂。

破滞气须用青皮，青皮乃肝胆二经之药。多怒、胁下有积滞者并气实者因宜。若经病久人虚、二经不足者，皆当用补药中少加青皮可也。

右胁痛多属脾经气滞而致，痰饮流注不行，久则成著，名曰痞气，必以二陈汤加辛散之药，吴茱萸、白豆蔻之属。甚者可用广术溃坚汤，间服补中益气汤，庶得两全而无伤也。

左胁痛以柴胡为君，加佐使川芎、青皮、龙胆草之类，当归龙荟丸亦可用。血积者加血药。

两胁走痛者用控涎丹，以其有芥菜子之功也。

发寒热胁下痛，似觉有积块，必是饮食过伤劳力所致，宜用龙荟丸。痛不得舒伸者，亦宜龙荟丸蜜丸服。

胁下有食积一条杠者起，用吴茱萸、炒黄连。

凡胁痛偏于左者，皆肝经积滞，或中风寒，或肝胆实火，宜详虚实而治之。右偏痛者，皆属脾肺，为食积，为痰饮兼咳而有痰是也。若胁下鸣而有水声者，饮也。咳而先面腥臭气，肺伤也。内支满，目眩，前后血下，肝血也。此年少人醉以入房，肝伤气竭，皆致胁病如是也。”

《周慎斋遗书·卷九·胁痛》：“左胁痛为肝气有余，宜小柴胡加四物。左属肝，属血，痛为肝气有余，有余便是火，火郁则血凝，故以柴胡泻肝气，四物和肝血。

右胁痛为肺气不降，血中之气病也，宜芎归芍药汤加乌药、青皮、肉桂、陈皮调之。右属气，痛为气滞，气滞则血凝，故以乌药、青皮、陈皮调气，芎、归、芍药、肉桂和血。

饮食劳役而致两胁痛者，左，补中益气汤加白芍，右，补中加青皮。盖左宜破血，右宜破气。两胁下痛，上穿助，系气血有火，用药止痛，必因肉桂，有行有补乃愈。河间法也。

左胁痛宜升提，枳实、川芎各五钱，炙甘草二钱，共末，酒调下。

右胁痛，宜降气，枳壳、桂心各四钱，姜黄四钱，炙甘草二钱，共末，姜、枣汤下。

两胁痛，宜行气行血。人参、枳实、白芍、川芎各五钱，共细末。每服二钱，姜汤下。

凡内伤胁痛不止，生香油一杯，生蜜一杯，和匀服，一二次即愈。

或饮冷水而致胁痛者，用干姜、肉桂，但温而不散，必用补中益气汤加附子，其痛即止。”

《寿世保元·卷五·胁痛》：“脉双弦者，肝气有余，两胁作痛。夫胁痛者，厥阴肝经为病也。其症自两胁下，痛引小腹，亦当视内外所感之邪而治之。若因暴怒伤触，悲哀气结，饮食过度，冷热失调，颠仆伤形，或痰积流注于胁，与血相搏，皆能为痛，此内因也。若伤寒少阳，耳聋胁痛，风寒所袭而为胁痛者，此外因也。治之当以散结顺气，化痰和血为主，平其肝，导其滞，则无不愈矣。一论左胁下痛，肝积属血，或因怒气所伤，或颠仆闪挫所致，而为痛也。”

《医宗必读·卷之八·心腹诸痛》：“胁痛旧从肝治，不知肝固内舍胠胁，何以异于心肺内舍膺胁哉？若谓肝经所过而痛，何以异于足少阳、手心主所过而痛者哉？若谓经脉挟邪而痛，何以异于经筋所过而痛者哉？故非审色按脉，熟察各经气变，卒不能万举万当也。且左右肺肝，气血阴阳，亦有不可尽拘，而临证者可无详察耶？”

《石室秘录·卷六数集·内伤门》：“胁痛之症，乃肝病也。肝宜顺而不宜逆，逆则痛，痛而不止则死矣。故治胁痛必须平肝，平肝必须补肾，肾水足而后肝气有养，不必治胁痛，胁痛自平也。方用肝肾兼资汤：熟地一两，白芍二两，当归一两，白芥子三钱，炒栀子一钱，山茱萸五钱，甘草三钱，水煎服。此方补肝为君，补肾为佐，少加清火消痰之味，自然易于奏功，一剂而痛定矣。”

《医学真传·心腹痛》：“其两旁季胁痛者，肝气虚也。两胁之上痛者，少阳之气不和也。所痛之部，有气血、阴阳之不同，若概以行气、消导为治，漫云通则不痛。夫通则不通，理也，但通之之法，各有不同。调气以和血，调血以和气，通也；下逆者使之上行，中结者使之旁达，亦通也；虚者助之使通，寒者温之使通，无非通之之法也。若必以下泄为通，则安矣！”

《医学心悟·卷三·胁痛》：“伤寒胁痛，属少阳经受邪，用小柴胡汤。杂症胁痛，左为肝气不和，用柴胡疏肝。七情郁结，用逍遥散。若兼肝火、痰饮、食积、瘀血，随症加药。右为肝移邪于肺，用推气散。凡治实证胁痛，左用枳壳，右用郁金，皆为的剂。然亦有虚寒作痛，得温则散，按之则止者，又宜温补，不可拘执也。”

《奉时旨要·卷七水属·胁痛》：“《经》云：肝病者，两胁下痛引小腹，令人善怒。心病者，胸中痛，胁支满，胁下痛。又曰：肝有邪，其气流于两胁。又曰：少阳有余，病筋痹胁满。又曰：胃痛者，腹䐜胀，胃脘当心而痛，上支两胁。盖胁痛之病，本属肝胆二经，然而心、脾、肺、胃、肾与膀胱诸经有邪，气逆不解，势必延及少阳、厥阴，而为胁痛。故因焦劳忧思而得者，此心肺之所传也；饮食劳倦而得者，此脾胃之所传也；色欲内伤，水道壅闭而得者，此肾与膀胱之所传也。传至本经，则无非肝胆之病矣。独有忿怒疲劳、伤血、伤气、伤筋及邪在半表半里者，是真肝胆之病，治宜直取本经。若传自他经者，必拔其致病之本，方能应乎。且本经病，必胁痛、耳聋、寒热、作呕者，方是少阳表症，否则，悉属内伤，不可不察。外感则宜和解，内伤则调气、消滞、行痰、降火、活血、疏郁、补阴诸法，当随症施治。

其有谓病在左者为血积，病在右者为气郁及湿痰流注，其说亦难尽信，惟察其有形而坚硬拒按者是血积，无形而聚散不常者是气痛；若食积痰饮，亦属有形，而无非由于气滞，但得气行，则何聚不散乎。

笔花氏曰：胁痛之症，不外乎肝胆，如少阳受邪，用小柴胡汤；肝气不和，柴胡疏肝散；七情郁结，轻则逍遥散，重则化肝煎；若兼肝火、食积、痰饮、瘀血者，随症治之；若右胁痛，是肝移邪于肺，用推气散，大法左用枳壳，右用郁金，皆为的剂。亦有虚寒作痛，得热则散，手按则止者，又宜温补，不可拘执也。”

《类证治裁·卷之三·肝气肝火肝风论治》：“凡上升之气，自肝而出。肝木性升散，不受遏郁，郁则经气逆，为嗳，为胀，为呕吐，为暴怒胁痛，为胸满不食，为飧泄，为㿗疝，皆肝气横决也。且相火附木，木郁则化火，为吞酸胁痛，为狂，为痿，为厥，为痞，为呃噎，为失血，皆肝火冲激也。风依于木，木郁则化风，为眩，为晕，为舌麻，为耳鸣，为痉，为痹，为类中，皆肝风震动也。故诸病多自肝来，以其犯中宫之土，刚性难驯，挟风火之威，顶巅易到，药不可以刚燥投也。《经》曰：肝苦急，急食甘以缓之；肝欲散，急食辛以散之。用辛补之，酸泻之。古圣治肝，法尽于此。夫肝主藏血，血燥则肝急。凡肝阴不足，必得肾水以滋之，血液以濡之，味取甘凉，或主辛润，务遂其条畅之性，则郁者舒矣。凡肝阳有余，必需介属以潜之，柔静以摄之，味取酸收，或佐酸降，务清其营络之热，则升者伏矣。治肝气，先疏其郁，宜逍遥散。因怒动肝，小柴胡汤加山栀、青皮。嗳而吐沫，代赭旋覆汤。呕而胀满，三因七气汤加枳壳、木香。怒伤胁痛，生白芍、金橘皮、山栀、枳壳、郁金汁、降香末。肠鸣飧泄，则泄木安土，人参安胃散加半夏曲。㿗疝肿硬，则导滞和肝，橘核丸加减。若气有余便是火，治肝火实，吞酸胁痛，左金丸、抑青丸。胁大痛引腰背，汗泄，忌辛燥耗气劫液，宜甘酸化阴，甘草、柏子仁、杞子、枣仁、阿胶、牡蛎、木瓜、生白芍、五味子、鳖甲、金橘皮。虚痛久痛必入络，宜理营络，旋覆花汤加当归须、丹皮、延胡、桃仁。湿热火盛，胁痛筋痿溲血，龙胆泻肝汤。”

《医学说约·杂症分目·火门·胁痛》：“胁痛属少阳，本肝经病，左为怒火死血，右为痰食七情。负重劳伤闪挫瘀血属有余，脉弦数者宜疏利之。尤郁悲哀房劳伤损属不足，脉往芤者宜清升补益。又季肋痛者属痰，连小腹者为血积，宜消痰行血。”

二、疏肝理气

《平治会萃·卷一·咳嗽》：“嗽而胁痛，宜疏肝气，用青皮等方。在后二陈汤加南星、香附、青黛、姜汁。”

《奇效良方·疮诊论卷之六十五·论疮痘初出证第一·疮疹后余毒咳嗽胁痛》：“夫血气者，阴阳之男女；水火者，阴阳之征兆；左右者，阴阳之道路。今疮疹病后咳嗽，左右胁痛，饮食不下，此余毒所膈，气不能升降也。且咳嗽者，由阳不降，心火克于肺金也；胁痛者，胁居人之左右，左右者阴阳之道路，气之所行处，今胁痛是气不能升降也；饮食不下者，由呼吸升降之间，脾受谷味，今气不能升降，脾气不能运磨水谷也。数者但解毒，毒去然后真气自育，当以赤茯苓汤导心火，利小肠，小柴胡汤治咳嗽胁痛，二和散调顺阴阳，则自愈矣。”

《古今医统大全・卷之二十三脾胃门・治法・四脏相乘正治论》：“肝木乘脾胃之位，胁痛口苦舌干，往来寒热而呕，多怒，四肢满闷，淋溲便难，转筋腹中急痛。此所不胜乘之也，宜柴胡、羌活、桂、芍药、茯苓、猪苓、泽泻、黄柏、细辛、藁本、活石。”

《古今医统大全・卷之四十四咳嗽门・治法・治咳嗽条例》：“凡嗽引胁痛，宜疏肝气，用青皮、枳壳、香附，实者白芥子。”

《医学入门・外集・卷五妇人门・产后》：“忿怒过则气逆而血亦逆，甚则乳硬胁痛烦热。要之，女病皆因气血郁结，所以古方多用香附、砂仁、木香、槟榔、青皮、枳壳者，行气故也。”

《古今医鉴・卷之四・郁证》：“气郁，胸胁痛，脉沉涩，用香附（童便浸炒）、苍术、抚芎。”

《云林神彀・卷三・胁痛》：“胁痛在右者，肝经邪入肺，不食腹胀满，推气为良剂。推气散：内片姜黄，桂心枳壳炒去穰，更入五味炙甘草，加上陈皮半夏良。”

《考证病源・考证病源七十四种・气有九论》：“若夫心痛胁痛，小肠气痛，此则邪气实也，宜作有余治之。”

《景岳全书・卷之三十贯集・杂证谟・血证》：“气逆于脏，则血随气乱而错经妄行，然必有气逆喘满，或胸胁痛胀，或尺寸弦强等证，此当以顺气为先，宜陈皮、青皮、杏仁、白芥子、泽泻之属主之。有火者，宜栀子、芍药之类，兼以平肝；无火者，宜香附、乌药、干姜、郁金之属用行阴滞。然此必气实多逆者，乃堪用此，盖气顺则血自宁也。其或实中有虚，不堪消耗者，则或宜暂用，或酌其佐使，不可拘也。”

《医宗说约・女科・产后》：“因怒伤肝胸胁痛，饱胀胸满食不用。木香延胡青（皮）（厚）朴增，不止柴胡芍药动。”

《医贯・卷之五・先天要论（下）・气虚中满论》：“又有一等火郁者，其证口苦胁痛恶寒，目黄面黄呕酸等证，须用逍遥散舒其郁，继以六味、肾气滋其阴，亦禁用分利。”

《张氏医通・卷四・诸气门下・咳嗽》：“如咳而胁痛，宜疏肝气，枳壳煮散，或去川芎，加青皮、柴胡、香附、姜汁之属。”

《苍生司命・卷二元集・郁证》：“气郁者，其状胸满胁痛，脉沉而涩，治用二陈汤加香附、抚芎、苍术。”

《苍生司命・卷三亨集・咳嗽》：“嗽而胁痛者，宜用青皮疏肝气。”

《医医偶录・卷一・肝气》：“肝气者，妇女之本病。妇女以血为主，血足则盈而木气盛，血亏则热而木气亢，木盛木亢，皆易生怒，故肝气唯妇女为易动焉。然怒气泄，则肝血必大伤，怒气郁，则肝血又暗损，怒者血之贼也。其结气在本位者，为左胁痛。移邪于肺者，右胁亦痛。气上逆者，头痛，目痛，胃脘痛。气旁散而下注者，手足筋脉拘挛，腹痛，小腹痛，瘰疬，乳岩，阴肿，阴痒，阴挺诸症。其变病也不一，随症而治之。

左胁痛，肝气不和，柴胡疏肝散。若七情郁结，用逍遥散、解恨煎。右胁痛，用推气散。如肝燥而皮泡胀痛者，栝蒌散。”

《医医偶录・卷二・肺部》：“右胁痛者，肝移邪于肺也，推气散主之。”

《笔花医镜・卷四・女科证治・肝气》：“左胁痛，肝气不和，柴胡疏肝散。若七情郁结，用逍遥散、解恨煎。右胁痛，用推气散。如肝燥而皮泡胀痛者，栝蒌散。”

《杂病广要・身体类・胁痛》：“治不可过用降气。胁者，肝胆之区，肝为尽阴，喜条达而恶凝滞，胆无别窍，喜升发而恶抑郁。故凡木郁不舒，而气无所泄，火无所越，胀甚惧按者，又当疏散升发以达之。不可过用降气，致木愈郁而痛愈甚也。（《汇补》）妇人治法尝论夫左胁痛、胃脘痛二证，妇人多有之。以其忧思忿怒之气素蓄于中，发则上冲，被湿痰死血阻滞其气而不得条达，故作痛也。故治妇人诸痛诸疾，必以行气开郁为主，而破血散火兼之，庶乎得法矣。（《心法附余》）”

《西溪书屋夜话录・肝气证治》：“一法曰：疏肝理气。如肝气自郁于本经，两胁气胀或痛者，宜疏肝，香附、郁金、苏梗、青皮、橘叶之属，兼寒，加吴萸；兼热，加丹皮、山栀；兼痰，加半夏、茯苓。”

三、和解少阳

《脉经・卷七・病可发汗证第二》：“太阳病，十日以去，脉浮细，嗜卧，此为外解。设胸满胁痛，与小柴胡汤。”

《卫生宝鉴·补遗·外感伤寒等证·半表半里证》：“往来寒热，或胸满胁痛，或心烦，或呕，或咳，或口苦舌干，或渴，或小便不利，或心悸脉弦，或弦紧，用小柴胡汤治之。”

《此事难知·卷上太阳六传·少阳证·少阳杂病》：“妇人先病恶寒，手足冷，全不发热，脉八至两胁微痛，治者便作少阳治之。或曰：是则然矣论犹未也。至如无寒热、无胁痛当作何经治，或者不敢对恶寒为太阳，脉八至且作阳治，当不从标本从乎中也，治此者少阳也。若曰：脉八至作相火，亦少阳也，兼又从内而之外也是又当先少阳也。此不必论两胁痛与不痛，脉弦与不弦，便当作少阳治之。”

《医经小学·卷之五·治法第五·辨证用药例略》：“如伤寒少阳证，胁痛，往来寒热而呕，或咳而耳聋，脉尺寸俱弦者。忌发汗，忌利小便，忌下。宜小柴胡汤，渍形而汗解也，谓不可犯经禁。”

《医学纲目·卷之九·阴阳脏腑部·用药宜禁》：“足少阳胆经行身之侧，在太阳阳明之间，病则往来寒热，口苦胸胁痛，只宜和解。”

《普济方·卷一百三十·伤寒门·伤寒三日候》：“夫伤寒三日者，是少阳受病，少阳者，胆之经也。其脉循于胁，上于头耳，故得病三日，胸胁痛而耳聋也。三阳经络，始相传病，未入于脏，可汗而解也。伤寒三四日，胸胁痛而耳聋，或口苦舌干，或往来寒热而呕，其尺寸脉俱弦，此是少阳胆经受病也。太阳病不解，转入少阳，胁下硬满，干呕不能食，往来寒热，尚未可吐下，诊其脉紧者，小柴胡汤主之。盖脉弦细，头痛发热，属少阳。少阳受病，口苦咽干目眩，小柴胡汤以解表。不可发汗，仲景少阳证，唯柴胡汤，为解表药耳。发汗则谵语，谵语属胃，胃和则愈，不和则烦而悸，宜调胃承气汤。”

《普济方·卷一百四十二·伤寒门·伤寒身体疼痛》：“歌曰：胁痛多属少阳家，燥粪阳明并小柴，里水痞坚须十枣，阴胁引痛脏中乖。胁肋痛满者，邪气在半表半里之间也。邪方传里，即将为实，气郁不行，法当和解。若夫里水痛坚，非下之不可也。少阳病，胁痛，耳聋，寒热，干呕，或胁下坚满，并用小柴胡汤和解之。”

《古今医统大全·卷之十三伤寒门（上）·证候·胁痛》：“胁痛少阳证，表解里未和，或素有痞积在脐旁，痛引小腹入阳筋者，名脏结，主死。和解：往来寒热，胁痛及胸痛满，小柴胡汤加茯苓、柴胡牡蛎汤。伤寒表里有水，或热邪偏注，多令胁痛。干呕微利，发热而咳，胁痛者，小青龙汤。身凉两胁刺痛，此热攻注于胁也，赚气汤。或结而成块，或走入脾间作痛，五磨饮子。”

《古今医统大全·卷之十三伤寒门（上）·证候·咳嗽》：“发表：太阳证罢，表未解，心下有水气，干呕发热而咳，小青龙汤。太阳发热而咳嗽，太阳发热，呕哕而咳，小柴胡汤。少阳寒热往来而咳嗽，胸胁满，或泄利，小柴胡去枣参加五味子干姜汤。咳嗽潮热腹满，脉微弦而浮，胁痛，鼻干不得汗，嗜卧，小便难，阳明中风也，小柴胡汤。”

《古今医统大全·卷之十四伤寒门（下）·发黄》：“和解：往来寒热，一分尽疼，小柴胡加栀子汤。脉浮弦，咳嗽短气，无汗胁痛，鼻干嗜卧，一身及面目尽潮热，小便不利，柴苓汤。”

《古今医统大全·卷之二十五瘟疫门·治法》：“脉尺寸俱弦数，胸胁痛而耳聋，少阳也，小柴胡汤主之。”

《古今医统大全·卷之五十七胁痛门·病机》：“仲景论，伤寒三日少阳经，耳聋胁痛，此是肝胆二经之病也，治以小柴胡汤。”

《医学入门·内集·卷二本草总括》：“胁痛、往来潮热，日晡潮热须用柴胡。”

《医学入门·外集·卷三病机·外感》：“伤寒邪传阴则多眠，昏昏闭目者，阴主阖也；默默不欲言者，阴主静也。有太阳证外已解而神将复者，设若胸满胁痛鼻干，得汗者，小柴胡汤；脉浮，羌活冲和汤；冬月，麻黄汤。”

《医学入门·外集·卷四杂病分类·外感》：“风痉，口苦，呕吐，恶习，胁痛，属少阳，寒热相等者，柴胡桂枝汤。”

《医学入门·外集·卷五小儿门·附小儿病机·痘》：“初热咳嗽气促，风寒在表故也。痘出时咳嗽胁痛，吐食不下者，半表里邪也，小柴胡汤加五味子、枳壳、桔梗；小便赤者，加山栀、赤茯苓。”

《松厓医径·卷上·传少阳》：“身之后属太阳，身之前属阳明，身之侧属少阳。邪之袭人，在太阳，则恶寒。在阳明，则恶热。少阳居中，介乎二者之间，其经循胁络于耳，始于目锐眦，终于窍阴交膻中，邪传至此，一寒一热，胸胁痛，耳聋，呕逆，脉弦。太阳在标，可汗而解，麻黄汤是也；在本可渗而解，五苓散是也。阳明在标，可以解肌，葛根汤是也；在本可下而解，三承气汤是也。独少阳居中，不表不里，开窍于胆，有入无出，故禁发汗，禁下，禁利小便，唯宜和之以小柴胡汤。然此方冷热均平，从乎中而治也，苟里证居多，表证居少，又非此方所能也，当治之以大柴胡汤。”

《丹溪手镜·卷之上·六经》：“少阳胸胁痛而耳聋、口苦、舌干，往来寒热而呕，尺寸脉弦，禁下、禁汗、禁利小便，治宜和解。”

《丹溪手镜·卷之中·热烦》：“肝乘之胁痛、口苦、寒热而呕，四肢满，淋溲、便鸡、转筋、腹痛，宜用柴胡、防风、川芎、独活、羌活、芍药、白术、桂。”

《景岳全书·卷之七须集·伤寒典（上）·治法》：“伤寒但见往来寒热，胁痛，口苦而呕，或渐觉耳聋，脉见弦数者，即少阳经半表半里之证，治宜和解，以新方诸柴胡饮及小柴胡汤之类，酌宜用之。然少阳之治有三禁，曰：不可汗、吐、下也。”

《简明医彀·卷之二·伤寒·辨证大要》：“如寒热口苦，胁痛耳聋属少阳，宜和解。”

《简明医彀·卷之二·瘟疫·大头瘟》：“因天行邪气，客于三阳之经，头目俱肿而为病也。太阳头顶、脑项赤肿，宜荆防败毒散加羌活、藁本。阳明鼻额面肿，二目不开，气喘口干，普济消毒饮；内实，防风通圣散间服。少阳耳之上下、前后、头角赤肿，寒热胁痛，小柴胡加消毒药；头面大肿、发热骨痛，冲和汤，冬麻黄汤，汗出肿消。”

《医宗必读·卷之五·伤寒·胁痛》：“往来寒热，胁痛胸痛，小柴胡汤加茯苓。身凉，表证罢，干呕，胁痛，有水也，十枣汤。”

《医宗说约·卷之三·胎前伤寒》：“妊娠病少阳证，耳聋胁痛口苦应，恶心呕吐脉弦数，双解饮服人当定。柴胡黄芩及川芎，紫苏知母甘（草）陈（皮）进，枳壳桔梗芍药同，枣姜煎服病自顺。呕痰半夏及前胡；胁痛青（皮）砂（仁）不可听；口渴不眠竹（叶）葛（根）增；不愈（石）膏（山）栀法可信。”

《顾松园医镜·卷六射集·温热》：“如见胸胁痛，耳聋，寒热往来，呕而口苦，则从少阳治。”

《医宗己任编·卷六西塘感症（上）·感症本病·少阳症》：“一二日后，或三四日内，耳聋胁痛呕吐，或寒热往来，脉弦长者，少阳症也，小柴胡汤和解之。”

《医学心悟·卷一·医门八法·论和法》：“夫病当耳聋胁痛，寒热往来之际，应用柴胡汤和解之，而或以麻黄、桂枝发表，误矣。或以大黄、芒硝攻里，则尤误矣。又或因其胸满胁痛而吐之，则亦误矣。盖病在少阳，有三禁焉，汗、吐、下是也。且非惟汗、吐、下有所当禁，即舍此三法而妄用他药，均为无益而反有害。古人有言，少阳胆为清净之府，无出入之路，只有和解一法，柴胡一方，最为切当。何其所见明确，而立法精微，亦至此乎？此所谓当和而和者也。”

《医学心悟·卷二·少阳经证》：“少阳经病，目眩，口苦，耳聋，胸满，胁痛，寒热往来，呕吐，头汗，盗汗，舌滑，脉弦。此少阳经受病，宜用小柴胡汤和解之。仲景云：少阳证，但见一二症即是，不必悉具。此经有三禁，吐、汗、下是也。然少阳有兼表、兼里者，务在随时变通，不得以三禁之说而拘泥也。”

《一见能医·卷之二·医门八法·论和法》：“伤寒在表者可汗，在里者可下，其在半表半里者，惟有和之一法也。仲景用小柴胡汤加减是已。然有当和不和误人者，有不当和而和误人者。有当和而和，而不知寒热之多少，禀质之虚实，脏腑之燥湿，邪气之兼并以误人者，是不可不辨也。夫病当耳聋、胁痛、寒热往来之际，应用柴胡汤和解之。而或以麻黄、桂枝发表，误矣；或以大黄、芒硝攻里，则尤误矣；又或因其胸满胁痛而吐之，则更误矣。盖病在少阳，有三禁也，汗、吐、下是也。且非惟汗、吐、下有所当禁，即舍此之法，而妄用他药，均为无益，而反有害。古人有言，少阳胆为清净之府，无出入之路，只有和解一法，柴胡一方最为切当。何其所见明确而立法精微，亦至此乎。此所谓当和而和者也。然亦有不当和而和者，如病邪在表，未入少阳，误用柴胡，谓之引贼入门，轻者为疟，重者传入心包，渐变神昏不语之候；亦有邪已入里，燥渴谵语，诸症丛集，而医者仅以柴胡汤治之，则病不解。至于内伤劳倦，内伤饮食，气虚血虚，痈肿瘀血，诸症皆令寒热往来，似疟非疟，均非柴胡汤所能去者。若不辨明症候，切实用药，而借此平稳之法，巧为藏拙，误人非浅，所谓不当和而和者此也。然亦有当和而和，而不知寒热之多寡者，何也？夫伤寒之邪，在表为寒，在里为热，在半表半里则为寒热交界之所，然亦有偏于表者则寒多，偏于里者则热多，而用药须与之相称。庶阴阳和平，而邪气顿解，否则寒多而益其寒，热多而助其热，药既不平，病益增剧，此非不和也，和之而不得寒热多寡之宜者也。然又有当和而和，而不知禀质之虚实者，何也？夫客邪在表，譬如贼甫入门，岂敢遽登吾堂而入吾室，必窥其堂奥空处，乃乘隙而进，是以小柴用人参者，所以补正气使正气旺，则邪无容，自然得汗而解。"

《医医偶录·卷二·胆部》："胁痛者，邪入胆经布之胁下也，小柴胡汤加山栀、枳壳主之。"

《医学指要·卷五·伤寒阴症阳症指要》："脉弦而数，即少阳脉也，外症胁痛耳聋，寒热往来而口苦，以小柴胡汤和之。"

《医述·卷十六·方药备考·方论》："又如小柴胡汤，本治少阳经胁痛干呕、往来寒热之伤寒；而阳明病，潮热胸胁满者亦用之；阳明中风，脉弦浮大，腹满胁痛，不得汗，身面悉黄，潮热等证亦用之；妇人中风，续得寒热，经水适断，热入血室，如疟状者亦用之。此小柴胡汤之通变也。由此观之，可见仲景之意，初未尝逐经执方，而立方之意，多有言不能悉者，正神不可以言传也。"

四、清利湿热

《普济方·卷一百四十二·伤寒门·伤寒发黄》："太阳发热浑身痛，身目俱黄是湿家，腹满脉弦心胁痛，阳明经里中风邪。仲景云：伤寒发汗已，身目为黄，所以然者，以寒湿在里不解故也，只当以寒湿中求之。发热，一身尽痛，而身目俱黄者，太阳中湿也。腹满，鼻干，心胁痛，潮热身黄者，阳明中风也。欲发黄者，急用瓜蒂末一字许，搐鼻中，治在头疼湿家条下。大抵发黄与湿家，不利小便，非其治也。腹满，脉浮弦，咳嗽，潮热，小便难，心胁疼，短气，鼻中干，不得汗，嗜卧，此阳明中风也，大小柴胡加茯苓汤。哕者，汤中加茯苓也。见小便难条下，病人寒湿在里不散，热蓄于脾胃。"

《儒医心镜·各症病原并用药治法要诀·中湿》："湿者，有内湿，有外湿。人之体虚，或感山岚瘴气，或雨湿蒸气，远行涉水，或久卧湿地，或汗湿衣鞋，而成湿症。头目眩重，骨节烦疼，脚手酸软、麻痹，足膝肿痛，筋脉拘挛，小肠疝气偏坠，浮肿吊痛，此皆外湿也。内湿者，皆因生冷水食停滞，脾虚不能运化，停于三二焦，注于肌肉，渗于皮肤，而成内湿也。湿伤脾胃者，胸腹胀满，四肢浮肿，难以屈伸，或呕吐泄泻，小便短涩，面目身黄；湿伤肺者，咳嗽喘急，身热恶寒；湿伤肾者，腰脚肿痛，骨节酸疼；湿伤肝者，大筋软短，小筋弛长，目昏胁痛。湿症之病，脉沉缓而濡。俱用渗湿汤加减。治湿不利小便，非其治也。"

五、清肝泻火

《医方集宜·卷之五·腰胁痛门·治法》："一肝火太盛气实，左胁痛宜用当归龙荟丸、抑青丸、龙胆汤、龙胆泻肝汤。一因怒胁痛者，宜用芎葛汤、枳壳煮散聚气汤。一右胁痛，宜用推气散、分气紫苏饮。"

《古今医统大全·卷之四十六痨瘵门·治法·丹溪治义》："胁痛目赤，面青颊赤多怒。虚阳不敛，梦与鬼交，甚则卵缩筋急，脉弦而数，知其邪在肝也，宜以四物汤加竹茹、草龙胆、柴胡、黄芩、竹叶、青皮之类。"

《古今医统大全·卷之五十七·胁痛门·治法》："治胁痛以顺气和血为主：肝火盛木气实而胁痛者，或因怒气太逆，肝气郁甚，谋虑不决，风中于肝，皆使木气甚，火盛则肝急矣。《经》云：肝苦急，急食辛以散之，抚芎、苍术或小柴胡汤之属……肝火盛者，用当归龙荟丸、泻青丸，皆要药。"

《云林神彀·卷三·胁痛》："左右胁俱痛，肝火木气实，平肝把气调，一服痛如失。柴胡芎归汤：白芍、木香、附子并枳壳，青皮、甘草与砂仁，龙胆草入生姜佐。（十二味）当归龙荟：酒煨黄，青黛黄连栀子藏，各用五钱为细末，木香减半麝香微，神曲糊丸梧子大，每吞三十用姜汤。（九味）"

《考证病源·考证病源七十四种·火有七说》："胁痛目赤，肝火动也，柴胡、黄连主之。"

《景岳全书·卷之十九明集·杂证谟·郁证》："若怒气伤肝，因而动火，以致烦热，胁痛胀满或动血者，宜化肝煎。"

《景岳全书·卷之三十贯集·杂证谟·血证》："怒气伤肝，动肝火则火载血上，动肝气则气逆血奔，所以皆能呕血。凡肝火盛者，必有烦热脉证，宜芍药、生地黄、丹皮、栀子、泽泻、芩、连之属，降其火而血自清。若肝气逆者，必有胸胁痛满等证，宜芍药、生地黄、青、陈、枳壳、贝母、泽泻之属，行其气而血自清。"

《秘方集验·卷之上·诸症歌诀》："胁痛：胁痛木气肝火盛，亦有死血有痰症，平肝开结化痰涎，散血顺气治有应。"

《证治汇补·卷之六·腹胁门·胁痛》："(《汇补》)治法治宜伐肝泻火为要，不可骤用补气之剂，虽因于气虚者，亦宜补泻兼施。(《玉策》)胁者，肝胆之区，肝为尽阴，喜条达而恶凝滞，胆无别窍，喜升发而恶抑郁。故凡木郁不舒，而气无所泄，火无所越，胀甚惧按者，又当疏散升发以达之。不可过用降气，致木愈郁而痛愈甚也。"

《张氏医通·卷五·诸血门·吐血》："呕血者，血从腹胁而上，大呕而出，乃肝火内旺，鼓激胃中之血上涌，犹龙奋于泽而波涛为之沸腾也。呕血证治有三：一属暴怒火逆伤肝，其证胸胁痛甚则厥逆，柴胡疏肝散加酒大黄。一属极劳奔驰伤肝，其证遍身疼痛，或时发热，犀角地黄汤加当归、肉桂、桃仁泥。一属竭力房劳伤肝，其证面赤足冷，烦躁口渴，生脉散合加减八味丸。"

《张氏医通·卷六·诸风门·疠风》："若寒热往来，或耳聋胁痛，属肝木炽盛，用柴胡四物汤以清肝火。"

《张氏医通·卷十二·婴儿门下·发热》："若腰胁痛者，此毒在肝肾，最为恶候。急以石膏六七钱，人参一钱，茶一撮，煎好入元明粉三五钱，加生白蜜热服，或可十全一二。"

《顾松园医镜·卷九御集·肿胀》："赵氏又云：有一等肝经火郁肿胀，其症呕酸口苦，胁痛恶寒，面黄目黄，须以逍遥散舒其郁，继以前方滋其阴，亦禁用分利。"

《一见能医·卷之五·病因赋上·火有七说》："诸风掉眩，胁痛目赤，肝火动也，柴胡、黄连主之。"

《西溪书屋夜话录·肝气证治》："一法曰：抑肝。肝气上冲于肺，猝得胁痛，暴上气而喘，宜抑肝，如吴萸汁炒桑皮、苏梗、杏仁、橘红之属。"

六、清热凉血

《冯氏锦囊秘录·痘疹全集卷二十三·失血》："夫心主血，而荣于血，痘疮毒气太盛，则经络壅塞，火毒侵淫，郁成瘀血，于心胁之间，是以或为心胁痛，其疮灰黑，而烦躁喘渴腹胀矣；或热邪下迫，血随热注，而便血矣。便后而热减神清痘转者，此热随血解，用犀角地黄主之。"

七、清宣肺气

《六因条辨·卷上·春温条辨第三》："春温汗后，头不痛，身热不恶寒，舌渐黄，咳嗽胁痛，脉弦数，此温邪犯肺。宜用杏仁、象贝、沙参、桑叶、薄荷、蒌皮、连翘、儿茶、枇杷叶等味，轻扬宣肺也。"

《六因条辨·卷上·春温条辨第二十九》："春温发热恶寒，喘逆胁痛，此邪滞肺络。宜用《金匮》旋覆花汤，加苏子、橘络、杏仁、郁金、川贝、枳壳、桔梗等味，开肺和络也。

发热恶寒者，表邪未散。喘逆胁痛者，肺气壅遏。若不宣通，恐延痿痈缠绵，故用旋覆、新绛、橘络以通络气，苏子、杏仁、川贝以降肺气，枳壳、桔梗、枇杷叶以开上焦之气，使邪从上散，不致传变为妙。"

《六因条辨·卷中·冬温条辨第三》："冬温汗后，不恶寒，反恶热，烦闷口渴，舌赤苔黄，呛咳胁痛，此邪传在肺。宜用沙参、甜杏、花粉、连翘、桑皮、黑栀、郁金、枇杷叶等味，清肺化邪也。"

八、清润通络

《叶天士医案精华·痛》："古人治胁痛，法有五：或犯寒血滞，或血虚络痛，或血着不通，或肝火抑郁，或暴怒气逆，皆可致痛。今是症脉细，弦数不舒。此由肝火抑郁，火郁者络自燥，治法必当清润通络。"

九、理气活血

《平治会萃·卷二·胁痛》："肝苦急，急食辛以散之，用抚芎、苍术。血病，入血药中行血。胁痛甚者，用姜汁，下龙荟丸，火盛故也。"

《古今医统大全·卷之五十七胁痛门·治法》："(治胁痛以顺气和血为主)死血、瘀血、恶血停留于肝，归于胁下而痛，其病则自汗，按之益痛甚，宜破血行气，以桃仁不去尖、红花、川芎、香附、玄胡索、青皮及复元活血当归导滞等药。"

《云林神彀·卷三·胁痛》："胁痛在左者，肝经受客邪，或怒或跌闪，活血顺气佳。疏肝饮内用芎归，柴胡白芍与青皮，桃仁红花并枳壳，黄连吴茱炒用之。（九味）”

《云林神彀·卷三·妇人》：“经水忽着气，心腹腰胁痛，此乃瘀血凝，消瘀药甚用。顺气散瘀玄胡索，当归川芎白芍药，桃仁红花生地黄，莪术青皮白水佐。（九味）”

《丹溪手镜·卷之下·跌坠》：“李论：凡治恶血归内，归于肝经，胁痛自汗，宜破血行经。”

《神农本草经疏·卷一〈续序例〉上·论治吐血三要》：“宜行血，不宜止血。血不循经络者，气逆上壅也。夫血得热则行，得寒则凝，故降气行血，则血循经络，不求其止而自止矣。止之则血凝，血凝必发热恶食，及胸胁痛，病日沉痼矣。”

《冯氏锦囊秘录·女科精要卷十八·产后杂症门·产后胁痛》：“产后胁痛，若肝经血瘀，玄胡索散；若肝经气虚，四君子加柴胡、薄、桂；若肝经血虚，四物加参、术、柴胡；若月水不足下能生肝，六味丸；若肺金势盛，克制肝木，泻白散。然若不用姜、桂，辛温助脾肺，以行药力，不惟无以施力，反助其胀矣。”

《顾松园医镜·卷十六数集·产后》：“胁痛亦以可按为肝经血虚气逆（生地、归、芍、甘菊、续断、羚羊、郁金、降香之属）。”

《灵验良方汇编·卷之下·产后胁痛》：“胁痛属肝经，在产后乃血虚气滞之故。气滞，用四君加青皮、柴胡。血虚，用四物加柴胡、参、术。若概用香燥之剂，则反伤清和之气而血益无所主矣。”

《临证指南医案·卷二·吐血》：“凡咳血之脉，右坚者，治在气分，系震动胃络所致，宜薄味调养胃阴，如生扁豆、茯神、北沙参、苡仁等类。左坚者，乃肝肾阴伤所致，宜地黄、阿胶、枸杞、五味等类。脉弦胁痛者，宜苏子、桃仁、降香、郁金等类。成盆盈碗者，葛可久花蕊石散、仲景大黄黄连泻心汤。一症而条分缕晰，从此再加分别，则临症有据矣。”

《医医偶录·卷二·肝部》：“胁痛者，血不营筋也，四物汤主之。”

《类证治裁·卷之七·蓄血论治》：“从高坠下，恶血留停，腹胁痛不可忍，复元活血汤。”

《验方新编·卷二十·妇科产后门·产后咳嗽》：“产后旬日内外，感冒风寒，咳嗽鼻塞，身重恶寒，或兼身热头痛，宜服加参宁肺汤，毋用麻黄以发汗；或喘而胁痛，毋用小柴胡以散邪；或患火嗽有声、痰少而赤，亦毋用凉药以清火。惟有调理气血为主。若半月干嗽有声而痰少者，可用加味四物汤治之。”

十、暖肝散寒

《赤水玄珠·第四卷·腰痛门·腰痛》：“丹溪曰：久痛必用官桂以开之方止，腹胁痛亦然。”

《丹台玉案·卷之四·诸痛门》：“其腹痛腰胁痛，宜温经散寒。”

《景岳全书发挥·卷三·胁痛·论治》：“若元气本虚，阴寒外闭，邪不能解，而胁痛畏寒者，非大温中饮不可。胁痛虽属虚者，此方不可浪投。”

《类聚方·正文·不试方十八方》：“寒疝，腹中痛及胁痛里急者，产后腹中疞痛，当归生姜羊肉汤主之。并治腹中寒疝，虚劳不足。”

《杂病源流犀烛·卷七·膀胱病源流》：“膀胱气症治。《纲目》曰小腹痛者三：肝病，小腹引胁痛；小肠病，小腹引睾丸腰脊痛；膀胱病，小腹肿痛，不得小便。又曰：神保元治膀胱气胁下痛，最妙通用橘核丸、橘核散。”

《医述·卷九·杂证汇参·疝》：“腹痛，脉弦而紧，弦则卫气不行，即恶寒；紧则不欲食，邪正相搏，即为寒疝，绕脐痛。若发则白汗出，手足厥冷，其脉沉紧者，大乌头煎主之。寒疝，腹中痛及胁痛里急者，当归生姜羊肉汤主之。寒疝，腹中痛，逆冷，手足不仁，若身疼痛，灸、刺、诸药不能治，抵当乌头桂枝汤主之。（《金匮》）”

十一、养脾益气

《景岳全书·卷之十七理集·杂证谟·饮食门·论治》：“怒气伤肝，则肝木之气必侵脾土，而胃气受伤，致妨饮食。此虽以肝气之逆，然肝气无不渐散，而脾气之伤，则受其困矣，此所以不必重肝，而重当在脾也。故凡遇此证，但当察其逆滞之有无，如无胁痛胀满等证，则不必疏气，单宜以养脾益气为主，如五味异功散、归脾汤之属是也；或于补养药中少加乌药、青皮、白豆蔻以佐之亦可。”

十二、补益肝肾

《医辨·卷之上·胁痛》：“房劳过多，肾虚羸怯之人，胸膈之间多有隐隐微痛，此肾虚不能约气，气虚不能生血之故。气与血犹水也，盛则流畅，少则壅滞，故气血不虚则不滞。既虚则鲜有不滞者，所以作痛。宜用破故纸之类补肾，当归之类和血。若作寻常胁痛治，即殆矣。”

《石室秘录·卷三射集·脏治法》：“肾肝同治者，肾水不能滋肝，则肝木抑郁而不舒，必有两胁饱闷之症；肝木不能生肾中之火，则肾水日寒，必有腰脊难于俯仰之症，故补肝必须补肾中之水，补肾中之水，又不可不补肝木。倘补肝而不补肾，则胁痛何以顿除；补肾而不补肝，则腰脊何以立愈。方用熟地一两，山茱萸五钱，白芍五钱，当归五钱，柴胡二钱，肉桂一钱，水煎服。（[批]肾肝同补汤）此方熟地、山茱补肾之药，而当归、白芍、柴胡、肉桂补肝之品，既两脏平补，似乎药不该轻重。今补肝之药反多于补肾者，可见肾为肝之母，肝又为命门之母也。命门是一身主宰，当生五脏之气，不宜为五脏所生。然而五脏叠为生克，肝既是木，岂木独不可以生命门之火乎。此有至理存焉，非吾仙人，安能阐发。愿世人勿惊为创说奇闻，而疑为不可执之以治病也。”

《石室秘录·卷六数集·内伤门》：“胁痛之症，乃肝病也。肝宜顺而不宜逆，逆则痛，痛而不止则死矣。故治胁痛必须平肝，平肝必须补肾，肾水足而后肝气有养，不必治胁痛，胁痛自平也。方用肝肾兼资汤：熟地一两，白芍二两，当归一两，白芥子三钱，炒栀子一钱，山茱萸五钱，甘草三钱，水煎服。此方补肝为君，补肾为佐，少加清火消痰之味，自然易于奏功，一剂而痛定矣。”

《神仙济世良方·下卷·治产后心腹痛方》：“胁痛乃肝病，宜顺不宜逆，逆则痛，痛不止则死矣。故须平肝，平肝必须补肾，肾水足而肝气平矣。”

《时方妙用·卷二·心腹诸痛》：“两旁季胁痛者，肝气虚也（当归四逆汤，加阿胶；四君子汤，去白术，加当归、粳米与乌梅丸。五服）。两胁之上痛者，少阳之气不和也（宜小柴胡汤，去枣，加牡蛎、青皮）。时法用左金丸。[愚按]凡心腹诸痛，宜辨其内之胀与不胀，便之闭与不闭，脉之有力与无力，口中热、口中和，痛之久暂，以辨寒、热、邪、正、虚、实。如痛而胀且闭者，厚朴三物汤。攻里兼发热者，厚朴七物汤，兼表里治之。腹痛连胁痛，脉弦紧，恶寒甚大便秘者，大黄附子汤主之。若但胀而便不秘者，是实中之虚，宜厚朴半夏人参生姜甘草汤。腹痛甚而不可触近呕吐者，大建中汤主之。”

《类证治裁·卷之二·吐血论治》：“胸胁痛，病日痼矣。宜补肝不宜伐肝。《经》云：五脏者，藏精气而不泻者也，肝主藏血，吐血者肝失其职也。”

《重订广温热论·第二卷·验方妙用·补益法》：“柔剂和肝，善治胸脘胁痛，吞酸吐苦，疝气瘕聚，一切肝病，尤为清滋肝阴之良方。清补内肾之阴，如甘露饮（宋《和剂局方》）、知柏地黄汤（戴氏《广温疫论》）、顾氏保阴煎（见《松园医镜》）、新加六味汤（见周小颠《三指禅》）等选用。”

十三、化痰法

《平治会萃·卷二·胁痛》：“咳嗽胁痛，二陈汤加南星，多香附、青皮、青黛、姜汁。”

《医学纲目·卷之十六心小肠部·胸痛胸满》：“寸口脉沉，胸中引胁痛，胸中有水气，宜泽漆汤，及刺巨阙泻之。”

《古今医统大全·卷之三十三积聚门·药方·积药条例》：“痰癖胁痛：厚朴、枳实、青皮、芒硝、泽泻；甚者甘遂、芫花。”

《古今医统大全·卷之五十七胁痛门·治法》：“（治胁痛以顺气和血为主）痰积流注厥阴之经，亦使胁下痛，病则咳急引胁痛，有郁而兼痰者，宜用二陈汤加南星、半夏、苍术、川芎、香附之属开郁行痰；痰甚者加芥菜子，痰在胁下，非芥菜子不能除故也……右胁痛多属脾经气滞而致，痰饮流注不行，久则成著，名曰痞气，必以二陈汤加辛散之药，吴茱萸、白豆蔻之属；甚者可用广术溃坚汤，间服补中益气汤，庶得两全而无伤也。”

《万病回春·卷之二·咳嗽》：“咳嗽痰结胁痛者，加白芥子、栝蒌、枳实、砂仁、木香、小茴、竹沥、姜汁少许，去贝母、杏仁、山栀，亦加柴胡引经。”

《万病回春·卷之二·痰饮》：“痰涎症者，浑身胸背胁痛不可忍也（牵引钓痛、手足冷痹，是痰涎在胸膈也），加白芥子、砂仁、木香、茴香、香附、枳实、当归、酒炒黄芩。”

《万病回春·卷之五·胁痛》：“两胁走注痛而有声者，是痰饮也。二陈汤治痰饮胁下痛，依本方加枳壳、砂仁、木香、川芎、青皮、苍术、香附、茴香，去甘草。”

《景岳全书·卷之三十一贯集·杂证谟·痰饮·述古治》：“痰之为病，若热病则多烦热。风痰多成瘫痪奇证，冷痰多成骨痹，湿痰多怠惰软弱，惊痰多成心痛癫疾，饮痰多胁痛臂痛，食积痰多成癖块痞满，其为病种种难名。窃谓前证若因肾水虚弱，阴亏难降，使邪水上溢，故多痰唾。宜滋其化源，其痰自消。若因肝木侮脾土，而风痰壅滞者，先用南星、半夏清其痰，后用六君子之类调胃气，痰自不至。若概用风药，耗其阳气，而绝阴血之源，适足以成其风，益其病也。”

《类证治裁·卷之二·痰饮论治》：“水停心下，背寒冷如掌大，短气，肢节痛，胁痛引缺盆，脉沉，为留饮，导痰汤。膈满喘咳呕吐，寒热，腰背痛，身振瞤，为伏饮，倍术丸加茯苓、半夏。痰饮不渴，小半夏汤。”

十四、逐水法

《医学纲目·卷之三十伤寒部·太阳病·头痛》：“若表解汗出，心下硬，引胁痛者，用十枣汤。”

《古今医统大全·卷之十三伤寒门（上）·证候·胁痛》：“下：身凉表证罢，干呕胁痛，里有水，十枣汤。”

十五、涌吐法

《医学纲目·卷之四阴阳脏腑部·治上下法》：“又久患胁痛，诸药不能治，用独圣散加蝎梢半钱吐之。诸痫不时发作，不知人事，用半生熟汤吐之。”

十六、针灸疗法

《黄帝内经素问·缪刺论》：“邪客于足少阳之络，令人胁痛不得息，咳而汗出。刺足小指次指爪甲上与肉交者，各一痏，不得息立已，汗出立止，咳者温衣，一日已。左刺右，右刺左，病立已；不已，复刺如法。”

《脉经·卷二·平三关病候并治宜第三》：“寸口脉沉，胸中引胁痛，胸中有水气，宜服泽漆汤，针巨阙，泻之。”

《脉经·卷七·病可刺证第十三》：“热病而胸胁痛，手足躁，取之筋间，以第四针针于四达（一作逆）筋辟目浸，索筋于肝，不得索之金，金，肺也。”

《脉经·卷七·病可刺证第十三》：“热病，先胸胁痛，手足躁，刺足少阳，补手太阴，病甚，为五十九刺。”

《太平惠民和剂局方·附指南总论·卷中·伤寒十劝》：“伤寒胸胁痛及腹痛，不可妄用艾灸。常见村落间有此证，无药便用艾灸，多致毒气随火而盛，膨胀发喘而死。不知胸胁痛自属少阳，腹胀满自属太阴，此外惟阴证可灸。”

《圣济总录·卷第一百九十一·针灸门·足太阳膀胱经》：“治咳而呕逆，膈胃寒痰，食饮不下，胸满支肿，两胁痛，腹胀，胃脘暴痛，热病汗不出，喉痹，腹中积癖，默默嗜卧，四肢怠惰不欲动，身常湿不能食，食则心痛，周痹身皆痛，针入三分，留七呼，可灸三壮。”

《圣济总录·卷第一百九十二·治热病灸刺法》：“热病发热，满而欲呕哕，三日以往，不得汗，怵惕，胸胁痛，不可反侧，咳满溺赤，大便血，衄不止，呕吐，血气逆，噫不止，嗌中痛，食不下，善渴，口中烂，掌中热，劳宫主之……热病汗不出，胁痛不得息，颈颔肿，寒热耳鸣，聋无所闻，阳谷主之。”

《圣济总录·卷第一百九十二·治痹灸刺法》：“风痹从足小趾起，脉痹上下，带胸胁痛无常处，至阴主之。”

《圣济总录·卷第一百九十三·治唾血呕血灸刺法》：“呕血肩胁痛，口干心痛，与背相引，不可咳，咳引肾痛，不容主之。”

《圣济总录·卷第一百九十四·治鬼魅诸邪病灸刺法》：“旁庭二穴，《甲乙经》云：穴在胁堂下二骨间陷者中，举腋取之，各灸三壮，主猝暴中飞尸遁尸，胸胁支满，时上抢心，呕吐喘逆，咽干胁痛。”

《全生指迷方·卷三·诸痛》：“若胁痛不得息，痛则咳而汗出，由邪客于足少阳之络，属胆。宜灸足小指次指爪甲上与肉交处七壮，窍阴二穴也。”

《仁斋直指方论·卷之一·总论·附十二经脉歌》：“手少阴脉起心中，下膈直与小肠通，支者还从肺系走，直上咽喉系目瞳，直者上肺出腋下，臑后肘内少海从，臂内后廉抵掌中，兑骨之端注少冲，多气少血属此经，是动心脾痛难任，渴欲饮水咽干燥，所生胁痛目如金，胁臂之内后廉痛，掌中有热向经寻。”

《医学纲目·卷之七阴阳脏腑部·刺灸通论》：“（海）两胁痛，少阳丘墟。”

《医学纲目·卷之十四肝胆部·筋》：“足太阴之筋，起于大指之端内侧，上结于内踝。其直者，络于膝内辅骨，上循阴股，结于髀，聚于阴器，上腹结于脐，循腹里，结于肋，散于胸中。其内者，着于脊，其病足大指支内踝痛，转筋痛，膝内辅骨痛，阴股引髀而痛，阴器纽痛，下引脐两胁痛，引膺中脊内痛。治在燔针劫刺，以知为数，以痛为输，名曰孟秋痹也。”

《医学纲目·卷之十七心小肠部·诸见血门·吐血》：“（东）呕血，胁痛口干不可咳，引肾痛：不容（傍刺向外）、上脘（三寸半）大陵、郄门、神门。”

《古今医统大全·卷之三十四痞块门·药方·针灸法》：“奔豚气块攻心，胁痛满，奄奄欲绝（先以汤洗手足口二一之，却取下穴），期门、气海、关元（各灸五壮）。”

《古今医统大全·卷之五十七胁痛门·灸法》：“治卒胁痛不可忍者，以蜡绳横度两乳中间，屈绳从乳横，以趋痛胁下，灸绳尽处三十壮，更章门二穴（在大横骨外直季胁端，侧卧，屈上足，伸下足，举臂取之，各七壮），丘墟二穴（在外踝下如前陷中，去临泣三寸，灸三壮，针人五分）。”

《医学入门·内集·卷一经络·经穴起止》：“尺泽肘横纹中大筋外，针人三分，不宜灸。主喉痹，舌干，胁痛，腹胀，喘气，呕泄不止，癫病，身痛，四肢暴肿，手臂肘痛。”

《医学入门·内集·卷一针灸·附杂病穴法》：“胁痛只须阳陵泉，专治胁肋痛满欲绝及面肿。”

《医学入门·内集·卷一针灸·治病要穴》：“气海多灸能令人生子。主一切气疾，阴证痼冷，及风寒暑湿水肿，心腹膨胀胁痛，诸虚癥瘕，小儿囟不合。丹溪治痢，昏仆上视，溲注汗泄，脉大，得之酒色，灸后服人参膏而愈。”

《素问经注节解·外篇·卷之八·刺热篇》：“热病先胸胁痛，手足躁，刺足少阳，补足太阴（足少阳木病，而泻足少阳之木气，补足太阴之土气者，恐木传于土也）。”

十七、左右分治

《简明医彀·卷之五·胁痛》：“《经》曰：肝病两胁痛引少腹，善怒，何谓也？曰：厥阴肝经之脉，自足而上，环阴器、抵少腹，又上贯肝膈、布胁肋，故两胁下痛引少腹。盖胁痛之证，当分左右治之。左属肝主血，有瘀血为病；右属肺主气，有滞气为病。而脾亦系于右，其经湿胜，故痰饮流注右胁作痛。所以通论，则左属肝火瘀血，右属气郁湿痰。虽然，若左右脉弦者，乃郁怒动肝火，肝木炽盛，则制己所胜之经脾也，侮所不胜之经肺也。肝木乘之，右亦痛矣。如七情气结，饮食失节，冷热不调，常有郁怒者，两胁俱痛，皆宜疏肝木为主。或有湿痰流注，颠仆伤形，所挟之证，不可执一。脉沉涩气滞，弦涩顺，洪大逆。”

【论用方】

古籍文献中，治疗胁痛的方剂众多，现根据治法，将诸方分为理气、清热、补益、养血活血、祛痰湿与和解治胁痛方，以供参考。

一、概论

《严氏济生方·心腹痛门·胁痛评治》：“夫胁痛之病，医经曰：两胁者，肝之候。又云：肝病者，两胁下痛。多因疲极嗔怒，悲哀烦恼，谋虑惊忧，致伤肝脏。肝脏既伤，积气攻注，攻于左，则左胁痛；攻于右，则右胁痛；移逆两胁，则两胁俱痛。久而不愈，流注筋脉，或腰脚重坠，或两股筋急，或四肢不举。渐至脊膂挛急疼痛。气遇风搏，则胁下结块；气遇寒搏，则胁肋骨痛，下连小腹，上引心端。大抵诸气，惟膀胱气胁下痛最难治，神保丸能治之。更有肝之积，名曰肥气，在左胁下，大如覆杯，其病左胁下痛，连引小腹，足寒转筋；肺之积，名曰息贲，在右胁下，覆大如杯，其病喘息奔溢。肝积肥气丸主气，肺积息贲汤主之，方载后。”

《仁斋直指方论·卷之六·胁痛·胁痛方论》：“《内经》曰：肝病者，两胁下痛引小腹，令人善怒，虚则目䀮䀮无所见，耳无所闻，善恐，如人将捕之。又曰：怒则气逆，虚则呕血及飧泄，故气上矣。盖心主血，肝纳血。因大怒而血不归经，或随气而上，出于口鼻，或留于本经而为胁痛，又或岁木太过而木气自甚，或岁经有余而木气被郁，皆能令人胁痛。《经》曰：病胁下满，气逆，二三岁不已，病名曰息积，是亦肝木有余之证也。外有伤寒，发寒热而胁痛者，足少阳胆、足厥阴肝二经病也，治以小柴胡汤，无有不效者。丹溪曰：胁痛者，肝火盛，木气实，有死血，有痰流注。肝急木气实，用苍术、川芎、青皮、当归之类。痛甚者，肝火盛，以当归龙荟丸，姜汁下，是泻火之要药。死血用桃仁、红花、川芎。痰流注，以二陈汤加南星、苍术、川芎。肝苦急，急食辛以散之，用抚芎、川芎、苍术。血病入血药中，行血故也。去滞气须用青皮，青皮乃肝胆两经之药也。左金丸泻肝火，行温，为热甚之反佐。黄连六钱，吴茱萸一钱，上为细末，汤浸蒸饼为丸如绿豆大。每服三五十丸，淡姜汤下。

当归龙荟丸治内有湿热，两胁痛。先以琥珀膏贴痛处，却以生姜汁吞此丸。痛甚者，须炒令热服。龙胆草、当归、大栀子、黄连、黄芩各一两，大黄、芦荟各半两，木香一钱半，黄柏一两，麝香半钱。上十味为末，面糊丸。一方加柴胡、川芎各半两；又方加青黛半两。蜜丸，治胁痛；面丸，降肝火。推气散治右胁疼痛，胀满不食。枳壳、桂心、片子姜黄各半两（一本作僵蚕），甘草（炙）一钱半。上为末，每服二钱，姜、枣汤调下，酒亦可。枳芎散治左胁痛刺，不可忍者。枳实（炒）、川芎各半两，粉草（炙）一钱半。上为末，每服二钱，姜、枣汤下，酒亦可。盐煎散（《和剂方》）治男妇人一切冷气攻上，胸胁刺痛不能已，及脾胃虚冷呕吐泄泻，膀胱、小肠气，妇人血气。砂仁、甘草（炙）、茯苓、草果仁（去皮，煨）、肉豆蔻、川芎（洗）、茴香（炒）、荜澄茄、大麦芽、槟榔、良姜、枳壳、苍术、陈皮（去白）、羌活、厚朴。上㕮咀，每且三钱，水一盏，人盐少许，煎七分，去渣，空心温服。小柴胡汤、二陈汤、琥珀膏。［谨按］丹溪曰：胁痛，肝火盛，木气实，有死血，有痰流注。予每度之，凡左胁痛甚者，即是肝盛木气实也，宜用龙荟丸、左金丸辛凉之剂以治之；凡右胁痛，即是痰流注并食积，宜用盐煎散、顺气丸等药，辛温之剂以治是也。又尝论曰：左胁痛、胃脘痛，妇人多有之，以忧思忿怒之气素蓄于中，发则上冲，被湿痰、死血阻滞，其气不得条达，故治妇人诸痛诸疾，必以行气开郁为主，而破血散火兼之，庶乎得法矣。谚云：香附、缩砂，妇人之至宝。此之谓也。”

《医学纲目·卷之十四肝胆部·胁痛》：“（丹）肝木气实，肝火盛而胁痛者，当归龙荟丸，为泻肝火要药。胁痛甚者，用生姜自然汁，吞下龙荟丸，以肝火盛也。《经》云：肝气实则怒。又云：肝痛者，两胁下痛引少腹，善怒。龙荟丸治肝实胁痛，其人气收者，善怒是也。甚则用姜汁吞下。《经》云：风木淫胜，治以辛凉是也。

寿四郎右胁痛，小便赤少，脉少弦不数，此内有陈久积痰饮，因外感风寒所遏，不能宣散，所以作痛。与龙荟丸三十五粒，保和丸三十粒，细嚼姜片，以热汤下，服后胁痛已安，小便尚赤少，再与：白术三钱，陈皮、芍药各二钱，木通一钱半，条芩一钱，甘草五分。上姜三片，煎热饮之。

一妇人脾疼，带胁痛，口微干，问已多年。时尚秋，用二陈汤加川芎、干葛、青皮、木通，下芦荟丸二十粒。

章宅张郎气痛，自右胁时作时止，脉沉而弦，小便时有赤色，吞酸，喜呕，出食，此湿痰在脾肺间，所以肝善乘之。小柴胡汤去黄芩，加川芎、白术、木通、芍药、滑石、生姜煎汤，下保和丸三十五粒。

一妇人气晕，两胁胸背皆痛，口干。青皮、半夏五钱，白术、黄芩、川芎三钱，木通二钱半，陈皮二钱，桔梗二钱，甘草（炙）五分，上分六帖，煎热服。又：胁下有食积一条扛起，加吴茱萸、炒黄连。

（《本》）治因惊伤肝，胁骨里疼痛不已，桂枝散，枳壳一两（小者），桂枝半两。上为细末，每服二钱，姜枣汤调下。

（洁）匀气散专治胁痛。山栀、熟地、茯苓、细辛、桂心、川芎各等分。上研为末，加羊脂煎服。

（《本》）治胁下疼痛不可忍，兼治肺弱，芎葛汤，川芎、干葛、桂枝、细辛、枳壳、人参、芍药、麻黄、防风各半两，甘草二钱。上为粗末，每服五钱，水二盏，生姜三片，同煎至七分，去渣，温服，日三服。有汗避风。

治胁下风气作块寒疝，发则连小腹痛凑心。其积属肝，在右胁下，故病发，则右胁手足头面昏痛，不思饮食。干葛一两，麻黄二分，附子一个，川芎、防风、当归、枳实、芍药、桂枝、羌活、甘草各四钱。上为粗末，每服四钱，水一盏半，生姜三片，同煎至七分，去渣服，日三。有汗避风。

治胁痛如前，兼去手足枯悴，薏苡仁丸，薏苡仁一两，石斛（用细者）二钱，附子半两，牛膝、生地黄各三钱，细辛、人参、枳壳、柏子仁、川芎、当归各半两，甘草、桃仁各一两。上为细末，炼蜜丸如桐子大。每服三四十丸，酒吞下，食前，日三服。丸子食前，煮散食后，相兼服为佳。

治悲哀烦恼伤肝气，至两胁骨疼，筋脉紧，腰脚重滞，两股筋急，两胁牵痛，四肢不能举，渐至脊膂挛急。此药大治胁痛，枳壳煮散，枳壳四两（先煎），细辛、桔梗、防风、川芎各二两，葛根一两半，甘草。上为粗末，每服四钱，水一盏半，姜枣同煎至七分，去渣，空心食前温服。

右肝虚胁痛，《经》所谓木不及，病中清，胠胁痛是也。中清，谓中有寒也。热实胁痛，当归龙荟丸是也。

（仲）胁下偏痛，发热，其脉弦紧，此寒也，以温药下之，宜大黄附子汤。大黄三钱，附子二枚（炮），细辛二两。上三味，以水五升，煮取二升，分温三服。若强人煮取二升半，分温三服，服后如人行四五里，更进一服。

（垣）神保丸治心膈痛，腹痛血痛，肾气胁下痛，大便不通，气噎，宿食不消。木香二钱半，胡椒二钱半，巴豆十枚（去皮心膜，研），干蝎七枚。上四味共为末，汤浸蒸饼为丸如麻子大，亦用朱砂为衣。每服五丸。心膈痛，柿蒂灯心汤下；腹痛，柿蒂煨姜汤下；血痛，炒姜醋汤下；肾气胁下痛，茴香酒下；大便不通，蜜汤调槟榔末一钱下；气噎，木香汤下；宿食不消，茶酒任下。许学士云：沈存中《良方》载：顷在建阳，医者王琪言，诸气唯膀胱胁下痛，最难治，谓神保丸能治之。熙宁中病项筋骨痛，诸医皆作风治之，数月不瘥，乃流入于背膂，又臂挛痛甚苦，忆琪语有证，乃合服之，一服而瘥，再发又一服，立效。

（洁）煮黄丸治胁下痃癖痛，如神。〔丹〕控涎丹治一身气痛及胁走痛。痰挟死血，加桃仁泥。凡胁痛有痰流注，二陈加南星、川芎、苍术。实者，控涎丹下之。

（《本》）治男子两胁疼痛，枳实散。枳实一两，白芍药（炒）、雀脑、芎、人参各半两。上细末，姜枣汤调二钱，酒亦得，食前，日三服。

（东）调中顺气丸治三焦痞滞，水饮停积，胁下虚满，或时刺痛。木香、白豆蔻（去壳）、青皮（炮）、京三棱（炮）各一两，陈皮、大附子各二两，半夏（汤炮七次）一两，缩砂（去壳）、槟榔、沉香各半两。上为末，煮面糊为丸如桐子大。每服三十丸，渐加六十丸，食后，陈皮汤送下。沉香导气散治一切气不升降，胁肋痞塞。沉香二钱半，人参五钱，槟榔二钱半，白术、乌药、麦蘖（炒）、神曲（炒）、紫苏叶、大腹皮（炒）、厚朴（制）各一两，诃子皮（炮）半两，香附（炮）一两半，姜黄、橘红、甘草各四两，京三棱二两，广术（炮）四两，益智二两，红花四两。上为细末，每服二钱，食前沸汤点服。丹溪云：胁痛有死血者，桃仁、红花、川芎之类是也。若跌扑胁痛者，亦为污血流归胁下而痛，东垣复元活血汤之类是也。治法见攧扑伤损门。运气胁痛者，乡境皆病胁痛也，其证有二：其一，风木助肝气实而痛。《经》云：厥阴所至为胁痛。又云：厥阴在泉，风淫所胜，民病两胁，里急支满。又云：少阳司天之政，初之气，风胜乃摇，候乃大温，其病胁痛，治以凉剂得痊也。其二，燥金攻肝虚而痛。《经》云：少阳所至为胁痛。又云：阳明司天，燥气下临，肝气上从胁痛。又云：少阴司天，地乃燥，凄沧数至胁痛，善太息。又云：岁木不及，燥乃大行，民病中清，胠胁痛，治以温剂得痊也。

（丹）咳嗽胁痛方。二陈汤加南星，多香附、青皮、青黛、姜汁。《内经》灸刺胁痛有三法：其一取肝。《经》云：肝病者，两胁下痛引小腹，善怒，取其经，厥阴与少阳。又云：邪在肝，则两胁中痛，寒中，恶血在内，行善掣节，时脚肿，取之行间以引胁下，补三里以温胃中，取血脉以散恶血，取耳间青脉以去其掣是也。其二取胆络。《经》云：邪客足少阳之络，令人胁痛，不得息，咳而汗，刺足小指次指爪甲上与肉交者各一痏，不得息立已，汗出立止。咳者，温衣饮食一日已。左刺右，右刺左。其病不已，复刺如法是也。其三取心。《经》云：心手少阴脉所生病者，目黄胁痛，视虚实热寒陷下，施补泻疾留灸之法也。

（《集》）胁痛：悬钟、窍阴（此二穴，左取右，右取左，窍阴出血妙）、外关、三里（此一穴正取）。又法：支沟、章门、中封、阳陵泉（治闪挫）、行间（泻肝怒气）、期门（治伤寒后胁痛）。治胁并胸痛不可忍：期门（四分）、章门（六分，灸七壮至七七壮）、行间、丘墟、涌泉。（东）胸胁痛：期门（沿皮三寸）、支沟、胆俞（沿皮半寸）。胸胁胀满痛：公孙、三里、太冲、三阴交。腰胁痛：环跳、至阴、太白、阳辅。(《撮》)胁肋痛：支沟(透间使，泻之，灸)、外关(透内关，如取支沟，不必再取外关)。(《通》)胁痛：阳陵泉(《甲》)，胁下支满，呕吐逆，阳陵泉主之。腹中气胀，嗑嗑不嗜食，胁下痛，阴陵泉主之。(仲)寸口脉弦者，即胁下拘急而痛，其人啬啬恶寒也。(《灵》)合腋张胁者肺下，肺下则居贲迫肺，善胁下痛。青色粗理者肝大，肝大则逼胃迫咽，则苦膈中，且胁下痛。凡胁骨偏举者肝偏倾，肝偏倾则胁下痛。揭唇者脾高，脾高则眇引季胁而痛，脾满气逆。"

《秘传证治要诀及类方·卷之五诸痛门·胁痛》："诸胁痛，各有所感，若止是冷气作楚，与攧扑闪挫，宜和气饮及乌药顺气散，或浓煎葱白汤，下枳壳散。左右胁，有气块而痛者，此是积聚，见诸气门积聚证。停饮胁痛，《本事方》面丸最佳。曾有人胁痛连膈，进诸气药，并自大便导者，其痛殊甚，后用辛热补剂，下黑锡丹方愈。此乃虚冷作痛，愈疏而愈虚耳。胁痛病在肝胆，伤寒胁痛属少阳经，合用小柴胡汤；痛甚而不大便者，于内加枳壳。若寻常胁痛，不系正伤寒，时身体带微热者，《本事方》中枳壳煮散，用枳壳、桔梗、细辛、芎、防风各四分，干葛钱半，甘草(一钱)。若只是胁痛，别无杂证，其痛在左为肝经受邪，宜用川芎、枳壳、甘草。其痛在右，为肝经移病于肺，宜用片姜黄、枳壳、桂心、甘草。此二方出《严氏济生续集》，加减在人。又有肝胆经停痰伏饮，或一边胁痛，宜用严氏导痰汤。痰结成癖，间进半硫丸。盖枳壳乃治胁痛的剂，所以诸方中皆不可少。曾见潘子先说有人胁痛，下青龙汤，痛止，兼嗽得可，此其痛必在右胁故也。灼然知是寒气作痛，枳实理中汤为宜。戴复庵云：腹内诸般冷痛，一个枳实理中汤加减，作无限用。"

《医学原理·卷之七胁痛门·丹溪治胁痛活套》："凡胁痛症，多是肝木有余，宜以小柴胡为主，加青皮、川芎、芍药、龙胆草之类；甚者煎成正药，再加青皮、麝香。如痰饮流注者，宜小柴胡倍半夏，并加橘红、南星、苍术、白术、川芎、茯苓之类。如瘀血作痛，宜小柴胡合四物，加桃仁、红花，或加乳香煎服。若痛甚而元气壮实者，宜桃仁承气下之。如性急多怒之人，时常腹胁痛者，以小柴胡加川芎、白芍、青皮之类；若痛甚，以前药送下当归龙荟丸。"

《古今医统大全·卷之十三伤寒门(上)·证候·胁痛》："胁痛少阳证，表解里未和，或素有痞积在脐旁，痛引小腹入阳筋者，名脏结，主死。和解：往来寒热，胁痛及胸痛满，小柴胡汤加茯苓、柴胡牡蛎汤。伤寒表里有水，或热邪偏注，多令胁痛。干呕微利，发热而咳，胁痛者，小青龙汤。身凉两胁刺痛，此热攻注于胁也，赚气汤。或结而成块，或走入脾间作痛，五磨饮子。下：身凉表证罢，干呕胁痛，裹有水，十枣汤。针：刺关元，仍服小柴胡汤。"

《古今医鉴·卷之十·胁痛》："脉：脉双弦者，肝气有余，两胁作痛。

病：夫胁痛者，厥阴肝经为病也。其病自两胁下痛引小腹，亦当视内外所感之邪而治之。若因暴怒伤触悲哀气结，饮食过度，冷热失调，颠仆伤形，或痰积流注于血，与血相搏，皆能为痛，此内因也；若伤寒少阳，耳聋胁痛，风寒所袭而为胁痛，此外因也。治之当以散结顺气，化痰和血为主，平其肝而导其气，则无有不愈矣。

治：胁痛者，肝火盛，木气实也。有死血，有痰流注，有肝急者。木气实，用苍术、川芎、青皮、柴胡、芍药、甘草，水煎服。痛甚者，肝火盛，以当归龙荟丸姜汤下，泻肝火之要药也。死血作痛，用桃仁去皮留尖、红花酒拌焙干、川芎、香附童便浸、青皮，水煎服。肝苦急，食辛以散之，川芎、苍术，血病入血药中，苦者，恶也、嫌也。或小柴胡汤亦效。凡胁痛皆是肝木有余也，用小柴胡汤加青皮、川芎、芍药、龙胆草。凡胁痛用青皮，必须用醋炒过。凡瘀血作痛，用小柴胡汤合四物汤，加桃仁、红花、乳香、没药煎服，痛甚而元气实者，桃仁承气汤下之。

方：枳壳散治胁间如物刺，是气实也。枳壳(面炒黄)一两五钱，甘草(炙)七钱五分。上为末，每二钱，浓煎葱白汤下，不拘时服。当归龙荟丸治泻肝火盛之要药，因内有湿热，两胁痛甚，伐肝木之气。当归、龙胆草、山栀子、黄连、大黄(酒湿火煨)、芦荟、青黛各五钱，木香二钱五分，麝香五分(另研)，加柴胡五钱，青皮一钱。上为细末，神曲为丸，如梧桐子大，每服二十丸，姜汤下。治妇人胁痛。香附子四两(醋一碗，盐一两煮干)，白芍药二两，肉桂二两，玄胡索(炒)二两。上为末，每服三钱，空心滚汤调。治诸痛熨法韭菜根，捣烂，醋拌炒，绢包熨痛处。”

《赤水玄珠·第四卷胁痛门·胁痛》：“当分条类析，明别左右施治。《经》曰：左右者阴阳之道路，气之所终始也。又曰：肝木气实则胁痛，肝气实则怒。夫谓实者，指邪气而言。《经》曰：邪气盛则实是也。胁痛属肝木及胆火，木气实者，以柴胡、川芎、青皮、苍术疏之；肝火盛者，以当归龙荟丸泻之。死血积者，以桃仁、红花、香附、川芎破之。痰饮流注者，以南星、半夏、苍术、川芎豁之。郁宜开郁，寒宜散寒，此大法也。两胁走痛是痰实者，可用控涎丹。左胁痛为肝经受邪，宜枳芎散，或柴胡疏肝散。右胁痛为肝经移病于肺，宜推气散。食积痛，凡痛有一条扛起者是也。当于积块门检治。气弱人胁痛，脉细紧或弦，多从劳役怒气得者，八物汤加木香、青皮。肥白人气虚，发寒热而胁下痛，用参芪补气，柴胡、黄芩退热，木香、青皮调气。瘦人发寒热胁痛，多怒者，必有瘀血。宜桃仁、红花、柴胡、青皮、大黄、滑石。去滞气必用青皮，乃肝胆二经之药。若二经血不足者，先当补血，少加青皮可也。胁痛发寒热，似觉有积块，必从饮食大饱，劳力所致，必用龙荟丸。痰饮停伏胁痛，宜导痰汤。胁下痛而大便秘结者，木香槟榔丸或龙荟丸。亦有虚寒而作痛者，一人胁痛连膈，服气药不效，后用辛热补剂，下黑铅丹而愈。解痛外以琥珀膏贴之，或以白芥子水研敷之，或吴茱萸醋研敷之，韭菜炒熨亦佳。

当归龙荟丸，肝木实火，两胁痛之要药：当归、龙胆草（各酒洗）、山栀、黄连、黄芩各一两半，芦荟、大黄（酒煨）各五钱，木香一钱半，黄柏一两，青皮一两，柴胡五钱，麝香少许。上末，神曲糊丸，梧子大，每姜汤下三五十丸。

枳芎散，左胁痛：枳实（麸炒）、川芎各五钱，甘草（炙）一钱半。为末，每二三钱，姜枣汤或酒调下。推气散右胁痛。片姜黄、枳壳（麸炒）、桂心各五钱，甘草（炙）三钱。为末，每服二钱，姜汤调下。

鸡鸣散，跌扑损伤，血瘀停积胁内，日久作痛。复元活血汤从高坠下，恶血流于胁下，疼痛不可忍。（二方见跌扑门）

柴胡泻肝汤，郁怒伤肝，左胁痛：柴胡一钱二分，甘草五分，青皮、芍药各一钱，黄连（炒）、山栀（炒）、龙胆草各八分，川归一钱二分。水煎服。

死血作痛，瘦人多怒者常患此：桃仁九个，红花、川芎、柴胡、青皮各八分，芍药、香附各一钱，归尾一钱半。水煎服。

治胁下气痛神方：小茴香一两（炒），枳壳五钱（炒）。为末，每二钱，盐汤调下。”

《万病回春·卷之五·胁痛》：“脉：两胁疼痛，脉必双弦；紧细弦者，多怒气偏；沉涩而急，痰瘀之愆。

左胁痛者，肝经受邪也。疏肝散治左胁下痛，肝积属血，或因怒气所伤，或跌扑闪挫所致，或为痛。黄连（吴茱萸煎汁炒）二钱，柴胡、当归各一钱，青皮、桃仁（研如泥）、枳壳（麸炒）各一钱，川芎白芍各七分，红花五分。上锉一剂，水煎，食远服。

右胁痛者，肝邪入肺也。推气散治肝邪入肺，右胁痛甚，胀满不食。片姜黄、枳壳（麸炒）各二钱，桂心少许，炙甘草五分。一方加陈皮一钱半、半夏一钱。上锉一剂，生姜三片，水煎，食远服。

左右胁俱痛者，肝火盛而木气实也。柴胡芎归汤治肝火盛而木气实，胁下痛。柴胡、川芎、白芍、青皮（去穰）、枳壳（麸炒）各一钱半，香附、当归、龙胆草、木香（另研）、砂仁、甘草各五分。上锉一剂，姜一片，水煎，不拘时服。

当归龙荟丸泻肝火盛之要药，因内有湿热，两胁痛甚，伐肝木之气。当归、龙胆草、山栀仁、黄连、大黄（酒浸湿，火煅）、芦荟，加柴胡五钱，青黛五钱，木香二钱半，麝香五分（另研），青皮一两（去穰醋炒）。上为细末，神曲糊为丸如梧桐子大。每服二十丸，姜汤送下。

两胁走注痛而有声者，是痰饮也。二陈汤治痰饮胁下痛。依本方加枳壳、砂仁、木香、川芎、青皮、苍术、香附、茴香，去甘草。

劳伤身热胁痛者，脉必虚也。补中益气汤治内伤劳役胁下痛。依本方加川芎、白芍、青皮、木香、砂仁、枳壳、茴香，去黄芪、白术、升麻。

咳嗽气急作热，脉滑数者，是痰结痛也。久而不治成胁痛。栝蒌枳实汤治痰结胁下痛。依本方加白芥子、青皮、茴香，去桔梗、片芩，发热加柴胡。

左胁下有块，作痛不移者，是死血也。活血汤治死血胁下痛。依本方加青皮，去乌药。

右胁下有块，作痛饱闷者，是食积也。香砂平胃散治食积胁痛。依本方加青皮、木香、山楂肉、麦芽、干姜、槟榔，去藿香、苍术。发热加柴胡，去半夏。

补遗方：平肝流气饮治胁痛及小腹至绕脐并疝气内外疼者。当归（酒洗）一钱，白芍（酒炒）四分，川芎六分，橘皮（盐汤洗）一钱，茯苓（去皮）一钱，半夏（姜制）、青皮（醋炒）六分，黄连（酒炒）八分，柴胡七分，香附（童便浸炒）八分，厚朴（姜汁炒）七分，栀子（盐水拌炒）八分，甘草（炙去皮）四分，吴茱萸（煮三次，去水炒）四分。上锉一剂，姜三片，水煎，空心热服。

胁肋胀痛，若大便通和，喘咳吐痰者，肝火侮肺也。用小柴胡汤加青皮、山栀清之。

男子房劳兼怒，风府胀闷，两胁胀痛。余作色欲损肾，怒气伤肝。用六味丸料加柴胡、当归，一剂而安。"

《丹溪手镜·卷之中·胁痛》："脉弦由肝木气实火盛，或因怒气大逆，肝郁木盛；或因谋虑不决，风中于肝，皆使木盛生火，火盛肝急而作痛。治宜以辛散之，以苦泻之，当归龙会丸、泻青丸等。

有瘀血停留于肝，归于胁下而痛，病则自汗，痛甚，按之益甚。治宜破血为主，活血为佐，复元活血丹、导滞当归丸等。

有痰积流注厥阴之经，胁下痛，病则咳嗽急引胁痛。治宜行气去痰，二陈汤加南星、青黛、香附、青皮等。

龙荟丸治食积发，木盛胁痛：柴胡、甘草、青皮、黄连、当归、大黄、木香、芦荟、川芎、草龙胆。

左金丸治肝火：黄连六钱，茱萸一钱。

活血丹治死血。导痰汤治痰积流注。"

《明医指掌·卷六·胁痛证六》："肝火盛肝痛甚者，肝火太旺也，当归龙荟丸。轻者，小柴胡汤加黄连、龙胆草、白芍药、醋炒青皮。火盛者宜伐火，佐金丸。当归龙荟丸，胆草一两（去芦），当归一两（酒洗），山栀子仁一两（炒黑），黄连一两（炒），黄芩一两（炒），黄柏一两（炒），大黄半两，芦荟半两，木香一钱半，麝香半钱。为丸，淡姜汤下。左金丸治肝火太盛，黄连六两，吴茱萸一两（汤泡）。为丸，白汤下。木气实胁痛脉弦数，木气实也，醋炒青皮、苍术、川芎、当归、芍药、柴胡，或小柴胡汤加醋炒青皮、川芎、胆草，或抑青丸。抑青丸治肝火，伐肝木。黄连不拘多少（姜汁炒），为丸，每百丸，白汤下。死血痛胁痛日轻夜重或午后发热，脉芤而涩，瘀血也，四物汤加柴胡、青皮、桃仁、红花，行气药中加破血药。食积痛胁下一条杠起作痛者，食积也，保和丸，或吴茱萸、炒黄连、神曲、麦芽、山楂、蓬术、青皮，或当归龙荟丸。湿热湿热盛而两胁痛者，先以琥珀膏贴痛处，后以淡姜汤吞当归龙荟丸，或小柴胡汤加苍术、青皮、黄连。痰积痰积胁下作痛，控涎丹或十枣汤，或二陈汤加南星、苍术、川芎、柴胡、白芥子、炒山栀仁、醋炒青皮。

控涎丹治两胁痰痛，甘遂（面裹，煨）、大戟（制）、白芥子（炒）各等分，上末，丸如梧子大，每五七丸，渐加至十丸，姜汤下。十枣汤治痰积胁痛，甘遂（面裹，煨）一钱，大戟（制）一钱，芫花一钱，枣子十枚，水二盏，煎八分服。

气滞气滞胁下作痛，推气散或复元通气散、控涎丹，治一身气痛。气郁者，详郁证条内。推气散治右胁疼痛，枳壳（炒）五钱，桂心五钱，片子姜黄五钱，甘草五钱。末之，每服二钱，姜枣汤调下。复元通气散，木香半两，茴香半两，青皮半两，穿山甲（煅）七大片，陈皮半两，白芷半两，甘草半两。每服五钱，水二钟，煎八分，空心服，或作末，每服二钱，空心酒调下。

虚痛肝血不足，悠悠痛不止者，四物汤加柴胡梢。若胁下一点痛不止，此因酒色太过所致，名干胁痛，难治。肥白人胁痛，参、芪入小柴胡汤服。

枳芎散治左胁痛：枳实（炒）五钱，川芎五钱，粉草（炙）一钱半，上为细末，每服二钱，姜、枣汤或酒调下。

术香调气散治气怒伤于肝，两胁大痛难忍：丁香二两，檀香二两，木香二两，白豆蔻仁二两，藿香叶一两，甘草一两，砂仁三两。上末之，每服二钱，入盐少许，沸汤点服。"

《景岳全书·卷之二十五心集·杂证谟·胁痛·论治》："外感证，邪在少阳，身发寒热而胁痛不止者，宜小柴胡汤、三柴胡饮，或河间葛根汤之类酌宜用之。若外邪未解而兼气逆胁痛者，宜柴胡疏肝散主之。若元气本虚，阴寒外闭，邪不能解而胁痛畏寒者，非大温中饮不可。

内伤肝胆，气逆不顺而胁痛者，宜排气饮、推气散、沉香降气散、木香调气散之类主之。若郁结伤肝，中脘不快，痛连两胁，或多痰者，宜香橘汤。若暴怒伤肝，气逆胀满，胸胁疼痛者，宜解肝煎。若怒气伤肝，因而动火，胁痛、胀满、烦热，或动血者，宜化肝煎。若气滞胸胁，痛而兼喘者，宜分气紫苏饮。若男子忧郁伤肝，两胁疼痛者，宜枳实散。若男妇肝肾气滞，自下而上，痛连两胁者，宜木通散。若悲哀烦恼，肝气受伤，脉紧胁痛者，枳壳煮散。若因惊气逆，胁痛不已者，桂枝散。若食积作痛，但痛有一条杠起者是也，大和中饮，或用保和丸。若痰饮停伏胸胁疼痛者，导痰汤加白芥子。若肝火内郁，二便不利，两胁痛甚者，当归龙荟丸或左金丸。若从高跌坠，血流胁下作痛者，复元活血汤。若妇人血滞，胁腹连痛者，芍药散、决津煎。若肝脾血虚，或郁怒伤肝，寒热胁痛者，逍遥散。若肝肾亏损，胁肋作痛，头眩心跳身痛，或妇人经水不调，经后作痛者，补肝散。

内伤虚损，胁肋疼痛者，凡房劳过度，肾虚羸弱之人，多有胸胁间隐隐作痛，此肝肾精虚，不能化气，气虚不能生血而然。凡人之气血，犹源泉也，盛则流畅，少则壅滞，故气血不虚则不滞，虚则无有不滞者。倘于此证，不知培气血，而但知行滞通经，则愈行愈虚，鲜不殆矣。惟宜左归饮、小营煎及大补元煎之类主之。或有微滞者，用补肝散亦可。若忧思过度，耗伤心脾气血，病有如前者，宜逍遥饮、三阴煎、七福饮之类主之，或归脾汤亦可。若以劳倦，过伤肝脾气血而病如前者，宜大营煎、大补元煎之类主之。”

《医学研悦・治杂症验方研阅卷之七・胁症》：“胁痛：当归龙荟丸，曲丸降肝火，蜜丸除胁痛，玄妙不须多。附方：当归、龙胆草、栀子仁、黄连、大黄（酒蒸）、芦荟、青黛各五钱，木香二钱五分，麝香五钱（另研）。一方加柴胡、青皮、曲，蜜为丸。每服三十丸，姜汤下。悲怒伤肝，芎、辛、枳、梗、防风、草、葛，水煎，姜引。左胁疼痛，枳实、川芎、粉草炙热，姜枣引同。右胁疼痛，桂心、枳壳，姜黄、甘草，研为细末，每服二钱，姜枣汤和。”

《症因脉治・卷一・胁痛论・外感胁痛》：“感冒胁痛之症：并无时行传染，因自冒风寒，先见恶寒发热，胁痛耳聋，呕而口苦，此伤寒少阳经胁痛症也。若寒热已除，后乃胁痛干呕，此表解里未和，邪热痰饮之症，二者皆非天灾流行，乃人自感冒之症也……感冒胁痛之治：风邪在表，柴胡羌活汤；热邪在半表半里，小柴胡汤；热邪在里，小柴胡加山栀、青皮、枳壳；表已散，里气不和作痛，审知是燥痰结饮，轻则栝蒌仁汤，重则十枣汤；若肝胆郁火，成痰，家秘胆星汤主之。”

《症因脉治・卷一・胁痛论・内伤胁痛》：“（痰饮、郁火、死血、肝肾虚）内伤胁痛之症：并无外感之邪，或左或右，胁肋作痛，或左右皆痛，或左右攻冲，或时痛时止，或常痛不休，此内伤胁痛也……内伤胁痛之治：痰饮聚于中脘，攻注两胁者，导痰汤加竹沥；悬饮凝结，咳逆胁痛，十枣汤；死血作痛，红花桃仁汤；恼怒伤肝，肝经郁火者，柴胡清肝饮、栀连柴胡汤；肝血不足，肝气不调，家秘补肝汤；肝肾真阴不足，龙雷之火上冲，家秘肝肾丸；若肝肾真阳不足，无根之火，失守上炎，八味丸治之。”

《医宗说约・卷之二・胁痛》：“胆无别窍肝尽阴，位居两胁怒为神，忿怒伤肝主胁痛，风邪痰食血能成。小柴胡汤加减治，柴胡半夏及黄芩，白芍甘草青皮用，川芎丹皮次第行，引加姜枣水煎服，青黛胆草热可增。右胁疼痛痰流注（右关脉滑，或走注有声），南星白芥白茯苓；左胁痛时合四物，按之有块瘀血成（痛处不移，左关沉涩），桃仁红花宜加入，痛甚乳香没药寻；右胁有块兼饱闷，吐酸嗳气伤食症（右关脉紧盛），（神）曲（麦）芽厚朴及槟榔，肉食山楂草果应；胁痛口苦并寒热，耳聋呕吐寒邪诀，（猪）胆汁三匙入本汤，神功妙用无人说；胁痛内热大便难，沉实有力是热结，痛随利减加大黄，瘀血桃仁不可缺。脉来微细又如何？或大无力内伤多，本汤须借人参力，补中益气合除疴。

示吉曰：胁为肝胆之区，禁用汗、吐、下三法。司命者须知外治法，内外夹攻，自能速效。一用白芥子，水研敷痛处，能消胁中痰，又兼辛散。一用吴茱萸研细，醋调敷，热主流通，又从治也。一用韭菜一握，缚定约寸许切断成饼，放在痛处，上用熨斗火熨之，使韭气入内即愈，饼烂再易一枚。韭菜气辛，开郁结，又能逐瘀，用者择焉。”

《证治汇补・卷之六・腹胁门・胁痛》：“（《汇补》）治法治宜伐肝泻火为要，不可骤用补气之剂，虽因于气虚者，亦宜补泻兼施（《玉策》）。胁者，肝胆之区，肝为尽阴，喜条达而恶凝滞，胆无别窍，喜升发而恶抑郁。故凡木郁不舒，而气无所泄，火无所越，胀甚惧按者，又当疏散升发以达之。不可过用降气，致木愈郁而痛愈甚也。（《汇补》）用药主以二陈汤加柴胡、青皮，气加香附、枳壳；火加胆草、芍药；痰加南星、苍术；食加枳实、山楂；瘀加桃仁、红花。肝火旺者，左金丸。木气盛者，当归龙荟丸。如气血俱虚，脉细紧，或弦大，多从劳役怒气得者，用八珍汤加木香、青皮、桂心少许。劳役太过，肝伤乘脾者，补中益气汤加芍药，或建中汤与六君子合用。房色太过，肾肝两伤者，地黄汤加芍药、当归。有膈间停痰宿食，或挟恚怒，抑其肝气，不得上达，两胁大痛，面青或黑，脉代者，用盐汤探吐。得吐则生，不吐则死。（《汇补》）”

《辨证录·卷之二·胁痛门》：“人有两胁作痛，终年累月而不愈者，或时而少愈，时而作痛，病来之时，身发寒热，不思饮食，人以为此肝经之病也。然肝经之所以成病，尚未知其故，大约得之气恼者为多。因一时拂抑，欲怒而不敢，一种不平之气，未得畅泄，肝气郁而胆气亦郁，不能取决于心中，而心中作热，外反变寒，寒热交蒸，则肝经之血停住于两胁而作痛矣。倘境遇顺适，则肝气少舒，其痛不甚。及夫听恶声，值逆境，又触动其从前之怒气，则前病顿兴，而痛更重矣。治法必须解其怒气，要在平肝。方用遣怒丹：白芍二两，柴胡一钱，甘草一钱，乳香末一钱，广木香末一钱，白芥子三钱，桃仁十粒，生地三钱，枳壳三分，水煎服。一剂痛轻，四剂痛止，十剂病除。夫平肝之药，舍白芍实无第二味可代，世人不知其功效，不敢多用。孰知白芍必多用而后能取胜，用至二两，则其力倍于寻常，自能遍舒其肝气。况助以柴胡之疏泄，甘草之调剂，桃仁、白芥以攻其败瘀，乳香、广木以止其痛疼，安得不直捣中坚以解散其敌垒哉。此症亦可用宣郁定痛汤：白芍一两，川芎、当归、丹皮各三钱，柴胡二钱，甘草、白芥子、大黄、牛膝、炒栀子各一钱，水煎服，二剂即安。

人有横逆骤加，一时大怒，叫号骂詈，致两胁大痛而声哑者，人以为怒气伤肝矣。然而其人必素有火性者，此等肝脉必洪大而无伦次，眼珠必红，口必大渴呼水，舌必干燥而开裂，当急用平肝泻火之药，方能舒其暴怒之气，倘少迟药饵，或药饵不中其病，必触动其气，有吐血倾盆之患矣。急用平怒汤：白芍三两，丹皮一两，当归一两，炒栀子五钱，荆芥（炒黑）五钱，天花粉三钱，甘草一钱，香附三钱，水煎服。一剂而气少舒，二剂而气大平，三剂痛如失，不必四剂也。盖肝性最急，怒则其气不平，用芍药平其气也，甘草缓其急也。肝气既平而且缓，而后可散其气而泻其火矣。当归辛以散之也，荆芥引而散之也，栀子、丹皮凉以泻之也。然而徒散其火，而火为痰气所结，则散火而未能遽散，故又加香附以通其气，加花粉以消其痰。君臣佐使，无非解纷之妙药，怒气虽甚，有不自知其解而解者矣。或疑药剂太重，凉药过多，讵知其人，素系有火，又加大怒，则五脏无非热气，苟不用大剂凉药，何以平其怒而解其火哉。此症用平怒散亦妙。白芍一两，丹皮一两，当归五钱，炒栀子、牛膝各三钱，甘草、柴胡、广木香各一钱，枳壳八分，水煎服。一剂轻，二剂愈。

人有跌扑之后，两胁胀痛，手不可按，人以为瘀血之作祟也，用小柴胡汤加草龙胆、青皮等药而愈。次年而左胁复痛，仍以前药治之，不能取效。盖瘀血存于其中，积而不散，久而成痛也。夫小柴胡乃半表半里之药，最能入肝以舒木，而胁正肝之部位，宜乎取效而不效者，以小柴胡止能消有形之活血，而不能散有形之死血也。血活易于流动，行气而瘀滞可通，血死难于推移，行气而沉积不化，必用败血之药以下死血，而痛可除也。方用抵当丸，以水蛭、虻虫有形之毒物，庶易下有形之死血耳。服一剂，必便黑血而愈，愈后乃用四物汤加减而调理之。熟地一两，白芍一两，丹皮三钱，川芎一钱，当归五钱，三七根末三钱，水煎服。四物汤补血之剂也，既下死血，何以又补其血乎？不知血死既久，在肝经则肝血已无生气，若不补其血，则肝舍空虚，未必不因虚而成痛，惟补其血，则死血方去，而新血即生，肝气快乐，何至有再痛之虞乎。然则补血可也，又加三七根以止血者何居？恐水蛭、虻虫过于下血，万一死血行而活血随之而下，不徒补无益乎。所以于补中止之，得补之益，而无下之失，始奏万全之功也。此症亦可用散瘀汤：水蛭（炒黑色，为末）一钱，当归五钱，丹皮、红花各五钱，甘草一钱，生地三钱，水煎服。一剂即愈。

人有右胁大痛，肿起如覆杯，手不可按，按之痛益甚，人以为肝经之火也，谁知是脾火内伏、瘀血存注而不散乎？夫胁虽为肝位，而肝必克脾，脾受肝克，则脾亦能随肝而作痛。然而无形之痛，治肝而痛可止，有形之痛，治脾而痛始消。今痛而作肿，正有形之痛也，乃瘀血积于脾中，郁而不舒，乘肝部之隙，因外肿于右胁耳。治法必须通脾中伏热，而下其瘀血，则痛可立除也。方用败瘀止痛汤：大黄三钱，桃仁十四粒，当归三钱，白芍一两，柴胡一钱，黄连一钱，厚朴二钱，甘草一钱，水煎服。一剂而瘀血下，二剂而痛除，肿亦尽消。此方大黄、柴胡、黄连同用，能扫瘀去陈，开郁逐火，迅速而无留滞之苦。然非多用白芍，则肝气难平，而脾中之热受制于肝，正不易散，是病在脾，而治仍在肝也。此症用木土两平汤亦效：石膏、茯苓、苍术、炒栀子各三钱，白芍五钱，甘草一钱，水煎服。一剂轻，二剂愈。

人有贪色房劳，又兼恼怒，因而风府胀闷，两胁作痛，人以为色欲损肾，怒气伤肝，理当兼治，而不知兼治之中尤当治肾也。盖肝为肾之子，肾足而肝气易平，肾亏而肝血多燥，肝恶急，补血以制其急，不若补水以安其急也。况肝血易生，而肾水难生，所以肝血不足，轻补肝而木得其养矣。肾水不足，非大用补肾之味，则水不能生。然则房劳之后胁痛，其亏于精者更多，乌可重治肝而轻治肾哉。方用填精益血汤：熟地一两，山茱萸五钱，白芍五钱，当归三钱，柴胡一钱，丹皮二钱，沙参三钱，茯苓二钱，地骨三钱，白术三钱，水煎服。一剂而肝气平，二剂而胁痛止，连服十剂全愈。此方重于补肾以填精，轻于舒肝以益血，治肝肾之中而复去通腰脐之气。腰脐气利，而两胁之气有不同利者乎。故精血生而痛亦止耳。此症亦可用水木两滋汤：熟地一两，山茱萸、山药各四钱，白芍、当归各五钱，甘草一钱，水煎服。"

《张氏医通·卷五·诸痛门·胁痛》："（季胁痛腋下肿痛）《经》云：肝病者，两胁下痛引小腹，令人善怒。肝病内舍胸胁。邪在肝，则两胁下痛。肝热病者，胁满痛。胆动，病心胁痛，不可反侧。肝所生病，腋下肿胁痛，肺病传肝，胁痛出食。

肝舍于胠胁，故胁痛多属于肝。然经筋所过挟邪而痛者，自有多端，不可执一，且左右者，阴阳之道路，故肝主阴血而属于左胁，脾主阳气而隶于右胁，左胁多怒伤或留血作痛，右胁多痰积或气郁作痛。其间七情六郁之犯，饮食劳动之伤，皆足以致痰凝气聚，血蓄成积。虽然痰气亦有流于左胁者，然必与血相持而痛，血积亦有伤于右胁者，然必因脾气衰而致，其间虚实治法，可默悟矣。

伤寒少阳胁痛，用小柴胡汤，硬满，加薄桂；不大便，加枳壳；兼胸胁满痛，加枳、桔。若不因伤寒而胁痛，身体微热，枳壳煮散。盖枳壳为治胁痛专药，诸方皆用之。寒气引胁下痛，枳实理中汤。戴复庵云：腹纳诸般冷痛，枳实理中汤加减，作无限用。胁痛而气喘，分气紫苏饮、增损流气饮选用。有胁痛而吐血者，此热伤肝也，小柴胡去半夏、黄芩，加丹皮、鳖甲。两胁肿痛，或腹痛，或小便涩滞者，属湿热，龙胆泻肝汤。脉弦痛在左属肝火，宜柴胡、山栀、当归、青皮、芍药。不已，加吴茱萸炒川连；甚则加酒炒龙胆草。如果肝气实，当归龙荟丸。

因怒伤肝，肝气郁甚，柴胡疏肝散。气滞作痛，两手脉沉伏或弦，痛引胸胁，不得俯仰屈伸，二陈加枳壳、香附、木香。左胁痛者，木气实也，抑青丸。火盛者，佐金丸从治之。有蓄血偏著左胁而痛者，复元活血汤。右胁痛，乃悲伤肺气所致，推气散加桔梗；或只用川芎、枳壳二味作汤服之。胁下偏痛发热，其脉紧弦，此寒也，以温药下之，宜《金匮》大黄附子汤。两胁走痛，脉沉弦而滑，乃湿痰流注在胁下，导痰汤加白芥子、枳壳、香附、木香；甚则控涎丹导而下之。食积寒痰，流于胁下，痛若锥刺，手不可近，诸药不效者，神保丸。食积胁痛发寒热，痛引心下，恶心恶食，必有一条扛起，有脉必滑，二陈加香、砂、枳、术、曲、朴、楂、芽；甚则加吴茱萸制川连。结积痰癖冷痛，煮黄丸。气弱人胁下痛，脉弦细或紧，多从劳役怒气得之，六君子加木香、芎、归、桂心。

肥白人气虚发热而胁痛，用参、芪、柴胡、黄芩、枳壳、木香之类；甚则加桂。瘦弱人阴虚寒热，胁下痛多怒，必有瘀血，宜桃仁、红花、柴胡、青皮、丹皮、鳖甲之类；甚则加大黄。

咳嗽引胁下痛，为水饮停蓄，小青龙汤。胁下硬满引痛，干呕短气，汗出不恶寒，有时头痛心下痞者，十枣汤。干咳引胁下痛，发寒热，为郁结所致，逍遥散。若胁下有块痛，乃过饱劳力所致，逍遥散加木香、丹皮、青皮。死血作痛，日轻夜重，或午后热，脉短涩，桃核承气汤易肉桂，加穿山甲、鳖甲、青皮；不应，加熟附子一片。如跌扑胁痛，亦宜上方。凡内伤胁痛不止者，生香油一盏，生蜜一杯，和匀服，一二次即止。房劳肾虚之人，胸膈胁肋多隐隐微痛，乃肾虚不能纳气，气虚不能生血之故，宜补骨脂、杜仲、牛膝补肾。当归、熟地和血，及七味丸调理。

季胁痛，《经》云：冬脉不及，则令人心悬如病饥，䏚中清，脊中痛，少腹满，小便变。又足少阳之筋，引胁外转筋，膝不可屈伸，腘筋急，前引髀后引尻，即上乘胁，季胁痛。按季胁痛，无不因肾虚者，加减八味丸、肾气丸选用。

腋下肿痛，少阳湿热留薄，则腋下肿痛，小柴胡加抚芎、枳壳，实人，去参加草龙胆；体肥痰盛，加白芥子。有痰饮搏聚而痛者，加味导痰汤加柴胡为向导。

诊：脉双弦者，肝气有余，两胁作痛，弦数有力，为肝盛有余。弦数无力，为肝虚有火。弦小而细为饮，脉沉为气。浮弦为风，弦小而弱者，为阳虚。沉细为阴虚。

刘默生治诸葛子立，胁痛连腰脊不能转侧，服六味丸加杜仲、续断。不效，或者以为不能转侧，必因闪挫，与推气散转剧。刘诊之曰：脉得弦细乏力，虚寒可知，与生料八味加茴香，四剂而安。”

《顾松园医镜·卷十四数集·胁痛》：“胁为肝胆之区，故胁痛昔人多从肝治，推其致痛之因，亦各不同。有因忿怒气郁，有因肝胆火盛，有因痰饮流注，有因瘀血停留，有因闪挫跌扑，有因食压肝气，治亦有异。其阴虚火旺，而胁肋作痛者，宜从虚劳门治之。仲淳云：胸胁痛属肝血虚，肝气实而上逆所致。治宜养血和肝（生地、归、芍、甘草、续断），除热下气（羚角、苏子、郁金、降香）。古云：肝无补法。此论肝气则不可亢，而肝血仍当自养也。

加味逍遥散，治郁怒伤肝，胸膈胁肋肚腹等处作痛（肝气喜条达。若因忿怒气郁冲上，则胸胃痛、奔下则少腹痛，横行则胁肋胀痛），加减用之，宜加木香、香附〔开郁快气〕，枳壳〔治气结刺痛〕，青皮〔疏肝胆滞气〕。如肺金气盛，而制肝木太过，而胁痛者，宜泻白散（抑金）合逍遥散（扶木）加减治之。此方辛散酸收，甘缓养血，而兼宁心扶脾之剂，乃肝经之要药也。

龙胆泻肝汤，治肝胆实火，或胸膈胁肋刺痛（以肝脉上贯膈中，布胁肋也），或两拗阴囊肿痛（肝脉循股内侧，入毛中，过阴器也），或头目胀痛（肝脉连目系，上出额至巅），或少腹作痛（肝脉抵少腹也），或下部生疮（如下疳、便毒、囊痈、悬痈、妇人阴肿、阴疮、阴中突出如挺），或乍寒发热，或大便燥结，或大便赤涩等症。龙胆草（专泻肝胆之火），黄芩、山栀（君以胆草，同入肝胆），生地、白芍（以凉肝血），甘草（以缓火势），木通、泽泻、车前（以泄火邪），或加羚羊角（咸寒入肝，除热下气），黄连（吴茱萸汁炒），寒热加柴胡，便秘加大黄。

左金丸（亦可小剂作汤），治肝经实火，胁肋作痛，一切肝火之症。（外用大黄、朴硝捣贴痛处）黄连（泻心火，使肺金清肃，得行令于左，而肝平。猪胆汁炒，径入肝胆。六两），吴茱萸（独入厥阴有功，引连入肝泻火。此从治之义。汤泡三次，炒一两。入汤剂，但浸汁拌炒），可加羚羊角（能治胸胁痛满）。

二陈汤、四苓散，痰饮流注，胁下支满而痛（甚至有形肿色赤，坚硬不移），或咳或呕者，合二方加减用之。宜加枳壳、青皮、竹沥、白芥子（痰在胁下，非白芥子不能达。如有热者，少加寒凉药中为引导）、黄连（吴茱萸浸炒）。如人强壮实，脉滑有力痛甚者（去甘草），量加甘遂（驱逐胸胃痰饮之峻药，半分至一分，须同大枣数枚用）。

犀角地黄汤、失笑散，均治瘀血停留，胁肋作痛，及闪挫瘀凝胁痛，随宜采用。

保和汤，治饮食填塞太阴，肝气被压，莫能舒泄，横行胁肋作痛，主此加减。宜加香砂、香附、青皮、黄连（吴茱萸浸炒）。

此七方或泻火，或驱痰，或祛瘀，或消食，皆宗肝无补法之良治也。然肝为藏血之海，若失血则空虚，是仍宜补之，慎勿胶执。”

《傅青主男科重编考释·痛疼门·胁痛》：“此乃肝病也，故治胁痛者，必须平肝，平肝必须补肾，肾水足而肝气有养，不治胁痛而胁痛自平也。方用肝肾兼资汤：熟地一两，山萸五钱，当归一两，白芍二两，白芥子三钱，黑栀子一钱，甘草三钱，水煎服。

左胁痛，肝经受邪也。方用：黄连三钱（吴茱萸炒），柴胡一钱，青皮一钱，桃仁泥一钱，枳壳一钱，当归一钱，川芎八分，红花五分，水煎，食远服。有痰加陈皮、半夏。

右胁痛，邪入肺经也。方用：片姜黄二钱，枳壳二钱，桂心二分，陈皮五分，半夏五分，炙草五分，水煎服。

左右胁俱痛，方用：柴胡、青皮、当归、川芎、白芍、龙胆草、枳壳、香附、砂仁、甘草、木香，姜水煎服。

两胁走注痛而有声者，痰也。二陈汤（陈皮、半夏、茯苓、甘草）去甘草，加：枳壳、砂仁、木香、青皮、苍术、香附、茴香，水煎服。

两胁有块痛：左肋有块作，是死血也；右胁有块作痛，是食积也。遍身作痛，筋骨尤甚，不能伸屈，口干目赤，头眩痰壅，胸膈不利，小便短赤，夜间殊甚。又遍身作痒如虫行，人以为风也，而不知肝、肾气虚而热也，用六味地黄汤（熟地、山萸、丹皮、山药、茯苓、泽泻）加栀子，柴胡，是乃正治也。三剂后见效。

胁痛身热者，劳也。用补中益气汤（人参、白术、陈皮、柴胡、升麻、当归、黄芪、甘草）加川芎、白芍、青皮、砂仁、枳壳、茴香，去黄芪，水煎服。

胁痛咳嗽：咳嗽气急，脉滑数者，痰结痛也。方用：栝蒌仁、枳壳、白芥子、青皮、茴香，水煎服。”

《医学心悟·卷三·胁痛》：“伤寒胁痛，属少阳经受邪，用小柴胡汤。杂症胁痛，左为肝气不和，用柴胡疏肝。七情郁结，用逍遥散。若兼肝火、痰饮、食积、瘀血，随症加药。右为肝移邪于肺，用推气散。凡治实证胁痛，左用枳壳，右用郁金，皆为的剂。然亦有虚寒作痛，得温则散，按之则止者，又宜温补，不可拘执也。”

《苍生司命·卷五利集·胁痛证》：“胸胁者，肝胆二经往来之道路也。故木气受伤，痛在胸中；肝气实盛，痛在两胁。然胁痛之病，有数证焉。

岁木太过，肝气旺盛，两胁充满，莫能疏泄，壅胀为痛，势急难支。此肝火之盛为之也。

稀涎宿痰，留注两胁，或僻一胁，绵绵隐痛，或作或止，一有呕恶，则吊动掣痛，久则形肿色赤，坚硬不移，若以肿毒治之增剧。此痰气之结为之也。

心生血，肝纳血，肝有热则妄行，注于胁则胁痛，或紫黑或结块。上部抵当汤，中部桃仁承气汤，皆称捷效。此污血之积为之也。

又岁金肃烈，制木太过，致肝气郁而不伸，两胁痛而不止。此须抑金扶木，泻白散合阿胶四物汤，泻有余而补不足，使两气和平，则痛自止。此肝气被郁为之也。

又有伤寒，往来寒热，胸胁痛，耳聋。此虽属少阳，然胆者，肝之府，痛甚则肝气亦受损伤，惟小柴胡少加牡蛎、胆草，则二经皆平矣。此伤寒之虚热为之也。

又有饮食填塞太阴，肝气被压。然肝者，将军之官，其性猛烈，不受压制，上冲之则胃脘痛，横行之则两胁痛，惟消食顺气，少兼温散，则食下而肝气自舒，胁痛自止。有医言胁下一条杠起作痛者，食积也。夫饮食入胃，安得出胁而为杠起？必食积偏坠一边而近胁作痛，故医云然。孰信哉？信于理而已矣。

又有挫闪跌扑一症，或气郁或血积，亦作胁痛。若以凉药治之，则痛益甚，须用行血行气之剂，而兼温药以散之，辄效。

又有阳虚、阴虚二证，皆属之不足，非可以有余者例治也。有阴虚火动，咳嗽吊动两胁而痛者，有肝气横行两胁而大痛者，此相火为之，用芦荟丸二痛皆止，但劳证本病，莫之能疗。

其肝气虚，并元气弱而痛者，若以肝气实盛治之立祸，惟四物少加炒盐以补肝，四君子少加柴苓以补气，则虚回而痛自止矣。”

《一见能医·卷之六·病因赋中·胁痛有两边之别》：“胁痛者，肋痛也。《经》云：左右者，阴阳之道路也。胁居一身之左右，阴阳六气之所行，或痰涎，或死血，或食积，流滞于其间，使不运行，气不升降，故作痛也。左胁痛是肝气不顺，右胁痛是肺气受伤，治以二陈汤。左痛，加官桂、青皮、柴胡、赤芍、归尾、桃仁、龙胆草、黄连之类。右痛，加苍术、抚芎、南星、枳壳、香附、麦芽、砂仁、白芥子、姜汁、竹沥之类。

又有肾气上攻，胃口作酸，分两胁而痛者，生艾汁调五苓散服之。胁下一条扛起作痛者，保和丸。胁下悠悠痛不止者，是肝气不足也，四物汤加柴胡治之。肥白人，气虚发热，胁下痛者，用参、芪补气，柴、芩退热，木香、青皮以调其气。瘦弱人，平昔多怒，胁痛寒热者，必有瘀血，宜桃仁、红花、柴胡、青皮、大黄之类行之。”

《脉因证治·卷二·胁痛》：“证：痰积流注厥阴，亦使胁下痛。病则咳嗽，外有肝中风，左胁偏痛；肝中寒，胁下挛急；饮水胁下鸣相逐，皆致胁痛，须详之。辨非血枯证。胸胁支满，络气不行，妨于食，肝脾伤，病至先闻腥臊臭，出清液，肺叶伤也。四肢清，目眩，复后血，此年少脱血，或醉行房，肝伤气竭致之故也。证治：木火盛，宜以辛散之，以苦泻之，当归龙荟丸、泻青丸主之。死血，宜以破血为主，润血为佐，复元活血、当归导滞等主之。痰积，宜以去痰行气，二陈汤加南星、青皮、香附、青黛等主之。龙荟丸治食积发热，木盛胁痛。

柴胡、甘草、青皮、黄连、大黄、当归、木香、草龙胆、芦荟、川芎，治水气实加之。治血汤治死血，左金丸治肝火。黄连六两，茱萸一两。导痰汤治痰注。诸痰皆生于热。台芎二两，香附八两，陈皮、苏叶、干姜一两。贴痛芥菜子（研，水敷）、茱萸（醋研，敷上大效），熨痛醋炒灰热，布裹熨之，葱艾炒亦可；韭汁亦可。”

《罗氏会约医镜·卷之七·杂证·论胁痛》：“胁痛之病，本属少阳胆经、厥阴肝经，以二经之脉，皆循胁肋故也。然《经》言，心、肺、胃、肾与膀胱，皆有胁痛之病，以邪在诸经，气逆不解，必以此相传，延及本经，则无非肝胆之病矣。至于忿怒伤血、伤气、伤筋，或寒邪在半表半里之间，此是本经之病，当直取本经；传自他经者，拔其所病之本，自无不愈。然胁痛即隔痛，其与心痛别者，心痛在岐骨陷处，胸痛则横满于胸中两胁间也。其与胃脘痛别者，胃脘痛在心之下，胸痛在心之上也。其痛有内伤外感之辨：凡寒邪在少阳经，乃病为胁痛，耳聋而呕，必有往来寒热，方是外感；如无表症，悉属内伤，但内伤多而外感亦间有之耳。诸家有谓肝左而藏血，肺右而藏气；考之诸经，却无明证，实后世之谬淡也。欲辨气血，惟察其有形无形而可知矣。血积有形而不移，或坚硬而拒按；气痛流行而无迹，或倏聚而倏散。若食积痰饮，皆属有形之症。第详察所因，自可辨识。且凡属有形之症，亦无非由气之滞而然。凡治此者，无论是血是痰，须兼行气之药，而后随症佐使，自中肯綮。

三柴胡饮，治外感风寒，邪在少阳，身发寒热，胁痛，耳聋。柴胡二钱，白芍钱半，甘草（炙）、陈皮各一钱，当归二钱，生姜五分，温服。如气不流通，加青皮、香附、广木香、白芥子之类。即小柴胡汤亦可。（方见伤寒表症。加川芎、青皮、白芍）

温中散寒汤（新），治寒邪外闭，畏寒胁痛，脉虚体弱，表里兼顾者。当归三四钱，山药二三钱，茯苓钱半，甘草一钱，青皮六七分，柴胡钱半，陈皮一钱，香附七分，肉桂一二钱（或改桂枝钱半），生姜一钱（煨用；或改干姜，炒用），温服。如外寒甚而无汗者，加麻黄一钱。如内寒甚而喜按者，加附子一二钱。如呕逆者，加半夏二钱。

木香顺气散，治气滞，胁痛，腹痛。木香五分，香附七分，槟榔、青皮、陈皮、枳壳、砂仁、厚朴（姜炒）、苍术各八分，姜引。如气寒滞痛，如丁香五分，或加白豆蔻、藿香之属。

化肝煎，治怒气伤肝，因而气逆动火动血，胁痛，胀满，烦热。青皮、陈皮、白芍、丹皮、栀子各钱半，土贝母二三钱，泽泻钱半。如血见下部者，甘草代之，温服。如火盛，加黄芩、胆草。如胀滞胁痛，加白芥子一钱，勿用白芍。如兼寒热，加柴胡一钱。

推气散，治右胁胀痛。片姜黄、枳壳（面炒）、桂心各五钱，甘草（炙）五钱，共研末，姜汤调服。又谓宜消食行痰。

木通散，治男妇肝肾气滞，自下而上，痛连两胁。木通、青皮、萝卜子（炒）、茴香各五钱，滑石二钱半，莪术二钱五分，木香二钱半，川楝子（取肉，用巴豆，三钱同炒黑，去巴豆）五钱，共研末，葱白汤调服三钱。

消导汤（新），治饮食留滞，胸膈上有一条杠起痛者是也。厚朴（姜炒）、茯苓、砂仁、山楂、麦芽、神曲各钱半，陈皮一钱五分，枳实八分，白芥子七分，生姜引。如胃寒呕逆，加炮干姜一钱。如气滞而痛，加木香、香附。如食积坚硬难化，加槟榔、莪术。

补肝散，治肝肾精虚，不能化气，气虚不能生血；气血少，不能流畅，以致胸胁作痛。但宜培补，不得再用香燥以自伐也。熟地、白术各一两，枣仁（炒）、独活各二两，当归、川芎、山药、黄芪（蜜炒）、枣皮各七钱，五味（炒）、木瓜各四钱。上㕮咀，每服七八钱，枣二枚，水煎服。

逍遥散，治肝脾血虚，或郁怒伤肝而胁痛者。当归、白芍、白术、茯苓各一钱半，甘草一钱，柴胡（酒炒）一钱，生姜七分（煨），煎服。或加薄荷叶三分更效。

柴胡疏肝散，治外邪未解而兼气逆胁痛，或寒热往来。陈皮（醋炒）、柴胡各二钱，川芎、枳壳、白芍各一钱五分，甘草五分，香附一钱，食前服。

备采古来治胁痛至简至稳神方于后，以便取用。

惊伤胁痛，用枳壳一两，桂枝五钱，为末，姜枣汤调下。胁痛，用白芥子研末，水调敷之。又方：吴茱萸研末，醋调敷之。又方：韭菜炒，熨之。又方：柑子叶捣烂炒，烧酒淬，熨之。又方：青皮研末炒、酒淬，揉之。寒痛，用艾叶捣烂，烧酒和炒，熨之。肝胆火痛，如柴胡、胆草、青黛、青皮、木香、香附之类，皆可拣用。胁痛，用凤仙花晒研，酒调服三钱，活血消积。痛属痰而走易者，用真白芥子、紫大戟（去皮）、甘遂（面裹煨）等分，为末，米汤糊丸，淡姜汤下七八丸，名控涎丹。”

《笔花医镜·卷四·女科证治·肝气》：“（足厥阴属脏）肝与胆相附，东方木也，其性刚，赖血以养，自两胁以下及少腹阴囊之地，皆其部位。最易动气作痛，其风又能上至巅顶而痛于头，色属青，常现于左颧目眦，于妇人为尤甚。肝无表症，皆属于里。肝之虚，肾水不能涵木而血少也，脉左关必弱或空大，其症为胁痛，为头眩，为目干，为眉棱骨眼眶痛，为心悸，为口渴，为烦躁发热。

胁痛者，血不营筋也，四物汤主之。头眩者，血虚风动也，逍遥散主之。目干者，水不养木也，六味地黄丸主之。眉棱骨眼眶痛者，肝血虚，见光则痛，逍遥散主之。心悸者，血少而虚火煽也，七福饮主之。口渴者，血虚液燥也，甘露饮主之。烦躁发热者，虚火亢也，六味地黄丸主之。

肝之实，气与内风充之也，脉左关必弦而洪，其症为左胁痛，为头痛，为腹痛，为小腹痛，为积聚，为疝气，为咳嗽，为泄泻，为呕吐，为呃逆。

左胁痛，肝气不和也，柴胡疏肝散、栝蒌散并主之。头痛者，风热也，清空膏主之，或柴胡疏肝散。腹痛者，肝木乘脾也，芍药甘草汤主之。小腹痛者，癥瘕之气聚也，奔豚丸主之，有热者去附桂。积聚者，肝积在左胁下，名曰肥气，和中丸加柴胡、鳖甲、青皮、莪术主之。疝气者，气结聚于下也，橘核丸主之，寒则加吴茱萸、肉桂。咳嗽者，木火刑金也，止嗽散加柴胡、枳壳、赤芍主之。泄泻者，木旺克土也，四君子汤加柴胡、木香主之。呕吐者，木火凌胃也，二陈汤加炒黄连主之。呃逆者，气郁火冲也，橘皮竹茹汤主之。肝寒之症，脉左关必沉迟，其症为小腹痛，为疝瘕，为囊缩，为寒热往来。”

《类证治裁·卷之六·胁痛论治》：“肝脉布胁，胆脉循胁。肩下曰膊，膊下曰臑，臑对腋，腋下曰胠，胠下曰胁，胁后曰肋，肋下曰季肋，俗名肋稍，季肋下为腰。故胁痛皆肝胆为病，而胆附于肝。凡气血食痰风寒之滞于肝者，皆足致痛。气郁者，大怒气逆，或谋虑不遂，皆令肝火动甚，清肝汤、小龙荟丸。血瘀者，跌扑闪挫，恶血停留，按之痛甚，复元活血汤。痰痛者，痰饮流注其经，嗽则气急，控涎丹，以二陈汤下，或白芥子汤。食积者，食滞胁下，有一条扛起，消食丸。风寒者，外感之邪，留著胁下，小柴胡汤加桔梗、枳壳。左痛多留血，右痛为肝邪入肺，为气，痰食亦在右。风寒则不论左右，胁痛多实，不可轻用补肝，致令肝胀。亦有虚痛者，补肝散。怒伤者，香附汤。郁伤者，逍遥散。初痛在经，久必入络。经主气，络主血，有营络虚寒，得食痛缓者。辛温通络，甘缓补虚，当归桂枝汤。有肝阴虚者，热痛嗌干，宜凉润滋液，三才汤加柏子仁、白芍。有液虚风动者，胁气动跃，宜滋液熄风，复脉汤去桂、姜。有郁热胀痛者，宜苦辛泄降，川楝子、黄连、山栀、郁金、降香末。有因怒劳，致气血皆伤，肝络瘀痹者，宜辛温通络，旋覆花汤加归须、小茴、新绛、延胡、青葱管。有痞积攻痛者，宜辛散通瘀，桃仁、鲮鲤甲、乳香、没药、丹皮、归须、牡蛎粉、泽兰。有气逆呕涎，由胁攻胃者，用酸泄和肝，木瓜、白芍、金橘皮、枣仁、橘叶、代赭石。按《内经》治肝，不外甘缓、辛散、酸泻三法。凡胁痛，药忌刚燥，以肝为刚脏，必以柔济之，乃安也。

丹溪曰：肝苦急，是木气有余，急食辛以散之，用川芎、青皮、醋炒。又曰，肝火盛，两胁痛，不得伸舒，先以琥珀膏贴患处，以姜汤下当归龙荟丸，最妙。咳引胁痛，宜舒肝气，用青皮、枳壳、香附、白芥子之类。两胁走痛，控涎丹。

《正传》曰：凡胁痛，皆肝木有余，小柴胡汤加川芎、青皮、芍药、龙胆草，甚者加青黛、麝香。凡性急多怒之人，常患腹胁痛，小柴胡汤加川芎、青皮、白芍，下龙荟丸甚效。

《入门》曰：肝热郁，则胁必痛，发寒热，胁痛似有积块，必是饮食太饱，劳力所致，当归龙荟丸。肝气实，胁痛者，烦燥不安卧，小柴胡汤加川芎、白芍、当归、青皮、龙胆草。肝气虚，胁痛者，悠悠不止，耳目𥆧𥆧，善恐，四物汤加柴胡、青皮。

《医鉴》曰：胁痛必用青皮醋炒，煎服，末服并效。以青皮乃肝胆二经药，多怒，胁有郁积，宜此解之。若二经气血不足，当先补血，少用青皮。”

《杂病广要·身体类·胁痛》：“肝火盛、木气实而胁痛者，或因怒气太逆，肝气郁甚，谋虑不决，风中于肝，皆使木气甚，火盛则肝急矣。《经》云：肝苦急，急食辛以散之。抚芎、苍术（［按］《心法》更曰青皮、当归之类）或小柴胡汤之属。死血、瘀血、恶血停留于肝，归于胁下而痛，其病则自汗，按之益痛甚，宜破血行气。气弱人胁下痛，脉细紧或弦，多以劳役怒气得之，宜八物汤加木香、青皮，或加官桂。（《医统》引丹溪）（死血证更见行血诸方中）岁木太过，肝气旺盛，两胁充满，莫能舒泄，壅胀为痛，势急难支，此肝火之盛为之也。稀涎宿痰，留注两胁，或僻一胁，绵绵隐痛，或作或止，一有呕恶，则吊动掣痛，久则形肿色赤，坚硬不移，若以肿毒治之增剧，此痰气之结为之也。心生血，肝纳血，肝有热则妄行，注于胁则胁痛，或紫黑，或结块，上部抵当汤，中部桃仁承气汤，皆称捷效，此污血之积为之也。又岁金肃烈，制木太过，致肝气郁而不伸，两胁痛而不止，此须抑金扶木，泻有余而补不足，使两气和平，则痛自止，此肝被郁为之也。（［按］止就岁气为辨，遇泥难从，然分肝盛、肝郁者，或有其理）又有饮食填塞太阴，肝气被压，然肝者将军之官，其性猛烈，不受压制，上冲之则胃脘痛，横行之则两胁痛，惟消食顺气，少兼温散，则食下而肝气自舒，胁痛自止。有医言胁下一条杠起作痛者，食积也。夫饮食入胃，安得出胁而为杠起，必食积偏坠一边而近胁作痛，故医云然，孰信哉？信于理而已矣。又有挫闪跌扑一症，或气郁，或血积，亦作胁痛，若以凉药治之，则痛益甚，须用行血行气之剂，而兼温药以散之辄效。又有阳虚、阴虚二症，皆属之不足，非可有以余者例治也。（《司命》）死血者，日轻夜重，或午后热，脉短涩或芤，桃仁承气汤加鳖甲、青皮、柴胡、芎、归之属。（［按］《颐生微论》有左胁痛用桃仁承气汤加干漆治验，当参）若跌扑胁痛者，亦是死血，宜复元活血汤、破血散瘀汤（此东垣方，用羌、防、桂、翘、归、柴、蛭、麝、苏木）。怒气者，脉弦实有力，大剂香附合芎、归之属。痰饮停伏者，脉沉弦滑，导痰汤加白芥子。房劳过多，肾虚羸怯之人，胸膈之间多有隐隐微痛，此肾虚不能约气，气虚不能生血之故。气与血犹水也，盛则流畅，少则壅滞。故气血不虚则不滞，既虚则鲜有不滞者，所以作痛，宜用破故纸之类、补肾，芎、归之类和血。若作寻常胁痛治，即殆矣。（《准绳》）两胁走注，痛而有声者，痰饮也。左胁下有块作痛不移者，死血也。右胁下有块作痛饱闷者，食积也。咳嗽气急发热者，痰结痛也，久而不治，则成肺痈。劳伤身热胁痛者，脉必虚也。（《订补指掌》）胠胁肋痛，肝经病也。盖肝与胆二经之脉布胁肋，肝火盛，木气实，故流于胠胁肋间而作痛。

凡人肩下曰膊，膊下曰臑，臑对腋，腋下为胠，胠下为胁，胁后为肋，肋下为季肋，俗名肋稍，季肋之下为腰，部分如此。今胠胁肋痛，固由于肝经之实，而所谓肝邪者，不越气、血、食、痰、风寒五端。试先言五者之由，再详症之所属。一曰气郁，由大怒气逆，或谋虑不决，皆令肝火动甚，以致胠胁肋痛（宜枳壳煮散、枳壳散、桂枝汤、小龙荟丸）。一曰死血，由恶血停留于肝，居于胁下，以致胠胁肋痛，按之则痛益甚（宜小柴胡汤合四物汤，加桃仁、红花、乳香、没药，或桃仁承气汤、复元活血汤）。一曰痰饮，由痰饮流注于厥阴之经，以致胠胁肋痛，痛则咳嗽气急（宜控涎丹云云）。一曰食积，由食停胁下，有一条扛起，以致胠胁肋痛（宜神保丸，以枳实汤吞下。又当归龙荟丸）。一曰风寒，由外感风寒之邪，留着胁下，以致胠胁肋痛（宜芎葛汤、小柴胡汤加枳壳、桔梗）。此五者皆足致痛，而惟怒气、瘀血居多也。

至胠胁肋地分，本近一处，故其为痛，亦不必细分何部，只以胁痛概之。（《尊生书》）肝血不足，悠悠痛不止者，四物汤加柴胡梢。若胁下一点痛不止，此因酒色太过所致，名干胁痛，难治。（《指掌》）瘀血作痛者，痛而不膨，按之亦痛，不按亦痛，其痛无时而息也。怒气作痛者，痛而且膨，得暖则缓，已而复痛，其痛有时而息也。此非血与气之辨乎。（《玉案》）肝虚者，肝经虚也，阴虚则脉绌急。肝之脉贯膈布胁肋，阴虚血燥，则经脉失养而痛。其症胁下筋急，不得太息，目昏不明，爪枯色青，遇劳即甚，或忍饥即发者是也。（《金匮翼》）季胁痛盖季胁两肋稍之处，肝之下，胆之位也。痛甚而下连少腹者亦是死血，痛不甚而止于一处者痰也。（《玉案》）季胁痛无不因肾虚者，加减八味丸（系去附子加五味子）、肾气丸选用。（《医通》）治例胁肋疼痛，服木通散（亦可治男子，出《明理方》）。心下胁肋少腹疼痛，皆素有积寒，而温暖汤散亦可主治，甚者以温药下之。心下与少腹痛，诸书并有效方，而胁肋下痛，鲜获治法。（《妇人良方》）阴阳气滞，邪气未尽，五积散去麻黄，加茴香、青木香、桃仁、橘叶，小柴胡汤、本事芎葛汤、枳壳散。饮食气郁连乳痛，沉香汤（［按］当单味煎汤）下红丸子。痛连小腹发欲死，新复元通气散、葱汤调下神保丸。兼肿，二十四味流气饮下神保丸。(《永类》)(节录)痛甚者，肝火盛，以当归龙荟丸，姜汤下之，是泻火([按]《纲目》作肝)之要药。死血，用桃仁、红花、川芎。痰流注，以二陈汤加南星、苍术、川芎。有火盛者，当伐肝木。有气郁而胸胁痛者，看其脉沉涩，当作郁治。痛而不得伸舒者，蜜丸龙荟丸最快。胁下有食积一条扛起，用吴茱萸、炒黄连。(《丹溪》)曾有人胁痛连膈，进诸气药，并自大便导者，其痛殊甚，后用辛热补剂下黑锡丹方愈，此乃虚冷作痛，愈疏而愈虚耳。

胁痛病在肝胆，伤寒胁痛属少阳经，合用小柴胡汤；痛甚而不大便者，于内加枳壳。若寻常胁痛，不系正伤寒，时身体带微热者，《本事方》中枳壳煮散。若只是胁痛，别无杂证，其痛在左为肝经受邪，宜用川芎、枳壳、甘草；其痛在右，为肝经移病于肺，宜用片子姜黄、枳壳、桂心、甘草。此二方出《严氏济生续集》，加减在人。又有肝胆经停痰伏饮，或一边胁痛，宜用严氏导痰汤。痰结成癖，间进半硫丸。盖枳壳乃治胁痛的剂，所以诸方中皆不可少。曾见潘子先说有人胁痛，下青龙汤痛止，兼嗽得可，此其痛必在右胁故也。灼然知是寒气作痛，枳实理中汤为宜。(《要诀》)治之当以散结顺气，化痰和血为主，平其肝而导其滞，则无不愈矣。(《选要》)胁痛二三年不已者，乃痰瘀结成积块，肝积肥气，肺积息贲，发作有时。虽皆肝木有余，不可峻攻，宜枳术丸加官桂、陈皮、桔梗、甘草，蜜丸服，或复元通气散。(《入门》)去滞气须用青皮，乃肝胆二经药，人多怒，胁下有郁积者，固宜。(《六要》)”

二、理气治胁痛方

1. 鳖甲散(《太平圣惠方·卷第四十六·治咳嗽短气诸方》)

治腹内诸气胀满，两胁痛，不欲饮食。

诃黎勒皮(三分)　陈橘皮(三分，汤浸去白瓤，焙)　人参(一两，去芦头)　桔梗(三分，去芦头)　吴茱萸(半两汤，浸七遍，焙干，微炒)　甘草(半两，炙微赤，锉)　杏仁(三分，汤浸去皮、尖、双仁，麸炒微黄)

上件药，捣筛为散。每服三钱，以水一中盏，入生姜半分，煎至六分，去滓，不计时候，温服。

2. 诃黎勒散(《太平圣惠方·卷第四十六·治咳嗽短气诸方》)

治咳嗽短气，腹胁痛。

诃黎勒皮(三分)　陈橘皮(三分，汤浸去白瓤，焙)　人参(一两，去芦头)　桔梗(三分，去芦头)　吴茱萸(半两，汤浸七遍，焙干，微炒)　甘草(半两，炙微赤，锉)　杏仁(三分，汤浸去皮尖、双仁，麸炒微黄)

上件药，捣筛为散。每服三钱，以水一中盏，入生姜半分，煎至六分，去滓，不计时候，温服。

3. 木香丸

1)《太平圣惠方·卷第四十九·治痃气诸方》

治痃气，两胁痛不可忍。

木香(三分)　川乌头(半两，炮裂，去皮脐)　附子(半两，炮裂，去皮脐)　干姜(半两，炮裂，锉)　巴豆(一两，去皮心，纸裹压去油)　当归(三分，锉碎，微炒)

上件药，捣罗为末，入巴豆同研令匀，以醋煮面糊和丸如绿豆大。不计时候，煎生姜醋汤下五丸。

2)《太平圣惠方·卷第四十九·治痃癖不能食诸方》

治痃癖气，腹胁痛，不能食，四肢少力。

木香(三分)　诃黎勒(一两，煨用皮)　黄芪(一两，锉)　鳖甲(一两，涂醋炙令黄，去裙襕)　白术(三分)　赤茯苓(一两)　桂心(三分)　枳壳(一两，麸炒微黄，去瓤)　陈橘皮(一两，汤浸去白瓤，焙)　当归(一两，锉碎，微炒)　槟榔(一两半)　五味子(三分)

上件药，捣罗为末，炼蜜和捣三二百杵，丸如梧桐子大。每服不计时候，以温酒下三十丸。

4. 木香汤(《圣济总录·卷第五十七·心腹门·胁痛烦满》)

治胁痛烦满，上攻心胸不利。

木香(一两)　槟榔(锉，二两)　芍药(半两)　厚朴(去粗皮，生姜汁炙)　桂(去粗皮)　羌活(去芦头)　京三棱(煨，锉)　独活(去芦头)　芎䓖　大黄(锉，炒)　干姜(炮)　人参(切，各一两)　附子(炮裂，去皮脐，半两)　陈橘皮(汤浸去白，焙，一两半)

上一十四味，锉如麻豆。每服三钱匕，水一

盏，煎至七分，去滓温服，空心、日午、夜卧各一。

5. 三和散（《太平惠民和剂局方·卷之三·治一切气》）

治五脏不调，三焦不和，心腹痞闷，胁肋胀，风气壅滞，肢节烦痛，头面虚浮，手足微肿，肠胃燥涩，大便秘难，虽年高气弱，并可服之。又治背痛，胁痛，有妨饮食，及脚气上攻，胸腹满闷，大便不通。

羌活（去芦） 紫苏（茎叶，去粗梗） 沉香 宣州木瓜（薄切，焙干） 大腹皮（炙焦黄，各一两） 芎䓖 甘草（炒） 陈皮（去白） 木香 槟榔（面裹煨熟，去面） 白术（各三分）

上为粗末。每服二大钱，水一盏煎至六分，去滓，温服，不计时。

6. 荜澄茄丸（《圣济总录·卷第五十七·心腹门·胁痛烦满》）

治气滞不匀，胁痛烦满，不思饮食。

荜澄茄（炒） 藿香叶 蘹香子（炒） 人参 槟榔（锉，各一两） 丁香 木香（各半两） 甘草（炙，锉） 蓬莪术（煨，各一两）

上九味，捣罗为末，入麝香一钱匕，研细炼蜜，丸如鸡头大。每服一丸细嚼，橘皮生姜汤下，空心食前。

7. 白术丸（《圣济总录·卷第五十七·心腹门·胁痛烦满》）

治腹胁痛，积滞不消，烦满痞闷，不思食。

白术 槟榔（锉） 姜黄（炒） 沉香（锉） 京三棱（煨，锉，各一分） 大腹（锉，一半两） 莎草根（去毛） 丁香皮（各三分） 木香 丁香 桂（去粗皮，各半两）

上一十一味，捣罗为细末，酒浸炊饼丸如梧桐子大。每服二十丸，温酒下嚼破，温水下亦可。治胁腹痛胀满，上下攻冲烦闷。

8. 参曲散（《圣济总录·卷第六十二·膈气门·膈气宿食不消》）

治膈气宿食不消，气攻两胁痛，口内唾痰，心胸不快。

人参 白茯苓（去黑皮） 厚朴（去粗皮，涂生姜汁炙熟） 枳壳（去瓤麸炒） 桂（去粗皮） 甘草（炙） 陈曲（炒黄） 诃黎勒皮 白术 干姜（炮） 京三棱（煨熟） 白槟榔（锉） 木香（各三分）

上一十三味，捣罗为散。每服二钱匕。入盐点服，空心食前。

9. 降气丸（《圣济总录·卷第六十七·诸气门·上气胸胁支满》）

利胸膈，行滞气，消胀满，疗腹胁痛。

蘹香子（微炒） 木香 桂（去粗皮） 槟榔（锉） 桃仁（汤去皮尖、双仁，研，各一两） 莱菔子 京三棱（煨，锉） 青橘皮（汤去白，焙，各三分） 厚朴（去粗皮，生姜汁炙香熟，一两）

上九味，捣罗为细末拌匀，酒煮面糊和丸如梧桐子大。空心温酒下二十丸至三十丸，生姜汤下亦得。

10. 枳壳煮散（《普济本事方·卷第七·腹胁疼痛》）

治悲哀烦恼伤肝气，至两胁骨疼，筋脉紧急，腰脚重滞，两股筋急，两胁牵痛，四肢不能举，渐至脊膂挛急。此药大治胁痛。

枳壳（去穰麸炒黄） 细辛（去叶） 桔梗（炒） 防风（去钗股） 川芎（各四两） 葛根（一两半） 甘草（二两，炙）

上粗末。每服四钱，水一盏半，姜三片，煎至七分，去滓，空心食前温服。

11. 木香万安丸（《黄帝素问宣明论方·卷四·热门·诸病总论》）

治一切风热怫郁，气血壅滞，头目昏眩，鼻塞耳鸣，筋脉拘卷，肢体焦痿，咽嗌不利，胸膈痞塞，腹胁痛闷，肠胃燥涩，淋闭不通，腰脚重痛，疝瘕急结，痃癖坚积，肠滞胃满，久不了绝，走注疼痛，暗俳痫病，湿病腹胀水肿。

木香 拣桂 甘遂（各一分） 牵牛（二两） 大戟（半两） 大黄 红皮 槟榔（各一两） 皂角（二两，要得肥好者，洗净，水三盏，煮三二沸，取出，槌碎，揉取汁，再熬成稠膏，下蜜，熬二沸，便取出） 半夏 蜜（各一两）

上膏，丸小豆大。每服十丸至十五丸，生姜汤下。小儿丸如麻子大。水肿、痫病、诸积，快利为度。

12. 神保丸（《卫生宝鉴·卷十三·心胃痛及腹中痛》）

治心膈痛，腹胁痛，肾气痛，痰积痛。

木香 胡椒（各二钱五分） 干蝎（七个） 巴豆（去心、膜油，十个）

上为细末，入巴豆霜令匀，汤浸蒸饼为丸麻子大，朱砂为衣。每服三丸，姜汤下。

13. 乌头汤（《普济方·卷三十五·胃腑门·胃虚冷》）

治胃气虚冷，不思饮食，胁肋满，胸膈不快，脏腑不利。

乌头（炮，去皮脐）　益智（去皮，炒，各三两）　木香　诃黎勒（去核，各五钱）　山芋（二两）　粟米（五合）　白盐（炒，一两）　青橘皮（汤浸去白，焙，一两五钱）

上㕮咀。每服三钱，水一大盏煎七分，滤去滓，放温空心服。

14. 射干汤（《普济方·卷一百六十·咳嗽门·五脏诸嗽》引《指南方》）

主肝咳，肝咳之状，咳则两胁痛，甚则不可转侧，转侧则两胁下痞满，恶风脉浮。

射干　麻黄（去节，各半两）　五味子（一两）　半夏（泡，一两）　款冬花（二两）　甘草（半两）

上为散。每服五钱，水二盏，姜五片，煎至一盏，去滓，食后服。

15. 五积丸（《普济方·卷一百六十九·积聚门·积聚》）

亦治妇人血气病，两胁痛，用红花酒下十丸；男子冷气或两肋刺痛，炒茴香酒下十丸；冷泻酸醋汤下十丸；热泻冷水送下十丸；瘕聚积滞，随意斟酌，加减服之。

大黄（三钱）　黄柏（三钱）　槟榔（七枚）　山豆（一两半，去皮）　蛤粉（三钱）　雷丸（三钱）

上为细末，醋面糊为丸如桐子大。每服二十丸，温水送下。

16. 荆三棱散（《普济方·卷一百七十二·积聚门·积聚宿食不消》）

治积聚气，脾胃虚弱，不能化谷，及宿食不消，腹胁痛。

荆三棱（一两，煨，锉）　桂心（三分）　丁香（半分）　益智（三分，去皮）　木香（五钱）　大腹皮（一两，锉）　前胡（一两，去芦）　白术（二分）　厚朴（一两，去粗皮，涂生姜汁炙令香熟）　干姜（半两，炮裂，锉）　蓬莪术（二分）　郁李仁（一两，汤浸去皮，微炒）　青橘皮（一两，汤浸去白瓤，焙）　赤茯苓（一两）　川大黄（一两，锉碎，微炒）

上为粗散。每服三钱，水一中盏，生姜半分，枣三枚，煎至六分，去滓，每服，食前稍热服。

17. 沉香汤（《普济方·卷二百二十九·虚劳门·气劳》）

治气劳，心胸不利，日渐羸瘦，四肢沉倦，饮食无味，骨节酸痛，小便黄赤，营卫不和，及治丈夫女人，五劳七伤，寒热无力，心惊胸膈闷，两胁痛楚，散滞气。

沉香　桂（去粗皮）　槟榔　当归（切，焙）　芎䓖　干姜（炮，各半两）　人参　白茯苓（去皮）　前胡（去芦头）　枳壳（去瓤麸炒）　草豆蔻（去皮）　黄芪（各三分）　附子（炮，去皮脐）　柴胡　诃黎勒皮　甘草（炙）　五味子（各一两）　半夏（汤浸七次，姜汁浸一夕，焙干，二两）

上为锉如麻豆。每服三钱，水一盏，生姜二片，枣二个擘，煎至六分，去滓热服，不拘时。

18. 枳壳丸（《普济方·卷三百四十九·产后诸疾门·产后血风血虚浮肿》）

治产后头面浮肿，两胁痛。

枳壳（去瓤麸炒，一两一分）　诃黎勒（煨，去核，二两）　当归（切，焙）　大黄（锉，炒）　防己　芍药（微炒，各三分）　郁李仁（酒浸去皮，一两）　木香　芎䓖　甘草（炙，锉，各半两）　牵牛子（一两，炒捣取半两用）

上为末，炼蜜和丸如梧桐子大。每服二十丸，煎桑白枣汤化下，加至三十丸。

19. 气针丸（《奇效良方·卷之二十八·胁痛门·胁痛通治方》）

治久积风壅，心胸筑痛，两胁心胸似有针刺疼痛，叫声彻日，六脉沉伏，按之手不可近。此药屡试神验。常服疏通滞气，止刺痛，极效。

木香　槟榔　青皮　陈皮　大黄（以上各四两）　牵牛（取头末半斤，半生半炒）

上为细末，炼蜜和丸如梧桐子大。每服三十丸，用生姜汤送下，食前服，量虚实加减。

20. 分气紫苏饮（《医方选要·卷之四·诸气门》）

治男子妇人脾胃不和，胸膈噎塞，胁痛，气促喘急，心下胀满，饮食不思，呕逆不止。

紫苏（二钱）　五味子（去梗，七分）　桑白皮（炙）　陈皮（去白）　桔梗（去芦）　草果仁　大

腹皮　茯苓（各一钱二分）　甘草（炙，八分）

上作一服，用水二盅，生姜三片，煎至一盅，入盐少许，食远服。

21. 枳壳散（《古今医统大全·卷之五十七胁痛门·药方·胁痛泻肝实火剂》）

治胁痛如有物插。

枳壳（炒，二两半）　甘草（炙，七钱半）

上为末。每服三钱，食远葱白汤调服。

22. 严氏推气散（《医方考·卷五·胁痛门第五十七》）

肝气胁痛，此方主之。

枳壳　桂心　片子姜黄（各半两）　炙甘草（一钱五分）

肝藏血而主怒，故病则气血俱病。越人云：东方常实，实则可以泻矣，故用枳壳破其气，姜黄利其郁，桂心能引二物至于痛处。

23. 气郁汤（《证治准绳·类方第二册·郁》）

治因求谋不遂，或横逆之来，或贫窘所迫，或暴怒所伤，或悲哀所致，或思念太过，皆为气郁，其状胸满胁痛，脉沉而涩者是也。

香附（童便浸一宿，焙干，杵去毛，为粗末，三钱）　苍术　橘红　制半夏（各一钱半）　贝母（去心）　白茯苓　抚芎　紫苏叶（自汗则用子）　山栀仁（炒，各一钱）　甘草　木香　槟榔（各五分）

生姜五片煎。

24. 木香顺气散（《景岳全书·卷之五十四书集·古方八阵·和阵》引《统旨》）

治气滞腹痛胁痛。

木香　香附　槟榔　青皮　陈皮　枳壳　砂仁　厚朴（制）　苍术（各一钱）　炙甘草（五分）

水二钟，姜三片，煎八分，食远服。

25. 抑肝定痛饮（《丹台玉案·卷之五·胁痛门·立方》）

治怒气伤肝胁痛。

广木香　橘红　青皮　柴胡　白芍　当归（各一钱五分）　官桂（六分）　沉香　枳壳（各一钱）

水煎热服。

26. 和肝饮（《丹台玉案·卷之五·胁痛门·立方》）

治胁下杠梗起一条作疼。

当归　白芍　三棱　青皮（各一钱五分）　大茴香　木香　枳壳　柴胡　砂仁（各八分）

水煎不拘时服。

27. 调肝饮（《丹台玉案·卷之五·胁痛门·立方》）

治季胁痛连小腹。

当归　川芎　乌药　玄胡索　青皮（各一钱五分）　柴胡　槟榔　广木香　桃仁（去皮尖，各一钱）

水煎热服。

28. 分气紫苏饮（《祖剂·卷之二·五皮散》）

治男子、妇人脾胃不利，胸膈噎塞，腹胁痛，气促喘急，心下胀闷，饮食不思，呕逆不止。

紫苏　桑白皮　五味子（炙）　桔梗（去梗）　草果仁（去芦）　大腹皮　白茯苓　陈皮　甘草（炙，各一钱半）

上作一服，水二钟，生姜三片，入盐少许，煎至一钟，空心服。

29. 圣术丸（《景岳全书发挥·卷四·新方八阵·热阵》）

治饮食偶伤，或吐泻胸痞胁痛，或过用克伐致伤脏气，有同前症，速宜用此。若治寒湿泻痢呕吐，尤为圣药。

白术　干姜　肉桂　陈皮

30. 逍遥散

1）《成方切用·卷五上·和解门》

凡肝胆两经郁火，以致胁痛头眩，或胃脘当心而痛，或肩胛绊痛，或时眼赤痛，连及太阳。妇人郁怒伤肝，致血妄行。赤白淫闭，砂淋崩浊等证，俱宜此方加减治之。

当归（酒拌）　白芍（酒炒，钱半）　白术（土炒）　柴胡　茯苓（一钱）　甘草（炙，五分）

加煨姜、薄荷煎。

2）《罗氏会约医镜·卷之二·治法精要》

治忿怒损伤肝脾，胁痛、发热等症。

当归　白芍　白术　茯苓（各二钱）　甘草（一钱）　柴胡（八分）

姜引，或加薄荷叶三分。

31. 栝蒌散（《医医偶录·卷二·肝部列方》）

治肝气燥急而胁痛。

大栝蒌（一枚，连皮捣）　甘草（二钱）　红花（七分）

水煎服。

32. 丹青饮(《校注医醇賸义·卷三·咳嗽》)

治肝经之咳,痰少胁痛,易怒头眩。

赭石(三钱) 麦冬(一钱五分,青黛拌) 杭菊(二钱) 石斛(三钱) 潼蒺藜(三钱) 白蒺藜(三钱) 沙参(四钱) 桑叶(一钱) 橘红(一钱) 贝母(二钱) 杏仁(三钱) 旋覆花(一钱,绢包)

33. 后辛汤(《校注医醇賸义·卷四·胀》)

胆胀者,胁下痛胀,口中苦,善太息。胆为中正之官,决断出焉。肝虽强,非胆不能断。但胆气血皆少,为清静之腑,寒气干之,故胁痛口苦;气郁不舒,故善太息也。当轻扬和解,后辛汤主之。

柴胡(一钱) 郁金(二钱) 广皮(一钱) 当归(二钱) 茯苓(二钱) 栀子皮(一钱,姜汁炒) 蒺藜(四钱) 枳壳(一钱) 合欢花(二钱) 佛手(五分)

本方柴胡为少阳正药,郁金为治郁良剂,当归、茯苓肝脾兼顾,栀子佐柴胡而清少阳,合欢佐郁金而通心气,枳壳、蒺藜、广皮、佛手皆肝家气分药,肝胆相为表里,深得手挥目送之妙。

34. 大顺汤(《校注医醇賸义·卷四·下痢》)

治肝郁下痢,胁痛腹痛,噫气食少。

蒺藜(四钱) 郁金(二钱) 乌药(一钱) 白术(一钱) 广皮(一钱) 厚朴(一钱) 木香(五分) 青皮(一钱) 茯苓(二钱) 枳壳(一钱) 橘饼(四钱) 煨姜(三片)

35. 泻肺汤(《校注医醇賸义·卷四·诸痛·肺气胀痛》)

治营卫不调,肺气满则肺叶皆举,微喘胁痛。

全栝蒌(一个) 桑皮(三钱) 苏子(一钱五分) 沉香(五分) 茯苓(二钱) 郁金(二钱) 杏仁(三钱) 枳壳(一钱) 苡仁(四钱) 橘红(一钱) 姜(二片)

本方与胀门温肺桂枝汤同用栝蒌、沉香、桑皮、苏子、橘红、茯苓、姜,而去桂枝、当归、半夏,加郁金、枳壳、杏仁、苡仁。彼是寒重,但胀而不痛;此是气满,胀痛而且喘。所以去寒药轻,而侧重泻肺降气。

36. 加味丹栀汤(《诊验医方歌括·上·火症》)

加味丹栀地夏枯,通归龙胆芍柴胡,灯心苄苡平肝胆,胁痛耳聋淋浊驱。肝胆火盛,胁痛耳聋,口苦筋痿,阴痛或淋浊、溺血,此汤主之。

丹皮(二钱) 山栀(一钱五分) 赤芍(一钱) 龙胆草(一钱) 夏枯草(一钱五分) 当归(一钱五分) 生地(四钱) 柴胡(一钱) 木通(一钱) 车前(二钱) 灯心(三尺)

此即《局方》龙胆泻肝汤去黄芩、泽泻,加丹皮、夏枯也,引用灯心,赤实则泻其子之意。

37. 枳壳煎(《本草简要方·卷之五·果部·枳椇》)

治七情伤肝,气郁胁痛,筋脉紧急,腰脚重滞,四肢不举,渐至脊膂挛急。

枳壳(麸炒,四两) 细辛 川芎 桔梗 防风(各二两) 葛根(一两五钱) 甘草(一两,研末)

每服四钱,加生姜、大枣,水煎空腹服。

三、清热治胁痛方

1. 麦门冬散(《太平圣惠方·卷第十五·治时气口疮诸方》)

治时气热盛,昏如醉,及肠胁痛,百节酸疼,舌裂生疮。

麦门冬(一两,去心) 川升麻(三分) 柴胡(一两,去苗) 赤芍药(三分) 石膏(二两) 苦竹叶(三分) 甘草(三分,炙微赤,锉) 豉(二合)

上件药,捣筛为散。每服五钱,以水一大盏,入葱白二茎,煎至五分,去滓,不计时候,温服之。

2. 赤茯苓散(《太平圣惠方·卷第八十四·治小儿发疹豆疮诸方》)

治小儿疹豆疮出后,咳嗽胁痛,吃食不下。

赤茯苓(半两) 甘草(半两,炙微赤,锉) 栀子仁(一分) 大青(半两) 川升麻(半两) 枳壳(半两,麸炒微黄去瓤)

上件药,捣粗罗为散。每服一钱,以水一小盏,入苦竹叶一七片,豉三十粒,煎至五分,去滓,分为三服,日三四服。看儿大小,以意加减。

3. 桔梗汤(《圣济总录·卷第四十一·肝脏门·肝气逆面青多怒》)

治邪热客于肝经,气逆烦躁,面青多怒,怒已胁痛。

桔梗(炒,五两) 白术(三两) 赤茯苓(去

黑皮） 桂（去粗皮） 细辛（去苗叶，各二两） 当归（切，焙） 吴茱萸（汤浸焙干，炒） 干地黄（焙） 甘草（炙，各一两）

上九味，粗捣筛。每服三钱匕，水一盏，煎至七分，去滓温服，早晚食前。

4. 半夏汤

1）《圣济总录·卷第六十三·呕吐门·呕吐》

治上焦壅热，食饮不下，呕吐，两胁痛。

半夏（汤洗七遍，焙） 人参 柴胡（去苗） 麦门冬（去心，焙，各三分） 赤茯苓（去黑皮） 竹茹 桂（去粗皮、芦根，锉，各半两） 甘草（炙，锉，一分）

上九味，粗捣筛。每服五钱匕，水一盏半，入生姜五片，同煎至八分，去滓温服。

2）《圣济总录·卷第四十四·脾脏门·脾实》

治脾实热，面黄目赤，季胁痛满。

半夏（汤洗七遍，切，焙） 枳实（去瓤麸炒） 栀子（去皮） 赤茯苓（去黑皮） 芒硝（各三两） 细辛（去苗叶，五两） 白术 杏仁（去皮尖、双仁，炒，各四两） 淡竹叶（切，二两）

上九味，粗捣筛。每服五钱匕，水一盏半，入生地黄、生姜各半分切，同煎至一盏，去滓，不拘时候温服。

5. 泻肝汤（《三因极一病证方论·卷之八·肝胆经虚实寒热证治》）

治肝实热，阳气伏邪，胁痛，忿忿悲怒，发热喘逆满闷，目痛视物不明，狂悖非意而言，乍宽乍急，所作反常。

前胡（去苗） 柴胡 秦皮（去粗皮） 细辛（去苗） 栀子仁 黄芩 升麻 蕤仁 决明子（各等分）

上锉散。每服四钱，水两盏，苦竹叶、车前叶各五片，煎至盏半，纳药再煎至八分，去滓，入芒硝一钱匕，煎熔，不以时服。

6. 鼻衄方（《妇人大全良方·卷之五·妇人痨瘵叙论第一·神仙秘法》）

治心胸积气作胸痹，引两胁痛，昏闷不收，音声不清，虚热上壅，作鼻衄方。

桑白皮（三分） 枳壳 木通 子芩 生干地黄 白芍药 甘草（各半两）

上为粗末。每服三文重，水盏半煎至七分，去滓温服，食后。

7. 紫菀茸汤（《严氏济生方·五脏门·肺大肠虚实论治》）

治饮食过度，或叫呼走气，或食煎爆，邪热伤肺，咳嗽咽痒痰多，唾血喘急，胸满胁痛，不得安卧。

紫菀茸（洗） 经霜桑叶 款冬花 百合（蒸焙） 杏仁（去皮尖） 阿胶（蛤粉炒） 贝母（去心） 蒲黄（炒） 半夏（汤泡七次，各一两） 犀角（镑） 甘草（炙，各半两） 人参（半两）

上㕮咀。每服四钱，水一盏半，生姜五片，煎至八分，去滓，食后温服。

8. 泻热汤（《玉机微义·卷十·火证治法·从治之剂》）

治脾脏热，面黄目赤，季胁痛满。

半夏 母姜（各八两） 枳实 栀子 茯苓 芒硝（各三两） 细辛（五两） 白术 杏仁（各四两） 生地黄 淡竹叶（各一升）

上㕮咀。每服一两或两半，水煎后，下硝温服。

9. 龙荟丸

1）《医学原理·卷之七·胁痛门·治胁痛药方》

治肝火郁甚而作胁痛，治宜疏泄肝火可也。是以用芦荟、大黄、山栀、黄连、胆草，以泄肝火。夫肝乃血之藏，肝火炽甚，而血不无被伤，故加当归、川芎以理血，佐木香以行滞气。

芦荟（苦寒，六钱） 大黄（苦寒，酒拌浸） 山栀（苦寒，炒） 胆草（苦寒，酒洗） 当归（辛温） 川芎（辛温，各一两） 黄连（苦寒，炒） 木香（苦辛温，各五钱）

共为末，入麝少许，粥糊丸。每以姜汤送下三五十丸，仍以琥珀膏贴患处。

2）《丹台玉案·卷之五·胁痛门·立方》

治肝火盛，肋胁作痛。

当归 龙胆草 山栀仁（炒黑） 黄芩（酒炒） 黄连（各一两） 大黄（酒蒸） 芦荟 青黛（各五钱） 广木香（三钱） 麝香（五分）

上为末，神曲三两，打糊为丸。每服二钱，姜汤送下。

10. 茯苓琥珀汤（《医学原理·卷之八·淋闭

门·治淋闭方》）

治小便淋涩，相引胁痛。夫胁乃肝之络，盖膀胱与肾相为表里，而肾肝同居于膀胱，热炽燔及肾肝，是以小便淋涩，引胁而痛。法当清膀胱热为本，泻肝经火为标。是以用茯苓、川楝、琥珀、灯心、泽泻等利小便以清膀胱热，生草梢、柴胡以泄肝经火。夫肝藏血，肝病则血滞，热炽则气伤，是以佐当归梢、玄胡索等以活滞血，兼助人参以补肺气。

赤茯（甘淡平，八分） 川楝肉（苦寒，七分） 琥珀（甘平，一钱） 灯心（淡平，七分） 泽泻（甘咸寒，一钱） 生草梢（甘寒，七分） 柴胡（苦寒，钱半） 人参（甘温，钱半） 归梢（辛甘温，二钱） 玄胡（苦辛温，一钱）

水二盅，煎有奇，空心顿服。

11. 当归龙荟丸

1）《仁术便览·卷一·胁痛》

治内有湿热，两胁痛。先以琥珀膏贴痛处，却以生姜汁吞此丸。

龙胆草 当归 大栀子 黄连 黄芩（各一两） 大黄 芦荟（各半两） 木香（一钱半） 黄柏（一两） 麝香（五分）

上为末，面糊丸。治丸，治胁痛。曲丸，降肝火。一方加柴胡、川芎各五钱。又方加青黛五钱。

2）《万病回春·卷之五·胁痛》

泻肝火盛之要药。因内有湿热，两胁痛甚，伐肝木之气。

当归 龙胆草 山栀仁 黄连 大黄（酒浸湿，火煨） 芦荟 柴胡（五钱） 青黛（各五钱） 木香（二钱半） 麝香（五分，另研） 青皮（一两，去穰，醋炒）

上为细末，神曲糊为丸如梧桐子大。每服二十丸，姜汤送下。

3）《简明医彀·卷之五·胁痛》

通治胁痛，因气成火者，神效。

当归 龙胆草 栀子仁（大者） 黄连 大黄（酒蒸） 芦荟 青黛（各五钱） 青皮 木香（二钱五分） 麝香（五分） 柴胡（五分）

上为末，研入芦荟、黛、麝，用神曲糊丸桐子大。每服三十丸，热浓姜汤下。

12. 龙胆汤（《医方集宜·卷之五·腰胁痛门·治方》）

治肝火太盛，气实左胁痛。

黄连 黄芩 栀子 当归 陈皮 胆星（各一钱） 龙胆草 香附（各八分） 玄参（七分） 青黛 木香（各五分） 干姜（炒黑，三分）

上锉一剂，生姜三片，水煎至七分，入玄明粉三分。痰盛，加至五分食后服。如作药丸，加芦荟五分，麝香二分，为末，神曲糊丸如桐子大。每服五十丸，淡姜汤下。

13. 风疳丸（《医学入门·外集·卷五小儿门·附小儿病机》）

治疳眼壮热，体瘦胁痛便清，一切肝证。

青黛 黄连 天麻 五灵脂 夜明砂 川芎 芦荟（各二钱） 龙胆草 防风 蝉蜕（各一钱半） 全蝎（二枚） 干蟾头（三钱）

为末，猪胆汁浸糕丸麻子大。每十丸，薄荷煎汤下。

14. 左金丸（《医方考·卷二·咳嗽门第十七》）

肝热左胁痛，咳嗽，此方主之。

黄连（六两） 吴茱萸（一两，汤泡）

左金者，黄连泻去心火，则肺金无畏，得以行金令于左以平肝，故曰左金。吴茱萸气臊味辛性热，故用之以为反佐。此方君一臣一，制小其服者，肝邪未盛也；前方证邪盛矣，故用龙、荟诸药以平之。彼之为患滋甚，自不得不用夫大队之兵也。

15. 柴胡汤（《万病回春·卷之二·火证》）

治肝火盛，水气实，或胁痛，或气从左边起者，或目红肿痛，俱肝火也。

柴胡 芍药 龙胆草 当归 青皮 山栀 连翘（各一钱） 甘草（五分）

上锉一剂，水煎，食后服。

16. 柴胡芎归汤（《万病回春·卷之五·胁痛》）

治肝火盛而木气实，胁下痛。

柴胡 川芎 白芍 青皮（去穰） 枳壳（麸炒，各一钱半） 香附 当归 龙胆草 木香（另研） 砂仁 甘草（各五分）

上锉一剂，姜一片，水煎，不拘时服。

17. 加味泻肝汤（《医学见能·卷一·证治·两耳》）

治耳鸣耳聋，或兼胁痛善怒者，肝经之火郁也。

当归（三钱） 生地（三钱） 柴胡（三钱）

黄芩(三钱) 栀子(三钱) 泽泻(三钱) 木通(二钱) 胆草(三钱) 车前子(三钱) 牡蛎(三钱) 青皮(一钱) 甘草(一钱)

18. 化肝煎(《景岳全书·卷之五十一德集·新方八阵·寒阵》)

治怒气伤肝,因而气逆动火,致为烦热胁痛,胀满动血等证。

青皮 陈皮(各二钱) 芍药(二钱) 丹皮 栀子(炒) 泽泻(各钱半,如血见下部者,以甘草代之) 土贝母(二三钱)

水一钟半,煎七八分,食远温服。如大便下血者,加地榆;小便下血者,加木通,各一钱五分;如兼寒热,加柴胡一钱;如火盛,加黄芩一、二钱;如胁腹胀痛,加白芥子一钱;胀滞多者,勿用芍药。

19. 柴胡泻肝汤(《冯氏锦囊秘录·杂症大小合参卷七·方脉胸胁病合参》)

治郁怒伤肝,左胁痛。

柴胡(一钱二分) 甘草(五分) 青皮 芍药(各一钱) 黄连(炒) 山栀(炒) 龙胆草(各八分) 当归(一钱二分)

水煎服。

20. 栀子清肝散(《张氏医通·卷十五·耳门》)

治寒热胁痛,耳内作痒生疮。

柴胡 栀子(炒黑) 牡丹皮(各一两) 茯苓 川芎 白芍 当归 牛蒡子 甘草(炙,各五钱)

为散。每服五钱,水煎去滓,半饥热服。

21. 加减小柴胡合龙胆泻肝汤(《方症会要·卷三·胁痛》)

治肝火盛胁痛。

柴胡(一钱) 人参 青皮 车前(各五分) 龙胆草 栀子(各四分) 半夏 黄芩(各七分) 甘草(三分) 白芍(一钱) 归梢(六分) 姜一片

煎服,仍服芦荟丸三次。

22. 伐肝养血润燥汤(《方症会要·卷三·胁痛·又用效方》)

治胁痛,因火盛血衰,溲赤便秘。

青皮 柴胡(八分) 龙胆草 川连 通草(五分) 白芍 归梢 桃仁(一钱) 生地 郁李仁 山栀(七分) 枣(二枚)

煎服。

23. 黄芩汤(《成方切用·卷五上·和解门》)

治太阳少阳合病,自下利者。合病者,谓有太阳证之身热头痛脊强,又有少阳证之耳聋胁痛,呕而口苦,寒热往来也。自利者,不因攻下而泄泻也。

黄芩(三两) 芍药 甘草(二两) 大枣(十二枚)

24. 抑青丸(《类证治裁·卷之三·肝气肝火肝风论治·附方》)

治胁痛。

黄连 茱萸

以茱萸汤浸一宿为丸。

25. 金铃子散(《不知医必要·卷二·心腹痛列方》)

治心腹痛及胁痛,服热药而增痛者。

元胡索 金铃子

等分研末。每服三钱,酒调下。

26. 五味子汤(《医学三字经·卷之三·咳嗽诸方》引《千金》)

治伤燥咳唾中有血,牵引胸胁痛,皮肤干枯。

五味子(五分,研) 桔梗 甘草 紫菀茸 续断 竹茹 桑根皮(各一钱) 生地黄(二钱) 赤小豆(一撮,即赤豆之细者)

上九味,水煎空心服。《秘旨》加白蜜一匙。[愚按]赤豆易生扁豆五钱,囫囵不研,最能退热补肺,但有寒热往来忌之。去续断、赤豆、地黄,加葳蕤、门冬、干姜、细辛亦妙。

四、补益治胁痛方

1. 鳖甲散(《太平圣惠方·卷第二十六·治肝劳诸方》)

治肝劳,虚寒胁痛,胀满气急,昏不思饮食。

鳖甲(二两,涂醋炙令黄,去裙襕) 五味子(一两) 槟榔(一两) 赤茯苓(一两半) 桔梗(一两,去芦头) 陈橘皮(一两,汤浸去白瓤,焙) 桂心(一两) 白术(一两半) 柴胡(一两,去苗) 甘草(一两,炙微赤,锉) 半夏(三分,汤洗七遍去滑)

上件药,捣筛为散。每服三钱,以水一中盏,入生姜半分,煎至六分,去滓,食前温服。忌饴糖、羊肉、苋菜。

2. 紫苏子丸(《太平圣惠方·卷第二十六·治肺劳诸方》)

治肺劳,气喘咳嗽,食少胁痛,四肢寒热。

紫苏子(二两,微炒) 柴胡(二两,去苗) 桔梗(一两,去芦头) 赤芍药(一两) 五味子(一两) 木香(一两) 鳖甲〔二两,涂酥(醋)炙令黄,去裙襕〕 诃黎勒(一两,煨,去皮) 人参(一两,去芦头) 桃仁(一两,汤浸去皮尖、双仁,麸炒微黄) 枳壳(一两,麸炒微黄,去瓤) 郁李仁(一两,汤浸去皮尖,微炒)

上件药,捣罗为末,炼蜜和捣三二百杵,丸如梧桐子大。每服,不计时候,以黄芪汤下三十丸。忌苋菜。

3. 济生续断汤(《太平圣惠方·卷第五十六·治遁尸诸方》)

治肝劳虚寒,胁痛胀满,挛缩烦闷,眼昏不食。

川续断(酒浸) 川芎 当归(酒浸去芦) 陈皮(去白) 半夏(制) 干姜(炮,各一两) 肉桂(不见火) 炙甘草(各半两)

㕮咀。每服四钱,水一盏,姜五片,煎服无时。

4. 补肝汤(《圣济总录·卷第八十六·虚劳门·肝劳》)

治肝劳胁痛气急,忧恚不常,面青肌瘦,筋脉拘急。

天门冬(去心,焙) 酸枣仁(微炒) 柴胡(去苗) 当归(切,焙) 羌活(去芦头) 防风(去叉) 桂(去粗皮) 细辛(去苗叶) 赤茯苓(去黑皮) 升麻 秦艽(去苗、土) 黄芪(锉) 杜仲(去粗皮,炙,锉) 鳖甲(去裙襕,醋炙,锉) 鹿茸(去毛,酥炙) 牛膝(酒浸切,焙) 天麻 黄明胶(炙,燥) 山茱萸

上一十九味,等分,粗捣筛。每服三钱匕,水一盏,入生姜二片,枣一枚劈,煎至七分,去滓,温服食前。

5. 赤茯苓汤(《圣济总录·卷第八十六·虚劳门·肝劳》)

治肝劳虚寒,胁痛胀满,气闷目昏,不思饮食。

赤茯苓(去黑皮,一两半) 桔梗(炒) 陈橘皮(汤浸去白,焙,各一两) 白术(半两) 鳖甲(去裙襕,醋炙,二两) 桂(去粗皮,三分)

上六味,粗捣筛。每服三钱匕,水一盏,入生姜三片,同煎至七分,去滓,食前温服。

6. 地骨皮丸(《圣济总录·卷第八十八·虚劳咳嗽》)

治虚劳咳嗽喘满,食少胁痛,时发寒热。

地骨皮 白槟榔(煨,锉) 桔梗(炒) 麦门冬(去心,焙,各一两半) 茯神(去木) 百合 诃黎勒(煨,取皮) 人参 甘草(炙,锉,各一两) 熟干地黄(焙) 赤芍药(各二两)

上一十一味,捣罗为末,炼蜜和丸梧桐子大。每空腹煎黄芪汤,下二十丸,日三服。

7. 蛇床子丸(《圣济总录·卷第九十二·虚劳小便余沥》)

治五劳七伤,阴衰小便余沥,阴中痛精清,囊下湿,胸胁痛,两膝厥冷,不欲行,胃中热,远视泪出,口干肠鸣。

蛇床子(炒) 肉苁蓉(酒浸去皱皮,切,焙) 细辛(去苗叶) 石苇(去毛) 山茱萸 礜石(煅,研) 防风(去叉) 远志(去心) 赤石脂 白茯苓(去黑皮) 泽泻 柏子仁(炒,别捣末) 菖蒲 栝蒌根 天雄(炮裂,去皮脐) 牛膝(去苗,酒浸锉,焙) 续断 山芋 杜仲(去粗皮,酥炙,细锉,各一分)

上一十九味,捣罗为细末,炼蜜丸如梧桐子大。空腹温酒下三十丸,夜卧再服。

8. 芍药丸(《圣济总录·卷第九十四·诸疝门·心疝》)

治心疝,心胁痛,及绕脐痛。

芍药 桔梗(去芦头,炒) 细辛(去苗叶) 蜀椒(去目并闭口,炒出汗) 桂(去粗皮) 干姜(炮,各三分) 附子(炮裂,去皮脐,半两)

上七味,捣罗为末,炼蜜丸如梧桐子大。每服二十丸,温酒或米饮下,不拘时。

9. 薏苡仁圆(《类证普济本事方释义·卷第七·腹胁疼痛方》)

治胁痛如前,兼去手足枯瘁。

薏苡仁(一两) 石斛(用细者,三分) 附子(半两) 牛膝 生干地黄(各三分) 细辛 人参 枳壳 柏子仁 川芎 当归(各半两) 甘草 川椒仁(各一分)

上药为细末,炼蜜圆如梧子大。每服三四十圆,温酒吞下,空心食前,日三服。圆药可食前服。

10. 四味汤(《鸡峰普济方·卷第八·肝肾》引《小品》)

治疝气腹中虚痛，及诸胁痛里急。

当归　生姜　芍药（各三两）　羊肉（三斤）

上锉，以水一斗二升，先煮肉烂熟出肉，纳药取三升，每服七合，日三。

11. 大胜金丸（《鸡峰普济方·卷第十一·妇人崩漏》）

治妊娠风冷，气血劳伤，头旋体隅，怔忪惊悸，寒热往来，心腹胁痛，肢节烦倦，赤白带下，胎气不宁。保养冲任，顺政子道，预服易产不痛，善除产后一切病，温中益气，进美饮食。

牡丹　藁本　人参　白术　白芷　白薇　白茯苓　当归　赤石脂　白芍药　甘草　芎䓖　没药　延胡索（各一两）　桂（二两）

上为细末，炼蜜和丸如弹子大。每服一丸，空心温酒下。

12. 中金丸（《鸡峰普济方·卷第十六·气》）

主胃气久虚，宿食不消，心下急满，腹胀胁痛，泄利吐逆，恶闻食气；又疗风寒湿痹，风水肿满，风眩头痛，目中冷泪，自汗亡阳，或五劳七伤，筋骨轻弱，腰膝疼重，或温疟、寒湿、山岚瘴气经久未愈，常服添津液，暖胃去痰，消谷嗜食。

白术（三两）　人参（三分）　大枣（半斤，取肉四两）

上为细末，枣肉和丸梧桐子大。每服三十丸，不以时，米饮下良姜散。

13. 曲术丸（《普济本事方·卷第二·心小肠脾胃病》）

治脾元久虚，不进饮食，停饮胁痛。

神曲（十两，微炒）　白术（五两）　干姜（炮）　官桂（去粗皮，不见火，各三两）　吴茱萸（汤浸七次，焙）　川椒（去目并合口，微炒，地上出汗，各二两）

上为细末，薄糊丸如梧子大。每服三五十丸，生姜汤下，食前稍空腹。有饮，加半夏曲二两。癸亥中，予作数剂自服，饮食倍进。

14. 升麻前胡汤（《黄帝素问宣明论方·卷二·诸证门·诸痹证》）

治肝风虚所中，头痛目眩，胸膈壅滞，心烦痛昏闷，屈伸不便。

升麻　前故（各一两半）　玄参　地骨皮（各一两）　羚羊角　葛根（各二两）　酸枣仁（一钱）

上为末。每服三钱，水一盏半煎至八分，去滓，再煎三五沸，食后温服。如行五六里，更进一服。

15. 羊肉汤

1)《三因极一病证方论·卷之十八·调补法》

治产后腹中疼痛，虚劳不足，里急胁痛。并治寒疝。

当归（三钱）　生姜（一两一分）　精羊肉（四两）　橘皮（半两）

上锉散。水三碗，酒少许，煎至一碗，去滓，分二服。或少加葱、盐亦佳。

2)《罗氏会约医镜·卷十五·妇科（下）·产后门·产后蓐劳》

治产后气血虚弱，及寒气入于子门，脐下胀痛，手不可犯，此寒证也。并治寒疝腹痛，及胁痛里急者。

精羯羊肉（一斤）　当归（三两）　生姜（四两）

用水七升，入药煎至三升，去滓，入羊肉，加葱椒盐久煮。日三服。若寒甚者，加生姜。若痛多而呕者，加橘皮二两，白术一两。如气虚者，加黄芪三两。

16. 煮附丸（《妇人大全良方·卷之一·调经门·崩暴下血不止方论第十五》）

治妇人、室女一切血气、经脉不调，脐腹疞痛，面色痿黄，心怔乏力，腹胀胁痛，头晕恶心，饮食减少，崩漏带下，大肠便血，积聚癥瘕，并皆治之。虔心服饵，自见其功尔。

香附子（不以多少）

先擦去毛，用好醋煮出，焙碾为末，醋煮糊为丸如梧桐子大。每服三十丸，米饮送下，无时候。妇人数堕胎，由气不下降，所以胎气不固，此药尤妙。一方有艾，同煮亦好。

17. 续断汤（《严氏济生方·诸虚门·五劳六极论治》）

治肝劳虚寒，胁痛胀满，关节疼痛挛缩，烦闷，眼昏，不食。

川续断（酒浸）　芎䓖　当归（去芦，酒浸）　橘红　半夏（汤泡七次）　干姜（炮，各一两）　桂心（不见火）　甘草（炙，各半两）

上㕮咀。每服四钱，水一盏半，姜五片，煎至七分，去滓，温服，不拘时候。

18. 大定心丸(《普济方·卷一百二·诸风门·风惊悸》)

治恍惚惊悸,心神不安,或风邪因虚入脏,语言喜忘,胸胁痛不得饮食。

人参　桂心(各二两)　白术　防己　茯苓　干姜　防风　大黄　茯神　桔梗　白蔹(各一两)　牛膝(十铢)　远志(三两,去心)　银屑(六铢)

上治下筛,以蜜和丸如梧桐子大。先食服五丸,日三,不知稍稍增之。一方无牛膝,有茱萸一两,银屑十铢,余悉同。忌生葱、酢、猪肉、桃、李、雀肉等。

19. 地骨皮丸(《普济方·卷二百三十一·虚劳门·虚劳咳嗽》)

治虚劳咳嗽,喘满食少,胁痛时发寒热。

地骨皮　白槟榔(煨,锉)　桔梗(炒)　麦门冬(去心,焙,各一两半)　茯神(去木)　百合　诃黎勒(煨,取皮)　人参　甘草(炙,锉,各一两)　熟干地黄(焙)　赤芍药(各二两)

上为末,炼蜜和丸如梧桐子大。每空腹煎黄芪汤下二十丸,日三服。

20. 人参佛耳散(《普济方·卷二百三十二·虚劳门·虚劳咳唾脓血》)

治劳伤虚怯,咳嗽咯血,虚热喘急胁痛。

人参　佛耳草　款冬花　寒水石　没药(别研,各二钱)

上为细末,用枣十四枚去核,以没药末入于枣内。每服枣二枚,药末一钱,同枣相合,细嚼,白沸汤或淡姜汤下。

21. 桑白皮散(《普济方·卷三百十九·妇人诸疾门·鼻衄》)

治心胸积气作痹,引两胁痛,昏闷不收,音声不清,虚热上壅,作鼻衄。

桑白皮(三分)　枳壳　木通　生干地黄　子芩　白芍药　甘草

上为粗末。每服三钱,重水盏半,煎至七分,去滓,食后温服。

22. 黄芪人参汤(《奇效良方·卷之十七·脾胃门·脾胃通治方》)

脾胃虚弱,必上焦之气不足。遇夏天气热盛,损伤元气,怠惰嗜卧,四肢不收,精神不足,两脚痿软,遇早晚寒厥,日高之后,阳气将旺,复热如火,乃阴阳气血俱不足,故或热厥而阴虚,或寒厥而气虚,口不知味,目中溜火,而视物䀮䀮无所见,小便频数,大便难而结秘,胃脘当心而痛,两胁痛或急缩,脐下周回如绳束之急,甚则如刀刺,腹难舒伸,胸中闷塞,时显呕哕,或有痰嗽,口沃白沫,舌强腰背胛眼皆痛,头痛时作,食不下,或食入即饱,全不思食,自汗尤甚。若阴气覆在皮毛之上,皆天气之热助本病也,乃庚大肠,辛肺金,为热所乘而作。当先助元气,理治庚辛之不足,以此药主之。

黄芪(一钱,如自汗过多,更加一钱)　升麻(六分)　人参(去芦)　橘皮(不去白)　麦门冬(去心)　苍术(无汗,更加五分)　白术(以上各五分)　当归身(酒洗)　炙甘草(各二分)　五味子(九个)　炒曲　黄柏(酒洗,以救水之源,以上各三分)

上㕮咀作一服,水二盏煎至一盏,去滓,稍热服,食远或空心服之。忌酒湿面大料物之类,及过食生冷物。

23. 续断丸(《赤水玄珠·第十四卷·瘛疭门》)

治肝劳虚寒,胁痛胀满,眼昏不食,挛缩瘛疭。

续断(酒浸)　川芎　当归(酒浸)　半夏(汤泡,姜制)　橘红　干姜(炮,各一两)　桂心　甘草(炙,各半两)

上为细末,蜜丸如桐子大。每服百丸,白滚汤下。

24. 柴胡泻肝汤(《仁术便览·卷一·胁痛》)

治肥白人气虚,两胁痛,发热者。

人参(七分)　黄芪(八分)　柴胡(一钱)　黄芩(八分)　木香(六分)　青皮(一钱)　川芎(五分)

上水一钟半,生姜三片,枣二枚煎,稍热服。

25. 当归生姜羊肉汤(《祖剂·卷之三·四物汤》)

治寒疝腹中痛,及胁痛里急。

羊肉汤去川芎,加生姜(五两)

以水八升煮取三升,温服七合,日三服。若寒多者,加生姜成一斤;痛多而呕者,加橘皮二两、白术一两,加生姜者,亦加水五升,煮取三升二合服之。

26. 治胁痛方(《傅青主先生秘传杂症方论》)

此乃肝病也,故治胁痛必须平肝,平肝必须补肾,肾水足而后肝气有养,不治胁痛而胁痛自平也。

熟地（一两） 白芍（二两） 当归（一两） 白芥子（三钱） 黑栀（一钱） 山萸（五钱） 甘草（三钱）

水煎服。

27. 治胁痛身热方（《傅青主先生秘传杂症方论》）

胁痛身热者，劳也。

用补中益气汤加川芎、白芍、青皮、砂仁、枳壳、茴香、升麻，去黄芪

水煎服。

28. 摩腰膏（《张氏医通·卷十四·腰痛门》）

治老人虚人胁痛，妇人带下清水不臭者。

附子 川乌头 南星（各二钱半） 蜀椒 雄黄 樟脑 丁香（各钱半） 干姜（一钱） 麝香（一分）

上为末，蜜丸弹子大。每用一丸，生姜自然汁化开如糜，蘸手掌上，烘热摩腰中痛处，即以缓帛束定，少顷其热如火，每日饱后用一丸。

29. 青娥丸（《张氏医通·卷十四·腰痛门》引《局方》）

治肾虚腰与季胁痛。

补骨脂（炒香） 杜仲（盐酒炒断丝，各四两）

上二味为末，连皮胡桃肉三十枚，青盐去砂土净一两，同捣成膏，稍入炼白蜜，和丸弹子大。每服一丸，空心温酒化下。

30. 补肝散（《灵验良方汇编·卷之下·产后胁痛》）

补肝散治胁痛。

山茱萸 当归 五味 山药 黄芪 川芎 熟地 木瓜 白术 独活 枣仁

31. 滋水清肝饮（《中风斠诠·卷第三·古方平议》）

治阴虚肝气郁窒，胃脘痛，胁痛，脉虚弦或细软，舌苔光滑鲜红者。

六味地黄汤加归身、白芍、柴胡、山栀、大枣。

五、养血活血治胁痛方

1. 牛膝散（《太平圣惠方·卷第八十·治产后血运诸方》）

治产后血运，烦闷腹胁痛。

牛膝（一两，去苗） 当归（三分，锉，微炒） 延胡索（半两） 芎䓖（三分） 鬼箭羽（半两） 益母草（半两）

上件药，捣粗罗为散。每服三钱，以酒一中盏，入生地黄一分，煎至六分，去滓，不计时候温服。

2. 草豆蔻散（《圣济总录·卷第五十六·心痛不能饮食》）

治心痛不欲饮食，胁痛如刺壅闷。

草豆蔻（去皮，半两） 甘草（炙，锉，一分）

上二味，为细散。每服二钱匕，白汤调下。

3. 活血丸（《圣济总录·卷第一百四十四·伤折门》）

治男子妇人内外损伤，止诸疼痛，接骨和血，一切伤折，毒虫咬，阴气入腹，消诸水肿，血脉不通，左右摊缓、热疾等欲死，及腹中有瘀血，刺两胁痛，气筑心闷乱，妇人乳痈，产后败血，灌注四肢，积年痔瘘，但是疼痛，并宜服之。

花桑枝（于五月五日正南采南枝，如臂膊粗，可十枝，以炭烧烟尽旋旋投入酽醋中，取出焙干为末） 雄黑豆（淘浸去皮，曝干三升，用袋子盛） 乳香（半斤，旋研入） 墨（半斤，旋研入） 生栗屑（栗包，中间一片子号曰栗屑双者不用，不拘多少，去皮取肉，曝干，用袋子盛，每料用药如后）

花桑枝末（一两半） 黑豆末（一两） 栗屑末（一两半） 墨末（半两） 乳香（半两）

上五味，于五月五日合，忌鸡犬妇人见。先研乳香，以酽醋调，与四味相和，稀稠得所，拌和成剂，于净臼中，捣三五百杵可丸，即丸如小弹子大焙干，以纱葛袋盛，入瓷合内封。本法合成轻干后水上浮为妙。凡伤折已损，犹有败血，宜服之。极痛者，只一丸。轻可者，只半丸。用无灰酒半升，乳香一皂子大，先磨乳香尽，次磨活血丸，同入铫子内，煎五六沸，临卧时温服，服了就痛处卧，如要出汗，衣被盖之，即汗出。若妇人诸疾服时，更用当归末一钱匕，依前法用乳香酒煎之。有孕妇人不可服。

4. 金花散（《鸡峰普济方·卷第十一·妇人崩漏》）

治妇人产后血晕，一切腹胁痛疼，不以老少并皆治之。

姜黄 熟地黄（各二两） 桂 牛膝 刘寄奴 虎杖 川芎 赤芍药 蒲黄 干葛（各一两）

上为细末。每服二钱，如小可患酒水各半盏，生姜煎至七分，和滓温服，病急晕豆淋酒调下。

5. 黑神散（《妇人大全良方·卷之二十·产后儿枕心腹刺痛方论第七》）

疗新产后七八日，腹痛、两胁痛。

当归　刘寄奴　苦梗（各十二分）　延胡索（别为末）　桂心　陈皮（各四分）　茯苓　芍药（各八分）

上㕮咀。以水二升煮取八合，调延胡索末，空心服。

6. 排风汤（《严氏济生方·诸风门·中风论治》）

治风湿虚冷，邪气入脏，狂言妄语，精神错乱。肝风发则面青心闷，吐逆呕沫，胁痛头眩，不闻人声，偏枯筋急，曲蜷而卧；心风发则面赤翕然而热，悲伤嗔怒，目张呼唤；脾风发则面黄身体不仁，不能行步，饮食失味，梦寐颠倒，与亡人相随；肺风发则面白咳逆，唾脓血，上气奄然而极；肾风发则面黑，手足不遂，腰痛难以俯仰，冷痹骨疼，诸有此证，令人心惊，志意不定，恍惚多忘。服此汤安心志，聪耳明目，逐脏腑诸风疾，悉主之。

白术　白藓皮　芎䓖　白芍药　当归（去芦）　桂心（不见火）　防风（去芦）　杏仁（去皮尖）　甘草（炙，各一两）　独活（去芦）　麻黄（去根节）　茯苓（去皮，各三两）

上㕮咀。每服四钱，水一盏半，生姜七片，枣二枚，煎七分，去滓，温服，不拘时候。服之微汗不妨，此药大理荣血，摧抑肝邪。肝实有风，脉来浮实有力，目赤胁疼，口苦心烦，错语多怒，宜加羚羊角；热盛者，加犀角；肝虚有风，脉来浮虚无力，当去麻黄，加黄芪；不能言语者，加荆沥。

7. 芍药汤（《类编朱氏集验医方·卷之十妇人门·腰胁痛》）

治妇人胁痛，凡药不进。

香附子（四两，黄子醋两碗，盐一两，煮干为度）　肉桂　延胡索（炒）　白芍药

上细末。每服二钱，沸汤调，无时服。

8. 白薇散（《世医得效方·卷第十五·产科兼妇人杂病科·通治》）

治妇人气刺心胁痛。

白薇（去土）　川芎　熟地黄（酒炒）　桂心　牡丹皮（去骨）　甘草（炙）　当归（去尾）　泽兰叶　苍术（切，炒）　芍药（各等分）

上为末，每服三钱。气刺心胁痛，艾、醋、泽兰汤引。

9. 槐胶丸（《普济方·卷十四·肝脏门·肝气逆面青多怒》）

治肝壅血聚，使人多怒，面青，胁痛。

槐胶（以酒化为膏，二两）　蜈蚣（微炙，研，五枚）　丹砂（别研）　牛黄（别研）　麝香（别研，各半两）　羚羊角（镑，一两）　石龙子（炙焦，别研，一枚）　干蝎（微炒，别研，各半两）　蜚蠊（炒焦，别研）　芫青（炒焦，别研，各七枚）　蜚虻（炒焦，别研，十四枚）　䗪虫（炒焦，别研，七枚）　巴豆（四十九粒，用水煮如黄色，去皮膜心，研如膏，存性）

上为末，拌匀，用糯米粥和槐胶、巴豆成膏，以和诸药，丸如绿豆大，别以朱砂为衣。每服三丸，木香汤下，甚者五丸，不计时候。如人行二十里，再服，以知为度。

10. 干漆丸（《普济方·卷三百二十四·妇人诸疾门·食症》）

治妇人食症，夹恶血气攻刺，腹胁痛不止。

干漆（一两，细研）　芫花（一分，醋拌炒令干）　当归（一分，锉，微炒）　五灵脂（一分）　硇砂（一两，细研）　香墨（一分）　麝香（半两，细研）　巴豆（十枚，去皮心，纸裹压去油）

上为末。同研令匀，用醋煮面糊和丸如绿豆大。每服空心温酒下五丸。

11. 刘寄奴汤（《普济方·卷三百五十一·产后诸疾门·腹痛》）

治新产后七八日，腹痛、两胁痛。

刘寄奴　当归　桔梗（各十二分）　桂心　陈皮（各四分）　茯苓　芍药（各八分）　延胡索（四分，锉为末）

上㕮咀。以水二升煮取八合，调延胡索末，空心服。

12. 芍药散（《奇效良方·卷之二十八·胁痛门·胁痛通治方》）

治妇人胁痛。

白芍药　玄胡索（炒）　肉桂（以上各一两）　香附子（二两）　醋（一升）　盐（半两，同煮干）

上为细末。每服二钱，不拘时白汤调服。

13. 丹溪破瘀汤(《医学原理·卷之七·胁痛门·治胁痛药方》)

治一切瘀血积作胁痛。治宜行瘀疏滞可也。《经》云:苦走血,辛散滞。是以用红花、桃仁诸苦以行瘀血,川芎、香附、青皮诸辛以疏滞气。

桃仁(苦辛温,去皮留尖,二钱) 红花(苦甘辛平,钱半) 香附子(苦辛温,一钱) 川芎(辛温,一钱) 青皮(苦辛寒,八分,肝经引药)

水煎,温服。

14. 顺气散瘀汤(《古今医鉴·卷之十一·妇人科》)

治经水行时着气恼,后得心腹腰胁痛不可忍,脉弦急不匀,乃瘀血作痛也。

当归 川芎 白芍 生地 桃仁 红花 青皮 莪术 玄胡索

水煎,温服。

15. 疏肝散瘀汤(《丹台玉案·卷之五·胁痛门·立方》)

治瘀血凝结,两胁刺痛。

当归 红花 苏木 青皮 柴胡(各一钱) 山楂(二钱) 白芍 乌药 桂枝 甘草(各八分)

水煎,热服。

16. 血郁汤(《医灯续焰·卷四·六郁脉证第四十一·附方》)

凡七情郁结,盛怒叫呼,或起居失宜,或挫闪致瘀,一应饥饱劳役,皆能致血郁。其脉沉涩而芤,其体胸胁常有痛如针刺者是也。

香附(童便制,二钱) 牡丹皮 赤曲(炒) 川通草 穿山甲(炒) 降真香 苏木 山楂肉 大麦芽(炒,研,各一钱) 红花(七分)

水、酒各一半煎,去滓,入桃仁,去皮、泥七分,韭汁半盏,和匀,通口服。

17. 当归芍药汤(《本草易读·卷三·当归四十六》)

治寒疝腹痛,胁痛里急。

当归(三) 白芍(斤) 川芎(三) 白术(四) 茯苓(四) 泽泻(半斤)

18. 桃仁化滞汤(《冯氏锦囊秘录·杂症大小合参卷七·方脉胸胁病合参》)

去瘀血,治胁痛。

桃仁(九个) 红花 川芎 柴胡 青皮(各八分) 芍药(一钱) 归尾(一钱五分)

水煎服。

19. 川芎肉桂汤(《张氏医通·卷十四·腿痛门》)

治宿于寒湿地,血凝腰胁痛,不能转侧。

羌活(钱半) 柴胡 川芎 当归梢 甘草 肉桂 苍术(各一钱) 独活 防风(各五分) 汉防己(酒洗,三分) 桃仁(七个,研)

水、酒各一升,煎八合,食远热服。

20. 白虎丸(《济世全书·坎集卷二·青筋》)

治北人惯打青筋,其症初觉头痛恶心,或心腹痛,或腰胁痛,或遍身刺痛,或憎寒壮热,心慌喘急,恶血攻心,须臾不救,即进一服,当时血散。若过三五日,青筋已老,多服亦效。

古矿灰(要古城古墙或古冢久住者佳,刮去杂色泥土为末,水飞晒干)

上为末,水糊为丸如梧子大。每服四五十丸,看轻重加减,烧酒送下,立时奏效。

21. 川芎肉桂汤(《冯氏锦囊秘录·杂症大小合参卷七·方脉腰痛合参》)

卧寒湿之地,腰胁痛不能转侧。

羌活(一钱五分) 柴胡 肉桂 苍术 当归梢 甘草(炙) 川芎(各一钱) 独活 红曲(炒,各五分) 防风 防己(各三分) 桃仁(五个,去皮尖,研)

水酒煎,食远热服。

22. 复元通气散(《金匮翼·卷六·腰痛·瘀血腰痛》引《和剂》)

治闪挫腰胁痛。

舶上茴香(炒) 穿山甲(蛤粉炒,各二两) 延胡索(醋炒) 白牵牛(炒) 甘草(炙) 陈皮(去白,各一两) 楠木香(一两半)

上为末。每服一钱,热酒调下,食前。

23. 杨氏麝香元(《杂病源流犀烛·卷七·膀胱病源流·治膀胱气方十》)

治胁痛。

木香 胡椒(各一两) 全蝎 巴霜(各四钱) 麝香(一钱)

蒸饼丸麻子大,朱砂为衣。汤下五七丸,能寻诸处痛。凡膀胱气、胁下痛,最难治,此方主之。

24. 当归润燥汤(《校注医醇賸义·卷二·秋燥·肝燥》)

治肝受燥凉，血涩不行，筋短胁痛。

归身(二钱)　白芍(一钱五分)　红花(五分)　木瓜(一钱)　秦艽(一钱)　丹参(二钱)　牛膝(二钱)　川断(二钱)　独活(一钱)　橘饼(四钱)　红枣(十枚)

归、芍、枣养营，秦艽、木瓜舒筋，用法与前第五方意同。再加丹参、红花养血活血。筋缩必先见于足，故用中风证中之川断、独活、牛膝，而以橘饼调和肝胃。此方重在肝受燥凉而血行涩滞，故重用养营活血以畅通之。

25. 加味扶桑饮(《校注医醇賸义·卷二·劳伤·肝劳》)

肝劳者，阳气拂逆，阴气亏损，身热胁痛，头眩耳鸣，筋节弛纵，加味扶桑饮主之。

熟地(五钱)　当归(二钱)　白芍(一钱五分)　川芎(八分)　木瓜(一钱，酒炒)　枣仁(二钱，炒研)　牡蛎(四钱，煅，炒)　茯苓(二钱)　广皮(一钱)　甘草(五分)　金毛狗脊(二钱，去毛，切片)　续断(二钱)　嫩桑枝(二两，煎汤代水)

先生此方根据《难经》损其肝者缓其中。肝，血脏也，主筋者也。以四物加枣仁补血，以牡蛎、木瓜、甘草，柔之敛之缓之。以续断、毛脊、桑枝舒筋节，以茯苓、陈皮和脾而调气，肝之不足在其血，肝之失调在其气也。

26. 冲和汤(《校注医醇賸义·卷二·劳伤·怒伤》)

怒甚则胁痛，郁极则火生，心烦意躁，筋节不利，入夜不寐，冲和汤主之。

白芍(一钱五分，酒炒)　枣仁(二钱，炒，研)　山萸肉(二钱)　当归(二钱)　人参(二钱)　茯神(二钱)　甘草(五分)　沙苑蒺藜(三钱)　红枣(五枚)　橘饼(四钱)

郁怒伤肝，大都肝血必虚。此方以枣仁、白芍、萸肉敛肝体，以甘草、红枣缓肝用，以人参、茯神、枣仁安心，沙苑、萸肉益肾。肾能生肝，肝能生心，生我我生，一齐顾到。且沙苑、橘饼，补中有疏，血充气通，木可平而肝可舒矣。肝能藏魂，尚何不寐之有！

27. 六方清肝活瘀汤(《马培之医案·肝痈》)

治闪挫胁痛，瘀凝于络，肋骨肿胀者。

当归　赤芍　新绛　桃仁　青皮　广郁金　参山七　枳壳　苏根　泽兰　瓦楞子

28. 蓬莪术丸(《本草简要方·卷之三·草部二·蓬莪术》)

治妇人癥瘕，腹胁痛，体瘦不思食。

蓬莪术(七钱五分)　当归(焙)　桂心　赤芍　槟榔　昆布　琥珀　枳壳　木香(各五钱)　桃仁　鳖甲　大黄(各一两)

研末，蜜丸梧子大。每服二十丸，食前米饮下。

29. 养血活血治胁痛验方(《妇人大全良方·卷之二十·产后腰痛方论第二》引《救急方》)

疗妇人产后余血不尽，血流入腰脚疼痛，胸满气急，两胁痛方。

生姜(一斤)　淡竹叶(一升，切)

上二味，以水二升，煮取一升，去滓，分温二服。

六、祛痰饮治胁痛方

1. 旋覆花丸(《太平圣惠方·卷第五十一·治悬饮诸方》)

治悬饮，腹满胁痛。

旋覆花(二两)　皂荚〔二(三)挺去黑皮，涂酥炙令黄，去子〕　草豆蔻(一两，去皮)　杏仁(一两，汤浸去皮尖、双仁，麸炒微黄)　川大黄(一两，锉碎，微炒)　枳壳(半两，麸炒微黄去瓤)

上件药，捣罗为末，炼蜜和丸如梧桐子大。每于食前，以生姜汤下二十丸。

2. 五饮丸(《圣济总录·卷第六十三·痰饮门·痰癖》)

治痰癖胁痛，水饮不消。

青橘皮(汤浸去白)　京三棱(醋浸，锉)　乌梅肉(各一两)　酸石榴(生椎，二枚)　大戟　甘遂　芫花　巴豆(去油，各半两)　杏仁(汤浸去皮尖、双仁)　豉　五灵脂　苦葶苈(各一两)

上一十二味，除巴豆外，以水一斗，同煮水尽焙干，捣罗为末，别研巴豆拌匀，醋面糊和丸如绿豆大。每服一丸，嚼枣裹药干咽下，食后服。

3. 枳壳丸(《圣济总录·卷第一百六十五·产后肿满》)

治产后头面浮肿，两胁痛。

枳壳(去瓤麸炒，一两一分)　诃黎勒(煨，去核，二两)　当归(切，焙)　大黄(锉，炒)　防

己　芍药（微炒，各三分）　郁李仁（酒浸去皮，一两）　木香　芎䓖　甘草（炙，锉，各半两）　牵牛子（一两，炒，捣，取半两用）

上一十一味，捣罗为末，炼蜜和丸，梧桐子大。每服二十丸，煎桑白皮枣汤下，加至三十丸。

4. 白术茯苓汤（《鸡峰普济方·卷第十四·淋痰饮头面·淋》）

治饮积胸痞，痰停膈上，头痛目眩，噫醋吞酸，嘈烦忪悸，喘咳呕逆，体重胁痛，腹痛肠鸣，倚息短气，身形如肿。触逐支饮，通利小便，及疗时行若吐若下后，心下逆满，气上冲胸，起则头眩振振身摇。

白术（四两）　茯苓　甘草（各二两）

上为粗末。每服三钱，水一盏半煎至八分，去滓，稍热服，不以时。

5. 薏苡仁丸（《普济本事方·卷第七·腹胁疼痛》）

治胁痛如前，兼去手足枯悴。

薏苡仁（一两）　石斛（用细者，去根，净洗，细锉，三分）　附子（半两，炮，去皮脐）　牛膝（酒浸，水洗，焙干）　生干地黄（各三分）　柏子仁（研）　人参（去芦）　枳壳（去穰，麸炒黄）　细辛（去叶）　川芎（洗）　当归（洗，去芦，焙干，各半两）　甘草（炙）

上细末，炼蜜丸如梧子大。每服三四十丸，酒吞下，空心食前，日三服。丸子可食前，煮散可食后，相兼服为佳。

6. 化气汤（《古今医统大全·卷之五十七胁痛门·药方·豁痰诸剂》）

治诸胁痛皆生于气，又治息积癖于胁下，偏胀，不思饮食，痰因气滞，及治心脾痛，呕吐酸水，丈夫小肠气，妇人脾血气。

砂仁　桂心　木香（各二两）　茴香　丁香　青皮　陈皮　白姜（炮）　莪术（煨，各四两）　胡椒　沉香（各一两）　甘草（三两）

上为细末。每服二钱，姜苏盐汤空心调服。

7. 豁痰丸（《简明医彀·卷之五·胁痛》）

治素有痰饮而致右胁痛。

陈皮　贝母　茯苓　栝蒌仁　枳实　白芥子　半夏　青皮　栀子（各一钱）　木香　甘草（各四分）

加姜水煎。

8. 舒肝汤（《丹台玉案·卷之五·胁痛门·立方》）

治痰凝聚结，两胁胀痛，夜不能卧。

白芥子　柴胡　青皮（各二钱）　橘核　乌药（各一钱五分）　淡竹沥（一钟）　龙胆草（一钱）　生姜（五片）

煎服。

9. 十枣汤（《医宗必读·卷之五·伤寒·伤寒诸剂》）

痞硬胁痛，干呕短气，汗出不恶寒。

芫花　甘遂　大戟（各等分）

水钟半，先煎大枣十枚，取八分，入药末七分，平旦温服。若病不除，再服五分。

10. 分气紫苏饮〔《张氏医通·卷十六·祖方·二陈汤（《局方》）》〕

治胁痛气喘。

二陈汤去半夏，加紫苏、桑皮、大腹皮、桔梗、五味子、食盐

11. 祛痰散肿降火开郁方（《苍生司命·卷五利集·胁痛证·胁痛方》）

治痰注胁下，形高色赤。

半夏　白芥子　松节（各一钱）　陈皮　黄芩　归身（各七分）　海粉（六分）　胆星　香附　赤茯　川连　羌活（各五分）　薄荷（四分）

加童便、竹沥冲服。

12. 葶苈大枣泻肺汤（《中西温热串解·卷六·下焦篇·温热传入下焦治法》）

此方治湿饮腰胁痛不可忍，神效。葶苈性急，泻肺中之壅塞。因其颇剽悍，恐伤脾胃，故用大枣以护脾胃，使不伤他脏。一急一缓，一苦一甘，相辅成功也。

苦葶苈（三钱，炒香，砂细）　大枣（五枚，去核）

水五杯煎取二杯，分二次服。

13. 胃苓散加木瓜（《治痢南针·附霍乱症治·霍乱分门治法诸方》）

治霍乱头痛、发热、身痛、欲饮水，胸腹痞满，转筋胁痛，脉弦者。

厚朴（钱半）　陈皮（一钱）　苍术（一钱）　桂枝（一钱）　猪苓（二钱）　茯苓（二钱）　漂术（二钱）　泽泻（三钱）　甘草（一钱）　木瓜（五钱）

原方用散，今改作汤。

七、和解治胁痛方

1. 小柴胡汤

1）《圣济总录·卷第一百六十二·产后伤寒》

治产后伤寒时气，发热恶风，颈项强急，胸满胁痛，呕逆烦渴，寒热往来，大小便不利，或骨内烦热、伤寒过经不解，或病瘥劳复，百节疼痛。

柴胡（去苗，四两） 黄芩（去黑心） 人参 甘草（炙） 半夏（汤洗去滑，各一两半）

上五味，粗捣筛。每服三钱匕，水一盏半，生姜五片，枣二枚擘破，同煎八分，去滓温服，不拘时候。

2）《御药院方·卷二·治伤寒门》

治伤寒温热病，身热恶风，颈项强急，胸满胁痛，呕哕烦温，寒热往来，身面皆黄，小便不利，大便秘硬，或过经来解，或潮热不除及瘥后劳复，发热头痛。妇人伤风，头痛烦热，经血适断，寒热如疟，发作有时，及产后伤风，头痛烦热，此药并皆治之。

柴胡（去芦头，秤半斤） 半夏（汤洗七次，焙干，秤二两半） 黄芩 人参（去芦头，秤） 甘草（炙，各三两）

上五味同为粗末。每服三大钱，以水一盏半，入生姜五片、枣一个擘破，同煎至七分，滤去滓，稍热服，不计时候。小儿分作二服，更量大小加减。

3）《方症会要·卷一·瘟疫·附虾蟆瘟》

治少阳往来寒热，胸满胁痛，心烦喜呕。

柴胡（二钱五分） 黄芩 人参（各一钱） 半夏（八分） 甘草（三分） 姜（三片） 枣（二枚）

2. 大柴胡汤

1）《三因极一病证方论·卷之四·伤寒证治》

治证状大略与大承气汤同。轻则柴胡，重则承气。足少阳胆经伤寒，胸胁痛，耳聋，口苦咽干，往来寒热，目眩干呕。其脉流注与伤风同，以少阳主胆，属半表半里，故三传之。

柴胡（四两） 黄芩 赤芍药（各一两半） 半夏（汤去滑，一两一分） 枳实（麸炒，一分）

上为粗末。每服三大钱，水一盏半，姜五片，枣一枚，煎八分，去滓，食后温服。若内热里实，身体疼痛，是表证未解，不可服。

2）《辨舌指南·卷六·杂论方案·辨舌证治要方·和解之剂》

表有寒热、胁痛诸症。

柴胡（四钱） 姜半夏（钱半） 黄芩（二钱） 芍药（一钱） 生姜（二钱） 大枣（一枚） 枳实（一钱，炒） 大黄（酒浸，二钱）

水煎，温服。

3. 半夏左经汤（《三因极一病证方论·卷之三·少阳经脚气治法》）

治足少阳经为风寒暑湿流注，发热，腰胁痛，头疼眩晕，呕吐宿汁，耳聋惊悸，热闷心烦，气上喘满，肩息腿痹，缓纵不随。

半夏（汤去滑） 干葛 细辛 白术 茯苓 桂心（不见火） 防风 干姜（炮） 黄芩 小草 甘草（炙） 柴胡 麦门冬（去心，各三分）

上锉散。每服四大钱，水一盏半，姜三片，枣一个，煎七分，去滓，空腹服。热闷，加竹沥，每服半合；喘满，加杏仁、桑白皮。

4. 加味小柴胡汤

1）《证治准绳·类方第四册·胁痛》引《良方》

治伤寒胁痛。

柴胡 黄芩（各二钱） 人参（去芦） 半夏（各一钱半） 牡蛎粉 枳壳（麸炒） 甘草（各一钱）

上作一服，水二盅，姜三片，红枣二枚，煎一盅，食远服。

2）《祖剂·卷之一·白虎汤》

治发瘢肌热，潮热，或往来寒热，口苦咽干，目眩耳聋，胁痛，胸满心烦，或干呕烦渴，咳嗽。

小柴胡汤加黄连、白芍药、玄参、升麻。一方加山栀、牡丹皮。

5. 加减柴胡汤（《医学见能·卷一·证治·胸前》）

治胸前胀满，兼见口渴胁痛者，少阳气不畅也。

柴胡（一钱） 半夏（二钱） 人参（二钱） 黄芩（二钱） 杏仁（二钱） 栝蒌（二钱） 枳壳（一钱） 旋覆（二钱） 甘草（一钱） 大枣（二枚） 生姜（三片） 荷梗（三钱）

6. 柴胡双解散(《祖剂·卷之一·白虎汤》)

治少阳经受病,耳聋,胁痛,寒热呕而口苦,脉弦数,属半表半里,宜和解。

小柴胡汤加陈皮、芍药,近法加生艾汁三匙。

7. 小柴胡加枳桔汤(《祖剂·卷之一·白虎汤》)

治痘疹后咳嗽胁痛。

小柴胡汤加枳壳、桔梗。

8. 红雨丹(《四圣悬枢·卷一温病解第一·少阳经证·胁痛耳聋》)

治三日少阳温病,胸胁疼痛,耳聋口苦,咽干作渴者。

柴胡(四钱) 黄芩(三钱) 芍药(三两) 石膏(三钱) 甘草(三钱) 丹皮(三钱) 生姜(三钱,切) 元参(三钱)

流水煎大半杯,热服,覆衣,饮热稀粥,取微汗。

9. 柴胡双解饮(《医学指要·卷五·伤寒用药举要》)

小柴胡汤加减,治足少阳胆经症。

柴胡(一钱二分) 黄芩 陈皮(八分) 芍药 人参 半夏(各五分) 甘草(三分) 姜枣(引)

若小便不利,加茯苓;胁痛,加青皮;寒热似疟,加桂枝;痰多,加瓜蒌仁、贝母;渴,加花粉、知母;齿燥无津液,加石膏;嗽,加金沸草;虚烦,加淡竹叶、炒粳米;若少阳与阳明合病,加干葛、芍药;妇人热入血室,加当归、红花;男子热入血室,加生地;呕,加姜汁、竹沥;如无表症,热胜者,加大黄,甚则加芒硝。

八、温阳治胁痛方

1. 木香丸(《圣济总录·卷第五十七·心腹门·胁痛烦满》)

治一切冷,心腹胁痛,烦满不消。

木香(一分) 京三棱(煨,锉,一两) 芫花(醋炒,半两) 槟榔(锉) 厚朴(去粗皮,生姜汁炙,各一两) 干姜(炮) 桂(去粗皮,各半两) 陈橘皮(汤浸去白,焙,一两半)

上八味,捣罗为细末,煮枣肉丸如梧桐子大。每服十五丸,生姜汤下,日三。

2. 木香散(《普济方·卷二百四十八·癞疝门·心疝》)

治心疝心胁痛,及绕脐痛。

芍药 桔梗(去芦头) 细辛(去苗叶) 蜀椒(去目合口,炒去汗) 桂(去皮) 干姜(各五分) 附子(炮,去皮脐,一两)

3. 地榆汤(《圣济总录·卷第七十四·泄痢门·飧泄》)

治肠胃受风,飧泄无度,或下黄水,腹胁痛闷。

地榆 厚朴(去粗皮,生姜汁炙) 当归(切,焙,各三分) 艾叶(炒) 吴茱萸(汤浸,焙干炒) 高良姜(各半两)

上六味,粗捣筛。每服四钱匕,水一盏半煎至八分,去滓,空心、日午温服。

4. 沉香汤(《普济方·卷三十五·胃腑门·胃虚冷》)

治胃气虚冷,不思饮食,及冷气攻腹胁痛,四肢少力,口吐酸水,饮食无味。

沉香(锉) 白豆蔻(去皮,各一两) 青皮(一两五钱) 高良姜(五钱) 桂(一两) 吴茱萸 槟榔(锉) 厚朴(去粗皮,各三两)

上㕮咀。每服二钱,水一大钟煎七分,去滓,温服不拘时。

5. 芍药汤(《普济方·卷三百二十·妇人诸疾门·两胁胀痛》引《危氏方》)

治冷证胁痛,诸药不效。

香附子(四两,黄米醋二升,盐一两,煮干为度) 肉桂 延胡索(炒) 白芍药(各一两)

上为末。每服二钱,沸汤调,不计时候服。

6. 甘草散(《普济方·卷二百三十七·尸疰门·诸尸》引《千金方》)

治卒中恶,贼风寒冷入腹,便绞痛,或飞尸遁尸,发作无时,抢心,胸满胁痛如刀刺,口噤者。

甘草 干姜 茯苓 干地黄 羊脂 当归 细辛(各一两) 芍药 吴茱萸 桂心(各二两) 栀子仁(十五枚,炒)

上罗匀,以水八升煮取三升,去滓,内脂烊尽,分三服。

九、治左右胁痛方

1. 枳芎散(《秘传证治要诀及类方·证治要诀类方卷之三·散类》)

治左胁痛,刺不可忍。

枳实（炒） 川芎（各半两） 粉草（炙，一钱半）

为末。每服二钱，姜、枣汤下，酒亦可。

2. 推气散

1）《医学原理·卷之七·胁痛门·治胁痛药方》

治肝气抑郁不舒，右胁胀痛，法宜疏散肝经郁滞可也。

枳壳（苦辛温，一钱） 桂心（甘辛温，钱半） 姜黄（苦辛温，三钱） 甘草（甘寒，钱半）

共为末。每以姜枣汤调下三钱，或酒亦可。《经》云：辛以散之。是以用枳壳、桂心、片子姜黄诸辛药以疏郁滞，佐甘草缓急和药以泄火。

2）《万病回春·卷之五·胁痛》

治肝邪入肺，右胁痛甚，胀满不食。

片姜黄 枳壳（麸炒，各二钱） 桂心（少许） 炙甘草（五分） 陈皮（一钱半） 半夏（一钱）

上锉一剂，生姜三片，水煎，食远服。

3）《不知医必要·卷四·肝气列方》

治肝移邪于肺而右胁痛。

枳壳（面煨，去瓤） 郁金（各一钱） 肉桂（去皮，另炖，三分） 桔梗 陈皮（各八分） 炙草（五分） 生姜（二片） 红枣（二枚）

3. 疏肝散（《万病回春·卷之五·胁痛》）

治左胁下痛，肝积属血，或因怒气所伤，或跌扑闪挫所致，或为痛。

黄连（吴茱萸煎汁炒，二钱） 柴胡 当归（各一钱） 青皮 桃仁（研如泥） 枳壳（麸炒，各一钱） 川芎 白芍（各七分） 红花（五分）

上锉一剂，水煎，食远服。

4. 治左胁痛方（《傅青主先生秘传杂症方论》）

左胁痛，肝经受邪也。

黄连（三钱，吴茱萸炒） 柴胡（一钱） 当归（一钱） 青皮（一钱） 桃仁（一钱，研） 枳壳（一钱） 川芎（八分） 红花（五分）

水煎食远服。有痰，加陈皮、半夏。

5. 治右胁痛方（《傅青主先生秘传杂症方论》）

右胁痛，邪入肺经也。

片姜黄（二钱） 枳壳（二钱） 桂心（少许） 陈皮（五分） 半夏（五分） 炙草（五分）

水煎服。

6. 升麻葛根汤（《冯氏锦囊秘录·杂症大小合参卷八·伤风（儿科）》）

治脾脏发咳，右胁痛，痛引肩背及阳明发痰等症。

升麻 白芍药 甘草（各二钱） 葛根（三钱）

水煎服。右胁者脾胃之乡，肩者手阳明之脉，斑由胃热，胃主肌肉，升麻、葛根直入阳明而逐其邪热，佐以芍药，使以甘草，和其营，俾无伏匿之邪也。

7. 柴胡疏肝散（《医医偶录·卷二·肝部列方》）

治肝气左胁痛。

柴胡 陈皮（各一钱二分） 川芎 赤芍 枳壳 香附（醋炒，各一钱） 炙草（五分）

8. 栝蒌汤（《医学实在易·卷六·里证诸方·肝火胁痛》）

治左胁痛。

大栝蒌（一只，重一二两者，连皮捣烂） 粉甘草（二钱） 红花（五分）

水煎服。

十、解表治胁痛方

芎辛汤（《本草简要方·卷之三·草部二·芎䓖》）

治风寒胁痛。

川芎（一钱五分） 细辛（五分） 炙草（六分） 生姜（五片）

水煎，食后热服。

十一、治杂病胁痛方

1. 鹤脑骨丸（《太平圣惠方·卷第五十六·治遁尸诸方》）

治遁尸，飞尸，积聚，胁痛连背，走无常处，或在脏，或肿在腹中，忽然而痛。

鹤脑骨（三分，涂酥炙令微黄） 雄黄（一两，细研，水飞过） 野葛（半两） 藜芦（半两，去芦头，微炙） 莽草（一两，微炙） 朱砂（一两，细研，水飞过） 牡蛎（一两，烧为粉） 桂心（半两） 蜈蚣（一枚，微炙，去足） 芫青（十四枚，糯

米拌炒令微黄，去翅足） 斑蝥〔百枚（十四枚），糯米拌炒令微黄，去翅足〕 巴豆（四十枚，去皮心研，纸裹压去油）

上件药，捣罗为末，入研了药令匀，炼蜜和捣三五百杵，丸如小豆大。每服不计时候，以暖酒下三丸。

2. 单桃方（《类编朱氏集验医方·卷之三·诸气门·治方》）

治胁痛。

胡桃（一味不去皮，不拘多少）

上少用水、酒各半盏，煎服。（何元弼神效方）

【论用药】

一、概论

《医学原理·卷之七·胁痛门·治胁痛大法》："胁痛之症，因各不同，大法在于分经而疗，学者不可执一。

如肝木气实，宜苍术、川芎、青皮、当归之类以疏之。若痛甚，乃肝火太盛，宜以当归龙荟丸，用姜汁下以泻之也。

如死血作患，宜以桃仁、红花、川芎之类。

如因痰饮流注，宜用二陈汤加南星、苍术、川芎、青皮之类，入姜汁同服。

如咳嗽，宜前药再加青皮、香附。乃或用四物汤加青皮等药以疏肝风。

如因气郁而作痛，其脉或沉涩，宜抚芎、青皮、香附之类。

如胁下有积食，一条扛起，宜吴茱萸炒黄连。

如右胁痛，宜推气散：枳壳、桂心、片芩、姜黄、甘草，加生姜、大枣，水煎服。

如左胁痛，宜前推气散加柴胡，或用小柴胡汤亦可。

如肥白人，因气虚发寒热，胁下痛者，补虚以人参、黄芪，退热用柴胡、黄芩，调气止痛用青皮、木香。

如黑瘦人胁下痛者，乃发寒热，其人多怒，中心必有瘀血，宜桃仁、红花、当归、柴胡、青皮、大黄、栀子、龙胆草。

如两胁走痛，乃痰气，宜控涎丹。

如气弱之人，脉细紧或弦者，多从劳役怒气得之，宜以八物汤加木香、青皮、桂心。盖青皮善行滞气，乃肝胆二经之药，若二经气血不足，补剂中必佐以青皮可也。

凡发寒胁痛，似有积块，必是饮食大饱劳力所致，宜龙荟丸。"

《考证病源·考证病源七十四种·胁痛有两边之别》："胁痛即肋痛也。两胁属少阳胆经，肝居左，脾居右，故又有两边之别。有痰饮作痛者，有瘀血作痛者。痰则脉弦而滑，血则脉弦而涩。痰用陈皮、茯苓、瓜蒌、甘草、枳壳、柴胡、竹沥、白芥子、姜汁；血用归尾、赤芍、桃仁、红花、柴胡、官桂、香附、没药。如肝火作痛者加黄连、龙胆草；如食积作痛者，加麦芽、砂仁；胁痛寒热气急不食者，多死。瘦人胁下微痛者，血少也，四物汤加柴胡梢。"

《本草汇言·卷之十九·介部·鳖甲》："左胁痛者，怒伤血滞也，加青皮、桃仁；右胁痛者，气逆挟痰也，加桔梗、白芥子；左右俱痛者，肝火盛而痰气结也，加苍术、白芥子、胆星、瓜蒌仁；痛延日久，作块不移者，是血留疾。如咳嗽气急，而失治必成胁痛。外有肝气极虚真阴损乏成胁痛者，宜十全大补汤加鳖甲、牛膝。"

《罗氏会约医镜·卷之四·伤寒（下）·论伤寒用药须配合得宜》："乳香得没药大止诸痛，芥子得青皮治胁痛。"

《古今医彻·卷之三·杂症·胁痛》："《经》曰：左右者阴阳之道路，盖左属阴而右属阳也，阴为血而阳为气也。左者肝也，肝藏血，性浮，喜条达而上升，有以抑之，则不特木郁而火亦郁，故为痛，治之宜疏肝清火理血，左金兼桃仁、红花、钩藤、青皮之属。虚人及季胁下疼者，六味汤滋其水以润之，乙癸同源之意，亦由房劳所致也。右者肺也，肺主气，性沉，喜清肃而下降，有以逆之，则肺苦气上逆而为痛，治之宜降气消痰，前、桔、枳壳、陈皮之属。虚人归脾汤去芪、术加延胡主之，以补其母。若香燥破血之药，非其治也，且于中州无碍，不可克代，与外感无涉，不可发散，犯之则汗出发喘，促其毙矣。余每怪时流，一遇胁痛，不分左右阴阳，不别气血痰火虚实闪挫之因，动称肝经受病，及用药，又以外感法治之，致死不悟，深可悲悯，殊不知胁痛之候，治之一逆，贻祸甚速。即有知者，亦守痛无补法，害亦相等，幸临症者慎焉。"

治胁痛药配伍

《医学入门·外集卷四·杂病提纲·内伤》：

“气郁胸满胁痛，脉沉涩，加木香、槟榔、乌药、苍术、川芎，倍香附、砂仁。”

《医学入门·外集卷四·杂病分类·外感》：“凡外肾如石引胁痛，加巴戟。”

《医学入门·外集卷四·杂病分类·内伤类》：“胁痛，加青皮、柴胡、芍药、草龙胆。”“或寒热胁痛，小腹闷坠拘急者，逍遥散、六君子汤俱加柴胡、山栀，或木香少许。”

《医学入门·外集卷七·妇人小儿外科用药赋》：“治打扑以致气凝血结，胸腹胁痛，或寒热。如挫闪气血不顺，腰胁痛者，加青皮、木香；胁痛，加柴胡、川芎。”

《医学入门·外集卷七·杂病妇人小儿外科总方·郁类》：“如气郁胸胁痛，脉浮细，合四君子汤。”

《古今医鉴·卷之十二·产后》：“如两胁痛，加青皮、肉桂。”

《万病回春·卷之一·诸病主药》：“胁痛，须用白芥子、青皮为主。”

《松厓医径·卷下·内伤》：“若胁痛或急缩，倍柴胡、甘草。”

《明医指掌·卷十·小儿科·伤寒十二》：“少阳经耳聋胁痛，脉弦数而呕，加柴胡、半夏、橘皮、生姜。”

《景岳全书·卷之五十一德集·新方八阵·和阵》：“如肝滞胁痛者，加青皮。”

《简明医彀·卷之二·伤寒·伤寒方法》：“胁痛，加青皮。”

《简明医彀·卷之三·诸气》：“胁痛，加柴胡、胆草、黄连。”

《简明医彀·卷之七·调经》：“经行着怒气，心腹腰胁痛，乃瘀血也。加桃仁、红花、玄胡索、蓬术、青皮。”

《丹台玉案·卷之三·疟疾门·立方》：“恶心胁痛，加柴胡、黄芩、青皮。”

《石室秘录·卷四（御集）·老治法》：“胁痛者，加白芍三钱。”

《石室秘录·卷四（御集）·散治法》：“两胁痛，倍加柴胡、白芍。”

《石室秘录·卷五（书集）·久治法》：“胁痛，加芍药一钱。”

《石室秘录·卷五（书集）·轻治法》：“两胁痛，加白芍三钱。”

《冯氏锦囊秘录·杂症大小合参卷十·伤寒用药相配合宜论》：“乳香得没药大止诸痛，芥子得青皮治胁痛，黄芪得大附子则补阳，知母、黄柏得当归则补阴，当归得生地则生血。”

《济世全书·乾集卷一·伤寒（要方）》：“左胁痛加青皮；右胁痛加姜黄。”

《医学心悟·卷三·咳嗽》：“《经》云：咳而喘息有音，甚则唾血者，属肺脏，此即风寒咳血也，止嗽散加荆芥、紫苏、赤芍、丹参。咳而两胁痛，不能转侧，属肝脏，前方加柴胡、枳壳、赤芍。咳而喉中如梗状，甚则咽肿喉痹，属心脏，前方倍桔梗，加蒡子。咳而右胁痛，阴引肩背，甚则不可以动，动则咳剧，属脾脏，前方加葛根、秦艽、郁金。咳而腰背痛，甚则咳涎者，属肾脏，前方加附子。”

《苍生司命·卷五（利集）·腹痛证·腹痛方》：“胁痛，加柴胡五分。”

《苍生司命·卷六（利集）·脚气证》：“两胁痛，加龙胆草。”

《一见能医·卷之六·病因赋中·胁痛有两边之别》：“左痛，加官桂、青皮、柴胡、赤芍、归尾、桃仁、龙胆草、黄连之类。右痛，加苍术、抚芎、南星、枳壳、香附、麦芽、砂仁、白芥子、姜汁、竹沥之类。”

《罗氏会约医镜·卷之三·伤寒（上）·论清理》：“如胁痛，加青皮八分。”

《罗氏会约医镜·卷之五·瘟疫·论瘟疫治法》：“如胁痛、耳聋、寒热、呕而口苦，此邪热溢于少阳经也，加柴胡。”

《罗氏会约医镜·卷之六·杂证·论耳病》：“热在肝经胁痛者，加胆草。”

《罗氏会约医镜·卷之九·杂证·论肿胀》：“如肝滞胁痛，加青皮。”

《罗氏会约医镜·卷十三·杂证·论疝癞》：“胁痛，加柴胡七分。”

《罗氏会约医镜·卷十四·妇科（上）·胎孕门》：“如怒后伤肝，气逆胁痛，加青皮六分，柴胡（酒炒）七分。”

《类证治裁·卷之三·郁症论治》：“血郁络伤胁痛，金铃子散加桃仁、归须、郁金、降真香。”

《类证治裁·卷之三·呃逆论治》：“胁痛吐酸，佐金汤加白芍、山栀、金器。”

二、治胁痛专药

1. 大戟

《本草纲目·草部第十七卷·草之六·大戟》:"时珍曰:痰涎之为物,随气升降,无处不到。入于心,则迷窍而成癫痫,妄言妄见;入于肺,则塞窍而成咳唾稠黏,喘急背冷;入于肝,则留伏蓄聚,而成胁痛干呕,寒热往来;入于经络,则麻痹疼痛;入于筋骨,则颈项胸背腰胁手足牵引隐痛。陈无择《三因方》,并以控涎丹主之,殊有奇效。此乃治痰之本。痰之本,水也,湿也。得气与火,则凝滞而为痰为饮为涎为涕为癖。大戟能泄脏腑之水湿,甘遂能行经隧之水湿,白芥子能散皮里膜外之痰气,惟善用者,能收奇功也。又钱仲阳谓肾为真水,有补无泻,而复云痘疮变黑归肾一证,用百祥圆下之以泻肾,非泻肾也,泻其腑则脏自不实。[愚按]百祥惟用大戟一味,大戟能行水,故曰泻其腑则脏自不实,腑者膀胱也。窃谓百祥非独泻腑,正实则泻其子也,肾邪实而泻其肝也。大戟味苦涩,浸水色青绿,肝胆之药也。故百祥圆又治嗽而吐青绿水。夫青绿者,少阳风木之色也。仲景亦云:心下痞满,引胁下痛,干呕短气者,十枣汤主之。其中亦有大戟。夫干呕胁痛,非肝胆之病乎?则百祥之泻肝胆也,明矣。肝乃东方,宜泻不宜补。况泻青、泻黄皆泻其子,同一泻也,何独肾只泻腑乎?洁古老人治变黑归肾证,用宣风散代百祥圆,亦是泻子之意。盖毒胜火炽则水益涸,风挟火势则土受亏。故津血内竭,不能化脓,而成青黑干陷之证。泻其风火之毒,所以救肾扶脾也。或云脾虚肾旺,故泻肾扶脾者,非也。肾之真水不可泻,泻其陷伏之邪毒尔。"

2. 山茱萸

《本草述钩元·卷二十四·枳·山茱萸》:"方书治中风虚劳眩晕,伤燥咳嗽,消瘅自汗,恐,腰痛胁痛,挛痹着痹,痿,脚气,遗精浊淋泄泻,大便不通,疝痔。人身元气壮盛,由于精气坚固,山萸能闭精,所以壮元气也。"

3. 马屎

《本草纲目·兽部第五十卷·兽之一·马》:"屎中粟,主治:金创,小儿客忤,寒热不能食(苏恭)。治小儿胁痛(时珍。《千金》有马通粟丸)。"

4. 木香

《删补颐生微论·卷之三·药性论第二十一·木部》:"味辛性温。无毒。入心、肺、脾、胃、肝、膀胱六经。入理气药,忌火。入止泻药,面裹煨。行肝气,泄肺气,健脾气,散滞气,止泻痢,定呕吐,健脾消食,除心腹胁痛,胀满积聚,开郁杀鬼安胎。"

5. 五灵脂

《删补颐生微论·卷之三·药性论第二十一·虫鱼部》:"味甘性温,无毒,入肝经。畏人参。酒飞去沙,曝干。生者行血,炒者止血。主破血下气,一切心腹胁痛,祛冷滞。按:五灵脂乃寒号虫之粪也。气味俱厚,独入厥阴。主血滞,大有神功。其止崩带者,非但治血,乃去风之剂。风,动物也。冲任经虚,被风伤袭,不能藏血,与荆防治崩相似。浊阴有归下之功,兼能降火,人所未知。气极膻恶,虚薄人弗能胜也。"

6. 月下参

《滇南本草·第三卷·月下参》:"止面寒背寒,胸膈噎食,宽中调胃,痞满肝积,左右胁痛,呕吐作酸。(附治噎食病奇方)此病因饮食著气而成,饮食不下,一下即噎食,令人胸膈胀满,胁肋疼痛,肩背胀痛。月下参(三两)、檀香(三钱)、沉香(三钱)、白豆蔻(二钱)、木香(一钱),共为细末,每服(二钱),开水点酒服。(又治酒寒效方)兼治胃气、面寒背寒、痞块、肝气不舒、五积六聚、两胁疼痛等症。月下参(二两)、广木香(一钱)、丁香(二钱)、沉香(二钱)、肉桂(二钱),共为细末,每服(一钱),烧酒送下。服后忌鱼、羊、蛋、蒜、冷水、酸菜、苦菜,用之反性。"

7. 丹参

《本草述钩元·卷七·山草部·丹参》:"方书治中风发热,水肿吐血,胁痛著痹,痫悸健忘。消瘅,活血,通心包络,治疝痛。"

8. 乌头

《本草思辨录·卷四·羊肉》:"乌头者,外驱寒湿,内温肾阳者也。《外台》乌头汤,且以治寒疝发作时令人阴缩。况胁痛里急,明是寒袭厥阴,产后血虚,无不下寒。小建中汤虽治腹痛,岂能愈此大证。"

9. 古文钱

《本草纲目·金石部第八卷·金石之一·古

文钱》："心腹烦满及胸胁痛欲死者，比轮钱二十枚，水五升煮三升，分三服。(《肘后方》)"

10. 龙胆草

《本草简要方·卷之二·草部一·龙胆草》："治肝经湿热不利，胁痛口苦，耳聋耳肿筋痿阴湿热痒，阴肿，白浊泄血，或腹中作痛，小便涩滞等症。"

11. 白芍

《本草从新·卷二·草部·白芍药》："胁痛(胁者，肝胆二经来往之道，其火上冲则胃脘痛，横行则两胁痛，白芍能敛气泻肝火)，肺胀喘噫(嗳同)，脾热易饥，其收降之性，又能入血海(冲脉为血海，男女皆有之)，而至厥阴。"

《本草求真·上编·卷二收涩收敛·白芍》："白芍(专入肝)，有白有赤。白者味酸微寒无毒，功专入肝经血分敛气，缘气属阳，血属阴，阳亢则阴衰，阴凝则阳伏，血盛于气则血凝而不行，气盛于血则血燥而益枯。血之盛者，必赖辛为之散，故川芎号为补肝之气。气之盛者，必赖酸为之收，故白芍号为敛肝之液，收肝之气，而令气不妄行也。至于书载功能益气除烦，敛汗安胎(同桂枝则敛风汗，同黄芪人参则敛虚汗)，补痨退热，及治泻痢后重，痞胀胁痛(胁为肝胆二经之处，用此则能理中泻火)，肺胀嗳逆，痈肿疝瘕，鼻衄目涩(用此益阴退火而自治)，溺闭(杲曰：白芍能益阴滋湿而停津液，故小便自利，非因通利也)。何一不由肝气之过盛，而致阴液之不敛耳。"

《本草述钩元·卷八·芳草部·芍药》："如治胁痛，乃肝之阴虚而阳实者，此泻肝即所以安脾，所谓损其肝者，缓其中。"

12. 白芷

《本草述钩元·卷八·芳草部·白芷》："肺经风热，解利手阳明头痛，及眉棱骨痛，颈项强痛，两胁痛，头风眩晕，疗风邪，久渴呕吐，及破伤风，大肠风秘。"

13. 白芥子

《本经逢原·卷三·菜部·白芥子》："辛温，微毒。发明：痰在胁下及皮里膜外，非此不能达，控涎丹用白芥子正此义也。辛能入肺，温能散表，故有利气豁痰，散痛消肿辟恶之功。昔有胁痛诸治不效，因食芥齑而愈者，偶中散结开痰之效。"

14. 半夏

《本草正·毒草部·半夏》："味大辛，微苦，气温。可升可降，阳中阴也。有毒。其质滑润，其性燥湿降痰。入脾、胃、胆经。生嚼戟喉，制用生姜。下肺气，开胃健脾，消痰饮痞满，止咳嗽上气、心痛、胁痛，除呕吐反胃、霍乱转筋、头眩、腹胀、不眠、气结痰核肿突，去痰厥头痛，散风闭喉喑，治脾湿泄泻、遗精、带浊，消痈疽肿毒，杀蜈蚣、蜂虿虫毒。"

《本草从新·卷四·草部·半夏》："治咳逆头眩(火炎痰升则眩)，痰厥头痛，眉棱骨痛(风热与痰)，胁痛胸胀，伤寒寒热，痰疟不眠。"

15. 汉防己

《得配本草·卷四·草部·汉防己》："苦、辛、寒。足太阳本药。行十二经络，泻下焦血分湿热。祛风水，除温疟，退痈肿，疗虫疮。得葵子，通小便淋涩。配知、柏，去下焦湿肿。配桃仁，治大便秘。佐胆草，治胁痛。"

16. 地肤子

《玉楸药解·卷一·草部》："味苦，微寒，入足太阳膀胱经。利水泻湿，清热止淋。地肤子清利膀胱湿热，治小便淋涩，疗头目肿痛，狐疝阴癞，腰疼胁痛，血痢恶疮，阳痿诸证。"

17. 地骨皮

《本草从新·卷九·木部·地骨皮》："肝有热则自生风，与外感之风不同，热退则风自息。中平胸胁痛(清肝)，下利大小肠。疗在表无定之风邪。传尸有汗之骨蒸。"

《罗氏会约医镜·卷十七本草(中)·竹木部·地骨皮》："补正气，凉血及骨，使精气充足，而邪火自退(与芩、连、知柏苦寒伤胃者不同)。治五内邪热、有汗骨蒸(丹皮退无汗骨蒸)，除在表风邪(肝热生风，非外感之风也)，头风(热退风息，肝肾同治)，胁痛(清肝)。疗咳嗽(清肺)，退肌热(凡风寒散而未尽，作潮往来，非柴葛能治，用地骨皮走表，又走里，而浮游之邪自散)，一切血虚劳热(佐以青蒿。)。甘草水浸用。中寒者忌之。"

18. 芎䓖

《万氏家抄济世良方·卷八·药性草部》："主寒痹、筋挛缓急、妇人血闭。治少阳头痛、血虚头痛之圣药。散肝经风、头面风。治一切血，去宿生新，及痔瘘脑痈、发背瘰疬，排脓消瘀，长肉。上行头目，下行血海，通肝经，血中之气药。疗一切心腹气痛，胸胁痛、疝痛闭郁，行气燥湿。”

《古今医统大全·卷之九十四·本草集要（上）·草部》：“上行头目，下行血海，通肝经，血中之气药也。治一切心腹坚痛，胁痛，疝痛，温中散寒，开郁行气，燥湿。叶名蘼芜，辛香，亦治风辟邪。”

《医学入门·内集卷二·本草分类·治燥门》：“又开郁行气，止胁痛、心腹坚痛，诸寒冷气，疝气，亦以川芎入心，助行气血而邪自散也。古人所谓血中气药，信哉！一切风寒湿痹、气痹、血痹、腰脚软弱、半身不遂皆治。《日华》云：治一切血，一切气，一切风，一切劳损。”

《本草汇言·卷之二·草部·芎䓖》：“凡散寒湿，去风气，明目疾，解头风，除胁痛，养胎前，益产后，又癥瘕结聚，血闭不行，痛痒疮疡，痈疽寒热，脚弱痿痺，肿痛却步，并能治之。味辛性阳，气善走窜而无阴凝黏滞之态，虽入血分，又能去一切风，调一切气。凡郁病在中焦者，须用川芎，开提其气以升之，气升，则郁自降也。凡血痢已通而痛不止者，乃血虚气滞，须加川芎，则使气行血调，其痛立止也。”

《本草汇言·卷之二·草部·芎》：“芎䓖上行头目，下调经水，中开郁结（薛潭），血中气药也（时珍）。尝为当归所使（御医门吉士稿），非第治血有功，而治气亦神验也。凡散寒湿，去风气，明目疾，解头风，除胁痛，养胎前，益产后，又癥瘕结聚，血闭不行，痛痒疮疡，痈疽寒热，脚弱痿痺，肿痛却步，并能治之。味辛性阳，气善走窜而无阴凝黏滞之态，虽入血分，又能去一切风，调一切气。凡郁病在中焦者，须用川芎，开提其气以升之，气升，则郁自降也。凡血痢已通而痛不止者，乃血虚气滞，须加川芎，则使气行血调，其痛立止也。故同苏叶，可以散风寒于表分；同耆、术，可以温中气而通行肝脾；同归、芍，可以生血脉而贯通营隐。若产科、眼科、疮肿科，此为要药。凡病人上盛下虚，虚火炎上，咳嗽痰喘，自汗盗汗，咽干口燥，发热作渴，内热生烦，阴极发躁，中气短怯，并禁用之。”

《本草求真·上编卷三·散剂·川芎》：“芎䓖（专入肝，兼入心包胆），辛温升浮，为肝胆心包血分中气药。故凡肝因风郁，而见腹痛、胁痛、血痢、寒痹、筋挛、目泪及痈疽一切等症，治皆能痊。”

19. 曲

《本草述钩元·卷十四·谷部·曲》：“方书治积聚腹痛，胁痛痹，泄泻滞下，脚气前阴疾，及耳猝气闭。论：曲有麦面米之殊，其性消导，不甚相远，却不可以消导之功尽之，盖天地人物，不外于阴阳二气，阴阳之气，有氤氲而后有变化，有变化而后有生成，合曲者巧窃斯义。即取五谷之养以造之，由脾胃利益之物，还行其变化之气，谓于脾胃推陈以致新。”

20. 竹叶防风

《滇南本草·第一卷·竹叶防风》：“竹叶防风，产滇中最奇，治病神速。气味辛、微甘，平。主治烦满胁痛、头面风寒、四肢挛疼，金疮肿痛及男子一切劳病。久服补中益神，兼治左瘫右痪最良。”

21. 防风

《名医别录·中品卷第二·防风》：“味辛，无毒。主治胁痛，胁风头面去来，四肢挛急，字乳金疮内痉。叶，主治中风热汗出。”

《医学入门·内集卷二·本草分类·治风门》：“防风气温味甘辛，通疗诸风痛满身，头目胁痛并胸满，除湿止汗住崩津。凡药必先其立名之义，而后审其治疗。防风者，预防风疾也。无毒。浮而升，阳也，治脾胃二经及太阳经。乃卒伍卑贱之职，随所引而至者也。主诸风邪在表，恶风，周身节痛，四肢拘挛，一切风邪头眩目盲流泪，胁痛诸疮，泻上焦风邪之仙药也。又疏泄肺窍，解胸膈烦满，通五脏关脉，药中润剂。误服泻人上焦元气。兼理劳损盗汗，女人崩带。除经络间留湿，风能胜湿故也。”

《本草易读·卷三·防风》：“甘，辛，微温，无毒，性升。手足太阳药也，又行足阳明、太阴经。疗诸般风，治一切劳。除骨蒸之疼痛，解肌体之挛急。青盲赤目，头痛胁痛。除盗汗而驱烦满，止冷泪而起瘫痪。为治风去湿之要药，乃脊痛项强之灵丹。”

22. 赤芍

《本草害利·肝部药队·泻肝次将·赤芍药》：“利：苦酸微寒，泻肝火，专行恶血，兼利小肠。治腹痛、胁痛、坚积、血痹、疝瘕、经闭、肠风痈肿、目赤。能于土中泻木，赤散邪，能行血中之滞，雷丸为使。”

23. 芫花

《本草汇言·卷之五·草部·芫花》:“芫花,行水消胀之药也(甄权)。前古治咳逆上气(蔡心吾稿),喘呼肿胀,及邪疟寒热,饮澼胁痛,一惟水湿痰涎为青者,服之顿解。如仲景治太阳证表不解,心下有水气,干呕喘咳,或利者,用小青龙汤。表已解,头痛汗出恶寒,心下有水气,干呕胁痛,或喘咳者,用十枣汤。盖小青龙治未解之表,使水气从毛窍出,开鬼门也。十枣汤攻未解之里,使水气从二便出,洁净府也。夫饮有五,皆因内啜水浆,外受湿气,流于肺,则为支饮(令人喘咳寒热,背冷吐沫);流于肝,则为悬饮(令人咳唾,痛引缺盆两胁);流于心下,则为伏饮(令人胸满呕吐,寒热眩晕);流于肠胃,则为痰饮(令人腹鸣吐水,胸胁支满,或作泄泻);流于经络,则为溢饮(令人沉重注痛,或作胕肿而胀)。芫花、大戟、甘遂,能直达水饮窠囊隐僻之处,但性毒至紧,取效极捷,病人稍涉虚者,宜禁用之。”

《要药分剂·卷三·通剂·芫花》:“水饮痰癖,胁下痛。(《纲目》)”

24. 芦荟

《本草述钩元·卷二十二·香木部·芦荟》:“芦荟为肝药,本草言其疗五疳,杀三虫,简疳方用此味者,十固八九。夫诸疳皆脾胃受病,内亡津液之所作也。胃行气于三阴三阳,而脾更为胃行其津液,津液亡是脾气虚而不能为胃行气也,脾胃俱虚,积所以成。顾何以足厥阴药而专疗脾胃乎?盖脾以风木为用,肝又以湿土为化源,脾气虚则肝之化源病,而风气不达,木还乘土而郁于地藏矣。脾虚有积,既已蕴热于中,更风客淫气于湿土,则热愈蕴而风淫合化于土以为虫。所谓脏腑停积已久,莫不化虫者此也。芦荟本气之寒以清热,而味之极苦,尤能就热而泄之,如是则风之淫气,不客于土而虫杀矣。如芜荑治虫,由于辛散风淫,亦能奏功于疳,然未若兹味泄厥阴风淫,于太阴阳明之中,而转其虚滞,其功有在杀虫之先者也。他如龙荟丸治胁痛之木气实者,木气实则风淫,风淫则火愈盛,而乘其所胜,未始不与脾胃相关也。即明目镇心之效,独非泄风淫以清心肝之阳乎?抑脾胃病疳,已大虚矣,苦寒如兹味,乌可尝试,不知脾为至阴,用此泻阳以存阴,谓为热疳要剂,岂不审其有益而无咎也哉。”

25. 苏方木

《本草述钩元·卷二十三·乔木部·苏方木》:“苏方国产此木,今人省呼为苏木。味甘咸微辛,性平,降多于升,阳中阴也,入足厥阴,兼入手少阴足阳明经。主治产后败血胀闷,或血晕口噤,由于恶露不下(如由去血多而虚者仍忌)及血气心腹搅痛,月候不调,疗虚劳血癖,气壅滞,并男女中风口噤不语,治人常常呕吐者(恐胃有瘀血也),破疮疡死血,消痈肿扑损瘀血。方书治喘郁嗽血,下血蓄血,胁痛腰痛,痛痹自汗,耳证。发散表里风气(宜与防风同用),又能破死血,产后血肿胀满欲死者宜之。”

26. 牡蛎

《苍生司命·首卷·药性》:“微寒,涩精止汗,崩带胁痛,老痰祛散。”

《本草述钩元·卷二十九·介部·牡蛎》:“味咸平,气微寒,气薄味厚。阴也,降也。入足少阴厥阴少阳经。益肾清热,固精收涩。治气虚崩带,敛虚汗,止虚渴,除烦满,心胁下痞热坚满,祛留热在关节营卫,虚热去来不定,利水湿,化老痰,软积气之痞,消疝瘕积块,瘿疾结核。方书更治遗精亦白浊,小便数及不禁溲血,消瘅胁痛,癫痫疟。牡蛎单生无偶而左顾者,当属一阳,故本经所主,皆少阳所生病。”

27. 青皮

《本草约言·药性本草约言卷之二·果部·青皮》:“味苦、辛,气寒,无毒,阴中之阳,入足厥阴经、手少阳经。破滞气愈低而愈效,削坚积愈下而愈良,引诸药至厥阴之分,下饮食入太阴之仓。与橘皮同种。青皮疏利肝邪,故能削坚积而破滞气也。坚积,即小腹中温疟热盛,缠久不愈,必结癖块者是也。滞气即左肋下郁怒痛甚者。陈皮治高气,青皮治低气,虚弱者少用,治胁痛醋炒为佳。又伏胆家动火惊证药,用二三分可也。有滞气则破滞气,无滞气则损真气。肝经引经药也,破肝气使之下行,故柴胡疏上焦之肝气,青皮理下焦之肝气,下引饮食入脾,故清脾饮多用之,然久服则大损脾气,老年之人忌之。”

《医学入门·内集卷二·本草分类·治湿门》:“青皮苦寒破滞气,入肝胆又利脾胃,膈胁小腹痛且膨,疝积愈低愈能治。与橘皮一种,大而色红已成熟者,曰橘皮;小而色青未成熟者,曰青皮。

无毒。沉而降，阴中阳也。入手少阳经，厥阴引经药。主破滞气，利脾胃，消饮食，除积结膈气，止小腹胀痛须用之。又泻肝气，治胁痛，疝气，及伏胆家动火惊症，用二三分可也。橘皮治高，青皮治低。故东垣云：破滞气，愈低而愈效；削坚积，愈下而愈良。气虚弱者少用。盖有滞气则破滞气，无滞气则损真气。气短者全禁。去瓤用，消积定痛，醋炒。”

《神农本草经疏·卷二十三·果部三品·附青橘（即青皮）》：“同枳壳、肉桂、川芎，治左胁痛。”

《医宗说约·卷之首·药性炮制歌·果部共十八种》：“青皮苦温，能攻气滞，消坚平肝，胁痛能治（醋炒去穰）。”

《冯氏锦囊秘录·杂症痘疹药性主治合参卷四十四·果部·青皮》：“其色青，其味极苦而辛，其气温而无毒，气味俱厚，沉而阴降也。入足厥阴、少阳。苦泻辛散，性复克削，所以主破坚癖结积，治左胁肝经积气及膈气也。同人参、鳖甲，能消疟母，同人参、白术、三棱、蓬术、阿魏、矾、红山楂、红曲、木香、消痰癖气块及肉食坚积，同枳壳、肉桂、川芎，治左胁痛。然性最酷烈，过服误服立损真气，为害不浅。”

《要药分剂·卷七·泻剂下·青皮》：“味苦辛，性寒，无毒，降也，阴中微阳也。主治：主破坚癖，散滞气，治左胁肝经积气。（元素）治胸膈气逆胁痛，小腹疝痛，消乳肿。（《纲目》）治肝经郁久，胁痛多怒，久疟结癖。最能发汗，以皮能达皮，辛苦发散也。（《备要》）”

《本草撮要·卷三·果部·青皮》：“味辛苦温，色青气烈，入足厥阴经，功专疏肝泻肺。治肝气郁积，胁痛多怒，久疟结癖，疝痛乳肿。发汗、有汗及气虚人禁用。醋炒用，叶治胸膈气逆，消肿散毒，妇人妒乳，内外吹乳岩乳痈，用之皆效。”

28. 青黛

《本草述钩元·卷九·隰草部·青黛》：“味咸、甘，平，气寒。专治小儿疳蚀羸瘦，发热疳痢，杀疳虫，并小儿丹毒，解诸热惊痫，能收五脏郁火，解热毒，泻肝消食积。（丹溪）大略主治肝热，及解肺胃热。（嵩）方书治中风、头风、胁痛，阳毒发斑，瘛疭颤振眩晕，咳血久嗽，呕吐舌衄，鼻口唇齿舌咽喉诸治甚多，下及癞疝。”

29. 青礞石

《本草汇言·卷之十二·土石类·青礞石》：“一切荏苒疾病。凡男妇患非伤寒内外等证，或酒色过度，或吐血，或月事愆期，心烦志乱，或腹胀胁痛，劳倦痰眩，或暴行日中，因暑伏痰，口眼㖞邪，目痛耳愦，鼻塞，骨节酸疼，干呕恶心，诸般内外疼痛，百药无效，众医不识者。依前法加减服之效。”

30. 枣仁

《要药分剂·卷四·补剂上·枣仁》：“归经：入肾三焦二经，为清血热，助正气之品。兼泻剂，上除头风痛，中平胸胁痛。”

《本草述钩元·卷二十四·枳·酸枣仁》：“方书更治中风虚劳，癫狂惊痫，振颤挛悸，虚烦健忘，消瘅，善太息，赤白浊，着痹胁痛，腰痛咽喉，胆虚不眠，寒也。炒熟枣仁为末，竹叶汤调服，胆实多睡，热也。”

31. 屈草

《神农本草经·卷一·上经·屈草》：“味苦。主胸胁下痛，邪气，腹间寒热，阴痹。久服，轻身、益气、耐老。”

32. 细辛

《药征·卷中·细辛》：“主治宿饮停水也。故治水气在心下而咳满，或上逆，或胁痛。”

33. 草豆蔻

《本草述钩元·卷八·芳草部·草豆蔻》：“主治善破瘴疠，消谷食，及一切宿食停滞作胀闷及痛。（仲淳）性最辛烈，虽专消导，而大耗脾胃之元阳，老弱虚羸切戒之。（嘉谟）草果亦有适宜于所患之证者，方书用治疟气水肿胀满，霍乱中暑，虚劳积聚，痰饮呕吐，反胃，咳嗽血，蓄血胁痛，消瘅泄泻滞下，或臣或佐。”

34. 茴香

《本草述钩元·卷十五·菜部·茴香》：“气味辛香，大甘微苦，性温，阳也，浮也，入胃肾二经，兼入心小肠膀胱经。开胃下气，止呕吐，暖丹田，为补命门不足之药。主膀胱冷气痛，及小肠气，并肾劳癞疝阴痛少腹痛。方书治腰腹胁痛泄泻，积聚伤饮食虚劳咳喘呃逆，诸逆冲上恶寒，水肿霍乱脚气滞下，小便数遗精淋小便不禁，前阴诸疾，长至宿根再发，效纯干剥落，至复阳回，故名茴香，用主阳消而阴剥之病。”

35. 胡桃

《本草汇言·卷之十五·果部·胡桃》："梅青子曰：据《御药院方》言，胡桃，益血补髓，强筋壮骨，故古方有治寒疝脚气，腰脊胁痛诸疾。虚而血冷有寒涎者，食之立见功效。如佐补骨脂，有温养命门活血气生精髓之妙。久食能明目清心，润肌黑发，延年益寿，然止宜少食渐食为佳，如多食顿食，未尝不取发燥动火生痰之咎也。"

36. 枳壳

《神农本草经疏·卷十三·木部中品·枳壳》："同肉桂，治右胁痛。"

《本草经解·附余·考证·枳壳》："愚意当是风痹淋闭，大胁痛。原误二字，故不可解。淋闭多郁热，胁痛多气逆，淋闭者清阳不升，则浊阴不降。壳主高主气，用以理上，患自除矣，气逆刺痛，亦皆近上，胁言大者。"

37. 枳实

《卫生宝鉴·卷二十一·㕮咀药类》："（气寒，味苦，酸咸）除寒热，破结实，消痰癖。治心下痞，逆气，胁痛。麸炒去穰，捣罗过用。寒沉藏味之厚者，阴中之阴，味厚则泄。酸、苦、咸、寒气是也。"

《古今医统大全·卷之九十五·本草集要（下）·木部》："味苦、酸，气寒，纯阴，无毒。（陈久者良）主胸膈痰癖，逐停水，破结实，消胀满，心下急，痞痛，去脾经积血，故治心下痞。脾无积血则不痞也，故伤寒结胸用之。又治逆气胁痛，消宿食，安胃气。《本经》不分壳、实，壳大者性舒而缓，治在高，主气滞在胸膈。实小者性酷而速，治在下，主血滞在心腹，故有高、低、缓、急之分。"

《神农本草经疏·卷十三·木部中品·枳实》："胃之上口名曰贲门，贲门与心相连。胃气壅则心下亦自急痞痛，邪塞中焦，则升降不舒而气上逆。肝木郁于地下，则不能条达而胁痛，得其破散冲走之力，则诸证悉除。所以仲景下伤寒腹胀实结者，有承气汤。胸中痞痛者，有陷胸汤。洁古疗心下痞满者，有枳术丸。壅滞既去，则胃气自安，而溏泄亦止矣。"

《本草易读·卷七·枳实》："苦、酸，微寒，无毒。入足阳明经。下气消食，开积破结。除胸胁痰癖，疗心腹痞满。退皮内之风痒，除胃中之湿热。止泻痢而平喘嗽，通停水而散败血，长肌肉而利脏腑，除阴痿而止胁痛。逐痰饮，消痞食，有冲墙破壁之力也。"

《本草经解·卷三·木部·枳实》："同川芎、甘草，治左胁痛胀。"

38. 柏子仁

《本草述钩元·卷二十二·香木部·柏》："气味甘而微辛，性润，肝经气分药，亦入心肾。主治惊悸，益气养心气，益血润肝，疗恍惚虚损吸吸，治腰肾中冷，润肾燥及老人虚秘。烧沥泽头发，治疥癣。方书治虚劳吐血，遗精白浊，痿痹挛痫，惊恐颤振，胁痛消瘅，盗汗便秘，关格及目疾，治惊痫及大便青白色者。盖肝木受制，怒则乘其所胜，是以青白之色见于便，而惊从脏发，匪实奚宜。"

39. 厚朴

《本草思辨录·卷四·厚朴》："枳、朴主治多在中焦，故为承气要药。然枳实薤白桂枝汤枳朴并用，其证为胸痹与胁下逆抢心，则又何说？盖二物虽有温散寒泄之不同，而皆苦中有辛，苦多辛少。惟其为气药而兼辛，故心肺之部亦其所到。苦多则不能久停心肺，而可倚以散逆下气。枳实又为胁痛要药，与厚朴先煮多煮，所以平胸胁之逆满；内薤白等数沸，所以开心胸之阳痹。分之各尽厥职，合之则同建奇勋。方名出枳实不出厚朴者，以胁逆非厚朴所主也。"

40. 香附

《本草征要·第一卷通治部分·气血兼理药与理气药·香附》："味苦，性微温，无毒。入肺、肝二经。童便浸，晒，焙。生用发表，制用化气。消痰开郁，解忧释疑。止胁下痛与腹内胀疼，治胸中热与脘际闷痞。胎产常用，女科偏宜。十二经通，三焦畅利。禀天地温燥之气，入人身金木之宫，血中之气药也。韩飞霞称香附，于气分为君药，统领诸药，随用得宜，乃气病之总司，女科之主帅也。性燥而苦，独用久用，反能耗血，如上所述之功，皆取其治标，非治本也。惧燥，蜜水炒；惧散，醋炒之。"

41. 香薷

《神农本草经疏·卷九·草部中品之下·香薷》："《肘后方》治心烦，胁痛连胸欲死者：香薷捣汁二升服。"

《本草简要方·卷之三·草部二·香薷》："主治下气，止呕逆，霍乱转筋，心烦胁痛。"

42. 姜黄

《本草汇言·卷之二·草部·姜黄》:"破血气,利筋脉之药也。(《唐本草》)其味苦辛(桂谷溪稿),其性燥利。辛能散,苦能泄,燥利能行,故《日华子》治癥瘕血块,腹中停瘀,善通月经,及跌扑瘀血。苏氏治气胀,及产后败血攻心,入气分走气,入血分行血,古方同肉桂、枳壳,治两胁痛,两臂痛有效。何莫非下气破血,辛走苦泄之功欤。察其气味治疗,乃介乎郁金、京三棱之中也。但其性燥烈消耗,有泄无补。凡病血虚臂痛,血虚腹痛,而非瘀血凝滞,气逆壅胀者,切勿乱投,误投则愈伤血分,令病转剧,慎之慎之。"

《神农本草经疏·卷九·草部中品之下·姜黄》:"方书用以同肉桂、枳壳,治右胁痛、臂痛有效。戴元礼云:能入手臂治痛,何莫非下气破血,辛走苦泄之功欤?察其气味治疗,乃介乎京三棱、郁金之药也。"

《本草经解·卷二·草部下·姜黄》:"姜黄同肉桂、枳壳。治左胁痛。"

43. 桂

《本草经集注·草木上品·牡桂》:"味辛,温,无毒。主治上气咳逆,结气,喉痹吐吸。心痛,胁风,胁痛,温筋通脉,止烦出汗,利关节,补中益气。久服通神,轻身,不老。生南海山谷。"

《医学入门·内集卷二·本草分类·治寒门》:"官桂无毒治中寒,咳逆喉痹吸呼难,补中更治心胁痛,温筋通脉利窍关,桂心专能止心痛,行血药滞补阴坚。官桂,主寒在中焦,上气咳逆,结气喉痹,呼吸不清,兼补中益气,治心痛、胁痛。温筋通脉利关节,治冷风疼痛。桂心,治九种心痛及中恶、寒疝、产后血冲心痛,止唾血吐血,破血通月闭,下胞衣,杀三虫。兼治中风偏僻,牙紧舌强,失音及脚软痹不仁。丹溪云:桂心入二三分于补阴药中,则能行血药凝滞而补肾,由味辛属肺而能生水行血,外肾偏肿痛者亦验。"

《增广和剂局方药性总论·木部上品·牡桂》:"味辛,温,无毒。主上气咳逆,结气喉痹吐吸,心痛,胁风,胁痛,温筋,通脉,止烦,出汗,利关节,补中益气。《药性论》云:使。去冷风疼痛。"

《神农本草经疏·卷十二·木部上品·桂》:"得姜黄、郁金,治怒气伤肝胁痛。"

《冯氏锦囊秘录·杂症痘疹药性主治全参卷四十·木部·肉桂》:"肉桂能堕胎通血脉,下焦寒冷,秋冬腹痛泄奔豚,利水道,温经暖脏,破血通经,救元阳之痼冷,扶脾胃之虚寒,坚筋骨壮阳道,温行百药,腰痛胁痛必需,和血逐瘀痛气消痈并捷,宣气血而无壅。"

《本草述钩元·卷二十二·香木部·桂》:"得姜黄郁金,治怒气伤肝胁痛。"

《本草详节·卷之五·木部·桂枝》:"主伤风头痛,调荣解表,去皮肤风湿,横行治手臂痛风,心痛,胁痛,及上气咳逆,结气喉痹。"

44. 桔梗

《神农本草经·卷三·下经·桔梗》:"味辛,微温。主胸胁痛如刀刺,腹满,肠鸣幽幽,惊恐悸气。"

《古今医统大全·卷之九十四·本草集要(上)·草部》:"主胸胁痛如刀刺,腹满肠鸣幽幽,惊恐悸气。治鼻寒、喉痹,利嗌咽胸膈之气。治肺热气奔促嗽逆,消痰涎,肺痈,排脓养血补内漏。治下利,破血积气,中恶。下蛊毒及小儿惊痫客忤。能载诸药不下沉,故名舟楫。如大黄苦泄峻下之药,欲引至胸中至高之分,成功必用此。又能开提气血,气血药中宜用之。又得牡蛎、远志疗恚怒,硝石、石膏疗伤寒。"

《医学入门·内集卷二·本草分类·治热门》:"桔梗苦辛提气血,头目鼻咽皆肺热,胸胁腹肠多有痰,又定惊痫排疮疖。桔,结也;梗,绠也,其文缔结如绠也。气微温。小毒。浮而升,阴中阳也,手太阴引经药。《衍义》谓其开提气血。凡气血药中宜用,载诸药不致下沉,为舟楫之剂。主肺热气促,嗽逆脓血寒热,肺痿肺痈,及头目不清,鼻塞鼻衄,口疮牙风,喉痹咽肿,胸胁痛如刀刺,腹满积块,肠鸣下痢,中冷食不消,霍乱转筋,皆气凝血滞痰壅也。"

《增广和剂局方药性总论·草部下品之上·桔梗》:"味辛苦,微温,有小毒。主胸胁痛如刀刺,腹满肠鸣,惊恐悸气,利五脏肠胃,补血气,除寒热风痹,温中,消谷,疗咽喉痛,下蛊毒。《药性论》云:臣。治下痢,破血,去积气,消积聚,痰涎,主肺气气促嗽逆,除腹中冷痛,主中恶及小儿惊痫。《日华子》云:下一切气,止霍乱转筋,心腹胀痛,补五劳,养气,除邪辟温,补虚,消痰,破癥瘕瘀血,排脓,补内漏,及喉痹。"

《本草崇原·卷下本经下品·桔梗》:"桔梗根色黄白,叶毛,味辛,禀太阴金土之气化。味苦性温,花茎紫赤,又禀少阴火热之气化。主治胸胁痛如刀刺者,桔梗辛散温行,能治上焦之胸痛,而旁行于胁,复能治少阳之胁痛而上达于胸也。"

《本草乘雅半偈·第七帙·桔梗》:"主治:主胸胁痛如刀刺,腹满,肠鸣幽幽,惊恐悸气。参曰:桔梗,如桔槔之梗,倾则仆,满则立,载上载下,其冯以枢,合入少阳少阴枢药也。雷公制以百合,此筑梗基;玉涵佐以甘草,此炼梗已,基筑已炼,上下乃察也。胸胁为少阳部署,故主胸胁痛如刀刺,若腹满肠鸣幽幽悸气,此上下不察,惊则载上不下,恐则载下不上,皆枢象也。千金用治喉痹咽痛,此则少阴部署,亦少阴枢象耳。"

《本草通玄·卷上·草部·桔梗》:"苦辛,气轻,性平,入肺经。载引诸药入至高之分,为舟楫之剂。肺金称职,则清肃下行,故能利膈下气,散痞满,治胸胁痛;破血结,消痰涎,理喘咳,疗肺痈,排脓血;清上焦热,凡头目、咽喉、口鼻诸症,一切主之。"

45. 柴胡

《本草纲目·草部第十三卷·草之二·茈胡》:"除虚劳,散肌热,去早晨潮热,寒热往来,胆瘅,妇人产前、产后诸热,心下痞,胸胁痛。(元素)"

《药鉴·新刻药鉴卷之二·柴胡》:"气平,味微苦,气味俱薄,无毒,升也,阴中之阳也。主左右胁下刺痛,日晡潮热往来。在脏主调经生血,在经主气上行经,此手足少阳表里之剂也。能提下陷阳气,以泻三焦之火,此其能除手足少阳寒热也。大都中病即已,不可过用,为其气味俱薄,多散故耳。治劳方中用之者,以其能提清气从左而旋,以却邪热耳。又止偏头疼,胸胁痛,疗肌解表,疏邪清热。君黄芩,伤寒门实为要剂。主常山,温疟症诚作主方。与白芍同用,能抑肝而散火。与黄连同用,能凉心而解热。经脉不调,入四物秦艽、续断、牡丹治之最效。"

《本草正·山草部·柴胡》:"味苦、微辛,气平、微寒。气味俱轻,升也,阳中之阴。用此者,用其凉散,平肝之热;入肝、胆、三焦、心包四经。其性凉,故解寒热往来、肌表潮热、肝胆火炎、胸胁痛结,兼治疮疡、血室受热;其性散,故主伤寒邪热未解、温疟热盛、少阳头痛、肝经郁证。总之,邪实者可用,真虚者当酌其宜。虽引清气上升,然升中有散,中虚者不可散,虚热者不可寒,岂容误哉;兼之性滑,善通大便,凡溏泄脾薄者当慎用之;热结不通者用佐当归、黄芩,正所宜也。"

《本草汇言·卷之一·草部·柴胡》:"朱东生先生曰:柴胡,少阳、厥阴主药。轻清而升、苦寒而降,散表邪,除头痛,退寒热,止胁痛,和表里,调血室,明目疾,升下陷,降浊阴,性惟疏散。凡病肝郁愤懑不平者,服之最灵。"

《删补颐生微论·卷之三·药性论第二十一·草部》:"味苦甘,性微寒,无毒。入肝、胆二经。半夏为使,恶皂荚,畏女菀、藜芦,忌见火。主伤寒疟疾,寒热往来,呕吐胁痛,口苦耳聋,痰实结胸,饮食积聚,心中烦热,热入血室,目赤头疼,湿痹水胀。别有银州柴胡理肝劳,五疳羸热。"

《本草经解·卷二·草部下·柴胡》:"柴胡同人参、半夏、黄芩、甘草、大枣、生姜,名小柴胡汤,治少阳寒热。同白芍、甘草、枳实,名四逆散,治胸胁痛。"

《罗氏会约医镜·卷十六本草(上)·草部·柴胡》:"(味苦微辛,微寒,入肝、胆、三焦、心包四经。前胡、半夏为使,恶皂荚,反藜芦。生用走表,酒炒能佐补剂)能引肝经清气上升。治伤寒病传肝经、寒热往来(若病犹在太阳,即用柴胡则引贼入门;如病已入阴经,复服柴胡,是重虚其表)、胸痞胁痛(属肝木有余,宜小柴胡汤加川芎、青皮、白芍)口苦耳聋(肝胆之邪)、呕吐心烦(邪在半表半里)、诸疟寒热(邪伏半表半里,适在少阳所主之界)、头眩目赤(肝胆之火)。按柴胡味薄气升,善泄善散,凡阴虚劳热,及初感风寒,皆禁用。"

《本草备要·草部·柴胡》:"[昂按]据孙氏之说,是柴胡亦能退骨蒸也。头眩目赤,胸痞胁痛(凡胁痛,多是肝木有余,宜小柴胡汤加青皮、川芎、白芍;又左胁痛,宜活血行气;右胁痛,宜消食行痰),口苦耳聋(皆肝胆之邪),妇人热入血室(冲为血海,即血室也,男女皆有之。柴胡在脏主血,在经主气),胎前产后诸热,小儿痘疹,五疳羸热,散十二经疮疽,血凝气聚,功同连翘(连翘治血热,柴胡治气热,为少异)。阴虚,火炎气升者禁用。"

《本草详节·卷之二·草部·柴胡》:"味苦,气平,微寒。气味俱轻,升也,阳也,阴中之阳。有二种:色白黄而大者,为银柴胡,以其色白入肺,质稍实，不轻散，用治骨蒸；色微黑而细者，用以解表发散。肝、胆、三焦、包络引经药，半夏为使；行胆，黄芩为使；行肝，黄连为使。恶皂荚，畏藜芦，忌铜铁。凡使，外感，生用；内伤、升气，酒炒；咳、汗，蜜水炒。主伤寒寒热往来，呕吐，胁痛，口苦，耳聋，头角痛，心下烦热，阳气下陷，肝、胆、三焦、包络相火，饮食痰水结聚，肩背痛，目赤，眩晕，发黄，湿痹诸症，妇人产前后诸热，心下痞满，及热入血室，经水不调、小儿痘疹余热，五疳羸热。"

46. 益智子

《本草述钩元·卷八·芳草部·益智子》："方书治健忘悸，遗精泄泻，下血盗汗，喘噎，胀满积聚，脾痹心痛，及胃脘胁痛疝，在集香丸则入肺，在四君子汤则入脾，在大风髓丹则入肾，当于补药中兼用之，勿多服。"

47. 黄连

《本草汇言·卷之一·草部·黄连》："若目痛赤肿，睛散羞明，乃肝之邪热也；呕逆恶心，吞吐酸苦，乃脾之邪热也；胁痛弦气，心下痞满，乃肝脾之邪热也；舌烂口臭，唇齿燥裂，乃心脾之邪热也，均属火热内甚，阳盛阴衰之证，非此不治。设或七情之火，聚而不散，六郁之火结而不舒，用二陈以清之可也，然无黄连之苦寒，则二陈不能独清。吐血衄血，妄奔于上，溲血淋血，妄泄于下，用四生以止之可也，然无黄连之少佐，则四生不能独止。"

《药论·泻剂·泻火》："入心、肝。实热客于心肝而目疼目肿，湿热酿于肠胃而便红便白。痞满宜偕枳实，烦渴须和门冬。佐吴萸以除胁痛，合乌梅以伏蛇虫。痔癖疮疽、狂热伤寒均效，胎丹积火、小儿疳痢同功。祛膈热兮兼厚肠，酒焙为善；清痰火兮并平胃，姜制尤工。"

48. 麻黄

《本草经集注·草木中品·麻黄》："味苦，温、微温，无毒。主治中风伤寒头痛，温疟，发表出汗，去邪热气，止咳逆上气，除寒热，破癥坚积聚。五脏邪气缓急，风胁痛，治乳余疾，止好唾，通腠理，疏伤寒头疼，解肌，泄邪恶气，消赤黑斑毒。不可多服，令人虚。"

《本草述钩元·卷九·隰草部·麻黄》："通九窍，主冬春伤寒头痛身痛，恶寒无汗，并除寒热，及邪气咳逆。治中风头痛、风胁痛，温疟及壮热温疫。能消冬春赤黑斑毒，散身上毒风疹，痹皮肉不仁。开毛孔，通腠理，调血脉，破癥瘕积聚，并治风肿水肿及赤目肿痛。方书治喘咳，痹挛痉痓，心痛、胃脘痛、腰痛、胁痛。"

49. 旋覆花

《本草汇言·卷之三·草部·旋覆花》："旋覆花，消痰逐水，利气下行之药也（寇氏）。主心肺结气（白尚之稿），胁下虚满，胸中结痰，痞坚噫气，或心脾伏饮，膀胱留饮宿水等证。大抵此剂，味咸以软坚散痞硬，性利以下气行痰水，实消伐之药也。本草有定惊悸，补中之说，窍思痰闭心胞脾络之间，往往令人病惊，旋覆破痰逐饮，痰饮去，则胞络清净而无碍，五志自宁，惊悸安矣。又饮消则脾健，脾健则能运行饮食，中气自受其益而补养矣。然行痰水，下结气，是其专功，病人涉虚者，不宜多服，冷利大肠，虚寒人禁用。

女医童玉峰先生曰：若热痰则多烦热，湿痰则多倦怠软弱，风痰则多瘫痪奇证，惊痰则多心痛癫疾，冷痰则多骨痹痿疾，饮痰则多胁痛、臂痛，食积痰则多癖块痞满，其为病状种种变见，用旋覆花，虚实寒热随证加入，无不应手获效。

李时珍先生曰：仲景治伤寒汗下后，心下痞坚，噫气不降，用旋覆代赭汤。胡洽居士治痰饮两胁胀满，用旋覆花，皆破坚也。"

50. 羚羊角

《证类本草·卷第十七·羚羊角》："《子母秘录》：治胸胁痛及腹痛热满。烧羚羊角末，水服方寸匕。"

51. 葛

《本草正义·卷之六·草部·葛》："《别录》葛根止胁风痛，则即蔓延深远，宣通脉络之义，与肝络不疏，及肝气横逆之胁痛，又各不同，读者亦须识此同中之异，不可混作一例看。"

52. 紫苏

《本草述钩元·卷八·芳草部·紫苏》："味辛兼甘，气温而香，入手少阴、太阴、足阳明经。主治温中达表，行气和血，通心经，益脾胃，利肺下气，消痰定喘。治心腹胀满，止霍乱转筋，通大小肠，疗脚气安胎。方书治咳嗽水肿，中风痓，胁痛消瘅，大便不通，痔，伤暑伤饮食发热，郁积聚，痰饮鼻衄，痛痹，眩晕狂惊虚烦，小便不通，疝，耳蛊毒。若宜通风毒，则单用茎，去节尤良。（颂）"

53. 薏苡仁

《本草图经·草部上品之上卷第四·薏苡仁》:“根之入药者,葛洪治卒心腹烦满。又胸胁痛者,锉根浓煮汁,服三升乃定。今人多取叶为饮,香溢中空膈,甚胜其杂他药用者。”

《本草述钩元·卷十四·谷部·薏苡仁》:“治肺痿痈脓、涕唾上气,疗胁痛,利肠胃,消水肿,治疝证及热淋,除干湿脚气。久服轻身益气,入足太阴,能健脾养胃。入手太阴,能清肺利气。(能)心肺之药多用之。”

54. 橘叶

《食物本草·卷之三·果部·橘》:“味辛、苦,温,无毒。主胸中瘕热逆气,利水谷,除膈间痰,导滞气,止呕咳吐逆,霍乱泄泻。久服去臭,下气通神,去寸白,理肺气脾胃,降痰消食。青橘叶:导胸胁逆气,行肝气。乳肿痛及胁痈药中,用之以行经。核:治腰痛,膀胱气痛。肾冷,炒,去壳,研,酒调服。青皮:味苦、辛,气寒,足厥阴经引经药,入手少阳经。主气滞,消食,破积结隔气。治小腹痛须用之。泻肝气。治胁痛须醋炒用。勿多服,损人真气。陈皮治高,青皮治低。”

《本草汇言·卷之十五·果部·橘叶》:“味苦、辛,气温,无毒,可升,可散;阴中阳也。入足厥阴肝经气分。李氏曰:取橘叶以新嫩无破损、完片者佳。橘叶,疏肝散逆气,定胁痛之药也。(《开宝》)按(沈志所抄)丹溪老人言:此药其味苦涩,其气辛香,其性温散,凡病血结,气结,痰逆,火逆,病为胁痛,为乳痈,为脚气,为肿毒,为胸膈逆气等疾。或捣汁饮,或取渣敷贴,无不应手获效。”

《本草崇原·卷上本经上品·橘叶》:“气味苦平,无毒。主导胸膈逆气,入厥阴。行肝气,消肿散毒。乳痈胁痛,用之行经。(《本草衍义补遗》附)”

《得配本草·卷六·果部·橘子》:“苦,平。入足厥阴经。行肝气,导胸膈逆气,消肿散毒。乳痈胁痛,用之引经。”

55. 橘皮

《古今医统大全·卷之九十五·本草集要(下)·本草果部》:“主气滞,消食,破积结膈气。治小腹痛,须用之。泻肝气治胁痛,须醋炒。用勿多服,损人真气。陈皮治高,青皮治低。”

《本草纲目·果部第三十卷·果之二·橘》:“主治:气滞,下食,破积结及膈气。(颂)破坚癖,散滞气,去下焦诸湿,治左胁肝经积气。(元素)治胸膈气逆,胁痛,小腹疝痛,消乳肿,疏肝胆,泻肺气。(时珍)”

56. 橘核

《得配本草·卷六·果部·橘子》:“苦,平。入足厥阴经。治癞疝,得杜仲,炒研末盐汤下。治腰胁痛,配荔枝、川楝、山楂、茴香诸核。治下焦积块(以核治核也),去壳炒用。”

三、治胁痛食物

1. 大豆

《证类本草·卷第二十五·生大豆》:“治胁痛如打:豆半升熬令焦,酒一升煮之,令沸熟取醉。”

《本草述钩元·卷十四·谷部·大豆》:“其形类肾,黑色又通于肾,引之以盐,愈妙。方书治中风,鼻衄,胁痛,腰痛,行痹,脚气,痫证,消瘴,滞下,淋,鼻赤蛊毒。豆有五色,各治五脏,惟黑豆属水,性寒,入肾功多,故能治水消胀下气,治风热而活血解毒,皆同气相求之功。”

2. 大枣

《药征·卷下·大枣》:“主治挛引强急也。旁治咳嗽、奔豚、烦躁、身疼、胁痛、腹中痛。”

《本草详节·卷之八·果部·大枣》:“味甘,气温。出青州、晋州者,肉厚核小,皆可入药;余肌肉轻虚,止可充食用,今人亦有用胶枣之肥大者。脾、胃经血分药。杀乌头、附子、天雄毒。多食生齿䘌疳虫。忌与葱同食,令人五脏不和;同鱼食,令人腰腹痛。主养脾胃,益气,润心肺,生津,止咳嗽,和百药,小儿患秋痢,与蛀枣食之良。

[按]大枣辛甘,邪在荣卫者,用以和之,生发脾胃升腾之气。仲景用治奔豚,滋脾土以平肾气也;治水饮胁痛,有十枣汤,益土而胜水也。惟中满者勿食,甘令人满,故建中汤治心痞者,减饧、枣,与甘草同例;至齿痛风疾,亦宜戒之。许叔微云:一妇病脏躁,悲泣不止,予忆古方治此证用大枣汤,遂治与服,尽剂而愈,补脾气也。”

3. 羊肉

《本草思辨录·卷四·羊肉》:“羊以西北方产者为美,有长髯可当长髯主簿之目(《古今注》)。又好登历山崖倾仄处,略无怖意,其肾气之充固,非他畜比。惟于五行咸具中,以得火土之气为尤多。故仲圣用治寒疝腹痛与产后腹中疞痛,取其气热味甘，足以温脾缓中。而药之能温脾缓中者尚有之，兹何以非羊肉不可，则以证不独在脾，羊肉正不独治脾也。《素问》病名心疝，少腹当有形，又任脉为病，男子内结七疝，寒疝即七疝之一，何能于肾无与，即仲圣之大乌头煎、抵当乌头桂枝汤，皆治寒疝腹痛，皆用乌头。乌头者，外驱寒湿，内温肾阳者也。《外台》乌头汤，且以治寒疝发作时令人阴缩。况胁痛里急，明是寒袭厥阴，产后血虚，无不下寒。小建中汤虽治腹痛，岂能愈此大证。兑为羊，兑卦二阳在下，一阴居上，羊盖具刚很之性(易大壮疏)，而能于阴中化阳者。寒疝乃肝肾之阴，同受寒累。羊肉温脾缓中，而肝肾之虚寒，亦得其温补之益，故用之是证，最为切当。其必与归姜协力以成功者，羊肉能于阴中化阳，不能散阴中之寒邪，此归姜辛温之能事，谓为羊肉之前驱可也。”

4. 桑

《本草述钩元·卷二十四·灌木部·桑》：“方书治咳嗽嗽血吐血，鼻气耳聋，声喑口病，中风往来寒热，虚劳发热，反胃胁痛，挛痹行痹脚气，消瘅黄疸，泄泻，大小便不通，小便不禁，溲血淋，肠鸣痫。”

5. 黑豆

《本草易读·卷五·黑豆》：“胁痛如打：炒焦入酒煮沸，服之取醉。”

【医论医案】

一、医论

1. 论胸胁痛

《柳宝诒医论医案·医论·胸胁痛论》

胸胃皆在中，胁肋在身之侧，故胁肋之证，在杂症门中以肝、胆、肺三经所主，外感门惟一少阳。盖表邪传里，必由胸以至胁，故胸满多是表证，腹满方是里证。若胁满胁痛，皆是半表半里之证。然伤寒发热胁满痛，亦有兼太阳阳明表邪者，故无汗脉浮恶寒胁痛，先用羌活、柴胡、防风汤，发散表邪，然后用小柴胡汤合小陷胸汤，加枳壳、桔梗、山栀、青皮治之。若有痰饮内结，再加豁痰药。另有一起即从少阳发寒热，或两胁或一胁刺痛，甚则痛极而死。此感时行，燥热伏积于中，又被风寒外束，郁于少阳，名肋刺伤寒，又名痧胀是也。若无汗，恶寒脉浮紧，先用羌活败毒散表邪，随用小柴胡汤加山栀、青皮、苏梗、木通疏散少阳。若是燥热，加知母、石膏，则汗出邪散。不愈，刺委中、三里，并刺十指出血，即名放痧法。另有胁痛寒热，又见咳嗽气逆，此肺受外邪，名金邪入木。有胆经有火，刑克肺金，名木火刑金。此二证最重。初起发热脉浮无汗者，防风泻白散加枳壳、桔梗。若无汗恶寒身痛，有表证者，加羌活、柴胡散表邪。若有汗脉沉数，用黄芩泻白散、合栀连枳桔汤。若燥热流年，重加知母石膏，即见少阳胸胁痛证，亦是金邪入木，仍以肺邪为重，当清肺燥，禁用辛温。若无肺经喘咳之证，则单治少阳。

按外感胁痛，最重肋刺伤寒，以时行厉气，客人最速，宜详岁运何司政。予故分详少阳胁痛、肺邪胁痛二条。其下手认证处：以下咳嗽为少阳，以咳嗽为肺邪。以左胁痛为少阳，以右胁痛为肺邪。其认脉处以左手脉病为少阳，以右手脉病为肺邪。其论治法：以脉浮身热无汗，先散表。以脉沉里热，时时有汗，清里热。其有服发汗之药，汗大出，邪不解，表药中重加黄芩、山栀、枳壳、青皮，以清少阳；重加知母、石膏、枳壳、桑皮，以清肺邪。又有用一半散表，一半清里，重用木通、苏梗，疏通经络，得和解之力而愈者。予尝以木通、苏梗各五钱，加入和解方中，以治无汗胁痛身痛，汗必出，痛必减。以木通通窍，苏梗疏散耳。予尝以木通、苏梗各五钱煎汤，治发热胁痛，多有发斑痧而愈者。按此二味药未尝治痛，今以之疏通经络，通则不痛矣。按此二味药未尝主发斑痧，今以之疏通经络，则邪散而斑出矣。[诒按]若发热咳嗽胸满，而两胁痛如挫者，此邪热挟湿痰攻注也，小柴胡去参、半，加枳壳、桔梗、栝蒌、杏仁、白芥子、竹沥、姜汁。若心下痛，其人曾闪挫，大便黑而胁下刺痛者，此有瘀血也，桃核承气加枳壳、柴胡；不应加生附子。胁下偏痛发热，其脉紧弦，此寒也，以温药下之，大黄附子汤。

2. 论食滞胁痛

《景岳全书·卷之二十二心集·杂证谟·肿胀》

因食滞气痛胀。余尝治一姻家子，年力正壮，素日饮酒，亦多失饥伤饱。一日偶因饭后胁肋大痛，自服行气化滞等药，复用吐法，尽出饮食，吐后逆气上升，胁痛虽止，而上壅胸膈，胀痛更甚，且加呕吐。余用行滞破气等药，呕痛渐止，而左乳胸肋之下，结聚一块，胀实拒按，脐腹隔闭，不能下达，每于戌、亥、子、丑之时，则胀不可当。因其呕吐既止，已可用下，凡大黄、芒硝、棱、莪、巴豆等药，及萝卜子、朴硝、大蒜、橘叶捣罨等法，无所不尽，毫不能效，而愈攻愈胀，因疑为脾气受伤，用补尤觉不便，汤水不入者凡二十余日，无计可施，窘剧待毙，只得用手揉按其处。彼云：肋下一点，按着则痛连胸腹，及细为揣摸，则正在章门穴也。

3. 论痰饮胁痛

《古今医统大全·卷之五十六·胃脘痛·治案》

松野匡掌科夫人年三十余岁，病胃脘连胸胁痛，日轻夜甚，两寸关脉弦滑且有力。其始请医，咸以积滞凝寒，用发散及攻下剂皆不效。继用铁刷散、四磨饮等方，并莫应，及用汤水皆吐而不纳，经月不食痛益甚。予谓其证为痰郁明矣。但痛久弱甚，不敢行吐法奈何？偶一医谓五灵脂、没药素用有效，众皆哂之。此药前用之多矣，予谓再用之亦无妨，何哂之有？彼用酒调，病者到口便吐，随吐绿痰两碗许，痛即止，遂纳饮食。此盖痰在膈上，攻下之不去，必得吐法而后愈。《经》曰：有故无殒，此之谓欤？

《续名医类案·卷十六·饮》

陆养愚治施南石，二十九岁，患晡热，至天明方退，夜热尤甚，咳嗽无痰，咳则痛引胸胁，热甚则咳亦甚，咳甚则痛亦甚。初服芎苏散，喘急殊甚，易以前胡、杏仁、桑皮、苏子辈亦不效。后以阴虚治之，二冬、二母服数月，饮食渐减，肌肉羸瘦。或谓劳瘵已成，不可疗矣。最后一医诊得脉弦数，左关尤甚，此肝火也。用柴胡、青皮、黄连、赤芍、山栀、白芥子数剂亦无验。于是苦于药饵，不延医。三月诊之，六脉沉数而滑，右关尺更有力，其胁痛，若从右而应乎左。因思仲景云：饮在胁下，咳则引痛，谓之悬饮。今咳痛明是其症，第十枣汤非常用之方，且病人狼狈已极，亦必不肯服。乃以润字丸料加入甘遂和丸，令一二分一服，日二服，每日加一分，加至五分一服。使便出稠痰碗许，中有一块，半硬半软如鸡子大，胁痛如失，热嗽减之十之六七。又用人参、白术、归、芍、茯苓、贝母、甘草作煎剂，与丸药间服，丸药仍减一分，直待便中无痰始止丸药，用前煎药日一帖，调月余全安。［雄按］体虚病实，深得缓攻之法，迨衰其半，又合寓攻于通补之道。

4. 论瘀血胁痛

《续名医类案·卷二十五·产后·瘀滞》

高鼓峰治一妇人，产后恶露不尽，至六七日，鲜血奔注，发热口渴，胁痛狂叫，饮食不进。或用四物汤调理，或用山楂、青皮、延胡、黄芩等药，卒无一效。脉之，洪大而数，此恶露未尽，留泊血海，凡新化之血，皆迷失故道，不去蓄血，瘀则以妄为常，曷以御之？遂以醋制大黄一两，生地黄一两，桃仁泥五钱，干漆三钱，浓煎饮之。或曰：产后大虚，药毋过峻否？曰：生者自生，去者自去，何虚之有？第急饮之，果熟寐半夜。次早下黑血块数升，诸症如失矣，复用补中益气而安。［雄按］此鼓峰杰出之案，然干漆可删，愈后亦不宜遽投补中益气汤。

《孙文垣医案·卷四·新都治验·桂亭大兄痰积瘀血作痛》

桂亭兄，壮年原有湿热、痰积。年遇艾偶坠轿，跌伤背胁。专科以草药敷贴于外，内以药酒攻之而愈。越十五年，左胁痛，手不可近，左脉弦数坚劲搏指，小腹也痛，知为旧瘀及痰积作祟。以青皮、赤芍药、黄连、当归尾各一钱，桃仁一钱五分，大黄二钱，滑石三钱，水煎，临服调玄明粉一钱。服下吐出痰涎碗余，大便仅行一次，而左胯及腿膝皆痛，夜睡不安，由小腹痛甚之故。此瘀物欲行而未能也。再与大黄、当归尾、红花、牡丹皮、赤芍药各一钱，桃仁二钱，滑石三钱，青皮八分，调玄明粉一钱，再下之。大便行三次，皆沉香色稠黏瘀物。腹痛虽除，胯痛仍在，用乳香、没药、归尾、红花各一钱，桃仁、滑石各三钱，大黄二钱，穿山甲、丹参各一钱五分。服后大便行四次，所下皆紫黑如筋膜者不可胜计，诸病悉减。因食鸡汤、牛肉，脐腹又痛。里急后重，此余积未尽。欲再下之，举家惊怖，谓六旬以外之年，以下数次，恐脾弱不能再下。予曰：医贵认病，何以年齿数下拘哉？今药力到而积已动矣，破竹之势可迎刃而解，若失时姑息，恐他日滋蔓，欲下难动也。行后而补，庶无反顾之忧。大兄然之。以红花、桃仁、当归尾、赤芍药、山栀仁、玄胡索、牡丹皮、穿山甲、滑石，煎调玄明粉，下二次紫黑瘀物。如前之半，腿胯小腹痛则俱释。次日用人参、茯苓、白芍药、粉草、陈皮、山楂、桂心、当归、半夏调养半月，精神、步履、饮啖一如旧矣。

5. 论湿热胁痛

《孙文垣医案·卷二·三吴治验·崔百原公右胁痛右手足痛》

崔百原公者，河南人也。年余四十矣，而为南勋部郎。患右胁痛，右手足筋骨俱痛，艰于举动者三月，诸医作偏风治之不效。驰书邑大夫祝公征余治。予至，视其色苍，其神固，性多躁急。诊其脉，左弦数，右滑数。时当仲秋。予曰：此湿痰风热为痹也。脉之滑为痰，弦为风，数为热。盖湿生痰，痰生热，热壅经络，伤其营卫，变为风也。公曰：君何以治？予曰：痰生经络，虽不害事，然非假岁月不能愈也。随与二陈汤加钩藤、苍耳子、薏苡仁、红花、五加皮、秦艽、威灵仙、黄芩、竹沥、姜汁饮之。数日手足之痛稍减，而胁痛如旧。再加郁金、川芎、白芥子，痛俱稍安。予以赴漕运李公召而行速，劝公请假缓治，因嘱其慎怒、内观以需药力。公曰：内观何为主？予曰：正心。公曰：儒以正心为修身先务，每苦工夫无下手处。予曰：正之为义，一止而已，止于一，则静定而妄念不生，宋儒所谓主静。又曰：看喜怒哀乐，未发以前，作何气象。释氏之止观，老子之了得一万事毕，皆此义也。孟子所谓有事勿正、勿忘、勿助长，是其工夫节度也。公曰：吾知止矣。遂上疏请告。予录前方，畀之北归，如法调养半年，而病根尽除。

6. 论诸痈胁痛

《孙文垣医案·卷三·新都治验·张云门令郎囊痈》

文学张云门三令郎，丁年偶发寒热，右胁有一块降起，疼痛，手不可近，下午至夜尤甚，额颅手心皆热，脉右关洪滑，两尺尤有力，日夜不得睡。乃仿推气散例，姜黄、桔梗、川芎各一钱五分，枳实二钱，白芍药一钱，粉草五分，姜、枣煎服，外以当归龙荟丸。其夜大便行一次，颇得睡。三更后，先发寒战，徐热，至五更微汗，而胁痛寒热悉减。再诊之，左脉略弦，舌有黄白厚苔，两胁重按微疼，大便燥结不行，以小柴胡汤减半夏，倍加栝蒌、鳖甲、牡蛎、胁疼全瘳，睾丸略硬痛，彼自以为无后恙矣。予语渠姐夫徐仲子伟曰：病先起胁下，顾胁下为肝之经，后及睾丸硬疼，其睾丸亦肝之地，此余热未尽彻故也。而彼已厌药，以小愈为全安，不出浃旬，必有奇疾。徐仲之曰：奇者若何？余曰：此君性急好胜，若勉强作文，遇劳而发，憎寒壮热，非疟即囊痈也。予倘东行，子宜识之。别后半月，果因作文，夜发寒热，囊渐肿大，其热如火。及予至，诊之六部皆数，两尺且近于洪，知其脓已成，必溃而后已。彼心甚恐，予曰：无伤，易与耳。急以营卫返魂汤加金银花为君，两帖而脓溃。再加人参，又两帖而肌生，十日痊愈。方用何首乌、赤芍药、当归、小茴香、甘草节、木通、金银花、贝母、枳壳、白芷，水与酒共煎服之。此方加独活治流注尤神。

《辨证录·卷之十三·肝痈门》

人有素多恼怒，容易动气，一旦两胁胀满，发寒发热，既而胁痛之极，手按痛处不可忍，人以为肝火之盛也，谁知是肝叶生疮耳。世人但知五脏中惟肺生痈，不知肝亦能生痈也。且《灵》《素》诸书亦未有及，得毋创论以惊世乎。余实闻异人有谓：胁痛手不可按者，肝叶生痈也。《灵》《素》二经不谈者，肝经生痈世不常有，古人未有此症，所以略而不言。盖古今之气运不同，而痈毒之生长不一。肝一恼怒，则肝叶张开，肝气即逆。大怒之后，肝叶空胀，未易平复。且怒必动火，怒愈多而火愈盛，火盛必烁干肝血，烁干则肝气大燥，无血养肝更易发怒。怒气频伤，欲不郁结而成痈，乌可得乎。然痈生于内，何从而见。然内不可见而外即可辩也。凡生痈者，胁在左而不在右，左胁之皮必现红紫色，而舌必现青色，以此辨症，断断无瘥。治之法，必平肝为主而佐之泻火去毒之药，万不可因循时日，令其溃烂而不可救也。方用化肝消毒汤：白芍三两，当归三两，炒栀子五钱，生甘草三钱，金银花五两，水煎汁一碗，饮之。一剂而痛轻，二剂而痛又轻，三剂而痛如失。减半再服数剂而全愈。

此方用当归、白芍直入肝中以滋肝血，则肝血骤生，易解肝血之燥。又得甘草以缓其急，栀子清火，金银花解毒，安得不取效之捷哉。盖是火毒既盛，肝血大亏，用此方而不如此大剂煎饮，亦自徒然。倘执以肝火之旺而非是肝痈之成，单用归、芍以治胁痛，断不能取效也。

人有左胁间疼痛非常，手按之更甚，人以为胁痛，而不知非胁痛也，此乃肝经之痈耳。夫肝经生痈，多得之恼怒，予前条已畅论之矣。然而肝痈不止恼怒能生，而忧郁亦未尝不生痈也。惟因恼怒而得之者，其痈骤；因忧郁而得之者，其痈缓。当初痛之时，用逍遥散大剂煎饮，痛立止，又何至成痈也。因失于速治，而肝中郁气苦不能宣，而血因之结矣。血结不通，遂化脓而成痈，其势似乎稍缓，然肝性最急，痈成而毒发其骤也。世有胁痛数日而死者，正因生痈毒败而死，非胁痛而即能死人，可不急救治之乎。方用宣郁化毒汤：柴胡二钱，白芍一两，香附二钱，薄荷二钱，当归一两，陈皮一钱，枳壳一钱，天花粉三钱，生甘草三钱，金银花一两，水煎服。一剂而痛轻，二剂而痛减，三剂而痛又减，四剂全愈。重则不出六剂。愈后用四物汤大剂调治，不再发也。

夫肝痈世不常见，既有前条，不必又论及此。然肝痈不可见，而胁痛世人之所常病，吾特发明忧郁之能成又若此，则人知急治，何至成痈哉。

7. 论虚实胁痛

《石山医案·卷之上·胁痛》

予婿王琇，客扬州，病胁痛。医以为虚，用人参、羊肉补之，其痛愈甚。镇江钱医治以龙荟丸，痛减。予闻，冒雪自芜湖徒行至彼。诊之，脉皆弦濡而弱。曰：脾胃为痛所伤，尚未复也。遂用橘皮枳术丸加黄连、当归，服之而安。

越五年，腹胁复痛。彼思颇类前病，欲服龙荟丸，未决。予又冲寒陆路至彼，遂亲扶持，不成寐者数晚，诊之脉皆濡弱而缓。曰：前病属实，今病属虚，非前药可治也。遂以人参为君，芎、归、芍药为臣，香附、陈皮为佐，甘草、山栀为使，煎服十余帖，痛止而食进矣。

又，后十余年，来贺余寿，病滞下，腹痛后重，日夜四五十行。诊之，脉皆濡弱近驶。曰：此热伤血也。以四物加槟榔、大黄下之，四五行，腹痛稍减，后重不除。仍用前方除大黄，服十余帖，续吞香连丸获安。

三病，予三起之，其劳甚矣。情须丈婿，恩同父子，不知彼以父视我乎，以人视我乎？

《脉症治方·卷之四·医案》

一妇年四十四五，两胁胃脘更换作痛、胀满，胁止则胃脘痛，胃脘止则胁痛，每痛则虚汗如雨，水浆不入，口不能呼，惟扬手掷足而已，六脉沉伏。初延医用理中汤，加青皮柴胡枳壳愈痛，或云：诸痛不宜补，以其有火故也，遂更医用越鞠、二陈，加青皮、柴胡、藿香、枳、桔、苍术、倍山栀，一服愈剧，六脉愈虚弱如蛛丝之状。予视之曰：事急矣。非参、芪不可。遂用大剂参、芪、归、术、陈皮，一服而痛减半，遂饮食继用补中益气，去升麻，调理得痊。至四年上，又因忧虑病发，大痛如初，虚汗恶食呕吐。再依前用参芪一剂，其痛愈甚，又加喘急，气壅，此参芪助火也。乃用桂枝大黄汤一剂，已宽十之三。再用白术、茯苓、陈皮、甘草、青皮、柴胡、藿香、桂枝、黄芩、香附、山栀仁，二三剂。仍用十全大补汤调汤调理二月而安吁。同是病也，同是治也，何先后之效不同？盖先病者虚也，后病者郁火也，苟不察此，宁免虚虚实实之祸哉。

8. 论肝经郁火胁痛

《得心集医案·卷四诸痛门·一得集附·胸脘胁痛》

吴鼎三，形禀木火之质，膏粱厚味，素亦不节，患胁痛冲脘之病，绵缠两载，痛时由左直上撞心，烦惋莫耐，痛久必呕稀涎数口，方渐安适。始则一日一发，继则一日数发，遂至神疲气怯，焦躁嘈杂，难以名状。医者不从正旁搜求，用控涎导痰诸方，治之毫不中窍，延磨岁月。迨至春升，一日痛呕倍甚，吐血两碗（红白相间，结成颗粒，是阳明离位之血留久而为瘀者，所当审辨也），神昏气涌，目瞪如毙，即进人参、当归二味，渐渐苏回。嗣后神容顿萎，杜门静坐，不乐对客交谈，而气上撞心，胸胀脘闷诸症，仍是一日一发，守不服药，以攻补两难，惟日进参汤而已。值余道经其门，邀人诊视，细询其由，始知原委。问曰：伤症乎？余曰：非也。曰：痨症乎？曰：非也。曰：非伤非痨，请先生明示何症。余曰：肝气病也。诊得脉来弦大（弦为肝强大，则病进），记读《灵枢·经脉》篇云：足厥阴所生病者，胸满，呕逆。又仲景云：厥阴之为病，消渴，气上撞心，心中疼热，饥不欲食，故见嘈杂焦躁等症（窃意焦躁嘈杂即古人所谓烦宽懊侬之状）。知肝气横逆，郁火内燔，仿仲景治胸中懊侬例，用栀子淡豆豉汤，以泄郁火，参入叶天士宣络降气之法，以制肝逆，酌投数剂，诸症渐愈。

9. 论营卫不和致胁痛

《续名医类案·卷四·热病》

万密斋治胡应龙，五月患热病，治半月未愈。脉弦数，鼻衄三四日一作，左胁痛不能侧卧。先以炒山栀一个，妇人发同烧存性，吹入鼻中而衄止。再以当归龙荟丸方作汤，一剂而胁痛即止。再诊其脉，弦而浮数，曰：当以汗解。盖卫气不共营气谐和者也，当用桂枝汤以治其阳。今乃营气不共卫气谐和，则当用黄连解毒汤，合白虎以治其阴，使营卫和则得汗而愈也。乃以二汤合煎饮之。先告之曰：当战汗，勿惊也。连进二剂，果汗而愈也。

10. 论正虚饮停致胁痛

《续名医类案·卷十·内伤》

陆养愚治丛邑宰，烦劳忿怒，饮食不思，已数月矣。初春，患左胁痛，不能向左眠，又感冒，遂咳嗽喘促，汗出恶风，呕恶饮冷，胸脘痞塞，烦躁泄泻，耳鸣，手指肉瞤，振摇不已。脉之，两寸微浮而涩，关尺微虚不固，曰：凡靠左不得眠者肝胀，靠右不得眠者肺胀，及咳嗽、自汗、喘促、下泄，俱难治。况涩脉见于春时，金来克木，亦可畏。幸神气尚未乏，两寸带浮，尚有微阳，小便稠黄犹长，面色焦黑，而微有黄气，犹可疗也。仲景云：脉虚微弱下无阳。又云：微虚相搏，乃为短气。又云：微浮，伤客热。东垣云：阴先亡，阳欲得去，乃见热壅口鼻，谓之假热之症。此盖得之七情伤阴，烦劳伤阳，风寒乘虚入客，胸膈痞塞。因邪在半表半里，又为冷水停凝，症似支饮结胁，侧不能卧，寐觉痛作。虽饮留肝实，亦是元气不充不调。合之诸症，俱属正气已伤，宜调养气血，使邪自散。用顺气养荣汤加桂枝、甘草，二剂，诸症顿减。易以补中益气，少佐小青龙汤一二分，以和荣卫，二剂，自汗喘呕病已除。第痞塞胁痛不甚减，更以六君子倍半夏、陈皮，少佐蔻仁、木香，胸痞胁痛亦止。又与四神丸实脾，肾气丸固本，调治月余而痊。

11. 论肝虚火旺致胁痛

《续名医类案·卷二十五·产后·血虚》

杨乘六治许氏妇，产后动怒，寒热往来，胁痛口苦（肝火病，其状如疟。盖胆为肝腑，肝病则胆亦病矣），渐次发热晡热。医云风证，混加表散，腹左忽增一块，匾大如掌，日夜作痛。或疑寒凝，或疑食滞，或疑瘀蓄，或疑痞积，杂治之，病益甚，食减肌瘦。脉之，右关弦洪，左关弦数，面色黑瘦，舌色淡黄而干，症乃怒气伤肝经，血少而燥痛也。盖肝居胃左，本藏血者也，血足则其叶软而下垂，血亏则其叶硬而横举，内与胃相磨，外与肌相逼，能不隐而痛乎？凡性躁多怒者，往往患此，而妇女尤多。庸妄不知，误用香燥削克之剂，枉杀者不知凡几，良可叹也！以滋水清肝饮，四剂块消痛止。继用归脾汤去木香，加白芍、丹皮、山栀，间服十余剂而痊。（必用归脾收场，吾知其守而未化也）

12. 论胁痛左右分治

《古今医彻·卷之三·杂症·胁痛》

《经》曰：左右者阴阳之道路，盖左属阴而右属阳也，阴为血而阳为气也。左者肝也，肝藏血，性浮，喜条达而上升，有以抑之，则不特木郁而火亦郁，故为痛。治之宜疏肝清火理血，左金兼桃仁、红花、钩藤、青皮之属。虚人及季胁下疼者，六味汤滋其水以润之，乙癸同源之意。亦由房劳所致也。右者肺也，肺主气，性沉，喜清肃而下降，有以逆之，则肺苦气上逆而为痛。治之宜降气消痰，前、桔、枳壳、陈皮之属。虚人归脾汤去芪、术加延胡主之，以补其母。若香燥破血之药，非其治也。且于中州无碍，不可克代，与外感无涉，不可发散，犯之则汗出发喘，促其毙矣。余每怪时流，一遇胁痛，不分左右阴阳，不别气血痰火虚实闪挫之因，动称肝经受病及用药，又以外感法治之，致死不悟，深可悲悯，殊不知胁痛之候，治之一逆，贻祸甚速，即有知者，亦守痛无补法，害亦相等，幸临症者慎焉。

王宇泰先生治一人，患左胁痛，外发红丹数十颗，有投以龙胆泻肝等汤，竟不效。先生曰：肝性燥苦急，宜甘以缓之。用单味栝蒌二两，研霜煎饮，取其甘缓润下，红丹可一洗而愈也。果如先生言。余凡遇左胁疼，烦躁面赤，脉数痰色绿者，每加之辄验。若无痰而阴亏脉虚数，汗出无气以动，六味汤加钩藤，屡获奇效。若血凝气滞，以桃仁、红花、枳壳、醋制青皮、香附、延胡等，或加生地、芍药、钩藤佐之。实火，左金丸亦可选用。

一友右胁痛，以自知医，用发散药，痛愈甚，气息难布。余诊其脉则微弱，特虑其不受补。以单味贝母一两，研细煎汤饮之，保其肺气，使清肃下行，痛即如失。盖栝蒌色绿入肝，有解毒之功，贝母色白入肺，有保残之力，故治各不同也。夫贝母亦能解毒，用之以平肝则无济，栝蒌亦能润肺，用之于误汗则太寒，学者不可不知。

一人患右胁痛，凡旬日，医者误用香燥，致不得坐卧。又延一友，不能治，反曰：胸中有滞，止宜消导，若痛止，必不可救。及服其药，果愈甚。病者求死。比余适止，见其苦，慰之曰：不难疗，可一剂而愈。病者喜，伊兄云：痛未可止，余怪问其故，则曰：顷医者有是言，故云。余笑曰：令弟苦痛不止欲死，医者又苦痛止不治，何大相背也。检其药，仍用消导加半夏等燥剂。余即取素所历效自制推气散，加延胡索，命煎饮之。又适友人杨子武修至，余告其故，欣然同意。少顷，病者数日不解带，不转动，忽下榻曰：痛愈大半，欲解衣而睡矣。当晚遂安卧。越三日，痛虽愈，但因前久坐，气不归原，不能安枕。余以六味汤加杜仲引气下行，二剂知，四剂已，继六味丸调理而康。盖右胁痛者，肺气之逆也。以其真阴亏损，肺不能归藏于肾水之中，故理肺之后，继以滋阴，亦一法耳。

一人患右胁前歧骨下软肉处痛，医者用破气血药加酒煎，投三四剂，遂叫号不绝。余亦以推气散加延胡饮之，瘥缓，但面赤脉数口干，加入生地、茯苓。去前、桔，痛稍止，又因劳心，后加远志、当归、钩藤、杜仲，去枳壳，乃愈。或问之曰：病名为何？余曰：此名闪肭痛，肭在脐之旁，季胁之前。曰：何以知之。曰：腽肭脐乃海狗肾之别称，则肭之命名，当在脐与肾之间也。若劳倦不节，色欲不谨，气血有阻，则软胁前痛，宜补而调之。勿投燥剂可也。

13. 从肝移邪于肺之说治右胁痛

《冷庐医话·卷三·胁痛》

胁痛当辨左右，有谓左为肝火或气，右为脾火或痰与食。（丹溪则谓左属瘀血，右属痰）有谓左属肝，右为肝移邪于肺。余观程杏轩治胁痛在右而便闭，仿黄古潭治左胁痛法，用栝蒌一枚、甘草二钱、红花五分神效，以栝蒌滑而润下，能治插胁之痛，甘草缓中濡燥，红花流通血脉，肝柔肺润，其效可必，是肝移邪于肺之说为的也。又观薛立斋治右胁胀痛，喜手按者，谓是肝木克脾土，而脾土不能生肺金，则为脾为肺，固一以贯之矣。

14. 论术治痰湿胁痛

《药征·卷上·术》

《本事方》许叔微曰：微患饮澼三十年，后左下有声，胁痛，食减，嘈杂，饮酒半杯即止，十数日必呕酸水数升，暑月止右边有汗，左边绝无。自揣必有澼囊，如水之有科臼，不盈科不行。但清者可行，而浊者停滞，无路以决之，故积至五六日必呕而去。脾土恶湿，而水则流湿，莫若燥脾以去湿，崇土以填科臼，乃悉屏诸药，只以苍术麻油大枣丸，服三月而疾除。自此常服，不呕不痛，胸膈宽利，饮啖如故。为则按：仲景用术治水，而不云去湿补脾也；许氏则以术为去湿补脾，而不云其治水。何其妄哉？许氏之病水变，故得术能治也。人云许氏能治其湿痰，余戏之曰：非许自能治其病，而术能治许病也。何则？许氏之所说，以不可见为见，而以不可知为知也。空理惟依，古人则不然，有水声吐水，则为水治之。是可知而知之，可见而见之实事。惟为此谓知见之道也，故有许氏之病者，用术、附以逐其水，其效如神。呜呼！仲景之为方也，信而有征。由是观之，许之病已也，非许之功，而术之功也。

15. 论栝蒌治肝郁胁痛

《医旨绪余·下卷·胁痛》

余弟于六月赴邑，途行受热，且过劳，性多躁暴，忽左胁痛，皮肤上一片红如碗大，发水泡疮三五点，脉七至而弦，夜重于昼。医作肝经郁火治之，以黄连、青皮、香附、川芎、柴胡之类，进一服，其夜痛极，且增热。次早看之，其皮肤上红大如盘，水泡疮又加至三十余粒。医教以白矾研末，井水调敷，仍于前药加青黛、龙胆草进之。其夜痛苦不已，叫号之声，彻于四邻，胁中痛如钩摘之状。次早观之，其红已及半身矣，水泡疮又增至百数。予心甚不怿，乃载归以询先师黄古潭先生，先生观脉案药方，哂曰：切脉认病则审矣，制药订方则未也。夫用药如用兵，知己知彼，百战百胜，今病势有烧眉之急，迭卵之危，岂可执寻常泻肝之剂正治耶？是谓驱羊搏虎矣！且苦寒之药，愈资其燥，以故病转增剧。水泡疮发于外者，肝郁既久，不得发越，乃侮其所不胜，故皮膜为之溃也，至于自焚则死矣，可惧之甚！为订一方，以大栝蒌一枚，重一二两者，连皮捣烂，加粉草二钱，红花五分。戌时进药，少顷就得睡，至子丑时方醒，问之，已不痛矣。乃索食，予禁止之，恐邪火未尽退也。急煎药渣与之，又睡至天明时，微利一度，复睡至辰时。起视皮肤之红，皆已冰释，而水泡疮亦尽敛矣，后亦不服他药。夫病重三日，饮食不进，呻吟不辍口，一剂而愈，真可谓之神矣。夫栝蒌味甘寒，《经》云："泄其肝者，缓其中。"且其为物，柔而滑润，于郁不逆，甘缓润下，又如油之洗物，未尝不洁。考之本草，栝蒌能治插胁之痛，盖为其缓中润燥，以致于流通，故痛自然止也。

16. 论遣怒汤治胁痛

《辨证奇闻·卷二·胁痛》

两胁作痛，经年累月，时少止，后又痛，痛时发寒热，不思饮食，人谓肝病，尚未知所以成之故。大约多因拂抑，欲怒不敢，不怒不能，忍耐吞声，未得舒泄，肝气郁，胆气亦郁，不能取决于心，心中作热，外反变寒，寒热交蒸，肝血遂瘀，停住两胁作痛。顺境时肝气少舒，痛少愈，若遇不平，触动怒气，前病兴动更重。法须解怒气，解怒要在乎肝。用遣怒汤：白芍二两，柴胡、甘草、木香末、乳香末一钱，白芥子、生地三钱，桃仁十粒，枳壳三分。十剂痛除。平肝舍白芍实无第二味，世人不敢多用，孰知必多用而后效。用至二两，力倍寻常，遍舒肝气。况柴胡疏泄，甘草调和，桃仁、芥子攻瘀，乳香、广木止痛。

17. 论平怒汤治胁痛

《辨证奇闻·卷二·胁痛》

横逆骤加，大怒，叫号骂詈，致两胁大痛，声哑，人谓怒气伤肝。然人必素有火性，肝脉必洪大无伦，眼必红，口必大渴呼水，舌必干燥开裂，急平肝泄火，方舒暴怒，倘不中病或稍迟，必触动其气，呕血倾盆。用平怒汤：白芍三两，丹皮、当归一两，炒栀仁五钱，炒黑荆芥、花粉、香附三钱，甘草一钱。三剂痛如失。用白芍平肝，甘草缓急，肝气平缓。加当归、荆芥之散，栀子、丹皮凉泄。然徒散火，火为痰气所结，未能遽散，又加香附通气，花粉消痰，怒虽甚，有不知而解。或疑药太重，凉药过多，讵知人素有火，加大怒，五藏无非热气，非大剂凉药，何以平怒解火。

18. 论抵当丸治胁痛

《辨证奇闻·卷二·胁痛》

跌仆后，两胁胀痛，手不可按，人谓瘀血，用小柴胡加胆草、青皮愈。次年左胁复痛，仍用前药不效。盖瘀积不散，久而成痛。小柴胡半表里药，能入肝舒木，胁正肝部，何以不效？盖能散活血，不能散死血。活血易于推动，行气瘀滞可通，死血难于推移，行气沉积莫涤。用抵当丸，以水蛭、虻下有形死血。一剂必便黑血愈，后用四物汤加减调理。熟地、白芍一两，丹皮、三七根末三钱，川芎一钱，当归五钱。苟既下死血，不用四物补血，肝舍空虚，又因虚成痛，惟补血，则死去新生，肝气快畅，何至再痛。又加三七根止血者，盖水蛭、虻虫过于下血，死血行后，新血随之，不其无益。所以旋补旋止，始奏万全。

19. 论青蒿防痿汤治胁痛

《辨证奇闻·卷一·伤寒》

冬月伤寒，汗吐下后虚烦脉微，八九日，心下痞硬，胁痛，气上冲咽喉，眩冒，经脉动扬必成痿症。人谓太阳坏症，然不止于太阳之坏。伤寒经汗吐下后虚烦，虚之至也。况脉微，非虚而何？宜现各症。痿症责在阳明，岂未成痿前反置阳明不问乎？治阳明火，宜用人参石膏汤。然汗下后。石膏峻利，恐胃难受，方用青蒿防痿汤：人参一两，青蒿五钱，半夏、干葛一钱，陈皮五分。连服二剂，胃气无伤，胃火自败，诸症渐愈，痿症自可免。盖此症不独胃火，肾、肝之火亦起，青蒿去胃火，且散肾肝火，一举三得。然非用参之多，则青蒿力微，不能分治藏腑。尤妙在佐之半夏、陈皮，否则痰未能全消，而气不能遽下，痞硬、胁痛乌能尽除？然恐青蒿力微，故佐干葛以共泄阳明火，则青蒿更能奏功。况干葛不甚散气，得人参以辅青蒿，尤有同心之妙。

20. 论败瘀止痛汤治胁痛

《辨证奇闻·卷二·胁痛》

右胁大痛，肿如杯覆，手按益甚，人谓肝火，谁知脾火内伏，瘀血成积不散。血虽肝主，肝克脾，脾受肝克，则脾亦随肝作痛。然无形之痛，治肝乃止，有形之痛，治脾后消。今作肿，必有形之痛，乃瘀血积脾中，郁而不舒，乘肝隙，外肿于右胁。法须通脾中伏热，下其瘀血，痛可立除。用败瘀止痛汤：大黄、当归三钱，桃仁十四粒，白芍一两，柴胡、甘草、黄连一钱，厚朴二钱。水煎服。一剂瘀下，二剂痛除肿消。此方妙在大黄、黄连、柴胡同用，扫瘀去陈，开郁逐火。然非多用白芍，肝气难平。脾中之热，受制于肝，甚不易散，是病在脾，治仍在肝也。

21. 论填精益血汤治胁痛

《辨证奇闻·卷二·胁痛》

过房劳又恼怒，因而气府胀闷，两胁痛，人谓恣欲伤肾，恼怒伤肝，宜兼治。不知肝，肾子，肾足肝易平，肾亏肝血燥。肝恶急，补血以制急，不若补水以安急。况肝血易生，肾水难生，所以肝不足，轻补木得养；肾水不足，非大补水不能长。况房劳后两胁痛甚，亏精更多。填精益血汤：熟地一两，山药、白芍五钱，当归、沙参、地骨皮、白术三钱，柴胡一钱，丹皮、茯苓二钱。十剂全愈。方重补肾，轻舒肝。妙在治肝肾复通腰脐气。腰脐气利，两胁有不同利者乎。故精血生，痛止。

二、医案

1. 治实热胁痛

《古今医统大全·卷之四十二·血证门·医案》

沧州翁治一人，宪使出道病。察色切脉，面戴阳，气口脉皆弦，而盖伤寒合病也。以方涉海，为风涛所惊，遂血菀而神摄。为热所搏，故血吐胁痛，烦渴谵语。一医诊脉，左尺不应，为肾气以绝。泣告左右，惧甚。余曰：今年岁运左尺当不应，此天和脉，无忧也。以小柴胡减参加生地黄半剂。俟胃气实，以桃仁承气汤下之，得利遂安。

《续名医类案·卷三·温病》

李韫玉母，年逾四旬，素有胁痛肝火之病，深秋感冒。医与表散，数剂热犹未退。以不大便，投大黄丸、元明粉下之，遂胁痛大作，晕厥欲脱。更医，治以人参、附子、干姜、肉桂等药，厥止复烦躁，汗时出，不眠，小便赤涩。医恐虚脱，日投参、术、姜、桂，每汗出，则加五味、黄芪、龙骨以敛之。又时时欲利，则加补骨脂、肉豆蔻以固之。如是四十余日，已服参数两，病益进而食不进。诊之，脉躁数，时大时小，微有寒热，舌黑而强，鼻煤溢出，额颊唇口如墨，小便惟滴点，两手索刺如柴，第神气不昏，语音犹亮。此由表邪未清，误下邪陷入里，且伤其真阴，致肝急而厥，又误投辛热固涩，热邪与热药郁结脏腑。今幸元气尚存，犹可活也。治法仍当汗下，否则邪何由去？或讶曰：是症仍可再用攻表乎？曰：不可，第可用不攻表之药下耳。疏方以生地、杞子各五钱，麦冬二钱，沙参三钱，蒌仁一钱五分，黄芩一钱。或谓前医深恐泄泻，今所用皆一派寒滑，服之必利下无疑。将弗服，又或曰：前医治经月余，且辞不治，曷进此以窥进退。服一剂，果利数行。然病人殊不困，遂日进一剂，四日则利下频数，日夜十余次，所下秽恶不堪，青红黑白，而黄者绝少，腹痛后重。唯饮食渐进，舌本渐柔，鼻煤渐退，小便渐长，仍前方加熟地五钱，黄连五分。夜乃汗出，其汗亦极臭秽，半月汗乃止，利渐减，乃加生熟地一两，减黄连，增白芍、甘草，凡五十余剂，病始瘥。计服蒌仁斤许。

《古今医案按·卷八·积块》

治吕宗信，年六十。素好酒，因行暑途得疾，足冷过膝，上脘有块如拳，牵引胁痛，不可眠，饮食减半，却不渴，已自服生料五积散三帖。朱诊之，六脉俱沉涩而小，按之不为弱，皆数，右甚，大便如常，小便赤色。遂用大承气汤，将大黄炒熟，加黄连、干葛、芎、芍、甘草作汤，以蒌仁、黄连、半夏、贝母为丸，至二十帖，块减半，遂止药。至半月，饮食复进，诸证悉除。

2. 治寒热胁痛

《孙文垣医案·卷二·三吴治验·郑春寰头痛内热》

大都谏郑春寰老先生，为春元时，头痛内热，入夜尤甚，汗出如流，通宵不止，小水短赤，舌上黄苔，右胁胀疼。先与桂枝白虎汤一帖，解其内热，敛去浮汗，再与白芥子一钱，栝蒌仁四钱，枳实、姜黄、黄连各八分，水煎服，外与当归龙荟丸一钱五分下之，而胁痛安。

《孙文垣医案·卷三·新都治验·一仆妇瘟疫以劳食复作》

文学赞皇令堂，产后左胁痛甚，咳嗽痰不易出，内热气壅不能伏枕。予以栝蒌仁六钱，桑白皮、紫苏子、杏仁、半夏、桔梗、枳壳各一钱，水煎服之而气壅定，嗽渐减除。外与保和丸及七制化痰丸而安。

《医述·卷十一·杂证汇参·胁痛》

一妇患伤寒，寒热胁痛，块坚如石，昼夜呻吟，诊脉弦滑，用小柴胡汤去人参，加牡蛎、青皮、枳壳，服药二剂，块消病愈。（程星海）

《未刻本叶氏医案·方桉·贞元饮》

努力伤络，寒热胁痛。当归、红花、茯苓、五加皮、秦艽、桂木、松节、桑寄生。

《齐氏医案·卷四·耳证》

治大司马，因怒耳鸣，吐痰作呕，默默不欲食，寒热胁痛。余用小柴胡汤合四物加陈皮、山栀、茯神服之而愈。

《友渔斋医话·第四种·肘后偶钞下卷·寒热》

范（二八）。往来寒热，经月不解，舌赤胁痛，微咳，脉来虚大，病在血分。小生地一钱五分，归身八分，柴胡七分，地骨皮一钱五分，黄芩一钱五分，青蒿一钱，桑叶一钱，因有盗汗，加姜、枣。

《张聿青医案·卷一·风温》

徐右。咳剧身热，痰稠头目昏晕，胁痛，神烦不寐，脉数弦滑。此风温袭肺，化热内灼。适值经来，有暴喘之虞。连翘三钱，天花粉二钱，桑叶一钱，光杏仁（打）三钱，广郁金一钱五分，山栀三钱，川贝母二钱，甘菊花一钱五分，丝瓜子（打）三钱，丹皮炭二钱，枇杷叶（去毛，炙）四片。

二诊：咳嗽大减，而仍凛寒身热，汗不多达，痰色黄厚。脉数带滑，苔白心黄。邪热郁于肺胃。夹经未净，还恐神昏气喘之变。炙麻黄（后入）四分，光杏仁三钱，丝瓜子（研）四钱，连翘三钱，枳壳一钱，煨石膏四钱，生甘草二分，紫丹参二钱，桔梗一钱，郁金一钱五分。

3. 治阳虚胁痛

《内科摘要·卷上·肾虚火不归经发热等症》

下堡顾仁成，年六十有一，痢后入房，精滑自遗，二日方止。又房劳感寒，怒气遂发寒热，右胁痛连心胸，腹痞，自汗、盗汗如雨，四肢厥冷，睡中惊悸，或觉上升如浮，或觉下陷如堕，遂致废寝，或用补药二剂，益甚，脉浮大洪数，按之微细，此属无火虚热，急与十全大补加山药、山茱、丹皮、附子。一剂诸症顿愈而痊。此等元气百无一二。（二顾是父子也）

《冯氏锦囊秘录·杂症大小合参卷二十·全真一气汤方按》

新行洪飞涛之四令郎，因劳伤发热头疼，咳嗽胁痛，一医认为伤寒，大用发散，一剂之后，汗大出而热更甚，神昏见鬼躁渴舌黑，身重足冷，彻夜不寐，困顿欲尽。乃延余治，按其脉细数无伦，胃脉微极。余曰：劳伤中气发热，东垣先生补中益气汤，为此等病而设，令阴阳气和，自能汗出而解。今更虚其虚，阳气发泄殆尽，所以身愈热而神愈昏；阴阳既脱，自然见鬼目盲；过汗津液亦亡，所以舌黑足冷，阴阳俱绝之候；至于身重异常者，此尤足少阴之极虚症也。盖肾主骨，骨有气以举则轻，无气以举则倍重也。乃急以前方熟地二两、炒麦冬四钱、乳炒白术五钱、牛膝三钱、五味子一钱、制附子二钱，浓煎半碗，人参一两，煎至半钟冲服，口渴另用熟地二两、生麦冬五钱、人参八钱，浓汁碗许代茶饮之，三四剂后，头颅溃汗如雨者渐收，手足心干燥如火者渐润而温和，舌黑渐减，神色渐清，饮食渐思，热退嗽止，其后晨用生脉饮送服十补丸四五钱，午后以归脾加减煎膏成丸如弹子大，圆眼汤化服一丸，不一月而痊愈，精神更胜。

《叶天士医案精华·呃逆》

脉微弱，面亮载阳，呃逆胁痛，自利，先曾寒热下利，加以劳烦伤阳，高年岂宜反复，乃欲脱之象，三焦俱有见症。议从中治。人参、附子、丁香皮、柿蒂、茯苓、生干姜。

《临证指南医案·卷三·肿胀》

陈（四四）。苦寒多用，胃阳久伤，右胁痛，呕酸浊，皆浊阴上干。用辛甘温中补虚痛减。病人述早上腹宽，暮夜气紧微硬，大便不爽，有单腹胀之忧。（脾胃阳虚）人参、生白术、茯苓、肉桂、归身、益智、广皮、煨姜。

《叶天士曹仁伯何元长医案·曹仁伯医案》

阳络伤、血外溢之后，脉宜静。此乃脉细而数，数则为动，细则阴虚，所以气急喘促，胸闷胁痛，面色萎黄，语言无力，小溲清白，大便漆黑，心悸少寐，气逆闷。动则火升，倦则阳举，无一而非虚阳上扰、阴血下虚、气不归元之象。先哲云：气有余便是火。气不足即是寒，不足之气反见有余，此非真火，乃是虚寒，阴不变阳，血不配气，以致此也。欲降其气，必先补阴，理固然耳。生脉散、冬瓜子、石决明、葳蕤、枇杷叶、川贝母、薏苡仁、广橘红、白茯苓、燕窝。

《也是山人医案·胁痛》

吴（三六）。形寒胁痛，半月不衰，面白足冷。此属操劳损阳，谋虑伤肝之征，是非轻象，辛香刚燥，决不可进。旋覆花一钱，柏子仁二钱，新绛一钱，归肉一钱五分，红花五分，青葱管五分，桃仁一钱。

4. 治痰饮胁痛

《孙文垣医案·卷四·新都治验》

一妇胸膈有痰大便泄泻大发寒热。一妇，年三十二，大发寒热，胸膈有痰，大便泄泻。以二陈汤加白术、桂枝、白芍药、柴胡、酒芩一帖而止。后因怒，早晨又复发热，吐血一盏，口渴，汗多，脉甚数。陈皮、知母、柴胡、杏仁、丹皮、酒芩、白术、人参、乌梅、青皮、槟榔，水煎服之。用此调理，数脉渐退，惟左脉尚弦，寒热已止，喉中痰声已定。后又因将息失宜，两胁痛，痰多，嗽不易出。脉较前不甚数。以栝蒌仁一钱半，贝母、白芥子各一钱，萝卜子、桃仁、滑石、牡丹皮、香附、山栀子各七分，青皮、赤芍药、甘草各四分，煎服。血绝不来，嗽热寝息而安。

《周慎斋遗书·卷九·痰饮》

一人患饮，面目鲜明，六脉弦，两胁痛，身热。先用十枣汤泻之，后以小青龙汤行之，去水六七盆而愈。

《临证指南医案·卷五·痰饮》

周。向有耳聋鸣响，是水亏木火蒙窍，冬阳不潜，亦属下元之虚，但今咳聋，喉下有痰音，胁痛，卧着气冲，乃冲阳升而痰饮泛，脉浮，当此骤冷，恐有外寒引动内饮，议开太阳以肃上。云茯苓、粗桂枝、干姜、五味（同姜打）、白芍、炙草。

《临证指南医案·卷八·胁痛》

某。痰饮搏击，胁痛。（痛兼痰饮）半夏、茯苓、广皮、甘草、白芥子、刺蒺藜、钩藤。

《续名医类案·卷一·伤寒》

李养晦患伤寒，苦右胁痛。医用陶节庵法，以小柴胡加枳壳、桔梗，服之无效，已十七日。万脉之，沉弦且急，曰：此蓄水症也。《经》云：沉潜为水，支饮脉弦急，必得之饮水过多。问曾服何方？以前药对。万曰：只用此方，再加牡蛎以泄其蓄水可耳。一服而痛止。

《千里医案·卷四·痰饮》

周渡曹妇。晨刻呕沫，头运耳鸣，由来久矣。今年濡泻自春至秋才止，左胁痛渐及左背肋，舌苔或黄或灰，胃钝脉濡。此痰饮稽留于肝胆之格而为痛，前次之泻亦痰泻也，未可竟作血虚肝病论治。归须一钱五分，旋覆花一钱五分，郁金一钱五分，茯苓二钱，薏苡仁三钱，白蒺藜二钱，陈皮一钱五分，驴皮胶二钱，西洋参一钱五分，法半夏一钱，丝瓜络三钱。

《沈菊人医案·卷上·流痰》

许。阅病原流痰似乎略瘪，胃气未旺，少寐，心烦，吸气胁痛等症。思病情由乎情怀少畅，郁则气滞，流行之机减，思必伤脾，脾虚湿聚生痰，流于皮里膜外而结流痰，壅滞肾俞部位。《经》所谓：邪之所凑，其气必虚，肾之阳衰无疑，肾阳虚失蒸腐之职。脾气运用日加呆钝，水谷精华不化，精神气血蒸变而为痰，所谓生痰之源在脾，蒸变之力在于肾也。肾为胃关，肾开胃阖，肾阳虚则土不速运，肾阴虚则木失水涵滋长之本。既乏营血日衰，故少寐而心烦也。拙见以补火生土，土旺则湿化，湿化则痰消，况痰为阴邪，非阳不运，阴霾之气必离照以当，病魔自将退避三舍矣。拟方或刍荛可采，以候酌进。肉桂、熟地（砂仁拌）、白术（枳实炒）、半夏、香附、白芥子、附子、归身、党参、秫米、茯苓，归脾丸桂圆汤送下。

《张聿青医案·卷二十·论著·述都督夫人病原》

或又曰：若卿都督之病，予略闻之矣。而其夫人就医远地，常从事于药饵，询其状则曰胸胁痛也，气升也，寒热也，精神疲惫，气力衰微。丹溪云：上升之气，多从肝出。且两胁隶于肝，胆附于肝叶之中，而为开合之枢纽。吾意木郁则痛，亢极则气升，肝病胆亦病，枢纽不灵，开合失常，则为寒为热，此即俗所称之肝气是也。及至病退而精神气力衰微，元气已为病魔所伤。此时顾虑元气，窃恐气得补而愈滞，转触动其肝邪。疏泄肝邪。窃恐气以破而愈虚，更戕贼其根本。而子漫以橘、半、星、枳、杏、郁、藿、朴投之，所效亦幸耳。答曰：子所言是也，而实非也。子所论者，木郁气滞也。余所诊者，饮蓄肺胃也。初诊之时，见其脉弦，亦以为木郁致之，而投药罔效。嗣察弦脉，沉候愈搏，因思沉弦为饮，则知此症实因饮阻肺胃之分，气不得通，故胸胁作痛。肺右旋而下降，饮阻其下降之令，故发为气升。饮阻则营卫循环失度，故为寒为热。精神气力衰微，由病而致，能却其病，则精神气力，不补而自复矣。所以导痰、温胆、四七、二陈、越曲、大和中饮、正气散等汤专主疏利痰气，痰气化而胸阳以通，故痛止。痰去则肺气得降，故喘宁。营卫无所窒碍，故寒热愈也。精力不补自复者，譬如人身负物，则手足沉重，一旦释其重负，岂不手足轻便，快然自如哉。所以昔常偃卧，而今俨如平人。虽经一月或数十日，必倦怠嗜卧，而肌肤凛凛然，似寒非寒，吾知其饮食又酿湿痰于内，脾阳受困，阳气不通，不能敷布，所以仍如前治，辄应手效验也。或又曰：然则通阳而独不投附桂，何也？曰：阳虚不布者，当用附、桂、人参之属以助其阳，此则阳气无损，不过为湿痰所遏，不能敷布，非真正阳虚之比，所以化其痰、和其中、理其气，阳气一通，便爽适矣。或曰：谚有云，千方易得，一效难求。子治此疾，吾窃非之，而历数年来投药辄效者，究非无故也。医可忽乎哉！

《王旭高临证医案·卷之三·痰饮门》

赵。寒入肺底，咳喘而呕，水饮停于心下

也。腰胁痛而经停，肝肾已虚。拟开上、温中、补下。麻黄、细辛、淡干姜、五味子、茯苓、陈皮、杏仁、炙甘草、大熟地（海浮石拌）、半夏、沉香、枇杷叶。

《也是山人医案·痰饮》

凌（六三）。背寒胁痛，咳暮剧，并不渴饮，此属饮邪。粗桂枝一钱，杏仁二钱，五味子三分，淡干姜五分，制半夏一钱五分，炙草五分，茯苓三钱。

《陈莲舫医案·卷中·痰饮》

费，右。下虚生饮，气虚生痰，喘肿多年，痰不从咳而化，饮不从便而达，以致肢面皆肿，先为胁痛，由络脉泛滥肌肤，高年防气不归元。茅术皮、杏仁、苏子、茯苓、防己、川贝、桑皮、米仁、萆薢、冬瓜子、新会、天仙藤、姜衣、陈麦柴。

5. 治左右胁痛

《医述·卷十一·杂证汇参·胁痛》

1）一人捕鱼为业。起初左肋块痛，续渐痛甚，控引背俞，诸药不效。或教取柏树嫩枝，厚铺痛处，煮大麦仁饭，乘热盖柏枝上，每日两次。经年之病，数日而愈。（《见闻录》）

2）一人左胁痛，后传于右，断为不起。［按］肝有七叶，左三右四。其治在左，其脏在右，痛传于右，邪入脏矣，后果死。（周慎斋）

6. 治虚劳胁痛

《临证指南医案·卷一·虚劳》

某（四十）。脉弦，胁痛引及背部，食减，此属营损传劳。桂枝木四分，生白芍一钱半，炙草四分，归身一钱半，茯神三钱，生牡蛎三钱，煨姜一钱，南枣三钱。

《扫叶庄医案·卷一·虚劳》

胁痛失血，数月不止。降香末、桃仁、茯苓、桑叶、牡丹皮、苡米仁、藕节汁、苏子、韭菜根汁。

《续名医类案·卷十一·虚损》

朱丹溪治王，二十四，大发热，胁痛，咳嗽红痰，口渴，大便秘，倦怠，脉稍数而虚。询之，发热曾饮水一碗。病因饮水不节，或积病发，又饮冷水，伤胃成虚，伤肺成痰。白术一钱半，人参、陈皮、川芎各一钱，白芍、黄芩、桔梗、炙草各五分，作二帖，煎取八分，入竹沥二分，再煎沸，热饮，下龙荟丸二十丸，如嗽三十丸。

《续名医类案·卷二十五·产后·痛痹》

薛立斋治一产妇，身腹作痛，发热不食，烦躁不寐，盗汗胁痛。服解散祛血之药，不时昏愦，六脉洪大无力。用补中益气加炮姜、半夏，一剂顿退二三，又剂饮食甘美。但背强而痛，用八珍散、十全大补汤调理而安。

7. 治疳积胁痛

《幼科医验·卷上·疳积》

一儿，患积热，又兼胁痛、咳嗽。柴胡、青皮、川黄连、白芍药、知母、陈皮、山楂、炒麦芽、地骨皮、桔梗、前胡、甘草。

8. 治虫积胁痛

《临证指南医案·卷四·吐蛔》

周（三一）。两胁痛，尤甚于左，呕吐蛔虫，年前好食生米。此饥饱加以怒劳，胃土不和，肝木来犯。试观幼稚有食米麦、泥炭者，皆里滞久聚，初从湿热郁蒸而得。宜和阳宣腑，辛窜通络，湿去热走，腑络自和。川连、干姜、桂枝、金铃子、延胡、芦荟、白芍、枳实、乌梅丸，服三钱。

9. 治疝引胁痛

《医学纲目·卷之十四肝胆部·诸疝》

杨淳三哥，因旧有肾气，上引乳边及右胁痛，多痰，有时膈上痞塞，大腑秘结，平时少汗，脉弦甚。与保和、温中各二十丸，研桃仁、郁李仁吞之。

《顾松园医镜·卷十三书集·疝·举例》

一妇冬月生产，寒入子户，腹下痛不可忍，医作瘀血下之。寇宗奭非之曰：此寒疝也。仲景羊肉汤，治寒疝腹中痛，及胁痛里急，无不验者。孙思邈言羊肉止虚痛，利产妇。遂以羊肉为君，温补荣卫。臣以生姜宣散寒邪，佐以当归温中活血，二剂，果愈。

10. 治咳引胁痛

《未刻本叶氏医案·方校·小建中汤》

咳引胁痛。旋覆花、苡仁、桃仁、冬瓜子、橘红、青葱。

《临证指南医案·卷二·咳嗽》

姚。胁痛久嗽（胁痛）。旋覆花汤加桃仁、柏子仁。

某。寒热，右胁痛，咳嗽。芦根一两，杏仁三钱，冬瓜子三钱，苡仁三钱，枇杷叶三钱，白蔻仁三分。

《叶氏医案存真·卷一》

胁痛，咳则更甚，渐次腹大坚满，倚左，不能卧右，此闪气致闭。便溏溺利，已非腑实，乃络病也。桂枝木、炒厚朴、新绛屑、生牡蛎、旋覆花、青葱管、生香附、鸡内金。

《续名医类案·卷二十五·产后·咳嗽》

孙文垣治赞皇令堂，产后左胁痛盛(此胁痛缘肺实而气机不利)，咳嗽，痰不易出，内热气壅，不能伏枕，与以瓜蒌仁六钱，桑白皮、苏子、杏仁、半夏、桔梗、枳壳各一钱，水煎服之，气定喘除。外与保和丸及七制化痰丸而安。

《也是山人医案·胁痛》

曹(三六)。左胁痛，咳痰，邪入于络。粗桂枝八分，归须一钱，郁金一钱，炒桃仁(去尖，研)一钱，黑山栀一钱五分，降香(末)五分，炒白芥子五个。

《慎五堂治验录·卷八》

陈介花。劳力过度，丙子九月十三日憎寒壮热，咳嗽胁痛，头疼口渴，脉形浮弦，苔白干燥，剂以泄表救津，舌上虽润，病势不减，改以蝉、羚、牛、菊、翘、贝、甘、丝、紫荆、豆豉，一剂汗出，发出红痧如麸，再剂霍然。

《陈莲舫医案·卷上·咳嗽》

左。因感起咳，咳而无痰，胁痛气逆，脉息细弦。最防失血成劳，拟以和养。沙参、甜杏、白芍、淮膝、全福、川贝、冬虫、蛤壳、猩绛、冬瓜子、燕根、会络、蜜炙枇叶、丝瓜络。

《金氏门诊方案·许左》

三春咳呛，至夏始愈，八月咳呛至今未已，肺不降气，肾不纳气，动则喘急，静则平缓，咳而胁痛，络伤防血，素有遗血，早伤肾阴，脉象坚数，法当清肃。旋覆、蛤散、竹茹、桑叶、杏仁、川贝、丝瓜络、枇杷露、牛膝、石英、毛燕、橘红。

11. 治痧引胁痛

《齐氏医案·卷六·摘选〈痧胀玉衡〉要略·胁痛痧》

右陶。治朱子佩内室，患身热、吐痰、胁痛，饮汤喘呕不已。左脉洪数，右脉似伏。余曰：痧也。刺腿湾痧筋二针，不应，令服童便，喘、呕稍减。乃与阿魏丸、大黄丸，白汤微冷下，三剂而瘳。

12. 治痈引胁痛

《千里医案·千里医案卷五·痈疡》

乌镇潘。初起恶寒，咳引左胁痛，痰薄。原是寒郁肺卫，气络阻痹，即是伤风重症，苇茎汤等可解也。奈邪郁不解而为肺痈，吐脓至今已经月余，犹然气秽色浊，周身汁泄，阵嗽或呕，胃纳颇少，脉象虚小而弦。凡肺痈咳吐脓血，每症如是，犹不足怪，所虑者久不得寝，汗多食少耳。此时以咳嗽爽利为要，且须汗敛食增，庶乎无虑。西洋参一钱五分，米仁三钱，茯苓三钱，甘草节五分，橘红一钱五分，冬瓜子三钱，鲜生地四钱，茜草根一钱，杏仁二钱，川贝二钱，百合三钱，葶苈四分。

《辨证奇闻·卷十四·肝痈》

左胁疼痛非常，按更甚，此肝痈也。肝不只怒生痈，忧郁亦生。但恼怒痛急，忧郁痛缓。初起用大剂逍遥散治立止，因失速治，肝郁不宣，血亦因而结。血结不通，遂成痈。势似缓，然肝气急，痈成毒发甚骤。世有胁痛数日死者，正痈也，非胁痛即能死，可不急治乎。用宣郁化毒汤：柴胡、香附、薄荷二钱，归、芍、银花一两，陈皮、枳壳一钱，花粉、生草三钱。四剂全愈，后用四物大剂调治。肝痈不可见，胁痛世常有，吾特言急治，何至成痈。

《沈菊人医案·卷上·肝痈》

朱。宿疾失血，复发胁痛，不得左眠，咳嗽痰臭脓血。诊脉左部弦大，溲赤。此内痈生于肝脏也，非轻恙。羚羊角、苏子、郁金、炒桃仁、芦根、茅根、黑山栀、降香、白芍、炒丹皮、滑石、生藕。

《丁甘仁医案·卷四·肺痈案》

闻左。外感风寒，袭于肺胃，膏粱厚味，酿成痰浊，血瘀凝滞，壅结肺叶之间，致成肺痈。是以咳嗽气粗，痰秽如脓，胁痛难于转侧，振寒发热，舌苔白厚而腻，脉象浮紧而滑。病来涌急，非猛剂不为功，急仿《金鉴》射干麻黄汤合《金匮》皂荚丸，一以散发表邪，一以荡涤痰浊。净麻黄四分，嫩射干八分，甜葶苈(炒，研)八分，光杏仁三钱，象贝母三钱，生甘草五分，苦桔梗一钱，嫩紫菀一钱，生苡仁四钱，冬瓜子四钱，川郁金五钱，皂荚末(蜜为丸，吞服)五分。

二诊：前投发散肺邪，荡涤痰浊之剂，得汗寒热已解，咳嗽气急亦见轻减，而痰稠腥秽依然，胸闷胁痛，不思饮食，小溲短赤，苔腻，脉滑数，胶黏之痰浊，蕴蓄之瘀湿，结于肺叶之间，一时难以肃清。今宜制小其剂，蠲化痰浊，清肃肺气，毋使过之，伤其正也。净蝉衣八分，嫩前胡八分，嫩射干五分，生甘草六分，桔梗一钱，光杏仁三钱，象贝母三钱，炙紫菀一钱，生苡仁四钱，冬瓜子四钱，橘红络各一钱，桃仁泥(包)一钱。

13. 治疟引胁痛

《临证指南医案·卷六·疟》

周。舌白，脉小，暑邪成疟，麻黄劫汗伤阳，遂变痉症，今痰咸有血，右胁痛引背部，不知饥饱，当先理胃津。大沙参、桑叶、麦冬、茯神、生扁豆、苡仁。

《徐批叶天士晚年方案真本·卷上·舒经汤》

曹。疟热攻络，络血涌逆，胁痛咳嗽（此是疟止后见症），液被疟伤，阳升入巅为头痛，络病在表里之间，攻之不肯散，搜血分留邪伏热。（疟热太峻，火炽烁津，而逼血上溢。络病在表里之间一句，指示迷途）生鳖甲、炒桃仁、知母、丹皮、鲜生地、寒水石。搜血分留邪伏热，真水清石见之用药，刀刀见血。

《眉寿堂方案选存·卷上·疟疾》

疟热攻络，络血涌逆，胁痛咳嗽。液被疟伤，阳升入巅为头痛。络病在表里，攻之不肯散，议搜血分留邪伏热。鳖甲、丹皮、知母、鲜生地、桃仁、寒水石。

《临症经应录·卷四妇女疾病门·胁痛》

季。间疟留邪，烧热均减，胁痛未除，痛久必入血络，脉息芤涩，乃气血交痹。是以时作时止，前因经来不畅，大怒动肝，当拟扶正逐瘀，兼加肝气，再力佐朱南阳泄浊治。东洋参、茯苓、冬术、归须、炒桃仁、山甲片、橘络、滴乳香、没药、元胡索、五香丸（入煎）、两头尖、韭白汁、姜半夏。

《邵氏方案·卷之御·腹膨》

疟癖攻触，而腹膨胁痛，甚至不能卧下。鸡金散、化肝煎、归芍、杜断。

《沈菊人医案·卷上·温邪》

顾。夏秋痎疟，延及半年，真阴被劫，而又封藏不固，精摇乎寐，阴精日夺。古人云：冬不藏精，春必病温。吸感温邪，遂为咳嗽。胁痛，身热，自汗，热解不尽，风阳上烁，阴气重伤，致虚焰之火升腾于上，口糜滋腐，妨谷，神疲，脉虚数，两尺空。此根本先拨之兆，难免虚脱之虞。既承相招，勉拟泄化救阴，以冀挽回于万一。西洋参、淡秋石、桑叶、元参、连翘、天冬、鲜生地、川贝母、丹皮、甘草、藿斛。

《王孟英医案·卷一·疟》

姚小蘅大令患疟，寒微热甚，日作二次。汪某与柴胡药二贴，势遂剧，舌绛大渴，小溲全无。孟英曰：津欲涸矣。与西洋参、生地、知母、花粉、石斛、麦冬、栀子、百合、竹叶投之，五剂而疟止。越三载以他疾终。其簉室同时患此，呕吐胁痛，畏寒不渴，苔色微白，孟英与小柴胡汤，三饮而瘳。

《徐养恬方案·卷上·疟疾》

久疟，脉弦细，舌微燥，两胁痛。伏邪在半表半里之间，宜和解通行。柴胡、黄芩、天花粉、青皮、枳壳、丹皮、川芎、夕藜、桑叶、炙草。

14. 治淋证胁痛

《扫叶庄医案·卷四·遗精淋浊尿血》

膏淋四年，夏秋但淋，入冬先两胁痛，左右横梗，必呕吐，痛时溺清，痛缓随淋。甲寅年四月，用海金沙、茵陈、萆薢，分利湿热，夏季颇安，入冬仍发，食物不消，味厚病甚，久蕴湿气，胶固阳明胀络，当天凉气收，饮邪阻气窒滞。发久病深，通剂必用缓法，攻逐用两通气血，佐以辛香入络。姜汁、炒厚朴、白芥子、韭白汁、浸大黄、茯苓、桂木土、炙穿山甲、制半夏、麝香，水法丸。

15. 治温邪胁痛

《孙文垣医案·卷四·新都治验》

元素侄令政春温后经水适止。元素侄令政，春温后经水适止，余热不退，口中甚渴，胸胁痛而耳重，脉左弦数，右滑大而数。小柴胡加石膏、知母、桔梗、枳壳、葛根、栝蒌、半夏曲服下，而热渴如旧。改用柴胡二钱，人参、甘草、天花粉、黄芩各七分，白芍药、红花、当归、牡丹皮、知母各八分，调理而瘳。

《续名医类案·卷三·温病》

杨乘六治沈氏妇感症，身热口苦，胁痛头眩。或投以表剂发散，身热益甚，舌黑唇焦，口渴烦躁，手足肿痛，大便艰涩，小便短赤，寝食俱废。脉之，浮数无序，乃肝郁致感，因发散太过，血少阴虚，而火燥生风也。以滋水清肝饮倍熟地，一剂诸症悉退。次用归脾汤去木香，加白芍、丹皮调理而愈。

《吴鞠通医案·卷二·暑温》

荣。十五岁乙丑六月十一日暑温挟痰饮怒郁，故脉芤身热而胁痛，误用足六经表药，烦躁不宁，六日不解，至危之证。生香附三钱，旋覆花三钱，连翘二钱，藿梗三钱，生石膏四钱，杏仁三钱，薄荷一钱，郁金二钱。

《邵氏方案·卷之数·湿温》

湿温病初起三日，刺胁痛。防重。豆卷、防风、枳壳、紫苏、紫菀、荷叶、荆芥、前胡、建曲、旋覆、桔梗、藿香。

《重订广温热论·第二卷·温热验案·温热兼症医案》

人身之气，冬令伏藏，易于化火，当时晴亢过久，人病咳喘，俗谓客寒包火是也。身热，舌白，胁痛，咳痰胶厚，逾闷逾烦，汗出不解，先宜开泄：麻黄六分，杏仁三钱，生甘草五分，石膏三钱（研细），生桑皮二钱，苦桔梗一钱，川贝母钱半，枇杷叶二钱（炒）。二剂，喘热已减，去麻、甘、膏，加蒌皮二钱、泡淡黄芩五分、马兜铃一钱而愈。

《类证治裁·卷之二·咳嗽论治·咳嗽脉案》

糜六旬，素患失血，今冬温夹虚，痰嗽气阻，咳则胁痛汗出，热烦口干，脉歇止。医用消散，痰嗽益剧。更医乃用炒术、半夏、朴、柴等味。余曰：术、夏守而燥，朴、柴温而升，此症所忌，况质本阴亏，温易化燥，宜辛润以利肺气则安。用杏仁、栝蒌、贝母、桑皮（蜜炙）、橘皮、钗斛、前胡、赤苓。一服安寐，嗽去八九，胁痛顿减，脉亦和。乃用燕窝汤煎潞参、茯神、杏仁、贝母、山药、栝蒌、桑皮。再服更适，转侧如意矣。

《临诊医案·正文》

陆大兄，四月二十七日。风温旬日余天，身热入暮则甚，神痿躁烦，口渴，咳呛不畅，泛恶胸闷，头痛如破，现发斑疹未透，内风手撮鼻扇，热结旁流便泄，脉来洪数，舌绛。此系风温，插肋骨楚胁痛。症属棘手，肺火喉痛，防其内陷不测，勉宜风清解疏托治之，候高明政用。黑豆卷四钱，鲜生地八钱（同打），元参二钱，朱茯神三钱，射干一钱，象贝母四钱（去心），桔梗五分，朱连翘、苏梗一钱五分，前胡二钱，牛蒡子（炒）三钱，橘络一钱五分，加青防根一钱、姜炒竹茹二钱、荷叶一角、白茅根一两（去心）。

《慎五堂治验录·卷一》

俞瑞卿，东皋村，三月。壮热有汗不畅，面肿气喘，肢酸胁痛，目红口渴。脉洪数带弦，唇干，舌红，苔糙。风温内炽，治以清泄。杏仁四钱，羚羊角二钱，旋覆花三钱，枇杷叶五钱，蒌皮三钱，薄荷一钱，大力子四钱，丝瓜络四钱，水苇根桑叶四钱，大川贝三钱，生干草三分。

《慎五堂治验录·卷五》

周，右，已卯四月，洋泉泾。始恶寒，后但热不寒，头痛耳聋，作恶便薄，喘咳痰多，面赤胁痛，舌红苔黄，脉弦。是风温内炽，肺胃受邪也，清展气机为治，俾气宣则热解矣。桑叶三钱，白菊花三钱，羚羊角一钱半，川贝三钱，蛤壳五钱，牛蒡子四钱，苇根五钱，旋覆花二钱，薄荷五分，丝瓜络三钱，枇杷叶五钱。

《慎五堂治验录·卷九》

沈翼。风温由上而入，风属阳，温化热，上焦近肺，肺受热灼，身热胁痛，逆走血分，咳嗽痰血，曾经昏厥，脉形浮数，舌红苔白。治宜气血双清，庶几热淡血止。牛蒡子四钱，桑叶三钱，前胡一钱半，竹茹二钱，丝瓜络三钱，茅根五钱，杏仁三分，甘草三分，旋覆花二钱，连翘一钱半，青黛二分，川贝四钱。

《慎五堂治验录·卷十二》

丁亥仲冬，亢旱异常，河水渐涸，起一等风燥之病，每投充津泄表，汗出皆愈。惟三官堂张瑞初起即身热少汗，胁痛如刺，喘咳鼻扇，便泄如注，舌黄脉大。拙作风温上受赤膈伤寒治，汗出热炽，便泄即止，喘咳痰稠，咳甚汗出如雨多。投清化，汗愈多而热愈炽，咳愈甚而痰愈胶，脉大苔黄，口渴不食，用人参白虎汤而痊，总不外充津清热耳。

《陈莲舫医案·卷上·春温》

戴，左。身热渐除，咳呛胁痛，舌色黄腻。湿邪挟痰，阻于肺络。治以清泄。全福花、川贝母、方通草、杭菊花、冬桑叶、粉前胡、白茯苓、净蝉衣、光杏仁、新会络、薄荷尖、荆芥穗、枇杷叶、丝瓜络。

《陈莲舫医案·卷上·风温》

张，左。风温之邪，首先犯肺，郁热蒸痰，煽烁不解，咳嗽喉鸣，气逆胁痛，关系者在舌苔罩灰质红起腐，势将劫津为变，脉两手弦数。拟以清解。南北沙参各一钱五分，瓜蒌仁、全福花、白茯苓、鲜石斛、光杏仁、代赭石、新会络、蜜桑叶、川贝母、粉蛤壳、方通草，莱菔汁四钱，荸荠汁三钱，枇杷叶、竹茹。

《王孟英医案·卷一·风温》

姚某，年未三旬，烟瘾甚大。适伊母病温而殁，劳瘁悲哀之际，吸受温邪，胁痛筋掣，气逆痰多，热壮神昏，茎缩自汗，医皆束手。所亲徐丽生嘱其速孟英诊之，脉见芤数，舌绛无津，有阴虚阳越、热炽液枯之险。况初发即尔，其根蒂之不坚可知。与犀、羚、元参、知母，壮水息风；苁蓉、楝实、鼠矢、石英，潜阳镇逆；沙参、麦冬、石斛、葳蕤，益气充津；花粉、栀子、银花、丝瓜络，蠲痰清热。一

剂知，四剂安，随以大剂养阴而愈。（吸食鸦片之人，津液素亏，感受温邪较平人倍重。非此标本并治之剂，必不救矣）

《徐养恬方案·卷上·风温》

肺络风温留恋，脉细数，咳痰，有汗，左胁痛。法以轻清透邪。旋覆花、杏仁、软白薇、玉竹、桑白皮、甘菊、郁金、荆芥穗、花粉。

《徐养恬方案·卷中·冬温》

左，二十四。脉数，壮热无汗，咳嗽胁痛，舌胎黄，中心剥光。温邪蕴于肺胃，其势方张。煨葛根、豆豉、黑栀、杏仁、酒当归、枳壳、桔梗、白薇、连翘、鲜沙参、生甘草、茅根。

16. 治肝络失养胁痛

《静香楼医案·上卷·内伤杂病门》

肝阴不足，肝火偏胜，伤肺则咳，自伤则胁痛。阿胶、兜铃、丹参、炙草、归身、白芍、玉竹、川斛。[诒按]既有胁痛见证，似当兼与通络清肝，宜加丹皮、山栀、青皮、橘络、旋覆等味。

《未刻本叶氏医案·方桉·阿魏丸》

咳嗽失血，右胁痛引，阴先亏而先宜理其络痹。紫苏子、桃仁、枇杷叶、冬瓜子、茜草、薏苡仁。

《未刻本叶氏医案·方桉·桂七味丸》

努力络伤，失血胁痛。生地、茜草、杜牛膝、茯苓、丹皮、稆豆皮。

《未刻本叶氏医案·方桉·旋覆花代赭汤》

胁痛继而失血，仍属络瘀，但气逆欲喘，背恶寒心中热，诊脉左弦，究属少阴不藏，肝阳扰络使然，切勿攻瘀，重虚其虚为要，嗜如酒浆，尤宜禁忌。熟地、大淡菜、牛膝、茯神、稆豆皮、桃仁。

《徐批叶天士晚年方案真本·卷上·理中汤》

杨（无锡，三十一岁）。胁痛失血，以柔剂缓肝之急。桃仁（炒）、丹皮（炒）、归尾、柏子仁、钩藤。

《徐批叶天士晚年方案真本·卷上·黄芪建中汤》

范（无锡，二十九岁）。织梭身体皆动，过劳气血，偏倚左胁痛，失血呕血，肝络伤瘀，久发则重。炒桃仁、延胡、新绛屑、降香末、炒丹皮、钩藤。

《吴鞠通医案·卷五·咳嗽》

某。十三岁，五更空咳，木叩金鸣，本用柔药柔肝，兹两胁痛，中有怒郁瘀滞，法当活络。新绛纱三钱，苏子霜二钱，广皮二钱（炒）、旋覆花三钱（包）、降香末二钱，姜半夏五钱，归须三钱，郁金二钱，青皮钱半，香附三钱。

《邵氏方案·卷之书·便血》

努力伤络，胁痛腹膨，不能卧下，大便下血。殊非细事。三物旋覆花汤、吴萸、青皮、乳香七分，当归、杜仲、陈皮、没药七分。

《沈菊人医案·卷下·吐血》

俞。诊脉两关弦劲不和，肝胃络伤，失血气火上逆，咳呛，胁痛。既经失血，肝营自虚，法当和养肝阴，佐以通络理气，气和则血自降而火自平矣。女贞子、旋覆花、郁金、炒桃仁、川斛、旱莲草、炒归须、橘红、薏苡仁、白芍。

《沈菊人医案·卷下·淋带》

黄。老年经事复来，淋漓数月，肝血不荣，胁痛，之下藏秘月余。仍进辛润咸寒之品，腑仍未通，反致下血。肠胃热结，营分胃气杳然，上不得下，下不得通，诚为阴候。宜煎、丸分治，开太阴法。以肺主一身气化，仍佐辛润咸苦，以冀通幽。枇杷叶、杏仁、紫菀、冬葵子、归身、瓜蒌仁、薤白头、桔梗、郁李仁、松子仁、麻仁、白螺蛳壳；更衣丸。

《柳选四家医案·评选静香楼医案两卷·上卷·内伤杂病门》

肝阴不足，肝火偏胜，伤肺则咳，自伤则胁痛。阿胶、兜铃、丹参、炙草、归身、白芍、玉竹、川斛。[诒按]既有胁痛见症，似当兼与通络清肝，宜加丹皮、山栀、青皮、橘络、旋覆等味。

《丁甘仁医案·卷五·诸痛案·脘胁痛》

黎右。胁乃肝之分野，肝气入络，胁痛偏左，转侧不利，胸闷纳少，甚则泛恶，自冬至春，痛势有增无减。先哲云：暴痛在经，久痛在络，仿肝着病例治之。旋覆花（包）一钱五分，真新绛八分，大白芍二钱，金铃子二钱，左金丸（包）七分，橘白络各一钱，炒竹茹一钱，春砂壳八分，当归须一钱五分，丝瓜络二钱，川郁金一钱五分，紫降香四分。

17. 治肝经郁火胁痛

《孙文垣医案·卷二·三吴治验·陈五山胃脘痛》

陈五山胃脘疼，医作劳倦治，不效。又医作寒气治，而用刚燥，痛转极。又医以巴豆丸下之，大泻皆水，亦无积滞之物，痛虽稍减，然面有虚浮，胸痞足肿。又张医以人参、白术各二钱，大补脾胃，则痰嗽气逆，上膈热甚，喉咙干燥，右胁不能贴席，大便一日二三行。因向被巴豆丸泻起，迨今七日，犹泻不止，饮食大减。延余为治，诊两寸濡弱，两关滑，两尺洪大。予曰：据症，原起于郁火，乱投汤剂，大推大搬，以致加重。若平平治之，自当寻愈。二陈汤加姜连、枳实、姜黄、桔梗、萝卜子、前胡，一帖而热嗽除，右胁亦可贴席。再剂而饮食进，大便实。其晚又为怒气所加，痰嗽胁痛如旧，且多烦躁。改用橘红、贝母、栝蒌、茯苓、山栀子、前胡、青皮、甘草、陈皮、萝卜子，水煎，饮之而平。

《轩岐救正论·卷之五·治验医案下·肝经暴郁吐血》

治一贵客患三阳合病，脉长弦，因涉海为风涛所惊，遂吐血升许，且胁痛、烦渴、谵语，适是年岁运当左尺不应，诸医咸以为肾绝。公曰：此天和脉当无忧也，遂投小柴胡汤，减参加生地。俟其胃实，以承气下之得利而愈。

《未刻本叶氏医案·方桉·栝蒌桂枝汤》

脉弦，胁痛绕脘，得饮食则缓，营气困耳。治以辛甘。桂枝、川椒、白蜜、煨姜。由头痛致目昏脘闷，属肝火怫郁，阳明气逆为病。

《续名医类案·卷十四·膈》

方天壶翁年近七十，患心胁痛，一老医与二陈加人参、姜、附，经年累月，遂致食不入，满口似糜非糜，昼夜不眠，惟闻鼓吹讴歌之声则稍寐。延诊，六脉已无胃气，曰：此血膈也，始于肝火躁急，致多暴怒，血随气上，逆于脘中，会阳刚之药，劫其津液，令大络枯涩，血遂凝而不下，胃中热而有瘀，故不纳食，故喜闻歌吹也。今真阴已竭，阳气独留，不可为矣。勉索方，与熟地一两，杞子五钱，沙参三钱，麦冬二钱，每饮一剂，则甜睡二三时，与闻吹唱同。于膈病则无与也，其后呕出血数瓯而殁。

《续名医类案·卷二十五·产后·颠狂》

一产妇形体甚倦，时发谵语，用柏子仁散稍愈，又用加味归脾汤而愈。又因怒，狂言胁痛，小便下血，用加味逍遥散以清肝火，养肝血，顿瘥，又佐以加味归脾汤而安。

《奇症汇·卷之一·头》

翟文炳治陆母，年七十，头响耳鸣，项疼目眩，面麻腮肿，齿苏唇燥，口苦舌强，咽肿气促，心惊胆怯，胸满痰滞，胁痛腰痛，足软膝疼，已二年矣。复又不得卧，惟人扶而坐，稍欹卧即垂绝。翟诊视，知气挟肝火而然，先与抑青丸一服，即时睡熟，醒后诸症如失，接服补中益气汤，调理而安。

《王九峰医案·副卷二·胁痛》

肝火内郁，胁痛，二便不爽。大古勇一钱，龙胆草一钱，洋芦荟一钱，黑栀肉一钱五分，吴茱萸四分，全当归三钱，飞青黛一钱，广木香五分。

《王九峰医案·下卷·不寐》

暴怒伤阴，心境不畅。肝失条达。两胁痛如刀刺，胸闷嗳气，口内作甜，夜不成寐，七情郁结化火，老年殊属不宜。远志、延胡、柏子、炒川连、冬瓜子、桂圆、枣仁、茯神、石斛、益智仁、川楝子。

《类证治裁·卷之三·肝气肝火肝风论治·肝火脉案》

赵。左胁痛，脉洪耳鸣，时呕胀腹痛。皆肝火焮腾，浊瘀不肯泄降，宜戒怒节饮可愈。仿栀萸汤，山栀（姜汁炒）、黄连（吴茱萸汁炒）、白芍、牡蛎（生杵）、丹皮、金橘皮。服效。

《类证治裁·卷之六·胁痛论治·胁痛脉案》

某氏。左胁痛，卧必偏右，咳则气急，痰带血丝，症由五志怫抑，损伤营络。仿《内经》肝苦急，急食甘以缓之。潞参、茯苓、甜杏仁、白芍、杞子、枣仁、川贝母（俱炒）、桑皮（蜜炙）、金橘皮、炙草、红枣，煎服效。

《龙砂八家医案·戚云门先生方案》

东庄陶。风火内郁，日久客邪外触，表里不和，寒热头痛、胁痛，解表为先。青蒿、紫苏、连翘、山栀、半夏、橘红、甘草。

《陈莲舫医案·卷上·紫云风》

尤，左。紫云风根尚未脱体，现在胁痛目赤，脉见细弦。治以清降。冬桑叶、连翘心、梧桐花、白茯苓、象贝母、粉蛤壳、杭菊花、侧柏炭三钱，光杏仁、新会红、制豨莶、生白芍、荷叶边。

《王孟英医案·卷二·诸痛》

单小园巡检，患右胁痛，医与温运药，病益甚。至于音瘖不能出声，仰卧不能反侧，坐起则气逆如奔，便溺不行，汤饮不进者，已三日矣。孟英诊其脉沉而弦，与旋覆、赭石、薤白、蒌仁、连、夏、茹、贝、枳实、紫菀，加雪羹服之，一剂知，数剂愈。

18. 治肝风内动胁痛

《续名医类案·卷三十五（外科）·疙瘩》

一妇人遍身疙瘩，瘙痒，敷追毒之药，成疮出水，寒热胁痛，小便不利，月经不调。服祛风之药剂，形体消瘦，饮食少思，此肝火血燥生风也。前药益伤肝血，先用归脾汤二十余剂，又用加味逍遥散二十余剂，诸症渐愈。乃用六味地黄丸调理而瘥。此等症候，服风药而死者多矣。

《续名医类案·卷三十五(外科)·瘙痒》

一妇人每秋间，两手心作痒，搔起白屑。因劳役恼怒，则发寒热，遍身作痒，起疙瘩。或以为风症，内服花蛇等药，外敷硫黄之类，又服遇仙丹，诸热渴益甚，月水不通。谓脾肝二经血燥生风，先用加味逍遥散，热渴渐减。又用八珍、柴胡、山栀，患处少可。后因怒气，发热胁痛，患处焮肿，用加味逍遥散，四剂而安。又用四君、芎、归、山栀、丹皮，至半载而痊。

《缪松心医案·肝风》

杨。风阳扰络，悸动气逆频厥，胸胁痛且胀，疏补两难，熄风缓肝是议。白蒺藜、柏仁、新绛、白芍、沉香汁、石决明、川金、牡蛎、淮麦、南枣。

《和缓遗风·卷上》

石门杨蔚如夫人。旧病肝气，脘痛，新恙风痰胁痛，肝气与痰互扰中宫，或有懊侬，或有呕吐，甚而气升眩晕足厥，纳食粒米不进，寤寐通宵不安，更衣溏泄渴，不多饮，左脉乍弦乍紧，右脉时滑时涩，面红颧赤，气逆咳呛，最虑肝阳勃动，大有厥脱之患。治法镇肝之气，潜肝之阳，参用宣肝之络，涤肺之痰，藉以标本两相顾盼。羚羊角、云茯神、代赭石、广橘红、石决明、旋覆花、广郁金、丝瓜络、白杏仁、白芥子、木蝴蝶、姜竹沥。

19. 治肝郁气滞胁痛

《明医杂著·卷之三·续医论·耳鸣如蝉》

少司马黎仰之，因怒，耳鸣，吐痰，作呕，不食，寒热，胁痛。用小柴胡合四物加山栀、茯神、陈皮而瘥。

《万病回春·卷之五·耳病》

黎司马因怒耳鸣吐痰，作呕不食，寒热胁痛，用小柴胡汤合四物汤，加山栀、茯神、陈皮而痊。

《静香楼医案·上卷·失血门》

久咳胁痛，不能左侧。病在肝，逆在肺，得之情志，难以骤驱。治法不当求肺，而当求肝。旋覆花、丹皮、桃仁、郁金、猩绛、甘草、牛膝、白芍。

《未刻本叶氏医案·方桉·真武汤》

肝气怫郁，胁痛绕及胸背，木郁达之。钩藤、桑叶、黑郁金、橘红、茯苓、土蒌皮。

《程杏轩医案·初集·又翁自病肝郁证似外感》

以翁自病寒热胁痛，口苦食少，呻吟不寐，已经月余，服药不应，自以为殆。诊脉弦急，知其平日情志抑郁，肝木不舒，病似外感，因系内伤，与加味逍遥散，一服而效，数服而安。

《类证治裁·卷之三·肿胀论治·肿胀脉案》

纪氏先因右胁痛，继而脘腹满闷，食入胀加。腑气失降，实由肝失疏泄。左关脉不甚弦，右寸近滑，恐属妊兆。泄肝通腑，仍不碍胎为稳。椒目、砂仁壳、茯苓、栝蒌皮、杏仁、陈皮、木香。数服而平。

张。胁痛胀，少腹肿硬，误服攻荡劫剂，胀剧，气注睾丸，脉沉小，右弦涩，乃肝失疏泄，气郁留浊。治先理肝以泄浊。厚朴七分，小茴香、青皮各钱二分，枳壳钱半，茯苓、橘核各二钱，大腹皮三钱，延胡八分，椒目二十粒，车前子三分。四服胁痛、疝坠俱止。但腹右硬痛不任偏卧，食不加胀，二便如常，按脉论症，单胀何疑。然病因脏损，治在通摄兼施。厚朴五分，枳壳钱半，牡蛎、茯苓各三钱，归须、橘核各二钱，牛膝一钱，桂心三分。四服症平。后仿肾气丸，用牛膝、车前、桂心、茯苓、山药、当归、牡蛎、白芍、萸肉，蜜丸。愈。

《类证治裁·卷之七·二便不通论治·大便不通脉案》

李氏。腑失传送，胁痛脘胀便艰，皆气机阻窒为患。宜先导其腑气。用杏仁、苏梗、厚朴、郁金、橘白、郁李仁、当归，四服痛胀止。兼令服牛乳，便亦通润。后左胁钻痛，得汤浴则止，乃肝气滞由脏及腑。用麸皮炒熨，兼用延胡(酒炒)、白芍(炒)、当归、金橘皮煎汤，降香、木香(俱磨汁服)而平。

《也是山人医案·胁痛》

赵(廿八)。嗔怒动肝，左胁连少腹痛。川楝子二钱，制半夏一钱五分，归须一钱，炒延胡一钱，郁金一钱，炒桃仁一钱，青皮一钱，炒小茴五分。

《竹亭医案·竹亭医案女科卷三》

先慈仲太孺人右胁痛波及胃脘、背疼治验，先慈于嘉庆十二年孟秋。右胁疼痛，数日间时轻时重，忽又兼脐上胃脘痛，朝轻夜甚，因以木香、当归、元胡、神曲、干姜、枳壳、甘草辈。服二三帖，胃脘痛稍缓而右胁仍痛，又以香附、元胡、麦芽、莱菔子、枳、陈、姜、草等。服一二帖，胁痛似缓，而胃脘又复痛，夜间尤甚，痛时手按之稍缓。仍将前第一方再服两剂，痛仍不减。幸食饮尚贪，脉息右关沉实而滑。痛时牵引背骨，知其胸痛彻背，夜间更甚，不能安卧，非仲景瓜蒌薤白半夏汤不可。因兼右胁痛，又少佐木香以舒肝脾。煎以河水，再加陈酒一小杯同煎。服此一剂而胸痛彻背如失，胁疼亦从此全愈。廿余日之疼痛，服前两方俱未对证，得此一剂，痛若失矣，快甚！

《徐渡渔先生医案・杂症》

厥阴肝气贯鬲，走胁，痛胀靡定，从经走络也。辛咸通降之。旋覆花汤加柏子仁、桃仁、归须、橘络治之。

20. 治血虚生风胁痛

《千里医案・卷五・诸痛》

嘉兴莫。初因便坚下血，血燥生风，风阳内扰，左胁痛连肩背，数发不已。蒸痰酿浊，弥漫清空，堵塞隧络，是以有呕逆痞满，头重肢痹也。脉沉郁右甚，舌心黄。宜滋液息风，清气化痰法缓调久病，不可以峻剂劫之。归须一钱五分，海石粉二钱，白芍一钱五分，代赭石二钱，米仁三钱，胡麻仁二钱，旋覆花一钱五分，冬桑叶一钱五分，蛤壳三钱，制首乌二钱，丹皮一钱五分，另服指迷茯苓丸三钱酒下。

21. 治阴虚火旺胁痛

《明医杂著・卷之二・咳嗽》

一妇人，咳嗽，胁痛，发热，日晡益甚，用加味逍遥散加熟地治之而愈。后因劳役多怒，前症仍作，又少阳寒热往来，或咳嗽，遗尿，皆属肝虚火旺，阴挺，痿痹，用前散及地黄丸而痊。

《续名医类案・卷十七・目》

卢玉川年六旬外，久病胁痛，凡一切香窜古方，莫不遍尝。后一医与丸方，以葫芦巴为君，余多伐肝之品，服之胁痛果暂愈。既而一目失明，犹不谓药之误也。再服则两目俱损，胁痛转甚。延诊，以大剂生熟地、杞子、女贞、沙参、麦冬、蒌仁与之，一服即愈。始悟向药之非，然目中黑水神光，枯竭已久，不能复矣。

《临证指南医案・卷九・崩漏》

龚。脉数，寒热汗出，腹胁痛。病起经漏崩淋之后，是阴伤阳乘，消渴喜凉饮，不可纯以外邪论，和营卫调中，甘缓主治。（营阴伤脏燥热）当归、白芍、淮小麦、炙草、南枣、茯神。

《类证治裁・卷之一・燥症论治・燥脉案》

董氏经闭忽通，下损佳兆。近逢秋燥，寒热渴烦，脉数唇干，嗽多寐少，症由阴液不足，肺脾感燥而成，治在滋养营液。用《局方》甘露饮：生熟地黄、麦冬、石斛、甘草、茯神、枇杷叶，加五味、杞子、甜杏仁、梨肉。四服症退，数脉顿改。但著左卧则咳而胁痛，去五味、梨肉，加桑皮（蜜炙）、白芍。四服更适，饮食亦加，调理渐愈。

《王氏医案・卷二》

仲冬，大雪连朝，积厚丈许，严寒久冻，西湖可行车马。斯时也，盛少云患痰嗽夜热，自汗不寐，左胁痛如针刺，肌削不饥，自问不起矣。请孟英托以后事，及诊其脉，许以可生。盖病来虽恶，未经误药也。与固本加龟板、鳖甲、苁蓉、知、柏、青黛、石斛、花粉、白芍、楝实、海石、旋覆、贝母、蛤壳、牛膝，出入为大剂，投之即效。连服四五十帖而痊。予谓斯证患于斯时，若经别手，未有不投温补者，而少云能与孟英游，其亦具眼之人乎？此真所谓患难交，不可不留心于平日也。然亦不能人人而遇之，殆佛氏所谓有缘存乎其间欤？

《王氏医案绎注・卷二》

盛少云严寒患痰嗽，夜热自汗不寐，左胁痛如针刺，肌削不饥，病来虽恶，未经误药。孟英予固本加龟板、鳖甲、苁蓉、知、柏、青黛、石斛、花粉、白芍、楝实、海石、旋覆、贝母、蛤壳、牛膝，出入为大剂，投之即效。连服四五十帖而痊。病情为邪正俱实。夜热自汗不寐，为兼挟阴虚，左胁痛为肝阳。川贝母杵一两，酒炒知母三钱，旋覆花（绢包）三钱，南花粉四钱，海浮石四钱，生蛤壳八钱（二味同杵先），飞青黛一钱。更方去贝母、知母、花粉、海石、蛤壳，加酒炒川黄柏一钱五分、花麦冬四钱、整白芍（杵先）二两、钗石斛（杵先）一两、血鳖甲（杵先）四两、淡苁蓉三钱、酒制牛膝一钱、川楝实（杵先）三钱。更方去鳖甲、青黛、麦冬、旋覆，加血龟板四两（杵先）、明天冬（切）六钱、大生地八钱、大熟地一两。

《王孟英医案・卷二・阴虚》

瓯镇孙总戎令郎楚楼，自镇江来浙，主于石北涯家。途次即患寒热如疟，胁痛痰嗽。北涯见其面黧形瘦，颇以为忧，即延医与诊。医谓秋疟，与疏散方。北涯犹疑其药不胜病，复邀孟英视之，曰：阴亏也，勿从疟治。以苇茎汤，加北沙参、熟地、桑叶、丹皮、海石、旋覆、贝母、枇杷叶为剂。北涯见用熟地，大为骇然，孟英曰：君虑彼药之不胜病，吾恐此病之不胜药。赠此肃肺润燥、滋肾清肝之法，病必自安。楚楼闻之叹曰：妙手也，所论深合病情。前在姑苏，服疏散药，甚不相合，居停无疑，我服王公之药矣。果数日而痊，逾旬即东渡赴瓯去。

22. 治邪客少阳胁痛

《明医杂著·卷之一·医论·伤寒发热》

尝治陈湖一男子，患伤寒，仰卧一月，且耳聋。余意其病尚在少阳，故胁痛不能转侧及耳聋也。与小柴胡汤加山栀，一剂即能转侧，尾闾处内溃皆蛆，耳亦有闻。盖少阳属风木，而风木能生虫也，其在少阳明矣。

《孙文垣医案·卷二·三吴治验·陈茂之劳倦色欲伤寒》

陈茂之，劳倦之后，勉强色欲，精竭而血继至。续感风寒，发热头痛，胸膈饱闷。始从太阳而传之少阳，胸胁痛而耳聋，呕逆口苦，咳嗽，六脉俱弦数，此少阳症也。以小柴胡汤加枳壳、桔梗、竹茹，而呕逆止，热退。因进粥早，夏热口渴，小水不利，大便一日夜六七次，所行皆清水，日晡热甚，舌上黄苔，昏沉振颤。此食夏之候。书云：渴而小便不利者，当先利其小便。以猪苓汤为主。猪苓、泽泻各二钱，滑石三钱，赤茯苓一钱，柴胡八分，升麻、木通各五分。连进两帖，小便利而大便实，但热不退。以六神通解散一帖，其夜热仍不退。次早诊之，左脉不弦数矣。两寸脉虚，以故服药无汗，口渴，漱水而不欲咽，咽热，此邪传阳明经，不急凉血，必作鼻衄，病势至此，可谓极恶矣。投黄芩芍药汤合生脉散以止嗽渴，用葛根汤以解肌热。白芍药三钱，葛根、升麻、黄芩各一钱，人参一钱五分，麦冬、滑石各三钱，甘草、五味子各五分，乌梅一枚。急煎二帖饮之。日中大便下燥粪十数枚。始得微汗，就得睡矣。晚进粥一盂，夜卧向安。

《周慎斋遗书·卷八·郁》

一人六脉涩滞，胁痛，吐臭痰，恶心，食不下。盖胁者，少阳之部也，抑而不畅，浊气郁于少阳之络故痛；浊气壅其津液，故吐臭痰而恶心；食不下者，少阳清气不升，则肝不能散精也，宜调畅肝木，用柴胡、白豆蔻各二分，黑山栀、甘草各五分，白芍、丹皮各一钱，茯苓、广皮、半夏各一钱五分，归身八分，麦冬二钱。十帖全愈。

《续名医类案·卷二十三·热入血室》

元素侄妇，春温后经水适止，余热不退，口中甚渴，胸胁痛而耳重听(少阳)，脉左弦数，右滑大而数，小柴胡加石膏、知母、桔梗、枳壳、葛根、栝蒌、半夏、神曲，服下热渴如旧。改用柴胡二钱，人参、甘草、天花粉、黄芩(小柴胡汤去半夏，加天花粉，以血家忌半夏也)、白芍、红花、当归、丹皮、知母各八分，调理而瘳。(此症无谵妄发狂，然以凉解不应，必用诸血药乃应，则仍是热入血室者矣。)雄按：本方渴者去半夏加栝蒌根，不但为血家所忌也。况此证并非血虚，而仍用行血之药乎？

《古今医案按·卷一·伤寒》

虞天民治一人，四月间，得伤寒证恶寒，发大热而渴，舌上白胎。三日前，身脊百节俱痛。至第四日，惟胁痛而呕，自利。至第六日，虞诊之，左右手皆弦长而沉实，俱数甚。虞曰：此本三阳合病，今太阳已罢，而少阳与阳明仍在，与小柴胡合黄连解毒，服三服，胁痛呕逆皆除，惟热犹甚。九日后，渐加气筑痰响，声如拽锯，出大汗，汗退后，身热愈甚。法当死，视其面上有红色，洁净而无贼邪之气，言语清亮，间有谵语而不甚含糊，虞故不辞而复与治，用凉膈散倍大黄，服二服。视其所下复如前，自利清水，其痰气亦不息，与大承气汤合黄连解毒汤，二服，其所下亦如前。此盖结热不开，而燥屎不来耳。复以二方相间，日三四服。至五帖，始得结屎十数块，痰气渐平，热渐减。至十五日，热退气和而愈。

《龙砂八家医案·戚云门先生方案》

程汉平。寒热胁痛，脉弦细数，系邪郁少阳不清。小柴胡加桂枝、郁金、赤芍。

《也是山人医案·胁痛》

夏(四五)。寒热胁痛，拟从少阳通络。青蒿梗一钱，制半夏一钱五分，归须一钱，郁金一钱，炒白芥子一钱五分，丹皮一钱五分，霜桑叶一钱。

23. 治痰气互结胁痛

《孙氏医案·二卷·三吴治验》

方东埜，两胁痛，上壅至胸，发热，饮食不进。脉左手沉而弦数，乃积气也。右手滑，痰饮也。关脉濡弱，脾气不充也。据症或触于怒，故痛之暴耳。治当先去积热，消痰气，然后用补。栝蒌仁六钱，枳壳、姜连、半夏各一钱半，白芥子一钱，牡蛎二钱，炙甘草五分，柴胡一钱五分，二帖，诸症尽去，饮食进矣。然恐其复发也，与当归龙荟丸使行之，以刈其根，服下果行两次。

《孙氏医案・三卷・新都治验》

文学赞皇令堂，产后左胁痛甚，咳嗽痰不易出，内热气壅，不能伏枕。予以栝蒌仁六钱，桑白皮、柴苏子、杏仁、半夏、桔梗、枳壳各一钱，水煎服之，而气壅定，嗽渐减除。外与保和丸，及七制化痰丸而安。

《周慎斋遗书・卷九・胁痛》

一人因房事不遂意，左胁痛如刀刺，中脘痛则急死，日日如此。痛已四年，诸医不效。因多服开郁调气药，大便结燥。予诊之，用木香散胸中结气，川芎去肋胸痛，郁金下气止痛，三味各三钱，当归、生地、黑山栀、贝母、陈皮、香附、炮姜各五钱，解郁消痰，养血顺气温中，黑芝麻三合滑肠，白檀香三钱调气，甘草二钱和中，酒煮常服，酒完痛止。

《幼科医验・卷下・痰症》

一儿，身发壮热，痰鸣气促，胁痛鼻张。此内有热邪，风邪郁遏于外。宜先用疏风顺气之剂，次用利便降痰，乃为正治。医以下之，三昼夜不能卧，势甚危险，仍拟疏散。

《马培之医案・肺痈》

痰气蕴结肝肺，咳嗽发热，痰腥，胁痛，防成肺痈，当以清降。南沙参、杏仁、百部、蛤粉、川贝、丹皮、橘红、通草、蒌皮、枇杷叶、竹茹。

《张聿青医案・卷八・肝风》

马右。疏肝化痰，脘胁痛胀未止，竟至神识迷乱，两手引动，频转矢气，大便不行。良由气滞不宣，浊痰因而弥漫，神机被阻，胆阳上逆，风阳勃动，有昏痉喘厥之虞。疏府涤痰，势不容缓。脉象弦滑而濡。病实正虚，恐成必败之局，然人力不能不尽，非敢孟浪，聊竭割股之忱。录方备商，立候荫棠先生正是。（首案未录）制半夏、薄橘红、茯苓、白蒺藜、陈胆星、石菖蒲、煨天麻、白僵蚕、礞石，滚痰丸二钱（开水先服），濂珠粉三分（另服）。

三诊：投剂之后，呕出黏痰，继以畅解，皆属胶黏稠腻之物，其为痰积下达，确然可征。蒙阳由此得开，神识迷乱大退，脘胁胀痛亦松。但时多倦寐遍身作痛，背腧尤甚。脉象弦滑舌苔满布白腻，渴不欲饮，还是浊痰弥漫之象。年及古稀，正虚病实，虽得转机，恐不足恃。再拟化痰而宣泄气火之郁，以防化燥生风。方备商裁，并候荫棠兄正是。制半夏三钱，陈胆星一钱五分，石菖蒲五分，枳实一钱，生姜汁一分（冲），栝蒌仁四钱，玉金一钱五分，光杏仁三钱，煨天麻一钱五分，鲜枇杷叶（去毛）四片，白金丸一钱（吞服），濂珠粉三分（另服）。

四诊：疏气之滞，泄火之郁，而开浊痰，神情清爽，迷睡较退，痰吐爽利大便续解，脘胁胀痛全定。右脉稍觉有力，舌苔大化，皆转机之象。但火时上升，升则两颧红赤，遍身作痛，有时恶心。良由痰积虽达，而胃土少降，阳明脉络失和，胆阳从而上逆。再降胆胃而化痰浊。陈胆星八分，广皮一钱五分，枳实一钱，桑叶一钱，杏仁（去尖打）三钱，制半夏三钱，茯苓四钱，炒竹茹二钱，丹皮二钱，炒蒌皮三钱，鲜枇杷叶四片（去毛）。

五诊：神情慧爽，火升较平，恶心亦止。然时带呛咳，咳则胸膺背肋牵掣作痛，头旋眩晕，目不能开，胸中似有冷物搏聚。脉象弦滑，舌苔前半已化，根尚厚腻。还是痰邪未清，甲木少降，肝风上旋，络气阻痹。再拟化痰熄肝宣络。制半夏三钱，旋覆花二钱，局猩绛五分，茯苓三钱，橘红络各一钱，白蒺藜三钱，煨天麻一钱五分，钩钩三钱，冬瓜子三钱，炒竹茹三钱，青葱管寸许两茎。

六诊：遍身掣痛已定，眩晕大减，渐能安谷。惟胸中时仍窒闷，呛咳痰多。脉象弦滑。胆胃之气下降，则风阳自平，痰气之郁渐开，则脉络自和。然肺胃之间，痰饮不能遽澈，所以咳逆痰多。再和中降气化痰。制半夏一钱五分，炒苏子三钱，旋覆花一钱五分，橘红一钱，茯苓三钱，煨天麻一钱五分，白蒺藜三钱（鸡子黄拌炒），砂仁四分，生熟谷芽各一钱，玫瑰花二朵。

24. 治痰瘀互结胁痛

《孙文垣医案・卷四・新都治验》

从弟妇程氏，右胁痛不能睡，背心疼。下午潮热，胸膈作梗，痰中有血，大便秘。用大黄，以韭菜汁、萝卜汁、苎根汁各和匀，将大黄拌湿炒干，再拌再炒，如此三次，以黑为度三钱，栝蒌仁二钱，贝母、当归、山栀子、牡丹皮各一钱，青皮、前胡、穿山甲各六分。甘草三分，水煎饮之。凡三帖而瘳，再也不发。

《孙文垣医案·卷五·宜兴治验》

蒋近思令郎，胁痛气促，胸满喉疼，痰中有血屑，下午潮热，口渴头重，指梢冷，服滋阴降火之剂不效，且红愈多，痰咳不出，请予诊之。右寸关滑大，左尺亦大，予谓此肺经有瘀血，浊痰壅而为热也。治当先清化，不当先滋补，以栝蒌仁三钱，红花、紫菀、丹皮、枳壳各一钱，滑石二钱，甘草五分，前胡，青蒿，水煎，临服加童便一小酒杯，二帖而热退血止。唯咳嗽未除，胸膈不宽，再以栝蒌、陈皮、贝母、萝卜子、马兜铃、白茯苓、甘草、紫菀、滑石、杏仁调理而愈。

《续名医类案·卷十四·膈》

胡氏妇年五十来，常患胁痛有块，时当心而痛，甚则呕，其子医以二陈加左金、郁金、香附，初稍愈，后不应。一老医与丁香、肉桂、延胡索、小茴香之类，初亦应，再发再与，则呕增剧。延诊则已数日不食，将成膈矣。幸大便不秘且溏，小便则短涩，口苦而燥，脉左关又弦小而数，两寸鼓，与生地、杞子、沙参、麦冬、酒连数剂而愈。

《丁甘仁医案·卷三·内伤杂病案·附肝气肝阳案》

沈左。胁乃肝之分野，肝气挟痰瘀入络，气机不得流通，胁痛偏左，呼吸尤甚。肺司百脉之气，宜宣肺气以疏肝，化痰瘀而通络。广郁金一钱五分，当归须二钱，延胡索一钱，广木香八分，旋覆花（包）一钱五分，真新绛八分，橘红络各一钱，丝瓜络二钱，炒竹茹一钱五分，青葱管一钱五分，鲜枇杷叶（去毛，包）四张。

25. 治痰湿凝滞胁痛

《医学纲目·卷之十七心小肠部·诸见血门·咳唾血》

王，二十四。大发热，胁痛，咳嗽红痰，口渴，大便秘，倦怠，脉稍数而虚。询之，发热曾饮水一碗。病因饮食不节，成积痰，发又饮冷水，伤胃成虚，伤肺成痰。白术一钱半，人参、陈皮、川芎各一钱，芍药、茯苓、桔梗、甘草各五分（炙），上作二帖，煎取八分，入竹沥二分，再煎沸，热饮，下龙荟丸二十丸。如嗽，三十丸。

《医学纲目·卷之三十二伤寒部·合病并病汗下吐后等病·咳续法》

崇庆和尚因饱醉后发热，嗽而右胁痛，渴不安眠。柴胡、黄芩、白术、陈皮、桔梗、木通各二钱，人参、麻黄各一钱半，甘草三钱，上分三帖，水煎服。

《古今医统大全·卷之三十四·痞块门·医案》

一人年六十，素好酒。八月间因行暑热中得病，两足冷过膝，上脘有块如掌大，牵引胁痛不可眠卧。饮食减少，却不渴。已自服生料五积散三剂。诊其脉，俱沉涩而小，按之不为弱，皆数而右为甚，大便如常，小便赤涩。遂用大承气汤减大黄之半，而热加炒黄连、芍药、川芎、干葛、甘草作汤，下栝蒌仁半夏黄连贝母丸，至十二帖，足冷退至胫，块减半遂止药。至半月饮食复旧，诸症皆除。

《孙文垣医案·卷二·三吴治验·姚弁山内人胸胁痛》

姚弁山老先生内人，自上年十月，左足不能履地。至十二月，产后忽好三日，复不能动，时常胸胁作痛，素多痰火，而治者卒以四物汤、天麦门冬为主，间服独参汤，服将弥年，而病如故。予诊之，两寸脉俱洪滑而数，夜分发热，此系湿痰凝滞，补塞太重，故迁延不脱。乃以二陈汤加苍术、黄柏、威灵仙、五加皮、生地黄、白芥子、白芍药、当归，两帖，胸胁痛止，热除；再加薏苡仁，八帖，而足能举步矣。

26. 治湿热痰壅胁痛

《孙文垣医案·卷五·宜兴治验》

吴鹉源先生，咳嗽口干，腹中如火滚动，不知饱饿，亦不思饮食，右胁痛，脉右滑数，左弦数，此中焦有痰积也。先以总管丸去其痰，而后养脾，服后大便下稠黏黄糜甚多，小水如血，此热下行也。继以保和丸理脾消余痰，又使新饮食不生痰也。外以橘红、贝母、天花粉、桔梗、酒芩、知母、葛根、甘草、滑石服之，其咳嗽也除。

《眉寿堂方案选存·卷上·暑》

脉大，舌白渴饮，胁痛欲呕，湿热阻其经隧，寒热未已，议用木防己汤。木防己、杏仁、知母、姜汁、石膏、厚朴、半夏。

《续名医类案·卷十八·胁痛》

朱丹溪治一妇人，脾疼带胁痛，口微干，问已多年。时尚秋，用二陈汤加川芎、干葛、青皮、木通，下芦荟丸二十粒。

《邵氏医案·正文》

风湿发热口燥，脉数左浮滑，呛咳痰阻，左胁痛，癸水适至淋漓，大便黏滞不爽，尤防痉厥之变。瓜蒌皮三钱，银花一钱五分，炒黄芩一钱五分，枳壳一钱五分，象贝三钱，广橘红一钱，广郁金三钱（原杵），莱菔子二钱（生杵），炒栀子三钱，前胡一钱五分，光杏仁三钱，引鲜竹肉一丸，二帖。

《慎五堂治验录·卷二》

姚左，庚辰，网船。素喜饮酒，新春患感，连投清解，未见效验。忽然目色如金，肤黄若橘，寒热时形，喘咳胁痛，二便涩少，脉来软数，舌苔黄厚。斯乃新感风邪，经久化热，引动酒湿，湿热相蒸，而成阳黄证。急予仲景栀子柏皮汤以涤湿化热。茵陈三钱，海金砂三钱，杏仁三钱，射干一钱半，炒山栀一钱半，飞滑石三钱，苇根五钱，黄柏一钱半，大豆卷三钱，大黄汁染灯心三尺。

《慎五堂治验录·卷六》

周世泰，年约五旬余，壬午七月。劳力太过，寒热日作，喘咳不爽。金医连进消导温散，寒热转为灼热，喘咳痰涌如潮，晕厥，频频便泄，无汗头痛，胁痛口苦，苔黄。余诊脉右部洪滑而上溢，痰涌从胃泛滥可知。按其脘间板痛，询得食面二碗；而灼热无汗乃暑邪误温之故。决其为食滞中焦，中不运而痰上溢，肺气不降，则伏暑不化也。剂以杏、枇、旋、射、六一、卷、薄、蜇、蒿、半夏等，汗出而病不增减，加菔、枳、菖、斛，一剂痰降，二剂疹布，三剂思食安寐，改予理胃疏脾而愈。

《慎五堂治验录·卷十四》

王巧，网船。发热有汗不解，口渴引饮，头胀咳嗽，呕恶胁痛，不饥不食，脉弦。大风湿热逗留肺胃，恐有痰潮厥逆之变，暂拟宣化为治，不致加重则幸。水苇根五钱，关苡米三钱，青蒿二钱半（炒），牛蒡子三钱（炒），冬瓜子三钱半，枇杷叶五钱，光杏仁三钱，桑叶三钱，竹二青三钱，射干五分。投剂似合机宜，仍宗原方出入治之。前方去青蒿，加丝瓜络三钱、生谷芽五钱。

《王孟英医案·卷一·斑》

顾媪。因比邻失火，几焚其店，惊吓之余，不能起榻，胁痛偏右，便秘神瞀，身面发黄。医云：湿热，治之罔效，乞诊孟英，脉涩而弦，按之甚软，曰：此因惊恐气结不行所致。予沙参、桑叶、栀子、丝瓜络、冬瓜子、苇茎、枇杷叶、旋覆、葱须、竹茹，数剂而痊。

《徐养恬方案·卷上·暑湿热》

曹。湿热伏邪陷入厥阴，脉郁数，小便频数涩痛，兼有赤色成淋，左胁痛掣，不能转侧，身仍微热。症属棘手。姑拟疏泄肝邪，捷于应手乃妙。龙胆草、柴胡、山栀仁、黄芩、童木通、金铃子、桃仁、旋覆花、新绛、青葱管。

27. 治瘀血阻络胁痛

《孙文垣医案·卷四·新都治验》

从兄鎔，年近五十，左胁痛，手足抽搐，不能步履，两手脉俱软弱。用当归、白芍药、木瓜、石斛、苍耳子、枸杞子各一钱，薏苡仁二钱，人参、牛膝各七分，陈皮、白芥子各六分，红花三分，水煎饮之。其夜大便下黑血二升，乃得睡，痛搐俱缓。改用人参、当归、白芍药各一钱二分，薏苡仁四钱，牛膝、木瓜、石斛各八分，红花、酒芩各五分，其夜大便仍有黑物，从此精神和好，寝食俱安。后五日，因为怒忤，且加食伤，右手、左足大搐，左足大腿疼痛，缩而难伸，伸则痛甚，左胁极痛，小水短。用山楂、青皮、防己、人参、半夏曲、陈皮、苡仁、川芎、苍耳子、杜仲、石斛，以栝蒌为君服下，左胁痛止，右手也不搐矣。惟左大腿内股筋痛，一搐则膝抵于口，此也事之异者。因改以人参、当归、薏苡仁、甘草、黄柏、白芍药、钩藤、牛膝、木通、山栀子，诸痛搐悉愈，口也不渴。后只以此法调理五日，随能纵步出户。

《删补颐生微论·卷之四·医案论第二十三》

江右太学李明奇，素雄壮，忽患左胁痛，手不可近，用左金丸、泻肝汤。至月余痛处渐大，右胁亦痛，不能行动，神气如痴，惚惚若有所失，面色黄，两关脉促，此蓄血已深，非快剂不下也。用桃仁承气汤，一服不动。再加干漆、生大黄五钱，下血块十余枚，痛未全减，又下数枚如鸡子大者，痛遂止，神乃爽然。惟见困倦，先与独参汤，再用八珍汤调理三月而康。

《临证指南医案·卷六·郁》

赵（六二）。脉左涩，右弦，始觉口鼻中气触腥秽，今则右胁板痛，呼吸不利，卧着不安，此属有年郁伤。治当宣通脉络。（血络郁痹右胁痛）金铃子、延胡、桃仁、归须、郁金、降香。

《临证指南医案·卷九·癥瘕》

少腹疝瘕多年，冲起散漫，胃脘两胁痛甚欲呕，年前用安胃泄肝颇效，但下焦至阴，足跗发瘰裂水，久留湿热瘀留，经脉络中交病，若非宣通气血壅遏，恐非至理。桃仁、柏子仁、川芎、当归、小茴、小香附、茯苓、山栀（姜汁炒），为末，用青葱管百茎，加水一杯，取汁法丸。

《种福堂公选良方·卷一·温热论·续医案》

单因闪挫胁痛，久则呛血，络血气热内迫，新血瘀逆。鲜生地、藕节、生桃仁、新绛。

《扫叶庄医案·卷一·虚劳》

左胁痛，必血溢黑点块，络有凝瘀，病发兼用通络消瘀。藕节、桃仁、降香末、钩藤、苏子、漏芦。

《古今医案按·卷七·胁痛》

李士材治李明奇，素雄壮，忽左胁痛，手不可近，用左金丸、泻肝汤。至月余，痛处渐大，右胁亦痛，不能行动，神气如痴，惚惚若有所失，面色黄，两关脉促。谓其蓄血已深，非快剂不下，用桃仁承气汤，一服不动，再加干漆、生大黄五钱，下血块十余枚，遂痛止神清，惟见困倦，先与独参汤，再用八珍汤调理，三月而康。此与橘泉之用承气加归、芍、柴胡、黄柏、黄连者，微有不同，但连、柏苦寒，何以瘀血亦下也！

《医述·卷十一·杂证汇参·胁痛》

一人胁痛，脉右虚，左微弦小，面色黄。凡久痛必入络，络主血，药不宜刚。用《金匮》旋覆花汤，加柏子仁、归须、桃仁。（叶天士）

《程杏轩医案·〈程杏轩医案〉辑录》

家若谷兄乃郎胁痛。感证已逾两旬，胁痛依然不愈。按外感胁痛，病在少阳，内伤胁痛，病在厥阴。今外邪解经多日，胁痛何以不瘳。既无情志抑郁，定属动作闪力之伤，外邪引发耳。夫久痛在络，络主血。防其蓄瘀动红，从《金匮》肝着，例用旋覆花汤一法。[安波按]病久入络，理固宜然。药内再参入搜痰涤饮，则无遗蕴矣。

28. 治气滞血瘀胁痛

《临证指南医案·卷七·痹》

唐（妪）。右后胁痛连腰胯，发必恶寒逆冷，暖护良久乃温。此脉络中气血不行，遂至凝塞为痛，乃脉络之痹症，从阳维阴维论病。鹿角霜、小茴香、当归、川桂枝、沙苑、茯苓。

《王九峰医案·副卷二·胁痛》

1）胁痛多年，屡发不已，延今寒热宜甚，复用养血调气等剂，遍尝无效。第痛时一条扛起，乃食积之征也。每日服保和丸。

2）肝胆气滞不舒，胁肋痛如锥刺。宜济川推气饮。济川推气饮加姜、枣。

《验方新编·卷二十二·痧症·续附络痛方案》

一客匠，年十六，发热，久之胸胁痛，脉细弱，或作劳怯治。呕哕便秘，小腹胀急。或参用左金，便溺通而痛愈紧，夜尤甚，小便赤色，投痧症药亦未效。儒医孙敬承云：脉无变，而胸前不可手近，其痛在络，用金铃子肉一个，元胡钱，蒌皮钱，生香附钱半，陈大麦仁三钱，煎饮，一服而愈。金铃入络，佐以元胡，气血俱通。似与痧宜，而书中未收，附记于此。

《北山医案·卷中·卷下》

高柳氏患心腹胸胁痛楚，面白唇红。

初用方：蒲黄、五灵脂各一钱，木通、赤芍药各五分，黄连一钱二分，附子二分。

次用方：椒梅汤对七味清脾汤加紫苏、白茯苓。

次用方：当归、茯苓、陈皮各一钱，白芍药、酒黄连、山栀子、酒香附各八分，青皮、川芎、半夏、厚朴、柴胡各七分，吴茱萸、甘草各四分。

次用方：推气散加厚朴、沉香、木香。

次用方：黄连、吴茱萸、木香、沉香、延胡索、香附子、桂心、姜黄、砂仁。

终用方：当归、茯苓、青皮、陈皮各一钱，白芍药、黄连、山栀子、香附子各八分，川芎各六分，半夏、厚朴、柴胡各七分，甘草、吴茱萸各四分。

29. 治食积外感胁痛

《孙氏医案·五卷·宜兴治验》

曹同府东岗先生，右胁痛。脉之左弦大，右滑大，此由外伤风内伤食所致也。又加咳嗽，夜更痛，体肥面青，寝食俱废。予以紫苏、柴胡解其表，白芥子、桂皮、香附治其胁痛，山楂、萝卜子消其食，杏仁、陈皮、半夏、栝蒌仁治其嗽，四帖，饮食进，嗽亦除，胁痛减十之七，再与保和丸服之而安。

《幼科医验·卷下·咳嗽》

一儿，头疼身热，腹痛呕吐，发嗽，左胁痛。此外感风邪，内伤食积所致。防斑。前胡、杏仁、山栀、新会皮、江枳壳、柴胡、山楂、元参、桑白皮、天花粉。

30. 治肝脾不调胁痛

《内科摘要·卷上·脾肺亏损咳嗽痰喘等症》

一妇人，患咳嗽，胁痛，发热，日晡益甚，用加味逍遥散、熟地，治之而愈。年余，因怒气劳役而前症仍作，又太阳痛或寒热往来，或咳嗽遗尿，皆属肝火血虚，阴挺痿痹，用前散及地黄丸，月余而瘥。

《医验大成·泄泻章》

一人左关沉弦，右关沉儒，胁痛腹泻，此肝泄也。因暴怒伤肝，甚则乘脾虚下溜之，故宜伐肝和脾之剂主之。方：白术、苍术、白芍、甘草、茯苓、厚朴、青皮。

《旧德堂医案》

茂才虞葛来，少年多欲，醉饱无惮。初患胁痛，继而嘈杂，渐成反胃，医久无效，邀家君往视。见面色如土，面上两颧稍带赤色，六脉细数，食饮即吐。历览前方颇不相胶，但四君、理中频服不瘳，知病不独在中州也，信为无阴则吐耳。况诸呕吐皆属于火，而季胁又属肝肾之乡，即以地黄汤加石斛、沉香，愈后一载，秋前旧症复发，适家君有携李之行，于予诊治。左关弦长，知怒气伤肝，故现独大之象，用加味逍遥散而安。又两月因劳忍饥，恣酒感怒，前症蜂起，较前尤甚。六脉虚耎，胁痛胀闷，卧则气塞欲绝，此大虚而得盛候，为脉证相反，法在不治。伊父强请立方，仍用逍遥散。更医用小建中汤二寸余剂，胁胀稍宽，痛则仍在，咯血稠痰，醒秽难近，复干余治。往者虚耎之脉变成蛛丝之细，两眸露白，气促声嘶，脾元大坏，肺气孤危，此肺痿之恶候也。时冬水将弱，春木方强，延于冬者得肾水之相助也，记初十立春，木气临官，肺受其侮，脾受其乘，岂能再延耶？果殁于初十之寅时。

《顾松园医镜·卷十六数集·带下·举例》

一孀妇，内热脯热，腹胀胁痛，肢体酸麻，不时吐痰，月经不调，带下青黄。立斋曰：此郁怒伤损肝脾所致。朝用归脾汤，以解脾郁，生脾气，夕用加味逍遥散以生肝血，清肝火，百余剂而愈。

《静香楼医案·上卷·内伤杂病门》

咯血胁痛，项下有核，脉数恶热，咽痛便溏。此肝火乘脾之证，反能食者，脾求助于食，而又不能胜之则痞耳。治在制肝益脾。白芍、茯苓、川连、牡蛎、炙草、木瓜、益智、阿胶。[诒按]论病明快，方中拟加丹、栀、夏枯草。

《续名医类案·卷九·赤丹》

一妇人患此，性躁，寒热，口苦胁痛，耳鸣腹胀，溺涩，乃肝脾血虚火旺也。用六君加柴胡、山栀、龙胆，数剂，更与逍遥散兼服渐愈。又与六味丸、逍遥散，七十余剂，诸症悉退。

《续名医类案·卷二十四·妊娠》

一妊妇因怒，寒热往来，内热晡热，胁痛呕吐，胎至八月而不长，此因肝脾郁怒所致。用六君加柴胡、山栀、枳壳、紫苏、桔梗，病愈而胎亦长矣。

《王九峰医案·副卷二·胁痛》

1）肺郁伤肝，木乘土位。木性条达，不扬则抑；土德敦厚，不运则壅，气道不宣，中脘不快，两胁作痛。香橘汤加姜、枣。

2）暴怒伤肝，木火载血，妄行清窍，胁肋胀痛，烦热脉洪。宜先泻东方之实，兼助中央之土，以杜传脾之患。箱归身三钱，焦山栀一钱五分，青广皮各一钱，云茯苓三钱，京赤芍二钱，粉丹皮一钱五分，象贝母二钱，白术炭一钱五分。

3）肝胆之脉，循于胁肋。忧思过度，致损心脾。气血不能流贯，致令厥少二经不利。心脉亦循胸出胁，脾伤故木不安，是以胁肋隐痛。培补心脾，治病之本。黑归脾汤去黄芪，加柏子仁。

《医述·卷十·杂证汇参·不寐》

一妇不眠两月，眩晕胁痛，咳嗽呕吐。医谓气血两虚，服补药不效。诊左关脉弦数有力，右关弦滑而濡。断为肝火上逆，脾有湿痰。盖脾为心之子，脾有邪则心不能舍于脾，谓之母不舍子，故不眠。脾中有痰，故作晕亦作呕；肝火上逆，故作咳作呕亦作晕。方用半夏、陈皮、苍术、煨姜，燥脾中之湿痰；黄连、香附、竹茹、白芍，平上逆之肝气。吐痰碗许而愈。（吴天士）

《类证治裁·卷之三·肝气肝火肝风论治·肝风脉案》

本寐醒舌干辣，华池津不上朝，头眩耳鸣，肢麻胁痛，肝风内震，腹满肠鸣，晨泻不爽，木气直犯中宫矣。左关浮弦，右浮滑，痰嗽不利，太阴受戕，有年，须防类中。晨服方，运脾阳以利湿。生白术、茯苓、半夏（青盐制）、炙草、薏米（炒）、砂仁、益智仁（煨）、山药（炒）、小麦。晚服方，养肝阴以熄风。阿胶（水化）、杞子、茯神、麦冬、石斛、白芍、桑枝、甘菊（炒）、黑芝麻、牡蛎粉。寐后，用柿霜二匙含舌下，以生廉泉之津。服效。

《沈菊人医案·卷上·脘痛瘕聚》

朱。久疟致肝木阴亏阳旺。木旺则乘脾犯

胃。脘痛，胁痛，呕吐少纳，脉左弦右虚，中伤何疑！舌质苔白口腻，面色萎黄，大便溏、结不定，皆属脾土失与转运不宣。法以和脾胃养肝阴。白芍、沉香、茯苓、川斛、玫瑰花、蔻仁、谷芽、陈皮、稆衣、炙草。

《王应震要诀·王震云先生诊视脉案·云间程氏绍南先生医案》

一妇患左胁痛吐酸，乃恼怒伤肝，木旺土亏之症。拟以柔肝调气法，未识有合病情否。真川连三分，淡吴萸三分，法半夏(姜制)一钱，云茯苓二钱，广陈皮一钱五分，生白芍一钱五分，小青皮(炒)一钱，制香附二钱，川郁金一钱，石决明(煅)四钱，加川楝子(炒)一钱，玫瑰花三朵。

《曹沧洲医案·肝脾门》

左胁痛，呃逆，减而未尽，脉弦。宜守前意。旋覆花(包)、公丁香、丝瓜络、枳壳、代赭石(先煎)、淡吴萸、橘络、通草、瓦楞壳、刀豆子、盐半夏、焦麦芽。

《慎五堂治验录·卷七》

顾润卿，戊寅，小连泾。思为脾志，心主藏神，神思过用，肝脾相克，心肾俱伤，面油自汗，呼吸胁痛难支，甚至昏迷欲厥，不纳溲少，脉形弦实，寒热日作，已入怯症之条矣。上下交损，治当砥柱中流，即《内经》“调以甘药”之旨。党参二钱，砂仁三分，沉水香四分，宋半夏一钱，甘草四分，赤芍一钱，合欢皮三钱，夜交藤五钱，茯神一钱半，香附四钱，炒谷芽一两，北秫米三钱，远志七分，胡桃二枚(带壳)，五加皮七钱。

《陈莲舫医案·卷上·痞块》

左。肝、脾、肺三者俱伤，肝为胁痛，脾为痞胀，肺为咳呛。脉见沉弦，治以疏和。香附、陈橼、苏子、大腹、川楝、建曲、款冬、白归须、香虫、白芍、新会、猩绛、砂仁、丝瓜络。

31. 治肝肺不调胁痛

《静香楼医案·上卷·失血门》

阴不足而阳有余，肝善逆而肺多郁。脉数气喘咳逆，见血胁痛。治宜滋降，更宜静养，不尔，恐其血逆不已也。小生地、荆芥炭、白芍、童便、郁金、藕汁、小蓟炭。[诒按]此亦气火上逆之证。可加牛膝、丹皮。

《沈氏医案·正文》

上洋马头渡李云甫媳，二十岁，于二月十四日，患胁痛气喘不得卧，数日，诸医皆以风寒发散，或用降气等药，不能取效。平希于以为肺胀，法在不治。余适往外家，经过门首，邀余诊视，见其面青气喘，两胁作痛，不能合眼而卧，其母其姑，俱备后事，在患者之旁，患者见之泪下。诊其脉，两手弦急，无痰声，鼻不煽，无汗出，即示未为绝症，后事且缓，病者安心，心安则能安枕，此亦法也。此症当春令肝木旺之时，木火垂金，因拟一方，用白芍、甘草、栝蒌、川贝、黄连、石羔、广皮、钩藤、苏子，用生铁二两，煎汤煎药，一剂后即能安卧。希于至，见其安卧，问余用何宗汤药。此症木旺，故用钩藤、生铁，助金以平肝，黄连清心火，石羔清肺平肝，苏子降气，贝母、橘皮、栝蒌降痰润肺，白芍、甘草缓肝，彼亦心服。后皆希于调治而安。

《续名医类案·卷二·厥》

顾氏女，年十六，臁有疮，三阴之病其素也。以岁暮劳于女工，胁痛发，咳嗽吐痰。一医与广、牛、荆、防、香、砂、枳、桔等三四剂，觉中脘有物如拳上顶，食不能下。又一老医，谓此痰也，其盛盈斗，必须去乃已。其方与前方同，增苍术、厚朴、竹沥、姜汁，服二剂，病益剧。延治，开岁之二日也。比至，则日死矣，无庸诊也。询死几时？曰：天黎明，忽目闭口张，挺卧僵直，呼唤不应，汤水不入。询其胸腹如何？其母按之，曰：犹暖。遂入诊，已无脉，面死白杀青，牙龈迸紫血，亦已凝冱。令曳其四肢，尚软。谓本属元虚，劳役而病，误行燥散，伤其肺金，致肝木挟痰食上逆。又加酷暴之品，遂令水涸木枯而厥冒。第痰食之厥，可一吐而醒，此阴亡阳越之厥，惟有令魂升魄降而已。今生气未绝，姑以熟地二两，杞子一两，沙参、麦冬各五钱，急煎徐灌，但虑其不下咽耳，下咽即活。乃如言，次日延诊，告以初时药不能下，以簪撬灌，久之入咽有声，今起坐耳。前方减半，入蒌仁二钱，八剂全愈。后数年出嫁，不得于姑，胁痛不卧，一医令以木香为末调服，姑不许服，竟一厥而终。

《续名医类案·卷十二·吐血》

徐宇治年未三十，先患舌疮，数年不愈，仲秋忽呕血，每日或一碗，或一杯，或十数口。脉之，两手皆豁大，状如慈葱，重按则涩而略数。此木性久横，遇金旺之时，抑不得遂，故使胁痛而有块。其少腹之气，上冲而作咳嗽咽痛者，龙雷挟火以仇金也。其手足常冷者，土受木侮而作厥也。究其根源，良由水不足，而又遇燥令，非生金滋水，何以驯而扰之？生地、杞子、沙参、麦冬、元参、蒌仁，七八剂，脉渐敛，症渐瘳。又内熟地一两，数剂并疮亦愈矣。

《王九峰医案·副卷一·吐血》

肝藏诸经之血，肺司百脉之气。年逾五六，饮食少纳，体生瘆块。客岁右肩作痛，四肢无力，今正咳嗽带红。惊蛰节后气逆，右胁痛胀，周身筋骨不和，脉来虚大而弦。肝为起病之源，肺为传病之所。木扣金鸣，阳明不司束筋骨以利机关。春分节令，慎防气喘血溢。二至丸加丹皮、白芍、牛膝、杏仁、苏梗、阿胶、茅根。服药后气疏痛止，胸次饱闷，咳嗽痰多，头目眩晕。原方加减。二至丸加归身、木瓜、杏仁、云苓、藕片。

咳嗽痰多，心胸作闷，头晕无力，早暮恶心，阳经为病。补中益气汤去芪加桃仁、苏梗、姜枣。

《王九峰医案·副卷二·胁痛》

胁痛本属肝胆。二经之脉皆循胁肋。素本忧劳，忧伤肺志，劳动心阳，心肺伤而肝胆郁。法当宣补，未可作东方气实宜疏论治。异功散加归身、远志、木香、姜、枣。

《千里医案·卷三·血证》

石门颜。自幼阳弱，腠疏易感，善咳。去秋至今，咳嗽不止，遂致失血，屡发血症。初起原为惊悸尤郁而来，至于咳久则阳络勃动，所以仲冬及仰秋，两次所吐较多也。血屡去则阴亦虚，身热晡盛，口燥咽痛，侧左则胁痛，侧右则气逆，此肝升太过，肺降不及自然之理也。凡失血家最忌咳，况咳久至半年有余耶。今脉象芤、虚、弦、迟，尚无燥扰动数之弊。然气血两虚，已有明证。惟宜耐心，却虑善自调养，期其缓缓热退嗽止，不致延成损性为幸。西洋参一钱五分，丹皮一钱五分，杏仁二钱，川贝二钱，炙草四分，驴皮胶二钱，地骨皮一钱五分，米仁三钱，冬瓜子三钱，茅根五钱，枇杷叶两片，鲜生地四钱，蜜炙紫菀一钱五分。

《类证治裁·卷之六·胁痛论治·胁痛脉案》

堂弟右胁久痛，牵引背膊，呼吸不利，咳则痛甚，坐必体伛，食入稍安，右脉浮弦。此操劳所伤，损动肺络，当春木旺，痛难遽止。夫诸气膹郁，皆属于肺。然痛久则入络，姑用苦辛宣通。老韭根、当归须、郁金、杏仁、川贝母、陈皮、佛手柑，二服痛减。按其胁仍觉痞硬，仿咸以软坚。用旋覆花、牡蛎粉、白芍、金橘皮、延胡、当归、降香，二服。转用甘缓理虚，以参、苓、归、芍、陈、贝、甘草，痛缓。其亲戚一医以为肝肾阴虚，用熟地滋腻，竟成单胀矣。

《邵氏方案·卷之礼·失血》

肝肺络分窒痹，胁痛而起，咳嗽，痰中带血。治宜清泄。苇茎汤（芦、苡、冬瓜子、杏仁）：桑皮钱半，鲜地一两，马兜铃七分，竹茹钱半，川贝三钱。

《王旭高临证医案·卷之四·咳嗽门》

岑。烦劳疲极则伤肝，肝伤则气逆而上迫，为胁痛，为咳嗽。秦氏所谓先胁痛而后咳者，肝伤肺也。治法不在肺而在于肝。夏令将临，恐有失血之虞。旋覆花、桃仁炭、杏仁、川贝、苏子、冬瓜子、黑山栀、丹皮、郁金、苡仁、枇杷露。

《柳宝诒医论医案·医案·调经门》

晚热盗汗，气撑胁痛，病历一年，脉象虚数。刻下足冷颧红，气促不卧。肝气上逆于肺，木郁化火，阴血被耗，近来月事不通，即其验也。证属郁损。姑与熄肝肃肺。旋覆花、代赭石、归须、白芍、丹皮、白薇、青皮、川广、郁金、瓦楞子、橘络、左金丸、枇杷叶、木蝴蝶。［方按］宜加牡蛎、沉香，一以潜阳，一以降气。

《孤鹤医案·杂证案例》

咳呛失血劳乏伤气，时觉体软，气不生阴，营液内耗，脉络失养，久而火动，木旺克金，起患咳呛，胁痛失血，宿痞时动，脉来浮濡。拟用培补。生绵芪三钱，麦门冬二钱，炒怀膝一钱半，全福花一钱半，炒黑归身一钱半，茯苓三钱，潞党参三钱，五味子四分，草郁金一钱，烙煅牡蛎四钱，橘红一钱，胡桃肉三钱。

《张畹香医案·卷上》

去年三月间，忽然失红，至今则有咳嗽，昨日寒热，咳嗽而不失血，右胁痛，当用清金平木法。杏仁三钱，象贝三钱，白蔻壳一钱，桔梗二钱，冬桑叶一钱半，生牡蛎五钱，阳春砂八分（同煎），麦冬三钱，生玉竹三钱，陈皮八分，竹叶二十四片。

32. 治肝肾不调胁痛

《郁冈斋医学笔麈·卷下·胁痛》

云中秦文掌教平湖，与家兄同官，因劳患二胁满痛，清晨并饥时尤甚，以书介家兄来求方。余知其肝虚，当子母兼补，令用黄芪、白术、当归、熟地、川芎、山茱萸、山药、酸枣仁、柏子仁之类，仍用防风、细辛各少许，姜、枣煎服，仍嘱家兄曰：勿示他医，将大笑，恐口不得合也。无何而秦君书来谢云，服之不数剂而愈矣。客长安时，闻魏昆琪吏部之变，因投谒，忍饥归而胁痛，无他苦也，而粗工以青皮、枳壳之类杂投之，遂至不起，吁可不鉴哉。

《临证指南医案·卷七·便血》

脉左数，耳聋，胁痛，木失水涵养，以致上泛用补阴丸。补阴丸五钱，又虎潜丸、羊肉胶丸。

《临证指南医案·卷九·产后》

某。产后必病，阴虚可知，两足跗中筋掣瘀痛，不耐走趋。当温养肝肾，以壮筋骨。但食后脘中痞阻，按之漉漉有声，手麻胁痛，心烦，耳目昏眩，宛是阳气不主流行，痰饮内聚之象，处方难以兼摄，议用分治法。(肝肾虚兼痰饮)中焦药，日中服。桂苓六君子、竹沥姜汁法丸。下焦药，侵晨服。从四斤丸、金刚丸参写。苁蓉、牛膝、虎骨、生杜仲、粉天麻、木瓜、萆薢，蜜丸。

《王九峰医案·副卷二·胁痛》

肝藏诸经之血，肾司五内之精。缘少年嗜欲无穷，损伤肝肾，精血两亏。精虚不能化气，血虚无以涵肝。气血尤水源也，虚则不能流畅，凝滞不通，以故胸胁作痛，延绵不已。虚痛奚疑，法当培补精血，治其治病之本，不可泛服行气通络之品。大营煎。

《类证治裁·卷之六·胁痛论治·胁痛脉案》

郭。去秋肋痛痰血，见症于肝，不足于肾，入春医用通摄奇经，未效。改用桂心、蒺藜等药平肝，不知肝为刚脏，药忌刚燥，痛宜益加矣。延至夏初，木火相乘，体羸食减，日晡寒热，咳嗽气促，口干舌腻，坐则胁背牵引刺痛，脉来弦数无神。症由情志不遂，肝胆寄居之相火，上侮肺金，以至痰红气急，日就羸怯，此以水涵木之法，急宜进商也。阿胶、麦冬、白芍、贝母各二钱，五味子五分，石斛、黑豆皮各三钱，丹皮钱半。二服寒热止，嗽痛减，食加餐矣。又令晨服燕窝汤，晚服生脉散，症有起色。

《曹沧洲医案·疝气门》

陆。向病疝气，近增胁痛，脉软弦。此属肾气不足，肝木失养，寒气遂横肆莫制。宜先急则治标。旋覆花三钱五分(包)，白芍三钱五分(吴萸三钱同炒)，茯苓五钱，橘核四钱(酒炒)，海蛤壳五钱(研粉，包)，川楝子三钱五分，生米仁四钱，川断三钱(盐水炒)，丝瓜络三钱五分，台乌药三钱五分，沉香曲三钱，陈佛手三钱五分，生熟谷芽各五钱，归须四钱，五灵脂三钱，乳香三钱，苏叶七钱，淡木瓜三钱，净没药三钱，台乌药四钱，广木香四钱。煎汤焖之。

《王仲奇医案·正文》

李，右，虹口。产后胞脉损伤，恶露缠绵，带下淋沥，腰酸胁痛，延日已久。近忽崩中，喷涌而至，有瘀块甚伙，头眩心悸，足膝酸软，脉弦涩而数。治以镇摄。炒续断二钱，炒贯众一钱五分，甘杞子三钱，炒条芩一钱二分，炒地榆三钱，煅牡蛎三钱，女贞子三钱，乌贼骨三钱，白蒺藜三钱，煅龙骨三钱，当归头二钱，白红鸡冠花各一钱，震灵丹一钱五分(吞)。

33. 治肝胃不和胁痛

《临证指南医案·卷四·呕吐》

颜(氏)。干呕胁痛，因恼怒而病，是厥阴侵侮阳明，脉虚不食，当与通补。大半夏汤加姜汁、桂枝、南枣。

某。肥腻滞胃，肝木始得再乘土位，致气逆上壅呕出，久病至节反剧，最属不宜，总是调摄未尽善奈何，暂与降逆平肝安胃一法。降香、苏子、旋覆花、茯苓、半夏、广皮、韭汁。

范。胁痛入脘，呕吐黄浊水液。因惊动肝，肝风振起犯胃，平昔液衰，难用刚燥，议养胃汁，以熄风方。人参、炒半夏、炒麦冬、茯神、广皮白、炒香白粳米。又，六味去萸换芍，加麦冬、阿胶、秋石。

《徐批叶天士晚年方案真本·卷上·桑螵蛸散》

管(三十二岁)。积劳气逆，肝胆热升，咯血胶痰，既有是恙，务宜戒酒勿劳。药用和肝胃之阳，阳和气顺，胸胁痛自已。(劳者气必上逆，劳字两火在上，即君相二火上升也，故用药下行之品居多，和肝胃之阳则气自顺下)桃仁、丹皮、钩藤、山楂、栀皮、金斛、茯苓、麻仁。

《扫叶庄医案·卷一·劳倦阳虚寒热》

脉涩缓无神，胁痛吐痰腥秽，渐至减食，短气寒热，肝病入胃显然，劳伤不复。当归建中汤去姜。

《吴鞠通医案·卷五·中燥》

李，四十六岁。乙酉四月十六日胃痛、胁痛，或呕酸水，多年不愈，现在六脉弦紧，皆起初感燥金之气，金来克木，木受病，未有不克土者。土受病之由来，则自金克木始也，此等由外感而延及内伤者，自唐以后无闻焉。议变胃而受胃变法，即用火以克金也。又久病在络法。公丁香一钱，茯苓五钱，枳实四钱，川椒炭三钱，苡仁五钱，生姜五钱，半夏五钱，陈皮三钱，四帖。

二十三日复诊：仍用原方四帖。

五月初二日：现在胃痛、胁痛、吐酸之证不发，其六脉弦紧不变，是胸中绝少太和之气，议转方用温平，刚燥不可以久任也。桂枝四钱，茯苓五钱，生姜三钱，陈皮三钱，大枣二枚，炙甘草二钱，半夏五钱，干姜二钱，苡仁五钱，白芍四钱，服之如无弊，可多服。

十一日：诊脉已回阳，去干姜，减桂枝之半。

二十四日复诊：脉仍紧，原方加益智仁二钱，服三帖愈。

余，五十二岁。五月初二日胃痛胁痛，脉双弦，午后更甚者，阳邪自旺于阴分也。川椒炭三钱，陈皮三钱，公丁香钱半，降香末三钱，香附三钱，楂炭二钱，吴萸二钱，青皮二钱，青橘叶三钱，半夏五钱，苡仁五钱。接服霹雳散。

十七日复诊：病稍减，脉仍紧，去楂炭、橘叶及川椒炭一钱，加枳实三钱。

二十四日：脉之紧者稍和，腹痛已止，惟头晕不寐，且与和胃令寐，再商后法。半夏一两，苡仁一两，茯苓五钱，枳实三钱，煮三杯，分三次服，以得寐为度。如服二帖后仍不寐，可加半夏至二两，再服一帖。

《友渔斋医话·第四种·肘后偶钞上卷·胁痛》

周（四十）。肝阳犯胃，胁痛呕吐。川楝肉、归须、生白芍、橘白、半夏、山栀、茯苓、炙草、老姜渣。三服痛止呕除，午后觉脘中嘈杂，六脉细软，胃土久受木侮，气虚不能健运。阳明以通为补，以降为顺，所以补中须佐清降。人参、蒸於术、茯苓、半夏、枳壳、橘皮、归身、白芍、炙草。

《类证治裁·卷之六·胁痛论治·胁痛脉案》

韩。右胁有块，梗起攻胸，气痹食少，宵胀引背。此肝强胃弱，升降失和，泄肝通胃可效。厚朴、枳壳、杏仁、蒌仁、青皮、旋覆花、降香末、木瓜，三服而平。

《王旭高临证医案·卷之三·脘腹痛门》

肝胃不和，脘胁痛，得食乃安，中气虚。拟泄肝和胃。二陈汤去草，加川连、六神曲、乌药、高良姜、香附、砂仁。

《江泽之医案·肝胀痛》

肝气横久，克脾犯胃，胸胀胁痛，脘中聚痞，遇烦劳悒郁则痛，唠吐酸水痰涎，两脉弦滑。必须戒怒远烦，方免阴枯阳结歧变。白芍、木瓜、牡蛎、半夏、吴萸、金铃子、黄连、茯苓、橘皮、石斛、杷叶。

《也是山人医案·胁痛》

胁痛病自肝起，渐归及左，饮食少进，多梦纷纭。肝胃同病，勉拟甘缓和阳。人参一钱，炙草五分，枣仁（炒焦，研）二钱，当归一钱五分，龙骨三钱，茯神一钱，柏子仁二钱，金箔三片。

《汪艺香先生医案·下》

宿伤未去则胁痛气逆，湿浊内阻则纳少呕恶，宜温足阳明、足厥阴例治。金沸草、橘红络、制香附、净谷芽、上川朴、竹茹、左秦艽、制半夏、广郁金、炒枳壳、摩降香。

34. 治脾肾亏虚胁痛

《石山医案·卷之上·白浊》

一人年逾三十。季夏日午，房后多汗，晚浴又近女色，因患白浊，医用胃苓汤，加右眼作痛。用四物汤入三黄服之，睡醒口愈加苦，又加左膝肿痛。仲冬不药浊止，渐次延至背痛，不能转侧，日轻夜重。嚏则如绳束撮，腰胁痛不可忍，呵气亦应背痛，或时梦遗。次年正月请予诊治。脉皆缓弱无力，左脉缓而略滑。曰：此脾肾病也。遂以人参、黄芪各二钱，茯、术、归身、麦门冬各一钱，牛膝、神曲、陈皮、黄柏各七分，甘草、五味各五分，煎服三十余帖；仍以龟板、参、芪、黄柏各二两，熟地、山萸肉、枸杞、杜仲、归、茯、牛膝各一两，丸服而愈。

35. 治肝气上逆胁痛

《类证治裁·卷之三·诸气论治·诸气脉案》

本头眩口苦，胆气泄也。胁痛入脘，肝气逆也。便不通爽，腑气结也。清胆热，降肝逆，以和腑气。用嫩桑叶、粉丹皮、生枣仁以泻少阳，枳壳、金橘皮、降香末以治厥阴，苏梗、郁李仁、谷芽以和阳明，白芍、木瓜缓中泻木为统治。服效。

《类证治裁·卷之六·胁痛论治·胁痛脉案》

沈氏。气攻肋胁左右，上入乳际，痛引胸背，子夜特甚。思人身气血，于子丑时注肝胆（子时注胆，丑时注肝）。今肝阳上升，诸气皆逆，势必营卫失度，瘀浊不降，呕逆便艰，有自来矣，用微苦微辛以泄降。杏仁、当归须、青皮（醋炒）、延胡、郁金、枳壳（炒）、栝蒌、广木香（汁冲），二服随定。

《和缓遗风·卷上》

陈伯桩母。胁为肝部，胁痛属于肝，胃受肝侮脘痛，亦属肝，少阴肾水下亏，少阴心火上炎，白腐满口延及咽喉，饮食不纳，经有旬余，痛甚则呃，延虑厥逆，脉象弦细，当用镇逆。旋覆花、代赭石、西洋参、橘红、淮牛膝、木蝴蝶、川雅连、煨刀豆、川郁金、白芍、仙牛夏、佛手柑。

36. 治肺气上逆胁痛

《周慎斋遗书·卷九·胁痛》

一妇有孕六月，左胁痛如刀割，喘嗽气促，不能安卧，身热汗出，痛甚则厥，厥则脉绝。先服黄芪、枳壳、肉桂、川连、苏梗、杏仁。右胁痛稍止而气更促，此因肺虚气不降也。用人参三钱，川附、肉桂各五分，甘草八分，黄芪、白芍各一钱，砂仁末一钱。三帖愈。盖妇人重身，有故则毒药无殒，所以肉桂之下胎而适足以安胎也。

《临证指南医案·卷四·肺痹》

曹（氏）。肺痹，右肢麻，胁痛，咳逆喘急不得卧，二便不利，脘中痞胀，得之忧愁思虑，所以肺脏受病，宜开手太阴为治。紫菀、栝蒌皮、杏仁、山栀、郁金汁、枳壳汁。

37. 治脾气亏虚胁痛

《周慎斋遗书·卷八·痞块》

一人因忧虑发寒热，三月后呕吐，食仓边有一块，痛直冲心，胸膈饱，便闭，背胀胁痛。盖思虑则伤脾，寒热者，脾气郁也；呕吐者，脾虚也；块痛饱胀者，脾不运也；便闭者，脾约不下也。脾不转运，故诸病生焉。方用二陈汤加苏梗、炮姜、吴萸，一服便通。

《医述·卷十·杂证汇参·喘》

楝友昔病胁痛，痰涌气喘，形瘦，脉涩歇至。审其中虚，每剂用人参七钱，渐加至一两而愈。又汪如江腹胀气急喘嗽，彼畏参不敢用，予阴加参三钱，一帖喘嗽俱定。即此二证，其他可知。缘痰因气运而行，中气既虚，不能健运，则痰滞矣。痰滞则肺窍不能流通而喘作矣。故须大补其气，肺气实则流通，痰因之流利而喘定矣。此治本之法也。（吴篁池）

38. 治肾气亏虚胁痛

《周慎斋遗书·卷八·身痛》

一女患虚证五年，右手臂痛二月有余，胁痛、腹痛、腰痛、遍身疼痛，俱牵心痛欲死，疑为气血壅滞，四物汤合和中丸不愈。此肾不纳气也，用山萸、泽泻各五分，丹皮、肉桂、茯苓各七分，山药、人参、附子各一钱，熟地二钱，沉香汁三匙。三帖效，二十帖全愈。

39. 治肝郁胁痛

《吴鞠通医案·卷三·肝厥》

杨室女四十九岁甲申十二月初二日初因肝郁胁痛，继而肝厥犯胃，医者不识病名肝着，与络痛治法，无非滋阴补虚，或用凉药，以致十年之久，不能吃饭，饮粥汤止一二口，食炒米粉止一酒杯，稍闻声响即痉厥，终夜抽搐，二三日方渐平，六脉弦紧而长，经闭二年，周身疼痛，痰饮咳嗽，终年无已，骨瘦如柴，奄奄一息。此症内犯阳明，故不食；木克脾土，故饮聚；阳明空虚，故无主，闻声而惊；外犯太阳，故身痛而痉；本脏致病，故厥。经谓治病必求其本，仍从肝络论治。新绛纱、归须、川椒炭、桂枝、郁金、旋覆花、青皮、苏子霜、半夏、降香末。

十四日：服前方七帖，胁痛虽轻，痰饮特甚，喘咳频仍，夜卧不安，暂停络药，专与和胃蠲饮。半夏八钱，广陈皮四钱，生苡仁五钱，茯苓六钱，枳实三钱，淡干姜三钱，桂枝三钱。

十七日：胃稍开，能食稀粥半碗，胁仍痛，仍服前活络方去川椒，加广陈皮。

十二月初四日：胁痛平，咳嗽未除，又服前蠲饮方。

十一日：因余有由绍兴之行，令其常服和胃方，胁痛发时，暂服新绛旋覆花汤，此时已能食烂饭半碗矣。

乙酉二月二十八日：脉稍和平，虽弦而有胃气，干饭能吃一碗有半，经亦复通，仍间服前二方。夜间偶感燥症，欲起不得起，欲坐不得坐，欲卧不得卧，烦躁无奈不可当，约二时，服霹雳散三两许始安。次日仍与和胃。

十八日：能食干饭两小碗矣，六脉又和一等，仍间服前二方。

四月初三日：余复由淮至绍，初八日至苏州，不放心此病，作书一封，令其调适性情。五月间又作书一封，痛以大道理开导之。十月间始得回书，据云竟以余书作座右铭，每日讽诵一过，饮食又进，精神大长，阖家欢乐。

《吴鞠通医案·卷三·胁痛》

伊氏，二十岁。肝郁胁痛病名肝着，亦妇科之常证，无足怪者。奈医者不识，见其有寒热也，误以为风寒而用风药。夫肝主风，同气相求，以风从风，致令肝风鸱张；肝主筋，致令一身筋胀；肝开窍于目，致令昼夜目不合、不得卧者七八日；肝主疏泄，肝病则有升无降，失其疏泄之职，故不大便，小溲仅通而短赤特甚。医者又不识，误以为肠胃之病，而以大黄通之，麻仁润之，致令不食不饥，不便不寐，六脉洪大无伦，身热，且坐不得卧，时时欲呕，烦躁欲怒，是两犯逆也。《金匮》论一逆尚引日，再逆促命期，不待智者而知其难愈也。议宣通络脉法，肝藏血，络主血故也，必加苦寒泄热，脉沉洪有力，且胆居肝内，肝病胆即相随故也。旋覆花五钱，炒黄连二钱，桃仁四钱，归须四钱，郁金三钱，川楝皮五钱，新绛四钱，绛香末四钱，苏子四钱，急流水八碗。

又，服前方见小效，即于前方内加丹皮三钱（炒黑）、生香附二钱，减川楝皮二钱。

又，胁痛减其大半，但不得寐，时时欲呕，拟两和阳明厥阴，仍兼宣络。半夏五钱（醋炒），青皮钱半，降香末三钱，新绛三钱，归须三钱，苏子霜三钱，秫米一撮，桃仁三钱，川楝皮二钱，广郁金二钱，黄芩二钱，，煮三碗，日二夜一。

又，昨方业已效，今日复苦药，即苦与辛合，能降能通之意，即于前方内加姜汁炒古勇黄连二钱。

又，昨用苦辛法，脉减便通。今日腹中觉痛，将近经期，一以宣络为主。新绛纱五钱，苏子霜二钱，丹皮二钱（炒），制香附二钱，两头尖二两，旋覆花五钱，元胡索二钱，条芩钱半（酒炒）、桃仁泥四钱，降香末三钱，归须三钱，郁金三钱，水八碗，煮取三杯，日二夜一。

又，昨日一味通络，已得大便通利，腹中痛止，但不成寐；今日用胃不和则卧不安，饮以半夏汤，覆杯则寐法，仍兼宣络。此仲景先师所谓冲脉累及阳明，先治冲脉后治阳明也。半夏一两，旋覆花五钱，降香末二钱，秫米二两，新绛四钱，水十杯，煮成四杯，日三夜一。

又，昨与半夏汤和胃，业已得寐，但脉沉数，溲赤短，议加苦药，泄肝热而通小肠火府。半夏六钱，降香末三钱，黄柏二钱（盐水炒），秫米一两，新绛四钱，旋覆花五钱，生香附三钱，黄连二钱（炒），煎法如前。

又，昨日和胃宣络，兼用苦通火府，今日得寐，溲色稍淡，口亦知味，是阳明有渐和之机矣。惟胸中微痛，背亦掣痛，按肝脉络胸，背则太阳经也。是由厥阴而累及少阳，肝胆为夫妻也；由少阳而累及太阳，少太为兄弟也。今日仍用前法，加通太阳络法。半夏五钱，降香末三钱，黄柏钱半（盐水炒），旋覆花三钱，古勇黄连一钱，桂枝尖三钱，新绛三钱，秫米六钱，生香附三钱，煎法如前。

又，绕脐痛者，瘕也，亦冲脉肝经之病。桂枝尖三钱，新绛三钱，半夏五钱，炒云连一钱，当归三钱（炒黑），生香附三钱，淡吴萸三钱（炒），小茴香三钱（炒黑），秫米八钱，川楝子三钱。

又，两和肝胃，兼治瘕痛。半夏八钱，青皮二钱，吴萸三钱（炒黑），新绛纱三钱，小茴香三钱（炒黑），生香附三钱，旋覆花三钱，桂枝尖三钱，云连钱半（炒黑），淡干姜二钱，乌药三钱，秫米一两，降香末三钱，全当归三钱（炒黑），煮成四碗，日三夜一。

又，腹中拘急而痛，小便短赤，皆阴络阻塞，浊阴凝聚之象。与宣通阴络降浊法。桂枝尖三钱，降香末三钱，琥珀三分（研细末），小茴香三钱（炒），川楝皮三钱，原麝香五分（研冲），新绛三钱，两头尖二钱，元胡索二钱，吴萸钱半，归须三钱，桃仁泥二钱，水六杯，煮成二杯，每服半杯，冲韭白汁两小茶匙，日二杯，夜一杯，明早一杯。

又，仍用前方，但昨日未用半夏，今彻夜不寐，酉刻再服《灵枢》半夏汤一帖。

又，因肝病不得疏泄，兼有痹痛，拟两疏气血法。桂枝尖三钱，川楝子三钱，小茴香三钱（炒黑），牛膝二钱，防己二钱，降香末三钱，新绛三钱，归须三钱，蚕砂三钱，桃仁泥三钱，黄连一钱（吴萸汁炒）。

又，诸证悉减而未尽，左脉已和，右脉弦大，是土中有木，于两疏气血之中，兼泄木安土法。桂枝尖三钱，牛膝二钱，郁金二钱，归须三钱，白芍三钱（酒炒），杏仁三钱，蚕砂三钱，降香末二钱，半夏五钱，青皮二钱，川楝子三钱，防己二钱，新绛三钱，小茴香三钱，茯苓皮三钱。

又，右脉弦刚，土中木盛。白芍六钱(酒炒)，茯苓块四钱，郁金三钱，桂枝尖四钱，降香末三钱，新绛三钱，姜半夏六钱，归须三钱，广皮二钱，小茴香三钱，川楝子三钱。

又，脉弦数，头痛时止时甚，向来时发时止，已非一日。此乃少阳络痛，虚风内动也。今日且与清胆络法，勿犯中焦。桑叶二钱，甘菊花二钱，刺蒺藜一钱，丹皮钱半，羚羊角八分，苦桔梗一钱，炒白芍二钱，钩藤一钱，生甘草八分。

又，治下焦络法。桂枝尖二钱，泽兰钱半，新绛二钱，整当归五钱，生香附三钱，小茴香三钱，白芍六钱(酒炒)，缩砂蜜二钱(研细)，郁金三钱，煮成三杯，日二夜一。

又，八脉丽于肝肾，肝病久，未有不累及八脉者，用通补阴络，兼走八脉法。桂枝尖一钱，杞子二钱(炒黑)，小茴香二钱，杭白芍六钱，归身三钱，缩砂仁钱半，新绛钱半，桂圆肉二钱。

又，法同前。桂枝尖一钱，全当归三钱，桂圆肉二钱，广木香一钱，炒白芍六钱，降香末三钱，生香附三钱，新绛三钱，川芎二钱，泽兰一钱。

《吴鞠通医案·卷三·肝痈》

谢，四十四岁。辛巳三月二十四日病起肝郁胁痛，痰中带血，病名肝着。医者不识络病因由，与络病治法，非见血投凉，即见血补阴，无怪乎愈治愈穷也。大凡血症之脉，左脉坚搏，治在下焦血分；右坚搏，治在上焦气分。兹左手脉浮取弦，沉取洪大而数，重按即芤，前曾痰有气味，现在痰挟瘀滞黑色，唇舌皓白，其为肝经络瘀挟痰饮，咳血无疑。势已惫极，勉与宣络止血，兼之两和肝胃，以逐痰定咳。(方此未服)新绛纱三钱，旋覆花三钱，归须钱半，桃仁泥三钱，半夏三钱，广皮炭二钱，苏子霜一钱，降香末钱半，广郁金二钱，煮两茶杯，分四次服。二帖。

四月初三日：血家左手脉坚搏，治在下焦血分。此症先因肝络瘀滞，以致血不归经，日久不治，由阴经损及阳气，自汗溺变痿弱，阳虚也；左脉洪数而芤，阴伤也。如是阴阳两伤之极，而瘀滞仍然未净，通络则虚急，补虚又络滞，两难措手。不得已用新绛一方，缓通其络，其补药则用阴阳两摄法，聊尽人力而已。(从此服起)辽参一钱，麦冬四钱(连心)，海参二钱，五味子一钱，沙苑蒺藜三钱，茯神五钱，枸杞子三钱，龟板五钱，牡蛎六钱。

初四日：病起于胁痛，瘀血致壅，久嗽成劳，至骨痿不能起床，仍有瘀滞不化之象，且痰有臭味，即系肝着成痈。前日脉虽芤大而涩，昨日大见瘀血后，今日则纯然芤矣，岂非瘀血之明征乎？若一味贪补，断难再起，兼之宣络，万一得苏，妄诞之诊，高明酌之。新绛纱三钱，旋覆花二钱，归横须八分，半夏钱半，广皮炭一钱，桃仁泥三钱，丹皮炭五钱。

此方《金匮》载在妇人虚劳门，有识者其悟之。上半日服此方完，下半日服前补方。

初五日：痰中臭味太甚，黑痰未净，是活络之方不能除；脉芤自汗甚，是补摄之方又不可缓。痰稀纯白，内有支饮，于补方中去牡蛎、海参，盐味之碍饮者。此症极虚极实，时人但知其虚而不知其实，所以日误一日，以至于此。治实碍虚，治虚碍实，焉望成功。一通一补，俱每日照前服法未改。

初七日：脉较前敛戢，于新绛方内半夏加钱半，作三钱，余仍旧，服法亦如之。

初八日：今日左尺脉独大，加封固肾气法，余有原案二方，每日间服如前。人参一钱，炙龟板八钱，莲子五钱，炙甘草三钱，制五味一钱，杞子三钱(炒黑)，沙蒺藜二钱，左牡蛎六钱，云茯苓五钱，麦冬三钱(连心)，炒白芍三钱。

初十日：于前方内加辽参五分作钱半，又加海参一条、淡苁蓉三钱，四帖，余悉如前。

十三日：仍照前服，每日间服一通一补方。

十七日：左脉空大未敛，精神较前虽好，犹宜收摄下焦，于前方内去龟板、五味子、白芍、海参、苁蓉，余如旧间服法。煮好去渣，再上火煎成二杯，分二次服。

同日：痰色犹不能清白，气味亦不净，仍须宣络。新绛纱三钱，旋覆花二钱，半夏五钱(姜制)，广皮炭钱半，广郁金钱半，当归须一钱，上半日服，四帖。

二十一日：脉少敛，通补二方间服如前，四帖。

二十四日：痰浊未变，脉象少敛，午后微热不寐，饮食由渐而加，不可太过不及。人参钱半，莲肉五钱(连心皮)，炙甘草三钱，枸杞三钱(炒黑)，沙蒺藜三钱，云茯苓五钱，左牡蛎五钱，麦冬三钱(连心)，熟五味子一钱，炒枣仁三钱，海参二条(洗去砂)，大淡菜三钱，午后服此。

又方：新绛纱二钱，旋覆花二钱，半夏三钱（姜制），广郁金二钱，归须一钱，桃仁泥二钱，广陈皮八分，香附二钱，煮两小茶杯，午前服。

初九日复诊：于补方去牡蛎、五味子，余仍二方间服如前。

十三日：痰已渐清，肝亦渐平，精神渐旺，拟去搜逐而补中，与《外台》茯苓饮意。（专用一方）。云茯苓块六钱，人参钱，香附三钱，生於术五钱，炙甘草二钱，半夏五钱，生薏仁五钱，小枳实二钱。

《吴鞠通医案·卷三·吐血》

王。脉弦如刃，吐血后左胁微痛，喉中如有物阻。治在肝络，使血不瘀，则吐可止，止后当与补阴。新绛纱三钱，归须二钱，元胡索二钱，旋覆花三钱，炒桃仁三钱，降香末三钱，丹皮三钱，苏子霜二钱，郁金二钱。

又，如刃之脉，已渐平减，但虚数如故。新绛纱三钱，制香附钱半，焦白芍三钱，旋覆花三钱，丹皮五钱（炒），细生地三钱，降香末三钱，归须二钱，广郁金二钱。

又，肝为刚藏，劲气初平，未便腻补，取松灵之解肝络者宜之。辽沙参三钱，细生地三钱，丹皮五钱（炒），桑叶钱半，焦白芍六钱，整石斛三钱，白蒺藜三钱，麦冬五钱（连心），生甘草一钱，广郁金二钱，归须钱半。

又，昨日仍有瘀血吐出，今尚未可呆补。沙参三钱，细生地三钱，沙苑蒺藜二钱，桑叶钱半，丹皮五钱，茶菊花二钱，麦冬五钱（连心），焦白芍三钱，钗石斛五钱，当归钱半，生甘草一钱，羚角片二钱。外另服新绛三钱。

伊。二十四岁癸酉七月二十五日六脉弦数，两关独浮，左更甚，右胁痛，胸中痞塞，肝郁吐血，先理肝络。新绛纱三钱，广郁金二钱，旋覆花二钱，归须二钱，降香末二钱，丹皮三钱（炒），苏子霜三钱，三帖。

乙丑三月十七日：细生地五钱，丹皮五钱，白芍四钱，甘草钱半，阿胶二钱，麻仁三钱，沙参二钱，天冬三钱，麦冬四钱，真云连一钱（炒黑），黄柏炭三钱，三七一钱，水八碗煮取三杯，分三次服。

二十三日：左脉仍弦细数锋钢如刃，吐血，左手脉坚搏，治在下焦血分。细生地五钱，丹皮五钱，白芍四钱，甘草钱半，霍石斛五钱，阿胶二钱，麻仁三钱，沙参三钱，天冬三钱，麦冬四钱（连心），元参三钱，茯苓块三钱，黄芩炭二钱，煮四杯，分四次服。

二十六日：脉数减，弦刚甚。大生地五钱，炒白芍四钱，炙甘草钱半，丹皮五钱，阿胶二钱，麻仁二钱，洋参三钱，麦冬四钱，茯苓块三钱，生牡蛎三钱。

寿。二十岁，乙酉十一月十二日，怒伤吐血，两胁俱痛，六脉弦紧，误补难愈。凡怒伤肝郁，必有瘀血，故症现胁痛，一以活肝络为主，俟瘀血去净，而后可以补虚。新绛纱三钱，桃仁三钱，丹皮炭三钱，归须三钱，降香末三钱，苏子霜二钱，旋覆花三钱，广郁金二钱，煮三杯，分三次服。四帖。

二十二日复诊：脉之弦紧虽减，而未和缓，胁痛虽大减，而未净除，与原方去桃仁，加细生地五钱。四帖。

十二月初五日：六脉弦细而紧，《金匮》谓脉双弦者寒也，弦则为减，男子失精亡血，小建中汤主之。怒伤吐血愈后，以小建中复阳生阴。焦白芍六钱，生姜三钱，桂枝三钱，大枣二枚，炙甘草三钱，胶饴一两（后化入）。

初九日：加丹皮三钱、麦冬三钱，服八帖。

十八日：诸症全愈，胃口大开，虚未全复，于原方加麦冬二钱，使分布津液于十二经脏，则虚从饮食中复矣。

金。三十日肝郁胁痛吐血，病名肝着，且有妊娠，一以宣肝络为要，与新绛旋覆花汤法，切戒恼怒介属。新绛纱三钱，旋覆花三钱（包），丹皮五钱，降香末三钱，归须三钱，桃仁二钱，香附三钱，广郁金二钱，苏子霜二钱，以胁痛止为度。

《吴鞠通医案·卷三·单腹胀》

毛，四十四岁。病起肝郁，木郁则克土，克阳土则不寐，克阴土则䐜胀，自郁则胁痛。肝主疏泄，肝病则不能疏泄，故二便亦不宣通。肝主血，络亦主血，故治肝者必治络。新绛纱三钱，半夏八钱，香附三钱，旋覆花三钱，青皮三钱，小茴香三钱，归须三钱，降香末三钱，广郁金三钱，苏子霜三钱，头煎两杯，二煎一杯，分三次服。三帖。

初七日：服肝络药，胀满、胁痛、不寐少减，惟觉胸痛。［按］肝脉络胸，亦是肝郁之故。再小便赤浊，气湿也。桂枝嫩尖三钱，晚蚕砂三钱，归须二钱，川楝子三钱，半夏六钱，降香末三钱，白通草三钱，青橘皮三钱，茯苓皮三钱，旋覆花三钱（新绛纱包），小茴香三钱（炒黑），两头尖三钱，服二帖。

初十日：驱浊阴而和阳明，现在得寐，小便少清，但肝郁必克土，阴土郁则胀，阳土郁则食少而无以生阳，故清阳虚而成胸痹，暂与开痹。薤白头三钱，半夏一两，广郁金三钱，栝蒌实三钱（连皮仁研），生苡仁五钱，桂枝尖五钱，茯苓皮五钱，厚朴三钱，小枳实二钱，服三帖。

十四日：脉缓，太阳已开，而小便清通，阳明已阖，而得寐能食。但䐜胀不除，病起肝郁，与行湿之中，必兼开郁。降香末三钱，生苡仁五钱，白通草八钱，厚朴三钱，煨肉果钱半，茯苓皮五钱，半夏五钱。

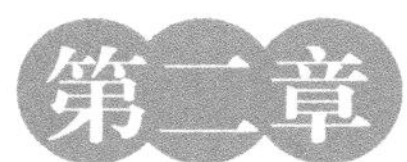

黄　疸

黄疸，古称“黄瘅”，是指以身黄、目黄、小便黄为主症的病证，其中目睛黄染为本病的主要特征。本病可涉及西医学肝细胞性黄疸、阻塞性黄疸和溶血性黄疸。在临床较常见的急慢性肝炎、肝硬化、胆囊炎、胆结石、钩端螺旋体病机某些消化系统肿瘤等病种中，亦能见到。

中医文献根据黄疸的病因病机与临床表现，又将黄疸主要分为谷疸、酒疸、女劳疸、黑疸四种，另有阴黄、阳黄、表邪发黄、未来黄疸等分类。

黄疸为病，湿热为之主因，脾湿为病机之本，随着历代医家对黄疸认识的不断深入，对黄疸的病位认识也渐从脾胃转向肝胆疾病。因此黄疸虽已归入肝病范畴，但实际辨治用药的重点仍是处理“湿”邪，因此常以“从脾论治肝病”角度辨治黄疸，以“汗、下、清”为治疗黄疸的三大法则。

【辨病名】

黄疸，为以身黄、目黄、小便黄为主症的病证，其中目睛黄染为本病的主要特征。黄疸病名首见《黄帝内经》，《素问·平人气象论》曰：“溺黄赤安卧者，黄疸。”东汉张仲景《金匮要略》首倡“五疸”说，将黄疸又细分出谷疸、酒疸、女劳疸、黑疸四种。随着对黄疸认识的不断深入，后世医家根据病因、病状等因素更进一步细化出急黄、阴黄、内黄、劳黄、黄汗等更为具体的名称。

一、按病状命名

1. 黄疸

《黄帝内经素问·平人气象论》：“溺黄赤，安卧者，黄疸。已食如饥者目疸……目黄者，曰黄疸。”

2. 黄汗

《诸病源候论·黄病诸候·黄汗候》：“黄汗之为病，身体洪肿，发热汗出不渴，状如风水，汗染衣正黄如柏汁，其脉自沉。此由脾胃有热，汗出而入水中浴，若水入汗孔中，得成黄汗也。”

3. 女劳疸

《诸病源候论·黄病诸候·女劳疸候》：“女劳疸之状，身目皆黄，发热恶寒，小腹满急，小便难。”

《症因脉治·卷三·黄疸论·内伤黄疸·女劳疸》：“女劳疸之症：发热恶寒，膀胱急，小腹满，身黄额黑，足心热，大便或黑或溏，腹胀如水，此女劳疸之症。”

4. 人黄

《圣济总录·卷第六十一·黄胆门·三十六黄》：“人黄第九，病患面青掩口，恶闻人声，或似颠狂，此是人黄。”

5. 爪黄

《圣济总录·卷第六十一·黄胆门·三十六黄》：“爪黄三十，爪黄之病，口苦、舌干，身体急强，面目俱黄，行履不得，言语狂乱，四肢疼痛，发即便走。”

6. 水黄

《太平圣惠方·卷五十五·治三十六种黄证候点烙论并方》：“水黄者，身面青黄，脚膝浮肿，心腹胀满，上气烦闷，语声不出。”

《圣济总录·卷第六十一·黄胆门·三十六黄》：“水黄二十九，水黄之状，面目俱青，狂言妄语，语声不出。”

7. 牛黄

《太平圣惠方·卷五十五·治三十六种黄证候点烙论并方》：“牛黄者，舌如蜡色，口作噍，不多言语，或如牛吼。若眼目头面未变，作深黄色者可治；如舌上及身体黄黑色者难疗。”

8. 气黄

《太平圣惠方·卷五十五·治三十六种黄证候点烙论并方》：“气黄者，上气心闷，腹胁胀痛，两脚冷疼，睡卧不安，小便淋涩，状似脾黄。”

《圣济总录·卷第六十一·黄胆门·三十六黄》："气黄十三，病患初得，先从两脚黄肿，大小便难，心中战悸，面目虚黄，不能食。"

9. 风黄

《圣济总录·卷第六十一·黄胆门·三十六黄》："风黄十九，病患爱笑，腰背急，手足强，口干舌上生疮，三部脉乱，此是风黄。"

10. 火黄

《太平圣惠方·卷五十五·治三十六种黄证候点烙论并方》："火黄者，遍身如火色，两腋下有赤点子，状如粟米，或如麦麸。其点子紫色多，黑色少者可治；黑色多，紫色少者难治。"

《圣济总录·卷第六十一·黄胆门·三十六黄》："火黄二十四，病患先体热身赤，午后却凉，遍身有赤点起。"

11. 白黄

《圣济总录·卷第六十一·黄胆门·三十六黄》："白黄十五，病患颜色干枯，目下赤，口干舌缩，心中恍惚，四肢烦重，此是白黄。"

12. 立黄

《太平圣惠方·卷五十五·治三十六种黄证候点烙论并方》："立黄者，两脚疼痛，眼目黄涩，小便色赤，淋沥不利，心下有气块者难治。"

13. 厌黄

《圣济总录·卷第六十一·黄胆门·三十六黄》："厌黄二十八，病患四肢烦疼，手足无力，吐逆不下饮食，渐渐瘦弱。"

14. 血黄

《太平圣惠方·卷五十五·治三十六种黄证候点烙论并方》："血黄者，头痛心闷，眼运欲倒，胸膈热壅，鼻衄不止，咽喉干燥，舌上生疮。若身热如火、头面肿者，难治。"

《圣济总录·卷第六十一·黄胆门·三十六黄》："血黄第八，病患三日鼻中出血，大小便赤下血，心间烦闷，腹中有块，痛如虫咬，吐逆喘粗，此是血黄。"

15. 阴黄

《圣济总录·卷第六十一·黄胆门·三十六黄》："阴黄十六，病患寒热，并十指疼痛，鼻中煤生，此是阴黄。"

16. 奸黄

《太平圣惠方·卷五十五·治三十六种黄证候点烙论并方》："奸黄者，是鬼黄变入奸黄也。面目遍身俱黄，言语失错，心神狂乱，诈好黠如不患人，若不盥漱，即口舌干燥，气喘者唯治。"

《圣济总录·卷第六十一·黄胆门·三十六黄》："奸黄第七，病患向明卧多，爱索鞋拟起，身体全冷，肉色苍黑，睡中啼泣，或狂言妄语，此是奸黄。"

17. 走马黄

《太平圣惠方·卷五十五·治三十六种黄证候点烙论并方》："走马黄者，眼目黄赤，烦乱狂言，起卧不安，气力强壮，唯爱嗔怒，努目高声，打骂他人，犹如癫醉，若厥逆者难治。"

《圣济总录·卷第六十一·黄胆门·三十六黄》："走马黄二十五，病患眼黄面赤，狂言骂詈，努目高声，起卧不安，发即狂走。"

18. 走精黄

《圣济总录·卷第六十一·黄胆门·三十六黄》："走精黄二十，病患昏昏饶睡，四肢疼痛，面目俱黄，舌上紫色，甚则舌面坼裂及加黑色，此是走精黄。"

19. 花黄

《太平圣惠方·卷五十五·治三十六种黄证候点烙论并方》："花黄者，面色似红花，头目疼重，寒热如疟，恒多脚冷，早起即轻，午后发重，进退不定，状同神祟。"

20. 劳黄

《太平圣惠方·卷五十五·治三十六种黄证候点烙论并方》："劳黄者，四肢无力，骨节烦疼，或时吐逆，不能下食，鼻中干燥，身热疼闷，渐觉羸瘦，寒然不定。若喘息气粗者，难治。"

21. 体黄

《太平圣惠方·卷五十五·治三十六种黄证候点烙论并方》："体黄者，身黄面赤，脚膝疼闷，身上不热，心中烦躁，腹中微微有气，饮食或进或退，好盖衣被，又欲冷处睡卧。"

22. 谷疸

《证因脉治·卷三·黄疸论·内伤黄疸·谷疸》："谷疸之症：食谷头眩，心中怫郁，胃中苦浊，小便不通，遍身俱黄，此谷疸之症也。"

23. 忧黄

《太平圣惠方·卷五十五·治三十六种黄证候点烙论并方》："忧黄者，面色青黄，手足疼痛，多吐涎沫，咳嗽不止，兼吐脓血，肌肤消瘦，行步欲倒，状同劳黄。”

24. 鸡黄

《太平圣惠方·卷五十五·治三十六种黄证候点烙论并方》：“鸡黄者，遍身爪甲并青黄，多语，梦寐或见鬼神，时自言笑。”

《圣济总录·卷第六十一·黄胆门·三十六黄》：“鸡黄二十二，病患面目俱青，好向暗处眠卧，不欲见明；手舁衣服，状如鬼神。望见黄花生者，此是鸡黄。”

25. 疟黄

《太平圣惠方·卷五十五·治三十六种黄证候点烙论并方》：“疟黄者，面色萎黄，憎寒壮热，头痛不止，口干多渴，四肢羸瘦，不能饮食，或好或恶进退不定。”

26. 房黄

《太平圣惠方·卷五十五·治三十六种黄证候点烙论并方》：“房黄者，眼赤身黄，骨体烦疼，头目昏痛，多饶睡卧，体虚无力，夜多梦泄，神思不安，腰脚酸疼，小便黄赤。”

《圣济总录·卷第六十一·黄胆门·三十六黄》：“房黄二十六，病患身体沉重，状似著热，不得睡卧，小便黄色，眼赤如朱，心下块起，状若痴人。如此证候，十五一生。”

27. 鸦黄

《太平圣惠方·卷五十五·治三十六种黄证候点烙论并方》：“鸦黄者，十指青绿，舌上生黑点，唇口青黑，身如黄铜。”

28. 鬼黄

《太平圣惠方·卷五十五·治三十六种黄证候点烙论并方》：“鬼黄者，面色或青或黑，遍身皆黄，狂语多惊，皮肤枯，舌根謇涩，心中恍惚，常见鬼神，或自强言，诈作惺惺。若鼻中灰色、舌黑、毁裂衣裳者，难治。”

《圣济总录·卷第六十一·黄胆门·三十六黄》：“鬼黄第六，病患汗不出，渐加困重，慑气心胀，唇黑，遍身黄，妄见鬼物，道得古人名字，此是鬼黄。”

29. 食黄

《太平圣惠方·卷五十五·治三十六种黄证候点烙论并方》：“食黄者，闻食气吐逆，心腹胀满，身体疼痛，喘息气粗，食饮不下，或时虚汗，肠中结燥，亦似心黄，梦见神鬼。”

30. 胆黄

《圣济总录·卷第六十一·黄胆门·三十六黄》：“胆黄十七，病患体上黄绿色，胸中气满或硬，不下饮食，此是胆黄。”

31. 急黄

《圣济总录·卷第六十一·黄胆门·三十六黄》：“急黄十二，病患心腹急闷、烦躁、身热，五日之间便发狂走，体如金色，起卧不安，此是急黄。”

32. 脊禁黄

《太平圣惠方·卷五十五·治三十六种黄证候点烙论并方》：“脊禁黄者，腰背急硬，口噤不言，喘息气粗，眼中出血，心神恍惚，状如中风。”

33. 酒疸

《医学正传·卷之六·黄疸》：“夫病酒发黄疸，必小便不利，其候心中热，足下热，是其证也。又心中懊憹而热，不能食，时欲吐，名曰酒疸。又曰：酒疸，心中热欲呕者，吐之即愈。又曰：酒疸黄色，心中实热而烦。”

《症因脉治·卷三·黄疸论·内伤黄疸·酒疸》：“酒疸之症：身目俱黄，心热足热，懊憹时时欲吐，小便赤，腹满，鼻燥，胸中热痛。下之，久久为黑疸，目青面黑，心中如啖蒜状，大便黑，皮肤不仁。此皆酒疸之症。”

34. 酒黄

《圣济总录·卷第六十一·黄胆门·三十六黄》：“酒黄二十一，病患五脏积热，面赤，言语带邪，昏沉错乱，目中黄色，此是酒黄。”

35. 蚰蜒黄

《太平圣惠方·卷五十五·治三十六种黄证候点烙论并方》：“蚰蜒黄者，喉中似噎，喘息不调，四肢疼闷，言语不正，水米堆下。若颊内有青脉出口角，手足乱动冷者，难治。”

《圣济总录·卷第六十一·黄胆门·三十六黄》：“蚰蜒黄二十三，病患身体凉冷，舌上黑脉，及两颊有青脉起，目黄时时变异，脑如针刺，头旋欲倒者，是蚰蜒黄。”

36. 蛇黄

《太平圣惠方·卷五十五·治三十六种黄证候点烙论并方》：“蛇黄者，腰背反张，口苦舌缩，嚼衣裳，伏地似隐，不多言语，难盖衣被，少开眼目，或时叫唤，心神不定。”

37. 惊黄

《太平圣惠方·卷五十五·治三十六种黄证候点烙论并方》:"惊黄者,面色青黄,心多惊悸,口舌干燥,不肯眠卧,卧即多言语狂乱,身体壮热。"

《圣济总录·卷第六十一·黄胆门·三十六黄》:"惊黄十八,病患面青身黄,心中烦乱,起卧不安,唇里疮生,目视肮肮,此是惊黄。"

38. 犊黄

《圣济总录·卷第六十一·黄胆门·三十六黄》:"犊黄三十二,治犊黄,舌两边先从后起,次生向前两傍,有赤脉状如蚯蚓。"

39. 痫黄

《圣济总录·卷第六十一·黄胆门·三十六黄》:"痫黄十四,病患身如金色,不多言语,四肢无力,好眠卧,口吐黏涎者,此是痫黄。"

40. 煴黄

《太平圣惠方·卷五十五·治三十六种黄证候点烙论并方》:"煴黄者,头痛口苦,舌根干黑,喘息不调,鼻中血出,心神烦乱,作怅望之声,小便赤色如红花汁。若眼不能开者,难治。"

41. 髓黄

《太平圣惠方·卷五十五·治三十六种黄证候点烙论并方》:"髓黄者,身体赤黄,四肢不举,肌肉战掉,鼻中出血,两脚疼闷,一手专安额上,身不壮热,爱冷处卧。"

《圣济总录·卷第六十一·黄胆门·三十六黄》:"髓黄第十,病患四肢疼痛无力,好眠冷地,身体遍黄,次便青绿色起,唇齿俱白,眼带微肿。"

42. 亚力黄

《经验选秘·卷六》:"黄疸又名亚力黄,四肢无力、黄胖者是,一名黄疸痧。"

二、按脏腑病位命名

《诸病源候论·黄病诸候·劳黄候》:"脾脏中风,风与瘀热相搏,故令身体发黄,额上黑,微汗出,手足中热,薄暮发,膀胱急,四肢烦,小便自利,名为劳黄。"

《诸病源候论·黄病诸候·脑黄候》:"热邪在骨髓,而脑为髓海,故热气从骨髓流入于脑,则身体发黄,头脑痛,眉疼,名为脑黄。"

《诸病源候论·黄病诸候·内黄候》:"热毒气在脾胃,与谷气相搏,热蒸在内,不得宣散,先心腹胀满气急,然后身面悉黄,名为内黄。"

《诸病源候论·黄病诸候·行黄候》:"瘀热在脾脏,但肉微黄,而身不甚热,其人头痛心烦不废行立,名为行黄。"

《诸病源候论·黄病诸候·噤黄候》:"心脾二脏有瘀热所为。心主于舌,脾之络脉出于舌下,若身面发黄,舌下大脉起青黑色,舌噤强不能语,名为噤黄也。"

《诸病源候论·黄病诸候·湿疸候》:"湿疸病者,脾胃有热,与湿气相搏,故病苦身体疼,面目黄,小便不利,此为湿疸。"

《圣济总录·卷第六十一·黄胆门·三十六黄》:"心黄第一,病患面赤,口张气急,多惊饶睡,手脚烦疼,舌上疮生,心下急闷,不欲饮食,舌缩口干,七八日内必发狂走,即是心黄。"

《圣济总录·卷第六十一·黄胆门·三十六黄》:"肝黄第二,病患齿黄,目如丹赤,口燥热渴,气力虚劣,身体青黄,即是肝黄。眼中血出,气息急者,不堪医。"

《圣济总录·卷第六十一·黄胆门·三十六黄》:"脾黄第三,病患两颊生青脉起,目黄,齿龈皆青,唇黑生疮,通身黄色,鼻中煤生,心腹胀满,不下饮食,大便不通,即是脾黄。"

《仁斋直指附遗方论·卷之十六·五疸论》:"脾与肾俱病为黑疸、色疸,一名女劳。身黄额黑,疸脉缓大顺,弦急而坚逆。已食如饥,胃热消谷。"

三、按病因病机命名

《诸病源候论·黄病诸候·癖黄候》:"气水饮停滞结聚成癖,因热气相搏,则郁蒸不散,敞胁下满痛而身发黄,名为癖黄。"

《诸病源候论·黄病诸候·风黄疸候》:"夫风湿在于府藏,与热气相搏,便发于黄,即小便或赤或白,好卧而心振,面虚黑,名为风黄疸。"

《诸病源候论·小儿杂病诸候·胎疸候》:"小儿在胎,其母脏气有热,熏蒸于胎,至生下小儿体皆黄,谓之胎疸也。"

《诸病源候论·黄病诸候·风黄候》:"凡人先患风湿,复遇冷气相搏,则举身疼痛发热而体黄也。"

《明医杂著·卷之二·拟治岭南诸病》:"若时

气发热变为黄病，所谓瘟黄也。”

《证治准绳·杂病第五册·杂门·黄疸》：“色如熏黄，一身尽痛，乃湿病也。色如橘子黄，身不痛，乃疸病也。疸分为五：黄汗、黄疸、谷疸、酒疸、女劳疸。”

《景岳全书·卷之三十一贯集·杂证谟·黄疸》：“黄疸一证，古人多言为湿热，及有五疸之分者，皆未足以尽之。而不知黄之大不要有四：曰阳黄，曰阴黄，曰表邪发黄，曰胆黄也。知此四者，则黄疸之证无余义矣。丹溪曰：疸不必分五种，同是湿热，如罨面相似。岂果皆如罨面，悉可谓之湿热耶。”

《医宗必读·卷之十·黄疸》：“亦有脾肾虚寒，脉沉而细，身冷自汗，泻利溺白，此名阴黄（茵陈姜附汤、理中汤、八味丸）。汗出染衣，色如蘖汁，此名黄汗（黄芪汤、芪芍桂苦酒汤）。”

四、按病性命名

《诸病源候论·黄病诸候·阴黄候》：“阳气伏，阴气盛，热毒加之，故但身面色黄，头痛而不发热，名为阴黄。”

《圣济总录·卷第六十一·黄胆门·三十六黄》：“阴黄十六，病人寒热，并十指疼痛，鼻中煤生，此是阴黄。”

《灵素节注类编·卷八·诸瘅病·黄疸》：“本经又云：溺黄赤安卧者，黄疸；已食如饥者，胃疸。可见黄疸是不嗜食之阴黄，已食如饥者名胃疸，即阳黄也。”

五、按伴随症状命名

《金匮要略·卷中·黄疸病脉证并治》：“心中懊恼而热，不能食，时欲吐，曰酒疸。”“腹满，舌痿黄，躁不得睡，属黄家。”“额上黑，微汗出，手足中热，薄暮即发，膀胱急，小便自利，名曰女劳疸。腹如水状，不治。”

《诸病源候论·黄病诸候·犯黄候》：“有得黄病已瘥，而将息失宜，饮食过度，犯触禁忌，致病发昏，名为犯黄候。”

《诸病源候论·黄病诸候·谷疸候》：“阳明病，脉迟，食难用饱，饱者则发烦头眩者，必小便难，此欲为谷疸。虽下之，其腹必满，其脉迟故也。”

《诸病源候论·黄病诸候·胞疸候》：“胞疸之病，小肠有热，流于胞内，故大小便皆如柏汁，此为胞疸。”

《圣济总录·卷第六十一·黄胆门·三十六黄》：“奸黄第七，病人向明卧，多爱索鞋拟起，身体全冷，肉色苍黑，睡中啼泣，或狂言妄语，此是奸黄。”

《圣济总录·卷第六十一·黄胆门·三十六黄》：“血黄第八，病人三日，鼻中出血，大小便亦下血，心间烦闷，腹中有块，痛如虫咬，吐逆喘粗，此是血黄。”

《圣济总录·卷第六十一·黄胆门·三十六黄》：“人皇第九，病人面青，掩口，恶闻人声，或似颠狂，此是人黄。”

《圣济总录·卷第六十一·黄胆门·三十六黄》：“急黄十二，病人心腹急闷，烦躁，身热，五日之间便发狂走，体如金色，起卧不安，此是急黄。”

《圣济总录·卷第六十一·黄胆门·三十六黄》：“白黄十五，病人颜色干枯，目下赤，口干，舌缩，心中恍惚，四肢烦重，此是白黄。”

《圣济总录·卷第六十一·黄胆门·三十六黄》：“胆黄十七，病人体上黄绿色，胸中气满或鞕，不下饮食，此是胆黄。”

《小儿药证直诀·卷上·脉证治法·黄相似》：“身皮、目皆黄者，黄病也。身痛，膊背强，大小便涩，一身尽黄，面目指爪皆黄，小便如屋尘色，著物皆黄，渴者难治，此黄疸也。”

《三因极一病证方论·卷之十·黄汗证治》：“病者身体肿，发热不渴，状如风水，汗出染衣，色正黄如蘖汁，名曰黄汗。”

《三因极一病证方论·卷之十·黄疸证治》：“病者发黄，身、面、眼悉黄如金色，小便如浓煮柏汁，名曰黄疸。”

《医学纲目·卷之二十一脾胃门·黄疸·食劳疳黄》：“食劳疳黄一名黄胖。夫黄疸者，暴病也，故仲景以十八日为期。食劳黄者，宿病也，至有久不愈者。”

《普济方·卷三百八十六·婴孩诸热疸肿门·黄疸病》：“夫黄疸以身皮皆黄者病也。身痛体背强，大小便涩，一身面目指爪皆黄，小便如屋尘色，看物皆黄，浊者难治，此黄疸也。”

《医学正传·卷之六·黄疸》：“额上黑，微汗出，手足心热，薄暮则发，膀胱急，小便自利，名曰女劳疸。腹如水状，不治。”

《黄帝素问直解·卷之二·平人气象论第十八篇》：“所谓黄疸者，不但溺黄赤安卧，必目黄者，始曰黄疸。”

《形色外诊简摩·卷下·色诊面色应病类》：“溺黄赤，安卧者，黄疸。已食如饥者，胃疸。目黄者，黄疸。身痛而色微黄，齿垢黄，爪甲上黄，黄疸也。”

【辨病因】

黄疸病因虽分外因、内因与不内外因，然古代医家对于黄疸病因之讨论，主要围绕湿热郁蒸之境如何产生，因此“湿”与“热”是黄疸最为根本的病因，其余如伤于酒食、素体虚弱、外感邪气都是导致湿热的原因。

一、外感病因

1. 外感湿邪

《诸病源候论·黄病诸候·风黄候》：“凡人先患风湿，复遇冷气相搏，则举身疼痛发热而体黄也。”

《医林绳墨·白火丹黄疸沙》：“时之所生，白火丹也，黄疸沙也，是皆湿热之症。东南之地，日多阴雨，地多水湿，夜多烟雾，热多湿重，所生之物，伤湿，而最多者有之；所食之水，泛滥而土气胜者有之；所居之地，湿重而热蒸者有之。是则元虚之人，房事最多，脾胃少食而健，中气受湿而不清，郁结于中焦而不运，湿挟热而为蒸，有如盦曲相似，致使热透皮肤，而为黄疸沙也。”

《景岳全书·卷之三十一贯集·杂证谟·黄疸》：“阳黄证：因湿多成热，热则生黄，此即所谓湿热证也。”

《景岳全书·卷之三十一贯集·杂证谟·黄疸》：“表邪发黄：即伤寒证也。凡伤寒汗不能透，而风湿在表者有黄证。或表邪不解，自表传里，而湿热郁于阳明者，亦有黄证，表邪未解者，必发热，身痛，脉浮、少汗，宜从汗散。”

《症因脉治·卷三·黄疸论》：“秦子曰：黄疸者身目皆黄，色如橘皮。湿气胜则黄面晦，热气胜则黄而明，故爪甲皮肤悉见黄色，即是黄疸。”

《温病条辨·卷二·中焦篇·湿温》：“湿热不解，久酿成疸，古有成法，不及备载，聊列数则，以备规矩。”

《医镜·卷之二·黄疸》：“黄疸之病，皆湿热所成，湿气不能发泄，则郁蒸而生热；热气不得宣畅，则固结而生湿，湿得热而益深，热因湿而愈炽，二者相助而相成，愈久而愈甚者也……外不得汗，内不得泻，薰蒸濡染，流入皮肤，上达面目，下至足跗，中及手臂，前腹后背，皆如涂金，小便赤如姜黄，犹之罨曲酱，因湿热而成其色也。”

2. 外感热邪

《诸病源候论·黄病诸候·脑黄候》：“热邪在骨髓，而脑为髓海，故热气从骨髓流入于脑，则身体发黄，头脑痛，眉疼，名为脑黄候。”

《诸病源候论·黄病诸候·阴黄候》：“阳气伏，阴气盛，热毒加之，故但身面色黄，头痛而不发热，名为阴黄。”

《诸病源候论·黄病诸候·因黄发癖候》：“夫黄病，皆是大热所为，热盛之时，必服冷药，冷药多则改旧癖。”

《诸病源候论·黄病诸候·因黄发病后小便涩兼石淋候》：“黄病后，小便涩，兼石淋，发黄疸，此皆由蓄热所为。热流小肠，小便涩少而痛，下物如沙石也。”

《太平圣惠方·卷第五十五·治三十六种黄证候点烙论并方》：“夫诸黄者，其黄皆因伤寒为本，五脏互有所伤，热气相侵，致使病人精神恍惚，六腑不和，七神无主，情意改变，或起坐睡卧不安，或狂言妄语，忽喜忽悲，或寒或热，或即多言，或即不语，多饶喜笑，妄见鬼神，四肢沉重，扶举不行，或即潜身便走，气力倍加，如此状候，并是五脏热极，闭塞不通。”

《医宗必读·卷之十·黄疸》：“黄者，中央戊己之色，故黄疸多属太阴脾经。脾不能胜湿，复挟火热，则郁而生黄，譬之盦曲相似。”

《症因脉治·卷三·黄疸论·外感黄疸·黄汗》：“黄汗之因：脾胃素热，汗出逢风，或汗出入水，水渍汗孔，湿热内蒸，热气外现，而成黄汗之症矣。”

《古今医彻·卷之一·伤寒·发黄》：“夫杂症之发黄，多由于湿，伤寒之发黄，多由于热。湿则黄色暗，而热则黄色明也。湿则酒面鱼腥之所化，故胀满而不甚渴，热则辛散燥烈之所致，故烦躁而不自宁。"

《医学正传·卷之六·黄疸》："《内经》曰：中央黄色，入通于脾。又曰：诸湿肿满，皆属脾土。夫黄疸为病，肌肉必虚肿而色黄，盖湿热郁积于脾胃之中，久而不散，故其土色形于面与肌肤也。"

3. 外感风邪

《四圣心源·卷七·杂病解下·黄疸根原》："黄疸者，土湿而感风邪也。太阴湿土主令，以阳明戊土之操，亦化而为太阴之湿。设使皮毛通畅，湿气淫蒸，犹得外泄。一感风邪，卫气闭阖，湿淫不得外达。脾土堙郁，遏其肝木，肝脾双陷，水谷不消，谷气瘀浊，化而为热，瘀热前行，下流膀胱，小便闭涩，水道不利，膀胱瘀热，下无泄路，熏蒸淫泆，传于周身，于是黄疸成焉。"

《金匮翼·卷四·黄疸·谷疸》："始于风寒而成于饮食也。《金匮》云：风寒相搏，食谷即眩，谷气不消，胃中苦浊，浊气下流，小便不通，阴被其寒，热流膀胱，身体尽黄，名曰谷疸。"

二、运气致病

《黄帝内经素问·六元正纪大论》："少阴司天之政……四之气，溽暑至，大雨时行，寒热互至。民病寒热，嗌干、黄疸，鼽衄，饮发。"

《黄帝内经素问·六元正纪大论》："厥阴司天之政……四之气，溽暑湿热相薄，争于左之上，民病黄疸而为胕肿。"

《伤寒微旨论·阴黄证篇》："伤寒病，尝校之，每遇太阴或太阳司天岁，若下之太过，往往变成阴黄。何故如是？盖因辰戌岁太阳寒水司天寒化太过，即水来犯土，丑未岁太阴湿土司天，土气不及，即脾气虚弱，又水来凌犯，多变斯证也。医者宜审察之。"

三、饮食无节

《诸病源候论·黄病诸候·谷疸候》："谷疸之状，食毕头眩，心忪，怫郁不安而发黄。由失饥大食，胃气冲熏所致。"

《诸病源候论·黄病诸候·九疸候》："凡诸疸病，皆由饮食过度，醉酒劳伤，脾胃有瘀热所致。"

《三因极一病证方论·卷之十·酒疸证治》："五疸唯酒疸变证最多。盖酒之为物，随人性量不同，有盈石而不醉者，有濡吻而辄乱者。以酝酿而成，有大热毒，渗入百脉为病则不特发黄，溢于皮肤为黑为肿，流于清气道中则眼黄鼻痈，种种不同。"

《医学入门·外集·卷四杂病分类·外感》："头眩懊侬发赤斑，飧已头眩腹胀曰谷疸，因胃热大饥过食，停滞胸膈……心胸懊侬欲吐，不食，腹如水状，足心热，胫满而发赤斑，眼黄鼻痈：曰酒疸，因大醉当风入水，酒毒留于清道。"

《症因脉治·卷三·内伤黄疸·酒疸》："酒疸之因：其人以酒为事，或饥时浩饮，大醉当风入水，兼以膏粱积热，互相蒸酿，则酒疸之症成矣。"

《金匮翼·卷四·黄疸》："已食如饥，但欲安卧，一身面目及爪甲小便尽黄也。此为脾胃积热，而复受风湿，瘀结不散，湿热蒸郁，或伤寒无汗，瘀热在里所致。"

四、劳倦内伤

《诸病源候论·黄病诸候·女劳疸候》："女劳疸之状，身目皆黄，发热恶寒，小腹满急，小便难，由大劳大热而交接，交接竟入水所致也。"

《扁鹊心书·卷中·黄疸》："黄疸，暑月饮食冷物，损伤脾肾，脾主土，故见黄色，又脾气虚脱，浊气停于中焦不得升降，故眼目遍身皆黄，六脉沉紧。"

《阴证略例·阴证发黄》："内感伤寒，劳役形体，饮食失节，中州变寒之病生黄。"

五、素体亏虚

《诸病源候论·黄病诸候·酒疸候》："夫虚劳之人，若饮酒多进谷少者，则胃内生热，因大醉当风入水，则身目发黄，心中懊侬，足胫满，小便黄，面发赤斑。"

《伤寒微旨论·阴黄证篇》："病人三五日，后服下药太过，虚其脾胃，亡津液，引水浆，脾土为阴湿加之，又与暑相会，至第六七日变为黄病，此乃阴黄也。"

《证治要诀·卷之十·拾遗门·疸》："诸失血后，多令面黄。盖血为荣，面色红润者，血荣之也，血去则面见黄色。譬之草木，春夏叶绿，遇秋叶黄，润与燥之别也……亦有遍身黄者，但黄不及耳目。"

《证治要诀·卷之十·拾遗门·疸》："病疟后

多黄。盖疟谓之脾寒，脾受病，故色见于面。”

《景岳全书·卷之三十一贯集·杂证谟·黄疸》：“阴黄证：则全非湿热，而总由血气之败。盖气不生血，所以真血败；血不华色，所以色败。”

《症因脉治·卷三·内伤黄疸·阴黄》：“阴黄之因；或热病后过用寒凉，或真阳素虚，太阴阴寒凝结，脾肾交伤，则阴黄之症成矣。”

《幼幼集成·卷四·黄疸证治》：“凡小儿脾胃素弱，常有积滞面色多半黄白，不可消积，惟宜集成肥儿丸多服，使脾胃健，食自消，灌溉脏腑，流行荣卫，自然五色修明，何黄之有。”

《读医随笔·卷四·证治类·黄疸黑疸》：“黑疸，乃女劳疸、谷疸、酒疸日久而成，是肾虚燥而脾湿热之所致也。肾恶燥而脾恶湿，肾燥必急需他脏之水精以分润之，适值脾湿有余，遂直吸受之，而不觉并其湿热之毒。而亦吸入矣。脾肾浊气，淫溢经脉，逐日饮食之新精，亦皆为浊气所变乱，全无清气挹注，周身血管，不得吐故纳新，遂发为晦暗之黑色矣。”

六、胎传

《婴童百问·卷之四·胎疾第三十一问》：“胎黄候，则小儿生下遍体面目皆黄，状如金色，身上壮热，大便不通，小便如栀予汁，乳食不思，啼叫不止。皆因母热受而传于胎也。”

七、误治

《伤寒直格·卷中·伤寒总评·发黄》：“发黄……或本伤寒，热极失下；或误汗之、温之、灸之、熨之；或误服银粉、巴豆大毒热药下之，反以亡液损其阴气，邪热转甚；或下之太早，热入里，不成结胸，但以发黄者；或失寒凉调治，或热势本恶，虽按法治之而不能退其热势之甚者，或下后热势不退，皆能发于黄也。”

《此事难知·卷上·太阳六传·太阳证·当汗而不汗生黄》：“其证为风寒所伤，阳气下陷入于内，而排寒水，上行于经络之间。本当发汗，因以彻其邪，医失汗之，故生黄也。”

《阴证略例·阴证发黄》：“赵宗颜因下之太过生黄，脉沉细迟无力，次第用药，至茵陈附子汤大效。”

《阴证略例·阴证发黄》：“赵秀才因下之早，黄病，脉寸微尺弱，身冷，次第用药，至茵陈四逆汤大效。”

《温病条辨·卷二·中焦篇·湿温》：“七三素积劳倦，再感湿温，误用发表，身面俱黄，不饥溺赤，连翘赤豆饮煎送保和丸。”

《伤寒补亡论·卷十四·发黄三十条》：“夫致黄之由非一，或误下，或火熏皆能成黄，非止寒热谷气而已。”

《阴证略例·阴证发黄》：“伤寒病遇太阳太阴司天，若下之太过，往往变成阴黄。一则寒化太过，水来犯土，一则土气不及，水来凌之，多变此疾。”

【辨病机】

黄疸为病，责之肝脾，湿热内蕴是黄疸最基础而最常见之病机，而湿热之中又以湿为其根本。黄疸各型，不论湿热阳黄、寒湿阴黄，或谷疸、酒疸伤脾积湿，或夹瘀之黑疸女劳，劳倦脾伤之脱力虚黄等，种种病因兼夹不同，最终脾湿为患则一。

一、外邪侵袭论

《诸病源候论·黄病诸候·黄病候》：“黄病者，一身尽疼，发热，面色洞黄，七八日后壮热，在里有血，当下之，法如豚肝状，其人少腹内急。若其人眼睛涩疼，鼻骨疼，两膊及项强，腰背急，即是患黄，多大便涩，但令得小便快，即不虑死。不用大便多，多即心腹胀不存。此由寒湿在表，则热蓄于脾胃，腠理不开，瘀热与宿谷相搏，烦郁不得消，则大小便不通，故身体面目皆变黄色。凡黄候，其寸口近掌无脉，口鼻冷气，并不可治也。”

《诸病源候论·黄病诸候·劳黄候》：“脾藏中风，风与瘀热相搏，故令身体发黄，额上黑，微汗出，手足中热，薄暮发，膀胱急，四肢烦，小便自利，名为劳黄。”

《诸病源候论·黄病诸候·内黄候》：“热毒气在脾胃，与谷气相搏，热蒸在内，不得宣散，先心腹胀满气急，然后身面悉黄，名为内黄。”

《诸病源候论·黄病诸候·风黄候》：“夫风湿在于府藏，与热气相搏，便发于黄，即小便或赤或白，好卧而心振，面虚黑，名为风黄疸。”

《类证活人书·卷第十一》：“病人寒湿在里不散，热蓄于脾胃，腠理不开，瘀热与宿谷相搏，郁蒸不消化，故发黄。”

《圣济总录·卷第六十·黄疸门·胃疸》：“论曰：已食如饥者，胃疸也。夫胃热则能消谷，今已食如饥者。以胃气但热而无阴也，然胃为足阳明，阳明之脉。络属于心。阳明得热。则心火上行，阳火过矣。故已食如饥心懵烦而身面黄小便赤色也。”

《伤寒明理论·卷中·发黄》：“伤寒发黄，何以明之？经曰，湿热相交，民当病疸。疸者黄也，单阳而无阴者也。伤寒至于发黄，为疾之甚也。湿也热也，甚者则发黄。内热已盛，复被火者，亦发黄也。邪风被火热，两阳相熏灼，其身必发黄。阳明病被火，额上微汗出，小便不利者，必发黄，是由内有热而被火致发黄者也。阳明病无汗，小便不利，心中懊侬者，必发黄，是由阳明热盛致发黄者也；伤寒发汗已，身目为黄，所以然者，寒湿在里不解故也。以为不可下也，于寒湿中求之，是由寒湿致发黄者也。”

《普济方·卷一百九十五·黄疸门·诸黄》：“此由寒湿在表，则热蓄于肝胃，腠理不开，瘀热与宿谷相搏，烦郁不得捎，则大小便不通，故身体面目皆变黄色。”

《普济方·卷一百九十五·黄疸门·阴黄》：“此由阳伏于阴，邪热沉潜，散于肌肉，身黄如橘，故谓之阴黄。”

《张氏医通·卷九·杂门·黄疸》：“目黄曰黄疸，亦有目黄而身不黄者。经云：风气与阳明入胃，循脉而上至目内眦，其人肥，则风气不得外泄，则为热中而目黄，烦渴引饮。”

《医学衷中参西录·论黄疸有内伤外感及内伤外感之兼证并详治法》：“外感黄疸，约皆身有大热。乃寒温之热，传入阳明之府，其热旁烁，累及胆脾，或脾中素有积湿，热入于脾与湿合，其湿热蕴而生黄，外透肌肤而成疸，或胆中所寄之相火素炽，热入于胆与火并，其胆管因热肿闭，胆汁旁溢混于血中，亦外现成疸。”

二、脏腑失调论

1. 脾胃失调

《诸病源候论·黄病诸候·急黄候》：“脾胃有热，谷气郁蒸，因为热毒所加，故卒然发黄，心满气喘，命在顷刻，故云急黄也。有得病即身体面目发黄者，有初不知是黄，死后乃身面黄者。其候，得病但发热心战者，是急黄也。”

《诸病源候论·黄病诸候·黄汗候》：“黄汗之为病，身体洪肿，发热汗出不渴，状如风水，汗染衣正黄如柏汁，其脉自沉。此由脾胃有热，汗出而入水中浴，若水入汗孔中，得成黄汗也。”

《诸病源候论·黄病诸候·因黄发血候》：“目黄发血候，此由脾胃大热，热伤于心，心主于血，热气盛故发黄而动热，故因名为发血。”

《诸病源候论·黄病诸候·因黄发痢候》：“此由瘀热在于脾胃，因而发黄，挟毒即下痢，故名为发痢。”

《诸病源候论·黄病诸候·黄疸候》：“黄疸之病，此由酒食过度，府藏不和，水谷相并，积于脾胃，复为风湿所搏，瘀结不散，热气郁蒸，故食已如饥，令身体面目及爪甲小便尽黄，而欲安卧。”

《诸病源候论·黄病诸候·湿疸候》：“湿疸病者，脾胃有热，与湿气相搏，故病苦身体疼，面目黄，小便不利，此为湿疸。”

《诸病源候论·小儿杂病诸候·黄病候》：“黄病者，是热入脾胃，热气蕴积与谷气相搏，蒸发于外，故皮肤悉黄，眼亦黄。脾与胃合，俱象土，候肌肉，其色黄，故脾胃内热积蒸，发令肌肤黄。”

《景岳全书·卷之三十一贯集·杂证谟·黄疸》：“阳黄证，多以脾湿不流，郁热所致。”

《医门法律·卷六·黄疸门》：“女劳疸，额上黑，谓身黄加以额黑也。黑为北方阴晦之色，乃加于南方离明之位，此必先有胃热脾寒之浊气下流入肾，益以女劳无度而后成之，其繇来自非一日。”

《辨证录·卷之七·五疸门》：“人生脾胃属土，脾阴土也，而用则阳，胃阳土也，而用则阴，脾胃和同，则刚柔并济，通调水道，易于分消，惟七情伤损于内，则阴阳不相和合，胃无阴以和阳，则热聚而消谷，脾无阳以和阴，则寒聚而积水，两相搏激，故昏眩烦闷生焉，于是所食之水谷，不变为精华之清气而反蒸为腐败之浊气矣。浊气下降者也，浊气下流于膀胱，而膀胱受胃之热，气化不行，小便闭塞，水即走于阴器，而热散走于皮肤，故一身发黄也。”

《辨证录·卷之七·五疸门》：“夫脾土喜温，黄病乃湿热也，热宜非脾之所恶，何故成黄？不知脾虽不恶热，而畏湿，脾乃湿土，又加湿以济湿，脾中阳气，尽行消亡，无阳则阴不能化，土成纯阴之土，何能制水哉。水存于脾中，寒土不能分消，听其流行于经络皮肤矣。凡脏腑之水，皆下输于膀胱，今脾成纯阴，则无阳气达于膀胱矣然水寒宜清，变黄色者何故？盖寒极似土也。夫寒极宜见水象，水寒宜见黑色，不宜见黄，而今变黄者，以水居于土之中也。”

《四圣心源·卷七·杂病解下·黄疸根原·谷疸》：“谷入于胃，脾阳消磨，蒸其精液，化为肺气。肺气宣扬，外发皮毛而为汗，内渗膀胱而为溺……谷精堙郁，不能化气，陈腐壅遏，阳滞脾土，木气遏陷，土木郁蒸，则病黄疸。”

《医学衷中参西录·论黄疸有内伤外感及内伤外感之兼证并详治法》：“内伤黄疸……乃脾土伤湿(不必有热)，而累及胆与小肠也。盖人身之气化由中焦而升降，脾土受湿，升降不能自如以敷布其气化，而肝胆之气化遂因之湮瘀(黄坤载谓肝胆之升降，由于脾胃确有至理)，胆囊所藏之汁亦因之湮瘀而蓄极妄行，不注于小肠以化食，转溢于血中而周身发黄。”

2. 心脾失调

《诸病源候论·黄病诸候·噤黄候》：“心脾二藏，有瘀热所为。心主于舌，脾之络脉出于舌下，若身面发黄，舌下大脉起青黑色，舌噤强不能语，名为噤黄也。”

《诸病源候论·黄病诸候·因黄发痔候》：“因黄发痔候此病由热伤于心，主血，热盛则随大便而下，名为血痔。”

《太平圣惠方·卷第五十五·治黄病小便淋涩诸方》：“夫黄病小便淋涩者，此由积热在于心脏，流于小肠，则令小便涩少，下物如砂而多疼痛也。”

《辨证录·卷之七·五疸门》：“夫心喜燥不喜湿，然过于燥则未免易其性以喜湿矣。然而心终宜燥而不宜湿，以湿济燥，可权宜行于一时，不可经常行于长久，盖水乃阴物，阴居阳地，不肯遽入于小肠，心又因水之力，不能分消，移其水以入于膀胱，故水停心下作声。而膻中乃心之相臣，见水邪犯心，且出其火以相救，相救战争于胸间，水得火炎，而热化为汗时出于胸。其余之水何能尽解，旁趋而出，诸皮毛乃壅闭而变为黄矣。”

3. 脾肺失调

《证治要诀·卷之十·拾遗门·疸》：“饮酒即睡，酒毒熏肺。脾土生肺金，肺为脾之子，子移病而克于母，故黄。又肺主身之皮肤，肺为滴毒熏蒸，故外发于皮而黄。”

《辨证录·卷之七·五疸门》：“肺金气旺，则清肃之令下行于膀胱，凡有湿热尽从膀胱下泄，则小水大行，何湿能存？水既直泻，则热亦难留。惟其肺气先虚.而后湿热郁蒸于胸膈之间。致肺燥而失其清肃之令，水气遂乘其燥而相入，燥与湿合而成热，湿热相留，欲分入膀胱，而膀胱不受，欲走于皮毛之窍，而腠理未疏，不能越行于外，遂变现黄色于皮肤也。”

4. 肝气失调

《辨证录·卷之七·五疸门》：“夫肝属木，非水不长，何以得湿而反郁乎？不知肝之所喜者肾水也，非外来之邪水也。肾水生木而发生，邪水克木而发疸。盖肝藏血而不藏水，外来之水多，则肝闭而不受，于是移其水于脾胃。然外来之水，原从脾胃来也，脾胃之所弃，而脾胃仍肯容之乎？势必移其水于膀胱，而膀胱又不受。盖膀胱因肝木之湿热，不敢导引而入，以致自焚。于是湿热复返而入肝，而肝无容身之地，乃郁勃而发汗，汗不能尽出，而黄症生矣。”

5. 肾气失调

《辨证录·卷之七·五疸门》：“夫肾本水宫，然最不能容水，凡水得肾之气而皆化，故肾与膀胱为表里，肾旺则膀胱亦旺。然肾之所以旺者，非肾水之旺，而肾火之旺也。肾火旺而水流，肾火衰而水积。水积多则成水臌之病，水积少则成黄疸之疴，故黄疸易治，而水臌难治。”

《四圣心源·卷七·杂病解下·黄疸根原·色疸》：“肾主蛰藏，相火之下秘而不泄者，肾藏之也。精去则火泄而水寒，寒水泛滥，浸淫脾土，脾阳颓败，则湿动而寒生。故好色之家，久而大泄，水寒土湿；阳亏多病虚劳，必然之理也。水土寒湿，不能生长木气。乙木遏陷，则生下热。土木合邪，传于膀胱，此疸病所由作也。”

6. 胆气失调

《辨证录·卷之七·五疸门》：“夫胆属少阳，乃阳木也。木最喜水，湿亦水也。水湿入胆，宜投其所喜，何反成黄疸之病？盖水多则木泛，木之根不实矣。少阳之木，非大木可比，曷禁汪洋之侵蚀乎，此胆之所以怯也。胆怯则水邪愈胜，胆不能防，而水邪直入胆中，而胆之汁反越出于胆之外，而黄病成矣。”

7. 膀胱失调

《辨证录·卷之七·五疸门》：“夫膀胱之经，气化而能出水，无热气则膀胱闭而不行，无清气则膀胱亦闭而不行，所以膀胱寒则水冻而不能化，膀胱热则水沸而也不能化；黄疸之病，无不成于湿热，是膀胱之黄疸，乃热病而非寒病也。”

8. 三焦失调

《三因极一病证方论·卷之十·女劳疸证治》：“夫交接输泻，必动三焦。上焦属心，中焦属脾，下焦属肾。动则热，热则欲火炽，因入水中，中焦热郁，故能发黄。下焦气胜，故额黑。上焦走血随瘀热行，大便溏黑。贵胜人有男女同室而浴者，多成此病。摄生之人，不可不知。”

三、气血失调论

《诸病源候论·黄病诸候·癖黄候》：“气水饮停滞结聚成癖，因热气相搏，则郁蒸不散，敞胁下满痛而身发黄，名为癖黄。”

《明医指掌·卷四·黄疸五》：“黄疸之病，多起于饮食劳倦，致伤脾土，脾土不能运化，湿热内郁，无由发泄，流于皮内，遍于四肢，黄色如染。”

《景岳全书·卷之三十一贯集·杂证谟·黄疸》：“阴黄证，则全非湿热，而总由血气之败。盖气不生血，所以真血败；血不华色，所以色败。”

《医门法律·卷六·黄疸门》：“荣者水谷之精气，为湿热所瘀而不行，其光华之色转为晦黯，心胸嘈杂，如啖蒜齑状，其芳甘之味变为酸辣，乃至肌肤抓之不仁，大便正黑，脉见浮弱，皆肺金治节之气不行而血瘀也。”

《辨证录·卷之七·五疸门》：“夫人室久战，相火冲其力也，相火衰则不能久战矣。火衰而勉强入房，则泄精必多。火随水散，热变为寒矣。人身水火，不可少者也，水衰则不能驰火，而火易动，火衰则不能利水，而水易留。顾水留宜可以解火矣，然所留之水，乃外水而非内水也，内水可以制火而成液，外水不能消火而成疸。故女劳之疸，仍是湿热，而结于精窍之二间，非血瘀而闭于骨髓之内也。”

《医学传灯·卷下·黄疸》：“黄汗者，汗如栀汁，染衣成黄。多因汗出浴水，水浸皮肤，壅遏本身荣卫，郁而生黄也。亦有内伤茶酒，湿热走于皮毛，亦令发黄。”

【辨病证】

黄疸病证首分阴阳，根据发病颜色区分阴黄、阳黄；根据病机分型又可分为湿热蕴结、寒湿内阻、淤血阻滞等诸多类型。

一、辨症候

1. 辨阴阳

《黄帝内经灵枢·论疾诊尺篇》：“湿热蕴积而成黄疸，有阴阳之分。其色晦滞者为阴，属脾病；色鲜明者为阳，属胃病。此条脉小而涩，阳气不振而脾困，故安卧不嗜食，身痛而色微黄，则不鲜明，乃是脾病之阴黄也。”

《扁鹊心书·卷中·伤寒》：“六脉紧大或弦细，不呻吟，多睡耳聋，足指冷，肢节痛，发黄，身生赤黑靥，时发噫气，皆阴也。”

2. 辨虚实

《脉经·卷八·平黄疸寒热疟脉证第九》：“黄疸腹满，小便不利而赤，自汗出，此为表和里实。”

《丹溪心法·卷三·疸三十七》：“黄疸乃脾胃经有热所致。当究其所因，分利为先，解毒次之。诸疸口淡，怔忡，耳鸣，脚软，微寒发热，小便白浊，此为虚证。”

《明医指掌·卷四·黄疸五》：“五疸实热，脉必洪数；其或微涩，证属虚弱。”

3. 辨表里

《证治准绳·杂病·第五册·杂门·黄疸》：“诸疸，小便不利为里实，宜利小便，或下之。无汗为表实，宜发汗，或吐之，吐中有汗。”

《景岳全书·卷之三十一贯集·杂证谟·黄疸》：“表邪发黄，即伤寒证也。凡伤寒汗不能透，而风湿在表者有黄证。或表邪不解，自表传里，而湿热郁于阳明者，亦有黄证。”

4. 辨寒热

《类证活人书·卷第十一》：“病人寒湿在里不散，热蓄于脾胃，腠理不开，瘀热与宿谷相搏，郁蒸不消化，故发黄。然发黄与瘀血，外证及脉俱相似。但小便不利为黄，小便自利为瘀血。要之发黄之人，心脾蕴积，发热引饮，脉必浮滑而紧数。若瘀血证，即如狂，大便必黑，此为异耳。"

《证治准绳·杂病·第五册·杂门·黄疸》："诸疸，小便黄赤色者为湿热，可服利小便清热渗湿之药。若小便色白，是无热也，不可除热。若有虚寒证者，当作虚劳治之。"

5. 辨津液

《医学入门·外集·卷四杂病分类·外感》："黄疸须知有湿干。发黄譬如盦曲，五疸同归湿热。盖湿热熏蒸，血热，土色上行面目，延及爪甲身体疸黄，黄即疸也。干黄热胜，色黄而明，大便燥结乙湿黄湿胜，色黄而晦，大便润利，又湿病与黄病相似，但湿病在表，一身尽痛，黄病在里，一身不痛。"

二、辨舌脉

《黄帝内经灵枢·经脉》："大肠手阳明之脉……是动则病齿痛颈肿。是主津液所生病者，目黄，口干，鼽衄，喉痹，肩前臑痛，大指次指痛不用。"

《金匮要略·卷中·黄疸病脉证并治》："寸口脉浮而缓，浮则为风，缓则为痹，痹非中风，四肢苦烦，脾色必黄，瘀热以行。""脉沉，渴欲饮水，小便不利者，皆发黄。"

《脉经·卷八·平黄疸寒热疟脉证第九》："师曰：寸口脉浮而缓，浮则为风，缓则为痹。痹非中风，四肢苦烦，脾色必黄，瘀热以行。趺阳脉紧而数，数则为热，热则消谷；紧则为寒，食即满也。尺脉浮为伤肾，趺阳脉紧为伤脾。风寒相搏，食谷则眩，谷气不消，胃中苦浊，浊气下流，小便不通。阴被其寒，热流膀胱，身体尽黄，名曰谷疸。额上黑，微汗出，手足中热，薄暮则发，膀胱急，小便自利，名曰女劳疸。腹如水状，不治。黄家，日晡所发热，而反恶寒，此为女劳得之。膀胱急，少腹满，身尽黄，额上黑，足下热，因作黑疸。其腹胀如水状，大便必黑，时溏，此女劳之病，非水也。"

《医学正传·卷之六·黄疸》："谷疸，寸口脉微而弱，微则恶寒，弱则发热，当发不发，骨节疼痛，当烦不烦，而黄汗出。趺阳脉缓而迟，胃气反强，饱则烦满，满则发热，客热消谷，食已则饥，谷强肌瘦，名曰谷疸。"

《顾氏医镜·黄疸》："有脉沉有力，少腹急结，小便自利，粪便易解，其色黑者，此为瘀血发黄。"

《症因脉治·卷三·外感黄疸·正黄疸》："正黄疸之脉：寸脉浮缓，缓则伤风。趺阳紧数，数则为热，紧则伤脾。"

《症因脉治·卷三·内伤黄疸·谷疸》："谷疸之脉：趺阳紧数，数则为热，紧即为寒，阳明脉迟，食难用饱。"

《症因脉治·卷三·内伤黄疸·酒疸》："酒疸之脉：其脉浮弱，或见洪大，或见浮数，或见沉数。"

《症因脉治·卷三·内伤黄疸·女劳疸》："女劳疸之脉：尺脉沉涩，阴精内竭。右关弦数，热聚脾中。尺弱关实，脾肾交伤。"

《症因脉治·卷三·内伤黄疸·阴黄》："阴黄之脉：多见沉迟，或见沉细，或见微弱，或见空大。"

三、辨色泽

《黄帝内经灵枢·论疾诊尺》："诊血脉者，多赤多热，多青多痛，多黑为久痹，多赤、多黑、多青皆见者，寒热身痛面色微黄，齿垢黄，爪甲上黄，黄疸也，安卧，小便黄赤，脉小而涩者，不嗜食。"

《金匮要略·卷中·黄疸病脉证并治》："酒疸下之，久久为黑疸。目青，面黑，心中如噉蒜虀状，大便正黑，皮肤爪之不仁，其脉浮弱，虽黑微黄，故知之。"

《伤寒明理论·卷中·发黄》："湿亦令黄也，热亦令黄也，其能辨之乎？二者非止根本有异，而色泽亦自不同。湿家之黄也，身黄如似熏黄，虽黄而色暗不明也。至于热盛之黄也，必身黄如橘子色，甚者勃勃出，染著衣正黄如蘗，是其正黄色也。"

《普济方·卷一百九十五·黄疸门·诸黄》："论曰：诸黄病者，一身尽痛，发热，面色润黄，七八日后壮热，口里有血，当下如猪肝状，其人小腹满，若其人眼睛涩疼，鼻骨痛，两膊及项强腰背痛，即是患黄也。"

四、辨吉凶

《伤寒论·卷第二·辨太阳病脉证并治上》："太阳病中风，以火劫发汗，邪风被火热，血气流溢，失其常度，两阳相熏灼，其身发黄。阳盛则欲衄，阴虚则小便难，阴阳俱虚竭，身体则枯燥，但头汗出，剂颈而还，腹满，微喘，口干，咽烂，或不大便，久则谵语，甚者至哕，手足躁扰，捻衣摸床，小便利者，其人可治。”

《金匮要略·卷中·黄疸病脉证并治》：“疸而渴者，其疸难治；疸而不渴者，其疸可治。发于阴部，其人必呕；阳部，其人振寒而发热也。”

《外台秘要·卷第四·许仁则疗诸黄方七首》：“又疗黄疸病，此病与前急黄不同，自外状与平常无别，但举体正黄，甚者眼色如蘖，涕、涎、演、小便及汗悉如蘖汁，食消多于寻常，稍觉瘦悴乏力。此病不甚杀人，亦有经年累岁不疗而瘥者。”

《丹溪心法·卷三·疸三十七》：“黄疸乃脾胃经有热所致……久而面黑黄色及有渴者不治，不渴者可治。”

《普济方·卷一百九十五·黄疸门·诸黄》：“凡黄病，其寸口近掌无脉，口鼻气冷，并不可治。”

《婴童百问·卷之六·黄疸第五十九问》：“仲阳云；身痛背转强，大小便涩，一身皆黄，面目爪甲俱黄，小便如屋尘汁色，着物皆黄褐者，难治。”

《医学正传·卷之六·黄疸》：“酒疸下之，久久为黑疸，目青面黑，心头如啖蒜韭之状，大便正黑，皮肤四肢不仁，其脉浮弱，颜黑微黄，故知难治。”

《张氏医通·卷九·杂门·黄疸》：“疸而渴者，其疸难治；疸而不渴者，其疸可治。”“脉沉，渴欲饮水，小便不利者，皆发黄。脉洪大，大便利而渴者死；脉微小，小便利，不渴者生。凡黄家，候其寸口近掌无脉，口鼻气冷，并不可治；疸毒入腹，喘满者危；凡年壮气实，脉滑便坚者易愈；年衰气弱，脉虚涩而便利者难痊。”

【论治法】

黄疸病湿热为患，因此治疗黄疸之大法以清热化湿、通利小便为主，而治疗阴黄则是于温补脾肾的方药中加入利尿之品。

一、概论

《伤寒论·卷第五·辨阳明病脉证并治》：“伤寒发汗已，身目为黄，所以然者，以寒湿在里不解故也，以为不可下也，于寒湿中求之。”

《伤寒直格·卷下·诸证药石分剂》：“夫病燥热而黄者，当退热润燥而已。此伤寒湿热极甚而发黄者，开结退热，双利大小腑以除水湿，则利和而愈也。”

《阴证略例·阴证发黄》：“内感伤寒，劳役形体，饮食失节，中州变寒之病生黄，非坏之而得，只用建中、理中，大建中足矣，不必用茵陈也。”

《医学原理·卷之十·黄疸门·治黄疸大法》：“黄疸之症，丹溪谓不必分五因，同是一湿热，如盦曲相似。轻者以小温中丸，重者以大温中丸，如热多加黄连，湿多用茵陈五苓散，积重加食积之药，随其所见症而疗。戴氏谓倒仓法亦可治疸病。如色如熏黄，一身重病，乃湿甚，宜理湿为本。如干熏燥，小便或利，四肢不沉重，渴而引饮，乃热胜，宜栀子、柏皮之类。如湿黄，四肢沉重，小便或不利，渴而不欲饮，宜大茵陈汤。如寒热往来，一身尽黄，宜小柴胡合栀子汤。如挟瘀血发黄，宜抵当汤。实壮者，桃仁承气汤亦可用。如伤寒发黄者，宜仲景法，在表汗之，在里下之。”

《医辨·卷之下·黄疸》：“治疸须分新久，新病初起，即当消导攻渗，如茵陈五苓散、胃苓饮、茯苓渗湿汤之类，无不效者。久病又当变法也，脾胃受伤日久，则气血虚弱，必用补剂，如参术健脾汤、当归秦艽散，使正气盛则邪气退，庶可收功。若口淡怔忡，耳鸣，脚软，或微寒热，小便赤白浊，又当作虚治，宜养荣汤或四君子汤吞八味丸。五味子、附子者，皆可用。不可过用凉剂强通小便，恐肾水枯竭，久而面黑黄色，不可治矣。然有元气素弱，避渗利之害，过服滋补，以致湿热愈增者，又不可拘于久病调补之例也。”

《证治准绳·杂病第五册·杂门·黄疸》：“脉沉细无力，身冷而黄，或自汗泄利，小便清白，为阴黄，宜温。男子黄，大便自利，宜补。饥饱劳役，内伤中州，变寒病生黄，非外感而得，宜补。”

《医镜·卷之二·黄疸》：“大法上半身黄甚，则宜发汗，下半身黄甚，则宜利小便，以分消其湿，而佐以退热之剂。然又必观其所伤之物而消化之，非徒治其湿热而已。此不易之论。若久而不愈，还宜救脾与血也。欲知其不治之症，何以断之？曰黄疸变黑如烟尘者死；小便如膏者死；腹胀者死；饮食太少者死。渴者难治，不渴者易治。若眼渐白，小便长者，病将退也。”

《顾氏医镜·黄疸》：“黄疸多属太阴脾经。脾不能胜湿，复挟火热，则郁而生黄……治之大法，挟表者脉浮，汗之而愈，葛根、薄荷、秦艽、淡豉之属……挟里者腹胀，下之而安，茵陈蒿汤之属……因伤食者，则为谷疸……宜消食化滞，而佐以清热利湿之药。因酒伤者，则名酒疸……宜解酒毒、消食滞，而佐以清热利湿之剂。"

《石室秘录·卷六·水湿门》："黄疸之证，原不宜死，然治之不得法，往往生变为死。盖黄疸外感之湿易治，内伤之湿难医。外感单治湿而疸随愈，内伤单治湿而疸堆痊。渴水则气愈消，发汗则精愈泄，又何能黄疸之速愈哉？"

《证治汇补·卷之三·外体门·黄病》："疸属脾胃，不可骤用凉药伤胃，必佐以甘温，君以淡渗，则湿易除而热易解。若纯用苦寒，重伤脾肾，轻则呕哕下利，重则喘满腹胀。"

《症因脉治·卷三·内伤黄疸·阴黄》："［按］阴黄，阴症也，以其色黄而混名之。若疸症皆生于热，胆火居多，是以清胆火为正治。然脾胃成疸者比比，故治疸而用清热，人人知之也。脾胃之积滞成疸，忌用寒凉，而应辛散消导，则有忽之者。家秘有加减保和散，以治积滞之谷疸；又立茵陈保和散，以治积热之谷疸。夫疸症要分热而无滞，热而有滞。无滞者，止须清热，有滞者，必要消散停滞，则热自解。此法不独治疸，亦治积热停滞之真诀也。"

《苍生司命·卷八·疸证》："丹溪曰：疸不必分五，同是湿热，与盦曲相似。愚谓五者之中，惟女劳疸当另立治法，非流通湿热一法之可尽也，盖治湿之法，不过茵陈五苓散、茵陈蒿汤、大黄、黄柏、栀子、芒硝等药，湿热行则黄自退矣。惟女劳疸乃是肾虚而成，大不足之症，不可作行湿热有余治之。故东垣有肾疸汤，虽有人参，白术，黄柏等药在其中，而多用风药，以提中气，散热湿是初起强健之人则可，若肾精久虚，元气惫极者，亦非确论，必也四物知柏以壮水之主，人参、白术以培气之原，随症以加行湿热之剂，则标本同治，或可以收全功矣。学者乌可总五疸而混同一治乎？"

《沈氏尊生书·诸疸源流》："大约疸症，渴者难治，不渴者易治。治之之法，上半身宜发汗，下半身宜利小便，切不可轻下。惟有食积当用消导，宜茵陈汤。余则以利水除湿，清热养胃为主。""诸疸之症而治之有要者，丹溪之言极为真切也。特治之之时，既概以湿热，复能察各症之由，加药以疗之，更为对症无误耳。至于治疸之药，不宜多用寒凉，必君以渗泄，佐以甘平，斯湿可除热易解。若太寒凉，重伤脾土，恐变为腹胀，此防于未然者也。若既成腹胀者，治法必须疏导湿热于大小二便之中。总之，新起之症，惟通用化疸、渗湿二汤，及久病，则宜补益。若疸病久而口淡咽干，发热微寒，或杂见虚症，赤白浊，又当参酌治之。久而虚，必温补。若素虚弱，避渗泄而过滋补，以至湿热增甚，又不在久病调补之例。而亦有服对症药不能效，耳目皆黄，食不消者，是胃中有干粪也，宜饮熬猪油，量人气禀，或一杯或半杯，日三次，以燥粪下为度，即愈。"

二、涌吐泻下法

《金匮要略·卷中·黄疸病脉证并治》："酒疸，心中热，欲吐者，吐之愈""酒黄疸者，或无热，靖言了了，腹满欲吐，鼻燥，其脉浮者先吐之，沉弦者先下之""黄疸腹满，小便不利而赤，自汗出，此为表和里实，当下之，宜大黄硝石汤。"

《外台秘要·卷第四·急黄方六首》："《延年秘录》疗急黄，心下坚硬，渴欲得水吃，气息喘粗，眼黄，但有一侯相当，即须宜服此瓜蒂散，吐则瘥。瓜蒂二小合，赤小豆二合。上二味，捣筛为散，年大人暖浆水五小合和散一服，满一方寸匕，一炊久，当吐不吐，更服五分匕，水亦减之。若轻病，直吹鼻中，两黑豆粒大亦得，当鼻中黄水出即歇。并宜灸心厌骨下一寸，名巨阙，灸五七炷以来，初小作炷，在后渐大，仍不得大如梧子。"

《丹溪心法·卷三·疸三十七》："戴云：五疸者，周身皮肤并眼如栀子水染，因食积黄者，量其虚实，下其食积。其余但利小便为先，小便利白，其黄则自退矣。"

《医门法律·卷六·黄疸门》："经言：溺黄赤安卧者，疸病。溺黄赤者，热之征也；安静嗜卧者，湿之征也。所以有开鬼门，洁净府之法。开鬼门者，从汗而泄其热于肌表也；洁净府者，从下面泄其湿于小便也。"

《张氏医通·卷九·杂门·黄疸》："酒黄疸者，或无热，靖言了了，腹满欲吐，鼻燥，其脉浮者，先吐之，沉弦者，先下之。"

三、解表发汗法

《金匮要略·卷中·黄疸病脉证并治》："诸病黄家，但利其小便。假令脉浮，当以汗解之，宜桂枝加黄芪汤主之。"

四、表里双解法

《景岳全书·卷之三十一贯集·杂证谟·黄疸》："伤寒发黄：凡表邪未清而湿热又盛者，其证必表里兼见，治宜双解，以柴苓汤或茵陈五苓散主之。或内热甚而表邪仍在者，宜柴芩煎主之。若但有湿热内实胀闭等证，而外无表邪者，宜茵陈蒿汤主之。若因内伤劳倦致染伤寒者，亦多有发黄之证，但察其本无湿热实邪等证，即当以阴黄之法调补治之，或用韩祗和法亦可。若但知攻邪，则未有不败。故孙真人曰：黄疸脉浮者，当以汗解之，宜桂枝加黄芪汤。此即补虚散邪之法也。"

《温病条辨·卷二·中焦篇·湿温》："沈氏目南云：此黄疸气分实证，通治之方也。胃为水谷之海，营卫之源，风入胃家气分，风湿相蒸，是为阳黄；温热流于膀胱，气郁不化，则小便不利，当用五苓散宣通表里之邪，茵陈开郁而清湿热。"

五、益气养血法

《证治准绳·杂病第五册·杂门·黄疸》："治疸须分新久……脾胃受伤，日久脾气血虚弱，必用补剂。"

《景岳全书·卷之三十一贯集·杂证谟·黄疸》："阴黄证，多由内伤不足，不可以黄为意专用清利，但宜调补心脾肾之虚以培血气，血气复则黄必尽退。如四君子汤、五君子煎、寿脾煎、温胃饮之类，皆心脾之要药也。若六味丸、八味丸、五福饮、理阴煎，及左归、右归、六味回阳等饮，皆阴中之阳虚者所宜也。若元气虚不至甚，而兼多寒湿者，则以五苓散、四苓散，或茵陈五苓散之属加减用之亦可。"

六、甘温助元法

《景岳全书·卷之三十一贯集·杂证谟·黄疸》："胆黄证，皆因伤胆而然。胆既受伤，则脏气之损败可知，使非修缉培补，则必致决裂。故凡遇此等证候，务宜大用甘温，速救元气。"

《医学传灯·卷下·黄疸》："女劳疸者，身黄加以额黑也。其症脐下满闷，大便时黑，日晡寒热，皆蓄血之所致也。男子勤于房事，血不化精，滞于小腹，故成此症。女子经水未净，交合血滞，亦有此症。脉来弦芤者，宜用加减柴物汤。若脉来细缓无力，或涩而细者，元气大瘪，虽有蓄血，不宜消导，宜用十全、补中，大扶元气，正气盛则邪气自退。若用消导之剂，是促之使亡也。然女劳之血宜在小腹。若大腹尽满，血散成臌，不治之症也。仲景云：腹满如水者不治，旨哉言乎！"

七、清火利水法

《景岳全书·卷之三十一贯集·杂证谟·黄疸》："阳黄证：多以脾湿不流，郁热所致。必须清火邪，利小水。火清则溺自清，溺清则黄自退。轻者宜茵陈饮，大分清饮、栀子柏皮汤之类主之。若闭结热甚，小便不利，腹满者，宜茵陈蒿汤、栀子大黄汤之类主之。"

《幼幼集成·卷四·黄疸证治》："小儿黄病，昧者一概呼为湿热，无非除湿利水，清热退黄，除此之外，无别法矣。"

八、外治法

1. 舌下放血法

《肘后备急方·卷二·治伤寒时气温病方》："比岁，又有肤黄病。初唯觉四体沉沉不快，须臾见眼中黄，渐至面黄及举身皆黄。急令溺白纸，纸即如蘖染者，此热毒已入内，急治之。若初觉，便作瓜蒂赤豆散，吹鼻中，鼻中黄汁出数升者，多差。若已深，应看其舌下两边有白脉弥弥处，芦刀割破之，紫血出数升，亦歇；然此须惯解割者，不解割，忽伤乱舌下青脉，血出不止，便煞人；方可烧纺斡铁，以灼此脉令焦，兼瓜蒂杂巴豆捣为丸服之，大小便亦去黄汁；破灼已后，禁诸杂食。"

2. 烙法

《太平圣惠方·卷第五十五·治三十六种黄证候点烙论并方》："肝黄者，面色青，四肢拘急，口舌干燥，言语謇涩，面目不利，爪甲青色；若背上浮肿，腹胁胀者，难治。烙肝俞二穴、上管穴，足阳明二穴、绝骨二穴，及两臂间、手背后。"

"心黄者，目赤，舌上生疮，心闷喘急，多言无度，或笑或嗔，微微汗出，口干舌短，起卧不安，神思恍惚，小便赤难，心下胀满，状如风水；悲哭，手乱捻物者难治。烙心俞二穴、小肠俞二穴、天窗穴、百会穴、承浆穴、上管穴、关元穴、下廉二穴。”

“脾黄者，遍身如金色，眼目俱黄，唇口生疮，或吟或咏，有时吐逆，不能下食，大便涩；若脐凸者难治。烙脾俞二穴，后烙胃管阴都二穴、丹田穴、魂舍二穴、足阳明二穴。”“肺黄者，眼目白色，头面微肿，鼻衄不止，多涕憎寒，遍身生赤粟子，壮热，腹胀胸满，上气；若赤粟子紫黑色及肿者难治。烙肺俞二穴、大肠俞二穴、天窗穴、手阳明二穴，下廉二穴、丹田穴、承山二穴及手足心、背心、两乳头上二寸。”

“肾黄者，面色青黄，腰背疼痛，耳中飕飕，百般声响，脚膝无力，多睡呕逆，不能下食，悲而不乐；若两脚浮肿，齿黑如大豆者，难治。烙肾俞二穴、膀胱俞二穴、章门二穴、魂舍二穴、百会穴、三里二穴及两足心。”

“胆黄者，面色青黄，多惊少卧，悲泣不定，瞠怒无恒，舌上生疮，唇口干燥；若喘粗不止者，难治。烙胆俞二穴、上管穴、风池穴、下廉二穴、心俞二穴、肝俞二穴、伏兔二穴。”

“脑黄者，由热邪在于骨髓，而脑为髓海，故热气从骨髓流入于脑，则令身体发黄，头疼眉疼。烙百会穴、风府穴。”

“行黄者，由瘀热在脾脏，但内微黄，而身不甚热，其人头痛心烦，不废行立也。烙脾俞二穴、上管穴、百会穴。”

“癖黄者，由饮水停滞，结聚成癖，因热气相搏，则郁蒸不散，胁下满痛，而身体发黄散，胁下满痛，而身体发黄。烙胃俞二穴、上管穴、胃管穴。”

“胃黄者，吐逆不利，心腹气胀，或时烦闷，不能饮食，四肢无力；若唇口面目舌根黑者，难治。烙胃俞二穴、上管穴、太冲二穴。”

“鬼黄者，面色或青或黑，遍身皆黄，狂语多惊，皮肤枯，舌根謇涩，心中恍惚，常见鬼神，或自强言，诈作惺惺；若鼻中灰色、舌黑、毁裂衣裳者，难治。烙心俞二穴、百会穴、巨阙穴、章门二穴、下廉二穴、明堂穴、神庭穴。”

“奸黄者，是鬼黄变入奸黄也。面目遍身俱黄，言语失错心神狂乱，诈好黠如不患人，若不盥漱，即口舌干燥；气喘者，难治。先烙心俞二穴、肺俞二穴，次烙胸前两边。”

“走马黄者，眼目黄赤，烦乱狂言，起卧不安，气力强壮，唯爱嗔怒，努目高声，打骂他人，犹如癫醉；若厥逆者，难治。烙肝俞二穴、百会穴、风府穴、关元穴、肾俞二穴、下廉二穴、上管穴、中管穴，次烙手足心。”

“立黄者，两脚疼痛，眼目黄涩，小便色赤，淋沥不利；心下有气块者，难治。烙上管穴、心俞二穴、关元穴、下廉二穴，次烙舌下黑脉。”

“黑黄者，面色或黄或黑，眼目青色，腰脊拘急；口中两颊，有黑脉出口角者，难治。烙百会穴及舌下黑脉、口角两旁、五泉穴、绝骨二穴、足阳明穴、章门二穴，次烙心俞二穴。”

“体黄者，身黄面赤，脚膝疼闷，身上不热，心中烦躁，腹中微微有气，饮食或进或退，好盖衣被，又欲冷处睡卧。烙百会、背心，及心下一寸至二寸、三寸、四寸、五寸。”

“劳黄者，四肢无力，骨节烦疼，或时吐逆，不能下食，鼻中干燥，身热疼闷，渐觉羸瘦，寒然不定；若喘息气粗者，难治。烙心俞二穴、玉枕穴、章门二穴、百会、劳宫二穴、曲骨穴。”

“脊禁黄者，腰背急硬，口噤不言，喘息气粗，眼中出血，心神恍惚，犹如中风。烙百会、心俞二穴、上管穴、肝俞二穴、承浆穴、魂舍二穴、气海穴、下廉二穴、绝骨二穴，次烙鼻柱及大椎骨上。”

“食黄者，闻食气吐逆，心腹胀满，身体疼痛，喘息气粗，食饮不下，或时虚汗，肠中结燥，亦似心黄，梦见神鬼。烙章门二穴、关元穴、脾俞二穴、上管穴、中管穴。”

“火黄者，遍身如火色，两腋下有赤点子，状如粟米，或如麦麸，其点子紫色多，黑色少者可治；黑色多，紫色少者难治。烙百会穴、天突穴及背脊两傍。”

“阴黄者，身如熟杏，爱向暗卧，不欲闻人言语，四肢不收，头旋目痛，上气痰饮，心腹胀满，面色青黄，脚膝浮肿，小便不利。烙胃俞二穴、气海穴、胃管穴、阴都二穴。”

“气黄者，上气心闷，腹胁胀痛，两脚冷疼，睡卧不安，小便淋涩，状似脾黄。烙气海穴、肺俞二穴、足阳明二穴。”

“煴黄者，头痛口苦，舌根千黑，喘息不调，鼻中血出，心神烦乱，作怅望之声，小便赤色如红花汁；若眼不能开者，难治。烙耳尖上五分及耳前五分、头两角太阳穴、百会穴、玉枕心俞二穴、足阳明二穴及手足心。"

"髓黄者,身体赤黄,四肢不举,肌肉战掉,鼻中出血,两阿疼闷,一手专安额上,身不壮热,爱冷处卧。烙下廉二穴、百会穴、肺俞二穴,接脊穴、绝骨二穴。"

"房黄者,眼赤身黄,骨体烦疼,头目昏痛,多侥睡卧,体虚无力,夜多梦泄,神思不安,腰脚酸疼,小便黄赤。烙肾俞二穴、膀胱俞二穴、足三里二穴、关元穴、气海穴。"

"血黄者,头痛心闷,眼运欲倒,胸膈热壅,鼻衄不止,咽喉干燥,舌上生疮;若身热如火,头面肿者,难治。烙心俞二穴、百会穴、足阳明二穴、下廉二穴及手足心。"

"忧黄者,面色青黄,手足疼痛,多吐涎沫,咳嗽不止,兼吐脓血,肌肤消瘦,行步欲倒,状同劳黄。烙背心,次烙胆俞二穴、心俞二穴。"

"惊黄者,面色青黄,心多惊悸,口舌干燥,不肯眠卧,卧即多言语狂乱,身体壮热。烙风池二穴,后烙天突穴、心俞二穴。"

"花黄者,面色似红花,头目疼重,寒热如疟,恒多脚冷,早起即轻,午话发重,进退不定,状同神祟。烙百会穴、手阳明二穴、关元穴、足阳明二穴。"

"疟黄者,面色萎黄,憎寒壮热,头痛不止,口干多渴,四肢羸瘦,不能饮食,或好威恶,进退不定。烙肺俞二穴、百会穴、风府穴、天突穴、太阳二穴、玉枕穴及耳尖上五分。"

"水黄者,身面青黄,脚膝浮肿,心腹胀满,上气烦闷,语声不出。烙关元穴、伏兔穴、下管穴、足三里二穴、承山二穴、百会穴及背心。"

"蛇黄者,腰背反张,口苦舌缩,嚼衣裳,伏地似隐,不多言语,难盖衣被,少开眼目,或时叫唤,心神不定。烙前心、背心、足阳明二穴及气海穴。"

"牛黄者,舌如蜡色,口作噍,不多言语,或如牛吼;若眼目头面未变,作深黄色者,可治;如舌上及身体黄黑色者,难疗。烙承浆穴、脾俞二穴及后心。"

"鸦黄者,十指青绀,舌上生黑点,唇口青黑,身如黄铜。烙下廉及足心,胸前当心。"

"鸡黄者,遍身爪甲并青黄,多语,梦寐或见鬼神,时自言笑。烙风池二穴及鼻柱下三分、手掌后横纹三寸及足心。"

"蚰蜒黄者,喉中似噎,喘息不调,四肢疼闷,言语不正,水米堆下;若颊内有青脉出口角,手足乱动冷者,难治。烙手足心及口角内青脉尖头及胸前。"

3. 针灸疗法

《针灸甲乙经·卷十一·五气溢发消渴黄疸》:"黄疸,刺脊中。黄疸善欠,胁下满欲吐,脾俞主之。消渴身热,面赤黄,意舍主之。黄疸目黄,劳宫主之。嗜卧,四肢不欲动摇,身体黄,灸手五里,左取右,右取左。黄疸,热中善渴,太冲主之。身黄时有微热,不嗜食,膝内内踝前痛,少气,身体重,中封主之。消渴黄疸,足一寒一热,舌纵烦满,然谷主之。"

《备急千金要方·卷十伤寒方下·伤寒发黄第十四·针灸黄疸法》:"正面所取诸穴。寅门穴:从鼻头直入发际,度取通绳分为三断,绳取一分,入发际,当绳头针,是穴治马黄黄疸等病。舌下穴:侠舌两边针,治黄疸等病。侠人中穴:火针,治马黄、黄疸疫、通身并黄、语音已不转者。侠承浆穴:去承浆两边各一寸,治马黄、急疫等病。巨阙穴:在心下一寸,灸七壮,治马黄、黄疸、急疫等病。上管穴:在心下二寸,灸七壮,治马黄、黄疸等病。男阴缝穴:拨阴反向上,灸治马黄、黄疸等病。若女人,玉门头是穴。"

"复面所取诸穴。风府穴:在项后入发际一寸,去上骨一寸针之,治头中百病、马黄、黄疸等病。热府穴:在第一节下两傍相去各一寸五分,针灸无在,治马黄、黄疸等病。肺腧穴:从大椎数第三椎两傍相去各一寸五分,灸,主黄疸,通治百病毒……脚后跟穴:在白肉后际,针灸随便,治马黄、黄疸、寒暑诸毒等病。"

"侧面所取诸穴。耳中穴:在耳门孔上横梁是,针灸之,治马黄、黄疸、寒暑疫毒等病。颊里穴:从口吻边入,往对颊里,去口一寸,针,主治马黄、黄疸、寒暑温疫等病,颊两边同法。手太阳穴:手小指端,灸,随年壮,治黄疸。擘石子头穴:还取病人手自捉臂,从腕中太渊穴向上一夫接白肉际,灸七壮,治马黄、黄疸等病。钱孔穴:度乳至脐中屈肋头骨是,灸百壮,治黄疸。太冲穴:针灸随便,治马黄、温疫等病。"

《外台秘要·卷第四·急黄方六首》:"《延年

秘录》疗急黄，心下坚硬，渴欲得水吃，气息喘粗，眼黄……并宜灸心厌骨下一寸，名巨阙，灸五七炷以来，初小作炷，在后渐大，仍不得大如梧子。”

《扁鹊心书·卷中·黄疸》：“黄疸，暑月饮食冷物，损伤脾肾，脾主土，故见黄色，又脾气虚脱，浊气停于中焦不得升降，故眼目遍身皆黄，六脉沉紧，宜服草神丹，及金液、全真、来复之类，重者灸食窦穴百壮，大忌寒凉。”

《扁鹊心书·卷上·黄帝灸法》：“黄黑疸，灸命关二百壮。”

《扁鹊心书·卷上·附窦材灸法》：“伤寒太阴证，身凉，足冷过节，六脉弦紧，发黄，紫斑，多吐涎沫，发燥热，噫气，急灸关元、命关各三百壮。伤寒惟此二证害人甚速……若不早灸关元以救肾气，灸命关以固脾气，则难保性命。盖脾肾为人一身之根蒂，不可不早图也……黄疸眼目及遍身皆黄，小便赤色，乃冷物伤脾所致，灸左命关一百壮，忌服凉药。若兼黑疸，乃房劳伤肾，再灸命关三百壮。”

《扁鹊心书·卷中·伤寒》：“六脉紧大或弦细，不呻吟，多睡耳聋，足指冷，肢节痛，发黄，身生赤黑靥，时发噫气，皆阴也。灸关元三百壮。”

《仁斋直指附遗方论·卷之十六·五疸论》：“针灸法：至阳一穴（在第七椎下灸二七壮，治浑身发黄，谷疸、酒疸、黄汗，心中痛，女劳疸发热）、脾俞二穴（在十一椎下）、胃俞二穴（在十一椎下）、胆俞（在十椎下，已上各开寸半），百劳一穴（在第一椎骨尖上）、中脘一穴，三里二穴。”

《针灸大全·卷之四·窦文真公八法流注·八法主治病证》：“黄疸四肢俱肿，汗出染衣：至阳一穴，百劳一穴，腕骨二穴，中脘一穴，三里二穴。黄疸，遍身皮肤黄，及面目小便俱黄：脾俞二穴，隐白二穴，百劳一穴，至阳一穴，三里二穴，腕骨二穴。谷疸，食毕则头眩，心中佛郁，遍体发黄：胃俞二穴，内庭二穴，至阳一穴，三里二穴，腕骨二穴，阴谷二穴。酒疸，身目俱黄，心中俱痛，面发赤斑，小便赤黄：胆俞二穴，至阳一穴，委中二穴，腕骨二穴。女劳疸，身目俱黄，发热恶寒，小便不利：关元一穴，肾俞二穴，然骨二穴，至阳一穴。”

《针灸聚英·卷四上·百证赋》：“治疸消黄，谐后溪、劳宫而看。”

《针灸大成·卷八·肿胀门》：“伤饱身黄：章门。黄疸：百劳、腕骨、三里、涌泉、中脘、膏肓、大陵、劳宫、太溪、中封、然谷、太冲、复溜、脾俞。”

《针灸大成·卷九·治症总要》：“伤寒发黄：腕骨、申脉、外关、涌泉。”

《针灸逢源·卷五·证治参详·黄疸》：“黄疸发浮：百劳、膏肓俞、腕骨、中脘、三里、阴陵泉（治酒疸），丹田（治色疸）。遍身面目俱黄，小便黄赤或不利：脾俞、然谷、涌泉（并以上各穴选用）。脾疸，口甘病：脾俞、阴陵泉。胆疸，口苦病：胆俞、日月、阳陵泉。”

九、论误治

《医门法律·卷六·黄疸门》：“黄疸病，得之外感者，误用补法，是谓实实，医之罪也。黄，疸病，得之内伤者，误用攻法，是谓虚虚，医之罪也。阴疸病，误从阳治，袭用苦寒，倒行逆施，以致极重不返者，医杀之也。黄疸无热恶寒，小便自利，脉迟而微，误开鬼门，则肌肤冷硬，自汗不止；误洁净府，则膀胱不约，小便如奔，死期且在旦暮，况于吐下之大谬乎？即以平善之药迁延，亦为待毙之术耳。在半阴半阳之证，其始必先退阴复阳，阴退乃从阳治。若以附子、黄连合用，必且有害。奈何纯阴无阳，辄用苦寒耶？”

《医学传灯·卷下·黄疸》：“谷疸者，饮食郁结，正气不行，抑而成黄。其症胸膈不宽，四肢无力，身面俱黄，脉来洪滑者，症属于阳，合用二陈消食之剂。但火热郁结，渴生苔衣，干涩难下。今人动用苍朴燥剂，但治其食，不治其热，疸之一字，置于何所？无怪乎治之不痊也。更有粗工，专用针砂、绿矾等药，不思积滞虽去，津液随亡，大失治疸之体。惟用养血健脾汤，大有殊功。脉沉细缓者，症属于阴，其人四肢青冷，大便时溏，宜用香砂理中汤加炮姜、肉桂之类，不可概以热治也。然谷疸之症，每兼发肿，初起见之无妨，日久气虚，多主危殆。”

【论用方】

一、常用治黄疸方论

1. 论茵陈蒿汤

《金匮悬解·卷十二内伤杂病·黄疸·黄疸十五》：“谷疸之病，湿盛而感风寒，郁其营卫，则病寒热。湿土郁满，不甘饮食。食下不消，浊气上逆，即头目眩晕而心胸不安。久而谷气瘀浊，化而为热，热流膀胱，发为谷疸。茵陈蒿汤，茵陈利水而除湿，栀、黄泻热而清烦也。"

《伤寒指掌·卷三·伤寒变症·发黄》："此阳明湿热发黄之症，但头汗而身无汗，郁热上熏而邪不外达也，小便不利，其热又不得下泄，而又渴欲饮水，则热之蓄于内者方炽，而湿之引于外者无已，湿与热合，瘀郁不解，未能表达里通，势必蒸发为黄矣。用茵陈蒿汤苦寒通泄，使内瘀之湿热下趋，则黄从便出而下解也。此条《伤寒论》原文有腹满一症，因邪不得外泄下通，郁热为黄，邪深入里而腹满，为阳明热实之症，故方中用大黄清湿而下里实也。"

2. 论麻黄连翘赤小豆汤

《长沙方歌括·卷五·阳明方·麻黄连翘赤小豆汤》："此治瘀热在里，迫其湿气外蒸而为黄也。麻黄能通泄阳气于至阴之下以发之，加连翘、梓皮之苦寒以清火，赤豆利水以导湿，杏仁利肺气而达诸药之气于皮毛，姜、枣调营卫以行诸药之气于肌腠，甘草奠安太阴，俾病气合于太阴而为黄者，仍助太阴之气，使其外出下出而悉去也。"

二、治黄疸通用方

1. 小柴胡汤（《伤寒论·卷第二·辨太阳病脉证并治上》）

得病六七日，脉迟浮弱，恶风寒，手足温，医二三下之，不能食，而胁下满痛，面目及身黄，颈项强，小便难者，与小柴胡汤，后必下重。本渴，而饮水呕者，柴胡汤不中与也。食谷者哕。

柴胡（半斤）　黄芩（三两）　人参（三两）　甘草（三两）　半夏（半升，洗）　生姜（三两，切）　大枣（十二枚，擘）

上七味，以水一斗二升煮取六升，去滓，再煎取三升，温服一升，日三服。

2. 麻黄汤（《伤寒论·卷第五·辨阳明病脉证并治》）

阳明中风，脉弦浮大而短气，腹部满，胁下及心痛，久按之气不通，鼻干，不得汗，嗜卧，一身及面目悉黄，小便难，有潮热，时时哕，耳前后肿，刺之小差。外不解，病过十日，脉续浮者，与小柴胡汤。

麻黄（三两，去节）　桂枝（二两，去皮）　甘草（一两，炙）　杏仁（七十个，汤去皮尖）

上四味，以水九升，先煮麻黄减二升，去上沫，内诸药，煮取二升半，去滓，温服八合，覆取微似汗，不必啜粥，余如桂枝法将息。

3. 茵陈蒿汤（《伤寒论·卷第五·辨阳明病脉证并治》）

阳明病，发热，汗出，此为热越，不能发黄也。但头汗出，身无汗，剂颈而还，小便不利，渴饮水浆者，此为瘀热在里，身必发黄，茵陈蒿汤主之。

茵陈蒿（六两）　栀子（十四枚，擘）　大黄（二两，去皮）

上三味，以水一斗，先煮茵陈减六升，内二味，煮去三升，去滓，分温三服，小便当利，尿如皂角汁状，色正赤，一宿腹减，黄从小便去也。

4. 栀子蘖皮汤（《伤寒论·卷第五·辨阳明病脉证并治》）

治伤寒，身黄，发热者。

栀子（十五个）　甘草（一两）　黄蘖（二两）

上三味，以水四升煮取一升半，去滓，分温再服。

5. 麻黄连翘赤小豆汤（《伤寒论·卷第五·辨阳明病脉证并治》）

治伤寒，瘀热在里，身必发黄。

麻黄（二两，去节）　赤小豆（一升）　连翘（二两）　杏仁（四十个，去皮尖）　大枣（十二枚，擘）　生梓白皮（一升，切）　生姜（二两，切）　甘草（二两，炙）

上八味，以潦水一斗，先煮麻黄，再沸，去上沫，内诸蓟，煮取三升分温三服，半日服尽。

6. 猪膏发煎（《金匮要略·卷中·黄疸病脉证并治》）

治诸黄。

猪膏（半斤）　乱发（如鸡子大三枚）

上二味，和膏中煎之，发消药成分再服，病从小便出。

7. 小半夏汤（《金匮要略·卷中·黄疸病脉证并治》）

黄疸病，小便色不变，欲自利，腹满而喘，不可除热，热除必哕。哕者，小半夏汤主之。

半夏（一升）　生姜（半斤）

上二味，以水七升煮取一升半，分温再服。

8. 三黄丸(《中藏经·卷下·疗诸病药方》)

治三消、吐血、诸黄症。

黄连(三两) 黄芩(二两) 大黄(一两)

上为末,炼蜜为丸如梧桐子大。食后温水下十五丸,量虚实加减服。

9. 茵陈汤

1)《备急千金要方·卷十·伤寒方下·伤寒发黄第十四》

治黄疸身体面目尽黄。

茵陈 黄连(各三两) 黄芩(二两) 大黄 甘草 人参(各一两) 栀子(二七枚)

上七味,㕮咀。以水一斗煮取三升,分三服,日三。

2)《外台秘要·卷第四·黄疸编身方一十一首》

疗发黄,身面眼悉黄如金色,小便浓如煮黄蘖汁者,众医不能疗,良验。

茵陈(四两) 黄芩(二两) 栀子(三两) 升麻(三两) 大黄(三两) 龙胆草(二两) 枳实(二两,炙) 柴胡(四两)

水煎,温服。

3)《普济方·卷一百九十五·黄疸门·黄疸》

治黄疸小便赤。

茵陈 山栀仁 秦艽 升麻(各四钱)

上为末。每服三钱,水一盏煎服。

10. 大茵陈汤(《备急千金要方·卷十伤寒方下·伤寒发黄第十四》)

治内实热盛发黄,黄如金色,脉浮大滑实紧数者。

茵陈 黄蘖(各一两半) 大黄 白术(各三两) 黄芩 栝蒌根 甘草 茯苓 前胡 枳实(各一两) 栀子(二十枚)

上十一味,㕮咀。以水九升煮取三升,分三服,得快下,消息三四日更治之。

11. 茵陈丸

1)《备急千金要方·卷十伤寒方下·伤寒发黄第十四》

治气淋,胪胀腹大,身体面目悉黄,及酒疸短气不得息方。

茵陈 栀子 天门冬(各四两) 大黄 桂心(各三两) 通草 石膏(各二两) 半夏(半升)

上八味,蒸大黄、通草、天门冬、半夏、栀子,暴令干,合捣筛,蜜丸。服如大豆三丸,日三。忌生鱼。以豆羹服不得用酒。一方去石膏,内滑石二两。不知加之十丸。

治时行病急黄,并瘴疠疫气及瘤疟。

茵陈 栀子 芒硝 杏仁(各三两) 巴豆(一两) 恒山鳖甲(各二两) 大黄(五两) 豉(五合)

上九味,末之,以饧为丸如梧子。饮眼三丸,以吐利为佳,不知加一丸。神方,初觉体气有异,急服之即差。

2)《外台秘要·卷第四·黄疸遍身方一十一首》

疗黄疸,遍身面悉黄,小便如浓栀子汁。

茵陈(四两) 黄芩(三两) 枳实(二两,炙) 大黄(三两)

上四味,捣筛,蜜丸。空腹以米饮服如梧子二十丸,日二服,渐加至二十五丸,微利为度。忌热面、蒜、荞麦、粘食、陈臭物。

12. 秦椒散(《备急千金要方·卷十伤寒方下·伤寒发黄第十四》)

主黄疸饮少溺多方。

秦椒(六铢) 瓜蒂(半两)

上二味,治下筛。水服方寸匕,日三。

13. 苦参散(《备急千金要方·卷十伤寒方下·伤寒发黄第十四》)

治人无渐忽然振寒发黄,皮肤黄曲尘出,小便赤少,大便时秘,气力无异,食饮不妨,已服诸汤散,余热不除久黄者。

苦参 黄连 瓜蒂 黄蘖 大黄(各一两) 葶苈(二两)

上六味,治下筛,饮服方寸匕。当大吐,吐者日一服,不吐,日再,亦得下。服五日知,可消息,不觉退,更服之,小折便消息之。

14. 麻黄醇酒汤(《备急千金要方·卷十伤寒方下·伤寒发黄第十四》)

治伤寒热出表,发黄疸。

麻黄(三两)

以醇酒五升煮取一升半,尽服之,温覆汗出即愈。冬月寒时用清酒;春月宜用水。

15. 大黄丸(《备急千金要方·卷十伤寒方下·伤寒发黄第十四》)

治黄疸。

大黄　葶苈子(各二两)

上二味,末之,蜜和丸如梧子。未食服十丸,日三,病差止。

16. 宛转圆(《千金翼方·卷第十八·杂病上·黄疸第三》)

治患黄疸足肿,小便赤,食少羸瘦方。

干地黄　石斛　白术(各二两)　牡蛎(熬)　芍药　芎䓖　大黄　小草　甘草(炙,各三两)

上九味,捣筛为散,炼蜜和圆如梧子。饮服四圆,日三。

17. 栀子汤(《外台秘要·卷第四·黄疸遍身方一十一首》)

疗遍身黄如橘,心肋满急。

栀子仁(四两)　黄芩(三两)　柴胡(四两)　升麻(三两)　龙胆草(三两)　大黄(三两)　栝蒌(三两)　芒硝(二两)

上八味切,以水九升煮取二升八合,去滓,分温三服,相去四五里进一服。

18. 茵陈散

1)《外台秘要·卷第四·阴黄方三首》

疗阴黄,身面眼俱黄,小便如豉汁色。

茵陈(四两)　白鲜皮(三分)　栝蒌(四分)　黄芩(三分)　栀子(四分)　芍药(三分)　青木香(三分)　柴胡(三分)　枳实(三分,炙)　黄连(三分)　紫雪(八分)　土瓜根(三分)　大青(三分)　大黄(十分)

上十四味,捣筛为散。煮茅根饮,待冷,平旦空腹以茅根饮服五钱匕,一服少间,当一两行微利,利后煮稀葱豉粥食之,利多以意渐减,常取微泄,利通一两行为度,差止。忌猪肉、冷水、鱼,蒜、粘腻及诸热食。

2)《普济方·卷一百九十五·黄疸门·黄疸》

治黄疸心神烦躁,小便赤,大便难,不得安卧。

茵陈(一两)　犀角(五钱)　升麻(一两)　栀子仁(三分)　甘草(三分,炙微赤)　黄芩(一两)　朴硝(一两)

上为散。每服四钱,水一盏煎六分,去滓,无时温服,大小便利为度。

3)《普济方·卷一百九十五·黄疸门·黄病小便淋涩》

治黄病,心下横坚,小便赤黄不利,疼痛。

茵陈　木通(各一两)　赤茯苓(三分)　前胡(三分)　椒目(一分,炒)　赤芍药(三分)

上为末。每服二钱,以粥饮调下,日四五服。

19. 二陈汤(《医学入门·外集·卷四杂病分类·外感》)

疗虚劳口淡脚软弱;内虚发黄,口淡,怔忡耳鸣,脚软微寒,发热,白浊。

陈皮(二钱)　半夏(一钱)　茯苓(八分)　甘草(四分)　生姜(三片)

水煎,温服。

20. 栀子散(《太平圣惠方·卷第五十五·治内黄诸方》)

治内黄,遍身黄如橘色,心肋满急。

栀子仁(一两)　黄芩(一两)　柴胡(一两,去苗)　川升麻(一两)　龙胆(半两,去芦头)　川大黄(一两,锉碎,微炒)　栝蒌根(一两)　川芒硝(二两)

上件散,捣筛为散。每服四钱,以水一中盏煎至六分,去滓,不计时候温服。

21. 蒴整汤(《太平圣惠方·卷第五十五·治三十六种黄证候点烙论并方》)

治体黄。

蒴藋(半斤)　柳枝(半斤)　桃枝(半斤)　黄栌木(五两)

上药细锉。以水三斗煎至二斗. 去滓,入白矾末一两,搅令匀,温温浴之。

22. 秦艽散(《太平圣惠方·卷第五十五·治三十六种黄证候点烙论并方》)

治忧黄。

秦艽(一两,去苗)　柴胡(一两,去苗)　鳖甲(一两,涂醋炙微黄,去裙襕)　黄芪(半两,锉)　杏仁(半两,汤浸去皮尖、双仁,麸炒微黄)　黄芩(半两)　犀角屑(半两)　甘草(半两)

上件药,捣筛为散。每服四钱,以水一中盏煎至五分,去滓,入生地黄汁一合,不计时候温服。

23. 恒山散(《太平圣惠方·卷第五十五·治三十六种黄证候点烙论并方》)

治疟黄。

恒山(一两)　茵陈(一两)　赤茯苓(一两)　知母(一两)　鳖甲(一两,涂醋炙令微黄,

去裙襕）　甘草（半两，炙微赤，锉）

上件药，捣筛为散。每服四钱，以水一中盏，入豉四十九粒，煎至六分，去滓，不计时候温服。

24. 丹砂散（《太平圣惠方·卷第五十五·治三十六种黄证候点烙论并方》）

治鬼黄。

朱砂（半两）　马牙硝（一两）　铁粉（半两）

上件药，同细研如粉。不计时候，磨犀角水调下一钱。

25. 蘧麦散（《太平圣惠方·卷第五十五·治黄病小便淋涩诸方》）

治黄病。

蘧麦（一两）　茵陈（一两）　川大黄（一两半，锉碎，微炒）　黄芩（一两）　栀子仁（一两）　麦门冬（一两半，去心）

上件药，捣筛为散。每服四钱，以水一中盏煎至六分，去滓，不计时候服，以小便利为度。

26. 羚羊角散（《太平圣惠方·卷第五十五·治三十六种黄证候点烙论并方》）

治蛇黄。

羚羊角屑（一两）　麦门冬（一两，去心）　沙参（一两，去芦头）　秦艽（半两，去苗）　茵陈（半两）　甘草（半两，炙微赤，锉）

上件药，捣筛为散。每服四钱，以水一中盏煎至六分，去滓，不计时候温服。

27. 犀角散（《太平圣惠方·卷第五十五·治三十六种黄证候点烙论并方》）

治惊黄。

犀角屑（半两）　白鲜皮（半两）　麦门冬（半两，去心）　沙参（半两，去芦头）　茵陈（半两）　川升麻（半两）　川朴硝（半两）　甘草（半两，炙微赤，锉）

土件蓟，捣筛为散。每服四钱，以水一中盏煎至六分，去滓，不计时候温服。

28. 生地黄散（《太平圣惠方·卷第五十五·治三十六种黄证候点烙论并方》）

治煴黄。

生干地黄（一两）　犀角屑（一分）　黄芩（一分）　竹茹（一分）　麦门冬（一分，去心）

上件药，捣筛为散。以水二大盏煎至一大盏，去滓，分为二服，如人行五里再服。

29. 半夏散（《太平圣惠方·卷第五十五·治三十六种黄证候点烙论并方》）

治癖黄。

半夏（一两，汤洗七遍去滑）　前胡（三分，去芦头）　槟榔（三分）　杏仁（三分，汤浸去皮尖、双仁，麸炒微黄）　川大黄（一两，锉碎，微炒）　枳壳（半两，麸炒微黄去瓤）

上件药，捣筛为散。每服三钱，以水一中盏，入生姜半分，煎至六分，去滓，不计时候温服。

30. 紫草汤（《圣济总录·卷第六十一·黄胆门·三十六黄》）

火黄病人先体热身赤，午后却凉，遍身有赤点起。

紫草（去苗）　吴蓝（各一两）　木香　黄连（去须，各半两）

上四味，粗捣筛。每服五钱匕，水一盏半煎至七分，去滓，食后温服。

31. 豉栀汤（《圣济总录·卷第六十一·黄胆门·三十六黄》）

治虾蟆黄，舌上青脉起，七日盛，九日病过，急烙大椎即效。此病昼夜不睡。

豉（二合）　栀子仁（七枚）

上二味，粗捣筛。用水一盏半煎至七分，去滓，顿服。

32. 茯神汤（《圣济总录·卷第六十一·黄胆门·三十六黄》）

治奸黄，病人向明卧，多爱索鞋拟起，身体全冷，肉色苍黑，睡中啼泣，或狂言妄语。

茯神（去木）　酸枣仁（炒）　人参（各一两）　干姜（炮，一分）　附子（炮裂，去脐皮，半两）

上五味，哎咀如麻豆。每服五钱匕，水一盏半煎至七分，去滓，食前温服。

33. 龙齿汤（《圣济总录·卷第六十一·黄胆门·三十六黄》）

治鬼黄，病人汗不出，渐加困重，惙气心胀，唇黑，遍身黄，妄见鬼物。

龙齿　麦门冬（去，心焙）　人参（各一两）　远志（去心，三分）　甘草（炙，锉，一分）

上五味，捣粗筛。每服五钱匕，水一盏半煎至七分，去滓，食后温服。

34. 知母汤（《圣济总录·卷第六十一·黄胆门·三十六黄》）

治肝黄,病人齿黄,目如丹赤,口燥热渴,气力虚劣,身体青黄。眼中血出、气息急者,不堪医。

柴胡(去苗) 茵陈蒿 甘草(炙,锉) 常山(炒) 鳖甲(去裙襕,醋炙,各三分) 知母(焙,半两)

上六味,粗捣筛。每服五钱匕,水一盏半,入豉一百粒同煎至七分,去滓,投入炼了猪脂半合搅匀,食前温服,吐利为度。

35. 赤箭散(《圣济总录·卷第六十一·黄胆门·三十六黄》)

治人黄,病人面青,掩口,恶闻人声,或似颠狂。

赤箭(一两) 天竺黄(半两) 牛黄(一分) 铅白霜(一钱)

上四味,各捣研为散,和匀。每服一钱匕,食后煎金银汤调下。

36. 牡荆汤(《圣济总录·卷第六十一·黄胆门·三十六黄》)

治惊黄,病人面青身黄,心中烦乱,起卧不安,唇内疮生,目视䀮䀮。

牡荆子 白术(各半两) 芒硝(一分,研,汤成下)

上三味,二味细锉。用水二盏煎至一盏,去滓,下芒硝搅匀,食后温服。如病人望之色青,近之色白,身体凉冷,言语带邪,气急冲心,汗出不多,此是死候也。

37. 麻黄汤(《圣济总录·卷第六十一·黄胆门·三十六黄》)

治风黄,病人爱笑,腰背急,手足强,口干,舌上生疮,三部脉乱。

麻黄(去根节) 葛根(挫) 白术(各一两)

上三味,粗捣筛。每服五钱匕,水一盏煎至七分,去滓,食后,温服。

38. 赤小豆茯苓汤(《外台秘要·卷第四·黑疸方三首》)

疗黑疸身体及大便正黑。

赤小豆(三十枚) 茯苓(六铢) 瓜蒂(四铢) 雄黄(二铢) 甘草(半两,炙) 女萎(四铢)

上六味切,以水三升,煮小豆、茯苓,取八合汁;捣后四药为散,取前汁调半钱匕,适寒温服之,须臾当吐,吐则愈。一方云,疗久黄疸。忌大醋、海藻、菘菜。

39. 黄芪散(《圣济总录·卷第六十一·黄胆门·三十六黄》)

治髓黄,病人四肢疼痛无力,好眠冷地,身体遍黄,次便青绿色起,唇齿俱白,眼带微肿。

黄芪(锉) 黄连(去须) 甘草(生,锉,各半两) 黄芩(去黑心,一两)

上四味,捣罗为散。每服三钱匕,粳米泔调下,不拘时。

40. 养荣汤(《三因极一病证方论·卷之十·杂劳疸证治》)

治五疸,脚弱,心忪,口淡,耳响,微寒,发热,气急,小便白浊,当作虚劳治之。

黄芪 当归 桂心 甘草(炙) 橘皮 白术 人参(各一两) 白芍药(三两) 熟地黄 五味子 茯苓(各三分) 远志(去心炒,半两)

上为锉散。每服四大钱,水一盏半,姜三片,枣二个,煎至七分,去滓,空腹服。便粘遗泄加龙骨一两,咳嗽加阿胶,甚妙。

41. 大陷胸汤(《伤寒直格·卷下·诸证药石分剂》)

结胸而发黄者,同陷胸汤各半服下之;或误服巴豆热毒圆药下之,及损阴气,遂胁热利不止而发黄者。

大黄 芒硝(各三钱) 甘遂末(三字匕)

上锉如麻豆大,一剂分作二服。每服用水一盏,煮大黄至六分,内硝煎一二沸绞汁,内甘遂末一字匕半,温服。未快利再服,热恶不利者,以意加服。

42. 茵陈大黄汤(《仁斋直指附遗方论·卷之十六·五疸证治》)

治伤寒大热发黄,面目悉黄,小便赤。

茵陈蒿 栀子 柴胡 柏皮 黄芩 升麻 大黄(炒,各一两) 龙胆草(半两)

下为粗末。每服五钱,水煎服。

43. 茯苓渗湿汤

1)《仁斋直指附遗方论·卷之十六·五疸证治》

治黄疸,寒热呕吐,渴饮冷水,身体面目俱黄,小便不利。

白茯苓(五分) 茵陈(六分) 猪苓 泽泻 黄连 黄芩 栀子 汉防己 白术 苍术

陈皮　青皮　枳实(麸炒,各三分)

上㕮咀。每服水二钟煎至一钟,去滓,食前温服。

2)《卫生宝鉴·卷十四·腹中积聚·食劳疳黄》

治黄疸,寒热呕吐,渴欲饮冷,身体面目俱黄,小便不利,全不食,不得卧。

茵陈(六分)　白茯苓(五分)　木猪苓　泽泻(各三分)　黄连　黄芩(生)　栀子　汉防己　白术　苍术　陈皮　青皮(各二分)

上十二味㕮咀,作一服。水二盏煎至一盏,去柤,温服,空心食前。

44. 黄连散(《卫生宝鉴·卷十四·腹中积聚·黄疸论》)

治黄疸,大小便秘涩,壅热。

川大黄(好醋拌,炒)　黄连(各二两)　甘草(炙)　黄芩(各一两)

上四味为末。每服二钱,食后,温水调下,日三服。

45. 大黄散(《普济方·卷一百九十五·黄疸门·黄病小便淋涩》)

治黄病,腹胀满,小便赤而涩。

大黄(炒)二两　朴硝　栀子仁(各二两)　黄柏　冬葵子(各一两)

上为散。每服四钱,水一盏煎至六分,温服,日四五服,以利为度。

46. 无忌紫金丸(《普济方·卷一百九十五·黄疸门·诸黄》)

治积黄,理脾胃,退黄。

针砂(醋煮通红)　紫荆皮(酒浸)　香附子(炒)　三棱(醋浸一宿炒)　苍术(米泔浸)　青皮(去皮)　陈皮(去白)　厚朴(姜制)　缩砂(各一两)

上为末,醋糊为丸如梧桐子大。每服三十丸,酒椒汤下,热水下亦可。

47. 木香丸(《普济方·卷一百九十五·黄疸门·黄疸》)

治诸般黄疸,妇人血气不和,男子诸积。

木香(三钱)　皂矾(五分)　百药煎(五分)　蒸饼(八个,去皮捻碎)　平胃散　红枣肉(各四两)　针砂(一两,醋炒)

上为末,用好醋煮蒸饼、红枣肉入前药为一处,丸如梧桐子大。每服一十五丸,姜汤送下,日进二服。

48. 木通汤(《普济方·卷一百九十五·黄疸门·黄疸》)

治黄疸,脾胃积热,皮肉皆黄,烦躁口苦,小便赤涩。

木通(锉)　瞿麦(各一两)　赤茯苓(去黑皮)　白茅根　大青　秦艽(去苗、土,各三分)　生干地黄(焙,一两半)

上粗捣筛。每服五钱匕,水一盏半煎至八分,去滓,食前温服。

49. 甘露饮子(《普济方·卷一百九十五·黄疸门·黄疸》)

治胃热卒黄疸,遍身色黄,腹满,小便赤涩。并治齿龈宣露,口干齿痛,涎血臭气,饥而不欲食。

石斛　生地黄　天门冬(去心)　麦门冬(去心)　枇杷叶(去心)　黄芩　枳实(麸炒去瓤)　甘草　茵陈(去枝梗,各一两)　熟地黄(二两)

上为散。每服二钱,水一盏煎至七分,去滓,温服。

50. 四七汤(《普济方·卷一百九十五·黄疸门·黄疸》)

治黄疸。

半夏(五钱)　茯苓(四钱)　紫苏(二钱)　厚朴(二钱)

上为粗末。每服五钱,水一盏,生姜、枣煎至七分,去渣滓,无时服。

51. 针砂丸(《普济方·卷一百九十五·黄疸门·黄疸》)

治黄肿。

针砂(半斤,水淘净,醋浸三日,炒成土色为度)　平胃散(四两)　缩砂(一两)　香附子(四两)　陈皮　青皮(各一两)

上为细末,醋糊为丸如梧桐子大。每服四五十丸,饭后酒下。

52. 铁刷汤(《普济方·卷一百九十五·黄疸门·黄疸》)

治黄疸,面目遍身如金色。

良姜(六两,油炒)　茴香(二两,炒)　甘草(八两半)　苍术

上为细末。每服二钱,生姜三片,盐少许,水一盏,煎至七分,和渣空心服。

53. 增味导赤散（《普济方·卷一百九十五·黄疸门·黄疸》）

治黄疸有热，小便赤涩，面目黄。

黄芩　车前子　山栀子　川芎　赤芍药　生地黄　木通　甘草（炙，等分）

上㕮咀。加竹叶、姜水煎。一方加茵陈、龙胆草。

54. 瞿麦散（《普济方·卷一百九十五·黄疸门·黄病小便淋涩》）

治黄病，小便赤涩，心神烦闷。

瞿麦　茵陈　黄芩　麦门冬（去心，各一两）　大黄（一两半）　栀子仁（二两）

上为散。每服四钱，水一盏煎至六分，无时服，小便利为度。

55. 大分清饮（《景岳全书·卷之三十一贯集·杂证谟·黄疸》）

治积热闭结，小水不利，或致腰腹下部极痛，或湿热下利，黄疸，溺血，邪热畜血，腹痛淋闭等证。

茯苓　泽泻　木通（各二钱）　猪苓　栀子（或倍之）　枳壳　车前子（各一钱）

水一钟半煎八分，食远温服。如内热甚者，加黄芩、黄柏、草龙胆之属。如大便坚硬胀满者，加大黄二三钱。如黄疸，小水不利热甚者，加茵陈二钱。如邪热畜血腹痛者，加红花、青皮各一钱五分。

56. 火府丹（《景岳全书·卷之三十一贯集·杂证谟·黄疸》）

治心经积热，小便淋涩，黄疸烦渴。

生地黄（二两，杵膏）　木通　黄芩（炒，各一两）

上以二味为末，加蜜丸桐子大。每服五七十丸，木通汤下。

57. 茵陈饮（《景岳全书·卷之三十一贯集·杂证谟·黄疸》）

治挟热泄泻热痢，口渴喜冷，小水不利，黄疸湿热闭涩等症。

茵陈　焦栀子　泽泻　青皮（各三钱）　甘草（一钱）　甘菊花（二钱）

用水三四钟煎二钟，不时陆续饮之。

58. 消黄去疸汤（《石室秘录·卷六·水湿门》）

治黄疸之证，一身尽黄，两目亦黄。

茵陈（三钱）　薏仁　车前子（各三两）　茯苓（一两）　肉桂（三分）

一连四剂，黄去疸消矣。四剂之后，减半，加白术一两，煎汤饮之。再用四剂，则全愈而无后患矣。

59. 大黄甘草汤（《张氏医通·卷九·杂门·黄疸》）

目黄曰黄疸，亦有目黄而身不黄者。《经》云：风气与阳明入胃，循脉而上至目内眦，其人肥，则风气不得外泄，则为热中而目黄，烦渴引饮。

麻黄　石膏　生姜　大枣　甘草　白术

水煎。

60. 桂枝二越婢一汤（《张氏医通·卷九·杂门·黄疸》）

目黄曰黄疸，亦有目黄而身不黄者。《经》云：风气与阳明入胃，循脉而上至目内眦，其人肥，则风气不得外泄，则为热中而目黄，烦渴引饮。

桂枝（去皮）　芍药　麻黄　甘草　大枣　生姜　石膏

水煎。

61. 清瘟败毒饮（《温热经纬·卷四·余师愚疫病篇·疫证条辨》）

治淫热熏蒸，湿浊壅遏，则周身发黄。

生石膏（六两至八两，中剂二两至四两，小剂八钱至一两二钱）　小生地（大剂六钱至一两，中剂三钱至五钱，小剂二钱至四钱）　乌犀角（大剂六钱至八钱，中剂三钱至五钱，小剂二钱至四钱）　真川连（大剂四钱至六钱，中剂二钱至四钱，小剂一钱至钱五分）　栀子　桔梗　黄芩　知母　赤芍　元参　连翘　甘草　丹皮　鲜竹叶

先煮石膏数十沸，再下诸药，犀角磨汁和服。

三、治阴黄方

1. 大黄散（《太平圣惠方·卷第五十五·治阴黄诸方》）

治阴黄，小便不利而赤，身汗出者。

川大黄（二两，锉碎，微炒）　黄蘖（一两，锉）　栀子仁（一两）　川朴硝（二两）　甘草（一两，炙微赤，锉）　木通（一两，锉）

上件药，粗罗为散。每服四钱，以水一中盏煎至六分，去滓，温服，如人行十里再服，以利为度。

2. 秦艽散(《太平圣惠方·卷第五十五·治三十六种黄证候点烙论并方》)

治阴黄。

秦艽(一两,去苗) 旋覆花(半两) 赤茯苓(半两) 甘草(半两,炙微赤,锉)

上件药,捣筛为散。每服四钱,牛乳一中盏,煎至六分,去滓,不计时候温服。

3. 桑螵蛸汤(《圣济总录·卷第六十一·黄胆门·三十六黄》)

治阴黄病人色青,次却色赤,或经下后,头发自落,吃食渐少,吐;逆心烦,睡则梦与鬼交,气力虚乏,或食物难消。

桑螵蛸(锉,炒) 白术 黄芪(锉) 人参 赤茯苓(去黑皮,各一两) 甘草(炙,半两)

上六味,粗捣筛。每服五钱匕,水一盏半,入生姜一片,枣大拍碎,同煎至七分,去滓,食前温服。

4. 麻黄栀子汤(《圣济总录·卷第六十一·黄胆门·三十六黄》)

病人寒热,并十指疼痛,鼻中煤生,此是阴黄。

麻黄(去根节,半两) 栀子仁(七枚) 甘草(炙,三分)

上三味,各细锉,用水二盏煎至一盏,去滓,食后分温二服。

5. 茵陈附子干姜汤(《卫生宝鉴·卷二十三·阴黄治验》)

治因凉药过剂,变为阴证,身目俱黄,四肢皮肤冷,心下痞硬,眼涩不欲开,自利蜷卧。

附子(炮,去皮脐) 三钱 干姜(炮) 二钱 茵陈(一钱二分) 白术(四分) 草豆蔻(面裹煨,一钱) 白茯苓(去皮,三分) 枳实(麸炒) 半夏(汤泡七次) 泽泻(各半钱) 陈皮(三分,去白)

上十味吹咀,为一服。水一盏半,生姜王片,煎至一盏,去柤,凉服,不拘时候。

四、治急黄方

1. 瓜蒂散(《外台秘要·卷第四·急黄方六首》)

疗急黄,身如金色。

赤小豆(二七枚) 丁香(二七枚) 黍米(二七枚) 瓜蒂(二七枚) 麝香 熏陆香(等分,别研) 青布(二方寸,烧为灰)

水煎,温服。

2. 犀角散(《太平圣惠方·卷第五十五·治急黄诸方》)

治急黄,心膈烦躁,眼目赤痛。

犀角屑(一两) 茵陈(二两) 黄芩(一两) 栀子仁(一两) 川升麻(一两) 川芒硝(二两)

上件药,捣筛为散。每服四钱,以水一中盏,入竹叶三七片,煎至六分,去滓,不计时候温服。

3. 白鲜皮散(《太平圣惠方·卷第五十五·治急黄诸方》)

治急黄,头目四肢烦热疼痛,小便赤,大便难,心躁不得睡。

白鲜皮(半两) 川升麻(半两) 川朴硝(一两) 茵陈(一两) 黄芩(半两) 栀子仁(半两) 大青(半两) 川大黄(二两,锉碎,微炒) 葛根(半两,锉)

上件药,捣细罗为散。每服以新汲水调服三钱,须臾当利一两行,如人行十里未利,即再服。

4. 赤小豆散(《太平圣惠方·卷第五十五·治急黄诸方》)

治急黄身如金色。

赤小豆(一两) 丁香(一分) 黍米(一分) 瓜蒂(半分) 薰陆香(一钱) 青布(五寸,烧灰) 麝香(一钱,细研)

上件药,捣细罗为散,都研令匀。每服不计时候,以清粥饮调下一钱;若用少许吹鼻中,当下黄水即效。

5. 龙胆散(《太平圣惠方·卷第五十五·治急黄诸方》)

治急黄烦躁,渴欲饮水,面目如金色。

龙胆(一两,去芦头) 木通(一两,锉) 土瓜根(一两) 石膏(二两) 犀角屑(一两) 栀子仁(一两) 川大黄(一两,锉碎,微炒) 茅根(一握,锉) 川朴硝(一两)

上件药,捣筛为散。每服五钱,以水一大盏煎至五分,去滓,不计时候温服。

6. 吹鼻方(《圣济总录·卷第六十一·黄胆门·三十六黄》)

治急黄,病人心腹急闷,烦躁,身热,五日之间便发狂走,体如金色,起卧不安。

瓜蒂(七枚,捣筛)　乱发灰(一钱)

上二味,同研令匀。每用少许吹鼻中。

7. 茵陈栀子圆(《三因极一病证方论·卷之十·杂劳疸证治》)

治时行病,急黄及瘴疟疫疠。

茵陈　栀子(去皮尖)　芒硝　杏仁(去皮尖,炒,各三分)　豆豉(二分半,汤浸软,别研)　恒山　鳖甲(醋炙,各半两)　巴豆(去皮,压去油,一分)　大黄(蒸,一两一分)

上为末,饧饴为丸如梧子大。每服三丸,饮下,吐利为效。未知,加一丸,觉体气有异,急服之。

8. 黑豆煎(《普济方·卷一百九十五·黄疸门·急黄》)

治急黄,烦躁口干,遍身悉黄。

黑豆(一升)　生地黄汁　麦门冬　生藕汁(各二两)　酥(半两)

上先用水五盏煎黑豆至二盏,去豆取汁,再煎至一盏,然后下蜜、生地黄、麦门冬、生藕等汁,并酥相和,慢火煎成膏,瓷器盛,候冷。每服半匙或一匙,食后含化,日三服。

9. 瘴疸丸(《医学入门·外集·卷四杂病分类·外感》)

治时行及瘴疟疫疠,忽发黄,杀人最急,如觉体气有异,急制服之。

茵陈　山栀　大黄　芒硝(各一两)　杏仁(六钱)　常山　鳖甲　巴豆(各四钱)

为末,蒸饼为丸梧子大。每三丸,米饮下,吐利为效,未效加一钱。

五、治谷疸方

1. 茅根散(《太平圣惠方·卷第五十五·治三十六种黄证候点烙论并方》)

治食黄,腹中结燥。

茅根(一两,锉)　甘草(一分,炙微赤,锉)　大黄(一两,锉碎,微炒)

上件药,捣筛为散。分为五服,每服以水一大盏煎至五分,去滓,温服,如人行五七里再服,以利为度。

2. 红圆子(《三因极一病证方论·卷之十·谷疸证治》)

最治谷疸。

蓬术(锉)　三棱(锉,各二两,同以米醋煮一伏时)　胡椒(一两)　青皮(三两,炒)　阿魏(一分)

上为末,醋化阿魏,入陈米粉为糊,丸如梧子大,矾朱为衣。每服一百丸至二百丸,煎生姜甘草汤下。

3. 甘草茵陈汤(《四圣心源·卷七杂病解下·黄疸根原·谷疸》)

治谷疸腹满尿涩者,服后小便当利,尿如皂角汁状,其色正赤,一宿腹减,黄从小便去也。

茵陈(三钱)　栀子(三钱)　大黄(三钱)　生甘草(三钱)

煎大半杯热服。

六、治酒疸方

1. 栀子大黄汤(《金匮要略·卷中·黄疸病脉证并治》)

治酒黄疸,心中懊憹或热痛。

栀子(十四枚)　大黄(一两)　枳实(五枚)　豉(一升)

上四味,以水六升煮取二升,分温三服。

2. 牛胆圆(《备急千金要方·卷十伤寒方下·伤寒发黄第十四》)

治酒疸,身黄曲尘出方。

牛胆(一枚)　芫花(一升)　荛花(半升)　瓜蒂(三两)　大黄(八两)

上五味,四味㕮咀,以清酒一斗渍一宿,煮减半,去滓,内牛胆,微火煎令可丸如大豆。服一丸,日移六七尺不知,复服一丸至八丸,膈上吐,膈下下,或不吐而自愈。

3. 茯苓圆(《备急千金要方·卷十伤寒方下·伤寒发黄第十四》)

治心下纵横坚而小便赤,是酒疸者。

茯苓　茵陈　干姜(各一两)　白术(熬)　枳实(各三十铢)　半夏　杏仁(各十八铢)　甘遂(六铢)　蜀椒　当归(各十二铢)

上十味,为末,蜜和丸如梧子大。空腹服三丸,日三,稍稍加,以小便利为度。

4. 酒疸方(《外台秘要·卷第四·酒疸方七首》)

治酒疸。

生艾叶(一把)　麻黄(二两,去节)　大黄

（六分） 大豆（一升）

上四味，切，清酒五升煮取二升，分为三服。

5. 泽泻散（《圣济总录·卷第六十一·黄胆门·三十六黄》）

治酒黄，病人五脏积热，面赤，言语带邪，昏沉错乱，目中黄色。

泽泻（锉） 黄芩（去黑心） 白鲜皮 茵陈蒿 阿胶（炒燥，一两） 甘草（炙，锉，三分）

上六味，捣罗为散。每服一钱半匕，空心米饮调下，日三。

6. 金黄丸（《黄帝素问宣明论方·卷七·积聚门·积聚总论》）

治酒积、食积，诸积面黄，疸积硬块。

荆三棱 香附子（半两） 泽泻（二钱半） 巴豆（四十九粒，油出） 黍米粉 牵牛（二钱半）

上为末，用栀子煎汤和丸如绿豆大。每服三至五丸，如心痛，艾醋汤下七丸。

7. 半夏汤（《三因极一病证方论·卷之十·酒疸证治》）

治酒疸，发黄，身无热，睛盲了了，腹满欲呕，心烦，足热；或成癥癖，心中懊侬，其脉沉弦，或紧细。

半夏（洗去滑） 茯苓 白术（各二两） 枳壳（麸炒去瓤） 甘草（炙） 大戟（炒，各二两） 黄芩 茵陈 当归（各一两）

上为锉散。每服四大钱，水一盏半，姜三片，煎七分，去滓，空腹服。

8. 葛术汤（《医学入门·外集·卷四杂病分类·外感》）

治酒疸及脾经肉疸，癖疸，劳役疸，肾经黑疸。

葛根 白术 桂心（各一钱） 豉 杏仁 甘草（各五分） 枳实（三分）

水煎服。热者去桂、术，加山栀一钱。

9. 酒蒸黄连丸（《医学入门·外集·卷四杂病分类·外感》）

治酒疸及脾经肉疸，癖疸，劳役疸，肾经黑疸；酒毒积热，下血，肛门作热，又厚肠胃。

黄连（净，锉，一斤）

用好酒四盏，浸瓦器中，置甑上，累蒸至烂，取出晒干为末，水丸梧子大。每五十丸，温水下。

10. 仁妙香散（《医学入门·外集·卷四杂病分类·外感》）

治酒疸及脾经肉疸，癖疸，劳役疸，肾经黑疸。

麝香（一钱） 山药 茯苓 茯神 黄芪 远志（各一两） 人参 甘草 桔梗（各五钱） 木香（二钱半） 辰砂（三钱）

上为末。每二钱，温酒调服。

11. 龙脑鸡苏丸（《医学入门·外集·卷四杂病分类·外感》）

治酒疸及脾经肉疸，癖疸，劳役疸，肾经黑疸。

薄荷（一斤） 麦门冬（四两） 蒲黄 阿胶（各二两） 甘草（一两半） 人参 黄芪（各一两，为末） 地黄（六两，另末） 银柴胡 木通（各二两，用汤半碗浸二宿，取汁）

用蜜二斤炼一二沸，入生地末六两搅匀，入柴、木汁，慢火熬成膏，然后将前药同和，为丸豌豆大。每二十丸，嚼破，熟水下。

12. 硝黄栀子汤（《四圣心源·卷七杂病解下·黄疸根原·酒疸》）

治酒疸心中懊侬，热疼恶心欲吐者。

栀子（三钱） 香豉（三钱） 大黄（三钱） 枳实（三钱）

煎一杯，热分三服。

七、治黄汗方

1. 黄芪芍桂苦酒汤（《金匮要略·卷中·水气病脉证并治》）

黄汗之为病，身体肿，发热汗出而渴，状如风水，汗沾衣，色正黄如蘗汁，脉自沉，从何得之？师曰：以汗出入水中浴，水从汗孔入得之，宜黄芪芍桂苦酒汤主之。

黄芪（五两） 芍药（三两） 桂枝（三两）

上三味，以苦酒一升，水七升相和，煮取三升，温服一升。当心烦，服至六七日乃解，若心烦不止者，以苦酒阻故也。一方用美酒醢代苦酒。

2. 桂枝加黄芪五两汤（《三因极一病证方论·卷之十·黄汗证治》）

治黄汗，身肿汗出，出已辄轻，久之必身瞤，胸中痛，腰以下无汗，腰髋弛痛，如有物在皮中。剧者不能食，烦躁，小便不利。

桂枝（去皮） 芍药（各三两） 甘草（炙，二两） 黄芪（五两）

上为锉散。每服四钱，水盏半，姜五片，枣三枚，煎七分，去滓，温服。仍饮热粥以助药力，温覆取微汗，未汗，又服。

3. 桂枝黄芪汤（《仁斋直指附遗方论·卷之十六·五疸证治》）

治黄汗自出，发热身肿，小便不利。

白芍药（一两半）　辣桂（一两）　甘草（炙，一两）　黄芪（炙，二两）　黄芩（半两）

上锉散。每服四钱，水盏半，姜五片，枣三枚煎服，覆取微汗，未汗，再服。

4. 芪陈汤（《医学入门·外集·卷四杂病分类·外感》）

治黄汗。

黄芪　赤芍　茵陈（各一钱）　石膏（二钱）　麦门冬　豆豉（各五分）

姜煎，温服。

5. 茵陈三物汤（《医学入门·外集·卷四杂病分类·外感》）

治汗溺俱黄，身体肿。

茵陈（三钱）　山栀　黄连（各二钱）

水煎。

八、治劳黄方

1. 硝石矾石散（《金匮要略·卷中·黄疸病脉证并治》）

黄家，日晡所发热，而反恶寒，此为女劳得之。膀胱急，少腹满，身尽黄，额上黑，足下热，因作黑疸。其腹胀如水状，大便必黑、时溏，此女劳之病，非水也。腹满者难治。硝石矾石散主之。

硝石　矾石（烧，等分）

上二味，为散。以大麦粥汁和服方寸匕，日三服。病随大小便去，小便正黄，大便正黑，是候也。

2. 鳖甲散（《太平圣惠方·卷第五十五·治劳黄诸方》）

治劳黄，手足烦热，肢节疼痛，小腹拘急，时有虚汗。

鳖甲（一两半，涂醋炙令黄，去裙襕）　柴胡（三分，去苗）　茵陈（三分）　地骨皮（三分）　赤芍药（三分）　黄芪（三分，锉）　栀子仁（三分）　麦门冬（三分，去心）

上件药，捣筛为散。每服三钱，以水一中盏煎至六分，去滓，不计时候温服。

3. 秦艽散（《太平圣惠方·卷第五十五·治劳黄诸方》）

治劳黄，心脾热壅，皮肉面目悉黄。

秦艽（半两，去苗）　犀角屑（半两）　黄芩（三分）　柴胡（一两，去苗）　赤芍药（半两）　茵陈（一两）　麦门冬（一两，去心）　川大黄（二两，锉碎，微炒）

上件药，捣粗罗为散。每服四钱，以水一中盏煎至六分，去滓，温服，日三四服，以利为度。

4. 柴胡散（《太平圣惠方·卷第五十五·治三十六种黄证候点烙论并方》）

治劳黄。

柴胡（一两，去苗）　茵陈（半两）　犀角屑（半两）　麦门冬（一两，去心）　鳖甲（二两，涂醋炙微黄，去裙襕）　甘草（半两，炙微赤，锉）

上件药，捣筛为散。每服四钱，以水一中盏煎至六分，去滓，不计时候温服。

5. 龙胆散（《太平圣惠方·卷第五十五·治劳黄诸方》）

治劳黄，额上汗出，手足中热，四肢烦疼，薄暮寒热，小便自利。

龙胆（二分，去芦头）　甘草（三分，炙微赤，锉）　牡蛎（一两，烧为粉）　麦门冬（三分，去心）　柴胡（三分，去苗）　川升麻（三分）　犀角屑（三分）

上件药，捣筛为散。每服三钱，以水一中盏煎至五分，去滓，入生地汁半合，不计时候温服。

6. 鹿茸散（《太平圣惠方·卷第五十五·治三十六种黄证候点烙论并方》）

治房黄。

鹿茸（一两，去毛，涂酥微炙）　熟干地黄（一两）　山茱萸（一两）　五味子（一两）　黄芪（一两，锉）　牡蛎（一两，烧为粉）

上件药，捣细罗为散。不计时候，以温酒调下二钱。

7. 菟丝子丸（《医学入门·外集·卷四杂病分类·外感》）

治女劳疸。

菟丝子（五两）　山药（二两）　莲肉（二两）　白茯苓（一两）

为末，山药留一半打糊，丸梧子大。每五十丸，空心，盐汤下。

8. 古矾硝散（《医学入门·外集·卷四杂病分类·外感》）

治女劳疸。

矾石 硝石(各一钱)

为末,大麦粥饮调服。治法取汗治女劳疸,或去硝换滑石治湿疸。

9. 滋肾丸(《医学入门·外集·卷四杂病分类·外感》)

治女劳疸。

黄蘗 知母(各二两) 肉桂(去粗皮,二钱)

共研细末,熟水或炼蜜为丸如梧桐子大。每服三五十丸,空腹时百沸汤或盐汤下。

九、治脏腑黄方

1. 柴胡散(《太平圣惠方·卷第五十五·治三十六种黄证候点烙论并方》)

治肝黄。

柴胡(一两,去苗) 甘草(半两,炙微赤,锉) 决明子(半两) 车前子(半两) 羚羊角屑(半两)

上件药,捣筛为散。每服三钱,以水一中盏煎至五分,去滓,不计时候温服。

2. 附子散(《太平圣惠方·卷第五十五·治三十六种黄证候点烙论并方》)

治肾黄。

附子(一分,炮裂,去皮脐) 干姜(一分,炮裂,锉) 生干地黄(二两)

上件药,捣筛为散,分为三服。每服,以水一大盏煎至五分,去滓,不计时候温服。

3. 栝蒌散(《太平圣惠方·卷第五十五·治三十六种黄证候点烙论并方》)

治肺黄。

栝蒌(一枚,干者) 柴胡(半两,去苗) 甘草(半两,炙微赤,锉) 款冬花(半两) 芦根(半两,锉) 贝母(半两,煨令微黄)

上件药,捣筛为散。每服五钱,以水一大盏,入生姜半分,煎至五分,去滓,不计时候温服。

4. 人参散(《太平圣惠方·卷第五十五·治三十六种黄证候点烙论并方》)

治胃黄。

人参(一两,去芦头) 黄芩(一两) 赤茯苓(一两) 栝蒌(一枚) 枳壳(一两半,麸炒微黄去瓤) 甘草(半两,炙微赤,锉)

上件药,捣筛为散。每服五钱,以水一大盏煎至五分,去滓,不计时候温服。

5. 车前子散(《太平圣惠方·卷第五十五·治三十六种黄证候点烙论并方》)

治胆黄。

车前子(半两) 秦艽(半两,去苗) 甘草(半两,炙微赤,锉) 犀角屑(半两)

上件药,捣筛为散。每服五钱,以水一大盏煎至五分,去滓,入生地黄汁半合,不计时候温服。

6. 石膏散(《太平圣惠方·卷第五十五·治三十六种黄证候点烙论并方》)

治脑黄。

石膏(二两) 秦艽(一两,去苗) 犀角屑(一两) 栀子仁(一两) 甘草(半两,炙微赤,锉)

上件药,捣筛为傲。每服四钱,以水一中盏煎至六分,去滓,不计时候温服。

7. 独活散(《太平圣惠方·卷第五十五·治三十六种黄证候点烙论并方》)

治脊禁黄。

独活(一两) 麻黄(一两,去根节) 犀角屑(半两) 秦艽(半两,去苗) 桑根白皮(半两,锉) 甘草(半两,炙微赤,锉)

上件药,捣筛为散。每服四钱,以水一中盏煎至六分,去滓,不计时候温服。

8. 土瓜根散(《太平圣惠方·卷第五十五·治三十六种黄证候点烙论并方》)

治脾黄。

土瓜根(半两) 栝蒌根(半两) 甘草(半两,炙微赤,锉) 枳壳(半两,麸炒微黄去瓤)

上件药,捣筛为散。每服三钱,以水一中盏煎至五分,去滓,不计时候温服。

9. 地骨皮散(《太平圣惠方·卷第五十五·治三十六种黄证候点烙论并方》)

治髓黄。

地骨皮(一两) 柴胡(一两,去苗) 人参(二两,去芦头) 羚羊角屑(一两) 甘草(一两,炙微赤,锉)

上件药,捣筛为散。每服四钱,以水一中盏煎至五分,去滓,入生地黄汁半合,不计时候温服。

10. 四味黄芩汤(《圣济总录·卷第六十一·黄胆门·三十六黄》)

治肠黄,心中闷绝,肠内疠痛,状如刀刺。先烙大肠俞，次烙小肠俞，次烙气海。

黄芩（去黑心） 当归（各一两） 黑豆（半合） 茅根（半两）

上四味，各细锉，分作三服。水一盏半煎至八分，去滓，食前温服，日三。

11. 鸡参饮（《圣济总录·卷第六十一·黄胆门·三十六黄》）

治肾黄，病人脚冷，面目俱青，身上冷，脐下结硬，气急冲心。

鸡子（去壳，一枚） 人参（一两） 蜜（一合） 生姜汁（半合） 朴硝（一分，与鸡子同研匀）

上先将人参，姜、蜜，用水一升煎至七合，去滓，入鸡子、朴硝搅和，更煎五七沸，空心顿服。

12. 黄硝汤（《圣济总录·卷第六十一·黄胆门·三十六黄》）

治肺黄，病人口干舌缩，目赤，鼻出血。

大黄（锉，炒） 硝石（碎，各半两）

上二味，和匀，用水二盏煎至一盏，去滓，空心分温二服。

13. 盐蜜煎方（《圣济总录·卷第六十一·黄胆门·三十六黄》）

治脾黄胀满，气冲胸膈，大肠不通。

盐（捣末，半两） 蜜（二合） 皂荚（捣末，一分）

上三味，先将盐入铫子内，次下蜜、皂荚末，慢火煎可丸，候冷，丸如枣核大，以腻粉滚为衣。内下部中，良久大便通利。

14. 续随汤（《圣济总录·卷第六十一·黄胆门·三十六黄》）

治血黄，病人三日，鼻中出血，大小便亦下血，心间烦闷，腹中有块，痛如虫咬，吐逆喘粗。

续随子（十四粒，细研）

上一味，用水一盏煎至六分，去滓，放冷顿服，当吐泻愈。

15. 茅根汤（《圣济总录·卷第六十一·黄胆门·三十六黄》）

治血黄，病人三日，鼻中出血，大小便亦下血，心间烦闷，腹中有块，痛如虫咬，吐逆喘粗。

生茅根（锉，一握） 生地黄（拍碎，一两） 刺蓟（锉，半两）

上三味，以水三盏煎至一盏半，去滓，食后分温二服。

16. 黄芩汤（《圣济总录·卷第六十一·黄胆门·三十六黄》）

治胆黄，病人体上黄绿色，胸中气满或硬，不下饮食。

黄芩（去黑心，三分） 芍药（一两半）

上二味，粗捣筛。每服五钱匕，水一盏半煎至七分，去滓，食后温服，日三。

17. 柴胡汤（《圣济总录·卷第六十一·黄胆门·三十六黄》）

治心黄，病人面赤，口张气急，多惊饶睡，手脚烦疼，舌上疮生，心下急闷，不欲饮食，舌缩口干，七八日内必发狂走。

柴胡（去苗） 枳壳（去瓤麸炒） 升麻 黄连（去须，各一两） 麻黄（去根节，一两半） 知母（切，焙） 栀子仁（各三分） 甘草（炙，锉，三分）

上八味，粗捣筛。每服五钱匕，水一盏半煎至七分，去滓，食后温服，日三，后饮少热粥以助药力，汗出为度。

18. 肾疸汤（《东垣试效方·小儿门》）

治肾疸，目黄，甚至浑身黄，小便赤涩。

升麻（半两） 羌活 防风 藁本 独活 柴胡（各半钱） 白术（半钱） 苍术（一钱） 猪苓（四分） 泽泻（三分） 茯苓（二分） 葛根（半钱） 甘草（三分） 黄蘗（二分） 人参（三分） 神曲（六分）

上件锉如麻豆大，分作一服。每服水三盏煎至一盏，去滓，稍热服，食前。

十、治走马黄方

竹叶汤（《圣济总录·卷第六十一·黄胆门·三十六黄》）

治走马黄，病人眼黄面赤，狂言骂詈，努目高声，起卧不安，发即狂走。

竹叶（细切，一握） 小麦（二合） 生姜（切，一两） 白马通（新者绞取汁，一合，汤成下）

上四味，用水三盏，先煎麦取二盏，去麦下竹叶、生姜，煎至一盏半，去滓，入白马通汁一合和匀，分温二服。

十一、治小儿黄疸方

1. 茯苓渗湿汤（《东垣试效方·小儿门》）

治小儿面色痿黄，腹膜胀，食不下。

麻黄　桂枝(各二分)　杏仁(二个)　草豆蔻　厚朴　曲末(各二分)　柴胡(半分)　羌活(二分)　白术(半分)　吴茱萸(二分)　升麻(一分)　苍术　泽泻　茯苓　猪苓　橘红(各二分)　青皮　黄连(各半钱)　黄柏(二分)

上都作一服,水一大盏煎至七分,去滓,大温服,食前。

2. 升阳益血汤(《东垣试效方·小儿门》)

治小儿遍身黄色。

蝎梢(二分)　曲米(三分)　厚朴　当归(各一钱)　桃仁(十个)　升麻(三分)

都作一服,水一盏煎至半盏,去滓,稍热服,食前。

3. 加减泻黄散(《卫生宝鉴·卷十九·小儿门》)

治小儿夏季身热痿黄。

黄连　茵陈(各五分)　黄柏　黄芩(各四分)　茯苓　栀子(各三分)　泽泻(二分)

上为散。

4. 连翘赤小豆汤(《婴童百问·卷之六·黄疸第五十九问》)

治小儿伤寒发黄,身热。

麻黄(去节)　连翘　甘草　生姜　赤小豆　生梓白皮(各二两)　杏仁(四十一粒)　大枣(十二枚)

上锉散,白水煎。

5. 地黄饮子(《慈幼新书·胃热身黄》)

治婴孩小儿生下,满身面目皆黄,状如金色,或面赤身热,眼闭不开,大便不通,小便如山栀汁,满身生疮。

生地黄(二钱)　赤芍(二钱)　羌活(去芦,一钱)　当归(去芦,一钱)　甘草(一钱)

6. 犀角散(《慈幼新书·胃热身黄》)

治婴孩小儿病疸一身尽黄。

犀角(五钱)　茵陈(二钱五分)　瓜蒌根(二钱五分)　升麻(煨,二钱五分)　龙胆草(二钱五分)　甘草(二钱五分)　生地黄(二钱五分)　寒水石(煅,二分半,干葛五钱而无瓜蒌根另一方)

上㕮咀,用水煎,不拘时候服。

【论用药】

一、治黄疸常用药

1. 干苔

《本草蒙筌·卷之三·草部下·干苔》:"主黄疸心烦,致暴热攻肠胃内。"

2. 土贝母

《本草正·山草部·土贝母》:"大治肺痈、肺痿、咳喘、吐血、衄血,最降痰气,善开郁结、止疼痛、消胀满、清肝火、明耳目,除时气烦热、黄疸、淋闭、便血、溺血,解热毒,杀诸虫,及疗喉痹、瘰疬、乳痈、发背、一切痈疡肿毒、湿热恶疮、痔漏、金疮出血、火疮疼痛。"

3. 土瓜子

《本草汇言·卷之六·草部·土瓜子》:"此药寒润流利,故《大氏方》称为润心肺,止吐血之暴热;凉肝脾,退黄疸之久延。"

4. 土瓜根

《本草汇言·卷之六·草部·土瓜根》:"疗黄疸,破瘀血,下蛊毒,利大小便之药也。(《日华子》)此药禀清肃阴寒之气(茹日江稿),苦寒通利,除湿热热毒,入血分诸病为多,故《大氏方》主治内疸热结,瘀血内闭,蛊毒痰疟,二便不通,及天行热疾,酒毒石毒,鼠瘘疔痈等证。并取根及叶捣汁,少少与服,当吐下即愈。"

5. 土茜草

《本草纲目拾遗·卷三·草部上·土茜草》:"葛祖方:治风气痛,通经下胎,黄疸,鬼箭打,瘕痞,蛇伤。《药鉴》云:功专活血,治跌扑、痈毒、癥瘕、经闭便血、崩中带下、痔漏风痹、鬼箭风、臌胀、黄疸、蛇伤。"

6. 大豆

《本草汇言·卷之十四·谷部菽豆类·大豆》:"黄疸水肿方中用之。(《唐本草》)"

7. 大黄

《本草纲目·草部第十七卷·草之六·大黄》:"下痢赤白,里急腹痛,小便淋沥,实热燥结,潮热谵语,黄疸诸火疮。(时珍)"

8. 大戟

《本草汇言·卷之五·草部·大戟》:"(《大氏方》)治黄疸,小水不通。"

9. 万年青

《本草纲目拾遗・卷五・草部下・万年青》："王安《采药方》：治中满蛊胀，黄疸心疼，哮喘咳嗽，跌打伤。"

10. 小青草

《本草纲目拾遗・卷三・草部上・小青草》："黄疸，劳虐发热。"

11. 小将军

《本草纲目拾遗・卷四・草部中・小将军》："葛祖方：治黄疸脚气，丹毒游风，吐血咳血。"

12. 山豆根

《本草汇言・卷之六・草部・山豆根》："此药苦寒清肃(朱正泉稿)，得降下之令，善除肺胃郁热，如咽喉肿痹不通，小儿丹毒热肿，妇人血气腹胀，及痢疾赤白，急黄疸证。"

13. 山栀子

《本草求真・上编・卷四泻剂・泻火・山栀子》："疸黄、疝气。"

14. 山慈姑

《本草汇言・卷之五・草部・山慈姑》："(陈氏藏器方)治痈疽疔肿，一切恶疮，及黄疸疾。"

15. 千里及

《本草汇言・卷之七・草部・千里及》："千里及解疫热，清疸疟之药也。(藏器)主南北疫气(苏水门稿)，黄疸瘴疟，赤白痢疾，并解蛊毒。煮汁取吐下诸证即平。"

16. 马牙半支

《本草纲目拾遗・卷五・草部下・马牙半支》："治蛇咬疔疽，便毒风痹，跌扑黄疸，擦汗斑尤妙。"

17. 马牙硝

《本草纲目・石部第十一卷・金石之五・马牙硝》："治伤寒狂躁，胃烂发斑，温瘴脚气，黄疸头痛，目昏鼻塞，口疮喉痹，重舌肠痈等病。"

18. 王瓜

《新修本草・卷第九・王瓜》："试疗黄疸、破血，南者大胜也。"

19. 天花粉

《证类本草・卷第三十・天花粉》："主消渴、身热、烦满、大热，补气安中，续绝伤，除肠中固热，八疸身面黄，唇干口燥，短气，通月水，止小便利。"

20. 无根草

《本草纲目拾遗・卷七・藤部・无根草》："《百草镜》：治癃淋浊痢，带下黄疸。"

21. 云芎

《滇南本草・第二卷・云芎》："补中益气，兼治黄疸，亦治妇人赤白带下，烦燥最良，同南苏叶煎服。"

22. 木通

《本草正・蔓草部・木通》："能利九窍，通关节，消浮肿，清火退热，除烦渴、黄疸。"

23. 五色石脂

《本草乘雅半偈・第二帙・五色石脂》："主黄疸，泄痢肠澼脓血，阴蚀，下血赤白，邪气痈肿，疽痔恶疮，头疡疥瘙。"

24. 水杨柳

《本草备要・木部・水杨柳》："枝，煎汁，治黄疸。"

25. 贝母

《证类本草・卷第八・贝母》："主胸胁逆气，疗时疾、黄疸。"

26. 牛乳

《本草纲目・兽部第五十卷・兽之一・牛》："治反胃热哕，补益劳损，润大肠，治气痢，除疸黄，老人煮粥甚宜。(时珍)"

27. 风延母

《证类本草・卷第八・风延母》："主蛇、犬毒，恶疮，痈肿，黄疸。"

28. 丹雄鸡

《本草经集注・虫兽三品・丹雄鸡》："醯渍之一宿，治黄疸，破大烦热。"

29. 乌芋

《证类本草・卷第二十三・乌芋》："明耳目，止渴，消疸黄，消风毒，除胸胃热，治黄疸，开胃下食。"

30. 乌韭

《本草经集注・草木下品・乌韭》："治黄疸。"

31. 方解石

《本草经集注・玉石三品・方解石》："主治胸中留热、结气，黄疸，通血脉，去蛊毒。"

32. 甘储

《本草纲目拾遗・卷八・诸蔬部・甘储》："湿

热黄疸之症有四：一曰阴黄，由气血败也；一曰表邪发黄，即伤寒症也；一曰胆黄，惊恐所致也；更有阳黄一症，或风湿外感，或酒食内伤，因湿成热，因热成黄者，用此薯煮食，其黄自退。”

33. 甘遂

《本草汇言·卷之五·草部·甘遂》：“仲景方：治黄疸喘满，小便自利者。”

34. 甘蕉

《本草纲目·草部第十五卷·草之四·甘蕉》：“主黄疸(孟诜)。”

35. 石打穿

《本草纲目拾遗·卷五·草部下·石打穿》：“石打穿治黄疸。”

36. 石胆

《本草述钩元·卷五·石部·石胆》：“方书用治胀满黄疸。”

37. 石脂

《本草正·金石部·石脂》：“调中则可疗虚烦惊悸，止吐血、衄血，壮筋骨，厚肠胃，除水湿、黄疸、痈肿疮毒，排脓长肉，止血生肌之类是也。”

38. 石蕊

《本草汇言·卷之七·草部·石蕊》：“治肾热小便淋闭及湿热五疸诸疾。”

39. 龙胆

《本草图经·草部上品之上卷第四·龙胆》：“古方治疸多用之。《集验方》谷疸丸，苦参三两，龙胆一两，二物下筛，牛胆和丸，先食以麦饮服之，如梧子五丸，日三，不知稍增。《删繁方》：治劳疸，同用此龙胆，加至二两，更增栀子仁三七枚，三物同筛，捣、丸以猪胆，服如前法，以饮下之。其说云：劳疸者，因劳为名；谷疸者，因食而劳也。”

40. 东壁土

《证类本草·卷第五·东壁土》：“主伤寒时气，黄疸病，烦热，汤淋取汁顿服之。”

41. 田螺

《本草纲目·介部第四十六卷·介之二·田螺》：“利湿热，治黄疸。”

《得配本草·卷八·介部·田蠃》：“除黄疸，脚气上冲，小腹急硬，俱此治之。”

42. 白毛藤

《本草正义·卷之六·草部·白毛藤》：“赵氏《纲目拾遗》藤部载之，谓除骨节风痉痛，清湿热，治黄疸，水肿，小儿蛔结腹痛，止血淋、疝气。”

43. 白石英

《证类本草·卷第三·白石英》：“能治肺痈，吐脓，治嗽逆上气，疸黄。”

44. 白英

《本草经集注·草木上品·白英》：“主治寒热，八疸，消渴，补中益气。”

45. 白茅

《本草乘雅半偈·第五帙·白茅》：“若黄胆、谷胆、劳疸、黄汗、石水，色变于色、标见于皮者。猪为水畜，君以茅根，亦广《肘后》治水方法，但前方偏于向右，此更兼于从左。”

《本草通玄·卷上·草部·茅根》：“主胃热烦渴、吐衄、黄疸、水肿，消瘀血，通月闭，止喘呕，利小便，亦良物也。”

46. 白矾

《本草正·金石部·白矾》：“所用有四：其味酸苦，可以涌泄，故能吐下痰涎，治癫痫、黄疸。”

47. 白蒿

《本草汇言·卷之三·草部·白蒿》：“捣汁可退黄疸，并热厥心痛，赤白痢疾。”

48. 白鲜

《本草蒙筌·卷之二·草部中·白鲜》：“疗遍身黄疸湿痹，手足不能屈伸。”

《本草乘雅半偈·第六帙·白藓根皮》：“主头风，黄疸，咳逆，淋沥，女子阴中肿痛，湿痹死肌，不可屈伸起止行步。”

49. 瓜蒂

《本草经集注·果菜米谷有名无实·瓜蒂》：“去鼻中息肉，黄疸。”

50. 冬葵子

《本草汇言·卷之四·草部·冬葵子》：“若毒痢，若斑疹，若痧胀，若黄疸，若肠痈脓血留难，若服饵丹石热药，并宜食之。”

51. 半天河

《证类本草·卷第五·半天河》：“腊雪水，大寒水也，故解一切毒。治天行时气、温疫、热痢、丹石发、酒后暴热、黄疸。”

52. 半夏

《神农本草经疏·卷十·草部下品之上·半夏》：“治黄疸喘满，小便自利，不可除热者。”

53. 发

《证类本草・卷第十五・乱发》:“《肘后方》:治黄疸。又方:女劳疸,身目皆黄,发热恶寒,小腹满急,小便难,由大热大劳交接后入水所致。”

《本草述钩元・卷三十二・人部・发》:“黄疸尿赤,女劳黄疸。”

《本草思辨录・卷四・乱发》:“仲圣猪膏发煎治黄疸与阴吹正喧,以猪膏润燥,乱发引入下焦血分,消瘀通关格利水道。”

54. 地丁

《本草正义・卷之四・草部・地丁》:“又有以治黄疸者,亦清热利湿之功用也。”

55. 地锦

《本草纲目・草部第二十卷・草之九・地锦》:“脾劳黄疸,如圣丸:用草血竭、羊膻草、桔梗、苍术各一两,甘草五钱,为末。”

56. 地骷髅

《本草纲目拾遗・卷八・诸蔬部・地骷髅》:“万应丹海昌方:治黄疸变为臌胀,气喘翻胃,胸膈饱闷,中脘疼痛,并小儿痞疾结热,噤口痢疾,结胸伤寒,伤力黄肿,并脱力黄各症。”

57. 芒硝

《证类本草・卷第三・芒硝》:“能通女子月闭、癥瘕,下瘰疬、黄疸病。”

58. 芎䓖

《本草述钩元・卷八・芳草部・芎䓖》:“消瘴黄疸。”

59. 朴硝

《本草纲目・石部第十一卷・金石之五・朴硝》:“下瘰疬黄疸病、时疾壅热,能散恶血,堕胎,敷漆疮。”

60. 百草霜

《本草纲目・纲目第七卷(下)・土之一・百草霜》:“止上下诸血,妇人崩中带下、胎前产后诸病,伤寒阳毒发狂,黄疸,疟痢,噎膈,咽喉口舌一切诸疮。”

61. 伏鸡子根

《证类本草・卷第六・伏鸡子根》:“主解百药毒,诸热烦闷急黄,天行黄疸,疸疮,疟瘴中恶,寒热头痛,马急黄及牛疫,并水磨服。”

62. 凫茨

《本草蒙筌・卷之三・草部下・凫茨》:“压丹石,除胸膈痞气,下石淋,退面目疸黄。”

63. 米醋

《本草求真・上编・卷四泻剂・平泻・米醋》:“疸黄痈肿。”

64. 灯心草

《本草汇言・卷之三・草部・灯心草》:“《集简方》:治湿热黄疸。”

65. 赤小豆

《本草述钩元・卷十四・谷部・赤小豆》:“(诸本草)方书治脚气、黄疸。”

66. 芹菜

《本草汇言・卷之十六・菜部・芹菜》:“治五种热疸黄病,妇人血热暴崩,天行时火烦渴诸证。”

67. 丽春草

《本草图经・本经外草类卷第十九・丽春草》:“单服之,主疗黄疸等。”

68. 豕

《本草纲目・兽部第五十卷・兽之一・豕》:“解地胆、亭长、野葛、硫黄毒、诸肝毒,利肠胃,通小便,除五疸水肿,生毛发。”

69. 困来草

《本草纲目拾遗・卷四・草部中・困来草》:“治黄疸:用困来草、石芫荽,即鹅儿不食草。”

70. 针砂

《本草纲目・金石部第八卷・金石之一・针砂》:“消积聚肿满、黄疸,平肝气,散瘿。”

71. 何首乌

《本草述钩元・卷十一・蔓草部・何首乌》:“方书治中风、头痛、行痹、鹤膝风、痫证、黄疸。”

72. 鸡子

《名医别录・上品・卷第一・卵白》:“醯渍之一宿,治黄疸,破大烦热。”

73. 鸡距子

《本草述钩元・卷十八・夷果部・鸡距子》:“湿热黄疸。”

74. 驴头肉

《本草纲目・兽部第五十卷・兽之一・驴》:“同姜齑煮汁日服,治黄疸百药不治者。(时珍。出《张文仲方》)”

75. 青石

《新修本草・卷第三・青石》:“主黄疸,泄痢,肠澼,脓血,阴蚀,下血,赤白,邪气,痈肿,疽痔,恶疮，头疡，疥瘙。主养肝胆气，明目，疗黄疸，泄痢，肠澼，女子带下百病，及疸痔，恶疮。”

76. 苦参

《名医别录·中品·卷第二·苦参》：“主心腹结气、癥瘕积聚、黄疸、溺有余沥；逐水，除痈肿，补中，明目止泪。”

77. 苦壶卢

《本草汇言·卷之十六·菜部·苦壶卢》：“故时贤诸方书，用治黄疸脚气，及水胀不行之证，捷如桴鼓。”

78. 苦瓠

《证类本草·卷第二十九·苦瓠》：“苦瓠，煎取汁，滴鼻中出黄水，去伤寒，鼻塞，黄疸。”

79. 刺蒺藜

《本草汇言·卷之四·草部·刺蒺藜》：“《苏氏方》主水结浮肿，气臌喘满，疸黄脚气等疾。”

80. 金鱼

《本草纲目拾遗·卷十·鳞部·金鱼》：“治疯癫、石臌、水臌、黄疸。”

81. 金钟薄荷

《本草纲目拾遗·卷三·草部上·金钟薄荷》：“止吐血、黄疸、跌打、诸般风气，合济阴丸。”

82. 兔耳一支箭

《本草纲目拾遗·卷五·草部下·兔耳一支箭》：“肺痈肺痿，黄疸心痛、跌打风气伤力、咳嗽咯血肿毒。”

83. 狗牙半支

《本草纲目拾遗·卷五·草部下·狗牙半支》：“治痈疔便毒，黄疸喉癣。”

84. 狗屎花

《滇南本草·第一卷·狗屎花》：“治黄疸眼仁发黄、周身黄如金，止肝气疼。”

85. 泽泻

《本草汇言·卷之七·草部(水草类)·泽泻》：“凡湿热黄疸，四肢水肿，寒湿脚气，阴汗湿痒，小便癃闭，淋沥白浊，或心忡悸动，奔豚疝瘕，如上中下三焦停水之证，并皆治之。”

86. 垣衣

《本草经集注·草木中品·垣衣》：“主治黄疸，心烦，咳逆，血气，暴热在肠胃。”

87. 荆芥

《本草汇言·卷之二·草部(芳草类)·荆芥》：“主伤风肺气不清，喉风肿胀难开，头风脑痛眩运，血风产后昏迷，痰风卒时仆厥，惊风手足搐搦，目风肿涩流泪，湿风黄疸闷满，热风斑疹痘瘖，疮疥疙瘩，并寒热鼠瘘，瘰疬生疮之类。辛以散之，温以行之，若风痰，若血晕，若斑疹，若疸黄，若目障流泪等疾，皆藉此以流通也。”

88. 茜草

《本草纲目·草部第十八卷·草之七·茜草》：“寒湿风痹，黄疸，补中(《本经》)。”

《本草乘雅半偈·第五帙·茜草根》：“主寒湿风痹，黄疸，补中。俾通寒湿风痹，及色变于色，而致疸黄也。”

89. 茈胡

《证类本草·卷第六·茈胡》：“孙尚药：治黄疸。”

90. 茵陈

《本草经集注·草木上品·茵陈蒿》：“主治风湿寒热邪气，热结黄疸。惟入治黄疸用。”

《神农本草经·卷一·茵陈》：“主风湿寒热邪气，热结、黄疸。”

91. 胡黄连

《本草汇言·卷之一·草部(山草类)·胡黄连》：“此剂大寒至苦(张仰垣稿)，极清之性，能清热，自肠胃以及于骨，一切湿火邪热，阴分伏热，所生诸病，莫不消除，故陈氏方化五痔，截温疟，解热痢，清黄疸，退骨蒸，明目疾，定惊痫寒热，治小儿久痢成疳，皆取苦以泄之，寒以散之之意云。”

92. 柞木

《本草纲目·木部第三十六卷·木之三·柞木》：“黄疸病，烧末，水服方寸匕，日三。”

93. 柏木

《本草经集注·草木中品·柏木》：“主治五脏肠胃中结气热，黄疸，肠痔，止泄痢，女子漏下、赤白，阴阳蚀疮。”

94. 栀子

《证类本草·卷第十三·栀子》：“食疗：主喑哑，紫癜风，黄疸，积热心躁。”

95. 柳

《名医别录·下品·卷第三·柳华》：“主风水黄疸，面热黑。”

96. 昨叶何草

《本草纲目·草部第二十一卷·草之十·昨

叶何草》："主黄疸暴热，目黄沉重，下水，亦止热痢，煮服之。"

97. 侯骚子

《本草纲目拾遗·卷八·果部下·侯骚子》："甘寒无毒，食之不饥，延年强健，消酒除湿，治黄疸小便不利，溺如黄金色，口渴烦热，齿痛牙宣，出血不止。"

98. 盆硝

《汤液本草·卷之六·盆硝》："通月闭癥瘕，下瘰疬，黄疸，主漆疮，散恶血。"

99. 胆矾

《本草易读·本草易读卷八·白矾》："治一切黄疸。"

100. 狮子草

《滇南本草·第三卷·狮子草》："通十二经络，散疮痈，退黄疸。"

101. 洋虫

《本草纲目拾遗·卷十·虫部·洋虫》："黄疸痧，用十二个，薄荷、灯心汤送。"

102. 扁竹

《本草易读·本草易读卷四·扁竹》："利小便而通淋涩，治霍乱而除黄疸。"

103. 神仙对坐草

《本草纲目拾遗·卷五·草部下·神仙对坐草》："黄疸初起，又治脱力虚黄。"

104. 莱菔

《本草害利·脾部药队·补脾次将·莱菔子》："叶辛苦温……檐上过冬经霜者，治喉痹黄疸有神功。"

《本草蒙筌·卷之六·菜部·莱菔》："子主黄疸利水，又治霍乱除膨。"

105. 荷包草

《本草纲目拾遗·卷五·草部下·荷包草》："黄疸：家宝方：荷包草螺蛳三合，同捣汁，澄清，煨热服。"

106. 桦木

《证类本草·卷第十四·桦木皮》："主诸黄疸，浓煮汁饮之良。"

107. 桃

《本草纲目·果部第二十九卷·果之一·桃》："治疰忤心腹痛，解蛊毒，辟疫疠，疗黄疸身目如金，杀诸疮虫（时珍）。"

108. 破钱草

《滇南本草·第二卷·破钱草》："风头痛、明目、退翳膜、利小便、疗黄疸。"

109. 柴胡

《本草汇言·卷之一·草部（山草类）·柴胡》："治湿热黄疸。"

110. 铁落

《本草害利·肝部药队·泻肝次将·铁落》："铁砂，消水肿黄疸，散瘿瘤，重以镇坠，能伤气，肝肾气虚者，忌用。"

111. 铁笼帚

《本草纲目拾遗·卷五·草部下·铁笼帚》："黄疸用此草，干者一两，白酒煎服，四五剂即愈。"

112. 浙贝

《本草纲目拾遗·卷五·草部下·浙贝》："大治肺痈肺痿咳喘，吐血衄血，最降痰气，善开郁结，止疼痛，消胀满，清肝火，明耳目，除时气烦热，黄疸淋闭，便血溺血，解热毒，杀诸虫，及疗喉痹瘰疬，乳痈发背，一切痈疡肿毒，湿热恶疮痔漏，金疮出血，火疮疼痛，为末可敷。"

113. 黄石脂

《名医别录·上品·卷第一·黄石脂》："主养脾气，安五脏，调中，大人小儿泄痢肠澼，下脓血，去白虫，除黄疸，痈疽虫。"

114. 黄芩

《本草经集注·草木中品·黄芩》："主治诸热，黄疸，肠澼泄痢，逐水，下血闭，恶疮。"

115. 黄柏

《证类本草·卷第十二·黄柏》："主五脏肠胃中结热，黄疸，肠痔，止泄痢，女子漏下赤白，阴伤蚀疮，疗惊气在皮间，肌肤热赤起，目热赤痛，口疮。"

116. 菰笋

《本草汇言·卷之七·草部（水草类）·菰笋》："甘滑冷利，《孟氏方》主五脏热结，止消渴，除疸黄，解酒毒，化丹石毒发，诚为专剂。"

117. 野毛豆

《本草纲目拾遗·卷八·诸蔬部·野毛豆》："百草镜：治黄白疸，性能发汗，救生苦海；治痘毒。"

118. 野靛青

《本草纲目拾遗·卷四·草部中·野靛青》：

"治结热黄疸，定疮毒疼痛，生肌长肉。"

119. 蚯蚓

《本草经集注·虫兽三品·白颈蚯蚓》："治伤寒伏热，狂谬，大腹，黄疸。"

《本草纲目·虫部第四十二卷·虫之四·蚯蚓》："化为水，疗伤寒，伏热狂谬，大腹黄疸。"

《本草新编·卷之五（羽集）·白头蚯蚓》："兼治小水不通，蛊毒猝中，杀蛇瘕蛔虫，消肾风脚气，又疗黄疸，行湿如神。"

120. 甜瓜蒂

《本草汇言·卷之十五·果部瓜果类·甜瓜蒂》："夫瓜蒂乃阳明经除湿之药，故能引去胸脘痰涎、头目湿气、皮肤水气、黄疸湿热诸证，凡胃弱人及病后产后，并不宜吐，何独瓜蒂耶？"

121. 象贝母

《本草正义·卷之二·草部·山草类下·象贝母》："主胸满逆气，时疾黄疸，散项下瘿瘤。"

122. 猪脂油

《本草易读·本草易读卷八·猪肉》："一切黄疸，一斤，温热服，日三次，当利也。"

123. 淡豆豉

《本草汇言·卷之十四·谷部造酿类·淡豆豉》："一切时灾瘟瘴、疟痢斑毒、伏痧恶气，及杂病科，痰饮、寒热头痛、呕逆、胸结、腹胀逆气喘吸、蛊毒、脚气、黄疸、黄汗，一切沉滞浊气传聚胸胃者，咸能治之。"

124. 绿矾

《本草纲目·石部第十一卷·金石之五·绿矾》："盖此矾色绿味酸，烧之则赤，既能入血分伐木，又能燥湿化涎，利小便，消食积，故胀满黄肿疟痢疳疾方往往用之，其源则自张仲景用矾石硝石治女劳黄疸方中变化而来。"

125. 萹蓄

《本草纲目·草部第十六卷·草之五·萹蓄》："治霍乱黄疸，利小便，小儿鬾病。"

126. 紫石英

《证类本草·卷第三·紫石英》："主黄疸，泄痢，肠澼，脓血，阴蚀，下血，赤白，邪气，痈肿，疽痔，恶疮，头疡，疥瘙。"

127. 紫衣

《证类本草·卷第十三·紫衣》："主黄疸，暴热目黄，沉重，下水痢，亦止热痢。"

128. 紫花地丁

《本草纲目·草部第十六卷·草之五·紫花地丁》："黄疸内热：地丁末。"

129. 黑石脂

《名医别录·上品·卷第一·黑石脂》："主黄疸，泄利肠澼脓血，阴蚀下血赤白，邪气痈肿，疽痔恶创，头疡疥瘙。"

130. 腊雪

《证类本草·卷第五·腊雪》："解一切毒，治天行时气温疫，小儿热痫狂啼，大人丹石发动，酒后暴热，黄疸，仍小温服之。"

131. 滑石

《本草纲目·石部第九卷·金石之三·滑石》："疗黄疸水肿脚气，吐血衄血，金疮血出，诸疮肿毒。"

132. 雷公藤

《本草纲目拾遗·卷七·藤部·雷公藤》："治臌胀、水肿、痞积、黄白疸、疟疾久不愈、鱼口便毒、疬痒跌打。"

133. 蜗螺

《本草纲目·介部第四十六卷·介之二·蜗螺》："醒酒解热，利大小便，消黄疸水肿，治反胃痢疾，脱肛痔漏。"

134. 蜣螂转丸

《本草纲目·纲目第七卷（下）·土之一·蜣螂转丸》："汤淋绞汁服，疗伤寒时气，黄疸烦热，及霍乱吐泻。"

135. 蜀椒

《本草经集注·草木下品·蜀椒》："除五脏六腑寒冷，伤寒，温疟，大风，汗不出，心腹留饮宿食，止肠澼下痢，泄精，女子字乳余疾，散风邪瘕结，水肿，黄疸，鬼疰，蛊毒，杀虫鱼毒。"

《汤液本草·卷之五·川椒》："散风邪瘕结水肿，黄疸，鬼疰蛊毒，耐寒暑，开腠理。"

136. 蔓荆

《本草易读·本草易读卷六·蔓荆》："治黄疸腹胀，破癥瘕积聚，敷疮痈甚良，除面皯亦效。"

《本草从新·卷十一菜部·蔓菁子》："古方治目、用之最多、治黄疸捣服。"

《本草撮要·卷四蔬部·蔓荆子》："捣服治黄疸腹胀。"

137. 酸浆

《本草述钩元·卷九·隰草部·酸浆》:“利湿故能化痰治疸。”

138. 豪猪

《本草纲目·兽部第五十一卷·兽之二·豪猪》:“干烧服之,治黄疸(苏恭)。”

139. 熊胆

《神农本草经疏·卷十六·兽部上品·熊胆》:“疗时气热盛变为黄疸。”

140. 鲤鱼

《本草纲目·鳞部第四十四卷·鳞之三·鲤鱼》:“煮食,治咳逆上气,黄疸,止渴。故能消肿胀黄疸,脚气喘嗽,湿热之病。”

141. 薏苡仁

《本草纲目·谷部第二十三卷·谷之二·薏苡仁》:“捣汁和酒服,治黄疸有效。”

142. 螺蛳

《本草汇言·卷之十九·介部甲虫类·螺蛳》:“螺蛳解酒热,消黄疸,清火眼,利大小肠之药也(李时珍)。”

《本草纲目拾遗·卷十·介部·螺蛳》:“治黄疸……取石上螺蛳半碗,捣如泥,无灰白酒顿热冲服之。”

143. 藜芦

《证类本草·卷第十·藜芦》:“百一方:治黄疸。”

144. 蟹

《本草纲目·介部第四十五卷·介之一·蟹》:“杀莨菪毒,解鳝鱼毒、漆毒,治疟及黄疸。”

145. 糯稻秆

《本草汇言·卷之十四·谷部麻、麦、稷、粟类·糯稻秆》:“治黄疸,身面如金色。”

二、治黄汗药

1. 大青

《本草图经·草部中品之上卷第六·大青》:“古方治伤寒黄汗、黄疸等,有大青汤。”

2. 黄蒸

《本草纲目·谷部第二十五卷·谷之四·黄蒸》:“黄疸疾,或黄汗染衣,涕唾皆黄:用好黄蒸二升,每夜以水二升,浸微暖,于铜器中,平旦绞汁半升饮之,极效。”

3. 醋

《本草纲目·谷部第二十五卷·谷之四·醋》:“散瘀血,治黄疸、黄汗。”

三、治酒疸药

1. 小麦

《证类本草·卷第二十五·小麦》:“主酒疸目黄,消酒毒暴热。患黄疸人绞汁服,并利小肠,作齑吃,甚益颜色。千金方:治黄疸。又方:治黄疸,皮肤、眼睛如金色,小便赤。”

2. 马兰

《证类本草·卷第九·马兰》:“主破宿血,养新血,合金疮,断血痢,蛊毒,解酒疸,止鼻衄,吐血及诸菌毒。”

3. 木兰

《本草纲目·木部第三十四卷·木之一·木兰》:“治酒疸,利小便,疗重舌(时珍)。(《古今录验》方)酒疸发斑:赤黑黄色,心下燠痛,足胫肿满,小便黄,由大醉当风,入水所致。”

4. 木鳖子

《本草纲目·草部第十八卷·草之七·木鳖子》:“酒疸脾黄:木鳖子磨醋,服一、二盏,见利效。”

5. 五味子

《本草经解·卷一·草部上·五味子》:“治酒疸。”

6. 麦苗

《本草纲目·谷部第二十二卷·谷之一·麦苗》:“消酒毒暴热,酒疸目黄,并捣烂绞汁日饮之。”

7. 芫花

《本草汇言·卷之五·草部(毒草类)·芫花》:“治酒疸发黄,足胫肿。”

8. 苜蓿

《新修本草·卷第十八·苜蓿》:“主热病,烦满,目黄赤,小便黄,酒疸。”

9. 草龙胆

《本草蒙筌·卷之二·草部中·草龙胆》:“胃中伏热及时行温热能除,下焦湿肿并酒疸黄肿堪退。”

10. 秦艽

《证类本草·卷第八·秦艽》:“世人以疗酒

黄、黄疸大效。孙真人治黄疸,皮肤、眼睛如金色,小便赤。”

11. 盐麸子

《本草纲目·果部第三十二卷·果之四·盐麸子》:“除痰饮瘴疟,喉中热结喉痹,止渴,解酒毒黄疸,飞尸蛊毒,天行寒热,痰嗽,变白,生毛发,去头上白屑,捣末服之。”

12. 栝蒌

《本草蒙筌·卷之二·草部中·栝蒌》:“驱酒疸去身面黄,通月水止小便利。”

13. 酒蕈

《本草纲目拾遗·卷八·诸谷部·酒蕈》:“治一切酒伤、酒劳、酒疸,因酒成病诸症,服之立效。”

14. 黄芪

《证类本草·卷第七·黄芪》:“《肘后方》:治酒疸,心懊痛,足胫满,小便黄,饮酒发赤黑黄斑,由大醉当风,入水所致。”

15. 黄栌

《证类本草·卷第十四·黄栌》:“除烦热,解酒疸目黄,煮服之。”

16. 黄屑

《证类本草·卷第十二·黄屑》:“主酒疸目黄及野鸡病,热痢下血,水煮服之。”

17. 野猪黄

《本草蒙筌·卷之九·兽部·野猪黄》:“能驱酒疸目黄,专消水肿腹胀。”

18. 萱草

《本草纲目·草部第十六卷·草之五·萱草》:“煮食,治小便赤涩,身体烦热,除酒疸。酒疸黄色遍身者,捣汁服。(藏器)”

四、治谷疸药

1. 牛胆

《本草汇言·卷之十八·兽部·牛胆》:“集方(《千金方》):治谷疸食黄。”

2. 丝瓜

《本草纲目·菜部二十八卷·菜之三·丝瓜》:“食积黄疸:丝瓜连子烧存性,为末。”

五、黄疸禁药

1. 甘草

《本草汇言·卷之一·草部·甘草》:“甘能缓中,中满者忌之;呕家忌甘,酒家亦忌甘,诸湿肿满及黄疸、膨胀郁结诸证禁用。”

2. 白术

《本草汇言·卷之一·草部·白术》:“凡病肝肾有动气者,燥瘴成黄疸者,阴虚精血少者,咳嗽骨热蒸者,寒疟瘴邪未清者,下痢积毒未尽者,皆禁也。”

3. 羊肉

《本草汇言·卷之十八·兽部·羊肉》:“又痈肿疮疡,消渴吐血,臌胀肿满,脚气黄疸等疾,咸不宜服。”

4. 茯苓

《本草思辨录·卷四·茯苓》:“眩有肺痿上虚而眩,失精下损而眩,谷疸因食而眩,茯苓讵可漫施。”

5. 南瓜

《本草纲目·菜部二十八卷·菜之三·南瓜》:“时珍曰:多食发脚气、黄疸。”

6. 甜瓜

《证类本草·卷第二十七·甜瓜》:“多食发黄疸病,动冷疾,令人虚羸,解药力。”

7. 葱

《本草纲目·菜部第二十六卷·菜之一·葱》:“利五脏,益目精,发黄疸。(思邈)”

8. 鼠

《本草纲目·兽部第五十一卷·兽之三·鼠》:“食中误食,令人目黄成疸。”

【医论医案】

一、医论

1. 概论

《伤寒论·卷第二·辨太阳病脉证并治中》

太阳病中风,以火劫发汗,邪风被火热,血气流溢,失其常度,两阳相熏灼,其身发黄。阳盛则欲衄,阴虚则小便难,阴阳俱虚竭,身体则枯燥,但头汗出,剂颈而还,腹满微喘,口干咽烂,或不大便,久则谵语,甚者至哕,手足躁扰,捻衣摸床,小便利者,其人可治。

《伤寒论·卷第五·辨阳明病脉证并治》

太阳病,脉浮而动数,浮则为风,数则为热,动则为痛,数则为虚,头痛发热,微盗汗出,而反恶寒者，表未解也。医反下之，动数变迟，膈内拒痛，胃中空虚，客气动膈，短气躁烦，心中懊憹，阳气内陷，心下因硬，则为结胸，大陷胸汤主之。若不结胸，但头汗出，余处无汗，剂颈而还，小便不利，身必发黄。

《伤寒论·卷第五·辨阳明病脉证并治》

伤寒脉浮而缓，手足自温者，是为系在太阴。太阴者，身当发黄；若小便自利者，不能发黄。至七八日大便硬者，为阳明病也。伤寒转系阳明者，其人濈然微汗出也。阳明病脉迟，食难用饱，饱则微烦头眩，必小便难，此欲作谷疸。虽下之，腹满如故。所以然者，脉迟故也。阳明病，无汗，小便不利，心中懊憹者，身必发黄。阳明病，被火，额上微汗出，小便不利者，必发黄。阳明病，面合赤色，不可攻之，必发热色黄，小便不利也。

《金匮要略·卷中·黄疸病脉证并治》

黄汗之病，两胫自冷，假令发热，此属历节；食已汗出，又身常暮卧盗汗出者，此劳气也。若汗出已，反发热者，久久其身必甲错；发热不止者，必生恶疮；若身重，汗出已，辄轻者，久久必身瞤，瞤即胸中痛，又从腰以上必汗出，下无汗，腰髋弛痛，如有物在皮中状，剧者不能食，身疼重，烦躁，小便不利，此为黄汗，桂枝加黄芪汤主之。

《备急千金要方·卷十·伤寒方下·伤寒发黄第十四》

论曰：黄有五种，有黄汗、黄疸、谷疸、酒疸、女劳疸。黄汗者，身体四肢微肿、胸满不渴、汗曲如黄柏汁，良由大汗出卒入水中所致。黄疸者，一身面目悉黄如橘，由暴得热，以冷水洗之，热因留胃中，食生黄瓜熏上所致，若成黑疸者多死。谷疸者，食毕头眩，心忪怫发赤斑黄黑，由失饥大食，胃气冲熏所致。酒疸者，心中懊憹，足胫满，小便黄，面发赤斑黄黑，由大醉当风入水所致。女劳疸者，身目皆黄，发热恶寒，小腹满急，小便难，由大劳大热而交接，竟入水所致。

《圣济总录·卷第六十一·黄胆门·三十六黄》

论曰：黄病有三十六种，所载名数虽同而征候各异，皆非黄疸之比。求之于经，无所稽考。然此病中原之人未曾识，惟东南方往往有之，其状与热病相似，俚俗能辨之。先看其口中血脉，即知是黄，乃施点烙、针灸，多致痊安者。大抵东南之域，其地湿，其气热，湿热相蒸，易成瘴毒，人感其邪，有此黄病，疗不及时，即伤害至速，灸烙方治，不可缓也。

《小儿药证直诀·卷上·脉证治法·黄相似》

身皮、目皆黄者，黄病也。身痛，膊背强，大小便涩，一身尽黄，面目指爪皆黄，小便如屋尘色，著物皆黄，渴者难治，此黄疸也。二证多病于大病后。别有一证，不因病后身微黄者，胃热也。大人亦同。又有面黄腹大，食土渴者，脾疳也。又有自生而身黄者，胎疸也。古书云：诸疸皆热，色深黄者是也。若淡黄系白者，胃怯，胃不和也。

《普济方·卷一百九十五·黄疸门·诸黄》

论曰：诸黄病者，一身尽痛，发热，面色润黄，七八日后壮热，口里有血，当下如猪肝状，其人小腹满，若其人眼睛涩疼，鼻骨痛，两膊及项强腰背痛，即是患黄也。黄病多大便涩，但令小便快，即不虑死，不令大便多涩，涩即心胀不安。此由寒湿在表，则热蓄于肝胃，腠理不开，瘀热与宿谷相搏，烦郁不得消，则大小便不通，故身体面目皆变黄色。凡黄病，其寸口近掌无脉，口鼻气冷，并不可治。

2. 论阴黄

《伤寒微旨论·阴黄证篇》

伤寒病发黄者，古今皆为阳证，治之往往投大黄、栀子、柏皮、黄连、茵陈之类，亦未尝得十全。愚每于怀卫二郡间，其病伤寒人有黄证，风俗相传多以新汲水浴之，其病看愈者，有不愈者；又于邢磁二郡间，病伤寒人有黄证，风俗相传以热汤浴之，或以汤渍布搭其胸腹，或以汤盛瓢中，坐在脐下熨之，其病亦有愈者，有不愈者，其医流莫能知其不愈之故，见此二端，愚深惑之。且黄病既为阳证，何故以汤浴之？既有得愈者，岂不谓治黄病有证者乎？尝遍讨诸医书，并无热药治黄病及无治阴黄法。且仲景治伤寒，论痫明病脉者，伤寒发汗已，身目为黄，所以然者，寒湿在里不解故也，不可以下之，于寒湿中求之。仲景只云于寒湿中求之，即不曾别立方药。后有《伤寒类要》"治黄疸门"中，夫热发黄已久，变成桃花色，心上有坚，呕逆，不下饮食，小便极赤少，四肢逆冷，脉深沉极微细迟者，不宜服茵陈汤，使下，必变哕也。宜与大茵陈汤除大黄，与生地黄五两。服汤尽，稍息，看脉小浮出形小见不甚沉微，便可治也；脉浮见者，黄明不复桃花色，浮，指下自觉也，此《类要》中但只云脉浮大可治，脉沉细不可治。又于本卷“治阴黄门”中“病源阴黄候”，阳气伏阴气盛，热毒加之，故身面色黄，头疼而不发热者，名为阴黄也。论中虽称阳伏阴盛即可服茵陈散，方内却用茵陈、大黄、栀子、黄连、紫雪之类，亦皆寒药，却与本病相违。且阴黄者，乃心病也，心火为湿所折，即遍身发黄，与伤寒黄病异矣。伤寒病发黄，本自脾弱，水来凌犯，又胃中空虚而变为黄，是与阴黄不同耳。病人始于二三日，务求汗下为胜，或服发汗温中药太过，加以厚衣盖覆，仍于阴湿不通风处坐卧，或以火劫之，变为黄病，此乃阳黄也，当投寒药以治之，药证仲景论中悉具。

3. 论伤寒发黄

《伤寒明理论·卷中·发黄》

伤寒发黄，何以明之？《经》曰：湿热相交，民当病疸。疸者黄也，单阳而无阴者也。伤寒至于发黄，为疾之甚也。湿也热也，甚者则发黄。内热已盛，复被火者，亦发黄也。邪风被火热，两阳相熏灼，其身必发黄。阳明病被火，额上微汗出，小便不利者，必发黄，是由内有热而被火致发黄者也。阳明病无汗，小便不利，心中懊侬者，必发黄，是由阳明热盛致发黄者也；伤寒发汗已，身目为黄，所以然者，寒湿在里不解故也。以为不可下也，于寒湿中求之，是由寒湿致发黄者也。湿亦令黄也，热亦令黄也，其能辨之乎？二者非止根本有异，而色泽亦自不同。湿家之黄也，身黄如似熏黄，虽黄而色暗不明也。至于热盛之黄也，必身黄如橘子色，甚者勃勃出，染著衣正黄如蘗，是其正黄色也。由此观之，湿之与热，岂不异哉。大抵黄家属太阴，太阴者，脾之经也。脾者土，黄为土色也，脾经为湿热蒸之，则色见于外，必发身黄。《经》曰：伤寒脉浮缓手足自温者，是为系在太阴，太阴当发身黄者是矣。热虽内盛，若已自汗出，小便利者，则不能发黄必也。头汗出，身无汗，剂颈而还，小便不利，渴饮水浆，此为瘀热在里，身必发黄。黄家为热盛，而治法亦自有殊。伤寒八九日，身如橘子色，小便不利，小腹满者，茵陈蒿汤主之。此欲泄涤其热也。伤寒身黄发热者，梅子蘗皮汤主之，此欲解散其热也。伤寒瘀热在里，身必发黄，麻黄连翘赤小豆汤主之。此欲解散其热也。此数者，泄涤解散，乃治之不同，亦皆析火彻热之剂也。一或身黄脉沉结，少腹硬而小便自利，其人如狂者，又为蓄血在下焦，使之黄也。必须抵当汤下之而愈。黄家既是病之已极，是以有不治之者多矣。非止寸口近掌无脉，鼻气出冷为不治之疾。又若形体如烟熏，直视摇头者，是为心绝；环口黧黑，柔汗发黄，是为脾绝，皆不治之症。医者更详视之。

4. 论黄汗

《此事难知·卷上太阳六传·太阳证·当汗而不汗生黄》

其证为风寒所伤，阳气下陷入于内，而排寒水，上行于经络之间。本当发汗，因以彻其邪，医失汗之，故生黄也。脾主肌肉四肢，寒湿与内热相合而生黄也。

5. 论治黄疸

《证治准绳·杂病第五册·杂门·黄疸》

凡此必须当其病，用其药，直造病所，庶无诛伐无过夭枉之失也。大法宜利小便，除湿热。脉浮，腹中和，宜汗。脉浮，心中热，腹满欲吐者，宜吐。脉沉，心中懊侬，或热痛腹满，小便不利而赤，自汗出，宜下。脉不浮不沉，微弦，腹痛而呕，宜和解。脉沉细无力，身冷而黄，或自汗泄利，小便清白，为阴黄，宜温。男子黄，大便自利，宜补。饥饱劳役，内伤中州，变寒病生黄，非外感而得，宜补。

治疸须分新久，新病初起，即当消导攻渗，如茵陈五苓散、胃苓饮、茯苓渗湿汤之类，无不效者。久病又当变法也。脾胃受伤，日久则气血虚弱，必用补剂，如参术健脾汤、当归秦艽散，使正气盛则邪气退，庶可收功。若口淡，怔忡，耳鸣，脚软，或微寒热，小便赤白浊，又当作虚治，宜养荣汤或四君子汤吞八味丸，五味子、附子者，皆可用。不可过用凉剂，强通小便，恐肾水枯竭，久而面黑黄色，不可治矣。然有元气素弱，避渗利之害，过服滋补，以致湿热愈增者，则又不可拘于久病调补之例也。

《明医指掌·卷四·黄疸五》

［谨按］黄疸之病，多起于饮食劳倦，致伤脾土，脾土不能运化，湿热内郁，无由发泄，流于皮内，遍于四肢，黄色如染。淡黄易愈，深黄者难愈，焦黄者不治。凡郁郁不得志之人，多生此病。虽云湿热，不可纯用寒凉，必佐之以甘温，君之以渗泄，则湿易除，热易解，其病自愈。若纯用凉药，重

伤脾土，湿未必除，热未必去，反变为腹胀者也。

二、医案

1. 治黄疸

《临证指南医案·卷四·疸》

黄。一身面目发黄。不饥溺赤。积素劳倦。再感温湿之气。误以风寒发散消导。湿甚生热。所以致黄。连翘、山栀、通草、赤小豆、花粉、香豉，煎，送保和丸三钱。

《王九峰医案·上卷·黄疸》

黄为土色，脾为土脏。脾为湿热薰蒸，则中央正色发越于外。脾虚不能统血，肺与大肠相为表里，火盛灼金，迫血妄行，血去阴伤，宗气上浮，虚里穴动。疾因酒后湿热内生，血在便后，腹中䐜胀，是血离营位，脾失统摄之司。黄如草木将凋，非黄之正气，乃中土久亏，无以奉秋收之令，脉来滑数无神，当从蓄血发黄论治。熟地、云苓、泽泻、冬术、川断、地榆、归身、荆芥、炭黄芩、车前子，乌梅肉蜜丸。

《类证治裁·卷之四·黄疸论治·黄疸脉案》

许。伤精发黄，头眩面浮，腰膝乏力，足心如烙，脉洪大而虚，用薛氏六味丸。君茯苓，去泽泻，加生地、牛膝（酒蒸熟）、莲子、薏仁，汤丸兼服。饭后用炒甘菊、黑山栀、嫩桑叶、钩藤泡汤，服数月而痊。

《王旭高临证医案·卷之一·黄疸门》

朱。湿热内走太阴，遍体发黄，肌肤粟起，小便黄赤。与茵陈栀子柏皮汤。茵陈、连翘、赤苓、大黄、泽泻、黑山栀、黄柏、淡芩、通草。

《环溪草堂医案·卷一·黄疸》

某。风邪久恋，郁蒸化热，热不得越，蕴而为黄，目黄面黄，胸闷痞满，身仍发热。用柴胡栀豉合茵陈汤。柴胡、淡黄芩、赤苓、黑山栀、通草、茵陈、枳实、飞滑石、豆豉、川朴。

某。脾肾阳微，不能化湿，上则目黄，下为足肿，夜多小便，时或鼻血。下有凝寒，上有浮焰，法当补中温下，少佐清上。党参、炮姜、冬术、桑螵蛸、巴戟肉（盐水炒）、茯苓、炙甘草、益智仁、覆盆子、川石斛。

周。伏暑湿热为黄疸，腹微痛，小便利，身无汗。用麻黄连翘赤小豆汤表而汗之。麻黄、连翘、杏仁、淡豆豉、茵陈、草赤苓、川朴、枳壳、通草、六神曲（炒）、赤小豆一两煎汤代水。［诒按］此湿热在表，而无汗者。

《曹沧洲医案·肿胀门（附黄疸）》

左。黄疸。积湿蒸黄，食下脘阻，恶心，小溲赤短，脉弦。宜疏畅中宫，分利湿热。上川连四分（姜汁炒），西茵陈三钱五分（酒炒），猪苓三钱五分，炙鸡金三钱，淡吴萸二分（甘草水炒），橘红一钱，泽泻三钱，大腹皮三钱，沉香曲三钱，制半夏三钱五分，粉萆薢三钱，鲜佛手三钱五分，炒谷芽五钱（绢包）。

左。黄疸。积湿蒸热，面目发黄，便溏纳少，脉濡右微滑，蒸之左踹红肿，急须内外两治。防己三钱五分，西茵陈三钱五分，六曲四钱，扁豆衣三钱，丹皮三钱五分，猪苓三钱五分，飞滑石四钱（包），五加皮三钱，忍冬藤四钱，泽泻三钱，陈皮一钱，生米仁四钱，桑枝五钱。

左。黄疸。积湿蒸成黄疸，腹满䐜胀，脉左细右弦。宜在中焦治之。生白术三钱五分，上川连四分，西茵陈三钱（酒炒），车前子四钱（包），制香附三钱五分，盐半夏三钱，炙鸡金四钱（去垢），泽泻三钱，沉香曲四钱，枳壳三钱五分，滑石四钱（包），茯苓皮四钱。

右。黄疸。黄疸胀满，腹胀不能食，脉左细右弦。宜燥湿疏运。越鞠丸三钱（包），上川连四分（姜汁炒），泽泻三钱，滑石五钱，橘红一钱，枳壳三钱五分，炙鸡金四钱（去垢），车前子三钱（包），法半夏三钱，沉香曲四钱，大腹皮三钱，西茵陈三钱，陈麦柴四钱，鲜佛手三钱五分。

《医学衷中参西录·医案·黄疸门》

天津苏媪，年六十六岁，于仲春得黄疸证。

病因：事有拂意，怒动肝火，继又薄受外感，遂遍身发黄成疸证。

证候：周身黄色如橘，目睛黄尤甚，小便黄可染衣，大便色白而干，心中有热作渴，不思饮食。其脉左部弦长有力且甚硬，右部脉亦有力而微浮，舌苔薄而白，无津液。

诊断：此乃肝中先有蕴热，又为外感所束，其热益甚，致胆管肿胀，不能输其胆汁于小肠，而溢于血中，随血运遍周身，是以周身无处不黄。迨至随血运行之余，又随水饮渗出归于膀胱，是以小便亦黄。至于大便色白者，因胆汁不入小肠以化食，大便中即无胆汁之色也。《金匮》有硝石矾石散，原为治女劳疸之专方，愚恒借之以概治疸证皆效，而煎汤送服之蓟须随证变更。其原方原用大麦粥送服，而此证肝胆之脉太盛，当用泻肝胆之药煎汤送之。

处方：净火硝一两(研细)，皂矾一两(研细)，大麦面二两(焙熟，如无可代以小麦面)。水和为丸桐子大。每服二钱，日两次。此即硝石矾石散而变散为丸也。

汤药：生怀山药一两，生杭芍八钱，连翘三钱，滑石三钱，栀子二钱，茵陈二钱，甘草二钱。共煎汤一大盅，送服丸药一次，至第二次服丸药时，仍煎此汤药之渣送之。再者此证舌苔犹白，右脉犹浮，当于初次服药后迟一点钟，再服西药阿司匹林一瓦，俾周身得微汗以解其未罢之表证。

复诊：将药连服四剂，阿司匹林服一次已周身得汗，其心中已不若以前之渴热，能进饮食，大便已变黑色，小便黄色稍淡，周身之黄亦见退，脉象亦较前和缓。俾每日仍服丸药两次，每次服一钱五分，所送服之汤药方则稍为加减。

汤药：生怀山药一两，生杭芍六钱，生麦芽三钱，茵陈二钱，鲜茅根三钱(茅根无鲜者可代以鲜芦根)，龙胆草二钱，甘草钱半。共煎汤，送服丸药如前。

效果：将药连服五剂，周身之黄已减三分之二，小便之黄亦见清减，脉象已和平如常。遂俾停药勿服，日用生怀山药、生薏米等分轧细，煮作茶汤，调入鲜梨、鲜荸荠自然汁，当点心服之。越两旬，病遂全愈。

王某，年三十二岁，于季秋得黄疸证。

病因：出外行军，夜宿帐中，勤苦兼受寒凉，如此月余，遂得黄疸证。

证候：周身黄色甚暗似兼灰色，饮食减少，肢体痠懒无力，大便一日恒两次似完谷不化，脉象沉细，左部更沉细欲无。

诊断：此脾胃肝胆两伤之病也，为勤苦寒凉过度，以致伤其脾胃，是以饮食减少完谷不化，伤其肝胆，是以胆汁凝结于胆管之中，不能输肠以化食，转由胆囊渗出，随血流行于周身而发黄。此宜用《金匮》硝石矾石散化其胆管之凝结，而以健脾胃补肝胆之药煎汤送服。

处方；用硝石矾石散所制丸药，每服二钱，一日服两次，用后汤药送服。

汤药：生箭芪六钱，白术(炒)四钱，桂枝尖三钱，生鸡内金二钱(黄色的捣)，甘草二钱。共煎汤一大盅，送服丸药一次，至第二次服丸药时，仍煎此汤药之渣送之。

复诊：将药连服五剂，饮食增加，消化亦颇佳良，体力稍振，周身黄退弱半，脉象亦大有起色。俾仍服丸药一次服一钱五分，日两次，所送服之汤药宜略有加减。

汤药：生箭芪六钱，白术(炒)三钱，当归三钱，生麦芽三钱，生鸡内金二钱(黄色的捣)，甘草二钱。共煎汤一大盅，送服丸药一次，至第二次服丸药时，仍煎此汤药之渣送之。

效果：将药连服六剂，周身之黄已退十分之七，身形亦渐强壮，脉象已复其常。俾将丸药减去一次，将汤药中去白术加生怀山药五钱，再服数剂以善其后。

天津范某，年三十二岁，得黄疸证。

病因：连日朋友饮谦，饮酒过量，遂得斯证。

证候：周身面目俱黄，饮食懒进，时作呕吐，心中恒觉发热，小便黄甚，大便白而干涩，脉象左部弦而有力，右部滑而有力。

诊断：此因脾中蕴有湿热，不能助胃消食，转输其湿热于胃，以致胃气上逆(是以呕吐)，胆火亦因之上逆(黄坤载谓非胃气下降，则胆火不降)，致胆管肿胀不能输其汁于小肠化食，遂溢于血中而成黄疸矣。治此证者，宜降胃气，除脾湿，兼清肝胆之热则黄疸自愈。

处方；生赭石一两(轧细)，生薏米八钱(捣细)，茵陈三钱，栀子三钱，生麦芽三钱，竹茹三钱，木通二钱，槟榔二钱，甘草二钱。煎汤服。

效果：服药一剂，呕吐即止，可以进食，又服两剂，饮食如常，遂停药静养。旬日间黄疸皆退净。

《也是山人医案·黄疸》

徐(四二)。湿热内聚，脘闷不饥，目黄溺赤，此属黄疸。绵茵陈三钱，淡黄芩一钱，枳实一钱，白蔻仁五分，杏仁(去皮尖)二钱，花粉一钱五分，飞滑石三钱，川通草一钱。

张(四八)。爪目皆黄，此属黄疸。绵茵陈三钱，川黄柏一钱，猪苓一钱，海金砂二钱，赤小豆三钱，泽泻一钱五分，赤苓三钱。

王(四〇)。湿热留着于胃，呕逆，爪目皆黄，溺赤，是阳黄之象。柴胡八分，制半夏一钱五分，枳实一钱，金铃子一钱，黄芩一钱，黑山栀一钱五分，延胡一钱。

狄(三一)。湿热内聚,腹胀,爪目皆黄,此属黄疸,议用中下分消。绵茵陈蒿一钱五分,大腹皮一钱五分,猪苓一钱五分,汉防己一钱五分,赤小豆一钱,泽泻一钱五分,海金砂二钱,赤苓三钱。

又,前后分消,二便如血,爪目皆黄色略减,腹胀虽松,左少腹肝邪作痛,而有怯寒之象,此病伤未复,阳黄显著,后泄少阳,厥阴主之。柴胡八分,制半夏一钱五分,川草薢二钱,金铃子二钱,黄芩一钱,汉防己一钱五分,延胡一钱,绵茵陈一钱五分,黑山栀一钱五分。

2. 治阴黄

《伤寒微旨论・阴黄证篇》

元丰二年己未六月中,淦阳人赵宗颜,病伤寒至六七日发黄,来召,及到诊之,其脉沉细迟无力,皮肤凉,发躁欲于泥中卧,喘呕,小便涩。再三问病人日:得非服下药太过乎?病人曰:然。才见此,深喜之,此乃阴黄也。先投茵陈橘皮汤,不及剂,喘呕止。次日投小茵陈汤半剂,脉微出,不欲于泥水中挂。次日又投茵陈附子汤半剂,四肢发热,小便二三升,当日中大汗。元丰五年壬戌五月中,淦阳赵埙秀才病伤寒,亦是医者投下药太早,及投解利凉药过剂,至六七日转发黄。病至第七日来召,及到诊之,两手寸脉不见,关尺脉沉迟细微,腹满,小便涩,四肢遍身冷,面如桃花,一身尽黄。先投茵陈茯苓汤半剂,小便得利。次服茵陈四逆汤,脉出,四肢热,目中黄先退。次日大汗。当年似此证者十余人,不能一一写录。愚向日所恩阴黄病处方六首,初虑不能用,今既治数人皆得中病,不可不传焉。

3. 治谷疸

《卫生宝鉴・卷十四・腹中积聚・谷疸治验》

完颜正卿,二月间因官事劳役,饮食不节,心火乘脾,脾气虚弱,又以恚怒,气逆伤肝,心下痞满,四肢困倦,身体麻木。次传身目俱黄,微见青色,颜黑,心神烦乱,怔忡不安,兀兀欲吐,口生恶味,饮食迟化,时下完谷,小便癃闭而赤黑,辰巳间发热,日暮则止,至四月尤盛。其子以危急求予治之,具说其事,诊其脉浮而缓。《金匮要略》云:寸口脉浮为风,缓为痹。痹非中风,四肢苦烦,脾色必黄,瘀热以行。趺阳脉紧为伤脾,风寒相搏,食谷则眩,谷气不消,胃中苦浊,浊气下流,小便不通,阴被其寒,热流膀胱,身体尽黄,名曰谷疸,宜茯苓栀子茵陈汤主之。

《叶天士医案精华・黄疸》

述初病似疟,乃夏暑先伏,秋凉继受,因不慎食物,胃脘气滞,生热内蒸,变现黄疸,乃五疸中之谷疸也,溺黄便秘。当宜腑湿热,但不宜下,恐犯太阴变胀,绵茵陈、茯苓皮、白蔻仁、枳实皮、杏仁、桔梗、花粉。

《类证治裁・卷之四・黄疸论治・黄疸脉案》

唐童年面黄,能食目眩,发热不时,由湿甚生热,热蒸变黄,胃热谷消。此为谷疸,宜猪肚丸。入秋,食后胀眩便溏,脉虚小。热与湿搏,由太阴不运,少阳化风。主理脾阳,佐以熄风。生白术、潞参、陈皮、薏仁、鸡内金、半夏曲(俱炒)、茵陈、赤苓、甘菊(炒)、天麻(煨)。服愈。

4. 治酒疸案

《孙文垣医案・程松逸兄酒疸》

程松逸兄,患酒疸,遍身皆黄,尿如柏汁,眼若金装,汁出沾衣如染,胸膈痞满,口不知味,四肢酸软,脉濡而数。以四苓散加厚朴、陈皮、糖球子、麦芽、葛根,倍加青蒿水煎,临服加萱草根自然汁一小酒杯,四帖其黄焕然脱去。

《环溪草堂医案・卷一・黄疸》

某。酒客湿热弥漫于中,加之以郁,气分不畅,内热溺黄,食少无力,口腻舌苔白,而咽干目睛黄,病延两月,大便艰涩,津液内枯,虑成酒劳谷疸之候,治之不易。茅术(米泔浸制)、茵陈、当归(酒炒)、香附、葛花、鸡距子、黑栀、神曲、大麻仁、茯苓、陈皮、通草、泽泻、雪羹。

5. 治虚黄案

《静香楼医案・下卷・黄疸门》

面目身体悉黄,而中无痞闷,小便自利。此仲景所谓虚黄也。即以仲景法治之。桂枝、黄芪、白芍、茯苓、生姜、炙草、大枣。诒按:案明药当。湿停热聚,上逆则咽嗌不利,外见则身目为黄,下注则溺赤而痛。茵陈、厚朴、豆豉、木通、猪苓、橘红、茯苓、黑栀。诒[按]论病能一线穿成,用药自丝丝入筘。[又按]咽嗌不利,可加桔梗、前胡之类。

《类证治裁・卷之四・黄疸论治・黄疸脉案》

贡。劳伤元气,发黄,食减气少,目黄面晦,仿仲景法,以黄芪建中汤去桂、参入参苓白术散,治之效。后服莲子、薏米、红枣等调理。此专调补脾元,不与诸疸例治。若一例茵陈、栀子涤除湿热,恐变成胀满矣。

《王旭高临证医案·卷之一·黄疸门》

王。两目身体皆黄，小便自利色清。此属脾虚，非湿热也，名曰虚黄。黄芪一两，白芍三两，茯苓二两，地肤子二两，酒浸服。

黄。面黄无力，能食气急，脱力伤脾之证也。用张鸡峰伐木丸。皂矾一两（泥土包固，置糠火中，煨一日夜，取出，候冷，矾色已红，去泥土净），川朴五钱，茅术一两（米泔浸切，炒），制半夏一两，陈皮二两（盐水炒），茯苓一两，炙甘草五钱。共研细末，用大枣肉煮烂为丸。每服二钱，开水送，饮酒者酒下。此方颇效。

6. 治女劳疸案

《王旭高临证医案·卷之一·黄疸门》

曾。脉形乍大乍小，面色暗晦不泽，似有一团阴气阻遏于中。苔黄而湿，腹满足肿，小便黄赤，又有湿遏热伏之形。色症合参，是属女劳黑疸。变为腹满，在法难医。姑拟泄肾热以去脾湿，仿《金匮》法。冬瓜皮、桑白皮、地骨皮、生姜皮、黄柏、川朴、茵陈，陈大麦柴煎汤代水。

7. 治小儿黄案

《曹沧洲医案·肿胀门（附黄疸）》

幼。黄疸。脉浮数，目白黄，神倦，舌黄，不思饮，表热时有时无，大便不畅，小溲少。湿热温邪留恋，蒸郁化热，由渐蒸黄，再当表里两治。越鞠丸四钱（包），白豆蔻七分（敲小粒后下），范志曲三钱，车前子四钱（包），橘红一钱，白杏仁四钱（去尖），西茵陈二钱（酒炒），猪苓三钱五分，制半夏二钱，生米仁四钱，粉萆薢四钱，泽泻三钱，省头草三钱（后下）。

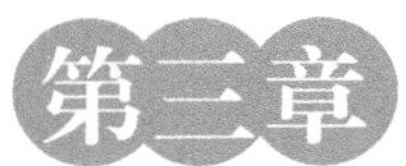

第三章 积 聚

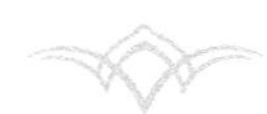

积聚是积证与聚证的统称，指腹内结块，或痛或胀的病证。分别言之，积属有形，结块固定不移，痛有定处，病在血分，是为脏病；聚属无形，包块聚散无常，通无定处，病在气分，是为腑病。因积与聚关系密切，故两者往往一并论述。

【辨病名】

积聚病名首见于《黄帝内经》，《难经》在此基础上，明确提出了五脏所生五积的名称，并分别论述了五积发生部位、形态、主要病症及病因病理和发病时日等。东汉张仲景的《金匮要略》本《难经》之义，进一步说明"积者，脏病也，终不移；聚者，腑病也，发作有时"，并提出"癥瘕"的名称，正如《圣济总录·积聚统论》曰："癥瘕癖结者，积聚之异名。"

《八十一难经·五十六难》："五十六难曰：五脏之积，各有名乎？以何月何日得之？然：肝之积，名曰肥气……以季夏戊己日得之。何以言之？肺病传于肝，肝当传脾，脾季夏适王。王者不受邪，肝复欲还肺，肺不肯受，故留结为积。故知肥气以季夏戊己日得之。心之积，名曰伏梁……以秋庚辛日得之。何以言之？肾病传心，心当传肺，肺以秋适王，王者不受邪，心欲复还肾，肾不肯受，故留结为积。故知伏梁以秋庚辛日得之。脾之积，名曰痞气……以冬壬癸日得之。何以言之？肝病传脾，脾当传肾，肾以冬适王，王者不受邪，脾复欲还肝，肝不肯受，故留结为积。故知痞气以冬壬癸日得之。肺之积，名曰息贲……以春甲乙日得之。何以言之？心病传肺，肺当传肝，肝以春适王，王者不受邪，肺复欲还心，心不肯受，故留结为积。故知息贲以春甲乙日得之。肾之积，名曰贲豚……以夏丙丁日得之。何以言之？脾病传肾，肾当传心，心以夏适王，王者不受邪，肾复欲还脾，脾不肯受，故留结为积。故知贲豚以夏丙丁日得之。此五积之要法也。"

《仁斋直指方论·卷之五·附积聚癥瘕痞块·积聚癥瘕痞块方论》："肝之积名曰肥气，在左胁下，如覆杯，有头足，久不愈令人发咳逆、痎，痎连岁不已。心之积名曰伏梁，起脐上，大如臂，上至心下，久不愈令人烦心。脾之积名曰痞气，在胃脘右侧，覆大如盘，久不愈令人四肢不收，发黄疸，饮食不为肌肤。肺之积名曰息奔，在右胁下，大如覆杯，久不愈令人洒淅寒热，喘咳发肺壅。肾之积名奔豚，在小腹，上至心下，若豚状，或下或上无时，久不愈令人喘逆，骨痿、少气。

《难经》曰：积者，阴气也。聚者，阳气也。故阴沉而伏，阳浮而动。气之所积，名曰积。气之所聚，名曰聚。故积者，五脏所生。聚者，六腑所成也。积者，阴气也。其始发有常处，其痛不离其部，上下有所终始，左右有所穷处。聚者，阳气也。其始发无根本，上下无所留止，其痛无常处，谓之聚。故以是别，知积聚也矣。

《原病式》曰：癥者，腹中坚硬，按之应手。然水体柔顺，而今反坚硬如地者，亢则害承乃制也。瘕者，腹中虽硬而忽聚忽散，无其常，故其病未及癥也。《经》曰：血不流而滞，故血内凝而为瘕也。小肠移热于大肠，乃为虚瘕；大肠移热于小肠，谓两热相搏，则血移而为伏瘕。血涩不利，月事沉滞而不行，故云为癥瘕，为癥与伏同，传写误尔。"

《奇效良方·卷之四十二·积聚门》："且如见于五脏者，各有名焉：肝之积曰肥气，以季夏戊己日得之。何以言之？肺病传于肝，肝当传脾，脾季夏适王，王者不受邪，肝复欲还肺，肺不肯受，故留结为积，故谓之肥气，以季夏戊己日得之。心之积名曰伏梁，脾之积名曰痞气，肺之积名曰息贲，肾之积名曰奔豚，此其五积之名……夫癥者，证也；瘕者，假也。假物而成形，然有七癥八瘕之名，经论亦不详出，虽有蛟、蛇、鳖、肉、发、虱、米等七证，初非定名,偶因食物相感而致患尔。"

《医方选要·卷之四·积聚门》:"肝之积名曰肥气,在左胁下,如覆杯,久不已,令人发咳逆、痎疟,连岁不已。心之积名曰伏梁,起脐上,大如臂,上至心下,久不已,令人病烦心、心痛。脾之积名曰痞气,在胃脘,大如盘,久不已,令人四肢不收,发黄疸,饮食不为肌肤。肺之积名曰息贲,在右胁下,如覆杯,久不已,令人洒淅寒热,喘咳,发肺痈。肾之积名曰奔豚,发于小腹,上至心下,若豚状,或上或下无时,久不已,令人喘逆,骨痿,少气。此五积之状各随五脏发病,故不同也。有言积聚者,有言癥瘕者,有言痃癖者,名虽异而病则同也。"

《针灸逢源·卷六·论治补遗·积聚》:"积者,五脏所生,其始发有常处,其痛不离其部上下有所终始,左右有所穷处。聚者,六府所成,其始发无根本,上下无所留止,其痛无常处。肝积名肥气,在左胁下如覆杯。肺积名息奔,在石胁下如覆杯,久则喘咳。心积名伏梁,起脐上大如臂,上至心下,久则令人烦心。脾积名痞气,在胃脘,腹大如盘,久则饮食不能充肌肤。肾积名奔豚(冲脉为病),发于少腹,上至心,下若豚状,上下无时,久则喘逆,骨痿少气。夫癥者,坚也,积在腹内,或肠胃之间,推之不动,名曰癥。瘕者,假也,其结聚浮假而痛,推移乃动,名曰瘕。痃癖者,在腹内,近脐左右各有一条筋脉急痛,名曰痃。僻在两肋之间,有时而痛,名曰癖。若在小腹而牵引腰胁为疝瘕。"

《资生集·卷二·诸积·痃癖疝瘕癥痞积聚肠覃石瘕诗》:"《难经》五积由于脏,六聚相传腑所生。肠覃经行气分病,石瘕不月血相并。青黄燥血狐脂鳖,虱发蛇鱼亦瘕名。《大全》云:痃者,在腹内近脐,左右各有一条筋脉急痛,大者如臂,次者如指,因气而成,如弦之状,故名曰痃;癖者,僻也,侧在两筋之间,有时而痛,故名曰癖。皆由阴阳不和,经络痞膈,饮食停滞,不得宣流,邪冷之气,搏结不散,得冷则发作疼痛,甚则欲死,皆血之所为也。薛立斋曰:前证因饮食起居七情失宜,亏损脏腑,气血乖违,阴络受伤,循行失度所致。罗谦甫云:养正邪自除,必先调养荣卫充实,若不消散,方可议下。但除不以渐,必有倾覆之害,若不守禁忌,未有能愈者也。《大全》云:疝者,痛也;瘕者,假也。其结聚浮假而痛,推移乃动也。由饮食不节,寒温不调,气血劳伤,脏腑虚弱,风冷入腹,与血相结而生。或因产后血虚受寒;或因经水往来,取冷过度,非独因饮食失节,多挟血气所成也。其脉弦急者生,虚弱小者死。尺脉涩而浮牢,为血实气虚,其发腹痛,逆气上行,此为胞中有恶血。久则积成血瘕。子和曰:血涸月事不行,行后小腹有块,或时动移,前阴突出,后阴痔核,皆女子之疝也。但女子不谓之疝,而谓之瘕。罗谦甫曰:《经》云:石瘕生于胞中,寒气客于子门,子门闭塞,气不得通,恶血当泻不泻,衃以留止,日以益大,状如怀子,月事不以时下,皆生于女子,可导而下。夫膀胱为津液之府,气化则能出,今寒客子门,则气塞不通,血壅不流,衃以留止,结硬如石,是谓石瘕。此先气病而后血病,故月事不来,可宜导而下,非大辛热之剂不能已,可服见晛丸,和血通经汤……古方有五积六聚,五脏之气积名曰积,故积有五;六腑之气聚名曰聚,故聚有六。五积者,心曰伏梁,肝曰肥气,脾曰痞气,肺曰息贲,肾曰奔豚。六聚未著其名,凡聚之属于六府者,皆是也,此不独妇人有之,男子皆然……《经》云:肠覃者,寒气客于肠外,与卫气相搏,气不得荣,因有所系瘕而内着,恶气乃起,瘜肉乃生,其始大如鸡卵,稍以益大,至其成如怀子状。按之则坚,推之则移,月事以时下。此气病而血不病也,木香通气散主之。"

《医述·卷八·杂证汇参·积聚》:"病胁下满,气逆,二三岁不已,病名息积。任脉为病,女子带下瘕聚。病有少腹盛,上下左右皆有根,病名伏梁。裹大脓血,居肠胃之外,不可治,治之每切按之致死。人有身体髀股胻皆肿,环齐而痛,病名伏梁,此风根也。其气溢于大肠而著于肓,肓之原在齐下,故环齐而痛,不可动之,动之为水溺涩之病。大积大聚,其可犯也,衰其大半而止,过者死。(《素问》)积之始生,得寒乃生,厥乃成积也。寒气上入于肠胃则䐜胀,䐜胀则肠外之汁沫迫聚不得散,日以成积。(《灵枢》)病有积有聚,何以别之?然积者阴气也,聚者阳气也。故阴沉而伏,阳浮而动,气之所积名曰积,气之所聚名曰聚。故积者五脏所生,聚者六腑所成。积者阴气也,其发有常处,其痛不离其部,上下有所终始,左右有所穷处。聚者阳气也,其始发无根本,上下无所留止,其痛无常处。肝之积,名曰肥气,在左胁下,如覆杯,有头足,久不愈,令人发咳逆痻疟,连岁不已。

心之积，名曰伏梁，起脐上，大如臂，上至心下，久不愈，令人烦心。脾之积，名曰痞气，在胃脘，覆大如盘，久不愈，令人四肢不收，发黄疸，饮食不为肌肤。肺之积，名曰息贲，在右胁下，覆大如杯，久不已，令人洒淅寒热，喘咳肺壅。肾之积，名曰奔豚，发于少腹，上至心下，若豚状，或上或下无时，久不已，令人喘逆，骨痿少气。（《难经》）”

《景岳全书·卷之三十九人集·妇人规（下）·癥瘕类·论证》：“癥瘕之病，即积聚之别名。《内经》止有积聚疝瘕，并无证字之名，此后世之所增设者。盖癥者，征也；瘕者，假也。征者成形而坚硬不移者是也，假者无形而可聚可散者是也。成形者，或由血结，谓之血癥；或由食结，谓之食癥。无形者惟在气分，气滞则聚而见形，气行则散而无迹。此癥瘕之辨也。然又有痛者，有不痛者。痛者联于气血，所以有知，气血行则愈，故痛者易治；不痛者不通气血，别结窠囊，药食难及，故不痛者难治，此又治之有辨也。其他如肺之积曰息奔，心之积曰伏梁，脾之积曰痞气，肝之积曰肥气，肾之积曰奔豚，以至后世有曰痃癖、曰痞块之属，亦不过以形见之处有不同，故名亦因之而异耳。总之非在气分，则在血分。知斯二者，则癥瘕二字已尽之矣。但血癥气瘕，各有虚实，而宜攻宜补，当审之真而用之确也。诸经义另详积聚门，所当参阅。‘骨空论’曰：任脉为病，男子内结七疝，女子带下瘕聚。张子和曰：遗溺闭癃，阴痿脬痹，精滑白淫，皆男子之疝也。若血涸、月事不行，行后小腹有块，或时动移，前阴突出，后阴痔核，皆女子之疝也。但女子不谓之疝，而谓之瘕。”

《杂病心法要诀·卷四·积聚总括》：“五积六聚本《难经》，七癥八瘕载《千金》，肠覃石瘕辨月事，痃癖之名别浅深，脏积发时有常处，腑聚忽散无本根，癥类积痃瘕聚癖，肠满汁溢外寒因。［注］五积、六聚之名，本乎《难经》。五积者，肥气、伏梁、痞气、息贲、奔豚也。六聚者，积之着于孙络、缓筋、募原、膂筋、肠后、输脉也。七癥、八瘕之名，载《千金方》。七癥者，蛟、蛇、鳖、肉、发、虱、米也。八瘕者，青、黄、燥、血、脂、狐、蛇、鳖也。肠覃者，积在肠外，状如怀子，月事以时而下。石瘕者，积在胞中，状如怀子，月事不以时下，故曰辨月事也，痃者，外结募原肌肉之间。癖者，内结隐僻膂脊肠胃之后，故曰别浅深也。然积者属脏，阴也，故发有常处，不离其部。聚者属腑，阳也，故发无根本，忽聚忽散。癥不移，而可见，故类积、类痃也。瘕能移，有时隐，故类聚、类癖也。积聚、癥瘕、肠覃、石瘕、痃癖之疾，皆得之于喜怒不节则伤脏，饮食过饱则伤腑，肠胃填满，汁液外溢，为外寒所袭，与内气血、食物凝结相成也。”

《杂病广要·内因类·积聚》：“癥即积，瘕即聚，痃与癖则稍异其状，大略如是已，后世更立痞块之目，殊为无谓。至其治方，则积聚二证鲜能区别者，要不过就消磨一途而分轻重，今之所纂亦此忘也。如妇人之病，其类不一，具列于彼门，兹仍不登载。”

一、按病性命名

1. 积聚

《黄帝内经灵枢·五变论》：“人之善病肠中积聚者，何以候之？皮肤薄而不泽，肉不坚而淖泽，如此则肠胃恶，恶则邪气留止，积聚乃伤脾胃之间。”

《难经·五十五难》：“积者五脏所生，聚者六腑所成。”

《金匮要略·五脏风寒积聚病脉证并治》：“积者，脏病也，终不移；聚者，腑病也，发作有时。”

《诸病源候论·积聚病诸候·积聚候》：“腑者，阳也。脏者，阴也。阳浮而动，阴沉而伏。积者阴气，五脏所生，始发不离其部，故上下有所穷已；聚者阳气，六腑所成，故无根本，上下无所留止，其痛无有常处。诸脏受邪，初未能为积聚，留滞不去，乃成积聚。”

《黄帝内经太素·卷第二十七·邪论·邪传》：“凡积之病，皆有痛也，故察其痛以候其积。”

《三因极一病证方论·卷之一·九道病脉》：“结为痰，为饮，为血，为积，为气。”

《丹溪手镜·卷之下·积聚》：“盖积者，系于藏始终不移。聚者，系于府发痛转移，随气往来，如有坯块。”

《秘传证治要诀·卷之三诸气门·积聚》：“左右胁有气块而痛者，此是积聚。”

《苍生司命·卷五（利集）·积聚痞块癥瘕痃癖肠覃石瘕》：“血之所积名曰积，取郁积久而发之义也。积有五，皆五脏所生，阴气也。阴脉沉而伏，其症始发有常处，其痛不离其部，上下有终始，左右有定处，皆痰饮、食积、死血所为也。气之所聚名曰聚，取聚散不常之义也。聚有六，皆六腑所成，阳气也。阳脉浮而动，其始终无根本，痛发无定位，上下无留止。积与聚属脾，俱系气病。”

《医学原理·卷之六·积聚门·论》：“积聚者，乃癥瘕、肠瘅、伏梁、肥气、痞气、息贲、奔豚等症之总名也。”

《叶选医衡·卷下·痃癖等七种释名论》：“积者，迹也，挟痰血以成其迹，亦郁久积至之谓耳；聚者，绪也，依元气以为端绪，亦聚散不常之意耳。”

《难经悬解·卷上·十八难》：“脏病曰积，腑病曰聚。”

《金匮翼·卷四·积聚统论》：“积者，积累之谓，由渐而成，重而不移。聚者，聚散之谓，作止不常，痛无定所。”

2. 癥瘕

《诸病源候论·癥瘕病诸候·瘕候》：“其病不动者，直名为癥。若病虽有结瘕，而可推移者，名为瘕。瘕者，假也，谓虚假可动也。”

《仁斋直指方论·卷之五·附积聚癥瘕痞块·积聚癥瘕痞块方论》：“陈无择云：癥瘕属肝部，积聚属肺部。夫癥者，坚也；瘕者，假也，假物而成形。然七癥八瘕之名，经论亦不详出，虽有蛟、蛇、鳖、肉、发、虱、米等七证，初非定名，偶因食物相感而致患尔。”

《杂病广要·内因类·积聚》：“癥即积，瘕即聚……癥瘕癖结者，积聚之异名。”

二、按发病部位命名

1. 厥疝

《黄帝内经素问·五脏生成篇》：“黄脉之至也，大而虚，有积气在腹中，有厥气，名曰厥疝，女子同法，得之疾使四肢汗出当风。”

2. 胕疝

《诸病源候论·疝病诸候·七疝候》：“腹中脐下有积聚，名曰胕疝也。”

3. 心疝

《黄帝内经素问·脉要精微论》：“黄帝问岐伯曰：诊得心脉而急，此为何病？病形何如？答曰：病名心疝，少腹当有形。曰：何以言之？曰：心为牡脏，小肠为之使，故曰少腹当有形。黄帝曰：善。”

4. 筋瘤

《黄帝内经灵枢·刺节真邪》：“虚邪之入身也深……有所疾前筋，筋屈不得伸，邪气居其间而不反，发为筋瘤。”

5. 肠瘤

《黄帝内经灵枢·刺节真邪》：“虚邪之中人也……其入深……有所结，气归之，卫气留之，不得反，津液久留，合而为肠瘤。”

6. 肠覃

《黄帝内经灵枢·水胀》：“肠覃何如？寒邪客于肠外，与卫气相搏，气不得荣，因有所系，癖而内著，恶气乃作，息肉乃生。其始生也，大如鸡卵。稍以益大，至其成，如怀子之状。久者离岁，按之则坚，推之则移，月事以时下，此其候也。”

7. 石瘕

《黄帝内经灵枢·水胀》：“石瘕生于胞中，寒气客于子门，子宫闭塞，气不得通，恶血当泻不泻，衃以留止，日以益大，状如怀子，月事不以时下，皆生于女子，可导而下。”

三、按脏腑五积命名

1. 肥气

《黄帝内经灵枢·邪气脏腑病形》：“肝脉……微急为肥气，在胁下，若覆杯。”

《八十一难经·五十六难》：“肝之积，名曰肥气，在左胁下，如覆杯，有头足。久不愈，令人发咳逆，痎疟，连岁不已。”

《黄帝内经太素·卷第十五·诊候之二·五脏脉诊》：“肝脉微急，是肝受寒气，积在左胁之下，状若覆杯，名曰肥气。”

2. 伏梁

《黄帝内经素问·腹中论》：“黄帝问曰：病有少腹盛者，上下左右皆有根，此为何病？可治否？岐伯曰：病名伏梁。”

《黄帝内经素问·奇病论》：“黄帝问曰：人有身体胕，股胫皆肿，环脐而痛，是为何病？岐伯曰：病名曰伏梁，此风根也，不可动，动之为水，溺涩之府。”

《黄帝内经灵枢·邪气脏腑病形》：“心脉……微缓为伏梁，在心下，上下行，时唾血。”

《八十一难经·五十六难》：“心之积，名曰伏梁，起脐上，大如臂，上至心下。久不愈，令人病烦心。”

《黄帝内经太素·卷第十三·身度·经筋》："心之积，名曰伏梁，起齐上，如臂，上至心下。其筋循膈下齐，在此痛下，故曰承也。人肘屈伸，以此筋为纲维，故曰肘纲也。"

《黄帝素问宣明论方·卷七·积聚门·积聚总论》："心之积，名曰伏梁，在于脐上，大如臂，上至于心，横于心下，如屋梁，故曰伏梁。"

《类经·十七卷·疾病类·十二经筋痹刺》："伏梁，坚伏之积也。"

3. 痞气

《八十一难经·五十六难》："脾之积，名曰痞气，在胃脘，覆大如盘。久不愈，令人四肢不收，发黄疸，饮食不为肌肤。"

4. 息贲

《黄帝内经灵枢·邪气脏腑病形》："肺脉……滑甚为息贲，上气。"

《黄帝内经灵枢·本脏》："肝高则上支贲，切胁悗，为息贲。"

《八十一难经·五十六难》："肺之积，名曰息贲，在右胁下，覆大如杯。久不已，令人洒淅寒热、喘咳，发肺壅。"

《黄帝内经太素·卷第十三·身度·经筋》："肺之积，名息贲，在右胁下，大如杯。久不愈，令人洒淅振寒热、喘咳，发肺痈也。"

5. 奔(贲)豚

《黄帝内经灵枢·邪气脏腑病形》："肾脉……微急为沉厥，贲豚，足不收，不得前后。"

《八十一难经·五十六难》："肾之积，名曰贲豚，发于少腹，上至心下，若豚状，或上或下无时。久不已，令人喘逆，骨痿，少气。"

《诸病源候论·气病诸候·贲豚气候》："若惊恐，则伤神，心藏神也。忧思则伤志，肾藏志也。神志伤动，气积于肾，而气下上游走，如豚之奔，故曰贲豚。其气乘心，若心中踊踊如事所惊，如人所恐，五脏不定，食饮辄呕，气满胸中，狂痴不定，妄言妄见，此惊恐贲豚之状。若气满支心，心下闷乱，不欲闻人声，休作有时，乍瘥乍极，吸吸短气，手足厥逆，内烦结痛，温温欲呕，此忧思贲豚之状。"

《外台秘要·卷第十二·贲豚气方四首》："《小品》黄帝问金治子曰：惊为病，如奔豚，其病奈何？金治子对曰：惊为奔豚，心中踊踊，如事所惊，如人所恐，五脏不定，食饮辄呕，气满胸中，狂痴欲走，闭眼谬言，开眼妄语，或张面目，不相取与，众师不知，呼有所负，贲豚汤主之。黄帝曰：善。黄帝问金治子曰：忧思贲豚，何以别之？金治子对曰：忧思贲豚者，气满支心，心下烦乱，不欲闻人之声，发作有时，乍瘥乍剧，吸吸短气，手足厥逆，内烦结痛，温温欲呕，众师不知，呼有触忤，奔豚汤主之。黄帝曰：善。"

《针灸资生经·针灸资生经第四·贲豚气》："凡卒厥逆上气，气攻两胁，心下痛满，奄奄欲绝，此为贲豚气。"

《黄帝素问宣明论方·卷七·积聚门·积聚总论》："肾之积，名曰贲豚，在于小腹，上至心下，如豚奔走，往来无定。久不愈，令人喘逆，发为骨痿，少气乏力。"

《金匮要略广注·卷中·奔豚气病脉证治第八》："奔豚，气上冲，胸腹痛，往来寒热，奔豚汤主之。"

《医经原旨·卷二·脉色上第四》："肾之积，曰奔豚，当发于少腹上至心下，若豚突然。"

《灵素节注类编·卷七·诸积病证·肥气伏梁息贲奔豚》："肾脉微急为沉厥奔豚，足不收，不得前后。"

6. 肝痹

《黄帝内经素问·五脏生成篇》："青，脉之至也，长而左右弹，有积气在心下，支胠，名曰肝痹，得之寒湿，与疝同法，腰痛足清头痛。"

7. 心痹

《黄帝内经素问·五脏生成篇》："赤，脉之至也，喘而坚，诊曰有积气在中，时害于食，名曰心痹，得之外疾，思虑而心虚，故邪从之。"

8. 肺痹

《黄帝内经素问·五脏生成篇》："白，脉之至也，喘而浮，上虚下实，惊，有积气在胸中，喘而虚，名曰肺痹，寒热，得之醉而使内也。"

9. 肾痹

《黄帝内经素问·五脏生成篇》："黑，脉之至也，上坚而大，有积气在腹中与阴，名曰肾痹，得之沐浴清水而卧。"

四、按患病人群命名

1. 小儿积聚

《婴童百问·卷之五·积滞　第四十九问》：

"小儿有积滞，面目黄肿，肚热胀痛，复睡多困，酷啼不食，或大肠闭涩，小便如油，或便利无禁，粪白酸臭，此皆积滞也。然有乳积、食积，须当明辨之。吐乳、泻乳，其气酸臭，此由啼叫未已，便用乳儿，停滞不化而得之，是为乳积。肚硬带热，渴泻或呕，此由饮食无度，多餐过饱，饱后即睡得之，是为食积。腹痛啼叫，利如蟹渤，此由触忤其气，荣卫不和，淹延日久得之，是为气积。"

2. 妇人积聚

《诸病源候论·妇人杂病诸候二·积聚候》："妇人病积，经久则令无子，亦令月水不通。所以然者，积聚起于冷气，结入子脏，故令无子；若冷气入于胞络，冷搏于血，血冷则涩结，故令月水不通。"

3. 产后积聚

《诸病源候论·妇人产后病诸候下·产后内极七病候》："凡产后气血内极，其人羸疲萎黄，冷则心腹绞痛，热则肢体烦疼，经血痞涩，变为积聚癥瘕也。"

《史载之方·卷上·诊室女妇人诸脉》："此因经候行次，或产后起早，并误吃生冷，伤损，气血俱病，因生积聚久无所疗，变成恶物，其状腹中成块，如蛇鼠，如鹿如虎之类……但此病到年深，其恶物带命吃人血尽，忽绝无经候通行，或经候行时只如淡水。如此，即倾危人也……忽因经候行时，忽因产后吃生冷不相当之物，忽产后早起伤风，血气俱病，临经行时，忽先气疼，忽小腹急疼。"

五、其他命名

1. 疳积

《奇效良方·卷之六十四小儿门·违和说·辨虎口纹诀》："风关如曲虫者，疳病积聚，胸前如排算子，肚皮如吹起。气关如曲虫，主大肠秽积。命关如曲虫，主心脏传脾，难治。风关如环，主肝脏疳，有积聚。"

2. 血瘕

《资生集·卷六·月水乳病玉门·产后月水不调属风冷伤经》："《大全》曰：产伤动血气，虚损未复，为风冷所伤，血得冷则凝结。故风冷伤于经，血结胞络之间，令月水不通。凡血结月水不通，则成血瘕。水血相并，复遇脾胃衰弱、肌肉虚者为水肿。"

《资生集·卷五·头痛·产后小腹痛属恶露凝结》："《产宝百问》曰：产后小腹痛，由恶露凝结，或外寒搏之。若久而不散，必成血瘕，月水不调。"

《妇人大全良方·卷之一·调经门·月水不通方论第六》："时小便难，苦头眩痛，腰背痛，足寒时疼，月水不来，恐得之时有所堕坠也。月水不通，久则血结于内生块，变为血瘕，亦作血癥。"

《妇人大全良方·卷之二十·产后余血上抢心痛方论第五》："论曰：夫产后血上抢心，由产后气虚挟宿冷，冷搏于血，则凝结不消。气逆上者，则血随上冲击而心痛也。凡产后余血不尽，得冷则留结，与气相搏则痛、困重，遇寒结血尤甚，则变成血瘕，亦令月水否涩不通也。"

《妇人大全良方·卷之二十·产后小腹疼痛方论第八》："夫产后小腹痛者，此由产时恶露下少，胞络之间有余血与气相击搏，令小腹痛也。因重遇于冷，则血结变成血瘕，亦令月水不利也。"

3. 食癥

《圣济总录·卷第七十二·食癥》："论曰：脾胃虚弱，饮食累伤，积久不去，结在肠内，与正气交争则心腹硬痛，妨害饮食，肢体消瘦，以手按之，积块有形，谓之食癥。"

4. 疟母

《金匮要略方论·卷上·疟病脉证并治第四》："病疟，以月一日发，当以十五日愈，设不差，当月尽解。如其不差，当云何？师曰：此结为癥瘕，名曰疟母，急治之，宜鳖甲煎丸。"

5. 痃癖

《医阶辨证·积聚辨》："积者，停积不散，按之坚而不移。聚者，忽聚忽散，推之移动不定。积，即癥瘕痃癖之为积也；聚，气聚而未成积也。"

6. 昔瘤

《黄帝内经灵枢·刺节真邪》："虚邪……久者数岁乃成，以手按之柔。已有所结，气归之，津液留之，邪气中之，凝结日以易甚，连以聚居，为昔瘤，以手按之坚。"

【辨病因】

积聚的发生，多因外感寒邪，饮食所伤，情志失调，及病后肝脾受损，脏腑失和，气机阻滞，瘀血内结而成。此外，热邪、湿邪、饮邪及疝气日久等病因也可导致积聚的形成。总之,积聚的病因主要是感受外邪和正气亏虚两个方面。

《诸病源候论·妇人杂病诸候三·结积无子候》:"五脏之气积,名曰积。脏积之生,皆因饮食不节,当风取冷过度。"

《外台秘要·卷第五·许仁则疗疟方四首》:"许仁则此病之候,乃有数种,亦有宿患痃癖,饮食失宜,因节气初交,亦生此病;亦有痰澼积聚,久不通散,冷热相攻,亦生此疾;亦有地居卑湿时属暑热,内有宿病,外感恶气,亦生此疾;亦有盛夏蒸热饮冷,冷热间隔秋夏气交,亦生此疾。以要言之,终由饮食失常,寒暑乖宜,上热下系将疗之方,吐下为本,人有强羸,病有轻重,自须临时斟酌,不可一概言之。"

《儒门事亲·卷三·五积六聚治同郁断二十二》:"且积之成也,或因暴怒、喜、悲、思、恐之气,或伤酸、苦、甘、辛、咸之食,或停温、凉、热、寒之饮,或受风、暑、燥、寒、火、湿之邪。其初甚微,可呼吸按导方寸大而去之。不幸而遇庸医,强补而留之,留而不去,遂成五积。"

《脉因证治·卷三·积聚》:"盛食多饮,起居过度,肠胃之络伤,则血溢于肠外,肠外有寒汁沫,与血相搏,则气聚而成积……又生于阴,盖忧思伤心,重寒伤肺,忿怒伤肝,醉以入房,汗出当风伤脾,用力过度入房,汗出入浴伤肾,皆脏气不平,凝血不散,汁沫相搏,蕴结而成积矣。又有食积、酒肉积、水积、涎积、血积、气积,皆因偏爱,停留不散,日久成积块。在中为痰饮,在右为食积,在左为血积。"

《妇人大全良方·卷之二十·产后积聚症块方论第十一》:"夫积者,阴气也,五脏所生;聚者,阳气也,六腑所成。皆由饮食不节,寒热不调,致五脏之气积,六腑之气聚。"

《仁斋直指方论·卷之五·附积聚癥瘕痞块·积聚癥瘕痞块方论》:"《内经》云:积者,盖厥气生足悗,悗生胫寒,胫寒则血脉凝涩,凝涩则寒气上入于肠胃,则䐜胀,䐜胀则肠外之汁沫迫聚不得散,日以成积。猝然多饮食则肠满;起居不节,用力过度,则络脉伤。阳络伤则血外溢,血外溢则衄血;阴络伤则血内溢,血内溢则后血;肠胃之络伤,则血溢于肠外,有寒汁沫与血相搏,则并合凝聚不得散而成积矣。或外中于寒,内伤于忧怒,则气上逆,气上逆则六输不通,温气不行,凝血蕴裹不散,津液涩渗,着而不去而成积矣……若妇人癥瘕,则由内、外、不内外因,动伤五脏气血而成,古人谓为痼疾,以蛟、蛇等为生瘕,然亦不必泥此,并属血病。蛇、发等事皆出偶然,但饮食间误中之,留聚假血而成,自有活性。亦犹永徽中,僧病噎者,腹中有一物,其状如鱼,即生瘕也。"

《医学纲目·卷之二十五脾胃部·积块癥瘕》:"(《灵》)黄帝问曰:夫百病之始生也,皆生于风雨寒暑,清湿喜怒。喜怒不节则伤脏,风雨则伤上,清湿则伤下。三部之气,所伤异类,愿闻其会?岐伯曰:三部之气各不同,或起于阴,或起于阳,请言其方。喜怒不节则伤脏,脏伤则病起于阴也。清湿袭虚,则病起于下。风雨袭虚,则病起于上。是谓三部,至于其淫泆,不可胜数。('百病始生篇',下同)是故虚邪之中人也,始于皮肤,皮肤缓则腠理开,开则邪从毛发入,入则抵深,深则毛发立,毛发立则淅然,故皮肤痛。留而不去,则传舍于络脉,在络之时,痛于肌肉,其痛之时息,大经乃代。留而不去,传舍于经,在经之时,洒淅善惊。留而不去,传舍于输,在输之时,六经不通四肢,则肢节痛,腰脊乃强。留而不去,传舍于伏冲之脉,在伏冲之时,体重身痛。留而不去,传舍于肠胃,在肠胃之时,贲响腹胀,多寒则肠鸣飧泄、食不化,多热则溏出麋。留而不去,传舍于肠胃之外,募原之间。

以上数端,皆邪气袭虚留而不解去,以次相传,未曾留着,无有定所。若留着而有定所,则不能传矣。所谓留着者,当如下文法云。

留着于脉,稽留而不去,息而成积,或着孙脉,或着络脉,或着经脉,或着输脉,或着于伏冲之脉,或着于膂筋,或着于肠胃之募原,上连于缓筋,邪气淫泆,不可胜论。其着孙络之脉而成积者,其积往来上下,臂手孙络之居也,浮而缓不能拘积而止之,故往来移行肠胃之间,水凑渗注灌,濯濯有音,有寒则䐜䐜满雷引,故时切痛。其着于阳明之经,则挟脐而居,饱食则益大,饥则益小。其着于缓筋也,似阳明之积,饱食则痛,饥则安。其着于肠胃之募原也,痛而外连于缓筋,饱食则安,饥则痛。其着于伏冲之脉者,揣之应手而动,发手则热气下于两股,如汤沃之状。其着于膂筋,在肠后者,饥则积见,饱则积不见,按之不得。其着于输之脉者，闭塞不通，津液不下，孔窍干壅，此邪气之在外入内，从上下也。（此谓风雨袭阴之虚，病起于上而积生也）”

《丹溪心法·卷三·积聚痞块五十四》：“痞块在中为痰饮，在右为食（一云痰）。积在左为血块。气不能作块成聚，块乃有形之物也，痰与食积死血而成也。”

《医学正传·卷之三·积聚》：“《内经》曰：积聚留饮，痞膈中满，湿积霍乱吐下，癥瘕坚硬腹满，皆太阴湿土。乃脾胃之气，积聚之根也。《难经》曰：积者阴气也，聚者阳气也，故阴沉而伏，阳浮而动。血之所积名曰积，气之所聚名曰聚，故积者五脏所生，聚者六腑所成也。夫所谓积者，阴气也，其始发有常处，其痛不离其部，上下有所终始，左右有所穷处。谓聚者，阳气也，其始发无根本，其痛或隐或见，上下无所留止，痛发无所定位。是故肝之积名曰肥气，在左胁下，如覆杯，有头足，久不愈，令人发咳逆痎疟，连岁不已。心之积名曰伏梁，起脐上，大如臂，上至心下，久不愈，令人烦心。脾之积名曰痞气，在胃脘右侧，覆大如盘，久不愈，令人四肢不收，发黄疸，饮食不为肌肤。肺之积名曰息奔，在右胁下，大如覆杯，久不愈，令人洒淅寒热，喘咳发肺痈。肾之积名曰奔豚，在小腹，上至心下，若豚状，或上或下无时，久不愈，令人喘逆骨痿少气。东垣曰：《针经》云：其成积者，盖厥气生足悗，足悗生胫寒，胫寒则血脉凝涩，故寒气上入肠胃，所以腹胀，腹胀则肠外之汁沫迫聚而不得散，日以成积矣。或盛食多饮则脾伤，或起居不节、用力过度则络脉伤。阳络脉伤则血外溢，血外溢则衄血；阴络脉伤则血内溢，血内溢则便血；肠胃之络脉伤则血溢于肠外，肠外有寒汁沫与血相搏，则凝聚而成积矣。或外中于寒、内伤于忧怒则气上逆，气逆则六腧不通，温气不行，凝血蕴裹不散，津液凝涩，渗着不去而成积矣。又曰：生于阴者，盖忧思伤心。重寒伤肺，忿怒伤肝，醉以入房、汗出当风则伤脾，用力过度、入浴则伤肾，此内外三部之所生病也。故《难经》中说五积各有其名，如肝积曰肥气，在左胁下如杯，而脐左有动气，按之牢若痛者是；无是，非也。余积皆然。”

《医学原理·卷之六·积聚门·论》：“积聚者，乃癥瘕、肠癉、伏梁、肥气、痞气、息贲、奔豚等症之总名也。不越痰、血、饮、食、气、水六者，停蓄不散所致。虽然，若原所因，未有不由中气亏败，健运失常而成。是以《经》云：怯者著而成病是也。但分在府、在藏之不同，故有曰积、曰聚之殊论。盖在府者，属阳，阳主乎动，故其积或聚或散，而无常处，名之曰聚；在藏者，属阴，阴主乎静，故成积聚定而不移，名之曰积。而丹溪又以血、食、痰三者为重。在左为血积，在右为食积，在中为痰积。”

《医学原理·治积大法·丹溪治积聚活套》：“夫气不能作块，如成积块者，乃有形之物也，是乃食积死血而已矣。故在中属痰，在右属食积，在左属死血。”

《校注妇人良方·卷七·妇人痃癖诸气方论第七》：“妇人痃癖，因元气虚弱而邪气积聚。盖痃者，在腹内近脐左右，有筋脉急痛，如臂如指如弦之状；癖者僻，在两胁之间，有时而痛。皆阴阳不和，经络痞膈，饮食停滞，冷气固结而成也。”

《校注妇人良方·卷二十·产后积聚癥块方论第十一》：“夫积者，阴气也，五脏所生；聚者，阳气也，六腑所成。然积为阴，阴性沉伏，故痛不离其部；聚为阳，阳性浮动，故痛无常处。皆由饮食不节，起居失宜，产后血气虚弱，风冷所乘，搏于脏腑耳。”

《医学入门·内集卷二·本草分类·食治门》：“气滞，此即诸气，专抽气滞一边，详言之耳。气滞不行辨久新，湿热痰积是其因；苍天之气，清净不息，变为云雾，为雷雨者，山泽湿热熏蒸也。人身元气与血循环无端，彼冲击横行于脏腑之间，而为疼痛、积聚、痃癖；壅逆于胸臆之上，而为心腹刺痛等证，多因七情饮食，郁为湿热，成痰与积。初起宜辛温开郁，行气豁痰消积，久则宜辛寒降火以除根。”

《赤水玄珠·第十三卷·积聚门·积聚论》：“积者，由于气、血、痰、食、水、火之所成，而有脏腑外内之分也。聚者，由于气虚不运之所致，而有表里邪正之别也，则常变虚实之治得矣，《难经》之说云乎哉！”

《赤水玄珠·第二十卷·经水或紫或黑论·痃癖疝瘕》：“妇人痃癖，因元气虚弱而邪气积聚。盖痃癖者，在腹内近脐左右，有筋脉急痛，如臂、如指、如痃之状。癖者，僻在两胁之间，有时而痛。皆阴阳不和，经络痞隔，饮食停滞，冷气固结而成也。”

《济阴纲目·卷之五·积聚癥瘕门·论治积须养正气》:“薛新甫曰:妇人痃癖癥瘕,大抵因饮食、起居、七情失宜,亏损脏腑,气血乖违,阴络受伤,循行失度所致。”

《景岳全书·卷之二十三心集·杂证谟·积聚》:“积聚之病,凡饮食、血气、风寒之属,皆能致之,但曰积、曰聚,当详辨也。盖积者,积垒之谓,由渐而成者也;聚者,聚散之谓,作止不常者也。由此言之,是坚硬不移者,本有形也,故有形者曰积;或聚或散者,本无形也,故无形者曰聚。”“壮人无积,虚人则有之。脾胃怯弱,气血两衰,四时有感,皆能成积。若遽以磨坚破结之药治之,疾须去而人已衰矣。”

《简明医彀·卷之三·积聚》:“多证皆不外乎七情郁结,痰食气血而成。凡积聚脉多沉伏或附骨,癥瘕多弦。实强顺,微弱逆。治宜消积为标,次兼养正为本。服药最忌厚味,发气之物。”

《丹台玉案·卷之四·诸气门·附气滞》:“苍天之气,清净不息,变为云雾,为雷雨者,山泽湿热熏蒸也。人身元气导引血液,升降三焦,周流四体。变则为火有升无降,以致胶乎咽膈,则为呕咳,为痞满。充乎脏腑,则为积聚,为痃癖。而心腹胁肋刺痛,蓄于下焦,则为腰痛,为胀坠。流乎经络,则周回刺痛。多因七情饮食,郁为湿热,成痰与积。”

《证治汇补·卷之六·腹胁门·积聚》:“大意:积聚癥瘕,皆太阴湿土之气,名虽不同,大要不出痰与食积死血而已,气则不能成形也。(《玉册》)内因:积之始生,因起居不时,忧恚过度,饮食失节,脾胃亏损,邪正相搏,结于腹中,或因内伤外感气郁误补而致。(《汇补》)外候:或恶寒潮热,或痞满呕吐,或走注疼痛,或腹满泄泻,或眩晕嘈杂,胁肋攻冲。(吴球)左右有别:旧说以积块在中为痰饮,在右为食积,在左为死血,此大概之论,不可拘执也。常有胃家食积而病发于中者,亦有气与食积相假而积留于左者。(《汇补》)……痃癖痞异:痃在腹内,贴近脐旁,左右一条,筋脉急痛,有时而见。癖居两肋,有时而痛,外不可见。痞居心下,满闷壅塞,按之不痛,而无形迹。(《汇补》)……积聚分治:食积,气口紧盛,或弦急,或中或右,硬痛不移,呕吐饱胀,或作寒热身痛;痰积,脉来沉滑,忽时眩晕麻木,恶心痞塞,嘈杂,虫积,口吐清水,或时吐虫,或偏嗜一物,脉来乍大乍小,面生白斑,唇红能食,时痛时止;血积,因打扑闪肭,血瘀成块,或妇人产后不月,多有是症,盖月事正临产后虚弱,适感寒气,寒气客于子门,血凝成块,多在小腹,发则痛楚万倍,面色不泽。”

《女科指掌·卷之一·调经门·积聚癥瘕肠覃石瘕》:“歌:痃癖聚瘕痞疝症,血凝痰气食兼成,难经五积由于脏,六聚相传腑所生,肠覃经行气分病,石瘕不月血相并,青黄燥血脂狐鳖,虱发蛇鱼亦瘕名。论:《经》曰,肠覃者,寒气客于肠外,与卫气相搏,气不得营,因而所系,癖而内着,恶气乃起,息肉乃生。其始大如鸡卵,稍以益大,至其成,如怀子之状,按之则坚,推之则移,月事以时下,此肠覃也,气病而血不病也。”

《医学心悟·卷一·医门八法·论消法》:“夫积者,成于五脏,推之不移者也。聚者,成于六腑,推之则移者也。其忽聚忽散者,气也。痛有定处而不散者,血也。得食则痛,嗳腐吞酸者,食积也。腹有块,按之而耎者,痰也。先足肿,后及腹者,水也。先腹满,后及四肢者,胀也。痛引两胁,咳而吐涎者,停饮也。咳而胸痛,吐脓腥臭者,肺痈也。当胃而痛,呕而吐脓者,胃脘痈也。当脐而痛,小便如淋,转侧作水声者,肠痈也。憎寒壮热,饮食如常,身有痛,偏着一处者,外痈也。病人嗜食甘甜或异物,饥时则痛,唇之上下有白斑点者,虫也。虫有九,湿热所生,而为蛇、为鳖,则血之所成也。胡以知为蛇鳖?腹中如有物,动而痛不可忍,吃血故也。又岭南之地,以蛊害人,施于饮食,他方之蛊,多因近池饮冷,阴受蛇虺之毒也。病人咳嗽痰红,抑抑不乐,畏见人,喉痒而咳剧者,劳瘵生虫也。痃如弓弦,筋病也。癖则隐癖,附骨之病也。癥则有块可征,积之类也。瘕者或有或无,痞气之类也。少腹如汤沃,小便涩者,胞痹也。痛引睾丸,疝也。女人经水自行,而腹块渐大,如怀子者,肠覃也。经水不行,而腹块渐大,并非妊者,石瘕也。有妊、无妊,可于脉之滑、涩辨之也。至于湿热下坠,则为阴菌、阴蚀、阴挺下脱、阴茎肿烂之类,而虚火内烁庚金,则为痔漏、为悬痈、为脏毒,种种见症,不一而足,务在明辨证候,按法而消之也。医者以一消字,视为泛常,而不知其变化曲折,较他法为尤难,则奈何不详稽博考,以尽济时之仁术也耶?”

《金匮悬解·卷二·外感·五脏风寒积聚》:“五脏风寒积聚,虚邪之外感,本气之内伤者也。风雨之邪伤于上,清湿之邪伤于下,饮食喜怒之邪伤于中。表邪外袭,里邪内应,两虚相逢,留而不去,此积聚所由来也。积者,血多而气少,《难经》所谓血滞而不濡者也。聚者,气多而血少,《难经》所谓气留而不行者也。心病于上,肾病于下,肺病于右,肝病于左,脾病于中,五脏之积聚,各有其部,此三焦所由分也。”

《疡医大全·卷三内景图说(上)·肺》:“《入门》曰:人身元气与血循环,被横行脏腑之间,而为疼痛,积聚痃癖,壅逆胸臆之上,而为痞满刺痛等证。多因七情饮食,郁为痰饮,初起宜辛温开郁,行气豁痰消积,久则宜辛寒降火除根。气滞上焦为心胸痞痛,宜枳橘汤。气滞中焦为腹胁刺痛,宜木香破气散。气滞下焦为腰痛疝瘕,宜四磨汤。气滞于外,则周身刺痛,或浮肿,宜木香流气饮。”

《金匮翼·卷四·积聚统论》:“积聚之病,非独痰食气血,即风寒外感,亦能成之。然痰食气血,非得风寒,未必成积。风寒之邪,不遇痰食气血,亦未必成积……张子和又分九积。酒积者,目黄口干。食积者,酸心腹满。气积者,噫气痞塞。涎积者,咽如拽锯。痰积者,涕唾稠黏。癖积者,两胁刺痛。水积者,足肿胀满。血积者,打扑肭疼。肉积者,赘瘤核疬。”

《医述·卷八杂证汇参·积聚》:“凡人脾胃虚弱,或饮食过常,或生冷过度,不能克化,致成积聚结块,心腹胀满,噫气吞酸,面青肌瘦。其名有十:一曰食积,二曰酒积,三曰面积,四曰肉积,五曰鱼蟹积,六曰果菜积,七曰茶积,八曰水积,九曰血积,十曰虫积。(《得效方》)症名有七:曰蛇、蛟、鳖、肉、发、虱、米是也。瘕名有八:曰青、黄、燥、血、脂、狐、蛇、鳖是也。病因食物相感而成,然瘕比癥稍轻。又有肠覃、石瘕、血蛊,皆女子之疾,种种不同,乃痞块之异名耳。(《千金方》)食积腹满酢心,酒积目黄口干,痰积涕唾稠粘,涎积咽如曳锯,水积足胫肿满,气积噫气痞塞,血积打扑肭瘀。产后不月,少腹腰胁有形块癖积,两肱刺痛。息贲在右肋下,大如覆杯,气逆背痛,已成形也。息积右胁下满,气逆息难,未成形也。(《医学阶梯》)癥者,征也,以其腹中坚硬,按之应手,病形有可征验者也,多见于脐下。其原由于饮食失节,胃衰脾弱,邪正相搏,牢固不动,故名曰癥。有因脏腑虚弱,好食生冷黏滞之物,不能克化,与脏气相搏,结积成块,日渐长大,坚固不移,谓之食癥。有因跌仆挫闪,气凝血结,经络壅瘀成块,谓之血癥。瘕者,假也,腹中虽硬,聚散无常亦多见于脐下。其原由于起居失宜,饮食失节。脏腑之气先虚,又复外感风寒,与食气停蓄于内,结聚成块,推之而动,按之而走,故名曰瘕……痃者,悬也,悬于腹内,近脐左右,各有一条筋脉扛起,大者如臂、如筒,小者如指、如管。其原皆由阴阳不和,常多郁怒,或适当饮食与气缠裹,或适受寒冷与气停留,合并成形,故名曰痃。癖者,匿也。潜匿两肋,寻摸不见,有时而痛,始觉有物。其原皆由营卫失调,经络闭隔,饮食无度,伤脾伤胃,或有所劳倦,强力入房,以致精伤血耗,邪结不散,故名曰癖。痞者,闭也,痞必有块,在皮里膜外。其原皆由脾胃亏损,食积痰血,阻塞气道,遂结成形,察其形质,不能移动者类于癥,能移动者类于瘕。总之积、聚、癥、瘕、痃、癖、痞,分隶三焦,断难混视。痞、癖见于膈间,是上焦病。痃、积、聚见于腹内,是中焦病。癥、瘕见于脐下,是下焦病。按证分部,方得头绪。故积、聚、痃、癖、痞多生于男子,癥、瘕多生于女子。七病各有形证不同,治当分别。(沈金鳌)”

《王九峰医案·中卷·积聚》:“五味失宜,七情不节,二气失其和顺之机,致令水谷精华之气,不归正化,凝于肠胃之外,膜原之间,为五积之沉痾也。”

《杂病广要·内因类·积聚》:“病因腑脏受邪:积聚者,由阴阳不和,腑脏虚弱,受于风邪,搏于腑脏之气所为也。腑者,阳也;脏者,阴也。阳浮而动,阴沉而伏。积者,阴气,五脏所生,始发不离其部,故上下有所穷已。聚者,阳气,六腑所成,故无根本,上下无所留止,其痛无有常处。诸脏受邪,初未能为积聚,留滞不去,乃成积聚。(《病源论》)

六腑属于三阳,太阳利清气,阳明泄浊气,少阳化精气,有如都会之府,主转输以为常也。夫苟六腑失常,则邪气聚而不散,始发既无根本,上下无所留止,其痛亦无常处,故在上则格,在下则胀,旁攻两胁,如有痞块,易于转动,故非五积之比也。(《济生》)

风寒外感之邪，亦能成积。如《经》曰：虚邪之中人也，留而不去。传舍于肠胃之外，募原之间，留着于脉，息而成积。又曰：病名伏梁，此风根也。由此观之，凡今人以疟后成痞者，是即风寒之属，类可推矣。但疟由风寒，固易知也，而诸积于风，若不相干涉。不知饮食之滞，非寒未必成积，而风寒之邪，非食未必成形。故必以食遇寒，以寒遇食，或表邪未清，过于饮食，邪食相搏，而积斯成矣。《经》曰：虚邪之风，与其身形，两虚相得，乃客其形。信乎致积之由，多由于此，即血癥气痞之由，亦无出于此。然积以寒留，留久则寒多为热；风以致积，积成则证已非风。故治此者，亦但当治其所留，不可发散，以再伤其真气也。惟慎疾者，能知所由而虑之于始，则可为保脾之良策。（《景岳》）

病因饮食不消：癥者，由寒温失节，致腑脏之气虚弱，而饮食不消，聚结在内，染渐生长块段，盘牢不移动者，是癥也，言其形状可征验也。若积引岁月，人即柴瘦，腹转大，遂致死。（《病源论》）

瘕病者，由寒温不适，饮食不消，与脏气相搏，积在腹内，结块瘕痛，随气移动是也，言其虚假不牢，故谓之为瘕也。（《病源论》）

夫积者，伤滞也，伤滞之久，停留不化，则成积矣。且人之脏腑，皆触冒以成疾病，惟脾胃最易受触。盖日用饮食，稍或过多，停滞难化，或吐或呕，或泄或利。当是之时，法宜推荡，然后助养脾胃。所谓推荡者，更宜斟量人之虚实，伤滞之轻重而推荡之，停滞一消，则不成积，克化失宜，久之必成积聚癥瘕矣。（《济生续方》）

病因气郁痰血：方书之五积六聚，证状不同，非谓食物所伤，留滞不去。盖五积者，因喜怒忧思失志，以伤五脏，遇传克不行而成病也。（《澹寮》）

诸书所载，皆以内为喜怒忧思七情之气，克制五脏，结而不散，乃成积聚之证（云云）。余忖度之，必是因气结聚痰饮，或是积聚之物，而后能坚硬如此。发萌之初，早能辨其脉证，投以药饵，或以导引之法，犹云庶几。若其见形于皮肤之下，药入肠胃，熏蒸之所不及，诚为难治之证。（《大成》）

气无形故不成块，然痰与食积死血，多因气聚而成，是气虽不为块，而所以为块者实由乎气，故治积之法，以行气为主。（《统旨》）（[按]丹溪曰：气不能作块成聚，块乃有形之物也，痰与食积死血而成也。叶氏实驳此说也。）

五积当从郁论，《难经》所谓因受胜己之邪，传于己之所胜，适当旺时，拒而不受，因留为积。此皆抑郁不伸而受其邪，故五积六聚治同郁断。伏梁者，火之郁。肥气者，木之郁。痞气者，土之郁。息贲者，金之郁。奔豚者，水之郁。（[按]以上系《儒门事亲》节文）郁者，气不舒而抑郁成积，不独聚可以气言也。故治积之法，以理气为先，则津液流行，积聚何由而成。（《锦囊》）

上古穴居野处，无情欲之累，故病多外感，以故《素问》往往谓脏寒生满病，又谓用力过度则络脉伤，伤则血外溢于肠外，有寒汁沫与血相搏，则并合凝聚不能散而成积。今人多情欲，痰血气郁凝滞者比比皆是，故不敢引经以断也。（《六要》）

大抵积块者，皆因一物为之根，而血涎裹之，乃成形如杯如盘，按之坚硬也。食积败血，脾胃有之。痰涎之积，左右皆有之。（《保命歌括》）

病有因热：《经》曰：小肠移热于大肠，为虙瘕，为沉（云云）。然则《经》言：瘕病，亦有热者也。或阳气郁结，怫热壅滞，而坚硬不消者，非寒癥瘕也，当以脉证别之。（《原病式》）”

一、寒邪久伏

《黄帝内经灵枢·百病始生》：“是故虚邪之中人也……留而不去，传舍于肠胃之外，募原之间，留著于脉，稽留而不去，息而成积……黄帝曰：积之始生，至其已成奈何？岐伯曰：积之始生，得寒乃生，厥上乃成积也。黄帝曰：其成积奈何？岐伯曰：厥气生足悗，悗生胫寒，胫寒则血脉凝涩，血脉凝涩则寒气上入于肠胃，入于肠胃则䐜胀，䐜胀则肠外之汁沫迫聚不得散，日以成积。”

《诸病源候论·疝病诸候·寒疝积聚候》：“积聚者，由寒气在内所生也。血气虚弱，风邪搏于腑脏，寒多则气涩，气涩则生积聚也。”

《诸病源候论·妇人产后病诸候下·产后积聚候》：“产妇血气伤损，腑脏虚弱，为风冷所乘，搏于脏腑，与气血相结，故成积聚也。”

《云林神彀·卷二·积聚》：“积块属寒，气塞不宽，破郁消积，渐次平安……男子积块，腹中疼痛，温药一投，百发百中。”

《伤寒兼证析义·积聚动气兼伤寒论》:"问:积聚动气三者,皆腹中固疾,其受病之原有异否?曰:积聚寒气客于五脏之膜,血气不行所生,聚则汁沫取胜于六腑之廓,溢蓄不泻而成动气,为无形之气受病,所以忽有忽无,与积聚之有形质者不同。"

《金匮悬解·卷二·外感·积聚》:"积聚者,风寒之所成也。"

《全体病源类纂·附六淫病·寒淫》:"其他寒邪久伏所发之病,或为痼冷,或为厥逆,或为积聚、癥瘕、痃癖、痞气、寒疝等症,又当于各门中求之。"

二、热邪郁结

《黄帝素问宣明论方·积聚论》:"世传冷病,然瘕病亦有热,或阳气郁结,怫热壅滞而坚硬不消者。世传寒癥瘕也。或坚痞,腹满急痛,寒主筋缩,故急主痛,寒极血凝泣而反兼土化制之,故坚痞之腹满。或热郁于内而腹满坚结,痛不可忍者,皆可为寒?误矣!误矣!"

《云林神彀·卷二·积聚》:"积块属热,要清郁结,理气平肝,积渐消灭。柴平汤内用柴胡,苍半青陈枳壳抉,神曲山楂芩厚朴,棱莪甘草病当除。"

三、湿邪停滞

《黄帝素问宣明论方·卷七积聚门·积聚总论》:"《素问》曰:积聚、留饮、痞膈、中满、湿积、霍乱吐下、癥瘕坚硬腹满,皆太阴湿土,乃脾胃中气积聚之根也(积者,不散。聚者,不化。留者,不行。饮者,停滞。痞者,不通。隔者,阻也。中满者,湿,为积。霍乱吐下,留停,为聚。癥者,徵也。瘕者,假也)。斯疾乃五脏六腑阴阳变化盛衰之制也。亢则害,承乃制,极则反矣。"

《周慎斋遗书·卷八·痞块》:"痞块,肝积也,肝经湿热之气聚而成也。外以大蒜、皂角、阿魏胶敷之,内以地黄汤加车前、木通服之,以泻湿热。"

《杂病广要·内因类·水饮》:"癖病源候:(酒癖)夫五脏调和则荣卫气理,荣卫气理则津液通流,虽复多饮水浆,不能为病。若摄养乖方,三焦痞隔,三焦痞隔则肠胃不能宣行,因饮水浆过多,便令停滞不散,更遇寒气,积聚而成癖。癖者,谓僻侧在于两胁之间,有时而痛是也。(《病源论》)([按]此所谓癖者,殆与悬饮相类。考《集韵》曰:澼,匹辟切,肠间水。今巢氏以癖为水饮停滞之名,岂是义乎。然窃疑痃癖之癖,系侧僻之僻;癥癖之癖,系襞积之襞,似各异其解。今巢氏凑合为说,盖亦古义耳)

癖结候:此由饮水聚停不散,复因饮食相搏,致使结积在于胁下,时有弦亘起,或胀痛,或喘息短气,故云癖结。脉紧实者,癖结也。夫酒癖者,因大饮酒后,渴而引饮无度,酒与饮俱不散,停滞在于胁肋下,结聚成癖,时时而痛,因即呼为酒癖,其状胁下气急而痛。夫饮酒人大渴,渴而饮水,水与酒停聚胸膈之上,蕴积不散而成癖也,则令呕吐宿水,色如菹汁、小豆汁之类酸苦者,故谓之酒癖菹痰也。"

四、饮食所伤

《黄帝内经灵枢经·百病始生》:"卒然多食饮则肠满,起居不节,用力过度,则络脉伤。阳络伤则血外溢,血外溢则衄血;阴络伤则血内溢,血内溢则后血;肠胃之络伤,则血溢于肠外,肠外有寒,汁沫与血相抟,则并合凝聚不得散,而积成矣。"

《诸病源候论·积聚病诸候·积聚宿食候》:"积聚而宿食不消者,由脏腑为寒气所乘,脾胃虚冷,故不消化,留为宿食也。"

《诸病源候论·虚劳积聚候·虚劳瘕候》:"癥瘕病者,皆由久寒积冷,饮食不消所致也……虚劳之人,脾胃气弱,不能克消水谷,复为寒冷所乘,故结成此病也。"

《小儿卫生总微论方·卷十三·食气积癖论》:"小儿积聚癖癥者,其证不同。积聚乃气之所患,又不与治,脾胃既已虚冷,饮食先已不化,乳哺再稍失宜,即便乃成伤也。"

《类经·十七卷·疾病类·胎孕》:"夫欲其带饥者,恐饮食之过耳,过则伤脾而积聚生,诚不善也。故但当防其放肆无度,叠进而骤,脾不及化,则未有不病者。使饮食匀调,节其生冷,何病之有?若云带饥,则不可也。然此不过欲防于未然,谓与其过饱,宁使略饥,其犹庶几者也。"

《活幼心书·卷中明本论·伤积》:"凡婴孩所患积证,皆因乳哺不节。"

《奇效良方·卷之四十二积聚门·积聚通治方·取积妙应丸》:"专取男子妇人小儿诸般积气,

多因茶酒、生果、肉面所伤；又为悲忧喜怒之气，郁结心怀，积成脾癖癥瘕，大如杯碗不消，诸种虫积。”

《景岳全书·卷之四十一谟集·小儿则（下）·痞块》：“小儿多有痞块者，总由口腹无节，见食必啖，食上加食，脾胃化之不及，则胃络所出之道，未免渐有留滞，留滞不已，则日以益大，因成痞矣。或以感寒发热之后，胃气未清，此时最宜择食节食，若不知慎，则食以邪留，最易成痞，此实人所不知也。”

《景岳全书·卷之二十四·杂证谟·痢疾》：“饮食之滞，留蓄于中，或结聚成块，或胀满硬痛，不化不行，有所阻隔者，乃为之积。”

《小儿推拿广意·卷中·积癥门》：“夫儿所患积癥，皆因乳哺不节，过餐生冷坚硬之物，脾胃不能克化，积滞中脘。外为风寒所袭，或因夜卧失盖，致头疼面黄身热，眼胞微肿，肚腹膨胀，足冷肚热，喜睡神昏，饮食不思，或呕或哕，口噫酸气，大便酸臭。此为陈积所伤，先宜发表，后宜攻积。”

《伤寒论集成·卷五》：“《抱朴子·极言》卷曰：食过则结积聚，饮过则成痰癖。”

五、情志失调

《黄帝内经灵枢·百病始生》：“卒然中外于寒，若内伤于忧怒，则气上逆，气上逆则六输不通，温气不行，凝血蕴里而不散，津液涩渗，著而不去，而积皆成矣。”

《诸病源候论·气病诸候·贲豚气候》：“夫贲豚气者，肾之积气。起于惊恐、忧思所生。若惊恐，则伤神，心藏神也。忧思则伤志，肾藏志也。神志伤动，气积于肾，而气下上游走，如豚之奔，故曰贲豚。”

《三因极一病证方论·卷之八·五积证治》：“忧伤肺，肺以所胜传肝，遇长夏脾旺，传克不行，故成肝积，名曰肥气……思则伤脾，脾以所胜传肾，遇夏心旺，传克不行，故成肾积，名曰奔豚。”

《三因极一病证方论·卷之十一·胀满证治》：“五积以五脏气不平，肝为肥气，心为伏梁，肺为息奔，脾为痞气，肾为奔豚。皆聚结痞块，随所生所成之日，分推而究之，皆喜怒忧思。”

《金匮要略广注·卷中·奔豚气病脉证治第八》：“师曰：病有奔豚，有吐脓，有惊怖，有火邪，此四部病，皆从惊发得之。师曰：奔豚病从少腹起，上冲咽喉，发作欲死，复还止，皆从惊恐得之。”

《金匮翼·卷四·积聚统论·气积》：“气滞成积也。凡忧思郁怒，久不得解者，多成此疾。”

《外科证治全书·卷四内景证治·内景·奔豚》：“奔豚，肾之积也，其积无形，发于少腹，上冲至心欲死，若豚窜奔突之状，复还乃止，上下无时，虽系肾邪必从惊恐得之。盖惊伤心，恐伤肾，两脏交病也。水能胜火，肾水凌心。”

《张聿青医案·卷十一·积聚》：“少腹偏左聚形，食入胀满，色夺形衰，脉迟苔白。此情志抑郁，木不条达也，致气湿瘀滞，酒积不行，名曰积聚。”

《王旭高临证医案·卷之三·积聚门》：“经停十月，腹微满，脉沉细涩，脐上心下块长数寸，是属伏梁，因七情恚怒气郁痰凝所致。”

《丁甘仁医案·卷六·癥瘕案》：“肝之积，名为肥气。肝气横逆，有升无降，胁部作痛，按之有块……多愁善郁，症属七情。”

六、脾胃虚弱

《普济方·卷一百七十五·积聚门·痃癖不能食》：“夫痃癖，不能食者，由脾胃虚弱为寒气所乘。盖脾胃者，仓廪之官，其气宣通，则能传化糟粕，受纳水谷。痃癖之人，是因寒气久积腹内，不能荣养脏腑，脾胃既弱，邪气停滞，故但虚满而不能食也。”

《景岳全书·卷之二十三心集·杂证谟·积聚》：“洁古云：壮人无积，虚人则有之，脾胃怯弱，气血两衰，四时有感，皆能成积。”

七、房劳所伤

《黄帝内经灵枢·百病始生》：“忧思伤心；重寒伤肺；忿怒伤肝；醉以入房，汗出当风，伤脾；用力过度，若入房汗出浴则伤肾。此内外三部之所生病者也。”

《妇人大全良方·卷之七·妇人八瘕方论第九》：“若经血未尽而合阴阳，即令妇人血脉挛急，小腹重急、支满，胸胁腰背相引，四肢酸痛，饮食不调，结牢。恶血不除，月水不时，或月前月后，因生积聚，如怀胎状。”

《赤水玄珠·第二十卷·经水或紫或黑论·痃癖疝瘕》：“妇人脏腑调和，经脉循环，则月水以时，故能生子而无病。若乘外邪而合阴阳，则小腹胸胁腰背皆相引而痛，月事不调，阴中肿胀，小便淋沥，面色黄黑，则疝瘕生矣。疝者，痛也。瘕者，假也。脉弦急者生，虚弱者死。尺脉涩浮牢，为血实气虚。腹痛逆气上行，此为胞中有恶血，久则结成瘕也。”

《女科经纶·卷八杂证门·癥瘕痃癖证·妇人八瘕属外邪乘合阴阳所致》：“《妇人良方》曰：妇人脏腑调和，经脉循环，月水以时，故能生子无病。若乘外邪而合阴阳，则小腹胸胁腰背，相引而痛，月事不调，阴中肿胀，小便淋沥而色黄黑，则瘕生矣。八瘕者，黄、青、燥、血、脂、狐、蛇、鳖是也，《千金》《外台》言之详矣。［薛立斋按］《经》云气主煦之，血主濡之。若血不流，则凝而为瘕。瘕者，中虽硬而忽聚忽散。多因六淫七情，饮食起居，动伤脏腑而成。当与痃癖诸证治同，慎不可复伤元气。”

八、疝久成积

《证治汇补·卷之七·腰膝门·疝气》：“凡疝久则成积，盘附脐之上下左右，为癥为瘕，作痛不已，或变痃癖，或发奔豚。（《汇补》）”

《杂病广要·内因类·积聚》：“疝久成积：诸脏腑受邪，初未能为积聚，邪气留滞不去，乃成积聚。其为病也，或左右胁下如覆杯，或脐上下如臂，或胃脘间覆大如盘，羸瘦少气，或洒淅寒热，四肢不收，饮食不为肌肤，或累累如桃李，或腹满呕泄，寒即痛，故云寒疝积聚也。（《病源论》）凡疝久则成积，盘附脐之上下左右，为癥为瘕，作痛不已，或变痃癖，或发奔豚。（《证治汇补》）”

【辨病机】

积聚的形成与寒邪、湿热、痰饮、食滞、情志等有关，其间又往往交错夹杂，最终气滞血瘀，结成积聚，故积聚的病机主要是由于正虚邪实，导致气机阻滞，瘀血内结，最终导致积聚的发生。两者比较，聚证以气滞为主，积证以血瘀为主。本病初期，正气未虚，邪气壅盛，实证居多；积聚日久，正气耗伤，可转为虚实夹杂之证；病至后期，正气亏虚，邪气未衰，往往以正虚为主。

《黄帝内经灵枢·五变》：“黄帝曰：人之善病肠中积聚者，何以候之？少俞答曰：皮肤薄而不泽，肉不坚而淖泽，如此则肠胃恶，恶则邪气留止，积聚乃伤。脾胃之间，寒温不次，邪气稍至，蓄积留止，大聚乃起。积聚多在胃、小肠之外络，由内伤饮食，外感寒湿，表里相迫，血气以凝也。凡暑天形劳，大渴饮冷，最易成积，以内血沸腾，得冷乍遏故也。”

《太平圣惠方·卷第四十九·治久痃癖诸方》：“夫久痃癖气者，本因邪气所生，不离阴阳之气，结蓄而成也。此皆由脏腑不调，脾胃虚弱，饮食积滞，不能宣行，复遇寒气在内，即结聚而不散，于脐胁左右弦急绁起，时有腹痛，时人多患此疾，卒瘥极难，累日逾年，积聚成块，故名久痃癖气也。”

《普济方·卷一百七十五·积聚门·痃癖羸瘦》：“夫痃癖羸瘦者，由寒温不调，脏腑虚冷，饮食不化，邪气与脏气相搏，结聚所生也。若久不瘥，则经络痞塞，气血不和，四肢时作寒热，腹中郁郁而痛，不欲饮食，脾胃气虚，不能荣于肌肉，故令羸瘦也。”

《普济方·卷一百七十五·积聚门·痃癖心腹胀满》：“夫痃癖心腹胀满者，由阴阳不调，食饮宿滞，积聚成病，蕴结在内，气不宣通，邪气搏于正气，脾胃虚冷，故令心腹胀满也。”

《普济方·卷二百三十六·劳瘵门·骨蒸痃癖》：“夫骨蒸之人，肌肤瘦悴，营卫虚弱，真阳内耗，所饮之水，不能消化，留滞胁肋，遂成癎疾，块硬不消。或因饮食伤脾，忧思气结，呼吸气冷，其疾遂作，起于胁下，脐腹两边，如臂之横，不可俯仰，妨害饮食，蕴积而痛，故谓之骨蒸痃癖。”

《奇效良方·卷之四十二·积聚门》：“《针经》云：夫积者，盖厥气生足悗，悗生胫寒，胫寒则血脉凝涩，凝涩则寒气上入于肠胃，入于肠胃则䐜胀，䐜胀则肠外之汁沫迫聚不得散，日以成积，卒然多饮食则肠满。起居不节，用力过度，则络脉伤，阳络伤则血外溢，血外溢则衄血；阴络伤则血内溢，血内溢则后血。肠胃之络伤。则血溢于肠外，有寒汁沫与血相抟，则并合凝聚不得散而成积矣。或外中于寒，内伤于忧怒，则气上逆，则六输不通，温气不行，凝血蕴里不散，津液凝涩渗著而不去，而成积矣……若妇人癥瘕，则由内外不内外，因动伤五脏气血而成。古人谓为癎疾，以蛟蛇等为生瘕，然亦不必泥此，并属血病。蛇发等事，皆出偶成，但饮食间误中之，留聚假血而成，自有活性。亦犹永徽中僧病噎者，腹中有一物，其状如鱼，即生瘕也。又有石瘕，岐伯曰：石瘕生于胞中，寒气客于子门，子门闭塞，恶血当泻不泻，坏血留止，日以益大，状如怀子，月事不以时下，皆生于女子，可导而下。《宝鉴》曰：夫膀胱为津液之府，气化则能出矣。今寒客于子门，则必气塞不通，血壅不流，而坏血以止之，结硬如石，是名石瘕也。此气先病而血后病，故月事不来，则可宣导而下出者也。故《难经》云：任之为病，其内苦结，男子为七疝，女子为瘕聚，此之谓也。非大辛之药不能已。又有肠覃，岐伯曰：此病寒气客于肠，外与胃相抟，不得荣养，因有所系，瘕而内著，恶气乃起，息肉乃生。其始生者大如鸡卵，稍以益大，至其成如怀子之状，久者离岁，按之则坚，推之则移，月事以时下，此其候也。夫肠者，大肠也；覃者，延也。大肠以传道为事，乃肺之府，肺主卫，卫为气，气者炅则泄、寒则凝，令寒气客于大肠，故卫气不荣，有所系止，而结瘕在内贴著，其延久不已，是名肠覃也。气散则清，气聚则浊，结为瘕聚，所以恶气乃起，息肉乃生。小渐益大，至期而鼓，其腹则如怀子状也。此气病而血未病，故月事不断以时下，此非妊娠，在乎脉辨。《原病式》曰：癥者腹中坚硬，按之应手，谓之癥也。《圣惠方》谓癥犹证也。然水体柔顺，而今反坚硬如地者，亢则害承乃制也。瘕者腹虽硬，而忽聚忽散，无有常准，故《圣惠方》云：瘕犹假也，以其病瘕未及癥也。《经》曰：血不流而寒薄，故血肉凝而成瘕也，腹内结痛也。《经》曰：小肠移热于大肠，为虙瘕，谓小肠热移入大肠，两热相抟，则血溢而为虙瘕。血涩不利，则月事沉滞而不行，故云虙瘕为沉。虙与伏同，若瘕为疝误矣。然则瘕病亦有热者，或阳气郁结，怫热壅滞，而坚硬不消者，非寒癥瘕也。以脉别之，王氏谓脉沉伏者癥也，快坚者瘕也。”

《古今医统大全·卷之八十三·妇科心镜（下）·痃癖诸气候》：“痃癖之病，多因邪气积聚而成。痃者，腹内左右各有一条作痛，大者如臂，次者如指，因气而成，如弦之状，名曰痃气也。癖者如僻侧在两肋之间，有时而痛，故曰癖也。夫痃之与癖，皆阴阳不和，经络痞隔，饮食停滞，不得宣流，邪冷之气，搏结不散，得冷则发作疼痛，故曰痃癖是也。”

《杂病源流犀烛·卷十四·积聚癥瘕痃癖痞源流》：“积聚癥瘕痃癖，因寒而痰与血食凝结病也。《经》曰：积之始生，得寒乃生，厥乃成积，厥气生足悗，足悗生胫寒，胫寒则血脉凝涩，血脉凝涩，则寒气上入于肠胃，入于肠胃，则䐜胀，䐜胀则肠外之汁沫迫聚不得散，日以成积。又曰：卒然多饮食则胀满，起居不节，用力过度则阳络脉伤，阳络伤则血外溢，阴络伤则血内溢，血内溢则后血，肠胃之络伤则血溢于肠外，肠外有寒，汁沫与血相搏，则并合凝聚不得散，而积成矣。又曰：内伤忧恐，则气上逆，逆则六腧不通，温气不行，且外中寒，与此偕厥，凝血蕴裹，不散津液，涩着不去，而积皆成。据经之言，可知经络之气，得寒则厥，寒与厥先逆于下，必肢节痛，而不便利，至成足悗，于是胫寒，血气凝涩，渐而入于肠胃，阳不化气，而肠外汁沫迫聚不散，兼多食而不及运化，汁又溢肠外，与血相抟，起居用力过度，络伤血瘀，得寒则食积血积所必不免，此积之所由成也……诸积原由症治：《灵枢》曰：喜怒不节则伤藏，藏伤则虚。风雨袭虚，则病起于上，留着于脉，稽留不去，息而成积。着于阳明之经则挟脐而居，饱食则益大，饥则益小。着于缓筋也，是阳明之积，饱食则痛，饥则安。着于肠胃之膜原，痛而外连于缓筋，饱食则安，饥则痛。着于膂筋，在肠后者，饥则积见，饱则积不见，按之不得。又曰：人之善病肠中积聚者，皮肤薄而不泽，肉不坚而淖泽，如此则肠胃恶，恶则邪留止，积聚乃成，肠胃之间，寒温不次，邪气犹至，蓄积留止，大聚乃起。《内经》曰：寒气客于小肠膜原之间，络血之中，血涩不得注于大经，血气稽留不得行，故宿昔而成积矣。仲景曰：有积有聚有谷气，谷气者，胁下痛，按之则愈，复发为谷气。”

《资生集·卷二·诸积·痃癖疝瘕癥痞积聚肠覃石瘕诗》：“《大全》曰：妇人癥痞，由饮食失节，脾胃亏损，邪正相搏，积于腹中，牢固不动，有可徵（征）验，故名曰癥，气道壅塞，故名曰痞。得冷则发，冷入子脏则不孕，入胞络则月水不通。薛立斋曰：此症若脾胃虚弱，六君子加芎、归；肝脾虚弱，补中及归脾；若肝火郁滞，佐以芦荟、地黄二丸，外贴阿魏膏。患者须慎七情六淫，饮食起居，治者不时审察病机而药之，庶几有效。《大全》曰：妇人食症，由脏腑虚弱，经行不忌生冷之物，不能消化，与脏气相持，结聚成块，日渐生长，牢固不移。或因劳伤元气所致。陈无择云：经不行者，宜先导之，然后固元气为主。”

一、风寒乘袭，血气凝滞

《黄帝内经素问·举痛论》：“寒气客于肠募关元之间，络血之中，血泣不得注于大经，血气稽留，留不得行，故卒然成积矣。”

《黄帝内经素问·腹中论》：“帝曰：伏梁因何而得之？答曰：裹脓血，居肠胃之外，不可治，治之每切按之致死。问曰：何以然？曰：此下则因阴，必脓血上则迫胃脘出膈，使胃脘内痈，此久病也，难治。居脐上为逆，居脐下为从，勿动亟夺。论在《刺法》中。”

《黄帝内经灵枢·百病始生》：“岐伯曰：其著孙络之脉而成积者，其积往来上下，臂手孙络之居也，浮而缓，不能句积而止之，故往来移行肠胃之间，水凑渗注灌，濯濯有音，有寒则䐜䐜满雷引，故时切痛……其著于膂筋在肠后者，饥则积见，饱则积不见，按之不得。”

《诸病源候论·妇人杂病诸候三·瘀血候》：“此或月经痞涩不通，或产后余秽未尽，因而乘风取凉，为风冷所乘，血得冷则结成瘀也。血瘀在内，则时时体热面黄，瘀久不消，则变成积聚癥瘕也。”

《诸病源候论·妇人产后病诸候下·产后积聚候》：“产妇血气伤损，腑脏虚弱，为风冷所乘，搏于脏腑，与气血相结，故成积聚也。”

《鸡峰普济方·卷第十六·气》：“木香理气丸，治胁下满，气逆，不妨于食，连年不除。此由风寒之气伏留而不散，聚于胁下，正气不得行，谓之积聚。”

《妇人大全良方·卷之七·妇人腹中瘀血方论第十》：“夫妇人腹中瘀血者，由月经否涩不通，或产后余秽未尽，因而乘风取凉，为风冷所乘，血得冷则成瘀血也。血瘀在内则时时体热面黄，瘀久不消则变成积聚癥瘕也。”

《卫生宝鉴·卷十六·泄痢门·葱熨法治验》：“寒气客于小肠膜原之间，络血之中，血滞不得注于大经，血气稽留不得行，故宿昔而成积矣。”

《普济方·卷一百七十四·积聚门·痃癖》：“夫痃癖者，本因邪冷之气，积聚而生也。痃者在腹内近脐左右，各有一条筋脉急痛，大者如臂，次者如指。因气而成，如弓弦之状，名曰痃气也。癖者侧在两肋之间，有时而僻，故曰癖也。夫痃之与癖，名号虽殊，针石汤圆主疗无别，此皆阴阳不和，经络痞隔，饮食停滞，不得宣流，邪冷之气，搏结不散，故曰痃癖也。”

《医学纲目·卷之二十五脾胃部·积块癥瘕》：“黄帝曰：积之始生，至其已成，奈何？岐伯曰：积之始生，得寒乃生，厥乃成积也。黄帝曰：其成积奈何？岐伯曰：厥气生足悗，足悗生胫寒，胫寒则血脉凝涩，血脉凝涩则寒气上入于肠胃，入于肠胃则䐜胀，䐜胀则肠外之汁沫迫聚不得散，日以成积。卒然多食饮则肠满，起居不节，用力过度，则络脉伤。阳络伤则血外溢，血外溢则衄血。阴络伤则血内溢，血内溢则后血。肠胃之络伤则血溢于肠外，肠外有寒，汁沫与血相搏，则并合凝聚不得散，而积成矣。卒然外中于寒，若内伤于忧怒，则气上逆，气上逆则六输不通，温气不行，凝血蕴里而不散，津液涩渗，着而不去，而积皆成矣。（此谓清湿袭阴之虚，病起于下而成积也）”

二、阴阳不和

《妇人大全良方·卷之七·妇人痃癖诸气方论第七》：“夫妇人痃癖者，本因邪气积聚而生也。痃者，在腹内近脐左右各有一条筋脉急痛，大者如臂，次者如指，因气而成，如弦之状，名曰痃气也。癖者为僻，侧在两肋之间，有时而痛，故曰癖也。夫痃之与癖，皆阴阳不和，经络否膈，饮食停滞，不得宣流，邪冷之气，搏结不散，得冷则发作疼痛，故曰痃癖者也。”

《医学纲目·卷之二十五脾胃部·积块癥瘕》：“诸积皆本于喜怒伤脏而阴虚，阴既虚矣，则风雨袭阴之虚，病起于上而生积；清湿袭阴之虚，病起于下而成积。”

《女科经纶·卷八杂证门·癥瘕痃癖证·妇人痃癖属血之所为》：“《大全》曰：痃癖二者，皆阴阳不和，经络痞膈，饮食停滞，不得宣流，邪冷之气，抟结不散，得冷则发作疼痛。夫痃癖癥瘕，血气块硬，发作则痛，甚则欲死，究而言之，皆血之所为也。［薛立斋按］前证因饮食起居，七情失宜，亏损脏腑，气血乖违，阴络受伤，循行失度所致。罗谦甫云：养正邪自除，必先调养，荣卫充实，若不消散，方可议下。但除不以渐，必有颠覆之害。若不守禁忌，未有能愈者也。”

三、气血两虚

《外科证治全书·卷四·内景证治·伏梁》：“伏梁：心之积也，起脐下，大如臂至心下久则令人心烦。因心经气血两虚，以致邪留不去。邪不外泄，血与痰火郁，则积聚不散。”

《外科证治全书·卷四·内景证治·肥气》：“肥气，肝之积也，在左胁下如覆杯，痛引小腹。由气血两虚，逆气瘀血相并而成。”

四、气血失调

《诸病源候论·积聚病诸候·积聚痼结候》：“积聚痼结者，是五脏六腑之气已积聚于内，重因饮食不节，寒温不调，邪气重沓，牢痼盘结者也。若久即成症。”

《诸病源候论·积聚病诸候·积聚心腹胀满候》：“积聚成病，蕴结在内，则气行不宣通，气搏于腑脏，故心腹胀满。心腹胀满则烦而闷，尤短气也。”

《备急千金要方·卷十七肺脏方·积气第五·七气丸》：“论曰：七气者，寒气、热气、怒气、恚气、喜气、忧气、愁气。凡七种气积聚坚大如杯，若积在心下腹中，疾痛不能饮食，时来时去，每发欲死如有祸祟，皆七气所生。寒气即呕逆恶心。热气即说物不竟而迫。怒气即上气不可忍，热痛上抢心，短气欲死不得息。恚气即积聚在心下不得饮食。喜气即不可疾行，不能久立。忧气即不可剧作，暮卧不安。愁气即喜忘不识人语，置物四方还取不得，去处若闻，急即四肢浮肿，手足筋挛，捉不能举如得病。此是七气所生。男子卒得，饮食不时所致。妇人即产后中风诸疾也。”

《小儿卫生总微论方·卷十三·食气积癖论》：“小儿积聚癖癥者，其证不同，积聚乃气之所患，又不与治，脾胃既已虚冷，饮食先已不化，乳哺再稍失宜，即便乃成伤也。其候身体壮热，口中气温，面黄腹胀，目无精光，或白睛多，喜睡，四肢垂亸，畏食肚热，大便酸臭，或为吐泻，水谷不消，须宜稳药克化，不可便行快药取转。小儿气实，脾胃壮者，患之有渐，若气怯脾胃弱者，但稍失调养，便成伤也。”

《儒门事亲·卷三·五积六聚治同郁断二十二》：“夫肥气者，不独气有余也，其中亦有血矣。盖肝藏血故也。”

《普济方·卷一·方脉总论·血荣气卫论》：“人之一身，所以得全其性命者，气与血也。盖气取诸阳，血取诸阴。血何以为荣，荣行脉中，滋荣之义也。气何以为卫，卫行脉外，护卫之义也。人受谷气于胃，胃为水谷之海，灌溉经络，长养百骸，而五脏六腑皆取其气，故清者为荣，浊者为卫，二气周流不息，一日一夜脉行五十度，平旦以来复会于肺口，所谓阴阳相贯，如环之无端，则是二气者，常相随而不相离也。夫惟血荣气卫，常相流通，则于人何病之有。一窒碍焉，百病由此而生矣。故气之作恙，发而为寒热恚怒喜忧愁，聚而为积痞疝瘕癥痃癖，上为头旋，中为五膈，下为脐间动气，或喘促，或咳噫。聚则中满，逆则足寒，凡此者气使之然也。”

《赤水玄珠·第十三卷·积聚门·积聚论》：“夫谓积者阴气也，聚者阳气也，是以血气分阴阳也。殊不知阴血阳气也，皆能成积，但脏腑所主之不同耳。心肝多主于血，丹溪所谓在左属血是也。脾肺多主气，本文所谓肺积息贲者是也。息者气之息也，是阳气亦能成积。况又曰：气之所积名曰积，与其积阴之说不相合矣。又谓积者五脏之所生也，聚者六腑之所成也。殊不知有形质之物，积滞不行，则为之积，五脏六腑俱有之……且以聚病言之，夫内聚者腹中走痛也，由于气虚不能运行故耳。”

《云林神彀·卷二·积聚》：“女子积块，游走不定，上下攻痛，一服立应。《千金》导气丁木香，砂仁白蔻枳芎姜，朴芷芍归甘白术，青陈棱莪小茴良，乳没牛杜红干漆，桂桔乌附角茴香。”

《温疫论·上卷·注意逐邪勿拘结粪》：“邪气客于下焦，气血壅滞，泣而为积，若去积以为治，已成之积方去，未成之积复生，须用大黄逐去其邪，是乃断其生积之源，营卫流通，其积不治而自愈矣。”

《女科经纶·卷八杂证门·癥瘕痃癖证·治癥瘕积聚以行气为主》：“武叔卿曰：癥瘕积聚，并起于气，故有气积气聚之说。然谓瘕属血病者，气聚而后血凝也。其夹食夹痰，又各随所积而变见矣。夫痰与血食，皆赖气以行化。故气行物生，气病物病。此百病所以皆生于气，破血消痰消食之剂，必用气药者，以此也。”

《素问经注节解·外篇卷之五·至真要大论》：“夫因气动而内成者，谓积聚癥瘕，瘤气瘿气，结核癫痫之类也。”

《古今名医汇粹·卷六·病能集四·诸积病》：“方约之曰：凡积聚痞块之症，人之气血营卫，一身上下周流，无时少息，一旦七情感动五志之火，火性炎上，有升无降，以致气液水谷不能顺序，稽留而为积也必矣。”

《伤寒附翼·卷下·阳明方总论》：“夫诸病皆因于气，秽物之不去，由于气之不顺。”

《叶选医衡·卷上·血营气卫论》：“夫惟血营气卫，常相流通，则人何病之有？一有窒碍，百病由此生矣。故气之作养，发而为喜怒忧悲惊恐寒热思劳，聚而为积痞癥瘕痃癖，上为头旋，中为五膈，下为脐间动气，或喘促，或咳噫，聚则中满，逆则足寒。凡此者，皆气使之然也。”

五、邪盛正衰

《诸病源候论·积聚病诸候·积聚候》：“积聚者，由阴阳不和，腑脏虚弱，受于风邪，搏于腑脏之气所为也。”

《中藏经·积聚癥瘕杂虫论第十八》：“积聚、癥瘕、杂虫者，皆五脏六腑真气失而邪气并，遂乃生焉，久之不除也。或积或聚，或癥或瘕，或变为虫，其状各异。有能害人者，有不能害人者，有为病缓者，有为病速者，有疼者，有痒者，有生头足者，有如杯块者，势类不同。盖因内外相感，真邪相犯，气血熏搏交合而成也。”

《医灯续焰·卷十二·积聚脉证第七十二》：“如《灵枢·百病始生篇》云：积之初成，必先身形自虚，而后外邪中伤，始于皮肤、腠理、毛发，次络脉，次经脉，次输，次伏冲，次肠胃，次肠胃之外，募原之间。”

六、正虚邪恋

《黄帝内经灵枢·刺节真邪》：“虚邪……久者，数岁乃成。以手按之柔，已有所结，气归之，津液留之，邪气中之，凝结日以易甚，连以聚居，为昔瘤。以手按之坚，有所结，深中骨，气因于骨，骨与气并，日以益大，则为骨疽。”

《黄帝内经灵枢·百病始生》：“是故虚邪之中人也，始于皮肤……留而不去，传舍于肠胃之外、募原之间，留著于脉，稽留而不去，息而成积。”

《诸病源候论·虚劳病诸候上·虚劳积聚候》：“积聚者，腑脏之病也。积者，脏病也，阴气所生也；聚者，腑病也，阳气所成也。虚劳之人，阴阳伤损，血气凝涩，不能宣通经络，故积聚于内也。”

《备急千金要方·卷一·诸论·论处方第五》：“《药对》曰：夫众病积聚，皆起于虚，虚生百病。积者，五脏之所积，聚者，六腑之所聚。”

《明医杂著·卷之一·枳术丸论》：“大凡食积痞块癥为有形，所谓邪气胜则实，真气夺则虚，惟当养正则邪积自除矣。”

《素问经注节解·内篇·卷之三·病能论》：“人之所以致有积聚者，多由正气内虚，不能运化，故欲去积聚，必顾正气。”

七、脏腑失调

《黄帝内经灵枢·五变》：“黄帝曰：人之善病肠中积聚者，何以候之？少俞答曰：皮肤薄而不泽，肉不坚而淖泽，如此则肠胃恶，恶则邪气留止，积聚乃伤。脾胃之间，寒温不次，邪气稍至，蓄积留止，大聚乃起。”

《八十一难经·五十六难》：“肝之积，名曰肥气，在左胁下，如覆杯，有头足。久不愈，令人发咳逆，痎疟，连岁不已。以季夏戊己日得之。何以言之？肺病传于肝，肝当传脾，脾季夏适王。王者不受邪，肝复欲还肺，肺不肯受，故留结为积。故知肥气以季夏戊己日得之。

心之积，名曰伏梁，起脐上，大如臂，上至心下。久不愈，令人病烦心。以秋庚辛日得之。何以言之？肾病传心，心当传肺，肺以秋适王，王者不受邪，心欲复还肾，肾不肯受，故留结为积。故知伏梁以秋庚辛日得之。

脾之积，名曰痞气，在胃脘，覆大如盘。久不愈，令人四肢不收，发黄疸，饮食不为肌肤。以冬壬癸日得之。何以言之？肝病传脾，脾当传肾，肾以冬适王，王者不受邪，脾复欲还肝，肝不肯受，故留结为积。故知痞气以冬壬癸日得之。

肺之积，名曰息贲，在右胁下，覆大如杯。久不已，令人洒淅寒热，喘咳，发肺壅。以春甲乙日得之。何以言之？心病传肺，肺当传肝，肝以春适王，王者不受邪，肺复欲还心，心不肯受，故留结为积。故知息贲以春甲乙日得之。

肾之积，名曰贲豚，发于少腹，上至心下，若豚状，或上或下无时。久不已，令人喘逆，骨痿，少气。以夏丙丁日得之。何以言之？脾病传肾，肾当传心，心以夏适王，王者不受邪，肾复欲还脾，脾不肯受，故留结为积。故知贲豚以夏丙丁日得之。”

《太平圣惠方·卷第七十二·治妇人月水不通脐腹积聚诸方》：“夫心主于血，合于小肠，小肠者通于胞门子脏，故手少阴太阳之经，以为表里，其经血上为乳汁，下为月水，若气血和平，则经络通利。若劳伤体虚，风冷所乘，则血凝结在内，故令不通也。因其脾胃虚冷，饮食不消，与脏气相搏，故成积聚也。”

《黄帝素问宣明论方·卷七·积聚门·积聚总论》：“传其所胜者，死，传不胜者，可治。假令肺病传肝，肝病传脾，脾病传肾，肾病传心，心病传肺，皆传所胜，五脏之气虚，而内外诸邪所侵，故留稽不行，遂成积聚。”

《三因极一病证方论·卷之八·五积证治》：“如忧伤肺，肺以所胜传肝，遇长夏脾旺，传克不行，故成肝积，名曰肥气。肥气者，以其积气藏于肝木之下，犹肥遁于山林也。

失志伤肾，肾以所胜传心，遇秋肺旺，传克不行，故成心积，名曰伏梁。伏梁者，以其积气横架于肓原也。

怒则伤肝，肝以所胜传脾，遇冬肾旺，传克不行，故成脾积，名曰痞气。痞气者，以积气痞塞中脘也。

喜则伤心，心以所胜传肺，遇春肝旺，传克不行，故成肺积，名曰息贲。息贲者，以积气喘息贲溢也。

思则伤脾，脾以所胜传肾，遇夏心旺，传克不行，故成肾积，名曰奔豚。奔豚者，犹水蓄奔冲于心火也。”

《儒门事亲·卷三·五积六聚治同郁断二十二》：“息贲者，喘息愤而上行也。此旧说也。余以谓贲者，贲门也。手太阴之筋，结胸里而贯贲，入贲，下抵季胁，其病支转筋，痛甚则成息贲。手心主结于臂，其病胸痛息贲。又云：肺下则居贲迫，肝善胁下痛，肝高则上支贲，两胁悗为息贲。若是言之，是积气于贲而不散。此《灵枢》说五脏处，言此贲自是多，故予发之。”

《妇人大全良方·卷之二十·产后积聚癥块方论第十一》：“产后血气伤于脏腑，脏腑虚弱，为风冷所乘，搏于脏腑，与血气相结，故成积聚癥块也。”

《周慎斋遗书·卷八·痞块》：“痞块，肝积也，肝经湿热之气聚而成也。”

《金匮悬解·卷九·内伤杂病·奔豚》：“《难经》以为肾积，究竟是木陷于水，而成积聚也。其结于少腹，坚硬不移者，奔豚之本，其冲于咽喉，奔突不安者，奔豚之标。其标不无燥热，而其本则全是湿寒。以少阳甲木，下行而温癸水，水暖木荣，则胆壮而不生惊恐，甲木拔根，相火升泄，胆肝皆寒，则惊恐作焉。人之仓卒惊恐，而振栗战摇者，水澌而胆寒也。”

《杂病源流犀烛·卷八·肾病源流》：“肾之积曰奔豚，发小腹，上至心，如豚奔走状，上下无时，久则喘逆，骨痿，少气，脉沉而滑（宜奔豚丸、增损五积丸），皆由肾虚，脾家间断邪下传客肾所致，治法宜补气健脾，辛温散结。脉法：《脉诀》曰：五积属阴，沉伏附骨，肝弦心芤，肾沉急滑，脾实且长，肺浮喘卒。《医鉴》曰：腹中有积，脉忌虚弱。《纲目》曰：内有积不见脉，难治；见一脉相应，为易治。”

《疡科心得集·卷中·辨癥瘕癖块论》：“盖人之气血，营卫一身，上下周流，无时或间，苟得充实顺序，积聚何由而生？一有所伤，则气液水谷，失其运旋，以致稽迟而为积为聚也，故数证者俱从郁论，病本在于肝脾，而胃与八脉，亦与有责。”

《王九峰医案·中卷·积聚》：“肝之积名曰肥气，脾之积名曰痞气。左胁心下俱有，形大如覆杯，按之则痛，弹之有声，中虚木旺，健运失常，升降失司，血凝痰阻。枳术治中加减，资坤顺之德，益乾健之功。”

八、邪客经络，结聚不散

《备急千金要方·卷十一肝脏·坚癥积聚第五》：“经络受病，入于肠胃，五脏积聚，发伏梁、息贲、肥气、痞气、奔豚。”

《医级》：“积聚之候，外邪客经留著不行，内滞随着，结聚不散，皆能成积聚之患。”

【辨病证】

积聚是积证和聚证的统称，有气血、阴阳之分。积者，阴气也，推之不移，成于五脏，多属血病；聚者，阳气也，推之则移，成于六腑，多属气病。根据积聚脏腑的不同，又分为五积六聚，积者五脏所生，聚者六腑所成。此外，根据病因的不同，又有气积、肉积、酒积、茶积、食积、痰积之分。

《赤水玄珠·第十三卷·积聚门·积聚论》："夫谓积者阴气也，聚者阳气也，是以血气分阴阳也。殊不知阴血阳气也，皆能成积，但脏腑所主之不同耳。心肝多主于血，丹溪所谓在左属血是也。脾肺多主气，本文所谓肺积息贲者是也。息者，气之息也，是阳气亦能成积。况又曰：气之所积名曰积，与其积阴之说不相合矣。又谓积者五脏之所生也，聚者六腑之所成也。殊不知有形质之物，积滞不行，则为之积，五脏六腑俱有之。如仲景所谓热结膀胱，抟血蓄积下焦，其人如狂，小腹满硬，而小便自利，抵当汤主之。又东垣所谓食积肠胃，腹满卒痛者，备急丸下之。是六腑之位，亦有其积，岂谓积于脏乎？至论肝积肥气，夫肥气者，言其皮里膜外有块，以致皮肤有肥满之状，所谓疟母是也。此肝之外积，非肝之内积也。又谓脾积痞气，夫脾居于右胁，今积在于心膈之位，乃与本文积在本位之说不相合矣。又谓肾积贲豚，发于少腹，上至心下，若豚状，或上或下无时，乃与聚证走动相类，与本文积属阴沉伏之比不相合矣。且五脏之积，未言所因，治何所据。又谓肝积于季夏戊巳日得之之类，其说之失明者，自当知之。

愚谓积伏而有常处，其症静也，因于血气、痰食、水火之所成。聚者对散而言，散而无形，或集为有象，其症动也，因于气虚不能运行之所致。作于腹中者属内，作于皮肤四肢者属外。如血积，左胁作痛，日轻夜甚，其脉沉涩者，所谓在左属血，治用芎、归、红花、苏木、麝香、肉桂、莪术之类。又有火郁，左胁而痛甚者，治用当归龙荟丸之类。又有里热蓄水，在于左胁而作痛者，如仲景所谓心下痞硬，痛引胁下，干呕短气，汗出不恶寒者，十枣汤主之。又有食积，右胁而作痛者，所谓在右属食，丹溪云：右胁一条降起作痛，色不红者，此食积也。予尝用补中益气汤去陈皮加青皮、草果、木香之类。又有食块积于右胁而不痛者，宜治消导为主，如白术、枳实、三棱、莪术、砂仁、吴茱萸之类。又有痰饮积于心膻作痛，才食热辣汤则暂止，而脉沉滑，治用白螺丸之类。又有气积胸中而为胀痛、喘急，脉沉者，治用紫苏、杏仁之类。又有水积胸膈作痛，手不可近，身凉脉沉紧者，治用陷胸汤之类。又有湿郁心膈而为痞满者，治用大消痞丸之类。所谓五脏之积者如此。

又有积于六腑之位者，余尝治一人，膈下大痛，有块不移，呕吐不食，吐兼腹痛，此中焦吐也，从于积，用紫沉丸下之而愈。又尝治一人，腹中大痛不移，才得大便，其痛稍减，两尺脉沉弦而涩，他医作房后阴症治之，弗应。余曰：据其尺脉阴沉，当作阴症治之。据其大便去后而痛减者，此食积也，用备急丸下之而已。又尝治一妇，产后将及一月，小腹之位有块如鸡卵作痛，日轻夜重，呕吐，寒热，此血积也，治用芎、归、肉桂、莪术、乳、没、琥珀、麝香之类，一服而块消，诸症悉退。又《宝鉴》云：寒气客于子门，则气塞不通，血壅不流，而衃以止之，结硬如石，是名石瘕，见晛丸主之。又云：清浊之气结聚肠外，成如怀妊，按之则坚，推之则移，月事以时下，名曰肠覃，晞露丸。又尝治一妇人，经闭三月，脐下胀痛不移，他医作血积治弗效。予曰：此气虚不能上升而陷于下也，丹溪所谓阳病极于下者此也，治用人参、陈皮而安。又尝治一人，脐左有块不痛，或时降起，此亦食积也，治用白术、三棱、莪术、砂仁、吴茱萸、木香、神曲，糊丸服之；外于块上灸之而消。又尝治一人，小腹左边有块，坚痛不移，大便燥结，或因恼怒辛苦即作膈痛，呕吐不食，诸医罔效，已一年余。余作痰火治，用顺气消痞丸（远志肉、酒炒黄连、姜制厚朴各二两，海藻、昆布、青皮、山楂肉、神曲、苍术、川归、枳实各一两，玄明粉六两，同牛肉一斤，切碎煮熟，焙干，同前诸药为末，醋煮蒸饼糊为丸。每服二钱，空心汤下。未及一月而块消痛止）。又治一人，右胁块痛，用三补丸加栀子、苍术，服至半月而愈。所谓六腑之积者如此。其余菜果、酒肉、寒冷等积，可类推焉。

腑之积甚者倒仓法治之，此皆内积之症治者也。又有外积者，作于皮肤四肢之位也。如痈疽、瘰疬、疟母之类，治各从其所宜。夫痈疽属阳者，仙方活命饮之类；属阴者，内托复煎汤类。瘰疬未消者，破结散之类；已破者，如神散之类。疟母，又名肥气，宜降痰火之剂。余尝治一人，疟后左胁之下皮里膜外有块，大如掌许，用七胰散治之（瓦楞子煨、天蓼花子各二两，为末，猪胰七个，针乱刺孔，同玄明粉四两煮熟，入前二末，捣烂，焙干，为末。每服二钱，酒下。为丸服亦可），服之而效，此皆外积之症治者也。且以聚病言之，夫内聚者腹中走痛也，由于气虚不能运行故耳。余尝治一人，腹中有块作痛，或上或下，或有或无，此聚也。治用人参、黄芪、白术、当归、枳壳、木香之类而止。此内聚之症治者也。又有外聚者，亦由气衰滞于四肢百节作痛，痛作随肿，痛退随消。《经》曰：先痛而后肿者，气伤形也，此也。治用补气散邪之剂，如人参、黄芪、白术为君，佐以羌活、五加皮、薏苡仁之类，此外聚之症治者也。

由是观之，积者，由于气、血、痰、食、水、火之所成，而有脏腑外内之分也。聚者，由于气虚不运之所致，而有表里邪正之别也，则常变虚实之治得矣，《难经》之说云乎哉！”

《证治汇补·卷之六·腹胁门·积聚》：“积聚分治：食积，气口紧盛，或弦急，或中或右，硬痛不移，呕吐饱胀，或作寒热身痛。痰积，脉来沉滑，忽时眩晕麻木，恶心痞塞，嘈杂。虫积，口吐清水，或时吐虫，或偏嗜一物，脉来乍大乍小，面生白斑，唇红能食，时痛时止。血积，因打扑闪肭，血瘀成块，或妇人产后不月，多有是症，盖月事正临产后虚弱，适感寒气，寒气客于子门，血凝成块，多在小腹，发则痛楚万倍，面色不泽。（《汇补》）五脏积名：肝积曰肥气，在右胁下，如覆杯，有头足，如龟鳖状，久不愈，令人呕逆，或胸胁痛引小腹，足寒转筋。肺积曰息奔，在右胁下，大如覆杯，久不愈，令人洒洒寒热，呕逆喘咳，发肺痈。心积曰伏梁，起脐上，大如臂，上至心，久不已，令人烦心，身体胫股皆肿，环脐而痛。脾积曰痞气，在胃脘，覆大如盘，久不愈，令人四肢不收，发黄疸，饮食不为肌肤，心背彻痛。肾积曰奔豚，发于小腹，上至心，如豚奔走状，久不愈，令人喘逆骨痿少气。（《汇补》）”

《医学心悟·卷一·医门八法·论消法》：“夫积者，成于五脏，推之不移者也。聚者，成于六腑，推之则移者也。其忽聚忽散者，气也。痛有定处而不散者，血也。得食则痛，嗳腐吞酸者，食积也。腹有块，按之而耎者，痰也。先足肿，后及腹者，水也。先腹满，后及四肢者，胀也。痛引两胁，咳而吐涎者，停饮也。咳而胸痛，吐脓腥臭者，肺痈也。当胃而痛，呕而吐脓者，胃脘痈也。当脐而痛，小便如淋，转侧作水声者，肠痈也。憎寒壮热，饮食如常，身有痛，偏着一处者，外痈也。病人嗜食甘甜或异物，饥时则痛，唇之上下有白斑点者，虫也。虫有九，湿热所生，而为蛇、为鳖，则血之所成也。胡以知为蛇鳖？腹中如有物，动而痛不可忍，吃血故也。又岭南之地，以蛊害人，施于饮食，他方之蛊，多因近池饮冷，阴受蛇、虺之毒也。病人咳嗽痰红，抑抑不乐，畏见人，喉痒而咳剧者，劳瘵生虫也。痃如弓弦，筋病也。癖则隐癖，附骨之病也。癥则有块可征，积之类也。瘕者或有或无，痞气之类也。少腹如汤沃，小便涩者，胞痹也。痛引睾丸，疝也。女人经水自行，而腹块渐大，如怀子者，肠覃也。经水不行，而腹块渐大，并非妊者，石瘕也。有妊、无妊，可于脉之滑、涩辨之也。至于湿热下坠，则为阴菌、阴蚀、阴挺下脱、阴茎肿烂之类，而虚火内烁庚金，则为痔漏、为悬痈、为脏毒，种种见症，不一而足，务在明辨证候，按法而消之也。医者以一消字，视为泛常，而不知其变化曲折，较他法为尤难，则奈何不详稽博考，以尽济时之仁术也耶？”

《杂病源流犀烛·卷十四·积聚癥瘕痃癖痞源流（息积病）》：“夫分言之，有积聚癥瘕疝癖之不一，总言之，则止曰积。盖以积者，停畜之总名，而欲施治，有不得不分者。大抵积在脏聚在腑，惟在脏，故脏有五，而因有五积之名（肝曰肥气，心曰伏梁，脾曰痞气，肺曰息贲，肾曰奔豚，各详五脏本论中）。惟在腑，故腑有六，而因有六聚之号。脏阴故积亦属阴，腑阳故聚亦属阳，积脉沉细附骨，聚脉浮动带结，此积与聚切脉而显然可别者也。”

《类证治裁·卷之三·积聚论治》：“诸有形而坚着不移者，为积。诸无形而留止不定者，为聚。积在五脏，主阴，病属血分。血有形而静者也。聚在六腑，主阳，病在气分。气无形而动者也。《难经》既以积聚分属脏腑，《经》曰：外中于寒，内伤忧怒，则气上逆，六俞不通，凝血蕴裹不散，津液涩渗，著而不去，积乃成已。《难经》曰：积者五脏所生，始发无常处，痛不离其部，上下有终始，左右有穷处。聚者六腑所成，始发无根本，上下无留止，痛无常处。《巢氏病源》别立癥瘕之名，以不动者为癥，动者为瘕，亦犹《难经》之积聚而已。第无形之瘕聚，其散易；有形之癥积，其破难。治之者先辨有形无形，在气在血，可略得其概矣。其生于五脏者，肺之积曰息贲，在右胁下；肝之积曰肥气，在左胁下；心之积曰伏梁，在脐上，上至心下；脾之积曰痞气，在胃脘；肾之积曰奔豚，发于少腹，上至心，上下无时。其见于脐下为癥瘕，癥者按之不移，即血癥食癥之属；瘕者假物成形，如血鳖石瘕之类。见于胸胁为痞癖，痞乃结块，在肌肉而可见；癖由内着，结隐僻而难踪。"

《杂病广要·内因类·积聚》："源由总说：癥瘕癖结者，积聚之异名也，证状不一，原其病本大略相类，但从其所得或诊其证状以立名尔。且癥者为隐见腹内，按之形证可验也。瘕者为瘕聚，推之流移不定也。癖者僻侧在于胁肋（[按]三证详见后）。结者沉伏结强于内（[按]此亦积，不须别立名）。然有得之于食，有得之于水，有得之于忧思，有得之于风寒，凡使血气沉滞留结而为病者，治须渐磨溃消，使气血流通，则病可愈矣。（《圣济》）（[按]《中藏经》曰：癥者系于气也，瘕者系于血也。）

积聚之病，凡饮食血气风寒之属，皆能致之，但曰积曰聚，当详辨也。盖积者积迭之谓，由渐而成者也；聚者聚散之谓，作止不常者也。由此言之，是坚硬不移者，本有形也，故有形者曰积；或聚或散者，本无形也，故无形者曰聚。诸有形者，或以饮食之滞，或以脓血之留，凡汁沫凝聚，旋成癥块者，皆积之类，其病多在血分，血有形而静也；诸无形者，或胀或不胀，或痛或不痛，凡随触随发，时来时往者，皆聚之类，其病多在气分，气无形而动也。故《难经》以积为阴气，聚为阳气，其义即此。凡无形之聚，其散易；有形之积，其破难。临此证者，但当辨其有形无形，在气在血，而治积治聚，自可得其梗概矣。（《景岳》）"

一、辨阴阳

《八十一难经·五十五难》："五十五难曰：病有积、有聚，何以别之？然，积者，阴气也；聚者，阳气也。故阴沉而伏，阳浮而动。气之所积名曰积，气之所聚名曰聚。故积者，五脏所生；聚者，六腑所成也。积者，阴气也，其始发有常处，其痛不离其部，上下有所终始，左右有所穷处；聚者，阳气也，其始发无根本，上下无所留止，其痛无常处，谓之聚。故以是别知积聚也。"

《诸病源候论·积聚病诸候·积聚心腹痛候》："积者阴气，五脏所生，其痛不离其部，故上下有所穷已。聚者阳气，六腑所成，故无根本，上下无所留止，其痛无有常处。此皆由寒气搏于脏腑，与阴阳相击下上，故心腹痛也。"

《圣济总录·卷第九十四·诸疝门·寒疝积聚》："论曰：气之所积名曰积，气之所聚名曰聚。盖积者，阴也，阴沉而伏，发则不离其部；聚者，阳也，阳浮而动，上下无所留止，其痛无定处。令人洒淅恶寒，饮食不为肌肤，或吐利胀满，或心下如复杯，腹中如人臂所横，皆寒疝积聚之证也。"

《奇效良方·卷之四十二·积聚门》："积者，阴气也；聚者，阳气也。故阴沉而伏，阳浮而动。气之所积名曰积，气之所聚名曰聚。故积者五脏所生，聚者六腑所成。"

《古今医鉴·卷之六·积聚》："夫积者，阴气也，其发有常处，其痛不离其部，上下有所终始，左右有所穷处；聚者，阳气也，其始无根本，上下无所留止，其痛无常处……皆因阴阳不和，脏腑虚弱，风邪搏之，忧喜乘之，伤五脏，逆四时，乃留结而为积聚也。"

《张氏医通·卷三·诸气门上·积聚》："气上冲胸腹痛者，阴邪上逆也。往来寒热者，邪正交争也。"

《医方选要·卷之四·积聚门》："夫积者，阴气也，五脏所生。聚者，阳气也，六腑所成。故阴沉而伏，阳浮而动。气之所积名曰积，气之所聚名曰聚。积之始发也，有常处，其痛不离其部，上下有所始终，左右有所穷处。聚之始发也，无根本，上下无所留止，其痛无常处。是积聚脏腑阴阳之别也。"

《寿世保元·卷三·积聚》："积者，生于五脏之阴也，其发有根，其痛有常处，脉必结伏。聚者，成于六腑之阳也，其发无根，其痛无常处，脉必浮结。由阴阳不和，脏腑虚弱，四气七情失常，所以为积聚也。"

《医学实在易·卷四·实证·阻塞浊道诗》："积者，五脏所生，推之不移，属阴；聚者，六腑所成，推之则移，属阳。"

《简明医彀·卷之三·积聚》："《难经》曰：积

者，阴气也；聚者，阳气也。故阳浮而动，阴沉而伏。气之所积，名曰积。气之所聚，名曰聚。故积者，五脏所生；聚者，六腑所成。积者，阴气也，其始发有常处，其痛不离其部，上下有所终始，左右有所穷处。聚者，阳气也，其始发无根本，上下无所留止，其痛无常处，谓之聚。故以是别知积聚也。"

《罗氏会约医镜·卷十四妇科（上）·经脉门·论癥瘕》："瘕属气，流行无定，左右大小，忽聚忽散。或近胁肋，而如臂如指，则谓之痃癖；或下脐腹，而为胀为急，则谓之疝瘕。《难经》曰：病有积聚。积者，阴气也，阴沉而伏。聚者，阳气也，阳浮而动。癥由于积，积在阴分，而有渊薮，故攻之非易。瘕由于聚，聚在阳分，而犹乌合，故散之非难。若气因形滞者，去其积，则气亦顺。止在气分无形者，总不可下，即下亦不去，适足以败正气也，宜切识之。"

二、辨五积

《奇效良方·卷之四十二·积聚门》："故积者五脏所生，聚者六腑所成。其始发者有常处，其痛不离其部，上下有所终始，左右有所穷处。聚者阳气也，其始发无根本，上下无所留止，其痛无常处，谓之聚。故以是别知积聚也。又有七癥八瘕，又有石瘕肠覃。陈无择论癥瘕属肝部，积聚属肺部……故《难经》乃言五积为病，且如肝之积曰肥气，在左胁下如覆杯，久不已令人发咳逆痎疟，连岁不已；心之积曰伏梁，起脐上，大如臂，上至心下，久不已令人病烦；心脾之积曰痞气，在胃脘覆大如盘，久不已令人四肢不收，发黄疸，饮食不为肌肤；肺之积曰息贲，在右胁下如覆杯，久不已令人洒淅寒热，喘嗽发肺痈；肾之积曰奔豚，发于小腹，上至心下，若豚状，或上或下，无时，久不已令人喘逆，骨痿少气。此五积之状，各随五脏之经发病，故不同也。"

《古今医鉴·卷之六·积聚》："气之所积，名曰积；气之所聚，名曰聚。故积者，五脏所生；聚者，六腑所成。其肝积，名曰肥气，在左胁下，如覆杯，有头足，久不愈，令人发咳逆，痎疟连岁不愈；心之积，名曰伏梁，起脐上，大如臂，上至心下，久不愈。令人烦心；脾之积，名曰痞气，在胃脘，覆大如盘，久不愈，令人四肢不收，发黄疸，饮食不为肌肤，肺之积，名息奔，在右胁下，大如覆杯，久不愈，令人洒淅，寒热喘咳，发肺痈；肾之积，名曰奔豚，在小腹，上至心下，若豚状，或上或下无时，久不愈，令人喘逆，骨痿少气。"

《医学纲目·卷之二十五脾胃部·积块癥瘕》："（《难》）肝之积名曰肥气，在左胁下，如覆杯，有头足，久不愈，令人发咳逆，痎疟，连岁不已，以季夏戊己日得之。何以言之？肺病传肝，肝当传脾，脾季夏适王，王者不受邪，肝复欲还肺，肺不肯受，故留结为积，故知肥气，以季夏戊己日得之。（五十六难）肝脉微急为肥气，在胁下若覆杯。

（《素》）赤，脉之至也，喘而坚，诊曰有积气在中，时害于食，名曰心痹，得之外疾，思虑而心虚，故邪从之。（'五脏生成篇'）帝曰：病有少腹盛，上下左右皆有根，此为何病？可治否？岐伯曰：病名曰伏梁。帝曰：伏梁何因而得之？岐伯曰：裹大脓血，居肠胃之外，不可治，治之每切按之致死。帝曰：然，何以故？岐伯曰：此下则因阴，必下脓血，上则迫胃脘，生膈侠胃脘内痈，此久病也，难治。居脐上为逆，脐下为从，勿动亟夺。（'腹中论'王注云：'生'当作'出'。林注云：《太素》侠胃作便胃）帝曰：人有身体髀骨股胻皆肿，环脐而痛，是为何病？岐伯曰：病名伏梁，此风根也。其气溢于大肠而着于肓，肓之原在脐下，故环脐而痛也。不可动之，动之为水溺涩之病。（同上）

（《难》）心之积名曰伏梁，起脐上，大如臂，上至心下，久不愈，令人病烦心，以秋庚辛日得之。何以言之？肾病传心，心当传肺，肺秋适王，王者不受邪，心复欲还肾，肾不肯受，故留结为积，故知伏梁以秋庚辛日得之。（'五十六难'）

心脉微缓为伏梁，在心下，上下行时唾血。（全文见治虚实法）

（《素》）黄，脉之至也，大而虚，有积气在腹中，有厥气，名曰厥疝，女子同法，得之疾使四肢汗出当风是也。（'五脏生成篇''疝'当作'痞'字）

（《难》）脾之积名曰痞气，在胃脘，覆大如盘，久不愈，令人四肢不收，发黄疸，饮食不为肌肤，以冬壬癸日得之。何以言之？肝病传脾，脾当传肾，肾以冬适王，王者不受邪，脾复欲还肝，肝不肯受，故留结为积，故知痞气以冬壬癸日得之。（'五十六难'）

脾脉微大为痞气，腹裹大脓血，在肠胃之外。

（全文见治虚实法）

（《素》）白，脉之至也，喘而浮，上虚下实，惊，有积气在胸中，喘而虚，名曰肺痹寒热，得之醉而使内也。（‘五脏生成篇’：喘谓脉躁数也。）

（《难》）肺之积名曰息贲，在右胁下，覆大如杯。久不已，令人洒淅寒热，喘咳，发肺壅，以春甲乙日得之。何以言之？心病传肺，肺当传肝，肝以春适王，王者不受邪，肺复欲还心，心不肯受，故留结为积，故知息贲以春甲乙日得之。（‘五十六难’）

肺脉滑甚为息贲，主气。（全文见虚实法）

（《素》）黑，脉之至也，上坚而大，有积气在小腹与阴，名曰肾痹，得之沐浴清水而卧是也。

（《难》）肾之积名曰贲豚，发于少腹，上至心下，若豚状，或下或上无时。久不已，令人喘逆骨痿少气，以夏丙丁日得之。何以言之？脾病传肾，肾当传心，心以夏适王，王者不受邪，肾复欲还脾，脾不肯受，故留结为积，故知贲豚以夏丙丁日得之。（‘五十六难’）

肾脉微急为沉厥奔豚，足不收，不得前后。（全文见治虚实法）”

《简明医彀·卷之三·积聚》：“盖五积之名，肝之积名曰肥气，在左胁下，如覆杯。心之积名曰伏梁，在心下，如臂。脾之积名曰痞气，在胃脘，如覆盘。肺之积名曰息贲，在右胁下，大如杯。肾之积名曰奔豚，在少腹上，若豚状。”

三、辨癥瘕痃癖痞

《苍生司命·卷五利集·积聚痞块癥瘕痃癖肠覃石瘕》：“血之所积名曰积，取郁积久而发之义也。积有五，皆五脏所生，阴气也。阴脉沉而伏，其症始发有常处，其痛不离其部，上下有终始，左右有定处，皆痰饮、食积、死血所为也。

气之所聚名曰聚，取聚散不常之义也。聚有六，皆六腑所成，阳气也。阳脉浮而动，其始终无根本，痛发无定位，上下无留止。积与聚属脾，俱系气病。

痞者，否也，犹《易》所谓天地不交之否，浊气在上，凝结而成也。然痞块有癥瘕痃癖之不同。癥者，徵也，因物而成质，有块可徵，即积聚成块，不能移动者也。瘕者，假也，假物而成形，或上下，或左或右，移易能动者。癥瘕属肝部，俱系血病。

痃癖者，悬挂偏僻之意也。但痞与痃癖，乃胸膈间之候；积与聚，为肚腹之候，俱在上中二焦主病，故多见于男子。癥与瘕，独见脐下，是为下焦之疾，故常得于妇人。外有肠覃、石瘕二证，亦自妇人得之。

肠者，大肠也；覃者，延也。大肠以传道为事，乃肺之腑。肺主卫气，气温则泄，气寒则凝。今寒气客于大肠，故卫气不荣，而结瘕在内。其始发也，大如鸡卵；至其成，如怀子状，久久按之则坚，推之则移。气病而血未病也，故月事未断，犹以时下，是其候也。

石瘕生于胞中，寒气客于子门。夫膀胱为津液之腑，气化则能出矣。今寒气客于子门，则气塞不通，恶血当泻不泻，日以益大，状如怀子，结硬如石，故名石瘕。此气先病而血亦后病，故月事不来也。”

《医学正传·卷之一·医学或问》：“或问：痞与痃癖积聚癥瘕，病虽似而其名各不同，请逐一条陈其说，以晓后学可乎？曰：痞者否也，如《易》所谓天地不交之否，内柔外刚，万物不通之义也。物不可以终否，故痞久则成胀满而莫能疗焉。痃癖者悬绝隐僻，又玄妙莫测之名也。积者，迹也，挟痰血以成形迹，亦郁积至久之谓尔。聚者，绪也，依元气以为端绪，亦聚散不常之意云。癥者，征也，又精也，以其有所征验，及久而成精萃也。瘕者，假也，又遐也，以其假借气血成形，及历年遐远之谓也。大抵痞与痃癖乃胸膈间之候，积与聚为肚腹内之疾，其为上中二焦之病，故多见于男子。其症与瘕独见于脐下，是为下焦之疾，故常得于妇人。大凡腹中有块，不问积聚癥瘕，俱为恶候，切勿视为寻常等疾而不求医早治，若待胀满已成，胸腹鼓急，虽仓扁复生，亦莫能救其万一，遘斯疾者，可不惧乎！”

《古今医鉴·卷之六·积聚》：“癥者，征也。腹中坚硬，按之应手曰癥。瘕者，犹假也。腹中虽硬，而忽聚忽散，无有常处曰瘕。癥因伤食，瘕是血生，痞原伤气，癖则伤精。痃癖者，本因邪气积聚而生也。痃者，在腹内近脐左右，各有一条筋脉急痛如臂、如指、如弦之状；癖者，僻侧在两肋之间，有时而痛曰癖。夫痃之与癖，皆阴阳不和，经络痞隔，饮食停滞，不得宣流，邪冷之气搏结不散，得冷则发作疼痛，故曰痃癖也。”

《万病回春·卷之三·积聚》："痞块者，一名癥瘕，不能移动者，是癥块；能移动，或左或右者，是瘕块。五脏五积，六腑六聚。积在本位，聚无定处。气不能作块成聚，块乃是有形之物，痰与食积死血而成，此理晓然。且中为痰饮，左为血块，右为食积，俱用溃坚汤、丸加减，消痰活血、顺气健脾为主也。积者有常所，有形之血也；聚者无定位，无形之气也；积块者，痰与食积死血也。"

《寿世保元·卷三·积聚》："久则为癥瘕成块，不能移动者是癥；或有或无，或上或下，或左或右者是瘕。气不能成块，块乃有形之物。痰与食积死血，此理晓然。在中为痰饮，右为食积，左为死血。"

《济阴纲目·卷之五·积聚癥瘕门·论妇人诸积形状》："《准绳》云：《大全良方》分痃癖诸气、疝瘕、八瘕、腹中瘀血、癥痞、食癥、血癥，凡七门（外有肠覃、石瘕、疝瘕三症，亦当与此条参看）。痃者，在腹内近脐左右，各有一条筋脉急痛，大者如臂，次者如指，因气而成，如弦之状，故名曰痃；癖者，僻在两肋之间，有时而痛，故名曰癖；疝者，痛也，癖者，假也，其结聚浮假而痛，推移乃动也。八瘕者，黄瘕、青瘕、燥瘕、血瘕、脂瘕、狐瘕、蛇瘕、鳖瘕。积在腹内，或肠胃之间，与脏气结搏坚牢，虽推之不移，名曰癥，言其病形可征验也。气壅塞为痞，言其气痞塞不宣畅也。伤食成块，坚而不移，名曰食癥；瘀血成块，坚而不移，名曰血癥。若夫腹中瘀血，则积而未坚，未至于成块者也，大抵以推之不动为癥，推之动为瘕也。至夫疝与痃癖，则与痛俱，痛即现，不痛即隐，在脐左右为痃，在两肋之间为癖，在小腹而牵引腰胁为疝。恐学者一时难了，未免淆乱，故总叙而条析之。（[按]七门之中，而瘕有八，其疝气或聚或散，痃癖之与痛俱见，下痛则隐，亦可与癖并稳，则八瘕之外，又有三积矣。又男子为七疝，女为瘕，则疝与瘕亦可同经，男与女亦有同病。是瘕不止于八也，痞一癥二，曰血曰食，而不言及痰饮何也？盖痞气之中，未尝无饮，而血癥、食癥之内，未尝无痰。则痰食血，又未有不先因气病而后形病也。故消积之中，当兼行气、消痰、消瘀之药为是）"

《济阴纲目·卷之五·积聚癥瘕门·论痃癖》："《大全》云：痃者，在腹内近脐左右，各有一条筋脉急痛，大者如臂，次者如指，因气而成，如弦之状，名曰痃也。癖者，为僻侧在两肋之间，有时而痛，故曰癖也。二者皆阴阳不和，经络痞隔，饮食停滞，不得宣流，邪冷之气，搏结不散，得冷则发作疼痛。夫痃癖癥瘕血气块硬，发作则痛，甚则欲死，究而言之，皆血之所为。仆尝治一妇人，血气刺痛，极不可忍，甚而死一二日方省，医巫并治，数年不愈，仆以葱白散、乌鸡丸遂安。又尝治一妇人，血气作楚，如一小盘样，走注刺痛，要一人扶定，方少止，亦用此二药而愈。寻常小小血气，用此二药，亦有奇效，故录于后。"

《景岳全书·卷之三十九人集·妇人规（下）·癥瘕类·气瘕》："瘕者，假也。所谓假者，谓其形虽若癥，而原无根窠，非若癥痞之坚顽有形者也。盖有形者，或因血积，或因食积，积有定形，所不可移易者也。无形者，病在气分，气逆则甚，气散则缓，聚散无根者也。惟其无根，故能大能小，或左或右。或近胁肋而如臂如指，则谓之痃癖；或下脐腹而为胀为急，则谓之疝瘕。《难经》曰：病有积聚，何以别之？然，积者，阴气也，阴沉而伏。聚者，阳气也，阳浮而动。故积者五脏之所生，聚者六腑之所成也。然则癥由于积，积在阴分而有渊薮，故攻之非易；瘕由于聚，聚在阳分而犹乌合。故散之非难，此癥瘕之辨有如此。惟散之之法，最有因通因塞之妙用，而人多莫之知也。"

《简明医彀·卷之三·积聚》："尤有癥者，腹中坚硬，有形可徵；瘕者，假物而结，推移可动；痃者，气血凝聚肌肉之间；癖者，饮食凝滞，外无形迹及痞块。"

《妇人规·下卷·癥瘕类·论证》："癥瘕之病，即积聚之别名。《内经》止有积聚疝瘕，并无癥字之名，此后世之所增设者。盖癥者，征也。瘕者，假也。征者，成形而坚硬不移者是也；假者，无形而可聚可散者是也。成形者，或由血结，谓之血癥；或由食结，谓之食癥。无形者，瘕在气分，气滞则聚而见形，气行则散而无迹。此癥瘕之辨也。然又有痛者，有不痛者。痛者联于气血，所以知气血行则愈，故痛者易治。不痛者，不通气血，另结窠囊，药食难及，故不痛者难治。此又治之有辨也。其他如肺之积曰息奔；心之积曰伏梁；脾之积曰痞气；肝之积曰肥气；肾之积曰奔豚。以至后世有曰痃癖、曰痞块之属，亦不过以形见之处有不同，故名亦因之而异耳。总之，非在气分，则在血分，知斯二者，则癥瘕二字已尽之矣。但血癥气瘕各有虚实，而宜攻宜补，当审之真而用之确也。诸经义另详积聚门，所当参阅。'骨空论'曰：任脉为病，男子内结七疝，女子带下瘕聚。张子和曰：遗溺、闭癃、阴痿、脬痹、精滑、白淫，皆男子之疝也。若血涸月事不行，行后小腹有块，或时动移，前阴突出，后阴痔核；皆女子之疝也。但女子不谓之疝，而谓之瘕。"

《妇人规·下卷·癥瘕类·气瘕》："瘕者，假也。所谓假者，谓其形虽若癥而原无根窠，非若癥痞之坚顽有形者也。盖有形者，或因血积，或因食积，积有定形，所不可移易者也。无形者，病在气分，气逆则甚，气散则缓，聚散无根者也。惟其无根，故能大能小，或左或右，或近胁肋而如臂如指，则谓之痃癖；或下脐腹而为胀为急，则谓之疝瘕。《难经》曰：病有积聚，何以别之？然积者，阴气也，阴沉而伏；聚者，阳气也，阳浮而动。故积者五脏之所生，聚者六腑之所成也。然则癥由于积，积在阴分而有渊薮，故攻之非易；瘕由于聚，聚在阳分而犹乌合，故散之非难。此癥瘕之辨有如此，惟散之之法，却有因通、因塞之妙用，而人多莫之知也。"

《病机沙篆·卷下·癥瘕积聚痞癖痃疝》："或曰：癥瘕与痞癖痃疝积聚，有何分别，其病相似，请得其详，并论其治。曰：癥者，徵也，又精也，以其所徵验及久而成精萃也。王叔和《脉经》云：左手脉横，癥在左；右手脉横，癥在右。昔人患癥癖死，遗言令剖腹视之，得腹中病块如石，文理具五色，后将削成刀柄，因以刀刈三棱，柄消为水，乃知三棱可疗癥也。一方，蓬莪术、荆三陵，酒煨，煎服效。又人疾体瘦，喜饮鲜血，谓之虱癥，无药可疗，须千年木梳烧灰服，或饮黄龙浴水乃瘥。瘕者，假也，又遐也，以其假借气血而成形，又历年遐远之谓也。癥瘕腹中积块坚者曰癥，有物形曰瘕。《史·仓公传》：蛲瘕为病，得之酒，且内饮以芫花一撮，出蛲可数升，病已。《正义》曰：犬狗鱼鸟，不熟食之成瘕病。方书云：腹中虽硬，忽聚忽散，无有常准，谓之瘕。言病瘕而未及癥也。《经》曰：小肠移热于大肠，为伏瘕。痞者，否也，如天地不交之否，内柔外刚，万物不通之义也。物不可以终否，故否久而成胀满，而莫能疗焉。积者，迹也，挟痰血而成形迹，亦郁积至久之谓耳。聚者，绪也，依元气以为端绪，亦聚散不常之意也。痃癖者，悬绝隐僻又玄妙莫测之名。《六书》故云：癖积，弦急也。《本草》陈藏器曰：昔有患痃癖者，取大蒜合皮，截去两头吞之，名曰内灸，果获效。疝者，诜也，诜诜然上入而痛也。《素问》黄帝曰：诊得心脉而急，此为何病？岐伯曰：病名心疝，少腹当有形也。又脉急者曰疝瘕，少腹痛。《史·仓公传》：臣意诊之曰涌疝也，今人不得前后，溲中热，故溺赤。又牡疝在鬲下，上连肺，病得之内，切其脉，得番阳，番阳入虚里处，且日死一番一络者，牡疝也。方书曰：三阳急为瘕，三阴急为疝。《难经》曰：任之为病，其内苦结，男子为七疝。七疝者，寒、水、筋、血、气、狐、癞七者是也。凡治七疝，先灸大敦穴，一名大顺，在足大拇指，离爪甲如韭菜叶大，乃足厥阴井也。灸三壮愈。大抵痞与痃癖，乃胸鬲间之候；积与聚，为肚腹内之疾。因属上、中二焦之病，故多见于男子。其癥与瘕者，独见于脐下，是为下焦之疾，故常得于妇人。凡腹中积聚如块，俱为恶候，切勿视为寻常而不求蚤治。若待胀满已成，胸腹鼓击，虽仓、扁复生，亦莫能救，遘斯疾者，可不惧乎。"

《古今名医汇粹·卷六病能集四·诸积病》："《准绳》曰：《大全方》分痃癖诸气、疝瘕、八瘕、腹中瘀血、痞癥、食癥、血癥，凡七门。痃者在腹内，近脐左右，各有一条筋脉急痛，大者如臂，次者如指，因气而成，如弦之状，故名曰弦。癖者僻在两胁之间，有时而痛，故名曰癖。疝者，痛也。瘕者，假也，其积聚浮假而痛，推移乃动也。瘕有八症：黄、青、燥、血、脂、狐、蛇、鳖。积在腹内，或肠胃之间，与脏气结搏坚牢，虽推之不移。名曰癥，言其病形可征验也。气壅塞为痞，言其气痞塞不宣畅也。伤食成块，坚而不移，名曰食癥，瘀血成块者也。大抵以推之不动为癥，动为瘕也。至夫疝与痃癖，则与痛俱见，不痛即隐。在腹左右为痃，在两胁之间为癖，在小腹而牵引腰胁为疝。"

《证治汇补·卷之六腹胁门·积聚》："癥瘕各别：癥者，征也，以其有所征验也，腹中坚硬，按之应手，不能移动。瘕者，假也，假物而成蠢动之形，如血鳖之类，中虽硬而聚散无常，且有活性，故或上或下，或左或右。癥因伤食，瘕是血生，二症多见于脐下。(《汇补》)痃癖痞异：痃在腹内，贴近脐旁，左右一条，筋脉急痛，有时而见。癖居两肋，有时而痛，外不可见。痞居心下，满闷壅塞，按之不痛，而无形迹。(《汇补》)"

《女科精要·卷一·女科杂症门·癥瘕痃癖》："痃者，近脐左右，各有一条，筋脉急痛，大者如臂，次者如拳，因气而成，如弦之状，故名曰痃。癖者，僻在两肋之间，有时而痛，故名曰痃。癖者，僻在两肋之间，有时而痛，故名曰癖。疝者，痛也。瘕者，假也，假物成形，推移乃动也。若伤食成块坚而不移，名曰食癥。瘀血成块，坚牢不移，名曰血癥。积在肠胃之间与脏气结搏坚牢，虽推之不移，名曰癥，言其病形可征验也。气壅塞而为痞，言其气痞塞不宣畅也。大抵推之不动为癥，推之动为瘕也。至疝与痃癖则与痛俱，痛即现，不痛即隐，在脐左右为痃，在两肋间为癖，在小腹牵引腰胁为疝，总因妇人脏腑虚弱，经行不忌生冷，痰血饮食，结聚成块，与脏气相持，日渐生长，牢固不安，得冷则发，大痛欲死，然有异于丈夫者，非因产后血虚受寒，或因经来取冷过度，不独饮食失节，多挟血气所成。其脉弦急者生，虚弱微细者危。"

《医学心悟·杂症要义·小腹痛》："寻常小腹痛，多属疝瘕奔豚之类。书云：男子外结七病，女子带下瘕聚。古人更有痃癖癥瘕之名，皆一类也。痃如弓弦，筋扛起也。癖者隐辟，沈附着骨也。癥则有块可征，犹积也，多属于血。瘕者假也，忽聚而忽散，气为之也。奔豚者，如江豚之上窜，冷气上冲也。其癥瘕之气，聚子小肠，则曰小肠气。聚于膀胱，则曰膀胱气也。小肠气，矢气则快。膀胱气，少腹热，若沃以汤，涩于小便也。凡治少腹痛，当用坠降之药，其行气皆当用核，乃能宣达病所以取效也，橘核丸、奔豚丸并主之。"

《叶选医衡·卷下·痃癖等七种释名论》："或问痞与痃癖积聚癥瘕，病虽相似，而名各不同，请逐一条陈其说，以晓后学可乎？曰：痞者，否也，如天地不交之否，内柔外刚，万物不通之义也，物不可以终否，故痞久则成胀满，而莫能疗焉；痃癖者，悬绝隐僻，又元妙莫测之名也；积者，迹也，挟痰血以成其迹，亦郁久积至之谓耳；聚者，绪也，依元气以为端绪，亦聚散不常之意耳；症者，征也，以其有所征验，及久而成积聚也；瘕者，假也，又遐也，以其假借气血成形，及历年遐远之谓也。大抵痞与痃癖，乃胸膈之候；积与聚，乃肚腹间之病，因属上、中二焦之病，故多见于男子；其癥与瘕。独见于脐下，是为下焦之病，故常见于妇人。大抵腹中有块，不问积聚癥瘕，俱为恶候，切不可视为寻常，而不求医早治。若待胀满已成，胸胁膨击，虽仓扁复生，亦莫能救。遘此疾者，可不慎乎！"

《杂病源流犀烛·卷十四·积聚癥瘕痃癖痞源流(息积病)》："又按《大全》分癥痞、食癥、血癥、痃癖诸气、疝瘕、八瘕、腹中瘀血，凡七门。《经》云：男子为七疝，女子为瘕聚，则知疝瘕既已同经，男女亦有同病。且癥痞痃癖诸病，亦属男女皆有之，特腹中瘀血为女子之病耳(此条另详《妇科玉尺》，兹不赘)。且《大全》所谓七门者：一曰癥，食癥、血癥即统在内；二曰痞；三曰痃；四曰癖；五曰疝；六曰瘕，八瘕即统在内；七曰腹中瘀血。其门类显然可证。但诸积聚皆属痰食死血，《大全》特于癥之一门，复申食癥、血癥二条，其余则否，且即癥，亦但申言食与血而不及痰，何也？须知诸积中未尝无痰，并未尝无食与血，即血癥、食癥之内，更未尝无痰，且诸积之痰食死血，又未尝不先因气病也，故治积者，必兼行气涤痰，去瘀消食，而后可耳。夫七疝，余另立论，瘀血，另详妇科，兹故皆不之及。

试详言癥瘕痃癖痞。癥者，征也，以腹中坚硬，按之应手，其病形有可征验也，往往见脐下。其原由饮食失节，胃气衰，脾元弱，邪正相搏，积于腹中，牢固不动，故名曰癥，医者当审其病机，或由脾胃虚(宜六君子汤加消积药)，或由肝脾虚(宜归脾汤加消积药)，或由肝火郁(宜芦荟丸)，详察进药。其有脏腑虚弱，好食生冷黏滞之物，因脾胃虚不能克化，遂与脏气相搏，结积成块，日渐长大，坚固不移，此谓之癥症。若体气充实，当先疏导，而佐以补脾健胃，否则必以培土为主，而兼用消导也。或有气壅血滞而不易愈者，散之可也(宜乌药散)。其有脏腑虚弱，寒热失节，或风冷内停，饮食不化，周身运行之血气，适与相值，结而生块，或因跌扑，或因闪挫，气凝而血亦随结，经络壅瘀，血且不散成块，必腹胠胁间苦痛，渐至羸瘦，妨于饮食，此之谓血癥。薛立斋云：气主之，血主濡之，脾统血，肝藏血，故郁结伤脾，恚怒伤肝者，多患血癥，腹胁作痛，正属肝脾病也(宜沈氏血癥丸)。薛氏此言，乃血癥病之原于七情所伤者。

瘕者，假也，假血成形，腹中虽硬，其实聚散无常也，亦往往见于脐下。其原由寒暖失宜，饮食少节，脏腑之气先虚，又复多所劳伤，外而感受风寒，停畜于内，是用故正虚邪实，正不能胜邪，邪遂挟其力，反假游行之血，相聚相结，而成颗块，推之而动，按之而走，故名曰瘕，医者当审其病机，果属肝脾两伤（宜四物汤加柴胡、青皮、木香、延胡索，而三棱、鳖甲，亦专治癥瘕二症），以药投之，自无不效。然瘕为总病，所统八瘕，皆有名可稽，有形可按。一青瘕，聚在左右胁下，藏于背膂，上至肩胛，其苦腰下急痛，腹下气冲，面色黄，四肢肿，二便难，喜唾涎，不可多食。二黄瘕，左胁下有气牢结，不可抑，其苦腰背相引痛，小腹常急，下引阴中如刺，不得小便，或溺黄赤，时发寒热。三燥瘕，状如半杯，上下腹中不定，其苦痛连两胁，上下引心而烦，胸及腹中不得太息，腰背重，足酸削而久立痛，遗尿失精，便难盗汗，妨于饮食，时欲呕吐。四血瘕，留着肠胃之外，及少腹间，其苦横骨下有积气，牢如石，因而少腹急痛，阴中若有冷风，亦或背脊疼，腰疼不可俯仰。五脂瘕，在脂膜间，猝难踪迹，其苦腰背如刺，左右走腹中而切痛，少腹沉重，身体解㑊，大小便血，时甚时止（此症妇人独患之，男子无是疾也）。六狐瘕，出入少腹间，或隐或见，男子即为狐疝，女子乃名狐瘕，其苦阴酸涩，小便难，少腹瘀痛，胸膈腰背上冲而痛，其瘕甚有手足成形者，乃不治症。七蛇瘕，其形长大，在脐上下，或左右胁，上食心肝，其苦不得吐气，腰背痛，难以动作，少腹热，膀胱引阴挛急，小便黄赤，两股胫间时痛。八鳖瘕，形大如杯，若存若亡，持之应手，其苦小腹内切痛，恶气左右走，上下腹中痛，腰背亦痛，不可以息，面目黄黑，脱声少气，甚亦有头足成形者，乃不治症。此八瘕，皆瘕之属也。

痃者，悬也，悬于腹内，近脐左右，各有一条筋脉扛起，大者如臂如筒，小者如指、如笔管、如弦，其原皆由阴阳之气不和，常多郁塞，又时忿怒，动气偏胜，或适当饮食，与气缠裹，适受寒冷，与气停畜，且仇怒则肝火盛，而血随气结，痰亦缘火相附而升，遂合并而成形质，悬于脐之左右，故名曰痃。医者当审其病机，选药定剂，自获奇功（宜麝香丸、积块丸、三棱散、獖猪肝丸）。

癖者，匿也，潜匿两肋之间，寻摸不见，有时而痛，始觉有物，其原皆由荣卫失调，经络闭隔，而又起居饮食无度，伤脾伤胃，有所劳力，强忍作劳，以致精伤血铁，邪冷之气搏结不散，藏于隐僻之所，故名曰癖，医者当审其病机，针对发药，癖结自解（宜香棱丸、大硝石丸、木香硇砂丸）。

痞者，闭也，痞必有块，块则有形，总在皮里膜外，其原皆由伤于饮食，脾胃亏损，抑且邪积胸中，阻塞气道，气不宣通，为痰为食为血，皆得与正相搏，邪既胜，正不得而制之，遂结成形而有块。丹溪云：凡痞块，左为血积，右为食积，中为痰饮，此言诚然。夫左关肝胆之位，主藏血液；右关脾胃之位，主藏饮食；中间为水谷出入之道路，所以左为血积，右为食积，中为痰饮，其理昭然。观丹溪之言，亦可知痞所由成矣。然虽有痰饮血食之异质，左右与中之殊位，总能闭塞气分，故名曰痞，医者当审其病机以治之（宜连萝丸、消块丸、开怀散、消积保中丸）。而又必察其形质，不能移动者类于癥，上下左右能移者类于瘕（俱宜溃坚丸、溃坚汤）。或缘有所惊恐而成（宜妙应丸加穿山甲各三钱，元胡索、蓬术各四钱）；或缘忧思郁结而得（宜入门六郁汤）；或缘气分之火壅遏而致（宜解郁调胃汤）；或缘心腹块痛，每至膜胀寒热而盛（宜柴香散）；或缘三焦闭格，胸膈楚闷，气不流通，蕴结而积（宜助气丸）；或缘日耽曲蘖，脾湿气滞，胸中闷满，气促不安，呕吐清水而生（宜胜红丸加茯苓、白术、葛根）。其致痞不同，治痞因异，而痞焉有不除者乎。

总之，积聚瘕痃癖痞，分隶三焦，断难混视。痞癖见于胸膈间，是上焦之病。痃积聚见于腹内，是中焦之病。癥瘕见于脐下，是下焦之病，按其症，分其部，方得头绪。故积聚痃癖痞，多生于男子，而女子偶患之；癥瘕多生于女子，而男子偶患之，理固当然也。是以前叙八瘕，亦以为女子常生之病，男子偶或一见。”

《罗氏会约医镜·卷十四妇科（上）·经脉门·论癥瘕》：“癥者，成形而坚硬不移者也。因血动之时，或内伤生命，或外受风寒，或暴怒伤肝，气逆而血留；或忧思伤脾，气虚而血滞；或积劳积弱，气虚而不行；余血未净，则留滞而渐成癥。然血必由气，气行则血行，故治血病，则或攻或补，皆当以调气为先。盖养正则邪自除。若调养久而血足，再不消散，方可议下。但须除之以渐，不可峻攻，方无颠覆之患。瘕者，无形而可聚可散者也，气滞则聚，气行则散。治宜或调或补，当分虚实，详脉察证，庶无遗误。然又有痛与不痛之异：痛者联于血气，有所凝滞，气血行则愈，故痛者易治；不痛者不通气血，另结窠囊，药饵难及，故不痛者难治。总之，非在气分，则在血分，知斯二者，则'癥瘕'二字已尽之矣。若《内经》止有积聚疝瘕之名，'癥'字为后世增设。又有痃癖痞块之属，亦不过以形见之处不同，故名亦因之而异耳。但血癥、气瘕各有虚实，宜细辨之。"

《类证治裁·卷之八·痃癖癥瘕诸积论治》："《大全良方》分痃癖、癥瘕、八瘕、癥痞、食癥、血癥、血瘀凡七门，多妇科下部症。而名目纷沓，症状相近，反遗肠覃、石瘕，今统叙而条分之，以类相从，不淆亦不眩矣。痃者近脐左右，各有一条筋起急痛，因气而成，如弦状，名曰痃。癖者僻在两肋间，有时而痛，名曰癖。疝瘕者，小腹气聚成块，或上逆，或下坠也。八瘕者黄瘕、青瘕、燥瘕、血瘕、脂瘕、狐瘕、蛇瘕、龟瘕，皆胎产经行，气血不调之所生也。癥者积坚不可推移，痞者气壅不得宣畅。既有食癥、血癥，不应复出癥条，宜改痰痞为优。伤食成积，坚而难移，名食癥。瘀血成块，坚而难移，名血癥。若腹中血瘀，则留滞不行，未至成块者也。别有石瘕生胞中，肠覃生肠外，详载《内经》，亦癥癖之类，并为条列症治于后。"

《杂病广要·内因类·积聚》："癥瘕形证：（暴症）癥瘕者，此由寒温不调，饮食不化，与脏气相搏结所生也。其病不动者，直名为癥。若病虽有结瘕，而可推移者，名为癥瘕（［按］此癥字似衍）。瘕者，假也，谓虚假可动也。候其人，发语声嘶，中满浊而后语，乏气拖舌，语而不出，此人食结在腹，病寒，口里常水出（［按］《圣惠》作候其人发语，声嘶挹舌，语而不出，此人食结在腹，其病寒，口中常有水出。《鸡峰》同，舌作言），四体洒洒，常若发疟，饮食不能，常自闷闷而痛，此食癥病也。（《病源论》）（宜参前病因饮食不消条及脉候）

暴癥者，由腑脏虚弱，食生冷之物，脏既虚弱，不能消之，结聚成块，卒然而起，其生无渐，名曰暴癥也。本由脏弱，其癥暴生，至于成病，死人则速。（同上）

戴云：积聚癥瘕，有积聚成块不移动者，是癥；或有或无，或上或下，或左或右者，是瘕。（《钩玄》）

痃癖形证：夫痃癖者，本因邪冷之气积聚而生也。痃者，在腹内近脐左右，各有一条筋脉急痛，大者如臂，次者如指，因气而成，如弦之状，名曰痃气也。癖者，侧在两肋之间，有时而僻（《鸡峰方》'僻'作'痛'），故曰癖也。夫痃之与癖，名号虽殊，针石汤丸主疗无别，此皆阴阳不和，经络痞隔，饮食停滞，不得宣流，邪冷之气，搏结不散，故曰痃癖也。（《圣惠》）

痃者，悬也（［按］此说误），悬于腹内，近脐左右，各有一条筋脉扛起，大者如臂如筒，小者如指如笔管如弦。其原皆由阴阳之气不和，常多郁塞，又时忿怒，动气偏胜，或适当饮食，与气缠裹，适受寒冷，与气停蓄，且忿怒则肝火盛，而血随气结，痰亦缘火相附而升，遂合并而成形质，悬于脐之左右，故名曰痃。（《尊生书》）

癖积，两胁刺痛，三棱、广术之类，甚者甘遂、蝎梢。（《儒门事亲》）"

《冯氏锦囊秘录·女科精要卷十六·女科杂症门·癥瘕痃癖》："痃者，近脐左右，各有一条，筋脉急痛，大者如臂，次者如拳，因气而成，如弦之状，故名曰痃。癖者，僻在两肋之间，有时而痛，故名曰癖。疝者，痛也。瘕者，假也，假物成形，推移乃动也。若伤食成块坚而不移，名曰食癥。瘀血成块，坚牢不移，名曰血癥。积在肠胃之间与脏气结搏坚牢，虽推之不移，名曰癥，言其病形可征验也。气壅塞而为痞，言其气痞塞不宣畅也。大抵推之不动为癥，推之动为瘕也。至疝与痃癖则与痛俱，痛即现，不痛即隐，在脐左右为痃，在两肋间为癖，在小腹牵引腰胁为疝，总因妇人脏腑虚弱，经行不忌生冷，痰血饮食，结聚成块，与脏气相持，日渐生长，牢固不安，得冷则发，大痛欲死。然有异于丈夫者，非因产后血虚受寒，或因经来取冷过度，不独饮食失节，多挟血气所成。其脉弦急者生，虚弱微细者危。"

四、辨诸积（气积、血积、食积、酒积、痰积、虫积）

《杂病广要·内因类·积聚》："诸积概略：所谓积者，有气积、肉积、酒积、茶积、食积、痰积，更有妇室月经不通，遂成血积。（《济生续方》）（［按］《儒门事亲》有九积丸，系食、酒、气、涎、痰、癖、水、血、肉九证，《古今医统》更增益数证，今排列于各类，宜参）

有形之积，阻碍正气，故痛也。而亦有不痛

者，日久则正气另辟行径，不复与邪相争，或邪另结窠囊，不碍气血隧道之故，此为难治，以药不易到也。又食痰血数者，皆无知之物，不能移动，故常在其处。（《医碥》）

气积、气聚：气滞成积也，凡忧思郁怒，久不得解者，多成此疾。故王宇泰云：治积之法，理气为先，气既升降，津液流畅，积聚何由而生。丹溪乃谓气无形，不能作聚成积，只一消痰破血为主，误矣。天地间有形之物，每自无中生，何止积聚也。戴复庵只以一味大七气汤治一切积聚，其知此道欤。（《金匮翼》）……

血积：血积，痛有定处，遇夜则甚，其脉芤涩，妇人产后及跌扑努力者，多有此病。或忧怒伤其内，风寒袭于外，气逆血寒，凝结成积。《内经》云：卒然外中于寒，若内伤于忧怒，则气逆，六输不通，温气不行，凝血蕴里而不散。此之谓也。（《金匮翼》）……

食积：人有能食而不大便，初亦不觉为患，久乃腹内成块结，推之可动，故名为谷瘕也。人有病常思肉，得肉食讫，又思之，为肉瘕。（《病源论》）（［按］此二证与寻常食积不同，姑列于此）

饮食之积，凡暂积者，不过以饮食偶伤，必在肠胃之内，故可行可逐，治无难也。惟饮食无节，以渐留滞者，多成痞积于左胁隔膜之外。盖以胃之大络，名曰虚里，出于左乳下，其动应衣，此阳明宗气所出之道也。若饥饱无论，饮食迭进，以致阳明胃气一有所逆，则阴寒之气得以乘之，而脾不及化，故余滞未消，乃并肠外汁沫，抟聚不散，渐成癥积矣。然其初起甚微，人多不觉，及其既久，则根深蒂固而药饵难及。今西北小儿多有此疾，而尤于食面之乡为最，正以面性多滞，而留疾于皮里膜外，所以不易治也。即如妇人血癥气痞或上或下者，亦多在肠胃之外、募原之间，故当以渐消磨，求法治之，慎毋孟浪欲速，妄行攻击，徒致胃气受伤，而积仍未及，反以速其危也。（《景岳》）……

食积，证见嗳腐吞酸，腹满恶食。按食停腹内，必栖泊在隐曲之处，乃能久而不下。隐曲之处，为地无几，必附益以肠外之涎沫，内外交结，乃成大块，须兼治其痰饮乃效。（《医碥》）

酒积：（茶积）（治方并见后）人有性嗜酒，饮酒既多而食谷常少，积久渐瘦，其病遂常思酒，不得酒即吐，多睡，不复能食，云是胃中有虫使之然，名为酒瘕也。（《病源论》）……

痰积：（饮癖）涎积，咽如拽锯，朱砂、腻粉之类，甚者瓜蒂、甘遂。痰积，涕唾稠黏，半夏、南星之类，甚者瓜蒂、藜芦。（《事亲》）（［按］又有水积，即是水肿，今不录）

石硷去痰积，涤洗垢腻有效。痰癖胁痛，厚朴、枳实、青皮、芒硝、泽泻，甚者甘遂、芫花。水饮癖，治用枳壳汤加茯苓，神保丸，生五苓散下小理中丸。痰积食积有块，石灰能消化之。（《医统》）

痰积，证见麻木眩晕，痞闷嘈杂，其人平素多痰，宜控涎丹。（《医碥》）

有饮癖结成块，在腹胁之间，病类积聚，用破块药多不效，此当行其饮（《医通》此下曰：六君子合五苓散最妙，更加旋覆、前胡、枳实、白芍，即海藏五饮汤。若在膜外者，宜导痰汤主之）宜导痰汤。何以知为饮？其人先曾病瘥（戴氏又曰：心瘥有痰饮所致，俗名饮瘥。此瘥盖其义，《医通》作瘥，恐非），口吐涎沫清水，或素来多痰者是也。（《要诀》）

虫积：九虫积，腹中不时作块痛，面青口吐清水，用雄黄、锡灰、芜荑、雷丸、石榴根、榧子实。（《医统》）”

五、辨经络

《脉因证治・卷三・积聚》：“病在六腑。太阳利清气，阳明泄浊气，少阳化精气，失常则壅聚不通。故实而不转，虚则输，属阳无形，随气往来，在上则格，在下则胀，旁攻两胁，如有泥块，易于转变，故名曰聚。”

六、辨气血

《景岳全书・卷之二十三心集・杂证谟・积聚・论证》：“诸有形者，或以饮食之滞，或以脓血之留，凡汁沫凝聚，旋成癥块者，皆聚之类，其病多在血分，血有形而静也。诸无形者，或胀或不胀，或痛或不痛，凡随触随发，时来时往者，皆聚之类，其病多在气分，气无形而动也。故《难经》以积为阴气，聚者阳气，其义即此。凡无形之聚其易散，有形之积其破难。临此证者，但当辨其有形无形，在气在血，而治积治聚，自可得其梗概矣。”

《医学心悟・杂症要义・积聚》：“‘积者，推之不移，成于五脏，多属血病；聚者，推之则移，成于六腑，多属气病。'既曰积聚，必有物焉，断非虚气，若只虚气。仍是气鼓也；但当认气中有物，不可直指为气病，一味消耗。"

《医述·卷八杂证汇参·积聚》："积聚之病，凡饮食血气风寒皆能致之。但积聚当辨，积者积垒之谓，由渐而成；聚者聚散之谓，作止不常。由此言之，是坚硬不移者，本有形也，故曰积。或聚或散者，本无形也，故曰聚。诸有形者，或饮食之滞，或脓血之留，凡汁沫凝聚，旋成癥块者，皆积之类。其病多在血分，血有形而静也。诸无形者，或胀或不胀，或痛或不痛，凡随触随发，时来时往者，皆聚之类。其病多在气分，气无形而动也。《难经》以积为阴气，聚为阳气，其义即此。凡无形之聚，其散易；有形之积，其破难。临此证者，但当辨其有形无形，在气在血，而治法自可得其梗概矣！（张景岳）"

七、辨寸口脉诊

《黄帝内经素问·脉要精微论》："推而外之，内而不外，有心腹积也。"

《黄帝内经素问·平人气象论》："寸口之脉沉而横坚，曰胠下有积，腹中有横积痛。"

《黄帝内经灵枢·邪气脏腑病形》："心脉……微缓为伏梁，在心下，上下行，时唾血……肺脉……滑甚为息贲，上气……肝脉……微急为肥气，在胁下，若覆杯……肾脉……微急为沉厥，奔豚，足不收，不得前后。"

《八十一难经·十八难》："人病有沉滞、久积聚，可切脉而知之耶？然，诊在右胁有积气，得肺脉结，脉结甚则积甚，结微则气微。诊不得肺脉，而右胁有积气者，何也？然，肺脉虽不见，右手脉当沉伏。其外痼疾同法耶，将异也？然，结者，脉来去时一止，无常数，名曰结也。伏者，脉行筋下也。浮者，脉在肉上行也。左右表里，法皆如此。假令脉结伏者，内无结聚；脉浮结者，外无痼疾。有积聚脉不结伏，有痼疾脉不浮结，为脉不应病，病不应脉，是为死病也。"

《金匮要略方论·卷中·五脏风寒积聚病脉证并治第十一》："问曰：病有积、有聚、有䅽气，何谓也？师曰：积者，脏病也，终不移；聚者，腑病也，发作有时，展转痛移，为可治；䅽气者，胁下痛，按之则愈，复发为䅽气。诸积大法，脉来细而附骨者，乃积也。寸口，积在胸中；微出寸口，积在喉中；关上，积在脐旁；上关上，积在心下；微下关，积在少腹；尺中，积在气冲；脉出左，积在左；脉出右，积在右；脉两出，积在中央。各以其部处之。"

《脉经·卷一·迟疾短长杂脉法第十三》："脉细小紧急，病速进在中，寒为疝瘕、积聚，腹中刺痛。"

《脉经·卷四·辨三部九候脉证第一》："中部脉结者，腹中积聚。寸口脉沉而紧，苦心下有寒，时痛，有积聚。"

《脉经·卷四·平杂病脉第二》："快而紧，积聚，有击痛。"

《脉经·卷四·诊百病死生诀第七》："诊人心腹积聚，其脉坚强急者，生；虚弱者，死。又实强者，生；沉者，死。其脉大，腹大胀，四肢逆冷，其人脉形长者，死。腹胀满，便血，脉大时绝，极下血；脉小疾者，死。"

《脉经·卷九·平妇人病生死证第八》："诊妇人疝、瘕、积、聚，脉弦急者，生；虚弱小者，死。"

《脉经·卷八·平五脏积聚脉证第十二》："诊得肺积，脉浮而毛，按之辟易，胁下气逆，背相引痛，少气，善忘，目瞑，皮肤寒，秋瘥夏剧，主皮中时痛，如虱缘之状，甚者如针刺，时痒，其色白。诊得心积，脉沉而芤，上下无常处，病胸满悸，腹中热，面赤嗌干，心烦，掌中热，甚即唾血，主身瘛疭，主血厥，夏瘥冬剧，其色赤。诊得脾积，脉浮大而长，饥则减，饱则见，起与谷争减，心下累累如桃李，起见于外，腹满呕泄，肠鸣，四肢重，足胫肿，厥不能卧是，主肌肉损，其色黄。诊得肝积，脉弦而细，两胁下痛，邪走心下，足肿寒，胁痛引少腹，男子积疝，女子瘕淋，身无膏泽，喜转筋，爪甲枯黑，春瘥秋剧，其色青。诊得肾积，脉沉而急，苦脊与腰相引痛，饥则见，饱则减，少腹里急，口干，咽肿伤烂，目䀮䀮，骨中寒，主髓厥，善忘，其色黑。寸口脉沉而横者，胁下及腹中有横积痛，其脉弦，腹急痛，腰背痛相引，腹中有寒，疝瘕。脉弦紧而微细，癥也。夫寒痹、癥瘕、积聚之脉，皆弦紧。若在心下，即寸弦紧；在胃脘，即关弦紧；在脐下，即尺弦紧。（一曰：关脉弦长，有积在脐左右上下也）又脉癥法，左手脉横，癥在左，右手脉横，癥在右；脉头大者在上，头小者在下。又法：横脉见左积在右，见右积在左。偏得洪实而滑，亦为积。弦紧亦为积，为寒痹，为疝痛。内有积不见脉，难治；见一脉（一作胁）相应，为易治；诸不相应，为不治。左手脉大，右手脉小，上病在左胁，下病在左足。右手脉大，左手脉小，上病在右胁，下病在右足。”

《脉经·卷七·病不可火证第十六》：“问曰：得病十五、十六日，身体黄，下利，狂欲走。师脉之，言当下清血如豚肝，乃愈，后如师言，何以知之？师曰：寸口脉阳浮阴濡弱，阳浮则为风，阴濡弱为少血，浮虚受风，少血发热，恶寒洒淅，项强头眩。医加火熏，郁令汗出，恶寒遂甚，客热因火而发，怫郁蒸肌肤，身目为黄，小便微难，短气，从鼻出血，而复下之，胃无津液，泄利遂不止，热瘀在膀胱，畜结成积聚，状如豚肝，当下未下，心乱迷愦，狂走赴水，不能自制。畜血若去，目明心了。此皆医所为，无他祸患，微轻得愈，极者不治。伤寒，其脉不弦紧而弱者，必渴，被火必谵言。弱者发热，脉浮，解之，当汗出愈。”

《诸病源候论·气病诸候·贲豚气候》：“诊其脉来触祝，触祝者，病贲豚也。肾脉微急，沉厥，贲豚，其足不收，不得前后。”

《诸病源候论·积聚病诸候·积聚候》：“诊其脉，快而紧，积聚。脉浮而牢，积聚。脉横者，胁下有积聚。脉来小沉实者，胃中有积聚，不下食，食即吐出。脉来细沉附骨者，积也。脉出在左，积在左；脉出在右，积在右；脉两出，积在中央，以部处之……诊得心腹积聚，其脉牢强急者生，脉虚弱急者死。又积聚之脉，实强者生，沉者死。”

《诸病源候论·积聚病诸候·伏梁候》：“伏梁者，此由五脏之积一名也。心之积，名曰伏梁，起于脐上，大如臂。诊得心积脉，沉而芤，时上下无常处。病悸，腹中热，面赤而咽干，心烦，掌中热，甚即唾血，身瘛疭。夏瘥冬剧，唾脓血者死。又其脉牢强急者生，虚弱急者死。”

《诸病源候论·积聚病诸候·积聚心腹痛候》：“诊其寸口之脉沉而横，胁下有积，腹中有横积聚痛。又，寸口脉细沉滑者，有积聚在胁下，左右皆满，与背相引痛。又云：寸口脉紧而牢者，胁下腹中有横积结，痛而泄利。脉微细者生，浮者死。”

《诸病源候论·积聚病诸候·积聚宿食候》：“积聚而宿食不消者……诊其脉来实，心腹积聚，饮食不消，胃中冷也。”

《太平圣惠方·卷第一·辨七表八里脉法》：“尺脉微，小腹有寒积聚。”

《太平圣惠方·卷第一·诊百病决死生法》：“诊心腹积聚，其脉劲强者生，沉小者死。”

《三因极一病证方论·卷之一·五用乖违病脉》：“五积六聚，食饮痰气，伏留不散，隧道节滞，脉皆促结。”

《三因极一病证方论·卷之一·七表病脉》：“弦为寒，为痛，为饮，为疟，为水气，为中虚，为厥逆，为拘急，为寒癖。弦紧为恶寒，为疝瘕，为癖，为瘀血；双弦胁急痛；弦而钩为胁下刺痛；弦长为积，随左右上下。”

《三因极一病证方论·卷之一·九道病脉》：“细为气血俱虚，为病在内，为积，为伤湿，为后泄，为寒，为神劳，为忧伤过度，为腹满。细而紧为癥瘕积聚，为刺痛。”

《伤寒直格·卷上·论脉·结促代》：“促脉者，阳也，数而时一止也，主聚积、气痞，忧思所成；亦或热剧失下，则令脉促，下之则平也。”

《察病指南·卷中·辨七表八里九道七死脉·八里脉》：“右手尺内脉微，小腹寒气，积聚肚痛，脐中声吼而泻。”

《察病指南·卷中·辨七表八里九道七死脉·七表脉》：“左手关上脉弦沉，主患痃癖。（痃者悬也，以悬于心下，或左或右或中也；癖者侧也，其气在于脐胁之侧，或上下左右也）弦而紧者，胁下痛，为恶寒，为疝瘕，为瘀血；弦小者，为寒癖。”

《诸病主病诗·正文·浮》：“左弦头痛还心惕，盗汗劳伤力懒牵，关左胁疼兼痃癖，尺疼小腹脚拘挛。（此首单言左手弦脉病）”

《诊家枢要·脉阴阳类成》：“弦，按之不移，举之应手端直如弓弦，为血气收敛，为阳中伏阴，或经络间为寒所滞为痛，为疟，为拘急，为寒热，为血虚，为盗汗，为寒凝气结，为冷痹，为疝，为饮，为劳倦。弦数为劳疟，双弦胁急痛。弦长为积，左寸弦，头疼心惕，劳伤盗汗乏力。关弦，胁肋痛痃癖。弦紧为疝瘕，为瘀血。弦小寒癖。尺弦，少腹痛……伏，不见也，轻手取之，绝不可见，重取之，附着于骨，为阴阳潜伏，关鬲闭塞之候，为积聚，为瘕疝，为食不消，为霍乱，为水气，为荣卫气闭而厥逆……结，阴脉之极也。脉来缓，时一止复来者曰结，阴独盛而阳不能相入也。为癥结，为积聚，为七情所郁。浮结为寒邪滞经，沉结为积气在内，又为气，为血，为饮，为痰……细，微眇也。指下寻之，往来微细如线。盖血冷气虚，不足以充故也。为元气不足，乏力无精，内外俱冷，痿弱洞泄，为忧劳过度，为伤湿，为积，为痛在内及在下。"

《奇效良方·卷之四十二·积聚门》："《脉经》曰：脉来细而附骨者积也，寸口积在胸中，微出寸口，积在喉中，关上积在脐旁上，关下积在心下，微下关积在少腹，尺中积在气街。脉出在右，积在右；脉出在左，积在左；脉两出，积在中央，各以其部处之。脉来小沉而实者，胃中有积聚，不食，食即吐；肺积脉浮而毛，按之辟易；心积脉沉而芤，上下无常处；肝积脉弦而细；肾积脉沉而急。脉沉重而中散者，因寒食成癥；脉左转而沉重者，气癥在胃中；右转出不至寸口者，肉有肉癥也。"

《医学正传·卷之三·积聚》："《脉经》曰：脉来细而附骨者，积也。在寸口，积在胸中。微出寸口，积在喉中。在关上，积在脐傍。在关中，积在心下。微下关，积在少腹。尺，积在气冲。脉出在右，积在右；脉出在左，积在左；脉两出，积在中央。各以其部处之也。(在关中，一作上关上)

脉来小沉而实者，胃中有积聚，不下食，食则吐。肺积，脉浮而毛，按之辟易。心积，脉沉而芤，上下无常处。脾积，脉浮大而长。肝积，脉弦而细。肾积，脉沉而急。脉沉重而中散者，因寒食成积。脉左转而沉重者，气癥积在胸中。脉右转出不至寸口者，内有肉癥也。"

《明医杂著·卷之三·附滑伯仁先生〈诊家枢要〉·脉阴阳类成》："沉，不浮也。轻手不见，重手乃得，为阴逆阳郁之候，为实，为寒，为气，为水，为停饮，为癥瘕，为胁胀，为厥逆，为洞泄。沉细为少气，沉迟为痼冷，沉滑为宿食，沉伏为霍乱。沉而数内热，沉而迟内寒，沉而弦心腹冷痛。左寸沉心内寒邪为痛，胸中寒饮胁疼；关沉伏寒在经，两胁刺痛；沉弦痃癖内痛；尺沉肾脏感寒，腰背冷痛，小便浊而频，男为精冷，女为血结；沉而细，胫酸阴痒，溺有余沥。右寸沉肺冷寒痰停蓄，虚喘少气；沉而紧滑咳嗽；沉细而滑，骨蒸寒热，皮毛焦干；关沉胃中寒积，中满吞酸；沉紧悬饮；尺沉病水，腰脚疼；沉细下利，又为小便滑，脐下冷痛……弦，按之不移，举之应手，端直如丝弦。为血气收敛，为阳中伏阴，或经络间为寒所入，为痛，为疟，为拘急，为寒热，为血虚盗汗，为寒凝气结，为冷痹，为疝，为饮，为劳倦。弦数为劳疟，双弦胁急痛，弦长为积。左寸弦头疼，心惕，劳伤，盗汗，乏力；关弦胁肋痛，痃癖；弦紧为疝瘕，为瘀血，弦小寒癖；尺弦少腹痛；弦滑腰脚痛。右寸弦肺受寒咳嗽，胸中有寒痰；关弦脾胃伤冷，宿食不化，心腹冷痛，又为饮；尺弦脐下急痛不安，下焦停水。"

《濒湖脉学·结(阴)》："结脉，往来缓，时一止复来。(《脉经》)《脉诀》言：或来或去，聚而却还，与结无关。仲景有累累如循长竿曰阴结，蔼蔼如车盖曰阳结。《脉经》又有如麻子动摇，旋引旋收，聚散不常者曰结，主死。此三脉，名同实异也。体状诗：结脉缓而时一止，独阴偏盛欲亡阳。浮为气滞沉为积，汗下分明在主张。相类诗：见代脉。主病诗：结脉皆因气血凝，老痰结滞苦沉吟。内生积聚外痈肿，疝瘕(假)为殃病属阴。结主阴盛之病。越人曰：结甚则积甚，结微则气微，浮结外有痛积，伏结内有积聚。"

《医学纲目·卷之二十五脾胃部·积块癥瘕》："(仲)诸积大法，脉来细而附骨者，乃积也。寸口，积在胸中。微出寸口，积在喉中。关上，积在脐傍。上关上，积在心下。微下关，积在少腹。尺中，积在气冲。脉出在左，积在左。脉出在右，积在右。脉两出，积在中央。各以其部处之。

(《素》)太阴涩则病积，心腹时满；厥阴涩则病少腹积气；少阴涩则病积溲血；阳明涩则病积时善惊；太阳涩则病积时善巅疾；少阳涩则病积时筋急目痛。('四时刺逆从论')寸口脉沉而横，曰胁下有积，腹中有横积痛。('平人气象论'：即动脉之状，厥厥如豆，不升降也)

(《脉》)左手脉横癥在左，右手脉横癥在右，脉头大者在上，头小者在下。脉迟而滑，中寒有癥结，偏得洪实而滑为积，弦紧亦为积，为寒痹，为疝痛。内有积，不见脉，难治。见一脉相应，为易治。诸不相应，为不治。脉弦，腹中急痛，腰背痛相引，腹中有寒疝瘕。脉弦紧而微细者，癥也。夫寒痹癥瘕积聚之脉，皆弦紧。苦在心下，即寸弦紧；在胃脘，即关弦紧；在脐下，即尺弦紧。脉弦小者，寒痹。

心肺有积痹，其脉皆喘数。《经》云：赤，脉之至也喘而坚，诊曰有积气在中，名曰心痹。白，脉之至也喘而浮，上虚下实，有积气在胸中，喘而虚，名曰肺痹是也。

肝有积，其脉弦长，面青。《经》云：青，脉之至也长而左右弹，有积气在心下支胠，名曰肝痹是也。

脾肾有积痹，其脉皆大。《经》云：黄，脉之至也大而虚，有积气在腹中。黑，脉之至也上坚而大，有积气在小腹与阴，名曰肾痹。王注云：上谓寸口是也。（全文见上脏腑条）

（《脉》）诊人心腹积聚，其脉坚强急者生，虚弱者死。脉弦而伏者，腹中有癥，不可转也，必死不治。"

《医学纲目·卷之二十五脾胃部·积块癥瘕·妇人血积》："（《脉》）诊妇人疝癖积聚，脉弦急者生，虚弱小者死。"

《医学入门·内集卷一·诊脉·脏腑六脉诊法》："沉弦紧实痃癖病，沉弦紧实四脉，主肾水不能生木，以致肝虚，结成癖积，或近脐，或两肋间作痛……沉迟中寒，因伤冷物成积，以致腹中胀满，少食，痰饮气促，痃癖，鼓胀，急痛。"

《古今医鉴·卷之六·积聚》："脉来细而附骨者，积也。在寸口，积在胸中；在关上，积在脐旁；在尺部，积在气冲。脉在左，积在左；脉在右，积在右；脉两出，积在中央。脉来小沉而实者，脾胃中有积聚，不下食，食则吐。"

《黄帝内经灵枢注证发微·卷之一·邪气脏腑病形第四》："若脉缓而微，其病有伏梁之积在于心下，或升或降而行，时或唾中有血。"

《万病回春·卷之三·积聚》："脉：五积属阴，沉伏附骨，肝弦，心芤，肾沉急滑，脾实且长，肺浮喘卒。六聚结沉，痼则浮结。又有癥瘕，其脉多弦。弦结瘕积，弦细癥坚，沉重中散，食成癖痃。左转沉重，气癥胸前；若是肉癥，右转横旋。积聚癥瘕，紧则痛缠。虚弱者死，实强者痊。"

《云林神彀·卷二·积聚》："脉宜实大，不宜沉小。腹中有积忌虚弱。五积属阴五脏生，六聚属阳六腑成，左为死血右食积，中为痰饮各有名，活血理气健脾胃，半攻半补块消平。"

《寿世保元·卷三·积聚》："脉来大强者生，沉小者死。脉来附骨者积也，在寸口，积在胸中；在关上，积在脐旁；在尺部，积在气冲；脉在左，积在左；脉在右，积在右；脉两出，积在中央。脉来小沉而实者，脾胃中有积聚，不下食，食则吐。"

《证治汇补·卷之六·腹胁门·积聚》："脉法：大率实大坚强者生，虚弱沉细者死，又沉而附骨者积脉也。"

《女科指掌·卷之一·调经门·积聚癥瘕肠覃石瘕》："脉：寸口沉而横，胁下有积痛。六脉沉涩，皆主积痛。浮牢数紧，亦主积聚。少阴浮紧，紧则腹痛，半产，浮则亡血、恶寒、绝产。弦急者可治，虚弱者不治。"

《脉贯·卷六·沉脉（阴）》："左寸沉寒痰饮心，关沉痃癖伏寒疼。"

《脉贯·卷六·微脉（阴）·紧脉（阳）》："紧为邪风搏激，伏于营卫间之候，故为痛为寒……关紧，心腹满痛，胁疼肋急；紧而盛，伤寒浑身痛；紧而实，痃癖。"

《脉贯·卷六·弦脉（阳中阴）》："关弦胁肋痛，痃癖；弦紧为疝瘕、为瘀血；弦小寒癖。"

《四诊抉微·卷之五·切诊·病分新久易治难治不治》："下指濡软，久按搏指，里病表和之象，非脏气受伤，则坚积内伏，不可以脉沉，误认虚寒也。"

《四诊抉微·卷之六·切诊二十九道脉析脉体象主病·实（阳）》："李士材曰：脉实，必有大邪、大热、大积、大聚。故《经》曰：血实脉实。"

《四诊抉微·卷之六·切诊二十九道脉析脉体象主病·长（阳）》："汪子良曰：浮洪而长，癫狂热深；伤寒脉长，阳明热伏；沉细而长为积。"

《四诊抉微·卷之七·切诊·结（阴）》："结脉皆因气血凝，老痰积滞苦沉吟，内生积聚外痈肿，疝瘕为殃病属阴。滑伯仁曰：结为阴独盛而阳不能入也，为积聚、为七情所郁。浮结为寒邪滞经，沉结为积气在内。先以气寒脉缓，而气、血、痰、饮、食五者，一有留滞于其间，则为结……李士材曰：结而有力者，方为积聚；结而无力者，是直气衰弱，违其运行之常，一味温补为正治。止数烦多，参伍不调者不治。叔和云：如麻子动摇，旋引旋收，聚散不常曰结，主死，是也。张路玉曰：越人云结甚则积甚，结微则气微。言结而少力，为正气本衰，虽有积聚，脉结而不甚也。"

《医学脉灯·二十八脉》："沉紧在里，为心胁疼痛，为胸腹胀满，为中寒逆冷，为吐逆出食，为风痫反张，为痃癖，为泻痢，为阴疝，在妇人为气逆经滞，在小儿为惊风抽搐。”

《杂病源流犀烛·卷首上脉象统类》：“凡脉伏，为积聚，为瘕癥，为霍乱，为水气，为食不消，为荣卫气闭而厥逆……凡脉结，为亡阳，为汗下，为疝瘕，为癥结，为老痰滞结，为气血凝结，为七情郁结，内为积聚，外为痈肿。兼浮，寒邪滞结。兼沉，积气在内。”

《杂病源流犀烛·卷十四·积聚癥瘕痃癖痞源流》：“脉法：《难经》曰：病在右胁，有积气，得肺脉结，结甚则积甚，结微则积微，肺脉虽不见，右手脉当沉伏。《脉诀》曰：五积为阴，沉伏附骨，肝弦心扎，肾沉结滑，脾实且长，肺浮喘卒，六聚成结，痼则沉结。《正传》曰：郁脉多沉伏，或促或结或代。丹溪曰：郁脉沉涩，积脉弦坚。《纲目》曰：心肺有积，其脉皆喘数；肝有积，其脉弦长；脾胃有积，其脉皆大。《脉经》曰：脉弦紧为积，弦紧而微细者癥也。夫癥瘕积聚之脉皆弦紧，在心下即寸脉弦紧，在胃脘即关脉弦紧，在脐下即尺脉弦紧。又曰：内有积不见脉，难治，见一脉相应易治。又曰：诊积，其脉坚强急者生，虚弱者死。又曰：脉弦而伏者，腹中有癥，不可转也，必死不治。《回春》曰：有癥瘕，其脉多弦，弦急瘕疾，弦细癥疾。《医鉴》曰：腹中有积，脉忌虚弱。又曰：诊女人疝瘕积聚之脉，弦急者生，虚弱小者死。”

《罗氏会约医镜·卷十四妇科（上）·经脉门·论癥瘕》：“《脉经》曰：妇人疝瘕积聚，脉弦急者生，虚弱者死。少阴脉浮而紧，紧则疝瘕，腹中痛，半产而堕伤。浮则亡血，恶寒绝产。尺脉涩而浮牢，为血实气虚，其发腹痛，逆气上行。此为胞中有恶血，久则结成血瘕也。（子和云：遗溺、阴痿、精滑、白淫，皆男子之疝也。若血涸月事不行，行后小腹有块，或时动移，前阴突出，后阴痔核，皆女子之疝也。但女子不谓之疝，而谓之瘕）”

《金匮启钥（妇科）·卷二·积聚癥瘕论·脉》：“脾脉虚微，肝脉躁，端系食癥。心脉微弱，肝脉沉，血癥症的。气癥之脉多洪实，郁癥之脉必弦长，痰癥之脉弦数而滑，石癥之脉沉涩而迟，瘀癥脉定洪实。黄瘕脉必浮洪；沉迟者，青瘕之征；微弱者，燥瘕之诊；血瘕之脉长滑；脂瘕之脉虚微；狐瘕之脉如雀啄；蛇瘕之脉若蛇游；鳖瘕之脉如虁上珠；肠覃之脉如珠挂钢。脉濡者，疝瘕之候。脉沉迟者，癥痞之诊。痃癖之脉沉细。赤疹之脉迟涩，白疹之脉浮弦。瘾疹脉见浮洪，虚弱脉均微细。”

《医学指要·卷三·二十八脉指要》：“《集要》：牢主坚积，病在乎内，为伏梁，心之积也。起于脐上，止于心下为奔豚，肾之积也。下发于小腹，上至于心下为息贲，肺之积也。发于右胁之下为肥气，肝之积也。发于左胁之下，脾之积。在胃脘则为痞满之类也。他如为痃癖，为疝瘕，为瘀血，莫非积也。夫牢有二义，为坚固牢实之义，又沉潜在里之义也。沈氏曰：似沉、似伏，牢之位也。实大弦长，牢之体也。牢脉所主之证以其在沉分也。故悉属阴寒以其形弦实也，故咸为坚积。若其失血亡阴之人，则内虚而当得革脉，乃为正象，如反得牢脉，是脉与证违，可以卜死期矣。”

《脉诀乳海·卷二·肝脉歌》：“滑因肝热连头目，紧实弦沉痃癖基。肝开窍于目，肝部而脉见滑，是为肝经有火，火性炎上故热连头目也。按《医学》云：沉、弦、紧、实四脉，主肾水不能生木以致肝虚结成癖积，或近脐或两肋间作痛。基者言其病有根基，而难拔也。”

《脉义简摩·卷四主病类·郭元峰二十八脉集说·紧脉》：“沉紧在里，为心腹疼，为胸腹胀满，为中寒逆冷，吐逆出食，为风痛反张，为痃癖，为泻利，为阴疝。”

《脉简补义·卷上·诸脉补真·迟脉》：“《脉经》曰：迟而滑者，胀。程郊倩曰：迟脉有邪聚，热结腹满，胃实阻塞经隧而然者，癥瘕痃癖，尤多见之。”

《灵素节注类编·卷七·诸积病证·肥气伏梁息贲奔豚》：“心脉微缓为伏梁，在心下，上下行，时唾血；肺脉滑甚为息贲，上气；肝脉微急为肥气，在胁下，若覆杯；肾脉微急为沉厥奔豚，足不收，不得前后。”

《增订通俗伤寒论·病理诊断·伤寒诊法》：“总之虚里为脉之宗气，与寸口六部相应。虚里脉高者，寸口脉亦多高；寸口脉结者，虚里脉亦必结。往往脉候难凭时，按虚里脉确有可据。虽多属阴虚火旺之证，或血虚风动之候，阴竭阳厥之际，然按之却有三候：浅按便得，深按不得者，气虚之候；轻按洪大，重按虚细者，血虚之候；按之有形，或三四至一止，或五六至一止，积聚之候。”

八、辨形色

《伤寒绪论·卷上·察色》：“面黄主湿，黄而明者为湿热，黄而暗者为寒湿，黄而带赤白者为欲愈，黄白不荣而多蟹爪纺者为虫积，黄而泽者为内伤蓄血，黄黑而槁者为食积，黄而青黑者脾胃衰极，为木胜土而水无制也。”

九、辨部位

《诸病源候论·疝病诸候·寒疝积聚候》：“其为病也，或左右胁下如覆杯；或脐上下如臂；或胃脘间覆大如盘，羸瘦少气；或洒淅寒热，四肢不收，饮食不为肌肤；或累累如桃李；或腹满呕泄，寒即痛。故云寒疝积聚也。”

《古今名医汇粹·卷六·病能集四·诸积病》：“朱丹溪曰：痞块在中为痰饮，在右为食痰积，在左为血块。气不能作块成聚，块乃有形之物，痰与食积、死血而成也……丹溪以为气不能成块成聚，块必痰与死血食积而成，在中为痰饮，在右为食积，在左为血块，诚哉言也。夫左关肝胆之位，藏血液；右关脾胃之位，藏饮食。所以左边有积为血块，右边有积为食积。中间则为水谷出入之道路，五志之火熏蒸水谷而为痰饮，所以中间有积，则为痰饮也。”

《杂病广要·内因类·积聚》：“部位：积在中为痰饮，在右为食积，在左为死血，乃丹溪确论也（[按]丹溪说，出《心法》）。然胃脘有食积而病发在中者，亦有肝气与宿食相假而积在左者，又不可拘泥也。曾治一少年，体薄弱，且咳血，左边一块，不时上攻作痛，左金、芦荟俱不应。诊其脉三部虽弦，而细涩不流利，因作阴虚治，四物加知、柏、玄参、牡丹皮，不六剂顿愈，此又阴虚似肝积也。推此，虽因部分名积，诊视之际，犹当详审，病病皆然，惟圆机者不昧此语。（《六要》）

癥痞之积，凡或上或下，或左或右，本无定所。大都血积多在下，而气积、食积则上自胃脘，下至少腹，凡有留停，无处不可停蓄。余尝治一食癥结痛者，乃在小腹下右角尖处，自后屡见此证，方知食道之行，必自小腹下右以入广肠，此实人所不知也。故凡治积聚者，必当详审所因，庶得其确。尝见丹溪之论（云云），愚谓可聚可散者，此气聚无疑也。若以左为血积，右为食积，中为痰饮，则凿矣。即如小儿多有患痞者，必在左肋之下，此无非纵食所致，岂因其在左即为血积而可攻其血乎。若为左血右食，则右岂无血而左岂无食乎。不可以为法也。（《景岳》）”

《陈氏幼科秘诀·积》：“积者，停蓄之总名。诸书皆分五积属脏，六聚属腑。腑病不治自愈，脏病宜治，而脾脏尤难。丹溪只言积块有形之物在左为血积，在右为痰积，在中为食积；儿则有食积、乳积、气积、虚积、实积、惊积、热积、寒积，甚则为痃癖，为痞结，为癥瘕。又肝积为肥气，脾积为痞气，肺积为息贲，心积为伏梁，肾积为奔豚，治各不同。小儿只是去脾家食积而已。夫胃水谷之海，脾即夹肝附上，脾热则磨速而食易化，脾寒则磨迟而食难消，不消则变为冷积矣。”

十、辨死证

《杂病广要·内因类·积聚》：“大凡腹中有块，不问积聚癥瘕，俱为恶候，切勿视为寻常等疾，而不求医早治。若待胀满已成，胸腹鼓急，虽仓扁复生，亦莫能救其万一，遘斯疾者，可不惧乎。（《正传》）积如大盘，形脱不食，呕吐肿胀者，不治。（《活人心统》）”

【论治法】

《黄帝内经素问·至真要大论》提出“结者散之”“留者行之”“坚者削之”等原则被视为积聚病证总的治疗原则。《医宗必读·卷之七·积聚》指出：“初者，病邪初起，正气尚强，邪气尚浅，则任受攻；中者，受病渐久，邪气较深，正气较弱，任受且攻且补；末者，病魔经久，邪气侵凌，正气消残，则任受补。”在治疗上把攻、补两大治法与积聚初、中、末三期结合起来。

一、概论

《黄帝内经素问·六元正纪大论》：“大积大聚，其可犯也，衰其大半而止，过者死。”

《仁斋直指方论·卷之五·附积聚癥瘕痞块·积聚癥瘕痞块方论》：“洁古云：养生积自除，譬如满座皆君子，纵有一小人，自无容地而出。令其真气实，胃气强，积自消矣。洁古之言岂欺我哉？《内经》曰：大积大聚，衰其大半而止。满实中有积气，大毒之剂尚不可过，况虚中有积者乎？此乃治积之一端也。邪正虚实，宜详审焉。丹溪云：凡积病不可用下药，徒损真气，病亦不去，当用消积药使之融化，则根除矣。又云：气不能作块成聚，块乃有形之物也，痰与食积，死血而成也。在中为痰饮，在右为食积，在左为死血。大法咸以软之，坚以削之，行气开痰为主，用海石、三棱、蓬莪术（以上俱用醋煮）、香附、桃仁、红花、五灵脂之类为丸，石碱白术汤送下。”

《奇效良方·卷之四十二·积聚门》：“东垣云：且积之为病，或因暴怒七情之气，或六淫之邪，其初甚微，导引去之可也。留而不去，遂成五积。治当五郁之法，《经》言积之生于阴者，盖忧思伤心，重寒伤肺，忿怒伤肝，醉以入房，汗出当风伤脾，用力过度，若入房汗出浴则伤肾。积之所成，由自来矣。有言积聚，有言癥瘕，有言痃癖，虽名异而病同。东垣先生随经用药，制立五方，治五积，各有所主论，当察其所痛，以知其应。有余不足，可补则补，可泻则泻，无逆天时，详脏腑高下，如寒者热之，结者散之，客者除之，留者行之，坚者削之，消者安之，摩者咸而软以苦泻之。全真气，节饮食，慎起居，和其中外，可使毕已。若以大毒之剂攻之，积不能除，反伤真气，终难治矣。许学士解其要略，大抵治积以所恶者攻之，以所喜者诱之则愈。且如硇砂、阿魏治肉积，葛根、麦蘖治酒积，木香、槟榔治气积，桃仁、红花治血积，南星、半夏治痰积，牵牛、甘遂治水积，三棱、莪术治癖积，礞石、巴豆治食积，雄黄、腻粉治涎积，各从其类，而对证治之。若用群啄之药分其势，则难取效。须是认得分明，是何积聚，兼见何证，然后增加佐使之药，不尔反有所损，要在临时消息也……洁古云：养正积自除。譬如满座皆君子，纵有一小人，自无容地而出。今其真气实，胃气强，积自消矣。洁古之言，岂欺我哉！《内经》曰：大积大聚，衰其大半而止。满实中有积气，大毒之剂尚不可过，况虚中有积者乎？此乃治积之一端也。邪正虚实，宜详审焉。此皆古人论脉病证治，实后人之龟监，为医者能体古人之心为心，治证无不效矣。”

《医学正传·卷之三·积聚》：“丹溪曰：块乃有形之物，气不能成形，痰与食积、死血也。在中为痰饮，在右为食积，在左为死血。大法咸以软之，坚以削之，行气开痰为主。

治积块方，用海石、三棱、莪术、香附（以上俱用醋煮）、桃仁、红花、五灵脂之类为丸，石碱白术汤下。

黄蜀葵根煎汤，入人参、白术、青皮、陈皮、甘草梢、牛膝，煎成膏，入细研桃仁、玄明粉各少许，热饮之，二服当见块下。病重者，须补接之后，加减再行。

石碱，去痰积食积，洗涤垢腻有功。瓦垄子，能消血块，次消痰。（瓦垄子，即蚶壳也。卢尚书移镇岭南，改蚶名瓦垄子，以其壳上有棱如瓦屋，故名之耳。出《领表异录》）

积块不可专用下药，徒损其气，病亦不去，当消导使之熔化，其死血块去，须大补。（以上丹溪方法凡六条）”

《医学原理·卷之六·治积聚大法》：“积聚之症，古方多以汗、吐、下三者治之。愚意其法须善，但人有勇怯不同，其法施之于壮实者，无不获效。若遇虚怯之人，似难例用，莫若攻补兼施，调养正气为主。但得正气旺盛，健运不失其常，而积聚自能散矣。”“凡服攻积之药，但见其积中消，则住攻伐之药，候其徐徐自然变化。盖攻伐之剂，不无辛热毒药，苟若不先止服，直待积尽方止住药，则遗药毒于内，反伤正气，此之故也。”

《医学纲目·卷之二十五脾胃部·积块癥瘕》：“（垣）治积要法：许学士云，大抵治积，或以所恶者攻之，所喜者诱之，则易愈。如硇砂、水银治肉积，神曲、麦蘖治酒积，水蛭、虻虫治血积，木香、槟榔治气积，牵牛、甘遂治水积，雄黄、腻粉治痰积，礞石、巴豆治食积，各从其类也。若用群队之药分其势，则难取效。须要认得分明是何积聚，兼见何证，然后增加佐使之药。不尔，反有所损，要在临时通变也。治积当察其所痛，以知其病有余不足，可补可泻，无逆天时，详脏腑之高下。如寒者热之，结者散之，客者除之，留者行之，坚者削之，强者夺之，咸以耎之，苦以泻之，全真气药补之，随其所积而行之，节饮食，慎起居，和其中外，可使必已。不然，遽以大毒之剂攻之，积不能除，反伤正气，终难复也，医者可不慎欤……黄帝曰：其生于阴者，奈何？岐伯曰：忧思伤心，重寒伤肺，忿怒伤肝，醉以入房，汗出当风伤脾，用力过度若入房汗出浴则伤肾，（此谓喜怒伤脏病起于阴也，风雨袭阴之虚则病起于上而生积，清湿袭阴之虚则病起于下而成积，此内外三部皆受病，其积方成矣。）此内外三部之所生病者也。黄帝曰：善。治之奈何？岐伯对曰：察其所痛，以知其应，有余不足，当补则补，当泻则泻，毋逆天时，是谓至治。

手少阴筋病内急，心承伏梁，下为肘纲，治在燔针劫刺，以知为数，以痛为输，其成伏梁唾血脓者，死不治。

手太阴筋病甚成息奔，胁急吐血。手心主筋病，胸痛息奔，皆治在燔针劫刺，以知为数，以痛为输。(经文并见‘经筋’)

(桑)癥瘕积块，先于块上针之，甚者又于块首一针，块尾一针，立应。针讫，灸之。又，三里灸之。

(《玉》)气块：照海、内关、通谷。又，积块：章门、中脘(灸，皆三报之)、气海、天枢、上脘、通谷(选用之)。

(《甲》)伤忧烦思气积，中脘主之。腹中积上下行，悬枢主之。大肠转气，按之如覆杯，热引胃痛，脾气寒，四肢烦，不嗜食，脾俞主之。腹中积聚，时切痛，商(一作‘盲’)曲主之。胞中有大疝瘕积，与阴阳相引而痛，苦涌泄上下出，补尺泽、太溪，手阳明寸口皆补之。

(《摘》)伏梁气状如覆杯：上脘、三里。

(《甲》)息奔时唾血，巨缺主之：息奔胁下气上冲，胸中有热，期门主之。

(《撮》)奔豚气：水道(二寸，灸五十壮泻之)。

(桑)奔豚抢心不得息，并疝：玉泉(三寸，即中极穴。)、章门(五十壮)。又法，奔豚气攻，心胁痛满，淹淹欲绝。急先用汤洗手足，数数易之，却取下穴：气海、期门、关元(各五七壮)。

(《玉》)疝气冲心欲死：关门(在玉茎旁二寸，针入二寸半，灸二七壮)。

(《甲》)贲豚腹肿，章门主之。奔豚上下，期门主之。少腹积聚，劳宫主之。奔豚卵上入，痛引茎，归来主之。贲豚上腹䐜坚，痛引阴中，不得小便，两丸骞，阴交主之。贲豚气，腹䐜痛，舌强不能言，茎肿，先引腰，后引小腹，腰髋少腹坚痛，下引阴中，不得小便，两丸骞，石门主之。贲豚寒气入小腹，时欲呕，伤中溺血，小便数，背脐痛引阴，腹中窘急欲凑，后泄不止，关元主之。贲豚上抢心，甚则不得息，忽忽少气，尸厥心烦痛，饱不能食，善寒中腹胀，引脐而痛，小腹与脊相控暴痛，时窘之后，中极主之。”

《医林绳墨・卷七・积聚》：“积于腑者易治，积于脏者难治，积于肠胃之间者易治，积于肌肉之分、腠理之间者难治。何也？积者，痰之积也，血之积也。聚者，气之聚也，气之郁也。气可易散，痰则难除。设或痢疾于肠胃之间，血瘀于胸胁之内，然可破其血而行其滞也。设或瘤核结于肌肉之外，痞满积于分腠之中，此则欲行而不能行，欲破而不能破也。若或聚之为病，有能散气开郁，治无不可者矣。吾见血瘕之癥，紫苏、灯草煎汤，时时服之，则气散而瘕可除也。虽然积之难行，但槟榔、黄连行气之药，服多而气行，积亦可行者矣。至若皮里膜外之癥，而药力不可到者，惟针灸可治。治法主意，肝可散气而行痰，心可养血而清气，脾可豁痰而健运，肺可理气而清痰，肾可温经而行积聚，可破气而调中，此治积聚之大法也。”

《寿世保元・卷三・积聚》：“治法，咸以软之，坚以削之，行气开痰为要。积块不可专用下药，徒损其气，病亦不去。当消导，使之熔化其死血块，去须大补。痞块在皮里膜外，须用补药，宜六君子汤加香附、枳实开之。”

《景岳全书・卷之二十三心集・杂证谟・积聚・论治》：“凡积聚之治，如《经》之云者，亦既尽矣。然欲总其要，不过四法，曰攻，曰消，曰散，曰补，四者而已……治积之要，在知攻补之宜，而攻补之宜，当于孰缓孰急中辨之。凡积聚未久而元气未损者，治不宜缓，盖缓之则养成其势，反以难制，此其所急在积，速攻可也。若积聚渐久，元气日虚，此而攻之，则积气本远，攻不易及，胃气切近，先受其伤，愈攻愈虚，则不死于积而死于攻矣。此其所重在命，不在乎病，所当察也。故凡治虚邪者，当从缓治，只宜专培脾胃以固其本，或灸或膏，以疏其经，但使主气日强，经气日通，则积痞自消。斯缓急之机，即万全之策也，不独治积，诸病亦然……凡坚硬之积，必在肠胃之外、募原之间，原非药力所能猝至，宜用阿魏膏、琥珀膏，或水红花膏、三圣膏之类以攻其外，再用长桑君针法以攻其内。然此坚顽之积，非用火攻，终难消散，故莫妙于灸。余在燕都，尝治愈痞块在左胁者数人，则皆以灸法收功也。”

《景岳全书・卷之四十一谟集・小儿则(下)・痞块》：“第痞块既成，必在肠胃之外，膜膈之间，故作可以消伐之剂推逐而去者。若但知攻痞，则胃气益弱，运化失权，不惟不能消痞，且致脾土亏损，则痞邪益横而变百出矣。故治此者，当酌其缓急，专以调补胃气为主，外则用膏用灸，以拔其结络之根，庶为万全之策。”

《济阳纲目·卷四十一·积聚癖块·论》：“原其所得之由，本因六淫七情所干，积久而成也。治疗之法，当察其所痛，以知其病有余不足，可补则补，可泻则泻，无逆天时。详脏腑之高下，辨积聚之虚实，如寒者温之，结者散之，客者除之，留者行之，坚者削之。又当节饮食，慎起居，和其中外，使可毕已。若骤以大毒之剂攻之，积不能除，反伤真气，终难治矣。故洁古云：养正积自除。此之谓也。”

《丹台玉案·卷之四·诸气门·附气滞》：“起初宜辛温之药，开郁行气，豁痰消积。稍久即以辛平之药和之，辛寒之药折之，如此则火易降，气易平，而病根可除矣。”

《医宗必读·卷之七·水肿胀满·积聚》：“初者，病邪初起，正气尚强，邪气尚浅，则任受攻；中者，受病渐久，邪气较深，正气较弱，任受且攻且补；末者，病魔经久，邪气侵凌，正气消残，则任受补。”

《伤寒兼证析义·积聚动气兼伤寒论》：“问：三者治失其宜而见里症，当何法以除之。曰：大约中气久虚及有宿病之人，先用导法，如积用蜜煎加川乌末导，聚用猪胆汁加姜汁导，动气用酱姜导。若里热势剧不下，必死者，积用大黄附子汤，聚用厚朴七物汤，动气理中汤去术，加桂、苓、姜制大黄微利之，庶免阴气逆上之虞。至于伏气发温，虽有积气当凉膈散，大柴胡及三黄石膏加大黄急下之，以热毒从内而发，里先受邪，所以不禁内夺，非导法所能荡涤其热也。”

《古今名医汇粹·卷六·病能集四·诸积病》：“张子和曰：积之在脏，如陈茎之在江河，中间多著脂膜曲折之处，区臼之中。如陈茎之在江河，不在中流，多在汀湾洄薄之地，遇江河之溢，一漂而去。积之在脏，理亦如之。故予先以丸药驱新受之食，使无梗塞，其辟著之积，已离而未下。次以散药，满胃而下，横江之筏，一壅而尽。设未尽者，得以药调之。惟坚积不可用此法，宜以渐除。《内经》曰：坚者削之是也。

凡食积，酸心腹满，大黄、牵牛之类，甚者礞石、巴豆。

酒积，目黄口干，干葛、麦芽之类，甚者甘遂、牵牛。

气积，噫气痞塞，木香、槟榔之类，甚者枳壳、牵牛。

涎积，咽喉如曳锯，朱砂、腻粉之类，甚者瓜蒂、甘遂。

痰积，涕唾稠黏，半夏、南星之类，甚者瓜蒂、藜芦。

癖积，两胁刺痛，三棱、广术之类，甚者甘遂、蝎梢。

水积，足胫胀满，郁李、商陆之类，甚者甘遂、芫花。

血积，打扑肭瘀，产后不月，桃仁、地榆之类，甚者虻虫、水蛭。

肉积，赘瘤核疠，腻粉、白丁香，砭刺出血，甚者硇砂、信石。

九积皆以气为主，各据所属之状而对治之。”

《证治汇补·卷之六腹胁门·积聚》：“养正：壮实人无积，虚人则有之，皆因脾胃虚衰，气血俱伤，七情悒郁，痰挟血液凝结而成。若徒用磨坚破积之药，只损真气，积虽去而体已备。虽或暂时通快，药过依然，气愈耗而积愈大。惟当渐磨熔化，攻补兼施。若去积及半，即宜纯与甘温调养，使脾土健运，则破残余积，不攻自走，所谓养正积自除之谓也。(《汇补》)治法：大法，咸以软之，坚以削之，惟行气开郁为主，或以所恶者攻之，或以所喜者诱之，则易愈。(《汇补》)治分初、中、末，初起正气尚强，邪气尚浅，则任受攻。中则受病渐久，邪气较深，正气较弱，任受且攻且补。末则邪气侵凌，正气消残，则任受补。(洁古)又初起为寒，宜辛温消导，久则郁热，宜辛寒推荡。(《汇补》)”

《张氏医通·卷三·诸气门上·积聚》：“李士材曰：按积之成也，正气不足，而后邪气踞之，然攻之太急，正气转伤，初、中、末之三法，不可不讲也。初者病邪初起，正气尚强，邪气尚浅，则任受攻；中者受病渐久，邪气较深，正气较弱，任受且攻且补；末者病根经久，邪气侵凌，正气消残，则任受补。盖积之为义，日积月累，匪朝伊夕，所以去之亦当有渐，太急则伤正气，正伤则不能运化，而邪反固矣。余尝用阴阳攻积丸通治阴阳二积，药品虽峻，用之有度，补中数日，然后攻伐，不问其积去多少，又与补中，待其神壮而复攻之，屡攻屡补，以平为期。《经》曰：大积大聚，其可犯也，衰其大半而止，过则死。故去积及半，纯与甘温调养，使脾土健运，则破残之余积，不攻自走，必欲攻之无余，其不遗人夭殃者鲜矣。《经》曰：壮者气行则已，怯者则著而成病。洁古云：壮人无积，惟虚人则有之。皆由脾胃怯弱，气血两衰，四气有感，皆能成积。若遽以磨坚破积之药治之，疾似去而人已衰，药过则依然，气愈消，痞愈大，竟何益哉。善治者，当先补虚，使血气壮，积自消也。不问何藏，先调其中，使能饮食，是其本也。虽然，此为轻浅者言耳，若夫大积大聚，不搜而逐之，日进补养，无益也。审如何经受病，何物成积，见之既确，发直入之兵以讨之，何患其不愈。兵法曰：善攻者，敌不知其所守，是亦医中之良将也夫。”

《医学心悟·卷一·医门八法·论消法》：“夫积聚、癥瘕之症，有初、中、末之三法焉。当其邪气初客，所积未坚，则先消之而后和之。及其所积日久，气郁渐深，湿热相生，块因渐大，法从中治，当祛湿热之邪，削之、耎之以底于平。但邪气久客，正气必虚，须以补泻迭相为用，如薛立斋用归脾汤，送下芦荟丸。予亦尝用五味异功散，佐以和中丸，皆攻补并行中治之道也。若夫块消及半，便从末治，不使攻击，但补其气、调其血、导达其经脉，俾荣卫流通而块自消矣。凡攻病之药，皆损气血，不可过也，此消之之法也。”

《医学心悟·卷三·积聚》：“积者，推之不移，成于五脏，多属血病；聚者，推之则移，成于六腑，多属气病。治积聚者，当按初、中、末之三法焉。邪气初客，积聚未坚，宜直消之，而后和之。若积聚日久，邪盛正虚，法从中治，须以补泻相兼为用。若块消及半，便从末治，即住攻击之药，但和中养胃，导达经脉，俾荣卫流通，而块自消矣。更有虚人患积者，必先补其虚，理其脾，增其饮食，然后用药攻其积，斯为善治，此先补后攻之法也。初治，太无神功散主之；中治，和中丸主之；末治，理中汤主之。予尝以此三法，互相为用，往往有功。”

《杂病心法要诀·卷四·积聚治法》：“积聚胃强攻可用，攻虚兼补正邪安；气食积癖宜化滞，温白桃仁控涎丹。”

《临证指南医案·卷九·癥瘕》：“夫癥者徵也，血食凝阻，有形可徵，一定而不移。瘕者假也，脏气结聚，无形成假，推之而可动。昔有七癥八瘕之说，终属强分名目，不若有形无形之辨为明的也。二癥病在肝脾，而胃与八脉亦与有责。治之之法，即从诸经，再究其气血之偏胜，气虚则补中以行气，气滞则开郁以宣通，血衰则养营以通络，血瘀则入络以攻痹，此治癥瘕之大略。古方甚多，而葱白丸、乌鸡煎丸，尤为神效。癥瘕之外，更有痃癖、肠覃、石瘕、内疝等症，古人论之已详，兹不必赘。今参先生方案，如营伤气阻者，于益营之中，佐通泄其气；如络虚则胀，气阻则痛者，以辛香苦温入络通降；又如肝胃两病者，以泄肝救胃；肝胃脾同病者，则扶土制木；肝脏之气独郁不宣者，辛香专治于气；血痹络迸失和者，辛香专理其血；病由冲任扰及肝胃之逆乱者，仍从肝胃两经主治，以疏降温通。凡此悉灵机法眼，药不妄投，总之治癥瘕之要。用攻法，宜缓宜曲。用补法，忌涩忌呆。上逆则想肝脏冲病之源头，下垂则究中气阴邪之衰旺。吞酸吐水，必兼刚药。液枯肠结，当祖滋营。再辨脉象之神力，形色之枯泽，致病之因由，则治法自然无误矣。（龚商年）徐评：案中方论，平正清切，又极和润，无刚燥克削等弊，但有形之疾，多有凝结而不可破者。古人膏丸蒸熨等法，必不可少，此则全未见及，恐沉痼之疾，断不能除也。”

《杂病源流犀烛·卷八·肾病源流》：“肾积证治，《永类钤方》曰：《经》云，治积聚，有化积、消积、挨积、磨积，而无下积之说，盖不可直便取下，以伤胃气也。《得效》曰：治积，有奔豚丸，又有奔豚汤。”

《杂病源流犀烛·卷十四·积聚癥瘕痃癖痞源流》：“据《难经》之言，而积与聚不又按症而显然可别乎。然壮盛之人，必无积聚，必其人正气不足，邪气留着，而后患此，故易老云：养正积自除，譬如满座皆君子，纵有一小人，自无容地而出，令人真气实胃气强，则积自消，更能断厚味，节色欲，戒暴怒，正思虑，庶乎万全而无害。其言良是也。然细思之，日进攻伐固不可，全用补益亦未必效，盖既有是积是聚，而积聚之凝结日久者，不为消磨，恐未必能自尽，譬之一室中，既有小人在内，纵使满座皆君子，未必不恬然自安处于其侧，虽此时断不敢与君子相抗为难，然终自处于室中也，惟以威屈，或以言激，或以势凌迫而逐之，方能去耳，故治积聚者，计惟有补益攻伐，相间而进（补益以补中益气汤等为主，随症加减，攻伐以攻积丸等为主，随症加减），方为正治。病深者伐其大半即止，然后俟脾土健运，积聚自消。且夫积聚必成块，治块宜丸，不宜煎，煎药如过路之水，徒耗元气，无损于块。盖块者有形之物，气不能成块，必成于痰食死血，大法，贵察其所痛，以知其病之有余不足而攻补之。东垣谓当详脏腑之高下，而高者越之，结者散之，客者除之，留者行之，坚者削之，强者夺之，咸以软之，苦以泻之，全真气药补之，随所利而行之，节饮食，慎起居，和其中外，可使必已，斯诚千古治积聚之良法也（五积宜五积丸，增损五积丸尤妙，通治诸积聚，宜化积丸）……《入门》曰：治五积古有肥气等五方，今增损五积丸更妙。又曰：积初为寒，宜辛温消导，大七气汤、乌白丸；久则为热，宜辛寒推荡，木香槟榔丸、通元二八丹。又曰：壮人无积，虚人则有之，皆由脾胃怯弱，气血两衰，四时有感，皆能成积，若遽以磨积破结之药治之，疾似去而人已衰矣，法当先补虚，使气血壮，则积自消，宜木香枳壳丸。《本事方》曰：治积要法，大抵以所恶者攻之，所喜者诱之，则易愈。《得效》曰：宿血滞气，凝结为癥瘕，腹中痞块坚硬作楚，当以破气药伐之，或以类相从，如败梳治虱瘕，铜屑治龙瘕，曲蘖治米瘕，石灰尘治发瘕。丹溪曰：凡攻击之药，有病则病受之，无病则胃气受伤，胃气者，清纯冲和之气也，惟与谷肉菜果相宜，盖药石皆偏胜之气，虽参芪性亦偏，况攻击者乎。又曰：医为病所困，首惟阴虚之难补，久积之难除，玉山自倒，阴虚之谓也，养虎遗患，久积之谓也，人之罹此二患者，可不惧哉。仲景曰：积聚癥瘕，不转动者难治，必死。又曰：五积中奔豚症最为难治，奔豚从小腹起，上冲咽喉，发作欲死，复还止，皆从惊恐得之。越人曰：惊者，神上越也，盖奔豚病上冲咽喉者，随神上越故也。”

《脉因证治·卷三·积聚》：“寒者热之，结者散之，客者除之，留者行之，坚者削之；消者摩之，咸以软之，苦以泻之；全真气以补之，随其所利而行之；酒肉食等积，以所恶者攻之，以所喜者诱之。”

《彤园医书（妇人科）·卷一·淋证门·治诸积大法》：“凡治积聚癥瘕痃癖等症，当先审其形气壮弱、病势缓急而治之，如其人虚弱，则气血衰微，不任攻伐，病势虽盛，当先扶正气而后治其病。若形证俱实，方可先攻其病也。《经》曰：大积大聚其可犯也，衰其半而止。盖恐过于攻伐伤其气血也。罗天益曰：养正积自除。可谓得经旨者矣！”

《古今医彻·卷之二·杂症·积聚论》：“积聚之生也以渐，匪朝伊夕之故，使苟元气充，脏腑调，分布周列。何隙可容其蟠踞，令积聚实逼处此，妨碍于升降往来，惟其萌于有渐，始尚不觉，日以益大，渐至猖狂而不可遏，斯时缓攻之邪不去，峻攻之邪亦不去，即去矣。而邪之聚者，复散而变他症，盖攻积之药，必由脏腑肠胃，而后达病所，其清纯之气，有不伤乎？余立一法，以攻积丸累累加用，倍人人参汤监之。贫者以白术膏代之，必使元气胜乎邪气，而邪自无容留地，否则专补元气，复其健运之常，则所积者。所聚者，将不攻而自走，又必须其人，善自珍摄，爱护生命，而后可与施此术也。苟不然者，亦终无如何矣。”

《医述·卷八杂证汇参·积聚》：“壮人无积，虚人则有之。由于脾胃怯弱，气血两衰，四时有感，皆能成积。若遽以磨坚破结之药治之，得药暂快，药过依然，疾未去而人已衰矣。气愈消，疾愈大，竟何益哉！故善治者，当先补虚，使气血旺，其积自消。如满座皆君子，则小人自无容身之地。不问何脏，先调其中，使能饮食，是治其本也。（张洁古）

肠胃之络伤，则血溢肠外，与痰沫相搏，复遇外寒，凝聚而成积矣。居于皮里膜外，苟非剖腹割肠之技，何能涤除？但不妨碍饮食，惟宜养胃补中。（刘河间）

大黄、巴豆迅利之药，亦必以仗中气运行。人至气绝之后，灌以巴、黄斤许，岂能通利？巴、黄峻利之最者，若无人气以运行，则虽入腹，犹置于纸木器中，安然不动。如此一想，则痞聚之类，可不仗中气以运行乎？（冯楚瞻）

［按］积之成也，正气不足，而后邪气踞之。然攻之太急，正气伤。初、中、末之三法，不可不讲也。初者，病邪初起，正气尚强，邪气尚浅，则任受攻。中者，受病渐久，邪气较深，正气较弱，任受且攻且补。末者，病根经久，邪气侵凌，正气消残，则任受补。盖积之为义，日积月累，匪朝伊夕，所以去之亦当有渐，太急则伤正气，正伤则不能运化而邪反固矣。余尝用阴阳攻积丸，通治阴、阳二积，药品虽峻，用之有度。补中数日，然后攻伐，不问其积去多少，又与补中，待其神壮而复攻之，屡攻

屡补，以平为期。《经》曰：大积大聚，其可犯也，衰其大半而止，过者死。故去积及半，纯与甘温调养，使脾土健运，则余积不攻自走，必欲攻之无余，其不遗人夭殃者鲜矣！（李士材）

积之在脏，如陈莝之在江河。积之在脏，多着脂膜曲折之处。陈莝之在江河，多在汀湾洄薄之地，遇江河之溢，一漂而去，积之在脏，理亦如之。予先以丸药驱逐新受之食，使无梗塞，其碎着之积已离而未下。次以散药满胃而下，横江之筏，一拥而尽。设未尽者以药调之。惟坚积不可用此法，宜以渐除。《经》曰：坚者削之。今人言块癖是也。《汉书·艺文志》载五苦六辛之说，而颜师古辈皆无注解。夫五者，五脏也；脏者，里也。六者，六腑也；腑者，表也。病在里者属阴分，宜以苦寒之药，涌之、泄之；病在表者属阳分，宜以辛温之剂，发之、汗之，此五苦六辛之意也。思五积、六聚，用药亦不外于是。夫五积在脏有常形属里，宜以苦寒之药涌之、泄之；六聚在腑无常形属表，宜以辛温之药发之、汗之，与前五苦六辛之义亦合。（《儒门事亲》）

《难经》分积者阴气也，五脏所生；聚者阳气也，六腑所成。后巢氏另立癥瘕之名，以不动者为癥，动者为瘕，亦即积聚之意也。前贤有云：积聚者，就其肓膜结聚之处，以经脉所过部分，属脏者为阴，阴主静，静则坚而不移；属腑者为阳，阳主动，动则移而不定。故着而不移，是为阴邪聚络，大旨以辛温入血络治之。可容不移之阴邪者，自必无阳动之气以旋运之，而必有阴静之血以倚伏之，所以必藉体阴用阳之品，方能入阴出阳，以施其辛散温通之力也。又云：初为气结在经，久则血伤入络。辄仗蠕动之物，松透病根，化裁之妙，于古人书引伸触类而得。昔贤于五积、九积治法颇多，大略消补兼施，并以所恶者攻，所喜者诱尔。（《临证指南》）"

《证治针经·卷四·崩漏·癥瘕》："五积皆息伏脏邪，类乎癥而其因各异，痃癖乃窠囊饮气，多相类而非血为殃。形横结痛，入络之邪；莫按脊疼，膂筋之病（深藏背膂，按亦无迹）。石瘕乃胞宫之积，虽类癥而症从脏论；肠覃为肠募之患，亦肖癥而病属胀推。（石瘕、肠覃，皆胀病也，俱在少腹，此当下之候，与癥病不同，不可不辨）最怪挟癥胎气，法酌兼调；宜推素禀脉形，治详喜恶。（谓参之起居饮食，性情爱憎之间）延久根深，难拘成法，倘值形羸积痼，法惟辅正安邪。盖壮者气行则已，是用补疗癥，正所以壮气；而结者非行不散，则温行补剂，即藉以宣通。倘进补而胀痛转增，另酌攻消丸散间进；俾正强而脾胃日旺，常调七补三攻。"

《医方选要·卷之四·积聚门》："治疗之法，当察其所痛，以知其应，有余不足，可补则补，可泻则泻，无逆天时。详脏腑之高下，辨积聚之虚实，如寒者温之，结者散之，客者除之，留者行之，坚者削之。又当节饮食，慎起居，和其中，外使可毕已。若骤以大毒之剂攻之，积不能除反伤其气，终难治矣。故洁古云：养正积自除。此之谓也。今集古今经验之方于下，治积者宜留意选而用之。"

《类证治裁·卷之三·积聚论治》："既分其部，必原所起。初由寒气瘀血痰沫，交结于肓膜，久而盘踞坚牢，至元气日削，盘踞日深，攻补两难措手。惟先理其气，大七气汤、排气饮，气行则脉络通。或先调其中，补中益气汤、参苓汤，脾运则积滞化，其药性宜辛散温通，方能入阴出阳，解散凝聚。然初为气结在经，久则血伤入络，必理血分，如归尾、桃仁、苏木、延胡、郁金、琥珀、桂心；兼通络瘀，如归尾、韭根、鲮鲤甲、桂枝尖、新绛、鸡血藤。搜逐之中，酌补元气，如五积等丸，用参、苓、桂、附之类。即邪深积锢，务令脾胃气旺，乃可消磨坚结，否则专事攻削，正气益衰，积聚何由去乎？知养正则邪可除，而后结者散之，客者除之，留者行之，坚者削之，强者夺之，咸者软之，苦者泻之。和其中外，可使必已。且《经》曰：大积大聚，毒可犯也。衰其大半而止，惧尽攻其邪，必伤其正也。"

《家用良方·卷二·治妇女各症·癥瘕辨论并方》："瘕者，假也。所谓假者，谓其形虽若癥，而原无窠，非若癥痞之坚顽，有形者也。盖有形者，或因血积，或因食积，有定形所不可移易者也。无形者，病在气分，气逆则甚，气散则缓，聚散无根者也。惟其无根，故能大能小，或左或右，或近胁肋而如臂如指，则谓之痃癖。或下脐腹，而为胀为急，则谓之疝瘕。《难经》曰：病有积聚，何以别之？然积者，阴气也。阴沉而伏聚者，阳气也，阳浮而动。故积者，五脏之所生。聚者，六腑之所成也。然则癥由于积，积在阴分而有渊薮，故攻之非易；瘕由于聚，聚在阳分而犹乌合，故散之非难。此癥瘕之辨有如此，惟散之之法，最有因通因塞之妙用，而人多莫知之也，总须细按其脉象之虚实。

凡病在气分，而无停蓄形积者，皆不可下。盖凡用下者，可除有形，而不可以除无形，若气因形滞者，去其积则气亦顺，自无不可，若全在无形，气分即下，亦不去，而适足以败正气也，切宜识之。散气之法，正在行气，盖气形则散也。但行气之法，大有权宜，如气实则壅滞，宜破而行之；气闭而留蓄，宜利而行之；气热则干涸，宜寒而行之；气寒则凝结，宜温而行之；此散气治瘕之大法也。然瘕聚之证，使果气强力健，则流行不息，又何瘕聚之有，惟正气不行，而后邪气得聚。《经》曰：邪之所凑，其气必虚。故凡为此病，必气虚者多，虚不知补则正气不行，正气不行则邪气不散，安望其有瘳乎。但实者有据，故显而易见，虚每以实，故隐而难知，此所以当辨其真也。破气行气之剂，凡气实气壅之甚，而为胀为痛者，宜排气饮、木香顺气散、木香调气散、四磨汤，诸七气汤之类主之。若血中之气滞，而为瘀为痛者，宜失笑散、通瘀煎、调经饮，甚者良方夺命丹。疝瘕气聚者荔香散，甚者天台乌药散。气结膀胱，小水不利者，小分清散、四苓散、五苓散。气结大肠，干秘不行者，搜风顺气丸、麻仁丸。水亏血虚而秘滞者，济川煎。肝气逆而为聚者，解肝煎。兼火者，化肝煎。气聚兼热，久郁不行者，抽薪饮、大分清饮。寒滞不行，气结胀聚者，抑扶煎、和胃饮、丁香茯苓汤。三焦壅滞，气道不清，而中满肿胀者，廓清饮。痰饮水气，停蓄胸胁，而为吞酸呕逆者，苓术二陈煎、六安煎、和胃饮、括痰丸之类主之。以上诸法，惟气实瘕聚者宜之，凡元气不足者，皆不可用。”

《杂病广要·卷十一·内因类·积聚》：“治法总说：治之当察其所痛，以知其应有余不足，可补则补，可泻则泻，无逆天时。详脏腑之高下，如寒者热之，结者散之，客者除之，留者行之，坚者削之、消之，按之、摩之，咸以软之，苦以泻之，全其真气以补之，随其所利而行之，节饮食，慎起居，和其中外，可使必已。不然，遽以大毒之剂攻之，积不能除，反伤正气，终难治也，医者不可不慎。（《试效方》）

《经》曰：坚者削之，留者攻之，结者散之，客者除之，上之下之，摩之浴之，薄之劫之，开之发之，适事为故。凡积聚之治，如《经》之云者，总其要不过四法，曰攻、曰消、曰散、曰补四者而已，详列如下：凡积坚气实者，非攻不能去，如秘方化滞丸、化铁丹、遇仙丹、感应丸、大硝石丸、三花神祐丸、赤金豆、百顺丸之类，皆攻剂之峻者也。如三棱丸、胜红丸、阿魏丸、助气丸、红丸子、温白丸之属，皆攻剂之次者也。凡不堪攻击，止宜消导渐磨者，如和中丸、草豆蔻丸、保和丸、大小和中饮之类是也。若积聚下之不退而元气未亏者，但当以行气开滞等剂，融化而潜消之。无形气聚宜散而愈者，如排气饮、神香散、《指迷》七气汤、十香丸、四磨饮之属是也。凡积痞势缓而攻补俱有未便者，当专以调理脾胃为主，如洁古之枳术丸，乃其宜也。凡脾肾不足及虚弱失调之人，多有积聚之病，盖脾虚则中焦不运，肾虚则下焦不化，正气不行则邪滞得以居之，若此辈者，无论其有形无形，但当察其缓急，皆以正气为主。凡虚在脾胃者，宜五味异功散或养中煎、温胃饮、归脾汤之类主之。虚在肝肾者，宜理阴煎、肾气丸、暖肝煎之类酌而用之，此所谓养正积自除也。其或虚中有滞者，则不妨少加佐使。（《景岳》）（[按]此所举诸方，大抵系其新方，宜参全书。又《病机汇论》曰：欲总其要，其法有三，曰攻、曰消、曰补而已。此本之景岳而去散一法者矣）

诸积，有不因气动而成者，如偶有所食，或误吞钱物之类是也；因气动而成者，如七情所致，或饮食劳倦，或五脏传受之类是也。故所积之物不一，气血之聚有殊，或成蛊疣生瘕之类难测。故须是认得分明，是何积聚，用药宜各从其类。然亦要看元气虚实，或攻取峻削，或养正渐除可也。不尔，则岂但有损而已。（《微义》）

积有定形，聚无定处，不问何经，并宜十味大七气汤，吞下尊贵红丸子，须日数服。有正当积聚处，内热如火，渐渐遍及四肢，一日数发，如此二三日又愈，此不当攻其热。又有原得热病，热留结不散，遂成癥癖，此却当兼用去热之剂。（《要诀》）

五积，通用二十四味沉香流气饮，加三棱、莪术，并胜红丸常服，仍灸上中脘。（《医统》）

大抵积之初固为寒，而积之久则为热矣。予今分辛温、辛平、辛凉三例，正欲人知新久之义尔。（《心法附余》）

积聚有余，宜消导。分新与久，新病为寒，宜辛温消导；久则为热，宜辛寒推荡；不足，止宜缓治。盖阳虚有积易治，阴虚难以峻攻，痞积又忌滞

药。(《士林余业》)

攻下例：或言予之治积太峻，予曰：不然。积之在脏，如陈莝之在河江。且积之在脏中，间多着脂膜曲折之处，区臼之中。陈莝之在江河，不在中流，多在汀湾洄薄之地，遇江河之溢，一漂而去。积之在脏，理亦如之。故予先以丸药，驱逐新受之食，使无梗塞。其碎着之积，已离而未下，次以散药满胃而下，横江之筏，一壅而尽。设未尽者，以药调之。惟坚积不可用此法，宜以渐除，《内经》曰坚者削之，今人言块癖是也。(《儒门事亲》)([按]《格致余论》曰：积聚久则形质成，依附肠胃回薄曲折处，以为栖泊之窠臼，阻碍津液气血，熏蒸燔灼成病，自非剖肠刮骨之神妙，孰能去之，又岂合勺铢两之丸散，所能窃犯其藩墙户牖乎。此全本子和之言)

夫大积大聚，乃可攻之；积聚非大，则未可攻也，十去六七，即衰其半矣，止者不可复攻也。多毒之药，以破积聚。毒有大小，大毒之性烈，其为伤也多；小毒之性和，其为伤也少。毒药之攻积聚，因其势不得已而用之也；既衰其大半，势已去即止者，恐伤正气也，圣人之虑深矣。凡攻其积块者，以辛散之，以苦泻之，以咸软之，以坚削之，未有不愈者也。(《保命歌括》)([按]此系错综'六元正纪大论''五常政大论'之文)

补养例：壮人无积，虚人则有之，皆由脾胃怯弱，气血两衰，四时有感，皆能成积。若遽以磨坚破结之药治之，疾似衰而人已衰矣，干漆、硇砂、三棱、牵牛、大黄之类，得药则暂快，药过则依然，气愈消，疾愈大，竟何益哉。故善治者，当先补虚，使血气壮，积自消，如满座皆君子，则小人自无容地也。不问何脏，先调其中，使能饮食，此是本也。(《纲目》引洁古)

真定王君用，年一十九岁，病积，脐左连胁如覆杯，腹胀如鼓，多青络脉，喘未能卧，时值暑雨，加之自利完谷，日晡潮热，夜多盗汗，以危急来求治。予往视之，脉得浮数，按之无力，谓病家曰：凡治积，非有毒之剂攻之则不可；今脉虚弱如此，岂能以常法治之。遂投分渗益胃之剂，数服而清便自调，杂以升降阴阳，进食和气，而腹胀大减，胃气稍平，间以削之，不月余良愈。先师尝曰：洁古老人有云：养正积自除，譬之满座皆君子，纵有一小人，自无容地而出。今令真气实，胃气强，积自除矣，洁古之言，岂欺我哉。《内经》云：大积大聚，衰其大半而止。满实中有积气，大毒之剂尚不可过，况虚中有积者乎。此亦治积之一端也，邪正虚实，宜精审焉。(《宝鉴》)

行死血块，块去须大补。(《丹溪》)

中洲吴仰泉夫人，年五旬，患腹中积块如盘大，腹胀年余，后渐卧不倒床，腹响如雷，嗳气不透，口干吐白沫，下气通则腹中稍宽，五心烦热，不思饮食，肌瘦如柴。医更八人，并无寸效，一家哭泣，后事俱备，束手待毙而已。召余至，诊六脉涩数，气口紧盛。余知是前医误以寒凉杀伐之过，使真气不运而瘀血不行。余以八物汤，加半夏、陈皮、木香、厚朴、萝卜子、大腹皮、海金沙。服三剂后，小便下血块，如鸡肝状。服至十二剂，打下黑血块盆许，腹中仍有数块。又以八物汤，加枳实、香附，五剂而痊。正是养正而积自除也，信哉不诬。(《寿世保元》)

顾晋封夫人，患痞在胁下，或令用膏药，加阿魏一分，麝香半分贴之，五六日间，遂下鲜血血块甚多，二三日方止，是后每岁当贴膏时必发。近邻妪亦用阿魏膏贴痞，下血如前。世以阿魏、麝香为痞块必用之药，外用为患若此，况服食乎。因为拈出，以为虚人漫用攻击之戒。(《医通》)

攻补节度：养正积除，此积之微者也。如脾胃失于健运，而气积食积之不疏导者，惟养脾胃之正气，而滞积自疏矣。若夫大积大聚，如五积之久而成症病，坚固不移者，若非攻击悍利之剂，岂能推逐之乎。惟虚弱之人，必用攻补兼施之法也。(《医统》)

人之有积，则皆为身中之邪气，若君子座中之有小人也，惟其正气盛，而真气运行不失其常，则积略攻之而散溃，亦或自然消退矣。正气稍虚，则积日著，而恣其欺罔之势，正气日渐为之弱矣。凡积成而形渐悴，速补真气，待荣卫充实，方可下之。或且攻且补，或先补后攻，或先攻后补，必至于邪去正复而后已。然除之不以渐，则必致于颠覆之害矣。其积余之尚在者，若不亟下之，必将复起，恣害亡身者有矣。(同上)([按]此删润《微义》文者。)

治积之要，在知攻补之宜，而攻补之宜，当于孰缓孰急中辨之。凡积聚未久而元气未损者，治不宜缓，盖缓之则养成其势，反以难制，此其所急在积，速攻可也。若积聚渐久，元气日虚，此而攻之，则积气本远，攻不易及，胃气切近，先受其伤，愈攻愈虚，则不死于积而死于攻矣，此其所重在命，不在乎病，所当察也。故凡治虚邪者，当从缓治，只宜专培脾胃以固其本，或灸或膏以疏其经，但使元气日强，经气日通，则积痞自消。斯缓急之机，即万全之策也。不独治积，诸病皆然。（《景岳》）

盖积之为义，日积月累，匪伊朝夕，所以去之亦当有渐，太亟则伤正气，正伤则不能运化而邪反固矣。余尝制阴阳二积之剂，药品稍峻，用之有度，补中数日，然后攻伐，不问其积去多少，又与补中，待其神壮，则复攻之，屡攻屡补，以平为期，此余独得之诀，百发百中者也。（《必读》）

理气为先：说见前病因气滞条。

消磨例：凡积病，若下亦不退者，当消积药融化开，则积自消矣。（《丹溪》）如痰食之积，形虽坚而尚能移动者，其治犹易；如积气在阴，坚顽内伏，此等之候，阳气难行，药难遽及，惟有仲师鳖甲煎丸，取飞潜动跃之物为用，借其体阴用阳之功，俾得入阴而转旋阳气，庶可冀入阴通阳，以消解此坚顽深固之痼疾也。（《医级》）

病有当用从治：或问：人有积块疝气心腹等证者，虽多服久服附子、姜、桂等热药，而不发药毒，不生他病，然本病日深者，何也？曰：诸积诸痛，喜温而恶寒，热药与病情相合，积久成郁而大邪深矣。郁热既深，则见寒愈逆，见热愈喜，两热相从，故不生他病，所谓亢则害，承乃制，火极而似水者也。然真气被食，阴血干枯，病日深痼而不可为矣。世人不识，但见投热不热，误认为沉寒痼冷而益投之，至死不悟，悲夫。然则治之当如何？曰：当用从治法。《内经》曰热因寒用，寒因热用，伏其所主，先其所因者是也。（《明医杂著》）”

《王旭高临证医案·卷之三·积聚门》：“夫五积虽分属五脏，不过分其部位病形，使学者有所遵循耳。究在脏腑之外，乃寒痰汁沫瘀血凝结于膜壑曲折之处，因脏气不能运化，积年累月，受病非一途。先宜观其虚实，即形气实者，亦不可专于攻伐，况夫虚多实少！且痞气、肥气多于奔豚、伏梁。即今之癖块居脘胁之下，因久疟而生者十七八，又名疟母。由服药不当，或早用堵截，或饮食不节，致湿热痰浊漫无出路，郁于膜原之分，中气不化，日久成积。初宜开化其邪，兼调营卫。中虚者，先调其中，湿热化而块自消，中气和而块亦消，养正逐邪，各有分寸。六聚较积轻浅，病在气分，营卫不和，气聚有形，必挟肝邪，疏肝和脾以调气机，自效。积聚之证，大抵寒多热少，虚多实少，桂枝、肉桂、吴茱萸为积聚之要药，能温脾疏肝，使气机通畅故也。盖气温则行，血寒则凝，运行其气，流通其血，为治积第一法。有热再佐连、柏之类，参以活变。若虫积乃由湿热食滞而生，或寒邪郁其湿热，肠胃之气不化，而九虫生焉。《千金方》分属五脏，不过分病形以定治法耳，未免凿空。盖无论何虫，不过伏在肠胃曲折之处。如果伏于五脏，必然五脏被咬，其人尚能生乎！虫积既从湿热食滞而生，固多实证，治无补法。即久虚亦必先去其虫而后调补之，不可泥养正积除之说也。”

《资生集·卷二·诸积·痃癖疝瘕癥痞积聚肠覃石瘕诗》：“薛立斋曰：若形气虚弱，须先调补脾胃为主，佐以消导；若形气充实，当先疏导为主，佐以补脾胃。若气壅血滞而不行者，宜乌药散散而行之；若脾气虚而血不行者，四君子、芎、归补而行之；若脾气郁而血不行者，归脾汤解而行之；若肝脾血燥而不行者，加味逍遥散清而行之。大抵食积痞块，证为有形，邪气胜则实，真气夺则虚，当养正辟邪而积自除。虽云坚者削之，客者除之，胃气未虚，或可少用，虚者岂宜轻用？

李氏曰：善治癥瘕者，调其气而破其血，消其食而豁其痰。衰其大半而止，不可猛攻，以伤元气，宁扶脾胃正气，待其自化。凡攻击之药，病重病受之，病轻则胃气受伤矣。或云：待块消尽而后补养，则胃气之存也。几希。”

二、扶正祛邪

《卫生宝鉴·卷十四·腹中积聚·养正积自除》：“洁古老人有云：养正积自除。犹之满坐皆君子，纵有一小人，自无容地而出。今令真气实、胃气强、积自消矣。洁古之言，岂欺我哉。《内经》云：大积大聚，衰其大半而止，满实中有积气，大毒之剂尚不可过。况虚中有积者乎，此亦治积之一端也，邪正虚实，宜精审焉。”

《世医得效方·卷第四大方脉杂医科·诸积·通治》：“大抵治积，以所恶者攻之，以所喜者诱之，则易愈。”

《苍生司命·卷五利集·积聚痞块癥瘕痃癖肠覃石瘕》："丹溪曰：痞块者，在中为痰饮，在右为食积，在左为死血。又曰：凡积块不可专用下药，徒损真气，病亦不去，当消导使之熔化，块去须大补。大抵脾胃乃聚痞块之根，宜以大补脾胃为主，脾胃之气一旺，则邪气自消。故洁古有养正积自除之说，譬之满座皆君子，其中有小人，自无容地而去。斯言信也。治法：痰宜二陈加瓦垄子，食积保和丸，死血用破血行血顺气药，通用大七气汤，贴药用三圣膏、琥珀膏。《难经》所载五积见症，及东垣五积丸宜参究。"

《医学纲目·卷之二十五脾胃部·积块癥瘕》："（洁）壮人无积，虚人则有之。皆由脾胃怯弱，气血两衰，四时有感，皆能成积。若遽以磨坚破结之药治之，疾似去而人已衰矣。干漆、硇砂、三棱、牵牛、大黄之类，得药则暂快，药过则依然，气愈消，疾愈大，竟何益哉！故善治者，当先补虚，使血气壮，积自消，如满座皆君子，则小人自无容地也。不问何脏，先调其中，使能饮食，是其本也。"

《济阴纲目·卷之五·积聚癥瘕门·论治积须养正气》："罗谦甫云：养正积自除，必先调养，使荣卫充实，若不消散，方可议下，但除之不以渐（下不可轻，渐字极妙），则必有颠覆之害。若不守禁忌，纵情嗜欲，其有不丧者鲜矣。李氏曰：善治癥瘕者，调其气而破其血，消其食而豁其痰，衰其大半而止，不可猛攻峻施，以伤元气（至论）。宁扶脾胃正气，待其自化，此开郁正元散之由名也。愈后宜大小乌鸡丸、八珍汤、交加散、交加地黄丸调之。凡攻击之药，病重病受，病轻胃气受之而伤矣。或云待块消尽而后补养，则胃气之存也几希。"

《景岳全书·卷之二十三心集·杂证谟·积聚·述古》："若遽以磨坚破结之药治之，疾须去而人已衰矣……故治积者，当先养正，则积自除，譬如满座皆君子，纵有一小人，自无容地而去，但令其真气实，胃气强，积自消矣。"

《冯氏锦囊秘录·女科精要卷十六·女科杂症门·癥瘕痃癖》："善治者，调补脾胃为主，佐以消导。若形气充实者，调其气而破其血，消其食而豁其痰，衰其大半而止，不可猛攻，以伤元气，病重则病受之，病轻则胃气受伤矣。或云，待块消尽而后补养，则胃气之存也。几希不惟不胜治。终亦不可治也。"

《资生集·卷二·诸积·痃癖疝瘕癥痞积聚肠覃石瘕诗》："《大全》曰：妇人寒热失节，脏腑气虚，风冷在内，饮食不消，与血气相结，经络痞塞，恶血不除，渐生块不移动。外证瞀闷烦躁惊狂，痰呕汗多，骨蒸肢冷，其蓄在下焦者，必脐结急，外热内痛，尺脉洪而数，桃仁、灵脂、生地、牛膝、大黄、甘草去之。薛立斋曰：此证多兼七情亏损，五脏气血乖违而致。气主煦之，血主濡之。故郁结伤脾，恚怒伤肝者多患之。腹胁作痛，正肝脾二经症。洁古云：养正积自除。东垣云：人以胃气为本，治法当主固元气，佐以攻伐之剂。必需之岁月，若期速效，投以峻剂，反致有误也。"

三、攻下法

《备急千金要方·卷一·诸论·论服饵第八》："凡有脏腑积聚，无问少长，须泻则泻；凡有虚损，无问少长，须补即补，以意量而用之。"

《伤寒直指·卷七·辨可下病脉证治第二十一》："三阴大约可温，然有积证者，必下之。如太阴腹满，时痛，少阴口燥咽干，下利纯清水，腹满不大便，皆积证也。下后慎不可服补药，热气得补，复成积，更复下之，是重困也，宜消息安养之。"

《儒门事亲·卷三·五积六聚治同郁断二十二》："贲豚者，贲与奔同。《铜人》言或因读书得之，未必皆然也。肾主骨，此积最深难疗，大忌吐涌，以其在下，止宜下之。"

《伤寒直格·卷中·伤寒总评·诸可下证》："十枣汤，治太阳中风，下痢呕逆，表证罢，干呕短气，不恶寒，漐漐汗出，发作有时，头痛、心下痞、硬满，引胁下痛者，兼下水肿、腹胀，并酒积、食积一切肠垢积滞、痃癖坚积，或蓄热心腹暴痛，或疟气久不已者，或表之正气与邪热并甚于里，热极似阴而反寒战，表气入里而阳厥极深，故脉微而欲绝也。并风热燥甚，结于下焦，大便不通，或实热腰痛者，及小儿热结，乳癖积热作发，惊风潮搐，斑疹热毒不能了绝者，宜以下之。"

《医学心悟·卷三·小腹痛》："书云：大腹属太阴，当脐属少阴，小腹属厥阴。伤寒传至厥阴，少腹痛甚，此热邪也，宜下之。若热结在里，蓄血下焦，亦宜下之。若直中厥阴，小腹冷痛，则为寒邪，宜温下。治法已详本门。寻常少腹痛，多属疝瘕，奔豚之类。书云：男子外结七疝，女子带下瘕聚。古人更有痃癖、癥瘕之名。皆一类也。痃如弓弦，筋扛起也；癖者，隐辟，沉附着骨也。癥则有块可征，犹积也，多属于血。瘕者，假也，忽聚而忽散，气为之也。奔豚者，如江豚之上窜，冷气上冲也。其癥瘕之气，聚于小肠，则曰小肠气，聚于膀胱，则曰膀胱气也。小肠气，失气则快。膀胱气，少腹热，若沃以汤，涩于小便也，凡治少腹痛，当用坠降之药，其行气皆当用核，乃能宣达病所，以取效也。橘核丸、奔豚丸并主之。"

《〈内经〉运气病释·〈内经〉运气病释三·六元正纪大论篇》："大积大聚，其可犯也。衰其大半而止，过者死。此言积聚之病必当攻之使去，而正乃得安。特攻之不可过甚耳。此正教人以宜攻之病，不可畏虚而留病也。"

《伤寒论纲目·卷十·可下》："问。三阴有可下者乎，三阴大约可温，然须有积症方可也。何谓积症，太阴腹满时痛，桂枝加芍药汤，甚者桂枝加大黄汤。少阴口燥咽干，或腹满不大便，或下利清谷，心下痛，皆积症也。下症悉具，服汤已更衣者，止后服，不尔，尽剂与之。"

四、攻里法

《医学正传·卷之三·积聚》："倒仓法：用肥嫩黄牡牛肉二三十斤，切成小片，去筋膜，长流水煮糜烂，以布滤去渣滓，取净汁，再入锅中，慢火熬至琥珀色，则成剂矣。令病者预先断欲食淡，前一日不食晚饭。设密屋一间，明亮而不通风处行之，置秽桶及木瓦盆贮吐下之物，一瓷瓶盛所出之溺。令病者入室，以汁饮一杯，少时又饮一杯，积数十杯，寒月则重汤温而饮之，任其吐利。病在上者欲其吐多，病在下者欲其利多，病在中者及在上复在下者，欲其吐利俱多，全在活法而为之缓急多寡也，视所出之物，必尽病根乃止。吐利后必渴甚，不得与汤，以所出之溺饮之，名轮回酒，非惟可以止渴，抑且可以荡涤余垢。行后倦睡，觉饥，先与稠米饮，次与淡稀粥，三日后方可与小菜羹，次与略厚粥、软饭。调养半月或一月，自觉精神焕发，形体轻健，沉疴悉能痊矣。其后，须忌牛肉数年。夫牛，坤土也。黄，土之色也。以顺为性而效法乎干以为功者，牡之用也。肉者，胃之药也。熟而为液，无形之物也，横散入肉络，由肠胃而渗透肌肤，毛窍爪甲无不入也。积聚久则形质成，依附肠胃回薄曲折处，以为栖泊之窠臼，阻碍气血津液，熏蒸燔灼成病，自非刮肠刮骨之神妙，可以铢两丸散窥犯其藩墙户牖乎。肉液之散溢，肠胃受之，其厚皆倍于前，有似乎肿，其回薄曲折处，肉液充满流行，有如洪水泛涨，其浮槎陈朽皆推逐荡漾，顺流而不可停留。在表者因吐而汗，其清道者自吐而涌，浊道者自泄而去，凡属滞碍一洗而尽。牛肉全重厚和顺之性，盎然涣然，润泽枯槁，补益虚损，宁无精神焕发之乐乎。正似武王克商，散财发粟，以赈殷人之仰望也。其方得于西域之至人，凡人于中年后行一二次，亦却疾养寿之一助也。

夫倒仓法，全借自饮轮回酒十数杯，以祛逐余垢，迎接调匀新布荣卫，使脏气肓膜生意敷畅，有脱胎换骨之功也。多嫌其秽，因致中辍而功亏一篑。若非明物理、通造化者，其肯视为美酝良味乎。（此段乃丹溪与人书简所论也）

［愚按］《内经》谓脾胃者，仓廪之官，五味出焉。大肠者，传道之官，变化出焉。小肠者，受盛之官，化物出焉。今详此法名为倒仓，谓倾倒仓廪之陈腐也。其论中反复叮咛之意，无非只为肠胃中痰积胶固，及化生诸般奇形之虫，诚恐痼疾难疗。愚常屡试明验，惟脾胃与大小肠有食积痰饮，而为腹痛、痞癖、食疟、黄胖、痞满、恶心、嗳气、嘈杂、吞酸等证，行之无不应手获效。其余一应气血虚损，与夫反胃膈噎、鼓胀痨瘵、大风真病已成，及肥白气虚之人，或一切证候脉虚软无力者，切不可轻试，以自招咎愆。丹溪有谓咯血吐红久病，尝用此法而愈者，盖必其人胃中痰火太盛，而真气壮实未亏，亦在丹溪之高见，亲手用之则可。今人效颦，而妄以似是而非者行之，是乃徒取诮于他人，而反谤以丹溪之法不堪信也，慎之慎之！"

五、寒下法

《儒门事亲·卷三·五积六聚治同郁断二十二》："伏梁者，火之郁也，以热药散之则益甚，以火灸之，则弥聚。况伏梁证有二，名同而实异，不可不详焉。其一伏梁，上下左右皆有根，在肠胃之外，有大脓血，此伏梁义同肚痈；其一伏梁，身体髀股胻皆肿，环脐而痛，是为风根，不可动，动则为水溺涩之病。此二者，《内经》虽言不可动，止谓不可大下，非谓全不可下，恐病去而有害痞气者。举世皆言寒则痞，《内经》以为湿则痞。虽因饮冷而得，其阳气为湿所蓄，以热攻之则不散，以寒攻之，则湿去而寒退矣。”

六、消积法

《医学原理·治积大法·丹溪治积聚活套》："凡治积块，当降火消食积。盖食积即痰饮一治也。凡攻死血块，若块去后，须当大补气血，不然，恐其复集。”

《古今医鉴·卷之六·积聚》："丹溪曰：块乃有形之物，气不能成形，痰与食积，死血也。在中为痰饮，在右为食积，在左为死血。大法咸以软之，坚以削之，行气开痰为主，不可专用下药，徒损其气，病亦不去。当消导使之熔化，其死血块去，须大补。痞块在皮里膜外，须用补药，香附开之，兼二陈汤加补气药，先须断厚味。”

《伤寒论辑义·卷四·辨阳明病脉证并治》："久腹痛，多有积，宜消之。”

七、理气法

《医学正传·卷之四·诸气》："（丹溪活套）云：苍天之气贵乎清净，若浩然充塞乎宇宙之间，以为生生不息之运用者，此一元之正气也。彼为云、为雾、为风雹、为雷霆鼓舞于天地之间者，皆山泽湿热郁蒸之气也。在人者亦犹是焉，其清纯之元气，与血并行，循环无端，未尝有盈亏也。彼冲出横行于脏腑之间，而为痛、为痞满、为积聚等证者，亦犹天地间云雷之鼓舞，因湿热郁蒸而发者也。湿热郁蒸之久在天地，则为霖雨雹雪等物；在人身者，为积聚、为痃癖、为痰气痞满之类。治之之法，在胸臆之间而为痞满、刺痛、伏梁等证者，二陈汤加枳实、黄连、桔梗、栝蒌仁、木香之类。在下焦而为奔豚、七疝等证者，本方加桃仁、山楂、栀子、枳核、茴香、川楝、荔核之类。在两胁攻筑作痛者，本方加青皮、柴胡、芍药、草龙胆之类。在中焦而为痞满胀急者，本方加木香、厚朴、槟榔、枳壳，或用平胃散以平其敦阜之气。惟妇人胎前产后一切气疾作楚者，俱用四物汤为主治，加疏通行气之药。此治气之大法也，学者宜细详之。”

《妇人规·下卷·癥瘕类·气瘕》："凡病在气分而无停蓄形积者，皆不可下。盖凡用下者，可除有形而不可以除无形。若气因形滞者，去其积则气亦顺，自无不可。若全在无形气分，即下亦不去，而适足以败正气也。宜切识之。

散气之法，只在行气，盖气行则散也。但行气之法，大有权宜，如气实则壅滞，宜破而行之；气闭则留蓄，宜利而行之；气热则干涸，宜寒而行之；气寒则凝结，宜温而行之。此散气治瘕之大法也。然瘕聚之证，使果气强力健，则流行不息，又何瘕聚之有？惟正气不行而后邪气得聚。《经》曰：'邪之所凑，其气必虚。'故凡为此病，必气虚者多，虚不知补，则正气不行，正气不行则邪气不散，安望其有瘳乎？但实者有据，故显而易见，虚每似实，故隐而难知。此所以当辨其真也。

破气行气之剂，凡气实气壅之甚而为胀为痛者，宜排气饮、木香顺气散、木香调气散、四磨汤、诸七气汤之类主之。若血中之气滞而为瘀为痛者，宜失笑散、通瘀煎、调经饮，甚者《良方》夺命丹。疝瘕气聚者，荔香散，甚者天台乌药散。气结膀胱，小水不利者，小分清饮、四苓散、五苓散。气结大肠，干秘不行者，搜风顺气丸、麻仁丸；水亏血虚而秘滞者，济川煎。肝气逆而为聚者，解肝煎，兼火者，化肝煎。气聚兼热，火郁不行者，抽薪饮、大分清饮。寒滞不行，气结胀聚者，抑扶煎、和胃饮、丁香茯苓汤。三焦壅滞，气道不清而中满肿胀者，廓清饮。痰饮水气停蓄胸胁而为吞酸呕逆者，苓术二陈煎、六安煎、和胃饮、括痰丸之类主之。以上诸法，惟气实瘕聚者宜之，凡元气不足者，皆不可用。”

《简明医彀·卷之三·积聚》："治宜消积为标，次兼养正为本。服药最忌厚味、发气之物。”

《杂病源流犀烛·卷二·诸气源流》："气痛症治：《入门》曰，人身元气，与血循环，彼横于脏腑之间，而为疼痛、积聚痃癖，壅逆胸臆之上，而为痞满、刺痛等症，皆由气结甚，为痰饮初起，宜辛温开郁行气，豁痰消积，久则宜用辛寒降火以除根。”

《金匮翼·卷四·积聚统论·气积》："气滞成积也。凡忧思郁怒，久不得解者，多成此疾。故王宇泰云：治积之法，理气为先，气既升降，津液流畅，积聚何由而生。丹溪乃谓气无形，不能作聚成积，只一消痰破血为主，误矣。天地间有形之物，每自无中生，何止积聚也。”

《罗氏会约医镜·卷十四妇科（上）·经脉

门·论癥瘕》："散气之法，止在行气。而行气之法，大有权宜。如气实则壅滞，宜破而行之。气闭则留蓄，宜利而行之。气热则干涸，宜凉而行之。气寒则凝结，宜温而行之。然病此者，必正气虚而后邪气得以乘之而不散。使果气强力健，则流行不息，又何瘕聚之有！故治此者，又宜知所以补也。但实者有据，显而易见：虚每似实，隐而难知，此际须当辨真。"

《类证治裁·卷之三·积聚论治》："《得效》曰：宿血滞气，结为癥瘕，腹中痞块，坚硬作痛。当以破气药治之，或以类从。如败梳治虱瘕，铜屑治龙瘕，曲糵治米瘕，石灰治发瘕。"

《类证治裁·卷之八·痃癖癥瘕诸积论治》："统按前症，宜辨新久，有形无形，或痛不痛，动不动，在气在血，在胸胁，在少腹，在冲任，在肠外，在胞宫。新者易治，久者难治。痛犹通连气血，不痛则另结窠囊。瘕者，假也，无形而聚亦能散。癥者，征也，成形而坚不可移。成形者，或由食积为食癥，由血结为血癥。无形者，但在气分，气滞则聚而见形，气行则散而无迹。痃癖与痛俱现，不痛则隐，痰气居多。疝瘕气结，石瘕血结，八瘕阻于胞宫，肠覃生于肠外，月事不异。又气血痰沫所成，痰痞各分寒热，且痰有物而痞无形。其狐瘕、蛇瘕、鳖瘕，异气所感，或饮食误中，留聚脏腹，假血而成。与宿血之自内而凝为癥为瘀者不同。古法败梳治虱瘕，铜屑治龙瘕，曲糵治米瘕，石灰治酒瘕，理可类推矣。血瘕、血癥、血瘀、血同而新久分。且血必随气，气行则血行，故治血先理气。又必察其正气衰旺，若正气已虚，必先补正，乃可除邪，或兼外治法助之，阿魏膏、琥珀膏、三圣膏。古方治死血食积痰饮，成块在胁，用化积丸。治气血郁结，食积胀痛，用开郁正元散。气血兼治，寒热互施，治血积月水不调，用当归丸。血瘀痛不可忍，用琥珀散。余如血竭散、牡丹散。俱主热，桃仁煎、三棱煎并主攻。乃寒则温之，结则散之，坚则削之也。其峻厉猛剂，如硝石丸、硇砂丸、巴豆丸、干漆散。或不得已用之，恐伤元气，后成不救，宜仿立斋、景岳治法为稳。《准绳》以癥瘕并属血病。《纲目》谓：癥瘕积聚，并起于气，以瘕属血病者，气聚而后血凝也。"

《资生集·卷二诸积·痃癖疝瘕癥痞积聚肠覃石瘕诗》："武叔卿曰：痞一、癥二，曰血、曰食而不及痰饮，何也？盖痞气之中，未尝无饮，而血癥、食癥之内，未尝无痰。则痰食血未有不因气病而后形病，故消积之中，兼行气消痰消瘀之药为是……武叔卿曰：癥瘕积聚，并起于气，故有气积气聚之说，然谓瘕属血病者，气聚而后血凝也。其挟食挟痰，又各随所积而变见矣。夫血与痰食，皆赖气以行也。故气行物生，气病物病，此百病皆生于气，破血消痰消食之剂，必用气药者，以此也。"

八、外治法

《针灸甲乙经·卷八·经络受病入肠胃五脏积发伏梁息贲肥气痞气奔豚第二》："息贲时唾血，巨阙主之。腹中积上下行，悬枢主之。疝积胸中痛，不得穷屈，天容主之。暴心腹痛，疝横发上冲心，云门主之。心下大坚，肓俞、期门及中脘主之。脐下疝绕脐痛，冲胸不得息，中极主之。贲豚上，腹䐜坚，痛引阴中，不得小便，两丸骞，阴交主之。脐下疝，绕脐痛，石门主之。奔豚气上，腹𦞦痛，强不能言，茎肿前引腰，后引小腹，腰𦞦坚痛，下引阴中，不得小便，两丸骞，石门主之。奔豚寒气入小腹，时欲呕，伤中溺血，小便数，背脐痛引阴，腹中窘急欲凑，后泄不止，关元主之。奔豚上抢心，甚则不得息，忽忽少气，尺厥，心烦痛，饥不能食，善寒中，腹胀引䐜而痛，小腹与脊相控暴痛，时窘之后，中极主之。腹中积聚时切痛，商曲主之。脐下积疝瘕，胞中有血，四满主之。脐疝绕脐而痛，时上冲心，天枢主之。气疝哕呕，面肿奔豚，天枢主之。奔豚，卵上入，痛引茎，归来主之。奔豚上下，期门主之。疝瘕，髀中急痛，循胁，上下抢心，腹痛积聚，府舍主之。奔豚腹胀肿，章门主之。少腹积聚，劳宫主之。环脐痛，阴骞两丸缩，坚痛不得卧，太冲主之。寒疝，下至腹腠膝腰，痛如清水，大腹（一作小腹）诸疝，按之至膝上，伏兔主之。寒疝痛，腹胀满，痿厥少气，阴市主之。大疝腹坚，丘墟主之。"

《针灸甲乙经·卷九·脾胃大肠受病发腹胀满肠中鸣短气第七》："寒气腹满，癃淫泺，身热，腹中积聚疼痛，冲门主之。"

《圣济总录·卷第一百九十一·针灸门·足太阳膀胱经》："脾俞二穴，在第十一椎下，两旁相去各一寸五分。治腹胀引胸背痛，食饮倍多，身渐羸瘦，黄疸善欠胁下满，泄利体重，四肢不收，痃癖积聚，腹痛不嗜食，痎疟寒热。针入三分，留六呼，可灸三壮。”

《针灸资生经·针灸资生经第三·食不下》：“胃管、三焦俞主小腹积聚，坚大如盘，胃胀食不消。”

《针灸资生经·针灸资生经第三·脾疼》：“府舍，治疝癖，脾中急痛，循胁上下抢心，腹满积聚厥气两乳。”

《针灸资生经·针灸资生经第四·痰涎》：“(《铜》)通谷，治结积留饮，胸满，食不化。”

《针灸资生经·针灸资生经第四·癥癖》：“癥瘕，灸内踝后宛中随年壮，又气海百壮。(《千》)久冷及妇人癥瘕，肠鸣泄利，绕脐绞痛，天枢百壮，三报之，勿针。地机，主溏瘕(见溏泄)。阴陵泉、太溪、太阴郄，主疝瘕(见疝瘕。)。不容(见痃癖)、中极(见疝)，治疝瘕。关元(见带下)，治妇人瘕聚(《明》云疗瘕聚诸[illegible])。膀胱俞，治女子瘕聚(《明》同)，脚膝无力。[illegible]泉(漏谷同)，治女子血瘕，按之如汤沃股内(《[illegible]》同见无子)，小腹坚大如盘，胸腹胀满，饮食不消，妇人瘕聚瘦瘠。三焦俞百壮，三报，内踝后宛[illegible]中随年壮；又气海百壮。久冷及妇人癥癖，肠鸣泄痢，绕脐绞痛，天枢百壮，三报，勿针。治瘕癖(患左灸左，患右灸右)，第一屈肋头近第二肋下是灸处，第二肋头近第三肋头下向肉翅前，亦是灸处，初日灸三，次日五，后七，周而复始，至十止(唯忌大蒜)。又关元五十壮，脐上四指五十壮，积聚坚满痛，章门一百壮。”

《针灸资生经·针灸资生经第四·积聚》：“冲门，主腹中积聚疼痛。(《千》)鬲俞、阴谷(见腹痛)，主积聚。上管，主心下坚，积聚冷胀。悬枢，主腹中积上下行。高曲，主腹中积聚。太阴郄，主腹满积聚。膀胱俞，主坚结积聚。积聚坚满，灸脾募百壮，穴在章门季肋端。心下坚，积聚冷胀，灸上管百壮，三报之。积聚坚大如盘，冷胀，灸胃管二百壮，三报之。冲门(见腹满)、府舍(见痹疼)，治腹满积聚。(《铜》)鬲俞、阴谷(见腹痛)，主积聚。(《千》)悬枢，治积聚上下行，水谷不化，下利，腹中留积。(《铜》)明下云，积气上下行(解溪同)，腹中尽痛。脾俞，治积聚(见痃癖)。商曲，治腹中积聚(《千》同)，肠中切痛，不嗜食。四满，治脐下积聚，疝瘕，肠澼切痛，振寒大腹有水。通谷，治结积留饮(见痰)。章门，疗积聚气。(《明》)中极，疗冷气积聚，时上冲心，饥不能食。(下)脾俞，治积聚。(《铜》见腹胀)中管，主积聚。(《千》见腹胀)积聚灸肺俞或三焦俞。(见腹胀)脾俞，疗黄疸积聚。(见黄疸)脏腑积聚，灸三焦俞。心腹积聚，灸肝俞。(并见腹胀)期门，主喘逆，卧不安席，咳，胁下积聚。(《千》)”

《针灸资生经·针灸资生经第四·贲豚气》：“贲豚腹肿，灸章门百壮。贲豚，灸气海百壮，或期门或关元百壮。贲豚抢心不得息，灸中极五十壮。贲豚上下，腹中与腰相引痛，灸中府百壮。贲豚上下，灸四满一七壮。期门(见产)、阴交、石门，主贲豚。(见无子)贲豚腹肿，章门主之。贲豚气上，腹疠痛，茎肿，先引腰、后引小腹，腰髋小痛坚痛，下引阴中，不得小便，两丸骞，石门主之；贲豚气上，腹疠坚痛引阴中，不得小便，两丸骞，阴交主之。(并《甲》)章门(《铜》同)、石门(《明》下同)、阴交，主贲豚上气。期门，主贲豚上下。(《铜》同，见霍乱)中极，主贲豚上抢心，甚则不得息。天枢，主贲豚胀疝。归来，主贲豚，卵上入，引茎痛。天枢，主气疝，烦呕面肿，贲豚。(《甲》)关元、中极，主妇人贲豚抢心，上管，疗心中烦，贲豚气，胀满不能食。(《明》)巨阙，治贲豚气胀不能食。(《铜》)中脘，治因读书得奔豚气上攻，伏梁心下，状如覆杯，寒癖结气。(《明》云：贲豚气如闷，伏梁气如覆杯)归来，治小腹贲豚。《千》云：主贲豚。(并见阴痛)中极，治贲豚抢心，甚则不得息，恍惚尸厥。关元，疗贲豚，寒气入小腹(《千》同)，时欲呕，溺血，小便黄，腹泄不止。(《明》下)气海，疗贲豚腹坚。(见劳)期门，主贲豚。(见产后)气穴，治贲气上下，引腰脊痛。(见月事)关元、中极、阴交、石门、四满(《千》并见无子)、期门(见产后疾)，主妇人贲豚，上管，治伏梁气，状如覆杯。(《铜》与《明》同)中管，治伏梁气。(见上)期门、缺盆(《千》见胸满)、鸠尾(心痛)，主息贲。(肺之积曰息贲，在右胁下，大如杯)”

《针灸资生经·针灸资生经第四·痃癖》：“鬲俞，疗痃癖，气块鬲痛，(《明》)小儿癖，灸两乳下一寸，各三壮。(《千》)三阴交，治痃癖腹寒，膝股内痛，气逆，小便不利。(《铜》)鬲俞，治热病汗不出，腹中积癖，默默嗜卧，四肢怠惰，不欲动，身常湿不能食，食则心痛周痹，身皆痛。脾俞，治痃癖积聚。(见腹胀)中脘,治寒癖结气。下脘,治癖块。(见腹痛)《明》云:疗腹坚硬癖块,脉厥厥动。不容,治腹满痃癖,不嗜食,腹虚鸣呕吐,胸背相引痛,喘咳口干,痰癖胁下痛,重肋,疝瘕。漏谷,治痃癖冷气,心腹胀满,食饮不为肌肤。三里、太溪(见嗽),治痃癖。(《明》下云癥癖。)府舍,治疝癖。(见痹疼)灸小肠气、痃癖气,发时腹痛若刀刺不可忍者,并妇女本脏气血癖,走疰刺痛。(见肾虚)”

《针灸资生经·针灸资生经第四·腹满》:“太阴郄,主腹满积聚。冲门,主寒气腹满,腹中积聚痛。”

《针灸资生经·针灸资生经第四·心腹坚大》:“膀胱俞,主坚结积聚。”

《针灸资生经·针灸资生经第七·血块》:“石门,治妇人因产恶露不止,遂结成块,崩中(《明》同)漏下,(《铜》)天枢、中极,治血结成块。(并见月事)下极,疗因产恶露不止,遂成疝瘕,或因月事不调,血结成块。(《明》)漏谷、曲泉,治血瘕。(《铜》见痃癖)曲骨,主血癃。(《千》)复留,主血淋。血淋,灸丹田等。(并见淋)三里,治胸中瘀血。(《铜》)九曲、中府,主内有瘀血。(见尸厥)”

《扁鹊神应针灸玉龙经·六十六穴治证·巳足太阴脾之经》:“公孙,通冲脉,别走阳明,在大趾本节后,去太白一寸。治妇人诸疾,产后血晕,胎衣不下,五癫,胸膈不利,胁肋膨胀,痃癖积块,肠鸣泻泄,里急后重,酒疸食黄,翻胃痰涎,肠风,七疝,脱肛。”

《普济方·针灸·卷七针灸门·腧穴》:“膈俞二穴,在七椎下两旁,各寸半,针三分,留七呼,灸三壮……治寒热骨痛,虚胀支满,痰疟,痃癖气块,膈上痛。”

“通谷二穴,在幽门下一寸,针五分,灸五壮……《西方子》云:主头痛寒热,汗出不恶寒,主项如拔,不可左右顾,目䀮䀮不明,风寒及鼻出清涕,结积留饮,痃癖,癖囊胸满支饮,主喜呕,及心中愦愦,数欠,癫痫,心下悸,咽中澹澹,恐生食,喜呕。”

《普济方·针灸·卷八针灸门·腧穴》:“太溪二穴,土也,在内踝后跟骨上动脉陷中,灸三壮,针三分……《西方子》云:治大疝瘕积聚,与阴相通,及足清不仁,热病多汗,黄瘅,多热少寒,腹中肿胀。”

《普济方·针灸·卷十三针灸门·肾虚》:“治小肠气,痃癖气发时,腹痛若刀刺,不可忍者,并妇女本脏气血癖走疰刺痛,或坐卧不得,或大小便不通,不思饮食(一云治寒疝,小肠气发牵连外肾大痛,肿硬如石),于左右脚下第二指,第一节曲纹中,灸十壮,艾炷如赤豆大,甚验。”

《普济方·针灸·卷十四针灸门·痃癖》:“治痃癖气块膈痛(《资生经》),穴膈俞……治痃癖积聚,穴脾俞;治寒癖结气,穴中脘;治癖块腹坚硬,及脉厥厥动,穴下脘。”

《普济方·针灸·卷十六针灸门·杂病》:“治小儿胁下满泻痢,体重,四肢不收,痃癖积聚,腹痛不嗜食,痰疟寒热,灸脾腧二穴,在十一椎下两傍,相去各一寸五分。”

《医学入门·内集卷一·经络·经穴起止》:“公孙,太白后一寸陷中。针入四分,灸三壮,主头面肿,心痛,胃脘痛,痰壅膈闷胸胁疼,隔食反胃,伤寒结胸,腹胀腹鸣泄泻里急,肠风下血,脱肛,五积痃癖,寒疟不食,妇人胎衣不下……膈俞,七节外一寸半。灸五壮,主喉痹,胸胁痛,肩背不得倾侧,心痛,痰饮吐逆,汗出,寒热骨痛,虚胀支满,痰疟,痃癖气块,膈上痛,身常湿不食……脾俞,十一节外一寸半。针三分,灸三壮,主胁下满,吐泻疟痢,腹胀,黄疸身重,痃癖积聚,腹痛,寒热引脊痛,能食而瘦,腰脊强急,热痓骨痛……太溪,内踝后五分跟骨间动脉陷中。针三分,灸三壮,主咽肿,呕吐口中如胶,善噫咳逆,咳嗽唾血,胁痛腹痛,痃癖疝瘕积聚,与阴相通及足清不仁,热病多汗,黄疸多热少寒,大便难。”

《针灸大成·卷五·八脉图并治症穴》:“食积血瘕,腹中隐痛:胃俞、行间、气海。五积气块,血积血澼:膈俞、肝俞、大敦、照海……胁下肝积,气块刺痛:章门、支沟、中脘、大陵、阳陵泉。”

《针灸大成·卷六·足太阴经穴主治·考正穴法》:“冲门,一名上慈宫,府舍下一寸,横骨两端约中动脉,去腹中行各四寸半。《铜人》针七分,灸五壮。主腹寒气满,腹中积聚疼,癃,淫泺,阴疝,妇人难乳,妊娠子冲心,不得息。府舍,腹结下三寸,去腹中行各四寸半。足太阴、厥阴、阴维之会。三脉上下一一入腹,络脾肝,结心肺,从胁上至肩,此太阴郄,三阴阳明之别。《铜人》灸五壮,针七分。主疝瘕，痹中急疼，循胁上下抢心，腹满积聚，厥气霍乱。”

《针灸大成·卷六·手少阴经穴主治·考正穴法》：“神门，一名锐中、一名中都，掌后锐骨端陷中。手少阴心脉所注为俞土。心实泻之。《铜人》针三分，留七呼，灸七壮。主疟心烦，甚欲得冷饮，恶寒则欲处温中；咽干不嗜食，心痛数噫，恐悸，少气不足，手臂寒，面赤喜笑，掌中热而啘，目黄胁痛，喘逆身热，狂悲狂笑，呕血吐血，振寒上气，遗溺失音，心性痴呆，健忘，心积伏梁，大小人五痫。”

《针灸大成·卷六·足阳明经穴主治·考正穴法》：“不容，幽门旁相去各一寸五分，去中行各三寸。《铜人》灸五壮。《明堂》灸三壮，针五分。《素注》针八分。主腹满痃癖，吐血，肩胁痛，口干，心痛，胸背相引痛，喘咳，不嗜食，腹虚鸣，呕吐，痰癖，疝瘕。”

《针灸大成·卷六·足太阳经穴主治·考正穴法》：“脾俞，十一椎下两旁相去脊各一寸五分，正坐取之。《铜人》针三分，留七呼，灸三壮。《明堂》灸五壮。《素问》刺中脾十日死，其动为吞。主腹胀，引胸背痛，多食身瘦，痃癖积聚，胁下满，泄利，痰疟寒热，水肿气胀引脊痛，黄疸，善欠，不嗜食。”

《针灸大成·卷七·治病要穴·背部》：“三焦俞，主胀满积块，痢疾。”

《针灸大成·卷八·诸般积聚门》：“诸积：三里、阴谷、解溪、通谷、上脘、肺俞、膈俞、脾俞、三焦俞。”

《针灸大成·卷九·医案》：“戊辰岁，吏部观政李邃麓公，胃旁一痞块如覆杯，形体羸瘦，药勿愈。予视之曰：既有形于内，岂药力所能除，必针灸可消，详取块中。用以盘针之法，更灸食仓、中脘穴而愈。”

《针灸大成·卷十·小儿》：“小儿胁下满，泻痢体重，四肢不收，痃癖积聚，腹痛不嗜食，痃疟寒热，又治腹胀引背，食饮多，渐渐黄瘦，灸十一椎下两旁，相去各一寸五分，七壮。”

《景岳全书·卷之二十三心集·杂证谟·积聚·针灸法》：“积痞在上者，宜灸上脘、中脘、期门、章门之类。积块在下者，宜灸天枢、章门、肾俞、气海、关元、中极、水道之类。”

《类经图翼·卷七经络·足太阳膀胱经穴》：“膈俞，在七椎下，去脊中二寸，正坐取之。为血之会。刺三分，留七呼，灸三壮；一云灸至百壮。主治心痛周痹，膈胃寒痰暴痛，心满气急，吐食反胃，痃癖五积，气块血块，咳逆，四肢肿痛，怠惰嗜卧，骨蒸喉痹，热病汗不出，食不下，腹胁胀满。此血会也，诸血病者，皆宜灸之，如吐血衄血不已，虚损昏晕，血热妄行，心肺二经呕血，脏毒便血不止……脾俞，在十一椎下，去脊中各二寸，正坐取之。刺三分，留七呼，灸三壮。《素问》云：刺中脾，十日死。主治痃癖积聚，胁下满，痃疟寒热，黄疸，腹胀痛，吐食不食，饮食不化，或食饮倍多，烦热嗜卧，身日羸瘦，泄痢，善欠，体重四肢不收。此穴主泻五脏之热，与五脏俞同。”

《类经图翼·卷七经络·足少阴肾经穴》：“通谷，在幽门下一寸陷中，夹上脘相去五分。冲脉足少阴之会。刺五分，灸五壮。主治口喎暴喑，积聚痃癖，胸满食不化，膈结呕吐，目赤痛不明，清涕，项似拔，不可回顾。”

《病机沙篆·卷下·癥瘕积聚痞癖痃疝》：“针灸法：食积血瘕痛，胃俞、气海、行间。小儿痞气久不愈，灸中脘、章门各七壮，脐后脊中七壮。痞块闷痛，大陵、中脘、三阴交。脾积气块痛，脾俞、天枢、中脘、气海、三里。腹中有积作痛，大便闭，灸神阙，用巴豆肉为饼，填入脐中，灸三壮、五壮。”

《针灸集成·卷三·足太阴脾经》：“冲门上去大横五寸，横骨两端去中行三寸半横直，关元上直府舍下直髀关，针七分，灸五壮。主治中寒积聚，淫泺阴疝，妊娠冲心，难乳；兼气冲，治带下，产崩；又兼血海，治痃癖。(《百证赋》)”

《针灸集成·卷三·足太阳膀胱经》：“膈俞，在七椎下去脊中二寸，正坐取之，针三分留七呼灸三壮，一云灸至百壮。主治心痛，周痹，膈胃，寒痰，暴痛，心满气急，吐食反胃，痃癖，五积，气块，血块，咳逆，四肢肿痛，怠惰嗜卧，骨蒸喉痹，热病汗不出，食不下，腹胁胀满。此血会也，诸血病者皆宜灸之，如吐血、衄血不已，虚损昏晕，血热妄行，心肺二经呕血藏毒，便血不止。胪胀胁腹满，灸百壮三报之；又治吐逆不得食，今日食，明日吐，灸百壮(《千金》)……胛俞，在十一椎下去脊中各二寸，针三分留七呼灸三壮，《素问》曰：针中脾十日死。主治痃癖，积聚，胁下满，痎疟寒热，黄疸，腹胀痛，吐食不食，饮食不化，或食饮倍多，烦热，嗜卧，身日羸瘦，泄痢，善欠，体重四肢不收。此穴主泻五脏之热，与五脏俞同。食不消化，泄痢不作，肌肤胀满水肿，灸随年壮三报之；又尿血，白浊，虚劳，灸百壮(《千金》)；兼听宫能祛心下之悲凄；又兼膀胱俞治脾虚谷食不消(《百证》赋)；治思噎食噎(《捷径》)；一传治水肿，鼓胀，气满泄泻，年久不止，及久年积块胀痛。"

《针灸集成·卷四·足少阴肾经》："通谷，在幽门下二寸少去中行五分，针五分，灸五壮。主治口㖞，暴喑，积聚，痃癖，胸满食不化，膈结，呕吐，目赤痛不明，清涕，项似拔，不可回顾。"

《勉学堂针灸集成·卷三·十二经脉流注腧穴》："三里，在膝眼下三寸，䯒骨外廉大筋内宛宛中，坐而竖膝低跗取之。极重按之则跗上动脉止矣……(《千金》)治心腹胀满，胃气不足，饮食不化，痃癖气块，吐血腹内诸疾，五劳七伤，灸七壮……冲门，上去大横五寸，横骨两端去中行三寸半，横直关元，上直府舍，下直髀关。针七分，灸五壮。主治中寒积聚，淫泺阴疝，妊娠冲心，难乳。兼气冲，治带下产崩；又兼血海，治痃癖。(《百证赋》)……膈俞，在七椎下，去脊中二寸，正坐取之。针三分，留七呼，灸三壮；一云灸至百壮。主治心痛周痹，膈胃寒痰，暴痛、心满气急，吐食反胃，痃癖，五积气块血块，咳逆，四肢肿痛，怠惰嗜卧，骨蒸，喉痹，热病汗不出，食不下，腹胁胀满。此血会也，诸血病者，皆宜灸之。"

1. 针刺

《黄帝内经素问·长刺节论》："病在小肠者有积，刺腹脐以下至少腹而止，刺夹脊，刺两旁四椎间，刺两髂髎季胁肋间，道肠中热下气已。"

《千金翼方·卷第二十六·针灸上·妇人第二》："胞衣不出，或腹中积聚，皆针胞门入一寸，先补后泻，去关元左二寸。"

《奇效良方·卷之五十五·针灸门·留气法》："夫用针之时，先进七分之中，行纯阳之数，若得气便深刺，微伸提之，却退之至原处，又得气，依前法，可治痃癖癥瘕之病。"

《针灸聚英·卷三·八法》："七曰：留气之诀。痃癖癥瘕，刺七分，用纯阳，然后乃直插针，气来深刺，提针再停。"

《针灸问对·卷之中·十四法》："留气法，用针之时，先进七分之中，行纯阳之数。若得气，便深入伸提之，却退至原处。又得气，依前法。可治痃癖癥瘕之病。"

《医学入门·内集卷一·针灸·附杂病穴法》："治痃癖癥瘕气块，先针入七分行老阳数，气行便深入一寸，微伸提之，却退至原处，又得气依前法再施，名曰留气法。"

《针灸大成·卷四·南丰李氏补泻》："治痃癖癥瘕气块，先针入七分，行老阳数，气行便深入一寸，微伸提之，却退至原处，不得气，依前法再施，名曰留气法。"

《针灸大成·卷四·三衢杨氏补泻》："口诀：留气法，能破气，伸九提六。留气运针先七分，纯阳得气十分深，伸时用九提时六，癥瘕消溶气块匀。凡用针之时，先运入七分之中，行纯阳之数，若得气，便深刺一寸中，微伸提之，却退至原处；若未得气，依前法再行，可治癥瘕气块之疾。痃癖癥瘕疾宜休，却在医师志意求，指头手法为留气，身除疾痛再无忧。"

《针方六集·卷之三尊经集·附修〈金针赋〉》："七曰留气之诀，痃癖癥瘕，刺七分，用纯阳，然后乃直插针，气来深刺，提针再停。留气，留阳气也。痃癖癥瘕，阴寒所凝，故聚阳气以胜之，亦东风解冻之意。"

《灸法秘传·太乙神针·正面穴道证治》："下脘穴(脐上二寸，任脉)，凡腹胀坚硬、痃癖气块、小便赤涩、身体羸瘦，针此穴。"

2. 灸法

《备急千金要方·卷十一肝脏·坚癥积聚第五·大黄汤方》："积聚坚满，灸脾募百壮，穴在章门季肋端。心下坚，积聚冷胀，灸上脘百壮，三报之，穴在巨阙下一寸许。积聚坚大如盘，冷胀，灸胃脘二百壮，三报之，穴在巨阙下二寸。"

《备急千金要方·卷十六胃腑方·胀满第七·灸法》："胸满心腹积聚痞痛，灸肝俞百壮，三报。脏腑积聚胀满，羸瘦不能饮食，灸三焦俞，随年壮。"

《千金翼方·卷第二十七·针灸中·肝病第一》："积聚坚满痛，灸脾募百壮，章门是也。"

《千金翼方·卷第二十七·针灸中·胃病第六》："胸满，心腹积聚痞疼痛，灸肝俞百壮。"

《千金翼方·卷第二十七·针灸中·大肠病第八》："诸结积、留饮、澼囊、胸满饮食不消，灸通谷五十壮。又，灸胃管三百壮三报之。心下坚，积聚冷热，腹胀，灸上管百壮三报之。”

《太平圣惠方·卷第九十九·具列一十二人形共计二百九十穴》：“又有一途如腹内疝，瘕痃癖块，伏梁气之徒，唯须大艾炷。故《小品》曰：腹背烂烧四肢，则但除风邪而已。”

《圣济总录·卷第一百九十二·任脉》：“承浆一穴，一名垂浆，在颐前唇下宛宛中，足阳明任脉之会，疗偏风口㖞，面肿消渴，口齿疳蚀生疮，灸亦佳，日可灸七壮至七七壮止，灸即血脉通宣，其风应时立愈。其艾炷不用大，一依小竹箸头作炷，脉粗细状如细线，艾炷破肉，但令当脉灸，亦能愈疾。凡灸脐下久冷疝瘕、痃癖气块、伏梁积气，宜艾炷大，故《小品》诸方云：腹背宜灸五百壮，四肢则但去风邪，不宜多灸，七壮至七七壮止，不得过。”

《针灸资生经·针灸资生经第三·劳瘵》：“气海，疗冷病。面黑肌体羸瘦，四肢力弱，小腹气积聚贲豚，腹弱脱阳欲死不知人，五脏气逆上攻。”

《针灸资生经·针灸资生经第三·膀胱气》：“章门，疗膀胱气癖疝瘕气。膀胱气痛状如雷声积聚气。”

《针灸资生经·针灸资生经第四·癥癖》：“积聚坚满痛，章门一百壮。”

《世医得效方·卷第六大方脉杂医科·胀满·通治》：“胸满，心腹积聚，痞痛，灸肝俞百壮，穴在第九椎下两傍各去一寸半。”

《西方子明堂灸经·卷四·伏人背脊图·脊中第二行二十五穴》：“〔鬲(膈)腧二穴〕在第七椎下两旁相去各一寸半(灸三壮)。主胸胁相引，不得倾侧，肩背塞，痉，心痛，痰饮吐逆，汗出寒热，骨痛，虚胀支满，痰疟痃癖，气块，膈上痛，喉痹，身常湿，不食，切痛，喉痹哽噎，咽肿不得消，食饮不下。主吐食。”“(脾腧二穴)在第十一椎下两旁各去一寸半，灸三壮。主腰、身黄，胀满，腹肚泄利，身重，四肢不收，黄疸，邪气，痃癖积聚，腹痛，寒热，腹中气胀，引脊痛，食饮多而身羸瘦，腰脊强急，热痉，引骨痛，黄疸，善欠，不下食，胁下满，欲吐，身重不欲动，泄痢不食，食不生肌肤，痰疟寒热。”

《西方子明堂灸经·卷八·侧人足少阴肾经图·足少阴肾经十穴》：“(太溪二穴)在足内踝后跟骨上动脉陷中，灸三壮。主久疟咳逆心痛，如锥刺其心，手足寒至节，喘息者死；呕吐，口中如胶，善噫，寒疝，热病汗不出，默默嗜卧，弱黄，消瘅，大便难，咽肿、唾血，痃癖，寒热咳嗽，不嗜食，腹胁痛，瘦弱，手足逆冷，大疝，瘕积聚与阴相通，及足清不仁，热病多汗，黄疸，多热少寒，腹中肿胀。”

《玉机微义·卷五十·灸癖积法》：“治小儿胁下满，泻利，体重四肢不收，痃癖，积聚，腹痛，不嗜食寒热，取脾俞二穴在第一椎下两旁相去各一寸五分，可灸七壮；又治腹胀黄疸，可灸三壮。”

《普济方·针灸·卷三针灸门·艾炷大小法》：“《明堂上经》乃云：艾炷依竹筋头作，其病脉粗细状如线，但令当脉灸之。如雀粪大炷，亦能愈疾。又有一途，如腹内疝瘕、痃癖块、伏梁气等，惟须大艾炷。”

《卫生易简方·卷之五·积聚癥瘕》：“治癖灸法，于后脊中离四指，癖在左灸右，在右灸左，穴与脐平。”

《针灸聚英·卷二·玉机微义针灸证治·小儿》：“小儿胁下满，泻痢体重，四肢不收，痃癖积聚，腹痛不嗜食，痎疟寒热；又治腹胀引背，食饮多，渐渐黄瘦。灸十一椎下两旁相去各一寸五分，七壮。”

《类经图翼·卷四·经络·针灸诸则》：“凡灸脐下久冷、疝瘕痃癖、气块伏梁积气，宜艾炷大。”

《针灸逢源·卷五证治参详·幼科杂病》：“胁下满，泻痢，体重不收，痃癖积聚，腹痛，不嗜食，痎疟寒热或腹胀引背，食饮多，渐渐黄瘦者，十一椎下各开一寸五分，灸七壮。”

《杂病广要·内因类·积聚》：“灸法：凡坚硬之积，必在肠胃之外，募原之间，原非药力所能猝至，宜用阿魏膏、琥珀膏或水红花膏、三圣膏之类以攻其外(此诸膏今省)，再用长桑君针法以攻其内。然此坚顽之积，非用火攻，终难消散，故莫妙于灸。余在燕都，尝治愈痞块在左胁者数人，则皆以灸法收攻也。长桑君针积块癥瘕法：先于块上针之，甚者又于块首一针，块尾一针讫，以艾灸之立愈。([按]此法亦出《纲目》引桑，又曰：又三里灸之)一法曰：凡灸痞者，须灸痞根，无不有效。其法在脊背十三椎下，当脊中，点墨记之，此非灸穴，却于墨之两旁，各开三寸半，以指揣摸，觉微有动脉，即点穴灸之，大约穴与脐平，多灸左边，或左右俱灸，此即痞根也。或患左灸右，患右灸左，亦效。灸穴法，中脘、期门、章门、脾腧、三焦腧、通谷,此诸痞所宜灸者。积痞在上者,宜灸上脘、中脘、期门、章门之类;积块在下者,宜灸天枢、章门、肾腧、气海、关元、中极、水道之类。凡灸之法,宜先上而后下。脐腹之壮,用宜稍大,皆先灸七壮或十四壮,以后渐次增加,愈多愈妙。以上诸穴,皆能治痞,宜择而用之。然犹有不可按穴者,如痞之最坚处,或头或尾,或突或动处,但察其脉络所由者,皆当按其处而通灸之。火力所到,则其坚聚之气,自然以渐解散,有神化之妙也。第灸痞之法,非一次便能必效,务须或彼或此,择其要者,至再至三,连次陆续灸之,无有不愈者。(《景岳》)

长安酒肆一人,年十七未冠,患痞块,径大四五寸许,腹亦胀大。予为灸脾腧、肝腧、章门、中脘、三里,半月全消。(《程星海医案》)"

《针灸集成·卷一·作艾炷法》:"艾炷根下,广三分,长亦三分,若减此,则不覆孔穴,不中经脉,火气不行,亦不能除病,强壮人亦可稍增令大,小儿则可如小麦大,或如雀粪大。(《局方》)艾炷依小竹箸头作之,其病脉粗细状如巨线,但令当脉灸之,艾炷虽小,亦能愈疾,如腹内疝瘕、痃癖、气块、伏梁等疾,惟须大艾炷也。(《入门》)"

《厘正按摩要术·卷二立法·灸法》:"灸十一椎下两旁,相去各一寸五分。灸七壮,治小儿胁满,四肢不收,痃癖积聚,腹痛不嗜食,并治痎疟寒热黄疸等证。(《按摩经》)"

3. 导引法

《黄帝内经素问·奇病论》:"此不妨于食,不可灸刺。积为导引服药,药不能独治也。"

《诸病源候论·风病诸候·风身体手足不随候》:"《养生方·导引法》云:治四肢疼闷及不随,腹内积气,床席必须平稳,正身仰卧,缓解衣带,枕高三寸,握固。握固者,以两手各自以四指把手拇指,舒臂,令去身各五寸,两脚竖指,相去五寸,安心定意,调和气息,莫思余事,专意念气,徐徐漱醴泉。漱醴泉者,以舌舐略唇口牙齿,然后咽唾,徐徐以口吐气,鼻引气入喉。须微微缓作,不可卒急强作,待好调和。引气、吐气,勿令自闻出入之声。每引气,心心念送之,从脚趾头使气出。引气五息、六息,一出之,为一息;一息数至十息,渐渐增益,得至百息、二百息,病即除愈。不用食生菜及鱼肥肉。大饱食后,喜怒忧恚,悉不得辄行气。惟须向晓清静时行气,大佳,能愈万病。"

《诸病源候论·积聚病诸候·积聚候》:"《养生方·导引法》云:以左足践右足上,除心下积。又云:病心下积聚,端坐伸腰,向日仰头,徐以口纳气,因而咽之,三十过而止,开目作。又云:左胁侧卧,申臂直脚,以口纳气,鼻吐之,周而复始,除积聚、心下不便。又云:以左手按右胁,举右手极形,除积及老血。又云:闭口微息,正坐向王气,张鼻取气,逼置脐下,小口微出气,十二通,以除结聚。低头不息十二通,以消饮食,令身轻强。行之冬月,令人不寒。又云:端坐伸腰,直上,展两臂,仰两手掌,以鼻纳气闭之,自极七息,名曰蜀上乔,除胁下积聚。又云:向晨,去枕,正偃卧,伸臂胫,瞑目闭口不息,极张腹、两足,再息,顷间吸腹仰两足,倍拳,欲自微息定,复为之春三、夏五、秋七、冬九。荡涤五脏,津润六腑,所病皆愈。腹有疾积聚者,张吸其腹,热乃止,癥瘕散破,即愈矣。"

《杂病源流犀烛·卷十四·积聚癥瘕痃癖痞源流(息积病)》:"痞块导引法:《保生秘要》曰,以左手向前上伸,以右手向后下伸,闭气一口,扭身转项,左右转换各十七回,俟后内微觉响声身热乃止,兼行后功……息积症治:《内经》曰,帝曰:人有病胁下满气逆,二三岁不已,是为何病?岐伯曰:病名曰息积,此不妨于食,不可灸刺,为导引服药,药不能独治也。导引法:《得效》曰,以两手拇指压无名指本节作拳,按髀趺坐,叩齿三十六,屏气二十一息,咽气三口,再屏息,再咽,如是三作,以气通为效。遇子午卯酉时则行。"

4. 熨法

《卫生易简方·卷之五·积聚癥瘕》:"治癥熨法:用茱萸三升碎之,酒和煮熟,布裹熨之,冷更炒更番熨。"

《杂病广要·内因类·积聚》:"《肘后》熨癥方:灶中黄土一升,生葫一升。上二味,先捣葫熟,内土复捣,以好苦酒浇令浥浥,先以涂布一面,仍拓病上,又涂布上,干复易之,取令消止。(《外台》)《千金》有桂。([按]今本《肘后》与《千金》同)

治癥结病(原更载瓜病,今省),以椒熨之方:取一新盆子受一斗者,盆底钻一百二十孔,孔上着椒三合,上着一重纸,纸上着冷灰一升,灰上着热灰半升,上着刚炭火一斤,经一食顷,盆底热彻,当病上。初安毡一重,即安火盆,火盆大热,以渐更加一重，若火更热不可忍，加至三重暂歇，一口冷饮，还上火，消二分许即停，经三日勿着，及至七日，决得顿瘥，然后食美食自补。(《千金》)

大艾(打熟，砂石铫内炒，滴少醋令香，炒极热)，上以二三绢袋袋药，更替乘热搭腹上印熨。一法只炒食盐，炒极热，按熨痛处，亦效。(《澹寮》)

贴脐饼子，治虚中积滞，腹胀痞痛，大小便不通：穿山甲(炮燥)、五灵脂、巴豆(去皮)、大蒜(去皮)各三钱。上为细末，同研如泥，作饼子，如当三钱大，绵裹一饼，安脐中，着物系定，觉药热行宜取效。(《施丸端效方》)"

5. 外贴法

《杂病源流犀烛·卷十四·积聚癥瘕痃癖痞源流(息积病)》："外贴法：《千金方》曰，凡积聚癥瘕，用药外贴，亦可令消散，宜三圣膏、琥珀膏、贴痞膏。"

6. 握药法

《杂病源流犀烛·卷十四·积聚癥瘕痃癖痞源流(息积病)》："握药宜积法：《得效》曰，凡积聚服药，艮难者可用握药法，能令积散，宜握药丸。"

7. 运功法

《杂病源流犀烛·卷十四·积聚癥瘕痃癖痞源流(息积病)》："运功：《保生秘要》曰，注脐发运，患处撤散，或想刀劈破气块，推之四旁，又灌火烧之，或用梭法。"

8. 调摄法

《杂病广要·内因类·积聚》："调摄法：医为病所困，首惟阴虚之难补，久积之难除。玉山自倒，阴虚之谓也。养虎遗患，久积之谓也。呜呼！人之罹此二者，须节欲以养性，内观以养神，澹泊自如，从容自得，然后委之于医。不然，虽刘、张、李诸子复生，亦不能为我保也。(《心法附余》)

平补之外，更能断厚味，节色欲，戒暴怒，正思虑，庶乎万全。(《入门》)

不澄其源，而欲其流之清；不加其薪，而欲其汤之沸；不断厚味，而欲其积之可消，此不可得之数也。(《医津一筏》)

服药，最忌厚味发气之物。(《简明医彀》)"

九、正治与反治

《云林神彀·卷二·臌胀》："腹中热胀，或有积聚，消胀化积，是为正治。"

《中西汇通医经精义·下卷·审治处方》："逆者正治，从者反治，热因寒用，寒因热用，塞因塞用，通因通用。其始则同，其终则异，可使破积，可使溃坚，可使气和，可使必已。"

十、治积聚禁忌

《济阴纲目·卷之八胎前门上·积聚》："黄帝问曰：妇人重身，毒之何如？岐伯曰：有故无殒。帝曰：愿闻其故。岐伯曰：大积大聚，其可犯也，衰其大半而止，过者死。"

《外科证治全书·卷四内景证治·内景·伏梁》："伏梁：心之积也，起脐下，大如臂至心下久则令人心烦。因心经气血两虚，以致邪留不去。邪不外泄，血与痰火郁，则积聚不散。忌热药、破血、汗、下。宜活血凉血，散热通结，震伏丸主之。"

1. 积聚忌用汗下法

《周慎斋遗书·卷八·积聚》："凡积不可用下药，徒损真气，病亦不去，只宜消积，使之融化则积消矣，积去宜补之。"

《伤寒兼证析义·积聚动气兼伤寒论》："问：有动气之人，不可汗下，其有积聚者，亦有所禁乎？曰：动气是脾衰气失统运之候，汗下先动脾津，故为切禁，非若积聚初起之可用攻击者。若久病气衰，亦必兼补而攻始应。尝见有积聚误汗则津液外泄，固结随表药而上升者；误攻则气随下脱，阴邪无制而愈逆者；亦有下之便利不止水道涩痛如淋者，《内经》所谓此风根也，不可动，动之为水溺涩之病是也。"

《医权初编·卷上·论积聚与感寒时疫下法不同第三十三》："至于积聚之症，乃元气素伤，其病与正气混为一家，譬如小人已窃其权，若欲骤去，必反遭其害。且郁积之火，无感寒时疫之炽，故有补泻寒热夹杂之治法，渐渐消磨，久积自去。若急欲求功，以硝黄屡下之，则中气愈亏，不能复振，聚而不运，积聚愈坚，变为中满而死矣。"

2. 积聚忌用攻下法

《丹溪心法·卷三·积聚痞块五十四》："凡积病不可用下药，徒损真气，病亦不去，当用消积药使之融化，则根除矣。凡妇人有块，多是血块。"

《医学原理·治积大法·丹溪治积聚活套》："凡积聚不可专用下药，徒损真气，病亦不去。当用消导药，使其被化，则病根自除。"

《赤水玄珠·第十三卷·积聚门·积聚论》："丹溪曰：痞块在中为痰饮，在右为食积（一云痰积），在左为血块。气不能作块成聚，块乃有形之物，痰与食积死血而成也。用醋煮海石、醋煮三棱、蓬术、桃仁、红花、五灵脂、香附之类为丸，石碱白术汤吞下。瓦垄子能消血块，次消痰。石碱一物，有痰积有块可用，洗涤垢腻，又能消食积。治块当降火消食积，食积即痰也。行死血块，块去须大补。凡积病不可用下药，徒损真气，病亦不去，当用消积药，使之融化则根除矣。凡妇人有块多是血。"

《本草备要·草部·蓬莪术》："［按］五积，心积曰伏梁，起脐上至心下；肝积曰肥气，在左胁；肺积曰息贲，在右胁；脾积曰痞气，在胃脘右侧；肾积曰奔豚，在小腹上至心下。治之不宜专用下药，恐损真气，宜于破血行气药中，加补脾胃药。气旺方能磨积，正旺则邪自消也。《经》曰：大积大聚，其可犯也，衰其大半而止，过者死。东垣五积方，用三棱、莪术，皆兼人参赞助成功。"

《张氏医通·卷三·诸气门上·积聚》："奔豚虽曰肾积，而实冲脉为患，冲主血……设泥奔豚为肾积而用伐肾之剂则谬矣。即使果有水气凌心，不过桂、苓之类。《千金》成法可师，不必如东垣奔豚丸之用巴豆、乌、附等耗水伤津药也。"

《王九峰医案·中卷·积聚》："清阳不升，浊阴不降，左胁盘踞，此肝积名曰肥气。肝属木，木克土，故肥气久而脾土必亏。脾为生化之源，源竭而肝木愈旺，上刑肺金，致有咳呛咯血之患。热移于脑，则鼻流浊涕。东垣云：痞满皆血症也，谓脾胃水谷之阴伤也。心主血，心虚则嘈杂似饥，故得食则安；肝藏血，肝虚则阴伏于阳，皆气血不运而成，即虚转实也。若用气药破之，虽取快一时，贻忧日后，痞气坚而阴愈伤矣。攻之愈急，必变中满，脉象虚数，而脾胃之阴宜养，营分宜调。参以乙癸同源，为法中之法。正气足，积自除；不治痞，而痞自消矣。"

3. 虚热积聚忌用辛散药

《医学原理·治积大法》："世俗之治积，多用辛散之剂，欲其积随气散，殊不知气虚者将何抵受？若中挟热，岂不助火以伤气耶。"

十一、失治误治

《医方考·卷四·积聚癥瘕门第四十四》："叙曰：积聚癥瘕，夫人心腹之疾也。凡有此疾者，宜与明医攻疗之。失而不治，复协他邪，不可为矣。譬之奸人蠹国，乘人之危而利之，虽有智者，不能善其后尔。"

《针灸大成·卷九·医案》："戊辰岁，给事杨后山公祖乃郎，患疳疾，药日服而人日瘦。同科郑湘溪公，迎予治之。予曰：此子形羸，虽是疳症，而腹内有积块，附于脾胃之旁，若徒治其疳，而不治其块，是不求其本，而揣其末矣。治之之法，宜先取章门灸针，消散积块，后次第理治脾胃，是小人已除，而君子得行其道于天下矣。果如其言，而针块中，灸章门，再以蟾蜍丸药兼用之，形体渐盛，疳疾俱痊……戊辰岁，吏部观政李邃麓公，胃旁一痞块如覆杯，形体羸瘦，药勿愈。予视之曰：既有形于内，岂药力所能除，必针灸可消，详取块中。用以盘针之法，更灸食仓、中脘穴而愈。邃麓公问曰：人之生痞，与痃癖、积聚、癥瘕是如何？曰：痞者，否也，如《易》所谓天地不交之否，内柔外刚，万物不通之义也。物不可以终否，故痞久则成胀满，而莫能疗焉。痃癖者，悬绝隐僻，又玄妙莫测之名也。积者，迹也，挟痰血以成形迹，亦郁积至久之谓尔。聚者绪也，依元气为端绪，亦聚散不常之意云。癥者，征也，又精也，以其有所征验，及久而成精萃也。瘕者，假也，又遐也，以其假借气血成形，及历年遐远之谓也。大抵痞与痃癖，乃胸膈之候，积与聚，为腹内之疾，其为上、中二焦之病，故多见于男子。其癥与瘕，独见于脐下，是为下焦之候，故常见于妇人。大凡腹中有块，不问男妇积聚、癥瘕，俱为恶症，切勿视为寻常。初起而不求早治，若待痞疾胀满，已成胸腹鼓急，虽扁鹊复生，亦莫能救其万一，有斯疾者，可不惧乎！李公深以为然。"

《张氏医通·卷三·诸气门上·积聚》："喻嘉言治一人，少腹脐傍三块，坚硬如石，以手拊之痛不可忍，其脉止两尺洪盛，余俱微细。此由见块医块，不究其源而误治也。初起时块必不坚，以峻猛之药攻之，致真元内乱，转助邪为害，故迸紧不散，其实全是空气聚成。非如女子月经，凝而不行，即成血块之比，观两尺脉洪盛，明是肾气传于膀胱，姑用补中药一剂，以通中下之气，后用大剂药，内收肾气，外散膀胱，先以理中汤加附子五分。块减十之三，再用桂、附大剂，腹中奔气响甚，三块一时顿没。更用补肾药加桂、附调理而愈……顾晋封夫人患痞在胁下，或令用膏药，加阿魏一分，麝香半分贴之，五六日间，遂下鲜血血块甚多，二三日方止。是后每岁当贴膏时，必发。近邻妪亦用阿魏膏贴痞，下血如前，世以阿魏、麝香为痞块必用之药。外用为患若此，况服食乎。因为拈出，以为虚人漫用攻击之戒。"

《医学心悟・卷一・医门八法・论消法》："消者，去其壅也。脏腑、筋络、肌肉之间，本无此物而忽有之，必为消散，乃得其平。《经》云：坚者削之是已。然有当消不消误人者，有不当消而消误人者，有当消而消之不得其法以误人者，有消之而不明部分以误人者，有消之而不辨夫积聚之原，有气、血、积食、停痰、蓄水、痈脓、虫蛊、劳瘵，与夫痃癖、癥瘕、七疝、胞痹、肠覃、石瘕，以及前后二阴诸疾以误人者，是不可不审也。

凡人起居有常，饮食有节，和平恬淡，气血周流，谷神充畅，病安从来，惟夫一有不慎，则六淫外侵，七情内动，饮食停滞，邪日留止，则诸症生焉。法当及时消导，俾其速散，气行则愈耳。倘迁延日久，积气盘踞坚牢，日渐强大，有欲拔不能之势，虽有智者，亦难为力，此当消不消之过也。

然亦有不当消而消者何也？假如气虚中满，名之曰鼓，腹皮膨急，中空无物，取其形如鼓之状，而因以名之。此为败症，必须填实，庶乎可消，与蛊症之为虫为血，内实而有物者，大相径庭。又如脾虚水肿，土衰不能制水也，非补土不可；真阳大亏，火衰不能生土者，非温暖命门不可。又有脾虚食不消者，气虚不能运化而生痰者，肾虚水泛为痰者，血枯而经水断绝者，皆非消导所可行，而或妄用之，误人多矣。所谓不当消而消者此也。

然又有当消而消之不得其法者何也？夫积聚、癥瘕之症，有初、中、末之三法焉。当其邪气初客，所积未坚，则先消之而后和之。及其所积日久，气郁渐深，湿热相生，块因渐大，法从中治，当祛湿热之邪，削之、耎之以底于平。但邪气久客，正气必虚，须以补泻迭相为用，如薛立斋用归脾汤，送下芦荟丸。予亦尝用五味异功散，佐以和中丸，皆攻补并行中治之道也。若夫块消及半，便从末治，不使攻击，但补其气、调其血、导达其经脉，俾荣卫流通而块自消矣。凡攻病之药，皆损气血，不可过也，此消之之法也。

然又有消之而不明部分者何也？心、肝、脾、肺、肾，分布五方，胃、大肠、小肠、膀胱、三焦、胆与膻中，皆附丽有常所，而皮毛、肌肉、筋骨，各有浅深，凡用汤、丸、膏、散，必须按其部分，而君、臣、佐、使，驾驭有方，使不得移，则病处当之，不至诛伐无过矣。此医门第一义也，而于消法为尤要。不明乎此，而妄行克削，则病未消而元气已消，其害可胜言哉！况乎积聚之原，有气、血、食积，停痰、蓄水、痈脓、虫蛊、劳瘵，与夫痃癖、癥瘕、七疝、胞痹、肠覃、石瘕，以及前后二阴诸疾，各各不同，若不明辨，为害非轻。予因约略而指数之。"

《续名医类案・卷十・痞》："姚氏妇久患痞积，两年之间，攻击之剂，无遗用矣，而积未尽除，形体尫羸。李曰：积消其半，不可伐矣，但用补剂，元气一复，病自祛耳。遂作补丸，服毕而痞果全消。逾三年，调理失宜，胸腹痛甚，医以痛无用补法，用理气化痰之剂，痛不减。脉之大而无力，此气虚也，投以归脾汤加人参二钱，其痛乃止。"

《沈氏尊生书・寒・积聚癥瘕痃癖》："若积之既成，又当调养营卫，扶胃健脾，使元气旺而间进以去病之剂，从容调理，俾其自化，夫然后病去而人亦不伤。乃今之治积者，动议吐下，竟谓非此不除，不知吐与下只治病之卒暴作者。若积之城，必匪朝伊夕，其所由来者渐矣，故积之治亦必匪朝伊夕，其所由去者，不可不以渐也。"

《四科简效方・丙集・癥瘕・内治》："香附（槌碎，童便浸，四两）、青皮（切，四两，用硝石五钱化水浸）、丹参（切，二两，姜汁浸）、郁金（敲碎，二两，以生矾五钱化水浸）。共研末，醋糊丸麻子大，晒干洒上阿胶水，摇令光泽，再将人参、当归、川芎各一两，白术、茯苓、半夏各二两，陈皮、炙甘草各五钱，研末，用米饮泛在丸上作外廓，晒干，每三钱开水下。此治虚弱人患癥痞痃癖，不堪攻下者，用此缓消之法，不伤正气，乃女科之要方也。盖妇人多患此证，粗工妄用峻剂，每致伤人，庸流偏于养正，病不能除，往往为终身之患，而不能受孕，再录外治诸方如下，以便采用。"

【论用方】

《仁斋直指方论・卷之五・附积聚癥瘕痞

块·积聚癥瘕痞块方论》:"撞气阿魏丸,治五种噎疾,九般心痛,痃癖气块,冷气攻刺。如意丸,治积聚块痛,疝瘕癥癖等疾。顶珠丸,治积气块痛久年,脾积癖瘕之疾。蓬煎丸,利大腑,去积气。调气散,治气滞不匀,宿食不消。红丸子,治丈夫脾积气滞,胸膈满闷,酒积不食,妇人脾血积气,诸般血癥气块。气块石燕饮,治饮食伤冷,心下结块,状如伏梁,又攻左胁。杨氏麝香丸,治停宿积聚,能寻诸处痛,凡膀胱气胁下痛最难治,此药主之。"

《活幼心书·卷中明本论·伤积》:"过餐生冷坚硬之物,脾胃不能克化,积停中脘,外为风寒所袭,或因吃卧失盖,致头疼面黄,身热眼胞微肿,腹痛膨胀,足冷肚热不安,昏神饮食不思,或呕或哕,口噫酸气,大便酸臭,此为陈积所伤,如觉一二日,先以百伤饮发表,次当归散入姜煎服,温动积滞,方下乌犀丸、六圣丸,重与宽利,后用匀气散调补。有食饱伤脾,脾气稍虚,物难消化,留而成积,积败为痢,腹肚微痛,先调胃气,次理积,却止痢,则病根自除。和中散理虚养胃,三棱散、乌犀丸。助脾化积,沉香槟榔丸、守中汤。进食止痢,仍忌生冷黏腻之物,不致复作。有时时泄青水如生菜汁,是受惊而后有积,烦闷啾唧,常似生嗔,名为惊积。先解惊,后理积。解惊五苓散或百解散,理积三棱散或乌犀丸及三解散,炒神曲、生姜,煎汤调服。醒脾散、沉香槟榔丸,宁惊化积,壮气和胃,仍节冷乳,自然平治。"

《卫生易简方·卷之十·百病》:"治诸病,用威灵仙一味。于冬月丙丁、戊巳月采根,阴干月余日,捣筛为末,温酒调二钱匕,空心服;或用酒九蒸九曝,为末,白饭和丸如桐子大,每服二三十丸,温酒送下。饵之者,夏无瘟疫,秋无疟痢,宣通五脏,祛逐诸风,癥瘕积聚,痃癖气块,痰唾涎水,膀胱宿脓,嗽喘肿胀,手足顽麻,腰脐疼痛,白癜黄疸、疮癣疥癞,目眩头旋,憎寒壮热,虚损伤败,一切疾病服之大验。其性甚善,不触诸药,惟忌茶茗,可煎甘草、栀子代饮。仍以不闻水声者良,净室修合。"

《卫生易简方·卷之五·积聚癥瘕》:"治男妇五般积气成聚,用牵牛一斤生捣末八两,余渣于新瓦上炒香放冷,再捣取末四两,共十二两拌匀,炼蜜丸如桐子大,患积气至重者三五十丸,陈皮、生姜汤下,空心临卧服。治腹胀积聚癥瘕,用葶苈一升炒黄,酒五升,浸七日,日服三合。治癥,腹中有物硬如石,刺痛,用虎杖根一斗干捣,酒渍饮之,日三服。治卒暴癥,腹中有物坚如石,痛欲死,用蒴藋根一小束,洗沥去水,细擘,酒二升,浸三宿,暖温服五合至一升,日三。若欲速,得服于热灰中温,令味出服之,此药无毒,大验。治积聚癥瘕并去三尸,益气延年,用雄黄二两为末,九度水飞过入新竹筒,以蒸饼塞筒口,蒸七度,用粉脂一两,丸如绿豆大,日三服,酒下七丸、十丸,三年后百病皆除,永不饥渴。治癖,用大黄十两为末,醋三升,白蜜两匙,同煎熬丸如桐子大,一服三十丸,生姜汤下,以利为度,小儿减服。又方,用郁李仁泡去皮,与面和捣为饼,如干着淡水,作饼如病人掌大,为二饼,炙黄熟,空腹食一枚,当快利,如不利更食一枚,或饮热粥,以利为度;若至午后利不止,即以醋饭止之;病未尽去,一二日后更进一服,以病尽为限。不得食酪及牛肉,无不效。治痃癖癥结及诸虫并马毒疮,用马齿苋和盐、醋煮一碗,空心食,有虫尽出;汁涂疮。治腹中痃癖诸块,用雄雀尿和干姜、桂心,艾等分为丸,空心米饮服十丸。又方,用鳖甲烧黄,合诃黎勒皮、干姜等分为丸,空心服三十丸。治鳖瘕,用新熟赤黍米淘取泔汁,生服一升,不过三度愈。治小腹坚大如盘,胸中满,能食而不消,用曲末方寸匕,日三服。治痞,用水中生长蕨菜淡煮,吃三日,即打下恶物,仍要吃淡一月方可。又方,用观音柳煎汤,露一宿,至五更饮数次,痞自消。又方,用绿矾四两为末,面二两作皮包矾蒸熟,以胡桃仁十个,杏仁二十四个去皮尖,胡椒三十粒,共捣如泥,丸如桐子大,每服二十丸,空心温酒下,如剂硬,加熟蜜丸。又方,用木鳖子七枚去壳捣烂,好酒拌匀,以精猪肉四两薄切,涂药炙熟,令患者旋嗅旋吃,服月余自愈。忌煎炒物。治鳖瘕,用白马尿一盏,温饮之即消。又方,用白马尿一升,鸡子白三枚,煎至二合,空腹顿服,不移时即当吐出小鳖。又方,用胡粉、黍米淋汁,温服大效。治蛇癖,凡蛇精及液抛活菜上,人误食之,腹内成蛇;或食蛇肉,亦作蛇瘕,其人常饥食之即吐,腹中如蛇,用赤头蜈蚣一枚,为末,分服,酒调下。治痃癖气块,用桑柴灰汁三升,鳖一枚,同煮如泥,去骨再煮如膏,丸如桐子大,每服十丸,随食饮下。治男妇气瘕,小腹坚结如杯盘,妇人月候不通,往来潮热,或痢羸瘦,用地黄三十斤杵绞汁,干漆一斤为末,慢火熬调,丸如桐子大,每服五七丸，温酒下无时。治一切积聚气胀，两胁膨满，无问新久，用大黄三两，黑牵牛头末一两，硇砂三钱，栀子半两，轻粉二钱，共为末，炼蜜捻如小铜钱大厚，食后细嚼三饼，温酒送下，临卧如行，粥补之，虚实加减服。治积聚心腹痞痛，呕吐不止，用皂角一锭一尺二寸烧留性，盆合于地，土壅勿令出烟；巴豆十二个去壳，以面一两同炒黄，为末，醋糊丸如绿豆大，每服十丸，食后盐汤下，约量加减。治一切积聚痃癖，气块及大小结胸，痛不能抑按，用南星、半夏、芫花、自然铜生用，等分为末，醋糊丸如桐子大，每服五七丸，食前温汤下。治腹内积滞毒气，春暄发病用槟榔、郁李仁等分为末，每服三钱匕，蜜水调下无时。治秋夏之交，露坐夜久，腹中痞如群石在内，用大豆半升，生姜八分，水二升煎一升，顿服瘥。治蛟龙瘕，用寒食饭三升，每服五合，日三服，遂吐出蛟龙有头尾。治心下坚如盘，用枳实去白麸炒一钱半，白术三钱，水一盏煎七分，温服，其坚即散。治腹中癖块，用大黄、朴硝等分为末，以葱、蒜研烂和匀如膏，厚摊绢帛上，贴患处即消软。治食积、酒积、气积、诸般积块，翻胃，噎塞，呕逆，心膈胀满，咽酸，口吐清水，面黄肌瘦，饮食少进，五劳七伤，山岚瘴气，水肿积热，痰壅痈疽，肿痛淋沥，妇人蛊肿，寒热黄瘦，月水不调，赤白带下，鬼胎，产后诸疾，小儿五疳虫积，误食毒物并宜服之，用槟榔、大黄、商陆、贯众各半斤，三棱六两，莪术四两，雷丸、芫花各二两，以上四味俱醋煮、焙干；木香二两，牵牛二斤取头末十两，二两入药，八两发丸，时四次为衣；先用苦楝根皮一斤，水一小桶，熬数沸去皮，入皂角去皮子一斤，再熬数沸，去皂角入茵陈半斤，再熬数沸去茵陈入藿香四两，微熬待冷澄清，用小粟米饭为母，以药水发药末为丸如绿豆大，每服三钱，小儿量减，夜饭莫食，四更鸡鸣时用冷茶清吞下，少顷必行四五次，有虫下虫，有积取积，有块消块，至辰巳时方可饮食，病深者过二日再用一服。忌生冷、酸咸、鱼面、油腻，孕妇勿服，累验。又方，用贯众二斤，牵牛一斤，槟榔半斤，三棱、蓬术各四两，大黄二两，雷丸半两，白芷、茴香各一两为末；另用皂角、茵陈各半斤浓煎汤和剂，捣千余下，丸如绿豆大，每服半两，用紫苏、枳壳、葱白、陈皮、土瓜根等分为末，水盅半，煎一盅，候冷，五更时起身，直立吞丸药下，天明取效。又方，用黄酒曲四斤炒黄色，苍术二斤米泔浸、切片、焙干，皂矾一斤，以好醋一碗，煮干，就盖锅于地上一宿取出，为末，酒醋糊为丸如桐子大，常服三十丸，加至四五十丸，空心好酒或米汤送下，一日三次服之，百无所忌。诸般积块，脾胃怯弱，饮食不消，腹胀面黄，四肢倦怠，酸疼无力，并皆治之。治男妇远近陈积、气块、水肿，小肠偏坠，脚气蛊毒，噎塞返食，心气脾疼，喘急咳喘，肺胀吐红，肠风痔漏，左瘫右痪，丹毒疮疥，紫白血癜，痈疽肿毒，泄痢脾寒，山岚瘴气，小儿癫风痫并宜服之，用大黄，春冬二斤火炮；秋夏一斤二两生用，甘草半斤炙，牵牛十二两，槟榔十两，三棱四两，木香一两，为末。每服五钱，五更初面东，冷水一盏调下，巳时取大病根青红赤白，或是蛇虫、虾蟆、蜈蚣、乱丝、血块。不问四季，老弱无妨。利后用白粥补之，孕妇勿服。”

《秘传证治要诀・卷之三诸气门・积聚》：“五脏之积曰五积，六腑之积曰六聚，积有定形聚无定处，不问何经，并宜十味大七气汤吞下尊贵红丸子，须日数服……肝积在左胁下，状如覆杯，或如鳖，或呕逆，或痛，在两胁，牵引小腹，足寒转筋，久则如疟，名曰肥气，宜大七气汤煎熟，待冷却以铁器烧通红，以药淋之，乘熟服。肺积在右胁下，大如覆杯，气逆背痛，或少气喜忘，目瞑肤寒，皮中时痛，如风缘针刺，久则咳喘，名曰息贲，宜大七气汤，如桑白皮、半夏、杏仁各半钱。心积起脐下，直至心，大如臂，腹热咽干，心烦甚，则吐血，名曰伏梁，宜大七气汤，加石菖蒲、半夏各半钱。脾积在胃脘，大如覆杯，痞塞不通，背痛心疼，饥减饱见，腹满吐泄，足肿肉消，久则四肢不收，名曰痞气，宜大七气汤，下红丸子。肾积发于小腹，奔上至心，上下无时，如奔豚走，饥见饱减，小腹急，腰痛口干，目昏骨冷，久则骨痿，名曰奔豚，宜大七气汤倍桂，加茴香、炒楝子肉各半钱。若腹中似若癖瘕，随气上下，未有定处，宜散聚汤。若气作痛，游走心腹间，攻刺上下，隐若雷鸣，或已成积，或未成聚，以全蝎一个，劈破，煎汤，调苏合香丸。有正当积聚处，内热如火，渐渐遍及四肢，一日数发，如此二三日又愈，此不当攻其热。”

《婴童百问・卷之五・积痛第四十八问》：“仲阳云：积痛口中气温，面色黄白，目无精光，或白睛多及多睡、畏食，或大便酸臭者，当磨积而痛自除，宜消积丸，甚者白饼子下之。后胃气不和，用白术散、小沉香丸、感应丸治之。又有食积肚痛，有热者，芍药甘草汤加干葛。吐者，加半夏、生姜，或加枳实亦效。”

《医便·卷五·服用》：“五积六聚癥瘕气痃八引：癥积满胀，童便送下。年深积气，麻子仁汤下。积痼水气，当归汤下。五积六聚气块，木香青皮汤下。酒疸食黄，茵陈栀子汤下，黄柏亦可。酒食所伤，随所伤物下。积病，牵牛汤下。痃癖气块，熊胆汤下。”

《景岳全书·卷之二十三心集·杂证谟·积聚·论治》：“凡积坚气实者，非攻不能去，如《秘方》化滞丸、化铁丹、遇仙丹、感应丸、大硝石丸、三花神佑丸、赤金豆、百顺丸之类，皆攻剂之峻者也。又如三棱丸、胜红丸、阿魏丸、助气丸、红丸子、温白丸之属，皆攻剂之次者也。凡不堪攻击，止宜消导渐磨者，如和中丸、草豆蔻丸、保和丸、大小和中饮之类是也。若积聚下之不退，而元气未亏者，但当以行气开滞等剂，融化而潜消之。无形气聚，宜散而愈者，如排气饮、神香散、《指迷》七气汤、十香丸、四磨饮之属是也。凡积痞势缓而攻补俱有未便者，当专以调理脾胃为主，如洁古之枳术丸乃其宜也。余复因其方而推广之，近制芍药枳术丸，兼肝脾以消膨胀，除积聚，止腹痛，进饮食，用收缓功，其效殊胜于彼。再如大健脾丸、木香人参生姜枳术丸，皆调补脾胃之妙剂，所当择用者也。凡脾肾不足及虚弱失调之人，多有积聚之病。盖脾虚则中焦不运，肾虚则下焦不化，正气不行，则邪滞得以居之。若此辈者，无论其有形无形，但当察其缓急，皆以正气为主。凡虚在脾胃者，宜五味异功散，或养中煎、温胃饮、归脾汤之类主之。虚在肝肾者，宜理阴煎、肾气丸、暖肝煎之类酌而用之。此所谓养正积自除也。其或虚中有滞者，则不妨少加佐使。”

《景岳全书·卷之四十一谟集·小儿则（下）·痞块》：“凡调理脾胃之法，若痞邪未甚，宜芍药枳实丸加减用之为善，或大健脾丸及杨氏启脾丸，皆可择用。若脾胃气虚，食少体瘦，宜五味异功散。若脾胃虚寒者，宜调中丸、温胃饮、五君子煎。若兼胃脘停积，食滞作胀者，宜保和丸、消食丸，或大、小和中饮。苦胀急坚实，形气尚强，不得不泻者，宜赤金豆、白饼子。若痞久成热，致动阳明之火，而牙口溃烂成疳者，宜芦荟丸、胡黄连丸或蟾蜍丸。”

《景岳全书·卷之五十五宇集·古方八阵·攻阵》：“洁古治法：肝积肥气，温白丸加柴胡、川芎；心积伏梁，温白丸加菖蒲、黄连、桃仁，脾积痞气，温白丸加吴茱萸、干姜。肺积息奔，温白丸加人参、紫菀；肾积奔豚，温白丸加丁香、茯苓、远志。”

《周慎斋遗书·卷八·积聚》：“消积之法，三棱汤、延胡丸、保安丸、无忧散、鳖甲汤等，俱可选用……丸方治伏梁：厚朴、人参、枳壳、半夏、山栀、白术、神曲。又方治肥气：青皮、苍术。又丸方治诸积：白牵牛四两，槟榔一两，三棱五枚，莪术、茵陈各五钱，醋糊丸……煎方治息贲、喘嗽：半夏、吴萸各一钱，桑皮、葶苈各二钱，人参。又方治奔豚：干葛、甘草各一钱，白芍、归身、川芎各钱半，黄芩一钱。”

《证治汇补·卷之六·腹胁门·积聚》：“用药主以二陈汤，随症加减。消痰，加南星、枳壳、海石；去食，加山楂、神曲、草果；追虫，加槟榔、使君子、楝树根、花椒；破瘀，加桃仁、红花、赤芍、玄胡索、归尾；导饮，加茯苓、泽泻；顺气，加香附、砂仁；开郁，加木香、白豆蔻；温散，加肉桂、沉香；削坚，加三棱、蓬术；滋阴，加鳖甲、知母；化热，加黄连、山栀；平胃，加苍术、厚朴；疏肝，加青皮、柴胡；补气，加人参、白术；养血，加当归、川芎。又积属阴，参攻积丸；聚属阳，兼行气散结。癥加麦芽、神曲、山楂、枳实、厚朴；瘕加川芎、当归、丹皮、乌药、玄胡、桃仁、红花、海石。痞加黄连、枳实、厚朴、山楂、栝蒌。癖加肉桂、玄胡。若久病人虚，法须六君归脾理中等汤大补。若在皮里膜外者，用抚芎、香附等开之，仍须断厚味。

积聚选方：新制阴阳攻积散，治积聚癥瘕痃癖蛊血痰食，不问阴阳，皆效。吴茱萸（泡）、干姜（炒）、官桂、川乌（泡）各一两，黄连（炒）、半夏、橘红、茯苓、槟榔、厚朴、枳实、菖蒲、玄胡索、人参、沉香、琥珀（另研）、桔梗各八钱，巴霜五钱（另研）。末之，皂角水煎汁泛丸绿豆大，每服八分，渐加一钱五分，姜汤送下。遇仙丹，治血积气积痰癖，肢节肿痛，一切有余湿热痰火，痰涎壅滞，脉滑实有力者。白牵牛头末四两（半生半炒），白槟榔一两，茵陈六钱，蓬术、三棱各五钱（俱醋炒），牙皂五钱（炙，去皮弦）。一方，加沉香一两，末之，醋糊丸绿豆大，每服三钱，五更凉茶下，天明看所去之物，有积去积，有虫去虫。小儿减半，孕妇勿服。济阴丸，治经候不调，痃癖积块刺痛。香附一斤（醋浸炒），莪术、当归各四两（俱酒浸）。末之，醋糊丸，醋汤下。三圣膏，贴积。用未化石灰十两，筛过极细，炒红，将好醋熬成膏，入大黄末一两，再入肉桂末五钱，略炒，搅匀，厚摊烘，热贴之。琥珀膏，用大黄、朴硝各一两为末，以大蒜捣膏贴之。黄蜀葵根煎汤，治小腹有块，曾服涩药止经，因而血滞成块。入人参、白术、青皮、陈皮、甘草、牛膝煎膏；入研细桃仁、玄明粉少许，热饮之。二服当见块下。病重者，补接之后，加减调理，或再行一度，去块一二次，去葵根、玄明粉。积块，用海石、三棱、莪术、香附，俱醋炒。桃仁、红花、五灵脂之类为丸。石碱、白术汤下、六君子汤、归脾汤、理中汤。”

《张氏医通・卷三・诸气门上・积聚》：“心胸中大寒，痛呕不能饮食，腹中寒，上冲皮起，出见有头足，上下痛而不可触近，大建中汤主之。大寒填塞于胸膈之间，不能出纳，是以痛呕不能饮食也，腹中有寒，则汁沫溢于肠胃之外，是以上冲皮起，出见有头足，痛不可触，乃有形之积，聚于空郭之间，故当大建其中，使邪不敢内干于脏也。干姜、人参、胶饴大温补其中土；蜀椒补心气而散胸中之寒，又能消皮肤中之阴聚，总取其辛散耳。”

《金匮悬解・卷二・外感・五脏风寒积聚》：“既成积聚，不得不用消磨，仲景未尝立法，然大黄䗪虫、桂枝茯苓、抵当汤丸、鳖甲煎丸、下瘀血汤之类，具载诸篇，审宜而选用之可也。”

《杂病源流犀烛・卷十四・积聚癥瘕痃癖痞源流（息积病）》：“故但详形症，而其原由则详于《妇科玉尺》中，此则从略也。然积聚等七者虽详，而痰食死血之为病，有与此相类，而不得竟谓之积聚癥瘕痃癖痞，亦有是此七病，而各有形症不同，即各当用药调治者。如积聚腹胀如鼓，青筋浮起，坐卧不便，宜蒜红丸。如寒气结块，腹大坚满，痛楚之极，宜木香通气散。如左肋下痞满，气逆息难，有形，但不妨饮食，宜推气汤。如痞积气块，口内生疳，宜化痞膏。如心下坚大如盘，由于水饮所作，宜枳术汤。如腹中痃癖，致成鼓胀，宜乌牛尿膏。如痃癖不瘥，胁下坚硬如石，宜大黄散。如腹满癖坚如石，积年不损，宜杨枝酒。如小腹冷癖，有形如卵，上下走痛不可忍，宜茴香丸。如久患涎沫，遂成积块，宜青黛丸。如卒暴癥疾，腹中如石刺痛，日夜啼呼，不治百日死，宜牛膝酒。如误食菜中蛇精，或食蛇肉致成蛇瘕，腹内常饥，食物即吐，宜赤蜈蚣散。如好吃生米成瘕，不得米则吐清水，得米即止，米不消化，久亦毙人，宜鸡屎米煎。如食发成瘕，心腹作痛，咽间如有虫行，欲得油饮，宜香泽油。如平时嗜酒，血入于酒，而成酒鳖，平时多气，血凝于气，而成气鳖，虚劳痼冷，败血杂痰而成血鳖，摇头掉尾，如虫之行，上侵人咽，下蚀人肛，或附胁背，或隐腹，大则如鳖，小则如钱，宜芜荑汤。如老人小儿痃癖，往来疼痛，宜星附丸。以上种种，皆积聚等七病之类，所当一一详审者也。他如脾胃虚弱，或饮食过常，或生冷过度，不能克化，又或起居无节，寒暖不调，致随其所食之物，及所伤寒热之气结成积聚，或有块，或无块，面色青，肌体瘦，心腹胀满，噫气吞酸者，又当条款而列陈之。一曰食积，食物不能消化，成积痞闷也，宜青礞石、鸡内金、枳实、巴豆、香附，方用保和丸、连萝丸、佐脾丸。二曰酒积，饮酒受伤成积，面黄黑，腹膜胀，时呕痰水也，宜麦芽、神曲，方用曲药丸、酒积丸、乌白丸。三曰面积，食面太多，或受寒，或懊侬，以致成积，胸胃饱闷也：宜麦芽、莱菔子，方用阿魏丸。四曰糍糕积，食之过伤成积，噫气吞酸，心腹作痛也，宜用白芍、谷芽、神曲，方用青木香元加增法。五曰索粉积，食之失度而成积，胸腹间若有所梗也：宜枳实、莱菔子，方用紫苏汤。六曰茶积，好饮茶成癖积，或喜吃干茶叶而成积，面黄，胸膈或空或胀，无常也，宜姜黄、吴茱萸、苍术、白术、炮姜、川椒，方用星术丸、磨积元。七曰果菜积，多食果菜成积，不时泻利，腹中若有傀儡也，宜丁香、麝香、肉桂，方用妙应丹、桂香丸、平胃散加丁、麝。八曰水积，饮汤水成积，胸胁引痛，沥洛有声也，宜牵牛子，甘遂、茯苓、猪苓，方用五苓散、十枣汤、破积导饮丸。九曰肉积，食肉过多成积，腹多膨胀，泄泻疼痛也，宜楂肉、阿魏，硇砂、硝石，方用阿魏丸、小阿魏丸、三棱煎元。十曰鱼鳖蟹积，食此过多成积，腹中疼痛，胸中满闷，或吐或泻也，宜紫苏、陈皮、木香、姜汁，方用妙应丸、遇仙丹。十一曰蛋积，食蛋不消成积，即嗳败卵气，作酸坚痛也，宜白蔻仁、橘红、豆豉、姜汁，方用妙应丸。十二曰狗肉积，食狗多而成积，满腹中觉热胀闷也，宜杏仁、山楂，方用三棱煎元。十三曰虫积，饮食积聚，变化生虫，时呕清水苦水，常在腹中咬痛也，宜雄黄、白矾、槟榔、雷丸、芜荑、榧子、使君子肉，方用妙应丸、温白元。十四曰血积，瘀血成积，或因打扑，或因堕跌，瘀血畜于脾腹，面黄粪黑也，宜三棱、蓬术、五灵脂、红花、延胡索、桃仁、丹参、大黄，方用桃仁承气汤、三棱煎。十五曰痰积，痰涎凝聚成积，结在胸膈，吐咯不出，咽门至胃脘窄狭如线，疼痛，目眩头旋，腹中累累有块也，宜青礞石、海粉、南星、半夏、瓦楞子，方用竹沥化痰丸、竹沥达痰丸、开气消痰汤。十六曰疟积，疟疾不善调理而成积，经汗吐下日久，荣卫亏损，邪气伏藏胁腹，结为癥癖，坚痛，名为疟母也，宜常山、鳖甲、三棱、蓬术、草果，方用十将军丸、鳖甲丸、消癖元。十七曰寒积，感伤寒冷成积，腹中疼痛，必以手重按，或将物顶住稍可，口吐清水也，宜干姜、柴胡、丁香、肉桂、附子，方用附子理中汤、沈氏棉子丸。十八曰热积，伤热成积，或吐或泻，头晕腹痛，心中烦躁也，宜黄芩、黄连、黄柏、石膏，方用清心汤、地骨皮散。共十八条，病皆由积，勿论其块之有无也，且诸积之成，莫不由痰食死血，固夫人而知之矣。庸讵知痰食死血，乃成积之质，而非成积之本乎。盖使痰伏其位，食化其液，血顺其经，病何自作而积何自生。夫惟气郁而湿滞，湿郁而热生，热郁而痰结，痰郁而血凝，血郁而食不化，食郁而积成，此六者，实相因致病，古人所以云六郁为诸积之本也，故当积之未也，必先有以解其郁，而使当升者升，当降者降，当变化者变化，不致传化失常（宜入门六郁汤、越鞠保和丸、加味越鞠丸），斯气血冲和，而百疾不作。若积之既成，又当调荣养卫，扶胃健脾，使元气旺，而间进以去病之剂，从容调理，俾其自化，夫然后病去而人亦不伤。乃今之治积者，动议吐下，竟谓非此不除，不知吐与下，只治病之卒暴作者，若积之成，必匪朝伊夕，其所由来者渐矣，故积之治法，必匪朝伊夕，其所由去者，不可不以渐也。不然，《内经》何但有化积、消积、挨积、磨积之文，而并无吐积，下积之说乎，盖直吐直下，皆足以伤胃气而损元气，积必不去也。凡病者医者，其皆体念毋忽……《入门》曰：治五积古有肥气等五方，今增损五积丸更妙。又曰：积初为寒，宜辛温消导，大七气汤、乌白丸；久则为热，宜辛寒推荡，木香槟榔丸、通元二八丹。又曰：壮人无积，虚人则有之，皆由脾胃怯弱，气血两衰，四时有感，皆能成积，若遽以磨积破结之药治之，疾似去而人已衰矣，法当先补虚，使气血壮，则积自消，宜木香枳壳丸。”

《罗氏会约医镜·卷十四妇科（上）·经脉门·论癥瘕》：“备拣古来治癥瘕至简至稳神方于后，以便取用。胸胁刺痛，用五灵脂（有溏心者真）、元胡索、草蔻仁（饭包，加湿纸裹之煨）、没药（去油）各三钱，共研细末，酒调二钱服，立止。治诸逆气痛，用沉香、乌药、枳实、槟榔、木香共磨酒服。治一切冷气痛（喜热喜按者是），发即昏死，用莪术一两（醋煮），广木香五钱（煨），为末，淡醋汤下一钱，此可断根。心气痛甚，用胡桃肉一个，大枣一枚（去核）夹桃内煨熟，以淡姜汤细嚼送下，永不再发。男女气痛，用威灵仙（能去心腹冷滞）、韭菜（或用根）、鸡子煮酒服。冷气胸痛，用艾捣汁服。又方，用附子煮汁，入沉香末服。又方：用火酒磨广木香服。

以下治血癥：血癥痛，用蒲黄五钱，五灵脂一两，俱炒，酒煎服。或为末，酒调服。治癥瘕不散，三棱、白术各二两，蓬术、当归各五钱，木香、槟榔各三钱，共为末，每服三钱，沸汤调下。治血癥，如干漆（研炒令烟尽）、牛膝、桃仁、红花（酒炒）、元胡、肉桂、当归尾、生蒲黄、三七之类，可以择用。癥之坚者，如三棱、莪术、枳实、槟榔、姜黄、刘寄奴之属，可以择用。如胃脘痛剧，诸药不效者，用牙皂烧存性，以烟将尽为度，研末，以烧酒调服钱许，即效。”

《古今医彻·卷之二·杂症·积聚论》：“肝之积曰肥气，左胁下，如覆杯，呕逆，胁痛，引小腹，宜扶脾抑肝，逍遥散加连制吴茱萸、醋制鳖甲、青皮、抚芎、桃仁以破其血；肺之积曰息奔，右胁下，如覆杯，气逆，背痛，喘咳，宜人参、茯苓、广皮、苏子、款冬花、半夏、旋覆花、桔梗、炙甘草，兼脾弱，六君子以补其母；心之积曰伏梁，起脐上，大如臂，上至心下，烦心，用人参、川连、远志、菖蒲、茯神、肉桂、柏子仁、丹参、干姜；脾之积曰痞气，在胃脘，大如覆杯，痞塞，吐泻，不为肌肤，用四君子汤加麸炒枳实、山楂、炮姜、藿香、黄连、蓬术、神曲、麦芽；肾之积曰奔豚，棱于少腹，上至心，若豚状，上下无时，久则骨痿少气，宜安肾丸、地黄膏子丸、八味丸，或茯苓、肉桂、泽泻、苦楝子、杜仲、玄胡索、香附、茴香、桃仁。”

《医述·卷八杂证汇参·积聚》："诸积之成，莫不由痰食死血，人共知之。讵知痰食死血，乃成积之质，而非成积之本也。盖使痰伏其位，食化其液，血顺其经，病何由作？积何由生？惟气郁而湿滞，湿郁而热生，热郁而痰结，痰郁而血凝，血郁而食不化，食郁而积乃成，此六者相因致病。古人所以云：六郁为诸积之本也。故当积之未成，必先有以解其郁，而使当升者升，当降者降，当变化者变化，不致传化失常，治宜六郁汤、越鞠丸、保和丸，斯气血冲和，而百疾不作。若积之既成，又当调营养卫，扶胃健脾，使元气旺，而间进以去病之剂，从容调理，俾其自化，然后病去而人不伤。乃今之治积者，动议吐、下，不知吐、下只治病之暴者。若积之成，其所由来者渐，故积之治，其所由去者不可不渐也。不然《内经》何但有化积、消积、磨积之文，而并无吐积、下积之说。盖直吐、直下，皆足以伤胃气而损元气，积必不去也。凡病者、医者，其皆体念毋忽。饮食误中蛇毒，致成蛇癖，腹内常饥，食物即吐，宜赤蜈蚣散。好吃生米成癖，呕吐清水，宜鸡矢米煎。食发成癖，心腹作痛，咽间如有虫行，欲得油饮，宜香泽油。平时嗜酒而成酒鳖；平时多气，血凝气滞而成气鳖；虚劳痼冷，败血挟痰而成血鳖，上侵人咽，下蚀人肛，或附胁背，或隐胸腹，宜芜荑汤。老人小儿痃癖，往来疼痛，宜星附丸。以上种种，皆积聚之类。（沈金鳌）"

《笔花医镜·卷二·脏腑证治·脾部》："脾实者，右关必洪实，其症为气积，为血积，为食积，为痞积，为虫积，为痰饮，为蛊胀，为腹痛，为不能食。气积者，气郁发闷也，沉香降气丸主之；血积者，蓄血作痛如刺，有定处也，泽兰汤主之；食积者，坚滞胀满也，大和中饮主之；痞积者，血滞成痞，癥瘕痃癖可按也，太无神功散、和中丸主之；虫积者，湿热所化也，唇内有白点，化虫丸主之；痰饮者，或停心下，伏两胁有声，咳则痛，小半夏加茯苓汤主之；蛊胀者，中实有物，非蛊即血也，和中丸主之；腹痛者，中有滞也，香砂二陈汤加山楂、麦芽、厚朴主之；不能食者，食未消也，保和丸主之。"

《药治通义·卷八·消法》："按消之为义广矣，凡病实于里者，攻而去之，此正治也。其兼虚，则补而行之，此奇治也。然更有虚实相半，攻有所过，补有所壅者，于是有消法之设焉。其类有四：曰磨积，曰化食，曰豁痰，曰利水，是也，盖此四法，除利水外，其药应病愈。不似吐下之有形迹，如内消然，故名之为消焉。而又或与攻配用，或与补并行，各有所适，要均中治之道也。硇砂、槟榔之于气积，干漆、鳖甲之于血积，芦荟、芜荑之于疳积之类，是磨积之例也。停食有旧新之别，旧食则阿魏红丸之类，新食则曲蘖平胃之类，更和萝卜之于伤面，山楂之于伤肉之类，所伤既异，则其药亦殊，是化食之例也。痰涎有冷有热，冷痰之治，以小青龙为祖；热痰之治，以小陷胸为源，是豁痰之例也。水饮内蓄，其在中焦者，为渴为呕，为下利，为心腹痛，证候多端，大抵苓术半吴，为之主药。其在下焦者，虚冷则温而导之，如肾气丸。湿热则清而泄之，如八正散是已。水饮外溢者，必为胕肿，轻则徒事淡渗，重则从其虚实而施剂。严子礼所谓，阴水宜温暖之剂，如实脾散、复元丹；阳水宜清平之药，如疏凿饮子、鸭头丸者是已，是利水之例也。消之不一如此，讵可不为审辨乎，程氏所论，犹失粗略，姑存之已。"

《类证治裁·卷之三·积聚论治》："今条列方治。有息积，病胁下满，气逆，不妨于食，化气汤、木香调气散。有肠覃，寒客肠外，与卫气搏，因有所系，癖而内着，瘜肉乃生，始如鸡卵，稍以益大，状如怀子，月事以时下，阿魏麝香散。有石瘕，生于胞中，寒气客于子门，气不得通，恶血留止，状如怀子，月事不以时下，和血通经汤；若不应，见晛丸，虚人十全大补汤送下。二症皆生于女子。有奔豚，病从少腹起，上冲咽喉，得之惊恐，《金匮》奔豚汤。有伏梁，环脐而痛，《金匮》大建中汤加桂、苓。其息贲、肥气、痞气诸积，东垣用五积丸分治。凡通治五积，成形坚久，攻积丸、化积丸。通治六聚，随气上下，散聚汤。有血癥，沈氏血癥丸。有食癥，大和中饮。有疝瘕，导气汤。有蛇瘕，赤蜈蚣散。有鳖瘕，芜荑汤。有发瘕，香泽油。有痞块，连萝丸、溃坚汤。有痞积，胁坚如石，大黄散、化痞膏。有胸痞，半夏泻心汤。有胁痞，右胁有形，推气散。有疟痞，左胁有形，属血分。鳖甲丸。有饮癖，口吐清涎，六君子汤合五苓散。有酒癖，伤酒成积，保和丸。有茶癖，嗜茶成积，星术丸。好食茶叶成癖，椒红、茶叶各一两，研末，炒飞面糊丸，茶清下。好食生米、土灰成癖，大七气汤加槟榔、使君子。有面积，阿魏丸，或莱菔子姜酒煎。有肉积，小阿魏丸。或狗肉积，杏仁、山楂、硇砂、阿魏。有菜果积，桂香丸。有鱼蟹积，紫苏、橘皮、芦根，姜汁。有蛋积，白蔻、豆豉、橘红、生姜。有小腹癥积，形如卵，攻痛时发，茴香丸。有虫积，雷丸、槟榔、榧子、使君子，妙应丸。有血积，跌扑蓄瘀，面黄粪黑，桃仁承气汤。有寒积，附子理中汤。有痰积，导痰汤。有疳积，肥儿丸。脾胃虚者，六君子汤。肝脾虚者，归脾汤。肝火郁者，芦荟丸。忧思郁者，六郁汤。肝肾亏者，肾气丸。量新久，酌虚实，或一补一攻，或三补一攻，以积聚由渐而成，治必由渐而去，故缓攻通络，勿峻用吐下，致伤胃气，而损真元也。况坚顽之积，多在肠胃以外，募原之间，非药所能猝及，宜用阿魏膏、琥珀膏、水红花膏、三圣膏以攻其外，用针法以攻其内。且以艾火灸法消散固结为尤效……《入门》曰：积初属寒，宜辛温消导，大七气汤、乌白丸。久则为热，宜辛寒推荡，木香槟榔丸、通元二八丹。壮人无积，虚者有之，先补虚，使气血旺，则积消，木香枳壳丸。士材曰：尝制阴阳攻积丸，通治五积六聚，七癥八瘕，痃癖蛊血痰食，不问阴阳皆效。药品稍峻，用之有度。补中数日，然后攻伐，不问积去多少，又与补中，待其神壮，则复攻之，屡攻屡补，以平为期。此予独得之诀，百发百中者也。”

《杂病广要·内因类·积聚》：“药宜丸子：凡诸块不宜用煎剂，只宜用丸子。盖块至难消，若用煎剂，如过路之水而已，徒损元气，于块无益。惟丸子入胃，徐徐而化，径至所患之处，潜消嘿夺，日渐损削，其块自小。亦不宜消尽其块，假如鹅卵大者，消至如弹丸即止，不必再服。盖块既渐少，大势既杀，必无再大之理，如暖解冰，一解即不能合矣。若必欲消尽，则人之元气亦消尽，反不可保，况块势既衰，久必自消矣。《经》曰：衰其大半则止，过者死。医者所当知也。(《医镜》)([按]块不宜煎剂，固是概论，然论丸子之效颇当，仍存之)”

《血证论·卷六·痞满》：“又有积聚之证，或横亘心下，或盘踞腹中，此非凝痰，即是里血。通以化滞丸主之，凝痰用清茶送下，里血用醋酒送下。无论脐上脐下，左右兼治。又凡在脐下，多是血积抵当丸治之……按痞满者，胸膈间病，积聚者大腹之病，癥瘕者下焦之病，统以真人化铁汤加吴萸治之，统以逍遥散和之。”

一、常用治积聚方论

1. 论信香十方青金膏

《黄帝素问宣明论方·卷七·积聚门·积聚总论》：“信香十方青金膏，灌顶法：王予所传十二上愿云：药师琉璃光如来应当供养，正遍知明，行足善游世间，解无上士调御丈夫，天人师佛世尊方境。授治周身中外，阴阳不调，气血壅滞，变生百病，乃至虚羸，困倦偏攻，酒食内伤，心腹满塞急痛。或酒积食积，癥瘕积聚，痃癖坚积，中满膈气，食臭酸醋，呕吐翻胃；或膈痺消中，善食而瘦；或消渴多饮，而数(色角切，频也)小便；或肠风下血，痔瘘痒痛；或胃痈疹，或遍身痈疽恶疮；或疮毒已入于里，腹满呕吐；或成泻痢，或出恶疮瘜肉，或下利腹痛；或一切风气，肢体疼痛，及中风偏枯；或痰逆生风，痰涎嗽；兼产后腹痛，及小儿疳积，诸风潮搐。但平人常服保养，宣行营卫，调饮食。信砒、乳香、轻粉、粉霜、巴豆以上各一两(同研)，龙脑半字，麝香半字，青黛二钱(同研)，黄蜡三钱。上研细末，熔蜡，入蜜半钱，就搓匀，旋丸绿豆至小豆大，先服小丸。病在上，食后；在下，食前；在中，不计时候。面东顶礼，一丸，净器盛水送下。如合药，即净处，面东，每一丸密念咒三遍。或病人不能咒，请人咒，或师氏咒过。咒曰：信香十方青金膏，药师丸成蜜遍抛，普济有缘除百病，常吞一粒体坚牢。密咒曰：但言八金刚，莫说十方佛，五蕴六根俱不道，十二上愿自然成。”

2. 论三花神祐丸

《黄帝素问宣明论方·卷八·水湿门·水湿总论》：“三花神祐丸，治中满腹胀，喘嗽淋秘，一切水湿肿满，湿热肠垢沉积，变生疾病；久病不已，黄瘦困倦，气血壅滞，不得宣通；或风热燥郁，肢体麻痹，走注疼痛，风痰涎嗽，头目旋运；疟疾不已，癥瘕积聚，坚满痞闷，酒积食积，一切痰饮呕逆；及妇人经病不快，带下淋沥，无问赤白；并男子妇人伤寒湿热，腹满实痛，久新瘦弱，俗不能别，辨或寻常，只为转动之药；兼泻久新腰痛，并一切下痢，及小儿惊疳积热乳癖满，并宜服之。甘遂、大戟、芫花(醋拌湿，炒)各半两，牵牛二两，大黄一两(为细末)，轻粉一钱。上为细末，滴水为丸如小豆大，初服五丸，每服加五丸，温水下，每日三服。加至快利，利后却常服，病去为度。设病愈后，老弱虚人常人，常服保养，宣通气血，消进酒食。病癖闷极甚者，便多服，则顿攻不开，转加痛闷，则初服两丸，每服加两丸，至快利为度，以意消息。小儿丸如麻子大，随强弱增损。三四岁者，三五丸，依前法。”

3. 论茯苓桂枝甘草大枣汤

《注解伤寒论·卷三·辨太阳病脉证并治法第六》：“发汗后，其人脐下悸者，欲作奔豚，茯苓桂枝甘草大枣汤主之。汗者，心之液。发汗后，脐下悸者，心气虚而肾气发动也。肾之积，名曰奔豚。发则从少腹上至心下，为肾气逆欲上凌心。今脐下悸为肾气发动，故云欲作奔豚。与茯苓桂枝甘草大枣汤，以降肾气。茯苓桂枝甘草大枣汤方：茯苓半斤（味甘平），甘草二两（炙，味甘平），大枣十五枚（擘，味甘平），桂枝四两（去皮）。茯苓以伐肾邪；桂枝能泄奔豚；甘草、大枣之甘，滋助脾土，以平肾气；煎用甘烂水者，扬之无力，取不助肾气也。上四味，以甘烂水一斗，先煮茯苓，减二升，内诸药，煮取三升，去滓，温服一升，日三服。作甘烂水法，取水二斗，置大盆内，以勺扬之，水上有珠子五六千颗相逐，取用之。”

4. 论紫参汤

《金匮要略心典·卷下·呕吐哕下利病脉证治第十七》：“下利肺痛，紫参汤主之。赵氏曰：大肠与肺合。大抵肠中积聚，则肺气不行，肺有所积。大肠亦不固。二害互为病，大肠病而气塞于肺者痛，肺有积者亦痛。痛必通用，紫参通九窍，利大小肠，气通则痛愈，积去则利自止。喻氏曰：后人有疑此非仲景之方者，夫讵知肠胃有病，其所关全在肺气耶。程氏疑是腹痛。《本草》云：紫参治心腹积聚、寒热邪气。紫参汤方，紫参半斤，甘草三两。上二味，以水五升，先煮紫参，取二升，内甘草，煮取一升半，分温三服。”

5. 论无比薯蓣丸

《备急千金要方·卷十九肾脏方·补肾第八·无比薯蓣丸》：“治诸虚劳百损方。山药二两，苁蓉四两，五味子、菟丝子、杜仲各三两，牛膝、山萸肉、地黄、泽泻、茯神（一作茯苓）、巴戟、赤石脂各一两。上十二味为末，蜜丸如梧子，食前酒服二十丸，加至三十丸，日再。无所忌，惟禁醋、蒜、陈臭等物。服七日后，令人健，四肢润泽，唇口赤，手足暖，面有光彩，消食，身体安和，音声清朗，是其验也。十日后长肌肉，其药通中入脑鼻，必酸疼，勿怪。若求大肥，加炖煌石膏二两。失性健忘加远志一两，体少润泽加柏子仁一两。（《古今录验》有白马茎二两，为十六味。治丈夫五劳七伤，头痛，目眩，手足逆冷，或烦热有时，或冷痹骨疼腰髋不遂，食虽多不生肌肉，或少食而胀满，体涩无光泽，阳气衰绝，阴气不行，此药能补十二经脉，起阴阳，通内制外，安魂定魄，开三焦，破积聚，厚肠胃，消五脏邪气，除心内伏热，强筋练骨，轻身明目，除风去冷，无所不治，补益处广，常须服饵为佳，七十老人服之尚有非常力，况少者乎）。”

6. 论溃坚汤

《万病回春·卷之三·积聚》：“治五积六聚、诸般癥瘕、痃癖血块之总司也。当归、白术（去芦）、半夏（姜汁炒）、陈皮、枳实（麸炒）、山楂肉、香附、厚朴（姜汁炒）、砂仁、木香各等分。上锉一剂，姜一片，水煎，磨木香调服。左胁有块加川芎；右胁有块加青皮；肉食成块加姜炒黄连；粉面成积加神曲；血块加桃仁、红花、官桂，去半夏、山楂；痰块加海石、栝蒌、枳实，去山楂；饱胀加萝卜子、槟榔，去白术；壮健人加蓬术；瘦弱人加人参少许。”

7. 论大七气汤

《古今医鉴·卷之六·积聚》：“治五积六聚，状如癥瘕，随气上下，发作有时，心腹疼痛，上气窒塞，小腹胀满，大小便不利。三棱、莪术、青皮、陈皮、桔梗、藿香、益智仁、香附、肉桂、甘草。上锉，生姜三片，枣一枚，水煎服。心脾痛，加乌药、枳壳。脾滞，合和四圣散。一方加大黄、槟榔，治大人、小儿诸般痞积，面色痿黄，四肢无力，皆缘内有虫积，或好食生米，或好食生壁土，或好食茶、炭、咸辣等物，只此一服除根。用水煎一服，露一宿，空心温服，不得些少饮食，不然则药力减而虫积不行矣。服后少顷，肚腹心疼，当下如鱼冻，或长虫，或血鳖，至日午虫积下尽，方用温粥止之。”

《张氏医通·卷三·诸气门上·积聚》：“五积六聚，随气上下，发作有时，心腹疠痛，上气窒塞，小腹满大，小便不利，大七气汤用铁洛饮煎服，形羸气弱者禁用。”

8. 论《三因》散聚汤

《医方考·卷四·肥气丸息贲丸伏梁丸痞气奔豚丸五方总考·〈三因〉散聚汤》：“半夏、槟榔、川归各四分，大黄（酒浸）、陈皮、杏仁、桂心、茯苓各一钱，甘草、附子、川芎各五分，枳壳、厚朴、吴茱萸各一钱五分。聚气在六腑，随其上下，发作有时，令人心腹疞痛，攻刺腰胁，少腹䐜胀，大小便不利者，此方主之。上件皆六腑之病也。气之所积名曰积，气之所聚名曰聚。积者五脏之邪，聚者六腑之病也。是方名曰散聚者，所以散六腑之聚气耳。盖中气之道，热则施张，施张弗聚也。寒则收引，收引则气斯聚矣。故桂心、附子、吴朱萸辛热之品也，半夏、陈皮辛温之品也，川芎、当归、杏仁辛润之品也。辛则能散聚，热则能壮气，温者能和中，润者能泽六腑。乃茯苓、甘草之甘平，可以使之益胃。而槟榔、枳壳、厚朴、大黄，则皆推陈之品也。"

9. 论太平丸

《景岳全书·卷之五十一德集·新方八阵·攻阵》："治胸腹疼痛胀满，及食积、气积、血积，气疝、血疝，邪实秘滞痛剧等证。此方借些微巴豆以行群药之力，去滞最妙。如欲其峻，须用巴豆二钱。陈皮、厚朴、木香、乌药、白芥子、草豆蔻、三棱、蓬术（煨）、干姜、牙皂（炒断烟）、泽泻各三钱。以上十一味俱为细末。巴豆用滚汤泡去皮心膜，称足一钱，用水一碗，微火煮至半碗，将巴豆捞起，用乳钵研极细，仍将前汤搀入研匀，然后量药多寡，入蒸饼浸烂捣丸前药如绿豆大。每用三分或五分，甚者一钱。上随证用汤引送下。凡伤食停滞，即以本物汤下；妇人血气痛，红花汤或当归汤下；气痛，陈皮汤；疝气，茴香汤；寒气，生姜汤；欲泻者，用热姜汤送下一钱。未利，再服。利多不止，用冷水一二口即止。"

10. 论赤金豆

《景岳全书·卷之五十一德集·新方八阵·攻阵》："亦名八仙丹。治诸积不行，凡血凝气滞，疼痛肿胀，虫积结聚癥坚，宜此主之。此丸去病捷速，较之硝、黄、棱、莪之类过伤脏气者，大为胜之。巴霜（去皮膜，略去油）一钱半，生附子（切，略炒燥）二钱，皂角（炒微焦）二钱，轻粉一钱，丁香、木香、天竺黄各三钱，朱砂二钱（为衣）。上为末，醋浸蒸饼为丸萝卜子大，朱砂为衣。欲渐去者，每服五七丸；欲骤行者，每服一二十丸，用滚水，或煎药，或姜、醋、茶、蜜、茴香、史君煎汤为引送下。若利多不止，可饮冷水一二口即止。盖此药得热则行，得冷则止也。如治气湿实滞鼓胀，先用红枣煮熟，取肉一钱许，随用七八丸，甚者一二十丸，同枣肉研烂，以热烧酒加白糖少许送下。如治虫痛，亦用枣肉加服，止用清汤送下。"

11. 论和脾化积汤

《小儿推拿广意·卷下·附方·痞积门》："治小儿一切诸积。后备加减法。山楂、枳实、蓬术、厚朴、白术、甘草、陈皮。乳积，加砂仁、香附；气积，加木香、苏梗；惊积，加茯神、远志；虚积，加白术、茯苓；实积，加槟榔、牵牛；表有热，加柴胡、黄芩；里有热，加黄连、木通；小便不利，加滑石、泽泻；大便不通，加大黄、枳壳；寒月，加益智、草豆蔻。"

12. 论乔氏阴阳攻积丸

《张氏医通·卷十三专方·积聚门》："治寒热诸积。吴茱萸、干姜（炮）、观桂、川乌（炮）、黄连（姜汁拌炒）、半夏（姜制）、茯苓、延胡索、人参各一两，沉香（另研）、琥珀（另研）各五钱，巴豆霜（另研）一钱。为末，皂角四两煎汁糊丸绿豆大。每服八分，加至一钱五分，姜汤下，与脾胃药间服。此方出士材先生《必读》，先生向寓郭园，会以此方授之郭妪，云是乔三余所定。方中萸、桂走肝，干姜入脾，乌头达肾，专取辛烈以破至阴之固垒。半夏、茯苓以开痰蔽，延胡、琥珀以散血结，沉香以通气闭，巴霜以荡坚积，黄连以除旺气，人参以助诸味之力也。其所授郭妪之方，酒曲糊丸，较之皂角汁稍平。妙用全在与脾胃药间服，予会效用此方。每以六君去术倍苓，加肉桂、当归，米饮糊丸，或朝服增损六君。夕用阴阳攻积，或服攻积一日，六君二三日。随人强弱而施，但初服未尝不应，积势向衰，即当停服。所谓衰其大半而止，专力补脾可也。"

13. 论和中丸

《医学心悟·杂症要义·积聚》："和中丸，白术（陈土炒）四两，扁豆（炒）三两，茯苓一两五钱，枳实（面炒）二两，陈皮三两，神曲（炒黑），麦芽（炒）、山楂（炒）、香附（姜汁炒）各二两，砂仁一两五钱，半夏（姜汁炒）一两，丹参（酒蒸）二两，五谷虫（酒拌炒焦黄色）三两，荷叶一枚。煎水叠为丸，每日上午、下午开水下二钱。此方不寒不热，和平之治法也。书云：肝之积，在左肋下，名曰肥气，加柴胡、龟甲、青皮、莪术；肺之积，在右肋下，名曰息贲，加白蔻仁、桑白皮、郁金；心之积，起脐上，上至心下，大如臂，名曰伏梁，加石菖蒲、厚朴、红花、莪术；脾之积，在胃脘，腹大如盘，名曰痞气，加厚朴；肾之积，在脐下，发于小腹，上冲心而痛，名曰奔豚，另用奔豚丸主之；热积，加黄连、黄芩；寒积，加肉桂、干姜、附子；酒积，加葛根；痰积，加半夏；水积，加桑白皮、赤小豆；血积，加桃仁、红花、干漆；肉积，加阿魏、山楂。按部认痛，按经用药之法甚善，不但积聚气鼓一门，一切疝气癥瘕等症，无不当遵。宜细细问明部位为要，如系男子之病，用手亲揣，更无错误。”

14. 论奔豚丸

《医学心悟·杂症要义·积聚》：“奔豚丸，川楝子（煨，去肉）一两，茯苓、橘子（盐酒炒）各一两五钱，肉桂三钱，附子（炮）、吴茱萸（汤泡七次）各五钱，荔枝子（煨）八钱，小茴香、木香各七钱。熬砂糖为丸，每服二钱，淡盐汤下。若有热者，去附桂。此方用药简净，不止专治奔豚，凡疝气癥瘕一切下元寒冷之症皆宜。惟非极寒，不可轻用附子。方内少沉香、牛膝二味，不能达会阴穴，但非中气极虚之人，可酌加之。又方内少阴分药，初服恐其发烧及便结烦渴，虽不宜用熟地，枸杞、沙苑子、巴戟天可酌加之。奔豚者，即寒瘕上冲之症，皆属肝肾虚寒而滞者，非奇病大病，暖而宣之即开。”

15. 论增损五积丸

《杂病源流犀烛·卷四·脾病源流（痞气）·治痞气方二》：“增损五积丸：黄连（肝积五钱，脾肾积七钱，心肺积一两半）、厚朴（肝心肺积五钱，脾肾积八钱）、川乌（肝肺积一钱，心肾脾积五分）、干姜（肝心积五分，肺脾肾积一钱半）、人参（肝心脾肺积二钱，肾积五分），茯苓钱半，巴霜五分。蜜丸梧子大，初服二丸，渐加，以微溏为度。治积块，不拘脐上下左右，通用。肝积加柴胡一两，川椒四钱，莪术三钱，皂角、昆布各二钱半；心积加黄芩三钱，肉桂、茯神、丹参各一钱，菖蒲五分；肺积加桔梗三钱，天冬、陈皮、青皮、白豆蔻各一钱，紫菀、川椒各一钱半；脾积加吴萸、黄芩、砂仁各二钱，泽泻、茵陈各一钱，川椒五分；肾积加元胡索三钱，苦楝肉、全蝎、附子、独活各一钱，泽泻、菖蒲各二钱，肉桂三分，丁香五分。”

16. 论膈下逐瘀汤

《医林改错·卷上·膈下逐瘀汤所治症目·积块》：“积聚一症，不必论古人立五积、六聚、七癥、八瘕之名，亦不议驳其错，驳之未免过烦。今请问在肚腹能结块者是何物？若在胃结者，必食也。在肠结者，燥粪也。积块日久，饮食仍然如故，自然不在肠胃之内，必在肠胃之外。肠胃之外，无论何处，皆有气血。气有气管，血有血管。气无形不能结块，结块者，必有形之血也。血受寒，则凝结成块，血受热，则煎熬成块，竖血管凝结，则成竖条，横血管凝结，则成横条，横竖血管皆凝结，必接连成片，片凝日久，厚而成块。既是血块，当发烧。要知血府血瘀必发烧。血府，血之根本，瘀则殒命。肚腹血瘀，不发烧。肚腹，血之梢末，虽瘀不致伤生。无论积聚成块，在左肋、右肋、脐左、脐右、脐上、脐下，或按之跳动，皆以此方治之，无不应手取效。病轻者少服，病重者多服，总是病去药止，不可多服。倘病人气弱，不任克消，原方加党参三五钱皆可，不必拘泥。”

17. 论少腹逐瘀汤

《医林改错·卷下·少腹逐瘀汤说》：“此方治少腹积块疼痛，或有积块不疼痛，或疼痛而无积块，或少腹胀满，或经血见时，先腰酸少腹胀，或经血一月见三五次，接连不断，断而又来，其色或黯，或黑，或块，或崩漏，兼少腹疼痛，或粉红兼白带，皆能治之，效不可尽述。”

18. 论健脾化痰丸

《医学衷中参西录·医方·治痰饮方·健脾化痰丸》：“治脾胃虚弱，不能运化饮食，以至生痰。生白术二两，生鸡内金二两（去净瓦石糟粕）。上药二味，各自轧细过罗，各自用慢火焙熟（不可焙过），炼蜜为丸梧桐子大。每服三钱，开水送下。白术为健补脾胃之主药，然土性壅滞，故白术多服久服，亦有壅滞之弊；有鸡内金之善消瘀积者以佐之，则补益与宣通并用。俾中焦气化，壮旺流通，精液四布，清升浊降，痰之根柢蠲除矣。又此方不但治痰甚效，凡廉于饮食者，服之莫不饮食增多。且久服之，并可消融腹中一切积聚。初拟此方时，原和水为丸。而久服者间有咽干及大便燥结之时。后改用蜜丸，遂无斯弊。”

19. 论二贤散

《证治准绳·类方第二册·积聚》：“二贤散，消积块，进饮食。橘红一斤（净），甘草四两，盐半两。上用水二四碗，后早煮至夜，以烂为度，水干则添水，晒干为末，淡姜汤调下。有块者，加姜黄半两，同前药煮；气滞加香附二两，同前药煮；气虚者，加沉香半两，另入。噤口痢，加莲肉二两，去心，另入。”

20. 论纂积丹

《诸证提纲·积聚》：“纂积丹，治一切积证，呕吐吞酸，胸膈痞闷，或为癥瘕，或泄，或脾胃怯弱，饮食不消，腹胀而黄，四肢酸疼无力，甚则为疸，为肿流，为疮痈瘘痹等证。平胃散一料为主，气积无形加木香、槟榔、青皮、陈皮、沉香、萝卜子、香附为佐，樟树皮少许，甚者以巴豆炒诸药黄色，去巴豆不用；血积有形加三棱、莪术、牛膝、川芎、当归尾、鳖甲、红花、瓦楞子、桃仁、乳没之类，甚者又将芫花煮，以制煎药；酒积加葛花、黄连、砂仁、麦芽、陈皮、木香、猪苓、泽泻、车前子之类；果积加草果、山楂、香附、乌药、枳壳、菖蒲少许；鱼积加紫苏，甚者加青矾拌炒诸药，须先炒药热而后入矾；肉积加山楂、阿魏；饮积加麦芽、谷芽、神曲、枳实；水积加半夏、茯苓、葶苈、泽泻；浮肿加商陆汁为糊，或只用青矾炒药，不伤元气为妙；痰积加海粉、礞石、半夏、白矾、风化硝；寒积加干姜、巴豆、良姜、茴香、丁香、白豆蔻、益智仁、菖蒲少许；热积加黄连、黄柏、大黄、滑石；气弱者通加人参；泻者加肉豆蔻。”

21. 论三才却病丹

《良朋汇集经验神方·卷之二·积聚门》：“专治五积六聚、心疼腹痛、小儿诸般胀闷及妇人干血痞满等症。巴豆七百粒（拣白仁去油成霜），绿豆拣净十三两四钱（研细末），黑脐白豇豆拣净二十两（研末），飞罗面八两。上四味和匀，清水为丸如绿豆大。每服大人五分，小儿三分，如九种心疼，艾醋汤下；五积六聚，鲜姜汤下；脐腹疼痛，盐汤下，小儿诸般胀闷，萝卜子汤下；妇人产后百病，益母草煎汤下；干血痨症，一钱红花汤下；小儿疲疾痞块，凉水送下；余疾不问内外虚实概白滚水下。”

22. 论平胃散

《医学实在易·卷四·实证·阻塞浊道诗》：“积者，五脏所生，推之不移，属阴；聚者，六腑所成，推之则移，属阳。统以平胃散加萹蓄、大麦芽、川芎各等分，木香、沉香各三分之一，大黄酒浸倍用，为末。每服三钱，姜汤送下，忌油腻动气之物及房事一月。服药须黄昏，勿食晚饭，大小便见恶物为度。肝积在左胁下，名肥气，去苍术加柴胡、鳖甲、青皮、莪术；肺积在右胁下，名息贲，加白豆蔻、桑白皮、贝母；心积起脐上至心下，大如臂，名伏梁，去苍术加肉桂、黄连、石菖蒲、莪术；脾积在胃脘，腹大如盘坚如石，名痞气，照原方不加减；惟肾积发于小腹，上奔冲心而痛，名奔豚，去苍术、大黄、陈皮、麦芽、萹蓄，加茯苓为君，肉桂、当归、吴茱萸、附子、川楝子、李根白皮为佐，研末，炼蜜为丸，淡盐汤送下。若虚弱之人，衰其半而止，或以补热佐之。其余热积加芩、连；寒积加姜、桂、附子；酒积加葛根；痰积加南星、半夏；水积加海藻、猪苓、泽泻；血积加桃仁、红花；肉积加阿魏、山楂；果积加麝香、草果。”

23. 论治痞块腹痛方

《齐氏医案·卷四·伤饮食脾胃论》：“张仲景曰：余有一方，治痞块腹痛，手不可按者，甚神。方用治痞块腹痛方：枳实一两（麸炒），白术二两（土炒），马通（炒焦）八钱，水煎服。马通即马粪也，最能定痛，又不伤气，又能逐邪化物，药橱中最宜早备，不然仓猝间不可即得此物，陈年愈久者佳。今之与枳实同用，则积块自消，又加以白术大健脾气，则马通与枳实各施其驱荡之功。愚屡用之，其效捷于桴鼓。”

24. 论小柴胡汤

《伤寒兼证析义·积聚动气兼伤寒论》：“问：三证之和法。曰：和法总不出小柴胡，然于本方中宜除去参、芩，积加细辛、干姜，聚加茯苓、橘皮，动气但去黄芩加木香、桂心之类。”

25. 论猪胰酒

《本草图经·兽禽部卷第十三·豚卵》：“崔元亮《海上方》著猪胰酒，疗冷痢久不瘥方。云此是脾气不足，暴冷入脾，舌上生疮，饮食无味，纵吃，食下还吐，小腹雷鸣，时时心闷，干皮细起，膝胫酸疼，两耳绝声，四肢沉重，日渐瘦劣，重成鬼气，及妇人血气不通，逆饭忧烦，行常无力，四肢不举，丈夫痃癖，两肋虚胀，变为水气，服之皆效验，此法出于传尸方。取猪胰一具，细切，与青蒿叶相和，以无灰酒一大升，微火温之，乘热内猪胰中，和蒿叶相共暖，使消尽，又取桂心一小两，别捣为末，内酒中，每日平旦空腹，取一小盏服之，午时夜间各再一服，甚验。忌热面、油腻等食。”

26. 论化积健脾汤

《陈氏幼科秘诀·积》：“又名消积化聚汤，陈皮、厚朴、苍术、半夏、香附、枳实、青皮、山楂、槟榔、茯苓、甘草。积甚加山棱、蓬术、草果;腹痛加砂仁、木香;积块而泻先用小黑丸,后服本方去半夏、槟榔,加白术、白芍;有痰去苍术,加海石、石碱;血积去厚朴、苍术、半夏,加当归梢、桃仁、红花,甚则穿山甲;气积倍香附,加桔梗、砂仁;实热加黄连,冷加木香、丁香;虚冷或下后积不除加丁香、肉蔻;若泻而至虚黄积,去枳壳、槟榔、青皮、白术,虚甚加人参;小便不利而肿加泽泻、猪苓。痃癖皆宜前方,惟痞乃腹胀胸满,营卫不得流行,宜小黑丸微利,甚则备急丸,后宜用白术补。或在皮里膜外亦宜本方。又用人参白术药间服。癥则伤食得之,宜消食,用本方;瘕则伤血得之,宜破血,是久积所致,药俱见前。余家肥儿丸是消积药,轻则可服,重则加山棱、蓬术,然当详其痰血而增入。”

二、治积聚通用方

1. 陈元膏

1)《肘后备急方·卷八·治百病备急丸散膏诸要方第七十二》

苍梧道士疗百病方,主心腹积聚,四肢痹躄,举体风残,百病效方。

当归　天雄　乌头(各三两)　细辛　芎䓖　朱砂(各二两)　干姜　附子　雄黄(各二两半)　桂心　白芷(各一两)　松脂(八两)　生地黄(二斤)

捣雄黄、朱砂为末,余㕮咀,以酽苦酒三升,合地黄渍药一宿,取猪脂八斤,微火煎十五沸,白芷黄为度,绞去滓,纳雄黄、朱砂末,搅令调和,密器贮之。腹内病,皆对火摩病上日两三度,从十日乃至二十日,取病出瘥止;四肢肥肉,风瘴,亦可酒温服之,如杏子大一枚。

2)《御药院方·卷十·治疮肿折伤门》

摩治诸风拘挛疼痛,麻痹不仁,风瘙痒疥癣,腹中疼痛积聚,并可治之。

当归(切,三两)　朱砂(研,飞)　细辛(去土)　川芎(各二两)　附子(一十二铢,锉如指面大)　桂(去粗皮,一两二铢)　天雄(二两三铢)　干姜(三两一十七铢)　雄黄(三两二铢,研)　松脂(半斤)　大醋(二升,即米醋也)　生地黄(二斤,研取汁)　白芷(以上并锉细,二两)　猪肪脂(十斤,去肋膜,切作指大)

上以地黄汁、大醋渍九物一宿,并脂合煎之十五沸膏成,新绵滤去滓,入雄朱和令凝。不令小儿、妇人、六畜见之,切须忌也。每用少许,摩擦患处,热彻为度。

2. 服盐方(《肘后备急方·卷八·治百病备急丸散膏诸要方第七十二》)

疗暴得热病,头痛目眩,并卒心腹痛,及欲霍乱,痰饮宿食及气满喘息,久下赤白,及积聚吐逆,乏气少力,颜色痿黄,瘴疟,诸风。

取上好盐,先以大豆许,口中含勿咽,须臾水当满口,水近齿,更用方寸匕。抄盐纳口中,与水一时咽,不尔,或令消尽,喉若久病,长服者,至二三月,每旦先服,或吐,或安击卒病,可服三方寸匕。取即吐痢,不吐病痢,更加服,新患疟者,即瘥。心腹痛,及满得吐下,亦佳。久病,每上以心中热为善,三五日,亦服,佳。加服,取吐痢,痢不损人。久服大补,补豚肾气五石,无不瘥之病。但恨人不服,不能久取,此疗方不一。《小品》云,卒心痛鬼气,宿食不消,霍乱气满中毒,咸作汤,服一二升,刺便吐之,良。

3. 扁鹊陷水丸(《肘后备急方·卷八·治百病备急丸散膏诸要方第七十二》)

疗内胀病,并蛊疰中恶等,及蜂、百毒、溪毒、射工。

雄黄　真丹砂(别研)　矾石(熬,各一两,将生矾石三两半烧之)　鬼臼(一两半)　蜈蚣(一枚,赤足者,小炙)　斑蝥(去翅足)　龙胆　附子(炮,各七枚)　藜芦(七分,炙)　杏仁(四十枚,去尖)

皮熬,捣,筛,蜜和,捣千杵。腹内胀病,中恶邪气,飞尸游走,皆服二丸如小豆。若积聚坚结,服四丸,取痢,泄下虫蛇五色。

4. 破积乌头丸(《备急千金要方·卷三妇人方中·杂治第十七》)

治妇人心腹积聚,气闷胀,疝瘕,内伤瘀血,产乳余疾及诸不足;劳气食气,胃满吐逆,其病头重结痛,小便赤黄,大下气方。

乌头　黄芩　巴豆(各半两)　半夏(三两)　大黄(八两)　戎盐(一两半)　䗪虫　桂心　苦参(各十八铢)　人参　硝石(各一两)

上十一味为末,以白蜜、青牛胆拌和,捣三万杵,丸如梧子。隔宿勿食,酒服五丸,安卧须臾当下。黄者，小腹积也；青者，疝也；白者，内风也；如水者，留饮也；青如粥汁，膈上邪气也；血如腐肉者，伤也；赤如血者，产乳余疾也；如虫刺者，蛊也。既下必渴，渴饮粥汤，饥食酥糜，三日后当温食，食必肥浓，三十日平复。

5. 升麻汤(《备急千金要方·卷三妇人方中·恶露第十四》)

治妇人血瘕，心腹积聚，产乳余疾绝生，小腹坚满，贯脐中热，腰背痛，小便不利，大便难，不下食，有伏虫，胪胀痈疽肿，久寒留热，胃脘有邪气方。

半夏(一两六铢)　石膏　藜芦　牡蒙　苁蓉(各十八铢)　桂心　干姜(各一两)　乌喙(半两)　巴豆(六十铢，研如膏)

上九味为末，蜜丸如小豆。服二丸，日三。及治男子疝病。

6. 干姜丸

1)《备急千金要方·卷四妇人方下·月水不通第十九》

治妇人寒热羸瘦，酸消怠惰，胸中支满，肩背脊重痛，腹里坚满积聚，或痛不可忍，引腰小腹痛，四肢烦疼，手足厥逆，寒至肘膝，或烦满，手足虚热，意欲投水中，百节尽痛，心下常苦悬痛，时寒时热，恶心，涎唾喜出，每爱咸酸甜苦之物，身体或如鸡皮，月经不通，大小便苦难，食不生肌方。

干姜　川芎　茯苓　硝石　杏仁　水蛭　虻虫　桃仁　蛴螬　柴胡　䗪虫(各一两)　芍药　人参　大黄　川椒　当归(各二两)

上十六味为末，蜜丸梧子大。空心饮下三丸，不知加至十丸。

2)《太平圣惠方·卷第四十八·治积聚心腹胀满诸方》

治积聚，心腹胀满，食少。

干姜(半两，炮裂，锉)　皂荚(一两，去黑皮，涂酥炙令黄焦去子)　菖蒲　桂心(三分)　川乌头(半两，炮裂，去皮脐)　柴胡(三分，去苗)　人参(三分，去芦头)　黄连(三分，去须)　赤茯苓(三分)　吴茱萸(半两，汤浸七遍焙干，微炒)　川椒(三分，去目及闭口者，微炒去汗)　厚朴(二两，去粗皮，涂生姜汁炙令香熟)

上件药，捣罗为末，炼蜜和捣三二百杵，丸如梧桐子大。每于食前，以温酒下二十丸。

7. 五京丸(《备急千金要方·卷四妇人方下·月水不通第十九》)

治妇人腹中积聚，九痛七害，及腰中冷引小腹，害食，得冷便下方。

干姜　川椒(各三两)　附子(一两)　吴茱萸(一升)　当归　狼毒　黄芩　牡蛎(各二两)

上八味为末，蜜和丸如梧子。初服三丸，日二，加至十丸。此出京氏五君，故名五京，久寒冷困者当服之。

8. 牡蒙丸(一名**紫盖丸**)(《备急千金要方·卷四妇人方下·月水不通第十九》)

治妇人产后十二癥病，带下无子，皆是冷风寒气，或产后未满百日，胞络恶血未尽，便利于悬圊上，及久坐，湿寒入胞里，结在小腹，牢痛为之积聚，小如鸡子，大者如拳，按之跳手隐隐然，或如虫啮，或如针刺，气时抢心，两胁支满，不能食，饮食不消化，上下通流，或守胃脘，痛连玉门背膊，呕逆，短气，汗出，少腹苦寒，胞中创，咳引阴痛，小便自出，子门不正，令人无子，腰胯疼痛，四肢沉重淫跃，一身尽肿，乍来乍去，大便不利，小便淋沥，或月经不通，或下如腐肉，青黄赤白黑等如豆汁，梦想不祥方。

牡蒙　厚朴　硝石　前胡　干姜　䗪虫　牡丹　川椒　黄芩　桔梗　茯苓　细辛　葶苈　人参　川芎　吴茱萸　桂心(各十八铢)　大黄(二两半)　附子(一两六铢)　当归(半两)

上二十味为末，蜜和，更捣万杵，丸如梧子大。空心酒服二丸，日三服。不知则加之至五丸，下青白黄赤如鱼子者，病根出矣。

9. 虎杖煎(《备急千金要方·卷四妇人方下·月水不通第十九》)

治腹内积聚，虚胀雷鸣，四肢沉重，月经不通，亦治丈夫病方。

取高地虎杖根细锉二斛，以水二石五斗煮取一大斗半，去滓，澄滤令净，取好醇酒五升和煎，令如饧。每服一合，消息为度，不知则加之。

10. 鳖甲丸

1)《备急千金要方·卷四妇人方下·月水不通第十九》

治女人小腹中积聚，大如七八寸盘面，上下周流，痛不可忍，手足苦冷，咳噫腥臭，两胁热如火炙，玉门冷如风吹，经水不通，或在月前，或在月后，服之一月便瘥，有孕。

鳖甲　桂心（各一两半）　蜂房（半两）　元参　川椒　细辛　人参　苦参　丹参　沙参　吴茱萸（各十八铢）　䗪虫　水蛭　干姜　牡丹　附子　皂荚　当归　芍药　甘草　防葵（各一两）　蛴螬（二十枚）　蛇虫　大黄（各一两六铢）

上二十四味为末，蜜丸如梧子大。酒下七丸，日三，稍加之以知为度。

治妇人因产后虚冷坚结积在腹内，月经往来不时，苦腹胀满，绕脐下痛，引腰背，手足烦，或冷热，心闷致不欲食方。

鳖甲（一两半）　干姜　赤石脂　丹参　禹余粮　当归　白芷（一作白术）　干地黄（各一两六铢）　代赭　甘草　鹿茸　乌贼骨　僵蚕（各十八铢）　桂心　细辛　川椒　附子（各一两）

上十七味为末，蜜和丸如梧子大。空心酒下五丸，加至十丸。

2)《太平圣惠方·卷第二十八·治冷劳诸方》

治冷劳羸瘦，四肢无力，肩背疼痛，腹胁积聚气，吃食不消。

鳖甲（一两半，涂醋炙微黄焦，去裙襕）　熟干地黄（一两）　郁李仁（一两，汤浸去皮尖，微炒）　陈橘皮（一两，汤浸去白瓤，焙）　当归（三分）　白术（一两）　枳壳（三分，麸炒微黄，去瓤）　赤茯苓（一两）　牛膝（一两，去苗）　槟榔〔三（二）分〕　桂心（三分）　人参（三分，去芦头）　五味子（三分）　柴胡（一两半，去苗）　诃黎勒（一两，煨用皮）　附子（一两半，炮裂，去皮脐）　木香（一两）　干姜（三分，炮裂，锉）　赤芍药（一两）　桔梗（三分，去芦头）　京三棱（一两，炮裂，锉）

上件药，捣罗为末，炼蜜和捣三五百杵，丸如梧桐子大。每服食前，姜枣汤下三十丸。忌苋菜。

3)《太平圣惠方·卷第三十一·治热劳诸方》

治热劳壮热羸瘦，心腹积聚，食少无力。

鳖甲（一两半，涂醋炙令黄，去裙襕）　桃仁（一两，汤浸去皮尖、双仁，麸炒微黄）　赤茯苓（三分）　桔梗（三分，去芦头）　京三棱（一两，炮，锉）　柴胡（一两，去苗）　白术（三分）　紫菀（一两，洗去苗、土）　人参（三分，去芦头）　木香（三分）　川大黄（一两，锉碎，微炒）　防葵（三分）　犀角屑（半两）　陈橘皮（半两，汤浸去白瓤，焙）　桂心（半两）　枳壳（半两，麸炒微黄，去瓤）　麝香（一两，别研）　赤芍药（半两）

上件药，捣罗为末，入麝香研令匀，炼蜜和捣五七百杵，丸如梧桐子大。每服，食前以粥饮下二十丸。忌桃、李、雀肉、胡荽、大蒜、苋菜、猪肉。

4)《圣济总录·卷第七十一·积聚门·积聚》

治腹内积聚，心肋急满，时吐清水，不能食，时恶寒。

鳖甲（去裙襕，醋炙，一两半）　防葵（锉）　人参　前胡（去芦头）　桔梗（炒）　枳壳（去瓤麸炒）　当归（切，焙）　附子（炮裂，去皮脐）　干姜（炮）　白术（各一两）　槟榔（锉）　大黄（锉，炒，各二两）　厚朴（去粗皮，生姜汁炙）　食茱萸（各三两）　甘草（炙，锉，一两一分）

上一十五味，捣罗为末，炼蜜丸如梧桐子大。每服二十丸，温酒下，早晚各一服，渐加至三十丸。

5)《女科百问·卷上·第四十五问积聚之病何以别之》

治小腹中积聚，大如七八寸盘面，上下周旋，痛不可忍。

鳖甲　官桂（各一两半）　蜂房（半两）　川椒　细辛　人参　苦参　丹参　沙参　吴茱萸（各十八铢）　䗪虫　干姜　牡丹皮　附子　水蛭　皂角（一本牛白角䚡）　当归　赤芍　甘草　防葵（各一两）　蛴螬（二十枚）　大黄　蛇虫　玄参（十八铢）

上为细末，蜜丸桐子大。每服七丸，温酒下，日三服。加之，以效为度。

11. 大黄汤（《备急千金要方·卷五上少小婴孺方上·惊痫第三》）

治少小风痫积聚、腹痛夭矫、二十五痫方。

大黄　人参　细辛　干姜　当归　甘皮（各三铢）

上六味㕮咀。以水一升煮取四合，服之如枣许大，日三。

12. 鳖头丸（《备急千金要方·卷五下少小婴孺方下·癖结胀满第七》）

治小儿痞气，胁下腹中有积聚坚痛方。

鳖头（一枚）　甘皮（半两）　蛇虫　䗪虫

桃仁（各十八铢）

上五味为末蜜丸。服如小豆二丸，日三，大便不利，加大黄十八铢，以知为度。

13. 卫侯青膏（《备急千金要方·卷七风毒脚气方·诸膏第五》）

百病久风，头眩鼻塞，清涕泪出，霍乱吐逆，伤寒咽痛，脊背头项强，偏枯拘挛；或缓或急或心腹久寒，积聚疼痛，咳逆上气，往来寒热，鼠漏瘰疬，历节疼肿，关节尽痛，男子七伤，胪胀腹满，羸瘦不能饮食，妇人生产余疾诸病，病疥，恶疮痈肿阴蚀，黄疸，发背马鞍牛领疮肿方。

当归　栝蒌根　干地黄　甘草　川椒（各六两）　半夏（七合）　桂心　川芎　细辛附子（各四两）　黄芩　桔梗　天雄　藜芦　皂荚（各一两半）　厚朴　乌头　莽草　干姜　人参　黄连　寄生　川断　戎盐（各三两）　黄野葛（二分）　生竹茹（六升）　巴豆（二十枚）　石南　杏仁（各一两）　猪脂（三斗）　苦酒（一斗六升）

上三十一味㕮咀，诸药以苦酒渍一宿，以猪脂微火上煎之，三下三上，膏成。病在内以酒服如半枣，以外摩之，日三。

14. 太傅白膏（一名**太一神膏**）（《备急千金要方·卷七风毒脚气方·诸膏第五》）

治百病，伤寒咽喉不利，头项强痛，腰脊两脚疼，有风痹湿肿难屈伸，不能行步，若风头眩鼻塞，有附息肉生疮，身体隐疹风瘙，鼠漏瘰疬，诸疽恶疮，马鞍牛领肿疮，及久寒结坚在心，腹痛胸痹，烦满不得眠饮食，咳逆上气，往来寒热，妇人产后余疾，耳目鼻口诸疾悉主之。

川椒　升麻（切，各一升）　附子（三两）　巴豆　川芎（各三十铢）　杏仁（五合）　狸骨　细辛（各一两半）　白芷（半两）　甘草（二两）　白术（六两）

上十二味㕮咀，苦酒腌渍一宿，以猪脂四斤微火煎之，先削附子一枚，以绳系着膏中，候色黄膏成，去滓。伤寒心腹积聚，诸风肿疾，颈项腰脊强，偏枯不仁，皆摩之，日一。一方用当归三两。

15. 乌头丸

1）《备急千金要方·卷十一肝脏·坚癥积聚第五》

治男子女人寒冷，腹内积聚，邪气往来，厥逆抢心，心痛痹闷。吐下不止，妇人产后羸瘦。

乌头（十五枚）　吴茱萸　蜀椒　干姜　桂心（各二两半）　前胡　细辛　人参　川芎　白术（各一两六铢）　皂荚　紫菀　白薇　芍药（各十八铢）　干地黄（一两半）

上十五味末之，蜜丸。酒下如梧子十丸，日三，稍加之，以知为度。

2）《太平圣惠方·卷第四十二·治七气诸方》

治寒热恚怒喜忧愁等七气，积聚不散，在于心腹，结块如杯，胸中气隔，吐逆不能下食，腹胁疼痛，喜忘不安，呼吸短气，四肢不举。

川乌头（一两半，炮裂，去皮脐）　桃仁（三分，汤浸去皮尖、双仁，麸炒微黄）　桂心（三分）　前胡（三分，去芦头）　人参（一两，去芦头）　芎䓖（三分）　防葵（一两）　甘遂（一两，煨微黄）　菖蒲（三分）　川大黄（一两半，锉碎，微炒）　紫菀（三分，洗去苗、土）　赤茯苓（三分）　干姜（三分，炮裂，锉）　石膏（三分，细研，水飞过）　半夏（三分，汤洗七遍，去滑）　吴茱萸（三分，汤浸七遍，焙干，微炒）　川椒（三分，去目及闭口者，微炒去汗）　细辛（三分）　桔梗（三分，去芦头）

上件药，捣罗为末，炼蜜和捣五七百杵，丸如梧桐子大。每于食前，以温酒下五丸，渐加至十丸，当以通利为度。

3）《太平圣惠方·卷第四十九·治久痃癖诸方》

治久痃癖气，腹内积聚，邪气往来，厥逆抢心，心胸痹闷，吐逆饮食。

川乌头（一两半，炮裂，去皮脐）　吴茱萸（三分，汤浸七遍，焙干，微炒）　川椒（三分，去目及闭口者，微炒去汗）　干姜（三分，炮裂，锉）　桂心（三分）　柴胡（一两，去苗）　生干地黄（一两）　细辛（半两）　紫菀（半两，去苗、土）　人参（半两，去芦头）　芎䓖（半两）　白术（半两）　白薇（半两）　赤芍药（半两）　皂荚（半两，去黑皮，涂酥炙焦黄，去子）

上件药，捣罗为末，炼蜜和捣三二百杵，丸如梧桐子大。每服不计时候，以温酒下二十丸。

4）《圣济总录·卷第七十一·积聚门·积聚》

治心腹积聚胀满，绕脐疼痛，按之有形，寒中有水上气；女人产后余病，大人风癫，小儿惊痫百病。

乌头（炮裂，去皮脐） 菖蒲（米泔浸一宿切，焙） 柴胡（去苗） 人参 桔梗（炒） 黄连（去须） 厚朴（去粗皮，生姜汁炙） 赤茯苓（去黑皮，各三两） 蜀椒（去目并闭口，炒出汗） 干姜（炮） 桂（去粗皮） 吴茱萸（陈者，汤洗焙） 皂荚（去皮子，酥炙，各一两）

上一十三味，捣罗为末，炼蜜丸如梧桐子大。每服十丸，空心日午晡时米饮下，渐加至十五丸。

16. 神明度命丸（《备急千金要方·卷十一肝脏·坚癥积聚第五》）

治久患腹内积聚，大小便不通，气上抢心，腹中胀满，逆害饮食，服之甚良方。

大黄 芍药（各二两）

上二味，末之，蜜丸。服如梧子四丸，日三。不知，可加至六七丸，以知为度。

17. 恒山丸（《备急千金要方·卷十一肝脏·坚癥积聚第五》）

治胁下邪气积聚，往来寒热如温疟方。

恒山 蜀漆 白薇 桂心 鲍甲 白术 附子 鳖甲 䗪虫 贝齿（各一两半） 蜚虻（六铢）

上十一味，末之，蜜丸如梧子。以米汁服五丸，日三。

18. 三台丸（《备急千金要方·卷十一肝脏·坚癥积聚第五》）

治五脏寒热积聚，胪胀肠鸣而噫，食不生肌肤，甚者呕逆，若伤寒寒疟已愈，令不复发，食后服五丸，饮多者吞十丸，常服令人大小便调和，长肌肉方。

大黄（熬） 前胡（各二两） 硝石 葶苈 杏仁（各一升） 厚朴 附子 细辛 半夏（各一两） 茯苓（半两）

上十味，末之，蜜和，捣五千杵。服如梧子五丸，稍加至十丸，以知为度。

19. 紫葛丸（《备急千金要方·卷十二胆腑方·万病丸散第七》）

治绪热不调方。

紫葛 石膏 人参 丹参 紫参 苦参 元参 细辛 齐盐 代赭 苁蓉 巴豆 乌头（各三分） 干姜 桂心 独活（各五分）

上十六味为末，蜜和，更捣万余杵，丸如小豆。服六丸，食前三丸，食后三丸。忌五辛、猪、鸡、鱼、蒜，余不在禁限。若觉体中大热各减一丸服之，令人肥悦，好颜色，强阳道，能食，服药后十日得利黄白汁大佳。妇人食前、食后只服二丸；两岁以下小儿服丸如米粒大。令人能饮酒，除百病，药之功能损益备述如下：腹中积聚，心腹满，心下坚，痰饮，宿食，食吐逆，上气，短气，咳嗽，咽喉鸣，黄疸，久疟，面肿，身浮肿，四肢烦重，坐起体重，热病湿䘌下部痒，体疮痒，关格不通，大肠出，热淋，下利，颜色不定，羸瘦无力，弱房少精，精冷，身体斑驳，从高堕下绝伤，堕胎后伤损血，皮肉焦烂，月水不定或后或前，月水断心下闷满，肩膊沉重，小儿百病，之小儿癖气，乳不消，小儿身常壮热，腹内有病。所录诸病，皆紫葛丸治之。若积日服饵未愈，消息准方服之，取瘥止。

20. 仙人玉壶丸（《备急千金要方·卷十二胆腑方·万病丸散第七》）

小儿大腹，及中热恶毒，食物不化，结成积聚。

雄黄 藜芦 丹砂 礜石 巴豆 八角附子（各二两）

上六味，先捣巴豆三千杵，次纳礜石又捣三千杵，次纳藜芦三千杵，次纳附子三千杵，次纳雄黄三千杵，次纳丹砂三千杵，纳蜜又捣万杵佳。若无丹砂，纳真珠四两代之，每纳药辄治五百杵，纳少蜜恐药飞扬。治药用王相吉日良时，童子斋戒为良，天晴明无云雾，白昼药成封密器中，勿泄气，着清洁处。

21. 菖蒲益智丸（《备急千金要方·卷十四小肠腑方·好忘第七》）

治善忘恍惚，破积聚，止痛安神定志，聪耳明目方。

菖蒲 附子 远志 人参 桔梗 牛膝（各五分） 茯苓（七分） 桂心（三分）

上八味为末，蜜丸如梧子。一服七丸，加至二十丸，日二夜一。禁如药法。

22. 镇心丸（《备急千金要方·卷十四小肠腑方·风虚惊悸第六》）

治男子妇人虚损，梦寤惊悸或失精神，妇人赤白注漏或月水不利，风邪鬼疰，寒热往来，腹中积聚，忧恚结气诸病方。

紫石英 茯苓 菖蒲 肉苁蓉 麦门冬 远志 大黄 当归 细辛 大豆黄卷 卷柏 干姜

（各五分） 人参 丹参 防风 秦艽 泽泻（各六分） 柏子仁 芍药 石膏（各三分） 乌头 桂心 桔梗 甘草 薯蓣 前胡 白蔹 铁精 银屑 牛黄（各二分） 白术 半夏（各三分） 䗪虫（十二枚） 干地黄（十二分） 大枣（五十枚）

上三十五味为末，蜜枣和捣五千杵，丸如梧子。酒服五丸，日三，加至二十丸。一本无豆卷、大枣。

23. 补益养精方（《外台秘要·卷第十七·五劳六极七伤方一十首》引《广济》）

疗五劳七伤、六极、八风、十二痹，消渴，心下积聚，使人身体润，服之多情性。

生干地黄（十二分） 天门冬（十分，去心） 干姜（六分） 菟丝（十分，酒渍二宿，焙干，别捣） 石斛（八分） 当归（六分） 白术（六分） 甘草（八分，炙） 肉苁蓉（七分） 芍药（六分） 人参（八分） 玄参（六分） 麦门冬（十分，去心） 大黄（八分） 牛膝（六分） 紫菀（六分） 茯苓（八分） 防风（六分） 杏仁（八分，去皮尖，熬） 麻子仁（八分） 地骨皮（六分） 椒（三分，去目汗）

上二十二味捣筛，蜜和丸如梧子。空腹酒下二十丸，日再服，渐加至三十丸。忌鲤鱼、海藻、菘菜、桃、李、雀肉、大酢、芜荑等。

24. 太乙神明陷冰丸（《备急千金要方·卷十七肺脏方·飞尸鬼疰第八》）

治诸病破积聚，心下支满，寒热鬼疰长病，咳逆唾噫，辟除众恶鬼，逐邪气鬼击客忤，中恶胸中结气，咽喉闭塞，有进有退，绕脐绞痛恻恻，随上下按之挑手，心中愠愠如有虫状，毒疰相染甚至灭门者方。

雄黄（二两） 当归（三两） 丹砂 矾石（一作礜石） 桂心 大黄（各二两） 芫青（五枚） 藜芦 附子（各一两半） 人参 真珠 麝香 鬼臼 犀角 牛黄（各一两） 蜈蚣（一枚） 射罔（一两） 乌头（八枚） 杏仁（三十枚） 蜥蜴（一枚） 樗鸡 地胆（各七枚） 斑蝥（七枚） 巴豆（一分）

上二十四味为末，蜜和捣三万杵，丸如小豆。先食服二丸，日再。不知稍增。又以二丸着门上令众邪不近。伤寒服之无不愈。若至病家及视病人，夜行独宿服二丸，众邪不能近也。

25. 鹳骨丸（《备急千金要方·卷十七肺脏方·飞尸鬼疰第八》）

治飞尸遁尸积聚，胸痛连背走无常处，或在脏或肿在腹，或奄奄然而痛者方。

鹳骨（三寸） 丹砂（一作丹参） 牡蛎（一作牡丹） 雄黄 莽草（各四分） 藜芦 桂心 野葛（各二分） 斑蝥 芫青（各十四枚） 蜈蚣（一枚） 巴豆（四十枚）

上十二味为末，蜜丸如小豆。每服二丸，日三，以知为度。

26. 江南度世丸（《备急千金要方·卷十七肺脏方·飞尸鬼疰第八》）

治万病癥结积聚，伏尸长病，寒热疰气流行皮中，久病着床肌肉消尽，四肢烦热呕逆不食，伤寒时气恶疰，汗出口噤不开心痛方。

蜀椒（三两） 人参 细辛 甘草（各二两） 茯苓 真珠 大黄 干姜 丹砂 野葛 桂心 雄黄 麝香 鬼臼（各一两） 乌头 牛黄（各二分） 附子 紫菀（各六分） 巴豆（六十枚） 蜈蚣（二枚）

上二十味为末，蜜丸如小豆。饮服二丸，加至四丸，日一服。加獭肝一具更良。

27. 顺流紫丸（《备急千金要方·卷十八大肠腑方·痰饮第六》）

治心腹积聚，两胁胀满，留饮痰澼，大小便不利，小腹切痛膈上塞方。

石膏（五分） 桂心（四分） 巴豆（七枚） 代赭 乌贼骨 半夏（各三分）

上六味为末，蜜丸如胡豆。平旦服一丸，加至二丸。

28. 太乙追命丸（《备急千金要方·卷二十四解毒杂治方·蛊毒第四论》）

治百病，若中恶气，心腹胀满，不得喘息，心痛积聚，胪胀疝瘕，宿食不消，吐逆呕哕，寒热瘰疬蛊毒，妇人产后余疾方。

蜈蚣（一枚） 丹砂（即真珠） 附子 矾石（一作礜石） 雄黄 藜芦 鬼臼（各一分） 巴豆（二分）

上八味，为末，蜜丸如麻子。一服二丸，日一服，伤寒一二日服一丸，当汗出，绵裹两丸塞耳中。下利服一丸，一丸塞下部。蛊毒服二丸，在外膏和摩病上。在膈上吐，在膈下利，有疮一丸涂之，毒自出。产后余疾服一丸，耳聋绵裹塞耳中。

29. 牡蒙丸（《千金翼方·卷第五妇人一·妇人积聚第二》）

主男子疝瘕，女子血瘕，心腹坚，积聚，产乳余疾，小腹坚满贯脐痛，热中，腰背痛，小便不利，大便难，不下食，有伏蛊胪胀肿，久寒热胃管有邪气方。

牡蒙　苁蓉　乌喙（炮，去皮）　石膏（研）　藜芦（各三分）　巴豆（六十枚，去心皮，熬）　干姜　桂心（各二两）　半夏（五分，洗）

上九味，捣筛为末，别捣巴豆如膏，合诸药，令调和，捣至熟。以饮服如小豆二丸，日三。如不相得，入少蜜。

30. 济神丸（《千金翼方·卷第十二·养性·养性服饵第二》）

积聚结气呕逆、心腹绞痛、口干胀酢咽吐呕，皆含之。

茯神　茯苓　桂心　干姜（各四两）　菖蒲　远志（去心）　细辛　白术　人参（各三两）　甘草（二两，炙）　枣膏（八两）

上一十一味，皆捣筛，炼蜜和更捣万杵。每含一丸如弹丸，有津咽之尽，更含之。若食生冷宿食不消，增一丸。

31. 万金散（《千金翼方·卷第十六·中风上·诸散第二》）

主头痛眩乱耳聋，两目泪出，鼻不闻香臭，口烂恶疮，鼠漏瘰疬，喉咽生疮，烦热咳嗽胸满，脚肿，半身偏枯不遂，手足筋急缓，不能屈伸，贼风猥退，蜚尸蛊注。江南恶气，在人心下，或在膏肓。游走四肢，针灸不及，积聚僻戾，五缓六急，湿痹，女人带下积聚，生产中风，男女五劳七伤皆主之方。

石斛　防风　巴戟天　天雄（炮，去皮）　干地黄　石楠　远志（去心）　踯躅　乌头（炮，去皮）　干姜　桂心（各一两半）　蜀椒（半升，汗，去目闭口者）　瞿麦　茵陈　秦艽　茵芋　黄芪　蔷薇　独活　细辛　牛膝（各一两）　柏子　泽泻　杜仲（各半两，炙）　山茱萸　通草　甘草（各三分）

上二十七，捣筛为散。鸡未鸣时冷酒服五分匕，日三，加至一匕。

32. 太一白丸（《千金翼方·卷第十九·杂病中·饮食不消第七》）

主八痞，两胁积聚，有若盘盂，胸痛彻背，奄奄恻恻，里急气满噫，项强痛，极者耳聋，消渴，泻痢，手足烦，或有流肿，小便苦数，淋沥不尽，不能饮食，少气流饮，时复闷塞，少腹寒，大肠热，恍惚喜忘，意有不定，五缓六急，食不生肌肉，面目黧黑方。

狼毒　桂心（各半两）　乌头（炮，去皮）　附子（炮，去皮）　芍药（各一两）

上五味，捣筛为末，炼蜜和，更捣三千杵，丸如梧子大。旦以酒服二丸，暮三丸，知热止，令人消谷，长肌强中，久服大佳。

33. 礜石丸（《千金翼方·卷第十九·杂病中·癖积第五》）

主积聚，癥坚不能食方。

礜石（五两，炼）　雄黄（研）　人参（各一两）　杜衡　桂心（各一两半）　前胡　藜芦（各三分）　大黄（二两）　干姜（二两）　皂荚（半两，炙，去皮子）　丹参（各二两）　半夏（洗）　附子（炮，去皮）　巴豆（去皮）　乌头（炮，去皮，各六铢）

上一十五味，捣筛为末，炼蜜和丸如小豆。服二丸，日二可至四丸。

34. 八毒大黄丸（《外台秘要·卷第三·天行病发汗等方四十二首》引《古今录验》）

疗天行病三、四日，身热目赤，四肢不举，产乳后伤寒，舌黄白，狂言妄语；亦疗温病已后，飞尸遁尸，心腹痛，膈上下不通，癖饮积聚，痈肿苦痛，温中摩痛上诸毒病方。

藜芦（二分，炙）　大黄（三分）　朱砂（五分）　蜀椒（四分）　雄黄（四分，研）　巴豆（四分，去皮，熬）　桂心（四分）

上七味，捣筛，蜜和为丸，如麻子大。饮服三丸，当下，不瘥更服。合时勿令妇人、鸡、犬见之。忌生葱、野猪肉、芦笋、狸肉、生血物。

35. 通命丸（《外台秘要·卷第七·心腹痛及胀满痛方一十首》引《古今录验》）

疗心腹积聚，寒中绞痛，又心迫满，胁下胀痛方。

大黄　远志（去心）　黄芩　麻黄（去节）　甘草（炙，以上各四两）　芒硝（三两）　杏仁（六

十枚，去皮尖） 豉（二合） 巴豆（五十枚，去心皮，熬，别为脂）

上九味，捣，合下筛，蜜和丸如梧子大。先食饮服三丸，日三。忌野猪肉、芦笋、海藻、菘菜。

36. 千金顺流紫丸（《外台秘要·卷第八·疗诸痰饮方四首》）

疗心腹积聚，两胁胀满，留饮痰澼，大小便不利，小腹切痛，膈上寒方。

代赭（三分） 乌贼鱼骨（炙，三分） 半夏（三分） 巴豆（七分，去心皮，熬） 桂心（四分） 石膏（五分，研）

上六味捣筛，蜜和丸。平旦服一丸，如胡豆，至二丸。忌羊肉饧、猪肉、芦笋、生葱。

37. 姜椒汤（《外台秘要·卷第八·痰饮食不消及呕逆不下食方九首》引《范汪》）

主胸中积聚痰饮，饮食减少，胃气不足，咳逆吐哯方。

半夏（三两，洗） 生姜汁（七合） 桂心 附子（炮） 甘草（炙） 茯苓 桔梗（各一两） 蜀椒（二合，汗） 橘皮（二两，切）

上九味切，以水七升煮取二升半，去滓，纳姜汁煎，取四升半。分三服，服三剂佳。若欲服大散，并诸五石丸，必先服此方，及进黄芪丸辈必佳。忌海藻、菘菜、羊肉饧、生葱、猪肉、冷水、酢物。

38. 通草丸（《外台秘要·卷第八·留饮宿食方七首》引《深师》）

疗积聚留饮宿食，寒热烦结，长肌肤补不足方。

椒目 附子（炮） 半夏（洗） 厚朴（炙，各一两） 芒硝（五两） 大黄（九两） 葶苈（三两，熬） 杏仁（三两，去皮尖）

上八味捣筛为末，别捣葶苈、杏仁令如膏，合诸末，以蜜和丸，捣五千杵。服如梧子二丸。忌猪肉、羊肉饧等，大效。

39. 硝石丸（《外台秘要·卷第十·咳逆上气呕吐方四首》）

疗上气咳逆，口干，手足寒，心烦满，积聚下利，呕逆，若坠瘀血，上气，胸胁胀满，少气肠鸣，饱食伤中里急，妇人乳饮滞下有邪湿，阴不足，大小便不利，肢节皆痛。

硝石（一升） 干姜 前胡 大黄（各一斤） 杏仁（一升）

上五味，捣筛，蜜和。饮服如梧子三丸，日再。五日后心腹诸疾，随大小便去，月经绝则通，下长虫数十，亦利血及冷热，赤白汁，癥瘕毒悉主之，药利以意消息。

40. 破积丸（《外台秘要·卷第十二·积聚方五首》引《范汪》）

疗积聚坚癥方。

大黄（一斤） 牡蛎（三两） 凝水石（一两） 石膏（一两） 石钟乳（一两） 理石（一两）

上六味捣合下筛，和以蜜丸如梧子。先食服，酒饮任下三丸，日三。不知，稍增，以知为度。

41. 捶凿丸（《外台秘要·卷第十二·积聚方五首》）

疗腹中积聚，邪气寒热消谷方。

甘遂（一分） 荛花（一分） 芫花（一分） 桂心（一分） 巴豆（一分） 杏仁（一分） 桔梗（一分）

上七味，荛花、芫花熬令香，巴豆、杏仁去皮熬令变色已，各异捣，下细筛捣合丸，以白蜜捣万杵。服如小豆一丸，日三行。长将服之，伤寒增服，膈上吐，膈下利，小儿亦服，妇人兼身亦服。名曰捶凿，以消息之。忌猪肉、芦笋、生葱。

42. 白术丸

1)《外台秘要·卷第十二·积聚方五首》

主积聚癖气不能食，心肋下满，四肢骨节酸疼，盗汗不绝方。

白术（六分） 黄芪（六分） 牡蛎（四分，熬） 人参（六分） 茯苓（六分） 乌头（六分，炮） 干姜（六分） 芍药（四分） 当归（六分） 细辛（四分） 麦门冬（四分，去心） 桂心（五分） 前胡（四分） 甘草（六分，炙） 防葵（三分） 鳖甲（四分，炙） 紫菀（三分，炙） 槟榔（六分） 桔梗（三分）

上十九味捣筛，蜜和为丸。空肚酒下二十丸，日再，加至三十丸。忌苋菜、桃、李、大醋、猪肉、生葱。

2)《太平圣惠方·卷第四十八·治积聚宿食不消诸方》

治积聚，宿食不消，腹胁下妨闷，四肢羸瘦，骨节酸疼，多有盗汗。

白术（一两） 黄芪（一两，锉） 牡蛎（一两，烧为粉） 人参（一两，去芦头） 赤茯苓（一两） 川乌头（一两，炮裂，去皮脐） 干姜（半两，炮裂，锉） 木香（一两） 当归（一两，锉，微炒） 赤芍药（三分） 桂心（一两） 甘草（半两，炙微赤，锉） 防葵（半两） 鳖甲（一两，涂醋炙令黄，去裙襕） 紫菀（半两，去苗） 槟榔（一两） 桔梗（半两，去芦头） 枳壳（一两，麸炒微黄去瓤）

上件药，捣罗为末，炼蜜和捣三二百杵，丸如梧桐子大。每于食前，以温酒下三十丸。

43. 深师乌头丸（《外台秘要·卷第十二·积聚心腹胀满方一首》）

疗心腹积聚胀满，少食多厌，绕脐痛，按之排手，寒中有水上气，女人产后余疾，大人风癫，少小风惊痫百病者，元嘉中用疗数人皆良。有一人服五服药，即出虫长一尺余三枚，复出如牛胆黑坚四枚，中皆有饭食，病即愈方。

乌头（七枚，炮） 干姜（五分） 皂荚（五分，炙，兼皮子） 菖蒲（三分） 桂心（四分） 柴胡（三分） 附子（三分，炮） 人参（三分） 厚朴（三分，炙） 黄连（三分） 茯苓（三分） 蜀椒（五分，汗） 吴茱萸（四分） 桔梗（三分）

上十四味捣筛，蜜和为丸。服如梧子二丸，日三，稍加至十五丸。忌猪肉、冷水、醋物、生葱、羊肉饧。

44. 四物丸（《外台秘要·卷第十二·积聚心腹痛方三首》）

疗心腹积聚，食苦不消，胸胁满除，去五脏邪气。

大戟（五分，㕮咀，熬令色变） 芫花（四分，熬） 杏仁（一分） 巴豆（一百枚，去皮心，熬）

右药捣合下细筛，以鸡子中黄亦可，以蜜和丸如小豆。日三，日增一丸，觉勿复益。欲下顿服七丸，下如清漆陈宿水。妇人乳有余疾，留饮者下水之后，养之勿饮冷水。长壮者服五丸，先食。忌野猪肉、芦笋。

45. 通命丸（《外台秘要·卷第十二·积聚心腹痛方三首》引《范汪》）

疗心腹积聚，寒中㽲痛，又心胸满，胁下急绕脐痛方。

大黄（四分） 远志（四分，去心） 黄芪（四分） 麻黄（四分，去节） 甘遂（四分） 鹿茸（四分，炙） 杏仁（六十枚） 豉（一合） 巴豆（五十枚） 芒硝（三分）

上十味捣合下筛，和以蜜，丸如小豆。先食服三丸，日再。忌芦笋、野猪肉。一方无鹿茸、黄芪，用黄芩。

46. 匈奴露宿丸（《外台秘要·卷第十二·积聚心腹痛方三首》引《古今录验》）

疗心腹积聚，膈上下有宿食留饮神方。

甘草（三分，炙） 大黄（二分） 甘遂（二分） 芫花（二分，熬） 大戟（二分，炙） 葶苈子（二分，熬） 苦参（一分） 硝石（一分） 巴豆（半分，去心皮，熬）

上九味细捣，合蜜和丸如小豆。服三丸当吐下，不吐下，稍益至五六丸，以知为度，先少起。忌海藻、芦笋、菘菜、野猪肉。

47. 还命千金丸（《外台秘要·卷第十三·鬼疰心腹痛方一首》引《古今录验》）

疗万病，心腹积聚坚结，胸胁逆满咳吐，宿食不消，中风鬼疰入腹，面目青黑不知人方。

雄黄（研） 鬼臼 徐长卿 礜石（泥裹烧半日） 瓜丁 雌黄（研） 干姜（各四分） 野葛（七分，炙） 斑蝥（二十枚，去足翅，熬） 蜀椒（四分，去目，汗） 地胆（十五枚，去翅，熬） 射肉（二分） 丹参（四分）

上十三味捣筛，蜜和捣三千杵，丸如小豆。先食服一丸，日三，不知渐增，以知为度。若百毒所螫，牛触践，马所蹋啮，痈肿瘰疬，以一丸于掌中，唾和涂痛上立愈。正月旦以椒酒率家中大小各服一丸，终岁无病，神良有验，秘不传。

48. 泻脾丸（《外台秘要·卷第十六·泻脾丸主脾气不调及腹满方三首》引《深师》）

调中利饮食，除胃中积聚寒热，老人将服，长肌肉，令人光泽。

黄芩 杏仁（去尖皮、两仁，熬） 泽泻 通草 芎䓖 桂心 白术 干姜（各五分） 茯苓 黄芪 干地黄（各六分） 附子（二分，炮） 麦门冬（四分，去心）

上十三味捣筛，蜜和服如梧子。二丸，日三服。忌猪肉、冷水、桃、李、雀肉、生葱、酢、芜荑等物。

49. 紫参丸（《外台秘要·卷第二十八·蛊注方三首》引《范汪》）

疗蛊注百病，癥瘕积聚，酸削骨肉，大小便不利，猝忤遇恶风，胪胀腹满，淋水转相注，殚门尽户，延及男女外孙，医所不能疗。

紫参　人参　半夏（洗）　藜芦　代赭　桔梗　白薇　肉苁蓉（各三分）　石膏（一分）　大黄（一分）　牡蛎（一分，熬）　丹参（一分）　虾蟆灰　乌头（炮，四分）　狼毒（一分）　附子（炮，五分）　巴豆（七十枚，去心皮熬）

上药捣筛，蜜和为丸。以饮下如小豆一丸，日三服，老小以意减之，蜂虿所螫，以涂其上神良。忌羊肉、冷水。

50. 崔氏温白丸（《外台秘要·卷第三十一·古今诸家丸方一十八首》）

主心腹积聚久，癥癖块大如杯碗。

紫菀　吴茱萸　菖蒲　柴胡　厚朴（炙）　桔梗　皂荚（去皮，炙）　茯苓　桂心　干姜　黄连　蜀椒（汗）　巴豆（去心皮，熬）　人参（各三分，本方各二分）　乌头（十分，炮）

上十五味合捣筛，以白蜜和，更捣二千杵，丸如梧子大。有病服一丸至二丸，不知稍增至三丸五丸，以知为度。

51. 三棱散

1)《太平圣惠方·卷第二十八·治气劳诸方》

治气劳，心腹积聚，两胁妨闷，四肢羸瘦，不能起立。

京三棱（一两，炮，锉）　木香（三分）　鳖甲（一两，涂醋炙微黄，去裙襕）　当归（三分）　陈橘皮（一两，汤浸去白瓤，焙）　赤芍药（半两）　川大黄（三分，锉，微炒）　桔梗（三分，去芦头）　桂心（三分）　槟榔（三分）　柴胡（一两，去苗）　干姜（三分，炮裂，锉）　诃黎勒（三分，煨，用皮）　防葵（三分）　白术（半两）

上件药，捣粗罗为散。每服三钱，以水一中盏，入生姜半分，煎至六分，去滓，不计时候，稍热服。忌苋菜。

2)《景岳全书·卷之五十五宇集、古方八阵·攻阵》引《宣明》

治积聚癥瘕，痃癖不散，坚满痞闷，食不下。

三棱　白术（炒，各二两）　蓬术　当归（各五钱）　木香　槟榔（各三钱）

上为末。每服三钱，沸汤调下。

3)《本草简要方·卷之三·草部二·京三棱》

治诸般停滞疳积，发热泻痢酸醴，水谷不化。常服和脾胃，进饮食，长肌肉，益神气。

三棱（泡，锉）　香附（各一两五钱）　青皮　人参（七钱五分）　益智仁　陈皮　枳壳（麸炒）　神曲（炒）　生谷芽（洗，焙）　半夏　蓬莪术（醋煮透、滤干，锉，焙）　大黄（半生半泡）　紫苏叶（各五钱）　甘草（半生半炙，一两二钱）

锉碎。每服二钱，水一盏，加生姜三片，仓米一百粒，煎至七分，温服。气虚者，加白茯苓一两。

52. 白术散（《太平圣惠方·卷第二十八·治虚劳积聚诸方》）

治虚劳，积聚坚实，腹如鼓，食即却吐，坐卧不安，喘急。

白术（半两）　防葵（一两）　槟榔（二两）　郁李仁（二两，汤浸去皮，微炒）　鳖甲（二两，涂醋炙微黄，去裙襕）　吴茱萸（三分，汤浸七遍，焙干，微炒）　桃仁（三分，汤浸去皮尖、双仁，麸炒微黄）　诃黎勒（一两半，煨，用皮）

上件药，捣粗罗为散。每服四钱，以水一中盏，入生姜半分，煎至六分，去滓，食前温服，以微利为度。忌苋菜、生冷、油腻。

53. 桃仁散（《太平圣惠方·卷第二十八·治虚劳积聚诸方》）

治虚劳，积聚结块，心腹胁肋刺痛。

桃仁（二两，汤浸去皮尖、双仁，麸炒微黄）　川大黄（二两，锉碎，微炒）　鳖甲（一两，涂醋炙微黄，去裙襕）　吴茱萸（半两，汤浸七遍，焙干，微炒）　诃黎勒（一两，半煨，用皮）　京三棱（一两，炮裂）　木香（半两）　桂心（半两）　当归（一两）

上件药，捣粗罗为散。每服四钱，以水一中盏煎至六分，去滓，食前稍热服。忌苋菜、生冷。

54. 京三棱丸

1)《太平圣惠方·卷第二十八·治虚劳积聚诸方》

治虚劳，积聚痞结，腹胁胀满。

京三棱（三两，炮裂，锉）　川大黄（二两，锉碎，微炒）　鳖甲（二两，涂醋炙微黄，去裙襕）　赤芍药（一两）　桂心（一两）　干姜（一两，炮裂，锉）　诃黎勒（二两，煨，用皮）　槟榔（二两）　川乌头（一两，炮裂，去皮脐）　吴茱萸（一两，汤浸七遍，焙干，微炒）　桃仁（四两，汤浸去皮尖、双仁，

麸炒微黄）

上件药，捣罗为末，熬醋如胶，和捣三二百杵，丸如梧桐子大。每服食前，以温酒下二十丸，渐加至三十丸，下烂肉黑脓为度。

2）《太平圣惠方·卷第四十八·治积聚诸方》

治久积聚气不消，心腹胀满，食少体瘦。

京三棱（一两，炮裂） 桂心（一两） 川大黄（一两半，锉碎，微炒） 槟榔（一两半） 吴茱萸（半两，汤浸七遍，焙干，微炒） 干漆（一两，捣碎，炒令烟出） 附子（一两，炮裂，去皮脐） 木香（一两） 桃仁（一两半，汤浸去皮尖、双仁，麸炒微黄） 青橘皮（一两，汤浸去白瓤，焙） 鳖甲（一两半，涂醋炙令黄，去裙襕）

上件药，捣细罗为末，以醋煮面糊和丸如梧桐子大。每服食前，以温酒下二十丸。

55. 大黄丸

1）《太平圣惠方·卷第三十一·治骨蒸劳诸方》

治骨蒸劳，两肋下有闪癖，渐上攻心，食少或不消化，腹内积聚不散，黄瘦久困久痢，或大便秘涩，小便赤黄。

川大黄（二两，锉碎，微炒） 鳖甲（三两，涂醋炙令黄，去裙襕）

上件药，捣罗为末，以酽醋二升，纳铛中，先煎令稠，下药末更煎之，以柳木篦搅勿住手，候可丸，即丸如梧桐子大。空腹及晚食前，以粥饮下七丸，渐加至十丸，以溏利下脓血烂肉为度。唯得食煮饭、葱汁、生姜而已，此外不得食之，老少以意加减。忌苋菜。

2）《太平圣惠方·卷第四十二·治七气诸方》

治七气，积聚坚牢，心腹胀痛。

川大黄（一两，锉碎，微炒） 川椒（半两，去目及闭口者，微炒去汗） 人参（三分，去芦头） 半夏（三分，汤洗七遍去滑） 桔梗（三分，去芦头） 菖蒲（三分） 柴胡（三分，去苗） 赤茯苓（三分） 芎䓖（三分） 桂心（三分） 桃仁（三分，汤浸去皮尖、双仁，麸炒微黄） 木香（三分） 吴茱萸（三分，汤浸七遍，焙干，微炒） 干姜（三分，炮裂，锉） 细辛（三分）

上件药，捣罗为末，炼蜜和捣五七百杵，丸如梧桐子大。每于食前，以温酒下十丸，渐加至二十丸为度。

3）《太平圣惠方·卷第四十八·治积聚心腹痛诸方》

治聚积气，心腹妨闷疼痛。

川大黄（一两，锉碎，微炒） 当归（三分，锉，微炒） 芎䓖（三分） 诃黎勒皮（一两） 槟榔（一两） 吴茱萸（半两，汤浸七遍，焙干，微炒） 干姜（三分，炮裂，锉） 川乌头（一两，炮裂，去皮脐） 桃仁（一两，汤浸去皮尖、双仁，麸炒微黄）

上件药，捣罗为末，炼蜜和捣三二百杵，丸如梧桐子大。不计时候，以温酒下三十丸。

4）《太平圣惠方·卷第四十八·治积聚诸方》

治积聚气在腹胁，胸背疼痛。

川大黄（二两，锉碎，微炒） 桃仁（一两，半汤浸去皮尖、双仁，麸炒微黄） 槟榔（一两半） 鳖甲（一两，涂醋炙令黄，去裙襕） 京三棱（一两，炮，锉） 干姜（一两，炮裂，锉） 川乌头（一两，炮裂，去皮脐） 桂心（一两） 吴茱萸（一两，汤浸七遍，焙干微炒）

上件药，捣细罗为末，以醋煮面糊和丸如梧桐子大。每服食前，以生姜橘皮汤下二十丸，温酒下亦得。

56. 木香散

1）《太平圣惠方·卷第四十二·治七气诸方》

治七气，心腹积聚，结块如杯，呕吐寒热，胸心中短气，不能下食。

木香（一两） 桂心（一两） 人参（一两，去芦头） 细辛（半两） 诃黎勒皮（半两） 干姜（半两，炮裂，锉） 白术（半两） 甘草（一两，炙微赤，锉） 附子（半两，炮裂，去皮脐） 鳖甲（一两半，涂醋炙微黄，去裙襕） 吴茱萸（半两，汤浸七遍，焙干微炒） 青橘皮（半两，汤浸去白瓤，焙） 京三棱（三分） 槟榔（半两） 赤茯苓（三分） 厚朴（半两，去粗皮，涂生姜汁炙令香熟） 当归（三分） 蘹香子（半两）

上件药，捣粗罗为散。每服五钱，以水一中盏，入生姜半分，枣三枚，煎至六分，去滓，每于食前稍热服。

2）《太平圣惠方·卷第四十八·治积聚心腹

痛诸方》

治积聚，心腹疼痛，胸膈气滞，四肢无力，不思饮食。

木香（半两） 诃黎勒皮（半两） 槟榔（半两） 白术（一分） 青橘皮（半两，汤浸去白瓤，焙） 赤茯苓（三分） 人参（一分，去芦头） 厚朴（半两，去粗皮，涂生姜汁炙令香熟） 桂心（一分）

上件药，捣细罗为散。每于食前，以温酒调下二钱，生姜枣汤调下亦得。

57. 赤芍药丸（《太平圣惠方·卷第四十三·治心腹痛胀满诸方》）

治心腹痛胀满，脐下有积聚，不欲饮食。

赤芍药（一两） 当归（一两，锉，微炒） 白术（一两） 鳖甲（一两，涂醋炙令黄，去裙襕） 诃黎勒（一两半，煨，用皮） 干姜（三分，炮裂，锉） 人参（三分，去芦头） 肉豆蔻（半两，去瓤） 雄雀粪（半两，微炒） 郁李仁（一两半，汤浸去皮，微炒）

上件药，捣罗为末，炼蜜和捣三二百杵，丸如梧桐子大。不计时候，以温酒下二十丸。

58. 沉香丸（《太平圣惠方·卷第四十三·治九种心痛诸方》）

治九种心痛，腹内冷气积聚。

沉香（半两） 阿魏（半两，面裹煨，以面熟为度） 麝香（半两，细研） 木香（一两） 丁香（一两） 火前椿（一两） 干姜（半两，炮裂，锉） 槟榔（一两）

上件药，捣罗为末，入麝香同研令匀，煎醋浸蒸饼和丸如绿豆大。不计时候，以热酒嚼下十丸。

59. 犀角丸（《太平圣惠方·卷第四十三·治久心痛诸方》）

治心痛，积年不瘥，发即数日不食，及腹中积聚，邪毒气不散。

犀角屑 麝香（细研） 雄黄（细研） 桔梗（去芦头） 朱砂（细研） 莽草（微炒，炙） 鬼臼（去须） 附子（炮裂，去皮脐） 桂心 甘草（煨令微黄） 芫花（醋拌炒令干，以上各半两） 巴豆（二十枚，去皮心研，纸裹压去油） 赤足蜈蚣（二枚，微炒去足） 贝齿（五枚，烧赤）

上件药，捣罗为末，入研了药令匀，炼蜜和捣三二百杵，丸如梧桐子大。每于食前，以粥饮下二丸。

60. 干漆丸

1）《太平圣惠方·卷第四十八·治积聚诸方》

治积聚气，心腹坚胀，食饮减少，面色萎黄，肌体羸瘦。

干漆（一两，捣碎，炒令烟出） 鳖甲（一两，涂醋炙令黄，去裙襕） 诃黎勒皮〔二（一）两〕 当归（一两，锉，微炒） 附子（一两，炮裂，去皮脐） 木香（三分） 枳壳（一两，麸炒微黄去瓤） 白术（一两） 桂心（一两） 京三棱（一两，炮裂） 桃仁（一两，汤浸去皮尖、双仁，麸炒微黄） 川大黄（二两，锉碎，微炒） 厚朴〔三（二）两，去粗皮，涂生姜汁炙令香熟〕 川椒（三分，去目及闭口者，微炒去汗）

上件药，捣细罗为末，以酒煮面糊，和捣三五百杵，丸如梧桐子大。每服食前，以粥饮下三十丸。

2）《赤水玄珠·第四卷·心痛门·心痛》

治九种心痛，腹胁积聚滞气。

干漆（二两）

捣碎，炒去烟，细研，醋煮面糊丸梧子大。每服十五丸至十七丸，热酒下，醋汤亦好，不拘时，日进二服。

61. 防葵丸（《太平圣惠方·卷第四十八·治积聚诸方》）

治积聚气成块。

防葵（半两） 芫花（半两，醋拌炒令干） 干姜（半两，炮裂，锉） 鳖甲（一两，涂醋炙令黄，去裙襕） 硼砂（一两，不夹石者，细研入）

上件药，捣细罗为末，研入硼砂令匀，以米醋一升，煎令稠，下诸药末，慢火熬入少蒸饼，和溶可丸，即丸如绿豆大。每服空心，以温酒下十丸。

62. 硫黄丸（《太平圣惠方·卷第四十八·治积聚诸方》）

治积聚气，多年不消，变成劳证，腹内结块疼痛，两胁胀满，常吐清水，食饮不下。

硫黄（半两，细研） 硼砂（半两，不夹石者，细研） 木香（半两，为末） 巴豆〔去皮，四十九粒，取萝卜二（一）枚，四破开，钻四十九窍，各一窍纳巴豆一枚，却依旧合之，藏在土坑中，深一尺，四十九日后，取出巴豆，细研如膏，纸裹压去油，后研入

药中〕

上件药，取萝卜一枚，剜作坑子，纳前硫黄、硼砂，却以萝卜盖头，用纸一重裹，以好黄泥固济，曝干。用大火煅令通赤，候冷，去泥，取出药，并萝卜一时细研，入前木香末，及研了巴豆令匀，以醋煮面糊和丸如绿豆大。每服空心，温酒下五丸，晚食前再服，以利为度。

63. 防葵散（《太平圣惠方·卷第四十八·治积聚诸方》）

治积聚气，心腹胀硬如石，肚上青脉起，食饮不下。

防葵（半两） 桔梗（三分，去芦头） 川朴硝（三分） 川大黄（三分，锉碎，微炒） 桃仁（半两，汤浸去皮尖，麸炒微黄） 木香（半两）

上件药，捣筛为散。每服三钱，水一中盏煎至六分，去滓，食前稍热服，当利下恶物为度，未利，再服。

64. 青橘皮丸（《太平圣惠方·卷第四十八·治积聚心腹痛诸方》）

治积聚，心腹痛疼，全不欲食。

青橘皮（二两，汤浸去白瓤，焙） 当归（一两，锉，微炒） 枳壳（一两，麸炒微黄，去瓤） 干漆（一两，捣碎，炒令烟出） 附子（一两，炮裂，去皮脐） 木香（一两） 白术（一两） 桃仁（二两，汤浸去皮尖、双仁，麸炒微黄） 桂心（一两） 川椒（三分，去目及闭口者，微炒去汗） 川大黄〔一（二）两，锉碎，微炒〕 厚朴（二两，去粗皮，涂生姜汁炙令香熟）

上件药，捣罗为末，炼蜜和捣三二百杵，丸如梧桐子大。每于食前，以温酒下三十丸。

65. 诃黎勒丸（《太平圣惠方·卷第四十八·治积聚心腹痛诸方》）

治积聚，心腹相引疼痛，胸膈气滞，不欲饮食。

诃黎勒皮（一两） 川大黄（二两，锉碎，微炒） 乌药（一两） 当归（一两，锉，微黄） 木香（一两） 白术〔三分（一两）〕 桂心（一两） 吴茱萸（半两，汤浸七遍，焙干，微炒） 槟榔（一两） 蓬莪术（一两） 青橘皮（一两，汤浸去白瓤，焙） 神曲（一两，微炒令黄） 附子（一两，炮裂，去皮脐） 麦蘖（一两，微炒令黄）

上件药，捣罗为末，后将硼砂三两，用醋二升，煎滤去滓，入前药末四两，纳硼砂醋中搅和匀，于银锅内煎成膏，和余药末，捣三二百杵，丸如梧桐子大。每于食前，以生姜橘皮汤下二十丸。

66. 桂心散（《太平圣惠方·卷第四十八·治积聚心腹痛诸方》）

治积聚，心腹疼痛，面无润泽，渐黄瘦。

桂心（一两） 川大黄（一两，锉碎，微炒） 桔梗（一两，去芦头） 附子（一两，炮裂，去皮脐） 木香（一两） 白术（一两） 高良姜（半两，锉） 芎䓖（半两） 当归（一两，锉，微炒） 槟榔（一两） 赤芍药（一两） 枳实（半两，麸炒微黄）

上件药，捣细罗为散。每于食前，以温酒调下二钱，生姜汤调下亦得。

67. 巴豆丸

1)《太平圣惠方·卷第四十八·治积聚心腹痛诸方》

治心腹积聚，时有疼痛。

巴豆（二十枚，去皮心，研，纸裹压去油） 杏仁（五十枚，汤浸去皮尖、双仁，麸炒微黄） 藜芦（一两，去头，炙黄） 皂荚（二两，去皮，涂酥炙令黄焦，去子） 桔梗（一两，去芦头）

上件药，捣桔梗、皂荚、藜芦等，罗为末后，细研巴豆、杏仁如膏，炼蜜和捣三二百杵，丸如小豆大。每日空心，以温水下二丸，如未觉，即加至五丸。

2)《太平圣惠方·卷第四十八·治积聚宿食不消诸方》

治积聚宿食不消，心腹胀满疼痛。

巴豆（半两，去皮心，出油研入） 附子（一两，炮裂，去皮脐） 硫黄（一两半，细研，水飞过） 桂心（一两） 五灵脂（一两） 雄黄（一两，细研，水飞） 麝香（一分，细研） 干姜（一两，炮裂，锉） 香墨（半两）

上件药，捣罗为末，入巴豆，都研令匀，用糯米饭和丸如小豆大。每服食前，以生姜橘皮汤下二丸。

3)《太平圣惠方·卷第四十九·经效化气消食丸方》

治冷气，破积聚，消宿食。

巴豆（一两，去皮，以浆水煮一复时不住，添热水后，去心膜，纸裹压去油） 硫黄（一两，细研，水飞过） 木香（一两） 桂心（一两） 附子（半两，炮裂去，皮脐） 槟榔（半两）

上件药，捣罗为末，入巴豆、硫黄，同研令匀，用软饮和丸如绿豆大。每服，以生姜汤下五丸。

68. 芫花丸(《太平圣惠方·卷第四十八·治寒疝积聚诸方》)

治寒疝，积聚动摇，大者如鳖，小者如杯，乍来乍去，于胃管大肠不通，风寒则腹鸣，心下寒气上抢，胸胁支满。

芫花〔一(二)两，醋拌炒令干〕 椒目(一两) 半夏(半两，汤洗七遍去滑) 川大黄(一两，锉碎，微炒) 细辛(一两) 桔梗(半两，去芦头) 川乌头(一两，炮裂，去皮脐) 赤芍药(一两) 赤茯苓(一两) 桂心(一两) 吴茱萸(半两，汤浸七遍，焙干，微炒) 木香(一两)

上件药，捣罗为末，炼蜜和捣三二百杵，丸如梧桐子大。每服，以温酒下七丸，日三服，当下如泥，其病即愈。

69. 桔梗丸(《太平圣惠方·卷第四十八·治寒疝积聚诸方》)

治心腹牢强寒疝，邪气往来，坚固积聚，苦寒烦闷，不得眠卧，夜苦汗出，大便坚，小便不利，食不生肌。

桔梗(一两，去芦头) 藜芦(一两，去芦头，微炙) 桂心(一两) 甜葶苈(一两，微炒令香) 附子(一两，炮裂，去皮脐) 当归(一两，锉，微炒) 鳖甲(一两，涂醋炙微黄，去裙襕) 川大黄(一两，锉碎，微炒) 厚朴(一两，去粗皮，涂生姜汁炙令香熟) 杏仁(五十枚，汤浸去皮尖、双仁，麸炒微黄)

上件药，捣罗为末，炼蜜和捣三二百杵，丸如梧桐子大。每于食前，以温酒下十五丸。

70. 京三棱散

1)《太平圣惠方·卷第四十八·治积聚宿食不消诸方》

治积聚气，脾胃虚弱，不能化谷致宿食不消，胁胀痛。

京三棱(一两，炮，锉) 桂心(三分) 丁香(半两) 益智子(三分，去皮) 木香(半两) 大腹皮(一两，锉) 前胡(一两，去芦头) 厚朴(一两，去粗皮，涂生姜汁炙令香熟) 白术(三分) 干姜(半两，炮裂，锉) 郁李仁(一两，汤浸去皮，微炒) 蓬莪术(三分) 青橘皮(一两，汤浸去白瓤，焙) 赤茯苓(一两) 川大黄(一两，锉碎，微炒)

上件药，捣粗罗为散。每服二(三)钱，以水一中盏，入生姜半分，枣三枚，煎至六分，去滓，每于食前稍热服。

2)《圣济总录·卷第五十四·三焦门·三焦胀》

治三焦胀，和养脾胃，除积聚气。

京三棱(煨为末，十两) 陈曲(微炒) 大麦糵(微炒) 木香 肉豆蔻(去壳) 白槟榔(锉) 干姜(炮，去皮) 甘草(炙，锉) 杏仁(去皮尖、双仁，麸炒) 厚朴(去粗皮，生姜汁炙熟，各一两)

上一十味，捣罗为散拌匀。每服二钱匕，入盐少许，沸汤点服，不计时候。

71. 木香丸

1)《太平圣惠方·卷第四十八·治积聚心腹胀满诸方》

治积聚，心腹胀满，或时疼痛。

木香(一两) 青橘皮(二两，汤浸去白瓤，焙) 芫花(三两)

上件药，先捣罗木香青橘皮为末，后别捣罗芫花为末，以醋三升，煎成膏，入前药末和丸，如梧桐子大。每服，以热酒下七丸。

2)《太平圣惠方·卷第四十八·治积聚宿食不消诸方》

治积聚气，脾胃虚冷，宿食不消，心腹气滞，胀满疼痛。

木香(三分) 白术(三分) 人参(三分，去芦头) 赤茯苓(三分) 吴茱萸(半两，汤浸七遍，焙干微炒) 干姜(半两，炮裂，锉) 桂心(三分) 陈橘皮(一两，汤浸去白瓤，焙) 诃黎勒(一两，煨，用皮) 槟榔(一两) 神曲(一两，炒微黄) 大麦糵(一两，炒微黄) 当归(半两，锉，微炒) 川大黄(一两，锉碎，微炒) 桔梗(半两，去芦头)

上件药，捣罗为末，炼蜜和捣三二百杵，丸如梧桐子大。每于食前，以温酒下三十丸。

72. 白术散(《太平圣惠方·卷第四十八·治积聚心腹胀满诸方》)

治积聚，心腹胀满，不能饮食。

白术(二两) 赤茯苓(一两) 枳壳(一两，麸炒微黄去瓤) 人参(一两，去芦头) 桔梗〔二

(一)两,去芦头〕 桂心(一两) 京三棱(一两,炮,锉) 槟榔(一两)

上件药,捣粗罗为散。每服三钱,以水一中盏煎至六分,去滓,每于食前温服。

73. 沉香散(《太平圣惠方·卷第四十八·治积聚心腹胀满诸方》)

治积聚,心腹胀满,四肢逆冷。

沉香(一两) 吴茱萸(半两,汤浸七遍,焙干,微炒) 槟榔(一两) 青橘皮(一两,汤浸去白瓤,焙) 附子(一两) 蘹香子(半两,微炒)

上件药,捣细罗为散。每于食前,以热酒调下一钱。

74. 诃黎勒散

1)《太平圣惠方·卷第四十八·治积聚心腹胀满诸方》

治积聚心腹胀满,不能下食,四肢瘦弱。

诃黎勒(三分,煨,用皮) 木香(三分) 槟榔(三分) 前胡(半两,去芦头) 桂心(半两) 京三棱(半两,炮裂) 当归(半两,锉,微炒) 黄芪(半两,锉) 人参(半两,去芦头) 枳壳(半两,麸炒微黄去瓤) 白术(半两) 赤茯苓(半两) 芎䓖(半两) 厚朴(三分,去粗皮,涂生姜汁炙令香熟) 青橘皮(三分,汤浸去白瓤,焙)

上件药,捣筛为散。每服三钱,以水一中盏,入生姜半分,枣三枚,煎至六分,去滓。每于食前,稍热服之。

2)《太平圣惠方·卷第四十八·治积聚宿食不消诸方》

治积聚宿食不消,四肢羸瘦乏力。

诃黎勒〔二(一)两,煨,用皮〕 附子(一两,炮,去皮脐) 草豆蔻(一两,去皮) 白术(三分) 当归(半两,锉碎,微炒) 人参(半两,去芦头) 神曲(一两,微炒) 黄芪(三分,锉) 桂心〔二(一)两〕 槟榔(一两) 陈橘皮(一两,汤浸去白瓤,焙) 赤茯苓(一两) 郁李仁(一两,汤浸去皮,微炒)

上件药,捣粗罗为散。每服三钱,以水一中盏,入生姜半分,枣三枚,煎至六分,去滓。不计时候,稍热服。

75. 京三棱煎丸(《太平圣惠方·卷第四十八·治积聚心腹胀满诸方》)

治积聚,心腹胀满,脐下结硬。

京三棱〔一(二)两,炮裂〕 当归(一两,锉,微炒) 草薢(一两,锉) 陈橘皮(一两,汤浸去白瓤,焙) 厚朴(一两,去粗皮,涂生姜汁炙令香熟) 肉桂(一两,去皴皮) 赤茯苓(三分) 木香(三分) 槟榔(一两)

上件药,捣罗为末,以酒三升,煎一半药末如膏,后入余药末,和捣三二百杵,丸如梧桐子大。每于食前,以温酒下三十丸。

76. 狼毒丸

1)《太平圣惠方·卷第四十八·治积聚心腹胀满诸方》

治积聚,心腹胀如鼓者。

狼毒(四两,锉碎,醋拌炒干) 附子(三两,炮裂,去皮脐) 防葵(三两)

上件药,捣罗为末,炼蜜和捣三二百杵,丸如梧桐子大。每于食前,以粥饮下五丸,以利为度。

2)《太平圣惠方·卷第四十八·治积聚诸方》

治积聚,气结成块段,在腹胁下,久不消散,发歇疼痛。

狼毒(细锉,醋拌炒令干) 芫花(醋拌,炒令干) 干漆(捣碎,炒令烟出) 雄雀粪(微炒) 五灵脂 鳖甲(涂醋炙令黄,去裙襕) 硫黄(细研入) 硇砂(不夹石者,细研,以上各一两) 腻粉(半两,碎入)

上件药,捣细罗为末,入研了药令匀,以醋煮面糊和丸如梧桐子大。每服空心,以醋汤下三丸至五丸,当利下恶物。

77. 槟榔散

1)《太平圣惠方·卷第四十八·治积聚心腹胀满诸方》

治积聚心腹胀满,不能下食。

槟榔(半两) 芎䓖(半两) 桔梗(半两,去芦头) 当归(半两,锉,微炒) 桂心(半两) 赤芍药(半两) 白术(半两) 木香(半两) 川大黄〔二(一)两,锉碎,微炒〕

上件药,捣粗罗为散。每服四钱,以水一中盏煎至六分,去滓,不计时候温服。

2)《太平圣惠方·卷第四十八·治积聚心腹痛诸方》

治积聚,心腹两胁疼痛。

槟榔(一两) 赤芍药(半两) 枳壳(半两,麸炒微黄去瓤) 芎䓖(半两) 赤茯苓(半两) 柴胡(一两,去苗) 木香(半两) 川大黄(一两,锉碎,微炒) 当归(二分,锉碎,微炒) 陈橘皮(一两,汤浸去白瓤,焙) 桃仁(半两,汤浸去皮尖、双仁,麸炒微黄) 甘草(一分,炙微赤,锉)

上件药,捣粗罗为散。每服三钱,以水一中盏煎至六分,去滓,不计时候,稍热服。

3)《太平圣惠方·卷第四十八·治积聚诸方》

治积气,腹胁坚急,心胸胀满,不能饮食。

槟榔(一两) 京三棱(一两,炮,锉) 木香(一两) 桂心(半两) 桃仁(一两,汤浸去皮尖、双仁,麸炒微黄) 青橘皮(半两,汤浸去白瓤,焙) 郁李仁(一两,汤浸去皮,微炒)

上件药,捣筛为散。水一中盏,入生姜半分,煎至六分,去滓,食前稍热服。

4)《太平圣惠方·卷第五十一·治留饮宿食诸方》

治留饮宿食不消,腹中积聚。

槟榔(一两) 人参(一两) 桂心(一两) 甘草(一两,炙微赤,锉) 郁李仁(一两,汤浸去皮) 赤芍药(一两) 川大黄〔二(一)两半,锉碎,微炒〕 白术(一两) 泽泻(一两) 木香(一两) 枳实(半两,麸炒微黄)

上件药,捣筛为散。每服三钱,以水一中盏,入生姜半分,煎至六分,去滓,不计时候温服,以微利为度。

78. 吴茱萸散(《太平圣惠方·卷第四十八·治积聚诸方》)

治积聚,心腹胀痛,饮食减少,四肢不和。

吴茱萸(一两,汤浸七遍,焙干,微炒) 白术(一两) 当归(一两,锉碎,微炒) 紫菀(一两,去苗、土) 槟榔(一两) 桂心(一两) 鳖甲(一两,涂醋炒令黄,去裙襕) 郁李仁(一两,汤浸去皮,微炒) 枳实(半两,麸炒微黄)

上件药,捣筛为散。每服三钱,水一中盏,入生姜半分,煎至六分,去滓。食前稍热服。

79. 鳖甲散(《太平圣惠方·卷第四十八·治积聚诸方》)

治积聚气,心腹结痛,食饮不下。

鳖甲(一两,涂醋炙令黄,去裙襕) 京三棱(一两,炮裂) 当归(半两,锉微,炒) 桂心(半两) 赤芍药(半两) 木香(半两) 枳壳(半两,麸炒微黄去瓤) 诃黎勒皮(半两) 槟榔(半两) 川大黄(一两,锉碎,微炒)

上件药,捣筛为散。每服三钱,水一中盏,入生姜半分,煎至六分,去滓,食前稍热服。

80. 鳖甲煎丸(《太平圣惠方·卷第四十八·治积聚诸方》)

治积聚气久不消,心腹虚胀,不欲饮食。

鳖甲(二两,涂醋炙令黄,去裙襕) 防葵(一两,锉,炒令黄) 川大黄(二两,锉碎,微炒)

以上三味,并捣细罗为末,以醋二升,煎令如膏:

干漆(一两,捣碎,炒令烟出) 桂心(三分) 附子(一两,炮裂,去皮脐) 川椒红(一两,微炒) 桃仁(二两半,汤浸去皮尖、双仁,麸炒微黄,锉,研入) 木香(一两) 枳实(一两,麸炒微黄)

上件药,捣细罗为末,纳前煎膏中,更入少蒸饼,和捣三二百杵,丸如梧桐子大。每服食前,以生姜橘皮汤下二十丸。

81. 硇砂煎丸(《太平圣惠方·卷第四十八·治积聚诸方》)

治积聚气,久不消散,腹胁胀痛,面无颜色,四肢不和。

硇砂(二两,不夹石者,细研,以醋一升半与芫花末同熬如膏) 芫花(一两,炒令黄,捣罗为末) 川乌头(半两,炮裂,去皮脐) 川大黄(一两,锉碎,微炒) 鳖甲(一两,涂醋炙令黄,去裙襕) 当归(半两) 木香(半两) 桂心(半两) 蓬莪术(半两) 京三棱(半两,炮,锉) 干漆〔三两(分),捣碎,炒令烟出〕 青橘皮(三分,汤浸去白瓤,焙)

上件药,细罗为末,纳前煎中,更入少蒸饼,和捣三二百杵,丸如梧桐子大。每服食前,以温酒下十五丸。

82. 丁香丸

1)《太平圣惠方·卷第四十八·治积聚宿食不消诸方》

治积聚气,宿食留滞,不能消化。

丁香(半两) 木香(半两) 巴豆(一分,去皮心,去油研入) 乳香(半两) 硫黄(半两,细

研，水飞） 朱砂（半两，细研，水飞） 腻粉（一钱） 麝香（一两，细研） 神曲（一两半，别捣末）

上件药，捣罗为末，都研令匀，以酒煮神曲末为糊，和丸如小豆大。每服食前，以生姜橘皮汤下三丸。

2）《圣济总录·卷第七十一·积聚门·积聚》

治积聚留结，心腹胀满，胸膈痞闷。

丁香 木香 沉香（锉） 安息香 乳香（净帛裹，用沸汤急漉过，研） 硇砂 丹砂 肉豆蔻（去壳） 桂（去粗皮） 京三棱（煨，锉） 当归（切，焙） 陈橘皮（去白，焙） 槟榔（锉） 荜澄茄（各一分） 附子（炮裂，去皮脐，一分半） 巴豆（十粒，去皮心膜，炒研如膏）

上一十六味，先将安息香、硇砂、乳香三味细研，用少许酒浸良久，别研巴豆、丹砂并十一味，捣罗为末，合研令匀，用前三味酒煮面糊，丸如麻子大。常服五丸至七丸，熟水下。若气痛甚，即加至十丸，生姜汤下亦得。

83. 鹤脑骨丸（《太平圣惠方·卷第五十六·治遁尸诸方》）

治遁尸，飞尸，积聚，胁痛连背，走无常处，或在脏，或肿在腹中，忽然而痛，鹤脑骨丸方。

鹤脑骨（三分，涂酥炙令微黄） 雄黄（一两，细研，水飞过） 野葛（半两） 藜芦（半两，去芦头，微炙） 莽草（一两，微炙） 朱砂（一两，细研水飞过） 牡蛎（一两，烧为粉） 桂心（半两） 蜈蚣（一枚，微炙去足） 芫青（十四枚，糯米拌炒令微黄，去翅足） 斑蝥〔百枚（十四枚） 糯米拌炒令微黄，去翅足〕 巴豆（四十枚，去皮心研，纸裹压去油）

上件药，捣罗为末，入研了药令匀，炼蜜和捣三五百杵，丸如小豆大。每服，不计时候，以暖酒下三丸。

84. 神仙服天门冬饼子法（《太平圣惠方·卷第九十四·神仙服天门冬法》）

治虚劳绝伤，年老衰损，羸瘦，偏枯不起，风湿不仁，冷痹，心腹积聚，恶疮痈肿，癞疾，重者遍身脓坏，鼻柱败烂，服之皮脱虫出，肌肉如故，此无所不治；亦治阴萎，耳聋目暗，久服白发变黑，齿落重生，延年，入水不濡，一年心腹痼疾并皆去矣，令人长生气力百倍。

天门冬（一石，捣取汁三斗） 白蜜（二升） 胡麻末（四升，微炒）

上件药，于锅内先煎天门冬汁，至一斗，便入白蜜，并胡麻末，搅令得所，更入黑豆黄末，和捏为饼子，径三寸，厚半寸。每一枚，嚼烂，温酒下，日三服。忌食鲤鱼。

85. 神仙饵天门冬法（《太平圣惠方·卷第九十四·神仙服天门冬法》）

神仙饵天门冬法，令人长生不老，气力百倍，病久虚羸，风湿不仁，心腹积聚，男子妇人，年八十岁，服之皆有益方。

天门冬（二十斤，常以七月八月九月采其根，亦云正月采之，过此无味也，净洗，曝令干）

上件药，捣罗为末。每服三钱，以酒调下，日三服。若能采其湿者，捣汁酿酒，用调其散服益善。久服令人入水不濡，与天相毕，久久通神明，老还少容，白发再黑，齿落重生，肌肤光泽，耳目聪明，服之不止，升于上清。忌食鲤鱼。

86. 楮实丸（《太平圣惠方·卷第九十八·补益方序》）

治积冷，气冲胸背，及心痛，有蛔虫，痔瘘痃癖，气块积聚，心腹胀满，两胁气急，食不消化，急行气奔心肋，并疝气下坠，饮食不下，吐水呕逆，上气咳嗽，眼花少力，心虚健忘，冷风等，坐则思睡，起则头旋，男子冷气，腰疼膝痛，冷痹风顽，阴汗盗汗，夜多小便，泄痢，阳道衰弱，妇人月水不通，小腹冷痛，赤白带下，一切冷气，无问大小服之，能明目益力，轻身补暖。

楮实（一升，水淘去浮者，微炒，捣如泥） 桂心（四两） 牛膝（半斤，去苗） 干姜（三两，炮裂，锉）

上件药，捣罗为末，煮枣肉和捣五七百杵，丸如梧桐子大。每日空心，以温酒下三十丸，渐加至五十丸。

87. 三棱丸（《博济方·卷二·诸积》）

1）治积年五脏气块积滞。

荆三棱 石三棱（二味，酽醋浸一宿，取出切杵为末，醋熬成膏） 青皮（去白） 硇砂（以温水飞过，熬成霜） 厚朴（去皮，姜汁涂炙） 鸡爪三棱（炮） 巴豆（出油，去皮膜，以上各半两） 槟榔（二个，生用一个，炮用一个） 肉豆蔻（一个，去壳） 干漆（一分，炒） 木香（一分）

上一十一味为末，入于膏子内，和捣一千下，丸如绿豆大。每服五丸。如气痛，茴香汤下；脐下气块，神曲汤下；心膈气，禹余粮汤下；左胁块，柴胡汤下；右胁，木香汤下；血气块，当归酒下；血气痛，赤芍药汤下五七丸。

2）治积聚气块，及和脾胃，或心腹满闷噎塞者。

荆三棱（三两，擘破，以好醋三升，用文武火煮，令尽为度，勿于铁器中） 枳壳（去瓤，麸微炒，一两） 木香（一两） 青皮（一两） 槟榔（一两） 官桂（去皮，一两） 甘草（二两，炮）

上七味同杵为末。每服一大钱，水一盏煎至七分，去滓，温服。如患在膈上，即食后服之。

88. 大圣通真丸（《博济方·卷四·胎产》）

疗八风、十二脾寒气、乳风血瘀，又治胎不安子在腹中死，兼疗万无不效。

马鸣蜕（二两，灰秤） 人参（一两） 甘草（二两，炮） 防风（一两一分） 当归（二两，炙） 芍药（二两） 桔梗（三两） 石膏（二两，研如粉） 白芷（一两一分） 干姜（一两，炮） 附子（一两，炮） 芎䓖（一两） 藁本（一两） 泽兰（二两一分） 白芜荑（一两） 川椒（三两，出汗，取红） 柏子仁（一两，石茱萸一两一分，醋炒） 蝉蜕（二两，炒） 苍术（一两，炒） 白薇（一两） 白术（一两） 厚朴（一两一分，入生姜汁涂炙令香热） 木香 黄芪 牛膝（各一两，本法原不用此三味，好事者加之，亦得）

上二十六味，捣罗为末，炼蜜为丸如弹子大。每日空心，茶酒任下……肠坚积聚，朝暮进一丸。

89. 枳壳汤（《圣济总录·卷第五十四·三焦门·上焦虚寒》）

治上焦有寒，胸膈满闷，背膂引疼，心腹膨胀，胁肋刺痛，食饮不下噎塞不通，呕吐痰逆，口苦吞酸，羸瘦少力，短气烦闷。常服顺气宽中，消痃癖积聚，散惊忧恚气。

枳壳（去瓤麸炒，一两） 京三棱（炮，锉，一两） 干姜（炮，半两） 厚朴（去粗皮，生姜汁炙，半两） 甘草（炙，半两） 益智仁（一两） 陈橘皮（汤浸去白，焙，一两） 木香 肉豆蔻（去壳，各半两） 蓬莪术（锉） 槟榔（锉） 桂（去粗皮，各二两） 青橘皮（汤浸去白，焙，半两）

上一十三味，粗捣筛。每服三钱匕，水一盏半，生姜三片，枣一枚劈，煎至八分，去滓热服，不拘时候。

90. 当归汤（《圣济总录·卷第六十三·痰饮门·留饮》）

治留饮，宿食不消，心下坚满，腹中积聚。

当归（切，焙） 人参 桂（去粗皮） 黄芩（去黑心） 甘草（炙） 芍药 芒硝（各二两） 大黄（锉，炒，四两） 泽泻（三两）

上九味，粗捣筛。每服三钱匕，以水一盏半，入生姜半分切，煎取八分，去滓温服。

91. 槟榔汤（《圣济总录·卷第七十一·积聚门·积聚》）

治积聚结实，腹满刺痛，泄利不止。

槟榔 细辛（去苗叶，各一两） 半夏（陈者汤洗七遍，焙干，五两） 紫苏 甘草（炙，锉） 大黄（锉，炒） 陈橘皮（汤浸去白，焙，各二两） 生姜（切，焙） 紫菀（去苗、土） 柴胡（去苗，各三两） 附子（一枚，炮裂，去皮脐） 赤茯苓（去黑皮，四两）

上一十二味，锉如麻豆。每服三钱匕，水一盏煎至七分，去滓温服。若有癥瘕癖结，加鳖甲（去裙襕，醋炙）并防葵各二两；上气加桑根白皮（锉）三两，枳壳（去瓤麸炒）、厚朴（去粗皮，生姜汁炙）各二两。

92. 大黄丸（《圣济总录·卷第七十一·积聚门·积聚》）

治五脏积聚癖气，或有坠损腹满。

大黄（锉，炒） 槟榔（煨，锉） 桃仁（去皮尖、双仁，炒研如膏，各三两） 鳖甲（去裙襕，醋炙） 京三棱（煨，锉） 干姜（炮） 乌头（炮裂，去皮脐，各二两） 桂（去粗皮） 吴茱萸（陈者，汤洗炒干，各一两）

上九味，捣罗八味为末，与桃仁膏研匀，炼蜜丸如梧桐子大。每服三十丸，空腹日午夜卧，煎橘皮汤下。

93. 万灵丸（《圣济总录·卷第七十一·积聚门·积聚》）

治积聚滞气，胸膈痞闷，心腹刺痛。

雄黄（研） 大黄（锉，炒） 陈橘皮（去白，焙） 白牵牛末（各一两） 京三棱（煨，锉） 肉苁蓉（酒浸切，焙） 青橘皮（汤浸去白，焙） 杏仁（去皮尖、双仁，炒） 干漆（炒烟出） 巴豆（去

皮心膜，出油，各半两） 诃黎勒（炮去核，三分） 木香 藿香叶 白术 天南星（炮，各一分） 胡椒（半分）

上一十六味，捣研为末，用薄荷汁煮面糊丸如绿豆大。伤饮食，生姜汤下三丸至五丸；伤酒，嚼烧生姜下十丸；妇人血气心痛，酒煎当归调没药末一钱匕，下十丸。

94. 补益桑黄丸（《圣济总录·卷第七十一·积聚门·积聚》）

治积聚，暖血海，女子诸疾。

桑黄（半斤） 牛膝（酒浸切，焙，一斤） 桃仁（去皮尖、双仁，炒研如膏） 麦蘖（炒） 白术 陈曲（炒） 当归（切，焙） 大黄（锉，炒，各半斤） 生地黄（十斤，绞自然汁） 生姜（十斤，绞自然汁）

上一十味，捣罗七味为末，与桃仁膏同入二汁内拌匀，瓷器盛，甑内蒸一日，取出焙干，捣罗为末，炼蜜丸如梧桐子大。每服二十丸，空腹温酒下，渐加至三十丸。

95. 积气丸

1）《圣济总录·卷第七十一·积聚门·积聚》

治一切积滞，痰逆恶心，霍乱吐泻，膈气痞满，胁肋积块，胸膈膨闷，呕哕心疼，泄利不止。

代赭石（煅，醋淬，研） 礞石（研，各一两） 桂（去粗皮） 硇砂（研） 赤茯苓（去黑皮） 青橘皮（去白，焙，各半两） 胡椒（四十九粒） 巴豆（去皮心膜，研，四钱）

上八味，捣罗四味为末，与四味研者和匀，酒煮面糊，丸如梧桐子大。每服一丸至三丸，食后木香汤下。

治一切积滞，痰逆恶心，吐泻霍乱，膈气痞满，胁肋积块，胸膈膨闷，呕哕心疼，泄泻下痢。

大戟 龙胆 木香（各半两） 杏仁（去皮尖、双仁，炒，研） 代赭（煅，醋淬） 赤石脂（水飞，研，各一两） 巴豆（去皮心膜，研出油，一钱一字）

上七味，捣研为末，合研极细，以面糊丸如梧桐子大。阴干经十日方可服，每服三丸至五丸，木香汤下，温汤熟水亦得。

2）《圣济总录·卷第七十二·积聚心腹胀满》

治积聚心腹胀满，宿食不消，疠刺疼痛，恶心呕吐，不思饮食。

桂（去粗皮，二两） 附子（炮裂，去皮脐，半两） 丹砂（研，四两） 桃仁（汤浸去皮尖、双仁，研，一两半） 巴豆（去皮心膜，压出油，一百枚） 京三棱（煨，锉） 干漆（炒烟出） 鳖甲（去裙襕，醋炙，各一两） 硇砂（研，二两） 大黄（生用，一两） 麝香（研，一两） 木香（一两）

上一十二味，捣研为末，先以好醋一升，熬成膏，和前件药，丸如绿豆大。每服三丸五丸，量虚实加减，煎木香汤下，食后。

96. 妙香丸（《圣济总录·卷第七十一·积聚门·积聚》）

治积聚留滞，胸膈痞闷，呕哕吐逆，心腹刺痛，胁肋胀满；噫气吞酸，宿食不消；痃癖结块，四肢倦怠，不思饮食。

槟榔（一分，锉） 桂（去粗皮） 丹砂（研） 桃仁（去皮尖、双仁，炒研，各半两） 麝香（半两，研） 巴豆（二十五粒，去皮心膜，研出油） 附子（炮裂，去皮脐，一两）

上七味捣研为末，汤浸炊饼和丸如梧桐子大。每服一丸，食后温米汤下，生姜汤亦得，更量虚实加减。

97. 透膜丸（《圣济总录·卷第七十一·积聚门·积聚》）

取积聚。

硝石 礞石（各一分，二味同研匀，细熔作汁，用皂子三枚旋旋入，烟绝为度，放冷研，每料用末三钱） 硇砂 乳香 粉霜 硫黄 腻粉 白丁香 密陀僧 京三棱末（各一钱） 巴豆（二十一粒，去皮心膜，醋煮紫色，研）

上一十一味为末，研令匀，用枣肉丸如绿豆大。每服七丸至十丸，煎生姜橘皮汤下，小儿皂子汤下。

98. 三合丸（《圣济总录·卷第七十一·积聚门·积聚》）

治五脏寒热积聚，腹胀肠鸣而噫，食不作肌肤，甚者呕逆，若伤寒疟状已愈，令不复发。

大黄（锉，炒） 硝石（研） 杏仁（去皮尖、双仁，炒研如膏） 葶苈子（隔纸炒） 前胡（去芦头，各二两） 半夏（汤洗七遍，焙） 附子（炮裂，去皮脐，各一两） 赤茯苓（去黑皮，半两） 细辛（去苗叶，一两半）

上九味除研外，捣罗为末，与硝石、杏仁研匀，炼蜜丸如梧桐子大。每服五丸，食后米饮下。常服令人大便调和，长肌肉。

99. 磨滞丸（《圣济总录·卷第七十一·积聚门·积聚》）

治积聚不消，累有伤滞，食已腹痛，饮食不化，呕哕恶心，胸胁胀闷，大便秘利不定。

木香　青橘皮（汤浸去白，焙）　桂（去粗皮，各一两）　吴茱萸（汤洗焙干炒，三两）　硇砂（醋熬成霜，研末，一钱匕）　巴豆霜（半钱匕）

上六味，捣罗四味为细末，入硇砂、巴豆霜拌匀，醋煮面糊丸如绿豆大。每服三丸至五丸，早晚食后临寝服，大便溏利，即减丸数。

100. 通神丸（《圣济总录·卷第七十一·积聚门·积聚》）

治积聚留饮宿食，寒热烦结，长肌肤，补不足。

蜀椒（去目并闭口，炒出汗）　附子（炮裂，去皮脐）　厚朴（去粗皮，生姜汁炙）　半夏（汤洗七遍焙，各一两）　杏仁（汤浸去皮尖、双仁，炒研如膏）　葶苈子（纸上炒，各三两）　芒硝（研，五两）　大黄（锉，炒，九两）

上八味除研外，捣罗为末，与杏仁、芒硝研匀，炼蜜丸如梧桐子大。每服二十丸，米饮下。

101. 硇砂丸

1）《圣济总录·卷第七十一·积聚门·积聚》

治积聚不消，心腹胀满，化气消积。

硇砂（一分，别研）　没药（别研）　桂（去粗皮）　当归（切，焙）　乌头（去皮脐）　大黄（锉，炒，各半两）　干漆（炒烟出）　青橘皮（去白，焙）　芫花（别捣末）　巴豆（去皮心膜，出油尽）　芎䓖　京三棱（煨，锉）　蓬莪术（煨，锉）　鳖甲（去裙襕，醋炙，各一分）

上一十四味，捣罗十味为末。用酽醋半升，于铜石器内，下芫花、硇砂、巴豆三味，慢火熬，渐添醋一升，即入十味，并没药末，同熬成膏放冷，别入陈曲末一两半拌和，丸如绿豆大。每服三丸至五丸，茶酒生姜汤任下。

2）《圣济总录·卷第七十二·积聚心腹胀满》

治积聚不散，心腹胀满，呕吐酸水，恶闻食气，脏腑不调，或秘或泄。

硇砂（一两，以醋一盏半同化入面一匙煮成糊）　乌梅（去核炒，三两）　巴豆霜（一钱匕）　没药（研）　莪术（煨，锉）　丁香　木香　京三棱（煨，锉）　干漆（炒令烟出，各半两）

上九味，捣研八味为末，令匀，以硇砂糊丸，如绿豆大。每服二丸至三丸，煎丁香乌梅汤下，食后服，更量虚实加减。

3）《普济本事方·卷第三·积聚凝滞五噎膈气》

治一切积聚，有饮心痛。

硇砂（研）　京三棱（锉末）　干姜（炮）　白芷（不见火）　巴豆（出油，各半两）　大黄（别末）　干漆（各一两，锉，炒令烟尽）　木香　青皮（去白）　胡椒（各一分）　槟榔　肉豆蔻（各一个）

上为细末。酽醋二升，煎巴豆五七沸，后下三棱大黄末，同煎五七沸，入硇砂同煎成稀膏，稠稀得所，便入诸药和匀杵，丸如绿豆大。年深气块，生姜汤下四五丸；食积熟水下；白痢干姜汤下；赤痢甘草汤；血痢当归汤，葱酒亦得。

4）《本草纲目·石部第十一卷·金石之五·硇砂》引《圣惠方》

治痃癖癥块，暖水脏，杀三虫，妇人血气，子宫冷。

腊月收桑条灰，淋去苦汁，日干。每硇砂一两，用灰三两，以水化硇，拌灰干湿得所。以瓶盛灰半寸，入硇于内，以灰填盖固济，文武火煅赤，冷定取出，研。以箕铺纸三重，安药于上，以热水淋之，直待硇味尽即止。以钵盛汁，于热灰火中养之，常令鱼眼沸，待汁干入瓶，再煅一食顷，取出重研，以粟饭和丸绿豆大。每空心。酒下五丸，病去即止。

102. 温白丸

1）《圣济总录·卷第七十一·积聚门·积聚》

治腑脏积聚，癥癖气块，腹多疠痛，按或有形，肢节烦热，腰脚酸疼，及妇人血癖，经候不调，赤白带下等疾。

柴胡（去苗）　紫菀（去苗、土）　吴茱萸（汤浸焙干，炒）　菖蒲　桔梗（锉，炒）　京三棱（煨，锉）　赤茯苓（去黑皮）　人参　黄连（去须，炒）　干姜（炮）　桂（去粗皮）　蜀椒（去目并合口者，炒出汗）　巴豆（去皮心膜，研出油尽）　皂荚(去皮,炙黄)　鳖甲(去裙襕,醋炙,各一两)　厚朴(去粗皮,生姜汁炙)　当归(切,焙)　乌头(炮裂,去皮脐)　黄芪(锉,各二两)

上一十九味,捣研为末,炼蜜和捣一千下,丸如梧桐子大。每服一二丸,加至三四丸,温酒下,利下恶物为度。

2)《卫生宝鉴·卷十四·腹中积聚》

治心腹积聚,久癥癖块,大如杯碗,黄疸宿食,朝起呕吐,支满上气,时时腹胀,心下坚结,上来抢心,傍攻两胁;十种水病,八种痞塞,翻胃吐逆,饮食噎塞;五种淋疾,九种心痛,积年食不消化,或疟疾连年不瘥;及疗一切诸风,身体顽麻不知痛痒,或半身不遂,或眉发堕落;及疗七十二种风,三十六种遁尸疰忤;及癫痫,或妇人诸疾,断续不生,带下淋沥,五邪失心,愁忧思虑,意思不乐,饮食无味,月水不调;及腹中一切诸疾,有似怀孕,连年累月,羸瘦困惫,或歌或哭,如鬼所使,但服此药,无不除愈。

川乌(炮,去皮,二两半)　柴胡(去芦)　吴茱萸(汤泡七次,拣净)　桔梗　菖蒲　紫菀(去苗叶及土)　黄连(去须)　干姜(炮)　肉桂(去粗皮)　茯苓(去皮)　人参　蜀椒(去目及闭口,炒用)　厚朴(去粗皮,姜汁制)　皂荚(去皮子,炙)　巴豆(去皮心膜,出油,炒研,各半两)

上为细末,入巴豆匀,炼蜜为丸如梧桐子大。每服三丸,生姜汤下,食后或临卧服,渐加至五七丸。

3)《古今医统大全·卷之三十三积聚门·药方·吐剂》引《和剂》

治心腹积聚,癥瘕痞块,大如杯碗,胸胁胀满,如有所碍,十种水病、痞塞心痛并治。

川乌(制,二两)　皂角(炙,去皮弦)　吴茱萸　石菖蒲　柴胡　桔梗　厚朴　紫菀　人参　茯苓　黄连　干姜　肉桂　川椒(去目,炒)　巴豆(去油,各五钱)

上为末,入巴豆另研匀,蜜丸梧桐子大。每服三丸,姜汤下。

洁古治法:心积伏梁,温白丸加柴胡、川芎。肝积肥气,温白丸加菖蒲、黄连、桃仁。脾积痞气,温白丸加吴茱萸、干姜。肺积息贲,温白丸加人参、紫菀。肾积奔豚,温白丸加丁香、茯苓、远志。

4)《赤水玄珠·第五卷·胀满门·臌胀说》

治心腹积聚,心下坚结,大如杯碗,傍攻两胁,心痛,食不消化。

桔梗　柴胡　菖蒲　紫菀　黄连　干姜　桂皮　茯苓　川椒　吴茱萸　巴豆(去皮心膜,去油炒)　人参　厚朴(各五钱)　川乌(炮,二两五钱)　皂荚(去皮子,炙,五钱)

上为末,入巴霜和匀,炼蜜为丸梧子大。每服三十丸,紫苏汤下,取下积滞如鱼脑烂绵而安。

5)一名**万病紫菀丸**(《杂病源流犀烛·卷十四·积聚癥瘕痃癖痞源流·治积聚癥瘕痃辟痞方九十一》)

通治积聚,癥瘕痃癖,黄疸鼓胀,十种水气,八种痞塞,五种淋疾,九种心痛,远年疟疾,及七十二种风,三十六种尸疰,癫狂邪祟,一切腹中诸疾;兼治妇人腹中积聚,有似怀孕,羸瘦困惫,或歌哭如邪祟,服此自愈。久病服之,则皆泻出虫蛇恶脓之物。

炮川乌(二两半)　吴萸　桔梗　柴胡　菖蒲　紫菀　黄连　炮姜　肉桂心　川椒　巴霜　赤苓　炙皂荚　厚朴　人参(各五钱)

蜜丸。姜汤下三丸,或五丸至七丸。

103. 百当膏(《圣济总录·卷第七十一·积聚门·积聚》)

治一切积聚,心腹疼痛,年月深久者,皆治,老少并可服。

丹砂(研)　腻粉(研,各半两)　水银　铅(各一分,二味结成沙子)　牛黄　龙脑(研)　铅霜(研,各二钱)　粉霜(研)　阳起石(研,各一分)　黄蜡(半两)　巴豆(肥者一百二十粒,去皮心膜,研出油取霜用)　蝎梢(炒,一分)　半夏(一钱,汤洗七遍,杵罗为末)

上一十三味,合研极匀,熔蜡并熟蜜少许,同和成膏,旋丸如梧桐子大。每服三丸至五丸,量大小虚实加减服。吐逆藿香汤下,取热积生姜蜜水下,取冷积乳香汤下,风涎薄荷汤下,便痢米饮下。

104. 木香三棱丸

1)《圣济总录·卷第七十二·积聚心腹胀满》

治积聚不消,心腹胀满。醋心呕逆,不思饮食。

木香　京三棱(煨,锉)　槟榔(锉,各半两)　乌梅肉(炒,二两)　缩砂仁(一两)　青橘皮(去白,焙,一两半)　巴豆(去皮心膜,研出油,

一分)

上七味,捣研为末,用醋煮面糊,丸如麻子大,阴干,丹砂为衣。每服二十丸,食前生姜米饮下。

2)《普济方·卷一百七十四·积聚门·痃癖》

主心腹痃癖癥瘕,气块肠胃积聚,上下不通。

木香(七钱) 荆三棱(炮,一钱半) 石三棱(净,一两半) 蓬术(煨,一两半) 青皮(去瓤,一钱半) 肉豆蔻(去皮,四两) 鸡爪黄连 三棱(净,一两半) 槟榔(净,四两) 巴豆(去皮全仁者,煨,三二十枚)

上为细末,水煮生姜,取酽汁打糊成剂为丸如小豆大。每服十丸,温生姜汤送下,或温水送下,不以时候,日进一服,斟酌虚实加减丸数。

105. 代赭丸(《圣济总录·卷第七十二·积聚心腹胀满》)

治积聚不消,心腹满,疞刺疼痛,呕逆醋心,不思饮食。

代赭(研) 木香 桂(去粗皮) 丹砂(研,各半两) 京三棱(煨,锉,一两) 杏仁(去皮尖、双仁,炒研,一分) 槟榔(锉,三分) 巴豆(去皮心膜,研出尽油,三十粒)

上八味,捣研为末,以醋煮面糊,丸如梧桐子大。每服三丸,食后温橘皮汤,或生姜汤下。

106. 沉香煎丸(《圣济总录·卷第七十二·积聚心腹胀满》)

治积聚心腹胀满,不思饮食。

沉香 木香 胡椒 青橘皮(去白,焙) 阿魏(醋化面,和作饼炙) 没药(研) 槟榔(锉) 丹砂(研) 硫黄(研) 硇砂(研) 高良姜(各一两) 巴豆霜(二钱匕) 丁香(半两)

上一十三味,除研外,捣罗为末,一处研匀,用重汤煮,蜜丸如梧桐子大。每服三丸,煎橘皮汤下。

107. 续随子丸(《圣济总录·卷第七十二·诸癥》)

治积聚癥块,及涎积等。

续随子(三十枚,去皮) 腻粉(二钱) 青黛(炒一钱匕,研)

上三味,先研续随子令烂;次下二味,合研匀细;以烧糯米软饭和丸如鸡头大。每服先烧大枣一枚,剥去皮核烂嚼,取药一丸推破,并枣同用冷腊茶清下,服后便卧,至中夜后,取下积聚恶物为效。

108. 葶苈丸(《圣济总录·卷第八十·水肿咳逆上气》)

治内虚外实,久有积聚,营卫不通,甚者变为赤水,此为病从心起,入于皮肤,肿满皮厚,体重上气,卧烦而躁。

葶苈(炒令紫,半合) 防己 椒目 大黄(锉碎,醋拌炒,各一两半) 蓖麻子(去皮,半两) 郁李仁(汤浸去皮,炒,一两)

上六味,捣罗为末,炼蜜同枣肉和丸如小豆大。每服十丸,空心温酒下。如不动,加至十五、二十丸。

109. 千金丸(《圣济总录·卷第一百·诸注门·鬼注》)

治鬼注入腹,面目青黑不知人,及心腹坚积结聚,胸胁逆满呕吐,宿食不消。

雄黄(研) 鬼臼(去毛,炙) 徐长卿(炒) 礜石(煅) 雌黄(研) 干姜(炮) 蜀椒(去目及闭口,炒出汗,各半两) 地胆(去翅足,炒,八枚) 野葛(三分) 斑蝥(去翅足,炒,十枚) 射罔(一分)

上一十一味,捣罗为末,炼蜜丸如小豆大。每服一丸,空心米饮下,日三,不知加丸数,以知为度。若百毒所螫,牛马踏伤,痈肿瘰疬,用一丸于掌中,津唾和涂痛处立愈;岁旦以椒酒,长幼各服一丸,终岁无病。一方加丹参半两,瓜蒂四枚。

110. 无比山药丸(《圣济总录·卷第一百八十五·补益门·平补》)

平补诸虚百损,五劳七伤,头痛目眩,手足逆冷,或烦热有时,或冷痹骨痛,腰髋不随,饮食虽多,不生肌肉,或少食而胀满,体无光泽,阳气衰绝,阴气不行。此药能补经脉,起阴阳,安魂魄,开三焦,破积聚,厚肠胃,强筋练骨,轻身明目,除风去冷,无所不治。

干山药(二两半) 杜仲(去皮,锉,炒,三两) 五味子(拣净,二两半) 菟丝子(酒浸,三两) 苁蓉(锉,酒浸,四两) 牛膝(锉,酒浸,一两) 泽泻(一两) 熟干地黄(一两) 山茱萸(一两) 茯神(去皮并心木,一两) 巴戟(去心,一两) 赤石脂(一两)

上一十二味,捣筛为末,炼蜜和搜为丸如梧桐子大。每服二十丸至三十丸，食前温酒下，温米饮亦得。服之七日后，令人身轻健，四体润泽，唇口赤，手足暖，面有光悦，消食，身体安和，音声清响，是其验也。十日后，长肌肉，此药通中入脑，鼻必酸疼，勿怪。

111. 山芋丸(《圣济总录·卷第一百八十七·补虚明耳目》)

补益十二经脉，安魂定魄，还精补脑，开三焦，破积聚，消五谷，调脏腑，除心中伏热，令耳目聪明，强骨轻身，去诸风冷。

山芋(二两半)　肉苁蓉(去皴皮，酒浸切，焙，四两)　五味子(二两半)　杜仲(去皮，炙，锉，三两)　牛膝(酒浸切，焙)　菟丝子(酒浸捣研令烂，焙干)　赤石脂　白茯苓(去黑皮)　泽泻　熟干地黄(焙)　山茱萸　巴戟天(去心，各二两)　远志(去心)　石膏(各一两)

上一十四味，捣罗为末，炼蜜为丸如梧桐子大。每日空心酒下三十丸，服七日后，四体光泽，唇口赤，手足热，面有光润，消食体轻，舌厚通中脑，鼻辛酸勿疑。夏秋蜜丸，冬即为散，酒调服。

112. 大茯苓丸(《圣济总录·卷第一百九十八·神仙服饵门·神仙草木药上》)

轻身不老，明耳目，强力。

白茯苓(去黑皮)　茯神(抱木者去木)　大枣　桂(去粗皮，各一斤)　人参　白术　远志(去心，炒黄)　细辛(去苗叶)　石菖蒲(九节者，米泔浸三日，日换泔，切，曝干，各十二两)　甘草(八两，水蘸劈破，炙)　干姜(十两，炮裂)

上一十一味，捣罗为末，炼蜜黄色，掠去沫，停冷拌和为丸如弹子大。每服一丸，久服不饥不渴。若曾食生菜果子，食冷水不消者，服之立愈。五脏积聚，气逆心腹切痛，结气腹胀，吐逆不下食，生姜汤下；羸瘦饮食无味，酒下。欲求仙未得诸大丹者，皆须服之。若不能绝房室，不能断谷者，但服之，去万病，令人长生不老。合时须辰日辰时，于空室中，衣服洁净，不得令鸡犬、妇人、孝子见之。

113. 紫霜丸(《小儿药证直诀·卷下·诸方》)

治消积聚。

代赭石(煅，醋淬七次)　赤石脂(各一钱)　杏仁(五十粒，去皮尖)　巴豆(三十粒，去皮膜心，出油)

上先将杏仁巴霜入乳钵内，研细如膏，却入代赭、石脂末，研匀，以汤浸蒸饼为丸如粟米大。一岁服五丸，米饮汤下；一二百日内儿三丸，乳汁下。更宜量其虚实加减，微利为度。此药兼治惊痰诸证，虽下不致虚人。

114. 消坚丸(《小儿药证直诀·卷下·诸方》)

消乳癖及下交奶，又治痰热膈实，取积。

砂末　巴豆霜　轻粉(各一钱)　水银砂子(两皂子大)　细墨(少许)　黄明胶(末，五钱)

上同研匀，入面糊丸如麻子大。倒流水下，一岁一丸，食后。

115. 大白术丸(《鸡峰普济方·卷第五·积聚》)

去积聚、癖气，不能食，心肋下满，四肢骨节酸疼，盗汗不绝。

白术　黄芪　人参　茯苓　乌头　干姜　当归　甘草　槟榔(各六分)　牡蛎　白芍药　细辛　麦门冬　前胡　鳖甲(各四分)　桂(五分)　防葵　紫菀　桔梗(各三分)

上为细末，炼蜜和丸如梧桐子大。每服空心酒下二十丸，日再加至三十丸。忌苋菜、桃李、雀肉、猪肉、生葱、海藻、菘菜等。

116. 如意紫沉煎(《鸡峰普济方·卷第五·积聚》)

治气虚中寒，脾胃不和，宿谷迟化，饮食多伤，胸膈痞闷，心腹疠痛，噫醋吞酸，呕逆恶心，胁肋胀痛，泄痢里急，久新积聚，症瘕癖结等疾。

沉香　木香　朱砂　硇砂　使君子　荜澄茄　荆三棱　术(各一分)　肉豆蔻　槟榔(各一两)　母丁香(五个)　巴豆(二十个)　黑牵牛粉(半两)

上为细末，水煮面糊和丸如麻子大。每服三二丸，温酒下空心。

117. 大温白丹(《鸡峰普济方·卷第五·积聚》)

疗男子、妇人心腹积聚，久癥癖块，大如杯碗，黄疸宿食，朝起呕吐，支满上气，心腹胀满，心下坚结，气攻胸胁连背，痛无常处，心痛状如虫咬，疗十种水气，八种痞塞，返胃吐呕，饮食噎塞，五淋，九种心疼，七十二种风，三十六遁尸注，或癫痫，五邪失心，愁忧思虑，情意不乐，恐惧悲啼，妇人月水不通，直似怀孕，连年累月，四肢沉重，羸瘦困弊。

紫菀　吴茱萸　菖蒲　枇杷叶　桔梗　茯苓　皂角　厚朴　姜　连翘　椒　巴豆(各等分)

上为细末，炼蜜和丸如梧桐子大。每服三丸，食后米饮下。

118. 煮金丸(《鸡峰普济方・卷第五・积聚》)

取积。

雄黄　硇砂(各二钱)　续随子(半两)　轻粉(一钱)　青礞石(三钱)　芫花末(一钱)　白面(半两)

上为细末，滴水为丸如豌豆大。大人九丸，小儿如黄米大五丸，齑汁煮浮起，取出干用，皂角子汤下，积下，药出。

119. 酒煎附子煎(《鸡峰普济方・卷第八・脾胃肝肾》)

治心腹积聚，风寒邪气，冷癖在肋，咳逆上气，喘嗽寒痰，痃癖，痼冷痛弱，筋骨无力，百节酸疼，虚劳损败，阴汗泄精，腰肾久冷，心腹疼痛，下痢肠滑，呼吸少气，瘦悴异形，全不思食；又主身体大虚，五脏百病。

代赭石(一斤)　荜茇　胡椒　附子(各二两)

上为细末，酒煮面糊和丸如皂儿大。空心米饮下二粒。

120. 异香散(《太平惠民和剂局方・卷之三・吴直阁增诸家名方》)

治肾气不和，腹胁膨胀，痞闷噎塞，喘满不快，饮食难化，噫气吞酸；一切气痞，腹中刺痛。此药能破癥瘕结聚，大消宿冷沉积，常服调五脏三焦，和胃进食。

石莲肉(去皮，一两)　蓬莪术(煨)　京三棱(炮)　益智仁(炮)　甘草(爁，各六两)　青皮(去白)　陈皮(去白，各三分)　厚朴(去粗皮，姜汁炙，二两)

上件为细末。每服二钱，水一盏，生姜三片，枣一个，盐一捻，煎至七分，通口服，不计时候；盐汤点，或盐、酒调，皆可服。

121. 红丸子(《太平惠民和剂局方・卷之三・绍兴续添方》)

治丈夫脾积气滞，胸膈满闷，面黄腹胀，四肢无力，酒积不食，干呕不止，背胛连心胸及两乳痛；妇人脾血积气，诸般血癥气块，及小儿食积，骨瘦面黄，肚胀气急，不嗜饮食，渐成脾劳，不拘老少，并宜服之。

京三棱(浸软，切片)　蓬莪术　青橘皮　陈皮(去白，各五斤)　干姜(炮)　胡椒(各三斤)

上为细末，用醋面糊为丸如梧桐子大，矾红为衣。每服三十粒，食后，姜汤下。小儿临时加减与服。

122. 金露丸

1)《太平惠民和剂局方・卷之三・宝庆新增方》

治腹内积聚癥块，久患大如杯及黄瘦宿水，朝暮咳嗽，积年冷气，时复腹下盘痛绞结，冲心及两胁，彻背连心，痛气不息，气绕脐下，状如虫咬不可忍。

生干地黄(锉，焙)　贝母(去心)　紫菀(洗，去苗，锉，焙)　柴胡(去芦，锉，焙)　干姜(炮)　桂心(不见火)　人参(洗，去芦，切，焙)　防风(去芦，锉，焙)　枳壳(汤浸去瓤，麸炒)　蜀椒(去目，炒出汗)　桔梗(洗，去芦，锉，焙)　吴茱萸(汤浸七遍)　甘草(炙)　芎䓖(洗，去芦，锉，焙)　菖蒲(米泔浸一宿)　白茯苓(去黑皮，锉，焙)　厚朴(去粗皮，姜汁制)　鳖甲(米醋炙黄)　甘松(净洗，各一两)　草乌头(炮)　黄连(洗，锉，焙，各二两)　巴豆(去心、膜，用醋煮三十沸，焙干，取一两，不去油，煮时须亲自数三十沸，便倾出焙干，若沸过则药无力。一方用甘遂)

上为细末，以面糊丸如梧桐子大。每服五丸，小儿两丸。

2)《瑞竹堂经验方・积滞门》

治腹内积聚癥块久患大如杯，及黄瘦，宿水，朝暮咳嗽年深；治下冷气，时时腹痛，如虫咬，胸心及两胁彻背疼痛不息，气绕脐下肚疼；又治十种水气，反胃吐食，呕逆气噎，五痔走疰风，有似虫行，手足烦热，夜卧不安，睡语无度；治小儿惊痫，妇人五邪，梦与鬼交，沉重不思饮食，昏迷不省人事，欲死，惧多，或歌或哭，月水不调，身体羸瘦。但服此药万无一失，无病不治，其效不能尽述。

草乌头(泡，二两)　黄连(二两)　桂心(不见火)　干姜　桔梗　茯苓(去皮)　柴胡(去苗)　蜀椒(去目，炒出汗)　吴茱萸(汤泡七次)　厚朴(姜制)　人参(去芦)　菖蒲(米泔浸一宿） 防风 紫菀（去芦） 鳖甲（醋炙） 芎䓖（洗，焙） 枳壳（麸炒去穰） 贝母（去心） 甘遂（泡） 干地黄（洗，焙） 甘草（炙，以上各一两） 巴豆（去心膜，用醋煮三十沸，焙干，一两，不去油）

上为细末，面糊为丸如梧桐子大。每服三丸、五丸、七丸，止胸中痰患，米汤送下；心疼，酸石榴皮煎汤送下；口疮，蜜汤送下；伤寒，麻黄葱汤送下；头疼，石膏煎汤送下，葱茶亦可；脾胃气，橘皮汤送下；脚气、水气，杏仁煎汤送下；水泻、气泻，草龙胆煎汤送下；赤痢，甘草汤送下；白痢，干姜汤下；赤白，甘草干姜汤下；胸膈困闷，通草煎汤送下；妇人气血痛，当归酒或当归汤送下；风气小肠疝气下坠，附子煎汤送下；伤冷腹痛、酒食所伤、酒疸黄疸、结气痞塞、鹤膝风，并盐汤送下；常服，米饮、白汤、茶酒皆可送下……如小儿服，一丸分作四丸，量儿大小下。临合药时，将巴豆必要亲自数三十沸，便须取出焙干，煎过恐药无力。服药百无所忌，只定看验病症，不定用汤，有瘥其效验不速也。

3）一名**胜金丹**（《仁术便览·卷三·积聚》）

治诸积聚、癥瘕、痞块，久患大如杯，及黄瘦，宿水作声，朝暮咳嗽，积年冷气，腹下盘痛，绞结冲心；及两胁彻背，连心疼痛，气绕脐下，状如虫咬不可忍；又治赤白痢疾，十种水气，反胃呕逆，饮食多噎，是病皆疗。

草乌（炮） 黄连（各一两） 人参 防风 柴胡 川椒（去目及闭口者，炒出汗） 桔梗 甘草（炙） 川芎 枳壳（去穰，炒） 干姜（炮） 贝母（去心） 生地 官桂 吴茱萸（盐汤浸） 白茯 菖蒲（米泔浸） 厚朴（姜炒） 甘松（去土） 紫菀 鳖甲（醋炙黄，各一两） 巴豆（一两二钱，去壳心，醋煮三十沸）

上为末，面糊丸。量大小人，三五丸加至二三十丸，按病调引子送。久服积自除。

123. 蓬煎丸（《太平惠民和剂局方·卷之三·吴直阁增诸家名方》）

治脾胃虚弱，久有伤滞，中脘气痞，心腹膨胀，胁下坚硬，胸中痞塞，噎气不通，呕吐痰水，不思饮食；或心腹引痛，气刺气急；及疗食癥酒癖，血瘕气块，时发疼痛，呕哕酸水，面黄肌瘦，精神困倦，四肢少力；又治女人血气不调，小腹㽲痛，并皆治之。

猪胰（一具） 京三棱 蓬莪术（二味醋煮令透，切，焙，为末，各四两）

以上二味，同猪胰入硇砂熬膏：

川楝子（去核） 山药 槟榔 枳壳（去瓤麸炒） 茴香（炒） 附子（炮，去皮脐，各三两） 硇砂（半两）

上件碾细末，入猪胰、硇砂膏，同醋糊为丸如梧桐子大。每服十丸至十五丸，生姜汤下，妇人淡醋汤下，不计时候，更量虚实加减。常服顺气宽中，消积滞，化痰饮。

124. 金液丹（《太平惠民和剂局方·卷之五·治痼冷》）

固真气，暖丹田，坚筋骨，壮阳道，除久寒痼冷，补劳伤虚损。治男子腰肾久冷，心腹积聚，胁下冷癖，腹中诸虫，失精遗溺，形羸力劣，脚膝疼弱，冷风顽痹，上气衄血，咳逆寒热，霍乱转筋，虚滑不利。又治痔瘘湿䘌生疮，下血不止；及妇人血结寒热，阴蚀疽痔。

硫黄（净拣去砂石，十两，研细飞过，用瓷盒子盛，以水和赤石脂封口，以盐泥固济，晒干，地内先埋一小罐子，盛水令满，安盒子在上，用泥固济讫，慢火养七日七夜，候足，加顶火一斤煅，候冷取出，研为细末）

上药末一两，用蒸饼一两，汤浸握去水，搜为丸如梧桐子大。每服三十丸，多至百丸，温米饮下，空心服之。

125. 五积丹（《黄帝素问宣明论方·卷七积聚门·积聚总论》）

治心腹痞满，呕吐不止，破积聚者。

皂荚（一梃，一尺二寸，火烧留性，净盆合之，四面土壅合，勿令出烟） 巴豆（十二个，白面一两五钱同炒，令黄色为度）

上为末，醋面糊为丸绿豆大。每服十丸，盐汤下，食后。加减。

126. 香分气丸（《黄帝素问宣明论方·卷七积聚门·积聚总论》）

治积滞痞块不消，心腹痞结，疼痛抢刺，如覆杯状。

陈皮（去白） 槟榔（各一两） 破故纸（二两，炒） 木香（一两半） 黑牵牛（十二两，炒香熟，取末五两半，余不用）

上为末，滴水为丸如桐子大。每服二三十丸，生姜汤下,食后临卧服。

127. 积气丹(《黄帝素问宣明论方·卷七积聚门·积聚总论》)

治一切新久沉积气块,面黄黑瘦,诸气无力,癥瘕积聚,口吐酸水。

槟榔(二个) 芫花(一两) 硇砂(二钱) 巴豆(二钱半,生) 青皮(去白) 陈皮(各三两) 蓬莪术 鸡爪黄连 荆三棱 章柳根 牛膝(各一两) 肉豆蔻(三个) 大戟 川大黄 甘遂 白牵牛 干姜 青礞石 干漆(各半两) 木香(二钱半) 石菖蒲(三钱)

右为末,醋面糊和丸如桐子大。每服一丸,临卧烧枣汤下,每夜一丸。服后有积者,肚内作声,病退为度。

128. 消饮丸(《黄帝素问宣明论方·卷七积聚门·积聚总论》)

治一切积聚痃癖气块,及大小结胸,不能仰按。

天南星 半夏 芫花 自然铜(生用,各等分)

上为末,醋煮面糊为丸如桐子大。每服五七丸,食前,温水下,良久,葱粥投之,相虚实加减。

129. 大红花丸(《黄帝素问宣明论方·卷十一·妇人门·妇人总论》)

治妇人血块,积聚癥瘕,经络阻滞。

川大黄 红花(各二两) 虻虫(十个,去翅足) 大黄(七钱)

醋熬成膏,和药,丸如桐子大。每服五七丸,温酒下,食后,日三服。

130. 五积散(《三因极一病证方论·卷之四·伤寒证治》)

治太阴伤寒,脾胃不和,及有积聚腹痛。

苍术(泔浸一宿,二十两) 桔梗(十两) 陈皮(六两) 白芷 甘草(炙,各三两) 当归(二两) 川芎(一两半) 芍药 白茯苓 半夏(汤去滑,各一两) 麻黄(去节,春夏二两,秋冬三两) 干姜(春夏两半,秋冬二两) 枳壳(汤浸去瓤,锉,炒,四两) 厚朴(姜制炒,二两) 桂心(春夏三两,秋冬四两)

上先将前十二味㕮咀,微炒令香,取出,当风凉之,入后枳壳、桂、朴三味,同为细末。每服三钱,水一盏,姜三片,枣二枚,煎七分,食前温服。

131. 七气汤(《三因极一病证方论·卷之八·七气证治》)

治脏腑神气不守正位,为喜怒忧思悲恐惊忤郁不行,遂聚涎饮,结积坚牢,有如坯块,心腹绞痛,不能饮食,时发时止,发则欲死。

半夏(汤洗去滑,五两) 人参 桂心 甘草(炙,各一两)

上锉散。每服四钱,水盏半,姜七片,枣一枚,煎七分,去滓,食前服。

132. 菖蒲益智丸(《三因极一病证方论·卷之九·健忘证治》)

治喜忘恍惚。破积聚,止痛,安神定志,聪明耳目。

菖蒲(炒) 远志(去心,姜汁淹,炒) 人参 桔梗(炒) 牛膝(酒浸,各一两一分) 桂心(三分) 茯苓(一两三分) 附子(炮,去皮脐,一两)

上末,蜜丸如梧子大。每服三十丸,温酒、米汤下,食前服。

133. 五积丸(《杨氏家藏方·卷第五·积聚方一十二道》)

治五种膈气,中脘痞闷,噎塞不通,饮食减少;及积聚癖块,心腹作痛,一切沉积,并皆治之。

沉香(半两) 木香(半两) 当归(洗,焙,半两) 附子(炮,去皮脐,半两) 青橘皮(去白,半两) 丁香(一分) 大黄(半两,酒浸,湿纸裹,炮) 缩砂仁(一两) 半夏(半两,汤洗七次,后以生姜制曲) 陈橘皮(去白,半两) 京三棱(半两,炮) 蓬莪术(半两,炮) 槟榔(一分,锉) 胆矾(半两,别研) 细松烟墨(半两,烧留性)

上件除胆矾外,并为细末,用肥枣五十枚,去皮核,入米醋二升,煮枣令烂,次下胆矾末,煮少时与前药同和为丸如麻子大。每服二十丸,加至三十丸,橘皮汤送下,食后、临睡。

134. 乌金饼子(《杨氏家藏方·卷第五·积聚方一十二道》)

治坚瘕积块,状如覆杯,腹痛不食,及治妇人血气刺痛。

干漆(一两,炒烟出,为末) 没药(一分) 硇砂(一钱)

上为细末,枣肉和丸如梧桐子大,作饼子。每服三饼子,男子盐汤、妇人醋汤下,食后。

135. 异方红丸子(《杨氏家藏方·卷第五·

积聚方一十二道》)

治一切积聚,心腹疼痛,妇人血气攻注。常服消酒食,破积气。

沉香　硇砂(别研)　使君子(去壳)　蓬莪术(炮,切)　京三棱(炮,醋浸过)　朱砂(别研)　木香(以上七味各一分)　槟榔(一枚,大者)　肉豆蔻(一枚,大者)　母丁香(五粒)　巴豆(二十粒,肥好者,去皮心膜,不出油,研)　黑牵牛(一两,炒熟,取末半两入药,余者不用)　荜澄茄(一分)

上件为细末,面糊为丸如绿豆大,朱砂为衣。每服三丸,茴香汤下。欲微利,加至五七丸,食后。

136. 金宝神丹(《杨氏家藏方·卷第五·积聚方一十二道》)

治诸积癖块,攻刺心腹,下利赤白;及妇人崩中漏下,一切虚冷之疾;尤治饮食过多,脏腑滑泄,久积久利,并皆治之。

青礞石(半斤,捣罗过,用硝石二两细研于坩埚内,铺头盖底按实,用圆瓦覆口,用炭二十斤煨之,取出入赤石脂二两,同研极细)

上件滴水丸如小鸡头大,候干再入坩埚内,用少火煅红收之。每有虚冷病,服一丸至二三丸,空心,温水送下,以少食压之。久病泄泻,加至五七丸或十丸亦不妨。

137. 蝎梢丸(《小儿卫生总微论方·卷十三·食气积癖论》)

治乳食所伤,涎痰壅滞,诸般积聚,急惊食痫。

黑铅(二钱,以水银二钱结沙子)　轻粉(二钱)　粉霜(二钱)　天南星(一分)　木香(四钱)　白丁香(四钱,炒)　青黛(二钱)　全蝎(二钱,去毒)　乳香(一钱)　巴豆霜(半钱)　滑石(二钱)　麝香(半钱)　脑子(半钱)

上为细末,面糊和丸黍米大。每服五七丸,乳汁或米饮下。治惊风搐搦者,更入天麻、白附子各二钱。此药与千金紫丸同,然为效更速。

138. 水晶丹(《小儿卫生总微论方·卷十三·食气积癖论》)

治一切积癖,及百物所伤。

天南星(一钱)　滑石(一钱)　水银粉(半钱)　芜荑仁(去扁,半钱)　巴豆(十四个,去皮膜,取尽油留霜)

上为细末,烂饭和丸绿豆大。每服二三丸,生葱汤送下,服时须令空心,不可与乳食,俟稍饥,临卧服,痢过。忌生冷、黏腻、硬食、果子等物,以药补之。

139. 北亭丸(《小儿卫生总微论方·卷十三·食气积癖论》)

北亭丸,治一切积癖,黄瘦吐食。

北亭(一钱,末,疑即北庭砂)　朱砂(一钱,末)　腻粉　牙硝(一钱)　巴豆(二十一个,取霜)

上同匀细末,用蒸饼剂裹药煨熟,去焦硬者,取中心软处,近药润者,用药和剂,如硬,滴入水得所,丸绿豆大。每一岁儿一丸,荆芥汤下,乳食前。

140. 葱汤丸(《小儿卫生总微论方·卷十三·食气积癖论》)

治诸般积癖,腹胀腮肿。

天南星末(二钱)　白附子末(二钱)　滑石末(二钱)　全蝎(七个)　轻粉(二钱)　朱砂(一钱半,研)　巴豆(十四个,去皮心膜,出油尽取霜)

上为末,面糊和丸黍米大。每服三五丸,葱汤送下,临卧服。

141. 妙功丸(《儒门事亲·卷十二·调治》)

破积。

京三棱(一两,炮)　川乌(四钱,生,去皮)　大黄(一两)

以上同为细末,好醋半升,熬膏。破积,水丸。

142. 桂枝桃仁汤(《妇人大全良方·卷之一调经门·月水行或不行心腹刺痛方论第十二》)

由惊恐,忧思,意所不决,气郁抑而不舒,则乘于血,血随气行,滞则血结。以气主先之,血主后之,宜服桂枝桃仁汤。

桂枝　芍药　生地黄(各二两)　桃仁(制,五十个)　甘草(一两)

上为粗末。每服五钱,水二盏,姜三片,枣一个,煎至一盏,去滓温服。

143. 桂心丸(《妇人大全良方·卷之二十·产后积聚症块方论第十一》)

治产后血气不散,积聚成块,上攻心腹;或成寒热,四肢羸瘦,烦疼,不思饮食。

青皮　干漆(炒烟尽,各三分)　没药　槟榔　当归　桂心　赤芍药　牡丹皮(各半两)　大黄(炒)　桃仁　鳖甲　厚朴　三棱　延胡索(各一两)

上为细末，炼蜜丸如梧桐子大。温酒下三十丸。

144. 凌霄花散（《妇人大全良方·卷之二十·产后血瘕方论第十二》）

治血瘕、血块及产后秽露不尽，儿枕急痛，应干积聚疼痛，渐成劳瘦，悉皆治之。

凌霄花（一分） 牡丹皮 山栀子仁 赤芍药 紫河车 血竭 没药 硇砂 地骨皮 五加皮 甘草（各二两） 红娘子（十一个） 桃仁 红花 桂心 延胡索 当归（各一两）

上为细末。温酒调一钱服。

145. 阿魏丸

1）《严氏济生方·癥瘕积聚门·积聚论治》

治气积，肉积，心腹膨满，结块疼痛，或引胁肋疼痛，或痛连背膂，不思饮食。

木香（不见火） 槟榔（各半两） 胡椒 阿魏（用醋化开，旋入，各二钱半）

上为细末，用阿魏膏子并粟米饭，杵和为丸如梧桐子大。每服四十丸，不拘时候，用生姜橘皮汤下。

2）《赤水玄珠·第十三卷·积聚门·积聚论》

诸积聚癥瘕痞块。

山楂 南星（皂角水浸） 半夏（同上） 麦芽 神曲 黄连（姜炒，各一两） 连翘（炒） 阿魏（醋浸） 瓜蒌 贝母（各五钱） 石碱 风化硝 萝卜子 胡黄连（各二钱半）

上末，姜汁浸蒸饼糊为丸桐子大。每服五十丸，姜汤下。

3）《景岳全书·卷之五十五宇集、古方八阵·攻阵》引《医林》

治诸般积聚，癥瘕痞块。

山楂肉 南星（皂角水浸） 半夏 麦芽（炒） 神曲（炒） 黄连（各一两） 连翘 阿魏（醋浸） 栝蒌仁 贝母（各五钱） 风化硝 石碱 萝卜子（炒） 胡黄连（各二钱半）

上为末，姜汤浸蒸饼为丸桐子大。每服五十丸，食远姜汤下。

146. 如意丸（《仁斋直指方论·卷之五·诸气·诸气证治》）

治积聚块痛，疝瘕癥癖等疾。

沉香 木香 大丁香 荜澄茄 使君子 辣桂 川白姜（炒） 桃仁（炒） 五灵脂（炒） 硇砂（醋浸半日） 雄黄 没药 大戟 牵牛（炒，取末） 巴豆（去油，各一两） 荆三棱 蓬莪术 肉豆蔻（炮，各半两）

上末，研细，水煮面糊丸麻子大。每服二丸，加至三丸止，温酒送下。

147. 琥珀膏（《仁斋直指方论·卷之五·附积聚癥瘕痞块·积聚癥瘕痞块方论》）

专贴积块。

大黄 朴硝（各一两）

上为末。用大蒜捣膏和匀，贴之。

148. 广茂溃坚汤（《仁斋直指方论·卷之十七·胀满·附诸贤论》）

治中满腹胀，内有积聚，坚硬如石，令人坐卧不能，二便涩滞，上喘气促，面色萎黄，通身虚肿。

厚朴（制） 黄芩 草豆蔻（面裹煨） 益智仁（炒） 当归（酒洗，各二钱半） 黄连（三分） 半夏（汤泡，三分半） 莪术（煨） 红花 吴茱萸（汤泡，去苦水） 升麻 甘草（炙） 柴胡 泽泻 神曲（炒） 陈皮 青皮（各一钱半）

上㕮咀，分二贴。每贴水二钟，姜三片，煎八分，食远服。

149. 遇仙丹（《类编朱氏集验医方·卷之六积聚门·治方》）

去一切积滞。

陈皮（去白） 良姜 吴茱萸（洗） 石菖蒲 半夏（汤泡七次） 白姜 五灵脂 胡椒（各半两） 斑蝥（二十一个，去翅足，同糯米，同巴豆炒） 巴豆（二十一粒，去壳，同斑蝥炒）

上为细末，醋糊为丸如绿豆大。每服十丸，熟水下或姜汤下。

150. 黑丸子（《类编朱氏集验医方·卷之六积聚门·治方》）

治长幼积滞。

乌梅（三个，去核，焙干） 生半夏（大者，五个） 杏仁（五粒，去皮尖，面炒） 巴豆（二十粒，去油，存性）

上为细末，姜汁煮糊为丸绿豆大。姜汤下二十丸。

151. 马家五积丸（《类编朱氏集验医方·卷之六积聚门·治方》）

治诸般积聚。

缩砂仁　红豆　黑牵牛　萝卜子　赤小豆　丁香（已上各一两，同炒令香，热不可焦）　青皮陈皮　香附子　干漆　荆三棱　大戟　桔梗　枳壳（已上各一两，锉大块，慢火炒令变紫黑色）

上件共为细末，如碾时，余得药头，再炒令黑色，再碾为末，以好醋煮面糊为丸如绿豆大。淡姜汤下，无时候。

152. 百钟丸（《御药院方·卷四·治一切气门下》）

调顺三焦，理诸痞气，去胀满积聚、酒癖癥瘕，又治积聚腹满。

青皮（去白）　陈皮（去白）　神曲（炒）　京三棱　蓬莪术（炮）　麦蘖（炒）　萝卜子（炒，以上各二两）　枳实（麸炒，四两）　雷丸　益智仁（各一两）　牵牛（炒，三两）

上为细末，水面糊为丸如梧桐子大。每服五十丸，食后煎生姜陈皮汤送下。

153. 气宝丸（《御药院方·卷三·治一切气门上》）

治一切滞气，腹中积聚，心胸痞满，胀闷喘急及风邪久滞，痰涎咳嗽，酒食有伤，脾胃滞气，膀胱寒气攻注体背，腰脊痛重，不可俯仰。大行顺一切滞气，为气药之宝，因名气宝。

舶上茴香（拣净，银石器内用纸隔炒香，二两）　陈皮（汤去白，焙，一两）　大槟榔（一两）　木香（一分，四味同研，罗为末）　黑牵牛（四两，拣净，用吴茱萸二两，慢火同炒茱萸焦，只取牵牛子，一向杵取末，二两）

上件药末同共拌匀，炼蜜和剂为丸如梧桐子大。每服十丸至十五丸，米饮或木香汤下。有痰即用槟榔末半分，水半盏，煎数沸，放温下药；欲微疏利，加至三十丸至四十丸，看虚实，稍空腹服之。

154. 万安丸

1）《全生指迷方·卷三·诸积》

若腹中成形作块，按之不移，推之不动，动辄微喘，令人寒热，腹中时痛，渐渐羸瘦，久不治之，多变成水虚劳，亦由忧思惊恐寒热得之。阴阳痞滞，气结成形，其脉结涩，谓之积气，万安丸主之。

大戟（炒）　甘遂（炒）　牵牛（炒）　五灵脂（各半两）　芫花（炒，一分）　胆矾（一钱，研）　细墨（烧，一钱，研）　巴豆（去皮，出油，一钱）　芫青（四十个，去头去翅）　斑蝥（二十个，去头去翅）　石膏（细研，一分）　延胡索（炒，半两）　吴茱萸（炒，半两）

上为细末，白面糊为丸如绿豆大。生姜橘皮汤下一粒，日二服，病去六七分即住服。

2）一名**苁蓉丸**（《御药院方·卷六·补虚损门》）

补下经，起阴发阳，能令阳气入脑，安魂定魄，开三焦，破积聚，消五谷，益子精，安脏腑，除心中伏热，强筋骨，轻身明目，去冷除风，无所不治。补益极多，常服最妙，七十老儿服之，尚有非常。

苁蓉（浸酒，四两）　干薯蓣（二两半）　五味子（二两半）　杜仲（三两）　牛膝（酒浸）　菟丝子（酒浸）　赤石脂　白茯苓（去皮）　泽泻　熟干地黄　山茱萸　巴戟（去心，各二两）

上件为细末，用苁蓉末半斤，酒熬膏和丸如梧桐子大。每服五七十丸，空心温酒下，不在将息，别无所忌，只忌大醋及大臭之物。七日后四体光润，口唇赤，手足热，面有光泽，消食体轻，舌厚声响，是其验也。十日长肌肉。其药通中入脑，鼻辛酸不可怪也。

155. 延生丹（《御药院方·卷六·补虚损门》）

治丈夫妇人虚损，五劳七伤，腹内一切痛，大便滑，小便数，或小便不通，男子小肠膀胱气病，妇人经脉闭、赤白带下，酒食多伤，大人小儿吐逆不定，诸块积聚，寒疝气疰；亦治中恶鬼疰，伤尸劳疾，久嗽水肿，疟痢，脚气病。

辰砂（另研，三两）　木香　没药　硇砂（另研去）　白术　人参　沉香（各半两）　附子（炮裂，去皮）　胡芦巴（各一两半）

以上并为极细末。同研匀，用大萝卜去顶，用银匙剜作罐子，将已剜出萝卜绞取汁，积在碗内，入药末一重，旋以银匙撩萝卜汁在上，再一层如上法。若汁不透，用银筋匙投之，令入药及八分，萝卜顶盖之，用竹签签定。如一个萝卜盛药不了，即用三两个分盛之；先用纸封闭，次用盐泥固济，周回约一指许，用木炭火煅，令通赤，闻药有香方出火，药罐子不动，只于烧处存放，至次日去泥，开罐子，以银匙取药在瓷器内，揉和令匀，为丸；如要干再入萝卜汁和，令得所，丸如小豆大。每服一十丸，细嚼三丸，吞七丸，空心温酒下，或米饮亦得，日二服，临时量力加减服之。

156. 救生丹(《御药院方·卷六·补虚损门》)

治男子妇人小肠元气上攻,心腹痛,并男囊偏肿痛。消积聚,补丹田。

京三棱(三两) 广术(二两) 干漆(二两半,拌烟尽) 朱砂(二两) 川茴香(一两) 破故纸(一两,炒) 胡芦巴(半两,炒) 川苦楝(半两) 巴戟(半两) 红豆(半两) 缩砂仁(半两) 海蛤 当归 半夏(汤洗七次) 硇砂 没药 马蔺花(炒) 芫花(醋炒黄色,以上各半两) 水蛭(一钱,炒烟尽) 红花(一钱) 附子(一两半,炮制,去皮脐) 红娘子(二钱,粳米同炒,粳米黄色去粳米不用) 蛤蚧(一个,酥炙)

上为细末,醋面糊和丸如梧桐子大。每服三五丸,空心食前,温酒送下。

157. 威灵仙丸(《御药院方·卷八·治杂病门》)

宣通五脏,去腹内冷滞,心膈痰水,久积癥瘕,痃癖气块,膀胱冷脓恶水,腰膝冷疼,但是腰脚肿痛麻痹皆可治之。

威灵仙(生用)

上为细末,炼蜜和丸如梧桐子大。每服三十丸,渐加至五十丸,温酒送下,食前忌茶。

158. 流气丸(《御药院方·卷八·治杂病门》)

治五积六聚,癥瘕癖块,留饮,以上此疾皆系寒气客搏于肠胃之间,久而停留不去,变成诸疾。此药能消导滞气,通和阴阳,消旧饮,虽年高气弱皆可服。

木香 川茴香(微炒) 菖蒲 青皮(去穰) 蓬莪术(炒,锉) 红橘皮(去穰) 槟榔 萝卜子 补骨脂(微炒) 荜澄茄 缩砂仁 神曲(微炒) 麦蘖(微炒) 枳壳(去穰,以上各一两) 牵牛(微炒,一两半)

上为细末,面糊和丸如梧桐子大。每服五十丸,食后细嚼,白豆蔻仁一枚,白汤送下。

159. 开结妙功丸(《卫生宝鉴·卷四·食伤脾胃论》)

治怫热内盛,痃癖坚积,酒食积,一切肠垢积滞,癥瘕积聚。疼痛发作有时,三焦壅滞,二肠燥结,或懊憹烦心,不得眠,咳喘哕逆,不能食,兼为肿胀。一切所伤心腹暴痛,又能宣通气血,消酒进食解积。

三棱(炮) 神曲(炒,各一两) 川乌(一两半,去皮脐) 大黄(一两,同前四味为末,好醋半升,熬成膏,不破坚积,不用膏) 麦蘖(炒) 茴香(炒,各一两) 半夏(半两) 巴豆(两个,破坚积,用四个) 干姜(炮) 拣桂(各二钱) 牵牛(三两,拣净)

上为末,同前膏和丸如小豆大。生姜汤下十丸至十五丸,或嚼生姜,温水送下亦得。渐加二三十丸,或心胃间稍觉药力暖性,却即减丸数;或取久积,或破坚积初服十丸,次服二十丸。每服加十丸,大便三五行后如常服。少得食力后,更加取利为度。

160. 广术溃坚汤(《卫生宝鉴·卷十四·腹中积聚》)

治中满腹胀,内有积块,坚硬如石,令人坐卧不安。

半夏(泡七次) 黄连(各六分) 当归梢 厚朴 黄芩(各五分) 广术 曲(各三分) 甘草(生,三分) 益智仁(七分) 红花 橘皮(去白) 升麻(各二分) 柴胡 泽泻 吴茱萸(各三分) 青皮(二分)

上㕮咀。都作一服,水二盏,先浸药少时,煎至一盏,去渣,稍热服,食前。忌酒湿面。如虚渴,加葛根二分。

161. 仙方香棱丸(《卫生宝鉴·卷十四·腹中积聚》)

破痰癖,消癥块,及冷热积。

木香 丁香(各五钱) 京三棱(切,酒浸一宿) 青皮(去白) 枳壳(麸炒) 川楝子 茴香(炒,各一两) 广术(一两,切,酒浸一宿,将三棱、广术用去皮巴豆三十粒,同炒,巴豆黄色,去豆不用)

上为末,醋糊丸如桐子大,用朱砂为衣。每服二十丸,炒生姜盐汤下,温酒亦得。食后,日进三服。

162. 沉香海金砂丸(《卫生宝鉴·卷十四·腹中积聚·诸湿肿满》)

治一切聚积,散脾湿肿胀、肚大、青筋、羸瘦恶证。

沉香(二钱) 海金砂 轻粉(各一钱) 牵牛头末(一两)

上为末,研独头蒜如泥丸如桐子大。每服五十丸,煎灯草汤送下。量虚实加减丸数,取利为验,大便利止后服。

163. 磨积三棱丸(《卫生宝鉴·卷十四·腹中积聚》)

治远年近日诸般积聚,癖痃气块,或气积酒积诸般所伤,无问男子妇人老幼,并宜服之,常服进饮食。

木香　麦蘖　京三棱(炮)　广术　枳壳(麸炒)　石三棱(去皮)　杏仁(麸炒,各半两)　干漆(炒烟尽,三钱)　鸡爪三棱(半两)　葛根(三钱)　官桂(二钱半)　黑牵牛(半两,半生半熟)　丁香　槟榔　香附子　青皮(去白,各二钱)　缩砂(三钱)　白牵牛(半两,半生半熟)　陈皮(去白,三钱)

上为末,醋糊丸如桐子大。每服二十丸,生姜汤下,食后,日二服。病大者四十日消,温水送下,亦得。

164. 醋煮三棱丸(《卫生宝鉴·卷十四·腹中积聚》)

治一切积聚,远年近日,皆治之,如神效。

川芎(二两,醋煮微软,切作片子)　京三棱(四两,醋煮软,竹刀切作片子,晒干)　大黄(半两,醋纸裹,火煨过,切)

上三味为末,水糊丸如桐子大。每服三十丸,温水下,无时。病甚者一月效,小者半月效。

165. 硇砂煎丸(《卫生宝鉴·卷十四·腹中积聚》)

消磨积块痃癖,一切凝滞,老人虚人无妨。

黑附子(两个,各重五钱半以上,正坐妥者,炮,去皮脐,剜作瓮子)　木香(三钱)　破故纸(隔纸微炒)　荜茇(真者,各一两)　硇砂(三钱)

上先将硇砂用水一盏,续续化开,于瓮内熬干为末,安在附子瓮内;却用剜出附子末盖口,用和成白面裹,约半指厚;慢灰火内烧匀黄色,去面,同木香等药为细末;却用元裹附子熟黄面为末,醋调煮糊丸桐子大。每服十五丸至三十丸,生姜汤送下。此药累有神功。

166. 炒粉丸(《世医得效方·卷第四大方脉杂医科·诸积·涎积》)

治积聚涎块,结于心腹之间,致令心腹刺痛,日久不愈,或干呕减食。

蚌粉(一两)　巴豆(七粒,去壳及膜)

上二味,同炒令赤,去巴豆不用,只以醋丸其粉如梧桐子大。丈夫脐腹痛,炒茴香酒吞下二十丸;妇人血气,炒姜酒下;败血冲心,童子小便和当归酒服;常服,姜酒下。

167. 备急丸(《世医得效方·卷第十大方脉杂医科·头痛·虚证》)

治积聚,头痛。

大黄　干姜　巴豆(去皮心,出油)

上等分,为末,炼蜜丸如豌豆大。米饮下一丸,羸人服半丸,绿豆大。以大便利为度。

168. 小阿魏丸(《医学纲目·卷之二十五脾胃部·积块癥瘕》)

治胁下积块。

三棱(醋炙,一两)　蓬术(醋制,一两)　青皮(醋制,二两)　胡椒(三钱)　木香(一两)　麝香(二分)　阿魏(二钱半)

上为末,醋煮陈仓米粉为丸,桐子大。

169. 桃仁煎(《医学纲目·卷之二十五脾胃部·积块癥瘕·妇人血积》引《千金方》)

治妇人血瘕血积,经候不通。

桃仁(去皮尖,炒黄)　大黄　虻虫　朴硝

上四味末之;以醇醋二升半,银石器中熳火煎取一升五合,下桃仁、大黄、虻虫等,不住手搅千下,次下朴硝,更不住手搅,良久出之,丸如桐子大。前一日不用吃晚饭,五更初,用温酒吞下五丸,日午取下如黑豆汁鸡肝虾蟆衣。未下再作,见鲜血即止,即以调气血药补之。

170. 治癥丸(《医学纲目·卷之二十五脾胃部·积块癥瘕》)

治丈夫、女人、小儿年深日近,沉积瘕块,面色青黄,时上抢心,吐水吞酸,舌生白沫;妇人积年月经不调,渐成血气或血蛊块,中焦之间覆如杯碗,连年累月渐成瘦瘠,寒热往来;一切脾胃受寒,久不瘥愈之疾,并皆治之。

巴豆(五两,去油膜)　蓬术(三两,醋炙透)　京三棱(三两,醋煮透)　丁香皮(二两)　木香(一两半)　丁香(一两半)　厚朴(三两,制)　石菖蒲(二两)　良姜(一两半)　虻虫(一两半,炒)　川牛膝(一两)　香附子(四两,炒)　石莲子(肉,二两)　薏苡仁(一两)　使君子(三两,去壳)

上为细末，稀面糊为丸如绿豆大。积年癥瘕成块者，第一服用熟水下二十丸，自后每日三丸五丸，更量虚实加减与之，五日云尽积块。若近脾胃有积者，每服五丸，米饮吞下，一服取效。妇人血气成块及血瘕，每服二十丸，用苏木酒、童子小便各一半，煎五七沸令温，空心吞下。自后每日用温酒下三丸，其血块逐旋消，从大小便去尽自知。小儿蛔虫腹痛不能忍，日夜叫唤，百药不救者，陈皮汤下七丸，立效。诸虫皆宜下，常服，或白汤或姜汤下三五丸。中酒及酒积，大便鲜臭者，白汤与酒各半吞十丸，立效如神。一切咽塞，心下硬痛，皆用枣汤下五丸，不拘时候。

171. 二贤散（《医学纲目·卷之二十五脾胃部·积块癥瘕》）

消积块，进食。

橘红（一斤，净） 甘草（四两） 盐（半两）

上用水二四碗，从早煮至夜，以烂为度，水干则添水，晒干为末，淡姜汤调下。有块者，加姜黄半两，同前药煮。气滞，加香附二两，同前药煮。气虚者，加沉香半两另入。噤口痢，加莲肉二两去心，另入。

172. 破积导饮丸（《医学纲目·卷之二十五脾胃部·积块癥瘕》）

治内有积块坚硬，饮食不消，心下痞闷。

木香 槟榔 陈皮（去白） 青皮（去白） 枳壳（麸炒） 枳实（麸炒） 广术（炮） 京三棱（炮） 半夏（汤洗七次） 神曲（炒） 麦蘖（炒） 茯苓 干姜 泽泻 甘草（炙，各五钱） 牵牛头末（六钱） 巴豆（三十枚，去皮心膜）

上为细末，入巴豆霜令匀，生姜汁打曲糊为丸如桐子大。每服三十丸，温姜汤送下，食前。

173. 红丸子（《医学纲目·卷之二十五脾胃部·积块癥瘕》）

治大人脾积气滞，胸膈满闷，面黄，腹满胀，四肢无力，酒积不食，干呕不止，脾连心胸及两乳痛，妇人脾血积气，诸般血癥气块，及小儿食积，骨瘦面黄，肚胀气急，不嗜饮食，渐成脾虚，不拘老少，并宜服之。

京三棱（五斤，水浸软，分切作小片子） 蓬术（五斤） 陈皮（五斤，拣净） 青皮（五斤） 胡椒（三斤） 干姜（二斤，炮）

上研六味，同为细末，醋糊为丸桐子大，矾红为衣。每三十丸，食后姜汤吞下。

174. 郭氏瑞效丸（《玉机微义·卷十五·疮疡门·辛平攻里之剂》）

治肠痈，胃痈内积，兼男子、妇人积聚证。

当归 京三棱 槟榔 木鳖子 穿山甲（炒，各一两） 牡蛎（为末，炒山甲都用） 连翘 枳壳（炒，各一两半） 硇砂（焙） 琥珀（各一两） 巴豆（二十一粒，去油） 麝香（少许）

上为末，酒糊丸桐子大。每服十丸至二三十丸，温酒下，临卧再服。如利动脏腑，减丸数。大小便有脓血出者，却用别药，调治之。

175. 礞石丸（《普济方·卷一百七十三·积聚门·久积癥癖》引《中藏经》）

治男子妇人，远年积气，消磨癥块，取虚中积，胁肋坚硬，心腹刺痛，及治脾积滞气，酒食所伤，饮食不化，恶心呕逆，胸膈不快，不思饮食，胸腹胀满，脐胁有块，心脾冷痛，口吐酸水，停饮冷痰，痃癖癥瘕，发痛无度，翻胃转食，面黄瘦乏，四肢头面浮肿，脏腑不调，里急后重，及十隔气，虚中有积，妇人血气块硬，悉皆主之。

礞石（半两，青色者生用，捣罗为细末） 硇砂 丁香 桂（去粗皮） 干姜（炮，各二两） 木香 京三棱（煨，锉） 蓬莪术（煨，锉） 芫花（醋浸一宿，炒黄） 槟榔（煨，锉，为末） 猪牙皂荚（去皮，炙） 肉豆蔻仁（各一两） 白豆蔻仁 青橘皮（汤浸去白，焙） 墨（烧八分热，各半两） 巴豆（一两半，去皮心膜，出油尽） 胡椒（一分） 大黄（一两半，半两生用，半两煨熟，半两炒焦） 粉霜（细研，一分）

上为末。用醋三升，飞硇砂于银石器中，文武火熬二十沸；次入巴豆，又熬五七沸；次入礞石京三棱末，又熬三五沸；次取白面二两，以无灰酒半升，调入药中，又熬一两沸；次入大黄末，又熬三两沸；次下诸药末，不住用柳木杖子搅匀，候稠捣千杵，丸如绿豆大。每服三丸，不问男女长幼，心痛，醋汤下；左胁下疼，煎姜枣汤下；右胁下疼，煎木香汤下；妇人血癖血气，炒生姜醋汤下；久患冷痢，煎黄连汤下；小儿常服冷水下。有妊者不得服，小儿以意减丸数。

176. 妙应丸（《普济方·卷一百七十四·积聚门·痃癖》引《医方大成》）

治老人虚人，一切虚寒痃癖，积块攻胀疼痛，诸脏气虚,积聚烦闷,及饮食中蛊毒,或食水陆菰子,卵入腹而成虫、蛇、鱼鳖,或宿食留饮,妇人产后败血不消,女子月水不通,结为癥瘕,时发寒热,唇口焦黑,肢体瘦削,嗜卧多厌,食少腹痛,大便糟粕,变成冷痢。

黑附子(二枚,各重七钱,去皮脐,剜作罐子) 硇砂(三钱,用水一盏,化在碗中,火上熬干,秤) 木香(不见火,七钱半) 破故纸(微炒) 荜茇(各一两)

上将飞过硇砂末,作附子瓮内,却用剜出附子末,盖口,用和成白面,裹约半指厚,慢炭火内煨令黄色;去面,同木香等为细末;却将元裹附子黄面为末,醋调煮糊为丸如绿豆大。每服十五丸至二十丸,食后生姜汤送下。一方有青皮。

177. 消滞千金丸(《普济方·卷一百七十四·积聚门·痃癖》)

治老人虚人,一切虚寒痃癖,积块攻胀疼痛,诸脏气虚,积聚烦闷,及饮食中蛊毒,或食水陆菰子,卵入腹而成虫、蛇、鱼鳖,或宿食留饮,妇人产后败血不消,女子月水不通,结为癥瘕,时发寒热,唇口焦黑,肢体瘦削,嗜卧多厌,食少腹痛,大便糟粕,变成冷痢。

牵牛(头末,四两) 香附子(二两) 五灵脂(一两半) 京三棱(五钱)

上为末,醋糊为丸。每服二三丸。

178. 消块丸(一名**硝石大黄丸**,《千金方》)(《丹溪心法·卷三·积聚痞块五十四》)

止可磨块,不令人困,须量度虚实。

硝石(六两) 人参(三两) 甘草(三两) 大黄(八两)

上为末,以三年苦酒三升(又云三斗),置瓷器中,以竹片作准,每入一升,作一刻,柱竖器中,先纳大黄,不住手搅,使微沸;尽一刻,乃下余药;又尽一刻,微火熬,使可丸,则取丸如鸡子中黄大。每一丸,米饮下。如不能大丸,作小丸如桐子大。每三十丸,服后当下如鸡肝,如米泔,赤黑等色。下后避风冷,啖软粥将息之。

179. 白豆蔻散(《奇效良方·卷之四十二积聚门·积聚通治方》)

治积聚,心腹胀满,宿食不消,气刺疠痛,泄泻善噫吞酸,食即呕吐,手足厥冷。

白豆蔻(去皮,三分) 肉豆蔻(去壳,一分) 高良姜 木香(以上各一分) 桂心(去粗皮) 附子(炮,去皮脐) 枳壳(炒) 陈橘皮(去白,炒) 人参 丁香 甘草(炙,以上各半两)

上为细末。每服二钱,食前用木瓜生姜煎汤调服。

180. 取积丹(《古今医统大全·卷之三十三积聚门·药方·吐剂》引《圣惠》)

取积。

马蹄大黄不拘多少,为末,用好酽醋熬膏为丸梧桐子大。每服百丸,量人虚实大小,不食晚饭,用好墨研浓好酒送下,次日当下脓血积聚。

181. 破积导引丸(《古今医统大全·卷之三十三积聚门·药方·吐剂》)

治积块坚硬,饮食不消,心下痞满。

木香 槟榔 青皮 陈皮 枳壳(炒) 广术(煨) 三棱(炮) 半夏(泡) 神曲(炒) 麦芽 干姜(炮) 茯苓 泽泻 甘草(炙,各半两) 牵牛(头末,六钱) 巴豆(三十粒,去油壳净)

上为末,入巴霜令匀,姜汁糊丸梧桐子大。每服三十丸,姜汤下。

182. 柴香散(《古今医鉴·卷之六·积聚》)

治心腹有气一块,略痛。又理心腹疼痛,膨胀,寒热往来。

柴胡(七分) 黄芩(七分) 赤芍药(五分) 枳实(一钱) 厚朴(五分) 香薷(五分) 黄连(五分) 地骨皮(一钱) 三棱(一钱) 莪术(一钱) 玄胡索(五分) 甘草(三分)

上锉一剂,水煎服。

183. 积块丸(《赤水玄珠·第五卷·胀满门·虫蛊》)

治癥瘕积聚癖块,一应难消难化,腹中饱胀,或虫积疼痛,皆能取效若神。不伤元气。

京三棱 莪术(各用醋煨) 自然铜 蛇含石(各烧红,醋粹七次,二钱) 雄黄 蜈蚣(全用,焙燥,各一钱二分) 辰砂(八分) 木香(一钱半) 铁华粉(用糯米、醋炒,一钱) 芦荟 天竺黄 阿魏 全蝎(洗全用,焙干,各四钱) 沉香(八分) 冰片(五分)

上为极细末,用雄猪胆汁炼为丸,黑狗胆汁尤妙,丸如梧桐子大。或服七八分,重者一钱,五更酒送下,块消即止,不必尽剂。

184. 九气丸(《赤水玄珠·第九卷·气门》)

治九气,膈气、风气、寒气、热气、忧气、喜气、惊气、怒气、瘴气,积聚坚牢如杯,心腹疼痛,时作时止。

姜黄 甘草 香附

为末。每服一钱,入盐少许,百沸汤点,空心服,立效。

185. 涎积炒粉丸(《赤水玄珠·第十三卷·积聚门·积聚论》)

治积聚涎块结于心腹,干呕刺痛。

蚌粉(一两) 巴豆(七枚,去壳及膜)

上二味,同炒赤色,去巴豆,以醋丸桐子大。丈夫脐腹痛,炒茴香酒下二十丸;妇人血气,姜酒下;败血冲心,童便和当归酒服;常服姜汤下。

186. 神妙列仙散(《赤水玄珠·第十三卷·内伤门·伤食》)

饮酒所伤,以致遍身疼痛,腰脚强跛,手足顽麻,胃脘疼痛,胸膈满闷,肚腹膨胀,呕吐泻痢,及酒食停久,或一切积聚,黄疸,热鼓,并皆治之。

沉香 木香 茴香(炒) 槟榔(各一钱) 萹蓄(三钱) 大黄(微炒,一两) 麦芽(一两半) 瞿麦(五钱)

上末。每服三五钱,五更热酒调下,能饮者,多饮二三杯不妨,仰面卧,手叉胸前,至天明,取下大便如鱼脑,小便如血,效。忌生冷、硬物、荤腥,惟啖米粥。

187. 宣明三棱汤(《仁术便览·卷三·积聚》)

治癥瘕,痃癖,积聚不散,坚满痞膈。

三棱(二两) 白术(一两) 蓬术 归尾(各五钱) 槟榔 木香(各三钱)

为末。每服三钱,汤调下。

188. 真人化铁汤(《万病回春·卷之三·积聚》)

治五积六聚、癖痃癥瘕,不论新久、上下左右。

三棱 莪术 青皮 陈皮 神曲(炒) 山楂肉 香附 枳实(麸炒) 厚朴(姜制) 黄连(姜汁炒) 当归 川芎 桃仁(去皮) 红花 木香(各三分) 槟榔(八分) 甘草(二分)

上锉一剂,生姜一片、枣一枚,水煎服。

189. 神仙化痞膏(《万病回春·卷之三·积聚》)

专治一切积聚痞块,一贴即消,应验如神。

当归 川芎 赤芍 黄连 黄芩 黄柏 栀子(各一钱) 红花 肉桂 丁香 生地黄 草乌 巴豆(去壳,各五钱) 大黄(二两) 苏木 川乌(各一两) 穿山甲(二十片) 蜈蚣(六条) 白花蛇(一条或一两) 桃枝 柳枝 枣枝(各二寸)

上锉细。香油二斤浸五七日,桑柴慢火熬至焦黑色,去渣,起白光为度;放冷,滤净澄清,取一斤半再入锅,桑柴火熬至油滚,陆续下飞过黄丹炒黑色一两、烧过官粉一两,水飞过炒褐色密陀僧一两,仍慢火熬,极沸止,再加嫩松香四两、黄蜡半斤,熬至滴水成珠,用厚绵纸时时摊药贴,贴自己皮上试之,老嫩得所,方住手离火,待微温下后细药:

松香(先以油少许入锅溶成汁入膏内方佳) 乳香(一两,箬叶炙过) 没药(一两,炙) 血竭(五钱,咀之如蜡,嗅之作栀子味方佳) 天竺黄(三钱) 轻粉(三钱) 硇砂(一钱半) 胡黄连(三钱) 阿魏(五钱,取一豆大,火化滴铜器上,上头变白者佳) 麝香(一钱)

上九味,共为细末,陆续入膏内,不住手搅匀,以冷为度;铲出以温水洗去浮腻,埋在阴地二十一日,去火毒。狗皮摊膏,先以白酒煮朴硝洗患处,良久方贴药。时时炭火烤热,手摩熨之,一贴可愈。贴时尤当戒厚味、生冷及房欲、怒气。又以多服药饵,不可专恃贴药也。

190. 华山五子丹(《鲁府禁方·卷一福集·中风》)

治左瘫右痪,遍身疼痛,三十六种风,二十四般气,胎前产后,腹胀咳嗽,气急伤风,痔漏,手足顽麻,遍身疮痒疹癞,五般痢疾,共血气风、血晕、血山崩、积聚、赤白带下,一切疾病,俱服之。此药生精补髓,安五脏,定魂魄,补下元,治虚损,壮精神,补血气,和容颜,其功如神。

当归 川芎 生地黄 熟地黄 川乌(煨,去皮) 白术 苍术(酒浸三日,焙干) 益智仁五灵脂 桔梗 甘松 人参 白茯苓 白豆蔻(各二两) 天麻 陈皮 麻黄 滑石 川椒 甘草 白芷(各一两) 木香 丁香 沉香 乳香 没药 牛黄(各二钱半)

上为细末,炼蜜为丸如樱桃大。每服一丸,细嚼，茶、酒、米汤任下。

191. 小温中丸（《万氏家抄济世良方·卷二·积聚》）

治诸积。

青皮　陈皮（各一两）　香附（四两，酒浸）　苍术　黄连（姜汁炒）　半夏　针砂（醋炒，各二两）　白术　苦参（各半两）

为末，面糊丸。

192. 通玄二八丹（《万氏家抄济世良方·卷二·积聚》）

治积聚、止泻痢之妙药。如治积聚，侵晨用姜汤服，稍泻一二次即除，以温粥补住之。如治泄痢，饭后用清茶服即止。积聚即肚腹饮食宿滞等疾。

黄连（半斤，净）　芍药（净）　当归（净）　生地黄（净）　乌梅（净，各五钱）

上为末。以雄猪肚一个盛药于内线缝之，用韭菜二斤铺底面于锅内蒸，候汤干再添，蒸一日以药熟为度；连猪肚共药，石杵捣烂，丸桐子大。每服七十丸，此药姜汤服则行，茶清服则止。

193. 遇仙丹（《万氏家抄济世良方·卷二·积聚》）

治邪热上攻，痰涎壅滞，翻胃吐食，十膈五噎，齁哈，酒积虫积，血积气块，诸般痞积，疮热肿痛或大小便不利，妇人女子面色痿黄，鬼疰癥瘕，误吞银铁铜物悉皆治之。五更时用冷茶送下三钱，天明可看去后之物。此药有积去积，有虫去虫，不伤元气，亦不损伤脏腑，功效不能尽述。小儿减半，孕妇勿服。

白牵牛头末（四两，半生半炒）　白槟榔（一两）　茵陈　蓬术（醋煮）　三棱（醋煮）　牙皂（各五钱，炙，去皮弦）

上为细末，醋糊丸绿豆大。依前数服行后，随以温粥啖之，忌食他物。

194. 沉香化气丸（《证治准绳·类方第二册·气》）

专攻赤、白、青、黄等色痢疾，诸般腹痛，饮食伤积、酒积、痰积、血积，跌扑损伤，五积六聚，胸膈气逆痞塞，胃中积热，中满腹胀，疟痞茶癖，及中诸毒恶气，伤寒大便不通，下后遗积未尽，感时疫气瘴气，并诸恶肿疮疡肿毒，及食诸般牛畜等物中毒，不问妇人男子小儿并皆治之。

大黄（锦纹者）　黄芩（条实者，各一两）　人参（官拣者，去芦）　白术（去芦，肥者，各三钱）　沉香（上好角沉水者，四钱，另为末）

上将前四味锉碎，用雷竹沥七浸七曝，候干为极细末，和沉香末再研匀，用竹沥入姜汁少许为丸如绿豆大，朱砂为衣，晒干，不见火。每服一钱，淡姜汤送下，小儿六分。

195. 化坚汤（《寿世保元·卷三·积聚》）

治五积六聚，癥瘕痃癖，痰饮食积，死血成块者。

白术（去芦，二钱）　白茯苓（去皮，三钱）　当归（三钱）　川芎（一钱五分）　香附（炒，二钱）　山楂（二钱）　枳实（一钱）　陈皮（二钱）　半夏（姜炒，二钱）　桃仁（去皮尖，十粒）　红花（八分）　莪术（一钱）　甘草（八分）

上锉一剂，生姜三片，水煎服。肉积，加黄连六分；面积，加神曲二钱；左有块，倍川芎一钱；右有块，加青皮二钱；饱胀，加萝卜子三钱；壮人，加三棱一钱；弱人，加人参二钱。

196. 加减补中益气汤（《寿世保元·卷三·积聚》）

治五积六聚，七癥八瘕，或左或右，或上或下，或腹中有时攻作疼痛，诸医误治，以攻击太过，以致面黄肌瘦，四肢困倦，不思饮食等症。宜以此方久服，则元气渐复，脾胃健壮，盖养正积自除。

黄芪（蜜水炒，一钱半）　人参（一钱）　白术（去芦，炒，一钱半）　白茯苓（去皮，一钱）　陈皮（七分）　柴胡（五分）　当归（酒炒，一钱）　半夏（泡姜汁炒，七分）　山楂肉（五分）　枳实（麸炒，五分）　厚朴（姜汁炒，七分）　甘草（炙，四分）

上锉一剂，生姜三片，枣一枚，水煎，温服。与前加味保和丸兼而服之，久则病根自拔。

197. 消积保中丸（《寿世保元·卷三·积聚》）

论五积六聚，痰积血积，食积气积，一切积块，或中或左或右，或上或下，久不愈者用之。

陈皮（去白，一两）　半夏（汤浸切片，一两）　白茯苓（去皮，二两）　白术（去芦，炒，二两）　香附（醋炒，一两）　青皮（去肉，四钱）　木香（三钱，不见火）　槟榔（七钱）　莪术（醋炒，八钱）　三棱（醋炒，八钱）　莱菔子（炒，一两）　砂仁（炒，四两）　神曲（炒，一两）　麦芽（炒，六钱） 白芥子（炒，一两） 川芎（八钱） 黄连（姜炒，一两） 桃仁（去皮尖，一两） 栀子仁（姜汁炒，一两） 红花（五钱） 当归（酒炒，一两） 干漆（炒黄，五钱） 真阿魏（醋浸，五钱）

上为细末，姜汁酒打稀糊为丸如梧桐子大。每服八十丸，食后白汤送下。体虚人，加人参一两，外宜化铁膏贴之。

198. 消癥破积丸（《寿世保元·卷三·积聚》）

治男妇五积六聚，七癥八瘕，破一切血，下一切气。

三棱（煨） 干漆（炒去烟） 大黄（煨） 硇砂（入醋煎干） 巴豆（去油，各一两）

上为末，醋糊为丸如绿豆大。每服三丸至七丸，空心，米汤送下。量虚实加减服之，不可过服，损人之真气。

199. 香棱丸（《济阴纲目·卷之五积聚癥瘕门·通治诸积》）

治一切积聚，破痰癖，消癥块。

木香 丁香（各半两） 枳壳（面炒） 三棱（酒浸一夕） 莪术（细锉，每一两用巴豆三十粒，去壳同炒，待巴豆黄色，去巴豆不用） 青皮（制）、川楝子肉 茴香（炒，各等分）

上为末，醋煮，（此温行之法，峻而不猛，行而得中，妙在用醋）面糊丸如桐子大，朱砂为衣。每服三十丸，姜盐汤或温酒下，无时。

200. 百顺丸（《景岳全书·卷之五十一德集·新方八阵·攻阵》）

治一切阳邪积滞。凡气积血积，虫积食积，伤寒实热秘结等证，但各为汤引，随宜送下，无往不利。

川大黄（锦纹者，一斤） 牙皂角（炒微黄，一两六钱）

上为末，用汤浸蒸饼捣丸绿豆大。每用五分，或一钱，或二三钱，酌宜用引送下，或用蜜为丸亦可。

201. 大异香散（《景岳全书·卷之五十五宇集·古方八阵·攻阵》）

治积聚胀满。

三棱 蓬术 青皮 陈皮 枳壳（炒） 藿香 香附 半夏曲 桔梗 益智（各一钱半） 炙甘草（五分）

上分二帖，水二钟，姜三片，枣一枚，煎七分，食远服。

202. 千金不换内消丸（《济阳纲目·卷四十一·积聚癖块·通治一切积聚方》）

专治积聚气蛊，胸膈膨胀，肚腹饱满，心肋紧束等证。

苍术（半斤，米浸去皮） 枳壳（一两半，温水浸，麸炒） 青皮（水浸去穰） 三棱（醋煮，去毛） 蓬莪（醋煮） 香附（炒，去毛） 大茴香（炒） 干漆（醋炒烟尽） 藿香（洗去土） 陈皮（各一两） 厚朴（姜研） 砂仁（炒，去皮） 破故纸（各一两二钱） 猪牙皂角（去皮弦） 黑牵牛（各二两） 草果（一两，去皮） 百草霜（一两）

上十七味为细末，面糊为丸如桐子大。每服七十丸，量人禀气饮食厚薄加减，临卧好酒或茶清，或盐汤、白汤任下。或不拘时，照依前丸数，汤引服之，暂得一二时，间便食饭饮酒，自觉肚腹内宽快，不分多寡服。并无肚腹响泄，有健体扶阳之益；及治小儿五六岁以上饮食停滞饱满，便用十数丸，已上增添，咬碎，用茶清、米汤送下，服之即愈。此丸男女皆可服，惟孕妇不可服。

203. 新制阴阳攻积丸（《医宗必读·卷之七·水肿胀满·医案》）

治五积、六聚、七癥、八瘕，痃癖、虫积、痰食，不问阴阳皆效。

吴茱萸（泡） 干姜（炒） 官桂（去皮） 川乌（炮，各一两） 黄连（炒） 半夏（洗） 橘红 茯苓 槟榔 厚朴（炒） 枳实（炒） 菖蒲（忌铁） 玄胡索（炒） 人参（去芦） 沉香 琥珀（另研） 桔梗（各八分） 巴霜（另研，五钱）

为细末，皂角六两煎汁，泛为丸如绿豆大。每服八分，渐加一钱五分，生姜汤送下。

204. 煮黄丸（《济世神验良方·心痛门》）

治积聚大实痛。

雄黄（一两） 巴豆（五钱，去皮，生研，入雄黄末研细） 白面（二两，同和再研）

滴水丸如桐子。服时，先煎浆水，待沸下二十四丸，煮一二十沸，捞入冷浆水沉冷，先服一丸，逾一时，再二丸，再三丸，加至微利为度，用浸药水送下。兼治胁下痃癖痛，如神。

205. 阿魏麝香散（《张氏医通·卷十三专方·积聚门》）

治肠覃诸积痞块。

阿魏(五钱,酒煮)　麝香(一钱)　雄黄(三钱)　野水红花子(四两)　神曲(炒)　人参　白术(生,各一两)　肉桂(五钱)

上为散。每服三钱,用乌芋(即荸荠)三个,去皮捣烂和药,早晚各一服,砂仁汤过口。

206. 木香枳壳丸(《杂病源流犀烛·卷十四·积聚癥瘕痃癖痞源流·治积聚癥瘕痃辟痞方九十一)》

凡人有积病,则气滞而馁,此方攻补兼施,真得古人养正积自除之理。

黑丑头末(微炒)　大黄(各二两)　茯苓　白术　厚朴　半夏曲　人参　木香　青皮　陈皮　三棱　蓬术　槟榔　神曲　麦芽(各一两)　干姜　枳实(各五钱)

姜汁糊丸,姜汤下七十丸。

207. 三圣膏(《脉因证治·卷三·积聚》)

贴块。

石灰(末化者半斤,瓦器炒,令淡红出,候热稍减,研之)　大黄(一两,末之,就炉微炒,候凉入桂)　桂心(半两,末,略炒)

醋熬成膏,厚摊,贴患处。

208. 千金硝石丸(《脉因证治·卷三·积聚》)

止可磨块,不令困人,须量虚实。

硝石(六两)　大黄(半斤)　甘草　人参(各三两)

上为末,以三年苦酒(即好醋也)三升,置筒中,以竹片作三片刻,先纳大黄搅,使微沸尽一刻,乃下余药;又尽一刻,微火熬膏,丸梧子大。每服三十丸。

209. 加味平胃散(《医学实在易·卷七·哮症·积聚痞气奔豚方》)

治积气痞块,癥瘕等症。

苍术　陈皮　厚朴　甘草　瞿麦　麦芽　川芎(各五钱)　沉香　木香(各一钱五分)　大黄(酒浸,三两)

共为末。每服三钱,姜汤下,忌油腻、动风之物及房事一月。药须黄昏服,勿食晚饭,大小便见恶物为度。

210. 五香丸(《四科简效方·丙集癥瘕·内治》)

兼治痰积食积,气滞成瘕,蛊膈肿胀,实痢初起,诸般痞聚,有形攻痛之证。

五灵脂(一斤)　香附(去净毛,一斤,水浸一日)　牵牛(黑白各取头末,二两)

以一半于末研之,先微火炒熟,一半生用,共研细末和匀,醋糊丸芦菔子大。每七八分或一钱,临卧姜汤下,次早再服,其病即愈。孕妇忌服,小儿减半,虚人慎用。

211. 活络效灵丹(《医学衷中参西录·医方·治气血郁滞肢体疼痛方》)

治气血凝滞,痃癖癥瘕,心腹疼痛,腿疼臂疼,内外疮疡,一切脏腑积聚,经络湮淤。

当归(五钱)　丹参(五钱)　生明乳香(五钱)　生明没药(五钱)

上药四味作汤服;若为散,一剂分作四次服,温酒送下。

212. 三棱煎(《本草简要方·卷之三·草部二·京三棱》)

治气块,血积,食瘕,痃癖。

三棱　蓬莪术(各四两)　芫花(一两)　米醋(五盏)

瓷器内浸,封口火煅令干,取出棱末,将芫花以余醋炒令微焦,共焙干为末,醋糊和丸梧子大。每服十五丸,生姜汤下。

213. 治积聚验方(《华氏中藏经·卷下·疗诸病药方六十道》)

取积聚方。

轻粉　粉霜　朱砂(各半两)　巴豆霜(二钱半)

上同研匀,炼蜜作剂,旋丸如麻子大。生姜汤下三丸量虚实加减。

三、治痰饮积聚方

1. 黄连磨积丸(《扶寿精方·脾胃门》)

治一切痰饮痰积,积聚怫郁,胁下闷倦,懒惰饮食不消,或吐逆,恶心,眩晕怔忡,时作时止,用之如神。

黄连(一两,内五钱吴茱萸同炒,五钱益智仁同炒,去二味不用,止用黄连)　栀子(炒,去坜)　白芥子(醋浸炒,各五钱)　川芎　苍术(米泔浸七日)　桃仁(去皮存尖)　青皮(去穰)　香附子(童便浸炒)　莪术(酒浸炒)　山楂肉　莱菔子

（炒，研） 白术（各一两） 三棱（用西安府者，一两五钱）

上为细末，量用汤浸蒸饼为丸梧桐子大。每服五七十丸，茶汤、白汤下。

2. 硇砂丸（《古今医统大全·卷之三十三积聚门·药方·吐剂》引《本事》）

治一切积聚痰饮。

硇砂 三棱 干姜 白芷 巴豆（去油，各半两） 大黄 干漆（各一两） 木香 青皮 胡椒（各一钱） 槟榔 肉豆蔻（各一枚）

上为末，酽醋一二升煮巴豆五七沸，复下三棱、大黄末同煎五七沸，入硇砂煎成膏，却入别药和匀，杵丸如绿豆大。每服七丸或五丸，姜汤下。

四、治伏积注气方

诃子丸（《普济本事方·卷第三·积聚凝滞五噎膈气》）

治伏积注气，发则喘闷。

诃子（去核） 白茯苓（去皮） 桃仁（去皮尖，炒） 枳壳（去穰，锉，麸炒） 桂心（不见火） 槟榔 桔梗（炒） 白芍药 川芎（洗） 川乌（炮，去皮尖） 人参（去芦） 橘红 鳖甲（淡醋煮去裙膜，洗净，酸醋炙黄，各等分）

上为细末，炼蜜杵，丸如梧子大。酒下二十丸，熟水亦得。

五、治小儿乳癖方

1. 青灵丸（《圣济总录·卷第一百七十六·小儿乳癖》）

治小儿乳癖。

粉霜 丹砂（研） 腻粉（各一钱） 水银（二钱，用铅少许结沙子） 麝香（研，半钱） 青黛（二钱） 巴豆（三十粒，去皮心膜，出油尽，研）

上七味，各细研，再同和匀，用面糊为丸如黄米大。薄荷汤下五丸至七丸，新水亦得。

2. 圣饼子方（《圣济总录·卷第一百七十六·小儿乳癖》）

治虚中挟积，并乳癖。

石燕子（末，二钱） 粉霜（三钱） 腻粉 硇砂（研，各二钱） 延胡索（一分，为末） 鹰屎白（研，一钱） 白面（四钱） 丹砂（研，一钱）

上八味，用鸡子清和丸如鸡头大，作饼子，煻灰火内微烧过。每服米饮化下半饼子。

3. 腻粉丸（《圣济总录·卷第一百七十六·小儿乳癖》）

治小儿乳癖，胁下结块不消。

腻粉 白丁香（微炒，各一分）

上二味，再同研匀，以枣肉和丸如黍米大。每服一丸，新汲水下，取下黏滞恶物效。量儿大小加减，不计时候。

4. 金花散（《圣济总录·卷第一百七十六·小儿乳癖》）

治小儿乳癖，神效。

白丁香（直者，微炒，七十粒） 丁香（二十五粒，二味为末） 密陀僧（研） 硫黄（研） 黄鹰屎白（研，各半钱）

上五味，再合研匀。每服三岁以下一字匕，三岁以上半钱至一钱匕，并用奶汁调下，临卧服，至来日，取下青黑稠黏物即愈，未尽不过再服。

5. 烧青丸（《圣济总录·卷第一百七十六·小儿乳癖》）

治小儿乳癖食癖，每至午后，时作寒热，微有咳嗽，胁肋癖硬。

轻粉（二钱） 太阴玄精石（研，一分） 粉霜 硇砂（研，各一两） 白面（三钱）

上五味，再同研细，滴水和为饼子，以文武火烧熟为度，再研滴水和为丸如黄米大。三岁以上，每服五丸，浆水下；三岁以下，以意增减。

6. 消癖丸（《圣济总录·卷第一百七十六·小儿乳癖》）

治小儿乳癖积块。

牵牛子（一两，半生半炒） 皂荚（肥者三挺，烧令烟尽为度） 巴豆（去皮心，研出油，夏秋半两，春冬一两）

上三味，除巴豆外，捣罗为末，后入巴豆，再同研匀，用粟米饭丸如绿豆大。每服三丸，橘皮汤下；如常服，丸如粟米大，茶下三丸，量儿大小加减。

7. 软金丸（《圣济总录·卷第一百七十六·小儿乳癖》）

治小儿虚积乳癖。

腻粉（二钱） 蓬砂（研皂子大） 硇砂（研，半皂子大） 黄连（去须，半钱） 太阴玄精石（研，半钱） 黄鹰屎（半钱） 巴豆（一枚，半生半

烧） 粉霜（半钱）

上八味，捣研为末，再同研匀，枣肉和，用面剂裹，文武火中煨，以面熟为度，去面取药，旋丸如黄米大。每服一二丸，甘草薄荷汤下，量儿大小加减。

8. 妙应丸（《圣济总录·卷第一百七十六·小儿乳癖》）

治小儿乳癖，积聚，按之苦痛，肌肤渐瘦，面色青黄。

槟榔（锉，二枚） 陈橘皮（汤浸去白，焙） 青橘皮（汤浸去白，焙，各半两） 木香黄连（去须，炒） 莪术（煨，锉） 桂（去粗皮，各一分）

上七味，捣罗为末。每抄一钱匕，入巴豆一粒，去皮心膜，醋煮令黑色，并杏仁一粒，去皮尖，灯上烧作黑灰，同研令细，与药末再合研令匀，用白面糊和丸如粟米大。每服二丸，食后生姜汤下，量儿大小加减。

六、治小儿积聚方

1. 真珠丸（《小儿药证直诀·卷下·诸方》）

取小儿虚中一切积聚、惊涎、宿食、乳癖；治大小便涩滞，疗腹胀，行滞气。

木香 白丁香（真者） 丁香（末，五分） 巴豆仁（十四个，水浸一宿，研极腻） 轻粉（各五分，留少许为衣） 白滑石（末，二钱）

上为末，研匀，湿纸裹烧，粟米饭丸麻子大。一岁一丸，八九岁以上至十五岁服八丸，炮皂子煎汤放冷下。挟风热难动者，先服凉药一服；乳癖者，减丸数，隔日临卧一服。

2. 化癖丹（《鸡峰普济方·卷第二十·小儿》）

消积聚。

雄黄 朱砂 虾蟆头（一个，泥裹烧） 乌鸡子（一个，敲头皮破，入去皮巴豆二个，面裹慢火烧熟，用黄并巴豆）

上同研匀，入麝香少许，如硬，入少糊可，丸如麻粒大。量小儿虚实服之。

3. 育婴丹（《扁鹊心书·神方》）

治小儿面黄肚大，青筋作泻及五疳诸积，健脾进食。

上好白蜡（一两二钱，入铫顿化，倾入碗内七次） 朱砂（飞净，一钱，心疳用之） 赤石脂（一钱，火煅，脾疳用之） 青黛（一钱，肝疳用之） 寒水石（一钱，用泥罐上下盖定火煅，肺疳用之） 牡蛎（一钱，火煅，肾疳用之）

先将白蜡研碎，后加各经引药，共研细末，分作十帖。每用鸡蛋一枚，开一小孔，去黄留清，入药一帖，搅匀，纸封口，或蒸，或用火煨，任意食之，酒饭无忌。

4. 三出丸（《幼幼新书·卷第二十二·积聚第一》）

去积聚。

陈皮（去瓤） 缩砂 藿香 京三棱 蓬莪术 芫花（各一分，同醋煮干为度） 巴豆（五十粒，和壳瓦上焙焦为度）

上先六味为末，次外杵巴豆令烂，方与诸药相拌令匀，以醋面糊为丸如绿豆大，朱砂为衣。每服三、五丸，薄荷汤化下，乳食后。

5. 比亭丸（《幼幼新书·卷第二十二·积聚第一》引《婴童宝鉴》）

治小儿积聚黄瘦，吐食。

比亭 马牙硝 朱砂（各末，一钱匕） 腻粉（一钱） 巴豆（六十个，去壳，细研出油）

上件研匀，用饼剂中裹之，煨令熟，去饼；硬者留少许，润者滴水为丸如绿豆大。荆芥汤下，一岁一丸。

6. 钱乙紫霜丸（《幼幼新书·卷第二十二·积聚第一》）

消积聚。

巴豆（去油、心、膜） 杏仁（去皮尖，各二十一个） 代赭石（一钱，研细水飞）

上为细末，饭丸如粟米大。每服三五丸至十丸，煎皂角仁汤下，无时。儿小者减之。

7. 鳖头丸（《幼幼新书·卷第二十二·痞结第六》引《婴孺》）

治小儿痞气，胁下胀满，腹中积聚、坚痛。

鳖头（一个） 蛀虫 䗪虫 桃仁（炒，各三分）

上为末，蜜丸如小豆大。二丸，日进三服，以知为度。如不利，加大黄三分。

8. 太乙决疑牛黄双丸（《幼幼新书·卷第三十九·百病第十七》引《婴孺》）

治八痞，积聚，留饮，伏热，宿食不化，里急腹痛，往来寒热，羸瘦骨立，饮食不为，气力多厌，翕翕短气，魂神不守，邪鬼往来，恍惚不定，医不能治。

牛黄（枣大）　马目毒公（二个）　附子（一枚）　巴豆（炒，四十枚）　雄黄　丹砂　真珠　甘草　牡蛎（煅）　蜀椒（汗）　白蜜（各一两）　杏仁（炒，净，五十粒）

研末，杵杏仁千下次，入巴豆，次牛黄、真珠并杵，又铜器煎蜜热，灌臼中，下诸药，杵千下，丸如桐子。饮服一丸，一宿当和。大便出勿复与药。儿一岁内寒热在胁结痛，哺乳吐下剧者，瘛疭及背不着席，手足皆举，目青呕沫，名风痫，为腹癖。以小豆大二丸，平旦服，日中、临卧各服二丸至十二丸；不去，服桐子大二丸；又不愈，难治。大病数年，此药决之破除。日合勿令妇人见。一无甘草、目毒，有甘遂一两，常山二两。

9. 牛黄神金丸（《黄帝素问宣明论方·卷十·痢门·泄痢总论》）

治大人小儿呕吐泻痢，无问新久赤白诸色，或渴或不渴，小便涩或不涩，并小儿惊疳积热，痃癖坚积，腹满硬痛，作发往来，亦能宽膈消食。

轻粉　粉霜　硇砂（以上别研）　雄黄（研）　朱砂　信砒　巴豆（去皮，各一钱）　黄丹　蜡（各三钱）

上先研粉霜，次旋入硇砂研细，下雄黄、朱砂、信砒再研，下丹粉研匀，别研巴豆烂为油，与前药研匀，近火上炙，控热，别研蜡软入药，匀搓成剂，旋丸小豆大。新汲水下一丸，小儿黍米、麻子大。

10. 青礞石丸（《杨氏家藏方·卷第十九·小儿下·积聚方一十道》）

治小儿脏腑积聚，胁肋胀硬，肌肉消瘦，不能饮食，应奶癖食积，悉能治之。

青礞石　木香　干姜（三味各一两）　京三棱（煨，切）　枳壳（麸炒，去穰）　皂角（去皮，酥炙黄，去子）　丁香（四味各半两）　巴豆（二钱半，去壳，出尽油，取霜）

上件为细末，煮神曲糊为丸如黍米大。周晬儿，每服十丸，温生姜汤送下，乳食后。

11. 肥儿圆（《传信适用方·卷下·治小儿众疾》）

治小儿五疳八痢，阴阳气不顺，虚痞腹胀，呕逆，腹痛泻痢。消化乳癖积聚，肥肌退，面黄瘦，杀虫，安蛔虫，进饮食。此药应有小儿瘠疳病累服药未效者，不问虚实便与数服，即安。

槟榔（用面剂裹煨熟，去面，锉，焙）　陈皮（洗，去白）　青皮（洗，去白）　胡黄连　宣连（去须，锉碎，微炒）　白芜荑（炒，去扁）　史君子（煨，去皮）　肉豆蔻（如槟榔法煨）　人参（去芦）　夜明砂（微炒）　赤芍药　龙胆草（洗净，锉炒）

上十二味各等分，为末，薄面糊为圆如萝卜子大。每服三五十圆，用紫苏木瓜汤调下，泻痢米饮下，不计时候，日二三服。

12. 妙香丸（《苏沈良方·卷第十》）

治小儿虚中积，潮热寒热，心腹胀满，痛疼者。

辰砂（一两）　牛黄　生龙脑　麝香（各一分）　金箔（十四片）　粉霜（一钱）　腻粉（一钱）　蜡（二两）　巴豆（一百二十个，肥大者）

上丸如弹子圆。量虚实加减，龙脑浆水下，夜半后服；脏虚即以龙脑米饮下，每服三丸，如小豆大；药势缓，即按令扁；疾坚者加至十丸，皆以针刺作数孔，以行药力；小儿取积丸如绿豆，治小儿吐逆尤效。此药最下胸中烦，及虚积。

13. 广术化癖丸（《卫生宝鉴·卷十九·小儿门·癖积疳瘦》）

治乳食不消，心腹胀满，壮热喘粗，呕吐痰涎，肠鸣泄利，米谷不化完出，下痢赤白，腹痛里重，及食癖、乳癖、痃气、痞气，并皆治之。

朱砂（研，水飞）　当归（炒）　代赭石（醋烧淬）　枳壳（麸炒）　广术（炮）　京三棱（炮，各半两）　麝香（研）　巴豆霜（各一分）　木香（一两）

上为末，入研药匀，糊丸如麻子大。一岁儿二丸，温米汤送下，食后。量虚实大小加减。

14. 广术溃坚丸（《卫生宝鉴·卷十九·小儿门·癖积疳瘦》）

治小儿癖积，腹胁满，发热，咳嗽喘促，不思饮食。

木香　青皮　陈皮　广术　乌梅　京三棱（各一两）　大椒　巴豆（去心膜，各半两）

上八味为末，糊丸如麻子大。每服五七丸，温米汤饮送下，食远。量小儿大小为丸，加减服。

15. 圣效透肌散（《卫生宝鉴·卷十九·小儿门·癖积疳瘦》）

治小儿奶癖、食癖，时发寒热，咳嗽，胁下坚硬结块。

桑皮　荆芥(各三钱)　雄黄(研)　粉霜(研,各二钱半)　蒺藜　当归　硇砂(研)　豆蔻　穿山甲(炮,各二钱)　轻粉(一字半,研)　海金砂(一字)

上十一味,除研药外,余拣净为末,入研药和匀;令将独科蒜去皮,研如泥,入头醋和如稀糊,调药如膏。约癖积大小,摊在纸上贴病处,用新绵一叶覆之,以三檐紧系;待一二时辰,觉疼痛无妨,只待口鼻内蒜香为度。其效不可具述,癖消为度。

16. 六圣丸(《活幼心书·卷下信效方·丸膏门·丸类》)

治诸积和胃,大能主气厚肠,消疳快膈,屡用取效。

莪术(炮,锉)　净黄连　陈皮(去白)　白姜(炮,四味各五钱)　南木香(二钱半)

上除南木香不见火,余四味锉焙,同木香为末,每一钱重,巴豆三粒,去壳膜心存油碎切,入乳钵极细杵,同前药末再拌匀,煮醋面糊丸麻仁大。每服十五丸至二十五丸或三十五丸,淡姜汤五更初空心送下。利三五行,匀气散止补。常服助脾化积,进食消疳,临睡以净汤或温酒下三粒及五粒而已,每一次止丸药末三钱重,净巴豆九粒为则,不可多合,久则味过,用之效迟。

17. 破积丸(《普济方·卷三百七十七·婴孩一切痫门·食痫》)

治干疳烦热,化肠胃食滞,令儿能食,破积聚。

木香　青橘皮(去白,焙)　桂(去粗皮,各一两)　吴茱萸(汤浸焙干,二两)　硇砂(醋熬成霜,取一钱)　巴豆霜(取半钱)

上为末,与硇砂、巴豆霜拌匀,醋煮面糊丸如绿豆大。每服三丸至五丸,早晚后食临卧一服,大便利则减丸数。

18. 牛黄丸(《普济方·卷三百八十二·婴孩诸疳门·干疳》)

治小儿食痫,乳癖,积聚壮热,心神多惊。

牛黄　朱砂　铅霜(各细研)　真珠(末)　犀角(屑)　牡蛎(粉)　甘草(炙微赤,锉)　杏仁(汤浸去皮尖、双仁,研如膏,各一分)　麝香(半分,细研)　巴豆(去皮心,七枚,研,纸裹去油)

上为末,入研了药同研令匀,炼蜜和丸如麻子大。三岁儿以金银薄荷汤下二丸,量儿大小加减。

19. 广术溃坚汤(《奇效良方·卷之六十四小儿门·乳癖痃气》)

治小儿痃癖,腹有积块,坚硬如石。

厚朴　黄芩　当归　草豆蔻仁　黄连　半夏　广术　益智仁　红花　吴茱萸　升麻(各二分)　生甘草　柴胡　泽泻　神曲　青皮　橘皮(各三分)

上作一服,水一盅,先浸少时,煎至六分,食前服。如渴加葛根四分。

20. 木香丸

1)《奇效良方·卷之六十四小儿门·乳癖痃气》

治小儿痃癖疳积。

木香　莪术　砂仁　青皮　代赭石(煅研)　朱砂(研细,各二钱)　大丁香　川巴豆(纸压去油,各一钱)

上为细末,和匀,飞白面糊为丸如麻子大。每服三五丸,乳积乳汁下,食伤米饮汤下,不拘时服。

2)《婴童百问·卷之五·腹中有癖第四十六问》

治吐乳、泻乳,其气酸臭,由啼叫不已,以乳与儿,停滞不化,是为乳积;肚硬热渴吐泻,由饮食无度,过饱即睡,是为食积;腹痛啼叫,利如蟹渤,由触忤其气,荣卫不和,淹延日久,是为气积;疟后肚内结癖成块。

木香(二钱)　莪术(二钱)　砂仁(二钱)　青皮(去瓤,二钱)　朱砂(研细,二钱)　代赭石(二钱)　大丁香(二钱)　巴豆(去油,一钱)

上为细末和匀,飞白面糊和丸麻子大。每服二三丸,乳伤乳汁下,食伤米饮下。

21. 褐丸子(《奇效良方·卷之六十四小儿门·吐逆哕逆》)

治小儿阴阳不和,脏腑怯弱,乳食不调,心腹胀满,呕逆气急,或肠鸣,泄泻频并,腹中冷痛,食癥乳癖,痃气痞结,积聚肠胃,或秘或痢,头面浮肿,不思乳食。及疗五种疳气,八种痢疾,肌肉消瘦,气粗腹大,神色昏愦,情意不乐。常服散冷热,调和脏腑,去疳积,止泻痢,进饮食,生肌肉,悦颜色,功效非常,不能尽述。

萝卜子(二两,煨炒)　陈皮(去白)　青皮(去白)　京三棱(炮)　莪术(炮,各一两)　胡椒(半两)　木香(二钱半,不见火)　黑牵牛(一两

半,一半生用,一半炒)

上为细末,水煮面糊为丸如麻子大。每服二三十丸,空心用萝卜煎汤,或姜汤送下,量儿大小加减服之。

22. 乌犀丸(《奇效良方·卷之六十四小儿门·小儿证通治方》)

治小儿惊疳,乳食不化,内成积聚,腹大体小,潮热往来,五心烦热,揉指咬甲,蛔虫自利,颈项结核,肚痛无时,遍身疮疥,小便如泔,夜多盗汗,嗜泥炭,喜甘甜,或疟或渴,或吐或泻,或百日内外,因吞恶血,绞刺啼叫,脾部虚弱,易为伤犯,故百疾发生,并宜服之。常服消宿食,破滞气,发散疖毒,不可疑药味粗贱。兼见巴豆可畏,不容服饵,殊不知脾主中州,万物发生之原。脾积闲饮,血荣气卫,宁色蹇涩,何疾不因此发生。累累用验,告勿他疑。

巴豆(一百单八粒,并去心膜,对对排列得定,不可失落星儿,更用沉香水浸过,此药去心壳膜,务在精制,稍行不净,难取神效,壳膜能伤胃,心能发呕) 橘皮(一两,去白,切如小指面大,片片令匀,将巴豆拌和,受晓露七夜,二件锅内文武火炒令黑色,拣出巴豆,令出油尽) 苍术(去粗皮,六钱,浓煎,犀角水浸,受太阳七日晒干入锅内微炒,遂将橘皮同碾为细末,将巴豆加入末内,再研为细末)

上件为末,和匀,水浸蒸饼糊为丸如萝卜子大。量儿大小,加减丸数,临卧生姜汤送下。

23. 下积丸(《婴童百问·卷之五·积滞第四十九问》)

治乳食伤积,心腹胀满,气粗壮热,或泻或呕。

丁香(二十粒) 砂仁(二十个) 使君子(五个) 乌梅(三个) 巴豆(不去油,三粒)

上为末,烂饭丸麻子大。每服三丸,陈皮汤下。

24. 白饼子(一名**玉饼子**)(《婴童百问·卷之二·发搐第十四问》)

治小儿夹食伤寒,其证发热呕吐,亦有肚疼者,嗳气,辨得分晓,先用此药一服,推下食积,却用平和药发散调治,如惺惺散、加减参苏饮皆可服,却不可服冷药。

滑石末(一钱) 轻粉(半钱) 半夏末(一钱) 南星末(一钱) 巴豆(廿四个,去皮膜,用水一升煮干,研细)

上三味捣罗为末,入巴豆粉,次入轻粉,又研匀,却入余者药末,如法令匀,糯米粉丸如绿豆大。量小儿虚实用药,三岁以下,每服三丸至五丸,空心紫苏汤下,忌热物;若三五岁儿壮实者,不以此拘,加至二十丸,以利为度。

25. 取癖丸(《婴童百问·卷之五·腹中有癖第四十六问》)

治小儿癖块大痛,用之如应。

甘遂(微炒,二钱) 芫花(微炒,二钱) 黑牵牛(半炒半生,磨筛取末,二钱) 辣桂(二钱) 莪术(二钱) 青皮(去瓤,二钱) 木香(二钱) 桃仁(炒,二钱) 五灵脂(二钱) 巴豆(去油,一钱)

上为末,研和十分细嫩,飞白面糊丸麻子大。每服一二丸,姜蜜煎汤灌下,泄后冷粥补,仍和胃。

26. 挨癖丸(《婴童百问·卷之五·腹中有癖第四十六问》)

治乳癖,谷癥,腹中块痛。

青皮(去瓤,三钱) 木香(三钱) 莪术(三钱) 生地黄(三钱) 代赭石(火煅醋淬,研极细末,三钱) 巴豆(压去油尽,一钱)

上为细末,醋面糊丸麻子大。每服二丸,食后擦姜泡汤下。

27. 甘遂破结散(《婴童百问·卷之五·痞结第四十七问》引《圣惠》)

治小儿心胸痞结,蕴聚痰水。

甘遂(面裹煨令黄色,二钱半) 青皮(半两) 黄芩(半两) 川大黄(煨,半两)

上为粗末,每服一钱,水一盏煎至六分,去滓,温和服,量大小加减,得通利则止,后以冷粥补之。

28. 进食丸(《婴童百问·卷之五·痞结第四十七问》)

治乳食不消,心腹胀满,壮热喘粗,呕吐痰逆,腹鸣泄泻,米谷不化,或下痢赤白,腹痛后重,及食癥、乳癖、痃气、痞结并皆治之,小儿胸膈热实,腹内有留饮,致令荣卫痞塞,脏腑之气不得宣通,其病腹内气结胀满或壮热,凡有此疾,当疏利大便,破结散气,宜常服之。

巴豆霜(一钱) 朱砂(五钱) 枳壳(炒,五钱) 当归(米泔浸一宿,炒) 代赭石(煅,醋淬七次,各三钱) 木香(五钱) 麝(少许)

上为末，面糊为丸如麻子大。一岁儿一丸，温米饮下。更量虚实加减，食后服，治食积发热羸瘦，肚大青筋，疳积肚疼哺露。

29. 宽热散（《婴童百问·卷之五·诸热症第五十问》）

治小儿中恶天吊，手足搐候，服牛黄膏得渐安，只腹肚有热未退，早晨亦可进一服宽热散。兼小儿食癖积，婴孩惊乳癖，服此药则下恶物，或成块如鼻涕腥臭，觉得肚腰渐消，稍思乳食。

朴硝　甘草（各半两）　大黄（锦纹者，一两）　枳壳（去瓤，一两，以水润之，以巴豆四十九粒去皮同炒，去巴豆）

上四味为末，以瓷器收之。每服一字或半钱，用薄荷七叶煎汤调下一呷；或入砂糖一块皂子大在内，以薄荷汤调匀，早晨未乳食前灌下；或儿壮加添药末，儿或弱则减药末；或儿子通身生疮热毒者，可早晨与一服，推出毒气。

30. 千金消癖丸（《万病回春·卷之七·癖疾》）

治小儿癖疾、积块，有殊效。

芦荟　阿魏（另为糊）　青黛　木香　厚朴（姜炒）　槟榔　陈皮（去白穰，各一钱）　麦芽（炒，四钱）　使君子（去壳）　胡黄连　山楂肉　香附（水浸）　三棱（醋炒）　莪术（煨，醋炒，各二钱）　水红花子（微炒）　神曲（炒，各四钱）　人参（去芦）　茯苓（去皮）　白术（去芦，各三钱）　甘草（炙，一钱）

上为末，将阿魏一钱，白水和面打糊为丸绿豆大。每服四五十丸，米饮、白汤吞下。

31. 净腑汤（《万病回春·卷之七·癖疾》）

治小儿一切癖块，发热口干，小便赤，或泄泻。

柴胡　白茯苓（去皮）　猪苓　泽泻　三棱（醋炒）　莪术（醋炒）　山楂（去核，各一钱）　黄芩　白术（去芦）　半夏（姜制）　人参（各八分）　胡黄连　甘草（各三分）

上锉一剂，姜枣煎服。

七、治寒疝积聚方

1. 川乌头丸（《太平圣惠方·卷第四十八·治寒疝积聚诸方》）

治寒疝积聚，绕脐切痛，饮食不下。

川乌头（一两，炮裂，去皮脐）　吴茱萸（半两，汤浸七遍，焙干微炒）　京三棱（一两，煨，锉）　甘草（半两，炙微赤，锉）　细辛（半两）　桂心（一两）　藁本（半两）　木香（一两）　郁李仁（一两，汤浸去皮脐，微炒）

上件药，捣罗为末，炼蜜和捣三二百杵，丸如梧桐子大。每服，以生姜汤下二十丸，日三四服。

2. 附子丸（《太平圣惠方·卷第四十八·治寒疝积聚诸方》）

治寒疝冷气，心腹积聚，绕脐切痛，食饮不下。

附子（一两，炮裂，去皮脐）　吴茱萸（一两，汤浸七遍，焙干微炒）　细辛（一两）　川乌头（一两，炮裂，去皮脐）　藁本（一两）　槟榔（一两）

上件药，捣罗为末，炼蜜和捣三二百杵，丸如梧桐子大。每服，以暖酒下二十丸，日三四服。

3. 鳖甲丸（《太平圣惠方·卷第四十八·治寒疝积聚诸方》）

治寒疝积聚，结固不通，绕脐切痛，腹中胀满，风入五脏，忧患所积，用力不节，筋脉劳伤，羸瘦不能饮食。

鳖甲（一两半，涂醋炙微黄，去裙襕）　甘草（半两，炙微赤，锉）　桂心（半两）　甜葶苈（半两，微炒令香）　川大黄（半两，锉碎，微炒）　芎䓖（半两）　赤芍药（半两）　川乌头（半两，炮裂，去皮脐）　槟榔（半两）

上件药，捣罗为末，炼蜜和捣三二百杵，丸如梧桐子大。每于食前，以生姜橘皮汤下二十丸。

4. 吴茱萸丸（《太平圣惠方·卷第四十八·治寒疝积聚诸方》）

治寒疝积聚，邪气往来，厥逆冲心痛，羸弱少气，不欲饮食。

吴茱萸（一两）　赤芍药（半两）　细辛（一两）　前胡（一两，去芦头）　干姜（一两，炮裂，锉）　川乌头（二两，炮裂，去皮脐）　紫菀（一两，去苗、土）　当归（半两）　白术（一两）　白薇（一两）　芎䓖（一两）　人参（一两，去芦头）　熟干地黄（二两）　川椒（一两，去目及闭口者，微炒去汗）　桂心（一两）

上件药，捣罗为末，炼蜜和捣三二百杵，丸如梧桐子大。每于食前，以粥饮服二十丸，渐至三十丸，温酒下亦得。忌生冷、油腻、黏滑物。

5. 高良姜汤（《圣济总录·卷第九十四·诸疝门·寒疝》）

治寒疝卒痛，积聚不散，上冲心腹，与阴相引，痛则汗出。

高良姜（炒） 槟榔（生，锉） 木香 当归（切，焙，各一两半） 吴茱萸（汤浸焙干炒，一两）

上五味，粗捣筛。每服三钱匕，水一盏煎至七分，去滓温服。

6. 桔梗丸（《圣济总录·卷第九十四·诸疝门·寒疝积聚》）

治寒疝邪气往来，坚固积聚不散，多寒不得卧，苦汗出，大小便不利。

桔梗（锉，炒，半两） 葶苈子（纸上熬，一两一分） 藜芦（去芦头，炙，半两） 厚朴（去粗皮，生姜汁涂炙，锉，一两一分） 杏仁（去皮尖、双仁，炒，五十枚） 桂（去粗皮） 人参 沙参（各三分） 特生礜石（一两，烧半日许） 附子（炮裂，去皮脐，一两一分）

上一十味，捣罗为末，炼蜜和丸如梧桐子大。每服五丸或七丸，米饮或温酒下，日三。

7. 芫花丸（《圣济总录·卷第九十四·诸疝门·寒疝积聚》）

治寒疝积聚，大如鳖形，小如杯状，乍来乍去，肠胃胀满，寒则肠鸣，心下寒，气上抢，胸胁支满。

芫花（醋炒） 蜀椒（去目并闭口，炒出汗，各一分） 大黄（锉，炒，一两半） 细辛（去苗叶，一两半） 桔梗（炒，一两一分） 乌头（炮裂，去皮脐，一两） 吴茱萸（汤洗焙干，炒） 芍药 白茯苓（去黑皮，各三分） 龙胆（半两） 半夏（汤洗七遍去滑，一分）

上一十一味，捣罗为末，炼蜜和丸如梧桐子大。每服十丸，米饮或温酒下，日三，利下毒物为效。

8. 续命丸（《圣济总录·卷第九十四·诸疝门·寒疝积聚》）

治寒疝积聚，邪气往来，厥逆抢心痛，羸瘦少气，胸胁满，不嗜食。

食茱萸（二两半，炒） 芍药 细辛（去苗叶） 前胡（去芦头，各一两一分） 干姜（炮） 乌头（炮裂，去皮脐，各二两半） 紫菀（去苗、土） 黄芩（去黑心） 白术 白薇 芎䓖 人参 生干地黄（焙，各一两一分） 蜀椒（去目并闭口，炒，出汗） 桂（去粗皮，各二两半）

上一十五味，捣罗为末，炼蜜和丸如梧桐子大。每服七丸，米饮或温酒下，食前服。

9. 桂心汤（《圣济总录·卷第九十四·诸疝门·寒疝积聚》）

治寒疝积聚，心腹疼痛，结块不消。

桂（去粗皮） 大黄（略炮） 桔梗（锉，炒） 附子（炮裂，去皮脐） 木香 白术 当归（切，焙） 槟榔 赤芍药（各一两） 高良姜（锉，炒） 芎䓖 枳实（去瓤麸炒，各半两）

上一十二味，㕮咀如麻豆。每服三钱匕，水一盏煎至七分，去滓，温服不拘时。

10. 蘹香子散（《圣济总录·卷第九十四·诸疝门·寒疝积聚》）

治寒疝积聚，脐腹疼痛，两胁胀满。

蘹香子（炒） 槟榔（炮，锉） 京三棱（炮，锉） 青橘皮（汤浸去白，盐炒黄，各半两） 木香（一分）

上五味，捣罗为散。每服二钱匕，入盐少许，沸汤点服，不计时候。

11. 茱萸内消丸（《太平惠民和剂局方·卷之五·宝庆新增方》）

治肾与膀胱经虚，为邪气所搏，结成寒疝，伏留不去，脐腹疞刺，小肠气痛，奔豚，痃癖，疼不可忍，阴核偏大，肤囊痈肿，结硬牵急，重大滋长，瘙痒疼痛，时出黄水、疮疡，腰腿沉重，足胫肿满，行步艰难，累经治疗，不见减瘥，服之渐渐内消，不动大肠，亦不搜绞，补虚消疝，温养肾经。此药不热，无毒，若志心服饵，其效如神。

吴茱萸（汤洗七次，焙） 陈皮（去白） 川楝（蒸，去皮、核） 肉桂（去粗皮，不见火） 马蔺花（醋炙） 青皮（去白） 山药（焙） 茴香（炒） 山茱萸（去核，各二两） 木香（不见火，一两）

上为细末，酒糊丸如梧桐子大。每服三十丸至五十丸，空心，温酒或盐汤吞下。

八、治冷气积聚方

1. 土瓜丸（《备急千金要方·卷十一肝脏·坚癥积聚第五》）

治诸脏寒气积聚，烦满热饮食，中蛊毒，或食生物，及水中蛊卵生，入腹而成虫蛇，若为鱼鳖留饮宿食；妇人产瘕，带下百病，阴阳不通利，大小便不节，绝伤堕落，寒热交结，唇口焦黑，身体消瘦，嗜卧少食、多魇，产乳胞中余疾，股里热，心腹中急结，痛引阴中方。

土瓜根（末） 桔梗（末，各半升） 大黄（一斤蒸二升米下，曝干） 杏仁（一升）

上四味，末之，蜜丸如梧子。空腹饮服三丸，日三，不知加之，以知为度。

2. 川椒散（《太平圣惠方·卷第四十三·治久心痛诸方》）

治久心痛，冷气积聚，四肢不和，唇口青，时时恶寒。

川椒（一两，去目及闭口者，微炒去汗） 当归（半两，锉，微炒） 川乌头（半两，炮裂，去皮脐） 甘草（半两，炙微赤，锉） 枳壳（半两，麸炒微黄，去瓤） 附子（半两，炮裂，去皮脐） 干姜（半两，炮裂，锉） 桂心（半两） 吴茱萸（半两，汤浸七遍，焙干，微炒）

上件药，捣粗罗为散。每服三钱，以水一中盏，入枣三枚，煎至六分，去滓，不计时候，稍热服。

3. 木香丸（《圣济总录·卷第七十一·积聚门·积聚》）

治冷积滞气，心胸痞闷，冷气上攻，脏腑疼痛。

木香 桂（去粗皮） 京三棱（煨，锉） 蓬莪术（煨，锉） 胡椒（炒） 青橘皮（去白焙，各一两） 槟榔（锉） 诃黎勒（炮去核） 大黄（锉，炒，各半两） 白牵牛（炒一两，取末半两）

上一十味，捣罗为末，醋煮面糊丸如绿豆大。每服七丸至十丸，食后生姜汤下。

4. 木香通气散（《张氏医通·卷十三专方·积聚门》）

治寒气成积，腹痛坚满不可忍。

木香 戎盐 三棱（炮，各半两） 厚朴（姜制，一两） 枳实（炒） 甘草（炙，各三钱） 干姜（炮） 蓬术（煨，各二钱）

为散。每服三钱，食前淡姜汤调下。

5. 化铁金丹（《万病回春·卷之三·积聚》）

化一切积块如神。

黄芪 人参 白术 当归 川芎 陈皮 青皮（去瓤） 香附 乌药 槟榔 枳壳（麸炒） 枳实（麸炒） 木香 沉香 苍术（米泔浸） 山楂肉 神曲（炒） 草果 麦芽（炒） 草豆蔻 萝卜子 苏子 白芥子 三棱 莪术 厚朴（姜汁炒） 小茴香 白矾 牙皂 黄连 赤芍 柴胡 龙胆草 甘草（以上各五钱） 大黄（生用，六钱） 牵牛（用头末，八钱） 乳香 没药 阿魏 硇砂（用瓷罐煨过，各五钱） 皮硝（一两）

上为细末，酽醋打稀糊为丸如梧桐子大。每服五十丸，空心米汤送下，午间白水下，夜白水下，日进三服。积块属寒者，宜温散也。

6. 玉壶丸（《鸡峰普济方·卷第五·积聚》）

治冷积。

附子 礜石（煅熟，研如粉） 雄黄 丹砂 藜芦 巴豆（各等分）

上为细末，炼蜜和丸如梧桐子大。每服一丸，米饮下，食前服，食后亦得。

7. 四神丹（《太平惠民和剂局方·卷之五·吴直阁增诸家名方》）

治百病，补五脏，远疫疠，却岚瘴，除尸疰蛊毒，辟鬼魅邪气。大治男子、妇人真元虚损，精髓耗伤，形羸气乏，中满下虚，致水火不交，及阴阳失序，精神困倦，面色枯槁，亡血盗汗，遗沥失精，大便自利，小便滑数，梦寐惊恐，阳事不举，腰腿沉重，筋脉拘挛，及治一切沉寒痼冷，痃癖疝瘕，脐腹绞痛，久泻久痢，伤寒阴证，脉候沉微，身凉自汗，四肢厥冷。

雄黄 雌黄 硫黄 朱砂（各五两）

上件研细，入瓷盒内，将马鞭草为末，盐泥固济，慢火四围烧煅，一日一夜取出，再研细末，以糯米粽研为糊，丸如豆大。每服一粒，绝早空心，新汲水吞下。妊妇不可服。忌羊血、葵菜。

8. 半硫丸（《太平惠民和剂局方·卷之六·治泻痢》）

除积冷，暖元脏，温脾胃，进饮食。治心腹一切痃癖冷气，及年高风秘、冷秘或泄泻等，并皆治之。

半夏（汤浸七次，焙干，为细末） 硫黄（明净好者，研令极细，用柳木槌子杀过）

上等分，以生姜自然汁同熬，入干蒸饼末搅和匀，入臼内杵数百下，丸如梧桐子大。每服空心，温酒或生姜汤下十五丸至二十丸，妇人醋汤下。

9. 血竭丸（《普济方·卷一百八十二·诸气门·一切气》引《德生堂方》）

治一切气块刺痛，暮夜即作，不可忍，因气中伤冷所致，昔人常因不悦食柑，自后遂若心腹痛，久之腹中结块，遇痛时往往闷绝，经时才苏，服此二药，一月除根。

鳖甲(去裙襕，醋炙，半两)　人参(半两)　当归(去毛，一两)　木香(半两)　青皮(去白，一分)　枳实(炒)　三棱(各半两)　没药　血竭(研)　槟榔(各一分)　半夏(二钱，生用)

上为末，醋煮稀糊为丸绿豆大。每服十丸，白汤下，不计时。大腑利时则止，若未利，加至五十丸，以利为度。但服此药，令气块消去，不可骤然多服。是积久消磨，每日只一二服。

10. 赤丸(《张氏医通·卷十三、专方·积聚门》引《金匮》)

治寒积厥冷。

茯苓　半夏(各四两，一方用桂)　乌头(二枚，炮)　细辛(一两，《千金》作人参)

上四味为末，纳真朱(即朱砂)为色，蜜丸如麻子大。先食酒下三丸，日再夜一服，不知稍增，以知为度。

11. 青盐丸(《卫生宝鉴·卷十四·腹中积聚》)

治一切冷积，作痛无时，宿食不消，及治一切酒食所伤，神效。

青盐　硇砂(各一钱)　细曲末(三钱)　盐豉(四十个)　大椒(三十粒)　巴豆(三十个，去皮心膜，出油)

上入拣枣三十个，同末入巴豆和匀，醋糊丸桐子大。每服三十丸，温姜汤下。积在上，食后。

12. 和胃橘红丸(《鸡峰普济方·卷第十六·气》)

治脾胃不和，伤冷积滞，胸膈噎痞，心肠疞痛，酒饮停滞，呕逆吞酸，消寒痰宿冷，疗痃癖气痛。

陈皮(半斤)　沉香　白豆蔻　缩砂仁(各半两)　甘草　神曲(各一两)　肉豆蔻　大槟榔(各二个)　干姜(半分，或擦生姜一两)

上为细末，橘泥和丸如弹子大。每服一丸，温酒嚼下，不以时。一方无槟榔。

13. 草乌头丸(《千金翼方·卷第十五·补益·大补养第二》)

破积聚，治积结冷聚，阳道弱，大便有血，妇人产后出血不止方。

乌头(十五分，炮，去皮)　大黄　干姜　厚朴(炙)　吴茱萸　芍药　前胡　芎䓖　当归　细辛　桂心(各五分)　蜀椒(三分，去目闭口者，汗)　白薇(半两)　黄芩　白术　人参　紫菀　甘草(炙，各一两)

上一十八味，捣筛为末，炼蜜和丸如梧子大。酒服十丸，日三服，渐渐加之。

14. 胜红丸(《古今医鉴·卷之六·积聚》)

治脾积气滞，胸膈满闷，气促不安，呕吐清水，丈夫酒积，妇人血积气积，小儿食积，皆治。

陈皮　莪术(二味同醋煮)　青皮　三棱(醋煮)　干姜(炮)　良姜(各一两)　香附(炒，去皮，一两)

上为末，醋糊丸如梧桐子大。每服五十丸，姜汤下，食前服。

15. 硇砂木香丸(《博济方·卷二·诸气》)

治丈夫妇人一切冷气攻刺疼痛，或成积聚，隐见不常，发则疠刺。

巴豆(一两，去皮，以纸出油尽为度，另研)　硇砂(半两，另研细，后入巴豆，入诸药)　附子(一枚，炮，去皮脐)　官桂(去皮)　茱萸(炒)　舶上茴香　荆三棱(炒)　干姜(炮)　木香　丁香(各等分)

上一十味，同为末，用干柿一枚，洗过轻蒸令软，和末，丸如绿豆大。取食利胸膈气，淡茶下十丸，女人血气及诸般气，艾酒下，丈夫脏腑气，葱酒下，化痰津液下，酌其虚实，加减丸数。

16. 磨积三棱丸(《医方选要·卷之四·积聚门》)

治远年近日诸般积聚癖痃、气块或气积、酒积诸般所伤，无问男子妇人老幼，并宜服之，常服进饮食。

木香(不见火)　麦蘖　京三棱(炮)　广术(炮)　枳壳(麸炒)　石三棱(去皮)　杏仁(麸炒，各半两)　干漆(炒尽烟，三钱)　鸡爪三棱(半两)　葛根(三钱)　官桂(二钱半)　黑牵牛(半生半熟，半两)　丁香　香附子　青皮(去穰，各二钱)　缩砂(三钱)　白牵牛(半生半熟，半两)　陈皮(去白，三钱)

上为末，醋糊丸如梧桐子大。每服二十丸，生姜汤下，食后，日二服。病大者，四十日消，温水送下亦得。

九、治虚寒积聚方

1. 大露宿丸(《备急千金要方·卷十七肺脏方·气极第四》)

治气极虚寒皮痹不已，内舍于肺，寒气入客于六腑，腹胀虚满，寒冷积聚百病方。

礜石（《肘后》作矾石） 干姜 桂心 皂荚 桔梗 附子（各三两）

上六味为末，蜜丸如梧子大。酒服十丸，日三，渐加之。慎热及火等。

2. 大草乌头丸（《千金翼方·卷第十五·补益·大补养第二》）

主寒冷虚损，五十年心腹积聚百病，邪气往来，厥逆抢心。痹顽羸瘦骨立，不能食，破积聚方。

乌头（十五分，炮，去皮） 人参（五分） 生姜（二两） 前胡 蜀椒（去目闭口者汗） 黄芩 白术 半夏（洗） 黄连 吴茱萸 龙骨 白头翁 干姜 细辛 桔梗 紫菀 芎䓖 厚朴（炙） 女萎 矾石（烧） 桂心 甘草（炙，各一两）

上二十二味，捣筛为末，炼蜜和丸如梧子大。酒服十丸，日三夜一，以知为度。

3. 顺逆丸（《外台秘要·卷第十二·积聚方五首》）

主久寒积聚，气逆不能食方。

大黄（十分） 黄芩（四分） 厚朴（四分，炙） 干地黄（四分） 桂心（四分） 滑石（四分） 杏子（二分） 黄连（四分） 麦门冬（四分，去心）

上九味捣合下筛，和以蜜，丸如梧子。服十丸，日再服，后食，不知稍增，以知为度。忌芜荑、生葱、猪肉。

4. 小乌头丸（《外台秘要·卷第十二·积聚宿食寒热方四首》）

疗久寒积聚心腹，绕脐切痛，食饮不下方。

乌头（三两，炮） 甘草（三两，炙） 茱萸（半两） 细辛（二两） 半夏（二两） 附子（二两，炮） 藁本（二两）

上七味下筛，蜜和丸如梧子大。先食服五丸，日再，不知，稍增之。忌羊、猪肉、冷水。

5. 橘皮煎丸（《博济方·卷一·劳证》）

治冷劳、瘦疾、目暗、手足挛急、形容枯瘁、食不消化、腹胀不能纳食、食物无味、面黄力弱积年肠风、痔疾、痃癖气，一切劳病；女人血癥气块，赤白带下，子宫冷甚，宿水露血；治五种膈气，冷膈、热膈、气膈、思忧膈，四肢无力，饶睡。此药大能通利五藏，明目，出一切风冷。

陈橘皮（一斤，去白） 官桂（去皮） 干姜（炮） 川当归（炙，以上四味另研细） 荆三棱（炮） 附子（炮，去皮脐） 萆薢（以上三味另杵罗） 神曲（各六两） 乌头（炮，水煮三五沸） 木香（各一两） 川椒（去子，炒出汗，一两） 大麦蘖（四两） 厚朴（去皮，姜汁炙，以上六味，另杵罗，留出半两蘖末）

上件，用无灰好酒四升先煎上四味，如人行十里，更下次三味，又如人行十里，次入下六味，又添酒两碗，煎成膏，取出，以留出者麦蘖末相和匀，再捣一千下，为丸如梧桐子大。每日空心，以茶酒任下二十丸至三十丸，午时再服。忌生葱、豆豉。此药煎，若用银石砂锅，极妙。如无，即取好熟使铛，净刷，洗无油腻。先于铛抹真酥，次下酒，及下药，用慢火煎，不住以银匙搅直候如膏，取出，于净盘中匀摊，候硬软得所，捣好，众手为丸，晒干。此药如久服，即补气、壮真元、驻颜色、进饮食。

6. 补骨脂丸（《博济方·卷二·下焦证》）

治脾肾久冷，积气成块，或发疼痛，补暖。

大木瓜（一个，去皮瓤，入硇砂一两，去砂石，蒸令熟，研烂极） 补骨脂（炒） 薯蓣 官桂（去皮） 青皮 木香 蘹香子 槟榔（以上各一两） 荆三棱（半两，醋浸一宿，炒令黄） 肉豆蔻（半两）

上九味为末，用木瓜为丸如梧桐子大。每日空心盐汤下二十丸，温酒亦可。

7. 三建丸（《鸡峰普济方·卷第九·治冷》）

治气极，虚寒癖饮，留滞胸中，痰满，心腹疼痛，气急，不下饮食，腹胀虚满，寒冷积聚。

硫黄 礜石 乌头 干姜 吴茱萸 人参 当归 蜀椒 细辛 皂角 桂 附子（各一两）

上为细末，炼蜜为丸如梧子大。每服十丸，米饮下。一方加天雄、赤石脂。

8. 煨姜丸（《太平惠民和剂局方·卷之三·绍兴续添方》）

治本脏虚，饮食不化，或成痃癖，或发心痛；冷积水脾，结聚疼痛，一切冷气等疾。

附子 硇砂 木香 生姜

上用大附子五十个，各重半两者，去皮、脐，以尖刀子剜去心子，约容硇砂半钱实之；却以附子末和面作饼子，裹附子，用文武火煨令黄；用木香如附子之半，同为细末，以水为丸如鸡头大。复以生姜一块，擘作两片，以药在内，湿纸裹令煨，候姜热，白汤嚼下，空心服。

9. 橘皮煎丸(《太平惠民和剂局方·卷之五·治痼冷》)

治久虚积冷，心腹疼痛，呕吐痰水，饮食减少，胁肋虚满，脐腹弦急，大肠虚滑，小便利数，肌肤瘦悴，面色痿黄，肢体怠惰，腰膝缓弱；及治痃癖积聚，上气咳嗽，久疟久利，肠风痔瘘；妇人血海虚冷，赤白带下，久无子息，并宜服之。

当归(去芦，先焙)　草薢　厚朴(去粗皮，姜汁制)　肉苁蓉(酒浸微炙，切，焙干)　肉桂(去粗皮)　附子(炮，去皮脐)　巴戟(去心)　阳起石(酒浸焙干，研如粉)　石斛(去根)　牛膝(去芦，酒浸)　杜仲(去皮，姜汁炙)　吴茱萸(水淘去浮者，焙干)　鹿茸(茄子者，燎去毛，劈开，酒浸炙干)　干姜(炮)　菟丝子(酒浸焙，捣)　三棱(煨熟，乘热捣碎，各三两)　甘草(炙，一两)　陈橘皮(净洗，焙，为末，十五两)

上为细末，用酒五升，于银、石器内，将橘皮末煎熬如饧，却将诸药末入在内，一处搅和搜匀，仍入臼内，捣五百杵，丸如梧桐子大。每服二十丸，空心温酒下，盐汤亦得。

10. 北亭丸(《太平惠民和剂局方·卷之五·治痼冷》)

治脾元气弱，久积阴冷，心腹胁肋，胀满刺痛，面色青黄，肌体瘦弱，怠惰嗜卧，食少多伤，噫气吞酸，哕逆恶心，腹中虚鸣，大便泄利，胸膈痞塞，食饮不下，呕哕霍乱，体冷转筋，及五膈五噎，痃癖瘕聚，翻胃吐食，久痛久痢，并皆治之。

缩砂仁　胡椒　肉桂(去粗皮)　厚朴(去粗皮，姜汁炙)　附子(炮，去皮脐)　川芎　当归(去芦，锉碎)　陈皮(去白)　干姜(炮)　甘草(炙，各四两)　青盐(别研)　北亭(即硇砂也，醋淘去砂石，别研，各二两)　白术(别研，三两)　五味子(拣，一两半)　阿魏(醋化，去砂石，半两)

上为末，用银、石锅，内入好酒、醋五升、白沙蜜一十两，先下北亭、阿魏、青盐三味，并好头面一升，同煎稠黏，便下药末半斤以来，更煎如稀面糊，渐渐入药末煎得所，离火取出，更以干药末和搜成剂，更捣一千杵，丸如梧桐子大。每服十五丸，微嚼破，用生姜盐汤下，温酒亦得，空心服之。忌羊血、豉汁。

11. 神仙九气汤(《世医得效方·卷第三·大方脉杂医科·诸气》)

治九气：膈气、风气、寒气、热气、忧气、喜气、惊气、怒气、山岚瘴气；积聚坚牢如杯，心腹刺痛，不能饮食，时去时来，发则欲死。

川姜黄　甘草　香附子

上为末。每服一大钱，入盐少许，百沸汤点，空心服，立效。

十、治寒热积聚方

1. 三台丸(《备急千金要方·卷十一肝脏·坚癥积聚第五》)

治五脏寒热积聚，胪胀肠鸣而噫，食不生肌肤，甚者呕逆，若伤寒寒疟已愈，令不复发，食后服五丸，饮多者吞十丸，常服令人大小便调和，长肌肉方。

大黄(熬)　前胡(各二两)　硝石　葶苈　杏仁(各一升)　厚朴　附子　细辛　半夏(各一两)　茯苓(半两)

上十味，末之，蜜和，捣五千杵。服如梧子五丸，稍加至十丸，以知为度。

2. 荆蓬煎丸

1)《御药院方·卷三·治一切气门上》

破痰癖，消癥块及冷热积聚，胃膈疾闷；通利三焦，升降阴阳，顺一切气，消化宿谷。

荆三棱(二两，锉，酒浸，冬三日，夏一日)　蓬莪术(二两，锉，醋浸，冬三日，夏一日。二味用去皮巴豆二十片，同于银石器内，上文武火炒令干黄色为度，拣去巴豆不用)　木香　枳壳(麸炒去穰)　青皮(汤浸去白)　川茴香(微炒)　槟榔(锉，以上各一两)

上件药七味修制毕，捣罗为细末，水煮面糊和丸如豌豆大。每服三十丸，温生姜汤下，食后。

2)《奇效良方·卷之四十二·积聚门·积聚通治方》

治癥瘕痃癖，冷热积聚，宿食不消，呕吐辛酸。久服消积聚，进饮食，止呕吐。

京三棱(酒浸，三日)　莪术(醋浸，锉碎，用去皮巴豆二十粒，于银石器内炒黄色，去豆不用)　木香　枳壳(麸炒)　茴香(一方此中入巴豆二十一粒，同炒黄，去豆不用)　青皮　槟榔(各一两)

上为细末，生姜汁煮糊为丸如梧桐子大。每服五十丸，食后用温水送下，生姜汤下亦可。

十一、治气虚积聚方

妙应丸（《鸡峰普济方·卷第五·积聚》）

治气虚有积。

大附子　破故纸　荜澄茄　木香（各半两）　硇砂（半钱）

上为细末，和大麦面裹药同烧，候面黄焦，去面将药为细末，用面糊和丸如绿豆大。每服三五丸，米饮下，食后临卧服。

十二、治气滞积聚方

1. 连翘丸（《太平惠民和剂局方·卷之三·绍兴续添方》）

治男子、妇人脾胃不和，气滞积聚，心腹胀满，干呕醋心，饮食不下，胸膈噎塞，胁肋疼痛，酒积面黄，四肢虚肿，行步不能，但是脾胃诸疾，并宜服之。

连翘（洗）　陈皮（各二百四十两）　青皮（洗）　蓬莪术（炮）　肉桂（去粗皮，不见火）　好墨（煅，各一百六十两）　槟榔（八十两）　牵牛子（碾，取末，二百二十两）　三棱（炮，二百四十九两）　肉豆蔻（二十五两）

上为末，面糊为丸如梧桐子大。每服三十丸，生姜汤下；久患赤白痢及大肠风秘，脾毒泻血，黄连煎汤下；妇人诸疾，姜醋汤下，不拘时。孕妇莫服。

2. 十香丸（《赤水玄珠·第十三卷·内伤门·伤食》）

伤饮食，胸膈腹疼，或气滞积聚，皆可服。

甘松（炒）　益智仁（炒）　香附子（各四两）　京三棱（二两）　莪术（二两）　青皮　陈皮（各三两）　砂仁（一两半）　木香　甘草（炒，一两）

水浸蒸饼，糊为丸梧子大。每服五十丸，姜汤下。

3. 沉香化气丹（《寿世保元·卷三·诸气》）

此药蠲积聚，化滞气，逐利病原，立见神效。

香附子（一斤，炒，内四两生用）　黑牵牛（头末，八两）　苍术（米泔浸炒，四两）　青皮（去穰炒，五两）　陈皮（五两）　山药（二两）　枳壳（麸炒，二两）　枳实（麸炒，二两）　川厚朴（姜汁炒，一两）　三棱（煨，二两）　莪术（煨，二两）　紫苏（煨，二两）　木香（一两）　沉香（七钱半）　丁香（三两）　丁皮（二钱二分）　官桂（五钱）　干姜（一两）　砂仁（一两）　良姜（一两）　白豆蔻（去壳，一两）　南星（泡，一两）　半夏（泡，一两）　人参（五钱）　草果（去壳，一两五钱）　槟榔（一两）　白茯苓（去皮，一两）　石菖蒲（二两）　萝卜子（炒，一两）　神曲（炒，二两）　山楂（去子，二两）

上为细末，醋糊为丸如桐子大，每服五十丸，临卧，淡姜汤送下。膀胱疝气，空心，盐汤下。如要大便通利，渐加至百丸，仍看老幼盛衰，增减丸数……药性温平，不损元气，常服三五丸，疏风顺气，和胃健脾，消酒化食，宽中快膈，消磨痞块。孕妇不宜服。

十三、治虚劳积聚方

1. 防葵丸（《太平圣惠方·卷第二十八·治虚劳积聚诸方》）

治虚劳积聚，胁下妨满，腹胀不能食，及腹中痛。

防葵（一两）　柴胡（一两，去苗）　木香（三分）　桃仁（一两，汤浸去皮尖、双仁，麸炒微黄）　鳖甲（一两，涂醋炙微黄，去裙襕）　桂心（半两）　川大黄（一两，锉碎，微炒）　当归（半两）　京三棱（一两，炮，锉）　赤芍药（半两）　槟榔（一两）　郁李仁（一两，汤浸去皮尖，微炒）

上件药，捣罗为末，炼蜜和捣三五百杵，丸如梧桐子大。每服食前，以温酒下二十丸。忌苋菜、生冷、湿面。

2. 赤茯苓散（《太平圣惠方·卷第二十八·治虚劳积聚诸方》）

治虚劳积聚，心胸壅闷，喘急气促，不能饮食，四肢瘦弱。

赤茯苓（一两）　紫菀〔三两（分），洗去苗、土〕　白术（半两）　吴茱萸（一分，汤浸七遍，焙干微炒）　郁李仁（三分，汤浸去皮尖，微炒）　当归（半两）　人参（半两，去芦头）　鳖甲（三分，涂醋炙微黄，去裙襕）　桂心（半两）　槟榔（半两）

上件药，捣粗罗为散。每服三钱，以水一中盏，入生姜半分，煎至五分，去滓，食前温服。忌苋菜、湿面、生冷。

3. 狼毒丸(《太平圣惠方·卷第二十八·治虚劳积聚诸方》)

治虚劳积聚,腹中坚硬,气胀喘急。

狼毒(二两半,醋浸炙) 肉桂(二两,去皱皮) 川乌头(半两,去皮脐,醋拌炒) 京三棱(一两,炮,锉) 紫菀(三分,洗去苗、土) 附子(一两,炮裂,去皮脐) 川大黄(二两半,锉碎,微炒) 鳖甲(二两,涂醋炙微黄,去裙襕) 甜葶苈(三分,隔纸炒令紫色) 槟榔(二两) 鼍甲(一两,炙) 木香(一两) 桃仁(二两,汤浸去皮尖、双仁,麸炒微黄) 吴茱萸(一两,汤浸七遍焙干,微炒) 皂荚(三分,汤浸去皮,涂酥炙黄焦,去子) 芫花(半两,醋拌炒令干)

上件药,捣罗为末,炼蜜和捣三五百杵,丸如梧桐子大。每服空心,以温酒下十丸。忌苋菜、湿面、生冷。

4. 鳖甲丸(《太平圣惠方·卷第二十八·治虚劳积聚诸方》)

虚劳积聚,羸瘦不任。

鳖甲(二两,涂醋炙微黄,去裙襕) 肉桂(二两,去皱皮) 川大黄(二两,锉碎,微炒) 诃黎勒(二两,煨用皮) 牵牛子(一两,微炒) 京三棱(一两,炮,锉) 桃仁(二两,汤浸去皮尖、双仁,麸炒微黄) 吴茱萸(半两,汤浸七遍焙干,微炒) 白术(一两)

上件药,捣罗为末,炼蜜和捣三二百杵,丸如梧桐子大。每服空心,以温酒下三十丸,加至四十丸。忌苋菜、生冷、湿面。

5. 鳖甲散(《太平圣惠方·卷第二十八·治虚劳积聚诸方》)

治虚劳积聚,或心腹疼痛,四肢羸瘦,小便赤,不能饮食。

鳖甲〔二(三)两,涂醋炙微黄,去裙襕〕 厚朴(一两,去粗皮,涂生姜汁炙令香熟) 木香(三分) 槟榔(三分) 神曲(二两,捣碎,微炒) 京三棱(一两,炮,锉) 川大黄(二两,锉碎,微炒) 芎䓖(半两) 青橘皮(三分,汤浸去白瓤,焙) 桃仁(一两,汤浸去皮尖、双仁,麸炒微黄) 麦蘖(一两,炒微黄) 当归(半两) 赤芍药(一两) 桂心(三分) 柴胡〔二(一)两半,去苗〕

上件药,捣粗罗为散。每服四钱,以水一中盏,入生姜半分,煎至六分,去滓,食前稍热服。忌苋菜、生冷。

6. 大通丸(《圣济总录·卷第九十一·虚劳积聚》)

治虚劳心腹积聚,胁肋刺痛,肌体羸瘦,不欲饮食,及八风十二痹,气血不荣,久服身体润泽。

熟干地黄(焙,半斤) 天门冬(去心,焙) 白术(锉) 干姜(炮) 当归(切,焙) 石槲(去根) 甘草(炙,锉) 肉苁蓉(酒浸去皴皮,切,焙) 芍药 人参 大黄(锉,炒) 紫菀(洗,各一两半) 白茯苓(去黑皮) 杏仁(汤浸去皮尖、双仁,炒) 防风(去叉) 麻仁(生研,各三分) 白芷(半两) 蜀椒(去目及闭口,炒出汗,一两)

上一十八味,捣罗为末,炼蜜煮枣肉合和,丸如梧桐子大。每服二十丸,米饮下,日三。

7. 大鳖甲丸(《圣济总录·卷第九十一·虚劳积聚》)

治虚劳积聚,心腹胀满,喘促气逆,面色萎黄,痰嗽心忪,不思饮食。

鳖甲(一枚重二两,去裙襕,醋炙) 柴胡(去苗) 大黄(湿纸裹煨) 熟干地黄(焙) 乌梅(去核炒) 桃仁(汤退去皮尖、双仁,炒,各一两) 干姜(炮) 槟榔(锉) 木香 人参 白茯苓(去黑皮) 芎䓖 桂(去粗皮) 紫菀(去苗、土) 芍药 牛膝(酒浸切,焙) 知母(焙) 京三棱(炮,锉) 五味子 白术 黄连(去须) 厚朴(去粗皮,姜汁炙) 黄芩(去黑心) 陈橘皮(汤浸去白,炒) 枳壳(去瓤麸炒) 当归(切,焙,各半两)

上二十六味,捣罗为末,炼蜜和丸,如梧桐子大。每服二十丸,至三十丸,温酒下、日三。

8. 乌头丸(《圣济总录·卷第九十一·虚劳积聚》)

治虚劳心腹积聚,及百病邪气往来,厥逆抢心,羸瘦不能食,破积聚。

乌头(炮裂,去皮脐,一两) 前胡(去芦头) 蜀椒(去目并闭口者,炒出汗) 黄芩(去黑心) 白头翁 吴茱萸(水洗五遍,焙) 甘草(炙,锉) 龙骨(研) 半夏(汤洗去滑,焙) 黄连(去须) 白术 细辛(去苗叶) 紫菀(去苗、土) 桔梗(炒) 干姜(炮) 芎䓖 厚朴(去粗皮,姜汁炙) 葳蕤 矾石(烧令汁尽) 人参 桂

(去粗皮) 生姜(切,焙,各半两)

上二十二味,捣罗为末,炼蜜和丸如梧桐子大。每服二十丸,空心温酒下,日午、临卧再服。

9. 补真丸(《圣济总录·卷第九十一·虚劳积聚》)

治冷劳心腹积聚,羸瘦盗汗,不思饮食,腹胀下痢,四肢无力。

厚朴(去粗皮,姜汁炙) 苍术(去皮,米泔浸切,焙,各四两) 陈橘皮(汤浸去白,焙) 石斛(去根) 附子(炮裂,去皮脐) 柴胡(去苗) 人参 白茯苓(去黑皮) 沉香(各二两) 丁香 鳖甲(去裙襕,醋炙) 肉苁蓉(酒浸去皴皮,切,焙) 木香 巴戟天(去心) 当归(切,焙) 草豆蔻(去皮) 诃黎勒(炮,去核) 桂(去粗皮) 五味子 槟榔(锉) 山茱萸 杜仲(去粗皮,炙,锉) 补骨脂(炒,各一两) 黄芪(锉,二两) 吴茱萸(半两,汤洗三遍,焙干炒)

上二十五味,捣罗为末,煮枣肉和丸如梧桐子大。每服二十丸,米饮下,日三。

10. 灵感丸(《圣济总录·卷第九十一·虚劳积聚》)

治虚劳积聚,腹胁坚满,男子妇人,一切风劳冷气,头旋眼疼,手脚痛痹,血风劳气,攻击五脏四肢,筋脉掉动,面上习习似虫行,遍生疮癣,心膈烦闷,腹痛虚鸣,腰疼膝冷,手足或冷或热;诸气刺痛,呕逆醋心,肠胃秘涩,肺气发动,耳复虚鸣,脚膝无力;仍治妇人诸病,冷血劳气,发损面黄,气刺心腹,骨筋酸痛,经脉不调,经年逾月,或下过多,不定;兼治冷热诸痢,脚气水肿等。

柴胡(去苗) 防风(去叉) 紫菀(去苗、土) 当归(切,焙) 人参 赤茯苓(去黑皮) 干姜(炮裂) 桔梗(炒) 菖蒲 乌头(炮裂,去皮脐) 厚朴(去粗皮,生姜汁炙,锉) 大黄 吴茱萸(汤洗,焙干) 皂荚(去皮子,酥炙) 蜀椒(去目并闭口,炒出汗) 陈橘皮(去白,炒) 郁李仁(别研) 黄连(去须,炒) 巴豆(各半两,去油研)

上一十九味,捣研为末,炼蜜和丸如梧桐子大。每服空心酒饮任下五丸,取微利为度,如风冷气人,长服此药最佳,又宜夜服。

11. 青金煮散(《圣济总录·卷第九十一·虚劳积聚》)

治虚劳积聚不消,心腹妨闷,脾胃气滞,不思饮食。

青橘皮(汤浸去白,炒) 白术 木香 姜黄 槟榔(锉) 郁李仁(汤浸去皮尖) 楝实(锉,炒) 蘹香子(炒) 人参 益智(去皮,炒) 赤茯苓(去黑皮) 白牵牛(微炒,各半两)

上一十二味,捣罗为散。每服二钱匕,水一盏,入生姜二片,盐一字,煎至七分,去滓,稍热空心服。

12. 韭子丸(《圣济总录·卷第九十一·虚劳积聚》)

治虚劳积聚,满闷疼痛,及一切风劳冷气,积年不瘥,攻击四肢,遍体酸疼,面无颜色,或即浮肿,脚膝虚肿,行步无力,大肠秘涩,常有结粪,膝冷腰疼,吃食无味;兼治妇人虚冷血气,年深不愈,气攻四肢,心膈刺痛,经脉不调,面如蜡色,手足虚肿等。

韭子(二两,以醋汤煮后炒令如油麻者) 牛膝(酒浸切,焙) 当归(切,焙) 桂(去粗皮) 干姜(炮裂) 人参 芎䓖 大黄(各半两) 巴豆(九十粒,去皮心麸,炒,别研出油)

上九味,将八味捣罗为末,入巴豆旋旋调和令匀,次下熟蜜,和杵数千下,丸如梧桐子大。每服空心,以温酒下二丸至三丸,取溏利为度。

13. 绿云丸(《圣济总录·卷第九十一·虚劳积聚》)

治虚劳心下积聚,元气虚惫,脐下冷疼。

硇砂(研) 硫黄(研) 木香 槟榔(锉,各半两) 附子(炮裂,去皮脐,二两) 京三棱(煨,锉,一两) 铜绿(研,半分)

上七味,捣研为末,合研匀,酒煮面糊和丸如小豆大。每服十丸,炒生姜酒下,日午夜卧服,妇人血气,当归酒下。

14. 槟榔大黄汤(《圣济总录·卷第九十一·虚劳积聚》)

治虚劳积滞。

槟榔(四枚,锉) 大黄(锉) 甘草(各一两) 皂荚(一挺,不蚛者)

上四味,俱生用,粗捣筛。用童子小便五盏煎至三盏,去滓露一宿,分为三服,空心一服,至日午不动再服,至申时不动更一服,皆冷服之。动利后,将药滓焙干,入木香半两,捣为末,每服一钱,温米饮调下，不计时候，日服三服。

15. 橘皮煎丸（《圣济总录・卷第九十一・虚劳积聚》）

治脾肾虚劳，心腹积气，面色萎黄，不思饮食，胸膈满闷。

青橘皮（二两，麸炒黄，捣罗为末，醋一盏半于银石器内，文武火熬成膏）　木香　桂（去粗皮）　人参　诃黎勒皮（炒）　京三棱（炮，锉）　藿香（去茎）　厚朴（去粗皮，姜汁炙）　当归（切，焙）　草薢　干姜（炮，各半两）　半夏（一分，汤洗十遍，焙）

上一十二味，捣罗十一味为末，入橘皮煎内，捣三二百下，丸如梧桐子大。每服二十丸，空心日午，温米饮下。

十四、治虚实积聚方

1. 干柿丸（《卫生宝鉴・卷十四・腹中积聚》）

取虚实积，下膈，甚妙。

朱砂（研，为衣）　没药（研）　猪牙皂角（去皮弦子，为末）　干漆（碎炒烟尽，为末）　京三棱（炮，为末）　青礞石（为末）　干姜（炮，为末）　水银沙子（各一钱）　轻粉（二钱）　巴豆（三十个，去皮膜，醋煮十沸）

上件各研匀，软饭和丸如绿豆大。煎柿蒂汤冷下三五丸，加减用。妇人有胎勿用。

2. 神效五食汤丸（《卫生宝鉴・卷十四・腹中积聚》）

取虚实积食，气蛊胀满，积块水气，年深癖癥，并皆治之。

大戟（刮去皮）　甘遂（生，各半两）　猪牙皂角（去皮子弦，生用）　胡椒（生，各一两）　芫花（米酷浸一宿，炒黄，一两）　巴豆（去心膜，醋煮，二十沸，研，半两）

上除巴豆外，杵为末入巴豆再研匀，糊丸如绿豆大。每服五七丸，气实者十丸，夜卧，水一盏，用白米、白面、黑豆、生菜、猪肉各少许，煎至半盏，去渣，用汤温下，药取下病。忌油腻、黏滑物；妇人有胎，不可服之。

十五、治症瘕积聚方

1. 大蒜煎（《备急千金要方・卷十七肺脏方・积气第五》）

治疝瘕积聚，冷癖痰饮，心腹胀满，上气咳嗽刺风，风癫偏风，半身不遂，腰疼膝冷，气息痞塞百病方。

蒜（六斤四两，去皮切，水四斗煮取一斗，去滓）　酥（一升，纳蒜汁中）　牛乳（二升）　荜茇　胡椒　干姜（各三两）　石蜜　阿魏　戎盐（各二两）　石菖蒲　木香（各一两）　干蒲桃（四两）

上十二味为末，纳蒜汁中，以铜器微火煎，取一斗，空腹酒下一两，五日以上稍加至三两，二十日觉四体安和，更加至六两。此治一切冷气甚良。

2. 芫花丸（《外台秘要・卷第七・寒疝积聚方四首》引《深师》）

疗寒疝久积聚，周走动摇，大者如鳖，小者如杯，乍来乍去，在于胃管，大肠胀满不通，风寒则肠鸣，心下寒气上抢，胸胁支满。

芫花（一分）　蜀椒（一分，汗）　大黄（六分）　细辛（六分）　桔梗（五分）　乌头（四分，炮）　茱萸　芍药　茯苓（各三分）　龙胆（二分）　半夏（一分，洗）

上十一味，捣筛，蜜和丸如梧子大。饮服五丸，日三，当下如泥，病愈。忌猪羊肉、饧、酢物、生菜等。

3. 当归丸（《外台秘要・卷第七・寒疝积聚方四首》）

疗心腹劳强，寒疝邪气往来，坚固结聚，苦寒烦悁，不得卧，夜苦汗出，大便坚，小便不利，流饮在腹中，食不生肌方。

桔梗（二分）　葶苈子（熬，五分）　藜芦（炙，二分）　厚朴（炙，五分）　杏仁（五十枚，去尖、皮）　附子（炮，五分）　桂心　人参（各三分）　沙参（三分）　特生礜石（一两，烧半日）

上十味，捣筛，蜜和如梧子。饮服三丸，日三，稍加之。忌猪肉、生葱、冷水。

4. 太一追命丹（《太平圣惠方・卷第五十六・治五蛊诸方》）

治五蛊，及中恶气，心腹胀满，不得喘息，心痛积聚，及疝瘕，宿食不消，吐逆呕哕，寒热瘰疬。

蜈蚣（一枚，微炙，去足）　巴豆（三十枚，去皮心研，纸裹压去油）　附子（一分，炮裂，去皮脐）　白矾（半两，烧令汁尽）　藜芦（一分，去芦头）　雄黄（一分，细研）　鬼臼（一分，去须）

上件药，捣罗为末，入研了药，更研令匀，炼蜜和捣三五百杵，丸如麻子大。每服，以温酒下二丸。

5. 四神丸丹(《普济方·卷二百十九·诸虚门·补壮元阳》引《和剂方》)

治百病，补五脏，远疫疠，却风瘴，除尸疰蛊毒，辟鬼魅邪气。大治男子妇人真元虚损，髓耗伤形羸气乏，中满下虚，致水火不交，及阴阳失序，精神困倦，面色枯槁，吐血盗汗，遗沥失精，大便自利，小便滑数，梦寐惊恐，阳事不举，腰腿疼重，筋脉拘挛，及治一切积寒痼冷，痃癖疝瘕，脐腹绞痛，久泻久痢，伤寒阴症，脉候微，身凉自汗，四肢厥冷，妇人百病，胎脏久冷，绝孕无子，赤白带下，月水不调，服诸药久不瘥者悉主之。

雄黄　雌黄　硫黄　朱砂(各五两)

上研细，入瓷盒内，将马鞭草为末，盐泥固济，慢火四围烧煅一日一夜；取出再研细末，以糯米粽研为糊，丸如豆大。每服一粒，绝早空心新汲水吞下。妊妇不可服。忌羊血、葵菜。一方研细入锅子内，歇口炭火溶化，滴水中成丸如绿豆大。每服二丸，空心温酒下。益色壮阳。

十六、治癥瘕积聚方

1. 鸡鸣紫丸(《备急千金要方·卷四妇人方下·月水不通第十九》)

妇人癥瘕积聚方。

皂荚(一分)　藜芦　甘草　矾石　乌喙　杏仁　干姜　桂心　巴豆(各二分)　前胡　人参(各四分)　代赭(五分)　阿胶(六分)　大黄(八分)

上十四味为末，蜜丸如梧子。鸡鸣时服一丸，日益一丸至五丸止，仍从一起。

2. 五石乌头丸(《备急千金要方·卷十一肝脏·坚癥积聚第五》)

治男子女人百病虚弱劳冷，宿寒久癖，及癥瘕积聚，或呕逆不下食，并风湿诸病，无不治之者。

钟乳(炼)　紫石英　硫黄　赤石脂　矾石　枳实　甘草　白术　紫菀　山茱萸　防风　白薇　桔梗　天雄　皂荚　细辛　苁蓉　人参　附子　藜芦(各一两六铢)　干姜　吴茱萸　蜀椒　桂心　麦门冬(各二两半)　乌头(三两)　厚朴　远志　茯苓(各一两半)　当归(二两)　枣膏(五合)　干地黄(一两十八铢)

上三十二味末之，蜜和，捣五千杵。酒服如梧子十丸，日三，稍加之。

3. 太乙神精丹(《备急千金要方·卷十二胆腑方·万病丸散第七》)

治客忤霍乱腹痛胀满，尸疰恶气，癫狂鬼语，蛊毒妖魅，温疟，但是一切恶毒无所不治方。

丹砂　曾青　雌黄　雄黄　磁石(各四两)　金牙(二两半)

上六味，各捣，绢下筛，其丹砂、雌黄、雄黄三味，以酸醋浸之，曾青好酒于铜器中渍，纸密封讫，日中曝百日，经夏急五日，亦得无日，以火暖之。然后各研，令如细粉，以酸醋拌，使干湿得所，纳土釜中，以六一泥固济，勿令泄气。干后安铁环施脚高一尺五寸置釜上，以渐放火，初放火取熟两秤，炭各长四寸置釜上，待三分二分尽，即益。如此三度尽用熟火，然后用益生炭其过三上熟火以外，皆须加火渐多，及至一伏时，其火已欲近釜，即便满，就釜下益炭，经两度即罢，火尽极冷，然后出之，其药精飞化凝着釜上五色者上，三色者次，一色者下。虽无五色，但色光明皎洁如雪最佳。若飞上不尽，更令与火如前，以雄鸡翼扫取，或多或少不定，研如枣膏，丸如黍粒。瘕癥积聚，服一刀圭，以浆水送下。

4. 耆婆万病丸(《备急千金要方·卷十二胆腑方·万病丸散第七》)

治七种痞块，五种癫病；十种疰忤，七种飞尸，十二种蛊毒，五种黄病，十二时疟疾，十种水病，八种大风，十二种瘘痹；并风入头眼暗漠漠，及上气咳嗽，喉中如水鸡声，不得眠卧；饮食不作肌肤，五脏滞气，积聚不消，壅闭不通，心腹胀满，及连胸背鼓气坚结流入四肢，或复叉心膈气满时定时发，十年、二十年不瘥；五种下痢疳虫寸白诸虫，上下冷热，久积痰饮，令人多睡，消瘦无力，荫入骨髓便成滞，患身体气肿，饮食呕逆，腰脚酸痛，四肢沉重，行立不能久；妇人因产冷入子脏，脏中不净，或闭塞不通，胞中瘀血，冷滞出流不尽，时时疼痛为患，或因此断产；并小儿赤白下痢，及狐臭、耳聋、鼻塞等病。此药以三丸为一剂，服药不过三剂，万病悉除，说无穷尽，故称万病丸。

牛黄　麝香　犀角　桑白皮　茯苓　干姜　桂心　当归　川芎　芍药　甘遂　黄芩　蜀椒

细辛　桔梗　巴豆　前胡　紫菀　蒲黄　葶苈　防风　人参　朱砂　雄黄　黄连　大戟　禹余粮　芫花(各二分)　蜈蚣(六节)　石蜥蜴(一寸)　芫青(十四枚)

上三十一味，并令精细，牛黄、麝香、犀角、朱砂、雄黄、禹余粮、巴豆别研，余者合捣，重绢下筛，以白蜜和，更捣三千杵，密封之。破除日，平旦空腹酒服三丸，如梧子大，取微下三升恶水为良。若卒暴病，不拘平旦早晚皆可服，但以吐利为度。若不吐利，更加一丸，或至三丸、五丸，须吐利为度，不得限以丸数。病强药少即不吐利，更非他故。若其发迟以热饮汁投之。若吐利不止即以酢饭两三口止之。服药忌陈臭生冷酢滑黏食，大蒜、猪鸡鱼狗马驴肉、白酒、行房，七日外始得。一日服，二日补之，得食新米，韭菜汁作羹粥臛饮食之三四顿大良，亦不得全饱。产妇勿服。吐利以后，常须闭口少语，于无风处温床暖室将息。若旅行卒暴，无饮，以小便送之为佳；若一岁以下小儿有疾者，令乳母服两小豆，亦以吐利为度。近病及卒病皆用，多积久病即少服，常取微溏利为度。卒病欲死，服三丸如小豆，取吐利即瘥。卒得中恶噤，服二丸如小豆，暖水一合灌口令下，微利即瘥。

5. 乌头续命丸(《外台秘要·卷第七·寒疝积聚方四首》引《古今录验》)

疗久寒三十岁心腹疝，癥瘕积聚，邪气往来，厥逆抢心痛，久痹羸瘦少气，妇人产乳余疾，胸胁支满不嗜食，手足悁烦，月水不通，时时便血，名曰破积聚。

食茱萸(十分)　芍药(五分)　细辛(五分)　前胡(五分，一云柴胡)　干姜(十分)　乌头(十分，炮)　紫菀　黄芩　白术　白薇(各三分)　芎䓖　人参　干地黄(各五分)　蜀椒(十分，汗)　桂心(十分)

上十五味，捣筛，蜜和为丸如梧子大。先食服三丸，日三，不知，稍加至七丸。忌生菜、生葱、猪肉、冷水、桃、李、雀肉、芜荑等。

6. 紫参丸(《太平圣惠方·卷第五十六·治蛊疰诸方》)

治蛊疰百病，癥瘕积聚，大小便不利，卒忤，恶风胪胀满，转相注易，医所不治。

紫参　人参(去芦头)　半夏(汤洗七遍去滑)　藜芦(去芦头)　代赭(细研)　桔梗(去芦头)　白薇　肉苁蓉(酒浸一宿，刮去皱皮，炙干)　石膏(细研)　牡蛎(烧为粉)　丹参(以上各三分)　干虾蟆(一枚，烧为灰)　川乌头(一两，炮裂，去皮脐)　狼毒(一两，锉碎，醋拌炒熟)　附子(一两，炮裂，去皮脐)　巴豆(一两，去皮心研，纸裹压去油)

上件药，捣罗为末，入研了药令匀，炼蜜和捣三五百杵，丸如小豆大。每服，不计时候，以粥饮下一丸，日三服，老少量之。蜂螫毒用涂之，亦良。

7. 木香硇砂煎丸(《博济方·卷三·癥癖》)

消癥瘕积聚，血结刺疼。

木香　大黄(炮)　荆三棱(生用)　巴豆(去皮膜，不出油用，细研)　官桂(去皮)　青皮(去白)　筒子漆(炒)　蓬术(炮)　附子(炮，去皮脐)　干姜(炮，各一分)　香墨(一指节大，细研)　硇砂(半两，以好醋一盏浸一宿，去砂石)

上将大黄末、荆三棱末、巴豆等三味，同于银石器内，以好醋一升，煎一两沸，次入硇砂，同熬成膏；次入诸药末，和匀，再入臼，杵千百下，为丸如绿豆大。每服五丸，伤冷食冷酒冷水，结聚腹内，气块疼痛，用干姜汤或橘皮汤下之；夹食伤寒，白汤下亦可；粘食不消，成气块，即用煮面汤下；食牛羊鱼鳖肉，成气块不散，用所伤汁下；宿酒不消，血气不调，当归酒下；妊娠不服，要转，淡茶下。加至七丸，小儿三丸，常服一两丸。

8. 雄黄粉(《证类本草·卷第四·雄黄》)

治癥瘕积聚，去三尸，益气延年却老。

雄黄(二两)

细研为末。九度水飞过，却入新净竹筒内盛，以蒸饼一块塞筒口，蒸七度，用好粉脂一两为丸如绿豆大。日三服，酒下七丸、十丸。

9. 沉香煎丸(《圣济总录·卷第六十二·膈气门·膈气呕逆不下食》)

治膈气呕逆不下食，恶心，心腹疼痛，及脾积气饮食进退，面黄腹胀怠惰，藏府不调，水谷不化，磨癥瘕积聚。

沉香(锉)　丁香(各一两)　阿魏(醋化开，入面和作饼子，慢火炙，半两)　木香　胡椒　没药(研)　丹砂(水飞研，各一两)　高良姜(锉)　缩砂仁(去皮，各半两)　槟榔(面裹慢火煨，锉)　硇砂(水飞研，瓷器中火上熬干，各一两)　吴茱萸(汤浸洗，焙干炒，半两)　巴豆(去皮心膜，

研，新瓦上摊出油，一分） 青橘皮（汤浸去白，焙） 硫黄（研，各一两）

上一十五味，捣研为末，炼蜜丸如绿豆大。每服三丸至五丸，食前临卧，温生姜橘皮汤下。如暴伤生冷，呕逆恶心，心腹疼痛，量加丸数。

10. 乳石乌头丸（《鸡峰普济方·卷第五·积聚》）

治男子、女人百病，虚弱劳冷，宿寒久癖，及癥瘕积聚，或呕逆不下食，并风湿诸病，无不治之者。

钟乳（炼） 紫石英 硫黄 赤石脂 矾石 枳实 甘草 白术 紫花 茱萸 防风 白薇 桔梗 天雄 皂荚 细辛 苁蓉 人参 附子 藜芦（各一两六铢） 干姜 吴茱萸 蜀椒 桂 麦门冬（各二两半） 乌头（三两） 厚朴 远志 茯苓（各一两半） 当归（二两） 枣膏（五合） 干地黄（一两十八铢）

上末之，蜜和捣五千杵。酒服如梧桐子十丸，日三，稍加之。

11. 正元丹（《鸡峰普济方·卷第十·泻痢》）

治脾胃虚冷，寒湿久滞，心腹胀满，胁肋牵疼，吞酸气逆，呕吐清涎，风寒入腹，拘挛不得俯仰，癥瘕积聚，上下奔冲泻滑肠，里急后重，手足厥冷，口中气寒，腹内虚鸣，腹胀泄注，及膈间停水，胁下饮癖，眩晕恶心，饮食不下。

附子 干姜 良姜 乌头（各四两） 胡椒 荜澄茄 人参 红豆蔻 白术 桂（各一两）

上为细末，水煮面糊和丸如梧子大。每服三十丸，食前米饮下。一方添赤石脂、诃子、川椒各一两，去桂。

12. 熟干地黄丸（《太平惠民和剂局方·卷之九·治妇人诸疾》）

治妇人风虚劳冷一切诸疾；或风寒邪气留滞经络，气血冷涩，不能温润肌肤；或风寒客于腹内，则脾胃冷弱，不能克消水谷；或肠虚受冷，大便时泄；或子脏挟寒，久不成胎，月水不调，乍多乍少，或月前月后，或淋沥不止，或闭断不通，积聚癥瘕，面体少色，饮食进退，肌肉消瘦，百节酸疼，时发寒热，渐至羸损，带漏五色，阴中冷痛，时发肿痒，月水将行，脐腹先痛，皮肤皱涩，瘾疹瘙痒，麻痹筋挛，面生䵟黯，发黄脱落，目泪自出，心忪目眩；及产后劳损未复，肌瘦寒热，颜色枯黑，饮食无味，渐成蓐劳，并皆治之。

熟干地黄（酒浸） 五味子（拣净） 柏子仁（微炒，别研） 芎䓖（各一两半） 泽兰（去梗，二两一分） 禹余粮（火烧红，醋淬七遍，细研） 防风（去芦叉） 肉苁蓉（酒浸一宿） 白茯苓（去皮） 厚朴（去粗皮，姜汁炙） 白芷 干姜（炮） 山药 细辛（去苗） 卷柏（去根，各一两） 当归（去芦，酒浸炒） 藁本（去芦，洗） 甘草（炙，各一两三分） 蜀椒（去目及闭口者，微炒去汗） 牛膝（去苗，酒浸一宿） 人参 续断 蛇床子（拣净，微炒） 芜荑（炒） 杜仲（去粗皮，炙黄） 艾叶（炒，各三分） 赤石脂（煅，醋淬） 石膏（煅，研飞，各二两） 肉桂（去粗皮） 石斛（去根） 白术（各一两一分） 紫石英（煅，醋淬研飞，三两）

上件药，捣罗为末，炼蜜和捣五七百杵，丸如梧桐子大。每服三十丸，温酒或米饮下，空心，食前服。常服养血补气，和顺荣卫，充实肌肤，调匀月水，长发驻颜，除风去冷，令人有子。温平不热无毒，妊娠不宜服之。

13. 三棱汤（《黄帝素问宣明论方·卷七·积聚门·积聚总论》）

治癥瘕痃癖，积聚不散，坚满痞膈，食不下，腹胀。

荆三棱（二两） 白术（一两） 蓬莪术（半两） 当归（半两，焙） 木香（三钱）

右为末。每服三钱，沸汤点服，食后，每日三服。

14. 开结妙功丸（《黄帝素问宣明论方·卷七·积聚门·积聚总论》）

治怫热内盛，痃癖坚积肠垢，癥瘕积聚，疼痛胀闷，发作有时，三焦壅滞，二肠闭结，胸闷烦心不得眠，咳喘哕逆不能食，或风湿气两腿为肿胀，黄瘦，眼涩昏暗，一切所伤，心腹暴痛，风热燥郁，偏正头疼，筋脉拘痪，肢体麻痹，走注疼痛，头目昏眩，中风偏枯，邪气上逆，上实下虚，脚膝麻木冷痛。宜通气血。

荆三棱（炮） 茴香（炒，各一两） 川乌头（四两） 神曲麦 大黄（各一两，好醋半升，熬成稠膏；不破坚积，不须熬膏，水丸） 干姜（二钱） 巴豆（二个，破坚积用四个） 半夏（半两） 桂（二钱） 牵牛（三两）

上为末，丸小豆大。生姜汤下十丸、十五丸，温水、冷水亦得;或心胸间稍觉药力暖性,却加丸数,以加至快利三五行,以意消息,病去为度。

15. 玄胡丸(《黄帝素问宣明论方·卷七·积聚门·积聚总论》)

治积聚癥瘕,解中外诸邪所伤。

玄胡索　青皮(去白)　陈皮(去白)　当归　木香　雄黄(别研)　荆三棱　生姜(各一两)

上为末,酒面糊为丸如小豆大。每服五七丸,生姜汤下。又一方,无陈皮、生姜,有广术一两、槟榔分两同。

16. 保安丸(《黄帝素问宣明论方·卷七·积聚门·积聚总论》)

治癥积,心腹内结如拳,渐上不止,抢心疼痛,及绕脐腹痛不可忍者。

川大黄(三两,新汲水浸一宿,蒸熟,切片子,焙)　干姜(一两,炮)　大附子(半两,去皮脐)　鳖甲(一两半,好醋一升,伏时炙令黄色妙)

上为末,取三年米醋一大升,先煎四五合,然后和药,丸如桐子大。每服十丸至二十丸,空心,醋或酒、米饮下。后取积如鱼肠脓血烂肉汁青泥,当下。

17. 散聚汤(《三因极一病证方论·卷之八·六聚证治》)

治久气积聚,状如癥瘕,随气上下,发作有时,心腹绞痛,攻刺腰胁,上气窒塞,喘咳满闷,小腹䐜胀,大小便不利,或腹泄泻,淋沥无度,遗精白浊,状若虚劳。

半夏(汤洗七次)　槟榔　当归(各三分)　橘皮　杏仁(麸炒,去皮尖)　桂心(各二两)　茯苓　甘草(炙)　附子(炮,去皮脐)　川芎　枳壳(麸炒去瓤)　厚朴(姜汁制)　吴茱萸(汤洗,各一两)

上锉散。每服四钱,水一盏半煎七分,去滓,食前服。大便不利,加大黄。

18. 南岳魏夫人济阴丹(《妇人大全良方·卷之二十四·拾遗方·南岳魏夫人济阴丹》)

治妇人血气久冷,无子及数经堕胎。皆因冲任之脉虚损,胞内宿挟疾病。经水不时暴下不止,月内再行,或前或后,或崩中漏下;三十六疾,积聚癥瘕,脐下冷痛,小便白浊。以上疾证,皆令孕育不成,以致绝嗣。此药治产后百病,百晬内常服。除宿血,生新血,令人有孕及生子充实;亦治男子亡血诸疾。

桃仁(去皮尖、双仁,麸炒)　木香(炮)　茯苓　京墨(烧,各一两)　秦艽　甘草　人参　桔梗(炒)　石斛(酒浸炒)　蚕布(烧)　藁本(各二两)　当归　桂心　干姜(炮)　细辛　牡丹皮(去心)　川芎(各半两)　川椒(去目及闭口,炒出汗)　山药(各三两)　泽兰叶　熟地黄(洗,酒蒸,焙)　香附子(炒,各四两)　苍术(米泔浸,去皮)　大豆卷(炒,各半升)　糯米(炒,一升)

上为细末,炼蜜丸。每两作六丸,每服一丸,细嚼,温酒送下,淡醋汤调亦可,空心,食前服。

19. 济生大七气汤(《仁斋直指方论·卷之五·附积聚癥瘕痞块·积聚癥瘕痞块方论》)

治积聚,状如癥瘕,随气上行,发作者时心腹疞痛,上气窒塞,小腹胀满。

益智　陈皮　京三棱　蓬莪术　香附子(各一两半)　桔梗　肉桂　藿香叶　甘草(炙)　青皮(各三分)

上㕮咀。每服五钱,水煎。

20. 煮附丸(一名**醋附丸**,《赤水玄珠》)(《世医得效方·卷第十五·产科兼妇人杂病科·调经》)

治妇人室女一切血气,经候不调,脐腹疞痛,面色痿黄,心忪乏力,腹胀胁疼,头晕恶心,饮食减少,崩漏带下,大肠便血,积聚癥瘕,并皆治疗。若以其名,人人言之耗气,不喜此药,世讹之久,不肯服者甚多,殊不知获效非常。古书所载妇人仙药,不可轻忽,修制相感,岂同日而语哉。服之自显其功耳。

上以香附子不拘多少,先捣去毛净,用好醋煮半日出,焙,碾为末,醋糊丸梧桐子大。每服三四十丸,米饮吞下,不以时候。妇人数堕胎,由气不升降,所以胎气不固,此药尤妙。一方加陈艾,亦有加当归、鹿茸。

21. 消石丸(《医学纲目·卷之二十五脾胃部·积块癥瘕》引《千》)

治癥瘕。

硝石(六钱)　大黄(八钱)　人参　甘草(各三钱)

上各为末,先将硝黄末以三年苦酒先煎,候将干,却用参、甘二末和匀为丸。每三十丸,米汤下,四日一服，候下如鸡肝，或如米泔赤黑色等效。下后忌风冷。

22. 妙功丸（《奇效良方·卷之四十二·积聚门·积聚通治方》）

专治荣卫失调，将理饮食不节，冷热所伤，或饮醉酒，狂阳流荡，强为伤损，或大饱暴怒伤气，或忧惊而气结不升，或悲痛而气消不聚，或郁结而气不散，或伤重而力不生，或乘喜而气散不敛，七情所感，众事冗繁，起居失常，动劳不一，四时乖戾，触冒天地之司气，留积于荣卫之中，冒值风寒湿气，凝滞经络之间，或五脏中各生蓄积之恙，或六腑中各长留结之聚，或生癥瘕癖块，或留聚而为肿为痈，疮疡疥癣，风痹痿厥，及黄疸水湿，蛊毒鼓胀等疾，功效不可具述。

大黄　滑石（各四两）　黄连　郁金　莪术　槟榔　黄芩（以上各一两）　黑牵牛末（八两）　轻粉　硇砂（煅，各二钱）　川芎（二两）　白豆蔻（三钱）　沉香　木香（各半两）　粉霜（半钱，或一钱）

上除轻粉、硇砂、粉霜别研外，为细末和匀，滴水为丸，或稀糊和丸，如梧桐子大。量虚实加减丸数，食远白汤送下。

23. 治癥丸（《古今医统大全·卷之三十三积聚门·药方·吐剂》引《本事》）

治丈夫、妇人、小儿年深日近沉积癥块，面色青黄，时心抢痛，吐水吞酸，舌生白胎；妇人积年月经不调，渐成痞块血蛊，中焦间大如杯碗，日久年深瘦瘠，寒热往来，一切脾胃不和滞闷之疾，并皆治之。

蓬术（三两）　京三棱（二两，俱用醋煮透为度）　丁香皮（二两）　木香（两半）　丁香（两半）　厚朴（炒，三两）　石菖蒲（二两）　良姜（两半）　川牛膝（一两）　薏苡仁（一两）　使君子（三两，取肉）　石莲子（三两）　巴豆（五两，去油膜）　香附子（四两，制）　虻虫（两半）

上为细末，稀糊丸如小豆大。积年癥瘕成块，第一服用热水下三十丸，自后每日三丸五丸，量虚实加减与之，五日去尽积块；日近脾胃有积者，每服五丸，米饮吞下，一服取效；妇人血气成块及血瘕，每服二十丸，用苏木酒、童便各半，煎五七沸令温，空心吞下；自后每日用温酒下三丸，其血块遂消，从大小便出尽自知；小儿腹痛蛔虫不能忍，日夜叫哭，百药不效，橘皮汤下五七丸立效，诸虫皆可下；常服用姜汤或白汤下三五丸；中酒酒积，大便鲊臭者及噎塞，皆可用之，神效。

24. 大三棱煎丸（《古今医鉴·卷之六·胀满》）

治心腹坚胀，胁下紧硬，胸中痞塞，喘满短气。常服顺气宽中，消积滞，除膨胀，大治癥瘕积块，消胀软坚，累获良验。

三棱（生，细锉半斤，捣为末，以酒三升，于银石器内熬成膏）　青皮（二两）　萝卜子（炒，二两）　神曲（炒，二两）　麦芽（炒，二两）　硇砂（用瓷罐研细，入水少许，调坐于溏灰火中，候水干取出为末）　干漆（炒，三两）　杏仁（汤去皮尖，炒黄，色三两）

上为末，三棱膏为丸如梧桐子大。每服十五丸至二十丸，食远米汤下。

25. 珍珠散（《仁术便览·卷四·妇女经病》）

治经脉不行成干血气，破癥瘕积，神效。

珍珠（新大者，一钱，烧）　干漆（烧烟尽，三钱）　莪术（醋煮，三钱）　三棱（醋煮，三钱）　胡黄连（二钱，无黄连代）　当归（五钱）　川芎（二钱）　红花（三钱）　白术（一钱）　黄芩（一钱）

上为末。每服五分，米汤或盐酒空心任下，一日一服，不可间断。大病服一月，日浅者十日效。

26. 三圣膏（《景岳全书·卷之五十五字集·古方八阵·攻阵》）

贴积聚癥块。

石灰（十两）　官桂（半两，为末）　大黄（一两，绵纹者，为末）

上将石灰细筛过，炒红，急用好醋熬成膏，入大黄、官桂末搅匀，以瓷器收贮。用油纸或柿漆纸摊贴患处，火烘熨之。

27. 橘核丸（《医学心悟·卷三·小腹痛》）

通治癥瘕、痃癖、小肠、膀胱等气。

橘核（盐酒炒，二两）　川楝子（煨，去肉）　山楂子（炒）　香附（姜汁浸炒，各一两五钱）　荔枝核（煨，研）　小茴香（微炒，各一两）　神曲（四两）

煮糊为丸如桐子大。每丸三钱，淡盐水下。寒甚，加附子五钱，肉桂三钱，当归一两；有热，加黑山栀七钱；又疝气症，表寒束其内热，丹溪以黑山栀、吴茱萸并用，按此二味，若寒热不调者，加入丸中更佳；若胞痹小便不利，去小茴，加茯苓、车前子、丹参、黑山栀。

28. 三棱煎丸（《医方选要·卷之四·积聚门》）

消癥瘕积聚，化痰饮，宽中顺气。治心腹坚胀，胁下紧硬，喘满短气，不进饮食，大便或泄或闭。

荆三棱（生锉，另为末，以酒三升石器内熬膏） 神曲（炒） 萝卜子（微炒） 麦蘖（炒） 硇砂（飞煎如盐，研） 青皮（去穰） 干漆（炒，以上各二两） 杏仁（去皮尖，炒，一两）

上为细末，以三棱膏和丸如梧桐子大。每服十五丸至二十丸，食前米饮下。加阿魏半两名阿魏丸。

29. 理冲丸（《医学衷中参西录·医方·治女科方》）

治妇女经闭不行或产后恶露不尽，结为癥瘕，以致阴虚作热，阳虚作冷，食少劳嗽，虚证沓来。服此汤十余剂后，虚证自退，三十剂后，瘀血可尽消。亦治室女月闭血枯。并治男子劳瘵，一切脏腑癥瘕、积聚、气郁、脾弱、满闷、痞胀、不能饮食。

水蛭（一两，不用炙） 生黄芪（一两半） 生三棱（五钱） 生莪术（五钱） 当归（六钱） 知母（六钱） 生桃仁（六钱，带皮尖）

上药七味，共为细末，炼蜜为丸桐子大。开水送服二钱，早晚各一次。

30. 理冲汤（《医学衷中参西录·医方·治女科方》）

治妇女经闭不行或产后恶露不尽，结为癥瘕，以致阴虚作热，阳虚作冷，食少劳嗽，虚证沓来。服此汤十余剂后，虚证自退，三十剂后，瘀血可尽消。亦治室女月闭血枯；并治男子劳瘵，一切脏腑癥瘕、积聚、气郁、脾弱、满闷、痞胀、不能饮食。

生黄芪（三钱） 党参（二钱） 於术（二钱） 生山药（五钱） 天花粉（四钱） 知母（四钱） 三棱（三钱） 莪术（三钱） 生鸡内金（三钱，黄者）

用水三盅，煎至将成，加好醋少许，滚数沸服。

31. 治癥瘕积聚无名方（《备急千金要方·卷十二胆腑方·万病丸散第七》）

治一切蛊毒妖邪鬼疰，有进有退，积聚坚结，心痛如咬不得坐卧，及时行恶气温病，风热瘴气相染灭门，或时热如疟疟，咽肿塞不下饮食，或烦满气短，面目时赤，或目中赤黄，或干呕，或吐逆，或下赤白痢，或热气如云，或欲狂走自杀，或如见鬼，或手足清冷，或热饮冷水而不知足，或使手掇空，或面目痈肿生疮，或耳聋目暗，头项背脊强不得屈伸，或手足卒痒，或百鬼恶疰狐魅走入皮肤，痛无常处方。

麝香 丹砂 特生礜石 马目毒公（即鬼臼） 雄黄（各一两） 巴豆（九十粒） 青野葛（三两，一本不用） 马齿苋（一两，生成起棱者）

上八味为末，别捣巴豆如膏，合捣五千杵，纳蜜，更捣一万杵，丸如小豆大。强者服二丸，弱者一丸。入腹云行四布通彻表里，从头下行，周遍五脏六腑，魂魄静定，情性得安。病在膈上吐，膈下利，或蛇虫诸毒下五色热水，或不吐下，便微渐除瘥。万虫妖精狐狸鬼魅，久痼癖块皆消散。在表汗出，在里直下，忌名其药，故此方无名也。

十七、治结瘕积聚方

1. 干柿丸（《圣济总录·卷第七十三·结瘕》）

治积聚气块癖瘕。

硇砂（研） 砒霜 粉霜 干漆（烧烟出） 鳖甲（去裙襕，醋炙） 黄连（去须，各一分） 旋覆花（炒） 京三棱（炮，各半两） 杏仁（去皮尖、双仁，麸炒） 干姜（炮，各一两） 皂荚（四挺，不蚛者，去皮酥炙） 巴豆（四十九粒，去皮心膜，出油）

上一十二味，各捣研为细末。先将干漆、鳖甲、京三棱三味末；用粟米半盏不淘洗，以酽醋五升，同熬成粥，入众药拌和丸如豌豆大。每服三丸，烂嚼干柿裹药，临卧温水下。

2. 木香汤（《圣济总录·卷第七十三·结瘕》）

治远年虚实积聚瘕块。

木香（一两） 海马子（一对，雌雄者，雌者黄色，雄者青色） 大黄（锉，炒） 青橘皮（汤浸去白，焙） 白牵牛（炒，各二两） 巴豆（四十九粒）

上六味，以童子小便，浸青橘皮软，裹巴豆，以线系定，入小便内，再浸七日，取出麸炒黄，去巴豆，只使青橘皮，并余药粗捣筛。每服二钱匕，水一盏，煎三五沸，去滓，临卧温服。

3. 木香煎丸(《圣济总录·卷第七十三·结瘕》)

治结瘕积聚,血结刺痛。

木香　巴豆(去皮心膜,不出油,细研)　大黄(锉,炒)　京三棱(生,锉)　筒子干漆(碎,炒烟出)　青橘皮(汤浸去白,焙)　蓬莪术(炮,锉)　附子(炮裂,去皮脐)　桂(去粗皮)　干姜(炮裂,各一分)　墨(一指大,研)　硇砂(半两,好醋一盏化一宿,去砂石)

上一十二味,各捣研为细末。先将大黄、京三棱、巴豆等三味,同于银石器内,用醋一升,煎一二沸;次入硇砂,同熬成膏;次入诸药末和匀,再入臼杵千下,丸如绿豆大。每服五丸,伤冷食、冷酒、冷水不消,结聚成气块痛者,干姜汤或橘皮汤下;冷面粘食不消者,煮面汤下;牛羊、鳖肉等不消,各以本肉煎淡汁下;宿酒不消,温酒下;妇人诸血气,当归酒下。妊娠不可服。欲宜转者,茶下七丸,小儿三丸。

十八、治痃癖积聚方

1. 太阳流珠丹(《太平圣惠方·卷第九十五·丹药序》)

治一切夙冷风气,癥癖结块,女人血气,赤白带下,肠风下血,多年气痢痃癖,常吐清水,及反胃吐逆,神效。

硫黄(一斤)　马牙硝(四两)　盐花(四两,炒令转色)　硼砂(二两,伏火者)

上件药,同研如面,入瓷瓶内按实,上更以炒盐盖之,出阴气,如法固济,将入一鼎中,鼎下,先熔铅半斤,礶药瓶子,以铁索括定,又销铅,注入鼎,令浸瓶子固济了;入灰炉中,以火养铅,常似热为候;如此一百日满,出鼎,别以小火养三日日满,大火断令似赤即止,放冷取出,如琥珀,以寒泉出火毒。细研为末,以枣瓤和丸如绿豆大。每日空心,以茶下三丸。

2. 八灵丸(《圣济总录·卷第七十二·食癥》)

治食癥气块、痃癖等疾。

京三棱(煨,锉)　石三棱(煨,锉)　鸡爪三棱(煨,锉)　木香　槟榔(锉,各一两)　肉豆蔻(去壳,半两)　巴豆(去皮心膜,煎黄出油尽)　硇砂(研,各一分)

上八味,捣罗六味为末,入巴豆霜、硇砂末拌匀,醋煮面糊,和丸如小豆大。每服五七丸,丈夫生姜汤下,妇人醋汤下,痃癖气煎木香汤下。

3. 二香三棱丸(《圣济总录·卷第七十三·痃气》)

治痃癖结块,面黄肌瘦,心腹引痛,不欲饮食,宿滞冷痰。

丁香　木香(各一两)　京三棱(煨,锉)　鸡爪三棱　石三棱(各三分)　硇砂(研)　牵牛子(炒)　大黄(炮)　蓬莪术(炮,各半两)　槟榔(锉,一两)　巴豆(五十个,去皮心,出油,七分细研)　乌梅肉(焙干,二两)

上一十二味,捣研为末,再研匀,酒者面糊和丸如绿豆大。每服五丸至七丸,陈橘皮汤下。

4. 三棱丸(《圣济总录·卷第七十三·痃气》)

治五积痃癖气块。

鸡爪三棱　石三棱　京三棱(煨)　木香　青橘皮(汤浸去白,焙,各半两)　槟榔(锉)　肉豆蔻(去壳,各二枚)　硇砂(研,三分)

上八味,捣罗为末,用生姜汁面糊和丸如绿豆大。每服十五丸,空心临卧生姜汤下。

5. 大通散(《圣济总录·卷第七十三·痃气》)

治痃癖积聚,腹胀气逆,烦满呕逆。

沉香(锉)　木香　白术　陈橘皮(汤浸去白,焙)　桑根白皮(锉)　木通(锉,各一分)　胡椒(一钱一字)　黑牵牛(三两,半生半炒,捣取粉一两半,余者不用)

上八味,除牵牛外,别捣罗为细散。每服一钱匕,入牵牛末一钱匕,五更初以沸汤点,腊茶调热服,却卧不住以热茶及热粥投饮取利为效。少壮多用牵牛,少用药末;老弱多用药末,少用牵牛。

6. 木香散(《圣济总录·卷第七十三·痃气》)

治痃癖积气,不能饮食,及五膈气,妇人血气。

木香(一分)　蓬莪术(炮,锉,六两)　京三棱(炮,锉)　益智(去皮,各二两)　陈橘皮(去白,焙,四两)　甘草(炙,锉,三两)

上六味,捣罗为散。每服二钱匕,入盐点不计时候。

7. 京三棱丸(《圣济总录·卷第七十三·

痃气》）

治丈夫妇人痃癖气，一切积滞。

京三棱（椎碎） 芫花（各三两，二味醋浸五七日，炒黄） 蓬莪术（锉，炒） 桂（去粗皮，各一两） 巴豆（三十个，用硫黄一皂子大，研细，醋两盏煎令醋尽为度，只用巴豆）

上八味，捣研令匀，每用药末二两，熔黄蜡一两，蜜少许同和丸如梧桐子大，丹砂为衣。生姜木瓜汤下二丸至三丸，甘草生姜汤下亦得，看虚实临时用。

8. 消积丸（《圣济总录·卷第七十三·痃气》）

治痃癖气块，冷物所伤。

代赭（火烧醋淬三七遍，研） 青礞石（研末，各一两） 桂（去粗皮） 白茯苓（去黑皮） 青橘皮（汤浸去白，焙） 巴豆（去皮出油，各半两） 京三棱（炮） 楝实（各一分） 硇砂（三分，取霜）

上九味研，杵为末，拌令匀，酒煮面糊和丸梧桐子大。每服一丸至二丸，木香汤下。量虚实加减。

9. 槟榔煎丸（《圣济总录·卷第七十三·痃气》）

治痃癖气，及两胁积聚，并妇人血刺疼痛。

槟榔（三两，锉，捣为末，酒一升熬成膏） 京三棱（为末，醋半升熬成膏） 硫黄 巴豆（各一两，去皮，以绢袋子盛，用水五升与硫黄同煮及一升，将硫黄与巴豆同研） 木香 白豆蔻（去皮，肉豆蔻去壳） 桂（去粗皮） 陈橘皮（汤浸去白，焙） 青橘皮（汤浸去白，焙） 高良姜 荜茇 诃黎勒皮 白术（各一两） 胡椒（一分） 当归（切，焙） 干漆（炒烟出，各半两） 草豆蔻（去皮，一两）

上一十九味，捣罗为末，与前三味膏同搜，丸如绿豆大。每服生姜汤下三五丸，食后服。

10. 鳖甲丸（《圣济总录·卷第七十三·痃气》）

治痃癖气块。

鳖甲（醋炙，去裙襕，秤二两） 干姜（炮） 大黄（锉，炒） 硇砂（去砂石，各一两半） 附子（炮裂，去皮脐） 槟榔（锉，去粗皮） 干漆（炒出烟） 京三棱（煨） 木香 诃黎勒皮 水银（与诸药末同研，各一两） 墨（烧，半两）

上一十三味，捣研为末，用曲末三两，浓醋二升，同煎成膏，和上件药，丸如梧桐子大。每服七丸，加至十丸，不拘时候，日三，丈夫温酒下，妇人醋汤下，不嚼破。取下血块，如鸡肝是效。

11. 京三棱汤（《圣济总录·卷第七十三·痃癖不能食》）

治痃癖冷气，积滞不消，胸膈痞闷，不思饮食。

京三棱（炮，锉） 木香 甘草（炙，锉） 蓬莪术（炮，锉，各一两） 藿香叶（一两半） 乌药（锉） 蘹香子（炒，各半两） 赤茯苓（去黑皮，三分）

上八味，粗捣筛。每服三钱匕，以水一盏煎至七分，去滓，食前温服。

12. 鳖甲散（《圣济总录·卷第七十三·痃癖不能食》）

治腹内痃癖积聚，心胸刺痛，面无颜色。

鳖甲（去裙襕，醋炙） 附子（炮裂，去皮脐） 木香 白术 京三棱（煨，锉） 槟榔（半生半熟，锉，各三分） 大黄（微炒） 桂（去粗皮） 高良姜（炒） 芎䓖（各半两）

上一十味，捣罗为散。每服二钱匕抄，生姜汤或炒生姜酒调下。

13. 荜茇丸（《圣济总录·卷第八十八·虚劳不思食》）

治虚劳脾胃宿冷，不思饮食，四肢怠惰，心腹胀满，脐下结痛，及痃癖气块等病。

荜茇（炒） 诃黎勒（煨，去核） 干姜（炮，裂） 人参（各一两） 桂（去粗皮） 白茯苓（去黑皮） 胡椒（各半两）

上七味，捣罗为末，炼蜜和丸梧桐子大。每服二十丸，米饮下，空心食前服。

14. 桂参丸（《鸡峰普济方·卷第五·积聚》）

疗痃癖积冷，发如锥刀所刺，鬼疰往来者。

乌头（八钱） 人参 桂 附子 干姜 赤石脂（各八分） 朱砂（三分）

上为细末，炼蜜和丸如梧桐子大。以暖酒服七丸，加至十丸。忌生冷醋滑，猪、鱼、鸡、蒜、小豆、油腻、牛马肉、生血、葱物等。

15. 五积散（《太平惠民和剂局方·卷之二·治伤寒》）

调中顺气，除风冷，化痰饮。治脾胃宿冷，腹胁胀痛，胸膈停痰，呕逆恶心；或外感风寒，内伤生冷，心腹痞闷，头目昏痛，肩背拘急，肢体怠惰，寒热往来，饮食不进；及妇人血气不调，心腹撮痛，经候不调，或闭不通，并宜服之。

白芷　川芎　甘草(炙)　茯苓(去皮)　当归(去芦)　肉桂(去粗皮)　芍药　半夏(汤洗七次，各三两)　陈皮(去白)　枳壳(去瓤，炒)　麻黄(去根、节，各六两)　苍术(米泔浸，去皮，二十四两)　干姜(爁，四两)　桔梗(去芦头，十二两)　厚朴(去粗皮，四两)

上除肉桂、枳壳二味别为粗末外，一十三味同为粗末，慢火炒令色转，摊冷，次入桂、枳壳末令匀。每服三钱，水一盏半，入生姜三片，煎至一中盏，去滓，稍热服。如冷气奔冲，心、胁、脐、腹胀满刺痛，反胃呕吐，泄利清谷，及痃癖癥瘕，膀胱小肠气痛，即入煨生姜三片、盐少许同煎。

16. 膈气散(《太平惠民和剂局方·卷之三·治一切气》)

治五种膈气，三焦痞寒，胸膈满闷，背膂引疼，心腹膨胀，胁肋刺痛，食饮不下，噎塞不通，呕吐痰逆，口苦吞酸，羸瘦少力，短气烦闷。常服顺气宽中，消痃癖积聚，散惊忧恚气。

肉豆蔻仁　木香　干姜　厚朴(去粗皮，生姜汁制，炒)　青皮(去白)　甘草(爁，各五两)　三棱(炮)　益智仁　莪术(炮)　肉桂(去粗皮)　陈皮(去瓤)　槟榔　枳壳(去瓤麸炒，各十两)

上为细末。每服二钱，水一盏，入生姜二片，枣半个，同煎七分，和滓热服；如不及煎，入盐少许，沸汤点服亦得，不拘时候。

17. 撞气阿魏丸(《太平惠民和剂局方·卷之三·绍兴续添方》)

治五种噎疾，九般心痛，痃癖气块，冷气攻刺，及脾胃停寒，胸满膨胀，腹痛肠鸣，呕吐酸水，丈夫小肠气，妇人血气、血刺等疾。

茴香(炒)　青皮(去白)　甘草(炒)　蓬莪术(炮)　川芎　陈皮(去白，各一两)　白芷(半两)　丁香皮(炮，一两)　缩砂仁　肉桂(去皮，各半两)　生姜(四两，切作片子，用盐半两腌一宿，炒黑色)　胡椒　阿魏(醋浸一宿，以面同为糊，各二钱半)

上捣为末，用阿魏糊和丸如鸡头大，每药丸一斤，用朱砂七钱为衣。丈夫气痛，炒姜盐汤下一粒至二粒。妇人血气，醋汤下。常服一粒，烂嚼，茶、酒任下。

18. 木香万安丸(《黄帝素问宣明论方·卷四·热门·诸病总论》)

治一切风热怫郁，气血壅滞，头目昏眩，鼻塞耳鸣，筋脉拘卷，肢体焦痿，咽嗌不利，胸膈痞塞，腹胁痛闷，肠胃燥涩，淋秘不通，腰脚重痛，疝瘕急结，痃癖坚积，肠滞胃满，久不了绝，走注疼痛，暗俳痫病，湿病腹胀水肿。

木香　拣桂　甘遂(各一分)　牵牛(二两)　大戟(半两)　大黄　红皮　槟榔(各一两)　皂角(二两，要得肥好者，洗净，水三盏，煮三二沸，取出，槌碎，揉取汁，再熬成稠膏，下蜜，熬二沸，便取出)　半夏　蜜(各一两)

上膏，丸小豆大。每服十丸至十五丸，生姜汤下。小儿丸如麻子大。水肿、痫病、诸积，快利为度。

19. 十枣汤(《黄帝素问宣明论方·卷六·伤寒门》)

治太阳中风，下利呕逆短气，不恶寒，漐漐汗出，发作有时，头痛，心下痞硬，引胁下痛；兼下水肿腹胀，并酒食积，肠垢积滞，痃癖坚积，蓄热暴痛，疟气久不已；或表之正气与邪热并甚于里，热极似阴，反寒战；表气入里，阳厥极深，脉微而绝；并风热燥甚，结于下焦，大小便不通，实热腰痛；及小儿热结，乳癖，积热作发，惊风潮搐，斑疹热毒，不能了绝者。

大戟　芫花(慢火炒变色。仲景乡俗异语，云炒作熬。下凡言熬者，皆干炒也)　甘遂(各等分)

上为末。水一大盏，枣十枚(切开)，煮取汁半盏，调半钱匕。实人，每一钱。

20. 妙应丸(《严氏济生方·癥瘕积聚门·积聚论治》)

治老人、虚人，一切虚寒，痃癖积块，攻胀疼痛。

黑附子(二枚，各重七钱，去皮脐，剜作罐子)　硇砂(三钱，用水一盏，化在盏中，火上熬干，秤)　木香(不见火，七钱半)　破故纸(微炒)　毕茇(各一两)

上将飞过硇砂末，分入附子瓮内，却用剜出附子末盖口，用和成白面裹药半指厚，慢炭火内煨令黄色，去面，同木香等为细末，却将原裹附子熟黄面为末，醋调煮糊为丸如绿豆大。每服十五丸至二十丸，食后，生姜汤送下。

21. 助气丸（一名**助膈丸**，《普济方》）（《御药院方·卷三·治一切气门上》）

治诸膈气，三焦痞塞，升降阴阳，蠲去寒湿，胸膈满闷，背膂引痛，心腹膨胀，诸虚动气久而不散，蕴结成积，痃癖气块，饮食不下，呕吐痰逆，噫气吞酸，气短烦闷，并皆治之。常服去停饮，和脾胃，进饮食，宽中顺气，消积滞。

京三棱（炮） 蓬莪术（炮，各二斤） 白术 青皮（去白） 陈皮（去白，各十五两） 槟榔 枳壳（去穰麸炒） 木香（各十两）

上件八味同为末，水煮面糊为丸如梧桐子大。每服五十丸，温熟水下，不拘时候。

22. 感应丸（《御药院方·卷三·治一切气门上》）

治久积滞气，胸膈痞闷，噫气吞酸，呕逆恶心，胁肋胀满，心腹痞痛，水谷不消，便利脓血，痃癖气块，发作有时，内伤脾胃，停饮不散，饮食无味，并皆治之。

木香（去芦头） 拣丁香（各一两半） 肉豆蔻（二十） 干姜（一两，炮制） 巴豆（七十个，去皮膜心，研细，出尽油如粉） 百草霜（细研，二两） 杏仁（拣肥者，去双仁，一百四十个，去尖，汤洗一宿，去皮，研极烂如膏）

上七味除巴豆粉、百草霜、杏仁三味外，四味捣为末，与前三味同拌研令细，用好蜡匮和，先将蜡六两溶化作汁，以一重绵滤去滓，更以好酒一升于银石器内煮蜡，溶滚数沸倾出，候冷，其蜡自浮于上，取蜡称用。凡春夏修合，用清油一两，于铫内熬令沫散香熟，次下酒煮蜡四两，同化作汁，就锅内乘熟拌和，如前项药末。秋冬合，清油一两，同煎煮熬作汁，和匮药末以剂，分作小锭子，以油单子裹之。每服旋丸如绿豆大五七丸，食后温水下。量脏腑虚实加减服之，每两作五锭。

23. 木沉煎丸（《御药院方·卷四·治一切气门下》）

治一切阴冷气攻疰四肢，百脉刺痛，及留饮痃癖积聚，心腹坚胀疠痛。

木香（二两） 沉香 陈皮（用汤浸去白，焙干秤） 当归（洗，焙干） 槟榔（各一两） 肉桂（去粗皮） 胡椒（各半两） 芫花（二两半，捣末，以醋五升，慢火熬为膏）

上件为细末，以芫花膏和丸如梧桐子大。每服七丸至十丸，食后临卧温酒送下。

24. 顺气枳壳丸（《御药院方·卷四·治一切气门下》）

宣通一切凝滞，消化宿食，清利头目，消磨积蕴痃癖等疾；形身瘦弱，不禁宣泻，并宜服之。

枳壳（麸炒去白，三两） 益智仁 玄胡 雷丸 白豆蔻仁 木香 当归（去芦头，锉，炒） 白术 半夏（汤洗七次，切，焙干，以上各二两） 缩砂仁（四两） 青皮（用汤浸去白，一两） 牵牛（二十两，微炒，取头末，十两） 京三棱（四两，煨熟，锉碎） 蓬莪术（四两，煨熟，锉碎）

上件为细末，用生姜半斤自然汁，同水打面糊为丸如梧桐子大。每服三十丸至四十丸，诸饮皆下，不拘时候。如觉内伤，每服可用七八十丸至一百丸，有益无损。男子、妇人、老幼皆得服之，有孕妇人不可服。久服令人肥壮，美进饮食。并治腿脚沉重，不任攻击者，服一月之后，觉身轻为验。

25. 藿香和中丸（《御药院方·卷四·治一切气门下》）

治痰食不消，胸膈痞闷，头目昏痛，呕吐酸水；或心腹满痛，怠惰嗜卧，痃癖气块。

藿香叶（一两） 丁香（半两） 人参（一两半） 白术（二两） 白茯苓（去皮） 半夏（生姜制作曲，秤各二两） 陈皮（一两，不去白） 巴豆（去皮，秤二钱半，与陈皮同炒，令巴豆黑色，拣去巴豆不用，只用陈皮）

上件为细末，面糊为丸如绿豆大。每服三四十丸，食后生姜汤下。

26. 治瘴木香丸（《苏沈良方·卷第三》）

心腹胀满，一切风劳冷气，脐下刺痛，口吐清水白沫，醋心；痃癖气块，男子肾脏风毒，攻刺四体，及阳毒脚气；目昏头痛，心间呕逆，及两胁坚满不消。

鸡心槟榔 陈橘皮（去白，各二两） 青木香 人参 厚朴 官桂（去无味者） 大附子 羌活 京三棱 独活 干姜（炮） 甘草（炙） 芎䓖 川大黄（切，微炒） 芍药（各五钱） 牵牛子（一斤，淘去浮者，揩拭干，热捣取末四两余，滓不用） 肉豆蔻（六枚，去壳，止泻方用）

上十五味为末，瓷器盛之，密封。临服，用牵牛末二两、药末一两，同研令匀，蜜丸如桐子大。

卧时橘皮汤下三十丸，以利为度，此后每夜二十丸。女人血痢，下血，刺痛，积年血块；胃口逆，手足心烦热，不思饮食，姜汤下三十丸，取利，每夜更服二十丸。

27. 鸡爪三棱丸（《卫生宝鉴·卷十四·腹中积聚》）

治五脏痃癖气块，年深者一月取效。

木香　石三棱　京三棱　青皮　陈皮（去白）　鸡爪三棱（各五钱）　槟榔　肉豆蔻（各一两）　硇砂（三钱）

上九味为末，姜汁打糊丸如桐子大。每服二十丸，姜汤下，空心临卧各一服。忌一切生冷硬黏物。

28. 丁香散（《普济方·卷一百七十四·积聚门·痃癖》引《宣明论》）

治痃癖气，胁下痞满，息而不消，积而不散，元气在胃而妨食者。

好丁香（二十五枚）　白丁香（七十枚）　密陀僧　舶上硫黄　黄鹰调（各半两）

上为细末。每服一字，皂子煎汤，调下不计时候。治肚内生硬物，肌肤黑瘦如柴，呕吐积滞，日三服，食后。

29. 大黄散（《普济方·卷一百七十四·积聚门·痃癖》引《圣惠方》）

治痃癖气，连心肋，相引痛坚硬。

川大黄（一两，锉，微炒）　当归（一两，锉，微炒）　白术（一两）　枳壳（一两，麸炒微黄去瓤）　柴胡（一两半，去苗）　鳖甲（一两，涂醋炙令黄，去裙襕）

上件药，捣筛为散。每服三钱，以水一中盏，入生姜半分，煎至五分，去滓，不计时候温服。

30. 木香通气丸（《普济方·卷一百七十四·积聚门·痃癖》引《直格方》）

治内热结成痃癖坚积，酒食所伤，一切肠垢积聚，疼痛胀闷，作发有时，胀满心腹暴痛，邪气上逆，升而不降，并宜服之。

木香　京三棱　玄胡索　当归　黄芩　桔梗　连翘（各一两）　大黄（二两半）　桂（半两）　牵牛（四两）　甘草（三两）　大栀子（半两）　黄柏（二两）

上同为细末，炼蜜为丸如豌豆大。每服三十至五十丸，温水下，不拘时候，通利为度。

31. 牛黄神金丹（《普济方·卷一百七十四·积聚门·痃癖》）

治一切坚积，痃癖气块，腹胁满硬疼痛，及小儿惊疳积块，气喘痰涎，呕吐泄泻，寒热疟疾。

轻粉　粉霜　硇砂　雄黄　朱砂　巴豆（去皮，末）　信（各一钱）　黄丹　黄蜡（各三钱）

上各研为末，次研巴豆烂如油，却熔蜡软搜和作剂，旋丸如小豆大。每服一丸，新水送下；小儿粟米大，量虚实用。

32. 乌头丸（《普济方·卷一百七十四·积聚门·痃癖》引《圣惠方》）

疗痃癖积冷，发如锥刀所刺，鬼疰往来者。

乌头（炮）　人参（去芦头）　桂心　附子（炮）　干姜　赤石脂（各八分）　朱砂（研，三分）

上捣筛，蜜和为丸如梧桐子大。以暖酒服七丸，稍稍加至十丸。忌生冷、醋、滑、猪、鱼、鸡蒜、小豆、油腻、牛、马肉、生血物、生葱等物。

33. 朱砂三棱丸（《普济方·卷一百七十四·积聚门·痃癖》）

主痃癖，气块留滞，一切内伤。

石三棱（酒浸）　荆三棱（酒浸）　鸡爪三棱（酒浸）　蓬术（醋浸）　枳壳（去瓤麸炒）　川楝子（去皮子）　茴香（微炒）　青皮（去白）　当归（去芦，各半两）　槟榔（七钱半）　丁香（二钱）　木香（三钱）　巴豆（去壳麸炒，至深黄色为度，一十八粒巴豆斟酌量用，或只用巴豆，三棱、枳壳、蓬术三味亦得炒至黄色，去巴豆）　肉豆蔻（七钱半）　朱砂（五钱，水飞一半，入药一半为衣）

上为细末，除朱砂外，生姜研汁打糊，用面成剂，为丸如小豆大。每服十五丸，姜汤下，温水亦得。

34. 硇砂丸（《普济方·卷一百七十四·积聚门·痃癖》引《圣惠方》）

治痃癖冷癥块，及疗丈夫腰脚，补暖水藏，善治妇人气血，暖子宫，杀三虫伏火。

上先取腊月细桑条子，不限多少，烧作灰，略以水淋却苦汁后，将冷灰干收之。每一两硇砂用灰三两，先研硇砂，以水化消拌灰令干湿得所；取一固济了瓷瓶子，底下先铺干灰半寸以来，次下硇砂灰填实，口头更着干灰覆盖。后用文武火烧，后武火锻令通赤。候冷取出，重研，于竹筲箕内，铺纸三重后，安灰以水淋之；候药透过纸，待硇砂味断即休淋水，别取小瓷钵子一两个，盛药汁，于热灰火内养之；常令鱼眼沸，直至汁尽；候干别入固济了瓶子内，便以大火煅一食久；待冷取出，细研用粟米饭和丸如绿豆大。每日空心，以暖酒下五丸。

35. 鳖甲丸（《普济方·卷一百七十四·积聚门·痃癖》引《圣惠方》）

治痃癖气块不消，令人羸瘦，面色萎黄，四肢少力，不欲饮食。

鳖甲（三两，涂醋炙令黄，去裙襕） 京三棱（三分，微煨，锉） 川大黄（三两，锉，微炒） 陈橘皮（三两，汤浸去白瓤，焙）

上件药捣罗为末，于银锅中入米醋三升，以慢火熬成膏，候可丸即丸如梧桐子大。每于食前，以粥饮下三十丸。

36. 黄芪丸（《普济方·卷一百七十五·积聚门·痃癖不能食》）

疗风虚盗汗，不能食，腹内有痃癖气满。

黄芪 鳖甲（炙，各五分） 白术 茯苓 槟榔子 人参（各六分） 白蔹 桂心 橘皮（各三分） 牡蛎（熬） 干姜 枳实（炙） 当归 前胡 附子（炮，各四分）

上捣筛，蜜和为丸如梧桐子大。每服十五丸，酒下，日再服，加至二十丸。忌桃、李、雀肉、醋物、猪肉、冷水、生葱、苋菜等。

37. 半夏汤（一名**半夏散**）（《普济方·卷一百七十五·积聚门·痃癖不能食》引《圣惠方》）

主腹内左胁痃癖，硬急气满，不能食，胸背痛者。

半夏（洗） 前胡 鳖甲〔各一（三）两〕 人参 桔梗 吴茱萸 枳壳（各二两） 生姜（四两） 槟榔子（打破，十四枚）

上切，以水九升煮取二升七合，去滓，分温三服。如人行八九里久，服一服。忌猪羊肉饧、苋菜。一方用枳实，无枳壳。

38. 桔梗丸（《普济方·卷一百七十五·积聚门·痃癖不能食》）

疗冷痃癖，气发，急引膀胱痛，气满不能食。

桔梗 枳实（炙） 鳖甲（炙） 人参 当归 白术（各四分） 桂心 吴茱萸（各三分） 干姜（四分） 甘草（炙，五分） 大麦蘖（熬，六分）

上捣筛，蜜和丸如梧桐子大。每服十丸，酒下日再服，稍加至二十丸。忌葱、蒜、猪肉、苋菜、海藻、菘菜、桃、李、雀肉等。

39. 桃仁丸（《普济方·卷一百七十五·积聚门·痃癖不能食》）

主痃癖气，漫心胀满，不下食，发即更胀，连乳下满，头面闭闷，咳气急者。

桃仁（八分，去尖皮熬） 鳖甲（炙，六分） 枳实（炙） 白术（各六分） 桔梗 吴茱萸 槟榔 防葵 干姜（各五分） 乌头（炮，三分） 芍药（四分半） 紫菀 细辛 人参 橘皮 甘草（炙，各四分） 皂荚（去皮子，三分）

上捣筛，蜜和丸如梧子大。每服十丸，加至二十丸。忌海藻、菘菜、猪肉、冷水、生菜、桃李、雀肉等。

40. 豆蔻木香丸（《普济方·卷一百八十一·诸气门·一切气》引《御药院方》）

宣通一切滞气，宿食痰饮，清利头目，消磨积蕴痃癖等疾，形体瘦弱，不禁宣泻，并宜服之，并治腿脚沉肿，不任攻击者。

白豆蔻仁 木香 胡椒（各半两） 益智 荆三棱（炮赤，捶碎） 蓬莪术（炮赤，捶碎） 雷丸 玄胡（去白） 青皮（去白） 白术 半夏（汤浸七次，生姜汁制） 陈皮（去白，一两） 缩砂仁 当归（去芦各，七钱半） 商枳壳（一两半，面炒去瓤） 牵牛（八两，微炒取头二两四钱）

上为细末，生姜汁面糊为丸如梧子大。每服三十丸，食后生姜汤下。诸痰饮皆下，如觉内伤，可七八十丸。有益无损，令人肥壮，老幼男女，皆得服之。一月以后，但觉身轻为验。

41. 硇魏丸（《普济方·卷一百八十二·诸气门·一切气》）

治脾元气弱，久积阴冷，心腹胁肋胀满刺痛，面色青黄，肌体瘦弱，怠惰嗜卧，食少多伤，噫气吞酸，哕逆恶心，腹中虚鸣，大便泄利，胸膈痞塞，饮食不下，呕噎霍乱，体冷转筋，及五膈五噎，痃癖积聚，翻胃吐食，久病久痢。

硇砂（水净去石，炒，三两） 胡芦巴（一两半） 木香 沉香（各半两） 陈皮 干姜 当归 厚朴 川芎 茴香 胡椒 砂仁 甘草 大附（炮，各四两） 白术 青盐 五味（一两半） 阿魏（半两，醋化） 好酒（五升） 好醋（五升）

好蜜（十两） 细面（二斤） 丁香

上为末，用银石锅，纳入酒、醋、蜜，先下丁、魏、盐三味，并面同煎稠黏，便下药末半斤以来，更煎如稀糊，渐渐入药末，煎至得所，熄火取出；更入干药末，搜和成剂，捣杵为丸如梧桐子大。每服十五丸至二十丸，嚼破，姜酒汤下，空心。忌羊血、豉汁。

42. 磨积拓气丸（《普济方·卷一百八十二·诸气门·一切气》引《德生堂方》）

治中焦气滞，胸膈痞闷，饮食迟化，呕恶气不升降，痃癖瘕癥，腹内膨胀疼痛，妇人血气之症，皆治之。

沉香 香附子 广术 半夏 麦蘖 雷丸 川椒 荆三棱 神曲 枳壳（各半两） 木香（三两） 萝卜子（四两，炒，另研） 陈米（一升，巴豆七钱半去壳末一处炒，以米黄色黑色为度，去巴豆不用，止以陈米与前药一处用之）

上末，以萝卜五七个，熬水和药，丸如桐子大。每服二十五丸，加至三十丸，用温白米汤送下，食前服。

43. 大枣散（《普济方·卷一百九十四·水病门·水肿咳逆上气》引《圣济总录》）

专治遍身浮肿，肺胀上气不得卧，大小便涩。先服大枣散，后服海蛤丸。后三年不得食肉、入房，不尔病必重发。治阳中风，下利，呕逆，短气，不恶寒，热汗出，发作有时，头痛，心痞硬引胁下痛，兼下水肿，腹肋胀，并酒食积，肠垢积滞，痃癖肾积，蓄热极痛，上气久不已，并风热燥甚，结于下焦，大小便不通，实热腰痛。

芫花（炒，一分） 甘遂（炙，半分） 大戟（去皮，一分）

上捣罗为散。每服一钱匕，以大枣十枚，水一盏半，煮枣三二十沸，去枣，调药空心顿服，当利勿止。三服后，服海蛤丸。人实更加服，随虚实加减。

44. 陈漆丸（《普济方·卷二百三十六·劳瘵门·骨蒸痃癖》）

治传尸飞尸疰气，块积气逆上喘，水病脚气，鬼疰虫毒，宿食不消，腹中如覆杯，或九虫，妇人带下赤白，皮肤恶疮，腹大羸瘦，黄疸诸疾，延年养性，黑须发。

陈漆（二升，次绵绞去滓） 大黄（六两，为末） 薏苡仁（五两，为末） 无灰酒（五升） 蔓荆子（三升，为末）

上以清酒，先和蔓荆子末煎，不住手搅，至半日许，滤滓，后用银石器盛；重汤煮之，以竹篦子不住手搅，一伏时候；下陈漆大黄薏苡仁等末，更煮一伏时；候药可丸，丸如梧桐子大，置于不津器中，密封。遇有患者，经宿勿食，明日清旦，空心温酒下十丸；年高或冷疾者，加至十五丸。服之百日后，须发如漆，积年疮痕皆灭，初服四五日，至七日内泻出宿食，或鱼黏脓血瘀物，勿疑。

45. 七圣散（《普济方·卷二百三十六·劳瘵门·骨蒸痃癖》）

治骨蒸积癖，鬼气疰忤，及男女虚损，手足烦疼，背膊酸重，至夜更甚，四肢消瘦，颜色痿黄，两膝疼冷，腹中雷鸣，时多泄利，饮食无味，行步不能，凡五脏虚劳，悉皆治之。

黄雌鸡（一只，料如食法，净去毛，勿入春水于腹下，中间一小窍，去肠肚令极净，并心肝用之） 蜀椒（去目并合口者，一分） 生地黄（一升，洗，肥者） 生姜（去皮，一两） 黄芪（锉） 人参 陈橘皮（汤浸去皮，焙，各一两）

上除鸡外，各锉如麻豆大，和匀，入在鸡腹内，却缝合；以银石器盛，新布罩，坐于甑中，蒸甑一边用碗盛米，并水半碗，同盖覆，勿令透气；候碗内米并鸡烂熟为度，取出药，别焙干捣罗为散。每服一钱，米饮调下，日三服。其鸡劈碎掺少盐令患人恣意食之，饱即止，良久厚衣被覆，取汗，汗多即以牡蛎烧捣为粉敷之，勿冒风寒。

46. 大腹汤（《普济方·卷二百三十六·劳瘵门·骨蒸痃癖》）

治骨蒸，腹中积癖，胁下妨痛，渐加羸瘦。

大腹（四枚） 芍药 赤茯苓（去黑皮） 桔梗（锉，炒，各一两半） 木香 诃黎勒皮（各一两） 桃仁（汤浸去皮尖、双仁，另研，一两半）

上粗捣筛。每服五钱，水一盏半煎至一盏，去滓，分温二服，空腹各一。

47. 松脂丸（《普济方·卷二百三十六·劳瘵门·骨蒸痃癖》）

治传尸骨蒸，积癖冷气，及腰脚衰弱，身体风痒，诸疮癞疾，恶疮疥癣等，此药服之，断绝根源。

松脂（二十斤，以桑柴灰汁炼去苦汁，倾水入水盆中凝取之） 白茯苓（去黑皮，一斤） 白术

续断(各半斤) 白蜜 牛酥 麦门冬(去心,焙) 生干地黄(焙,各二两)

上捣罗,五味为细末;先以炼蜜烊去滓,次下牛酥,次下松脂;候烊干,即下药末,以竹枝搅,勿住手,可丸即丸如梧桐子大。以温酒或米饮下二十丸,日二服,渐加至五十丸。

48. 黑神散(《普济方·卷二百四十七·疝门·诸疝》引《圣德堂方》)

治男子妇人,膀胱痃癖,七疝下气,五隔气疾,产后诸血,漏下赤白,腹中有块,大如杯棬,血瘕癥癖,七疝发时,痛不可忍者,用之效。

干漆(六两,半生用,一半重汤煮半日) 神曲(炒) 小茴香(炒,各半两) 木香 椒红(去白) 丁香(各半两) 槟榔(四个大者,以上除椒余药,一半生用,一半同炒)

上为细末,水糊为丸如弹子大。别研茴香末十二两,铺阴地阴干;候外干,取茴香同丸药,收入甑内盛,极干去茴香。凡肾气、膀胱痃癖、七疝、下坠、五隔、血崩、产后诸血,漏下赤白者,用药一丸,分作四服,细嚼酒下;死胎者,用一丸,烧绵子灰酒调下;难产者,用冬葵子四十九粒杵碎,煎酒下。

49. 万病紫菀丸(《古今医统大全·卷之三十三积聚门·药方·吐剂》)

治脐肠久患痃癖如碗大,及诸黄病,每气起时上冲心,绕脐绞痛,一切虫咬,十种水病蛊病,反胃吐食,呕逆恶心,饮食不消,天行时病,妇人多年月露不通,或腹如怀妊多血,天阴即发;又治十二种风顽痹,不知年岁,昼夜不安,梦与鬼交,头白多屑,或哭或笑,如鬼魅所著,肠痈肠痛,服之皆效。

紫菀(去苗、土) 防风 菖蒲 柴胡 厚朴(姜制,各一两) 吴茱萸(汤泡七次,焙干) 茯苓(各八钱) 人参(七钱) 皂角(炙,去皮弦) 桂枝 桔梗 黄连(各八钱) 川椒(去子,微炒出汗) 干姜(炮) 川乌(去皮) 巴豆(去油炒,各三钱) 羌活 独活(各七钱)

上为细末,入巴豆和匀,炼蜜丸梧桐子大。每服三丸,渐加至五七丸,姜汤送下,食后临卧服。初有妊者勿服。

50. 木香通气丸(《古今医统大全·卷之三十三积聚门·药方·吐剂》引《圣惠》)

治痃癖气滞,心腹痞满,呕吐咳嗽,顺气清痰。

人参 木香(各两半) 玄胡索(一两) 黑牵牛 陈皮(六两) 槲槟(一两) 丁香(五钱) 三棱(炮) 莪术(炮,各三两) 半夏(制) 茴香(炒) 木通 神曲 麦芽(各二两) 青皮(三两)

上为末,滴水丸绿豆大。每服四十丸,食后生姜汤下,日二服。

51. 胆矾丸(《证治准绳·类方第五册·黄疸》引《本事》)

治男妇食劳食气,面黄虚肿,痃癖气块。

胆矾(无石者,三钱) 黄蜡(二两) 青州大枣(五十枚)

上以砂锅或石器内用头醋三升,先下胆矾共枣子,慢火熬半日,取出枣子去核,次下蜡,再慢火熬一二时辰如膏,入好蜡茶二两,同和为丸桐子大。每服二十丸,茶清下,日三服,食后。如久年肠风痔疾,陈米饮下,日三服,一月见效。

52. 济阴丸(《证治汇补·卷之六·腹胁门·积聚》)

治经候不调,痃癖积块刺痛。

香附(一斤,醋浸炒) 莪术 当归(各四两,俱酒浸)

末之,醋糊丸。醋汤下。

53. 草豆蔻丸(《济世全书·坎集卷二·伤食》)

治饮酒无度,恣食寒冷之物,有痃癖积饮在胸腹间作痛,或胃脘当心而痛,上支两胁,咽膈不通,食饮不下。

草豆蔻(麸裹煨,一两) 白术(去芦,炒,一两) 枳实(麸炒,二两) 青皮(去穰,二钱) 陈皮(二钱) 半夏(姜炒,五钱) 黄芩(炒,五钱) 神曲(炒,五钱) 麦芽(炒,五钱) 干生姜(炒,二钱) 炒盐(五分)

上为细末,汤浸蒸饼为丸如绿豆大。每服一百丸,熟水下。如冬月,不可用黄芩。

十九、治妇人积聚方

1. 硼(硇)砂煎丸(《太平圣惠方·卷第七十·治妇人冷劳诸方》)

治妇人冷劳气,心腹积聚攻腹胁疼痛,四肢羸瘦,不欲饮食。

硼(硇)砂(二两,以醋一升,熬成膏) 鳖甲(一两,涂醋炙令黄,去裙襕) 桃仁(一两,汤浸去

皮尖、双仁，麸炒微黄） 木香（一两） 当归（一两，锉碎，微炒） 五灵脂（一两）

上件药，捣罗为末，用硼（硇）砂膏和捣百余杵，丸如梧桐子大。空心及晚食前，以暖酒下二十丸。

2. 麝香丸（《太平圣惠方·卷第七十一·治妇人积聚诸方》）

治妇人积聚气，心腹疼痛，面色萎黄，不能饮食。

麝香（半两，研入） 木香（三分） 当归（三分，锉，微炒） 附子（半两，炮裂，去皮脐） 香墨（三分） 防葵（半两） 硇砂（三分，不夹石者，细研） 朱砂（半两，细研） 巴豆（半两，去皮心，纸裹压去油，研入） 吴茱萸（半两，汤浸七遍，焙干微炒）

上件药，捣细罗为末，入研了药令匀，以醋煮面糊和丸如麻子大。每服空心，以橘皮汤下三丸，以利下恶滞物为度。

3. 干漆丸（《太平圣惠方·卷第七十一·治妇人积聚诸方》）

治妇人积聚，及恶血不散，多攻心腹疼痛，面无颜色，四肢不和。

干漆（一两，捣碎，炒令烟出） 穿山甲（一两，炙令微黄） 槟榔（三分） 乳香（半两） 京三棱（半两，微炮，锉） 桂心（三分） 川乌头（半两，炮裂，去皮脐） 硇砂（一两，不夹石者，细研） 阿魏（半两，面裹煨面熟为度） 朱砂（三分，细研，水飞过） 鳖甲（一两，涂醋炙令黄，去裙襕） 木香（半两） 巴豆（二十枚，去皮心研，纸裹压去油）

上件药，捣罗为末，炼蜜和丸如麻子大。每服，不计时候，以热生姜酒下五丸，当归酒下亦得。

4. 草粉丸子（《太平圣惠方·卷第七十一·治妇人积聚诸方》）

治妇人积聚气，久不散，心腹疼痛。

飞天白〔六分（两），雄雀粪是冬月者佳，炒令极热，为末〕 麝香（半分，细研） 巴豆（三分，去皮心，纸裹压去油）

上件药，都研令匀，以糯米饭和丸如梧桐子大。每服空心，以生姜汤下二丸。

5. 鬼箭散（《太平圣惠方·卷第七十一·治妇人积聚诸方》）

治妇人积聚气，心腹胀痛，经络滞涩，四肢疼闷，坐卧不安。

鬼箭羽（一两） 琥珀（一两） 牛李子（一两） 当归（一两，锉碎，微炒） 穿山甲（一两，涂醋炙令黄） 桂心（一两） 桃仁（一两，汤浸去皮尖、双仁，麸炒微黄） 川大黄（一两，锉碎，微炒）

上件药，捣细罗为散。每服二钱，以温酒调下，食前服。

6. 姜黄丸（《太平圣惠方·卷第七十一·治妇人积聚诸方》）

治妇人虚冷，血气积聚，心腹妨闷，月候久不通，少思饮食，四肢羸瘦。

姜黄（三分） 牡丹（半两） 赤芍药（半两） 桂心（三分） 芫花（一分，醋拌炒干） 当归（半两，锉，微炒） 鳖甲（一两，涂醋炙令黄，去裙襕） 琥珀（半两） 延胡索（半两） 鬼箭羽（半两） 木香（半两） 硇砂（半两） 凌霄花（半两） 京三棱（三分，微炮，锉） 水蛭〔一分，炙（炒）令微黄〕 虻虫（一分，炒令微黄，去翅足） 川大黄（一分，锉碎，微炒） 干漆（三分，捣碎，炒令烟出）

上件药，捣罗为末，炼蜜和捣三五百杵，丸如梧桐子大。食前，以温酒下七丸。

7. 硇砂丸

1）《太平圣惠方·卷第七十一·治妇人积聚诸方》

治妇人虚冷，血气积聚，疼痛。

硇砂（三分，细研） 百草霜（半两） 川乌头（半两，炮裂，去皮脐） 砒黄〔二（一）分〕 凌霄花（半两） 香墨（一分） 巴豆（一分，去皮心，研，纸裹压去油）

上件药，捣罗为末，入巴豆霜，同研令匀，用软饭和丸如绿豆大。每于食前，以温酒三丸下。

2）《济阴纲目·卷之四·虚劳门·治无热虚劳》

治妇人冷劳，心腹积聚，腹胁疼痛，四肢羸瘦，不食。

鳖甲（醋炙） 桃仁（去皮尖，麸炒） 木香 五灵脂（炒） 当归（各一两） 硇砂（二两，醋一升熬成膏）

上为细末，用硇砂膏为丸如桐子大。每服二十丸，空心温酒下。

8. 紫桂丸（《太平圣惠方·卷第七十一·治

妇人积聚诸方》）

治妇人心腹虚冷，积聚，宿食不消，冷气时攻，心腹胀满，绕脐疠痛。

桂心（一两） 吴茱萸（半两，汤浸七遍，焙干微炒） 菖蒲（半两） 猪牙皂荚（半两，去皮，涂酥炙黄，去子） 紫菀（半两，洗去苗、土） 干姜（半两，炮裂，锉） 川乌头（一两，炮裂，去皮脐） 当归（三分，锉，微炒） 川椒（半两，去目及闭口者，微炒出汗） 蓬莪术（三分） 桃仁（半两，汤浸去皮尖、双仁，麸炒微黄） 附子（半两，炮裂，去皮脐） 木香（半两） 牛膝（半两，去苗） 琥珀（三分）

上件药，捣罗为末，炼蜜和捣五七百杵，丸如梧桐子大。每日空心及病发时，以热酒下二十丸。

9. 干姜丸（《太平圣惠方·卷第七十二·治妇人月水不通脐腹积聚诸方》）

治妇人寒热羸瘦，胸中支满，肩背腰脊重痛，腹里急坚，积聚，怠堕不可忍，引腰小腹痛，四肢烦疼，手足厥逆，寒或时烦热，涎唾喜出，时欲食酸甜，身体时如锥刀所刺，月水不通，大小便难，苦下重，不著肌肤。

干姜（二两，炮裂，锉） 柴胡（二两，去苗） 赤芍药（二两） 人参（二两，去芦头） 川椒（一两，去目及闭口者，微炒去汗） 硝石（一两） 川大黄（一两，锉，微炒） 当归（一两，锉，微炒） 杏仁（二两，汤浸去皮尖、双仁，麸炒微黄） 芎䓖（一两） 水蛭（半两，炒微黄） 虻虫（半两，炒微黄，去翅足） 桃仁（一两，汤浸去皮尖、双仁，麸炒微黄） 赤茯苓（一两） 蛴螬（半两，炒微黄） 䗪虫（半两，微炒）

上件药，捣罗为末，炼蜜和捣三五百杵，丸如梧桐子大。每于食前，以温酒下十丸，不通，稍加之。

10. 斑蝥丸（《太平圣惠方·卷第七十二·治妇人月水不通脐腹积聚诸方》）

治妇人月水不通，脐腹积聚疼痛。

斑蝥（一两，糯米拌炒令黄，去翅足） 干漆（一分，捣碎，炒令烟出） 麒麟竭（一分） 硇砂（一分） 没药（一分） 凌霄花（一分） 胎发（一两，烧灰） 狗胆（一枚，干者）

上件药，捣罗为末，熬醋如饧和丸如绿豆大。每日空心，以桃仁汤下五丸。

11. 牛膝散（《太平圣惠方·卷第七十二·治妇人月水不通脐腹积聚诸方》）

治妇人月水不通，血气滞留，积聚成块，或攻心腹疼痛，不纳饮食。

牛膝（一两，去苗） 川大黄（一两，锉，微炒） 当归（半两，锉，微炒） 芎䓖 鳖甲（一两，涂醋炙令黄，去裙襕） 川芒硝（二两） 桂心（半两） 木香（半两） 赤芍药（半两） 桃仁（半两，汤浸去皮尖、双仁，麸炒微黄） 槟榔（半两） 青橘皮（半两，汤浸去白瓤，焙）

上件药，捣粗罗为散。每服四钱，以水一中盏，入生姜半分，煎至六分，去滓，每于食前稍热服之。

12. 紫菀煎（《鸡峰普济方·卷第十一·妇人崩漏》）

治妇人久患血劳，血气，腹内积聚，恶物痃癖气块，腹内去来，或上冲心，两肋虚胀，腰膝冷疼，脐下搅刺，脾胃不和，吃食无味，口吐清水，浑身麻痹，手脚拘急，口涩唇干，身体虚弱，睡卧不安，心神烦躁，面上生疮，四肢沉重，月水不调，经年累月，无时似有孕，渐加羸瘦，及治一切诸风，久不瘥者，悉宜服之。

紫菀 人参（各八分） 熟地黄（六分） 麦门冬 柴胡 蜀椒 乌头 羌活 甘草（各五分） 厚朴 大黄 茯苓 黄连（各六分） 巴豆 槟榔 车前子 苁蓉 防葵 吴茱萸 菖蒲 当归 茯神 干姜 皂角 桔梗（各四分） 防己 白术（各五分） 肉豆蔻（二分）

上为细末，炼蜜和丸如梧桐子大。每服三五丸，空心米饮下，当宣，转三五行，如不定，以白粥止之。

13. 人参荆芥散（《太平惠民和剂局方·卷之九·治妇人诸疾》）

治妇人血风劳气，身体疼痛，头昏目涩，心忪烦倦，寒热盗汗，颊赤口干，痰嗽胸满，精神不爽；或月水不调，脐腹疠痛，痃癖块硬，疼痛发歇；或时呕逆，饮食不进，或因产将理失节，淹延瘦瘁，乍起乍卧，甚即着床。

荆芥穗 羚羊角（镑） 酸枣仁（微炒） 生干地黄 枳壳（麸炒去瓤，称） 人参 鳖甲（醋浸去裙，炙黄） 肉桂（去粗皮） 白术 柴胡（各七两半） 甘草（锉，爁） 芎䓖 赤芍药 牡丹皮

当归　防风(去苗、叉,各五两)

上为粗末。每服三钱,水一盏半,生姜三片,煎至八分,去渣,热服,不拘时,日二服。常服除一切风虚,劳冷,宿病。有孕不宜服。

14. 大效内补丸(《妇人大全良方·卷之二十四·拾遗方》)

治受气虚弱及五劳七伤,脏腑积冷、痃癖、癥块,虚胀或经脉不调,痟冷,赤白带下,口苦舌干,面色萎黄,黑鼾,心烦惊悸,头目眩晕,不美饮食,痰涕黏涎,手足百节热疼无力,肌肉消瘦,子息断续。服一月,当妊娠,百病皆愈。

萆薢(四两)　牛膝　五加皮　白术(各二两)　川乌(炮)　枳实(炒)　丹参(各一两)

上为细末,炼蜜丸如梧子大,温酒下二十丸。空心,日午、晚食前各进一服。

15. 丹溪方

1)《仁斋直指方论·卷之五·附积聚癥瘕痞块·积聚癥瘕痞块方论》

凡妇人腹中有块,多属死血。丹溪方,治一妇人死血,食积痰饮成块在两胁,动作雷鸣,嘈杂眩晕,身热时作时止。

黄连(一两半,一半以吴茱萸半两同炒,去茱萸;一半以益智半两同炒,去益智)　莱菔子(一两半,炒)　台芎　栀子　三棱　莪术(醋煮)　麦曲　桃仁(去皮尖,各五钱)　香附(童便浸,焙干)　山楂(各一两)

上为末,蒸饼丸如梧桐子大。每服五十丸,姜汤下。

2)《济阴纲目·卷之八·胎前门上·积聚》

治血块如盘,有孕难服峻剂,此方主之。

香附子(醋煮,四两)　桃仁(去皮尖,一两)　海粉(醋煮,二两)　白术(一两)

上为末,面糊丸服。

16. 木香硇砂煎丸(《卫生宝鉴·卷十四·腹中积聚》)

治妇人消痃癖积聚,血块刺痛,脾胃虚寒,宿食不消,久不瘥者。

木香　硇砂　官桂　附子(炮)　干漆(炒,去烟)　猪牙皂角　细辛　乳香(研)　京三棱(炮)　广术(炮)　大黄(炒,令为末)　没药(研)　干姜(炮)　青皮(各一两)　巴豆霜(半两)

上除研药外,同为末。以好醋一升,化开硇砂,去渣,纳银石器中,慢火熬;次下巴豆霜、大黄末,熬成膏;将前药末膏内和丸如桐子大。每服三五十丸,食后,温酒送下。

17. 小乌鸡煎丸(《世医得效方·卷第十五·产科兼妇人杂病科·血癖》)

治痃癖癥瘕,血气块硬,发歇刺痛,甚则欲死;或块如小盘,每作痛,要人伏定方少止,数年不愈者。与葱白散间服,即效。

吴茱萸　良姜　白姜　当归(去头)　赤芍药　延胡索　破故纸　川椒　生干地黄　刘寄奴　蓬莪术　橘红　青皮　川芎(各一两)　荷叶灰(四两)　熟艾(二两)

上为末,醋煮面糊丸梧桐子大。每服三五十丸,热酒下。

18. 黑神丸(《世医得效方·卷第十五·产科兼妇人杂病科·血瘕》)

治血瘕。

神曲　茴香(各四两)　木香　椒(炒出汗)　丁香(各半两)　槟榔(四枚)　漆(六两,半生、半重汤煮半日)

上除椒、漆,余五味皆半生半炒,为末,用生熟漆和丸如弹子大;茴香末十二两铺阴地荫干,候外干,并茴香装器中,极干,去茴香。膀胱痃癖及疝坠,五膈,血崩,产后诸血,漏下赤白,并一丸分四服。死胎一丸,皆绵灰酒下。难产,炒葵子四十九粒捣碎,酒煎下一丸。诸疾不过三服,痃气十服,膈气癥瘕五服。血瘕三丸,当瘥。

19. 破经丸(《普济方·卷三百十九·妇人诸疾门·劳瘵》引《仁存方》)

治妇人干血,气久滞,腿脐腹冷痛,寒热往来,血块血刺,痃癖癥瘕,四肢无力,饮食渐减,久变成虚劳痰嗽。

川大黄(一两)　硇砂(研)　川芎(各半两)　红娘子(四十九个)　马鸣退灰(三钱)　当归(六钱,切,焙)

上煎醋一小盏,入大黄末作膏,和后五味如小豆大。每服十丸至十五丸,煎红黄酒下。食前三两,时间觉脐腹下微痛,药行大小便取恶血浓枯为效。如未觉,加至二十丸,三五服效。要内消只服三五丸,每日常服,视患老少轻重,以意加减。

20. 万应紫菀丸(《奇效良方·卷之六十三·

妇人门·调经通治方》)

疗脐腹久患痃癖,如碗大,及诸黄病,每地气起时,上气冲心,绕脐绞痛,一切虫咬,十种水病,十种虫病,反胃吐食,呕逆恶心,饮食不消,天行时病,妇人多年月水不通,或腹如怀孕多血,天阴即发;又治十二种风顽痹,不知年岁,昼夜不安,梦与鬼交,头白多屑,或哭或笑,如鬼魅所着,腹中积聚腹痛,及治小儿惊痫,大人癫狂,一切风及无孕妇人身上顽麻,状如虫行,四肢俱肿,呻吟等疾,并皆治之,功效不可具述。

紫菀(去苗、土) 柴胡(去须) 菖蒲 吴茱萸(汤泡七次,焙干) 厚朴(姜制,各一两) 桔梗(去芦) 茯苓(去皮) 皂角(去皮子,炙) 黄连(去须) 桂枝 干姜(炮,各八分) 川乌(炮,去皮,七钱) 羌活(去芦) 独活(去芦) 防风(去芦) 巴豆(去皮膜,出油,研) 人参(去芦) 蜀椒(去目并合口者,微炒出汗,各半两)

上为细末,研匀,炼蜜和丸如梧桐子大。每服三丸,渐加至五七丸,食后临卧生姜汤送下。初有孕者不宜服。

21. 四顺散(《奇效良方·卷之六十三·妇人门·调经通治方》)

治产后瘀血不消,积聚作块,心腹切痛。

川芎 当归(去芦) 干姜(炮) 赤芍药(各等分)

上为细末。每服二钱,食远用温酒调服。

22. 神仙聚宝丹(《奇效良方·卷之六十三·妇人门·调经通治方》)

治妇人血海虚冷,外乘风寒,搏结不散,积聚成块,血气攻注,腹胁疼痛,及经候不调,崩中带下,并宜服之。

没药(另研) 琥珀 木香(煨,取末) 当归(酒洗,焙取末,各一两) 辰砂(另研) 麝香(另研,各一钱) 滴乳香(另研,二钱半)

上研匀,滴水为丸。每两作十丸,每服一丸,空心温酒磨下。

23. 凌霄花散(《奇效良方·卷之六十三·妇人门·调经通治方》)

治血瘕血块及产后恶露不尽,儿枕急痛,应干积聚疼痛,渐成劳瘵,悉皆治之。

凌霄花(二钱半) 硇砂 桃仁(另研) 玄胡索 红花 当归 官桂(去皮,各一个) 红娘子(十一个) 血竭 紫河车 赤芍药 山栀子仁 没药 地骨皮 五加皮 牡丹皮 甘草(各二两)

上为细末。每服二钱,食前温酒调服。

24. 人参荆芥汤〔《古今医统大全·卷之八十一外科理例(下)·外科附方》〕

妇人血风发热,或疮毒瘙痒,肢体疼痛,头目眩昏,烦渴盗汗,或月水不调,脐腹疼痛,痃癖积块。

人参 桂心 柴胡 鳖甲(醋炙) 荆芥 枳壳 生地黄(酒洗) 酸枣仁(炒) 羚羊角(镑) 白术(各一钱) 川芎 当归(酒洗) 防风 炙甘草(各五分)

上水二盏,姜三片,煎八分,入羚羊末,食后服。

25. 千金导气汤(《古今医鉴·卷之六·积聚》)

治妇人满腹气块,游走不定,漉漉有声。

丁香 木香 砂仁 白豆蔻 香附 乌药 枳实(倍) 当归 川芎 白芍药(酒炒) 白芷 白术 青皮 陈皮 干姜(煨) 桔梗 厚朴(制) 肉桂 三棱(醋炒) 莪术(醋炒) 角茴 小茴 牛膝 红花 杜仲(炒) 乳香 没药 干漆(醋炒尽烟) 甘草

上锉,半水半酒,姜、葱煎,热服。如饱闷不食,加神曲、麦芽、山楂;发热,加柴胡、黄芩。

26. 归末破瘕汤(《古今医鉴·卷之十一·经闭》)

治妇人经水不通,腹中积块疼痛。

归尾(酒洗,一钱) 赤芍(一钱) 白芍(一钱) 青皮(一钱) 乌药(七分) 香附(醋炒,钱半) 三棱(一钱) 莪术(醋煮,一钱) 官桂(五分) 苏木(五分) 红花(五分)

上锉一剂,水煎,入酒一钟。空心服。

27. 顺气四物汤(《鲁府禁方·卷三康集·妇人》)

时觉心中气不下降,痞塞不通,或有积块。

当归(酒洗) 川芎(各一钱) 赤芍 枳壳(麸炒) 乌药(各八分) 三棱(醋浸炒) 莪术(醋浸炒) 槟榔 远志(甘草水泡,去心) 青木香 砂仁(各五分) 青皮(去穰) 陈皮 香附米(各一钱) 辰砂(另研,五分) 麦门冬(去心,

一钱）

上锉，水煎服。

28. 加减四物汤（《证治准绳·类方第二册·积聚》）

治妇人血积。

当归　川芎　芍药　熟地黄　广术　桂（去粗皮）　京三棱　干漆（炒烟尽，各等分）

上为粗末。每服二钱，水二盏，煎法如常。

29. 当归丸（《证治准绳·类方第二册·积聚》）

治妇人月经不调血积证。

当归　赤芍药　川芎　熟地黄　广术　京三棱（各半钱）　神曲　百草霜（各二钱半）

上为细末，酒糊为丸桐子大。温水下。

30. 牡丹散（《证治准绳·类方第二册·积聚》）

治妇人久虚羸瘦，血块走注，心腹疼痛。

牡丹皮　桂心　当归　玄胡索（各一两）　莪术　牛膝　赤芍药（各三两）　京三棱（一两半）

上为粗末。每服三钱，水、酒各半盏煎服。

31. 四神散（《济阴纲目·卷之十三·产后门下·积聚》）

治产后瘀血不消，积聚作块，心腹切痛。

当归（去芦）　川芎　赤芍药　干姜（炮，各等分）

上为细末。每服二钱，食前同温酒调服。

32. 河间芍药汤（《济阴纲目·卷之十三·产后门下·积聚》）

治产后诸积不可攻，宜养阴去热，其病自安。

芍药（一斤）　黄芩　茯苓（各六两）

上锉散。每服半两，水煎，温服，日三。

33. 黄蜀葵根煎汤（《证治汇补·卷之六·腹胁门·积聚》）

治小腹有块，曾服涩药止经，因而血滞成块。

人参　白术　青皮　陈皮　甘草　牛膝

煎膏。入研细桃仁、玄明粉少许，热饮之，二服当见块下。病重者，补接之后，加减调理，或再行一度，去块一二次，去葵根、玄明粉。

34. 青附金丹（《续名医类案·卷二十三·经水》）

治妇女癥瘕。

青皮（四两，用硝石五钱化水浸）　香附（四两，童便浸）　郁金（二两，用生矾五钱化水浸）　丹参（二两，姜汁浸）

四味研细末，醋丸麻子大。晒干洒上阿胶水，摇令光泽。再用：

人参　当归　川芎（各一两）　白术　茯苓　制半夏（各二两）　陈皮　炙草（各五钱）

研极细末，以米饮泛在光泽小丸上，作外廓晒干。每服三钱，开水下。此薛一瓢方，缘虚弱人患癥瘕痃癖有形之病，不可任施攻下，故用此为缓消之计。其妙在以六君、芎、归为外廓，使药入胃，将不知有攻削之味，而胃气不伤。迨其渐化，则对症之药已至病所，俾病去而正不伤，诚女科要方也。

二十、治奔豚气方

1. 杏仁汤（《备急千金要方·卷三妇人方中·虚损第十》）

治妇人产后上气，奔豚，积劳，脏气不足，胸中烦躁，关元以下如怀五千钱状方。

厚朴　桂心　当归　细辛　芍药　石膏　桔梗（各三两）　甘草　黄芩　泽泻（各二两）　吴茱萸（五两，《千金翼》作大黄）　干地黄（四两）　干姜（一两）

上十三味，㕮咀。以水一斗二升煮取三升，去滓，分三服，服三剂佳。

2. 气奔汤（《千金翼方·卷第六·妇人二·虚损第七》）

主妇人奔豚气，积劳，脏气不足，胸中烦躁，关元以下如怀五千钱状方。

厚朴（炙）　当归　细辛　芍药　桔梗　石膏（碎）　桂心（各三两）　大黄（五两）　干地黄（四两）　干姜　泽泻　黄芩　甘草（炙，各五两）

上一十三味，㕮咀。以水一斗煮取三升，分温三服，服三剂，佳。《千金》有吴茱萸，无大黄。

3. 贲豚气方（《外台秘要·卷第十二·贲豚气方四首》）

1）《肘后》疗卒厥逆上气，气支两胁，心下痛满，淹淹欲绝，此谓奔豚，病从卒惊怖忧迫得之，气从下上，上冲心胸，脐间筑筑发动有时，不疗杀人方。

甘草（二两，炙）　人参（二两）　吴茱萸（一升）　生姜（一斤）　半夏（一升）　桂心（三两）

上六味切，以水一斗煮取三升，分三服，此药须预蓄，得病便急合服之。《千金方》桂五两、甘草三两；张文仲同。

2)《广济》贲豚气在心，吸吸短气，不欲闻人语声，心下烦乱不安，发作有时，四肢烦疼，手足逆冷方。

李根白皮(八两)　半夏(七两，洗)　干姜(四两)　茯苓(三两)　人参(二两)　甘草(二两，炙)　附子(一两，炮)　桂心(四两)

上八味切，以水一斗煮取三升，绞去滓，分三服，别相去如人行六七里。忌生冷、羊肉饧、海藻、菘菜、油腻、醋物、生葱、粘食。范汪同。

4. 贲豚茯苓汤(《外台秘要·卷第十二·贲豚气方四首》引《集验》)

疗短气，五脏不足，寒气厥逆，腹胀满，气贲走冲胸膈，发作气欲绝，不识人，气力羸瘦，少腹起腾踊如豚子，走上走下，驰往驰来，寒热，拘引阴器，手足逆冷，或烦热者方。

茯苓(四两)　生葛(八两)　甘草(二两，炙)　生姜(五两)　半夏(一升，汤洗)　人参(三两)　当归(二两)　芎䓖(二两)　李根白皮(切升)

上九味切，以水一斗二升煮取五升，服一升，日三夜二服。忌羊肉饧、海藻、菘菜、酢物等。

5. 赤茯苓散(《太平圣惠方·卷第四十八·治肾积气诸方》)

治奔豚气，从小腹起，上至心下，妨胀壅闷，胃中短气，坐卧不安。

赤茯苓〔二(一)两半〕　大腹皮(半两，锉)　槟榔(半两)　桂心(一两)　吴茱萸(半两，汤浸七遍，焙干微炒)　高良姜(半两，锉)　诃黎勒皮(一两)　牵牛子(一两，微炒)

上件药，捣筛为散。每服三钱，水一中盏煎至六分，去滓，不计时候，稍热服。

6. 甘李根散(《太平圣惠方·卷第四十八·治肾积气诸方》)

治奔豚气，脐腹胀痛，翕翕短气，发作有时，四肢疼闷。

甘李根(二两，锉)　吴茱萸(半两，汤浸七遍，焙干微炒)　半夏(一两，汤洗七遍去滑)　人参(一两，去芦头)　附子(一两，炮裂，去皮脐)　桂心(一两)　当归(一两，锉，微炒)　干姜(半两，炮裂，锉)　槟榔(一两)

上药捣筛为散。每服三钱，水一中盏煎至六分，去滓，不计时候，稍热服。

7. 木香散(《太平圣惠方·卷第四十八·治肾积气诸方》)

治奔豚气，上冲心胸闷乱，脐腹胀痛，饮食辄呕。

木香(一两)　青橘皮(半两，汤浸去白瓤，焙)　槟榔(一两)　白术(半两)　沉香(一两)　蘹香子(半两)　木瓜(三分，焙干)　桂心〔二(一)两〕　蓬莪术(半两)　杉木节(半两)

上件药，捣细罗为散。每服不计时候，以温酒调下二钱。

8. 桃仁散(《太平圣惠方·卷第四十八·治肾积气诸方》)

治奔豚气，上攻心胸，喘闷胀满。

桃仁(一两，汤浸去皮尖、双仁，麸炒微黄，研入)　牵牛子(一两，微炒)　槟榔(半两)　青橘皮(半两，汤浸去白瓤，焙)　木香(半两)　蘹香子(一两，微炒)　郁李仁(一两，汤浸去皮，微炒，研入)

上件药，捣细罗为散，研入桃仁、郁李仁令匀。每服不计时候，以温酒调下二钱。

9. 槟榔散(《太平圣惠方·卷第四十八·治肾积气诸方》)

治奔豚气，小腹胀硬，心中满闷。

槟榔(一两)　沉香(半两)　白蒺藜(半两，微炒，去刺)　木香(半两)　附子(一两，炮裂，去皮脐)　桂心(半两)　诃黎勒皮(一两)　青橘皮(半两，汤浸去白瓤，焙)　麝香(一分，研入)

上件药，捣细罗为散，入麝香令匀。每服不计时候，以温酒调下二钱。

10. 沉香丸(《太平圣惠方·卷第四十八·治肾积气诸方》)

治奔豚气，小腹积聚疼痛，或时上攻，心胸壅闷。

沉香(半两)　阿魏(半两，以少面和溶作饼子，炙令黄)　木香(一分)　桃仁(半两，汤浸去皮尖、双仁，麸炒微黄)　槟榔(半两)　吴茱萸(一分，汤浸七遍，焙干微炒)　蘹香子(半两)　青橘皮(一分，汤浸去白瓤，焙)　硼砂(三两，不夹石者细研，以汤一盏化澄去滓取清，纳银器中煎成霜，研入)　蛜蝌(一两，生用)

上件药，捣细罗为末，入硼砂令匀，以酒煮面糊和丸如梧桐子大。每服食前，以姜盐汤下二十丸。

11. 硫黄丸（《太平圣惠方·卷第四十八·治肾积气诸方》）

治奔豚气，攻筑心腹，膨胀疼痛，面色唇口青黑，四肢不和。

硫黄（一两，细研） 木香（一两） 青橘皮（一两，汤浸去白瓤，焙） 桂心（一两） 肉豆蔻（一两） 蘹香子（一两） 附子（一两，炮裂，去皮脐） 干姜（一两，炮裂，锉） 铜青（一两，细研） 槟榔（一两）

上件药，捣细罗为末，以酒煮面糊，和捣三二百杵，为丸如梧桐子大。每服，以生姜温酒下二十丸。

12. 硼砂煎丸（《太平圣惠方·卷第四十八·治肾积气诸方》）

治奔豚气在小腹，积聚成块，发歇痛，宜服硼砂煎丸方。

硼砂（三两，不夹石者，细研，以酒醋各一升，慢火熬令如膏） 附子（一两，炮裂，去皮脐） 吴茱萸（半两，汤浸七遍，焙干微炒） 木香（三分） 桃仁（一两，汤浸去皮尖、双仁，麸炒微黄，研入） 防葵（三分，锉碎，醋拌炒令黄） 槟榔（三分）

上件药，捣细罗为末，入桃仁令匀，纳硼砂煎中入少蒸饼，和溶为丸如梧桐子大。每服食前，以温酒下十五丸。

13. 木香硫黄丸（《圣济总录·卷第七十一·积聚门·贲豚》）

治肾积频发，小腹急胀疼痛，唇口青黑。

木香 硫黄（研） 青橘皮（汤浸去白，焙） 干姜（炮） 桂（去粗皮） 沉香（锉） 肉豆蔻（去壳） 蘹香子（炒） 附子（炮裂，去皮脐） 铜青（研） 槟榔（锉，各一两）

上一十一味，将九味捣罗为末，与别研二味和匀，捣研糯米饭为丸如梧桐子大。每服十丸加至二十丸，蘹香酒下。

14. 四味丸（《圣济总录·卷第七十一·积聚门·贲豚》）

治久积贲豚气，时攻膀胱切痛。

蜀椒（去目及闭口，炒出汗） 蘹香子（炒） 附子（炮裂，去皮脐） 肉苁蓉（酒浸切，焙，各一两）

上四味，捣罗为末，炼蜜丸如梧桐子大。每服十五丸，空心温酒下。

15. 压气木香丸（《圣济总录·卷第七十一·积聚门·贲豚》）

治贲豚气上冲胸膈。

木香 丁香 白豆蔻（去皮） 肉豆蔻（去壳） 吴茱萸（醋浸一宿，炒令黄色，各半两） 沉香（三分） 青橘皮（汤浸去白，焙，一分） 麝香（别研，二钱）

上八味，除麝香外，捣罗为末，入麝香研匀，用硇砂煎猪胆汁和丸如梧桐子大。每服温酒下二十丸。

16. 七宝丸（《圣济总录·卷第七十一·积聚门·贲豚》）

治贲豚气上冲胁肋，疞痛。

丁香 沉香（锉） 硇砂（汤浸，绵滤澄，入陈曲同煎成膏，诸药各半两） 蒺藜子（炒，去角） 木香（各三分） 附子（炮裂，去皮脐，一两） 麝香（一分，研）

上七味，除煎外，捣研为末，同前煎搜和，丸如梧桐子大。每服十丸，炒生姜酒，或炒生姜黑豆小便下。

17. 天雄丸（《圣济总录·卷第七十一·积聚门·贲豚》）

治贲豚气，上下攻走疼痛。

天雄（生，去皮脐，一两） 桃仁（去皮尖、双仁，炒黄） 桂（去粗皮） 蘹香子（炒） 蜀椒（去目并合口，炒出汗） 干蝎（炒，各半两）

上六味，捣罗为末，用狗里外肾并胆细切，就银石器中，以无灰酒一升煎成膏，入药末杵丸如梧桐子大。每服二十丸，空心生姜盐汤下。

18. 木香郁李仁丸（《圣济总录·卷第七十一·积聚门·贲豚》）

治贲豚气从少腹奔冲上心，昏乱呕吐，痛甚。

木香（一两） 郁李仁（去皮，生用，三两） 沉香（锉） 槟榔（锉） 桂（去粗皮） 青橘皮（去白，焙） 附子（炮裂，去皮脐） 蘹香子（炒，各一两）

上八味，捣罗为末，炼蜜和丸如梧桐子大。蘹香子或薄荷酒下二十丸，一日三服，脐下有块，服一月永除。

19. 应急撞气丸(《圣济总录·卷第七十一·积聚门·贲豚》)

治肾脏气发动,筑人心腹,面黑胸闷欲绝,及诸气贲豚喘甚,妇人伤冷血气发攻心等疾。

铅(二两) 石亭脂(为末,二两) 丁香(为末,一两) 木香(为末,一两) 麝香(研,一分)

上五味,先将铅于铫子内,慢火炒令干,入石亭脂末,急手炒转,莫令焰起,以水微喷之,慢火再炒令干,倾于净地坑子内,以盏子覆之;候冷取出,细研如面;次入诸药相和研之;以粟米饭丸如鸡头大。每用时研破二丸,热酒浸之顿服。或汗或下气或通转即愈,如秘不通,每一丸入玄明粉半两;如气满胸膈,服药皆吐,即以炒豆炒盐等熨,令气下,便服此药,无不验。

20. 桃仁丸(《圣济总录·卷第七十一·积聚门·贲豚》)

治肾虚积气。

桃仁(汤浸去皮尖、双仁,炒,二两,研,以酒二升煎成膏) 木香 桂(去粗皮) 青橘皮(汤浸去白,焙) 蘹香子(炒,各半两) 干姜(炮,一分) 槟榔(锉,三分)

上七味,捣罗六味为末,入桃仁煎,丸如梧桐子大。每服十五丸至二十丸,空心温酒下。

21. 蘹香子丸(《圣济总录·卷第七十一·积聚门·贲豚》)

治肾脏久积气在膀胱,虚胀上攻,膨满疠痛。

蘹香子(三两,微炒为末,以米醋二升熬如饧) 附子(炮裂,去皮脐,一两) 青橘皮(汤浸去白,焙) 木香 狼毒(炒) 当归(切,焙,各三分) 阿魏(一两,研,以酒一升煎取半) 硇砂(一两半,研,沸汤化澄,熬取霜,入阿魏煎中同熬如饧,入蘹香煎搅匀) 自然铜(煅醋淬,研,各一两半)

上九味,除煎研外,捣罗为末,同入煎内和捣,丸如梧桐子大,如硬入炼蜜少许。每服十五丸至二十丸,空心温酒下。

22. 磁石散(《圣济总录·卷第七十一·积聚门·贲豚》)

治贲豚冷气上冲,昏乱四肢软弱不收。

磁石(烧醋淬,研) 肉豆蔻(去壳) 木香 槟榔(锉,各一两)

上四味,捣研为散。每服三钱匕,以生葱一茎细切,热酒调下。

23. 吴茱萸饮(《圣济总录·卷第七十一·积聚门·贲豚》)

治肾脏久积成贲豚,气注小腹急痛,发即不识人。

吴茱萸(汤洗,焙干) 桃仁(汤浸去皮尖、双仁,各一分) 黑豆(半两)

上三味同炒,以黑豆熟为度,用童子小便一升,浸少顷,煎至六合,去滓,分三服,空心、日午、夜卧各一。

24. 沉香石斛汤(《圣济总录·卷第七十一·积聚门·贲豚》)

治肾脏积冷,贲豚气攻,少腹疼痛,上冲胸胁。

沉香(锉) 石斛(去根) 陈曲(炒,各一两) 人参 赤茯苓(去黑皮) 五味子(微炒) 巴戟天(去心,炒) 桂(去粗皮) 白术 芎䓖(各三分) 木香 肉豆蔻仁(各半两)

上一十二味,粗捣筛。每服三钱匕,水一盏,姜三片,枣三枚劈,煎至六分,去滓,食前热服。

25. 贲豚汤(《全生指迷方·卷三·诸积》)

若从少腹上冲心胸,咽喉发痛,如豚肝状,发作欲死,由脾病传肾,肾当传心,心乘王而不受邪,气留于肾,结而为积,其脉沉结,谓之贲豚。

甘草(炙) 川芎 半夏(汤洗七遍) 芍药 黄芩(各二两) 葛根 甘李根皮(各五两)

上为散。每服五钱,水二盏,姜五片,同煎至一盏,去滓,温服。史氏《指南方》加当归一两。孙氏《仁存方》加干姜一两一分、当归二两,无葛根。

26. 奔豚汤(《三因极一病证方论·卷之八·五积证治》)

治肾之积,发于小腹,上至心,如豚奔走之状,上下无时,久久不已,病喘逆,骨痿少气,其脉沉而滑。

甘李根皮(焙干) 干葛(各一两一分) 当归 川芎 白芍药 甘草(炙) 黄芩(各二两) 半夏(汤洗七次,四两)

上为锉散。每服四钱,水半盏煎七分,去滓服。

27. 奔豚丸(《仁斋直指方论·卷之五·附积聚癥瘕痞块·积聚癥瘕痞块方论》)

治肾之积,发于小腹,上至心下,若豚状,或下或上无时，久不已令人喘逆、骨痿、少气，及治男子内结七疝，女人瘕聚带下。

厚朴（制，七钱） 黄连（五钱） 白茯苓 泽泻 菖蒲（各二钱） 川乌头（五分） 丁香（五分） 苦楝（酒煮，三钱） 玄胡索（一钱半） 全蝎 附子 独活（各一钱） 桂（二分） 巴豆霜（四分）

上除巴豆霜、茯苓另为末渐入外，为细末，炼蜜为丸如桐子大。淡盐汤下，服如上法。

28. 木香顺气散（《普济方·卷一百七十一·积聚门·贲豚》引《医学切问》）

治奔豚痃癖，心气腹满，两胁刺痛，牵引腰背，屈伸不利。

茴香（一两，炒） 木香 槟榔 香附子（各一两） 三棱 莪术（各三钱） 荜澄茄 良姜（用巴豆炒） 青橘皮（半两，巴豆五枚炒，去巴豆）

上为粗末。每服三钱，水一盏煎至七分，空心热服。

29. 木香槟榔散（《证治准绳·类方第二册·积聚》）

治积气不散，结伏奔豚，发即上冲心胸，令人喘逆，骨痿少力。

木香 槟榔（煨） 磁石（火煅，醋淬） 诃黎勒（去核） 牡蛎 桂心（去粗皮） 蘹香子（炒） 芎䓖 沉香 白芷（炒，各半两） 陈橘皮（汤浸去白，七钱半）

上为细末。每服二钱，炒生姜、盐汤下。

30. 茯苓桂枝甘草大枣汤（《金匮要略广注·卷中·奔豚气病脉证治第八》）

治发汗后，脐下悸者，欲作奔豚。

茯苓（半斤） 桂枝（四两） 甘草（二两，炙） 大枣（十五枚）

上四味，以甘澜水一斗，先煮茯苓减二升，纳诸药，煮取三升，去渣。温服一升，日三服。

31. 桂枝加桂汤（《金匮要略广注·卷中·奔豚气病脉证治第八》）

发汗后，烧针令其汗，针处被寒，核起而赤者，必发奔豚，气从小腹上至心。灸其核上各一壮，与桂枝加桂汤主之。

桂枝（五两） 芍药（三两） 甘草（二两，炙） 生姜（三两） 大枣（十二枚）

上五味，以水七升，微火煮取三升，去渣，温服一升。

32. 桂枝加当归茯苓汤（《外科证治全书·卷四内景证治·奔豚》）

奔豚，肾之积也，其积无形，发于少腹，上冲至心欲死，若豚窜奔突之状，复还乃止，上下无时，虽系肾邪必从惊恐得之。盖惊伤心，恐伤肾，两脏交病也。水能胜火，肾水凌心。治宜泻肾补心，桂枝加当归茯苓汤主之。

桂枝 白芍 甘草（炙） 当归 茯苓 生姜 大枣

上水煎，温服。

二十一、治伏梁积气方

1. 干漆丸（《太平圣惠方·卷第四十八·治心积气诸方》）

治伏梁气，横在心下，坚牢不散，胸中连背多疼。

干漆（一两，捣碎，炒令烟出） 川乌头（半两，去皮脐，锉碎，盐拌炒令黄） 芫花（一两，醋拌炒令黄） 桃仁（半两，汤浸去皮尖、双仁，麸炒微黄） 雄黄（一分，细研） 鳖甲（一两，涂醋炙令黄，去裙襕） 木香（半两） 硼砂（一两，不夹石者，细研） 麝香（一分，细研）

上件药，捣细罗为末，入研了药令匀，以醋煮面糊为丸如绿豆大。每服食前，以温酒下十丸。

2. 大黄煎丸（《太平圣惠方·卷第四十八·治心积气诸方》）

治伏梁气，心胸妨实，背膊烦疼，不能食，四肢无力。

川大黄（三两，锉碎，微炒，别捣罗为末，以酒醋各一升熬如膏） 京三棱（一两，锉碎，醋拌炒令干） 木香（一两） 桃仁（一两，汤浸去皮尖、双仁，麸炒微黄） 诃黎勒皮（一两） 桂心（一两） 青橘皮（一两，汤浸去白瓤，焙） 槟榔（一两）

上件药，捣细罗为末，入大黄煎中，更入蒸饼少许，和溶为丸如梧桐子大。每日空心，以温酒下十丸至十五丸。

3. 川乌头丸（《太平圣惠方·卷第四十八·治心积气诸方》）

治伏梁气，结固在心下，横大如臂，饮食渐少，肢体消瘦。

川乌头(半两,炮裂,去皮脐)　芫花(半两,醋拌炒令干)　京三棱(半两,锉,醋拌炒)　桂心(半两)　鳖甲(一两,涂醋炙令黄,去裙襕)　防葵(半两)　干漆(半两,捣碎,炒令烟出)　硇砂(一两,半不夹石者,细研)　川大黄(一两,锉碎,醋拌微炒)　木香(一两)

上件药,捣细罗为末,先以米醋三升,熬令稍稠,入少面作糊,和溶,捣三二百杵,为丸如绿豆大。每服空心,以温酒下七丸,渐加至十丸,以取下积滞物为度,隔两日再服。

4. 硇砂煎丸(《太平圣惠方·卷第四十八·治心积气诸方》)

治伏梁气,久积在心下,横大如臂,发歇疼痛,胸下拘急,腹胁满闷。

硇砂(二两,不夹石者,细研,以酒醋各半升熬如膏)　干漆(一两,捣碎,炒令烟出)　桂心(一两)　汉椒(一两,去目及闭口者,微炒去汗)　干姜(半两,炮裂,锉)　附子(一两,炮裂,去皮脐)　槟榔(一两)　川大黄(二两,锉碎,微炒)

上件药,捣细罗为末,入硇砂煎中,更入蒸饼少许,和溶为丸如梧桐子大。每日空心,温酒下十五丸至二十丸。

5. 防葵散(《太平圣惠方·卷第四十八·治心积气诸方》)

治伏梁,气在脐上心下,结固如梁之状,胸膈不利,食饮减少。

防葵(一两)　京三棱(一两,炮裂)　桂心(一两)　赤芍药(以上各一两)　鳖甲(一两半,涂醋炙令黄,去裙襕)　当归(一两)　诃黎勒皮(一两)　川大黄(一两,锉碎,微炒)　枳壳(三分,麸炒微黄,去瓤)

上件药,捣筛为散。每服三钱,以水一中盏,入生姜半分,煎至六分,去滓,食前稍热服。

6. 半夏散(《太平圣惠方·卷第四十八·治心积气诸方》)

治伏梁气,心下硬急满闷,不能食,胸背疼痛。

半夏(一两半,汤洗七遍去滑)　川大黄(一两,锉碎,微炒)　桂心(一两)　前胡(一两,去芦头)　京三棱(一两,炮,锉)　当归(一两,锉,微炒)　青橘皮(一两,汤浸去白瓤,焙)　鳖甲(一两半,涂醋炙令黄,去裙襕)　槟榔(一两)　诃黎勒皮(一两)　木香(一两)

上件药,捣筛为散。每服三钱,以水一中盏,入生姜半分,煎至六分,去滓,不计时候,稍热服。

7. 鳖甲散(《太平圣惠方·卷第四十八·治心积气诸方》)

治伏梁气,横在心下,坚硬妨闷,不能食。

鳖甲(一两半,涂醋炙令黄,去裙襕)　吴茱萸(半两,汤浸七遍,焙干微炒)　郁李仁(一两,汤浸去皮,微炒)　京三棱(一两,炮裂)　枳实(三分,麸炒微黄)　柴胡(三分,去苗)　桂心(三分)　槟榔(一两)

上件药,捣筛为散。每服四钱,以水一中盏,入生姜半分,煎至六分,去滓,食前稍热服。

8. 人参丸(《圣济总录·卷第七十一·积聚门·伏梁》)

治心积伏梁。

人参(一两)　陈橘皮(汤浸去白,焙,二两捣末,醋一升煎膏)　射干　自然铜(研如粉)　金牙(研如粉)　枳壳(去瓤麸炒)　知母(锉)　当归(切,焙)　细辛(去苗叶)　槟榔(锉)　石菖蒲(泔浸一宿切,焙)　远志(去心)　赤茯苓(去黑皮)　麦门冬(去心,焙,各一两)

上一十四味,除煎研者外,捣罗为末,入煎研者药和匀,炼蜜和丸如梧桐子大。每服二十丸,空心炒生姜黑豆汤下,日再,稍加至三十丸。

9. 丹砂丸(《圣济总录·卷第七十一·积聚门·伏梁》)

治伏梁气,胸下痞痛,小便赤涩,及惊悸不安,夜多梦寐。

丹砂　金牙　马牙硝(以上三味同研细)　人参　赤茯苓(去黑皮)　麦门冬(去心,焙)　升麻　远志(去心)　豉(各一两)　生干地黄(焙,二两)

上一十味,除研者外,捣罗为末,入研者药拌匀,炼蜜和丸如梧桐子大。每服二十丸,临卧煎桑根白皮葱汤下。

10. 椒仁丸(《全生指迷方·卷三·诸积》)

若身体及髀股胻皆肿,环脐而痛不可动,动之为水,亦名伏梁,椒仁丸主之。

五灵脂　吴茱萸(炒)　延胡索(炒,各半两)　芫花(醋浸一宿炒,一分)　续随子(去皮,研)　郁李仁(去皮,研)　牵牛(炒熟,各半两)　石膏(火煅过,一分,研)　椒仁　甘遂(炒)　附

子(炮,去皮脐) 木香(各半两) 胆矾(一钱,研) 砒(一钱,研)

上为细末,白面糊为丸豌豆大。橘皮汤下一粒,早晨、日午、临卧服。如妇人血分,则去木香,加斑蝥、芫青各三十枚(去头足翅炒)、当归半两。

11. 伏梁丸

1)《鸡峰普济方·卷第十六·气》

治若起脐上如臂,上至心下,又或身体股胫皆痛肿,环脐而痛,始得之由肾病传心,心当传肺,肺乘旺而不受邪,气留于心,结而为积,其脉大,散而涩,时时结聚,谓之伏梁,其病裹脓血于肠胃之外,按之至痛,此积下则迫阴必下脓血,上则迫胃脘出膈夹胃脘成痈,居脐上为逆,居脐下为从,始觉可治,久则难治,或变水气,宜此药。

青橘皮(三十个,白马尿浸三宿,软透细切) 巴豆(去皮十个,与青橘皮同炒干,巴豆不用) 羌活(半两)

上为细末,水煮面糊和丸如绿豆大。米饮下五丸,渐至十丸。

2)《三因极一病证方论·卷之八·五积证治》

治心之积,起于脐上,上至心,大如臂,久久不已,病烦心,身体髀股皆肿,环脐而痛,其脉沉而芤。

茯苓 厚朴(姜汁制炒) 人参 枳壳(麸炒去瓤) 白术 半夏(汤洗七次) 三棱(慢火煨熟,乘热温治)

上等分,为末,煮糊丸梧子大。米饮下二十丸,食前,日两服。作散,酒调服,绝胜。

3)《仁斋直指方论·卷之五·附积聚癥瘕痞块·积聚癥瘕痞块方论》

治心之积,起脐上,大如臂,上至心下,久不愈,令人烦心。

黄连(一两半) 厚朴(制) 人参(各五钱) 黄芩(三钱) 桂(一钱) 干姜 菖蒲 巴豆霜 红豆 川乌(炮,各五分) 茯神 丹参(炒,各一钱)

上件,除巴豆霜外,为细末,另研豆霜,渐渐入末,炼蜜为丸如桐子大。服如上,淡黄连汤下。

12. 鳖甲汤(《黄帝素问宣明论方·卷二·诸证门·伏梁证》)

治伏梁积气,心下如臂,痞痛不消,小便不利。

鳖甲(去裙栏,醋炙黄色) 京三棱 大腹子皮 芍药 当归 柴胡(去苗) 生地黄(各一两) 官桂 生姜(切作片子,焙干,各三分)

上为末。每服三钱,水一大盏,入生姜、木香各半钱,同煎至八分,去滓,空心温服。

13. 诃黎勒丸(《普济方·卷一百七十·积聚门·伏梁》引《圣济总录》)

治忧积伏梁气。

诃黎勒(煨去核,二两) 槟榔(锉,三两半) 赤茯苓(去黑皮) 柴胡(去苗) 枳壳(去瓤麸炒) 羚羊角(镑) 黄连(去须) 防葵(锉) 生姜(切,焙,各一两半) 黄芩(去黑心,一两) 大黄(锉,炒,三两半) 木通(锉,一两一分)

上为末,炼蜜和丸如梧桐子大。每服十丸,空腹米饮下,日再,渐加至三十丸,以利为度。

14. 绿云丸(《奇效良方·卷之二十二·痨瘵门·痨瘵通治方》)

治虚劳,心下积聚,元气虚惫,脐下冷疼。

硇砂(研) 硫黄(研) 槟榔(锉) 铜绿(研) 木香(以上各半两) 三棱(煨,锉,一两) 附子(炮,去皮脐,二两)

上为细末,研匀,酒蒸面为丸如小豆大。每服十丸,用炒生姜酒送下,日午夜卧服。妇人血风,当归酒下。

15. 开怀散(《古今医鉴·卷之六·积聚》)

治心下积块作痞闷,或发热者。

青皮(去穰) 陈皮 半夏(姜炒) 白茯苓(去皮) 三棱(醋炒) 莪术(醋炒) 香附 槟榔 草豆蔻(倍用) 柴胡(倍用) 红花 枳实(麸炒) 甘草

上锉一剂,生姜煎服。口干,加干葛。

16. 震伏丸(《外科证治全书·卷四内景证治·伏梁》)

伏梁,心之积也,起脐下,大如臂至心下久则令人心烦。因心经气血两虚,以致邪留不去。邪不外泄,血与痰火郁,则积聚不散。忌热药、破血、汗、下。宜活血凉血,散热通结,震伏丸主之。

郁金 乳香(去油) 没药(去油) 五灵脂 当归 延胡索 赤芍 远志 石菖蒲 茯神 牡蛎

上为末,酒丸。

二十二、治肥气方

1. 三棱丸(《太平圣惠方·卷第四十八·治肝积气诸方》)

治肥气,在左胁下,如覆杯,有头足,令人羸瘦,发寒热,不能食。

京三棱(一两) 川乌头(一两,炮裂,去皮脐) 雄黄(半两,细研) 硼砂(一两,不夹石者细锉) 青橘皮(半两,汤浸去白瓤,焙) 干漆(半两,捣碎,炒令烟出) 鳖甲(一两,涂酥炙令黄,去裙襕) 防葵(一两) 麝香(一分,研入)

上件药,捣细罗为末,入研了药令匀,以米醋一升,熬令稠,入少面作糊,和丸如绿豆大。每服,以温酒下十丸,空心服。

2. 三棱煎丸(《太平圣惠方·卷第四十八·治肝积气诸方》)

治肥气,结固不散,腹胁急疼,食少体瘦。

湿三棱(七斤,净洗去泥土,锉碎) 川大黄(三两) 芫花(一两,醋拌炒令干) 鳖甲(三两,涂醋炙令黄,去裙襕) 木香(一两)

上件药,先以水二斗煮三棱至三升,去滓,捣罗诸药为末,入前煎中,于铜器内慢火熬之,更入米醋一升,同煎熬令稠,候稍冷,并手丸如梧桐子大。每日空腹,以温酒下十丸。

3. 大黄丸(《太平圣惠方·卷第四十八·治肝积气诸方》)

治肥气结聚,在左胁下,坚牢疼痛,食少体瘦。

川大黄(二两,锉碎,微炒) 防葵(一两) 木香(三分) 川乌头(一两,炮裂,去皮脐) 鳖甲(一两半,醋炙令黄,去裙襕) 干姜(三分,炮裂,锉)

上件药,捣细罗为末,以陈米醋三升,熬令稠,入神曲末半两,煎成糊,溶和诸药末,可丸即丸如梧桐子大。每日空心,以温酒下二十丸,以微利为度。

4. 牵牛煎丸(《太平圣惠方·卷第四十八·治肝积气诸方》)

治肥气,结聚不散,腹胁胀满,呕逆酸水,饮食减少。

牵牛子末(三两,以生姜汁半升,酒一升,慢火熬如膏) 木香(一两) 附子(一两,炮裂,去皮脐) 鳖甲(一两半,涂醋炙令黄,去裙襕) 槟榔(一两) 桃仁(一两半,汤浸去皮尖、双仁,麸炒微黄,研入) 吴茱萸(半两,汤浸七遍,焙干微炒) 硼砂(一两,不夹石者,细研入)

上件药,捣细罗为末,入牵牛子煎,中和溶为丸如梧桐子大。每服食前,生姜汤下二十丸。

5. 硼砂煎丸(《太平圣惠方·卷第四十八·治肝积气诸方》)

治肥气,经年不散,左胁下状如覆杯,天阴即疼痛。

硼砂(二两,不夹石者,细研,以酒醋各一升熬如膏) 干漆(一两,捣碎,炒令烟出) 防葵(一两) 木香(一两) 川大黄(一两半,锉碎,微炒)

上件药,捣细罗为末,入硼砂煎,中入少蒸饼和溶为丸如绿豆大。每日空心,温酒下十丸。

6. 鳖甲丸(《太平圣惠方·卷第四十八·治肝积气诸方》)

治肥气,体瘦无力,少思饮食。

鳖甲(一枚可重四两,净洗,以醋和黄泥固济背上厚三分,令干) 京三棱(三两,炮,锉) 川大黄(三两,锉碎,微炒) 枳壳(三两,麸炒微黄,去瓤) 木香〔二(一)两半〕 桃仁(三两,汤浸去皮尖、双仁,麸炒微黄,细研如膏)

上件药,除鳖甲外,捣罗为末;后泥一风炉子,上开口,可安得鳖甲,取前药末并桃仁膏,纳鳖甲中;用好米醋二升,时时旋取入鳖甲内,以慢火熬令稠,取出药,却将鳖甲净洗,去泥焙干,捣罗为末,与前药同和捣为丸如梧桐子大。每日空心,以温酒下二十丸,晚食前再服。

7. 鳖甲散(《太平圣惠方·卷第四十八·治肝积气诸方》)

治肥气在左胁下,按之坚,不能食,脉候弦而紧,肌体萎瘦。

鳖甲(一两半,涂醋炙令黄,去裙襕) 当归(一两,锉,微炒) 京三棱(一两,炮,锉) 诃黎勒皮(一两) 大黄(一两半,锉碎,微炒) 枳壳(半两,麸炒微黄,去瓤) 吴茱萸(半两,汤浸七遍,焙干微炒) 桃仁(一两,汤浸去皮尖、双仁,麸炒微黄)

上件药,捣筛为散。每服三钱,水一中盏,入生姜半分,煎至六分,去滓,食前稍热服。

8. 防葵散(《太平圣惠方·卷第四十八·治肝积气诸方》)

治肥气在左胁下，结聚成块，心腹妨实，不欲饮食。

防葵（一两） 诃黎勒皮（三分） 白术（三分） 郁李仁（三分，汤浸去皮，微炒） 吴茱萸（半两，汤浸七遍，焙干微炒） 桂心（三分） 枳实（半两，麸炒微黄） 木香（三分） 槟榔（三分）

上件药，捣筛为散。每服三钱，以水一中盏，入生姜半分，煎至六分，去滓，食前稍热服。

9. 蓬藥根散（《太平圣惠方·卷第四十八·治肝积气诸方》）

治肥气在左胁下，似覆杯，咽酸吐水，面目萎黄，胸膈不利。

蓬藥根（二两，锉） 牡丹（一两） 赤芍药（一两） 桂心（三分） 京三棱（一两，炮裂） 枳壳〔二（三）分，麸炒微黄，去瓤〕 槟榔（一两）

上件药，捣粗罗为散。每服三钱，水一中盏，入生姜半分，煎至六分，去滓，食前稍热服。

10. 石苇丸（《圣济总录·卷第七十一·积聚门·肥气》）

治肝积气。

石苇（拭去毛，焙） 京三棱（煨，锉） 附子（炮裂，去皮脐） 吴茱萸（水洗七遍，焙干炒） 陈橘皮（汤浸去白，焙） 蜀椒（去闭口及目，炒出汗，各一两）

上六味，捣罗为末，炼蜜为丸如梧桐子大。空腹煎荆芥汤下二十丸。

11. 酸枣仁丸（《圣济总录·卷第七十一·积聚门·肥气》）

治肝积肥气，久不已变疟，令人热多寒少，小便赤涩。

酸枣仁（生用） 薏苡仁 紫苏子炒（研） 木通（锉） 黄芪（锉） 枳壳（去瓤麸炒） 升麻 大黄（锉，炒） 坐拿草 麦门冬（去心，焙） 木香 赤茯苓（去黑皮，各一两）

上一十二味，捣罗为末，炼蜜和丸如梧桐子大。每服二十丸，渐加至三十丸，煎麦门冬汤下。

12. 青蒿汤（《圣济总录·卷第七十一·积聚门·肥气》）

治久积肥气，寒热痎疟。

青蒿（自然汁一合） 生姜（自然汁半合） 童子（小便半合） 常山（锉，三分） 鳖甲（去裙襕，醋炙黄） 乌梅肉（焙，各半两） 甘草（炙，锉，一分） 柴胡（去苗，三分）

上八味，除汁外，粗捣筛。每服五钱匕，水一盏半煎至八分，入前三味汁各少许，同煎至一大盏，去滓，食后临卧温服。

13. 麝香丸（《全生指迷方·卷三·诸积》）

若左胁下如覆杯，有头足，久不已，令人发痎疟，寒热，咳，或间日也。始由肺病传肝者，当传脾，脾乘王而不受邪，其气留于肝，故结而为积，其脉涩结，麝香丸主之。

蓬莪术（炮，一两） 桂心 当归 人参（各半两） 细辛（去苗） 川乌头（炮，去皮脐，各一分） 巴豆（一分，去皮，出油）

上研细末，白面糊为丸如绿豆大。食后饮下三粒。史氏《指南方》无蓬莪术，有芍药一两。

14. 肥气丸

1）《三因极一病证方论·卷之八·五积证治》

治肝之积，在左胁下，如覆杯，有头足如龟鳖状，久久不愈，发咳逆呕，痎疟连岁月不已，其脉弦而细。

青皮（炒，二两） 当归须 苍术（各一两半） 蛇含石（煅，醋淬，三分） 蓬术（切） 三棱（切） 铁孕粉（各三两，与三棱、蓬术同入醋煮一伏时）

上为末，醋煮米糊丸绿豆大。每服四十丸，当归浸酒下。

2）《仁斋直指方论·卷之五·附积聚癥瘕痞块·积聚癥瘕痞块方论》

治肝之积，在左胁下如覆杯，有头足，久不愈令人发咳逆、痎疟，连岁不已。

厚朴（五钱） 黄连（七钱） 柴胡（二两） 川乌头（炮，去皮脐，一钱一分） 巴豆霜（五分） 椒（四钱） 干姜（炮，五分） 皂角（去皮弦，煨，一钱五分） 白茯苓（一钱半） 甘草（三钱，炙） 蓬莪术（炮） 人参 昆布（各二钱五分）

上件，除茯苓、皂角、巴豆霜另末外，为极细末和匀，炼蜜为丸如桐子大。初服二丸，一日加一丸，二日加二丸，渐渐加至大便微溏，再从二加服，周则复始。积减大半，勿服。

15. 沉香海金沙丸（《奇效良方·卷之四十·水肿门·水肿通治方》）

治一切积聚，脾肿胀肚大，青筋羸瘦。

沉香（三钱） 海金沙（一钱半） 轻粉（一钱） 牵牛末（一两）

上研，独头蒜丸如梧桐子大。每服三五十丸，空心用灯心木通汤送下。

16. 桃溪气宝丸（《奇效良方·卷之四十·水肿门·水肿通治方》）

治腰胁俱病，如抱一瓮，肌肤坚硬，按之如鼓，两脚肿满，曲膝仰卧，不能屈伸，自头至膻中，脊瘦露骨；一切气积食积，并脚气走注，大便秘结，寒热往来，状如伤寒，悉皆治之。

黑牵牛（二两） 大黄（一两半） 青皮（去白） 槟榔（各一两） 木香 羌活 川芎 陈皮 当归 茴香（炒，各半两）

上用细末，用皂角膏为丸如梧桐子大。每服五七十丸，加至百丸，空心生姜灯心汤送下。

17. 广术溃坚汤（《万病回春·卷之三·鼓胀》）

治中满腹胀有积聚如石坚硬，令人坐卧不宁，二便涩滞，上气喘促，或通身虚肿。

厚朴（姜制） 黄连 黄芩 益智仁 草豆蔻 当归（各五分） 半夏（七分） 广术 升麻 红花 吴茱萸（各三分） 生甘草 柴胡 泽泻 神曲（炒） 青皮 陈皮（各三分）

上锉一剂，生姜煎，食远服。忌酒醋、湿面。口干加干葛四分。

18. 四炒枳壳丸（《万病回春·卷之三·鼓胀》）

治气血凝滞，腹内鼓胀积聚。此药宽中快膈快气，消导饮食。

枳壳（四两，米泔浸，去瓤切片，分四处炒之：一分苍术一两同煮干，炒黄色，去苍术；一分萝卜子一两水同煮干，炒黄色，去萝卜子；一分小茴香一两水同煮干，炒黄色，去茴香；一分干漆一两水同煮干，炒黄色，去干漆） 香附（二两） 槟榔（一两） 玄胡索（一两，微炒） 三棱（二两，同莪术法制） 莪术（一两，棱、莪二味用童便一钟浸一宿，次日用完巴豆仁去壳三十粒同水煮干，炒黄色，去豆不用）

上为细末，用苍术、茴香、萝卜子、干漆煮汁，好醋一碗同面糊为丸如梧桐子大。每服七十丸，清米汤下。

19. 加减肥气丸（《证治准绳·类方第二册·积聚》）

春夏合此。治肝之积在左胁下，如覆杯，有头足，久不愈，令人咳逆，痎疟连年不已，其脉弦而细。

柴胡 厚朴 人参 干姜（各半两） 川乌 巴豆霜（各三钱） 肉桂（二钱） 黄连（一两） 川椒 甘草（各五分）

上除巴豆霜外，同为细末，旋入巴豆研匀，炼蜜丸如梧子大。初服二丸，一日加一丸，二日加二丸，渐加至大便微溏，再从二丸加服，淡醋汤下，空心服。秋冬去生姜半钱，加厚朴一倍，减黄连一半。

20. 瘠肥丸（《外科证治全书·卷四内景证治·肥气）》

肥气，肝之积也，在左胁下如覆杯，痛引小腹。由气血两虚，逆气瘀血相并而成。宜和肝散积行血，瘠肥丸主之。

川芎（一两） 当归（一两） 肉桂（五钱） 沉香（五钱） 红花（一两） 延胡索（一两） 香附（一两） 莪术（五钱） 赤芍（一两） 青皮（一两）

上为末，酒丸或醋丸。每服二三钱。

二十三、治息贲方

1. 三棱丸（《太平圣惠方·卷第四十八·治肺积气诸方》）

治息贲气，右胁下结聚成块，喘咳胸痛，呕吐痰涎，面黄体瘦。

京三棱（一两，炮，锉碎，醋拌炒令黄） 川大黄（二两，锉碎，微炒） 附子〔二（一）两，炮裂，去皮脐〕 鳖甲（一两，炮，锉，醋拌炒令黄） 槟榔（一两） 诃黎勒皮（一两） 木香（一两） 桃仁（一两，汤浸去皮尖、双仁，麸炒微黄） 吴茱萸（半两，汤浸七遍，焙干微炒）

上件药，捣细罗为末，以醋煮面糊，和捣三二百杵，丸如梧桐子大。每服食前，生姜汤下二十丸。

2. 木香丸（《太平圣惠方·卷第四十八·治肺积气诸方》）

治息贲气，胸膈闷，腹胁坚急，四肢不和，食少无力。

木香(一两半) 鳖甲(一两半,涂醋炙令黄,去裙襕) 桂心(一两半) 吴茱萸(一两半,汤浸七遍,焙干微炒) 诃黎勒皮(一两半) 槟榔〔一两(半)〕 枳实(一两,麸炒微黄) 牵牛子(三两,微炒)

上件药,捣细罗为末,以酒煮面糊和丸如梧桐子大。每日空心,温酒下三十丸。

3. 芫花煎丸(《太平圣惠方·卷第四十八·治肺积气诸方》)

治息贲气,结块在右胁下,疼痛。

芫花(一两半,醋拌炒令干,为末) 硼砂(一两,不夹石者,细研,用米醋三升同芫花末熬成膏) 京三棱(一两,锉,微炒) 鳖甲(一两半,涂醋炙令黄,去裙襕) 青橘皮(一两,汤浸去白瓤,焙)

上件药,捣细罗为末,入芫花、硼砂煎,中入少蒸饼,和溶为丸如梧桐子大。每服食前,以生姜汤下十丸。

4. 桃仁煎丸(《太平圣惠方·卷第四十八·治肺积气诸方》)

治息贲气,右胁下结硬如杯,心胸胀痛,不能饮食,胸膈壅闷,咳嗽喘促。

桃仁(三两,汤浸去皮尖、双仁,细研,以酒三升同硼砂煎成膏) 硼砂(一两半,不夹石者,细研) 鳖甲(一两,涂醋炙令黄,去裙襕) 川乌头(半两,去皮脐,锉碎,盐拌炒令黄) 紫菀(半两,去苗、土) 猪牙皂荚(半两,去皮,涂酥炙令焦黄,去子) 防葵(半两) 木香(三分) 槟榔(三分) 干姜(半两,炮裂,锉)

上件药,捣细罗为末,入桃仁、硼砂煎,中溶和丸如梧桐子大。每服食前,以生姜汤下十五丸。

5. 大腹皮散(《太平圣惠方·卷第四十八·治肺积气诸方》)

治息贲气,腹胁胀满,喘急咳嗽,坐卧不安。

大腹皮(五枚) 赤茯苓(一两) 前胡(一两,去芦头) 诃黎勒皮(半两) 汉防己(半两) 木香(一两) 槟榔(半两) 桃仁(一两,汤浸去皮尖、双仁,麸炒微黄) 川大黄(一两,锉碎,微炒)

上件药,捣筛为散。每服三钱,以水一中盏,入生姜半分,煎至六分,去滓,不计时候温服。

6. 牛蒡子散(《太平圣惠方·卷第四十八·治肺积气诸方》)

治息贲气,令人喘咳,心腹胀满,胁下疼痛。

牛蒡子(一两,微炒) 木香(一两) 当归(一两) 京三棱(一两,炮裂,锉) 吴茱萸(半两,汤浸七遍,焙干微炒) 槟榔(半两) 川大黄(一两,锉碎,微炒) 鳖甲(二两,涂醋炙令黄,去裙襕)

上件药,捣细罗为散。每服二钱,以温酒调下,食前服,生姜橘皮汤下亦得。

7. 枳实散(《太平圣惠方·卷第四十八·治肺积气诸方》)

治息贲气,腹胁胀硬,咳嗽见血,痰黏不利。

枳实(半两,麸炒微黄) 木香(半两) 槟榔(半两) 诃黎勒皮(半两) 甜葶苈(半两,隔纸炒令紫色) 赤茯苓(半两) 五味子(半两) 甘草(半两,炙微赤,锉) 杏仁(一两,汤浸去皮尖、双仁,麸炒微黄)

上件药,捣筛为散。每服三钱,水一中盏煎至六分,去滓,不计时候温服。

8. 紫菀散(《太平圣惠方·卷第四十八·治肺积气诸方》)

治息贲气,在右胁下,结聚胀痛,喘促咳嗽。

紫菀(一两,去苗、土) 吴茱萸(半两,汤浸七遍,焙干微炒) 白术(半两) 当归(半两) 桂心(半两) 鳖甲(一两,涂醋炙令黄,去裙襕) 槟榔(半两) 郁李仁(一两,汤浸去皮,微炒) 枳实(半两,麸炒微黄)

上件药,捣筛为散。每服三钱,水一中盏,入生姜半分,煎至六分,去滓,不计时候温服。

9. 槟榔散(《太平圣惠方·卷第四十八·治肺积气诸方》)

治息贲气,胸膈妨实,右胁下坚急,上气咳嗽。

槟榔(一两) 赤茯苓(三分) 赤芍药(三分) 食茱萸(三分) 京三棱(三分) 诃黎勒皮(三分) 郁李仁(一两,汤浸去皮,微炒) 青橘皮(三分,汤浸去白瓤,焙)

上件药,捣筛为散。每服三钱,水一中盏,入生姜半分,煎至六分,去滓,不计时候温服。

10. 皂荚丸(《圣济总录·卷第七十一·积聚门·息贲》)

治肺积息贲上气。

皂荚(二梃,不蛀者,酥炙去皮子,锉) 桂(去

粗皮） 干姜（炮） 贝母（去心）

上四味等分，捣罗为末，炼蜜和丸如梧桐子大。空心日午，生姜汤下十五丸，加至二十丸。

11. 枳实木香丸（《圣济总录·卷第七十一·积聚门·息贲》）

治肺积息贲气上。

枳实（去瓤麸炒，二两） 木香 陈橘皮（汤浸去白，焙） 人参 海藻（水洗去咸，焙） 葶苈（纸上炒令紫色，各一两） 芍药（锉） 丁香（各三分）

上八味，捣罗为末，煮枣肉和丸如梧桐子大。每服二十丸，渐加至三十丸，用炒豆煎汤下，空心、日午、夜卧各一服。

12. 枳实汤（《圣济总录·卷第七十一·积聚门·息贲》）

治肺积息贲，上气胸满咳逆。

枳实（去瓤麸炒） 木香 槟榔（锉） 甘草（炙，锉） 吴茱萸（汤浸，焙干炒） 葶苈（纸上炒令紫色，各半两） 杏仁（汤浸去皮尖、双仁，炒，三分）

上七味，粗捣筛。每服三钱匕，水一盏，生姜一分拍碎，同煎至七分，去滓，温服，空心食前，日二。

13. 桑白皮汤（《圣济总录·卷第七十一·积聚门·息贲》）

治肺积息贲气胀满，咳嗽涕唾脓血。

桑根白皮（锉） 麦门冬（去心，焙，各一两半） 桂（去粗皮） 甘草（炙，锉，各半两） 陈橘皮（汤浸去白，焙） 猪牙皂荚（酥炙去皮，各一两）

上六味，粗捣筛。每服三钱匕，水一盏，入生姜半分拍碎，煎至七分，去滓，温服，空心、晚食前各一。

14. 枣膏丸（《普济本事方·卷第二·肺肾经病》）

肺之积名曰息贲，在右胁下大如杯，令人洒淅寒热，喘嗽，发痈疽。

葶苈（去芦，隔纸炒香） 陈橘皮（去白） 桔梗（炒，各等分）

上先以下二味为末，入葶苈研匀，煮肥枣肉和丸如梧子大。每服五七丸，饮下。

15. 息贲汤（《三因极一病证方论·卷之八·五积证治》）

治肺之积，在右胁下，大如覆杯，久久不愈，病洒洒寒热，气逆喘咳，发为肺痈，其脉浮而毛。

半夏（汤洗七次） 吴茱萸（汤洗） 桂心（各二两半） 人参 甘草（炙） 桑白皮（炙） 葶苈（炒，各二两半）

上为锉散。每服四钱，水一盏半，姜七片，枣两枚，煎七分，去滓，食前服。

16. 息贲丸（《仁斋直指方论·卷之五·附积聚癥瘕痞块·积聚癥瘕痞块方论》）

治肺之积，在右胁下，覆大如杯，久不已，令人洒淅寒热，喘咳发肺壅。

厚朴（制，八钱） 黄连（炒，一两三钱） 干姜（炮） 白茯苓 川椒（炒） 紫菀（各一钱半） 桂 川乌头（炮） 桔梗 白豆蔻 陈皮 京三棱（各一钱） 天门冬 人参（各一钱） 青皮（五分） 巴豆霜（四分）

上件，除茯苓、巴豆霜渐入外，为末，炼蜜为丸如桐子大。以淡姜汤下，服如上法。

17. 半夏汤（《奇效良方·卷之四十二·积聚门·积聚通治方》）

治肺积，息贲咳嗽。

半夏（汤泡去滑，焙干） 细辛（去苗叶） 桑根白皮（炙） 前胡（去芦，以上各一两半） 桔梗（炒） 贝母（去心） 柴胡（去苗） 诃黎勒（煨，去核） 人参（去芦） 白术 甘草（炙，各一两）

上㕮咀。每服三钱，水一盏，生姜三片，枣三枚，擘破，同煎至七分，去滓，温服，食后、夜卧各一服。

18. 加减息贲丸（《证治准绳·类方第二册·积聚》）

其积为病，寒热喘咳，气上奔，脉涩，失精亡血，气滞则短气，血凝泣则寒热相参，气分寒，血分热，治法宜益元气，泄阴火，破气削其坚也。

川乌 干姜 白豆蔻 桔梗（各一钱） 紫菀 厚朴 川椒（炒去汗） 天门冬（去心） 京三棱 茯苓（各一钱半） 人参 桂枝（各二钱） 陈皮（八钱） 黄连（一两三钱） 巴豆霜（四分） 红花（少许） 青皮（七分）

上为末，汤泡蒸饼为丸如桐子大。初服二丸，一日加一丸，二日加二丸，加至大便微溏为度，再从二丸加服，煎生姜汤送下，食前。忌酒、湿面、腥、辣、生冷之物。仲夏合此。

二十四、治癥癖积聚方

1. 气痞丸(《外台秘要·卷第十二·积聚宿食寒热方四首》引《古今录验》)

疗寒气痞积,聚结不通,绕脐切痛,腹中胀满,胸逼满,风入脏,忧恚所积,用力不节,筋脉伤,羸瘦,不能食饮,此药令人强嗜食益气力方。

乌头(二分,炮) 甘草(二分,炙) 葶苈子(二分,熬) 大黄(二分) 芎䓖(二分) 芍药(二分) 甘皮(二分,炙)

上七味下筛,蜜和丸如梧子。一服三丸,日再不知,渐至五丸七丸。一方桂心二分,去甘皮。忌海藻、菘菜、猪肉、冷水等。一方有通草,无甘皮。

2. 三棱丸(《太平圣惠方·卷第四十八·治脾积气诸方》)

治痞气在胃管,状如覆杯,心腹胀满,不能饮食,肌体渐瘦。

京三棱(二两,锉碎,醋拌炒令干) 诃黎勒皮(一两) 川大黄(二两,锉碎,微炒) 鳖甲(一两半,涂醋炙令黄,去裙襕) 木香(一两) 干漆(一两,捣碎,炒令烟出) 桃仁(一两,汤浸去皮尖、双仁,麸炒微黄) 槟榔(一两) 川乌头(一两,去皮脐,锉碎,盐以炒令黄)

上件药,捣细罗为末,取米醋三升,熬成膏,入少蒸饼和溶为丸如梧桐子大。每日空心,温酒下二十丸。

3. 木香丸(《太平圣惠方·卷第四十八·治脾积气诸方》)

治痞气,心腹坚胀,饮食不消。

木香(一两) 川大黄(一两,锉碎,醋拌炒令干) 硫黄(一两,细研水飞过)

上件药,捣细罗为末,研入硫黄令匀,以酒煮面糊和丸如梧桐子大。每服空心,以生姜汤下十丸。

4. 厚朴丸(《太平圣惠方·卷第四十八·治脾积气诸方》)

治痞气积年不瘥,结聚在胃管,大如覆杯,心腹胀痛,食少无力。

厚朴(一两半,去粗皮,涂生姜汁炙令香熟) 木香(一两) 青橘皮(一两,汤浸去白瓤,焙) 川大黄(一两半,锉碎,醋拌微黄) 硫黄(一两,细研水飞过) 槟榔(一两半)

上件药,捣细罗为末,入研了硫黄令匀,以酒煮面糊和丸如梧桐子大。每服食前,以生姜汤下十丸。

5. 牵牛子丸(《太平圣惠方·卷第四十八·治脾积气诸方》)

治痞气结聚在胃管,心腹胀硬,脏腑壅滞。

牵牛子(一两半,微炒) 甘遂(一两,锉碎,微炒) 诃黎勒皮(三分) 木香(三分) 京三棱(三分,锉碎,醋拌炒令干) 青橘皮(三分,汤浸去白瓤,焙)

上件药,捣细罗为末,以生姜汁二两、蜜四两煎令稠熟,和为丸如梧桐子大。每服卧时,生姜汤下二十丸,以利为度。

6. 硫黄丸(《太平圣惠方·卷第四十八·治脾积气诸方》)

治痞气结固不散,心腹冷疼,食少体瘦。

硫黄(二两,细研水飞过) 木香(一两半,为末) 川大黄(二两,锉碎,微炒为末) 桃仁(四十九枚,汤浸去皮尖、双仁,别研)

上件药四味,先取大黄末,用酒滤湿,纳新竹筒子内,闭口,入炊饭甑中,蒸令饭熟为度,取出,与桃仁同研极烂,入硫黄木香末研匀,入少许面糊和为丸如梧桐子大。每日空腹,以酒下一十丸。

7. 硼砂煎丸(《太平圣惠方·卷第四十八·治脾积气诸方》)

治痞气结聚不散,心腹疼痛。

硼砂(一两,不夹石者,细研) 芫花(一两,醋拌炒令干) 木香(一两) 京三棱(一两,微煨,锉) 川乌头(半两,去皮脐,锉碎,盐拌炒令黄) 鳖甲(一两,涂醋炙令黄,去裙襕)

上件药,除硼砂外,捣细罗为末,先以米醋一升,慢火熬硼砂,次下诸药,同熬令稠,入少蒸饼和溶为丸如绿豆大。每服食前,以生姜汤下十丸。

8. 诃黎勒散(《太平圣惠方·卷第四十八·治脾积气诸方》)

治痞气,结聚在胃管,心腹妨实,不能饮食。

诃黎勒皮(一两) 鳖甲(一两半,涂醋炙令黄,去裙襕) 白术(一两) 人参(三分,去芦头) 桂心(三分) 防葵(三分) 川大黄(三分,锉碎,微炒) 郁李仁(三分,汤浸去皮,微炒) 甘草(半两,炙微赤,锉)

上件药，捣筛为散。每服三钱，水一中盏，入生姜半分，煎至六分，去滓，食前稍热服。

9. 槟榔散(《太平圣惠方·卷第四十八·治脾积气诸方》)

治痞气，心腹胀硬，食饮不下。

槟榔(一两) 牵牛子(一两) 木香(半两) 白术(三分) 陈橘皮(半两，汤浸去白瓤，焙) 高良姜(半两) 诃黎勒皮(三分) 枳实(半两，麸炒微黄) 甘草(半两，炙微赤，锉)

上件药，捣筛为散。每服三钱，以水一中盏煎至六分，去滓，食前稍热服。

10. 鳖甲散(《太平圣惠方·卷第四十八·治脾积气诸方》)

治痞气，结聚在胃管，盘牢不动，食饮渐少，四肢无力。

鳖甲(一两半，涂醋炙令黄，去裙襕) 川大黄(一两半，锉碎，微炒) 木香(一两) 郁李仁(一两，汤浸去皮，微炒) 京三棱(一两，炮裂) 当归(一两) 槟榔(一两) 草豆蔻(三分，去壳) 枳壳(三分，麸炒)

上件药，捣筛为散。每服三钱，水一中盏，入生姜半分，煎至六分，去滓，食前稍热服。

11. 乳香丸(《太平圣惠方·卷第四十九·经效化气消食丸方》)

治宿食不化，心膈气滞，中焦不和，及癥癖积聚，或多呕逆。

乳香(半两，锉，研入) 木香(半两) 肉豆蔻(半两，去壳) 当归(半两，锉，微炒) 青橘皮(半两，汤浸去白瓤，焙) 京三棱(半两，煨，锉) 干漆(半两，捣碎，炒令烟出) 紫菀(一两，去苗、土) 干姜(一两，炮裂，锉) 附子(一两，炮裂，去皮脐) 鳖甲(一两半，涂醋炙令黄，去裙襕) 朱砂(一分，细研) 巴豆(一两，去皮心研，纸裹压去油)

上件药，除乳香、朱砂、巴豆外，余药并捣罗为末，入研了药，都研令匀，每两匙药末，用细荞面一匙相和，更研令匀，滴水为丸如绿豆大；候干，以浆水煎令沸，下药丸子，煮一两沸，候药丸子浮上，乃滤出，于竹筛子内晒干。每服，以温水下三丸或五丸；若有久积聚，常于临卧服五丸瘥。

12. 太一神明陷冰丸(《太平圣惠方·卷第五十六·治鬼疰诸方》)

治诸病痞积聚，心下支满，寒热鬼疰，长病嗽逆，唾噫，辟除众恶，杀鬼逐邪气，鬼击客忤中恶，胸中结气，咽中闭塞，有痛恻恻，随上下手，心中愠愠，如有血状，毒疰相染。

雄黄(一分，细研) 芫青(五十枚，糯米拌炒令黄色，去翅足) 真珠(三分，细研) 麝香(半两) 附子(三分，炮裂，去皮脐) 人参(半两，去芦头) 犀角屑(半两) 鬼臼(半两，去须) 蜈蚣(一枚，微炙，去足) 川乌头(半两，炮裂，去皮脐) 杏仁(一分，汤浸去皮尖、双仁，麸炒微黄) 朱砂〔一分(两)，细研水飞过〕 蜥蜴(一枚，微炙) 斑蝥(三七枚，糯米拌炒令黄色，去翅足) 藜芦(一两，去芦头，微炙) 礜石(一两，黄泥裹烧半日，细研) 樗鸡(三分，微炒用) 牛黄(半两，细研) 川大黄(一两，锉，微炒) 地胆(三七枚，糯米拌炒令黄，去翅足) 当归(一两，锉，微炒) 桂心(一两) 巴豆(一分，去皮心研，纸裹压去油)

上件药，捣罗为末，入研了药令匀，炼蜜和捣三五百杵，丸如小豆大。每服食前，以温酒下三丸。

13. 牛膝丸(《圣济总录·卷第七十一·积聚门·积聚》)

治癥癖积聚。

牛膝(酒浸切，焙) 芍药 桔梗(炒) 厚朴(去粗皮，涂生姜汁炙香熟) 赤茯苓(去黑皮) 大黄(锉，炒) 柴胡(去苗) 诃黎勒皮(各三两) 枳壳(去瓤麸炒，一两一分) 陈橘皮(去白，焙) 槟榔(锉，各一两)

上一十一味，捣罗为末，炼蜜和丸如梧桐子大。每服二十丸，空心枣汤下，加至三十丸，通利为度。

14. 平气丸(《圣济总录·卷第七十一·积聚门·痞气》)

治脾积痞气，腹胁膨胀，心胸痛闷，不思饮食。

槟榔(一枚，锉) 乌梅(一两，一半去核，一半和核) 京三棱(炮，半两) 青橘皮(去白，焙，一两) 缩砂(去皮，半两) 巴豆(去皮心，别研，二两) 胡椒(半两)

上七味，将六味捣罗为末，入巴豆研匀，白面糊和丸如绿豆大。每服三丸，温生姜汤下，食后服。

15. 芜荑丸(《圣济总录·卷第七十一·积聚门·痞气》)

治脾积痞气,微有滑泄,不思饮食。

芜荑(四两) 陈橘皮(汤浸去白,焙干,四两,为末,米醋一升煎如糊) 附子(炮裂,去皮脐,二两) 莎草根(去毛,三两) 木香 白术(各一两)

上六味,除橘皮外,捣罗为末,入橘皮煎,搜和,更入炼蜜为丸如梧桐子大。空心日午,陈米饮下三十丸。

16. 矾石丸(《圣济总录·卷第七十一·积聚门·痞气》)

治脾积痞气,泄泻,日夜下痢白脓。

矾石(烧令汁枯) 诃黎勒(煨去核,各二两) 黄连(去须,三两) 木香(一两)

上四味,捣罗为末,水浸蒸饼滤如糊为丸如梧桐子大。空心食前,陈米饮下三十丸,以泄止为度。

17. 金液丸(《圣济总录·卷第七十一·积聚门·痞气》)

治脾积痞气,痰逆恶心,腹胁满闷,胸膈噎塞,不思饮食。

京三棱(炮) 蓬莪术(炮) 白术 丁香皮(刮去粗皮) 牵牛子(麸炒) 青橘皮 陈橘皮(并汤浸去白,焙) 肉豆蔻(大者,去壳) 槟榔(炮,各一两) 干姜(炮) 丁香 硇砂(研,各半两) 巴豆(半两和皮秤,去皮研如膏,纸压去油尽,以不污纸为度)

上一十三味为末,搅拌匀,用头醋煮稠面糊和丸如绿豆大。每服五丸,米饮下食后。

18. 半夏汤(《圣济总录·卷第七十一·积聚门·痞气》)

治脾积冷气痞结,胸满痰逆,四肢怠堕。

半夏(陈者,汤洗去滑,焙干) 葶苈(纸上炒,各一两) 麦门冬(去心,焙干,二两) 芦根(锉碎,三两)

上四味,粗捣筛。每服三钱匕,水一盏,入小麦净淘半合、生姜半枣大切,同煎至八分,去滓,空心、日午、夜卧各一,如病人瘦弱,即加桂心、柏子仁各一两。

19. 豆蔻汤(《圣济总录·卷第七十一·积聚门·痞气》)

治脾积痞气,攻注腰背痛。

肉豆蔻(去壳) 赤茯苓(去黑皮) 高良姜 附子(炮裂,去皮脐) 草豆蔻(去皮) 藿香 陈橘皮(汤浸去白,焙,各一分) 人参(一两) 桂(去粗皮,半两) 槟榔(一枚)

上一十味,锉如麻豆。每服二钱匕,水一盏半,入枣五枚劈、生姜一分切碎,煎至八分,去滓,热服。

20. 葛根丸(《圣济总录·卷第七十一·积聚门·痞气》)

治脾积痞气,烦渴口干。

葛根(锉) 附子(炮裂,去皮脐) 薏苡(根,锉) 芦根(锉,各一分) 糯米(二合)

上五味,捣罗为末,入桃胶汤浸,煮为糊,和丸如小豆大。食后、临卧,灯心、枇杷叶煎汤下十丸至二十丸。

21. 脾积丸(《圣济总录·卷第七十一·积聚门·痞气》)

治脾积痞气,身黄口干,胸膈满闷,肌瘦减食,或时壮热。

陈仓米(一合,醋浸淘过) 青橘皮(五十片,醋浸软去白) 巴豆(五十枚,去皮,麻线系定三味,同炒干去巴豆不用,入后药) 石三棱(一分) 鸡爪三棱(一分) 蓬莪术(三枚,炮,锉) 京三棱(一分,炮,锉) 槟榔(二枚,锉)

上八味,捣罗为末,取一半,面糊为丸如绿豆大。一半作散,每服一钱匕,粥饮调下三丸。

22. 痞气丸(《三因极一病证方论·卷之八·五积证治》)

治脾之积,在胃脘,覆大如盘,久久不愈,病四肢不收,黄瘅,饮食不为肌肤,心痛彻背,背痛彻心,脉浮大而长。

大乌头(一分,炮,去皮尖) 附子(半两,炮,去皮脐) 赤石脂(煅,醋淬) 川椒(炒出汗) 干姜(炮,各二两) 桂心(半两)

上为末,蜜丸如梧子大,朱砂为衣。每服五七丸,米汤下,渐至十丸。

23. 蒜红丸(《是斋百一选方·卷之二·第三门》)

治脾积,腹胀如鼓,青筋浮起,坐卧不得者。

拣丁香 木香 沉香 槟榔 青皮(去白) 陈皮(去白) 缩砂仁 蓬莪术(炮) 去皮牵牛

草果子(各一两)　肉豆蔻(面裹煨)　粉霜(各一钱)　白茯苓(去黑皮)　人参(各半两)　蒜(二百枚,一半生用,一半火煨熟)

上为细末,以生熟蒜研细,生绢扭取汁,旋用药末为丸如梧桐子大。每服五七丸至十五丸,食后淡盐汤送下。忌咸酸、鱼酢、茶、酱、腌藏鸡鸭、生冷、马牛杂肉之类,只吃淡白粥一百日。

24. 大腹汤(《小儿卫生总微论方·卷十三·食气积癖论》)

治癥癖腹胀,小便不痢。

大腹皮(一两,锉,炒)　槟榔(半两)　枳壳(麸炒去穰,半两)　人参(去芦,半两)　知母(半两)　陈皮(半两,去白秤)　甘遂(一分,慢火煨令黄)

上为细末。每服一钱,水一小盏煎至五分,去滓放温服,无时。

25. 顶珠丸(《仁斋直指方论·卷之五·诸气·诸气证治》)

治积气块痛久年,脾积癖瘕之疾。

木香　丁香　淡豉　硇砂(醋浸半日,并晒干)　朱砂(研细,各一分)　巴豆(去油,一钱半)

上末,陈米饭为丸桐子大。轻者一丸,重者二丸。临睡先嚼煨姜如指许咽下,次以冷熟水吞药,不得嚼破上项两丸子,请酌量用。

26. 痞气丸(《仁斋直指方论·卷之五·附积聚癥瘕痞块·积聚癥瘕痞块方论》)

治脾之积,在胃脘,覆大如盘,久不愈,令人四肢不收,发黄疸,饮食不为肌肤。

厚朴(四钱半)　黄连(八钱)　吴茱萸(三钱)　黄芩(二钱)　茯苓　泽泻　人参(各一钱)　川乌头(炮)　川椒(炒,各五分)　茵陈(酒炒)　干姜(炮,各一钱半)　砂仁(一钱半)　白术(二钱)　巴豆霜　桂(各四分)

上件,除豆霜另研,茯苓另末渐入外,同为细末,炼蜜为丸如桐子大。每服用淡甘草汤下,服如上法。

27. 蓬莪术丹(《御药院方·卷三·治一切气门上》)

治久患癖瘕积聚,心腹痞闷,饮食减少,四肢困倦,欲成劳瘵。

蓬莪术　京三棱　木香　白芍药　鳖甲(各半两)　白术　人参(各一两)　当归(二钱半)

上件同为细末,用浸饪饼为丸如豌豆大。每服三十丸,食后温粥饮下。常服调和营卫,美进饮食,消积聚,长肌肉。

28. 煨姜丸(《普济方·卷二十·脾脏门·脾脏冷气攻心腹疼痛》引《和剂方》)

治本脏虚,饮食不化,或成痃癖,或发心痛,冷水积脾,结聚疼痛,一切冷气等疾。

附子　硇砂　木香　生姜

上用大附子五十个,各重半两者,去皮脐,以尖刀子剜去心子,约容硇砂半钱实之;却以附子末,和面作饼子裹附子,用文武火煨令黄,用木香如附子之半,同为细末,以水为丸如鸡头大。复以生姜一块,擘作两片,以药入内,湿纸裹,令煨候姜熟,白汤嚼下,空心服。

29. 木香和中丸(《奇效良方·卷之十七·脾胃门·脾胃通治方丸》)

治脾气,益肾水,消肠胃中积聚,癥瘕癖块,宣畅三焦,和脾开利胸膈,气逆攻心,胁肋胀满痞痛,身体困倦,大小便不利,并皆治之。

木香　沉香　槟榔　枳实(去穰麸炒)　青皮(去白)　莪术(煨)　橘皮(去白)　当归(酒浸)　黄芩(去芦)　木通(去皮)　黄连　白豆蔻　郁李仁(去皮,另研)　牙皂连子(酥炙)　三棱(各一两)　缩砂仁(二两半)　香附子(去毛)　黄柏(去皮,各三两)　牵牛(取头末)　大黄(蒸,各四两)

上为细末,滴水为丸如梧桐子大。每服二钱,不拘时生姜汤下,或茶汤下亦可。

30. 胜红丸(《奇效良方·卷之四十二·积聚门·积聚通治方》)

治脾积气滞,胸膈满闷,肚腹疼痛,气促不安,呕吐清水,丈夫酒积,妇人血积,小儿食积,并皆治之。

青皮　陈皮　三棱(醋煮)　莪术(醋煮)　干姜(炮)　良姜(以上各一两)　香附(炒,去毛,二两)

上为细末,醋糊为丸如梧桐子大。每服五十丸,食前用生姜汤送下。一方用萝卜子一两,炒。

31. 三棱煎丸(《古今医鉴·卷之六·积聚》)

治饮食过伤,痞闷疼痛,食不消化,久而成癖;又治妇人血积、血块,干血气经闭不通。

大黄(八两,为末)　三棱　莪术(各一两,二

味湿纸包裹煨，为末）

上先将大黄银石器内，好醋渍，令平慢火熬干，入二味为丸如绿豆大。每服二三十丸，食后白汤下。量虚实加减，不问男子、妇人、小儿，诸般积块皆可服。

32. 千金化气丸（《古今医鉴·卷之六·积聚》）

治男子腹中气块痞痛。

青皮　陈皮　枳壳　香附　砂仁　白豆蔻（各一两）　干姜　木香（五钱）　丁皮（二钱）　藿香　半夏　草果　槟榔（一两半）　川芎　白芷　三棱　莪术　玄胡索（各一两）　小茴香（五钱）　厚朴　大腹皮　白芍药（各一两）　甘草（三钱）

上锉，生姜三片，水煎，半空心温服。

33. 仙传化痞丸（《明医指掌·卷四·积聚癥瘕八·痞块》）

治痞块。

鸧鹚（一只，用白水煮烂，加酒半斤，阿魏五钱，再煮一滚，捞起，系肉炙干，骨头打碎，炒脆，捣为末入）　五色糖阿魏（二两二钱，另烊入药）　水红花子（十两）　神曲（一两六钱）　白术　当归　陈皮（各一两二钱）　急性子　芦荟（各七钱）　蓬术（六钱）　青皮（五钱）　甘草（四钱）　枳壳　雄黄（各五钱）

上为末，将鸧鹚汁为丸如梧子大。每服二钱五分。服药后，病在左睡朝左，病在右睡朝右。

34. 化痞丹（《万病回春·卷之三·积聚》）

消积块专攻之剂。

大黄（四两，米醋浸一七，日晒夜露一七）　木鳖子（去油，一两）　穿山甲（土炒，三两）　香附米（童便浸炒，一两）　桃仁（去皮，研，一两）　红花（三钱，生）　青黛（五分）

上为细末，将大黄醋煮成糊为丸如豆大。每服五十丸或六十丸，茅根、葛根煎汤送下。忌花椒、胡椒、煎炙、糯米等物。

35. 神化丹（《万病回春·卷之三·积聚》）

消癖积，破血块，下鬼胎，通经脉及诸痞积血气块。

硇砂　干漆（炒）　血竭（各三钱）　红娘（二十个，去翅）　乳香（一钱半）　斑蝥（二十个，去翅足）

上为末，枣肉丸如豌豆大。每服一丸至三五丸，临卧，或枣汤、姜汤，或红花苏木汤下。凡积块内服药而外贴者，乃兼济也。

36. 化癖如神散（《万病回春·卷之七·癖疾》）

治痞块积聚。

蟾酥　黄蜡（各二钱）　羚羊角　牛黄（各五分）　麝香（三分）　巴豆肉（一钱）　硇砂　冰片（各一分）

上为末，丸如菜子大。每用一丸，用扁头针，或患处刺破皮入之，用膏药贴上，一伏时揭起，其癖化脓血出尽，服调理脾胃药。

37. 匀气汤（《证治准绳·类方第二册·积聚》）

治脾积痞气，胃脘不安，肌瘦减食。

陈曲（炒）　麦蘖（炒）　桂心（去粗皮）　郁李仁（半生，半炒）　厚朴（去粗皮，姜汁炙）　白术（各一两）　大腹子（二枚，连皮）　牵牛（一两，半生半炒）　良姜（炮，半两）　甘草（炙，二两）

㕮咀。每服三钱，水一盏，生姜三片，枣一枚擘破，同煎至七分，去滓，食远稍热服，日三。

38. 沉香饮子（《证治准绳·类方第二册·积聚》）

治痞气，升降阴阳。

沉香　木香　羌活　桑白皮（微炒）　人参　独活　白茯苓　紫苏叶（各等分）

㕮咀。每服三大钱，水一盏半，生姜五片，大枣二枚，煎至七分，去滓，食前温服，二滓又作一服。

39. 神功助化散（《证治准绳·类方第二册·积聚》）

专治男子妇人腹中痞块，不拘气血食积所成，此方之妙，不可尽述。

地萹蓄　瞿麦穗　大麦蘖（各五钱）　神曲（二钱半）　沉香　木香（各一钱半）　甘草（五钱）　大黄（二两）

上为细末。净依分两和匀，男以灯心、淡竹叶二味等分煎汤，及无灰酒同调服，汤多于酒；妇人用红花、灯芯、当归等分煎汤，及无灰酒同调服，酒多于汤。忌油腻动气之物及房事一月。药须于黄昏服，大小便见恶物为度。

40. 生漆膏（《诸证提纲·积聚》）

治男妇痞块，神效。

阿魏（一两）　生漆（滤过）　木耳（各四两）　蜂蜜（六两）

上和匀，入锡罐内，密封罐口，置锅内水煮三炷香取起，候冷。每服二茶匙，食远烧酒调下，日用三次。忌油腻、发毒物。

41. 加味保和丸（《寿世保元·卷三·积聚》）

论虚弱之人，腹内积聚癖块，胀满疼痛，面黄肌瘦，肚大青筋，不思饮食。此药消痰利气，扶脾助胃，开胸快膈，消痞除胀，清热消食。久服积块渐消，大效。

白术（去芦炒，五两）　枳实（麸炒，一两）　陈皮（去白，三两）　半夏（泡姜炒，二两）　白茯苓（去皮，三两）　苍术（米泔浸炒，一两）　川厚朴（姜炒，二两）　香附（酒炒，一两）　神曲（炒，三两）　连翘（二两）　黄连（酒炒，一两）　黄芩（酒炒，一两）　山楂肉（三两）　麦芽（炒，一两）　萝卜子（二两）　木香（五钱）　三棱（醋炒，一两）　莪术（醋炒，一两）

上为细末，姜汁糊为丸如梧子大。每服五十丸，加至七八十丸，食后，白滚汤送下。

42. 阿魏膏（《景岳全书·卷之六十四春集·外科钤古方·外科》）

治一切痞块，更服胡连丸。

羌活　独活　玄参　官桂　赤芍药　穿山甲　生地黄　两头尖　大黄　白芷　天麻　红花（各半两）　木鳖（十枚，去壳）　乱发（一团）　槐柳桃枝（各半两）

上用麻油二斤四两，煎药黑去粗，入发再煎，发化仍去粗，入上好真正黄丹煎收，软硬得中，入后细药即成膏矣：

阿魏　芒硝　苏合油　乳香　没药（各五钱）　麝香（三钱）

上凡贴膏药，须先用朴硝随患处铺半指厚，以纸盖用热熨斗熨良久，如硝耗再加熨之，二时许方贴膏药。若是肝积，加芦荟末同熨之。

43. 贴痞琥珀膏（《景岳全书·卷之六十四春集·外科钤古方·外科》）

贴癥积痞块。

大黄　朴硝（各一两）

为末，以大蒜同捣膏贴之。

44. 消痞膏

1）《景岳全书·卷之六十四春集·外科钤古方·外科》

三棱　蓬术　穿山甲　木鳖仁　杏仁　水红花子　萝卜子　透骨草（晒干）　大黄（各一两）　独头蒜（四个）

上用香油一斤，入前药十味煎油成，以飞丹收之，后下细药：

真阿魏　乳香　没药（各一两）　麝香（三钱）

上先下乳、没、阿魏三味，后下麝香，搅匀待冷，倾水中浸数日，用瓷瓶收贮，勿使泄气。用时以白布或坚白纸摊贴，八九日一换。或见大便去脓血，勿以为异，亦有不去脓血而自愈者。若治泻痢，可贴脐腹。忌房事生冷。凡贴癥积痞块，先用荞麦面和作一圈，围住患处四边，其块上放皮硝二三两，盖厚纸以熨斗熨，令热气内达，然后去硝用膏药贴之。上原方用白花菜同透骨草另煎膏二两，搅入膏内收用，但白花菜惟西北方间有之，求觅不易，故余用独蒜、萝卜子代之，其功亦不减也。

2）《外科证治全书·卷四内景证治·痞气》

治积年恶痞。

香油（斤许）　密陀僧（熬，六两）　阿魏（五钱）　羌活（倍一两）　水红花子（一两）

麝香调，退火摊膏随患贴，积年恶痞化全消。

45. 木香化滞汤（《医方选要·卷之四·积聚门》）

治因忧气食湿面结于中脘，腹皮微痛，心下痞满，不思饮食，食之后不散，常常痞气。

木香（不见火）　柴胡　橘皮　草豆蔻（以上各一钱半）　当归　枳实（麸炒，各一钱）　半夏（汤泡，二钱）　红花　甘草（炙，各半钱）

上作一服，用水二盅，生姜三片，煎至一盅，食远服。

46. 克坚酒（《外科证治全书·卷四内景证治·痞气》）

治痞气。

水红花（三钱，净末）

上用火酒二斤浸之，时时呷服；或用水红花子熬膏，每日取二钱酒化下。

47. 三妙膏（《验方新编·卷十八·痞积部》）

胸腹胁肋积聚痞块，贴之甚效。

松香煎（四两）　蓖麻肉（去壳，二两）　皮硝（五钱）

共捣成膏。量痞大小摊青布上，再加麝香三厘，贴患处，极效。

48. 消痞去积丸(《验方新编·卷十八·痞积部》)

治一切痞积、气积、酒积、食积。

黑豆 制香附 五灵脂(各五钱)

炒研末，醋糊为丸绿豆大。每服五分，姜汤送下。

二十五、治食积方

1. 当归汤(《备急千金要方·卷十八大肠腑方·痰饮第六》)

治留饮宿食不消，腹中积聚转下方。

当归 人参 桂心 黄芩 甘草 芍药 芒硝(各二两) 大黄(四两) 泽泻 生姜(各三两)

上十味㕮咀，以水一斗煮取三升，分三服。

2. 五通丸(《外台秘要·卷第十二·积聚宿食寒热方四首》)

主积聚留饮宿食，寒热烦结，长肌肤补不足方。

椒目(一两) 附子(一两，炮) 厚朴(一两，炙) 杏仁(三两) 半夏(一两) 葶苈(三两，熬) 芒硝(五两) 大黄(九两)

上八味捣，葶苈子、杏仁使熟，和诸药末，和以蜜，捣五千杵，吞如梧子二丸。忌猪、羊肉饧、冷水。

3. 乙丑丸(《圣济总录·卷第七十一·积聚门·积聚》)

治食积隐见时作，攻心胁疠刺疼痛。

硇砂(细研，汤内飞过，去沙石，熬取霜) 乌头(生，去皮脐，为末，各一两) 沉香(末) 五灵脂(末) 桂(去粗皮，为末) 胡椒(末) 干姜(末) 巴豆(去皮心膜，研，各半两) 干漆(末，三分)

上九味，除巴豆外，同研匀，次入巴豆，再研极细，取熟枣肉和作一块，用湿纸裹三五重，用纸筋黄土泥固济，约厚半指许熁干，用熟炭火十斤，于乙丑日早，渐进火烧令香为度，以新盆器合，候冷取出，去泥及焦纸灰不用，捣烂看硬软，再入熟枣肉和捣千余杵得所，丸如梧桐子大。每服三丸，温木瓜酒下，木瓜汤下亦得，不计时候服；如大段癖积块及诸冷气疠刺疼痛，或泄痢脓血，食前服五丸至七丸，看虚实加减。

4. 消积丸

1)《圣济总录·卷第七十一·积聚门·积聚》

治积滞，宽利膈脘，思饮食。

牵牛子(一两，取末半两) 青橘皮(去白，焙，一两) 丁香 木香 硇砂(研) 沉香(锉，各一两) 槟榔(二枚，锉) 桂(去粗皮) 干姜(炮，各半两) 巴豆(十粒，去皮心膜，出油，研)

上一十味，捣研为末，炼蜜和丸如豌豆大。每服一丸至二丸，食后临卧橘皮汤下。

2)《赤水玄珠·第二十六卷·癖门》

消积聚，宽腹胀，退面肿，进饮食，化滞物。

木香 人参(各一钱半) 黄连(炒) 莪术(醋煨，各三钱) 橘红 青皮(炒) 槟榔(二枚)

上为末，面糊为丸黍米大。食后米饮下。

5. 八灵丸(《圣济总录·卷第七十二·食癥》)

治食癥气块痃癖等疾。

京三棱(煨，锉) 石三棱(煨，锉) 鸡爪三棱(煨，锉) 木香 槟榔(锉，各一两) 肉豆蔻(去壳，半两) 巴豆(去皮心膜，煎黄出油尽) 硇砂(研，各一分)

上八味，捣罗六味为末，入巴豆霜、硇砂末拌匀，醋煮面糊，和丸如小豆大。每服五七丸，丈夫生姜汤下，妇人醋汤下；痃癖气，煎木香汤下。

6. 万金丸(《圣济总录·卷第七十二·食癥》)

治食癥气聚不消。

槟榔(锉) 肉豆蔻(去壳) 青橘皮(汤浸去白，焙) 干姜(炮) 木香(各一两) 巴豆(去皮心膜，五十粒，炒黑色，研如膏)

上六味，捣罗五味为末，入巴豆同研令匀，研盐浸豉和丸，如梧桐子大。每服一二丸，煎生姜橘皮汤下，良久以粥饮投之，以利为度。

7. 五通丸(《圣济总录·卷第七十二·食癥》)

治食癥气。

干姜(炮，一两) 巴豆(半分，去皮心膜，醋一盏煮醋尽，研如膏) 陈橘皮(汤浸去白，焙) 黄连(去须) 白术(各一分)

上五味，捣罗四味为末，与巴豆同研令匀，煮面糊和丸如梧桐子大。每服一丸，空心盐汤下，加至两丸；茶清下亦得；如有积滞，生姜橘皮汤下；要转冷茶下五丸，热茶投之。

8. 化积丸（《圣济总录·卷第七十二·食癥》）

治食癥积气成块，胸膈痞闷，腹胁胀满，宿食不消，心腹疼痛，不能饮食。

硇砂（无石者，研） 芫花（炒） 巴豆（去皮心膜，研如膏出油尽，各半两） 干漆（炒烟出，一两） 乌头（炮裂，去皮脐） 猪牙皂荚（去尖，炙，各三分以上，除硇砂、巴豆外，捣罗为末，拌和令匀，用米醋三升于银石器内，慢火熬成膏） 大黄（一两，蒸熟焙干） 鳖甲（去裙襕，醋炙） 青橘皮（汤浸去白，焙） 京三棱（煨，锉） 当归（切，焙） 陈曲（炒，各一两） 木香 桂（去粗皮，各三分）

上一十四味，捣罗八味，用前膏和丸如绿豆大。每服二丸至三丸，茶酒任下，如取积，量虚实加减。

9. 麦蘖汤（《圣济总录·卷第七十二·食癥》）

治食癥咽酸吐津，胸膈疼痛，气噎食饮进退。

麦蘖（炒） 陈曲（炒） 厚朴（去粗皮，生汁姜炙） 槟榔（锉） 紫菀（去苗、土） 鳖甲（去裙襕，醋炙） 当归（切，焙） 大黄（锉，炒，各半两）

上八味，粗捣筛。每服五钱匕，水一盏半煎至七分，去滓，温服，空心、午时、临卧各一。

10. 黑金丸（《圣济总录·卷第七十二·食癥》）

治食癥瘕癖聚，一切血结刺痛疾。

沉香（锉） 附子（炮裂，去皮脐，半两） 木香 青橘皮（汤浸去白，焙） 干姜（炮） 细墨（烧红醋，研） 京三棱（煨，锉） 莪术（煨，锉） 桂（去粗皮，各一分） 大黄（锉） 干漆（炒烟出） 麝香（研，各半分） 硇砂（研，水飞，一两）

上一十三味，各捣研为末，将京三棱、蓬莪术、大黄、硇砂四味，用米醋煮烂，研作糊，入众药末和丸如梧桐子大。每服十丸至十五丸，姜汤下不拘时。

11. 槟榔丸（《圣济总录·卷第七十二·食癥》）

治食癥气。

槟榔（煨，锉，三两） 木香 郁李仁（去皮，研细） 柴胡（去苗） 大黄（锉，各一两半） 枳壳（锉，麸炒去瓤） 桂（去粗皮） 诃黎勒（煨，去核，各一两） 干姜（炮，半两） 草豆蔻（去皮，五枚）

上一十味，捣罗九味为末，入郁李仁同研令匀，炼蜜和丸如梧桐子大。每服十五丸，空心温酒下，日晚再服。

12. 黑虎丸（《圣济总录·卷第七十二·积聚宿食不消》）

治诸积宿食不消。

芫花（炒） 甘遂（炒） 乌头（炮裂，去皮脐） 大戟（炒，锉） 京三棱（煨，锉） 牵牛子（炒） 干姜（炮） 陈橘皮（去白，焙，各半两） 干漆（二两，炒烟出尽）

上九味，捣罗为末，以醋煮面糊丸如绿豆大。每服二丸，消食化气温水下，取积滞米汤下，温病伤寒姜醋汤下，气痛艾汤下，本脏气虚炒蘹香子酒下，疟疾桃枝汤下，妇人血气劳气醋汤下，寸白虫煎牛肉汤下。

13. 黑神丸

1）《圣济总录·卷第七十二·积聚宿食不消》

消积化气，进食。

木香 硇砂（研） 蓬莪术（煨，锉） 京三棱（煨，锉，各半两） 桂（去粗皮） 附子（炮裂，去脐皮） 干姜（炮） 干漆（捣碎，炒烟出） 大黄（煨，别为末） 青橘皮（汤浸去白，焙） 墨（烧过） 巴豆（去皮心膜，细研出油，各一两）

上一十二味，以好醋一大碗，先熬硇砂令沸，入巴豆又熬数沸，次又入大黄末，熬成膏，余药并捣罗为末，以膏杵和丸如莱菔子大。每服三丸五丸，茶酒任下；如消食化气，生姜橘皮汤下；小肠疝气，蘹香酒；妇人血气，当归酒下。

2）《苏沈良方·卷第四》

肾余育肠，膀胱痃癖，七疝下坠；五膈血崩，产后诸血，漏下赤白，并丸分四服，死胎一丸，皆无灰酒下；难产，炒葵子四十九枚，捣碎酒煎下一丸。诸疾不过三服，元气十服，膈气癥癖五服，血瘕三丸当瘥。

漆（六两，半生半用，重汤煮一半日令香） 神曲（四两） 茴香（四两） 木香 椒红 丁香（各

半两） 槟榔（除椒外，五物皆半生半炒，四个）

上丸如弹丸大。取茴香末十二两，铺盖阴地，阴干，候外干，并茴香收器中，极干乃去茴香。

14. 八仙丸（《圣济总录·卷第七十二·积聚宿食不消》）

消食化气，破积聚，治心腹胀满，噫醋恶心。

京三棱（煨，锉） 蓬莪术（煨，锉） 五灵脂（各一两） 乌梅（六十枚，和核用） 缩砂（一百枚，去皮） 干漆（半两，炒烟出） 巴豆（四十粒，去皮不出油，研） 木香（一分）

上八味，捣罗为末，用酸粟米饭三两匙，同入臼，杵五七百下，丸如绿豆大。每服五丸至七丸，生姜汤下；小儿一丸；如要宣转，十五丸，更量虚实加减。

15. 小分气丸（《圣济总录·卷第七十二·积聚宿食不消》）

治久积气块，宿食不消，胸膈痞闷，痰逆恶心，不思饮食，脐腹刺痛，醋心噎塞。

木香（一两） 槟榔（锉） 陈橘皮（汤浸去白，焙） 楝实（锉，炒） 干姜（炮） 青橘皮（汤浸去白，炒，各半两） 蓬莪术（醋浸一宿，煨，一两） 巴豆（去皮心膜，研出油） 半夏（汤洗七遍去滑，焙） 大黄（煨，锉，各一分） 雄黄（研，一两）

上一十一味，捣研为末，醋煮面糊丸如绿豆大。每服五丸七丸，温生姜汤下，食后临卧服。

16. 丁香丸（《圣济总录·卷第七十二·积聚宿食不消》）

治积聚宿食不消，胸膈痞闷，腹肚胀满疞痛不食。

丁香（一两） 青橘皮（汤浸去白，焙，二两） 桂（去粗皮） 干姜（炮） 附子（炮裂，去皮脐，各一两） 蓬莪术（煨，锉） 京三棱（煨，锉） 干漆（炒烟出，各二两） 猪牙皂荚（酥炙，去皮子） 木香（各一两） 牵牛子（细末，二两） 墨（一两，十二味别捣罗为细末） 硇砂（醋研） 大黄（生为末，各二两） 巴豆（一两，去皮心膜，研如膏，于新瓦内摊去油，取霜）

上一十五味，先将后三味，于石锅内，醋煎硇砂令热，先下巴豆霜，煎三两沸，次下大黄末，熬成膏，和前一十二味药末熟杵，丸如绿豆大。常服一丸二丸，茶汤任下。如要取积，生姜汤下七丸，更量力加减。

17. 木香丸（《圣济总录·卷第七十二·积聚宿食不消》）

1）治积聚宿食不消，中脘痞滞，烦满气促，腹内刺痛，噫气不思饮食。

木香（半两） 槟榔（锉，一两） 陈橘皮（汤浸去白，焙，半两） 丁香（一分） 京三棱（煨，一两） 干姜（炮，一分） 蓬莪术（煨，半两） 巴豆（去皮心膜，出油，半钱，硇砂水飞，研，半两）

上九味，除研外，捣罗为末，入巴豆、硇砂研令匀，汤浸蒸饼，丸如绿豆大。每服二丸至三丸，温生姜橘皮汤下，食后服。

2）治积聚宿食不化，留滞成块，心腹疼痛，疲倦多困，日渐黄瘦。

木香（三分） 蓬莪术 京三棱（二味煨，锉，各一两） 巴豆（去皮心膜，研出油，二十粒） 丹砂（研，三分）

上五味，将前三味捣罗为末，入巴豆、丹砂同研令匀，醋煮面糊，丸如绿豆大。每服三丸至五丸，生姜橘皮汤下，食后临卧服。

18. 如圣丸（《圣济总录·卷第七十二·积聚宿食不消》）

治积聚癖块，一切所伤，吃食减少，日渐黄瘦。

巴豆（去皮心膜，研出油，一两） 丁香（三钱） 乌梅（去核，一两半） 干漆（捣碎，炒烟出，一两） 滑石（一钱）

上五味，先捣罗四味为末，然后入巴豆同研匀，用粳米饭同烂捣，丸如粟米大。每服二丸至三丸，随所伤物下，更量虚实加减。

19. 如意丸（《圣济总录·卷第七十二·积聚宿食不消》）

消积化气，温胃思食，治食后心膈妨闷。

威灵仙（去苗、土） 附子（生，去皮脐，二味各半两同为末，用好醋半盏浸一宿） 硇砂（细研，一分） 巴豆（二十一粒，去皮心膜，出油，二味同研，用酒半升醋半升同煎，与前二味同熬成膏） 蓬莪术（煨，锉） 木香（各半两） 青橘皮（汤浸去白，炒，一两） 大黄（锉，炒，三分） 陈曲（炒，半两） 丁香（一分）

上一十味，将后六味为末，以前四味膏和，更别熬醋少许，研墨汁同丸如绿豆大。每服五丸至七丸，生姜汤下。

20. 乳香丸(《圣济总录·卷第七十二·积聚宿食不消》)

治积聚气滞,胸膈满闷,心腹疞痛,不化饮食。

乳香(研) 丁香 木香(各一两) 附子(炮裂,去皮脐) 五灵脂(为末) 干姜(炮,各半两) 桂(去粗皮) 芫花(醋拌炒焦黄) 青橘皮(汤浸去白,炒,各三分) 猪牙皂荚(去皮酥炙,一两) 巴豆(去皮心膜,别研如膏,新瓦内摊去油,取霜,一钱)

上一十一味,除乳香、五灵脂末、巴豆霜外,八味捣罗为末,入上三味拌匀,煮陈曲糊丸如绿豆大。每服二丸三丸,温生姜汤下,量虚实加减,食后临卧服。

21. 宽中丸(《圣济总录·卷第七十二·积聚宿食不消》)

逐积滞,化宿食,利胸膈。

乌头(炮裂,去皮脐) 吴茱萸(汤浸焙炒) 高良姜 甘遂(麸炒) 大黄 栀子仁(各半两) 巴豆(去皮心膜,研出油,四十九粒)

上七味,捣研为末,用枣肉丸如小绿豆大。每服一丸,生姜橘皮汤下。

22. 紫沉消积丸(《圣济总录·卷第七十二·积聚宿食不消》)

治久积伏滞,胸膈膨胀,心腹刺痛,不化饮食,及妇人血气疼痛。

沉香(锉) 阿魏(醋化研) 巴豆霜(各一两) 硇砂(研四两,四味同研匀,用蜜一斤酒二盏共熬成膏,以瓷合盛丹砂研二两) 硫黄(研) 青橘皮(汤浸去白,焙) 高良姜 槟榔(锉) 木香 人参 桂(去粗皮) 胡椒(各四两) 丁香 干姜(炮,各二两)

上一十五味,将前四味蜜酒熬成膏,余并捣罗为末,用膏和捣千百杵,丸如绿豆大。每服五丸七丸,温橘皮汤下,如心痛温酒下,妇人血气当归汤下。

23. 礞石丸(《圣济总录·卷第七十二·积聚宿食不消》)

治积聚宿食不消,胁肋坚硬,及心腹刺痛诸病。

礞石(研,半两) 硇砂(一两,米醋三升化) 巴豆霜(一两半) 京三棱(醋浸一宿,煨,一两) 大黄(煨,锉,一两半) 木香 槟榔(锉) 肉豆蔻(去核) 猪牙皂荚(去皮炒) 桂(去粗皮) 干姜(炮) 丁香 芫花(醋浸一宿,炒微有烟) 蓬莪术(炮,各一两) 青橘皮(去白,焙) 白豆蔻(去皮) 墨(烧八分过,各半两) 胡椒 粉霜(研,各一分) 白面(二两,酒半升化)

上二十味,捣研各为末,先以硇砂合巴豆醋煮两食久,投礞石三棱,又投酒面,又投大黄,相去皆半食久,乃入众药,熬成稠膏,丸如绿豆大。每服三丸,酒饮下。凡坚积饮食所伤,皆能愈。

24. 益智散(《圣济总录·卷第七十二·积聚宿食不消》)

治脾胃虚冷,积聚沉结,宿食不消。

益智(去皮炒) 蓬莪术(煨,锉) 京三棱(煨,锉) 青橘皮 陈橘皮(二味并汤浸去白,炒) 白茯苓(去黑皮,各一两) 人参 甘草(炙,锉,各半两) 木香(一分) 厚朴(去粗皮,生姜汁炙,一两一分)

上一十味,捣罗为散。每服一钱匕,入盐少许,沸汤点服,不拘时候。

25. 藿香煮散(《圣济总录·卷第七十二·积聚宿食不消》)

治久积聚宿滞不消,或翻胃吐逆,恶心干哕,及脾寒等疾。

藿香叶 木香 陈橘皮(汤浸去白,焙) 肉豆蔻(去壳) 诃黎勒皮 人参 白茯苓(去粗皮) 甘草(炙) 草豆蔻(去皮) 麦蘖(炒) 陈曲(炒,各一两) 干姜(炮) 高良姜(锉,炒,各半两) 厚朴(去粗皮,生姜汁炙,一两半)

上一十四味,捣罗为散。每服二钱匕,水一盏,生姜一块,拍破,同煎至七分,入盐一捻热服;水泻及肠风藏毒,热陈米饮调下。

26. 丁香脾积丸(《太平惠民和剂局方·卷之三·吴直阁增诸家名方》)

治丈夫、妇人、小儿诸般食伤积聚,胸膈胀满,心腹膨胀,噫气吞酸,宿食不化,脾疼翻胃。妇人血气刺痛,并宜服之。

丁香 木香(各半两) 皂荚(三大枚,烧存性) 青橘皮(洗,一两) 莪术(三两) 三棱(二两) 高良姜(二两以上,同用米醋一升,于瓷瓶内煮干,莪术、三棱、良姜并乘热切碎,同焙干) 巴豆(去壳,半两)

上入百草霜三匙，同碾为细末，面糊为丸如麻仁大。每服五丸、七丸至十五、二十丸止，食伤，随物下。脾积气，陈橘皮汤下；口吐酸水，淡姜汤下；翻吐，藿香甘草汤下；丈夫小肠气，炒茴香酒下；妇人血气刺痛，淡醋汤下；呕逆，菖蒲汤下；小儿疳气，使君子汤下；更量虚实加减。如欲宣转，可加丸数，五更初，冷茶清下，利三五行后，以白粥补之。孕妇不得服。

27. 金黄丸(《黄帝素问宣明论方·卷七·积聚门·积聚总论》)

治酒积食积诸积，面黄疸，积硬块。

荆三棱　香附子(各半两)　泽泻(二钱半)　巴豆(四十九粒，出油)　黍米粉　牵牛(各二钱半)

上为末，用栀子煎汤和丸如绿豆大。每服三丸至五丸。如心痛，艾醋汤下七丸。

28. 五百丸(《三因极一病证方论·卷之十一·醋咽证治》)

治宿食留饮，聚积中脘，噫臭吞酸，心腹疼痛；并疗中虚积聚，及脏腑飧泄，赤白痢下。

丁香　巴豆(去皮，别研)　缩砂仁　胡椒　乌梅(去核)

上件各一百个，为细末，炊饼糊为丸如绿豆大。每服五七丸，熟水下，食后临卧服。

29. 消食丸(《杨氏家藏方·卷第五·积聚方一十二道》)

消食化积。治久痢，心腹痛，胸膈不快，腹胀，不思饮食。

乌梅(肉厚者五十枚，捶破，炒焦黄色)　巴豆(五十粒，生用去皮壳)　胡椒(二百粒)　吴茱萸(汤洗七次，一两)　肉桂(去粗皮，半两)

上件为细末，浓磨细松烟墨，水浸蒸饼，和剂令匀，丸如绿豆大。每服五七丸，温熟水送下；如心腹痛，醋汤下，食后。

30. 五香触痛丸(《是斋百一选方·卷之二·第三门》)

大治冷物所伤脾胃，并酒食伤，久积成癖，胸膈痞塞，心腹疼痛不可忍者，服之立效。有伤滞脏腑不过一行，无伤滞脏腑不动。

丁香　藿香　木香　乳香　沉香　桂心　吴茱萸　青皮(去白)　蓬莪术　枳实(去白，麸炒)　京三棱(各一两)　硇砂(四钱)　牵牛末(三两)　橘皮(一两，去白，同巴豆五两去皮炒令黄色，去巴豆不用)

上为细末，面糊为丸如绿豆大。每服二十丸至三十丸，熟水送下。

31. 苏汤煎(《是斋百一选方·卷之二·第三门》)

治膈中不快，酒食不消，饮食或怡或不怡，善治脾丸一切虚中积滞。

肉豆蔻　丁香　木香　硇砂(各一分)　京三棱　莪术(各一两，烧，存性)

上为细末，将乌梅肉为丸如麻子大。每服十四粒，热紫苏汤送下，空心食前服。

32. 脾积丸(《严氏济生方·癥瘕积聚门·积聚论治》)

治食积，茶积，饮食减少，面黄腹痛。

陈仓米(半斤，用巴豆七粒去壳，同米炒令赤色，去巴不用)　青皮(去瓤，炒)　陈橘皮(各二两)

上为细末，好醋搜和为丸如豌豆大。每服二十丸，食后，用淡姜汤送下。

33. 杨氏麝香丸(《仁斋直指方论·卷之五·诸气·诸气证治》)

治停宿积聚，能寻诸处痛。凡膀胱气，胁下痛最难治，此药主之。

麝香(一钱)　木香　胡椒(各一两)　全蝎(去毒，微炒)　巴豆(去皮心，各四钱)

上为末，汤泡蒸饼糊丸麻子大，朱砂衣。每三丸，常服，熟水下；心腹痛，研煨姜泡汤下；血痛，炒姜醋泡汤下；肾气胁疼，茴香酒下；大便秘，蜜汤下。

34. 阿魏方(《仁斋直指方论·卷之五·附积聚癥瘕痞块·积聚癥瘕痞块方论》)

治肉积。

连翘(半两)　糖梂子(一两)　黄连(六钱半)　阿魏(一两，醋煮作糊)

上为末，用阿魏糊为丸如桐子大。每二三十丸，白汤送下。

35. 厚朴丸(《类编朱氏集验医方·卷之四脾胃门·治方》)

宽中进食，推化积聚。

厚朴(四两，去浮皮，蘸生姜自然汁炙焦黄)　苍术(二两，米泔水浸洗，晒干，切片，略炒)　莪术

（二两，湿纸裹煨，去皮，切片） 青皮（二两，洗去瓤，晒干，锉细，略炒） 陈皮（二两，洗去瓤，晒干，锉细，略炒） 当归（二两，去芦，净洗晒干） 荆三棱（二两，去芦，切片） 白芷（二两，切片）

已上用老醋浸七日，春夏浸五日，取出焙干，碾为细末，入后药中：

禹余粮（火煅，醋淬凡十次，为细末，用水飞过，再入坩埚内火煅通红，净秤二两，再研） 针砂（二两，净洗，用醋浸一宿，煮干，研极细，净秤）

上二味，同前药末内，醋煮面糊搜和为丸如梧桐子大，候干。每服七八十丸至百丸，陈米饮送下，食前。

36. 三棱丸（《类编朱氏集验医方·卷之六积聚门·治方》）

化积聚，去米面五谷等积。

陈仓米（一两，巴豆新者五粒，去壳，同仓米慢火炒巴豆焦色，去巴豆不用） 陈皮（去穰，一两） 半夏（半两） 缩砂仁 麦蘖（各二钱） 南木香（一钱）

上为末，补面糊为丸绿豆大。每服十丸，加至二十丸，食后，姜汤下。

37. 酒癥丸（《御药院方·卷三·治一切气门上》）

善疗男子妇人一切酒食所伤，日久成积，心腹胀满，不思饮食，四肢无力，时发寒热，涎痰咳嗽，两胁刺痛及肚里疼。每服两丸，食后细嚼，烧生姜温酒送下。伤食后温水下；心气痛醋汤下；若取转，使物隐破两丸，临卧冷水送下，量虚实加减丸数；常服，食后一丸，用茶酒任下。有孕妇人不可服。

寒食面（半斤） 神曲（三两） 雄黄（二钱） 巴豆（五十个，去皮心膜，不去油）

上同为细末，滴水为丸如梧桐子大；窨干，用谷糠同药丸一处，炒令糠焦为度。每服二三丸，茶酒任下，不拘时候。

38. 消饮白术丸（《御药院方·卷五·治痰饮门》）

治痰癖及饮酒停痰，积聚不利，呕吐，目视䀮䀮。

半夏（二两） 白术（三两） 干姜（炒，三两） 枳壳（麸炒，四两）

上为细末，炼蜜为丸如梧桐子大。每服三十丸，温米饮下。

39. 消积集香丸（《卫生宝鉴·卷四·食伤脾胃论》）

治寒饮食所伤，心腹满闷疼痛，及消散积聚、痃癖、气块，久不愈，宜服。

木香 陈皮 青皮 三棱（炮） 广术（炮） 黑牵牛（炒） 白牵牛（炒） 茴香（炒，各半两） 巴豆（半两，不去皮，用白米一撮同炒，米黑去米）

上为末，醋糊丸如桐子大。每服七丸至十丸，温姜汤下，无时，以利为度。忌生冷、硬物。

40. 破积导饮丸（《卫生宝鉴·卷十四·腹中积聚》）

治有积块坚硬，饮食不消，心下痞闷。

槟榔 陈皮（去白） 广木香 青皮（去白） 枳壳（麸炒） 枳实（麸炒） 广术（炮） 半夏（泡七次） 京三棱（炮） 神曲（炒） 麦蘖（炒） 干生姜 茯苓（去皮） 甘草（炙） 泽泻（各五钱） 牵牛（头末二钱，一方六钱） 巴豆（去心膜，三个，取霜）

上为末，入巴豆匀，生姜汁打糊，丸梧桐子大。每服三十丸，温姜汤下，食前。

41. 小三棱煎（《医学纲目·卷之二十五脾胃部·积块癥瘕》）

治食癥酒痞，血癥气块，时发刺痛，全不思食，积滞不消，心腹坚胀，痰逆呕哕，噫酢吞酸。

京三棱 蓬术（各四两） 芫花（一两，去梗叶）

上同入瓮器中，用米醋五升浸满，封器口，以炭火煨令干，取出棱、术，将芫花以余醋炒令微焦，焙干为末，醋糊丸如绿豆大。每十五丸，生姜汤下。

42. 阿魏丸（《医学纲目·卷之二十五脾胃部·积块癥瘕》）

治肉积及饱食停滞，胃壮者宜此，脾虚者勿服。

山楂 萝卜子 神曲 麦芽 陈皮 青皮 香附（各二两） 阿魏（一两，醋煮软，另研）

上，炊饼丸。

43. 安脾散（《奇效良方·卷之十八·翻胃门·翻胃通治方》）

治胃气先逆，饮食过伤，忧思蓄怒，宿食痼癖，积聚冷痰，动扰脾胃，不能消磨谷食，致成斯疾。

女人得之，皆由血气虚损；男子得之，多因下元虚惫。有食罢即吐，有朝食暮吐，暮食朝吐。所吐酸臭可畏，或吐黄水。凡有斯疾，乃是脾败，惟当速疗，迟则发烦渴，大便秘，水饮不得入口，而不旋踵毙矣。

高良姜（一两，以百年壁上土三合敲碎，用水二碗煮干，薄切成片） 南木香 草果（面裹煨，去壳） 陈橘皮（汤泡去白） 人参（去芦） 白茯苓 白术 胡椒 丁香（各半两） 甘草（炙，各一两半）

上为细末。每服二钱，食前米饮入盐调服，盐酒亦可。

44. 曲蘖丸（《奇效良方·卷之四十二·积聚门·积聚通治方》）

治酒积癖不消，心腹胀满，噫酸哕逆不食，胁肋疼痛。

神曲（炒） 麦蘖（炒，各一两） 黄连（半两，锉，同巴豆三粒炒黄，去豆）

上为细末，沸汤搜和，丸如梧桐子大。每服五十丸，食前用生姜汤送下。

45. 取积妙应丸（《奇效良方·卷之四十二·积聚门·积聚通治方》）

家传经验。专取男子妇人小儿诸般积气，多因茶酒生果肉面所伤，又为悲忧喜怒之气，郁结心怀，积成脾癖癥瘕，大如杯碗不消，诸种虫积；及治黄疸水蛊，遍身浮肿，翻胃吐食，九种心疼，一切风证；妇人血瘕淋带，经脉不通，腹膨如怀胎孕，及成鬼胎；小儿脾疳积滞，并皆治之。此药不动元阳真气，服后肚腹消平，亦不疼痛，虽年幼气弱小儿，加减服之，有利无害。

槟榔 大黄（各一斤） 牵牛（二斤） 芜荑仁 贯众 雷丸（各半斤） 鹤虱 锡灰（各四两） 阿魏（二两，另以酒化开）

上为细末，用皂角去皮弦子，净一斤半，热水泡浸搓揉，水汁滤去滓，与药末皂角水再入糊为丸如梧桐子大。每服称四钱重作一服，五更用葱白七根，煎汤送下，仍以枣三五枚食之压药，次早天明，候脏腑一行后，取下恶积之物，如有积者，去尽数行；如止见稀水，无积物，却以温薄米粥补之。

46. 法制槟榔（《奇效良方·卷之四十二·积聚门·积聚通治方》）

治酒食过度，胸膈膨满，口吐清水，一切积聚。

鸡心槟榔（一两，切作细块） 缩砂（取仁，一两） 白豆蔻（取仁，一两） 丁香（切作细条，一两） 粉草（切作细块，一两） 橘皮（去白，切作细条） 生姜（各半斤，切作细条） 盐（二两）

上件用河水两碗浸一宿，次日用慢火砂锅内煮干，焙干，入新瓶收。每服一撮，细嚼酒下，或为细末，汤调服亦可。

47. 黑丸子（《奇效良方·卷之四十三·宿食内伤门·宿食内伤通治方》）

治中脘有宿食，吞酸恶心，口吐清水，噫宿腐气，或心腹疼痛，及中虚积聚，飧泄，赤白痢下，并皆治之。

乌梅肉（七个） 百草霜（三钱） 巴豆（去壳并油，二枚） 杏仁（去皮尖，另研，三七枚） 半夏（汤泡七次，九枚） 缩砂（三七枚）

上件为细末，和匀薄糊为丸如黍米大。每服十五丸，加至二十丸，熟水送下，姜汤亦得；更看虚实，增减丸数；或因食生冷鱼脍腥腐，用治中汤送下亦可。

48. 五珍丸（《婴童百问·卷之五·诸热症第五十问》）

治酒食积通用。

青皮 干姜（烧存性） 莪术 五灵脂（各一两） 巴豆肉（去油，一钱半）

上为末，粳米饭丸麻子大。每服三五丸，米汤下。

49. 草豆蔻丸（《医学正传·卷之三·积聚》）

治酒积，或伤寒冷之物，胃脘痛，咽膈不通。

草豆蔻（麸裹煨） 白术（各一两） 大麦蘖 神曲（各炒） 黄芩（炒） 半夏（各五钱，汤炮七次） 枳实（炒，二两） 陈皮 青皮 干生姜（各二钱，炒） 炒盐（五钱）

上为极细末，汤浸蒸饼为丸如绿豆大。每服一百丸，熟水下。［愚按］此方乃饮酒过度，恣食寒凉之物，有痃癖积饮在胸腹间作痛者之所宜也。

50. 加味枳术丸（《医学正传·卷之四·胃脘痛》）

治清痰、食积、酒积、茶积、肉积，在胃脘当心而痛，及痞满恶心，嘈杂嗳气，吞酸呕吐，脾疼等证，其效如神。

白术（三两） 枳实（麸炒黄色） 苍术（米泔浸二宿，焙） 猪苓（去黑皮） 麦蘖面（炒黄色） 神曲（微炒黄色） 半夏（汤泡透，各一两） 泽泻（去毛） 赤茯苓（去皮） 川芎 黄连（陈壁土炒，去土） 白螺蛳壳（煅，各七钱） 缩砂仁 草豆蔻 黄芩（陈壁土同炒） 青皮（去白） 莱菔子（炒） 干生姜（各五钱） 陈皮（去白） 香附米（童便浸） 栝蒌子 厚朴（姜汁制炒） 槟榔（各三钱） 木香 甘草（各二钱）

吞酸，加吴茱萸汤泡，寒月五钱，热月二钱半；久病挟虚，加人参、白扁豆、石莲肉各五钱；时常口吐清水，加炒滑石一两、煅牡蛎五钱。上为细末，用青荷叶泡汤浸晚粳米，研粉作糊为丸如梧桐子大。每服七十丸，多至一百丸，清米饮送下。

51. 香蟾丸（《医学正传·卷之八·诸疳证》）

治疳消、食积、虫积、肉积，及治腹胀大。

三棱（醋浸炒） 蓬莪术（醋浸炒） 青皮（去白） 神曲（炒） 麦蘖曲（炒） 草龙胆（酒浸炒） 槟榔（各五钱） 木香（二钱） 川楝子（去核，酒煮） 使君子（去壳） 胡黄连 川黄连（各四钱） 陈皮（五钱） 白术（二两，一作一钱） 干蟾（五个）

上以白术以上药俱研为细末，以干蟾用醋煮烂，捣成膏和药，如干再加醋，糊为丸如麻子大。每服十五丸，清米汤送下。

52. 感应丸（《古今医统大全·卷之三十三积聚门·药方·吐剂》）

治食积，化宿滞。

沉香 木香 檀香 丁香 青皮 陈皮 黄连 砂仁 香附子 半夏 三棱（炮） 莪术（炮，各一两，为细末） 肥乌梅（一百个） 巴豆（三百粒，白者去衣膜）

上用瓷器一只盛巴豆，上以乌梅肉盖之，却用米醋浸过，与梅肉平坐于甑中，蒸至极熟，以巴豆红色为度，却擂二件为泥，用糯米饭和匀捣千百下，丸如萝卜子大。每服十丸，白汤下。

53. 乌梅丸（《医便·卷三·冬月诸症治例》）

治酒积，消食积，化痰饮，神效。

乌梅（去核，净肉半斤） 半夏（四两） 生姜（自然汁，半斤） 白矾（四两）

上先将半夏、乌梅粗末，次将白矾化开，并姜汁共前末拌匀，新瓦二片夹定，炭火上焙三日三夜，以干为度，次入神曲、麦芽、陈皮、青皮、莪术、枳壳、丁皮、槟榔各二两，共为细末，酒糊为丸如梧桐子大。每服五十丸，食远姜汤下。

54. 通玄二八丹（《医便·卷三·冬月诸症治例》）

治腹内饮食宿滞积聚，止泻痢之妙药。如治积聚，清晨用姜汤服，稍泻二三行即除，却以温粥补住。如治泻痢，食后用清茶服之，即止。真仙方也。

黄连（半斤，净） 白芍药（五钱，净） 当归（五钱，净） 乌梅（去核，五钱净） 生地黄（五钱，净）

上为末，用雄猪肚一个，以药盛于内，用线缝之；用韭菜二斤铺甑底于锅内蒸之，候汤干再添水蒸一日，以药熟为度，就猪肚共药石臼内捣烂为丸如梧桐子大。每服七十丸，照前引下。

55. 保和丸（《古今医鉴·卷之四·伤食》）

消痰利气，扶脾胃，进饮食。一切饮食所伤，胸膈满闷不安；或腹中有食不化；或积聚痞块，多服日渐消散，大有效验。

白术（五两） 陈皮（洗，三两） 半夏（泡，三两） 茯苓（三两） 神曲（三两，炒） 山楂肉（三两） 连翘（二两） 香附（醋炒，二两） 厚朴（姜炒，二两） 萝卜子（二两） 枳实（炒，一两） 麦芽（炒，一两） 黄连（姜炒，一两） 黄芩（酒炒，二两）

上为末，姜汁糊丸桐子大。每服五十丸，加至七八十丸，食后茶清送下。

56. 紫金丸（《赤水玄珠·第十六卷·疸门》）

脾胃食积结块，令人四肢怠惰，身面俱黄，肚腹膨胀，俗名黄胖病，此药能理脾胃，消积聚，退黄，去胀，进饮食。

针砂（银锅内醋炒赤色，研） 紫金皮（酒浸） 香附（炒） 京三棱（煨） 苍术（米泔浸炒） 陈皮 厚朴 砂仁（各一两）

面糊丸梧子大，每三十丸，白汤下，或酒或川椒汤亦可。忌牛肉、沙鱼等物。

57. 消积正元散（《仁术便览·卷三·积聚》）

开郁气，化痰健脾胃，消积止痛，攻补兼施，养正积自除之意。

白术（炒） 茯苓 陈皮 青皮 砂仁 麦芽 山楂 甘草（各三分） 香附（炒） 神曲（炒） 枳实（炒） 海粉 玄胡（各五分） 莪术 红花

上焦火郁加黄连；下焦火加盐、姜、栀、柏；冷气作痛加沉香、木香各五分。姜三片，水煎，空心服。

58. 演气丹（一名**滚痰丸**，一名**七宝丸**）（《仁术便览·卷三·积聚》）

治诸般食积，气积，噎食，膈食，膈气，寒痰结聚，膈气不通者并治；又治饮食所滞生痰，上攻气喘，堵塞不通，吐痰不绝，胸膈胀满，气滞不散，风痰壅盛。不问老少，年月深浅，服之神效。

广木香（一两，不见火）　大川乌（七钱，炮）　南芎（五钱）　三柰（五钱）　萝卜子（炒，七钱）　肉豆蔻（煨，六钱）　巴豆（去心，七钱，一方连皮用）

上为细末，煮枣去皮核，为丸黄豆大。每服一丸，不拘时服，白萝卜嚼烂送下，黄酒亦可送，姜汤尤好。一方无豆蔻，萝卜子糊丸。

59. 乌白丸（《诸证提纲·积聚》）

治酒积，消食化痰。

乌梅　生姜（各一斤）　白矾　半夏（各八两，捣匀，用新瓦夹定，火焙三日夜）　神曲（四两）　麦芽　陈皮（各二两）　青皮　莪术　丁皮　大腹子　枳壳（各一两）

上为末，酒糊丸梧子大。每服五十丸，姜汤下。

60. 开郁正元散（《济阴纲目·卷之五·积聚癥瘕门·通治诸积》）

治痰饮血气，郁结食积，气不升降，积聚胀痛。宜此利气行血，和脾消导。

白术　陈皮　青皮　香附　山楂　海粉　桔梗　茯苓　砂仁　玄胡索　神曲（炒）　甘草（炙，各等分）

上锉。每服一两，生姜三片，水煎服。

61. 大和中饮（《景岳全书·卷之五十一德集·新方八阵·和阵》）

治饮食留滞积聚等证。

陈皮（一二钱）　枳实（一钱）　砂仁（五分）　山楂（二钱）　麦芽（二钱）　厚朴（一钱半）　泽泻（一钱半）

水一钟半，煎七八分，食远温服。胀甚者，加白芥子；胃寒无火或恶心者，加炮干姜一二钱；疼痛者，加木香、乌药、香附之类；多痰者，加半夏。

62. 敦阜丸（《景岳全书·卷之五十一德集·新方八阵·攻阵》）

治坚顽食积停滞肠胃，痛剧不行等证。

木香　山楂　麦芽　皂角　丁香　乌药　青皮　陈皮　泽泻（各五钱）　巴霜（一钱）

上共为末，用生蒜头一两研烂，加熟水取汁，浸蒸饼捣丸绿豆大。每服二三十丸，随便用汤引送下。如未愈，徐徐渐加用之。

63. 雄黄圣饼子（《景岳全书·卷之五十五宇集·古方八阵·攻阵》）

治一切酒食伤脾，积聚满闷等证。

巴豆（百枚，去膜油）　雄黄（半两）　白面（十两，炒，罗过）

上二味为细末，同面和匀，用新汲水搅和作饼如手大，以水煮之，候浮于汤上，看硬软捏作小饼子。每服五七饼，加至十饼、十五饼，嚼食一饼利一行，二饼利二行，食前茶酒任下。

64. 陈米三棱丸（《景岳全书·卷之五十五宇集·古方八阵·攻阵》）

消积聚，去米面、五谷等积。

陈仓米（一两，用新巴豆五枚去壳，同米慢火炒巴豆焦色，去豆不用）　陈皮　三棱（煨）　砂仁　麦芽（各二钱）　南香木（一钱）

上为末，醋糊丸绿豆大。每服十五丸至二十丸，食远姜汤下。

65. 七贤仙丹（《良朋汇集经验神方·卷之一·伤食门》）

此药能破五积六聚，噎食转食，胃满作饱，胃中作痛，心腹胀满，小儿食积，大肚青筋等症。

雄黄　朱砂　川乌（生）　蝉肚金玉　槟榔　乳香（去油）　巴豆霜（各一钱）

上研末，醋糊为丸如急性子大。每服七丸，小儿三四丸量用，淡姜汤下；如外科遍身隐症，恶毒初起，用金银花汤下。病在上食后服，病在下食前服。

66. 沉香百消丸（《良朋汇集经验神方·卷之一·伤食门》）

治一切积聚痞块。此药消而不见，响而不动，药力寻常，其功甚捷，修德堂利人溥矣。

香附米（醋炒）　五灵脂（拣去沙石，酒拌晒干，各半斤）　黑丑　白丑（各一斤）　沉香（五钱）

上五味共为末，醋糊为丸如绿豆大。每服三十五丸，或钱许，食后姜汤下，或茶清亦可。如孕妇泄泻，久病者勿服。忌人参。

67. 神仙一块气（《良朋汇集经验神方·卷之一·伤食门》）

治五积六聚，滞食滞水，心胸胀满，倒饱嘈杂，呕吐酸水，气闷不通，胃脘疼痛等症。

巴豆　莪术　杏仁　川椒　胡椒　官桂　青皮　陈皮　大茴香　干姜　良姜　川芎　牵牛（等分）

上为末，对准分两，面糊为丸桐子大。每服一丸，用红枣一枚去核，将药入内包裹，临卧时嚼烂服之，不用引送。

二十六、治久积方

1. 木瓜丸（《太平圣惠方·卷第九十八·补益方序》）

治积年气块，脐腹疼痛。

木瓜〔一两（三枚）〕　硇砂（二两，以醋一盏化去夹石）

上件木瓜切开头，去瓤子，纳硇砂醋入其间，却以瓷碗盛，于日中晒，以木瓜烂为度，却研，更用米醋五升，煎上件药如稀饧，以一瓷瓶子盛，密盖，要时，旋以附子末和丸，如弹子大。每服，以热酒化一丸服之。

2. 木香丸（《太平圣惠方·卷第九十八·补益方序》）

治一切冷气，脏腑久积，脐腹多疼，宿食不化，颜色萎弱。

木香（二两）　白术（一两）　槟榔（二两）　高良姜（半两，锉）　益智子（半两，去皮）　红豆蔻（半两，去皮）　草豆蔻（半两，去皮）　神曲（半两，微炒）　吴茱萸（半两，汤浸七遍，焙干微炒）　青橘皮（半两，汤浸去白瓤，焙）　蓬莪术（一两）　枳壳（半两，麸炒微黄，去瓤）

上件药，捣罗为末，以酽醋五升，煎药末一半成膏，入余上药末，和捣三五百杵，丸如梧桐子大。不计时候，以生姜橘皮汤或温酒下三十丸。

3. 顺气木香丸（《博济方·卷四·经气杂证》）

治妇人血气攻刺，手足疼痛冷痹，心腹久积，挣净刺，口吐冷涎，面目青黄色，发歇有时。

黄芫花（一两）　巴豆（七个，用醋半碗浸一宿，铫子内煮尽，醋炒紫色）　延胡索　秦艽　桑蛾（各半两）　官桂（一分）　木香（一分）

上七味为末，醋煮面为丸如绿豆大。每服十丸，热酒下。

4. 丹砂丸（《博济方·卷四·杂病》）

除积滞，化胃久伏积聚。

巴豆（一分，去皮，以米醋煮一二十沸，却入新水内，洗七遍净，去膜并心，及乳钵内一向研如粉，出油）　豆蔻（四个，为末）　木香　朱砂（研细，各一分）

上同研令细，以面糊和为丸如菘菜子大。每服三五丸，小儿一丸，酒食所伤，盐汤下，温水亦可；小儿疳气，肚胀，腹聚，米饮下。

5. 消积丸（《圣济总录·卷第七十二·久积癥癖》）

治久积癥癖，冷热不调，痰逆痞闷，心腹刺痛，喘满膨胀，泄利羸困，不思饮食，消积丸方。

代赭（煅，醋淬三七遍，研）　礞石（研，各一两）　桂（去粗皮）　白茯苓（去黑皮）　青橘皮（汤浸去白，焙）　巴豆（去皮心膜，压出油，各半两）　京三棱（煨，锉）　楝实肉（各一分）　硇砂（研，三分）

上九味，捣研为末拌匀，酒煮面糊和丸如梧桐子大。每服二丸至三丸，木香汤下。看虚实加减。

6. 比金丸（《圣济总录·卷第七十二·久积癥癖》）

治久积伏滞成块，妇人血癖血块，及产后败血不行，儿枕刺痛，小儿奶癖。常服利胸膈，除伤滞。

没药（研，一钱）　五灵脂（研，半两）　硇砂（研）　乳香（研，各一钱半）　巴豆（一百粒，去皮心膜，不出油，烂研）

上七味，同研为细末，用大枣十枚去核，刮巴豆膏入在枣内，线缠了，慢火炙熟，去线捣烂，与前项药末合匀，和捣成剂，丸如绿豆大。大人脏腑实者五丸，虚者三丸，小儿芥子大，一岁三丸，五七岁以上七丸，十岁以上十丸，取积用烧皂子，浓煎汤放冷下；利胸膈用枣一枚，烂嚼裹药干咽，不得嚼药，并临卧服，急患不拘时。

7. 如神丸（《圣济总录·卷第七十二·久积癥癖》）

治久积癖气，心胸不和，呕吐痰逆，胁肋胀满疼痛。

乌头（去皮脐）　干漆　干姜　桂（去粗皮，各

一两,以上三味同为末) 硇砂(别研,半两) 巴豆(半两,去皮心膜,研为霜)

上六味合研令匀,取炊枣肉和成块,用湿纸厚裹,盐泥固济厚一指许,阴三日曝干,于地坑子内,以火三斤簇烧,候火销半取出,看硬软捣细为丸如小豆大。每服三丸至五丸,木瓜汤下,不拘时。

8. 陈橘皮煎丸(《圣济总录·卷第七十二·久积癥癖》)

治久积冷气,攻心腹疼痛,痃癖呕逆,腹胀不思饮食,肌肤瘦瘁,腰膝倦痛,下痢泄泻,疟疾肠风,并妇人血海久冷无子。

陈橘皮(汤浸去白,焙,十五两,别捣罗为末) 巴戟天(去心) 石斛(去根) 牛膝(酒浸切,焙) 肉苁蓉(酒浸切,焙) 鹿茸(去毛,酒炙) 菟丝子(酒浸三日,别捣,焙) 杜仲(去粗皮,炙,锉) 阳起石(酒浸,研如粉) 厚朴(去粗皮,生姜汁炙) 附子(炮裂,去皮脐) 吴茱萸(汤洗,焙干炒) 当归(切,焙) 干姜(炮) 京三棱(煨,锉) 萆薢(各三两) 甘草(炙,锉,一两)

上一十七味,捣罗为末,先以好酒五碗,于银石器内,煎橘皮末令如饧,入诸药搅匀,再捣三五百杵,稍干更入酒少许,和丸如小豆大。每服二十丸至三十丸,空心温酒下,盐汤亦得。

9. 沉香三棱煎丸(《圣济总录·卷第七十二·久积癥癖》)

治脏腑久积,气块冷痞,不思饮食。

沉香(锉) 人参(各一两) 京三棱(三两,捣末,用陈粟米醋五升,硇砂三分,细研同入在醋内搅化,以银器内慢火熬成膏) 青橘皮(汤浸去白,焙,一两半)

上四味,捣罗三味为末,入三棱、硇砂煎内,和匀成剂,如有余煎,更于火上慢熬同捣约千杵,丸如梧桐子大。每服三十丸,食前米饮下,妇人醋汤下,日再。

10. 水银丸(《圣济总录·卷第七十二·久积癥癖》)

治久虚积癥癖。

水银 豉(研) 礞石末(滴酒和匀,瓷合内慢火逼干,各半两) 京三棱(末) 石三棱(末) 鸡爪三棱(末) 腻粉 粉霜 白丁香末 硇砂(研,各三钱) 肉豆蔻(去壳) 槟榔(各二枚,为末) 丹参(三钱,研)

上一十三味,合研匀细,用枣肉和丸如绿豆大。每服五丸,温水下。治丈夫病,入蘹香、补骨脂各一分;治妇人病人,入血竭、没药各一分。

11. 金箔丸(《鸡峰普济方·卷第五·积聚》)

治虚中久积,取转不下者,并小儿乳癖,及大人、小儿痃疟神效,及治疟。

金箔(十片) 白丁香(十月中收者,一分) 诃子皮 丁香(各一分) 密陀僧(半两) 硫黄(一钱)

上同研匀细,水煮寒食面糊和丸如梧桐子大,小儿麻子大。每看虚实,临夜卧腹空以白面汤下五丸至七丸、十丸。

12. 硇砂丸(《鸡峰普济方·卷第五·积聚》)

消痼冷沉积,胁下作块。

肉豆蔻仁 木香 硇砂(各一分)

上用白面三钱,与木香和为饼子,将硇砂饼子拌匀,以木香饼子包裹,作球子,用铜钱二十文作一垛,上安药球子四两,以炭火逼,候匀遍黄色为度,碾为细末,滴水和丸如梧桐子大。每服三五丸,空心米饮下。

13. 圣散子(《卫生宝鉴·卷十四·腹中积聚》)

治远年积块,及妇人干血气。

硇砂 川大黄(各八钱) 麦蘖(六两) 干漆(三两,炒烟尽) 萹蓄 茴香(炒) 槟榔 瞿麦(各一两)

上为末。每服五钱,临睡温酒调下。仰卧此药只在心头,至明大便如烂鱼,小便赤为验,取去。药无毒性如君子,有神效。小儿用一钱,十五以上五钱或七钱,空心服之更效。如治妇人干血气,加穿山甲二两炮。

14. 卢氏感应丸(一名神木香丸)(《世医得效方·卷第四大方脉杂医科·诸积·虚人沉积》)

治虚弱人久积,不可直取,宜此药。多用蜡匮,庶使久留肠胃,又不伤气,能消磨至尽。又有脾气偏虚,饮食迟化,止宜助脾养胃,不须用克化药,自然平复。

黄蜡(真者,十两) 巴豆(百粒,去皮尖,研为粉,用纸数重裹,槌透再易纸,至油尽成白霜为妙) 杏仁(七十粒,去皮尖,研细,依巴豆法去油) 丁香(怀干,一两) 木香(湿纸裹煨,一两） 干姜（炮） 肉豆蔻（面裹煨） 槟榔 荜澄茄（各一两） 乳香（研，三钱） 百草霜 青皮（汤洗，去穰炒） 片子姜黄（各一两）

上除巴豆粉、百草霜、杏仁、乳香外，并为末，却同前四味拌和研匀；先将上项黄蜡十两于银石器内熔化作汁，用重绵滤去滓，以无灰酒一升于银石器内煮蜡熔滚，取起候冷，其蜡自浮于酒上，去酒不用。春夏修合用清油一两，秋冬用一两半，大银器内熬令香熟，次下酒煮糊同蜡化作汁，乘热拌和前项药末十分均匀了，候稍凝，分作剂子，用罐子盛之，半月后方可服。如服，旋丸如萝卜子大，任意服之二三十丸，加至五十丸无碍。此药以蜡多虽难丸，然丸子愈细，其功愈博，临睡须常服之。若欲治病，不拘时候。治豆积，香苏散三钱，水一盏煎服，加白芥子一撮，炒，研入用。

15. 曾青丸（《普济方·卷三百九十二·婴孩癖积胀满门·积聚》）

疗大人小儿久寒积聚，留饮宿食，天行伤寒者，服之二十日愈，久服令人延年益寿。殷仲堪云：扁鹊曾青丸，疗久癖积聚，留饮宿食，天行伤寒，咳逆消渴，随病所在，久病羸瘦，老小宜服药，或吐或下或汗出。

曾青 朴硝（各二分） 茯苓 寒水石 大黄 附子（炮，各三分） 巴豆（二分，去皮心膜，炒）

上捣下筛，巴豆、硝石合捣六千杵，次内附子捣相得，次内茯苓捣相得，次内大黄捣相得，次内曾青捣相得，次内寒水石捣相得，次内蜜和捣千杵。大人服如大豆二丸，小儿五岁以下如麻子大一丸，二三岁儿如黍米大一丸。如服药以薄荷粉粥清下，当覆卧令汗出。吐下气发作服二丸，霍乱服三丸，泄泻不止服一丸，可至二丸。一方用曾青三分。忌猪肉、冷水、芦笋、大酢。

16. 三圣丸（《奇效良方·卷之四十二·积聚门·积聚通治方》）

治积年癥瘕癖块，诸药不瘥者，用此至效。

舶上硫黄 水银（各五钱） 硇砂（二钱半）

上三味，于乳钵内研如粉，却以生铁铫内，文武火溶成汁，以火箸搅令匀，停冷，刀划下，以纸裹置地坑内一宿，取出复研细，次以赤芍药、当归、莪术、红花、京三棱各二钱半，并细锉，以好酒一升，煎至一半漉出，砂盆内研，生布滤取汁，再熬放冷，入飞罗白面煮糊为丸如绿豆大。消磨癖块，空心温酒吞下三丸至五丸；妇人产后伤于饮食，结伏腹胁间，时发疼痛，当归浸酒下七丸至十丸。

17. 散聚汤（《仁斋直指方论·卷之五·附积聚癥瘕痞块·积聚癥瘕痞块方论》引《三因方》）

治久气积聚，状如癥瘕，随气上下，发作有时，心腹绞痛，攻刺腰胁，小腹䐜胀，大小便不利。

半夏 槟榔 当归（各三分） 陈皮 杏仁（去皮尖，炒） 桂（各二两） 茯苓 甘草（炙） 附子（炮） 川芎 枳壳（炒） 厚朴（制） 吴茱萸（汤洗，各一两） 大黄（大便利去之）

上㕮咀。每服四钱，水煎。

18. 抑肝化积汤（《仁术便览·卷一·眼目》）

治积块日久，上攻眼目涩暗，或生翳膜遮睛。

羌活（五分） 黄连（五分） 柴胡 当归 龙胆草（各五分） 薄荷（三分） 大黄（五分） 芍药（七分） 川芎（五分） 使君子仁（五个） 砂糖（少许） 木贼（五分）

水煎，食远热服。

19. 猎虫丸（《景岳全书·卷之五十一德集·新方八阵·攻阵》）

治诸虫积胀痛、黄瘦等病。

芜荑 雷丸 桃仁 干漆（炒烟尽） 雄黄（微炒） 锡灰 皂角（烧烟尽） 槟榔 使君子（各等分） 轻粉（减半） 细榧肉（加倍）

汤浸蒸饼为丸绿豆大。每服五七分，滚白汤下，陆续服之。如虫积坚固者，加巴豆霜与轻粉同。

20. 朱砂守病丸（《良朋汇集经验神方·卷之二·积聚门》）

专治远年近日肠内积块。

朱砂 硼砂 血竭 黄腊（各三钱） 巴豆（去油） 轻粉 硇砂（各一钱）

上为末，将黄腊化开入药为丸如绿豆大。每服十五丸，烧酒送下，其积块消化行下为愈。

二十七、治虫积方

1. 神仙楮实丸（《黄帝素问宣明论方·卷十二·补养门·补养总论》）

治积冷气冲心胸及背，有蛔虫疼痛，痔瘘痃癖气块，心腹胀满，两肋气急，食不消化，上逆气奔于心，并疝气下坠，饮食不得，吐水呕逆，上气咳嗽，眼花少力，心虚健忘，冷风遍风等疾。坐则思睡，起则头眩，男子冷气，腰痛膝痛，冷痹风顽，阴汗盗汗，夜多小便，泄利，阳道衰弱，妇人月水不通，小便冷痛，赤白带下，一切冷疾，无问大小。能明目，益力轻身，补髓益精。

楮实子（一升，涮去泥，微炒） 官桂（四两，去皮） 牛膝（半斤，酒浸三日） 干姜（三两，炮）

上为末，酒、面糊为丸如桐子大。每服二十丸，温酒，空心食前，盐汤亦得。

2. 秘传赛宝丹（《仁斋直指方论·卷之五·附积聚癥瘕痞块·积聚癥瘕痞块方论》）

追虫取积神效。

黑丑（十两，取头末四两，分二处） 木香（末，半两） 锡灰（醋炒，末一两） 槟榔（取净末二两，分二处） 雷丸（取净末二两，分二处） 陈皮（取末，半两） 青皮（取末，半两） 三棱（醋炒） 莪术（醋炒，各一两）

上件各为细末，再用使君子二两，鹤虱、皂角各一两，三味用水二碗煎至一盏；用粟米一合，布包在药内煮，将熟起手，用黑丑末二两，法起；次用槟榔末一两，再用雷丸末一两尽；再用木香、锡灰、三棱、蓬莪术、陈皮、青皮等末尽；后再一用雷丸，二用槟榔，三用丑末，盖在外阴干。每服三钱，四更时候，用冷茶吞下，复睡至天明。不可洗手洗面，吃汤物代取下，或虫或积，恶毒滞气，并原药下尽，方可用冷水洗面，其药未下，宁耐片时，见其药下，再用药食补之。

3. 化虫丸（《卫生宝鉴·卷十四·腹中积聚·腹中诸虫》）

小儿疾病，多有诸虫，或因脏腑虚弱而动，或因食甘肥而动。其动即腹中疼痛发作，积聚往来上下，痛有休止，亦攻心痛则哭不休，合眼仰身扑手，心神闷乱，呕哕涎沫，或吐清水，四肢羸困，面色青黄，饮食虽进，不生肌肉，或寒或热，沉沉默默，不的知病之处，其虫不疗，则子母相生，无有休止，长一尺则能害人。

鹤虱（去土） 槟榔 苦楝根（去浮皮） 胡粉（炒，各一两） 白矾（枯，二钱半）

上为末，水糊丸如麻子大。一岁儿服五丸，温浆水入生油一两点，打匀下之，温米饮亦得，不拘时候。其虫细小者皆化为水，大者自下。

4. 剪红丸（《奇效良方·卷之四十二·积聚门·积聚通治方》）

追虫取积，利五脏，不损六腑，远年近日诸般虫积，及血块宿食不消，妇人赤白痢疾，并皆治之。

槟榔（六钱） 巴豆（一两，取霜） 土朱（三钱） 白牵牛（十二两，取头末） 芫荑（六两） 雷丸（五两）

上为细末，滴水为丸如梧桐子大，朱砂为衣。每服一丸，食前蜜水送下，取下病积为验，白粥补之。

二十八、治五积六聚方

1. 十味五积丸（《圣济总录·卷第七十一·积聚门·积聚》）

治五积气，呕吐酸水，心腹胀闷，不思饮食。

沉香（锉） 青橘皮（去白，焙） 京三棱（煨，锉） 甘松（各半两） 姜黄 木香 甘遂（炒） 芫花（醋炒焦） 大戟（炒，各一分） 牵牛子（炒，一两）

上一十味，捣罗为末，汤浸炊饼和丸如梧桐子大。每服七丸至十丸，食后临卧橘皮汤下。

2. 大五积丸（《圣济总录·卷第七十一·积聚门·积聚》）

治五积气，胸膈痞闷，腹胁胀满，宿饮不消，积气成块，心腹疞痛，不能饮食。

硇砂 芫花 干漆（炒出烟，各一两） 巴豆（半两，去皮心膜，研出油） 猪牙皂荚（去皮子，炙） 乌头（炮裂，去皮脐，各三分以上，六味捣罗四味为末，入硇砂、巴豆拌匀，用米醋三升，于银石器内慢火熬成膏） 大黄（蒸熟焙，锉） 鳖甲（去裙襕，醋炙） 青橘皮（汤浸去白，焙） 京三棱（煨，锉） 陈曲（炒） 当归（切，焙，各一分） 桂（去粗皮） 木香（各三分）

上一十四味，捣罗八味为末，入前膏和丸如绿豆大。每服二丸至三丸，茶酒任下。如要取积，量虚实加减服。

3. 木香丸（《圣济总录·卷第七十一·积聚门·积聚》）

治五种积聚成块。

木香 诃黎勒（炮，用皮） 人参 槟榔（锉） 大黄（锉，炒） 郁李仁（生，研仁，各三两） 赤茯苓（去黑皮） 枳壳（去瓤麸炒） 芍药 硝石（碎） 紫苏子（微炒） 干姜炮（各

二两）

上一十二味，捣罗为末，炼蜜和丸如梧桐子大。每服空心温酒下三十丸至四十丸，通利则减丸数。

4. 五积丸（《圣济总录·卷第七十一·积聚门·积聚》）

治五积气，心腹胀闷，噫气吞酸，不思饮食。

酸石榴（二枚） 巴豆（和皮椎碎） 甘遂 大戟 芫花（各半两） 京三棱 大黄 杏仁（去皮尖、双仁） 五灵脂 豉 甜葶苈（各一两） 乌梅（和核，一两半）

上一十二味细锉，用水一升煮令水尽，炒过勿太焦，捣为细末，醋煮面糊丸如绿豆大。每服五丸，食后温水下。

5. 沉香丸（《圣济总录·卷第七十一·积聚门·积聚》）

治五积气结，面色萎黄，心腹疼痛，口吐酸水，发歇有时，积年不已。

沉香（锉） 丁香 木香（各半两） 硇砂（一分，研） 巴豆霜（半钱） 蓬莪术（煨，锉） 桂（去粗皮） 干漆（炒烟出） 干姜（炮） 青橘皮（去白，焙） 京三棱（煨，锉） 白豆蔻（去皮，各一两） 大黄（一两，生为末，用醋一升，慢火熬成膏）

上一十三味，捣研十二味为末，入大黄膏和丸如梧桐子大。每服五丸，食后临卧生姜汤下。

6. 京三棱煎丸（《圣济总录·卷第七十一·积聚门·积聚》）

治五积六聚，血瘕气块，聚散不定，及一切气疾。

京三棱（煨，锉） 蓬莪术（煨，锉） 芫花（醋炒焦） 半夏（汤洗七遍，焙） 青橘皮（去白，焙，各一两） 硇砂（去石，研） 附子（炮裂，去皮脐） 桂（去粗皮） 延胡索（醋炒） 大戟（腻粉调，酒炙） 干漆（炒烟出） 猪牙皂荚（去皮子，炙） 五灵脂（醋炒，各半两）

上一十三味，捣研为末，用好醋三升，入药二停，熬成膏，再入一停，和丸如绿豆大。每服五丸，食后生姜汤下。

7. 枳壳散（《普济本事方·卷第三·积聚凝滞五噎膈气》）

治五种积膈气，三焦痞塞，胸膈满闷，背膂引疼，心腹膨胀，胁肋刺痛，食饮不下，噎塞不通，呕吐痰逆，口苦吞酸，羸瘦少力，短气烦闷。常服顺气宽中，消痃癖积聚，散惊忧恚气。

枳壳（去穰，锉，麸炒） 京三棱 橘皮（去白） 益智仁 蓬莪术 槟榔 肉桂（不见火，各一两，或各六两一钱） 干姜（炮） 厚朴（去粗皮，姜汁炙） 甘草（炙） 青皮（去白） 肉豆蔻 木香（各半两，或各三两）

上为细末。每服二钱重，水一盏，生姜五片，枣一个，同煎至七分，热服，盐点亦得，不拘时候。

8. 缠金丹（《普济本事方·卷第三·积聚凝滞五噎膈气》）

治五种积气及五噎，胸膈不快，停痰宿饮。

木香 丁香 沉香 槟榔 官桂（去粗皮，不见火） 胡椒 硇砂（研） 白丁香（各一钱） 肉豆蔻 飞矾（各一分） 马兜铃（炒） 南星（炮） 五灵脂（拣如鼠屎者，淘去沙石，日干） 栝蒌根 半夏（汤洗七次，各半两） 朱砂（三分，水飞，留半为衣）

上为细末，入二味研药和匀，生姜汁煮糊丸如梧子大。每服三丸，生姜汤下，或干嚼萝卜下。

9. 削坚丸（《杨氏家藏方·卷第五·积聚方一十二道》）

治五积六聚，气结成块，食积癖瘕，心腹胀满，瘦悴少食。

鳖甲（醋浸两宿，去裙襕，更蘸醋炙黄色，取末称） 京三棱（锉如小枣大，好醋浸两宿，焙干，取末称） 干漆（捣碎，炒令烟出，捣细取末称，三味各二两半） 沉香（半两） 乳香（二钱半，别研） 槟榔 木香 干姜（炮） 没药（别研） 肉桂（去粗皮） 细松烟墨（烧，去胶） 胡椒 萝卜子 干蝎（微炒，去毒） 硇砂（通明者，为末，重汤飞炼，别研，以上十味各半两） 粉霜（二钱半，别研） 轻粉（二钱半）

上件为细末，拌匀，用好醋煮薄面糊为丸如小绿豆大。每服二十丸，淡醋煎生姜汤下，日二服，夜一服。如未利渐加，微利即减。

10. 消积三棱煎（《杨氏家藏方·卷第五·积聚方一十二道》）

治脾胃虚弱，少食多伤，五积六聚，气块疼痛。

沉香（一两，为末） 槟榔（一两，为末） 京三棱 蓬莪术 乌梅肉（焙干为末，三味各二两）

上将京三棱、蓬莪术二味锉碎，用酸醋浸一宿取出，焙干为末，入沉香等拌匀。每称药末一两，用肥巴豆十五枚，去皮、心、膜，细研，以竹纸裹压数次，去油取霜，与前项药末一两再研匀，醋煮稀糊为丸如梧桐子大。每服十丸，温生姜汤下，食后。

11. 半两丸（《小儿卫生总微论方·卷十三·食气积癖论》）

治五积六聚。

巴豆（去皮） 大戟（锉碎，各半两）

二味同入铫内，油炒焦黄为细末，糊丸麻子大。每服三丸，量虚实大小加减与服，临卧米饮下，乳食前。

12. 香棱丸

1）《严氏济生方·癥瘕积聚门·积聚论治》

治五积，破痃癖，消癥块及冷热积聚。

木香（不见火） 丁香（各半两） 京三棱（细锉，酒浸一宿） 枳壳（去瓤麸炒） 莪术（细锉，一两，用去壳巴豆三十粒，同炒巴豆黄色，去巴豆不用） 青皮（去白） 川楝子（锉，炒） 茴香（炒）

上等分，为细末，醋煮面糊为丸如梧桐子大，以朱砂研极细为衣。每服二十丸，炒生姜盐汤下，温酒亦得，不拘时候。

2）《丹溪心法·卷三·积聚痞块五十四》

治五积六聚气块。

三棱（六两，醋炒） 青皮 陈皮 莪术（炮或醋炒） 枳壳（炒） 枳实（炒） 萝卜子（炒） 香附子（各三两，炒） 黄连 神曲（炒） 麦芽（炒） 鳖甲（醋炙） 干漆（炒烟尽） 桃仁（炒） 硇砂 砂仁 归梢 木香 甘草（炙，各一两） 槟榔（六两） 山楂（四两）

上为末，醋糊丸。每服三五十丸，白汤下。

13. 大七气汤（《奇效良方·卷之四十二·积聚门·积聚通治方》）

治五积六聚，状如癥瘕，随气上下，发作有时，心腹疼痛，上气窒塞，小腹胀满，大小便不利。

益智 陈皮（去白） 莪术 京三棱 青皮（去白） 桔梗（去芦） 香附（炒，去毛） 藿香叶 肉桂（以上各一钱半） 甘草（炙，一钱）

上作一服，用水二盅，生姜三片，煎至一盅，食前服。

14. 枳壳散（《奇效良方·卷之四十二·积聚门·积聚通治方》）

治五种积气，三焦痞塞，胸膈满闷，呕吐痰逆，口苦吞酸。常服顺气宽中，除痃癖，消积聚。

枳壳（麸炒） 益智 陈皮 京三棱 莪术 槟榔 肉桂（以上各一钱） 肉豆蔻 厚朴 青皮 木香 干姜 甘草（炙，各半钱）

上作一服，水二盅，生姜三片，红枣二枚，煎一盅，不拘时服。

15. 香积丸（《明医指掌·卷四·积聚癥瘕八》）

治五积六聚气块。

三棱（醋炒，六两） 蓬术（炮，或醋炒） 青皮（炒） 陈皮（炒） 枳壳（炒） 枳实（炒） 萝卜子（炒） 香附（醋炒，各二两） 黄连（姜炒） 神曲（炒） 麦蘖（炒） 鳖甲（醋炙） 干漆（炒令烟尽） 桃仁（去皮尖） 砂仁（炒） 硇砂 甘草（炙） 木香 归尾（各一两） 槟榔（六两） 山楂（四两）

一方去枳实、陈皮、萝卜子，加益智、红花、柴胡、白术、茯苓。上为末，醋糊丸。每服三五十丸，空心陈米汤送下。

16. 玄白丸（《简明医彀·卷之三·积聚》）

治五积六聚，胸膈胀满，痞闷吞酸，心疼腹痛，胁下刺痛。遇风寒、怒气、食生冷、发气之物，劳碌忧愁则积，攻动大痛，得热熨暖气痛减者，宜服此。

黑丑 白丑 良姜（各四两） 砂仁 红豆蔻 陈皮 三棱 蓬术 干姜（各二两） 青皮 草豆蔻 肉桂 玄胡索 五灵脂（各一两）

上为末，用真阿魏五钱锉细，米醋浸研化，拌入末内，醋煮面糊丸桐子大。每服百丸，空心姜汤下。

17. 消积化聚丸（《小儿推拿广意·卷下·附方·痞积门》）

治五积六聚，痞癖攻痛。

三棱 白术（炒） 茯苓 黄连 干漆（炒去煅尽） 木香 益智（炒） 归尾（酒洗） 麦芽（微炒，各三两） 红花 砂仁（炒） 门冬 枳壳（炒） 穿山甲（烧灰） 青皮 柴胡 神曲（炒，各二两） 蓬术（煅） 槟榔（炙） 桃仁 香附（姜汁拌炒） 鳖甲（醋炙，各四两）

上末，蜜丸。重三钱，空心陈米汤下。

18. 遇仙丹（《小儿推拿广意·卷下·附方·痞积门》）

治一切五积六聚，食积气积。

白丑（取头末四两，一半生一半熟） 槟榔 牙皂 莪术 茵陈（各五钱）

上为末，醋糊为丸。每服五七分，白汤送下。

19. 七转丹（《良朋汇集经验神方·卷之二·蛊胀门》）

专治水蛊膨胀，五膈噎食，心腹胀满，五积六聚等症。

木香 槟榔 大黄 使君子 锡灰 白豆蔻 雷丸（各等分）

水二钟，连须葱五根，煎八分，夏、春、秋天露一宿，次日五鼓重汤煮热温服。冬月煎出温服。蛊癥下水甚物所积就用此物作引子。

20. 阴阳攻积丸（《类证治裁·卷之三·积聚论治·附方》）

通治五积六聚，七癥八瘕，痃癖蛊血痰食。

茱萸 干姜 官桂 川芎（各一两） 黄连 半夏 橘红 茯苓 槟榔 厚朴 枳实 菖蒲 延胡 人参 沉香 琥珀 桔梗（各八钱） 巴霜（另研，五钱） 皂角（六两）

煎汁泛丸。每服八分，渐加至一钱半，姜汤下。

二十九、治积聚验方

1）《备急千金要方·卷十一肝脏·坚癥积聚第五》

治心腹疝瘕，胁下及小腹满，坚痛有积，寒气入腹，使人腹中冷，发甚则上抢心气满，食饮喜呕方。

大黄 茯苓（各一两半） 吴茱萸 桂心 黄芩 细辛 人参 蜀椒 干姜（各一两六铢） 牡丹 甘草 川芎 苁蓉 䗪虫（各十八铢） 芍药 防葵 蛇虫 厚朴 半夏（各一两） 男发灰（半两）

上二十味，末之，以蜜丸。服如梧子五丸，日再，渐加之。

治猝食不消，欲成癥积方。

艾，煎艾汁如饴，取半升一服之，便刺吐去宿食，神良。

《今古录验方》：白艾五尺围一束，薏苡根一大把，二味煎。

2）《外台秘要·卷第八·留饮宿食方七首》

《集验》痰饮积聚呕逆，兼风虚劳阴疝方。

蒺藜苗子（霜后）

捣汁一石，先以武火煎减半，即以文火煎，搅勿停手，候可丸止。空腹酒下梧子大三十丸，煎服亦得。

3）《外台秘要·卷第十二·积聚方五首》

《延年》疗腹内积聚，癖气冲心，肋急满，时吐水不能食，兼恶寒方。

鳖甲（六分，炙） 防葵（四分） 人参（四分） 前胡（四分） 桔梗（四分） 槟榔（八分） 白术（八分） 大黄（八分） 枳实（四分，炙） 厚朴（三分，炙） 当归（四分） 附子（四分，炮） 干姜（四分） 甘草（五分，炙） 吴茱萸（三分）

上十五味捣筛，蜜和为丸梧子大。一服十五丸，酒下；日再服，加至三十丸。忌苋菜、猪肉、生冷、鱼、蒜。

4）《太平圣惠方·卷第四十八·治积聚诸方》

治积聚气成块。

芫花（一两） 京三棱（一两） 青橘皮（半两，汤浸去白瓤，焙） 干漆（半两） 木香（半两） 川大黄（一两）

上件药，捣碎，以米醋二升，慢火煎令醋尽，焙干，捣细罗为末，以醋煮面糊和丸如绿豆大。每服空心，以生姜汤下十五丸，渐加至二十丸。

5）《太平圣惠方·卷第四十八·治积聚心腹胀满诸方》

治积聚，心腹胀满，脐下结硬。

硼砂（半两，研） 木香（一两） 青橘皮（一两，汤浸去白瓤，焙） 槟榔（一两） 桃仁（一两，汤浸去皮尖、双仁，微炒） 蘹香子〔一（二）两，微炒〕

上件药，捣细罗为散。每服食前，以生姜汁半合，热酒一中盏，搅和令匀，调下二钱。

6）《太平圣惠方·卷第四十八·治积聚宿食不消诸方》

治积聚气，宿食留滞，不能消化。

木香（一两） 青橘皮（一两，汤浸去白瓤，焙） 肉豆蔻（三分，去瓤） 巴豆（半两，去皮心，去油，研入） 神曲（一两，微炒）

上件药，捣罗为末，入巴豆，研令匀，以醋煮饭和丸如小豆大。每于食前，以生姜橘皮汤下三丸。

治积聚气，宿食留滞，不能消化。

吴茱萸〔一(二)两，汤浸七遍，碎干微炒〕 巴豆(半两，去皮心，研如膏，纸裹压去油)

上件药，先捣罗茱萸为末，以酽醋一大碗，浸茱萸末一宿，至来日，于银锅内熬，候茱萸似膏，即入巴豆膏更熬，候可丸，即丸如绿豆大。空心以温酒下三丸，如气散，恶物下，即住服。

治积聚，宿食不消，虚羸腹胀，宜服此方。

肥皂荚(半两，炙，去皮子，捣为末) 甘遂(三钱，晒干，生捣罗为末) 牵牛子(二钱，生捣为末)

上件药，一处更研细如面。患人二十以上，用药末一钱，用水温拌，用面捏作馄饨子十枚，煮熟，别用暖水嚼破下之，良久，方取下积聚。如未转，即更以煎水调药末半钱投之，良久，取下积食。初服药后，患人如欲睡，是药力行，量人虚实，加减服之。

7)《太平圣惠方·卷第四十八·治肾积气诸方》

治奔豚气，上下冲走闷乱，面青，宜服此方。

甘李根皮(三两，锉) 生姜(三两，炒干) 吴茱萸(一两，汤浸七遍，焙干微炒)

上件药，捣细罗为散。每服一钱，水一中盏煎至六分，去滓，不计时候热服。

槟榔(三枚，捣罗为末) 生姜汁(半合)

上件药，以童子小便一大盏，微暖过，入前药二味，搅令匀，分为三服，如人行五六里进一服，须臾下利为效。

治奔豚气，逆上冲心满闷，脐腹虚胀，宜服此方。

槟榔(一两) 诃黎勒皮(一两) 木香(一两) 吴茱萸(三分，汤浸七遍，焙干微炒) 牵牛子(二两，微炒)

上件药，捣细锉为散。每服一钱，以温酒一合，童子小便一合，相和调下，不计时候服。

治奔豚气在心胸，迫满闷乱，宜服此方。

半夏(二两，汤洗七遍去滑) 桂心(二两半) 人参(一两，去芦头) 槟榔(一两) 吴茱萸(半两，汤浸七遍，焙干微炒) 甘草(半两，炙微赤，锉)

上件药，捣粗罗为散。每服三钱，以水一中盏，入生姜半分，煎至六分，去滓，不计时候，稍热服。

8)《太平圣惠方·卷第四十八·治脾积气诸方》

治痞气，心腹坚胀，饮食不消。

诃黎勒皮(一两) 鳖甲(一两，半涂醋炙令黄，去裙襕)

上件药，捣细罗为散。每服二钱，食前，以生姜橘皮煎汤调下。

9)《太平圣惠方·卷第四十八·治心积气诸方》

治伏梁气，横在心下，不能进饮食，宜服此方。

木香(一两) 硼砂(一两，不夹石者，细研入) 川大黄(二两，锉碎，醋拌炒令干) 木香(一两) 硼砂(一两，不夹石者，细研入) 川大黄(二两，锉碎，醋拌炒令干)

上件药，捣罗为末，入研了硼砂令匀，以酒煮面糊和丸如梧桐子大。每服食前，生姜汤下七丸。

治伏梁气，在心下结聚不散方。

硝石(半两) 牵牛子(一两) 木香(半两)

上件药，捣细罗为末，以米醋二升，纳药末，慢火熬令稠，入少面糊，和溶为丸如梧桐子大。每服空心，温酒下十丸。

10)《太平圣惠方·卷第四十八·治肝积气诸方》

治肥气积聚不散方。

川大黄(四两，锉碎，与鳖甲同煮，焙干) 木香(二两) 鳖甲(四两，以米醋二升与大黄同煮，令醋尽，炙令黄)

上件药，捣细罗为末，以酒煮面糊和丸如梧桐子大。每日空心，生姜汤下二十丸。

11)《太平圣惠方·卷第四十八·治肺积气诸方》

治息贲气，喘咳，心膈不利方。

诃黎勒皮(一两) 郁李仁(一两，汤浸去皮，微炒研入) 木香(一两)

上件药，捣细罗为末，入郁李仁研令匀。每服，不计时候，以生姜汤调下一(二)钱。

12)《普济方·卷一百七十四·积聚门·痃癖》引《圣惠方》

治痃癖不瘥，胁下痛硬如石方。

生商陆根汁(一升) 杏仁(一两，汤浸去皮尖)

上件药研，杏仁令烂，以商陆根汁，和研滤取汁，以火煎如饧。每服取枣许大，空腹以热酒调服之，渐加以利恶物为度。

13）《赤水玄珠·第十三卷积聚门·积聚论·治积要法》

治一切癥瘕积聚。

鳖甲（一两，醋煮） 三棱（五钱，炮） 白术（五钱） 青皮 桃仁 红花 昆布（各二钱） 香附（醋煮，七钱）

上末，糊丸梧子大。每一钱，煎白术汤下。

14）《鲁府禁方·卷三康集·痞疾》

小儿癖疾并男妇一切积块。

核桃（一斤） 槟榔（二十个） 硇砂（一钱） 大黄（一两）

上三味为细末，入桃仁，水煮一炷香，水滚时，陆续入皮硝半斤，香尽硝亦尽，只食桃仁亦好。

15）《简明医彀·卷之三·积聚》

治诸积：瓦楞子火炼七次为末，酒调服。即蚶壳。

酒食积：平胃散加丁香、神曲、麦芽、香附、砂仁共研末，每二钱，姜汤下。

酒积酸呕：神曲、麦芽各一两，黄连五钱，巴豆霜一钱，同研为末，汤、丸每一钱，姜汤下。

鱼蟹积：紫苏、陈皮、山楂、香附，煎服。

粉面积：萝卜子炒，研，煎服。

痃癖癥结及诸虫：马齿苋和盐、醋煮，一碗食，有虫尽出。

膜外癥及气块：玄胡索为末，猪胰一具切碎，炙熟拌食。

痰食积块：风化石灰，丸服。陈者尤妙。

食脍成瘕：马鞭草捣汁，入姜汁服。

熨癥法：吴茱萸一斤擂碎，酒煮，干布包熨，冷再煮，炒至移动。

【论用药】

治疗积聚的药物较多，可一味药独立成方，或与他药组成复方，或民间验方，古代本草文献记载较多，收集于此，以资借鉴。

一、概论

《小品方·卷第一·述增损旧方用药犯禁决》："芍药恶芒硝，而治小儿方用之。芍药主益气，止邪气腹痛，作优利，除坚积聚耳。须此治者，当去芒硝用芍药。若壮热结寒实毒气者，可留芒硝去芍药也……藜芦恶大黄，而露宿丸用之。大黄主调中，破除诸积聚，须此治者，留大黄除藜芦也。若须藜芦为治者，宜除大黄也。礜石恶细辛，而附子丸用之。礜石主寒热鼠瘘蚀疮，死肌肉痹，腹中积聚结坚，令人发热。若须此治者，留礜石去细辛。若患风痹拘挛，缓弱膝痛，咳逆，坚瘕积聚者，可除礜石留细辛也。"

《普济本事方·卷第三·积聚凝滞五噎膈气》："大抵治积，或以所恶者攻之，以所喜者诱之，则易愈。如硇砂、水银治肉积；神曲、麦蘖治酒积；水蛭、虻虫治血积；木香、槟榔治气积；牵牛、甘遂治水积；雄黄、腻粉治涎积；礞石、巴豆治食积，各从其类也。若用群队之药，分其势则难取效。许嗣宗所谓譬犹猎不知兔，广络原野，冀一人获之，术亦疏矣。须是认得分明，是何积聚，然后增加用药。不尔，反有所损，嗣宗自谓不著书，在临时变通也。"

《儒门事亲·卷二·攻里发表寒热殊涂笺十二》："余又徐思：五积六聚，其用药亦不外于是。夫五积在脏，有常形属里，宜以苦寒之药，涌之、泄之；六聚在腑，无常形，属表，宜以辛温之药，发之、汗之。"

《儒门事亲·卷三·五积六聚治同郁断二十二》："若六聚之物，在腑属阳而无形，亦无定法。故此而行之，何难之有？或言余之治积太峻。予曰：不然。积之在脏，如陈茎之在江河。且积之在脏，中间多着脂膜曲折之处，区臼之中；陈茎之在江河，不在中流，多在汀湾洄薄之地。遇江河之溢，一漂而去。积之在脏，理亦如之。故予先以丸药驱逐新受之食，使无梗塞。其碎着之积，已离而未下。次以散药满胃而下。横江之筏，一壅而尽。设未尽者，以药调之。惟坚积不可用此法，宜以渐除。《内经》曰：坚者削之。今人言块癖是也。因述九积图附于篇末，以俟来哲，知余用心独苦久矣，而世无知者。食积，酸心腹满，大黄、牵牛之类，甚者礞石、巴豆；酒积，目黄口干，葛根、麦蘖之类，甚者甘遂、牵牛；气积，噫气痞塞，木香、槟榔之类，甚者枳壳、牵牛；涎积，咽如拽锯，朱砂、腻粉之类，甚者瓜蒂、甘遂；痰积，涕唾稠黏，半夏、南星之类，甚者瓜蒂、藜芦；癖积，两胁刺痛，三棱、广术之类，甚者甘遂、蝎梢；水积，足胫胀满，郁李、商陆之类，甚者甘遂、芫花；血积，打扑肭瘀，产后不月，桃仁、地榆之类，甚者虻虫、水蛭；肉积，赘瘤核疠，腻粉、白丁香，砭刺出血，甚者硇砂、信石。九积皆以气为主，各据所属之状而对治之。今人总此诸药，并为一方，曰：可治诸积，大谬也！吾无此病，焉用此药？吾无彼病，焉用彼药？十羊九牧，何所适从？非徒无益，而又害之。”

《医学纲目·卷之二十五脾胃部·积块癥瘕》：“（丹）气不能作块成聚，块乃有形之物，痰与食积死血成聚，宜醋煮海石、醋三棱、莪术、桃仁、红花、五灵脂、香附之类，石碱白术汤下之。瓦龙子能消血块，又能消痰。治块当降火消食积（食积即痰也）。行死血，血块去后，须大补之。石碱，痰积有块可用，洗涤垢腻，又能消食积。块在皮里膜外，须用补气香药开之，兼二陈汤加补气药，先须断厚味。凡积病不可用下药，徒损真气，病亦不退，当用消积药，融化开则自消。”

《医学正传·卷之一·医学或问》：“彼黄肿者，或酒疸，或谷疸，沉积顽痰，胶固郁结于其中，故或为痃癖，或为积聚，是以积于中而形于外，盖因土气外形而黄也。故宜以厚朴、苍术、香附、陈皮之类，以平其土气之敦阜；用铁粉、青皮之类，以平其木气之有余，加以曲蘖，助脾消积。退黄之后，仍用参术等补脾之剂，以收十全之功，此标而本之之治也。”

《古今医统大全·卷之三十三积聚门·药方·积药条例》：“诸积体虚人不宜直攻，宜以蜡匮药，庶肠胃中能粘逐其病。五积通用二十四味沉香流气饮，加三棱、莪术，并胜红丸常服，仍灸上中脘。《丹溪附录》治积聚，不问何经，并宜服十味大七气汤，吞下红丸子。又法治积聚，用蜀葵根煎汤去渣，再人参、术、青皮、陈皮、甘草梢、牛膝煎成汤，又入细研桃仁、玄明粉各少许，热饮之，二服当见积块下。如虚人病甚者，须补接二三加减再行。治积药必须辛凉，兼破血药方能冲达而积自散。

脾积、食积、血积简易秘方：胜红丸、金露丸、万病丸、顺气丸、秦川剪红丸、感应丸、脾积丸。食积，酸心、腹满：大黄、牵牛之类，甚者礞石之类。酒积、酒癖，口干目黄：干葛、黄连、麦芽、神曲、硼砂、雄黄之类，甚者用甘遂、牵牛。气积，噫气、痞塞：用木香、槟榔之类，甚者枳壳、牵牛。血积瘀血：干漆、桃仁、牡丹皮、榆根皮之类，甚者大黄、虻虫、水蛭之类。瓦楞子能消瘀血，次消痰积。花蕊石大消瘀血，兼气药能消血痞，人所不知。痰积，唾涕稠黏：半夏、栝蒌之类，甚者吐之，瓜蒂之属。石碱去痰积，涤洗垢腻有功。痰癖，胁痛：厚朴、枳实、青皮、芒硝、泽泻，甚者甘遂、芫花。涎积，咽如拽锯：朱砂、腻粉、明矾，甚者瓜蒂。水积，足胫肿：商陆、泽泻，甚者甘遂、蝎梢。水饮癖：治用枳壳汤加茯苓、神保丸，生五苓散下小理中丸。茶饮茶癖：干姜、吴茱萸、川椒、姜黄、芝麻之类。癖积，两胁胀满刺痛：三棱、莪术之类。米谷积：麦芽、神曲、砂仁、鸡内金。肉积：硇砂、阿魏、山楂、硝石。五畜胎子积：连白陈皮煎汁、豆豉汁、姜汁和服之。五菜积：丁香、桂末、麝香。笋蕨硬物：荸荠、砂仁、三棱、莪术。粉面积：萝卜子姜酒下。鱼鳖积：陈紫苏、橘皮煎汤，姜汁磨木香服。九虫积：腹中不时作块痛，面青，口吐清水，用雄黄、锡灰、芜荑、雷丸、石榴根、榧子实。诸积块痃癖：用海石、三棱、莪术、香附（上药俱以醋煮）、桃仁、红花、五灵脂之类，白术汤下之。痰积、食积有块：石灰一物能消化之。”

《万病回春·卷之一·诸病主药》：“积聚，须用三棱、莪术为主。积在左是死血，须用桃仁散结为主；积在右是食积，须用香附、枳实为主；积在中是痰饮，须用半夏为主。”

《云林神彀·卷二·臌胀》：“腹中热胀，或有积聚，消胀化积，是为正治。广术溃坚柴升麻，芩连归朴半红花，曲泽青陈皮草蔻，益智吴茱甘草佳。”

《秘传证治要诀·卷之三诸气门·积聚》：“木香、槟榔去气积，神曲、麦蘖去酒积，虻虫、水蛭去血积，礞石、巴豆去食积，牵牛、甘遂去水积，雄黄、腻粉去涎积，硇砂、水银去肉积，各从其类也。”

《丹溪心法·卷三·积聚痞块五十四》：“用醋煮海石、醋煮三棱、蓬术、桃仁、红花、五灵脂、香附之类为丸，石碱白术汤吞下。瓦楞子能消血块，次消痰。石碱一物，有痰积有块可用，洗涤垢腻，又能消食积。治块，当降火消食积，食积即痰也。行死血块，块去须大补。凡积病不可用下药，徒损真气，病亦不去，当用消积药使之融化，则根除矣。凡妇人有块，多是血块。戴云：积聚癥瘕，有积聚成块，不能移动者是癥；或有或无，或上或下，或左或右者是瘕。积聚癥瘕，朱先生医台州潭浦陈家，用蜀葵根煎汤，去渣，再入人参、白术、青皮、陈皮、甘草梢、牛膝煎成汤，入细研桃仁、玄明粉各少许，热饮之，二服当见块下。如病重者，须补接之，后加减再行。"

《周慎斋遗书·卷八·痞块》："痞块，肝积也，肝经湿热之气聚而成也。外以大蒜、皂角、阿魏胶敷之，内以地黄汤加车前、木通服之，以泻湿热。"

《温疫论·上卷·注意逐邪勿拘结粪》："邪气客于下焦，气血壅滞，泣而为积，若去积以为治，已成之积方去，未成之积复生，须用大黄逐去其邪，是乃断其生积之源，营卫流通，其积不治而自愈矣。"

《伤寒兼证析义·积聚动气兼伤寒论》："问：三证之表法。曰：积之兼表者，以温血为主，如甘草干姜汤加桂枝、姜、枣。感冒则香苏散、葱白香豉汤。聚之兼表者，以涤饮为先，如小半夏茯苓汤加桂枝、姜、枣，或四七汤、芎苏散之类。动气之兼表者，以安中为务，如小建中、黄芪建中为最当，非若积之芍药助阴，有碍聚之，胶饴助湿难投也。若营伤无汗者，则合香苏饮。凡表药皆升，而香苏独降也。"

《本草备要·草部·蓬莪术》："[按]治积诸药，神曲、麦芽化谷食，莱菔化面食，硇砂、阿魏、山楂化肉食，紫苏化鱼、蟹毒，葛花、枳椇消酒积，麝香消酒积、果积，芫花、牵牛、大戟行水饮，三棱、莪术、鳖甲消癥瘕，木香、槟榔行气滞，礞石、蛤粉功痰积，巴豆攻冷积，大黄、芒硝攻热积，雄黄、腻粉攻涎积，虻虫、水蛭攻血积。"

《证治汇补·卷之六腹胁门·积聚》："用药：主以二陈汤，随症加减。消痰，加南星、枳壳、海石；去食，加山楂、神曲、草果；追虫，加槟榔、使君子、楝树根、花椒；破瘀，加桃仁、红花、赤芍、玄胡索、归尾；导饮，加茯苓、泽泻；顺气，加香附、砂仁；开郁，加木香、白豆蔻；温散，加肉桂、沉香；削坚，加三棱、蓬术；滋阴，加鳖甲、知母；化热，加黄连、山栀；平胃，加苍术、厚朴；疏肝，加青皮、柴胡；补气，加人参、白术；养血，加当归、川芎。又积属阴，参攻积丸。聚属阳，兼行气散结。癥，加麦芽、神曲、山楂、枳实、厚朴。瘕，加川芎、当归、丹皮、乌药、玄胡、桃仁、红花、海石。痞，加黄连、枳实、厚朴、山楂、栝蒌。癖，加肉桂、玄胡。若久病人虚，法须六君归脾理中等汤大补。若在皮里膜外者，用抚芎、香附等开之，仍须断厚味。"

《张氏医通·卷三·诸气门上·积聚》："气上冲胸腹痛者，阴邪上逆也。往来寒热者，邪正交争也。奔豚虽曰肾积，而实冲脉为患，冲主血，故以芎、归、芍、草、芩、半、生姜散其坚积之瘀，葛根以通津液，李根以降逆气，并未尝用少阴药也，设泥奔豚为肾积而用伐肾之剂则谬矣。即使果有水气凌心，不过桂、苓之类。《千金》成法可师，不必如东垣奔豚丸之用巴豆、乌、附等耗水伤津药也。"

《伤寒附翼·卷下·阳明方总论》："夫诸病皆因于气，秽物之不去，由于气之不顺，故攻积之剂必用行气之药以主之。"

《医述·卷八杂证汇参·积聚》："白马尿治鳖瘕，杏仁消狗肉积，胡黄连消果子积，糯米消杏积，麝香治水果积，穿山甲破血积，山楂肉治血积，圣齑即牛倒草，治牛肉积。(《见闻录》)"

《本草述钩元·卷八芳草部·荆三棱》："同蓬术、青皮、香附、延胡、肉桂、牡蛎、人参、鳖甲，消一切坚癥老癖之积聚。同四物、桂、辛、牛膝、延胡、青皮、红花、五灵脂，治产后恶血停结，及经阻腹痛不可按。同青皮、陈皮、砂仁、肉蔻、山楂、麦芽、红曲、人参、黄连，消一切食积并气壅不利。伏梁丸，治心积起于脐，上至心，大如臂，久则心烦身体髀股皆肿，环脐而痛，其脉沉而芤者，人参、白术、茯苓、半夏、厚朴、枳壳、三棱各等分，为末，面糊丸梧子大，每食远用米饮下五十丸。三棱汤，治癥瘕痃癖，坚满痞膈，妨食腹胀，三棱二两，白术一两，蓬术、当归各半两，槟榔、木香各七钱半，为末，每服三钱，沸汤调下。加减四物汤，治妇人血积，芎、归、芍、地、棱、术、桂心、干漆，炒烟尽，各等分，为粗末，每煎服二钱。三方皆以补味同三棱用者，举以类推。"

《灵素节注类编·卷九·治法准则总论·经解·方制治法》："坚而有积，必峻利之品，以破削之也。"

《杂病广要·内因类·积聚》："治积诸药：大抵治积，或以所恶者攻之，以所喜者诱之，则易愈。如硇砂、水银治肉积，神曲、麦蘖治酒积，水蛭，虻虫治血积，木香、槟榔治气积，牵牛、甘遂治水积，雄黄、腻粉治涎积，礞石、巴豆治食积，各从其类也。若用群队之药分其势，则难取效。许嗣宗所谓譬犹猎不知兔，广罗原野，冀一人获之，术亦疏

矣。须是认得分明，是何积聚，然后增加用药，不尔，反有所损，嗣宗自谓不著书，在临时变通也。(《本事》)

古方有用曲蘗者，化水谷也。有用硇砂、阿魏者，去肉食也。用陈皮、紫苏、生姜者，化鱼鳖也。用丁香、桂心者，腐果菜也。用牵牛、芫花者，攻水饮也。用三棱、鳖甲者，去癥瘕也。用附子、硫黄者，除痼冷也。用水蛭、虻虫者，攻血块也。用木香、槟榔者，攻滞气也。用雄黄、腻粉者，攻涎积也。用礞石、巴豆者，攻痰食也。甘遂、甘草并用者，假其相战以去积也。(《医方考》)”

《伤寒瘟疫条辨·卷六·本草类辨·攻剂类》：“攻积诸药，如莱菔子、麦芽攻面积；六神曲、谷芽攻米积；山楂、阿魏攻肉积；陈皮、苏叶攻鱼蟹积；枳椇子攻酒积；当门子攻酒果积；甘遂、大戟攻水积；雄黄、腻粉攻涎积；礞石、蛤粉攻痰积；木香、槟榔、枳壳攻气积；肉桂、干漆、桃仁攻血积；三棱、莪术、穿山甲、鸡内金攻癥瘕；巴豆攻冷积；大黄、芒硝攻热积。认证施药，各从其类也。”

《增订通俗伤寒论·证治各论·伤寒夹证》：“总之因积成痞，初为痞气，继为痞块，必审其何经受病，何物成积，认得分明，发直入之兵以讨之。血积如桃、红、穿甲、䗪虫、莪术、瓦楞子、干漆灰、醋炒生军等选用；痰积如风化硝、浮海石、海蛤粉、半夏曲、杜胆星、生枳实、礞石、白芥子、萝卜子、海粉、竹沥、荆沥、姜汁、石菖蒲汁等选用；水积如大戟、甘遂、芫花、商陆、千金霜、黑白丑等选用；酒积如酒曲、葛花、槟榔、橄榄、枳椇子等选用；茶积如姜黄、茱萸、川椒、生干姜等选用；肉积如山楂、萝卜子、阿魏、朴硝、毛栗壳灰等选用；虫积如雷丸、鹤虱、雄黄、锡灰、芜荑、巴霜、使君子、枣儿槟榔等选用；瘀积如三棱、莪术、巴豆、大黄、鳖甲、䗪虫、虻虫、水蛭、夜明砂、地栗粉等选用，各从其类，以直捣其巢穴。如《经》云：大积大聚，其可犯也衰其大半而止。即调脾胃以养正，使积自除。前哲周慎斋曰：凡痞积不可先用下药，徒损正气，病亦不去，当用消积药使之熔化，则除根矣，积去须大补。诚治由积成痞之格言也。”

二、治积聚专药

1. 丁香

《医学入门·内集卷二·本草分类·治寒门》：“形似钉，纯阳。无毒。入手太阴、足阳明、少阴经。主温脾胃，快积滞，消痃癖，杀酒毒，善止翻胃呕吐，干湿霍乱，心腹冷痛，泻肺寒咳逆上气、口气，补肾壮阳，治腰疼膝冷，风毒诸肿及齿疳骨槽。《液》云：与五味子、莪术同用，亦治奔豚气，兼疗五痔、五色毒痢、鬼疰蛊毒。乌须杀虫，能发诸香。”

2. 人参

《名医别录·上品卷第一·人参》：“微温，无毒。主治肠胃中冷，心腹鼓痛，胸胁逆满，霍乱吐逆，调中，止消渴通血脉，破坚积，令人不忘。一名神草，一名人微，一名土精，一名血参。如人形者有神。生上党及辽东。二月、四月、八月上旬采根，竹刀刮，曝干，无令见风。”

《千金翼方·卷第二本草上·草部上品之上·人参》：“味甘，微寒，微温，无毒。主补五脏，安精神，定魂魄，止惊悸，除邪气，明目，开心，益智。疗肠胃中冷，心腹鼓痛，胸胁逆满，霍乱吐逆，调中，止消渴，通血脉，破坚积，令人不忘。久服轻身延年。”

3. 人溺

《千金翼方·卷第三本草中·人兽部·溺》：“味辛，微寒。主消渴，破癥瘕坚，积聚，男子伏梁积疝，妇人瘕疾。铜器承饮之。”

《证类本草·卷第十五·人溺》：“疗寒热头疼，温气。童男者尤良。陶隐居云：若人初得头痛，直饮人尿数升，亦多愈；合葱、豉作汤，弥佳。唐本注云：尿，主卒血攻心，被打内有瘀血。煎服之，一服一升。又主癥积满腹，诸药不瘥者。服之皆下血片块，二十日即出也。”

4. 三白草

《千金翼方·卷第三本草中·草部下品之下·三白草》：“味甘辛，寒，有小毒。主水肿脚气，利大小便，消痰破癖，除积聚，消丁肿。生池泽畔。”

5. 三棱

《本草正·芳草部·三棱》：“气味苦，平。能行血中之气，善破积气，逐瘀血，消饮食胀满、气滞腹痛，除痃癖癥瘕、积聚结块，通月水，亦堕胎及产后恶血、扑损瘀血，并治疮肿坚硬。制宜醋浸、炒熟，入药。此与蓬术稍同，但蓬术峻而此则差缓耳。”

《景岳全书·卷之四十八大集、本草正(上)·

芳草部》："三棱，气味苦平，能行血中之气。善破积气，逐瘀血，消饮食胀满，气滞腹痛，除痃癖癥瘕，积聚结块，通月水，亦堕胎及产后恶血，扑损瘀血，并治疮肿坚硬。制宜醋浸炒熟入药。此与蓬术稍同，但蓬术峻而此则差缓耳。"

《本草易读·卷四·三棱》："痃癖气块，同青皮、陈皮、木香、肉蔻、槟榔，少加硇砂丸服。痃癖不瘥，胁下如石，同大黄为末，醋熬膏，生姜、陈皮汤下，以利为度。小儿气癖，煎汁作羹粥食。三棱煎：三棱一斤，水煮去渣，再熬如稠糖状，每旦酒下一匕。治癥瘕腹胀。"

6. 大黄

《神农本草经·卷三·下经·大黄》："味苦，寒。主下瘀血、血闭寒热，破癥瘕积聚、留饮宿食，荡涤肠胃，推陈致新，通利水杀(《御览》，此下有'道'字)，调中化食，安和五脏，生山谷。"

《千金翼方·卷第二本草上·草部下品之上·大黄》："味苦，寒，大寒，无毒。主下瘀血、血闭寒热，破癥瘕积聚、留饮宿食，荡涤肠胃，推陈致新，通利水谷，调中化食，安和五脏，平胃下气，除痰实，肠间结热，心腹胀满，女子寒血闭胀，小腹痛，诸老血留结。一名黄良。生河西山谷及陇西，二月八月采根，火干。"

《神农本草经百种录·下品·大黄》："味苦寒。主下瘀血、血闭，除血中热结之滞。寒热，血中积滞之寒热。破癥瘕积聚，凡腹中邪气之积，无不除之。留饮宿食，荡涤肠胃，推陈致新，凡腹中饮食之积，无不除之。通利水谷，调中化食，助肠胃运化之力。安和五脏，邪积既去，则正气自和。大黄色正黄而气香，得土之正气正色，故专主脾胃之疾。凡香者，无不燥而上升。大黄极滋润达下，故能入肠胃之中，攻涤其凝结之邪，而使之下降，乃驱逐停滞之良药也。"

《伤寒瘟疫条辨·卷六·本草类辨·下剂类》："大黄(川产者良)，味辛，气大寒，气味俱厚，阴中之阴，降也。推陈致新，走而不守，酒浸上下通行，清脏腑蓄热，夺土郁壅滞，逐坚癖涤痰食，导瘀血疗吐衄(仲景有大黄黄连泻心汤)，通月闭消痈肿。因其峻烈威风，号为将军，故积聚能荡之顷刻。"

《医学衷中参西录·药物·大黄解》："大黄：味苦，气香，性凉。能入血分，破一切瘀血。为其气香故兼入气分，少用之亦能调气，治气郁作疼。其力沉而不浮，以攻决为用，下一切癥瘕积聚。能开心下热痰以愈疯狂，降肠胃热实以通燥结，其香窜透窍之力又兼利小便(大黄之色服后入小便，其利小便可知)。性虽趋下而又善清在上之热，故目疼齿疼，用之皆为要药。"

7. 大戟

《神农本草经·卷三·下经·大戟》："味苦，寒。主蛊毒、十二水，肿满急痛，积聚，中风，皮肤疼痛，吐逆。"

《千金翼方·卷第二本草上·草部下品之上·大戟》："味苦甘，寒，大寒，有小毒。主蛊毒，十二水，腹满急痛，积聚，中风，皮肤疼痛，吐逆，颈腋痈肿，头痛发汗，利大小肠。一名邛钜。生常山，十二月采根，阴干。"

《景岳全书·卷之四十八大集·本草正(上)·毒草部》："大戟，味苦，太寒，有毒。反甘草。性峻利，善逐水邪痰涎，泻湿热胀满，消急痛，破癥结，下恶血，攻积聚，通二便，杀蛊毒药毒，疗天行瘟疟黄病，及颈腋痈肿。然大能泻肺损真气，非有大实坚者，不宜轻用。若中其毒，惟菖蒲可以解之。"

8. 川乌头

《岭南卫生方·李杲药性赋》："川乌头，味辛，性热，有毒。浮也。阳中之阳也。其用有二：散诸风之寒邪；破诸积之冷痛。"

9. 马陆

《神农本草经·卷三·下经·马陆》："味辛，温。主腹中大坚癥，破积聚、息肉、恶创、白秃。一名百足。生川谷。"

《千金翼方·卷第四本草下·虫鱼部·马陆》："味辛，温，有毒。主腹中大坚癥，破积聚，息肉恶疮，白秃。疗寒热痞结，胁下满。一名百足，一名马轴。生玄菟川谷。"

10. 马齿苋

《本草纲目·菜部第二十七卷·菜之二·马齿苋》："主治：诸肿瘘疣目，捣揩之。破痃癖，止消渴。(藏器)能肥肠，令人不思食。治女人赤白下。(苏颂)饮汁，治反胃诸淋，金疮流血，破血癖癥瘕，小儿尤良。"

11. 天门冬

《证类本草·卷第六·天门冬》："《经验后

方》服天门冬法：不计多少，去心、皮为末，每服方寸匕，日三四服不绝，甚益人，以酒饮之。又，治癥瘕积聚，去三尸，轻身益气，延年耐老，百病不侵。孙真人《枕中记》：天门冬，末，服方寸匕，日三。无问山中、人间，恒勿废，久服益。若酿酒服之，去癥瘕积聚，风痰癫狂，三虫伏尸，除瘟痹，轻身益气，令人不饥，百日还年耐老。"

12. 天竺干姜

《证类本草·卷第六·天竺干姜》："味辛，温，无毒。主冷气寒中，宿食不消，腹胀下痢，腰背疼，痃癖气块，恶血积聚。生婆罗门国，似姜小黄。一名胡干姜。"

13. 天南星

《证类本草·卷第十一·天南星》："味苦、辛，有毒。主中风，除痰，麻痹，下气，破坚积，消痈肿，利胸膈，散血，坠胎。生平泽，处处有之。叶似蒻叶，根如芋，二月、八月采之。"

14. 天雄

《神农本草经·卷三·下经·天雄》："味辛，温，主大风，寒湿痹，沥节痛，拘挛缓急，破积聚，邪气，金创，强筋骨，轻身健行。"

《千金翼方·卷第三本草中·草部下品之上·天雄》："味辛甘，温，大温，有大毒。主大风，寒湿痹，历节痛，拘挛缓急，破积聚，邪气金疮，强筋骨，轻身健行。疗头面风去来疼痛，心腹结积，关节重，不能行步，除骨节痛，长阴气，强志，令人武勇，力作不倦，又堕胎。一名白幕。生少室山谷，二月采根，阴干。"

《证类本草·卷第十·天雄》："《日华子》云：治一切风，一切气，助阳道，暖水脏，补腰膝，益精，明目，通九窍，利皮肤，调血脉，四肢不遂，破痃癖癥结，排脓止痛，续骨消瘀血，补冷气虚损，霍乱转筋，背脊偻伛，消风痰，下胸膈水，发汗，止阴汗，炮含喉痹。"

《本草择要纲目·热性药品·天雄》："大风寒湿痹，疬节痛，拘挛缓急，破积聚邪气金疮，治一切风，一切气，助阳道，暖水脏，补腰膝，益精明目，通九窍，利皮肤，调血脉，四肢不遂，下胸膈水，破痃癖结。"

15. 天鼠屎

《神农本草经·卷二·中经·天鼠屎》："味辛，寒。主面痈肿，皮肤洗洗时痛，肠中血气，破寒热积聚，除惊悸。一名鼠法，一名石肝。生山谷。"

16. 元参

《神农本草经·卷二·中经·元参》："味苦，微寒。主腹中寒热积聚，女子产乳余疾，补肾气，令人目明。一名重台。生川谷。"

17. 木天蓼

《新修本草·卷第十四·木天蓼》："味辛，温，有小毒。主癥结、积聚，风劳虚冷。生山谷中。作藤蔓，叶似柘，花白，子如枣许，无定形。中穰似茄子，味辛，取之当姜蓼。其苗藤切以酒浸服，或以酿酒，去风冷、癥僻，大效。所在皆有，今出安州、申州。"

《证类本草·卷第十四·木天蓼》："［臣禹锡等谨按］《药性论》云：天蓼子，使，味苦、辛，微热，无毒。能治中贼风口面㖞斜，主冷痃癖气块，女子虚劳。"

18. 木耳

《本草纲目·菜部二十八卷·菜之五·木耳》："主治：黑者，主女人漏下赤白汁，血病癥瘕积聚，阴痛，阴阳寒热，无子。(《本经》)疗月水不调。其黄熟陈白者，止久泄，益气不饥。其金色者，治癖饮积聚，腹痛金疮。(《别录》)治女子崩中带下，月闭血凝，产后血凝，男子痃癖。(甄权)"

19. 木细辛

《证类本草·卷第十四·木细辛》："味苦，温，有毒。主腹内结积癥瘕，大便不利，推陈去恶，破冷气。未可轻服，令人利下至困。生终南山，冬月不凋，苗如大戟，根似细辛。"

20. 木虻

《万氏家抄济世良方·卷八·药性虫鱼部》："木虻(味苦，气平微寒，有毒。去翅足炒用。又虻能飞，如蜜蜂)主逐瘀血血闭，破癥瘕痞积。"

21. 木香

《证类本草·卷第六·木香》："《药性论》云：木香，君。治女人血气，刺心心痛不可忍，末，酒服之，治九种心痛，积年冷气，痃癖癥块胀痛，逐诸壅气上冲，烦闷，治霍乱吐泻，心腹㽲刺。"

《医学入门·内集卷二·本草分类·治寒门》："气香，形如木，即青木香也。出舶上，气温，无毒。可升可降，阴中阳也。健脾胃，消食积，治一切气痛，久年冷气痃癖癥块胀痛，九种心痛，妇人血气刺痛难忍，止翻胃呕逆，霍乱吐泻。”

《得配本草·卷二·草部·木香》：“辛、苦，温。入三焦气分，通上下诸气。止九种心痛，逐冷气，消食积，除霍乱吐泻，破痃癖癥块，止下痢后重，能健脾安胎。”

《本草求真·上编·卷三散剂·木香》：“宗奭曰：木香专泄，快胸腹间滞寒冷气，他则次之，得橘皮、肉豆蔻、生姜相佐使绝佳，效尤速。好古曰：《本草》云，生气劣，气不足，补也；通壅气，导一切气，破也；安胎健脾胃，补也；除痃癖癥块，破也。其不同如此。洁古张氏但言调气，不言补也。”

《本草易读·卷三·木香》：“生用理气，煨熟实肠。磨汁用。辛、苦，微温，无毒，性沉。手少阳三焦药也。疗一切气滞，止诸般气逆。九种心痛，积年冷气。调后重之痢泄，除反胃之呕逆，痃癖癥块之结，癃淋胀痛之疴。治霍乱而疗温疟，除毒物而杀鬼物。”

22. 木贼

《证类本草·卷第十一·木贼》：“味甘、微苦，无毒。主目疾，退翳膜，又消积块，益肝胆，明目，疗肠风，止痢，及妇人月水不断，得牛角鳃、麝香，治休息痢历久不瘥。得禹余粮、当归、芎䓖，疗崩中赤白。得槐鹅、桑耳，肠风下血服之效。又与槐子、枳实相宜，主痔疾出血。出秦、陇、华、成诸郡近水地。苗长尺许，丛生。每根一秆，无花叶，寸寸有节，色青，凌冬不凋。四月采用之。”

《寿世保元·卷一·本草·药性歌括》：“木贼味甘。益肝退翳，能止月经，更消积聚。”

23. 木鳖子

《得配本草·卷四草部·木鳖子》：“苦，寒，有大毒。入手阳明经。治疳积，消痞块，疗泻痢，通大肠。（宜外用，勿轻服）得肉桂，敷脚气肿痛。和黄柏、芙蓉叶，捣敷阴疝。喉痹肿痛，醋磨漱之，以吐痰涎。痈肿痔瘘，醋磨敷之，以解热毒。油者勿用。若服之中其毒，立即发噤而死。”

24. 五灵脂

《本草图经·虫鱼下卷第十五·五灵脂》：“五灵脂，无时。然多夹沙石，绝难修治。若用之，先以酒研飞炼，令去沙石，乃佳。治伤冷积聚及小儿、女子方中多用之。”

25. 五味子

《证类本草·卷第七·五味子》：“《日华子》云：明目，暖水脏，治风下气，消食，霍乱转筋，痃癖，奔豚冷气，消水肿，反胃，心腹气胀，止渴，除烦热，解酒毒，壮筋骨。”

26. 水蛭

《神农本草经·卷三·下经·水蛭》：“味咸，平。主逐恶血、瘀血、月闭（《御览》作水闭），破血瘕积聚，无子，利水道。生池泽。”

《千金翼方·卷第四本草下·虫鱼部·水蛭》：“味咸苦，平，微寒，有毒。主逐恶血，瘀血月闭，破血瘕、积聚，无子，利水道及堕胎。一名蚑，一名至掌。生雷泽池泽，五月、六月采，曝干。”

《神农本草经百种录·下品·水蛭》：“味咸，平。主逐恶血，瘀血月闭，破血瘕积聚，诸败血结滞之疾皆能除之。无子，恶血留于子宫则难孕。利水道，水蛭生于水中故也。凡人身瘀血，方阻尚有生气者易治，阻之久，则无生气而难治。盖血既离经，与正气全不相属，投之轻药，则拒而不纳，药过峻，反能伤未败之血，故治之极难。水蛭最喜食人之血，而性又迟缓善入，迟缓则生血不伤，善入则坚积易破，借其力以攻积久之滞，自有利而无害也。”

27. 水蕨

《本草纲目·主治第三卷·百病主治药·积聚癥瘕》：“水蕨：腹中痞积，淡食二月，即下恶物。”

28. 丹参

《神农本草经·卷一·上经·丹参》：“味苦，微寒。主心腹邪气，肠鸣幽幽如走水，寒热积聚。破癥除瘕，止烦满，益气。一名却蝉草。生川谷。”

《千金翼方·卷第二本草上·草部上品之下·丹参》：“味苦，微寒，无毒。主心腹邪气，肠鸣幽幽如走水，寒热积聚，破癥除瘕，止烦满，益气养血。去心腹痼疾结气，腰脊强脚痹，除风邪留热。久服利人。”

《神农本草经百种录·上品·丹参》：“味苦，微寒。主心腹邪气，赤走心，故能逐心腹之邪。肠鸣幽幽如走水，心与脾不和则鸣。寒热积聚，破除瘕，赤走血，凡血病凝结者无不治之。止烦满，心气不舒。益气。益心气。此以色为治也，赤走心，心主血，故丹参能走心以治血分之病。又辛散而润泽，故能通利而涤邪也。”

29. 乌头

《神农本草经·卷三·下经·乌头》:"味辛,温。主中内、恶风洗洗,出汗,除寒湿痹,咳逆上气,破积聚、寒热。其汁,煎之,名射罔,杀禽兽。一名奚毒,一名即子,一名乌喙。生山谷。"

《千金翼方·卷第三本草中·草部下品之上·乌头》:"味辛甘,温,大热,有大毒。主中风,恶风,洗洗出汗,除寒湿痹,咳逆上气,破积聚寒热,消胸上痰冷,食不下,心腹冷疾,脐间痛,肩胛痛,不可俯仰,目中痛,不可久视,又堕胎。其汁:煎之名射罔,杀禽兽。"

《证类本草·卷第十·乌头》:"《药性论》云:乌头,使,远志为之使,忌豉汁。味苦、辛,大热,有大毒。能治恶风憎寒,湿痹逆气,冷痰包心,肠腹疞痛,痃癖气块,益阳事,中风洗洗恶寒,除寒热,主胸中痰满,冷气,不下食,治咳逆上气,治齿痛,破积聚寒,主强志。"

30. 乌臼木根皮

《新修本草·卷第十四·乌臼木根皮》:"味苦,微温,有毒。主暴水、癥结、积聚。生山南平泽。"

31. 乌药

《得配本草·卷七·木部·乌药》:"苦、辛,温。入手太阴,兼足少阴经气分。治膀胱冲背之冷气,消风湿侵胃之寒痹。疗泻痢,止腹痛。磨水灌下,能治猫犬百病。得木香,治腹冷气痛。得川芎,治气厥头痛。配小青皮,去五积切痛。佐益智仁,治小便频数。酒浸一宿,去心用。炒研用亦可。气虚及内热者禁用。"

32. 凤仙花

《景岳全书·卷之四十八大集·本草正(上)·毒草部》:"凤仙花,味微苦,性微温,有小毒。子名急性子。治产难下胎,消积块,开噎膈,下骨哽。亦善透骨通窍,故又名透骨草。若欲取牙,但用子研末,入砒少许,点疼牙根,即可取之。然此不生虫蠹,即蜂蝶亦不近,似非无毒者也。"

《得配本草·卷三·草部·凤仙花》:"甘,温。活血,消积。"

33. 火硝

《本草撮要·卷六金石部·火硝》:"味苦辛,性升,入手太阴经。功专破积散坚。"

34. 巴豆

《神农本草经·卷三·下经·巴豆》:"味辛,温。主伤寒温疟寒热,破癥瘕结聚、坚积,留饮痰癖,大腹水胀,荡炼五脏六腑,开通闭塞,利水谷道,去恶内,除鬼毒蛊疰邪物(《御览》作鬼毒邪注),杀虫鱼。"

《伤寒论条辨·伤寒论条辨本草钞》:"陈藏器云:主癥癖痃气,痞满,腹内积聚,冷气,血块,宿食不消,痰饮吐水。"

《景岳全书·卷之四十九大集·本草正(下)·竹木部》:"巴豆,味辛,性热,有大毒,可升可降。善开关窍,破癥坚积聚,逐痰饮,杀诸恶毒虫毒蛊毒,通秘结,消宿食,攻脏腑停寒,生冷壅滞,心腹疼痛,泻痢惊痫,诸水气癥气,下活胎死胎,逐瘀血血积,及消痈疡疔毒恶疮,去瘜肉恶肉腐肉,排脓消肿,喉痹牙疼诸证。然其性刚气烈,无处不到,故称为斩关夺门之将,若误用之,则有推墙倒壁之虞;若善用之,则有戡乱调中之妙,用者所当慎察。"

《伤寒瘟疫条辨·卷六·本草类辨·下剂类》:"味辛热,有大毒,可升可降,能行能止。生猛熟缓,峻用大可却病,缓用亦可和中,通经坠胎,主开窍宣滞,去脏腑沉寒,为斩关夺门之将;破痰食癥癖,血瘕聚积,生冷硬物,治癫痫泻痢,口㖞眼斜,耳聋喉痹。但属峻剂,不可轻投。"

35. 甘遂

《神农本草经·卷三·下经·甘遂》:"味苦,寒。主大腹疝瘕,腹满,面目浮肿,留饮宿食,破癥坚积聚,利水谷道。一名主田。生川谷。"

《景岳全书·卷之四十八大集·本草正(上)·毒草部》:"甘遂,味苦,性寒,有毒。反甘草。专于行水,能直达水结之处,如水结胸者,非此不除。若留痰留饮宿食,癥坚积聚,无不能逐,故善治腹脚阴囊肿胀,去面目浮肿,通二便、泻膀胱湿热,及痰逆癫痫,噎膈痞塞。然性烈伤阴,不宜妄用。"

36. 术

《证类本草·卷第六·术》:"《日华子》云:术,治一切风疾,五劳七冷,冷气腹胀,补腰膝,消痰,治水气,利小便,止反胃呕逆及筋骨弱软,痃癖气块,妇人冷,癥瘕,温疾,山岚瘴气,除烦,长肌。用米泔浸一宿,入药如常用,又名吃力伽。苍者去皮。"

《本草纲目·草部第十二卷·草之一·术》:

"止反胃,利小便,主五劳七伤,补腰膝,长肌肉,治冷气,痃癖气块,妇人冷癥瘕。(《大明》)"

37. 石灰

《本草备要·金石水土部·石灰》:"重,燥湿,止血,生肌,辛温性烈。能坚物散血,定痛生肌……消积聚、结核。风化者良。"

38. 石南

《神农本草经·卷三·下经·石南》:"味辛苦。主养肾气、内伤阴衰,利筋骨皮毛。实:杀蛊毒,破积聚,逐风痹。一名鬼目。生山谷。"

39. 石胆

《名医别录·上品卷第一·石胆》:"味辛,有毒。散癥积,咳逆上气,及鼠瘘恶疮。一名墨石,一名棋石,一名铜勒。生羌道、羌里句青山。二月庚子、辛丑日采。"

40. 石硫黄

《名医别录·中品、卷第二·石硫黄》:"大热,有毒。主治心腹积聚,邪气冷癖在胁,咳逆上气,脚冷疼弱无力,及鼻衄,恶疮,下部䘌疮,止血,杀疥虫。生东海牧羊中,及大山及河西山,矾石液也。"

《证类本草·卷第四·石硫黄》:"壮阳道,治痃癖冷气,补筋骨劳损,风劳气,止嗽上气,及下部痔瘘,恶疮疥癣,杀腹藏虫,邪魅等。煎余甘子汁,以御其毒也。"

《本草纲目·石部第十一卷·金石之五·石硫黄》:"老人冷秘、风秘或泄泻,暖元脏,除积冷,温脾胃,进饮食;治心腹一切痃癖冷气。硫黄(柳木槌研细)、半夏(汤泡七次焙研)等分,生姜自然汁调,蒸饼和杵百下,丸梧子大。每服十五丸至二十丸,空心温酒或姜汤下,妇人醋汤下。"

《本草详节·卷之九·石部·石硫黄》:"主暖肾壮阳,筋骨顽痹,冷秘冷泻,痃癖积聚,小儿慢惊,及诸疮疽,杀内外诸虫。"

41. 石髓

《证类本草·卷第三·石髓》:"味甘,温,无毒。主寒、热中,羸瘦无颜色,积聚,心腹胀满,食饮不消,皮肤枯槁,小便数疾,癖块,腹内肠鸣,下利,腰脚疼冷,男子绝阳,女子绝产,血气不调,令人肥健能食,合金疮,性拥,宜寒瘦人。生临海盖山石窟。土人采取,澄淘如泥,作丸如弹子,有白有黄,弥佳矣。"

42. 龙脑

《名医别录·中品卷第二·龙脑香及膏香》:"味辛、苦,微寒,一云温,平,无毒。主治心腹邪气,风湿积聚,耳聋,明目,去目赤肤翳。出婆律国,形似白松脂,作杉木气,明净者善;久经风日,或如雀屎者不佳。"

43. 白丁香

《本草从新·卷十六禽兽部·白丁香》:"消积。苦温,微毒。治疝瘕、积胀痃癖,及目翳胬肉,痈疽疮疖,咽噤齿龋。"

《得配本草·卷九禽部·白丁香》:"苦,温。微毒。疗目疾,消积块,决痈疽,治痘疮倒靥,通咽塞口噤……和桂心、干姜、艾叶为丸,治痃癖诸块。"

44. 白术

《本草蒙筌·卷之一·草部上·白术》:"味苦、甘、辛,气温。味厚气薄,可升可降,阳中阴也。无毒……驱痃癖气块,止心腹胀疼。"

《本草正·山草部·白术》:"味甘、辛,气温。气味俱厚,可升可降,阳中有阴,气中有血。其性温燥,故能益气,和中,补阳,生血,暖胃,消谷,益津液,长肌肉,助精神,实脾胃,止呕逆,补劳倦,进饮食,利小水,除湿运痰,消浮去胀。治心腹冷痛,胃虚下痢,痃癖癥瘕。"

《本草详节·卷之一·草部·白术》:"主大风,风眩,头痛,目泪出,脾胃虚弱,痰水,痞气,宿滞,心腹胀满,腹中冷痛,皮间风水结肿,风寒湿痹,死肌,利腰脐间血及自汗,霍乱泻痢,冷气痃癖癥瘕,食则呕,胃脘痛,安胎,利小便。"

《要药分剂·卷四·补剂上·白术》:"(甄权)反胃,五劳七伤,主腰膝痃癖气块,妇人冷癥瘕。"

《本草正义·卷之一·草部·白术》:"甄权:主心腹胀满、腹中冷痛;《日华》:治冷气痃癖,妇人冷癥瘕。"

45. 干地黄

《神农本草经·卷一·上经·干地黄》:"味甘,寒。主折跌,绝筋伤中,逐血痹,填骨髓,长肌肉。作汤,除寒热积聚,除痹,生者尤良。久服,轻身不老。一名地髓。生川泽。"

46. 干姜

《本草纲目·菜部第二十六卷·菜之一·干

姜》："藏器曰：味辛，温，无毒。主冷气寒中，宿食不消，腹胀下痢，腰背痛，痃癖气块，恶血积聚。生婆罗门国，一名胡干姜，状似姜，小黄色也。"

《得配本草·卷五·菜部·干姜》："辛，热。入手少阴、足太阴经气分。生则逐寒邪而发散，熟则除胃冷而守中。开脏腑，通肢节，逐沉寒，散结气。治停痰宿食，呕吐泻痢，霍乱转筋，寒湿诸痛，痞满癥积，阴寒诸毒，扑损瘀血。得北味，摄膀胱之气。配良姜，温脾以祛疟。佐人参，助阳以复阴。合附子，回肾中之阳。"

47. 干漆

《岭南卫生方·李杲药性赋》："干漆，味辛平，性温，有毒。降也。阳中之阴也。其用有二：削年深坚结之沉积；破日久秘结之瘀血。"

《古今医鉴·卷之二·药性·药性赋》："干漆削积破坚，还医血晕。"

48. 土落草

《证类本草·卷第八·土落草》："味甘，温，无毒。主腹冷疼气，痃癖。作煎酒，亦捣绞汁，温服。叶细长，生岭南山谷，土人服之。"

49. 白头翁

《神农本草经·卷三·下经·白头翁》："味苦，温。主温疟易狂、寒热癥瘕积聚、瘿气，逐血，止痛，疗金疮。一名野丈人，一名胡王使者。生山谷。"

50. 白豆蔻

《本草撮要·卷一草部·白豆蔻》："味辛热，入手太阴经。功专散滞破积，脾虚疟疾，感寒腹痛，白睛翳膜，目眦红筋。"

51. 白垩

《神农本草经·卷三·下经·白垩》："味苦，温。主女子寒热、癥瘕、月闭、积聚。生山谷。"

《千金翼方·卷第二、本草上·玉石部下品·白垩》："味苦辛，温，无毒。主女子寒热，癥瘕，月闭，积聚，阴肿痛，漏下，无子，泻痢。不可久服，伤五脏，令人羸瘦。一名白善。生邯郸山谷，采无时。"

52. 冬灰

《证类本草·卷第五·冬灰》："[臣禹锡等谨按]陈藏器云：桑灰，本功外，去风血癥瘕块。又主水阴淋，取酽汁作食，服三五升。又取鳖一头，治如食法，以桑灰汁煎如泥，和诸癥瘕药重煎，堪丸，众手捻成，日服十五丸，癥瘕痃癖无不瘥者。"

《医学入门·内集卷二·本草分类·治疮门》："即浣衣黄灰。烧诸蒿藜积聚炼作之，今用灰多杂薪，蒸乃不善。《衍义》云：诸灰一烘而成，惟冬灰则经三四月方彻，炉灰晓夕烧灼，其力燥烈而体重，今一爇而成者，体轻力劣，故不及冬灰。味辛，微温。和石灰熬煎，以点瘜肉，疽蚀疥瘙。去黑子疣赘，不可广用，烂人皮肉。桑柴灰，入药绝奇。一方取鳖一个，治如食法，以桑灰汁煎如泥，和诸癥瘕药重煎堪丸，众手丸如梧子大，日服十五丸，癥瘕痃癖无不愈者。或单淋汁服之，亦去风血癥一块、水肿。锻铁炉中灰，兼得铁力，故主癥瘕坚积有效。灶中热灰，和醋熨心腹冷气痛及血气绞痛，冷即易。"

53. 玄明粉

《证类本草·卷第三·玄明粉》："治一切热毒风，搜冷，痃癖气胀满，五劳七伤，骨蒸传尸，头痛烦热，搜除恶疾，五脏秘涩，大小肠不通，三焦热淋，疰忤疾，咳嗽呕逆，口苦干涩，咽喉闭塞，心、肝、脾、肺脏胃积热，惊悸，健忘，荣卫不调，中酒中脍，饮食过度，腰膝冷痛，手脚酸，久冷久热，四肢壅塞，背膊拘急，眼昏目眩，久视无力，肠风痔病，血癖不调。妇人产后，小儿疳气，阴毒伤寒，表里疫疠等疾，并悉治之。"

54. 玄参

《本草经集注·草木中品·玄参》："味苦、咸，微寒，无毒。主治腹中寒热积聚，女子产乳余疾，补肾气，令人目明。治暴中风伤寒，身热支满，狂邪忽忽不知人，温疟洒洒，血瘕，下寒血，除胸中气，下水，止烦渴，散颈下核、痈肿、心腹痛、坚癥，定五脏。久服补虚，明目，强阴，益精。一名重台，一名玄台，一名鹿肠，一名正马，一名咸，一名端。生河间川谷及冤句。三月、四月采根，曝干。"

55. 奴柘

《证类本草·卷第十三·奴柘》："味苦，小温，无毒。主老血瘕，男子痃癖闪痞。"

56. 地茄子

《本草图经·本经外草类卷第十九·地茄子》："地茄子，破坚积，利膈，消痈肿疮疖，散血堕胎。三月开花结实，五月、六月采，阴干用。"

57. 芍药

《神农本草经·卷二·中经·芍药》："味苦，

平。主邪气腹痛，除血痹，破坚积、寒热疝瘕，止痛，利小便，益气。”

《千金翼方·卷第二本草上·草部中品之上·芍药》：“味苦、酸，平，微寒，有小毒。主邪气腹痛，除血痹，破坚积，寒热疝瘕，止痛，利小便，益气，通顺血脉，缓中，散恶血，逐贼血，去水气，利膀胱大小肠，消痈肿，时行寒热，中恶，腹痛，腰痛。一名白术，一名余容，一名犁食，一名解仓，一名铤。生中岳川谷及丘陵，二月八月采根，曝干。”

58. 芒硝

《名医别录·上品卷第一·芒硝》：“味辛、苦，大寒。主治五脏积聚，久热胃闭，除邪气，破留血、腹中痰实结搏，通经脉，利大小便及月水，破五淋，推陈致新。生于朴硝。”

59. 朴硝

《神农本草经·卷一·上经·朴硝》：“味苦，寒。主百病，除寒热邪气，逐六腑积聚，结固留癖，能化七十二种石。炼饵服之，轻身神仙。生山谷。”

《千金翼方·卷第二本草上·玉石部上品·朴硝》：“味苦辛，寒，大寒，无毒。主百病，除寒热邪气，逐六腑积聚，结固留癖，胃中食饮热结，破留血闭绝，停痰痞满，推陈致新。能化七十二种石。炼饵服之，轻身神仙。炼之白如银，能寒能热，能滑能涩，能辛能苦，能咸能酸，入地千岁不变色。青白者佳，黄者伤人，赤者杀人。一名硝石朴。生益州山谷，有咸水之阳，采无时。”

《神农本草经百种录·上品·朴硝》：“味苦，寒。朴硝味咸而云苦者，或古时所产之地与今不同，故味异耶，抑或以咸极而生苦耶。主百病，除寒热邪气，邪气凝结则生寒热，硝味咸苦能软坚，而解散之。逐六腑积聚结固留癖，硝质重性轻而能透发郁结，置金石器中尚能渗出，故遇积聚等邪，无不消解也。能化七十二种石，此软坚之甚者。炼饵服之，轻身神仙。消尽人身之滓秽，以存其精华，故有此效。”

《本草撮要·卷六金石部·朴硝》：“味苦咸性降，入手足太阴阳明经。功专逐腑积聚。得大黄直入大肠，涤垢通经堕胎。芒硝经炼稍缓，能柔五金化七十二石为水。生于卤地刮取煎炼在底者为朴硝。在上者为芒硝，有牙者为马牙硝，置风日中消尽水气，轻白如粉为风化硝。大黄为使。”

60. 百草霜

《得配本草·卷一·土部·百草霜》：“辛，温。消积，止血。敷口舌诸疮，消痘疹痈肿。得棕炭，治胎动下血。配川连，治挟热下痢。”

61. 自然铜

《证类本草·卷第五·自然铜》：“味辛，平，无毒。疗折伤，散血止痛，破积聚。生邕州山岩中出铜处，于坑中及石间采得，方圆不定，其色青黄如铜，不从矿炼，故号自然铜。”

《本草纲目·金石部第八卷·金石之一·自然铜》：“时珍曰：今人只以火煅醋淬七次，研细水飞过用。气味：辛，平，无毒。《大明》曰：凉。主治：折伤，散血止痛，破积聚。(《开宝》)”

62. 羊桃

《神农本草经·卷三·下经·羊桃》：“味苦，寒。主熛热，身暴赤色，风水积聚，恶疡，除小儿热。一名鬼桃，一名羊肠。生川谷。”

63. 灯心草烟

《景岳全书·卷之四十八大集·本草正(上)·隰草部》：“灯心草烟，味辛气温，性微热，升也，阳也。烧烟吸之，大能醉人，用时惟吸一口或二口，若多吸之，令人醉倒，久而后苏，甚者以冷水一口解之即醒；若见烦闷，但用白糖解之即安，亦奇物也。吸时须开喉长吸咽下，令其直达下焦。其气上行则能温心肺，下行则能温肝脾肾，服后能使通身温暖微汗，元阳陡壮。用以治表，善逐一切阴邪寒毒，山岚瘴气，风湿邪闭腠理，筋骨疼痛，诚顷刻取效之神剂也。用以治里，善壮胃气，进饮食，祛阴浊寒滞，消膨胀宿食，止呕哕霍乱，除积聚诸虫，解郁结，止疼痛，行气停血瘀，举下陷后坠，通达三焦，立刻见效。”

64. 防葵

《证类本草·卷第六·防葵》：“[臣禹锡等谨按]《药性论》云：防葵，君，有小毒。能治疝气，痃癖气块，膀胱宿水，血气瘤大如碗，悉能消散。治鬼疟，主百邪鬼魅精怪，通气。”

65. 赤车使者

《新修本草·卷第十一·赤车使者》：“味辛、苦，温，有毒。主风冷，邪疰，蛊毒，癥瘕，五脏积气。苗似香菜、兰香，叶、茎赤，根紫赤色，生溪谷之阴，出襄州。八月、九月采根，晒干。”

66. 芜荑

《新修本草·卷第十八·菜上·芜菁及芦菔》:"味苦,温,无毒。主利五脏,轻身益气,可长食之……其蔓菁子,疗黄疸,利小便。水煮三升,取浓汁服,主癥瘕积聚;少饮汁,主霍乱,心腹胀;末服,主目暗。"

《景岳全书·卷之四十九大集·本草正(下)·竹木部》:"芜荑,味辛平,性温。主心腹冷气癥积疼痛,散肌肤风湿淫淫如虫行,杀三虫,去寸白及诸恶虫毒,疗肠风痔漏恶疮。和猪脂捣涂热疮,和蜜可治湿癣。"

67. 苍术

《医学入门·内集卷二·本草分类·治湿门》:"苍术辛烈苦甘温,主风寒湿痹疸屯,肿满痰积疟皆散,止呕泻治头目昏。苍,以色言,无毒。浮而升,阳也。入足阳明太阴经。主风寒湿痹,死肌痉疸,逐皮间风水结肿,心下满闷,腹中胀痛窄狭,消痰饮、痃癖、气块,袪疟,除瘟疫、山岚瘴气,止霍乱吐泻不止。"

《本草详节·卷之一·草部·苍术》:"主除湿,发汗,平胃,安脾,消谷。解诸郁,痃癖癥瘕,岚瘴温疟,心腹胀痛,水肿胀满,霍乱,冷痢,痉,疸,风寒湿痹,死肌,湿痰留饮,挟瘀成窠,及脾湿下流浊沥。"

《本草正义·卷之一·草部·苍术》:"《日华》:主痃癖气块,冷气癥瘕,山岚瘴气。"

68. 针砂

《本草纲目·金石部第八卷·金石之一·针砂》:"消积聚肿满、黄疸,平肝气,散瘿。(时珍)"

69. 牡蛎

《景岳全书·卷之四十九大集·本草正(下)·虫鱼部》:"牡蛎,味微咸、微涩,气平。用此者,用其涩能固敛,咸能软坚。专入少阴肾脏,随药亦走诸经。能解伤寒温疟寒热往来,消瘀血,化老痰,去烦热,止惊痫心脾气痛,解喉痹咳嗽、疝瘕积块、痢下赤白,涩肠止便,禁鬼交遗沥,止滑精带下及妇人崩中带漏、小儿风痰虚汗。同熟地,固精气,禁遗尿。同麻黄根,敛阴汗。同杜仲,止盗汗。同白术,燥脾利湿。同大黄,善消痈肿。同柴胡,治胁下硬痛。同天花茶,消上焦瘿瘤瘰疬结核。"

70. 阿魏

《千金翼方·卷第二本草上·草部中品之下·阿魏》:"味辛,平,无毒。主杀诸小虫,去臭气,破癥积,下恶气,除邪鬼蛊毒。生西蕃及昆仑。"

71. 陈皮

《要药分剂·卷五·补剂下·陈皮》:"主治:主调中快膈,导滞消痰,利水止呕,破癥瘕痃癖,除膀胱留热,宣通五脏,统治百病,皆取其理气燥湿之功。"

72. 附子

《神农本草经·卷三·下经·附子》:"味辛,温。主风寒咳逆邪气,温中,金创;破癥坚积聚,血瘕,寒湿,踒(《御览》作痿)躄拘挛,脚痛不能行步。"

《千金翼方·卷第三本草中·草部下品之上·附子》:"味辛甘,温,大热,有大毒。主风寒咳逆,邪气,温中,金疮,破癥坚积聚,血瘕,寒湿踒躄拘挛,膝痛脚疼、冷弱不能行步,腰脊风寒,心腹冷痛,霍乱转筋,下痢赤白。坚肌骨,强阴。又堕胎,为百药长。生犍为山谷及广汉,冬月采为附子,春采为乌头。"

《神农本草经百种录·下品·附子》:"味辛,温。主风寒咳逆邪气,寒邪逆在上焦。温中,除中焦之寒。金疮,血肉得暖而合。破癥坚积聚、血瘕,寒气凝结,血滞于中,得热乃行也。"

73. 鸡内金

《医学衷中参西录·药物·鸡内金解》:"鸡之脾胃也,其中原含有稀盐酸,故其味酸而性微温,中有瓷、石、铜、铁皆能消化,其善化瘀积可知。《内经》谓'诸湿肿满,皆属于脾',盖脾中多回血管,原为通彻玲珑之体,是以居于中焦以升降气化,若有瘀积,气化不能升降,是以易致胀满。用鸡内金为脏器疗法,若再与白术等分并用,为消化瘀积之要药,更为健补脾胃之妙品,脾胃健壮,益能运化药力以消积也。且为鸡内金含有稀盐酸,不但能消脾胃之积,无论脏腑何处有积,鸡内金皆能消之,是以男子痃癖、女之癥瘕,久久服之皆能治愈。又凡虚劳之证,其经络多瘀滞,加鸡内金于滋补药中,以化其经络之瘀滞而病始可愈。至以治室女月信一次未见者,尤为要药,盖以其能助归、芍以通经,又能助健补脾胃之药,多进饮食以生血也。"

74. 青木香

《本草品汇精要·卷之七·草部上品之上·

青木香》:"青木香,主妇人血气刺心痛不可忍,九种心痛,积年冷气,痃癖癥块胀痛,逐诸壅气上冲烦闷,霍乱吐泻,心腹疞刺。"

75. 青皮

《岭南卫生方·李杲药性赋》:"青皮,味苦,性寒,无毒。沉也。阴也。其用有四:破滞气愈低而愈效;削坚积愈下而愈良;引诸药至厥阴之分;下饮食入太阴之仓。"

《神农本草经疏·卷二十三·果部三品·附青橘》:"主气滞,下食,破积结及膈气。[疏]青皮古方无用者,至宋时医家始用之。其色青,其味极苦而辛,其气温而无毒。气味俱厚,沉而降,阴也。入足厥阴、少阳。苦泄,辛散,性复刻削,所以主气滞,下食,破结积及膈气也。元素:破坚癖,散滞气,治左胁肝经积气。亦此意耳。主治参互:青皮同人参、鳖甲,能消疟母。同枳壳、肉桂、川芎,治左胁痛。同人参、白术、三棱、蓬莪、阿魏、矾红、山楂、红曲、木香,消痃癖气块,及一切肉食坚积。"

《本草述钩元·卷十七·山果部·青橘皮》:"极苦而辛,气温,气味俱厚,沉而降,阴也。入三焦、肝胆气分,炒黑则入血分。疏肝胆,泻肺气。治胸膈气逆胁痛,左胁肝经积气,小腹疝气(因多怒而胁下有郁积,或小腹疝疼,用以疏通);最能发汗(汗多者不可用),消乳肿,破积结,除疟母(疏利肝邪,则癖自不结),去下焦诸湿。足厥阴引经药,能引食入太阴之仓,破滞削坚。有滞气则破滞气,无滞气则损真气。(东垣)陈皮治高,青皮治低,与枳壳、枳实同。(好古)若肝胆二经虚者,当先补而后用之。(丹溪)伏胆家动火惊证,用二三分。(文清)小儿消积,多用青皮,最能发汗。陈皮浮而升,入脾肺气分;青皮沉而降,入肝胆气分。一体二用,物理自然也。"

76. 青盐

《景岳全书·卷之四十九大集·本草正(下)·金石部》:"青盐,味咸微甘,性凉。能降火消痰明目,除目痛,益肾气,除五脏癥结,心腹积聚,吐血尿血,齿牙疼痛出血,杀毒虫,除疥癣诸虫及斑蝥芫青诸毒。"

77. 苦参

《神农本草经·卷二·中经·苦参》:"味苦,寒。主心腹结气,癥瘕积聚,黄疸,溺有余沥;逐水,除痈肿,补中明目,止泪。一名水槐,一名苦识。生山谷及田野。"

《神农本草经百种录·中品·苦参》:"味苦,寒。主心腹结气,苦入心,以散热结之气。癥瘕积聚,苦极则能泄。黄疸,寒能除郁热。溺有余沥,心通于小肠,心火除则小肠郁塞之气通矣。逐水,小肠通则水去。除痈肿诸疮皆属心火,心火清则痈肿自去也。"

78. 苦酒

《伤寒论条辨·伤寒论条辨本草钞》:"苦酒,味酸,温,无毒。主消痈肿,散水气,杀邪毒。(醋也。陶隐居云:亦谓之醯,以有苦味,俗呼苦酒。不可多食,损人肌脏。陈藏器云:破血运,除癥块坚积,消食,破结气)。"

79. 枕材

《证类本草·卷第十三·枕材》:"味辛,小温,无毒。主咳嗽,痰饮积聚胀满,鬼气注忤。煮汁服之。亦可作浴汤,浸脚气及小儿疮疥。生南海山谷。"

80. 郁李根

《岭南卫生方·李杲药性赋》:"郁李仁,味苦辛,阴中之阳也。其用有四:仁破血而润枯燥;根破积而宣结气;小儿发热作汤浴;风蚛牙疼煎含漱。"

《汤液本草·卷之五·木部·郁李仁》:"味苦、辛,阴中之阳。辛、苦,阴也。珍云:破血润燥。《本草》云:郁李根主齿龈肿,龋齿;坚齿,去毒虫。《药性论》云:根,治齿痛,宣结气,破积聚。"

81. 鸢尾

《神农本草经·卷三·下经·鸢尾》:"味苦,平。主蛊毒邪气,鬼注,诸毒,破癥瘕积聚,去水,下三虫。生山谷。"

82. 虎掌

《神农本草经·卷三·下经·虎掌》:"味苦,温。主心痛寒热,结气积聚、伏梁,伤筋、痿、拘缓,利水道。生山谷。"

83. 京三棱

《增广和剂局方药性总论·草部中品之下·京三棱》:"味苦,平,无毒。主老癖癥瘕结块。《日华子》云:味甘涩。治妇人血脉不调,心腹痛,落胎,消瘀血,产后腹痛,血晕并宿血不下。《外台秘要》:下乳汁。取三个,水二碗,煎取一碗,洗奶取汁为度,极妙。《子母秘录》:治小儿气癖及痈热,无辜痃癖等。”

《医学入门·内集卷二·本草分类·治湿门》:“京山棱苦辛平涩,消积散癥功可立,又治心腹胀且疼,破血通经下乳汁。京,当作荆,楚地所出也,叶似茭蒲,茎皆三棱。无毒。阴中阳也,治老癖,癥瘕、积块。快气宽胸,气胀鼓满最宜。妇人血脉不调,心腹刺痛,通月经,产后腹痛,血晕宿血及气滞乳汁不行。兼治小儿痫热,无辜痃癖。”

《本草纲目·草部第十四卷·草之三·荆三棱》:“主治:老癖癥瘕,积聚结块,产后恶血血结,通月水,堕胎,止痛利气。(《开宝》)治气胀,破积气,消扑损瘀血,妇人血脉不调,心腹痛,产后腹痛血运。(《大明》)心膈痛,饮食不消。(元素)通肝经积血,治疮肿坚硬。(好古)下乳汁(时珍)。发明:好古曰:三棱色白属金,破血中之气,肝经血分药也。三棱、莪术治积块疮硬者,乃坚者削之也。《志》曰:俗传昔人患癥癖死,遗言令开腹取之,得病块,干硬如石,纹理有五色,以为异物,削成刀柄。后因以刀刈三棱,柄消成水,乃知此药可疗癥癖也。时珍曰:三棱能破气散结,故能治诸病。其功可近于香附而力峻,故难久服。按戴原礼《证治要诀》云:有人病癥癖腹胀,用三棱、莪术,以酒煨煎服之,下一黑物如鱼而愈也。”

《神农本草经疏·卷九·草部中品之下·京三棱》:“味苦,平,无毒。主老癖癥瘕结块……黄色体重,状若鲫鱼而小者良。疏:京三棱禀火土之气,故《本经》:味苦平。洁古:兼甘。亦应兼辛兼甘,故无毒。入足厥阴,亦入足太阴。从血药则治血,从气药则治气。老癖癥瘕积聚结块,未有不由血瘀、气结、食停所致,苦能泄而辛能散,甘能和而入脾,血属阴而有形,此所以能治一切凝结停滞有形之坚积也。又主产后恶血血结,通月水,堕胎,止痛利气者,亦散血行气之功用也。洁古用以治心膈痛,饮食不消。海藏用以通肝经积血,皆与作者之意合也。主治参互:用蓬莪茂、青皮、香附、延胡索、肉桂、牡蛎、鳖甲、人参,则消一切坚癥老癖之积聚。同青皮、红蓝花、当归、川芎、生地黄、芍药、桂心、牛膝、延胡索、五灵脂,则治产后一切恶血停滞留结,及月水凝蓄不通,少腹作痛不可按。同橘皮、青皮、缩砂蜜、红曲、山楂、麦芽、人参、肉豆蔻、黄连,则消一切食积并气壅塞不利。《子母秘录》治小儿气癖。三棱煮汁作羹粥,与奶母食,日亦以枣许与儿食。小儿百日及十岁以下,痫热痃癖皆理之。合人参弥良。”

《得配本草·卷二·草部·荆三棱》:“苦,平。入足厥阴经血分。破血中之气。散一切血积气结,癥癖坚硬作痛,消肿,通乳,堕胎。得丁香,治反胃恶心。(血膈)配大黄,治痃癖。赤眼、毒眼,磨汁搽。蛇虎伤,为末掺。欲其入气,火泡。欲其入血,醋炒。真气虚、素有血癥者,禁用。怪症:浑身燎泡如棠梨状,每个出水,有石一片如指甲大,其泡复生,抽尽肌肉即死。急用三棱、莪术各五两,为末,分三服,酒调连进治之,愈。破积非猛烈之药不奏功,然必身体壮健,饮食如常,用此攻之,积自消散。若元气不足,中气不运,以成积块者,攻之无不速毙。东垣五积方,皆用人参助其元气、健其脾胃,但使癥瘕渐次消磨,不专用克削之药,意深慎也。务宜斟酌用之。”

《友渔斋医话·第六种·药笼小品一卷》:“(荆三棱)苦平入肝,散一切血瘀气结,疮硬食停,老块坚积,消肿止痛,通乳堕胎,宜同莪术面裹煨。”

《本草撮要·卷一草部·京三棱》:“味苦甘,平,入足厥阴太阴经。功专疗癥瘕,破血结。得蓬术治浑身燎泡,得大黄治痃癖,得丁香治反胃药食不下,堕胎。面裹煨用,按用棱莪均须佐以补气健脾之品为要。”

84. 底野迦

《新修本草·卷第十五·兽上·底野迦》:“味辛、苦,平,无毒。主百病,中恶,客忤邪气,心腹积聚。出西戎。云用诸胆作之,状似久坏丸药,赤黑色。胡人时将至此,亦甚珍贵,试用有效。”

85. 空青

《名医别录·上品卷第一·空青》:“味酸,大寒,无毒。主益肝气,治目赤痛,去肤翳,止泪出,利水道,下乳汁,通关节,破坚积。久服令人不忘,志高神仙。生益州及越嶲山有铜处。铜精熏则生空青,其腹中空。三月中旬采,亦无时。”

86. 贯仲

《玉楸药解·卷一·草部》:“味苦,微寒,入手太阴肺、足厥阴肝经。止血行瘀,破积杀虫。贯仲收敛营血,消化瘀蒸,治吐衄崩带、积聚痃癖,杀寸白诸虫。”

87. 荆芥

《医宗必读·卷之三·本草徵要上·草部》："荆芥，味辛，温，无毒。入肝经。反驴肉、无鳞鱼、河豚、蟹、黄鳝鱼。主瘰疬积聚，瘀血湿瘟。散风热，清头目，利咽喉，消疮毒。长于治风，又兼治血，何也？为其入风木之脏，即是血海，故并令之。今人但遇风证，概用荆防，此流气散之相沿；不知风在皮里膜外者宜之，非若防风入人骨肉也。"

88. 荛花

《神农本草经·卷三·下经·荛花》："味苦，平，寒。主伤寒温疟，下十二水，破积聚大坚癥瘕，荡涤肠胃中留癖饮食、寒热邪气，利水道。生川谷。"

《证类本草·卷第十·荛花》："《药性论》云：荛花，使。治咳逆上气，喉中肿满，疰气蛊毒，痃癖气块，下水肿等。"

《本草蒙筌·卷之三·草部下·荛花》："味苦、辛，气寒。有毒……破积聚大坚瘕癥，疗痰癖咳逆上气。咽喉内肿痛，疰气可散；脐腹下痃癖，气块能消。"

《本草纲目·草部第十七卷·草之六·荛花》："主治：伤寒温疟，下十二水，破积聚，大坚癥瘕，荡涤肠胃中留癖，饮食、寒热邪气，利水道。(《本经》)疗痰饮咳嗽(《别录》)。治咳逆上气，喉中肿满，疰气蛊毒，痃癖气块。(甄权)"

89. 茈胡

《千金翼方·卷第二本草上·草部上品之上·茈胡》："为君，味苦，平，微寒，无毒。主心腹，去肠胃中结气，饮食积聚，寒热邪气，推陈致新，除伤寒心下烦热，诸痰热结实，胸中邪逆，五脏间游气，大肠停积水胀，及湿痹拘挛，亦可作浴汤。"

90. 草三棱根

《证类本草·卷第十一·草三棱根》："味甘，平、温，无毒。疗产后恶血，通月水，血结，堕胎，破积聚癥瘕，止痛利气。一名鸡爪三棱。生蜀地。二月、八月采。"

91. 草乌头

《本草述钩元·卷十·毒草部·草乌头》："气味苦辛而莶，大热大毒，主破积聚寒热，除寒湿痹，咳逆上气，消胸上痰冷，食不下，治恶风憎寒，冷痰包心，肠腹疞痛，痃癖气块。"

92. 草果

《景岳全书·卷之四十八大集·本草正(上)·芳草部》："草果，亦名草豆蔻。味辛，性温热，阳也，浮也，入足太阴、阳明。能破滞气，除寒气，消食，疗心腹疼痛，解酒毒，治瘴疠寒疟，伤暑呕吐，泻痢胀满，反胃吐酸，开痰饮积聚噎膈，杀鱼肉毒，开郁燥湿，辟除口臭，及妇人恶阻气逆带浊。"

93. 南星

《景岳全书·卷之四十八大集·本草正(上)·毒草部》："南星，味苦辛，气温，可升可降，阳中阴也。性烈有毒，姜汁制用。善行脾肺，坠中风实痰，利胸膈，下气，攻坚积，治惊痫，散血堕胎。"

94. 柘

《本草纲目·木部第三十六卷·木之三·柘》："主治：老妇血瘕，男子痃癖闷痞。取刺和三棱草、马鞭草作煎如稠糖。病在心，食后；在脐，空心服。当下恶物。(藏器)"

95. 枳壳

《证类本草·卷第十三·枳壳》："《日华子》云：健脾开胃，调五脏，下气，止呕逆，消痰，治反胃、霍乱、泻痢，消食，破癥结痃癖、五膈气，除风，明目及肺气水肿，利大小肠，皮肤痒，痔肿可炙熨。入药浸软，锉，炒令熟。"

《岭南卫生方·校刻岭南卫生方下卷附录·李杲药性赋》："枳壳，味苦酸；性微寒，无毒。沉也。阴也。其用有四：消心下痞塞之痰；泄腹中滞塞之气；推胃中隔宿之食；削腹内连年之积。"

《本草纲目·木部第三十六卷·木之三·枳》："主治：风痒麻痹，通利关节，劳气咳嗽，背膊闷倦，散留结胸膈痰滞，逐水，消胀满大肠风，安胃，止风痛(《开宝》)……健脾开胃，调五脏，下气，止呕逆，消痰。治反胃霍乱泻痢，消食，破症结痃癖五膈气，及肺气水肿，利大小肠，除风明目。炙热，熨痔肿(大明)。泄肺气，除胸痞(元素)。治里急后重(时珍)。"

96. 枳实

《岭南卫生方·校刻岭南卫生方下卷附录·李杲药性赋》："枳实，味苦酸，性微寒，无毒。沉也，阴也。其用有四：消胸中之虚痞；逐心下之停水；化日久之稠痰；削年深之坚积。"

《古今医统大全·卷之九十五·本草集要(下)·木部》："枳谷，味苦、酸、辛，气微寒，味薄气厚，阳也。阴中微阳，无毒。（阴干，陈久者良。去穰核，麸炒用）主胸膈痞塞，散结气，逐水消胀满。安胃化痰涎，消食破癥结痃癖。除寒热结，止痢，长肌肉，利五脏，走大肠，泄肺气。损胸中至高之气，勿多用。"

《得配本草·卷六·果部·枳实》："辛、苦，微寒。入足太阴、阳明经气分。破结气，消坚积，泄下焦湿热，除中脘火邪，止上气喘咳。治结胸痞满，痰癖癥结，水肿胁胀，胸腹闭痛，呕逆泻痢。配芍药，治腹痛。配黄芪，治肠风下血。佐大黄，推邪秽。佐蒌仁，消痞结。麸炒炭用。大损真元，非邪实者，不可误用。孕妇及气血虚者禁用。"

《本草简要方·卷之五·果部·枳椇》："实主治：破结，行痰，逐水，消食，散败血，利五脏，伤寒结胸，上气喘咳，风痒，胸痹卒痛，奔豚气痛，心下急痞胸胁胀痛，痰癖肾冷，阴痿，溏泄，泻痢，脱肛，妇人阴肿。"

97. 威灵仙

《证类本草·卷第十一·威灵仙》："味苦，温，无毒。主诸风，宣通五脏，去腹内冷滞，心膈痰水，久积癥瘕，痃癖气块，膀胱宿脓恶水，腰膝冷疼，及疗折伤。一名能消。久服之无温疫疟。"

《卫生易简方·卷之十·百病》："治诸病，用威灵仙一味。于冬月丙丁、戊巳月采根，阴干月余日，捣筛为末，温酒调二钱匕，空心服；或用酒九蒸九曝，为末，白饭和丸如桐子大，每服二三十丸，温酒送下。饵之者，夏无瘟疫，秋无疟痢，宣通五脏，祛逐诸风，癥瘕积聚，痃癖气块，痰唾涎水，膀胱宿脓，嗽喘肿胀，手足顽麻，腰脐疼痛，白癜黄疸、疮癣疥癞，目眩头旋，憎寒壮热，虚损伤败，一切疾病服之大验。其性甚善，不触诸药，惟忌茶茗，可煎甘草、栀子代饮。仍以不闻水声者良，净室修合。"

《本草蒙筌·卷之二·草部中·威灵仙》："味苦，气温。可升可降，阴中阳也，无毒……消膈中久积痰涎，除腹内痃癖气块。"

《本草纲目·草部第十八卷·草之七·威灵仙》："主治：诸风，宣通五脏，去腹内冷滞，心膈痰水，久积癥瘕，痃癖气块，膀胱宿脓恶水，腰膝冷疼，疗折伤。久服无有温疫疟。（《开宝》）推新旧积滞，消胸中痰唾，散皮肤大肠风邪。（李杲）"

《景岳全书·卷之四十八大集·本草正（上）·蔓草部》："威灵仙，味微辛、微咸，性温，可升可降，阴中阳也。善逐诸风，行气血，走经络，宣通五脏，去腹内冷滞，心膈痰水，癥瘕痃癖，气块积聚，膀胱宿水，腰膝肢体冷痛，亦疗折伤。此药性利善走，乃治痛风之要药，故崔元亮言其去众风，通十二经脉，朝服暮效。"

《本草易读·卷五·威灵仙》："辛、咸、甘，平，无毒。入太阳经，通十二经络。祛风行气，宣通五脏。除腰膝之冷痛，却脏腑之滞积。破癥瘕而退痃癖，解宿脓而去恶水。黄疸浮肿之邪，皮肤大肠之风。"

《冯氏锦囊秘录·杂症痘疹药性主治合参卷三十八·草部中·威灵仙》："感春夏之气，故味苦气温无毒，升也，阳也。入足太阳经。为风药之宣导，性升而燥，善走不守者也。且苦温能去寒湿，故腹内冷滞癥瘕、腰膝腿脚冷痛，并堪祛治。葳灵仙，消膈中久积痰涎，神功顿奏；除腹内痃癖气块，其效堪夸。膀胱宿脓，心膈痰水，脚气入，腹胀闷喘急，肾脏风湿，腰膝沉重，风痹湿痹，并堪主治。散爪甲皮肤风中痒痛，利腰脐膝胻湿渗冷疼。盖性好走，亦可横行。辛能散邪，故主诸风；咸能泄水，故主诸湿。能通行十二经，为诸风湿冷痛要药也。"

《本草正义·卷之六·草部·威灵仙》："《开宝》谓主治诸风，宣通五脏，去腹内冷滞，心膈痰水，久积癥瘕，痃癖气块，腰膝冷疼；东垣谓推新旧积滞，消胸中痰唾，皆以走窜消克为能事，积湿停痰，血凝气滞，诸实宜之。"

98. 牵牛

《证类本草·卷第十一·牵牛子》："《药性》论云：牵牛子，使，味甘，有小毒。能治痃癖气块，利大小便，除水气虚肿，落胎。"

《卫生易简方·卷之五·积聚癥瘕》："治男妇五般积气成聚，用牵牛一斤生捣末八两，余渣于新瓦上炒香放冷，再捣取末四两，共十二两拌匀，炼蜜丸如桐子大。患积气至重者三五十丸，陈皮、生姜汤下，空心临卧服。"

《医学入门·内集卷二·本草分类·治湿门》："牵牛苦寒利肿膨，走脾肾治脚腰疼，下气除嗽破痃癖，堕胎泻蛊性不平。出田野人牵牛易药，因以名之。有毒。利小便及大肠风秘，热壅结涩，善消鼓胀水肿。又治腰疼脚满及风毒脚气，胫肿捏之没指者，行脾肾气故也。下一切湿热气壅，消痰嗽，破痃癖气块，堕胎，泻蛊毒。海藏云：以气药引之则入气，以大黄引之则入血。”

《本草汇言·卷之六·草部·牵牛子》：“又《甄氏方》消痃癖，泻蛊毒，破肠痈，下宿脓，并一切气滞痰饮，诸疾下咽即效……李东垣先生曰：牵牛非《神农》药也。辛热有毒，性又迅速，其所主治虽能逐积追虫，行水消胀，若积也，虫也，胀也，皆从水湿所成，夫水者，有形之邪也，如肺受水邪则清气不得施化，致大小便不通而成胀者，则宜暂用，盖此药感南方热火之化所生，火能平金而泄肺中停水，水去则气得周流，所谓五脏有邪，更相平也。”

《本草详节·卷之三·草部·牵牛子》：“主气分湿热，三焦壅结，逐痰消饮，通大肠气秘、风秘，利小便，破痃癖气块，及腰脚痛，退水肿，蛊毒，杀诸虫，达命门。”

99. 钩吻

《千金翼方·卷第二本草上·草部下品之上·钩吻》：“味辛，温，有大毒。主金疮乳澼，中恶风，咳逆上气，水肿，杀鬼疰蛊毒，破癥积，除脚膝痹痛，四肢拘挛，恶疮疥虫，杀鸟兽。一名野葛。折之青烟出者名固活，甚热，不入汤。生傅高山谷及会稽东野。”

100. 香附

《本草纲目·主治第四卷·百病主治药·妇人经水》：“香附：血中之气药。生用，上行；熟用，下行；炒黑，则止血。童尿制，入血分补虚；盐水制，入血分润燥。酒炒行经络；醋炒，消积聚；姜炒化痰饮。得参、术，补气；得归、苄，补血；得苍术、芎䓖，解郁；得栀子、黄连，降火；得厚朴、半夏，消胀；得神曲、枳实，化食；得紫苏、葱白，解表邪；得三棱、莪术，消积磨块；得茴香、破故纸，引气归元；得艾叶，治血气，暖子宫。乃气病之总司，为女科之仙药。”

《外科全生集·卷三·诸药法制及药性·香附》：“去皮，童便浸，水洗晒捣，醋盐水拌炒。解郁消痈，积聚痰饮，调经。”

《本草撮要·卷一草部·香附》：“味苦辛，入足厥阴经，通行十二经。功专下气解郁。得木香则散滞和中，得山栀能降郁火，得茯苓能交心肾，得茴香、补骨脂能引气归元，得厚朴则决壅消胀，得艾叶能暖子宫，得高良姜治心脾冷痛；得乌药为青囊丸，得黄连名黄鹤丹，二者皆治百病；得乌苏安胎。青盐炒入肾，酒浸炒行经络，醋浸炒消积聚，姜汁炒化痰饮，炒黑止血。忌铁。”

101. 胆星

《伤寒瘟疫条辨·卷六·本草类辨·消剂类》：“胆星（九套者佳），味苦，性沉而平。降痰涎因火动如神，疗急惊有痰搐必用。总之有实痰实火壅闭上焦，而气喘烦躁，焦渴胀满者，非此不除……南星祛风散血，胜湿除痰，下气破癥，攻积拔肿，性更烈于半夏。”

102. 独行根

《新修本草·卷第十一·独行根》：“味辛、苦，冷，有毒。主鬼疰积聚，诸毒热肿、蛇毒。水摩为泥封之，日三四立瘥。水煮一两，取汁服，吐蛊毒。”

103. 独活

《本草备要·草部·独活》：“宣，搜风，去湿，辛苦微温。气缓善搜，入足少阴（肾）气分，以理伏风。治本经伤风头痛，头晕目眩（宜与细辛同用），风热齿痛（文潞公《药准》用独活、地黄等分为末，每服三钱），痉痫湿痹（项背强直，手足反张曰痉；湿流关节，痛而烦曰湿痹。风胜湿，故二活兼能去湿），奔豚疝瘕（肾积曰奔豚，风寒湿客于肾家所致，瘕疝亦然）。有风不动，无风反摇，又名独摇草（故治风）。”

104. 姜黄

《新修本草·卷第九·姜黄》：“味辛、苦，大寒，无毒。主心腹结积疰忤，下气破血，除风热，消痈肿，功力烈于郁金。”

105. 茈紫

《名医别录·上品卷第一·茈紫》：“味苦。主治少腹痛，利小肠，破积聚，长肌肉。久服轻身长年，生宛朐。二月、七月采。”

106. 穿山甲

《医学衷中参西录·药物·穿山甲解》：“穿山甲：味淡，性平。气腥而窜，其走窜之性无微不至，故能宣通脏腑、贯彻经络、透达关窍，凡血凝、血聚为病皆能开之。以治疔痈，放胆用之，立见功效。并能治癥瘕积聚、周身麻痹、二便闭塞、心腹疼痛。若但知其长于治疮，而忘其他长，犹浅之乎视山甲也。”

107. 扁青

《神农本草经·卷一·上经·扁青》：“味甘，

平。主目痛，明目，折跌，痈肿，金创不瘳；破积聚，解毒气（《御览》引作辟毒），利精神。久服，轻身、不老。生山谷。”

《神农本草经百种录·上品·扁青》：“味甘平。主目痛，明目，养肝之功。折跌痈肿，金疮不瘳。收涩敛肌之功。破积聚，消肝邪也。解毒气，利精神。久服，轻身不老。精气所结之物，故能除毒，益精，增年也。”

108. 秦龟

《海药本草·虫鱼部卷第五·秦龟》：“［谨按］《正经》云：生在广州山谷，其壳味带苦。治妇人赤白漏下，破积癥，顽风冷痹，关节气壅。或经卜者更妙。凡甲炙令黄，然后入药中。”

109. 荸荠

《得配本草·卷六·果部·荸荠》：“甘，微寒。滑。入足阳明经。消坚积，止消渴，疗黄疸。除胸中实热及五肿膈疾，误吞铜物。得烧酒浸，封贮，治赤白痢。配海蜇煮食，治痞块虫积。入雄猪肚，瓦器煮食，治腹胀。捣汁和酒温服，治便血。烧研酒服，治妇人血崩。辟蛊，晒干研末服。治胀，去皮食。作粉，可点目翳。有冷气、孕妇禁食。”

110. 莪术

《药鉴·新刻药鉴卷之二·莪术》：“气温，味苦辛，无毒。主心膈腹痛，饮食不消。除霍乱冷气，止呕吐酸水。又破痃癖，及妇人血气，男子奔豚。黑者属血，故其色黑者，破气中之血。大都苦能泄实，辛能散积。”

《伤寒瘟疫条辨·卷六·本草类辨·攻剂类》：“莪术，味苦辛，性温。开胃进食，疗心腹疼，行瘀血破积聚，利月水除奔豚，定霍乱，下小儿食积。性亦猛厉，大能开气，不能益气耳。”

《本草易读·卷四·莪术》：“醋炒用。辛，苦，气温，无毒。破血行气，消积去瘀，开胃化食，通经解毒。疗心腹诸痛，解气血诸结。奔豚痃癖之疾，霍乱吐酸之疴。”

《本草便读·草部·莪术》：“辛苦入肝脾，破气行瘀磨积聚，温香疏脏腑，除痰散滞逐寒凝。（莪术肝经气分药也，能破气中之血。辛苦而温，性刚猛，善克削，攻一切痃癖积聚、血凝气滞等证。每每与三棱并用，或嫌其峻厉，当以醋炒用之）”

111. 桂

《证类本草·卷第十二·桂》：“《日华子》云：桂心，治一切风气，补五劳七伤，通九窍，利关节，益精明目，暖腰膝，破痃癖癥瘕，消瘀血，治风痹骨节挛缩，续筋骨，生肌肉。”

《医学入门·内集卷二·本草分类·治寒门》：“肉桂辛热补肾脏，养精止烦又止汗，利肝肺气遏心疼，温中破癖除霍乱。纯阳，小毒，入手、足少阴经。东垣云：气之厚者，肉桂也。气厚则发热，故下行而补肾、相火不足。主一切风气，五劳七伤，养精髓，暖腰膝，止虚烦虚汗。利肝气，除风湿冷痹、筋骨挛缩，利肺气，止咳嗽鼻齆，养心神，治卒心痛，久服，明眼目，和颜色，面生光华。兼温脾胃，长肌肉，破痃癖、癥瘕、瘀血，霍乱转筋，下痢，一切沉寒痼冷，中下腹冷痛。”

《本草纲目·木部第三十四卷·木之一·桂》：“治一切风气，补五劳七伤，通九窍，利关节，益精明目，暖腰膝，治风痹骨节挛缩，续筋骨，生肌肉，消瘀血，破痃癖癥瘕，杀草木毒。（《大明》）”

《本草通玄·卷下·木部·肉桂》：“甘辛性热，入脾肾二经。益火消阴，温中健胃，定吐止泻，破秘堕胎，坚骨强筋。桂心，主风寒痛痹、心腹冷疼，破血结、痃癖癥瘕，膈噎胀满，内托痈疽，引血化脓。”

112. 桃毛

《千金翼方·卷第四本草下·果部·桃毛》：“主下血瘕，寒热积聚，无子，带下诸疾，破坚闭。刮取毛用之。”

113. 桃花

《本草备要·果部·桃仁》：“桃花苦平。下宿水，除痰饮，消积聚，利二便，疗风狂。”

114. 铁华粉

《证类本草·卷第四·铁华粉》：“［臣禹锡等谨按］《日华子》云：铁胤粉，止惊悸，虚痫，镇五脏，去邪气，强志，壮筋骨，治健忘，冷气，心痛，痃癖癥结，脱肛痔瘘，宿食等，及敷竹木刺。”

《古今医统大全·卷之九十七·取铁华粉法》：“用钢铁作片，藏于盐醋中，日久取出，自然生华。用刀割下为铁华粉。大能强志治健忘、破结癥、痃癖及敷竹木刺，其功优于铁粉多矣。”

《本草汇言·卷之十二·金石部·铁华粉》：“安心神，止惊悸，化痃癖、癥结，推食积顽滞诸疾之药也。坚金之质，体重而降，急趋直下，少无留难。病非坚结，体非强壮能食之人，不可轻用。”

115. 铅

《本草纲目·金石部第八卷·金石之一·铅》:“黑锡灰,主治:积聚,杀虫,同槟榔末等分,五更米饮服。(震亨)”

116. 射干

《证类本草·卷第十·射干》:“《日华子》云:消痰,破癥结,胸膈满,腹胀,气喘,痃癖,开胃下食,消肿毒,镇肝明目。根润,亦有形似高良姜大小,赤黄色淡硬,五、六、七、八月采。”

《增广和剂局方药性总论·草部下品之上·射干》:“味苦,平,微温,有毒。主咳逆上气,喉痹咽痛不得消息,散结气,腹中邪逆,食饮大热,疗老血在心脾间,咳唾,言语气臭,散胸中热气。《药性论》云:使。有小毒。能治喉痹水浆不入,能通女人月闭,治疰气,消瘀血。”

《医学入门·内集卷二·本草分类·治湿门》:“射干苦寒消食热,宽膨下气逐老血,破癖通经治儿疝,便毒喉风痰核结。形如射鸟之竿。有小毒。开胃下食,除饮食大热,散胸中热气,腹中邪逆,胸腹胀满,肺气喘嗽,咳逆上气。疗老血在心脾间,咳唾言语气臭,破癥结、痃癖、瘀血,通女人月闭,治小儿疝气发时肿痛如刺,散结气,消肿毒,去胃痈,治便毒。”

《本草正·毒草部·射干》:“味苦,性寒。有毒。阴也,降也。治咳逆上气、喉痹咽疼,散结气不得息,除胸腹邪热胀满,清肝明目,消积痰结核、痃癖、热疝,降实火,利大肠,消瘀血,通女人经闭。苦酒磨涂,可消肿毒。”

《本草择要纲目·寒性药品·射干》:“咳逆上气,喉痹咽痛,散结气,腹中邪逆,食饮大热,苦酒摩涂毒肿,治疰气,消瘀血,通女人月闭,消痰,破癥结、胸膈满、腹胀气喘、痃癖,开胃下食,镇肝明目,治肺气喉痹为佳。射干属金有木与火,行太阴厥阴之积痰,使结核自消甚捷。又治湿气因疲劳而发,变为便毒。又能降火,故古方治痹咽痛为要药。仲景治咳而上气,喉中作水鸡声者,有射干麻黄汤,又治疟母有鳖甲煎丸亦用射干,皆取其降厥阴相火,火降则血散肿消,痰结自解,瘕坚自破也。”

117. 徐黄

《千金翼方·卷第四本草下·有名未用·徐黄》:“味辛,平,无毒。主心腹积瘕。茎:主恶疮。生泽中,大茎细叶,香如藁本。”

118. 狼毒

《神农本草经·卷三·下经·狼毒》:“味辛,平。主咳逆上气,破积聚饮食、寒热水气、恶创,鼠瘘、疽蚀,鬼精、蛊毒,杀飞鸟、走兽。一名续毒。生山谷。”

119. 粉锡

《证类本草·卷第五·粉锡》:“[臣禹锡等谨按]《药性论》云:胡粉,使,又名定粉。味甘、辛,无毒。能治积聚不消,焦炒,止小儿疳痢。陈藏器云:胡粉,本功外,主久痢成疳。和水及鸡子白服,以粪黑为度,为其杀虫而止痢也。《日华子》云:光粉,凉,无毒。治痈肿瘘烂,呕逆,疗癥瘕,小儿疳气。”

《本草衍义·卷六·粉锡》:“粉锡,胡粉也,又名定粉。止泄痢、积聚及久痢。”

120. 海石

《景岳全书·卷之四十九大集·本草正(下)·金石部》:“海石,味咸,性微寒,阳中阴也。善降火下气,消食,消热痰,化老痰,除瘿瘤结核,解热渴热淋,止痰嗽喘急,消积块,软坚癥,利水湿、疝气,亦消疮肿。”

121. 通草

《证类本草·卷第八·通草》:“《日华子》云:木通,安心除烦,止渴退热,治健忘,明耳目,治鼻塞,通小肠,下水,破积聚血块,排脓,治疮疖,止痛,催生下胞,女人血闭,月候不匀,天行时疾,头痛目眩,羸劣,乳结及下乳。”

122. 预知子

《证类本草·卷第十一·预知子》:“[臣禹锡等谨按]《日华子》云:盍合子,温。治一切风,补五劳七伤,其功不可备述。并治痃癖气块,天行温疾,消宿食,止烦闷,利小便,催生,解毒药中恶,失音,发落,敷一切蛇虫蚕咬。”

123. 桑白皮

《增广和剂局方药性总论·木部中品·桑白皮》:“桑耳:味甘,有毒。黑者主女子漏下赤白汁,血病癥瘕,积聚,阴痛,阴阳寒热,无子,疗月水不调。其黄熟陈白者,止久泄,益气不饥。其金色者,治癖饮积聚,腹痛,金疮。”

124. 桑耳

《名医别录·中品·卷第二·桑耳》:“味甘,

有毒。黑者，主治月水不调。其黄熟陈白者，止久泄，益气不饥。其金色者，治癖饮，积聚，腹痛，金疮。一名桑菌，一名木麦。生犍为。六月多雨时采木耳，即曝干。”

《千金翼方·卷第三本草中·木部中品·桑耳》：“味甘，有毒，黑者，主女子漏下，赤白汁，血病，癥瘕积聚，阴痛，阴阳寒热，无子。疗月水不调。其黄熟陈白者，止久泻，益气不饥；其金色者，治癖饮积聚，腹痛金疮。”

125. 桑蛾

《本草易读·卷七·桑蛾》：“甘，平，有小毒。止崩中带下，衄血泻血；开痃癖癥瘕，月闭血凝。”

126. 理石

《神农本草经·卷二·中经·理石》：“味辛，寒。主身热，利胃解烦，益精明目，破积聚，去三虫。一名石立制石。生山谷。”

127. 硇砂

《千金翼方·卷第二本草上·玉石部下品·硇砂》：“味咸、苦、辛，温，有毒，不宜多服。主积聚，破结血、烂胎，止痛下气，疗咳嗽宿冷，去恶肉，生好肌。柔金银，可为焊药。出西戎。形如牙消，光净者良，驴马药亦用。”

《汤液本草·卷之六·玉石部·硇砂》：“《日华子》云：北庭砂，味辛、酸，暖。无毒。畏一切酸。补水脏，暖子宫，消冷癖瘀血，宿食，气块痃癖，及妇人血气心痛，血崩带下。”

《本草纲目·石部第十一卷·金石之五·硇砂》：“主治：积聚，破结血，止痛下气，疗咳嗽宿冷，去恶肉，生好肌，烂胎。亦入驴马药用。（《唐本》）主妇人丈夫羸瘦积病，血气不调，肠鸣，食饮不消，腰脚痛冷，痃癖痰饮，喉中结气，反胃吐水。令人能食肥健。（藏器）除冷病，大益阳事。（甄权）补水脏，暖子宫，消瘀血，宿食不消，食肉饱胀，夜多小便，丈夫腰胯酸重，四肢不任，妇人血气心疼，气块痃癖，及血崩带下，恶疮息肉。敷金疮生肉。（《大明》）去目翳胬肉（宗奭）。消内积（好古）。治噎膈癥瘕，积痢骨哽，除痣黡疣赘。（时珍）”

《古今医鉴·卷之二·药性·药性赋》：“硇砂破癥瘕、积聚，生服烂心。”

128. 甜瓜蒂

《景岳全书·卷之四十九大集·本草正（下）·果部》：“甜瓜蒂，一名苦丁香。味苦，性寒，有毒。阴中有阳，能升能降。其升则吐，善涌湿热顽痰积饮，去风热头痛，癫痫喉痹，头目眩晕，胸膈胀满，并诸恶毒在上焦者，皆可除之。其降则泻，善逐水湿痰饮，消浮肿水膨，杀蛊毒虫毒，凡积聚在下焦者，皆能下之。盖其性峻而急，不从上出，即从下出也。若治鼻中瘜肉，不闻香臭，当同麝香、细辛为末，以绵裹塞鼻中，日一换之，当渐消缩。”

129. 麻

《名医别录·上品卷第一·麻》：“有毒。破积，止痹，散脓。此麻花上勃勃者。七月七日采，良。”

130. 麻黄

《神农本草经·卷二·中经·麻黄》：“味苦，温。主中风，伤寒头痛，温疟，发表出汗，去邪热气，止咳逆上气，除寒热，破癥坚积聚。一名龙沙。”

《神农本草经百种录·中品·麻黄》：“味甘，温。主中风伤寒，头痛温疟，发表出汗，去邪热气，凡风寒之在表者，无所不治，以能驱其邪，使皆从汗出也。止咳逆上气，轻扬能散肺邪。除寒热，散荣卫之外邪。破癥坚积聚，散脏腑之内结。麻黄，轻扬上达，无气无味，乃气味之最清者，故能透出皮肤毛孔之外，又能深入积痰凝血之中。凡药力所不到之处，此能无微不至，较之气雄力厚者，其力更大。盖出入于空虚之地，则有形之气血，不得而御之也。”

131. 商陆

《本草纲目·草部第十七卷·草之六·商陆》：“腹中暴癥，有物如石，痛刺啼呼，不治，百日死：多取商陆根捣汁或蒸之，以布藉腹上，安药，衣物覆，冷即易，昼夜勿息。（孙真人《千金方》）痃癖如石，在胁下坚硬：生商陆根汁一升，杏仁一两（浸去皮尖，捣如泥），以商陆汁绞杏泥，火煎如饧。每服枣许，空腹热酒服，以利下恶物为度。（《圣惠方》）”

《本草易读·卷四·商陆》：“痃癖如石：熬取汁，同杏仁泥煎如饴，每服枣许，下恶物为度。腹中有物如石，痛刺呼啼，炙热，昼夜熨之。”

132. 婆罗得

《证类本草·卷第十四·婆罗得》：“味辛，温，无毒。主冷气块，温中，补腰骨，破痃癖，可染髭发令黑。”

133. 密陀僧

《景岳全书·卷之四十九大集·本草正（下）·金石部》：“密陀僧，味咸平，有小毒。能镇心神，消痰涎。治惊痫咳嗽，呕逆反胃，疟疾下痢，止血杀虫，消积聚，治诸疮肿毒，鼻皶面䵟汗斑；金疮五痔，辟狐臭，收阴汗脚气。”

134. 续随子

《证类本草·卷第十一·续随子》：“味辛，温，有毒。主妇人血结月闭，癥瘕痃癖瘀血，蛊毒鬼疰，心腹痛，冷气胀满；利大小肠，除痰饮积聚，下恶滞物。”

《增广和剂局方药性总论·草部下品之下·续随子》：“《蜀本》：积聚痰饮不下食，呕逆及腹内诸疾，研，酒服之，不过三颗当下恶物。”

《本草正·毒草部·续随子》：“（一名千金子）味辛，性温。有毒。能逐瘀血，消痰饮、食积、癥瘕、痃癖，除蛊毒、鬼疰、水气、冷气心腹胀满疼痛、腹内诸疾，利大小肠，祛恶滞及妇人血结、血闭、瘀血等证。”

《神农本草经疏·卷十一·草部下品之下·续随子》：“疏：续随之味辛气温，而其性有毒，实攻击克伐之药也。长于解蛊毒鬼疰，以致腹痛胀满，攻积聚，下恶滞物，及散痰饮。至于妇人月闭、癥瘕痃癖、瘀血、大小肠不利诸病，则各有成病之由，当求其本而治，不宜权施。盖此药之为用，乃以毒攻击之功也。”

《本草述钩元·卷十·毒草部·续随子》：“气味辛温，有毒，主治肺气水气，妇人血结月闭，瘀血癥瘕痃癖，消积聚痰饮……涎积症块，续随子三十枚，腻粉二钱，青黛炒一钱，研匀，糯米饭丸芡子大，每服一丸，打破，以大枣一枚烧熟去皮核同嚼，冷茶送下，半夜后，取下积聚恶物为效。论：续随子秋种冬长（故名拒冬），春秀秋实，种于秋而实亦结于秋，是禀金水之专气。生而复续，续而复随，似有妙于周环人身以为生化之不息者。人身气为血先，此味辛畅温煦，行周不息，如环无端，生气既治，自无血结月闭、瘀血癥瘕，营行朱于续随之眚矣。亦无痃癖蛊疰、冷气胀满，卫周失于续随之眚矣。岂徒以下水为功哉，第有毒损人，服者不可过多。先哲曰：水入于经，其血乃成，是血即水所化也。方书于续随，似乎专治水肿，是固水之不能化血者，即血之不荣于经，而结为癥瘕痃癖，皆因肺气之不治，以致水气之不治，虽已化为血者，亦不能荣于经，以周于脏腑形骸，而结为癥瘕痃癖也。（其治积聚痰饮呕逆，皆不越此义）续随治肺气有专功，缘其所禀金水，而气味乃属辛温，为异耳。”

135. 握雪礜石

《新修本草·卷第五·握雪礜石》：“味甘，温，无毒。主痼冷，积聚，轻身，延年。多服令人热。出徐州西宗里山。入土丈余，生烂土石间，黄白色，细软如面。一名花公石，一名石脑。炼服别有法。”

136. 葛上亭长

《名医别录·下品卷第三·葛上亭长》：“味辛，微温，有毒。主治蛊毒，鬼疰，破淋结积聚，堕胎。七月取，曝干。”

137. 葶苈

《神农本草经·卷三·下经·亭历》：“味辛，寒。主癥瘕、积聚、结气，饮食寒热，破坚。一名大室，一名大适。生平泽及田野。”

《千金翼方·卷第二本草上·草部下品之上·葶苈》：“味辛苦，寒，大寒，无毒。主癥瘕积聚结气，饮食寒热，破坚逐邪，通利水道，下膀胱水伏留热气，皮间邪水上出，面目浮肿，身暴中风，热痱痒，利小腹。久服令人虚。”

《卫生易简方·卷之五·积聚癥瘕》：“治腹胀积聚癥瘕，用葶苈一升炒黄，酒五升，浸七日，日服三合。”

《神农本草经百种录·下品·葶苈》：“味辛寒。主癥瘕，积聚结气，水饮所结之疾。饮食寒热，破坚逐邪，亦皆水气之疾。通利水道，肺气降则水道自通。葶苈滑润而香，专泻肺气，肺为水源，故能泻肺，即能泻水。凡积聚寒热从水气来者，此药主之。大黄之泻从中焦始，葶苈之泻从上焦始。故《伤寒论》中承气汤用大黄，而陷胸汤用葶苈也。”

138. 硫黄

《医学入门·内集卷二·本草分类·治疮门》：“硫黄甘酸性大热，杀诸疮虫燥脓血，壮肾阳气暖肺脾，涩精治痹除呃噎。硫，流也。助焰硝成火药，流而不返。又硫乃石之液，火之精也。有毒。疗疽痔恶疮，头秃，下部䘌疮，妇人阴蚀，一切疥癣，诸疮，胬肉，恶血。杀虫及腹脏诸虫。暖肾壮阳，脚冷疼弱光力，筋骨顽痹，下元虚冷，泄精冷秘。又治脾寒久泻，心腹痃癖积聚及肺胃俱冷，咳逆上气，鼻衄，一切脾肾元气欲绝，服之皆验。中病即已，不可过剂。”

139. 雄黄

《名医别录·中品卷第二·雄黄》：“味甘，大温，有毒。主治疥虫，䘌疮，目痛，鼻中息肉，及绝筋，破骨，百节中大风，积聚，癖气，中恶，腹痛，鬼疰；杀诸蛇虺毒，解藜芦毒，悦泽人面。饵服之，皆飞入人脑中，胜鬼神，延年益寿，保中不饥。得铜可作金。生武都、敦煌山之阳，采无时。”

《卫生易简方·卷之五·积聚癥瘕》：“治积聚癥瘕并去‘三尸’，益气延年：用雄黄二两为末，九度水飞过入新竹筒，以蒸饼塞筒口，蒸七度，用粉脂一两丸如绿豆大。日三服，酒下七丸、十丸。三年后百病皆除，永不饥渴。”

《本草蒙筌·卷之八·石部·雄黄》：“味苦、辛、甘，气平、寒。无毒。一云大温有毒……除鼠瘘痔疽，积聚痃癖。误中毒者，防己解之。”

140. 紫参

《神农本草经·卷二·中经·紫参》：“味苦，辛，寒。主心腹积聚、寒热邪气，通九窍，利大小便。一名牡蒙。生山谷。”

141. 曾青

《神农本草经·卷一·上经·曾青》：“味酸，小寒。主目痛，止泪，出风痹，利关节，通九窍，破癥坚积聚。久服轻身不老。能化金铜，生山谷。”

142. 滑石

《古今医鉴·卷之二·药性·药性赋》：“滑石荡积聚，通津利水。”

《神农本草经百种录·上品·滑石》：“味甘，寒。主身热，寒能除热泄澼。滑石，能滑利大小肠，分清水谷，谷水分，则泄澼愈矣。女子乳难，乳亦水类，滑石利水且能润窍，故有通乳之功。癃闭，利小便，滑利小肠。荡胃中积聚寒热，滑利大肠，凡积聚寒热由蓄饮垢腻成者，皆能除之。益精气。邪去则津液自生。久服轻身，耐饥长年。通利之药，皆益胃气。胃气利，则其效如此。”

143. 蓬莪术

《本草图经·草部中品之下卷第七·蓬莪术》：“古方不见用者，今医家治积聚诸气为最要之药，与京三棱同用之，良。妇人药中亦多使。”

《增广和剂局方药性总论·草部中品之下·蓬莪术》：“味苦辛，温，无毒。主心腹痛，中恶，疰忤，鬼气，霍乱，冷气吐酸水；解毒，疗妇人血气，丈夫奔豚。《药性论》云：可单用，治女儿血气心痛，破痃癖，冷气。”

《岭南卫生方·校刻岭南卫生方下卷附录·李杲药性赋》：“味苦辛，性温，无毒。阳中之阴也。其用有六：消心脾之饮食；破痃癖之结气；治丈夫之奔豚；开妇人之结滞；返正气而定霍乱；回冷吐而止酸水。”

《证类本草·卷第九·蓬莪术》：“《药性论》云：蓬莪术，亦可单用。能治女子血气心痛，破痃癖冷气，以酒、醋摩服，效。”

《医学入门·内集卷二·本草分类·治湿门》：“蓬莪（茂）苦辛能逐水，治心脾病破气痞，定霍乱又止奔豚，消瘀调经益妇女。蓬蓬然茂盛，即莪术。气温。无毒。消水行气，破积为最。主心腹痛，中恶疰忤鬼气，痃癖冷气，霍乱吐酸，饮食不消，开胃化食。治一切气，丈夫奔豚，妇人血气心痛。”

《本草正·芳草部·蓬术》：“味苦、辛，气温。有小毒。走肝经。善破气中之血，通月经，消瘀血，疗跌扑损伤、血滞作痛。在中焦，攻饮食气滞不消、胃寒吐酸膨胀；在下焦，攻奔豚、痃癖、冷气积聚、气肿、水肿。制宜或酒或醋炒用，或入灰火中煨熟，捣切亦可。但其性刚气峻，非有坚顽之积不宜用。”

《本草备要·草部·蓬莪术》：“泻，破血，行气，消积。辛苦气温。入肝经血分。破气中之血（能通肝经聚血），消瘀通经，开胃化食，解毒止痛。治心腹诸痛，冷气吐酸，奔豚痃癖（酒、醋磨服。痃，音贤，小腹积。痃癖多见于男子，癥瘕多见于妇人。莪术香烈，行气通窍，同三棱用，治积聚诸气良）。”

《冯氏锦囊秘录·杂症痘疹药性主治合参卷三十九·草部下·蓬莪术》：“感夏末秋初之气，得火金之味，故其味苦辛，其气温而无毒，阳中阴降也。入足厥阴肝经气分，能破气中之血，故一切气血凝结，作痛俱效。蓬莪术，止心痛，通月经，消瘀血，破积聚痃癖，乃气中之血药也。欲先入气，火炮用之，欲先入血，则用醋炒。[按]蓬术攻削峻猛,诚为磨积之药,但虚人服之,积滞未退,本元日亏,兼以参术乃无损耳,惟元气壮盛者,则有病病当之也。"

《药性切用·卷之一中·草部·蓬莪术》:"辛苦性温,气中血药,入肝,散瘀行气,消癥瘕痃癖,醋摩醋炒。烈于郁金,虚人酌用。"

《本草正义·卷之五·草部·蓬莪茂》:"此物生于根下,质极坚硬,味苦辛温,故为下气除寒,消食逐饮,破积攻坚,通瘀行血,亦除癥瘕之药。《开宝本草》谓:治小腹痛,霍乱冷气,吐酸水,解毒,食饮不消,妇人血气,结积,丈夫奔豚;甄权谓:破痃癖冷气;海藏谓:通肝经聚血;《大明》谓:治一切气,开胃消食,通月经,消瘀血,止扑损痛下血及内损恶血。无一非温通攻克作用,惟实病为宜,故石顽谓虚人得之,积不去而真已竭,殊为可虑,须得参、术健运,补中寓泻,乃为得力。"

144. 蒺藜子

《神农本草经·卷一·上经·蒺藜子》:"味苦,温。主恶血,破癥结积聚,喉痹,乳难。久服,长肌肉,明目、轻身。"

145. 楝根

《寿世保元·卷一·本草·药性歌括》:"楝根性寒。能追诸虫,疼痛立止,积聚立通。"

146. 雷丸

《名医别录·下品卷第三·雷丸》:"味咸,微寒,有小寒。逐邪气、恶风、汗出,除皮中热结、积聚蛊毒,白虫、寸白自出不止。久服令人阴痿。一名雷矢,一名雷实。赤者杀人。生石城及汉中土中。八月采根,曝干。"

《景岳全书·卷之四十九大集·本草正(下)·竹木部》:"雷丸,味苦,性寒,有小毒。杀三虫,逐蛊毒诸毒,降胃中实热,痰火癫狂,除百邪恶气,并一应血积气聚。"

147. 蜈蚣

《千金翼方·卷第四本草下·虫鱼部·蜈蚣》:"味辛,温,有毒。主鬼疰蛊毒,啖诸蛇虫鱼毒,杀鬼物老精温疟,去三虫。疗心腹寒热积聚,堕胎,去恶血。生大吴川谷,江南赤头足者良。"

148. 蜀漆

《神农本草经·卷三·下经·蜀漆》:"味辛,平。主疟及咳逆寒热,腹中癥坚痞结,积聚邪气,蛊毒鬼注。"

《千金翼方·卷第三、本草中·草部下品之上·蜀漆》:"味辛,平,微温,有毒。主疟及咳逆寒热,腹中癥坚痞结,积聚邪气,蛊毒鬼疰。疗胸中邪结气,吐出之。生江林山川谷,及蜀汉中。常山苗也,五月采叶,阴干。"

《伤寒论条辨·伤寒论条辨本草钞》:"蜀漆,味辛,微温,有毒。主疟,及咳逆寒热,腹中癥坚痞结积聚。疗胸中邪结气,吐出之,常山苗也。(《药性论》云:能主疗鬼疟多时不瘥,去寒热疟。治温疟寒热,不可多进,令人吐逆;下肥气积聚)"

149. 鮀鱼甲

《神农本草经·卷二·中经·鮀鱼甲》:"味辛,微温。主心腹癥瘕伏坚、积聚寒热,女子崩中,下血五色,小腹阴中相引痛,创疥死肌。生池泽。"

150. 腽肭脐

《证类本草·卷第十八·腽肭脐》:"味咸,无毒。主鬼气尸疰,梦与鬼交,鬼魅,狐魅,心腹痛,中恶邪气,宿血结块,痃癖羸瘦等。[臣禹锡等谨按]《药性论》云:腽肭脐,君,大热。此是新罗国海内狗外肾也。连而取之。主治男子宿癥气块,积冷劳。《神农本草经疏》气羸瘦,肾精衰损,多色成肾劳,瘦悴。《日华子》云:腽肭兽,热。补中益气,肾暖腰膝,助阳气,破癥结,疗惊狂痫疾及心腹疼,破宿血。"

《医学入门·内集卷二·本草分类·治寒门》:"腽肭脐咸热无毒,疗痨尸疰攻心腹,精冷面黑膝腰疼,补中破癖并血宿。腽,温也;肭,内也;脐,剂也,温内之剂。又水物多以脐交,言其性也。东垣云:疗痨瘵,更壮元阳,脾肾虚损极有功也。主鬼气尸疰,梦与鬼交,鬼魅狐魁及中恶邪气,心腹作痛,肾衰精冷,阴痿面黑,腰膝酸疼,脾衰脐腹积冷,少气羸瘦,痞块痃癖。此药补中益气,又兼消导,能破宿血,治惊狂痫疾。"

《神农本草经疏·卷十八·兽部下品·腽肭脐》:"疏:腽肭,海兽也。得水中之阳气,故其味咸无毒……咸能入血软坚,温热能通行消散,故又主宿血结块,及痃癖羸瘦也。"

《本草详节·卷之十·兽部·腽肭脐》:"主补中,益肾气,暖腰膝,破癥结,疗惊痫狂疾、中恶邪气、鬼气尸疰。[按]腽肭脐,专补阳气,故辟阴邪,咸能入血软坚,温热能通行消散,故又主痃癖等症。"

《本草简要方·卷之八·兽部·腽肭脐》:"主治补中,益精助阳,暖腰膝,治五劳七伤,色劳瘦瘁,心腹痛,宿血结块,痃癖癥瘕,肾虚精冷。腽肭脐酒,以腽肭脐浸酒擂烂,和曲米酿酒,随意饮,助阳气,益精髓,破癥结,大补益人。"

151. 煅灶灰

《千金翼方·卷第二本草上·玉石部下品·煅灶灰》:"主癥瘕坚积,去邪恶气。"

152. 蔓荆子

《千金翼方·卷第十九杂病中·杂疗第八》:"蔓荆子疗黄疸,利小便;水煮五升,取浓汁服,主癥瘕积聚;少饮汁主霍乱心腹胀;末服主目暗。"

《本草备要·谷菜部·蔓菁子》:"泻热,利水,明目,苦辛。泻热解毒,利水明目(古方治目,用之最多)。治黄疸(捣服)腹胀(捣研滤汁饮,或吐或利,腹中自宽,得汗愈),癥瘕积聚,小儿血痢(蜜和汁服)。"

153. 槟榔

《证类本草·卷第十三·槟榔》:"味辛,温,无毒。主消谷逐水,除痰癖,杀三虫、伏尸,疗寸白。生南海。[臣禹锡等谨按]《药性论》云:白槟榔,君,味甘,大寒。能主宣利五脏六腑拥滞,破坚满气,下水肿,治心痛、风血积聚。"

《景岳全书·卷之四十九大集·本草正(下)·果部》:"槟榔,味辛涩,微苦、微甘,气微温。味厚气薄,降中有升,阴中阳也。能消宿食,解酒毒,除痰癖,宣壅滞,温中快气。治腹胀积聚,心腹疼痛喘急,通关节,利九窍,逐五膈、奔豚、膀胱诸气,杀三虫,除脚气,疗诸疟瘴疠湿邪。"

《得配本草·卷六·果部·槟榔》:"苦、辛,温。入手足阳明经气分。泄胃中至高之气,坠诸药至于下极,达膜原而散疫邪。治泻痢,破滞气,攻坚积,止诸痛,消痰癖,杀三虫,除水胀,疗瘴疟。"

154. 蜚虻

《名医别录·下品卷第三·蜚虻》:"有毒。主女子月水不通,积聚,除贼血在胸腹五脏者,及喉痹结塞。生江夏。五月取,腹有血者良。"

《千金翼方·卷第四本草下·虫鱼部·蜚虻》:"味苦,微寒,有毒。主逐瘀血,破下血积、坚痞、癥瘕寒热,通利血脉及九窍,女子月水不通,积聚,除贼血在胸腹五脏者,及喉痹结塞。生江夏川谷,五月取,腹有血者良。"

155. 蜚廉

《神农本草经·卷二·中经·蜚廉》:"味咸,寒。主血瘀(《御览》引云:逐下血)、癥坚寒热,破积聚、喉咽痹,内寒无子。生川泽。"

156. 锻灶灰

《名医别录·下品卷第三·锻灶灰》:"主治癥瘕坚积,去邪恶气。"

157. 熊脂

《神农本草经·卷一·上经·熊脂》:"味甘,微寒。主风痹不仁,筋急,五脏腹中积聚,寒热羸瘦,头疡白秃,面皯皰。久服,强志、不饥、轻身。生山谷。"

158. 緒魁

《名医别录·下品卷第三·緒魁》:"味甘,平,无毒。主治心腹积聚,除三虫。生山谷。二月采。"

159. 橉木灰

《证类本草·卷第十四·橉木灰》:"味甘,温,小毒。主卒心腹癥瘕坚满痃癖。烧为白灰淋取汁,以酿酒,酒熟,渐渐从半合温服增至一二盏,即愈。"

《本草纲目·木部第三十五卷·木之二·橉木》:"主治:猝心腹癥瘕,坚满痃癖。淋汁八升,酿米一斗,待酒熟,每温饮半合,渐增至一二盏,即愈。(藏器,出《肘后》)"

160. 橘皮

《增广和剂局方药性总论·果部三品·橘皮》:"《日华子》云:皮,暖。消痰,止嗽,破癥瘕痃癖。"

《本草易读·卷六·橘皮》:"苦,辛,温,无毒。化痰治嗽,顺气理中,调脾快膈,止呕降冲,利水消谷,通淋润肠。疗霍乱吐泻,除嘈杂吐青;破癥瘕痃癖,解鱼腥肉腐。入食料最宜,杀寸白亦良。"

161. 獭肝

《本草撮要·卷九、虫鱼鳞介部·獭肝》:"味甘,温,入足厥阴经。功专治鬼疰传尸。得竹节中水,治心腹积聚。以肝阴干为末,水服二钱,每日三服。"

162. 凝水石

《神农本草经·卷二·中经·凝水石》:"味辛,寒。主身热,腹中积聚、邪气,皮中如火烧,烦满。水饮之,久服,不饥。一名白水石。生山谷。"

163. 䗪虫

《神农本草经·卷二·中经·䗪虫》:“味咸,寒。主心腹寒热洗洗,血积癥瘕;破坚,下血闭,生子大良。一名土鳖。生川泽。”

《千金翼方·卷第四、本草下·虫鱼部·䗪虫》:“味咸,寒,有毒。主心腹寒热洗洗,血积癥瘕,破坚,下血闭,生子,大良。一名地鳖,一名土鳖。生河东川泽及沙中人家墙壁下土中湿处,十月取曝干。”

《本草图经·虫鱼上卷第十四·䗪虫》:“䗪虫,寸余,形扁如鳖,但有鳞而无甲,故一名土鳖。今小儿多捕以负物为戏。十月取,曝干。张仲景治杂病方:主久瘕积结,有大黄䗪虫丸,又大鳖甲丸中,并治妇人药,并用䗪虫,以其有破坚积,下血之功也。”

164. 礜石

《名医别录·下品卷第三·礜石》:“味甘,生温、熟热,有毒。主明目,下气,除膈中热,止消渴,益肝气,破积聚、痼冷腹痛,去鼻中息肉。久服令人筋挛。火炼百日,服一刀圭,不炼服,则杀人及百兽。”

《千金翼方·卷第二本草上·玉石部下品·礜石》:“辛甘,大热,生温、熟热,有毒。主寒热鼠瘘,蚀疮,死肌风痹,腹中坚癖邪气,除热,明目,下气,除膈中热,止消渴,益肝气,破积聚,痼冷腹痛,去鼻中息肉。”

165. 蟾蜍

《景岳全书·卷之四十九大集·本草正(下)·虫鱼部》:“蟾蜍,俗名癞虾蟆。眉间有两囊,遍身有颗磊,其中俱有蟾酥,行极迟缓,不能跳跃,亦不解鸣者是也。此物受土气之精,上应月魄,赋性灵异,穴土食虫,能制蜈蚣。入足阳明胃经。消癖气积聚,破坚癥肿胀,治五疳八痢及小儿劳瘦疳热,杀疳虫,消痈肿鼠瘘,阴疽恶疮。”

166. 鳖甲

《神农本草经·卷二·中经·鳖甲》:“味咸,平。主心腹癥瘕坚积、寒热,去痞、息肉、阴蚀、痔、恶肉。生池泽。”

《本草经集注·虫兽三品·中品·鳖甲》:“味咸,平,无毒。主治心腹癥瘕,坚积,寒热,去痞,息肉,阴蚀,痔,恶肉。治温疟,血瘕,腰痛,小儿胁下坚。肉:味甘,主伤中,益气,补不足。生丹阳池泽,取无时。”

《证类本草·卷第二十一·中品·鳖甲》:“《药性论》云:鳖甲,使,恶理石。能主宿食,癥块痃癖气,冷瘕劳瘦,下气,除骨热,骨节间劳热,结实拥塞……又,治痃癖气,可醋炙黄,末,牛乳一合,散一匙,调可,朝朝服之。”

《本草纲目·介部第四十五卷·介之一·鳖》:“主治:心腹癥瘕,坚积寒热,去痞疾息肉,阴蚀痔核恶肉。(《本经》)疗温疟,血瘕腰痛,小儿胁下坚。(《别录》)宿食,癥块痃癖,冷瘕劳瘦,除骨热,骨节间劳热,结实壅塞,下气,妇人漏下五色,下瘀血。(甄权)去血气,破癥结恶血,堕胎,消疮肿肠痈,并扑损瘀血。(《日华》)”

《本草易读·卷八·鳖甲》:“咸,平,无毒。入厥阴肝。攻一切癥块瘕癖,消诸般恶肉败血。腰痛胁坚,疟母痔核,肠痈疮肿,惊痫斑痘。除劳瘦骨热,疗难产经阻……痃癖癥积,醋炙末,牛乳合服,朝朝服之。”

167. 麝香

《景岳全书·卷之四十九大集·本草正(下)·禽兽部》:“麝香,味苦辛,性温。能开诸窍,通经络,透肌骨,解酒毒,吐风痰,消积聚癥瘕,散诸恶浊气,除心腹暴痛胀急,杀鬼物邪气魇寐,脏腑虫积,蛇虫毒、蛊毒、瘴毒、沙虱毒,及妇人难产,尤善堕胎。”

三、治积聚主治药

《本草纲目·主治第三卷·百病主治药·积聚癥瘕》

(1) 血气

[草部]

三棱:老癖、癥瘕、积聚、结块,破血中之气。小儿气癖,煮汁作羹与乳母食。

蓬莪术:破痃癖冷气,血气积块,破气中之血,酒磨服。

郁金:破血积,专入血分。

姜黄:癥瘕血块,入脾,兼治血中之气。

香附子:醋炒,消积聚癥瘕。

蒴藋根:鳖瘕坚硬肿起,捣汁服。卒暴癥块如石欲死,煎酒服。

大黄:破癥瘕、积聚、留饮,老血留结。醋丸或熬膏服,产后血块尤宜;同石灰、桂心熬醋,贴积块;

男子败积，女子败血，以荞面同酒服，不动真气。

牡丹、芍药、当归、芎䓖、丹参、玄参、紫参、白头翁、延胡索、泽兰、赤车使者、刘寄奴、续断、凤仙子、茼茹、大戟、蒺藜、虎杖、水荭、马鞭草、土瓜根、麻黄、薇衔。

［谷菜］

米醋：并除积癥瘕，恶血癖块。醋煎生大黄，治痃癖。

胡麻油：吐发瘕。

白米：吐米瘕。

秫米：吐鸭癥。

丹黍米泔：治鳖瘕。

寒食饧：吐蛟龙癥。

芸苔子：破癥瘕结血。

山蒜：积块，妇人血瘕，磨醋贴。

陈酱茄：烧研，同麝贴鳖瘕。

生芋：浸酒服，破癖气。

桑耳。

［果木］

桃仁：并破血闭癥瘕。

桃枭：破伏梁结气，为末酒服。

甜瓜子仁：腹内结聚，为肠胃内壅要药。

橄榄、观音柳：腹中痞积，煎汤露一夜服，数次即消。

芜荑：嗜酒成酒鳖，多怒成气鳖，炒煎日服。

橉木灰：淋汁，酿酒服，消癥瘕、痃癖。

琥珀、蟹、木麻、没药。

［土石］

土墼：鳖瘕。

白垩、自然铜、铜镜鼻：并主妇女癥瘕积聚。

石灰：同大黄、桂心熬膏，贴腹胁积块。

石炭：积聚，同自然铜、大黄、当归，丸服。

阳起石：破子脏中血结气，冷癥寒瘕。

凝水石：腹中积聚邪气，皮中如火烧。

食盐：五脏癥结积聚。

禹余粮、太一余粮、空青、曾青、石胆。

［虫部］

水蛭、葛上亭长。

［鳞介］

龙骨、鼍甲：并主血积癥瘕。

守宫：血块，面煨食数枚，即下。

鳖肉：妇人血瘕，男子痃癖积块，桑灰、蚕砂淋汁煮烂捣，丸服。

鳖甲：癥块痃癖，坚积寒热，冷瘕劳瘦，醋炙，牛乳服；血瘕，同琥珀、大黄末，酒服即下。

魁蛤：冷癥血块，烧过，醋淬丸服。

龟甲、秦龟甲、玳瑁、牡蛎、蛤蜊、车螯壳、鲚鱼：并主积瘕。

海马：远年积聚癥块，同大黄诸药丸服。

虾：鳖瘕作痛，久食自消。

夜明沙。

［兽部］

熊脂：并主积聚寒热。

猫头灰：鳖瘕，酒服。

鼠灰：妇人狐瘕，同桂末服。

麝香。

［人部］

人尿：癥积满腹，服一升，下血片，二十日即出。

癖石：消坚积。

（2）食气

［草部］

青木香：积年冷气痃癖，癥块胀疼。

白蒿：去伏瘕，女人癥瘕。

蓍叶：同独蒜、穿山甲，盐、醋调，贴痞块，化为脓血。

海苔：消茶积。

木鳖子：疳积痞块。

番木鳖、预知子、苏子。

［谷菜］

米秕：并破癥结，下气消食。

麦面：米食成积，同酒曲丸服。

荞麦面：炼五脏滓秽，磨积滞。

神曲、麦蘖、蘖米、蔓荆：并消食下气，化癥瘕积聚。

萝卜：化面积痰癖，消食下气。

水蕨：腹中痞积，淡食二月，即下恶物。

姜叶：食鲙成癥，捣汁服。

皂角蕈：积垢作疼，泡汤饮作泄。

马齿苋。

［果木］

山楂：化饮食，消肉积癥瘕。子亦磨积。

槟榔、桑灰霜：破积块。

阿魏：破癥积肉积。

枳壳：五积六聚，巴豆煮过，丸服。

枳实。

［土石］

百草霜、梁上尘：并消食积。

砂锅：消食块，丸服。

锻灶灰、胡粉、黄丹、密陀僧、铁华粉、蓬砂、玄精石：并主癥瘕食积。

针砂：食积黄肿。

朱砂：心腹癥癖，以饲鸡取屎炒，末服。

雄黄：胁下痃癖及伤食，酒、水同巴豆、白面丸服；竹筒蒸七次，丸服，治癥瘕积聚；同白矾，贴痞块。

青礞石：积年食癥攻刺，同巴豆、大黄、三棱作丸服。一切积病，硝石煅过，同赤石脂，丸服。

绿矾：消食积，化痰燥湿。

硇砂：冷气痃癖癥瘕，桑柴灰淋过，火煅，为丸服；积年气块，醋煮木瓜酿过，入附子，丸服。

石硷：消痰磨积，去食滞宿垢，同山楂、阿魏、半夏丸服。

石髓。

［鳞禽］

鱼鲙：去冷气痃癖，横关伏梁。

鱼脂：熨癥块。

五灵脂：化食消气，和巴豆、木香丸服；酒积黄肿，同麝丸服。

鸡屎白：食米成癥，合米炒研，水服，取吐；鳖瘕及宿癥，炒研，酒服。

鹰屎白：小儿奶癖，膈下硬，同密陀僧、硫黄、丁香末服。

雀粪：消癥瘕久痼，蜜丸服；和姜、桂、艾叶丸服，烂痃癖伏梁诸块。

鸽粪：痞块。

猪项肉：合甘遂丸服，下酒布袋积。

猪脾：朴硝煮过，用水荭花子末服，消痞块。

猪肾：同葛粉炙食，治酒积面黄。

猪肪：食发成瘕，嗜食与油，以酒煮沸，日三服。

猪肚：消积聚癥瘕。

牛肉：同恒山煮食，治癖疾；同石灰蒸食，治痞积。

牛脑：脾积痞气，同朴硝蒸饼丸服。又同木香、鸡肫等末服。

鼠肉：煮汁作粥，治小儿癥瘕。

狗胆：痞块，同五灵脂、阿魏丸服。

狗屎：浸酒服，治鱼肉成癥。

驴屎：癥癖诸疼。

驴尿：杀积虫。

白马尿：肉癥思肉，饮之，当有虫出；男子伏梁，女子瘕疾，旦旦服之；食发成瘕，饮之；痞块心疼，和僵蚕末敷之。

腽肭脐：男子宿癥气块，积冷劳瘦。

（3）痰饮

［草部］

威灵仙：去冷滞痰水，久积癥瘕，痃癖气块，宿脓恶水。停痰宿饮，大肠冷积，为末，皂角熬膏丸服。或加半夏。

牵牛：去痃癖气块。男妇五积，为末蜜丸服；食积，加巴豆霜。

芎䓖：酒癖，胁胀呕吐，腹有水声，同三棱为末，每葱汤服二钱。

续随子：一切痃癖。同腻粉、青黛丸服，下涎积。

狼毒：积聚饮食，痰饮癥瘕，胸中积癖。

紫菀：肺积息贲。

商陆：腹中暴癥，如石刺痛。

黄连、天南星：并主伏梁。

柴胡、桔梗、苦参：并寒热积聚。

白术、苍术、黄芪、人参、高良姜、防葵、旋覆花、葶苈、鸢尾、独行根、三白草、常山、蜀漆、甘遂、赭魁、昆布、海藻：并主痃癖痰水。

莨菪子：积冷痃癖，煮枣食之。

附子、天雄、草乌头。

［谷菜］

烧酒：并主冷毒、气块、痃癖。

蒜：烂痃癖，日吞三颗。又吐蛇瘕。

韭菜：煮食，除心腹痼冷痃癖。

生芋：浸酒饮，破痃癖。

白芥子：贴小儿乳癖。

仙人杖。

［果木］

大枣：并去痰癖。

栗子：日食七枚，破冷癖气。

橘皮：胸中瘕热，湿痰痃癖。

青皮：破积结坚癖。

林檎：研末，敷小儿闪癖。

桃花：末服，下痰饮积滞。

榧子：食茶成癖，日食之。

苦茗：嗜茶成癖。

蜀椒：破癥癖。食茶面黄，作丸服。

胡椒：虚寒积癖在两胁，喘急，久则为疽，同蝎尾、木香丸服。

吴茱萸：酒煮，熨癥块。

巴豆：破癥瘕结聚，留饮痰澼。一切积滞，同黄柏、蛤粉丸服。

桂心、沉香、丁香、草豆蔻、蒟酱：并破冷癥痃癖。

郁李仁：破癖气，利冷脓。

乌桕根皮：水癥结聚。

奴柘：痃癖，煎饮。

白杨皮：痰癖，浸酒饮。

枳实、枳壳、婆罗得、木天蓼。

［金石］

浮石：并化痰癖。

赤白玉：痃癖气块往来痛，糊丸服。

理石：破积聚。酒渍服，治癖。

石硫黄：冷癖在胁，积聚。

硝石：破积散坚。

砒石、礜石、特生礜石：并痼冷坚癖积气。

玄明粉：宿滞癥结。

朴硝：留澼癥结。同大蒜、大黄，贴痞块。

黑锡灰、水银粉、粉霜、银朱。

［介禽］

海蛤、蛤蜊粉：并主积聚痰涎。

蚌粉：痰涎积聚，心腹痛，或哕食，巴豆炒过，丸服。

蟾蜍：小儿痞气，煮饮食。

淡菜：冷气痃癖，烧食。

鹳胫骨及觜、雀胫骨及觜：并主小儿乳癖，煮汁，烧灰服。

［兽部］

牛乳：冷气痃癖。

驼脂：劳风冷积，烧酒服之。

四、治积聚食物

1. 山楂

《景岳全书·卷之四十九大集·本草正（下）·果部》："山楂，味甘微酸，气平，其性善于消滞。用此者，用其气轻，故不甚耗真气。善消宿食痰饮吞酸，去瘀血疼痛，行结滞，驱膨胀，润肠胃，去积块，亦祛颓疝。仍可健脾，小儿最宜。亦发疮疹。妇人产后儿枕痛，恶露不尽者，煎汁入砂糖服之，立效。煮汁洗漆疮亦佳。肠滑者少用之。"

《医学衷中参西录·药物·山楂解》："味至酸微甘，性平。皮赤肉红黄，故善入血分为化瘀血之要药。能除痃癖癥瘕、女子月闭、产后瘀血作疼（俗名儿枕疼）。为其味酸而微甘，能补助胃中酸汁，故能消化饮食积聚，以治肉积尤效。其化瘀之力，更能蠲除肠中瘀滞，下痢脓血，且兼入气分以开气郁痰结，疗心腹疼痛。若以甘药佐之（甘草蔗糖之类，酸甘相合，有甲己化土之义），化瘀血而不伤新血，开郁气而不伤正气，其性尤和平也。"

2. 生大豆

《千金翼方·卷第四本草下·米谷部·生大豆》："味甘，平。涂痈肿。煮汁饮，杀鬼毒，止痛，逐水胀，除胃中热痹，伤中淋露，下瘀血，散五脏结积，内寒，杀乌头毒。久服令人身重，炒为屑。味甘，主胃中热，去肿除痹，消谷止腹胀。生太山平泽，九月采。"

3. 戎盐

《证类本草·卷第五·戎盐》："《日华子》云：戎盐，平。助水脏，益精气，除五脏癥结，心腹积聚，痛疮疥癣等。即西蕃所出，食者号戎盐，又名羌盐。"

4. 米醋

《本草约言·药性本草约言卷之二·米谷部·米醋》："味酸，气温，无毒，阴中之阳，可升可降。消痈肿，敛咽喉之疮；破积血，治血逆之晕。入药惟米造者良，年久者更佳。忌食蛤肉。多食损齿、损筋骨。渍黄柏皮含之，愈口疮。煮香附子丸服，除郁痛。煎大黄劫痃癖如神，磨南星敷瘤肿立效。驱胃脘气痛，并坚积癥块气疼，搀剂吞服。治产后血晕，及损伤金疮血晕，淬气熏蒸。"

《本草择要纲目·热性药品·米醋》："消痈肿，散水气，杀邪毒，理诸药消毒，治产后血晕，除癥块坚积，消食，杀恶毒，破结气心中酸水痰饮，下气除烦，治妇人心痛血气，并产后及伤损金疮出血昏晕，杀一切鱼肉菜毒，醋磨青木香，止卒心痛血气痛。浸黄柏含之治口疮，调大黄末涂肿毒，煎生大黄服治痃癖甚良，散瘀血，治黄疸黄汗，产妇房中常以火炭沃醋气为佳，酸益血也。大抵醋治诸疮肿积块，心腹疼痛，痰水血病，杀鱼肉菜及诸虫毒气，无非取其酸收之义，而又有散瘀解毒之功也。"

5. 昆布

《医宗必读·卷之三·本草徵要上·草部》："昆布，味咸，寒，无毒。入肾经。洗净。顽痰结气，积聚瘿瘤。咸能软坚，噎证恒用之，取其祛老痰也。"

6. 鱼鲙

《本草详节·卷之十一·鳞部·鱼鲙》："主心下酸水，冷气，湿痹，伏梁气块，冷结痃癖，宜脚气风气人。"

7. 韭

《医学入门·内集卷二·本草分类·治寒门》："韭菜辛温性最急，温中又除胃客热，中风中恶腹心疼，消瘀破积止便血，根同捣汁利膈胸，子主精寒多梦泄。韭，久也，一种而复生也。味辛带微酸，无毒。温中，除心腹痼冷作痛，又除胃中客热，中风失音，及中恶腹心急痛如刺，俱捣汁饮之。善消胸膈间瘀血凝滞，痃癖冷痛，止尿血泻血及卒下痢。"

《本草汇言·卷之十六·菜部·韭》："如藏器方治阳虚肾冷，阳道不振，或腰膝冷疼，遗精梦泄，或久痢脓血，下腹胀坠，或膈噎不通，饮食少下，或痃癖积饮，否塞中宫。并宜炒熟食之。盖人之气，抑郁者多。凡人气血，惟利通和，不利阻滞。韭性行而能补，故可久食而无损也。"

8. 神水

《本草纲目·水部第五卷·水之一·神水》："时珍曰：《金门记》云，五月五日午时有雨，急伐竹竿，中必有神水，沥取为药。气味：甘，寒，无毒。主治：心腹积聚及虫病，和獭肝为丸服。又饮之，清热化痰，定惊安神。（时珍）"

9. 桔柚

《证类本草·卷第二十三·上品·桔柚》："《日华子》云：桔，味甘、酸。止消渴，开胃，除胸中隔气。又云皮，暖，消痰止嗽，破癥瘕痃癖。"

10. 桃核仁

《本草经集注·果部药物·下品·桃核仁》："味苦、甘，平，无毒。主治瘀血，闭瘕邪气，杀小虫。主咳逆上气，消心下坚，除猝暴击血，破癥瘕，通月水，止痛。七月采取人，阴干。桃花：杀疰恶鬼，令人好颜色，味苦，平，无毒。主除水气，破石淋，利大小便，下三虫，悦泽人面。三月三日采，阴干。桃枭：杀百鬼精物，味苦，微温。主治中恶腹痛，杀精魅五毒不祥。一名桃奴，一名枭景，是实着树不落，实中者，正月采之。桃毛：主下血瘕，寒热积聚，无子，带下诸疾，破坚闭，刮取实毛用之。桃蠹：主杀鬼，辟邪恶不祥，食桃树虫也。其茎白皮：味苦、辛，无毒。除邪鬼，中恶，腹痛，去胃中热。其叶：味苦、辛，平，无毒。主除尸虫，出疮中虫。其胶：炼之，主保中不饥，忍风寒。其实：味酸，多食令人有热。生太山川谷。"

11. 海蜇

《得配本草·卷八·鳞部·海蜇》："咸，寒。主妇人生产，劳损血凝，小儿火瘭丹毒。配荸荠，煎汁，治肝气郁结，小腹疼痛，一切痞块虫积。漂去石灰、矾性用。"

12. 雀

《本草纲目·禽部第四十八卷·禽之二·雀》："主治：疗目痛，决痈疖，女子带下，溺不利，除疝瘕。（《别录》）疗龋齿（陶弘景）。和首生男子乳点目中，胬肉、赤脉贯瞳子者即消，神效。和蜜丸服，治癥瘕久痼冷病。和少干姜服之，大肥悦人。（苏恭）痈苦不溃者，点涂即溃。急黄欲死者，汤化服之立苏。腹中痃癖、诸块、伏梁者，和干姜、桂心、艾叶为丸服之，能令消烂。（藏器）和天雄、干姜丸服，能强阴。（孟诜）消积除胀，通咽塞口噤，女人乳肿，疮疡中风，风虫牙痛。（时珍）发明：时珍曰：雀食诸谷，易致消化。故所治疝瘕积胀痃癖，及目翳胬肉，痈疽疮疖，咽噤齿龋诸症，皆取其能消烂之义也。"

《雷公炮制药性解·卷六·禽兽部·雄雀》："味甘咸，性热无毒，入命门经。主益气壮阳。其脑主耳聋及冻疮，头血主点雀盲。粪名白丁香，主溃痈疖，点目内胬肉血膜，除癥瘕伏梁，烂痃癖积块。"

13. 雀肉

《食物本草卷之四·禽部·雀肉》："又除疝瘕

烂，痃癖诸块，伏梁。一种似雀而小，八、九月间群飞田间，谓之黄雀，亦可食，用稍不及。”

14. 猪胰

《得配本草·卷九·兽部·猪》：“胰，名肾脂，生在两肾中间。甘，寒。涤肾脏邪毒垢腻，疗肺气喘胀咳血。得延胡索，治膜内气块。同枣肉浸酒，治痃癖羸瘦。”

15. 淡菜

《古今医统大全·卷之九十五·本草集要（下）·本草虫鱼部》：“淡菜，味甘，气温。无毒。（又名东海夫人）主补五脏虚损，理腰脚气，益阳。食治产后血结腹内冷痛，消痃癖癥瘕，妇人带下。漏下，丈夫久痢，并煮食之。虽形状不典，而甚益人。”

《本草纲目·介部第四十六卷·介之二·淡菜》：“主治：虚劳伤惫，精血衰少，及吐血，久痢肠鸣，腰痛疝瘕，妇人带下，产后瘦瘠。（藏器）产后血结，腹内冷痛，治癥瘕，润毛发，治崩中带下，烧食一顿令饱。（孟诜）煮熟食之，能补五脏，益阳事，理腰脚气，能消宿食，除腹中冷气痃癖。亦可烧汁沸出食之。（《日华》）”

《随息居饮食谱·鳞介类》：“甘温补肾，益血填精。治遗带崩淋、房劳产怯、吐血久痢、膝软腰疼、痃癖癥瘕、脏寒腹痛、阳萎阴冷、消渴瘿瘤。干即可以咀食，味美不腥。产四明者，肉厚味重而鲜，大者弥胜。”

16. 蒜

《本草图经·菜部卷第十七·蒜》：“蒜，葫而极细小者，是也……古方多用小蒜治霍乱，煮汁饮之。南齐褚澄用蒜治李道念鸡瘕，便瘥。江南又有一种山蒜，似大蒜臭。山人以治积块，及妇人血瘕，以苦醋摩服多效。”

《神农本草经疏·卷二十九·菜部下品·葫》：“疏：葫，大蒜也。禀火金之气以生。故其味辛气温。辛温太甚，故其性有毒。熏臭异常，不宜多食。入足阳明、太阴、厥阴经。辛温能辟恶散邪，故主除风邪，杀毒气，及外治散痈肿䘌疮也。辛温走窜，无处不到，故主归五脏。脾胃之气最喜芳香，熏臭损神耗气，故久食则伤人。肝开窍于目，目得血而能视。辛温太过，则血耗而目损矣。总之，其功长于通达走窍，去寒湿，辟邪恶，散痈肿，化积聚，暖脾胃，行诸气。故苏恭：主下气消谷，化肉。藏器：主风湿，破冷气，烂痃癖，伏邪恶，宣通温补。”

《本草通玄·卷下·菜部·大蒜》：“辛温。健脾下气，消谷化肉，破结杀鬼。捣烂同道上热土，新汲水服，能救中暑。捣汁饮，主吐血心病。同黄丹丸止疟痢。捣涂脐，消下焦水，利二便。贴足心，引火下行，止吐衄。纳肛，通幽门，治关格。隔蒜片，灸一切毒。辛能散气，热能助火，久食多食，伤肺损目，昏神伐性。患痃癖者，每日取三颗，截却两头吞之，名曰内灸，必效。”

《本草备要·谷菜部·大蒜》：“宣，通窍，辟恶，辛温。开胃健脾，通五脏，达诸窍（凡极臭极香之物，皆能通窍），去寒湿，解暑气，辟瘟疫，消痈肿（捣烂，麻油调敷），破癥积，化肉食，杀蛇虫蛊毒。”

17. 醋

《证类本草·卷第二十六·醋》：“味酸，温，无毒。主消痈肿，散水气，杀邪毒……［臣禹锡等谨按］陈藏器云：醋，破血运，除癥块坚积，消食，杀恶毒，破结气，心中酸水，痰饮。多食损筋骨。然药中用之，当取二三年米酢良。”

《冯氏锦囊秘录·杂症痘疹药性主治合参卷四十二·谷部·醋》：“一名苦酒。得温热之气，故从本气，味酸气温无毒，酸能敛壅热，温能行逆血，故消痈肿，及治产后血晕癥块，血积心痛俱用之者，取其酸收而又有散瘀解毒之功。然味重于酸，敛多散少，且助肝贱脾，倘风寒感冒外邪不解，及脾病者俱禁。醋造有数种，惟陈年米醋为佳，入剂吞服，散水气，役邪毒。消痈肿，敛咽疮，祛胃脘气痛，涩肠滑虚泻，坚积癥瘕，并能祛治。煅石浇醋淬气，善熏产后血晕，及伤损金疮血晕，渍黄柏皮含之，口疮堪愈。煮香附子片服，郁痛能除；煎大黄，劫痃癖如神；靡南星敷，瘤肿立效；调雄黄蜂虿蛇齿可涂。切忌蛤肉同食。”

《本草正义·卷之五·草部·木香》：“甄权：治九种心痛，积年冷气，痃癖癥块，胀痛壅气。”

18. 鲤鱼

《医心方·卷第三十·五肉部第三》：“《拾遗》云：肉主安胎，胎动，坏妊身肿。煮食之，破冷气痃癖气块。从脊当中数至尾，无大小皆有三十六鳞。”

《滇南本草·第三卷·鲤鱼》：“鲤鱼，味甘，性平。无毒。煮食。主治咳逆上气，黄疸，止渴；治水肿、脚满，下气；一治怀妊身肿及胎气不安；下水行气，利小便。作鲙，温补，去冷气痃癖气块，横关伏梁，结在胸腹作痛，定喘，亦治男妇暴痢反胃尤效。忌同犬肉食。”

19. 橘

《本草品汇精要·卷之三十二·果部上品·橘》：“《药性论》云：皮除胸膈间气，开胃，气痢，消痰涎，止上气咳嗽。《日华子》云：橘止消渴，开胃去胸中膈气。皮消痰止嗽，破癥瘕痃癖；橘囊上筋膜止渴及吐酒。”

五、治积聚禁药

牵牛子

《本草汇言·卷之六·草部·牵牛子》：“逐积追虫（李时珍），行水消胀之药《（别录》）……若病在血分，及脾胃虚弱而致痞疾者，则不可取快一时，有损元气也……今人不问有水无水，但见伤食损脾，或中虚内热之证，俱用牵牛克伐之药，岂不误哉？况牵牛止能泄气中之湿热，不能除血中之湿热，如湿从下受之，下焦主血，血中之湿，宜温平之药，渐渐除之。反以辛烈猛厉如牵牛者泄之，伤人元气，其危殆必矣。况水湿胀满之证，多由饮食失节，劳役所伤，以致中气不和，脾胃二脏失其纳受运化之令，心火乘之，腑脏之气闭塞于内，经络之气壅滞于外，当此之际，药宜温平，不寒不燥，不热不滞，宜资生运脾等药，攻补两备者，日渐服之，屏去咸、甜、油腻厚味，戒酒绝欲缓心保摄，静是见功。若急用牵牛大辛热、气味俱阳之药，以泄水，泄元气，利其小便，竭其津液，是谓重虚，轻病转重，重病必危。故张文懿公云：牵牛不可服，脱人元气，见有伤酒食病痞者，多服牵牛丸散，取快一时，药过仍痞，随服随效，效后复痞，以致久服脱绝元气，犹不知悔也。昔张仲景治七种湿热，小便不利诸证，无一药用牵牛者，仲景岂不知牵牛能泄水湿，利小便乎！正谓湿病之根在下焦，是血分中气病，不可用辛辣之药，泄上焦太阴之气，是血病泻气，使气血俱损也。《经》云：毋实实，毋虚虚，此之谓也，用者戒之。”

《本草备要·草部·牵牛》：“治水肿喘满痃癖气块。若湿、热在血分、胃弱气虚人禁用。东垣曰：牵牛苦寒误矣，其味辛辣，久嚼猛烈雄壮，所谓苦寒安在哉？乃泻气之药，比诸辛药泄气尤甚。若湿从下受，下焦主血，血中之湿，宜苦寒之味。而反用辛热之药，泄上焦之气，是血病泻气，使气血俱损也。”

六、治积聚禁食

1. 柑子

《养生类纂·卷下·果实部·柑子》：“柑子食多，令人肺燥，冷中，发痃癖。（《食疗本草》）”

2. 鲂鱼

《厚生训纂·卷之二·饮食》：“鲟鱼发诸药毒，鲊不益人，小儿食之成瘕，合笋食之瘫痪。”

3. 鲈鱼

《养生类纂·卷下·鳞介部·鲈鱼》：“鲈鱼多食宜人，作鲊尤良。一云多食发痃癖。（《本草》）”

《三元参赞延寿书·卷之三·人元之寿》：“鲈鱼，多食令人发痃癖病，鲊尤良。”

《饮食须知·卷六·鱼类》：“味甘性平，有小毒。多食发疮肿，成痃癖。”

《本草通玄·卷下·附录食物性鉴赋·平性为一例》：“鲈鱼发痃癖，却可安胎。”

4. 鳖甲

《本草蒙筌·卷之十一·虫鱼部·鳖甲》：“味咸，气平。无毒……散痃癖癥瘕，及息肉阴蚀痔疽；除劳瘦骨蒸，并温疟往来寒热。愈肠痈消肿，下瘀血堕胎。肉，味颇甘，其性极冷。（常居水底故也）项下有软骨如鳖，须预捡除；食虽凉血热补阴，不可过度。（因性冷宜少食）患癥瘕勿食，防证反增；（肉主聚，甲主散，故食肉反增，食甲能散也）怀妊娠食之，生子项短。合鸡肉食成瘕，合鸡子食杀人。合苋菜食，鳖瘕即生。合芥子食，恶疾骤发。形状异者尤毒，得之深阱急埋。”

《冯氏锦囊秘录·杂症痘疹药性主治合参卷四十七·虫鱼部·鳖甲》：“全得天地至阴之气，故味咸，平，无毒，象水明矣。但甲色青而应木，故专入肝益肾，为软坚除热补虚除癥，温疟寒热，癥瘕坚积，痞疾息肉，阴蚀痔疮，疟母劳热，血瘕骨蒸劳复，产后蓐劳之要药。鳖甲，劳瘦骨蒸，温疟，往来寒热，痃癖瘕癥，息肉阴蚀痔疽；退伏热于骨中，长阴气于肝肾，小儿胁下坚，妇人产后痨，去痞化积，血瘕腰痛，愈肠痈，消肿下瘀血，堕胎。肉味甘而性冷，主伤中益气，凉血热，补阴虚，不宜过度，以其性冷，孕妇食之，生子项短。［按］龟甲，以自败者为佳，鳖甲，以不经汤煮者方胜，若肝肾无热者忌之。”

【医论医案】

一、医论

1. 论虚证积聚

《卫生宝鉴·卷十四·腹中积聚·养正积自除》

真定王君用，年一十九岁，病积，脐左连胁如覆杯，腹胀如鼓，多青络脉，喘不能卧，时值暑雨，加之自利完谷，日晡潮热，夜有盗汗，以危急来求。予往视之，脉得浮数，按之有力，谓病家曰：凡治积非有毒之剂攻之则不可，今脉虚弱如此，岂敢以常法治之。遂投分渗益胃之剂，数服而清便自调，杂以升降阴阳，进食和气，而腹大减。胃气稍平，间以削之，不月余良愈。先师尝曰：洁古老人有云，养正积自除。犹之满坐皆君子，纵有一小人，自无容地而出。今令真气实，胃气强，积自消矣。洁古之言，岂欺我哉。《内经》云：大积大聚，衰其大半而止，满实中有积气，大毒之剂尚不可过。况虚中有积者乎，此亦治积之一端也，邪正虚实，宜精审焉。

2. 论实热积聚

《续名医类案·卷三十·癖积》

汤某治户部侍郎小娘子患痞，蕴积结聚，已经年矣。其候腹满壮热，大小便闭，不食。诸医皆作虚热潮湿，或作胃寒不食治。然既不食，大小便自然少，又欲作疳热治。百药俱试，而无一中，势已窘迫，招汤视之。问曰：合服何药？答曰：当服甘遂、大黄。张惊曰：前诸医者，皆用补剂，此女不进食久矣，不宜利动肠胃。答曰：信我者生，逆我者死。张曰：更有无甘遂而次于此药方者可否？乃令即服大承气汤，二服而愈。次日诊之，尚有余滞积实，其症必过数日而复闭，须服前药，始可除根。数日后，果再闭，腹满痞结，再服此药，一服而痊。

3. 论肾阳虚积聚

《顾松园医镜·卷十御集·积聚·举例》

一人年二十余，生痞块，卧床数月，日进削痞之药，渐至毛悴肉脱，面黧发卷，殆无生理。嘉言视其块，自少腹至脐傍。分为三歧，皆坚如石，以手拊之，痛不可忍。其脉两尺洪盛，余俱微细。谓曰：是病由见块，医不究其源而误治也。初时块必不坚，误以破血之药，兼破其气，其气不能转运，而结为石块，其实全是空气聚成。用理中汤，加附子五分，一剂块减十之三。再用桂、附药一大剂，腹中气响如喧，顷之三块一时顿没，又一剂而全愈。调摄月余，肌肉复生。每遇天气阴寒，必用厚被盖复，不敢起身。此病根尚在，盖以肾气之收藏未固，膀胱之气化未旺，倘犯房室，其块复作，仍为后累。更用补肾药，加入桂、附而多用河车为丸，取其以胞补胞，而助膀胱之化源也。服之竟不畏寒，体加充盛。

4. 论肝脾不调积聚

《周慎斋遗书·卷八·痞块》

一妇素善怒，左胁下有块，身肥大，经将行，先一二日且吐且下。此肝木乘脾，脾虚生痰，不生血也。善怒胁块，肝气亢也；吐下者，脾气虚也；身肥则多痰，痰盛则中焦多湿；每经行时气血流通，冲动脾湿，且吐且下也。久而不治，必变中满。宜理脾燥湿。白术一两，半夏五钱，生姜七钱，沉香二钱，共末。白糖和服。

5. 论气血两虚积聚

《医学纲目·卷之二十五脾胃部·积块癥瘕》

（丹）有妇人三十岁，因哭子，至半年后，胸痞有块如杯，饮食大减，面淡黄惨黑，若不胜衣，六脉弦细虚涩，至日晡后则发寒热。予察其事势已急，补泻兼用，以补中益气汤随天气寒暄加减法，与东垣痞气丸相间服，方见五积门，食前用汤，食后用丸，常令汤多于丸些少。如此近一月，寒热皆退，食亦稍进，又以丸用汤相等服之，至第二月以后，忽一夜大发寒热，至天明热退，胸中之块如失，至晚手足下半节皆肿，遂停药。三五日后，忽一夜手足之肿如失，至天明胸中之块复有，比如前觉小一晕。遂以二陈汤加桔梗、白术、枳实，调理半月而安。次年复生一男。

一妇人四十余，面白形瘦性急，因大不如意，三月后乳房下贴肋骨作一块，渐渐长大，掩心微痛膈闷，饮食减四之三，每早觉口苦，两手脉微而短涩。予知其月经不来矣，为之甚惧，辞勿与治。思至夜半，其妇尚能出外见医，梳妆言语如旧，料其尚有胃气，遂以参、术、归、芎，佐以气药作大服，一昼夜与四次，外以大琥珀膏贴块上，防其长。经一月余，服补药百余帖，食及平时之半。仍用前药，又过一月，脉气渐充。又与前药吞润下丸百余帖，月经不及两月而至，涩脉减五分之四。时天气热，意其经行时，必带紫色，仍与前补药加醋炒三棱，吞润下丸，以抑青丸十五粒佐之。又经一月，忽报块已消及大半，月经及期尚欠平时半日，饮食甘美如常，但食肉则觉不快。予令止药，且待来春木旺时又与区处。至次年六月，忽报一夜块大，比旧反加大半指，脉略弦，左略怯于右，至数日平和，自言食饱后则块微闷，食行却自平。予意有动心事激之，问之果然。仍与前补药加黄芩、炒黄连，以少木通、生姜佐之，去三棱煎汤吞润下丸，外以琥珀膏贴之半月，值经行而块散。此是肺金为内火所烁，木邪胜土，土不能运，清浊相干，旧块轮廓尚在者，因气血之未尽复也。浊气稍留，旧块复起，补其血气，使肺不受邪，木气平而土气正，浊气行而块散矣。

方提领年五十六，丁丑年冬，因饮酒后受怒气，于左胁下与脐平作痛。自此以后，渐渐成小块，或起或不起，起则痛，痛止则伏，面黄口干，无力食少，吃此物便嗳此味，转恶风寒。脉之左大于右，弦涩而长，大率左甚，重取则全弦。此得热散太多，以致胃气大伤，阴血下衰。且与和胃汤以补胃气，滋养阴血，并下保和丸助其化粕，伺胃实阴血稍充，却用消块和胃汤方。人参三钱，白术一钱半，陈皮一钱，芍药、归身各五分，干葛三分，红花豆大，甘草二钱(炙)。作一帖，下保和丸二十五、龙荟丸十五。上三法，补气血药为主，磨积出入佐之，皆补多于磨，乃气血虚甚而有积块之法也。

6. 论痰积湿热积聚

《柳选四家医案·评选环溪草堂医案三卷·中卷·瘕癖门》

脉右关滑动，舌苔黄白而腻，是痰积在中焦也。左关弦搏，肝木气旺，故左肋斜至脐下，有梗一条，按之觉硬，乃肝气入络所致。尺寸脉俱微缓，泄痢一载，气血两亏，补之无益，攻之不可，而病根终莫能拔，病根者何？痰积湿热肝气也。夫湿热痰积，须藉元气，以运之外出。洁古所谓，养正积自除。脾胃健，则湿热自化。原指久病而言，此病不为不久，攻消克伐，何敢妄施，兹择性味不猛，而能通能化者，用之。人参、茯苓、於术、青陈皮、炙草、泽泻、枳壳、神曲、茅术、当归(土炒)、白芍(吴萸三分煎汁炒)、黄芪、防风根。又丸方，制半夏三两(分六分：一分木香二钱煎汁拌炒；一分白芥子二钱煎汁拌炒；一分乌药三钱煎汁拌炒；一分金铃子三钱煎汁拌炒；一分猪苓二钱煎汁拌炒；一分醋拌炒。炒毕，去诸药，仅以半夏为末)，入雄精三钱(研末)，麝香一分，独头蒜三个打烂，用醋一茶杯打和为丸。每晨服一钱五分，开水送下。

7. 从肾与膀胱论治痞积

《寓意草·论顾鸣仲痞块锢疾根源及治法》

顾鸣仲有腹疾近三十年，朝宽暮急，每一大发，腹胀十余日方减。食湿面及房劳，其应如响，腹左隐隐微高，鼓呼吸触之，汩汩有声，以痞块法治之，内攻外贴，究莫能疗。余为悬内照之鉴，先与明之，后乃治之。人身五积六聚之证，心肝脾肺肾之邪，结于腹之上下左右，及当脐之中者，皆高如覆盂者也。胆胃大小肠膀胱命门之邪，各结于其本位，不甚形见者也。此证乃肾脏之阴气，聚于膀胱之阳经，有似于痞块耳，何以知之。肾有两窍，左肾之窍，从前通膀胱；右肾之窍，从后通命门，邪结于腹之左畔，即左肾与膀胱为之府也。六腑惟胆无输泻，其五腑受五脏浊气传入，不能久留，即为输泻者也。今肾邪传于膀胱，膀胱溺其输泻之职，旧邪未行，新邪踵至，势必以渐透入膜原，如革囊裹物者然。《经》曰：膀胱者州都之官，津液藏焉，气化则能出矣。然则肾气久聚不出，岂非膀胱之失其运化乎。夫人一团之腹，大小肠膀胱俱居其中，而胞又居膀胱之中，惟其不久留输泻，是以宽乎若有余地。今肾之气，不自收摄，悉输膀胱。膀胱蓄而不泻，有同胆腑之清净无为。其能理乎，宜其胀也，有与生俱焉者矣。《经》曰：肾病者善胀，尻以代踵，脊以代头。倘膀胱能司其输泻，何致若此之极耶。又曰：巨阳引精者三，曰太阳膀胱经，吸引精气者，其胀止于三日，此之为胀，且数十年之久，其吸引之权安在哉。治法补肾水而致充足，则精气深藏，而膀胱之胀自消。补膀胱而令气旺，则肾邪不蓄，而输化之机自裕。所以然者，以肾不补不能藏，膀胱不补不能泻。然补肾易而补膀胱则难，以本草诸药，多泻少补也。经于膀胱之予不足者，断以死期，后人莫解其故。吾诚揣之，岂非以膀胱愈不足则愈胀，胀极势必逆传于肾。肾胀极，势必逆传于小肠。小肠胀极，势必逆传于脾，乃至通身之气，散漫而无统耶。医者于未

传之先,蚤见而预图之,能事殚矣。(胡卣臣先生曰:言腹中事,如张炬而游洞天,愈深愈朗)

8. 从脾论治积聚

《周慎斋遗书·卷八·痞块》

一人因忧虑发寒热,三月后呕吐,食仓边有一块,痛直冲心,胸膈饱,便闭,背胀胁痛。盖思虑则伤脾,寒热者,脾气郁也;呕吐者,脾虚也;块痛饱胀者,脾不运也;便闭者,脾约不下也。脾不转运,故诸病生焉。方用二陈汤加苏梗、炮姜、吴萸,一服便通。

9. 论攻下法治积聚

《蠢子集·卷三·年老有积,亦当攻伐》

人有积聚滞当胸,勿谓年老不可攻。攻去积聚能饮食,不过十日便肌丰。不然淹淹缠缠三两月,元气消烁终成凶。我尝积滞略停胸,全不置之于意中。能饮能食复何害,到了两月寒热增。即用大黄三四两,酒煮饮之立时轻。又用大黄三四两,酒煮饮之彻底清。若是起头便荡涤,何至两月始决痈。幸是元气未消烁,犹得转败以为功。又尝治一烟鬼已成翁,上下烟油滞不通。我用硝黄三两余,他意首鼠不肯庸。迟至数日受不过,只得用此尽力攻。连吃两付全不动,吃至四付始全通。但是正气支不住,即用洋参(四五钱)扶当躬。吃了一付能饮食,吃至数付气熊熊。可知疾病只要能去了,元气一回寿无穷。切勿效那噢咻小先生,护养余疾以成凶。就是再加药味去荡涤,未必春意乐融融。年老积聚,停滞中官,轻则消导,重则遂行,万勿迟延,护养余积。若牵延日久,元气一损,补之不得,泻之不能,酿成不救,必得医者临时确有把握也,(镇)屡治屡验,故敢笔于篇末。(孙镇川谨识)

10. 论温中益肾法治痞积

《寓意草·袁聚东痞块危证治验》

袁聚东年二十岁,生痞块。卧床数月,无医不投,日进化坚削痞之药,渐至枯瘁肉脱,面黧发卷,殆无生理。买舟载往郡中就医,因虑不能生还而止,然尚医巫日费,余至则家计已罄,姑请一诊,以决生死远近耳,无他望也。余诊时,先视其块,自少腹至脐旁,分为三岐,皆坚硬如石,以手拊之,痛不可忍,其脉止两尺洪盛,余微细。谓曰:是病由见块医块,不究其源而误治也。初起时块必不坚,以峻猛药攻之,至真气内乱,转护邪气为害。如人厮打,扭结一团,旁无解散,故迸紧不放,其实全是空气聚成。非如女子冲任血海之地,其月经凝而不行,即成血块之比。观两尺脉洪盛,明明是少阴肾经之气,传于膀胱,膀胱之气,本可传于前后二便而出,误以破血之药,兼破其气,其气遂不能转运,而结为石块。以手摩触则愈痛,情状大露,若是血块得手,则何痛之有。此病本一剂可瘳,但数月误治,从上至下,无病之地,亦先受伤。姑用补中药一剂,以通中下之气,然后用大剂药,内收肾气,外散膀胱之气,以解其相厮相结。约计三剂,可痊愈也。于是先以理中汤,少加附子五分,服一剂,块已减十之三。再用桂附药一大剂,腹中气响甚喧,顷之三块一时顿没,戚友共骇为神。再服一剂,果然全愈,调摄月余,肌肉复生,面转明润,堆云之发,才剩数茎而已,每遇天气阴寒,必用重裀厚被盖覆,不敢起身。余谓病根尚在,盖以肾气之收藏未固,膀胱之气化未旺,兼之年少新婚,倘犯房室,其块复作,仍为后日之累。更用补肾药,加入桂附,而多用河车为丸。取其以胞补胞,而助膀胱之化源也。服之竟不畏寒,腰围亦大,而体加充盛,年余又得子,感前恩而思建祠肖像以报,以连值岁凶,姑尸祝于家庭焉,亦厚之道矣。(胡卣臣先生曰:辨证十分明彻,故未用药,先早知其功效矣。又早善其后,得心应手之妙,一一传之纸上,大有可观)

11. 论攻补兼施法治积聚

《程杏轩医案·〈程杏轩医案〉辑录·王明府夫人积聚久痛》

脉弱质亏,操持多劳,昔年产后少腹起有痞块,不时作痛,迩来痛于早晨,日日如是。《经》云:任脉起于中极之下,循腹里。任之为病,其内若结,男子七疝,女子瘕聚。再考古人论积聚,分癥瘕两端。癥者,征也,有块可征,其病在血。瘕者,假也。聚则有形,散则无迹,其病在气。良由新产之后,或因寒侵,或因气滞,以致循经之血,凝结成形,胶粘牢固,长大则易,铲削则难。须待本身元气充旺,始能消磨。倘务急攻,非但积不可消,反伤正气。《内经》有大积大聚,其可犯也之戒。旨可见矣。现在痛势攻冲较甚,滋腻之补,似非所宜。思久痛在络,冲为血海,先商煎剂,调和冲任,使其脉络流通,气机条畅,痛势稍缓,再议丸药,图刈病根。[安波按]煎剂议通瘀煎法丸,以回生丹攻补兼用。

12. 论理气活血通络法治积聚

《临证指南医案·卷四·积聚》

王(三七)。骑射驰骤,寒暑劳形,皆令阳气受伤。三年来,右胸胁形高微突,初病胀痛无形,久则形坚似梗,是初为气结在经,久则血伤入络。盖经络系于脏腑外廓,犹堪勉强支撑,但气钝血滞,日渐瘀痹,而延癥瘕。怒劳努力,气血交乱,病必旋发。故寒温消克,理气逐血,总之未能讲究络病工夫。考仲景于劳伤血痹诸法,其通络方法。每取虫蚁迅速飞走诸灵,俾飞者升、走者降,血无凝著,气可宣通,与攻积除坚,徒入脏腑者有间,录法备参末议。蜣螂虫、䗪虫、当归须、桃仁、川郁金、川芎、生香附、煨木香、生牡蛎、夏枯草,用大酒曲末二两,加水稀糊丸,无灰酒送三钱。

13. 论痰与食积

《仁斋直指方论·卷之五·附积聚癥瘕痞块·积聚癥瘕痞块方论》

[谨按]丹溪曰:气不能成块、成聚,块乃有形之物,痰与食积、死血而成也。在中为痰饮,在右为食积,在左为血块,诚然言也。何以明之?曰:左关,肝胆之位,肝胆藏血液。右关,脾胃之位,脾胃藏饮食。所以左边有积,则为血块;右边有食,则为食积;而其中间,则为水谷出入之道路。五志之火,熏蒸水谷而为痰饮。所以中间有积,则为痰饮也。其理昭矣。治法调其气而破其血,消其食而豁其痰是已。如木香、槟榔去气积,三棱、莪术去血积,麦芽、神曲去酒积,香附子、枳实去食积,牵牛、甘遂去水积,山楂、阿魏去肉积,海粉、礞石去痰积,雄黄、白矾去涎积,干姜、巴豆去寒积,黄连、大黄去热积,各从其类也。若用群队之药,分其药势则难取效,虽要认得分明,是何积聚,兼见何证,然后增减斟量使之,不尔,反有所损,要在临时通变也。

14. 论痃癖、积聚与癥瘕

《针灸大成·卷九·医案》

戊辰岁,吏部观政李邃麓公,胃旁一痞块如覆杯,形体羸瘦,药勿愈。予视之曰:既有形于内,岂药力所能除,必针灸可消,详取块中。用以盘针之法,更灸食仓、中脘穴而愈。邃麓公问曰:人之生痞,与痃癖、积聚、癥瘕是如何?曰:痞者否也,如《易》所谓天地不交之否,内柔外刚,万物不通之义也。物不可以终否,故痞久则成胀满,而莫能疗焉。痃癖者,悬绝隐僻,又玄妙莫测之名也。积者,迹也,挟痰血以成形迹,亦郁积至久之谓尔。聚者,绪也,依元气为端绪,亦聚散不常之意云。癥者,征也,又精也,以其有所征验,及久而成精萃也。瘕者,假也,又遐也,以其假借气血成形,及历年遐远之谓也。大抵痞与痃癖,乃胸膈之候,积与聚,为腹内之疾,其为上、中二焦之病,故多见于男子。其癥与瘕,独见于脐下,是为下焦之候,故常见于妇人。大凡腹中有块,不问男妇积聚、癥瘕,俱为恶症,切勿视为寻常。初起而不求早治,若待痞疾胀满,已成胸腹鼓急,虽扁鹊复生,亦莫能救其万一,有斯疾者,可不惧乎!李公深以为然。

二、医案

1. 治奔豚积聚

《医述·卷八杂证汇参·积聚》

一男子患一奇证,将一年矣。每夜交二更时,即有一股气,从小肚冲至脐上,渐至胸前。久又渐抵咽喉,腹内有物跳动,即不能睡,直至五更方平,扪之无形,日间如常,医皆不知何病。予诊两关尺脉俱沉弦,谓曰:此奔豚证耳。每至二更而起者,二更乃亥时,亥属猪,豚即猪也,故至其时则阴气感动。五更阳气回,则阴气潜伏,豚性本阴柔,然有时而奔,此气伏于肾脏至阴之中,毫无形影,突然上冲,不可架御,当以纯阳之药御之。方用肉桂为君,余则胡卢巴、茯苓、泽泻、熟地、山萸、附子,夜服一剂。其气只冲至脐,加重肉桂,数服全愈。(吴天士)

《王旭高临证医案·卷之三·积聚门》

金。气从少腹上冲咽嗌,则心中跳,胁中痛,初起寒热而呕,此奔豚气之挟肝邪者也。半月以来,寒热虽止,气仍上逆,脉沉弦小。宜宗《金匮》法。二陈汤去甘草,加当归、白芍、吴茱萸、香附、川朴、槟榔、苏梗、沉香、姜汁、东行李根。又:奔豚之气渐平,脘中之气未静。当从肝胃求治。淡吴萸、半夏、香附、川楝子、延胡索、茯苓、焦六曲、陈皮、白芍、蔻仁。

《剑慧草堂医案·卷下·女科肾积》

1)少腹积聚攻痛,痛甚肢厥汗出,上嗳下矢乃快,舌干绛中剥,脉虚弦而数。是属肾积,难许完善。归尾(茴香拌)、白蒺藜、八月札、炒青皮、吴萸(川连拌)、酒炒川断、枳实、原斛、白芍、上沉香、玉蝴蝶、广木香、杜仲、猪茯苓、瓜蒌、霍斛(煎代茶)。

2)从肾积奔豚治,攻痛积稍缓,少腹辄胀,大便不通,脉小弦。仍宗原议增删。煅瓦楞、沉香、牛膝、枸杞二钱,延胡、吉梅(吴萸五分同捣)五分,青陈皮、白芍、苁蓉二钱,芦巴、金铃、茯苓皮、制金柑乙只。

2. 治肥气积聚

《儒门事亲·卷六·暑形·疟十九》

故息城一男子病疟,求治于戴人。诊两手脉,皆沉伏而有力,内有积也,此是肥气。病者曰:左胁下有肥气,肠中作痛,积亦痛,形如覆杯,间发止,今已三年,祈禳避匿,无所不至,终不能疗。戴人曰:此痎疟也。以三花神祐丸五七十丸,以冷水送过五六行。次以冷水止之,冷主收敛故也。湿水既尽一二日,煎白虎汤,作顿啜之,疟犹不愈,候五六日,吐之以常山散,去冷痰涎水六七次,若翻浆。次以柴胡汤和之,间用妙功丸磨之,疟悉除。

《儒门事亲·卷八·内积形·肥气积一百三十》

阳夏张主簿之妻,病肥气,初如酒杯,大发寒热。十五余年后,因性急悲感,病益甚。惟心下三指许无病,满腹如石片,不能坐卧,针灸匝矣,徒劳力耳。乃敬邀戴人而问之。既至,断之曰:此肥气也。得之季夏戊己日,在左胁下如覆杯。久不愈,令人发痎疟。痎疟者,寒热也。以瓜蒂散吐之鱼腥黄涎约一二缶;至夜,继用舟车丸、通经散投之,五更,黄涎脓水相半五六行,凡有积处皆觉痛;后用白术散、当归散和血流经之药,如斯涌泄,凡三四次而方愈。

《古今医案按·卷八·积块》

王海藏载万病紫菀丸云。李灵患肥气,日服五丸,经一年,泻出肉鳖二枚愈。李知府妻梅氏,带下血崩七年,骨痿着床,日服五丸至十丸,取下肉块如鸡子状愈。以及赵侍郎泻出青蛇七条。王氏泻出癞虫如马尾者二升。今览其方。巴霜、川乌甚少,余如人参、黄连、皂荚、川椒等,皆平庸药。不若耆婆万病丸之芫花、甘遂、蜈蚣、芫青、石蜥蜴等之有毒也。何以能著奇功。惜未试之。

《王九峰医案·中卷·积聚》

肝积曰肥气,在左胁下,恙起前年,疟后肝邪未尽,口腹未谨,邪与痰滞,互结络中。春夏以来,渐觉硬大,客秋时感病后,脾胃虽强,而脾阳困顿,土衰木旺,肝邪愈强,积益散大,硬及腹右,食后觉饱,虑成蛊病。脉象左部细弦,右部兼滑,每遇烦劳,气逆耳鸣,心肾荣亏,肝阳上僭。法当扶土抑木,兼和荣泄浊之法。候裁。土炒於术、枳实、当归、青皮、鳖甲、木香、姜汁、炒党参、冬瓜子、陈皮、椒目、煨姜。

《徐养恬方案·卷下·瘕积疝痛》

左胁下有块,冲逆痛楚,匝月不止,得食更甚。此属五积中之肥气也。舌白腻,脉缓弱。法宜温通阳气以降浊邪。高良姜、小朴、金香附、茯苓、法半夏、金铃子、青皮、九香虫、葱管。

《龙砂八家医案·戚云门先生方案》

顾山李。脉弦细,左胁亦坚大如盘,痰裹气凝血结,此五积症中之肥气也。蒸白术、枳实、茯苓、厚朴、白蔻仁、白芥子、木香、青皮、煨生姜。

《柳选四家医案·评选环溪草堂医案三卷·中卷·瘕癖门》

肝之积在胁下,名曰肥气。日久撑痛,痼疾难图。川楝子、延胡、川连、青皮、楂炭、归须、五灵脂、莪术、三棱、茯苓、木香、砂仁。

再诊:左胁之痛已缓,夜增咳嗽寒热,邪气走于肺络,拟肺肝同治。旋覆花、三棱(醋炒)、杏仁、茯苓、川楝子、猩绛、款冬花、莪术(醋炒)、半夏、陈皮、青葱管、归须。

《丁甘仁医案·卷六·癥瘕案》

孙右。肝之积,名为肥气。肝气横逆,有升无降,胁部作痛,按之有块,泛泛作恶,头内眩晕,纳谷衰少。多愁善郁,症属七情,非易图治,若能怡情悦性,更以药石扶助,或可消散于无形。软柴胡五分,金铃子一钱五分,制香附一钱五分,全当归二钱,延胡索五分,春砂壳八分,炒白芍三钱,细青皮八分,广木香五分,失笑散(包煎)一钱五分。

二诊:泛泛作恶略止,胁部气块亦觉略消。头内眩晕,纳谷衰少,肝气横逆,上升则呕恶,下郁则痞块作痛。再与平肝理气,和胃畅中。金铃子一钱五分,制香附一钱五分,仙半夏一钱五分,延胡索五分,春砂壳五分,陈广皮一钱五分,炒白芍一钱五分,大腹皮三钱,制小朴八分,失笑散(包煎)一钱五分。

《医学衷中参西录·药物·鸡内金解》

奉天史某,年近四旬,为腹有积聚,久治不愈,来院求为诊治。其积在左胁下大径三寸，按之甚硬，时或作疼，呃逆气短，饮食减少，脉象沉弦。此乃肝积肥气之类。俾用生鸡内金三两，柴胡一两，共为末，每服一钱半，日服三次，旬余全愈。

《王旭高临证医案·卷之三·积聚门》

丁。肝之积，在左胁下，名曰肥气。日久撑痛。川楝子、延胡索、川连、青皮、五灵脂、山楂炭、当归须、蓬莪术、荆三棱、茯苓、木香、砂仁。又：左胁之痛已缓，夜增咳嗽，寒痰走于肺络。宜肺肝同治。旋覆花、杏仁、川楝子、荆三棱、茯苓、款冬花、半夏、新会皮、蓬莪术、新绛、青葱管。

3. 治伏梁积聚

《周慎斋遗书·卷八·积聚》

一女心口有积如伏梁。人参、陈皮各五分，苡仁七分，茯苓一钱，草蔻三分，每发，一二服即止。

《临证指南医案·卷四·积聚》

某。伏梁病在络，日后当血凝之虑，脉数左大是其征也。（伏梁）厚朴一钱，青皮八分，当归一钱，郁金一钱，益母草三钱，茯苓一钱，泽泻一钱。

《王旭高临证医案·卷之三·积聚门》

金。脐以上有块一条，直攻心下作痛，痛连两胁，此属伏梁，为心之积，乃气血寒痰凝聚而成。背脊热而眩悸，营气内亏也。法当和营化积。当归、半夏、瓦楞子、香附、丹参、茯苓、陈皮、木香、延胡索、川楝子、砂仁。［渊按］眩悸亦寒痰为患，未必即是营虚，否则背脊之热何来。又：投化积和营，伏梁之攻痛稍缓，背脊之热亦减，仍从前制。前方去茯苓、瓦楞子、木香，加茯神、玫瑰花。

唐。经停十月，腹微满，脉沉细涩，脐上心下块长数寸，是属伏梁，因七情恚怒气郁痰凝所致。《经》曰：大积大聚，其可犯也，衰其大半而止。洁古谓：养正积自除，不得过用克伐。今拟开郁正元散法，理气行血，和脾化痰，寓消于补之中。二陈汤加归身、川芎、冬术、山楂炭、延胡索、香附、麦芽、苏梗、砂仁、茺蔚子。

马。心之积，名曰伏梁，得之忧思而气结也。居于心下胃脘之间，其形竖直而长。痛发则呕吐酸水，兼夹肝气、痰饮为患也。开发心阳以化浊阴之凝结，兼平肝气而化胃之痰饮。桂枝、石菖蒲、延胡索、半夏、川连、吴萸（炒）、茯苓、川楝子、陈皮、蔻仁、郁金、瓦楞子。

朱。久有伏梁痞痛呕酸之患，是气血寒痰凝结也。自遭惊恐奔波，遂至脘腹气撑，旁攻胁肋，上至咽嗌，血随气而上溢，甚至盈碗盈盆。两载以来，屡发屡止，血虽时止，而气之撑胀终未全平。近来发作，不吐酸水而但吐血，想久伏之寒化而为热矣。立方当从气血凝积二字推求，备候商用。郁金、香附（醋炒）、丹参、茯苓、炒黑丹皮、苏梗、延胡索（醋炒）、韭菜根汁一酒杯（冲）、童便（冲）、鲜藕。另：用云南黑白棋子二枚，研细末。用白蜜调，徐徐咽下。［渊按］血从惊恐而来，所谓惊则气乱，恐则气下。气乱血逆，必然之理，棋子治何病未详。

《柳选四家医案·评选环溪草堂医案三卷·中卷·瘕癖门》

1）脐以上有块一条，直攻心下作痛，痛连两胁。此属伏梁，为心之积，乃气血寒痰，凝聚而成。背脊热而眩悸，营气内亏，法以和营化积。当归、半夏、瓦楞子、香附、丹参、茯神、陈皮、木香、川楝子、延胡、砂仁。再诊：投和营化积，伏梁之攻痛稍缓，而脊背之热亦减。久延络虚，当以缓图，无事更张，仍从前制。前方去茯神、瓦楞子、木香，加茯苓、玫瑰。

2）心之积，名曰伏梁。得之忧思而气结也，居于心下胃脘之间，其形竖直而长，痛发则呕吐酸水，兼挟痰饮，肝气为患也。开发心阳，以化浊阴之凝结，兼平肝气，而化胃中之痰饮。桂枝、半夏、川连（吴萸炒）、茯苓、陈皮、蔻仁、郁金、延胡、川楝子、石菖蒲、瓦楞子。

《吴鞠通医案·卷三·积聚》

王氏。四十岁。乙酉五月二十一日，六脉弦紧，心下伏梁，非易化之症。一生忧泣，肝之郁也，又当燥金太乙天符之年，金来克木，痛愈甚矣。与温络法，其吐血亦络中寒也。降香末三钱，川椒炭二钱，香附三钱，半夏三钱，枳实三钱，归须三钱，公丁香八分，广皮，服四帖。

二十五日：诸症皆效，自觉气上阻咽。加旋覆花五钱。

二十九日：效不更方，再服。

六月初二日：加吴萸三钱。

4. 治癥痞积聚

《续名医类案·卷十·痞》

钱国宾治陈小山妻，年三十二岁，痞成形，状宛如鲫鱼，长五寸，阔寸许，头尾口牙悉具，渐渐游行穿肠透膜，上近喉边，下近谷道，饮血咬肝，声呼痛楚，形神狼狈。其脉强牵，尚有胃气，可治。先以古方五味紫金锭磨服止痛，次以煅刀豆壳一两为君，以此豆能杀痞也。乳香、没药定痛活血，麝香通窍，木香顺气，调以砂糖作饵。痞受毒药，旬日内伏不动，月余而化，便出如蚬肉一堆。以四物、参、术、枸杞、香附，调理百日全安。

《续名医类案·卷三十·癖积》

朱丹溪治贾福六舅子，十六岁，左胁有块，能饮食。青皮醋炒、三棱、柴胡三分，桂枝、川芎、防风各二钱，白术二钱半，木通一钱半，海藻一钱，甘草五分，分七帖，煎取半盏，下保和丸十五丸，忌一切发物。

蒋仲芳治一儿，七岁，食后受惊，遂发寒热，右胁有块，重则胀痛，轻则硬满，已三年。忽患三阴疟，又年余，以丸药截之。疟虽愈，而朝凉暮热，咳嗽骨立，痞块痛甚，用芪、术、鳖甲、当归各四两，参、芍、知母、丹皮、麦芽、神曲、山楂各二两，青皮、陈皮、槟榔、木香、官桂各一两，棱、莪、柴胡、桃仁各七钱，煎成膏，入饴糖四两和匀，不俱时服，未终剂而愈。

5. 治热证积聚

《儒门事亲·卷六·热形·吐血四十三》

岳八郎，常日嗜酒，偶大饮醉，吐血近一年，身黄如橘，昏愦发作，数日不省，浆粥不下，强直如厥，两手脉皆沉细。戴人视之曰：脉沉细者，病在里也，中有积聚。用舟车丸百余粒，浚川散五六钱，大下十余行，状若葵菜汁，中燥粪，气秽异常。忽开两目，伸挽问左右曰：我缘何至此？左右曰：你吐血后数日不省，得戴人治之乃醒。自是五六日必以泻，凡四五次，其血方止，但时咳一二声，潮热未退。以凉膈散加桔梗、当归，各秤二两，水一大盂，加老竹叶，入蜜少许，同煎去滓，时时呷之，间与人参白虎汤，不一月复故。

《静香楼医案·下卷·瘕癖门》

左胁积块，日以益大，按之则痛，食入不安。凡痞结之处，必有阳火郁伏于中，故见烦躁口干心热等证。宜以苦辛寒药，清之开之。然非易事也。川连、枳实、香附、川芎、神曲、茯苓、青皮、赤芍。［诒按］胁块有形益大，则营络必窒，似宜兼通乃效。

6. 治寒证积聚

《儒门事亲·卷八·内积形·冷疾一百二十八》

戴人过醮都营中饮会，邻席有一卒，说出妻事。戴人问其故。答曰：吾妇为室女，心下有冷积如覆杯，按之如水声，以热手熨之如火聚，来已十五年矣。恐断我嗣，是故弃之。戴人曰：公勿黜也。如用吾药，病可除，孕可得。卒从之。戴人诊其脉沉而迟，尺脉洪大而有力，非无子之候也，可不逾年而孕。其良人笑曰：试之。先以三圣散吐涎一斗，心下平软；次服白术调中汤、五苓散；后以四物汤和之。不再月，气血合度，数月而娠二子。戴人常曰：用吾此法，无不子之妇，此言不诬矣。

《儒门事亲·卷八·内积形·积气一百三十三》

寄西华县庠山东颜先生，有积二十年。目视物不真，细字不睹，当心如顽石，每发痛不可忍，食减肉消，黑黯满面，腰不能直。因遇戴人。令涌寒痰一大盆，如片粉；夜以舟车丸、通经散，下烂鱼肠、葵菜汁七八行，病十去三四；以热浆粥投之，复去痰一盆，次日又以舟车丸、通经散，前后约百余行，略无少困。不五六日，面红黯去，食进目明，心中空旷，遂失顽石所在，旬日外来谢。

《卫生宝鉴·卷十六·泄痢门·葱熨法治验》

真定一秀士，年三十有一，肌体本弱，左胁下有积气，不敢食冷物，得寒则痛，或呕吐清水，眩运欲倒，目不敢开，恶人烦冗，静卧一二日。及服辛热之剂，则病退。延至甲戌初秋，因劳役及食冷物，其病大作，腹痛不止，冷汗自出，四肢厥冷，口鼻气亦冷，面色青黄不泽，全不得卧，扶几而坐，又兼咳嗽，咽膈不利。故《内经》云：寒气客于小肠膜原之间，络血之中，血滞不得注于大经，血气稽留不得行，故宿昔而成积矣。又寒气客于肠胃，厥逆上出，故痛而呕也。诸寒在内作痛，得炅则痛立止。予与药服之，药不得入，见药则吐，无如之何治之，遂以熟艾约半斤，白纸一张，铺于腹上，纸上摊艾令匀。又以憨葱数枝，批作两半，铺于熟艾上数重，再用白纸一张覆之，以慢火熨斗熨之，冷则易之，若觉腹中热，腹皮暖不禁，以绵三襜，多缝带系之，待冷时方解。初熨时得暖则痛减，大暖则痛止，至夜得睡，翌日再与对证药服之，良愈，故录此慰法以救将来之痛也。

7. 治伤食积聚

《医学纲目·卷之二十五脾胃部·积块癥瘕》

庐子裕左胁下因疟后食肉与酒而成块。白术一钱，柴胡（醋炒）一钱，茯苓二钱，枳壳（炒）五分、人参五分，作汤下阿魏五、保和二十、抑青十、与点十、攻块五。

长垣朱郎因酒多年湿病，胁上有块，腹滑泄，小便黄。滑石一两，白术、三棱各六钱，陈皮五钱，黄连、猪苓各三钱，黄芩、木通各二钱，防风一钱半，干姜一钱，甘草五分（炙），分七帖，煎下保和丸二十。

一丈夫肚左边带胁上有块，先吃匾食牛乳者成气痛，又因酒肉块大如桃，食减三分之一。滑石半两，白术四钱，陈皮、三棱各三钱，萝卜子、连翘、黄连各一钱，干葛二钱半，桃仁二十个，黄芩一钱，甘草钱半（炙），上分四帖，水煎服。

（丹）陈里长男二十七岁，旧因饱食牛肉豆腐，患呕吐，又不节饮食，右胁下生一块渐长，今大如掌，痛发则见，痛止则伏，其脉弦而数。知此人必性急，块上不可按，按则愈痛，痛则必吐黄酸苦水。询之果然。或作肾气治。予曰：非也，此足太阴有食积与湿痰。荔枝核（烧）二个，山栀五个，（炒去壳），枳实（炒）十五个，山楂九个，茱萸（炒）九枚，一方有人参。上细研，急流水一盏，荡起煎沸，入生姜汁令辣，食前热服，与六帖，吐二帖，服四帖，与此药且止其痛，却与消块药：半夏末六钱（皂角六个，水煮取汁，拌半夏末，晒干），黄连（炒）五钱，石碱（二钱）另研。以上三件，同为细末，以糖球膏为丸如胡椒大。

（丹）吕宗信年六十，素好酒，八月间因暑热中得疾，两足冷过膝，上脘有块如掌，牵引胁痛，不可眠卧，饮食减半，却不渴。已自服生料五积散三帖。予脉之，六脉俱沉涩而小，按之不为弱，皆数，而右为甚。大便如常，小便赤色。遂用大承气汤减大黄之半而熟炒，加黄连、芍药、川芎、干葛、甘草作汤，下栝蒌仁、半夏、黄连、贝母丸。至十二帖，足冷退至胫，块减半，遂止药。至半月，饮食复旧，诸症悉除。

（丹）治食积死血痰积成块，在两胁，动作腹鸣嘈杂，眩运身热，时作时止。黄连一两半（用茱萸、益智仁同炒，止用黄连），山栀半两（炒），川芎、神曲、桃仁（去皮）、三棱、蓬术各半两（并醋煮），香附（童便浸）、山楂各一两，萝卜子（炒）一两半。上面糊丸。又方有青皮半两，白芥子一两半（炒）。

《孙文垣医案·卷三·新都治验·程七护丈发热背痛伏梁积块下痢红白》

程七护丈，发热背痛，起于伤酒，医治三月，反加里急后重，泻下红白黏稠，中脘有块，自鸠尾骨直硬至脐，如横梁状，小水少且涩，一日仅进粥二盏，卧不能起，才立起即后重下坠，腹中隐隐痛。与积块丸消之，连与二日，所下血屑甚多，外与滑石三钱，当归二钱，桃仁、川芎、白芍药、枳实、山楂各一钱，酒芩、酒连各八分，木香六分，升麻五分，连进四帖，块软腹宽，再以丹溪保和丸兼服一月而消其六，饮食大加，红白俱无，块痛硬势虽云稍可，然其根尚未易刈，素多纵性，饮啖无忌，每每为饮食所复，病久而中气虚弱，难任峻剂。乃与六君子汤加香附、山楂、滑石、红曲、木香、酒连，调理而痊。乃嘱之曰：足下两构危疾，皆纵恣所致，不佞殚力尽技为足下拯之，非易易也。固三生之缘有在，幸无为再误，邵子谓爽口物作疾，快心事为殃。足下其鉴诸。

《赤水玄珠·第十三卷·积聚门·积聚论》

又尝治一人，腹中大痛不移，才得大便，其痛稍减，两尺脉沉弦而涩，他医作房后阴症治之，弗应。余曰：据其尺脉阴沉，当作阴症治之。据其大便去后而痛减者，此食积也，用备急丸下之而已。

余尝治一人，膈下大痛，有块不移，呕吐不食，吐兼腹痛，此中焦吐也，从于积，用紫沉丸下之而愈。

《医宗必读·卷之七·水肿胀满·医案》

襄阳群守于鉴如，在白下时，每酒后腹痛，渐至坚硬，得食辄痛。余诊之曰：脉浮大而长，脾有大积矣。然两尺按之软，不可峻攻，令服四君子汤七日，投以自制攻积丸三钱，但微下，更以四钱服之，下积十余次，皆黑而韧者。察其形不倦，又进四钱，于是腹大痛，而所下甚多，服四君子汤十日．又进丸药四钱，去积三次，又进二钱，而积下遂至六七碗许，脉大而虚，按之关部豁如矣。乃以补中益气调补，一月痊愈。

《医学衷中参西录·药物·鸡内金解》

盐山李氏妇，年三旬，胃脘旧有停积数年不愈，渐大如拳甚硬，不能饮食。左脉弦细，右脉沉濡，为疏方：鸡内金八钱，生箭耆六钱，三棱、莪术、乳香、没药各三钱，当归、知母各四钱，连服二十余剂积全消。

8. 治虫积积聚

《医学纲目·卷之二十五脾胃部·积块癥瘕》

褚澄传云：澄善医，为吴郡太守，百姓李道念以公事到郡。澄见谓曰：汝有重病。答曰：旧有冷病，至今年久，众医不瘥。澄为诊曰：汝病非冷非热，当是食白瀹鸡子过多所致。令取蒜一升煮食，吐一物如升，涎裹之，开看是鸡雏，羽翅爪距具足，能行走。澄曰：此未尽，更服余药。又吐得如向者有十三头，而病都瘥。

(《衍》)有人病心腹懑烦，弥二岁。诊曰：腹有蛊，误食发而然。令饵雄黄一剂，少选吐一蛇如拇指，无目，烧之有发气，乃愈。此杀毒虫之验也。

上二方，吐虫积之法也。

《顾松园医镜·卷十御集·积聚·举例》

一人腹中嘈痛，左胁手不可按，凡饮食到口，喉间若有一物接之者然。士材曰，脉大而数，腹痛呕涎，面色痿黄，此虚而有湿，湿热相兼，虫乃生焉。宜人参汤送槟丸以下虫积，虫若不去，虽服补汤，竟何益乎？言之不听，终莫能起。

9. 治瘀血积聚

《赤水玄珠·第十三卷·积聚门·积聚论》

又尝治一妇，产后将及一月，小腹之位有块如鸡卵作痛，日轻夜重，呕吐，寒热，此血积也，治用芎、归、肉桂、莪术、乳、没、琥珀、麝香之类，一服而块消，诸症悉退。

《续名医类案·卷十·痞》

龚子才治吴仰泉坚，年五旬，患腹中积块如盘大，年余渐卧不倒，腹响如雷，嗳气不透，口干，吐白沫，下气通则少宽，五心烦热，不思饮食，肌瘦如柴，屡治无效。诊之，六脉涩乱数，气口紧盛，知为寒凉克伐之过，使真气不运，而瘀血不行。与八珍汤加半夏、陈皮、木香、厚朴、莱菔子、大腹皮、海金沙，三剂，小便下血如鸡肝状。至十二剂，下黑血块盆许。腹中仍有数块，仍以八珍汤加枳实、香附，五剂而痊。

《古今医案按·卷八·积块》

修弓杜匠，其子妇年三十，有孕已岁半矣，每发痛，则召收生妪，以为将产也，一二日复故，凡数次，乃问戴人。戴人诊其脉涩而小，断之曰：块病也，非孕也，脉诀所谓涩脉如刀刮竹行，主丈夫伤精，女人败血。治法，下有病，当泻之，用舟车丸百余粒，后以调胃承气汤加当归、桃仁。三两日又以舟车丸、桃仁承气汤，泻青黄脓血，杂然而下，每更衣，以手向下推之揉之则出后。二三日，又用舟车丸、猪肾散、通经散等，连下数日，俟晴明。当未食时，以针泻三阴交，不再旬，病已失矣。

《吴鞠通医案·卷三·积聚》

张。二十八岁。脐左癥瘕，面黄，肢倦，食少，不能作文，看书亦不能久，宛如虚损，与：化癥回生丹。缓通阴络法，每日空心服一丸，亦有早晚服一丸，时服之二年有余，计服化癥回生丹六百丸之多，癥始化净，气体复原，看书作文，始举进士。

10. 治痰郁积聚

《张聿青医案·卷十一·积聚》

左。中脘聚形，形如覆碗，按之作酸，至卧则气从上逆。此痰气结聚，阳明太阴之滞，阻而难降，不易图治也。制半夏、连皮苓、瓦楞子、橘红、九香虫、大腹皮、淡干姜、薤白头、枳壳、砂仁。

11. 治气虚积聚

《赤水玄珠·第十三卷·积聚门·积聚论》

且以聚病言之，夫内聚者腹中走痛也，由于气虚不能运行故耳。余尝治一人，腹中有块作痛，或上或下，或有或无，此聚也。治用人参、黄芪、白术、当归、枳壳、木香之类而止，此内聚之症治者也。

《医宗必读·卷之七·水肿胀满·医案》

社友姚元长之内，久患痞积，两年之间，凡攻击之剂无遗用矣，而积未尽除，形体尪羸。余闻之而告其友曰：积消其半，不可伐已，但用补汤，元气一复，病祟全祛耳。元长信之，遂作补丸，服毕而痞果全消。逾三年调理失宜，胸腹痛甚，医者以痛无补法，用理气化痰之药，痛不少衰。余诊之，大而无力，此气虚也，投以归脾汤加人参二钱，其痛立止。

12. 治气郁积聚

《静香楼医案·下卷·瘕癖门》

大腹右有形为聚，脉大，食入即作胀，治在六腑。白术、茯苓、广皮、生香、附汁、三棱、厚朴、草果、山楂。［诒按］方以疏通气分为主。

《续名医类案·卷十·痞》

张子和治息城司侯，闻父死于贼，乃大悲，哭之罢，便觉心痛，日增不已，月余成块，状若杯覆而大，痛不住，药无功。议用燔针炷艾，病人患之，乃求于张。张至，适巫者坐其旁，乃学巫者，杂以狂言以谑疾者。至是大笑不可忍，回面向壁，一二日，心下结块皆散。张曰：《内经》言忧则气结，喜则百脉舒。又曰：喜胜悲。《内经》亦有此法，治之不知，何用针灸哉？适足增其痛耳。（妙人妙想，触机即应，故古今真能治疾者，子和一人而已）

《张聿青医案·卷十一·积聚》

某。左胁下聚形窒碍气机，甚则攻冲入脘，胀满不舒，似觉气自左升，不能右降，而仍还于左，冲入胸中，则似觉火逆，所谓火而不泄为阳，抑而不舒为气也。制香附、杭白芍、朱茯神、川石斛、青皮、金铃子、白归身、白蒺藜、香橼皮。

马（左）。少腹偏左聚形，食入胀满，色夺形衰。脉迟苔白。此情志抑郁，木不条达也，致气湿瘀滞，酒积不行，名曰积聚。恐元气耗损而入损门。上官桂、制香附、金铃子、楂炭、延胡索、砂仁末、广陈皮、连皮苓、泽泻、猪苓。

某。胁下结块。香附五钱，吴萸三钱，青皮五钱，乌药五钱，木香五钱。上五味研粗末，麸皮一升、姜三片、葱三茎同炒，火起用陈酒喷，炒干，置洋布包内熨痛处，稍冷再炒，至焦而弃。

13. 治沉年积聚

《医权初编·卷下·丁妻积聚一案第四十七》

丁妻五十余岁，素有胃疾，忽然厥倒，上腹饱胀，二便不通，脉沉迟有力，予用消伐药，多加槟榔，则气下坠，阴孔挺出，小便愈闭，槟榔换桔梗，则下焦少宽，而大腹饱胀如鼓，以槟榔丸合滚痰丸四钱，再以汤药催之，下积滞五六遍，则脉有时数大矣，为其痞结少开，伏火少出也。然久积之症，非一朝所能去，正气亦非一朝所能复，若再用刻伐，则正气愈亏，滞愈难去，将必变为中满而后已。当用半补半消，或屡补屡下，殿以纯补之剂，日久自然全愈。丁姓逞才妄议，见予继用补泻兼施，谓理相矛盾，予置不辨辞去。后更他医，用药阿其所好，至今一载未起。附此以见积聚之症，而有阴孔挺出，二便不通，腹胀如鼓之奇者。

《古今医案按·卷八·积块》

显庆寺僧应公，有沉积数年。每于四更后，心头痛硬，不能安卧，须起行寺中，习以为常。人莫知为何病，因求治于戴人，戴人令涌出胶涎一二升，如黑矾水，继出黄绿水。又下之，去脓血数升，自尔胸中如失巨山，饮饵无算，安眠至晓。

《也是山人医案·积聚》

褚（廿七）。久患积聚，痛而不移，兼有肠澼，未亟缓攻。青皮一钱，茅术炭一钱，归须一钱，煨木香五分，炒地榆一钱五分，生香附一钱五分，槟榔一钱，厚朴一钱。

14. 治寒疝积聚

《古今医案按·卷三·疝》

文学骆元宾，十年患疝，形容枯槁，士材视之，左胁有形，其大如臂，以热手握之，沥沥有声，甚至上攻于心，闷绝者久之，热醋熏炙方苏。曰：此《经》所谓厥疝也，用治疝当归四逆汤，半月积形渐小，更以八味丸间服，半载不辍，积块尽消而不复发矣。

《得心集医案·卷四·诸痛门·冷积腹痛》

江发祥，得痃癖病，少腹作痛，左胁肋下有筋一条，高突痛楚，上贯胃脘，下连睾丸，痛甚欲死，或呕或利，稍缓若无，呕利则痛苦迫切，连宵累日，绝粒不进，或得腹中气转，稍觉宽舒。医人不识，辄以治疝常法，苦辛之味，杂投不已。有以肾气不藏者，或以冲任不固者，而金匮肾气、青囊班龙，叠投益甚，误治两载，疾已濒危。视其形瘦骨立，腹胁贴背，知为误药减食所致。按脉滑沉，且觉有力，审病经两载，形虽瘦而神不衰，拟是肝胃二经痼冷沉寒，积凝胶聚，绸缪纠结，而为痃癖之症。盖痃者，玄妙莫测之谓；癖者，隐辟难知之称。察脉审症，非大剂温通，何以驱阴逐冷？于是以附术、姜桂、骨脂、葫巴、丁蔻大剂，稍加枳实、金铃以为向导，兼进硫黄丸火精将军之品，用以破邪归正，逐滞还清，冀其消阴回阳生魂化魄之力，日夜交斟。按治半月，病全不减，再坚持旬日，势虽稍缓，然亦有时复增，且沉滑着指之脉，仍然不动。因谓之曰：病虽减而积未除，尚非愈也，此症颇顽，姑忍以待之。所喜者，倾心信治，余益踌躇，因思冷积不解，欲与景岳赤金豆攻之，然恐久病体衰，断难胜任其药，只得坚守前法。再进旬日，忽然大便大通，所出尽如鱼脑，其痛如失，姑减硫黄丸，仍与前药，稍加黄柏，每日出鱼脑半瓯，再经半月，前药不辍，鱼脑方尽，冷积始消，前此腹肋高突之形，泯然无迹。厥后露出皱纹一条，如蛇蜕之状，乃知先贤人身气血痰水之积，均有澼巢科臼之说，为有征矣。

15. 治痰湿积聚

《张聿青医案·卷十一·积聚》

某。中脘结块，按之不甚痛，脉象沉滑。此痰湿流入分肉之间。制香附、制半夏、广皮、台白术、青葱管、白茯苓、旋覆花、猩绛、指迷茯苓丸。

16. 治脾虚积聚

《顾松园医镜·卷十御集·积聚·举例》

一人每酒后腹痛，渐至坚硬，得食则痛。士材曰：脉浮大而长，脾有大积矣，然两尺按之软，不可峻攻。令服四君子汤七日，投以攻积丸三钱，但微下，更服四钱，下积十余次，皆坚黑者。察其形不倦，又进四钱而腹痛，所下甚多。服四君子汤十日，又进丸药四钱，去积三次，又进二钱而下积至六七碗。脉大而虚，按之关部豁如矣。乃以补脾之剂，调理一月而愈。

《柳选四家医案·评选环溪草堂医案三卷·中卷·瘕癖门》

久患休息下痢，或作或辍，四月下旬，痢止数日，忽然气攻，胸脘板痛，上下不通，几乎发厥，及至大便稍通，板痛递减。匝月以来，大便仅通三次，今又不通十余日矣。而其脘中之板痛者，结而成块，偏于右部，是脾之积也，脉极细而沉紧，面色晦滞，阳气郁伏，浊阴凝聚，当与温通。附子、干姜、川朴、陈皮、茯苓、香附、延胡、大腹子，另东垣五积丸、沉香化气丸。再诊：大便已通，脘腹之块未化，脉象沉弦而紧，面色之晦滞已明，阳光一晛，阴凝渐通之象，仍以温通，附子、干姜、陈皮、茯苓、木香、砂仁、通草、水红花子、白螺蛳壳。

17. 治癥瘕积聚

《医学衷中参西录·医方·治女科方·理冲汤》

理冲汤：生黄芪三钱，党参二钱，於术二钱，生山药五钱，天花粉四钱，知母四钱，三棱三钱，莪术三钱，生鸡内金三钱（黄者）。用水三盅，煎至将成，加好醋少许，滚数沸服。

一妇人，年三十余。癥瘕起于少腹，渐长而上。其当年长者稍软，隔年即硬如石。七年之间，上至心口，旁塞两肋，饮食减少，时觉昏愦，剧时昏睡一昼夜，不饮不食，屡次服药竟分毫无效。后愚为诊视，脉虽虚弱，至数不数，许为治愈，授以此方。病人自揣其病，断无可治之理，竟置不服。次年病益进，昏睡四日不醒。愚用药救醒之，遂恳切告之曰：去岁若用愚方，病愈已久，何至危困若斯。然此病尚可为，甚勿再迟延也，仍为开前方。病人喜，信愚言，连服三十余剂，磊块皆消。惟最初所结之病根，大如核桃之巨者尚在。又加生水蛭（不宜炙）一钱，服数剂全愈。

一妇人，年二十余。癥瘕结于上脘，其大如橘，按之甚硬，时时上攻作疼，妨碍饮食。医者皆以为不可消。后愚诊视，治以此汤，连服四十余剂，消无芥蒂。

奉天孙姓妇，年四十许。自幼时有癥瘕结于下脘，历二十余年。癥瘕之积，竟至满腹，常常作疼，心中怔忡，不能饮食，求为诊治。因思此证，久而且剧，非轻剂所能疗。幸脉有根柢，犹可调治。遂投以理冲汤，加水蛭三钱。恐开破之力太过，参、芪又各加一钱，又加天冬三钱，以解参、芪之热。数剂后，遂能进食。服至四十余剂，下瘀积若干，癥瘕消有强半。因有事还籍，药遂停止。阅一载，腹中之积，又将复旧，复来院求为诊治。仍照前方加减，俾其补破凉热之间，与病体适宜。仍服四十余剂，积下数块。又继服三十余剂，瘀积大下。其中或片或块且有膜甚厚，若胞形。此时身体觉弱，而腹中甚松畅。恐瘀犹未净，又调以补正活血之药，以善其后。

王××妻，来院求为治癥瘕。自言瘀积十九年矣，满腹皆系硬块。亦治以理冲汤，为其平素气虚，将方中参、芪加重，三棱、莪术减半。服数剂，饮食增加，将三棱、莪术渐增至原定分量。又服数剂，气力较壮，又加水蛭二钱、樗鸡（俗名红娘）十枚。又服二十余剂，届行经之期，随经下紫黑血块若干，病愈其半。又继服三十剂，届经期，瘀血遂大下，满腹积块皆消。又俾服生新化瘀之药，以善其后。

一少年，因治吐血，服药失宜，痃癖结于少腹（在女子为癥瘕，在男子为痃癖）大如锦瓜。按之甚坚硬，其上相连有如瓜蔓一条，斜冲心口，饮食减少，形体羸弱。其脉微细稍数。治以此汤，服十余剂痃癖全消。

《临证指南医案·卷九·癥瘕》

张。久痛在络，营中之气，结聚成瘕，始而夜发，继而昼夜俱痛。阴阳两伤，遍阅医药，未尝说及络病，便难液涸，香燥须忌。（营络气聚结瘕）青葱管、新绛、当归须、桃仁、生鹿角、柏子仁。

朱(二六)。辛润通络，成形瘀浊吐出，然瘀浊必下行为顺，上涌虽安，恐其复聚，仍宜缓通，以去瘀生新为治，无取沉降急攻，谓怒劳多令人伤阳耳。当归、桃仁、茺蔚子、制蒺藜、生鹿角、茯苓、香附汁法丸。

周(三十)。瘕聚结左，肢节寒冷，病在奇脉，以辛香治络。鹿角霜、桂枝木、当归、小茴、茯苓、香附、葱白。

龚。脉症向安，辛甘化风方法非谬。据云痛时少腹满胀，其有形疝瘕，状亦略小。法宜益营之中，再佐通泄其气，古称通则不痛耳。人参、当归、肉桂、吴萸、小茴、茯苓、青葱管。

钦。疝瘕，少腹痛。当归、生姜、羊肉、桂枝、小茴、茯苓。又。瘕痛已止，当和营理虚。归身、紫石英、白芍(酒炒)、小茴、淡苁蓉、肉桂。丸方用养营去芪术桂，合杞圆膏。

朱(四十)。疝瘕，腹痛有形。用柔温辛补。当归、生姜、羊肉。

某。右胁攻痛作胀，应时而发，是浊阴气聚成瘕，络脉病也。议温通营络。当归三钱，小茴(炒焦)一钱，上桂肉一钱，青葱管十寸。

谭。瘕聚有形高突，痛在胃脘心下，或垂岕腰少腹，重按既久，痛势稍定，经水后期，色多黄白。此皆冲脉为病，络虚则胀，气阻则痛，非辛香何以入络，苦温可以通降。(气血凝络脘痛经阻)延胡、川楝、香附、郁金、茯苓、降香汁、茺蔚子、炒山楂、乌药。

又。瘕聚瘤结，痛胀妨食，得食不下，痛甚，今月经阻不至，带淋甚多。病由冲任脉络，扰及肝胃之逆乱，若不宣畅经通，日久延为蛊疾矣。炒桃仁、当归须、延胡、川楝子、青皮、小茴、吴萸、紫降香、青葱管。

柳(四二)。络血不注冲脉，则经阻，气攻入络，聚而为瘕乃痛，冲脉是阳明属隶，痛升于右，胀及中脘，作呕清涎浊沫，操家烦怒，犯胃莫如肝，泄肝正救胃。金铃子、炒延胡、蓬莪术、青橘叶、半夏、厚朴、姜汁、茯苓。

某。脐下瘕形渐大，气塞至心胸及咽喉，饮不解渴，遂气攻至背部，经水百余日不来，小溲得利，大便不爽。气滞血瘀，皆因情志易郁，肝胆相火内灼，冲脉之血欲涸，丹溪谓气有余便是火，口甜，食后痞，用苦辛清降。(木火郁气滞血瘀)胡黄连八分，山栀仁一钱半，南山楂三钱，芦荟一钱，鸡肫皮(不落水，去垢炙脆)五钱。化服回生丹半丸。

陆(十六)。经阻半年，腹形渐大，痛不拒按，溲短便通，据形色脉象，不是用通经丸者，下气还攻于络，有形若癥瘕，炒枯肾气丸。(肾气不摄经阻腹痛胀)

缪。脉弦左搏，数年胃痛不痊，发时手不可按，胁中拘急，少腹左傍，素有瘕聚之形，气自下焦冲起，为胀为呕。此乃惊忧嗔怒，致动肝木，乘其中土，胃伤失降，脉络逆并，痛势为甚，初起或理气获效，久发中衰，辛香气燥，脾胃不胜克伐矣。议疏肝木，安土为法，冀其渐缓，再酌后法。(气血凝络肝逆胃痛呕)川楝子、川连、干姜、桂枝、当归、川椒、生白芍、乌梅。

又。少腹疝瘕多年，冲起散漫，胃脘两胁痛甚欲呕。年前用安胃泄肝颇效，但下焦至阴，足跗发瘰裂水，久留湿热瘀留，经脉络中交病，若非宣通气血壅遏，恐非至理。桃仁、柏子仁、川芎、当归、小茴、小香附、茯苓、山栀(姜汁炒)。为末，用青葱管百茎，加水一杯，取汁法丸。

某(五十)。数年左胁聚瘕，发作必呕吐涎沫，酸苦浊水，寤不成寐，便闭忽泻，始于悒郁。病由肝失畅达，木必传土，胃气受侮，病久入络，气血兼有。缓图为宜，急攻必变胀病。生牡蛎、川楝子肉、延胡、桃仁、半夏、茯苓、橘红、白芥子、川连、吴萸，香附汁姜汁法丸。

赵。脉小，身不发热，非时气也，凡经水之至，必由冲脉而始下。此脉胃经所管，医药消导寒凉，不能中病，反伤胃口，致冲脉上冲，犯胃为呕，攻胸痞塞，升巅则昏厥。《经》言冲脉为病，男子内疝，女子瘕聚。今小腹有形，兼有动气，其病显然，夫曰结、曰聚，皆奇经中不司宣畅流通之义。医不知络脉治法，所谓愈究愈穷矣。(肝逆犯胃奇络虚滞)鹿角霜、淡苁蓉、炒当归、炒小茴、生杜仲、茯苓，用紫石英一两煎汤，煎药。

蒋(四七)。天癸将止之年，小腹厥阴部位起瘕，动则满腹胀痛，形坚，或时脊巅掣痛，必有秽痰血筋吐出。此起于郁伤，久则液枯气结，内风阳气烦蒸，则心热痞结咽阻，已属痼疾，治必无效，倘腹大中满则剧矣。(郁伤液涸阳升痛胀)牡蛎、生地、阿胶、小胡麻、茯苓、稆豆皮。

沈(四十)。肢冷腹痛，有形为瘕，久泻。(厥阴寒滞呕泻）当归（炒黑）、小茴（炒黑）、肉桂、山楂（炒黑）、茯苓。

又。冷利有瘕，遇冷则呕。吴萸、炒小茴、延胡、茯苓、川楝子、生香附。

某。脘中瘕聚。（肝郁犯胃）川楝子一钱，延胡一钱，吴萸五分，青皮七分，良姜一钱，茯苓三钱。

林。脉左弦涩，少腹攻逆，痛即大便，肝气不疏，厥阴滞积。香附一钱半，鸡肫皮（炙）一钱半，茯苓一钱半，麦芽一钱，香橼皮八分，青皮五分，炒楂肉二钱，砂仁壳五分。

又。少腹瘕聚攻逆，身热，或噫，或浊气下泄，则诸恙悉舒，恼怒病发，厥阴肝木郁遏不疏，显露一斑。川楝子一钱，小茴五分，生牡蛎三钱，桂枝木五分，生白芍一钱，青皮一钱。

程。聚气疝瘕，大便不爽，必腹中疞痛，当通腑经气分。葱白丸二钱五分，红枣汤送。

某。瘕聚在左胁中。肝病。桃仁、川楝子、延胡、当归、橘红、香附。

王（四一）。瘕聚季胁，渐加烦倦减食，入夏土旺气泄。用泄少阳，补太阴方。（胆克脾暑伤气）人参、茯苓、炙草、当归、丹皮、生地、鳖甲、泽兰膏。

周。痛久在络，凝聚成形，仍属经病，议用河间法。（痰气凝结）川楝子、栝蒌皮、香附汁、延胡、生牡蛎。

葛（四一）。用丹溪小温中丸，胀利自减，知肠胃湿热，皆阻腑阳之流畅，水谷之气，不主游溢。瘕属气聚，癥为血结，由无形酿为有形。攻坚过急，药先入胃，徒致后天气乏，恐胀病必至矣，俗有痞散成蛊之说，可为治此病之戒律。（湿热结癥）老韭根（生晒）一两，桃仁一两，生香附一两，炒楂肉一两，当归须一两，山甲片一两，小茴香三钱，桂枝木三钱。

胡（二十）。少腹聚瘕，能食便不爽，腹微胀。（湿热腹胀）小温中丸。

王（二一）。初病寒热，半年经水不来，少腹已有瘕形，食又减半，当此年犯干血劳虑。（寒热食减干血劳）焦术、茯苓、广皮、香附、当归、南山楂、白芍。

《续名医类案·卷十·癥瘕》

陈自明治昆陵一贵宦妻，患小便不通，脐腹胀痛不可忍。众医皆作淋治，如八正散之类，俱不得通。陈诊之曰：此血瘕也，非瞑眩药不可去。与桃仁煎，更初服，至日午，大痛不可忍，遂卧。少顷，下血块如拳者数枚，小便如黑豆汁一二升，痛止得愈。此药治病的切，然猛烈大峻，气虚血弱者，宜斟酌之。桃仁、大黄、朴硝各一两，虻虫半两炒黑，共为末，醋炼丸梧桐子大。五更初，温酒吞下五丸。（原注：此方不可妄用。《良方》）

杜壬治马氏妇，年三十二，腹中血块作疼，经五六年，形已骨立，众皆曰不可为，奈其未死何。家甚贫，而大小悯之。一日召杜至，告杜曰：但以济物为怀则可，业已请召明医，非所言也。遂以少物帛赠杜。杜不受，曰：但服某药必获安。无以是为疑，遂示方。用没药、牛膝、干漆、当归各半两，硇砂、木香、水蛭（炒）、红娘子（炒）、红花、丹皮、朱砂各一分，海马一个，斑蝥（去翅足炒）十四个，为末，酒醋各半升熬为膏。每日天明用一皂子大，酒醋化下，一月病退，六十日渐安。（此药较桃仁汤更峻，宜斟酌用之。）

张子和治汴梁曹大使女，年既笄，病血瘕数年。太医宜企贤以破血等药治之不愈。企贤曰：除得陈州张戴人方愈。一曰，戴人至汴京，曹乃邀问焉。戴人曰：小肠移热于大肠为伏瘕，故结硬如块，面黄不食。乃用涌泄之法，数年之疾，不再旬而愈。

孙文垣治汪氏妇，经水久不止，内有紫黑色血块，胃胸腹皆痛，玉户且肿，手足皆冷，不知饥饿，腹下有一块，坚如石，脉左数，右沉涩，此血瘕癥也。用糖球子五钱，元胡索、五灵脂、香附、麦芽、青皮各一钱，水煎服，痛减半，手足渐温。加当归、丹皮、蒲黄、益母、川芎，四帖痛止，玉户亦消。又四帖而经水调。（方甚平稳。）

董含妾腹内生一痞，始如弹丸，五六年后，大类鹅卵，中似有一窟，往来移动，或痛或止，百药罔效。久之遍体发肿，内作水声，日夕呻吟，死而复苏者再，诸医束手无策，皆云：此名水鼓，病已成，不可复痊矣。章文学旭，字东生，名医也，善治奇疾。往邀之，曰：此非水症，乃积聚所致，不半日可愈。但所用药猛烈，转斗而下，驱水甚疾，试问疾人愿服与否？而病者曰：我已垂殆，苟一线可救，死无憾也。于是取红丸十粒，如绿豆大，以槟榔、枳实等五六味煎汤下之。初觉喉中响声可畏，势将不支。顷之，胸膈间如刀刃乱刺，哀号转掷，痛不可状。又顷之，下水斗许，头面肿退，不逾时又下数升，腹背亦退。病人曰：我今觉胸背顿宽，遂熟睡片刻。时章君犹在坐也，曰：此番不独水去，痞亦当渐散矣。进补剂二日，明后日可连服之，遂辞去。至晚又下水四五升，手足肿全退，不三日病全愈。既而忽痞势摇动，下红黑痢三昼夜，痞亦不见。众医惊服，往叩其故。章曰：此名肠覃，在《内经》水胀论中，君辈自坐不读书耳。皆惭而退。按岐伯曰：寒气客于肠外，与胃气相搏，癖而内著，瘜肉乃生，始如鸡卵，至其成，若怀子之状，按之则坚，推之则移，月事以时下，肠覃生于肠外故也。又有一种名石瘕，病状相同，月事不以时下，石瘕生于胞中故也。皆妇人之病，因有积聚，可导而下，似水胀而非水胀也。（临症之工，大宜分别）此疾若非章君，久作泉下之鬼矣。（今人能感激如是者鲜矣。《三冈识略》）

薛立斋治一妇人，经不调，两拗肿胀，小便涩滞，腹中一块作痛，或上攻胁腹，或下攻小腹，发热，晡热恶寒，肌肤消瘦，饮食无味，殊类瘵症，久而不愈。此肝脾血气亏损，用八珍汤、逍遥散、归脾汤，随症互服而愈。

一妇人性多郁怒，勤于女工，小腹内结一块，或作痛，或痞闷，月经不调。恪服伐脾之剂，（今人受此害者尤多）内热寒热，胸膈不利，饮食不甘，形体日瘦，牙龈蚀烂。此脾土不能生肺金，肺金不能生肾水，肾水不能生肝木，当滋化原，用补中益气、六味地黄，至仲春而愈。（必举仲春者，以肝木斯令时也）

一妇人耳下肿赤，寒热口苦，月经不调，小腹内一块，此肝火气滞而血凝也，用小柴胡加山栀、川芎、丹皮治之，诸症悉退。

18. 治妇人积聚

《备急千金要方·卷二十四解毒杂治方·蛊毒第四论·北地太守酒》

治万病蛊毒风气寒热方。乌头、甘草、芎䓖、黄芩、桂心、藜芦、附子各四两，白蔹、桔梗、半夏、前胡、麦门冬、柏子仁各六两。上十三味，㕮咀，以曲十斤，秫米一斛，如酝酒法，药以绢囊盛之，沉于瓮底，酒熟去糟，还取药滓，以青布袋盛，沉着酒底，泥封，秋七日，冬十日，夏五日。空腹服一合，日三，以知为度。因药有毒，故以青布盛之。服勿中止。二十日大有病出，其状如漆。五十日即悉愈。妇人年五十，被病连年，腹中积聚，冷热不调，时时切痛绕脐绞急，上气胸满，二十余年，服药二七日，所下四五升即愈。

《儒门事亲·卷八·内积形·积块一百二十九》

果菌刘子平妻，腹中有块如瓢，十八年矣。经水断绝，诸法无措。戴人令一月之内，涌四次，下六次，所去痰约一二桶。其中不化之物，有如葵菜者，烂鱼肠之状，涌时以木如意揃之，觉病积如刮，渐渐而平。及积之既尽，块痕反洼如臼，略无少损，至是而面有童色，经水既行。若当年少，可以有子。

《医学纲目·卷之二十五脾胃部·积块癥瘕》

妇人胁下有块，大如掌，脉涩，时有热，此虚中有气积，先与补虚，次与磨积药。白芍、归须四钱，陈皮、白术三钱，青皮、川芎、木通各一钱，甘草半钱。白水煎，热服。磨积药：三棱（醋煮）一钱，枳实、青皮、桃仁各五钱，大黄五钱，桂枝钱半，海藻（醋煮）三钱。细末，神曲糊丸如桐子大，每服四十丸。

（世）一孺人左胁下旧有块，渐长大，脉弦而大稍数，询之近亦发热，食亦减，倦怠，先与补之，次攻此块。陈皮五钱，白术两半，柴胡、归头、青皮各五钱，甘草一块，木通三钱半。上作八帖服。次与攻块：青皮（醋）一两半，桃仁五钱，三棱（醋）一两半，桂枝三钱半，海藻（醋洗）三钱，锉末，神曲糊为丸。

富小娘疟后左胁下块，小便少。厚朴、柴胡各二钱，三棱一钱半，甘草半钱，木通五钱，白术六钱半，青皮五钱，生姜一片，上食前热服。

（丹）一婢色紫稍肥，性沉多忧，年近四十，经不行三月矣。小腹中有一气块，初起如栗，渐如炊饼。予脉之，两手皆涩，重取却稍和。试令按块痛甚，扪之高寸半，遂与《千金》消石丸，至四五次后，忽自言乳头黑且有汁，恐是孕。予曰：非也，涩脉无孕之理。又与三五帖，脉之稍觉虚豁。予悟曰：经阻久矣，令止前药，与四物汤倍白术，佐以陈皮、炙甘草至三十帖，候服完，再与消石丸数次。忽自言块消一晕，便令莫服。又半月，经行痛甚，下黑血半升，内有如椒核者数十粒，而块消一半。又来索药，以消余块。予晓之曰：勿性急，似开矣，不可又攻。若次月经行，当消尽矣。次月经行，下少黑血块，又消一晕。又来问药，予曰：且守禁忌，至次月又消尽，已而果然。大凡攻击之药，有病则病受之，病邪轻而药力重，则胃气受伤。夫胃气者，清纯冲和之气也，惟与谷肉菜果相宜。盖药石皆偏胜之气，虽参、芪辈，为性亦偏，况攻击之药乎。此妇胃气弱，血亦少，若待块尽而去药，胃气之存者几希矣。

一妇人年五十五岁，形气俱实，富而神劳，味厚性急，常经水过多。医每用涩药止。后病气痛，胸腹共有积块大小十三枚，遇夜痛甚，着床累月，饮食虽减，应接家事如故，其脉两手皆涩而弱。此因屡用涩药，致败血积聚不行故尔。时三月间用蜀葵根煎汤，再煎人参、白术、陈皮、青皮、甘草梢、牛膝成汤，入玄明粉少许，研桃仁调热饮之，服至二帖，腹痛下块一枚，再并渣煎服，又下一枚，时以病久血耗，不敢再取块，告技穷而归。后想此症患病虽重，其形质尚可受药，但当去葵根、玄明粉，其后块渐消而病安。

一女子年二十一岁，累因食伤，胃脘有块，随气上塞咽中。问之，又因食煨盐配粥。与：白术一钱半，陈皮、半夏各一钱，桔梗、青皮、木通各五钱，甘草（炙些），生姜二片。煎服一二次，病遂平复，再与前药。半月后加桔梗煎一服，令其吐，吐出痰积，遂愈。

《济阴纲目・卷之五・积聚癥瘕门・论治积须养正气》

一妇人内热作渴，饮食少思，腹内初如鸡卵，渐大四寸许（非郁结之脉，而谓郁之症何软），经水三月一至，肢体消瘦，齿颊似疮，脉洪数而虚，左关尤甚，此肝脾郁结之证，外贴阿魏膏，午前用补中益气汤（补中益气，何以能治郁结？意取积气外散也），午后用加味归脾汤。两月许，肝火稍退，脾土少健，午前补中益气下六味丸，午后逍遥散下归脾丸，又月余，日用芦荟丸二服（芦荟丸治肝胆之结），空心以逍遥散下，日晡以归脾汤下，喜其谨疾，调理年余而愈。

一妇人腹内一块，不时上攻，或作痛有声，或吞酸痞闷，月经不调，小便不利，二年余矣。面色青黄，余以为肝脾气滞，以六君加芎、归、柴胡、炒连、木香、吴茱各少许二剂，却与归脾汤送下芦荟丸，三月余，肝脾和而诸症退，又与调中益气汤加茯苓、牡丹皮，中气健而经自调。

一妇人经候过期，发热倦怠，或用四物、黄连之类，反两月一度，且少而成块，又用峻药通之，两目如帛所蔽。余曰：脾为诸阴之首，目为血脉之宗，此脾伤五脏皆为失所，不能归于目也。遂用补中益气、济生归脾二汤，专主脾胃，年余而愈。

《济阴纲目・卷之五・积聚癥瘕门・治痃癖》

曾有一女人，患腹中痞块，攻心作痛，服此而愈。用豮猪肝一具，重十两者，以巴豆五十枚，去大皮，扎在肝内，用酽醋三碗，熬肝极烂，去巴豆不用，入京三棱末，和调得所、丸如桐子大，每服五丸，食前温热酒下。

《顾松园医镜・卷十御集・积聚・举例》

一妇久患痞积，两年之间，凡攻击之剂，无遗用矣，而积未尽除，形体尪羸。士材曰：积，消其半，不可伐也，但用补剂，元气一复，病祟全祛耳。遂作补丸，服毕而病果痊愈。逾三年，调理失宜，胸腹痛甚。咸谓痛无补法，用理气化痰药，痛不减，脉大无力，此气虚也。投归脾汤，用参二钱，其痛立止。

《续名医类案・卷十・痞》

立斋治黄恭人，腹内一块，不时作痛，痛则人事不知，良久方苏，诸药不应。诊其脉沉细，则非疮毒。河间云：失笑散（五灵脂、蒲黄等分为末，醋汤调，每服二钱）治疝气及妇人血气痛欲死并效。与一服，痛去六七，再服而平。此药治产后心腹绞痛，及儿枕痛尤妙。

蒋仲芳治陈氏妇，年二十六，生痞块已十年，在脐上，月事先期，夜则五心发热，火嘈膨闷，忽一日痞作声，上行至心下，则闷痛欲绝，为针上脘，癖下而痛定。然脐旁动气不息，复针天枢穴，动气少止。遂用当归五钱，白芍、白术、延胡、丹皮、川芎、条芩各一钱，枳实、官桂、槟榔、木香各三分，醋炙鳖甲二钱，水煎，空心服，至十二剂而愈。

19. 治小儿积聚

《续名医类案・卷三十・癖积》

万密斋治一小儿周岁，因食鸡肉太早，自此成积，日渐羸瘦，不思乳食。其父详告，取药治之，与养脾去积丸：白术、陈皮、苍术、厚朴、枳壳、半夏、青皮、神曲、麦芽、山楂、甘草。先服三日，后服丁香脾积丸，鸡肉汤下，取下鸡肉一片，犹未化也。再进养脾丸而愈。

《医学衷中参西录·药物·鸡内金解》

友人毛某治一孺子，自两三岁时腹即胀大，至五六岁益加剧，面目黄瘦，饮食减少，俗所谓大肚痞也。毛某见拙拟期颐饼方后载，若减去芡实，可治小儿疳积痞胀、大人癥瘕积聚，遂用其方（方系生鸡内金细末三两，白面半斤，白砂糖不拘多少，和作极薄小饼，烙至焦熟，俾作点心服之），月余全愈。

《续名医类案·卷三十·癖积》

薛立斋治一小儿，腹内结块，或作痛上攻，小便不调，用龙胆泻肝汤、芦荟丸而愈。后形气消铄，发热作渴，此肝木克制脾土，用补中益气汤及芦荟丸而愈。

20. 治肺郁化热积聚

《周慎斋遗书·卷八·痞块》

一人当胸有一块，遇心有所用，即火动上燎其面，时吐痰，脉缓而有力，右手浮大。盖胸为肺室，面属阳明。有块不宽，肺火郁也；火燎其面，大肠火炽也；脉浮大，火脉也。实则泻之，宜养血以制之。四物汤各一钱，肉桂三分煎服。

21. 治肝郁化火积聚

《静香楼医案·下卷·瘕癖门》

脐下积块，扪之则热，病者自言，前后二阴，俱觉热痛，其为热结可知。况自来之病，皆出于肝耶。鄙见非泄厥阴，不能获效。龙荟丸五十粒酒下。

《柳选四家医案·评选静香楼医案两卷·下卷·瘕癖门》

左胁积块，日以益大，按之则痛，食入不安。凡痞结之处，必有阳火郁伏于中，故见烦躁、口干、心热等症。宜以苦辛寒药，清之开之，然非易事也。川连、枳实、香附、川芎、厚朴、神曲、茯苓、青皮、赤芍。

22. 治肝郁气滞积聚

《也是山人医案·积聚》

陈（十六）。肝气肆横，腹痛，向有瘕聚。法当疏泄。青皮一钱，归须一钱，茺蔚子一钱，炒延胡一钱，郁金一钱，黑山栀一钱五分，南山楂一钱五分。

《济阴纲目·卷之五·积聚癥瘕门·论治积须养正气》

松江太守何恭人，性善怒，腹结一块年余，上腭蚀透，血气虚极，时季冬，肝脉洪数，按之弦紧，或用伐肝木、清胃火之药。余曰：真气虚而邪气实也，恐伐肝木，至春不能发生耳。用八珍汤以生气血，用地黄丸以滋肾水（历观数案，皆以肝脾肾为主而愈者，在立斋则可，在他医则不可）。肝脉顿退，因大怒，耳内出血，肝脉仍大，烦热作渴，此无根之火也，仍以前药加肉桂二剂，脉敛热退，复因大怒，果卒于季冬辛巳日，乃金克木故也。

23. 治气寒交阻积聚

《张聿青医案·卷十一·积聚》

左。少腹结聚有形，按之坚硬。脉沉而弦。此气寒交阻，恐成胀病。酒炒归须二钱，乌药一钱五分，楂炭三钱，酒炒赤苓一钱五分，制香附二钱，郁金一钱五分，桂枝五分，酒炒延胡一钱五分，金铃子一钱五分，炒蓬术一钱五分。

徐（右）。结块坚大如盘，推之不移。气寒血滞，与肠胃汁沫相抟，未可轻视。川桂木、延胡、香附、白术、炒蓬术一钱五分，两头尖、归须、乌药、楂炭、野水红花子。二诊：结块稍软，而频咳气逆。此兼感新邪，药宜兼顾。桂木、金铃子、延胡、苏梗、当归须、乌药、楂炭、两头尖、前胡、蓬术、荆三棱、杏仁、香附。

24. 治阴虚气滞积聚

《王旭高临证医案·卷之三·积聚门》

王。腹中癖块，渐大如盘，经事不来，腰酸带下。此属营虚气滞，瘀积内停。近日水泻，伤于暑湿。当先治其新病。平胃散去甘草，加芍药、香附、吴茱萸、焦六曲。

25. 治寒凝气滞积聚

《吴鞠通医案·卷三·积聚》

吴。三十一岁。脐右结癥，径广五寸，睾如鹅卵大，以受重凉，又加暴怒而得，痛不可忍，不能立，不能坐，并不能卧，服辛香流气饮，三日服五帖，重加附子、肉桂，至五七钱之多，丝毫无效，因服天台乌药散，初服二钱，满腹如火烧，明知药至脐右患处，如搏物然，痛加十倍，少时腹中起蓓蕾无数，凡一蓓蕾，下浊气一次，如是者二三十次，腹中痛楚松快。少时痛又大作，服药如前，腹中热痛，起蓓蕾，下浊气亦如前，但少轻耳。自巳初服药起，至亥正共服五次，每次轻一等。次一日腹微痛，再服乌药散，则腹中不知热矣。以后每日服二三次，七日后肿痛全消。后以习射助阳而体壮。

26. 治脾胃虚弱积聚

《周慎斋遗书·卷八·积聚》

一人年二十，腹中积聚，所服皆破血之药，脾胃已伤，不得已用理脾化气之法，人参，白术、神曲各五分，茯苓七分，陈皮四分，砂仁三分，不拘时服。

《周慎斋遗书·卷八·痞块》

一妇因丧子忧虑，饮食不思，有块在软肚内。用四君子加陈皮、肉桂、归身、沉香、半夏；丸用茯苓、白术四五两，藏猪肚内，煮烂，沉香为衣，久服全愈。

一人左胁有块，右关脉豁大。用乌药一两，附子五钱制之。将乌药日磨二三分，酒送下，俟积行动，乃以补中益气汤加附子服之，丸用六味丸。

《临证指南医案·卷四·积聚》

白（十四）。疟邪久留，结聚血分成形，仲景有缓攻通络方法可宗，但疟母必在胁下，以少阳厥阴表里为病。今脉弦大，面色黄滞，腹大青筋皆露，颈脉震动，纯是脾胃受伤，积聚内起，气分受病，痞满势成，与疟母邪结血分，又属两途，经年病久，正气已怯。观东垣五积，必疏补两施，盖缓攻为宜。（脾胃伤气分结痞）生於术、鸡肫皮、川连、厚朴、新会皮、姜渣，水法丸。

《张聿青医案·卷十一·积聚》

郁（左）。时病之后，左胁下癖块胀大，腹满不舒，脉弦滑，苔白。脾土不运，胃络阻滞。拟宜通气血，参以运土。川桂木六分，焦麦芽四钱，猪苓二钱，范志曲二钱（炒），南楂炭三钱，广陈皮一钱，茯苓三钱，当归炭一钱五分，台白术二钱，延胡索一钱五分。

二诊：癖积稍收，腹仍胀满。胃络不宣，生化因而不及。再宣通胃气，运土理湿。川桂木五分，台白术二钱，范志曲二钱（炒），猪苓二钱，泽泻一钱五分，南楂炭三钱，焦麦芽四钱，川郁金一钱五分，茯苓三钱，炒枳壳一钱。

27. 治脾胃湿热积聚

《临证指南医案·卷四·积聚》

陈（十八）。湿胜脾胃，食物不化，向有聚积，肠腑不通，热气固郁，当进和中，忌口勿劳，不致变病。（湿热食滞）黄芩、枳实、广皮、莱菔子、白芍、白术、苍术、鸡肫皮，水泛丸。

28. 治痰凝脉络积聚

《临证指南医案·卷四·积聚》

吴（三一）。右胁有形高突，按之无痛，此属瘕痞，非若气聚凝痰。难以推求，然病久仅阻在脉，须佐针刺宣通，正在伏天宜商。（痰凝脉络）

29. 治寒凝脉络积聚

《临证指南医案·卷四·积聚》

曹。著而不移，是为阴邪聚络，诊脉弦缓。难以五积肥气攻治，大旨以辛温入血络治之。（脉络凝痹）当归须、延胡、官桂、橘核、韭白。

30. 治寒饮内阻积聚

《王旭高临证医案·卷之三·积聚门》

金。少腹两旁结块，渐大渐长，静则挟脐而居，动则上攻至脘，旁及两胁，已八九年矣。据云始因积经半载，疑其有孕，及产多是污水，后遂结块。想是水寒血气凝聚而成。甘遂（面包煨）三钱，香附（盐水炒）一两，三棱（醋炒）一两，蓬术（醋炒）一两，桃仁（炒）五钱，肉桂（另研）一钱，川楝子五钱（巴豆七粒合炒黄，去巴豆），五灵脂（醋炒）五钱，地鳖虫（酒浸炙）二十一个。共研为末，炼白蜜捣和为丸。每服十丸，日三服。［渊按］水寒血气凝聚冲脉之分，果是实证，此方必效。

31. 治年老体虚积聚

《徐养恬方案·卷下·瘕积疝痛》

积聚在于少腹之左，近日攻冲作痛，饱食则安，饥则痛。年衰正虚，浊气欲上逆，宜温通泄浊法。甜桂心、赤苓、白术、炙草、延胡、金铃子、当归（小茴拌抄）、生牡蛎、青葱。

32. 治肝肾不调积聚

《周慎斋遗书·卷八·痞块》

一人左乳下有一块，此肾虚水不上升，肝火无制，郁而为块也。宜滋肾丸治之，知母、黄柏以滋肾，肉桂以平肝也。

33. 治肝脾不调积聚

《周慎斋遗书·卷八·痞块》

一人小腹左边有块，宜戊己丸治之。白术补脾，白芍、肉桂以平肝。服之全愈。

一人右脐旁有块作痛，移动不定，大便不通，诸药不效。左寸缓而有力，右寸微大，关脉沉细无力。此肝气虚，脾土衰，土不受克，木无生发之气，肾元可纳矣。不可攻痞，宜益肝、扶脾、安肾，使脾气输则痞运散。人参、熟地、小茴各五分，归身一钱，山药、茯苓各七分，沉香二分。煎服效。

《张聿青医案·卷八·肝风》

蒋（右）。左腹向有积聚，每至一阳将复，辄心悸耳鸣，四肢烙热，一阴来复，诸病渐安。今咳逆虽止，四肢烙热如昨，食不馨增，肢体困乏，脉象沉涩，右关独弦。此由肝气失疏，肝阳逆犯阳气未能遽敛。拟和中醒胃，兼养肝阴，阴生则阳自长也。制首乌、黑豆衣、青葙子、川石斛、朱茯神、女贞子、制半夏、白蒺藜、白芍、竹茹（盐水炒）、浮小麦一两（煎汤代水）。

《柳选四家医案·评选环溪草堂医案三卷·中卷·瘕癖门》

前年秋季患伏暑，淹缠百日而愈，病中即结症，积居于左胁之下。入春以来，每至下午必微热，清晨必吐痰，食面必溏泄。此必当时热邪未尽，早进油腻面食，与痰气互相结聚于肝胃之络。当渐消之，否则或胀或鼓，均可虑也。柴胡（盐水炒）、青皮（巴豆同炒黄去豆）一两，三棱（醋炒）五钱，雄黄一两，大黄（皂荚子三粒，同炒黄去子）一两，莪术（醋炒）五钱。上药为末，神曲糊丸，每服一钱，橘红汤下，午后服六君子丸三钱。

《沈菊人医案·卷上·脘痛瘕聚》

盛。询病起于秋间，病后腹痛，气聚瘀凝，聚结为瘕聚，有形攻痛，痛而后泄，肝脾两伤，不易消散。阿魏丸。

34. 治体虚有热积聚

《医学纲目·卷之二十五脾胃部·积块癥瘕》

一丈夫胁下有积块，内有痰热，汗不得泄，两脉大而散软，此体有虚。三棱五钱，白术、黄连各三钱，人参二钱半，甘草五分，连翘、木通各三钱，川芎、桂一钱。水煎，下保和丸。

下邳钱郎正月发痧，因此脐边有块二枚，发起则痛，伏则不痛，有时又隐痛。自灸脐中，脉甚弦，右手伏，重取则略数。此蕴热因春欲汗解，而气弱不能自发为汗，复郁，又因食不节，邪挟宿食，所以成块。宜以保和二十、温中二十、抑青十，用白术、木通、三棱汤下。

第四章

鼓 胀

鼓胀是指腹部胀大如鼓的一类病证，以腹大胀满、皮色苍黄，甚则腹皮青筋暴露、四肢不肿或微肿为其主要特征。所谓“风、痨、臌、膈”中医临床四大疑难重症中的“臌”即指鼓胀。根据临床表现，本病类似西医学所指的肝硬化腹水，包括病毒性肝炎、血吸虫病、胆汁性、营养不良性等多种原因导致的以腹胀如鼓为主症的疾病。

【辨病名】

鼓胀作为病名，首见于《黄帝内经》，《灵枢·水胀》记载：“鼓胀何如？岐伯曰：腹胀，身皆大，大与肤胀等也，色苍黄，腹筋起，此其候也。”“鼓”为会意字，本义指一种中空的打击乐器，甲骨文字形，左边是鼓的本字，右边是“攴”（pū），表示手持棒槌击鼓，用在病名中是因为胸腹的皮肤像是鼓一样，包裹着内在的脏腑。“胀”字本义是身体内器官受到压迫而产生的不舒服的感觉。《灵枢·胀论》中对“胀”做出了解释：“夫胀者，皆在于藏府之外，排藏府而郭胸胁，胀皮肤，故命曰胀。”指在脏腑之外，皮肤之内充满了病理产物，压迫脏腑，使皮肤发胀。现将按照病位、病因、病机、证候表现四个方面归类命名。

一、按脏腑病位命名

根据鼓胀的发病部位对其命名，如肝水、脾水、肾水。

1. 肝水

《金匮要略·水气病脉证并治第十四》：“肝水者，其腹大，不能自转侧，胁下腹痛，时时津液微生，小便续通。”

2. 脾水

《金匮要略·水气病脉证并治第十四》：“脾水者，其腹大，四肢苦重，津液不生，但苦少气，小便难。”

3. 肾水

《金匮要略·水气病脉证并治第十四》：“肾水者，其腹大，脐肿腰痛，不得溺，阴下湿如牛鼻上汗，其足逆冷，面反瘦。”

二、按病因病机命名

根据鼓胀的病因病机对其命名，如水鼓、气鼓、血鼓、酒鼓、虫鼓、寒胀、热胀。

1. 水鼓

《诸病源候论·水肿病诸候·水蛊候》：“此由水毒气结聚于内，令腹渐大，动摇有声，常欲饮水，皮肤粗黑，如似肿状，名水蛊也。”

《诸病源候论·水肿病诸候·水癥候》：“水症者，由经络痞涩，水气停聚，在于腹内，大小肠不利所为也。其病腹内有结块坚强，在两胁间膨膨胀满，遍身肿，所以谓之水癥。”

《证类本草·卷第十四·巴豆》：“主唯腹大动摇水声，皮肤黑，名曰水蛊。”

《圣济总录·卷第八十·水蛊》：“论曰：水蛊之状，腹膜肿胀，皮肤粗黑，摇动有声，此由脾肾气虚，湿气淫溢，久不瘥，则害人如蛊之毒，故谓之水蛊也。”

《华佗神方·卷四·华佗治水臌神方》：“水臌者，谓满身皆水，按之如泥者是。”

2. 气鼓

《医学入门·内集卷一·诊脉·脏腑六脉诊法》：“无脾脉者，苦下利，善呕，腹满身重，四肢不欲动。甚则肢瘦腹大，乃气蛊也，必有腹痛。”

《医学入门·外集卷五·妇人门·癥瘕》：“血蛊、气蛊坚如石，水蛊肿满俱难治。”

《幼科释谜·卷三·水肿·水肿原由症治》：“气虚肿，亦名气蛊。”

《华佗神方·卷四·华佗治气臌神方》：“气臌者，乃气虚作肿，症一如水臌之状，第按之皮肉，则不如泥耳。先起于足面，渐及于上身与头面。治法宜健脾行气，辅以利水之剂，与治水臌法大异。”

3. 血鼓

《三因极一病证方论·卷之十八·妇人女子众病论证治法》：“治妇人血结胞门，或为癥瘕在腹胁间，心腹胀满，肿急如石水状，俗谓之血蛊。”

《串雅内外编·串雅内编卷一·截药内治门·血臌》：“跌闪而血瘀不散，或忧郁而结血不行，或风邪而血蓄不达，遂致因循时日，留在腹中，致成血臌。”

《幼科释谜·卷三·水肿·水肿原由症治》：“血虚肿，亦名血蛊。”

《华佗神方·卷四·华佗治血臌神方》：“本症之原因，或由倾跌后血瘀不散。或因郁忧而血结不行，遂致腹中结成血臌。”

4. 酒鼓

《景岳全书·卷之二十二心集·杂证谟·肿胀》：“少年纵酒无节，多成水鼓。盖酒为水谷之液，血亦水谷之液，酒入中焦，必求同类，故直走血分……诸鼓之中，则尤以酒鼓为最危难治之证。”

5. 虫鼓

《华佗神方·卷四·华佗虫臌神方》：“患者小腹微痛，四肢浮胀，面红而带黑，壮如虫蚀，眼下无卧蚕微肿之形，是为本症之候。治宜杀虫，虫去则臌胀自消。”

6. 寒胀、热胀

《医经小学·卷之四》：“鼓胀发蛊，有腹胀、寒胀、热胀、气胀、大热胀、水肿而胀、甚则为蛊。夫胀者，由脾胃之气虚弱，不能运化，精微而制。”

三、按症候命名

根据鼓胀的症候表现对其命名，如鼓（臌、蛊）胀、单鼓、单腹胀、蜘蛛蛊、痞鼓、胪胀、疟鼓、疮鼓、膨脝、石鼓（蛊）、筒箕胀。

1. 鼓（臌、蛊）胀

《黄帝内经素问·腹中论》：“黄帝问于岐伯曰：有病心腹满，旦食则不能暮食，此为何病？岐伯曰：名为鼓胀。”

《黄帝内经灵枢·水胀》：“鼓胀何如？岐伯曰：腹胀身皆大，大与肤胀等也，色苍黄，腹筋起，此其候也。”

《备急千金要方·卷二十一·消渴淋闭方·水肿第四》：“蛊胀，但腹满不肿。”

《黄帝素问直解·卷之四·腹中论第四十篇》：“心腹，心之下，腹之上也。满，胀满也。心腹胀满而不能食，外满内虚，此为何病？岐伯对曰：名为鼓胀。外胀满而内不食，外劲内空，如按鼓革，故名为鼓胀。”

《格致余论·鼓胀论》：“以其外虽坚满，中空无物，有似于鼓，其病胶固，难以治疗，又名曰蛊，若虫侵蚀，有蛊之义。”

《医经小学·卷之四·病机第四·病机略一首》：“鼓胀发蛊，有腹胀、寒胀、热胀、气胀、大热胀、水肿而胀，甚则为蛊。夫胀者，由脾胃之气虚弱，不能运化，精微而制。”

《古今医统大全·卷之三十胀满门·病机·胀满鼓胀乃病之新久轻重之名》：“愚谓胀满只是湿热饮食，劳倦内伤，脾气积滞之所始致，是为胀满。苦积损既久，脾气日亏，气凝血聚，渐着不行，由胀满而成鼓胀。以其外虽坚满，中空无物，有似于鼓，坚固难治，俗名单腹胀。以其四肢皆不肿，而惟腹中胀肿如鼓，乃气血结成蛊毒之形，而不可解释消散，故又名曰蛊。血化为虫，因字之义而命名也。‘生气通天论’曰：病久则传化，上下不并（不通也），良医弗为，此之谓也。”

《医方考·卷四·鼓胀门第三十七·大安丸》：“鼓胀者，腹皮虚大，鼓之坚急而有声也。”

《赤水玄珠·第五卷·胀满门·臌胀说》：“生生子曰：胀满之疾，谷食不消，小便不利，腹皮胀急而光，内空空然如鼓是矣。俗知谓之臌胀，不察其致之者有由也。”

《赤水玄珠·第五卷·水肿门·水胀通论》：“《本事方》云：脐胀四肢悉肿者，为水。但腹胀四肢不甚肿，为蛊。蛊即鼓胀也。”

《医镜·卷之二·臌胀水肿》：“臌胀之所以得名者，以其肚腹胀紧，弹之有声，有似乎鼓，故名曰臌胀。”

《丹溪手镜·卷之下·肿胀》：“腹胀，身背大，色苍黄，腹筋起，为鼓胀。”

《景岳全书·卷之二十二心集·杂证谟肿胀·气分诸胀论治》：“血气结聚，不可解散，其毒如蛊，亦名蛊胀。”

《内经知要·卷下·病能》：“《黄帝内经素

问·腹中论》曰：心腹满，旦食则不能暮食……名为鼓胀。胀甚则腹皮绷急，中空无物，鼓之如鼓，故名鼓胀。”

《素问经注节解·内篇卷之三·腹中论篇》：“黄帝问曰：有病心腹满，旦食则不能暮食，此为何病？岐伯曰：名为鼓胀。心腹胀满，不能再食，形如鼓胀，故名鼓胀也。[按]鼓胀一证，最为恶候，似不止于心腹胀满，不能再食而已也。《太素》作谷胀，良是。盖气壅而不能化食者，非真鼓胀，注言形如，是也。”

《内经博议·卷之四·述病部下·胀卒痛肠澼如疟积消瘅病第七》：“鼓胀者，腹胀身皆大，大与肤胀等，色苍黄腹筋起，此其候也。色苍黄者，赤皮厚腹也，即不变之义，但腹有筋起为稍异耳。此病亦在气分，故名鼓胀也。”

《苍生司命·卷四·臌证》：“臌证者，以中空外急，有似于鼓，故名曰臌。”

《素问灵枢类纂约注·卷中·病机第三》：“昊注：水因风得，故名风水，所以治水必兼风药。若但腹中坚胀，而身不肿，病名蛊胀，与此不同……有病心腹满，旦食则不能暮食，名为鼓胀。虚胀如鼓，亦名蛊胀。”

《张氏医通·卷三·诸气门上·鼓胀》：“在病名有鼓胀与蛊胀之殊。鼓胀者，中空无物，腹绷急，多属于气也；蛊胀者，中实有物，腹形充大，非虫即血也。”

《苍生司命·卷四·臌证》：“臌证者，以中空外急，有似于鼓，故名曰臌。”

《医经原旨·卷五·疾病第十二·鼓胀》：“有病心腹痛，旦食则不能暮食，名为鼓胀。内伤脾肾，留滞于中，则心腹胀满不能再食，其胀如鼓，故名鼓胀。”

《一见能医·卷之六·病因赋中·中满臌胀者脾虚不运》：“中满臌胀者，四肢不肿，单腹胀也。有似乎臌，故名臌胀。”“臌胀者，似臌之形，外坚中空，击之有声，按之有形，皮肉之急胀，脾肺之大病也。”

《时方妙用·卷二·肿》：“肿者，皮肤肿大也。胀者，心腹胀满也。臌者，心腹痞满，而四肢瘦小，昔人谓之蛊胀。或心腹胀满，外实中空，其象如鼓，昔人谓之臌胀。”

《医医偶录·卷一·疫痢疟肿论治》：“先腹大后四肢肿者，臌胀也。”

《针灸逢源·续刻·素问经文·腹中论》：“有病心腹满，旦食则不能暮食（朝宽暮急，病在营血），名为鼓胀。”

《三指禅·卷二·气鼓脉弦数论》：“蛊胀，若虫食物而中空也。”

《灸法秘传·应灸七十症·臌胀》：“倪氏论臌，有气、血、虫、水、单是也；论胀，有寒、热、虚、实、湿、食、瘀、积、肝、肾是也。”

《医学刍言·臌胀》：“臌证，有气、血、痰、水、寒、热之分。初起但腹胀，而腹未满者谓之胀；若腹已满者，谓之胀满；若但腹胀满者，谓之臌胀。”

《和缓遗风·和缓遗风卷下·又五方》：“胀甚而上至胸脘腰有圆形、脐有突象，鼓胀之根萌。”

2. 单鼓

《丹溪心法·卷三·鼓胀三十九》：“鼓胀又名单鼓。”

《冯氏锦囊秘录·杂症大小合参卷十四·儿科肿胀》：“鼓胀者，心腹胀满，旦食不能暮食，形如鼓胀，色苍黄，腹筋起，又名单鼓。”

《医法指南·卷之三·鼓胀余论》：“鼓胀者，面目四肢不肿，而肚独胀，中空如鼓，鼓者是也。故古人名为单鼓。”

3. 单腹胀

《景岳全书·卷之二十二心集·杂证谟肿胀·气分诸胀论治》：“单腹胀者，名为鼓胀，以外虽坚满，而中空无物，其象如鼓，故名鼓胀。又或以血气结聚，不可解散，其毒如蛊，亦名蛊胀。且肢体无恙，胀惟在腹，故又名为单腹胀，此实脾胃病也。”

《医门法律·卷六·胀病论》：“故不病之人，凡有癥瘕积块痞块，即是胀病之根，日积月累，腹大如箕，腹大如瓮，是名单腹胀。不似水气散于皮肤面目四肢也，仲景所谓石水者正指此也。”

《医学实在易·卷三·伤寒条》：“方书谓单腹胀为鼓胀，以如坚中空，其象如鼓也，又名蛊胀，以血气结聚，不可解散，其毒如蛊也。”

《类证治裁·卷之三·肿胀论治》：“有单腹胀，四肢不肿，但腹胀也，症最难治，亦名蛊胀。”

《重订诊家直诀·卷下·脉有内曲外曲》：“石水少腹肿，是为单腹胀，即心腹寒积之类也。”

《医学刍言·臌胀》：“若但腹胀而四肢面容消

瘦，谓之单腹胀。"

4. 疳鼓

《秘方集验·诸虫兽伤·肿胀诸症》："鼓症有十：气鼓，食鼓，热鼓，风鼓，劳鼓，湿鼓，虫鼓，血鼓，疳鼓，胸腹肿胀并四肢肿者。"

《文堂集验方·卷三·儿科》："疳鼓，久疳腹胀如鼓者。"

5. 胪胀

《黄帝内经素问·六元正纪大论》："面首、四支䐜愤，胪胀，疡痱，呕逆。"

6. 疟鼓

《问斋医桉·卷第二·脾部》："疟作数次，忽止，腹胀渐至脐平，四肢先肿，肿消而更瘦削，如蜘蛛之状，乃疟鼓危疴。"

《王氏医案绎注·卷三》："世但知治疟不善有三患，邪留肝络则为疟母，戕及脾元则为疟鼓，耗乎肾阴则为疟劳。此证以药助邪，求转三患，亦不能得，所谓热得补而更炽，阴受烁以速亡，阴愈亡则邪愈炽，逾日果殁。"

7. 疮鼓

《外科证治全生集·诸疮治法》："疮疥之生，独由于湿。故南方卑下之地，患者最多。昔书皆言湿热所致，方中皆用生地凉血，未见医愈一人，且以熏罨为法，熏虽疮愈，然毒归腹，定成疮鼓。"

8. 膨脝

《证治要诀·卷之三·诸气门·蛊胀》："蛊与鼓同，以言其急实如鼓，非蛊毒之蛊也，俗称之膨脝，又谓之蜘蛛病。"

《黄帝内经灵枢注证发微·卷之二·经脉第十》："肺发胀满，致膨然，俗云膨脝。"

9. 石鼓(蛊)

《妇人大全良方·卷之一·调经门·妇人血分水分肿满方论第二十》："有肠覃、胪胀、脾气、血气、血蛊、水蛊、石蛊、血瘿，此数证亦与肿相类。"

《冯氏锦囊秘录·痘疹全集卷二十一·痘前十八犯》："石鼓阴鸣。凡儿未痘之前，身发火热，饮食懒飧，肚腹胀膨，眼泡浮肿，睡卧不安，未数日而痘见者，治宜补脾理气。"

《证治准绳·幼科集之四·心脏部二·痘疮上》："小儿未痘之先，身发火热，饮食懒飧，肚腹膨胀，眼胞浮肿，睡卧不安，不数日而痘随形焉，谓之石鼓无鸣。"

10. 蜘蛛蛊

《证治要诀·卷之三·诸气门·蛊胀》："蛊与鼓同，以言其急实如鼓，非蛊毒之蛊也，俗称之膨脝，又谓之蜘蛛病。"

《医学入门·外集·卷四杂病分类·外感》："若单腹肿大而四肢极瘦者，名蜘蛛蛊。"

11. 筲箕胀

《增订通俗伤寒论·证治各论·伤寒夹证·夹胀伤寒》："水臌，多因于湿滞肿满，大剂峻逐，频进不休，力求速愈，初服少效，久必伤残脾阳，始由四肢归腹，腹大如箕(俗称'筲箕胀')，手足反瘦，逐渐坚胀，按之如鼓，且食不能暮食。"

【辨病因】

鼓胀病的病因主要由于六淫外侵，酒食不节，情志所伤，虫毒感染，以及黄疸、积聚失治等。嗜酒过度，饮食不节，损伤脾胃。脾虚则运化失职，酒湿浊气壅滞中焦，清阳当升不升，浊阴当降不降，清浊相混，壅阻气机，肝失条达，气血郁滞，进而波及于肾，开阖不利，水浊渐积渐多，遂成鼓胀。情志怫郁，气机失于调畅，气机不利，则血液运行不畅，以致肝之脉络为瘀血所阻。肝失疏泄，横逆而乘脾胃，运化失常，水液运行障碍，水湿停留，进而壅塞气机，水湿气血停擦蕴结，日久不化，浸渐及肾，开阖不利，三脏俱病，而成鼓胀。在血吸虫流行区接触疫水，遭受蛊虫感染，又未能及时进行治疗，内伤肝脾，脉络瘀阻，升降失常，清浊相混，积渐而成鼓胀。黄疸本由湿热或寒湿停聚中焦，久则肝脾俱伤，气血凝滞，脉络瘀阻，升降失常，终至肝、脾、肾三脏俱病而成鼓胀。积聚由于气郁与痰瘀凝结，久则气血更甚，脾失健运，肾失开阖，水湿停聚而逐渐形成鼓胀。

《黄帝内经》中认为鼓胀的病因首先与热、湿等因素有关，湿热之邪侵袭或其他因素引起湿热内生，郁久不去，脾胃湿困，升降失职，则水湿停滞而成鼓胀。其次，饮食不节是引发鼓胀的病因之一，还可能会引起此病的复发。再次，他病损伤肝脾，导致肝失疏泄、脾失健运，也有续发鼓胀的可能。后世医家在这些基础上丰富了六淫、七情等病因，常先伤脾，脾虚湿停，水湿、气滞、血瘀、湿热相生，渐成鼓胀。历代医家对这些原因的论述大致可以分为酒食不节、情志所伤、虫毒感染、他病迁延等。

《三因极一病证方论·卷之十一·胀满叙论》："《内经》有鼓胀，《太素》作谷胀，治法虽详，而不论其所因。原其胀满之端，皆胃与大肠二阳明为二太阴之表，大抵阴为之主，阳与之正，或脏气不平，胜克乘克，相感相因，致阴阳失序，遂有此证。假如怒伤肝，肝克脾，脾气不正，必胀于胃，名曰胜克；或怒乘肺，肺气不传，必胀于大肠，名曰乘克。忧思聚结，本脏气郁，或实或虚，推其感涉，表里明之，皆内所因；或冒寒暑风湿，随其经络，传至阳明，致胀满者，属外所因；饮食饥饱，生冷甜腻，聚结不散，或作痞块，膨胀满闷，属不内外因。当知胀满，该涉三因，须以人迎、气口分其内外，脉息虚实审其温利，详而调之，无失机要；不尔，则为腹心痼疾，坐受困踣，不可不谨。"

《仁斋直指方论·卷之十七·胀满·附诸贤论》："今也七情内伤，六淫外侵，饮食不节，房劳致虚，脾土之阴受伤，转运之官失职，胃虽受谷，不能运化，故阳自升，阴自降，而成天地不交之否，清浊相混，隧道壅塞，郁而为热，热留为湿，湿热相生，遂成胀满，《经》曰：鼓胀是也。以其外虽坚满，中空无物，有似于鼓。其病胶固，难以疗治，又名曰蛊，若虫侵蚀之义。"

《医学纲目·卷之二十四脾胃部·小腹胀》："心肺阳也，居上；肾肝阴也，居下；脾居中亦阴也，属土。《经》曰：饮食入胃，游溢精气，上输干脾。脾气散精，上归于肺。通调水道，下输膀胱。水精四布，五经并行。是脾具坤静之德，而有干健之运，故能致心肺之阳，降肾肝之阴，升而成天地交之泰，是为无病之人。今也七情内伤，六淫外侵，饮食失节，房劳致虚，脾土之阴受伤，转输之官失职。胃虽受谷，不能运化，故阳自升，阴自降，而成天地不交之否。于斯时也，清浊相混，隧道壅塞，气化浊血瘀郁而为热；热留而久，气化成湿；湿热相生，遂成胀满，《经》曰：鼓胀是也。"

《奇效良方·卷之四十一·胀满门》："或六淫七情之侵扰，又饮食失节，房劳致损，俾脾土之阴伤，胃虽纳谷，不能运化，则阳自升而阴自降，阴阳不和，则为否膈矣。遂使清浊相混，气道壅塞，气化浊血，瘀郁为热，热留而久，气化成湿，湿热相搏，遂成胀满，是曰鼓胀。"

《医学正传·卷之三·肿胀》："《内经》曰：诸湿肿满，皆属于脾。又曰，诸腹胀大，皆属于热。夫脾虚不能制水，水渍妄行，故通身面目手足皆浮而肿，名曰水肿；或腹大如鼓，而面目四肢不肿者，名曰胀满，又名鼓胀。皆脾土湿热为病，肿轻而胀重也。"

《景岳全书·卷之二十二心集·杂证谟·肿胀》："肢体无恙，胀惟在腹，故又名为单腹胀，此实脾胃病也。夫脾胃为中土之脏，为仓廪之官，其脏受水谷，则有坤顺之德，其化生血气，则有干健之功，使果脾胃强健，则随食随化，何胀之有？此惟不善调摄，而凡七情劳倦，饮食房闱，一有过伤，皆能戕贼脏气，以致脾土受亏，转输失职，正气不行，清浊相混，乃成此证。"

《神农本草经疏·卷二·续序例下·五脏六腑虚实门》："蛊胀由于脾家湿热积滞，或内伤瘀血停积而成。"

《神农本草经疏·卷十九·禽部三品·附屎白》："《本草》鸡矢，并不治蛊胀，但能利小便。盖蛊胀皆生于湿热，湿热胀满则小便不利。鸡屎能通利下泄，则湿热从小便而出，蛊胀自愈。"

《济阳纲目·卷三十九·鼓胀论》："大抵肥人气虚多寒湿，瘦人血虚多湿热。脾居中，能升心肺之阳，降肝肾之阴，今内伤外感，脾阴受伤，痰饮结聚，饮食之精华不能传布，上归于肺下注膀胱，故浊气在下，化为瘀血，郁久为热，热化成湿，湿热相搏，遂成鼓胀。"

《丹台玉案·卷之三·发热门》："如湿热泄泻，下痢，水肿，鼓胀，黄疸，遗精，白浊，疝痛，脚气，腰膝痛，皆湿热下流之所为也。"

《医宗说约·卷之一·鼓胀》："水肿鼓胀其原一，皆是脾虚不运克……脾虚致病是总原，亦有水血与食积，有因气实及气虚，上工随症用消息，实土分消是妙方。"

《经验丹方汇编·肿胀》："鼓胀者即单鼓胀也，始而止于单，是腹胀。日久不治，则四肢浮肿矣。其症亦有二，一为湿热所感，一为虚寒所致。"

《苍生司命·卷四(亨集)·臌证》："《经》云：脏寒生满病。又云：腹满䐜胀，支膈胠胁，下厥上冒，过在足太阴阳明。乃寒湿郁遏也。愚谓：寒郁日久，则阳气渐微，阴气独盛。人身之气，热则流通，寒则凝结，凝结则胀满生焉。故东垣以辛热散之，以苦温泄之，淡渗利之，上下分消其寒湿。此东垣之论所以不可废也。

《经》云：诸胀腹大，皆属于热。故《原病式》云：腹胀大，鼓之如鼓。气为阳，阳为热，气盛则如是也。世言脾虚不能制水者，似是而实非也。愚谓：万物热盛则丰隆，寒盛则敛缩。邪阳猛烈，元气从之，二阳搏击于其中，日新月盛，安得不成臌也。此河间之论所以不可废也。

《经》云：诸湿肿满，皆属脾土。故丹溪以脾具坤静之德，而有乾健之运，苟脾土之阴受伤，转输之官失职，遂成胀满。《经》云臌胀是也。愚谓：人之一身，脾土为本，脾不健旺，则清气不升，浊气不降。《经》云'浊气在上，则生䐜胀'，此臌胀之所由来也。若中焦无阳邪，宜行大补。所谓气虚不补气，何由行是也。又清肺金、滋肾水、制肝养脾，皆至理攸寓，此丹溪论所以不可废也。

虽然三子之论，固合《经》旨，抑有说焉。东垣言臌证属寒者多，属热者少，唯人受八益之邪，邪热人腑，宜行承气，余皆寒证。愚则以属热者多，属寒者少。东南之人，湿热为病，十居八九，此可验矣；西北之人，严寒为病固多，而未必皆成臌也，以寒主收敛，而未必皆成胀大者也。此以理论之而知其热多寒少也。河间之论热固然，但其中有燥热、有湿热，若不区别，祸如反掌。燥热为病，则大便秘结，小便秘涩，身热腹痛，闷乱不宁，一受参芪则胀满不数日而成，其为害也速而烈；湿热为病，则大便频溏，小便清少脉濡体倦嗜卧减食，其为患也缓而深。故治燥热者，清热之中少加润泽；治湿热者，渗利之中少加温散。故曰：燥者润之，湿者燥之，各求其属，以合中道，斯称良工矣。丹溪扶脾补气之说，域中称为确论，但审其果系饮食所伤，频仍不已，上无痰气之阻，中无邪阳之留，斯可用大补之法。否则，有痰者兼清痰，有火者兼降火，庶清补兼施，益莫大焉。"

《医碥·肿胀》："气、水、血三者，病常相因，有先病气滞而后血结者，有病血结而后气滞者，有先病水肿病血随败者，有先病血结而水随蓄者。"

《本草述钩元·卷三十一·兽部·牛》："凡人七情五味，有伤中宫，停痰积血，互相纠缠，发为瘫痪、劳瘵、蛊胀。成形成质。"

《增订通俗伤寒论·证治各论·伤寒夹证·夹胀伤寒》："终论臌证，通称单腹胀，前哲如程钟龄、陈修园辈，皆谓腹胀如鼓，中空无物，遵《内经》足太阴虚则鼓胀之旨立言。此为脾虚成臌之一种，然臌胀亦不尽属纯虚证，就予临证实验，约有五臌。（一）气臌，多因于情志内伤，愤怒抑郁，无不动肝，肝纵乘肺，气逆息粗，胸满膈塞，腹虽胀大，按之尚软，《内经》所谓'诸气膹郁，皆属于肺'，叶天士所谓'初病在气'也……（二）疟臌，即疟母成臌，多因于疟邪未净，截之太早，误服甘肥滋补，留邪入络，腹胀如鼓，按之左边尤坚，此中医所谓'疟母'，西医所谓'脾胀'也……（三）疮臌，多因于周身疥疮，误用熏法，及凉药涂布，将疮遏进，湿热盘踞膜络，初则腹痛便泄，继则囊肿腹胀，下至少腹，此王洪绪所谓'疮臌'，叶天士所谓'疮蛊'，徐洄溪所谓'疮臌'也……（四）水臌，多因于湿滞肿满，大剂峻逐，频进不休，力求速愈，初服少效，久必伤残脾阳，始由四肢归腹，腹大如箕（俗称'筲箕胀'），手足反瘦，逐渐坚胀，按之如鼓，旦食不能暮食，不知增液通络，又用攻坚分消，更损肾阳，重伤气化，腰疲足软，溺色淡黄而少，甚至小便癃闭……（五）痏臌，多因于失饥伤饱，鱼肉中误服虫子，虫吸血液，生长繁殖，积久而成臌，形如蜘蛛，故俗称'蜘蛛胀'，《万氏全书》谓之'痏臌'。"

一、中寒

《黄帝内经素问·异法方宜论》："胃中寒则胀满，脏寒生满病。"

《黄帝内经灵枢集注·卷七·水胀第五十七》："寒乘于肌肤，则为肤胀。留于空郭，则为鼓胀。"

《内经博议·卷之四·述病部下·胀卒痛肠澼如疟积消瘅病第七》："鼓胀之因经以病，厥气在下，营卫留止，寒气逆上，真邪相攻，两气相搏，乃合为胀。"

《脉因证治·卷三·肿胀》："寒气客于皮中，然不坚，腹身大，色不变，按之不起，为肤胀；腹胀身皆大，色苍黄，腹筋起者，为鼓胀。"

《柳选四家医案·评选继志堂医案两卷·下卷·瘕癖门》："寒气客于肠外，与血沫相搏，脐下结瘕，胀大下坠，不时作痛，痛则气升自汗，脉形弦涩，此为鼓胀之根。"

《伏邪新书》："寒邪伏于冲任二脉，女子天癸后期，短缩而少，少腹胯纹际酸痛，子宫虚寒，血凝经闭，则为癥结、血蛊（女子天癸适至，冲任二脉虚，或食冷或下部受寒，每多致此）。”

二、客热

《黄帝内经素问·至真要大论》：“诸胀腹大，皆属于热……诸病有声，鼓之如鼓，皆属于热。”

《素问病机气宜保命集·病机论第七》：“腹胀大而鼓之有声如鼓者，热气甚则然也，《经》所谓热甚则肿，此之类也。是以热气内郁，不散而聚，所以叩之如鼓也。”

《格致余论·鼓胀论》：“今也七情内伤，六淫外侵，饮食不节，房劳致虚，脾土之阴受伤，转输之官失职，胃虽受谷不能运化，故阳自升阴自降，而成天地不交之否，于斯时也清浊相混，隧道壅塞，气化浊血瘀郁而为热。热留而久，气化成湿，湿热相生，遂生胀满。经曰：鼓胀是也。”

《济阳纲目·卷二十六·燥证·论》：“六气，风热火属阳，寒燥湿属阴。但燥虽属秋阴，而反同风热火化，盖火盛则金被热伤，木无以制而生风，风胜湿，热耗津……入脾则膈满不食，或善饥而瘦，或伤积变为水肿鼓胀。”

《素问灵枢类纂约注·卷下·审治第七》：“诸病有声（肠鸣），鼓之如鼓（鼓胀），皆属于热。”

《张氏医通·卷三·诸气门上·鼓胀》：“单腹胀，急而块垒不平者，皆属火胀。”

《顾松园医镜·卷九御集·肿胀》：“血蛊一症，东方沿海一带，擅鱼盐之饶，比他处更多，男妇俱有。以鱼者，使人热中；盐者，走血，血得热合，久则中焦冲和之气，亦渐化为热，气热则胀，血始不流。于是气居血中，血裹气外，渐至腹如抱瓮。”

《齐氏医案·卷四·消渴》：“《总录》谓：不能食而渴者，未传中满；能食而渴者，必发背痈、脑疽。设不知分辨能食、不能食，概以寒凉泻火之药而施治之，则内热未除，中寒复生，能不末传鼓胀耶?”

《中西汇参铜人图说·肝胆合图说》：“凡肝有病，最为要害，或肝体发大，或肝内有热，以致各管凝滞不通，使下部回血壅胀，即有血水溢渗夹膜之里，渐渍渐深，终成蛊胀。”

三、湿郁

《黄帝内经素问·至真要大论》：“诸湿肿满，皆属于脾。”

《丹溪心法·卷一·中湿四》：“西北地高，人多食生冷、湿面、湩酪，或饮酒后寒气怫郁，湿不能越，以致腹皮胀痛，甚则水鼓胀满，或通身浮肿，按之如泥不起，此皆自内而出也。”

《赤水玄珠·第五卷·胀满门·臌胀说》：“生生子曰：胀满之疾，谷食不消，小便不利，腹皮胀急而光，内空空然如鼓是矣。俗知谓之臌胀，不察其致之者有由也。《内经》曰：胀取三阳，三阳者足太阳寒水膀胱经也。《灵枢经》曰：下焦溢而为水。‘灵兰秘典’曰：膀胱者，州都之官，津液藏焉，气化则能出矣。历考三书，可见小便之不利，由下焦原气虚寒，以致湿气壅遏于肤里膜外之间，不得发越，势必肿满。”

《济阳纲目·卷三十八·水肿·论》：“岐伯所谓水肿，有肤胀、鼓胀、肠覃、石瘕者是也。名虽不一，皆聚水所致。”

《丹台玉案·卷之四·脾胃门》：“湿土之气郁而不发，则鼓胀、黄疸之疾成。”

《医学入门·外集·卷四·杂病分类·外感·湿类》：“大概肥人气虚多寒湿，瘦人血虚多湿热，都缘脾湿失运布之职。”

《医宗说约·卷之一·鼓胀》：“水肿鼓胀其原一，皆是脾虚不运克。鼓胀病重水肿轻，水肿皮浮如常食（四肢皆肿，饮食如常，其病在外，故轻，名双鼓胀）；气入于脏为鼓胀，腹大身瘦食不入（名单鼓胀，病在内故重）。脾虚致病是总原，亦有水血与食积，有因气实及气虚，上工随症用消息，实土分消是妙方。”

《素问灵枢类纂约注·卷中·病机第三》：“三焦病者，腹气满，小腹尤坚（脉交膻中、络心包、下膈、属三焦），不得小便，窘急（三焦为决渎之官，水道出焉。‘本输’篇曰：三焦并太阳之正，入络膀胱，约下焦，实则闭癃，虚则遗溺），溢则水，留即为胀。（外为水肿，内作鼓胀）”

《顾松园医镜·卷五乐集·论治大纲》：“鼓胀由乎水邪，主水者须求水脏。”

《杂病源流犀烛·卷五·肿胀源流（痞满）》：“水蛊一症，因水毒之气，结聚于内，遂令其腹渐大，动摇有声，常欲饮水，皮肤粗恶，其原多因他病，久而变成，盖亦有蛊败之义焉，故亦名蛊。”

《重订广温热论·第二卷·验方》：“薛瘦吟医赘云：鼓胀证，湿邪入络居多，消滞利水，徒伤气分，焉能奏功。”

《医法圆通·卷二·胀满》：“或太阴之湿土一强，主单腹胀满，有大如瓮者。”

《增订通俗伤寒论·证治各论·伤寒夹证·夹胀伤寒》：“水臌，多因于湿滞肿满，大剂峻逐，频进不休，力求速愈，初服少效，久必伤残脾阳，始由四肢归腹，腹大如箕（俗称‘箩箕胀’），手足反瘦，逐渐坚胀，按之如鼓，旦食不能暮食。不知增液通络，又用攻坚分消，更损肾阳，重伤气化，腰痠足软，溺色淡黄而少，甚至小便癃闭。”

四、气结

《黄帝内经素问·腹中论》：“黄帝问曰：有病心腹满，旦食则不能暮食，此为何病？岐伯对曰：名为鼓胀。帝曰：治之奈何？岐伯曰：治之以鸡矢醴，一剂知，二剂已。帝曰：其时有复发者何也？岐伯曰：此饮食不节，故时有病也。虽然其病且已，时故当病，气聚于腹也。”

《黄帝素问直解·卷之四·腹中论第四十篇》：“腹中之气，不能从脐腹而行于胸膈，达于四肢，则为鼓胀肿痛之病。”

《奇效良方·卷之四十一·胀满门》：“又有单腹蛊胀者，蛊之一字，从虫，似有虫食于内之义，其谬固气之盘结于肠间，固难治也。《灵枢·胀论》云：五脏六腑皆有其胀，各各不同。然胀者皆因厥气在下，寒气逆上，荣气留止，真邪相攻，两气相搏，合而为胀。或为脏腑之间，或为气血之分，或为胸胁，或为皮肤，各有其病，各有其状。”

《黄帝内经灵枢集注·卷四·胀论第三十五》：“姚氏曰：营气循脉，卫气逆为脉胀，与上章之营气顺脉，卫气逆行同义。吴氏曰：卫气逆于空郭之中，则为鼓胀。”

《证治汇补·卷之六·腹胁门·胀满》：“更有单腹胀者，腹大而四肢极瘦。此由胀满既久，气血结聚，不能释散，俗名曰蛊。”

五、血瘀

《金匮玉函要略辑义·卷四·黄疸病脉证并治第十五》：“因女劳而成疸者，血瘀不行，为难治矣。甚者血瘀之久，大腹尽满，而成血蛊尤为极重，而难治矣。”

《严氏济生方·妇人门·血瘕论治·三棱煎丸》：“治妇人室女血瘕，月经不通，脐下坚结，大如杯升，久而不治，必成血蛊。”

《景岳全书·卷之二十二心集·杂证谟·肿胀》：“以血气结聚，不可解散，其毒如蛊，亦名蛊胀。”

《张氏医通·卷五·诸血门·诸见血证》：“如内伤发黄，鼓胀，喘满，腹大青筋，及产后败血流于经络，皆蓄血致病。”

《资生集·卷一·经闭·治血涩经闭》：“治妇人室女月经不通，渐成胀满，及男子坠马跌仆损伤，致瘀血停积欲成血蛊。”

《医学实在易·卷三·伤寒条》：“方书谓单腹胀为鼓胀，以如坚中空，其象如鼓也，又名蛊胀，以血气结聚，不可解散，其毒如蛊也。”

《类证治裁·卷之三·肿胀论治》：“别有蛊胀，因气血郁痹，久则凝滞不行，腹形充大，中实有物，非蛊即血，非如鼓胀之腹皮绷急，中空无物也。”

六、酒食不节

酒食无节，损伤脾胃，运化无权，酒食浊气，蕴结不行，清阳不升，浊阴不降，清浊相混，壅阻气机，水谷精微失于输布，湿浊内聚，遂成鼓胀。

《黄帝内经素问·腹中论》：“黄帝问曰：有病心腹满，旦食则不能暮食，此为何病？岐伯对曰：名为鼓胀……帝曰：其时有复发者，何也？岐伯曰：此饮食不节，故时有病也。”

《金匮要略方论·卷下·禽兽鱼虫禁忌并治第二十四》：“食生肉，饱饮乳，变成白虫。（一作血蛊）”

《圣济总录·卷第五十七·心腹门·鼓胀》：“论曰：《内经》谓有病心腹满，旦食则不能暮食，名为鼓胀。夫水谷入口，则胃实肠虚，食下则肠实胃虚。若乃饮食不节，寒温失宜，胃满气逆，聚而不散，大肠无以传道而变化，故心腹逆满，气鼓而胀也，旦食不能暮食。则以至阴居中，五阳不布，水谷化迟而然也。”

《幼幼新书·卷第二十七·吐逆第一》：“风冷吹双乳，乳坏气须凝。乳儿成呕吐，气喘腹膨脝。解脱当风下，洗浴向檐楹。喘中还喂奶，气逆在胸停。皆成呕逆病，医者贵调停。”

《扁鹊心书·卷中·吞酸》：“吞酸为病虽微，

致害非浅，苟不慎节饮食，戒谨房帏，久久无不变成臌胀。”

《普济方·卷三百五十九·婴孩门·病源歌》：“乳食若频伤，为痰亦为积。吐出臭酸醙，泻多恶气息，腹痛，腹膨脝，瘦黄疳瘦瘠，或倦或嗞煎，不眠不安迹。”“因饥伤饱，苦参丸。因饥伤太饱，气胀，腹膨脝，渴、汗、疳、黄、热，嗞煎不喜行。”

《原幼心法·中卷·腹胀门·论小儿腹胀之由》：“大抵小儿多由饮食饥饱，生冷甜腻，聚结不散，或因久患疳积，及疟后癖块不消，皆能为胀，按之如鼓，膨脝者是也。”

《孙文垣医案·卷三·新都治验》：“询其致病之源，由乃姑治家严而过俭，其母极事姑息，常令女童袖熟鸡、牛舌之类私授之。因魆食冷物，积而渐成鼓胀。”

《医方考·卷四·鼓胀门第三十七·大安丸》：“鼓胀者，腹皮虚大，鼓之坚急而有声也。《经》曰：阴之五宫，伤在五味。故饮食过其分量，则伤脾，脾伤则不能运化，积其谷气，虚大而鼓胀矣。”

《针灸大成·卷九·治癥总要》：“问曰：此症从何而得？答曰：皆因酒色过多，内伤脏腑，血气不通，遂成蛊胀。饮食不化，痰积停滞，浑身浮肿生水，小便不利，血气不行，则四肢浮肿，胃气不足，酒色不节，则单蛊胀也。肾水俱败，水火不相济，故令双蛊。此症本难疗治，医者当详细推之。”

《婴童类萃·下卷·水肿论》：“胀满之症，即鼓胀是也。亦由脾胃虚弱，过食生冷，并腥荤毒物，凝滞中膈，积久不消，清浊不分，升降失职，则生䐜胀矣。肿胀忌盐、酱、面食、腥荤，服药方效。”

《类经·十六卷疾病类·鼓胀》：“鼓胀之病，本因留滞，故不可复纵饮食也。”

《景岳全书·卷之二入集·传忠录（中）·天年论》：“则如酒色财气，及功名之累，庸医之害皆是也。故有困于酒者，但知米汁之味甘，安思曲糵之性烈？能潜移祸福而人难避也，能大损寿元而人不知也。及其病也，或血败为水，而肌肉为其浸渍，则鼓胀是也。”

《景岳全书·二十二卷·杂证谟·肿胀》：“少年纵酒无节，多成水鼓。盖酒为水谷之液，血亦水谷之液，酒入中焦，必求同类，故直走血分……故饮酒者身面皆赤，此人血之征，亦散血之征，扰乱一番，而血气能无耗损者，未之有也。第年当少壮，则旋耗旋生，固无所觉，及乎血气渐衰，则所生不偿所耗，而且积伤并至，病斯见矣……其有积渐日久而成水鼓者，则尤多也。”

《证治汇补·蛊病》：“诸蛊皆因杂食生冷肥甘厚腻，节宣不时，腐败停滞，以致中脘勿运，酿成湿热，随五行之气变化而为诸般奇怪之形，若腐草为蛊之意也。”

《张氏医通·卷三·诸气门上·腹满》：“嗜酒之人，病腹胀如斗，前后溲便俱有血，用利药转加，其脉数而涩。此乃湿热伤脾。胃虽受谷，脾不运输，或成痞胀。”

《医经原旨·卷五·疾病第十二·鼓胀》：“其时有复发者，饮食不节故也。（鼓胀之病本因留滞，故不可复纵饮食也）虽然，其病且已时，故当病气聚于腹也。（病虽将愈而复伤其脾，所以气复聚也）脉之应于寸口，其脉大坚以涩者，胀也。（脉大者，邪之盛也；脉坚者，邪之实也，涩因气血之虚而不能流利也。大都洪大之脉，阴气必衰，坚强之脉，胃气必损，故大坚以涩，则病当为胀。）”

《友渔斋医话·第五种·证治指要一卷·鼓症》：“一人疟后食煨扁豆，即成鼓胀，皆致不起，可不慎哉！”

七、情志郁结

情志所伤，气逆伤肝，肝脉瘀积，日久而成鼓胀；或肝气郁结不舒，横逆犯脾，脾胃受克，运化失职，而致水湿内停，气、血、水壅结亦可形成鼓胀。

《三因极一病证方论·胀满》：“鼓胀……假如怒伤肝，肝克脾，脾气不正，必胀于胃。”

《寿世保元·卷三·水肿》：“蛊症大要有二：曰单腹胀，曰双腹胀。喘急气满，肿而不安，四肢微肿，此单腹胀。因内伤七情所致，取效微迟。”

《杂病源流犀烛·卷五·肿胀源流》：“鼓胀病根在脾，由脾阴受伤，胃虽纳谷，脾不运化，或由怒气伤肝，渐蚀其脾，脾虚之极，故阴阳不交，清浊相混，隧道不通，郁而为热，热留为湿，湿热相生，故其腹胀大，中空无物，外皮绷急，旦食不能暮食也，但脐突出，肚见青筋，皮光如油，皆不治。”

《本草述钩元·卷三十一·兽部·牛》：“凡人七情五味，有伤中宫，停痰积血，互相纠缠，发为瘫痪、劳瘵、蛊胀，成形成质。”

《增订通俗伤寒论·证治各论·伤寒夹证·夹胀伤寒》："气臌，多因于情志内伤，愤怒抑郁，无不动肝，肝纵乘肺，气逆息粗，胸满膈塞，腹虽胀大，按之尚软，《内经》所谓'诸气膹郁，皆属于肺'，叶天士所谓'初病在气'也。"

八、虫毒感染

多因血吸虫感染，虫毒阻塞经遂，脉道不通，久延失治，肝脾两伤，形成癥积，气滞络瘀，清浊相混，水液停聚，乃成臌胀。

《诸病源候论·蛊毒病诸候·水毒候》："自三吴已东及南，诸山郡山县，有山谷溪源处，有水毒病，春秋辄得。一名中水，一名中溪，一名中洒，一名中水病，亦名溪温。"《诸病源候论·水肿病诸候·水蛊候》："由水毒气结聚于内，令腹渐大，动摇有声，常欲饮水，皮肤粗黑，如似肿状，名水蛊也。"指出在三吴以东等沼泽地带的水中有"水毒"（溪毒）等结聚于内，可致腹内生虫而成"水蛊"，此为历史上"寄生虫致鼓"的早期文献记载。

《赤水玄珠·第五卷·胀满门·虫蛊》："予一日偶谈及鼓胀，乃诘予曰：鼓有虫否乎？予卒不敢应，俯载久之，对曰：或有之。当以疑刮对者，盖以目未见而书无考也。按许学士《本事方》云：脐腹四肢悉肿者为水，但只腹胀而四肢不甚肿者为蛊。注谓蛊即鼓胀也。由是参之，古人曾以蛊鼓同名矣。且蛊以三虫为首，岂无旨哉。愚谓鼓胀，即今云气虚中满是也。以其外坚中空，腹皮绷急，有似于鼓，故以鼓胀名也。彼蛊症者，中实有物，积聚已久，湿热生虫，理或有之。"

《冯氏锦囊秘录·杂症大小合参卷十四·蛊》："鼓胀而名蛊者，取若虫侵蚀之义也。然方书有曰：凡聚虫蛇杂类盛之以器，令相啖食至尽，余存其一，此名为蛊。最能变化，或随饮食入腹，食人五脏，急者刺痛卒死，缓者渐深羸瘦；更有误食蜈蚣物中毒，舌出口外而不收，识者以鸡血涂舌根上即收。"

《医述·卷八·杂证汇参·肿胀》："胀有鼓蛊之别，鼓者中空无物，即气虚中满之候也；蛊者中实有物，非虫即血也。"

《症因脉治·虫积腹胀》："肚大青筋，腹皮胀急，反能饮食，或面见白斑黑点，或喜食一物，或腹起块扛，大便偶见长虫，此虫积腹痛之症也。"

《增订通俗伤寒论·证治各论·伤寒夹证·夹胀伤寒》："痞臌，多因于失饥伤饱，鱼肉中误服虫子，虫吸血液，生长繁殖，积久而成臌，形如蜘蛛，故俗称'蜘蛛胀'，《万氏全书》谓之'痞臌'。"

九、他病迁延

《伤寒杂病论·水气病脉证并治》指出：黄疸本系病在肝脾，然久而不解，致脾肾衰败，血瘀水结，转而成鼓胀，后世论鼓之"气、血、水"理论始肇于此。

《诸病源候论·水肿病诸候·大腹水肿候》："大腹水肿者，或因大病之后，或积虚劳损，或新热食竟入于，自渍及浴，令水气不散，流溢肠外，三焦闭塞，小便不通，水气结聚于内，乃腹大而肿，故四肢小，阴下湿，手足逆冷，腰痛上气，咳嗽烦疼，故云大腹水肿。"

《秘传证治要诀及类方·卷之三·诸气门·蛊胀》："俗谓之膨脝，又谓之蜘蛛病。所感不同，止是腹大而急，余处皮肉如常，未辨何证，宜用木香流气饮，或五苓散。此病多以积渐而致，或是病后藏气未复，邪气乘虚，切不可妄下。"

《古今医统大全·卷之三十胀满门·病机》："愚谓胀满只是湿热饮食，劳倦内伤，脾气积滞之所始致，是为胀满。苦积损既久，脾气日亏，气凝血聚，渐著不行，由胀满而成鼓胀。以其外虽坚满，中空无物，有似于鼓，坚固难治，俗名单腹胀。以其四肢皆不肿，而惟腹中胀肿如鼓，乃气血结成蛊毒之形，而不可解释消散，故又名曰蛊。血化为虫，因字之义而命名也。'生气通天论'曰：病久则传化，上下不并（不通也），良医弗为，此之谓也。"

《寿世保元·卷三·鼓胀》："阴阳愆伏，荣卫凝滞，三焦不能宣行，脾胃不得传布，胀满之所由生也。"

《医镜·卷之二·臌胀水肿》："然果何自而致此哉？盖臌胀之作，有得于食者，有得于气者，有得于气食兼并者。有先得于色，而后伤于食者。有先得于食，而后伤于色者。伤于食则食不消而胃气已窒，伤于气则肝经受病而痞塞不通，伤于气食则肝益有余，脾益不足，以有余之肝木，克不足之脾土，则气愈结而食愈不化，由是臌胀紧急，而病日益深矣。"

《本草汇言·卷之十八·兽部·黄牛肉》："[按]倒仓论曰：肠胃为积谷之室，倒者，推陈以致新也。胃属土，受物而不能自运，七情五味有伤中宫，停痰积血互相纠缠，发为瘫痪、为劳瘵、为臌胀，成形成质，为窠为臼，以生百病。"

《丹台玉案·卷之五·鼓胀门》："鼓胀，又名单腹胀。以其中虚外坚，有似于鼓也。鼓胀之作，有得于食者，有得于气者，有得于气食兼并者；有先伤于色，而后伤于食者；有先伤于食而后伤于色者。伤于食则食不能消，而胃气以窒。伤于气，则肝经受病，而痞塞不通。伤于气食，则肝家有余，脾家不足。以有余之肝木，克不足之脾土，则气愈结，而食愈不化，由是膨胀紧急，而病日益深矣。先得于食，而后伤于色，则脾先病，而肾继之，中脘先胀，而后及于小腹。先得于色，而后伤于食，则肾先病而脾继之，小腹先胀，而后及于中脘。若气与食、色三者俱伤，则一齐而发，中脘小腹两胁尽胀，此病之尤重者也。"

《医门法律·胀病论》："凡有癥瘕、积块、痞块，即是胀病之根，日积月累，腹大如箕，腹大如瓮，是名单腹胀，不似水气散于皮肤、面目、四肢也。"

《成方切用·卷八上·润燥门·竹叶石膏汤》："东垣论：消渴末传能食者，必发脑疽背疽。其不能食者，必成中满鼓胀。"

《女科医案》："现为黄疸，久则恐成血鼓。"

《杂病源流犀烛·卷十七·三消源流》："赵献可言三消之症，总由煎熬既久，五脏燥烈，能食者必发胸疽背痈，不能食者必发中满鼓胀。"

《杂病源流犀烛·卷二十八·腹少腹病源流》："如腹皮绷急或硬也，脾气素虚，又伤风与食，交固不散，日久而腹皮渐急而坚硬，即俗名单腹胀也。单云者，以四肢不胀，单胀急在腹也（宜调中健脾丸）。"

《彤园医书（妇人科）·卷一·瘀血血蛊·总括》："经行产后，风冷乘虚袭入血室，瘀血停留。初时尚未结成坚块，故不名为癥瘕。若积瘀日久，面色萎黄，脐腹胀痛，内热郁而成血蛊。"

《金匮要略浅注·卷六·水气病脉证并治第十四》："至腹胀而四肢不肿，名曰单鼓胀。或因水病而攻破太过者有之，或因宿有癥瘕积块痞块，重加外感内伤而发者有之，有日积月累，初时不觉，及觉而始治之，则已晚矣。"

《医述·卷八·杂证汇参·肿胀》："蛊胀不论气、血、水、痰，总必自开一字，如寇贼蟠据，必依山傍险，方可久聚。"

《验方新编·卷十一·痈毒杂治·痈毒宜戒》："诸疮有熏罨一法，疮虽易愈，然毒尽归腹，定成鼓胀难治。惟神灯照法不忌。"

《柳选四家医案·评选环溪草堂医案三卷·下卷·肿胀门》："痞块，由大疟日久而结，多因水饮、痰涎与气相搏而成，久则块散腹满，变为臌胀。"

《幼科概论·论脾胃之实热虚热》："此已受伤的脾胃，转因克伐太过，愈行败坏成为痞积臌胀，成疳劳肢体漫肿也。"

十、运气失调

《内经博议·卷之四·述病部下·胀卒痛肠澼如疟积消痺病第七》："《内经》之言鼓胀，不惟五脏六腑。凡五运六气，司天在泉，胜复淫郁，无不皆有。然无有不干于脾、肺、肾三脏者，盖脾主运化精微，肺主气而行治节，肾主五液而行水，故五气所化之液，悉属于肾。五液所行之气，悉属于肺。转输二脏，利水生金，悉属于脾。所以肿胀之生，无不由三者之失职，然又必先由肾气不足，下气厥上，三合而成。故其症虚实不伦，实中有虚，虚中有实。行其实当顾其虚，补其虚毋忘其实，而卒归于大补脾肾以培根本，则得之矣。"

《医学实在易·卷三·伤寒条·蛊胀诗》："蛊胀由来少的方，山风卦内得津梁。艮安止胃能（胃能二字，出《医贯》）均废（胃其有能，一于止，则其能废隳矣），巽则顺从气弗扬（此证须振肝木之气，以冲开胃土，方得治法。庸医尚云：法取平肝，可发一叹）。参透生机原主动（其止也，当娇之以奋发），须知大气本乎刚（其巽也，当娇之以刚果，先甲三日在辛，谓自新也，后甲三日在丁，谓叮嗌也，此《周易》治蛊之道也。今医用肾气丸，一派静柔之品，杂以些少之桂附，不死何待）。仲师心下如盘训，宜苦宜辛二法详（气无形也，宜散之以辛，水有形，宜泄之以苦也。此证不出方，恐泄天地之秘，亦恐人轻其道。）"

【辨病机】

鼓胀虽致病之因诸多，但其基本病理变化总

属肝、脾、肾受损，气滞、血瘀、水停覆中。病变脏器主要在于肝脾，久则及肾。因肝主疏泄，司藏血，肝病则疏泄不行，气滞血瘀，进而横逆乘脾；脾主运化，脾病则运化失健，水湿内聚；土壅则木郁，以致肝脾俱病。病延日久，累及于肾，肾关开阖不利，水湿不化，则胀满愈甚。病理因素不外乎气滞、血瘀、水湿，致使水液停蓄不去，腹部日益胀大成臌。故喻嘉言曾概括为“胀病亦不外水裹、气结、血凝”。气、血、水三者既各有侧重，又常相互为因，错杂同病。

病理性质总属本虚标实。初起，肝脾先伤，肝失疏泄，脾失健运，两者互为相因，乃致气滞湿阻，清浊相混，此时以实为主；进而湿浊内蕴中焦，阻滞气机，既可郁而化热，而致水热互结，亦可因湿从寒化，出现水湿困脾之候；久则气血凝滞，脉道壅塞，瘀结水留更甚。肝脾日虚，病延及肾，肾火虚衰，不但无力温助脾阳，蒸化水湿，且开阖失司，气化不利，而致阳虚水盛；若阳伤及阴，或湿热内盛，湿聚热郁，热耗阴津，则肝肾之阴亏虚，肾阴既损，阳无以化，则水津失布，阴虚水停，故后期以虚为主。至此因肝、脾、肾三脏俱虚，运行蒸化水湿的功能更差，气滞、水停、血瘀三者错杂为患，壅结更甚，其胀日重。

《丹台玉案·卷之五·鼓胀门》：“鼓胀又名单腹胀。以其中虚外坚，有似于鼓也。鼓胀之作，有得于食者，有得于气者，有得于气食兼并者；有先伤于色，而后伤于食者；有先伤于食而后伤于色者。伤于食则食不能消，而胃气以窒。伤于气，则肝经受病，而痞塞不通。伤于气食，则肝家有余，脾家不足。以有余之肝木，克不足之脾土，则气愈结，而食愈不化，由是膨胀紧急，而病日益深矣。”

《顾松园医镜·卷九御集·肿胀》：“鼓胀一症，东垣主寒，河间主火，丹溪主脾虚，论似有异，然各发明《内经》，同出一原。《经》曰：脏寒生满病。又曰：胃中寒主胀满。盖人身之气，热则流通，寒则凝结，凝结则胀满生焉。《经》曰：诸胀腹大，皆属于热。大凡物热盛则丰隆，寒盛则敛缩。故热气内盛则胀满，但有湿热、燥热之分。《经》曰：脾虚则腹胀肠鸣，飧泄食不化。所谓气虚中满者是也。”

《类证治裁·卷之三·肿胀论治》：“有单腹胀，四肢不肿，但腹胀也，症最难治，亦名蛊胀。《经》言：诸湿肿满，皆属于脾。又言其本在肾，其末在肺，皆积水也。肾何以聚水？肾者胃之关也，关门不利，故聚水而从其类也。是知肿胀无不由肺脾肾者，以肺主气化，脾主运输，肾主藏液也。”

《增订通俗伤寒论·证治各论·伤寒夹证·夹胀伤寒》：“蛊症，程钟龄谓‘非虫即血，非血即虫’。但从字面象形，尚非成蛊之原理。惟石芾南谓‘郁怒伤肝，肝热血燥。经络凝滞不通，下部回血壅胀，即有水血溢于肤膜之里，渐渍渐深，终成蛊胀，实由肝叶撑张则胀也。肚大筋青不治。夫青筋，非筋也，血络也。青者，血燥而结也。血结则不独血滞于中，即水饮亦无由吸摄，不能循其常道，下输膀胱。故蛊胀多水，医者见水行水，不审水由肝血燥结所致，所以不效’……疟臌，即疟母成臌，多因于疟邪未净，截之太早，误服甘肥滋补，留邪入络，腹胀如鼓，按之左边尤坚，此中医所谓‘疟母’，西医所谓‘脾胀’也……疮臌，多因于周身疥疮，误用熏法，及凉药涂布，将疮遏进，湿热盘踞膜络，初则腹痛便泄，继则囊肿腹胀，下至少腹。此王洪绪所谓‘疮臌’，叶天士所谓‘疮蛊’，徐洄溪所谓‘疮臌’也。”

《叶选医衡·卷下·肿胀引经别证辨》：“肿胀一证，《经》云：五脏六腑，无不有之。再考全经，如‘脉要论’曰：胃脉实，气有余则胀。‘病形篇’曰：胃病者，腹肿胀，胃脘当心而痛。‘本神篇’曰：脾气实则腹胀，经溲不利。‘应象论’曰：浊气在上，则生䐜胀，此皆实胀也。‘太阴阳明论’曰：饮食起居失节，入五脏则腹满闭塞。‘师传篇’曰：足太阴之别，分孙虚则鼓胀，此皆虚胀也。‘经脉篇’曰：胃中寒则胀满。‘方宜论’曰：脏寒生满病。‘风论’曰：气隔塞不通则善胀，失衣则善胀，皆寒胀也。‘阴阳别论’曰：二阴一阳发病，善胀心满。‘诊要经终篇’曰：手少阴终者，腹胀闭；足太阴终者，腹胀闭，此心脾受伤之胀也。此外如‘六元正纪’‘至真大要’等论曰：太阴所至为跗肿，及土郁之发，太阴之初气，太阴之胜复，皆湿胜之肿胀也。或曰：水运太过，寒胜则浮。或曰：太阴司天，太阳胜复，皆寒胜之肿胀也。或曰：少阴司天，少阴胜复，少阳司天，少阴胜复，热胜则肿，皆火胜之肿胀也。或曰：厥阴司天在泉，厥阴之复。或曰：阳明之复，皆水邪之侮土，及金气反胜之肿胀。由是观之，则不惟五脏六腑，即五运六气，亦各有肿胀矣。然经有提其纲者，曰：诸湿肿满，皆属于脾。又曰：其本在肾，其末在肺，皆聚水也。又曰：肾者，胃之关也，关门不利，故聚水而从其类也。可见诸经虽皆有肿胀，无不由于脾肺肾者。盖脾土主运行，肺金主气化，肾水主五液。凡五气所行之液，悉属于肾；五液所行之气，悉属于肺；转二藏以制水生金者，悉属于脾，故肿胀不外乎三经也。"

一、脏腑失调论

1. 脾胃虚弱，运化失常

《太平圣惠方·卷第四十三·治心腹鼓胀诸方》："夫心腹鼓胀者，由阴阳不和，脏腑虚弱，风邪冷气在于腹内，与脏气相搏，脏为阴，腑为阳，令阳气外虚，阴气内积，脾虚风冷乘之，伏留在脏，则心腹坚满，饮食不消，气逆壅滞，故令心腹鼓胀也。"

《扁鹊心书·卷中·臌胀》："此病之源，与水肿同，皆因脾气虚衰而致，或因他病攻损胃气致难运化，而肿大如鼓也。"

《兰室秘藏·中满腹胀论》："皆由脾胃之气虚弱，不能运化精微而制水谷，聚而不散而成胀。"

《古今医统大全·卷之三十二蛊证门·病机·蛊证叙论》："先由内伤脾胃而运用失常，遂成中满痞满之疾，渐而虚极，上下不通，气血留积，坚聚成形，必为蛊证。"

《古今医统大全·卷之三十二·蛊证门·药方》："中满分消丸，治气蛊腹胀如鼓，俗呼为梭子气，又谓之单腹胀，皆因脾虚所致。且胃为水谷之海，水谷入胃，脾主运化。今胃虚不能运化，气块然不动，致水浸渍于脾，则为之胀满，不有生意，肌肉消瘦，独腹肿胀，其硬如铁，将见脐下无纹，针所不入，药所不救，坐以待毙矣。"

《孙文垣医案·卷一·三吴治验·舜田臧公气虚中满》："今胀满者，先因中虚，以致皮胀，外坚中空，腹皮胀紧象鼓，故俗名鼓胀。盖由气虚以成中满，若气不虚，何中满之有？气虚为本，中满为标，是以治先温补，使脾气健运，则清浊始分，清浊分而胀斯愈也。"

《医方考·卷四·鼓胀门第三十七》："《经》曰：阴之五宫，伤在五味。故饮食过其分量则伤脾，脾伤则不能运化，积其谷气，虚大而鼓胀矣。"

《医方考·卷四·鼓胀门第三十七·六君子汤》："《经》曰：脾主行气于三阴。三阴者，太阴脾、厥阴肝、少阴肾也。其脉皆行于腹里，脾病则三阴之气不行，故令鼓胀。"

《万病回春·卷之三·鼓胀》："夫胀者，由脾胃之气虚弱，不能运化精微而致水谷聚而不散，故成胀也。然饮食失节，不能调养则清气下降，浊气填满胸腹，湿热相蒸，遂成胀满。《经》曰：鼓胀是也。"

《医学传心录·中满臌胀者脾虚不运》："气鼓、血鼓、食鼓、水鼓，皆因脾虚不能运化水谷，以致停聚为胀。"

《婴童类萃·下卷·水肿论》："胀满之症，即鼓胀是也。亦由脾胃虚弱，过食生冷，并腥荤毒物，凝滞中膈，积久不消，清浊不分，升降失职，则生膜胀矣。肿胀忌盐、酱、面食、腥荤，服药方效。"

《景岳全书·卷之二十二心集·杂证谟·肿胀》："单腹胀者，名为鼓胀，以外虽坚满，而中空无物，其象如鼓，故名鼓胀；又或以血气结聚，不可解散，其毒如蛊，亦名蛊胀；且肢体无恙，胀惟在腹，故又名为单腹胀，此实脾胃病也。夫脾胃为中土之脏，为仓廪之官，其脏受水谷，则有坤顺之德，其化生血气，则有干健之功，使果脾胃强健，则随食随化，何胀之有？此惟不善调摄，而凡七情劳倦，饮食房闱，一有过伤，皆能戕贼脏气，以致脾土受亏，转输失职，正气不行，清浊相混，乃成此证。"

《医灯续焰·卷十二·胀满脉证第七十一》："足太阴虚则鼓胀。脾足太阴主运，虚则不运，不运则胀。虚则空，故如鼓也。"

《医宗说约·卷之一·鼓胀》："人脾气素虚，现停水积，方生臌证。"

《黄帝内经素问集注·卷五·腹中论篇第四十》："鼓胀者，如鼓革之空胀也。此因脾土气虚，不能磨谷，故旦食而不能暮食，以致虚胀如鼓也。"

《冯氏锦囊秘录·杂症大小合参卷十四·儿科肿胀》："鼓胀者，心腹胀满，旦食不能暮食，形如鼓胀，色苍黄，腹筋起，又名单鼓。外虽坚满，中空无物，胀满者，心腹痞胀，噫气妨食，气短烦渴，面黄皮薄而光，肢瘦肌栗而咳，溲短便闭，此乃脾虚之甚。"

《张氏医通·卷三·诸气门上·鼓胀》："丹溪曰：单腹胀，乃脾虚之甚。"

《本草求真·上编卷四泻剂·泻水·商陆》：

"单腹胀久窒，而清者不升，浊者不降，互相结聚，牢不可破，实因脾胃之衰微所致。"

《一见能医·卷之六·病因赋中·中满臌胀者脾虚不运》："中满臌胀者，四肢不肿，单腹胀也。有似乎臌，故名臌胀。此症有四：曰气臌、血臌、食臌、水臌。皆由脾虚不能运化，以致停聚而为胀也。"

《沈氏尊生书》："臌胀病根在脾，脾阳受伤，胃虽纳谷，脾不运化，或由怒气伤肝，渐蚀其脾，脾虚之极故阴阳不交，清浊相混，隧道不通，郁而为热，热留为湿，湿热相生，故其腹胀大。"

《罗氏会约医镜·卷之九杂证·论肿胀·死证》："有鼓胀者，外坚内空，又或气血结聚，久而生虫为蛊胀者，且肢体无恙，胀惟在腹，又名单腹胀者。此脾虚不能运化，正气不行，清浊莫分，乃成此证。"

《素问识·卷五·腹中论篇第四十》："鼓胀志云：鼓胀者，如鼓革之空胀也。此因脾土气虚，不能磨谷，故旦食而不能暮食，以致虚胀如鼓也。"

《医述·卷八·杂证汇参·肿胀》："至若蛊胀，先因脾气伤损，久渐衰惫，胃虽少纳，脾不运化，兼有积热流注于脾胃，横行于中焦，正衰邪旺，清浊不分，遂成胀满。此阳气为邪气所遏，不得周流一身，而邪气单攻肚腹，胀极脐突，青筋暴起，粪滑溺赤，喘急食阻。"

《医学妙谛·卷中·杂症·膨胀章》："《经》云：浊气在上则生䐜胀，太阴所至为臌胀，即腹胀。'病能篇'云：骤胀属热。膨胀、水肿一原病，皆是脾虚不得运，气入于脏膨胀成，腹大身瘦食不进。"

《杂病广要·内因类·胀满》："鼓胀之病多不治者，何哉？此脾虚之极，真脏病也。如翻胃、痨瘵亦然。"

《理瀹骈文·身形五官》："臌胀，单腹大，外坚中空如鼓也。气虚不能制水故胀，其形与肤胀相似，惟腹有青筋为异……臌胀病根在脾。"

《柳选四家医案·评选继志堂医案两卷·下卷·脘腹痛门》："脾气素虚，湿郁难化，而木之郁于内者，更不能伸，所以酸水酸味，虽有减时，而灰白之苔，终无化日。无怪乎脉小左弦，脘胁胀痛也，此臌胀之根。"

2. 脾肾失调，水气停聚

《诸病源候论·注病诸候·水注候》："注者，住也，言其病连滞停住，死又注易傍人也。人肾虚受邪，不能通传水液故也。肾与膀胱合，俱主水，膀胱为津液之腑，肾气下通于阴，若肾气平和，则能通传水液，若虚则不能通传。脾与胃合，俱主土，胃为水谷之海，脾候身之肌肉，土性本克水，今肾不能通传，则水气盛溢，致令脾胃翻弱，不能克水，故水气流散四肢，内溃五脏，令人身体虚肿，腹内鼓胀，淹滞积久，乍瘥乍甚，故谓之水注。"

《太平圣惠方·卷第五十四·治水气心腹鼓胀诸方》："夫水气心腹鼓胀者，由脾肾二脏俱虚故也。脾主于土，肾主于水，土能克水。今脾胃虚弱，不能制于水，使水气停聚在于腹内，故令心腹鼓胀也。"

《圣济总录·卷第八十·水蛊》："论曰：水蛊之状，腹膜肿胀，皮肤粗黑，摇动有声，此由脾肾气虚，湿气淫溢，久不瘥，则害人如蛊之毒，故谓之水蛊也。"

《普济方·卷一百九十三·水病门·水气心腹鼓胀》："夫水气心腹鼓胀者，由脾肾二脏俱虚故也。脾主于土，肾主于水，土能克水。今脾胃虚弱不能制水，使水气停聚在于腹内，故心腹鼓胀也。"

《本草单方·卷二·胀满》："治鼓胀，日食不能暮食。由脾虚不能制水，水反胜土，水谷不运，气不宣流，故令中满。其脉沉实而滑，宜鸡矢醴主之。何大英云：诸腹胀大，皆属于热。精气不得渗入膀胱，别走于腑，溢于皮里膜外，故成胀满，小便短涩。鸡矢性寒，利小便，诚万金不传之宝也。"

《类经·十六卷疾病类·五十五鼓胀》："黄帝问曰：有病心腹满，旦食则不能暮食，此为何病？岐伯对曰：名为鼓胀。（内伤脾肾，留滞于中，则心腹胀满，不能再食，其胀如鼓，故名鼓胀。）"

《神农本草经疏·卷十·草部下品之上·甘遂》："其余水肿臌胀类多脾阴不足，土虚不能制水，以致水气泛滥。即刘河间云：诸湿肿满属脾土。"

《济阳纲目·卷三十九·鼓胀论》："丹溪曰：脾虚不能制水，水渍妄行，通身浮肿，名曰水肿。或腹大如鼓，而面目四肢不肿者，名曰胀满，又名鼓胀。皆脾土湿热为病，肿轻而胀重也。"

3. 肝脾不和，疏泄失司

《冯氏锦囊秘录·杂症大小合参卷十四·方脉肿胀合参》："虽然鼓胀有气、血、寒、热四者之殊，多由怒气伤肝，木邪克土，所以脾病而不能运化水谷也。又要养肺金以制肝木，使脾无贼邪，则运化行而水谷消矣。”

《灵素节注类编·卷七·诸肿胀病·鼓胀》：“鼓胀者，腹胀，身皆大，大与肤胀等也。色苍黄，腹筋起，此其候也。此由内伤肝脾，故色青黄并现，腹胀而有筋绽。”

《灵素节注类编·卷七·诸肿胀病·诸胀脉证》：“鼓胀者，外胀中空，其形如鼓，此因肝旺脾虚，壅滞经隧，腑气尚通，旦时阳旺，故能食，暮则阳衰，不能食也。”

《校注医醇賸义·卷四·胀·鼓胀》：“鼓胀者，腹胀，身皆大，大与肤胀等，色苍黄，腹筋起，此其候也。此症外象虽与肤胀略同，然色苍黄、腹筋起二端，便与前症迥别。盖黄为脾之本色，苍则木气胜而见于脾；腹起青筋，则肝邪炽盛，而脾土败坏，症势甚危。”

《中西汇通医经精义·下卷·诸病所属》：“诸胀谓腹内胀满，腹大谓单腹胀，此证是肝不疏泄，脾不运化。肝不疏泄，则小便不利，水停为胀；脾不运化，则单腹胀，皆属于热者，属于肝木乘脾也。然此与上节火字有别，火属血分，热属气分，热则气分之水多壅，故主胀大。”

4. 肺脾失调，清肃失降

《张氏医通·卷三·诸气门上·鼓胀》：“蛊胀者，中实有物，腹形充大，非蛊即血也，在治法有理脾、理肺之殊，先喘而后胀者治在肺，先胀而后喘者治在脾，然胀则必喘，喘则必胀，二者相因也。脾不运而浊火上炎，肺不得清则喘，肺气被郁，喘而不得下降则胀，治分新久虚实，初起脉实大，二陈、苏子、葶苈泄之，二便通畅，喘胀俱减，其功易易也。”

5. 肾火亏虚，水湿停聚

《医贯·气虚中满》：“中满者，其症悉与鼓胀水肿无异，何故属之气虚，请得明言之否？曰：气虚者，肾中之火气虚也。”

6. 肝热壅盛，血水凝滞

《难经正义·卷三·四十二难》：“肝为热壅，则胀大数倍，若各管凝滞不通，血水溢渗夹膜之裹，渐积渐深，而腹即渐大，故蛊胀一证，多属之肝云。”

二、气血津液失调论

1. 气机失调

《太平圣惠方·卷第五十四·治水蛊诸方》：“夫水蛊者，此由水毒气结聚于内，令腹渐大，动摇有声，常欲饮水，皮肤粗黑，如似肿状，名曰水蛊是也。”

《素问玄机原病式·六气为病》：“腹胀大，鼓之如鼓，气为阳，阳为热，气甚则如是也。肿胀热胜于内，则气郁而为肿也，阳热气甚，则腹胀也。”

《素问病机气宜保命集·卷上·病机论第七》：“腹胀大而鼓之有声如鼓者，热气甚则然也，《经》所谓热甚则肿，此之类也。是以热气内郁，不散而聚，所以叩之如鼓也。”

《医学碎金·卷之二》：“有病心腹胀满，旦食则不能暮食，此为何病？答曰：名为鼓胀。此食饮不节，故当病气聚于腹也。”

《苍生司命·卷四·臌证》：“臌证者，以中空外急，有似于鼓，故名曰‘臌’。单腹胀满，四肢百体，咸无肿形，与通身水肿者大不相类也。盖水肿者，邪气协阳气游行一身，邪气去而为汗为溺，则正气复而为血为气矣。臌证，则邪毒专攻脏腑，阳气滞而不行。”

《医医偶录·卷二·脾部》：“臌胀者，中空无物，气虚也，六君子汤主之。”

2. 血行失常

《证治汇补·卷之五·胸膈门·吐血》：“瘀蓄于脾，大腹膨胀，渐成鼓满，名曰血蛊。”

《石室秘录·内伤门》：“血鼓之证，其由来渐矣。或跌闪而血瘀不散，或忧郁而血结不行，或风邪而血蓄不发，遂至因循时日，留在腹中，致成血鼓。”

《扫叶庄医案·卷二·痞胀便秘》：“经水不来，腹大足冷浮肿，此乃血分鼓胀。四大症候，何得渺视。”

《医原·卷上·望病须察神气论》：“胸中为肺之府，膻中为心之府，正在心下，有膈膜，旁有胁肋，为肝胆之分野，此数者皆清气津液往来之所。其有胸痞者，湿阻气机也；胸痛者，水结气分也，或肺气壅遏也。正在心下，以及胁肋硬痛者，乃湿热、痰饮、蓄水与气搏结使然，非渣滓也。

胃为中土，西学云：胃横居膈下偏左，脘大向左，尾小向右（胃气故由右降）。胃上口名曰贲门，其纹密，故食物易入而难出，非呕吐不开；胃下口名曰幽门，下达小肠。小肠周回叠积，下抵小腹，小肠下口横接大肠。大肠分上、中、下三回，回长尺许。上回与小肠横接，名曰阑门，其口如唇，渣滓可入不可出，上回由右胯内旁倒行而上；中回横过胃底；下回至脾下，从左软胁斜落，下达广肠，以至魄门（魄门即肛门，与肺气贯通）。

肝居膈下，胃上，左右两大叶，左小右大，右大故稍偏膈肉右方，《经》故曰肝生于左，不曰肝藏于左。（《经》曰：肝生于左，肺藏于右）。凡肝有病，最为要害。肝叶撑张则胀，肝热血燥，经络凝滞不通，下部回血壅胀，即有水血溢于夹膜之里，渐渍渐深，终成蛊胀，肚大筋青不治。夫青筋，非筋也，血络也。青者，血燥而结也。此证多由怒郁伤肝所致，盖肝郁则热，热则燥，燥则血不流通而结，血结则不独血滞于中，即水饮亦无由吸摄，不能循其常道下输膀胱，故蛊胀多水。医者见水行水，不审水由肝血燥结所致，所以不效。

《易》曰：山风蛊。艮为山，巽为风，艮上巽下则为蛊。古人取名为蛊，为其燥木克土，象类山风之义。胆系肝右叶内，胆汁所以润肝而利肠也。肝性易燥，每取润于胆汁。凡人食后，小肠饱满，肠头上逼胆囊，胆汁渍入肠内，利传渣滓。胆有热，则上呕苦涎，热迫下行，则下泄青汁；胆受惊，亦泄青汁；肠有寒，渣滓不结，胆汁无所用事，亦致泻青。胆络凝滞，胆汁入血，又多生黄病。肝胆经脉，由胁肋下抵小腹，绕阴器，故少腹属厥阴经。肝经凝滞，则经脉结痛成疝；肝经血燥，则抽搐，燥甚则引舌与卵，故舌卷卵缩。

脾附于胃。西学谓：脾居胃之左，在第九至十一肋骨之内，脾形如竖掌，与胃相连。胃脘大向左，故曰：脾居胃之左。外丰圆向胁，内深窝向胃，故曰：脐以上属太阴经。脾质甚软，可小可大，其用在集聚往来之血，为动脉宽间之地，《经》故曰：脾统血。脾为胃行其津液，《经》故曰：脾为之使。人有疟疾，恶寒战栗，血脉不行于外，即缩于内，无所归藏则聚于脾，聚于脾则脾胀大，脾胀大故人脘胁胀闷，迨疟止血行，其胀自消。久久不已，脾不输精，水与血结，成为疟母。再久则湿去疟止，血燥成块，结于左肋，在体质壮者，人参鳖甲煎丸，取血肉飞走诸灵，通和血络；若湿未去而疟未止者，取蒋氏夜光丸，通络燥湿。然此皆利于实而不利于虚也。

吾乡又多有痞块，亦生左肋下，世宗越人"肥气"之说，后人又妄制五积丸药，一派消削攻下，多致人于死。不知五积与疟母之推移不动者，皆由血络燥结所致，血燥而至于结块，则营气不得行于其间，故按之坚硬不痛。治法皆以润为主，或温润，或清润，视其人之寒热用之；再佐咸润以软之，辛润以通之；有湿者，佐苦辛以化之，自无不效之理。又脾络燥结，即有血水渗泄于下，蛊胀之源，间发于此。此由思虑伤脾所致，思则气结，气结则血亦结，结则血、水不循常道，而蛊成焉。蛊胀总不外肝、脾二经血络燥结所致。观此而蛊取山风之义，更可知矣。蛊胀末路，肌肉消瘦，皮肤干黑，青络暴露，皆燥象也，非有目所共睹者哉！

肾居脊骨第十四节陷中（从上数下在十四节；从下数上，在第七节。《经》曰：七节之傍，中有小心是也）。与精液总管相通，《经》故曰：肾藏精。三焦经在右肾傍，化水而通水道，《经》故曰：肾主水，肾开窍于二阴。肾与天枢穴通，故曰：当脐属少阴经。

膀胱在前阴交骨之里，西学谓：膀胱内有精囊，有精、溺两管，内底有两小窍，斜与肾通。［按］男子精、溺管，至前阴会而为一，女子分而为二，此阳奇阴偶之义也。（女子外溺窍，经名廷孔）《经》曰：膀胱者，州都之官，津液藏焉，气化则能出矣。夫所谓津者，溺是也；液者，日生之精是也。气化者，三焦之气化也。彼西学之说，尚与经义不悖。脏腑部位体用如此，知此则知病之所在矣。"

3. 津液失调

《灵枢悬解·卷五·神气·津液五别》："溲溺者，渗膀胱，以成川渎，下流溺孔，以泄水湿，阴阳不通，四海闭塞，三焦不泻，津液不化，水流下焦，而不渗膀胱，则为鼓胀。"

4. 气血失调

《医学心悟杂症要义·鼓胀》："此所谓鼓胀，系指有气无水者而言。其因有二：一为气血不相融合，气孤行而作胀。法当用补气药，加丹参须、当归须、川楝子，引气入血络，其胀自止，健中汤加参，术及前三味。"

《医碥·卷之三杂症·肿胀》："气、水、血三者，病常相因。有先病气滞而后血结者，有先病血结而后气滞者，有先病水肿而后血随败者。”

《医学实在易·卷三·伤寒条》：“方书谓单腹胀为鼓胀，以如坚中空，其象如鼓也，又名蛊胀，以血气结聚，不可解散，其毒如蛊也。”

《医述·卷八·杂证汇参·肿胀》：“更有单腹胀者，腹大肢瘦，此自胀满既久，气血结聚，不能释散，俗名曰蛊，其病更重。（《证治汇补》）”

三、失治误治论

《扁鹊心书·卷下·老人口干气喘》：“老人脾虚则气逆冲上逼肺，令人动作便喘，切不可用削气苦寒之药，重伤其脾，致成单腹胀之证。”

《医学入门·外集·卷四·杂病分类·外感·湿类》：“杂病食壅兼养血，杂病食积，下之太过，或误下，则脾胃之阴顿亡，以致胸中至高之气，乘虚下陷心肺分野，其所蓄之邪，又且不散，宜理脾胃，兼以血药调之。若用气药导利，则气愈降而痞愈甚，久则变为中满鼓胀。”

《景岳全书发挥·卷二·疟疾·论截疟》：“疟疾之发，由于受暑伤食者，多清暑消导为要，若骤用温补截之，为害不浅。疟不死人，截之而补早，必传入里而为痢，或不得发越而为鼓胀。”

《绛雪丹书·产后上卷·产后诸症总论·伤气伤食总论》：“产后中满臌胀，大率伤食而误消导致气郁而专顺散，又因多食冷物而停滞恶露，又因血虚而大便燥结误下愈胀，治者但知伤食，当消气郁，当顺恶露，当攻便秘，当下不顾产虚，大伤胃气，气不升降，郁积而成胀满，每致不救。岂知微加消导于补剂中则脾强，而所伤之食气消散，气血兼行，则大便自通而恶露自行。”

《医方集解·消导之剂第十六·痞气丸》：“李东垣曰：痞满，皆血证也，下多亡阴，谓脾胃水谷之阴亡也。心主血，心虚而邪陷于血之分，故致心下痞，宜理脾胃，以血药治之。若全用气药，则痞益甚，而复下之，气愈下降，必变为中满鼓胀矣。”

《灵验良方汇编·卷之下·产后臌胀》：“产后臌胀者，大率因伤食而误专消导，因气郁而误专顺散，或多食冷物而停滞恶露，或血枯便秘而误下愈胀。盖产妇素禀既弱，临产又劳，气血两虚之地，中气多不足，胸臆多不舒，胃虽纳谷，脾运稽迟之时也。”

《续名医类案·卷十·痞》：“吴孚先治一人患痞，前医用攻药已去六七，适前医他往，吴与汤丸，俱系参、术补剂，病者云：去疾莫如尽，奈何留之？吴曰：正所以尽去其疾也，《经》曰：大积大聚，衰其半而止，此前医之用攻也；又曰：补正则邪自除，此余之用补也。若必尽攻，则痞去而鼓胀成，是欲尽去其疾，而反益其疾矣，乃遵服不间而痊。”

《杂病源流犀烛·卷二十七·胸膈脊背乳病源流》：“盖胸中之气，因虚下陷于心之分野，故心下痞，宜升胃气，以血药兼之，若全用导气，则气愈下降，必变为中满鼓胀矣。”

《温病条辨·卷一·上焦篇·补秋燥胜气论》：“若不知络病宜缓通治法，或妄用急攻，必犯瘕散为蛊之戒。此蛊乃血蛊也，在妇人更多，为极重难治之证，学者不可不预防之也。”

《素灵微蕴·卷三·肠澼解》：“后世庸工以为痢证无寒，不知其热并不在于中焦，况三焦皆寒、上下无热者亦复不少，而以硝黄重泻胃气，湿寒愈增，轻则生鼓胀之病，重则死矣。”

《时方妙用·卷二·臌症》：“臌症，多是气虚中满，误服枳朴宽胀之药所致。属实者少，属虚者多。”

《杂病广要·脏腑类·痞满》：“心下痞，宜升胃气，以血药治之。若全用气药导之，则其痞愈甚，甚而复下，气愈下降，必变为中满鼓胀，皆非其治也。”

【辨病证】

鼓胀之病位主要在于肝脾，久则及肾。本病多属本虚标实之证。临床首先应辨其虚实标本的主次，标实者当辨气滞、血瘀、水湿的偏盛，本虚者当辨阴虚与阳虚的不同。

由于鼓胀病情易于反复，预后一般较差，故属于中医风、痨、臌、膈四大难症之一，因气、血、水互结，邪盛而正衰，治疗较为棘手。若病在早期，正虚不著，经适当调治，腹水可以消失，病情可趋缓解。如延至晚期，邪实正虚，则预后较差，腹水反复发生，病情不易稳定。如阴虚血热，络脉瘀损，可致鼻衄、齿衄，甚或大量呕血、便血；或肝肾阴虚，邪从热化，蒸液生痰，内蒙心窍，引动肝风，则见神昏谵语、痉厥等严重征象；如脾肾阳虚，湿浊内蒙，蒙蔽心窍，亦可导致神糊昏厥之变，终至邪陷正虚，气阴耗竭，由闭转脱，病情极为险恶。

一、辨病位

《诸病源候论·虚劳病诸候下·虚劳骨蒸候》："四曰肉蒸，其根在脾，体热如火，烦躁无汗，心腹鼓胀，食即欲呕，小便如血，大便秘涩。蒸盛之时，身肿目赤，寝卧不安。"

《素问病机气宜保命集·肿胀论第二十四》："《名医》云：其肿有短气不得卧，为心水；两胁痛，为肝水；大便鸭溏，为肺水；四肢皆肿，为脾水；腰痛足冷，为肾水；口苦咽干，为胆水；乍虚乍实，为大肠水，各随其经络，分其内外，审其脉证而别之。又有风水、皮水、石水、黄汗，归各脏以论之。风合归肝，皮合归肺，黄汗归脾，石合归肾。风水脉浮，必恶风；皮水脉亦浮，按下没指；石水脉沉，腹满不喘；黄汗脉沉迟，发热而多涎，久而不愈，必致痈脓。水肿脉浮带数，即是虚寒潜止其间，久必沉伏，沉伏则阳虚阴实，为水必矣。要知水脉必沉是也。论曰：脉出者死，与病不相应也。诸唇黑则伤肝；缺盆盈平则伤心；脐出则伤脾；足平则伤肾；背平则伤肺。此五者，必不可疗也。"

《医宗说约·卷之一·鼓胀》："水肿鼓胀其原一，皆是脾虚不运克。鼓胀病重，水肿轻，水肿皮浮如常食（四肢皆肿，饮食如常，其病在外，故轻，名双鼓胀）；气入于脏为鼓胀，腹大身瘦食不入（名单鼓胀，病在内故重）。脾虚致病是总原，亦有水血与食积，有因气实及气虚，上工随症用消息，实土分消是妙方。"

《张氏医通·卷三·诸气门上·鼓胀》："蛊胀者，中实有物，腹形充大，非蛊即血也。在治法有理脾、理肺之殊。先喘而后胀者治在肺，先胀而后喘者治在脾。然胀则必喘，喘则必胀，二者相因也。脾不运而浊火上炎，肺不得清则喘。肺气被郁，喘而不得下降则胀。治分新久、虚实。初起脉实大，二陈、苏子、葶苈泄之，二便通畅，喘胀俱减，其功易易也。"

《杂症会心录·卷下·鼓胀脉洪大者生产后脉数大者死》："鼓胀者，中空似鼓，腹皮绷急是也。其症单腹作肿，四肢身面无气，多得之农夫辈，湿热为患。脾土受伤与中满，病在气分之遍身，肿在水分之皮肤亮，而根发于肾者，迥乎不同也。夫鼓胀责在脾胃，乃水谷出入之道路，较他脏之病为稍轻，虚中挟实，较中满之治为稍异，故此症专以救脾阴为主。盖脾阴足，则万邪息，脾土健而湿热消。仍宜戒盐食淡，恐助湿而生胀，是以全活者，十中有六七耳。"

《一见能医·卷之六病因赋中·中满臌胀者脾虚不运·水肿》："臌胀者，似臌之形，外坚中空，击之有声，按之有形，皮肉之急胀，脾肺之大病也。"

《杂病源流犀烛·肿胀源流》："鼓胀病根在脾……或由怒气伤肝，渐蚀其脾，脾虚之极，故阴阳不交，清浊相混，隧道不通，郁而为热，热留为湿，湿热相生，故其腹胀大。"

《医医病书·溢饮水肿论》："《内经》所谓厥阴所至，发为䐜胀也。单腹胀亦厥阴病，但与开郁，不必利水。"

二、辨阴阳

《医经原旨·卷五·疾病第十二·鼓胀》："何以知脏腑？阴为脏，阳为腑也。（涩而坚者为阴，其胀在脏，大而坚者为阳，其胀在腑。一曰：脉病在阴，则胀在脏；脉病在阳，则胀在腑）夫气之令人胀也，血脉之中，脏腑之内，三者皆存焉，然非胀之舍也。（舍，言留止之处也）"

《血证论·卷五·血臌》："又凡臌胀浮肿，俱要分阴证阳证，阴证脉沉涩弦紧，必有寒痰诸证，宜中满分消汤加桃仁，阳证脉数口渴，便短气逆等证，宜小柴胡汤，加知母、石膏、防己、丹皮、桃仁、猪苓、茯苓、车前子治之。"

《叶选医衡·卷下·肿胀引经别证辨》："大抵阳证多热，热者必实；阴证必寒，寒者多虚。"

三、辨虚实寒热

《黄帝内经太素·卷第九·经脉之二·十五络脉》："足太阴之别，名曰公孙，（肝木为公，心火为子，脾土为孙。穴在公孙之脉，因名公孙也。[平按]注脾土袁刻误作啤上，因误作固）去本节之后一寸，别走阳明；其别者，入络肠胃。厥气上逆则霍乱，实则腹中切痛，虚则鼓胀，取之所别。"

《仁斋直指方论·卷之十七·胀满方论》："实者，腹中常胀，外坚内痛，按之不陷，法当为之疏利；虚者，时胀时减，虚气留滞，按之则濡，法当以温药和之。"

《医学入门·外集·卷四杂病分类·外感》：

“虚胀，阴寒为邪，吐利不食，时胀时减，按之则陷而软；实胀，阳热为邪，身热咽干，常胀内痛，按之不陷而硬。”

《医方考·卷四·鼓胀门第三十七》：“叙曰：鼓胀是虚中之实，宜分气、血、虫、食而治之，以朝宽暮急，能食不能食而辨之。实者可攻，虚者渐磨可也。例之相道焉，国内空虚，则宜惠养元气，恶能黩武？今考名方七首，示大法耳。或较形气、病气而攻补兼施，此在人之妙用，初不必泥也。”

《医镜·卷之二·臌胀水肿》：“然果何自而致此哉，盖臌胀之作，有得于食者，有得于气者，有得于气食兼并者，有先得于色而后伤于食者，有先得于食而后伤于色者。伤于食则食不消而胃气已窒，伤于气则肝经受病而痞塞不通，伤于气食则肝益有余，脾益不足，以有余之肝木，克不足之脾土，则气愈结而食愈不化，由是臌胀紧急，而病日益深矣。先得于食而后伤于色，则脾先受病，而肾继之，中脘先胀，而后及于小腹；先得于色，而后伤于食，则肾先病，而脾继之，小腹先胀，而后及乎中脘。若气与食、色三者皆备，则一齐而发，中脘小腹两胁尽胀，此病之尤重者也。臌胀不愈，而眼下忽如卧蚕状者，必发水肿。”

《明医指掌·卷四·鼓胀七》：“实者，按之坚痛，量人元气，下之泄之，通利后便收拾，用参、术补养脾胃……腹胀若朝宽暮急者，属血虚，四物汤加厚朴、柴胡、山栀、丹皮。暮宽朝急者，属气虚，四君子去甘草，加陈皮、厚朴、半夏、腹皮。朝暮俱急者，气血两虚也，四君子汤加芎、归、白芍、陈皮、厚朴。”

《类经·三十一卷会通类·疾病（上）·虚实病》：“足太阴实则肠中切痛，虚则鼓胀。”

《丹台玉案·卷之五·鼓胀门》：“鼓胀，又名单腹胀……先得于食而后伤于色，则脾先病而肾继之，中脘先胀，而后及于小腹。先得于色而后伤于食，则肾先病而脾继之，小腹先胀，而后及于中脘。若气与食、色三者俱伤，则一齐而发，中脘小腹两胁尽胀，此病之尤重者也。三者之中又有虚实之分：虚者壳壳然坚而不痛，气满按之则陷而软；实者内挟宿食或瘀血邪实于内，按之不陷而硬痛。又有眼下忽如卧蚕状者，必发水肿。然水何自而来耶？盖人身真水真火，消化万物以养生。脾土虚弱，则水流为湿，火炎为热，湿热郁结经络，浊腐之气，津液与血皆化为水。水积妄行，面目虚浮，流于膜外遍身，皮肤光肿，手按成窟，随手而起。上则喘急咳嗽者何也？盖金生水，脾病则肺失降下之令，故喘嗽。下则足膝胕肿者何也？盖肾主水。脾病则湿热下注，故胕肿。”

《医灯续焰·卷十一·水病脉证第七十》：“‘经别篇’曰：足太阴之别公孙，虚则鼓胀，皆虚胀也。”

《银海指南·鼓胀兼目疾论》：“鼓胀当辨明虚实寒热，然后施治，方不错误。假如溺赤便闭，脉数有力，色紫暗，气粗厉，口渴饮冷，唇焦舌燥，所谓诸腹胀大，皆属于热是也。溺清便溏，脉迟无力，色皖白，气短促，喜饮热汤，舌润口和，所谓诸病水液，澄澈清冷，皆属于寒是也。按之不痛，时胀时减者，为虚。按之愈痛，腹胀不减者，为实。”

《先哲医话·卷上·荻野台洲》：“鼓胀自心下渐及于太阳者，实也，宜生姜泻心汤、大半夏汤。自中焦膨胀者，宜温胃汤类。自下焦胀起者，宜壮原汤加木鳖子。此病以手鼓腹如鼓者，虚也，属不治。是为虚实之辨矣。血蛊者，自少腹胀起者也，先与生姜泻心汤，则其块徐徐消，然非长服无效。盖有血块必停水凝结，其块益为大，故先利其水而后治血分，则其效捷矣，或服用鳖甲丸亦一策。”

《叶选医衡·卷下·肿胀引经别证辨》：“可见诸经虽皆有肿胀，无不由于脾肺肾者。盖脾土主运行，肺金主气化，肾水主五液。凡五气所行之液，悉属于肾；五液所行之气，悉属于肺；转二藏以制水生金者，悉属于脾，故肿胀不外乎三经也。但阴阳虚实，不可不辨。大抵阳证多热，热者必实；阴证必寒，寒者多虚；先胀于内，而后及于外者多实；先肿于外，而后及乎里者多虚；小便黄赤，大便秘结者多实；小便清白，大便溏泄者多虚；脉滑数有力者多实；弦浮微细者多虚；形色红黄，气息长者多实，容颜憔悴者，声短促者多虚。凡诸实证，必以六淫有余伤其外，饮食怒气伤其内，故致气逆不行，三焦壅闭。此则多在气分，无处不到，故不分部位，而多通身浮肿。又或气实于中，又为单腹胀急，然阳邪急速，其至必暴，每成于数日之间，此惟少壮者多有之。但破其急气，利其壅滞，则病无不愈，此治实之道也。若是虚证，必以五志积劳，酒色过度，伤其脾肾，日积月累，其来有渐，每成于经月之后，此多成于中年之外。其形证脉气，必有虚寒之候，显然可见，非若实证之暴至，而邪热壅结，肝气悍逆之有因也。则治实恒易，理虚颇难耳！然虚有在气者，有在水者。在气者，以脾气虚寒，不能运化，所谓气满中虚者。在水者，以脾虚不能制水，则寒水反侮脾土，泛滥为邪。其始也，必从阴分渐次而升，按肉如泥，肿有界分，所谓水膨水胀者也。然水虽制于脾，实则统于肾。盖肾本水藏，而元阳生气所由出。若肾中阳虚，则命门火衰，既不能自制阴寒，又不能温养脾土，阴阳不得其正，则化而为邪矣。夫气即火也。精即水也，气之与水，本为同类，但在化与不化耳。故阳旺则化精而为气，阳衰则不化而为水，即为邪。凡火盛水亏则病燥，水盛火亏则病湿。故火不能化，则精不从阳，而精化为水。所以水肿之证，多属阳虚，故曰寒胀多，热胀少也。"

《医学三字经·胀满蛊胀第十二》："胀为病，辨实虚。（胀者，胀之于内也。虚胀误攻则坏，实胀误补则增）"

《风劳鼓膈四大证·水肿臌胀》："实者腹中常胀，外坚内痛，按之不陷，法当疏利；虚者时胀时减，气虚流滞，按之则濡，法当温药和之。"

四、辨鼓胀与水肿

《冯氏锦囊秘录·杂症大小合参卷十四·方脉肿胀合参》："水肿，鼓胀，皆因脾虚所致，然水肿轻而鼓胀重，何也？水肿则饮食如常，鼓胀则饮食不及常也。先头足肿，后腹大者，水也、肿也。先腹大，后四肢肿者，气也、胀也。治水肿则惟补脾导水而已，治鼓胀则补脾导水兼以消谷，庶乎可也。虽然鼓胀有气、血、寒、热四者之殊，多由怒气伤肝，木邪克土，所以脾病而不能运化水谷也；又要养肺金以制肝木，使脾无贼邪，则运化行而水谷消矣。以此观之，治鼓胀之法，必以补脾制肝，导水消谷为主，看所挟而兼用药，挟气则散气，挟血则破血，挟寒则温寒，挟热则清热，自无不愈，其有不可治者，此乃脾虚之极，为真脏病也。真脏病者，由真火不能生土耳，岂止脾脏而已哉。"

《医学心悟·卷三·论水肿鼓胀》："问曰：水肿、鼓胀，何以别之？答曰：目窠与足先肿，后腹大者，水也；先腹大，后四肢肿者，胀也。然水肿亦有兼胀者，胀亦有兼水者，须按其先后多寡而治之，今分为两门，治者宜合参焉。"

《医医病书·溢饮水肿论》："溢饮、水肿、蛊胀，三者相似，而实大有区别。今人悉以五皮，五苓、八味从事，而用八味者最多。不知八味摄少阴，柔多刚少，专为妇人转脬而设，并非肿胀门中本方也。考古止有内饮用之。《金匮》治溢饮，主以大、小青龙。盖有脉弦紧为寒，主以小青龙之姜、桂；脉洪大，兼热，则非大青龙之石膏、杏仁不可。《内经》于水肿、蛊胀，峙立三法：一曰开鬼门，二曰洁净腑，三曰去陈莝。《金匮》有风水、皮水、石水、黄汗之分。又总论之曰：腰以上肿当发汗，腰以下肿当利小便。《素问》有病始于上而盛于下者，先治其下，而后治其上之明文。今人概不之讲，而一以八味了事，人命其何堪哉！大抵溢饮必兼咳嗽；水肿色白，腹无青筋；蛊胀色赤，腹有青筋如虫纹，形似水蛙。水肿，《内经》所谓太阴所至，发为䐜胀；蛊胀，《内经》所谓厥阴所至，发为䐜胀也。单腹胀亦厥阴病，但与开郁，不必利水。余此论不过指出今医之病，略举其大纲，本非全书，未及尽言，学者当于古训求之，意外悟之。"

五、辨气鼓、血鼓与水鼓

《备急千金要方·卷二十一消渴淋闭方·水肿第四》："又有蛊胀，但腹满不肿；水胀，四肢面目俱肿。医者不善诊候，治蛊以水药，治水以蛊药，或但胀满，皆以水药。"

《仁斋直指方论·卷之十七·胀满·胀满方论》："阴阳愆伏，营卫凝滞，三焦不能宣行，脾胃不能传布，此胀满之所由生也。曰谷胀，曰水胀，曰气胀，曰血胀，或冷或热，又不可以无别。失饥伤饱，痞闷停酸，旦则阴消阳长，谷气易行，故能饮食，暮则阴长阳消，谷气难化，故不能食，是为谷胀；脾土受湿，不能制水，水渍于肠胃而溢于体肤，漉漉有声，怔忪喘息，是为水胀；七情郁结，气道壅隔，上不得降，下不得升，身肿大而四肢瘦削，是为气胀；烦躁漱水，迷忘惊狂，痛闷呕恶，虚汗厥逆，小便多，大便黑，妇人尤多见之，是为血胀。"

《飑后方·遇仙丹治蛊症并气膈胀食积等症》："凡看蛊症，先将指按腹，有凹不起者，水蛊；按之随起者，气蛊也；肚有红筋者，血蛊。又酒蛊，用血见愁草，捣烂敷脐，吃汁少许，其水尿出，以消为度。"

《医学心悟·卷三·水肿·金匮肾气丸》："治

肾经聚水，小便不利，腹胀肢肿，或痰喘气急，渐成水蛊，其效如神。然肾经聚水，亦有阴阳之分，不可不辨也。《经》云：阴无阳，无以生；阳无阴，无以化。《经》又云：膀胱者，州都之官，津液藏焉，气化则能出矣。假如肾经阳虚，阴无以生，真火不能制水者，宜用此丸。”

《苍生司命·卷四（亨集）·臌证》：“肿、蛊二证，本不相同。至于用药，亦甚悬绝。肿胀者，中宫有食积、有湿热、有稠痰阻滞中宫，以致清气不升，浊气不降，荣卫不得疏畅，水道不得条通，气遂妄行，不循故道，水渍不得成溺，气水相搏，肿胀不自是而生乎？然而脾胃元气犹未衰惫也，特为中宫有积病，故遍身浮肿耳，而元气犹能旁通四达，苟能祛其食积，或清其湿热，或治其痰气，内邪一行，外肿随散，效之臻也，亦甚捷矣。

乃若蛊证者，先因脾气伤损频仍，久则渐成衰惫，胃虽少纳，脾不运化，兼有积热留注于脾胃，横行于中焦，所谓正者衰，邪者旺，清浊不分，遂成胀满。此则阳气为邪气所遏，不能周流一身，而邪气单攻腹肚者也。胀极则脐中突出，青筋暴起，粪滑溺赤，喘急食阻，此大不足之证也。斯时将大补脾之正气欤？然正气未受补，而邪热先炽，胀犹故矣。将清热以伐邪欤？然邪未退听，而正愈虚弱，胀益增矣。将补伐兼施欤？然著者未见，而损者愈损矣。虽有卢扁，将安施乎？故得此症者，或脾虽损而真气犹存，且无流连之邪热，或腹稍胀，而邪热未炽，尚有可为之真机，即当大补真元为主兼消导，清肺次之，气不运者行气，痰积滞者行痰，中和调养，则庶乎有可救者矣。

或谓水肿固为可治，然亦有多不治者。如贾洛阳所谓‘病肿不治，必为痼疾。虽有卢扁，亦莫能为’，则知肿之危恶，非他病比也。今何视之易耶？予谓：凡病已至危笃，咸莫能疗，岂独肿胀然哉？故《内经》云：过时者不治。予所谓可治者，亦指治之早者言之也。若积久不治，或治不中节，至于滑泄唇黑，脐突肉硬，缺盆、手足掌背俱平，其危笃之势较之真蛊一律而已。仲景有云：凡人有病，不时即治，隐忍冀差，必成痼疾。旨哉言乎！”

《四圣心源·卷五·杂病解上·鼓胀根原》：“鼓胀者，中气之败也。肺主气，肾主水，人身中半以上为阳，是谓气分，中半以下为阴，是谓水分。气盛于上，水盛于下，阴阳之定位也。而气降则生水，水升则化气，阴阳互根，气水循环。究其转运之枢，全在中气，中气一败，则气不化水而抑郁于下，是谓气鼓；水不化气而泛滥于上，是为水胀。《灵枢·营卫生会》：上焦如雾，中焦如沤，下焦如渎。上焦气盛，故如雾露之空濛。下焦水盛，故如川渎之注泻。而气水变化之原，出于中焦，中焦者，气水之交，气方升而水方降，水欲成气，气欲成水，气水未分，故其形如沤。气之化水，由于肺胃，水之化气，由于肝脾。肺胃右降则阴生，故清凉而化水，气不化水者，肺胃之不降也，肝脾左升则阳生，故温暖而化气，水不化气者，肝脾之不升也。气不化水，则左陷于下而为气鼓；水不化气，则右逆于上而为水胀。而其根，总因土湿而阳败，湿土不运，则金木郁而升降窒故也。”

《证治针经·卷二·肿胀》：“血蛊之候，见症尤详：烦躁喘闷兮，厥逆惊狂；口燥便秘兮，腹病面黄；胸紧胁胀兮，多怒善忘。”

《救生集·卷二·胀满肿蛊门》：“试蛊法：用盐四两（炒热）绢袋包。放脐上，水蛊盐化水，食蛊盐变红色，血蛊盐变紫红色，气蛊盐变紫黑色，气虚中满本色。”

《验方新编·卷五·虫积·鼓胀辨证》：“手指按之下陷不起者，水鼓也。随手即起者，气鼓也。周身老黑色，皮内有紫黑斑点者，血鼓也。身大热如火者难治，身发寒热如疟者难治，四肢发黑者难治，肠胀、脉大命绝者难治，唇口黑暗脾绝者难治，缺盆平心绝者难治，手足心平肾绝者难治，肚脐翻突肺绝者难治，背平肝绝者难治，泻后身有青筋起者难治，大便滑泄者难治，周身有破皮者难治。先起于四肢、后散于腹者，难治；先起于腹，后散于四肢者，易治。”

《先哲医话·卷上·荻野台洲》：“血蛊者，自少腹胀起者也，先与生姜泻心汤，则其块徐徐消，然非长服无效。盖有血块必停水凝结，其块益为大，故先利其水而后治血分，则其效捷矣，或副用鳖甲丸亦一策。”

《中西汇通医经精义·下卷·诸病所属》：“诸胀谓腹内胀满，腹大谓单腹胀，此证是肝不疏泄，脾不运化。肝不疏泄，则小便不利，水停为胀，脾不运化，则单腹胀，皆属于热者，属于肝木乘脾也。然此与上节火字有别，火属血分，热属气分，热则气分之水多壅，故主胀大。”

《医学衷中参西录·医论·论水臌气臌治法》:“惟单腹胀病,其中水臌、气臌皆有,因其所郁气与水皆积腹中,不能外透肌肉,按之亦不成凹,似难辨其为水、为气。然水臌必然小便短少,气臌必觉肝胃气滞,是明征也。”

《医学衷中参西录·医方·治癃闭方》:“或疑若水积腹中,不行于四肢,如方书所谓单腹胀者,似难辨其为气、为水。不知果为水证,重按移时,举手则有微痕,而气证则无也。且气臌证,小便自若;水臌证,多小便不利,此又其明征也。”

六、辨诸胀

《黄帝内经灵枢·水胀》:“水与肤胀、鼓胀……何以别之?岐伯答曰:水始起也,目窠上微肿,如新卧起之状,其颈脉动,时时咳,阴股间寒,足胫肿,腹乃大,其水已成矣。以手按其腹,随手而起,如裹水之状……肤胀者,寒气客于皮肤之间,空空然不坚,腹大,身尽肿,皮厚,按其腹而不起,腹色不变。”

《黄帝内经太素·卷第二十九·气论·胀论》:“鼓胀何如?岐伯曰:腹身皆大,大与肤胀等也,色苍黄,腹脉起,此其候也。”

《黄帝内经灵枢注证发微·卷之七·水胀第五十七》:“鼓胀何如?岐伯曰:腹胀,身皆大,大与肤胀等也,色苍黄,腹筋起,此其候也。此言鼓胀之候也。腹胀而周身皆大,大与肤胀相等,但其色苍黄,腹中筋起为候耳。”

《医学心悟·卷三·鼓胀》:“或问:方书有鼓胀、蛊胀之别,何也?答曰:鼓者,中空无物,有似于鼓;蛊者,中实有物,非虫即血也。中空无物,填实则消,经所谓塞因塞用是已。中实有物,消之则平,经所谓坚者削之是已。然胀满有寒、热、虚、实,浅深部位之不同,若不细辨,何由取效。假如溺赤,便闭,脉数有力,色紫黑,气粗厉,口渴饮冷,唇焦,舌燥,多属于热。假如溺清,便溏,脉细无力,色㿠白,气短促,喜饮热汤,舌润,口和,多属于寒。又如腹胀,按之不痛,或时胀时减者,为虚;按之愈痛,腹胀不减者,为实。凡胀满,饮食如常者,其病浅;饮食减少者,其病深。且胀有部分,纵是通腹胀满,亦必有胀甚之部,与病先起处,即可知属何脏腑,而用药必以之为主。东垣治胀满,不外枳术、补中二方,出入加减,寒热攻补,随症施治。予因制和中丸普送,效者甚多,有力者,当修合以济贫乏。又气虚中满,宜用白术丸,而以六君子汤佐之,中空无物,不用枳实,恐伤气也。”

《杂病心法要诀·卷三·诸脉胀单腹胀肤胀鼓胀》:“脉胀之证,腹筋起,络色变,久而不已,则成单腹胀,四末脱瘦清冷也。”

《医经原旨·卷五·疾病第十二·鼓胀》:“何以知脏腑?阴为脏,阳为腑也。(涩而坚者为阴,其胀在脏,大而坚者为阳,其胀在腑。一曰:脉病在阴,则胀在脏;脉病在阳,则胀在腑)夫气之令人胀也,血脉之中,脏腑之内,三者皆存焉,然非胀之舍也。(舍,言留止之处也)胀之舍在于脏腑之外,排脏腑而郭胸胁,胀皮肤,故命曰‘胀’。(排挤于脏腑之外,以胸胁为郭而居于皮肤之中,是即胀之所舍)脏腑之在胸胁腹里之内也,若匣匮之脏禁器也,各有次舍,异名而同处一域之中,其气各异,盖胸腹,脏腑之郭也。(胸腔者,所以保障五内,故为脏腑之郭)膻中者,心主之宫城也。(膻中者,胸中也,肺覆于上,隔膜障于下,为清虚周密之宫,心主之所居也,故曰‘宫城’)胃者,太仓也。(胃为水谷之海,故曰‘太仓’)咽喉、小肠者,传达也;(咽喉传送者,谷气自上而入;小肠传送者,清浊自下而出)胃之五窍者,闾里门户也;(闾,巷门也。里,邻里也。五家为比,五比为闾,盖二十五家为闾也。五家为轨,十轨为里,盖五十家为里也。胃之五窍为闾里门户者,非言胃有五窍,正以上自胃脘,下至小肠、大肠,皆属于胃,故曰‘闾里门户’,如咽门、贲门、幽门、阑门、魄门,皆胃气之所行也,故总属胃,谓之‘五窍’)廉泉、玉英者,津液之道也。(二穴俱属任脉,玉英即玉堂)故五脏六腑者,各有畔界,其病各有形状。(畔界各有所属,故病之形见可按也。下文所以辨之)营气循脉,卫气逆为脉胀。(清者为营,营在脉中,其气精专,未即致胀。浊者为卫,卫行脉外,其气慓疾滑利,而行于分肉之间,故必由卫气之逆,而后病及于营,则为脉胀,是以凡病胀者,皆发于卫气也)卫气并脉循分为肤胀。(卫气逆而并于脉,复循分肉之间,故为肤胀)三里而泻,近者一下,远者三下,无问虚实,工在疾泻。(三里,足阳明经穴。阳明为五脏六腑之海而主肌肉,故胀在肌肤者,当以针泻之。一下、三下,谓一次、再次、三次也。盖邪有远近,故泻有难易耳)心胀者,烦心短气,卧不安;肺胀者,虚满而喘咳;肝胀者,胁下满而痛引小腹,脾胀者,善哕,四肢烦悗,体重不能胜衣,卧不安;肾胀者,腹满引背,央央然腰髀痛。(此五脏之胀也。悗,闷乱也。央央然,困苦貌)胃胀者,腹满,胃脘痛,鼻闻焦臭,妨于食,大便难;大肠胀者,肠鸣而痛濯濯,冬日重感于寒,则飧泄不化;小肠胀者,少腹胀,引腰而痛;膀胱胀者,少腹满而气癃;三焦胀者,气满于皮肤中,轻轻然而不坚;胆胀者,胁下痛胀,口中苦,善太息。(此六腑之胀也。濯濯,肠鸣水声也。飧泄不化,完谷而泄也;气癃,膀胱气闭,小水不通也)"

《灵枢识·卷五·水胀篇第五十七》:"鼓胀与肤胀等,不言按之起与不起,当亦是不起者,惟其腹筋起者为辨……李云:鼓胀、肤胀,大同小异,只以色苍黄,腹筋起为别耳。"

《医学实在易·卷二·表证条·湿证诗》:"夫肤胀与鼓胀,何以别之,然肤胀是皮肤胀也,鼓胀则腹中胀耳,且色苍黄,腹筋起;肤胀无之,是以异也。"

《医学刍言·臌胀》:"臌证,有气、血、痰、水、寒、热之分。初起单腹胀,而腹未满者,谓之胀;若腹已满者,谓之胀满;若单腹胀满者,谓之臌胀;若单腹胀而四肢面容消瘦,谓之单腹胀;若初起腹胀满,四肢面目悉肿者,谓之肿胀。"

七、辨色脉

《幼幼新书·卷第二·三关锦纹第十二》:"虎口开时青色交,唇青相应又胸高,只缘飞鸟来惊着,小腹膨脝气转牢。"

《素问病机气宜保命集·卷下·肿胀论第二十四》:"鼓胀何如?答曰:腹胀身皆大,大与肤胀等也,色苍黄,腹筋起,此其候也。"

《仁术便览·卷二·鼓胀》:"鼓胀,外坚中空,似鼓也。理宜补脾,又须养肺金,以制肝木,使脾无贼邪之虑。滋肾水以制相火,使肺得清化之令。却盐味以防助邪,断妄想以保母气,切不可下。宜远音乐,断厚味,戒暴怒,无有不安。脉浮大而滑实者生,濡小而虚微者死。胀满脉弦,脾制于肝。洪数热胀,迟微冷寒。浮为虚满,紧则中实。浮则可治,虚则危恶。"

《明医指掌·卷四·鼓胀七》:"胀满脉弦,脾制于肝。洪数阳热,迟弱阴寒。浮为虚胀,紧则中实。浮大者生,虚小危急。"

《寓意草·议郭台尹将成血蛊之病》:"余曰:外证尚未显,然内形已具,将来血蛊之候也。曰:何以知之?曰:合色与脉而知之也,夫血之充周于身也,荣华先见于面,今色黯不华,既无旧恙,又匪新疴。其所以憔悴不荣者何在?且壮盛之年,而脉见细损,宜一损皮毛,二损肌肉,三损筋骨,不起于床矣,乃皮毛肌肉步履如故,其所以微弱不健者又何居,是敢直断为血蛊。"

《医学入门·内集卷一·诊脉·脏腑六脉诊法》:"单浮胃虚生胀满,浮甚鼓胀蜘蛛形。""沉迟中寒,因伤冷物成积,以致腹中胀满,少食,痰饮气促,痃癖,鼓胀,急痛。"

《诊宗三昧·师传三十二则》:"他如腹痛、鼓胀、胃反、胸痹、癥瘕、蓄血、中暍、伤风、霍乱、滞下、中气郁结、寒热痞满等病,种种皆有弦脉,总由中气少权,土败木贼所致。但以弦少弦多,以证胃气之强弱;弦实弦虚,以证邪气之虚实;浮弦沉弦,以证表里之阴阳;寸弦尺弦,以证病气之升沉。无论所患何证,兼见何脉,但以和缓有神,不乏胃气,咸为可治。若弦而劲细,如循刀刃;弦而强直,如新张弓弦,如循长竿,如按横格,皆但弦无胃气也。所以虚劳之脉,多寸口数大,尺中弦细搏指者,皆为损脉,卢扁复生奚益哉。"

《诊宗三昧·逆顺》:"鼓胀,滑实流利为顺,虚微短涩者逆。"

《四诊抉微·卷之七·切诊·弦》:"如腹痛、鼓胀、胃反、胸痹、癥瘕、蓄血、中暍、伤风、霍乱、滞下、中气郁结、寒热痞满等病,皆有弦脉,总由中气无权,土败木贼所致。"

《杂病心法要诀·卷三·胀满水肿死证》:"肤胀,脉胀,通身胀,单腹鼓胀,四肢平。肤胀,木香流气饮;脉胀,加姜黄抚芎。"

《杂症会心录·卷下·鼓胀脉洪大者生产后脉数大者死》:"《经》云:诸腹胀大,皆属于热;诸湿肿满,皆属于脾。《脉经》云:腹胀脉浮大,是出厄也,可见鼓症之脉洪大,皆由湿热积于内。阴血虚而阳气存,脾胃生火,故脉象如是。岂非不足中而属有余之症乎?"

《金匮翼·卷四·胀满统论·虚胀》:"《经》云:足太阴虚,则鼓胀也。其脉软,其色白,其症腹胀,按之不痛,溏泄肠鸣,宜温养阳气为主,塞因塞用也。"

《杂病源流犀烛·卷五·肿胀源流》:"脉亦喜浮大,忌虚小。盖鼓有土败木贼之象,湿热相兼,犹馒头得火与汤乃发胖。"

《笔花医镜·卷二·脏腑证治·脾部》:"脾实者,右关必洪实,其症为气积、为血积、为食积、为痞积、为虫积、为痰饮、为蛊胀、为腹痛、为不能食。脾虚者,右关脉必细软,其症为呕吐,为泄泻,为久痢,为腹痛,为肢软,为面黄,为发肿,为肌瘦,为鼓胀。"

《望诊遵经·卷上·黄色主病条目》:"黄而虚肿食少者,虚极也;色苍黄,腹筋起,腹胀身皆大,大与肤胀等者,鼓胀也。"

《形色外诊简摩·卷下·外诊杂法类·按法》:"鼓胀者,腹胀身大,与肤胀等,色苍黄,腹筋起也。"

《增订通俗伤寒论·证治各论·伤寒夹证·夹胀伤寒》:"血蛊则腹胀如鼓,青筋横绊腹上,或手足有红缕赤痕,甚则爪甲青紫,小便利,大便黑,舌色紫赤而黯,甚或青紫。"

八、辨吉凶

《脉经·卷七·热病十逆死证第二十一》:"热病,呕血,喘咳,烦满,身黄,其腹鼓胀,泄不止,脉绝,十逆见,一时死。"

《肘后备急方·卷四·治卒大腹水病方第二十五》:"水病……腹内转侧有节声,此其候也,不即治须臾,身体稍肿,肚尽胀,按之随手起,则病已成,犹可为治。"

《备急千金要方·卷二十一消渴淋闭方·水肿第四》:"凡水病忌腹上出水,出水者,一月死,大忌之。"

《伤寒直指·卷十三·类证四汗吐下后》:"热病呕血,喘咳烦满,身黄,其腹鼓胀,泄不止,脉绝,十逆见,一时死。"

《育婴家秘·卷之四·肿病证治》:"若臌胀而肚上有青筋胀满,大便滑泄,久疟而转作虚浮,与夫肉黑伤肝,缺盆平伤心,脐实伤脾,足平伤肾,背平伤肺。凡此皆为不治之症。"

《云林神彀·卷二·臌胀》:"属足太阴脾土。腹胀浮大是出厄,虚小命殂须努力。若脐凸肉硬,肚大青筋,足背手掌俱平,男从脚下肿上,女从头上肿下,并皆不治。"

《医镜·卷之二·臌胀水肿》:"欲知其死生,何以断之?曰臌胀之病,脐满者重,脐突者死,饮食太少者死。水肿之病,手足心平满者死,面黑者死。此断死生之大诀也。"

《景岳全书·卷之二人集·传忠录(中)·天年论》:"有困于气者,每恃血气之强,只喜人不负我,非骄矜则好胜,人心不平,争端遂起,事无大小,怨恨醉心,岂虞忿怒最损肝脾,而隔食气蛊,疼痛泄泻,厥逆暴脱等疾,犯者即危。"

《丹台玉案·卷之五·鼓胀门》:"鼓胀,又名单腹胀……欲知其死生何以断之,曰鼓胀之病,脐满者重,脐突者死。发热者重,腹如墙壁坚硬者死。水肿之病,手心足心平满者死,面黑肉硬、腹多青筋者死。此断死生之大诀也。"

《医学入门·外集卷五·妇人门·癥瘕》:"血蛊、气蛊坚如石,水蛊肿满俱难治。"

《秘方集验·诸虫兽伤·肿胀诸症》:"如遇患人,腹上用手指按之,有窝可治。脉壮者,易治。脉细并脐窝肿出者,难治。"

《张氏医通·卷三·诸气门上·鼓胀》:"喻嘉言曰:从来肿胀,遍身头面俱肿,尚易治;若只单单腹胀,则难治。"

《四诊抉微·卷之六·切诊二十九道脉析脉体象主病·实(阳)》:"其消瘅、鼓胀、坚积等病,皆以脉实为可治;若泄而脱血,及新产骤虚,久病虚羸,而得实大之脉,良不易治也。"

《医碥·卷之三杂症·肿胀》:"手足不肿,独腹胀,谓之单腹胀,俗名蜘蛛蛊,难治。(以病全聚于脏腑,不分散于四肢也。实者厚朴散,虚者调中健脾丸)服药后手足肿,病自内达外也,不久愈。若从手足肿至腹,为从外入内,难治。男自下而上(男阳盛,邪不易犯。今乃以渐上犯,则邪盛阳虚可知),女自上而下(女阴盛,邪不易侵。今亦以渐下侵,则邪盛阴虚可知),皆难治……水肿,鼓胀死证。腹胀身热(阳盛也)而失血(则阴亡矣),四末清(冷也)脱(瘦也,阴盛可知),泻数行(中亦脱矣),肿先四肢后入腹(见前),利旋肿满(服下利之药,而旋消旋胀),腹筋青(青胀高起),唇黑(肝伤),脐突(脾伤),阴囊腐(肾伤),缺盆、脊背、足心平(缺盆平心伤,背平肺伤,足平肾伤),掌肿无纹(心伤),脉虚涩(虚涩为血气败),肿胀逢之总可惊。”

《杂症会心录·卷下·鼓胀脉洪大者生产后脉数大者死》：“舟车禹功等汤，非为此种病而设乎。若产后脉数大者，则不然，盖产后阴血骤亏，孤阳上越，症则发热，脉则数大，最为危险之候。何也？阳浮而阴涸，营卫之气疾速，致手太阴之脉，反现数大之假象，且胎下之后，内脏空虚，脉细弱者，于法之所宜，是虚症而得虚脉也。脉数大者，于法所不合，是虚症而得实脉也。景岳云：阴阳俱亏，气血败乱，脉必急数。愈数者愈虚，愈虚者愈数。治产后者，可不法景岳乎，倘产后而得血鼓之症，洪大亦凶，数大更危。正经所谓阳络伤则血外溢，阴络伤则血内盗之旨，而实象之脉，万不可见也。彼农夫辈湿热内结成鼓，与产后血结而成鼓者，以脉合症，又不啻天渊之隔矣，呜呼！持脉有道，虚静为保，得之于手，应之于心，庶指下了然，否则四诊且不识为何象，而欲求其鼓病，利于洪大，产后不利于数大者，吾见其茫然指下，而舌辨哓哓，假以为善诊而已矣。”

《文堂集验方·卷二·胀满诸症》：“四肢安而腹独胀者，为鼓胀。其治之法，须审其气鼓、水鼓、湿鼓、食鼓之不同。大抵气与水者居多，将手指按病人腹上，有窝者可治，脉壮者易治。若脉细脐肿突出者，阴囊无缝者，肚上青筋见，泻后腹肿者，皆不治。”

《罗氏会约医镜·卷之九杂证·论肿胀·死证》：“有鼓胀者，外坚内空。又或气血结聚，久而生虫为蛊胀者。且肢体无恙，胀惟在腹，又名单腹胀者，此脾虚不能运化，正气不行，清浊莫分，乃成此证。治者，察其病由中焦，则以脾胃为主，参、芪、白术、干姜、甘草之属主之。或病由下焦，则当以命门母气为主，熟地、当归、山药、附子、肉桂之属主之。如气滞者，少佐辛香，如陈皮、厚朴、砂仁、香附、丁香、白芥子之属。如兼有湿，而小水不利者，宜佐以猪苓、泽泻之属。以上诸法，大略如此。惟病成单鼓者，终非吉兆。”

《针灸逢源·卷六·论治补遗·肿胀》：“歌曰：十般鼓胀要先知，切忌脐高凸四围，腹上青筋休用药，阴囊无缝不堪医，背平如板终难治，掌上无纹有限时，五谷不消十日死，肚光如鼓效应迟，痰多气短皆无药，十个当知九个危。”

《医学从众录·卷六·胀症》：“单腹胀，死症也。或青年壮健，起于骤然，若心下坚大如盘者，以《金匮》桂枝去芍药加麻黄附子细辛汤，直捣其痰水气血之巢穴。嗣以枳术散消补并施，可救十中之一。然此犹实症也。若虚症难治，攻之则速其危，补之愈增其胀。余家传有消鼓丹，加白术一两，试用四五剂，不增胀，方可议治。但消鼓丹方中阳起石无真，硫黄非从倭来，亦不能效，故方亦不列。又名鼓胀，以外实中空，其状如鼓也。又名蛊胀，《易》曰，蛊，坏极而有事也。人病蛊者，脾土败坏，身不即死，复有事也，事犹病也。”

《证治针经·卷二·肿胀》：“单腹胀，面目手足硬者不治，遍身通红者不治。”

《本草备要·草部·商陆》：“如单胀而不肿者名臌胀，为木横克土，难治。”

《杂病广要·内因类·胀满》：“单腹胀急而块垒不平者，皆属火胀，此非水肿，无虑助肾水之邪也。若脉弦细涩，虽能饮食，终亦必亡。火肿误服《金匮》肾气等药，急投连、柏、金铃、白芍之类，仍用桂、附少许，为热因热用之向导，庶可挽回。若喘泻肢枯，脉无胃气者，不救。”

《脉义简摩·脉证顺逆》：“臌胀，滑实流利为顺，涩短虚微者逆。”

《退思集类方歌注·退思集类方歌注·麻黄汤类·麻黄附子汤》：“单单腹胀最难医，青筋突起无生理……若单腹胀青筋突起，为土败木贼之候，难治。”

《医学刍言·臌胀》：“若单单腹胀满，手足反消瘦者，多由郁怒伤肝，木来克土，精神内亏，气血不足，虽有治法，百难愈一。若腹上青筋绽露，食少便泄，气急不得卧者，死期近矣。用方如逍遥散，兼六味丸、六君子之意，不宜大温，不可太寒，当和平以守之。”

《医法指南·卷之三·鼓胀余论》：“鼓胀者，面目四肢不肿，而肚独胀，中空如鼓，鼓者是也。故古人名为单鼓，概是气虚，病宜大补中气，兼行湿；或有脉实，坚人壮盛者，略攻之，即宜用参术收拾。腹现青筋不治，脐突不治。”

【论治法】

《内经》提出“平治于权衡”作为本病治疗的总原则，即当根据阴阳之平衡分别调之。阳虚者当温阳利水，阳郁者当通阳利水，阴虚者当养阴利水等。另外“实则泻之”“虚则补之”“塞因塞用”“中满者泻之于内”等一般治法，也为后世医家所常用。

一、概论

《黄帝内经素问·汤液醪醴论》：“平治于权衡，去菀陈莝，微动四机，温衣，缪刺其处，以复其形。开鬼门，洁净府，精以时服，五阳以布，疏涤五脏。”

《扁鹊心书·卷中·臌胀》：“此病之源，与水肿同，皆因脾气虚衰而致，或因他病攻损胃气致难运化，而肿大如鼓也。病本易治，皆由方书多用利药，病人又喜于速效，以致轻者变重，重者变危，甚致害人。黄帝正法：先灸命关百壮，固住脾气，灸至五十壮，便觉小便长，气下降。再灸关元三百壮，以保肾气，五日内便安。服金液丹、草神丹，减后，只许吃白粥，或羊肉汁泡蒸饼食之。瘥后常服全真丹、来复丹。凡臌胀脉弦紧易治，沉细难痊。(此病若带四肢肿者，温之于早尚可奏功，若单腹胀而更青筋浮露者难治。苟能看破一切，视世事如浮云，置此身于度外，方保无虞；次则慎起居，节饮食，远房帏，戒情性，重温急补，十中可救二三。先生之丹艾，用之得宜，其庶几乎)”

《素问病机气宜保命集·卷下·肿胀论第二十四》：“《经》云：平治于权衡，去宛陈莝……开鬼门，洁净府。平治权衡者，察脉之浮沉也；去宛陈莝者，疏涤肠胃也；开鬼门、洁净府者，发汗、利小便也。又鼓胀之病，治以鸡屎醴……治法云：腰以上宜发汗，腰以下利小便。钱氏论虚实腹胀，实则不因吐泻久病之后，亦不因下利，胀而喘急闷乱，更有痰有热；及有宿食不化而胀者，宜服大黄丸、白饼子、紫霜丸下之，更详认大小便，如俱不通，先利小便，后利大便；虚则久病、吐泻后，其脉微细，肺主目胞，脾虚肿，手足冷，当先服塌气丸，后服异功散及和中丸、益黄散，温其气。因于气肿者，橘皮煎丸；因于湿为肿，煎防己黄芪汤调五苓散；因于热为肿者，服八正散。”

《格致余论·鼓胀论》：“心肺，阳也，居上；肝肾，阴也，居下；脾居中，亦阴也，属土。《经》曰：饮食入胃，游溢精气，上输于脾，脾气散精，上归于肺，通调水道，下输膀胱，水精四布，五经并行。是脾具坤静之德，而有乾健之运。故能使心肺之阳降，肾肝之阴升，而成天地交之泰，是为无病之人。今也七情内伤，六淫外侵，饮食不节，房劳致虚，脾土之阴受伤，转输之官失职，胃虽受谷不能运化，故阳自升阴自降，而成天地不交之否，于斯时也。清浊相混，隧道壅塞，气化浊血瘀郁而为热。热留而久，气化成湿，湿热相生，遂生胀满。《经》曰：鼓胀是也。以其补虽坚满，中空无物，有似于鼓。其病胶固，难以治疗，又名曰蛊。若虫侵蚀，有蛊之义。验之治法，理宜补脾，又须养肺金以制木，使脾无贼邪之虑；滋肾水以制火，使肺得清化之令。却盐味以防助邪，断妄想以保母气，无有不安。医不察病起于虚，急于作效，炫能希赏。病者苦于胀急，喜行利药，以求一时之快，不知宽得一日半日，其肿愈甚。病邪甚矣，真气伤矣，去死不远。古方惟禹余粮丸，又名石中黄丸，又名紫金丸，制肝补脾殊为切当，亦须随证，亦须顺时加减用之。”

《奇效良方·卷之四十一·胀满门》：“《经》曰：腹胀大，鼓之如鼓者，此之义也。又有单腹蛊胀者，蛊之一字，从虫，似有虫食于内之义，其谬固气之盘结于肠间，固难治也。《灵枢·胀论》云：五脏六腑皆有其胀，各各不同。然胀者皆因厥气在下，寒气逆上，荣气留止，真邪相攻，两气相搏，合而为胀。或为脏腑之间，或为气血之分，或为胸胁，或为皮肤，各有其病，各有其状。盖营气循脉，卫气逆则为脉胀，卫气并脉循分则为肤胀，此病皆由人之脏气所致，或四气、七情之所乘袭。至于饮食饥饱，致使三焦虚实而为胀者，治法不同。设冬感寒，胞中痞满，脉来沉细为寒胀，治宜温解寒邪；夏月伤热，胸腹坚满，脉来虚弱为暑胀，治宜清热除湿；若饥饱伤脾，脾气若虚，迟于克化，少有停滞，即为胀满，脉浮滑者，为膨满也，宜以消导所滞，其病自愈；若其不升降，痞结胸中，三焦相混，大小便不通，卒然胀满，脉来沉伏，为三焦胀也。又有虚实之分，虚者皮肤壳壳然而坚，不痛而气满，治以升降气道，温补脾元即复矣；实者内挟宿食，邪实于内，按之坚痛，当以疏气涤实可也。至以久病而胀，脾土已败，最为危证，治难取效。诸胀当推其原而疗之，实者涤之，虚者补之，寒者热之，热者清之，结者散之，留者行之，在血分则通其血，在气分则行其气，始可万全，不致殆矣。”

《医学正传·卷之三·肿胀》：“先生此论，详明殆尽，诚千古不易之定议也。及视东垣胀满论，又以脏寒生满病立说，引《脉经》胃中寒则胀满之语以为之证。愚恐南北风土寒热不同，难以一边而论。虽然，思尝以丹溪法活人多矣，是以东垣之论，不与吻合，故不敢采取其言，以为后人之惑也。"

《寿世保元·卷三·水肿》："蛊症大要有二：曰单腹胀，曰双腹胀。喘急气满，肿而不安，四肢微肿，此单腹胀，因内伤七情所致，取效微迟。四肢浮肿，肚大身重，此双腹胀，因外感风湿所致，取效甚速。又有水肿、气肿之分，以指按肿处，有陷随起，随起者气肿，先须理气。陷指起迟者水肿也，只须导水立愈。凡人年四十以上，气血壮盛者，得效之后，善自调理，终身不发。五十以后，气血稍衰，调理不谨，时或再复。此药尚能治之。但屡复屡治，而元气耗，则难为矣。脉浮洪易治，沉细难治。浮洪者，只用金不换木香丸。沉细者，兼用沉香快脾丸，先服木香流气饮。"

《明医指掌·卷四·鼓胀七》："鼓胀又名单腹胀，外虽坚急内空虚。实人攻下随宜补，虚者调中更益脾。瘀血可行休有慢，食当消导再无疑。瘦人病此多因火，勿得轻将快利施。丹溪云：鼓胀由七情内伤，六淫外侵，饮食不节，房劳致虚。脾土之阴受伤，转运之官失职，胃虽受谷，不能运化，故阳自升，阴自降，而成天地不交之否。清浊相混，隧道壅塞，郁而为热，热留为湿，湿热相生，遂成胀满。外虽坚急，中空无物，有似乎鼓，故名曰'鼓'。其病胶固难治，有若虫侵蚀之义，亦名曰'蛊'，二义俱通。理直补脾，次养肺金以制肝木，使脾无贼邪之患，滋肾水以治火，使肺得清化。却厚味，远音乐无有不安。更审其虚实，辨其所因，调之补之，清之利之，权轻重而疗之，自愈矣。若喜行快利，不审元气，而用峻剂攻之，殊不知宽得一日半日，其胀转甚，病邪转诛，真气愈伤，再不可救，哀哉！惟宜王道药治之，可不慎欤？"

《景岳全书·卷之三十七·经义·汤液醪醴论》："帝曰：其有不从毫毛生而五脏阳已竭也，津液充郭，其魄独居，孤精于内，气耗于外，形不可与衣相保，此四极急而动中，是气拒于内而形施于外，治之奈何？岐伯曰：平治于权衡，去宛陈莝。是以微动四极，温衣，缪刺其处，以复其形；开鬼门，洁净府，精以时复，五阳已布，疏涤五脏，故精自生，形自盛，骨肉相保，巨气乃乎。按以上诸胀，皆言水之为病也。"

《丹台玉案·卷之五·鼓胀门》："阳水先肿上体，肩背手膊屈手三阳经也。治宜辛寒散结行气，苦寒泻火燥湿。阴水先肿下体，腰腹胫胕，属足三阴也，治宜苦温燥脾或辛热导气。故男从脚下肿起，女从头上肿起也，逆阴阳微妙。欲知其死生何以断之，曰鼓胀之病，脐满者重，脐突者死；发热者重，腹如墙壁坚硬者死。水肿之病，手心足心平满者死，面黑肉硕胶多青筋者死，此断死生之大诀也。大法治鼓胀者，以实脾去湿宽膨利水为主，不可过于克伐。治水肿者，以行水为主。而后补之，如此治法，万无一失矣。"

《医门法律·卷六·胀病论》："胀病与水病，非两病也。水气积而不行，必至于极胀，胀病亦不外水裹、气结、血凝，而以治水诸法施之，百中无一愈者，失于师承无人，施投耳。今天下医脉久断，医学久荒，即欲效司马子长担签负复，遍访于江、淮、汶、泗，而师资果安在乎？昌于斯世无地可以著锥，然而皇皇斯人，不敢自外，请一比类，为后学商之。仲景谓水病气分心下坚大如盘，边如旋杯，水饮所作。然则胀病岂无血分腹中坚大如盘者乎？多血少气，岂无左胁坚大如盘者乎？多气少血，当无右坚大如盘者乎？故不病之人，凡有癥瘕积块痞块，即是胀病之根。日积月累，腹大如箕，腹大如瓮，是名单腹胀，不似水气散于皮肤面目四肢也。仲景所谓石水者，正指此也。胸中空旷，气食尚可从旁辘转，腹中大小肠、膀胱逼处，瘀浊占据，水不下趋，而泛溢无不至矣。《内经》明胀病之旨而无其治，仲景微示其端而未立法，然而比类推之，其法不啻详也。仲景于气分心下坚大如盘者，两出其方，一方治阴气结于心下，用桂枝去药药加麻黄附子细辛汤；一方治阳气结于心下，用枳术汤。夫胸中阳位，尚分阴气阳气而异其治，况腹中至阴之处，而可不从阴独治之乎？阴气包阴血，阴气不散，阴血且不露，可驱其血乎？舍雄入九军、单刀取胜之附子，更有何药可散其阴气、破其坚垒乎？推之两皆然，但分气血阴结之微甚，而水亦必从其类。此等比类之法，最上一乘，非中材所几，和盘托出，为引伸启发之助。

律一条：凡治胀病而用耗气、散气、泻肺、膀胱诸药者，杀人之事也。治病之药，贵得其宜。病有气结而不散者，当散其结。甚有攻下荡涤，而其气之结仍未遽散者，渐积使然也。今胀病乃气散而不收，更散其气，岂欲直裂其腹乎？收之不能遽收，亦渐积使然，缓缓图成可也。若求快意一朝，如草头诸方，明明立见杀人，若辈全不悔悟，展转以售奸，吾不知其何等肺肠，千劫不能出地狱矣。”

《证治汇补·卷之六·腹胁门·胀满》：“凡胀初起是气，久则成水，治比水肿更难。盖水肿饮食如常，鼓胀饮食减少，病根深固，三五年而后成。治肿惟补中行气足矣；治胀必补中行湿，兼以消积，不责速效，乃可万全。”

《张氏医通·卷三·诸气门上·鼓胀》：“蛊胀者，中实有物，腹形充大，非蛊即血也。在治法有理脾、理肺之殊。先喘而后胀者治在肺，先胀而后喘者治在脾。然胀则必喘，喘则必胀，二者相因也。脾不运而浊火上炎，肺不得清则喘。肺气被郁，喘而不得下降则胀。治分新久、虚实。初起脉实大。二陈、苏子、葶苈泄之，二便通畅，喘胀俱减，其功易易也。”

《医碥·卷之三·杂症·肿胀》：“气胀，又名鼓胀，以其外虽坚满，中空无物（止气作胀耳），有似乎鼓也。若兼中实有物（食痰虫血之类），盘踞脏腑，如木之藏蠹，如皿之聚虫，则又名蛊胀。（又有中毒而胶胀者，曰蛊毒）鼓，脉必浮革；蛊，脉必牢实……气、水、血三者，病常相因，有先病气滞而后血结者（如妇人先病气郁，后致月经不行者是也），有病血结而后气滞者（如妇人先病月经不通，致气滞胀满是也），有先病水肿而血随败者（水积日久，渗透经络，灌入隧道，血亦化水），有先病血结而水随蓄者（血结则气滞，而热蒸成水，妇人月经不利，化水肿胀，皮肉赤纹，椒仁丸、人参大黄汤），须求其本而治之。积聚相攻，疼胀，初用七气消聚散，日久弱者，参术健脾汤，少佐消导药。虫聚作胀，治法详虫门。（以上论气胀。食血痰虫积聚，虽非因气滞使然，亦必因此滞气，并以理气为主，故皆属之气也）

脏腑外，胸腹中，邪充塞，则胸腹胀矣。经络营卫，气无不到，则血脉皮肤，无不服矣。（故有脉、肤胀之名。脉胀者，筋起，络色变。木香流气饮治肤胀，加抚芎、姜黄治脉胀）而欲知为何部之邪，则先胀处，与胀甚处是也。（脾胃受邪，则先从胃脘痞塞起。又属脾胃者，则饮食少，属他脏腑者，则饮食如常。又胀在皮肤、经脉者，饮食亦如常，在肠胃间者，则饮食少。皆宜细察）更须分虚实，其脏腑之气本盛，被邪填塞不行者为实；气本不足，因邪所壅者为虚。（虚中亦有挟实，以其邪为食痰血湿等有形之物也）实者驱之，虚者补之，寒者热之，热者寒之，结者散之，留者行之。邪从外入内而盛于中者，先治其外而后调其中。阴从下逆上而盛于中者，先抑之而调其中。阳从上降而盛于中者，先举之而调其中。手足不肿，独腹胀，谓之单腹胀，俗名蜘蛛蛊，难治。（以病全聚于脏腑，不分散于四肢也。实者厚朴散，虚者调中健脾丸）服药后手足肿，病自内达外也，不久愈。若从手足肿至腹，为从外入内，难治。男自下而上（男阳盛，邪不易犯。今乃以渐上犯，则邪盛阳虚可知），女自上而下（女阴盛，邪不易侵。今亦以渐下侵，则邪盛阴虚可知），皆难治。（男止下肿，女止上肿，皆不足虑，不在难治之例。譬如草寇窃发，原易扑灭，若直逼京师重地，乃可危耳）”

《医经原旨·卷五·疾病第十二·鼓胀》：“凡此诸胀者，其道在一。明知逆顺，针数不失，泻虚补实，神去其室，致邪失正，真不可定，粗之所败，谓之天命，补虚泻实，神归其室，久塞其空，谓之良工。（此下言治胀之得失也。胀有虚实，而当补当泻，其道惟一，能察者谓之良工，粗者误用，则伤人矣）卫气之在身也，常然并脉循分肉，行有逆顺，阴阳相随，乃得天和，五脏更始，四时循序，五谷乃化。（此卫气之常度也）然后厥气在下，营卫留止，寒气逆上，其邪相攻，两气相搏，乃合为胀也。（上节言卫气之顺，此节明卫气之逆也。厥逆之气，自下而上，营卫失常，故真邪相攻而合为胀也）合之于真，三合而得。（胀虽由于卫气，然有合于血脉之中者，在经络也；有合于脏者，在阴分也；有合于腑者，在阳分也。三合既明，得其真矣）无问虚实，工在疾泻，近者一下，远者三下，其有三而不下者焉。下者，陷于肉肓而中气穴者也。（一下，三下者，言针当必陷于肉肓，亦必中于气穴，然后可以取效也）不中气穴则气内闭，针不陷肓则气不行，上越中肉则卫气相乱，阴阳相逐。（不中穴，不陷肓，则妄中于分肉间矣，故卫气相乱而阴阳之邪反相逐以乘之也）其于胀也，当泻不泻，气故不下。（不得其气穴肉肓也）三而不下，必更其道，气下乃止，不下复始，针药不二，必审其脉，当泻当补，如鼓应桴，恶有不下者乎！（三而不下，必未得其所也，故当更穴再刺之，针与药，其法一也。肿胀一症，五脏六腑无不有之。如‘胃脉实，气有余则胀’，‘胃病者腹䐜胀’‘胃脘当心而痛，脾气实则腹胀泾溲不利’‘浊气在上，则生䐜胀’，此皆实胀也；‘饮食起居失节，入五脏则䐜满闭塞’‘足太阴之别公孙，虚则鼓胀’，此皆虚胀也：‘胃中寒则胀满’‘脏寒生满病’‘胃风膈塞不通，腹善胀’‘失衣则䐜胀’，此皆寒胀也；‘二阴一阳发病，善胀心满’‘手少阴终者，胺胀闭’‘足太阴终者，腹胀闭’，此心脾受伤之胀也；又如‘太阴所至为重跗肿’，及土郁之发，太阴之初气，太阴之胜复，皆湿胜之肿胀也；又曰水运之太过，寒胜则浮；太阳之司天，太阳之胜复，皆寒胜之肿胀也。有曰少阴之司天，少阴之胜复，少阳之司天，少阳之胜复，又曰‘热甚则肿’，皆火胜之肿胀也；若厥阴之司天、在泉，厥阴之复及阳明之复，是皆木邪侮土及金气反胜之肿胀也。观此则不惟五脏六腑，即五运六气，亦无不皆有是病。然曰‘诸湿肿满，皆属于脾’，又曰‘其本在肾，其末在肺，皆聚水也’，又曰‘肾者，胃之关也。关门不利，故聚水而从其类也’，由此言之，则诸经虽皆有胀，无不干于脾、肺、肾三脏。盖脾属土，其主运化；肺属金，其主气；肾属水，其主五液。凡五气所化之液，悉属于肾；五液所行之气，悉属于肺；转输于二脏之中，以制水生金者，悉属于脾。所以肿胀之生，无不由此三者，但症有阴阳、虚实、寒热、新久之别，不可不察焉）”

《一见能医・卷之六・病因赋中》：“丹溪曰：朝宽暮急者，是血虚；暮宽朝急者，是气虚；朝暮俱急者，是气血俱虚。治肿大法，宜宽中行血，利小水，以参术为君，苍术、陈皮、茯苓为臣，黄芩、麦冬为使，以制肝木，少加厚朴以消腹胀，气不通，加木香、木通；气下陷，加升麻、柴胡以提之；血虚加补血药，痰多加利痰药，随症加减治之。肥人腹胀，用胃苓汤；瘦人腹胀，用柴芩汤，二方甚捷。若脐凸肉硬，肚大青筋，足背手掌俱平者，皆不治。胀满脉弦，脾利于肝，洪数为热，迟弱为寒，凉则为虚，紧则为实，浮大者生，虚小者危。”

《银海指南・卷二・鼓胀兼目疾论》：“鼓胀当辨明虚实寒热，然后施治，方不错误。假如溺赤便闭，脉数有力，色紫暗，气粗厉，口渴饮冷，唇焦舌燥，所谓诸腹胀大，皆属于热是也。溺清便溏，脉迟无力，色皖白，气短促，喜饮热汤，舌润口和，所谓诸病水液，澄澈清冷，皆属于寒是也。按之不痛，时胀时减者，为虚。按之愈痛，腹胀不减者，为实。东垣治法，枳术补中二方，出入加减，随症取效。此症痰湿素盛，中气先伤，或为血蛊，或为水肿，见症不一，或宜开鬼门，或宜洁净府，或宜除菀陈莝，前人论之甚详，所谓上下分消其势也。如有兼目疾者，未有不两胞肿胀，眵泪赤涩，须察其本病之由，而以照顾脾胃为主。盖土败则木贼，木能生火，火又生风，眉睫之间，变端不测矣。若新感时邪，天行赤热，只以常法治之，不必过虑也。”

《友渔斋医话・第五种・证治指要一卷・鼓症》：“鼓症者，其大胆逢逢如鼓之谓也。有气有血，有水有食积，有痞有虫，各有寒热虚实之分，肿胀之别。其因气者，其人善怒，肝旺脾衰，致肺气不宣。流为是症者，必兼咳嗽。治宜先用轻剂，如桑皮、杏仁、通草之类，即徐之才《十剂》中所谓轻可去实也。继用泄木化气之品，如桑叶、黑栀、夏枯草、广皮、砂仁壳、大苏梗之类……凡肿易治，胀难治，肿因有邪，胀从脏腑而发。若凡上下不肿，惟大腹青筋累累，肋突单服胀，尤为难治。”

《叶选医衡・卷下・肿胀引经别证辨》：“然观丹溪之治肿胀云：清浊相混，隧壅闭而为热，热留为湿湿热相生，遂成肿满。治宜补其肝，又须养肺金以制木，使脾无邪贼之患，滋肾水以制火，使肺得清化之权。夫制火可以保金，独不虑其害土乎？若以此法，施于阳实而热者则可，若以治阳虚而气弱者，岂不反助阴邪而益其病哉？更有不明虚实，专执下则胀已之一法，虽得少宽于一时，真气愈衰，未几而肿胀再作，遂至不救，殊可叹也！余于此证察其实者，直清阳明，反掌收功。苟涉虚者，温补肝肾，渐次康复；或虚实混淆，阴阳疑似者，宁先以治不足之法，探治有余，若不投而病反加者，不宜补也，不妨易辙，自无大害。若误以治有余之法治不足，而曾经峻攻者，真气复伤，虽神丹不能疗矣！其有不大虚不大实者，先以清利见攻，继以补中调摄，此治虚之道也。又有标实而本虚者，泻之不可。攻之无功，极为危险。在病名有鼓胀与蛊胀之殊，鼓胀者，中空无物，皮肤绷急，多属于气；蛊胀者，中实有物，腹形充大，非蛊即血也。在女科有气分血分之殊，气分者，心胸坚大，而病发于上，先病水肿而后经断；血分者，血结胞门，而病发于下，先因经断而后水肿。在治法有理肺、理脾之殊，先喘而后胀，治在肺；先胀而后喘，治在脾。以上诸治，其大略也，贵在神而明之，庶可免于虚虚实实之害矣！"

《医学三字经·胀满蛊胀第十二》："胀为病，辨实虚。（胀者，胀之于内也。虚胀误攻则坏，实胀误补则增）气骤滞，七气疏。（七气汤能疏通滞气）满拒按，七物祛。（腹满拒按，宜《金匮》厚朴七物汤，即桂枝汤、小承气汤合用，以两解表里之实邪也）胀闭痛，三物锄。（腔满而痛，若大便实者，宜《金匮》厚朴三物汤，行气中兼荡实法，以锄其病根）以上言实胀之治法。若虚胀，且踌躇。（仔细诊视，勿轻下药）中央健，四旁如。（喻嘉言云：执中央以运四旁，千古格言）参竺典，大地舆。单腹胀，实难除。（四肢不肿而腹大如鼓）山风卦，指南车。易中旨，费居诸。"

二、逐水法

《金匮要略·水气病脉证并治第十四》："夫水病人，目下有卧蚕，面目鲜泽，脉伏，其人消渴。病水腹大，小便不利，其脉沉绝者，有水，可下之。"

《黄帝内经灵枢集注·卷四·胀论第三十五》："姚氏曰：营气循脉，卫气逆为脉胀，与上章之营气顺脉，卫气逆行同义。吴氏曰：卫气逆于空郭之中，则为鼓胀，着于募原而传送液道阻塞者，则为肠胃之胀，门户界畔不清者，则为五脏之胀，此皆胃腑之门户道路，故泻足之三里。若病久而成虚者，泻之反伤胃气，故曰：工在疾泻。疾泻者，治其始蒙也。杨元如曰：逆则生长之机渐消，故久而未有不成虚者，审其传送阻塞者泻之，门户液道不通者通之，界畔不清者理之，正气不足者补之，补泻疏理兼用，斯为治胀之良法。若新病而不大虚者，急宜攻之，可一鼓而下。朱永年曰：医考只知泻以消胀，焉知其中之门户道路，知其门户道路，可以批却导窾矣。故本经乃端本澄源之学。

倪冲之曰：廉泉、玉英者，津液之道也。液道不通，则空窍闭塞，而气逆于中矣。故治胀者，当先通其津液。故曰：若欲下之，必先举之。朱卫公曰：液者，所以灌精濡空窍者也，其别气出于耳而为听，宗气上出于鼻而为臭，浊气出于胃，走唇舌而为味，其精阳气，上走于目而为睛，故液道不通则诸气皆逆矣。"

《本经逢原·卷四·虫部·樗鸡》："孙一奎治血蛊用抵当丸，以樗鸡易水蛭，三服血下胀消，形神自复。与薛新甫治水肿，椒仁丸中芫青不殊。一走血而下瘀，一走气而破水，皆峻剂也。"

三、清热法

《素问玄机原病式·六气为病·热类·腹胀》："腹胀大，鼓之如鼓，气为阳，阳为热，气甚则如是也。"

《素问玄机原病式·六气为病·热类·肿胀》："肿胀热胜于内，则气郁而为肿也，阳热气甚，则腹胀也。火主长而茂，形貌彰显，升明舒荣，皆肿胀之象也。"

《兰室秘藏·卷上·中满腹胀门·诸腹胀大皆属于热论》："诸腹胀大，皆属于热。此乃八益之邪，有余之证，自天外而入，是感风寒之邪传里，寒变为热，作胃实，曰肺潮热，大渴引饮，澹浊。是太阳阳明并大实大满者，以大承气下之；少阳阳明微满实者，小承气下之，泄之则胀已，此之谓也。"

四、涤肠攻下

《医林绳墨·卷五·鼓胀》："治当利其肠胃，出其寒积，则蛊自除，而胀可平矣。"

《石室秘录·卷六数集·内伤门》："虫鼓小腹作痛，而四肢浮胀不十分之甚，面色红而带点如虫蚀之象，眼下无卧蚕微肿之形，此是虫鼓也。必须杀虫可救，然过于峻逐，未免转伤元气，转利转虚，亦非生之之道。方用消虫神奇丹，雷丸、神曲、茯苓、白矾各三钱，当归、鳖甲酢炙各一两，地栗粉一两，鲜者取汁一茶瓯，车前子五钱，水煎服。一剂即下虫无数，二剂虫尽出无留矣，虫去而鼓胀自消，不必用三剂也。盖雷丸最善逐虫去秽，而鳖甲、地栗更善化虫于乌有。然虫之生必有毒结于肠胃之间，故又用白矾以消之，诚虑过于峻逐。又佐之归身以生新血，血生而旧瘀去。更佐以茯苓、车前分利其水气，使虫从大便出，而毒从小便而出，自然病去如扫矣。"

五、分消三焦

《素问病机气宜保命集·卷下·肿胀论第二十四》："因于气肿者，橘皮煎丸。因于湿为肿者，煎防己黄芪汤，调五苓散。因于热为肿者，服八正散。又法燥热于肺为肿者，乃绝水之源也。当清肺除燥，水自生矣，于栀豉汤中加黄芩；如热在下焦阴消，使气不得化者，当益阴，则阳气自化，黄柏、黄连是也。”

六、补益法

《扁鹊心书·卷中·臌胀》：“此病之源，与水肿同，皆因脾气虚衰而致，或因他病攻损胃气致难运化，而肿大如鼓也。病本易治，皆由方书多用利药，病患又喜于速效，以致轻者变重，重者变危，甚致害人。黄帝正法：先灸命关百壮，固住脾气，灸至五十壮，便觉小便长，气下降。再灸关元三百壮，以保肾气，五日内便安。服金液丹、草神丹，减后，只许吃白粥，或羊肉汁泡蒸饼食之。瘥后常服全真丹、来复丹。凡臌胀脉弦紧易治，沉细难痊。（此病若带四肢肿者，温之于早尚可奏功，若单腹胀而更青筋浮露者难治。苟能看破一切，视世事如浮云，置此身于度外，方保无虞；次则慎起居，节饮食，远房帏，戒情性，重温急补，十中可救二三。先生之丹艾，用之得宜，其庶几乎）”

《格致余论·鼓胀论》：“一补气，一补血，余药大率相出入，皆获安以保天寿。或曰：气无补法，何子补气而获安，果有说以通之乎？予曰：气无补法，世俗之言也。以气之为病，痞闷壅塞似难于补，恐增病势。不思正气虚者不能运行，邪滞所著而不出，所以为病。《经》曰：壮者气行则愈，怯者著而成病。苟或气怯不用补法，气何由行？或曰：子之药，审则审矣，何效之迟也？病者久在床枕，必将厌子之迂而求速者矣。予曰：此病之起，或三五年，或十余年，根深矣，势笃矣，欲求速效，自求祸耳！知王道者能治此病也。或曰：胀病将终不可与利药耶？予曰：灼知其不因于虚，受病亦浅，脾胃尚壮，积滞不痼，而又有可下之证，亦宜略与疏导。若授张子和浚川散、禹功丸为例行速攻之策，实所不敢。”

《孙文垣医案·卷一·三吴治验·舜田臧公气虚中满》：“今胀满者，先因中虚，以致皮胀，外坚中空，腹皮胀紧象鼓，故俗名鼓胀。盖由气虚以成中满，若气不虚，何中满之有？气虚为本，中满为标，是以治先温补，使脾气健运，则清浊始分，清浊分而胀斯愈也。”

《古今医鉴·卷之六·胀满》：“以其外虽坚满，中空无物，有似于鼓，故名曰鼓，其病胶固难治。又名蛊者，若蛊侵蚀，有虫之义。理宜补脾，次养肺金以制木，使脾无贼邪之虑，滋肾水以制火，使肺得清化之令，却盐味以防助邪，断妄想以保母气，远音乐，戒暴怒，无有不安。医者不察病起于虚，急于获效；病者苦于胀满，喜行利药，以求欲速。殊不知即得一时之快，不一二日之间，胀满复作，愈盛于前，真元已耗，去死则不远矣。古方惟禹余粮丸，制肝补脾，殊为切当。然恐其温热之药太多，亦须随证顺时加减用之。俗谓气无补法者，以其痞满壅塞，似难于补。不思正气虚而不能运行，邪气着而不出，所以为病。《经》曰：壮者气行则愈，怯者着而成病。气虚不补，何由以行？且此病之起，固非一年，根深势笃，欲取速效，自求祸耳。知王道者，可以语此。其或受病之浅，脾胃尚壮，积滞不固者，惟可略疏导，若以峻攻之策，吾不敢也。”

《仁术便览·卷二·鼓胀》：“鼓胀，外坚中空，似鼓也。理宜补脾，又须养肺金，以制肝木，使脾无贼邪之虑。滋肾水以制相火，使肺得清化之令。却盐味以防助邪，断妄想以保母气。切不可下，宜远音乐，断厚味，戒暴怒，无有不安。脉浮大而滑实者生，濡小而虚微者死。胀满脉弦，脾制于肝。洪数热胀，迟微冷寒。浮为虚满，紧则中实。浮则可治，虚则危恶。”

《云林神彀·卷二·臌胀》：“脾胃不运气虚损，湿热相蒸成臌胀，中空无物似于鼓，浊气在上清下降，健脾顺水要和中，莫将峻利把命丧。”

《医贯·卷之五·先天要论（下）·气虚中满论》：“又有一等纯是阴虚者，其症腹大、脐肿、腰痛，两足先肿，小水短涩，喘嗽有痰，不得卧，甚至头面皆肿，或面赤口渴但其人饮食知味，大便反燥。医见形肿、气喘，水症标本之疾，杂用利水之药而益甚。殊不知阴虚，三焦之火旺，与冲脉之属火者同逆而上。由是水从火溢，上积于肺而嗽，甚则为喘呼不能卧，散聚于阴络而为跗肿，随五脏之虚者入而聚之，为五脏之胀。皆相火泛滥其水而生病也，以六味地黄加门冬、五味，大剂服之。亲试有验，故录。又有一等火郁者，其症口苦胁痛、恶寒、目黄面黄、呕酸等症，须用逍遥散舒其郁，继以六味、肾气滋其阴，亦禁用分利。”

《杂症会心录·卷下·鼓胀脉洪大者生产后

脉数大者死》："鼓胀者，中空似鼓，腹皮绷急是也。其症单腹作肿，四肢身面无气，多得之农夫辈，湿热为患。脾土受伤与中满，病在气分之遍身，肿在水分之皮肤亮，而根发于肾者，迥乎不同也。夫鼓胀责在脾胃，乃水谷出入之道路，较他脏之病为稍轻，虚中挟实，较中满之治为稍异，故此症专以救脾阴为主。盖脾阴足，则万邪息，脾土健而湿热消。仍宜戒盐食淡，恐助湿而生胀，是以全活者，十中有六七耳。"

《医贯砭·卷下·气虚中满论》："中满者，证与鼓胀水肿无异，何故属之气虚？请得明言之否。曰：气虚者，肾中之火气虚也。如此该肾自病矣。中满者，中空似鼓，虚满而非实满也，大略皆脾肾两虚所致。故治肿者，先以脾土为主，须补中益气汤，或六君子汤温补之。水未去而补之，则补其水也。俾脾土旺，则能散精于肺，通调水道，下输膀胱，水精四布，五经并行矣。或者疑谓喘胀水满，而又加纯补之剂，恐益胀满，必须补药中加行气利水之品方妙。此说深似得病情，终非大方家体。治病而讲体统，无耻已甚。盖肺气既虚，不可复行其气，肾水已衰，不可复利其水。利邪水正所以卫正水，犹之驱邪气正所以保正气，岂并肾精而亦利之耶。纯补之剂，初时似觉不快，过时药力得行，渐有条理矣。"

《古今医彻·肿胀论》："《经》曰：诸气膹郁，皆属于肺。诸湿肿满，皆属于脾。又曰：诸腹胀大，敲之如鼓，皆属于热。盖气郁则生湿，湿郁则生热，湿热相搏，肺失清肃之令，则水不行而为肿。脾失健运之司，则谷不磨而为胀，甚且清阳不走上窍，浊阴不走下窍。天地闭塞，金不平木，土不制水。由是肚大、青筋、脐突、背平、足心平。五脏之阴，越出于外；六腑之阳，反扰于内。斯时而不亟泻其阳，则阴欲入而阳拒之，阳欲出而阴闭之，则阴阳愈乖，而肿胀益甚。譬之洪水泛滥，不事疏凿。乃欲以土实之，则愈堤防而愈泛溢，此必然之势也。子和出，立浚川、禹功等法，非不峻烈可畏，然不有荡涤之，则水何由而行？所蓄者，何由而泄？阴阳失位者，何由而复奠厥居乎？余每见从事温补者，一逢肿胀，辄进六君子、金匮肾气等，岂不纯正通达！卒至肿胀愈甚，迄无成功，及遇草泽医，每以大攻大泻药投之，反恒奏绩于俄顷，然后以参调之，以补济之，善其后图，乃可万全。虽然此为实热者言也，若老人久病后，及肾元亏损者，病从阴而发，不从阳而入，前法又不可施，气喘脉弱，喜温恶寒，则金匮肾气之用桂附，以牛膝、车前为引。一则三焦为决渎之官，水道所出；一则肾为胃关，开窍二阴。谁谓补中不带泻哉，学者扩而充之可也！"

七、温补下元

《赤水玄珠·第五卷·胀满门·臌胀说》："生生子曰：胀满之疾，谷食不消，小便不利，腹皮胀急而光，内空空然如鼓是矣。俗知谓之臌胀，不察其致之者有由也。《内经》曰：胀取三阳，三阳者足太阳寒水膀胱经也。《灵枢经》曰：下焦溢而为水。'灵兰秘典'曰：膀胱者，州都之官，津液藏焉，气化则能出矣。历考三书，可见小便之不利，由下焦原气虚寒，以致湿气壅遏于肤里膜外之间，不得发越，势必肿满。是肿满之疾，起于下元虚寒也。若非温补下元，则小便何能独利？且夫人之胃如釜甑然，釜底火旺，则热气薰蒸，甑炊歇熟。若徒有水而无火，则无气上升，物何由熟？即此可以例观矣。故治胀满者，先宜温补下元，使火气盛而湿气蒸发，胃中温暖，谷食易化，则满可宽矣。夫清气既升，则浊气自降，浊气降则为小便也，小便利，胀有不消乎？语谓地气上为云，天气下为雨。惟此气流行，斯为云为雨也。今之医者，一遇此疾，则曰《内经》有言，诸湿肿满，皆属脾土，土虚则湿停，湿停则渗透肌肤，遍身肿满，不可不通利也。辍用利小便及补中之剂，如五苓散、胃苓汤，加木通、车前子、大腹皮、滑石之类。法未为爽谬，不然顾服之愈多，而小便愈少，肿胀愈急，何故哉？不温补下元，而徒以通利之药施之也。果若此，岂惟不效，则下元益虚，真气益弱，死期且至，安望其有瘳乎！余尝究心灵素，参会易理，憬然有得于中，且施之病者，随试辄效，故笔之于册，以公我之同志。"

《临证指南医案·卷三·肿胀》："考古治胀名家，必以通阳为务。若滋阴柔药，微加桂附，凝阴沍浊，岂是良法。议用《局方》禹粮丸，暖其水脏，攻其秽浊，俟有小效，兼进通阳刚补是为虚症内伤胀满治法。"

八、扶正祛邪

《金匮钩玄·卷第一·湿》："戴云：湿有自外

人者,有自内出者,必审其方土之致病源。东南地下多阴雨地湿,凡受必从外人,多自下起,以重腿脚气者多。治当汗散;久者,宜疏通渗泄。西北地高,人多食生冷湿面,或饮酒后,寒气怫郁,湿不能越,作腹皮胀痛,甚则水鼓胀满,或通身浮肿如泥,按之不起,此皆自内而出也。辨其元气多少,而通利其二便,责其根在内也。此方土内外,亦互相有之,但多少不同,须对证施治,不可执一。本草苍术治湿,上下俱可用。二陈汤加酒芩、羌活、苍术、散风之药,行湿最妙。"

《松崖医径·卷下·水肿鼓胀》:"丹溪治肿胀大法,宜补中,行湿,利小便。"

《丹溪治法心要·卷三·臌胀第三十一》:"有实、有虚。实者,按之坚而痛;虚者,按之不坚不痛。实者,宜下之、削之,次补之;虚者,温之、升之,补为要。朝宽暮急者,血虚;暮宽朝急者,气虚;日夜急者,气血俱虚。臌胀又名曰蛊,即所谓单腹胀也。(其详在《格致余论》中)治法:大补中气,行湿为主。此脾虚之甚,必须远音乐,断厚味。有气虚者,大剂参、术,佐以陈皮、茯苓、黄芩、苍术之类;有血虚者,以四物为主,随证加减。脉实兼人壮盛者,或可用攻药,便用收拾,以白术为主。气虚中满,四君子加芎、归、芍药、黄连、陈皮、厚朴、生甘草。胃虚腹胀,调中汤:人参、白术、陈皮、甘草、半夏、厚朴、生姜。腹胀挟虚分消丸治之;寒而腹胀挟虚者,分消汤治之。寒胀,沉香尊重丸治之。腹胀挟内伤虚证,木香顺气汤并沉香交泰丸。伤寒,痞、满、燥、实四证,而人壮者,或杂证腹满如四证者,用大承气汤。太阴病,腹胀满,四肢肿,或一身肿,胸痞,不食,小便少,大便难或溏,或脾胀善哕,大满体重,服索矩三和汤。脾湿而腹胀满,面黄溺涩,胃苓汤。下虚,腹胀气上,四物加人参、陈皮、木通、甘草、连翘,有食积者,吞保和丸。饮酒人胀,小便浑浊,夜发足肿,桂苓甘露饮加人参、甘葛、藿香、木香。腹胀不觉满,食肉多所致者,黄连一两(为末),阿魏半两(醋浸),研如糊,为丸,同温中丸、白术汤下。食肉多腹胀,三补丸起料,加香附、下甲,炊饼丸服。厚朴治腹胀,因其味辛也,须用姜制。一云:胀病必用参、芪、白术大剂补脾,则其气自动。白术又为君主之药,必带厚朴宽满。"

《医学入门·外集·卷四杂病分类·外感》:"凡胀初起是气,久则成水,治比水肿更难。盖水肿饮食如常,鼓胀饮食不及常,病根深固,必三五年而后成。治肿惟补中行湿足矣,治胀必补中行湿,兼以消积,更断盐酱、音乐、妄想,不责速效,乃可万全。"

《医镜·卷之二·臌胀水肿》:"水肿之病有因臌胀而得者,有不因臌胀而得者,皆视其眼下高起如卧蚕者,必发此病也。论大法,亦宜实脾利水宽臌祛湿顺气。然病势至此,则水气用事,真气无权,正如一国之中已为大寇所据而为之君者,既失其地方,且以君子之道劝之,徒激其怒耳,于事竟何益哉。必以大兵临之乃能济事。虽城郭宫室之美,人民庶物之富,不无大坏,而犹不失其故土,亦可以招集叛亡,复其旧业,而宗社血食或可保也。何以异于是乎?故实脾利水之剂,虽曰稳当,而未能速应,必先用甘遂、芫花、葶苈、大戟之类,开通水道,使从大小便一齐而出,如大禹治水,掘去壅塞,顺流而下,始能底绩,待其水下之际,时时与米汤饮之。则病人不至眩晕,水既下尽,然后以参、术、茯苓、大枣煎汤,徐徐服下,服数剂之后,更以八物汤作丸子服之,则庶乎其可也,然此亦求一生于万死之中耳,至于死生存亡犹未可保。医者以活人为心,故不能不曲为之所,岂真以是病为易治,而轻试其手哉。"

《丹台玉案·卷之五·鼓胀门》:"鼓胀,又名单腹胀……阳水先肿上体,肩背手膊属手三阳经也,治宜辛寒散结行气,苦寒泻火燥湿。阴水先肿下体,腰腹胫胕,属足三阴也,治宜苦温燥脾或辛热导气。故男从脚下肿起,女从头上肿起也,逆阴阳微妙。……大法治鼓胀者,以实脾去湿,宽膨利水为主,不可过于克伐。治水肿者,以行水为主,而后补之。如此治法,万无一失矣。"

《证治汇补·卷之六·腹胁门·胀满》:"凡胀初起是气,久则成水,治比水肿更难。盖水肿饮食如常,鼓胀饮食减少,病根深固,三五年而后成,治肿惟补中行气足矣,治胀必补中行湿,兼以消积,不责速效,乃可万全。"

《张氏医通·卷三·诸气门上·鼓胀》:"盛启东云:凡下气虚乏,中焦气壅。欲散满则恐虚其下,欲补下则满甚于中,况少服则资壅,多服则宣通。当以启峻汤峻补其下,疏启其中,故气既得峻补,则上行而启其中,中焦运行之令,使之疏通,则中满自消。下虚自实，乃塞因塞用也。补脾药必佐姜制厚朴，以其温能益气，辛能宽胀也。张介宾曰：鼓胀者，中空无物，腹皮绷急，多属于气也。蛊胀者，中实有物，腹形充大，非蛊即血也。在治法有理脾、理肺之殊，先喘而后胀者治在肺，先胀而后哨者治在脾。然胀则必喘，喘则必胀，二者相因也。脾不运而浊火上炎，肺不得清则喘，肺气被郁，喘而不得下降则胀，治分新久虚实。初起脉实大，二陈、苏子、葶苈泄之。二便通畅，喘胀俱减，其功易易也。喻嘉言曰：从来肿胀，遍身头面俱肿，尚易治。若只单单腹胀，则难治。遍身俱肿胀者，五脏六腑各有见证，故泻肝泻脾、泻膀胱大小肠，间有取效之时。单单腹胀久窒，而清者不升，浊者不降，互相结聚，牢不可破，实因脾胃之衰微所致。而泻脾之药，安敢漫用乎？且肿胀之可泻者，但可施之于壮盛，及田野之流，岂膏粱老弱所能受？设为肿病，为大满大实，必从乎泻，则久病后肿与产后肿，将亦泻之耶？后人不察，概从攻泻，其始非不遽消，其后攻之不消矣，其后再攻之如铁石矣。不知者见之，方谓何物邪气。若此之盛，自明者观之，不过为猛药所攻，即此身之元气。转与身为难，有如驱良民为密贼之比。明乎此，则有培养一法，补益元气是也；则有招纳一法，宣布五阳是也；则有解散一法，开鬼门洁净府是也。三法是不言泻，而泻在其中矣。”

《苍生司命·卷四亨集·臌证》：“蛊胀起于脾虚气损，治之当以大补之剂，以培其根本，少加消导以祛其积，顺气以通其滞。有挟热者，加清凉药以荡其邪，使清气上升，浊气下降，清者出头面而入四肢，浊者化微汗而行便溺，腹日消而神日旺，病斯愈矣。如单用大补，而佐使不明，则反成壅滞而胀愈甚矣。大抵此症脾虽损而无热以扰之，则一补脾而获愈，热虽有而脾未损，则一清热而奏功。如二者俱有，则治彼妨此，治蛊之所以难也。”

《方症会要·卷二·治鼓症大法》：“鼓胀起于脾气虚损，治之当补以培其本，少加消导以祛其积，次当顺气以通其滞。有挟热者，加清凉以荡其邪，使清气上升，浊气下降。清者出头面而入四肢，浊者化微汗而行前溺，腹日消而神日旺，病斯愈矣。如单大补而佐使不明，反成壅滞则胀愈甚矣。大抵此症，脾虽损而无热以扰之，则一补脾而获效。热虽有而脾未损，则一清热而奏功。如二者兼有，治彼妨此，治蛊之所以难也……或谓丹溪云：朝宽暮急血虚，当补血，切闻蛊胀用血药则加胀，今用之何也？予曰：血虚者，阴血也。《经》曰：阴虚生内热。又曰诸腹胀大，皆属于热。热作则胀生，势所必至也。养血者，养阴也，阴生则邪阳自退，胀渐消矣。刘河间所谓养血益阴，其热自退，此不治之治也。且养血非独用血药也，必兼使脾顺气，血药安得滞乎？此养血补血理也，故立此方。屡验如实热作胀，内有积块坚硬如石，但脾胃未伤，宜清热行气，服加减东垣广茂溃坚汤、中满分消丸。”

《一见能医·卷之六·病因赋中·中满臌胀者脾虚不运》：“中满臌胀者，四肢不肿，单腹胀也。有似乎臌，故名臌胀。此症有四：曰气臌、血臌、食臌、水臌。皆由脾虚不能运化，以致停聚而为胀也。治宜健脾顺气，利水宽中为主，切不可用火毒猛烈之药，致伤脾胃，病必复来，不可治矣。”

《校注医醇賸义·卷四·鼓胀》：“鼓胀者，腹胀，身皆大，大与肤胀等，色苍黄，腹筋起，此其候也。此症外象虽与肤胀略同，然色苍黄、腹筋起二端，便与前症迥别。盖黄为脾之本色，苍则本气胜而见于脾；腹起青筋，则肝邪炽盛，而脾土败坏，症势甚危。当扶土抑木，兼化阴邪，扶抑归化汤主之。”

《柳选四家医案·评选继志堂医案两卷·下卷·肿胀门》：“营血本亏，肝火本旺。责在先天，乃后天脾气不健，肝木乘之。所进饮食，生痰生湿，贮之于胃，尚可从呕而出，相安无事。退之又久，渗入膜外，气道不清，胀乃作焉。脾为生之源，肺为贮痰之器。若非运化中宫，兼透膜外，则病势有加无已，成为臌病，亦属易易。夫脾统血，肝藏血，病久血更衰少，不得不佐以和养。古人之燥湿互用，正为此等证设也。归芍六君子汤去参、草，加白芥子、莱菔子、车前子、川朴、苏子、腹皮、竹沥、雪羹。”

九、针灸疗法

《黄帝内经灵枢·水胀》：“帝曰：肤胀、鼓胀可刺邪？曰：先泻其胀之血络，后调其经，刺去其血络也。”

《备急千金要方·卷十五脾脏方·脾脏脉论第一》：“其足太阴之别，名曰公孙，去本节后一寸，别走阳明。其别者，入络肠胃。主脾生病，实则胃热，热则腹中切痛，痛则阳病，阳脉反大于寸口三倍，病则舌强筋转，卵缩牵阴股，引髀痛，腹胀身重，饮食不下，烦心，心下急注脾。脾病虚则胃寒，寒则腹中鼓胀，胀则阴病，阴脉反小于寸口一倍。病则泄水不能卧而烦，强立股膝内痛。苦筋折扭之，扭之者，脉时缀缀动也。发动甚者死不治。"

《素问病机气宜保命集·肿胀论第二十四·五脉论五水灸法》："青水灸肝井，赤水灸心荥，黄水灸脾俞，白水灸肺经，黑水灸肾合。"

《兰室秘藏·卷上·中满腹胀论》："'六元正纪论'云：太阴所至为中满，太阴所至为畜满。诸湿肿满，皆属脾土。论云：脾乃阴中之太阴，司湿土之化，脾湿有余，腹满食不化。天为阳为热，主运化；地为阴为湿，主长养也。无阳则阴不能生化，故云脏寒生满病。'调经篇'云：因饮食劳倦，损伤脾胃，始受热中，末传寒中。皆由脾胃之气虚弱，不能运化精微，而致水谷聚而不散，而成胀满。《经》云：腹满膜胀，支膈胠胁，下厥上冒，过在太阴阳明，乃寒湿郁遏也。《脉经》所谓胃中寒则胀满者是也。腹满，大便不利，上走胸嗌，喘息喝喝然，取足少阴。又云：胀取三阳。三阳者，足太阳寒水为胀，与'通评虚实论'说腹暴满，按之不下，取太阳经络胃之募也正同。取者，泻也。《经》云中满者泻之于内者是也。宜以辛热散之，以苦泻之，淡渗利之，使上下分消其湿，正如开鬼门，洁净府。温衣缪刺其处，是先泻其血络，后调其经气，气和血平，阳布神清，此治之正也。或曰：诸腹胀大，皆属于热，何也？此乃病机总辞。假令外伤风寒有余之邪，自表传里，寒变为热，而作胃实腹满，仲景以大承气汤治之。亦有膏粱之人，湿热郁于内而成胀满者，此热胀之谓也。大抵寒胀多而热胀少，治之者宜详辨之。"

《医学纲目·卷之二十四脾胃部·小腹胀》："胀有七法：其一取血络。《经》云：肤胀，先取胀之血络是也。其二取胃，《经》前篇'胀论'所谓三里而泻，近者一下，远者三下，无问虚实，工在疾泻，是其一法也。又云：胃者，水谷之海，其输上在气街，下至三里。水谷之海有余则腹满，审守其输，调其虚实。又云：胃病者，腹膜胀，取之三里也。又云：胃足阳明之脉，是动则病贲响腹胀。胃中寒则胀满，视盛虚热寒陷下取之。是胀病大法，皆泻胃穴三里也。其三取脾，《经》云：腹满食不化，腹响响不能大便，取足太阴。又云：脾足太阴之脉，是动病腹胀嘻噫，视盛虚热寒陷下取之。又云：脾虚则腹满，肠鸣飧泄，取其经太阴、阳明、少阴血者。又云：足太阴之别，名曰公孙，去本节之后一寸，别走阳明，其别者入络。肠胃虚则鼓胀，取之所别也，是胀之虚者，多补足太阴脾穴也。其四取肾、膀胱，《经》云：肾病者，腹大胫肿，取其经少阴、太阳血者。又云：肾藏志，志有余则腹胀飧泄，泻然筋血者。又云：邪在肾，则病腹胀腰痛，大便难，取之涌泉、昆仑。是有血者，尽取之。又云：腹满，大便不利，腹大，亦上走胸嗌，喘息喝喝然，取足少阴。又云：男子如蛊，女子如阻，身体腰脊如解，不欲饮食，先取涌泉见血。是跗上盛者，尽见血也。又云：胀取三阳，是胀病多泻肾经诸穴也。其五取三焦委阳穴，《经》云：三焦病者，腹气满，小腹尤坚，不得小便，窘急，溢则水留，即为胀，取委阳是也。盖不得小便，则水无所泄，其水溢出，皮肤肿者为水，其水留于腹中，独腹胀者为胀也。其六取肺，《经》云：振寒洒洒鼓颔，不汗出，腹胀烦挽，取手太阴是也。其七取厥病成胀，《经》云；阳明之厥，腹满不得卧；太阴之厥，腹满胀；少阴之厥，腹满心痛；厥阴之厥，少腹肿痛，腹胀。盛则泻之，虚则补之，不盛不虚，以经取之是也。

《秘》：鼓胀之状，腹身皆大：脐上下左右（各刺二寸二分）、中脘、通关、三里（手）；肤胀之状，空而不坚，腹身尽肿，按之陷而不起：太白、公孙、复溜、绝骨、三里、分水。

《玉》腹胀：分水（二寸半）、气海、三里、三阴交、人中；腹胀并两足有水：内庭（五分，泻灸）、临泣（三分，泻。用香油抹穴，可出一身之水）。

《摘》：腹暴胀，按之不下：中脘、气海、三里。

（世）单蛊胀，气喘：水分（在分水旁各一寸半，针入二寸半，灸五十壮）。

又法：分水、三里、行间、内庭、右关、气海（各灸二七壮）。

（东）腹胀脐突，缺盆中满，尻腰肿：大敦、天牖、昆仑。

《甲》：寒气腹满，癃淫烁，身热，腹中积聚疼痛，冲门主之。腹满响响然不便，心下有寒痛，商丘主之。腹胀善满，积气，关门主之。腹中气盛，腹胀逆不得卧，阴陵泉主之。腹胀肠鸣，气上冲胸，不能久立，腹中痛濯濯，冬日重感于寒则泄，当脐而痛，肠胃间游气切痛，食不化，不嗜食，身肿挟脐急，天枢主之。腹中有大热不安，腹有大气，相和挟，暴腹胀满，癃淫烁，气冲主之。腹满痛，不得息，正卧屈一膝，伸一股，并气冲，针入三寸，气至泻之。肠中寒，胀满善噫，闻食臭，胃气不足，肠鸣胀满，腹痛泄，食不化，心下胀，三里主之。大肠有热，肠鸣腹满，挟脐痛，食不化，喘不能久立，巨虚、上廉主之。腹满不嗜食，冲阳主之。寒腹满胀，厉兑主之。男子如蛊，女子如阻，寒热，少腹偏肿，阴谷主之。胃中寒胀，食多，身体羸瘦，腹中满而鸣，腹膜风厥，胸胁揞满，呕吐，脊急痛，筋挛，食不下，胃输主之。头痛，食不下，肠鸣胪胀，欲吐时泄注，三焦俞主之。腹满胪胀，大便泄，意舍主之。胪胀水肿，饮食不下，多寒，胃仓主之。腹满不能食，刺脊中。寒中伤饱，食饮不化，五脏满胀，心腹胸胁揞满，脉虚则生百病，上脘主之。腹胀不通，寒中伤饱，食饮不化，中脘主之。水肿水气行皮中，阴交主之。水肿腹大，水胀水气行皮中，石门主之。腹满，胃中有热，不嗜食，悬钟主之。”

十、失治误治

《格致余论·鼓胀论》：“也七情内伤，六淫外侵，饮食不节，房劳致虚，脾土之阴受伤，转输之官失职，胃虽受谷不能运化，故阳自升阴自降，而成天地不交之否，于斯时也。清浊相混，隧道壅塞，气化浊血瘀郁而为热。热留而久，气化成湿，湿热相生，遂生胀满。《经》曰：鼓胀是也……余友俞仁叔，儒而医，连得家难，年五十得此疾，自制禹余粮丸服之。予诊其脉，弦涩而数。曰：此丸新制，锻炼之火邪尚存，温热之药太多，宜自加减，不可执方。俞笑曰：今人不及古人，此方不可加减。服之一月，口鼻见血，色骨立而死。”

《医原·卷上·望病须察神气论》：“凡肝有病，最为要害。肝叶撑张则胀，肝热血燥，经络凝滞不通，下部回血壅胀，即有水血溢于夹膜之里，渐渍渐深，终成蛊胀，肚大筋青不治。夫青筋，非筋也，血络也。青者，血燥而结也。此证多由怒郁伤肝所致，盖肝郁则热，热则燥，燥则血不流通而结，血结则不独血滞于中，即水饮亦无由吸摄，不能循其常道下输膀胱，故蛊胀多水。医者见水行水，不审水由肝血燥结所致，所以不效。”

《增订通俗伤寒论·证治各论·伤寒夹证·夹胀伤寒》：“前哲治胀，多用温补，反阻气机，是不调其窒而反锢其疾，疾日锢，腹愈胀，气日窒，血愈枯，此酿成单腹胀之由来也。”

【论用方】

一、常用治鼓胀方论

1. 论禹余粮丸

《医学纲目·卷之二十四脾胃部·小腹胀》：“（禹余粮丸）治十种水气，脚膝肿，上气喘满，小便不利。但是水气，悉皆主之。（许学士及丹溪皆云：此方治膨胀之要药）……最忌盐，一毫不可入口，否则发疾愈甚。但试服药，即于小便内旋去，不动脏腑。病去，日三服。兼以温和调补气血药助之，真神方也。”

2. 论复元丹

《医学纲目·卷之二十四脾胃部·水胀通论》：“（复元丹）治三焦不泻，气脉塞闭，枢机不通，喘息奔急，水气盈溢，渗透经络，皮肤溢满，足胫尤甚，两目下肿，腿腹间冷，口苦，心腹坚胀，不得正偃，偃则咳嗽，小便不通，梦中虚惊，不能安卧。”

3. 论神化利机丸

《普济方·卷一百九十三·水病门·水气心腹鼓胀》：“（神化利机丸）专治皮肤水气，且食不能暮食含，食则胀满，服药得利则减，尽方如故，乃明阳不分，致使然也。小便赤涩，大便结硬，热结于中，胃气不能还。湿气乘虚而入于奇经八脉，遍身作肿也。治之，当利其小便，调其荣卫，胃气利则愈矣。淋涩癃闭更难，尤宜服之。”

4. 论妙功丸

《奇效良方·卷之四十二积聚门·积聚通治方·妙功丸》：“专治荣卫失调，将理饮食不节，冷热所伤，或饮醉酒，狂阳流荡，强为伤损，或大饱暴怒伤气，或忧惊而气结不升，或悲痛而气消不聚，或郁结而气不散，或伤重而力不生，或乘喜而气散不敛，七情所感，众事冗繁，起居失常，动劳不一，四时乖戾，触冒天地之司气，留积于荣卫之中，冒值风寒湿气，凝滞经络之间，或五脏中各生蓄积之恙，或六腑中各长留结之聚，或生癥瘕癖块，或留聚而为肿为痈，疮疡疥癣，风痹痿厥，及黄疸水湿，蛊毒鼓胀等疾，功效不可具述。”

5. 论浚川丸（十水丸）

《医学入门·外集卷六·杂病用药赋》：“（浚川丸）从面肿起根在肺，加桑白皮；从四肢肿起根在脾，加大戟；从背肿起根在胆，加雄黄；从胸肿起根在皮肤，加茯苓；从胁肿起根在肝，加芫花；从腰肿起根在胃，加甘遂；从腹肿起根在肺，加商陆；从阴肿起根在肾，加泽泻；从手肿起根在腹，加巴戟；从脚肿起根在心，加葶苈。共为末，加者一两，余药各五钱，五更姜汤调下一钱，以利为度。忌鱼、面、盐百日，如百日内不慎复肿者，将前末醋糊为丸，每服三十丸，木香汤下。又从脐肿起根在肠，加姜汁；从头目肿起，加羌活；从膈至小腹肿起根在膀胱，仍加桑白皮。此方察病根证，治十种水气初起，故又名十水丸。”

6. 论壮原汤

《赤水玄珠·第五卷·胀满门·臌胀说》：“余尝究心《灵》《素》，参会《易》理，憬然有得于中，且施之病者，随试辄效，故笔之于册，以公我之同志。壮原汤：治下焦虚寒，中满肿胀，小水不利，上气喘急，阴囊两腿皆肿，或面有浮气。人参、白术各二钱，茯苓、破故纸各一钱，桂心、大附子、干姜、砂仁各五分，陈皮七分。水煎，食远服。有痰，加半夏一钱；喉中痰声，加桑白皮一钱，咳嗽亦加；脚趺面肿，加薏苡仁二钱；中气不转运，不知饿，加厚朴、木香各五分；气郁不舒，加沉香、乌药各三分，临服磨入；气虚甚者，人参加作五钱，大附子加作一钱半；汗多者，再加桂枝五分，白芍药（酒炒过）八分；若夏月喘乏无力，或汗多者，加麦门冬一钱，五味子十粒；夜梦不安者，加远志一钱；两胁气硬，加白芥子八分；若面浮肿，胁下气硬，加白芥子、紫苏子各五分；若身重不能转动，加苍术一钱，泽泻七分；湿盛，加桑白皮、赤小豆各三钱。”

7. 论六君子汤

《寿世保元·卷三·鼓胀》：“脾虚鼓胀，手足倦怠，短气溏泄者，此调治胀满王道之药，久病虚弱之人，宜服六君子汤……［按］《经》曰：塞因塞用，故用补剂以治胀初服则胀，久服则通，此唯精达经旨者知之，庸医未足道也。若朝宽暮急为血虚，加当归、川芎；暮宽朝急为气虚，依本方；朝暮俱急，亦加芎、归。”

8. 论金不换木香丸

《寿世保元·卷三·水肿》：“蛊症大要有二：曰单腹胀，曰双腹胀。喘急气满，肿而不安，四肢微肿，此单腹胀。因内伤七情所致，取效微迟，四肢浮肿，肚大身重，此双腹胀。因外感风湿所致，取效甚速。又有水肿气肿之分，以指按肿处，有陷随起，随起者气肿，先须理气。陷指起迟者水肿也，只须导水立愈。凡人年四十以上，气血壮盛者，得效之后，善自调理，终身不发。五十以后，气血稍衰，调理不谨，时或再复，此药尚能治之，但屡复屡治，而元气耗，则难为矣。脉浮洪易治，沉细难治，浮洪者，只用金不换木香丸，沉细者兼用沉香快脾丸，先服木香流气饮……金不换木香丸，治蛊肿之神药也。先服木香流气饮三五剂，通加白豆蔻，次用金不换木香丸，至收功后，用沉香化气丸调理。或心头烦热者，竹叶石膏汤。热甚，加黄芩。前贤论蛊肿之症，有五不治者：面黑如炭，肚大青筋，掌中无纹，脚肿无坑，脐中凸起，此五症亦能治之间有得生者。如败下黑水者不治，阳事不举者不治，其余青黄红紫皆能治之。又一症或肿或消，或作泄泻，知脾弱即泻，名曰洪水横流，服此宜之。其肿自消，其泻自止。忌一切生冷毒物、油盐酱醋、鱼鲊鹅鸭、房事等件，无有不效者。”

9. 论行湿补中汤

《寿世保元·卷三·水肿》：“论单腹蛊胀，只宜补中行湿，利小便，切不可下，宜用行湿补中汤……气不运，加木香八分，木通二钱。气下陷，加柴胡八分，升麻四分。朝宽暮急血虚，加当归三钱，川芎一钱五分，白芍炒二钱，香附二钱，黄连姜炒六分，去人参。朝急暮宽气虚，倍参、术。朝暮急者，气血俱虚，宜双补之。”

10. 论补中益气汤

《寿世保元·卷三·水肿》：“脾肾虚，腰痛脚肿，小便不利，或肚腹胀痛，四肢浮肿，或喘急痰盛，已成蛊症，其效如神。此症多因脾肾虚弱，治失其宜，元气复伤而变症者，非此药不能救也，必以补中益气汤，早晚兼济，可收全功矣。”

11. 论金匮肾气丸

《医贯·卷之五·气虚中满沦》：“金匮肾气丸，方载于《金匮玉函》。白茯苓三两，附子五钱，川牛膝一两，肉桂一两，泽泻一两，车前子一两，山药一两，山茱萸一两，牡丹皮二两，熟地四两。中满之病，原于肾中之火气虚，不能行水。此方内八味丸为主，以补肾中之火，则三焦有所禀命，浩然之气塞乎天地，肾气不虚而能行水矣。内有附子、肉桂辛热之品，热则流通，又火能生土，土实而能制水矣。内加牛膝、车前子二味，最为切当。考之《本草》云：车前子虽利小便，而不走气，与茯苓同功，强阴益精，令人有子。牛膝治老人失溺，补中续绝，壮阳益精。病人虚损，加而用之。方见《金匮要略》，故名《金匮》肾气丸。前所论症治，乃脾肾两虚者。至于纯是脾虚之证.既以参芪、四君为主，亦须八味丸兼补命门火。盖脾土非命门火不能生，虚则补母之义，不可不知。”

12. 论消瘀荡秽汤

《辨证录·卷六数集·内伤门》：“血鼓之证，其由来渐。或跌闪而血瘀不散，或忧郁而血结不行，或风邪而血蓄不发，遂至因循时日，留在腹中，致成血鼓。饮食入胃，不变精而反去助邪，久则胀，胀则成鼓矣。倘以治水法逐之，而证犯非水，徒伤元气；倘以治气法治之，而证犯非气，徒增饱满，是愈治而愈胀矣。宜消瘀荡秽汤，水蛭三钱（必须炒黑，大约一两炒黑，取末用三钱），当归二两，雷丸、红花、枳实、白芍、牛膝各三钱，桃仁四十粒（去皮尖，捣碎）。水煎服。一煎即下血斗余，再煎即血尽而愈。盖血鼓之证，惟腹胀如鼓，而四手足并无胀意，故血去而病即安也。服此方一剂之后，切勿再与二剂，当改用四物汤调理，于补血内加白术、茯苓、人参补气而利水，自然痊愈。否则血鼓虽痊，恐成干枯之证。”

13. 论消虫神奇丹

《辨证录·卷六数集·内伤门》：“虫鼓小腹作痛，而四肢浮胀不十分之甚，面色红而带点如虫蚀之象，眼下无卧蚕微肿之形，此是虫鼓也。必须杀虫可救，然过于峻逐，未免转伤元气，转利转虚，亦非生之之道。方用消虫神奇丹：雷丸、神曲、茯苓、白矾各三钱，当归、鳖甲酢炙各一两，地栗粉一两，鲜者取汁一茶瓯，车前子五钱，水煎服。一剂即下虫无数，二剂虫尽出无留矣，虫去而鼓胀自消，不必用三剂也。盖雷丸最善逐虫去秽，而鳖甲、地栗更善化虫于乌有。然虫之生必有毒结于肠胃之间，故又用白矾以消之，诚虑过于峻逐。又佐之归身以生新血，血生而旧瘀去。更佐以茯苓、车前分利其水气，使虫从大便出，而毒从小便而出，自然病去如扫矣。但此药服二剂后，必须服四君六君汤去甘草，而善为之调理也。”

14. 论消气散

《辨证录·卷六数集·内伤门》：“气鼓乃气虚作肿，似水鼓而非水鼓也。其证一如水鼓之状。但按之皮肉不如泥耳，必先从脚面肿起，后渐渐肿至上身，于是头面皆肿者有之。此等气鼓，必须健行气，加利水之药，即可救也。倘亦以水鼓法治之，是速之死也。宜消气散：白术、薏仁、茯苓各一两，肉桂、甘草各一分，枳壳五分，山药五钱，人参、车前子、萝卜子、神曲各一钱，水煎服，日一剂。初服觉有微碍，久则日觉有效，十剂便觉气渐舒，二十剂而全消，三十剂而痊愈。此方健而俱是利水之品，故不伤气。奏功虽缓，而起死实妙也。然亦必禁食盐，三月后可渐渐少用矣。即秋石亦不可用，必须三月后用之。”

15. 论决流汤

《辨证录·卷六数集·内伤门》：“水鼓满身皆水，按之如泥者是也。若不急治，水留于四肢而不得从膀胱出，则变为死证，而不可治。方用决流汤：牵牛、甘遂各二钱，肉桂三分，车前子一两，水煎服。一剂而水流斗余，二剂即全愈。断不可与三剂也，与三剂反杀之。盖牵牛、甘遂最善利水，又加之车前、肉桂引水以入膀胱，利水而不走气，不使牵牛、甘遂之过猛，利水并走气也。但此二味，毕竟性猛，多服伤人元气，故二剂逐水之后，断宜屏绝。须改用五苓散调理二剂，又用六君子汤以补脾可也。更须忌食盐，犯则不救。”

16. 论六味地黄

《顾松园医镜·卷九御集·肿胀》：“（六味地黄）壮水补肾。麦冬、五味（清金敛肺），牛膝（利腰膝而消脚肿），车前（利小便而不走气。晓林云：予曾用前方未效，加牛膝、车前即应），黑小豆（黑色通肾，能消水肿），煎汤煎药。此壮水之剂。景岳云：肿胀由于水邪，主水者，还求水脏，乃探本之治法也。世人患阴虚者甚多，故相火泛滥其水而致肿胀者，赵氏此方，有功不浅。每见虚劳，而患此症者不少，若用破气利水燥热等药，比于操刃。赵氏又云：有一等肝经火郁肿胀，其症呕酸口苦，胁痛恶寒，面黄目黄，须以逍遥散舒其郁，继以前方滋其阴，亦禁用分利。”

17. 论八味地黄丸

《顾松园医镜·卷九御集·肿胀》："（八味地黄丸）用桂、附补阳，蒸动肾气，使关门开，而胃中积水始下，以阳主开故也。牛膝、车前，（薛氏用茯苓为君，合此二味，治腰以下之水，其功甚大）此蒸动肾气开关之剂，果属真阳衰弱，投之自然神效，按节斋言火衰成病者，百无一二。薛氏、赵氏，极夸此方之神，以致盲师不辨寒热，一遇肿胀，概投此剂，为害不浅，用是方者，审之慎之。"

18. 论大安丸

《顾松园医镜·卷九御集·肿胀》："（大安丸）治食积肿胀，或单腹胀大（必中脘有微块，按之微痛），饮食不快（伤食故恶食），小便不通，大便或溏或秘。白术（健脾，土炒）、茯苓（利水）、楂肉、麦芽、神曲（消积）各三两，卜子（除膨）、橘红（理气）、连翘仁（清热）、半夏（消痰）各二两，无湿痰者大忌。咳喘加桑皮、苏子；积多加莪术；热甚加黄连；渴去半夏，加麦冬；小便不利加车前；虚者加人参。（或丸或散，或汤俱可）此方健脾、消积、清热，数剂知，半月一月愈矣。虞天民云：大抵肿胀食积而成者为多，主此随症加减，百发百中。余每合鸡金散用，甚效。"

19. 论木香流气饮

《顾松园医镜·卷九御集·肿胀》："（木香流气饮）治气郁腹胀（或因食、因痰、因恼怒，气郁不行，则闭塞而致腹胀），皮厚色苍，或一身尽肿，或自上而下（皆气胀之的辨），按之窅而不起。（然水在肌肉之中，轻按则散亦不能猝聚，如按糟囊者然，不可不知）木香、沉香、砂仁、苏子、橘红、枳壳（皆利气之品，气利则郁自开，食自消，痰自降，水自行），郁金（开郁滞之气，又善能行瘀，恐气滞则血凝也），腹皮（开心腹之气），甜葶苈（泄气分之闭。二味又均能逐水，恐气滞则水停也）。如有热（气郁则生火也）加连翘（其性清凉，能除瘀热，其气芬芳，能散郁结）；如因食滞，加山楂、麦芽；如因痰壅，加半夏、栝蒌。此利气之剂也，果人壮气实，可用。嘉言谓若虚人腹胀，乃气散不收，更散其气，岂欲直裂其腹乎？收之不能遽收。缓缓图成可也。即泻肺泻膀胱之药，亦不可施。"

20. 论茯苓导水汤

《顾松园医镜·卷九御集·肿胀》："（茯苓导水汤）治水气肿胀，眼胞上下微肿，肢体重着（湿伤肌肉故重），咳嗽怔忡（水气射肺则咳，凌心故悸），股间清冷，皮薄色亮。或肿有分界，或自下而上（是水肿之的辨），或头面手足遍身尽肿，手按随起（然气胀亦有按之随起者，如按气囊者然），小便秘涩，主此加减。茯苓、泽泻（洁净府），紫苏（开鬼门），白术（理脾或用米仁，或用茅术），麦冬（清肺），木香、砂仁、橘红（利气），桑皮（去肺中之水），腹皮（逐皮肤之水），木瓜（和胃制肝，又能祛湿），槟榔（破滞降气，又能下水），甘澜水煎药（先将水煎数百滚，取其性达趋下，且水力轻微，不为肾之助也）。如因食滞，去木瓜，加枳实、山楂；如因痰壅，去木瓜、麦冬，加半夏、葶苈；如因湿热，去紫苏，加滑石、海金砂；热甚，再加芩、连。此导水之平剂。"

21. 论大戟枣子

《顾松园医镜·卷九御集·肿胀》："（大戟枣子）治水肿如神。大戟（苦寒有毒，能下十二经之水）二钱，大枣（恐下伤脾、胃，用以补之）百枚。同煮一时，汁尽为度，去戟不用，取枣晒干。每日食枣数枚，分作三次服，以利为度，以平为期。服此忌用甘草。此逐水之峻剂也。药虽峻厉，得枣助之，且陆续以进，得利即止，果脉症俱实，宜下，若畏而不服，反有养病害身之患，较之舟车、浚川等方，虽为稍缓，然虚弱者，终不可轻用也。"

22. 论麦冬饮

《顾松园医镜·卷九御集·肿胀》："（麦冬饮）治燥热肿胀（肺燥则热，失清肃降下之令，不能通。调水道，溃于高原，淫于皮肤，而水肿作矣。初病必或喘或咳），小便秘涩（虽秘，其少腹必不急），大便燥结（肺与大肠为表里，燥热则不能濡润也）。麦冬（清肺以开降下之源）两许，粳米（益脾以培金之母）百粒。此清金、润燥、培土之剂，古方虽未注治燥热肿胀，余谓此方甚是恰当，可参清燥救肺汤诸药用之。"

23. 论调荣散

《顾松园医镜·卷九御集·肿胀》："（调荣散）治瘀血肿胀，或单腹胀大（皮肉必现赤纹，或腹中有块，按之不移而痛），不恶食，（故知块为瘀血），小便赤（仲景云：小便自利，血症谛也。若兼热结膀胱气分，小便亦不利矣），大便黑（瘀血渍之也）。丹参（活血）、桃仁各二三钱，赤芍（破血）钱许，刘寄奴（破血下胀之仙药）二三钱，玄胡索（活血化气之神品)钱许,泽兰(行血化之水)二三钱,莪术(破气中之血)钱许。热加连翘、黄芩,或再加童便;如欲行瘀,量加制大黄,或参用大黄䗪虫丸(不宜过剂)。此消瘀之剂也,瘀血化水,致成肿胀,其水不去,势必不瘀之血,亦尽化为水矣。故桑皮、腹皮、葶苈之属,亦可采入。嘉言谓:如挟虚者,须用人参大力者主持其间,则驱逐之药,始能奏功;果虚而挟寒者,方可议加桂、附。"

24. 论金银花散

《顾松园医镜·卷九御集·肿胀》:"(金银花散)治疮毒内攻,肿胀或单腹胀大。金银花(除肿胀,解热毒)一、二、三两,为君;连翘仁(疮家要药),黄芩、花粉(清热),橘红(理气),茯苓、车前、木通(导邪泄溺),腹皮(散大肠壅毒,消水气浮肿),绿豆(清热解毒,利水除胀)。热毒内甚,加犀角黄连。此清热解毒之剂,所谓治病必求其本也。"

25. 论加味异功散

《顾松园医镜·卷九御集·肿胀》:"(加味异功散)治单腹虚胀(中空无物,腹皮绷急,多属于气),亦治脾虚肢体尽肿。人参、白术、茯苓、米仁(补脾胃之元气,脾得补而胀自消),白芍(胀病多属肝木乘土,用白芍以土中泻木安脾),橘红、木香、沉香(佐以调和中气)。热加麦冬(散结热而下逆气),渴者尤宜,或加黄连(清脾胃之积热,丸制最止邪热);有积加枳、曲、山楂、麦芽(助脾家之健运);如肥人湿痰,加茅术、半夏(燥湿消痰,血家、渴家、汗家勿用);如脾虚水肿,加绿豆、车前;如果虚而挟寒,方可加干姜(合理中汤方);寒甚则加附、桂(补命门之火,以生脾土,否则不可浪用)。此方益气补脾为主,佐以调气之剂,备加减之法,以通其用。若系实症,即于前列诸方,对症取用。其有不大实,亦不大虚者,本方去参,加减治之,后仍用参补之。[按]虞天民云:虚胀必服人参,人参必肺无热方可服,有热服之,肺火得参而愈甚。肺主出气,邪火挟气两出,脾胃受之,复助积热,则胀急益加,筋青脐出,危笃立见。故虚胀而不能服参,不救之症也。"

26. 论六味肾气汤

《顾松园医镜·卷九御集·肿胀》:"(六味肾气汤)阴虚腰痛,腹大胫肿(《经》言:肾病者,腹大胫肿,故两足必先肿也),咳喘有痰不得卧(《经》言不得卧,卧则喘者,是水气之客也。肾者水脏,主津液,主卧与喘也。又水病其本在肾,其末在肺,盖标本俱病也),甚至头面皆肿(阴虚火炎,水随火溢之故),饮食知味(胃无病也),溺涩便燥(肾主二便,虚则不能濡润)。此方主之。"

27. 论金鸡散

《顾松园医镜·卷九御集·肿胀》:"(金鸡散)鸡内金(消积)五钱,沉香四钱,砂仁六钱,陈香橼皮(皆理气化滞之品,焙)一两。为末,白汤调服二三钱,虚者参汤下。此消积下气之剂,仿《内经》鸡矢醴方之法也。《经》曰:有病心腹满,旦食则不能暮食,名为鼓胀,治之以鸡矢醴(干鸡矢,炒焦,酒煎服。最伤胃气,勿用),一剂知,二剂已。《经》又曰:其时有复发者,此饮食不节也。观此则知病愈后,当节饮食为要。"

28. 论济生肾气丸

《顾松园医镜·卷九御集·肿胀》:"(济生肾气丸)治脾肾虚寒,腹胀肢肿,小便不利,(肾为胃关,关门不利,则水聚于胃为膜胀,水溢于四肢为浮肿,但溺虽少,而不黄赤,口不渴,手足冷,脉沉迟者,方作寒治)或喘急痰盛(水乘肺则喘急,水泛上故痰盛)。"

29. 论鸡矢醴

《医经原旨·卷五·疾病第十二·鼓胀》:"有病心腹痛,旦食则不能暮食,名为'鼓胀'。(内伤脾肾,留滞于中,则心腹胀满不能再食,其胀如鼓,故名'鼓胀')治之以鸡矢醴,一剂知,二剂已。(鸡矢之性,能消积下气,通利大、小二便,盖攻伐实邪之剂也。一剂可知其效,二剂可已其病。凡鼓胀由于停积,及湿热有余者,皆宜用之。若肾脾虚寒发胀,及气虚中满等症,最所忌也,误服则死。鸡矢醴法:用羯鸡矢一升,研细沙焦色,地上出火毒,以百沸汤淋汁。每服一大盏,调木香、槟榔末各一钱,日三服,空腹服,以平为度。又有用干羯鸡矢八合,炒微焦,入无灰好酒三碗共煎,干至一半许,用布滤汁,五更热饮,则腹鸣,辰、巳时行二三次,皆黑水也。次日觉足面渐有皱纹,又饮一次,则渐皱至膝上而病愈矣。此二法似用后者为便)"

《喻选古方试验·卷三·水肿鼓胀》:"治鼓胀,旦食不能暮食,由脾虚不能制水,水反胜土,水谷不运,气不宣流,故中满,脉沉实而滑,鸡矢醴主之。腊月干鸡矢白半斤，袋盛，以酒醅一斗渍七日，温服三杯，日三，或为末服二钱亦可。何大英云：诸腹胀大，皆属于热，精气不得渗入膀胱，别走于腑，溢于皮里膜外，故成胀满小便短涩。鸡矢性寒，利小便，诚万金不传之宝也。又方：用鸡矢、川芎等分，酒糊丸服。”

《杂病广要·内因类·胀满》：“逐水诸方气满心腹，故旦食暮不能也，是名鼓胀。可取鸡粪作丸，熬令烟盛，以清酒一斗半沃之，承取汁名曰鸡醴，饮取汗，一剂不愈，至于二剂，非直独疗鼓胀，肤胀亦愈。（《太素》注）（按：王启玄曰：按古《本草》鸡矢并不治鼓胀，惟大利小便，微寒，今方制法，当取用处，汤渍服之。愚谓既名以醴，则用酒盖优。《千金》鸡粪酒，陈良甫名以鸡屎醴，足以互证。但鸡矢泻下之力颇峻，而用治鼓胀，则王注为是，不宜例以治中风而为取汗矣。《石室秘箓》曰：鸡屎醴一升，炒黄色为末，以黄酒洒之，不可太骤，缓缓冲之，则药味尽下。此法暗得杨氏意。今更检诸家，其方不一，有为末酒调下者，如《圣济》是也。有酒渍用者，如《鸡峰方》及《本草纲目》引何大英是也。有并大黄、桃仁三味为末，生姜煎汤调下者，如《宣明论》是也。有炒焦研细，百沸汤淋汁，调木香、槟榔末服者，如《正传》是也。有酒煮用者，如《医鉴》《医方摘要》《本草纲目》引《积善堂经验方》牵牛酒及《医通》是也。又《本草纲目》一方及《赤水玄珠》，并川芎二味糊丸服。俱在临处之际，就原书而择用，特《医鉴》所载最捷，仍拈于下）鸡醴饮，刘同知传，治一切肚腹四肢肿胀，不拘鼓胀、气胀、湿胀、水胀等（主治文，从《积善堂方》）。干鸡粪一升，锅内炒黄，以好陈酒三碗淬下，煮作一碗，细滤去渣，令病人饮之，少顷腹中气大转动作鸣，从大便利下，于脚膝及脐上下，先作皱起，其肿渐消。后如利未尽，再服一剂。以田螺二枚，用滚酒淖熟食之，即止，续以温粥调理愈。”

30. 论温白元（万病紫菀丸）

《杂病源流犀烛·卷十四·积聚癥瘕痃癖痞源流·治积聚癥瘕痃辟痞方九十一》：“（温白元）炮川乌二两半，吴萸、桔梗、柴胡、菖蒲、紫菀、黄连、炮姜、肉桂心、川椒、巴霜、赤苓、炙皂荚、厚朴、人参各五钱。蜜丸，姜汤下三丸，或五丸至七丸。此方通治积聚，癥瘕痃癖，黄疸鼓胀，十种水气，八种痞塞，五种淋疾，九种心痛，远年疟疾，及七十二种风，三十六种尸疰，癫狂邪祟，一切腹中诸疾。兼治妇人腹中积聚，有似怀孕，羸瘦困惫，或歌哭如邪祟，服此自愈。久病服之，则皆泻出虫蛇恶脓之物。”

31. 论廓清饮

《罗氏会约医镜·卷之九杂证·论肿胀·死证》：“（廓清饮）治气滞胀满，在年壮气实者可用。如内热小便赤者，加栀子、木通各钱半；如身黄，小水不利者，加栀子、茵陈各钱半；如小腹胀，大便坚实不通者，加生大黄三五钱；如肝滞胁痛，加青皮；气滞胸腹痛，加乌药、香附；食积者，加山楂、麦芽；身体沉重属湿者，加苍术；如再不下，用大黄、枳实、芒硝。此必脉实年壮，素无虚损，而暴见胀满者，方可峻攻。此下则胀已之一法也，否则只宜缓治。”

32. 论牵牛酒

《喻选古方试验·卷三·经验方》：“（牵牛酒）治一切肚腹，四肢腹胀，不拘鼓胀、气胀、湿胀、水胀。有峨眉僧，用此治人，极效，其人牵牛来谢故名。干鸡矢一升，炒黄，酒三碗，煮一碗，滤汁饮，少顷，腹中气大转动利下，即自脚下皮皱消也。末尽，隔日再服，仍以田螺二枚，滚酒沦食，后用白粥调理。”

33. 论消鼓至神汤

《杂病广要·内因类·胀满》：“（消鼓至神汤）鼓胀经年而不死者，必非水鼓。水鼓之证，不能越于两年，未有皮毛不流水而死者。今二三年不死，非水鼓，乃气鼓血鼓食鼓虫鼓也，但得小便利而胃口开者，俱可治。方用茯苓五两，人参一两，雷丸三钱，甘草二钱，萝卜子一两，白术五钱，大黄一两，附子一钱。水十碗煎汤二碗，早服一碗，必然腹内雷鸣，少顷必下恶物满桶，急拿出倾去，再换桶；即以第二碗继之，又大泻大下，至黄昏而止，淡淡米饮汤饮之。不再泻，然人弱极矣，回春健脾丹，方用人参一钱，茯苓五钱，薏仁一两，山药四钱，陈皮五分，白芥子一钱，水煎服，一剂即愈。忌食盐者，一月犯则无生机矣，先须断明，然后用药治之。”

34. 论扶抑归化汤

《校注医醇賸义·卷四·鼓胀》：“（扶抑归化汤）本方是治土败木贼、外胀内空之鼓胀，不是治内外俱实之蛊胀。以参、归、术、苓、姜、附扶中土，以厚朴、青、陈、蒺藜、香、砂抑肝木，本瓜以舒筋，牛膝以达下，车前以助茯苓行水。此方归、术、附、姜、广皮、茯苓、厚朴、木香八味，与肤胀祛寒建中汤同。［祖怡注］治胀一门，根据《内经》寒气厥气为病，以温治寒，以通治气，终始不出两大法之外。热胀与其他诸胀，当然不在范围之内。"

35. 论抵当汤丸

《医学举要·卷一·六经合论》："仲景抵当汤丸，用水蛭、虻虫、桃仁、大黄四味，为攻瘀血之峻剂，而血蛊等证，尤为要药。然水蛭咸寒有毒，未可轻试，此代抵当丸所由设也。方用桃仁、归尾、生地各一两，润以通之。桂心三钱，热以动之。大黄四两，元明粉一两，苦寒咸寒以荡涤之。加穿山甲一两者，引之以达瘀所，炼蜜为丸，甘以缓急也。"

36. 论分消汤

《一见能医·卷之六·病因赋中》："中满臌胀者，四肢不肿，单腹胀也，有似乎臌，故名臌胀。此症有四：曰气臌、血臌、食臌、水臌，皆由脾虚不能运化，以致停聚而为胀也。治宜健脾顺气，利水宽中为主，切不可用火毒猛烈之药，致伤脾胃，病必复来，不可治矣。宜用分消汤加减治之。如腹胀气急，胁痛面黑者，是气臌，加沉香、青皮，去白术；胁满小腹胀痛，身上有红丝血缕者，是血臌，加当归、赤芍、红花、丹皮，去白术、茯苓；嗳气作酸，饱闷臌胀者，是食臌，加山楂、神曲、麦芽、卜子，去白术、茯苓；恶寒，手足厥冷，泻去青水者，是水臌，加官桂；胸腹胀满，有块如臌者，是痞散皮臌，加山楂、神曲、半夏、青皮、归尾、玄胡、鳖甲，去白术、茯苓、猪苓、泽泻。"

37. 论麻黄附子甘草汤

《医学衷中参西录·医论·论用药以胜病为主不拘分量之多少》："治蛊胀，无汗，脉象沉弦而细。投以《金匮》麻黄附子甘草汤行太阳之阳，即以泻厥阴之阴。麻黄去节，重用二两，熟附子两六钱，炙甘草二钱，煎汤五饭碗。先服半碗得汗至眉；二次汗至眼；约每次其汗下出寸许。每次服药后，即啜鲤鱼热汤以助其汗。一昼夜饮完药二剂，鲤鱼汤饮一锅，汗出至膝上，未能过膝。脐以上肿尽消，其腹仍大，小便不利。改用五苓散。初服不效。将方中肉桂改用新鲜紫油安边青花桂四钱，又加辽人参三钱。服后小便大通，腹胀遂消。"

二、治鼓胀通用方

1. 鸡矢醴方（《圣济总录·卷第五十七·鼓胀》引《黄帝内经素问》）

治鼓胀，旦食不能暮食。

鸡屎（干者）

为末。每用醇酒调一钱匕，食后、临卧服。

2. 鳖甲丸

1）《外台秘要·卷第七·心腹胀满及鼓胀方一十四首》

疗鼓胀气急，冲心硬痛。

鳖甲（炙） 芍药 枳实（炙） 人参 槟榔（各八分） 诃黎勒 大黄（各六分） 桂心（四分） 橘皮（四分）

上九味，捣筛为末，蜜和为丸。空肚以酒服如梧子大二十丸，渐加至三十丸，日二服，微利为度。忌生葱、苋菜、炙肉、蒜、面等。

2）《圣济总录·卷八十四·脚气大小便不通》

治脚气，鼓胀，大小便不通，气急浮肿。

鳖甲（去裙襕，醋炙，三分） 食茱萸（锉，半两） 槟榔（锉，一两半） 牵牛子（炒熟，三两）

上为末，炼蜜为丸如梧桐子大。每服三十丸，食前以郁李仁五十个，水一小盏，研取汁，煎汤送下。以大便通，心神快为度。未效，加至四十丸。

3. 茯苓汤（《外台秘要·卷第七·心腹胀满及鼓胀方一十四首》）

疗鼓胀上下肿，心腹坚强，喘息气急，连阴肿，坐不得，仍下赤黑血汁，日夜不停者。

茯苓（二两） 防己（一两半） 橘皮（一两） 玄参（一两） 黄芩（一两半） 泽泻（一两半） 杏仁（二两半，去尖、皮） 白术（一两半） 大豆（一升半） 郁李仁（二两半） 桑白皮（二两半） 泽漆叶（切，一升） 猪苓（一两半）

上十三味，切，以水一斗先煮桑白皮、大豆、泽漆叶取五升，去滓，澄去下淀，纳诸药，煎取二升，绞去滓，分三服。咳者，加五味子二两，停二日服一剂。忌酢物、桃、李、雀肉、热面、蒜、炙肉、粘食、油腻等。

4. 通草汤（《外台秘要·卷第七·心腹胀满及鼓胀方一十四首》引《广济方》）

治臌胀气急。

通草　茯苓　玄参　桑白皮　白薇　泽泻（各三两）　人参（二两）　郁李仁（五两）　泽漆叶（切，一升）

上切。以水一斗煮取三升，去滓，分四次温服，服别相去如人行六七里，进一服。忌热面、油腻、酢、粘食等。

5. 雄黄丸（一名**万病丸**）（《外台秘要・卷二十八・蛊注方三首》引《小品方》）

治蛊注，四肢浮肿，肌肤消索，咳逆腹大如水状，漏泄，死后注易家人。食蟹中毒，烦乱欲死者。

雄黄（研）　巴豆　莽草（炙）　鬼臼（各四分）　蜈蚣（三枚，炙）

上为细末，炼蜜为丸，药成，密器封之，勿令泄气。宿勿食，服如小豆一丸，不知，加一丸。当先下清水，虫长数寸，及下蛇，或如坏鸡子，或白如膏。下讫，后作葱豉粥、鸭羹补之。

6. 木通散（《太平圣惠方・卷第四十三・治心腹鼓胀诸方》）

治心腹鼓胀，气促，大小便秘涩。

木通（锉）　赤茯苓　玄参　桑根白皮（锉）　白薇　泽泻　人参（去芦头）　郁李仁（汤浸去皮尖，微炒，以上各一两）　泽漆（半两）

上件药，捣筛为散。每服三钱，以水一中盏煎至六分，去滓，食前温服。如人行十余里当利，未利再服。

7. 桃仁散（《太平圣惠方・卷第四十三・治心腹鼓胀诸方》）

治心腹鼓胀，喘促不欲食。

桃仁（一两，汤浸去皮尖、双仁，麸炒微黄）　桑根白皮（一两）　赤茯苓（一两）　槟榔（一两）　陈橘皮（一两，汤浸去白瓤，焙）　紫苏茎叶（一两）

上件药，捣筛为散。每服四钱，以水一中盏，入生姜半分，煎至六分，去滓，不计时候，温服。

8. 芫花丸（《太平圣惠方・卷第四十三・治心腹鼓胀诸方》）

治心腹鼓胀，肠胃秘结，喘促，不欲饮食。

芫花（半两，醋拌炒令干）　川大黄（一两，锉碎，微炒）　甜葶苈（半两，隔纸炒令紫色）　甘遂（半两，煨令微黄）　黄芩（一两）　白术（一两）

上件药，捣罗为末，炼蜜和捣百余杵，丸如梧桐子大。每日空心及晚食前，以温水下五丸。

9. 通玄丹（《太平圣惠方・卷第九十三・治小儿曩痢诸方》）

治小儿曩痢久不瘥，腹多鼓胀，痢如枣花。

巴豆（一两）　油（一升）　麝香（一钱，细研）

上件药，先将油于铛内，以急火煎巴豆，看爆出者收之，去皮心，纸裹压去油，入麝香研，以粟米饭和丸如麻子大。每服，以冷水下二丸。量儿大小，加减服之。

10. 寸金丸（《圣济总录・卷五十四・三焦胀》）

治阴阳气不升降，心腹膨胀，胁肋刺痛，倦怠嗜卧，全不思食。

雄黄　京三棱（炮，锉）　石三棱　鸡爪三棱　蓬莪术（炮）　桂（去粗皮）　木香　沉香（锉）　干漆（炒烟出）　半夏（汤洗七遍，焙）　丁香　肉豆蔻（去壳，各半两）　槟榔（锉，四枚）　硇砂（研，一两）　巴豆（去皮，出油尽，研，三十枚）　茴香子（二两，炒）　金铃子（二两）　大麦蘖（炒，四两）

上为末，同和匀，以糊饼剂作糊为丸如梧桐子大，风干，用油炸令紫色为度，入瓷盒收贮，以研麝香一分熏之。每服先嚼枣一枚，下二丸干咽，不得嚼破，食后或临卧服。虚弱人有所伤，皆可服。

11. 白术汤（《圣济总录・卷五十七・心腹门・鼓胀》）

治肠胃冷气，膨胀不能食。

白术（一两半）　木香　陈橘皮（汤浸去白，焙，各一两）　芍药（一两半）　桑根白皮（锉）　木通（锉，各二两）　牵牛子（一两半，捣取粉一两，旋入）

上药除牵牛粉外，锉如麻豆大。每服五钱匕，水一盏半煎至八分，去滓，入牵牛粉半钱，空腹温服。

12. 牡丹汤（《圣济总录・卷五十七・心腹门・鼓胀》）

治膨胀。

牡丹皮（一两半）　桃仁（汤浸去皮尖、双仁，二十一枚，炒）　槟榔（锉）　桑根白皮（锉，各二两）　鳖甲（去裙襕，醋炙，锉，一两二钱）　大黄（锉，炒，一两）　厚朴（去粗皮，生姜汁炙）　郁李仁（汤浸去皮尖）　枳壳（去瓤麸炒，各一两半）

上锉，如麻豆大。每服五钱匕，水一盏半，加生姜半分(切),煎至八分,去滓,空腹温服,如人行四五里,再服。

13. 茯苓汤(《圣济总录·卷五十七·心腹门·鼓胀》)

治鼓胀不食。

赤茯苓(去黑皮)　木通(挫,各二两)　芍药(一两半)　吴茱萸(汤洗,焙干,炒)　郁李仁(汤浸去皮尖,各一两)　槟榔(三枚,锉)　紫菀(去苗、土,一两)

上锉,如麻豆大。每服五钱匕,水一盏半煎至八分,去滓,空心温服,一日二次。

14. 桔梗汤(《圣济总录·卷五十七·心腹门·鼓胀》)

治臌胀。

桔梗(锉,炒,二两)　防葵(半两)　大黄(锉,炒,一两半)　桃仁(汤浸去皮尖、双仁,麸炒,四十九枚)

上锉,如麻豆大。每服三钱匕,水一盏煎至六分,去滓,加芒硝末半钱匕,空腹温服。如人行五六里再服,一日三次。

15. 柴胡汤(《圣济总录·卷五十七·心腹门·鼓胀》)

治鼓胀坚块。

柴胡(去苗)　鳖甲(去裙襕,醋炙,锉)　郁李仁(汤浸去皮尖,捣碎)　芍药　大黄(锉,炒,各一两半)　桃仁(二十一枚,汤浸去皮尖、双仁,炒)　诃黎勒皮(一两半)　桂(去粗皮,一两)

上除郁李仁外,锉如麻豆大,再同和匀。每服四钱匕,水一盏半煎至七分,去滓,加朴消少许,空腹温服。如人行四五里,再服。

16. 海蛤丸(《圣济总录·卷五十七·心腹门·鼓胀》)

治鼓胀,四肢羸瘦,喘急息促,食饮渐减,小便涩少,小腹妨闷。

海蛤(研,二两)　木香(一两一分)　桂(去粗皮,半两)　防己　诃黎勒皮　厚朴(去粗皮,生姜汁炙,各一两)　槟榔(一两半,锉)　旋覆花(一两)　鳖甲(去裙襕,醋炙,一两一分)　郁李仁(汤浸去皮尖,研,二两)

上为末,炼蜜为丸,如梧桐子大。每服十五丸至二十丸,食前浓煎木通汤送下。

17. 五食丸(《圣济总录·卷七十二·诸癥》)

治虚积、食气,蛊胀,水气,年深癥癖。

大戟(刮去皮)　甘遂(各半两)　猪牙皂荚(生,去皮子,一两)　胡椒(一分)　芫花(半两,醋浸一宿,炒干)　巴豆(半两,去皮心膜,醋煮三十沸,漉出,研)

上为末,合研匀,水煮面糊为丸如绿豆大。每服五丸,用米、面、绿豆煎汤放温送下。量病人大小,加至七丸。

18. 五蛊丸(《圣济总录·卷第八十·膜外气》)

治百病及诸色蛊,常合随身备急。

雄黄(研)　椒目(炒)　巴豆(出油尽)　莽草　真珠末(研)　芫花(醋浸,炒焦)　鬼臼　矾石(烧令汁枯)　藜芦(去芦头)　獭肝(各一分)　蜈蚣(一寸)　附子(炮裂,去皮脐,半两)　斑蝥(去翅足,炒,十枚)

上一十三味,捣研为末,炼蜜丸如小豆大,瓷合密收。每食后服一丸,如未效,日增一丸,以利为度。当有虫出,形状不可具载,虫下后七日内,切宜将摄。

19. 泽泻丸(《圣济总录·卷九十四·蛊疝》)

治蛊病,少腹冤热而痛,精气不守,溲便出白。

泽泻(锉)　补骨脂(炒)　巴戟天(去心)　五味子　石斛(去根)　芍药　人参　甘草(炙,各一两)

上为末,炼蜜为丸如梧桐子大。每服三十丸,温酒或盐汤送下,空心、日午、临卧各一次。

20. 万病丸(《圣济总录·卷第一百·诸注门·诸注》)

治五劳七伤,尸注所侵,心腹疠痛,饮食不化,两胁鼓胀,皮肤挛缩等病。

远志(去心)　泽泻　石槲(去根)　柏子仁(别研)　云母(水飞)　石苇(去毛)　杜仲(去粗皮,炙)　天雄(炮裂,去皮脐)　牛膝(去苗,酒浸切,焙)　白茯苓(去黑皮)　菖蒲　山芋　熟干地黄(焙)　肉苁蓉(酒浸切,焙)　续断　干姜(炮)　甘菊花　桂(去粗皮)　五味子　蛇床子(炒)　山茱萸(各半两)　桔梗(炒)　防风(去叉)　白术(各一两)　附子(炮裂,去皮脐,四枚)　天门冬(去心,焙,一两半)　细辛(去苗叶,三分)

上二十七味,捣罗为末,炼蜜和杵千下,丸如梧桐子大。每服二十丸，空心温酒下。春秋日再服，夏季日一服，冬季日三服。如久服，即减天雄、附子各一半。

21. 硫朱丹（《鸡峰普济方·卷十三·妇人》）

治腹胀如鼓，腹脉起甚苍黄，以指弹之，壳壳然坚，按之不陷，四肢瘦削，大便利者。

炼熟硫黄（一两） 银朱（一钱）

上以水浸蒸饼和丸如梧桐子大。每服三十丸，食前以饮送下。

22. 玉龙丸（《鸡峰普济方·卷第十五·消渴水》）

治胃热伏水，胃腹膨胀。

阳起石 白滑石 寒水石（各一分） 硇砂 南硼砂（各半钱） 轻粉 粉霜（各一钱）

上七味都一处，先用纸裹了，次用面饼子，可半寸厚者裹上，更用数重湿纸裹之，文武火烧，经两时辰取出，上面纸尽作灰，悉去之，面如未焦色，再烧半时辰，已焦熟即止，地上掘一坑子，可五六寸深，取药球焙之一宿，出火毒，来日取出，剥去焦面，将药再研如粉，饭尖和丸如绿豆大。饭尖亦须烂研，少与药末，用力和揉令匀，若饭尖多，即药力少；如丸，以青黛为衣。

23. 养气丸（《鸡峰普济方·卷第十六·气》）

治鼓胀。

丁香 胡椒 荜茇 木香 干蝎（各半两） 萝卜子（一两）

上为细末，枣肉为丸如梧桐子大。每服三十丸，食前米饮送下。

24. 草神丹（《扁鹊心书·神方》）

治阴毒伤寒，阴疽痔漏，水肿臌胀，中风半身不遂，脾泄暴注久痢，黄黑疸，虚劳发热，咳嗽咯血，两胁连心痛，胸膈痞闷，胁中如流水声；童子骨蒸，小儿急慢惊风，痘疹变黑缩陷；气厥卒仆；双目内障；吞酸逆气，痞积血块，大小便不禁；奔豚疝气；附骨疽，两足少力，虚汗不止；男子遗精、梦泄，砂石淋，溺血；妇人血崩血淋；暑月伤食、腹痛，呕吐痰涎。

川附子（制，五两） 吴茱萸（泡，二两） 肉桂（二两） 琥珀（五钱，用柏子煮过，另研） 辰砂（五钱，另研） 麝香（二钱，另研）

先将前三味为细末，后入琥珀、辰砂、麝香三味，共研极匀，蒸饼为丸如梧桐子大。每服五十丸，米饮送下。小儿每服十丸。

25. 保命延寿丹（《扁鹊心书·神方》）

治痈疽，虚劳，中风，水肿，臌胀，脾泄，久痢，久疟，尸厥，两胁连心痛，梦泄遗精，女人血崩白带，童子骨蒸劳热，一切虚羸，黄黑疸，急慢惊风。

硫黄 明雄黄 辰砂 赤石脂 紫石英 阳起石（火煅，醋淬三次，各二两）

上为细末，同入阳城罐，盖顶，铁丝扎定，盐泥封固，厚一寸，阴干，掘地作坑，下埋一半，上露一半，烈火煅一日夜，寒炉取出，为细末，醋为丸如梧桐子大。每服十粒，空心送下，童男女五粒，小儿二三粒。

26. 鸡屎醴散（《宣明论方·卷一·鼓胀证》）

治臌胀，旦食不能暮食，痞满。

大黄 桃仁 鸡屎（干者，各等分）

上为末。每服一钱，水一盏，加生姜三片，食后、临卧煎汤调下。

27. 二气散（《宣明论方·卷八·水湿总论》）

治水、气蛊，胀满。

白牵牛 黑牵牛（各二钱）

上为末，用大麦面四两，同一处为烧饼。临卧用茶汤一盏下，降气为验。

28. 蒜红丸（《是斋百一选方·卷之二·第三门》）

治脾积，腹胀如鼓，青筋浮起，坐卧不得者。

丁香 木香 沉香 槟榔 青皮（去白） 陈皮（去白） 缩砂仁 蓬莪茂（炮） 牵牛 草果子（各一两） 肉豆蔻（面裹煨） 粉霜（各一钱） 白茯苓（去黑皮） 人参（各半两） 蒜（二百枚，一半生用，一半火煨熟）

上为细末，以生、熟蒜研细，生绢扭取汁，旋用药末为丸如梧桐子大。每服五七丸至十五丸，食后淡盐汤送下。

29. 紫金丹（《女科百问·卷上·第二十问妇人之病多因气生》）

治气癖，气瘕，蛊胀病。

针砂（十两） 余粮石 硫黄（各二两，上三件同好醋入铁锅内煮干，碾为末） 平胃散（十两） 蓬术（二两） 缩砂仁 丁香 木香 独活 黄芪 枳壳（各一两） 白茯苓 大黄 黄连 黑牵牛 甘草 茱萸 槟榔 破故纸（各三两） 干漆（一两，须好者，生漆二两亦得）

上为细末，酒糊为丸如梧桐子大。每日三五服，不拘数，如病重则多服。

30. 神助丸(《女科百问·卷上·第三十一问四肢如故但腹胀》)

治妇人四肢瘦，肚大。

三棱　草果子仁　川楝子(各一两，醋一碗煮干，焙燥)　茴香　萝卜子　栗子内皮(各一两)

上为末，醋糊为丸如梧桐子大。每服五十丸，虚者三十丸，萝卜汤送下。

31. 木香散

1)《妇人大全良方·卷之二十四·拾遗方》

治妇人脾气，血气，血蛊，气蛊，水蛊，石蛊。

木香　沉香　乳香(研)　甘草(炙，各一分)　川芎　胡椒　陈皮　人参　晋矾(各半两)　桂心　干姜(炮)　缩砂(各一两)　茴香(炒，两半)　天茄(五两，赤小者，干秤)

上洗，焙为末。空心、日午，温陈米饮调下二钱。忌羊肉。

2)《证治准绳·类方第二册·胀满》

治单腹胀。

木香　青皮　白术　姜黄　草豆蔻(各半两)　阿魏　荜澄茄(各一两)

上为细末，醋糊丸如绿豆大。每服二十丸，生姜汤送下。

32. 中满分消丸(《兰室秘藏·卷上·中满腹胀门》)

治中满热胀，鼓胀，气胀，水胀。

白术　人参　炙甘草　猪苓(去黑皮)　姜黄(各一钱)　白茯苓(去皮)　干生姜　砂仁(各二钱)　泽泻　橘皮(各三钱)　知母(炒，四钱)　黄芩(去腐炒，夏用，一两二钱)　黄连(净，炒)　半夏(汤洗七次)　枳实(炒，各五钱)　厚朴(姜制，一两)

上除茯苓、泽泻、生姜外，共为极细末，入上三味和匀，汤浸蒸饼为丸如梧桐子大。每服一百丸，焙热，白汤送下，食远服。量病人大小加减。

33. 加味肾气丸(《济生方·水肿门》)

治蛊证，脾肾大虚，肚腹胀大，四肢浮肿，喘急痰盛，小便不利，大便溏黄；亦治消渴，饮一溲一。

附子(炮，二个)　白茯苓　泽泻　山茱萸(取肉)　山药(炒)　车前子(酒蒸)　牡丹皮(各一两，去木)　官桂(不见火)　川牛膝(去芦，酒浸)　熟地黄(各半两)

上为细末，炼蜜为丸如梧桐子大。每服七十丸，空心米饮送下。

34. 人参定喘汤(《仁斋直指方论·卷之十七·胀满》)

治蛊胀有喘。

人参(一两)　杏仁(去皮尖，炒，一两)　陈皮(五钱)　木香(三钱)　甘草(五钱)

上为末。每服三钱，食远，浓煎苏木汤调服，三服喘即止。

35. 塌气丸(《卫生宝鉴·卷十九·小儿门·癖积治验》)

治中满下虚，单腹胀满虚损者。

陈皮　萝卜子(炒，各半两)　木香　胡椒(各三钱)　草豆蔻(去皮)　青皮(各三钱)　蝎梢(去毒，二钱半)

上为末，糊丸如桐子大。每服三十丸，米饮下，食后，日三服，白粥百日，重者一年。小儿丸如麻子大，桑白皮汤下十丸，日三服；大人丸如桐子大，每服四十丸。

36. 桃溪气宝丸(《济阳纲目·卷三十九·鼓胀》)

治腰胁俱病，如抱一瓮，肌肤坚硬，按之如鼓，两脚肿满，屈膝仰卧，不能屈伸，自头至膻中，瘠瘦露骨；一切气积、食积；并脚气走注，大便秘结，寒热往来，状如伤寒。

黑牵牛(二两)　大黄(一两半)　槟榔　青皮(去白，各二两)　木香　羌活　川芎　陈皮　茴香(炒)　当归(各半两)

上为末，用皂角膏为丸，如梧桐子大。每服一百丸，生姜、灯心汤送下。

37. 四炒枳壳丸(《古今医统大全·卷之三十二·蛊证门》引《简易》)

治气血凝滞，腹内蛊胀。

枳壳(四两，去瓤，切作两指面大块，分四处。一两用苍术一两同炒黄，去苍术；一两用萝卜子一两炒黄，去萝卜子；一两用干漆一两炒黄，去干漆；一两用茴香一两同炒，去茴香)

只用枳壳为细末，同水二碗煎至一碗，去滓，煮面糊丸如梧桐子大。每服五十丸，食远服。

38. 广术溃坚汤(《丹溪心法·卷三·鼓胀三十九》)

治中满腹胀，内有积块，坚硬如石，令人坐卧不安，大小便涩滞，上气喘促，遍身虚肿。

厚朴　黄芩　益智　草豆蔻　当归（各五钱）　黄连（六钱）　半夏（七钱）　广术　升麻　红花（炒）　吴茱萸（各二钱）　甘草（生）　柴胡　泽泻　神曲（炒）　青皮　陈皮（各三钱）

渴者，加葛根四钱。上每服七钱，生姜三片，煎服。

39. 夺命方丹（《普济方·卷一九四·水病门·蛊病》）

治气蛊，劳蛊，血蛊，筋蛊，水蛊。

麝香（一钱半）　大黄（生用，五钱）　黑牵牛（半两）　甘遂（二钱）　泽泻（半两）　香附子（二钱）

上为细末。每服一钱，用白樟柳根汁半盏、无灰酒半盏，调药末顿热空心服之。年龄在六十岁以上与十五以下者，只可服半贴。大便取下恶物为效。

40. 经验白术散（《普济方·卷一九四·水病门·蛊病》）

治水蛊，气蛊病。

白术（一两）　苦葶苈（一两）　穿山甲（五钱）　蛇退（一条，全）　黑牵牛（末，二两）　土牛儿（一个，土坑内烧，焙干）

上为末。每服三钱，好酒调下。

41. 仙方万安散（《普济方·卷一九四·水病门·蛊病》）

治男子妇人，不以老幼，一切沉深积块，气蛊，水蛊，食蛊，小肠膀胱奔豚，疝气偏坠，木肾，脚气；十膈五噎，翻胃吐食，脾痛气喘，痰饮咳嗽，肺胀；吐血，咯血，淋血者；诸般疮癣，肠风泻血；妇人赤白带下，经脉不调，或后或前，血崩，积聚。

黑牵牛（三两，生熟各半，熟黄色，不用焦黄）　雷丸（三个，生用）　大黄（二两，生用）　管仲（三两）　槟榔（三两，生用）

上为细末。每服四钱，重者五钱，用沸汤浸至明晨服，服毕，细嚼生姜三片过药，一时刻取下。四时着病，皆可服之，十岁者，分作二服。老幼衰弱，临时加减。

42. 石燕子丸（《普济方·卷一九四·水病门·蛊病》）

治妇人男子气蛊、血蛊之疾。

石燕子（四个，煅）　木通　大戟　海金沙　石韦　苦楝根　猪苓　海藻　扁竹　茴香　白牵牛　海蛤　瞿麦　通草　元胡（各半两）

上为细末，灯心、竹叶煎汤，打面糊为丸如梧桐子大。每服五十丸，食前用灯心竹叶汤送下。

43. 无价散（《普济方·卷一九四·水病门·蛊病》）

治诸般蛊气。

青皮　陈皮　桑白皮（炒）　猪苓　车前子（焙）　泽泻　续随子　甜葶苈（炒）　樟柳根　大戟　白牵牛末　甘遂　川椒　木香　木通（去皮，锉）　郁李仁（各等分）

上为末。每服三钱，加葱白二根（切），水二盏煎至五分，去滓温服。

44. 权木丸（《普济方·卷一九四·水病门·蛊病》）

治男子妇人，通身蛊胀，不能动作。

南康蛤粉（一两）　猪苓（半两）　泽泻（半两）　真平胃散（一两）

上为细末，同平胃散蛤粉和匀，用大蒜（连皮）灰火煨香熟，捣烂为丸如梧桐子大。每服三十丸至五十丸，用温水送下，一日三次。

45. 香绵散（《普济方·卷一九四·水病门·蛊病》）

治蛊胀。

生漆滓（一两半）　春蚕绵（三两）　麝香（五钱）

上以漆滓放在铁锅炒作灰，绵用剪细，入此锅内，同漆滓炒作灰，同碾为末，后将麝香研细匀入。饭饮汤调下，好酒亦得。

46. 枳壳丸（《普济方·卷一九四·水病门·蛊病》）

治蛊胀。

枳壳　芫花（各等分）

上用酽醋浸芫花透，将醋再煮枳壳烂，擂芫花为末，共和为丸如梧桐子大。每服数丸，温白汤送下。

47. 经验万病无忧散（《普济方·卷二五六·杂治门·杂病》引《医学切问》）

治沉重气块，水肿、血蛊、气鼓，小肠膀胱偏坠，奔豚气，胃胀，脚气，下膈气翻胃吐食，心气疼痛，肺胀咳嗽，吐血鼻衄，肠风下血，五淋腰疼，三十六种风，二十四般气；妇人赤白带下，癥瘕血块。

槟榔　雷丸　贯众　大腹皮（各二两）　京三棱　蓬莪术　鹤虱　木香（各二钱）　甘草（四两）　大黄十两（炒）　粉霜（二钱）　牵牛（头末，一两半，生者）

上为细末。每服五钱，五更初，鸡不叫，人不知，井华水调下，天明时取下，其病自出，恶物自下，然后补之。

48. 舟车丸（《袖珍方·卷三·积聚》引《太平圣惠方》）

治积聚，潮热有时，胃气不和，遍身肿满，足肿腹胀，大便不通。

大黄（二两）　甘遂（面裹煮）　大戟（醋炒）　芫花（醋炒，各一两）　青皮（去白）　槟榔　陈皮（去白）　木香（各五钱）　牵牛头末（四两）　轻粉（一钱）

上为末，水为丸如梧桐子大。每服三五十丸，临卧温水送下。以利为度。

49. 万应丸（《医方类聚·卷八十九·王氏集验方》）

治蛊气，血气，结块疼痛，瘤瘕积聚，心气脾疼，食积、肉积、酒积，胃冷吐食，气膈噎塞不通，遍身水气浮肿，气急痰壅。妇人血气不行，腹肚疼痛，年深日久者。

硇砂（半两，水飞过，研）　阿魏（醋研，去砂土）　大黄　吴茱萸（去枝梗）　青礞石（研细末，用焰消拌和，于银锅内煅，取净）　肉桂　木香　青皮（去瓤）　玄胡索　五灵脂（酒淘去沙）　小茴香（炒）　穿山甲（蛤粉炒）　乳香　没药　当归　石菖蒲　皂角（去皮弦子）　干漆（炒烟尽）　槟榔　陈皮（去白）　枳壳（去瓤炒）　京三棱（煨）　丁香　莪术（煨）　良姜（炒）　甘遂　芫花（醋煮，焙）　大戟　雄黄（各半两）　巴豆（去油膜，三钱）

上为细末，醋煮面糊为丸如梧桐子大。每服三十丸，空心生姜汤送下。利后以白粥补之。

50. 补虚千金散（《医方类聚·卷一二九·施圆端效方》）

治蛊胀，水肿。

藿香叶　甘草（炒）　干姜（炮）　神曲（炒）　茯苓（去皮，各一两）　陈皮（去白）　厚朴（姜制，各二两）　人参　桂枝（各半两）

上为细末。每服二钱，水一盏，加生姜五片，煎至七分，去滓，食前服，一日三次。

51. 神应散（《医方类聚·卷一二九·必用全书》）

治十种水气，五蛊、水蛊、血蛊、酒蛊、气蛊，四肢浮肿，腹胀，小便不通，大便涩，黄蕴，不思饮食。

广木香（三钱）　泽泻　槟榔　椒目（各半两）　大黄（一两半）　黑牵牛（一两）　黑附子（一只，重一两者佳，半只湿纸裹炮裂）

上为细末。每服五钱，樟柳根自然汁、蜜一大匙，将前附子同擂碎，取汁，放温，五更同药调，面东服。

52. 中经丸（《医方类聚·卷一二九·永类钤方》）

治蛊胀，虚肿满胀，不思饮食。

神曲（炒）　干姜（炮，各一两）　麦蘖（炒，二两）　吴茱萸（半两，汤洗七次，焙干）

上为细末，面糊为丸如梧桐子大。每服通，郁滞迷闷，情思少乐，大则作喘，强食不化，三十丸，食前温酒送下，一日三次。

53. 万金丸（《奇效良方·卷之四十一胀满门·胀满通治方》）

治诸食积、气积、血积、鼓胀之类。

石菖蒲（八两，锉）　斑蝥（四两，去翅足，二味同炒焦黄色，拣去斑蝥不用）

上用粗布袋盛起，两人牵掣去尽蝥毒屑了，却将菖蒲为细末，以醋煮糊和丸，如梧桐子大。每服三五十丸，温酒或白汤送下。如治蛊胀，加香附子末一二钱，为末调服，此药治肿胀尤妙。

54. 秘传助脾渗湿汤（《松崖医径·卷下·水肿鼓胀》）

治水肿，鼓胀。

苍术　白术　人参　枳壳　枳实　黄连　山栀　厚朴　大腹皮　萝卜子（炒）　猪苓　泽泻

上细切。用水二盏，加生姜三片，灯心一握煎，再用生姜汁磨木香同服。大便燥结，加大黄；小便不利，加滑石。

55. 四炒枳壳丸（《万氏家抄济世良方·卷二·鼓胀》）

治气血凝滞，腹内鼓胀。

枳壳（四两，米泔浸去穰分作四处炒，一分苍术一两同煮干炒黄色，去苍术；一分萝卜子一两同煮干炒黄色,去萝卜子;一分小茴香一两同煮干炒黄色,去茴香;一分干漆一两同煮干炒黄色,去漆) 香附(二两,醋炒) 槟榔(一两) 玄胡索(一两,微炒) 三棱 蓬术(各一两,二味俱用童便浸一缩,次日用巴豆仁三十粒,同煮干炒黄色,去巴豆)

上为末,用苍术、茴香、萝卜子、干漆煮汁,好醋打糊为丸桐子大。每服七十丸,清米汤下。

56. 广茂溃坚汤(《万氏家抄济世良方·卷二·鼓胀》)

治中满腹胀,内有积块坚硬如石,令人坐卧不安,大小便涩滞,上气喘促,遍身虚肿。

厚朴 黄芩 益智 草豆蔻 当归(各五钱) 广茂 升麻 红花 吴茱萸(各二钱) 黄连(六钱) 柴胡 甘草(生) 泽泻 神曲(炒) 青皮(各三钱) 半夏(七钱)

渴者,加葛根四钱。每服七钱,姜三片水煎服。

57. 陈米消胀丸(《万氏家抄方·卷二·鼓胀》)

治鼓胀。

陈仓米(二两,同巴豆四十九粒炒黄色,去巴豆) 莪术 三棱 青皮 陈皮(各一两) 香附(一两半,醋炒) 干姜(五钱)

上为末,面糊为丸。每服七十丸,生姜皮汤送下。

58. 黄龙道水散(《活人心统·卷之二·肿胀门》)

治诸般蛊症初感者。

大戟 芫花 甘遂(各五钱) 牵牛 大黄(各一两) 苦葶苈(三钱) 轻粉(一钱)

上为末。每服一钱,茶清调下。

59. 治蛊益气汤(《活人心统·卷之二·肿胀门》)

治蛊气。

大附子 车前子 香附子 萝卜子 葶苈子 大腹子 青皮 陈皮 姜皮

水二钟,煎七分服;滓再煎,煎讫磨木香汁入药服。

60. 二消散(《摄生众妙方·卷六·鼓胀水肿门》)

治十种臌症。

蝼蝈(一个,大者佳) 大戟 芫花(各二钱)

上为细末,好酒调服。

61. 十鼓通证散(《摄生众妙方·卷六·鼓胀水肿门》)

治十鼓证,气鼓、食鼓、热鼓、风鼓、劳鼓、湿豉、虫鼓、血鼓、疳鼓,胸腹肿胀,并四肢肿者。

大戟 甘遂 麻黄 乌梅 葫芦巴 葶苈 芫花 黑牵牛 细辛 汉防己 槟榔 海蛤 陈皮 桑皮

上为细末。每服一钱或二三钱,五更用生姜汤调服。

62. 沉香快气丸(《摄生众妙方·卷六·鼓胀水肿门》)

治十种臌症,气蛊,腹胀胸肿及单蛊胀。

京三棱(泡去皮) 蓬术(煨) 白茯苓 青皮(去白) 砂仁 苍术(米泔水浸炒) 益智(去皮) 白术 神曲 黑牵牛(头末) 商陆(白的) 大麦芽 连翘 藿香叶 草果(去皮,各四钱) 丁香 肉桂 僵蚕(各三钱) 沉香 大腹皮(各二钱) 雄附子(五钱,看病冷热,热者不用)

上为细末,面糊为丸如梧桐子大。每服三十或四十丸。忌房事、辛辣、油腻、湿热之物,避暑湿,并忌盐酱油醋。

63. 水蛭丸(《古今医统大全·卷之三十二·蛊证门》)

治血蛊,气蛊,腹硬如石。

三棱(炮) 莪术(炮) 干漆(炒烟尽) 牛膝(酒洗) 虻虫(糯米炒) 琥珀 肉桂 硇砂 水蛭(石灰炒赤色) 大黄(各等分)

上为末,用生地黄自然汁和米醋调匀,丸梧桐子大。每服十丸,空心温酒或童便送下。

64. 愈蛊散(《古今医统大全·卷三十二·蛊证门》)

治十种蛊气。

瞿麦 葛根 甘遂(各五钱) 牵牛 芫花 滑石 葶苈 胡椒(各三钱)

上为细末。每服一钱,加至二钱,空心好酒调服。

65. 和中散(《慎斋遗书·卷五·古今名方录要》)

治中寒腹痛,或寒泻清水,或饮食伤,嗳麸气,或久痢虚寒,臌胀属虚寒者。

炮姜(四两) 肉桂(二两) 吴茱萸(二两)

上为末。

66. 和中丸

1)《慎斋遗书·卷五·附新方数则》

治中寒腹痛,或寒泻清水,或饮食伤,嗳麸气,或久痢虚寒,臌胀属虚寒者。

干姜(四两,切片,分四份:一份用人参一两煎汤拌炒汁尽,一份用青皮煎汁拌炒,一份用紫苏煎汤拌炒,一份用陈皮煎汤拌炒,各炒焦黑) 肉桂(二两,分三份:一份用益智仁三钱煎汤拌炒,一份用小茴香二钱同煎,一份用破故纸同煎) 吴萸(一两,分二份:一份用苡仁一两煎汤炒,一份用盐三钱同浸炒)

共为末,苏叶煎汤,打神曲糊丸。随症轻重,作汤送下;虚者人参汤下。

2)《医学心悟·卷三·鼓胀》

治鼓胀,腹胀食积,疟后痰结,或血裹肝气,伏于胁下,时痛时止,而成痞积。

白术(陈土炒,四两) 扁豆(炒,三两) 茯苓(一两五钱) 枳实(面炒,二两) 陈皮(三两) 神曲(炒黑) 麦芽(炒) 山楂(炒) 香附(姜汁炒,各二两) 砂仁(一两五钱) 半夏(姜汁炒,一两) 丹参(酒蒸,二两) 五谷虫(酒拌炒焦黄色,三两)

荷叶一枚,煎水迭为丸。每服二钱,上午、下午开水送下,每日二次。

67. 布海丸(《医学入门·外集·卷六·杂病用药赋》)

治水肿,痰肿,气肿,鼓胀,喘咳,及癥瘕瘿瘤。

昆布 海藻(各一斤,洗净,入罐文成膏) 枳实(四两) 陈皮(二两) 青皮(一两) 荜澄茄 青木香(各五钱)

上为末,入前膏为丸。空心沸汤送下。气盛,加三棱、莪术各二两。

68. 金丹(《医学入门·外集·卷六·杂病用药赋》)

治十种水气,臌胀。

苍术(四钱半) 草乌(二钱) 巴豆(一钱半) 羌活(二两) 杏仁(二十一个)

上为末,面糊为丸如梧桐子大。每服十一丸,临卧姜汤送下。

69. 宽中健脾丸(《医学入门·外集·卷六·杂病用药赋》)

治单腹胀,及脾虚肿满,膈中闭塞,胃口作痛。

白术(六两) 人参 黄芪 苍术 茯苓 五加皮(各二两) 黄连(用茱萸水炒) 白芍 泽泻(各二两半) 陈皮(用盐水炒) 半夏 香附 薏苡仁 山楂(各三两) 草豆蔻 苏子 萝卜子(各一两) 半沉香(六钱) 大瓜蒌(二个,每个镂一孔,用川椒末三钱,多年粪碱末二钱,装入瓜蒌内,纸糊瓜口,盐泥固济,晒干,煅红为度,去泥与黑皮)

上药同为末,用荷叶、大腹皮煎汤煮黄米糊丸如梧桐子大。每服百丸,白汤送下。

70. 诸蛊保命丹(《医学入门·外集·卷六·杂病用药赋》)

治蜘蛛蛊胀。

肉苁蓉(三两) 青矾 红枣 香附(各一斤) 大麦芽(一斤半)

先将苁蓉、青矾入罐内,同煅烟尽,和前药为末,糊丸如梧桐子大。每服二十丸,食后以酒送下。

71. 四香散(《医学入门·外集·卷七·妇人小儿外科用药赋》)

治脾气,血气,血蛊,气蛊,水蛊,石蛊。

木香 沉香 乳香 甘草(各一分) 川芎 胡椒 陈皮 人参 白矾(各五钱) 桂心 干姜 砂仁 茴香(各一两) 大茄(焙,五两)

上为末。每服二钱,陈米饮调服。

72. 消胀饮子(《古今医鉴·卷之六·胀满》)

治胀蛊,单腹胀。

猪苓 泽泻 人参 白术 茯苓 半夏 陈皮 青皮 厚朴 紫苏 香附 砂仁 木香 槟榔 大腹皮 木通 莱菔子 甘草(各等分)

上锉。加生姜五片,大枣一枚,水煎服。

73. 金陵酒丸(《古今医鉴·卷之六·胀满》)

治鼓肿。

真沉香(一两) 牙皂(一两) 广木香(二两半) 槟榔(一两)

上为末。用南京烧酒浸十次,晒干,用京酒为丸。每服三钱,重者四钱,五更烧酒送下。水鼓,水自小便而出;气鼓,放屁;水鼓,加苦葶苈五钱(炒),酒送下再服。

74. 牛榔散(《本草纲目·草部第十八卷·草之七·牵牛子》引《普济方》)

治气筑奔冲不可忍,鼓胀,水肿,虫积。

黑牵牛(半两) 槟榔(二钱半)

上为末。每服一钱,紫苏汤调下。

75. 大安丸(《医方考·卷四·鼓胀门第三十七》)

饮食伤脾,成鼓胀者,此方主之。

山楂肉(二两,炒) 白术(炒) 神曲(炒) 半夏(制) 茯苓(各一两) 陈皮(去白) 连翘 萝卜子(生用,各五钱)

76. 四炒丸(《赤水玄珠·第五卷·胀满门》)

治年高人患鼓胀,独只腹胀,肢体如柴,举动乏力。

木香 槟榔(各一两五钱,二味锉如芡实大,四制:一份用莱菔子一两同炒深黄色,去莱菔子不用;一份用干漆一两炒烟尽,去漆;一份用茴香一两炒深黄色,去茴香;一份用莪术一两炒黄色,去术)

上只留木香、槟榔为末,以四味同炒药煎汤,打糊为丸如绿豆大。每服七八十丸,米饮送下。

77. 壮原汤(《赤水玄珠·第五卷·胀满门》)

治下焦虚寒,中满肿胀,小水不利,上气喘急,阴囊两腿皆肿,或面有浮气。

人参 白术(各二钱) 茯苓 破故纸(各一钱) 桂心 大附子 干姜 砂仁(各五分) 陈皮(七分)

水煎,食远服。有痰,加半夏一钱;喉中痰声,加桑白皮一钱,咳嗽亦加;脚趺面肿,加薏苡仁二钱;中气不转运,不知饿,加厚朴、木香;气郁不舒,加沉香、乌药,临服磨入;气虚甚者,人参加作五钱,大附子加作一钱半;汗多者,再加桂枝五分、白芍药(酒炒过)八分;若夏月喘乏无力,或汗多者,加麦门冬一钱、五味子十一粒;夜梦不安者,加远志一钱;两胁气硬,加白芥子八分;若面浮肿,胁下气硬,加白芥子、紫苏子五分;若身重不能转动,加苍术一钱、泽泻七分;湿盛,加桑白皮、赤小豆。

78. 鸡屎醴饮(《赤水玄珠·第五卷·胀满门》)

治臌胀,旦食暮不能食,痞满壅塞。

雄鸡屎(腊月取,晒干,一两) 川芎(一两)

上各为极细末,和匀,面糊为丸如梧桐子大。每服五十丸,温酒送下。

79. 定喘葶苈丸(《赤水玄珠·第五卷·胀满门》)

治鼓胀喘嗽。

葶苈 木香 贝母(各等分)

上为末,蒸饼糊为丸如梧桐子大,朱砂为衣。煎桑白皮汤送下。

80. 八毒赤丸(《赤水玄珠·第五卷·胀满门·虫蛊》)

治男妇染着神鬼,谓之鬼疰病,服之甚效。治蛊积蛊胀如神。

雄黄(另研) 矾石 朱砂(另研) 牡丹皮 附子(炮) 藜芦 巴豆(各一两) 蜈蚣(一条)

上为末,炼蜜丸如小豆大。每服五七丸至十丸,冷水送下,无时。

81. 五蛊胀丸(《赤水玄珠·第五卷·胀满门》)

治蛊胀。

官桂 归尾 槟榔 橘红 枳壳(炒) 莪术(炒) 三棱(炒) 大黄(酒煮) 青皮 黑丑 白商陆 芫花 大戟 甘遂(去心,面包煮) 赤小豆 椒目 木香 砂仁 干漆(炒烟尽) 枳实(炒)

醋糊为丸如梧桐子大。初服三日,每服九十丸;过三日,服八九十丸;又过三日,服七十丸,空心用葱七根煎汤送下,又行四五次为度,行后以温粥补之,不行而吐者亦妙,次用补法。

82. 大戟枣子(《医方考·卷四·鼓胀门第三十七》)

治臌胀。

大戟(连根叶,一握) 大枣(一斗)

用水同煮一时,去大戟不用。旋旋吃枣,无时,服尽。

83. 五子散(《万病回春·卷之三·翻胃》)

治气膈,鼓胀,噎食。

白萝卜子 紫苏子 白芥子(各五钱) 山楂子(去核) 香附子(去毛,各一钱)

上各为末,合一处,作芥末用。秘方神妙不测者,有起死回生之功也。

84. 行湿补气养血汤(《万病回春·卷之三·鼓胀》)

治气血虚弱，单腹鼓胀浮肿。

人参　白术(去芦)　茯苓　当归　川芎　白芍(各一钱)　苏梗　陈皮　厚朴(姜炒)　大腹皮　萝卜子(炒)　海金沙　木通(各八分)　木香(运气)　甘草(生，各三分)

上锉一剂，生姜三片、枣一枚，水煎服。气虚倍人参、白术、茯苓；血虚倍当归、川芎、白芍；小便短少，再加猪苓、泽泻、滑石；服后肿胀俱退，唯面足不消，此阳明经气虚，倍用白术、茯苓。

85. 化龙丹(《万病回春·卷之三·鼓胀》)

治单腹胀。

大鲤鱼(一个)　巴豆(四十粒)

将鱼洗净，从鱼脊割开两刀，将巴豆下在两刀路合住，用纸包裹，慢火烧熟，去豆食鱼，米汤下。

86. 三消丸(《万病回春·卷三·水肿》)

治肿胀。

甘遂　木香　巴豆(去壳，各一钱)

上为末，寒粟米饭为丸如梧桐子大。量人虚实用之，实者每服二分，虚者每服分半。先用五苓散加瞿麦、车前、木通、滑石煎服，后服此三消丸。消上用陈皮汤送下；消下用葱白汤送下。隔一日进一服，三服止。若动三五次，以冷粥补之。

87. 分消汤(《万病回春·卷三·鼓胀》)

治中满成鼓胀，兼治脾虚发肿满饱闷。

苍术(米泔浸，炒)　白术(去芦)　陈皮　厚朴(姜汁炒)　枳实(麸炒，各一钱)　砂仁(七分)　木香(三分)　香附　猪苓　泽泻　大腹皮(各八分)　茯苓(一钱)

上锉一剂。加生姜一片、灯草一团，水煎服。气急，加沉香；肿胀，加萝卜子；胁痛面黑是气鼓，加青皮，去白术；胁满小肠胀痛、身上有血丝缕是血鼓，加当归、芍药、红花、牡丹皮，去白术、茯苓；嗳气作酸、饱闷腹胀是食鼓，加山楂、神曲、麦芽、萝卜子，去白术、茯苓；恶寒、手足厥冷、泻出清水是水鼓，加官桂；胸腹胀满、有块如鼓者是痞散成鼓，加山楂、神曲、半夏、青皮、归尾、玄胡、鳖甲，去白术、茯苓、猪苓、泽泻。

88. 和荣顺气汤(《万病回春·卷三·鼓胀》)

鼓胀。脾弱血虚，心腹胀闷，两足虚肿。

当归(酒洗，一钱)　川芎(六分)　白芍(酒浸)　白术(土炒，各一钱)　茯苓　乌药　苍术(米泔浸)　陈皮(去白)　枳实(炒)　神曲(炒)　香附(醋炒)　木瓜　牛膝(酒洗)　独活(酒洗)　泽泻　薏苡仁(炒)　木通(各一钱)　甘草(三分)

上锉一剂，生姜煎服。

89. 白雪糕(《鲁府禁方·卷二·寿集·鼓胀》)

治臌胀。

干山药(二两)　人参(二两)　茯苓(二两)　莲肉(二两)　芡实(二两)　神曲(炒，一两)　麦芽(炒，一两)　大米(半斤)　糯米(半斤)　白砂糖(一斤)

上为末，蒸糕。当饭食之。

90. 石干散

1)《痘疹传心录·卷十五·古今信效诸方》

治臌胀。

木香(一钱)　甘遂(五分)　石干(二钱)　蛤蟆(一只，火逼干)

上为末。每用三分，好酒下。

治臌胀。

石干　木香　黑丑(各等分)

上为末。每用一钱，姜汤调下。

2)《寿世保元·卷三·水肿》

治蛊胀神方。

石干(一钱)　黑丑(一钱头末)　沉香(五分)　木香(五分)　槟榔(一钱)　葶苈(八分)　琥珀(五分)　海金沙(一钱)

上共为末，听用。患者先服五皮饮一二帖，然后服此末药，实者一钱，虚者九分，空心，葱白汤下，隔一日一服，轻者二帖，重者不过三帖，全愈后，服健脾养胃之药，永不发也。服药要忌盐荤腥二七，则肠胃清，病根拔。

91. 仙传万灵膏(《万氏家抄方·卷四·痈疽》)

治痈疽发背疬疮，疥癣疮，风癞，无名肿毒，跌扑刀斧伤，风痰壅塞，痞块，蛊胀，瘫痪，湿气痛，月经不调。

羌活　独活　山栀　官桂　玄参　大黄　当归　白芷　皂角　白附子　五倍子　赤芍　生地　熟地　防风　天花粉　黄连　川芎　山慈姑　连翘　红牙大戟　桔梗　白及　白药　苦参(各六钱)　穿山甲(十片)　木鳖子(二十粒，去壳)　草蓖　麻子(八十粒，去壳)　杏仁(四十

粒） 巴豆（三十粒，去壳） 血余（四两） 槐枝 柳枝 桑枝（寸许，长者，各三十段）

麻油二斤四两，春、秋浸三日，夏浸二日，冬浸五日，熬枯黑色，去滓，再熬至滴水成珠；每油二斤，下飞丹一斤，松香三两，黄蜡二两，桐油二两，熬不老不嫩，稍冷入乳香、没药各六钱，血竭、阿魏、孩儿茶、百草霜、轻粉、马苋膏各三钱，桑枝搅匀。摊贴。痈疽发背疬疮，用火烘手热，摩百余下贴，已出脓者，不必摩；疥癣疮，搔痒贴；风癞，用木鳖子火煨研烂，置肿上贴；无名肿毒，贴患处；跌扑刀斧伤，贴患处；风痰壅塞，贴心上，热手摩百下；痞块，木鳖子研烂，置膏药上贴之，以皮消一两、鸽粪五钱、蒜二个捣匀，用面作一圈围，定在膏药外，熨斗火运药上，令气透；蛊胀，加煨木鳖，贴心下脐上，热手磨百次；瘫痪，湿气痛，加煨木鳖贴患处，手摩百下；月经不调，贴血海穴，手摩百下。

92. 木香塌气丸（《证治准绳·类方第二册·胀满》引《元戎》）

治单腹胀。

丁香 胡椒（各二钱） 郁李仁（四钱） 蝎尾 木香 槟榔（各半两） 枳实 白牵牛（各一两）

上为细末，饭丸绿豆大。每服十丸至十五丸，陈皮、生姜汤任下。

93. 浚川丸（《证治准绳·幼科卷七·水肿》）

治水肿及单腹胀，气促食减，遍身面浮。

大戟 芫花（醋炒） 沉香 檀香 南木香 槟榔 蓬莪术 大腹皮（洗，焙干） 桑白皮（锉，炒，各半两） 黑白牵牛（晒，研取生末，一两） 巴豆（去壳膜心，存油，三十五粒）

上药除牵牛末、巴豆外，前九味内沉香、檀香、木香、槟榔不过火，余五味焙干，同沉香等为末，就加牵牛末和匀，巴豆碎切在乳钵内，杵极细，入前药末，同再杵匀，水煮面糊为丸如麻仁大。每服十七丸，浓煎葱汤候温，五更初空心送下。去水未尽，停一日减用十三丸，次减作九丸，再减至七丸，汤使下法如前，证退即止，仍投南星腹皮散。如单腹肿甚，能饮食气壮者，加甘遂末同丸取效。

94. 六君子汤（《寿世保元·卷三·鼓胀》）

治脾虚鼓胀、手足倦怠、短气溏泄者，此调治胀满王道之药，久病虚弱之人。

人参（二钱） 白术（一钱五分，去芦，炒） 白茯苓（去皮，三钱） 半夏（姜制，二钱） 陈皮（去白，二钱） 甘草（八分）

上锉，生姜煎服。一方，加当归、白豆蔻、苏梗，尤妙。若朝宽暮急为血虚，加当归、川芎；暮宽朝急为气虚，依本方；朝暮俱急，亦加芎、归。

95. 沉香快脾丸（《寿世保元·卷三·水肿》）

治蛊症，脉沉细者。

青皮（四钱） 陈皮（四钱） 三棱（煨，四钱） 莪术（煨，四钱） 苍术（米泔浸炒，四钱） 白术（去芦，四钱） 白茯苓（四钱） 砂仁（四钱） 草果仁（四钱） 木香（四钱） 沉香（二钱） 丁香（二钱） 藿香（四钱） 良姜（四钱） 大腹皮（洗，四钱） 肉桂（四钱） 连翘（四钱） 商陆（白的，四钱） 黑丑（头末，四钱） 僵蚕（三钱） 神曲（四钱） 麦芽（四钱） 益智仁（四钱） 雄附子（五钱，看病虚实，实者不用）

上为末，面糊为丸如梧桐子大。先服木香流气饮，再与金不换木香丸同服。每服三四十丸，第一五更葱白汤下；第二五更陈皮汤下；第三五更桑白皮汤下。

96. 金不换木香丸（《寿世保元·卷三·水肿》）

治蛊胀。

大戟（五钱） 芫花（炒，五钱） 甘遂（五钱） 黑丑（头末，二钱） 生大黄（五钱） 青皮（五钱） 陈皮（五钱） 南木香（五钱） 青木香（五钱） 胡椒（一钱，病合倍用） 川椒（去白，五钱） 槟榔（五钱） 益智仁（五钱） 射干（五钱） 桑白皮（五钱） 苦葶苈（五钱） 大腹皮（炒，五钱） 泽泻（五钱） 木通（去皮，五钱） 连翘（五钱） 砂仁（五钱） 巴豆（去壳，半生半熟，五钱）

上为末，醋煮面糊为丸如梧桐子大。每服五十丸，壮盛人加七八十丸，第一消头面肿，五更初用葱白酒送下；第二消中膈胸腹肿，五更初用陈皮汤送下；第三消脐以下脚肿，五更初用桑白皮汤送下。

97. 行湿补中汤（《寿世保元·卷三·水肿》）

治单腹蛊胀。只宜补中行湿，利小便，切不可下。

人参（二钱） 白术（麸炒，二钱） 白茯苓（三钱） 苍术（米泔浸，一钱五分） 陈皮（一钱

五分）　厚朴（姜炒，一钱）　黄芩（二钱）　麦冬（去心，二钱）　泽泻（二钱）

气不运，加木香八分、木通二钱；气下陷，加柴胡八分、升麻四分；朝宽暮急血虚，加当归三钱、川芎一钱五分、白芍（炒）二钱、香附二钱、黄连（姜炒）六分，去人参；朝急暮宽气虚，倍参、术；朝暮急者，气血俱虚，宜双补之。

98. 千金封脐膏（《寿世保元·卷四·补益》）

治男子下元虚冷，小肠疝气，痞疾，单腹胀满，并一切腰腿骨节疼痛，半身不遂，妇人子宫久冷，赤白带下，久不坐胎。

天门冬　生地黄　熟地黄　木鳖子　大附子　蛇床子　麦门冬　紫梢花　杏仁　远志　牛膝　肉苁蓉　官桂　肉豆蔻　菟丝子　虎骨　鹿茸（各二钱）

上为末，入油一斤四两，文武火熬黑色，去滓，澄清，入黄丹半斤，水飞过松香四两熬，用槐柳条搅，滴水不散为度；再下硫黄、雄黄、朱砂、赤石脂、龙骨各三钱，为末入内；除此不用见火，将药微冷定，再下温朒脐一副、阿芙蓉、蟾酥各三钱，麝香一钱，不见火，阳起石、沉木香各三钱，俱不见火。上为细末，入内，待药冷，下黄蜡六钱，贮瓷器盛之，封口，放水中，浸三日，去火毒，取出摊缎子上，或红绢上亦可。贴之六十日，方无力，再换。

99. 螳螂丸（《婴童类萃·下卷·治杂症日用补遗方》）

治蛊胀，单腹胀。将碗盛水，令病人吐唾，碗中浮上不散，为单腹；唾沉为蛊胀；有红丝为血蛊，此法甚验。

蜣螂（飞来更妙，取一个，粪门开孔，入有壳巴豆三个，将阴阳瓦合盐泥封固，火煅存性）

将刀平切两分，左加甘遂末，右加商陆末，各等分，皂角煎膏为丸，左三丸朱砂为衣，右京墨为衣。先服左三丸，先日大戟汤下，次日枳壳汤下，第三日葱白汤下；右三丸芫花汤下，次日陈皮汤下，第三日桑皮汤下，共服六日后，腹中作痛，皂角末吹少许鼻中，左三丸消左，右三丸消右。服此药后忌口十日。

100. 莪术溃坚汤（《济阳纲目·卷三十九·鼓胀》）

治中满腹胀，内有积聚，坚硬如石，其形如盘，令人不能坐卧，大小便涩滞，上喘气促，面色萎黄，通身虚肿。

莪术　红花　升麻　吴茱萸（各二分）　生甘草　柴胡　泽泻　神曲　青皮　陈皮（各三分）　黄芩　厚朴（生用）　黄连　益智仁　草豆蔻仁　半夏　当归（各三分）

上锉，如麻豆大。水二大盏煎至一盏，稍热服。二服之后，中满减半，有积不消，再服半夏厚朴汤。

101. 蛤蟆煮肚法（《济阳纲目·卷三十九·鼓胀·治蛊胀方》）

治蛊胀，兼治浮肿。

癞蛤蟆（一个）

入猪肚内，煮熟去蛤蟆，将肚一日食尽。

102. 香枣丸（《济阳纲目·卷三十九·鼓胀·治蛊胀方》）

治十种蛊气病，诸胀，内热者，尤宜。

苦丁香（不拘多少）

上为细末，熟枣为丸如桐子大。每服三十丸，空心煎枣汤送下，三服。［荫按］苦丁香，即苦瓜蒂也。散用之则吐；丸用之则泻，凡有形之邪，无不出之，亦良方也。

103. 利水益元散（《简明医彀·卷三·蛊证》）

治湿热蛊证，二便不利，正气亏虚。

茯苓　白术　人参　猪苓　泽泻（各半两）　滑石（水飞，六两）　甘草（三钱）

上为末。每服三钱，食远，灯心汤调下。

104. 遇仙丹（《虺后方》）

治蛊症并气膈胀、食积。

茵陈　槟榔　牙皂　三棱　莪术　枳壳　广木香（各五钱）　萝卜子（一两）　牵牛（头末，半生半熟，四两）

大皂角煎水，打面糊为丸。每服三钱，茶送下。如血蛊，先服红花、桃仁、三棱、莪术、桂枝、芒硝、大黄、甘草各等分，水煎服，后服此丸。

105. 珍珀活命丹（《丹台玉案·卷之五·鼓胀门·立方》）

治单鼓胀。

牛黄　琥珀　珍珠　蟾酥　朱砂（各一钱）　蝼蛄（七个）　地鳖虫（七个）

上为细末，人乳为丸。每服五分，空心白滚汤送下。

106. 葫芦酒(《丹台玉案·卷之五·鼓胀门·立方》)

治单腹胀初起,一服立消。

苦葫芦(一个)

去蒂如盖,内盛老煮酒,原以蒂盖上,隔水炖滚,乘热饮酒,吐利后即愈。

107. 换金丹(《丹台玉案·卷五·鼓胀门·立方》)

治一切鼓胀。

广木香 青皮(醋炒) 芦荟 肉豆蔻(面包,煨) 麦芽(炒) 神曲(炒) 山楂肉 千金子(去壳、油,各三两) 白术(土炒) 黄连(各二两) 槟榔(一两) 沉香(七钱)

黑蝉七只,洗净入雄猪肚内,扎口,煮半熟,取出去蝉骨与肠,再同煎极烂,和前药捣为丸。每服五分,白滚汤送下,加至一钱止,如上膈胀,白豆蔻汤送下;下膈胀,砂仁汤送下。此丸服后,要合参苓白术散间服。

108. 尊重丸(《丹台玉案·卷五·鼓胀门·立方》)

治一切肿胀,小便涩,大便闭,并单腹胀。

沉香 丁香 人参 槟榔 广木香 青皮 陈皮 枳壳 白芷 车前子 苦葶苈 木通 赤茯苓 胡椒 海金沙 全蝎尾 白豆蔻 滑石(各三钱) 萝卜子(八钱) 郁李仁(一两五钱)

上为末,姜汁打糊为丸。每服二钱,空心白滚汤送下。

109. 二丑夺命丹(《丹台玉案·卷之五·鼓胀门·立方》)

治气蛊,血蛊,大小便不通,面足浮肿,肚大青筋,痰喘气急,饮食不进。

木通 香附(醋炒) 大黄 草果(炒) 芫花 槟榔 泽泻(去毛) 红芽大戟 小芽皂 甘遂(各一两) 黑丑(炒) 白丑(生用,各五钱) 雷丸(三钱)

服此丸忌盐酱房劳,发物荤腥,百日之外,上为末,以白酒酱同老米,打糊为丸。每服二钱,白酒送下,泻三四次,第二日服补脾丸药,第三日又服一钱五分。看行下何物,如血蛊血下,气蛊屁多,水蛊水多,食蛊粪多,服此药;如胀肿不消,以陈壁土煎水服之,即消散矣。

110. 鸡金散(《医宗必读·卷七·水肿胀满》)

治水肿胀满,鼓胀,小儿疳积,湿臌阴胜之病。

鸡内金(一具,焙) 真沉香(二钱) 砂仁(三钱) 陈香橼(去白,五钱)

上为末。每用一钱五分,生姜汤送下,虚者人参汤送下。

111. 回春健脾丹(《石室秘录·卷一·远治法》)

治臌胀,人弱极。

人参(一钱) 茯苓(五钱) 薏仁(一两) 山药(四钱) 陈皮(五分) 白芥子(一钱)

水煎服。

112. 消臌至神汤(《石室秘录·卷一·远治法》)

治气膨,血臌,食臌,虫臌,经年而不死者。

茯苓(一两) 人参(七钱) 雷丸(三钱) 甘草(二钱) 萝卜子(七钱) 白术(五钱) 大黄(六钱) 附子(一钱)

水十碗,煎汤二碗,早服一碗,必然腹内雷鸣,少顷必下恶物满桶,即拿出倾去,再换桶,即以第二碗继之,又大泻大下,至黄昏而止,淡淡米饮汤饮之,不再泻。

113. 逐秽消胀汤(《辨证录·卷五·臌胀门》)

治虫臌,血臌。虫结于血之中,面色淡黄之中有红点或红纹,单腹胀满,未饮食而腹痛,既饮食而不痛,四肢手足不浮肿,小便利而胃口开,经数年不死,非水臌者。

白术(一两) 雷丸(三钱) 白薇(三钱) 甘草(一钱) 人参(三钱) 大黄(一两) 当归(一两) 丹皮(五钱) 莱菔子(一两) 红花(三钱)

水煎服。一剂腹内必作雷鸣,少顷下恶物满桶,如血如脓,或有头无足之虫,或色紫色黑之状;又服一剂,大泻大下,而恶物无留矣。然后以人参一钱,茯苓五钱,薏仁一两,山药二两,白芥子一钱,陈皮五分,白术二钱,调理而安。

114. 雷逐丹(《辨证录·卷五·臌胀门》)

治臌胀。虫结于血中,似臌而非臌,单腹胀满,四肢手足不浮肿,经数年不死者。

雷丸(三钱) 当归 白芍(各五钱) 红花(一两) 雄黄 厚朴 槟榔(各二钱) 枳实

甘草（各一钱）

水煎服。一剂下恶秽一桶愈。

115. 加生化肾汤（《辨证录·卷九·小便不通门》）

治阴亏之至，小便不通，目睛突出，腹胀如鼓，膝以上坚硬，皮肤欲裂，饮食不下，口不渴者。

熟地（四两） 生地（二两） 肉桂（三分）

水煎服。

116. 人参白术汤（《冯氏锦囊杂症·卷十四·儿科肿胀》）

治水肿，臌胀。

人参（三钱五分） 白术（二钱） 茯苓（二钱） 槟榔（二钱） 黄芪（二钱） 当归（二钱） 生地（二钱）

水煎，食前服。

117. 十皮五子饮（《冯氏锦囊秘录·卷十四·儿科肿胀》）

治一切鼓肿胀，并气虚中满，单腹胀。

茯苓皮 草果皮 牡丹皮 地骨皮 五加皮 大腹皮 甘草皮 菟丝子 大腹子 车前子 生姜皮 木通皮 木瓜皮 紫苏子 葶苈子（各一钱五分）

水煎服。如要断根者，将十五味药等分为细末，用未下水之雄猪肝一个，先将温水煮一滚，取出，用竹尖钻孔数个，入药在内，蒸熟切片，捣蒜蘸食之。不过一二个，永不发也。

118. 补气健中汤（《济世全书·艮集卷三·蛊证》）

治鼓胀元气脾胃虚损，宜补中行湿利小便，切不可下。

人参（八分） 白术（土炒，一钱半） 白茯苓（一钱半） 陈皮（去白，一钱） 苍术（米泔浸炒，一钱） 厚朴（姜炒，五分） 麦门冬（去心，五分） 黄芩（土炒，八分） 泽泻（五分）

水煎服。朝急暮宽者，倍参、术；肥白人气虚者，亦同；朝宽暮急者，加黄连姜炒、当归、白芍（炒）、香附、川芎，减参；黑瘦人气热，亦同；朝暮急者，气血俱虚，宜双补之，气不运加木香、木通，气下陷加柴胡、升麻。

119. 清胀丸（《济世全书·艮集卷三·蛊证》）

治积块，消蛊胀。

青皮（去穰，一两） 陈皮（一两） 三棱（醋炒，一两半） 莪术（醋炒，一两半） 干姜（炮，五钱） 香附子（一两半，醋煮焙干） 陈仓米（二两，用巴豆四十九粒同炒黄色，裹一宿去豆）

上为末，醋糊为丸梧子大。每五六十丸，姜汤下。按上方，治鼓胀，腹中有积块者可服。

120. 五胀分消丸（《重订通俗伤寒论·伤寒夹证》）

治食、痰、水、血、虫胀。

萝卜子（四两） 巴豆肉（十六粒，拌炒去油） 炙牙皂（两半） 枳壳（四两，烧酒煮干，切片，炒） 生川军（一两，醋、酒同炒） 琥珀末（一两） 紫降香（五钱） 蝼蛄（十只，去足翅上截，酒炒）

上药各为细末，再研极匀，水法丸如芥菜子大，用景岳十香丸半料为衣。每服五分，空心吞下，日二夜一。

121. 消胀万应汤（《重订通俗伤寒论·伤寒夹证》）

治黄疸变膨，气喘胸闷，脘痛翻胃，痞胀结热，伤力黄肿，噤口痢。

地骷髅（三钱） 大腹皮（二钱） 真川朴（一钱） 莱菔子（二钱，拌炒） 青砂仁（五分） 六神曲（一钱半） 陈香橼皮（八分） 鸡内金（两张） 人中白（煅透，五分） 灯心（五小帚）

以此方送下消臌万应丹。

122. 消臌万应丹（《重订通俗伤寒论·伤寒夹证》）

治黄疸变臌，气喘胸闷，脘痛翻胃，痞胀结热，伤力黄肿，噤口痢。

人中白（煅透，一两） 地骷髅 莱菔子 六神曲（各五钱） 砂仁（二钱，以上俱炒） 陈香橼（一个）

上为细末，炼蜜为丸。每服五七丸，灯心汤送下。

123. 绵大戟散（《良朋汇集经验神方·卷之二·蛊胀门》）

治水蛊、气蛊。

绵大戟（三钱） 广木香（一钱）

共为末，作一服，蜜五钱水调服，行水泻气不用补，一服即消。忌盐酱百日更妙。

124. 雷音丸（《良朋汇集经验神方·卷之

二·蛊胀门》)

治腹大如鼓,以行下几次不愈,服此能散气消满,甚效。

干姜(炒) 巴豆皮(各等分)

上二味研细末,面糊为丸如绿豆大,百草霜为衣。每服五十丸,滚白水下。

125. 蒜西瓜方(《良朋汇集·卷二,名见仙拈集·卷一》)

治蛊胀。

西瓜(一个)

切去顶,如满瓢,挖去瓢三成,入蒜瓣以满为度,将原顶盖之,放在新砂锅内,又著新锅合上,用煤火蒸熟。瓜蒜汤尽食之。三日之内尽消,屡验,救活人多矣。

126. 神消散(《奇方类编·卷上,名见仙拈集·卷一》)

治五种鼓胀。

莱菔子(四两,用巴豆十六粒同炒) 牙皂(一两五钱,煨,去核) 沉香(五钱) 枳壳(炒,四两,烧酒煮,切片) 大黄(一两,酒炒) 琥珀(一两)

上为细末。每服一钱,鸡叫时热酒送下,姜皮汤亦可。后服金匮肾气丸收功。

127. 健脾汤(《胎产秘书·下卷·产后膨胀》)

妇人产后臌胀,误用消导药。

人参 白术 当归 茯苓 白芍 神曲(各一钱) 川芎(七分) 陈皮 炙甘草 砂仁(各五分) 腹皮(五分)

伤食,加麦芽五分;伤冷物腹大痛,加吴茱萸一钱。

128. 补脾饮(《医部全录·卷四·引幼幼近编》)

治脾虚肚腹臌胀,四肢面目浮肿。

人参 白术 半夏曲 萝卜子 茯苓 砂仁 木香 陈皮 苍术 神曲 车前子 大腹皮

129. 推车丸(《灵验良方汇编·卷之一内科·治臌胀》)

治臌胀、单腹胀、水肿、气肿。

上沉香 广木香 胡椒(炒) 巴霜(去油净,各一钱)

共为极细末,黑枣肉为丸梧子大。每服三四十丸,第一次消上部,葱白汤下;第二次消中部,陈皮汤下;第三次消下部,牛膝汤下。待得行三五次大恭,不补止。

130. 误耗益气汤(《灵验良方汇编·卷下·产后臌胀》)

治中气不足微满,或受气作饱,二症误服耗药,致成臌胀者。

人参(二钱,虚人四钱) 白术(二钱) 茯苓(一钱半) 川芎 大腹皮(各八分) 当归(三钱) 陈皮 厚朴(各四分) 木通 苏梗 莱菔子(各五分) 木香(磨,二分)

131. 养生化滞汤(《胎产心法·卷之下·腹胀满闷论》)

治产后大便不通,误服大黄等药,致成鼓胀。

人参 茯苓 川芎 白芍(炒,各一钱) 当归(四钱) 桃仁(十粒,去皮尖) 肉苁蓉(一钱五分,酒洗去泥甲) 大腹皮(五分,黑豆水制净) 陈皮(四分) 制香附 炙草(各三分)

水煎服。如胀甚,再加人参二三钱。常治误用大黄多者,服参、归至半斤以上,大便方通,肿胀渐退。

132. 千金散(《惠直堂经验方·卷二·肿胀门》)

治一切臌胀。

千金子(取白仁,去油,约一两) 枳实(炒) 青皮(炒) 陈皮 香附 山楂肉 木香 砂仁 云术(土炒,各五钱) 沉香(三钱)

九味为末,秤五分,加千金子霜八分,入生蜜调丸。五更尽用淡姜汤下,天明利三四次不甚泻,每日一服,连服七日为止。如人虚两日一服,病浅者三五服能愈,愈后除千金子外,九味末以陈米糊为丸,每服一钱,空肚清汤下。忌生冷、牛、羊、猪、鹅、油腻、煎炒、糟、面、盐、醋等物两个月,终身忌团鱼、河豚、骡马、母猪、牛肉、王瓜、南瓜、荞麦,犯之立复。

133. 厚朴散(《医宗金鉴·卷四十一·胀满水肿死证》)

治单腹鼓胀,肠覃属气实者。

厚朴 槟榔 木香 枳壳 青皮 陈皮 甘遂 大戟

134. 益气丸(《活人方·卷四·鼓胀》)

臌胀。

人参(一两)　泽泻(五钱)　丹皮(五钱)　沉香(三钱)　椒红(三钱)　附子(一钱五分)　肉桂(一钱五分)

炼蜜为丸。每服三五钱，黎明空心白滚汤送下。

135. 三生萝卜(《仙拈集·卷一·鼓胀》)

治臌胀。

水萝卜(一枚)

周围钻七孔，入巴豆七粒，入土种之；待其结子，取子又种；待萝卜成，仍钻七孔，及巴豆七粒，再种。如此三次，至第四次开花时，连根拔起，阴干，收净磁器内。遇臌胀者，取一个捶碎，煎汤服之。重者二个即愈。

136. 大蒜酒(《仙拈集·卷一·鼓胀》)

治诸臌。

独头蒜

一岁一个，去皮，真窝儿白酒六七分，对水白酒二三成，量酒盖过蒜为度，蒸熟。如夏月露一宿，再温热用；冬月乘热连白酒服完。从大便出虚气，即下秽物，其肿自消，一服除根。

137. 利水煎(《仙拈集·卷一·鼓胀》)

治臌胀，水肿。

陈皮　木通　腹皮　茯苓(各一钱)　车前米仁(各三钱)　茵陈(一钱半)　槟榔(八分)

水煎服。

138. 草灵丹(《仙拈集·卷一·鼓胀》)

治臌胀。

黄牛粪(男用雄，女用雌，四五月取净者，阴干，微火焙黄)

上为末。每服一两，酒三碗煎一碗，滤去粪滓，只饮酒，三服痊愈。

139. 加减分消丸(《方症会要·卷二·肿胀》)

治中满气胀、鼓胀、水胀。

人参　萝卜子　陈皮　厚朴　猪苓　泽泻(各三钱)　白术　茯苓　黄连　苍术　半夏　枳实(各四钱)　姜黄　炙甘草　砂仁　干姜(各一钱)　黄芩　山楂(各五钱)

水浸蒸饼为丸。每服二钱，淡姜汤送下。

140. 鼓腹遇仙丹(《方症会要·卷二·肿胀》)

治鼓胀。

白丑头末(四两，半生半炒)　白槟榔(一斤)　茵陈　莪术　三棱　牙皂角(各五钱)

上为末，醋糊为丸如绿豆大。五更时冷茶送下三钱，行后随以温粥补之。忌食他物。

141. 五臌点眼方(《惠直堂方·卷二·肿胀门》)

治脐翻，眼突无纹，六脉沉伏。

麝香(一钱)　珍珠(一钱)

胎粪初胎者，收贮瓷瓶内，以泥封口，埋土中三七日，共研匀，取贮小瓷瓶内。常置暖处，不可令坏，临用时男左女右，点大眼角。一次眼有泪，鼻有涕；二次胸作响；三次小便利下黄黑水。如收敛还元，以老米饭锅焦汤服之，五六日收功矣。

142. 万应丹(《本草纲目拾遗·卷八·诸蔬部》)

治黄疸变为臌胀，气喘，翻胃，胸膈饱闷，中脘疼痛；噤口痢疾，结胸伤寒，伤力黄肿；小儿疳疾结热。

人中白(以露天不见粪者方佳，火煅醋淬七次，一两)　神曲　白卜子　地骷髅(即土中萝卜，各五钱)　砂仁(二钱，以上俱炒)　陈香橼(一个)

上为末，炼蜜为丸如梧桐子大。每服三五七丸，灯草汤或酒送下。

143. 乌牛尿膏(《杂病源流犀烛·卷十四·积聚癥瘕痃癖痞源流》)

治腹中接癖，致成鼓胀。

乌牛尿(一升)

微火煎如饴糖，空心服少许。当鸣转病出，隔日更服之。

144. 治臌香橼丸(《杂病源流犀烛·卷二十一·痧胀源流》)

治臌胀兼痧。

陈香橼(四两，去白)　广皮　醋三棱　醋蓬术　泽泻　茯苓(各二钱)　醋香附(三两)　麸炒菔子(六两)　青皮(去瓤)　净楂肉(各一两)

神曲糊丸。每服五六十丸，以米饮送下。

145. 槟榔丸(《脉因证治·卷三·宿食留饮》)

治伤之轻者，饮食不化，心腹鼓胀。

槟榔(二钱)　陈皮(八钱)　牵牛头末(四钱)

醋糊丸梧子大，姜汤送下二十丸。

146. 硫黄兜（《医级·卷八·杂方》）

治臌胀。

硫黄（水煮七次，去臭气，白色用） 巴豆霜（一两，去油净） 轻粉（一两）

上为细末。用棉布二幅，量腹大小，做夹肚兜一个，先以棉衬之，筛药于上令匀，再绷绵盖覆，用针密行之，系腹上。

147. 魏铁丸（《经验良方·卷二·鼓胀》）

治臌胀。

阿魏（二钱） 芦荟 铁粉 生姜（各一钱）

上为末，取二厘为丸。每服十丸，一日三四次。

148. 万应济世救苦膏（《续回生集·卷下》）

治五劳七伤，肚腹饱胀，心胃气痛，左瘫右痪，偏正头风，寒湿脚气，鹤膝软弱，遗精白浊，小肠疝气，经水不调，痢疾泄泻，食积痞块，黄病蛊胀，肠风下血，痰火咳嗽，头眩头痛，漏肩疼痛，腰疼背痛，跌打损伤，疔疮，瘰疬，无名肿毒，顽癣。

蓖麻肉（打碎） 甘遂（各四两） 当归（三两） 大黄 京三棱 淮生地 木鳖肉 川乌 莪术 草乌（各二两） 川羌活 白芷 红芽 大戟 黄柏 江子肉 上官桂（研末，后下） 麻黄 枳壳（各一两六钱） 真川朴 猪牙皂 杏仁 北防风 全蝎 玄参 花粉（各一两五钱） 香附米 芫花 桃仁（打碎） 花槟榔 北细辛 穿山甲（各一两四钱） 川黄连（一两二钱） 龙衣退（一两） 顶大金头蜈蚣（二十条） 倍子（一两） 陀僧（八两，研末，后下）

以上用麻油十二斤，浸油五日，煎枯去滓，猛火下广丹四斤八两，再炖至不老不嫩，滴水成珠不散，收贮，埋土中三日，去火性，方可用。五劳七伤，负重伤力，筋骨疼痛，贴膏肓、肾俞；肚腹饱胀，脾胃虚寒，心胃两气，胸膈不宽，贴膻中、中脘；左瘫右痪，手足麻木，贴两肩井、曲池；脑寒痰壅，偏正头风，贴风门穴；受寒恶心，咳嗽吐痰，贴华盖、肺俞、膻中穴；寒湿脚气，鹤膝软弱，贴两三里穴；遗精白浊，精寒走泄，贴关元穴；小肠疝气，偏坠木子，贴气海穴；经水不调，子宫寒冷，赤白带下，盅崩血漏，贴两三阴交穴；痢疾泄泻，食积痞块，贴丹田穴；四肢无力，脾虚盗汗，贴两脚眼穴；黄病蛊胀，肠风下血，贴丹田、腰眼穴；痰火咳嗽，哮喘气急，贴肺俞穴；九种气痛，胀闷恶心，贴华盖、中脘穴；男子疟疾，男左女右，贴天间使穴；浑身走气，贴章门穴；头眩头痛，贴太阴、太阳、章门穴；漏肩疼痛，贴肩井穴；腰疼背痛，贴命门穴；凡一切跌打损伤，疔疮，无名肿毒，瘰疬，顽癣及妇人害乳，俱贴患处。

149. 金匮肾气汤〔《彤园医书（妇人科）·卷一·杂证门·附法》〕

治浮肿，日久肾虚鼓胀，随症加味。

熟地（三钱） 炒淮药 枣皮 茯苓（各钱半） 丹皮 泽泻 牛膝 车子（各一钱） 炮附子 肉桂（各五分）

血分倍丹皮、牛膝，加红花、当归；水分倍泽泻，加防已、葶苈。

150. 黄连厚朴汤（《风痨臌膈四大证治》）

治臌胀，独肚腹团团而便坚，脉实大洪数者。乃心脾二经积热，克制金水，而肺胃清气不升，而失下润之化也。

黄连（酒炒，一钱） 楂肉 连翘 陈皮 山栀（各一钱） 柴胡（五分） 厚朴（一钱） 六一散（二钱半）

加生姜，水煎，二更时热服。

151. 黄牛粪散（《医学从众录·卷六·胀症·脉象》）

治臌胀。

黄牛粪（用四五月时阴干，微炒黄香）

为末。每服一两，煎半时，滤清服之，不过三服即愈。

152. 葫芦糯米酒散（《医学从众录·卷六·胀症·脉象》）

治中满臌胀。

陈葫芦（一个，要三四年者佳） 糯米（一斗）

作酒待熟，用葫芦瓢于炭上炙热，入酒浸之，如此五六次，将瓢烧灰存性，为细末。每服三钱，酒下。

153. 萝卜牙皂散（《医学从众录·卷六·胀症·脉象》）

治五臌。

萝卜子（四两，用巴豆十六粒同炒） 牙皂（一两五钱，煨，去弦） 沉香（五钱） 枳壳（四两，火酒煮，切片，炒） 大黄（一两，酒焙） 琥珀（一两）

上为末。每服一钱，随病轻重加减，鸡鸣时温酒送下，姜汤下亦可。后服金匮肾气丸调理。

154. 猪肚大蒜汤（《医学从众录·卷六·胀症·脉象》）

治臌胀。

雄猪肚子（一个） 大蒜（四两） 槟榔（研末） 砂仁（研末，各三钱） 木香（二钱）

砂锅内用河水煮熟，空心服猪肚。

155. 通灵万应丹（《痧证汇要·卷一·备用急救良方》）

治中暑头眩眼黑，及绞肠腹痛，一时闭闷，不省人事，斑痧；中寒骤然腹痛，阴阳反错，睡卧不安，手足厥冷，吐泻不出，卒然难过；山岚瘴气；夏月途行，及空心触秽；感冒风寒，恶心头痛，肚腹饱胀，风疾；痈疽疔毒，及蛇蝎所伤；小儿发痘不出，及急慢惊风，痰涎壅盛，并年老臌胀，噎膈。

茅山苍术（色黑而小朱砂点者佳，米泔水浸软切片，烘干，为末，三两） 丁香（不拘公母，六钱） 明天麻（切片，焙干，为末） 雄黄（透明者，研细，水飞） 麻黄（去节，细锉，焙，为末） 朱砂（研细，水飞，各三两六钱） 真蟾酥（九钱，好烧酒浸化） 麝香（上好者，为末，三钱） 绵纹大黄（切片，晒干，为末，六两） 甘草（去皮，微炒，为末，二两四钱）

上各为细末，以糯米粥浆为丸如萝卜子大，朱砂为衣，候干，收贮瓷瓶备用。每用轻者三丸，重者七丸，纳舌下，少顷咽下；中暑、绞肠腹痛及中寒腹痛等证，先将二丸研细，吹入鼻内，或纳之舌下，少顷吞下，再灌六丸，阴阳水或凉水送下；山岚瘴气、空心触秽，感冒风寒等证，口含三丸，邪热不侵；痈疽疔毒，及蛇蝎毒蛇所伤，捣末，好酒调敷；小儿发痘不出、急慢惊风，并年老臌胀噎膈等证，灯心汤或凉水加倍调服。

156. 脐风丸（《救生集·卷三·小儿门》）

治惊风、多痰，啼哭不已，腹中痰鸣鼓胀。

代赭石（火煅、醋淬三次，五钱） 朱砂（水飞，一两） 巴豆霜（二两） 牛黄（如无牛黄，九制胆星亦可，三钱） 僵蚕（炒去丝，二钱） 全蝎（去头足，水泡去坏味，晒干，三钱）

共为细末，用寒食面二两，陈酒煮和为丸如黍米大，磁瓶收贮，以腊封口。每服五丸，人乳化服。

157. 鸢尾串（《串雅补·卷二·串方》）

治臌胀。

干白蝴蝶花根（为末，四钱） 生白蝴蝶花根（一两二钱，切如米粞状）

上用老酒并砂糖温服，送二药。下数次，即以白粥补之。此药不肯留存腹内，切碎鸢尾囫囵泻出无存。

158. 五臌串（《串雅补·卷二·串方》）

治五臌十胀。

千金子（去油，一两） 甘遂（三钱） 葶苈子（三钱） 牙皂（五钱） 槟榔（一钱）

上为细末，每服二钱，白汤送下。

159. 郁金丸（《串雅补·卷二·串方》）

治臌胀。

广木香（六分） 大茴（四钱） 雄黄（四两） 沉香（六分） 郁金（一两二钱） 乳香 巴霜 五灵脂（各一两二钱）

为末，米醋糊丸桐子大，朱砂为衣。壮人七粒，弱人五粒，陈酒送下。

160. 乌金散（《医钞类编·卷九·胀病门》）

治蛊胀。

鸡内金（不拘多少） 紫金皮（三钱） 五灵脂（三钱）

上为末，水调服。血蛊，加玄胡子三钱。

161. 秘传蛊胀槟榔丸（《医钞类编·卷九·胀病门》）

治蛊胀。

贯众（一两） 鹤虱（一两） 芜荑（一两） 雷丸（五钱） 槟榔（二两） 香附（一两） 川楝肉（一两） 三棱（醋炒） 莪术（醋炒，各七钱） 胡连（五钱） 白芷梢（八钱） 乌梅肉（五钱） 熟大黄（一两） 芒硝（八钱） 荜澄茄（一两） 法半夏（一两）

上为末，炼蜜为丸服。吞丸作吐者，先用煎鸡子一块先食，随用花椒一钱为末，开水服后，用此丸吞下，即不吐。

162. 太乙玉枢丹（一名**紫金锭**、**紫金片**）（《随息居重订霍乱论·卷下·药方篇第四》）

治诸痧霍乱，诸疫疠气，喉风五绝，尸疰鬼胎，惊忤癫狂，百般恶证，及诸中毒，诸痈疽，水土不服，黄疸鼓胀，蛇犬虫伤。内服外敷，功难殚述，洵神方也。

山慈姑(去皮洗净,焙) 川文蛤(即五倍子,捶破洗,刮内桴) 千金子(即续随子,去油,取净霜,各二两) 红芽大戟(洗,焙,一两) 当门子(三钱)

五味,先将慈、蛤、戟三味研极细末,再入霜、香研匀,糯米汤调和,干湿得宜,于辰日净室中,木臼内杵千余下,每料分四十锭,再入飞净朱砂、飞净明雄黄各五钱尤良;或以加味者杵成薄片,切而用之。每服一钱,凉开水调下。孕妇忌之,又不可与甘草药同进也。

163. 佛手丸(《良方集腋·卷上·胀满门》)

治肝胃气痛,脚气,臌胀。

鲜白葫芦(五两,去子,蒸晒九次,另研极细如飞尘) 鲜佛手(五两,用银柴胡三钱煎汤拌炒,切片,蒸晒九次) 鲜香橼(五两,用金铃子三钱煎汤拌炒,去子蒸晒九次) 道地人参(一钱,另研极细如飞尘) 大豆黄卷(十两,炒黑枣仁,五两) 冬霜桑叶(五两) 真川贝母(五两,去心) 建神曲(五两) 建莲肉(五两)

将葫芦末加入人参末内和匀,再另取川贝、莲肉末约四五两,渐渐添入葫芦、人参末中,随添随研,和至极匀候用;其香橼、建曲、豆卷、桑叶四味,及余多之川贝、莲肉,共为细末候用;先将佛手、枣仁二味煎汤收浓汁约一大面碗令满,为泛丸之用;泛时将众药起心子,泛至半即加泛人参等末,后再加众药泛上成丸,晒干收藏,宜以矿灰铺纸衬底,庶不霉坏;泛完药末后,再将糯米饮汤泛上,以免药末脱落。此丸每料干丸约有三十两,每服一钱,计共三百服左右。如肝气痛者,香附汤送下;胃气痛者,木香汤送下;脚气痛者,木瓜汤送下;臌胀病者,陈麦柴汤送下。

164. 猪肚煎(《卫生鸿宝·卷一·鼓胀》)

治臌胀。

雄猪肚(一个) 槟榔 牵牛(各一钱) 砂仁(五分) 葱(三根)

上为末,再加独头蒜填满肚内,线扎口,砂锅酒煮烂,去肚并药,单食蒜,饮汁二三杯。少顷大便去气不绝,渐渐宽泰,小便利黄水。

165. 香中丸(《验方新编·卷十八·臌胀部》)

治臌胀发肿。

陈香橼(去穰,四两) 真人中白(三两)

二味共为末。每服二钱,用猪苓、泽泻煎汤,空心送下。忌盐三日即痊。

166. 化铁丸(《杂病广要·内因类·胀满》引《卫生家宝》)

治诸气蛊、食蛊,腹肚肿胀,紧急如鼓,妨闷气促,不能坐卧,饮食顿减,手足干瘦,累治不效者;兼治翻胃。

五灵脂(去砂石,拣净者) 陈橘皮(不去白,拣真者) 青橘皮(不去白,拣真者,各一两) 陈糯米(拣净者,一合) 巴豆(去壳,并心膜)

上各锉碎。用慢火先炒五灵脂香透,次下青皮,候色变,又下陈皮,亦变赤色,却下糯米、巴豆在内同炒,唯要糯米色黄赤,取出以纸摊净地上,出火气,拣去巴豆不用,或只留三五粒在内亦得,为细末,用好酸米醋蒸饼为丸如绿豆大。每服十五丸至二十丸,煎葱汤或茶汤送下,妇人醋汤或艾汤送下。

167. 柿灵丹(《杂病广要·内因类·胀满》引《寿世仙丹》)

治十种蛊胀。

黑牵牛(六钱,三钱炒,三钱生) 大黄(六钱) 广木香(六钱) 阿魏(瓦焙) 丁香 槟榔(各二钱四分) 香附(生用,四钱)

上为极细末,每用柿饼七个,每个开孔,入药末三分半,仍以柿饼合口,放老米饭上蒸过,慢火瓦上焙干。每服一饼,早、午、晚各嚼食一枚,能饮,烧酒送下;不能饮,白滚汤下。数日即消。

168. 扶抑归化汤(《医醇剩义·卷四·鼓胀》)

治鼓胀,肝邪炽盛,而脾土败坏,腹胀,身皆大,大与肤胀等,色苍黄,腹起青筋。

党参(三钱) 茯苓(三钱) 白术(一钱五分) 当归(二钱) 附子(八分) 木瓜(一钱,酒炒) 青皮(一钱) 蒺藜(三钱) 广皮(一钱) 厚朴(一钱) 木香(五分) 砂仁(一钱) 牛膝(二钱) 生姜(三大片)

169. 健脾膏(《理瀹骈文·存济堂药局修合施送方并加药法》)

治脾阳不运,饮食不化,或噎塞饱满,或泄痢腹痛,或为湿痰,水肿,黄疸,臌胀,积聚,小儿慢脾风。

牛精肉(一斤) 牛肚(四两,用小磨麻油三斤浸熬，听用） 苍术（四两） 白术 川乌（各三两） 益智仁 姜半夏 南星 当归 厚朴 陈皮 乌药 姜黄 甘草（半生半炙） 枳实（各二两） 黄芪 党参 川乌 白芍 赤芍 羌活 香白芷 细辛 防风 香附 灵脂 苏梗 苏子 延胡索 山楂 麦芽 神曲 木瓜 青皮 槟榔 枳壳 桔梗 灵仙 腹皮 醋三棱 醋莪术 杏仁 柴胡 升麻 远志肉 吴萸 五味 草蔻仁 肉蔻仁 巴戟天 补骨脂 良姜 荜茇 大茴 红花 黄连 黄芩 大黄 甘遂 苦葶苈 红芽大戟 巴仁 黑丑头 茵陈 木通 泽泻 车前子 皂角 木鳖仁 蓖麻仁 全蝎 炮山甲 白附子 附子（各一两） 滑石（四两） 生姜 薤白 韭白 葱白 大蒜（各四两） 鲜槐枝 柳枝 桑枝（各八两） 莱菔子 干姜 川椒（各二两） 石菖蒲 艾 白芥子 胡椒 佛手干（各一两） 凤仙草（全株） 枣（七枚）

用油二十二斤，分熬丹收，再入官桂、木香、丁香、砂仁、檀香各一两，牛胶四两（酒蒸化），俟丹收后，搅至温温，以一滴试之，不爆，方下，再搅千余遍，全匀，愈多愈妙，勿炒珠，炒珠无力，且不粘也。贴胸脐。

170. 万应剪金丸（《应验简便良方·卷下·霍乱疟疾门》）

治山岚瘴气，疟疾腹疼，食积停滞，九种胃气，心口痞块，五膈十膈，小水不利，大便秘结，跌打损伤，蓄血不止；小儿疳癥，虫积腹胀；妇人七癥八瘕，血块，产后气血走痛。

当门子（三钱） 香附（童便炒，四两） 尖槟榔（四两） 沉香（五两） 青皮（炒，四两） 黑白丑（八两） 胡黄连（醋炒，五两） 芜荑（二两） 建神曲（炒，三两） 枳壳（五两） 三棱（八两） 桃仁（二两） 大黄（半生半熟，八两） 当归身（四两） 商陆（醋炒，五两） 莪术（醋炒，八两） 草果（三两） 广藿香（四两） 金毛狗脊（去毛，炒，五两） 广木香（二两） 青木香（二两） 苍术（米浸，炒，四两） 川黄连（二两）

上为极细末，外用牙皂八两、茵陈一两，合前药为煎水，炼成膏丸如果大，外用明雄黄一两，朱砂二两为衣。量人虚实，约服二三钱。

171. 琥珀散（《外治寿世方·卷一·鼓胀》）

治五鼓。

大黄（二两） 巴豆（五钱） 牙皂（一两五钱） 枳壳 萝卜子（炒，各四两） 琥珀（一两） 沉香（五钱）

姜皮捣汁丸。临用研末掺膏贴。凡治胀皆取三里穴，在膝下三寸外旁，膏药照贴。

172. 紧皮丸（《梅氏验方新编·卷二·鼓胀》）

治臌胀。

生地黄（炒松，一两） 姜半夏（一两） 车前子（一两） 台党参（三两） 姜厚朴（一两半） 当归身（酒洗，二两） 赤茯苓（去皮，忌铁，一两） 苍术（米泔浸炒，二两） 神曲（炒，一两） 木通（一两） 猪苓（去皮，忌铁，一两） 泽泻（一两） 青皮（醋炒，一两） 破故纸（盐水炒，二两） 陈皮（一两半） 麦芽（炒，一两半） 莪术（醋炒，八分）

上为细末，面曲糊为丸如梧桐子大。每日早服四十丸，午服三十丸，晚服二十丸，白汤送下。

173. 通阳汤（《医门补要·卷中·应用诸方》）

治寒湿鼓胀。寒湿留着中焦，清阳不布，满腹坚胀，面黄，不渴不食，脉沉迟。

茯苓 附子 干姜 草果 陈皮 厚朴 车前子 椒目

174. 膨症神效散（《揣摩有得集》）

治膨症。

炒麦芽 槟榔 甘遂（各一钱）

上为细末。每服五分，黄酒冲服。到八十天用猪肝一付，去净白皮，以竹刀切片，放砂锅内焙干为末，开水冲服；到百天吃鲫鱼补养。

175. 田螺解胀敷脐方（《寿世新编·杂方》）

治一切臌胀，肚饱发胀，小便不通。

大田螺（一个） 雄黄（一钱） 甘遂末（一钱） 麝香（一分）

先将药末和田螺捣如泥，以麝置脐，放药脐上，以物覆之束好，待小便大通去之。重者再用一料，小便大通，病即除矣。

176. 桂枝苓泽汤（《医学摘粹·杂证要法·里证类·水胀》）

治鼓胀。

桂枝（三钱） 茯苓（六钱） 泽泻（三钱）

杏仁(三钱) 法夏(三钱) 甘草(二钱) 防已(三钱) 桑叶(三钱) 生姜(三钱)

水煎大半杯,温服。

177. 宽中愈胀汤(《女科指南·癥瘕积痞痃癖疝门》)

治中满单胀。

人参 白术 茯苓 甘草 黄连 枳实 半夏 姜黄 陈皮 知母 黄芩 厚朴 猪苓 泽泻 砂仁 干姜

加生姜,水煎服。

178. 鸡胵茅根汤(《医学衷中参西录·上册·第二卷·治癃闭方》)

治水臌、气臌并病,兼单腹胀,及单水臌胀,单气臌胀。

生鸡内金(五钱,去净瓦石糟粕,轧细) 生於术(分量用时斟酌) 鲜茅根(二两,锉细)

先将茅根煎汤数茶钟(不可过煎,一二沸后慢火温至茅根沉水底,汤即成),先用一钟半,加生姜五片,煎鸡内金末,至半钟时,再添茅根汤一钟,七八沸后,澄取清汤(不拘一钟或一钟多)服之。所余之滓,仍用茅根汤煎服,日进一剂,早、晚各服药一次。初服小便即多,数日后大便亦多。若至日下两三次,宜减鸡内金一钱,加生於术一钱。又数日,胀见消,大便仍勤,可减鸡内金一钱,加於术一钱。又数日,胀消强半,大便仍勤,可再减鸡内金一钱,加於术一钱。如此精心随病机加减,俾其补破之力,适与病体相宜,自能全愈。若无鲜茅根,可用药房中干茅根一两代之。无鲜茅根即可不用生姜。所煎茅根汤,宜当日用尽,煎药后若有余剩,可当茶温饮之。

179. 表里分消汤(《医学衷中参西录·中册·论水臌气臌治法》)

治水臌,气臌。

麻黄(三钱) 生石膏 滑石(各六钱) 阿司匹林(一片)

将前三味煎汤,送服阿司匹林。若服药一点钟后不出汗者,再服阿司匹林一片;若服后仍不出汗者,还可再服,当以汗出为目的。

180. 鼓胀丹(《内外验方秘传·卷上·丸散门》)

治鼓胀。

巴豆霜(一钱) 甘遂(三钱) 大戟(一钱五分) 芫花(三钱) 槟榔(一两) 青皮(一两) 陈皮(一两) 厚朴(一两) 皂角(一两) 良姜(一两) 黑白丑(各一两) 净轻粉(一钱) 小茴香(八钱) 葶苈子(二钱)

上晒干,为细末。每早姜汤送下四分,壮者六分。

181. 万宝丹(《灵药秘方·卷下·神仙一剪梅·阴丹法》)

治臌胀隔气。

水银 密陀僧 白矾 食盐(炒) 火消(各一两) 明雄黄(五钱) 朱砂(五钱) 滁州青瓷器(打碎研细,二两)

先将水银、瓷末共研不见星,次下陀僧再研,再下矾、盐、消、雄、砂共研匀,入阳城罐内封口,升三炷香,取出灵药。二转加法,取前灵药,又加水银一两,研不见星,又下火消、盐、矾各一两,明雄、朱砂各五钱,研匀听用,再取出山铅四两,打薄剪碎,放阳城罐底上,再放药末在上,封固,打三炷香,取灵药配后药用。配药法:每前药一钱,用牛黄、狗宝各五分,珍珠、琥珀、直僵蚕(糯米炒)、全蝎(酒洗,去头足,糯米炒)、沉香、川贝母、硼砂、朱砂、雄黄、元明粉、木香、川连、吴茱萸(煮)、川芎、白芥子、萝卜子,以上各一钱,巴豆仁(甘草水煮,去油)五分,麝香三分,牙皂八分(炒),金银箔各三十张,五倍子一个,打一孔,入大黄末填满塞紧,入多年瓦便壶内封口,火煅候冷,取五倍子、大黄为末,与前诸药和匀,用小竹刮青煎汁,打糊为丸,萝卜子大,朱砂为衣。初服三分五厘,用雄鼠粪煎汤送下;以后只用竹青煎汤,微加姜汁服。

182. 万病解毒丸(《本草简要方·卷之二·草部一》)

治诸腹鼓胀。

山慈姑(去皮洗极净,焙,二两) 川五倍子(洗刮,焙,二两) 千金子(白者,研,纸压去油,一两) 红芽大戟(去芦,洗,焙,一两五钱) 麝香(三钱)

研末,糯米浓饮和之,木臼杵千下,一钱一锭。病重者连服取利,麦芽汤下。

三、治水鼓方

1. 铺脐药饼(《备急千金要方·卷十一·肝脏》)

治卒暴癥，水蛊。

商陆根

捣碎蒸之，以新布籍腹上，以药铺着布上，以衣物覆其上，冷复易之，数日用之，旦夕勿息。方名见《杂病源流犀烛》。

2. 莨菪丸（《备急千金要方·卷二十一·水肿》）

治水气肿，鼓胀，小便不利。

莨菪子（一升） 羖羊肺（一具，青羊亦佳）

上二味，先洗羊肺，汤微深之，薄切，晒干作末，以三年大酢渍莨菪子一晬时出，熬令变色，熟捣如泥，和肺末，蜜合捣三千杵作丸如梧桐子大。每服四丸，食后一食久，以麦门冬饮服，一日三次。以喉中干，口黏浪语为候，数日小便大利佳。方名见《千金翼方》。

3. 郁李仁丸（《外台秘要·卷七·心腹胀满及鼓胀方十四首》引《广济方》）

治心腹胀满，腹中有宿水，连两胁满闷，气急冲心，坐不得。

郁李仁（八分） 牵牛子（六分，熬） 甘遂（熬，四分） 防葵（三分） 菴蕳子 桑白皮 槟榔（各四分） 橘皮 泽泻（各二分） 茯苓 泽漆叶（炙） 杏仁（去皮尖，各三分）

上为末，炼蜜为丸如梧桐子大。每服五丸，空腹饮送下，一日二次，服到十丸，微利为度。忌酢物生冷、油腻、热面、炙肉、蒜等。

4. 葶苈茯苓丸（《外台秘要·卷二十·水肿方一十三首》引《救急方》）

治水气，腹臓胀硬。

葶苈子（七两，熬） 茯苓（三两） 吴茱萸（二两） 椒目（三两，沉水者） 甘遂（五两，绝上者）

上为末，蜜和为丸如梧桐子大。每服五丸，以米饮送下，一日三次，不知，稍加丸，以利为度。禁食如药法，并酢物。

5. 续随子丸

1）《太平圣惠方·卷第五十四·治十水肿诸方》

治十种水气，喘息，腹胁鼓胀，小便不通。

续随子 海蛤（细研） 甜葶苈（隔纸炒令紫色） 汉防己 甘遂（煨令微黄） 郁李仁（汤浸去皮，微炒） 滑石（各半两） 腻粉（一分）

上件药，捣罗为末，炼蜜和丸如梧桐子大。每日空心，以粥饮下七丸，当得快利。如未利，晚食前再服。

2）《普济方·卷一百九十一·水病门·十水》

治十种水气，喘促，腹胁鼓胀，小便不通。

大戟（一两，微炒） 牵牛子（一两，微炒） 皂荚（一两，去皮，涂酢炙黄焦，去子） 海蛤（一两，细研） 甜葶苈（一两，炒紫色） 川大黄（一两，锉，微炒） 桑根白皮（一两） 郁李仁（一两，汤浸去皮，微炒）

上为末，炼蜜和丸，捣百杵如梧桐子大。每日空心温酒下十丸，以利为度。

6. 大戟散（《太平圣惠方·卷第五十四·治水气心腹鼓胀诸方》）

治水气心腹鼓胀，喘息，大小便不利。

大戟（锉碎，微炒） 甘遂（煨令微黄） 续随子 牵牛子（微炒） 葶苈子（隔纸炒令紫色，以上各半两）

上件药，捣细，罗为散。每服，煎灯心汤，调下半钱，空心服。得通利水下，为效。

7. 槟榔丸

1）《太平圣惠方·卷第五十四·治水气心腹鼓胀诸方》

治水气，心腹鼓胀，四肢羸瘦，喘息促急，食饮渐减，小便涩少，脐下妨闷。

槟榔（一两） 海蛤（一两，细研） 桂心（半两） 诃黎勒皮（一两） 汉防己（一两） 木香（一两） 桑根白皮（一两，锉） 郁李仁（一两） 旋覆花（半两）

上件药，捣罗为末，炼蜜和捣三二百杵，丸如梧桐子大。每服，煎木通汤下三十丸，日三服。

2）《普济方·卷一百九十四·水病门》

治水蛊。

槟榔 郁李仁（各一两） 续随子 甘遂（各半两，炒黄） 蕳茹（八钱） 樟柳根 黑牵牛 大黄（各一两） 木通 海金砂（各半两） 滑石（一两）

上为细末，面糊为丸梧桐子大。每服三十丸，温酒送下。如泻，白粥补之。常服只十丸至十五丸。忌盐、醋、油、酱、油腻、生冷、面粉半年。

8. 木香丸（《太平圣惠方·卷第五十四·治

水气心腹鼓胀诸方》)

治水气,心腹鼓胀。

木香(半两) 槟榔(半两) 硼砂(三分,细研) 青橘皮(三分,汤浸去白瓤,焙) 吴茱萸(半两,汤浸七遍,焙干,微炒) 巴豆(三十枚,去皮心,研,纸裹压去油)

上件药,捣罗为末,以酽醋一大盏,熬硼砂巴豆为膏,入末相和,丸如绿豆大。每服,食前,煎青橘皮汤下五丸。

9. 大戟丸

1)《太平圣惠方·卷五十四·治水气心腹鼓胀诸方》

治水气,肿入腹,膨胀,恶饮食。

大戟(一两,锉碎,微炒) 皂荚(一两,炙黄焦,去皮子) 乌扇(一两)

上为末,炼蜜为丸如梧桐子大。每服五丸,空心温水下。当下利一两行,次日更服,以愈为度。

2)《圣济总录·卷第七十二·诸症》

治癥癖,化气取食积,及本脏气水疾蛊胀。

大戟(半两) 芫花(醋炒,一两) 巴豆(一百粒,去皮,以水五升煮水尽为度,去心,少出油,细研) 甘遂 干姜(炮) 陈橘皮(去白,焙) 硇砂 姜黄 桂(去粗皮,各一两)

上九味,捣研为末,于银石器内,炒令极热,勿令焦,炼蜜丸梧桐子大。常服生姜汤下一丸,如取转,量脏腑虚实加减。

10. 楮枝汤(《太平圣惠方·卷第五十四·治水蛊诸方》)

治水蛊,遍身肿。

细楮枝(十两,锉) 黑豆(一斗) 细桑枝(十两,锉)

上以水五斗煎取一斗,去滓,别煎取三升。每服暖一小盏服之,日三四服。

11. 甘遂散

1)《太平圣惠方·卷五十四·治十水肿诸方》

治水气,心腹鼓胀,上气喘息。

甘遂(半两,煨令微黄) 槟榔(半两) 牛蒡子(二分,微炒) 商陆(一分)

上为细散。每服半钱,用猪肾一只,切作四五片,掺药,用湿纸裹,塘火中煨熟,空心顿服,又微呷酒三二合。须臾,下利为效。方名见《普济方》。

2)《圣济总录·卷第八十·水肿门·水蛊》

治水蛊,水肿。

甘遂(炒) 蓬莪术(炮) 青橘皮(汤浸去白,焙,各一两) 大戟(微煨) 桂(去粗皮,各三分) 石菖蒲(米泔浸,炒干) 木香(各半两)

上七味,捣罗为散。每服用葱汤调一钱匕,空腹,渐加至二钱匕,微吐泻为度。

12. 防己丸(《圣济总录·卷第七十九·大腹水肿》)

治大腹水肿,口苦干燥,此肠间有水。

防己 椒目 葶苈(炒令紫色) 大黄(剉,醋拌炒干,各一两)

上四味,捣罗为末。炼蜜为丸如小豆大。每服十丸,米饮下,日三服。稍稍增之,口中有津,则止勿服。渴者加芒硝半两。

13. 牛黄丸(《圣济总录·卷第七十九·大腹水肿》)

治大腹水肿,气息不通,证候危笃者。

牛黄(研,半两) 昆布(洗去咸,炙) 海藻(洗去咸,炙干,各一两一分) 牵牛子(炒) 桂(去粗皮,各一两) 椒目 葶苈(炒令紫色,各三分)

上七味,捣罗为末。炼蜜为丸如小豆大。每服十五丸,米饮下。日再服,稍加之,以小便利为度。

14. 麝香丸(《圣济总录·卷第七十九·大腹水肿》)

治水气大腹肿。

麝香(一钱,研) 甘遂(炒) 芫花(醋炒,各半两) 人参(一两)

上四味,捣罗为末,炼蜜为丸如小豆大。每服二十丸,米饮下。

15. 甘草丸(《圣济总录·卷第七十九·大腹水肿》)

治水气,腹大肿。

甘草(炙,剉) 防己 葶苈(炒令紫色,各一两)

上三味,捣罗为末,用酒熬为丸如小豆大。每服二十丸至三十丸,米饮下。

16. 苏合香丸(《圣济总录·卷第七十九·大腹水肿》)

治大腹水肿,利小便。

苏合香　水银（水煮，一复时后入）　白蔹（为末，各一两）

上三味，合研令匀，炼蜜为丸如小豆大。每服十丸，米饮下，日三。

17. 葶苈散（《圣济总录·卷第七十九·大腹水肿》）

治大腹水肿，利小便。

葶藤（炒令紫色，一两）　杏仁（二十枚，汤浸去双仁、皮尖，麸炒）

上二味，捣令极烂，分为十服。每服用米饮调下，日二服。

18. 蓖麻饮（《圣济总录·卷第七十九·大腹水肿》）

治大腹水肿，利小便。

蓖麻子（二十枚，成熟者，去皮）

上一味细研，以水半盏调匀。一服令尽，至日中当吐下水汁；若水不尽，三日后更服三十枚；犹未尽者，更作。差后节饮及减食，食糜粥以养之。

19. 葶苈酒（《圣济总录·卷第七十九·大腹水肿》）

治大腹水肿，利小便。

葶苈（一升）

上一味，用酒五升浸三宿。每服半盏，日二服，小便利为度。

20. 丹参酒（《圣济总录·卷第七十九·大腹水肿》）

治久患大腹病，其状四肢细腹大，有小劳苦，则足胫肿满，食则气急，此病服下利药极不差，宜用此酒，以散除风湿，利小水。

丹参　鬼箭羽（各一两半）　秦艽（去苗、土）　知母（多月不用，各一两）　猪苓（去黑皮，三分）　白术（一两半）　海藻（洗去咸，炙，三分）　赤茯苓（去黑皮，一两）　桂（去粗皮）　独活（去芦头，各三分）

上一十味，以酒九升浸五日；急须者，置热灰上一日便可就。每服一盏，饮酒少者，随意减之，日三服。

21. 楮枝煎（《圣济总录·卷第八十·水肿门·水蛊》）

治蛊病水肿。

楮枝（锉，半升）

上一味，以水五升煎至二升半，去滓取汁，入黑豆末半升，煎成煎。每用一匙，空腹服之。

22. 大黄汤（《圣济总录·卷第八十·水肿门·水蛊》）

治水蛊，大小便不通，急胀壅塞。

大黄（锉碎，醋拌炒干，一两半）　麦门冬（去心，焙，三分）　甘遂（微炒）　茅根（锉）　黄连（去须，各一两）　贝母（炮，去心，三分）

上六味，粗捣筛。每服二钱匕，水一盏煎至七分，去滓温服。

23. 大戟汤（《圣济总录·卷第八十·水肿门·水蛊》）

治水蛊，水肿。

大戟（去皮，炒）　甘遂（炒）

上二味等分，粗捣筛。每服一钱匕，水一盏半，入大枣三枚劈破，煎至七分，去滓温服。

24. 恶实丸（《圣济总录·卷第八十·水肿门·水蛊》）

治水蛊，身体洪肿。

恶实（微炒，一两）

上一味为末，面糊和丸如梧桐子大。每服十丸，米饮下，勿嚼破。

25. 分气散（《圣济总录·卷第八十·水肿门·水蛊》）

治水蛊腹肿。利小便。

甘遂（炒）　商陆（锉，炒）　白牵牛（炒，各半两）　槟榔（炮，锉，一枚）　木香（一分）　白丁香（研，五十枚）　腻粉（研，一钱）

上七味，捣研为散。每服半钱匕，温酒调下。实者，加至一钱匕。

26. 海蛤丸（《圣济总录·卷第八十·水肿门·水蛊》）

治水蛊，腹胀，喘嗽。分水气。

海蛤（烧灰，半两）　滑石（研）　凝水石（研，各一两）　白丁香（研，五十枚）　腻粉　粉霜（各一钱）

上六味，一处研匀，面糊和作饼子，以湿纸裹烧熟，捣罗为末，薄面糊和丸如绿豆大。温酒下二十丸。

27. 瓠瓤煎（《圣济总录·卷第八十·水肿门·水蛊》）

治水蛊，遍体洪肿。

瓠瓤（一枚）

上一味，以水二升，煮一炊顷，去滓，煎堪丸即丸如小豆大。每服米饮下十丸，取小便利。利后作小豆羹食之，勿饮水。

28. 椒目丸（《圣济总录·卷第八十·水肿门·水蛊》）

治水蛊，遍身洪肿。

椒目（微炒出汗） 牡蛎（煅） 葶苈（纸上炒） 甘遂（炒）

上四味等分，捣罗为末，炼蜜和丸如小豆大。每服米饮下十丸取利，利后服白米粥养之。

29. 结水汤（《圣济总录·卷第八十·水肿门·水蛊》）

治水蛊，内肿即冷，外肿即热，气急无力。

黄连（去须） 大黄（锉碎，醋拌炒干，各一两） 甘遂（微炒） 葶苈（炒令紫，各一两）

上四味，粗捣筛。每服二钱匕，水一盏半煎至七分，去滓温服，日二。

30. 瞿麦汤（《圣济总录·卷第八十·水肿门·水蛊》）

治水蛊腹胀满急，小便不通，纵有少而黄赤。

瞿麦穗 车前子 滑石（碎） 茅根（锉） 甘遂（微炒） 苦参

上六味等分，粗捣筛。每服二钱匕，以水二盏煎至七分，去滓温服，日三，以利为度。

31. 鼠尾草丸（《圣济总录·卷第八十·水肿门·水蛊》）

治水蛊。

鼠尾草 马鞭草（各五斤）

上二味，用水五斗煮取二斗，去滓，再煎成膏，为丸如小豆大，以轻粉为衣。每服米饮下三丸至六丸。

32. 葶苈汤（《圣济总录·卷第八十·水肿门·水蛊》）

治水蛊，身体洪肿，喘满。

葶苈（纸上炒令紫色，捣末，一两）

上一味，以水二盏，入葶苈五钱匕，大枣十枚劈破，同煎至一盏，去滓，分为二服，以利为度，后服葶苈丸。

33. 葶苈丸

1）《圣济总录·卷第八十·水肿门·水蛊》

治水蛊，身体洪肿，喘满。

葶苈子（纸上炒令紫色，三两） 牵牛子（微炒，一两半） 海藻（洗去咸，炒） 昆布（洗去咸，炒） 猪苓（去黑皮） 泽漆（各一两）

上为末，炼蜜为丸如小豆大。每服十五丸，稍加至二十丸，米饮送下，一日二次，以知为度。

2）《严氏济生方·水肿门·水肿论治》

治肿满，水气蛊胀。

甜葶苈（半两） 白术（半两） 桑白皮 赤茯苓 防己（三分） 牵牛（半两，半生半熟） 羌活 陈皮 泽泻（各三分） 郁李仁（汤去皮，熬紫色，称三分，与葶苈二味别研如膏，令极细）

上为细末，与上二味同研，炼蜜和，入臼内杵之，丸如桐子大。初服十丸，空心晚食前，一日二服，生姜橘皮汤下；不知加至二三十丸，以知为度。或加萝卜子、甘遂二分，切片炒。

34. 无比丸（《圣济总录·卷第八十·水肿门·水蛊》）

治水蛊，通身肿满。

京三棱（煨，锉） 牵牛子 胆矾（研） 槟榔（锉） 芫花（醋浸炒，各一两） 腻粉（一分） 续随子（去皮） 硇砂（研） 木香（各半两） 铁粉（研，三分） 大枣（三十枚，汤内略煮过，剥去皮核，取肉烂研）

上一十一味，除胆矾、硇砂、枣肉外，同捣罗为末，用酽醋二大升，先下硇砂、胆矾、枣肉于银石器内，煎五七沸，次下诸药末，一处搅匀，慢火熬候可丸，丸如豌豆大。每服十丸，丈夫温酒下，妇人醋汤下。

35. 中膈丸（《圣济总录·卷第八十·水肿门·水蛊》）

治水蛊腹胀，消肿满痞气。

芫花（醋浸，炒黄） 甘遂（炒黄，为末） 大戟（煨，各一两） 泽泻 青橘皮（汤浸去白，焙） 木香（各半两） 硇砂（研） 乳香（研，各一钱） 巴豆（去皮膜，出油，研，二十一枚）

上九味，捣研为末，炼蜜和丸如绿豆大。每服三丸至五丸，温酒下。

36. 人参丸（《圣济总录·卷一四七·杂疗门》）

治蛊注，四肢浮肿，肌肤消瘦，咳逆，腹大如水状。

人参 紫参 半夏（汤洗七遍，去滑） 藜芦（炒） 代赭（研） 桔梗（炒） 白薇 肉苁蓉（酒浸切,焙) 石膏(碎) 牡蛎粉 丹参(各三分) 干虾蟆 灰狼毒(炒) 附子(炮裂,去皮脐,各一两) 巴豆(七十枚,去皮心膜,出油尽)

上为末,炼蜜为丸如梧桐子大。每服一丸至三丸,量虚实米饮送下。

37. 羌活散(《普济本事方·卷四·肿满水气蛊胀》)

治水气,一切腹胀急。

羌活(洗去土) 萝卜子(各等分)

上药同炒香熟,去萝卜子不用,为末。每服二钱,温酒调下,一日一服,二日二服,三日三服。

38. 肉豆蔻丸(《宣明论方·卷八·水湿门》)

水湿胀如鼓,不食者病可下。

肉豆蔻 槟榔 轻粉(各一分) 黑牵牛(一两半,取头末)

上为末,面糊为丸如绿豆大。每服十丸至二十丸,食后,煎连翘汤送下,日三服。

39. 粉霜丸(《宣明论方·卷八·水湿门》)

治水鼓满不食,四肢浮肿,大小便闭,不进饮食。

粉霜 硇砂 海蛤 寒水石(烧粉) 玄精石 白丁香 头白面(各一钱) 轻粉(三钱) 海金砂(一钱)

上为末,着纸裹数重,上使面裹,又纸裹,冷酒煎了,桑柴火烧,面熟为度,宿蒸饼为丸如柏子大。每服三丸,生姜汤送下,一日三次;二日加一丸,至六日不加即止,以补之妙。

40. 生姜开胃丸(《叶氏录验方·上卷·治气》)

治胸膈不快,心腹闷,气痛等疾及治水蛊。

阿魏(二钱半,用水调面一匙合成饼,炙令熟为度) 生姜(半斤,切成片,用盐一两淹一宿,取出焙干) 蓬莪术(半两,用水调面裹煨) 荆三棱(半两,生用) 益智(一两,生用) 木香(半两,生用) 缩砂仁(半两,生用) 香附子(二两,生用) 陈皮(二两,生用) 甘草(半两)

上件为细末,用水泡油饼为丸如鸡头大,朱砂为衣。每服五丸,细嚼,白汤下,不拘时候。孕妇不得服。

41. 青龙圆(《活人事证方后集·卷之十一·肿满门》)

治久新水蛊病。

轻粉(二钱) 白丁香(二钱) 硇砂(一钱) 青黛(一分)

上同研匀,水和成块,硬软得所,用生蒸饼面裹一重,以桑柴慢火煨熟,不去已烧熟面,再以生面又裹一重,再如前煨,候香,放冷,取出药,不用面,别煮好面糊为丸如黍米大。用茴香汤下三丸,日三服;第二日四丸,日三服;第三日五丸,亦一日三服。每日如此加服,自然水尽,其水有自三服下,有自五服下者,凡水下即溺,至七日即止。

42. 葶苈圆(《活人事证方后集·卷之十一·肿满门》)

治一切水蛊气,通身肿满,喘急。

人参(一两,锉,炒) 苦葶苈(四两,铺纸在铫中,炒)

上为细末,煮枣去皮核,擂细搜丸如桐子大。每服三四十丸,桑白皮煎汤送下,喘急、食后,不计时亦得。

43. 沉香海金砂丸(《医学发明·卷六》)

治一切积聚,脾湿肿胀,肚大青筋,羸瘦恶证。

沉香(二钱) 海金沙(一钱半) 轻粉(一钱) 牵牛头末(一两)

上为细末,研独颗蒜如泥为丸如梧桐子大。每服三十丸或五十丸,空腹,食前煎百沸灯心、通草汤送下,取利为验。

44. 楮实子丸(《素问病机气宜保命集·卷下·肿胀论第二十四》)

治水气蛊胀,洁净府。

楮实子(一斗,水二斗熬成膏子) 白丁香(一两半) 茯苓(三两,去皮)

上二味为细末,用楮实膏为丸如桐子大。不计丸数,从少至多,服至小便清利,及腹胀减为度。后服中治药末治药调养药,疏启其中。忌甘苦酸,补其下,五补七宣。

45. 调胃白术泽泻散(《医垒元戎·少阴证》)

治痰病化为水气,传变水蛊,不能食。

白术 泽泻 芍药 陈皮 茯苓 生姜 木香 槟榔(各等分)

上为末。一法加白术,本药各半,治腹脐上肿;如神若心下痞者加枳实;若下盛者加牵牛。

46. 白茯苓汤(《素问病机气宜保命集·卷下·肿胀论第二十四》)

治蛊胀水肿。

白茯苓　泽泻（各二两）　郁李仁（二钱）

上锉。作一服，水一碗煎至一半，不拘时候常服，从少至多服。或煎得澄，加生姜自然汁在内，和面或做粥饭，顿食。五七日后，觉胀下，再加以白术散。

47. 桑椹方（《普济方·卷一九二·水病门·诸肿》）

治水胀。不下则满溢，水下则虚竭，还胀，十无一活。

桑椹子　楮皮

先将楮皮细切，以水二斗煮取一斗，去滓，入桑椹重煮五升，以好糯米五升酿为酒。每服一升。

48. 苦蒿梨丸（《普济方·卷一九四·水病门·蛊病》）

治水蛊气。

苦蒿梨　木香　萝卜子（各等分）

上为细末，酒糊为丸如梧桐子大。每服三二十丸，空心温酒送下。

49. 姜蔻散（《普济方·卷一百九十三·水病门·水气心腹鼓胀》）

治胸满腹胀，大泻不止，时或干呕。

人参　川厚朴（制）　草果仁　良姜　诃子（炒）　川白姜（各一分）　南木香（一分半）　丁香皮　苍术（炒）　真橘红　甘草（炒，各一分）　肉豆蔻（炒）　缩砂仁　茯苓（各一分半）　藿香（一分）

上锉散。每服三钱，水煎食前服，仍以木香缩砂煎汤，浓调正料参苓白术散佐之。

50. 炮肾散（《普济方·卷一百九十三·水病门·水气心腹鼓胀》）

治水气肿满。

巴戟天（去心，麸炒黑）　甘遂（炒，各一分）　槟榔（一枚生用，一枚炒用）　木香　葶苈（纸上炒，各一分）　大麦糵　芫花（醋浸炒黄色）　陈橘皮（去白，炒，各半两）　腻粉（一分）　沉香（锉）　泽泻（各一分）

上为散。每服二钱，用猪腰子一只，以竹刀子割开，去筋膜，作三片，掺药末在内，用湿纸裹，慢火煨令香熟。先煮葱白三茎令熟，细切，将葱白与粟米同煮粥一碗，先食粥一半，方食腰子药后，再食粥令尽，临卧服。如至五更大小便，并下赤黄恶物乃验。

51. 七圣君子散（《袖珍方·卷三·胀满》引《烟霞圣效方》）

治一切水食鼓病。

白樟柳根　葛根　桑白皮　甘遂　葶苈子　槟榔　牵牛（各等分）

上为末。每服三钱，病重服七钱，煎绿豆汤调下。如服药取下虫，或如病长虫相似。

52. 加减金匮肾气丸（《明医杂著·卷六·附方》）

治脾肾虚，腰重脚肿，小便不利；或肚腹肿胀，四肢浮肿；或喘急痰盛，已成蛊症。

白茯苓（三两）　附子（五钱）　川牛膝　桂　泽泻　车前子　山茱萸　山药　牡丹皮（各一两）　熟地黄（四两，掐碎酒拌，杵膏）

上为末，和地黄、炼蜜为丸如梧桐子大。每服七八十丸，空心米饮送下。

53. 回鹘五神散（《丹溪心法附余·卷八·湿热门》）

治十种水气臌胀。

芫花　独根（以水净洗）　木香　青木香　商陆（白者，洗净）　乌臼根（取黄土内一寸深，用皮，各等分）

晒干为末。每服二钱，如人弱服一钱半，临卧腊酒调下，至寅卯时利下水气，辰时以白粥补之。若病浅三日一服，病深隔日一服，限五六日后服金丹。

54. 白术泽泻散（《古今医统大全·卷三十一·水肿门》引《医林方》）

治痰病化为水气，传变水鼓，不能食。

白术　泽泻　陈皮（去白）　木香　槟榔　茯苓（各等分）

上锉。每服七钱，水二盏，加生姜三片，煎至八分，食前服。痞，加枳实；肿，加牵牛。

55. 漆雄丸（《医学入门·卷七·杂病用药赋》）

治水蛊。

真生漆（一斤，锅内溶化，麻布绞去滓，复入锅内熬干）　雄黄（一两，为末）

为丸如梧桐子大。每服四分，大麦芽煎汤送下。

56. 黄米丸（《东医宝鉴·杂病篇卷六·浮肿》引《医学入门》）

治水蛊。

干丝瓜(一棒) 巴豆肉(十四粒) 陈仓米(如丝瓜之多少)

丝瓜去皮剪碎,和巴豆肉同炒,以巴豆色黄为度,去巴豆,又以陈仓米同炒米黄色,去瓜取米,为末,水为丸如梧桐子大。每服一百丸,以汤送下,数服即愈。

57. 禹余粮丸(《济阳纲目·卷三十九·鼓胀·治寒胀方》)

治水肿鼓胀,上气喘满,一切水气胀。

禹余粮(三两,同针砂炒) 真针砂(五两) 蛇含石(三两,煅)

以上三味为主,其次量人虚实入下项药:

木香 牛膝 蓬术 桂心 白蒺藜 川芎 茴香(炒) 三棱 羌活 茯苓 白豆蔻 干姜 青皮 陈皮 附子 当归(各五钱)

上为末,汤浸蒸饼为丸如梧子大。每服五十丸,空心温酒下。最忌盐食,否则发疾。

58. 决流汤(《傅青主男女科·男科卷上·臌证门》)

治水臌,满身皆肿,按之如泥。

黑丑(二钱) 甘遂(二钱) 肉桂(一两) 车前子(一两)

水煎服。一剂而水流斗余,二剂而痊愈,断不可与三剂。二剂之后,须用五苓散调理二剂,再以六君子汤补脾。

59. 冬瓜汤(《辨证录·卷五·臌胀门》)

治臌胀。

冬瓜(一个,煎水十碗) 白术(三两) 车前子(五钱) 肉桂(二钱)

上药用冬瓜水煎汤二碗,先用一碗,少顷又一碗。其水从大便而出。

60. 百合消胀汤(《辨证录·卷五·臌胀门》)

治肺、脾、肾三经之虚,导致胃中积水浸淫,遍走于经络皮肤,气喘作胀,腹肿,小便不利,大便亦溏,一身俱肿。

白术 芡实(各一两) 茯苓 百合(各五钱) 山药(一两) 肉桂(二钱) 人参(三钱)

水煎服。

61. 泄水至神汤(《辨证录·卷五·臌胀门》)

治臌胀,下身胀而上身未胀,正初起之病。

大麦须(二两) 茯苓(一两) 白术(二两) 小赤豆(三钱)

水煎服。

62. 健肾汤(《辨证录·卷五·臌胀门》)

治肾水之衰,手足尽胀,腹肿如臌,面目亦浮,皮肤流水,手按之不如泥,但陷下成孔,手起而胀满如故,饮食知味,大便不溏泻,小便闭涩,气喘不能卧倒。

熟地 茯苓(各二两) 麦冬 莲子(连心用,各五钱) 芡实 山药(各一两)

水煎服。

63. 消胀丹(《辨证录·卷五·臌胀门》)

治肺、脾、肾三经之虚,气喘作胀,腹肿,小便不利,大便亦溏,渐渐一身俱肿。

白术(三钱) 茯苓(一两) 麦冬(五钱) 熟地(五钱) 山药(一两) 芡实(五钱) 苏子(一钱)

水煎服。一剂而喘少定,二剂而胀渐消,十剂而小便利,二十剂而一身之肿无不尽愈也。

64. 大温中丸(《重订通俗伤寒论·臌胀门》)

黄胖水臌,腹膨肿满脾虚生湿,湿郁为热,腹膨肿满,黄肿水臌,气化不行,饮食衰少。

制苍术(二两) 炒山楂(一两半) 川朴 广皮 青皮 云苓 炒白术(醋炒) 针砂(各一两) 生甘草梢(二钱)

六神曲糊为丸。每服二三钱。

65. 败鼓皮丸(《重订通俗伤寒论·伤寒夹证》)

治湿滞肿满,峻逐日久,伤残脾阳,更损肾阳之水臌,腹大如箕,手足反瘦,逐渐坚胀,按之如鼓,旦食不能暮食,腰酸足软,溺色淡黄而少,甚至小便癃闭。

破旧铜鼓皮(一张,切碎,河砂拌炒松脆,研末)

上以陈烧酒和糯米粉糊丸。每服一钱,陈酒送下。

66. 神效虎肚丸(《重订通俗伤寒论·伤寒夹证》)

治命门火衰,脾胃虚寒,不能克化水饮,致成寒水臌胀者。

虎肚(一具) 川朴片(十五两) 大戟(四两) 杜酥(五钱)

烧酒米糊为丸,金箔为衣。每服三四钱。

67. 七转丹(《良朋汇集经验神方·卷之二·蛊胀门》)

专治水蛊臌胀,五膈噎食,心腹胀满,五积六聚等症。

木香 槟榔 大黄 使君子 锡灰 白豆蔻 雷丸(各等分)

水二钟,连须葱五根,煎八分,夏、春、秋天露一宿,次日五鼓重汤煮热温服;冬月煎出温服,蛊症下水甚物所积就用此物作引子。

68. 五皮散(《灵验良方汇编·卷一·治臌胀》)

治诸水蛊。

茯苓皮 地骨皮 陈皮 大腹皮(洗净) 青皮 槟榔 泽泻 姜黄 猪苓(各等分)

上为细末。每服二钱,临卧白滚汤调下。

69. 扁鹊玉壶丸(《绛雪园古方选注·卷中·内科丸方》)

治阴寒恶疾,命门火衰,阳气暴绝,寒水臌胀。

硫黄(八两)

凡硫黄八两,配真麻油八两,将硫黄打碎,入冷油内炖炉上,炭火宜微勿烈,以桑条徐调,候硫溶尽即倾入大水缸内,急搀去上面油水,其色如金,取缸底净硫秤见若干两,仍配香麻油若干两,照前火候再溶、再倾,连前共三转;第四转用真棉花核油,配硫若干两,照前火候再溶,再倾入大水内,急搀去上面油水,其色如绛;第五转,用肥皂四两,水中同煮六时;第六转用皂荚四两,水中同煮六时,拔净制硫之油,搀去其水,其色如硫火之紫;第七转用炉中炭灰,淋碱水制六时;第八转用水豆腐制六时,拔净皂碱之性;第九转用田字草捣汁(田字草出水稻田中,其叶如田字,八九月采),和水制六时;临用研如飞面,凡净硫一两,配炒糯米粉二两,或水法或湿捣为丸。每服以硫三分为准,渐加至一钱,温开水送下。

70. 肚脐饼(《仙拈集·卷一·鼓胀》)

治水臌肿满。

轻粉(二钱) 巴豆(去油,四钱) 硫黄(一钱)

上为末,成饼。先以新绵一片铺脐上,以药饼当脐按之,外用绵扎紧。如人行五六里,黄水自下,待三五度去饼,以温粥补之。

71. 金雀花灰汁(《经验良方·卷二·臌胀》)

治腹水肿。

金雀花(十六钱)

烧灰,用沸汤百钱浸一时,去滓。每服一合,一日数次。

72. 雷音丸(《回生集·卷上·内症门》)

治水臌,酒积,食积。

巴豆(二两,去仁不用,只用豆皮,每豆二两,可得皮三四钱,微炒黄色,万不可用豆仁一粒) 缩砂仁(一两,炒) 川大黄(三钱,半生半炒) 干姜(三钱,炒黑) 广木香(三钱,炒黑) 牙皂(二个,去筋,炒) 甘遂(一钱五分,以甘草水浸三日,日换一次,看水无黑色为度,然后用面包,向火煨之,面俱黄色而止)

上为细末,绢罗过,醋打面糊为丸如绿豆大,锅底烟煤研细为衣,晒干。每服三四十丸,晨空心姜汤送下。每服可泄水二三次,日服日泻,日泻日消,大便渐实,小便渐长渐白,直服至水尽为度,但须量老少壮弱,泻之多寡,加减丸数,不可拘执。此药治病,多则一料,少则半料必愈。

73. 秘方石韦散(《风痨臌膈四大证治·臌胀》)

治水肿,臌胀。

石韦(醋炒,二钱) 杨树蕈(炒,七钱) 郁金(二钱) 木香(三钱) 蜗牛(烧灰,五分) 麝香(五厘)

上为末。每服一钱二分,以白汤调下。

74. 治水鼓验方(《肘后备急方·卷四·治卒大腹水病方第二十五》)

1)治大腹水病。

小豆(一升) 白鸡(一头)

治如食法。以水三斗煮熟,食滓饮汁,稍稍令尽。方名见《圣济总录》。

2)治卒大腹水病。

雄黄(六分) 麝香(三分) 甘遂 芫花 人参(各二分)

捣蜜和丸,如豆大。每服二丸,加至四丸,即愈。

四、治气鼓方

1. 圣妙散(《鸡峰普济方·卷二十·小儿》)

治鼓气,并治胸膈气滞之疾。

甘遂(一分) 白牵牛(一分,一半生,一半

熟）　白槟榔（一个，半个生，半个裹煨）

上为细末。每服一字至半钱，陈粟米汤调下。

2. 萝子丸（《杨氏家藏方·卷十·水气蛊胀方十五道》）

治蛊气胀满，四肢虚浮，上气喘急，大小便秘涩。

萝卜子（四两，炒令黄色）　雷丸（一两，炒，煮）　白附子（一两半，炮）　槟榔（半两）　陈橘皮（去白，二两）　蓝根（二两，炒黄）

上为细末，酒煮面糊为丸如绿豆大。每服十丸至三十丸，橘皮汤送下。

3. 消胀丸（《杨氏家藏方·卷第十·水气蛊胀方一十五道》）

治蛊胀，推气退肿。

法曲（四两，焙）　干葛（二两）　肉桂（去粗皮，一两）　蕤仁（三十粒）　巴豆（二十五粒，去皮、油，生用）　陈橘皮（去白，一两）　槟榔（半两）　木香（一两）　缩砂仁（一两）　黑牵牛（一升，用无灰酒半升浸一宿，取出焙干）

上件为细末，用豮猪肚一枚净洗，将前件牵牛盛在内，用无灰酒五升，慢火煮之，酒尽肚烂取出，于臼中捣极烂，和前药末一处杵为丸如绿豆大。每服五十丸，空心、日午、临卧温酒送下，更量虚实加减服之。

4. 无忧丸（《伤寒标本心法类萃·卷下·方》）

一切食积、气积、茶积、酒积、泻痢、气蛊，腹胀膨闷、肚腹疼痛。

黑牵牛（一斤，取末十三两）　槟榔（好者，二两）　猪牙皂角（二两）　三棱（二两）　莪术（二两，各用好醋浸，湿纸裹煨香熟，取出切碎）

上药晒干为末，又用大皂角二两，煎汤打面糊为丸。每服二钱半，白汤送下，茶亦可，或姜汤送下。

5. 木香二皮丸（《仁斋直指方论·卷十七·胀满》）

治水肿，气蛊。

木香　槟榔　陈皮　青皮　大戟　甘遂　肉豆蔻（各二钱半）　牵牛末（一两半）

上为末，水为丸或商陆汁为丸如绿豆大。每服五十丸，空心白汤送下。方名见《古今医统大全》。

6. 消蛊汤（《仁斋直指方论·卷十七·胀满》）

治气作蛊胀，但腹满，而四肢头面不肿。

紫苏茎叶　缩砂　肉豆蔻（生）　枳壳（制）　青皮　陈皮　三棱　蓬术　槟榔　辣桂白　豆蔻仁　荜澄茄　木香（各一分）　半夏（制）　萝卜子（生）　甘草（炙，各一分半）

上锉。每服三钱，加生姜、大枣，煎服。

7. 缩砂饮（《类编朱氏集验方·卷四·脾胃门》）

治气胀，气蛊。

缩砂仁　萝卜子（研自然汁，浸缩砂仁一宿，炒干又浸，又炒，不压。萝卜子汁多，浸数次炒干）

以缩砂为细末，每服一大钱，米饮调下。

8. 神效五食汤丸（《卫生宝鉴·卷十四·腹中积聚》）

气蛊胀满，积块水气，年深癖癥，并皆治之。

大戟（刮去皮）　甘遂（生，各半两）　猪牙皂角（去皮子弦，生用）　胡椒（生，各一两）　芫花（米醋浸一宿炒黄，一两）　巴豆（去心膜，醋煮二十沸，研，半两）

上除巴豆外，杵为末入巴豆再研匀，糊丸如绿豆大。每服五七丸，气实者十丸，夜卧，水一盏，用白米、白面、黑豆、生菜、猪肉各少许，煎至半盏，去渣，用汤温下，药取下病。忌油腻黏滑物；妇人有胎不可服之。

9. 万病无忧散（《普济方·卷一六九·积聚门》）

治诸般气积肿胀。

槟榔（五钱）　大黄（一两）　甘草（二钱半）　黑牵牛（一两半，炒）

上为末。每服三钱，茶清调服，不拘时候，一日二次。

10. 木香丸（《普济方·卷一九三·水病门》引《指南方》）

治气鼓，水气。

木香　槟榔　陈皮　商陆　木通（各半两）

上为末，面糊为丸如梧桐子大。每服十丸，米饮送下。

11. 槟榔散（《普济方·卷一百九十四·水病门》）

治男子、妇人蛊气，及下元腿膝虚肿。

槟榔　白茯苓　白附子　白术　芫花　蓬

术　大戟　甘遂　黑牵牛　巴戟　青皮　荆三棱(炒)　肉桂　曲香(各等分)

上为末。每服一钱,用樟柳根煎汤调服,一更前后取脚上水;二更煎升麻汤下,取面上水:三更煎赤小豆汤下,取手上水;四更煎桑白皮汤下,取肚中水;五更煎茶酒下,取膜中水。

12. 鲊汤丸(《普济方・卷三九二・婴孩癖积胀满门》)

治虚中坚积,外疾气蛊,腹大臌胀,遍身浮肿。

雷丸(二钱)　甘遂(一钱)　粉霜(半钱,研)　滑石(二钱)　白增土(一钱)　轻粉(半钱)　芫花(少许,用醋炒或醋调面裹煨)　青黛(三钱)　水银(同铅煅,入脑、麝少许)

上为末,烂饭捣成丸如菜子大。未周者随月数与之,半岁不可喂;如惊或奶疳,金钱薄荷汤送下,或葱白汤送下;三岁二十丸,疳瘦五十丸;满身浮肿、毛发黄坚,用净洗鱼鲜煎汤送下;疳痨腹大汤使如前;一日止可两服,不可连进,五六岁常服只十五丸,自然疏泄利去滞积。如未甚退,加一二服,积尽而泄自疏,但吃白粥补之,不可用甘草药调理,则成相反。

13. 香棱丸(《婴童百问・卷五・小儿诸病》)

治小儿积气发热,肚腹臌胀,肢体瘦弱,饮食不滋肌肤。

木香　丁香　槟榔(去脐)　枳壳(炒)　甘松　使君子(去壳)　神曲(炒)　麦蘖(炒,各二钱半)　京三棱(煨)　蓬莪术　青皮　陈皮　香附子(炒,各五钱)　胡黄连(一钱)

上为细末,蒸饼为丸如黍米大。空腹时用米饮送下。

14. 金蟾散(《古今医鉴・卷六・胀满》)

治气鼓。

大虾蟆(一个)　砂仁

以砂仁推入其口,使吞入腹,以满为度,用泥罐封固,炭火煅令透红,烟尽取出,候冷去泥,研末。为一服,或酒或陈皮汤送下,候撒屁多,乃见其效。

15. 人参白术汤(《杏苑生春・卷六・鼓胀》)

治病久气虚腹胀,手足瘦而腹大如蜘蛛,脉弦而涩,重则大。

人参　白术(各一钱五分)　当归　白芍药　橘皮　茯苓(各一钱)　川芎(八分)　黄连(三分)　厚朴(四分)　甘草(生,二分)

上锉。用水煎,空心服。

16. 分消丸(《简明医彀・卷之三・蛊证》)

治气蛊,腹胀如鼓,俗名单腹胀,脐突坚硬如石。

厚朴(一两)　半夏　枳实(各五分)　黄连　干姜　知母(各四钱)　泽泻　海金砂　陈皮(各三钱)　猪苓　人参　姜黄　黄芩　白术　甘草(各一钱)

上为末,水丸绿豆大。每二钱炒,热汤下。

17. 消气散(《石室秘录・卷六・数集・内伤门》)

治气臌。乃气虚作肿,似水膨而非水臌也。其症一如水臌之状,但按之皮肉不如泥耳,必先从脚面肿起,后渐渐肿至上身,甚则头面皆肿者。

白术(一两)　薏仁(一两)　茯苓(一两)　人参(一钱)　甘草(一分)　枳壳(五分)　山药(五钱)　肉桂(一分)　车前子(一钱)　萝卜子(一钱)　神曲(一钱)

水煎服。日服一剂,初服觉有微碍,久则日觉有效,十剂便觉气渐舒,二十剂而全消,三十剂而全愈。

18. 谷精丸(《奇方类编・卷上・鼓胀水肿门》)

治气臌。

五谷虫(洗净,炒黄色)

上为末,用黄米饭为丸。白滚水送下。

19. 桂枝姜砂汤(《四圣心源・卷五・杂病解上》)

治气臌。

茯苓(三钱)　泽泻(三钱)　桂枝(三钱)　芍药(三钱)　甘草(三钱,炙)　砂仁(一钱,炒,研)　干姜(三钱)

水煎大半杯,入砂仁略煎,去滓,入西瓜浆一汤匙,温服。膀胱湿热,小便红涩者,加栀子清之。

20. 砂仁散(《仙拈集・卷一・鼓胀》)

治气鼓。

砂仁(一两)

捣萝卜子滤汁,浸一夜,炒干,浸晒七次,为末。每服一钱,米饮下。

21. 五香串(《串雅补・卷二・串方》)

治气膈臌胀。

丁香（一钱） 广木香（三钱五） 沉香（二钱五） 降香（三钱五） 巴霜（一钱） 朱砂（一钱，为衣）

上为末，神曲糊为丸。每服五分，白汤送下。

22. 鸡胜汤（《医学衷中参西录·上册·治癃闭方》）

治气郁成臌胀，兼治脾胃虚而且郁，饮食不能运化。

生鸡内金（四钱，去净瓦、石、糟粕，捣碎） 於术（三钱） 生杭芍（四钱） 柴胡（二钱） 广陈皮（二钱） 生姜（三钱）

水煎服。若小便时觉热，且色黄赤者，宜酌加滑石数钱。

五、治血鼓方

1. 白术丸（《太平圣惠方·卷四十八·治积聚宿食不消诸方》）

治积聚，宿食不消，腹胁下妨闷，四肢羸瘦，骨节酸疼，多有盗汗，血臌。

白术（一两） 黄芪（一两，锉） 牡蛎（一两，烧为粉） 人参（一两，去芦头） 赤茯苓（一两川） 乌头（一两，炮裂，去皮脐） 干姜（半两，炮裂，锉） 木香（一两） 当归（一两，锉，微炒） 赤芍药（三分） 桂心（一两） 甘草（半两，炙微赤，锉） 防葵（半两） 鳖甲（一两，涂醋炙令黄，去裙襕） 紫菀（半两，去苗） 槟榔（一两） 桔梗（半两，去芦头） 枳壳（一两，麸炒微黄去瓤）

上为末，炼蜜为丸如梧桐子大。每服三十丸，于食前以温酒送下。

2. 赤茯苓散（《太平圣惠方·卷第六十九·治妇人血分诸方》）

治妇人血分，腹胁鼓胀，四肢浮肿，肩背壅闷。

赤茯苓（三分） 川大黄（二两，锉碎，微炒） 鳖甲（一两，涂醋炙令黄） 赤芍药（三分） 桂心（半两） 槟榔（一两） 桑根白皮（三分，锉） 枳壳（半两，麸炒微黄去瓤） 郁李仁（一两半，汤浸去皮，微炒） 牵牛子（三分，微炒）

上件药，捣筛为散。每服四钱，以水一中盏，入生姜半分，同煎至六分，去滓，食前温服。

3. 没药丸（《圣济总录·卷第一百五十三·妇人经血暴下兼带下·妇人血积气痛》）

治妇人血气血积，坚癖血瘕，发歇攻刺疼痛，呕逆噎塞、迷闷，及血蛊胀满，经水不行。

没药（研，一两） 芫花（一两，用米醋三升煎至一升半，滤去滓不用，将醋入石器内，入硇砂霜一两，巴豆肉七粒，研细，入醋内煎成膏，入后药末） 附子（生去皮脐，一两） 槟榔（锉，一分） 肉豆蔻（二枚，炮，去皮） 木香 当归（锉，焙） 桂（去粗皮） 荜茇（各一两） 斑蝥（三七枚，糯米炒令黄焦，去米、翅足，别研细）

上一十味，捣罗七味为末，斑蝥没药研匀，入前膏内，和捣千百杵，丸如梧桐子大。初服三丸，以醋炒薤白令焦黑，以酒浸煎一两沸，吞下，渐加至五丸七丸为度。如急猝血气攻心脾，以酒醋共一盏煎沸吞下。血瘕坚癖结块，攻心疼痛闷绝，久医不效者，即入禹余粮一两，火煅醋淬七遍为末，和入为丸，每服五丸，苏木节二两锉细，酒三升煎至七合，去滓分作三服，每服下丸子三丸，并服三服，即血瘕随大小肠逐下。

4. 石茎散（《三因极一病证方论·卷十八·妇人女子众病论证治法》）

治妇人血结胞门，或为癥瘕在腹胁间，心腹胀满，肿急如石水状，俗谓之血蛊。

石茎（一两） 当归尾 马鞭草 红花（炒） 乌梅肉（各半两） 蓬莪（炮） 三棱（炮） 苏木节 没药 琥珀（别研，各一分） 甘草（一钱）

上为末。每服二钱，浓煎苏木酒调下；不饮酒，姜、枣煎汤调亦得。

5. 人参芎归汤（《仁斋直指方论·卷十七·胀满证治》）

治胀满，血胀，烦躁，漱水不咽，迷忘，小便多，大便黑，或虚厥逆，妇人多有此证。

当归（七钱五分） 半夏（制，三分） 川芎（一两） 蓬术 木香 缩砂仁 乌药 甘草（炙，半两） 人参 辣桂 五灵脂（各一分）

上锉散。每服三钱，加生姜五片，大枣二个，紫苏四叶，水煎，食前服。

6. 石英散（《医学纲目·卷之二十四脾胃部·小腹胀·少腹胀满》）

治妇人血结胞门，或为瘕，瘕在腹胁间，心腹胀满肿急，如石水状，俗谓之血蛊。

紫石英（一两） 归尾 马鞭草（各五钱） 红花（炒，半两） 乌梅肉（五钱） 蓬术（炮） 三

棱(炮) 苏木节 没药 琥珀(研,各一钱) 甘草(一钱)

上为末。浓煎苏木酒调下二钱;不饮酒,姜汤调服。

7. 硇砂丸(《普济方·卷三二四·妇人诸疾门》)

治血蛊块等疾。

硇砂(半两) 虻虫(四十九个) 水蛭(炒黑) 粉霜(三钱) 丁香 干漆(炒令烟出) 白丁香 甘遂(炮) 牡蛎 大麦(炒) 槟榔(各五钱) 胆矾(三钱) 阿魏(一钱,研) 大枣(五十枚,去皮核) 木香(五钱)

上为细末,用枣肉为丸。每服十丸。任汤使下。

8. 无忧散(《普济方·卷二三九·诸虫门》)

治男子、女人、小儿诸般虫积,已未成癥瘕痞疳,及膀胱阴囊肾肿,妇人血蛊,如怀鬼胎,月水不通,并一切危急之证。

白牵牛(取头末,净,二两半) 白芜荑(用末,二两) 槟榔(去皮,用末,二两) 黑牵牛(炒去烟,头末,一两) 大黄(半两,生末) 雷丸(去皮,用末,半两)

上为末,和匀一处。每服四钱,五更用葱白七根熬汤服。小儿或一钱、二钱。

9. 石中黄散(《医方类聚·卷一二九·医林方》)

治血蛊。

石中黄(火烧、醋蘸七次)

上为细末。每服三钱,温酒调下。

10. 抵当丸(《万氏家抄济世良方·卷二·鼓胀》)

治有故畜血而腹胀者,宜以此下之。

水蛙(七个,炒) 虻虫(八个,炒) 桃仁(七个) 大黄(一两)

上为末。分作四丸,每一丸水一盏煎七分,温服,血未下再一服。

11. 麝香琥珀膏(《活人心统·卷三·肿胀门》)

男女积聚,胀满血蛊。

大黄(四两) 朴硝(四两) 麝香(一钱)

上为末。每服二两,以大蒜捣膏,敷患处,即令胀满断消。

12. 消瘀塌血汤(《活人心统·卷三·肿胀门》)

治妇人血蛊,胀满善食,肚如筲箕者。

青皮(一钱) 陈皮(去白,八分) 木香(六分) 砂仁 黑丑 槟榔 厚朴(各一钱) 苏木(七钱) 红花(一钱) 枣木心(三钱) 川归(三钱) 使君壳 香附子(炒) 莱菔子(炒) 桃仁(各一钱) 莪术 三棱(煨) 赤苓 木通 白术 枳壳(炒) 黄连(炒) 栀子(炒) 苏子(炒,各一钱)

水煎服。

13. 加味抵当丸(《保命歌括·卷二十五·胀满》)

治血胀。

三棱(煨) 茯苓(煨) 干漆(炒烟尽) 牛膝(酒洗) 琥珀 虻虫(糯米炒) 肉桂 水蛭(石灰炒) 桃仁泥 大黄(煨,各等分)

上为细末,用生地黄自然汁和米醋调匀为丸如梧桐子大。每服十丸,空心童便送下,五日进一服,以血下为度。间服四物汤。

14. 散血消肿汤(《医学入门·外集·卷七》)

治血胀,烦躁,漱水不咽,神思迷忘,小便利,大便黑。

川芎(一钱二分) 当归尾 半夏(各一钱) 莪术 人参(各七分) 砂仁(七枚) 木香 五灵脂 官桂(各五分) 甘草(四分) 紫苏(三分) 芍药(五分)

加生姜、大枣,水煎服。

15. 外敷神膏(《医学入门·外集·卷七》)

治男、妇积聚胀满,血蛊。

川大黄 朴消(各四两) 麝香(一钱)

上为末。每二两,和大蒜捣成膏,敷患处。

16. 当归白术汤(《杏苑生春·卷六·鼓胀》)

治血虚鼓胀,腹胀形黑,时或见血,脉涩重似弱。

当归(一钱二分) 川芎 白术(各一钱) 黄连(三分) 黄芩 木通(各四分) 厚朴(二分) 白芍药(八分) 橘皮 熟地黄(各五分) 甘草(生,二分)

上锉。水煎熟,空心热服。若产后血虚腹胀,去芩、连,加人参。

17. 化蛊丸(《寿世保元·卷三·鼓胀》)

治血蛊，腹如盆胀，积聚痞块。

三棱（煨） 莪术（煨） 干漆（炒尽烟） 硇砂 虻虫（糯米炒） 水蛭（石灰炒） 琥珀 肉桂 牛膝（去芦，酒炒） 大黄（各等分）

上为末，用生地黄自然汁和米醋，调匀为丸如梧桐子大。每服十丸，空心，温酒服下，童便亦可。

18. 经验桃奴丸（《简明医彀·卷之三·蛊证》）

治血蛊，腹上有血丝，妇女月经不通，腹中有块，胀痛及男子坠马跌扑，瘀血留积胀痛等证。

桃奴（冬月树上小干桃） 猳鼠粪（雄鼠也，两头尖者是） 玄胡索 香附子 肉桂 五灵脂 桃仁（去皮尖，捣如泥） 砂仁（等分）

上为末，水法丸如绿豆大。每服三钱，空心温酒送下。

19. 破血散聚汤（《丹台玉案·卷五·鼓胀门》）

治血臌肿胀，坚硬如石，朝宽暮急，脐凸发喘。

桃仁 红花 归尾 牛膝（各一钱） 三棱 蓬术（各二钱） 苏木 木通 官桂 青皮 穿山甲（各八分）

酒煎，空心服。

20. 红花桃仁汤（《症因脉治·卷二·吐血咳血总论》）

治外感内伤吐血，血紫成块，胸痛；上焦蓄血，血膨腹胀不减，紫筋血缕在上者。

红花 桃仁 丹皮 楂肉 赤芍药 泽兰 归尾 红曲

大便结，加酒煮大黄；血膨胸痛，加郁金，甚加韭汁；血膨胁痛，加青皮，甚加枳壳。

21. 大红丸（《医林绳墨大全·卷七·痞块》）

治血块、血蛊，大人小儿一切积痞。

真血竭（一两） 乳香（一两） 朱砂（五钱，要箭头上好者） 巴豆仁（四钱，如枯者加一钱）

上为极细末，碾至自润成块，如卵色一样，以瓷罐或瓷盒盛之。临用时，看人大小虚实而用，小儿丸如麻子大，大人丸如米粒大，均每用三粒，温开水送下，不用热水，热水即作痛。倘积重多年者，上午先食生、熟使君子各三个，下午再服本丸。晚间不可饮食。可置净桶，看其泻下大便，如红药未出，则为积尚未出，饮温酒一杯催之，其药与积自然一同下来。如泻不止，以温粥止之。

22. 逐瘀汤（《傅青主男女科·男科卷上·臌证门》）

治或因跌闪而瘀血不散，或郁忧而结血不行，或风邪而蓄血不散，留在腹中致成血臌，腹胀如臌，而四肢手足并无臌意。

水蛭（炒黄，为末） 雷丸 红花 枳壳 白芍 牛膝（各三钱） 当归（二两） 桃仁（四十粒）

水煎服。服一剂血尽者，可改服四物汤调理，于补血内加白术、茯苓、人参，补元气而利水。

23. 消瘀荡秽汤（《石室秘录·卷六·内伤门》）

治血臌。

水蛭（炒黑，净末，三钱） 当归（二两） 雷丸（三钱） 红花（三钱） 枳实（三钱） 白芍（三钱） 牛膝（三钱） 桃仁（四十粒，去皮，捣碎）

水煎服。

24. 琥珀人参丸（《张氏医通·卷十三·专方·鼓胀门》）

治血蛊。

人参 五灵脂（各一两） 琥珀 肉桂 附子（生，各五钱） 赤茯苓 川芎 沉香 穿山甲（煅，各三钱）

为末，浓煎苏木汁为丸。每服二钱，早暮温酒各一服。此人参与五灵脂并用，最能浚血，血蛊之的方也。

25. 散血消胀汤（《张氏医通·卷十三·鼓胀门》）

治血胀，小便多，大便溏黑光亮。

归尾（一钱五分） 五灵脂 官桂 乌药 甘草（炙） 木香（各六分） 川芎（一钱二分） 半夏 蓬术（煨，各八分） 紫苏（三分） 砂仁（一钱，炒） 生姜（五片）

水煎，食前温服。

26. 调荣散（《顾松园医镜·卷九·御集》）

治瘀血肿胀，或单腹胀大，不恶食，小便赤，大便黑。

丹参（二三钱） 桃仁（二三钱） 赤芍（钱许） 刘寄奴（二三钱） 玄胡索（钱许） 泽兰（二三钱） 莪术（钱许）

热，加连翘、黄芩，或再加童便；如欲行瘀，量加制大黄，或参用大黄䗪虫丸。

27. 桃花丹(《医略六书·卷三十·女科指要产后》)

治血胀,噎食,脉洪涩大。

大黄(三两,醋煮) 代赭(三两,醋煅) 桃花(三两,炒黑)

上为末,薄荷汁为丸。每服三钱,沸汤送下。

28. 通源煎(《医略六书·卷二十三·胀满目方》)

治血瘀成膨,脉涩滞者。

生蒲黄(三钱) 五灵脂(三钱) 川郁金(一钱半) 小枳实(一钱半,炒) 白术炭(一钱半) 建泽泻(一钱半) 西赤芍(一钱半) 桃仁泥(三钱) 明琥珀(三钱)

水煎,去滓,温服。

29. 二仁通幽汤(《临证指南医案·卷三·肿胀》)

治血胀,多因络瘀,或早服截疟药,胀在右边者为肝胀,在左边者为脾胀;或妇人寒郁子宫,子宫积瘀,胀在少腹者为石瘕。《内经》所谓恶血不泻,以留止,日以益大,可导而下是也。

桃仁(九粒) 郁李仁(净二钱) 归尾(钱半) 小茴(三分,拌炒) 红花(五分) 制大黄(酒炒,钱半) 桂枝(尖,四分) 川楝子(一钱)

磨冲。方名见《重订通俗伤寒论》。

30. 人参归芎汤(《医碥·卷六·肿胀》)

治血胀,烦躁,漱水不咽,迷忘如痴,痛闷喘急,大便黑,小便利,虚汗,厥逆。

人参 辣桂(去粗皮) 五灵脂(炒,各二钱五分) 乌药 蓬术 木香 砂仁 炙甘草(各半两) 川芎 当归 半夏(汤泡,各七钱五分)

上锉。每服一两五钱,加生姜五片、红枣二枚、紫苏四叶,水煎,空心服。

31. 桃奴散(《资生集·卷二·诸积·治瘀血》)

治血蛊及瘀血经闭,男子跌仆损伤皆效。

桃奴(炒) 猳鼠粪(炒) 延胡 肉桂 五灵脂 香附(炒) 砂仁 桃仁(各等分)

上为末。每服三钱,酒调服。

32. 大黄䗪虫丸(《镐京直指医方·卷二》)

治腹胀血蛊,先有积块化胀,或石瘕肠覃,脉实形壮者。

生锦纹 荆三棱 䗪虫 蓬莪术 干漆 元明粉

为丸服。

六、治虫鼓方

1. 紫金丹(《赤水玄珠全集·卷五·水肿门》)

治虫蛊,虫积。

大黄 槟榔(各三两半) 苍术 贯众 牙皂 香附(各三两) 三棱 雷丸 黑丑(各二两) 使君子(一两半) 白芜荑 苦楝根皮(各二两半)

上为末。每服三钱,小儿减半,五更时砂糖汤调下,至天明下虫积。

2. 五子十皮汤(《丹台玉案·卷之五·鼓胀门》)

治一切虫胀,并气虚中满,单腹胀。

茯苓皮 草果皮 牡丹皮 生姜皮 大腹皮 地骨皮 木瓜皮 木通皮 五加皮(各一钱) 甘草皮(五分) 大腹子 车前子 葶苈子 紫苏子 菟丝子(各一钱二分) 灯心(三十茎)

空心服。

3. 消虫神奇丹(《傅青主男女科·男科卷上·臌证门》)

治虫臌,小腹痛,四肢浮肿而未甚,面色红而有白点,如虫食之状。

当归 鳖甲 地栗粉(各一两) 雷丸 神曲 茯苓 白矾(各三钱) 车前子(五钱)

水煎服。

4. 打虫丸(《医略六书·卷二十三·胀满目方》)

治虫臌,脉缓滑者。

槟榔(一两半) 木香(一两) 芜荑(三两) 雷丸(三两) 枳实(一两半,炒) 青皮(炒,一两半) 泽泻(一两半) 鹤虱(二两) 史君(三两)

上为末,炼蜜为丸。每服三钱,寒湿生虫,开口花椒汤送下;湿热生虫,东向楝根皮汤送下。

七、治疮鼓方

1. 红枣丸(《外科全生集·卷四·丸散类》)

治疮臌。

大红枣子(四两,去皮核)

先煮红枣三滚,以枣汤洗净僵蚕,晒干为末二两,二味打和为丸。用红枣汤送下。

2. 枣蚕丸(《外科证治全书·卷四·疮臌》)

治疮鼓,患疮误用攻劫之药,致毒气入内,腹大胀满。

白僵蚕　红枣(各四两)

先用水煮红枣一二滚,取汤洗蚕弃汤,以枣去皮核捣烂,将蚕晒干为末二两,同枣捣和为丸。每服三钱,早、中、晚仍用红枣汤送下,服完全愈。

八、治酒鼓方

1. 调阴养阳汤(《点点经·卷二·酒毒成蛊》)

治酒病成蛊。

苁蓉　羊藿　白术(各一钱)　当归　川芎　白芍　熟地　柏仁　玉竹(各一钱半)　天台(六分)　甘草(六分)

姜、枣为引,水煎,温服。

2. 夺关将军散(《点点经·卷二·酒毒成蛊》)

治酒伤蛊胀,小便闭塞不通。

大黄(二钱)　杏仁(去油,一钱)　地龙(焙,研,三条)　桃仁(二钱)　车前(二钱)

上为细末。水煎泡服,入麝香三分。

3. 开滞膏(《点点经·卷二·酒毒成蛊》)

治酒病成蛊,小便闭塞。

车前　滑石　大云　木通　乌梅　杏仁(各一两)

上为细末。用分葱半斤,捣烂取汁二碗,蜜一斤,和药共捣成膏,常服。先下药,一会后入葱汁,以滴水成珠为度。

4. 槟榔散(《不居集·下集卷十二·酒伤例方》)

治酒食过度,胸膈臌胀,口吐清水,一切积聚。

槟榔(一两,切小块)　砂仁　白蔻仁　丁香(各一两)　橘皮　生姜(各半斤)　盐(一两)

用河水二碗浸一宿,次日用慢火焙干,为末收贮。每服用一撮,细嚼酒下,或开水调下亦可。

5. 背积串(《串雅补·卷二·串方》)

治酒臌,酒积。

黑丑(头末)　生大黄　槟榔　生甘草(各春用八分,夏用九分,秋七分,冬一钱)

上为细末。五更用井花水冷调下,后服乌药顺气汤;至重者,服末药五钱。

6. 牛黄散子(《古今医鉴·卷六·五疸》)

治酒疸,饮酒太过;食黄,宿食积久,面目甚黄,遍身浮肿;水气蛊证,肚大如盆。

黑牵牛(春八分,夏九分,秋七分,冬一钱)　大黄(春八分,夏九分,秋七分,冬一钱)　槟榔(春八分,夏九分,秋七分,冬四分)　甘草(春八分,夏九分,秋七分,冬四分)

上为细末。每服五钱,五更时用井花水调服。后服乌药顺气丸一二帖,再服十全大补汤数贴。

7. 神效剪红丸(《医灯续焰·卷八·心腹痛脉证第六十三》)

专取一切虫积,神效无比。凡人百病,皆人饮酒过度,食伤生冷,致使脾胃不和,心膈胀满,呕恶咽酸,常吐清水,面色萎黄,不进饮食,山岚瘴气,水肿蛊胀,咳嗽,痰涎壅滞,酒积食积,气积气块,翻胃噎膈,呕逆恶心,肠风痔漏,脏毒酒痢,累蕴积热,上攻头目,下生疮癣,妇人血气,寒热往来,肌体羸弱,月经不调,赤白带下,鬼气鬼胎,产后诸疾,小儿五疳虫积,误吞铜铁、恶食、恶毒等物,并宜服之。

槟榔(生研细,取净末一斤,以二两为母,余十四两,上第一次,以一等罗筛过,取齐晒干)　商陆(即樟柳根,白者可用,赤者杀人)　金毛狗脊　贯众(各四两,以上三味,和一处研极细末。上第二次,以二等罗筛过,取齐晒干。又方不用贯众,则虫出来犹未死也)　三棱(醋煮)　莪术(醋煮,各八两)　青木香　西木香(各四两,雷丸醋煮二两半)　南木香(二两,以上六味,和一处研极细末。上第三次,以三等罗筛过,取齐晒干)　大黄(铡碎,酒浸晒干,研细,取净末一斤。上第四次,以四等罗筛,取齐晒干)　黑牵牛(半生半炒,研细取头末,净一斤。上第五次,以五等罗筛过,取齐晒干)

上作五处,另研极细末,要作五次上末,却用茵陈半斤、大皂角一斤,煎汁滤净,法水为丸如绿豆大,晒干;后用丁香末一两,或加芦荟末一两亦妙,以前净汁煎一滚,洒入丸药,旋摇令光莹为度;再以阿胶二两,以前汁熬溶,洒入丸药,旋摇光莹,晒干。壮人每服五钱,弱人每服四钱,更以茶清吞下，小儿减半，每服五更鸡鸣时，用冷茶清吞下；更用马桶盛粪于野地看之，庶见药易辨，或虫或积，或如鱼冻，或作五色等积，若一次未见虫积，更看第二三次下来，此即是病根。有积消积，有气消气，有虫取虫，有块消块。若病根去，其病自消；若病浅，即一服见效；若源深，更须再一服。能宣导四时蕴积，春宣积滞，不生疮毒；夏宣暑湿，不生热痢；秋宣痰饮，不生瘴疟；冬宣风寒，不生瘟疫。此药温和，不动元阳真气，亦无反恶。小儿半服，孕妇休服，其效如神。

九、治疳鼓方

1. 麝香丸

1)《太平圣惠方·卷第九十三·治小儿疳痢久不瘥诸方》

治小儿疳痢久不瘥，腹胁鼓胀。

麝香（一分，细研）　巴豆（一两，入油中煎令黑色，去皮心，研，纸裹压去油）

上件药，同研令匀，用烧饭和丸如黍米大。每服，以粥饮下一丸，空心午后各一服。

2)《圣济总录·卷第一百七十二·小儿惊疳》

治小儿心疳，身体壮热，毛发焦，目常有泪，口疮，脚手细弱，腹肋鼓胀，睡好合面，饮水不休。

麝香　牛黄　丹砂　青黛（四味，同研）　夜明砂　瓜蒂　熊胆（研）　蟾酥（干者，汤浸去赤水，焙干）　胡黄连（各半两）

上九味，捣研为末，烧粟米饭为丸如黄米大。每服一岁二丸，二岁以上，四五丸，量儿加减，温水下。

2. 消疳金蟾丸（《重订通俗伤寒论·伤寒夹证》）

治小儿蛊胀。

大癞虾蟆（十只，将砂仁填满其腹，以线系其脚，倒挂当风处，阴干，炙脆为末）　山楂　枳实　广皮　槟榔　胡连　雷丸　使君子肉（炒香）　麦芽（各一两）　党参　於术（各五钱）

上为细末，为丸如米粒大，炙甘草粉为衣。每服十丸至十五丸，五更空心时糖汤送下。

3. 槐连汤（《验方新编·卷十五·蛊毒·变疳论》）

治疳蛊。

连翘（五钱）　条参（五钱）　青蒿（一两）　生地（五钱）　槐花（一两）　元参（五钱）　黄柏（三钱）　贝母（五钱）　黄芩（五钱，酒炒）　三棱（三钱）　广西田州三七（五钱）

水煎服。

【论用药】

治鼓胀有专方，亦有专药。此类专药功效突出，常成为治鼓胀专方之要药。更有治鼓胀特效单方，可以一味即获大效。加强用药疗效，更有合治之法。用法因药不同，或有必须饮服者，或有可以外用者，分论如下。

一、概论

《格致余论·鼓胀心法》："鼓胀又名单鼓，宜大补中气行湿。此乃脾虚之甚，必须远音乐，断厚味。大剂人参、白术，佐以陈皮、茯苓、苍术之类。有血虚者，用四物汤行血药。有脉实坚人壮盛者，或可攻之，便可收拾，用参术为主。凡补气必带厚朴宽满，厚朴治腹胀，因味辛以气聚于下焦故也。须用姜汁制之。如肥胖之人腹胀者，宜平胃五苓共服之。如白人腹胀者，是气虚，宜参、术、厚朴、陈皮。如瘦人腹胀者，是热，宜黄连、厚朴、香附、白芍。如因有故蓄血而腹胀者，宜抵当丸下死血。如因有食积而腹胀者，有热用木香槟榔丸，有寒用木香、厚朴、丁香、砂仁、神曲、香附。如因外寒郁内热而腹胀者，用藿香、麻黄、升麻、葛根、桂枝。因大怒而腹胀者，宜青皮、陈皮、香附、木香、栀子仁、芦荟。实者按之不坚不痛，治须实者下之消之，次补之。虚者温之升之，补为要。朝宽暮急，血虚。暮宽朝急，气虚。终日急，气血皆虚。腹胀不觉满者，食肉多，以黄连一两，阿魏半两，醋浸蒸饼为丸，同温中丸，白术汤下。食肉多腹胀，三补丸料内加香附、半夏曲，蒸饼丸服。"

《松崖医径·卷下·水肿鼓胀》："丹溪治肿胀大法，宜补中行湿利小便。以人参、白术为君，苍术、陈皮、茯苓为臣，黄芩、麦门冬为使，以制肝木。少加厚朴以清腹胀，气不运加木香、木通，气下陷加升麻、柴胡提之，血虚加补血药，痰盛加利痰药，随证加减，用之无不效者。"

《医学正传·卷之三·肿胀论》："肥人腹胀，必用利湿之法，药物可用苍术、茯苓、滑石、海金砂之类。蓄血腹胀，用桃仁、红花，甚者用抵挡汤丸之类。食积腹胀，用保和丸加木香、槟榔、阿魏之类。热郁而胀，木香槟榔丸之类下之。寒积郁结而胀，《局方》丁香脾积丸、东垣三棱消积丸之类。多怒郁气而胀，宜用苍术、抚芎、香附、青皮、芍药、柴胡，及龙荟丸之类。”

《医学入门·内集卷二·本草分类·治湿门》：“牵牛苦寒利肿膨，走脾肾治脚腰疼，下气除嗽破痃癖，堕胎泻蛊性不平。出田野人牵牛易药，因以名之。有毒。利小便及大肠风秘，热壅结涩，善消鼓胀水肿。又治腰疼脚满及风毒脚气，胫肿捏之没指者，行脾肾气故也。下一切湿热气壅，消痰嗽，破痃癖气块，堕胎泻蛊毒。海藏云：以气药引之则入气，以大黄引之则人血。罗谦甫云：味辛辣，泻人元气，非湿胜不得施泄以致便闭肿满，不可轻用。虚者尤宜慎之。况湿病根在下焦血分，饮食劳倦亦皆血分受病，如用辛辣泻上焦太阴之气，是血病泻气，俾气血俱病也。黑白二种白属金，黑属水，其实感南方热火之气而生，故性烈而善走也。《局方》多用黑者。水淘去浮者，取沉者晒干，酒拌蒸三时，炒熟舂去皮，每斤取头末四两。生者尤急，治水肿以乌牛尿浸；治风气积滞，以童便浸。得青木香、干姜、山茱萸良。

芫花苦寒消水肿，咳逆喉鸣痰气壅，心腹腰脚胀，且疼破积杀虫拔毛孔。芫，元也，始也。元气始动而花开，处处有之，生坡涧傍，二月开紫花作穗。有毒。主利五水在五脏，皮肤肿胀，咳逆上气；喉鸣或肿，喘嗽，消胸中痰水喜唾，治心腹及腰脚膨胀作痛，破积聚气块疝瘦，杀虫鱼肉毒。一切恶疮痈肿，风痹蜷挛，皆能通利血脉而愈。又治金疮疥癣，生肌止血，宜烧灰用。兼治蛊毒鬼疟，内搜肠胃，外达毛孔……

商陆酸辛气亦平，直疏五水有神灵，兼疗胸邪身痿痹，疝瘕痈肿鬼物精。陆，路也。多生路傍，故又名当陆，俗名樟柳根。如人形者有神，有毒。降也，阳中之阴。利大小肠，直疏五脏水气，疗胞中邪水腹胀，痿痹脚软，疝瘕痈肿如石，瘰疬恶疮，杀鬼精物，又泻蛊毒，堕胎。为末，外敷喉痹效。铜刀刮去皮，薄切，东流水浸三日，取出和绿豆同蒸半日，去豆晒干或焙。有赤白二种，白者入药，赤者但可贴肿，服之伤人。忌犬肉，得大蒜良。

续随子辛温有毒，利水宽膨效最速，消痰破积逐瘀凝，通经解蛊利肠腹。初生一茎，茎端生叶，叶中复出相续随生实也，一名千金子。治肺气、水气，下水最速。又治心腹痛。冷气胀满。除痰饮呕逆不下食，破积聚痃瘕癥瘕，下一切恶物宿滞，逐瘀血。通妇人月闭血结，杀蛊毒鬼疰，利大小肠及腹内诸疾。但多服损人，泻不止者，以浆水薄醋煮粥止之。

泽兰甘苦辛微温，皮肤骨节水难存，逐旧生新和血脉，妇人百病可寻源。生池泽，其香似兰。无毒。人手少阳经。利身面四肢肚腹浮肿及骨节中水，通九窍，利关脉，养新血，破宿血，消癥瘕。产后腹痛，衄血，中风余疾，濒产血气衰冷，成痨羸瘦，头风月痛，血沥腰疼，百病审因皆效，妇人急用药也。兼治丈夫鼻衄吐红面黄，金疮痈肿，排脓生肌长肉，扑损瘀血。有二种，叶圆根青黄者，能生血调气；叶上斑根须尖者，能破血通久积。四、五月采，细锉，绢袋盛，风干。”

《医学入门·内集卷二·本草分类·治疮门》：“牡鼠肉，热，无毒。主骨蒸痨极，四肢羸瘦，杀虫，小儿疳积，肋露腹大，内有癥瘕，贪食倍常，大人石水鼓胀，妇人乳汁不通。去皮骨取肉，和五味作羹，或煮粥食之。但勿令食着骨，甚瘦人。

猬皮无毒苦甘平，痔肿连阴及腰疼，止血宽膨除疝积，开胃进食补下停。猬，畏也。周身刺利可畏，虽虎狼亦不敢伤。主五痔肿痛，不问新久，或连阴肿痛及腰背疼，阴蚀血汁不止，肠风下血，蛊毒下血，并酒煮服之。烧灰绵裹塞鼻，止衄。《日华》云止汗血是也。又腹胀痛、疝积，烧灰酒下。善开胃气，止吐逆翻胃，令人能食，补下焦弱。《衍义》云：从虫从胃有义焉。兼治小儿卒惊啼。凡使，猪蹄者良，鼠脚者次，入药烧灰，或炙黄，或炒黑，或水煮，任入汤、丸。思桔梗、麦门冬，得酒良。灵脂可煮五金八石，注耳治聋。肉可五味淹食，治同皮。惟骨食之令人瘦小。又豪猪形似猬而大，取其肚并屎烧干为末，每早空心酒下二钱，有患水病鼓胀者，服此肚一个便愈。但此猪多食苦参，只治热风水胀，不治冷胀。”

《医学入门·外集卷四·杂病分类·外感湿类》：“若单腹肿大，而四肢极瘦者，名蜘蛛蛊，古方虽有八物汤去地黄，倍参、术，加黄连、厚朴及四柱散、诸蛊保命丹、蛤蟆煮肚法，然此皆脾气虚极，本经自病，更无相生相制，乃真脏病也，不治。补中六君子汤去甘草，加大腹皮、厚朴为君；佐以泽泻利湿；黄芩、麦门冬制肝。朝宽暮急为血虚，去参合四物汤；朝急暮宽为气虚，倍参、术；朝暮皆急，血气惧虚，合八物汤。肥人多湿，合平胃散；瘦人多火，加香附、黄连。寒，加附子、厚朴；热，加大黄。食胀，加砂仁、神曲；痰胀，倍半夏，加槟榔、猪苓。瘀血，加姚仁、五灵脂；积聚坚硬，加三棱、莪术。大怒，加芦荟、山栀；气胀及虫积，加木香、槟榔；气下陷，加升麻、柴胡。凡议下，须脉实人盛，按之坚者，先与补药，次略疏导，后又补之，否则徒快一时，其胀愈甚。《经》云：脏寒生胀。寒胀恒多，热胀恒少。通用中满分消丸、古龙虎丹、宽中健脾丸、禹余粮丸、单鸡醴散、内消散，外敷神膏。"

《医学入门·外集卷四·杂病提纲·内伤积热》："凡泄泻下痢，水肿，鼓胀，黄疸，遗精白浊，疝痛腰痛，脚气之类，皆湿热下流之所为也，治见各条。丹溪治湿热，上焦黄芩，虚者天、麦门冬代之；中焦黄连，虚者白术、茯苓、葛根代之；下焦草龙胆、防己、黄柏，虚者，肥人苍术、南星、滑石，瘦人牛膝、槟榔、桃仁、红花。《经》曰：治病必求其本。此风热、痰热、湿热，乃百病之根本也。"

《明医指掌·卷四·鼓胀七》："实者，按之坚痛，量人元气，下之泄之，通利后便收拾，用参、术补养脾胃。若内有积块坚痞，保安丸、广术溃坚汤。有因蓄血腹胀，脉涩而芤大，便黑，桃仁承气汤下尽黑物。有因食积腹膨，内有热者，木香槟榔丸。内有寒者，木香、厚朴、丁香、砂仁、神曲、香附。有因大怒腹胀者，青皮、陈皮、香附、木香、栀子仁。外寒郁内腹胀者，升麻、干葛、苍术、防风以解表寒。瘦人腹胀是火，黄连、厚朴、香附、芍药。肥人腹胀是湿，平胃散……腹胀若朝宽暮急者，属血虚，四物汤。加厚朴、柴胡、山栀、丹皮。暮宽朝急者，属气虚，四君子去甘草，加陈皮、厚朴、半夏、腹皮。朝暮俱急者，气血两虚也，四君子汤加芎、归、白芍、陈皮、厚朴。"

《景岳全书·卷之二十二心集·杂证谟·肿胀·气分诸胀论治》："单腹胀者，名为鼓胀，以外虽坚满，而中空无物，其象如鼓，故名鼓胀。又或以血气结聚，不可解散，其毒如蛊，亦名蛊胀。且肢体无恙，胀惟在腹，故又名为单腹胀，此实脾胃病也。夫脾胃为中土之脏，为仓廪之官，其脏受水谷，则有坤顺之德，其化生血气，则有干健之功，使果脾胃强健，则随食随化，何胀之有？此惟不善调摄，而凡七情劳倦，饮食房闱，一有过伤，皆能戕贼脏气，以致脾土受亏，转输失职，正气不行，清浊相混，乃成此证。凡治此者，若察其病由中焦，则当以脾胃为主，宜参、芪、白术、干姜、甘草之属主之。若察其病由下焦，则当以命门母气为主，宜人参、熟地、当归、山药、附子、肉桂之属主之。如果气有痞塞，难于纯补，则宜少佐辛香，如陈皮、厚朴、砂仁、香附、丁香、白芥子之属。如或水道不利，湿气不行，则当助脾行湿，而佐以淡渗，如猪苓、泽泻、茯苓之属。若诸药未效，仍当灸治，如后法。以上诸法，大略如此，然病成单鼓，终非吉兆，必其伤败有渐，然后至此，使非尽扫尘务，加意调理，则未有或免者矣。"

《辨证录·卷之五·臌胀门》："鼓胀数年而不死者，必非水鼓。水鼓之证，不能越于二年，未有皮毛不流水而死者。今二三年不死，非水鼓，乃气鼓、血鼓、食鼓、虫鼓也。但得小便利而胃口开者，俱可治。方用茯苓五两，人参、大黄、萝卜子各一两，雷丸三钱，白术五钱，附子一钱，水十碗，煎汤二碗。早服一碗，必然腹内雷鸣，少顷必下恶物满桶，急拿出倾去。再换桶，即以第二碗继之，又大泻大下至黄昏而止。淡淡米饮汤饮之不再泻。然人弱极，方用人参、白芥子各一钱，茯苓五钱，薏苡仁一两，山药四钱，陈皮五分，水煎服，一剂即愈。忌食盐者一月，犯则无生机矣。先须断明，然后用药治之。鼓胀之病，年久不死，原是可救，所以用下药以成功。非土郁之中，固有水积，若果水证，早早死矣，安能三年之未死人。然而虽非水证，而水必有壅阻之病，方中仍用茯苓为君，以雷丸、大黄为佐。不治水而仍治水，所以奏功如神也。"

《张氏医通·卷三·诸气门上·鼓胀》："丹溪曰：单腹胀，乃脾虚之甚，必用大剂参、术，佐陈皮、茯苓、苍术、厚朴之类。或曰：腹已胀矣，反用参、术何耶？曰：乃《内经》塞因塞用之法。正气虚而不能运行，浊气滞塞于中，今扶助正气，使之自然健运，邪无所留，而胀消矣……夫胀皆脾胃之气虚弱，不能运化精微，致水谷聚而不散，故成胀满。饮食不节，不能调养，则清气下降，浊气填满。胸腹湿热相蒸，遂成此证。小便短涩，其病胶固，难以治疗。用半补半泻之法，健脾顺水宽中为主。

不可过用猛烈，反伤脾胃，病再复胀，不可治也。宜分消汤、分消丸。随寒热虚实加成治之。胀满得之未久，或胀或消，腹皮稍软，不泄不喘，随治随愈。若脐心凸起，利后胀复急，久病羸乏，喘急不得安者，名曰脾肾俱败，无有愈期。至咳感失音，青筋横绊腹上，及爪甲青，卒肿，头面苍黑，呕吐头重，上喘下泄者，皆不治。蓄血成胀，腹上青紫筋见。或手足有红缕赤痕，小水利，大便黑，金匮下瘀血汤。不应，抵当丸去水蛭，加樗鸡作丸，空腹日进梧子大三丸，血下止后服。轻则散血消胀汤，肥白人腹胀，多是湿痰，二陈、六君、平胃、五苓参酌。瘦人腹满是热，用炒黄连、厚朴、白芍、香附。妇人血肿，烦躁、漱水不欲咽，神昏善忘，小便多，大便黑，散血消胀汤。虚人血蛊，琥珀人参丸。或因产崩血虚，或瘀血不散，亦成肿胀，其人必脉涩面黑，不可作水湿治之。腹胀便血，其脉大时绝者死。腹大胀，四末清，形脱泄甚，上气喘息者死。腹胀误用攻药暂宽，复胀者皆不治。先胀于内后胀于外，小便赤涩大便秘结，气色红亮声音高爽者，实也。木香、沉香、砂仁、枳实、厚朴、苍术、大腹皮，以治脾也。桑皮、葶苈、蔻壳、苏子、桔梗、枳、橘，以治肺也。木通、防己、茯苓、车前、泽泻、猪苓，以利小便也。麻黄、防风、羌活、葛根，以发汗也。如气壮能食、年少新病者，大黄、芒硝皆可应用。先胀于外后甚于内，小便淡黄大便不实。气色枯白，语言低怯者，虚也。参、苓、白术、陈皮、甘草，以补脾也。人参、黄芪、桔梗、苡仁，以补肺也。沉香、枳壳、木香，以理气也。桂、苓、泽泻、猪苓、白术，以利小便。升麻、柴胡以开鬼门。如虚甚多寒，桂、附、姜、萸，俱宜取用。金匮肾气丸，益火消阴。脉沉者，诚为切要之药，然必小腹胀极，而后旁及于上者为宜。试观冰盘冷气，必从下渗；冰坛胀满，则从上而裂矣。小建中汤，于土中泻木，必脉浮而弦强者，乃为合剂。亦须胁下胀急而后旁及于中者，方可投之。盖风木之邪起于东方，土败木贼，然后中央受困耳。胀而本虚证实，攻补两难者。丹方：用陈香橼去穰，入溺白垽煅过，水肿用通草汤，气肿用砂仁汤，血肿浓煎土牛膝汤，虚极用人参汤，每日空腹服二钱。此方能散积滞，而不大伤元气也。胀而虚实莫辨，宜用火酒热饮，觉辣喉者，属实热，当进苦寒燥湿攻坚之剂。若饮热火酒如啜冷水者，属虚寒，参、术、姜、桂须大剂频投，方可救援。金蟾散，治一切实胀，用大虾蟆一只，以砂仁堆满腹中，盐泥固济，煅令红透，烟尽去泥研末，陈酒下三钱，并治小儿疳积腹胀，米汤下一钱。肿胀服药，最忌盐、酱、糟物。愈久欲食，须用开盐酱法，用大鳢鱼一个破开，入五谷散，放瓦上对合，上下俱用火炙黄焦存性，为末，加麝香少许，空心姜、枣汤服之。水肿亦然。推火胀不忌盐、酱。如面色枯槁，肢体消瘦。单腹胀急而块垒不平者，皆属火胀，此非水肿，无虑助肾水之邪也。若脉弦细涩，虽能饮食，终亦必亡。火肿误服金匮肾气等药，急投连、柏、金铃、白芍之类，仍用桂、附少许。为热因热用之向导，庶可挽回，若喘泻肢枯，脉无胃气者不救。石顽曰：昔人有云：湿热一证，古所未详，至丹溪始大发其奥，故后世得以宗之。殊不知其悉从东垣痹证诸方悟出，然其所论，皆治标之法，绝无治本之方。及读仲景书至痞论中，则湿热治本之方具在。盖伤寒误下，则有痞满之变，然亦有不经攻下而痞者，皆由痰气逆浦之故。故仲景特立泻心汤诸法，正以祛逆上之湿热也。湿热证类最多，如鼓胀水肿、呕逆吞酸、黄瘅滞下、腰腿重痛、脚气痹著等候，悉属湿热为患。然皆别有所致而然，咸非湿热之本病也。尝见苍黑肥盛之人，及酒客辈，皆素多湿热。其在无病之时，即宜常服调气利湿之剂，如六君子加黄连、沉香、泽泻之类。夏秋则清燥汤，春夏则春泽汤加姜汁、竹沥，使之日斯消弭，此谓不治已病治未病也。"

《经验丹方汇编·肿胀》："鼓胀者，即单鼓胀也。始而止于单，是腹胀。日久不治，则四肢浮肿矣。其症亦有二，一为湿热所感，一为虚寒所致。但虚寒者，无过于服金匮肾气丸为妙。如系湿热，用鸡屎白炒，沉香研筛一升，盛磁罐内，浸好酒二斤，面封口，煮三炷香，澄清随意温服。或用真黄牛肉一斤，河水煮烂，加皮硝一两，随意食之，二三日其肿即消，至重者再服全愈。百日之内，切忌酸咸、生冷、面食、荤腥、油腻、硬物。"

《医学心悟杂症要义·鼓胀》："此所谓鼓胀，系指有气无水者而言。其因有二：一为气血不相融合，气孤行而作胀。法当用补气药，加丹参须、当归须、川楝子，引气入血络，其胀自止，健中汤加参，术及前三味。胀甚者，少加宣行之药，破气之药至厚朴、木香而止，万不可用三棱、莪术；补气之药至人参而止，万不可用黄芪。一由少阳之气不升，郁遏于下而作胀满，所列和中丸，意加柴胡、青蒿必愈。南方春梅花得少阳之气最先，用治此症，大有奇功。”

《医碥·卷之三·杂症·肿胀》：“治蛊如大黄、芒硝、牵牛、槟榔、三棱、蓬术俱可用，一味地栗干最妙。气实作胀，宜厚朴等以破滞。气虚中满，宜补气，加芍药等以收其散涣。更分寒热，虚而寒者，寒胀中满，分消汤；虚而热者，热胀中满，分消丸。七情胀，五膈宽中散、木香流气饮、沉香降气汤。大怒而胀，分心气饮。忧思过度而胀，紫苏子汤。大病后浮肿，白术三钱，参、芪各一钱半，茯苓二钱，陈皮、半夏曲、白芍、木香各一钱，炙草、大腹皮各五分，姜、枣煎。久泻后胀者，六君子加白蔻、苏梗、当归，服后胀益甚，勿疑，久自效。因气而成水肿，分气香苏饮。老人虚寒胀，厚朴、炮附、木香。因饮食所伤者气必滞，胸满嗳气，消导宽中汤。失饥伤饱，痞闷，早食暮不能食（早晨阳气长，谷易消，暮则阳气微，谷难化也），大异香散。蓄血作胀，腹皮上见青紫筋，脉芤涩，妇人多有此，先以桃仁承气汤，势重者抵当汤下之，或代抵当丸。虚人不可下者，且以当归活血散调治。血胀多有烦躁，漱水不咽，迷忘如狂，痛闷喘急，大便黑，小便利，虚汗（气为血郁，热蒸成汗）厥逆等证，人参归芍汤。痰能滞气，勿谓不能作胀，故古人治气为痰郁作胀，加味枳术汤。”

《罗氏会约医镜·卷之九杂证·论肿胀·死证》：“有鼓胀者，外坚内空。又或气血结聚，久而生虫为蛊胀者。且肢体无益，胀惟在腹，又名单腹胀者，此脾虚不能运化，正气不行，清浊莫分，乃成此证。治者，察其病由中焦，则以脾胃为主，参、芪、白术、干姜、甘草之属主之。或病内下焦，则当以命门母气为主，熟地、当归、山药、附于、肉桂之属主之。如气滞者，少佐辛香，如陈皮、厚朴、砂仁、香附、丁香、白芥子之屑。如兼有湿，而小水不利者，宜佐以猪苍、择泻之属。以上诸法，大略如此。惟病成单鼓者，终非吉兆。”

《友渔斋医话·第五种·证治指要一卷·鼓症》：“鼓症者，其大胆逢逢如鼓之谓也。有气有血，有水有食积，有痞有虫，各有寒热虚实之分，肿胀之别。其因气者，其人善怒，肝旺脾衰，致肺气不宣。流为是症者，必兼咳嗽，治宜先用轻剂，如桑皮、杏仁、通草之类，即徐之才《十剂》中所谓轻可去实也。继用泄木化气之品，如桑叶、黑桅、夏枯草、广皮、砂仁壳、大苏梗之类。其因气虚腹满者，当补中益气，加五皮化气之品。其因血者，必血已离经，瘀滞脏腑，以成是症，或血痢涩早，邪不得泄，亦成此患。治宜逐瘀，如桃仁、归尾、红花、楂肉、枳实、鸡内金、大黄，再加气药。其因水者，一因土虚不能制水，一因肾脏虚寒，不能化气，致水泛滥者，治当补土温肾，加利水化气之药。有实水肿，腿踝按之则陷如泥，目下浮起如新卧起状，兼头面浮肿者，先开鬼门，用风药散之；继用五皮饮，加苡仁、砂壳、泽泻、车前之类别之，谓之洁净府，此症最为易治。其气血水三症之中，如带食积，各宜加消积之品；其痞而胀者，当用消痞丸，随其因而加减之；其虫积为鼓，当用槟榔、雷丸、芜荑、使君子，或加大黄、枳实等药治之。”

《重订广温热论·第二卷·验方》：“薛瘦吟《医赘》云：鼓胀证，湿邪入络居多，消滞利水，徒伤气分，焉能奏功，用此方出入加减，自能奏效。至消滞，莫如红曲，鸡内金；达下，莫如车前子；降气，莫如苏子、川贝。”

《本草问答·卷下》：“湿积于脾，则腹中胀，久则水多为臌，宜逐其水，甘遂、大戟、芫花、牵牛功力峻猛，随用大枣、参、术、甘草以补脾土去其太过，又恐损其不足也。”

《本草思辨录·卷四·鸡矢白鸡子白鸡子黄》：“鸡属酉金，又为巽木，具金木之气，本有伐土之长。用其水谷所化之矢白，则尤能化滞消积，领浊下趋。故脾土职复，则鼓胀以消；风木气平，则转筋自止。利小便并止遗溺者，以遗溺故小便不利也。用白者，取其得金气多，无白亦可不拘。”

二、治鼓胀专药

1. 丁香

《汤液本草·卷之五·木部·丁香》：“入手太阴经、足阳明经、少阴经。《象》云：温脾胃，止霍乱，消痃癖，气胀反胃，腹内冷痛，壮阳，暖腰膝，杀酒毒。”

《药鉴·新刻药鉴卷之二·丁香》：“消痃癖，气胀翻胃。”

《本草纲目拾遗·卷六·木部·丁香油》：“丁香油涂脐，散臌痞。”

2. 三棱

《汤液本草·卷之四·草部·三棱》:"又治气胀,血脉不调,补五劳,通月经,消瘀血。"

3. 干漆

《本草求真·上编·卷五血剂·下血》:"干漆则为铲除老血蛊积而用,紫贝则为血蛊水积而用。"

4. 土牛膝

《滇南本草·第二卷·土牛膝》:"恶寒怯冷,发热,腹痛,胸胁气胀。"

《本草正义·卷之三·草部隰草类上》:"(土牛膝)解毒利窍,专治血臌,一味浓煎,恣意服之。"

5. 土茜草

《本草纲目拾遗·卷三·草部上·土茜草》:"《药鉴》云:功专活血,治跌扑、痈毒、癥瘕、经闭便血、崩中带下、痔漏风痹、鬼箭风、臌胀、黄疸、蛇伤。"

6. 大戟

《本草纲目·草部第十七卷·草之六·大戟》:"水肿喘急,小便涩及水蛊:大戟(炒)二两,干姜(炮)半两,为散。"

《雷公炮制药性解·卷三·草部中·大戟》:"主水胀蛊毒,癥结腹满,急痛发汗,利大小肠,通月经,坠胎孕。"

《本草汇言·卷之五·草部·大戟》:"除蛊毒,行水胀之药也。"

《外科全生集·卷三·诸药法制及药性·大戟》:"苦寒有毒,去附枝,水煮透去骨,切晒,消颈腋痰块,癥结,下痞堕胎,治鼓胀,利二便。"

《本草述钩元·卷十·毒草部·大戟》:"主治十二水,腹满急痛积聚。但脏腑隐有细水,皆能导之。下恶血癖块。"

《本草撮要·卷一草部·大戟》:"得甘遂、白芥子疗水气胀满。"

7. 大腹皮

《得配本草·卷六·果部·大腹皮》:"大腹皮即大腹槟榔皮,辛,微温。入手足太阴经气分。降逆气以除胀,利肠胃以去滞。一切膜原冷热之气,致阴阳不能升降,鼓胀浮肿等症,此为良剂。"

8. 万年青

《本草纲目拾遗·卷五·草部下·万年青》:"治中满蛊胀,黄疸心疼,哮喘咳嗽,跌打伤。"

9. 小茴香

《本草经解·卷一·草部上·小茴香》:"气温。味辛,无毒。主小儿气胀。"

《得配本草·卷五·菜部·小茴香》:"治霍乱呕逆,腹冷气胀,闪挫腰疼。"

《神农本草经读·本草附录·小茴香》:"主小儿气胀,霍乱呕逆,腹冷,不下食,两胁痞满。"

《本草述钩元·卷十五·菜部·茴香》:"鼓胀气促:八角茴香七个,大麻仁半两,为末,生葱白三七根,同研煎汤,调五苓散服之,日一服。"

10. 山豆根

《本草纲目·草部第十八卷·草之七·山豆根》:"水蛊腹大有声,而皮色黑者:山豆根末,酒服二钱。"

11. 山稗子

《滇南本草·第一卷·山稗子》:"有妇人气血亏损,肾肝血虚,行经头晕,耳鸣发热,五心烦热,腰疼,肚腹冷疼,气胀,心慌怔忡,血行淡黄色,或三天已止,或五天再行,七八天又行方止。"

12. 山漆

《本草汇言·卷之一·草部·山漆》:"主吐血,衄血,溺血,便血,血痢,血崩,经水不止,或产后恶血不下,血晕,血胀,血闷,血痛,及热血痈肿,与虎咬、蛇虫咬等疮,并皆治之。"

13. 千张纸

《滇南本草·第三卷·千张纸》:"入肺经,定喘,消痰;入脾胃经,破蛊积,通行十二经气血,除血蛊、气蛊之毒。"

14. 广木香

《本草汇言·卷之二·草部·广木香》:"治妇人血瘀,血滞,血胀,血痛,或疝瘕,或癥癖,举发不常者。"

15. 马鞭草

《本草纲目·草部第十六卷·草之五·马鞭草》:"治妇人血气肚胀,月候不匀,通月经。(《大明》)[附方]鼓胀烦渴,身干黑瘦:马鞭草细锉,曝干,勿见火,以酒或水同煮,至味出,去滓温服。以六月中旬,雷鸣时采者有效。(《卫生易简方》)"

16. 天竺桂

《证类本草·卷第十三·天竺桂》:"主腹内诸冷,血气胀,功用似桂。"

17. 木香

《本草蒙筌·卷之二·草部中·木香》:“气劣气不足能补,气胀气窒塞能通。”

《本草纲目·草部第十四卷·草之三·木香》:“气胀懒食:即青木香丸。”

18. 五味子

《证类本草·卷第七·五味子》:“明目,暖水脏。治风下气,消食,霍乱转筋,痃癖,奔豚,冷气,消水肿,反胃,心腹气胀,止渴,除烦热,解酒毒,壮筋骨。”

《本草详节·卷之一·草部·五味子》:“主暖水脏,强阴益精,喘嗽,燥咳上气,止渴止泻,敛汗,明目,奔豚冷气,水肿,心腹气胀,止呕逆,生阴中肌。”

19. 水荭草

《本草蒙筌·卷之三·草部下·水荭草》:“水蛊黄肿腹膨,用蒸汗出立愈。”

20. 水银粉

《本草纲目·石部第九卷·金石之三·水银粉》:“治痰涎积滞,水肿鼓胀,毒疮。”

《本草详节·卷之九·石部·水银粉》:“主痰涎,积涎,水肿,鼓胀,小儿疳痹,杀疥癣虫,瘰疬,酒皶,风疮瘙痒。”

21. 牛黄

《本草新编·卷之五(羽集)·牛黄》:“或问牛黄有用之以治水蛊,可乎?曰:牛黄消痰开窍之物,非祛湿利水之品也,似与治水蛊者无涉,然而亦有用之以成功者。盖水入于心胞之宫,非牛黄不能化,牛黄专能入于心胞也。虽然心胞容水,久必化痰。牛黄化痰而不化水,是牛黄乃非利水之药,乃消痰之物耳。治水蛊而效者,化其心胞之痰也。心胞痰散,而心胞外之水自不敢入于心胞之内,然后以治肾利水之药治其本源,则水蛊之症可消也。然则谓牛黄之能治水蛊,亦无不可耳。”

22. 牛溺

《本草纲目·兽部第五十卷·兽之一·牛》:“牛溺,黄犍(牸)牛、黑牯牛者良。苦辛,微温,无毒。之才曰:寒。主治水肿,腹胀脚满,利小便。(《别录》)……脚气,胀满,尿涩。取乌犊牛尿一升,一日分服,消乃止。久患气胀,乌牛尿一升,空心温服,气散止。癥癖鼓胀:乌牛尿一升,微火煎如稠饴,空心服枣许,当鸣转病出。隔日更服之。(《千金翼》)”

23. 乌臼木根皮

《新修本草·卷十四·乌臼木根皮》:“主暴水,癥结,积聚。”

《本经逢原·卷三·乔木部·乌桕根》:“主暴水、癥结、积聚,功胜大戟,气虚人不可用之。”

24. 巴豆

《名医别录·下品·卷第三·巴豆》:“主伤寒温疟寒热,破癥瘕结聚坚积,留饮痰癖,大腹水胀,荡练五脏六腑,开通闭塞,利水谷道,去恶肉,除鬼毒蛊注邪物,杀虫鱼。”

《本草汇言·卷之九·木部·巴豆》:“治水臌腹大,动摇水声,皮肤黑色。”

《本草品汇精要·卷之二十·本部下品之上·巴豆》:“大毒。主伤寒,温疟,寒热。破癥瘕结聚,坚积,留饮,痰癖,大腹水。”

25. 巴戟天

《本草纲目·草部第十二卷·草之一·巴戟天》:“治一切风,疗水胀。”

《本草通玄·卷上·草部·巴戟天》:“治小腹痛引阴中,疗水胀,理脚气。”

《本草详节·卷之一·草部·巴戟天》:“主补血海,起阴痿,止梦泄,小腹及阴中相引痛,头面游风,水胀,脚气。”

26. 甘焦根

《本草详节·卷之四·草部·甘焦根》:“主敷背痈热毒,产后血胀闷,天行热狂,消渴,俱绞汁服之;又治头风,游丹。”

《本草易读·卷四·芭蕉根》:“治天行之热狂,除产后之血胀。”

27. 甘遂

《本草纲目·草部第十七卷·草之六·甘遂》:“大腹疝瘕,腹满,面目浮肿,留饮宿食,破痛坚积聚,利水谷道。《本经》:下五水,散膀胱多热,皮中痞,热气肿满。《别录》:能泻十二种水疾,去痰水……[附方]水蛊喘胀:甘遂、大戟各一两,慢火炙研。每服一字,水半盏,煎三五沸服。不过十服。(《圣济录》)”

《本草新编·卷之四(徵集)·甘遂》:“故一决而旋亡也,可不慎哉!或问牵牛、甘遂,仲景张公合而成方,以治水肿鼓胀者,神效无比。”

《本草害利·膀胱部药队·甘遂》:“苦甘寒,

泻肾、膀胱及隧道水湿，逐留饮水胀，攻痞结症瘕。凡水胀，以甘遂涂腹绕脐，内服甘草汤，其肿便消。”

28. 石胆

《本草纲目·石部第十卷·金石之四·石胆》：“治蛊胀及水肿秘方，有用蒲州、信州胆矾明亮如翠琉璃似鸭嘴者，米醋煮以君臣之药，服之，胜于铁砂、铁蛾。”

29. 石菖蒲

《本草述钩元·卷十二·水草部·石菖蒲》：“诸积（食积，气积，血积之类）、鼓胀。”

30. 石榴皮

《滇南本草·第一卷·石榴皮》：“皮同马兜铃煎，治小儿疳虫蛊毒，神效。”

31. 石蟹

《本草蒙筌·卷之八·石部·石蟹》：“点目中生翳肿疼，解腹内中毒蛊胀。”

32. 龙胆草

《玉楸药解·卷一·草部》：“除肝胆郁热，治眼肿赤痛，瘀肉高起，疗臌疸发黄，膀胱热涩，除咽喉肿痛诸证。”

33. 卢会

《本草汇言·卷之八·木部·卢会》：“又去三虫，消五臌，凡属肝脏为病有热者，用之必无疑也。治五种臌胀。”

34. 生姜

《本草征要·第一卷通治部分·发散药退热药·生姜》：“气胀腹疼俱妙，痰凝血滞皆良。”

《本草害利·肺部药队·生姜》：“辛温，入肺胃，发表发汗，开胃止呕，破血滞痰凝，平气胀腹痛。”

35. 白芥子

《本草汇言·卷之十六·菜部·白芥子》：“治气膈臌胀，名五子散，用白芥子、山楂子、香附子、紫苏子、白萝卜子各五钱，微炒，共研为细末，每早晚各食前服三钱，白汤调下。”

36. 瓜蒂

《长沙药解·卷一·瓜蒂》：“苦寒，泻水涤痰，涌吐腐败，以清气道，荡宿食停饮，消水肿黄疸，通脑闷鼻齆，止咳逆齁喘，湿热头痛，风涎喉阻，一切癫痫蛊胀之病皆医。”

37. 冬虫夏草

《本草纲目拾遗·卷五·草部下·夏草冬虫》：“性温，治蛊胀，近日种子丹用之。”

《本草正义·卷之二·草部·冬虫夏草》：“赵氏又引潘友新说，入房中药用；周兼士亦谓其性温，治蛊胀，近日种子丹用之云云。能治蛊胀者，盖脾肾虚寒，真阳不能布护之证。”

38. 冬葵子

《本草汇言·卷之四·草部·冬葵子》：“治肠痈内疽，脓血胀闷不行。”

39. 玄明粉

《证类本草·卷第三·玄明粉》：“治一切热毒风，搜冷，痃癖气胀满，五劳七伤，骨蒸传尸，头痛烦热，搜除恶疾，五脏秘涩，大小肠不通，三焦热淋，疰忤疾，咳嗽呕逆，口苦干涩，咽喉闭塞，心、肝、脾、肺脏胃积热，惊悸，健忘，荣卫不调，中酒中脍，饮食过度，腰膝冷痛，手脚酸，久冷久热，四肢壅塞，背膊拘急，眼昏目眩，久视无力，肠风痔病，血癖不调。似觉壅热，伤寒，头痛鼻塞，四肢不举，饮食不下，烦闷气胀。不论昼夜急疾，要宣泻求安，即看年纪高下，用药一分或至半两，酌量加减，用桃花汤下为使，最上；次用葱汤下；如未通宣，更以汤一碗或两碗，投之即验。”

40. 朴硝

《本草图经·玉石上品卷第一·朴硝》：“疗膀胱急，小腹满，身尽黄，额上黑及足下热，因作黑瘅，大便必黑，腹胪胀满如水状，大便溏者，女劳得之，非水也。”

41. 百草霜

《本草汇言·卷之十三·土部·百草霜》：“治小儿食积疳臌。”

42. 竹叶

《证类本草·卷第十三·竹叶》：“又箽竹笋，主消渴，风热，益气力，发气胀，蒸煮炒任食。”

43. 刘寄奴

《增广和剂局方药性总论·草部下品之下·刘寄奴》：“治心腹痛，下气，水胀，血气；通妇人经脉癥结，止霍乱、水泻。”

《本草汇言·卷之三·草部·刘寄奴草》：“消血胀，止血痛，活血破血之药也。”

《本草品汇精要·卷之十四·草部下品之中·刘寄奴》：“主破血下胀（《名医别录》）。”

《本草述钩元·卷九·隰草部·刘寄奴》：“以其行血迅速故也，大都治血气胀满。”

44. 安息香

《本草汇言·卷之八·木部·安息香》:“祛一切神鬼、魍魎、妖魅精邪,及人身寒湿冷气,霍乱阴病;又治妇人产后血晕、血胀、口噤异疾,并老人气闭、痰厥失音等疾。”

45. 防葵

《名医别录·上品·卷第一·防葵》:“主治五脏虚气,小腹支满,胪胀口干。除肾邪,强志。”

《新修本草·卷第六·防葵》:“主疝瘕肠泄,膀胱热结,溺不下,咳逆,温疟,癫痫,惊邪狂走;疗五脏虚气,小腹支满,胪胀,口干,除肾邪,强志。”

46. 红珠大锯草

《本草纲目拾遗·卷四·草部中·红珠大锯草》:“治臌胀黄疸。”

47. 芫花

《本草纲目·草部第十七卷·草之六·芫花》:“水蛊胀满:芫花、枳壳等分,以醋煮芫花至烂,乃下枳壳煮烂,捣丸梧子大。”

48. 花椒

《证类本草·卷第十四·蜀椒》:“盖椒目能行水,又治水蛊。”

《本草详节·卷之八·果部·花椒》:“主腹水胀满,利小便,肾虚耳鸣、耳聋,膀胱急,及气喘,盗汗。”

《本草从新·卷十果部·川椒》:“消水蛊。”

《得配本草·卷六·果部·蜀椒》:“治水蛊,定痰喘。”

《本草备要·木部·川椒》:“能治水臌,除胀定喘,及肾虚耳鸣。”

49. 苍术

《本草述钩元·卷七山草部·术·苍术》:“治蛊胀由于脾虚有湿者。”

50. 苏木

《汤液本草·卷之五·木部·苏木》:“主破血,产后血胀闷欲死者。”

《本草汇言·卷之九·木部·苏方木》:“主妇人血气阻滞,心腹搅痛,或恶露不行,上攻欲呕;或月水不调,适来适断;或血风内壅,口噤不言;凡产后血闭不通,血胀血晕,闷绝欲死,水煮五两,服之立安,故《唐本草》著之详矣,治产后血晕血胀。”

《神农本草经疏·卷十四·木部下品·苏方木》:“产后血胀闷欲死者,水煮苦酒煮五两,取浓汁服之效。凡积血,与夫产后血胀闷欲死,无非心肝二经为病。”

51. 李核仁

《证类本草·卷第二十三·下品·李核仁》:“其子中仁,主鼓胀。”

52. 吴茱萸

《本草述钩元·卷十九·果之味部·吴茱萸》:“臌胀下利,宜于吴萸之苦热泄其逆气,用之如神。”

53. 牡狗阴茎

《证类本草·卷第十七·牡狗阴茎》:“牡狗阴茎味咸,平,无毒。主伤中,阴痿不起令强热大,生子,除女子带下十二疾。一名狗精。六月上伏取,阴干百日。唐本余牡狗阴茎并同……又,主气水鼓胀,浮肿:狗肉一斤,细切,和米煮粥,空腹吃,作羹臛吃亦佳。”

54. 皂荚

《本草汇言·卷之九·木部·皂荚》:“此方气实痰结不通者可用,元虚者当斟酌行之,亦可治水肿臌胀。”

55. 灶马

《本草纲目拾遗·卷十·虫部·灶马》:“俗呼赃郎,又作蟑螂。臌胀《家宝方》:蟑螂一个焙干,萝卜子一撮,共炒为末,好酒吞十日,全愈。”

56. 灵砂

《本草汇言·卷之十二·金石部·灵砂》:“产后血胀不行,腹痛上攻心胃,用五灵脂汤下。”

57. 阿魏

《本草述钩元·卷二十二·香木部·阿魏》:“阿魏以极臭之性质,反能止臭,是其妙用之微,必有使气转化者。气化则形化,故癥积、食积、蛊胀、疠风、疝及诸细虫胥治之。”

58. 忍冬藤花

《得配本草·卷四·草部·忍冬藤花》:“去风火,除气胀,解热痢,消肿毒。”

59. 鸡屎白

《本草纲目·禽部第四十八卷·禽之二·鸡》:“酒糊丸服:牵牛酒治一切肚腹、四肢肿胀,不拘鼓胀、气胀、湿胀、水胀等。有峨嵋一僧,用此治人得效,其人牵牛来谢,故名。用干鸡矢一升炒黄,以好酒三碗,煮一碗,滤汁饮之。少顷,腹中气大转动,利下,即自脚下皮皱消也。未尽,隔日再作。”

《婴童类萃·下卷·水肿论》:“鸡醴,鸡粪(乃屎中白者,晒干,或半斤四两)锅内炒焦,入酒二斤,澄清,去粪,取酒。空心频频饮之。忌咸酸一切杂物妙。”

《神农本草经疏·卷十九·禽部三品·附屎白》:“屎白微寒。主消渴,伤寒寒热,破石淋,及转筋,利小便,止遗尿,灭瘢痕。雄鸡屎乃是白,腊月收之。白鸡乌骨者更良。《素问》作鸡矢。疏:鸡屎白微寒,乃肠胃所出之物,故复能走肠胃治病。《素问》云:心腹满,旦食不能暮食,名为鼓胀。治之以鸡矢醴,一剂知,二剂已。王太仆注云:《本草》鸡矢,并不治蛊胀,但能利小便。盖蛊胀皆生于湿热,湿热胀满则小便不利。鸡屎能通利下泄,则湿热从小便而出,蛊胀自愈。故曰治湿不利小便,非其治也……治一切肚腹四肢肿胀,不拘鼓胀、气胀、湿胀、水胀等:用干鸡矢一升,炒黄,以酒醅三碗,煮一碗,滤汁饮之。少顷腹中气大转动利下,即自脚下皮皱消也。未尽,隔日再作。”

《本草易读·卷八·乌骨鸡·鸡屎白》:“消鼓胀而破癥瘕,利二便而止遗尿,解石淋而止转筋,息诸风而灭瘢痕。”

《本经逢原·卷四·禽部·鸡》:“鸡矢白为散,无灰酒下一钱匕,治蛊胀腹满,《内经》鸡矢醴也。”

《得配本草·卷九·禽部·鸡屎白》:“利二便,治臌胀。”

《成方切用·卷首·方制总义·内经方》:“鸡矢醴治鼓胀。《素问·腹中论》:黄帝问曰:有病心腹满,旦食不能暮食,此为何病?岐伯对曰:名为鼓胀。(心腹留滞胀满,不能再食,其胀如鼓,故名鼓胀)帝曰:治之奈何?岐伯曰:治之以鸡矢醴,一剂知,二剂已。(一剂已知其效,二剂可已其病)王冰云:本草鸡屎利小便,并不治蛊胀,今方法当用汤渍服之尔。李时珍曰:鼓胀生于湿热,亦有积滞成者。鸡屎能下气消积通利大小便,故治鼓胀有殊功,此岐伯神方也。醴者,一宿初来之酒醅也。又按《范汪方》云:宋青龙中司徒吏颜夺女苦风疾,一髀偏痛,一人令穿地作坑,取鸡屎荆叶燃之,安胫人坑中熏之,有长虫出,遂愈也。《普济方》云:治鼓胀旦食不能暮食,由脾虚不能制水,水反胜土,水谷不运,气不宣流,故令中满其脉沉实而滑,宜鸡矢醴主之。何大英云:诸腹胀大,皆属于热,精气不得渗入膀胱,别走于腑,溢于皮里膜外,故成胀满。小便短涩,鸡矢性寒利小便,诚万全不传之宝也。用腊月干鸡矢白半斤,袋盛,以酒醅一斗,渍七日,温服三杯,日三或为末服二钱亦可。《正传》云:用羯鸡矢一升研细,炒焦色,地上出火毒,以百沸汤淋汁,每服一大盏。调木香、槟榔末各一钱,日三服,以平为度。又按《医鉴》等书云:用干羯鸡矢八合,炒微焦,入无灰好酒三碗,共煎干至一半许,用布滤取汁,五更热饮,则腹鸣,辰巳时行二三次,皆黑水也。次日觉足面渐有绉纹;又饮一次,则渐绉至膝上,而病愈矣。凡鼓胀由于停积及湿热有余者,宜用之,挟虚者禁之。吴鹤皋曰:朝宽暮急,病在营血。鸡矢秽物,从阴化,可入营血。”

《本草求真·上编·卷一补剂·鸡肉》:“鸡屎白性寒不温,用之以治鼓胀。《普济方》云:治鼓胀旦食不能暮食,由脾虚不能制水,水反胜土,水谷不运,气不宣流,故令中满。其脉沉实而滑,宜鸡矢醴主之。”

《要药分剂·卷五·补剂下·鸡屎白》:“藏器:下气通利二便,治心腹鼓胀,疗破伤中风,小儿惊啼,以水淋汁服,解金银毒。《纲目》:入胃大肠二经,为治水消胀气除积之品。仲淳曰:王太仆云,《本草》鸡矢,并不治蛊胀,但能利小便。盖蛊胀皆生于湿热,胀满则小便不利,鸡屎能通利下泄,则湿热从小便出,蛊胀自愈。故曰治湿不利小便,非其治也。[鳌按]蛊胀由湿热而生,固已。然亦有因积滞而成者,屎白不但通利下泄,使湿热尽从小便出,并能下气消积,使大小便俱利,故蛊胀由湿热成者自愈,即由积滞成者,亦无不愈也。此岐伯治蛊胀之方为通神也。”

《本草述钩元·卷三十·禽部·鸡矢白》:“气味微寒。主治中风失音,及白虎风贼风,风痹破血。和黑豆炒,酒浸,服之疗破伤中风,及心腹鼓胀。《素问》以鸡矢醴治鼓胀,非止为通利而用,其本有在通利之先者。夫肝属风木,其所胜者,脾之土也;所不胜者,肺之金也。鸡矢白治心腹鼓胀,转筋入腹,是肝木侮其所胜之土,而所不胜之金不能为之主也。”

60. 环肠草

《本草纲目·草部第二十一卷·草之十一·

环肠草》:“张子和《儒门事亲》方:治蛊胀。”

61. 苦瓠

《本草纲目·菜部二十八卷·菜之三·苦瓠》:“大水胀满,头面洪大:用莹净好苦瓠白瓤,捻如豆粒,以面裹煮一沸,空心服七枚。至午当出水一斗,二日水自出不止,大瘦乃瘥。二年内忌咸物……水蛊洪肿:苦瓠瓤一枚,水二升煮至一升,煎至可丸,如小豆大,每米饮下十丸。”

《本草汇言·卷之十六·菜部·苦壶卢》:“故时贤诸方书,用治黄疸脚气,及水胀不行之证,捷如桴鼓。倘胃虚不能食,脾元亏损而成水胀者,久病脾阳不运而成肿满者,误服,立见危败。《集方》(《圣惠方》):治大水胀满,头面四肢肿大。”

《药性切用·卷之四中·菜部·葫芦》:“烧灰,治水臌尤良。”

62. 松萝茶

《本草纲目拾遗·卷六·木部·松萝茶》:“水臌气臌汇集,服此药不忌盐酱,一服立消:活鱼一尾,重七八两,去鳞甲,将肚剖开,去肠净,入好黑矾五分,松萝茶三钱,男子用蒜八片,女七片,共入鱼腹内,放在瓷器中,蒸熟,令病人吃鱼,连茶蒜皆食更妙。”

63. 刺蒺藜

《本草汇言·卷之四·草部·刺蒺藜》:“《苏氏方》:主水结浮肿,气臌喘满,疸黄脚气等疾。”

64. 败鼓皮

《本草蒙筌·卷之九·兽部·牛黄》:“败鼓皮,是牛皮者勿吝收贮,诛蛊毒,为蛊胀部绝妙神丹。其方用鼓皮广五寸、长一尺,蔷薇根五寸,如足拇指大。或云:是莨菪根,锉,以水一升,酒三升,全熬二升,服之,当下蛊虫而愈。”

65. 败瓢

《本草纲目·菜部二十八卷·菜之三·败瓢》:“中满鼓胀:用三五年陈壶卢瓢一个,以糯米一斗作酒,待熟,以瓢于炭火上炙热,入酒浸之,如此三五次,将瓢烧存性,研末。每服三钱,酒下,神效。”

66. 金刚杵

《滇南本草·第三卷·金刚杵》:“主治一切丹毒、单腹胀、水气、血肿之症。”

67. 金鱼

《本草纲目拾遗·卷十·鳞部·金鱼》:“治疯癫、石臌、水臌、黄疸。”

68. 鱼鳖金星

《本草纲目拾遗·卷四·草部中·鱼鳖金星》:“治臌胀、瘰疬、火毒症。”

69. 泽漆

《本草纲目·草部第十七卷·草之六·泽漆》:“今方家用治水蛊、脚气有效,尤与《神农》本文相合。”“水气蛊病:生鲜猫眼睛草,晒干为末,枣肉丸弹子大。”

70. 贯众

《本草纲目·草部第十二卷·草之一·贯众》:“治下血崩中带下,产后血气胀痛,斑疹毒,漆毒,骨哽。”

《本草求真·上编·卷四泻剂·贯众》:“虫蛊、骨鲠。”

71. 珍珠

《本草详节·卷之十一·介部·真珠》:“主安魂魄,去目翳,除耳聋,手足皮肤胪胀,止遗精白浊,解痘疔毒,治难产,下死胎、包衣,小儿惊热风痫。”

《本草求真·上编·卷四泻剂·珍珠》:“逆胪者,胪胀也。”

72. 荆三棱

《证类本草·卷第九·京三棱》:“治气胀,破积气,消扑损瘀血,妇人血脉不调,心腹痛,产后腹痛血运……癥瘕鼓胀,三棱煎:用三棱根切一石,水五石,煮三石,去滓更煎,取三斗汁入锅中,重汤煎如稠糖,密器收之。每旦酒服一匕,日二服。”

《本草正义·卷之五·草部·荆三棱》:“治老癖癥瘕,积聚结块,产后恶血,通月水,堕胎,止痛,利气。洁古谓:治心膈痛,饮食不消。《大明》谓:治气胀,破积气,消扑损瘀血,心腹痛,产后腹痛,血运。海藏谓:通肝经积血,治疮肿坚硬。石顽谓:东垣破积诸方,皆与人参赞助,如专用克削,脾胃愈虚,不能运行其积,则亢逆更甚矣。”

73. 荛花

《证类本草·卷第十·荛花》:“治咳逆上气,喉中肿满,疰气蛊毒,痃癖气块,下水肿等。”

74. 荜澄茄

《证类本草·卷第九·荜澄茄》:“主下气消食,皮肤风,心腹间气胀;令人能食,疗鬼气。”

75. 茵陈蒿

《本草汇言·卷之三·草部·茵陈蒿》:"如伏瘕水胀,及太阴里邪,瘴疟寒热等疾,统属湿热者,无不相宜。"

76. 茺蔚

《证类本草·卷第六·茺蔚子》:"又下子死腹中,主产后血胀闷,诸杂毒肿、丹游等肿。《日华子》云:治产后血胀,苗、叶同功。"

《本草纲目·草部第十五卷·草之四·茺蔚》:"产后血胀。茎又服汁,主子死腹中,及产后血胀闷。"

《本草述钩元·卷九·隰草部·茺蔚》:"血胀,血晕,血风等证。"

77. 柑橼

《本经逢原·卷三·果部·柑橼》:"治鼓胀诸药不效:用陈香橼一枚连瓤,大核桃肉二枚连皮,缩砂仁二钱去膜,各煅存性为散,砂糖拌调,空腹顿服。"

78. 枳

《本草述钩元·卷二十四·枳》:"治上焦壅气胀满因于寒。"

《本草经集注·草木中品·枳实》:"枳树枝茎及皮,治水胀,暴风,骨节疼急。"

《本草品汇精要·卷之十八·木部中品之上·枳实》:"除胸胁痰癖,逐停水,破结实,消胀满、心下急、痞痛、逆气、胁风痛,安胃气,止溏泄,明目。"

79. 威灵仙

《本草汇言·卷之六·草部·威灵仙》:"治中风不语,手足顽痹,口眼㖞斜,及筋骨痛风,腰膝冷疼,胻腂酸痛,疠风酷毒,皮肤风痒,肾脏风壅,头风眩晕,脑漏流涕,伤寒瘴气,憎寒壮热,黄疸黑疸,冷热气胀,胃痛膈气。"

80. 牵牛子

《本草纲目·草部第十八卷·草之七·牵牛子》:"水蛊胀满:白牵牛、黑牵牛(各取头末)二钱,大麦面四两,和作烧饼,卧时烙熟食之,以茶下。"

《得配本草·卷四·草部·牵牛子》:"治气分之水胀,利大肠之风秘。"

《神农本草经读·本草附录·牵牛子》:"主下气,疗脚满水胀,除风毒,利小便。"

81. 轻粉

《本草汇言·卷之十二·金石部金类·轻粉》:"下痰涎,推积滞,利水肿臌胀之药也。"

《本草正·金石部·轻粉》:"治痰涎积聚,消水肿鼓胀,直达病所,尤治瘰疬、诸毒疮,去腐肉,生新肉,杀疮癣疥虫及鼻上酒齄、风疮疡痒。"

《本草通玄·卷下·金石部·轻粉》:"治痰涎、积滞、鼓胀、毒疮,杀虫搜风。"

《本草易读·卷八·轻粉》:"除水肿鼓胀,治瘰疬疥癣。"

82. 香附子

《本草汇言·卷之二·草部·香附子》:"家宝丹专治产难,胎衣不下,或胎死腹中,或血晕、血胀、血烦、血闷,及产后小腹痛如刀刺,兼治产后一切杂病,或中风,中气,乳肿,血淋,平时赤白带下,呕吐,恶心,心气抑郁,经脉不调,或不通,翻胃膈食,饮食无味,手足顽麻,一切风痰俱效。"

83. 香薷

《证类本草·卷第二十八·香薷》:"治水病洪肿,气胀,不消食。"

《本草品汇精要·卷之三十九·菜部中品·香薷》:"主霍乱,腹痛吐下,散水肿。"

《本草述钩元·卷八·芳草部·香薷》:"治水胀病效。"

84. 姜黄

《本草图经·草部中品之下卷第七·姜黄》:"治气胀,及产后败血攻心,甚验。"

《本草正·芳草部·姜黄》:"善下气破血,除心腹气结、气胀、冷气、食积疼痛,亦治癥瘕血块,通月经、产后败血攻心及扑损瘀血,祛邪辟恶,散风热,消痈肿。"

《本草品汇精要·卷之十一·草部中品之中·姜黄》:"主心腹结积,疰忤下气,破血,除风热,消痈肿,功力烈于郁金。"

85. 恒山

《本草经集注·草木下品·恒山》:"治鬼蛊往来,水胀,洒洒恶寒,鼠瘘。"

86. 神仙对坐草

《本草纲目拾遗·卷五·草部下·神仙对坐草》:"治反胃噎膈,水肿臌胀,黄白火疸,疝气阴症伤寒。"

87. 神曲

《本草汇言·卷之十四·谷部造酿类·神曲》:"治产后瘀血不运,肚腹胀闷渐成臌胀;亦可治小儿食臌胀。"

88. 莲房

《本草崇原·卷上本经上品·莲房》:"主破血,治血胀腹痛,及产后胎衣不下。"

《本草纲目·果部第三十三卷·果之六·莲藕》:"治血胀腹痛,及产后胎衣不下,酒煮服之。"

89. 莳萝

《证类本草·卷第九·莳萝》:"主小儿气胀,霍乱呕逆,腹冷食不下,两肋痞满。"

90. 荷叶上露

《本草纲目拾遗·卷一·水部·荷叶上露》:"味甘,明目,下水臌气胀,利胸膈,宽中解暑。"

91. 荷包草

《本草纲目拾遗·卷五·草部下·荷包草》:"利湿热。治黄疸,臌胀,白浊经闭。捣汁点热眼,煎汤洗痔疮肿痛。"

92. 恶实

《本草纲目·草部第十五卷·草之四·恶实》:"水蛊腹大:恶实(微炒)一两,为末,面糊丸梧子大,每米饮下十丸。"

93. 莨菪

《本草纲目·草部第十七卷·草之六·莨菪》:"水肿、蛊胀。"

94. 柴胡

《名医别录·上品·卷第一·柴胡》:"主除伤寒心下烦热,诸痰热结实,胸中邪逆,五脏间游气,大肠停积水胀,及湿痹拘挛,亦可作浴汤。"

95. 鸬鹚

《本草纲目·禽部第四十七卷·禽之一·鸬鹚》:"鸬鹚肉酸、咸,冷,微毒。大腹鼓胀,利水道。(时珍)《发明》时珍曰:鸬鹚,《别录》不见功用。惟雷氏《炮炙论》序云:体寒腹大,全赖鸬鹚。注云:治腹大如鼓体寒者,以鸬鹚烧存性为末,米饮服之立愈。窃谓诸腹鼓大,皆属于热,卫气并循于血脉则体寒。此乃水鸟,其气寒冷而利水。寒能胜热,利水能去湿故也。"

96. 臭梧桐

《本草纲目拾遗·卷六·木部·臭梧桐》:"消臌胀疝,《救生苦海》:臭梧桐叶一百片,煎汤服三四次。"

97. 射干

《本草蒙筌·卷之三·草部下·射干》:"仍治胸满气胀,更疗咳急涎多。"

《本草纲目·草部第十七卷·草之六·射干》:"水蛊腹大,动摇水声,皮肤黑:用鬼扇根捣汁,服一杯,水即下。"

《本草汇言·卷之五·草部·射干》:"此药苦能下泄而降,辛能疏散而行。前古主咳逆上气,及喉痹咽痛,不得消息;并去胸中积热,胃中痈疮,水蛊腹大;风热客于上焦之气分,为瘰疬,为结核,为停痰积血,为痈肿赤疡,用之甚捷。但气味苦寒,泄热散结,消痰去肿,然无益阴之性。凡患肿痹痈结,属阴寒而无实热者;脾胃薄弱,脏寒气血两虚者,禁用之。《肘后方》:治水蛊腹大,动摇水声,皮肤黑。"

《本草新编·卷之三角集·射干》:"散结气,平痈毒,逐瘀血,通月经,止喉痹气痛,祛口热臭秽,化湿痰、湿热,平风邪作喘殊效,仍治胸满气胀,咳嗽气结。"

98. 烟草火

《本草纲目拾遗·卷二·火部·烟草火》:"水烟出兰州五泉地种者佳,食其气能解瘴消臌,宽中化积,去寒癖,但不宜多食。用以治里,善壮胃气,进饮食,祛寒滞阴浊,消臌胀宿食,止呕哕霍乱。"

99. 酒杯藤子

《本草纲目拾遗·卷八·果部下·酒杯藤子》:"治尸蛀劳瘵,虫蛊瘰疬,瘿瘤结核,痈疽溃烂,食果成积,用酒杯藤子烧灰,糖拌,服下五、七钱自效。"

100. 海水

《本草分经·原例·不循经络杂品·海水》:"咸微温,有小毒,浴风癣吐,下宿食胪胀。"

101. 海金沙

《玉楸药解·卷一·草部》:"清泻膀胱湿热,治膏血砂石诸淋,消鼓胀肿满。"

102. 通血香

《本草纲目拾遗·卷五·草部下·通血香》:"臌胀。救生苦海:通血香一钱,取亚腰葫芦一个,不去子膜,入香于内,再入酒煮,仍以所开之盖合缝封固,以陈酒安锅内,悬葫芦于酒中,挨定勿令倾倒。"

103. 桑白皮

《本草经集注·草木中品·桑根白皮》:“去肺中水气,止唾血,热渴水肿,腹满胪胀,利水道,去寸白,可以缝创。”

《新修本草·卷第十三·桑根白皮》:“煮小豆,大下水胀。”

《本草便读·木部·桑白皮》:“疏邪,利水胀,能松。”

《本草思辨录·卷四·桑根白皮》:“甘辛入脾肺,而气寒复入膀胱,能驱脾肺中之水气从小便出,故水肿,腹满,胪胀,胥治之。”

104. 接骨木

《本草蒙筌·卷之四·木部·接骨木》:“痰疟、痰饮吐去,水肿、水胀利消。”

105. 黄龙尾

《滇南本草·第一卷·黄龙尾》:“或前、或后,红崩白带,面寒背寒,腹痛、腰痛,发热气胀,赤、白痢疾。”

106. 黄明胶

《本草易读·卷八·牛肉·黄明胶》:“治停痰积血,或为瘫痪,或为劳瘵,或为蛊胀,或一切积滞。”

107. 菴蕳子(庵蕳子)

《名医别录·上品·卷第一·菴蕳子》:“主五脏瘀血,腹中水气,胪胀留热,风寒湿痹,身体诸痛。”

《证类本草·卷第六·庵蕳子》:“主五脏瘀血,腹中水气,胪胀留热,风寒湿痹,身体诸痛,疗心下坚,膈中寒热,周痹,妇人月水不通,消食,明目。”

《增广和剂局方药性总论·草部上品之上·菴蕳子》:“主五脏瘀血,腹中水气,胪胀留热,风寒湿痹,身体诸痛,疗心下坚,膈中寒热,周痹,妇人月水不通,消食,明目。”

《本草乘雅半偈·第三帙·庵蕳子》:“主五脏瘀血,腹中水气,胪胀留热,风寒湿痹,身体诸痛。五脏瘀血,腹中水气胪胀留热,风寒湿痹,此皆留止于中,不能展泄外出,菴蕳能使气血展泄外出,唯展则展众展,唯泄则泄众泄,有以覆盖军行宿舍,易菴为掩,蕳为庐,是反益其留止矣。”

108. 菖蒲

《本草纲目·草部第十九卷·草之八·菖蒲》:“诸积鼓胀,食积、气积、血积之类。石菖蒲八两(锉),斑蝥四两(去翅足),同炒黄,去斑蝥不用。”

109. 常山

《证类本草·卷第十·常山》:“主伤寒寒热,热发,温疟鬼毒,胸中痰结,吐逆,疗鬼蛊往来,水胀,洒洒恶寒,鼠瘘。”

《本草蒙筌·卷之三·草部下·常山》:“水胀堪逐,鬼蛊能消。”

《本草详节·卷之四·草部·常山》:“主瘴疟寒热,破胸腹停水,水胀,洒洒恶寒。”

《要药分剂·卷一·宣剂上·常山》:“水胀,洒洒恶寒。”

110. 蚺蛇

《本草纲目·鳞部第四十三卷·鳞之二·蚺蛇》:“破血,止血痢,虫蛊下血。”

111. 蚯蚓

《本草崇原·卷下本经下品·蚯蚓》:“主治尸疰虫蛊,盖以泉下之水气上升,地中之土气上达,则阴类皆从之而消灭矣。”

112. 豚卵

《证类本草·卷第十八·豚卵》:“水气胀满,浮肿。”

《本经逢原·卷四·兽部·猪》:“豚卵治阴茎中痛,惊痫鬼气蛊毒,除寒热,贲豚、五癃、邪气、挛缩,猪蹄煮汤去油,煎催乳药及醮洗溃疡有效。”

113. 猪苓

《医学摘粹·本草类要·攻药门·攻水类·猪苓》:“猪苓味甘气平,入足少阴肾、足太阳膀胱经,利水燥土,泄饮消痰,开汗孔而泄湿,清膀胱而通淋,带浊可断,鼓胀能消。”

114. 猪獾

《新修本草·卷第十五·兽下·猯膏肉胞》:“肉,主久水胀不瘥,垂死者,作羹臛食之,下水大效。”

《本草纲目·兽部第五十一卷·兽之二·貒》:“水胀久不瘥、垂死者,作羹食之,下水大效。”

《本草分经·原例·不循经络杂品·猪獾》:“甘、酸,平,长肌肉,治劳热水胀。”

115. 商陆

《名医别录·下品·卷第三·商陆》:“主水胀疝瘕痹,熨除痈肿,杀鬼精物。”

《证类本草·卷第十一·商陆》："主水胀疝瘕痹，熨除痈肿，杀鬼精物，疗胸中邪气，水肿，痿痹，腹满洪直，疏五脏，散水气。"

《汤液本草·卷之四·草部·商陆根》："主水胀，疝、瘕、痹，熨除痈肿，杀鬼精物。"

《雷公炮制药性解·卷三·草部中·商陆》："主水胀蛊毒，疝瘕痈肿恶疮，坠胎孕。"

《本草汇言·卷之五·草部·商陆》："治水胀，用白商陆根一斤，羊肉八两，水一斗，煮取三升，去滓饮之。"

《本草正义·卷之七·草部·商陆》："水胀及疝瘕诸痹，盖皆以水邪实病而言，又曰熨除痈肿，则作外敷药用耳。"

《本草撮要·卷一草部·商陆》："苦寒，入足太阳经，有毒，沉阴下行。与大戟、甘遂、相等，功专治水气胀满。"

116. 旋覆花

《滇南本草·第一卷·旋覆花水朝阳草》："走经络，止面寒腹疼，利小便、单腹胀。"

《本草汇言·卷之三·草部·旋覆花》："治诸湿肿、痰胀、水胀。"

117. 续随子

《证类本草·卷第十一·续随子》："主妇人血结月闭，癥瘕痃癖瘀血，蛊毒鬼疰，心腹痛，冷气胀满，利大小肠，除痰饮积聚，下恶滞物。"

118. 绵大戟

《滇南本草·第一卷·绵大戟》："绵大戟，一名山萝卜，味辛、苦、辣，性微温，有小毒。治胃中年久食积、痰积，状结如胶。攻虫积，利水道，下气，消水肿，吐痰涎。(单方)治一切积滞、食积、痰积、气积、虫积、痞块疼痛、胸膈膨胀、肚腹鼓胀、饮食不消、面皮黄瘦、单腹胀。此药消积化滞，以利为度。虚弱者忌服，慎之！绵大戟为末，米糊为丸，如马豆子大。每服七丸，滚水下。用大戟须去皮心，连皮吃令人大泻，连心吃令人大吐，心皮俱吃，令人吐泻。独根者良。生叉者不效。"

119. 绿矾

《本草汇言·卷之十三·石部·绿矾》："《日华子》治喉痹，鼓胀，疟痢痞积，肠风泻血诸疾。《方脉正宗》：治食积成鼓胀。"

120. 琥珀

《本草汇言·卷之十一·木部·琥珀》："不惟治产后瘀血，凡癥瘕蛊胀，及跌打损伤内有瘀血者，亦并服。"

121. 斑蝥

《本草述钩元·卷二十七·虫部·斑蝥》："治蓄血，胀满，痿，厥，前阴诸疾，蛊毒。"

122. 鼋

《食疗本草·卷中·鼋》："微温。主五脏邪气，杀百虫蛊毒，消百药毒，续人筋。"

123. 楮实

《本草纲目·木部第三十六卷·木之三·楮》："水气蛊胀。楮实子丸，以洁净府。"

《玉楸药解·卷二·木部》："温暖肝肾，补益虚劳，壮筋骨，强腰膝，治阳事痿弱，水气胀满，明目去翳，充肤悦颜，疗喉痹金疮，俱效。"

《本草从新·卷九木部·楮实》："南唐书云：烈祖食饴，喉中噎，国医莫能愈，吴廷绍独请进楮实汤，一服疾失去，群医他日取用，皆不验，叩廷绍答云：噎因甘起，故以此治之，此即治骨鲠软坚之义尔，群医用治他噎，故不验也。洛按：陶隐居苏颂抱朴子，皆甚言其功，而方书用之为补者，除杨氏还少丹而外，不多见，其他如外台秘要用以敷治身面石疽，机要用以治水气蛊胀，集简用以治喉风喉痹，直指用以治肝热生翳，无非凉泻软坚之义，则古本诸说，未可信也。"

《本草撮要·卷二木部·楮实》："得茯苓治水气臌胀。"

124. 硝石

《本草崇原·卷上本经上品·硝石》："主治五脏积热，胃胀闭者，言积热在脏，致胃府之气胀闭不通。"

125. 硫黄

《得配本草·卷一·石部·石硫黄》："去冷积，止水胀，杀脏虫，除寒邪。"

《本草求真·上编·卷一补剂·补火·硫黄》："且能外杀疮疥一切虫蛊恶毒。"

126. 雁肪

《证类本草·卷第十九·禽上·鹜肪》："主水气胀满浮肿，小便涩少。"

《本草述钩元·卷三十·禽部·雁肪》："湿热臌胀腹大，而中焦湿热积，久致成痞痢、臌胀者。"

127. 雄黄

《本草纲目·石部第九卷·金石之三·雄

黄》："雄黄苦，平、寒，有毒。《别录》曰：甘，大温。权曰：辛，有大毒。大明曰：微毒。治寒热，鼠瘘恶疮，疽痔死肌，杀精物恶鬼邪气百虫毒，胜五兵。炼食之，轻身神仙（《本经》）。主疥癣风邪，癫痫岚瘴，一切虫兽伤（大明）。搜肝气，泻肝风，消涎积（好古）。治疟疾寒热，伏暑泄痢酒饮成癖，惊痫，头风眩晕，化腹中瘀血，杀劳虫疳虫（时珍）……《唐书》云：甄立言究习方书，为太常丞。有尼年六十余，患心腹鼓胀，身体羸瘦，已二年。立言诊之，曰：腹内有虫，当是误食发而然。令饵椎黄一剂，须臾吐出一蛇，如拇指，无目，烧之犹有发气，乃愈。又《明皇杂录》云：有黄门奉使交广回。太医周顾曰：此人腹中有蛟龙。上惊问黄门有疾否？曰：臣驰马大庾岭，热困且渴，遂饮涧水，觉腹中坚痞如石。周遂以硝石、雄黄煮服之。立吐一物，长数寸，大如指，视之鳞甲皆具。此皆杀蛊毒之验也。"

128. 紫苏

《本草求真・上编・卷三散剂・散寒・紫苏》："背面俱紫，辛温香窜，五月端午采用。凡风寒偶伤，气闭不利，心膨气胀，并暑湿泄泻，热闭血衄崩淋，喉腥口臭，俱可用此调治。"

129. 紫罗兰

《本草纲目拾遗・卷五・草部下・紫罗兰》："治臌胀肿满，清利水道，土产者治跌打损伤，取根捣酒服少许。"

130. 紫荆

《本草汇言・卷之十・木部・紫荆》："治血蛊不散。"

131. 蜒蚰

《本草汇言・卷之十七・虫部・蜒蚰》："治一切臌胀蛊胀……李氏治溲秘消渴，痰胀蛊臌，研烂入诸丸药，效验甚速。"

132. 猬

《食疗本草・卷中・猬》："又有一种，村人谓之豪猪，取其肚烧干，和肚屎用之。捣末细罗。每朝空心温酒调二钱匕。有患水病鼓胀者，服此豪猪肚一个便消。瘥。此猪多食苦参，不理冷胀，只理热风水胀。形状样似猬鼠。〔证〕"

133. 童便（秋石）

《本草约言・药性本草约言卷之二・人部・秋石》："滋阳固肾之妙药。古方以枣肉捣丸，温酒送下，滋肾水，返本还元，养丹田，归根复命，安和五脏，润泽三焦，消咳逆稠痰，退骨蒸邪热，积块软坚堪用，鼓胀代盐可尝，明目清心，延年益寿。秋石属金与水，故能益肺补肾，还人真元。须用阴阳炼者，兼而服之，得坎离既济之义。苏东坡有炼法、服法，可用。"

《本草新编・卷之五羽集・童便（秋石）》："积块较坚堪用，臌胀代盐可尝。"

《要药分剂・卷五・补剂下・秋石》："秋石味咸，性温，无毒。亦精气之余，降也，阴也。主虚劳冷疾，小便遗数，漏精白浊。《大明》除鼓胀，明目清心。《甄权》滋肾水，养丹田，安五脏，润三焦，消痰咳，退骨蒸，软肾块。嘉谟：入肺肾二经，为滋阴降火之品。'前论'士材曰：秋石之咸，本专入肾，而肺即其母，故兼入之。时珍曰：古人惟取人中白、人尿治病，取其散血滋阴降火，杀虫解毒之功，后世恶其不洁，遂设法煅炼为秋石。禁忌：讱庵曰，若煎炼失道，多服误服，反生燥渴之疾。"

134. 蓖麻

《本草纲目・草部第十七卷・草之六・蓖麻》："水气胀满：蓖麻子仁研，水解得三合。"

《证类本草・卷第十一・蓖麻子》："味甘、辛，平，有小毒。主水症。水研二十枚服之，吐恶沫，加至三十枚，三日一服，瘥则止。又主风虚寒热，身体疮痒，浮肿，尸疰恶气，笮取油涂之。"

135. 蓬莱火

《本草纲目拾遗・卷二・火部・蓬莱火》："水胀，膈气，胃气。"

136. 蒺藜子

《本草述钩元・卷九・隰草部・蒺藜子》："治中风，水气胀满。"

137. 槐米

《本草易读・卷七・槐米》："退皮肤之风热，杀腹脏之虫蛊。"

138. 雷丸

《本草易读・卷七・雷丸》："杀诸虫蛊毒，逐癫狂风邪。"

《本草求真・上编・卷六杂剂・雷丸》："腹大气胀。"

139. 雷公藤

《本草纲目拾遗・卷七・藤部・雷公藤》："治臌胀，水肿，痞积，黄白疸，疟疾久不愈，鱼口便毒，疬串跌打。”

140. 蜣螂

《本草汇言·卷之十七·虫部·蜣螂》:“治气隔、臌胀,并翻胃、噎食。”

141. 蜀漆

《本经逢原·卷二·毒草部·蜀漆》:“主疟及咳逆寒热,腹中癥坚积聚,邪气蛊毒鬼疰。”

《本草正义·卷之三·草部·蜀漆》:“然此物之能开结破积,皆主痰热而言,本非治凝寒积聚之痞,故所主伤寒寒热,痰结水胀,咳逆,鼠瘘,邪气吐逆诸证,皆属于热痰蕴积一途,不能谓其兼疗寒证。”

142. 鼠尾草

《本草纲目·草部第十六卷·草之五·鼠尾草》:“主疟疾、水蛊。”

143. 碧海水

《证类本草·卷第五·碧海水》:“饮一合,吐下宿食、胪胀。”

144. 榧实

《证类本草·卷第十四·榧实》:“主五痔,去三虫蛊毒,鬼疰。”

《本草纲目·果部第三十一卷·果之三·榧实》:“常食,治五痔,去三虫蛊毒,鬼疰恶毒。但《本经》柀子有毒,似有不同,亦因其能杀虫蛊尔。”

《得配本草·卷六·果部·榧实》:“助筋骨,行营卫,润肺气,助阳道,去虫蛊,消谷食。”

145. 槟榔

《本草纲目·果部第三十一卷·果之三·槟榔》:“脚气胀满非冷非热,或老人、弱人病此:用槟榔仁为末,以槟榔壳煎汁或茶饮、苏汤或豉汁调服二钱,甚利。”

《得配本草·卷六·果部·槟榔》:“治泻痢,破滞气,攻坚积,止诸痛,消痰癖,杀三虫,除水胀,疗瘴疟。”

146. 蜚虻

《本草汇言·卷之十七·虫部·蜚虻》:“按此物性善啮牛马及诸畜血,而用以治血瘀、血闭、血胀,除贼血在胸腹五脏者,因其性而为用也。”

147. 豪猪

《本草纲目·兽部第五十一卷·兽之二·豪猪》:“此猪多食苦参,故能治热风水胀,而不治冷胀也。”

《本草纲目·兽部第五十一卷·兽之二·豪猪》:“水病,热风,鼓胀。”

148. 樗鸡

《本经逢原·卷四·虫部·樗鸡》:“治血蛊。用抵当丸以樗鸡易水蛭三服,血下胀消,形神自复。”

149. 蝼蛄

《本草汇言·卷之十七·虫部·蝼蛄》:“此得湿土秽壤化生,性善钻利,故本草专主水脏壅逆,水道不通,二便闭胀欲死,或水气泛溢致成水肿胀满,腹大如臌而浮,喘急不得卧者,服此停水大行,胀消,喘定。”

150. 薄荷

《本草正·芳草部·薄荷》:“清六阳会首,散一切毒风,治伤寒头痛寒热,发毒汗,疗头风、脑痛,清头目、咽喉、口齿风热诸病,除心腹恶气胀满、霍乱,下气,消食,消痰,辟邪气秽恶,引诸药入营卫,开小儿之风涎,亦治瘰疬、痈肿、疮疥、风瘙瘾疹。”

151. 獭

《食疗本草·卷中·獭》:“下水胀,但热毒风虚胀,服之即瘥。”

《证类本草·卷第十八·獭肝》:“治水气胀满,热毒风。”

《本草新编·卷之五(羽集)·獭肝》:“上气咳嗽堪除,鬼毒瘟疠能遣,疗蛊疫,治冷劳,却鱼鲠,消水胀。”

《得配本草·卷九·兽部·水獭肝》:“水獭肝,治肠痔,消水胀。”

152. 蟋蟀

《本草纲目拾遗·卷十·虫部·蟋蟀》:“促织可治水蛊,昔有人患水蛊百治不效,一日偶饮开水,水中先有促织一对在内,其人仓卒一并吞之,越数日,其病渐消,方知促织可治此症。”

153. 爵床

《证类本草·卷第九·爵床》:“生平泽熟田近道旁,甚疗血胀下气。”

《本经逢原·卷二·芳草部·爵床》:“疗血胀下气,杖疮,捣汁涂之立瘥。”

154. 藕实茎

《证类本草·卷第二十三·上品·藕实茎》:“又叶及房,主血胀腹痛,产后胎衣不下,酒煮服之。”

155. 蟾酥

《本草汇言·卷之十七·虫部·蟾酥》:“疗疳积,消臌胀,解疔毒之药也。”

《本草易读·卷七·蟾蜍》:“治单腹胀。”

156. 麝香

《本草纲目·兽部第五十一卷·兽之二·麝》:“辟恶气,杀鬼精物,去三虫蛊毒,温疟痫痓。”

《本草蒙筌·卷之九·兽部·麝香》:“辟蛇虺,诛蛔虫、虫蛊痫痊,杀鬼精,殴疫瘴,胀急痞满咸消,催生堕胎,通关利窍,除恍惚惊怖,镇心安神,疗痈肿疮疽,蚀脓逐血,吐风痰,启寐魇,点目去翳膜泪眵。”

《本草崇原·卷上本经上品·麝香》:“杀鬼精物,去三虫蛊毒者,辛温香窜,从内透发,而阴类自消也。”

三、治鼓胀主治药

《本草纲目·主治第三卷·百病主治药·诸肿》

(1) 洁净府

[草部]

泽泻:逐三焦停水,去旧水,养新水,消肿胀,渗湿热。水湿肿胀,同白术末服。

鸭跖草:和小豆煮食,下水。

苍耳子:大腹水肿,烧灰,同葶苈末服。

苏子:消渴变水,同莱菔子服,水从小便出。

木通:利大小便,水肿,除诸经湿热。

通脱木:利小便,除水肿。

香薷:散水肿,利小便。大叶者,浓煎汁,熬丸服,治水甚捷,肺金清而热自降也。暴水、风水、气水,加白术末丸,至小便利为效。

灯心草:除水肿癃闭。

冬葵子:利小便,消水气。妊娠水肿,同茯苓末服,小便利则愈。

蜀葵子:利小便,消水肿。

葶苈:利水道,下膀胱水,皮间邪水上出,面目浮肿,大降气,与辛酸同用,以导肿气。通身肿满,为末,枣肉丸服,神验。或用雄鸡头捣丸。阳水暴肿,喘渴尿涩,同防己末,以绿头鸭血,和丸服之,效。

马鞭草:大腹水肿,同鼠尾草煮汁,熬稠丸服,神效。

马兰:水肿尿涩,同黑豆、小麦,酒、水煎服。

益母草:服汁,主浮肿,下水。

旋覆花:除水肿大腹,下气。

萱草根、叶:通身水肿,晒研,二钱,入席下尘,米饮服。

蓼子:下水气,面浮肿。

海金沙:脾胃肿满,腹胀如鼓,喘不得卧,同白术、甘草、牵牛为末服。

汉防己:利大小便,主水肿,通行十二经,去下焦湿肿,泄膀胱火,必用之药。皮水,胕肿在皮肤中,不恶风,按之不没指,同黄芪、桂枝、茯苓、甘草煎服。

水苹:主暴热,下气,利小便。

海藻:下十二水肿,利小便。

海带、昆布:利水道,去面肿。

越王余算:去水肿浮气。

天蓼:主水气。

茅根:虚病后,饮水多,小便不利作肿,同赤小豆煮食,水随小便下。

蒲公英:煮服,消水肿。

薇:利大小便,下浮肿。

[谷部]

薏苡仁:水肿喘急,以郁李仁绞汁煮粥食。

黑大豆:逐水去肿。桑柴灰煮食,下水鼓。《范汪方》:煮汁入酒,再煮服,水从小便出。《肘后方》:煮干为末服。

赤小豆:下水肿,利小便。桑灰汁煮食代饭,冬灰亦可。同姜、蒜煮食。水蛊,腹大有声,皮黑者,同白茅根煮食。足肿,煮汁渍洗。

腐婢:下水气。

绿豆:煮食,消肿下气。十种水气,同附子逐日煮食。

[菜部]

葫蒜:同蛤粉丸服,消水肿。同田螺、车前,贴脐,通小便。

胡葱:浮肿,同小豆、硝石煮食。

罗勒:消水气。

百合:除浮肿胪胀。

冬瓜:小腹水胀,利小便。酿赤小豆煨熟,丸服。瓜瓤淡煮汁饮,止水肿烦渴。

胡瓜:水病,肚胀肢浮,以醋煮食,须臾水下。

［果部］

李核仁：下水气，除浮肿。

杏核仁：浮肿喘急，小便少，炒研入粥食。头面风肿，同鸡子黄，涂帛上贴之，七八次愈。

乌梅：水气满急，同大枣煮汁，入蜜咽之。

桃白皮：水肿，同秫米酿酒服。

椒目：治十二种水气胀满，行水渗湿。炒研，酒服方寸匕。

败荷叶：阳水浮肿，烧研水服。足肿，同藁本煎洗。

［木部］

木兰皮：主水肿。

柳叶：下水气。

榉皮：通身水肿，煮汁日饮。

榆皮、叶：消水肿，利小便。皮末，同米煮粥，食之。

柯树皮：大腹水病，煮汁熬丸服，病从小便出也。

桑白皮：去肺中水气，水肿腹满胪胀，利水道也。

桑椹：利水气，消肿。水肿胀满，以桑白皮煎水煮椹，同糯米酿酒饮。

桑叶：煎饮代茶，除水肿，利大小肠。

桑枝：同上。

桑柴灰：淋汁煮小豆食，下水胀。

楮实：水气蛊胀，用洁净釜熬膏，和茯苓、白丁香丸服，效。

楮叶：通身水肿，煎汁如饴，日服。虚肥积年气上，面肿如水病，煎汁煮粥食。

楮白皮：逐水肿气满，利小便。煮汁酿酒，治水肿入腹，短气咳嗽，及妇人新产，风入脏内，肿胀短气。风水肿浮，同木通、猪苓、桑白皮、陈皮煎服。膀胱石水，肢削，小腹胀，取根皮同桑白皮、白术，黑大豆煎汁，入酒服之效。

楮汁：天行病后，脐下如水肿，日服一杯，小便利即消。

栀子：热水肿疾，炒研饮服。妇人胎肿，属湿，丸服有验。

茯苓及皮：主水肿，利水道。皮，同椒目煎水，日饮。

猪苓：利水发汗，主肿胀满急，消胎肿。

皂荚：身面卒肿，炙渍酒饮。或加黑锡。

五加皮：风湿肿。

枳茹：水胀暴风。

［石部］

滑石：利水，燥湿，除热。

白石英：石水，腹坚胀满，煮酒服。

凝水石：除胃中热，水肿，小腹痹，泻肾。

矾石：却水。水肿，同青矾、白面丸服。

青矾：水肿黄病，作丸服。

［虫部］

蝼蛄：利大小便，治肿甚效。十种水病，腹满喘促，五枚焙研，汤服。《肘后方》：每日炙食十枚。《普济方》：左右用，同大戟、芫花、甘遂服。同轻粉嗃鼻，消水病。

青蛙：消水肿，同胡黄连末，入猪肚内，煮食。水蛊，腹大有声，皮黑，酥炙，同蝼蛄、苦瓠，末服。

［介鳞］

海蛤：治十二种水气浮肿，利大小肠。水瘾肿病，同杏仁、防己、葶苈，枣肉丸服。水肿发热，同木通、猪苓、泽泻、滑石、葵子、桑皮煎服。石水肢瘦，腹独大者，同防己、葶苈、茯苓、桑皮、橘皮、郁李丸服。气肿，同昆布、凫茈、海螵蛸、荔枝壳，煎饮服。

蛤粉：清热利湿，消浮肿，利小便。气虚浮肿，同大蒜丸服。

贝子：下水气浮肿。

田螺：利大小便，消手足浮肿，下水气。同大蒜、车前贴脐，水从小便出。

鲤鱼：煮食，下水气，利小便。用醋煮食，赤小豆煮食。酿白矾，泥包煨，为粥食，随上下用。

白鱼：开胃下气，去水气。

鲫鱼：合小豆、商陆煮食，消水肿。

鲈鱼：治水气。

鳢鱼：合小豆煮食，下大水、面目浮肿及妊娠水气。入冬瓜、葱白，主十种水垂死。

鳙鱼：疗水肿，利小便。

黄颡鱼：合大蒜、商陆煮食，消水，利小便。绿豆同煮亦可。

［禽兽］

青头鸭：大腹水肿垂死，煮汁服取汗，亦作粥食。

雄鸭头：治水肿，利小便。捣，和甜葶苈膏汉防己末，丸服。

凫肉：治热毒水肿。

鸬鹚：利水道。

鸡子：身面肿满，涂之频易。

猪脂：主水肿。

猪肾：包甘遂煨食，下水。

羊肺：水肿，尿短喘嗽，同葶苈子、醋，蜜丸服。

豪猪肚及屎：水病，热风鼓胀，烧研酒服。

牛溺：水肿腹胀，利小便，空腹饮之。喘促者，入诃子皮，末熬丸服，当下水。

水牛角鰓。

［人部］

人中白：水气肿满，煎令可丸，每服一豆。

秋石：拌食代盐。

（2）逐陈莝

［草部］

三白草：水肿，服汁取吐。

蒴藋根：浑身水肿，酒和汁服，取吐利。

蓖麻子仁：水癥肿满，研水服，取吐利。

商陆：主水肿胀满，疏五脏水气，泻十种水病，利大小肠。切根，同赤小豆、粳米煮饭，日食，甚效。或同粟米煮粥食。或取汁，和酒饮，利水为妙。或同羊肉煮食。

大戟：主十二水，腹满痛，发汗，利大小便。水肿喘急及水蛊，同干姜末服。或同当归、橘皮煎服。或同木香末，酒服。或同木香、牵牛末，猪肾煨食。或煮枣食。并取利水，为神效。

泽漆：去大腹水气，四肢面目浮肿。十肿水气，取汁熬膏，酒服。

甘遂：主面目浮肿，下五水，泄十二水疾，泻肾经及隧道水湿、痰饮，直达水气所结之处，乃泄水之圣药。水肿腹满，同牵牛煎呷。膜外水气，同荞麦面作饼食，取利。身面浮肿，以末二钱，入猪肾煨食，取利。正水胀急，大小便不利欲死，半生半炒为末，和面作棋子，煮食，取利。小儿疳水，同青橘皮末服。水蛊喘胀，同大戟煎呷，不过十服。妊娠肿满，白蜜丸服。

续随子：治肺中水气，日服十粒，下水最速，不可多服。一两去油，分作七服，治七人，用酒下。阳水肿胀，同大黄丸服。

芫花：主五水，在五脏皮肤及饮澼。水蛊胀满，同枳壳醋煮丸服。

荛花：主十二水，肠中留澼。

葶苈子、狼毒：破水癖。

防葵：肿满洪大，为末酒服。

牵牛：利大小便，除虚肿水病，气分湿热。阴水阳水，俱同大黄末，锅焦饭丸服。诸水饮病，同茴香末服。水肿气促，坐卧不得，用二两炒，取末，乌牛尿浸一夜，入葱白一握，平旦煎，分二服，水从小便出。小儿肿病，二便不利，白、黑牵牛等分，水丸服。水蛊胀满，同大麦面作饼烧食，降气。

马兜铃：去肺中湿气，水肿腹大喘急，煎汤服。

羊桃根：去五脏五水，大腹，利小便，可作浴汤。水气鼓，大小便涩，同桑白皮、木通、大戟煎汁熬稠服，取利。

紫藤：煎汁熬服，下水癃病。

大豆黄卷：除胃中热，消水病胀满。同大黄醋炒，为末服。

荞麦：水肿喘急，同大戟末作饼食，取利。

米醋：散水气。

葱白：水癃病，煮汁服，当下水。病已困者，烂捣坐之，取气，水自下。

老丝瓜：巴豆炒过，入陈仓米同炒，取米去豆，丸服。

巴豆：十种水病。水蛊大腹有声，同杏仁丸服。煮汁，拭身肿。

郁李仁：大腹水肿，面目皆浮，酒服七七粒，能泻结气，利小便。肿满气急，和面作饼食，大便通即愈。

乌桕木：暴水癥结，利大小便。水气虚肿，小便少，同木通、槟榔末服。

鼠李：下水肿腹胀。

接骨木根：下水肿。

楤木：煮服，下水。

针砂：消积平肝。水肿尿短，同猪苓、地龙、葱涎贴脐。

轻粉、粉霜：消积，下水。

银朱：主水病，大便利者，同硫黄丸服。

（3）调脾胃

［草部］

白术：逐皮间风水结肿，脾胃湿热。四肢肿满，每用半两，同枣煎服。

苍术：除湿发汗，消痰饮，治水肿胀满。

黄连：湿热水病，蜜丸，每服四五丸，日三服。

黄芪：风肿自汗。

香附子：利三焦，解六郁，消胕肿。酒肿虚肿，醋煮丸服。气虚浮肿，童尿浸焙丸服。

藿香：风水毒肿。

砂仁：遍身肿满，阴肿，同土狗一个，等分研，和老酒服。

葳蕤：小儿痫后，气血尚虚，热在皮肤，身面俱肿，同葵子、龙胆、茯苓、前胡煎服。

使君子：小儿虚肿，上下皆浮，蜜炙末服。

附子：脾虚湿肿，同小豆煮焙丸服。男女肿因积得，积去肿再作，喘满，小便不利，医者到此多束手，盖中下二焦气不升降，用生附子一个，入生姜十片，煎水，入沉香汁冷服，须数十枚乃效。

乌头：阴水肿满，同桑白皮煮汁，熬膏服。

［菜果］

姜皮：消浮肿腹胀。

萝卜：酒肿及脾虚足肿，同皂荚煮熟，去皂荚，入蒸饼，捣丸服。

柑皮：产后虚浮，四肢肿，为末酒服。

槟榔：逐水消胀。

椰子浆：消水。

沙棠果：食之却水病。

吴茱萸：燥脾行水。

苏合香：下水肿，同水银、白粉服。

［禽兽］

白雄鸡、黄雌鸡：并同小豆煮食，消肿。

猪肝：肝虚浮肿，同葱、豉、蒜、醋炙食。脊肉亦可。

狗肉：气水鼓胀，尿少，蒸食。

羊肉：身面浮肿，同商陆煮臛食。

水牛肉：消水除湿，头尾皆宜。

牛膍：热气水气。

貓肉：水胀垂死，作羹下水大效。

獭肉：水胀热毒，煮汁服。

鼠肉：水鼓石水，身肿腹胀，煮粥食。

（4）血肿

［草部］

红蓝花：捣汁服，不过三服。

刘寄奴：下气，治水胀。

泽兰：产后血虚浮肿，同防己末，醋汤服。

紫草：胀满，通水道。

四、治鼓胀食物

1. 干冬菜

《本草纲目拾遗·卷八·诸蔬部·干冬菜》："此症形如水胀，肢体俱肿，皮肤色白，饱胀不食，畏见灯火，用冬菜勿落水，阴干，陈三年者可用，愈陈愈妙，煎汤洗浴，并煎服之，立消如神。"

2. 大麦

《证类本草·卷第二十五·大麦》："大麦味咸，温、微寒，无毒。主消渴，除热，益气调中。又云：令人多热，为五谷长。（蜜为之使）《兵部手集》：治产后腹中鼓胀不通转，气急，坐卧不安，供奉辅太初与崔家方：以麦蘖末一合，和酒服食，良久通转。"

《增广和剂局方药性总论·米谷部三品·大麦》："治产后闭结鼓胀不通，转气急。"

《汤液本草·卷之六·米谷部·大麦蘖》："气温，味甘、咸。《象》云：补脾胃虚，宽肠胃。先杵细，炒黄，取面用。《本草》云：能消化宿食，破癥结冷气，去心腹胀满。开胃，止霍乱，除烦去痰。治产后秘结，鼓胀不通。"

3. 大豆

《本草纲目·谷部第二十四卷·谷之三·大豆》："逐水胀，除胃中热痹，伤中淋露，下瘀血，散五脏结积内寒，杀乌头毒。"

《本草详节·卷之七·谷部·大豆》："主宽中下气，利大肠，消水胀肿毒。"

《本草述钩元·卷十四·谷部·大豆》："味甘气平（平即兼凉），肾之谷也。炒食热，煮食寒，作豉冷，造酱及生黄卷则平。主治调中下气，通关脉，疗伤中淋露，散五脏结积内寒，冲酒，治阴毒腹痛，逐水胀。煮食，治温毒水肿，下热气肿。同桑柴灰煮食，下水鼓腹胀，除胃热痹。"

4. 大豆黄卷

《本草经集注·果菜米谷有名无实·米食部药物·大豆黄卷》："逐水胀，除胃中热痹，伤中，淋露，下瘀血，散五脏结积、内寒，杀乌头毒。"

《新修本草·卷第十九·米中·大豆黄卷》："生大豆，味甘，平。涂痈肿，煮饮汁，杀鬼毒，止痛，逐水胀，除胃中热痹，伤中，淋露，下瘀血，散五脏结积、内寒，杀乌头毒。"

《本草汇言·卷之十四·谷部·大豆黄卷》："大豆黄卷活血气，消水胀之药也。若瘀血，若水胀，毋容负固而强恃矣。"

《本草述钩元·卷十四·谷部·大豆》："气味

甘平。治湿痹筋挛膝痛，除胃中积热，消水病胀满。”

5. 山楂

《本草正·果部·山楂》：“善消宿食、痰饮、吞酸，去瘀血疼痛，行结滞，驱臌胀，润肠胃，去积块，亦祛颓疝，仍可健脾，小儿最宜，亦发疮疹；妇人产后儿枕痛、恶露不尽者，煎汁入砂糖，服之立效；煮汁，洗漆疮亦佳。”

《本草新编·卷之五羽集·山楂》：“消宿食，除儿枕痛，去滞血，理疮疡，行结气，疗癞疝，健脾胃，祛臌胀。大约消食理，是其所长，祛臌胀、疗癞疝是其所短。”

6. 木瓜

《本草通玄·卷下·果部·木瓜》：“收摄脾土，去湿热，止吐泻，化痰食，理水胀。”

《本草从新·卷十果部·木瓜》：“消水胀。”

《本草分经·原例·足厥阴肝·木瓜》：“酸涩而温，和脾理胃，敛肺伐肝，化食止渴，调营卫利筋骨，去湿热消水胀，气脱能收，气滞能和。酸收太甚，多食病癃闭。”

《本草备要·果部·木瓜》：“敛肺和胃，理脾伐肝，化食（酸能敛，敛则化，与山楂同）止渴（酸能生津），气脱能收，气滞能和，调营卫，利筋骨，去湿热，消水胀。”

7. 乌骨鸡

《本草便读·禽部·禽乌骨鸡》：“凡鼓胀蛊胀，属实热者。”

8. 甘蕉

《本草纲目·草部第十五卷·草之四·甘蕉》：“捣汁服，治产后血胀闷。《圣惠方》，产后血胀：捣芭蕉根绞汁，温服二、三合。”

9. 田螺

《滇南本草·第三卷·田螺》：“治单腹胀疼，良效。”

10. 生萝卜

《本草纲目拾遗·卷八·诸蔬部三·生萝卜》：“遇臌胀者，取一枚捶碎煎汤服之，极重者二枚立愈。”

11. 生熟汤

《证类本草·卷第五·生熟汤》：“热盐投中饮之，吐宿食毒恶物之气，胪胀欲为霍乱者，觉腹内不稳，即进一二升，令吐得尽，便愈。”

《本草纲目·水部第五卷·水之二·生熟汤》：“凡痰疟，及宿食毒恶之物，胪胀欲作霍乱者，即以盐投中，进一二升，令吐尽痰食，便愈。”

12. 冬瓜

《名医别录·上品·卷第一·白冬瓜》：“味甘，微寒，主除小腹水胀，利小便，止渴。”

《食疗本草·卷下·冬瓜》：“主治小腹水鼓胀。”

《本草约言·食物本草卷之三·菜部·冬瓜》：“主除小腹水胀，利小便，止渴，益气耐老，除满，去头面热。”

《本草蒙筌·卷之六·菜部·白冬瓜》：“除脐下水胀成淋，止胸前烦闷作渴。”

《雷公炮制药性解·卷六·菜部·白冬瓜》：“主胸前烦闷作渴，脐下水胀成淋，通大小便，大解热毒，可贴痈疽，又解丹石毒及鱼毒。”

《神农本草经疏·卷二十七·菜部上品·白冬瓜》：“主除小腹水胀，利小便，止渴。水属阴，瓜性亦属阴，气类相从，故能利小便，除小腹水胀也。”

13. 丝瓜（天骷髅）

《本草纲目·菜部二十八卷·菜之三·丝瓜》：“水蛊腹胀：老丝瓜去皮一枚（剪碎），巴豆十四粒，同炒豆黄去豆，以瓜同陈仓米再炒熟，去瓜，研米为末，糊丸梧子大。”

《本草纲目拾遗·卷八·诸蔬部·天骷髅》：“此乃乡野村中桑树及屋篱上所挂霜打丝瓜也，其子名乌牛子。治妇人白带血淋，臌胀积聚，一切筋骨疼痛，并宜服之。”

14. 地骷髅

《药性切用·卷之四中·菜部·莱菔》：“出过空莱菔，即名地枯蒌，力能宽胀治臌。”

《本草纲目拾遗·卷八·诸蔬部·地骷髅》：“治黄疸变为臌胀，气喘翻胃，胸膈饱闷，中脘疼痛，并小儿疳疾结热，噤口痢疾，结胸伤寒，伤力黄肿，并脱力黄各症。”

15. 百合

《名医别录·中品·卷第二·百合》：“主除浮肿，胪胀，痞满，寒热，通身疼痛，及乳难喉痹肿，止涕泪。”

《证类本草·卷第八·百合》：“主邪气腹胀、心痛，利大小便，补中益气，除浮肿胪胀、痞满、寒热、通身疼痛，及乳难、喉痹，止涕泪。”

《本草汇言·卷之十六·菜部柔滑类·百合》：“治脾火燥结，大肠干涩，四肢浮肿，胸腹胪胀。”

16. 羊桃

《本草纲目·草部第十八卷·草之七·羊桃》：“水气鼓胀，大小便涩：羊桃根、桑白皮、木通、大戟（炒）各半斤（锉）。”

17. 赤小豆

《本草纲目·谷部第二十四卷·谷之三·赤小豆》：“水蛊腹大，动摇有声，皮肤黑者：用赤小豆三升，白茅根一握，水煮食豆，以消为度。”

《本草从新·卷十二谷部·赤小豆》：“一名红豆。苦平有毒，吐心腹邪气，风痰瘴疟，虫蛊毒，研二七枚服。”

《本草述钩元·卷十四·谷部·赤小豆》：“气味甘酸平，心之谷也。其性下行，通乎小肠，能入阴分。治有形之病。主治下水肿，通气健脾胃（治水而不知补胃，则失之壅滞，惟赤豆之用不然）。治热毒，散恶血，排痈肿脓血，疗寒热，热中消渴，去烦止泄痢，利小便，除下腹胀满。”

18. 狗肉

《本草纲目·兽部第五十卷·兽之一·狗》：“气水鼓胀：狗肉一斤切，和米煮粥，空腹食之。”

19. 盐

《本草新编·卷之五·盐》：“青盐益气，去气蛊，明目，却目疼，止吐血，坚筋骨，尤胜各盐。”

20. 莱菔子

《本草纲目·菜部第二十六卷·菜之一·莱菔》：“气胀气蛊：莱菔子研，以水滤汁，浸缩砂一两一夜，炒干又浸又炒，凡七次，为末。”

《滇南本草·第二卷·萝卜莱菔子白（红）萝卜秆叶》：“专治男、妇单腹胀，形如锣锅，肿硬胀满，小儿肚大筋青，神效。”

《本草正·菜部·萝卜子》：“研，水搀薄，饮之立吐，风痰尽出；胃有气食停滞，致成臌胀者，非此不除；同醋研敷，大消肿毒。”

《景岳全书·卷之四十九大集·本草正（下）·菜部》：“萝卜子味大辛，气温，气味俱厚，降也。善于破气消痰，定喘除胀，利大小便，有推墙倒壁之功。研水搀薄饮之，立吐风痰尽出。胃有气食停滞致成鼓胀者，非此不除。同醋研敷，大消肿毒。中气不足，切忌妄用。”

21. 桃奴

《本草图经·果部卷第十六·桃核仁》：“治中恶毒气蛊疰，有桃奴汤是此也。”

22. 海带

《玉楸药解·卷一·草部》：“咸寒疏利，清热软坚，化痰利水。治鼓胀瘿瘤，与昆布、海藻同功。”

23. 桑椹

《神农本草经疏·卷十三·木部中品·附桑椹》：“煮赤小豆食，大下水胀。”

24. 黄大豆

《本草纲目·谷部第二十四卷·谷之三·黄大豆》：“宽中下气，利大肠，消水胀肿毒。”

25. 黄雄鸡

《本草详节·卷之十一·禽部·黄雄鸡》：“主消渴，石淋，鼓胀，风痹。”

26. 蛙

《本草纲目·虫部第四十二卷·虫之四·蛙》：“系湿化之物，其骨性复热，而今人食者，每同辛辣及脂油煎炸，是抱薪救火矣，安能求其益哉？戴原礼《证治要诀》云：凡浑身水肿，或单腹胀者，以青蛙一二枚，去皮炙食之，则自消也……水蛊腹大，动摇有水声，皮肤黑色。”

《本草述钩元·卷二十七·虫部·蛙》：“水蛊腹大或单腹胀者。”

《本草撮要·卷九虫鱼鳞介部·田鸡》：“凡浑身水肿或单腹胀。”

27. 黑豆

《汤液本草·卷之六·米谷部·黑大豆》：“伤中淋露，逐水胀，下瘀血。”

《本草汇言·卷之十四·谷部·稆豆》：“此豆主妇人经行血病，产后血虚、血寒、血胀、血痛、血滞、血淋。”

28. 蒜

《本草正·菜部·蒜》：“善理中温胃，行滞气，辟肥腻，开胃进食，消寒气、寒痰、面积食积、鱼肉诸积、邪痹、臌胀、宿滞不安，杀溪毒、水毒、蛊毒、蛇虫毒。”

《寿世传真·修养宜饮食调理第六·菜类》：“蒜，性温，味辛。和猪肚食之，能消鼓胀。宜：通五脏，达诸窍，去寒湿，解暑气，辟瘟疫，消肿毒，破积化食，利大小便，解蛇虫诸毒。独头元瓣者，治疮尤良。忌：伤肝，损目，生痰，助火，散气，耗血，昏神。"

29. 蒸饼

《本草汇言・卷之十四・谷部造酿类・蒸饼》："治宿食不消，腹胀满闷，脾胃不和，为隔、为噎、为臌、为淋，凡属脾胃二脏，虚羸壅闭成疾者，服此。治隔噎病，臌胀病，小便淋闭不通病，皆得获效。"

30. 鹑

《本草纲目・禽部第四十八卷・禽之二・鹑》："鹑肉，甘，平，无毒。补五脏，益中续气，实筋骨，耐寒暑，消结热。和小豆、生姜煮食，止泄痢。酥煎食，令人下焦肥。(《嘉祐》)《发明》时珍曰：按董炳《集验方》云，魏秀才妻，病腹大如鼓，四肢骨立，不能贴席，惟衣被悬卧，谷食不下者数日矣。忽思鹑食，如法进之，遂运剧。少顷雨汗，莫能言，但有更衣状。扶而圊，小便突出白液，凝如鹅脂。如此数次，下尽遂起。此盖中焦湿热积久所致也。详本草鹑解热结，疗小儿疳，亦理固然也。董氏所说如此。[时珍谨按]鹑乃蛙化，气性相同。蛙与蛤蟆皆解热治疳，利水消肿；则鹑之消鼓胀，盖亦同功云。"

31. 鲤鱼

《本草汇言・卷之十九・鳞部・鲤鱼》："治水肿水胀。"

32. 橘

《本草纲目・果部第三十卷・果之二・橘》："痰膈气胀。"

《得配本草・卷六・果部・橘子》："止呕逆，通五淋，除膀胱留热，去寸白虫蛊……配槟榔，治气胀。"

《本草纲目拾遗・卷七・果部上・橘饼》："黄疸臌胀，除膈止消。"

33. 鳜鱼

《本草求真・上编・卷七食物・鳜鱼》："治痨瘵血蛊。鳜鱼，专入脾胃。"

五、治鼓胀用药禁忌

1. 人参

《本草新编・卷之一宫集・人参》："故水胀之病，愈服人参而愈胀也。"

《方症会要・卷二・治鼓症大法》："鼓症有服人参反增剧者，遂至不救。此症甚多，兹其故何哉？按人参入乎太阴肺经，肺有邪热者，得参而火愈甚，故胀急日加，筋青脐出，危笃立见。《经》云：肺出气，肾纳气。邪火挟气而出，脾胃先受之。以脾胃旧有积气，今得新邪宜胀满之益甚也，故胀症必服人参，人参之服必生肺热，肺热不能服参，不救之症也。"

2. 甘遂

《神农本草经疏・卷十・甘遂》："甘遂性阴毒，虽善下水除湿，然能耗损真气，亏竭津液。元气虚人除伤寒水结胸不得不用外，其余水肿臌胀类多脾阴不足，土虚不能制水，以致水气泛滥，即刘河间云，诸湿肿满属脾土，法应补脾实土，兼利小便。不此之图，而反用甘遂下之，是重虚其虚也。水既暂去，复肿必死矣。必察病属湿热，有饮有水而元气尚壮之人，乃可一施耳，不然祸不旋踵矣。戒之戒之！慎之慎之！"

《本经逢原・卷二・毒草部・甘遂》："然水肿鼓胀，类多脾阴不足，土虚不能制水，法当辛温补脾实土，兼利小便。若误用甘遂、大戟、商陆、牵牛等味，祸不旋踵。"

《本草从新・卷四草部・甘遂》："甘遂寒，通泻经隧水湿。苦寒，能泻肾经及隧道水湿，直达水气所结之处，以攻决为用，为下水之圣药。主十二种水，大腹肿满。(嘉言曰：胃为水谷之海，五脏六腑之源。脾不能散胃之水精于肺，而病于中；肺不能通胃之水道于膀胱，而病于上；肾不能司胃之关时其输泄，而病于下。以致积水浸淫，无所底止。好古曰：水者，脾肺肾三经所主，有五脏六腑，十二经之部分，上头面，中四肢，下腰脚，外皮肤，中肌肉，内筋骨。脉有尺寸之殊，浮沉之别，不可轻泻，当知病在何经何脏，方可用之。按水肿，有痰裹、食积、瘀血，致清不升、浊不降而成者，有湿热相生、隧道阻塞而成者，有燥热冲击、秘结不通而成者，是证属有余。有服寒凉、伤饮食，中气虚衰而成者；有大病后，正气衰惫而成者；有小便不通，水液妄行，脾不能制而成者，证属不足，宜分别治之，然其源多由中气不足而起。丹溪曰：水病当以健脾为主，使脾实而气运，则水自行，宜参苓为君，视所挟证加减，苟徒用利水药，多致不起)"

《本草求真・上编・卷四泻剂・泻水・苦甘

遂》:"专入脾、胃、肺、肾、膀胱。皮赤,肉白味苦,气寒有毒。其性纯阴,故书皆载能于肾经及或隧道水气所结之处奔涌直决,使之尽从谷道而出,为下水湿第一要药。大泻经隧水湿……故凡因实邪,元气壮实,必壮实方可用以甘遂。而致隧道阻塞,见为水肿蛊胀、疝瘕腹痛,无不仗此迅利以为开决水道之首,如仲景大陷胸汤之类。然非症属有余,只因中气衰弱,小便不通,水液妄行,脾莫能制,误用泄之之品益虚其虚,水虽暂去,大命必随。"

3. 仙茅

《本草汇言·卷之一·草部·仙茅》:"味辛气热,性毒而烈,凡一切阴虚发热,咳嗽吐血,衄血,齿血,溺血,淋血,遗精白浊,梦与鬼交,或虚火上炎,口干咽痛,或水涸血竭,夜热骨蒸,或肾虚有火,脚膝无力,或多欲精耗,不能种子,或血热经枯,不能受孕,或多食辛热炙煿之味,或久服金石丹火之药,以致筋骨偏痹,挛瘫不起,或胃火攻灼,邪热不能消谷,或胃热血耗,嘈杂易于作饥,或三消、十臌、五疸、八痢,或诸病外寒内热,阳极发厥,火极似水等证,法并禁用。"

4. 羊肉

《本草汇言·卷之十八·兽部·羊肉》:"痈肿疮疡,消渴吐血,臌胀肿满,脚气黄疸等疾,咸不宜服。"

5. 蜂蜜

《本草述钩元·卷二十七·虫部·蜂蜜》:"蜂采无毒之花,酿以大便而成,生岩石者,名石蜜……中满蛊胀,湿热脚气,俱不宜用。"

6. 瞿麦

《神农本草经疏·卷八·草部中品之上·瞿麦》:"水肿、蛊胀脾虚者不得施。"

《冯氏锦囊秘录·杂症痘疹药性主治合参卷三十八·草部中·瞿麦》:"瞿麦,君主利小便,佐使决肿痈,去白翳逐胎,下闭血出刺。凡肾气虚,无大热者,水肿蛊胀,脾虚者,胎前产后,一切虚人虽小便不利,法并禁用。"

《要药分剂·卷三·通剂·瞿麦》:"《经疏》曰:瞿麦性猛利,善下逐,凡肾气虚,小肠无大热,胎前产后。一切虚人患小水不利,及水肿蛊胀脾虚者,均忌。"

【医论医案】

一、医论

1. 论治气虚鼓胀

《孙文垣医案·卷四·新都治验·仲阖气虚中满》

溪亭公问曰:腹胀如此,口渴如此,小水短涩如此,诸人悉认为热、为有余,乃今以温补收功何也?予曰:公不观古人以气虚中满名鼓胀耶?由气虚所以成中满,设气不虚,何中满之有哉?且鼓者,外皮坚紧而内空无物,若复泻之,真元脱矣,安能复生?故惟有补而已。口渴、小水少者,皆元气虚弱不能运转。清气不上升故口渴;浊气不下降,故无小便。乃天地不交之否。兹特补其下元,俾水火充实,阳气上腾,浊气下降,中气运动,而诸疾皆瘳也。

《齐氏医案·卷四·气虚中满论》

养葵赵氏曰:气虚中满,与鼓胀、水肿无异。病后水肿,后方善矣。请明言之。气虚中满者,肾中之火气虚也;中空似鼓,而非实满也,大约皆脾肾两虚所致。王海藏曰:夫水气者,乃胃土衰,不能制水,水逆而上行,传入于肺,肺主皮毛,故令人肿。世医惟知泄水,不知补土是治肿之上上绝妙法也。先贤治肿之法,以脾气为主,须用补中益气汤或六君子汤温补其化源,俾脾土旺则能散精于肺,通调水道,下输膀胱,水精四布,五经并行矣。如此治法,初服似觉不快,过时药力得行,大有调理矣,兼服金匮肾气丸。"宣明五气论"下焦溢为水,以水注之所,气窒而不泄,则溢而为水肿也。《经》曰:三焦病者,气满,小腹尤坚,不得小便,溢则水流而为胀。惟仲景制立此方,补而不滞,通而不泄,诚治肿之神方。

2. 论治阳虚鼓胀

《续名医类案·卷十三·肿胀》

马元仪治华氏子,患腹胀已三月,形色憔悴,而脉沉微。治者但谓邪气盛,不知其正气虚也。《灵枢》曰:脉之应于寸口,其大坚以涩者,胀也。《素问》曰:征其脉与色俱夺者,此久病也。今两脉微弱无神,面色不华,肢体倦怠,其初亦邪正相搏而成。治者但责其实而忘其虚,攻伐过多,始则邪气当之,继乃转伤元气,运化失职,升降不利,热者变寒,实者变虚,而病机迁矣。《经》曰:足太阴之别，公孙虚则鼓胀。又胃中寒则满胀。可见中脏虚寒，亦能成胀，不独实病为然也。治法但用温补之剂，健脾胃，补三焦。然须积久成功，不可欲速，所谓新病可急治，久病宜缓调也。遂恪服加桂理中汤三十余剂，胀渐消，脉渐转，两月后全安。

3. 论治产后鼓胀

《灵验良方汇编·卷之下·产后臌胀》

产后臌胀者，大率因伤食而误专消导，因气郁而误专顺散，或多食冷物而停滞恶露，或血枯便秘而误下愈胀。盖产妇素禀既弱，临产又劳，气血两虚之地，中气多不足，胸臆多不舒，胃虽纳谷，脾运稽迟之时也。俗医但知伤食当消，气郁当散，恶露当攻，便秘当下，是以误投耗剂，胃气反伤，愈增满闷，气不升降，湿热助积，久之遂成臌胀。若佐消导于补汤中内，则脾胃强而积郁自散，大便通而恶露亦行矣。屡见误服耗药以致绝谷者，用长生活命丹救之立验。

4. 论治虫积鼓胀

《续名医类案·卷二十二·诸虫》

孙一奎在吴下时，有吴生谭震者，博雅士也。一日偶谈及鼓胀，吴乃诘予曰：鼓有虫否乎？予卒不敢应，俯思久之，对曰：或有之。《本事方》云，脐腹四肢悉肿者为水，只腹胀而四肢不肿者为蛊。注曰：蛊即鼓胀也。由是参之，古人曾以鼓、蛊同名矣。且蛊以三虫为首，岂无旨哉。盖鼓胀，即今云气虚中满是也。以其外坚中空，有似于鼓，故以名之。彼蛊症者，中实有物，积聚既久，理或有之。吴曰：子诚敏也。予堂嫂病鼓三载，腹大如箕，时或胀痛，四肢瘦削，三吴名剂，历尝不瘳。吴俗死者多用火葬，烧至腹忽响声如炮，人皆骇然。乃见虫从腹中爆出，高三丈许，烧所之天为昏，俄尔坠地。细视之，皆蛔也，不下千万数，大者长尺余，虫腹中复生小虫，多者十五六条。虫在人腹中，蕃息如此，曷不令人胀而死哉？惜诸书未有言及者。予后至淮阴，有王卿官者，其子年十六，新娶后腹胀大，按之有块，形如稍瓜，发热昼夜不退，已年半矣。医惟以发热消胀之剂投之，其胀愈甚，喉中、两耳俱疮。诊其脉滑数，望其唇则红，其腹则痛，又多嗜肥甘。（腹痛而唇红好啖者，皆属虫）因思凡腹痛者，唇色必淡，不嗜饮食，今其若此，得非虫乎？遂与阿魏积气丸服之，下虫数十，大者数条，小者亦三四条。虫下则热渐减，腹渐消，三下而愈，益信前闻之不虚也。（《景岳全书》）［雄按］前条龚氏案，不思饮食，亦虫证也。病情变幻，莫执一端。

5. 论治痰湿鼓胀

《顾松园医镜·卷九御集·肿胀·举例》

一妇病鼓胀，遇方士，授一方，以陈葫芦一枚去顶入酒，以竹筋松其子，仍用顶封固，重汤煮数沸，去子饮酒，一吐几死，吐后腹渐宽，调理渐愈。盖元气有余而有痰故也。

《续名医类案·卷十三·肿胀》

徐文江夫人，病蛊胀，张涟水治之，百药不效。张曰：计穷矣，记昔年西山有一妪患此，意其必死，后过复见之云，遇一方上人得生，徐如言访妪果在也。问其方，以陈葫芦一枚去顶，入酒，以竹箸松其子，仍用顶封固，重汤煮数沸，去子饮酒尽，一吐几死，吐后腹渐宽，调理渐愈。盖元气有余，而有痰饮者也。若肾虚脾弱者，宜用《金匮》肾气丸，十全大补汤去当归，加车前子、肉桂。（《广笔记》）

6. 论治血热鼓胀

《寓意草·议郭台尹将成血蛊之病》

郭台尹年来似有劳怯意，胸腹不舒，治之罔效，茫不识病之所存也。闻仆治病，先议后药，姑请诊焉。见其精神言动俱如平人，但面色痿黄，有蟹爪纹路，而得五虚脉应之。因窃疑而诘之曰：足下多怒乎，怒乎，善忘乎，口燥乎，便秘乎，胸紧乎，胁胀乎，腹疼乎？渠曰：种种皆然，此何病也？余曰：外症尚未显，然内形已具，将来血蛊之候也。曰：何以知之？曰：合色与脉而知之也。夫血之充周于身也，荣华先见于面。今色黯不华，既无旧恙，又匪新疴，其所以憔悴不荣者何在？且壮盛之年而脉见细损，宜一损皮毛，二损肌肉，三损筋骨，不起于床矣。乃皮毛、肌肉、步履如故，其所以微弱不健者又何居？是敢直断为血蛊。腹虽未大而腹大之情状已著，如瓜瓠然，其日趋于长也易易耳。明哲可不见机于早耶！（［批］精细绝伦）曰：血蛊乃妇人之病，男子亦有之乎？曰：男子病此者甚多，而东方沿海一带比他处更多。医不识所由来，漫用治气、治水之法尝试，夭枉不可胜计，总缘不究病情耳！所以然者，以东海擅鱼盐之饶。鱼者甘美之味，多食使人热中。盐者咸苦之味，其性偏于走血。血为阴象，初与热合不觉其病。日久月增，中焦冲和之气亦积渐而化为热矣。（［批］此等奥义今人说不出，全似上古圣神口角）气热则结而血始不流矣。于是气居血中，血裹气外，一似妇女受孕者然。至弥月时，腹如抱瓮矣。但孕系于胞中，如熟果自落。蛊蟠于腹内，如附赘难疗，又不可同语也。究而论之，岂但东方之水土致然！凡五方之因膏粱厚味，椒、姜、桂、糈成热中者，除痈疽、消渴等症不常见外。至胀满一症，人人无不有之。（[批]畅甚）但微则旋胀旋消，甚则胀久不消而成蛊耳。倘能见微知著，宁至相寻于覆辙耶！要知人之有身，执中央以运四旁者也。今中央反竭，四旁以奉其锢，尚有精华发见于色脉间乎？此所以脉细，皮寒，少食，多汗，尫羸之状不一而足也。（[批]直推五虚之源）余言当不谬，请自揆之。月余病成，竟不能用，半载而逝。

7. 论治血鼓痰喘危症

《一得集·卷上诸论·答何勉亭孝廉书附论令正血蛊痰喘危症因由》

衲祷昧尠识，于医道略涉崖本，无一长可恃，乃谬荷诸大人先生，格外垂青，殷殷咨询。衲惟殚竭底蕴，聊效土壤细流之助去尔。盖平日既不能于黄帝、岐伯诸书，窥见隐奥，使临症仍复苟且从事，是辄以人之身命为儿戏，匪特负人，实以负己。衲自祝发后，心怀悲悯，断不敢草草塞责，每遇奇难病症，百计图维，夜以继日，必细绎其所以受病之故。与夫脏腑之虚实，脉理之平逆，服何药而相宜，服何药而不合，一一详悉，始敢斟酌方剂，今尊壶玉体违和，荏苒三载，痰壅于上，血蛊于下，根深蒂固，药非瞑眩，恐难奏功，今据实条辨以闻。

凡人之一身，吸食水谷之精华，脏腑受之以生气血通十二经脉，达乎毛窍，运用于四肢百骸，而各有所主。心为皇极居中，肺如华盖，其位最高，肺之叶下有窍，以受诸脏之气；心之下，左有肝，右有肺，为一升一降之道路，而所以司此升降者，权又操于脾肾，故人以肾为先天之根。胃纳水谷，五脏六腑，皆禀气于胃，故又以胃为后天之本。水谷入胃，得脾阳之蒸动，清者为津液，浊者为粪溺。其气化而上升，先至于肺，下乃灌注奉心化赤而为血，复由胃之大络通于冲任，冲任实为血海，而其脉又肝之所主，故云肝主藏血，究竟藏血并不在肝，而在冲任二脉也。男子之血，运行于周身，女子之血，停贮于冲任，其血一月而一下，不愆其期，名为月信。至生产之后，胃中所升之津液不复化血，而归冲任，即于胃之大络通于两乳，是以乳妇月信不来，其义甚明。

现按尊夫人之病，始于风温发疹。夫风温之邪，首先犯肺，由肺而传于胃。发疹由于风邪内郁，肺胃热盛，伤其血分，血热于肌肤，则为疹。血热内溢，则为衄。此所以先发疹而后吐血也。发疹吐血，本无二致，疹发未透，邪热蕴结于中，则吐血。肝胃有热，津液得火煎炼，则又生痰，故气升而痰亦升。气即火也，火与元气不两立，邪火进一分，正气即退一分，迨邪火充斥，正气日就衰耗，全身经络无处非痰，直与血气混而为一，所以上则气急痰壅，下则血蛊胀满耳。或者谓邪火既极盛如此，火能化物，理应易饥，何以不能食？《经》云：邪热不杀谷。病当不能食而胀满也。且此病数更寒暑，脉象甚虚，声音已哑，而面目神气，宛如盛怒，谓非痰火充塞，痰脉类虚之明征耶？何子翁所定之方，醇乎其醇，原无可议，但根本已伤，诸邪蟠据，譬诸治军者，贼踪蔓延山野，孤城失援，危如累卵，四向粮饷，无所接济，而犹日坐堂皇，与士卒等讲求大学三章，理虽甚正，其如势所不及何？可知此症痰气塞满经络，血蛊腹胀，其由来者渐，必非一朝一夕之故，使不有斩关夺隘之大将，多领精锐而能操必胜之权，以凯旋者，吾不信也。考之古人治痰成法，多用攻下，鄙意药中拟用巴豆，未知有当万一否？并请高明裁夺。

8. 从肺论治鼓胀

《王旭高临证医案·卷之二·臌胀水肿门》

仁渊曰：《内经》言，胀者，皆在脏腑之外，排脏腑而郭胸胁，此气胀也。其本在肾，其末在肺，此水胀也。五脏六腑皆有胀，统气与水而言之也。石瘕、肠覃，女子血凝气滞而病胀也。后贤分虚实寒热，在气在血，法已大备，似无庸再议。然余观劳损者病在精，肿胀者病在气，无论气臌、水臌、血臌，最重在肺脏。盖肺主一身治节，管领五脏六腑之气。肺气一伤，周身治节不行，于是脾失健运，肝木横逆而为气臌；肾失枢转，膀胱水道不利而为水臌；肝失疏泄，气滞血凝而为血臌。谓非皆由肺气伤残，不能化水、化血、自化之病乎？虽然，所因甚多，所病各异。从外感而得者多暴、多实、多热，从内伤而得者多缓、多虚、多寒。水肿多实证，其来也暴；气肿多虚证，其来也缓；湿热肿在虚实之间，其来也不暴不缓，必先见别证而后胀满。若水肿之咳逆喘呼，非大实，即大虚，不可不辨。实则肺气壅塞不降，虚则肾气奔逆不纳。虚证固宜温补，实证必须泻降。如水肿实证，即舟车、禹功亦不为峻，但不可过剂。《经》云：大毒治病，十去其六。或从虚实间进之法，投峻药一服，续投调理药三二日，再进一服最稳。余验过数人。至单腹胀，乃脾肺肾真气败坏，全属虚证。血臌、肠覃、石瘕，虽病在血分，不可专求之血，宜导气以通血。气为血帅，古人明训，不可不知也。

9. 论吐、下二法治鼓胀

《儒门事亲·第八卷·腹胀水气》

蹙踘张承应，年几五十，腹如孕妇，面黄食减，欲作水气。或令黄芪建中汤及温补之剂，小溲固毕，从戴人疗焉。戴人曰：建中汤，攻表之药也。古方用之攻里，已误也，今更以此取积，两重误也。先以涌剂吐之，置火于其旁，大汗之；次与猪肾散四钱，以舟车丸引之，下六缶，殊不困，续下两次，约三十余行，腹平软，健啖如昔。常仲明曰：向闻人言，泻五六缶，人岂能任？及闻张承应，渠云：诚然。乃知养生与攻疴，本自不同。今人以补剂疗病，宜乎不效。

10. 论补法治鼓胀

《医学纲目·卷之二十四脾胃部·小腹胀》

真定王君用，年一十九岁。病积，脐左连胁如覆杯，腹胀如鼓，多青络脉，喘不得卧。时值暑雨，加之自利完谷，日晡潮热，夜有盗汗，求予往治之。脉得浮数，按之有力。谓病家曰：凡治积，非有毒之剂攻之则不可。今脉虚弱如此，岂敢以常法治之。遂投分渗益胃之剂，数服而便清自调；杂以升降阴阳、进食和气而腹大减。胃气稍平，间以消积之剂，不月余，良愈。先师尝曰：洁古老人有云：养正积自除。譬如满座君子，纵有一小人，自无容地。今令真气实，胃气强，积自消矣。

《续名医类案·卷十三·肿胀》

钱赏之酒色无度，秋初腹胀，冬杪遍体肿急，脐背平，在法不治。乃与大剂肾气方料煎服，兼进理中汤，服五日无效。可见病重药轻，药即中病，亦复无济。古今如此延误而死者颇多，虚实症皆有之也。李欲辞归，彼自知必死，坚求再治，即不起无怨也。勉用人参一两，生附子二钱，牛膝、茯苓各五钱，二日之间，去小便约四十余碗，腹有皱纹。计服人参四斤，附子、姜、桂各一斤，半载而痊。（极虚大补法）

顾文学鼓胀喘满，昼夜不得寝食者二旬。医用大黄，三下不除。更医先与发散，次用削克破气二十余剂，少腹至心下遂坚满如石，腰胁与胯中皆疼痛如折。诊之，脉弦大而革，按之渐小，举指复大，大便八九日不通，小便虽少，清白如常。此因削克太过，中气受伤，浊气上逆。与生料六味地黄丸加肉桂三钱、沉香三分，下黑锡丹二钱，导其浊阴。是夜即胀减六七，胸中觉饥，进粥，但腰胯疼软，如失两肾之状。再剂胸腹全宽，少腹反觉微硬，不时攻动，此大便欲行，津液耗竭，不能即去故也。诊其脉，仅存一丝，改用独参汤加当归、枳壳，大便略去结块，痛稍可，少腹遂和。又与六味地黄，仍加肉桂、沉香，调理而安。（收残救败法）

卢不远治瞿、娄、周、马，皆少年水肿，肢体洪盛，胪腹膨胀，水道不通，饮食绝口。有以为疸者、为鼓者、为气者。诊之，以药克济，乃针足上出水，皆石余。次日胀小减，三日大减，足尚肿。又针之，服以八味丸，以温其肾，期年皆孕。娄调护善，子母两全。马失调护，子母俱毙。此盖肾中阳气不足，阴气有余，遂聚水而病作。饮食汤药用水，而不能导之转助长，乃致于此，非针去水，则菀陈之瘀何从而泄？水去肾衰，非温补之，则浊凝之阴必致复聚，肾中之火气复然，周身之阳气有带，天癸自行，生育可必。如流离之后，所宜爱养，得之则生聚，否则待毙耳。

11. 论解表利尿法治鼓胀

《孙文垣医案·卷三·新都治验》

歙潜口汪召南令郎，年十四，患蛊胀大如覆箕。经医三十余人，见症皆骇而走，独市之幼科汪养直者，调理数数见效。第此子溺于豢养，纵口腹，不守戒忌，病多反复。一日语召南曰：郎君之症，非求之孙生生者不能成功。召南曰：闻此公多游吴浙缙绅间，何可以月日致也？养直曰：归矣！吾有妹适罗田，为方与石丘嫂也，旧岁患症如蛊，治经弥岁无功，生生子立全之。吾推毂孙君者，岂有他肠，为郎君也。召南即浼罗田延予。予至，日已晡矣。观病者，腹胀大极，青筋缕缕如蚯蚓大，上自胸脯，至上脘而止，惟喜其不下现也。脐平，四肢面目皆浮大，两足胻骨上各裂开，大出清水，一日间数为更衣易被，阴囊光肿如泡，淫淫渗湿，发寒热，脉以手肿不能取，必推开其肿下指，重按浮而六至。予曰：症可谓重之极矣。仅可恃者，目瞳子有神耳，余皆险恶，将何以治？养直知予至，亟过相陪，宣言曰：病重不必言，引领先生久矣。幸为投剂，生死无憾。予曰：且先为理表，若表彻稍得微汗，使肺气少利，则小水可通。召南喜而亟请药。乃用紫苏叶、苏子、陈皮、麻黄各一钱，桑白皮八分，防风、杏仁各七分，炙甘草、桂枝各二分，生姜三片，水煎服之。五更乃有微汗，次早面上气稍消，胸脯青筋皆退，余症虽仍旧，机栝则可生矣。仍投前药，次日腹与四肢皆有皱纹，惟小水未利。乃改用破故纸、苍术、赤茯苓、泽泻、桑白皮、赤小豆、桂心、木香，二帖而小水利，骎骎已有生意，乃以饮食过度，大便作泻，又以四君子汤加苡仁、破故纸、泽泻、山楂、砂仁调理而全安。此症予阅历者不下数十，然青筋未有如此之粗。足时出水有之，未有出水处如鲇鱼口之大，而取效亦未有如此之速。盖此子体未破而真全，故症虽重而收功速也。数十人间有五六不能成功者，由其纵欲恣情，不守禁忌，非药之罪也，召南昆仲见人谈医，则以不佞为称首。予笑曰：君得无到处逢人说项斯者耶，乃汪养直亦医道中白眉，乃不收功于后，病者不忌口过耳，于养直何尤？养直不矜己之功，亦不忮人之功，所谓忠厚长者非耶？

12. 论攻下法治鼓胀

《孙文垣医案·卷一·三吴治验》

吴九宜先生，每早晨腹痛泄泻者半年，粪色青，腹膨脝，人皆认为脾肾泄也。为灸关元三十壮，服补脾肾之药皆不效。自亦知医，谓其尺寸俱无脉，惟两关沉滑，大以为忧，以人言泄久而六脉将绝也。予为诊之曰：君无忧，此中焦食积痰泄也，积胶于中，故尺寸脉隐伏不见。法当下去其积，诸公用补，谬矣！渠谓：敢下耶？予曰：何妨。《素问》云：有故无殒亦无殒也。若不乘时，久则元气愈弱，再下难矣。以丹溪保和丸二钱，加备急丸三粒，五更服之，巳刻下稠积半桶，胀痛随愈。次日六脉齐见。再以东垣木香化滞汤，调理而安。渠称谢言曰：人皆谓六脉将绝为虚极，公独见之真而下之，由公究理深邃，故见之行事，著之谈论，皆自理学中来，他人何敢望其后尘。

《续名医类案·卷十三·肿胀》

陈以揆子，壮年渔色。一日腹膨如鼓，喘不能卧。或与消导温补，五苓、八味，了无微效。以揆令吞生硫黄，每服三分，以腐皮裹咽，日数服，不三日，其胀如失。此予所目击者。

13. 论补泻兼施法治鼓胀

《续名医类案·卷十三·肿胀》

绍兴术士朱囊衣名甫，苦水蛊腹胀。医者只令服嘉禾散，久之不效，葛丞相授以此法即安：右取嘉禾散、四柱散细末各等分，合和令匀，依法煎服。(《百乙方》)

《古今医案按·卷五·肿胀》

江篁南次子，素食少，五月间，因多食杨梅，至六月，遍身面目浮肿，腹亦膨胀。用苍、白二术土炒为君，木通、赤苓、泽泻为臣，半夏、陈皮、大腹皮、桑白皮、桔梗为佐，苏梗、厚朴、草果、姜皮为使。一日两服，另用紫苏、忍冬藤、萝卜种煎汤，一日浴一次。至四日，肿胀消十之八，乃用参苓白术散，以紫苏煎汤调。日服二次，小水黄。又加木通煎汤煎药，六帖后，去紫苏，加木瓜、滑石，最后加连翘、栀子。八帖全愈。[震按]此三条，皆和平浅近，法却是医门之布帛菽粟，断不可缺，傅江二案用药加减，及补泻进退，又有细针密线道理。

14. 论治鼓胀不可骤用攻下药

《轩岐救正论·卷之三·药性微蕴》

岁甲申冬里人曾云宇继室年逾四旬，素郁怒，居十载，神思为病。忽一日因行经暴怒，血上溢，兼致鼓胀。初延一老医投散气药，不瘥，且渐笃，再延余治，余曰：此乃脏病，得之数年，今始显发，丹溪鼓胀论可鉴也。脉已洪短与病相逆矣，须峻补脾原。功以渐致，不半载不瘥，议用六君加姜桂，倍入参术，彼惧增胀，死不敢服，因改投《金匮》肾气丸。服一月，血逆已止，胀虽如故，未见增剧，为药力未到，须宁耐耳，不信，别请一医。恃有神丹谓旦夕可愈果投一药，下咽半晌而即胀消，便泄进食，静睡，精神快爽，举家钦以为神，愿掷百金奉寿，而尤刺余之迂缓鲜识也。及察前剂，乃阿魏、姜黄、甘遂、葶苈、穿山甲、牵牛、玄胡之属，过数日，症仍作，仍投前药，亦仍随手而愈，独气困怠耳。不三朝夕，喘满不堪，再投而漫不应日甚一日，未及旬而殁。又余从舅曾六海长子亦因素郁患前症，余曰：此病治本称难，但广费珍药，又非舌耕清儒所能辨，当奈何，未几有进以草药者，彼悦捷法，信而服之，饭许，大号数声而死。呜呼病从何生，药从何治，如此盲妄，矜功顷刻，杀人转盼，谁之咎也。

《续名医类案·卷十三·肿胀》

太史汪舒怀令弟，腹大胀满。医以鼓胀屡治不效。诊其右关空大而带濡，余脉如常。此乃脾胃不和兼有水气，故不思食，而食且不化，与胃苓汤数剂顿安。若果系鼓胀，亦理应补脾，次养肺金，以制肝木，使脾无贼邪之患。更滋肾水以治火，使肺得清化，却厚味，远房帏，无有不安。倘喜行快利，不审元气，而概用峻剂攻之，暂时得宽，其复转甚。病邪既盛，真气愈伤，遂不可救，司命者其慎旃。（脾湿治法）

《续名医类案·卷二十·二便不通》

吴桥治张邦达，谢邑归，年逾艾矣，其貌壮硕如昔，偶以信宿梦遗，早呼旨酒，进人参膏二匕，既而大便稍实，无他恙也。张所善者巴深，以为误饮而酿内热，不急下，且虞有他。既饮大黄汤，不为动，犹以为热甚，至于再三，腹胀膨脝，骎骎石矣，旬日尸寝，不食不言。桥诊之，脉隐隐将绝。桥曰：肾司启闭，主二溲，脾居中制之，必关脾而后转运，胀者故中枵而下涩，误以悍剂伐之，脉有死征，不可为矣。众曰：否。即中气匮乏，遇下且如建瓴，何不为动？桥曰：公等信知脾虚，不任寒凉，不知脾毙，则寒凉无所用矣。诸子跪曰：诚得一剂藉手，庶毋恝于人子之心。曰：进独参汤当下，其下亦薄，于治无裨。既得剂则肠鸣而溲，腹胀亏三之一。张乃张目问状，人人以为更生。诸子问曰：大黄不行，而人参行何说？桥曰：否，中权废矣，即前茅安所受命哉！补中而建招摇，摧坚者始为之用，此亦人参用大黄，非自用而能下之也。顾病少间而脉不归，终于不治。深者复至，将攘为己功，大诟诸子曰：尔曹以不治治家大人，无人子礼。兹更一下而起，复何待乎？桥故避深，度复争之无益。适诸子问可否？乃徐应曰：等死尔。下则死疾，不下则死迟，公等自裁，桥何敢与？深诟愈急，卒复下之，不旋踵死矣。（《太函集》）

《古今医案按·卷五·肿胀》

项彦章治一女，腹痛，胀如鼓，四体骨立，其六脉弦滑而数。项曰：弦为气结，滑为血聚，此气薄血室，实邪也。其父曰：服芎归辈血药多矣。曰：失于顺气也。夫气，道也；血，水也。气一息不运，则血一息不行，故治血必先顺气，俾经隧得通而后血可行，乃投苏合香丸。三日而腰作痛，曰：血欲行矣，以硝黄逐之，下瘀数十块而愈。又二女病同，一脉虚，一脉纯弦，皆辞不治，果死。

［震按］气为血之先，血随气行，故攻瘀先以顺气，极是。然投苏合香丸，三日而腰痛，恐未必也，其得力处，仍赖硝黄耳。

孙一奎治马二尹，年五十五，过食鳗肉卷饼，心腹胀痛。市医遽用硝黄下之，大便不行，胀痛愈增。继至者，以木香槟榔丸、大小承气汤，连服十日，胀痛益甚，粒米不进，大便并不行，小水亦仅点滴。后医以硝黄不效，杂进备急丸、白饼子、十枣汤、黑白丑之属。服数日，不惟大便不行，并小便点滴亦无矣，胀不可言，众医大叫称怪。一人为灸中脘三十壮，毫不为动，因断三日后当死。孙至，观其色苍黑，神藏不露，声音亮，惟腹大如覆箕，不能反侧。诊其脉，两手皆滑大，两尺尤有力。询其病源，阅其前方，骇然以为未闻未见也，因思一治法，先进香砂六君子汤，参、术各用二钱。众医皆惊，谓中满胀痛，二便俱闭，如何用补？况苍黑之人，尤忌参、术乎。孙曰：此非鼓胀证，乃内伤证也，当始伤时，犹在上鬲，法当用吐，《经》所谓在上者因而越之也。不用吐而用下药以伤其脾，脾伤则失运动之职，是以愈下愈伤，愈伤愈胀。脾气全然不动，药亦全然不行矣。故用六君子以醒其脾，香砂以助其运动。再用吐法，吐出前药，始有生机，此方非治病，乃治药也。且予非虑大便不行，独虑行之不止耳。医曰：求其行而不得，何以不止为虑？孙曰：君试思常人能服硝黄几何？巴豆、牵牛几何？今幸其未行，药性未动，尚可为计。一行而诸药性动，譬瓶水底漏，其中能蓄点滴哉，危矣。医又问多服下药而大便不行，何也？孙曰：此易知之，始为食伤，继为药伤，所伤在上中二焦，下元未损，故两尺脉尚有神气。《难经》曰：人之有尺，如树之有根也。《内经》曰：肾者，胃之关。盖肾主大便，观其色苍黑，神藏气固，皆由根本未动，赖此犹可为耳。服药后，腹中大痛，一奎谓其药力已动，改用人参芦、防风芦、升麻、桔梗各三钱，煎服少顷，用鹅翎探吐之前服药物，一涌而出十数碗。病者喜曰：目前有光矣，此巳时也。孙曰：酉时大便必行，可备人参数斤，以备不虞。至午，进至宝丹一帖，以温中气。未申间，腹中汩汩有声，浊气下滚，顷刻腹宽数寸。至晚，大便行一次，小水略通。孙即用人参、白术各五钱，炮姜三钱，茯苓二钱,陈皮一钱,木香、甘草各五分,令急煎服。四鼓又大便一次,小水继至,胀痛渐减。次日大便泻十余次,因以是方,煎丸并进。计泻七十二日,服人参二斤余而收功。

15. 论治鼓胀误消用补法

《续名医类案·卷十三·肿胀》

一妇人素性急,先因饮酒难化,月水不调。或用理气化痰药,反吐,腹膨胀,大便泄泻。又加乌药、蓬术,肚腹肿胀,小便不利。加猪苓、泽泻,痰喘气急,手足厥冷,头面肢体肿胀,指按成窟。脉沉细,右寸尤甚。此脾肺虚冷,不能通调水道,下输膀胱,渗泄之令不行,生化之气不运也。东垣云:水饮留积,若土在雨中则为泥矣。得和气暖日,水湿去而阳化,自然万物生长。喜脉相应,遂与《金匮》加减肾气丸料服之,小便即通,数剂肿胀消半,四肢渐温,自能转侧。又与六君加木香、肉桂、炮姜,治之全愈。后不戒七情,不调饮食,顿作泄泻,仍用前药加附子五分而安。(误消用补法)

16. 论治鼓胀清补当适其宜

《顾松园医镜·卷九御集·肿胀》

一人患鼓胀,脾气消损,犹能饮食,第腹痛而暴胀。虞天民谓此火也,以香连丸、白术汤下之,遂失气甚多,而胀痛皆愈。一医谓脾气大虚,与补剂二三服,胀痛仍作,脉反虚小。乃曰:脉小不补,病安能痊;乃大补之,竟成不救。

又一人鼓胀,腹痛而兼吐,亦属火也,与清凉降气和中之剂,病寻愈矣。一医云:真元下陷,非大补不可,自后愈补愈胀,腹如裂状顿死。由是观之,则知治是病者,清补当适其宜,不可执一。

《苍生司命·卷四亨集·臌证》

予曾见休邑一人,脾气消损,犹能饮食,第腹痛而暴胀。予审知其为火也,遂以香连丸、白术汤服之。虽矢气甚多,而胀痛皆愈。一医至,大言曰:此脾气太虚,苟非大补则真元下陷不治。与补剂二三服,而胀痛兼作,脉反虚小,犹曰:脉小不补,病能痊乎?乃大补之,竟成不救。

又见北乡一人,腹痛而兼吐。予亦审知其为火也,与清凉剂降气和中,病寻愈矣。一医云:真元下陷,非大补不可。自后愈补愈胀,腹如裂状,顿死。

由是观之,则知治是病者,清补当适其宜,不可执一。自是昔人所谓“气虚者补气,血虚者补血,有食积者消积,有挟热者清热,有痰滞者行痰,有外因寒郁内热而胀者散寒,有因大怒而郁气为胀者散气,有蓄血面腹胀者行血,实者下之、消之,虚者温之、补之”。差之毫厘,谬以千里,可不畏哉!或谓丹溪云:朝宽莫急,血虚当补血。窃闻臌胀用血药则加胀,今反用之,何也?子曰:血虚者,阴虚也。《经》曰“阴虚生内热”,又曰“诸胀腹大,皆属于热”,热作则胀生,势之所必至也。养血者,养阴也。阴生则邪阳自退,胀渐消矣。刘河间所谓“养血益阴,其热自退”。此不治之治也。且养血非独用血药也,必兼健脾顺气,血药安得而滞之乎?此补血之理也。

脾气虚损,胀大日加者,急服老师丸药方;如实热作胀,内有积块坚硬如石,但脾胃未伤,宜清热行气,用东垣广茂溃加减,人瘦热甚,服此方甚效,又用东垣中满分消丸。臌证多有服人参而反增剧,遂致不救。此证甚多,兹其故何哉?按参入手太阴肺经,肺有邪热者,得参而火愈甚,故胀急日加,筋青脐出,危笃立见。《经》云:肺出气,肾纳气。邪火挟气而出,脾胃先受之,以脾胃旧有积气,今得新邪,宜胀满之益甚也,故胀症必服人参。人参必肺无热方可服,有热则不能服参,不救之症也。

17. 论治单腹胀法

《寓意草·论吴圣符单腹胀治法》

圣符病单腹胀,腹大如箕,紧硬如石,胃中时生酸水,吞吐皆然,经年罔效。盖由医辈用孟浪成法,不察病之所起与病成而变之理,增其势耳。昨见云间老医煎方,庞杂全无取义,惟肾气丸一方犹是前人已试之法。但此病用之,譬适燕而南其指也。夫肾气丸为肿胀之圣药者,以能收摄肾气,使水不泛溢耳。今小水一昼夜六七行,沟渠顺导,水无泛滥之虞也。且谓益火之源以消阴翳耳。今酸味皆从火化,尚可更益其火乎!又有指腹胀为食积,用《局方》峻攻,尤属可骇,仆不得不疏明其旨。夫圣符之疾,起于脾气不宣,郁而成火。使当时用火郁发之之法,升阳散火,病已豁然解矣。惟其愈郁愈湮,渐至胀满,则身中之气一如天地不交而成否塞,病成而变矣。症似无火,全以火为之根。不究其根,但治其胀,如槟榔、厚朴、莱菔子之类,皆能耗气助火。于是病转入胃,日渐一日,煎熬津液,变成酸汁。胃口有如醋瓮,胃中之热有如曲蘖，俟谷饮一人，顷刻酿成酢味矣。有时新谷方咽，旧谷即为进出，若互换者。缘新谷芳甘未变，胃爱而受之，其酸腐之余自不能留也。夫人身天真之气全在胃口，今暗从火化，津液升腾屑越，已非细故。况土曰稼穑，作甘者也。木曰曲直，作酸者也。甘反作酸，木来侮土，至春月木旺时必为难治。及今可治，又治其胀，不治其酸。曾不思酸水入腹，胀必愈增，不塞源而遏流，其势有止极耶！试言其概。治火无过虚补、实泻两法，内郁虽宜从补，然甘温除热泻火之法施于作酸日，其酸转增，用必无功。故驱其酸而返其甘，惟有用刚药一法。刚药者，气味俱雄之药，能变胃而不受胃变者也。（批：断药一法妙）参伍以协其平，但可用刚中之柔，不可用柔中之刚。（批：更加参伍一法细甚）如六味丸加桂、附，柔中之刚也。于六味作酸药中入二味止酸药，当乎不当乎？刚中之柔，如连理汤丸是也。刚非过刚，更有柔以济其刚，可收去酸之绩矣。酸去而后治胀，破竹之势已成，迎刃可解，锢疾顿蠲。脾君复辟，保合太和，常有天命矣。（批：至此不消看力，议得清楚）孰是，用药者后先铢两间，可无审乎！

善后多年，闻用黄柏、知母之属，始得全效。更奇之，刚柔诸药为丸服之，胸中如天地交而成泰，爽不可言，胀病遂不劳余力而愈。

附论善后之法，门人请曰：吾师治病，每每议先于药，究竟桴鼓相应，纤毫不爽。今果酸止胀消，脐收腹小，奏全绩矣。不识意外尚有何患，恳同善后之法，究极言之。余答曰：悉乎哉问也。《内经》病机，刘河间阐发颇该。至于微茫要渺，不能言下尽传，吾为子益广其义。（批：步步引入胜地，好看）夫病有逆传、顺传，种种不同，所谓病成之机则然。至于病去之机，从来无人道及。前论圣符之病，乃自脾入传于胃。今酸去胀消，亦自胃复返于脾。故善后之法以理脾为急，而胃则次之，其机可得言也。设胃气未和，必不能驱疾。惟胃和方酸减谷增，渐复平人容蓄之常。然胃喜容蓄，脾未喜健运，倦怠多睡，惟乐按摩者有之。受食一盏，身若加重，受食三盏，身重若加一钧者有之。步履虽如常候，然登高涉险则觉上重下轻，举足无力者有之。脾阳弗旺，食后喜溉沸汤，借资于有形之热者有之。其病之余，夏热为瘅，秋清为疟，燥胜脾约，湿胜脾泄者有之。故理脾则百病不至，不理脾则诸疾续起，久之乃入于胃也。至若将息失宜，饮食房劳所犯，脾先受之，犹可言也。设忿怒之火一动，则挟木邪直侵胃土，原病陡发，不可言也。语以一朝之忿，亡身及亲为惑，垂戒深矣！又其始焉酸胀，胃中必另创一膜囊如赘疣者，乃肝火冲入，透开胃膜，故所聚之水暗从木化变酸，久久渐满，膜囊垂大，其腹之胀，以此为根。观其新谷入口，酸物迸出而芳谷不出，及每食饴糖如汲筒入喉，酸水随即涌出，皆可征也。若非另一窠白，则其呕时宜新腐并出，如膈气之类，何得分别甚清耶？（批：澄潭物底）昨游玉峰，渠家请授他医调摄之旨，及语以另辟膜囊，其医不觉失笑。曰：若是，则先生真见隔垣矣。吁嗟！下士闻道，固若此乎？订方用六君子汤，煎调赤石脂末。其医不解，岂知吾意中因其膜囊既空而以是填之，俾不为异日患乎？吾昔治广陵一血蛊，服药百日后，大腹全消，左胁肋始露病根一长条，如小枕状，以法激之，呕出黑污斗许，余从大便泄去始消。每思蛊胀，不论气血水痰，总必自辟一宇，如寇贼蟠据，必依山傍险，方可久聚。《内经》论五脏之积皆有定所，何独于六腑之聚久为患，如鼓胀等类者，遂谓漫无根柢区界乎？是亦可补病机之未逮。

18. 论蜘蛛可治鼓胀

《续医说·卷八·水肿·蜘蛛治蛊》

一人病气蛊，四肢不浮，惟腹胀大，戴原礼所谓：蜘蛛病是也。俗医进以泄水之剂病转剧，时值炎暑，或以清暑益气汤治之，当煎药时偶堕蜘蛛一枚，腐熟其中，童子惧责潜去蜘蛛寻以药进，病人鼻闻药香一啜而尽，须臾腹中作声，反覆不能安枕，家人疑药之误用而然也，既而溲溺斗许，腹胀如削，康健复平日矣。按《本草》云：蜘蛛气寒有毒，主治小儿丁奚腹大，烧熟啖之，未闻其功能治气蛊也。

19. 论葱、腐可治鼓胀

《折肱漫录·卷之七·续医药篇》

友人丁静公，又字不二，长兴人，寓嘉兴，予家延为西席者甚久。乙酉仲夏，移归湖州郊外，逢大乱，遘水蛊疾，腹大如鼓，头面手足俱肿，小便不通，大便日泻数次，危殆已甚。闻邻家葱煎豆腐甚香思食，食之觉快口，食后小便即通。于是，连日食之，小便愈通，大便渐减，再以半主熟之葱食之，腹渐小，肿渐消，遂可步履、谒客。予初在妙喜山中见其状，深以为忧，殆将不起。月余，丁再至山中，则面肿已平，精神已旺，告予得生之故如此。夫水蛊剧疾也，而以葱、腐获疗，闻所未闻，特为记之。（肿胀）

20. 论丝瓜可治鼓胀

《续名医类案·卷十三·肿胀》

宋会之治水蛊法。用老丝瓜一枚，去皮及子，剪碎，与巴豆二七粒同炒，视巴豆褐色为度，去巴豆存丝瓜。又用黄米如丝瓜之数同炒，视米褐色，去丝瓜存米研末，清水和为丸梧桐子大，每服百丸，白汤下。蛊水尽从大便中出，而疾除矣。其言曰：巴豆逐出水者也，而患其迅，藉丝瓜取其气，丝瓜有筋，象人身脉络，得引巴豆之气，达诸脉络。而仍用米者，投其胃气也。仍去丝瓜者，畏其受巴豆之气太甚也。鲜于枢为之记如此。

21. 论治鼓胀需安心寡欲

《古今医案按·卷五·肿胀》

一妇形弱瘦小，脉细濡近快；一妇身中材颇肥，脉缓弱无力，俱病鼓胀，大如箕，垂如囊，立则遮拦两腿，有碍步履。石山视之，曰：腹皮宽，缒已定，非药可敛也，惟宜安心寡欲，以保命耳。后皆因产而卒，或曰：病鼓胀有孕，何也？汪曰：气病而血未病也，产则血亦病，阴阳两虚，安得不亡。又一妇鼓胀如前，越十余年无恙者，由寡居无所损也。

［震按］此案可以警世，女子如此，则男子有胀病而不绝欲者，岂不速其死耶。

二、医案

1. 治水鼓

《陈莲舫医案·卷中·臌胀》

左。臌胀筋露脐平，囊茎皆肿，积水不化。治以分导。桂枝、大腹、泽泻、川楝、白芍、连皮苓、防己、车前、橼皮、会皮、川椒目八分，黑白丑、磨冲沉香一分，地栗干、陈麦柴三钱。

左。水势狂溢，肿胀渐成，膨满腹大，囊肿色亮，泛滥之势上及高原，气喘有痰。脉息沉弦。拟通导沟渠。川桂枝、橼皮、泽泻、杏仁、白芍、建曲、米仁、苏子、葶苈、淮膝、茯苓、会皮、姜衣、麦柴。

2. 治血鼓

《格致余论·鼓胀论》

陈氏年四十余，性嗜酒，大便时见血，于春间患胀，色黑而腹大，其形如鬼。诊其脉数而涩，重似弱。予以四物汤加黄连、黄芩、木通、白术、陈皮、厚朴、生甘草，作汤与之，近一年而安。

《临证指南医案·卷九·调经》

姚。经闭一年，腹渐大，恐延血蛊沉疴。况聚瘕日久，形寒跗肿。议用大针砂丸。每服一钱二分，六服。（血蛊）

金。面无华色，脉右弦左涩，经阻三月，冲气攻左胁而痛，腹时胀，两足跗肿，是血蛊症，勿得小视。桂枝、茯苓、泽泻、牡蛎、金铃子、延胡。

吴（三九）。经阻两载，少腹坚硬，大便不爽，不时咯出紫血块。此属血蛊之象。鲜生地汁五钱，熟大黄一钱半，浔桂心五分，老生姜渣炒桃仁三钱，郁李仁一钱半。四服。

《生生堂治验·卷下》

西洞院花屋街南里村甚右卫门来见师曰：拙荆患鼓胀者二年余，更医代治温补殆尽，而疾愈笃。前日痰喘冲咽喉，倏忽瞑矣，举家大惊，遽延众医皆曰不可为也，辞而去。余不堪永诀之情，亲按其少腹，阳气犹微，隐隐应掌，尚或如可活，请来视之。师曰：移时且不可治，况逾日者乎？固辞。复来曰：死者犹有余阳，人情岂忍敛之乎？愿君一诊之。师往则脉无影响。视其腹上，青筋纵横如网，谓曰：此瘀血之症。月水滞者必久矣。主人曰然，曰吁。医治既误不可复活，实可悲也，余唯试示其瘀血，即刺膏肓角吸之，见黑血三四滴，呼吸仅复，沉吟之声若闻，因行脐炙，（脐炙法详方函）数十许。令人披被视之，恶血沾裀，脓血交下，一坐奇之，且请药，不与而去，遂死。

《验方新编·卷二十二·痧症·臌胀兼痧》

先有臌胀，忽痧乘之，臌胀益甚，痧宜早治。一人脐突筋青，心坎将平，知为血臌，其指头黑色，兼痧无疑，刺二十余针，腿臂血出，略松，服丝三方、脐下青筋渐退，后用臌症药导去恶水，日服治臌香橼丸，二月余臌症尽平。

《医学举要·卷三·杂症合论》

叶天士治一徐姓小儿，单腹胀数月，幼科百治无功，佥用肥儿丸等，俱不验效。乃用归须、桃仁、延胡、山甲、蜣螂、䗪虫、五灵脂、山楂之类为丸，十日全愈。

《剑慧草堂医案·卷中·蛊》

1）久患肠红，瘀聚成蛊。归尾、甲片、三棱、川郁金、牛膝、延胡、香橼皮、桃仁、白芍、蓬术、九香虫、香附、砂仁、青陈皮、䗪虫。

2）湿阻中焦，肝脾疏运失司，下灼阴络，腹膨便血，脉濡弦，蛊胀是忧。归尾、甲片、鸡内金、麦芽、白术（土炒）、香附炭、青陈皮、桃仁、延胡、枳实、志曲、制朴、缩砂仁、猪茯苓（连皮）、香橼皮。

3）血随气阻，脾失运行，热自内生，销烁肌肉。鳖甲甲片、桃仁、乳香、九香虫、白芍、䗪虫、龟甲、归须、红花、没药、青陈皮、川楝、香橼皮。

4）阴阳两络俱伤，血从上下溢出，瘀聚腹膨，血蛊是忧。归尾、甲片、大腹、川郁金、三棱、延胡、桃仁、牛膝、茜根、紫石英、蓬术、麻仁、䗪虫。

《慎五堂治验录·卷九》

吴廷彩室，东张河泾。单腹胀已过心下，按之则痛，微寒微热，喘咳纳少，面黄便溏，述月事来而忽止，渐渐腹大高凸，此瘀血内蓄也，消之下之则愈。奈症累一月有余，病痼而元气已虚，峻药难投矣。拟方宗李士材消补互施意应之。归尾一钱半，郁金一钱半，丹参三钱，潞党参一钱半，香附三钱，山楂三钱，新绛七分，旋覆花三钱，茯苓三钱，谷芽五钱。

服药后气攻作痛，瘀血如崩而下，腹胀大减，块亦去半。大积大聚衰其大半而止，则斯时宜补养气血为主，化瘀佐之。党参三钱，谷芽五钱，川石斛三钱，旋覆花三钱，茯苓三钱，苡仁三钱，制香附三钱，新绛五分，当归一钱半。

3. 治气鼓

《类证治裁·卷之三·肿胀论治·肿胀脉案》

石。腹胀不饥，小水不利，脉沉涩，腑气痹窒不宣。用砂仁壳、枳壳、木通、茯苓、益智仁、草果（俱煨）、五谷虫、鸡内金（俱炙）、莱菔子（炒，研）。数服愈。

金氏。中年经断，脘腹胀大，季胁紧掣如束，食下满，逾时痛，便泻日数行，晡后股胫重坠，脉阳搏阴微，症由瘕聚胞宫，气闭虾留，可导使下。失治则冲病及带，腰围绷急，中下焦气机钝窒，运纳无权，满痛瘕泄，气虚下陷，由来渐矣。前年立法温通腑阳，胀宽能纳。今先主通降，胀缓再议。半夏曲、茯苓、草果（煨）、砂仁壳、苏子、橘白、大腹皮、川椒目、降香。三服满痛除。专调带络，为其气虚则绷急而陷下也。潞参、升麻、益智子、沙苑子、茯神、牛膝炭、当归须。三五服后，腰肋松而股胫复常。

《环溪草堂医案·臌胀水肿》

廉。脾有湿热积气，渐渐腹满足肿，纳食则胀，证成气臌。白茯苓、川朴、白术、苡仁、苏梗、五加皮、泽泻、陈皮、砂仁、通草。

《陈莲舫医案·卷中·臌胀》

高，左，廿九。脘腹胀满，甚至肾囊俱肿，气急发呛。三焦不能分化，防成鼓胀。脉见细弦，治以疏和。香附、白术、大腹、半夏、陈橼、小朴、泽泻、米仁、建曲、皮苓、萆薢、新会、野赤豆、通天草。

《慈济医话·卷二下篇·妇科六则》

问某妇腹大而动，经水不行，已及一年，按之腹软，何药治之？曰：症似气滞，如乳不胀而脉数，宜用郁金、杷叶、芦根、葶苈。脉不数，则沉香、木香皆可用。惟恐臌症已成，则收效非易矣。

4. 治虫鼓

《医述·卷八·杂证汇参·肿胀》

王祺永患单腹胀，初服破气药，肿与脐平，改服《金匮》肾气汤，痰嗽不休。予谓肾气汤用车前、牛膝，迅速降下，何以气反上逆而作痰嗽？视其面淡黄中微有红纹，此虫结于血中，非下不可。祺永犹豫，予谓体虽虚怯，贼在腹中，岂可妄补！以逐秽汤与服，腹内雷鸣，少顷下恶物满桶，更进一剂，虫血尽倾。徐以补中益气汤加减调之，半月始痊。

《谷荪医话·卷二·蛊胀》

张介宾谓：膨胀中空无物（亦必有水，非真无物），多属于气；蛊胀中实有物，非虫即血。血蛊证，徐灵胎以唐人法用肉桂、黄连、人参、大黄、五灵脂为剂，当是此病正方。又治血必先顺气，有气结血聚，六脉弦滑而数者，先用苏合香丸，俟腰作痛，乃以硝、黄逐之，此项彦章法也。又有大腹消后，左胁露出病根一条，如小枕状，当以法涌其瘀血，更从大便泄之，其根始去，此喻江西法也。虫蛊之最骇闻者，如《赤水玄珠》所载，天生堂嫂，病膨三载，死后火葬，腹忽响如炮，见虫从腹中爆出，高二三丈许，烧所之天为之昏，俄而坠地，细视皆蛔也，不下千万数，大者长尺余，虫腹中复生小虫，多则十五六条，或十数条，或五六条，其蕃息若此。又治王氏子腹胀大，脉滑数，唇红腹痛，又多嗜肥甘，因思诸凡腹痛者，唇色淡，不嗜饮食，今若此得非虫乎，授以阿魏积块丸，下虫数十，三下而愈。

《华佗神方·卷四·华佗虫臌神方》

患者小腹微痛，四肢浮胀，面红而带黑，壮如虫蚀，眼下无卧蚕微肿之形，是为本症之候。治宜杀虫，虫去则臌胀自消。方用：雷丸、神曲、茯苓、白矾各三钱，车前子五钱，当归、鳖甲（醋炙）、地栗粉各一两。一剂即下虫无数，二剂而虫尽。愈后乃须补脾，以防再发。

5. 治疮鼓

《环溪草堂医案·臌胀水肿》

孙。疮疥平，面浮起，渐至腹满，胸闷气塞，小便不利，肿势日甚。水湿之气，一无出路，证成疮臌，防加气急。发汗而利小便，是两大法门。麻黄、杏仁、白术、泽泻、茯苓、猪苓、葶苈子、川朴、通草、车前子、姜皮。复诊：肿势已平，小便通利，前方加减。防风、白术、半夏、茯苓、陈皮、泽泻、杏仁、川朴、通草、葶苈子、车前子、姜皮、葱白头。

何。内有湿热生疮，外受风寒浮肿。风湿相搏，证成疮臌。防加喘急。防风、羌活、杏仁、大腹皮、橘红、赤苓、桔梗、荆芥、川朴、桑叶、通草。

6. 治疳鼓

《遯园医案·卷下》

陈君之第二子，年甫三岁，患疳积，口渴，不时泄泻，间有微热，肚腹鼓胀坚硬，久而未愈，适送眷回家，请方。用党参、淮山、五谷虫、虾蟆、鸡内金、楂炭、黄连、楝实、青皮、云苓等药为方授之。嗣后陈复至局，询知归家照服数帖，各恙悉蠲，身体肥健如常矣。

7. 治阳虚鼓胀

《周慎斋遗书·卷八·胀》

一人单腹胀大，温中为主。人参五分，吴茱萸一分，苍术、白术、炮姜、茯苓各五分，炙甘草二分。腹痛加肉桂，小便滞增炮姜，加神曲。

《顾松园医镜·卷九御集·肿胀》

一人因肚腹鼓胀，饮食少思，服二陈、枳实之类，小便不利，大便不实，痰嗽，腹胀。服破气利水之剂，手足俱冷。立斋曰：此足三阴虚寒之症也，用《济生》肾气丸，不月而康。

《问斋医案·阳虚臌胀案》

曾经抑郁伤肝，近乃脾虚气馁，饮食迟于运化，二便带血频仍。现在腹满脐平，胸胁俱胀，呕吐，恶闻食臭，大便十日不行，脉来弦数无神。鼓胀危疴已著。至于或轻或重，乃剥复之象。所服诸方都是法程，病势良深，殊难奏效。勉拟附子理中加味，从乎中治。是否质诸明哲。人参、制附子、冬白术、炙甘草、炮姜炭、当归身、陈橘红、小青皮。

病原已载前方，第五进附子理中加味，不见燥热之象，阴霾不散可知。中满退而复进，剥极则复，复而又剥故也。小便如淋不痛，阳虚气化不及州都。大解替溏，火力不足，失其常度。人身清阳无时不升，浊阴无刻不降，升降循其常度，不觉其升降也。清阳当升不升，则气坠；浊阴当降不降，则气哽。总是命门真火阳和之气不足以腐熟胃中水谷之精微，驯致糟粕壅塞于中而不化，是以上为饮食难进，下为二便不爽，大腹如鼓，胁肋胀痛，时有太息、呻吟之状。弦数之脉如前，诚为剥极之候。考前贤证治诸方，惟附子理中、《金匮》肾气最为合法。然三焦痞塞不开，《金匮》肾气难于过中达下，服附子理中又如水投石。深思釜底加薪，氤氲彻顶，槁禾经雨，生意归巅，孰非根蒂阳和之气使然也。谨拟二方合治，观其进退。大熟地、怀山药、山萸肉、粉丹皮、建泽泻、赤茯苓制附子、油肉桂、车前子、怀牛膝、人参、冬白术、炙甘草、炮姜炭。

昨拟《金匮》肾气、附子理中二方合治，取其过中达下，益火之本，釜底添薪，冀有效机。而事乃有大谬，不然时值飘风，溽暑流行，邪乘虚入，遂至身热，汗出发背，沾衣，正气由此更虚。乃见痰嗽气急，喉间水鸡声，痰中间带粉红之色，继有鲜红之血，肺胃络伤所致。暑善归心，言乃心声，以故多言，间有谬误之语。《经》言因于暑，汗，烦则喘喝，静则多言。气虚身热，得之伤暑是矣。大法微者逆之、盛者从之。火亏，本症不受清暑寒凉之品，宜乎从治。仍非理中不可，且理中汤能治伤胃吐血，不可见血畏而不服。张景岳以理中汤去参、术，加归、地，用理真阴。即以二方合一，燮理阴阳，冀其命火内生，阳淫外散。谬蒙藻鉴，敢不尽心，是否有当，质诸明哲。人参、冬白术、炙甘草、炮姜炭、大熟地、当归身。

《王旭高临证医案·卷之二·臌胀水肿门》

张。痢后阳虚，水湿不化，腹满，面浮，足肿，而色青黄，脉来虚细，虑延臌胀重症。川熟附、猪苓、白术、党参、上肉桂、泽泻、陈皮、神曲、砂仁。

《陈莲舫医案·卷中·臌胀》

左。肢肿腹满，肿势由下升上，咳呛不爽，舌苔粉白，脉息濡细。治以温通。白术、白芥子一钱五分，牛膝、葶苈、熟附子、川椒目、苏子、茯苓、半夏、木防己、款冬、新会、砂仁。

《邵兰荪医案·卷四·产后》

又产后臌胀，舌仍黄，溲较长，脘未展，脉尚滞，症尚棘手。淡附片五分，鸡内金三钱（炒），杜赤豆钱半（杵），枣槟钱半，光杏仁三钱，桃仁十粒，官桂五分，椒目五分，晚蚕砂一两（包），沉香曲钱半，冬葵子三钱，地骷髅一两（煎汤代水）。

又产后臌胀，脉尚滞，溲长，舌黄，症尚棘手。（八月初五日）沉香曲钱半，晚蚕砂一两，蜣螂三双，大腹绒钱半，炒鸡内金三钱，冬葵子三钱，乌药钱半，椒目五分，杜赤豆钱半（杵），淡附片四分，原粒砂仁一钱（盐水炒），地骷髅一两（煎汤代水）。

［介按］产后而患臌胀，须防瘀血凝结，但用普通治湿臌之药，决难奏效，虽则在后二方，用桃仁十粒，亦难济事，若能参用抵当汤，庶几近之，否则兼与黄连、丹参、大黄、五灵脂、蒲黄等品，下其瘀血，或能中鹄。后闻斯人转就诊于潘星如君而全愈，谅必兼用消瘀之品矣。此方渗湿扶阳，若治普通湿臌之症，亦是极好，惟产后血臌，尚欠斟酌，今特录之，以资后人之鉴戒。

8. 治阴虚鼓胀

《王氏医案·卷三》

石子章患腹胀，朱某与大剂温补之药，殊若相安，孟英见而非之。彼云：服之略不助胀，正须多服图痊，君何疑焉？孟英曰：形瘦脉数，舌色干红，此为阴虚热胀。昔年范次侯室暨杨改之如君之恙皆类此，医咸攻补偏施，病无小效。吾以极苦泄热、微辛通络之法投之，应手而瘳。今子病初起时，胀不碍食，证非气分可知，而温补不助胀，遂服之不疑。不知阴愈耗，络愈痹，胀虽不加，而肌愈削，脉愈数，干呛气急，与女子之风消、息贲何以异耶？寻果不起。［予按］喻氏始言男子亦有血蛊证，可见男女虽别，而异中有同，同中有异，临证者不可胶柱以鼓瑟也。

《陈莲舫医案·卷中·臌胀》

左。臌胀伤气易治，耗阴者最不易调。腹臌脐平，两便少行，脉左弦数，舌剥口渴。拟通关导水。肉桂、川楝、水炒黄柏、鸡金、白芍、淮膝、肥知母、丹参、建曲、茯苓、野赤豆、会皮、陈麦柴。

左。痞散成臌，大腹发热，愈热愈大，脉托无度。阴伤气痹，恐有不得了之势。於术、大腹、车前、野赤豆、鳖甲、皮苓、生膝、萆薢、建曲、陈橼、白芍、新会、地栗干、丝瓜络。

9. 治虚证鼓胀

《古今医案按·卷五·肿胀》

薛立斋治一男，素不善调摄，唾痰口干，饮食不美。服化痰行气之剂，胸满腹胀，痰涎愈甚。服导痰理脾之剂，肚腹膨胀，二便不利。服分气利水之剂，腹大胁痛，不能睡卧。服破血消导之剂，两足皆肿，脉浮大不及于寸口。朝用《金匮》肾气丸，夕用补中益气汤，煎送前丸。月余，诸证渐退，饮食渐进，再服月余，自能转侧，又两月而能步履。却服大补汤、还少丹，又半载而康，后稍失调理，其腹仍胀，服前药即愈。［震按］立斋此法，为胀满虚证的对之方。

10. 治热证鼓胀

《慎五堂治验录·卷八》

周致祥。年三十二岁，丙子十月十二日下河挖泥，十四日觉阴囊胀痛，十五日移至小腹，渐占至胸，并痛呃逆，二便不通，呕出痰食蛔虫、黄绿汁沫，切脉迟弦，舌苔黄厚，渴喜热饮，两足逆冷。连投温下，咸不能受，复加头汗气促，胀处辘辘有声，弹之鼕空如鼓。危急之际，煎谢氏霹雳劫巢汤合蒋氏仓公火剂汤，与服不吐，少顷呕止，二便未痛，汗呃渐止，切脉流利如平人。明日未刻，大便一通，小便亦解，泻下四次皆黄水，燥粪则豆大五六粒耳。鼓胀既释，食粥碗许而泄止，心中怔忡，是病去露虚，用六君子汤加香、砂、归、志，调理而康。

11. 治汞毒鼓胀

《顾松园医镜·卷九御集·肿胀》

一少年，患单腹胀大，二便不通，口臭喉烂，齿牙动摇，兼时梦遗。余询得由，知曾患霉疮，中水银药毒所致。记仲淳有铅收一法医案，因仿其治，用银花四两，犀角、生地、麦冬、粉草各两许，桔梗三钱，黑铅四两，土茯苓四两，煎汤煎药。外用黑铅、银花斤余，粉草四两，煎汤洗浴漱口，服后二便去黑水甚多，二剂竟愈。

12. 治脾虚湿盛鼓胀

《格致余论·鼓胀论》

杨兄，年近五十，性嗜好酒，病疟半年，患胀病，自察必死，来求治。诊其脉弦而涩，重则大，疟未愈，手足瘦而腹大，如蜘蛛状。予教以参、术为君，当归、川芎、芍药为臣，黄连、陈皮、茯苓、厚朴为佐，生甘草些少作浓汤饮之。一日定三次，彼亦严守戒忌。一月后疟因汗而愈。又半年，小便长而胀愈。中间稍有加减，大意只是补气行湿。

《丹溪治法心要·卷三·臌胀第三十一》

1）一人气弱腹膨浮肿，用参、归、茯苓、芍药各一钱，白术二钱，川芎七分半，陈皮、腹皮、木通、厚朴、海金沙各五分，紫苏梗、木香各三分。数服后浮肿尽去，余头面未消，此阳明气虚，故难得退，再用白术、茯苓。

2）一妇人，腹久虚胀单胀者，因气馁不能运，但面肿手足，或肿气上行，阳分来应，尚可治。参、术、芎、归为主，佐以白芍药之酸敛胀，滑石燥湿兼利水，大腹皮敛气，紫苏梗、莱菔子、陈皮泄满，海金沙、木通利水，木香运行，生甘草调诸药。

3）一妇气虚单胀，面带肿，参、术、茯苓、厚朴、大腹皮、芎、归、白芍、生甘草、滑石。

《医验大成·臌胀章》

一人六脉浮缓无力，臌胀倦怠，短气溏泄，此属中气之虚。《经》曰：脾主行气于三阴。三阴者，太阴脾，厥阴肝，少阴肾也。其脉皆行于腹里，脾病，则三阴之气不行，故令臌胀。手足倦怠者，四肢受气于脾，脾病则无以受气，故倦怠；短气者，肿病而中气弱也；溏泄者，土弱不能制湿也。治当补脾扶正为主，《经》所谓塞因塞用是也。如数进利药，以求速效，殊不知宽得一日、半日，腹胀愈甚，真气已伤，是自求祸耳。方：白术、人参、茯苓、半夏、陈皮、甘草、厚朴、木香。

《竹亭医案·卷之六》

陆碧畇虚鼓危症奇效，病者自误不终其用。陆碧畇，年四十七岁，甲午七月七日延诊。虚鼓危症，由病后屡复，食饮不节，早啖荤味。脾土不运，更兼阳弱阴亏之躯。病后两月，于前月自足跗渐浮，而致腿足皆肿，按之成凹。日来大腹亦肿，拊之如鼓。小溲甚少，大便频解溏薄，日数次，每解腹中必痛，脾不运而成积滞。脉左虚弦，右软滑无力。鼓胀已成，荤腥不禁，最难调治。方用厚朴、苡仁、木香、大腹皮、五谷虫、赤苓、车前子、滑石、楂炭、陈皮、木通等十一味。煎服两帖，便泄稍减，解时腹痛大减，小溲渐有，两足小腿之浮肿亦缓，惟大腹之膨急、脐凸俱未减如前。

复诊：焦冬术二钱，薏苡仁五钱，木香一钱，茯苓三钱，大腹皮一钱半，五谷虫一钱半，广陈皮一钱半，木通一钱，块滑石三钱，山楂肉三钱（炒），车前子二钱（炒）。上药十一味，服如前妥。

复诊（七月初十方）：焦冬术二钱，苡仁五钱，山楂炭三钱，陈皮一钱半，半夏曲一钱半，木香一四钱，赤茯苓三钱，乌药一钱半。上药八味，用河水一盏半煎至一半，去渣，送《金匮》肾气丸三钱。自服此方，觉便泄日松，粪多水少，周体活动温和，惟大腹之膨急、脐凸仍然。次日复诊用五皮饮加冬术、草蔻、木香、益智仁等。以河水两盏煎至一半，去渣。仍用蜜丸《金匮》肾气丸三钱，药汤送。服后遍身适意，食饮稍增，两颧虚浮之势渐退，小腿虚肿拊之成凹者，按之亦渐起矣。更妙者，今日小溲可以先解，而不与大便齐至，足征清浊可以两途而行矣，据述自便泄后今始分利。

复诊（七月十二日方）：穹窿术一钱半（炒），薏苡仁五钱（炒），木香六分，泽泻一钱半，生姜皮一钱，五加皮二钱，茯苓皮四钱，通草八分，鸡内金二钱（炙）。上药九味煎好去渣，仍以《金匮》肾气丸三钱，药汤送下。服之是夜大便未解，至次日始解一次，非前之日解数次泥滞、腹疼可较，两足及大腹皮急俱松。原方再剂，甚妥。病者因其效速，胃口渐旺，日思可口之肴，多进食饮。余深嘱禁之、戒之，倘再复之，万无救焉。于是用附子理中汤加补骨脂、木香、陈皮、麦芽、石斛等，两剂诸恙如前安妥。惟大腹又有彭急不松之象，究关贪食之故耳，何不自量耶。

膨脝，腹胀也，古借用彭。注《正字通》。

十五日复诊：仍用昨方，略为加减以应之。病者尚思炖鸭及南腿，并云喜啖冬菜炒豆板等可否？余回其万不可食！伊人有含怒之意，诚所谓忠言逆耳也。次日仍求诊视，予直辞之。

附案于下：是鼓也，缘伤寒后不禁油腻、荤腥等物，致令病后屡复，甚至腿足皆肿，面目俱浮，大腹膨胀脐凸，渐自便泄日数行，而小溲全无，皆从大便中出，清浊同行。何至若斯，亦为任意恣食，纵啖无忌，而变症蜂起矣。鼓势已成，药投罔效，特求治于余。余细绎病情，合参证脉，知其脾土日惫，积滞丛生，湿气内蕴，水凌土位而肿满随之，此虚实相兼之鼓也。治当先以扶土却湿运滞，俾湿滞渐松，随证脉而消息之。不四五剂果然二便分利，肿势渐减，食饮渐增，皆得力于汤丸并进之功也。病者因其效速，渐自贪食，纵啖之故态依然。是日予至诊视，自云昨进腌蹄荤味，觉腹中稍不爽。今食豆板炒冬菜，素味甚美，竟啖其一小盏矣，予深恨之。次日告诊，据述昨夜腹中一夜不爽，且增膨急，足跗小腿益加紧硬，脉形弦急。予曰：皆自取之也。其人即于枕旁取出火炙糕与余云：自后不拘食何物必须先请教，今就此糕到底吃得吃不得么！观其色面红动怒，再与之言必反受其辱矣。录此以为纵啖自误者戒。自此之后，十七日伊亲荐医，以针刺腿、腹出水，内进渗湿之剂，至十日而逝。此自作之孽，无足深惜矣。

《竹亭医案・卷之一》

木川吴师瞻病后脾虚，几成鼓胀治验。木川吴师瞻，年三十三岁。乙丑八月，病后脾虚，四肢、面目浮肿，腹大脐凸，肿及阴囊，鼓胀将成，幸未过投杂药，尚可挽回造化。脉象虚弦，舌之两旁有紫红胎两条，约各半寸。夜睡不久即醒，腹胀兼疼。病起月余，食饮稍减。黄芪皮一钱半，防风皮一钱，茯苓皮一钱半，陈皮一钱半，大腹皮一钱半，淡干姜一钱，炒，广藿梗一钱半，苡仁五钱（炒）。加砂仁末三分，冲。服一帖，夜能安睡，舌旁紫红苔渐淡而短，进粥两盏，脚背之浮急稍宽。

次日，原方去芪皮、防风、藿梗，加党参、山药、木香。再两剂，眼泡之浮肿及腹之膨胀脐凸俱渐减，二便亦渐调。

又，复诊方：生黄芪二钱，西党参三钱，建莲肉三钱（去心，炒），炙草八分，茯苓皮一钱半，大腹皮一钱半，熟附子五分，炮姜八分，酸枣仁一钱半（炒），新会皮一钱半。服三剂，头面浮肿减去大半，两手亦然，大腹渐宽，非前之紧急可比，惟两足未减。前次食粥甚少，且食后即胀而疼，自服予方，食饮日增而腹中不胀不疼、松爽易饥。

又，复诊方：生黄芪二钱，西党参三钱，於白术一钱半（炒），炙草八分，茯苓皮一钱半，制首乌三钱，熟附子六分，炮姜八分，当归身一钱半，杜仲二钱（炒），砂仁四分（研，冲）。加赤小豆三钱。服三帖两足浮肿十退七八，头面两手俱退，右腰觉疼，舌之两旁紫红苔已去大半，口舌稍碎却不口干，两膝盖之肿全消矣，阴囊肿亦退矣。

又，复诊方：用六君子汤加鲜石斛、麦冬。服后腰疼、口疮顿除，肿势俱退。日饮粥四五次，每次三盏之外，另又莲心、米粉之加，究嫌其太过，恐脾土将健而难以运化也。所以腹皮虽宽，而腹内尚未软和，是以食后腹中觉响者非无因也。两日内盗汗过多，其余安妥。

又，复诊方：炙黄芪二钱，西党参三钱，建莲肉三钱（去心，炒），芡实三钱（炒），制首乌三钱，枸杞子三钱，女贞子三钱，归身一钱半，北五味子五分，麦门冬一钱半（去心）。服后，盗汗大减，舌苔始退，二便如常。午前食饭，酉后饮粥。数日间，精神健旺。后以八珍汤去川芎，加黄芪、杜仲、续断、砂仁调理收功。

《陈莲舫医案・卷中・臌胀》

左。单腹胀属脾胃，受伤不同，积水遏湿，通行即解，脉见沉弦。治以疏和。香附、白术、川楝、淮膝、陈橼、枳实、九香、白芍、建曲、皮苓、归须、会皮、野赤豆、陈麦柴。

13. 治脾虚湿热鼓胀

《鲁府禁方・卷二寿集・鼓胀》

鲁藩贤国母，年近五旬，于癸巳秋，因惊风恼怒过度，患腹胀如鼓，左胁积块刺痛，上壅夯闷，坐卧不宁，昼夜不寐，身痒时热，痰嗽喘促，二便涩滞，间或作泻，四肢羸瘦，腹大如蛛，饮食不进，苦楚难禁，诸医罔效。遂晓谕四方人等，复遣牌如两京，历诸省，遍访明医，未几旬日，进方馈药者纷然，药屡至而屡试，病愈久而愈剧，医祷百计，并无寸功。忽曹州医官张省吾荐予，蒙千岁仁主，差官赍聘仪抵大梁，召予至，诊其脉，六部虚浮散乱急促，气口紧盛，脉无至数，病已垂危。细察其原，乃为前医误投攻击杀伐之过，以致元气脾胃亏损之极，由是肾水枯竭，心血干耗，肝木太旺，湿热壅盛，治之宜大补脾土，养肺金以制木，滋肾水、生心血以制火，平肝木，清湿热，升提下陷之气。先以补中益气汤加减，倍用人参为主，一剂之内，若非五钱，不能收耗惫之真气也。我国主曰：向来诸医，人参分毫不敢轻用，恐补起邪火，而动痰喘，万一上壅，吉凶反掌，将何以救之乎？予艴然答曰：病以脉为主，脉以断为妙，脉病认真，用之何妨。是时本府不下千百余人，未有不惊骇者，奈病势已笃，不容不服，参止四钱，遂试服之，一夜安妥。次早，我国主欣然问曰：天时严寒，且饮食不进，芩连之凉，可以用乎？予曰：《经》云，必先岁气，勿伐天和，芩连之凉，冬月固不可用，饮食不进，尤不宜投，但肺火太盛，非黄芩不清；肝火太旺，非黄连不平，所谓舍时而从症也。又曰：痰嗽壅喘，人参可多用乎？予曰：气口脉紧，元气大亏，若不用之，将何以补元气耶？此所谓舍症从脉，非有灼见，不敢用也。又曰：地黄泥膈伤胃，岂不返增胀满耶？予曰：肺金一虚，不能生水，是肾断生气之原，非地黄不补，但地黄用药制过，竟入少阴肾经，又用参术膏为丸，则不能犯胃泥膈也。曰：腹胀壅塞不通，当用分消之剂，返用补药，岂不补住邪气，愈增病耶？予曰：用补药以治胀，初服则胀，久服则通。《经》云：塞因塞用。此惟精达经旨者知之。于是先进补中益气，倍用参术，至三十余剂，后复诊其脉，左三部弦数，右三部洪数，气口紧盛，脉来七至，似有可生之机。每日五更，进六味地黄丸一服；辰时进汤药一剂，内加参术膏调服；午间进太和丸，或瑞莲丸一剂；晚上又汤药一剂，日日如斯，未少间焉。服至五十剂，诸症稍减，至百剂，苦楚全无。奈病者不能戒气节食慎劳，三者屡屡犯之；又时值春令，肝气愈盛，脾气愈惫，深为可虑。因循至此，病难脱体，幸天相吉人，阴骘可以延寿，后调治半年余，人参服至六七斤许，始获全安。我仁恩国主，喜而羡曰：真天下夺魁之国手也，遂题之匾曰：医林状元。众皆欣服，第予惭谫陋，何敢当此宠渥哉！后之医斯病者，可不以补虚为主耶？

加减补中益气汤，补元气，健脾胃，养心血，平肝火，清湿热而消膨胀。

黄芪二钱（炒），人参四钱，白术三钱（土炒），当归一钱，白芍一钱（酒炒），陈皮七分，柴胡五分，升麻三分，黄芩（酒炒）三分，黄连（姜炒）五分，木香三分，砂仁四分，茯苓五分，甘草五分。上锉一剂，生姜三片，枣一枚，水二钟，煎至一钟，温服。人参四钱，服三剂后，每一剂只用三钱；又服五剂后，只用二钱。黄芪服至三十剂后，浑身不痒去之，恐生湿而助胀也。升麻服至二十剂后去之，恐升提太过，益增痰嗽。上方逐日看病加减不同，大略如此。服至三十剂后，又易后方，益气补脾，养心平肝，清火消胀之剂。

人参三钱，白术（去芦，土炒）三钱，白茯苓（去皮）一钱，当归（酒洗）一钱，白芍药（酒炒）一钱，麦门冬（去心）五分，五味子十个，柴胡（酒炒）五分，黄连（酒炒）五分，黄芩（酒炒）五分，香附子（炒），七分，陈皮七分，厚朴（姜炒）五分，枳实（麸炒）五分，砂仁五分，萝卜子（炒）五分，甘草二分。上锉一剂，生姜三片，枣三枚，水煎，不拘时服。此药调参术膏同服，与后地黄丸、瑞莲丸、太和丸相间服之，以愈为度。愈后去枳实、萝卜子、柴胡、黄芩、厚朴，倍加参术，以收万全之功。

参术膏，补元气，健脾胃为主。拣参四两，白术（去芦、油）净八两。上锉片，入水十碗，熬至二碗，滤汁将渣再熬，如此四次，共得汁八碗，将汁滤净，入砂锅慢火熬至二碗，入蜜再熬成膏，瓷罐盛，入水内，拔去火毒。每用三四匙，米汤下。

六味地黄丸，养心滋肾，补肺健脾，清热除湿。大怀生地黄（用好酒拌炒，锅内蒸熟取出，再用砂仁一两、茯苓二两，二味用绢袋包，藏在地黄内，用酒浸平，慢火煮干，去砂、茯不用，竹刀切碎，晒干）八两，山茱萸（酒蒸去核）四两，白茯苓（去皮）三两，干山药四两，牡丹皮（去骨）三两，泽泻二两。上忌铁器，为细末，用前参术膏为丸如梧子大。每服三钱，空心米汤下。此方只用半料，后又制入鹿角胶四两为丸，乳汁下。又日进乳汁三四次效。

瑞莲丸，补元气，健脾胃，进饮食，止泄泻。人参二两，白术（土炒）三两，白茯苓（去皮）二两，山药（炒）二两，莲肉（炒）二两，芡实（去壳）二两，白芍药（酒炒）一两，陈皮一两，甘草（炙）五钱。上为细末，用獖猪肚洗令净，水煮烂，杵千余下入药，再捣和为丸如梧子大。每服三钱，米汤送下。

太和丸，补元气，健脾胃，养心血，平肝火，清湿热，化痰涎，开胸膈，消鼓胀，化积滞，进饮食，顺气宽中，解郁结。人参二两，白术（土炒）二两，白茯苓（去皮）三钱，半夏（汤泡切片，姜汁炒）二钱，枳实（麸炒）二钱，陈皮二钱，黄连（姜炒）三钱，当归（酒洗）三钱，川芎二钱，香附（炒）二钱，白芍药（酒炒）三钱，神曲（炒）三钱，麦芽（炒）二钱，山楂（去子）三钱，木香二钱，厚朴（姜炒）三钱，萝卜子（炒）二钱，缩砂（炒）二钱，甘草（炙）二钱。上为细末，荷叶手掌大煎汤，煮仓谷米饭为丸如梧子大。每服三钱，米汤送下。

白雪糕：干山药二两，人参二两，茯苓二两，莲肉二两，芡实二两，神曲（炒）一两，麦芽（炒）一两，大米半升，糯米半升，白砂糖一斤。上为末，蒸糕当饭食之。

《张聿青医案・卷十一・肿胀》

陈岳林。平人清气上升,浊气下降,气机施化,无一息之停者也。吸烟之体,湿痰必盛,况食百合,百合性寒黏腻,寒则伤脾,腻则助湿,脾土不运,湿滞不行,清浊升降,因而失司;浊气在上,则生胀,以致大腹胀满,绷急如鼓,中脘尤甚,常觉火热,以湿郁则生热也;浊气不降,则清津不升,所以湿热甚而转生口渴;小溲红赤,且觉热痛,大便不克畅行,所以胀满更甚,嗳气酸浊;良由土滞则木郁,土中有木,方能为胀,前人有肿属于脾,胀属于肝之说为此,脉象沉郁,而且带数,一派湿热闭郁情形,鼓胀之症也。为今之计,惟有泄化湿热,以舒脾困,兼泄府浊,以望气机流行。川雅连四分(吴萸一分同炒),云茯苓三钱,炒杏仁三钱,大腹皮二钱,方通草一钱,绵茵陈二钱,上川朴一钱,生薏仁四钱,广皮一钱,炒神曲二钱,滑石三钱,鸡内金一钱(炙,研末,调服),小温中丸三钱(开水先送下)。

《王旭高临证医案・卷之二・臌胀水肿门》

陶。年甫十三,断无忧郁之理,而腹满如臌,微微内热,将及两月,其义何居?良以童心太甚,饥饱不调,冷热不节,向有胃寒呕酸之疾,今反不呕,腹渐胀大,饮食不纳,内热时生,是非劳碌伤脾而失运,寒饮停聚而腹胀也。脾虚故内热生,单单腹胀,名之单胀,然治法不同也。今以温利中州,稍佐苦泄,取柔中之刚,能平胃而和脾。党参、茯苓、半夏、陈皮、白芍、川连(吴萸炒)、炮姜、泽泻、川朴、冬瓜皮。[渊按]饮食不节伤脾胀,宜佐消导,如鸡金谷虫之类。

《环溪草堂医案・臌胀水肿》

秦。腹暴胀足肿,纳食则胀益甚。湿热挟气,填塞太阴,臌胀重症。川朴、赤苓、大腹皮、青皮、泽泻、枳壳、黑丑、山楂炭、甘遂(面包煨)、通草、生姜。复诊:腹胀稍宽,足仍浮肿。运脾化湿,冀其渐平。川朴、赤苓、大腹皮、川椒目、苍术、泽泻、陈皮、焦六曲、黑丑、通草、枳壳、生姜。[渊按]二方乃湿热实胀治法。三诊:腹满月余,得食则胀甚。两进攻消运脾之法,胃脘之胀已松,大腹之满未化,再议疏通消导。旋覆花、五加皮、赤苓、泽泻、槟榔、黑丑、鸡内金、木香、通草、砂仁。[诒按]此三方治腹胀之由乎湿积者,初起通用之法。

奚。湿热内阻肠胃之间,横连膜原。膜原者,脏腑之外,肌肉之内,膈膜之所舍,三焦决渎之道路,邪留不去,是为肿胀。胀属气,肿属水,是必理气而疏决渎,以杜肿胀之萌。黑白丑各五钱,莱菔子一两,砂仁一两。用葫芦大者一枚,将三味纳入,再入陈酒一大杯,隔汤煎一炷香。取出葫芦中药,炒研为末,再以葫芦炙炭共研和。每晨服二钱。[诒按]立方取义颇佳,凡肿胀初起者,可以取用。

14. 治脾胃虚寒鼓胀

《寿世保元・卷三・水肿》

一人脾胃虚弱,肚腹膨胀,遍身肿,按之成窠,其脉沉细,右寸为甚,此脾胃虚寒之症。治以八味丸或《金匮》肾气丸,以补肾阳,行生化之源。至暮服之,小便通。又数剂,肿消,即止前药。复与六君子汤加木香、官桂、炮姜,以燥脾导气而瘥。后因不戒慎,病作,但有气恼,或饮食稍多,即泄泻。仍用八味丸,倍附子。

《临证指南医案・卷三・肿胀・脾胃阳虚》

陈(四四)。苦寒多用,胃阳久伤。右胁痛,呕酸浊,皆浊阴上干。用辛甘温中补虚,痛减。病人述早上腹宽,暮夜气紧微硬,大便不爽,有单腹胀之忧。人参、生白术、茯苓、肉桂、归身、益智、广皮、煨姜。

《临证指南医案・卷三・肿胀・脾阳虚》

杨(五十)。饮酒聚湿,太阴脾阳受伤,单单腹胀。是浊阴之气锢结不宣通,二便不爽。治以健阳运湿。生茅术、草果、附子、广皮、厚朴、茯苓、荜茇、猪苓。

《续名医类案・卷十三・肿胀》

杨乘六治孙氏女,年十九,病鼓症。先自头面肿起,渐次手足浮肿,又次肚腹肿胀,小水不利,医杂用枳壳、厚朴、苍术、陈皮、三棱、莪术、半夏、黄芩等,并利水药,肿胀益甚,更加痰喘。询其起病之由,知为寒水侮土,因治不如法,致水势冲激,而土崩防溃也。以大剂补中益气加木瓜、干姜,送《金匮》肾气丸,月余而愈。与立斋治素性急妇人同法。

《续名医类案・卷三十小儿科・肿胀》

高鼓峰治沈启廷孙,三岁,脾虚发肿,两足更甚,乳食不思,午后发热,头面羸瘦。俗医云:此病如用官料药,须发黄鼓胀而死,但当服草头药,并以针挑其指,出黄水自愈。浙西人言,出自医家药笼中者，谓之官料药；俗传单方一二味，谓之草头药。病家信之，服其药，日益剧。高视之曰：凡药皆草根树皮也，何以出自医家便为官料？此无稽之谈也。投以温补之剂，服之渐有起色。未几又发泻，又头上生毒，烂至见骨，又出瘄，皆极重病，缠绵不休，乃一味补正，他病见则随症稍加减之，如是者，自夏迄冬，用参几斤余，才得脱体，次年长肌肉。设惑众说，宁有救否？［按］肿症多湿热为患，虽云脾虚，必审其小便长短清浊，及大便溏燥浓淡以施治。若一概云脾虚，参、术蛮补，必致绵延不已。今自夏迄冬，诚何故哉？至用参斤余，即今时富家，亦委命而已。

《类证治裁·卷之三·肿胀论治·肿胀脉案》

陈。伤酒病单腹胀，诊其脉知脾阳虚。用葛花解醒汤加牛膝、枳椇子，腹宽展，能进食矣。后用参术健脾丸去炙草、大枣，加益智仁（煨）、砂仁壳。服愈。

韦。病后感寒腹痛，渐成胀满，脉沉微，溺少，食入胀加。腑阳不行，治以温通，则胀已。大茴香、大腹皮（洗）、草果、木通、砂仁、益智仁（煨）、茯苓、广皮、煨姜。空心四服而愈。

族女。脘胀嗳腐，经迟腹痛，间发寒热。按东垣云：胃为卫之本，脾乃营之源。脾胃阳衰，纳运不旺，致胀满瘀停，宜乎营卫失度，冲任不调矣。仿《内经》浊气在上则生䐜胀之例，以通阳降浊。二陈汤去甘草，加白蔻壳、韭子、益智子（俱炒）、小茴香、谷芽、神曲（俱炒）、香附（姜汁制）、煨姜。数服诸症皆平。

《竹亭医案·卷之三》

坛里夏禹功，年二十五岁。单腹胀起自丙子五月间，每至午后大腹膨胀，两小腿亦然，睡则渐软，服他医祛湿之药渐平。至八月中，大腹又复大如前，仍在午后，即渐膨急腹硬，波及小腿，早上渐宽。自觉腹、腿内冷而不暖，二便如常，知饥能纳。于九月二十五始求治于余。细绎病情，其人玉匠为业，两手日于水中同宝砂摩弄玉器，饥饱失常，劳力感湿，致令脾胃失运化之机。右关迟软，面色痿黄。腹大膨急，每在于午后，其为脾虚气滞而阳不运者可知。当处以附子理中汤以温脾阳，佐以木香、陈皮、大腹绒者，取其补中兼舒，最后引以鸡内金以运脾胃之滞，何患其药之不效也。服后果然腹中响声，大腹膨急及腿腹内冷俱减其半。再以理中汤合五味异功法，调治而安。

15. 治脾胃虚弱鼓胀

《寿世保元·卷三·水肿》

一儒者失于调养，饮食难化，胸膈不利；或用行气消导药，咳嗽喘促，服行气消导药，肚腹渐胀；服行气分利药，睡卧不能，两足浮肿，小便不利，大便不实，脉浮大，按之微细，两寸皆短。此脾胃亏损，朝用补中益气加姜附，夕用《金匮》肾气加骨脂、肉果，各数剂，诸症渐愈。再佐以八味丸，两月乃能步履，却服补中益气，半载而康。

《重订温热经解·治验》

江沈秀高，患臌胀，腹大如箕，腹上现青筋两条，饮食不进。每日勉强吃稀粥饮一小杯，自觉胀满异常。余拟用鸡矢体，因思无制体之法，即用鸡内金一百枚，焙研细末，每服一钱，烧酒调下，日三服。初服一日，即进饮食，二日腹胀减，连服数日，药未完而病已愈矣。

16. 治心脾两虚鼓胀

《顾松园医镜·卷九御集·肿胀·举例》

一人中年无子，患鼓胀，势甚危。仲淳令其静养别室，翛然独坐独宿，用归脾汤，六味丸，朝暮间服不辍，食淡五年，连举二子。

17. 治脾肾阳虚鼓胀

《沈氏医案·正文》

潘广川，病起于脾胃受伤，加之肾家不足，致胀满而大小便不禁。因肾主二便，脾主运化，脾虚不足，不能制水，以致鼓胀。前服胃苓汤，大便去薄粪，脾气运化，气道转输，此药之对病也。非煎剂不宜多服，当服丸药，使之渐渐和软，饮食可进。但食物须要调匀，过多不能运化，反致伤脾。白术、苍术、厚朴、广皮、猪苓、泽泻、茯苓、肉桂、白芍。用荷叶汤法丸，空心焦米汤下，人参砂仁汤更妙。

《续名医类案·卷十三·肿胀》

吴孚先治一人患肿胀，皮绷急。脉之系脾肾虚，用二陈去甘草，加人参、干姜、肉桂、木香、茯苓、大腹皮、姜皮、车前，十帖腹有皱纹。复与《金匮》肾气丸，一料全愈。（先理脾，后补肾法）

《医述·卷八·杂证汇参·肿胀》

一陶姓友，因患伤寒，为医误治，危在呼吸。予以大剂参、附、熟地挽回，愈后喜饮，忽病足股尽肿，胀及于腹，按之如鼓，坚而且硬，因前病中气本伤，近病又因酒湿过度，非肾气汤不可治。连进数服不效，计其前后病因，本属脾肾大虚，今兼渗利，未免减去补力，悉去利药，专用参、附理阴煎加白术与服，三剂足胫渐消，二十剂腹胀尽退。自后凡治全虚者，悉用此法，无一不效，可见妙法之中更有妙焉，顾在用者之何如耳，塞因塞用，斯其最也。

《琉球百问·百问》

一年近半百，酒色过度，腹胀脐突背平，小便不利，大便闭结，脉虚而微。用肾气丸、参附、理阴煎、壮原汤等剂不愈。肾主二便，开窍于二阴。二便之阴不利且结，肾脏下虚，无力以开其窍，不问可知。酒为色媒，精气多薄，温补等法原属相宜，无知酒为湿热之最，热性归之于胆，湿性归之于脾，脾湿传于胆者本难，胆热传于脾者则易，腹从此胀，脐凸背平，中上两焦之邪秘而不宣，不足之肾反似有余，此二阴之窍，所以失其滑利之常也。附方于后：朝服水泛《金匮》肾气丸，晚服小温中丸，俱用开水下。

《类证治裁·卷之三·肿胀论治·肿胀脉案》

房兄。病后失调，面浮蹈肿，腹膨食少，小水短涩，腰膝乏力。《经》言：诸湿肿满，皆属于脾。然土衰必补其母，非命火不能生脾土。且肾为胃关，关门不利，故聚水。必得桂、附之阳蒸动肾气，其关始开，积水乃下，《经》所谓膀胱气化则能出也。用桂、附、参、术、炮姜、茯苓、车前、牛膝、砂仁、陈皮、山药为丸。一料而安。

本。阴水腹大，肿硬如石，脉缓肢冷囊肿。用肾气汤。桂心五分，附子三分，蒸牛膝二钱，车前子一钱，茯苓三钱，大腹皮钱半，椒目二十粒。八服囊湿如淋，腹软溺利，加干姜、山药（研末）、大腹皮（煎汤）泛丸。以通阳崇土防水而安。

邹。六旬外，由泄泻渐次足肿，入腹为胀，延及通腹坚满，面浮肢肿，水湿不运，溏泻未止。若论平昔嗜饮便红，宜丹溪小温中丸分理湿热。然脉来沉小，两尺如丝，明系脾肾久衰，火土俱弱，致气钝湿壅，清浊混淆。此消导破气，决非治法。但温理脾肾，兼佐泄湿，自可向安。炮姜三分，肉蔻、神曲（炒）各一钱，益智仁（煨）钱半，茯苓三钱，牛膝（蒸）、砂仁壳各一钱半，大腹皮（洗）二钱，车前子、橘白各八分，冬瓜皮二钱，倒蚀牛口籼稻草二两（煎汤代水）。数服肿退泻止。去姜、蔻、神曲，加沙苑子、半夏曲、粳米（炒）。数十服胀全消。匝月后不节荤茹湿面，复胀，溺少，仍用牛膝、车前、茯苓、益智仁、炮姜、莱菔子、砂仁、麦芽、鸡内金（俱炒），胀消而健。

《得心集医案·卷三·肿胀门·脾肾阳虚》

傅孔怡，病缠服药，十有余载。初起，腹痛时胀，得食身重，时愈时发，渐次而甚。旧冬足跗有浮气，至春通身浮肿，腹皮胀满，腹中鸣响，上气喘急，胸前塞紧，食饮不运，左肾睾丸吊痛，遍身之病，自难名状。三楚名剂，历尝不瘳，买舟归里待毙而已。邀余告曰：今请先生为我决一逝期耳。余曰：此为单腹胀证，古贤皆曰难治，病源本深，但今诊其脉，尤有和缓之意，可知胃气以及真阳尚有微存，是为先天禀赋之厚，急进大药，尚属可治。《经》曰：阳气者，若天与日，失其所则折寿而不彰。今阳气所存无几，全是一团阴气混扰其中，所以腹中鸣响，哇哇之声，皆阴气漫弥也。阴气盛，则中州无光土，被浸润泥滑矣，所以饮食不运，胸紧腹鼓者，皆土病也。至于吊疝跗肿，乃命门火衰之征，而上气喘急，由乎肾阳为阴所迫，无根之气，端往上奔。为症如此，安之固之，尚且不暇，何医者见病治病，不明塞因塞用之法，希图目前之快，任行攻伐，使非先天禀赋之厚，真阳早已扑灭矣。吾今许以可治者，以崇土为先，而土赖火生，又当以治火为急，火旺则土自坚，土坚而万物生矣，火旺则阴自消，阴消而阳自长矣。方既立，何孔翁疑药之重，畏术之补。余曰：前被劫药之误，岂可犹陷前辙？今仅留残喘，岂能迁延时刻？比之黄河坝倒，岂担石培土所能竖立？而用燥药者，譬之贼兵鼓众，虽选强与敌，使非铳炮为之前，焉能直突营围？因亲验其药，面视其服，而犹药轻病重，三服始验。告余曰：服白术之拦阻，胸前反宽，腹中之气，竟走肛门而出。余曰：此正云开雾散，日将出也。以后服五十剂毫不改味，而腹胀足肿始消，七十剂遂奏全效。可见阳气存留，得于先天禀赋之厚者，终克有济也。附方：白术、巴戟、附子、干姜、熟地炭、当归、骨脂、葫巴、澄茄、小茴香、肉桂、沉香。

《王旭高临证医案·卷之二·臌胀水肿门》

朱。肿胀已退，脉象较前稍大，汗出至膝而止。阳气有流通之象，阴湿有消化之机。今以温理中州，中州得运，庶几决渎流通，寒转为温，否转为泰矣。然须调养百日，庶无反复之虞。熟附子、冬术、茯苓、通草、桂枝、焦六曲、牛膝、陈皮、泽泻、姜皮。又肿胀由乎脾肾，阳虚水湿偏淫。通阳化湿水邪平，方法原为对证。面目四肢俱瘪，单单大腹膨脝，更兼遗泄再伤阴，久病恐难胜任。桂枝、陈皮、冬瓜皮、益智仁、姜皮。另：六味丸三钱，药汁送。

覆。面黧腹胀，脉沉而细，此脾肾之阳不化，水湿阻于中，症防加剧，姑且渗湿通阳。肉桂、炒白芍、茯苓、猪苓、白术、大腹皮、细辛、泽泻、川朴、陈皮、焦六曲、麦芽、香橼皮。

《环溪草堂医案·臌胀水肿》

朱。腹满，面黄，足肿。近因戽水受寒，又加疝痛。脾虚有湿，肾虚有寒。防其疝气上攻，大腹益满。平胃散去甘草，加茯苓、小茴香、神曲、吴茱萸。

张。痢后阳虚，水湿不化，腹满面浮足肿，而色青黄，脉来虚细。虑延臌胀重症。川熟附、猪苓、茯苓、白术、党参、上肉桂、泽泻、陈皮、神曲、砂仁。[诒按]病后阳虚肿胀，故用胃苓法加温运之品。复诊：温通脾肾之阳，疏利决渎之气，冀其胀消肿退。熟附子、肉桂、白术、猪苓、泽泻、茯苓皮、冬瓜皮、川朴、陈皮、通草。[渊按]两方治半虚半实，乃通阳泄水法。

《孤鹤医案·杂证案例》

鼓胀肿胀不减，脾肾两衰，阴翳不化，脉来濡细，大势不浅，拟用温疏。上肉桂四分，怀牛膝一钱半，蜜炙蒌皮二钱，泽泻一钱半，胡芦巴六分。

《剑慧草堂医案·卷中·肿胀》

阳虚饮胜，聚痰湿内留，脾失运行，腹膨跗肿，脉沉弦，腰部痠楚。病在脾肾，以仲景法。桂枝（炒白芍拌）、猪茯苓（连皮）、防己、牛膝、川断、橘红、姜汁竹茹、川贝、生白术、五茄、狗脊、杜仲、半夏、鸡血藤。

《慎五堂治验录·卷六》

甲申季春，因劳过度，咳喘大作，动则益甚，大便完谷，小溲渐少，足肿至腹，胸腹膨脝，脉细如丝，舌苔薄白。彼犹以伤风为语，余曰：非也，此乃命门之阳不旺，太阳气化失司，水湿上泛成痰，下流成肿，非寻常小恙也。遂以车、膝、苡茯、桑皮、益智、陈皮、五加等，以黄土汤煎汤，四剂肿退喘减便正，加於术、远志，十剂而收全功。

18. 治肝火犯肺鼓胀

《临证指南医案·卷三·肿胀·木火入络》

某（三六）。性躁，气有余便是火，肝胆中木火入络，成形为胀，便溺皆赤，喉痛声嘶痰血，肝病过膈犯肺。久延为单腹胀，难治。小温中丸三钱。

《王旭高临证医案·卷之二·臌胀水肿门》

陆。经停一载有余。肝气不时横逆。胸脘胁肋疼痛，呕吐酸水。大腹日满，青筋绽露，此属血臌。盖由肝气错乱于中，脾上受困，血海凝瘀，日积月大，状如怀子，而实非也。今病已极深，药力恐难见效。川楝子、丹参、归尾、香附（盐水炒）、延胡索、五灵脂（醋炒）、陈皮、砂仁、红花、淡吴萸。

《环溪草堂医案·臌胀水肿》

陆。经停一载有余，肝气不时横逆，胸脘胁肋疼痛，呕吐酸水，大腹日满，青筋绽露。此属血臌。盖由肝气错乱于中，脾土受困，血海凝瘀，日积月大，状如怀子，而实非也。今病已极深，药力恐难见效。川楝子、丹参、归尾、香附（盐水炒）、延胡索、五灵脂（醋炒）、陈皮、砂仁、红花、淡吴萸。

19. 治肝脾不调鼓胀

《续名医类案·卷十三·肿胀》

柴屿青治侍御葛述斋夫人，单腹胀兼脾泻下血，食后愈胀，必捶腹少安。众医咸主攻伐。诊之，知肝木乘脾，脾家受伤，不能统血。力排众议之非，并持《薛案》及《医统正脉》中论说与看，彼尚疑信参半。先服加减逍遥汤，二剂血止，即继以异功加腹皮一钱、厚朴八分，连进十余剂，其势渐杀。后重用参、术，调理而愈。

沈涛祖母，年七十余，自上年患腹胀满，医以鼓胀治之，服沉香、郁金、香附等药，数十剂病转剧，脾滞腿肿食减。诊之，左关弦洪，右关弦软，此肝木乘脾之象也。先用逍遥散加川连、吴茱萸，连进三剂，胀减泻止，饭食顿加。复用归芍六味，调理而痊。

《程杏轩医案·续录·次儿光墀单腹胀奇验》

墀儿年逾弱冠，向无疾病，夏间偶患腹胀，以为湿滞，无关紧要，虽服药饵，然饮食起居，失于谨慎。纠缠两月，腹形渐大，肌瘦食减，时作呕吐，自疗不愈。就同道曹肖岩余朗亭二公诊治，药如和渗温清消补，遍尝无验。其时尚能勉力出户，犹不介意。予思既诸药无功，谚云：不药得中医。遂令停药。迨至冬初，因事触怒，病益增剧，食人旋呕，卧即气冲，二便欠利。予忆《经》云：肝主怒，怒则气上，得无肝气横逆，阻胃之降。是以为呕为胀，与自拟越鞠逍遥，及安胃制肝方法，亦不应。渐至腹大如鼓，坚硬如石，筋绽脐突，骨立形羸，行步气促。予技已穷，复邀同道诸公视之，皆称证成中满，消补两难，有进专治鼓胀丸药者，言其音如响，一下其腹即消。予料彼药乃巴黄霸劫之品，今恙久胃虚，如何能受。即古治单胀，有用鸡矢醴一方，顾斯畏食呕吐，气味亦不相投，昼夕踌躇，无策可画。俄延至腊，忽睹梅梢蕊放，见景生情，旋摘数十枝，令以汤泡代茶，日啜数次。机关勘破，触类旁通，家有藏酿，用木瓜橘饼各三钱，另以村醪煎熟，与藏酿对冲，晚饮两杯。以前腹胀否塞，绝不响动。如此啜饮三日，腹中微鸣，不时矢气，坚硬稍软，迨至旬余，胀势减半，二便觉爽，食入不呕，夜能安卧，匝月后腹胀全消。当时胀甚腹如抱瓮，疑谓何物邪气？若此之盛，及其胀消，大便并无秽恶遗出，可知即此身之元气，与此身为难首耳。儿病愈后，咸以为奇。友人问予所用梅花治胀，出于何书。予曰：运用之妙，存乎一心，此予之会心偶中，无古可师。大概梅占先春，花发最早，其气芳香，故能舒肝醒脾。橘皮调和诸气。肝以敛为泻，木瓜酸柔，能于土中泻木，更藉酒力，是以得效。友人喟然曰：子良工也。公郎之疾，固虽有术起之于后，尚且无法疗之于前。此医之难也。然使此证患于不明医理之家，当其迫切之际，未有不随下药而毙者。此又医之不可不知也。予聆斯语，不觉悚然。

［安波按］膨证一候，世乏良方。细绎此子得愈之由，缘年正方刚，血气甚盛，虽病久形衰，而根蒂尚固。更兼年轻无知，郁怒未深，并非冤沉海底，大怒不解，日就忧抑者同日而语。不然腊残春回，木升当阳，其病日增之不暇，岂藉梅花微末之材，可能却病乎？余见是证，不治者甚众，其年均在四五六左右，三十以外，尚未之闻也。余生也晚，不然责之杏翁，以为然乎否乎。

《王氏医案·卷二》

陈幼。素体肝胃俱强，肝热贼脾，以致痞积腹胀，发热干呛，善食而黄瘦。是脾受肝克，不能运化，所以溺赤。尚在肝肺气分，宜泄肝宣肺法。方用酒炒川连六分，酒炒白芍一钱五分，桔梗一钱，旋覆花八分，黑栀皮一钱五分，粉丹皮一钱，五谷虫二钱，焦楂肉一钱，陈皮七分。

二诊：方去川连、白芍、桔梗、栀皮。加川楝子二钱、炙鸡金一钱五分。

三诊：方法旋覆、丹皮。加鳖甲四钱、煅牡蛎八钱、霞天曲一钱、木瓜二钱。

《沈菊人医案·卷下·肿胀》

潘。脾阳湿困，肝木乘之。脉弦。单腹胀大，脐突，背平，青筋已起，理之不易。制小朴、腹皮、苓皮、米仁、败鼓皮、泽泻、白术、砂仁末；鸡矢白一两，炙干，陈酒煎冲。

《马培之医案·鼓胀》

宜兴，许左。肝脾不和，湿浊滞于气分，少腹膨硬，气逆膜胸，甚则作呛，大便旬余一解，兼带白垢。虑延成胀。当宣中利气，以化湿浊。乌药一钱，丹参一钱五分，薤白头三钱，云苓二钱，炒莱菔子三钱，青皮一钱，苡米三钱，炒枳壳一钱，炒半夏曲一钱五分，炒小茴香八分，全瓜蒌三钱，香橼皮二钱，姜二片。

复诊：气逆较平，少腹膨硬亦减，二便欠利，时常暖逆，口鼻觉闻尿臊之味。乃浊阴凝聚下焦，阳不斡旋。宜温通达下，以泄浊阴。熟附子一钱五分，杏仁二钱，青皮一钱，吴萸一钱五分，乌药一钱，炒枳壳一钱五分，法半夏一钱五分，炒小茴一钱，云苓三钱，降香一钱五分，姜二片。

《张聿青医案·卷十一·肿胀》

马（右）。中空无物者曰鼓，实中有物者曰蛊。少腹有形，盘踞日久，兹则其形渐大，腹胀如箕，按之坚硬。此气血阻滞不行，致脾土不克旋运。蛊胀重症，不能许治。酒炒当归须、延胡索、台乌药、南楂炭、沉香曲、蓬莪术、制香附、上广皮。

二诊：胀势稍松。姑守前意以觇动静。金铃子、制香附、台乌药、延胡索、两头尖、当归须、炒蓬术、川桂木、南楂炭、葱白。

三诊：胀势较松，然蛊胀重症，仍难图治。两头尖三钱，台乌药一钱五分，鹤虱二钱，单桃仁（去皮，打）三钱，制香附二钱，使君子肉二钱，楂炭三钱，雷丸一钱五分，槟榔一钱，芪婆万病丸三钱（先服）。

《王旭高临证医案·卷之二·臌胀水肿门》

覆。鼻头色微黑者有水气，腹满足浮囊肿，水泛而土也。腹中气攻胀痛，土虚则木横也。欲泄水必崇土，欲平气必疏木。吴黄炒川连、沉香、白术、葶苈子、茯苓、大腹皮、香附、陈皮、川朴、泽泻。

尤。脾虚木横，腹中结癖，寒热似瘧，延及半载。脾虚则营卫不和，故寒热；惟肝横则气血凝，故结瘕。今食少便溏，舌红口渴，大腹日满，足跗浮肿，形肉瘦削，脾肾阴阳两伤。际此火亢金衰之候，火亢则阴益虚，金衰则木无制，深秋水土败时，虑其增剧，急宜健运和中，稍兼消暑。喻嘉言所谓刚中柔剂，能变胃而不受胃变，此法是矣。冀其脾胃稍醒为吉。连理汤加陈皮。

某。痞块由大疟日久而结，多因水饮痰涎与气相搏而成，久则块散腹满，变为臌胀，所谓癖散成臌也。脉细如丝，重按至骨，乃见弦象，是肝木乘脾也。口干，小便短少，是湿热不运也。匝月腹日加大，急宜疏通水道，泄木和中。五苓散加川朴、姜汁炒川连、青皮、陈皮、大腹皮、木香、车前子、通草。附厚朴散：川朴（姜汁炒）三钱，枳壳三钱（巴豆七粒合炒，去巴豆），木香（晒干）三钱，青皮（醋炒）三钱，陈皮（盐水炒）三钱，甘遂（面包煨）三钱，大戟（水浸，晒干炒）三钱，干姜（炒黄）三钱。共为末，每服一钱，用砂仁车前子泡汤周下，是治块散大成之妙剂。［渊按］此方诚妙，但可施正气不虚者。若久病及老年气血衰弱之人。恐目前稍松，转而胀益甚，将不可治，用者宜审慎之。

张。木旺乘脾，腹胀如鼓，形瘦脉细，症属癉胀，法当温通。淡干姜、茯苓、川朴、砂仁、怀山药、吴茱萸、陈皮、泽泻、大腹皮。《金匮》肾气丸五钱，开水送。［渊按］虚胀治法，以川朴易党参则善。

沈。先泄泻而后目盲，服单方，目明而渐腹满，是脾虚木横。又服草药，寒性伤中，病成臌胀，其根已久，恐难骤效。焦白术、冬瓜皮、川朴、茯苓、陈皮、焦六曲、大腹皮、泽泻、砂仁、苡仁、陈香橼皮。

《环溪草堂医案·臌胀水肿》

某。痞块由大疟日久而结，多因水饮痰涎与气相搏而成。久则块散腹满，变为臌胀，所谓癖散成臌也。脉细如丝，重按至骨乃见弦象，是肝木乘脾也。口干，小便短少，是湿热不运也。匝月腹日加大。急宜疏通水道，泄木和中。五苓散、川朴、姜汁炒川连、青皮、陈皮、大腹皮、木香、车前子、通草。另服古方厚朴散：川朴三钱（姜汁炒），枳壳三钱（巴豆七粒合炒黄，去巴豆），木香三钱（晒干研），青皮三钱（醋炒），陈皮三钱（盐水炒），甘遂三钱（面包煨），大戟炒三钱（水浸晒干），干姜三钱（炒黄）。共为末。每服一钱，用砂仁、车前子泡汤调下。是治癖块散大成臌之妙剂。［渊按］此方诚妙。但可施于正气不虚者。若久病及老年气血衰弱之人，恐目前稍松，转瞬而胀益甚，将不可治，用者宜审慎之。［诒按］此治癖散成臌之妙剂，凡遇此等证，必乘早图治，若日久正虚，便费周张矣。录此以为临证者一隅之取。

沈。先泄泻而后目盲。服单方，目明而渐腹满，是脾虚木横。又服草药，寒性伤中，病成臌胀。其根已久，恐难骤效。焦白术、冬瓜皮、川朴、茯苓、陈皮、泽泻、焦六曲、大腹皮、砂仁、苡仁、陈香、橼皮。

某，病由肝郁，木横克土，湿热不化。先有淋浊，愈后渐渐腹胀，左肋微觉隐痛，身微有热，脉象细弦。木郁不达，虑延鼓胀。勿轻视之。柴胡、茯苓、白术、香附、川芎、山栀、神曲、丹皮、白芍、青皮、川朴、香橼。另：左金丸。［诒按］立方精当，虽不见出色，而已恰到好处。

《孤鹤医案·杂证案例》

鼓胀肝脾内亏，木邪侮土，腹胀作痛，色黄而浮，脉形濡细，当用温疏。炒冬术一钱半，上肉桂三分，炒毛术一钱，酒炒当归二钱，炙艾绒一钱，佛手柑四分，煨木香四分，赤茯苓三钱，福泽泻一钱半，炒延胡索二钱，川芎一钱。

《剑慧草堂医案·卷中·蛊》

血阻气滞，肝脾失运，瘕攻腹胀，舌白糙，脉弦数，防成蛊疾。归尾一钱，甲片一钱，乳香、三棱、泽兰、香附、九香虫、桃仁二钱，白芍八钱，没药、蓬术、牛膝、䗪虫、茺蔚子。

《剑慧草堂医案·卷中·肿胀》

1）湿阻中焦，肝脾失运。鸡金、志曲、生白术、枳实、椒目、五茄、炙桂枝、香橼皮、麦芽、牛膝、生小朴、青陈皮、防己、巴戟、猪茯苓（连皮）、陈蒲壳。

2）湿阻中焦，肝脾不运，脘痛腹胀，面目俱黄，脉濡弦。法当疏运。鸡金、志曲、白术（土炒）、枳实、焦栀皮、香附、猪茯苓皮、麦芽、泽泻、制朴、青陈皮、川柏皮、砂仁、陈香橼皮。

3）湿阻中焦，肝脾疏运失司，腹膨且胀，脉濡弦。肿胀是忧。鸡金、志曲、生白术、煨枳实、香附、猪茯苓、连皮、巴戟、香橼皮、麦芽、大腹、生小朴、青陈皮、砂仁、泽泻、蒲壳。

4）湿阻中焦，肝脾疏运失司，得食辄胀，肢节痠楚，脉濡弦。当治太阴阳明。生白术、煨枳实、沉香、槟榔、猪茯苓、滑石、原斛、生小朴、青陈皮、乌药、砂仁、川牛膝、泽泻、苡仁、香橼皮。

5）肿胀势减而少腹瞋胀，肝脾疏运失司也，脉小弦。再以疏运。归身、延胡、大腹、青陈皮、茯苓皮、泽泻、陈蒲壳、白芍、金铃、川朴、川郁金、五加皮、枳壳、香橼皮。

6）湿阻中焦，肝脾疏运失司，腹胀跗肿，脉濡弦。防成肿胀。泔浸茅术、枳实、焦椈皮、防己、猪茯苓（连皮）、滑石、桂枝、生小朴、青陈皮、川柏皮、川牛膝、范志曲、泽泻、蒲壳、香橼皮。投五皮饮肿势稍退，腹胀依然，脉濡弦。仍宗原议。椒目、五加、桂枝、猪茯苓皮、生小朴、志曲、川牛膝、防己、巴戟、生白术、青陈皮、枳实、泽泻、香橼皮、蒲壳。三诊：湿阻中焦，肝脾失运，得食辄胀，跗肿便清，脉濡弦。防成中满。鸡金、志曲、生白术、枳实、木防己、五茄、香橼皮、麦芽、桂枝、生小朴、青陈皮、猪茯苓（连皮）、泽泻、陈蒲壳。

7）湿阻中焦，肝脾不运，萎黄痞聚，单臌是忧。泔茅术、西茵陈、鳖甲、生朴、青蒿、甲片、砂仁、青陈皮、福泽泻、龟甲、大腹、通草、山栀、香橼皮。

8）湿阻中焦，肝脾疏运失司，跗肿腹胀，色晄形寒，脉濡弦，腰圆脐凸，调治不易。生白术、煨枳实、鸡金、葶苈、桑皮冬、瓜子皮、桂枝、生小朴、青陈皮、志曲、杏仁、泽泻、猪茯苓皮、蒲壳、香橼皮。

9）肝脾疏运失司，腹膨且胀，脉左弦。法当健运。鸡金、志曲、生白术、枳壳、青陈皮、香附、香橼皮、麦芽、大腹、生小朴、白芍、川郁金、砂仁、佛手。

10）寒凉伤中，中阳虚馁，肝脾失运，腹胀如鼓，舌光绛，脉弦数。单胀是忧。鸡金、志曲、生白术、煨枳实、香附、原斛、焙丹皮、麦芽、槟榔、生小朴、青陈皮、砂仁、云苓、香橼皮。

11）湿阻中焦，肝脾疏运失司，便溏腹膨，肿胀是忧。生白术、枳实、青陈皮、半夏、鸡金、志曲、香橼皮、生小朴、槟榔、茯苓皮、砂仁、麦芽、滑石、陈蒲壳。

12）湿阻中焦，肝失运，腹膨且胀脉弦。单胀是忧。鸡金、志曲、生白术、枳实、香附、滑石、猪茯苓皮、麦芽、槟榔、生小朴、青陈皮、砂仁、泽泻、陈香橼皮、五加皮。

13）湿阻中焦，肝脾不运，宿胀臌胀时起时伏，已历年数，近复湿注膀胱，下部遍肿，脉濡数。调治不易。生白术、煨枳实、椒目、防己、猪茯苓（连皮）、滑石、陈香橼皮、生小朴、青陈皮、加皮、巴戟、细木通、泽泻、车前子、志曲。

14）投疏运肝脾，腹部肿胀依然，脘满食减，脉仍濡数。是湿阻气滞，臌胀是忧。鸡金、志曲、槟榔、防己、加皮、青陈皮、香橼皮、麦芽、厚朴、枳实、椒目、巴戟、猪茯苓（连皮）、全瓜蒌仁（杵）、泽泻。

《吴鞠通医案·卷三·肿胀》

陈，三十二岁。甲寅年二月初四日，太阴所至，发为瞋胀者，脾主散津液，脾病不能散津，土曰敦阜，斯瞋胀矣。厥阴所至，发为瞋胀者，肝主疏泄，肝病不能疏泄，木穿土位，亦瞋胀矣。此症起于肝经郁勃，从头面肿起，腹因胀大，的系蛊胀，而非水肿，何以知之？满腹青筋暴起如虫纹，并非本身筋骨之筋，故知之。治法行太阳之阳、泄厥阴之阴为要。医用八味丸误治，反摄少阴之阴，又加牡蛎涩阴恋阳，使阳不得行而阴凝日甚，六脉沉弦而细，耳无所闻，目无所见，口中血块累累续出，《经》所谓血脉凝泣者是也。势太危极，不敢骤然用药，思至阳而极灵者莫如龙，非龙不足以行水，而开介属之翕，惟鲤鱼三十六鳞能化龙，孙真人曾用之矣。但孙真人《千金》原方去鳞甲，用醋煮，兹改用活鲤鱼大者一尾，得六斤，不去鳞甲，不破肚，加葱一斤，姜一斤，水煮熟透，加醋一斤，任服之。服鲤鱼汤一昼夜，耳闻如旧，目视如旧，口中血块全无，神气清爽，但肿胀未除。

初五日：《经》谓病始于下而盛于上者，先治其下，后治其上，病始于上而盛于下者，先治其上，后治其下。此病始于上肿，当发其汗，与《金匮》麻黄附子甘草汤。麻黄二两（去节），熟附子一两六钱，炙甘草一两二钱。煮成五饭碗，先服半碗，得汗，止后服，不汗再服，以得汗为度。

此方甫立未分量，陈颂帚先生一见云：断然无效。予问曰：何以不效？陈先生云：吾曾用来。予曰：此在先生用，诚然不效，予用或可效耳。王先生名谟（忘其字）云：吾甚不解，同一方也，药止三味，并无增减，何以为吴用则利，陈用则否？岂无知之草木，独听吾兄使令哉？予曰：盖有故也。陈先生性情忠厚，其胆最小。伊恐麻黄发阳，必用八分，附子护阳，用至一钱以监制。又恐麻黄、附子皆剽悍药也，甘草平缓，遂用一钱二分，又监制麻黄、附子。服一帖，无汗，改用八味丸矣。八味阴柔药多，乃敢大用，如何能效？病者乃兄陈荫山先生入内室，取二十八日陈颂帚所用原方分量，一毫不差。在座者六七人，皆哗然笑曰：何先生之神也？予曰：余常与颂帚先生一同医病，故知之深矣。于是麻黄去净节用二两，附子大者一枚，得一两六钱，少麻黄四钱，让麻黄出头，甘草一两二钱，又少附子四钱，让麻黄、附子出头，甘草但镇中州而已。众见分量，又大哗曰：麻黄可如是用乎？颂帚先生云：不妨。如有过差，吾敢当之。众云：君用八分，未敢足钱，反敢保二两之多乎？颂帚云：吾在菊溪先生处，治产后郁冒，用当归二钱。吴君痛责，谓当归血中气药，最能窜阳，产后阴虚阳越，例在禁条，岂可用乎？夫麻黄之去当归奚啻十百？吾用当归，伊责之甚，岂伊用麻黄又如是之多，竟无定见乎？予曰：人之畏麻黄如虎者，为其能大汗亡阳，未有汗不出而阳亡于内者。汤虽多，但服一杯，或半杯，得汗即止，不汗再服，不可使汗淋漓，何畏其亡阳哉？但此症闭锢已久，阴霾太重，虽尽剂，未必有汗。予明日再来发汗。病家始敢买药，而仙芝堂药铺竟不卖，谓想是钱字，先生误写两字。主人亲自去买，方得药。服尽剂，竟无汗。

初六日：众人见汗不出，佥谓汗不出者死，此症不可为矣。余曰：不然。若竟死症，鲤鱼汤不见效矣。予化裁仲景先师桂枝汤，用粥发胃家汗法，竟用原方分量一帖，再备用一帖。又用活鲤鱼一尾，得重四斤，煮如前法，服麻黄汤一饭碗，即接服鲤鱼汤一碗，汗至眉上；又一次，汗出上眼皮；又一次，汗至下眼皮；又一次，汗至鼻；又一次，汗至上唇，大约每一次汗出三寸许，二帖俱服完，鲤鱼汤一锅，喝一昼夜，亦服尽，汗至伏兔而已，未过膝也，脐以上肿俱消，腹仍大。

初七日：《经》谓汗出不止足者死，此症尚未全活，虽腰以上肿消而腹仍大，腰以下其肿如故。因用腰以下肿当利小便例，与五苓散，服至二十一日，共十五天，不效，病亦不增不减。陈荫山先生云：前用麻黄，其效如神，兹小便滴不下奈何？祈转方。予曰：病之所以不效者，药不精良耳。今日先生去求好肉桂，若仍系前所用之桂，明日予不能立方，固无可转也。

二十二日：陈荫山购得新鲜紫油边青花桂一枝，重八钱，乞予视之。予曰：得此桂必有小便，但恐脱耳。膀胱为州都之官，气化则能出焉，气虚亦不能化。于是用五苓二两，加桂四钱，顶高辽参三钱，服之尽剂。病者所睡系棕床，予嘱备大盆二三枚，置之床下，溺完被湿不可动，俟明日予亲视挪床，其溺自子正始通，至卯正方完，共得溺大盆有半。予辰正至其家，视其周身如空布袋，又如腐皮，于是用调理脾胃，痊愈。

《陈莲舫医案·卷中·臌胀》

右。肝脾内伤已成，臌胀两便失利，上逆为咳，脉见细弦。治以和降。肉桂、川楝、陈橼、车前、白芍、淮膝、香附、杏仁、建曲、大腹、萆薢、黑白丑、陈麦柴。

右。气臌渐成，肝脾受伤，属气痹营亏。若两便不走，恐膨满口增。拟以通降。香附、川楝、大腹、野赤豆、建曲、香虫、泽泻、萆薢、陈橼、皮苓、白芍、新会、陈麦柴。

左。腹胀受温，温则气通逐水。脉见细弦，肝脾久伤。治以温通。於术、腹皮、泽泻、野赤豆、熟附子、防己、淮膝、白芍、橡皮、萆薢、椒目、新会、檀香四分、陈麦柴。

顾，左，五十四。肝脾久伤，腹膨放后，纳呆形黄，便多溺少。脉见细弦，治以疏和。党参、皮苓、香附、泽泻、白术、大腹、木香、赤豆、建曲、新会、香虫、车前、红枣。

顾复：两次放臌，腹满虽平，肝脾未免受伤，形黄疲倦，纳食不多，脉见细软。再从和养。党参、茯苓、香附、生杜仲、於术、大腹、煨木香、陈橼、建曲、新会、九香、车前、西砂仁、红枣。

20. 治肝胃不调鼓胀

《剑慧草堂医案·卷中·肿胀》

宿恙肝胃，近复湿困太阴，腹膨如鼓，脉小弦。难许完善。鸡金、志曲、生白术、煨枳实、滑石、香附、猪茯苓、麦芽、槟榔、生小朴、青陈皮、泽泻、砂壳、陈香橼皮。

21. 治肺脾不调鼓胀

《凌临灵方·单臌胀》

刑云窑。湿热侵脾，脾虚作胀，土不生金，肺失清肃，咳嗽便溏，单腹臌胀，青筋外露（或腹筲膨胀，青筋外露，势成单臌之候），脉双弦而濡，治之非易易耳。生於术、大腹、绒、陈香橼、鸡内金、小温中丸、炒枳实、新会皮、沉香、曲楂炭。便结易莱菔子、制香附、法半夏、赤苓、车前子。

22. 治气虚湿阻鼓胀

《续名医类案·卷十三·肿胀》

丹溪治一妇血气俱虚，患单腹胀，因气馁不能运化，濒死，但手足面目俱肿，气尚行阳分犹可治。遂以参、术、芎、归、白芍以敛胀，滑石、腹皮以敛气，苏、桔、卜子、陈皮以泄满，海金砂、木通利水，木香运气而愈。（补泻兼行法）

《千里医案·卷四·肿胀》

金家煽张，素体平弱，阳虚湿胜，营耗肝滞，左胁下旧有肝积，兼之便溏、下血，时作时止，自十余岁至今矣。其脾胃之不和如此，则上既无以资肺之气，下亦无以御肝之侮。故入春少寐、盗汗，是脾阴不充也；春杪之能食不为肌肤，是脾阳之不用也；中枢无健运之权，无怪其当湿土之交而骤见腹满也。今脉象濡弱，舌干齿燥，肉削肌羸，咳嗽痰气有音，饥不能食，便数溺少。总之，皆脾胃肺气虚已极，健运之权驰而气化之机废，此臌症之极重者。若喘泻一见，便难措手，补既壅滞难胜泻，又虚羸不合，惟有从宣气疏腑一法，希冀万一。西洋参一钱五分，大腹皮二钱，麸炒枳壳八分，枇杷叶两张，茯苓皮四钱，川贝母二钱，炒谷芽三钱，芦根八寸，陈皮一钱五分，猪苓一钱五分，炙甘草四分。［光按］此方太轻，当从肝脾着想。

《类证治裁·卷之三·肿胀论治·肿胀脉案》

张。黄疸积年不愈，近成单胀，腹坚满，食减便泻，乃气不化水。然神脉颓弱，难挽之疴。姑用牡蛎、薏仁、茯苓、车前子、茵陈、砂仁壳、益智仁、牛膝、桂心。腹软溺利。伊兄复请，终以沉疴辞之。

韦。胸高突，腹肿硬，面黄鼻衄，足肿溺涩，夜分不寐。想成童后恣啖生冷，秋冬以来，邪痼气窒，延春身热膝冷，食入胀加，脏腑经脉窒痹。治先分理湿热，佐以软坚。栝楼仁、山栀、茯苓、砂仁壳、大腹皮、车前子、牛膝、炒神曲、杏仁、生牡蛎、椒目。六七剂胀宽肿软者十四五。知肝失疏泄，脾失运输，分消中宜佐畅肝运脾。用陈皮、郁金、苏梗、当归、石斛、山栀、茯苓、薏苡、鸡内金（炙黄）、牡蛎，表里分消，而溺利汗出矣。惟晡后阳升，颊热头眩，溺色浑，行则气急，惧当春鼻仍易衄。治在降阳和阴。熟地、牛膝（俱炒炭）、丹皮、山栀、石斛、薏仁、赤苓、大腹皮、冬桑叶、灯心、小麦。溺清眩热已，惟宵则气急，寐不甚稳。去赤苓，加茯神、蒌霜、桑皮（蜜炙）、防己、炙草。数服气舒而胸突渐平，腹宽而膝冷渐和。

《竹亭医案·竹亭医案女科卷一·妇女经产杂症》

《本事方》云：脐腹四肢悉肿为水，但只腹胀而四肢不甚肿者为蛊。臌，谓鼓胀也，即今云气虚中满是也。西党参三钱，生黄芪三钱，茯苓一钱半，制半夏一钱半，淡干姜八分（炒），砂仁壳一钱，归身一钱半，白芍药一钱半（炒），炙甘草六分，加苡仁一两。服七剂，足膝浮肿渐退，腹之膨痛亦缓，再以六君子汤加制首乌、炙鳖甲、归身、益智仁、砂仁壳，服二十剂，继以后丸调理而痊。方用六君子汤合四物汤，加炙黄芪、制香附、益智仁、女贞子、木瓜，以荷叶煎汤洒叠为丸，每服五钱，清晨炒米汤送下，服三月止。

23. 治肺气上逆鼓胀

《类证治裁·卷之三·肿胀论治·肿胀脉案》

沈氏。胎前腹满，产后面目肢体浮肿，咳频溺少，此肺气不降，水溢高原也。或劝用肾气汤，予力阻不可。一服而小水点滴全无，胀益甚，脉虚濡欲绝。用五皮饮参茯苓导水汤，去白术、木瓜、槟榔、腹皮，加杏仁、苏梗、栝楼皮、冬瓜皮、制半夏。数服肿消，腹渐宽矣。后用茯苓、半夏、生术、砂仁、惹仁、陈皮、苏子、木香、厚朴，水泛丸。服两料遂平。［按］肺为水之上源，主气。此症水阻气分，以肺不能通调水道，下输膀胱，故溢则水留而为胀。其症年余无汗，得苏杏微汗而肿消，得五皮行水而便利，兼仿《内经》开鬼门、洁净府遗法也。

《马培之医案·鼓胀》

某。停饮吐水，水湿由脾而至胃，胃不降则便溲不行，水由内脏泛溢肌肤，腹膨足肿，脐突青筋。决水之后，消而复肿，又加喘急，谷少神疲，小便不利，症势极重。姑拟肃肺分消。东洋参、半夏、黑丑、琥珀、茯苓、炒干姜、赤小豆、陈皮、泽泻、椒目、镑沉香、冬瓜皮。

二诊：胸腹内胀较松，已能纳谷，小溲稍利，喘疾亦平，似有转机。宗前法进治，不再反复乃佳。东洋参、茯苓、半夏、泽泻、陈皮、川草薢、西琥珀、沉香、牛膝、赤小豆、椒目、冬瓜皮子、生姜皮、黑丑。

三诊：胸腹腰胁胀势稍松，少腹依然膨硬，肋痛足酸。二便不畅，幸内腑胀松，饮食渐增。还宜分消主治。归须、冬葵子、黑丑、郁李仁、防己、赤小豆、青皮、牛膝、延胡索、大腹皮、桃仁、江枳壳、陈瓢子。

24. 治阳气痹阻鼓胀

《临证指南医案·卷三·肿胀·阳虚单胀浊阴凝滞》

汪。脉右涩左弱，面黄瘦，露筋。乃积劳忧思伤阳，浊阴起于少腹，渐至盘踞中宫，甚则妨食呕吐。皆单鼓胀之象大著，调治最难。欲驱阴浊，急急通阳。干姜、附子、猪苓、泽泻、椒目。又通太阳之里，驱其浊阴，已得胀减呕缓。知身中真阳，向为群药大伤。议以护阳，兼以泄浊法。人参、块茯苓、生干姜、淡附子、泽泻。又阴浊盘踞中土，清阳蒙闭，腹满膜胀，气逆腹痛。皆阳气，不得宣通，浊阴不能下走。拟进白通法。生干姜，生炮附子，冲猪胆汁。

黄三八。停滞单胀，并不渴饮，昼则便利不爽，夜则小溲略通。此由气分郁痹，致中焦不运。先用大针砂丸，每服一钱五分，暖其水脏以泄浊。

某。向有宿病，夏至节一阴来复，连次梦遗，遂腹形坚大，二便或通或闭。是时右膝痈肿溃疡，未必非湿热留阻经络所致。诊脉左小弱，右缓大，面色青减，鼻准明亮，纳食必腹胀愈加，四肢恶冷，热自里升，甚则衄血牙宣。全是身中气血交结，固非积聚停水之胀。考古人于胀症，以分清气血为主，止痛务在宣通。要知攻下皆为通腑，温补乃护阳以宣通。今者单单腹胀，当以脾胃为病数，太阴不运，阳明愈钝。议以缓攻一法。川桂枝一钱，熟大黄一钱，生白芍一钱半，厚朴一钱，枳实一钱，淡生干姜一钱。三帖。

又：诊脉细小，右微促，畏寒甚，右胁中气触人小腹，着卧即有，形坠着。议用《局方》禹余粮丸，暖水脏以通阳气。早晚各服一钱，流水送，八服。

又：脉入尺，弦胜于数。元海阳虚，是病之本，肝失疏泄，以致膜胀，是病之标。当朝用玉壶丹，午用疏肝实脾利水，分消太阳太阴之邪。紫厚朴（炒）一钱半，缩砂仁（炒研）一钱，生於术二钱，猪苓一钱，茯苓块（三钱），泽泻一钱。

又：脉弦数，手足畏冷，心中兀兀，中气已虚。且服小针砂丸，每服八十粒，开水送，二服，以后药压之。生於术、云茯苓、广皮。煎汤一小杯，后服。

又：脉如涩，凡阳气动则遗，右胁汩汩有声，坠入少腹。可知肿胀非阳道不利，是阴道实，水谷之湿热不化也。议用牡蛎泽泻散。左牡蛎四钱（泄湿），泽泻一钱半，花粉一钱半，川桂枝木五分（通阳），茯苓三钱（化气），紫厚朴一钱。午服。

又：脉数实，恶水，午后手足畏冷。阳明中虚，水气聚而为饮也。以苓桂术甘汤劫饮，牡蛎泽泻散止遗逐水。照前方去花粉，加生於三钱。

又：手足畏冷，不喜饮水，右胁汩汩有声，下坠少腹，脉虽数而，右大左弦。信是阳明中虚，当用人参、熟附、生姜，温经补虚之法。但因欲回府调理数日，方中未便加减，且用前方，调治太阳太阴。生於术三钱，左牡蛎（生）四钱，泽泻（炒）一钱，云苓三钱，生益智四分，桂枝木四分，炒厚朴一钱。午后食远服。朝服小温中丸五十粒，开水送，仍用三味煎汤压之。

《类证治裁·卷之三·肿胀论治·肿胀脉案》

陈。五旬以上病单腹胀，食后作饱，得气泄略宽。明系胃病，服谬药，浸至胁满跗冷，脉来沉濡，左关微弦。症由腑气久衰，疏泄失职，气分延虚，渐干水分，致嗌干口燥，小水不清，化源乏力矣。通阳佐以益肾，通阳则传送速，益肾则气化行，腹胀自宽。沙苑子、韭子、怀牛膝（酒蒸）各钱半，益智仁（煨）、橘白、砂仁壳各一钱，茯苓三钱，杞子、大腹皮（洗）各二钱，枳壳（麸炒）钱二分。十服胀宽口润，便爽蹈温，右脉渐起，惟两尺虚不受按。加补骨脂、核桃肉，去腹皮、枳壳。食宜淡，戒腥腻难化及一切壅气食物。再以猪肚纳卵蒜其中，扎定，淡者食之。腑气通则纳食不壅，服之甚通畅，胀去七八矣。又加沉香、牡蛎十数服，小腹之硬者亦软焉。

赵。童年色萎腹蛊，脉疾寒热，无汗，溺涩。以肾气汤治。牛膝、益智仁、车前子、茯苓、薏米、熟地、牡蛎。数服病减，加参、桂、砂仁壳。服愈。

张。小腹乃肝肾部分，胀满溺涩，已属下焦气化失司。今通大腹肿硬如石，脉右弦大，左虚涩，症属单胀。治宜通阳，勿用守补。党参、茯苓、牛膝炭、沙苑子、益智仁（煨）、杞子炭、沉香（磨汁）。数服溺爽胀宽。

25. 治痰火郁结鼓胀

《沈氏医案·正文》

桐乡程丹宇，向善啖，家颇丰，膏粱不辍于口，致患郁痰郁火症，数年来不饥而勉食，每立秋则发疟，治疗者无非以六君子汤，补其脾胃，去冬又服鹿角胶数斤，至庚戌春初，潦倒不堪，不能步履，始就医于余。见其喘急异常，喉如锯声，口吐黄黑黏痰不计，按其腹胀大坚实，四肢头皮皆肿，大小便不爽，得成鼓胀，脉息滑大有力。余知其积年之痰，郁于中者既久，无从出路而为患，病势至此，无可奈何，且与豁痰理气之药两进，不见进退。因思数年积聚，胶固坚结，必非寻常，即用滚痰丸三钱以逐之。大便难去，不甚爽快，继又连服五次，大便去黏痰甚多，并以豁痰清火降气之药，早晚托化，胸次稍舒。时交清明节，其内郁之火外达，寒热大作，烦躁不宁，即用黄连清火之药两剂，得以安宁。但郁久之火，用疏而反炽，不能清爽，下注阴囊，肿痛难忍，小便点点不出，以滋肾丸与之，小便始得通利，而阴囊之肿渐平。其如外症除而饮食不进，精神倦怠，三月间初同伊归，途中忽患恶寒，面色无神，脉息虚滑，几几欲脱状，急与独参汤饮之。一晚计服人参六钱，神气稍复，抵家后，大便每日去纯白痰不计，四肢肿胀渐退，但神气不清，妄笑多怒，饮食不进。余曰：此久病之后，元气虚而痰火散漫，上干心主所致。宜用疏补兼施之法，遂以豁痰理气清心火之品，作丸服之，晚用参橘煎二钱。三日后神气清爽，脉亦有神，饮食有味，小便大利，肿势尽平，濒危之疾，至此始无虑矣。竟遵东垣先生疏补之法，调治而愈，三日后精神旺，饮食进而谈笑如常矣。以数年之病，来就余医，其间用药变化一则，知医贵乎圆通矣。噫，是役也。使虑其危殆，而攻伐不施，则病邪何由而去。若干疏导而不事滋补，则元气何以渐充，病势变易不常，方药随手撤换。是知胶固之士，未可与言医也。（原注，凡于久积之后，邪去反有别症，先以言明病家，可无怨语）

26. 治湿热郁结鼓胀

《类证治裁·卷之三·肿胀论治·肿胀脉案》

姜氏。五旬余，腹膨中空，外绷急，食入不加胀，头眩耳鸣，口干舌硬，溺赤沫，便艰，足重坠，脉沉微。症属三焦湿郁生火，《内经》亦谓诸腹胀大，皆属于热。诸病跗肿，皆属于火。若郁热不除，遂成鼓胀不治。用山栀、大腹皮、黄柏、知母（俱酒炒）、生地、麦冬、丹皮、赤苓、冬瓜皮、车前子。数服已效。后去黄柏、丹皮，加海金砂、萆薢，服得安。

《王旭高临证医案·卷之二·臌胀水肿门》

秦。腹胀足肿，纳食则胀益甚，湿热挟气，填塞太阳，臌胀重症。川朴、赤芍、大腹皮、青皮、泽泻、枳实、黑丑、山楂炭、甘遂（面包煨）、通草、生姜。

《环溪草堂医案·臌胀水肿》

朱。时令水湿内袭，与身中素有之湿热相合，骤然浮肿，充斥上下三焦。拟宜表泻里之法，以消其水。香薷、川朴、通草、大腹皮、赤苓、泽泻、杏仁、滑石、车前子、莱菔子、葶苈子、葱白头。

杨。两尺脉滑，湿热积滞在于下焦。小便不利，大腹胀满，是下焦不利，中焦气不通也。肉桂、赤苓、猪苓、白术、泽泻、大戟、神曲、陈皮、冬瓜皮、姜皮。

《剑慧草堂医案·卷中·肿胀》

疟发连枝，身热痞聚，腹膨旦胀，脉濡软。防成单臌。生白术、枳实、瓦楞、青陈皮、鸡金、志曲、香橼皮、生小朴、大腹、泽泻、猪茯苓、麦芽、滑石、瓜蒌。复方：疟止痞聚，腹膨稍软，脉沉濡弦。再以疏导法。鸡金、志曲、生白术、枳实、青陈皮、香附、香橼皮、麦芽、泽泻、生小朴、滑石、猪茯苓、砂仁、车前草。

27. 治气滞湿阻鼓胀

《时病论·卷之六·临证治案》

西乡郑某，水湿内侵于脾，神疲肢软，自疑为体亏而饵大枣，则腹皮日胀，纳食尤剧，来求丰诊。两手之脉，沉缓而钝，以手按其腹，紧胀如鼓，此属气阻湿留，将成臌胀之候。乘此体质尚实，正气未衰，当用消破之剂，以治其标。即以蓬术、槟榔、青皮、菔子、干姜、官桂、厚朴、苍术，鸡金为引，连服七剂而宽。

《剑慧草堂医案·卷中·肿胀》

1）湿阻于中，气滞于下，腹胀跗肿，脉濡小弦。再治疏渗。防已、川牛膝、苡仁、川郁金、朴花、青陈皮、枳壳、五加、川草薢、泽泻、川楝子、半夏、猪茯苓、竹茹，蒲壳煎汤代水。

2）湿阻气滞，腹膨如鼓，脉濡弦。恐成中满。鸡金、志曲、生白术、枳实、砂仁、冬瓜子皮、制香附、中满分消丸、麦芽、槟榔、生小朴、青陈皮、桑皮、瓜蒌皮、香橼皮。

3）湿阻气滞，腹膨且胀。鸡金、志曲、白芍、青陈皮、生白术、砂仁、炙鳖甲、麦芽、枳实、大腹、猪茯苓、生小朴、蔻衣、香橼皮。

28. 治气血阻滞鼓胀

《剑慧草堂医案·卷中·肿胀》

血阻气滞，腹膨如鼓，近复阴阳两络俱伤，血从上下溢出，腹笥消而复大，较前尤甚，脉濡弦。从肿胀治。鸡金、志曲、生白术、枳实、椒目、五茄、猪茯苓皮、香橼皮、麦芽、巴戟、生小朴、泽泻、防己、砂壳、冬瓜皮、陈蒲壳。

29. 治痰湿肝郁鼓胀

《剑慧草堂医案·卷中·肿胀》

失血后肝气被痰湿所阻，腹膨且胀，脉弦滑，防成中满。鸡金、志曲、生白术、枳实、茯苓（连皮）、蒌皮、泽泻、麦芽、大腹、生小朴、青皮、橘红、半夏、防己、香橼皮。

30. 治肝郁气结鼓胀

《类证治裁·卷之三·肿胀论治·肿胀脉案》

张。胁痛胀，少腹肿硬，误服攻荡劫剂，胀剧，气注睾丸，脉沉小，右弦涩，乃肝失疏泄，气郁留浊。治先理肝以泄浊，厚朴七分，小茴香、青皮各钱二分，枳壳钱半，茯苓、橘核各二钱，大腹皮三钱，延胡八分，椒目二十粒，车前子三分。四服胁痛疝坠俱止。但腹右硬痛不任偏卧，食不加胀，二便如常，按脉论症，单胀何疑。然病因脏损，治在通摄兼施。厚朴五分，枳壳钱半，牡蛎、茯苓各三钱，归须、橘核各二钱，牛膝一钱，桂心三分。四服症平。后仿肾气丸，用牛膝、车前、桂心、茯苓、山药、当归、牡蛎、白芍、萸肉，蜜丸。愈。

《王氏医案·鼓胀》

高。腹胀，有形如痞，吐酸气冲，肌肉消削。业已半载。诊脉沉弦而软滑，大便少，小便浑短。苔黄腻。乃肝郁气结，前医屡投温补，以致郁则生热，补则凝痰，宜疏肝泄热。方用姜川连八分，延胡八分，乌药一钱，旋覆花三钱，炒枳实钱半，炙鸡金四钱，鳖甲尖八钱，姜竹茹三钱，茯苓三钱，半夏曲三钱。

二诊：诸恙俱减，时发寒热，四肢酸痛。或凝为疟。良由气机宣达，郁热向外而泄，此病之转机。处方：用秦艽三钱，柴胡一钱半，大豆卷三钱，羚羊角（磨冲）八分，晚蚕砂三钱，酒炒桑枝三钱。

三诊：服后寒热止，攻冲亦减，腹胀尚坚硬。处方用龙荟丸、滚痰丸各二钱。一服渐愈。

《吴鞠通医案·卷三·肿胀》

郭氏，六十二岁。先是郭氏丧夫于二百里外其祖墓之侧，郭携子奔丧，饥不欲食，寒不欲衣，悲痛太过，葬后庐墓百日，席地而卧，哭泣不休，食少衣薄，回家后致成单腹胀。六脉弦，无胃气，气喘不能食，唇舌刮白，面色淡黄，身体羸瘦。余思无情之草木，不能治有情之病，必得开其愚蒙，使情志畅遂，方可冀见效于万一。因问曰：汝之痛心疾首，十倍于常人者何故？伊答曰：夫死不可复生，所遗二子，恐难立耳。余曰：汝何不明之甚也。大凡妇人，夫死曰未亡人，言将待死也。汝如思夫愈切，即死墓侧，得遂同穴之情，则亦已矣。虽有病何必医，医者求其更苏也。其所以不死者，仍系相夫之事业也。汝子之父已死，汝子已失其荫，汝再死，汝子岂不更无所赖乎？汝之死，汝之病，不惟无益于夫，而反重害其子，害其子，不惟无益于子，而且大失夫心。汝此刻欲尽妇人之道，必体亡夫之心，尽教子之职，汝必不可死也。不可死，且不可病，不可病，必得开怀畅遂，而后可愈。单腹胀，死症也。脉无胃气，死脉也。以死症而见死脉，必得心火旺，折泄肝郁之阴气，而后血脉通，血脉通，脏气遂，死证亦有可生之道，《诗》云见晛曰消者是也。伊闻余言大笑。余曰：笑则生矣。伊云：自此以后，吾不惟不哭，并不敢忧思，一味以喜乐从事，但求其得生，以育吾儿而已。余曰：汝自欲生，则生矣。于是为之立开郁方，十数剂而收全功。旋覆花三钱（新绛纱包），降香末三钱，归须二钱，苏子霜三钱，郁金三钱，香附三钱，川厚朴三钱，姜半夏四钱，广皮三钱，青橘皮二钱。

第五章 头痛

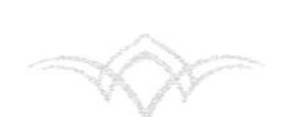

头痛是以头部单侧、双侧或整个头部出现胀痛、刺痛、钝痛、跳痛等临床症状的一类病症。中医学认为头为清阳之府，诸阳之会，五脏六腑之气血皆上会于此。凡六淫外感、脏腑内伤均可导致阳气阻塞，浊邪上居，络脉瘀阻，经络运行失常而发头痛。

头痛是中医典型的以症状命名的疾病，是中医内科重要的病种之一。头痛除可作为疾病的主症出现，亦常常是其他疾病的兼症之一。如内科感冒、中风、眩晕等疾病常出现头痛的症状，可以参考头痛病证的理法方药进行辨治。

【辨病名】

中医对头痛病认识已有两千多年的历史，早在殷商甲骨文中就有"疾首"的记载。《周礼·天官冢宰下》："疾医，掌养万民之疾病，四时皆有疠疾，春时有痟首疾，夏时有痒疥疾，秋时有疟寒疾，冬时嗽上气疾。以五味、五谷、五药养其病。"其中的"痟首疾"即是与头痛相关的病名。《诗经·卫风》中有"愿言思伯，甘心首疾。"《左传·成公十三年》中有："诸侯备闻此言，斯是用痛心疾首，昵就寡人。"其中所提到的"疾首""首疾"等名称，均与头痛有关。

头痛作为病名首见于长沙马王堆汉墓帛书中的《阴阳十一脉灸经》："钜阳痟（脉）……目内廉。是动则病：潼（肿），头痛……其所产病：头痛、耳聋、项痛……少阳痟（脉）……其所产病：头颈痛。"此后各代医籍中，出现了许多相关的病名。

一、按发病特点命名

根据头痛的程度、症状特点不同，有厥逆、真头痛、真正头痛等名。

1. 厥逆（厥逆头痛）

厥逆，又名厥逆头痛，即大寒之邪侵犯骨髓，而致头痛伴齿痛。

《黄帝内经素问·奇病论》："帝曰：人有病头痛以数岁不已，此安得之，名为何病？岐伯曰：当有所犯大寒，内至骨髓，髓者以脑为主，脑逆，故令头痛，齿亦痛，病名曰厥逆。"

《圣济总录·卷第五十一·肾脏门·厥逆头痛》："论曰：《内经》曰，厥逆头痛者，头痛、齿亦痛，数岁不已是也。盖脑为髓海，系于头；齿为骨余，属于肾，因犯大寒，寒气内著骨髓，髓以脑为主，脑逆故令头痛齿亦痛也。"

《黄帝素问宣明论方·卷二·诸证门·厥逆头痛证》："肾虚犯大寒，头疼、齿亦痛，痛之甚数不已者是也。以天南星丸主之，治厥头痛，齿痛骨寒，胃脉同肾脉厥逆，头痛不可忍者。"

《针灸资生经·针灸资生经第六·头痛》："《素问》尝论有数岁头痛不已者，大寒内至骨髓，髓以脑为主，脑逆故头痛、齿亦痛，名曰厥逆头痛。"

《兰室秘藏·卷中·头痛门·头痛论》："有厥逆头痛者，所犯大寒，内至骨髓。髓者以脑为主，脑逆故令头痛、齿亦痛。"

《校注妇人良方·卷四·妇人血风头痛方论第五》："头痛连齿，时发时止，连年不已，此风中脑，谓之厥逆头痛。"

《黄帝素问直解·卷之四·奇病论第四十七篇》："头者阳也，头痛者，当有所犯大寒，其室内至骨髓，脑为髓海，故髓者以脑为主，寒入于髓，则脑逆，脑逆故令人头痛。齿者骨之余，寒入骨髓，故齿亦痛，病名曰厥逆，言阴阳之气不相顺接，为厥、为逆也，此大寒犯髓，头痛不已之奇病，而名为厥逆也。"

2. 真头痛

真头痛，即头痛较重，伴手足冰冷，属不治之症。

《黄帝内经灵枢·厥病》:“真头痛,头痛甚,脑尽痛,手足寒至节,死不治。”

《难经·六十难》:“手三阳之脉受风寒……入连在脑者,名真头痛。”

《脉症治方·卷之二·湿门·诸痛》:“真头痛者,甚则脑甚痛,手足寒至节,死不治。”

《黄帝内经灵枢注证发微·卷之三·厥病第二十四》:“真头痛者,邪气专入头脑而痛,非由他经之所干也。”

《证治汇补·卷之四·上窍门·头痛》:“真头痛者,引脑及巅,陷入泥丸大痛,手足青冷至节者,旦发夕死,夕发旦死。”

《张氏医通·卷五·头痛》:“真头痛,天门真痛,上引泥丸,旦发夕死,夕发旦死。脑为髓海,真气之所聚,卒不受邪,受邪则死,不可治。”

《医学心悟·卷三·头痛》:“真头痛者,多属阳衰。头统诸阳,而脑为髓海,不任受邪,若阳气大虚,脑受邪侵,则发为真头痛,手足青至节,势难为矣。”

《一见能医·卷之六·病因赋中》:“真头痛者,痛连于脑,手足青黑至节,旦发夕死,夕发旦死。”

3. 真正头痛

真正头痛,即头痛伴双目赤红者。

《辨证录·卷之二·头痛门》:“人有头痛连脑,双目赤红,如破如裂者,所谓真正头痛也。此病一时暴发,法在不救,盖邪入脑髓而不得出也。虽然邪在脑,不比邪犯心与犯五脏也,苟治之得法,亦有生者。”

二、按发病部位命名

根据头痛的部位不同,有正头痛、偏头痛、偏正头痛、巅顶头痛、脑痛、眉棱骨痛、头项痛、夹脑风等。

1. 正头痛

正头痛是指疼痛从巅至项,证属足太阳经。

《保命歌括·卷之二十九·头痛头风头眩》:“病初得之只是头痛,久而不已,则成头风。头风之病,有偏有正,正头痛者,属足太阳经。”

《杂病源流犀烛·卷二十五身形门·头痛源流》:“足太阳脉上额交巅,直入络脑别下项,其病冲头痛,目似脱,项似拔,即正头痛也。”

《鲟溪医述·病症辨异》:“正头痛者,满头皆痛。”

2. 偏头痛

偏头痛是指额角、颅际痛,或头半边痛。

《脉经·卷二·平人迎神门气口前后脉第二》:“左手寸口人迎以前脉阳虚者,手太阳经也。病苦颅际偏头痛,耳颊痛。”

《太平圣惠方·卷四十·治头偏痛诸方》:“夫头偏痛者,由人气血俱虚,客风入于诸阳之经,偏伤于脑中故也。”

《圣济总录·卷一十六·偏头痛》:“偏头痛之状,由风邪客于阳经,其经偏虚者,邪气凑于一边,痛连额角,故谓之偏头痛也。”

《儒门事亲·卷四·头痛不止三十七》:“额角上痛,俗呼为偏头痛者,是少阳经也。”

《仁斋直指方论·卷之十九·头风·附东垣头痛论》:“如头半边痛者,先取手少阳、阳明,后取足少阳、阳明,此偏头痛也。”

《本草发挥·卷一·草部》:“偏头痛乃少阳也,非柴胡不能除。”

《保命歌括·卷之二十九·头痛头风头眩》:“头风之病,有偏有正……偏头痛者,或眉眶骨痛,或额上痛,皆属少阳经,多主于痰。少阳偏头痛者,多大便秘,或可下之。”

《古今医鉴·卷之九·头痛》:“如头半寒痛者,先取手少阳、阳明,后取足少阳、阳明,偏头痛也。”

《古今医统大全·卷之五十三·头痛门·病机》:“额角上痛,俗呼为偏头痛,足少阳经也。”

《神农本草经疏·卷二·续序例下·五脏六腑虚实门》:“偏头痛,属血虚肝家有热,不急治,久之必损目。”

《审视瑶函·卷三·运气原证·头痛》:“额角上痛,俗呼为偏头痛者,足太阳经也。”

《医方集解·发表之剂第二·川芎茶调散》:“偏正头痛者,风中于脑,作止无时也。”

《汤头歌诀·祛风之剂·青空》:“风寒湿热上攻头脑则痛,头两傍属少阳,偏头痛属少阳相火。”

《医学心悟·卷三·头痛》:“偏头风者,半边头痛,有风热,有血虚。”

《苍生司命·卷五·头痛证》:“偏头痛者,头半边痛是也。在左属风及血虚……在右属痰与热。”

《成方切用·卷十二上·眼目门·滋阴地黄丸》:“风热从此道上攻头目,致偏头痛肿。”

《金匮翼·卷五·头痛统论·偏头痛》:“偏头痛者,由风邪客于阳经,其经偏虚者,邪气凑于一边,痛连额角,久而不已,故谓之偏头痛也。”

《先哲医话·卷上·后藤艮山》:“积年苦头痛者,多属癖气,如偏头痛尤然。”

《医学刍言·头痛耳聋》:“偏头痛多有痰火,偏右者,宜二陈汤加沙参、芩、连、川芎、防风、胆星之类;偏左者,二陈加归、芍、芎、柴、白芷之类。”

《医学说约·杂症分目·风门·头风》:“头风起于过暖,反致受寒,太阳则眉棱至脑后痛,脉浮紧弦数;阳明则痛达齿顿,脉洪弦数;少阳则耳前后左右痛,脉浮弦数,即偏头痛也。”

3. 偏正头痛

偏正头痛即指两侧太阳穴及眉棱骨痛。

《太平惠民和剂局方·附指南总论·卷中·论中风证候》:“偏正头风两太阳穴及眉棱骨痛,牵引两眼昏暗者。”

《普济方·卷四十五·头门·偏正头痛》:“夫头圆象天,故居人身之上,为诸阳之会,头疼之疾,非止一端。如痛引脑巅,陷至泥丸宫者,是为真头痛,旦发夕死,夕发旦死,非药物之可疗。今人之体气虚弱者,或为风寒之气所侵,邪正相搏,伏留不散,发为偏正头疼,其脉多浮紧者是也。”

《云林神彀·卷三·头痛》:“偏正头痛者,诸风气上攻,头目昏沉闷,壮热鼻伤风。”

《济阳纲目·卷七十·头痛论》:“其体气虚弱之人,或为风寒之气所侵,邪正相搏,伏而不散,发为偏正头痛,其脉多浮紧。”

《目经大成·卷之一·证治语略》:“偏正头痛,为风扰阴阳;前后顶疼,盖邪居督任。”

4. 巅顶头痛

巅顶头痛即头顶心近百会穴处痛。

《本草求真·卷三散剂·散湿》:“太阳本属寒水之经,因风邪内客,而致巅顶头痛脑鸣。(太阳脉络于脑)”

《本草求真·卷三散剂·驱风》:“风犯太阳,巅顶头痛。”

5. 脑痛

《黄帝内经灵枢·热病》:“热病面青,脑痛,手足躁,取之筋间。”

《中藏经·卷中·论诊杂病必死候第四十八》:“病脑痛,其脉缓而大者死。”

《脉因症治·卷上·诸头痛有六证》:“脑痛乃风热乘虚而入于脑,以辛凉之药散之行之。”

《石室秘录·卷一·完治法》:“夫脑痛者,因脑阴之虚,风得留之而不去。”

6. 眉棱骨痛

眉棱骨痛,又称攒竹痛,即眉骨处疼痛。

《丹溪心法·卷四·眉眶痛六十九》:“眉棱骨痛,眼不可开,昼静夜剧。”

《古今医统大全·卷之六十一·眉痛论》:“丹溪曰:眉棱骨痛,厉风热与痰类,头风痛作风痰处。”

《万病回春·卷之五·头痛》:“眉棱骨痛者,风热并痰也。”

《证治准绳·杂病第四册·头痛·眉棱骨痛》:“眉骨者,目系之所过,上抵于脑,为目属于脑也。若诸阳经或挟外邪,郁成风热毒,上攻于头脑,下注于目睛,遂从目系过眉骨,相并而痛。”

《济阳纲目·卷七十·头痛论》:“眉棱骨痛,属风热与痰,治类头风风热者,宜祛风清上散。”

《审视瑶函·卷三·运气原证·头痛》:“攒竹痛,俗呼为眉棱骨痛者是也。”

《审视瑶函·卷三·运气原证·眉骨痛》:“眉棱骨痛有二,眼属肝,有肝虚而痛,才见光明则眉骨痛甚,宜服生地黄丸;有眉棱骨痛目不能开,昼夜剧,宜导痰丸汤之类,加入芽茶二陈汤吞青州白丸子亦效。甫见眉棱骨痛者,多是肝火上炎,怒气甚者,多有此病,其谓风症,亦火之所致,热甚生风是也。大抵抑肝火,有风痰则兼而治之。”

《病机沙篆·卷下·一头痛》:“眉棱骨痛,眉骨者,目系所过,上抵于脑,诸阳经挟外邪,郁成风热,毒上攻脑,下注目睛,遂从目系过,眉骨相并而痛。”

《张氏医通·卷五·诸痛门·头痛》:“眉棱骨痛此证多属阳明风热。有虚实二途:虚而痛者,见光明即发,选奇汤加归、芍;实则眼不可开,昼静夜剧,选奇汤加葱、豉……二证皆属于肝火。”

《经验丹方汇编·头痛诸症》:“有肝虚而痛者,才见光明则眶痛,甚有眉棱骨痛者,眼不可开,昼静夜剧,属痰。”

《顾松园医镜·卷十四数集·头痛》:"眉棱骨痛,多属阴虚血亏,治宜补血益阴,然亦有挟外邪者,亦当审察。"

《疡医大全·卷十·正面头面部·眉眶骨痛门主论》:"眉棱骨痛者,此肝血既失其养,而肾水亦不荣于骨矣。故主三年之内,有大风疾至,明其根本既拔,而外邪乘袭也。"

《一见能医·卷之六·病因赋中·六经头痛》:"气虚头痛与眉棱骨痛者,其脉皆沉微而涩。"

《目经大成·卷之一·头风》:"眉棱骨痛甚,既而上攻头角、下注目睛者,有属心肝壅热,有属风痰上逆,有湿气内郁,有风寒外挟。才见光明则眶痛者,此肝虚。痛而眼不可开,昼静夜剧,此脾胃停饮,土木不和。"

《医会元要·十二经所主部分》:"眉属肝,足厥阴肝脉从目系上额,肝胆相表里,足少阳胆受风热与痰则眉棱骨痛,多伤目并两耳出脓。"

《医述·卷十一·杂证汇参·须发眉》:"眉棱骨痛者,此肝血失养、肾水不荣于骨,主三年之内有大风疾至,明其根本既拔而外邪乘袭也。治宜滋补肝肾,少佐风药,以使上达。"

《外科证治全书·卷一·面部证治·眉棱骨痛》:"眉属肝,肝脉从目系上额,肝胆相表里,足少阳风热与痰,则眉棱骨痛。"

《古今医案按选·卷四·头痛》:"眉棱骨痛,系足少阳风热与痰,最能伤目。"

《类证治裁·卷之六·头痛论治》:"眉棱骨痛,由风热外干,痰湿内郁。"

《叶选医衡·卷下·首疾论》:"眉棱骨痛者,风寒痰热皆得干之。"

7. 头项痛

头项痛,即头痛连及颈项痛。

《黄帝内经素问·疟论》:"疟之始发也……阴阳上下交争,虚实更作,阴阳相移也……巨阳虚则腰背头项痛。"

《黄帝内经素问·热论》:"岐伯曰:伤寒一日,巨阳受之,故头项痛,腰脊强。"

《伤寒论·伤寒例》:"尺寸俱浮者,太阳受病也,当一二日发。以其脉上连风府,故头项痛,腰脊强。"

《黄帝内经太素·卷第十五·诊候之二·五脏脉诊》:"推而上之,上而不下,腰足清;推而下之,下而不上者,头项痛。(上为头项,下为腰足。推下向上,气不能下,故知腰足冷也。推上向下,气不能上,故知头项痛也)"

《黄帝内经太素·卷第二十三·九针之三·量缪刺》:"足太阳支正之络,别者上走肘络肩髃,故头项痛也。"

《针灸甲乙经·卷五·缪刺》:"邪客于足太阳之络,令人头项痛。"

《医学纲目·卷之十五肝胆部·头风痛》:"太阴之复,头项痛重而掉瘛尤甚,亦治以热剂为君也。"

《类经·六卷·脉色类·二十一诸脉证诊法》:"推而下之,下而不上,头项痛也。(凡推求于下部,然脉止见于下,而上部则亏,此以有降无升,清阳不能上达,故为头项痛也。或以阳虚而阴凑之,亦为头项痛也)"

《类经·十三卷·疾病类·病机》:"太阴之复,头项痛重而掉瘛尤甚者,木不制土,湿气反胜,皆肝之虚也。"

《类经·十六卷·疾病类·四十八痎疟》:"巨阳虚则腰背头项痛。(腰背头项,皆太阳经也。阳虚则寒邪居之,故为痛)"

8. 夹脑风

夹脑风指两太阳穴痛。

《杂病源流犀烛·卷二十五身形门·头痛源流》:"夹脑风者,两太阳连脑痛是也(宜透顶散)。"

三、按经络命名

1. 三阳头痛

三阳头痛,指三阳经头痛,即太阳、阳明、少阳头痛。

《古今医统大全·卷之十四·伤寒补遗·伤寒刺灸〈保命集〉》:"伤寒三阳头痛,何法刺之?答曰:手之三阳、足之三阳,皆会于头者,谓诸阳之会。其受邪,伏留而不去,故曰三阳头痛,视其色脉,知在何经。"

《医学心悟·卷二·太阳经证·头痛》:"问曰:头痛何以是太阳证?答曰:三阳经上至于头,皆有头痛,惟太阳经脉最长,其痛居多,故头痛为表证。又问曰:三阳头痛有别乎?答曰:太阳之脉,从巅入络脑,还出别下项,循肩膊,由夹脊抵腰中。故太阳头痛，头脑痛而连项脊也。阳明之脉，起于鼻，络于目，交额中。凡阳明头痛，头额痛而连面目也。少阳之脉，起于目锐眦，下耳后。凡少阳头痛，耳前后痛而上连头角也。以此为别。”

《伤寒心法要诀·卷二·头痛》：“三阳头痛身皆热，无热吐沫厥阴经，不便尿红当议下，尿白犹属表未清。”

《伤寒杂病心法集解·伤寒辨证篇卷二·辨别诸证·三阳头痛》：“凡太阳、阳明、少阳三阳头痛，必兼寒热等证，治从三阳。”

2. 少阳头痛

少阳头痛是指两额角或眉棱骨痛，并伴寒热往来，口苦咽干，舌苔中黄边白等少阳证。

《圣济总录·卷第二十四·伤寒头痛》：“少阳头痛，脉弦细而发热，至于三阴脉，从足至胸，皆不至头，惟厥阴脉挟胃属肝络胆。”

《丹溪心法·卷四·头痛六十八》：“少阳头痛，脉弦细，往来寒热。”

《古今医统大全·卷之十三·伤寒门·证候·头痛》：“少阳头痛，往来寒热，脉弦细无汗，邪在半表半里。”

《古今医统大全·卷之五十三·头痛门·治法》：“少阳头痛，往来寒热而脉浮弦者……少阳头痛，大便多秘，或可下之。”

《丹溪手镜·卷之中·头痛》：“少阳头痛额角偏疼，往来寒热，脉弦细。”

《广瘟疫论·卷之二·表证·头痛》：“两额角痛，眉棱骨痛，寒热往来，口苦咽干，舌苔中黄边白，或中段黄、尖上白，少阳头痛也。”

《医学心悟·卷二·太阳经证·头痛》：“凡少阳头痛，耳前后痛而上连头角也。”

《本草求真·卷三散剂·散寒·细辛》：“少阳头痛在两角。”

《一见能医·卷之六·病因赋中·六经头痛》：“少阳头痛，往来寒热，脉弦，痛连耳根。”

《脉因证治·卷二·头目痛》：“少阳头痛，脉弦细，有寒热。少阳头痛，额角上偏痛，往来寒热，柴、芩主之。”

《伤寒指掌·卷一·太阳本病述古·头痛》：“少阳头痛，在头角耳根，脉弦数，口苦是也。”

《医学实在易·卷五·表证诸方·伤寒》：“少阳之脉，起于目锐眦，上抵头角，下耳后；其支者，从耳后，入耳中，出走耳前。故少阳头痛，耳前后痛，上连头角也。”

《医学实在易·卷二·表证条·续论》：“头痛之证有三：一太阳头痛；一少阳头痛；一厥阴头痛。少阳之脉，上抵头角，而少阳之上，相火主之，少阳头痛，火痛也。”

《医法圆通·卷一·各症辨认阴阳用药法眼·头痛》：“少阳头痛，而两侧独甚，寒热往来，目眩口苦，主以小柴胡汤，是顺其本经之气机也。”

《伤寒瘟疫条辨·卷二·里证》：“少阳头痛，头角痛，或耳中痛，或口苦发热，或往来寒热，脉弦数，并宜小柴胡汤。”

《感症宝筏·卷之二上·太阳经证·头痛》：“少阳头痛，在头角、耳根，脉弦数，口苦是也。”

《伤寒论汇注精华·卷首·六经定法》：“少阳头痛在侧，耳聋，喜呕，不欲食，胸胁满，往来寒热。（此为少阳经证）”

3. 太阳头痛

太阳头痛即指脑后上至巅顶，下至项强腰脊痛，伴恶风寒、发热、脉浮紧等太阳证。

《圣济总录·卷第二十四·伤寒头痛》：“故太阳头痛，必发热恶寒。”

《仁斋直指方论·卷之十九·头风·附东垣头痛论》：“故太阳头痛，恶风，脉浮紧。”

《此事难知·卷上太阳六传·太阳证·太阳头痛》：“太阳膀胱脉浮紧直至寸口，所以头痛者，头与寸口俱高之分也；兼厥阴与督脉会于巅，逆太阳之经上而不得下，故壅滞为头痛于上也，左手浮弦胸中痛也，沉弦背愈痛，右手浮弦者亦然。头痛者木也，最高之分惟风可到，风则温也，治以辛凉，秋克春之意。故头痛皆以风药治之者，总其体之常也。”

《普济方·卷一百三十六·伤寒门·伤寒头痛》：“夫伤寒头痛者，邪气循阳脉上攻于头也，是以伤寒、伤风、温病、热病、风温病，皆有头痛证者。盖头痛皆阳证也，故太阳头痛，必发热恶寒。”

《奇效良方·卷之二十四·头痛头风大头风门》：“太阳头痛，恶风，脉浮紧。”

《万氏家抄济世良方·卷六·伤寒六经正病》：“太阳头痛，身热脊强。”

《本草纲目·木部第三十六卷·木之三·蔓荆》：“太阳头痛，头沉昏闷，除目暗，散风邪，凉诸经血，止目睛内痛。（元素）”

《伤寒绪论·卷下·头痛》：“昔人以头痛专主太阳，殊不知三阳经各有部分。如太阳头痛，自脑后上至巅顶，下有项强腰脊痛之异。以太阳经脉行身之后也。”

《医学真传·头痛》：“头痛之证有三：一太阳头痛，一少阳头痛，一厥阴头痛。太阳之脉，上额交巅络脑，而太阳之上，寒气主之，太阳头痛，寒痛也。”

《医学心悟·卷二·太阳经证·头痛》：“问曰：头痛何以是太阳证？答曰：三阳经上至于头，皆有头痛，惟太阳经脉最长，其痛居多，故头痛为表证。又问曰：三阳头痛有别乎？答曰：太阳之脉，从巅入络脑，还出别下项，循肩膊，由夹脊抵腰中。故太阳头痛，头脑痛而连项脊也。”

《一见能医·卷之六·病因赋中·六经头痛》：“太阳头痛，恶风寒，脉浮紧，痛在巅顶、二额角。”

《医学实在易·卷五·表证诸方·伤寒》：“《经》云：太阳之脉，其直者从巅入络脑，还出列下项，循肩膊由夹脊，抵腰中，故太阳头痛，脑痛而连项脊也。”

《外经微言·八卷·风寒殊异篇》：“风后曰：风邪入太阳头痛，何以有痛不痛之殊也？岐伯曰：肺不移风于太阳则不痛耳。风后曰：风不入于太阳，头即不痛乎？岐伯曰：肺通于鼻，鼻通于脑，风入于肺，自能引风入脑而作头痛。肺气旺，则风入于肺而不上走于脑，故不痛也。”

《金匮启钥·卷三·头痛论》：“头痛之病一也，而发各别经，由来异类，不可不审慎焉。是故足太阳头痛者，脉浮紧，恶风寒……手太阳头痛者，有痰体重，或腹痛，为痰癖，脉沉缓。”

《医法圆通·卷一·各症辨认阴阳用药法眼·头痛》：“三阳者何？一曰太阳头痛，脉浮项强，发热恶寒恶风是也。自汗恶风，主以桂枝汤；恶寒无汗，主以麻黄汤，是顺其本经之气机也。”

《感症宝筏·卷之二上·太阳经证·头痛》：“头痛虽属三阳，惟太阳独多，故头痛专主表。太阳头痛，必兼恶寒发热（太阳头痛，必连项强），表解自除。”

4. 阳明头痛

阳明头痛，是指额前目鼻等处痛，并伴自汗、发热、恶热、烦渴等阳明证。

《此事难知·卷下·诸经头痛》：“有汗（桂枝汤）太阳经所发，阳明头痛。”

《丹溪心法·卷四·头痛六十八》：“阳明头痛，自汗，发热恶寒，脉浮缓长实。”

《普济方·卷四十五·头门·偏正头痛》：“发热恶热而渴，此阳明头痛。”

《普济方·卷一百三十六·伤寒门·伤寒头痛》：“阳明头痛，不恶寒，反恶热。”

《保命歌括·卷之二十九·头痛头风头眩》：“东垣云……阳明头痛，身热，目疼，鼻干，发热恶热，其脉浮大而长。”

《丹溪手镜·卷之中·头痛》：“阳明头痛自汗发热，胃热上攻，脉浮缓长，或关洪数。”

《明医指掌·卷六·头痛证一》：“阳明头痛者，发热自汗，脉浮长大，痛连目眦、颊、齿。”

《伤寒绪论·卷下·头痛》：“阳明头痛，上连目珠，痛在额前，兼鼻孔干，下有身热不眠之分，以阳明经脉行身之前也。”

《伤寒论翼·卷下·阳明病解第二》：“仲景有阳明头痛二条：一曰阳明病，反无汗而小便利，二三日呕而咳，手足厥者，必苦头痛；若不咳不呕，手足不厥者，头不痛。其中风伤寒诸条，俱不及头痛症，在阳明头痛，又与太阳迥别矣。”

《医碥·卷之五·四诊·问证》：“阳明头痛在额前、连目珠，鼻孔干，不眠。”

《一见能医·卷之六·病因赋中·六经头痛》：“阳明头痛，发热自汗，脉长大，痛连目眦、颊齿。”

《目经大成·卷之一·头风》：“阳明头痛者，发热自汗，脉浮大，痛在巨阳穴，连目眦、齿颊。”

《彤园医书·卷之三头痛门·风寒头痛》：“自汗、发热、恶热、烦渴，此阳明头痛。”

《伤寒指掌·卷一·太阳本病述古·头痛》：“阳明头痛，在额前目鼻等处，无汗为表症，宜葛根汤加白芷、葱白等汗之。若自汗，不恶寒，反恶热，大便实，小便赤，当以阳明里症治之，承气汤。”

《医学实在易·卷五·表证诸方·伤寒》：“阳明之脉，起于鼻，络于目，交额中，故阳明头痛，额痛而连面目也。”

《医法圆通·卷一·各症辨认阴阳用药法眼·头痛》：“三阳者何？一曰太阳头痛……二曰

阳明头痛，额前、眉棱、眼眶胀甚，脉长，恶热，主以葛根汤，是顺其本经之气机也。”

5. 三阴头痛

三阴头痛，即太阴、少阴、厥阴头痛。

《伤寒直指·卷十类证一·太阳经·发热》：“然三阴间有头痛者，厥阴与督脉会于巅也。三阳间有不头痛者，此非正法。三阴头痛，似非正病。然阴盛隔阳者，亦有头痛，以其病本在阴，而阳又为阴所病，故亦见阳证也。”

6. 太阴头痛

太阴头痛即头痛伴痰饮、脉缓、体重等太阴证。

《仁斋直指方论·卷之十九·头风·附东垣头痛论》：“太阴头痛，必有痰，体重，或腹痛，为痰癖，其脉沉缓。”

《伤寒括要·卷上·头痛》：“太阴头痛，气逆有痰也。”

《医方集解·祛风之剂第九·消风散》：“太阴头痛，脉缓，有痰。”

《医述·卷十一·杂证汇参·头痛》：“太阴头痛，有痰，体重，脉沉缓。”

7. 少阴头痛

少阴头痛，即指头痛伴足寒、气逆、脉沉细等少阴证。

《丹溪心法·卷四·头痛六十八》：“少阴头痛，足寒气逆，为寒厥，其脉沉细。”

《普济方·卷四十四·头门·导引法》：“少阴头痛，手三部三阳经不流行，而足寒气逆，为寒厥头痛。”

《奇效良方·卷之二十四·头痛头风大头风门》：“有三阴三阳病症者……少阴头痛，三阴三阳，经不流行，两足寒，气逆为寒厥，其脉沉细。”

《伤寒括要·卷上·头痛》：“少阴头痛，足寒而气逆也。”

《脉因证治·卷二·头目痛》：“少阴头痛，脉沉细，为寒厥。左属风，右属痰。”

8. 厥阴头痛

厥阴头痛即指头项痛伴有痰吐涎沫，厥冷，脉浮缓等厥阴证。

《圣济总录·卷第二十四·伤寒头痛》：“厥阴脉挟胃属肝络胆，循喉咙上颃颡，连目出额，故仲景止有厥阴头痛一证。”

《仁斋直指方论·卷之十九·头风·附东垣头痛论》：“厥阴头痛，项痛，或痰吐涎沫，厥冷，其脉浮缓。”

《万氏家抄济世良方·卷二·内伤》：“头痛有痰沉重懒倦者，乃太阴厥阴头痛。”

《古今医统大全·卷之五十三头痛门·治法·分经用药治头痛法》：“厥阴头痛，项痛，脉微浮缓，欲入太阳，其疾痉，然亦当用川芎……厥阴头痛，外伤本经，桂枝麻黄各半汤，呕而微吐清水，吴茱萸汤。”

《明医指掌·卷六·头痛证一》：“厥阴头痛者，吐痰沫，厥冷，脉浮缓，痛引目系。”

《医学真传·头痛》：“厥阴之脉，上出额，与督脉会于巅，而厥阴之上，风气主之，厥阴头痛，风痛也。”

《伤寒心法要诀·卷二·头痛》：“厥阴头痛，则多厥而无热，呕吐涎沫，是厥阴挟寒邪上逆也。”

《医碥·卷之五·四诊·问证》：“厥阴头痛在巅顶，收引头角，脉沉弦，手足厥冷，此为在经。”

《疡医大全·卷四十·附刊寒门秘法·表里俱见》：“然厥阴头痛亦不常见，必呕吐涎沫，内无热证，乃直中也，当温之。”

《金匮翼·卷五·头痛统论·肝厥头痛》：“厥阴头痛，必多眩晕，或厥逆抽掣也。”

《一见能医·卷之六·病因赋中·六经头痛》：“厥阴头痛，吐痰沫，厥冷，脉浮缓，痛引目系，气虚头痛者，脉息虚微，必兼眩晕耳鸣之症。”

《脉因证治·卷二·头目痛》：“厥阴头痛，脉浮缓，为冷厥……厥阴头痛顶痛，血不及，或痰吐涎沫、厥冷。”

《医述·卷十一·杂证汇参·头痛》：“厥阴头痛属阴经，然其初发，身必寒热，背必酸痛，项必强痛，或目珠额痛，或耳聋胁痛，其脉必紧数。其厥阴头痛，无热，呕而吐沫。(《会心录》)”

《伤寒寻源·中集·头痛》：“厥阴头痛，往往直升巅顶，其有痛甚入连于脑，而手足寒者不治。”

《伤寒杂病心法集解·伤寒辨证篇卷二·辨别诸证·厥阴头痛》：“厥阴头痛则多厥冷而不发热，兼吐涎沫，是肝脏挟寒邪上逆也。”

四、按病因病机命名

头痛按其病因病机命名，可分为外感头痛与

内伤头痛。如首风、头风、脑风、雷头风、风头痛、风寒头痛、风热头痛、寒热头痛、伤寒头痛、寒湿头痛、火热头痛、大头风、风痰头痛、痰火头痛、气虚头痛、产后头痛等。

(一)外感头痛

外感头痛，即感受外邪所致头痛，兼有发热、恶寒、咳嗽、脉紧等表证。

《景岳全书·卷之二十六必集·杂证谟·头痛》："外感头痛，自有表证可察，盖其身必寒热，脉必紧数，或多清涕，或兼咳嗽，或兼脊背酸痛，或兼项强不可以左右顾，是皆寒邪在经而然，散去寒邪，其痛自止。"

《症因脉治·卷一·头痛论·外感头痛》："初起不因内伤，忽尔头额作痛，沿门多病，大小传染，此外感岁运之气，所谓天行症也。"

《医述·卷十一·杂证汇参·头痛》："外感头痛，如破如裂，无有休歇；内伤头痛，其势稍缓，时作时止。(《见闻录》)"

《奉时旨要·卷七水属·头痛》："头痛宜分外感、内伤，其外感头痛者，唯三阳、厥阴有此症。太阳痛在后，阳明痛在前，少阳痛在侧，身必寒热，脉必紧数，或咳嗽项强，散其寒邪而痛自止。"

1. 首风

首风即感受风邪所致头痛，症兼头面多汗而恶风。又称感冒头痛。

《黄帝内经素问·风论》："新沐中风，则为首风……首风之状，头面多汗，恶风。"

《诸病源候论·风病诸候下·头面风候》："头面风者，是体虚，诸阳经脉为风所乘也。诸阳经脉，上走于头面，运动劳役，阳气发泄，腠理开而受风，谓之首风。"

《圣济总录·卷三·首风》："新沐之人，皮腠既疏，肤发濡渍，不慎于风，风邪得以乘之，故客于首而为病，其证头面多汗，恶风头痛。"

《类经·十五卷·疾病类·二十八风证》："首风者，止作无时，故凡于风气将发，必先风一日而病甚头痛，以阳邪居于阳分，阳性先而速也。先至必先衰，是以至其风日则病少愈。内，谓房室之内。不可出者，畏风寒也。"

《杂病源流犀烛·卷二十五身形门·头痛源流》："首风，风伤于卫病也。盖沐则腠理皆开……邪遂袭而入，则卫受之，故成首风。其症头面多汗，必恶风。"

2. 头风

头风即指感受风邪所致头痛，常久而不愈。

《诸病源候论·风病诸候下·头面风候》："头面风者，是体虚，诸阳经脉为风所乘也。诸阳经脉，上走于头面，运动劳役，阳气发泄，腠理开而受风，谓之首风。病状，头面多汗，恶风，病甚则头痛。"

《妇人大全良方·卷之四·妇人血风头痛方论第五》："妇人患头风者，十居其半。每发必掉眩，如在车船上。盖因血虚、肝有风邪袭之尔。"

《仁斋直指方论·卷之十九·头风方论》："头风为病，不必须有偏正头疼之证。"

《普济方·卷四十四·头门·总论》："夫头风者，亦有阳气虚弱，及当风取凉，外伤阳经，致头目昏痛，眩不能起，或头皮肿痒，或两太阳穴痛，眉棱骨痛，呕吐不可食，起则头眩，或泥丸冷痹，皆头风证也。"

《医方选要·卷之五·头痛门》："又有头风之证与头痛无异，但有新久去留之分耳。浅而近者，名头痛，其痛卒然而至，易于解散速安也。深而远者，名头风，其痛作止不常，愈后触感复发也。此头痛、头风深浅之不同也。"

《医林绳墨·卷之五·头痛》："浅而近者，名曰头痛；深而远者，名曰头风。头痛卒然而至，易于解散也，头风作止不常，愈后触感复发也。"

《东医宝鉴·卷一·头风证》："头风之证，素有痰饮，或栉沐取凉，或久卧当风，以致贼风入脑入项。"

《证治准绳·杂病第四册·头痛》："医书多分头痛、头风为二门，然一病也，但有新久去留之分耳。浅而近者名头痛，其痛猝然而至，易于解散速安也。深而远者为头风，其痛作止无常，愈后遇触复发也。"

《杂病心法要诀·卷五·头痛眩晕总括》："因风而痛，谓之头风，必眩晕。"

3. 脑风

脑风，即风府受风邪侵袭，发为头痛。

《黄帝内经素问·风论》："风气循风府而上，则为脑风。"

《黄帝素问宣明论方·脑风证》："风气循风府而上，则为脑风，项背怯寒，脑户极冷，以此为病。"

《素问吴注·黄帝内经素问第十二卷·风论四十二》："脑风，脑痛也。"

《素问经注节解·内篇卷之三·风论》："脑风者，风入于脑，触风则头晕微痛，时流清涕，与鼻渊相似也。"

4. 雷头风

雷头风，即头痛兼有似雷鸣之响声，而头面则起核块或肿痛红赤的病证，由湿毒郁结于上所致。

《秘传眼科龙木论·卷之二·雷头风内障》："此眼初患之时，头面多受冷热，毒风冲上，头旋犹如热病相似，俗称雷头风。或呕吐，或恶心，年多，冲入眼内，致令失明，或从一眼先患，瞳人或大或小不定，后乃相损，眼前昏黑，不辨三光，初觉有患。"

《赤水玄珠·第三卷·头痛门·雷头风》："生生子曰：所谓雷头风者，必是痰结核块。或先暗有于头上，然后随遇而发。或劳役，或酒色，或食煿炙、动风发毒之物，感而发之。或红，或肿，而痛作矣。急则治其标，针而出血，风散火灭，痛因减去，或有之也。若先无结块痰核，卒然发寒热而肿痛者，乃风毒也，不可不察。"

《寿世保元·卷六·头痛》："雷头风者，头痛而起核块也。头面疙瘩，恶寒发热拘急，状如伤寒。"

《医镜·卷之二·头痛》："雷头风者，如雷之鸣，为风邪所客，风动则作声也，诸药罔效，惟清震汤主之。"

《冯氏锦囊秘录·杂症大小合参卷六·方脉雷头风合参》："雷头风者，结核块于头上而痛者是也，用茶调散吐之，次用神芎丸之下，后服消风散热。又曰：雷头风者，痰结核块，先有于头上，随遇而发，或劳役酒色，及食煿炙动风发毒之物，或红或肿，而痛作矣。憎寒壮热，状如伤寒，急则治其标，针而血出，风散火灭，痛因减去。东垣曰：病在三阳，盖三阳之脉，皆会于头也。不可过用寒药，宜清震汤治之用荷叶者，取色青而香，形仰象震，如类象形也。"

《医学心悟·卷三·头痛》："雷头风者，头痛而起核块，或头中雷鸣，多属痰火。"

《金匮翼·卷五·头痛统论·雷头风》："雷头风者，头痛而起核块，或头中如雷之鸣。盖为邪风所客，风动则有声也。亦有因痰热者，盖痰生热，热生风也。"

《杂病源流犀烛·卷二十五身形门·头痛源流》："雷头风者，头痛而成核块，头面肿痛，憎寒壮热，状如伤寒，病在三阳，不可过用寒药诛伐。"

《医述·卷十一·杂证汇参·头痛》："雷头风者，头上赤肿，核如酸枣状。"

《医方论·卷四·泻火之剂·清震汤》："雷头风者，本风阳上扰之症，故宜升散而不宜清寒。"

《医法圆通·卷一·各症辨认阴阳用药法眼·头痛》："雷头风者，头响者，头摇者，头重者，偏左偏右者，大头毒者，宿食头痛者，种种名目，亦不可不知。雷头与响者，气挟肝火而聚于上也。"

《疑难急症简方·卷四·风气风毒》："风热上壅，三阳热盛，脑似雷鸣，头额核结如疙瘩状，名雷头风者。"

《叶选医衡·卷下·首疾论》："雷头风者，或因风邪所客，起块起核；或因痰火上逆，如蝉如雷。"

5. 冲头痛

冲头痛，即腰脊项强，上冲至头而发头痛。

《黄帝内经太素·卷第八·经脉之一》："冲头痛，目似脱，项似拔，腰似折，髀不可以回，腘如结，腨如裂，是为踝厥。"

《脾胃论·卷上·通气防风汤》："脊痛项强，腰似折，项似拔，上冲头痛者，乃足太阳经之不行也。"

6. 风头痛

风头痛即指风邪客于阳经，循风府上循至头脑而发为头痛。

《圣济总录·卷第一十六·风头痛》："论曰：风头痛之病，由风邪客于阳经，循风府而上至于头脑，令人头重疼痛，心隔烦热，上焦壅滞，头面虚汗，诊其脉左手寸口浮紧者是也。"

7. 风寒头痛

风寒头痛，即外感风寒之邪而致巅顶或眉棱骨痛，常伴发热、恶寒、无汗等。

《万病回春·卷之五·头痛》："风寒头痛者，身重恶寒，寒邪从外入，宜汗之也。"

《幼科心法要诀·头痛门·风寒头痛》："风寒头痛属太阳，上及巅顶额角旁，恶寒无汗身发热。"

《妇科玉尺·卷四·产后》："若风寒头痛，则无时间止，并眉棱骨痛耳。"

《幼科指南·卷一·头痛门》:"风寒头痛者,乃属太阳经受邪也。其候上及巅顶,下连额角之傍,不时作痛,恶寒无汗身体发热。"

《儿科萃精·卷八·头痛门·风寒头痛》:"小儿风寒头痛,因太阳经受邪也。其候恶寒发热,上及巅顶,下连额角,不时作痛。"

8. 风热头痛

风热头痛,即指感受风热之邪所致头痛,常伴头肿大、鼻干等症。

《济阳纲目·卷七十·头痛论》:"风热头痛肿大,遇热则发。"

《儿科萃精·卷八·头痛门·风热头痛》:"小儿胃热头痛,病在阳明,因平日肥甘无节,胃火上炎,故发时鼻干目痛,上至头,下至齿颊,痛无定时。"

9. 寒热头痛

寒热头痛,即指阴阳交争,时寒时热而头痛。

《普济方·卷二百六十一·乳石门·乳石发寒热头痛》:"若乳石发动寒热头痛者,以石热壅积,将适失度,阴阳之气不得和平也。盖阳病发热,阴病发寒,一于热则偏于阳,一于寒则偏于阴,时寒时热,则荣卫交争,阴阳相胜。若伤寒诸疟之状是也,且服乳石之人,将息过温,荣卫壅滞,气血不和,阴阳二气,更相乘克,阳胜则热,阴胜则寒,阴阳不等,虚实相并,则生寒热疾,因其荣卫否塞,石气在于脏腑,不得宣通,致心肺有热毒之气,上攻于头,则令头痛也。"

10. 伤寒头痛

伤寒头痛,即指外中风寒之邪,邪气上攻于头所致头痛。

《太平圣惠方·卷第十一·治伤寒头痛诸方》:"夫伤寒头痛者,是外中风邪,上注脑中,三阳之脉,受于风寒,伏留不去,则流传于心肺,故使上焦壅滞,心烦鼻塞,壮热头痛也。"

《普济方·卷一百三十六·伤寒门·伤寒头痛》:"夫伤寒头痛者,邪气循阳脉上攻于头也。是以伤寒、伤风、温病、热病、风温病皆有头痛证者。"

《景岳全书·卷之二十六必集·杂证谟·头痛》:"足少阳胆之脉,起于目锐眦,上抵头角,病则头角额痛。夫风从上受之,风寒伤上,邪从外入,客于经络,令人振寒头痛,身重恶寒,治在风池、风府,调其阴阳,有余则泻,不足则补,汗之则愈,此伤寒头痛也。"

11. 寒湿头痛

寒湿头痛,即指外感寒湿之邪所致头痛,症兼鼻塞等。

《明医指掌·卷六·头痛证一》:"寒湿头痛者,气上而不下,头痛巅疾,下虚上实,过在手少阴、巨阳,甚则入肾。"

《景岳全书·卷之二十六必集·杂证谟·头痛》:"如气上不下,头痛巅疾者,下虚上实也,过在足少阴、巨阳,甚则入肾,寒湿头痛也。"

《金匮翼·卷五·头痛统论·寒湿头痛》:"头痛由于湿热上壅者颇多,然亦有因寒湿者。《金匮》所云:头痛鼻塞而烦,其脉大,自能饮食,腹中和无病,病在头中寒湿,故鼻塞,纳药鼻中则愈。"

《目经大成·卷之一·头风》:"寒湿头痛者,气上而不下,或时泄,近湿热之物则稍松。"

12. 湿热头痛

湿热头痛,即指感受湿热之邪所致头痛,症兼心烦、恶热等症。

《万病回春·卷之五·头痛》:"湿热头痛者,头重如石,属湿也。"

《明医指掌·卷六·头痛证一》:"肠胃之所生湿热头痛者,心烦重痛,病在膈中,过在手太阳、少阴。"

《金匮翼·卷五·头痛统论·湿热头痛》:"湿热头痛者,湿与热合,交蒸互郁,其气上行,与清阳之气相搏,则作痛也。"

《目经大成·卷之一·头风》:"湿热头痛者,心烦恶热,头重而天阴转甚。"

13. 火热头痛(火头痛,火邪头痛)

火热头痛,即指感受热邪所致头痛,常伴有齿痛、心烦、脉洪等症。又称火头痛、火邪头痛。

《医林绳墨·卷四·头痛》:"心烦头痛,病出于耳,其络在于手足少阳二经,其症自耳前后痛连耳内,痛甚则心烦,治宜黄连、山栀之属,泻之则愈,此为火热之头痛也。"

《景岳全书·卷之二十六必集·杂证谟·头痛》:"火邪头痛者,虽各经皆有火证,而独惟阳明为最。正以阳明胃火,盛于头面而直达头维,故其痛必甚,其脉必洪,其证必多内热,其或头脑振振,痛而兼胀,而绝无表邪者,必火邪也。欲治阳明之火。"

《医学刍言·头痛耳聋》："火头痛，痛而烦热，或连齿痛，脉洪数。"

14. 时气头痛

时气头痛，即指感受时邪所致头痛。

《普济方·卷一百四十八·时气门·时气头痛》："夫时气三阳受病，犹在于表，邪毒之气攻注于外，循于风府而入于脑，故令壮热头痛，胸膈壅滞，其脉浮数者，可发汗及吐，即愈也。"

15. 大头风（大头痛、大头瘟）

大头风，又名大头痛、大头瘟。即感受时行疫疠之气，而发头肿头痛等症。

《此事难知·卷下·大头痛论》："夫大头痛者，虽为在身在上热邪伏于已，又感天地四时非节瘟疫之气所著，所以成此疾。"

《医学纲目·卷之十五肝胆部·头风痛·大头痛》："头痛如肿，大如斗是也，大率多是天行时疫病。"

《普济方·卷四十六·头门》："夫大头风者，是阳明邪热太甚。"

《此事难知·卷下·大头痛论》："夫大头痛者，虽为在身之上，热邪伏于内，又感天地四时非节瘟疫之气所着，所以成此疾。"

《病机沙篆·卷下·一头痛》："大头痛者，感四时不正之气，大抵足阳明邪热，实资少阳相火而益炽，视其肿在何部，随其经而治之。"

《杂病源流犀烛·卷二十五身形门·头痛源流》："大头风者，头大如斗，俗名大头瘟，天行时疫病也。感天地不正之气，甚而溃裂出脓，由邪客上焦之故。"

《增订通俗伤寒论·证治各论·伤寒兼证·大头伤寒》："风温将发，更感时毒，乃天行之疠气。感其气而发者，故名大头天行病。又系风毒，故名大头风。"

16. 瘟病头痛

瘟病头痛，即瘟病初起，而伴头痛者。

《家用良方·卷四》："瘟病头痛，凡瘟病初起，头痛、肚热、脉大者。"

（二）内伤头痛

《古今医统大全·卷之二十三内伤门·病机·辨头痛》："内伤头痛，有时而作，有时而止。"

《景岳全书·卷之二十六·杂症漠·头痛》："头痛之因，或元气虚寒，遇劳即发；或血分不足，阴火攻冲；或积热不得外泄，或积痰留饮，或食滞中焦；或七情恼怒、肝胆火郁，皆能上冲头角而成内伤头痛之证也。"

《张氏医通·卷二·诸伤门·劳倦》："内伤头痛，时作时止，不离两太阳、额颅，多兼肩背、胁胸、腰腿骨节疼痛。"

《医述·卷十一·杂证汇参·头痛》："内伤头痛，其势稍缓，时作时止。"

《奉时旨要·卷七水属·头痛》："内伤头痛者，久病多有之。血虚则火动，必兼烦热、内热等症。"

1. 风痰头痛

风痰头痛，即指风壅气滞，三焦不和，水饮停积所致头痛，常伴眩晕、懒言、身体沉重、脉浮大等症。

《圣济总录·卷第一十七·风痰》："论曰：风痰之病，得于气脉闭塞，水饮积聚，其状虽有冷热之异，至于心胸痞隔，饮食不化则一也。盖风壅气滞，三焦不和，则水饮易为停积，风能生热，壅亦成痰，是故有头目不利，神思昏浊之候。"

《察病指南·卷下·审诸病生死脉法·头目类》："风痰头痛，脉浮大者生，短涩者死。"

《医学正传·卷之四·头痛》："如湿气在头者，以苦药吐之，不可执方而治。先师尝病头痛，发时面颊青黄，晕眩目不欲开，懒言，身体沉重，兀兀欲吐。洁古曰：此厥阴、太阴合病，名曰风痰头痛。"

《脉诀刊误·卷下·诊诸杂病生死脉候歌》："头痛短涩应须死，浮滑风痰必易除。《脉诀》此言，只可断风痰头痛一证而已。"

《症因脉治·卷二·痰症论·丹溪杂治》："风痰头痛，发热，脉浮大。"

《张氏医通·卷五·诸痛门·头痛》："有风痰头痛，发时面颊青黄，晕眩目不欲开，懒言，身体重，兀兀欲吐，此欲成头风也。"

2. 痰火头痛

痰火头痛，即指痰火上攻所致头痛，常伴头重眩晕。

《医学刍言·头痛耳聋》："痰火头痛，气实有痰，头重眩晕。"

3. 痰湿头痛

痰湿头痛，即指痰湿上攻所致头痛，常伴呕吐痰涎。

《张氏医通·卷五·诸痛门·头痛》:“痰湿头痛,其人呕吐痰多,发作无时,停痰上攻所致。”

《儿科萃精·卷八·头痛门·头痛解》:“痰湿头痛,发则呕吐痰涎,此湿痰上攻所致。”

4. 内热头痛

内热头痛,是指阳明内热,胃火上炎所致头痛。常伴鼻干、目痛等症。

《明医指掌·卷六·头痛证一》:“肠胃之所生湿热头痛者,心烦重痛,病在膈中,过在手太阳、少阴。”

《幼科心法要诀·头痛门·内热头痛》:“内热头痛属阳明,鼻干目痛齿颊疼。”

《彤园医书·卷之三头痛门·内热头痛》:“此病在阳明胃经,因小儿肥甘无节,胃火上炎,故鼻干目痛,上至头脑,下连齿颊,痛无定时。”

《幼科指南·卷一·头痛门》:“内热头痛者,属阳明胃经。因小儿肥甘无节,胃火上炎,故发时鼻干目痛,上至头,下至齿颊,疼痛无有定时。”

5. 气虚头痛

气虚头痛,是指气虚所致头痛,常伴耳鸣、头晕、脉虚等症。

《仁斋直指方论·卷之十九·头风·附东垣头痛论》:“头痛耳鸣,九窍不利者,肠胃之所生,乃气虚头痛也。”

《仁术便览·卷一·头痛》:“治脾胃症,已经疏风丸下二三次,原证不瘳,增以吐逆,痰唾稠黏,眼黑头旋,目不敢开,头苦痛如裂,四肢厥冷,不得安卧,此气虚头痛也。”

《医镜·卷之二·头痛》:“气虚头痛,痛则有微汗,头甚空虚,眼目眩运。”

《丹溪手镜·卷之中·头痛》:“气虚头痛,耳鸣,九窍不和,尺脉虚浮。”

《症因脉治·卷一头痛论·附大头症·大头见症》:“头痛虽有气血虚者,然到底痛无补法,以但虚无邪,必不作痛;即气虚头痛,必是虚而冒寒,然后作痛。”

《苍生司命·卷五·头痛证》:“气虚头痛,耳鸣、九窍不利,肠胃之所生也,痛在清晨。”

《文堂集验方·卷三·头痛》:“气虚头痛,耳鸣九窍不利,或因病后而起者。”

《金匮翼·卷五·头痛统论·气虚头痛》:“气虚头痛者,清阳气虚,不能上升也。其脉必弦微,其证必倦怠气短,恶风寒,不能食。”

《一见能医·卷之六·病因赋中·六经头痛》:“气虚头痛者,脉息虚微,必兼眩晕耳鸣之症……气虚头痛与眉棱骨痛者,其脉皆沉微而涩。”

《目经大成·卷之一·头风》:“气虚头痛者,耳鸣,九窍不利,脉沉濡。”

《杂病广要·卷第三十七·身体类·头痛》:“气虚头痛,虽弦必涩,痰厥则滑,肾厥坚实。(《崔氏脉诀》)”

6. 伤酒头痛

伤酒头痛,是指饮酒过多所致头痛。常伴恶心呕吐、口渴、眩晕等症。

《证治准绳·杂病第四册·诸痛门·头痛》:“伤酒头痛,恶心呕吐出宿酒,昏冒眩晕。”

《医碥·卷之三·杂症·头痛》:“伤酒头痛,恶心,昏冒眩晕。”

《杂病源流犀烛·卷二十五身形门·头痛源流》:“伤酒头痛,必口渴神昏。”

7. 伤食头痛(食积头痛)

伤食头痛,是指饮食不节,胃气不清,食气上攻所致头痛。常伴胸膈痞满、恶食、噫败卵臭等症。

《医宗必读·卷之八·头痛·风湿挟热头痛》:“伤食头痛,胸满咽酸,噫败卵臭,恶食,虽发热而身不痛。”

《金匮翼·卷五·头痛统论·食积头痛》:“食积头痛者,食气上攻,胃气不清也。子和云:邪在胃而头痛者,必下之。其证必兼痞膈咽酸,噫败卵臭,或饱食则痛甚,其脉右手滑盛者是也。”

《杂病源流犀烛·卷二十五身形门·头痛源流》:“伤食头痛,必胸满恶食,吞酸嗳腐。”

《叶选医衡·卷下·首疾论》:“伤食头痛,痞塞咽酸而恶食。”

8. 血风头痛

血风头痛,是指肝经血虚,兼受外邪侵袭所致头痛。

《校注妇人良方·卷四·妇人血风头痛方论第五》:“妇人患头风者,十居其半,每发必掉眩,如在车船之上。盖因肝经血虚,而风邪袭之尔。”

《脉义简摩·卷七妇科诊略·经月不调杂病

脉证》:“六脉疾大而浮,肾脉急而浮,心脉差洪,血风头痛,口干吐痰。痰,当作沫。”

9. 血虚头痛

血虚头痛,是指阴虚亏虚所致头痛。其痛不甚,常伴眩晕、脉虚数等症。

《医镜·卷之二·头痛》:“血虚头痛者,痛虽不甚,而终日星星作疼,如细筋牵引。”

《医碥·卷之三·杂症·头痛》:“血虚头痛,鱼尾(眉尖后,近发际)终日星星如细筋抽引,痛不甚,脉芤或数,善惊惕。”

《一见能医·卷之六·病因赋中·六经头痛》:“血虚头痛者,痛从奂属上皮,而形体黑瘦。”

《校注医醇賸义·卷四·诸痛·头痛》:“血虚头痛者,自觉头脑俱空,目眊而眩。”

《医学刍言·头痛耳聋》:“血虚头痛,痛连眼稍角。”

《医学说约·杂症分目·风门·头风》:“少阴则虚烦不眠,脉虚数微弱,即血虚头痛也。”

10. 厥头痛

厥头痛,是指邪逆于经,伏留不去,上干头脑而为痛者。

《难经·六十难》:“六十难曰:头心之病,有厥痛,有真痛,何谓也?然:手三阳之脉受风寒,伏留而不去者,则名厥头痛;入连在脑者,名真头痛。”

《严氏济生方·头面门·头痛论治》:“夫头者,上配于天,诸阳脉之所聚。凡头痛者,血气俱虚,风、寒、暑、湿之邪伤于阳经,伏留不去者,名曰厥头痛。盖厥者逆也,逆壅而冲于头也。”

《灵枢识·卷四·厥病篇第二十四》:“厥,逆也,邪逆于经,上干头脑而为痛者,曰厥头痛也。”

《黄帝内经灵枢注证发微·卷之三·厥病第二十四》:“厥头痛者,邪气逆于他经,上干于头而痛也。其气不循经隧,而有逆行之意,故亦名之曰厥。”

《赤水玄珠·第三卷·头痛门·头痛》:“有厥头痛者,所犯大寒,内至骨髓,髓以脑为主,脑逆,故令头痛,齿亦痛。”

《济世全书·巽集卷五·头痛》:“厥头痛者,因气血俱虚,风寒暑湿之气所侵,传于阳经伏留不去,名曰厥头痛。盖厥者,逆也,逆壅而冲于头也。”

11. 痰厥头痛

痰厥头痛,即指痰水结聚,阴气上逆,上冲于头所致头痛。常伴头重闷乱,眩晕等症。

《太平圣惠方·卷第五十一·治痰厥头痛诸方》:“夫痰厥头痛者,谓痰水在于胸膈之上,又起大寒,使阳气不行,令痰水结聚不散,而阴气逆上,与风痰相结,上冲于头,即令头痛;或数岁不已,久连胁痛,故云痰结头痛,其候如此也。”

《保命歌括·卷之二十九·头痛头风头眩》:“痰厥头痛者,头苦痛如裂,眼黑头旋,恶心烦闷,目不敢开,如在风云中。此是太阴痰厥头痛也。”

《医学心悟·卷三·头痛》:“痰厥头痛者,胸膈多痰,动则眩晕。”

《景岳全书发挥·卷三·头痛·论治》:“痰厥头痛,方书皆有此名,然以余论之,则必别有所因,但以头痛而兼痰者有之,未必因痰头痛也,因痰而头痛,名痰厥头痛。”

《金匮翼·卷五·头痛统论·痰厥头痛》:“痰厥头痛者,病从脾而之胃也。夫脾主为胃行其津液者也,脾病则胃中津液不得宣行,积而为痰,随阳明之经上攻头脑而作痛也。其证头重闷乱,眩晕不休,兀兀欲吐者是也。”

《银海指南·卷二·头风兼目疾论》:“痰厥头痛者,有风痰湿痰寒痰,肾虚水泛为痰诸症。风痰者,宜散风祛痰。湿痰者,宜燥湿消痰。寒痰者,宜温胃补气,气不逆则痰自平矣。水泛为痰者,宜养阴补肾,使肾中水火和平,无有偏胜,则痰自愈也。”

《勉学堂针灸集成·卷二·厥逆》:“痰厥头痛者,必灸头部,能安之者,乃痰凝经络,气不流行故也。”

12. 肾厥头痛

肾厥头痛,是指肾虚,肾气厥逆所致头痛。

《普济方·针灸卷十一·针灸门·头痛》:“下虚者肾虚也,肾厥则头痛。”

《医学心悟·卷三·头痛》:“肾厥头痛者,头重足浮,腰膝酸软,《经》所谓下虚上实是也。”

《灵素节注类编·卷七·诸厥病证·肾厥头痛》:“大寒深入骨髓,脑为髓海,邪气上逆至脑,其病深,故头痛数岁不已;齿为骨之余,其根属肾,故齿亦痛,此因寒邪而肾气厥逆也。”

13. 肝厥头痛

肝厥头痛，即肝火厥逆，上攻头脑所致巅顶痛。

《普济方·针灸·卷十一针灸门·头痛》："上虚者肝虚也，肝厥则头晕是也。"

《金匮翼·卷五·头痛统论·肝厥头痛》："肝厥头痛者，肝火厥逆，上攻头脑也。其痛必在巅顶，以肝之脉与督脉会于巅故也。虽太阳之脉，亦上额交巅，然太阳头痛，必恶风寒，而厥阴头痛，必多眩晕，或厥逆抽掣也。"

14. 热厥头痛

热厥头痛是指胃热气盛，不能下行而致头痛。常伴畏热喜冷、遇冷痛减、遇热复作。

《保命歌括·卷之二十九·头痛头风头眩》："热厥头痛者，虽冬天大寒，常喜寒风吹之头痛即愈。略来暖处，或见烟火，其痛复作。"

《云林神彀·卷三·头痛》："热厥头痛者，见寒痛暂止，严冬犹喜寒，见暖痛复起。"

《金匮翼·卷五·头痛统论·热厥头痛》："热厥头痛者，胃热气盛，不能下行也。其证头中热痛，虽严寒犹喜风寒，微来暖处，或见烟火，则痛复作，其脉数或大者是也。"

《儿科萃精·卷八头痛门·头痛解》："热厥头痛，虽当严冬，犹喜风寒，其痛便止，略见温暖，其痛更甚。"

15. 寒厥头痛

寒厥头痛，即指头痛伴足寒气逆。

《普济方·卷四十四·头门·导引法》："手三部三阳经不流行，而足寒气逆为寒厥头痛。"

《济阳纲目·卷七十·头痛·治风寒头痛方》："三阴三阳经不流行，而风寒气逆，为寒厥头痛，其脉沉细。"

16. 风厥头痛

风厥头痛，即指风痰相结，其气厥逆，上攻于头所致头痛。

《圣济总录·卷第六十四·膈痰风厥头痛》："论曰：膈痰风厥头痛者，谓膈上有痰，气不下行，复感风寒，风痰相结，其气厥逆，上攻于头，故令头痛也。亦有数岁不已，连脑痛者，盖风寒在于骨髓也。"

17. 阳虚头痛

阳虚头痛，即指阳气不足，阴寒内盛所致头痛。常伴畏寒、倦怠、脉微细等症。

《太平惠民和剂局方·卷之一·绍兴续添方》："阳虚头痛，风寒入脑，目旋晕转，有似舟船之上，耳内蝉鸣或如风雨之声。"

《景岳全书·卷之二十六必集·杂证谟·头痛》："阳虚头痛，即气虚之属也，亦久病者有之。其证必戚戚悠悠，或羞明，或畏寒，或倦怠，或食饮不甘，脉必微细，头必沉沉，遇阴则痛，逢寒亦痛，是皆阳虚阴胜而然。"

《景岳全书发挥·卷一·传忠录·十问篇》："有阴寒在上，阳虚不能上达在则痛甚者，其症则恶寒呕逆，六脉沉微，或兼弦细，此阳虚头痛也。"

《杂病源流犀烛·卷二十五身形门·头痛源流》："有元阳虚头痛如破，必眼睛如锥刺。"

《医学实在易·卷二·表证条·续论》："阴寒头痛乃阴盛阳虚，所谓阳虚头痛者是也。"

18. 阴虚头痛

阴虚头痛，即阴血亏虚所致头痛，常伴面浮红、舌干紫等症。

《景岳全书·卷之二十六必集·杂证谟·头痛》："阴虚头痛，即血虚之属也，凡久病者多有之。"

《四诊抉微·卷之三·问诊·十问篇》："凡阴虚头痛者，举发无时，是因酒色过度，或遇劳苦，或逢情欲，其发则甚，此为里症，或精或气，非补不可也。"

《温证指归·卷二·头痛》："阴虚头痛，面必浮红，舌必干紫，口或渴不饮，恶见灯火光。"

19. 肾虚头痛

肾虚头痛，即指肾精不足，虚阳上攻所致下虚上实之头痛。

《医方集宜·卷之五·头痛门·病源》："肾虚头痛，由体虚之人禀赋素弱，相火妄动，嗜欲无时，以致精滑盗汗，此下虚而上实也。有妇人新产之后，大伤气血，亦令头痛。"

《松厓医径·卷下·头痛》："肾虚气厥而巅顶痛者，谓之肾虚头痛，或发时左右颈后筋紧掣痛，应于巅顶，甚不可忍。"

《冯氏锦囊秘录·杂症大小合参卷六·头痛头风大小总论合参》："肾虚头痛，即《经》所谓下虚上实，由相火上冲，气逆上行，痛不可忍。"

《金匮翼·卷五·头痛统论·肾虚头痛》："肾

虚头痛者，肾阴不足，虚阳无附而上攻，《素问》所谓头痛巅疾，下虚上实，过在足少阴巨阳，许学士谓之肾厥头痛是也。”

20. 产后头痛

产后头痛，即妇人产后气血不足，脏腑亏虚所致头痛。

《妇人大全良方·卷之二十二·产后头痛方论第二》：“夫人头者，诸阳之会也。凡产后五脏皆虚。胃气亏弱，饮食不充，谷气尚乏，则令虚热；阳气不守，上凑于头，阳实阴虚，则令头痛也。”

《胎产指南·卷七·增补产后十二症·头痛》：“产后头痛，人身之中，气为阳，血为阴，阴阳和畅，斯无病矣。产后去血过多，阴气大亏，阳无所附，头者诸阳之会，邪凑于头，故为头痛。但补其阴血，则阳气得足，病自止矣。”

《女科切要·卷七·产后头痛》：“产后头痛，有气血虚弱、痰厥、着寒、着风之不同，不可一例而施治。”

《宁坤秘笈·中卷·调护法》：“产后头痛发热，气急发喘，有汗或喘甚者，是血气暴竭，或坐褥久劳所致。”

《客尘医话·卷三·产后述略》：“产后头痛，口燥咽干而渴，类少阴症。”

【辨病因】

头痛的病因较多，涉及风、寒、暑、湿、燥、热（火）六淫，五运六气之变化，以及自然界中一些秽物邪毒，其中风邪乃头痛最主要的病因，乃历来医家之共识。另外，情志失调、饮食失宜、劳倦内伤等内因，亦多能致头痛。他如痰饮、瘀血等病理产物，虫积、中毒、乳石发动等不内外因，都有导致头痛的可能。

一、六淫外邪

外感风、寒、湿、热（火），六淫外邪，侵入脑中，皆可导致头痛，其中风邪所致腹痛最为常见。

1. 外伤风邪

《黄帝内经素问·风论》：“风者善行而数变……风气循风府而上，则为脑风；风入系头，则为目风眼寒……新沐中风，则为首风……首风之状，头面多汗恶风。”

《黄帝内经太素·卷第二十八·风·诸风数类》：“新沐发已，头上垢落，腠开得风，故曰首风也。”

《难经·六十难》：“六十难曰：头心之病，有厥痛，有真痛，何谓也？然，手三阳之脉，受风寒，伏留而不去者，则名厥头痛；入连在脑者，名真头痛。”

《针灸甲乙经·卷五·缪刺》：“邪客于足太阳之络，令人头项痛。”

《诸病源候论·风病诸候下·头面风候》：“头面风者，是体虚，诸阳经脉为风所乘也。诸阳经脉，上走于头面，运动劳役，阳气发泄，腠理开而受风，谓之首风。病状，头面多汗，恶风，病甚则头痛。”

《太平圣惠方·卷第十一·治伤寒头痛诸方》：“夫伤寒头痛者，是外中风邪，上注脑中，三阳之脉，受于风寒，伏留不去，则流传于心肺，故使上焦壅滞，心烦鼻塞，壮热头痛也。”

《太平圣惠方·卷第二十·治风头痛诸方》：“夫风头痛者，凡人体虚，外伤风邪，流入阳经，行于六腑，或腠理开张，风毒疼注于风府，故心隔烦热，头面虚汗，上焦壅滞，故令头重疼痛也。”

《太平圣惠方·卷第四十·治头痛诸方》：“夫诸阳之脉，皆上行于头面，若人气血俱虚，风邪伤于阳经，入于脑中，则令头痛也。”

《圣济总录·卷三·首风》：“新沐之人，皮腠既疏，肤发濡渍，不慎于风，风邪得以乘之，故客于首而为病，其证头面多汗，恶风头痛。”

《圣济总录·卷第一十六·风头痛》：“论曰：风头痛之病，由风邪客于阳经，循风府而上至于头脑，令人头重疼痛，心隔烦热，上焦壅滞，头面虚汗，诊其脉左手寸口浮紧者是也。”

《圣济总录·卷一十六·偏头痛》：“偏头痛之状，由风邪客于阳经，其经偏虚者，邪气凑于一边，痛连额角，故谓之偏头痛也。”

《妇人大全良方·卷之四·妇人血风头痛方论第五》：“妇人患头风者，十居其半。每发必掉眩，如在车船上。盖因血虚、肝有风邪袭之尔。”

《普济方·卷三百十七·妇人诸疾门·风眩头痛》：“风眩是体虚受风，风入于脑也。”

《黄帝内经灵枢注证发微·卷之三·厥病第二十四》：“真头痛者，邪气专入头脑而痛，非由他经之所干也。”

《万病回春·卷之五·头痛》:“遇风寒恶心呕吐者,乃头风也。”

《云林神彀·卷三·头痛》:“偏正头痛者,诸风气上攻,头目昏沉闷,壮热鼻伤风。”

《素问吴注·黄帝内经素问第十六卷·骨空论六十》:“风邪客于三阳经,则令头痛身重。”

《东医宝鉴·卷一·头风证》:“头风之证,素有痰饮,或栉沐取凉,或久卧当风,以致贼风入脑入项。”

《医镜·卷之二·头痛》:“雷头风者,如雷之鸣,为风邪所客,风动则作声也,诸药罔效,惟清震汤主之。”

《类经·十五卷·疾病类·二十八风证》:“首风者,止作无时,故凡于风气将发,必先风一日而病甚头痛,以阳邪居于阳分,阳性先而速也。先至必先衰,是以至其风日则病少愈。内,谓房室之内。不可出者,畏风寒也。”

《景岳全书·卷之二十六必集·杂证谟·头痛》:“足少阳胆之脉,起于目锐眦,上抵头角,病则头角额痛。夫风从上受之,风寒伤上,邪从外入,客于经络,令人振寒头痛,身重恶寒,治在风池、风府,调其阴阳,有余则泻,不足则补,汗之则愈,此伤寒头痛也。”

《济阳纲目·卷七十·头痛·治风寒头痛方》:“三阴三阳经不流行,而风寒气逆,为寒厥头痛,其脉沉细。”

《济阳纲目·卷七十·头痛论》:“其体气虚弱之人,或为风寒之气所侵,邪正相搏,伏而不散,发为偏正头痛,其脉多浮紧。”

《素问经注节解·内篇卷之三·风论》:“脑风者,风入于脑,触风则头晕微痛,时流清涕,与鼻渊相似也。”

《医方集解·发表之剂第二·川芎茶调散》:“偏正头痛者,风中于脑,作止无时也。”

《医方集解·勿药元诠第二十三·风寒伤》:“沐浴临风,则病脑风。”

《金匮翼·卷五·头痛统论·雷头风》:“雷头风者,头痛而起核块,或头中如雷之鸣。盖为邪风所客,风动则有声也。亦有因痰热者,盖痰生热,热生风也。”

《本草求真·卷三散剂·散湿》:“太阳本属寒水之经,因风邪内客,而致巅顶头痛脑鸣。(太阳脉络于脑)。”

《本草求真·卷三散剂·驱风》:“风犯太阳,巅顶头痛。”

《杂病源流犀烛·卷二十五身形门·头痛源流》:“头风,风寒入脑髓病也。凡人素有痰火,风寒客之,则热郁而闷痛,故妇人多患此者,无巾栉故也。总之,新而暴者为头痛,深而久者为头风。”“首风,风伤于卫病也,盖沐则腠理皆开,而风为阳邪,善行而易入,乘其腠之开,邪遂袭而入,则卫受之,故成首风。其症头面多汗,必恶风(宜大川芎丸)。或沐浴后眩晕头痛,亦首风类(宜白芷丸)。”“脑风,风邪客脑病也……亦有风邪但攻于上焦,而邪气上熏,令人日夜头痛不止者,亦为脑风。”

《目经大成·卷之一·证治语略》:“偏正头痛,为风扰阴阳;前后顶疼,盖邪居督任。”

《外经微言·八卷·风寒殊异篇》:“风后曰:春伤于风,头痛鼻塞,身亦发热,与冬伤于寒者何无异也……岐伯曰:肺不移风于太阳则不痛耳。风后曰:风不入于太阳,头即不痛乎?岐伯曰:肺通于鼻,鼻通于脑,风入于肺,自能引风入脑而作头痛。肺气旺,则风入于肺而不上走于脑,故不痛也。”

《医述·卷十一·杂证汇参·头痛》:“因风而痛,抽掣恶风。”

《医方简义·卷六·产后心腹痛腰痛身痛头痛小腹痛诸症》:“头痛者,因血虚而受风也。”

《伤寒杂病心法集解·卷四·头痛门·雷头风》:“因头面感受冷热毒气、疠风,风动作声,头中响如雷鸣,头面突起疙瘩,渐增肿痛,恶寒壮热,状类伤寒。”

《疑难急症简方·卷四·风气风毒》:“风热上壅,三阳热盛,脑似雷鸣,头额核结如疙瘩状,名雷头风者。”

《叶选医衡·卷下·首疾论》:“雷头风者,或因风邪所客,起块起核;或因痰火上逆,如蝉如雷。”

《叶选医衡·卷下·首疾论》:“眉棱骨痛者,风寒痰热皆得干之。”

2. 外犯寒邪

《黄帝内经素问·奇病论》:“帝曰:人由病头痛以数岁不已,此安得之,名为何病?岐伯曰:当有所犯大寒，内至骨髓，髓者以脑为主，脑逆，故令头痛，齿亦痛，病名曰厥逆。”

《黄帝内经太素·卷第二十五·伤寒·热病决》：“冬感寒时，阴阳共感，至其发时，还同时发也。故至春发，一日则太阳少阴俱病也。足太阳上头，故头痛也。”

《太平圣惠方·卷第四十·治头痛诸方》：“又有手三阳之脉受风寒，伏留而不去者，名厥头痛。厥者逆也，言其脉厥逆而不顺行，逆壅而冲于头故也，又有入连在脑，痛甚手足冷者，名真头痛。由风寒之气，循风府而入于脑，故云入连在脑，则痛不可忍，其真头痛不可疗也，余皆是风热痰厥头痛者矣。”

《圣济总录·卷第五十一·肾脏门·厥逆头痛》：“论曰：《内经》曰，厥逆头痛者，头痛齿亦痛，数岁不已是也。盖脑为髓海，系于头，齿为骨余，属于肾，因犯大寒，寒气内著骨髓，髓以脑为主，脑逆故令头痛、齿亦痛也。”

《黄帝素问宣明论方·卷二·诸证门·厥逆头痛证》：“肾虚犯大寒，头疼、齿亦痛，痛之甚数不已者是也。以天南星丸主之，治厥头痛，齿痛骨寒，胃脉同肾脉厥逆，头痛不可忍者。”

《针灸资生经·针灸资生经第六·头痛》：“《素问》尝论有数岁头痛不已者，大寒内至骨髓，髓以脑为主，脑逆故头痛、齿亦痛，名曰厥逆头痛。”

《兰室秘藏·卷中·头痛门·头痛论》：“有厥逆头痛者，所犯大寒，内至骨髓。髓者以脑为主，脑逆故令头痛、齿亦痛。”

《严氏济生方·头面门·头痛论治》：“风寒在脑，邪热上攻，痰厥肾厥，气虚气攻，皆致头痛。”

《普济方·卷四十七·头门·膈痰风厥头痛》：“夫厥逆头痛者，头痛、齿亦痛，数岁不已是也。盖脑为髓海系于头，齿为骨余属于肾，因犯大寒，寒气内着骨髓，髓以脑为主，脑逆故令头痛，齿亦痛也。”

《普济方·卷一百三十六·伤寒门·伤寒头痛》：“夫伤寒头痛者，邪气循阳脉上攻于头也，是以伤寒、伤风、温病、热病、风温病皆有头痛证者，盖头痛皆阳证也，故太阳头痛，必发热恶寒。”

《万病回春·卷之五·头痛》：“风寒头痛者，身重恶寒，寒邪从外入，宜汗之也。”

《景岳全书·卷之二十六必集·杂证谟·头痛》：“外感头痛，自有表证可察，盖其身必寒热，脉必紧数，或多清涕，或兼咳嗽，或兼脊背酸痛，或兼项强不可以左右顾，是皆寒邪在经而然，散去寒邪，其痛自止。”

《黄帝内经灵枢集注·卷三·厥论第二十四》：“此寒邪客于经脉而为偏头痛也。”

《冯氏锦囊秘录·杂症大小合参卷六·头痛头风大小总论合参》：“厥头痛者，手三阳之脉，受风寒而伏留不去，上干于头，其气不循经隧而逆行，故名曰厥。”

《黄帝素问直解·卷之四·奇病论第四十七篇》：“头者阳也，头痛者，当有所犯大寒，其室内至骨髓，脑为髓海，故髓者以脑为主，寒入于髓，则脑逆，脑逆故令人头痛。齿者骨之余，寒入骨髓，故齿亦痛，病名曰厥逆，言阴阳之气不相顺接，为厥为逆也。此大寒犯髓，头痛不已之奇病，而名为厥逆也。”

《幼科心法要诀·卷五十四·头痛门·风寒头痛》：“风寒头痛属太阳，上及巅顶额角旁，恶寒无汗身发热。”

《伤寒心法要诀·卷二·头痛》：“厥阴头痛，则多厥而无热，呕吐涎沫，是厥阴挟寒邪上逆也。”

《妇科玉尺·卷四·产后》：“若风寒头痛，则无时间止，并眉棱骨痛耳。”

《医述·卷十一·杂证汇参·头痛》：“因寒而痛，细急、恶寒、战栗。”

《灵素节注类编·卷七·诸厥病证·肾厥头痛》：“大寒深入骨髓，脑为髓海，邪气上逆至脑，其病深，故头痛数岁不已；齿为骨之余，其根属肾，故齿亦痛，此因寒邪而肾气厥逆也。”

《幼科指南·卷一·头痛门》：“风寒头痛者，乃属太阳经受邪也。其候上及巅顶，下连额角之傍，不时作痛，恶寒无汗身体发热。”

《医学说约·杂症分目·风门·头风》：“头风起于过暖，反致受寒，太阳则眉棱至脑后痛，脉浮紧弦数，阳明则痛达齿顿，脉洪弦数，少阳则耳前后左右痛，脉浮弦数，即偏头痛也。”

《儿科萃精·卷八·头痛门·风寒头痛》：“小儿风寒头痛，因太阳经受邪也。其候恶寒发热，上及巅顶，下连额角，不时作痛。”

3. 热(火)邪上炎

《脉因症治·卷上·诸头痛有六证》:"脑痛乃风热乘虚而入于脑,以辛凉之药散之行之。"

《保命歌括·卷之二十九·头痛头风头眩》:"热厥头痛者,虽冬天大寒,常喜寒风吹之头痛即愈。略来暖处,或见烟火,其痛复作。"

《古今医统大全·卷之六十一·眉痛论》:"丹溪曰:眉棱骨痛厉风热与痰类,头风痛作风痰处。"

《秘传眼科龙木论·卷之二·雷头风内障》:"此眼初患之时,头面多受冷热,毒风冲上,头旋犹如热病相似,俗称雷头风。或呕吐,或恶心,年多,冲入眼内,致令失明,或从一眼先患,瞳人或大或小不定,后乃相损,眼前昏黑,不辨三光,初觉有患。"

《医林绳墨·卷四·头痛》:"心烦头痛,病出于耳,其络在于于足少阳二经,其症自耳前后痛连耳内,痛甚则心烦,治宜黄连、山栀之属,泻之则愈,此为火热之头痛也。"

《万病回春·卷之五·头痛》:"眉轮骨痛,痰火之征也;又云风热与痰也。有汗虚羞明眉眶痛者,亦痰火之征也。"

《景岳全书·卷之二十六必集·杂证谟·头痛》:"火邪头痛者,虽各经皆有火证,而独惟阳明为最。正以阳明胃火,盛于头面而直达头维,故其痛必甚,其脉必洪,其证必多内热,其或头脑振振,痛而兼胀,而绝无表邪者,必火邪也。欲治阳明之火。"

《济阳纲目·卷七十·头痛论》:"风热头痛肿大,遇热则发。"

《简明医彀·卷之五·头痛》:"夫头痛之证,内成者因气血痰饮,七情抑郁;外感者因风寒暑湿,诸邪致伤,然属风火居多。以人之顶,惟风火二气易升故也……头风之证,偏正皆属风热伏留,男子迎风露宿,妇人头不包裹者多患此。日久不愈,邪乘空窍,乃致丧明。偏左属风及血虚;偏右属痰与气虚。"

《医灯续焰·卷十八·目》:"外感见证,则发如风火,痒痛不堪。或中如砂石,或外见疮疡,或脂泪不时,或星障卒起,或向天日如针刺,或近灯烛如火烘,或兼鼻塞齿疼,或兼身热头痛。种种卒暴而来者,属外感。"

《黄帝内经灵枢集注·卷三·热病第二十三》:"热病头痛颞颥,目瘴,脉痛善衄,厥热病也。"

《汤头歌诀·祛风之剂·青空》:"风寒湿热上攻头脑则痛,头两傍属少阳,偏头痛属少阳相火。"

《冯氏锦囊秘录·杂症大小合参卷六·方脉雷头风合参》:"雷头风者,结核块于头上而痛者是也,用茶调散吐之,次用神芎丸之下,后服消风散热。又曰:雷头风者,痰结核块,先有于头上,随遇而发,或劳役酒色,及食煿炙动风发毒之物,或红或肿,而痛作矣。憎寒壮热,状如伤寒,急则治其标,针而血出,风散火灭,痛因减去。东垣曰:病在三阳,盖三阳之脉,皆会于头也。不可过用寒药,宜清震汤治之用荷叶者,取色青而香,形仰象震,如类象形也。"

《张氏医通·卷五·诸痛门·头痛》:"眉棱骨痛此证多属阳明风热。有虚实二途:虚而痛者,见光明即发,选奇汤加归、芍;实则眼不可开,昼静夜剧,选奇汤加葱、豉。二证皆属于肝火。"

《四诊抉微·卷之四·切诊·外感辨风寒风热凭证略脉说》:"瘦人肌肉浅薄,胃气外泄,即发热头痛,脉浮数,多属于火;但以头之时痛时止,热之忽重忽轻,又为阴虚火扰之故也。惟发热头痛无间,昼夜不分轻重,人迎浮盛者,方是外感之病。亦有表邪挟内火,虽发热头痛,昼夜不分轻重,而烦躁口渴,卧寐不宁,皆邪火烁阴之候,惟宜辛凉发散,又当顾虑其阴。"

《四诊抉微·卷之三·问诊·十问篇》:"凡头痛属里者,多因于火,此其常也。"

《杂病源流犀烛·卷二十五身形门·头痛源流》:"雷头风者,头痛而成核块,头面肿痛,憎寒壮热,状如伤寒,病在三阳,不可过用寒药诛伐。"

《脉因证治·卷二·头目痛》:"痛甚者,火多,火曰炎上。"

《医述·卷十一·杂证汇参·头痛》:"雷头风者,头上赤肿,核如酸枣状。""因暑而痛,烦心恶热。"

《医方论·卷四·泻火之剂·清震汤》:"雷头风者,本风阳上扰之症,故宜升散而不宜清寒。"

《医学妙谛·卷中·杂症·头痛章》:"头为诸阳之会,与厥阴脉会于颠,诸阴寒邪不上逆,惟阳气窒塞,浊邪得以上据,厥阴风火乃能逆上作痛。头痛症皆由清阳不升,风火乘虚上扰所致也。"

《医学刍言·头痛耳聋》："火头痛痛而烦热，或连齿痛，脉洪数。"

《儿科萃精·卷八·头痛门·风热头痛》："小儿胃热头痛，病在阳明，因平日肥甘无节，胃火上炎，故发时鼻干目痛，上至头，下至齿颊，痛无定时。"

4. 湿邪上壅

《万病回春·卷之五·头痛》："湿热头痛者，头重如石，属湿也。"

《明医指掌·卷六·头痛证一》："湿头痛者，气上而不下，头痛巅疾，下虚上实，过在手少阴、巨阳，甚则入肾。""肠胃之所生湿热头痛者，心烦重痛，病在膈中，过在手太阳、少阴。"

《景岳全书·卷之二十六必集·杂证谟·头痛》："如气上不下，头痛巅疾者，下虚上实也，过在足少阴、巨阳，甚则入肾，寒湿头痛也。""心烦头痛者，病在耳中，过在手巨阳、少阴，乃湿热头痛也。"

《金匮翼·卷五·头痛统论·寒湿头痛》："头痛由于湿热上壅者颇多，然亦有因寒湿者。《金匮》所云：头痛鼻塞而烦，其脉大，自能饮食，腹中和无病，病在头中寒湿，故鼻塞，纳药鼻中则愈。"

《金匮翼·卷五·头痛统论·湿热头痛》："湿热头痛者，湿与热合，交蒸互郁，其气上行，与清阳之气相搏，则作痛也。"

《杂病源流犀烛·卷二十五身形门·头痛源流》："有暑风湿热，混于上窍，津液无以运行，凝滞而成偏头痛，舌强干涸者。"

《目经大成·卷之一·头风》："寒湿头痛者，气上而不下，或时泄，近湿热之物则稍松。""湿热头痛者，心烦恶热，头重而天阴转甚。"

《医述·卷十一·杂证汇参·头痛》："因湿而痛，头重，天阴尤甚。"

二、饮食失宜

饮食不节，食滞中焦，胃气不清，常致食气上攻，而头痛。

《三因极一病证方论·卷之十六·头痛证治》："凡头痛者……原其所因，有中风寒暑湿而疼者，有气血食饮厥而疼者，有五脏气郁厥而疼者。"

《景岳全书·卷之二十六·杂症漠·头痛》："头痛之因……或食滞中焦。"

《四诊抉微·卷之三·问诊·十问篇》："凡阴虚头痛者，举发无时，是因酒色过度，或遇劳苦，或逢情欲，其发则甚，此为里症，或精或气，非补不可也。"

《金匮翼·卷五·头痛统论·食积头痛》："食积头痛者，食气上攻，胃气不清也。子和云：邪在胃而头痛者，必下之。其证必兼痞膈咽酸，噫败卵臭，或饱食则痛甚，其脉右手滑盛者是也。"

《脉因证治·卷上·诸头痛有六证》："食积因胃中有阴冷宿食不化，上冲头痛，右手脉浮紧甚者是也。"

《类证治裁·卷之六·头痛论治》："因伤酒者气逆……真头痛。"

三、病理产物(痰饮)

病理产物如痰饮等，可导致头痛。脾主为胃行其津液者也，脾病则胃中津液不得宣行，积而为痰，随阳明之经上攻头脑，而发头痛。

《诸病源候论·妇人杂病诸候三·痰候》："痰者，由水饮停积在胸膈所成。人皆有痰，少者不能为害，多则成患。但胸膈饮渍于五脏，则变令眼痛，亦令目眩头痛也。"

《圣济总录·卷第一十七·风痰》："论曰：风痰之病，得于气脉闭塞，水饮积聚，其状虽有冷热之异，至于心胸痞隔，饮食不化则一也。盖风壅气滞，三焦不和，则水饮易为停积，风能生热，壅亦成痰，是故有头目不利，神思昏浊之候。"

《仁斋直指方论·卷之十九·头风·附东垣头痛论》："太阴头痛，必有痰，体重，或腹痛，为痰癖，其脉沉缓。"

《丹溪心法·卷四·头痛六十八》："头痛多主于痰，痛甚者火多。"

《万氏家抄济世良方·卷二·内伤》："头痛有痰沉重懒倦者，乃太阴厥阴头痛。"

《保命歌括·卷之二十九·头痛头风头眩》："头风之病，有偏有正……偏头痛者，或眉眶骨痛，或额上痛，皆属少阳经，多主于痰。少阳偏头痛者，多大便秘，或可下之。"

《赤水玄珠·第三卷·头痛门·雷头风》："生生子曰：所谓雷头风者，必是痰结核块。或先暗有于头上，然后随遇而发。"

《万病回春·卷之五·头痛》："厥阴头痛者，或痰多厥冷也。"

《医镜·卷之二·头痛》:“痰涎涌上者,必眉棱骨痛,或云属风热与痰也。”

《景岳全书·卷之二十六·杂症漠·头痛》:“头痛之因……或积痰留饮。”

《伤寒括要·卷上·头痛》:“太阴头痛,气逆有痰也。”

《冯氏锦囊秘录·杂症大小合参卷六·头痛头风大小总论合参》:“痰厥头痛,非半夏不能除,有属于风者,有属于寒者,有属于半寒为偏头痛者,有属于湿者,有属于火郁者,有属于外感有余,有属于内伤不足,伤食伤酒,种种症候,皆以头痛,总由清阳不升,浊阴上犯也。偏头痛者少,少阳相火也。”

《张氏医通·卷五·诸痛门·头痛》:“痰湿头痛,其人呕吐痰多,发作无时,停痰上攻所致。”

《医学心悟·卷三·头痛》:“雷头风者,头痛而起核块,或头中雷鸣,多属痰火。”“痰厥头痛者,胸膈多痰,动则眩晕。”

《景岳全书发挥·卷三·头痛·论治》:“痰厥头痛,方书皆有此名,然以余论之,则必别有所因,但以头痛而兼痰者有之,未必因痰头痛也,因痰而头痛,名痰厥头痛。”

《金匮翼·卷五·头痛统论·痰厥头痛》:“痰厥头痛者,病从脾而之胃也。夫脾主为胃行其津液者也,脾病则胃中津液不得宣行,积而为痰,随阳明之经上攻头脑而作痛也。其证头重闷乱,眩晕不休,兀兀欲吐者是也。”

《目经大成·卷之一·头风》:“眉棱骨痛甚,既而上攻头角、下注目睛者,有属心肝壅热,有属风痰上逆,有湿气内郁,有风寒外挟。才见光明则眶痛者,此肝虚。痛而眼不可开,昼静夜剧,此脾胃停饮,土木不和。”

《脉因证治·卷二·头目痛》:“有风、有痰者,多风痰结滞。”

《银海指南·卷二·头风兼目疾论》:“痰厥头痛者,有风痰湿痰寒痰,肾虚水泛为痰诸症。风痰者,宜散风祛痰。湿痰者,宜燥湿消痰。寒痰者,宜温胃补气,气不逆则痰自平矣。水泛为痰者,宜养阴补肾,使肾中水火和平,无有偏胜,则痰自愈也。”

《医述·卷十一·杂证汇参·头痛》:“因痰而痛,昏愦欲吐。”

《勉学堂针灸集成·卷二·厥逆》:“痰厥头痛者,必灸头部,能安之者,乃痰凝经络,气不流行故也。”

《医学刍言·头痛耳聋》:“痰火头痛,气实有痰,头重眩晕。”“偏头痛多有痰火,偏右者,宜二陈汤加沙参、芩、连、川芎、防风、胆星之类;偏左者,二陈加归、芍、芎、柴、白芷之类。”

《儿科萃精·卷八·头痛门·头痛解》:“痰湿头痛,发则呕吐痰涎,此湿痰上攻所致。”

四、运气盛衰

五脏之间存在互相生克制化,五运六气太过或不及,常可导致人体脏腑生理功能发生变化,使五脏之间的平衡发生变化,从而产生头痛等诸多病证。

1. 五运太过与不及

《内经运气病释·至真要大论篇》:“头痛,甚则入肝,惊骇筋挛。此金气乘肝也。厥阴肝脉上额,与督脉会于巅。”

《内经运气病释·附内经遗篇病释一卷》:“民病面赤心烦,头痛目眩,温病欲作。此以寅申继丑未之后,少阳当正太阴之位以司天,其间气少阴君火居丑未之天右者,必先降寅申之泉左,然后司天少阳得以迁正。而火所畏者,地元水星也,胜之则降而不入。凡他寅申支木、火、土、金之运,少阴火均无所畏,而惟丙寅、丙申水运之年刚水干,太过之气先天而至,中运之水随之胜火,丑未天右之火斯郁。故寅申支中独于二丙水干,每见火郁之证也。寅申年,太阴不退位,则少阳不迁正。”

2. 六气胜负

《黄帝内经素问·至真要大论》:“天地之气,内淫而病何如?岐伯曰……岁太阴在泉,草乃早荣,湿淫所胜,则埃昏岩谷,黄反见黑,至阴之交。民病饮积,心痛,耳聋浑浑焞焞,嗌肿喉痹,阴病血见,少腹痛肿,不得小便,病冲头痛,目似脱,项似拔,腰似折,髀不可以回,腘如结,腨如别……天气之变何如?岐伯曰……少阳司天,火淫所胜,则温气流行,金政不平。民病头痛发热恶寒而疟,热上皮肤痛,色变黄赤,传而为水,身面胕肿,腹满仰息,泄注赤白,疮疡,咳唾血,烦心,胸中热,甚则鼽衄,病本于肺。天府绝,死不治。”

“帝曰:六气相胜奈何?岐伯曰……太阴之

胜，火气内郁，疮疡于中，流散于外，病在胠胁，甚则心痛热格，头痛，喉痹，项强；独胜则湿气内郁，寒迫下焦，痛留顶，互引眉间，胃满；雨数至，燥化乃见，少腹满，腰脽重强，内不便，善注泄，足下温，头重，足胫胕肿，饮发于中，胕肿于上……帝曰：六气之复何如？岐伯曰：悉乎哉问也……阳明之复，清气大举，森木苍干，毛虫乃厉。病生胠胁，气归于左，善太息，甚则心痛否满，腹胀而泄，呕苦，咳，哕，烦心，病在鬲中，头痛，甚则入肝，惊骇，筋挛。太冲绝，死不治。太阳之复，厥气上行，水凝雨冰，羽虫乃死。心胃生寒，胸膈不利，心痛否满，头痛，善悲，时眩仆，食减，腰脽反痛，屈伸不便，地裂冰坚，阳光不治，少腹控睾，引腰脊，上冲心，唾出清水，及为哕噫，甚则入心，善忘善悲。神门绝，死不治。"

"客主之胜复奈何？岐伯曰：客主之气，胜而无复也。帝曰：其逆从何如？岐伯曰：主胜逆，客胜从，天之道也。帝曰：其生病何如？岐伯曰……少阴司天，客胜则鼽嚏，颈项强，肩背瞀热，头痛少气，发热，耳聋目瞑，甚则胕肿，血溢，疮疡，咳喘；主胜则心热烦躁，甚则胁痛支满……少阳司天，客胜则丹胗外发，及为丹熛疮疡，呕逆，喉痹，头痛，嗌肿，耳聋，血溢，内为瘛疭；主胜则胸满，咳仰息，甚而有血，手热。"

《素问要旨论·卷第三·六气变用篇第三》："寅申岁，少阴居之，为热风伤人，时气流行。初之气，地气迁，风胜乃摇，寒乃太温，草木早荣，寒来不杀，温病乃起，其病气拂于上，血溢目赤，咳逆，头痛，血崩，胁痛，肤腠中疮……辰戌岁，少阳居之，为温，为疫。初之气，地气迁，火乃温，草乃早荣，民病乃疠，暑乃作，身热，头痛，呕吐，肌腠疮疡赤斑也……寅申之岁，太阴居之，为时雨。二之气，及郁入阴，入阴分故也。白埃四起，云趋雨府，风不胜湿，雨零，民乃康，其病热郁于上，咳逆呕吐，疮发于中，胸嗌不利，头痛体热昏愦，脓疮。""太阴湿土雨时行，民病头痛骨痹生，脱项拔腰并折髀，皆由肾脏未通亨。少阴君火热临身，民病心烦干呕频，两胁头痛时咳喘，恶寒瞀闷悸惊人……阳明燥胜木为殃，头痛昏昏左胁伤，男子伤筋浮肿胀，妇人腹痛又心狂。太阳寒水心受灾，民病头痛寒热来，腹痛肘挛筋急痛，面黄嗌向口干烦。"

《运气易览·卷之二·六气时行民病证治》："寅申之岁，少阳相火司天，厥阴风木在泉，气化运行先天。初之气，少阴君火，加临厥阴风木，民病温，气拂于上，血溢，目赤，咳逆，头痛，血崩，胁满，肤腠生疮。二之气，太阴湿土，加临少阴君火，民病热郁，咳逆，呕吐，疮发于中，胸臆不利，头痛，身热昏愦，脓疮。"

《症因脉治·卷一·头痛论·外感头痛》："少阳之政，风胜乃摇，候乃大温，病头痛。又云阳明之复，咳哕烦心，病在膈中，头乃痛。太阳之胜，热反上行，头项脑户中痛。太阳之复，心痛痞满，头痛。太阴之政，腰脊头顶痛。又云太阴在泉，湿淫所胜，病冲头痛，目似脱，项似拔，此皆岁运之加临，人在气交中，潜受其气，搏于经络之中，则成天行头痛之症矣。若不因天行司政之气，自觉起居不慎，坐卧当风，风寒暑湿，入于经络，则成自感六淫之头痛也。"

五、疫疠之邪

《此事难知·卷下·大头痛论》："夫大头痛者，虽为在身在上热邪伏于已，又感天地四时非节瘟疫之气所著，所以成此疾。"

《医学纲目·卷之十五肝胆部·头风痛·大头痛》："头痛如肿，大如斗是也，大率多是天行时疫病。"

《普济方·卷一百四十八·时气门·时气头痛》："夫时气三阳受病，犹在于表，邪毒之气攻注于外，循于风府而入于脑，故令壮热头痛，胸膈壅滞，其脉浮数者，可发汗及吐，即愈也。"

《古今图书集成医部全录·卷一百二十三·头门》："夫大头痛者，虽为在身之上，热邪伏于内，又感天地四时非节瘟疫之气所着，所以成此疾。"

《难经正义·卷四·五十八难》："寒疫初病，寒热无汗，面赤头痛项强，盖得之毛窍开，而寒气闭之也，与伤寒异处，惟传染耳。"

《证治准绳·杂病第四册·诸痛门·大头痛》："头肿大如斗是也，是天行时疫病。"

《症因脉治·卷一·头痛论·外感头痛》："初起不因内伤，忽尔头额作痛，沿门多病，大小传染，此外感岁运之气，所谓天行症也。"

《病机沙篆·卷下·一头痛》："大头痛者，感四时不正之气，大抵足阳明邪热，实资少阳相火而益炽，视其肿在何部，随其经而治之。"

《痧胀玉衡·卷之下·头痛痧》："痧毒中于脏腑之气闭塞不通，上攻三阳颠顶，故痛入脑髓，发晕沉重，不省人事，名真头痛。朝发夕死，夕发旦死，急刺破巅顶，出毒血以泄其气，药惟破其毒气，清其脏腑为主。"

《杂病源流犀烛·卷二十五身形门·头痛源流》："大头风者，头大如斗，俗名大头瘟，天行时疫病也。感天地不正之气，甚而溃裂出脓，由邪客上焦之故。"

《家用良方·卷四·治各种痧症疫疠中寒中暑等症》："瘟病头痛凡瘟病初起，头痛肚热脉大者。"

《叶选医衡·卷下·首疾论》："大头痛者，肿大如斗，疫气时行。"

《增订通俗伤寒论·证治各论·伤寒兼证·大头伤寒》："风温将发，更感时毒，乃天行之疠气。感其气而发者，故名大头天行病。又系风毒，故名大头风。"

【辨病机】

头居人体至高之位，为"诸阳之会""清阳之府"。五脏之精血，六腑之清气皆上注于头，手足三阳经亦上汇于头。风寒湿热六淫外袭，情志失调，饮食不节均为头痛的因素。六淫上泛清窍，痰浊瘀血阻滞经气，气血不足经络失养，肾精不足髓海空虚，均可导致头痛的发生。

一、概论

《证治汇补·卷之四·上窍门·头痛》："头为天象，六腑清阳之气，五脏精华之血，皆会于此。惟经气上逆，干犯清道，不得运行，则壅遏为痛。(《微论》)自外入者，风寒暑湿之邪，自内发者，气血痰郁之异。(《玉机》)或蔽覆其清明，或瘀塞其经络，与气相搏，脉满而痛。(《汇补》)"

《金匮翼·卷五·头痛统论》："有火胜水复者，《内经》所云岁金不及，炎火乃行，复则阴厥，且格阳反上行，头脑户痛，延及脑顶，发热是也。有胃实者，《经》所谓头痛耳鸣，九窍不利，肠胃之所生是也。有肾厥者，《经》所谓头痛巅疾，下虚上实，过在足少阴巨阳，甚则入肾是也。有心热者，《经》所谓心烦头痛，病在膈中，过在手巨阳少阴是也。有痰饮者，其病在脾，东垣所谓太阴痰厥，头痛眼黑，呕吐闷乱，亦湿胜也。有内风者，风从火化，其病在肝，不特厥阴之脉与督脉上会于巅，盖即肝脏冲逆之气，亦能上至巅顶也。"

二、正虚不足论

正虚不足，风寒之邪皆易乘虚侵袭，与正相搏，伏留不去，发为头痛。

《普济方·卷四十五·头门·偏正头痛》："今人之体气虚弱者，或为风寒之气所侵，邪正相搏，伏留不散，发为偏正头疼，其脉多浮紧者是也。"

《医方选要·卷之五·头痛门》："盖头居其上，当风寒之冲，一有间隙，则若头、若脑、若耳、若鼻，风邪乘虚皆得而入之矣。体虚之人，或为风寒之气所侵，邪正相搏，伏而不散，发为偏正头疼，其脉多浮紧。"

《黄帝内经素问集注·卷四·宣明五气篇第二十三》："'方盛衰论'曰：气上不下，头痛巅疾，盖邪气与阳气搏击于上，则为头痛巅顶之疾。"

《冯氏锦囊秘录·杂症大小合参卷六·头痛头风大小总论合参》："头痛、头风，皆因清阳之气有亏，精华之血有损，不能交会卫护于首，以致浊阴外邪犯之。"

《医学心悟·卷三·头痛》："头为诸阳之会，清阳不升，则邪气乘之，致令头痛。"

《医学实在易·卷二·表证条·续论》："今阳虚头痛，乃阴寒蔽日，逆于髓海，不能上巅至项，以行于背，反从阳入阴；以行于腹，是以头痛不已则心烦。心烦者，阳光逆于气海也。心烦不已则呕吐，呕吐者，阳光逆于谷海也；呕吐不已则神昏，神昏者，阳光逆于血海也。头痛至神昏，则入阴之尽，如日沉海底矣。"

三、气血失调论

气血生化不足，清阳不升，脑失所养，而致头痛。气血不足，外邪易客于阳经，亦可致头痛。血行不畅，瘀血阻于脑络，或阻于经脉，不通则痛。气机上逆，干遏清道，不得运行，常致头痛。

1. 元气不足

《诸病源候论·风病诸候下·头面风候》："头面风者，是体虚，诸阳经脉为风所乘也。诸阳经脉，上走于头面，运动劳役，阳气发泄，腠理开而受风，谓之首风。"

《严氏济生方·头面门·头痛论治》:“风寒在脑,邪热上攻,痰厥肾厥,气虚气攻,皆致头痛,前论已有治法。但气虚气攻,头痛愈而复作,延引岁月者多有之矣。”

《奇效良方·卷之二十四·头痛头风大头风门》:“头痛耳鸣,九窍不利者,肠胃之所生,乃气虚头痛也。”

《周慎斋遗书·卷九·头痛》:“上焦有病,气虚不能行血,血行而气自生。上焦气分反行血,如头疼、胸痛多属血滞,实因气虚不能行血,故不用参、芪补气,而用芎、归、紫苏之类也。”

《万病回春·卷之五·头痛》:“头者,诸阳之首也。其痛有各经之不同,因而治法亦有异也。气虚头痛者,耳鸣、九窍不利也。”

《景岳全书·卷之二十六必集·杂证谟·头痛》:“阳虚头痛,即气虚之属也,亦久病者有之。其证必戚戚悠悠,或羞明,或畏寒,或倦怠,或食饮不甘,脉必微细,头必沉沉,遇阴则痛,逢寒亦痛,是皆阳虚阴胜而然。”“头痛之因,或元气虚寒,遇劳即发。”

《症因脉治·卷一·头痛论·附大头症》:“头痛虽有气血虚者,然到底痛无补法,以但虚无邪,必不作痛;即气虚头痛,必是虚而冒寒,然后作痛。”

《症因脉治·卷一·头痛论·内伤头痛》:“或元气虚寒,遇劳即发……皆能上冲头痛,而成内伤头痛之症也。”

《经验丹方汇编·头痛诸症》:“头眩者,目花黑暗旋倒也。其状头眩目闭,身转耳聋,如立舟车之上,起则欲倒,虚极乘寒得之。故风则有汗、寒则掣痛、暑则烦闷、湿则重滞,此四气乘虚而眩晕也。”

《医学心悟·卷三·头痛》:“真头痛者,多属阳衰。头统诸阳,而脑为髓海,不任受邪,若阳气大虚,脑受邪侵,则发为真头痛,手足青至节,势难为矣。”

《文堂集验方·卷三·头痛》:“气虚头痛,耳鸣九窍不利,或因病后而起者。”

《金匮翼·卷五·头痛统论·气虚头痛》:“气虚头痛者,清阳气虚,不能上升也。其脉必弦微,其证必倦怠气短,恶风寒,不能食。”

《杂病源流犀烛·卷二十五身形门·头痛源流》:“《经》又曰:头痛耳鸣,九窍不利,肠胃之所生。此盖以肠胃为卫门之道路,气之所以往来,气虚则不能上升于巅顶,故头痛。(宜补中益气汤)”

《医述·卷十一·杂证汇参·头痛》:“气虚痛,遇劳则甚,其脉大。”

2. 气机上逆

《黄帝内经素问·藏气法时论》:“肝病者,两胁下痛引少腹,令人善怒;虚则目䀮䀮无所见,耳无所闻,善恐,如人将捕之。取其经,厥阴与少阳。气逆则头痛,耳聋不聪,颊肿,取血者。”

《针灸资生经·针灸资生经第六·头痛》:“《素问》尝论有数岁头痛不已者,大寒内至骨髓,髓以脑为主,脑逆故头痛、齿亦痛,名曰厥逆头痛。亦有肾厥、肝厥头痛者,如《本事方》所谓下虚者肾虚也,肾厥则头痛,上虚者肝虚也,肝厥则头晕是也。”

《严氏济生方·头面门·头痛论治》:“夫头者,诸阳之所聚,诸阴脉皆至颈而还,独诸阳脉皆上至头耳,则知头面皆属阳部也。且平居之人,阳顺于上而不逆,则无头痛之患,阳逆于上而不顺,冲壅于头,故头痛也。”“夫头者,上配于天,诸阳脉之所聚。凡头痛者,血气俱虚,风、寒、暑、湿之邪伤于阳经,伏留不去者,名曰厥头痛。盖厥者,逆也,逆壅而冲于头也。”

《医方选要·卷之五·头痛门》:“盖厥者,逆也,逆壅而冲于头也。痰厥之脉,时伏时见。亦有肾虚而气厥,并新沐之后,当风露卧,皆能令人头痛。当究其所因,因风邪则驱散之,痰厥则温利之,肾虚则补暖之。”

《杂病源流犀烛·卷二十五身形门·头痛源流》:“头痛,经气逆上,干遏清道,不得运行病也。统天气六淫之邪,人气六贼之逆,皆有之。《经》曰:风气循风府而上,则为脑风。新沐中风,则为首风。此盖以太阳之脉达风府,太阳受风,则脑痛而为脑风。又以沐则腠开,风伤于卫故也。”

3. 阴血亏虚

《太平圣惠方·卷第七十八·治产后头痛诸方》:“夫人头者,是诸阳之会也。凡产后五脏皆虚,胃气由弱饮食不充,谷气尚乏,则令虚热,阳气不守,上凑于头。阳实阴虚,则令头痛也。”

《圣济总录·卷第一百六十二·产后头痛》:“论曰:头者,诸阳所聚,产后气血虚损,风邪客搏阳经，注于脑络，不得疏通，故为头痛也。”

《妇人大全良方·卷之二十二·产后头痛方论第二》：“夫人头者，诸阳之会也。凡产后五脏皆虚，胃气亏弱，饮食不充，谷气尚乏，则令虚热；阳气不守，上凑于头，阳实阴虚，则令头痛也。又有产后败血头痛，不可不知。”

《严氏济生方·头面门·头痛论治》：“偏正头风，妇人气盛血虚，产后失血过多，气无所主，皆致头痛。”

《校注妇人良方·卷四·妇人血风头痛方论第五》：“妇人患头风者，十居其半，每发必掉眩，如在车船之上。盖因肝经血虚，而风邪袭之尔。”

《万病回春·卷之五·头痛》：“瘦人头痛者，多是血虚痰火也……头痛偏左者，属风与血虚也。”

《妇科秘书·头痛论》：“人身之中，气为阳，血为阴，阴阳和畅，斯无病矣。夫头者，诸阳之会也，产后去血过多，阴气已亏，而虚阳失守，上凑于头，则令头痛。”

《景岳全书·卷之二十六必集·杂证谟·头痛》：“阴虚头痛，即血虚之属也，凡久病者多有之。其证多因水亏，所以虚火易动，火动则痛，必兼烦热、内热等证。”

《症因脉治·卷一·头痛论·附大头症》：“头痛虽有气血虚者，然到底痛无补法，以但虚无邪，必不作痛……血虚头痛，必是血虚有火，然后攻冲而痛。”

《胎产指南·卷七·增补产后十二症·头痛》：“产后头痛，人身之中，气为阳，血为阴，阴阳和畅，斯无病矣。产后去血过多，阴气大亏，阳无所附，头者诸阳之会，邪凑于头，故为头痛。但补其阴血，则阳气得足，病自止矣。”

《石室秘录·卷一·完治法》：“夫脑痛者，因脑阴之虚，风得留之而不去。今补其脑则风不能存，而脑痛自愈，而头痛亦除矣。”

《经验丹方汇编·头痛诸症》：“吐、衄、崩漏，或产后失血，脾虚不能收摄营气，使诸血失道妄行，此血虚眩晕也。”

《顾松园医镜·卷十四数集·头痛》：“眉棱骨痛，多属阴虚血亏，治宜补血益阴，然亦有挟外邪者，亦当审察。”

《女科切要·卷七·产后头痛》：“产后头痛，有气血虚弱、痰厥、着寒着风之不同，不可一例而施治。”

《脉因证治·卷二·头目痛》：“血虚头痛者，亦多血不上荣。诸经气滞亦头痛，乃经气聚而不行也。”

《罗氏会约医镜·卷十五·妇科（下）·产后门》：“气为阳，血为阴，平匀则无病。产后血去阴亏，阳气失守，头为诸阳之会，孤阳上凑，故为头痛。”

《医述·卷十一·杂证汇参·头痛》：“血虚痛，痛连鱼尾，善惊惕，其脉芤。”

《医述·卷十三·女科原旨·产后》：“虽有风寒，而本之血虚者，其原也。”

《验方新编·卷九·妇人科产后门·产后头痛》：“产后去血过多，阴血已亏，阳气失守，头者诸阳之会，上凑于头，故为头痛。”

《医方简义·卷六·产后心腹痛腰痛身痛头痛小腹痛诸症》：“头痛者，因血虚而受风也。”

《脉义简摩·卷七妇科诊略·经月不调杂病脉证》：“六脉疾大而浮，肾脉急而浮，心脉差洪，血风头痛，口干吐痰。痰，当作沫。”

《奉时旨要·卷七水属·头痛》：“内伤头痛者，久病多有之。血虚则火动，必兼烦热、内热等症。”

4. 败血瘀阻

《冯氏锦囊秘录·女科精要卷十八·产后杂症门·产后头痛》：“头者，诸阳之会也。产后五脏皆虚，胃气亏弱，饮食不充，而虚阳失守，上凑于头，阳实阴虚，则令头痛。间有败血头痛者，总浊气在上也……盖此由真阳亏损，浊阴得以犯上，陷入髓海，为胀为痛，是非清阳升复，则浊阴不降，在里内起之邪为病，非若外入之邪可表而愈也。”

《妇科秘书·头痛论》：“间有败血停留子宫，厥阴之位，其脉上贯巅顶，作巅顶痛。”

《资生集·卷六·发热》：“《大全》曰：凡产后头痛发热，不可便作外伤感冒治。此等多是血虚，或是败血作祸，宜以和平之剂必效，如玉露散，或四物加柴胡。”

5. 气血俱虚

《太平圣惠方·卷第四十·治头痛诸方》：“夫诸阳之脉，皆上行于头面。若人气血俱虚，风邪伤于阳经，入于脑中，则令头痛也。又有手三阳之脉受风寒，伏留而不去者，名厥头痛。厥者，逆也，言其脉厥逆而不顺行，逆壅而冲于头故也。又有入连在脑，痛甚手足冷者，名真头痛。由风寒之气，循风府而入于脑，故云入连在脑，则痛不可忍，其真头痛不可疗也。余皆是风热痰厥头痛者矣。"

《太平圣惠方·卷第四十·治头偏痛诸方》："夫头偏痛者，由人气血俱虚，客风入于诸阳之经，偏伤于脑中故也。"

《济世全书·巽集卷五·头痛》："厥头痛者，因气血俱虚，风寒暑湿之气所侵，传于阳经伏留不去，名曰厥头痛。盖厥者，逆也，逆壅而冲于头也。"

四、脏腑失调论

头为诸阳之会，清阳之腑，脏腑经脉之气上逆，扰乱头之清道，致其不得运行，壅遏经隧而发为头痛。其病变脏腑主要为肝、脾、肾，亦可受其他脏腑影响而导致头痛。肾水不足，则不能固摄太阳之气，虚邪上行可致头痛。肝火炽盛日久，阳气亢盛，上攻于脑。脾胃虚弱，清阳失守，痰湿内生，上蒙清窍，亦可致头痛。

1. 肝肾不足

《类证普济本事方·卷第二·治头痛头晕方》："《素问》云：头痛颠疾，下虚上实，过在足少阴巨阳，甚则入肾。徇蒙招摇，目瞑耳聋，下实上虚，过在足少阳、厥阴，甚则在肝。［按］《素问》作入肝。下虚者，肾虚也。故肾厥则头痛。上虚者，肝虚也，故肝厥则头晕。徇蒙者，如以物蒙其首，招摇不定。目眩耳聋，皆晕之状也。故肝厥头晕，肾厥颠痛，不同如此，治肝厥钩藤散在前。"

2. 肾水亏虚

《素问吴注·黄帝内经素问第三卷·五脏生成论十》："头痛巅疾，巨阳经病也。巨阳膀胱之脉，交巅上；其支别者，从巅至耳上角；其直行者，从巅入络脑，还出别下项。下虚，少阴肾虚。上实，巨阳膀胱经实也。过，责其过也。言有上件病证，责其过在少阴、巨阳。盖肾虚不能引巨阳之气，故虚邪上行，而见头痛巅疾也；甚则邪乘肾虚，自入于肾而肾受病矣。"

《证治准绳·杂病第四册·诸痛门·头痛》："以肾虚不能引膀胱之气故尔。心烦、头痛、耳鸣……凡此皆脏腑经脉之气逆上，乱于头之清道，致其不得运行，壅遏经隧而痛者也。盖头象天，三阳六腑清阳之气皆会于此，三阴五脏精华之血亦皆注于此。于是天气所发六淫之邪，人气所变五贼之逆，皆能相害，或蔽覆其清明，或瘀塞其经络，因与其气相薄，郁而成热则脉满，满则痛。"

《神农本草经疏·卷一·续序例上·论上盛下虚本于肾水真阴不足》："苟不知摄养，纵恣情欲，亏损真阴，阳无所附，因而发越上升，此火空则发之义，是周身之气，并于阳也。并于阳则阳盛，故上焦热而咳嗽生痰，迫血上行而吐衄，为烦躁，为头痛，为不得眠，为胸前骨痛，为口干舌苦，此其候也。"

《经验丹方汇编·头痛诸症》："酒色过度，肾虚不能纳气归元，使气逆奔而上，此气虚眩晕也。"

《金匮翼·卷五头痛统论·肾虚头痛》："肾虚头痛者，肾阴不足，虚阳无附而上攻，《素问》所谓头痛巅疾，下虚上实，过在足少阴巨阳，许学士谓之肾厥头痛是也。"

《杂病源流犀烛·卷二十五身形门·头痛源流》："《经》又曰：头痛巅疾，下虚上实，过在足少阴巨阳，甚则入肾。此盖以头痛本太阳病，太阳之脉交巅上，其直者从巅入络脑。下虚，少阴肾虚也；上实，太阳膀胱实也。肾虚不能摄太阳之气，故虚邪上行而头痛，其脉必举之弦，按之坚。"

3. 脾胃虚弱

《校注妇人良方·卷二十二·产后头痛方论第二》："夫头者，诸阳之会也。产后胃气虚弱，饮食少思，阳气微弱，不能上升，故头痛。"

《资生集·卷五·头痛·产后头痛属阳实阴虚》："《大全》曰：头者，诸阳之会也。产后五脏皆虚，胃气亏损，饮食不充，谷气尚乏，故令虚热。阳气不守，上凑于头，阳实阴虚，则令头痛。"

《金匮翼·卷五·头痛统论·食积头痛》："食积头痛者，食气上攻，胃气不清也。子和云：邪在胃而头痛者，必下之。其证必兼痞膈咽酸，噫败卵臭，或饱食则痛甚，其脉右手滑盛者是也。"

《内经运气病释·至真要大论篇》："头痛，善悲，时眩仆，食减。此寒并于上，而阳神虚，清阳失守，不能熟腐水谷也。"

4. 肝阳上亢

《金匮翼·卷五·头痛统论·肝厥头痛》："肝厥头痛者，肝火厥逆，上攻头脑也。其痛必在巅顶，以肝之脉与督脉会于巅故也。虽太阳之脉，亦上额交巅，然太阳头痛，必恶风寒，而厥阴头痛，必多眩晕，或厥逆抽掣也。”

五、痰湿蕴结论

外感湿邪，或素体虚弱，中气不足，脾虚不运，致水湿停留，凝聚为痰；嗜酒、饮食肥甘厚腻，胃中浊气郁蒸，酿湿生热，化为痰浊；思虑过度、劳欲日久伤脾，脾失健运，水湿内停凝结成痰。痰湿留滞经络，结聚不散，气不下行，气机上逆，上冲于头，则导致头痛。

1. 痰水凝结

《诸病源候论·痰饮病诸候·膈痰风厥头痛候》：“膈痰者，谓痰水在于胸膈之上，又犯大寒，使阳气不行，令痰水结聚不散，而阴气逆上，上与风痰相结，上冲于头，即令头痛。或数岁不已，久连脑痛，故云膈痰风厥头痛。若手足寒冷至节即死。”

《太平圣惠方·卷第四十五·治脚气痰壅头痛诸方》：“夫风毒气盛，阴阳痞隔，则气脉闭塞，津液不通，水饮停在胸中，而结成痰也。其候，胸胁胀满，身体疼重，多唾，呕逆心烦，风痰相引，上冲于头，则令头痛也。”

《圣济总录·卷第八十三·脚气痰壅头痛》：“论曰：风湿毒气，留滞经络，则阴阳不得升降，气脉闭塞，津液凝滞，停饮结聚，是为痰壅，风痰相引，上冲头目，故又头痛。”

《普济方·卷四十七·头门·膈痰风厥头痛》：“夫膈痰风厥头痛者，谓膈上有痰，气不下行，复感风寒，痰相结，其气厥逆，上攻于头，故令头痛也。亦有数岁不已，连脑痛者，盖风寒在于骨髓也，故云膈痰风厥头痛。其脉伏而时见，若手足寒冷至节则死。夫厥逆头痛者，头痛齿亦痛，数岁不已是也。盖脑为髓海系于头，齿为骨余属于肾，因犯大寒，寒气内着骨髓，髓以脑为主，脑逆故令头痛，齿亦痛也。”

《古今医统大全·卷之五十三·头痛门·治法·治头痛须分内外为要》：“若夫年久偏正头风者，多因内挟痰涎，风火郁遏经络，气血壅滞之证，然亦有血虚者，须宜分别以治之。”

《万病回春·卷之五·头痛》：“肥人头痛者，多是气虚湿痰也。”

《明医指掌·卷六·头痛证一》：“丹溪云：头痛多主于痰，甚者火，多有可吐者，有可下者。又若眉眶痛者，属风热与痰。有肝虚而痛者，才见光明，则眶痛甚。有眉棱骨痛者，眼不可开，昼静夜剧，属痰。凡此之类，种种不同，视其所挟，究其所因，定其经络，参以脉理，而施以补、泻、宣、通、汗、利之法，斯无一偏之弊也。”

《证治汇补·卷之四·上窍门·头痛》：“头痛多主于痰，甚必兼火，（丹溪）有久痛而感寒便发，外用重绵包裹者，此属郁热。盖本热而标寒也，因其本有郁热，毛窍常开，风寒易入，束其内火，闭逆为痛。”

《冯氏锦囊秘录·女科精要卷十八·产后杂症门·产后头痛》：“头者，诸阳之会也。产后五脏皆虚，胃气亏弱，饮食不充，而虚阳失守，上凑于头，阳实阴虚，则令头痛。间有败血头痛者，总浊气在上也。虽有身热、恶寒之候，只宜生化汤加减，慎不可用羌独等药。盖此由真阳亏损，浊阴得以犯上，陷入髓海，为胀为痛，是非清阳升复，则浊阴不降，在里内起之邪为病，非若外入之邪可表而愈也。”

《经验丹方汇编·头痛诸症》：“或七情郁而生痰动火，随气上厥，此七情致虚而眩晕也。”

《金匮翼·卷五·头痛统论·痰厥头痛》：“痰厥头痛者，病从脾而之胃也。夫脾主为胃行其津液者也，脾病则胃中津液不得宣行，积而为痰，随阳明之经上攻头脑而作痛也。其证头重闷乱，眩晕不休，兀兀欲吐者是也。”

《脉因证治·卷二·头目痛》：“太阴头痛，脉沉缓，必有痰。”

2. 寒湿侵袭

《奇效良方·卷之二十四·头痛头风大头风门》：“如气上而不下，头痛巅疾者，下虚上实也。过在足少阴巨阳，甚则入肾，寒湿头痛也。”

《证治准绳·杂病第四册·诸痛门·头痛》：“太阴司天，湿淫所胜，腰脊头项痛时眩。太阴在泉，湿淫所胜，病冲头痛，目似脱，项似拔。太阴之复，头顶痛重，而掉瘛尤甚。”

《金匮翼·卷五·头痛统论·寒湿头痛》：“头痛由于湿热上壅者颇多，然亦有因寒湿者。《金匮》所云：头痛鼻塞而烦，其脉大，自能饮食，腹中和无病，病在头中寒湿，故鼻塞，纳药鼻中则愈。

愚以为《本事》透顶散，正治寒湿头痛之剂，否则丁香、细辛，治湿热头痛，无乃以火救火欤。”

3. 湿热郁遏

《东垣十书》：“心烦头痛者……过在手巨阳少阴，乃湿热头痛也。”

《证治汇补·卷之四·上窍门·头痛》：“湿热头痛，心烦重滞，病在隔中，过在手太阳少阴。”

六、火热怫郁论

外感风热，或胃火上冲，或肝阳上亢，或郁热于里，皆可致火热之邪上攻头脑，而作头痛。

《太平圣惠方·卷第十七·治热病头痛诸方》：“热病三阳受病，犹在于表，邪毒之气，攻注于外，循于风府，而入于脑，故令壮热头痛，胸膈壅滞。”

《圣济总录·卷第一百八·眼眉骨及头痛》：“目病先头痛，牵连眉骨，攻冲睛瞳者，盖阳经壅热，风毒上攻头脑，下连目系，致生赤脉，心烦懊闷，呕逆怔忪，头面熻热，神志不宁，痛久不已，或见飞花，渐致昏暗，及生翳障也。”

《明医杂著·卷之三·续医论·头痛》：“久头痛病，略感风寒便发，寒月须重绵厚帕包裹者，此属郁热，本热而标寒。”

《张氏医通·卷五·诸痛门·头痛》：“偏头风者，其人平素先有湿痰，加以邪风袭之，久而郁热为火，总属少阳厥阴二经。有左痛忽移于右，右痛忽移于左者，风火击动其痰湿之气，所以互换也。痛久不已，令人丧目，目者，肝之窍，肝风内动，则害空窍也。盖木邪亢盛，则生风生火，鼓动胸中之痰积，皆随火上逆为患耳。”

《伤寒论纲目·卷八·阳明经症·头痛头眩》：“喻昌曰：阳明病，本不头痛，若无汗，呕咳，手足厥者，得里因而邪热深也。然小便利，则邪热不在内而在外，不在下而在上，故知必苦头痛也。”

《针灸逢源·卷六·论治补遗·头痛》：“头痛虽各经皆有火证，阳明为最，正以阳明胃火盛于头面，而直达头维故其痛必甚，脉必洪，多内热口渴，其或头脑振振痛而兼脉绝无表邪者，必火邪也。”

《校注医醇賸义·卷四·诸痛·头痛》：“有因于火者，肝阳上升，头痛如劈，筋脉掣起，痛连目珠。”

七、经络不利论

头痛多属三阳，其中以太阳最多。三阴经中，以厥阴头痛多见。外感邪气，经络气机不畅，邪气上逆，而作头痛。

《黄帝内经太素·卷第二十六·寒热·厥头痛》：“足太阳脉起目内眦，上额交巅入络脑，还出下项挟脊抵腰中，入循膂络肾属膀胱，故足太阳气之失逆，头痛，项先痛，腰脊相应，先取足太阳上天柱之穴，后取足太阳下输穴，疗主病者……足厥阴脉属肝络胆，上连目系，上出额，与肾脉会于巅，故气失逆头痛，头脉痛，心悲善泣，视头动。厥阴主悲泣，视头动者，视之时头战动也。脉反盛者，络脉盛，可先刺去取血，后取厥阴输穴疗主病者也。”

《素问要旨论·卷第七·法明标本篇第八·十二经本病》：“足太阳膀胱病，则囟顶脑户中痛，气冲头痛，目似脱，项似拔，腰似折，髀不可以曲，腘如结，腨如裂，是为踝厥。虚则痔，疟，巅疾，头、囟、项痛，目黄，泪出，项、背、腰、脊、尻、腘、脚皆痛，小指不能为用。”

《普济方·卷一百三十六·伤寒门·伤寒头痛》：“三阳之脉受于风寒，伏留不去，则流传于心肺，故使上焦壅滞，心烦鼻塞，壮热头痛也。”

《普济方·卷一百四十八·时气门·时气头痛》：“夫时气三阳受病，犹在于表，邪毒之气攻注于外，循于风府而入于脑，故令壮热头痛，胸膈壅滞，其脉浮数者，可发汗及吐，即愈也。”

《伤寒六书·伤寒明理续论卷之六·头痛》：“大凡头痛属三阳，乃邪气上攻也。太阳专主头痛，阳明、少阳亦有之。三阴络上不过头，惟厥阴循喉咙之后，上连目，系顶巅，故有头痛干呕，吐涎沫之证，却无身热，亦与阳证不同。虽然，风湿在少阴，湿温在太阴，其经从足走至胸中而还，及头痛过于阴毒，是又不可拘也。若两感于寒，太阳、少阴俱病，则头痛口干，烦满而渴，与夫头痛极甚，又连于胸，手足寒者，则为真头痛，不可治矣。”

《奇效良方·卷之二十四·头痛头风大头风门》：“洁古云：夫大头风证者，是阳明邪热太甚资实，少阳相火而为之也。多在少阳，或在阳明，或传太阳，视其肿势在何部分，随经取之。湿热为肿，木盛为痛，此邪见于头风，在两耳前后，所主其病也。”

《奇效良方·卷之二十四·头痛头风大头风门》："《脉诀》云：头痛短涩应须死，浮滑风痰皆易除。《内经》云：东风生于春，病在肝俞，在头项，故春气者，病在头。又诸阳会于头面，如足太阳膀胱之脉，起于目内眦，上额交巅，上入络脑，还出别下项，病冲头痛。又足少阳胆之脉，起于目锐眦，上抵头角，病在头角额痛。"

《古今医统大全·卷之十三伤寒门（上）·证候·头痛》："伤寒头痛属三阳，乃邪气上攻也。太阳专主头痛，阳明少阳亦有之。三阴无头痛，太阴少阴二经至胸而还，惟厥阴循喉咙上络于颃颡，会于巅，故有头痛。伤寒头痛，太阳经居多，头角痛属少阳，头额痛及鼻属阳明，头顶痛属厥阴经。厥阴头痛甚而手足寒者，为黄病。若两感于寒，太阳与少阳俱病，则头痛口苦干，烦满而渴，与夫头痛热甚入连于脑，手足寒者，则为真头痛矣。"

《古今医统大全·卷之五十三头痛门·病机》："张子和云：头痛不止，乃三阳受病也。三阳分部分，头与项痛者，足太阳经也，攒竹痛，俗呼为眉骨痛是也。额角上痛，俗呼为偏头痛，足少阳经也。如痛久不已，则令人散目，以三阳之经受病，皆胸膈有宿痰之致然也。"

《证治准绳·伤寒卷二·太阳病·头痛》："伤寒头痛，虽属三阳，惟太阳经独多。盖太阳为病属表，而头痛专为主表。虽有伤寒六七日，头痛，不大便，有热而与承气汤下之者，却云若小便清者，知热不在里，仍在表，是知头痛属表明矣。太阴、少阴二经之脉，从足至胸而还，不上循头，故无头痛。惟厥阴脉，循喉咙之后，上连目系，与督脉会于巅，亦有头痛，干呕吐涎沫，吴茱萸汤一证，却无身热，亦与阳证不同也。然风温病在少阴，湿温病在太阴而头反痛，至于阴毒亦然，是又不可拘拘为者。内因头痛作止有时，外因头痛常常有之，直须传入里方罢。"

《四圣悬枢·卷四疹病解第四·太阳经证·发热头痛》："太阳在六经之外，感则先病。太阳之经，总统营卫，风自外感，而伤卫气，故太阳先病。风性疏泄，窍闭而风泄之，开其皮毛，气莫能敛，是以卫伤。卫秉肺气，素以收敛为性，风伤卫气，皮毛露泄，而卫气愈敛，其性然也。卫闭而遏营血，血中温气不泄，是以发热。太阳寒水之经，病则令气郁发，证见恶寒，温疫营遏热盛，故但热而不寒。其经自头下项，行身之后，营卫壅塞，不得顺行，故头项腰脊骨节俱痛。卫司于肺，胸中宗气，卫之根本，卫郁窍闭，宗气壅逆，逆行上窍，泄之不及，冲激而出，故生嗽嚏。卫为风袭、遏闭营血，营血不达，郁而生热，是卫伤而营病也。"

《伤寒论纲目·卷十一·少阳经症·头痛》："陶华曰：头痛属三阳，乃邪气上攻也。太阳专主头痛，阳明少阳亦有之，少阳头痛脉弦，发热，小柴胡汤。[鳌按]旧本于此条，有云头痛汗出者，有无痛字。云头汗出者，但此条原属太阳、阳明二阳合病，但见少阳细脉，因从少阳为治者。如此则头痛、汗出、微恶寒、手足冷四项，乃是太阳表症，心下满、口不欲食、心下硬三项，乃是阳阴里症，所以谓之有表复有里也。前四项既属太阳，太阳主头痛，其见头痛之症无疑，不得曰头汗出也。"

《医述·卷十一·杂证汇参·头痛》："头为诸阳之会，与厥阴肝脉会于巅。诸阴寒邪不能上逆，惟阳气室塞，浊邪得以上据，厥阴风火乃能逆上作痛。故头痛一证，皆由清阳不升，火风乘虚上入所致。"

《三指禅·卷二·偏正头痛不问脉论》："六经皆有头痛，三阳之经上于头，随其经而医之，药到而痛自除。痛居经络不到之处，羌活、防风，无所施其勇；升麻、干葛，无所竭其力；柴胡、黄芩不能消其事而逐其邪。三阴亦令人头痛，或痰壅于胸膈（太阴）；或气逆于脑顶（少阴）；或冷逼乎督脉（厥阴）。而痛不关于痰气与风，南星、半夏，燥其痰；麻黄、附片，温其经；吴萸、干姜去其寒。燥者自燥，温者自温，去者自去，而痛者自痛也。"

【辨病证】

一、辨症候

1. 辨外感内伤

辨外感与内伤，是头痛的辨证基础，外感以六淫为主，有风邪头痛、寒邪头痛、热邪头痛、湿邪头痛之别；内伤以病理产物病因为主，有食积头痛、瘀血头痛、痰饮头痛等。

《证治汇补·卷之四·上窍门·头痛》："痛分内外：外感头痛，如破如裂，无有休歇。内伤头痛，其势稍缓，时作时止。（《入门》）"

（1）外感头痛

《内外伤辨·卷上·辨头痛》："外证头痛，常常有之，直须传入里实方罢。此又内外证之不同者也。"

《古今医统大全·卷之五十三·头痛门·病机·头痛大法分内外之因》："自外而致者，风寒暑湿之病，仲景伤寒、东垣六经之类是也。"

《万病回春·卷之五·头痛》："湿热头痛者，头重如石，属湿也。风寒头痛者，身重恶寒，寒邪从外入，宜汗之也。"

《丹溪手镜·卷之中·头痛》："湿热头痛证则心烦。伤风头痛半边偏痛，皆因冷气所吹，遇风冷则发，寸浮。"

《症因脉治·卷一·头痛论·外感头痛》："初起不因内伤，忽尔头额作痛，沿门多病，大小传染，此外感岁运之气，所谓天行症也。若起居不谨，睡卧当风，冲寒冒雪，不因传染而病头痛，此外感六淫之邪，所谓人自感冒症也。若恶寒发热，头项巅脑发际作痛，太阳症也。咳唠烦心痞满，额前作痛，阳明症也。时寒时热，鬓边作痛，少阳症也。心疼烦闷头痛，痛连胲骨，少阴症也。干呕吐涎沫，痛在巅顶，厥阴症也。若头旋发热，有汗者，风痛也。恶寒发热，无汗者，寒痛也。夏令头痛，发热汗多口渴者，暑痛也。头重而痛，天阴则发，湿痛也。口干唇裂，烦躁便闭，燥痛也。暴厥昏倒，烦热不卧，火邪痛也。""少阳之政，风胜乃摇，候乃大温，病头痛。又云阳明之复，咳唠烦心，病在膈中，头乃痛。太阳之胜，热反上行，头项脑户中痛。太阳之复，心痛痞满，头痛。太阴之政，腰脊头顶痛。又云太阴在泉，湿淫所胜，病冲头痛，目似脱，项似拔，此皆岁运之加临，人在气交中，潜受其气，搏于经络之中，则成天行头痛之症矣。若不因天行司政之气，自觉起居不慎，坐卧当风，风寒暑湿，入于经络，则成自感六淫之头痛也。"

《医阶辨证·头痛寒热内外十五证辨》："太阳伤寒，头项腰脊痛恶寒而无汗初无热。太阳中风，头项强痛发热自汗而恶风。三阴中寒，身冷恶寒而不头痛发热。晚发伤寒，头痛身壮热，不恶寒而恶热。伤风头痛，发热恶风自汗，而咳嗽鼻寒声重。风温，身灼热自汗多眠而不头痛。湿温，身热自汗恶寒而胫逆冷腹冷而不头痛。伤暑，头痛发热但背微寒。中热，头痛身躁热汗大出大恶热寒。瘟疫，头痛身热或恶寒或恶热比户同病。疟寒热或单热单寒，或头疼不疼但作止有期，内伤饮酒头痛身热，而口渴呕唠。"

《脉义简摩·卷八儿科诊略·东垣内外伤辨证》："头痛证，外感则常痛不休，内伤则时痛时已。"

（2）内伤头痛

《内外伤辨·卷上·辨头痛》："内证头痛，有时而作，有时而止。"

《古今医统大全·卷之五十三·头痛门·病机·头痛大法分内外之因》："头痛自内而致者，气血痰饮，五脏气郁之病，东垣论气虚血虚、痰厥头痛之类是也。"

《万病回春·卷之五·头痛》："气虚头痛者，耳鸣、九窍不利也。"

《丹溪手镜·卷之中·头痛》："食积头痛因胃中有阴冷，宿食不化，上冲，右寸紧盛，左属风，浮为风；右属痰，滑为痰。"

《症因脉治·卷一·头痛论·内伤头痛》："或元气虚寒，遇劳即发；或血分不足，阴火攻冲；或积热不得外泄；或积痰留饮；或食滞中焦；或七情恼怒，肝胆火郁，皆能上冲头痛，而成内伤头痛之症也。""或在半边，或在两边；或痛二三日，或痛七八日，甚则数日之外；痛止仍如平人，偶一触犯，则痛立至。如气怯神衰。遇劳即痛，痛连鱼尾，此气虚痛也。五心烦热，时常牵引刺痛，此血虚痛也。口渴唇焦，二便赤涩，此积热痛也。恶心呕吐，此痰饮痛也。恼怒即发，痛引胁下，此肝火攻冲痛也。以上皆内伤之症也。"

《杂病心法要诀·卷五·头痛眩晕总括》："头痛，属痰、属热、属风、属湿、属气，或兼气虚、血虚。因风而痛，谓之头风，必眩晕。因热而痛晕者，则烦渴。因气郁而痛晕者，则志意不伸。因痰而痛晕者，则呕吐痰涎。因湿而痛晕者，则头重不起。因虚而痛晕者，动则更痛更晕也。"

《医阶辨证·头痛寒热内外十五证辨》："内伤食，头痛胸腹胁热，噫臭恶食。内劳倦，头不甚痛，恶小风寒，有时烦热口不知味。虚劳骨蒸热或潮热或恶寒，或有汗而不头痛。凡内外之伤，皆有头痛寒热之证。所可辨者外伤头痛不止，止则其病愈，或传变为别证。内伤头痛作止无时，外伤发热而恶寒，寒热并内伤，蒸热而畏寒，热间作迥然不同。"

《灸法秘传·应灸七十症·头痛》:“头痛者,有外感、内伤之分。如痛无休息者为外感,时痛时止者属内伤。若因头风而痛,宜灸百会,并灸神庭,合谷、胆俞皆可灸之。若头痛如破,或因内伤,宜灸命门自痊。”

2. 辨经络

经络辨证可以分为两类,一类以传统十二正经、奇经八脉为辨证基础,通过症状和体征辨其归属于何经疾病,始于《内经》,多用于针灸辨治;一类以张仲景六经辨证为基础,后世不断补充发挥,多用于内科。头痛历来两者辨证都有涉及,传统经络辨证中头痛多归属于太阳、阳明、少阳、厥阴经,仲景六经辨证亦归于三阳腹痛为主。

《伤寒明理论·卷上·头痛》:“伤寒头痛,何以明之?头痛谓邪气外在经络,上攻于头所致也。《难经》曰:三阳经受风寒,伏留而不去,则名厥头痛。言三阳之经上于头尔,然伤寒头痛者,太阳专主也,何者?以太阳之经起于目内眦,上额交巅,上入络脑,《经》所谓太阳受病者,头项痛,腰脊强,又曰七日病衰,头痛少愈。虽然,阳明、少阳亦有头痛,不若太阳之专主也。盖太阳为病属表,而头痛专为主表证。虽有风寒之不同,必待发散而后已。太阳病头痛、发热、身疼腰痛、骨节疼痛,恶风无汗而喘者,伤寒也,麻黄汤主之;太阳病头痛、发热,汗出恶风者,中风也,桂枝汤主之。虽有伤寒六七日不大便,头痛有热者,而与调胃承气汤下之者。又云,若小便清者知热不在里,仍在表也,当与桂枝汤,以头痛未去虽不大便六七日,其小便清者,犹为在表,是知头痛属乎表者明矣。头痛一切属三阳经也,而阴病亦有头痛乎?太阴、少阴二经之脉,皆上至颈胸中而还,不上循头,则多头痛之证。惟厥阴之脉,循喉咙之后,上入颃颡,连目眦上出额,与督脉会于巅,病亦有头痛。《经》曰:干呕吐涎沫者,吴茱萸汤主之者是矣。夫头者,精明之府也,神明居之,小小邪气作为头痛者,必曰发散而可也。其或痛甚,入连于脑,而手足寒者,又为真病,岂能发散而已哉!呜呼,头痛为外疾犹有不可治者,又矧脏腑之疾乎。”

《普济方·卷一百三十六·伤寒门·伤寒头痛》:“头痛属三阳,阳明、少阳皆有之,而太阳则专主是也。太阳专主头痛,则头痛之属表证者居多;阳明、少阳又次而轻耳;以阴经络上不至头,故无头痛。惟厥阴循喉咙之后,上连目系顶巅,有头痛,干呕吐涎,可用吴茱萸汤,一证却无身热,亦与阴症不同也。虽然太阴、少阴,其经从足至胸,并无头痛,是固然耳。然风温病在少阴,湿温病在太阴,而头反痛,至于阴毒亦然。是又某病,则又有某证,脉络相通,不可拘也。”

《万病回春·卷之五·头痛》:“头者,诸阳之首也。其痛有各经之不同,因而治法亦有异也。气虚头痛者,耳鸣、九窍不利也。湿热头痛者,头重如石,属湿也。风寒头痛者,身重恶寒,寒邪从外入,宜汗之也。偏头痛者,手少阳、阳明经受症;左半边属火、属风、属血虚;右半边属痰、属热也。真头痛者,脑尽而疼。手足冷至节者,不治也。少阳头痛者,往来寒热也;阳明头痛者,自汗发热恶寒也;太阳头痛者,有痰重或腹痛,为之痰癖也;少阴经痛者,三阴三阳经不流行而足寒,气逆为寒也;厥阴头痛者,或痰多厥冷也;血虚头痛者,夜作苦者是也。眉轮骨痛,痰火之征也;又云风热与痰也。有汗虚羞明眉眶痛者,亦痰火之征也。”

《明医指掌·卷六·头痛证一》:“如太阳头痛者,恶风寒,脉浮紧,痛在巅顶两额角。少阳头痛者,往来寒热,脉弦,痛连耳根。阳明头痛者,发热自汗,脉浮长大,痛连目眦、颊、齿。太阴头痛者,必有痰,体重,或腹痛,脉沉,头重。少阴头痛者,足寒气逆,为寒厥,脉沉细。厥阴头痛者,吐痰沫,厥冷,脉浮缓,痛引目系。此六经头痛,多挟外邪也。”

《简明医彀·卷之五·头痛》:“凡太阳巅顶痛连额项,恶风;阳明头目痛连齿颊,身热;少阳头角偏痛连耳,寒热往来;太阴体重有痰,腹满;少阴足寒气逆为厥头痛;厥阴顶痛厥冷,或吐痰沫。有头痛耳鸣,九窍不利,气虚也;眼目昏花,昼宁夜剧,血虚也;痛而多痰,头目眩运,痰厥也;痛而心烦,体麻足热,湿热也。有犯大寒,内至骨髓,髓以脑为主,脑逆为痛,寒也;目颊浮肿,躁热大痛,热也。新发为实,经年为虚。”

《医宗必读·卷之五·伤寒·头痛》:“太阴、少阴有身热,无头痛;厥阴有头痛,无身热。若身热又头痛,属阳经也。头痛发热,无汗恶寒,麻黄汤。大便六七日不通,头疼有热,小便清者,不在里,仍在表,羌活冲和汤。头痛甚者,必衄,葛根葱白汤、川芎石膏汤。少阳头痛,小柴胡汤。头痛寒热，寸脉大，痰厥也，瓜蒂散。厥阴头痛，呕而吐沫，吴茱萸汤。厥阴头痛，脉微迟，为欲愈；如不愈，小建中汤。阳明头痛，不恶寒，微恶热，不大便，调胃承气汤。”

《医学心悟·卷二·太阳经证·头痛》：“又问曰：三阳头痛有别乎？答曰：太阳之脉，从巅入络脑，还出别下项，循肩膊，由夹脊抵腰中。故太阳头痛，头脑痛而连项脊也。阳明之脉，起于鼻，络于目，交额中。凡阳明头痛，头额痛而连面目也。少阳之脉，起于目锐眦，下耳后。凡少阳头痛，耳前后痛而上连头角也。以此为别。又问曰：三阴本无头痛，今见直中证，亦有头痛何也？答曰：此直中而兼外感也。”“问曰：头痛何以是太阳证？答曰：三阳经上至于头，皆有头痛，惟太阳经脉最长，其痛居多，故头痛为表证。”

《一见能医·卷之六·病因赋中》：“太阳头痛，恶风寒，脉浮紧，痛在巅顶二额角。阳明头痛，发热自汗，脉长大，痛连目眦颊齿。少阳头痛，往来寒热，脉弦，痛连耳根。太阴头痛，有痰体重，或腹痛，脉沉头重。少阴头痛，足寒气逆，为寒厥，脉沉细。厥阴头痛，吐痰沫，厥冷，脉浮缓，痛引目系。”

《伤寒论纲目·卷二·头痛项强》：“李杲曰，太阳膀胱脉浮紧，直至寸口，所以头痛者，头与寸口，俱高之分也。盖厥阴与督脉会于巅，逆太阳之经，上而不得下，故壅滞为头痛于上也。左手浮弦，胸中痛也；沉弦，背痛也，右手浮弦亦然。头痛者，木也，最高之分，惟风可到，风则温也。治以辛凉，秋克春之意，故头痛皆以风药治之，总其体之常也。然有三阴三阳之异焉，故太阳宜川芎，阳明宜白芷，少阳宜柴胡，太阴宜苍术，少阴宜细辛，厥阴宜吴茱萸。”

《伤寒之研究·卷二·头痛头眩各二道》：“头痛头眩，亦皆有阴阳之别。而头痛则专于太阳，而厥阴与焉。头眩则专于少阳，而少阴与焉。何谓头痛则专于太阳，而厥阴与焉？例曰：太阳之为病，脉浮，头项强痛而恶寒。论曰：太阳病，头痛发热，汗出恶风者，桂枝汤主之；曰太阳病，头痛发热，身疼腰痛，骨节疼痛，恶风，无汗而喘者，麻黄汤主之，此岂非专于太阳乎。论曰：病发热头痛，脉反沉，若不差，身体疼痛，当救其里，宜四逆汤；曰干呕吐涎沫，头痛者，吴茱萸汤主之，此岂非厥阴与焉乎！头痛之于阴阳也若此矣，阴阳也者，惟是寒热之别也。”

《证治针经·卷三·头痛》：“表邪头痛属三阳，若腹痛兼利者，乃两感并合之候；厥阴巅疼辨内外，如偏于左右者，多首风厥气之忧。”

3. 辨脏腑

头为诸阳之会，邪气常循经上逆，上攻于头而作痛，故涉及脏腑较多，常见如肝、脾、肾等脏腑失调皆可引起头痛。

《圣济总录·卷第二十四·伤寒头痛》：“论曰：伤寒头痛者，邪气循阳脉上攻于头也，是以伤寒、伤风、温病、热病、风温病，皆有头痛证者，盖头痛皆阳证也。故太阳头痛，必发热恶寒；阳明头痛，不恶寒反恶热；少阳头痛，脉弦细而发热。至于三阴脉，从足至胸，皆不至头，惟厥阴脉挟胃属肝络胆，循喉咙上颃颡，连目出额，故仲景止有厥阴头痛一证。”

《仁斋直指方论·卷之十九·头风》：“‘金匮真言论’云：东风生于春，病在肝，俞在颈项，故春气者，病在头。又诸阳会于头面，如足太阳膀胱之脉，起于目内眦，上额交巅，上入络脑，还出别下项，病冲头痛。又足少阳胆之脉，起于目锐眦，上抵头角，病则头角额痛。夫风从上受之，风寒伤上，邪从外入，客于经络，令人振寒头痛，身重恶寒，治在风池、风府，调其阴阳，不足则补，有余则泻，汗之则愈，此伤寒头痛也。头痛耳鸣，九窍不利者，肠胃之所生，乃气虚头痛也。心烦头痛者，病在膈中，过在手太阳少阴，乃湿热头痛也。如气上不下，头痛癫疾者，下虚上实也，过在足少阴、太阳，甚则入肾，寒湿头痛也。如头半边痛者，先取手少阳阳明，后取足少阳阳明，此偏头痛也。有真头痛者，甚则脑尽痛，手足寒至节，死不治。有厥逆头痛者，所犯大寒，内至骨髓，髓者以脑为主，脑逆，故令头痛，齿亦痛。”

《奇效良方·卷之二十四·头痛头风大头风门》：“以是观之，岂非头风乎？于此不言风者，是言经之本也。世言风者，是言经之标乎？何不明少阳厥阴头痛者，令人偏头痛，其经肝胆风木为邪也，后人遂以此而名头风，可谓不求其本欤？洁古云：夫大头风证者，是阳明邪热太甚资实，少阳相火而为之也。多在少阳，或在阳明，或传太阳，视其肿势在何部分，随经取之。”

《症因脉治·卷一·头痛论·内伤头痛》:“或在半边,或在两边;或痛二三日,或痛七八日,甚则数日之外;痛止仍如平人,偶一触犯,则痛立至。如气怯神衰。遇劳即痛,痛连鱼尾,此气虚痛也。五心烦热,时常牵引刺痛,此血虚痛也。口渴唇焦,二便赤涩,此积热痛也。恶心呕吐,此痰饮痛也。恼怒即发,痛引胁下,此肝火攻冲痛也。以上皆内伤之症也。”

《杂症会心录·卷上·头痛》:“若头风而害目者,肝阴亏则内风动摇,邪害空窍。”

《金匮翼·卷五·头痛统论·肝厥头痛》:“肝厥头痛者,肝火厥逆,上攻头脑也。其痛必在巅顶,以肝之脉与督脉会于巅故也。虽太阳之脉,亦上额交巅,然太阳头痛,必恶风寒,而厥阴头痛,必多眩晕,或厥逆抽掣也。”

《金匮翼·卷五·头痛统论·肾虚头痛》:“肾虚头痛者,肾阴不足,虚阳无附而上攻,《素问》所谓头痛巅疾,下虚上实,过在足少阴巨阳,许学士谓之肾厥头痛是也。”

《医阶辨证·厥气痛辨》:“肝厥头痛,严寒喜风凉,见烟火则作……肾厥头痛,巅脑痛不可已。”

4. 辨寒热

头痛寒热证皆有,常与风邪相兼为病,或为风寒,或为风热。

《黄帝内经太素·卷第二十八·风·诸风状论》:“首风之状,头面多汗恶风,先当风一日则病甚,头痛不可出内,至其风日则病少愈。”

《金匮玉函经·卷第六·辨不可火病形证治第二十一》:“伤寒头痛,翕翕发热,形象中风,常微汗出,自呕者,熏之则发黄,不得小便。”

《圣济总录·卷第二十四·伤寒头痛》:“伤寒头痛者,邪气循阳脉上攻于头也,是以伤寒、伤风、温病、热病、风温病,皆有头痛证者,盖头痛皆阳证也。故太阳头痛,必发热恶寒;阳明头痛,不恶寒反恶热;少阳头痛,脉弦细而发热;至于三阴脉,从足至胸,皆不至头,惟厥阴脉挟胃属肝络胆,循喉咙上颃颡,连目出额,故仲景止有厥阴头痛一证,治以吴茱萸汤者是也。”

《黄帝素问宣明论方·卷二·诸证门·脑风证》:“风气循风府而上,则为脑风,项背怯寒,脑户极冷,以此为病。”

《医学心悟·卷三·头痛》:“头为诸阳之会,清阳不升,则邪气乘之,致令头痛。然有内伤、外感之异,外感风寒者,宜散之。热邪传入胃腑,热气上攻者,宜清之。直中证,寒气上逼者,宜温之。”

《幼科心法要诀·头痛门·风寒头痛》:“风寒头痛属太阳,上及巅顶额角旁,恶寒无汗身发热,加味清空自堪尝。”

《幼科心法要诀·头痛门·内热头痛》:“内热头痛属阳明,鼻干目痛齿颊疼,清热加味茶调治,便秘加入大黄攻。”

《金匮翼·卷五·头痛统论·热厥头痛》:“热厥头痛者,胃热气盛,不能下行也。其证头中热痛,虽严寒犹喜风寒,微来暖处,或见烟火,则痛复作,其脉数或大者是也。”

《伤寒论纲目·卷二·头痛项强》:“成无已曰:头痛,邪气外在经络,上攻于头也。伤寒头痛者,太阳专主也,故阳明少阳亦有头痛,不若太阳专主也。盖太阳为病属表,而头痛专为主表症。虽有风寒之不同,必待发散而后已。”

《脉因证治·卷二·头目痛》:“伤风头痛,或半边偏痛,皆因冷风所吹,遇风冷则发,脉寸浮者是也。”“伤寒在太阳经,其痛如破,关前脉数是也,紧数是也。阳明经胃热上攻,右关洪大而数是也。”“头为诸阳之会,凡产后五脏皆虚,阴阳失守,因风寒而痛者有之矣。且有胃气亏弱,饮食不充,谷气尚乏,则令虚热,阳气不守(上凑于头,阳实阴虚)致令头痛,然治之究分气血之偏。”

5. 辨虚实

头痛一证,虚实皆有。虚者,有气虚、血虚、阳虚、阴虚、肾虚、脾虚等别。实者,有瘀血、痰壅、实火等异。

《普济方·卷四十五·头门·偏正头痛》:“今人之体气虚弱者,或为风寒之气所侵,邪正相搏,伏留不散,发为偏正头疼,其脉多浮紧者是也。”

《明医杂著·卷之三·续医论·头痛》:“[愚按]前症多主于痰,痛甚者乃风毒上攻。有血虚者,有诸经气滞者,有气虚者,有四气外伤,有劳役所伤;有可吐者,有可下者,当分虚实寒热兼变而治之。”

《万病回春·卷之五·头痛》:“肥人头痛者,多是气虚湿痰也,二陈汤,依本方加人参、白术、川芎、白芷、细辛、羌活、桔梗、荆芥。瘦人头痛者,多是血虚痰火也，二陈汤，依本方加生地黄、当归、片芩、川芎、细辛、羌活、桔梗。遇风寒恶心呕吐者，乃头风也，二陈汤。”

《张氏医通·卷五·诸痛门·头痛》：“头者，天之象，阳之分也，六腑清阳之气，五脏精华之血，皆朝会于高巅。天气所发，六淫之邪，人气所变，五贼之运，皆能犯上而为灾害。或蔽覆其清明，或坠遏其经隧，与正气相搏，郁而成热，则脉满而痛。若邪气稽留，亦脉满而痛，是皆为实也。若寒湿所侵，虽正气衰微，不与相搏而成热，然邪袭于外，则血凝而脉缩，收引小络而痛，得温则痛减，是为虚也。因风而痛者，抽掣恶风，或汗自出；因暑而痛者，或有汗，或无汗，皆恶热而耳前与额胀痛；因湿而痛者，头必重，遇阴天尤甚；因痰饮而痛者，亦昏重而痛，愦愦欲吐；因寒而痛者，细急恶寒；因气虚而痛者，遇劳则甚，其脉大；因血虚而痛者，痛连鱼尾，善惊惕，其脉芤，或沉数。头痛自有多因，而古方每用风药者，盖高巅之上，惟风可到，味之薄者，阴中之阳，自地升天者也，在风寒湿者，固为正用，即虚与热者，亦假引经耳。”

《医学真传·头痛》：“头痛虽有寒、火、风三者之异，尤当观其微剧，察其阴阳。身有他病而兼头痛，痛之微者也；独患头痛，其痛欲死，痛之剧者也。凡阴血虚而阳热盛，则痛微；若阳气虚而阴寒盛，则痛剧。风火头痛，有余则清散之，不足则滋补之。”

《杂病心法要诀·卷五·头痛眩晕总括》：“头痛痰热风湿气，或兼气血虚而疼，在右属气多痰热，左属血少更属风；因风眩晕头风痛，热晕烦渴火上攻，气郁不伸痰呕吐，湿则重痛虚动增。”

《杂症会心录·卷上·头痛》：“夫痛在经者，轻而易治；痛在脏者，重而难疗也。头痛而昏愦者，脑藏伤则神志失守，心火不宁，痛在脏也。头痛而痰厥者，阳虚则气寒而饮聚，阴虚则火炽而液凝，经脉不行，阴阳之气，不相顺接也。头痛而积热在阳明，实火实痰为疟，脉洪数大而有力者，则又利于清凉攻下也。头痛而红肿壮热，口渴脉浮数而有力者，此大头天行时热之邪，宜从疫法治也。头痛而手足寒，且青至节，脉悬悬欲绝者，此危脱之症，旦发夕死，夕发旦亡，不及药治，药亦不能治也。”

《罗氏会约医镜·卷之六·杂证·论头痛》：“凡头痛有久暂表里之异。以脉验症，以症合脉，得其源而治之，定奏速效而不难矣。暂病者，必因外感，此风寒外袭于经也，治宜发表，最忌清凉。久病者，必看元气，此三阳之火，炽于内也，治宜清降，最忌升散。此治邪之法也。夫病何以久也？或表虚者，微感则发；或阳旺者，微热则发；或水亏者，虚火乘之则发；或阳虚于上，而阴寒胜之则发。此等病症，当重元气。而治本之药，十之六七；治标之品，亦带一二；自必手到病除，不得少误。然亦有暂病而虚，久病而实者。虚者，痛处必冷而喜热；实者，痛处必热而不寒，其症显然。并验平日之体，以及平日所服之药而细辨之，自可得其源矣。”

《不知医必要·卷二·头痛》：“暂痛为邪，久痛为虚。邪则分寒热而除之，虚则审阴阳而补之。然亦有久病为邪所缠，暂痛因虚而发者。外邪之火可散而去，内郁之火得升而愈炽。此外又有气虚痛，血虚痛，肾虚痛，痰痛，偏左右痛者。症与眩晕不同。”

6. 辨偏正

头痛有偏正之分。正头痛常为满头作痛，偏头痛常为眉棱骨或半边头痛。

《黄帝内经太素·卷第二十八·风·诸风状论》：“首风状能有三：一曰头面多汗，二曰恶风，三曰诊候。不出者，不得游于庭也；不内者，不得在室也。”

《万病回春·卷之五·头痛》：“头痛偏左者，属风与血虚也。头痛偏右者，属痰与气虚也。头痛左右俱疼者，气血两虚也。头旋眼黑恶心者，痰厥头痛也。偏正头痛者，风气上攻也。热厥头痛者，见寒暂止也。颈项强痛者，风所干也。眉棱骨痛者，风热并痰也。雷头风者，头痛而起核块也。”

《审视瑶函·卷三气原证·头痛·左右偏头风症》：“左右偏头风发则各不同，左发则左坏，右发则右坏，人多不为虑，致使失光明。此症左边头痛，右不痛者，曰左偏风；右边头痛，左不痛者，曰右偏风。世人往往不以为虑，久则左发损左目，右发损右目，有左损反攻右，右损反攻左，而两目俱损者。若外有赤痛泪涩等病，则外症生；若内有昏渺眩晕等病，则内症生。凡头风痛左害左，痛右害右，此常病易知者。若左攻右，右攻左，痛从内起，止于脑，则攻害也迟。痛从脑起，止于内，则攻害也速。若痛从中间发，及眉棱骨内，上星中发者，两目俱坏。亦各因其人之触犯感受，左右偏盛起患不同，迟速轻重不等，风之害人尤惨。”

《证治汇补·卷之四·上窍门·头风》：“头风偏正，正头风者，满头皆痛，甚则项强，身体拘急，常兼左右，偏头风但在半边，在左多血虚有火或风热，在右多气虚痰郁或风湿。”

《金匮翼·卷五·头痛统论·偏头痛》：“偏头痛者，由风邪客于阳经，其经偏虚者，邪气凑于一边，痛连额角，久而不已，故谓之偏头痛也。”

二、辨色脉

寸口脉诊

《黄帝内经素问·脉要精微论》：“来疾去徐，上实下虚，为厥巅疾……推而下之，下而不上，头项痛也。”

《黄帝内经素问·平人气象论》：“欲知寸口脉太过与不及，寸口之脉中手短者，曰头痛。”

《脉经·卷一·辨脉阴阳大法第九》：“寸口脉浮大而疾者，名曰阳中之阳，病苦烦满，身热，头痛，腹中热。”

《脉经·卷二·平人迎神门气口前后脉第二》：“小肠虚、左手寸口人迎以前脉阳虚者，手太阳经也。病苦颅际偏头痛，耳颊痛。心小肠俱实、左手寸口人迎以前脉阴阳俱实者，手少阴与太阳经俱实也。病苦头痛，身热，大便难，心腹烦满，不得卧，以胃气不转，水谷实也。肺大肠俱实、右手寸口气口以前脉阴阳俱实者，手太阴与阳明经俱实也。病苦头痛，目眩，惊狂，喉痹痛，手臂卷，唇吻不收。”

《脉经·卷十·上阳蹻阴蹻带脉》：“寸口紧，头痛，逆气。”“寸口浮，其人中风，发热、头痛。”

《难经集注·卷之二》：“虞曰：脉三至曰离经，反于常经，知病始得，前大后小，即头痛目眩。虞曰：病在三阳，前小后大，即胸满短气。丁曰：前大者，为寸外大也；后小者，寸内小也。寸前大则头痛目眩，寸后大者胸满短气。《经》言寸部法天，主胸以上至头有疾故也。”

《千金翼方·卷第二十五·色脉·诊寸口脉第四》：“寸口紧者，中风风头痛，亦为伤寒头痛。”

《察病指南·卷中·辨七表八里九道七死脉·七表脉》：“左手寸口脉浮，主伤风发热，头痛目眩及风痰。寸关脉浮而疾，名阳中之阳，主头痛。左手寸口脉紧，主头痛。左手寸口脉洪，主头痛。胸膈胀满烦热，洪大为伤寒热病，洪实为癫，洪紧为痈疽，洪浮为阳邪来见为祟。洪大紧急，病在外，苦头痛、发痈肿。”

《察病指南·卷中·辨七表八里九道七死脉·九道脉》：“寸口脉数主头痛。”

《普济方·卷一百三十六·伤寒门·伤寒头痛》：“头疼脉数，发热恶寒，而身不痛，左手脉平和，此名食积也。伤食亦令人头痛，脉数发热，但验左手人迎脉平和，身不疼痛者是也。《甲乙经》云：人迎盛紧，伤于寒；气口盛紧，伤于食。左手关前一分者，人迎之位也；右手关前一分者，气口之位也。盖人迎主外，气口主中，以此别之。伤食之证，由脾胃伏热，因食不消，发热似伤寒，却身不疼痛，此为异耳。若膈实呕吐，食在上脘，宜吐之；若心腹满痛者，宜下之。”

《脉症治方·卷之二·湿门·诸痛》：“诸痛脉弦紧，痛甚则沉伏，兼浮者风，兼沉者气，兼数则热，兼迟则寒。两寸弦滑，头痛；两寸浮紧，伤寒头痛；浮缓，伤风头痛。《脉诀》云：头痛短涩应须死，浮滑风痰病易除。仲景云：头痛脉浮紧属太阳，弦细属少阳，浮大而长属阳明，沉属太阴，沉细属少阴，沉缓属厥阴。”

《脉症治方·卷之四·痰门·诸痰》：“左寸关弦滑，为痰厥头痛。”

《万病回春·卷之五·头痛》：“头痛阳弦，浮风紧寒，热必洪数，湿细而坚；气虚头痛，虽弦带数；痰厥则滑，肾厥坚实。”

《素问吴注·黄帝内经素问第五卷·平人气象论十八》：“短为阳气不足，阳不足则阴凑之，故头痛。”

《寿世保元·卷六·头痛》：“头痛短涩脉病乖，浮滑风痰必易解，寸口紧急或短或浮或弦，皆主头痛。”“夫头者，诸阳所聚之处也。诸阴至颈而还，惟足厥阴有络，上头至颠顶，其脉浮紧弦长洪大者，属风热痰火而致也。其脉微弱虚濡者，属气血两虚，必丹田竭而髓海空虚，为难治也。其有真头痛者，脉无神而脑中劈痛，其心神烦乱，为真头痛也，旦发夕死，夕发旦死。”

《症因脉治·卷一·头痛论·外感头痛》：“脉必浮大，浮缓伤风；浮紧伤寒，虚数者暑；洪数者热。寸大易愈，尺实难脱。”

《症因脉治·卷一·头痛论·内伤头痛》：“空大乏神，的是气虚；若见细涩，方是血亏。或见洪数，膏粱积热。或见滑大，痰饮内结。两寸洪大，上焦有火。左关弦数，肝胆郁结。”

《医灯续焰·卷三·弦脉主病第二十二》：“弦脉主饮，病属胆肝。弦数多热，弦迟多寒。浮弦支饮，沉弦悬痛。阳弦头痛，阴弦腹痛……阳弦者，寸弦也。邪在三阳，三阳走头，故头痛。”

《医灯续焰·卷八·头痛脉证第六十二》：“头痛多弦。浮风紧寒，热洪湿细，缓滑厥痰，气虚弦软，血虚微涩，肾厥弦坚，真痛短涩。弦为阴脉，敛直而无抑扬之势，乃阳虚不能张大，或致外邪所乘。况头乃六阳所乘，邪束于外，阳郁于中，安得不痛？故头痛者多弦。多弦者，不皆弦也。亦有脉浮而痛者，属风，风性飘荡虚浮也。（兼见恶寒、发热、自汗等证，宜仲景桂枝汤、玄珠茶调散之类）脉紧而痛者属寒，寒性收敛紧实也。（兼见恶寒、发热、无汗、体痛等证，宜仲景麻黄汤、九味羌活汤之类）脉洪而痛者属热，热性充盛洪大也。（兼见恶热、面赤、口干等证，其痛刺动不定。宜泻青丸、二仙散、对金散、神芎丸、凉膈散之类）脉细而痛者属湿，湿性渗衍濡细也。（兼见体痛、头重冒、鼻塞、目黄等证，宜奇效芎术汤、半夏白术天麻汤，或瓜蒂散或红豆散搐鼻）脉缓滑而痛者属痰，痰乃凝水结液，停蓄不流，故替替然缓滑也。（兼见呕逆、痞闷、肠鸣等证，宜《局方》玉壶丸、半夏白术天麻汤之类）脉弦软而痛者属气虚，气虚则弦敛软弱，而无鼓动之力。（兼见恶寒、痛而空晕、四肢多寒喜暖、气虚微、体倦等证，宜补中益气汤、六君子汤之类）脉微涩而痛者属血虚，血虚则微弱涩滞，而有干燥之象。（兼见面白、口干、头两侧痛甚而兼晕、痛加于夜或夜热等证，宜四物汤、逍遥散之类）脉弦坚而痛者属肾，肾气厥逆，不能接引膀胱，膀胱经气壅遏，上实下虚，巅为之痛，脉亦弦直而坚实也。即《灵枢·经脉》篇所云：膀胱是动，则病冲头痛。《难经·六十难》所云厥头痛者是也。（兼见头重晕、腰痛、少腹里急、上热下寒等证，宜六味丸、八味丸、羌活、川芎之类）《难经》单言手三阳而不及足三阳，恐未尽善。《素问·五藏生成篇》云：头痛巅疾，下虚上实，过在足少阴、巨阳，甚则入肾。此正指膀胱厥痛不已，甚则入肾而为真头痛也。其痛连脑尽痛、齿亦痛。盖肾主骨、主髓，髓以脑为海，而齿则骨之余也。其脉短涩者，短则阳脱于上，涩则阴衰于下。若手足厥寒至节者，必死不治。（此等证若欲治之，非猛进乌附之药不可。或灸百会穴，以望生于万一）虽然，头痛又不止此数种。六腑之清阳固上升，而五脏之精华亦上注。外有六淫之侵，内有经络之逆。使隧道壅遏，清阳混淆，而痛作于头巅者多矣。故五脏六腑皆能病此，但宜细察其脉与兼见之证，以别其脏腑、阴阳、寒热、虚实而施治焉，则万举万当矣。”

《脉诀汇辨·卷四·弦脉（阳中之阴）》：“左寸弦者，头痛心劳。”

《证治汇补·卷之四·上窍门·头痛》：“寸口紧盛，或短或弦或浮，皆主头痛。又浮弦为风，浮洪为火，细濡为湿，滑大为痰，短涩为虚。”

《张氏医通·卷五·诸痛门·头痛》：“寸口脉中手短者曰头痛，寸口紧急，或短或弦或浮皆头痛，浮滑为风痰，易治。短涩为虚，难治。浮弦为风，浮洪为火，沉细或缓为湿，寸弦曰头痛，寸口脉浮中风发热头痛。”

《订正太素脉秘诀·卷上·寸口上焦脉》：“寸部脉浮，主头风而眼目虚浮，体重，风寒齿痛，口眼㖞斜。”

《订正太素脉秘诀·卷下·七表八里》：“紧，头痛脑疼。”

《本草品汇精要·续集脉诀四言举要卷上·头痛脉证第六十二》：“头痛多弦，浮风、紧寒、热洪、湿细缓滑、厥痰气虚弦软；血虚微涩，肾厥弦坚，真痛短涩，此言头痛脉证之义也。头乃六阳所聚，弦乃阴脉，邪束于外，阳郁于中，安得不痛？故头痛者多弦，多弦不皆弦也，亦有脉浮而痛者属风脉，紧而痛者属寒脉，洪而痛者属热脉，细而痛者属湿脉，缓滑而痛者属痰脉，弦软而痛者属气虚脉，微涩而痛者属血虚脉，弦坚而痛者属肾虚，肾气厥逆。（《难经·六十难》所云）厥头痛者，是也厥痛不已，甚则入肾而为真头痛也，其脉短涩者，短则阳脱于上，涩则阴衰于下，若手足厥寒至节者，必死不治。虽然头痛不止此数种，五脏六腑皆能病此，但宜细察其脉与兼见之证，以别脏腑阴阳寒热虚实而施治焉，则万举万当矣。”

《四诊抉微·卷之六·切诊二十九道脉析脉体象主病·短（阴）》：“右寸短者，肺虚头痛。”

《四诊抉微·卷之七·切诊·弦(阳中之阴)》:“分部诗:寸弦头痛膈多痰,寒热癥瘕察左关,关后胃寒心腹痛,尺中阴疝脚拘挛。分部主病:滑、汪合曰,左寸弦,头痛盗汗,浮弦沉大心痛;右寸弦,头痛痰嗽。左关弦,寒热癥瘕;右关弦,胃寒腹痛,弦细少食怠惰。尺浮弦急,下部为痛(左尺,少腹腰脚痛),沉弦细涩,阴症寒羁。(右尺,足挛疝痛)”

《金匮翼·卷五·头痛统论·食积头痛》:“食积头痛者,食气上攻,胃气不清也。子和云:邪在胃而头痛者,必下之。其证必兼痞膈咽酸,噫败卵臭,或饱食则痛甚,其脉右手滑盛者是也。”

《脉因证治·卷二·头目痛》:“寸脉紧急或短,皆曰头痛。又浮而滑为风痰,主头目痛,脉反短涩者死;又卒然无所见者死;脑痛、脉缓大者死。太阳头痛,脉浮紧,恶风寒。少阳头痛,脉弦细,有寒热。阳明头痛,脉浮缓长,自汗。太阴头痛,脉沉缓,必有痰。厥阴头痛,脉浮缓,为冷厥。少阴头痛,脉沉细,为寒厥。左属风,右属痰。”

《医学指要·卷三·二十八脉指要》:“虚寒者必缓而迟细,为阳虚,为畏寒,为气怯,为头痛,为眩运,为痹弱,为痿厥,为怔悸健忘,为饮食不化,为骛溏飧泄,为精寒肾冷,为小便频数,女人为经迟血少,为失血下血,及中风产后皆有此脉。”“表邪实者浮大有力,以风寒暑湿外感于经,为伤寒瘴疟,为发热头痛,为鼻塞头肿,为筋骨肢体酸疼、痈毒等证。”

《类证治裁·卷之五·头风论治·头风脉候》:“浮为风,紧为寒。浮滑为风痰,洪数为风热。阳弦为头痛,细而坚为湿。弦而涩为气虚,芤为血虚。滑为痰厥,头痛脉急短涩者死。凡诊寸脉短者头痛,寸口紧急,或浮或短或弦,皆主头痛。”

《类证治裁·卷之六·头痛论治·头痛脉候》:“寸脉紧急,或浮弦,或短,皆头痛。浮滑为风痰,易治。短涩为虚,难治。浮弦为风,浮洪为火,细或缓为湿。”

《脉义简摩·卷六名论汇编》:“寸口脉浮者,伤风也……浮而数者,头痛也。”

《脉诀新编·卷二·诊杂病脉法》:“头痛阳弦,浮风紧寒,热必洪数,湿细而坚。气虚头痛,虽弦带涩。痰厥则滑,肾厥坚实。”

三、辨吉凶

《诊宗三昧·逆顺》有云:“诊切之要,逆顺为宝,若逆顺不明,阴阳虚实死生不别也。”通过舌脉等可以判断头痛的逆顺。一般而言,头痛之脉“头痛宜浮滑,忌短涩”。脉象可以判断头痛的生死,“伤寒头痛,脉洪大者可治,实牢者生,沉细者死”。若头痛甚而遍尽于脑,手足寒至节者,多是古人认为的头痛死症。

1. 辨逆顺

《三因极一病证方论·卷之十六·头痛证治》:“头者诸阳之会,上丹产于泥丸宫,百神所集。凡头痛者,乃足太阳受病,上连风府眉角而痛者,皆可药愈;或上穿风府,陷入于泥丸宫而痛者,是为真头疼,不可以药愈,夕发旦死,旦发夕死,责在根气先绝也。原其所因,有中风寒暑湿而疼者,有气血食饮厥而疼者,有五脏气郁厥而疼者。治之之法,当先审其三因,三因既明,则所施无不切中。”

《灵枢识·卷四·厥病篇第二十四》:“头痛有二,上文言厥头痛者可治,此言真头痛者不可治。盖头为诸阳之会,四肢为诸阳之本。若头痛甚而遍尽于脑,手足寒至节者,以元阳败竭,阴邪直中髓海,故最为凶兆。”

《证治准绳·杂病第四册·诸痛门·头痛》:“天门真痛,上引泥丸,夕发旦死,旦发夕死。为脑为髓海,真气之所聚,卒不受邪,受邪则死,不可治。”

《杂病心法要诀·卷五·头痛眩晕死证》:“真头痛,痛连脑内,手足青冷至肘膝之节,朝发夕死。凡头痛眩晕,时时迷冒,及头目卒然大痛,目视不见,或泻多之后,皆凶证也。”

2. 辨转归

《三因极一病证方论·卷之十六·头痛证治》:“头者诸阳之会,上丹产于泥丸宫,百神所集。凡头痛者,乃足太阳受病,上连风府、眉角而痛者,皆可药愈。”

《医方选要·卷之五·头痛门》:“头风之证与头痛无异,但有新久去留之分耳。浅而近者,名头痛,其痛卒然而至,易于解散速安也。深而远者,名头风,其痛作止不常,愈后触感复发也。此头痛、头风深浅之不同也。其脉短涩者,难治;浮滑者，易治。若细分六经用药之法，以明湿热、寒湿之证，东垣论之详矣，兹不复论。”

《医学心悟·卷二·太阳经证·头痛》：“又问曰：伤寒传经至厥阴，亦有头痛，何也？答曰：厥阴证，头痛脉浮，是里邪达表，欲得汗解也，宜微表之。又问曰：阳明腑病，口渴便闭，亦有头痛何也？答曰：阳明之经络于头目，因其腑热熏蒸，上攻于头目之间，以致头痛。夫经病可以传腑，腑病亦可以连经，此相因之至理。然必有其实有腑证，方可用白虎清之。若在恶寒发热初起之时，则为外感风寒，不得与阳明腑病同类混称也。”

3. 辨生死之脉

《脉经·卷四·诊百病死生诀第七》：“头痛，腹痛而吐，脉来细强，十二日死。八九日头不疼，身不痛，目不赤，色不变，而反利，脉来牒牒，按之不弹手，时大，心下坚，十七日死。”

《察病指南·卷下·审诸病生死脉法·伤寒类》：“伤寒头痛，脉洪大者可治，实牢者生，沉细者死。”

《诊家正眼·卷一·诸病宜忌之脉》：“头痛宜浮滑，忌短涩。”

《四诊抉微·卷之八·切诊·病脉宜忌》：“头痛多弦，浮紧易治，如呈短涩，虽救何及。”

《脉确·诸病死脉》：“头痛，脉短涩者死。”

《南病别鉴·卷下·辨虚头痛第十五》：“虚头痛脉弦而大，弦则为寒，大则虚(主脑)。痛极不堪喜得按，日夜呼叫语声嘶(大证据)。其痛或专在额上遍头皆痛亦有之。急宜参苓耆术加附子，此症失治危即死。”

【论治法】

一、概论

头痛治法，首辨虚实，再辨气血阴阳，内感外伤。外感头痛，要分别三阴三阳之异。因其病变过程较为复杂，临床常见虚实夹杂的情况，故辨证时应全面分析，或攻或补，随证治之，不可犯虚虚实实之戒，以免贻误病情，甚则变生他证。

《仁斋直指方论·卷之十九·头风·附东垣头痛论》：“凡头痛皆以风药治之者，总其大体而言之也。高巅之上，惟风可到，故味之薄者，阴中之阳，乃自地升天者也。然亦有三阴三阳之异。故太阳头痛，恶风，脉浮紧，川芎、羌活、独活、麻黄之类为主；少阳经头痛，脉弦细，往来寒热，柴胡为主；阳明头痛，自汗，发热，恶寒，脉浮缓长实者，升麻、葛根、石膏、白芷为主；太阴头痛，必有痰，体重，或腹痛，为痰癖，其脉沉缓，苍术、半夏、南星为主；少阴经头痛，三阴三阳经不流行，而足寒气逆，为寒厥，其脉沉细，麻黄、附子、细辛为主；厥阴头痛，项痛，或痰吐涎沫，厥冷，其脉浮缓，吴茱萸汤主之；诸血虚头痛，当归、川芎为主；诸气虚头痛，人参、黄芪为主。为主者，主治也。兼见何证，以佐使药治之，此立方之大法也。气血俱虚头痛者，于调中益气汤中，少加川芎、蔓荆子、细辛，其效如神。半夏白术天麻汤，治痰厥头痛药也。青空膏，乃风湿热头痛药也。羌活附子汤，治厥阴头痛药也。如湿气在头者，以苦吐之，不可执方而治。”

《伤寒治例·头痛》：“发汗：伤寒无汗，发热恶寒，不恶风，麻黄汤。不大便六七日，头痛有热，小便清者，知不在里，仍在表也，当汗解。痛甚者必衄，葛根葱白汤、荆防散、川芎石膏汤。解肌：伤风汗出，发热恶风，不恶寒，桂枝汤。轻者，柴胡桂枝汤。温经：厥阴、少阴证，呕而吐沫，吴茱萸汤。夏月头痛，身冷自汗，此中暑湿，术附汤。清上：大头伤寒，须用酒炒黄芩、荷叶、羌活辈。攻下：表邪入里，不大便，有热，脉沉而滑，尺寸俱长，皆可下之。有热，不恶寒，反恶热，或不大便，小便赤者，胃实也，宜调胃主之。和解：邪在半表里，少阳往来寒热，脉弦细，宜小柴胡。发热头痛似疟，欲愈，麻桂各半汤。分利：夏月头痛，恶寒，心下烦躁不快，五苓散。清镇：自汗头痛，及风暑杂病，俱宜白虎，少加芎、荆芥尤妙，或竹叶石膏汤。吐：头痛及发寒热，脉紧寸大，即是痰饮，宜瓜蒂散吐之。敷痟：汗后不解，用芷、辛、乌辈，同葱白捣膏贴于额角。吹搐：汗后不解，用不卧散末吹之鼻内。”

《医方选要·卷之五·头痛门》：“体虚之人，或为风寒之气所侵，邪正相搏，伏而不散，发为偏正头疼，其脉多浮紧。又有胸膈停痰，厥而头痛。盖厥者，逆也，逆壅而冲于头也。痰厥之脉，时伏时见。亦有肾虚而气厥，并新沐之后，当风露卧，皆能令人头痛。当究其所因，因风邪则驱散之，痰厥则温利之，肾虚则补暖之。”

《古今医统大全·卷之五十三·头痛门·治法·治头痛须分内外为要》：“风、寒、暑、湿、火、热皆外邪，气、血、痰、饮、五脏之证，皆内邪，宜随其气血、痰饮、七情、内火，分虚实寒热，而调其内，治其外也。然气血虚而用补，宜用东垣之法，若三因等方，用附子以治气虚，此则从阳虚立意，非人身平和之血气也。若夫年久偏正头风者，多因内挟痰涎，风火郁遏经络，气血壅滞之证，然亦有血虚者，须宜分别以治之。”

《简明医彀・卷之五・头痛》：“矧面为五脏精华，头为六阳会首。宜疏风散邪，兼清火养血，此其大略也。尤当分别六经及气血寒热、湿痰新久为要。”

《症因脉治・卷一・头痛论・附大头症》：“凡治病必先治其痛。如气虚冒风寒，荆防芎苏饮，内服外熏，痛愈以四君子汤补气；血虚有火，知柏四物汤，痛止，服当归补血汤。然头痛第一要详审胃家无滞者，可用上二法。若胸次欠适，即为痰饮凝滞，又要平胃化滞，以头痛皆因胸前凝滞而起，胸前凝滞，则胃阳不能上布，易于感邪，故平胃保和散。治头痛要著，无论内伤头痛，即外感之痛亦用之。以外感表邪，必要宣通胃阳，方能作汗外解，故疏散胃滞，为发汗散邪妙诀。夫发汗散邪，人人知之，欲散外邪，先散胃滞，使胃阳敷布作汗，人所不知也。”

《症因脉治・卷一・头痛论・内伤头痛》：“若气虚者，家秘和中汤。血亏者，家秘芎归汤。膏粱积热者，栀连平胃散。酒湿上冲，葛根解酲汤。积痰留饮者，半夏天麻汤、导痰汤。食积作痛者，平胃保和汤。肝胆有火者，清空膏、柴胡清肝饮、泻青汤。”

《张氏医通・卷五・诸痛门・头痛》：“痰多，加味导痰汤。风毒，消风散。血虚，芎归汤加葱、豉、全蝎。气虚，六君子加葱、豉。气滞，苏子降气汤。痰多宜吐者，稀涎散，或栀子豉汤加葱白。火郁宜下者，凉膈散加清酒。痰火俱盛者，滚痰丸。头痛诸药不效，其痛更甚者，此督脉为病也，宜茸朱丹。上热头痛目赤，下寒足骱为甚，大便微秘，即济解毒汤。大寒犯脑，内至骨髓，则头痛齿亦痛，羌活附子汤。头痛干呕吐涎沫，吴茱萸汤。风气循风府而上，则为脑风，项背恶寒，脑户极冷，当归四逆汤。因发散太过，头痛转剧，小建中加当归、童便。风火相煽，额与眉棱俱痛，选奇汤加葱、豉。徇蒙招尤，目瞑耳聋，肝虚风动也，六君子加钩藤、羌、防、芎、归、甘菊。头痛耳鸣，九窍不利，肠胃之所生，或劳役动作则痛，此气虚火动也，补中益气加川芎、蔓荆子。胃热火炎，动作则痛，烦渴引饮，面赤便秘者，川芎茶调散加酒炒芩、连、栀子、石膏。势盛脉实者，酒炒大黄末五钱，浓茶调服。血虚痛连鱼尾，四物加人参、细辛、蔓荆。有霉疮毒发头痛，颐下左右如蚯蚓徐行入耳，顶上起疙瘩块，冷则痛甚者，山牛汤，不应，作结毒治之。头与腹俱痛有五，臭毒头痛，则与腹俱痛，一味香附，煎成放凉服。伤酒伤湿，亦有头腹俱痛，但伤酒食，则兼呕逆眩晕，《外台》茯苓饮加煨葛根。伤湿则腹隐隐痛，头重不能举，羌活胜湿汤，外用瓜蒂散搐鼻。有不伏水土头腹俱痛者，藿香正气散。有疮毒入腹，头与腹俱痛者，黄连解毒汤加腊茶。有头痛止则腹痛，腹痛止则头痛，此属脾阴血虚，胃中有火，随气辄上辄下而然，芎、归、芍药、黄连、木香，不应，加童便、香附、葱白。”

《张氏医通・卷五・诸痛门・头痛》：“偏头风者……先以川芎茶调散吐之，吐讫，可服川芎、薄荷等辛凉清上搜风之剂。偏头风，亦先风一日即发，湿痰与火伏头中，虽夏月常欲包裹，越婢汤加减。湿，加泔制苍术、黑豆制川乌。火，加姜汁炒山栀。左，加酒黄芩。右，加姜汁、煅石膏。湿热甚，连目肿者，加酒大黄。有邪风，加细辛、川芎、防风之类。妇人头风，兼白带甚者，用白蜀葵花七朵去蒂，川芎、当归各一钱，蕲艾八分，水酒各半煎成，乘热先熏后服。头风兼呕涎者，白槿树花，阴干焙脆为末，每服三钱，热酒调服，或用荷叶蒂七枚，生姜七片，陈芽茶一撮，水酒各半煎服。覆汗痉，头风脑中空痛，用当归、川芎各三钱，黄牛脑子一个，和匀分三次，热酒送下，尽醉卧醒即愈。头风诸药不效，用大附子一只切片，同绿豆一升煮熟，去附子，但服绿豆及汁即愈。偏头风，左属风者则浮肿，荆芥、薄荷；左属血者则疼热，川芎、当归；右属痰者必体肥，苍术、半夏；左属热者必形瘦，黄芩、石膏。产后须倍用芎、归。遇寒即痛者，属寒伏于脑，用《金匮》头风摩散。一法，用川乌末，醋调涂痛处。又法，荜茇、细辛为末，猪胆汁调搐鼻中，蓖麻子五钱去皮，大枣十五个擘，共捣烂，涂纸上，用箸卷之，去箸纳鼻中，良久取下清涕即止；或牙皂末吹鼻中取嚏。又法，以红娘子七枚，茴香七瓣，研为细末，同葱白头七个，连须研烂，涂痛处，痛止，永不再发，不拘偏正皆效。又外用诸方，如搐鼻瓜蒂散、透顶散、蓖麻贴法、一字散、一滴金、火筒散等，皆应用之药。然不若用蒸法最效，方用川芎半两，晚蚕砂二两，僵蚕如患者年岁之数，以水五碗，煎至三碗，就砂锅中以厚纸糊满，中开钱大一孔，取药气熏蒸痛处，每日一次，虽年久者，不过三五次，永不再发。平时置新鲜木瓜于枕边，取香气透达，引散肝风，亦良法也。"

《医学心悟·卷三·头痛》："偏头风者，半边头痛，有风热，有血虚。风热者，筋脉抽搐，或鼻塞，常流浊涕，清空膏主之；血虚者，昼轻夜重，痛连眼角，逍遥散主之。""然有内伤、外感之异，外感风寒者，宜散之。热邪传入胃腑，热气上攻者，宜清之。直中证，寒气上逼者，宜温之。"

《幼科心法要诀·头痛门·头痛总括》："小儿头痛分表里，里属内热表寒风，风寒外闭须疏散，内热熏蒸以清攻。"

《杂症会心录·卷上·头痛》："头痛一症，病家视其微疾而轻忽之。医家尽认伤寒而妄治之，药投而病渐增，病增而药愈乱，束手无策，待毙莫救，此辨之不可不早也。夫《经》言外感有头痛，内伤亦有头痛，岂容混治，而无所区别。第外感头痛，有痛在阳经，有痛在阴经，如太阳、阳明、少阳头痛属阳经，厥阴头痛属阴经。然其初发，必寒热，其背必酸痛，其项必强痛，其目珠额前痛，其耳聋两胁痛，其脉必紧数；其厥阴无身热呕而吐沫。若素无头痛之患，而忽然暴发痛，兼表症，痛亦隐稳，及按之摩之，缚束之，而痛不定者，乃外感之头痛，治在风池、风府，调其阴阳，汗在表而散在巅，清在阳而温在阴也。内伤头痛，有痛在阴虚，有痛在阳虚，如火升巅顶作痛者，必烦躁内热，面赤口渴，大便秘结，其脉必大数而空，或细数而弦，属阴虚；如寒冲髓海作痛者，必羞明畏寒，手足厥冷，面多青惨，大便溏泄，其脉必细迟而微，或虚大无力，属阳虚。然其初发无寒热，无急痛，不可忍，其精神必倦怠，其饮食必不甘。若素有头痛之患，忽然暴发痛，无表症，阴分痛甚，及按之、摩之、缚束之而痛稍缓者，乃内伤之头痛，治在水火二脏，调其营卫，补真阴而益元阳，病在上而治在下也。夫六腑清阳之气，五脏精华之血，皆会于头，为至清至高之处，故为天象。谓之元首至尊，而不可犯者也。凡手之三阳从手走头，足之三阳从头走足，以为常度，则无头痛之患。苟外因风寒雾露之触，内因痰火湿热之薰，及偏正头风之症，虽痛不见杀人于数日之间，而杀人于数日之间者，则为内伤之真头痛也。盖脑为神藏，谓之泥丸宫，而精髓藏焉。人生精气，实于下则髓海满于上，精神内守，病安从来。无如以酒为浆，以妄为常，醉以入房，以欲竭其精，以耗散其真，致肾气不充，而髓海空虚，肾阴不足，而阴火冲逆，肾阳不壮而寒气通脑，医者不达其故，复投羌防辛芷之属温之散之，夫既亏在阴矣，我又从而温之，不益亏其真阴乎！既亏在阳矣，我又从而散之，不愈亏其真阳乎！无怪乎变症蜂起，痛极而厥。吾见神为之昏，目为之定，牙为之噤，舌为之黑，面为之戴阳，手足为之抽掣，语言为之谵妄。斯时真知其亏在阴也，则用六味归芍汤，加人参、童便之属，壮水之主，以镇阳光。真知其亏在阳也，则用八味养血汤，加人参、鹿茸之属，益火之原，以消阴翳。此症尤惟妇人血海空虚者，多有此患，安可不法《内经》精则养神、柔则养筋之旨，而以补元为汲汲耶？奈何庸碌之辈，不明肝肾为髓海之原，精气为神藏之根，一见头痛，概以伤寒目之，湿热疑之，食滞谓之。人事清则日病在伤寒三阳经，人事昏则日病在伤寒厥阴经，及至病势危笃，险症叠见，医者尚引伤寒书需待用药，不知病者竟以头痛剧而顷刻亡，医术不精，误人性命，有令人不寒而栗者矣。夫痛在经者，轻而易治；痛在脏者，重而难疗。若头风而害目者，肝阴亏则内风动摇，邪害空窍，痛在经也。头痛而昏愦者，脑藏伤则神志失守，心火不宁，痛在脏也。头痛而痰厥者，阳虚则气寒而饮聚，阴虚则火炽而液凝，经脉不行，阴阳之气，不相顺接也。头痛而积热在阳明，实火实痰为疟，脉洪数大而有力者，则又利于清凉攻下也。头痛而红肿壮热，口渴脉浮数而有力者，此大头天行时热之邪，宜从疫法治也。头痛而手足寒，且青至节，脉悬悬欲绝者，此危脱之症，旦发夕死，夕发旦亡，不及药治，药亦不能治也。予因阅历头痛之害，病家之愚，医药之误，伤人之速，故作是篇，敢谓后学之准绳，亦令其触目警心，不敢以人命为儿戏耳。"

《本草备要·卷之一·草部·蒺藜》："凡头痛不止者属外感，宜发散。乍痛乍止者属内伤，宜补虚。又有偏头痛者，左属风与血虚，右属痰热与气虚，腰痛亦有肾虚、气滞、痰积、血瘀、风寒、湿热之不同。凡挟虚、挟风湿者，宜葳蕤。”

《医学举要·卷三·杂症合论》：“头痛一症，须分三阳及厥阴治之。外风内风，阳虚火郁，无不有之，最宜详审。头风有偏正之分，偏者主乎少阳，或补或泻，总以柴胡为要。伤及肝阴者，咸凉柔镇。正者有气虚血虚，痰厥肾厥，阴伤阳浮，火亢邪风之不同。”

二、调理脏腑

脾主升清，肝主疏泄，肾主闭藏。脾失健运，气血生化乏源，清阳不升，脑失所养；肝气郁结，郁而化火，肝火上扰；肾精不足，脑髓空虚，不同则痛，均可发为头痛。因此，调理脏腑，使脏腑功能正常有序，则头痛自解。

1. 培补肝肾

《医学心悟·卷三·头痛》：“肾厥头痛者，头重足浮，腰膝酸软，《经》所谓下虚上实是也。肾气衰，则下虚，浮火上泛，故上实也，然肾经有真水虚者，脉必数而无力；有真火虚者，脉必大而无力。水虚，六味丸；火虚，八味丸。”

《杂症会心录·卷上·头痛》：“盖脑为神藏，谓之泥丸宫，而精髓藏焉。人生精气，实于下则髓海满于上，精神内守，病安从来。无如以酒为浆，以妄为常，醉以入房，以欲竭其精，以耗散其真，致肾气不充，而髓海空虚，肾阴不足，而阴火冲逆，肾阳不壮而寒气通脑，医者不达其故，复投羌防辛芷之属温之散之，夫既亏在阴矣。我又从而温之，不益亏其真阴乎！既亏在阳矣，我又从而散之，不愈亏其真阳乎！无怪乎变症蜂起，痛极而厥。吾见神为之昏，目为之定，牙为之噤，舌为之黑，面为之戴阳，手足为之抽掣，语言为之谵妄。斯时真知其亏在阴也，则用六味归芍汤，加人参、童便之属，壮水之主，以镇阳光。真知其亏在阳也，则用八味养血汤，加人参、鹿茸之属，益火之原，以消阴翳。此症尤惟妇人血海空虚者，多有此患，安可不法《内经》精则养神、柔则养筋之旨，而以补元为汲汲耶？奈何庸碌之辈，不明肝肾为髓海之原，精气为神藏之根，一见头痛，概以伤寒目之，湿热疑之，食滞谓之。”

2. 引火归元

《医学指要·卷五·辨伤寒中寒假热假胀之要》：“有头痛者，虚上冒上也，其脉必浮大而无力，宜温下元以藏龙火，此引火归原之法，以治假热之症也。”

三、气血论治

气血生化不足，清阳不升，脑失所养，而致头痛。气血不足，外邪易客于阳经，亦可致头痛。血行不畅，瘀血阻于脑络，或阻于经脉，不通则痛。气机上逆，干遏清道，不得运行，常致头痛。因此，头痛可从气血论治。

1. 气血兼调

《周慎斋遗书·卷九·头痛》：“头痛虽在上焦气分，然气分有病，实由血分致之也，故治上宜兼血。”

《妇科秘书·头痛论》：“人身之中，气为阳，血为阴，阴阳和畅，斯无病矣。夫头者，诸阳之会也，产后去血过多，阴气已亏，而虚阳失守，上凑于头，则令头痛，但补其血，则阳气得纵，而头痛自止。”

2. 滋阴补血

《内经博议·附录·缪仲醇阴阳脏腑虚实论治》：“偏头痛属血虚，肝家有热，不急治之，久之必损目，宜养血清虚热，甘寒、酸寒、辛寒。”

《校注医醇賸义·卷四·诸痛·头痛》：“血虚头痛者，自觉头脑俱空，目眊而眩，养血胜风汤主之。”

四、祛除病邪

风、寒、热、痰是头痛常见的病理因素和实邪，常合而为患，而致气机上逆，上攻头痛，治宜祛除。

1. 温经散寒

《脉经·卷七·病可温证第九》：“师曰：病发热头痛，脉反沉。若不瘥，身体更疼痛，当救其里，宜温药，四逆汤。”

《伤寒治例·头痛》：“温经：厥阴、少阴证，呕而吐沫，吴茱萸汤。夏月头痛，身冷自汗，此中暑湿，术附汤。”

《医学真传·头痛》：“今阳虚头痛，乃阴寒蔽日，逆于髓海，不能上巅至项，以行于背，反从阳入阴，以行于腹。是以头痛不已则心烦，心烦者，阳光逆于气海也；心烦不已则呕吐，呕吐者，阳光逆于谷海也；呕吐不已则神昏，神昏者，阳光逆于血海也。头痛至神昏，则入阴之尽，如日沉海底矣。在天则万方崩陷而大荒，在人则阳光绝灭而身死。

不知其源，妄投汤药，至治之不效。有云肝风入脑者，有云客寒犯脑者，有云真头痛者，其言如是，而散风、散寒之药，终以不免。岂知散之之法，非所以治之，适所以害之旨哉！《灵枢·四海论》云：得顺者生，得逆者败；知调者利，不知调者害。其即日逆于海之头痛，而医者倒行逆施，不善治而致死之谓欤！"

《医学心悟·卷三·头痛》："真头痛者，多属阳衰。头统诸阳，而脑为髓海，不任受邪，若阳气大虚，脑受邪侵，则发为真头痛，手足青至节，势难为矣。速用补中益气汤，加蔓荆子、川芎、附子并进八味丸，间有得生者，不可忽也。"

2. 清热散火

《医学心悟·卷三·头痛》："雷头风者，头痛而起核块，或头中雷鸣，多属痰火，清震汤主之。客寒犯脑者，脑痛连齿，手足厥冷，口鼻气冷，羌活附子汤主之。胃火上冲者，脉洪大，口渴饮冷，头筋扛起者，加味升麻汤主之。""大头天行者，头肿大，甚如斗，时疫之证也，轻者名发颐，肿在耳前后，皆火郁也，普济消毒饮主之，更加针砭以佐之。"

《杂症会心录·卷上·头痛》："头痛而积热在阳明，实火实痰为疟，脉洪数大而有力者，则又利于清凉攻下也。"

《四诊抉微·卷之三问诊·十问篇·三问头身》："凡火盛于内，而为头痛者，必有内应之症。或在喉舌，或在耳目，别无身热恶寒，在表等候者，此热盛于上，病在里也。察在何经，宜清宜降，高者抑之，此之谓也。若用轻扬散剂，则火必上升，而痛愈甚矣。"

《疫疹一得·卷上·疫疹之症·头痛倾侧》："头额目痛，颇似伤寒，然太阳、阳明头痛，不至于倾侧难举，而此则头痛如劈，两目昏晕，势若难支。总因毒火达于两经，毒参阳位。用釜底抽薪之法，彻火下降，其痛立止，其疹自透。误用辛香表散，燔灼火焰，必转闷证。"

《针灸逢源·卷六·论治补遗·头痛》："久头痛而略感风寒便发，须重绵包裹者，此属郁热，盖本热而标寒也。因其本有郁热，毛窍长疏，故风寒易入，内热闭逆为痛，惟泻火凉血，佐以辛温散表。头痛虽各经皆有火证，阳明为最，正以阳明胃火盛于头面，而直达头维故其痛必甚。脉必洪，多内热口渴，其或头脑振振痛而兼脉绝无表邪者，必火邪也。白虎汤加生地、麦冬、木通、泽泻，他经则芍药、花粉、芩、连、知、檗、龙胆、栀子择用之，但治火不宜佐以升散，盖外邪之火，可散而去，内郁之火，得升愈炽矣。"

3. 降逆制火

《神农本草经疏·卷一·续序例上·论制方和剂治疗大法》："阴虚则水不足以制火，火空则发而炎上，其为证也，为咳嗽，为多痰，为吐血，为鼻衄，为齿衄，为头痛，为齿痛，为眼痛，为头眩，为晕，为眼花，为恶心，为呕吐，为口苦舌干，为不眠，为寒热，为骨蒸，是为上盛下虚之候。宜用苏子、枇杷叶、麦门冬、白芍药、五味子之属以降气，气降则火自降，而气自归元。而又益之以滋水添精之药，以救其本，则诸证自瘳。此病宜降之类也。设宜降而妄升，当升而反降，将使轻变为重，重必毙矣。"

4. 化痰祛湿

《丹溪心法·卷四·头痛六十八》："头痛多主于痰，痛甚者火多。有可吐者，可下者。"

《医学心悟·卷三·头痛》："痰厥头痛者，胸膈多痰，动则眩晕，半夏白术天麻汤主之。"

5. 解表祛邪

《伤寒治例·头痛》："发汗：伤寒无汗，发热恶寒，不恶风，麻黄汤。不大便六七日，头痛有热，小便清者，知不在里，仍在表也，当汗解。痛甚者必衄，葛根葱白汤、荆防散、川芎石膏汤。""解肌：伤风汗出，发热恶风，不恶寒，桂枝汤。轻者，柴胡桂枝汤。"

《明医杂著·卷之三·续医论·头痛》："殊不知因其本有郁热，毛窍常疏，故风寒易入，外寒束其内热，闭逆而为痛。辛热之药，虽能开通闭逆，散其标之寒邪，以热济热，病本益深，恶寒愈甚矣。惟当泻火凉血为主，而佐以辛温散表之剂以从法治之，则病可愈，而根可除也。"

《四诊抉微·卷之五·切诊·无脉》："汪子良曰：伤寒头痛发热，一手或两手无脉，此寒邪在表，不得发越之故，必邪汗也，当攻之。"

五、体质论治

方药者，死生之道，不可不察，治头痛方药多数快利疾滑，患其弊有余而治不足，古代医家处方用药莫不慎辨虚实，对待妇人、产后等用药宜慎，其处方经验尤当详参。

1. 治产后头痛

《冯氏锦囊秘录·女科精要卷十八·产后杂症门·产后头痛》："头者，诸阳之会也。产后五脏皆虚，胃气亏弱，饮食不充，而虚阳失守，上凑于头，阳实阴虚，则令头痛。间有败血头痛者，总浊气在上也。虽有身热、恶寒之候，只宜生化汤加减，慎不可用羌独等药。盖此由真阳亏损，浊阴得以犯上，陷入髓海，为胀为痛，是非清阳升复，则浊阴不降，在里内起之邪为病，非若外入之邪可表而愈也。"

《竹林女科证治·卷三·保产下·头痛》："产后头痛多由血虚，其证朝轻夜重，时作时止，虽太阳巅顶亦痛，惟眉棱骨不痛，不可作外感治。"

2. 治妇人头痛

《万氏秘传外科心法·卷之十二·妇人四症·头风症》："头风症惟妇人最多，盖由产后败血过甚而伤风受冷，或月水来多而受湿感寒，血气虚弱，风寒来顶，致头松弛而畏冷怕风，脑如空筒而髓枯血干，炎天裹包怕寒目如瞑，胀酸痛不止。宜人参四物汤、黄芪补虚汤、防风胜湿汤，更灸风池穴、巅顶穴可愈。"

六、分经论治

三阳经皆走于头，外邪侵袭各经，其痛处及伴随症状不同，治法亦各不相同。可根据头痛不同的部位，判断所属经络，再按照经络特点分别论治。如眉棱骨痛属足阳明经，额角痛属少阳经。

《儒门事亲·卷四·头痛不止三十七》："夫头痛不止，乃三阳之受病也。三阳者，各分部分：头与项痛者，是足太阳膀胱之经也；攒竹痛，俗呼为眉楞痛者是也；额角上痛，俗呼为偏头痛者，是少阳经也；如痛久不已，则令人丧目。以三阳受病，皆胸膈有宿痰之致然也。先以茶调散吐之；后以香薷饮、白虎汤投之则愈。然头痛不止，可将葱白须、豆豉汤吐之；吐讫，可服川芎、薄荷辛凉清上，搜风丸、香芎散之类。仲景曰：葱根、豆豉，亦吐伤寒头痛。叔和云：寸脉急而头痛是也。"

《玉机微义·卷三十四·头痛门·诸经内外头痛用药法》："太阳头痛，恶风寒，川芎。少阳头痛，往来寒热，脉弦，柴胡。阳明头痛，自汗，发热恶热，白芷。太阴头痛，体重痰实，腹痛，半夏。少阴头痛，三阴三阳经不流行而足寒逆，为寒厥头痛，细辛。厥阴头痛，项痛，脉微浮缓，欲入太阳，其疾痊，亦当用川芎。《宝鉴》作藁本，一作吴茱萸。气虚头痛，黄芪。血虚头痛，当归。《宝鉴》作川芎。下同。诸气血俱虚头痛，黄芪、当归。伤寒太阳头痛，麻黄汤、桂枝汤。阳明头痛，白虎汤。少阳头痛，柴胡汤。太阴头痛，脉浮，桂枝汤；脉沉，理中汤。少阴头痛，脉沉微热，麻黄附子细辛汤。厥阴头痛，外伤本经，桂枝麻黄各半汤。呕而微吐水，吴茱萸汤。[按]此与后论重出者众，然中间药味略有不同，故两存之。

东垣头痛论：'金匮真言论'云：东风生于春，病在肝，俞在头项。故春气者，病在肝，俞在头项；故春气者，病在头。又，诸阳会于头面，如足太阳之脉，病冲头痛。足少阳之脉，病头角额痛。夫风从上受之，风寒伤上，邪从外入，客于经络，令人振寒，头痛身重，恶寒，治在风池、风府。调其阴阳，不足则补，有余则泻，汗之则愈，此伤寒头痛也。头痛耳鸣，九窍不利者，肠胃之所生，乃气虚头痛也。心烦头痛者，病在膈中，过在手巨阳少阴，乃湿热头痛也。如气上不下，头痛巅疾者，下虚上实也，过在足少阴巨阳，甚则入肾，寒湿头痛也。如头半边痛者，先取手少阳、阳明，后取足少阳、阳明，此偏头痛也。有真头痛，甚则脑尽痛，手足寒至节者，死不治。有厥逆头痛者，所犯大寒，内至骨髓。髓者以脑为主，脑逆，故令头痛，齿亦痛。凡头痛者木也，风则温也，治以辛凉，秋克春之意。故头痛皆以风药治之者，总其大体而言之。

高巅之上，惟风可到，故味之薄者，阴中之阳，乃自地升天者也。然有三阴三阳之异，故太阳头痛，脉浮紧，恶风寒，川芎、羌活、独活、麻黄之类为主。少阳经头痛，脉弦细，往来寒热，柴胡为主。阳明头痛，身热，目疼鼻干，恶寒发热恶热，其脉浮缓而长，升麻汤，或石膏、白芷为主。太阴头痛，必有痰，体重，或腹痛，为痰癖，其脉沉缓，苍术、半夏、南星为主。少阴经头痛，三阴三阳经不流行，而足寒气逆，为寒厥，其脉沉细，麻黄附子细辛汤为主。厥阴头痛、项痛，或吐痰沫，厥冷，其脉浮缓，吴茱萸汤主之。诸血虚头痛，当归、川芎为主。诸气虚头痛，人参、黄芪为主。为主者，主治也，兼见何证，以佐使药治之，此立方之大法也。气血俱虚头痛者，于调中益气汤中少加川芎、蔓荆子、细辛，其效如神。半夏白术天麻汤，治痰厥头痛药也。青空膏，乃风湿热头痛药也。羌活附子汤，厥逆头痛药也。如湿气在头者，以苦吐之，不可执方而治。

［按］此论头痛，至为详悉。首言伤寒内伤头痛，历引《内经》，以明湿热、寒湿、偏头痛、真头痛、厥逆头痛等证，细分六经用药之法，后世无以加矣。”

《症因脉治・卷一・头痛论・外感头痛》：“宜详天行、自感、属何经所主。若在太阳经者，选奇方。在阳明经，清震汤。在少阳经，清空膏。在少阴经，独活细辛汤。在太阴经，苍术除湿汤。在厥阴经，头痛、吐涎沫者，吴茱萸汤主之。因于风者，加风药；因于寒者，加热药；因于暑湿者，加凉燥之药；因于燥热者，加清润之药。运气加临，须详运气用药。又少阳头痛，耳前后脉涌有热，刺出其血，故余家秘治头痛，不按经穴，随其所痛之处而刺之，则不必出血而痛即减。此宗《内经》缪刺之法也。”

《伤寒捷诀・头痛》：“三阳往往病头痛，随证须知识病因。太阳恶寒宜解表，羌和汤中倍用芎，蒸蒸发热阳明热，调胃承气方最真。少阳受病脉弦细，痛连项角耳中疼，或加口苦兼寒热，小柴胡症自分明。三阴本没头疼痛，头若疼时属厥阴，更有停痰能作祟，四肢厥逆痛难禁。”

《伤寒指掌・卷一・太阳本病述古・头痛》：“头痛虽属三阳，惟太阳独多，故头痛专主表，太阳头痛，必兼恶寒发热，表解自除。阳明头痛，在额前目鼻等处，无汗为表症，宜葛根汤加白芷、葱白等汗之。若自汗，不恶寒，反恶热，大便实，小便赤，当以阳明里症治之，承气汤。少阳头痛，在头角耳根，脉弦数，口苦是也，小柴胡去参，加川芎，有痰加栝蒌。”

《伤寒寻源・中集・头痛》：“太阳之为病，脉浮，头项强痛，而恶寒。是头项强痛专属太阳证，然他经亦互见。特太阳其专主耳，凡邪之自外而入者，必主头痛。如《经》云：太阳病，头痛发热，身疼腰痛，骨节疼痛，恶风无汗而喘者，麻黄汤主之。太阳病，头痛发热汗出恶风者，桂枝汤主之。此与发热同机，风寒之邪，自外而入，其脉主浮，故可发之使从汗解也。

其有不从太阳而从少阳者。《经》云：伤寒脉弦细，头痛发热者，属少阳。少阳不可发汗，此属胃，胃和则愈，胃不和则烦而悸。盖弦为少阳定脉，其头痛特邪之外溢于太阳，而非太阳之自病。故仲景特申发汗之禁，又太阳与少阳并病，头项强痛，或眩冒，时如结胸，心下痞硬者，慎不可汗，而亦不可下，汗下俱不可，而从少阳和解之法，仲景虽不言，在人因证善会矣。

阳明病尤忌发汗。《经》云：伤寒六七日，不大便头痛有热者，与承气汤。其小便清者，知不在里仍在表也，当须发汗。若头痛者必衄，此言风寒之邪，由表而入，热未入里，仍宜汗解，既入于里，则宜以承气汤下之矣。由此推之，湿热之邪，本在于里，而外溢于表。其初起每见头痛证，当以清里为主，微兼透表，里和则表自解，若徒与攻表，非但头痛不减，恐里证增剧矣。

太阴病亦有头痛者。《经》云：霍乱头痛发热身疼痛，热多欲饮水者，五苓散主之。寒多不用水者，理中汤主之。霍乱，太阴证也，头痛发热，是阴病有转阳之机，惟亟去其里寒，则病出于阳而可治矣。

少阴一经，与太阳相表里，太阳之脉浮，少阴之脉沉。《经》云：病发热头痛脉反沉，若不瘥，身体疼痛，宜四逆汤。盖沉非太阳之脉，即不得同太阳发表之例，而与以大发其汗矣。

太阴少阴，其脉上至颈胸中而还，不循于头，应无头痛证。然阴阳出入，互相输应，其机正妙于转，不能呆执而论。至厥阴之脉，循喉咙之后，上入颃颡，连目眦，上出额，与督脉会于巅，病亦有头痛者。如《经》云：干呕吐涎沫头痛者，吴茱萸汤主之是也。厥阴头痛，往往直升巅顶，其有痛甚入连于脑，而手足寒者不治。

太阳经病不解，转传入府者，其人头痛而小便不利，治当不从经解，而从府解。如《经》云：服桂枝汤，或下之，仍头项强痛、翕翕发热、无汗、心下满微痛、小便不利者，桂枝去桂加茯苓白术汤主之。盖所以运胸中之阳，以化寒水之气，使从小便则解。故曰小便利则愈也。由是推之，其有热结于府，头痛小便不利，而又加以口渴，则宜以甘寒泻其府热，而头痛自愈，其法又可会矣。

太阳之邪并于上，则头项强痛，并于下则项背强痛。《经》云：太阳病项背强几几反汗出恶风者，桂枝加葛根汤主之；太阳病项背强几几无汗恶风者，葛根汤主之，此以有汗无汗分别风寒与发热同义。又《经》云：病者身热足寒，颈项强急，恶寒，时头热面赤，目脉赤，独头面摇，卒口噤背反张者，痉病也，另详痉门。又结胸者，项亦强如柔痉状，下之则和，宜大陷胸丸。盖气结于胸，则项牵连而强，故下之则和，此虽见项强证，而其邪又不关太阳也。"

七、外治法

除了汤药内治，古人总结出了一些治疗头痛的外治方法，相较而言，更具简便验廉的特点。如导引、吹搐、拔罐等法。

1. 导引按摩

《千金翼方·卷第十二·养性·养性禁忌第一》："清旦初以左右手摩交耳，从头上挽两耳又引发，则面气通流。如此者令人头不白、耳不聋。又摩掌令热以摩面，从上向下二七过，去皯气，令人面有光。又令人胜风寒，时气寒热头痛，百疾皆除。"

《外台秘要·卷第十五·头风及头痛方一十首》："养生方导引法云：一手拓颐向上极势，一手向后长舒，急努四方显手掌，一时俱极势四七，左右换手皆然，拓颐手两向，共头欹侧，转身二七，去臂膊头风眠睡。又云：解发东向坐，握固不息一通，举手左右导引，手掩两耳治头风，令发不白，以手复捋五通脉也。又云：热食枕手卧，久成头风目涩。又云：端坐伸腰，左右倾头，闭目，以鼻内气，除头风，自极七息止。又云：头痛以鼻内徐吐出气三十过休。又云：欲治头痛闭气令鼻极，偃卧乃息汗出乃止。又云：叉两手头后，极势振摇一七，手掌翻覆安之二七，头欲得向后仰之，一时一势，欲得欹斜四角急挽之三七，去头掖膊肘风。"

《动功按摩秘诀·头痛症》："设有头痛诸疾，可于百会穴掐五七十度，擦五七十度，兼静功。百会穴乃督脉经，在头正中间，先鼻中直上，分路正直，用草心前眉间量至后发际，除在耳尖量至右耳尖，当中折断，手摩容豆许是穴也。兼治脱肛。设有诸颈风疼及脑泄鼻衄，可于上星穴掐五七十度，擦五七十度，兼静功。上星穴乃督脉经，在头，男左女右。用草心自手掌后横纹量至中指尽处，然后移至鼻尖上，牵至胸上尽处是穴。设有头痛，可于囟会穴掐五七十度，擦五七十度，兼静功。囟会穴乃督脉，在上星穴一寸陷中，可容豆许是穴。设有头风筋挛、衄血等症，可于风府穴掐五七十度，擦五七十度，兼用静功。其风府穴乃督脉之经，在项后两骨正中间，入发际内一寸，与风池相平是其穴也。设有头风，可于风池穴掐五七十度，擦五七十度，兼静功。风池穴乃是足少阳胆经，在耳后大筋内，入发际五分，风府两旁各开二寸是穴也。或有偏正头风，用太阳风池、合谷者，或有脑泄用上星者，皆宜查明穴法，如前参用，必细心按穴掐擦。"

2. 吹搐法

《伤寒治例·头痛》："吹搐：汗后不解，用不卧散末吹之鼻内。"

3. 其他外治法

《明医杂著·卷之三·续医论·头痛》："若夫偏正头风，久而不愈，乃内挟痰涎，风火郁遏经络，气血壅滞，甚则目昏紧小，二便秘涩。宜砭出其血，以开郁解表。"

《痧胀玉衡·卷之下·头痛痧》："痧毒中于脏腑之气闭塞不通，上攻三阳颠顶，故痛入脑髓，发晕沉重，不省人事，名真头痛。朝发夕死，夕发旦死，急刺破巅顶，出毒血以泄其气。药惟破其毒气，清其脏腑为主。痧毒中于脏腑之血，壅瘀不流，上冲三阳头面肌肉，故肌肉肿胀，目闭耳塞，心胸烦闷。急刺破巅顶及诸青筋，出毒血。药宜清其血分，破其壅阻为要。"

《本草纲目拾遗·卷二火部·火罐气》："火罐，江右及闽中皆有之，系窑户烧售，小如人大指，腹大，两头微狭，使促口以受火气，凡患一切风寒，皆用此罐。以小纸烧见焰，投入罐中，即将罐合于患处；或头痛则合在太阳脑户或巅顶，腹痛合在脐上，罐得火气合于肉，即牢不可脱，须待其自落。患者但觉有一股暖气从毛孔透入，少顷火力尽则自落，肉上起红晕，罐中有气水出。风寒尽出，不必服药。治风寒头痛，及眩晕、风痹、腹痛等症。"

八、治法禁忌

1. 头痛不可尽作伤寒

《杂症会心录·卷上·头痛》："头痛一症，病家视其微疾而轻忽之。医家尽认伤寒而妄治之，药投而病渐增，病增而药愈乱，束手无策，待毙莫救，此辨之不可不早也。"

2. 阳虚头痛莫用散法

《医学真传·头痛》："今阳虚头痛，乃阴寒蔽日，逆于髓海，不能上巅至项，以行于背，反从阳入阴，以行于腹，是以头痛不已则心烦。心烦者，阳光逆于气海也；心烦不已则呕吐，呕吐者，阳光逆于谷海也；呕吐不已则神昏，神昏者，阳光逆于血海也。头痛至神昏，则入阴之尽，如日沉海底矣。在天则万方崩陷而大荒，在人则阳光绝灭而身死。不知其源，妄投汤药，至治之不效。有云肝风入脑者，有云客寒犯脑者，有云真头痛者，其言如是，而散风、散寒之药，终以不免。岂知散之之法，非所以治之，适所以害之，旨哉！《灵枢·四海论》云：得顺者生，得逆者败；知调者利，不知调者害。其即曰逆于海之头痛，而医者倒行逆施，不善治而致死之谓欤！"

《医学实在易·卷二·表证条·续论》："阴寒头痛乃阴盛阳虚，所谓阳虚头痛者是也，非桂附参芪不能治之。世遇头痛之证，便谓外受风寒，即与发散。发散不愈，渐加寒凉，非芎、防、荆、羌即芩、连、栀、膏，风火头痛而遇此不致伤身，若阳虚头痛而遇，必致此殒命矣。可不慎哉！世有三阴无头痛之说，岂知阳虚头痛，纯属阴寒，阳几绝灭，病此者十无一生。"

3. 头痛不可专泥风药

《冯氏锦囊秘录·杂症大小合参卷六·头痛头风大小总论合参》："头痛不可专泥风药，愈虚其虚，使风入于脑，永不可拔。亦不可偏于逐火，使风火上乘空窍而从眼出，如腐之风火相煽，而成衣焉。谚云：医得头风瞎了眼，此之谓也。"

《校注医醇賸义·卷四·诸痛·头痛》："有因于火者，肝阳上升，头痛如劈，筋脉掣起，痛连目珠。当壮水柔肝，以熄风火，不可过用风药。盖风能助火，风药多则火势更烈也。羚羊角汤主之。"

4. 治头痛当分缓急

《奇效良方·卷之二十四·头痛头风大头风门》："治主病当缓者，谓阳邪在上，阴邪在下，本家病也，若急治之，不能解分而益乱也。治客以急者，谓阳分受阴邪，阴分受阳邪，此客气急除去之也。假令少阳阳明为邪，出于耳之前后也。阳明为邪者，首大肿也，先以黄芩黄连甘草汤，通炒煎，少少不住服，服毕不愈，用新瓦上炒鼠粘子待香，同大黄煎去滓，内芒硝，俱各等分，亦时时呷之，无令饮食，在前得微利，则邪气去。若阳明行经之药，升麻、葛根、芍药、甘草；太阳行经，独活、防风之类是也。又以东垣治验，其所论制方，自有来矣。天之四时，民多疫疠，初觉憎寒体重，次传头面肿盛，目不能开，上喘，咽喉不利，舌干口燥，俗云大头天行，亲戚不相访问，虑其传染之故。得此病者五六日，医以承气加蓝根下之，稍缓，翌日其病如故，再下之，又缓，终莫能愈。洁古谓之曰：夫身半以上，天之气也。身半以下，地之气也。此邪热客于心肺之间，上攻头目，而为肿盛，以承气下之，泻胃中之实热，是诛罚无过。殊不知适其所至为故，遂处方用药，黄芩、黄连味苦寒，泻心肺热，以为君；橘红苦平，玄参苦寒，生甘草甘寒，人参甘温，泻火补气，以为臣；连翘、鼠粘子、薄荷味辛平，板蓝根味苦寒，马勃、白僵蚕味苦平，散肿消毒，以为佐；升麻、柴胡平行少阳、阳明二经不得伸，桔梗味辛温，为舟楫，不令下行。共为细末，一半用白沸汤调，时时呷下，一半用蜜为丸，噙化之，服尽良愈。如大便硬者，加酒煨大黄一钱或二钱以利之。肿势甚者，宜砭刺之，是皆深得病机之道。详尽立论处方，以为后人之规焉。"

5. 郁热头痛禁用辛温解散之药

《明医杂著·卷之三·续医论·头痛》："久头痛病，略感风寒便发，寒月须重绵厚帕包裹者，此属郁热，本热而标寒。世人不识，率用辛温解散之药，暂时得效，误认为寒。殊不知因其本有郁热，毛窍常疏，故风寒易入，外寒束其内热，闭逆而为痛。"

《杂症会心录·卷上·头痛》："肾阴不足，而阴火冲逆，肾阳不壮而寒气通脑，医者不达其故，复投羌防辛芷之属温之散之。夫既亏在阴矣，我又从而温之，不益亏其真阴乎！既亏在阳矣，我又从而散之，不愈亏其真阳乎！无怪乎变症蜂起，痛极而厥。"

6. 瘀血头痛用药宜慎

《冯氏锦囊秘录·女科精要卷十八·产后杂症门·产后头痛》："间有败血头痛者，总浊气在上也。虽有身热、恶寒之候，只宜生化汤加减，慎不可用羌、独等药。"

《妇科秘书·头痛论》："间有败血停留子宫，厥阴之位，其脉上贯巅顶，作巅顶痛者，虽有身热恶寒之候，是宜生化汤加减，慎不可用羌、独等药。盖由正阳亏损，浊阴得以犯上，陷入髓海，为胀为痛，是非清阳升复，则浊阴不降，在里内起之邪为病，非若外入之邪可表而愈也。况生化汤中芎、姜亦能散表邪，桃仁亦能逐瘀血，是又可兼治。再少为因症加入，又何用另方施治乎？”

【论用方】

一、常用治头痛方论

1. 论补中益气汤

《古今名医方论·卷一·补中益气汤》：“柯韵伯曰：仲景有建中、理中二法。风木内干中气，用甘草、饴、枣培土以御风，姜、桂、芍药驱风而泻木，故名曰建中。寒水内凌于中气，用参、术、甘草补土以制水，佐干姜而生土以御寒，故名曰理中。至若劳倦，形气衰少，阴虚而生内热者，表症颇同外感，惟东垣知其为劳倦伤脾，谷气不盛，阳气下陷阴中而发热，制补中益气之法。谓风寒外伤其形为有余，脾胃内伤其气为不足，遵《内经》劳者温之，损者益之之义，大忌苦寒之药，选用甘温之品，升其阳以行春生之令。凡脾胃一虚，肺气先绝，故用黄芪护皮毛而开腠理，不令自汗；元气不足，懒言，气喘，人参以补之；炙甘草之甘以泻心火而除烦，补脾胃而生气。此三味除烦热之圣药也。佐白术以健脾；当归以和血；气乱于胸，清浊相干，用陈皮以理之，且以散诸甘药之滞；胃中清气下沉，用升麻、柴胡，气之轻而味之薄者，引胃气以上腾，复其本位，便能升浮以行生长之令矣。补中之剂，得发表之品而中自安；益气之剂，赖清气之品而气益倍。此用药有相须之妙也。是方也，用以补脾，使地道卑而上行；亦可以补心肺，损其肺者益其气，损其心者调其营卫也；亦可以补肝木，郁则达之也。惟不宜于肾，阴虚于下者不宜升，阳虚于下者更不宜升也。凡东垣治脾胃方，俱是益气。去当归、白术，加苍术、木香，便是调中；加麦冬、五味辈，便是清暑。此正是医不执方，亦正是医必有方。

赵养葵曰：后天脾土，非得先天之气不行。此气因劳而下陷于肾肝，清气不升，浊气不降，故用升、柴以佐参、芪，是方所以补益后天中之先天也。（益后天中之先天，后人未发）凡脾胃喜甘而恶苦，喜补而恶攻，喜温而恶寒，喜通而恶滞，喜升而恶降，喜燥而恶湿。此方得之。

陆丽京曰：此为清阳下陷者言之，非为下虚而清阳不升者言之也。倘人之两尺虚微者，或是癸水消竭，或是命门火衰，若再一升提，则如大木将摇而拔其本也。（此韵伯所谓独不宜于肾也）

周慎斋曰：下体痿弱，虚弱者不可用补中，必当以八味丸治之。凡内伤作泻，藏附子于白术中，令其守中以止泄也；表热，藏附子于黄芪中，欲其走表以助阳也。”

2. 论参苏饮

《古今名医方论·补遗·参苏饮》：“叶仲坚曰：此少阳中风，而寒湿内着之证也。仲景于表剂不用人参，惟少阳寒热往来，虽有口苦、咽干、目眩之相火，亦用人参以固中气。此咳嗽声重，痰涎稠黏，涕唾交流，五液无主，寒湿稽留于胸胁，中气不固可知矣，故以人参为君；然非风寒之外邪来侮，则寒热不发，而痰涎不遽生，故辅以紫苏、干葛；凡正气虚者，邪气必盛，故胸膈满闷，辅以陈皮、枳壳，少佐木香以降之；痰涎壅盛于心下，非辛燥不除，故用茯苓、半夏，少佐桔梗以开之；病高者宜下，故不取柴胡之升，而任前胡之降；欲解表者，必调和营卫，欲清内者，必顾及中宫，此姜、枣、甘草之所必须也。名之曰饮，见少与缓服之义。本方去人参、前胡，加川芎、柴胡，即芎苏散，则治头痛、发热、恶寒、无汗之表剂矣。”

《医方集解·表里之剂第五·参苏饮》：“此手足太阴药也。风寒宜解表，故用苏、葛、前胡；劳伤宜补中，故用参、苓、甘草；橘半除痰止呕，枳桔利膈宽肠，木香行气破滞。使内外俱和则邪散矣（溢饮身重注痛者，亦宜此方和解之。刘宗厚曰：此出少阳柴胡例药，治感冒异气挟痰饮之病。本方云前胡、葛根自能解肌，枳壳、橘红辈自能宽中快膈，毋以性凉为疑。愚观药性非凉，亦是辛平之剂。《元戎》谓参苏饮治一切发热皆效，谓有风药解表，有气药和中，则外感风寒、内积痰饮，并可用也。合四物，名茯苓补心汤，尤能治虚热及吐衄便血，乃虚实表里兼治之剂，然不可过）。”

《删补名医方论·卷三·删补名医方论》：“风寒感冒太阳则传经，以太阳主表，故用麻、桂二方，发营卫之汗也。若感太阴则不传经，以太阴主肺，故用此汤外散皮毛，内宣肺气也。盖邪之所凑，其气必虚，故君人参以补之。皮毛者，肺之合也，肺受风寒，皮毛先病，故有头痛无汗，发热憎寒之表，以苏叶、葛根、前胡为臣以散之。肺一受邪，胸中化浊，故用枳、桔、二陈以清之，则咳嗽、涕唾稠黏、胸膈满闷之证除矣。加木香以宣诸里气，加姜、枣以调诸表气，斯则表里之气和，和则解也。以本方去人参加川芎，以前胡易柴胡，名芎苏饮。治气实有火者，头痛甚亦加之。喘嗽者，加杏仁以降气，桑皮以泻肺。合四物名茯苓补心汤，治气血两虚，及新产之后虚损吐血，感冒伤风咳嗽，最相宜也。"

3. 论桂枝汤

《古今名医方论·卷二·桂枝汤》："柯韵伯曰：此方为仲景群方之冠，乃滋阴和阳、解肌发汗、调和营卫之第一方也。凡中风、伤寒、杂症，脉浮弱，汗自出而表不解者，咸得而主之，其他但见一二症即是，不必悉具矣。桂枝赤色通心，温能散寒，甘能益气生血，辛能发散外邪，内辅君主发阳气而为汗，故麻、葛、青龙，凡发汗剂咸用之，惟桂枝汤可不用麻黄，而麻黄汤不可无桂枝也。（桂枝义尽）本方皆辛甘发散，惟芍药之酸寒，益阴敛血，内和营气，故能止汗。先辈言无汗不得用桂枝者，正以中有芍药，能止汗也。芍药之功，在于止烦，烦止汗亦止，故反烦、更烦与心悸而烦者咸赖之。若倍加芍药，即建中之剂，而非复发汗之剂矣。（发芍药妙义，无人能到）是剂也，用桂枝发汗，芍药止汗，生姜之辛佐桂枝以解肌，大枣之甘佐芍药以和里；桂、芍之相须，姜、枣之相得，阳表阴里，并行不悖，是刚柔相济以为和也；甘草甘平，有安内攘外之能，用以调和气血者，即以调和表里，且以调和诸药矣。而精义又在啜稀热粥以助药力。盖谷气内充，则邪不复入，而啜粥以继药之后，则余邪不复留，复方之妙用又如此。要知此方专治表虚，能解肌以发营中之汗，而不能开皮毛之窍，以出卫分之邪，故汗不出者是麻黄症，脉浮紧者是麻黄脉，即不得与桂枝汤矣。（此明不用桂枝之故）然初起无汗，当用麻黄发汗，如汗解后复烦，即脉浮数者，不得更与麻黄而用桂枝。如下后脉仍浮，气上冲与下利止，而身痛不休者，皆用此解外，何故？盖此时表虽不解，腠理已疏，邪不在皮毛而在肌肉，故脉证虽同麻黄，而主治当属桂枝也。（此明必用桂枝之故）粗工妄谓桂枝汤专治中风，不治伤寒，使人疑而不用。不知此汤以治自汗、盗汗、虚疟、虚痢，随手而愈。因知仲景方可通治百病。后人遇一症，便集百方以眩人，使人无下手处，岂不陋哉！"

4. 论藿香正气散

《古今名医方论·卷二·藿香正气散》："治外受四时不正之气，内停饮食，头痛寒热，或霍乱吐泄，或作疟疾。吴鹤皋曰：四时不正之气，由鼻而入，不在表而在里，故不用大汗以解表，但用芬香利气之品主之。苏、芷、陈、腹、朴、梗，皆气胜者也，故足正不正之气；茯、半、甘草，则甘平之品，所以培养中气者也。若病在太阳，与此汤全无相干。伤寒脉沉发热，与元气本虚之人，并夹阴发热者，宜戒。"

《医方集解·和解之剂第六·藿香正气散》："此手太阴、足阳明药也。藿香辛温，理气和中，辟恶止呕，兼治表里，为君；苏、芷、桔梗散寒利膈，佐之以发表邪；厚朴、大腹行水消满，橘皮、半夏散逆除痰，佐之以疏里滞；术苓甘草益脾去湿，以辅正气，为臣使也。正气通畅，则邪逆自除矣（吴绶曰：若太阳伤寒，头痛发热，骨节痛者，此方全无相干，如妄用之，虽汗出亦不解，变成坏证者多矣。凡伤寒发热脉沉，元气虚人，并失阴伤寒发热者，皆不可用。戴元礼曰：肥人多中，以气盛于外而歉于内也。肺为气出入之道，人肥者必气急，气急必肺邪盛，肺金克肝木，胆为肝之腑，故痰涎壅盛，治之必先理气，中后气未尽顺，痰未尽降，调理之剂，当以藿香正气散和星香散。服此药非特治中风之证，中气、中恶、霍乱尤宜）。"

《删补名医方论·卷三·删补名医方论》："［集注］吴琨曰：四时不正之气，由鼻而入，不在表而在里，故不用大汗以解表，但用芬香利气之品以正里。苏、芷、陈、腹、朴、梗，皆气胜者也，故能正不正之气；茯、半、甘草则甘平之品，所以培养中气者也。若病在太阳，与此汤全无干涉，伤寒脉沉发热，与元气本虚之人，并夹阴发热者宜戒。又金不换正气散，即平胃散加半夏、藿香，凡受山岚瘴气及出远方不服水土、吐泻下利者主之。盖平胃散，可以平湿土而消瘴，半夏之燥以醒脾，藿香之芬以开胃，名曰正气，谓能正不正之气也。"

5. 论麻黄杏仁甘草石膏汤

《古今名医方论·卷三·麻黄杏仁甘草石膏汤》："柯韵伯曰：石膏为清火之重剂，青龙、白虎皆赖以建功。然用之不当，适足以招祸，故青龙以恶寒、脉紧，用姜、桂以扶卫外之阳；白虎以汗后烦渴，用粳米以存胃脘之阳也。此但热无寒，佐以姜、桂，则脉流急疾，斑黄狂乱作矣；加以粳米则食入于阴，长气于阳，谵语、腹胀、蒸蒸发热矣。亢则害者，承乃制；重在存阴者，不必虑其亡阳也。故于麻黄汤去桂枝之辛热，取麻黄之开，杏仁之降，甘草之和，倍石膏之大寒，除内蓄之实热，斯溱溱汗出，而内外之烦热悉除矣。

程扶生曰：此治寒深入肺，发为喘热也。汗既出矣，而喘是寒邪未尽。若身无大热，则是热壅于肺。故以麻黄散邪，石膏除热，杏仁利肺，于青龙汤内减麻黄，去姜、桂，稳为发散除热清肺之剂也。石膏去热清肺，故肺热亦可用。"

6. 论吴茱萸汤

《古今名医方论·卷三·吴茱萸汤》："罗东逸曰：仲景救阳诸法，于少阴四逆汤，必用姜、附；通脉四逆汤，加干姜分两，其附子生用；附子汤，又加生附至二枚。所以然者，或壮微阳使外达，或招飞阳使内返，或如断鳌立极，以镇元阳之根柢，此在少阴真阳命蒂，故以回阳为亟也。至其治厥阴，则易以吴茱萸，而并去前汤诸药，独用人参、姜、枣有故。盖人身厥阴肝木，虽为两阴交尽，而九地一阳之真气，实起其中，此谓生阳。此之真气大虚，则三阴浊气直逼中上，不惟本经诸症悉具，将阳明之健运失职，以至少阴之真阳浮露，且吐利厥逆，烦躁欲死，食谷欲呕，种种丛生矣。吴茱萸得东方震气，辛苦大热，能达木郁，又燥气入肝，为能直入厥阴，招其垂绝不升之生阳以达上焦，故必用以为君；而又虑无真元气以为之合，则一阳不徒升也，于是去药之燥渗酸泻与偏阳亢气者，择人参之清和而大任之，以固元和阳为之辅，取姜、枣和胃而行四末。（独用人参，当着眼）斯则震、坤合德，木、火、土同气以成一阳之妙用，而足三阴之间，皆成生生之气矣，诸症有不退者乎？盖仲景之法，于少阴重固元阳，于厥阴则重护生气。学者当深思而得之矣。

王又原曰：少阴、厥阴，俱有躁烦。少阴之躁在水，由龙火不归，故姜、附得而阳回；厥阴之躁在木，惟雷火上逆，若用姜、附，是益其震烈耳！故厥阴躁烦多死证，非少阴比也。（两处烦躁，合并为一，从木拈出）"

《医方集解·祛寒之剂第十·吴茱萸汤》："此足厥阴、少阴、阳明药也。治阳明食谷欲呕者，吴茱、生姜之辛，以温胃散寒下气；人参、大枣之甘，以缓脾益气和中。喻嘉言曰：此明呕有太阳，亦有阳明，若食谷而呕则属胃寒，与太阳之恶寒呕逆原为热证者不同（火热上冲而呕），恐误以寒药治寒呕也。若服吴茱萸汤反剧者，则仍属太阳热邪，而非胃寒明矣（宜葛根加半夏汤、小柴胡汤、栀子豉汤、黄芩汤）。若少阴证吐利厥逆，至于烦躁欲死，肾中之阴气上逆，将成危候（肾中阴盛，上格乎阳，而为吐逆），故用吴茱散寒下逆，人参、姜、枣助阳补土，使阴寒不得上下，温经而兼温中也。吴茱萸为厥阴本药，故又治肝气上逆，呕涎头痛。"

《删补名医方论·卷八·删补名医方论》："［集注］罗谦甫曰：仲景救阳诸法，于少阴四逆汤必用姜附；通脉四逆汤倍加干姜，其附子生用；附子汤又加生附至二枚。所以然者，或壮微阳使之外达，或招飞阳使之内返，此皆少阴真阳失所，故以回阳为亟也。至其治厥阴，则易以吴茱萸，而并去前汤诸药，独用人参、姜、枣者，盖人身厥阴肝木虽为两阴交尽，而一阳之真气实起其中，此之生气一虚，则三阴浊气直逼中上，不惟本经诸证悉具，将阳明之健运失职，以至少阴之真阳浮露而吐利，厥逆烦躁欲死，食谷欲呕，种种丛生矣。吴茱萸得东方震气，辛苦大热，能达木郁，直入厥阴，降其盛阴之浊气，使阴翳全消，用以为君。人参秉冲和之气，甘温大补，能接天真，挽回性命，升其垂绝之生气，令阳光普照，用以为臣。佐姜、枣和胃而行四末。斯则震坤合德，木土不害，一阳之妙用成，而三焦之间无非生生之气矣。诸证有不退者乎？盖仲景之法，于少阴则重固元阳，于厥阴则重护生气。学者当深思而得之矣。"

7. 论香薷饮

《古今名医方论·补遗·香薷饮》："叶仲坚曰：饮与汤稍有别，服有定数者名汤，时时不拘者名饮。饮因渴而设，用之于温暑，则最宜者也。然胃恶燥，脾恶湿，多饮伤脾，反致下利。治之之法，心下有水气者发汗，腹中有水气者利小便。然与其有水患而治之，曷若先选其能汗、能利者用之乎？香薷芳香辛温，能发越阳气，有彻上彻下之功，故治暑者，君之以解表利小便，佐厚朴以除湿，扁豆和中，合而为饮。饮入于胃，热去而湿不留，内外之暑证悉除矣。若心烦、口渴者，去扁豆，加黄连，名黄连香薷饮；加茯苓、甘草，名五物；加木，加参、芪、橘、术，名十味。随症加减，尽香薷之用也。然劳倦内伤，必用清暑益气；内热大渴，必用人参白虎。若用香薷，是重虚其表，而反济以内热矣。香薷乃夏月解表之药，如冬月之麻黄，气虚者尤不可服。今人不知暑伤元气，概用以代茶，是开门揖盗也。”

8. 论逍遥散

《古今名医方论·卷一·逍遥散》：“赵羽皇曰：五脏苦欲补泻云：肝苦急，急食甘以缓之。盖肝性急，善怒，其气上行则顺，下行则郁，郁则火动，而诸病生矣。故发于上则头眩、耳鸣，而或为目赤；发于中则胸满、胁痛，而或作吞酸；发于下则少腹疼疝，而或溲溺不利；发于外则寒热往来，似疟非疟。凡此诸症，何莫非肝郁之象乎？（治肝之法尽矣）而肝木之所以郁者，其说有二：一为土虚不能升木也，一为血少不能养肝也。盖肝为木气，全赖土以滋培，水以灌溉。若中气虚，则九地不升，而木因之郁；阴血少，则木无水润，而肝遂以枯。（养葵曰：人知木克土，不知土升木，知言哉）方用白术、茯苓者，助土德以升木也；当归、芍药者，益营血以养肝也；丹皮解热于中，草、栀清火于下。独柴胡一味，一以厥阴报使，一以升发诸阳。《经》云：木郁则达之。柴胡其要矣！”

9. 论大羌活汤

《医方集解·发表之剂第二·大羌活汤》：“此阴阳两解之药也。气薄则发泄，故用羌、独、苍、防、芎、细祛风发表，升散传经之邪；寒能胜热，故用芩、连、知母、生地、防己清热利湿，滋培受伤之阴；又用白术、甘草以固中州，而和表里之气。升不至峻，寒不至凝，间能回九死于一生也。（仲景书两感无治法；又云两感病俱作，治有先后，如表证急，当先救表，里证急者，当先救里。李梴曰：表里俱急者，大羌活汤。阳证体痛而不下利者为表急，先以葛根、麻黄解表，后以调胃承气攻里；阴证身痛而下利不止者为里急，先用四逆救里，后以桂枝救表；阴阳未分者，陶氏冲和汤探之。古法一日太阳、少阴，五苓散主之，头痛加羌活、防风、口渴加黄柏、知母；二日阳明、太阴，大柴胡汤；三日少阳、厥阴，危甚，大承气加川芎、柴胡救之。刘宗厚曰：伤有兼风兼湿不同，表里俱实俱虚之异，大抵俱虚为多，脉从阳者可治，从阴者难治）”

10. 论半夏天麻白术汤

《医方集解·除痰之剂第十五·半夏天麻白术汤》：“治脾胃内伤，眼黑头眩，头痛如裂，身重如山，恶心烦闷，四肢厥冷，谓之足太阴痰厥头痛（痰厥者，湿痰厥逆而上也。痰逆则上实，故令头痛、目眩、眼前见黑色也。东垣曰：太阴头痛，必有痰也；少阴头痛，足寒而气逆也；太阴、少阴二经虽不上头，然痰与气逆壅于膈中，头上气不得畅而为痛也）。半夏（姜制）、麦芽（钱半）、神曲（炒）、白术（炒）一钱，苍术（泔浸）、人参、黄芪（蜜制）、陈皮、茯苓、泽泻、天麻五分，干姜三分，黄柏二分（酒洗），每服五钱。此足太阴药也。痰厥头痛，非半夏不能除（半夏燥痰而能和胃）；头旋眼黑，虚风内作，非天麻不能定（天麻有风不动，名定风草）；黄芪、人参甘温，可以泻火，亦可以补中；二术甘苦而温，可以除痰，亦可以益气（去湿故除痰，健脾故益气）；苓、泻泻热导水；陈皮调气升阳；神曲消食，荡胃中滞气；麦芽化结，助戊己运行（胃为戊土，脾为己土）；干姜辛热，以涤中寒；黄柏苦寒，酒洗，以疗少火在泉发燥也。（李东垣曰：夫风从上受之，风寒伤上，邪从外入，令人头痛，身重恶寒，此伤寒头痛也；头痛耳鸣，九窍不利，肠胃之所生，乃气虚头痛也；心烦头痛者，病在手太阳、少阴，乃湿热头痛也；如气上不下，头痛巅疾者，下虚上实也，病在足太阳、少阴，甚则入肾，寒湿头痛也；如头半边痛者，先取手少阳、阳明，次取足少阳、阳明，此偏头痛也。有厥逆头痛者，所犯大寒，内至骨髓，髓者以脑为主，脑逆故令头痛、齿亦痛；有真头痛者，甚则脑尽痛，手足寒至节，死不治。头痛每以风药治之者，高巅之上，唯风可到，味之薄者，阴中之阳，乃自地升天者也。太阳头痛，恶风寒，脉浮紧，川芎、羌活、麻黄之类为主；少阳头痛，脉弦细，往来寒热，柴胡、黄芩为主；阳明头痛，自汗，发热恶寒，脉浮缓长实者，升麻、葛根、白芷、石膏为主；太阴头痛，必有痰、体重，或腹痛，为痰癖，其脉沉缓，苍术、半夏、南星为主；少阴头痛，三阴三阳经不流行而足寒气逆，为寒厥，其脉沉细，麻黄附子细辛汤主之；厥阴头顶痛，或吐涎沫，厥冷，脉沉缓，吴茱萸汤主之；血虚头痛，当归、川芎为主；气虚头痛，人参、黄芪为主；气血俱虚头痛，补中益气汤少加川芎、蔓荆子、细辛。清空膏，风湿头痛药也；白术半夏天麻汤，痰厥头痛药也；羌活附子汤，厥逆头痛药也。如湿气在头者，以苦吐之，不可执方而治）[昂按]以苦吐之，瓜蒂散、浓茶之类是也。”

11. 论柴葛解肌汤

《医方集解·发表之剂第二·柴葛解肌汤》：“此足太阳、阳明药也。寒邪在经，羌活散太阳之邪（用此以代麻黄），芷、葛散阳明之邪，柴胡散少阳之邪（此邪未入少阳，而节庵加用之）；寒将为热，故以黄芩、石膏、桔梗清之（三药并泄肺热），以芍药、甘草和之也（芍药酸寒敛阴，散中有收）。”

《删补名医方论·卷三·删补名医方论》：“陶华制此以代葛根汤。不知葛根汤，只是太阳、阳明药，而此方君柴胡，则是又治少阳也；用之于太阳、阳明合病，不合也。若用之以治三阳合病，表里邪轻者，无不效也。仲景于三阳合病，用白虎汤主之者，因热甚也，曰汗之则谵语遗尿，下之则额汗厥逆，正示人惟宜以和解立法，不可轻于汗下也。此方得之葛根、白芷，解阳明正病之邪，羌活解太阳不尽之邪，柴胡解少阳初入之邪。佐膏、芩治诸经热，而专意在清阳明，佐芍药敛诸散药而不令过汗，桔梗载诸药上行三阳，甘草和诸药通调表里。施于病在三阳，以意增减，未有不愈者也。若渴引饮者，倍石膏加栝蒌根，以清热而生津也。若恶寒甚无汗，减石膏、黄芩加麻黄，春夏重加之，以发太阳之寒。若有汗者，加桂枝以解太阳之风，无不可也。”

12. 论川芎茶调散

《医方集解·卷上·发表之剂第二·川芎茶调散》：“此足三阳药也。羌活治太阳头痛，白芷治阳明头痛，川芎治少阳头痛，细辛治少阴头痛，防风为风药卒徒，皆能解表散寒，以风热在上，宜于升散也。头痛必用风药者，以巅顶之上，惟风可到也。薄荷、荆芥，并能消风散热，清利头目，故以为君（辛香轻清，能入肝经气分而搜风热，肝风散则头目清明），同诸药上行，以升清阳而散郁火（清阳不升，则浊阴上干，故头痛）；加甘草者，以缓中也；用茶调者，茶能上清头目也（《汤液》云：茶苦寒下行，如何是清头目。陈嘉谟曰：火下降则上自清矣。凡头痛用羌、防、芎、芷辛温等药，由风木虚、土寡于畏、壅塞而成痛，故用此助肝以升散之也，若服辛散药反甚者，则宜用酸涩，收而降之，乃愈）。”

13. 论葱豉汤

《医方集解·卷上·发表之剂第二·葱豉汤》：“（《肘后》）治伤寒初觉头痛、身热、脉洪，便当服此。葱白一握，豉一升，煎服，取汗出；如无汗，加葛根三两（崔氏同）。此足太阳药也。葱通阳而发汗（葱中空为肺菜，散手太阴、阳明之邪），豉升散而发汗。邪初在表，宜先服此以解散之，免用麻黄汤者之多所顾忌，用代麻黄者之多所纷更也。”

14. 论葛根汤

《医方集解·卷上·发表之剂第二·葛根汤》：“此足太阳药也。成氏曰：轻可去实，葛根、麻黄之属是也。此以中风表实，故加二物于桂枝汤中（仲景以有汗无汗定伤风伤寒之别：有汗为伤风，用桂枝加葛根汤，不用麻黄；无汗为伤寒，用此汤。张元素曰：二汤加葛根，所以断太阳入阳明之路，非太阳药也。若太阳初病，便服升葛，是反引邪气入阳明也。周扬俊曰：不去麻黄，复加葛根，大开肌肉之药，不虑大汗无制乎，故以桂枝监之，且以芍药收之。喻嘉言曰：仲景于太阳带阳明证，其风伤卫，则桂枝汤中加葛根；寒伤营，则麻黄汤中加葛根。太阳带少阳证，其风伤卫，则桂枝汤中加柴胡；寒伤营，则麻黄汤中加柴胡。合并之病亦然。则阳明以葛根为主药，少阳以柴胡为主药矣。乃少阳经专用小柴胡汤，而阳明经全不用葛根汤何耶，此有二义：太阳而略兼阳明，则以方来之阳明为重，故加葛根；阳明而尚兼太阳，则以未罢之太阳为重，故不加葛根，恐葛根大开肌肉，则津液尽从外泄耳。小儿布痘见点之时亦忌之，今人知忌升麻，而恣用葛根，儿命遭枉者多矣。又曰：《金匮》论痉病，于风木主事之时，已申不可汗下之戒，夫妄下损阴，则筋失所养而痉；妄汗亡阳，则脉失所养而拘急。及遇无汗之刚痉，又不得不用葛根汤取其微汗，至于下法，全不示戒，且云可与大承气汤。见身内之阴，为外热所耗，容有不得不下之证，但十中不得一二，终非可训之定法，略举其端，听用者之裁酌耳）。”

15. 论葛花解酲汤

《医方集解·卷下·消导之剂第十六·葛花解酲汤》：“此手足阳明药也。过饮无度，湿热之毒积于肠胃，葛花独入阳明，令湿热从肌肉而解；豆蔻、砂仁皆辛散解酒，故以为君。神曲解酒而化食，木香、干姜调气而温中，青皮、陈皮除痰而疏滞，二苓、泽泻能驱湿热从小便出，乃内外分消之剂。饮多则中气伤，故又参术以补其气也（人参补气，最能解酒。李东垣曰：酒，大热有毒，无形之物也。伤之只当发汗，次利小便，上下分消其湿气。今人或用酒为丸，大热之药下之，或用大黄、牵牛下之，是无形元气受伤，反损有形阴血，阴血愈虚，阳毒太旺，元气消亡，而虚损之病成矣。或曰葛花解酒而发散，不如枳椇。枳椇：一名鸡距，一名木蜜，经霜黄赤而味甘，其叶入酒，酒化为水；门外植此木者，屋内酿酒多不佳）。"

16. 论九味羌活汤

《医方集解·卷上·发表之剂第二·九味羌活汤》："此足太阳例药，以代桂枝、麻黄、青龙、各半等汤也。药之辛者属金，于人为义，故能匡正黜邪，羌、防、苍、细、芎、芷，皆辛药也；羌活入足太阳，为拨乱反正之主药（除关节痛，痛甚无汗者倍之）；苍术入足太阴，辟恶而去湿（能除湿下气，及安太阳，使邪气不致传足太阴脾）；白芷入足阳明，治头痛在额；芎䓖入足厥阴，治头痛在脑；细辛入足少阴，治本经头痛；皆能驱风散寒，行气活血。而又加黄芩入手太阴，以泄气中之热；生地入手太阴，以泄血中之热（黄芩苦寒，生地寒滞，二味苟用于发热之后则当，若未发热，犹当议减也）；防风为风药卒徒，随所引而无不至，治一身尽痛为使（无汗宜倍用）；甘草甘平，用以协和诸药也。药备六经，治通四时，用者当随证加减，不可执一（张元素曰：有汗不得用麻黄，无汗不得用桂枝，若差服，则其变不可言，故立此方，使不犯三阳禁忌，为解表神方，冬可治寒，夏可治热，春可治温，秋可治湿，是诸路之应兵，代麻黄等诚为稳当。但阴虚气弱之人在所禁耳）。"

17. 论羌活胜湿汤

《医方集解·卷中·利湿之剂第十二·羌活胜湿汤》："此足太阳药也。《经》曰：风能胜湿（如物之湿，风吹则干），羌、独、防、藁、芎、蔓皆风药也，湿气在表，六者辛温升散，又皆解表之药，使湿从汗出，则诸邪散矣（藁本专治太阳寒湿，荆防善散太阳风湿，二活祛风胜湿兼通关节，川芎能升厥阴清气上治头痛，甘草助诸药辛甘发散为阳，气味甘平，发中有补也）。若水湿在里，则当用行水渗泄之剂（喻嘉言曰：《经》曰，湿土甚为热，表之则易，下之则难，故当变常法而为表散。吴鹤皋曰：脾弱湿伤者，二陈、平胃之类主之；湿盛濡泄者，五苓、六一之类主之；水肿发黄者，五皮、茵陈之类主之。今湿流关节，非前药所宜矣。无窍不入，惟风为能，故凡关节之病，非风药不能到也。《三因》用此汤加柴胡五分，治卧而多惊悸，多魇溲者，邪在少阳、厥阴也。如淋，加泽泻五分。《经》曰：肝肾之病同一治，此下焦风寒、三经合病，非风药行经不可也）。"

18. 论清空膏

《医方集解·卷中·祛风之剂第九·消风散》："此足太阳、少阳药也。头为六阳之会，其象为天，乃清空之位也，风寒湿热干之，则浊阴上壅而作实矣。羌防入太阳，柴胡入少阳，皆辛轻上升，祛风胜湿之药；川芎入厥阴，为通阴阳血气之使；甘草入太阴，散寒而缓痛，辛甘发散为阳也；芩连苦寒，以羌防之属升之，则能去湿热于高巅之上矣（芩连用酒炒，非独制其寒，欲其上升也。丹溪曰：东垣清空膏，诸般头痛皆治，惟血虚头痛从鱼尾相连痛者不治。鱼尾，眼角也。又云：治少阳头痛，如痛在太阳、厥阴者勿用，盖谓巅顶痛也。头痛用羌活、防风、柴胡、川芎、升麻、细辛、藁本之异者，分各经也；用黄芩、黄连、黄柏、知母、石膏、生地之异者，分各脏泻火也；用茯苓、泽泻者，导湿也；用参芪者，补气也；用芎归者，养血也。王海藏曰：热在至高之分，当以轻剂抑之，从缓治也，若急服之，上热未除，中寒生矣）。"

19. 论人参败毒散

《医方集解·卷上·发表之剂第二·人参败毒散》："此足太阳、少阳、手太阴药也。羌活入太阳而理游风；独活入少阴而理伏风，兼能去湿除痛；柴胡散热升清，协川芎和血平肝，以治头痛目昏；前胡、枳壳降气行痰，协桔梗、茯苓以泄肺热而除湿消肿；甘草和里而发表；人参辅正以匡邪。疏导经络，表散邪滞，故曰败毒（喻嘉言曰：暑、湿、热三气门中，推此方第一）。三气合邪，岂易当哉，其气互传，则为疫矣。方中所用皆辛平，更有人参大力者，荷正以祛邪，病者日服二三剂，使疫邪不复留，讵不快哉。奈何俗医减去人参，曾与他方有别耶。又曰：伤寒宜用人参，其辨不可不明，盖人受外感之邪，必先汗以驱之，惟元气旺者，外邪始乘药势以出，若素弱之人，药虽外行，气从中馁，轻者半出不出，重者反随元气缩入，发热无休矣，所以虚弱之体，必用人参三五七分，入表药中，少助元气，以为驱邪之主，使邪气得药一涌而出，全非补养衰弱之意也。即和解药中，有人参之大力者居间，外邪遇正，自不争而退舍，否则邪气之纵悍，安肯听命和解耶。不知者谓伤寒无补法，邪得补而弥炽，即痘疹疟痢，以及中风、中痰、中寒、中暑、痈疽、产后，初时概不敢用，而虚人之遇重病，可生之机，悉置不理矣。”

20. 论升麻葛根汤

《医方集解·卷上·发表之剂第二·升麻葛根汤》：“此足阳明药也。阳明多气多血，寒邪伤人，则血气为之壅滞，辛能达表，轻可去实，故以升、葛辛轻之品，发散阳明表邪；阳邪盛则阴气虚。故用芍药敛阴和血，又用甘草调其卫气也（云岐子曰：葛根为君，升麻为佐，甘草、芍药以安其中）。升麻、甘草升阳解毒，故又治时疫（时疫感之，必先入胃，故用阳明胃药）。斑疹已出者勿服，恐重虚其表也（麻痘已见红点，则不可服。阳明为表之里，升麻阳明正药，凡斑疹欲出未出之际，宜服此汤以透其毒，不可妄服寒剂以攻其热，又不可发汗、攻下，虚其表里之气。如内热甚，加黄连、犀角、青黛、大青、知母、石膏、黄芩、黄柏、玄参之类。若斑热稍退，潮热谵语，不大便，可用大柴胡加芒硝、调胃承气下之）。伤寒未入阳明者勿服，恐反引表邪入阳明也。”

21. 论十神汤

《医方集解·卷上·发表之剂第二·十神汤》：“此阳经外感之通剂也。吴鹤皋曰：古人治风寒，必分六经见证用药，然亦有发热头痛，恶寒鼻塞，而六经之证不甚显者（[昂按]前证亦阳证之可辨者），亦总以疏表利气之药主之。是方也，川芎、麻黄、升麻、干葛、白芷、紫苏、陈皮、香附，皆辛香利气之品，故可以解感冒气塞之证（诸药以散表邪，陈、附以导里气）；而又加芍药，和阴气于发汗之中，加甘草，和阳气于疏利之队也（吴绶曰：此汤用升麻、葛根，能解利阳明瘟疫时气，非正伤寒之药，若太阳伤寒发热用之，则引邪入阳明，传变发斑矣。慎之）。”

22. 论水解散

《医方集解·卷上·表里之剂第五·水解散》：“此足太阳、阳明药也。麻黄能开腠发汗，桂心能引血化汗，黄芩以清上中之热，大黄以泻中下之热，甘草、白芍能调胃而和中。盖天行温疫，郁热自内达外，与伤寒由表传里者不同，故虽一二日之浅，可以汗下兼行，不必同于伤寒之治法也。”

23. 论消风散

《医方集解·卷中·祛风之剂第九·消风散》：“治风热上攻，头目昏痛，项背拘急，鼻嚏声重；及皮肤顽麻，瘾疹搔痒，妇人血风（血风者，妇人冲任二经为风袭伤，致生血病也）。荆芥、陈皮（去白）、厚朴（姜汁炒）、甘草（炙）五钱，防风、羌活、藿香、僵蚕（洗，炒）、蝉蜕、川芎、茯苓、人参二两。为末。每服三钱，茶汤下。疮癣，酒下。此足太阳、手太阴药也。羌、防、荆、芎之辛浮，以治头目项背之风；僵蚕、蝉蜕之清扬，以去皮肤之风；藿香、厚朴以去恶散满；参、苓、甘、橘以辅正调中，使风邪无留壅也。”

24. 论秘方茶酒调散

《绛雪园古方选注·中卷·内科·秘方茶酒调散》：“新沐中风，则为首风。沐，濯发也。《经》言：头面多汗恶风，当先风一日，头痛不可以出内，至其风日少愈。出内者，出户内也，至其日正气上行于头，而有少愈之时也。今妇女多有之。风入于头，伤其骨空，即入于营，与风伤卫者有异，当从肝虚内风上淫为治，故用大川芎丸。东垣曰：肝虚头痛，宜用天麻、芎䓖以补之。河间以茶酒调散为秘方，石膏味辛气轻，治阳明自汗头痛；香附生则气升，能解血郁头痛；甘菊治厥阴头痛；细辛治少阴头痛，茶酒调服，用以升降也。”

25. 论玉真丸

《绛雪园古方选注·中卷·内科丸方·玉真丸》：“玉真丸，治肾厥头痛之圣药也。头以配天，三阴三阳、五脏六腑之气皆会于此，故六淫七情之邪，皆可以为头痛。按《灵》《素》论头痛二十余证，惟头痛癫疾下虚上实，过在足少阴巨阳，甚则入肾一证，最为危急。许白沙谓肾厥头痛，其脉举之则弦，按之则石坚，以玉真丸治之。硫黄、硝石升阳至顶，有迅雷风烈之势；石膏、半夏达阴降逆，有通玄入冥之神。治头痛不以轻清散邪，而用霸术劫夺其邪者，以浊阴上逆，乱其清阳，壅遏经隧，头痛如擘，刻欲昏愦，岂容缓治图功。然欲出补天手，迅扫浊阴，非深入圣域者不能。白沙之后，惟东壁能知之，乃曰硫黄与硝石同用，配合二气，调燮阴阳，有升降水火之功，治冷热缓急头痛，旨哉言乎！”

《类证普济本事方释义·卷第二·治头痛头晕方》：“硫黄气味辛大热，入右肾命门。石膏气味辛寒，入足阳明。半夏气味辛温，入足阳明。消石气味咸寒，入足少阴。此因肾厥头痛，以辛热、咸寒入肾，和其阴阳，再以辛寒、辛温入胃。佐以姜汁，欲其速入胃也。且胃为肾之关，其关下行，则上逆之气不致窃踞清虚之府，而上下各得其宜矣。”

二、治头痛通用方

1. 万金散（《千金翼方·卷第十六·中风上·诸散第二》）

主头痛眩乱耳聋，两目泪出，鼻不闻香臭，口烂恶疮，鼠漏瘰疬，喉咽生疮，烦热咳嗽胸满，脚肿，半身偏枯不遂，手足筋急缓，不能屈伸，贼风猥退，蜚尸蛊注。江南恶气，在人心下，或在膏肓。游走四肢，针灸不及，积聚僻戾，五缓六急，湿痹，女人带下积聚，生产中风，男女五劳七伤。

石斛　防风　巴戟天　天雄（炮，去皮）　干地黄　石楠　远志（去心）　踯躅　乌头（炮，去皮）　干姜　桂心（各一两半）　蜀椒（半升，汗，去目闭口者）　瞿麦　茵陈　秦艽　茵芋　黄芪　蔷薇　独活　细辛　牛膝（各一两）　柏子　泽泻　杜仲（各半两，炙）　山茱萸　通草　甘草（各三分）

上二十七，捣筛为散。鸡未鸣时冷酒服五分匕，日三，加至一匕。

2. 半夏汤（《千金翼方·卷第十八·杂病上·胸中热第五》）

治头痛身热及热风。

竹沥　升麻（各三升）　防风　生姜（切）　杏仁（去皮尖、双仁，各三两）　芍药　柴胡（各四两）　石膏（碎）　生葛（各八两）

上九味㕮咀。以水一斗煮取四升，分四服，日三夜一，以瘥为度。

3. 猪苓散（《千金翼方·卷第十九·杂病中·水肿第三》）

治百病诸荒邪狂走，气痞冷病，历年黄黑，大腹水肿，小儿丁奚，疟疾经年，霍乱中恶，蜚尸及暴疾，皆悉主之方。

芫青　巴豆（去心皮，熬）　斑蝥（各三十枚，去翅足，熬）　天雄（炮，去皮）　干姜（各半两）　乌头（炮，去皮）　细辛　蜀椒（汗，去目、闭口者）　附子（炮，去皮）　踯躅　黄芩　桂心（各一两）

上一十二味，细切，以绢袋中盛酒一斗，渍十日，去滓，服半合，日三，以知为度。暴滓作散，酒服半钱匕，日三，强人一钱。伤寒、中温、湿冷、头痛、拘急、寒热、疟发、头风，皆须服一钱匕，厚覆取汗，初服当吐清汁三四升许。又主心疝，妇人无子。服之烦闷不堪者，饮冷水一升即解。

4. 石膏丸（《太平圣惠方·卷第四十·治头痛诸方》）

治头痛不止，心神烦闷。

石膏（一两，细研，以水飞过）　马牙硝（半两）　太阴玄精（半两）　硫黄（半两）　雄黄（半两）　朱砂（半两）

上件药，都细研，入麝香末一钱，重研令匀，用汤浸蒸饼和丸如梧桐子大。每服不计时候，以葱汤下五丸。

5. 地龙散（《圣济总录·卷第一百八·眼眉骨及头痛》）

治眼眉骨及头脑俱痛。

地龙（三钱，去土）　谷精草（二钱）　乳香（锉，一钱）

上三味，捣研为细散。每用半钱，于烧香饼子上取烟，用纸筒子罩熏鼻中，偏痛随左右用之。

6. 芎菊散（《圣济总录·卷第一百八·眼眉骨及头痛》）

治眉骨太阳穴头面俱痛，眼见黑花，目渐昏暗。

芎䓖（二两）　菊花（一两）　白芷（二两）　细辛（去苗叶，半两）　石膏（水飞，半两）　防风（去叉，二两）　甘草（炙，半两）

上七味，捣罗为细散。每服一钱匕，茶调食后服。

7. 芎辛散（《圣济总录·卷第一百八·眼眉骨及头痛》）

治头目偏痛，时多晕眩，鼻中壅塞，不闻香臭。

芎䓖　白附子（各三钱）　细辛（去苗叶，一钱）　滑石　槐芽（各三钱）

上五味，捣罗为细散，入生龙脑半钱匕，同研极细。每用一字，搐入鼻中。

8. 轻金散（《鸡峰普济方·卷第十四·淋痰饮头面·淋》）

治太阳厥逆，偏正头痛，夹脑风。

甘菊花（二分） 川芎 白芷 旋覆花 川乌头 藿香 天南星（并生用，各二钱）

上为细末。每服一字，腊茶清调下，不拘时候，不可多服，只一两服病瘥便止。如患偏头疼不问年深，但只闻合此药气味，其病已自半愈，服之神验。

9. 如神散（《鸡峰普济方·卷第十四·淋痰饮头面·淋》）

治夹脑风及一切头痛不可忍。

独头干姜 草乌头

上等分，入香白芷少许，同为细末。先令痛人噤水一口，鼻内搐药一字，不移刻便止。

10. 大川芎丸（《黄帝素问宣明论方·卷二·诸证门·首风证》）

治首风，旋晕眩急，外合阳气，风寒相搏，胃膈痰饮，偏正头疼，身拘倦。

川芎（一斤） 天麻（四两，用蕲州者）

上为末，炼蜜为丸，每两作十丸。每服一丸，细嚼，茶酒下，食后。

11. 升麻前胡汤（《黄帝素问宣明论方·卷二·诸证门·诸痹证》）

治肝风虚所中，头痛目眩，胸膈壅滞，心烦痛昏闷，屈伸不便。

升麻 前故（各一两半） 玄参 地骨皮（各一两） 羚羊角 葛根（各二两） 酸枣仁（一钱）

上为末。每服三钱，水一盏半煎至八分，去滓，再煎三五沸，食后温服，如行五六里，更进一服。

12. 通天散（《黄帝素问宣明论方·卷十四·眼目门·眼目总论》）

治偏正头疼并脑风，通一切壅滞，明目。

赤芍药 川芎 黄连 黄芩 玄胡索 草乌头 当归 乳香（别研，各等分）

上为细末。每服少许，纸捻子蘸药，任之鼻嗃。

13. 乌金散（《黄帝素问宣明论方·卷十一·妇人门·妇人总论》）

治妇人诸疾，寒热头痛。

乌金子 肉桂 蒲黄 当归 虻虫 血余炭 水蛭 鲤鱼炭 木香 青皮 皂角（大者，炙，各半两） 芍药（半两） 芫花（三两，醋制） 巴豆（一钱，出油） 朱砂（少许） 棕皮炭 红花（各一两） 川乌头（半两）

上为末。每服半钱，加至一钱，煎生姜汤调下，空心食前。忌油腻物。

14. 瓜蒂神妙散（《黄帝素问宣明论方·卷三·风门·诸风总论》）

治头目昏眩，偏正头痛等。

焰硝 雄黄 川芎 薄荷叶 道人头 藜芦（各一分） 天竺黄（一钱半，如无，以郁金代之）

上为末。研细，含水，鼻中嗃一字。

15. 防风当归饮子（《素问病机气宜保命集·卷中·热论第十四》）

治惊惧，溺血，淋闭，咳血，衄血；自汗，头痛，积热，肺痿。

柴胡 人参 黄芩 甘草（各一两） 大黄 当归 芍药（各半两） 滑石（三两）

上为粗末。每服五钱，水一盏半，生姜三片，同煎至七分，去滓温服。如痰实咳嗽，加半夏。如大便黄，米谷完出，后服大金花丸。

16. 石膏散

1）《仁斋直指方论·卷之十九·头风·附东垣头痛论》引《宝鉴》

治头疼。

川芎 石膏 白芷（各等分）

上为末。每服四钱，热茶清调下。

2）《普济方·卷四十五·头门·偏正头痛》

治偏正头痛。

石膏〔二（一）两〕 芍药（一两，赤白皆可用） 川芎（三钱）

上各生用，为细末。每服一钱，茶清调下，并吃三服。

17. 彻清膏（《仁斋直指方论·卷之十九·头风·附东垣头痛论》）

治头疼。

蔓荆子 细辛（各一分） 薄荷叶 川芎（各二分） 生甘草 炙甘草（各五分） 藁本（一钱）

上为末。茶清调二钱下。

18. 清空膏（《仁斋直指方论·卷之十九·头风·附东垣头痛论》）

治偏正头痛，年深不愈者；又治风温，热气上壅及脑痛，除血虚头痛不治，余皆治之。

川芎（五钱） 柴胡（七钱） 黄连（酒炒） 防风 羌活（各一两） 炙甘草（一两五钱） 细梃子黄芩（三两，去皮，一半酒制，一半炒）

上为末。每服二钱，于盏内入茶少许，汤调如膏，抹在口内，少用白汤送下，临卧。如苦头痛，每服加细辛二分；痰厥头痛，脉缓，减羌活、防风、川芎、甘草，加半夏一两五钱；如偏正头痛，服之不愈，减羌活、防风、川芎一半，加柴胡一倍；如发热，恶寒，口渴，此阳明头痛，只与白虎汤加吴白芷。

19. 荜拨散（《类编朱氏集验医方·卷之九头痛门·治方》）

治偏头痛。

荜拨

上为末。令患者口中含，左边疼，令左鼻吸一字；右边疼，右鼻吸一字。

20. 附子汤（《类编朱氏集验医方·卷之九头痛门·治方》）

治头风。

大附子（一个，生用，去皮脐） 绿豆（一合）

上同铫子内，煮豆熟为度，去附子，服豆即安。每个可煮五服，后为末服之。

21. 金花一圣散（《类编朱氏集验医方·卷之九头痛门·治方》）

治头风。

川芎 川乌（去皮） 白芷（各等分）

上细末。每服一字，以生葱三寸、薄荷叶三四片同煎，食后调服。

22. 硫黄丸（《类编朱氏集验医方·卷之九头痛门·治方》）

治头痛。

硫黄（二两，研） 焰消（一两）

上以雪糕为丸。每服二十丸，腊茶下。

23. 细辛散（《类编朱氏集验医方·卷之九头痛门·治方》）

治偏头痛。

细辛 雄黄（各等分）

为末，少许搐鼻。

24. 细辛丸（《类编朱氏集验医方·卷之九头痛门·治方》）

治头痛，久不瘥。

乌梅 藁本 川芎 北细辛（各半两） 甘草

上细末，石膏半斤研细，入坩埚子内，火煅过，飞去石末，滴石膏水和丸弹子大。茶、酒任下一丸，无时候。

25. 一字散（《类编朱氏集验医方·卷之九头痛门·治方》）

治偏正头疼。

全蝎（八个） 防风（一分） 僵蚕（半两） 天麻（一两） 川乌（一个，炮） 南星（一个，重半两以上者，研为末，生姜自然汁和成一块，入朱砂一粒豆大，乳香一粒豆大，和南星，用文武火煨令香熟，切作薄片，焙干）

上同为末，入麝香、朱砂各半两，拌匀。每服一字，食后，葱酒茶调下。

26. 龙脑芎犀丸（《卫生宝鉴·卷九·头面诸病·头风论并方》）

治头面诸风，偏正头痛，心肺邪热，痰热咳嗽。

石膏 川芎（各四两） 生龙脑 生犀屑 山栀（各一两） 朱砂（四两，二两为衣） 人参 茯苓 细辛 甘草（各二两） 阿胶（炒，一两半） 麦门冬（三两）

上为细末，蜜丸如樱桃大。每服一丸至二丸，细嚼茶清送下。一方加白豆蔻、龙脑，以金箔为衣。

27. 安神汤（《丹溪心法·卷四·头痛六十八》）

治头痛，头旋眼黑。

生甘草 炙甘草（各二钱） 防风（二钱五分） 柴胡 升麻 酒生地黄 酒知母（各五钱） 酒柏 羌活（各一两） 黄芪（二两）

上锉。每服五钱，水煎；加蔓荆子五分、川芎三分，再煎临卧热服。

28. 不卧散（《丹溪心法·卷四·头痛六十八》）

治头痛。

猪牙皂角（一钱） 玄胡 青黛（些少）

上为末。吹鼻中取涎。

29. 神妙丸（《医学纲目·卷之十五肝胆部·头风痛》）

治头疼及脑风。

食盐 硫黄（各等分）

上为末，水调生面为丸如桐子大。每服十五

丸，用薄荷茶，食前，下荆芥酒亦得。

30. 白龙丸(《普济方・卷四十五・头门・偏正头痛》)

治一切风偏正头疼，鼻塞脑闷；大解伤寒及头风，遍身疮癣，手足顽麻。

川芎　藁本　细辛　白芷　甘草

上等分为末。每药四两，入煅了石膏末一斤，水和为丸，每一两作八丸。每服一丸，食后薄荷茶嚼下。风蛀牙痛一丸分作三服，干揩后，用盐汤漱之，更用葱茶嚼下一丸。一方有陈皮。

31. 川附散(《普济方・卷四十五・头门・偏正头痛》)

治偏正头疼。

川芎　白附子　牛蒡子　荆芥(各等分)

上为细末，每服二钱，腊茶调服。

32. 川乌散(《普济方・卷四十五・头门・偏正头痛》)

治偏正头痛，伤寒冷，打扑折碎破伤风，头面虚肿，呕逆恶心。

川乌　草乌头　藿香叶　川芎　甘草　白芷　川蝎(各半两)　雄黄(六分)

上为细末。每服一钱，入好茶半钱，百沸汤点，趁热服之。如破伤风每用大半钱，以葱白三寸，细嚼，滚热酒大半碗调服，甚者如人行五里，再一服即愈。

33. 急风散(《普济方・卷四十五・头门・偏正头痛》)

治男子妇人偏正头疼，夹脑风，太阳穴痛，坐卧不安。

生川乌(炮，去皮脐)　辰砂(研飞，各二两)　生南星(洗，去皮，四两)

上为细末。每用酒调涂痛处。兼治小儿伤风，鼻塞清涕，酒调涂囟门上，不可服。

34. 龙香散(《普济方・卷四十五・头门・偏正头痛》)

治偏正头痛不可忍。

地龙(去土，微炒，为末)　乳香(半两)

上为细末。每用一钱，掺在纸上，作纸捻子，灯上烧令烟出，鼻内闻烟气。

35. 乳香散(《普济方・卷四十五・头门・偏正头痛》)

治偏正头疼，损眼，目赤，眼睛痛。

乳香　盆硝　青黛(各半两)　加脑子(少许)

上研匀，痛边鼻内搐一字。

36. 神效散(《普济方・卷四十五・头门・偏正头痛》)

治偏正头痛。

川芎(一钱)　牡丹皮(二钱半，去骨)　滑石(二钱，研)　米壳(三钱，蜜炒黄)

上㕮咀。每服五钱，生姜一两，水一盏半，煎至七分，去滓，临卧温服。

37. 王瓜散(《普济方・卷四十五・头门・偏正头痛》)

专治偏正头痛。

王瓜(灯心炒黄色)　木香　川芎　天麻　麻黄(去节)　防风(去芦头)　细辛(去苗)　甘草(炙，各半两)　荆芥穗(一两半)

上为细末。每服二三钱，食后，热茶清调下。

38. 悬楼散(《普济方・卷四十五・头门・偏正头痛》)

治偏正头疼。

悬楼(一枚，焙干，锉细)　赤瓜子(七枚，焙干)　大力子(四两，焙黄色，牛蒡子是也)

上为细末。每服三钱，食后，温酒茶清任下。忌动风热之食。

39. 盏落散(《普济方・卷四十五・头门・偏正头痛》)

治偏正头疼不可忍。

米壳(去顶膈，净二两)　柴胡(五钱)　桔梗(五钱)　甘草(五钱)

上罗捣。每服五钱，水一盏煎至七分，入灯草一茎，去滓，食后服。若不住疼痛，加生姜五片，依前煎服，药先闻，药汁后服。

40. 至灵散(《普济方・卷四十五・头门・偏正头痛》)

治偏正头痛。

雄黄(得深黄红而鸡冠色者佳，臭黄勿用)　细辛(真者，去芦洗)

上等分，为末。每用一字，左痛搐左鼻，右痛搐右鼻，口中噙水搐之。

41. 真珠散(《普济方・卷四十五・头门・偏正头痛》)

治偏正头风头疼。

盆硝(一钱半)　白滑石(一两)　乳香(一钱半)　片脑(少许)

上各研为细末,再同研细。每用一字,口噙水,鼻内搐之。

42. 茶调散(《万氏家抄济世良方·卷一·头痛》)

治头疼。

薄荷(去梗,不见火,八两)　川芎(四两)　羌活　甘草　白芷(各二两)　细辛(一两)　防风(一两半)　荆芥(去梗,四两)

上为细末。每服二钱,食后茶清调下。常服清头目。

43. 吹鼻散(《万氏家抄济世良方·卷一·头痛》)

治偏正头风,以此药鼻中吹之。火眼亦可。

火硝(四两)　黄丹(二两)　石膏(二两)　乳香(二钱)　没药(二钱)　藜芦(三分)　细辛(三分)　天麻(二钱)　雄黄(三分)　川芎(三钱)　天门冬　麦门冬　皂角　甘草(各六钱)

上为末,吹时须令病人含水一口。

44. 点头散(《万氏家抄济世良方·卷一·头痛》)

治偏正头痛。

川芎(生,二两)　香附子(去毛,四两)

上为末。每服一钱,好茶下。常服除根。

45. 紫金锭(《万氏家抄济世良方·卷一·头痛》)

治年深日近头痛、太阳痛。

薄荷

用酒入薄荷研烂,敷太阳穴上立效。

46. 抽刀一字散(《医方选要·卷之五·头痛门》)

治偏正头痛、头风。

乌头(生去皮,盐水浸一宿,取出切作片,再以生姜汁浸一宿,炒干,如用,只炮去皮尖)　细辛　蝉蜕　川芎(一处炒,各半钱)

上为细末。每服一字,食后茶清调下。一方有雄黄半两。

47. 川芎羌活散(《医方选要·卷之五·头痛门》)

专治头风、头痛。

川芎　细辛　蔓荆子　藁本(以上各二钱)　羌活　防风(各一钱半)　白芷(半钱)

上㕮咀。作一服,水二盅煎至八分,食后临卧热服。

48. 川芎散(《医方选要·卷之五·头痛门》)

治头风,偏正头痛。

羌活　细辛　川芎　香附(炒去毛)　槐花　甘草(炙)　石膏(各五钱)　荆芥穗　薄荷　菊花　茵陈　防风(去芦,各一两)

上为细末。每服二钱,食后茶清调下。

49. 定风饼子(《医方选要·卷之五·头痛门》)

治偏正头风,脑顶疼痛不可忍者。

草乌(炮,半两)　白芷(一两)　川芎(二两)　防风(去芦)　天麻　甘草　薄荷(各一两)　川乌(炮,去皮脐,五钱)　细辛(五钱)　石膏(水飞,一两　一方无川乌、石膏)

上为细末,姜糊和丸如龙眼大,捻作饼子。食后细嚼,茶清送下。忌热物一时。

50. 落盏汤(《医方选要·卷之五·头痛门》)

治偏正头疼、头风。

麻黄(二钱)　人参(一钱半)　陈皮(去白,二钱)　甘草(炙,二钱)　御米壳(去膈穰顶蒂,蜜炒,一钱半)

上㕮咀。用水二盅,生姜七片,煎至八分,食后温服。

51. 青火金针(《古今医统大全·卷之五十三头痛门·药方·风热头痛诸剂》)

治头风,牙痛,赤眼,脑泻耳鸣。

火硝(一两)　青黛　薄荷　川芎(各等分)

上为末。口噙冷水勿咽,此药吹鼻。

52. 芎犀丸(《古今医统大全·卷之五十三头痛门·药方·痰火头痛诸剂》)

治偏头疼,一边鼻不闻香臭,常流清涕,或作臭气一阵,遍服芎、蝎等药不效。

川芎　朱砂(细乳,内存一两为衣)　石膏(各四两)　冰片(四钱)　人参　茯苓　甘草(炙)　细辛(各半两)　犀角　栀子(各一两)　阿胶(炒,两半)　麦门冬(三两)

上为细末,炼蜜丸弹子大。每服一丸,食后细嚼,茶酒任下。

53. 颜思退方(《古今医统大全·卷之五十三头痛门·药方·数贴头痛头风诸药》)

治头风掣痛。

黄腊(二斤)　盐(半斤)　香油(二两)

上溶蜡，入油盐和匀，捏作一兜盔样，可合脑大小，盖至额，痛立止。

54. 枕头方(《古今医统大全·卷之五十三头痛门·药方·数贴头痛头风诸药》)

治头风、头痛，百药不效者。

食茱萸叶(细锉)

洒酒拌匀，以绢袋盛之于甑中蒸熟，乘热分作二包，更换枕头，以效为度。

55. 雄黄丸(《银海精微·卷下·患眼头痛》)

治偏正头痛。

全蝎　雄黄(各二钱)　盆硝(一钱五分)　乳香　没药(各二钱)　薄荷　川芎(各一钱)　冰片(一分)

上为末，口噙水搐，吹鼻内，日二次。

56. 冲和膏(《赤水玄珠·第三卷·头痛门·头风》)

偏正头风肿痛，并眼痛者。

紫荆皮(炒，五两)　独活(去节，炒，三两)　赤芍(炒，二两)　白芷(一两)　菖蒲(一两)

上为末。葱头煎浓汤调涂，药到痛止。

57. 僵蚕散(《赤水玄珠·第三卷·头痛门·头风》)

治偏正头痛，并夹脑风，连两太阳头痛。

白僵蚕

上为末，用葱茶调服。

58. 七生丸(《万病回春·卷之五·头痛》)

治男妇八般头痛及一切头痛，痰厥、肾厥、伤寒伤风头痛，并皆治之。

川芎　川乌(去皮)　草乌(去皮)　南星(去皮)　半夏(冷水洗去滑)　白芷　石膏(俱生，各等分)　细辛　全蝎(各减半)

上为细末，研韭菜自然汁为丸如梧桐子大。每服七丸或十丸，嚼生葱茶送下。

59. 加味二陈汤(《济阳纲目·卷七十·头痛·治风寒头痛方》)

治诸头痛，随证加减。

陈皮　半夏　白茯苓　甘草　川芎　白芷(各一钱)

上加生姜三片，水煎服。太阳经头痛，恶风寒，脉浮紧，加羌活、麻黄、川芎。阳明自汗，发热，恶寒，脉浮缓长，加升麻、葛根、白芷。渴者，宜合白虎汤加吴茱萸、白芷。少阳寒热往来，脉弦，加柴胡、黄芩。如三阳胸膈宿痰，痛久不止，令人丧明，宜合川芎茶调散探吐；太阴体重腹痛，脉沉必有痰，加苍术、南星；少阴寒厥，脉沉细，加附子、细辛；厥阴吐沫厥冷，脉浮缓，加吴茱萸；头顶项背俱痛者，宜合羌吴萸汤。肥人加二术，瘦人加酒芩，风热加蔓荆子、川芎、酒芩。苦头痛加细辛，巅顶痛加藁本、升麻、防风。因感冒而头痛，加羌活、防风、藁本、升麻、柴胡、葛根之类。气虚头痛，加黄芩、人参；血虚头痛，加川芎、芍药、酒黄柏。

60. 九龙丸(《济阳纲目·卷七十·头痛·治风寒头痛方》)

治男女八般头风，一切头痛。

川芎　石膏　白芷　川乌头　半夏　南星(各半两)　细辛　全蝎(各二钱五分)

上为末，韭汁为丸如梧桐子大。每服五十丸，茶清下。

61. 青黛散(《济阳纲目·卷七十·头痛·治风寒头痛方》)

治头风。

猪牙皂角　玄胡索(一分)　青黛(少许)

上为细末。水调豆许，鼻内灌之，其涎自出，仰卧灌鼻，俟喉中酸味，即起身涎出，口咬铜钱一文，任流下。

62. 香芎散(《济阳纲目·卷七十·头痛·治风寒头痛方》)

治偏正头风。

香附子(炒)　川芎　石膏(水飞)　白芷　甘草　薄荷(各一两)　川乌头(去皮脐，五钱)

上为末。每服二钱，清茶调，食后服。

63. 芎乌散(《济阳纲目·卷七十·头痛·治风厥头痛方》)

治男子风厥头痛，妇人气盛头痛，及产后头疼，皆治之。

川芎　天台乌药(各等分)

上为细末。每服二钱，茶酒调下。

64. 点眼丹(《丹台玉案·卷之四·头痛门·立方》)

治一切头痛，心腹绞痛；又治搅肠沙，盘肠气痛、疝痛。

牙硝(二钱)　麝香　朱砂　雄黄(各五分)

上为细末，瓷罐收贮。临病以银簪蘸药，点两眼内，立时取效。

65. 灵速散（《丹台玉案·卷之四·头痛门·立方》）

治一切头痛立愈。

细茶（一两，水二钟煎至半钟，去渣）　白芷　细辛　牙皂　紫苏　薄荷（各三钱）

煎七分，食后服。

66. 千金一笑散（《丹台玉案·卷之四·头痛门·立方》）

治诸般头疼并一切头风。

北细辛　人参　秦艽　甘菊花（各一钱五分）　白芷　甘草　当归　薄荷（各二钱）　葱白（五枚）

煎服。

67. 独活细辛汤（《症因脉治·卷一·头痛论·外感头痛》）

治头痛。

独活　细辛　川芎　秦艽　生地　羌活　防风　甘草

有风，加荆芥，倍防风；有寒，加麻黄、桂枝；有暑，加黄芩、石膏；有湿，加苍术、白芷；有燥，加石膏、竹叶；火旺，加知母、黄柏。

68. 清震汤（《症因脉治·卷一·头痛论·外感头痛》）

治头痛。

升麻　苍术　干葛　甘草　鲜荷叶

有风，加防风、荆芥；有寒，加川芎、细辛；有暑，加黄连、石膏；有湿，加白芷；有燥，加知母、石膏；火旺，加山栀、黄连。

69. 选奇方（《症因脉治·卷一·头痛论·外感头痛》）

治头痛。

防风　羌活　黄芩　甘草

因于风，倍加荆芥、防风；有寒，去黄芩，加川芎、细辛；有暑，加石膏、香薷；有湿，加苍术、白芷；有燥，加知母、石膏；有火，加黄连、山栀。

70. 对金散（《医灯续焰·卷八·头痛脉证第六十二·附方》）

治偏正头风。

大黄　黄芩（各等分）

上二味，为极细末。每服四分，临睡用好酒调下。仍饮酒尽量一醉，散发露顶卧，令人扇头数百扇，盖暖，睡至明日病失矣。不愈，再一服如前法。须大醉扇透，百发百中。

71. 天麻饼子（《外科大成·卷三分治部下·头部·头痛头疯》）

治头痛头风，及头目昏眩，项背拘急，肢体烦痛，肌肉蠕动，耳鸣鼻塞，皮肤顽麻，瘙痒瘾疹；又治妇人头风，眉棱骨痛，牙齿肿痛，痰逆恶心等症。

天麻　川芎　细辛　苍术　防风　白芷　薄荷　甘松　白附子　甘草　草乌　川乌（二乌汤泡去皮，各五钱）　全蝎（三钱）

食面打糊为丸豌豆大，捻作饼子。每服二十三饼，食后细嚼，葱汤送下。火热痰痛，茶清送下，甚者日进二服。忌诸般发物。

72. 鱼鳔散（《外科大成·卷三分治部下·头部·头痛头疯》）

治八般头风。

鱼鳔（用裙带者，剪碎，用苘麻煎碎，同炒胖透，去麻）

为末。每服三钱，卧时葱酒调服。日轻夜重者，血虚头痛也，用当归一两，酒二钟，煎一钟，调服。梅毒头痛目肿者，用本门汤药内调服。

73. 火筒散（《张氏医通·卷十四·头痛门》）

治头风鼻塞不利。

蚯蚓粪（四钱）　乳香（二钱）　麝香（二分）

为散。用纸筒自下烧上，吸烟搐鼻内。

74. 透顶散（《张氏医通·卷十四·头痛门》）

治偏正夹脑风，一切头风远年近日者皆效，并治鼻塞不闻香臭。

细辛（三茎）　瓜蒂（七枚，熬）　丁香（七粒）　糯米（七粒，一作赤小豆）　龙脑（半分）　麝香（一分）

前四味杵为细末，入脑、麝同研，置小口罐中，紧塞罐口。令患人口含清水，随左右搐一豆大许于鼻中，良久涎出即安，不愈，三日后再搐。

75. 一滴金（《张氏医通·卷十四·头痛门》）

治首风偏正头风。

人中白（煅）　地龙（晒干，等分）

上为细末，羊胆汁为丸芥子大。每用一丸，新汲水一滴化开滴鼻内。

76. 二黄散（《济世全书·巽集卷五·头痛》）

治偏正头疼，头风眼痛，破伤风。

雄黄(三钱) 黄丹(三钱) 乳香(二钱) 没药(二钱) 焰硝(一钱)

上为细末。令患人含温水,竹筒吹药于鼻中。

77. 驱风触痛汤(《济世全书·巽集卷五·头痛》)

治诸般头痛。

细辛(三分) 羌活(一钱) 独活(一钱) 防风(一钱) 藁本(五分) 蔓荆子(八分) 苍术(米泔浸,一钱) 片芩(酒炒,一钱五分) 麦门冬(去心,二钱) 当归(一钱) 小川芎(一钱) 白芷(一钱) 甘草(生,三分)

上锉一剂,生姜三片,水煎服。一方去藁本,加菊花。左边痛者,加红花七分、柴胡一钱、龙胆草酒洗七分、生地黄一钱。右边痛者,加黄芪一钱、干葛八分。正额上眉棱骨痛甚者,食积痰壅,用天麻五分、半夏一钱、山楂肉一钱、枳实一钱。当头顶痛者,加大黄酒蒸一钱,藁本加五分。风入脑髓而痛者,加苍耳子一钱,木瓜、荆芥各一钱。气血两虚当有自汗,加黄芪一钱五分,人参、白术、生地黄各一钱。

78. 追风散(《济世全书·巽集卷五·头痛》)

清头目,利咽膈,消风化痰。治年深日近偏正头疼;又治肝脏久虚,血气衰弱,风毒之气上攻,头痛,头眩目昏,心忪烦热,百节酸疼,脑昏目疼,鼻塞声重,项背拘急,皮肤瘙痒,面上游风,状若虫行,及一切头风;兼疗妇人血风攻注,头目昏痛并治。

防风(一两) 荆芥(一两) 羌活(五钱) 川芎(一两) 白芷(五钱) 全蝎(去毒尾,五钱) 天麻(五钱) 僵蚕(炒,一两) 白附子(炮,五钱) 石膏(煅,一两) 南星(炮,一两) 川乌(炮去皮尖,一两) 草乌(炮去皮尖,二钱半) 地龙(五钱) 雄黄(二钱半) 乳香(二钱半) 没药(二钱半) 甘草(炙,一两)

上为细末。每服五分,好茶调服,食后临卧调下。

79. 醉散(《济世全书·巽集卷五·头痛》)

治头风攻冲,牙痛、面痛。

防风 荆芥 川芎 白芷 细辛 连翘 羌活 当归尾 赤芍 干姜 僵蚕 贝母 皂角 薄荷 麻黄 甘草

上锉片。酒浸,研烂去渣,临卧重汤煮热,温服。

80. 上清散(《灵验良方汇编·卷之一内科·治头痛》)

治头痛、眉骨痛、眼痛不可忍者。

川芎 郁金 白芍 荆芥穗 芒硝(各五钱) 薄荷叶(一钱) 片脑(五分)

共为细末。每用三分,鼻内搐之。一方有乳香、没药。

81. 黄牛脑髓酒(《食鉴本草·风》)

治远年近日偏正头风。

牛脑髓(一个) 片白芷 川芎末(各三钱)

上药同入磁器内。加酒煮熟,乘热食之,尽量饮醉,醉后即卧,卧醒其病若失。

82. 定痛明目饮(《杂症会心录·卷上·头痛》)

治头痛目生翳膜,红肿如破。

生地(五钱) 龟板(三钱) 当归(三钱) 白芍(一钱五分,炒) 石斛(一钱) 丹皮(一钱) 菊花(一钱) 夏枯草(一钱) 羚羊角(水磨,冲入)

加桑叶五片煎,好童便一杯冲入。

83. 牛脑丹(《杂病源流犀烛·卷二十五身形门·头痛源流·治头风方十九》)

治头风。

白芷 川芎(各三钱)

为末。抹黄牛脑子上,磁器内加酒顿熟,乘热食之,尽量一醉,醒则其病如失,甚验。

84. 藿香散(《脉因证治·卷二·头目痛》)

治脑风头痛。

藿香 川芎 天麻 蔓荆子 槐花 白芷

酒调下。

85. 家珍方(《脉因证治·卷二·头目痛》)

治偏头痛连睛痛。

石膏 黍粘子(炒)

为末,酒下。

86. 姜黄汤(《名家方选·上部病·头痛》)

治诸头项痛引肩背者,甚妙。

防风 独活(各五分) 桂枝 芍药 樱皮 姜黄(各三分) 甘草(一分)

上七味,水煎服。

87. 石亭丸(《名家方选·上部病·头痛》)

治头痛,诸药不效者。

硫黄（三十钱） 硝石（十五钱） 百草霜（五钱）

上三味为末，糊丸梧子大。每服自五丸至一钱五分，冷茶送下。原方出于《本事方》无百草霜，今加之有经验。

88. 清晕化痰汤〔《彤园医书（小儿科）·卷之三·头痛门·头痛附法》〕

通治头痛晕眩者。

羌活 防风 川芎 白芷 茯苓 陈皮 法半夏 甘草 炒枳壳 炒条芩 北细辛 陈胆星 姜 葱（引）

水煎服。

89. 九仙丹（《简明医彀·卷之五·头痛》）

治男、妇八般头风，一切头痛。

川乌（炮） 石膏（水飞） 白芷 川芎 草乌 南星 半夏（各五钱） 细辛 全蝎（各二钱半）

上末，韭汁丸桐子大。每五十丸，茶下。

90. 治头痛验方（《普济方·卷四十五·头门·偏正头痛》）

治偏正头疼。

猪牙皂荚（去皮弦） 香白芷 白附子（各等分）

上为末。每服二钱，食后，腊茶清调下，右痛右侧卧，左痛左侧卧，两边皆痛仰卧。

三、治风寒头痛方

1. 白附子散（《类证普济本事方释义·卷第二·治头痛头晕方》）

治风寒客于头中，偏痛无时，疼痛牵引两目。

白附子（一两） 麻黄（不去节） 川乌 南星（各半两） 全蝎（五个） 干姜 朱砂 麝香（各一分）

上为细末。酒调一字匕服之。

2. 附子汤（《普济方·卷四十七·头门·膈痰风厥头痛》）

治风寒内着骨髓，上连于脑，头痛齿痛。

附子（炮裂，去皮脐） 桂（去粗皮） 五味子 白茯苓（去黑皮） 石膏（煅） 人参 补骨脂（炒，各一两）

上锉如麻豆大。每服三钱，水一盏煎至七分，去滓温服。

3. 如圣饼子（《医方选要·卷之五·头痛门》）

治风寒伏留阳经，气厥痰饮，一切头痛。

防风（去芦） 半夏（生用） 天麻（以上各半两） 南星（汤泡） 川乌（炮，去皮脐） 干姜（炮，以上各一两） 川芎 甘草（炙，各一两）

上为细末，用姜糊和丸如鸡头实大，捻作饼子。每服三五饼，食后用荆芥汤，或茶、酒细嚼送下。一方加细辛。

4. 小芎辛汤（《医方选要·卷之五·头痛门》）

治风寒在脑，头痛眩晕，呕吐不止。

川芎（三钱） 细辛（洗去土） 白术 甘草（炙，各二钱）

上作一服。用水二盅，生姜五片，芽茶一撮，煎至一盅，去柤，食后服。

5. 必胜散（《济阳纲目·卷七十·头痛·治风寒头痛方》）

治风寒流注阳经，以致偏正头疼，年久不愈，此药最有神效。

附子（大者，一枚，生，去皮，切为四段，以生姜自然汁一大盏浸一宿，火炙干，再于姜汁内醮，再多以尽为度） 高良姜（等分）

上为末。每服二钱，腊茶饮调下，食后连进二服。忌热物少时。

6. 二芎饼子（《济阳纲目·卷七十·头痛·治风寒头痛方》）

川芎 抚芎 干姜 藁本 天南星（炮，去皮） 防风 甘草 白术（各等分）

上为末，姜汁浸蒸饼为剂如鸡头大，捏作饼。每服五七饼，细嚼茶清送下。

7. 黑龙丸（《济阳纲目·卷七十·头痛·治风寒头痛方》）

治一切头疼。

天南星（洗） 川乌（各半斤，黑豆拌蒸三次） 石膏（五钱） 麻黄 薄荷（各四两） 藁本 白芷（各二两） 京墨（一两五钱）

上为细末，炼蜜杵丸如弹子大，每服一丸，薄荷茶汤调下。

8. 藿香散（《济阳纲目·卷七十·头痛·治风寒头痛方》）

治体虚伤风，停聚痰饮，上厥头痛，或偏或正，并治夹脑诸风。

草乌头(炮,去皮尖,半两) 川乌头(炮,去皮尖,一两) 乳香(皂子大,三块) 藿香(半两)

上为末。每服一钱,薄荷煎汤,食后调服。

9. 落盏汤(《济阳纲目·卷七十·头痛·治风寒头痛方》)

治偏正头疼头风。

麻黄 陈皮(去白) 甘草(炙,各二钱) 人参 御米壳(去膈、穰、顶蒂,蜜炒,各一钱半)

上㕮咀。加生姜七片,水煎,食后温服。

10. 麻黄附子细辛汤(《济阳纲目·卷七十·头痛·治风寒头痛方》)

治三阴三阳经不流行,而风寒气逆,为寒厥头痛,其脉沉细。

麻黄 细辛(各六钱) 附子(一个,去皮脐,生用)

上锉。用水三升三合,先煮麻黄令沸,减七合,掠去上沫,纳诸药,煎取一升,去柤,分三服。

11. 三五七散(《济阳纲目·卷七十·头痛·治风寒头痛方》)

治风寒入脑,阳虚头痛。

防风(去芦,四两) 山茱萸(去核) 茯苓(各三两) 细辛(一两五钱) 干姜(炮,三两) 附子(三个,炮,去脐)

上为细末。每服二钱,温酒食前调下。

12. 芎术除眩汤(《济阳纲目·卷七十·头痛·治风寒头痛方》)

治感寒湿,眩晕头重痛极。

川芎 白术 附子(生用,各一钱) 官桂 甘草(各五分)

上加生姜七片,枣一枚,水煎服。

13. 羌活附子汤(《简明医彀·卷之五·头痛》)

治冬月犯寒及风邪入脑,痛甚连齿,亦名脑风。

麻黄 附子(炮) 防风 白芷 僵蚕 羌活 苍术(各七分) 佛耳草(无嗽不用) 黄芪(各五分) 甘草 升麻(各三分)

水煎服。

14. 藿香正气散(《医灯续焰·卷二·沉脉主病第十七·附方》)

治外感风寒,内停饮食,头痛寒热,或感湿暑,霍乱泄泻,脚转筋,或作疟疾。常服除山岚瘴气。

桔梗 大腹皮 紫苏叶 茯苓 厚朴(制,各一钱) 甘草(炙,五分) 藿香(一钱五分) 白芷 白术 陈皮(去白) 半夏(各一钱半)

上,姜、枣水煎热服。加香薷、扁豆、黄连,名藿香汤。

15. 九味羌活汤(《本草易读·卷三·羌活》)

治春夏秋感冒,头痛发热,脊强无汗,脉浮紧。

羌活 防风 苍术 川芎 细辛 白芷 当归 黄芩 甘草 姜 葱

水煎服。

16. 头风摩散(《张氏医通·卷十四·头痛门》)

治大寒犯脑头痛。

大附子(一枚,炮) 盐(等分)

为散。沐后以方寸匕摩痛处。

17. 上清丸(《本草纲目拾遗·卷六·木部·雨前茶》)

治风寒无汗,发热头痛。

苏薄荷(二两) 雨前茶 白硼砂(各七钱) 乌梅肉 贝母 诃子(各三钱) 冰片(三分)

炼蜜为丸。用核桃肉、葱白、雨前茶、生姜等分,水一钟煎七分,热服,覆衣取汗。

18. 治风寒头痛验方(《济阳纲目·卷七十·头痛·治风寒头痛方》引《医垒元戎》)

治三阳头痛。

羌活 防风 荆芥穗 升麻 葛根 白芷 石膏 柴胡 川芎 芍药 细辛 葱白(各等分)

上锉。每服五钱,水煎服。

四、治风热头痛方

1. 防风汤(《圣济总录·卷第一百八·眼眉骨及头痛》)

治风热上攻,眼眉骨连头疼痛。

防风(去叉,三分) 甘菊花 羌活(去芦头) 藁本(去苗、土,各一两) 石膏(二两) 旋覆花 蔓荆实 甘草(炙,各半两)

上八味,粗捣筛。每服四钱匕,以水一盏,入生姜一枣大切,煎取七分,去滓,温服食后,日二。

2. 荆芥汤(《圣济总录·卷第一百八·眼眉骨及头痛》)

治风热毒气，攻冲阳经，头痛目疼，连绕眉额。

荆芥穗　防风(去叉)　甘菊　旋覆花　芎䓖　枳壳(去瓤麸炒)　甘草(炙，各一两)　石膏(二两)　黄芩(去黑心，半两)

上九味，粗捣筛。每服五钱匕，以水一盏半，入生姜半分切，煎取七分，去滓温服，食后、日二。

3. 香甲散(《圣济总录·卷第一百八·眼眉骨及头痛》)

治风热头目疼痛，连绕额角。

甘菊花(二两)　芎䓖(一两)　甘草(生用)　青橘皮(汤浸去白，焙)　檀香(锉，各半两)

上五味，捣罗为散。每服二盏匕，沸汤入盐少许点服，不拘时候。

4. 川芎神功散(《黄帝素问宣明论方·卷三·风门·诸风总论》)

治风热上攻，偏正头痛，无问微甚久新，头面昏眩。清神。

川芎(四钱)　甘草(一分)　川乌头　吴白芷　天南星　麻黄(各半两)

上为末。每服二钱，水一盏，生姜三片，煎至半盏，投清酒半盏，避风。

5. 川芎散(《医方选要·卷之五·头痛门》)

治风盛烦壅，鼻塞清涕，热气上攻，眼目多泪、生眵及偏正头痛。

川芎　柴胡(各二钱)　细辛　半夏曲　人参　前胡　防风　甘菊花　甘草(炙，以上各一钱)　薄荷(半钱)

上作一服。用水二盅，生姜三片，煎至一盅，食后服。

6. 菊花散(《医方选要·卷之五·头痛门》)

治风热上攻，头痛不止。

甘菊花(去梗)　旋覆花(去梗)　防风(去芦)　枳壳(麸炒)　羌活(去芦)　蔓荆子　石膏　甘草(炙，以上各一钱半)

上作一服。用水二盅，生姜五片，煎至一盅，不拘时服。

7. 川芎石膏汤(《古今医统大全·卷之五十三·头痛门·药方·痰火头痛诸剂》)

治风热上攻，头目昏眩痛闷，风痰喘嗽，鼻塞，口疮，烦渴，淋闭，眼生翳膜。此药清神利头目。

川芎　山栀　芍药　荆芥　当归　黄芩　大黄　菊花　人参　白术(各五分)　石膏　防风　薄荷　连翘(各一钱)　桔梗　寒水石　滑石　甘草(各二钱)　砂仁(三分)

上㕮咀。分二剂，水煎，温服。忌姜蒜热物。

8. 通关散(《济阳纲目·卷七十·头痛·治风热头痛方》)

治感风发热，头疼鼻塞。

抚芎(二两)　川芎(一两)　川乌　薄荷(各一两半)　细辛(五钱)　白芷　甘草　龙脑(各一两半)

上为末。每服二钱，葱白茶饮调下，薄荷汤亦可。

9. 谢传点眼丹(《济阳纲目·卷七十·头痛·治风热头痛方》)

治一切急头风，头痛，心腹绞痛；又治搅肠痧，闪气痛，盘肠气痛，小肠疝气及牙痛、猪风、羊风等证。

牙硝(一钱)　麝香　朱砂　雄黄(各五分)

上为细末，瓷罐收贮，临病用银簪蘸药点两眼角内，立时取效。

10. 碧云散(《济阳纲目·卷七十·头痛·治风热头痛方》)

治头痛。

细辛　郁金　芒硝(各一钱)　蔓荆子　川芎(各一钱二分)　石膏(一钱三分)　青黛(一钱半)　薄荷(二钱)　红豆(一个)

上为极细末。口噙水，鼻内搐之。

11. 石膏散(《症因脉治·卷一·头痛论·外感头痛》)

治头痛。

石膏　川芎　白芷　葛根

为细末。

12. 一品丸(《本草易读·卷四·香附》)

治热气上攻，头目昏眩与偏正头痛。

香附(焙末)

蜜丸弹大，水下。

13. 普济消毒饮(《杂症会心录·卷上·头痛》)

治大头天行，红肿壮热，口渴，脉有力等症。

黄芩(五分，酒炒)　黄连(一钱，酒炒)　人参(一钱)　橘红(五分)　元参(五分)　生甘草(一钱)　桔梗(一钱)　鼠粘子(八分，炒)　柴胡(五分)　薄荷叶(六分)　连翘(八分)　板蓝根

（五分） 马勃（五分） 升麻（七分） 白僵蚕（七分，炒）

上为细末。半用汤调，时时服之；半用蜜丸噙化，服尽良愈。或加防风、川芎、当归、薄荷、细辛，水二钟，煎一钟，食远稍温服。如大便硬加酒蒸大黄一二钱以利之。或热肿甚者，以砭针刺出其血。《心悟》云：体虚加人参五分。又云：此症须用贝母、人中黄、荷叶为妙。发颐症倍柴胡、丹皮。喉咙肿痛，倍桔梗、甘草。

14. 消风散（《杂病源流犀烛·卷二十五身形门·头痛源流·治头风方十九》）

治热头风。

荆芥 甘草（各一钱） 人参 白茯苓 姜蚕 川芎 防风 藿香 羌活 蝉脱（各五分） 陈皮 厚朴（各三分，加细茶一撮）

每末二钱，茶下。

五、治中风头痛方

1. 紫石英柏子仁丸（《备急千金要方·卷四·妇人方下·补益第十八》）

治女子遇冬天时行温风，至春夏病热头痛，热毒风虚，百脉沉重，下赤白，不思饮食，而头眩心悸，酸嘶恍惚，不能起居。

紫石英 柏子仁（各三两） 乌头 桂心 当归 山茱萸 泽泻 川芎 石斛 远志 寄生 苁蓉 干姜 甘草（各二两） 川椒 杜蘅（一作杜仲） 辛夷（各一两） 细辛（一两半）

上十八味为末，蜜和丸如梧子。酒服二十丸，渐加至三十丸，日三服。一方用牡蛎一两。

2. 大豆酒（《备急千金要方·卷十三·心脏方·头面风第八》）

治中风，头痛，发热，耳颊急。

麻黄 葛根 石膏 桂心（各三两） 附子 芍药 甘草 秦艽 防风（各二两） 生姜（五两）

上十味㕮咀。以水一斗煮取三升，分三服，覆取汗。

3. 牡蛎散（《备急千金要方·卷十·伤寒方下·伤寒杂治第十》）

治卧即盗汗，风虚头痛。

牡蛎 白术 防风（各三两）

上三味治下筛，酒服方寸匕，日二。此方一切泄汗，服之三日皆愈。

4. 头风摩散（《备急千金要方·卷十三·心脏方·头面风第八》）

治猝中，恶风，头痛。

生乌头（去皮）

捣生乌头以大酢和，涂故布上敷痛处，须臾痛止，日夜五六敷，逐痛处敷之。

5. 杏仁膏（《备急千金要方·卷十三·心脏方·头面风第八》）

治上气头面风，头痛，胸中气满奔豚，气上下往来，心下烦热，产妇金疮诸病。

杏仁（一升）

上一味捣研，以水一斗滤取汁令尽，以铜器煻火上从旦煮至日入，当熟如脂膏下之，空腹，酒服一方寸匕，日三，不饮酒者以饮服之。慎猪鱼蒜酢。

6. 防己汤（《千金翼方·卷第十七·中风下·中风第一》）

治一切风虚方，常患头痛欲破。

杏仁（九升，去皮尖、两仁者，曝干）

上一味，捣作末。以水九升研滤，如作粥法，缓火煎，令如麻浮上，匙取和羹粥，酒纳一匙服之，每食即服，不限多少，服七日后大汗出，二十日后汗止。慎风冷、猪、鱼、鸡、蒜、大醋。一剂后，诸风减，瘥。春夏恐醋，少作服之，秋九月后煎之。此法神妙，可深秘之。

7. 芫青酒（《千金翼方·卷第十六·中风上·诸酒第一》）

主百病风邪狂走，少腹肿，癥瘕霍乱，中恶飞尸遁注，暴癥伤寒，中风湿冷，头痛身重诸病，寒热风虚及头风。服酒当从少起，药发当吐清汁一二升。

芫青 巴豆（去皮心，熬） 斑蝥（各三十枚，去翅足，熬） 附子（去皮） 踯躅 细辛 乌头（去皮） 干姜 桂心 蜀椒（去目、闭口者，汗） 天雄（去皮） 黄芩（各一两）

上一十二味，切，以酒一斗渍十日。每服半合，日二。应苦烦闷饮一升水解之，以知为度。

8. 吹鼻散（《太平圣惠方·卷第二十·治风头痛诸方》）

治风头痛，及偏头疼。

瓜蒂末（一钱） 地龙末（一钱） 苦瓠末（一

钱） 硝石末（一钱） 麝香末（半钱）

上件药末，都研令匀。先含水满口，后搐药末半字，深入鼻中，当取下恶物，神效。

9. 防风散（《太平圣惠方·卷第二十·治风头痛诸方》）

治风头痛掣动。

防风（一两，去芦头） 川升麻（一两） 黄芩（一两） 赤芍药（一两） 蔓荆子（一两） 石膏（一两） 葛根（一两，锉） 甘草（半两，炙微赤，锉）

上件药，捣粗罗为散。每服四钱，以水一中盏，煎至六分，去滓。入淡竹沥半合，更煎一两沸，不计时候，温服。

10. 冷泪方（《太平圣惠方·卷第二十·治风头痛诸方》）

治风头痛，眼瞤鼻塞眼暗。

杏仁（半升）

上捣碎，以水一斗煮三二十沸，看冷热洗头，如汗出，避风，洗三度瘥。

11. 摩顶散（《太平圣惠方·卷第四十·治头痛诸方》）

治风毒攻脑疼痛。

蔄茹（三分） 半夏（三分，生用） 川乌头（一两半，去皮脐） 莽草（半两） 川椒（三分，去目及闭口者） 桂心（三分） 附子（半两，生，去皮脐） 细辛（半两）

上件药，捣细罗为散。以醋调，旋取时时摩顶上，以瘥为度。

12. 摩膏方（《太平圣惠方·卷第二十·治风头痛诸方》）

治风头痛，及脑角牵痛，日夜不可忍者。

牛蒡根（净洗，切，捣碎，绞取汁，半升）

上将汁入无灰酒一小盏，盐花半匙，慢火煎如稠膏，少少用热摩痛处，宜避风。

13. 沐头方（《太平圣惠方·卷第二十·治风头痛诸方》）

治风头痛。

甘菊花（二两） 独活（二两） 莽草（一两） 皂荚（一两） 桂心（一两） 杜蘅（半两） 防风（一两） 细辛（一两） 川椒（一两） 茵芋（一两） 白芷（一两） 石膏（四两）

上件药捣筛为散，每用四两，以水一斗二升，煎取八升，去滓。于暖室中，稍热淋头，热擦之。如有汗出，切记避风。

14. 山茱萸散（《太平圣惠方·卷第二十·治风头痛诸方》）

治风头痛，目眩心闷，时复发甚。

山茱萸（半两） 当归（半两，锉，微炒） 防风（一两，去芦头） 柴胡（一两，去苗） 薯蓣（一两） 旋覆花（半两） 石膏（一两）

上件药，捣粗罗为散。每服三钱，以水一中盏煎至五分，去滓，不计时候，调鸡子清一枚服之。

15. 石膏散（《太平圣惠方·卷第二十·治风头痛诸方》）

治风头痛，心烦体热。

石膏（二两） 枳壳（三分，麸炒微黄，去瓤） 荠苨（半两） 防风（半两，去芦头） 甘菊花（半两） 独活（半两） 芎䓖（半两） 黄芩（三分） 甘草（半两，炙微赤，锉）

上件药，捣粗罗为散。每服三钱，以水一中盏，入生姜半分，煎至六分，不计时候，温服。忌炙、爆热、面。

16. 乌金煎（《太平圣惠方·卷第二十·治风头痛诸方》）

治风头痛，语涩健忘。

黑豆（一升，净淘） 独活（一两） 荆芥（一两） 石膏（三两） 黄芩（一两）

上件药，细锉，以水五大盏煎至一大盏，入无灰酒一升，搅滤去滓，不计时候，再煎如稀膏，盛于瓷合中。每服，食后用温酒调下一茶匙。

17. 芎䓖散（《太平圣惠方·卷第二十·治风头痛诸方》）

治风头痛，或时旋转。

芎䓖（一两） 防风（一两，去芦头） 葛根（一两，锉） 旋覆花（半两） 白蒺藜（二两，微炒去刺） 枳壳（一两，麸炒微黄，去瓤） 石膏（二两） 甘菊花（半两） 甘草（半两，炙微赤，锉）

上件药，捣筛为散。每服三钱，以水一中盏煎至六分，去滓，不计时候，温服。

18. 旋覆花散（《太平圣惠方·卷第四十·治头痛诸方》）

治胸膈风壅上攻，头痛不止。

旋覆花（半两） 枳壳（一两，麸炒微黄去瓤） 蔓荆子（一两） 石膏（二两） 甘草（半两，

炙微赤,锉) 甘菊花(半两)

上件药,捣筛为散。每服三钱,以水一中盏煎至六分,去滓,不计时候,温服。忌热面、炙爆物。

19. 枕头方(《太平圣惠方·卷第二十·治风头痛诸方》)

治风头痛。

食茱萸叶

上件药,细锉,洒酒拌匀,以绢囊盛之,于甑上蒸热,乘热分两包子,更换枕之,取瘥为度。

20. 羚羊角汤(《圣济总录·卷第一百八·眼眉骨及头痛》)

治风毒所攻,头目俱痛,及眉骨额角疼。

羚羊角(屑) 防风(去叉) 地骨皮 麦门冬(去心,焙) 茯神(去木,各一两) 黄芩(去黑心) 枳壳(去瓤,麸炒) 蕤仁(汤浸去皮) 芒硝(各半两) 甘草(炙三分) 升麻(三分) 石膏(二两)

上一十二味。粗捣筛。每服三钱匕,以水一盏煎取七分,去滓温服,食后。

21. 通顶散(《圣济总录·卷第一百八·眼眉骨及头痛》)

治风头目痛,及偏头痛。

地龙(去土) 龙脑(研) 瓜蒂 赤小豆 马牙硝(各等分)

上五味,捣研为细散。每用一小豆许,吹入鼻内,偏头痛随左右用,含水搐尤佳。

22. 神圣散(《黄帝素问宣明论方·卷二·诸证门·脑风证》)

治脑风,邪气留饮不散,项背怯寒,头疼不可忍者。血风。

麻黄(去节) 细辛(去苗) 干葛(一半生,一半炒) 藿香叶(各等分)

上为末。每服二钱,煮荆芥、薄荷,酒调下,茶也得。

23. 安神汤(《仁斋直指方论·卷之十九·头风·附东垣头痛论》)

治头旋,眼黑,头痛。

羌活(一两) 防风(二钱半) 柴胡 升麻(各半两) 黄柏(酒制,一两) 知母(酒制,一两) 生地黄(半两) 黄芪(二两) 炙甘草 生甘草(各二钱)

上件每服秤半两,水二盏煎至一盏半,加蔓荆子半钱,川芎三分,再煎至一盏,去滓,临卧热服。

24. 芎黄汤(《普济方·卷四十五·头门·偏正头痛》)

治偏正头疼,外伤风邪,鼻塞声重,清涕多嚏者。

川芎(半两) 雄黄(研,水飞,一钱) 细辛(去苗叶,一钱半) 荆芥穗(三钱) 全蝎(五枚,炒) 大川乌(一两枚,炮,去皮脐,切碎,炒黄色)

上为细末。每服半钱,茶少许,白汤点服,不拘时候。

25. 川芎茶调散(《医方选要·卷之五·头痛门》)

治诸风上攻,头昏重,偏正头疼,鼻塞声重。

川芎 荆芥(各四两) 细辛(去叶、土) 白芷 甘草 羌活(各一两) 防风(一两半) 薄荷(不见火,八两)

上为细末。每服二钱,食后茶清调服。

26. 都梁丸(《医方选要·卷之五·头痛门》)

治风,项背拘急,头目昏眩,以及脑痛;妇人产前、产后伤风头痛,并皆治之。

香白芷(择白色大块者,用汤净洗四五次,晒干)

上为细末,炼蜜和丸如弹子大。每服一丸,食后荆芥汤点茶细嚼下。

27. 菊花茶调散(《赤水玄珠·第三卷·头痛门·头风》)

诸风头目昏重,偏正头风,鼻塞。

菊花 川芎 荆芥穗 羌活 甘草 白芷(各二两) 细辛(一两) 防风(一两,洗净) 蝉蜕 僵蚕 薄荷(各五钱)

上为末。每服二钱,食后,用茶清调下。

28. 半夏苍术汤(一名**柴胡半夏汤**)(《张氏医通·卷十四·头痛门》)

治素有风证,目涩,头疼眩晕,胸中有痰兀兀欲吐。如居暖室则微汗出,其证乃减;见风其证复作,当先风一日痛甚。

升麻 柴胡 藁本(各五分) 茯苓 神曲(姜汁炒,各一钱) 苍术(泔制) 半夏(各二钱) 生姜(十片) 甘草(炙,四分)

水煎,食远稍热服。

29. 硝石散(《灵验良方汇编·卷之一内科·治头痛》)

治风邪犯脑，患头痛不可忍。

硝石　人中白（等分）　冰片（少许）

共为末，用二三分吹入鼻中。

30. 太上五神茶（《本草纲目拾遗·卷六木部·六安茶》）

治伤风咳嗽，发热头痛，伤食吐泻。

陈细六安茶（一斤）　山楂（蒸熟）　麦芽　紫苏　陈皮　厚朴　干姜（俱炒，各四两，磨末）

瓷器收贮高燥处。大人每服三钱，小儿一钱，感冒风寒葱姜汤下；内伤，姜汤下；水泻痢疾，加姜水煎，露一宿，次早空心温服。

31. 都梁丸（《不知医必要·卷二·头痛列方》）

治风吹项背，头目昏眩，脑痛，及妇人胎前，产后，伤风头痛者。

白芷（沸汤泡，切）

炼蜜为丸如弹子大。每服一丸，荆芥汤下。

32. 治中风头痛验方（《千金翼方·卷第十六·中风上·风眩第六》）

1）治头风方。

葶苈子

捣葶苈子末，以汤淋取汁，洗头良。

2）治卒中恶风头痛。

生乌头（去皮）

上药以醋和涂故布上，敷痛上，须臾痛止，日夜五六敷之。

六、治伤寒头痛方

1. 白膏（《备急千金要方·卷九·伤寒方上·伤寒膏第三》）

治伤寒头痛。

天雄　乌头　莽草　羊踯躅（各三两）

上四味㕮咀，以苦酒三升渍一宿，作东向露灶又作十二，聚湿土各一升许大，取成煎猪脂三斤，着铜器中，加灶上炊以苇薪令释，纳所渍药炊令沸，下着土聚上，沸定复上，如是十二过，令土尽遍，药成去滓。伤寒咽喉痛，含如枣核一枚，日三。摩时令勿近目。酒服如杏核一枚，温覆取汗，摩身当千过，药力乃行。并治恶疮、小儿头疮，牛领马鞍皆治之，先以盐汤洗之，以布拭之敷膏。痈肿火炙摩千过，日再自消者方。

2. 赤散（《备急千金要方·卷九·伤寒方上·发汗散第四》）

治伤寒头痛项强，身热，腰脊痛，往来有时。

干姜　防风　沙参　细辛　白术　人参　蜀椒　茯苓　麻黄　黄芩　代赭　桔梗　吴茱萸（各一两）　附子（二两）

上十四味治下筛。先食，酒服一钱匕，日三。

3. 度瘴发汗青散（《备急千金要方·卷九·伤寒方上·发汗散第四》）

治伤寒敇色，恶寒发热，头痛项强体疼。

麻黄（三两半）　桔梗　细辛　吴茱萸　防风　白术（各一两）　乌头　干姜　蜀椒　桂心（各一两六铢）

上十味治下筛。温酒服方寸匕，温覆取汗，汗出止。若不得汗，汗少不解，复服如法。

4. 葛根龙胆汤（《备急千金要方·卷九·伤寒方上·发汗汤第五》）

治伤寒四五日，头痛壮热，四肢烦疼，不得饮食。

栀子仁　黄连　黄柏　大黄（各半两）　好豉（一升）　葱白（七茎）

上六味㕮咀。以水八升煮上四物六七沸，纳后葱白、豉煮得三升，顿服一升，日三服，汤讫温覆，令汗出粉之，得汗便止。后服勿复取汗，不得汗者复服重发。此药无忌，特宜老小，神良。

5. 华佗赤散（《备急千金要方·卷九·伤寒方上·发汗散第四》）

治伤寒头痛身热，腰背强引颈，及中风口噤疟不绝，妇人产后中风寒经气腹大方。

丹砂（十二铢）　蜀椒　蜀漆　干姜　细辛　黄芩　防己　桂心　茯苓　人参　沙参　桔梗　女萎（即葳蕤）　乌头（各十八铢）　雄黄（二十四铢）　吴茱萸（三十铢）　麻黄　代赭（各二两半）

上十八味治下筛，酒服方寸匕，日三，耐药者二匕。覆令汗出。欲治疟先发一时，所服药二匕半，以意消息之。细辛、姜、桂、丹砂、雄黄不熬，余皆熬之。

6. 黄膏（《备急千金要方·卷九·伤寒方上·伤寒膏第三》）

治伤寒敇色，头痛项强，贼风走注。

大黄　附子　细辛　干姜　蜀椒　桂心（各半两）　巴豆（五十枚）

上七味㕮咀，以醇苦酒渍一宿，以腊月猪脂一斤煎之，调适其火，三上三下药成。伤寒赤色发热，酒服如梧子大一枚。又以火摩身数百过，兼治贼风绝良。风走肌肤，游风所在，摩之神效。

7. 解肌汤（《备急千金要方·卷九·伤寒方上·发汗汤第五》）

治伤寒时气，温疫头痛，壮热脉盛，始得一二日者。

丹砂（一两，末之）

以水一斗煮取一升，顿服之，覆取汗。

8. 青膏（《备急千金要方·卷九·伤寒方上·伤寒膏第三》）

治伤寒头痛，项强，四肢烦疼。

当归　川芎　蜀椒　白芷　吴茱萸　附子　乌头　莽草（各三两）

上八味㕮咀。以醇苦酒渍之，再宿以猪脂四斤煎令药色黄，绞去滓，以温酒服枣核大三枚，日三服，取汗，不知稍增。可服可摩。如初得伤寒，一日苦头痛背强，宜摩之佳。

9. 青散（《备急千金要方·卷九·伤寒方上·发汗散第四》）

治春伤寒头痛发热。

苦参　厚朴　石膏（各三十铢）　大黄　细辛（各二两）　麻黄（五两）　乌头（五枚）

上七味治下筛。觉伤寒头痛发热，以白汤半升和药方寸匕投汤中，熟讫去滓尽服覆取汗，汗出温粉粉之良久。一服不除，宜重服之。或当微下利者，有大黄故也。

10. 黄龙汤（《备急千金要方·卷十·伤寒方下·劳复第十一》）

治伤寒瘥后，更头痛壮热烦闷。

柴胡（一斤）　半夏（半斤）　黄芩（三两）　人参（二两）　甘草（二两）　生姜（四两）　大枣（十二枚）

上七味㕮咀。以水一斗煮取五升，去滓，服五合，日三。不呕而渴者去半夏，加栝蒌根四两。

11. 甘菊花散（《太平圣惠方·卷第十一·治伤寒头痛诸方》）

治伤寒痰壅，头痛心烦，四肢拘急，不得睡卧。

甘菊花（半两）　旋覆花（半两）　防风（一两，去芦头）　芎䓖（一两）　蔓荆子（半两）　细辛（半两）　酸枣仁（一两）　葳蕤（一两）　枳壳（半两，麸炒微黄，去瓤）　甘草（半两，炙微赤，锉）

上件药，捣粗罗为散。每服三钱，以水一中盏，入生姜半分，煎至五分，去滓，不计时候温服。

12. 厚朴散（《太平圣惠方·卷第十一·治伤寒头痛诸方》）

治伤寒壮热头痛，烦躁无汗。

厚朴（一两，去粗皮，涂生姜汁炙令香熟）　吴茱萸（半两，汤浸七遍，焙干，微炒）　甘草（一两，炙微赤，锉）　附子（一两，炮裂，去皮脐）　陈橘皮（一两，汤浸去白瓤，焙）　麻黄（一两，去根节）　干姜（半两，炮裂，锉）　前胡（半两，去芦头）　川大黄（一两，锉碎，微炒）

上件药，捣罗为细散。每服三钱，以水一中盏，入生姜半分，煎至六分，去生姜，不计时候，和滓稍热服，以衣覆取汗，未汗再服。

13. 石膏散（《太平圣惠方·卷第十一·治伤寒头痛诸方》）

治伤寒头痛壮热。

石膏（半两）　麻黄（三分，去根节）　桂心（半两）　细辛（半两）　白术（半两）　赤芍药（三分）　桔梗（半两，去芦头）　干姜（半两，炮裂，锉）　甘草（一两，炙微赤，锉）　附子（三分，炮裂，去皮脐）　薄荷（半两）

上件药，捣粗罗为散。每服四钱，以水一中盏，入生姜半分，葱白七寸，豉五十粒，煎至六分，去滓，不计时候，稍热频服。

14. 通顶吹鼻散（《太平圣惠方·卷第十一·治伤寒头痛诸方》）

治伤寒头痛不止。

藜芦（一分，去芦头）　瓜蒂（三分）　马牙硝（三分）　龙脑（半钱，研）　麝香（半钱，研）

上件药，捣细罗为散。研入龙脑、麝香令匀，用少许吹入鼻中，得嚏即瘥。

15. 黄芩散（《太平圣惠方·卷第十一·治伤寒头痛诸方》）

治伤寒头痛，心神烦热，四肢不利。

黄芩（半两）　麻黄（一两，去根节）　赤芍药（三分）　石膏（二两）　甘草（半两，炙微赤，锉）　桂心（三分）　细辛（三分）　前胡（一两，去芦头）

上件药，捣筛为散。每服三钱，以水一中盏煎至六分，去滓，不计时候稍热服。

16. 旋覆花散(《太平圣惠方·卷第十一·治伤寒头痛诸方》)

治伤寒头痛,心膈壅疼。

旋覆花(一两) 甘草(半两,炙微赤,锉) 甘菊花(一两) 芎䓖(一两) 皂荚树白皮(三分,涂酥炙赤色)

上件药,捣细罗为散。每服二钱,以水一中盏,入荆芥七穗,煎至六分,不计时候,和滓热服。

17. 一字散(《圣济总录·卷第二十四·伤寒头痛》)

治伤寒头疼鼻塞。

芎䓖(一两) 草乌头(炮裂,去皮尖,一两半) 石膏(研,一两) 雄黄(二钱,醋浸一宿,焙,研)

上四味,捣罗三味为散,入雄黄末研匀。每服一字,入腊茶半钱匕,葱白一寸,煎汤点服。

18. 人参汤(《圣济总录·卷第二十四·伤寒头痛》)

治伤寒头痛,自汗,壮热,身体拘急,喘粗,骨节酸疼。

人参 甘草(炙,各二两) 桂(去粗皮) 陈橘皮(汤浸去白,焙) 白茯苓(去黑皮) 防风(去叉) 五味子 柴胡(去苗,各一两) 附子(炮裂,去皮脐) 半夏(生姜汁浸一复时,各半两)

上一十味,锉如麻豆大。每服三钱匕,水一盏,入生姜二片,枣二枚劈破,同煎至七分,去滓热服,不拘时候。

19. 天南星丸(《圣济总录·卷第二十四·伤寒头痛》)

治伤寒头痛。

天南星(末,二两) 石膏(末,一两,水飞过)

上二味,填牛胆中,用薄荷包,更用荷叶外包,于风道中挂,以清明节候,入龙脑少许,滴雪水,丸如鸡头大。每服一丸烂嚼,薄荷汤下。

20. 太一散(《圣济总录·卷第二十四·伤寒头痛》)

治伤寒头痛。

附子(大者,炮裂,去皮脐,一两) 甘草(生) 石苇(去毛,各半两) 石膏(研) 滑石(研,各二两)

上五味,捣罗三味为细散,入石膏、滑石末同研匀。每服二钱匕,葱白薄荷茶调下。

21. 白雪丸(《圣济总录·卷第二十四·伤寒头痛》)

治伤寒头痛,三日以里。

乌头(去皮脐) 附子(去皮脐) 白附子 天南星 天麻 麻黄(去根节) 甘草(并生用,等分)

上七味,捣罗为末,水浸宿炊饼,和丸如樱桃大,火煅寒水石粉为衣。每服一丸,热酒或葱茶嚼下,良久以热粥投之。

22. 石膏丸(《圣济总录·卷第二十四·伤寒头痛》)

治伤寒头痛痰盛。

石膏(细研,水飞过,四两) 乌头(去皮脐,生用,一两) 硝石(研,一两半) 太阴玄精石(研,二两)

上四味,捣研为末,和匀如粉,以生姜自然汁煮面糊和丸如梧桐子大。每服十丸至十五丸,荆芥茶下,甚者不过三服。

23. 石膏汤(《圣济总录·卷第二十四·伤寒头痛》)

治伤寒头疼不可忍。

石膏(碎) 麻黄(去根节,各一两) 何首乌(去黑皮,半两) 葛根(锉,三分)

上四味,粗捣筛。每服三钱匕,生姜三片,水一盏,同煎至八分,去滓温服。

24. 石膏煮散(《圣济总录·卷第二十四·伤寒头痛》)

治伤寒头痛。

石膏(研,水飞过,一两半) 旋覆花(一两) 白蒺藜(炒) 甘菊花 山栀子仁 茵陈蒿 太阴玄精石(研) 芎䓖(各半两)

上八味,捣罗六味为细末,入石膏等研匀。每服三钱匕,水一盏,入荆芥少许,同煎至七分,不去滓温服,不拘时候。

25. 四白散(《圣济总录·卷第二十四·伤寒头痛》)

治伤寒头痛身热,百节疼痛。

蒺藜子(炒,去角) 白芷 白附子(炮) 白僵蚕(炒,等分)

上四味,捣罗为散。每服二钱匕,茶清或酒调下,不拘时候。

26. 白鲜皮汤(《圣济总录·卷第二十四·伤寒头痛》)

治伤寒头痛。

白鲜皮　菊花　石膏(研)　荆芥穗(各一两)　桂(去粗皮,一分)　甘草(炙,半两)　麻黄(去节,二两)

上七味,粗捣筛。每服三钱匕,水一盏煎七分,去滓温服。

27. 圣白散(《圣济总录·卷第二十四·伤寒头痛》)

治伤寒头疼壮热,化痰发汗。

附子(一枚大者,炮裂,去皮脐)　白附子(生)　天南星(炮)　半夏(洗去滑,为末,生姜汁和作饼,焙干)　麻黄(去根节,各半两)　石膏(碎,研,一两)　麝香(研,半钱)　白芷(一分)

上八味,捣罗六味为末,入石膏麝香末,同研令匀。每服半钱匕,热葱茶调下,甚者连进三服。

28. 芎䓖饮(《圣济总录·卷第二十四·伤寒头痛》)

治伤寒头疼不止。

芎䓖(半两)　马牙硝(研)　石膏(研,各一两)

上三味,粗捣筛。每服二钱匕,水一盏,入生姜三片,好茶一钱匕,同煎至六分,去滓温服,不拘时候。

29. 连须葱白汤(《圣济总录·卷第二十四·伤寒头痛》)

治伤寒已发汗或未发汗,头疼如破。

连须葱白(寸切,三茎)　生姜(切,二两)

上二味,分作三服。每服以水二盏煎至一盏,去滓通口服。此汤不瘥者,服葛根葱白汤。

30. 小柴胡汤(《圣济总录·卷第二十四·伤寒头痛》)

治伤寒脉弦细,头痛发热者,属少阳也,少阳不可发汗。

柴胡(去苗,二两)　黄芩(去黑心)　人参　甘草(炙,各三分)　半夏(六钱,洗去滑)

上五味,㕮咀如麻豆大。每服五钱匕,水一盏半,生姜一枣大,枣三枚去核,同煎至八分,去滓温服。

31. 承气汤(《圣济总录·卷第二十四·伤寒头痛》)

治伤寒后不大便六七日,头痛有热。

大黄(四两)　厚朴(去粗皮,生姜汁炙,二两)　枳实(去瓤麸炒,三个)

上三味,㕮咀如麻豆。每服三钱匕,水一盏半煎至八分,去滓温服。

32. 茶调散(《圣济总录·卷第二十四·伤寒头痛》)

治伤寒头痛不止。

石膏(碎研,二两)　羌活(去芦头,生用)　苍术(去皮)　甘草(半生,半炙)　芎䓖　茵陈蒿　荆芥穗(各一两)　桂(去粗皮,半两)

上八味,捣罗为散。每服一钱匕,用腊茶末一钱匕,同葱白煎汤点热服。

33. 前胡汤(《圣济总录·卷第二十四·伤寒头痛》)

治初得伤寒,头痛壮热。

前胡(去芦头)　半夏(汤洗七遍去滑,生姜汁炙,切,焙)　玄参(坚者)　旋覆花　甘草(炙,锉)　桂(去粗皮)　黄芩(去黑心)　桔梗(锉,炒)　生干地黄(焙,各一两)

上九味,粗捣筛。每服五钱匕,水一盏半,生姜五片,煎至八分,去滓热服,不拘时候。

34. 桂枝汤(《圣济总录·卷第二十四·伤寒头痛》)

治伤寒太阳病,头痛发热,汗出恶风。

桂枝(去粗皮)　芍药(各三两)　甘草(炙,二两)

上三味,㕮咀如麻豆。每服五钱匕,水一盏半,入生姜一枣大拍碎,枣三枚去核,同煎至八分,去滓温服,以热稀粥投之助药力。

35. 黄芩汤(《圣济总录·卷第二十四·伤寒头痛》)

治伤寒头痛不止。

黄芩(去黑心)　石膏(碎)　茵陈蒿　柴胡(去苗)　桔梗(锉,炒)　牡丹皮　荆芥穗　栀子仁(各一分)　麻黄(去根节,半两)

上九味,粗捣筛。每服三钱匕,水一盏煎至七分,去滓,食后温服。

36. 麻黄丸(《圣济总录·卷第二十四·伤寒头痛》)

治伤寒,解表止头痛,兼治破伤风及一切诸风。

麻黄（去根节，汤煮掠去沫，焙干） 乌头（水浸三日，日一易曝干，炮裂，去皮脐） 天南星（炮，捣末） 半夏（汤洗去滑，七遍） 石膏（泥裹火煅通赤，研，各四两） 白芷（三两） 甘草（炙，锉，一两） 龙脑（研，半两） 麝香（研，一分）

上九味，将八味捣研为末，水煮天南星和丸如小弹子大。每服一丸，葱茶或葱酒嚼下，薄荷茶亦得，连二三服。此本白龙丸，后又加麻黄、寒水石，用石膏末为衣，治伤寒至佳，小伤风服之立瘥，解表药中，此尤神速。

37. 麻黄汤（《圣济总录・卷第二十四・伤寒头痛》）

治伤寒太阳病，头痛发热，身疼腰痛，骨节疼，恶风无汗而喘者。

麻黄（去根节，煮去沫，三两，焙） 桂（去粗皮，二两） 甘草（炙，一两） 杏仁（七十个，去皮尖、双仁）

上四味，㕮咀如麻豆。每服五钱匕，水一盏半煎至八分，去滓，温服取汗。

38. 葛根葱白汤（《圣济总录・卷第二十四・伤寒头痛》）

治伤寒头疼不止。

葛根（锉） 芍药 知母（各半两） 芎䓖（三分）

上四味，㕮咀如麻豆大。每服五钱匕，水一盏半，入葱白三寸，生姜一枣大各拍碎，同煎至一盏，去滓通口服。

39. 麝香丸（《圣济总录・卷第二十四・伤寒头痛》）

治伤寒头痛，目眩汗出。

麝香（研） 龙脑研（各一分） 丹砂（一两半，研） 雄黄（研） 木香 赤箭（各一两） 牛黄（研） 白花蛇肉 乌蛇肉（各酒浸炙） 干蝎（炒，去土） 羚羊角（锉，各半两） 天南星（炮） 麻黄（去根节，各二两） 白附子（生） 天麻（酒浸焙） 防风（去叉） 零陵香叶 藿香叶 天雄（炮裂，去皮脐，各三分）

上一十九味，捣罗十四味为末，入麝香等五味研匀，炼蜜丸如小鸡头实大。每服二丸，细嚼温酒下，不拘时候。

40. 茯苓半夏汤（《黄帝素问宣明论方・卷六・伤寒门》）

治伤寒杂病，一切呕吐，或喘咳、疼痛、痞满、头痛者。

茯苓（一分，去皮） 半夏（一钱） 生姜（一分，取汁）

上锉如麻豆大。水一盏煎至四分，绞汁，下生姜汁，温服，不计时候。

41. 栀子豉汤（《黄帝素问宣明论方・卷六・伤寒门》）

治懊侬烦心，及伤寒不得眠，燥热怫郁结内，而气不宣通，胸满头痛，微汗虚烦。

大栀子（七个，锉碎） 豆豉（半合，俗言盐豉）

上锉如麻豆大，先以水二盏煮栀子至一盏半，内豉煮至半盏，绞汁，温服。少气者，加甘草一分。呕者，误以丸药下之者，加生姜半两，或用温汤濯手足，使心胸结热宣通而已。凡加者，皆用栀子先煮，得吐，止后服。

42. 石膏散（《医门法律・卷四・热湿暑三气门・三气门方》）

治伤寒阳痉，通身壮热，目眩头痛。

石膏（二两） 秦艽（去土） 龙齿（各一两，另研） 犀角屑 前胡（各半两）

上㕮咀。每服五钱，水一大盏，入豆豉五十粒，葱白七茎，同煎至五分，去渣，入牛黄末一字，搅令匀，温服不拘时。

43. 羌附汤（《脉因证治・卷二・头目痛》）

治冬大寒犯脑痛，齿亦痛，名曰脑风。

麻黄 黑附 升麻 防风 白僵蚕 黄柏（三钱） 羌活 苍术（各五分） 甘草 白芷 黄芪（一钱）

作一服。

44. 加减续命汤（《医学指要・卷五・伤寒用药举要》）

治脚气类伤寒，头痛身热，恶寒肢节疼，便闭呕逆，脚软，屈弱不能转动。禁用补剂及淋洗。

防风 苍术 白术 川芎 防己 羌活（各八分） 麻黄（四分） 白芍（一钱） 桂枝 甘草（各三分） 姜 枣 灯心（引）

一法入姜汁。若暑中三阴，患必热，脉数，去麻、桂，加黄芩、黄柏、柴胡；寒中三阳，患必冷，脉迟，加熟附；起于湿者，脉弱，加牛膝、木瓜；起于风者，脉浮，加独活；元气弱，加人参；大便实，加大黄。

45. 再造散(《医学指要·卷五·伤寒用药举要》)

治头痛发热,项脊强,恶寒无汗,用发药二三剂,汗不出者,此阳虚不能作汗,名无阳症。庸医不论时令,妄用麻黄重药及火劫取汗,误死多矣。

黄耆 人参(各一钱) 桂枝 熟附 细辛 甘草 煨姜(各三分) 防风 川芎 羌活(各八分) 枣(引)

一法加芍药。若夏月,加黄芩、石膏。上水煎服。

46. 调荣养卫汤(《医学指要·卷五·伤寒用药举要》)

治头痛,身热恶寒微渴,濈濈然汗出,身痛脚腿酸疼无力,沉倦,脉空浮无力,此因劳力内伤气血,外感寒邪,名劳力感寒症,宜用辛甘温药则愈。有下症者,大柴胡汤下之则缓。前症若大发其汗则轻变重矣。

人参 黄耆 当归 羌活 防风 白术 陈皮(各八分) 柴胡 地黄(各一钱) 甘草 细辛(各三分) 川芎(七分) 姜 枣

一法加葱白一茎。若元气不足者,须知至阴之下求其升,加升麻少许;口渴,加花粉、知母;喘嗽,去升麻,加杏仁;汗不止,去细辛、升麻,加芍药;饱闷,去地黄、黄耆、甘草,加枳壳、桔梗;痰盛,去防风、细辛,加瓜蒌仁、贝母;腹痛,去耆、术,加芍药和之。

47. 解肌汤(《医学指要·卷五·伤寒用药举要》)

治瘟毒天行,头痛壮热,春感青邪,发热而渴,不恶寒。

干葛(一钱) 桂枝(三分) 黄芩 芍药(各一钱) 麻黄(四分) 甘草(三分) 枣(引)

上水煎服。如不解,再服取汗。

七、治时气头痛方

1. 水解散(《备急千金要方·卷九·伤寒方上·发汗散第四》)

治时行头痛壮热一二日。

桂心 甘草 大黄(各二两) 麻黄(四两)

上四味治下筛。患者以生熟汤浴,讫以暖水服方寸匕,日三,覆取汗,或利便瘥。力强人服二方寸匕。

2. 前胡散(《太平圣惠方·卷第十五·治时气头痛诸方》)

治时气壮热,头痛呕吐,不能饮食。

前胡(去芦头) 知母 犀角屑 葛根(锉) 赤芍药(以上各一两) 石膏(二两)

上件药,捣细罗为散,入麝香,都研令匀。以少许吹入鼻中,当下黄水,即瘥。

3. 菊花散(《太平圣惠方·卷第十五·治时气头痛诸方》)

治时气头痛至甚,及百骨节疼痛。

甘菊花 麻黄(去根节) 葛根(锉) 黄芩(以上各一两) 羚羊角屑(三两) 玄参 栀子仁 赤芍药 甘草(炙微赤,锉,以上各三分)

上件药,捣筛为散。每服三钱,以水一中盏煎至六分,去滓,不计时候温服。

4. 淋顶汤(《太平圣惠方·卷第十五·治时气头痛诸方》)

治时气头痛不可忍者。

石膏(十两,捣碎) 栀子仁(三两) 竹叶(一握) 甘菊花(三两) 豉心(三合) 葱白(十四茎,切)

上件药,以水六大碗煮取三碗,去滓,内有嘴瓶中,稍热,淋注顶上。

5. 葛根散(《太平圣惠方·卷第十五·治时气头痛诸方》)

治时气头痛壮热。

葛根(一两) 石膏(二两) 栀子仁(一两) 柴胡(一两,去苗) 赤芍药(一两) 甘草(半两,炙微赤,锉)

上件药,捣筛为散。每服五钱,以水一大盏,入淡竹叶二七片,煎至五分,去滓,不计时候,温服。

八、治湿热头痛方

1. 芎术汤(《医方选要·卷之五·头痛门》)

治湿头痛,眩晕,痛极。

川芎 附子(生,去皮脐) 白术(以上各三钱) 桂心(去皮) 甘草(各一钱)

上作一服,用水二盅,生姜七片,枣二枚,煎至八分,食远服。

2. 苍术除湿汤(《症因脉治·卷一·头痛

论·外感头痛》）

治头痛。

苍术　白术　厚朴　白茯苓　陈皮　甘草　半夏曲

有风，加防风；有寒，加生姜；有暑，加黄芩；有湿，加川芎、白芷；有燥，加知母、石膏。

3. 红豆散（《金匮翼·卷五·头痛统论·湿热头痛》）

治头重如山者，湿气在头也。

红豆（十粒）　麻黄　瓜蒂（各五分）　连翘　羌活（各三钱，烧）

上为末，搐鼻。

4. 玉壶丸（《脉因证治·卷二·头目痛》）

治风湿头痛，亦治痰患。

雄黄　白术　南星　半夏　天麻

九、治实热头痛方

1. 石膏汤（《备急千金要方·卷十三·心脏方·心虚实第二》）

治心热实或欲吐，吐而不出，烦闷，喘急，头痛。

石膏（一斤）　淡竹叶　香豉（各一升）　小麦（三升）　地骨皮（五两）　茯苓（三两）　栀子仁（三十枚）

上七味㕮咀。先以水一斗五升煮小麦、竹叶，取八升澄清，下诸药，煮取三升，去滓，分三服。

2. 吹鼻瓜蒂散（《太平圣惠方·卷第十七·治热病头痛诸方》）

治热病头痛。

瓜蒂（一分）　赤小豆（一分，微炒）　麝香（一钱，细研）　丁香（一分）　马牙硝（半两）

上件药，捣细罗为散。入麝香，都研令匀，以少许吹入鼻中，当下黄水，即瘥。

3. 葛根散（《太平圣惠方·卷第十七·治热病头痛诸方》）

治热病头痛，骨节烦疼。

葛根（一两，锉）　石膏（二两）　赤芍药（一两）　甘草（一分，炙微赤，锉）　甘菊花（一两）　黄芩（一两）　防风（半两，去芦头）

上件药，捣筛为散。每服四钱，用水一大盏，入生姜半分，煎至六分，去滓，不计时候，温服。

4. 灌顶散（《太平圣惠方·卷第十七·治热病头痛诸方》）

治热病头疼不可忍。

马牙硝（一分）　苦葫芦子（一分）　地龙（一分，干者）　瓜蒂（一分）　麝香（半钱，细研）

上件药，捣细罗为散。入麝香同研令匀，吹一字于鼻中，当下脑中恶滞水，便瘥。

5. 取吐散（《太平圣惠方·卷第十七·治热病头痛诸方》）

治热病头痛，四肢烦疼。

人参芦头（半两）　柴胡（一分，去苗）　川大黄（一分，锉碎，微炒）　茵陈（一分）　恒山（半两）　鳖甲（半两，涂醋炙令黄，去裙襕）

上件药，捣筛为散。每服四钱，用水一中盏，入豉五十粒，煎至五分，去滓，不计时候，顿服，取吐为度。

6. 石膏散（《太平圣惠方·卷第十七·治热病头痛诸方》）

治热病壮热头痛，而骨酸疼。

石膏（一两）　麻黄（一两，去根节）　葛根（一两，锉）　黄芪（三分）　甘菊花（半两）　栀子仁（三分）　赤芍药（三分）　甘草（半两，炙微赤，锉）

上件药，捣筛为散。每服四钱，以水一中盏，入豉少半合，煎至六分，去滓，不计时候，温服。

7. 犀角散（《太平圣惠方·卷第十七·治热病头痛诸方》）

治热病四肢烦闷，壮热头痛，口舌干燥。

犀角屑（一两）　人参（三分，去芦头）　麦门冬（三分，去心）　甘草（半两，炙微赤，锉）　知母（半两）　赤茯苓（三分）　石膏（二两）

上件药，捣筛为散。每服五钱。以水一大盏，入竹叶二七片，煎至五分，去滓，不计时候，温服。

8. 大金花丸（《黄帝素问宣明论方·卷四·热门·诸病总论》）

治中外诸热，寝汗咬牙，睡语惊悸，溺血淋闭，咳衄血，瘦弱头痛，并骨蒸肺痿喘嗽。

黄连　黄柏　黄芩　大黄（各半两）

上为末，滴水丸如小豆大。每服三二十丸，新汲水下。自利去大黄，加栀子。小儿丸如麻子大，三五丸。

9. 清上散（《顾松园医镜·卷十四数集·头痛》）

治风热、火热头痛；亦治偏头风痛，有实火者。

石膏　薄荷　甘菊　忍冬　黑豆　枯黄芩　陈松萝　土茯苓

煎汤煎药，热极目昏便燥者，可加大黄（酒蒸）。

10. 芎芷石膏汤〔《彤园医书(小儿科)·卷之三·头痛门·内热头痛》〕

治内热头痛。

川芎　白芷　羌活　藁本　白菊花　熟石膏

随症加味。热甚，加炒芩、薄荷、连翘、栀子；风盛眩晕，加芥穗、防风；头痛、烦渴、脉实、便秘，加酒炒大黄、芒硝；肢冷苦痛，加北细辛。

11. 知味升麻汤（《笔花医镜·卷二·脏腑证治·胃部》）

治胃火上冲，头痛甚炽。

升麻　葛根　赤芍　甘草（各一钱）　石膏（三钱）　薄荷（五分）　灯心（二十寸）

水煎服。

12. 生地芍药汤（《不知医必要·卷二·头痛列方》）

治火邪头痛。

生地（二钱）　花粉　白芍　知母　泽泻（盐水炒）　黄柏（各一钱五分）　木通（一钱）

水煎服。

十、治虚寒头痛方

1. 追风散（《张氏医通·卷十四·头痛门》）

治一切头风攻注属虚寒者。

川乌头（炮）　防风　羌活　川芎（各一两）　全蝎（去毒，醋泡炒黄）　地龙（去土，炒脆）　南星（炮）　天麻（煨，各五钱）　荆芥　甘草（炙）　僵蚕（炒黄）　石膏（煅，各八钱）

为散。每服二钱，临卧茶清调服。《局方》：多白附子、白芷各五钱，乳香、没药、草乌、雄黄各一钱五分。

2. 人参芎附汤〔《彤园医书(小儿科)·卷之三·头痛门·头痛附法》〕

治虚寒头痛，四肢逆冷，脉微细无神。

人参　川芎　炮附子

水煎服。

3. 八味地黄加减汤（《不知医必要·卷二·头痛列方》）

治命门火虚头痛。

熟地（四钱）　淮山（炒，二钱）　杞子（三钱）　萸肉　川芎　茯苓（各一钱五分）　附子（制，一钱）　肉桂（去皮，另炖，四分）　炙草（一钱）

加酒洗淡肉苁蓉二钱。

十一、治血虚头痛方

1. 芎归汤（《类编朱氏集验医方·卷之十妇人门·头痛》）

治妇人头晕痛，诸脉平和，惟肝脉独弱，预见崩疾来，此血虚头晕。

芎䓖　当归

上㕮咀。煎服。

2. 加味四物汤（《万病回春·卷之五·头痛》）

治血虚阴火冲上头痛。

当归　川芎　生地黄　黄柏（酒炒）　知母（酒炒）　蔓荆子　黄芩（酒炒）　黄连（酒炒）　栀子（炒，各等分）

上锉一剂，水煎服。

3. 清巅抑火汤（《丹台玉案·卷之四·头痛门·立方》）

治血虚头痛，并偏正头风。

藁本　当归　生地　川芎（各二钱）　防风　蔓荆子　黄连　石膏　白芍　白芷（各一钱）

加葱白五枚，生姜三片，煎服。

4. 归地滋阴汤〔《罗氏会约医镜·卷十五妇科(下)·产后门·产后头痛》〕

治阴虚阳燥，头痛不止。

当归　熟地（各三五钱）　白芍（酒炒，钱半）　川芎（一钱）　干姜（炒透，六七分）　甘草（炙，一钱）　荆芥穗（六分）

水煎服。

5. 加味四物汤（《不知医必要·卷二·头痛列方》）

治血虚头痛。

熟地（四钱）　川芎（一钱五分）　当归（三钱）　蔓荆子（杵一钱）　白芍（酒炒，一钱五分）

水煎。如有热，加黄柏、知母各一钱。

6. 当归酒（《不知医必要·卷二·头痛列方》）

治血虚头痛欲裂。

大当归(一两)

用好酒煎服。

十二、治血瘀头痛方

芎附散(《济阳纲目·卷之十一·产后门·头痛》)

治产后气虚头痛及败血作梗头痛,诸药不效者。

川芎(一两) 大附子(一个,去皮脐,切四片,拌酽醋一碗炙附子,蘸醋尽为度)

上为末每服二钱,清茶调服。

十三、治气虚头痛方

1. 独胜汤(《圣济总录·卷第一百六十二·产后头痛》)

治产后气虚,头痛不可忍。

附子(大者一枚,炮裂,去皮脐)

上一味,锉如麻豆。每服三钱匕,水一盏,入生姜三片,枣一枚擘,同煎至七分,去滓温服,不拘时。

2. 顺气和中汤(《仁斋直指方论·卷之十九·头风·附东垣头痛论》)

治气虚头痛;亦治气血俱虚头痛。

黄芪(一钱半) 人参(一钱) 甘草(炙,七分) 白术 陈皮 当归 芍药(各二分) 升麻 柴胡(各三分) 细辛 蔓荆子 川芎(各二分)

上作一服,水煎食后服。

3. 芎附散(《济阳纲目·卷之十一·产后门·头痛》)

治产后气虚头痛及败血作梗头痛,诸药不效者。

川芎(一两) 大附子(一个,去皮脐,切四片,拌酽醋一碗炙附子,蘸醋尽为度)

上为末。每服二钱,清茶调服。

4. 不药良方(《本草纲目拾遗·卷六·木部·雨前茶》)

治气虚头痛。

春茶末(调成膏) 巴豆(四十粒)

用上春茶末调成膏,置瓦盏内覆转,以巴豆四十粒,作二次烧烟熏之,晒干擂细。每服一字,别入好茶末,食后绞白汤服之,立愈。

5. 参术汤(《脉因证治·卷二·眩晕》)

治挟气虚头痛,补气降火为主。

人参 白术 黄芩 黄连

水煎服。

6. 加味补中益气汤(《不知医必要·卷二·头痛列方》)

治气虚头痛。

炙芪(一钱五分) 党参(去芦,米炒) 白术(净) 归身(各一钱五分) 陈皮 川芎(各一钱) 升麻(蜜炙,三分) 柴胡(四分) 炙草(七分)

加生姜二片,大枣一枚煎;或加蔓荆子七分。

十四、治气逆头痛方

1. 葫芦巴散(《苏沈良方·卷第七·治气攻头痛》)

治气攻头痛。

胡芦巴(微炒) 三棱(锉,醋浸一宿炒干,各一两) 干姜(一分,炮)

上为末。每服二钱,温生姜汤,或酒调下。凡气攻头痛,一服即瘥。万法不愈,头痛如破者,服之即愈,尤利妇人。姻家有病痁,瘥后头痛,号呼十余日,百方不效,用一服如失,小小头痛更捷。

2. 搜风丸(《黄帝素问宣明论方·卷三·风门·诸风总论》)

治邪气上逆,以致上实下虚,风热上攻,眼目昏耳鸣,鼻塞头痛眩运,燥热上壅,痰逆涎嗽,心腹痞痛,大小便结滞。清利头目,鼻聪耳鸣,宣通血气。

人参 茯苓 天南星(各半两) 藿香叶(一分) 干生姜 白矾(生,各一两) 蛤粉(二两) 寒水石(一两) 大黄 黄芩(各一两) 牵牛(四两) 薄荷叶(半两) 滑石(四两) 半夏(四两)

上为末,滴水为丸如小豆大。每服十丸,生姜汤下,加至二十丸,日三服。

3. 乳香饼(《古今医统大全·卷之五十三·头痛门·药方·数贴头痛头风诸药》)

治气攻头痛不可忍者。

乳香(一钱) 蓖麻子(十四粒)

上同捣烂作饼,贴太阳穴上,如痛定,急去之,解开头发出气。

十五、治气血俱虚头痛方

1. 茯苓汤(《圣济总录·卷第一百六十二·产后头痛》)

治产后气血虚,头痛不定。

白茯苓(去黑皮) 羌活(去芦头) 当归(切,焙) 人参 附子(炮裂,去皮脐) 芎䓖 石膏(火煅) 黄芪(锉,各一两)

上八味,锉如麻豆。每服三钱匕,水一盏煎至七分,去滓温服,不拘时候。

2. 调中益气汤(《仁斋直指方论·卷之十九·头风·附东垣头痛论》)

治气血俱虚头痛。

川芎(三分) 蔓荆子(三分) 细辛(二分)

水煎服。

3. 四神散(《济阳纲目·卷七十·头痛·治血气虚头痛方》)

治妇人血风,眩晕头痛。

菊花 当归 旋覆花 荆芥穗(各等分)

上为细末。每服二钱,葱白三寸、茶末二钱水煎,食后服。

4. 十全大补汤(《医灯续焰·卷二·浮脉主病第十六·附方》)

治气血俱虚,发热恶寒,自汗盗汗,肢体倦怠,或头痛眩晕,口干作渴,喉痛舌裂;及久病虚损,口干食少,咳而下利,惊悸发热;或寒热往来,晡热内热,遗精白浊,二便见血,小腹作痛,小便短少,大便干涩;或大便滑泄,肛门下坠,小便频数,阴茎痒痛;或脐腹阴冷,便溺遗沥;或心神不宁,寤而不寐;或形容不充,肢体作痛;或鼻吸气冷,急趋气促等证,皆是无根虚火。但服此药,诸病悉除。凡元气素弱,起居失宜,饮食劳倦,用心太甚,以此为主。

肉桂 甘草 芍药 黄芪 当归 川芎 人参 白术 茯苓 熟地黄(各等分)

上水煎服。

十六、治痰壅头痛方

1. 姜附汤(《备急千金要方·卷十八·大肠腑方·痰饮第六》)

治痰冷澼气呕沫,胸满短气,头痛,饮食不消化。

生姜(八两) 附子(四两,生用,四破)

上二味㕮咀。以水八升煮取二升,分四服。亦主卒风。

2. 葱白汤(《千金翼方·卷第十九·杂病中·痰饮第四》)

主冷热膈痰,发时头痛闷乱,欲吐不得。

葱白(二七茎,切) 桃叶(一把) 乌头(炮,去皮) 真珠(另研) 常山 甘草(炙,各半两)

上六味㕮咀。以酒四升、水四升,合煮取三升,去滓,纳真珠服一升,得吐,止。

3. 半夏散(《太平圣惠方·卷第四十五·治脚气痰壅头痛诸方》)

治脚气,上攻心胸,痰壅,头痛目眩,背膊烦痛,不欲饮食。

半夏(一两,汤洗七遍去滑) 黄芩(三分) 前胡(三分,去芦头) 芎䓖(半两) 防风(半两,去芦头) 枳壳(三分,麸炒微黄去瓤) 紫苏茎叶(一两) 羚羊角屑(三分) 甘草(半两,炙微赤,锉) 旋覆花(半两) 赤茯苓(一两) 石膏(二两) 桑根白皮(三分,锉) 独活(三分) 槟榔(一两)

上件药,捣粗罗为散。每服三钱,以水一中盏,入生姜半分,煎至六分,去滓,不计时候,温服。

4. 防风散(《太平圣惠方·卷第五十一·治痰厥头痛诸方》)

治痰厥头痛。

防风(一两,去芦头) 甘菊花(一两) 牛蒡子(一两,微炒) 白附子(一两,炮裂) 前胡(一两,去芦头) 石膏(二两,细研,水飞过)

上件药,捣细罗为散。每于食后,以生姜茶清调下二钱。

5. 附子散(《太平圣惠方·卷第五十一·治痰厥头痛诸方》)

治痰厥头痛,胸满短气,呕吐白沫,饮食不消。

附子(半两,炮裂,去皮脐) 前胡(半两,去芦头) 半夏(半两,汤洗七遍去滑) 人参(半两,去芦头) 枳壳(半两,麸炒微黄,去瓤) 槟榔(半两) 石膏(二两,捣碎) 芎䓖(半两)

上件药,细锉和匀。每服四钱,以水一大盏,入生姜半分,煎至五分,去滓,不计时候温服。

6. 恒山散(《太平圣惠方·卷第四十·治头

痛诸方》)

治头痛,往来寒热,心膈痰壅。

恒山(一两,捣罗为末)　云母粉(一两)

上件药相和,研令匀。每服,以温水调下一钱,良久当吐,如吐未快,即再服之。

7. 荆芥散(《太平圣惠方·卷第四十五·治脚气痰壅头痛诸方》)

治脚气,心神烦闷,四肢无力,膈上痰壅,口干头痛,不欲饮食。

荆芥(三分)　细辛(三分)　石膏(二两)　前胡(一两,去芦头)　枳壳(二两,麸炒微黄去瓤)　半夏(半两,汤洗七遍去滑)　槟榔(一两)　赤茯苓(一两)　甘草(半两,炙微赤,锉)

上件药,捣筛为散。每服三钱,以水一中盏,入生姜半分,煎至六分,去滓,不计时候,温服。

8. 石膏丸(《太平圣惠方·卷第五十一·治痰厥头痛诸方》)

治痰厥头疼,目眩,心膈不利。

石膏(二两,细研,水飞过)　甘菊花(一两)　附子(一两,炮裂,去皮脐)　防风(二两,去芦头)　枳壳(一两,麸炒微黄去瓤)　郁李仁(一两,汤浸去皮尖,微炒)

上件药,捣罗为末,炼蜜和捣三二百杵,丸如梧桐子大。每于食前,及夜临卧时,以温水下二十丸。

9. 细辛散(《太平圣惠方·卷第四十五·治脚气痰壅头痛诸方》)

治脚气发动,心膈痰壅,头痛呕逆,恶闻食气。

细辛(半两)　羚羊角屑(半两)　旋覆花(半两)　枳壳(半两,麸炒微黄去瓤)　紫苏茎叶(一两)　半夏(半两,汤洗七遍去滑)　赤茯苓(三分)　石膏(二两)　黄芩(半两)　防风(半两,去芦头)　蔓荆子(半两)　芎䓖(半两)　槟榔(一两)　甘草(半两,炙微赤,锉)

上件药,捣粗罗为散。每服三钱,以水一中盏,入生姜半分,煎至六分,去滓,不计时候,温服。

10. 旋覆花散(《太平圣惠方·卷第四十五·治脚气痰壅头痛诸方》)

治脚气发动,心胸痰壅,咽喉噎塞,头痛心烦,不能下食。

旋覆花(半两)　前胡(一两,去芦头)　赤茯苓(一两)　射干(三分)　石膏(二两)　枳壳(三分,麸炒微黄去瓤)　半夏(半两,汤洗七遍去滑)　紫苏茎叶(一两)　槟榔(一两)　甘草(半两,炙微赤,锉)　红雪(一两)　羚羊角屑(三分)　木通(三分,锉)

上件药,捣粗罗为散。每服四钱。以水一中盏,入生姜半分,煎至六分,去滓,不计时候,温服。

11. 紫苏散(《太平圣惠方·卷第四十五·治脚气痰壅头痛诸方》)

治脚气欲发,心腹满闷,痰壅头痛,不能饮食。

紫苏茎叶(一两)　半夏(半两,汤洗七遍去滑)　槟榔(一两)　麦门冬(半两,去心)　赤茯苓(一两)　枳壳(三分,麸炒微黄去瓤)　前胡(一两,去芦头)　陈橘皮(一两,汤浸去白瓤,焙)　枇杷叶(一两,拭去毛,炙微黄)　甘草(半两,炙微赤,锉)

上件药,捣粗罗为散。每服四钱,以水一中盏,入生姜半分,煎至六分,去滓,不计时候,温服。

12. 车前子丸(《圣济总录·卷第八十三·脚气痰壅头痛》)

治脚气痰壅头痛。

车前子　麦门冬(去心,焙,各三两)　玄参　泽泻　苦参(各二两半)　羚羊角(锉,二两)　枳壳(去瓤麸炒,四两)　菊花(一两一分)

上八味,捣罗为末,炼蜜和丸如梧桐子大。食前浆水下四十丸,日一服。

13. 百合汤(《圣济总录·卷第八十三·脚气痰壅头痛》)

治风毒脚气,痰厥头痛。

百合　旋覆花(去枝蒂)　桑根白皮(锉)　木通(锉)　前胡(去芦头)　赤茯苓(去黑皮)　防己　槟榔(锉)　天蓼子　半夏(汤洗去滑,焙)　郁李仁(汤浸去皮尖,炒,别研)　桃仁(汤浸去皮尖、双仁,麸炒,别研)　防风(去叉)　防葵　木香　陈橘皮(汤浸去白,焙,各一两)

上一十六味,粗捣筛。每服三钱匕,水一盏半,入生姜半分拍碎,同煎至七分,去滓,食前温服,日三。

14. 半夏丸(《圣济总录·卷第八十三·脚气痰壅头痛》)

治风湿脚气,痰壅头痛。

半夏(汤洗七度去滑,曝干,二两)

上一味,捣罗为末,生姜自然汁和丸如梧桐子大。每服二十丸，食前生姜汤下，日三。

15. 独活酒（《圣济总录·卷第八十三·脚气痰壅头痛》）

治脚气痰壅，头痛喘闷，胸膈心背痛。

独活（去芦头） 山茱萸 天门冬（去心，焙） 黄芪 甘菊花 防风（去叉） 天雄（炮裂，去皮脐） 侧子（炮裂，去皮脐） 防己 白术 赤茯苓（去黑皮） 牛膝 枸杞子（焙，各三两） 磁石（生，捣研，九两） 生姜（切，五两） 贯众（锉，挼去黄末，二两） 生地黄（七两）

上一十七味，㕮咀如麻豆，生绢袋盛。以无灰酒五斗，浸七日，开封初饮三两合，渐加，常令酒力相接。

16. 独活丸（《圣济总录·卷第一百八·眼眉骨及头痛》）

治肝脏受风，胸膈痰饮，头目俱痛，渐生翳障。

独活（去芦头，二两） 旋覆花（去土，半两） 牵牛子（微炒，半两） 天南星（炮，半两） 藁本（去苗、土，半两） 天麻（二两） 芎䓖（二两） 细辛（去苗叶，半两） 菊花（一两）

上九味，捣罗为细末，生姜汁煮糊丸如梧桐子大。每服二十丸，荆芥汤下，食后服。

17. 瓜蒂散（《圣济总录·卷第二十四·伤寒头痛》）

治伤寒头疼，胸中满，及发寒热，脉紧而不大者，是膈上有涎。

瓜蒂（一两）

上一味，捣罗为散。每服一钱匕，温熟水调下，吐涎愈。

18. 羚羊角散（《圣济总录·卷第八十三·脚气痰壅头痛》）

治脚气上攻，胸膈痰盛，头目眩痛。

羚羊角（镑） 白藓皮 黄芪（锉） 白槟榔（煨，锉） 山栀子仁（各三分） 羌活（去芦头） 甘草（炙，锉） 恶实（炒） 茯神（去木） 桂（去粗皮） 海桐皮（锉） 附子（炮裂，去皮脐） 郁李仁（炒，去皮） 大黄（锉，醋炒） 麻黄（去根节，汤煮掠去沫，焙） 酸枣仁（炒） 独活（去芦头） 芎䓖 防风（去叉，各一两） 葛根（取粉） 枳壳（麸炒去瓤） 地骨皮 车前子（炒，各三分）

上二十三味，捣罗为散。拌匀，空心晚食前，温酒调下二钱，至三钱匕。

19. 前胡汤（《圣济总录·卷第八十三·脚气痰壅头痛》）

治脚气多痰，膈壅头痛。

前胡（去苗） 半夏（汤洗三度去滑，焙） 枳壳（去瓤麸炒） 赤茯苓（去黑皮） 芦根（锉碎） 麦门冬（去心，焙，各三分） 旋覆花（半两）

上七味，粗捣筛。每服三钱匕，水一盏半，入生姜半分，拍碎，同煎至六分，去滓，食前温服，日三。

20. 羌活汤（《圣济总录·卷第八十三·脚气痰壅头痛》）

治脚气攻冲，痰壅头痛。

羌活（去芦头） 白茯苓（去黑皮） 防葵（生，各一两一分） 麻黄（去根节，汤煮掠去沫，炒黄） 半夏（汤洗七度去滑，各一两半） 陈橘皮（汤浸去白，焙，三分） 槟榔（锉，十枚） 桂（去粗皮，一两） 杏仁（汤浸去皮尖、双仁，炒，四十枚）

上九味，粗捣筛。每服三钱匕，水一盏，入生姜半分拍碎，同煎至六分，去滓，空心温服，日三，以利为度。

21. 桑白皮汤（《圣济总录·卷第八十三·脚气痰壅头痛》）

治脚气通身肿满，小便涩少，上气痰壅头痛，不能饮食。

桑根白皮（炙，锉，五两） 大豆（炒，一升） 陈橘皮（汤浸去白，焙） 防风（去叉） 麻黄（去根节，汤煮掠去沫） 赤茯苓（去黑皮，各二两） 旋覆花 紫苏茎叶（各一两） 杏仁（汤浸去皮尖、双仁，炒，半两）

上九味，粗捣筛。每服五钱匕，水一盏半，入生姜半分拍碎，同煎至七分，去滓，空腹温服，衣复出汗。若冷多加吴茱萸，热多加玄参，各二两。

22. 犀角汤（《圣济总录·卷第八十三·脚气痰壅头痛》）

治风毒脚气，痰壅头痛。

犀角（锉，半两） 防风（去叉） 牛膝（切，焙，各一两半） 羌活（去芦头） 陈橘皮（汤浸去白，焙，各一两） 秦艽（去苗） 桂（去粗皮，各三分） 大腹（三枚并子，细锉）

上八味，粗捣筛。每服五钱匕，水一盏半，入生姜一分拍碎，同煎至七分，去滓，空心温服，日三。

23. 紫苏汤（《圣济总录·卷第八十三·脚气痰壅头痛》）

治脚气痰壅头痛。

紫苏　防风（去叉）　麦门冬（去心，焙，各一两半）　桑根白皮（锉，一两）　大腹（二枚，连皮子锉）

上五味，粗捣筛。每服三钱匕，水一盏半煎至七分，去滓，入童子小便二合，再煎一两沸，温服，日三。

24. 大人参半夏丸（《黄帝素问宣明论方·卷九·痰饮门·痰饮总论》）

化痰坠涎，止嗽定喘。治诸痰，呕吐痰逆，痰厥头痛，风气偏正头疼，风壅头目昏眩，耳鸣鼻塞，咽膈不利，心腹痞满，筋脉拘卷，肢体麻痹疼痛，中风偏枯，咳唾稠黏，肺痿劳嗽。虚人保养，宣通气血，调和脏腑，进饮食。

人参　茯苓（去皮）　天南星　薄荷叶（各半两）　半夏　干生姜　白矾（生）　寒水石（各一两）　蛤粉（一两）　藿香叶（一分）

上为末，面糊为丸如小豆大。生姜汤下二三十丸，食后，温水亦得。

25. 人参散（《黄帝素问宣明论方·卷九·痰饮门·痰饮总论》）

治身热头痛，积热黄瘦，肌热恶寒，蓄热发战，膈热呕吐烦渴，湿热泻利，或目赤口疮，咽喉肿痛，或风昏眩，虚汗肺痿，劳嗽不已者。

石膏　甘草（各一两）　滑石（四两）　寒水石（二两）　人参（半两）

上为末。每服二钱，温水调下，早晚食后。

26. 芎辛导痰汤（《医方选要·卷之五·头痛门》）

治痰厥头痛。

川芎　细辛　南星　陈皮（去白）　茯苓（以上各一钱半）　半夏（汤泡七次，二钱）　枳实（麸炒）　甘草（各一钱）

上㕮咀。作一服，用水二盅，生姜七片，煎至八分，食后服。

27. 三生丸（《济阳纲目·卷七十·头痛·治痰厥头痛方》）

治痰厥头痛。

半夏　天南星　白附子（各等分）

上为末，生姜自然汁浸蒸饼为丸如绿豆大。每服四十丸，食后，姜汤米饮任下。

28. 玉液汤（《济阳纲目·卷七十·头痛·治风厥头痛方》）

治七情气郁生痰，上逆头目眩晕，心嘈怔忡，眉棱骨痛。

半夏（四钱）　生姜（十片）

上水煎，入沉香水，一呷温服。

29. 半术天麻汤（《简明医彀·卷之五·头痛》）

治痰厥头痛欲裂，眼黑昏运，恶心，如风云中，身重冷不卧。

橘红　半夏　麦芽（各七分半）　白术　神曲（各五分）　苍术　人参　黄芪　天麻　茯苓　泽泻　干姜　黄柏（各三分）

上加生姜三片水煎，一服安。

30. 半夏白术天麻汤（《医灯续焰·卷三·弦脉主病第二十二·附方》）

治素有脾胃之证，时显烦躁，大便不利，又出入为寒气所郁，闷乱大作，火郁不伸故也。医疑有热，服疏风丸下之。原证不减，复添呕逆，食不能停，痰唾稠黏，涌出不止，眼涩头旋，恶心烦闷，气短促上喘，无气力，目不敢开，如在风云中，头苦痛如裂，身重如山，四肢厥冷，是胃气已损，复下两次，重虚脾胃，病名曰痰厥头痛。厥者，痰之浊气逆上，淆溷清阳，故眩晕，非有痰厥逆而上也。

半夏（一钱五分）　白术　炒曲（各一钱）　天麻　黄芪　人参　苍术　陈皮　泽泻　茯苓（各五分）　大麦面（一钱半）　干姜（三发）　黄柏（二分）

上水煎服。

31. 青囊丸（《本草易读·卷四·香附》）

治头痛，痰气，血病。

香附（一斤）　乌药（五两）

醋丸。头痛茶下，痰气姜汤下，血病酒下。

32. 十枣汤（《长沙药解·卷一》引《金匮》）

治中风表解，内有水气，下利呕逆，头痛，心下痞硬满，引胁下痛，汗出不恶寒者。

甘遂　芫花　大戟（等分）

为散。大枣十枚，煎服一钱匕。

33. 既济豁痰汤（《杂症会心录·卷上·

头痛》)

治头痛厥逆,痰聚胞络,目定口噤,手足冷不过肘膝,阴虚有火者宜之。

生地(三钱) 白芍(一钱,炒) 茯神(三钱) 钩藤(三钱) 丹皮(一钱五分) 当归(二钱) 柏子仁(二钱) 枣仁(二钱,炒,研) 龟板(四钱)

竹沥十匙,水二钟,煎服。

34. 醒迷汤(《杂症会心录·卷上·头痛》)

治头痛厥逆,痰聚胞络,目定口噤,手足冷过肘膝,阳气虚寒者宜之。

人参(三钱) 白术(二钱,土炒) 当归(三钱) 茯苓(一钱) 白芍(一钱,炒) 半夏(一钱) 杜仲(二钱,炒) 陈皮(八分) 枣仁(一钱,炒,研) 炙甘草(八分) 川附子(五分)

加大枣三枚,煨姜三片,水二钟,煎服。

35. 葛花清脾汤(《笔花医镜·卷二·脏腑证治·脾部》)

治酒湿生热生痰,头眩头痛。

葛花(一钱) 枳椇子(三钱) 赤苓(三钱) 泽泻 茵陈 酒芩(各二钱) 山栀 车前子(各一钱五分) 甘草(五分) 橘红 厚朴(各一钱)

水煎服。

36. 加味二陈汤(《不知医必要·卷二·头痛列方》)

治头痛而多痰者。

陈皮 苍术(米泔水浸,各一钱) 半夏(制) 川芎 南星(制) 茯苓(各一钱五分) 炙草(一钱)

水煎服。

十七、治风痰头痛方

1. 木乳散(《太平圣惠方·卷第二十·治风头痛诸方》)

治风头痛,胸膈多痰,时复晕闷。

木乳(一两,酥炙) 旋覆花(半两) 枳壳(三分,麸炒微黄去瓤) 石膏(二两) 甘菊花(半两) 防风(半两,去芦头) 芎䓖(半两) 甘草(半两,炙微赤,锉) 荆芥(三分)

上件药,捣粗罗为散。每服三钱,以水一中盏,入生姜半分,煎至六分,去滓,不计时候,稍热服之。

2. 化痰丸(《圣济总录·卷第六十四·膈痰风厥头痛》)

治风痰气厥头痛,利胸膈,进饮食。

半夏(汤洗去滑,别捣取末,二两) 天南星(炮) 白附子(炮) 丹砂(细研,各一两) 槟榔(煨,锉,半两) 丁香(一分)

上六味,除半夏外,捣研为细末,以生姜自然汁,煮前半夏末,作糊和丸如梧桐子大。每服十五丸,加至二十丸,生姜汤下,不计时候。

3. 金犀丸(《圣济总录·卷第六十四·膈痰风厥头痛》)

治风痰气厥,攻击头痛,痰逆恶心,退风壅化痰。

金薄(三十片) 犀角(锉,一两) 龙脑(研,一钱) 麝香(研,一分) 丹砂(研,水飞过,二两) 胆南星(一两) 半夏(二两,洗去滑,焙) 天麻(半两) 白矾(一两,枯过) 丁香(一分)

上一十味,捣研为细末,拌和再研匀,入煮枣肉和丸梧桐子大。每服十五丸,以温生姜汤下,不计时候。

4. 菊花散(《圣济总录·卷第六十四·膈痰风厥头痛》)

治风痰气厥,头疼昏眩。

菊花(一两) 白附子(炮,三分) 防风(去叉,半两) 甘草(炙一分) 枳壳(去瓤麸炒,三分)

上五味,捣罗为散。每服二钱匕,以腊茶清调服,不计时候。

5. 牛黄铁粉丸(《圣济总录·卷第六十四·膈痰风厥头痛》)

治风痰气厥头痛,心胸壅滞,喘满恶心。

牛黄(研,一钱) 铁粉(研,一两半) 水银沙子 半夏(生) 天南星(炮,各一两) 腻粉(研,一分) 粉霜(研,二钱) 丹参(研,三分) 干蝎(去土,炒,一分) 白附子(半两,生)

上一十味,捣研为细末,拌匀,煮枣肉和丸梧桐子大。每服五丸至七丸,以生姜汤下,临卧服,如要动利,服二十丸。更看脏腑虚实加减。

6. 乳香丸(《圣济总录·卷第六十四·膈痰风厥头痛》)

治风痰攻击,头痛恶心,胸膈烦满,咽干多渴。

乳香（一两，以姜自然汁一盏，煮乳香令软，于乳钵内研细，滤去滓，入面少许，银器内慢火熬成膏） 半夏（汤洗七遍，焙，二两） 铁粉（研，水飞过） 丹砂（研，水飞过） 铅白霜（研，各一两） 天南星（半两，生用） 皂荚根白皮（锉，二分）

上七味，除乳香膏外，捣研为细末，拌和再研匀，以乳香膏和丸梧桐子大，每服十丸，加至十五丸，以生姜薄荷汤下，食后服。

7. 麝香天麻丸（《圣济总录·卷第六十四·膈痰风厥头痛》）

治风痰气厥，头痛目眩，旋运欲倒，四肢倦怠，精神不爽，多饶伸欠，眠睡不宁。

天麻（酒浸一宿，焙干） 芎䓖䓖 防风（去叉，各一两） 甘菊花（三分） 天南星（一个及一两者，先用白矾汤洗七遍，然后水煮软，切作片，焙干） 麝香（研，二钱）

上六味，捣研为末，拌匀，炼蜜和丸如鸡头实大。每服一丸细嚼，荆芥汤下，不拘时候。

8. 天麻丸（《圣济总录·卷第一百八·眼眉骨及头痛》）

治胸膈风痰，头目旋晕，时发昏痛。

天麻（一两半） 羌活（去芦头，一两半） 芎䓖（一两半） 羚羊角（镑，一两） 干薄荷叶（二两） 人参（一两） 干蝎（炒，四钱） 白僵蚕（直者，微炙，一两） 天南星（牛胆制者，半两） 龙脑 麝香（各二钱，研）

上一十一味，先将九味，捣罗为末，入龙脑、麝香同研匀，炼蜜和丸如鸡头大，以丹砂为衣。每服一丸，细嚼，茶酒任下，食后服。

9. 天南星丸（《圣济总录·卷第六十四·膈痰风厥头痛》）

1）治风痰气厥头痛，呕吐痰涎。

天南星（用韭汁煮软，切作片，焙干，半斤） 芎䓖（三两） 香墨（烧，研，半两）

上三味，捣研为末，以白面煮糊和丸梧桐子大。每服二十丸，芥汤下，不计时候。

2）治风痰壅盛，胸膈不利，攻击头痛。

天南星（炮） 半夏（浆水浸三日，切作片，焙） 白附子（炮，各一两） 木香（一分）

上四味捣罗为末，以生姜汁搜和为丸如绿豆大。每服十丸，食后生姜汤下。

10. 犀角半夏丸（《圣济总录·卷第六十四·膈痰风厥头痛》）

治风痰攻冲头痛，利咽膈，和胃气，进饮食，去风气。

犀角（生，锉） 木香 桔梗（锉，炒，各半两） 半夏（汤洗七遍去滑，焙，二两） 天麻 人参（各一两） 丹砂（细研，槟榔煨，锉） 青橘皮（浸去白，焙，各三分）

上九味，研为细末，拌和匀，以生姜自然汁煮面糊和丸梧桐子大。每服十五丸，加至二十丸，淡生姜汤下，不计时候。

11. 芎䓖汤（《圣济总录·卷第六十四·膈痰风厥头痛》）

治胸膈风痰，气厥上攻，头痛呕吐痰饮。

芎䓖 独活（去芦头） 旋覆花 防风（去叉） 藁本（去苗、土） 细辛（去苗叶） 蔓荆实（各一两） 石膏（碎） 甘草（炙，各半两）

上九味，粗捣筛。每服三钱匕，生姜二片，荆芥三五穗，水一盏同煎至七分，去滓，食后稍热服之。

12. 旋覆花丸（《圣济总录·卷第八十三·脚气痰壅头痛》）

1）治风毒脚气，痰壅头痛，骨节烦疼，兼肿硬，行履不稳，不能食。

旋覆花（炒） 防风（去叉） 麦门冬（去心，焙，各半两） 柴胡（去苗） 枳壳（去瓤麸炒） 桂（去粗皮） 诃黎勒皮 槟榔（锉，各半两） 木香 酸枣仁（炒） 桑根白皮（锉） 芍药（各一分） 郁李仁（三分，别研入）

上一十三味，捣罗为末，炼蜜为丸如梧桐子大。煎大腹汤下二十五丸，日再服。

2）治风毒脚气，壅热生痰，头项强痛。

旋覆花（微炒） 薏苡仁（炒） 升麻 赤茯苓（去黑皮） 地骨皮（各一两） 白槟榔（煨，锉，五枚） 前胡（去芦头，微炙） 防风（去叉） 芍药 羌活（去芦头） 麦门冬（去心，焙） 大麻子仁（别研如膏） 马牙硝（别研，各一两半） 枳壳（去瓤麸炒） 羚羊角（镑） 黑参 白蒺藜（炒去角，各三分）

上一十七味，先将一十五味，捣罗为末，入马牙硝、大麻仁膏相和捣罗，炼蜜和丸如梧桐子大。食后温浆水下二十丸，日二夜一。

13. 玉露丸（《圣济总录·卷第六十四·膈痰

风厥头痛》)

治风痰气厥,攻击头痛,胸膈不利,呕逆食少。

半夏(汤洗七遍为末,用姜汁和作饼子,焙) 白附子(炮) 天南星(炮,各二两) 龙脑(研一分) 白矾(研)

上五味,以前三味捣罗为末,研入白矾、脑子令匀,煮生姜汁面糊为丸如豌豆大。每服二十丸,食后生姜汤下。

14. 秘方茶酒调散(《黄帝素问宣明论方·卷二·诸证门·首风证》)

治一切诸风痰壅,目涩昏眩,头疼心愦,烦热,皮肤病痒,并风毒壅滞,清爽神志,通和关窍,消恶汗。

石膏(另为细末) 菊花 细辛(去苗) 香附子(去须,炒,各等分)

上为末。每服二钱,温茶、酒调下,食后,日三服。

15. 芎辛丸(《医方选要·卷之五·头痛门》)

治头痛面赤,烦闷咽干,上膈风痰,头目昏晕,百节疼痛,项背拘急。

川芎 防风 僵蚕 独活(以上各一两) 桔梗(三两) 细辛 羌活 白附子 甘草(以上各半两) 天麻(四两) 薄荷 荆芥(各一两半)

上为细末,炼蜜和丸如弹子大。每服一丸,食后茶、酒化下。

16. 生朱丹(《济阳纲目·卷七十·头痛·治痰厥头痛方》)

治诸风痰盛,头痛目眩,气郁积滞,胸膈不利。

朱砂(一两二钱) 龙脑(一钱) 白附子(炮,去皮脐,半斤) 石膏(烧通红令冷,半斤)

上为末,烧粟米饭为丸如小豆大,朱砂为衣。每服三十丸,食后茶酒任下。

17. 玉壶丸(《医灯续焰·卷八·头痛脉证第六十二·附方》引《和剂》)

治风痰吐逆,头痛目眩,胸膈烦满,饮食不下,及咳嗽痰盛,呕吐涎沫。

天南星(生) 半夏(生,各一两) 天麻(半两) 头白面(三两)

上为细末,滴水为丸如梧桐子大。每服三十丸,用水一大盏,先煎令沸,下药煮五七沸,候药浮即熟,漉出放温,别用生姜汤下,不计时候服。

18. 大川芎丸(《医门法律·卷五·痰饮门·痰饮门方》)

消风壅,化痰涎,利咽膈,清头目。治头痛旋运,心忪烦热,颈项紧急,肩背拘倦,肢体烦疼,皮肤瘙痒,脑昏目疼,鼻塞声重,面上游风,状如虫行。

川芎 龙脑 薄荷叶(炒干,各七十五两) 桔梗(一百两) 甘草(炙,三十五两) 防风(去苗,二十五两) 细辛(洗,五两)

上为细末,炼蜜搜和,每一两半,分作五十丸。每服一丸,腊茶清细嚼下,食后临卧服。

19. 防风饮子(《金匮翼·卷五·头痛统论·痰厥头痛》)

疗风痰气,发即头旋,呕吐不食。

防风 人参 橘皮(各二两) 白术 茯苓(各三两) 生姜(四两)

上锉碎。以水六升煮取三升,去滓,分温四服,一日服尽。忌醋、桃、李、雀肉、蒜、面。

十八、治厥逆头痛方

1. 四逆汤(《伤寒论·辨太阳病脉证并治中》)

病发热、头痛,脉反沉,若不瘥,身体疼痛,当救其里。

甘草(炙,二两) 干姜(一两半) 附子(生用,去皮,破八片,一枚)

上三味,以水三升煮取一升二合,去滓,分温再服。强人可大附子一枚、干姜三两。

2. 天南星丸(《黄帝素问宣明论方·卷二·诸证门·厥逆头痛证》)

治厥逆头痛,齿痛骨寒,胃脉同肾脉厥逆,头痛不可忍之。

天南星(炮) 硫黄(研) 石膏(研) 消石(研,各等分)

上为末,面糊为丸如桐子大。每服二十丸,温酒下,空心、日午、临卧三时服。

3. 硫黄丸(《类编朱氏集验医方·卷之九头痛门·治方》)

治肾厥头疼,状如斧劈,痛不可忍。

硫黄 南星(炮) 石膏(飞) 焰消(各等分)

上细末,糊丸如梧桐子大。每服三十丸,空心进二服,加至四十丸。

4. 椒附丸(《普济方·卷四十七·头门·膈痰风厥头痛》)

治厥逆头痛,齿痛骨寒。

蜀椒(去目并闭口者,炒出汗,一分) 附子(炮裂,去皮脐,一两) 木香(炮) 细辛(去苗叶,各半两)

上为细末,酒煮面糊为丸如梧桐子大。每服二十丸,空心、日午、临睡温酒下。

5. 山芋丸(《普济方·卷四十七·头门·膈痰风厥头痛》)

治厥逆头痛及齿痛骨寒。

山芋 天雄(炮裂,去皮脐) 硫黄(研) 白茯苓(去粗皮) 五味子 磁石(煅醋淬五七遍) 熟干地黄(焙,各一两)

上为末,酒煮面糊为丸如梧桐子大。每服二十丸至三十丸,食前温酒下。

6. 玉真丸(《济阳纲目·卷七十·头痛·治肾厥头痛方》)

治肾厥头痛不可忍,其脉举之则弦,按之则坚。

生硫黄(二两,另研) 生石膏 半夏(汤洗七次) 硝石(另研,各一两)

上为末,姜汁糊丸如桐子大。每服四十丸,姜汤或米饮下。虚寒甚者,去石膏,用钟乳粉一两。

7. 芎辛汤(《张氏医通·卷十四·头痛门》引《三因》)

1) 治寒厥头痛。

川附子(去皮,生用) 川乌头(去皮,生用) 天南星(姜汤泡去涎水) 干姜(生用) 细辛(连叶) 川芎(各一钱) 甘草(炙,半钱) 生姜(七片) 芽茶(一撮)

水煎,放凉卧时服。面赤戴阳,加葱白二茎,童便半杯。不应,更加酒炒黄连三分。

2) 治热厥头痛。

川芎(钱半) 细辛(半钱) 甘草(炙,六分) 生姜(五片)

水煎,食后热服。有热,加酒黄芩一钱五分。不应,更加生石膏三钱、乌头二分。胃虚者,去白芷易白术,使邪无内贼之患。兼犯客邪,加葱白、香豉。产妇,用豆淋酒煎服之。

8. 抑青丸(《金匮翼·卷五·头痛统论·肝厥头痛》)

治头痛。

黄连(一味) 吴茱萸(汤浸一宿)

为末,粥丸。

9. 泻青丸(《金匮翼·卷五·头痛统论·肝厥头痛》)

治头痛。

当归(去芦,焙) 龙胆草 川芎 栀子 川大黄(煨) 羌活 防风(去芦,各等分)

上为末,炼蜜丸鸡豆大。每服一丸,竹叶汤同砂糖温水化下。

十九、治虚劳头痛方

1. 前胡建中汤(《千金翼方·卷第十八·杂病上·胸中热第五》)

主大劳虚劣,寒热呕逆,下焦虚热,小便赤痛,客热上熏,头痛目赤,骨内痛及口干,皆悉主之方。

前胡(三两) 芍药 当归 茯苓 桂心(各四两) 人参 生姜(切) 白糖 半夏(洗) 黄芪(各六两) 甘草(一两,炙)

上一十一味㕮咀。以水一斗二升煮取四升,去滓,纳糖,分为四服。

2. 黄芪汤(《小品方·卷第三·治虚劳诸方》)

治虚劳,胸中客热,冷癖痞满,宿食不消,吐噫,胁间水气,或流饮肠鸣,不生肌肉,头痛,上重下轻,目视䀮䀮,惚惚志损,常躁热,卧不得安,少腹急,小便赤余沥,临事不起,阴下湿,或小便白浊伤多方。

黄芪(三两) 人参(一两) 芍药(二两) 生姜(半斤) 肉桂(三两) 大枣(十四枚) 当归(一两) 甘草(一两,炙)

上八味,切,以水一斗煮取四升,分四服。有寒加厚朴二两。忌生葱、海藻、菘菜。

二十、治肾精不足头痛方

1. 抱婆丸(《类编朱氏集验医方·卷之九头痛门·治方》)

治男女诸虚不足,女人头风,男子气虚弱,吐痰及脚气,腰疼,下元虚冷。

大附子(一两一只,炮,去皮) 苍术(三两,泔浸一宿) 南木香(不见火) 大川乌(去皮尖,炮) 天麻(酒浸炙,半两)

上为细末,酒煮面糊丸如梧桐子大。空心,温酒、盐汤下。头风，食后葱酒下。

2. 茸朱丹（《张氏医通·卷十四·头痛门》）

治肾虚火炎头痛，必先眼黑头旋。

辰砂（另研）　草乌头（一作川乌头）　瞿麦穗　黄药子（各一两）

上除辰砂，以三味为粗末，用瓷碗一个，将姜汁涂烘数次，入砂在碗，铺诸药末，以盏盖之，掘地一窟，安碗在内，用熟炭五斤，煅令火尽，吹去药灰，取砂研细，用鹿茸一对，燎去毛，酒浸切片，焙干为末，煮枣肉丸梧子大。每服三四十丸，空心，人参汤或黑豆淋酒下，强者倍加，羸者量减用之。

3. 救元补髓汤（《杂症会心录·卷上·头痛》）

治头痛昏愦，心主不明，则十二官危，此方救之。

熟地（五钱）　人参（三钱）　当归（三钱）　紫河车（一钱）　茯苓（一钱）　麦冬（一钱五分）　枣仁（一钱五分，炒，研）　熟附（五分）　鹿茸（一钱）　五味子（七粒）

加桂圆肉五枚，水二钟，煎服。

二十一、治产后头痛方

1. 芍药汤（《备急千金要方·卷三·妇人方中·虚烦第十一》）

治产后虚热头痛。

白芍药　干地黄　牡蛎（各五两）　桂心（三两）

上四味，㕮咀。以水一斗煮取二升半，去滓，分三服，日三。此汤不伤损人，无毒，亦治腹中拘急痛。若通身发热，加黄芩二两。

2. 大五石泽兰丸（《千金翼方·卷第七·妇人三·虚乏第一》）

主妇人产后虚损，寒中，腹中雷鸣，缓急风，头痛寒热，月经不调，绕脐恻恻痛，或心下石坚，逆害饮食，手足常冷，多梦纷纭，身体痹痛，荣卫不和，虚弱不能动摇。

泽兰（九分，取叶熬）　石膏　干姜　白石英　阳起石（各二两）　芎䓖　当归（各七两）　人参　石斛　乌头（炮，去皮）　白术　续断　远志（去心）　防风（各五分）　紫石英　禹余粮　厚朴（炙）　柏子仁　干地黄　五味子　细辛　蜀椒（去目、闭口者，汗）　龙骨　桂心　茯苓（各一两半）　紫菀　山茱萸（各一两）　白芷　藁本　芜荑（各三两）　钟乳　黄芪　甘草（炙，各二两半）

上三十三味，捣筛为末，炼蜜和丸如梧桐子。酒服二十丸，渐加至三十丸。

3. 单行蒲黄散（《千金翼方·卷第六·妇人二·产后虚烦第二》）

治产后虚热往来，心胸中烦满，骨节疼及头痛，壮热，晡时辄甚，又似微疟方。

蜀漆叶　黄芩　桂心　甘草（炙，各一两）　生地黄（一斤）　黄芪　蝭母（各三两）　芍药（二两）

上八味㕮咀。以水一斗，先煮地黄取七升，去滓，下诸药，煮取二升五合，分三服。汤治寒热不损人。

4. 淡竹茹汤（《千金翼方·卷第六·妇人二·产后虚烦第二》）

主产后虚烦，头痛短气欲死，心中闷乱不起。

生淡竹茹（一升）　麦门冬（五合，去心）　小麦（五合）　大枣（十四枚，一方用石膏）　生姜（三两，切，一方用干姜）　甘草（炙，一两）

上六味㕮咀。以水八升煮竹茹、小麦，减一升，仍纳诸药，更煮二升，分为二服，羸人分为三服。若有人参，纳一两；若无人参，纳茯苓一两半亦佳。人参、茯苓皆治心烦闷及心惊悸，安定精神，有即为良，无自依本方服一剂，不瘥，更作服之。若逆气者加半夏二两，洗去滑。

5. 鹿肉汤（《千金翼方·卷第七·妇人三·中风第四》）

治产后风虚，头痛壮热，言语邪僻。

鹿肉（三斤）　半夏（一升，洗去滑）　干地黄　阿胶（炙）　芎䓖（各二两）　芍药　独活　生姜（切）　黄芪　黄芩　人参　甘草（炙，各三两）　桂心（二两）　秦艽（五两）　茯神（四两，一云茯苓）

上一十五味㕮咀。以水二斗煮肉，得一斗二升，去肉下药，煎取三升，纳胶令烊，分四服，日三夜一服。

6. 蜀漆汤（《备急千金要方·卷三·妇人方中·虚烦第十一》）

治产后虚热往来，心胸烦满，骨节疼痛及头痛壮热，晡时辄甚，又如微疟方。

蜀漆叶　桂心　甘草　黄芩(各一两)　黄芪(五两)　知母　芍药(各二两)　生地黄(一斤)

上八味㕮咀。以水一斗煮取三升，分三服。治寒热不伤人。

7. 竹叶汤(《千金翼方·卷第七·妇人三·中风第四》)

治产后中风，发热，面正赤，喘气头痛。

淡竹叶　葛根(各三两)　人参(一两)　防风(二两)　大附子(一枚，炮，去皮)　生姜(五两)　大枣(十五枚，擘)　桔梗　桂心　甘草(炙，各一两)

上一十味㕮咀。以水一斗煮取二升半，分二服，温覆使汗出。颈项强，用大附子煎药，扬去沫；若呕者，加半夏半升，洗。

8. 白僵蚕丸(《太平圣惠方·卷第七十八·治产后头痛诸方》)

治产后头痛。

白僵蚕(一两，微炒)　白附子(一两，炮裂)　地龙(一两，微炒)　黄丹(一两，微炒)　人中白(半两，炒灰)

上件药，捣罗为末，用葱津和丸如梧桐子大。不计时候，荆芥汤下十丸。

9. 白术散(《太平圣惠方·卷第七十八·治产后头痛诸方》)

治产后体虚，劳动过多，致头痛烦热，汗出不止，四肢少力，不思饮食。

白术(三分)　石膏(一两半)　白芍药(半两)　白茯苓(三分)　麦门冬(一两半，去心，焙)　牡蛎粉(一两)　生干地黄(一两)　人参(三分，去芦头)　五味子(半两)　黄芪(三分，锉)　甘草(一分，炙微赤，锉)

上件药，捣粗罗为散。每服四钱，以水一中盏，入生姜半分，枣三枚，煎至六分，去滓，不计时候温服。

10. 茯神散(《太平圣惠方·卷第七十八·治产后头痛诸方》)

治产后风虚头痛，四肢烦疼，口干微渴。

茯神　甘菊　羌活　当归(锉，微炒)　生干地黄　白芍药　前胡(去芦头)　桂心　甘草(炙微赤，锉，各半两)　葛根(三分，锉)　石膏(二两)　蔓荆子(一两)　麦门冬(一两半，去心，焙)

上件药，捣粗罗为散。每服四钱，以水一中盏，入生姜半分，煎至六分，去滓，不计时候温服。

11. 黄芪散(《太平圣惠方·卷第七十八·治产后头痛诸方》)

治产后虚热头痛，四肢烦疼，不思饮食。

黄芪(一两，锉)　赤芍药(半两)　生干地黄(一两)　桂心(半两)　麦门冬(一两，去心，焙)　牡蛎粉(一两)　黄芩(半两)　石膏(二两)　甘草(半两，炙微赤，锉)

上件药，捣粗罗为散。每服四钱，以水一中盏，入生姜半分，煎至六分，去滓，不计时候温服。

12. 羚羊角散(《太平圣惠方·卷第七十八·治产后头痛诸方》)

治产后风虚头痛，身体壮热，言语时错，心神烦闷。

羚羊角屑(三分)　防风(一两，去芦头)　茯神(三分)　黄芪(二分，锉)　生干地黄(一两)　人参(三分，去芦头)　麦门冬(一两半，去心，焙)　芎䓖(一两)　赤芍药(半两)　石膏(一两)　独活(半两)　秦艽(半两，去苗)　甘草(一分，炙微赤，锉)

上件药，捣粗罗为散。每服四钱，以水一中盏，入生姜半分，煎至六分，去滓，不计时候温服。

13. 前胡散(《太平圣惠方·卷第七十八·治产后头痛诸方》)

治产后痰壅头痛，心胸不利，少思饮食。

前胡(去芦头)　半夏(汤洗七遍去滑)　旋覆花　当归(锉，微炒)　甘菊花　甘草(炙微赤，锉)　赤茯苓(以上各半两)　石膏(二两)　枳壳(一两，麸炒微黄去瓤)

上件药，捣粗罗为散。每服四钱，以水一中盏，入生姜半分，煎至六分，去滓，不计时候温服。

14. 人参散(《太平圣惠方·卷第七十八·治产后头痛诸方》)

治产后因伤风冷，头痛壮热，胸膈满闷，不得睡卧。

人参(三分，去芦头)　前胡(一两，去芦头)　白术(半两)　葛根(三分，锉)　枳壳(半两，麸炒微黄去瓤)　酸枣仁(三分，微炒)　芎䓖(三分)　石膏(二两)　甘草(半两，炙微赤，锉)　桂心(半两)

上件药，捣粗罗为散。每服四钱，以水一中

盏，入生姜半分，煎至六分，去滓，不计时候温服。

15. 芍药散(《太平圣惠方·卷第七十八·治产后头痛诸方》)

治产后体虚头痛。

白芍药(一两)　生干地黄(一两)　牡蛎粉(一两)　桂心(半两)　甘草(一分，炙微赤，锉)　石膏(一两)

上件药，捣罗为散。每服四钱，以水一中盏，入生姜半分，枣三枚，煎至六分，去滓，不计时候温服。

16. 石膏散(《太平圣惠方·卷第七十八·治产后头痛诸方》)

治产后体虚，头痛烦热。

石膏(二两)　当归(锉，微炒)　羚羊角屑　白芍药　白术　子芩　生干地黄　甘草(炙微赤，锉)，各半两　茯神三两　柴胡(三分，去芦头)　麦门冬(一两，去心，焙)

上件药，捣粗罗为散。每服四钱，以水一中盏，入生姜半分，枣三枚，煎至六分，去滓，不计时候温服。

17. 吹鼻方(《圣济总录·卷第一百六十二·产后头痛》)

治产后头痛。

地龙(炒，一钱)　麝香(半钱)

上二味合研细。每用小豆许，吹两鼻中。

18. 大三五七散(《圣济总录·卷第一百六十二·产后头痛》)

治产后伤风头痛，风眩，口㖞，耳聋。

天雄(炮裂，去皮脐)　细辛(去苗叶，各二两)　山茱萸　干姜(炮，各五两)　山芋　防风(去叉，各七两)

上六味，捣罗为散。每服二钱匕，清酒调下，日再，未知稍加。

19. 独胜汤(《圣济总录·卷第一百六十二·产后头痛》)

治产后气虚，头痛不可忍。

附子(大者一枚，炮裂，去皮脐)

上一味，锉如麻豆。每服三钱匕，水一盏，入生姜三片，枣一枚擘，同煎至七分，去滓温服，不拘时。

20. 防风汤(《圣济总录·卷第一百六十二·产后头痛》)

1）治产后风热，头痛目掣动。

防风(去叉)　升麻　黄芩(去黑心)　芍药　石膏(生)　葛根(锉)　芎䓖　羌活(各一两)

上八味，粗捣筛。每服三钱匕，水一盏煎至七分，去滓服，不拘时候。

2）治产后伤风冷，头疼痛，目眩恶心。

防风(去叉)　独活(去芦头)　黄芪　羚羊角(镑)　枳壳(去瓤麸炒)　乌头(炮裂，去皮脐)　旋覆花　生干地黄(焙)　桂(去粗皮，各一两)

上九味，锉如麻豆。每服三钱匕，水一盏，入生姜三片，薄荷三叶，同煎至七分，去滓温服，不拘时候。

21. 茯苓黄芪汤(《圣济总录·卷第一百六十二·产后头痛》)

治产后伤风头痛，目昏眩。

白茯苓(去黑皮)　黄芪(锉)　菊花　独活(去芦头)　枳壳(去瓤麸炒)　当归(切，焙)　生干地黄(焙)　人参　乌头(炮裂，去皮脐，各一两)

上九味，锉如麻豆。每服三钱匕，水一盏煎至七分，去滓温服，不拘时候。

22. 茯苓前胡汤(《圣济总录·卷第一百六十二·产后头痛》)

治产后伤风头痛，眩闷倒旋。

白茯苓(去黑皮)　前胡(去芦头)　菊花　白术　附子(炮裂，去皮脐)　细辛(去苗叶)　芎䓖　麻黄(去根节，各一两)

上八味，锉如麻豆。每服二钱匕，水一盏煎至七分，去滓温服，不拘时候。

23. 茯苓汤(《圣济总录·卷第一百六十二·产后头痛》)

治产后气血虚，头痛不定。

白茯苓(去黑皮)　羌活(去芦头)　当归(切，焙)　人参　附子(炮裂，去皮脐)　芎䓖　石膏(火煨)　黄芪(锉，各一两)

上八味，锉如麻豆。每服三钱匕，水一盏煎至七分，去滓温服，不拘时候。

24. 羚羊角汤(《圣济总录·卷第一百六十二·产后头痛》)

治产后伤风寒，头目热痛。

羚羊角（镑） 石膏（火煅） 当归（切，焙） 芍药 生干地黄 白茯苓（去黑皮） 麦门冬（去心，焙） 前胡（去芦头） 甘草（炙，各一两）

上九味，粗捣筛。每服三钱匕，水一盏煎至七分，去滓温服，不拘时候。

25. 麻黄汤（《圣济总录·卷第一百六十二·产后头痛》）

治产后伤寒，头痛目眩。

麻黄（去根节，汤煮掠去沫） 葛根 石膏（火煅） 桂（去粗皮） 附子（炮裂，去皮脐） 芍药 甘草（炙，锉） 秦艽（去土） 防风（去叉） 当归（切，焙，各一两）

上一十味，锉如麻豆。每服三钱匕，水一盏煎至七分，去滓温服，不拘时候。

26. 羌活汤（《圣济总录·卷第一百六十二·产后头痛》）

1）治产后风虚，头痛昏眩。

羌活（去芦头） 当归（切，焙） 白茯苓（去黑皮） 甘菊花 石膏（火煅） 乌头（炮裂，去皮脐） 甘草（炙，锉） 芍药（各一两）

上八味，粗捣筛。每服三钱匕，水一盏煎至七分，去滓温服，不拘时候。

2）治产后头痛目眩呕逆。

羌活（去芦头） 白茯苓（去黑皮） 人参 附子（炮裂，去皮脐） 当归（切，焙） 石膏（火煅） 芎藭（各一两）

上七味，锉如麻豆，每服三钱匕，水一盏，煎至七分，去滓温服，不拘时候。

27. 加减四物汤（《素问病机气宜保命集·卷下·妇人胎产论第二十九》）

治产后头痛，血虚痰癖寒厥。

羌活 川芎 防风 香附子（炒） 白芷（以上各一两） 石膏（二两半） 细辛（二钱） 当归（五钱） 熟地黄（一两） 甘草（五钱） 苍术（一两六钱，去皮）

上为粗末。每服一两，水煎服无时。

28. 荆芥汤（《滇南本草·第二卷·白牛膝》）

治妇人产后七天内伤风或着气，寒邪入于血分，头痛怯寒，潮热口干，胸膈饱胀，不思饮食，肝气作痛，恶露不止，蓐劳等症。

白牛膝（二钱） 生地（一钱） 丹皮（一钱） 秦归（二钱） 元参（一钱） 地骨皮（一钱） 银柴胡（一钱） 黄芩（一钱） 白茯苓（一钱）

水煎，点童便服。

29. 一奇散（《赤水玄珠·第三卷·头痛门·头风》）

产后头痛。

当归 川芎

上为细末。每服二钱，水一盏煎七分，温服。

30. 芎附散（《济阳纲目·卷之十一·产后门·上·头痛》）

治产后气虚头痛及败血作梗头痛，诸药不效者。

川芎（一两） 大附子（一个，去皮脐，切四片，拌酽醋一碗炙附子，蘸醋尽为度）

上为末。每服二钱，清茶调服。

31. 金匮竹叶汤（《长沙药解·卷三》）

治产后中风，发热面赤，喘而头痛。

竹叶（一把） 桔梗（一两） 生姜（五两） 附子（一枚） 葛根（三两） 桂枝（一两） 防风（一两） 甘草（一两） 人参（一两） 大枣（十五枚）

水煎服。

32. 芎苏饮（《女科切要·卷七·产后头痛》）

治产后头痛，着寒着风者。

川芎 苏叶 枳壳 前胡 葛根 木香 桔梗 甘草 陈皮 半夏

姜三片，水煎服。

33. 玉露散（《竹林女科证治·卷三·保产下·头痛》）

治产后头痛多由血虚，其证朝轻夜重，时作时止，虽太阳巅顶亦痛，惟眉棱骨不痛，不可作外感治。

桔梗 川芎 白芷（各二钱） 赤芍（一钱五分） 人参 赤茯苓 甘草（各一钱） 当归（五分）

水煎服。

34. 秦艽汤（《竹林女科证治·卷三·保产下·头痛》）

治产后头痛，若手足搐搦，切牙头痛而昏晕者，尤宜急治。先服加减四物汤，后服秦艽汤。

秦艽 石膏（各一钱） 炙甘草 川芎 当归 白芍 羌活 独活 防风 黄芩 白术（蜜

炙）　熟地黄　茯苓（各五分）　生地黄（六分）　白芷（七分）　细辛（三分）

水煎服。冬加生姜三片，春夏加知母。

二十二、治妊娠头痛方

1. 芎芷汤（《竹林女科证治·卷二·安胎下·妊娠头痛》）

治妊娠头痛，此风邪入脑，阳气衰也。

川芎　白芷　白菊花　甘草　白芍　茯苓　藁本　石膏　姜（三片）

水煎服。如不效加细辛。

2. 加味芎归汤（《验方新编·卷九·妇人科胎前门·孕妇头痛》）

因外感头痛者，此虚也。

川芎　当归（各钱半）　黄芩（酒炒）　白术（各一钱五分）　细茶叶（二钱）

水煎，食后服。

二十三、治服石后头痛方

1. 前胡汤（《千金翼方·卷第二十二·飞炼·解石及寒食散并下石第四》）

治石发头痛，胸胀满，或寒或热，手足冷，或口噤，或口烂生疮、干燥，恶闻食气。

前胡　芍药　黄芩　大黄　甘草（炙，各二两）　大枣（二十枚，擘）

上六味㕮咀。以水八升煮取二升五合，分三服。若心胁坚满，加茯苓三两；胸满塞，加枳实一大两，炙；连吐，胸中冷，不饮食，加生姜三两；胃虚口燥，加麦门冬三两，去心。凡欲加药者，则加水一升。

2. 葛根汤（《太平圣惠方·卷第三十八·治乳石发动头痛寒热诸方》）

治乳石发动，寒热头痛复似天行，四肢烦疼，心躁口干多渴，不能下食。

葛根（三分）　石膏（二两，捣碎）　麻黄（三分，去根节）　栀子仁（三七枚）　甘草（半两，生用）　胡竹叶（一握）　生姜（半分）　豉（一合）　葱白（七茎，去须）

上件药细锉。以水五大盏煎至两盏半，去滓，分温五服，不计时候服之。

3. 麻黄汤（《太平圣惠方·卷第三十八·治乳石发动头痛寒热诸方》）

治乳石发动，头痛，寒热不可解者。

麻黄（三分，去根节）　豉（一合）　甘草（半两，生用）　栀子仁（半两）　赤芍药（半两）　荠苨（半两）　生姜（半两）

上件药，细锉。都以水五大盏煎至两盏半，去滓，不计时候，分温五服。

4. 麦门冬丸（《太平圣惠方·卷第三十八·治乳石发动头痛寒热诸方》）

治乳石发动，头痛，口舌干焦寒热，发歇似鬼神为病者。

麦门冬（一两半，去心，焙）　五加皮（半两，锉）　犀角屑（半两）　川大黄（三分，锉碎，微炒）　赤芍药（二分）　黄芩（一分）　大青（半两）　甘草（半两，生锉）　苦参（三分，锉）

上件药，捣罗为末，炼蜜和捣三二百杵，丸如梧桐子大。每服，不计时候，煎竹叶汤下三十丸。

5. 前胡散（《太平圣惠方·卷第三十八·治乳石发动头痛寒热诸方》）

治乳石发动，头痛寒热，如伤寒又似疟状。

前胡（二两，去芦头）　黄芩（三分）　甘草（半两，生锉）　知母（一两）　牡蛎（一两，烧为粉）　石膏（二两）

上件药，捣筛为散。每服四钱，以水一中盏，入生姜半分，煎至六分，去滓，不计时候，温服。

6. 石膏散（《太平圣惠方·卷第三十八·治乳石发动头痛寒热诸方》）

治乳石发动，头痛鼻塞，寒热。

石膏（一两）　白藓皮（三分）　枳壳（三分，麸炒微黄去瓤）　玄参（三分）　荠苨（一分）　黄芩（三分）　前胡（一两，去芦头）　葳蕤（二分）　甘草（半两，生用）

上件，为散。每服四钱，以水一中盏，入生姜半分，葱白七寸，煎至六分，去津。

7. 葳蕤散（《太平圣惠方·卷第三十八·治乳石发动头痛寒热诸方》）

治乳石发动，头面热，四肢烦疼，大小便壅滞。

葳蕤（一两）　犀角屑（三分）　川升麻（三两）　黄芩（一两）　大青（三分）　栀子仁（半两）　川大黄（二两，锉碎，微炒）　川朴硝（一两）　甘草（半两，生锉）

上件药，捣筛为散。每服四钱，以水一中盏煎至六分，去滓，温温频一服，以快利为度。

8. 知母散(《太平圣惠方·卷第三十八·治乳石发动头痛寒热诸方》)

治乳石发动,寒热头痛,百节酸疼,唇口干燥,舌卷语涩。

知母(一两) 石膏(三两) 川升麻(一两) 木通(一两,锉) 川芒硝(一两) 黄芩(一两) 独活(一两) 甘草(半两,生用)

上件药,捣筛为散。每服四钱,以水一中盏半,生姜半分,竹茹一分,黑豆半合,煎至六分,去滓,不计时候,温服。

二十四、治年久头痛方

1. 天香散(《医方选要·卷之五·头痛门》)

治年久头风不得愈者。

天南星 半夏(汤泡) 川乌(去皮) 白芷(各一钱)

上㕮咀。作一服,用水二盅,入生姜自然汁小半盏煎至八分,食远服。

2. 乌麦饼子(《古今医统大全·卷之五十三头痛门·药方·数贴头痛头风诸药》)

治久病头痛,诸药不效。

乌麦面(半斤) 吴茱萸(二两,为末)

和匀,净水调作饼子,入鏊上鏊熟,乘热分头发盖在头上,如帽子,外以厚帛包裹定,一时热气入脑而痛即止,冷则去之。未愈,更换热者,无不愈也。

3. 空青散(《丹台玉案·卷之四·头痛门·立方》)

治偏正头痛,年深日久不愈者;并疗风寒湿热,头上及脑痛。

川芎(五钱) 柴胡(七钱) 黄连(酒炒) 防风 羌活(各一两) 甘草(一两五钱) 黄芩(三两,一半生,一半酒炒)

上为细末。每服二钱,以清茶调下。惟血虚者,不宜服。

二十五、治运气头痛方

1. 升明汤(《运气易览·卷之二·六气时行民病证治》)

治寅申之岁,少阳相火司天,厥阴风木在泉,病者气郁热,血赤咳逆,头痛,满呕吐,胸臆不利,聋,瞑,渴,身重,心痛,阳气不藏,疮疡,烦躁。

紫檀香 车前子 青皮 半夏 酸枣仁 蔷蘼 生姜 甘草

上㕮咀。每服四钱,水一盏煎七分,去滓,食前服。自大寒至春分加白薇去参各半两,大暑至秋分加茯苓半两,秋分至小雪依正方,小雪至大寒加五味子半两。

2. 静顺汤(《运气易览·卷之二·六气时行民病证治》)

治辰戌之岁,太相司天,太阴在泉,病者身热,头痛,呕吐,气郁中满,瞀闷,少气,足痿,注下赤白,肌腠疮疡,发为痈疽。

白茯苓(去皮) 干木瓜(各一两) 附子(炮,去皮脐) 牛膝(去苗,酒浸,各三两) 防风(去钗) 诃子(煨,去核) 甘草(炙) 干姜(炮,各半两)

上㕮咀。每服四钱,水一大盏煎七分,去滓,食前服。其年自大寒至春分,宜用附子加枸杞半两;自春至小满,依前入附子同枸杞;自小满至大暑,去附子、木瓜、干姜,加人参、枸杞、地榆、香白芷、生姜各三分;自大暑至秋分,依正方加石榴皮半两;秋分至小雪依正方;自小雪至大寒,去牛膝,加当归、芍药、阿胶炒各三分。

二十六、治妇人头痛方

1. 桑根白皮汤(《备急千金要方·卷三·妇人方中·杂治第十七》)

治伤于丈夫,苦头痛,欲呕,心闷。

桑根白皮(半两) 干姜(二两) 桂心(五寸) 大枣(二十枚)

上四味㕮咀。以水一斗煮取三升,去滓,分三服,适衣无令汗出。

2. 白玉汤(《千金翼方·卷第八·妇人四·损伤第三》)

治妇人伤丈夫,苦头痛欲呕心闷。

白玉(二两半) 白术 泽泻(各二两) 肉苁蓉 当归(各五两)

上五味㕮咀。先以一斗煮玉五十沸,去玉纳药煎取二升,分三服,每服相去一炊顷。

二十七、治太阳头痛方

1. 止痛太阳丹(《医方选要·卷之五·头痛门》)

止太阳穴痛。

天南星　川芎(各等分)

上为细末。用连须葱白同捣烂作饼,贴于太阳痛处。

2. 羌活汤(《神农本草经疏·卷二·续序例下·三阳治法总要》)

太阳病,其证发热,恶寒恶风,头痛项强,腰脊强,遍身骨痛,脉虽浮洪而不数,多不传经;烦躁脉急者,是欲传经。宜先发汗以解表邪。

羌活(三钱)　前胡(二钱)　甘草(八分)　葛根(二钱)　生姜(三片)　枣(二枚)　杏仁(九粒,去皮尖,研烂)

水煎服。

3. 柴芎汤(《审视瑶函·卷三·运气原证·头痛》)

治太阳经头风头痛,寒热而呕。

川芎　白茯苓　柴胡　苏薄荷　细辛　制半夏　黄芩　炙甘草　陈皮　蔓荆子

上锉剂。生姜三片,白水二钟,煎至八分,食后服。

4. 羌活芎藁汤(《审视瑶函·卷三·运气原证·头痛》)

治太阳经头风头痛,夜热恶寒。

半夏(姜汁炒)　杏仁(去皮尖)　川羌活　藁本　川芎　防风　白茯苓　甘草　白芷　麻黄　广陈皮　桂枝(各等分)

上锉剂,白水煎服。内热,加酒制黄芩、薄荷叶,生姜三片,煎服。

5. 集验麻黄左经汤(《医灯续焰·卷九·脚气脉证第六十六·附方》)

治风、寒、暑、湿流注足太阳经,腰足挛痹,关节重痛,行履艰难,憎寒发热,无汗而寒,或自汗恶风,头痛眩晕,并一切瘫痪麻木等证。

麻黄(去节)　干葛　细辛(去苗)　白术(去芦)　茯苓(去皮)　防己(去皮)　桂心　羌活(去芦)　防风(去芦)　甘草(炙,各等分)

上㕮咀。每服七钱,水二盏,姜五片,枣一枚,煎一盏,空心服。自汗去麻黄,加肉桂、芍药。重着加术、陈皮。无汗减桂,加杏仁、泽泻。

6. 羌活胜湿汤(《医门法律·卷四·热湿暑三气门·三气门方》)

治脊痛项强,腰如折,项如板,上冲头痛,乃足太阳经气不行,此方主之。

羌活　独活(各一钱)　藁本　防风(各一钱半)　荆子　川芎　甘草(炙,各四分)

水二盏煎八分,食后温服。[按]湿土甚而热,汗之则易,下之则难。故当变其常法而为表散,此方得之。

7. 羌活汤(散)(《不知医必要·卷二·头痛列方》)

治外感邪在太阳头痛。

防风　羌活　川芎(各一钱五分)　苍术(米泔水浸)　白芷(各一钱)　甘草(七分)

加生姜三片,连须葱白二寸煎。如有汗去苍术。

二十八、治少阳头痛方

1. 小柴胡汤(《圣济总录·卷第二十四·伤寒头痛》)

治伤寒脉弦细,头痛发热者,属少阳也,少阳不可发汗。

柴胡(去苗,二两)　黄芩(去黑心)　人参　甘草(炙,各三分)　半夏(六钱,洗去滑)

上五味,㕮咀如麻豆大。每服五钱匕,水一盏半,生姜一枣大,枣三枚去核,同煎至八分,去滓温服。

2. 逍遥散(《不知医必要·卷二·头痛列方》)

治少阳头痛,兼两胁痛者。

柴胡　当归　白术(净)　白芍(酒炒)　茯苓(各一钱五分)　炙草(一钱)　薄荷(五分)

加生姜二片煎。如有热,加丹皮一钱,栀子一钱五分。

二十九、治阳明头痛方

1. 升麻芷葛汤(《审视瑶函·卷三·运气原证·头痛》)

治阳明经头风头痛,身热口渴者服。

升麻　家干葛　白芷　苏薄荷　石膏　广陈皮　川芎　制半夏　甘草(各等分)

上锉剂。生姜三片,白水二钟,煎至八分,食后服。

2. 竹叶石膏汤(《不知医必要·卷二·头痛列方》)

治阳明火邪盛极而头痛者。

生石膏(杵,三钱) 桔梗 木通 淡竹叶(各一钱) 薄荷叶(八分) 甘草(一钱)

水煎服。

3. 升麻葛根汤(散)(《不知医必要·卷二·头痛列方》)

治外感邪在阳明,头痛连及目眶者。

葛根(二钱) 升麻 秦艽 荆芥 苏叶 赤芍(各一钱) 白芷(一钱五分) 甘草(七分)

加生姜二片煎。凡面浮肿而痛者,风也。亦服此方。又瘫疹者,邪热所化也。用此方加牛蒡子。

三十、治少阴头痛方

细辛汤(《审视瑶函·卷三·运气原证·头痛》)

治少阴经头风头痛,四肢厥,但欲寐者。

细辛 广陈皮 川芎 制半夏 独活 白茯苓 白芷 炙甘草(各等分)

上锉剂。生姜三片,白水二钟,煎至八分,食后服。

三十一、治厥阴头痛方

吴茱萸汤(《伤寒论·辨厥阴病脉证并治》)

治干呕吐涎沫,头痛者。

吴茱萸(汤洗七遍,一升) 人参(三两) 大枣(擘,十二枚) 生姜(切,六两)

上四味,以水七升煮取二升,去滓,温服七合,日三服。

三十二、治太阴头痛方

苍术汤(《审视瑶函·卷三·运气原证·头痛》)

治太阴经头风头痛,腹满不食,并腹痛。

苍术(制) 白芍药 枳壳 白茯苓 白芷 广陈皮 川芎 炙半夏 升麻 炙甘草(各等分)

上锉剂。生姜三片,白水二钟,煎至八分,食后服。

【论用药】

古籍中所载治疗头痛的药物较多,可一味药独立成方,或与他药合而成复方,或为验方。本草中相关记载较多,故收录于此,以供参看。

一、概论

头痛用药,当分寒、热、虚、实、气、血、痰、湿、食、郁等不同,并分三阴三阳之异。六经头痛各有其所主之药,如太阳头痛,应用川芎、羌活、独活、麻黄之类。

《仁斋直指方论·卷之十九·头风·附东垣头痛论》:“头痛耳鸣,九窍不利者,肠胃之所生,乃气虚头痛也。心烦头痛者,病在膈中,过在手太阳少阴,乃湿热头痛也。如气上不下,头痛癫疾者,下虚上实也,过在足少阴太阳,甚则入肾,寒湿头痛也。如头半边痛者,先取手少阳阳明,后取足少阳阳明,此偏头痛也。有真头痛者,甚则脑尽痛,手足寒至节,死不治。有厥逆头痛者,所犯大寒,内至骨髓,髓者以脑为主,脑逆,故令头痛,齿亦痛。凡头痛皆以风药治之者,总其大体而言之也。高巅之上,惟风可到,故味之薄者,阴中之阳,乃自地升天者也。然亦有三阴三阳之异。故太阳头痛,恶风,脉浮紧,川芎、羌活、独活、麻黄之类为主;少阳经头痛,脉弦细,往来寒热,柴胡为主;阳明头痛,自汗,发热,恶寒,脉浮缓长实者,升麻、葛根、石膏、白芷为主;太阴头痛,必有痰,体重,或腹痛,为痰癖,其脉沉缓,苍术、半夏、南星为主;少阴经头痛,三阴三阳经不流行,而足寒气逆,为寒厥,其脉沉细,麻黄、附子、细辛为主;厥阴头痛,项痛,或痰吐涎沫,厥冷,其脉浮缓,吴茱萸汤主之;诸血虚头痛,当归、川芎为主;诸气虚头痛,人参、黄芪为主。为主者,主治也。兼见何证,以佐使药治之,此立方之大法也。气血俱虚头痛者,于调中益气汤中,少加川芎、蔓荆子、细辛,其效如神。半夏白术天麻汤,治痰厥头痛药也。青空膏,乃风湿热头痛药也。羌活附子汤,治厥阴头痛药也。如湿气在头者,以苦吐之,不可执方而治。”

《证治准绳·杂病第四册·诸痛门·头痛》:“痰厥头痛,非半夏不能疗。眼黑头旋,风虚内作,非天麻不能解。天麻苗,谓之定风草,独不为风所摇,以治内风之神药。内风者,虚风是也。黄芪甘温,泻火补元气,实表虚,止自汗。人参甘温,调中补气泻火。二术甘温,除湿补中益气。泽泻、茯苓利小便导湿。橘皮苦温,益气调中而升阳。炒面消食,荡胃中滞气。麦芽宽中助胃气。干姜辛热,以涤中寒。黄柏苦寒用酒洗，以疗冬日少火在泉而发躁也。”

《本草汇言·卷之四·草部·茳芒》：“生道旁，叶如决明而小。性平，无毒，火炙，作饮极香，能除痰止渴。治一切头风头痛，用决明子、蔓荆子、柴胡、防风、天麻、黄芩、当归、川芎各一钱五分。肥人头痛是湿痰，加半夏、白术、茯苓、陈皮。瘦人头痛是血虚痰火，加生熟地黄、白芍、葳蕤。恶心呕吐，头痛，是头中风寒，加羌活、藁本、白芷。头痛偏左者属风与血虚，倍防风、当归，加生熟地黄。头痛偏右者属痰与气虚，倍天麻、决明子，加白术、黄耆。头旋眼黑，恶心，兀兀欲吐，头痛者，是痰厥头痛，倍天麻、蔓荆子，加半夏、胆星、甘菊花、白附子。偏正头痛者是风邪上攻，倍防风、蔓荆子，加薄荷、荆芥、白芷、羌活。日重夜轻，见寒凉头痛稍止者，是热厥头痛，倍柴胡、黄芩，加黄连、石膏、大黄、黑山栀。颈项强急者，是风痉头痛，加桂枝、白芷。头痛多起核块者，是雷头风，痛连目珠痛，发燕恶寒，状如伤寒，加升麻、薄荷、羌活、细辛。治耳鸣，鼻塞，头风，头痛，并齿痛，目中出泪，用决明子、乳香、没药、川芎、雄黄、白芷、玄明粉各二钱，共为细末，吹鼻孔中即止。”

二、治头痛专药

1. 三叶还阳草子

《滇南本草·第三卷·三叶还阳草》：“子，能敷太阳，止年久偏正头风、赤眼，最效。”

2. 大青

《名医别录·中品卷第二·大青》：“味苦，大寒，无毒。主治时气头痛，大热，口疮。”

3. 大戟

《名医别录·下品卷第三·大戟》：“味甘，大寒，有小毒。主治颈腋痈肿，头痛，发汗，利大小肠。”

4. 小皮莲

《滇南本草·第三卷·小皮莲》：“小皮莲，味苦、微辛，性微寒。治瘀血结滞，或产后腹痛，或经期腹痛，散血块，破癥瘕，发热头痛，寒热往来，有如疟状，退虚热。治跌打损伤，服时忌生冷、鱼、羊。”

5. 小豆华

《吴普本草·米食类·小豆华》：“甘，无毒。七月采，阴干四十日。治头痛，止渴。”

6. 山豆根

《本草品汇精要·卷之十四·草部下品之中》：“山豆根，捣末合油调涂，治头风。”

7. 山茱萸

《证类本草·卷第十三·山茱萸》：“味酸，平、微温，无毒。主心下邪气，寒热，温中，逐寒湿痹，去三虫，肠胃风邪，寒热疝瘕，头风，风气去来，鼻塞，目黄，耳聋，面疱，温中下气，出汗……九月、十月采实，阴干。”

8. 川芎

《本草经集注·草木中品·芎䓖》：“味辛，温，无毒。主治中风入脑头痛，寒痹，筋挛缓急，金疮，妇人血闭无子。除脑中冷动，面上游风去来，目泪出，多涕唾，忽忽如醉。”

《素问病机气宜保命集·卷下·妇人胎产论第二十九》：“治风，泻肝木。如血虚头痛，非芎不能除去，此通肝经之药也。”

《素问病机气宜保命集·卷下·药略第三十二》：“川芎，治太阳头痛。”

《汤液本草·卷之三·草部·川芎》：“气温，味辛，纯阳。无毒。入手足厥阴经，少阳经本经药。《象》云：补血，治血虚头痛之圣药，妊妇胎不动数月，加当归，二味各二钱，水二盏，煎至一半，服。神效。《珍》云：散肝经之风，贯芎治少阳经苦头痛。《心》云：治少阳头痛及治风通用。《本草》云：主中风入脑头痛，寒痹筋挛缓急，金疮，妇人血闭无子，除脑中冷痛，面上游风去来，目泪出，多涕唾，忽忽如醉，诸寒冷气，心腹坚痛，中恶，卒急肿痛，胁风痛，温中除内寒。东垣云：头痛甚者，加蔓荆子；顶与脑痛，加川芎；若头痛者，加藁本；诸经若头痛，加细辛。若有热者，不能治。别有青空之剂，为缘诸经头痛，须用四味。”

《本草正·芳草部·川芎》：“味辛、微甘，气温。升也，阳也。其性善散，又走肝经，气中之血药也。反藜芦，畏硝石、滑石、黄连者，以其沉寒而制其升散之性也。芎归俱属血药，而芎之散动尤甚于归，故能散风寒，治头痛，破瘀蓄，通血脉，解结气，逐疼痛，排脓消肿，逐血通经……惟风寒之头痛极宜用之，若三阳火壅于上而痛者，得升反甚；今人不明升降，而但知川芎治头痛，谬亦甚矣！多服、久服，令人走散真气，能致暴亡，用者识之。”

《神农本草经·卷一·上经·芎䓖》:"味辛,温。主中风入脑,头痛,寒痹,筋挛缓急,金创,妇人血闭无子。生川谷。"

9. 女贞子

《本草撮要·卷二木部·女贞子》:"治头痛目昏,诸恶疮肿。"

10. 马勃

《本草述钩元·卷十三石草部·马勃》:"味辛气平,其质轻虚,上焦肺经药也,清肺散血热解毒,治时疫大头痛。"

11. 天花粉

《本草易读·卷五·天花粉》:"小儿壮热头痛,乳汁合末服。"

12. 天麻

《汤液本草·卷之三·草部·天麻》:"《象》云:治头风。"

《本草发挥·卷二》:"洁古云:天麻……治风痰眩运头痛。"

《药鉴·新刻药鉴卷之一·寒热温平四赋·药性》:"天麻……治小儿风痟惊悸,疗大人风热头痛。"

《本草正·山草部·天麻》:"味辛,平。阴中有阳。治风虚眩晕、头旋眼黑、头痛、诸风湿痹、四肢拘挛,利腰膝,强筋骨,安神志,通血脉,止惊恐恍惚,杀鬼精蛊毒,及小儿风痫惊气。然性懦力缓,用须加倍,或以别药相佐,然后见功。"

《本草易读·卷三·天麻》:"甘,平,微温,无毒。入厥阴肝。治诸风湿痹,四肢拘挛,疗风热麻痹,语言不遂。风痫惊悸良剂,眩晕头痛灵丹。血液衰少及类中风者忌用。"

13. 木通

《证类本草·卷第八·通草》:"《日华子》云:木通,安心除烦,止渴退热,治健忘,明耳目,治鼻塞,通小肠,下水,破积聚血块,排脓,治疮疖,止痛,催生下胞,女人血闭,月候不匀,天行时疾,头痛目眩,羸劣,乳结及下乳。"

《本草正·蔓草部·木通》:"味苦,气寒。沉也,降也。能利九窍,通关节,消浮肿,清火退热,除烦渴、黄疸,治耳聋目痛、天行时疾、头痛鼻塞、目眩,泻小肠火郁,利膀胱热淋,导痰湿呕哕,消痈肿壅滞、热毒恶疮,排脓止痛,通妇人血热经闭,下乳汁,消乳痈、血块,催生下胎。"

14. 木槿子

《本经逢原·卷三·灌木部·木槿根皮》:"治偏正头风,烧烟熏患处,并用为末,酒服一钱匕效。"

15. 太阴玄精

《神农本草经疏·卷四·玉石部·太阴玄精》:"味咸,温,无毒。主除风冷邪气湿痹,益精气,妇人痼冷漏下,心腹积聚冷气,止头痛,解肌。其色青白,龟背者良。"

16. 水牛角

《名医别录·中品·卷第二·牛角䚡》:"水牛角,治时气寒热头痛。"

17. 水苏

《证类本草·卷第二十八·水苏》:"《日华子》云:鸡苏,暖。治肺痿,崩中,带下,血痢,头风目眩,产后中风及血不止。"

18. 升麻

《名医别录·上品卷第一·升麻》:"味苦,微寒,无毒。主解毒入口皆吐出,中恶腹痛,时气毒疠,头痛寒热,风肿诸毒,喉痛口疮。"

《本草蒙筌·卷之一·草部上·升麻》:"止头痛、喉痛、齿痛,并中恶腹痛。"

《本草征要·第二卷·形体用药及专科用药》:"解百毒,宣肌腠。辟疫瘴,止喉疼。头痛齿痛,口疮斑疹。散阳明风邪,升胃中清气。"

19. 丹参

《证类本草·卷第七·丹参》:"《日华子》云:养神定志,通利关脉,治冷热劳,骨节疼痛,四肢不遂……头痛赤眼,热温狂闷。"

20. 乌头

《本草易读·卷五·乌头》:"年久头痛,川乌、南星末、葱汁合敷太阳穴。"

《本草品汇精要·卷之十三·草部下品之上·乌头》:"腊月取一升,炒令黄,作末,绢袋盛,合酒三升浸,温服疗头风头痛。"

21. 乌臼根皮

《证类本草·卷第十四·乌臼木根皮》:"[臣禹锡等谨按]《日华子》云:乌臼根皮,凉。治头风,通大小便。以慢火炙令脂汁尽,黄干后用。"

22. 乌药

《本草纲目·木部第三十四卷·木之一·乌药》:"气厥头痛:不拘多少,及产后头痛。(《济生方》)"

《本草正·竹木部·乌药》:"气味辛温。善行诸气。入脾、胃、肝、肾、三焦、膀胱诸经。疗中恶、鬼气、蛊毒,开胸膈,除一切冷气,止心腹疼痛、喘急、霍乱、反胃胀满,温肠胃,行宿食,止泻痢,除天行疫瘴、气厥头痛、膀胱、肾气攻冲心腹、疝气、脚气、痈疽、疥癞及妇人血气、小儿虫积,亦止小便频数、气淋带浊并猫犬百病,俱可磨汁,灌治之。"

23. 乌梅

《本草经解·卷三·果部·乌梅》:"作汤,治火炎头痛。"

24. 玉麦须

《滇南本草·第二卷·玉麦须玉蜀黍》:"或小儿吹着,或睡卧压着,乳汁不通,红肿疼痛,怕冷发热,头痛体困。新鲜焙干为末,不拘多少,引点酒服。其功神速,未可视为弃物而忽之也。"

25. 甘菊

《食疗本草·卷上·甘菊》:"其叶,正月采,可作羹;茎,五月五日采;花,九月九日采。并主头风目眩、泪出,去烦热,利五脏。野生苦菊不堪用。"

《本草蒙筌·卷之一·草部上·甘菊花》:"驱头风,止头痛晕眩,清头脑第一。"

26. 甘蕉根

《证类本草·卷第十一·甘蕉根》:"《日华子》云:生芭蕉根,治天行热狂,烦闷消渴,患痈毒并金石发热闷口干人。并绞汁服,及梳头长益发,肿毒,游风,风疹,头痛,并研罯敷。又云芭蕉油,冷,无毒。治头风热并女人发落,止烦渴及汤火疮。"

27. 古文钱

《本草纲目·金石部第八卷·金石之一·古文钱》:"时气温病,头痛壮热脉大,始得一日者。比轮钱一百五十七文,水一斗,煮取七升,服汁。"

28. 术

《名医别录·上品·卷第一·术》:"味甘,无毒。主治大风在身面,风眩头痛,目泪出,消痰水,逐皮间风水结肿,除心下急满,及霍乱,吐下不止,利腰脐间血,益津液,暖胃,消谷,嗜食。"

29. 石楠叶

《本草从新·卷九木部·石楠叶》:"辛苦平,有毒。散风坚肾,利筋骨皮毛,逐诸风,疗风痹脚弱,浸酒饮。治头风,为末吹鼻。"

30. 石膏

《名医别录·中品·卷第二·石膏》:"味甘,大寒,无毒。主除时气,头痛,身热,三焦大热,皮肤热,肠胃中鬲热,解肌,发汗,止消渴,烦逆,腹胀,暴气喘息,咽热,亦可作浴汤。"

31. 生大豆

《神农本草经疏·卷二十五·米谷部中品·生大豆》:"同蔓荆子、土茯苓、金银花、甘菊花、玄参、川芎、天麻、芽茶、荆芥、乌梅,治偏头风痛,有神。"

32. 生硝

《证类本草·卷第三·生硝》:"味苦,大寒,无毒。主风热癫痫,小儿惊邪瘛疭,风眩头痛,肺壅耳聋,口疮喉痹咽塞,牙颔肿痛,目赤热痛,多眵泪。"

《本草纲目·石部第十一卷·金石之五·生硝》:"头痛欲死:硝石末吹鼻内,即愈。(《炮炙论》)"

33. 白芷

《素问病机气宜保命集·卷下·药略第三十二》:"白芷……治正阳明头痛。"

《汤液本草·卷之三·草部·白芷》:"气温,味大辛,纯阳,无毒……《象》云:治手阳明头痛,中风寒热,解利药也。以四味升麻汤主之。《日华子》云:补胎漏滑落,破宿血,补新血。乳痈发背,一切疮疥,排脓止痛生肌,去面皯疵瘢,明目。其气芳香,治正阳阳明头痛。与辛夷、细辛同用,治鼻病。内托,用此长肌肉,则阳明可知矣。"

《药鉴·新刻药鉴卷之一·寒热温平四赋·药性》:"白芷……治头痛,止目泪,解利风寒之要药。"

《雷公炮制药性解·卷二·草部上·白芷》:"味辛,性温无毒,入肺脾胃三经。去头面皮肤之风,除肌肉燥痒之痹,止阳明头痛之邪,为肺部引经之剂。"

34. 白附子

《本草正·毒草部·白附子》:"味甘、辛,大温。有小毒。其性升,能引药势上行,辟头风、诸风、冷气心疼……凡欲入药,炮而用之。"

35. 白桐皮

《证类本草·卷第十四·桐叶》:"《药性论》云:白桐皮,能治五淋。沐发去头风,生发滋润。"

36. 白缘子

《本草纲目拾遗·卷八·果部下·白缘子》："味甘，平。主润肺，止渴清热消食，祛风暑湿气。治疥癣及山岚瘴气所侵，变成痎疟，寒热往来，头痛痰逆，足膝屈弱难行，寒湿邪气所侵。用白缘子一片，舂烂浸酒，日饮一次，月余全愈。"

37. 白藓

《神农本草经·卷二·中经·白藓》："味苦，寒。主头风，黄疸，咳逆，淋沥，女子阴中肿痛，湿痹死肌，不可屈伸、起止、行步。"

《证类本草·卷第八·白藓》："《日华子》云：通关节，利九窍及血脉，并一切风痹，筋骨弱乏，通小肠水气，天行时疾，头痛眼疼。根皮良。花功用同上，亦可作菜食。又名金雀儿椒。"

38. 瓜蒂

《本草发挥·卷三·菜部》："瓜蒂，海藏云：纳鼻中，出黄水，除偏头痛有神。头因有湿者，宜此瓜蒂……含水搐一字取下。"

39. 玄参

《证类本草·卷第八·玄参》："［臣禹锡等谨按］《药性论》云：玄参，使，一名逐马，味苦。能治暴结热，主热风头痛，伤寒劳复，散瘤瘿瘰疬。"

40. 玄精石

《本草纲目·石部第十一卷·金石之五·玄精石》："除风冷邪气湿痹，益精气，妇人痼冷漏下，心腹积聚冷气，止头痛，解肌。(《开宝》)"

《本草征要·第二卷·形体用药及专科用药》："玄精石……咽喉肿痛，不利似噎。重舌肿胀，涎出不绝。目生赤脉，头痛如裂。成人伤寒，小儿风热……甘寒沉降，扶危拯逆。"

41. 半夏

《汤液本草·卷之四·草部·半夏》："《象》云：治寒痰，及形寒饮冷伤肺而咳。大和胃气，除胃寒，进食。治太阴痰厥头痛，非此不能除。"

《药鉴·新刻药鉴卷之一·寒热温平四赋·药性》："治痰厥头痛，和脾胃痰饮，须用姜制，妊娠禁服。"

42. 戎盐

《证类本草·卷第五·戎盐》："盐药，味咸，无毒。主眼赤眦烂风赤，细研水和点目中。又入腹去热烦，痰满，头痛，明目，镇心，水研服之。"

43. 地骨皮

《本草分经·原例·手太阴肺·地骨皮》："甘淡而寒，降肺中伏火，除肝肾虚火。治肝风头痛，利肠，退骨蒸，走里而又走表，善除内热亦退外潮，凡风寒散而未尽者用之最宜。"

44. 地精草

《滇南本草·第二卷·地精草》："味辣，有毒，用火炙过方可用。采取阴干为末，治头风伤目，中风不语，口眼歪斜，伤寒发热，服之神效。"

45. 地缨子

《滇南本草·第三卷·地缨子》："性温，无毒。主治咳逆上气，头痛，百结拘挛，风湿痹痛。久服明目，轻身延年，亦利九窍。"

46. 芍药

《证类本草·卷第八·芍药》："《日华子》云：治风补劳，主女人一切病，并产前后诸疾，通月水，退热除烦，益气，天行热疾，瘟瘴惊狂，妇人血晕，及肠风泻血，痔瘘，发背疮疥，头痛，明目，目赤胬肉。赤色者多补气，白者治血，此便芍药花根。"

47. 朴硝

《本草品汇精要·卷之一·玉石部上品之上·朴硝》："用二两捣罗为散，合生麻油调涂顶上，治时气头痛不止。"

48. 光明盐

《本草纲目·石部第十一卷·金石之五·光明盐》："头痛诸风，目赤痛，多眵泪。(《唐本》)"

49. 当归

《本草蒙筌·卷之一·草部上·当归》："又同芎䓖上治头痛，以其诸头痛皆属肝木，故亦血药主之。"

《本草易读·卷三·当归》："头痛如破，酒煎二两。"

《本草经解·卷一·草部上·当归》："本味酒煮，治血虚头痛。"

50. 伏牛花

《证类本草·卷第十三·伏牛花》："味苦、甘，平，无毒。疗久风湿痹，四肢拘挛，骨肉疼痛。作汤，主风眩头痛，五痔下血。"

51. 伏鸡子根

《证类本草·卷第六·伏鸡子根》："味苦，寒，无毒。主解百药毒，诸热烦闷急黄，天行黄疸，疽疮，疟瘴中恶，寒热头痛，马急黄及牛疫，并水磨服。”

52. 决明子

《证类本草·卷第七·决明子》:“《日华子》云:马蹄决明,助肝气,益精。水调末涂消肿毒,熁太阳穴治头痛,又贴脑心止鼻洪。作枕胜黑豆,治头风,明目也。”

《本草汇言·卷之四·草部·决明子》:“捣烂水调,熁太阳穴,治头风头痛;又贴心胸,止吐血衄血。作枕,统治头脑耳目,一切风热诸病。”

53. 灯心

《本草纲目·火部第六卷·火之一》:“小儿惊风、昏迷、搐搦、窜视诸病。又治头风胀痛,视头额太阳络脉盛处,以灯心蘸麻油点灯淬之,良。”

54. 红豆蔻

《本草易读·卷三·红豆蔻》:“头痛,生研吹鼻。”

55. 麦门冬

《证类本草·卷第六·麦门冬》:“《日华子》云:治五劳七伤,安魂定魄,止渴,肥人,时疾热狂,头痛,止嗽。”

56. 远志

《本草易读·卷三·远志》:“脑风头痛不可忍,以末入鼻中。”

57. 芫青

《本经逢原·卷四·虫部·芫青》:“芫青居芫花上而色青,故能泄毒、攻积破血、堕胎,功同斑蝥而毒尤猛,芫花有毒故也。其治疯犬伤,消目翳,却偏头风,塞耳聋,皆取其毒锐也。又治月闭水肿,椒仁丸方用之。”

58. 芸香草

《滇南本草·第二卷·芸香草》:“寒。阴中阳也,可升可降。泻诸经实热客热,解肌表风寒。清咽喉热毒肿痛,风火牙痛,乳蛾,痄腮,排脓溃散,伤风头痛,虚劳骨蒸,小儿惊风发搐,角弓反张。”

59. 苍术

《本草蒙筌·卷之一·草部上·白术》:“又种色苍,乃名苍术……治身面大风,风眩头痛甚捷。”

60. 苍耳

《证类本草·卷第八·葈》:“孟诜云:苍耳,温。主中风,伤寒头痛。”

《滇南本草·第二卷·苍耳》:“治头痛,目暗,齿痛,鼻渊,肢痛,痹痛。”

《本草正·隰草部·苍耳子》:“味苦、微甘。治头风寒痛、风湿周痹、四肢拘挛,去风明目,养血暖腰膝,及瘰疬、疮疥,亦治鼻渊。宜炒熟为末,白汤点服一二钱,久之乃效。”

《本草便读·草部·隰草类·苍耳子》:“上通脑顶,外达皮肤,因能发汗以祛风,故可宣痹而散湿,鼻渊头痛,均因苦降功能。疥疾痒疮,又赖疏辛温润。”

61. 芦叶

《海药本草·木部卷第三·芦叶》:“[谨按]《广州记》云:出新平县,状若茶树阔大。无毒。主烦渴热闷,下痰,通小肠淋,止头痛。彼人用代茶,故人重之,如蜀地茶也。”

62. 芦荟

《本草征要·第三卷·肝胆二经》:“(芦荟)禀阴寒之气,寒能除热,苦能泄热,故除热杀虫及明目也。疳以湿热为咎,湿热去,则愈矣。此药清热凉肝,能泻肝经实火,直折火势,若头晕头痛,耳鸣耳聋,躁狂易怒,属阳亢实热之象者与青黛、栀子、大黄等为伍可收速效。”

63. 杏核

《名医别录·下品·卷第三·杏核》:“味苦,冷利,有毒。主治惊痫,心下烦热,风气去来,时行头痛,解肌,消心下急,杀狗毒。”

64. 旱莲草

《本草撮要·卷一草部·旱莲草》:“味甘酸,入足少阴厥阴经,功专乌髭发,益肾阴,得青盐固齿,得车前治溺血。性寒,若不同姜汁、椒红相兼修服,恐腹痛作泻。偏正头风,用汁滴鼻中良。”

65. 吴茱萸

《本草图经·木部中品卷第十一·吴茱萸》:“干呕吐涎沫而头痛者,亦主之。”

《本草经解·卷三·木部·吴茱萸》:“同人参、生姜、大枣,名吴萸汤,治呕涎头痛。”

《药性切用·卷之四上·果部·吴茱萸》:“辛苦大热,入肝而疏逆燥脾,温中开郁,引热下行,为厥阴头痛、呕酸、阴疝、奔豚之专药。”

66. 牡丹

《名医别录·下品卷第三·牡丹》:“味苦,微寒,无毒。主除时气,头痛,客热,五劳,劳气,头腰痛,风噤,癫疾。”

67. 牡狗脑

《名医别录·中品卷第二·牡狗》:“主治头风痹痛,治下部䘌疮,鼻中息肉。”

68. 何首乌

《本草经解·卷一·草部上·何首乌》:“气微温,味苦涩,无毒。主瘰疬,消痈肿,疗头风面疮,治五痔……亦治妇人产后及带下诸疾。”

69. 皂荚

《本草正·竹木部·皂角》:“气味辛、咸,性温。有小毒。善逐风痰,利九窍,通关节,治头风,杀诸虫精物,消谷,导痰……可为丸散,不入汤药。”

《证类本草·卷第十四·皂荚》:“《日华子》云:皂荚,通关节,除头风,消痰,杀劳虫,治骨蒸,开胃及中风口噤。入药去皮、子,以酥炙用。”

《本草纲目·木部第三十五卷·木之二·皂荚》:“猝病头痛:皂角末,吹鼻取嚏。(《斗门方》)”

70. 谷精草

《本草通玄·卷上·草部·谷精草》:“甘平,阳明药也。主头风翳膜,痘后目翳,此草收谷后……而在菊花之上。”

71. 辛夷

《证类本草·卷第十二·辛夷》:“《日华子》云:通关脉,明目。治头痛憎寒,体噤瘙痒。入药微炙,已开者劣,谢者不佳。”

《本草正·竹木部·辛夷》:“气味辛温。乃手太阴、足阳明之药。能解寒热、憎寒体噤,散风热,利九窍,除头风脑痛、眩冒、瘙痒,疗面肿引齿疼痛。”

《玉楸药解·卷二·木部》:“降泻肺胃。治头痛、口齿疼、鼻塞,收涕去鼾,散寒止痒,涂面润肤,吹鼻疗疮。”

72. 羌活

《汤液本草·卷之三·草部·羌活》:“气微温,味苦、甘,平;苦、辛,气味俱轻,阳也。无毒。足太阳经、厥阴经药,太阳经本经药也。《象》云:治肢节痛,利诸节,手足太阳经风药也。加川芎,治足太阳、少阴头痛,透关节。去黑皮并腐烂者用。《液》云:君药也,非无为之主,乃却乱反正之主。太阳经头痛,肢节痛,一身尽痛,非此不治。又云:羌活,足太阳、厥阴、少阴药也。与独活不分二种,后人用羌活,多用鞭节者;用独活,多用鬼眼者。羌活则气雄,独活则气细,故雄者入足太阳,细者入足少阴也。又钱氏泻青丸用此,壬乙同归一治也。或问:治头痛者何?答曰:巨阳从头走足,惟厥阴与督脉会于巅,逆而上行,诸阳不得下,故令头痛也。”

73. 沙参

《名医别录·中品·卷第二·沙参》:“无毒。主治胃痹,心腹痛,结热邪气,头痛,皮间邪热,安五脏,补中。”

74. 青黛

《证类本草·卷第九·青黛》:“味咸,寒,无毒。主解诸药毒,小儿诸热,惊痫发热,天行头痛寒热,并水研服之……同青黛功。”

75. 松罗

《神农本草经·卷二·中经·松罗》:“味苦,平。主嗔怒邪气,止虚汗、头风,女子阴寒、肿病。”

76. 松黄

《本草衍义·卷十三·松黄》:“一如蒲黄,但其味差淡。治产后壮热,头痛颊赤,口干唇焦,多烦躁渴,昏闷不爽。”

77. 刺天茄

《滇南本草·第一卷·刺天茄》:“脑漏鼻渊,祛风,止头痛,除风邪。”

78. 郁李仁

《本草新编·卷之五羽集·郁李仁》:“味酸、苦,气平,降也,阴中阳也,无毒。入肝、胆二经,去头风之痛……虽非当施之品,实为解急之需也。”

79. 虎骨

《本草分经·原例·不循经络杂品·虎骨》:“辛温,属金而制水,追风健骨,定痛辟邪,治头风惊痫用头骨,手足风用胫骨。肉酸平,益气力止唾,辟精魅;肚治反胃;睛治小儿夜啼;爪辟邪鬼。”

80. 知母

《本草正·山草部·知母》:“味苦,寒。阴也。其性沉中有浮,浮则入手太阴、手少阴,沉则入足阳明、足厥阴、足少阴也。故其在上,则能清肺,止渴,却头痛,润心肺,解虚烦喘嗽、吐血、衄血,去喉中腥臭。”

81. 卷柏

《证类本草·卷第六·卷柏》:“《日华子》云:镇心治邪,啼泣,除面皯,头风,暖水脏。生用破血，炙用止血。”

82. 泽兰

《证类本草·卷第九·泽兰》：“《日华子》：泽兰，通九窍，利关脉，养血气，破宿血，消癥瘕，产前产后百病，通小肠，长肉生肌，消扑损瘀血。治鼻洪吐血，头风目痛，妇人劳瘦，丈夫面黄。”

83. 建神曲

《本草纲目拾遗·卷五·草部下·建神曲》：“《药性考》：泉州神曲，微苦香甘，搜风解表，调胃行痰，止嗽疟痢吐泻，能安温疫岚瘴，散疹消斑。感冒头痛，食滞心烦：姜煎温服，或二三钱。”

84. 细辛

《神农本草经·卷一·上经·细辛》：“（细辛）味辛，温。主咳逆，头痛脑动，百节拘挛，风湿痹痛，死肌。久服，明目，利九窍，轻身长年。一名小辛。生山谷。”

《本草经集注·草木上品·细辛》：“味辛，温，无毒。主治咳逆，头痛脑动，百节拘挛，风湿痹痛，死肌。温中，下气，破痰，利水道，开胸中，除喉痹、齆鼻、风痫癫疾，下乳结，汗不出，血不行，安五脏，益肝胆，通精气。久服明目，利九窍，轻身，长年。”

《素问病机气宜保命集·卷下·药略第三十二》：“（细辛）治少阴头痛不足。”

《汤液本草·卷之三·草部·细辛》：“气温，味大辛，纯阳。性温，气厚于味，阳也。无毒。少阴经药，手少阴引经之药。《象》云：治少阴头痛如神，当少用之。独活为使，为主用。去头芦并叶。华州者佳。《珍》云：主少阴经头痛。《心》云：主诸项头痛，诸风通用之。味辛热，温阴经，散水寒以去内寒。《本草》云：主咳逆头痛脑动，百节拘挛，风湿痹痛，死肌，温中下气，破痰，利水道，开胸中，除喉痹，齆鼻，风痫癫疾，下乳结，汗不出，血不行，安五脏，益肝胆，通精气。久服明目，利九窍。易老云：治少阴头痛。太阳则羌活，少阴则细辛，阳明则白芷，厥阴则川芎、吴茱萸，少阳则柴胡。用者随经不可差。细辛香味俱缓，故入少阴，与独活颇相类。”

《本草发挥·卷一·草部》：“细辛味辛，温，有小毒。主咳逆头痛，风湿痹痛，温中下气，开胸中滞，益肝胆，明目，利九窍，治恶风、头风，止眼风泪下，除齿痛，治头面痛，不可缺者也。”

《药鉴·新刻药鉴卷之一·寒热温平四赋·药性》：“（细辛）止本经头痛如神，治诸风湿痹立效。”

85. 贯众

《名医别录·下品·卷第三·贯众》：“有毒。去寸白，破癥瘕，除头风，止金创。花，治恶疮，令人泄。”

86. 荆芥

《证类本草·卷第二十八·假苏》：“陈士良云：荆芥，主血劳，风气壅满，背脊疼痛，虚汗，理丈夫脚气，筋骨烦疼及阴阳毒，伤寒头痛，头旋目眩，手足筋急。”

《本草正·芳草部·荆芥》：“味辛、苦，气温。气厚味薄，浮而升，阳也。用此者用其辛散调血。能解肌发表，退寒热，清头目，利咽喉，破结气，消饮食，通血脉，行瘀滞，助脾胃，辟诸邪毒气，醒酒，逐湿，疗头痛、头旋、脊背疼痛、手足筋急……血风疮疥必用之要药。”

87. 荜茇

《本草纲目·草部第十四卷·草之三·荜茇》：“荜茇为头痛、鼻渊、牙痛要药，取其辛热，能入阳明经散浮热也。”

《本草易读·卷四·荜茇》：“辛，大温，无毒，性浮。入手足阳明经。温中下气，消食除冷。解虚冷之肠鸣，退逆冷之口酸，止风虫之牙痛，驱冷痰之恶心。水泻虚之疾，头痛鼻渊之疴。定霍乱而暖阴疝，补腰脚而杀腥气。多用令人上气。”

88. 茵陈

《证类本草·卷第七·茵陈蒿》：“《日华子》云：石茵陈，味苦，凉，无毒。治天行时疾，热狂头痛头旋，风眼疼，瘴疟，女人癥瘕，并闪损乏绝。”

《本草正·隰草部·茵陈》：“味苦、微辛，气微寒。阴中微阳，入足太阳经。用此者，用其利湿逐热，故能通关节、解热滞，疗天行时疾、热狂头痛……湿热为痢尤其所宜。”

89. 茺蔚子

《名医别录·上品·卷第一·茺蔚子》：“味甘，微寒，无毒，主治血逆大热，头痛，心烦。”

90. 茳芒

《本草汇言·卷之四·草部·茳芒》：“生道旁，叶如决明而小。性平，无毒，火炙，作饮极香，能除痰止渴。治一切头风头痛。”

91. 胡荽

《证类本草·卷第二十七·胡荽》:"味辛,温一云微寒,微毒。消谷,治五脏,补不足,利大小肠,通小腹气,拔四肢热,止头痛,疗沙疹,豌豆疮不出,作酒喷之,立出,通心窍。久食人多忘,发腋臭,脚气,根发痼疾。"

《雷公炮制药性解·卷六·菜部·胡荽》:"味辛,性温,微毒,入肺脾二经。主通小腹气,除四肢热,止头痛,消谷食,散痧疹,齐痘疮。其子煎油,可敷秃疮。忌斜蒿同食,令人汗死。"

92. 相思子

《证类本草·卷第十三·龙脑香及膏香》:"陈藏器云:相思子,平,有小毒。通九窍,治心腹气,令人香,止热闷头痛,风痰,杀腹脏及皮肤内一切虫。"

93. 枳椇

《新修本草·卷第十四·枳椇》:"味甘,平,无毒。主头风,少腹拘急。"

94. 柏子仁

《证类本草·卷第十二·柏实》:"《药性论》云:柏子仁,君,恶菊花,畏羊蹄草,味甘、辛。能治腰肾中冷,膀胱冷,脓宿水,兴阳道,益寿,去头风,治百邪鬼魅,主小儿惊痫。"

95. 栀子

《证类本草·卷第十三·栀子》:"《兵部手集》:治头痛不可忍,是多风痰所致,栀子末和蜜浓敷舌上,吐即止。"

96. 枸杞

《名医别录·上品卷第一·枸杞》:"根大寒,子微寒,无毒。主治风湿,下胸胁气,客热头痛;补内伤、大劳、嘘吸,坚筋骨,强阴,利大小肠。久服耐寒暑。"

97. 威灵仙

《本草备要·卷之一·草部·威灵仙》:"治中风痛风,头风顽痹。"

98. 厚朴

《神农本草经·卷二·中经·厚朴》:"味苦,温。主中风伤寒、头痛寒热、惊悸气、血痹死肌,去三虫。"

《本草易读·卷七·厚朴》:"温,苦,无毒。健脾温胃,厚肠和中,除烦化痰,止呕消胀。破宿血而化水谷,导宿食而开水结,定霍乱而止喘咳,除反胃而疗吐酸。解风热之头痛,却膨满之腹痛。泄痢淋露之疾,寒热惊悸之疴。能泄五脏诸气,兼安胎产诸病。"

99. 香附

《本草易读·卷四·香附》:"妇人头痛,为末,茶下。气郁头痛,同川芎末茶下。"

100. 前胡

《名医别录·中品·卷第二·前胡》:"味苦,微寒,无毒。主治痰满,胸胁中痞,心腹结气,风头痛,去痰实,下气。治伤寒寒热,推陈致新,明目,益精。"

101. 洗手土

《本草纲目拾遗·卷二·土部·洗手土》:"《坤舆典》:鸡足山有迦叶洗手土,彼方人若头痛者,以些少涂之即瘥。"

102. 枲耳实

《新修本草·卷第八·枲耳实》:"味苦、甘,温。叶,味苦、辛,微寒,有小毒。主风头寒痛,风湿周痹,四肢拘挛痛,去恶肉死肌,膝痛,溪毒。久服益气,耳目聪明,强志轻身。"

103. 结杀

《证类本草·卷第十四·结杀》:"味香。主头风,去白屑,生发,入膏药用之。生西国,树花,胡人将香油敷头也。"

104. 秦艽

《证类本草·卷第八·秦艽》:"[臣禹锡等谨按]《药性论》云:秦艽,解米脂,人食谷不充悦,畏牛乳。点服之,利大小便。瘥五种黄病,解酒毒,去头风。"

105. 蚕

《本草纲目·虫部第三十九卷·虫之一·蚕》:"猝然头痛:白僵蚕为末去丝,每用熟水下二钱,立瘥。(《斗门方》)"

106. 盐药

《本草纲目·石部第十一卷·金石之五·盐药》:"眼赤眦烂风赤,细研水和点之。又水研服,去热烦痰满头痛,明目镇心。"

107. 热汤

《本草纲目·水部第五卷·水之二·热汤》:"初感风寒,头痛憎寒者:用水七碗,烧锅令赤,投水于内,取起再烧再投,如此七次,名沸汤,乘热饮一碗,以衣被覆头取汗,神效。(《伤寒蕴要》)"

108. 莽草

《本草经集注·草木下品·莽草》:"味辛、苦,温,有毒。主治风头,痈肿,乳痈,疝瘕,除结气,疥瘙,虫疽疮。杀虫鱼。治喉痹不通,乳难,头风痒,可用沐,勿近目。"

109. 莱菔子

《本草纲目·菜部第二十六卷·菜之一·莱菔》:"偏正头痛:生萝卜汁一蚬壳,仰卧,随左右注鼻中,神效。王荆公病头痛,有道人传此方,移时遂愈也。以此治人,不可胜数。(《如宜方》)"

《本草撮要·卷四蔬部·莱菔子》:"味辛温平,入手太阴经。功专长于利气,生用吐风痰,散风寒,发疮疹。炒熟定咳嗽痰喘,调下痢后重,止内痛,消食除膨,虚弱者忌服。得生姜捣汁入麝少许搐鼻内,治年久头风。"

110. 恶实

《本草图经·草部中品之下卷第七·恶实》:"《箧中方》:风头及脑掣痛不可禁者,摩膏主之。取牛蒡茎叶,捣取浓汁二升,合无灰酒一升,盐花一匙头,煻火煎,令稠成膏,以摩痛处,风毒散自止,亦主时行头痛。摩时须极力,令作热,乃速效。冬月无苗,用根代之亦可。"

111. 桂枝

《名医别录·上品卷第一·桂》:"味甘、辛,大热,有毒。主温中,利肝肺气,心腹寒热,冷疾,霍乱,转筋,头痛,腰痛,出汗,止烦,止唾、咳嗽、鼻齆,能堕胎,坚骨节,通血脉,理疏不足,宣导百药,无所畏。久服神仙,不老。"

《本草通玄·卷下·木部·肉桂》:"主伤风头痛,调营散邪,去皮肤风湿,手臂痛。"

112. 破钱草

《滇南本草·第二卷·破钱草》:"风头痛,明目,退翳膜,利小便,疗黄疸。"

113. 柴胡

《汤液本草·卷之三·草部·柴胡》:"气平,味微苦,微寒。气味俱轻,阳也,升也,纯阳,无毒。少阳经、厥阴经行经之药。《象》云:除虚劳寒热,解肌热,去早晨潮热,妇人产前后必用之药。善除本经头痛,非他药能止。治心下痞,胸膈痛。去芦用。"

114. 羖羊角

《名医别录·中品卷第二·羖羊角》:"味苦,微寒,无毒。主治百节中结气,风头痛及蛊毒、吐血,妇人产后余痛。烧之杀鬼魅,辟虎狼。生河西。取无时,勿使中湿,湿即有毒。"

115. 益母草

《雷公炮制药性解·卷三·草部中·益母草》:"味辛甘,性微寒无毒,入诸阴经。主行血养血,安胎利产,消浮肿恶毒疔疮,治头风血虚目疾,瘾疹发痒,堪作浴汤。子名茺蔚,益精明目,除水气,疗血逆大热,头痛心烦,下腹中死胎,理产后血胀。"

116. 酒

《本草纲目·谷部第二十五卷·谷之四·酒》:"茯苓酒治头风虚眩,暖腰膝,主五劳七伤。用茯苓粉同曲、米酿酒,饮之。"

117. 鸮头

《名医别录·下品卷第三·鸮头》:"味咸,平,无毒。主治头风眩颠倒,痫疾。"

118. 桑白皮

《证类本草·卷第十三·桑根白皮》:"[臣禹锡等谨按]《药性论》云:桑白皮,使,平。能治肺气喘满,水气浮肿,主伤绝,利水道,消水气、虚劳客热、头痛,内补不足。"

119. 黄芩

《本草正·山草部·黄芩》:"味苦,气寒。气轻于味……枯者,清上焦之火,消痰,利气,定喘嗽,止失血,退往来寒热风热、湿热头痛,解瘟疫,清咽,疗肺痿、肺痈、乳痈、发背,尤祛肌表之热,故治斑疹、鼠瘘、疮疡、赤眼。"

《本草易读·卷三·黄芩》:"少阳头痛,亦治太阳,为末,酒下一钱。"

120. 黄芪

《证类本草·卷第七·黄芪》:"《日华子》云:黄芪,恶白藓皮。助气壮筋骨,长肉补血。破癥癖,瘰疬瘿赘,肠风,血崩,带下,赤白痢,产前后一切病,月候不匀,消渴,痰嗽,并治头风,热毒赤目等。"

121. 黄参

《滇南本草·第三卷·黄参》:"治男妇一切虚劳,发热自汗,眩晕头痛,反胃吐食……胎前产后,诸病立瘥。"

122. 菖蒲

《证类本草·卷第六·菖蒲》:"《药性论》云:

菖蒲,君,味苦、辛,无毒。治风湿瘰痹、耳鸣、头风、泪下、鬼气,杀诸虫,治恶疮疥瘙。”

123. 菊花

《本草图经·草部上品之上卷第四·菊花》:“其功主丈夫、妇人久患头风眩闷,头发干落,胸中痰结,每风发即头旋眼昏暗,不觉欲倒者,是其候也。先灸两风池各二七壮,并服此白菊酒及丸,永瘥。”

《证类本草·卷第六·菊花》:“《日华子》云:菊花,治四肢游风,利血脉,心烦,胸膈壅闷,并痈毒,头痛,作枕明目,叶亦明目,生熟并可食。”

《药鉴·新刻药鉴卷之一·寒热温平四赋·药性》:“收泪明目,治头风止头痛。”

124. 梅

《本草纲目·果部第二十九卷·梅》:“伤寒头痛,壮热,胸中烦痛,四五日不解:乌梅十四枚,盐五合,水一升煎半升,温服取吐。吐后避风良。(《梅师方》)”

125. 豉

《名医别录·中品卷第二·豉》:“味苦,寒,无毒。主治伤寒头痛、寒热瘴气、恶毒烦躁、满闷虚劳、喘吸两脚疼冷,又杀六畜胎子诸毒。”

126. 甜瓜蒂

《本草正·果部·甜瓜蒂》:“味苦,性寒。有毒。阴中有阳,能升能降。其升则吐,善涌湿热顽痰积饮,去风热头痛、癫痫、喉痹、头目眩晕、胸膈胀满并诸恶毒在上焦者,皆可除之……皆能下之。”

127. 假苏

《本草图经·菜部卷第十七·假苏》:“可啖,人取作生菜。古方稀用,近世医家治头风、虚劳、疮疥、妇人血风等为要药。并取花实成穗者,曝干入药,亦多单用,效甚速。”

128. 麻黄

《神农本草经·卷二·中经·麻黄》:“味苦,温。主中风,伤寒头痛,温疟,发表出汗,去邪热气,止咳逆上气,除寒热,破癥坚积聚。一名龙沙。”

《名医别录·中品·卷第二·麻黄》:“微温,无毒。主治五脏邪气缓急,风胁痛,字乳余疾,止好唾,通腠理,疏伤寒头痛,解肌,泄邪恶气,消赤黑斑毒。不可多服,令人虚。”

129. 旋覆花

《证类本草·卷第十·旋覆花》:“《日华子》云:无毒。明目,治头风,通血脉。叶止金疮血。”

130. 淡竹叶

《证类本草·卷第十三·竹叶》:“《日华子》云:淡竹并根,味甘,冷,无毒。消痰,治热狂烦闷,中风失音不语,壮热头痛、头风,并怀妊人头旋倒地,止惊悸,温疫迷闷,小儿惊痫天吊。茎叶同用。”

131. 淡竹笋

《本草纲目·菜部第二十七卷·菜之二·竹笋》:“淡竹笋消痰,除热狂壮热,头痛头风,并妊妇头旋,颠仆惊悸,温疫迷闷,小儿惊痫天吊。(汪颖)”

132. 婆娑石

《证类本草·卷第三·婆娑石》:“主解一切药毒,瘴疫热闷头痛。”

133. 寄生

《本草汇言·卷之十一·木部·松上寄生》:“散头风、头痛、风痰、风癣之药也。”

134. 葛根

《名医别录·中品·卷第二·葛根》:“无毒。主治伤寒中风头痛,解肌发表出汗,开腠理,疗金疮,止痛,胁风痛。生根汁,大寒,治消渴,伤寒壮热。”

《汤液本草·卷之三·草部·葛根》:“气平,味甘。无毒。阳明经引经药,足阳明经行经的药。朱奉议云:头痛如欲破者,连须葱白汤饮之,又不已者,葛根葱白汤。易老又云:太阳初病未入阳明,头痛者,不可便服葛根发之;若服之,是引贼破家也。若头颅痛者,可服之。葛根汤,阳明自中风之仙药也。”

135. 葱根

《名医别录·中品卷第二·葱实》:“葱根,主治伤寒头痛。”

《本草经集注·果菜米谷有名无实·菜部药物·葱实》:“葱根:主伤寒头痛。”

136. 落得打

《本草纲目拾遗·卷五·草部下·落得打》:“花:擦牙疼,治头风及风气。”

137. 雄黄

《本草正·金石部·雄黄》:“味苦、甘、辛,性温。有毒。消痰涎,治癫痫、岚瘴、疟疾寒热、伏暑泻痢、酒癖、头风眩晕,化痰血……疽痔等毒。”

《本草品汇精要·卷之三·玉石部中品之上·雄黄》:“合细辛等分研细,用一字,治偏头痛,左边疼嗅入右鼻,右边疼嗅入左鼻。”

138. 紫苏

《雷公炮制药性解·卷二·草部上·紫苏》:“味甘辛,性温,无毒,入肺脾二经。叶能发汗散表,温胃和中,除头痛、肢节痛。双面紫者佳。”

139. 景天

《证类本草·卷第七·景天》:“《日华》子云:景天,冷。治心烦,热狂赤眼,头痛寒热,游风丹肿,女人带下。”

140. 曾青

《名医别录·上品卷第一·曾青》:“无毒。主养肝胆,除寒热,杀白虫,治头风、脑中寒,止烦渴,补不足,盛阴气。生蜀中及越巂,采无时。”

141. 犀角

《名医别录·中品卷第二·犀角》:“味咸、酸,微寒,无毒。主治伤寒温疫,头痛寒热,诸毒气。久服骏健。”

142. 蓝实

《证类本草·卷第七·蓝实》:“《日华子》云:吴蓝,味苦、甘,冷,无毒。治天行热狂,疔疮游风,热毒肿毒,风疹,除烦止渴,杀疳,解毒药、毒箭,金疮,血闷,虫蛇伤,毒刺,鼻洪,吐血,排脓,寒热头痛,赤眼,产后血晕,解金石药毒,解狼毒、射罔毒,小儿壮热,热疳。”

《本草蒙筌·卷之一·草部上·蓝实》:“驱时疫头痛,敛伤寒赤斑。水调服之,应如桴鼓。”

143. 蓖麻子

《本草易读·卷五·蓖麻子》:“风气头痛,同乳香杵饼,敷太阳穴。”

144. 蒺藜子

《名医别录·上品卷第一·蒺藜子》:“味辛,微寒,无毒。主治身体风痒,头痛,咳逆伤肺,肺痿,止烦,下气,小儿头疮,痈肿,阴㿉,可作摩粉。”

145. 槐实

《本草蒙筌·卷之四·木部·槐实》:“嫩房荚收煎代茶,去头风明目补脑。”

146. 榉树皮

《名医别录·下品·卷第三·榉树皮》:“大寒。主治时行头痛,热结在肠胃。”

147. 辟虺雷

《证类本草·卷第六·辟虺雷》:“味苦,大寒,无毒。主解百毒,消痰,祛大热,疗头痛,辟瘟疫。一名辟蛇雷。其状如粗块苍术,节中有眼。”

148. 蔓荆子

《名医别录·上品卷第一·蔓荆实》:“味辛,平,温,无毒。去长虫。治风头痛,脑鸣,目泪出。益气,久服令人光泽,脂致,长须发。”

《汤液本草·卷之五·木部·蔓荆子》:“气清,味辛温苦、甘,阳中之阴。太阳经药。《象》云:治太阳经头痛,头昏闷,除目暗,散风邪药,胃虚人勿服,恐生痰疾。拣净,杵碎用。《珍》云:凉诸经血,止头痛,主目睛内痛。”

《药鉴·新刻药鉴卷之一·寒热温平四赋·药性》:“消风肿眼花,太阳头痛可止。”

《本草易读·卷七·蔓荆子》:“辛,平,无毒。明目坚齿,凉血搜风。解风寒头痛脑痛,除筋骨湿痹拘挛。长须发而利关窍,治痫疾而杀百虫。血虚头痛及胃虚者忌之。”

《玉楸药解·卷二·木部》:“发散风湿,治麻痹拘挛,眼肿头痛之证。”

149. 鹘鸼

《食物本草·卷下·禽类》:“肉味咸,平,无毒。助气益脾胃,主头风眩,煮炙食之,顿尽一枚,至效。”

150. 鼻烟

《本草纲目拾遗·卷二·火部·鼻烟》:“通关窍,治惊风,明目,定头痛,辟疫尤验。”

151. 腐婢

《本草经集注·果菜米谷有名无实·米食部药物·腐婢》:“味辛,平,无毒。主治痎疟,寒热,邪气,泄痢,阴不起。止消渴,病酒头痛。”

152. 僵蚕

《本草正·虫鱼部·僵蚕》:“味辛、咸,性温。有小毒。辛能散,咸能降,毒能攻毒,轻浮而升,阳中有阴。故能散风痰,去头风……重舌、木舌及大人风虫牙痛、皮肤风疹瘙痒。”

《玉楸药解·卷六·鳞介鱼虫部》:“僵蚕驱逐风邪,治中风不语,头痛胸痹,口噤牙痛……小儿惊风诸证。”

153. 薯蓣

《神农本草经疏·卷六·草部上品之上·薯蓣》:“味甘,温。平,无毒。主伤中,补虚羸,除寒热邪气,补中益气力,长肌肉。主头面游风,头风眼眩,下气,止腰痛,补虚劳羸瘦,充五脏,除烦热,强阴。久服耳目聪明,轻身不饥延年。”

154. 薄荷

《证类本草·卷第二十八·薄荷》:“《日华子》云:治中风失音,吐痰,除贼风,疗心腹胀,下气,消宿食及头风等。”

《本草正·芳草部·薄荷》:“味辛、微苦,气微凉。气味俱轻,升也,阳也。其性凉散,通关节,利九窍,乃手厥阴、太阴经药。清六阳会首,散一切毒风,治伤寒头痛寒热,发毒汗,疗头风、脑痛,清头目、咽喉、口齿风热诸病……病新痊者忌用,恐其泄汗亡阳。”

《玉楸药解·卷一·草部》:“味辛,气凉,入手太阴肺经。发表退热,善泻皮毛。治伤风头痛,瘰疬疥癣,瘾疹瘙痒,滴鼻止衄,涂敷消疮。”

155. 薰草

《名医别录·中品卷第二·薰草》:“味甘,平,无毒。主治明目,止泪,治泄精,去臭恶气,伤寒头痛,上气,腰痛。”

156. 藁本

《神农本草经·卷二·中经·藁本》:“味辛,温。主妇人疝瘕,阴中寒、肿痛,腹中急,除风头痛,长肌肤,悦颜色。”

《汤液本草·卷之三·草部·藁本》:“气温,味大辛、苦,微温;气厚味薄,阳也,升也,纯阳。无毒。太阳经本经药。《象》云:太阳经风药,治寒邪结郁于本经。治头痛、脑痛;大寒犯脑,令人脑痛,齿亦痛。《心》云:专治太阳头痛,其气雄壮。《珍》云:治巅顶痛。”

《药鉴·新刻药鉴卷之一·寒热温平四赋·药性》:“治头痛于巅顶之上,散寒邪于巨阳之位。”

《本草经解·卷二·草部下·藁本》:“同羌活、细辛、川芎、葱白,治寒郁太阳头痛。”

157. 露水

《本草纲目·水部第五卷·水之一·露水》:“八月朔日收取,摩墨点太阳穴,止头痛。”

158. 露蜂房

《本草图经·虫鱼上卷第十四·露蜂房》:“解蛊毒,又主乳石发动,头痛,烦热口干,便旋赤少者。”

三、治头痛药对

1. 人中白+地龙、羊胆汁

《得配本草·卷十·人部·人中白》:“得炒地龙末、羊胆汁,嗃鼻,治偏正头痛。”

2. 小便+豆豉

《本草经解·卷四·人部·小便》:“同豆豉,治头痛至极。”

3. 川芎+天麻

《得配本草·卷二·草部·天麻》:“配川芎,治肝虚头痛。”

4. 川芎+乌药

《得配本草·卷七·木部·乌药》:“得川芎,治气厥头痛。”

5. 石决明+枸杞子、菊花

《得配本草·卷八·介部·石决明》:“得杞子、甘菊,治头痛目暗。”

6. 石膏+葱

《本草品汇精要·卷之三·玉石部中品之上·石膏》:“合葱煎茶服,治头痛。”

7. 石膏+牡蛎粉

《得配本草·卷一·石部·石膏》:“配牡蛎粉,新汲水服,治鼻衄头痛。”

8. 羌活+川芎

《本草品汇精要·卷之七·草部上品之上·羌活》:“合川芎治足太阳、少阴头痛,透关节。”

《得配本草·卷二·草部·羌活》:“君川芎、当归,治头痛脊强而厥。(太阳、少阴、督脉为病)使细辛,治少阴头痛。(少阴入顶)”

9. 附子+生姜

《得配本草·卷三·草部·附子》:“配生姜,治肾厥头痛。配煅石膏等分为末,入麝香少许,茶酒任下,治头痛。”

10. 荆芥+石膏

《得配本草·卷二·草部·荆芥》:“配生石膏,治风热头痛。”

11. 胆南星+荆芥

《本草易读·卷五·南星》:“风痰头痛,同荆芥叶,姜汁丸服。”

《得配本草·卷三·草部·南星》:“配荆芥、姜汁,治风痰头痛。”

12. 香附+川芎

《本草易读·卷四·香附》:“妇人头痛,为末,茶下。气郁头痛,同川芎末茶下。”

13. 独活+细辛

《汤液本草·卷之三·草部·独活》:“气味与羌活同,无毒。气厚味薄,升也,苦辛。足少阴肾经行经之药。《象》云:若与细辛同用,治少阴经头痛。”

《本草品汇精要·卷之七·草部上品之上·独活》:“合细辛疗少阴经头痛。”

14. 恶实+旋覆花

《得配本草·卷三·草部·恶实》:“得旋覆花,治痰厥头痛。”

15. 莎草香附子+川芎、苍术

《得配本草·卷二·草部·莎草香附子》:“得川芎、苍术,治诸郁头痛。配细茶,治头痛。”

16. 萆薢+旋覆花、虎骨

《得配本草·卷四·草部·萆薢》:“佐旋覆花、虎头骨,治头痛发汗。”

17. 淡竹叶+鸡子

《得配本草·卷七·竹部·淡竹叶》:“得鸡子,治饮酒头痛。”

18. 葛根+葱白

《得配本草·卷四·草部·葛根》:“治阳明头痛,烦热呕逆,解酒毒,治温疟。得葱白,治阳明头痛。”

19. 葱白+生姜

《本草经解·卷四·谷菜部·葱白》:“同生姜,治伤寒头痛。”

20. 蓖麻子+乳香

《本草易读·卷五·蓖麻子百三十四》:“风气头痛,同乳香杵饼,敷太阳穴。”

21. 藜芦+麝香

《得配本草·卷三·草部·藜芦》:“晒干研末,入麝香少许,吹鼻,治诸风头痛。(或入黄连末少许)”

四、头痛主治药

《本草纲目·主治第四卷·百病主治药·头痛》

有外感,气虚,血虚,风热,湿热,寒湿,痰厥,肾厥,真痛,偏痛。右属风虚,左属痰热。

1. 引经药

太阳:麻黄、藁本、羌活、蔓荆。

阳明:白芷、葛根、升麻、石膏。

少阳:柴胡、芎䓖。

太阴:苍术、半夏。

少阴:细辛。

厥阴:吴茱萸、芎䓖。

2. 治湿热痰湿头痛药

黄芩:一味,酒浸晒研,茶服,治风湿、湿热、相火,偏、正诸般头痛。

荆芥:散风热,清头目。作枕,去头项风;同石膏末服,去风热头痛。

薄荷:除风热,清头目,蜜丸服。

菊花:头目风热肿痛,同石膏、芎䓖末服。

蔓荆实:头痛,脑鸣,目泪。太阳头痛,为末浸酒服。

水苏:风热痛,同皂荚、芫花丸服。

半夏:痰厥头痛,非此不除,同苍术用。

栝蒌:热病头痛,洗瓤温服。

香附子:气郁头痛,同川芎末,常服;偏头风,同乌头、甘草,丸服。

大黄:热厥头痛,酒炒三次,为末,茶服。

钩藤:平肝风心热。

茺蔚子:血逆,大热头痛。

木通、青黛、大青、白藓皮、茵陈、白蒿、泽兰、沙参、丹参、知母、吴蓝、景天:并主天行头痛。

前胡、旋覆花、竹笋:并主痰热头痛。

东风菜、鹿藿、苦茗:并治风热头痛。清上止痛,同葱白煎服;用巴豆烟熏过服,止气虚头痛。

杨梅:头痛,为末茶服。

橘皮、枳壳:并主痰气头痛。

榉皮:时行头痛,热结在肠。

枸杞:寒热头痛。

竹茹:饮酒人头痛,煎服。

竹叶、竹沥、荆沥:并痰热头痛。

黄柏、栀子、茯苓、白垩土:并湿热头痛。合王瓜为末服,止疼。

石膏:阳明头痛如裂,壮热如火。并风热,同竹叶煎;风寒,同葱、茶煎;风痰,同川芎、甘草煎。

铁粉：头痛鼻塞，同龙脑，水服。

光明盐、犀角：伤寒头痛寒热，诸毒气痛。

童尿：寒热头痛至极者，一盏，入葱、豉煎服，陶隐居盛称之。

3. 治风寒湿厥头痛药

芎䓖：风入脑户头痛，行气开郁，必用之药。风热及气虚，为末茶服；偏头风，浸酒服；卒厥，同乌药末服。

防风：头面风去来。偏正头风，同白芷，蜜丸服。

天南星：风痰头痛，同荆芥丸服；痰气，同茴香丸服；妇人头风，为末酒服。

乌头、附子：浸酒服，煮豆食，治头风；同白芷末服，治风毒痛；同川芎或同高良姜服，治风寒痛；同葱汁丸，或同钟乳、全蝎丸，治气虚痛；同全蝎、韭根丸，肾厥痛；同釜墨，止痰厥痛。

天雄：头面风去来痛。

草乌头：偏正头风，同苍术，葱汁丸服。

白附子：偏正头风，同牙皂末服；痰厥痛，同半夏、南星丸服。

地肤子：雷头风肿，同生姜擂酒服，取汗。

杜衡：风寒头痛初起，末服，发汗。

蒴藋：煎酒取汁。

蓖麻子：同川芎烧服，取汗。

草薢：同虎骨、旋覆花末服，取汗。

南藤：酿酒服，并治头风。

通草：烧研酒服，治洗头风。

菖蒲：头风泪下。

杜若：风入脑户，痛肿涕泪。

胡芦巴：气攻痛，同三棱、干姜末，酒服。

牛膝：脑中痛。

当归：煮酒。

地黄、芍药：并血虚痛。

葳蕤、天麻、人参、黄芪：并气虚痛。

苍耳、大豆黄卷：并头风痹。

胡麻：头面游风。

百合：头风目眩。

胡荽、葱白、生姜：并风寒头痛。

杏仁：时行头痛，解肌。风虚，痛欲破，研汁，入粥食，得大汗即解。

茱萸：厥阴头痛呕涎，同姜、枣、人参煎服。

蜀椒、枳椇、柏实：并主头风。

桂枝：伤风头痛自汗。

乌药：气厥头痛，及产后头痛，同川芎末，茶服。

皂荚：时气头痛，烧研，同姜、蜜，水服，取汗。

山茱萸：脑骨痛。

辛夷、伏牛花、空青、曾青：并风眩头痛。

石硫黄：肾厥头痛、头风，同硝石丸服。同胡粉丸服。同食盐丸服。同乌药丸服。

蜂子、全蝎、白僵蚕：葱汤服，或入高良姜，或以蒜制为末服，治痰厥、肾厥痛。

白花蛇：脑风头痛，及偏头风，同南星、荆芥诸药，末服。

鱼鳔：八般头风，烧存性，末，葱、酒热饮，醉醒则愈。

羊肉：头脑大风，汗出虚劳。

羊屎：雷头风，研酒服。

4. 头痛外治药

谷精草：为末嗃鼻，调糊贴脑，烧烟熏鼻。

延胡索：同牙皂、青黛为丸。

瓜蒂、藜芦、细辛、苍耳子、大黄、远志、荜茇、高良姜、牵牛：同砂仁、杨梅末。

芸苔子、皂荚、白棘针：同丁香、麝香。

雄黄：同细辛。

玄精石、硝石、人中白：同地龙末，羊胆为丸。

旱莲汁、萝卜汁、大蒜汁、苦瓠汁：并嗃鼻。

艾叶：揉丸嗅之，取出黄水。

蓖麻仁：同枣肉纸卷，插入鼻内。

半夏烟、木槿子烟、龙脑烟：并熏鼻。

灯火：淬之。

荞麦面：作大饼，更互合头，出汗。或作小饼，贴四眼角，灸之。

黄蜡：和盐作兜鍪，合之即止。

麝香：同皂荚末，安顶上，炒盐熨之。

茱萸叶：蒸热枕之，治大寒犯脑痛，亦浴头。

桐木皮、冬青叶、石南叶、牡荆根、椳子皮、莽草、葶苈、豉汁、驴头汁：并治头风。

全蝎：同地龙、土狗、五倍子末。

柚叶：同葱白。

山豆根、南星：同川乌。

乌头、草乌头：同栀子、葱汁。

乳香：同蓖麻仁。

决明子：并贴太阳穴。露水八月朔旦取，磨墨点太阳，止头疼。

桂木：阴雨即发痛，酒调，涂顶额。

井底泥：同硝、黄敷。

朴硝：热痛，涂顶上。

诃子：同芒硝，醋摩之。

牛蒡根：同酒煎膏摩之。

绿豆：作枕去头风。决明、菊花：皆良。

麦面：头皮虚肿，薄如裹水，口嚼敷之，良。

栀子：蜜和敷舌上，追涎去风甚妙。

五、治头痛的食物

1. 山药

《食物本草・卷上・菜类》："山药味温平，无毒。主伤中，补虚羸，除寒热邪气，补中益气力，长肌肉。又云，主头面游风，头风眼眩，下气，止腰痛，补劳瘦，充五脏，除烦热，强阴。久服耳目聪明，轻身不饥，延年。"

2. 生瓜菜

《证类本草・卷第三十・生瓜菜》："生资州平田阴畦间。味甘，微寒，无毒。治走疰攻头面四肢，及阳毒伤寒，壮热头痛，心神烦躁，利胸膈。俗用捣取自然汁饮之，及生捣贴肿毒。"

3. 生姜

《名医别录・中品卷第二・干姜》："生姜，味辛，微温。主治伤寒头痛、鼻塞，咳逆上气，止呕吐。"

4. 白果

《滇南本草・第一卷・白果》："白果肉捣烂敷太阳穴，止头风、眼疼。"

5. 芝麻

《得配本草・卷五・谷部・芝麻》："甘，平。入足三阴经血分。补精髓，润五脏，通经络，滑肌肤。治尿血，祛头风，敷诸毒不合，并阴痒生疮。得蔓荆，治热淋茎痛。得白蜜蒸饵，治百病。"

6. 杨梅

《本草纲目・果部第三十卷・果之二・杨梅》："头痛不止：杨梅为末，以少许鼻取嚏，妙。"

7. 苦瓠

《本草述钩元・卷十五・菜部・苦瓠》："气味苦寒，有毒。治大水面目四肢浮肿，及黄疸肿满，利石淋，疗小便不通，治偏头风，通鼻塞，黄疸肿满。"

8. 茶

《得配本草・卷六・果部・茗》："嫩芽。味甘者良。苦者浓煎恣饮取吐，治痰厥头痛。得甘菊，治头痛。"

《本草纲目拾遗・卷六・木部・乐山茶》："《茶谱》：鄂州乐山出茶，黑色如韭。又云：出鄂州东山，名东山茶，色黑如韭，性与韭相反，食之已头痛。"

《本草分经・原例・不循经络杂品・茶》："苦甘微寒，肃清上膈，下气消食，去痰热除烦渴，清头目醒昏睡，能清神，解酒食油腻烧炙之毒，止痰厥头痛，与姜同煎治痢，并能消暑。"

9. 莙荙(甜菜)

《食疗本草・卷下・莙荙(甜菜)》："平，微毒。补中下气，理脾气，去头风，利五脏。冷气不可多食，动气。先患腹冷，食必破腹。"

10. 鸭

《滇南本草・第三卷・鸭》："同鸡煮食，治血晕头痛。"

11. 绿豆

《证类本草・卷第二十五・绿豆》："《日华子》云：绿豆，冷。益气，除热毒风，厚肠胃，作枕明目，治头风头痛。"

12. 葱实

《黄帝内经太素・卷第二・摄生之二・调食》："味辛，温，无毒。根主伤寒头痛。"

六、治头痛慎用药

1. 川芎

《得配本草・卷二・草部・芎䓖》："火郁头痛，皆禁用。"

2. 辛夷

《本草征要・第二卷・形体用药及专科用药・辛夷》："辛香走窜，虚人禁之，虽偶感风寒而鼻塞者，亦禁之。头痛属血虚火炽者，服之转甚。"

3. 细辛

《得配本草・卷二・草部・细辛》："风热、阴虚、血虚头痛者，禁用。"

《本草正义・卷之五・草部・细辛》："仲淳谓：内热火炎，上盛下虚，血虚头痛，阴虚咳嗽者，禁用。"

4. 荆芥

《本草汇言·卷之二·草部·荆芥》："凡病表虚有汗者，血虚寒热者，气虚眩晕者，老人肾阳虚而目昏流泪者，少年阴虚火炎因而面赤头痛者，咸宜禁之。"

《本草述钩元·卷八·芳草部·荆芥》："阴虚火炎面赤，因而头痛者，禁用。（仲淳）气虚人慎服。因其辛多也。"

5. 蔓荆子

《得配本草·卷七·木部·蔓荆子》："胃虚（服之恐致痰疾）、血虚头痛，二者禁用。"

6. 藁本

《得配本草·卷二·草部·藁本》："头痛挟虚内热，春夏阳症头痛者，禁用。"

《本草正义·卷之五·草部·藁本》："仲淳谓：阳证头痛，火炎头痛，皆不可用。刘云密《本草述》谓：治风头痛者，乃阳虚而风邪乘之，非阴虚者所可投，其治风湿，亦本阳虚。"

《要药分剂·卷一·宣剂上·藁本》："《经疏》曰：温病头痛发热口渴或骨疼，及春夏伤寒阳症头疼，产后血虚火炎头痛，均忌。"

【医论医案】

一、医论

1. 概论

《仁斋直指方论·卷之十九·头风·附东垣头痛论》

《金匮真言论》云：东风生于春，病在肝，俞在颈项，故春气者，病在头。又诸阳会于头面，如足太阳膀胱之脉，起于目内眦，上额交巅，上入络脑，还出别下项，病冲头痛。又足少阳胆之脉，起于目锐眦，上抵头角，病则头角额痛。夫风从上受之，风寒伤上，邪从外入，客于经络，令人振寒头痛，身重恶寒，治在风池、风府，调其阴阳，不足则补，有余则泻，汗之则愈，此伤寒头痛也。头痛耳鸣，九窍不利者，肠胃之所生，乃气虚头痛也。心烦头痛者，病在膈中，过在手太阳、少阴，乃湿热头痛也。如气上不下，头痛癫疾者，下虚上实也，过在足少阴太阳，甚则入肾，寒湿头痛也。如头半边痛者，先取手少阳阳明，后取足少阳阳明，此偏头痛也。有真头痛者，甚则脑尽痛，手足寒至节，死不治。有厥逆头痛者，所犯大寒，内至骨髓，髓者以脑为主，脑逆，故令头痛，齿亦痛。凡头痛皆以风药治之者，总其大体而言之也。高巅之上，惟风可到，故味之薄者，阴中之阳，乃自地升天者也。

《奇效良方·卷之二十四·头痛头风大头风门》

头痛为病，《灵枢》云：厥头痛取足六经，手少阴真头痛，其脑尽痛，手足寒至节，死不治。《难经》曰：手三阳之脉，受风寒伏留而不去，则名厥头痛。入连在脑者，名真头痛。《内经》云：寸口脉中短者，曰头痛。《脉经》云：阳弦则头痛。又云：寸口脉浮，中风发热头痛，脉紧头痛，是伤寒脉紧上寸口者风头痛。《脉诀》云：头痛短涩应须死，浮滑风痰皆易除。《内经》云：东风生于春，病在肝俞，在头项，故春气者，病在头。又诸阳会于头面，如足太阳膀胱之脉，起于目内眦，上频交巅，上入络脑，还出别下项，病冲头痛。又足少阳胆之脉，起于目锐眦，上抵头角，病在头角额痛。夫风从上受之，风寒伤上，邪从外入，客于经络，令人振寒头痛，身重恶寒，治在风池、风府，调其阴阳，不足则补，有余汗之则愈，此伤寒头痛也。头痛耳鸣，九窍不利者，肠胃之所生，乃气虚头痛也。心烦头痛者，痞在膈中，过在手巨阳、少阴，乃湿热头痛也。如气上而不下，头痛巅疾者，下虚上实也。过在足少阴、巨阳，甚则入肾，寒湿头痛也。如头半寒痛者，先取手少阳、阳明，后取足少阳、阳明，此偏头痛也。有真头痛者，甚则入连于脑。手足寒至节者，旦发夕死，夕发旦死。有厥逆头痛者，所犯大寒，内至骨髓，髓者以脑为至，脑逆故令头痛，齿亦痛。东垣云：凡头痛皆以风药治之者，终其大体而言之也。高巅之上，惟风可用，缓药之薄者，阴中之阳，乃自地升天者也。

然亦有三阴三阳病症者，太阳头痛，恶风脉浮紧，以芎䓖、羌活、独活、麻黄之类为多；少阳头痛，脉弦缓，往来寒热，柴胡为多；阳明头痛，自汗发热，恶寒，脉浮缓长实者，升麻、葛根、石膏、白芷为多；太阴头痛必有痰，体重腹痛，为痰癖，其脉沉缓，苍术、半夏、南星为多；少阴头痛，三阴三阳，经不流行，两足寒，气逆为寒厥，其脉沉细，麻黄、附子、细辛为多；厥阴头痛项痛，或痰吐涎沫厥冷，其脉浮缓，吴茱萸汤主之。诸血虚头痛，当归、川芎为多；诸气虚头痛，人参、黄芪为多。为多者主治实药也，兼见何证以佐使药治之，此立方之大法也。气血俱虚头痛者，调中益气汤中少加川芎、蔓荆子、细辛，其效不可尽述。半夏白术天麻汤治痰厥头痛药也，清空膏乃风湿热头痛药也，羌活附子汤治厥逆头痛药也。如湿气在头者，以苦吐之，不可执方而治。所论头痛大法甚详著矣，世之方论，又言头风病名，何以此不见发明，请言其略。

凡邪令人头痛者，其邪一也，但有新久去留之分耳。浅而近者名头痛，其痛卒然而至，易于解散速安也；深而远者为头风，其痛作止不常，愈后遇触复发也，皆当验其邪所从来而施治之。观于《试效方》载：洁古老人壮岁，时病头痛，每发时两颊青黄，晕眩，目不欲开，懒于言语，身体沉重，兀兀欲吐食，数日方过，乃曰此太阴厥阴合而为病，名曰风痰。以水煮金花丸，更灸侠溪二穴二七壮，不旬日愈。以是观之，岂非头风乎？于此不言风者，是言经之本也，世言风者，是言经之标乎，何不明少阳、厥阴头痛者，令人偏头痛，其经肝胆风木为邪也，后人遂以此而名头风，可谓不求其本欤？洁古云：夫大头风证者，是阳明邪热太甚资实，少阳相火而为之也。多在少阳，或在阳明，或传太阳，视其肿势在何部分，随经取之。湿热为肿，木盛为痛，此邪见于头风，在两耳前后，所主其病也。治之大不宜药速，速则过其病，所谓上热未除，中寒复生，必伤人命。此病自外支内者，是血病，况头部分受邪，见于无形迹之部，当先缓而后急。先缓者，谓邪气在上，着无形之分部，既着无形，无所不至，若用重剂速下，过其病，难已。虽用缓药，若急服之，或食前或顿服，皆失缓体，则药不能除病，当徐徐浸渍无形之邪也，或药性味形体不离缓体是也。且缓急者，谓缓剂已泻，邪气入于中，是到阴部，来于有形质之所，若不速去，则损阴也。此终治却为客邪，当急去之，治客以急也。且治主病当缓者，谓阳邪在上，阴邪在下，本家病也，若急治之，不能解分而益乱也。治客以急者，谓阳分受阴邪，阴分受阳邪，此客气急除去之也。假令少阳阳明为邪，出于耳之前后也。阳明为邪者，首大肿也，先以黄芩黄连甘草汤，通炒煎，少少不住服，服毕不愈，用新瓦上炒鼠粘子待香，同大黄煎去滓，内芒硝，俱各等分，亦时时呷之，无令饮食。在前得微利，则邪气去。若阳明行经之药，升麻、葛根、芍药、甘草；太阳行经，独活、防风之类是也。又以东垣治验，其所论制方，自有来矣。天之四时，民多疫疠，初觉憎寒体重，次传头面肿盛，目不能开，上喘，咽喉不利，舌干口燥，俗云大头天行，亲戚不相访问，虑其传染之故。得此病者五六日，医以承气加板蓝根下之，稍缓，翌日其病如故，再下之，又缓，终莫能愈。洁古谓之曰：夫身半以上，天之气也。身半以下，地之气也。此邪热客于心肺之间，上攻头目，而为肿盛，以承气下之，泻胃中之实热，是诛罚无过。殊不知适其所至为故，遂处方用药，黄芩、黄连味苦寒，泻心肺热，以为君；橘红苦平，玄参苦寒，生甘草甘寒，人参甘温，泻火补气，以为臣；连翘、鼠粘子、薄荷味辛平，板蓝根味苦寒，马勃、白僵蚕味苦平，散肿消毒，以为佐；升麻、柴胡平行少阳、阳明二经不得伸，桔梗味辛温，为舟楫，不令下行。共为细末，一半用白沸汤调，时时呷下一半，用蜜为丸，噙化之，服尽良愈。如大便硬者，加酒煨大黄一钱或二钱以利之。肿势甚者，宜砭刺之，是皆深得病机之道。详尽立论处方，以为后人之规焉。

《医方选要・卷之五・头痛门》

头者，诸阳之会，其圆象天，故居人身之上。若头痛不止，乃三阳受病也。《难经》云：手三阳之脉，受风寒，伏留而不去，名厥头痛。如痛引脑巅，陷至泥丸宫者，名真头痛。其真头痛者，旦发夕死，夕发旦死，不可治也。盖头居其上，当风寒之冲，一有间隙，则若头、若脑、若耳、若鼻风邪乘虚皆得而入之矣。体虚之人，或为风寒之气所侵，邪正相搏，伏而不散，发为偏正头疼，其脉多浮紧。又有胸膈停痰，厥而头痛。盖厥者，逆也，逆壅而冲于头也。痰厥之脉，时伏时见。亦有肾虚而气厥，并新沐之后，当风露卧，皆能令人头痛。当究其所因，因风邪则驱散之，痰厥则温利之，肾虚则补暖之。

《证治准绳・杂病第四册・诸痛门・头痛》

又诸阳会于头面，如足太阳膀胱之脉，起于目内，上额交巅，直入络脑，还出别下项，病则冲头痛。又足少阳胆之脉，起于目锐，上抵头角，病则头角额痛。夫风从上受之，风寒伤上，邪从外入客经络，令人振寒头痛，身重恶寒，治在风池、风府，调其阴阳。不足则补，有余则泻，汗之则愈，此伤寒头痛也。头痛耳鸣，九窍不利者，肠胃之所生，乃气虚头痛也。如气上不下，头痛巅疾者，下虚上实也，过在足少阴、巨阳，甚则入肾，寒湿头痛也。有厥逆头痛者，所犯大寒，内至骨髓，髓以脑为主，脑逆故令头痛齿亦痛。有心烦头痛者，病在膈中，过在手巨阳、少阴，乃湿热头痛也。凡头痛皆以风药治之者，总其大体而言之也。高巅之上，惟风可到，故味之薄者，阴中之阳，自地升天者也。然亦有三阴三阳之异。太阳经头痛，恶风寒，脉浮紧，川芎、独活之类为主。少阳经头痛，脉弦细，往来寒热，用柴胡、黄芩主之。阳明经头痛，自汗发热，不恶寒，脉浮缓长实者，升麻、葛根、石膏、白芷主之。太阴经头痛，必有痰，体重，或腹痛为痰癖，脉沉缓者，苍术、半夏、南星主之。少阴经头痛，三阴三阳经不流行，而足寒气逆为寒厥，其脉沉细，麻黄附子细辛汤主之。厥阴经头疼，项痛，或吐痰沫，冷厥，其脉浮缓，吴茱萸汤主之。三阳头痛药，羌活、防风、荆芥、升麻、葛根、白芷、柴胡、川芎、芍药、细辛、葱白(连须)。阴证头痛，只用温中药，如理中、姜、附之类。风湿热头痛，上壅损目及脑痛，偏正头痛，年深不愈，并以清空膏主之。如苦头痛，每料中加细辛二钱。如太阴脉缓有痰，名曰痰厥头痛，去羌活、防风、川芎、甘草，加半夏一两半。如偏头痛服之不愈，减羌活、防风、川芎一半，加柴胡一倍。如发热恶热而渴，此阳明头痛，只与白虎汤加白芷。(丹溪云：东垣清空膏，诸般头痛皆治，惟血虚头痛，从鱼尾相连痛者不治。又云：治少阳头痛。如痛在太阳、厥阴者勿用，盖谓头巅痛也)头旋眼黑，头痛，宜安神散、川芎散。热厥头痛，虽严寒犹喜风寒，微来暖处，或见烟火，其痛复作，宜清上泻火汤，后用补气汤。风热头疼，石膏散、荆芥散。冬月大寒犯脑，令人脑痛齿亦痛，名曰厥逆，出“奇病论”中，宜羌活附子汤。头痛，胸中痛，食减少，咽嗌不利，寒冷，脉左寸弦急，宜麻黄吴茱萸汤。湿热在头而头痛者，必以苦吐之，轻者用透顶散搐鼻取涎。

如因风木痛者，则抽掣恶风，或有汗而痛。因暑热痛者，或有汗，或无汗，则皆恶热而痛。因湿而痛者，则头重而痛，遇天阴尤甚。因痰饮而痛者，亦头昏重而痛，愦愦欲吐。因寒而痛者，绌急恶寒而痛。各与本脏所属，风寒湿热之气兼为之状而痛。更有气虚而痛者，遇劳则痛甚，其脉大。有血虚而痛者，善惊惕，其脉芤。用是病形分之，更兼所见证察之，无不得之矣。东垣曰：“金匮真言论”云，东风生于春，病在肝，俞在颈项。故春气者，病在头。

《简明医彀·卷之五·头痛》

《难经》曰：手三阳之脉，受风寒伏留不去，则厥头痛。盖厥者，逆也。逆壅而冲其头，故作痛。如痛引脑、齿，陷于泥丸宫者，名真头痛。手足厥冷至节，旦发夕死，非药可治。夫头痛之证，内成者因气血痰饮，七情抑郁；外感者因风寒暑湿，诸邪致伤，然属风火居多。以人之顶，惟风火二气易升故也。矧面为五脏精华，头为六阳会首。宜疏风散邪，兼清火养血，此其大略也。尤当分别六经及气血寒热、湿痰新久为要……有头痛耳鸣，九窍不利，气虚也；眼目昏花，昼宁夜剧，血虚也；痛而多痰，头目眩运，痰厥也；痛而心烦，体麻足热，湿热也。有犯大寒，内至骨髓，髓以脑为主，脑逆为痛，寒也；目颊浮肿，躁热大痛，热也。新发为实，经年为虚。如头痛恶寒身热属伤寒，从本门治。又头风之证，偏正皆属风热伏留，男子迎风露宿，妇人头不包裹者多患此。日久不愈，邪乘空窍，乃致丧明。偏左属风及血虚；偏右属痰与气虚。治疗方法，头痛同类。《经》曰：寸口脉中手短者，头痛。《脉经》曰：阳弦头痛。凡寸口紧急，或短或浮或弦，皆为头痛。脉浮滑，风痰易治，短涩难痊。

《冯氏锦囊秘录·杂症大小合参卷六·头痛头风大小总论合参》

血虚头痛，连鱼尾相连者，当归、川芎为主，以润风燥经。所谓头痛耳鸣，九窍不利，肠胃之所生也。气虚头痛，人参、黄为主，以升清阳，《经》所谓上气不足，脑为之不满，头为之苦倾是也。偏头痛者少，少阳相火也。有痰者多，在左属风属火，多血虚，宜薄荷、荆齐、川芎、当归；在右属痰，属热，多气虚，宜苍术、半夏、酒芩为主。若属湿痰，川芎、南星、苍术为主。气血俱虚头痛，调中益气汤，内加川芎三分、蔓荆子二分、细辛二分，其效如神。厥逆头痛者，所犯大寒，内至骨髓，髓者，以脑为主，脑逆故令头痛，齿亦痛，以羌活附子汤主之。肾虚头痛，即《经》所谓下虚上实，由相火上冲，气逆上行，痛不可忍，用补中汤加芎归，或姜附理中汤。太阴头痛，必有痰也。少阴头痛，足寒而气逆也。太阴、少阴二经，虽不上头，然痰与气壅于隔中，头上气不得畅而为痛也。痰厥头痛，所感不一，发时恶心，呕吐痰水，甚则手足厥冷，吐去痰涎，其痛见减，虽由乎痰，然痰之始也，必有本，是知方者，体也，法者，用也。徒知体而不知用者弊。若体用不失，可谓上工矣，宜以白术、半夏、天麻汤主之。痰厥头痛，非半夏不能除；眼黑头旋，风虚内作，非天麻不能解。平人头痛属火与痰者多，若肥人多是湿痰，二陈加苍术；人瘦多是血虚与火，酒炒芩连、荆防、薄荷芎归之类。巅顶痛甚，加本酒炒升柴。东垣曰：顶巅痛，须用本去川芎。头痛不可专泥风药愈虚其虚，使风入于脑，永不可拔。亦不可偏于逐火，使风火上乘空窍而从眼出，如腐之风火相煽，而成衣焉。谚云：医得头风瞎了眼，此之谓也。

《杂症会心录·卷上·头痛》

头痛一证，病家视其疾微而轻忽之，医家尽认伤寒而妄治之，此辨之不可不早也。夫《经》言外感有头痛，内伤亦有头痛，岂容混治而无所区别？第外感头痛，有阳经、有阴经。如太阳、阳明、少阳头痛，属阳经；厥阴头痛属阴经。然其初发，身必寒热，背必酸痛，项必强痛，或目珠额痛，或耳聋胁痛，其脉必紧数。其厥阴头痛，无热，呕而吐沫。若素无头痛之患，而忽然暴发，痛兼表证，及按摩缚束而痛不定者，乃外感之头痛。治在风池、风府，调其阴阳。汗在表而散在巅；清在阳而温在阴也。内伤头痛，有阴虚，有阳虚。如火升巅顶作痛者，必烦躁内热，面赤口渴，大便秘结，其脉大数而空，或细数而弦，属阴虚。如寒冲髓海作痛者，必羞明畏寒，手足厥冷，面多青惨，大便溏泄，其脉细迟而微，或虚大无力，属阳虚。然其初发，身无寒热，神必倦怠，食必不甘。若素有头痛之患，而忽然暴发，痛无表证，及按摩缚束而痛稍缓者，乃内伤之头痛。治在水火二脏，调其营卫，补真阴而益元阳，病在上而治在下也。夫六腑清阳之气，五脏精华之血，皆会于头，为至清至高之处，故谓之元首。至尊而不可犯也。苟外因风寒雾露之触，内因痰火湿热之熏，及偏正头风之证，其痛不见杀人于数日之间。而杀人于数日之间者，则为内伤之真头痛也。盖脑为神脏，谓之泥丸宫，而精髓藏焉。人生精气实于下，则髓海满于上。精神内守，病安从来？无如以酒为浆，以妄为常，以欲竭其精，以耗散其真。致肾阴不足，而阴火冲逆；肾阳不壮，而寒气犯脑。医者不达其故，复温之、散之。夫既亏在阴矣，我又从而温之，不益亏其真阴乎？既亏在阳矣，我又从而散之，不愈亏其真阳乎？无怪乎变证蜂起，痛极而厥，神为之昏，目为之定，牙为之噤，舌为之黑，面为之戴阳，手足为之抽掣，语言为之谵妄。斯时真知其亏在阴也，则用六味归芍汤，加人参、童便，壮水之主，以镇阳光；真知其亏在阳也，则用八味养血汤，加人参、鹿茸，益火之原，以消阴翳。此证尤惟妇人血海空虚者，多有此患，安可不以补元为汲汲耶？奈何庸碌之辈，不明肝肾为髓海之原，精气为神藏之根？一见头痛，概以伤寒目之，及至病势危笃，尚引伤寒书，需待用药，不知病者竟以痛剧而顷刻亡矣！夫痛在经者，轻而易治；痛在脏者，重而难疗。若头风害目者，肝阴亏则内风动摇，邪害空窍，痛在经也。头痛昏愦者，脑脏伤则神志失守，心火不平，痛在脏也。头痛而痰厥者，阳虚则气寒饮聚，阴虚则火炽液凝，经脉不行，阴阳之气不相顺接也。头痛而积热在阳明，实火、实痰为虐，脉洪数而有力者，则又利于清凉攻下也。头痛而红肿、壮热、口渴，脉浮数而有力者，此大头天行时热之邪，宜从疫法治也。头痛而手足寒，且青至节，脉悬悬欲绝者，此危脱之证。旦发夕死，夕发旦死，药亦不能治也。

《杂病源流犀烛·卷二十五身形门·头痛源流》

头痛，经气逆上，干遏清道，不得运行病也。统天气六淫之邪，人气六贼之逆，皆有之。经曰：风气循风府而上，则为脑风。新沐中风，则为首风。此盖以太阳之脉达风府，太阳受风，则脑痛而为脑风。又以沐则腠开，风伤于卫故也。《经》又曰：头痛数岁不已，当犯大寒，内至骨髓，髓以脑为主，脑逆，故头痛齿亦痛，名曰厥逆。此盖以大寒入脑，则邪深，故数岁不已。髓者，骨之充，齿者，骨之余，故头痛齿亦痛，是邪逆于上，故曰厥逆也（宜羌活附子汤）。《经》又曰：头痛巅疾，下虚上实，过在足少阴、巨阳，甚则入肾。此盖以头痛本太阳病，太阳之脉交巅上，其直者从巅入络脑。下虚，少阴肾虚也。上实，太阳膀胱实也。肾虚不能摄太阳之气，故虚邪上行而头痛，其脉必举之弦，按之坚（宜玉真丸）。《经》又曰：头痛耳鸣，九窍不利，肠胃之所生。此盖以肠胃为卫门之道路，气之所以往来，气虚则不能上升于巅顶，故头痛（宜补中益气汤）。《经》又曰：头痛甚，则脑痛，手足寒至节，死不治。此盖以三阳受邪，伏而不去，则阳气败纳，故手足之寒，上至于节也。统而观之，《经》之论头痛，总不越风、寒、虚三者，其旨固瞭然也。虽然，各经所犯头痛，其为痛处，与其现症脉候，及应用之药，有不得不分辨者。太阳经痛在正巅，其症兼恶风寒，其脉必浮紧（宜川芎、麻黄、羌活、独活）。少阳经痛在耳前发际，其症兼寒热，其脉必细而弦（宜柴胡、黄芩）。阳明经痛在额间，其症兼自汗，发热恶寒，其脉必浮缓长实（宜升麻、葛根、石膏、白芷）；或发热，恶热而渴（宜白虎汤加白芷）。太阴经头痛，其症兼体重多痰，其脉必沉缓（宜南星、半夏、苍术）；或太阴痰厥，亦头痛（宜柴胡、黄芩、黄连、半夏）。少阴经头痛，其症足寒气逆，为寒厥，其脉必沉细（宜麻黄附子细辛汤）。厥阴经头痛，其症兼项痛，或吐痰沫冷厥，其脉必浮缓（宜吴萸、干姜）；或肝风虚动头痛，而兼目眩耳聋（宜生熟地黄丸、钩藤散）；或怒气伤肝而亦头痛（宜沉香降气散）。肾与膀胱经挟寒湿而头痛，其症亦下虚上实，气上而不能下（宜玉真丸）。心与小肠经挟湿热而头痛，其症兼烦心厥逆（宜清空膏加麦冬、丹参）。三阳经热郁头痛，不敢见日光，置水于顶上，汗、吐、下三法并行必愈。

以上各经头痛之异如此，而尤紧要者，凡遇阴经为患，药必用辛温，如桂、附、干姜、吴萸之属皆可。至实痛、虚痛，尤不可混。盖六腑清阳之气，五脏精华之血，皆朝会于头。而六淫五贼之邪，皆能犯上为逆。或与正气相搏，郁而成热，则脉满而痛（宜茶调散），或邪气留滞，亦脉满而痛（宜菊花散），是为实也。正气衰微，寒湿侵害，虽不与搏而成热，但邪外袭，则血凝涩而脉挛缩，收引小路而痛，得温则痛减（宜清空膏），是为虚也。夫虚实之辨既明，而气血风寒暑湿痰热之因自别。其因气虚痛者，遇劳更甚，耳鸣，九窍不利，两太阳穴痛甚，其脉大（宜补中益气汤）。如气上不下，厥而为痛，名气厥头痛（宜芎乌散）。因血虚痛者，善惊，眉尖后近发际名鱼尾，自鱼尾上攻头痛，其脉芤（宜四物汤加薄荷）。在气血俱虚痛者，兼有二症（宜加味调中益气汤）。因风痛者，抽掣，恶风或汗自出（宜选奇汤）。因寒痛者，细急恶寒（宜大川芎丸）。因暑痛者，有汗无汗，总皆恶热（香茹饮）。因湿痛者，或冒雨侵露，头必重，天阴尤甚（宜清空膏去黄芩、黄连，加苍术、茯苓）。因痰饮痛者，必昏重，愦愦欲吐，或痰厥痛，每发时，两颊青黄，懒于言语，而兼眼黑头旋，恶心烦乱，此厥阴、太阴合病（宜清空膏去羌活，加半夏、白术、天麻）。因热痛者，名热厥头痛，必烦热，虽严冬亦喜风寒，则痛暂止，略见温暖，其痛更甚（宜先服清上泻火汤，次服补气汤）。因风热痛者，必兼目昏鼻塞（宜石膏散、神芎散）。因风痰痛者，吐逆目眩，胸满吐涎（宜玉壶丸）。因湿热痛者，必兼心烦，病在隔中，用吐法大妙（宜清空膏）。因风湿热痛者，上壅损目（宜清空膏）。因郁热痛者，头旋眼黑（宜川芎散、安神散）。审是病因，更察兼症，宁有妄治之过哉。外此更有伤食头痛，必胸满恶食，吞酸嗳腐（宜红丸子，香砂枳术丸加山楂、神曲、麦芽、莱菔子）。有伤酒头痛，必口渴神昏（宜葛花解酲汤）。有臭毒头痛，必烦闷恶心（宜炒香附一味煎）。有发散太过头痛，必神散气怯（宜乳香落盏散）。有肾虚头痛，必下元虚弱（宜硫黄一两，胡粉一钱，饭丸，冷水服五钱，即止）。有元阳虚头痛如破，必眼睛如锥刺（宜川乌去皮炮，且蝎糯米炒，等分，韭根汁丸，每十五丸，薄荷汤下）。有头痛欲裂（宜当归二两煎，日再服）。有卒然头痛（宜姜蚕末，熟水下二钱）。有头痛连睛（宜牛蒡、石膏等分，为末，茶清调下）。有年久头痛（宜乌头、南星末等分，葱汁调涂太阳穴）。有产后头痛（宜川芎、乌药末，茶清下二钱）。有因头痛，胸中痛，食少，咽嗌不利，寒冷，左寸脉弦急（宜麻黄吴萸汤）。

知乎此，而头痛之病，更无余患矣。乃治之之法，古人多用风药者，以高巅之上，惟风可到，味之薄者，为阴中之阳，自地升天者也，故多以风药取效。然亦只大概言之，宜照前分六经治法，而加以风药方可。惟犯真头痛者，最为难治，乃天门真痛，上引泥丸，故旦发夕死，夕发旦死。以脑为髓海，真气所聚，本不受邪，受邪则不可治也。古法进黑锡丹，灸百会穴，猛用大剂参、附，可救十中之一。然天柱折，或手足青至节者，必死，固不容忽视之也。

《银海指南·卷二·头风兼目疾论》

头为诸阳之首，目为七窍之宗，一身之经脉，皆上接于首。而少阴、厥阴、少阳、太阳之脉，皆出于目系。若风邪乘之，则为头痛，故曰头风。然有大小雷头风，左右偏头风，以及阳邪风阴邪风之殊。然究其原，不过六经头痛而已，自有表症可察。盖身必寒热，脉必紧数，或涕泪鼻塞，或咳嗽项强，或背脊酸疼，按定何经用药，各有所主。若太阳头痛，羌活、藁本主之，阳明头痛，升麻、葛根主之。若阳明胃火上冲，直达头维而痛者，宜白虎汤主之。少阳头痛，柴胡、川芎主之。太阴头痛，防风、白芷主之。少阴头痛，独活、细辛主之。厥阴头痛，蔓荆子、吴茱萸主之。此六经报使之药。若雷头风者，乃满头作痛，面皮疙瘩，宜清震汤主之。右偏头痛者，宜补气散风。左偏头痛者，宜养血除风。此治外风之大略也。若内风发动，有阴阳气血之辨。阴虚者，乃水亏于下，而虚火乘之则痛。阳虚者，乃阳衰阴胜，遇寒则痛。气虚者，微遇外邪，或劳顿则痛。血虚者，以肝藏血，脾统血，血虚则热自生风，眩运耳鸣，此所谓肝风内动也。故气虚者，人参、黄芪为主。血虚者，当归、川芎为主。阴虚火浮者，壮水为主。阳虚阴胜者，扶阳为主。若三阳之火上炽，夜间作痛者，宜补肝散主之。更有痰厥头痛者，有风痰湿痰寒痰，肾虚水泛为痰诸症。风痰者，宜散风祛痰。湿痰者，宜燥湿消痰。寒痰者，宜温胃补气，气不逆则痰自平矣。水泛为痰者，宜养阴补肾，使肾中水火和平，无有偏胜，则痰自愈也。凡头风之症，最易损目者。盖风邪上受，必犯空窍，肝开窍于目，为风木之脏，木动则生风，以风招风，内外合邪，故头风必害目也。或为旋螺泛起，或为蟹睛高凸，或为内外堆云，或为红白垂帘，或为瞳神散大，或为内障青盲，此等症候，皆宜各随其经，考之脉象，临证应变，不可执法而治也。

《医述·卷十一·杂证汇参·头痛》

头痛当先审久暂，次辨表里。盖暂痛者必因邪气，久痛者必兼元气。以暂痛言之，则有表邪者，此风寒外袭于经也，治宜疏散，最忌清降；有里邪者，此三阳之火炽于内也，治宜清降，最忌升散。此治邪之法也。其有久痛者，则或发或愈。或以表虚者，微感则发；或以阳胜者，微热则发；或以水亏于下，而虚火乘之则发；或以阳虚于上，而阴寒胜之则发。所以暂痛者当重邪气，久痛者当重元气，此固其大纲也。然亦有暂痛而虚者，久痛而实者，又当因脉、因证而详辨之。（张景岳）

头为诸阳之会，与厥阴肝脉会于巅。诸阴寒邪不能上逆，惟阳气窒塞，浊邪得以上据，厥阴风火乃能逆上作痛。故头痛一证，皆由清阳不升，火风乘虚上入所致。如阳虚浊邪阻塞，气血瘀痹者，用虫蚁搜逐血络，宣通阳气。火风变动，与暑风邪气上郁者，用荷叶、苦丁茶、蔓荆、山栀等，轻清辛散。阴虚阳越者，用复脉汤、甘麦大枣法，加胶、芍、牡蛎，镇摄益虚，和阳熄风。厥阴风木上浊者，用首乌、柏子仁、稆豆、甘菊、白芍、枸杞辈，熄肝风，滋肾液。头风一证，有偏正之分。偏者主乎少阳，而风淫火郁为多。前人立法，以柴胡为要药，无如与之阴虚火浮、气升吸短者，则厥脱由是而来矣。先生则以桑叶、丹、栀、荷叶轻清凉泄。久则伤及肝阴，参入咸凉柔镇。所云正者，有气虚、血虚、痰厥、肾厥、阴伤阳浮、火亢邪风之不同。至于肝阴久耗，内风日旋，厥阳无一息之安，痛掣之势已极，惟与复脉之纯甘壮水，胶、黄之柔婉，以熄风和阳。（《临证指南》）

《三指禅·卷二·偏正头痛不问脉论》

医有不知其病而不能治者，亦有明知其病而不能治者，有莫解其病而莫能疗者，亦有了解其病而仍莫能疗者。与哮痫相颉颃而深藏之固，更甚于哮痫者，正头风一症。或数日一发，或数月一发，其发也，突如其来，不因邪触；其止也，诎然而止，非藉药医。揣其痛之根，不越风毒之客于髓海焉。六经皆有头痛，三阳之经上于头，随其经而医之，药到而痛自除。痛居经络不到之处，羌活、防风无所施其勇；升麻、干葛无所竭其力；柴胡、黄芩不能消其事而逐其邪。三阴亦令人头痛，或痰壅于胸膈（太阴）；或气逆于脑顶（少阴）；或冷逼乎督脉（厥阴）。而痛不关于痰气与风，南星、半夏燥其痰；麻黄、附片温其经；吴萸、干姜去其寒。燥者自燥，温者自温，去者自去，而痛者自痛也。本草胪陈，空对神农而数典；万书案积，莫向仲景而问建。抑又闻之剑阁之危险，四面拒敌，而偏以缒入之（邓艾破蜀至阴平，山势险绝，军士不得过，以缒人之）；逼阳之深，固万夫莫当，而偏以老克之（《左传》逼阳城小而固，晋荀偃、士匄伐逼阳，入于逼阳请于荀罃曰水潦将降，惧不能归，请班师。荀罃曰牵帅老夫，以至于此，七日不克，必尔乎？取之五月庚寅，荀偃、士匄帅卒攻逼阳，亲受矢石，甲午灭之）。阅方书鼻渊，称为脑漏，脑可漏之出，亦可注之人，以口服药而经不通者，以鼻注药而窍自通。在拣其解毒去风性味之平正者，淡淡注之（白菊、陈茶煎汤冷注。一方，皂角、细辛，研细末，吹鼻得嚏则解），而痛自渐渐减炙。以鼻代口，休防郢人之垩(《庄子》郢人鼻端有垩,使匠石斫之,匠石运斤成风,垩去而鼻不伤,郢人立不改容);追风拔毒,何假华佗之刀(华佗字元化,汉末沛国谯人。通五经,精方脉,能刳骨疗疾,为外科之祖。有《青囊》书,惜乎无存)。然此法肇自前人莱菔汁注鼻之方,特取而变化之者。至于偏头风痛,丹溪以为左属风、属火,多血虚;右属热、属痰,多气虚,用之未必大验。究其根,亦是风毒傍于脑海之旁,病之去路,多从目出而解。同邑石光南所传淡婆婆一方(淡婆婆根为君,天麻、京子为臣,川芎、白芷为佐,菊花、当归、木贼为使,黑豆百粒为引),初起者用之屡效,殊不可解,录之以备急用。一种手三阳之脉受风寒,伏留而不去者,名厥头痛;入连在脑者,名真头痛。其受邪与正头风无异,而其来也速,其死也速。更有甚于偏正头风者,古无救方,质诸海内名公,不知家亦藏有秘方否?

石光南家累千金,广为结纳,高人异士,过其地者,辄馆于书斋,所得多医书未传之秘方。淡婆婆,又名淡亲家母,未考其性,但尝其味,亦属平淡,草药肆购之。

《杂病广要·身体类·头痛》

头痛非一种,有风冷头疼,痰厥头疼,肾厥头疼,积滞头疼,气虚头疼,偏正头疼,嗅毒头疼,伤寒头疼,膈痰风厥头痛,更有夹脑风、洗头风,治之各有方。(《续易简》)

夫人头者,诸阳之所聚。诸阴脉皆至颈而还,独诸阳脉皆上至头耳,则知头面皆属阳部也。且平居之人,阳顺于上而不逆,则无头痛之患。阳逆于上而不顺,冲壅于头,故头痛也。风寒在脑,邪热上攻,痰厥肾厥,气虚气攻,皆致头痛。但气虚气攻头痛,愈而复作,延引岁月者,多有之矣。偏正头风,妇人气盛血虚,产后失血过多,气无所主,皆令头痛。(《济生续》)

诸头痛有六证:伤风,头痛或半边偏痛,皆因冷风所吹,遇风冷则发,脉寸浮者是也。食积,因胃中有阴冷宿食不化,上冲头痛,右手脉浮紧甚者是也。([按]《六要》曰:右关寸脉滑而实,证兼呕吐恶心,心下痞闷或痛,或寒热如疟,乃食郁头痛也,治须消导)气虚,因下部气虚上攻,温温而痛,异乎邪毒所攻,脉尺虚浮是也。伤寒,在太阳经,其痛如破,关前脉数是也,紧数是也。阳明经胃热上攻,右关洪大而数是也。([按]《金匮翼》曰:热厥头痛者,胃热气盛,不能下行也。其证头中热痛,虽严冬犹喜风寒,微来暖处或见烟火,则痛复作,其脉数或大者是也)膈上有风涎冷痰而或呕吐,脉弦细出于寸口是也。(《丹溪》)血虚头痛,自鱼尾上攻头痛,用芎归汤,古方有追涎药。(同上)

头为清阳之分,外而六淫之邪气相侵,内而脏腑经脉之邪气上逆,皆能乱其清气,相搏击致痛,须分内外虚实。实者,其人血气本不虚,为外邪所犯,或蔽复其清明,或壅塞其经络,或内之实火上炎,因而血瘀涎滞,不得通行而痛,其痛必甚,此为实。虚者,其人气血本虚,为外邪所犯,或内之浊阴上干,虽亦血瘀涎滞不能通行,而搏击无力,其痛不甚,此为虚。(《准绳》谓真气虚寒,遇外之寒湿所侵,血涩脉寒,卷缩紧急,引其小络而痛,得暖则痛止)([按]此全文亦本于《准绳》而加删订者。所引之文则系取之"举痛论")实者,邪气实而正气不虚,可任攻。虚者,正气自虚而邪气自实,补正仍须治邪。若邪亦不实,但补正则邪自退。(《医碥》)

因风而痛者,抽掣恶风,有汗而痛。因暑热而痛者,或有汗,或无汗,则皆恶热而痛。因湿而痛者,痛而头重,遇天阴尤甚。因痰饮而痛者,亦头昏重而痛,愦愦欲吐。因寒而痛者,恶寒而脉绌急。气虚而痛者,遇劳则痛甚,其脉大。血虚而痛者,善惊惕,其脉芤。(《金匮翼》)([按]此系《准绳》节文。《翼》更分头痛为十一类:曰风,曰热厥,曰湿热,曰寒湿,曰痰厥,曰肾虚,曰肝厥,曰食积,曰血虚,曰气虚,曰偏)

头痛:挟风寒者,忌补敛,宜辛温发散。挟邪热者,忌同挟风寒者,宜辛寒、苦寒、解散。挟痰者,忌升、补敛、酸甘、滞腻,宜豁痰降气、辛燥。阴虚者,忌辛热发散,宜补血益阴、甘寒、酸寒。(《本草经疏》)

头腹俱痛:头与腹俱痛有五,臭毒头痛则与腹俱痛,一味香附,煎成放凉服。伤酒伤湿亦有头腹俱痛,但伤酒食则兼呕逆眩晕,《外台》茯苓饮加煨葛根;伤湿则腹隐隐痛,头重不能举,羌活胜湿汤,外用瓜蒂散搐鼻。有不伏水土头腹俱痛者,藿香正气散。有疮毒入腹,头与腹俱痛者,黄连解毒汤加腊茶。有头痛止则腹痛,腹痛止则头痛,此属脾阴血虚,胃中有火,随气辄上辄下而然,芎、归、芍

药、黄连、木香；不应，加童便、香附、葱白。(《医通》)

死证诊头痛目痛，久视无所见者死(久视一作卒视)。(《脉经》)

凡头痛眩晕，时时迷冒，及头目卒然大痛，目视不见，或泻多之后，皆凶证也。(《金鉴》)

治有补泻之别世俗尝言，头无寒疼，腹无热痛，此不经之说也。黄帝问曰：病头痛以数岁不已，此何说？岐伯对曰：当有所犯大寒，内至骨髓。骨者以脑为主，脑逆故令头痛，齿亦痛也。余昔治杨氏妇，年五十余，病头痛，历岁侵久，或治以风，或治以痰，皆不效。余脉之，左寸沉迟而芤。曰：此气血两虚也。用当归二两，附子三钱，一服减半，二服其病如失，更不复发。用药对证，不啻影响，有如是乎。([按]《大还》有一妇气虚头痛，用补中益气汤大剂，加熟附子一片案，宜参)一妇人偏头痛久不愈，医用大承气汤即瘳何也？盖阳明燥金胜，乘肝气郁，气郁则血壅，血壅则上下不通，故燥结。以承气汤疏通之，则气血流行而肝气通矣。《伤寒治例》云：少阳偏头痛，多便闭，宜下之。此为新病者设，若久病元气不足者，更作处治。(《续医说》)

治有当泻火凉血久头痛病，略感风寒便发，寒月须重绵厚帕包裹者，此属郁热，本热而标寒。世人不识，率用辛温解散之药，暂时得效，误认为寒。殊不知因其本有郁热，毛窍常疏，故风寒易入，外寒束其内热，闭逆而急痛。辛热之药，虽能开通闭逆，散其标之寒邪；然以热济热，病本益深，恶寒愈甚矣。唯当泻火凉血为主，而佐以辛温散表之剂，以从法治之，则病可愈而根可除也。(《杂著》)

治法杂说头疼多用石膏，盖取其坠痰饮。然恐性寒，故以钟乳粉代之，肾厥头疼尤得其宜。或疑钟乳粉为煅炼药，则用软石膏煅过为末服，尤验。(《易简》)

《得心集医案·卷一·头痛门·与龚渔庄先生论头风原委治法书》

头风一症，古无确论。原风虽属阳邪，实有内外之分，浅深之别，病多委曲，治少精详，且更混列于头痛门，悖谬不可胜纪。惟近代叶氏、黄氏，始有头风失明之说，仆鉴头风害目之流弊，颇得其旨，知眼科内外诸障，即方脉科之内外头风也。目者仁兄语以头风之病，欲为急治，且谓多因饮食失宜，烦劳过度，以致内风为患，足下虽未习医，不啻深于医理者。及今诊脉，益信不诬。盖头痛一症，或风，或火，或寒，或痰，而脉遂成或浮，或数，或紧，或滑之形。今脉来主绪清晰，丝毫不紊，且来去应指纯静，在叔和，则谓六阴永寿之征，在《太素》，则称脉清品贵之验。正岐伯所言，众脉不见，众凶弗闻。然脉既无病，则内无实据之风火寒痰可知。而其所以头痛者，诚以萦思过度，加以夜坐气升，扰动肝阳，化风内起。夫肝为刚脏，体阴而用阳，又《经》言肝为将军之官，谋虑出焉，内因之病，当从此脏悟之。夫肝喜疏泄，故常有梦遗精泄之症。又上盛而下必虚，故见有足寒筋惕之症。且肝阳既已化风内动，必乘阳明而走空窍，故兼有牙龈牵痛之症。窃拟头形象天，为清虚之界，惟风得以居之。夫肝阳伏则风熄而镇静，肝阳升则风旋而鼓舞，足下之头痛时止时发者，关乎肝阳升伏之故也。《内经》以目为肝窍，内风日旋，肝阴日耗，神水消烁，清窍遂蒙，阳亢阴涸，其明渐丧。然则头风害目之弊，亟宜除之。仆尝揆人身一小天地，天地不外阴阳以为运用，人身不外水火以为健行，审症当求虚实，治法必从标本。足下水非不足，火非有余，只因肝阳上行逆僭，不肯下伏潜藏。至于用药大旨，不过和肝熄风、育阴潜阳已耳。然犹有权宜者，务在识机观变，巧施手眼。风若鼓时，乃标重于本，则兼治标以固本，凡轻清甘缓抑扬之味，不得不为酌投；风若静时，乃本重于标，则当固本以除标，凡介类沉潜柔濡之品，不得不为亟进。审度于可否之间，权衡于化裁之内，必使肾阴上注，肝阳下降，庶几清空之窍，永保光明之旧矣。辱承下问，敢抒蠡测，惟仁兄鉴之。

2. 论伤寒头痛

《证治准绳·杂病第四册·诸痛门·头痛》

又诸阳会于头面，如足太阳膀胱之脉，起于目内眦，上额交巅，直入络脑，还出别下项，病则冲头痛。又足少阳胆之脉，起于目锐眦，上抵头角，病则头角额痛。夫风从上受之，风寒伤上，邪从外入客经络，令人振寒头痛，身重恶寒，治在风池、风府，调其阴阳。不足则补，有余则泻，汗之则愈，此伤寒头痛也。

3. 论风证头痛

《普济方·卷四十四·头门·头痛》

夫诸阳之脉，皆上行于头面，若人气血俱虚若人气血俱虚，风邪伤于阳轻，入于脑中，则令人头痛也。又有手三阳之脉，受风寒伏留而不去者，名厥头痛，厥者、逆也，言其脉厥逆而不顺行，逆壅而冲于头故也。又有入连在脑，痛甚手足冷者，名真头痛。由风寒之气，循风府而入于脑中，故云入连在脑，则痛不可忍，其真头痛，不可疗也。又有风热痰厥，气虚肾厥，新沐之后，露卧当风，皆令人头痛也。

《普济方·卷四十五·头门·风头痛》

夫风头痛之病，由风邪客于阳经，循风府而上至于头脑，令人头重疼痛，心膈烦热，上焦壅滞，头面虚汗，诊其脉，左手寸口浮紧者是也。

《普济方·卷四十六·头门·脑风》

夫《内经》谓风气循风府而上，则为脑风。夫风生高远，始自阳经，然督脉阳维之会，自风府而上至脑户者，督脉足太阳之会也，又太阳之脉，起于目内眦，上额交巅，上入络脑，今风邪客搏其经，稽而不行，则脑髓内弱，故项背怯寒，而脑户多风冷也。

《普济方·卷三百十七·妇人诸疾门·风眩头痛》

夫妇人风眩是体虚受风，风入于脑也，诸脏腑之精，皆上注于目。其血气与脉并上属于脑，循脉引于目系，目系急，故令眩也，其眩不止，风邪甚者，变为癫疾也。凡妇人患头风者，十居其半每发必掉眩，如在车上，盖因血虚，肝有风邪袭之尔。《素问》云：徇豪招尤，目眩耳聋，上虚下实，过在足少阳厥阴，甚则归肝，盖谓此也。

《证治准绳·杂病第四册·诸痛门·头痛》

新沐中风为首风，头面多汗恶风，当先风一日则病甚，至其风日则少愈，大川芎丸主之。风气循风府而上，则为脑风，项背怯寒，脑户极冷，神圣散主之。凡治头痛，皆用芎、芷、羌、防等辛温气药升散者，由风木虚不能升散，而土寡于畏，得以壅塞而痛，故用此助肝木，散其壅塞也。若风盛疏散太过而痛，服辛散药反甚者，则宜用酸涩，收而降之乃愈，乳香盏落散之类是也。(以上外因)头痛耳鸣，九窍不利，肠胃之所生，东垣以为此气虚头痛也，用人参、黄主之。罗谦甫治柏参谋六十一岁，先患头昏闷微痛，医作伤寒解之，汗出后痛转加，复汗解，病转加而头愈痛，每召医用药雷同，到今痛甚不得安卧，恶风寒，不喜饮食，脉弦细而微，气短促，懒言语。《经》曰：春气病在头。今年高气弱，清气不能上升头面，故昏闷。此病本无表邪，因发汗数四，清阳之气愈亏损，不能上荣，亦不能外固，所以病增甚。宜升阳补气，头痛自愈，制顺气和中汤。《经》曰：阳气者，卫外而为固也。误汗之，卫外之气损，故黄芪甘温，补卫实表为君；人参甘温补气，当归辛温补血，芍药味酸，收卫气为臣；白术、陈皮、炙甘草苦甘温，养卫气，生发阳气，上实皮毛腠理为佐；柴胡、升麻苦辛，引少阳、阳明之气上升，通百脉灌溉周身者也；川芎、蔓荆子、细辛辛温，体轻浮，清利空窍为使。一服减半，再服全愈。

试考《内经》论头痛所因以明之，如风从外入，振寒汗出头痛。新沐中风为首风，当先风一日，头痛不可以出内。大寒内至骨髓，髓以脑为主，脑逆故头痛齿亦痛。

《冯氏锦囊秘录·杂症大小合参卷六·头痛头风大小总论合参》

感冒头痛，宜防风、羌活、本、白芷，即所谓新沐中风为首风。风热在上头痛，宜天麻、蔓荆子、台芎、酒制黄芩。

《杂病广要·身体类·头痛》

源由证治总说头面风者，是体虚，诸阳经脉为风所乘也。诸阳经脉上走于头面，运动劳役，阳气发泄，腠理开而受风，谓之首风。(此下原举经文，不录)又新沐头未干，不可以卧，使头重身热。反得风则烦闷。诊其脉，寸口阴阳表里互相乘。如风在首，久不瘥，则风入脑，变为头眩。(《病源论》)

夫风头痛者，凡人体虚，外伤风邪，流入阳经，行于六腑，或腠理开张，风毒攻注于风府，故心膈烦热，头面虚汗，上膲壅滞，故令头重疼痛也。(《圣惠》)

4. 论痰壅头痛

《证治准绳·杂病第四册·诸痛门·头痛》

痰厥头痛，眼黑头旋，恶心烦乱，半夏白术天麻汤主之。痰厥头痛，非半夏不能疗。眼黑头旋，风虚内作，非天麻不能解。天麻苗，谓之定风草，独不为风所摇，以治内风之神药。

《冯氏锦囊秘录·杂症大小合参卷六·头痛头风大小总论合参》

头痛多主于痰。痛甚者，火多，盖火性炎上，其痛发劈，有可吐者，有可下者。东垣曰：湿热在头而痛者，当以苦吐之，如瓜蒂散、浓茶之类是也。痰厥头痛，非半夏不能除，有属于风者，有属于寒者，有属于半寒为偏头痛者，有属于湿者，有属于火郁者，有属于外感有余，有属于内伤不足，伤食伤酒，种种症候，皆以头痛，总由清阳不升，浊阴上犯也。

《杂病广要·身体类·头痛》

痰厥头痛，必有呕恶、胸满、咳嗽、气逆、多痰等证。其脉必弦而滑。

气不顺，停痰上攻头痛，顺气为上，二陈汤、导痰汤并有加料法。怒气伤肝，及肺气不顺，停痰上冲于脑，令人头痛，宜沉香降气汤并苏子降气汤，下养正丹。（《要诀》）（［按］《一万社草》有头风极痛，呕吐酸苦，以养正丹研细，取生姜汁澄淀垽滓丸用治验，文繁不录，宜参）

蔡乐川令眷患头痛，痛如物破，发根稍动则痛延满头，晕倒不省人事，逾半时乃苏，遍身亦作疼，胸膈饱闷，饮汤水停膈间不下，先一日吐清水数次，蛔虫三条，原为怒起，今或恶风，或恶热，口或渴或不渴，大便秘，脉则六部皆滑大有力。予曰：此痰厥头痛症也。先以藿香正气散止其吐，继以牛黄丸、黑虎丹清其人事，头仍疼甚。予谓此中焦痰盛，非下不可。乃用半夏五钱，巴霜一分，面糊为丸，每服三十丸，生姜汤送下。下午大便行三次，皆稠黏痰积也。由是饮食少进，余症瘥可。（节录）［按］原书漏注出处。

风痰头痛，多兼呕逆眩晕，若用风药，其痰愈逆，其痛益甚，《和剂》玉壶丸乃是的药，东垣变为白术半夏天麻汤，则兼气虚而言之耳。（《金匮翼》）

脑痈，有一妇人患偏头痛，一边鼻塞，不闻香臭，常流清涕，或作臭气一阵，服遍治头痛药，加芎、蝎皆不效，人无识此病者，或曰脑痈。偶有善医云：但服《局方》芎犀丸（［按］龙脑芎犀丸，用龙脑、芎、犀、栀、胶、石膏、朱砂、麦门、细辛、茯、参、甘），不十数服，忽作嚏涕，突出一铤稠脓，其疾遂愈。（《医说》）

5. 论风痰头痛

《证治准绳·杂病第四册·诸痛门·头痛》

东垣壮岁病头痛，每发时两颊尽黄，眩晕，目不欲开，懒于言语，身体沉重，兀兀欲吐，数日方过。洁古老人曰，此厥阴、太阴合而为病，名曰风痰，宜以《局方》玉壶丸治之，可加雄黄、白术以治风湿，更有水煮金花丸，灸侠溪二穴各二七壮，不旬日愈。

6. 论湿热、实热头痛

《证治准绳·杂病第四册·诸痛门·头痛》

有心烦头痛者，病在膈中，过在手巨阳、少阴，乃湿热头痛也。

《杂病广要·身体类·头痛》

又有火邪头痛者，虽诸经皆能为害，而惟阳明为最，以阳明胃火盛于头面，而直达头维，故其痛必甚，其脉必洪，其证必口渴躁热，宜知母、花粉、生地、麦冬、甘草之类，以抑阳而生阴，甚则白虎汤，以迎秋气而却炎威，其效最速。（《汇论》）

7. 论气血不足头痛

《证治准绳·杂病第四册·诸痛门·头痛》

头痛耳鸣，九窍不利者，肠胃之所生，乃气虚头痛也。

血虚头痛，自鱼尾（眉尖后近发际曰鱼尾）上攻头痛，当归、川芎主之。当归一两，酒一升，煮取六合，饮至醉效。当归、川芎、连翘、熟地黄各二钱，水煎去渣，入龙脑、薄荷末二钱，乘沸泡之，鼻吸其气，候温即服，服即安卧效。气血俱虚头痛者，于调中益气汤加川芎、蔓荆子、细辛，其效如神。

《冯氏锦囊秘录·杂症大小合参卷六·头痛头风大小总论合参》

肥白人头痛，是气虚，宜黄酒洗生地、南星。形瘦苍黑之人头痛，是血虚，宜当归、川芎、酒黄芩之类。

《杂病广要·身体类·头痛》

血虚头痛，必有烦躁、发渴、身热等候，其脉必涩而虚，产后金疮失血者多有之，虽宜补血，又必兼养其气，以血非气不生也。若阴虚水亏，火动而痛者，宜沉阴至静之品，补水以制其火，尤不宜过用芎、归，助其升散也。气虚头痛，必有倦怠少食或畏寒或羞明等候，其脉必微而细或大而空，亦久病年高者有之，必于补气之中，兼用姜、桂以扶其阳，少佐芎、辛以达其气也。

8. 论肝肾不足头痛

《证治准绳·杂病第四册·诸痛门·头痛》

头痛巅病，下虚上实，过在足少阴、巨阳，甚则入肾，许学士谓之肾厥头痛也。其脉举之则弦，按之则坚，用玉真丸治之。戴复庵用正元散，或大三五七散入盐煎服；或于正元散内入炒椒十五粒，下来复丹，间进黑锡丹。有服诸药不效，其痛愈甚，宜茸朱丹。《素问》曰：头疼巅疾，下虚上实，过在足少阴、巨阳，甚则入肾。徇蒙招尤，目眩耳聋，下实上虚，过在足少阳、厥阴，甚则入肝。下虚者、肾虚也，故肾虚则头痛。上虚者，肝虚也，故肝虚则头晕。徇蒙者，如以物蒙其首，招摇不定，目眩耳聋，皆晕之状也。故肝厥头晕、肾厥巅痛不同如此。

《杂病广要·身体类·头痛》

《素问》云：头痛巅疾，下虚上实，过在足少阴巨阳，甚则入肾。徇蒙招摇，目瞑耳聋，下实上虚，过在足少阳、厥阴，甚则入肝。下虚者肾虚也，故肾虚则头痛。（［按］原以玉真丸为主，今举降逆方中）上虚者，肝虚也，故肝虚则头晕。徇蒙者，如以物蒙其首，招摇不定，目眩耳聋，皆晕之状也。故肝厥头晕、肾厥巅痛不同如此。（《本事》）肾虚，耳鸣面黑小便多，真黑锡丹，煎苏子降气汤下，沉附汤、术附汤加芎、辛。（《永类》）

因虚头痛，此为肾厥头痛，宜用正元散（见《和剂》，系乌、附等大方），或大三五七散入盐煎服，或于正元散内入炒椒十五粒下来复丹，间进黑锡丹。有服诸药不效，其痛愈甚，宜茸朱丹。所以用茸者，已于"虚损"门眩晕证详论之。（《要诀》）

少宰蒋恬庵，头痛如破，昏重不宁，风药、血药、痰药久治无功。余曰：尺微寸滑，肾虚水泛为痰也。地黄四钱，山药、丹皮、泽泻各一钱，茯苓三钱，沉香八分，日服四帖。两日辄减六七，更以七味丸人参汤送，五日其痛若失。（《必读》）

杨树滋令妹，患头痛累月，医莫能治，延余诊之，阳脉大，阴脉涩。余曰：此阴衰于下，阳亢于上，上盛下虚之候也。法宜六味地黄汤加青铅五钱，俾清浊定位，斯不治痛而痛自止矣。（《印机草》）

9. 论六经头痛

《仁斋直指方论·卷之十九·头风·附东垣头痛论》

凡头痛皆以风药治之者，总其大体而言之也。高巅之上，惟风可到，故味之薄者，阴中之阳，乃自地升天者也。然亦有三阴三阳之异，故太阳头痛，恶风，脉浮紧，川芎、羌活、独活、麻黄之类为主；少阳经头痛，脉弦细，往来寒热，柴胡为主；阳明头痛，自汗，发热，恶寒，脉浮缓长实者，升麻、葛根、石膏、白芷为主；太阴头痛，必有痰，体重，或腹痛，为痰癖，其脉沉缓，苍术、半夏、南星为主；少阴经头痛，三阴三阳经不流行，而足寒气逆，为寒厥，其脉沉细，麻黄、附子、细辛为主；厥阴头痛，项痛，或痰吐涎沫，厥冷，其脉浮缓，吴茱萸汤主之。诸血虚头痛，当归、川芎为主；诸气虚头痛，人参、黄芪为主。为主者，主治也。兼见何证，以佐使药治之，此立方之大法也。气血俱虚头痛者，于调中益气汤中，少加川芎、蔓荆子、细辛，其效如神。半夏白术天麻汤，治痰厥头痛药也。青空膏，乃风湿热头痛药也。羌活附子汤，治厥阴头痛药也。如湿气在头者，以苦吐之，不可执方而治。

《伤寒六书·伤寒家秘本卷·头痛》

大凡头痛属三阳，乃邪气上攻也。太阳专主头痛，阳明、少阳亦有之。三阴络上不过头，惟厥阴循喉咙之后，上连目，系顶巅，故有头痛干呕、吐涎沫之证，却无身热，亦与阳证不同。虽然，风湿在少阴，湿温在太阴，其经从足走至胸中而还，及头痛过于阴毒，是又不可拘也。若两感于寒，太阳、少阴俱病，则头痛口干，烦满而渴，与夫头痛极甚，又连于胸手足寒者，则为真头痛，不可治矣。

《证治准绳·杂病第四册·诸痛门·头痛》

然亦有三阴三阳之异。太阳经头痛，恶风寒，脉浮紧，川芎、独活之类为主。少阳经头痛，脉弦细，往来寒热，用柴胡、黄芩主之。阳明经头痛，自汗发热，不恶寒，脉浮缓长实者，升麻、葛根、石膏、白芷主之。太阴经头痛，必有痰，体重，或腹痛为痰癖，脉沉缓者，苍术、半夏、南星主之。少阴经头痛，三阴三阳经不流行，而足寒气逆为寒厥，其脉沉细，麻黄附子细辛汤主之。厥阴经头疼，项痛，或吐痰沫，冷厥，其脉浮缓，吴茱萸汤主之。三阳头痛药，羌活、防风、荆芥、升麻、葛根、白芷、柴胡、川芎、芍药、细辛、葱白。

眉棱骨痛：眉骨者，目系之所过，上抵于脑，为目属于脑也。若诸阳经或挟外邪，郁成风热毒，上攻于头脑，下注于目睛，遂从目系过眉骨，相并而痛。若心肝壅热，上攻目睛而痛，则亦目系与眉骨牵连并痛。

若胸膈风痰上攻者亦然。若太阴之胜，湿气

内郁，寒迫下焦，痛留项，互引眉间，其痛有酸者，有抽掣者，有重者，有昏闷者，便可审是孰气之胜也。东垣选奇汤，治眉骨痛不可忍，神效。丹溪云：属风热与痰，治类头风。风热者，宜祛风清上散。因痰者，二陈汤加酒黄芩、白芷。因风寒者，羌乌散。戴云：眼眶痛有二证，皆属肝。有肝虚而痛，才见光明则眼眶骨痛甚，宜生熟地黄丸。有肝经停饮，发则眉棱骨痛不可开，昼静夜剧，宜导痰汤，或小芎辛汤加半夏、橘红、南星、茯苓。

《简明医彀·卷之五·头痛》

凡太阳巅顶痛连额项，恶风；阳明头目痛连齿颊，身热；少阳头角偏痛连耳，寒热往来；太阴体重有痰，腹满；少阴足寒气逆为厥头痛；厥阴顶痛厥冷，或吐痰沫。

《冯氏锦囊秘录·杂症大小合参卷六·头痛头风大小总论合参》

太阳头痛，恶风寒，脉浮紧，其痛在巅顶，与两额角，川芎、羌活、独活、麻黄之类为主，为冲头痛。少阳头痛，脉弦细，往来寒热，其痛连耳根，柴胡、黄芩为主。阳明头涌，自汗，发热恶寒，脉浮缓长实，其痛连目，鼻干，齿颊目疼，升麻、葛根、石膏、白芷为主。太阴头痛，必有痰，体重或腹痛，或痰癖，脉沉缓，以苍术、半夏、南星为主。少阴头痛，足寒气逆，为寒厥，其脉沉细，麻黄、细辛、附子汤主之。厥阴头项痛，或吐痰沫厥冷，其脉浮缓，以吴茱萸汤主之。然太阴、少阴，有身热而无头痛，厥阴有头痛而无身热，若身热又头痛，属阳经也。

《杂病广要·身体类·头痛》

足太阳者，头之经也。六经伤寒，惟太阳受病最多。盖头居其上，当风寒之冲，一有间隙，则若顶若脑，若耳若鼻，风邪乘虚，皆得而入之矣。况复栉沐取凉、饱食仰卧之不谨乎。头风为病，不必须有偏正头疼之证，但自颈项以上，耳目口鼻眉棱之间，或有一处不若吾之体焉，皆其渐也。有头疼，有头运，有头皮顽厚（［按］《入门》改浮顽），不自觉知，有口舌不仁，莫知滋味，或耳聋，或头汗，或目痛，或眉棱上下掣痛，或鼻中闻香极香、闻臭极臭，或只呵欠而作冒眩之状，凡此皆头风证也。治法大要，有热证者消风散，用防风、荆芥煎汤下。无热证者追风散（系川乌、石膏等大方，难于适用），用薄茶清下。又有素患头风之人，或因伤风寒暑湿，依证调理已获轻安，未几头风发作，则不必拘泥前药，当以头风和平之剂疗之。其或病躯老弱，先患头风，复感寒邪，自汗不止，此等用药，无附子又不可也。（妇人月候适行，辄敢梳篦，多成头风痒痛，满头如水泡之状。）（《直指》）

夫头痛不止，乃三阳之受病也，三阳者各分部分。头与项痛者，是足太阳膀胱之经也。攒竹痛，俗呼为眉棱痛者，是阳明经也。额角上痛，俗呼为偏头痛者，是少阳经也。如痛久不已，则令人丧目。以三阳受病，皆胸膈有宿痰之致然也，先以茶调散吐之，后以香薷散、白虎汤投之则愈。然头痛不止，可煎葱白须、豆豉汤吐之，吐讫可服川芎、薄荷，辛凉清上，搜风丸、香芎散（并见“三法六门”）之类。（《治病百法》）

10. 论厥头痛

《证治准绳·杂病第四册·诸痛门·头痛》

厥头痛，贞贞头重而痛，取手、足少阴。厥头痛，意善忘，按之不得，取头面左右动脉，后取足太阴。厥头痛，项先痛，腰脊为应，先取天柱，后取足太阳。厥头痛，头痛甚，耳前后脉涌有热，泻出其血，后取足少阳。头痛不可取于者，有所击堕，恶血在于内，若肉伤，痛未已，可侧取不可远取也。头痛不可刺者，大痹为恶，日作者，可令少愈，不可已。头半寒痛，先取手少阳、阳明，后取足少阳、阳明。膀胱足太阳所生病，头囟顶脑户中痛。胆足少阳所生病，头痛。凡此皆脏腑经脉之气逆上，乱于头之清道，致其不得营运，壅遏经隧而痛者也。盖头象天，三阳六腑清阳之气皆会于此，三阴五脏精华之血亦皆注于此。于是天气所发六淫之邪，人气所变五贼之逆，皆能相害，或蔽覆其清明，或瘀塞其经络，因与其气相薄，郁而成热则脉满，满则痛。若邪气稽留则脉亦满，而气血乱故痛甚，是痛皆为实也。若寒湿所侵，虽真气虚，不与相薄成热，然其邪客于脉外则血泣脉寒，寒则脉缩卷紧急，外引小络而痛，得温则痛止，是痛为虚也。

《杂病广要·身体类·头痛》

头者诸阳之会，凡头痛者，乃足太阳受病。上连风府眉角而痛者，皆可药愈。或上穿风府，隐入于泥丸宫而痛者，是为真头疼，不可以药愈，夕发旦死，旦发夕死，责在根气先绝也。原其所因，有中风寒暑湿而疼者，有气血食饮厥而疼者，有五脏气郁厥而疼者。治之之法，当先审其三因，三因既明，则无施不切中。（《三因》）

11. 论偏头痛

《证治准绳·杂病第四册·诸痛门·头痛》

偏头风：头半边痛者是也。丹溪云：有痰者多。左属风，荆芥、薄荷。左属血虚，川芎、当归。上属痰，苍术、半夏。上属热，黄芩。川芎散、细辛散，荜茇、猪胆搐鼻中。荜麻子半两去皮，大枣十五枚去核，上共捣令熟，涂纸上，用箸一只卷之，去箸，纳鼻中良久，取下清涕即止。生萝卜汁仰卧注鼻中，左痛注右，右痛注左。一妇人患偏头痛，一边鼻塞不闻香臭，常流清涕，时作臭气，服遍治头痛药，如芎、蝎等皆不效。后一医人教服《局方》芎犀丸，不十数服，忽作嚏，突出一铤稠脓，其疾遂愈。

《审视瑶函·卷三运气原证·头痛·左右偏头风症》

左右偏头风发则各不同，左发则左坏，右发则右坏，人多不为虑，致使失光明。

此症左边头痛，右不痛者，曰左偏风；右边头痛，左不痛者，曰右偏风。世人往往不以为虑，久则左发损左目，右发损右目，有左损反攻右，右损反攻左，而两目俱损者。若外有赤痛泪涩等病，则外症生；若内有昏渺眩晕等病，则内症生。凡头风痛左害左，痛右害右，此常病易知者。若左攻右，右攻左，痛从内起，止于脑，则攻害也迟。痛从脑起，止于内，则攻害也速。若痛从中间发，及眉棱骨内，上星中发者，两目俱坏，亦各因其人之触犯感受，左右偏盛起患不同，迟速轻重不等，风之害人尤惨。

《目经大成·卷之二·八十一证·左右偏头风五》

右边气胜左边风，风气兼并作火冲，可论一边皆险急，那堪左右两相攻。攻外青睛凹或凸，内攻神散照无瞳。识得六经七种病，按方主治不无功。此症左边头痛，右不痛者，曰左偏风；右边头痛，左不痛者，曰右偏风。丹溪曰：头风有痰、有热、有风、有血。在左多属风血，在右多属痰热。世人只苦头痛，全不虑及眼目，往往左发损左目，右发损右目。若血虚生风，风盛生热，热生痰，痰逆气，风与痰并，血从中耗，耗虚则寒而痛。风不衰，必损左反攻右，损右反攻左，而两目俱损。更验痛由内起止于外，为祸迟；痛由外起止于内，为祸速；由百会、上星、攒竹中入者，为祸烈。外有赤肿痛泪，得外症；内有昏惑妄见，得内症，症成多不能治。风之害人，惨毒极矣！治法：不问左右，先以艾葱熨头，炒米、炒盐熨太阳穴，一面调神应散，徐徐啜之，俟势稍止，然后按症诊脉。如左偏风，脉浮数有力，心烦口苦，目红狂痛，泪热如汤，二便不利，逐客饮、导赤各半汤，有翳兼服泻青丸；右偏风，脉如左，加大实，目赤肿，眵多，二便秘涩，通气利中丸、凉膈散、清胃散，有痰，清气化痰丸用亦得。依此主持，厥目未必就损。不损，再对病选方，十亦可全五六。

《金匮启钥(眼科)·卷三·头痛·左右偏头风论》

偏头风症，痛分左右，两不相涉。左边头痛右不痛者，曰左偏风；右边头痛左不痛者，曰右偏风。世人往往不以为虑，久则左发损左目，右发损右目，且有损左反攻右，损右反攻左，而两目俱损者。若外有赤痛泪涩等病，则外症生；若内有昏眇眩晕等病，则内症生。凡头风痛左害左，痛右害右，此常病易知者。若左攻右，右攻左，痛从内起，止于脑，则攻害也迟，痛从脑起止于内，则攻害也速，若痛从中间发，及眉棱骨内、上星中发者，两目俱坏。亦各因其人之触犯感受，左右偏盛，起患不同，迟速轻重不等，风之害人，至于此哉。治宜审定所发阴阳经络，验明症候，而后于羌活芎藁汤、柴芎汤、苍术汤、细辛汤、吴茱萸汤、升麻芷葛汤，择而下之，庶几无误。

《杂病广要·身体类·头痛》

有偏正夹脑风，服川乌、附子不愈，用莲子、草乌而愈者，此乃以毒攻毒之意，不可不知。有上焦热头痛，宜败毒散，去柴胡，加甘菊花如其数。有头风发动，顶后两向筋紧，吊起作痛者，看其人挟寒挟虚，宜大三五七散。头风用热药者多，间有挟热而不胜热剂者，宜消风散、通关散(见《和剂》)、茶调散清上之类。(《要诀》)

偏头风，亦先风一日即发，湿痰与火伏头中，虽夏月常欲包裹，越婢汤加减。湿加泔制苍术、黑豆制川乌，火加姜汁炒山栀，左加酒黄芩，右加姜汁、煅石膏，湿热甚连目肿者加酒大黄，有邪风加细辛、川芎、防风之类。(《医通》)

12. 论真头痛

《证治准绳·杂病第四册·诸痛门·头痛》

真头痛：天门真痛，上引泥丸，夕发旦死，旦发夕死。为脑为髓海，真气之所聚，卒不受邪，受邪则死，不可治。古方云与黑锡丹，灸百会，猛进参、沉、乌、附，或可生，然天柱折者，亦难为力矣。

《杂病广要·身体类·头痛》

真痛，脉短涩，天门真痛，上引泥丸，不治；灸百会，猛进参、沉、乌、附，或可生。（《永类》）

其或痛入泥丸，上至巅，壹点痛不可忍，六脉或绝，此由根本之气虚，谓之真头痛，旦发夕死，夕发旦死，不可不知。（《治法秘方》）

若真头疼，则朝发夕死，夕发朝死矣（详见《难经疏》）。人而患此，亦末如之何。要之亦有所自，其在根本不固耶。若欲着艾，须先百会、囟会等穴，而丹田、气海等穴，尤所当灸，以补养之，毋使至于此极可也。（《资生》）

13. 论雷头痛

《证治准绳·杂病第四册·诸痛门·头痛》

雷头风：头痛而起核块者是也。或云头如雷之鸣也，为风邪所客，风动则作声也。夫治雷头风，诸药不效者，证与药不相对也。夫雷者，震也；震，仰盂。故东垣制药用荷叶者，象震之形，其色又青，乃述类象形。当煎《局方》中升麻汤主之，名曰清震汤。张子和用茶调散吐之，次用神芎丸下之，然后服乌荆丸及愈风饼子之类。衰者用凉膈散消风散热。头上赤肿结核，或如酸枣状，用排针出血则愈。亦有因痰火者，痰生热，热生风故也。痰火上升，壅于气道，兼乎风化，则自然有声，轻如蝉鸣，重如雷声，故名雷头风也。用半夏（牙皂、姜汁煮）一两，大黄（酒浸透，湿纸包煨，再浸再煨三次）二两，白僵蚕、连翘、橘红、桔梗、天麻各五钱，片芩（酒炒）七钱，薄荷叶三钱，白芷、青礞石、粉草各一钱。末之，水浸蒸饼丸如绿豆大。食后、临卧茶吞二钱，以痰利为度，然后用清痰降火煎药调理。

《审视瑶函·卷三运气原证·头痛·大小雷头风症》

雷头风痰，来之最急，症类伤寒，头如斧劈，目若锥钻，身犹火炙，大便不通，小便赤涩，痛不可禁，祸亦难测，瘀滞已甚，应知爆出，着意速医，勿延时刻，泻火为先，须防胃液，逼损清纯，终当一失。

此症不论偏正，但头痛挟痰而来，痛之极而不可忍，身热目痛。便秘结者，曰大雷头风。若头痛，大便先润后燥，小便先清后涩，曰小雷头风。大者害速，小者稍迟，虽有大小之说，而治则一，若失之缓，祸变不测，目必损坏，轻则粄凸，重则结毒，宜早为之救，以免祸成。

《目经大成·卷之二·八十一证·大小雷头风四》

雷风人暴患，壮热且憎寒，头脑浑如烙，睛珠酷似钻，气粗痰上易，火秘便通难，怠忽过时刻，天医费往还。

此症不论偏正头风，但憎寒壮热，状如伤寒，头目疙瘩，肿痛极，不能忍耐者是。或挟痰而来，两耳若雷鸣风动，轰轰作声，故曰雷头风。风起目随病，既而身如被杖，二便秘结，曰大雷头风。头风作，大便先润后燥，小便先清长后赤涩，身热徐退不痛，曰小雷头风。大者害速，小者稍缓，二三日目即损坏，神医莫能为治。

目坏而痛不少歇，命其危矣。《难经》曰：头痛有厥、有真。厥者，逆也；真者，无他杂也。面肿头重，按之不得，项先痛，腰脊为应耳。前后脉涌有热。此风寒伏手三阳，留而不去，壅逆作病，头为阳首，发为厥痛。若再传入脑户，则手足必寒，爪甲必青，死不治。初起不问大小雷风，三阳厥逆，五邪争并，不辨为火、为风、为痰，脉息对症或否，速与大承气或三黄祛热煎，火得息则痰自散，而风亦渐止。如表症未罢，菊花通圣散先投看效。倘脉浮芤或沉濡而迟，服前方反剧，亟换调中益气、全真一气、大补元等汤。能开导针砭，依图施治，尤为快便。

雷头风，本科第一险症，眇瞽者强半。为此，前人只论其险，绝不究其经络治法，至今私恨。

14. 论时疫头痛

《证治准绳·杂病第四册·诸痛门·头痛》

大头痛：头肿大如斗是也。是天行时疫病。东垣监济源税时，长夏多疫疠，初觉憎寒体重，次传面目肿盛，目不能开，上喘，咽喉不利，舌干口燥。俗云大头天行，亲戚不相访问，如染之多不救。张县丞亦患此，医以承气汤加蓝根下之稍缓，翼日其病如故，下之又缓，终莫能愈，渐至危笃。东垣诊视具说其由曰，夫身半以上，天之气也，身半以下，地之气也。此虽邪热客于心肺之间，上攻头而为肿盛，以承气下之，泻胃中之实热，是诛罚无过，殊不知适其病所为故。遂处方用黄连、黄芩，味苦寒，泻心肺间热以为君。橘红、玄参苦寒，生甘草甘寒，泻火补气以为臣。连翘、鼠粘子、薄荷叶苦辛平，板蓝根味甘寒，马屁勃、白僵蚕味苦平，散肿消毒定喘以为佐。新升麻、柴胡苦平，行少阳、阳明二经不得伸。桔梗味辛温，为舟楫不令下行。共为细末，用汤调，时时服之，拌蜜为丸噙化，服尽良愈。

乃施其方，全活甚众，名普济消毒饮子。海藏云：大头病者，虽在身半以上，热伏于经，以感天地四时非节瘟疫之气所着以成此疾。至于溃裂脓出，而又染他人，所以谓之疫疠也。大抵足阳明邪热太甚，实资少阳相火为之炽，多在少阳，或在阳明，甚则逆传。视其肿势在何部分，随其经而取之。湿热为肿，木盛为痛。此邪发于首，多在两耳前后所，先见出者为主为根。治之宜早，药不宜速，恐过其病，所谓上热未除，中寒已作，有伤人命矣。此疾是自外而之内者，是为血病，况头部分受邪见于无形之处，至高之分，当先缓而后急。先缓者，谓邪气在上，着无形之部分，既着无形，所传无定，若用重剂大泻之，则其邪不去，反过其病矣。虽用缓药，若又急服之，或食前，或顿服，咸失缓体，则药不能除病矣。当徐徐渍无形之邪，或药性味形体据象服饵，皆须不离缓体及寒药，或酒炒浸之类皆是也。后急者，谓前缓剂已经高分泻邪气入于中，是到阴部，染于有形质之所，若不速去，反损阴也。此却为客邪，当急去之，是治客以急也。且治主当缓者，谓阳邪在上，阴邪在下，各为本家病也。若急治之，不惟不能解其纷，而反致其乱矣，此所以治主当缓也。治客当急者，谓阳分受阳邪，阴分受阴邪，主也。阴分受阳邪，阳分受阴邪，客也。凡所谓客者，当急去之，此治客以急也。假令少阳、阳明之为病，少阳为邪者，出于耳前后也。阳明者，首面大肿也。先以黄芩、黄连、甘草，通炒过锉煎，少少不住服呷之。或服毕，再用大黄或酒浸或煨，又以鼠粘子新瓦上炒香，㕮咀，煎去渣，内芒硝各等分，亦细细呷之，当食后用。徐得微利及邪气已，只服前药。如不已，再服后药，根据前次第用之，取大便利、邪已即止。

如阳明渴者，加石膏。少阳渴者，加栝蒌根汤。阳明行经加升麻、葛根、芍药之类，太阳行经加羌活、防风、荆芥之类，选而加之，并与上药均合，不可独用散也。黑白散，甘桔汤加鼠粘子、连翘、大黄、玄明粉、白僵蚕、荆芥。僵蚕一两，锦纹大黄二两，姜汁丸弹子大。新汲泉水和生蜜调服。外用井底泥，调大黄、芒硝末敷之。

二、医案

1. 治伤风头痛

《邵氏方案·卷之乐·头痛》

1）左偏头痛移右，牙关紧结。外风引动内风也。防风钱半，丹皮钱半，黄菊三钱，石决明一两，羌活一钱，连翘三钱，蒺藜三钱，羚羊角钱半，桑叶钱半。

2）太阳经受风为头痛。代针法。紫苏钱半，黄菊独活一钱，桑叶钱半，蒺藜荆芥钱半。

《丁甘仁医案·卷三·内伤杂病案·附头痛眩晕案》

葛左。头为诸阳之会，惟风可到，风邪客于阳位，袭入太阳之经，头脉胀痛，痛引后脑，连及项背，恶风鼻流清涕，胸闷纳少，脉浮苔白。治以辛温解散。荆芥穗一钱，青防风一钱，川桂枝五分，生甘草五分，江枳壳一钱，苦桔梗一钱，炒赤芍一钱五分，炒薄荷八分，广陈皮一钱，荷叶一角。

何右。头痛且胀，痛引头额，畏风鼻塞，苔黄脉浮。风邪客于阳明之经也，风为阳邪，辛以散之，凉以清之。荆芥穗一钱五分，薄荷炭八分，净蝉衣八分，蔓荆子一钱五分，冬桑叶三钱，甘菊花三钱，江枳壳一钱，苦桔梗一钱，粉葛根一钱五分，连翘壳三钱，苦丁茶一钱五分，荷叶边一圈。

2. 治伤寒头痛

《脉症治方·卷之四·医案》

一男子因劳力饮食不节，复感寒，头痛发热，肢节痛无汗，恶寒，遂用麻黄汤加干葛、白芷一服，汗出热退，头痛体痛未除，又加胸胁胀呕吐。再以小柴胡加枳、桔、木香、陈皮，胁胀呕吐稍定，虚汗烦躁渴甚。用人参白虎汤，烦渴虽止，又复头疼发热，小腹急痛，询之大小便利，意必是外减去而内伤未除，再用大柴胡汤下二三行，诸症悉去，后用补中益气汤数服而安。

一妇人年三十余，因乍洗澡冒风，患头痛，发热，自汗，恶风，烦躁而渴，先因自用姜葱煎醋表汗，重虚腠理，愈加冷汗不止，请予治。诊其六脉，细数无力，两寸略大。初用桂枝汤，加川芎、白芷、黄芩、石膏，烦躁略安，而冷汗与渴未止。续用人参白虎汤，而渴止，头疼冷汗反甚，知其荣卫俱虚，遂用十全大补汤去桂，加麻黄根二钱，数帖而安。

一男子年五十余，因食冷肥肉数片，又食冷粥二碗，次早鬔头看木匠，因感冒寒邪，遂头痛发热、恶寒、无汗，此内伤外感俱重。先用麻黄汤，加川芎、白芷、葱白，一服而汗出。头痛发热仍旧，又加胸膈胀满，知其表已解而里未消，复用大柴胡下之，而前症略宽，其燥渴反剧。再用白虎汤一服，而烦渴止，病全愈。

一男子年四十余，因下冷水洗澡，久浸水中，患头痛发热，身重如被杖，无汗，六脉洪数。初令服九味羌活汤倍苍术，二服微汗，而病未解，遂更朱医用麻黄发表药，大汗，热虽小退，头痛愈剧，越五日，再请予视。予曰：先六脉洪数，故用微汗，今则脉沉数，又见胸腹胀大，是里症也，宜急下之，今反汗之，是重竭其阳也，用大承气汤下之，入大黄五钱，乃得通利，热退身凉，而干呕大作。再用半夏汤，加黄连入姜汁，一服乃止。予再教服调理脾胃药，彼不听。予曰：余邪未尽，正气未回，不服调脾胃药，必有他疾出。后经半月，果患赤痢，用黄芩芍药汤加槟榔、枳壳、木香、肉果，二服痢止，再用参苓白术散煎服数帖而安。

一男子年三十余，患伤寒头痛，无汗，发热，误药失汗，热蕴于内作出遍身红紫斑，遂用防风通圣散，去硝黄、黄柏、滑石，加牛蒡子二剂，热退斑没。仍虚汗大渴，咽喉肿痛，再用人参白虎汤，加玄参、升麻少许，二剂而痛渴俱止。后用小柴胡汤去半夏，加白术、当归、麦冬五六剂而安。

《孙文垣医案・卷一・三吴治验・大光禄庞太夫人寒热头痛饱闷》

大光禄庞公子远，吴江人也。其太夫人病头痛恶寒，胸膈懑且痛，时发寒热。吴医王后山者，有时名，吴人最所笃信。延治五日不瘥。闻予居吴，礼致为治。诊其脉，右滑大，左浮弦而数。问服何剂？光禄公曰：不识，而有药在。予视之，偶失言曰：左矣！时有西席项姓者，闻言而厉声曰：此三吴最名士也。渠发剂而有议者，辄面唾之，幸不在尔。予笑曰：渠是而议者非，则当唾人；渠非而议者是，是自唾且不暇，何暇唾人。四物汤、玄胡索、牡丹皮、香附子，养血调经剂也。太夫人七十余矣，而有经可调哉！投剂之左，由生平守常套，而不知因人因症随俗为变也。项子曰：此何症？予曰：仲景有云，头痛恶寒，外感病也。浮弦而数，胸膈懑痛，少阳脉症俱在，右脉滑，饮食滞而为痰。彼用当归、地黄、芍药，皆滞痰闭气之味，内伤何由得消，外感何由得出？此症只宜用柴胡汤合平胃散，一二帖可瘳也。项犹有言，光禄公曰：勿辩，饮药而泾渭明矣。一饮而寒热除，再饮而胸膈泰。光禄喜曰：奇公名不虚附矣！予私问项子何极誉王？光禄曰：项初受业于王，未睹大方，而独是其师说，多见其识之不广也。

《伤寒兼证析义・头风兼伤寒论》

一老妇久患偏头风，诸治不效，春间复感风寒，方士用火针刺风池、合谷等穴，针处皆发赤肿，气从小腹上冲，不时头面赤热，诸医莫解其故。因延疡医治之，用消毒药，肿愈坚大，施元倩先生用桂枝汤数剂而平。细释此症，似属邪热而用辛温之药反效，何也？曰：此即烧针令其汗，针处被寒，核起而赤之成法，幸有施子能用，知仲景之学，尚不至于全废也。

今有一少年，形体肥盛，患伤寒昏热，或用表药不得汗，遂谵妄躁乱，患用凉膈散加黄连而热除，但头痛经月不止，昼则目珠与眉陵太阳俱酸疼，夜则大痛引急如掣，目中如有风吹状，以热掌按之，即稍觉爽快，寐则头与胸前大汗如漉，左脉紧细，右脉浮缓，服茶调散，用搐鼻法不应，与养血药亦不应。不识此为何病？何药可以收功？曰：此热邪虽从内泄，而寒痰袭于经中，因体肥不能外泄，所以流连不解，《内经》所谓其人肥，则为目风眼寒是也，治当解营分郁闭之火，除经络沉冱之寒，授以三因芎辛汤加生石膏半两，数日必能获效，服之果然。

《陈莲舫医案・卷下・头痛》

张，左，三十四。冷水洗面已近月余，遂致寒伤于脑，头痛不已。治以分解，兼顾脘闷肢酸。防风、蔓荆子一钱五分，米仁、佛手、北细辛四分，佩兰、小朴、建曲、香白芷四分，鸡苏散、半夏、会皮、荷叶。

3. 治风热头痛

《周慎斋遗书・卷九・头痛》

一女十七八岁，两太阳痛起至眉棱，额上尽痛，胃口嘈杂，冷汗自出，经水过期。此风热上壅头目，胃口有热故也。用四物汤各一钱，连翘、荆芥各五分。水煎服，愈。

《类证治裁·卷之六·头痛论治·头痛脉案》

侄头右偏痛,右上牙龈迄耳根紧掣,右鼻亦窒。一医用大黄、滑石,失之沉降。一医用柴胡、升麻,失之升提。予谓火郁生风,宜清凉发散,用辛以散风,苦以降火,参气味主治。内用羚羊角、山栀、甘菊(炒)、连翘、天麻(煨)、桔梗、丹皮、薄荷、钩藤、青荷蒂。外用细辛、白芷、羌活、川芎、当归、苏叶,煎汤熏洗。日数次,汗泄鼻通,紧痛顿减。后于内服原方去连翘,加知母(为其便燥),数服而平。此症多由少阳风火郁遏所致,其脉或左弦右沉,至阳升巅顶,两寸必较浮大,此其验也。

《张聿青医案·卷九·头痛》

某(右)。头痛不止,甚则心胸懊侬。肝火风壅于阳络。恐致失明。桑叶、黑山栀、防风、淡子芩、羌活、丹皮、甘菊花、藁本、石决明、僵蚕。

孙(右),头痛减而复盛。昨进清震汤以泄木火之势,痛势随退,大便亦行。无如脚膝腿股之间,随处刺痛。脉缓而关部仍弦。还是火风未熄,流窜经络犹恐上腾致变。拟清泄以锉其锋。黑山栀、淡子芩、鲜竹茹、苦丁茶、连翘壳、夏枯草、碧玉散、鲜菊叶、粉丹皮、代赭石、鲜荷边。

某(右)。头痛如破,一转机于消风,再转机于升发。发者何,发其火之郁也。风以何据,龈肿是也。岂以消风之剂,始效而终不效,乃度其为火乎。非也。初次头痛,神识清灵,继而痛甚,时兼谵语。惟火足以乱我神明,风虽甚,不能扰我之方寸,《经》谓火郁者发之,升柴之所以敢于尝试也。幸皆应手。实堪相庆。特头痛虽定,而遍体游行作痛,若系血不濡经,则痛有定,痛势亦略缓,今游行甚速,还是风火之余威,窜入于络隧之间。脉数,重按细弦,轻取微浮,与所审证据,亦属相符。拟泄热祛风,以消余烬。秦艽、僵蚕、桑寄生、独活、青防风、丹皮、淡芩、黑山栀、连翘、青果、芦根。

右。喉痏之后,风火未清,风气通肝,以致火风游行经络,头痛如破,甚则随地结块,所谓热甚则肿也。川芎、羚羊片、丹皮、蔓荆子、秦艽、山栀、白僵蚕、防风、香白芷、菊花。二诊头痛减而少腹有气上冲,直抵咽喉,寤难成寐。脉洪大稍敛,而关脉仍弦。肝火风未能尽平,厥气从而附和。前法再参调气。白芷、白芍、丹皮、藁本、金铃子、鲜菊花、山栀、当归、香附、青皮、枇杷叶。

《贯唯集·头痛》

章,左。刻诊脉象转数带弦,舌苔白少津,头额偏左疼痛,鼻塞多泪,偶有赤泪从内眦溢出,午前转剧,近晚渐松。此阴虚挟痰阻于络中,风热乘机上扰。法当养阴疏络,清邪止痛为治。首乌、羚羊角、天麻、川芎、石决明、甘菊、钩藤、薄荷、荆芥、归身、丹皮、延胡、贝母、元参、山栀、桑芽。

《江泽之医案·头痛》

外风内火交集,头眩致颠顶痹痛,乍寒乍热,天庭痛甚起瘤,胸次气机不利,谷食懒进,大便秘结,解如弹。青黛、桑叶、黄芩、雅连、羚羊角、山栀、丹皮、川芎、甘草、露蜂房。

《也是山人医案·头痛》

徐(三四)。暑风热头痛。宜清散。鲜荷叶边三钱,鲜菊叶一钱,木通八分,羚羊角一钱,连翘壳一钱五分,黑山栀一钱五分,蔓荆子一钱。

《孤鹤医案·头痛》

暑风蒸热,归于阳明少阳之部。头痛右偏,目亦而小,脉形浮濡。拟用轻剂凉泄。薄荷六分,青蒿一钱,橘红一钱,赤芍一钱半,桑叶一钱半,白蒺藜三钱,羚角一钱半,山栀一钱半,生草一钱半,钩钩四钱,荷叶一角。

4. 治时疫头痛

《孙文垣医案·卷二·三吴治验·一仆时疫头痛发热》

一仆发热头疼,口渴,腹疼,小便赤,大便泻,日夜不睡者六日。予诊之曰:据脉,汗后浮数,热尚不减,乃疫症也。以滑石三钱,青蒿、葛根、白芷、片芩各一钱半,炙甘草、升麻各五分。一帖即得睡,热减大半,头痛全除,惟小水赤,头晕,脚膝无力。此病后血虚之故。以四物汤加青蒿、酒芩、薏苡仁,服之而安。

《孙文垣医案·卷二·三吴治验·一仆时疫头痛如破》

一仆病与前类,而身如火烁,头痛如破,大便不泻,小水赤,口渴,鼻干,不得眠,胸膈膨胀,腹饥不能食,六脉弦而数。用竹叶石膏汤,加知母、枳壳、白芷、葛根,大加青蒿,一帖而热痛减半,胸膈亦宽。惟口渴,小水短涩,睡卧不安,又与化瘟丹三钱,井水化下,渴止,稍得睡,头晕脚软,喘急。与四物汤加青蒿、酒芩、薏苡仁、木瓜,服之全安。

《孙文垣医案·卷四·新都治验·朱氏子天送时疾头疼身若燔炭》

朱氏子天送，时疾头疼，身若燔炭，口渴气促，申酉刻热潮更甚，舌心焦黑，遍体紫斑，语言含舌不清，时多发呃，耳聋。先治者误进藿香正气散而加呕逆水泻；又医以柴苓汤，呕益甚，热转增剧。迎予为诊，六脉俱洪数，此少阳阳明合病之疫，以石膏五钱，知母、柴胡各三钱，黄芩一钱五分，半夏曲、麦门冬、竹茹、橘红、葛根各一钱，粉草、枳实各五分，服下热退其七，舌不燥矣。再以柴胡、半夏曲、白芍药、竹茹各一钱，石膏三钱，麦门冬、知母各一钱五分，黄连、甘草、人参各五分，水煎饮之而斑退，诸症悉平。

5. 治实热头痛

《儒门事亲·卷六·热形·热厥头痛五十六》

彭吴张叟，年六十余岁。病热厥头痛，以其用涌药，时已一月间矣。加之以火，其人先利脏腑，年高身困，出门见日而仆，不知人。家人惊惶，欲揉扑之。戴人曰：大不可扰。续与西瓜、凉水、蜜雪，少顷而苏。盖病人年老涌泄，目脉易乱，身体内有炎火，外有太阳，是以自跌。若是扰之，便不救矣。惟安定神思，以凉水投之，待之以静。静便属水，自然无事。若他医必惑，足以知戴人之谙练。

《儒门事亲·卷七·燥形·偏头痛九十二》

一妇人年四十余，病额角上耳上痛，俗呼为偏头痛。如此五七年。每痛大便燥结如弹丸，两目赤色，眩运昏涩，不能远视。世之所谓头风药、饼子风药、白龙丸、芎犀丸之类，连进数服。其痛虽稍愈，则大便稍秘，两目转昏涩。其头上针灸数千百矣。连年著灸，其两目且将失明，由病而无子。一日问戴人。戴人诊其两手脉，急数而有力，风热之甚也。余识此四五十年矣，遍察病目者，不问男子妇人，患偏正头痛，必大便涩滞结硬，此无他。头痛或额角，是三焦相火之经及阳明燥金胜也。燥金胜，乘肝则肝气郁，肝气郁则气血壅，气血壅则上下不通，故燥结于里，寻至失明。治以大承气汤，令河水煎三两，加芒硝一两，煎残顿令温，合作三五服，连服尽。荡涤肠中垢滞结燥，积热下泄如汤，二十余行。次服七宣丸、神功丸以润之，菠菱、葵菜、猪羊血为羹以滑之。后五七日、十日，但遇天道晴明，用大承气汤，夜尽一剂，是痛随利减也。三剂之外，目豁首轻，燥泽结释，得三子而终。

《古今医统大全·卷之五十三头痛门·病机·头痛属火热之为病》

张子和医丹阳僧，病头痛，不敢见明，知其热，以布圜其巅上，置冰于其中，日易数次。戴人曰：此三阳蓄热故也，乃置炭火于暖室中，出汗涌吐，三法并行，七日而愈。

《脉症治方·卷之四·医案》

一男子年二十八九，家贫以备工为活，因劳役饮食失节，患头痛发热，呕吐无汗。初用九味羌活汤，一剂，微汗出，头痛半止，热亦稍退，越五日，彼再用猪油煎醋吃，复头痛发热，胸膈胀闷，大渴大汗。诊其脉滑数，再以大柴胡入大黄，三钱不动，渣内又三钱，遂得四五次，膈宽热退，惟小腹痛。群谓是用大黄太过故也，予不以为然，再用桂枝大黄汤，其家坚不肯服。予告曰：彼因下焦有火兼有积食，留滞作痛，若不涤去，终为后患，若有疏虞，余可力保，遂服一大剂，复痢黑色秽物半桶，其痛遂止，众皆赧然，后用调理脾胃药数剂而安。

《孙文垣医案·卷二·三吴治验·郑春寰头痛内热》

大都谏郑春寰老先生，为春元时，头痛内热，入夜尤甚，汗出如流，通宵不止，小水短赤，舌上黄苔，右胁胀疼。先与桂枝白虎汤一帖，解其内热，敛去浮汗，再与白芥子一钱，栝蒌仁四钱，枳实、姜黄、黄连各八分，水煎服，外与当归龙荟丸一钱五分下之，而胁痛安。

《孙文垣医案·卷四·新都治验》

族文学内眷头痛玉户撮急肛门逼迫遍身皆疼。亮卿文学内人，头痛，遍身痛，前后心两乳皆胀，玉户撮急，肛门逼迫，大便三日未行，口干。因大拂意事而起，下午发热似疟、恶心、烦躁不宁，而时当盛暑，乃怒气伤肝，挟暑热而然。以石膏三钱，青皮、柴胡、枳壳各一钱，半夏曲、黄芩各八分，甘草、桔梗各五分，夜与当归龙荟丸下之，大小便皆利，热退而诸症悉减，惟略恶心，与清脾饮两帖，全安。

仆子得贵春温头痛。仆子得贵，春温头痛，体热，面赤，舌心焦燥。以石膏、柴胡、葛根、甘草、黄芩、知母、天花粉、白芍药服之，而舌不焦黑矣。进粥太早，半夜后又复发热，中脘硬痛，与大柴胡汤一帖，汗出津津，大便行二次，腹痛不止。乃以小承气汤调下玄明粉一钱，大便又行二次，热不退，而痛全减，旋作鼻衄。改以石膏、牡丹皮、生地黄、山栀子、甘草、升麻、黄芩、赤芍药，一帖而热散衄止。

《万病回春·卷之五·头痛》

侍御西泉杜公，患头痛如刀劈，不敢动移，惧风，怕言语，耳鸣，目中溜火，六脉紧数有力。余以酒九蒸九晒大黄为末三钱，茶调服，一剂而愈。

《慎柔五书·卷五·医案第五·头痛例》

一贵介，年三旬。先因齿痛，用石膏三钱煎服，顷即满头皆肿痛，牙根上腭肿势尤甚，俟天明稍退，盖得阳气故也。诊之，右关细洪，左关涩，左尺亦涩。余谓：须纳气下达，方得脉和，定方名羌活散火汤，羌活（酒炒）五分，防风三分，酒连一分，酒芩二分，白茯苓一钱，人参二钱，甘草五分，半夏一钱，破故纸一钱，枸杞子一钱。二剂，其细涩脉即粗大，是阳气下行矣，头痛稍止，可见前头痛是下焦无阳，阴火上冲。服之八剂，头痛全止，齿根肿犹未退，脉则益和。余曰：将愈矣，此阳气已至恙所。果四五日出脓少许而瘳。

《临证指南医案·卷一·头风》

赵右偏头痛，鼻窍流涕，仍不通爽，咽喉疳腐，寤醒肢冷汗出，外邪头风，已留数月，其邪混处，精华气血，咸为蒙闭。岂是发散清寒可解，头巅药饵，务宜清扬，当刺风池、风府，投药仍以通法，苟非气血周行，焉望却除宿病。（暑热上蒙清窍）西瓜衣、鲜芦根、苡仁、通草，煎送腊矾丸。

《古今医案按·卷七·头痛》

一人稚年气弱，于气海三里穴时灸之，及长，成热厥头痛，虽严冬喜朔风吹之，其患辄止，少处暖及近烟火，其痛即作，此灸之故也。东垣治以清上泻火汤，寻愈。

《王九峰医案·副卷二·十一头痛》

阳明胃火上炎，头中震痛如动脉之状，时作时止。脉洪而数，寒以取之。白虎汤加生地、麦冬、木通、泽泻。

《叶天士曹仁伯何元长医案·何元长医案·头痛门》

头痛膈胀，少阳郁热也。治以清疏。柴胡、赤芍、陈皮、黑栀、郁金、石决明、连翘、蒌皮、木通。

《邵氏方案·卷之乐·头痛》

1）阳明伏热，为右偏头痛。久恐伤目。石膏、连翘、滑石、荷叶、知母、桑叶、通草一钱，藿香、薄荷七分，丹皮。

2）当额痛，泛呕。此厥阳头痛也。左金丸五分、七分，嫩苏梗、蒺藜、半夏、石决明、生香附、枳壳、陈皮、冬桑叶。

《诊余举隅录·卷上·头痛实火证》

辛卯春，济南有王姬患头痛甚剧，人用荆芥、防风、藁本，是头痛治头之见也，痛势愈酷，日夕呻吟。余切其脉，数而弦，知是阴不胜阳，阳亢无制，上凑至巅，迫而为痛。前用风药，犹火焚而复煽之耳，风助火势，火借风威，痛故不可忍。治当滋水熄木，以清下法折之，冬地三黄汤加元参、羚羊角，一剂，大便润，痛即平。又合生料六味丸意，加减治之而愈。后余入都，闻有一人病火冲头痛颇重，延西医治之，用猪脬五，盛冰于中，头顶前后左右各悬其一。彼以为邪火上冲，用寒冰遏之，则火衰而痛可平。不知寒从外逼，火将内攻，症之轻者，不过多延时日，或可无虞，若遇重症，尤恐火气攻心，挽回莫及。在西人以寒治热，较俗工以风助火，已胜一筹，然何如用清下法折之，一服即平为愈乎。

《也是山人医案·头风》

赵（四五）。右偏头风痛，目赤，少阳郁火未熄。霜桑叶一钱，丹皮一钱，白蒺藜（炒）一钱五分，稆豆皮二钱，黄甘菊一钱，云茯神二钱，制首乌三钱，杞子二钱。

6. 治痰湿头痛

《普济方·卷四十七·头门·膈痰风厥头痛》

丁未十月中，范天骒之内，素有脾胃之证，时显烦躁，胸中不利，大便不通，因乘寒出外晚归，又为寒气怫郁，闷乱大作，气不能伸故也。疑其有热，服疏风丸，大便行，其病不减，将其药少再服七八十丸，大便复见两三行，原证不瘳，增添吐逆，食不能下，咳唾稠黏，涌出不止，眼涩头旋，恶心烦闷，气短促上喘，无力以言，心神颠倒，兀兀不止，目不敢开，如在风云中，头痛如裂，身重如山，四肢厥冷，不得安卧。先师料前证是胃气已损，复下两次，重虚脾胃，病名曰痰厥头痛，与半夏白术天麻汤治之，再服而愈，半夏白术天麻汤：天麻半钱，半夏一钱半，黄芪半钱，人参半钱，白术一钱，苍术、橘皮、泽泻、茯苓各半钱，炒曲一钱，麦蘖面二钱，干姜二分，黄柏二分。上件㕮咀，每服半两，水二大盏煎至一盏，去滓，带热服之。此头痛苦甚，为足太阴痰厥头痛，非半夏不能疗；眼黑头旋，风虚内作，非天麻不能除，其苗谓之定风草，独不为风所动也，亦治内风之神药也，内风者虚风是也；黄芪甘温，泻火补元气，实表虚，止自汗；人参甘温益气，泻火补中；二术俱苦甘温，除湿补中益气；泽泻、茯苓利小便导湿；橘皮苦温，益气调中升阳；曲消食，荡胃中滞气；大麦蘖宽中，助胃气；干姜辛热，以涤中寒；黄柏苦寒，酒制，以疗冬天少火在泉发燥也。

《孙文垣医案·卷一·三吴治验·蔡乐川令眷头痛如破》

蔡乐川令眷，患头痛，痛如物破，发根稍动，则痛延满头，晕倒不省人事，逾半时乃苏。遍身亦作疼，胸膈饱闷，饮汤水停膈间不下。先一日吐清水数次，蛔虫三条。原为怒起，今或恶风，或恶热，口或渴，或不渴，大便秘，脉则六部皆滑大有力。予曰：此痰厥头痛症也。先以藿香正气散止其吐，继以牛黄丸、黑虎丹清其人事。头仍疼甚，又以天麻、藁本各三钱，半夏二钱，陈皮、白芷、薄荷、麻黄、生姜、葱白煎服，得少汗而头痛少止。至晚再服之，五更痛止大半，而人事未全清。予谓此中焦痰盛，非下不可。乃用半夏五钱，巴霜一分，面糊为丸，每服三十丸，生姜汤送下。下午大便行三次。皆稠黏痰积也。由此饮食少进，余症瘥可，惟遍身仍略疼。改用二陈汤，加前胡、石膏、藁本、薄荷、枳壳、黄芩、石菖蒲，调理而安。

《孙文垣医案·卷四·新都治验·一仆妇头疼喉痛咳嗽呕恶胸膈作胀》

一仆妇，头疼喉咙痛，咳嗽呕恶吐痰，胸膈作胀，经水适来，身热口干，此少阳经痰火症也。用柴胡为君，半夏、白芍药、竹茹为臣，葛根、天花粉、橘红、桑白皮、黄芩、知母为佐，甘草、桔梗为使，一帖微汗而热散痛除。惟痰嗽不转，小水短涩。柴胡、知母、麦冬、竹茹各八分，白芍药一钱，滑石三钱，黄芩、贝母、桔梗各七分，五味子十二粒，甘草三分，一帖而瘳。

《王九峰医案·副卷二·十一头痛》

1）脉来沉滑，头痛如破，痛甚作呕，食入则吐，胸满胁胀。湿痰盘踞中州，清气无由上达清虚之所，名曰痰厥头痛。主以温中消饮，佐以风药取之。平胃散加北细辛、蔓荆子、川芎。

2）头痛兼眩，不寐，肢间逆冷，心中愦愦如驾风云。此风痰上扰清窍，有痰厥之虑。拟半夏白术天麻加减。半夏白术天麻汤去黄芪、苍术，加川芎、蔓荆子。怒损肝阴，木郁化火，下耗肾水，上熏巅顶。值有妊三月，奇脉亦受其戕。少阴虚不能引巨阳腑气则巅痛，阳维为病苦寒热。拟逍遥散加味，以条达肝邪，治其寒热巅痛之本。逍遥散加川芎、制香附。

《类证治裁·卷之六·头痛论治·头痛脉案》

张氏女患头痛，每发须吐尽痰沫，痛乃止，诊其脉沉缓，知为太阴痰厥头痛。仿东垣半夏天麻白术汤加减，愈。［按］太阴头痛，必有痰也，苍术半夏汤主之。少阴头痛脉沉细，足寒而气逆，麻黄附子细辛汤主之。太阴、少阴二经虽不上头，然痰与气逆壅于膈间，则气不畅而头为痛也。

《邵氏方案·卷之乐·头痛》

因于湿，首如裹。川朴一钱，丹皮钱半，半夏、赤苓三钱，佩兰三钱，米仁四钱，橘红、泽泻钱半，桑叶、木香。

《张聿青医案·卷九·头痛》

某（右），头痛偏右，痰时带红。二者今虽暂安，然眩晕心悸，火从上逆。脉弦带滑。无非肝肾之阴精不足，而脾胃之痰湿有余，胆胃之气，不克下降，则肝脏之阳，上升太过。拟熄肝和阳。白蒺藜、黄芩、青防风、炒枣仁、石决明、朱茯神、羌活、白归身、稆豆衣、制半夏。

刘（右）。《经》云：真头痛，头痛甚，脑尽痛，手足寒至节，不治。头痛连脑一症，从来殊少专方。前诊脉象细沉，久按带弦。据述病剧之时，头脑苦痛，痛则遍身经络抽掣，数日渐退。夫脑为髓之海，病入骨髓，已属不可救药，何况乎苦痛之地，而在于髓之海乎。病及髓海，则虽疗治，尚苦无方，安有数日而能渐退之理乎。其所以如此者，必有至理存乎其中，在临症者未之深思耳。考十二经中，维太阳膀胱经为水府，其脉络脑。又痰与湿皆水类也，痰湿遏伏，则水寒而脉道不行，脑痛之由，实出于此。刻下头痛虽不甚发，而每晨辄心中泛泛漾漾，至午才得如常。盖卧则气闭，气闭则痰湿不行，清晨初起之时，正是痰湿欲行未行之际，阳气浮越于上，故体为之疲软，心胸为之不舒。夫营出于中焦。又中焦受气，取汁变化而赤，是为血。今中焦所受水谷之气，不化为血，而酿为痰，故未至七七之年，而经水断绝。拟药如下，即希高正。盐水炒潼沙苑二两，橘红八钱，泽泻一两，炙黄芪二两，茯苓二两，制半夏二两，炒於术二两五钱，盐水炒黄柏一两，焦茅术一两五钱，炒杞子三两，煨天麻一两，杜仲三两，范志曲一两五钱，当归炭二两，川断肉二两（炒），白芍一两，炒酸枣仁二两，炒麦芽二两，炒干姜七钱。上药如法研为细末，水泛为丸如绿豆大。每晨服三钱，开水送下；另研参须一两五钱和入。

7. 治阳虚头痛

《明医杂著·卷之三·续医论·头痛》

谭侍御。每头痛必吐清水，不拘冬夏，吃姜便止。余作中气虚寒，用六君、当归、黄芪、木香、炮姜而瘥。

商仪部。劳则头痛。余作阳虚不能上升，以补中益气加蔓荆子而痊。

《急救广生集·卷四奇症·头风畏冷》

一人头风，首裹重绵三十年不愈，以荞麦粉二升，水调作二饼，更互合头上，微汗出即愈。（《李楼怪证方》）

《王九峰医案·副卷二·十一头痛》

素本阳虚，不时巅痛，脉来细数，容色萧然。阴翳上滞精明之府。法当益火之源。东洋参三钱，淡干姜五分，冬白术三钱，炙甘草五分，制附子五分。

《叶天士曹仁伯何元长医案·何元长医案·头痛门》

头汗畏风，不时作痛。乃卫阳虚而营阴损也，表里兼顾。生芪、白芍、茯神、首乌、女贞、甘菊、杞子、牡蛎、料豆衣。

8. 治血虚头痛

《周慎斋遗书·卷九·头痛》

一妇头痛极即晕，六脉按之有余，浮取带涩。此阴中阳虚，汗之即愈。阴中阳，滋润之气也，此气一虚，便有燥火。归身二钱，川芎、荆芥各一钱，枳壳、蔓荆子各五分，防风三分，姜三片，煎服愈。

《临证指南医案·卷八·头痛》

程既知去血过多，为阴虚阳实之头痛，再加发散，与前意相反矣。（血虚阳浮）复脉去参、姜、桂，加左牡蛎；又脉数虚而动，足征阴气大伤，阳气浮越，头痛筋惕，仍与镇摄之法，牡蛎、阿胶、人参、生地、炙草、白芍、天冬。

《凌临灵方·半爿头痛目翳》

王（潞村，年五十六岁，十一月二十六日）。血虚生风，半爿头痛，痛甚损目，目起翳障，潮热口苦，心悸眩晕，眠食欠安，脉小弦数，治宜育阴潜阳。西洋参、甘菊蕊、丹皮、玫瑰花、制首乌、归身、石决明、冬桑叶（炒）、蔓荆、东白芍、朱茯神。外风宜从后川芎茶调散法。诸风掉眩，痰多宜痫，厥方治之。

《邵氏方案·卷之乐·头痛》

肝阴内亏，为巅顶头痛。久恐伤目。阿胶、白芍、青皮、石决明、首乌、黄菊、陈皮、生龙齿、女贞、蒺藜、枣仁。

《王乐亭指要·卷四·头痛》

秦右。血虚头痛。川芎一钱，白芷一钱，当归八钱。

某。脉细头痛，遍于左半，细为血少。宗血虚邪袭治之。当归一两，防风一钱，葱头一个，陈酒半杯（冲服）。接方川芎七分，当归三钱，白芷八分，防风一钱，黄芪六钱，柴胡三分，蔓荆子一钱五分，甘菊一钱五分，生熟草三分，赤芍一钱。

《一得集·卷中医案·又赵孙媳血虚头痛治验》

忠翁孙媳，亦患头痛，嘱余诊之。其脉浮取颇大，而沉按无力，两尺尤甚，左关略兼弦数。余曰，此属肝血内虚，奇经失荣养之司，病虽在上，而根源实在于下。其所以头痛者，督脉上循于巅顶也，药须补下，即《内经》上病治下之法也，用四物加杞子、山药、杜仲、续断、苁蓉、阿胶、鹿角霜、金樱子、石斛、菊花等数剂而愈。此两症亦一虚一实之对证也。

《张聿青医案·卷九·头痛》

某（右）。老年偏左头疼。产育过多，血亏则肝乏营养，阳气僭上也。酒炒当归、蜜炙白芷、池菊花、白僵蚕、蜜炙川芎、酒炒白芍、蔓荆子、龟甲心、生地炭。

孙（左）。头痛在额为甚，鼻窍不利，右脉弦大。阴分素亏，外风引动内风。用选奇汤进退。淡豆豉三钱，淡芩一钱五分，黑豆衣三钱，川石斛四钱，青防风一钱，池菊二钱，藁本一钱，水炒竹茹一钱，干荷叶边三钱，葱白头二枚。

9. 治血瘀头痛

《脉症治方·卷之四·医案》

一妇人素多恼怒，忽患头痛，胸膈连两胁胀痛者数日。又干呕，服行气止痛之药，二帖不效，反剧。余往诊之，两寸弦，两关弦带芤，两尺涩带数，知其积血作胀痛，遂用犀角地黄汤，加藕节、黑栀、侧柏叶。二服略好，再以前方加大黄二钱、当归一钱、桃仁三十粒（不去皮尖），研如泥。服二剂，大便下黑血三五次，胸胁顿觉，后以八物汤加减，调理一月而安。

《证治摘要·卷上·头痛》

大承气汤入门头风门云，有偏痛年久，便燥目赤眩晕者，气郁血壅而然，宜大承气汤下之。一男子卒偏头痛甚，叫号惊四邻，诸治无效，经三日予与大承气汤三贴，下利数行，而全愈。

10. 治气虚头痛

《卫生宝鉴·卷九·诸风门·气虚头痛治验》

杨参谋名德，字仲实，年六十一岁。壬子年二月间，患头痛不可忍，昼夜不得眠。郎中曹通甫邀予视之，其人云，近在燕京，初患头昏闷微痛，医作伤寒解之，汗出后，痛转加，复汗解，病转加而头愈痛，遂归，每过郡邑，召医用药一同，到今痛甚不得安卧，恶风寒而不喜饮食。诊其六脉弦细而微，气短而促，语言而懒。《内经》云：春气者病在头，年高气弱，清气不能上升头面，故昏闷。此病本无表邪，因发汗过多，清阳之气愈亏损，不能上荣，亦不得外固，所以头苦痛而恶风寒，气短弱而不喜食，正宜用顺气和中汤，此药升阳而补气，头痛自愈。顺气和中汤：黄芪一钱半，人参一钱，甘草（炙）七分，白术、陈皮、当归、白芍各五分，升麻、柴胡各三分，细辛、蔓荆子、川芎各二分。上㕮咀，作一服，水二盏煎至一盏，去渣温服，食后服之，一服减半，再服全愈。《内经》云，阳气者，卫外而为固也。今年高气弱，又加发汗，卫外之气愈损，故以黄芪甘温补卫实表为君；人参甘温、当归辛温补血气，白芍酸寒收卫气而为臣；白术、陈皮、炙甘草苦甘温，养胃气，生发阳气，上实皮毛，肥腠理，为佐；柴胡、升麻苦平，引少阳阳明之气上升，通百脉灌溉周身者也；川芎、蔓荆子、细辛辛温，体轻浮，清利空窍为使也。明年春，赴召之六盘山，曹郎中以古风见赠云：东垣李明之，早以能医鸣，易水得奥诀，为竭黄金籯。一灯静室穷《内经》，黄帝拊掌岐伯惊，日储月积不易售，半世岂但三折肱，所长用药有活法，旧方堆案白鱼生，不闻李延同居且同病，一下一汗俱得明早平。乃知古人一证有一方，后世以方合证此理殊未明，公心审是者谁子，直以异己喧谤声，先生饮恨卧黄壤，门生赖汝卓卓医中英，活人事业将与相，一旦在己权非轻，连年应召天策府，廉台草木皆欣荣，好藏漆叶青粘散，莫使樊阿独擅名。

11. 治气血不足头痛

《张氏医通·卷五·诸痛门·头痛》

程文彬治一妇患头风，虽盛暑必以帕蒙首，稍见风寒，痛不可忍，百药不效。盖因脑受风寒，气血两虚，气不能升，故药不效。令病人口含冷水仰卧，以姜汁灌入鼻中，痛立止。与补中益气加细辛、川芎、蔓荆、白芍，数服而愈。用姜汁滴鼻中，开久郁之风寒也。若寒湿郁痛，用独颗葱汁滴之；火郁头痛，以白莱菔汁滴之，左患滴右鼻，右患滴左鼻良。

《临证指南医案·卷八·头痛》

某。高年气血皆虚，新凉上受，经脉不和，脑后筋掣牵痛，倏起倏静。乃阳风之邪，议用清散轻剂，荷叶边、苦丁茶、蔓荆子、菊花、连翘。

《叶天士曹仁伯何元长医案·何元长医案·头痛门》

气血俱亏，畏风头痛。此疾根深，刻难取效。生芪、白芍、甘菊、牡蛎、熟地、女贞、料豆衣、阿胶、杞子、茯神、归身。

12. 治肾虚头痛

《医宗必读·卷之八·头痛·医案》

少宰蒋恬庵，头痛如破，昏重不宁，风药、血药、痰药，久治无功。余曰：尺微寸滑，肾虚水泛为痰也。地黄四钱，山药、丹皮、泽泻各一钱，茯苓三钱，沉香八分，日服四帖。两头辄减六七，更以七味丸人参汤送，五日其痛若失。

《王九峰医案·副卷二·头痛》

宿疾阴亏，巅顶时痛，面色戴阳，脉来软数，浮阳上扰清空。暂以壮水之主。六味地黄丸去山芋，加白归身。

《程杏轩医案·续录·黄曙堂翁乃郎头痛忽变痉厥续见数证皆不治》

曾见曙翁乃郎，年约十岁，头痛时发，予因他事过其家，见儿号泣，询之，翁告之故。出方药皆辛散之属。予曰：此由先天不足，木失水涵，风阳上冒，辛散不宜。翁求方，疏归芍地黄汤付之。翁惑旁言，遂置不服，仍请原医看视，以为前药尚轻，更增细辛藁本，一夕痛剧而厥，手足瘛疭，急来延予。予曰：肝风动矣，不可为也。翁恳拯援，勉用熟地、党参、麦冬、阿胶、炙甘草、麻仁、枣肉、茯神、白芍，合复脉汤，参入牡蛎、龟板方诸水介潜之法，不验辞之。更医无功，迁延数日而殁。续见仇姓稚子及方氏女，证同皆不治。推详病机，证属头痛巅疾，下虚上实，治当上病下取。医昧病原，恣行辛散，以致变幻，其理显然。凡诸痛厥可治者尚多，惟此证一经神迷，即莫能救，此其故岂所谓甚则入肾，内夺而厥，则为喑痱者与。初集载有郑氏妇一证，予虽为治愈，然亦幸也。

《邹亦仲医案新编·肾虚头痛》

刘芳湘。头痛头汗，最喜按摩，昼轻夜重，祛风补血，久治无功，脉乃细数无伦，似无胃气，为肾虚水不含木，木燥生风，上逆于头而为痛也，岂六淫客邪为患乎。此君素是阳虚于上之体，头汗畏风喜按，乃其现象；病甚于夜者，因木旺由乎水亏，肾水属阴，为阴邪甚于阴分之故。治法何必专以风为哉。以景岳左归饮加阿胶、苁蓉，壮水之主法含肝木，上之阳虚，暂不兼顾。倘即与参、茸补上，岂不助肝阳上升为患乎。二帖痛止脉和，即多服此汤善后。候水含木静，阳不升浮，再与参、茸益上可也。

《医验随笔·沈鲐翁医验随笔》

惜谷同王晓峰先生，年六十余矣。自少茹素，荤昧未尝下箸，时时头痛不止，服桑叶、钩藤等药无效。先生曰：此因不茹荤而五藏滋液枯槁，肝肾之阴不足，非用阿胶、龟胶等血肉有情之品不可，王君曰：茹素已六十年余，不愿以荤味污我腹内清净之府也。嗣后头痛愈甚，先生劝之曰：入药不为荤，何迂执乃尔，后仍照前方服之数日而痛止。

《孤鹤医案·头痛》

肾为坎，肝为巽。坎水滋木，虚则木失养而风火妄动，外风引之，头风时发，连及脉络则肢节酸麻。左脉弦细，尺脉右浮大而濡。此方拟用宣泄。羌活一钱半，薄荷六分，羚角一钱半，枳壳一钱半，川芎一钱，茯苓三钱，冬藤五钱，当归二钱，荆芥一钱半，橘红一钱，蒺藜一钱半，秦艽二钱，桂枝四分，生姜二片。

13. 治肝阳上扰头痛

《临证指南医案·卷八·头痛》

朱据说就凉则安，遇暖必头痛筋掣，外以摩掐可缓。大凡肝风阳扰，胃络必虚，食进不甘，是中焦气馁，虽咸润介属潜阳获效，说来依稀想像，谅非入理深谈，聊以代煎，酸甘是商。且五旬又四，中年后矣，沉阴久进，亦有斫伐生气之弊，半月来，乏少诊之功，姑为认慎，用固本膏。（肝阳犯胃上逆）

徐当年下虚，曾以温肾凉肝获效。春季患目，是阳气骤升，乃冬失藏聚，水不生木之征也。频以苦辛治目，风阳上聚头巅，肝木横扰，胃受戕贼，至于呕吐矣。今心中干燥如焚，头中岑岑震痛，忽冷忽热，无非阴阳之逆，肝为刚脏温燥决不相安，况辛升散越转凶，岂可再蹈前辙。姑以镇肝益虚，冀有阳和风熄之理，阿胶、小麦、麦冬、生白芍、北沙参、南枣。又倏冷忽热，心烦巅痛，厥阳之逆，已属阴液之亏。前案申明刚药之非，代赭味酸气坠，乃强镇之品，亦刚药也。考七疝中，子和惯投辛香走泄，其中虎潜一法亦采，可见疝门亦有柔法，医者熟汇成法，苟不潜心体认，皆希图附会矣。今呕逆既止，其阴药亦有暂投，即水生涵木之法，议以固本成方，五更时从阳引导可也，加秋石。

《叶天士曹仁伯何元长医案·何元长医案·头痛门》

肝阳化风上冒，头巅作痛。宜以柔剂养之。首乌、丹皮、牡蛎、生鳖甲、白芍、甘菊、归身、柏子仁、桑叶。

《程杏轩医案·初集·郑氏妇肝风头痛》

郑妇年近三旬，质亏多郁，证患头痛，上及巅顶，下连齿颊，医称太阳风邪，药用羌防芎芷，痛剧而厥，呕吐不食，经脉动惕。予曰：此肝风也。《经》云：诸风掉眩，皆属于肝。下虚上实为厥巅疾。究由水虚不能涵木，怒木生风，勃勃欲动，误投温散，益助其威，鼓舞鸱张，渐变痉厥，诚可虑耳。方用地黄汤加菊花、钩藤、白芍、甘草，数服稍应。思阳但上冒，阴不下吸，熄风务用咸寒，潜阳必须介类。方加阿胶、鸡子黄、牡蛎、龟板，取用磁石为引，使其吸引肝肾之气归原，服之病释。

《得心集医案·卷一·中风门·偏头风痛》

汪亮辉，年逾五十。患偏头风症，自汗不止，脑中觉有冷涕一阵，自鼻而出，医人不识，与苍耳散，盖错认鼻渊症也。汗愈大，涕愈冷，痛愈甚，又与真武汤，盖误作阳虚头痛也，渐至火升便艰。更医又与茶调散，满头筋胀，二便阻滞，盖不识虚实内外之风故也。考虚风内动之症，仲景以后，罕识其旨，惟近代天士叶氏，养肝熄风，颇得其法。今此症脉左浮大，风居空窍，扰乱不息，头汗不止，是为内风虚风可知矣。夫风气通于肝，必养肝之中，佐驱风之品，然头脑空窍，隧隙颇多，最难尽逐，必兼佐以堵塞之义，则空窍之风，无隙可乘。乃仿《金匮》侯氏黑散，内取桂枝、龙骨、牡蛎、菊花，驱风填窍；更取叶氏养肝熄风之法，如首乌、黑芝麻、金钗、钩藤、桑叶、荷叶之属，不数剂，诸病如失。此症余经验颇多，向未发明，学者鉴此，当知治法矣。

《邵氏方案·卷之乐·头痛》

1）肝阴虚，肝阳升，为左偏头痛。久恐伤目。清阿胶、石决明、连翘、黄菊、龙胆草七分，蔓荆子三钱，茯神、蒺藜、羚羊角。

2）咳动肝阳，外风引动内风，所以头痛引耳。羚角、料豆衣三钱，桑叶、川贝、黄菊、石决明、杏仁、橘红、蒺藜、马兜铃。

3）投泄肝方，而头痛偏左，亦时偏右。此阳明亦有风也。羚角花粉三钱，黄菊桑钱半，丹钱半，连翘心三钱，芦根、知母、蒺藜、天麻、石决明。

《沈菊人医案·卷上·头痛耳胀》

僧。厥少风阳上逆，头痛或左或右，遇干支之阳日则左，阴日则右。目昏、鼻塞、流涕，以辛苦轻扬肃上。辛夷、菊花、薄荷、甘草、苦丁茶、苍耳钩、防风、僵蚕、菊花茶调散。又：头痛或偏于左或偏于右，目眩鼻塞流涕，风邪中上，仍以轻扬宣泄。蔓荆子、辛夷、菊花、桑叶、三角胡麻、苍耳子、连翘、薄荷干、荷叶。

《一得集·卷中医案·赵忠翁头风抽掣治验》

赵忠翁，年近八旬，前任镇海教谕。常患头风，发则日夜无度，左颊上额及巅，经络不时抽掣，自觉如放烟火冲状，通夜不能寐，脉虚滑流利，有时弦劲而大。余谓风阳上扰，阳明少阳之火挟痰而逆冲于上，额旁及耳前后两颊，现青络甚多，法当尽刺出血。《灵枢》云：诸络现者尽泻之。乃刺两颊及眉心出血，复针颊车、地仓、承浆、率谷、百合、迎香等穴，行六阴数，凡针四次，筋不抽掣矣。方用僵蚕、桑叶、麦冬、山栀、石斛、丹皮、竹茹、青黛、丝瓜络、牡蛎、阿胶等品，养血和络，调理数剂而安。次年立春后复发，但不如前之甚也，时值六出纷飞，不能用针，改用推法，以指代针，推后痛稍缓，雪消天霁，复针率谷、风府，方药如前法，服数剂而又愈，以后每少发，投前方辄效，徐洄溪云：凡经络之病，不用针而徒用药，多不见效，其信然矣。

《张聿青医案·卷九·头痛》

某（左）。头痛止而复发。肝肾阴亏，虚风上僭。补其不足，泻其有余，理所当然也。生地炭、滁菊花、粉归身、川芎、煨决明、东白芍、白僵蚕、藁本，粉丹皮、黑山栀。

某（右）。头痛甚剧，右目翳障。肝火风上旋，势必损明。川芎、白僵蚕、连翘、羚羊片、干荷边、白芷、甘菊花、丹皮、松萝茶、焦山栀。

邵（右）。头偏作痛，心悸怔忡不寐，时觉恶热。阳升太过，致心火不能下行。拟宁神和阳。炒枣仁二钱，茯神三钱，粉丹皮一钱五分，酒炒杭白芍一钱五分，石决明五钱，黑豆衣三钱，柏子仁三钱，龙齿三钱，炒知母一钱五分，金铃子一钱五分，天王补心丹三钱（先服）。二诊：寐得稍安，轰热亦减，然仍头偏作痛。左关脉大，还是阴涵不足，阳升有余。前法再参和阴。生龟板四钱，酸枣仁二钱（川连二分煎汁炒研），酒蒸女贞子三钱，酒炒白芍一钱五分，醋煅珍珠母四钱，滁菊花一钱五分，煅龙齿三钱，黑豆衣三钱，丹皮二钱，辰灯心三尺。三诊：略能就寐，而热气时从上冲。脉象细弦。阴分不足，阳气不潜。前法再进一筹。阿胶珠三钱，茯神三钱，煅龙齿三钱，酒炒白芍一钱五分，酸枣仁二钱（川连三分煎汁炒），夜交藤四钱，酒炒女贞子三钱，醋煅珍珠母四钱，辰灯心三尺，濂珠粉二分（先服）。

左颈项牵引头脑作痛，耳窍发胀。肝火风郁于少阳、阳明。桑叶一钱五分，黑山栀三钱，荆芥一钱，淡芩一钱五分（酒炒），菊花二钱，丹皮二钱，苦丁茶三钱，元参三钱，连翘壳四钱，荷叶边三钱。

钱（右）。向有胃痛，不时举发，偏左腹硬，头痛右甚，甚则引及目痛，脉形尺涩。肝火风上旋。宜清以泄之。冬桑叶一钱，黑山栀三钱，池菊花一钱五分，白芍一钱五分（酒炒），粉丹皮二钱，细生地四钱，青葙子三钱（酒炒），蔓荆子一钱，肥玉竹三钱，荷叶边三钱。二诊：脉弦尺涩。偏右头痛，引及目珠，稍涉辛劳，咽中燥痛。肝火风不熄。养不足之阴，泄独胜之热。细生地四钱，杭白芍一钱五分（酒炒），池菊花二钱，丹皮二钱，蔓荆子一钱五分，青葙子三钱（酒炒），淡芩一钱五分（酒炒），玉竹三钱，黑山栀三钱，野黑豆三钱，荷叶边三钱。

右。导火下行，寐得略安，而头痛仍盛，呕吐咳逆。脉细涩，左部带弦，无非阳气未能下潜。再反佐以进。羚羊片一钱（先煎），广橘红一钱，煅白石英三钱，陈胆星五分，左牡蛎（盐水炒）八钱，茯苓神各三钱，炒栝蒌皮三钱，石决明五钱，竹沥一两，姜汁少许。

《张聿青医案·卷九·头痛》

王（左）。始由太阳内伏寒邪，乘阳气发泄而动，头痛如破，甚至神情迷乱。幸松云先生随症施治，大势得平，经月以来，独胃气未能稍苏，浆粒全不入口。历投和中化湿、温理中阳、导浊下行诸法，于胃纳一边，无微不至，独胃气仍然不醒。今细察病情，除不食之外，惟苦头晕不能左转，吞酸恶心，中脘有气攻撑，腹中疞痛。脉微数，右关带弦，尺中较柔略大，舌苔黄浊。此盖由头痛之余，肝木未平，胃土为之所侮，致阳明失通降之权。兹与松云先生议定，依前法参入理气平肝。当否即请正之。制半夏、云茯苓、川雅连、制香附、新会皮、金铃子、炒枳壳、土炒白芍、磨沉香、白蒺藜（去刺炒）、竹二青（盐水炒）。

《张爱庐临证经验方·肝厥头痛》

沈（右）。巅顶头痛，左目失明，痛甚则厥，经事频冲，症患五六载，春季特甚焉。迩发正值春分，其势更剧，脉虚弦数，胃纳不思，左胁下痞癖攻逆，下体畏冷异常，脏阴大伤，虚阳无制，倘厥逆再勤，必至脱也。拟柔肝法，即参补纳意。肉桂五分，炒乌梅肉三分，煅磁石四钱，青铅一个，熟地一两，龙胆草三分，炙鳖甲七钱。复诊：症情俱减，胃纳稍进，脉犹虚弦，癖犹攻逆，厥脱之险虽缓，补纳之法尚急。前方去龙胆加淡吴萸三分。

《柳选四家医案·评选环溪草堂医案三卷·下卷·头痛门》

情怀郁勃，肝胆风阳上升，右目昏蒙，左半头痛，心嘈不寐，饥而善食，内风掀旋不熄，痛势倏忽无定，营液消耗，虑其痉厥。法以滋营养液，清熄肝阳，务宜畅抱，庶克臻效，大生地、元精石、阿胶、天冬、羚羊角、石决明、女贞子、滁菊、钩藤、白芍。再诊：服滋阴和阳法，风阳稍熄，第舌心无苔，心嘈善饥，究属营阴消烁，胃虚而求助于食也。议滋柔甘缓，大生地、石决明、麦冬、阿胶、火麻仁、女贞子、洋参、白芍、茯神、橘饼。［诒按］此养阴柔肝之正法，与前人复脉、定风、阿胶鸡黄等法，用意相合。

《邹亦仲医案新编·头痛将发脉象》

魏邹氏，少年失偶，郁郁寡居，膝下无儿，负螟成桃，隐曲抑郁之情，必较多于平人也。延仆为伊子治病，兼诊自之寿脉。察脉紧大有力，不为指挠，紧为木气有余，良因郁极所致。又紧生病痛，恐将有痛风发生。嘱慎忧思喜怒及风寒暑湿，免召沉疴也。逾二月果患头痛最甚，多方调治无功，至一年久，痛未少停，殊可悯恻。因药治未效，只有参禅理佛，或可怡情，亦是条达肝气之一法，因遵而行之。闻头痛已愈月余，期根株断绝，忽为家事触怒，遂痛甚而莫可挽救矣。预料此妇，多是发生风痹或偏枯等候，初未料及于头痛焉，且料其一发而难以药为也。亦属不爽。

《也是山人医案·头痛》

杨（三三）。阳浮头痛，暮热早凉，脉小音嘶，面赤肉瞤，此属谋虑伤肝，肝阳挟内风上冒，致有巅顶之疾，是内伤之症，非清散所能治之，复脉去参、姜、桂，加鸡子黄，白芍。生鸡子黄一枚，细生地三钱，炙甘草三分，清阿胶三钱，麦冬一钱五分，南枣三钱，生白芍一钱五分，大麻仁一钱五分。

戴（五九）。左偏头痛，目眶浮肿，肝阳挟内风，上冒所致。桑叶一钱五分，粉丹皮一钱五分，羚羊角八分，稆豆皮一钱五分，白甘菊一钱，连翘一钱五分，大生地三钱，赤芍一钱，加九孔石决明（煅研）三钱。

《孤鹤医案·头痛》

1）肝阳化风上冒，头巅作痛。宜以柔剂养之。制首乌三钱，归身二钱，白芍一钱半，甘菊一钱，生鳖甲四钱，丹皮二钱，柏子霜一钱半，牡蛎四钱，冬桑叶一钱半。

2）头风时发，由偏及正。其发每在深秋，秋风多寒，由太阳外风引动内风。肝阳上越，风必兼火。此方专主清泄，发时服。薄荷六分，川芎一钱，橘红一钱，生草五分，防风一钱半，酒当归二钱，生姜二片，羌活一钱半，柴胡六分，桂枝四分，枳壳一钱半，麦芽三钱，白蒺藜二钱，葱头二枚。又丸方：肝主风，巽之象也。脾虚则土弱，营液少则失养。外风牵引内风随动，脉来濡涩。拟方培补，常服取效。於术、归身、甘菊、羌活、新会、萸肉、川芎、熟地、首乌、牡蛎、茯神、香附、杜仲、山药、杞子、胡桃。

3）血不养肝，邪亢侮中，脘次时发胀，现在平复，惟冲脉失调，时或衍期，风动头痛，脉来弦细而紧，营不贯于中也。拟用滋养。人参一钱，茯神三钱，白芍一钱半，沉香炒生地四钱，甘菊一钱，当归二钱，枣仁三钱，杜仲二钱，郁金一钱，龙眼五枚，玫瑰二朵。

《也是山人医案·头风》

卫（五二）。头风痛，呕吐便秘，肝阳化风上冒，拟柔缓和阳。复脉去参、姜、桂，加牡蛎。生左牡蛎三钱，细生地三钱，炙甘草五分，清阿胶二钱，麦冬二钱，南枣三钱，大麻仁一钱五分。

《丁甘仁医案·卷三·内伤杂病案·附头痛眩晕案》

任左。头额掣痛，痛引左耳，夜半则痛尤甚，脉浮数，苔黄。阴分本亏，风邪化热。引动肝胆之火，上犯空窍。姑拟辛凉解散，清泄厥少。冬桑叶三钱，甘菊花三钱，薄荷炭八分，羚羊片（先煎汁冲服）三分，连翘壳三钱，黑山栀二钱，京赤芍一钱五分，生甘草五分，苍耳子一钱五分，夏枯花一钱五分，荷叶边一圈。

居左。头痛如劈，筋脉掣起，痛连目珠，舌红绛，脉弦数。此肝阳化火，上扰清空，当壮水柔肝，以熄风火。勿可过用风药，风能助火，风药多，则火势有更烈之弊。小生地四钱，生白芍二钱粉丹皮二钱，生石决八钱，薄荷叶八分，甘菊花三钱，羚羊片（另煎汁冲服）四分，夏枯花一钱五分，黑山栀二钱，黑芝麻三钱，嫩钩钩（后入）三钱。

黄左。肝为风木之脏，赖肾水以滋养，水亏不能涵木，肝阳上扰清空，头痛眩晕，心悸少寐，筋惕肉瞤，恙久根深，非易速痊。当宜滋肾水以柔肝木，潜浮阳而安心神。阿胶珠三钱，生白芍三钱，左牡蛎六钱，青龙齿三钱，朱茯神三钱，酸枣仁三钱，穞豆衣三钱，炒杭菊一钱五分，潼蒺藜三钱，仙半夏二钱，北秫米（包）三钱，嫩钩钩（后入）三钱，黑芝麻三钱，琥珀多寐丸（吞服）一钱。

14. 治虚损头痛

《孙文垣医案·卷一·三吴治验·潘景宇内人头痛作泻》

景宇内人，后半夜不睡，面黄肌瘦，两太阳及眉棱骨痛，大便溏，稍劳动则体热，四肢无力。其脉左寸洪滑，自春至秋皆然。此由脾虚，肝心二经火盛然也。先用四君子加酒连、柴胡、白扁豆、泽泻、滑石调理，夜与钱仲阳安神丸数粒，灯心汤送下。服八日得睡，两太阳亦不痛，继用六君子加黄芪、秦艽、柴胡、泽泻、当归、白芍药、黄柏，全安。

《张氏医通·卷五·诸痛门·头痛》

李士材治顾淡之，劳神之后，躁热甚，头角掣痛，时作时止。医禁其食而解表，四日议攻里，诊之脉不浮紧，安得表邪，又不沉实，安得里邪，只手太阴大而无力，为神劳太过，乃虚烦类伤寒也。先饮糜粥，用大剂归脾汤而愈。

《临证指南医案·卷一·头风》

徐（四一）。头风既愈，复发，痛甚呕吐不已，阳明胃虚，肝阳化风愈动，恐有失明之忧。（胃虚风阳上逆）炒半夏、茯苓、苦丁茶、菊花、炭炒杞子、柏子霜。

朱（三四）。头风目痛昏赤，火风上郁最多，及询病有三四年，遇风冷为甚，其卫阳清气，久而损伤，非徒清散可愈，从治风先治血意。杞子、归身、炒白芍、沙苑、菊花、钩藤。

《王九峰医案·副卷二·头痛》

1）头偏左痛，巅顶浮肿，痛甚流泪，身半酸麻。三阳行于首面，厥少会于巅顶。此属虚阳上冒，真阴下亏。养肝肾之阴，开巨阳之表。西羌活一钱，明天麻一钱五分，老川芎八分，赤茯苓三钱，北防风一钱，羚羊片八分，湖丹皮一钱五分，次生地四钱，池菊花一钱，白蒺藜（去刺）三钱，福泽泻一钱五分。

2）头痛巅疾，过在足少阴、巨阳。补肾益气，虽是一法。滋肝壮水，尤为先务。用仲景加减一阴煎治之。大熟地、大麦冬、白山药、黑山栀、鲜石斛、杭白芍、牡丹皮、蔓荆子。

3）头风起自幼年，不俱四季皆疼，疼时太阳发胀，牙关亦然，饮热茶汗出则止。每晨起，午后渐止。延今多载，饮食如常，不能充养形骸，精神日减，脉弦无力，肝扰阳明。补中益气汤加明天麻、香白芷、细茶叶。

4）头风多年，发于四季，发则胀疼，十余日方止。秋冬之际，四肢作冷，头胀作疼，近日午后较甚。阳虚阴亏，脾肾双补。六君子汤合六味地黄丸加天麻、半夏、川芎。

《景景医话·医谈录旧·头痛》

《谭瀛》云：山右傅青主征君山，精医，今所传世者，仅妇科书，顾不徒精妇科也。有同乡某，客都中，忽患头痛，经多医不效。闻太医院某公为国手，断人生死不爽，特造请诊治，公按脉毕，命之曰此一月症也，可速归家料理后事，迟无及矣。某闻怏怏归寓，急治任兼程旋里。会征君入都，遇诸途，问某归意，以疾告，曰太医院某君，今国手也，盍请治之？某叹曰：仆此归，正遵某公命也。乃具告所言。征君骇曰果尔奈何？试为汝脉之。按脉良久，叹曰：某公真国手也，其言不谬。某固知征君技不在某公下，泫然泣曰：诚如君言，某真无生望矣。然君久著和缓名，竟不能生死人而肉白骨乎？征君又沉思久之，谓曰：汝疾万无生理，今思得一法，愈则不任功，不愈亦不任过，汝如法试之何如？某大喜求方，征君命归家遍觅健少所着旧毡笠十余枚，煎浓汤，漉成膏，旦夕服之。疾果瘥。寻至都中，见征君，喜慰异常。趋往谒某公，公见某至，瞿然曰：君犹无恙耶。具以征君所治之法告之，公叹曰：傅君神医，吾不及也。吾初诊汝疾，系脑髓亏耗，按古方唯生人脑可疗，顾万不能致，则疾亦别无治法。今傅君以健少毡笠多枚代之，真神手，吾不及也，若非傅君，汝白骨寒矣，谓非为鄙人所误耶！

《存粹医话·答月波问头痛而重囟门高突治法》

问曰：鄙人现年五十有三，去岁患历节风，痛不可忍，后经医生疗治，果得病疗。今春忽患头痛如劈，囟门高突，按脉沉弱，而苔黄白，胃纳尚好，有时头重如压，则目不见，甚至彻夜不寐，种种苦状，笔楮难尽。至于治疗之法，育阴潜阳，以及攻风劫痰、针灸之属，遍尝之，后得单方，篦麻与没药共研末贴痛处，则立止，逾日复发，而前药不效矣。知贵社同海内大医士研究良方，特述病状，俾鄙人苦海脱离，感甚。答曰：此非小恙，乃肝肾下虚症。前患历节风，系风、寒、湿三气袭入筋骨所致。肝主筋，肾主骨，邪之所凑，其气必虚，是必肝肾先专而邪得以凑之。病后邪除，则虚者更虚。囟门属肾，巅顶属肾，肾又属肝，前后相参，非肝肾病而何？但当有腰酸、腿软、足浮等下虚见证，问中未提及。再有真水虚而阳越，真火虚而水泛之分。水虚者，脉数而无力，晚剧；火虚者，脉大而无力，晨剧。如其面色㿠白，或痿黄，唇淡或黑，舌质淡，舌形胖，舌苔薄，舌液多，扪之滑，大便溏薄，色淡黄，气不臭者，真火虚也。宜每剂用八味地黄丸二两。苟与以上见证多数不符者，则是真水虚也，宜用六味地黄丸二两，并以青铅半斤，烊开浇入凉水，捞出再烊再浇，如是三四度，乃用前丸研碎加入生黄芪、芎䓖，俾得引升病所，以此水煎药，俾先升而复降。

再，惟动内风，所以至巅，水虚佐钩藤凉息之，火虚佐明天麻温息之。今所幸者，脉象沉弱，若至浮弦沉坚，则昏厥难治矣。又外用黄柏、吴茱萸、灵磁石研细末，好醋调涂两足底，再以生铁屑水调，薄薄满敷头上，药性已过换之，亦可以辅助内服之药力者也。倘以冷水手巾拭头，而觉安适，舌苔黄厚腻垢者，则是余邪上攻之实症。前方不可用，又宜以川萆薢为要药矣。而外治方则仍可用。再者，凡病于虚实疑似之间，或攻或补，用药最宜酌量先后。如前寒林残客问吐血，此症最惧留瘀，致贻巨患，是宜化瘀为先，即或有误，不致骤虚，补救甚易。若贵恙误用辛散，一旦骤脱，势将不及，误用补剂，可以改治，医究非仙，何能百无一误，但于此等处，利害相权，孰多孰少，斯能十全其八，称上工矣。

15. 治六经头痛

《临证指南医案·卷八·头痛》

张（二二）。太阳痛，连颧骨耳后牙龈，夏令至霜降不痊，伏邪未解。治阳明少阳。（胆胃伏邪）连翘、羚羊角、牛蒡子、葛根、赤芍、白芷、鲜菊叶。

《医学举要·卷六·玉台新案·头痛医案》

嘉定陈妪年五十有七，病头痛数年，额上为甚。额属阳明部分，久痛必虚，须填补阳明，兼鼓舞胃中清阳之气，用玉屏风散加炙草、葛根，二剂全愈。推此而太阳头顶痛，少阳头角痛，厥阴头巅痛，皆可按法而治矣。

16. 治伤食头痛

《孙文垣医案·卷一·三吴治验·王祖泉令政头痛恶寒汗出如雨》

王祖泉令政，患头疼夜热，洒淅恶寒，汗淋漓如雨，上身热，下身寒，渴不思饮，遍身疼，腹有一块，大如拳，硬如石，肠鸣，小水短少，饮食俱废。脉则右关滑，左弦数。究所由起，谓大怒后即伤于食，市医皆以地黄、门冬、芩、连、黄柏之剂治之，热愈甚，脾气大虚。予治用平胃散，加山楂、麦芽、砂仁、香附、木香、川芎、枳实，连进四帖，中气稍能运动，而夜热如前。再与补中益气汤，寒热俱退矣，而腹痛里急后重。予知其积滞将行也，乃与白六神丸，而腹痛后重皆除，改进以参苓白术散，加香附、乌梅、山楂，服之病良已。

《金匮翼·卷五·头痛统论·食积头痛》

馆职张学士，嗜酒散诞，忽头痛发热，医作伤寒治之愈甚，孙兆脉之，右手脉甚数，左手脉平和，曰：此疾非伤寒，学士好酒啖食所伤也。遂用食药五七丸，经食久，膈渐宽，痛遂减，再进利膈药，遂获安。

17. 治虫积头痛

《古今医案按·卷七·头痛》

一室女近窗做女工，忽患头疼甚，诸药不效。一医徐察之，窗外畜鹅，知为鹅虱飞入耳内咬而痛也，以稻秆煎浓汁灌之，虱死而出，遂不痛。

18. 治年久头痛

《苏沈良方·卷第七·头痛硫黄丸》

硫黄二两（细研），硝石一两，上水丸，指头大，空心腊茶嚼下。予中表兄，病头风二十余年，每发头痛如破，数日不食，百方不能疗。医田滋见之曰：老母病此数十年，得一药遂效。就求得之十丸，日服一丸，十余日后，滋复来云头痛平，日食何物即发？答云：最苦饮酒食鱼。滋取鱼酒令恣食，云服此药十枚，岂复有头痛。即如其言，食之竟不发，自此遂瘥。予与滋相识数岁，临别以此方见遗。陈州怀医有此药，丸如梧桐子大，每服十五丸，暑暍懵冒者，冰冷水服下咽，即豁然清爽；伤冷，以沸艾汤下。

《临证指南医案·卷八·头痛》

史头形象天，义不受浊，今久痛有高突之状，似属客邪蒙闭清华气血，然常饵桂附河车，亦未见其害。思身半以上属阳，而元首更为阳中之阳。大凡阳气先虚，清邪上入，气血瘀痹，其痛流连不息，法当宣通清阳，勿事表散，以艾焫按法灸治，是一理也。（厥阴气血邪痹）熟半夏、北细辛、炮川乌、炙全蝎、姜汁。又阳气为邪阻，清空机窍不宣。考《周礼》采毒药以攻病，藉虫蚁血中搜逐，以攻通邪结，乃古法，而医人忽略者。今痛滋脑后，心下呕逆，厥阴见症，久病延虚，攻邪须兼养正，川芎、当归、半夏、姜汁、炙全蝎、蜂房。

19. 治产后头痛

《医学纲目·卷之十五肝胆部·头风痛·产后头痛》

郭茂恂嫂金华君，产七日不食，始言头痛，头痛已，又心痛作，既而目睛痛，如割如刺，更作更止，相去无瞬息间。每头痛甚，欲取大石压，良久渐定；心痛作，则以十指抓壁，血流满掌；痛定目复痛，又以两手自剜取之，如是十日不已，众医无计。进黑龙丹半粒，疾少间，中夜再服下，瞑目寝如平昔，至平旦下一行，约三升许，如蝗虫子，三疾减半，已刻又行如前，则顿愈矣。

《济阴纲目·卷之十一·产后门上·头痛》

一妇人产后头痛面青二年矣，日服四物等药。余谓肾水不能生肝木而血虚，用六味丸加五味子，两月而瘥。

《沈氏女科辑要·卷下·头痛》

薛立斋案载：一产妇头痛，日用补中益气，已三年。稍劳则恶寒内热，拟作阳虚治，加附子一钱于前汤中，数剂不发。

《续名医类案·卷二十五·产后·头痛》

缪仲淳治黄桂峰乃正，产后头痛，大便秘，用生料五积散一剂不效，令加归身一两，一服大便通，头疼立止。

《回春录·妇产科·产后头痛》

顾听泉明经之媳，新产后，头痛甚剧。孟英按脉，右甚滑大。与清阳明法，得大解而瘥。

《医验随笔·沈鲐翁医验随笔》

乾德里甘号陈姓妇，分娩横生小儿，不能转身，稳婆脔割而下，已经二十余日，忽头痛如劈，日夜呼号，甚至发痉。先生诊之，两脉弦数，舌苔白腻，胸闷不畅，曰：此去血过多，风火上升，适值盛夏又感暑热，恐其痛厥之变，用石决明、白芍、菊花、钩藤、藿梗、佩兰、蔻仁、佛手、荷叶、菖蒲诸味一剂，而痛大定，惟少有胸闷，再用芳香宣气化湿而愈。

《丁甘仁医案·卷三·内伤杂病案·附头痛眩晕案》

詹右。产后血虚，厥阳上扰，头脑空痛，目花眩晕，脉弦细，舌光无苔。当养血柔肝，而潜厥阳。大生地四钱，生白芍二钱，阿胶珠二钱，穞豆衣三钱，炒杭菊一钱五分，潼蒺藜三钱，熟女贞二钱，酸枣仁三钱，生石决八钱，生牡蛎六钱，黑芝麻三钱，嫩钩钩(后入)三钱。

20. 治偏头痛

《金匮翼·卷五·头痛统论·偏头痛》

一妇人患偏头痛,一边鼻塞不闻香臭,常流清涕,或作臭气一阵,遍治头痛药皆不效。一医教服芎犀丸,不十数服,忽然嚏突出一铤稠脓,其疾遂愈。

《王乐亭指要·卷四·头痛》

冯右半边头痛。川芎、白芷、当归、荆芥、蔓荆子、银花、葛根、鸡巨子。

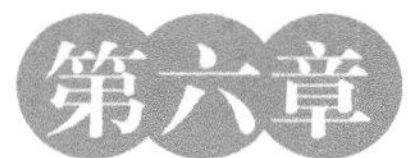

第六章 眩晕

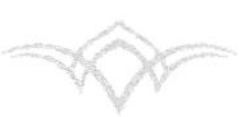

眩晕是以目眩与头晕为主症的病证。目眩是指眼前发黑或发花，头晕是感受自身或外界旋转。因两者常同时并见，故统称眩晕。轻者闭目即止，重者如坐车船，不能站立。眩晕常伴有恶心、呕吐、汗出、面色苍白，甚则仆倒等症状。西医中的良性位置性眩晕、后循环缺血、贫血、梅尼埃病、神经衰弱、高血压病等以眩晕为主症者，均可参考眩晕进行辨治。

【辨病名】

历代文献中对眩晕病名描述颇多，早在殷商出土的甲骨文就有“疾亡旋”的记录。先秦的著作如《国语》《庄子》中以“眩瞀”“瞀病”作为称谓。《内经》有目眩、目瞑、眩仆、眩冒、掉眩、眩转等不同称谓。汉代张仲景在《伤寒杂病论》中对眩晕有“头眩”“目眩”“冒眩”“眩冒”之称。晋至隋唐时期多沿用《伤寒论》“头眩”之名并提出“风眩”“头风眩”之称。宋代陈无择在《三因极一病证方论》中首次提出“眩晕”病名。其后宋代严用和在《严氏济生方》中最早将“眩晕”作为本病正名记载并加以明确论述。金代成无己在《伤寒明理论》中将本病证名称“眩运”与“眩冒”作区分。自此以后至明清时期医家论述中可见“眩晕”“头眩”“眩运”，但多以“眩晕”作为正名。

一、眩晕、眩运、眩冒

1. 眩晕

《严氏济生方·眩晕门·眩晕论治》：“所谓眩晕者，眼花屋转，起则眩倒是也。”此后“眩晕”多作为此病正名。

《三因极一病证方论·卷之一·八里病脉》：“缓为在下，为风，为寒，为弱，为痹，为疼，为不仁，为气不足，为眩晕。缓而滑为热中，缓而迟为虚寒相搏，食冷则咽痛。”

《三因极一病证方论·卷之七·眩晕证治》：“方书所谓头面风者，即眩晕是也。然眩晕既涉三因，不可专为头面风，如中伤风寒暑湿在三阳经，皆能眩人，头重项强，但风则有汗，寒则掣痛，暑则热闷，湿则重着，吐逆眩倒，属外所因；喜怒忧思，致脏气不行，郁而生涎，涎结为饮，随气上厥，伏留阳经，亦使人眩晕呕吐，眉目疼痛，眼不得开，属内所因；或饮食饥饱，甜腻所伤，房劳过度，下虚上实，拔牙金疮，吐衄便利，去血过多，及妇人崩伤，皆能眩晕，眼花屋转，起而眩倒，属不内外因。治之各有法。”

《儒门事亲·卷十一·风论》：“大凡头风眩晕，手足麻痹，胃脘发痛，心酸满闷，按之有声，皆因风。风、寒、湿三气杂至，合而为痹也。”

《察病指南·卷中·辨七表八里九道七死脉·八里脉》：“左手关上脉缓，主眩晕，腹内气结痛，如筋紧之状。”

《严氏济生方·眩晕门·眩晕论治》：“《素问》云：诸风掉眩，皆属于肝。则知肝风上攻，必致眩晕。所谓眩晕者，眼花屋转，起则眩倒是也。由此观之，六淫外感，七情内伤，皆能所致。当以外证与脉别之，风则脉浮，有汗，项强不仁；寒则脉紧，无汗，筋挛掣痛；暑则脉虚，烦闷；湿则脉细，沉重，吐逆。及其七情所感，遂使脏气不平，郁而生涎，结而为饮，随气上逆，令人眩晕，眉棱骨痛，眼不可开，寸脉多沉，有此为异耳。与夫疲劳过度，下虚上实，金疮吐衄便利，及妇人崩中去血，皆令人眩晕，随其所因治之，乃活法也。”

《银海精微·序》：“目者，肝之外候也。肝取木，肾取水，水能生木，子肝母肾，焉有子母而能相离者哉！故肝肾之气充则精彩光明，肝肾之气乏则昏朦眩晕。”

《本草纲目·石部第九卷·金石之三·雄黄》：“夫雄黄乃治疮杀毒要药也。而入肝经气分，故肝风肝气、惊痫痰涎、头痛眩晕、暑疟泄痢、积聚诸病，用之有殊功。”

《四诊抉微·卷之二·望诊·诊额》：“凡诊时，切左，则以右手抵其额；切右，则以左手抵其额，此眩晕也。”

2. 眩运

“眩运”字义与“眩晕”相似。《伤寒明理论·卷上·头眩》：“有谓之眩运者，有谓之眩冒者。运为运转之运，世谓之头旋者是矣。”

《儒门事亲·卷四·风八》：“头风眩运，手足时复麻痹，胃脘发痛，心腹满闷，按之如水声，可用独圣散吐之。吐讫，可服辛凉清上之药。仲景曰：此寒痰结于胸中之致然也。”

《儒门事亲·卷十一·妇人风门》：“凡妇人头风眩运，登车乘船，眩运眼涩，手麻发脱，健忘喜怒，皆胸中宿痰所致。可用瓜蒂散吐之；次以长流水煎五苓散、大人参半夏丸。”

《仁斋直指方论·卷之十一·眩运·眩运证治》：“理中汤治寒湿眩运，仍吞来复丹，甚者养正丹。”“真方白丸子用三十丸，苏合香丸三粒，全蝎一个，炙为末，三件研和，以紫苏、橘皮煎汤，入生姜汁少许调下。治诸风眩运，搐掣语短，呕吐。”

《丹溪心法·卷二·痰十三》：“眩运嘈杂，乃火动其痰，用二陈汤加山栀子、黄连、黄芩之类。”

《本草纲目·草部第十二卷·草之一·赤箭》：“治风虚眩运头痛（元素）。”

3. 眩冒（冒眩）

“眩冒”为眩晕重者，乃眩晕欲仆倒甚则昏迷之义。《伤寒明理论·卷上·头眩》：“冒为蒙冒之冒，世谓之昏迷者是矣。”

《黄帝内经素问·玉机真脏论》：“帝曰：春脉太过与不及，其病皆何如？岐伯曰：太过则令人善忘，忽忽眩冒而巅疾；其不及，则令人胸痛引背，下则两胁胠满，帝曰：善！”

《黄帝内经素问·刺热篇》：“热病先眩冒而热，胸胁满，刺足少阴、少阳。”

《黄帝内经素问·气交变大论》：“帝曰：五运之化，太过何如？岐伯曰：岁木太过，风气流行，脾土受邪。民病飧泄，食减，体重，烦冤，肠鸣，腹支满。上应岁星。甚则忽忽善怒，眩冒巅疾。化气不政，生气独治，云物飞动，草木不宁，甚而摇落，反胁痛而吐甚。冲阳绝者，死不治。上应太白星。”

《伤寒论·辨太阳病脉证并治下第七》：“太阳与少阳并病，头项强痛，或眩冒，时如结胸，心下痞硬者，当刺大椎第一间、肺俞、肝俞，慎不可发汗；发汗则谵语、脉弦，五日谵语不止，当刺期门。”“伤寒吐下后，发汗，虚烦，脉甚微，八九日心下痞硬，胁下痛，气上冲咽喉，眩冒，经脉动惕者，久而成痿。”

《本草经集注·草木上品·辛夷》：“味辛，温，无毒。主治五脏身体寒风，风头脑痛，面䵟。温中，解肌，利九窍，通鼻塞涕出，治面肿引齿痛，眩冒，身洋洋如在车船之上者，生须发，去白虫。久服下气，轻身，明目，增年耐老，可作膏药，用之去中心及外毛，毛射人肺，令人咳。”

《圣济总录·卷第一百八十三·乳石发动门·乳石将适失度》：“治乳石发动，眩冒欲倒者，此为衣厚犯热。方上宜冷水淋头，并洗之，即瘥。”

《丹溪心法·卷五·产后九十二》：“又方，以韭叶细切，盛于有嘴瓶中，以热醋沃之，急封其口，以嘴塞产妇鼻中，可愈眩冒。”

《仁斋直指方论·卷之十一·眩运·眩运方论》：“眩言其黑运，言其转冒，言其昏眩。运之与冒眩其义一也。其状目闭眼暗，身转耳聋，如立舟舡之上，起则欲倒。”

《世医得效方·卷第四大方脉杂医科·痰饮·通治》：“下痰饮，散风邪，止痰嗽，聪耳鼻，宣关窍。利咽膈，清头目，解冒眩，进饮食。”

《普济方·卷四十六·头门·首风》：“头风为病，不必有偏正头疼之证，但自颈项以上，耳目口鼻眉棱之间。或有一处，不若吾之体焉，皆其渐也。有头疼，有头晕，有头皮顽厚，不自觉知。有口舌不仁，莫知滋味，或耳聋，或头汗，或目痛，或眉棱上、下掣痛，或鼻中闻香极香，闻臭极臭，或只呵欠，而作冒眩之状。”

《本草纲目·草部第十九卷·草之八·泽泻》：“支饮苦冒眩：仲景泽泻汤，用泽泻五两，白术二两，水二升，煮一升，分二服。《深师方》：先以水二升煮二物，取一升，又以水一升，煮泽泻取五合，合此二汁分再服。病甚欲眩者，服之必瘥。”

二、按发病部位命名

此类的命名由眩晕的部位“头、目、脑、心”加一描述感觉的形容词(如“转、眩、旋、瞑、昏”)组成。如“头眩”“目昏”“脑转”等。

(一)头部

含头、首、巅三小类。

1. 头眩

《黄帝内经素问·至真要大论》:“帝曰:六气相胜奈何?岐伯曰:厥阴之胜,耳鸣头眩,愦愦欲吐,胃鬲如寒;大风数举,倮虫不滋,胠胁气并,化而为热,小便黄赤,胃脘当心而痛,上支两胁,肠鸣飧泄,少腹痛,注下赤白,甚则呕吐,鬲咽不通。”

《伤寒论·辨阳明病脉证并治第八》:“阳明病,脉迟,食难用饱,饱则微烦头眩,必小便难,此欲作谷瘅,虽下之,腹满如故,所以然者,脉迟故也。”“阳明病,但头眩,不恶寒,故能食而咳,其人咽必痛;若不咳者,咽不痛。”

《伤寒论·辨少阴病脉证并治第十一》:“少阴病,下利止而头眩,时时自冒者,死。”

《名医别录·下品卷第三·鸢尾》:“有毒。主治头眩,杀鬼魅。”

《诸病源候论·风病诸候下·头面风候》:“如风在首,久不瘥,则风入脑,变为头眩。”

《新修本草·卷第七·飞廉》:“味苦,平,无毒。主骨节热,胫重酸疼。头眩顶重,皮间邪风如蜂螫针刺,鱼子细起,热疮痈疽痔,湿痹,止风邪咳嗽,下乳汁。”

《先醒斋医学广笔记·卷之一·寒·三阳治法总要》:“阳明病头眩,咳而咽痛者,用葛根、甘草、桔梗、麦冬四味浓煎,数数与之。”

2. 头旋

《外台秘要·卷第十八·不仁不能行方三首》:“上二十味并细切,绢袋盛,清酒四五升,渍五六宿,初服三合,日再服稍加,以知为度,患目昏头旋者弥精。忌猪肉、冷水、生葱、生菜、桃李、雀肉等。”

《普济方·卷三百四十九·产后诸疾门·产后蓐劳》:“芍药汤,治产后蓐劳疼痛,寒热,头旋眼花,精神恍惚,睡多惊恐,盗汗腹痛,大便不利。”

《普济方·卷四十三·三焦腑门·三焦实热》:“三焦散,治三焦不和,营卫不调,肢体烦倦,头目昏疼,饮食无味,多困少力,寒热痰壅,头旋。”

《普济方·卷七十二·眼目门·肾肝虚眼黑暗》:“《龙木论》云:眼坐起生花外障,此眼初患之时,眼中别无所患,唯久坐多时,忽然起后,头旋,眼中黑花发昏,良久乃定。皆因肝肾虚劳受风,心脏热毒上攻,致有此疾,如或治疗稍迟,以后变为青盲,切宜服镇心丸,补肾散。”

《医学正传·卷之七·妇人科中·胎前》:“消风散,《局方》:治妊娠头旋目眩,视物不见,腮颊肿核。”

3. 头风(肿头)

《诸病源候论·风病诸候下·头面风候》:“又云:一手长舒,令掌仰;一手捉颐,挽之向外,一时极势,二七,左右亦然;手不动,两向侧,极势,急挽之,二七。去颈骨急强、头风脑旋、喉痹,髆内冷注、偏风。”

《太平圣惠方·卷第一百·具列四十五人形》:“前顶一穴,在囟会后一寸,直鼻中央陷者中,灸三壮,主头风目眩,头皮肿,小儿惊痫病也。”

《普济方·卷四十六·头门·首风》:“头风为病,不必有偏正头疼之证,但自颈项以上,耳目口鼻眉棱之间,或有一处,不若吾之体焉,皆其渐也。有头疼,有头晕,有头皮顽厚,不自觉知。有口舌不仁,莫知滋味,或耳聋,或头汗,或目痛,或眉棱上、下掣痛;或鼻中闻香极香,闻臭极臭,或只呵欠,而作冒眩之状。”

《普济方·卷三百十五·膏药门·内外诸疾方》:“其眩不止,风邪甚者,变为癫疾也。凡妇人患头风者,十居其半每发必掉眩,如在车上,盖因血虚,肝有风邪袭之尔。”

《普济方·卷三百十七·妇人诸疾门·风眩头痛》:“又云:一妇人年四十余,病额角上耳上痛,俗呼为偏头痛。如此五七年,每痛大便燥结如弹丸,两目赤眩晕昏涩,不能远视,世之所谓头风。”

《本草纲目·禽部第四十九卷·禽之三·鹘嘲》:“主治:助气益脾胃,主头风目眩。煮炙食之,顿尽一枚,至验。(《嘉祐》。今江东俚人呼头风为肿头。先从两项边筋起,直上入头,头闷目眩者是也)”

《张氏医通·卷十四·头痛门》:“《千金》大三五七散,治头风眩晕,口㖞目斜耳聋,及八风五痹,瘫痪脚气缓弱。”

《金匮翼·卷五·眩晕》:“《鸡峰》云:夫风眩之病,起于心气不足,胸中蓄热而实,故有头风面热之所为也。”

4. 头面风

《诸病源候论·风病诸候下·头面风候》：“头面风者，是体虚，诸阳经脉为风所乘也。诸阳经脉，上走于头面，运动劳役，阳气发泄，腠理开而受风，谓之首风。”

《三因极一病证方论·卷之七·眩晕证治》：“方书所谓头面风者，即眩晕是也。”

《普济方·卷四十五·头门·头面风》：“羌活汤：治头面风，头目昏眩，筋脉拘急，痰涎壅滞，肢节烦痛。”

5. 醉头风

《女科百问·卷上·第十七问妇人多头眩而冒》：“妇人头运，挟痰多呕吐者，状若醉头风也。”

《医学纲目·卷之十五肝胆部·头风痛》：“（世）偏正头痛风，醉头风：以蓖麻子九粒，先用米调成膏，涂茶碗底，却用火烧蓖麻仁烟出，以茶碗覆熏烟上，候烟尽，用少汤冲开服之，觉额上痒是效。”

《针灸大成·卷九·治症总要》：“醉头风：攒竹、印堂、三里。问曰：此症前穴针之不效，何也？答曰：此症有痰饮停于胃脘，口吐清涎，眩晕，或三日、五日，不省人事，不进饮食，名曰醉头风。先去其气，化痰调胃进食，然后去其风痛也。中脘、膻中、三里、风门。”

6. 首风

《诸病源候论·风病诸候下·头面风候》：“头面风者，是体虚，诸阳经脉为风所乘也。诸阳经脉，上走于头面，运动劳役，阳气发泄，腠理开而受风，谓之首风。病状，头面多汗，恶风，病甚则头痛。又，新沐中风，则为首风。又，新沐头未干，不可以卧，使头重身热，反得风则烦闷。诊其脉，寸口阴阳表里互相乘。如风在首，久不瘥，则风入脑，变为头眩。其汤熨针石，别有正方，补养宣导，今附于后。”

《儒门事亲·卷十一·风论》：“大凡人病雷头懒干，俗呼之谬名也。头痛昏眩，皆因浴发而得之，即为首风。此因邪风在于胸中热甚，化而为痰，风之所致也。可以茶调散吐之；吐讫，次用藏用丸下之；后可服乌荆丸。”

《普济方·卷四十六·头门·首风》：“治首风，头目昏眩，肢体疼痛，手足麻痹，上膈烦闷，或发寒热，方见八风散。”

《本草纲目·草部第十四卷·草之三·芎䓖》：“首风旋运及偏正头疼，多汗恶风，胸膈痰饮。川芎䓖一斤，天麻四两，为末，炼蜜丸如弹子大。每嚼一丸，茶清下。（刘河间《宣明方》）”

7. 厥巅疾

《黄帝内经素问·脉要精微论》：“粗大者，阴不足，阳有余，为热中也。来疾去徐，上实下虚，为厥巅疾。来徐去疾，上虚下实，为恶风也，故中恶风者，阳气受也。”

《续名医类案·卷二·厥》：“盖怒甚则血菀于上，而气不返于下者，名曰厥巅疾。厥者逆也，巅者高也。气与血俱逆于高巅，故动辄眩晕也。”

8. 癫眩（巅眩、颠眩）

《金匮要略·痰饮咳嗽病脉证并治》：“假令瘦人脐下有悸，吐涎沫而癫眩，此水也，五苓散主之。”

《诸病源候论·风病诸候下·风头眩候》：“又云：低头，不息六通，治耳聋、目癫眩、咽喉不利。”

《备急千金要方·卷二十九针灸上·灸例第六》：“时谓阴气未至，灸无不着，午前平旦谷气虚，令人癫眩，不可针灸也。慎之。”

《医门法律·卷五·痰饮门·痰饮留伏论》：“《巢氏病源》云：邪入之阴则癫，夫阳郁于阴，其时不为癫眩，出归阳位，反为癫眩者，夹带阴气而上也。故不治其癫眩，但散其在上夹带之阴邪，则立愈矣。”

（二）目部

含目、眼、睛三小类。

1. 目昏

《太平圣惠方·卷第二十一·治热毒风诸方》：“夫热毒风者，皆由脏腑风虚，外邪所中，心肺壅热，风气在于胸心，或因吃热药，或饮酒过度，即头面肿热，心神烦闷，眼目昏昏，或时语涩，痰黏壅滞，皮肤壮热，面赤口干，肢节不利者，是其候也。”

《太平圣惠方·卷第三十二·眼论》：“肝有病则目夺精而眩，肝中寒则目昏而瞳子痛，邪伤肝则目青黑，瞻视不明，肝实热则目痛如刺。”

《卫生宝鉴·卷二十·针法门·流注指要赋》：“目昏不见，二间宜取。”

《本草纲目·草部第十三卷·草之二·茈胡》：“治阳气下陷，平肝胆三焦包络相火，及头痛眩运，目昏赤痛障翳，耳聋鸣，诸疟，及肥气寒热，妇人热入血室，经水不调，小儿痘疹余热，五疳羸热。（时珍）”

2. 目晕（目运）

《太平惠民和剂局方·卷中·论中风证候》：“论诸风头痛目晕，皆因风虚气上攻头目，可与太阳丹、白龙丸、茶调散、川芎丸。”

《圣济总录·卷第一十七·风头旋》：“治风头旋目晕痰逆。白蒺藜丸方。”

《圣济总录·卷第一十七·风头旋》：“治风头旋，目运欲倒，胸中痰逆，兼治筋骨疼痛，菊花丸方。”

《景岳全书·卷之十七理集·杂证谟·眩运》：“‘经脉’篇曰：督脉实则脊强，虚则头重，高摇之。五阴气俱绝，则目系转，转则目运；目运者，为志先死；志先死，则远一日半死矣。”

3. 目瞑

《黄帝内经素问·至真要大论》：“帝曰：其生病何如？岐伯曰：厥阴司天，客胜则耳鸣掉眩，甚则咳；主胜则胸胁痛，舌难以言。少阴司天，客胜则鼽嚏颈项强，肩背瞀热，头痛少气，发热耳聋目瞑，甚则胕肿血溢，疮疡咳喘”。

《神农本草经·卷二·中经·伏翼》：“味咸，平。主目瞑，明目，夜视有精光，久服，令人喜乐，媚好无忧。一名蝙蝠，生川谷。”

《伤寒论·辨太阳病脉证并治中第六》：“太阳病，脉浮紧，无汗，发热，身疼痛，八九日不解，表证仍在，此当发其汗，服药已微除，其人发烦目瞑，剧者必衄，衄乃解，所以然者，阳气重故也。麻黄汤主之。”

《备急千金要方·卷六上七窍病上·目病第一·洗眼汤》：“目瞑远视䀮䀮，目窗主之……目瞑身汗出，承浆主之。”

《针灸资生经·针灸资生经第六·目痛（目瞑）》：“陶道，治头重目瞑。（《铜》与《明》同）大迎，治目不得闭。（见面肿）风门，治伤寒目瞑。（见《伤寒杂病》）天柱，治目瞑视。脑空，疗头风目瞑。（《明》）《铜》云：脑风头痛。天府，疗头眩目瞑，远视䀮䀮。目窗，主目瞑，远视䀮䀮。（《千》）承浆，主目瞑，身汗出。”

《四诊抉微·卷之一·望诊·察目部》：“目瞑者，将衄血也。”

《四诊抉微·卷之二·望诊·诊阴阳绝证》：“毛焦面黑，直视目瞑不见，阴气绝。（阴阳俱绝，掣灰撮空，妄言者死）”

4. 目瞀

《金匮要略心典·卷下·妇人产后病脉证治第二十一》：“郁冒，神病也。亡阴血虚，阳气遂厥，而寒复郁之，则头眩而目瞀也。”

5. 目眩

《黄帝内经素问·本病论》：“是故寅申之岁，少阴降地，主窒地玄，胜之不入；又或遇丙申丙寅，水运太过，先天而至，君火欲降，水运承之，降而不下，即彤云才见，黑气反生，暄暖如舒，寒常布雪，凛冽复作，天云惨凄。久而不降，伏之化郁，寒胜复热，赤风化疫。民病面赤、心烦、头痛、目眩也。赤气彰而温病欲作也。”

《伤寒论·辨少阳病脉证并治第九》：“少阳之为病，口苦、咽干、目眩也。”

《新修本草·卷第八·贝母》：“味辛、苦，平、微寒，无毒。主伤寒烦热，淋沥邪气，疝瘕，喉痹乳难，金疮风痉。疗腹中结实，心下满，洗洗恶风寒，目眩项直，咳嗽上气，止烦热渴，出汗。安五脏，利骨髓。”

《太平圣惠方·卷第一·辨奇经八脉法》：“诊得阳维浮者，暂起即目眩，阳气盛实，苦肩息洒洒如寒。”

《卫生宝鉴·卷二十·针法门·流注指要赋》：“头晕目眩，要觅于风池。”

《类经·十八卷·疾病类·口问十二邪之刺》：“目眩头倾，补足外踝下留之。”

6. 眼眩、眼旋

《名医别录·上品·卷第一·薯蓣》：“平，无毒。主治头面游风、风头、眼眩，下气，止腰痛，补虚劳、羸瘦，充五脏，除烦热，强阴。”

《备急千金要方·卷九伤寒方上·辟温第二·预备一物柏枝散》：“治患雾气者，心内烦闷少气，头痛项急，起则眼眩欲倒，身微热战掉不安，时复憎寒，心中欲吐，吐时无物方。”

《圣济总录·卷第一十六·风头眩》：“治风眩暗倒，眼旋屋转脑痛．芍药汤方。”

《世医得效方·卷第十六·眼科·五轮八廓》：“地廓病：因湿渍头上，冷灌睛眸，致令有病。眼眩紧急，瘀血生疮。”

《症因脉治·卷二·眩晕总论·外感眩晕》："若雨湿之时，恶寒无热，身重身痛，不能转侧，无汗拘紧，头旋眼眩，此寒湿眩晕之症也。"

《普济方·卷四十七·头门·风头旋》："干姜方，治头旋眼眩。"

《普济方·卷八十六·眼目门·一切眼疾杂治》："荆芥穗方出《龙木论》，治一切眼疾，血劳风痛，头旋眼眩。"

《普济方·卷三百十七·妇人诸疾门·风眩头痛》："石南酒出《千金方》，治妇人自少患风，头痛眼眩。"

《本草纲目·兽部第五十一卷·兽之二·兔》："肝：主治，目暗。(《别录》)明目补劳，治头旋眼眩。(《日华》)"

7. 眼运

《太平圣惠方·卷第五十五·血黄证候》："血黄者，头痛心闷，眼运欲倒，胸膈热壅，鼻衄不止，咽喉干燥，舌上生疮。若身热如火，头面肿者，难治。烙心俞二穴、百会穴、足阳明二穴、下廉二穴及手足心。"

《圣济总录·卷第一十七·风头旋》"治头旋脑闷，鼻塞眼运，贴顶膏方。"

《奇效良方·卷之二十五眩晕门·眩晕通治方·川芎散》："治风头眩，发则心腹满急，眼运欲倒。"

8. 睛眩

《金匮玉函经·卷第五·辨不可发汗病形证治第十三》："诸逆发汗，微者难愈，剧者言乱，睛眩者死。命将难治。"

《世医得效方·卷第十六·眼科·五轮八廓》："水廓病：因大劳，努力争斗，击棒开弓，骤骑强力，致令生病。常多暗昏，睛眩泪多。"

(三)脑部

1. 脑转

《黄帝内经灵枢集注·卷四·海论第三十三》："髓海有余，则轻劲多力，自过其度，髓海不足，则脑转耳鸣，胫痠眩冒，目无所见，懈怠安卧。"

《黄帝内经灵枢集注·卷九·大惑论第八十》："若邪中于项，则随眼系入于脑，入于脑则脑转，脑转则引目系急，目系急，则目眩以转矣。"

《诸病源候论·注病诸候·诸注候》："或脑转肉裂，目中系痛，不欲闻人语声，此名大风。"

《太平圣惠方·卷第二十二·治风头旋诸方》："治风，头旋脑转，宜服蝉壳散方。蝉壳二两(微炒)。上捣细罗为散，每服，不计时候，以温酒调下一钱。"

《普济方·卷三·方脉总论·八里脉主治》："濡者，阴也。主少力，五心烦热，脑转耳鸣，下元极冷。"

2. 脑眩

《诸病源候论·腕伤病诸候·被打头破脑出候》："夫被打，陷骨伤头，脑眩不举，戴眼直视，口不能语，咽中沸声如豘子喘，口急，手为妄取，即日不死，三日小愈。"

《医学入门·外集卷七·妇人小儿外科用药赋》："单香附散：治胎前产后诸症……一应头痛脑眩，加川芎五分，茶清下。"

(四)心眩

《妇人大全良方·卷之四·妇人虚风头目眩晕及心眩方论第四·川芎散》："治女人头旋，即天动地转，名曰心眩，非血风也。(心眩方)"

《针灸大成·卷五·八脉图并治症穴》："谷疸，食毕则心眩，心中怫郁，遍体发黄：胃俞、内庭、至阳、三里、腕骨、阴谷。"

三、按病因病机命名

此类的命名由眩晕的四大致病因素"风、痰、血、虚"加一描述感觉的形容词(如"眩、晕、昏")组成。如"风眩""痰眩"等。

(一)风类

1. 风眩

《名医别录·下品卷第三·鸱头》："味咸，平，无毒。主治头风眩颠倒，痫疾。"

《名医别录·下品卷第三·虎掌》："微寒，有大毒。除阴下湿，风眩。"

《诸病源候论·风病诸候下·风头眩候》："风头眩者，由血气虚，风邪入脑，而引目系故也。五脏六腑之精气，皆上注于目，血气与脉并于上系，上属于脑，后出于项中，逢身之虚，则为风邪所伤，入脑则脑转而目系急，目系急故成眩也。诊其脉，洪大而长者，风眩，又得阳维浮者，暂起目眩也。风眩久不瘥，则变为癫疾。""《养生方·导引法》云：以两手抱右膝，著膺，除风眩。"

《备急千金要方·卷十四小肠腑方·风眩第

四》："徐嗣伯曰：余少承家业，颇习经方名医要治，备闻之矣，自谓风眩多途，诸家未能必验，至于此术，鄙意偏所究也。少来用之，百无遗策。今年将衰暮，恐淹忽不追，故显明证论，以贻于后云尔。夫风眩之病起于心气不定，胸上蓄实，故有高风面热之所为也。痰热相感而动风，风火相乱则闷瞀，故谓之风眩，大人曰癫，小儿则为痫，其实则一。"

《千金翼方·卷第四·本草下·新雉木》："味苦，香，温，无毒。主风眩痛，可作沐药，七月采阴干，实如桃。"

《本草纲目·主治第四卷·百病主治药·头痛》："百合：头风目眩。辛夷、伏牛花、空青、曾青：并风眩头痛。"

2. 风头眩

《圣济总录·卷第一十六·风头眩》："论曰：风头眩之状，头与目俱运是也。五脏六腑之精华，皆见于目，上注于头。风邪鼓于上，脑转而目系急，使真气不能上达，故虚则眩而心闷，甚则眩而倒仆也。"

《证治准绳·类方第五册·眩晕》："羌活汤：治风头眩，筋脉拘急，痰涎壅滞，肢节烦疼。"

3. 风头旋

《圣济总录·卷第一十七·风头旋》："论曰：风头旋者，以气体虚怯，所禀不充，阳气不能上至于脑，风邪易入，与气相鼓，致头晕而旋也；又有胸膈之上，痰水结聚，复犯大寒，阴气逆上，风痰相结，上冲于头，亦令头旋。"

《普济方·卷四十七·头门·风头旋》："治风头旋，眼晕常似屋转，起即旋倒者，方见天雄散。""治风头旋，忽忽如醉，痰逆不下饮食。""治风头旋，起倒无定。"

4. 头风旋

《外台秘要·卷第八·疗诸痰饮方四首》："延年前胡汤，主胸背气满，膈上热，口干，痰饮气，头风旋方。"

《古今医统大全·卷之五十三头痛门·药方·易简诸方》："治头风旋：用蝉蜕微炒，为末，每服一钱，温酒调下。"

5. 旋风

《本草纲目·禽部第四十九卷·禽之四·鸱》："旋风眩冒：鸱头丸，用鸱头一枚（炒黄），真蔄茹、白术各一两，川椒半两（微炒去汁），为末，蜜和，丸梧桐子大。每服食前以温酒下二十丸。（《圣惠》）"

（二）痰类

1. 痰晕

《诊家枢要·脉阴阳类成》："滑而实，肺热，毛发焦，隔壅咽干，痰晕目昏，涕唾黏，关滑，脾热，口臭，及宿食不化，吐逆，滑实，胃热。"

《世医得效方·卷第三大方脉杂医科·眩晕·痰证》："治痰晕，或因冷食所伤，加味二陈汤。"

《临证指南医案·卷一·眩晕》："某酒客中虚，痰晕，二陈加术、白蒺藜、钩藤、天麻。"

2. 痰运

《杂症会心录·卷上·眩晕》："眩晕一症，有虚运火运痰运之不同，治失其要，鲜不误人。"

3. 痰眩

《全生指迷方·卷三·眩晕》："若头眩，发则欲呕，心下温温，胸中如满，由胸上停痰，胃气不流，盘郁不散，气上腾入脑，脑满则眩，关脉沉弦，或谓之痰眩，旋覆花丸主之。"

《鸡峰普济方·卷第十四·淋痰饮头面·淋》："治痰眩：半夏曲、天南星各二两，甘松一两，陈橘皮一两半。上为细末，水煮面糊为丸梧桐子大。每服二十丸，生姜汤下食后。"

《普济方·卷一百十六·诸风门·诸风杂治》："以桃仁五合去皮，用粳米饭将研之，细浆水杵取汁，令桃仁尽即休，微温用洗面极妙。治因疮中风，治一切风疾痰眩。"

《祖剂·卷之一·橘皮汤·香橘饮》："即二陈汤加木香、砂仁、白术，治气滞痰眩。"

（三）血晕、血运

《圣济总录·卷第一百六十·产后门·产后血运》："论曰：产后血下，或多或少，皆致运闷者，血随气行，血多者气虚，血少者气逆故也。其候目旋转，精神昏愦，甚者沉默不知人。治法虚弱者宜调气而益血，气逆者宜调气而下血，则思过半矣。"

《妇人大全良方·卷之十八·产后门·产后血晕方论第五》："论曰：产后血晕者，由败血流入肝经，眼见黑花，头目旋晕，不能起坐，甚致昏闷不省人事，谓之血晕。"

《仁斋直指方论·卷之二十六·附子嗣·孕育备论》："妇人怀胎，脏气拥闭，不可多睡，不可忧惧、劳役，不可啖食黏滞、辛辣、强硬之物，又不可妄施针灸，所贵时行数步，调畅自适，使气得其平。若酒面炙爆，热毒熏蒸，若感触风邪，传染热气，若误服药饵，破血动胎，若七情内伤，快意纵欲，则易致漏胎。若腹痛方来，用力太早，若觉则惊动，胎转未得，若抱持不正，奔突后趋，若近产多淫，触犯禁忌，则易致产难。既产之后，或过用心力，或素有痰阻，或血虚气逆，或虚极乘寒，则血晕眩闷之证生矣。"

《仁斋直指方论·卷之十一·眩运·眩运证治》："（方见血类）加细辛、石菖蒲，治妇人血运眩冒，不省人事，次用和济七气汤佐之。"

《普济方·卷三百四十五·产后诸疾门·产后调补》："若因床帐太暖，或产妇气盛，或素多喜怒，觉目眩晕如在舟中车内，精神郁冒者，此是血晕。即须服血晕药一二服止。"

《普济方·卷三百四十五·产后诸疾门·产后诸疾》："治产后血晕筑心，眩倒风缩欲死者，出《仁存方》。"

《普济方·卷三百四十八·产后诸疾门·产后血晕》："产后迷闷者，是为血晕。血晕则虚而无所归，气无所主，气血妄行，掩触心肺，遂使眼花目眩，神昏不知人事。"

《医方考·卷六·妇人门第七十·独参汤》："人参二两，水一升煎半升，温服。产后血晕，不省人事者，此方主之。血晕者，下血过多而眩晕也。不省人事者，气血大脱而神不用也。故用人参甘温益元之品以主之。此药可以固气，可以生血，可以益元。身热气急者，加童便一爵。身寒气弱者，加附子三钱。"

《医学心悟·卷五·妇人门·十产论》："五曰热产。盛暑之月，产妇当温凉得中，过热则头目昏眩，而生血晕之症。若凉台水阁，以及狂风阴雨，更当谨避。"

《验方新编·卷二十·妇科产后门·晕厥论》："但凡大病大虚之人，皆能作晕，产后之晕因血去而名之曰血晕，实非因血而致晕也。"

（四）虚眩

《妇人大全良方·卷之二·众疾门·通用方序论第五》："若平常血气不调及常服，只用本方，日二三服。若平常些少虚眩，肢体瘦倦，月信不调，只用生姜、薄荷，如常煎服。"

《妇人大全良方·卷之二十·产后寒疝方第九》："羊肉汤：疗虚及产妇腹中痛，虚眩不能支持，两胁当脐急痛，气上冲，前后相引痛，治之如神。"

《本草纲目·谷部第二十五卷·谷之四·酒》："茯苓酒：治头风虚眩，暖腰膝，主五劳七伤。用茯苓粉同曲、米酿酒，饮之。"

四、按发病特点命名

此类归纳一些描述眩晕的特定说法，多出自《内经》《伤寒》，后世医家多直接引而用之，如"郁冒、掉眩、身为振振摇"等。另一些描述性的短语如"头目昏闷、头目昏暗、目暗头昏"在头、目部和"昏"字大类有所涉及，此处不予摘录。

1. 郁冒

《黄帝内经素问·至真要大论》："郁冒不知人者，寒热之气乱于上也。"

《伤寒论·辨厥阴病脉证并治》："下利脉沉而迟，其人面少赤、身有微热、下利清谷者，必郁冒汗出而解，病人必微厥，所以然者，其面戴阳，下虚故也。"

《金匮要略·妇人产后病脉证治第二十一》："问曰：新产妇人有三病，一者病痉，二者病郁冒，三者大便难。何谓也？师曰：新产血虚，多汗出，喜中风，故令病痉；亡血复汗，寒多，故令郁冒；亡津液胃燥，故大便难。"

《诸病源候论·中恶病诸候·冒热困乏候》："人盛暑之时，触冒大热，热毒气入脏腑，则令人烦闷郁冒，至于困乏也。"

《普济方·卷三百五十四·产后诸疾门·大便不通》："麻苏粥出《永类钤方》，治妇人产后有三种疾，郁冒则多汗，汗则大便秘涩，故难于用药，唯此粥能治之。"

《医学入门·外集卷三·外感·伤寒》："郁，乃气不舒；冒，乃神不清，俗谓之昏迷也。《经》曰：诸虚乘寒则为厥。郁冒不仁，言寒气乘虚中人，如物蒙罩其首，恍惚不省人事，比之眩晕更重。"

《医宗必读·卷之五·伤寒·郁冒》："郁结而气不舒，昏冒而神不清。太阳误下，利不止，复发汗，表里俱虚，郁冒。渍形为汗，吐下后复发汗，又与水，哕而冒，理中汤。热而郁冒，不得卧，有燥屎，调胃承气汤。"

2. 掉眩

掉眩：头摇、肢颤，头晕目眩之证。《黄帝内经素问·玄机原病式》："掉，摇也；眩，昏乱旋运也。"

《黄帝内经素问·五常政大论》："发生之纪，是谓启陈，土疏泄，苍气达，阳和布化，阴气乃随，生气淳化，万物以荣。其化生，其气美，其政散，其令条舒，其动掉眩巅疾，其德鸣靡启坼，其变振拉摧拔。"

《黄帝内经素问·六元正纪大论》："少阳、太角、厥阴、壬寅（同天符）、壬申（同天符），其运风鼓，其化鸣紊启坼，其变振拉摧拔，其病掉眩，支胁，惊骇。"

《妇人大全良方·卷之四·妇人血风头痛方论第五》："许叔微云：妇人患头风者，十居其半。每发必掉眩，如在车船上。盖因血虚、肝有风邪袭之尔。余常处此方以授人，比他药效而捷。"

3. 眩掉

《黄帝内经素问·六元正纪大论》："壬辰壬戌，其运风，其化鸣紊启坼，其变振拉摧拔，其病眩掉目瞑。"

《普济方·卷十七·心脏门·心烦热》："脾元受虚邪，变为寒热，或脾胃虚冷，醋心气胀，宿滞酒食，噫满不化，膈上不快，面色积黑，痰气作晕，头目眩掉。"

《续名医类案·卷三·痉》："诸医以为中风，风脉当浮，今不浮而沉，且无眩掉等症，岂是中风?"

4. 身为振振摇

《伤寒论·辨太阳病脉证并治中第六》："伤寒，若吐、若下、若发汗后，心下逆满，气上冲胸，起即头眩，其脉沉紧，发汗即动经，身为振振摇，茯苓桂枝白术甘草汤主之。"

5. 振振欲擗地

《伤寒论·辨太阳病脉证并治中第六》："太阳病，发其汗而不解，其人仍发热，心下悸，头眩身瞤而动，振振欲擗地者，真武汤主之。"

6. 视歧

《黄帝内经灵枢集注·卷九·大惑论第八十》："黄帝问于岐伯曰，余尝上于清冷之台，中阶而顾，匍匐而前则惑，余私异之，窃内怪之，独瞑独视，安心定气，久而不解，独博独眩，被发长跪，俯而视之，后久之不已也。卒然自上，何气使然，岐伯对曰，五脏六腑之精气，皆上注于目而为之精，精之窠为眼，骨之精为瞳子，筋之精为黑眼，血之精为络，其窠气之精为白眼，肌肉之精为约束，裹撷筋骨血气之精，而与脉并为系，上属于脑，后出于项中，故邪中于项，因逢其身之虚，其入深，则随眼系以入于脑，入于脑则脑转，脑转则引目系急，目系急则目眩以转矣。邪其精，其精所中，不相比也，则精散，精散则视歧，视歧见两物，目者，五脏六腑之精也，营卫魂魄之所常营也，神气之所生也。故神劳则魂魄散，志意乱，是故瞳子黑眼法于阴，白眼赤脉法于阳也，故阴阳合传而精明也。目者，心使也。心者，神之舍也。故神精乱而不转，卒然见非常处，精神魂魄不相得，故曰惑也。"

7. 眴仆

《黄帝内经素问·厥论》："帝曰：愿闻六经脉之厥状病能也。岐伯曰：巨阳之厥，则肿首头重，足不能行，发为眴仆。"

《类经·十五卷·疾病类·十二经之厥》："帝曰：愿闻六经脉之厥状病能也。（能，犹形也。前章言病厥之本，故此下复问其各经之状。）岐伯曰：巨阳之厥，则肿首头重，足不能行，发为眴仆（眴，目眩乱也。仆，猝倒也）。眴，雄绢切，眩运也。"

8. 徇蒙招尤

《黄帝内经素问·五脏生成》："徇蒙招尤，目冥耳聋，下实上虚，过在足少阳、厥阴，甚则入肝。"

《类经·十四卷·疾病类·五决十经》："徇蒙招尤，目冥耳聋，下实上虚，过在足少阳、厥阴，甚则入肝。（徇，亦作巡，行视貌。蒙，茫昧也。招，掉摇也。尤，甚也。目无光则矇昧不明，头眩动则招尤不定，甚至目冥者不能视，耳聋者无所闻）"

9. 生花

《太平圣惠方·卷第三十二·眼论》："肝气通和，则辨五色，肝有病则目夺精而眩。肝中寒则目昏而瞳子痛，邪伤肝则目青黑，瞻视不明。肝实热则目痛如刺。肝虚寒则目䀮䀮谛视生花。"

《世医得效方·卷第十六·眼科·总论》："若虚不补而实不泻，亦难收效。然上虚乃肝虚，下虚乃肾虚，肝虚则头晕、耳聋、目眩，肾虚则虚壅生花，耳作蝉鸣，尤宜补肝益肾。"

《银海精微·卷上·坐起生花》："问曰：人之坐起眼前见花，数般茫茫如蝇翅者何也？答曰：肝肾二经乏气也。《经》云：肝肾之气充则精彩光明，肝经之气乏则昏蒙眩晕。”

10. 目䀮䀮

《黄帝内经素问·藏气法十论》：“虚则目䀮䀮无所见，耳无所闻。”

《名医别录·中品卷第二·杜若》：“无毒。主治眩倒、目䀮䀮，止痛，除口臭气，久服令人不忘。”

五、其他命名

此类包含与眩字义相关的字的衍生词。分为昏、眩、旋、瞀四大类。

（一）昏类

1. 昏闷

《妇人大全良方·卷之十八·产后门·产后血晕方论第五》：“论曰：产后血晕者，由败血流入肝经，眼见黑花，头目旋晕，不能起坐，甚致昏闷不省人事，谓之血晕。”

《普济方·卷二十四·脾脏门·饮食劳倦》：“治内伤自利，脐腹痛，肢体困倦，不喜饮食，食则呕，嗜卧懒语言，足胻冷，头目昏闷。”

《类经·七卷经络类·经络之辨刺诊之法》：“视其络脉之小而短者，气少故也，不可刺之。虚甚而泻，其气重虚，必致昏闷，甚则运仆暴脱不能出言，急扶坐之，使得气转以渐而苏。若偃卧则气滞，恐致不救也。”

2. 昏晕

《幼幼新书·卷第十七·疟疾寒热更作第十二》：“《全生指迷》论曰：若其人翕翕如热，淅淅如寒，无有时度，支节如解，手足酸疼，头目昏晕。此由荣卫虚弱，外为风邪相乘，搏于阳则发热，搏于阴则发寒，又不治成劳气。宜荆芥散。”

《伤寒论条辨·卷之五·辨少阴病脉证并治第七》：“少阴病，下利止而头眩，时时自冒者，死。头眩，俗谓昏晕是也。诸阳在头，然则下利止而头眩者，津液内亡，而阴已虚竭，阳无依附，浮越于外，而神气散乱，故时时自冒也。”

《医门法律·卷五·痰饮门·痰饮留伏论》：“今定吐禁一十二条：眩冒昏晕不可吐，气高气浅不可吐，积劳未息不可吐，病后新虚不可吐，水道微弱不可吐。”

3. 昏运

《圣济总录·卷第一百六十·产后门·产后血运》：“治产后血块攻筑，头目昏运，桂心散方。”

《太平惠民和剂局方·卷之四·淳祐新添方》：“治膈脘痰涎不利，头目昏运，吐逆涎沫，渫白丸。”

《古今医统大全·卷之四内经脉候·统属诊法候病·统候》：“左寸昏运，右寸下血。左关眼花，右关倦泄。”

《景岳全书·卷之五十一德集·新方八阵·补阵》：“左归丸：治真阴肾水不足……或气虚昏运，或眼花耳聋……宜此方主之。”

4. 昏蒙

《仁斋直指方论·卷之二十·眼目·眼目方论》：“故肝肾之气充，则精彩光明，肝肾之气乏，则昏蒙晕眩。”

《奇效良方·卷之二·搜风丸》：“治邪风上逆，以致上实下虚，风热上攻，眼目昏蒙，耳鸣鼻塞，头痛眩运，燥热上壅，痰逆涎嗽，心腹痞痛，大小便结滞。”

《临证指南医案·卷八·目》：“凡久痛昏暗，青盲雀目，内障昏蒙，五色花翳，迎风泪出，皆虚候也。”

5. 昏眩

《黄帝内经素问·本病论》：“是故卯酉之岁，太阴降地，主窒地苍……民病四肢不举，昏眩，肢节痛，腹满填臆。”

《太平惠民和剂局方·附指南总论·卷下·论妇人诸疾》：“崩漏下血过多，头目昏眩，举头欲倒者，可与芎藭汤、胶艾汤、乌金散、琥珀丸、暖宫丸、大圣散、内补当归丸。”

《儒门事亲·卷十一·内伤》：“凡一切沉积，或有水不能食，使头目昏眩，不能清利，可茶调散吐之；次服七宣丸、木香槟榔丸。”

《妇人大全良方·卷之二十四·拾遗方》：“奶母不可频吃酒，恐儿作痰嗽、惊热、昏眩之疾，至于变蒸。”

《丹溪心法·卷四·破滞气七十九》：“乌药平气散，治脚气上攻，头目昏眩，脚膝酸疼，行步艰苦，诸气不和，喘满迫促。”

《普济方·卷八十一·眼目门·目见黑花飞蝇》：“遇明丸（出《御药院方》），治风痰头目昏眩，视物䀮䀮，目见黑花飞蝇。”

《先醒斋医学广笔记·卷之一·暑》：“治中暑

昏眩，烦闷欲死。挖地深尺余，取黄土，以新汲水调化，饮一二瓯，立愈。”

《医学心悟·卷一·医中百误歌》：“病家误，救绝气（病人昏眩时以手闭口而救之也），救气闭口莫闭鼻，若连鼻子一齐扪，譬如人井复下石（鼻主呼吸，闭紧则呼吸绝，世人多蹈此弊，故切言之）。”

（二）眩类

1. 眩瞢

《备急千金要方·卷六上七窍病上·目病第一·洗眼汤》：“目不明、泪出、目眩瞢，瞳子痒，远视䀮䀮，昏夜无见，目瞤动，与项口参相引㖞僻，口不能言，刺承泣，目痛、僻戾；目不明，四白主之。”

2. 眩转

《黄帝内经素问·五常政大论》：“木郁之发，太虚埃昏，云物以扰，大风乃至，屋发折木，木有变，故民病胃脘当心而痛，上支两胁，膈咽不通，食饮不下，甚则耳鸣眩转，目不识人，善暴僵仆。”

《备急千金要方·卷十四小肠腑方·风眩第四》：“服前汤后四体尚不凉，头目眩转，服此汤大胜，宜常服，但药中小小消息随冷暖耳，仍不除差者依此方。”

《丹溪心法·治病必求于本》：“今夫厥阴为标，风木为本，其风邪伤于人也，掉摇而眩转，瞤动而瘛疭，卒暴强直之病生矣。”

3. 眩仆

《黄帝内经素问·至真要大论》：“太阳司天，寒淫所胜，则寒气反至，水且冰，运火炎烈，雨暴乃雹。血变于中，发为痈疡，民病厥心痛，呕血，血泄，鼽衄，善悲，时眩仆。胸腹满，手热肘挛，腋肿，心澹澹大动，胸胁胃脘不安，面赤目黄，善噫，嗌干，甚则色炲，渴而欲饮，病本于心。”

《备急千金要方·卷十三心脏方·心脏脉论第一》：“邪在心，则病心痛善悲，时眩仆，视有余不足而调之其俞。”

《丹溪心法·十二经见证·手少阴心经见证》：“消渴，两肾内痛，后廉，腰背痛。浸淫善笑，善恐，善忘，上咳吐，下气泄，眩仆，身热而腹痛，悲。”

《四诊抉微·卷之五·切诊·行尸内虚脉》：“仲景曰：脉病人不病，名曰行尸，以无王气，卒眩仆不识人则死。人病脉不病，名曰内虚，以有正气，虽病无苦。”

4. 眩倒

《名医别录·中品卷第二·杜若》：“无毒。主治眩倒、目䀮䀮，止痛，除口臭气，久服令人不忘。”

《妇人大全良方·卷之十四·妊娠风痉方论第二·葛根汤》：“疗妊娠临月，因发风痉，忽闷愦不识人，吐逆眩倒，小醒复发，名为子痫。”

《严氏济生方·眩晕门·眩晕论治》：“所谓眩晕者，眼花屋转，起则眩倒是也。”

《古今医统大全·卷之五十三·眩运门·治法》：“春甫治一妇人，忽眩倒不能动，诊其脉，两寸浮大而滑，知风痰眩运而兼火也，以半夏白术天麻汤下滚痰丸一百粒，即愈。”

5. 眩闷

《普济方·卷四十七·头门·风头眩》：“菊花汤（出《圣济总录》），治风头眩闷，起即欲倒，头痛眼疼，视屋转动。”

《普济方·卷九十七·诸风门·中风四肢拘挛不得屈伸》：“羌活汤（出《圣济总录》），治中风，四肢拘挛，筋急或缓纵不遂，骨肉疼痛，羸瘦眩闷。”

《普济方·卷三百五十一·产后诸疾门·头痛》：“茯苓前胡汤，治产后风，头疼眩闷倒旋。”

6. 眩眊

《普济方·卷一百八十五·诸痹门·诸痹》：“茯苓汤（出《济生方》），治支饮手足麻痹，多睡眩眊。”

7. 眩瞑（眊瞑）

《三因极一病证方论·卷之一·总论脉式》：“《经》中所谓视精明者，盖五脏精明聚于目，精全则目明，神定则视审，审视不了，则精明败矣；直视上视，眩瞑、眊瞑，皆可兼脉而论病状也。”

《针灸资生经·针灸资生经第六·目眩》：“承浆、前顶、天柱、脑空、目窗，主目眩瞑。”

《普济方·卷一百四·诸风门·风痰》：“三生丸（出《本事方》），治中脘风痰涎饮，眩瞑，呕吐酸水，头疼恶心。”

《普济方·卷一百六十五·痰饮门·一切痰饮》：“滚金丸（出《百一选方》），治痰积中脘，眩瞑呕吐，头疼恶心，吐酸水。”

8. 瞑眩

《尚书·说命篇》：“若药不瞑眩，厥疾弗瘳。”

《黄帝内经素问集注·卷五·大奇论篇第四

十八》："危险之证，当用瞑眩之药以急救。"

《续名医类案·卷二十六·痘证·小儿痘》："王敏治千户申志，年二十，忽瞑眩谵语，体热而咳，众医以伤寒治。敏曰：痘也。与升均汤而疮出。"

（三）旋类

1. 旋晕

《太平圣惠方·卷第二十一·治热毒风诸方》："治热毒风，心神烦躁，头目旋晕，大肠壅滞，宜服枳壳丸方。"

《圣济总录·卷第一十五·首风》："大芎丸方，治头风旋晕，目昏眩急，宣行阳经风寒，化导胸膈痰饮，疗偏正头痛，解身体拘倦，清爽神志，通利关窍。"

《妇人大全良方·卷之十八·产后门·产后血晕方论第五》："论曰：产后血晕者，由败血流入肝经，眼见黑花，头目旋晕，不能起坐，甚致昏闷不省人事，谓之血晕。"

《本草纲目·主治第四卷·百病主治药·眩晕》："蒴藋根：头风旋晕，同独活、石膏煎酒服；产后血晕，煎服。"

《续名医类案·卷三·头晕》："窦材治一人，头风发则旋晕呕吐，数日不食。为针风府穴，向左耳入三寸，去来留十三呼，病人头内觉麻热，方令吸气出针，服附子半夏汤，永不发。华佗针曹操头风，亦针此穴，立愈。但此穴入针，人即昏倒。其法向右耳横下针，则不伤大筋而无晕，乃千金妙法也。（此针法奇妙，须与高手针家议之，方得无误）"

2. 旋运

《幼幼新书·卷第十三·一切风第二》："《太医局》消风散：治诸风上攻，头目昏痛，项背拘急，肢体烦疼，肌肉蠕动，目眩旋运。"

《妇人大全良方·卷之二十二·产后血崩方论第七》："治产后崩中，头目旋运，神思昏迷，四肢烦乱，不知人事。熟干地黄散。"

《普济方·卷一百十六·诸风门·诸风杂治》："芎䓖天麻丸（出《御药院方》），清利头目，消风化痰，宽胸利膈，心忪烦闷，旋运欲倒，颈项紧急，肩背拘倦，神昏多睡，肢体烦痛，皮肤瘙痒，偏正头疼，鼻塞声重，面目浮肿，并宜服之。"

3. 旋转

《太平圣惠方·卷第二十·治风头痛诸方》："治风头痛，或时旋转，宜服芎䓖散方。"

《圣济总录·卷第一百六十·产后门·产后血运》："论曰：产后血下，或多或少，皆致运闷者，血随气行，血多者气虚，血少者气逆故也。其候目旋转，精神昏愦，甚者沉默不知人。治法虚弱者宜调气而益血，气逆者宜调气而下血，则思过半矣。"

《普济方·卷四十七·头门·膈痰风厥头痛》："大芎辛汤（出《如宜方》），治气虚痰饮，肾气诸厥头痛，及头晕举头似屋宇旋转，如在舟中下，此有虚、风、痰三证。"

4. 旋眩

《太平圣惠方·卷第四·治心脏中风诸方》："治心脏中风，虚烦，目旋眩，恍惚不定，宜服沙参散方。"

《太平圣惠方·卷第五十一·治风痰诸方》："治风化痰，利胸膈，除头目旋眩，令思饮食，汉防己散方。"

《圣济总录·卷第一十二·肌肉瞤动》："治风热相搏，肌肉瞤动，头目旋眩，筋脉拘急，涎潮发搐，精神昏昧，舌强语涩，肢节烦疼，心胸不利，凡病风气悉主之。"

《普济方·卷三百二十三·妇人诸疾门·风虚劳冷》："柏子仁散（出《圣惠方》），治妇人风虚劳冷，气血不调，手足拘急，头目旋眩，肢节疼痛。"

（四）瞀类

1. 瞀病

《庄子·徐无鬼篇》："予适有瞀病。"（《释文》引李注：瞀，风眩貌）

2. 瞀闷

《黄帝内经素问·六元正纪大论》："民病寒，反热中，痈疽注下，心热瞀闷，不治者死。"

《圣济总录·卷第一百五十七·妊娠大小便不通》："治妊娠大小便不通，七八日以上，腹胀瞀闷，冬葵根汤方。"

《幼幼新书·卷第十四·伤暑第七》："《太医局》香薷丸，治大人、小儿伤暑伏热，躁渴瞀闷，头目昏眩，胸膈烦满，呕哕恶心，口苦舌干，肢体困倦，不思饮食。或发霍乱，吐利转筋，并宜服之。"

《针灸大成·卷六·足太阳经穴主治·考正穴法》："肺俞：第三椎下两旁相去脊各一寸五

分……主瘿气……瞀闷汗出，百毒病，食后吐水，小儿龟背。”

3. 昏瞀

《济阴纲目·卷之十三·产后门·下·发热》：“一妇产后时发昏瞀，身热汗多，眩晕口渴，或时头痛恶心。”

《温热经纬·卷四·余师愚疫病篇·疫证条辨》：“头痛目痛，颇似伤寒。然太阳阳明头痛，不至于倾侧难举。而此则头痛如劈，两目昏瞀，势若难支。总因火毒达于二经，毒参阳位。”

4. 眩瞀

《儒门事亲·卷二·偶有所遇厥疾获瘳记十一》：“病妇偶至树根，顿觉昏愦，眩瞀不知人，枕于根侧，口中虫出，其状如蛇，口眼皆具。”

《四诊抉微·卷之三·经证考·足厥阴肝经》：“头眩不能俯视，肝火。血枯发竖者，肝虚。羞明怕日，肝肾并见。泻频青白，肝气有余。颊肿痛，胁下痛，面青，足逆冷，眩瞀，呕厥，转筋，筋挛，遗沥，淋，善恐，胸中喘，骂詈，俱肝火。”

【辨病因】

眩晕的致病因素较多，涉及风、寒、暑、湿、燥、热(火)六淫，五运六气之变化，以及自然界中一些秽物邪毒，外伤跌扑损伤等原因皆可致眩晕。另外，内生风火、情志失调、饮食失宜、虚劳久病等内因，亦多能致眩晕。他如痰饮、瘀血等病理产物、服气等不内外因，都有导致眩晕的可能。

《太平圣惠方·卷第二十二·治风头旋诸方》：“夫风头旋者，良由体虚，风邪乘于阳脉，诸阳之经，皆上注于头面，风邪随入于脑，遂成头旋；亦因痰水在于胸膈之上，犯大寒，使阳气不行，令痰水结聚，而阴气逆上，风与痰相结，上冲于头，则令头旋也。”

《圣济总录·卷第一十七·风头旋》：“风头旋者，以气体虚怯，所禀不充，阳气不能上至于脑，风邪易入，与气相鼓，致头晕而旋也。又有胸膈之上，痰水结聚，复犯大寒，阴气逆上，风痰相结，上冲于头，亦令头旋。”

《三因极一病证方论·卷之七·眩晕证治》：“方书所谓头面风者，即眩晕是也。然眩晕既涉三因，不可专为头面风，如中伤风寒暑湿在三阳经，皆能眩人，头重项强，但风则有汗，寒则掣痛，暑则热闷，湿则重着，吐逆眩倒，属外所因；喜怒忧思，致脏气不行，郁而生涎，涎结为饮，随气上厥，伏留阳经，亦使人眩晕呕吐，眉目疼痛，眼不得开，属内所因；或饮食饥饱，甜腻所伤，房劳过度，下虚上实，拔牙金疮，吐衄便利，去血过多，及妇人崩伤，皆能眩晕，眼花屋转，起而眩倒，属不内外因。治之各有法。”

《症因脉治·卷二·眩晕总论》：“秦子曰：余观严用和《眩晕论》云：眩掉诸症，《内经》皆主肝风上攻致是，而《原病式》释之曰：风木生火，风火皆主阳，焰得风则自旋转。然此但可论风火之眩晕，若外感六淫之邪，内伤七情之症，皆能致眩晕者，于是立外感风寒暑湿四条，又立内伤痰涎下虚两条，实为眩晕指南。然余惜其六气未全，七情未备，且其用方主治，又难于下手，刘宗厚议其论症亲切，集方欠明，深中其弊。今余改立外感三条，内该六气，内伤四条，内该七情，而其主治之方，皆按经对症，不得以平淡无奇而忽之也。”

《普济方·卷四十七·头门·风头眩》：“《素问》：诸风眩掉，皆属于肝。则知肝风上攻，必致眩晕。所谓眩晕者，眼花屋转，起则眩倒是也。由此观之，六淫外感，七情内伤，皆所能致，当以外证与脉别之。风则脉浮有汗，项强不仁，寒则脉紧无汗，筋挛掣痛，暑则脉虚烦闷，湿则脉细沉重吐逆，其七情所感，遂使脏气不平，郁抑涎结而为饮，随气上逆，令人眩晕，眉棱骨痛，眼不可开，寸脉多沉，此为异耳。若夫淫欲过度，肾家不能纳气归元，使诸气逆奔而上，此眩晕之出于气虚也。吐衄漏崩，肝家不能收摄营气，使诸血失道妄行，此眩晕之致病。生于血虚也，以至新产之后，血海虚损，或瘀滞不能行，及金刀血衄，皆能眩晕，是可不推寻致病之因乎？治法最不可妄施汗下，然而眩晕欲解，自汗则有之。若诸逆发汗，剧者言乱目眩，与夫少阴病，下利不止而头眩，时时自冒者，此虚极而脱也。夫风头眩者，头与目俱晕也，由血气虚，风邪入于脑，而引目系故也。五脏六腑之精气，皆上注于目，血气与脉并上为系，上属于脑，后出于项中，逢身之虚，则为风邪所伤。入脑则脑转而目系急，目系急故成眩，甚则倒仆也，诊其脉洪大而长者风眩，又得阳脉浮者，暂起风眩也。目眩久不瘥，则变为癫。”

《景岳全书·卷之十七理集·杂证谟·眩

运》："'口问篇'曰：上气不足，脑为之不满，耳为之苦鸣，头为之苦倾，目为之眩。'卫气篇'曰：下虚则厥，下盛则热，上虚则眩，上盛则热痛。'海论'曰：髓海有余，则轻劲多力，自过其度；髓海不足，则脑转耳鸣，胫酸眩冒，目无所见，懈怠安卧。'五藏生成篇'曰：徇蒙招尤，目冥耳聋，下实上虚，过在足少阳厥阴，甚则入肝。'脉要精微论'曰：浮而散者，为眴仆。'决气篇'曰：精脱者耳聋，气脱者目不明。'厥论'曰：巨阳之厥，则肿首头重，足不能行，发为眴仆。'经脉篇'曰：督脉实则脊强，虚则头重，高摇之。五阴气俱绝，则目系转，转则目运；目运者，为志先死；志先死，则远一日半死矣。'至真要大论'曰：诸风掉眩，皆属于肝。太阳司天，民病善悲，时眩仆。太阳之复，头痛，善悲，时眩仆，食减。'气交变大论'曰：岁木太过，风气流行，脾土受邪，民病飧泄食减，甚则忽忽善怒，眩冒巅疾。'六元正纪大论'曰：木郁之发，甚者耳鸣、眩转，目不识人，善暴僵仆。"

一、外感六淫

外感风、寒、暑、湿、燥、热（火），六淫外邪，侵入人体，邪中于身，上扰清空、激动痰饮、阻遏阳气等皆可致眩晕。

1. 外感风邪

《诸病源候论·风病诸候下·头面风候》："头面风者，是体虚，诸阳经脉为风所乘也。诸阳经脉，上走于头面，运动劳役，阳气发泄，腠理开而受风，谓之首风。病状，头面多汗，恶风，病甚则头痛。又，新沐中风，则为首风。又，新沐头未干，不可以卧，使头重身热，反得风则烦闷。诊其脉，寸口阴阳表里互相乘。如风在首，久不瘥，则风入脑，变为头眩。"

《诸病源候论·妇人杂病诸候三·风眩鼻塞候》："风眩而鼻塞者，风邪乘腑脏，入于脑也。五脏六腑之精气，皆上注于目，血与气并属于脑，体虚为风邪入脑，则引目，目系急，故令头眩。而腑脏皆受气于肺，肺主气，外候在鼻，风邪入脑，又搏肺气，故头眩而鼻塞。"

《备急千金要方·卷八治诸风方·论杂风状第一》："风邪客于肌肤，虚痒成风疹瘙疮；风邪入深，寒热相搏则内枯；邪客半身入深，真气去则偏枯；邪客关机中即挛，筋中亦然；邪淫于脏，梦脏大形小；淫于腑，梦脏小形大；邪随目系入脑，则目转眩。"

《备急千金要方·卷二十七养性·居处法第三》："冬浴不必汗出霡霂，沐浴后不得触风冷；新沐发讫，勿当风，勿湿萦髻，勿湿头卧，使人头风眩闷，发秃面黑，齿痛耳聋，头生白屑。"

《圣济总录·卷第一十六·风头眩》："论曰：风头眩之状，头与目俱运是也。五脏六腑之精华，皆见于目，上注于头。风邪鼓于上，脑转而目系急，使真气不能上达，故虚则眩而心闷，甚则眩而倒仆也。"

《圣济总录·卷第一百·诸注门·风注》："论曰：风注者，由体虚风邪之气，客于营卫，邪气行游，连滞停住，故名风注。其状皮肉掣振，痛无常处，一年之后，则有头发堕落，颈项掣痛，骨拉解鸣，目疼、鼻酸、牙蚛之证。又十二风所注不同，温风所注，头痛欲解发；汗风所注，头痛体热，骨节两强；柔风所注，游肿在腹，或在手脚；水风所注，啖食，眠卧汗出；九风所注，脑转肉裂，目系痛，恶闻人声。"

《三因极一病证方论·卷之二·叙中风论》："盖风性紧暴，善行数变，其中人也卒，其眩人也晕，激人涎浮，昏人神乱，故推为百病长。"

《丹溪心法·治病必求于本》："今夫厥阴为标，风木为本，其风邪伤于人也，掉摇而眩转，瞤动而瘛疭，卒暴强直之病生矣。"

《症因脉治·卷二眩晕总论·外感眩晕·暑湿眩晕》："风寒眩晕之因：或风木司政，风热大作；或体虚不谨，外受风邪。风主乎阳，风热为患，则令人掉眩。风寒眩晕之症：头痛额痛，骨节烦痛，身热多汗，上气喘逆，躁扰时眩，此风邪眩晕之症也。"

《普济方·卷四十四·头门·总论》："夫头风者，亦有阳气虚弱，及当风取凉，外伤阳经，致头目昏痛，眩不能起。或头皮肿痒，或两太阳穴痛，眉棱骨痛，呕吐不可食，起则头眩，或泥丸冷痹，皆头风证也。"

2. 外感寒邪

《三因极一病证方论·卷之二·叙中寒论》："夫寒者，乃天地杀厉之气，在天为寒，在地为水，在人脏为肾，故寒喜中肾。肾中之，多使挛急疼痛，昏不知人，挟风则眩晕，兼湿则肿疼。治之唯宜温剂，不可吐下，皆逆也。”

《严氏济生方·诸寒门·中寒论治》：“《素问》云：冬三月是谓闭藏，水冰地坼，无扰乎阳，早卧晚起，必待日光，此去寒就温之意也。不善调摄，触冒之者，卒然眩晕，口噤失音，四肢强直，或洒洒恶寒，或翕翕发热，面赤多汗。大抵中寒脉必迟紧；挟风则脉浮，眩晕不仁；兼湿则脉濡，肿满疼痛。治之之法，切不可妄下，妄吐，惟当温散之。”

《症因脉治·卷二眩晕总论·外感眩晕·暑湿眩晕》：“或太阳司政，寒气凌逼；或太阴在泉，寒冲头角，则发眩晕；或疾风暴冷，胃寒入胃，激动痰涎，亦令人眩晕……若身热无汗，恶寒拘紧，头痛、身痛，时时冒眩，此寒邪眩晕之症也。”

《普济方·卷三百三十九·妊娠诸疾门·伤寒》：“妊娠外感风寒，浑身壮热，眼晕头旋者何？盖因风寒客于皮肤，伤于营卫，或洗项背，或当风取凉，致令头目昏痛，憎寒发热，甚至心脑烦闷。大抵产前二命所系，不可轻易妄投汤剂，感之初，止宜进芎苏散，以发散表邪，其病自愈。”

《小儿推拿广意·卷上·四十九脉图解》：“弓反里形，主感受寒邪，头目昏重，心神惊悸，沉默倦怠，四指梢冷，咳嗽多痰，小便赤色。”

3. 外感暑邪

《诸病源候论·中恶病诸候·冒热困乏候》：“人盛暑之时，触冒大热，热毒气入脏腑，则令人烦闷郁冒，至于困乏也。”

《三因极一病证方论·卷之二·叙中暑论》：“中暑，其脉阳弱而阴虚，微迟似芤。夫暑，在天为热，在地为火，在人脏为心，故暑喜归心。中之，使人噎闷，昏不知人。入肝，则眩晕顽痹；入脾，则昏睡不觉；入肺，则喘满痿躄；入肾，则消渴利小便。”

《三因极一病证方论·卷之五·伤暑证治》：“病者身热恶寒，头疼，状如伤寒；或往来寒热如疟，烦躁渴甚，眩晕呕吐，背寒面垢，泄泻，昏闷不清，其脉阴阳俱虚缓而微弱，皆由伤暑之所致也。”

《三因极一病证方论·卷之五·风湿温证治》：“病者烦渴引饮，心腹冷痛躁闷，口干面垢，恶寒恶风，饥不能食，眩晕呕哕，此伏暑中风湿所致也。治之各有方法。”

《三因极一病证方论·卷之五·暑湿风温证治》：“暑者，六气之一，能与风湿并合为病，循经流入诸脏，但与寒不相得，故有暑湿风温之证。暑湿者，恶寒反热，自汗，关节尽痛，头目昏眩，手足倦怠，不自胜持，此并伤暑湿所致也。风温者，头痛身热，常汗出，体重喘息，四肢不收，嘿嘿欲眠，此由先伤风后伤暑所致也。治之各有方法。”

《世医得效方·卷第一·大方脉杂医科·集证说》：“伤暑，身热，恶寒，头痛，或烦而渴，眩晕，背寒面垢，或呕或泄。”

《症因脉治·卷二眩晕总论·外感眩晕·暑湿眩晕》：“暑湿眩晕之因：炎夏主令，天之热气下降，地之湿气上升，人感冒之，则为湿热眩晕之症。若阴雨太多，人感冒之，《经》注所云：湿气内逆，寒气不行，太阳上留，亦为眩晕之症……暑湿眩晕之症：热令之时，自汗身热，面垢背寒，烦渴引饮，小便赤涩，头目冒眩，此湿热眩晕之症也。若雨湿之时，恶寒无热，身重身痛，不能转侧，无汗拘紧，头旋眼眩，此寒湿眩晕之症也。”

《普济方·卷一百十七·寒暑湿门·中暑附论》：“伤暑病者，身热恶寒头痛，或往来寒热如疟，烦躁渴甚，眩晕，呕吐泄泻，昏闷不清，其脉阴阳俱虚，缓而微弱，皆由伤暑之所致也。”

《普济方·卷一百十七·寒暑湿门·中暑附论》：“暑湿者，恶寒反热自汗，关节尽痛，头目昏眩，手足倦怠，不自胜持，此并伤暑湿所致也……风湿温病者，烦渴引饮，心腹冷痛，燥闷，口干面垢，恶寒风，饥不能食，眩晕呕哕，此伏暑中风湿所致也。”

《医门法律·卷四·热湿暑三气门·风湿论》：“夏月卒倒，不省人事，名曰暑风。乃心火暴甚，暑热乘之，令人噎闷，昏不知人。然亦有他藏素虚，暑得深中者，但不似心藏之笃耳。入肝则眩晕顽痹；入脾则昏睡不觉；入肺则喘满痿躄；入肾则消渴。虽当补益与清解兼行，然必审其属于何藏，用药乃得相当也。”

《医学心悟·卷五·妇人门·十产论》：“五曰热产。盛暑之月，产妇当温凉得中，过热则头目昏眩，而生血晕之症。若凉台水阁，以及狂风阴雨，更当谨避。”

4. 外感湿邪

《三因极一病证方论·卷之二·叙中湿论》：“中湿者，脉沉而细，微缓，以湿溢人肌，肌浮，脉则沉细。夫湿者，在天为雨，在地为土，在人脏为脾，故湿喜归脾，脾虚喜中湿，故曰湿流关节。中之，多使人膜胀，四肢关节疼痛而烦，久则浮肿喘满，昏不知人。挟风，则眩晕呕哕；兼寒，则挛拳掣痛。治之不得猛发汗及灼艾，泄泻惟利小便为佳。故论云：治湿不利小便，非其治也。大汗大下皆死。"

5. 外感燥邪

《症因脉治·卷二眩晕总论·外感眩晕·燥火眩晕》："燥火眩晕之因：《经》谓，厥阴司天，客胜则耳鸣掉眩。又云：肝肺太过，善忘，忽忽冒眩。此皆运气加临之眩晕也。又有时令之热，感人肠胃，传于脏腑，上冲头目，则眼眩旋转，此人自感冒而为眩运也。""燥火眩晕之症：身热烦躁，口渴引饮，夜卧不宁，头旋眼黑，小便赤涩，此燥火眩晕之症也。"

6. 外感热邪

《千金翼方·卷第十五·补益·叙虚损论第一》："热气为病，则恍惚闷乱，长如眩冒。"

《圣济总录·卷第三十四·中暍门·中暍统论》："论曰：盛夏炎热，人多冒涉路途，热毒易伤，微者客于阳经，令人呕逆头眩，心神懊闷，汗出恶寒，身热发渴，即时不治，乃至热气伏留经络，岁久不除，遇热即发，俗号暑气。甚者热毒入内，与五脏相并，客邪炽盛，郁瘀不宣，致阴气猝绝，阳气暴隔，经络不通，故奄然闷绝，谓之中暍。此乃外邪所击，真脏未坏，若遇救疗，气通则苏，但治热暍，不可以冷物，得冷则不救，盖外以冷触，其热蕴积于内，不得宣发故也。"

《女科经纶·卷五·产后证上·夏月热产宜凉》："杨子建曰：热产者，盛夏之月，产妇要温凉得所。不可恣意取凉，伤损胎气。不可人多，热气逼袭，产母心烦，热血沸腾，有郁冒冲晕之患。"

二、内生五邪

风气内动、火热内生，正如陈修园强调"无风不作眩""盖风非外来风，指厥阴风木而言，与少阳相火同居，厥阴气逆，则风生而火发"，风火是眩晕最主要的两大内生病因，也常与他因相兼为病。

1. 风气内动

《黄帝内经素问·至真要大论》："帝曰：愿闻病机何如？岐伯曰：诸风掉眩，皆属于肝。"

《妇人大全良方·卷之四·妇人血风头痛方论第五》："许叔微云：妇人患头风者，十居其半。每发必掉眩，如在车船上。盖因血虚、肝有风邪袭之尔。"

《察病指南·卷下·论病之本》："肝恶风，诸风掉眩，其本在肝。"

《脾胃论·卷下·胃虚脏腑经络皆无所受气而俱病论》："更有一辨，食入则困倦，精神昏冒而欲睡者，脾亏弱也。且心火大盛，左迁入于肝木之分，风湿相搏，一身尽痛，其脉洪大而弦，时缓，或为眩运战摇，或为麻木不仁，此皆风也。"

《普济方·卷四·方脉总论·病机论》："黄帝曰：愿闻病机何如？岐伯对曰：诸风掉眩，皆属于肝。少虑无怒，风胜则动。肝者，罢极之本，魂之藏也，其华在爪，其充在筋，以生血气；其味酸，其色苍，为将军之官，谋虑出焉；此为阴中之少阳，通于春气，其脉弦。王注曰：肝有六大叶、一小叶，如木甲拆之状。《经》所谓其用为动，火乃木之为动，火太过之政亦为动。盖火木之主暴速，所以掉眩也，掉摇也，眩昏乱也，旋运皆生风故也。是以风火皆属阳，阳主动，其为病也。胃脘当心痛，上支两胁，膈咽不通，食饮不下，甚则耳鸣眩转，目不识人，善暴僵仆，里急緛戾，胁痛呕泄。甚则掉眩癫疾，两胁下痛引少腹，令人怒也。虚则目视䀮䀮无所见，善恐如人将捕之。"

《普济方·卷一百十四·诸风门·诸风难治》："《素问》云：凡诸风掉眩强直，支痛緛戾，里急筋缩，皆足厥阴风木之位，肝胆之气也。风者动也，掉者摇也，所谓风气甚而头目眩运，由风木王，则是金衰不能制木，而木能生火，故风火多为热化，皆阳热多也。"

《普济方·卷二百二十九·虚劳门·风劳》："夫风劳者，肝劳之类也。肝主风，风善行而数变，无所不至，劳伤之人，血气俱虚，风邪易侵，或游行皮肤，或沉滞腑脏，其病令人手足麻痹，筋脉拘急，头旋眼暗，易怒惊悸，觅衣缝，默语狂呼，爪甲枯，目暗黑，是其证也。"

《类经·十五卷·疾病类·肾风风水》："而《经》曰：诸暴强直皆属于风，诸风掉眩皆属于肝，何也？盖肝为东方之脏，其藏血，其主风，血病则无以养筋，筋病则掉眩强直之类，诸变百出，此皆肝木之化，故云皆属于风。"

2. 火热内生

《太平圣惠方·卷第二十一·治热毒风诸

方》:"夫热毒风者,皆由脏腑风虚,外邪所中,心肺壅热,风气在于胸心,或因吃热药,或饮酒过度,即头面肿热,心神烦闷,眼目昏昏,或时语涩,痰黏壅滞,皮肤壮热,面赤口干,肢节不利者,是其候也。"

《三因极一病证方论·卷之九·虚烦证治》:"虚烦者,方论中所谓心虚烦闷是也。大抵阴虚生内热,阳盛生外热,外热曰燥,内热曰烦,此不分而分也。伤寒大病不复常,霍乱吐泻之后,皆使人心虚烦闷,妇人产蓐,多有此病。其证内烦,身不觉热,头目昏疼,口干咽燥,不渴,清清不寐,皆虚烦也。"

《丹溪心法·附录·丹溪翁传》:"《原病式》曰:诸风掉眩,属于肝火之动也;诸风膹郁病痿,属于肺火之升也;诸湿肿满,属于脾火之胜也;诸痛痒疮疡,属于心火之用也,是皆火之为病出于脏腑者然也。"

《症因脉治·卷二眩晕总论·内伤眩晕·火冲眩晕》:"火冲眩晕之症:暴发倒仆,昏不知人,甚则遗尿不觉,少顷,汗出而醒,仍如平人,此火冲眩晕之症也。"

《普济方·卷一百十四·诸风门·诸风难治》:"又曰:风寒热诸疾之始生也,人之脏腑皆风之起,谓火热阳之本,《内经》曲直动摇风之动也。眩晕吐呕,谓风热之甚也。夫风热怫郁,风火生于热,以热为本而风为标,凡言风者,即风热病也。气壅滞,筋脉拘倦,肢体焦痿,头目昏眩,腰脊强痛,耳鸣鼻塞,口苦舌干,咽嗌不利,胸膈痞闷,咳呕喘满,涕唾稠黏,肠胃燥热涩,便溺淋闭,或夜卧寝汗,咬牙睡语,筋惕惊悸。"

《普济方·卷一百十九·积热痼冷门·诸热》:"夫肾水真阴本虚,心火狂阳积热已甚。以致风热壅滞,头面昏眩,肢体麻痹,皮肤瘙痒,筋脉拘倦,胸膈痞满,时或痛闷,或鼻窒鼽衄,口舌生疮,咽喉不利,牙齿疳蚀,或遍身生疮癣,疥或睡语咬牙,惊惕虚汗,或健忘心忪,烦躁多睡,或大小便涩滞,或烦热腹满。"

《普济方·卷一百二十一·伤寒门·伤寒总论》:"或里热极甚,而阴气虚不能退者,或已下后热不退者,或蓄热内甚,阴厥极深,以至阳气不能营运,而已致遍身青冷,痛甚不堪,项背拘急,目赤睛疼,昏眩恍惚,咽干或痛,躁渴虚汗,呕吐下利,腹满实痛,甚至痞闷烦乱,喘息急声,脉疾而数,以其蓄热极深,致脉沉细而欲绝。"

《普济方·卷一百八十九·诸血门·鼻衄》:"血气俱热,血随气发出于鼻为衄也。诊其寸口脉微芤者衄血,寸脉微,苦寒为衄血也。寸口脉微弱,尺脉涩发热,而弱为无血,必厥,其人微呕,夫当眩,不眩而反头痛,痛则为实,下虚上实,必衄也,肝脉不和为衄。"

《普济方·卷三百三十二·妇人诸疾门·总论》:"又曰:头目昏眩,口苦舌干,咽嗌不利,小便赤色,大小便秘涩滞,脉实而数者,皆热症也。凡白带下者亦皆有之,为病寒也。《素问》:亢则害,承乃制。谓亢过极而反兼已胜之化,制其甚也,如火炼金,热极则反化为水。"

三、病理产物

病理产物如瘀血、痰饮等常可导致眩晕。痰饮中阻,浊阴不降,清阳不升,或风阳夹痰,上扰清空引起眩晕;瘀血停留、阻滞经脉,致使气血不能上荣于头目,发为眩晕。

1. 痰饮阻隔

《三因极一病证方论·卷之十一·哕逆论证》:"亦有哕而心下坚痞眩悸者,以膈间有痰水所为。"

《三因极一病证方论·卷之十三·痰饮叙论》:"人之有痰饮病者,由荣卫不清,气血败浊凝结而成也。内则七情泊乱,脏气不行,郁而生涎,涎结为饮,为内所因;外有六淫侵冒,玄府不通,当汗不泄,蓄而为饮,为外所因;或饮食过伤,嗜欲无度,叫呼疲极,运动失宜,津液不行,聚为痰饮,属不内外因。三因所成,证状非一,或为喘,或为咳,为呕,为泄,晕眩,嘈烦,忪悸愪㥜,寒热疼痛,肿满挛癖,癃闭痞膈,如风如癫,未有不由痰饮之所致也。"

《症因脉治·卷二·眩晕总论·内伤眩晕·痰饮眩晕》:"痰饮眩晕之因:饮食不节,水谷过多,胃强能纳,脾弱不能运化,停留中脘,有火者则煅炼成痰;无火者则凝结为饮。中州积聚,清明之气,窒塞不伸,而为恶心眩晕之症矣。痰饮眩晕之症:胸前饱闷,恶心呕吐,膈下漉漉水声,眩悸不止,头额作痛,此痰饮眩晕之症也。"

《普济方·卷一百六十五·痰饮门·一切痰饮》:"其或喜怒哀乐不中节,起居饮食失其常,皆令营卫否龃，气血败浊，为痰、为涎、为饮，诸证生焉。结状于胸膈，则眩晕忪忡悸慢；癃闭否膈，喘嗽气急；停滞于关节，则筋脉挛急，肢节疼痛，手足亸曳，寒热往来，三者同源而异知。痰则伏于包络，随气上浮，客于脉经，因喘发，涎则伏于膜原，随气上溢，口角流出，唯饮则生胃腑，为呕为吐，宜详甄别也。”

（1）痰聚

《诸病源候论·痰饮病诸候·痰结实候》：“此由痰水积聚，在于胸腑，遇冷热之气相搏，结实不消，故令人心腹痞满，气息不安，头眩目暗，常欲呕逆，故言痰结实。”

《诸病源候论·妇人杂病诸候三·痰候》：“痰者，由水饮停积在胸膈所成，人皆有痰，少者不能为害，多则成患，但胸膈饮渍于五脏，则变令眼痛，亦令目眩头痛也。”

《太平圣惠方·卷第六·治肺脏痰毒壅滞诸方》：“夫痰毒者，由肺脏壅热，过饮水浆，积聚在于胸膈，冷热之气相搏，结实不消，故令目眩头旋，心腹痞满，常欲呕吐，不思饮食，皆由痰毒壅滞也。”

《太平圣惠方·卷第二十·治风痰诸方》：“夫风痰者，是血脉壅塞，饮水积聚而不消散，故成痰也。其候，或冷或热，或结实，食不消化，胸膈痞满，短气好眠，头眩目暗，常欲呕逆者是也。”

《太平圣惠方·卷第六十九·治妇人风痰诸方》：“夫妇人风痰者，由脏腑风冷，水饮停积，在于胸膈所成也。人皆有痰，少者不能为妨，多则成患，但胸膈有痰饮，渍于五脏，则令眼痛，亦令头眩头痛也。”

《圣济总录·卷第六十四·热痰》：“论曰：热痰者，由气道壅塞，津液不通，热气与痰水相搏，聚而不散也。若咽喉干燥，或塞或壅，头目昏重，咳唾稠浊，面目热赤，是其证也。”

《金匮钩玄·卷第一·头眩》：“属痰，无痰则不能作眩。”

《普济方·卷一百六十四·痰饮门·总论》：“是痰作恙，为喘为嗽，为壅为呕，为眩晕，为风痫，为狂迷，为怯悸。或吞酸，或短气，或痞隔，或肿胀，或寒热，或疼痛，或挛躄，或癃闭，痰实主之。”

《普济方·卷一百六十七·痰饮门·膈痰结食》：“夫膈痰者，气不降，津液否涩，水饮之气，聚于膈上，久而隔食，故令气道奔迫，否满短气不能卧，甚者头目眩晕，常欲呕吐是也。”

《景岳全书·卷之三十一贯集·杂证谟·痰饮》：“又曰：痰者，脾胃之津液，或为饮食所伤，或为七情六淫所扰，故气壅痰聚。盖脾为统血行气之经，气血俱盛，何痰之有？皆由过思与饮食所伤，损其经络，脾血既虚，胃气独盛，是以湿因气化，故多痰也。游行周身，无所不至，痰气既盛，客必胜主，或夺于脾之大络之气，则倏然仆地者，此痰厥也。升于肺，则喘急咳嗽。迷于心，则怔忡恍惚。走于肝，则眩晕不仁，胁肋胀痛。”

《金匮翼·卷二·痰饮统论》：“痰之源不一，有因热而生者；有因气而生者；有因风而生者；有因惊而生者；有因积饮而生者；有多食而生者；有因暑而生者；有伤冷物而成者；有因脾虚而成者。其为病也，惊痰则成心痛癫疾。热痰则成烦躁懊侬、头风烂眼。风痰则成瘫痪，大风眩晕，暗风闷乱。饮痰成胁痛、四肢不举，每日呕吐。食痰成疟痢，口臭痞气。暑痰头昏眩晕，黄疸头疼。冷痰骨痹，四肢不举，气刺痛。酒痰饮酒不消，但得酒次日又吐。脾虚生痰，食不美，反胃呕吐。气痰攻注，走刺不定。（丹溪）”

《金匮翼·卷五·头痛统论·痰厥头痛》：“痰厥头痛者，病从脾而之胃也。夫脾主为胃行其津液者也，脾病则胃中津液不得宣行，积而为痰，随阳明之经上攻头脑而作痛也。其证头重闷乱，眩晕不休，兀兀欲吐者是也。”

《厘正按摩要术·卷四·列证·痰迷》：“痰能随气升降，周身无处不到，在肺则咳，在胃则呕，在心则悸，在头则眩，在背则冷，在胸则痞，在胁则胀，在肠则泻，在经络则肿，在四肢则痹，甚至痰入心窍则迷，癫痫抽制，则各有治法在，不徒按摩已也。（惕厉子）”

（2）饮停

《备急千金要方·卷十八大肠腑方·痰饮第六》：“凡心下有水者，筑筑而悸，短气而恐，其人眩而癫，先寒即为虚，先热即为实。故水在于心，其人心下坚，筑筑短气，恶水而不欲饮。水在于肺，其人吐涎沫，欲饮水。水在于脾，其人少气，身体尽重。水在于肝，胁下支满嚏而痛。水在于肾，心下悸。”

《普济方·卷一百九十二·水病门·水饮》：“惟水与饮，漉漉有声，为喘为咳，为呕为泄，为痞膈，为胀满，为眩晕，为怔忡，为寒热，为坚痛，为浮肿，为多唾，为短气，为体重。”

《普济方·卷二百六·呕吐门·呕哕》：“亦有哕而心下坚痞眩悸者，以膈间有水所为。”

《兰台轨范·卷四·痰饮》：“呕家本渴，渴者为欲解，今反不渴，心下有支饮故也。假令瘦人，脐下有悸，吐涎沫而癫眩，此水也。先渴后呕，为水停心下，此属饮家。”

2. 瘀血凝积

《金匮要略·卷下·妇人杂病脉证并治二十二》：“妇人之病，因虚、积冷、结气，为诸经水断绝。至有历年，血寒积结胞门，寒伤经络。凝坚在上，呕吐涎唾，久成肺痈，形体损分。在中盘结，绕脐寒疝，或两胁疼痛，与藏相连；或结热中，痛在关元，脉数无疮，肌若鱼鳞，时着男子，非止女身。在下未多，经候不匀，冷阴掣痛，少腹恶寒，或引腰脊，下根气街，气冲急痛，膝胫疼烦，奄忽眩冒，状如厥癫，或有郁惨，悲伤多嗔，此皆带下，非有鬼神。久则羸瘦，脉虚多寒，三十六病，千变万端，审脉阴阳，虚实紧弦，行其针药，治危得安，其虽同病，脉各异源，子当辨记，勿谓不然。”

《普济方·卷一百三十八·伤寒门·伤寒吐血》：“凡诸阳受热，其邪在表，当汗不汗，致使热毒入脏，积瘀于内，遂成吐血。盖伤寒失汗，则邪热化为恶血，蕴毒不除，亦能蒸腐其血。凡眼闭目红，神昏语短，心忪痛闷，眩冒迷忘，漱水躁烦，呕吐喘促，惊狂谵语，鼻衄吐血，脊冷足寒，骨热肤开，四肢厥逆，多汗，顽痰，胸胁少腹满急，大便黑而微利，小便多而不禁，此等皆瘀血证也。”

四、饮食失宜

饮食失宜，损害脾胃，生痰、生热以致眩晕。

《诸病源候论·解散病诸候·解散痰癖候》：“服散而饮过度，将适失宜，衣厚食温，则饮结成痰癖。其状：痰多则胸膈痞满，头眩痛；癖结则心胁结急是也。”

《妇人大全良方·卷之二十四·拾遗》：“奶母不可频吃酒，恐儿作痰嗽、惊热、昏眩之疾，至于变蒸。”

五、情志不遂

《妇人大全良方·卷之一·调经门·月经绪论第一》：“若恚怒则气逆，气逆则血逆，逆于腰腿，则遇经行时腰腿痛重，过期即安也。逆于头、腹、心、肺、背、胁、手足之间，则遇经行时，其证亦然。若怒极则伤肝，而有眼晕、胁痛、呕血、瘰疬、痈疡之病，加之经血渗漏于其间，遂成窍穴，淋沥无有已也。”

六、虚劳久病

虚劳久病，或脾胃虚弱，或肾精亏虚。脾肾为先后天之本，脾虚则气血亏虚，不能上养清窍；肾主生髓，脑为髓海，肾精亏虚，髓海失充，发为眩晕。属虚而作眩。

《金匮要略·卷上·血痹虚劳病脉证并治六》：“男子面色薄者，主渴及亡血，卒喘悸，脉浮者，里虚也。男子脉虚沉弦，无寒热，短气里急，小便不利，面色白，时目瞑，兼衄，少腹满，此为劳使之然。”

《世医得效方·卷第一·大方脉杂医科·集证说》：“若诸虚损证，则眩晕眼花，鼻多清涕，漩浊遗精，冷滑洞泄，水谷不化，洒淅自汗，呕吐清痰，皆阳虚阴盛也。”

《医门法律·卷六·虚劳门·虚劳论》：“夫男子平人，但知纵欲劳精，抑孰知阴精日损，饮食无味，转劳转虚，转虚转劳，脉从内变，色不外华，津液衰而口渴小便少。甚则目瞑衄血，阴精不交自走，盗汗淋漓，身体振摇，心胆惊怯者比比然也。故血不化精，则血痹矣。”

《仁斋直指方论·卷之九·虚劳·虚劳方论》：“蒙庄有言：精太用则竭，神太劳则惫。借是可以论病矣。夫人所以根本此性命者，气与血也。若男若女，气血均有，独不能保而有之，终日役役，神倦力疲，饥饱越常，喜怒失节，形寒饮冷，纵欲恣情，遂使五脏气血俱虚，此五劳之所从始也。六极七伤类焉。故心家虚，则便浊汗多；肝家虚，则筋挛目眩；肾家虚，则腰痛泄精；肺家虚，则咳嗽哄热；脾胃虚，则呕吐不食，日就羸黄，或乃胃热消谷，饮食虽多，亦不生肌肉而转加瘦悴矣。”

《医学正传·卷之三·劳极》：“男子脉虚沉弦，无寒热，短气里急，小便不利，面色白，时时目瞑，此人喜衄，小腹满，此为劳使之然。”

《校注医醇賸义·卷二·劳伤》：“劳者，五脏积劳也；伤者，七情受伤也。百忧感其心，万事劳其形，有限之气血，消磨殆尽矣。思虑太过则心劳，言语太多则肺劳，怒郁日久则肝劳，饥饱行役则脾劳，酒色无度则肾劳。方其初起，气血尚盛，虽日日劳之，而殊不自知；迨至愈劳愈虚，胃中水谷之气，一日所生之精血，不足以供一日之用，于是营血渐耗，真气日亏，头眩耳鸣，心烦神倦，口燥咽干，食少气短，腰脚作痛，种种俱见，甚者咳嗽咽痛，吐血衄血，而疾不可为矣。”

《校注医醇賸义·卷二·劳伤·虚劳最重脾肾论》：“人苟劳心纵欲，初起殊不自知，迨至愈劳愈虚，胃中水谷所入，一日所生之精血，不足以供一日之用，于是营血渐耗，真气日亏，头眩耳鸣，心烦神倦，口燥咽干，食少短气，腰酸足软，种种俱见，甚则咳呛失音，吐血盗汗，而生命危矣。”

七、跌扑损伤

《诸病源候论·腕伤病诸候·被打头破脑出候》：“夫被打，陷骨伤头，脑眩不举，戴眼直视，口不能语，咽中沸声如豚子喘，口急，手为妄取，即日不死，三日小愈。”

八、服气致眩

《圣济总录·卷第二百·神仙服气上》：“《黄庭经》曰：玉池清水灌灵根，子能修之命常存，饮食自然补命门。自然者，华池也。呼吸如法咽之，即不饥，常以夜半食生气九九八十一咽，以次下周十二时，为五百四十二咽，不饥初绝谷三日小极，七日又小极，十四日复小极，头眩慎勿怪也。三七二十一日，则气力日增。”

《圣济总录·卷第二百·神仙服气上》：“《经》曰：行气绝谷，休粮一旬，精气微弱，颜色萎黄；二旬动作眩瞑，肢节怅怅，大便苦难，小便赤黄，或时下痢，前刚后溏；三旬身体消瘦，重难以行；四旬颜色转悦，心志安康；五旬五脏调和，精气内养；六旬体复如故，机关调良；七旬心恶喧哗，志愿高翔；八旬恬淡寂寞，信明术方；九旬荣华润泽，声音洪章；十旬正气皆至，其效日昌。修之不止，年寿延长，三年之后，炙瘢除灭，颜色有光；行之六年，髓填骨强，豫知存亡；经历九年，役使鬼神，玉女侍旁，脑实胁骿，不可复伤，号曰真人，上佐上皇，与天同寿，日月齐光。传非其人，身受其殃。可传当传，不可当止，可传而不传，为遏天道；不可传而传，为泄天宝，遏道泄宝，命不终老。”

九、运气失调

宗《内经》七篇大论，五运六气的变化所导致眩晕。

《黄帝内经素问·气交变大论》：“帝曰：五运之化，太过何如？岐伯曰：岁木太过，风气流行，脾土受邪。民病飧泄，食减，体重，烦冤，肠鸣，腹支满。上应岁星。甚则忽忽善怒，眩冒巅疾。”

《黄帝内经素问·五常政大论》：“发生之纪，是谓启陈。土疏泄，苍气达，阳和布化，阴气乃随，生气淳化，万物以荣。其化生，其气美，其政散，其令条舒，其动掉眩巅疾，其德鸣靡启坼，其变振拉摧拔，其谷麻稻，其畜鸡犬，其果李桃，其色青黄白，其味酸甘辛，其象春，其经足厥阴、少阳，其藏肝、脾，其虫毛介，其物中坚外坚，其病怒。”

《黄帝内经素问·六元正纪大论》：“少阳、太角、厥阴、壬寅（同天符）、壬申（同天符）。其运风鼓，其化鸣紊启坼，其变振拉摧拔，其病掉眩，支胁，惊骇。”

“凡此少阴司天之政，气化运行先天，地气肃，天气明，寒交暑，热加燥，云驰雨府，湿化乃行，时雨乃降，金火合德，上应荧惑、太白……二之气，阳气布，风乃行，春气以正，万物应荣，寒气时至，民乃和，其病淋，目瞑目赤，气郁于上而热。”

“凡此厥阴司天之政，气化运行后天。诸同正岁，气化运行同天。天气扰，地气正，风生高远，炎热从之，云趋雨府，湿化乃行，风火同德，上应岁星、荧惑……三之气，天政布，风乃时举，民病泣出耳鸣掉眩。”

“木郁之发，太虚埃昏，云物以扰，大风乃至，屋发折木，木有变，故民病胃脘当心而痛，上支两胁，膈咽不通，食饮不下，甚则耳鸣眩转，目不识人，善暴僵仆。”

《黄帝内经素问·本病论》：“是故寅申之岁，少阴降地，主窒地玄，胜之不入，又或遇丙申丙寅，水运太过，先天而至，君火欲降，水运承之，降而不下，即彤云才见，黑气反生，暄暖如舒，寒常布雪，凛冽复作，天云惨凄，久而不降，伏之化郁，寒胜复热，赤风化疫，民病面赤心烦，头痛目眩也。赤气彰而温病欲作也。是故卯酉之岁，太阴降地，主窒地苍，胜之不入，又或少阳未退位者，即太阴未得降也。或木运以至，木运承之，降而不下，即黄云见而青霞彰，郁蒸作而大风，雾翳埃胜，折损乃作，久而不降也。伏之化郁，天埃黄气，地布湿蒸，民病四肢不举，昏眩，肢节痛，腹满填臆。是故辰戌之岁，少阳降地，主窒地玄，胜之不入，又或遇水运太过，先天而至也。水运承之，水降不下，即彤云才见，黑气反生，暄暖欲生，冷气卒至，甚即冰雹也。久而不降，伏之化郁，冷气复热，赤风化疫，民病面赤心烦，头痛目眩也。赤气彰而热病欲作也。是故巳亥之岁，阳明降地，主窒地彤，胜而不入，又或遇太阴未退位，即少阳未得降，即火运以至之，火运承之不下，即天清而肃，赤气乃彰，暄热反作，民皆昏倦，夜卧不安，咽干引饮，懊热内烦，天清朝暮，暄还复作，久而不降，伏之化郁，天清薄寒，远生白气，民病掉眩，手足直而不仁，两胁作痛，满目𥆨𥆨……帝曰：迁正早晚，以命其旨，愿闻退位，可得明哉？岐伯曰：所谓不退者，即天数未终，即天数有余，名曰复布政，故名曰再治天也。即天令如故而不退位也。厥阴不退位，即大风早举，时雨不降，湿令不化，民病温疫，疵废风生，民病皆肢节痛，头目痛，伏热内烦，咽喉干引饮。少阴不退位，即温生春冬，蛰虫早至，草木发生，民病膈热咽干，血溢惊骇，小便赤涩，丹瘤疹疮疡留毒。太阴不退位，而取寒暑不时，埃昏布作，湿令不去，民病四肢少力，食饮不下，泄注淋满，足胫寒，阴萎闭塞，失溺小便数。少阳不退位，即热生于春，暑乃后化，冬温不冻，流水不冰，蛰虫出见，民病少气，寒热更作，便血上热，小腹坚满，小便赤沃，甚则血溢。阳明不退位，即春生清冷，草木晚荣，寒热间作，民病呕吐暴注，食饮不下，大便干燥，四肢不举，目瞑掉眩。"

《黄帝内经素问·至真要大论》："太阴司天，湿淫所胜，则沉阴且布，雨变枯槁，胕肿骨痛阴痹，阴痹者按之不得，腰脊头项痛，时眩，大便难，阴气不用，饥不欲食，咳唾则有血，心如悬，病本于肾，太溪绝，死不治……太阳司天，寒淫所胜，则寒气反至，水且冰，血变于中，发为痈疡。民病厥心痛，呕血，血泄，鼽衄，善悲时眩仆，运火炎烈，雨暴乃雹，胸腹满，手热肘挛掖肿，心澹澹大动，胸胁胃脘不安，面赤目黄，善嗳嗌干，甚则色炲，渴而欲饮，病本于心……帝曰：六气相胜奈何？岐伯曰：厥阴之胜，耳鸣头眩，愦愦欲吐，胃膈如寒，大风数举，倮虫不滋，胠胁气并，化而为热，小便黄赤，胃脘当心而痛，上支两胁，肠鸣飧泄，少腹痛，注下赤白，甚则呕吐，膈咽不通……帝曰：六气之复何如？岐伯曰：悉乎哉问也！厥阴之复，少腹坚满，里急暴痛，偃木飞沙，倮虫不荣，厥心痛，汗发呕吐，饮食不入，入而复出，筋骨掉眩清厥，甚则入脾，食痹而吐，冲阳绝，死不治……太阳之复，厥气上行，水凝雨冰，羽虫乃死。心胃生寒，胸膈不利，心痛痞满，头痛善悲，时眩仆，食减，腰脽反痛，屈伸不便，地裂冰坚，阳光不治，少腹控睾，引腰脊，上冲心，唾出清水，及为哕噫，甚则入心，善忘善悲，神门绝，死不治……帝曰：其逆从何如？岐伯曰：主胜逆，客胜从，天之道也。帝曰：其生病何如？岐伯曰：厥阴司天，客胜则耳鸣掉眩，甚则咳；主胜则胸胁痛，舌难以言。少阴司天，客胜则鼽嚏，颈项强，肩背瞀热，头痛少气，发热，耳聋，目瞑，甚则胕肿血溢，疮疡咳喘；主胜则心热烦躁，甚则胁痛支满。太阴司天，客胜则首面胕肿，呼吸气喘；主胜则胸腹满，食已而瞀……少阴之复，燠热内作，烦躁鼽嚏，少腹绞痛，火见燔焫，嗌燥，分注时止，气动于左，上行于右，咳，皮肤痛，暴喑心痛，郁冒不知人……帝曰：善，天地之气，内淫而病何如？岐伯曰：岁厥阴在泉，风淫所胜，则地气不明，平野昧，草乃早秀，民病洒洒振寒，善伸数欠，心痛支满，两胁里急，饮食不下，膈咽不通，食则呕，腹胀善噫，得后与气，则快然如衰，身体皆重。岁少阴在泉，热淫所胜，则焰浮川泽，阴处反明，民病腹中常鸣，气上冲胸，喘不能久立，寒热皮肤痛，目瞑，齿痛𩓿肿，恶寒发热如疟，少腹中痛腹大，蛰虫不藏。岁太阴在泉，草乃早荣，湿淫所胜，则埃昏岩谷，黄反见黑，至阴之交。"

《三因极一病证方论·卷之五·五运时气民病证治》："凡遇六壬年，发生之纪，岁木太过，风气流行，脾土受邪，民病飧泄，食减体重，烦冤肠鸣，胁支满；甚则忽忽善怒，眩冒癫疾。为金所复，则反胁痛而吐，甚则冲阳绝者死。"

《仁斋直指方论·卷之三·附：瘟疫·附运气证治》："三之气，少阳相火用事，肺经受邪，泻苦益辛。自四月小满节起，至六月小暑终止。天时：风热大作，雨生羽虫。民病：泪出，耳鸣掉眩。"

《儒门事亲·卷三·嗽分六气毋拘以寒述二十五》："谓咳止于热与火耶？厥阴司天，客胜则耳鸣掉眩，甚则咳。若此之类，乃生于风，岂可专于热与火也？”

《普济方·卷六·五运六气图·五运时行民病证治》：“凡六癸年伏明之纪，岁火不及，寒乃盛行，民病胸中痛，胁支满，膺背肩胛间及两臂内痛，郁冒朦昧，心痛暴喑，甚则屈不能伸，髋髀如别，为土所复，则反鹜溏，食饮不下，寒中肠鸣，泄注腹痛，暴挛痿痹，足不能任身。”

《类经·二十七卷·运气·六气之复病治》：“厥阴风木之复，内应肝气。少腹坚满，肝邪实也。里急暴痛，肝主筋膜，其气急也。偃木飞沙，风之甚也。倮虫不荣，木制土也。厥心痛汗发，肝邪乘胃，上凌于心而阳气泄也。饮食不入，入而复出，脾受肝伤也。掉为颤掉，眩为眩运，风淫所致也。”

《景岳全书·卷之二十七必集·杂证谟·眼目》：“‘六元正纪大论’曰：少阳司天之政，初之气，候乃大温，其病血溢目赤。三之气，炎暑至，民病热中，喉痹目赤。少阴司天之政，民病目赤眦疡。二之气，阳气布，风乃行，其病淋，目冥目赤，气郁于上而热。三之气，大火行，民病目赤。火郁之发，民病目赤心热，甚则瞀闷懊侬，善暴死。木郁之发，甚则耳鸣眩转，目不识人。”

《四诊抉微·卷之八·运气要略·运气十一法》：“风木司天多掉眩。”

【辨病机】

眩晕的病机概括起来主要有风、痰、虚、瘀诸端，以内伤为主。因于风者，多责之情志不遂，气郁化火，风阳上扰。因于痰者，多责之恣食肥甘，脾失健运，痰浊中阻，清阳不升，所谓“无痰不作眩”。因于虚者，多责之年高体弱，肾精亏虚，髓海空虚，或久病劳倦，饮食衰少，气血生化乏源，甚合“无虚不作眩”。眩晕病机较为复杂，多彼此影响、相互转化。

一、脏腑失调论

眩晕病位在脑，病变与肝、脾、肾三脏密切相关。肝胆风木之脏，内寄相火；脾失健运则痰浊中阻、清阳不生；肾精亏虚、髓海空虚亦眩。此外，肺、心两脏受邪，也会导致眩晕。

1. 脾胃虚弱

《太平圣惠方·卷第十二·治伤寒胸膈痰滞诸方》：“夫伤寒心胸壅滞，痰饮留澼，不能消散，故令心腹痞满，少思饮食。风热相搏，目眩头痛，上焦不利，见食即呕，此由胃虚，不能宣化水谷，津液闭塞不通，水饮停于心胸，而成痰结也。”

《脾胃论·卷上·脾胃虚实传变论》：“故夫饮食失节，寒温不适，脾胃乃伤。此因喜怒忧恐，损耗元气，资助心火。火与元气不两立，火胜则乘其土位，此所以病也。‘调经篇’云：病生阴者，得之饮食居处，阴阳喜怒。又云：阴虚则内热，有所劳倦，形气衰少，谷气不盛，上焦不行，下脘不通，胃气热，热气熏胸中，故为内热。脾胃一伤，五乱互作，其始病遍身壮热，头痛目眩，肢体沉重，四肢不收，怠惰嗜卧，为热所伤，元气不能运用，故四肢困怠如此。”

《景岳全书·卷之三十一贯集·杂证谟·痰饮》：“徐东皋曰：脾胃为仓廪，所以纳谷，因脾弱不能运行，致血气失于滋养，故不周流，气道壅滞，中焦不能腐谷，遂停滞而为痰为饮。其变为寒为热，为喘为咳，为呕吐，为反胃，为肿满，为眩运，为风痫，为嗳气，为吞酸嘈杂，为噎嗝，为怔忡，为疼痛之类，不可尽状，是皆痰之变病，而其源则出脾湿不流，水谷津液停滞之所致也。”

《女科经纶·卷一·月经门·调经以大补脾胃为主论》：“陈良甫曰：妇人以血为主，脾胃虚弱，不能饮食，荣卫不足，月经不行，寒热腹痛，或崩带证，皆脾胃不足所生病。故妇人月水不通，或因劳役过度，或因失血，伤损肝脾，但滋化源，其经自通。若小便不利，苦头眩，腰背痛，足寒时痛，久久血结于内，变为癥瘕。若血水相并，脾胃虚弱，壅滞不通，变为水肿。若脾气衰弱，不能制水，水渍肌肉，变为肿满。当益其津液，大补脾胃为主。”

《金匮翼·卷四·黄疸·虚黄》：“病在中气之虚也，其症小便自利，脉息无力，神思困倦，言语轻微，或怔忡眩晕，畏寒少食，四肢不举，或大便不实，小便如膏。”

2. 肝气失调

《诸病源候论·五脏六腑病诸候·肝病候》：“肝气盛，为血有余，则病目赤，两胁下痛引小腹，善怒，气逆则头眩，耳聋不聪，颊肿，是肝气之实也。则宜泻之，肝气不足，则病目不明，两胁拘急，筋挛，不得太息，爪甲枯，面青，善悲恐，如人将捕之，是肝气之虚也。则宜补之。”

《银海精微·卷下·血室涩痛》:"问曰:妇人遇行经之际,眼目涩痛者何也?答曰:肝虚也。凡妇人禀受虚者,眼中原有病根,若遇行经之际,去血过多,肝经愈加虚损,故使眼目转加疼痛,肿涩难开,头痛眩晕,生翳于黑睛上,或如粟米,或如花翳白陷者,皆因肝衰虚也。宜服当归补血散、煎以九一丹。"

《太平圣惠方·卷第三·治肝脏中风诸方》:"夫肝中风者,是体虚之人,腠理开疏,肝气不足,风邪所伤也。其候筋脉拘挛,手足不收,厉风入肝,坐踞不得,胸背强直,两胁胀满,目眩心烦,言语謇涩者,是肝中风候也。"

《太平圣惠方·卷第三十二·眼论》:"肝气通和,则辨五色,肝有病则目夺精而眩;肝中寒则目昏而瞳子痛;邪伤肝则目青黑,瞻视不明;肝实热则目痛如刺;肝虚寒则目䀮䀮谛视生花;肝劳寒则目涩闭不开;肝气不足则目昏暗风泪,视物不明;肝热冲睛,目眦赤痛生息肉,及目睛黄;胆与肝合,胆虚为阴邪所伤,目中生花;肝热目中多赤痛泪出,肝不利则目昏。"

《圣济总录·卷第四十一·肝脏门·肝风筋脉抽掣疼痛》:"论曰:肝藏血,与筋合,肝气和,则气血强盛,以行于筋膜,故骨正筋柔,气血皆从,若肝脏气虚,不能荣养,则为风邪所侵,搏于筋脉,营卫凝泣,关节不通,令人筋脉抽掣疼痛,以至眩闷口眼偏斜,皆其证也。"

《普济方·卷十四·肝脏门·总论》:"肝伤,其人脱肉,又卧口欲得张,时时手足青,目瞑瞳仁痛,为肝藏伤所致也。"

《普济方·卷四十四·头门·头痛》:"《素问》云:头痛巅疾,下虚攻实,过在足少阴、巨阳。甚则入肾,徇蒙招摇,目瞑耳聋,下实上虚,过在足少阳厥阴。甚则入肝,下虚者肾虚也,故肾厥则头痛;上虚者肝虚也,故肝虚则头晕。徇蒙者如以物蒙其首,招摇不定,目眩耳聋,皆晕之状也。故肝厥头晕,肾厥头痛,不同如此。"

《普济方·卷七十一·眼目门·总论》:"肝有病,则目夺精而眩。"

《普济方·卷二百二十七·虚劳门·虚劳》:"肝家虚则筋挛目眩。"

《医门法律·卷一·一明络脉之法·络脉论》:"肝主筋,肝病则筋失所养,加以夙有筋患,不觉忽然而痿矣。肝气以条达为顺,素多郁怒,其气不条达而横格,渐至下虚上盛,气高不返,眩晕不知人而厥矣。厥必气通始苏也。"

《金匮翼·卷一·中风统论》:"《经》云:风气通于肝。又云:诸风掉眩,皆属于肝;诸湿肿满,皆属于脾;诸寒收引,皆属于肾。由此观之,则中风之病,其本在肝,犹中湿之属于脾,中寒之属于肾也。"

《血证论·卷一·脏腑病机论》:"凡季胁少腹疝痛,皆责于肝。其经名为厥阴,谓阴之尽也。阴极则变阳,故病至此,厥深热亦深,厥微热亦微,血分不和,尤多寒热并见,与少阳相表里,故肝病及胆,亦能吐酸呕苦,耳聋目眩。于位居左,多病左胁痛,又左胁有动气。肝之主病,大略如此。"

《儒门事亲·卷十四·病机》:"诸风掉眩,皆属于肝。甲乙木也,木郁达之。"

《医门法律·卷一·先哲格言》:"诸风掉眩,皆属于肝矣。若木胜则四肢强直而为掉,风动于上而为眩。脾土受邪,肝之实也。若木衰则血不养筋而为掉,气虚于上而为眩。金邪乘木,肝之虚也。"

3. 胆火亢盛

《血证论·卷一·脏腑病机论》:"胆与肝连,司相火,胆汁味苦,即火味也,相火之宣布在三焦,而寄居则在胆腑。胆火不旺,则虚怯惊悸;胆火太亢,则口苦呕逆,目眩耳聋,其经绕耳故也。界居身侧,风火交煽,则身不可转侧,手足抽掣。"

4. 心气失调

《黄帝内经灵枢·五邪》:"邪在心,则病心痛喜悲,时眩仆。视有余不足,而调之其输也。"

《备急千金要方·卷十四小肠腑方·风眩第四》:"徐嗣伯曰:夫风眩之病起于心气不定,胸上蓄实,故有高风面热之所为也。痰热相感而动风,风火相乱则闷瞀,故谓之风眩,大人曰癫,小儿则为痫,其实则一。"

5. 肺气失调

《太平圣惠方·卷第六·治肺脏伤风冷多涕诸方》:"夫脏腑虚弱,气血不足,则风冷之气伤于肺也。肺主气,气之所行,循环经络,若气虚则外邪所侵,真气与邪气相搏,故令咳逆恶寒,语声散失,目眩头旋,鼻多涕也。"

《圣济总录·卷第五十·肺脏痰毒壅滞》:"论

曰：肺脏痰毒壅滞之病，其证目眩头旋，胸膈痞满，常多痰唾，不思饮食，鼻闻腥臭。盖肺主气，居于膈上，为四脏之盖，邪热壅滞，熏散胸膈，与津液相搏，故郁结成痰也。"

《普济方·卷二十八·肺脏门·肺脏痰毒壅滞》："夫肺脏痰毒壅滞之病，其证目眩头旋，胸膈痞满，常多痰唾，不思饮食，鼻闻腥臭。"

6. 肾脏受邪

《黄帝内经灵枢·五邪》："邪在肾，则病骨痛阴痹。阴痹者，按之而不得，腹胀腰痛，大便难，肩背颈项痛，时眩。取之涌泉昆仑，视有血者尽取之。"

7. 肝肾不足

《银海精微·序》："目者肝之外候也。肝取木，肾取水，水能生木，子肝母肾，焉有子母而能相离者哉！故肝肾之气充则精彩光明，肝肾之气乏则昏朦眩晕。"

《普济方·卷七十二·眼目门·肾肝虚眼黑暗》："《龙木论》云：眼坐起生花外障，此眼初患之时，眼中别无所患，唯久坐多时，忽然起后，头旋，眼中黑花发昏，良久乃定。皆因肝肾虚劳受风，心脏热毒上攻，致有此疾，如或治疗稍迟，以后变为青盲，切宜服镇心丸，补肾散。"

二、气血失调论

气机血行失调逆乱，上冲于头而致眩晕。

1. 气机失调

《黄帝内经灵枢·五乱》："黄帝曰：何为逆而乱，岐伯曰：清气在阴，浊气在阳，营气顺脉，卫气逆行。清浊相干，乱于胸中，是谓大悗。故气乱于心，则烦心密嘿，俯首静伏；乱于肺，则俯仰喘喝，接手以呼；乱于肠胃，是为霍乱；乱于臂胫，则为四厥；乱于头，则为厥逆，头重眩仆。"

《慎柔五书·卷二·医劳历例第二》："凡病遇时节则变换不定，或又加者，盖遇时节，则天地之气或升或降，而人身之气亦应之，病者精气尚充，犹能与时令相应。若元气久虚之人，无以助升降之气，上升则头眩、呕哕，下降则足热、身寒，反为气候所牵，而身不能为之主矣。"

《张氏医通·卷六·诸风门·胃风》："一曰厥成为巅疾。厥者，逆也，谓胃气逆而上行，成巅顶之疾，如眩晕之类是也，宜芎辛汤。"

2. 血行失调

《仁斋直指方论·卷之二十六·血·血论》："人具此阴阳即有此血气。气，阳也；血，阴也。男以阳为主，则阳胜乎阴；女以阴为主，则阴胜乎阳。气血之为病，男女则同耳。人皆知百病生于气，又孰知血为百病之胎乎？血犹水也。水行乎地中百川，理则无壅遏之患，人之血脉一或凝滞于经络、肠胃之间，百病由此而根矣。乍寒乍热，发黄发斑，谵妄惊狂，烦闷呕恶，痴痰，自汗，烘热，虚劳，尿淋，漏崩，吐衄咳唾，以致眩晕厥冷，昏愦迷忘，块痛淤疼，起止遗溺，凡此数证，非血而何？经所谓先去其血，然后调之，良有以也。"

三、正虚不足

气血生化乏源，气血不足不能上养清窍，脑窍虚而做眩。

1. 血虚

《金匮要略·卷下·妇人产后病脉证治第二十一》："问曰：新产妇人有三病，一者病痉，二者病郁冒，三者大便难，何谓也？师曰：新产血虚、多出汗、喜中风，故令病痉；亡血复汗、寒多，故令郁冒；亡津液，胃燥，故大便难。产妇郁冒，其脉微弱，不能食，大便反坚，但头汗出，所以然者，血虚而厥，厥而必冒。冒家欲解，必大汗出。以血虚了厥，孤阳上出，故头汗出。所以产妇喜汗出者，亡阴血虚，阳气独盛，敢当汗出，阴阳乃复。大便坚，呕不能食，小柴胡汤主之。"

《千金翼方·卷第十五·补益·叙虚损论第一》："二曰血极，血极令人无色泽，恍惚喜忘，善惊少气，舌强喉干，寒热，不嗜食，苦睡，眩冒喜瞋。"

《症因脉治·卷二·眩晕总论·内伤眩晕·血虚眩晕》："血虚眩晕之因：阳络伤，则血外溢上逆。阴络伤，则血内溢下泄，凡此亡血成虚，而为眩晕者。又有焦心劳思，忧愁郁结，心脾伤而不能生血，或恼怒伤肝，肝火内动，而煎熬血室，此阴血内耗，血海干枯，而为眩晕者也。"

《女科经纶·卷六·产后证下·产妇头汗属血虚孤阳上出》："徐忠可曰：产妇郁冒，虚多邪少，故脉微弱，中气虚也。内虚，一身之阴阳不和，故身无汗，但头汗出。所以头汗出者何？血虚下厥，则下之阴气尽，而阳为孤阳，阳孤则上出而头汗矣。然既头汗，仍喜其汗出而解者何？盖阴不亡，则血未大虚，唯产妇血去过多而亡阴，则阳为孤阳，自阴较之，阳为独盛，所以喜其汗。损阳就阴，则阴阳平，故曰乃复。”

2. 气虚

《症因脉治·卷二·眩晕总论·内伤眩晕·气虚眩晕》：“气虚眩晕之因：大病久病后，汗下太过，元气耗散；或悲号冷引，以伤肺气；曲运神机，以伤心气；或恼怒伤肝，郁结伤脾，入房伤肾，饥饱伤胃，诸气受伤，则气虚眩晕之症作矣。气虚眩晕之症：气虚即阳虚也。其人面色白，身无热，神识清爽，言语轻微，二便清利，时或虚阳上浮，头面得火，眩晕不止，或热手按之，则运乃定，此气虚眩晕之症也。”

四、邪客眼目

邪客于眼目，正气内虚，邪气随目系入脑，以致眩晕。

《黄帝内经灵枢·大惑论》：“黄帝问于岐伯曰：余尝上于清冷之台，中阶而顾，匍匐而前，则惑。余私异之，窃内怪之，独瞑独视，安心定气，久而不解。独博独眩，披发长跪，俛而视之，后久之不已也。卒然自上，何气使然？岐伯对曰：五脏六腑之精气，皆上注于目而为之精。精之窠为眼，骨之精为瞳子，筋之精为黑眼，血之精为络，其窠气之精为白眼，肌肉之精为约束，裹撷筋骨血气之精，而与脉并为系。上属于脑，后出于项中。故邪中于项，因逢其身之虚，其入深，则随眼系以入于脑。入于脑则脑转，脑转则引目系急。目系急则目眩以转矣。邪其精，其精所中不相比也，则精散。精散则视歧，视歧见两物。目者，五脏六腑之精也，营卫魂魄之所常营也，神气之所生也。故神劳则魂魄散，志意乱。是故瞳子黑眼法于阴，白眼赤脉法于阳也。故阴阳合传而精明也。目者，心使也。心者，神之舍也，故神精乱而不转。卒然见非常处精神魂魄，散不相得，故曰惑也。”

《诸病源候论·风病诸候下·风头眩候》：“风头眩者，由血气虚，风邪入脑，而引目系故也。五脏六腑之精气，皆上注于目，血气与脉并于上系，上属于脑，后出于项中，逢身之虚，则为风邪所伤，入脑则脑转而目系急，目系急故成眩也。诊其脉，洪大而长者，风眩，又得阳维浮者，暂起目眩也。风眩久不瘥，则变为癫疾，其汤熨针石，别有正方，补养宣导，今附于后。”

《诸病源候论·目病诸候·目眩候》：“目者，五脏六腑之精华，宗脉之所聚也。筋骨血气之精，与脉并为目系，系上属于脑，若腑脏虚，风邪乘虚随目系入于脑，则令脑转而目系急，则目眴而眩也。”

《诸病源候论·妇人杂病诸候一·风眩候》：“风眩，是体虚受风，风入于脑也。诸腑脏之精，皆上注于目；其血气与脉，并上属于脑，循脉引于目系，目系急，故令眩也。其眩不止，风邪甚者，变癫倒为癫疾。”

《世医得效方·卷第十六·眼科·五轮八廓》：“风轮病：因喜怒不常，作劳用心，昼凝视远物，夜勤读细书，眼力既劳，风轮内损。其候眦头尤涩，睛内偏疼，视物不明，胞眩紧急，宜去风药……肉轮病：因多餐热物，好吃五辛，远道奔驰，驻睛骤骑，食饱耽眠，积风痰壅，其候胞眩赤肿，暴赤昏蒙，眼泪常盈，倒睫涩痛，瘀血侵睛，宜疏醒脾药……地廓病：因湿渍头上，冷灌睛眸，致令有病。眼眩紧急，瘀血生疮……水廓病：因大劳，努力争斗，击棒开弓，骤骑强力，致令生病。常多暗昏，睛眩泪多。”

《普济方·卷七十九·眼目门·内障眼》：“黑水凝翳内障，此眼初患之时，不痒不痛，微有头旋，眼涩见花，黄黑不定，瞳仁微大，翳或青白，宜用金针轻拨之，然后宜服芦荟丸、通明散、立效。”

《普济方·卷一百一·诸风门·风邪》：“邪淫于脏，梦脏大形小。淫于腑，梦脏小形大。邪随目系入脑，则目转眩。”

五、髓海空虚

脑为髓海，髓海空虚不足，脑窍失养而致眩晕。肾生髓，脑为髓海，肾虚髓空可导致脑窍失养而作眩。

《黄帝内经灵枢·海论》：“髓海有余，则轻劲多力，自过其度；髓海不足，则脑转耳鸣，胫痠眩冒，目无所见，懈怠安卧。”

《类经·九卷·经络类·人之四海》：“髓海有余，则轻劲多力，自过其度；髓海不足，则脑转耳鸣，胫痠眩冒，目无所见，懈怠安卧。（髓海充足，即有余也，故身轻而劲，便利多力，自有过人之度而无病也。若其不足，则在上者为脑转，以脑空而运，似旋转也。为耳鸣，以髓虚者精必衰，阴虚则耳鸣也。为胫疲，髓空无力也。为眩冒忽不知人，为目无所见，怠惰安卧，皆以髓为精类，精衰则气去而诸证以见矣）”

六、失治误治

失治误治，或误用汗吐下致正气损伤气机逆乱、或补不得法、或针灸失宜治恐而眩。

《伤寒论·辨不可发汗脉证并治第十五》：“动气在左，不可发汗，发汗则头眩，汗不止，筋惕肉瞤……动气在下，不可发汗，发汗则无汗，心中大烦，骨节苦疼，目运恶寒，食则反吐，谷不得前。”

《伤寒论·辨不可下脉证并治第二十》：“动气在右，不可下，下之则津液内竭，咽燥鼻干，头眩心悸也……动气在下，不可下，下之则腹胀满，卒起头眩，食则下清谷，心下痞也。”“脉濡而紧，濡则卫气微，紧则荣中寒。阳微卫中风，发热而恶寒，荣紧胃气冷，微呕心内烦。医谓有大热，解肌而发汗，亡阳虚烦躁，心下苦痞坚，表里俱虚竭，卒起而头眩，客热在皮肤，怅怏不得眠。不知胃气冷，紧寒在关元，技巧无所施，汲水灌其身，客热应时罢，慄慄而振寒，重被而覆之，汗出而冒巅。体惕而又振，小便为微难，寒气因水发，清谷不容间。呕变反肠出，颠倒不得安，手足为微逆，身冷而内烦，迟欲从后救，安可复追还。”

《太平圣惠方·卷第一百·明堂序》：“凡灸头与四肢，皆不令多灸，人缘身有三百六十五络，皆归于头，头者诸阳之会也。若灸多，令人头旋目眩，不远视，缘头与四肢，肌肉薄，若并灸，则气血滞绝，于炷下，宜歇火气，少时，令气血遂通，再使火气流行，候炷数足，自然除病，宜详察之。”

《儒门事亲·卷二·凡在上者皆可吐式十四》：“余之撩痰者，以钗股、鸡羽探引，不出，以齑投之，投之不吐，再投之，且投且探，无不出者。吐至昏眩，慎勿惊疑。《书》曰：若药不瞑眩，厥疾弗瘳。如发头眩，可饮冰水立解。如无冰时，新汲水亦可。”

《儒门事亲·卷三·补论二十九》：“予考诸经，检诸方，试为天下好补者言之。夫人之好补，则有无病而补者，有有病而补者。无病而补者谁与？上而缙绅之流，次而豪富之子。有金玉以荣其身，刍豢以悦其口；寒则衣裘，暑则台榭；动则车马，止则裀褥；味则五辛，饮则长夜。醉饱之余，无所用心，而因致力于床第，以欲竭其精，以耗散其真，故年半百而衰也。然则奈何？以药为之补矣！或咨诸庸医，或问诸游客。庸医以要用相求，故所论者轻，轻之则草木而已，草木则苁蓉、牛膝、巴戟天、菟丝之类；游客以好名自高，故所论者重，重之则金石而已，金石则丹砂、起石、硫磺之类。吾不知此为补也，而补何脏乎？以为补心耶？而心为丁火，其经则手少阴，热则疮疡之类生矣！以为补肝耶？肝为乙木，其经则足厥阴，热则掉眩之类生矣！”

《普济方·卷一百二十九·伤寒门·辨不可下病脉证并治》：“右动气，下之则津液竭，咽鼻干，头眩心悸，竹叶汤。上动气，下之则掌握热烦，汗出欲灌水，竹叶汤。下动气，下之则腹满清谷，心痞，头眩，甘草泻心汤。”

《伤寒论条辨·卷之八·辨不可发汗病脉证并治第十五》：“动气在下，不可发汗。发汗则无汗，心中大烦，骨节苦疼，目晕恶寒，食则反吐，谷不得前。在下，肾之内证也。无汗者，肾水脏，在时为冬，阴沉在下，其主闭藏，其经少血也。大烦者，强发其汗则水干，火无制也。骨节苦疼，目晕者，肾主骨，骨之精为瞳子，水干则骨枯，而瞳子无荣养也。恶寒者，肾合太阳也，食则反吐谷不得前者。王冰曰：病呕而吐，食久反出，是无水也。此之谓也。《难经》动气有五，此言四脏而无脾，岂以脾不与四脏同禁邪，抑欲人与四脏同推也。”

《针灸大成·卷二·标幽赋》：“空心者，未食之前，此言无刺饥人，其气血未定，则令人恐惧，有怕怯之心，或直立，或侧卧，必有眩晕之咎也。”

《温疫论·下卷·肢体浮肿》：“时疫身体羸弱，言不足以听，气不足以息，得下证少与承气，下证稍减，更与之，眩晕欲死，盖不胜其攻也。”

《女科经纶·卷六·产后证下》：“吴蒙斋曰：新产后伤寒，不可轻易发汗。产时有伤力发热，有去血过多发热，有恶露不去发热，有三日蒸乳发热，有早起劳动、饮食停滞发热。状类伤寒，要在仔细详辨，切不可便发汗。大抵产后，大血空虚，汗之则变筋惕肉瞤，或郁冒昏迷，或搐搦，或便秘，其害非轻。”

《医学心悟·卷一·医门八法·论下法》：“然又有当下不可下者何也？病有热邪传里，已成可下之证，而其人脐之上、下、左、右，或有动气，则不可以下。《经》云：动气在右，不可下，下之则津液内竭，咽燥鼻干，头眩心悸也。动气在左，不可下，下之则腹内拘急，食不下，动气更剧，虽有身热，卧则欲蜷。动气在上，不可下，下之则掌握烦热，身浮汗泄，欲得水自灌。动气在下，不可下，下之则腹满头眩，食则清谷，心下痞也。”

《温病条辨・卷一・上焦篇・湿温寒湿》：“头痛恶寒，身重疼痛，舌白不渴，脉弦细而濡，面色淡黄，胸闷不饥，午后身热，状若阴虚，病难速已，名曰湿温。汗之则神昏耳聋，甚则目瞑不欲言；下之则洞泄，润之则病深不解。长夏深秋冬日同法，三仁汤主之。

头痛恶寒，身重疼痛，有似伤寒，脉弦濡，则非伤寒矣。舌白不渴，面色淡黄，则非伤暑之偏于火者矣。胸闷不饥，湿闭清阳道路也。午后身热，状若阴虚者，湿为阴邪，阴邪自旺于阴分，故与阴虚同一午后身热也。湿为阴邪，自长夏而来，其来有渐，且其性氤氲黏腻，非若寒邪之一汗而解，温热之一凉则退，故难速已。世医不知其为湿温，见其头痛恶寒、身重疼痛也，以为伤寒而汗之，汗伤心阳，湿随辛温发表之药蒸腾上逆，内蒙心窍则神昏，上蒙清窍则耳聋、目瞑不言。见其中满不饥，以为停滞而大下之，误下伤阴，而重抑脾阳之升，脾气转陷，湿邪乘势内溃，故洞泄。见其午后身热，以为阴虚而用柔药润之，湿为胶滞阴邪，再加柔润阴药，二阴相合，同气相求，遂有锢如而不可解之势。惟以三仁汤轻开上焦肺气，盖肺主一身之气，气化则湿亦化也。湿气弥漫，本无形质，以重浊滋味之药治之，愈治愈坏。伏暑湿温，吾乡俗名秋呆子，悉以陶氏《六书》法治之，不知从何处学来，医者呆，反名病呆，不亦诬乎！”

【辨病证】

《金匮翼・卷五・眩晕》：“《鸡峰》云：夫风眩之病，起于心气不足，胸中蓄热而实，故有头风面热之所为也。痰热相感而动风，风与心火相乱则闷瞀，故谓之风眩闷瞀也。又云：头风目眩者，由血气虚，风邪入脑，而牵引目系故也。五脏六腑之精，皆上注于目，血气与脉并上为目系属于脑，后出于项中，血脉若虚，则为风邪所伤，入脑则转，而目系急，故成眩也。诊其脉洪大而长者，风眩也。

［按］眩晕虽为风病，而有内外之分。《鸡峰》所谓痰热相感而动风者，风自内生者也。血气虚风邪入脑者，风从外入者也。内风多从热化，引之则弥盛；外风多从虚入，清之则转加，二者不可不辨也。

《素问》云：头痛巅疾，下虚上实，过在足少阴、巨阳，甚则入肾，徇蒙招尤，目瞑耳聋，下实上虚，过在足少阳厥阴，甚则入肝。下虚者，肾虚也，故肾虚则头痛；上虚者，肝虚也，故肝虚则头晕。徇蒙者，如以物蒙其首，招摇不定；目瞑耳聋，皆晕之状也。

高鼓峰云：肾阴不足，三阳之焰，震耀于当前；中土虚衰，下逆之光，上薄于巅顶。阴虚而眩者，目中时见火光；土虚而眩者，必兼恶心呕吐也。

［按］中土虚衰，不能下蔽真阳，则上乘清道，所谓上入之光也。然亦有中虚肝气动而晕者，如土薄则木摇也。大抵眩晕多从肝出，故有肝虚头晕，肾虚头痛之说，虽亦有肝病头痛者，要未有眩晕而不兼肝者也。

《圣济总录》云：风头旋者，以气虚怯，所禀不充，阳气不能上至于脑，风邪易入，与气相鼓，致头旋而晕也。亦有胸膈之上，痰水结聚，复犯大寒，阴气逆上，风痰相聚而结，上冲于头，亦令头旋，治当用人参丸、祛痰丸之类者也。”

一、辨外感内伤

辨外感与内伤是眩晕辨证的重点，外感以六淫为主，风、寒、暑、湿、热皆可致眩晕；内伤以劳倦体虚与病理产物停积为主，有痰饮眩晕、虚所致眩晕等。

《严氏济生方・眩晕门・眩晕论治》：“《素问》云：诸风掉眩，皆属于肝。则知肝风上攻，必致眩晕。所谓眩晕者，眼花屋转，起则眩倒是也。由此观之，六淫外感，七情内伤，皆能所致。当以外证与脉别之，风则脉浮，有汗，项强不仁；寒则脉紧，无汗，筋挛掣痛；暑则脉虚，烦闷，湿则脉细，沉重，吐逆。及其七情所感，遂使脏气不平，郁而生涎，结而为饮，随气上逆，令人眩晕，眉棱骨痛，眼不可开，寸脉多沉，有此为异耳。与夫疲劳过度，下虚上实，金疮吐衄便利，及妇人崩中去血，皆令人眩晕，随其所因治之，乃活法也。”

《普济方・卷四十五・头门・头面风》：“方书

所谓头面风者，即眩晕是也。然眩晕既涉三因，不专为头面风者，如重伤风寒暑湿，在三阳经，皆能眩晕。头重项强，但风则有汗，寒则制痛，暑则热闷，湿则重着，吐逆眩倒，属外所因；喜怒忧思，致脏气不行，郁而生涎，涎结为饮，随气上厥，伏留阳经，亦使人眩晕呕吐；眉目疼痛，眼不得开，属内所因；或饮食饥饱甜腻所伤，房劳过度，下虚上实，拔牙金疮，吐衄便利，去血过多，及妇人崩伤，皆能眩晕；眼花屋转，起则眩倒，属不内外因。"

《医方集宜·卷之五·眩晕门·形证》："《经》云：天之气曰风，人之气曰怒，怒则致伤肝木，木胜则风动火焰，火得风自然旋转，此怒多作晕也。戴云：凡眩晕之病，有外因风寒暑湿。因于风者，其脉必浮，自汗项强；因于寒者，其脉必沉紧，无汗筋挛掣痛；因于暑者，脉多虚缓，烦闷昏愦；因于湿者，脉沉吐逆，以此为异。至于七情内伤，使气不平郁而生痰，随气上攻，令人头眩眉棱骨痛，目不敢开如在风云中，皆痰之为患也。"

二、辨经络

经络辨证可以分为两类，一类以传统十二正经、奇经八脉为辨证基础，通过症状和体征辨其归属于何经疾病，始于《内经》，多用于针灸辨治；一类以张仲景六经辨证为基础，后世不断补充发挥，多用于内科。眩晕历来两者辨证都有涉及，传统经络辨证中眩晕十二经脉散见，伤寒六经眩晕亦为重点。

1. 辨传统经络

《黄帝内经素问·厥论》："岐伯曰：巨阳之厥，肿首头重，足不能行，发为眩仆。"

《黄帝内经灵枢·经筋》："手太阳之筋，起于小指之上，结于腕，上循臂内廉，结于肘内锐骨之后，弹之应小指之上，入结于腋下；其支者，后走腋后廉，上绕肩胛，循颈出走太阳之前，结于耳后完骨；其支者，入耳中，直者，出耳上下，结于颔，上属目外眦。其病小指支肘内锐骨后廉痛，循臂阴入腋下，腋下痛，腋后廉痛，绕肩胛引颈而痛，应耳中鸣痛引颔，目瞑良久乃得视，颈筋急则为筋瘘颈肿。"

《诸病源候论·牙齿病诸候·拔齿损候》："手阳明、足阳明之脉，并入于齿，拔齿而损脉者，则经血不止，脏虚而眩闷。"

《圣济总录·卷第四十二·胆门·胆虚》："论曰：足少阳经不足者，胆虚也。虚则生寒，寒则其病恐畏，不能独卧，口苦善太息，呕宿汁，心下淡淡，如人将捕之。嗌中介介数唾，头眩痿躄，足指不能摇，坐不能起，僵仆目视䀮䀮。盖胆虚则精神不守，其气上溢，循其所在而生病也。"

《丹溪心法·十二经见证·足厥阴肝经见证》："足逆寒，胻善瘈，节时肿，遗沥，淋溲，便难，癃，狐疝，洞泄，大人㿗疝，眩冒，转筋。"

《丹溪心法·十二经见证·手少阴心经见证》："消渴，两肾内痛，后廉，腰背痛。浸淫善笑，善恐，善忘，上咳吐，下气泄，眩仆，身热而腹痛，悲。"

《普济方·卷五十三·耳门·总论》："盖十二经脉上络于耳，其阴阳诸经，适有交并，则脏气逆而为厥。厥气搏入于耳，是为厥聋，必有时见眩晕之证。"

《内经知要·卷上·脉诊》："'气交变大论'曰：岁木太过，忽忽善怒，眩冒巅疾。眩者，目花也。冒者，神昏也。足厥阴之脉会于巅，贯膈布胁，故见症乃尔。"

《类经·十四卷·疾病类·五决十经》："徇蒙招尤，目冥耳聋，下实上虚，过在足少阳、厥阴，甚则入肝。（徇，亦作巡，行视貌。蒙，茫昧也。招，掉摇也。尤，甚也。目无光则朦昧不明，头眩动则招尤不定，甚至目冥者不能视，耳聋者无所闻）"

《四诊抉微·卷之三·经证考·足厥阴肝经》："痫厥，痉瘛筋挛，心脉满大，肝脉小急。怒视者，肝气有余。撺视者，伏痰。目直声锯者，发搐。呵欠面赤，多筋，肝火。呵欠面青，惊悸，心肝并见。眼赤多泪，积热。头眩不能俯视，肝火。血枯发竖者，肝虚。羞明怕日，肝肾并见。泻频青白，肝气有余。颊肿痛，胁下痛，面青，足逆冷，眩瞀，呕厥，转筋，筋挛，遗沥，淋，善恐，胸中喘，骂詈，俱肝火。"

《金匮翼·卷五·头痛统论·肝厥头痛》："肝厥头痛者，肝火厥逆，上攻头脑也。其痛必在巅顶，以肝之脉与督脉会于巅故也。虽太阳之脉，亦上额交巅，然太阳头痛，必恶风寒，而厥阴头痛，必多眩晕，或厥逆抽掣也。"

2. 辨仲景六经

（1）辨太阳眩晕

《伤寒论·辨太阳病脉证并治下第七》："伤寒

吐下后，发汗，虚烦，脉甚微，八九日心下痞硬，胁下痛，气上冲咽喉，眩冒，经脉动惕者，久而成痿。”

（2）辨阳明眩晕

《伤寒论·辨阳明病脉证并治第八》：“阳明病，脉迟，食难用饱，饱则微烦头眩，必小便难，此欲作谷瘅，虽下之，腹满如故，所以然者，脉迟故也。”“阳明病，但头眩，不恶寒，故能食而咳，其人咽必痛。若不咳者，咽不痛。一云冬阳明。”

《普济方·卷五十二·面门·面疮》：“阳明为病，主身热蒸而不恶寒，身热为标病，阳明本实者，胃中燥，鼻干目疼，头眩。”

《伤寒论条辨·卷之四·辨阳明病脉证并治第四》：“阳明病，脉迟，食难用饱。饱则微烦头眩，必小便难，此欲作谷瘅。虽下之，腹满如故，所以然者，脉迟故也。瘅，广韵作疸。迟为寒，不化谷，故食难用饱。谷不化。则与热搏，湿郁而蒸，气逆而不下行，故微烦头眩，小便难也。瘅，黄病也。谷瘅，水谷之湿，蒸发而身黄也。下则徒虚胃气，外邪反乘虚陷入，所以腹满仍旧也。末乃申上文义，以致不可下之意。”

（3）辨少阳眩晕

《伤寒论·辨少阳病脉证并治第九》：“少阳之为病，口苦，咽干，目眩也。”

《普济方·卷一百二十一·伤寒门·伤寒总论》：“少阳耳聋目赤，胸烦满，为伤风，口苦咽干目眩，为伤寒。”

《伤寒论条辨·卷之四·辨少阳病脉证并治第五》：“少阳之病，口苦，咽干，目眩也。少，去声，下皆同。‘之’下当有‘为’字，少阳者，胆经也。其脉起于目锐眦。《灵枢》曰：足少阳之正，上肝，贯心以上。挟咽出颐颔中。故又曰：是动则病口苦。苦，胆之味也。咽，胆之使也。口苦、咽干，热聚于胆也。眩，目旋转而昏晕也。少阳属木，木生火而主风，风火扇摇而燔灼，所以然也。”

《先醒斋医学广笔记·卷之一·寒·三阳治法总要》：“少阳病，其证口苦，咽干，目眩，往来寒热，胸胁痛，胸满或痛，耳聋。脉法弦细。”

《景岳全书·卷之七须集·伤寒典上·六经证》：“少阳经病，为胸胁痛，耳聋，寒热，呕而口苦，咽干目眩，脉弦而数。以少阳之脉循胁肋，终于耳，故为此证。此二阳三阴之间也。由此渐入三阴，故为半表半里之经。”

《医学心悟·卷二·少阳经证·目眩口苦》：“问曰：目眩口苦，何以是半表半里证？答曰：目者，肝之窍也。胆附于肝，今少阳胆病，故目眩。口苦者，胆之汁也，热泄胆汁，故口苦。凡目眩、口苦者，即是少阳半表半里证，当和解之。”

《伤寒贯珠集·卷五少阳篇·少阳正治法第一》：“少阳之为病，口苦，咽干，目眩也。足少阳，胆也。胆盛精汁三合，而其味苦，胆受邪而热，其气上溢，故口苦。咽门者，肝胆之候；目锐眦者，胆脉之所起，故咽干目眩也。”

《兰台轨范·卷三·伤寒》：“少阳之为病，口苦，咽干，目眩也。尺寸俱弦者，少阳受病也。其脉循胁，络于耳，故胸胁痛而耳聋。少阳中风，两耳无所闻，目赤，胸中满而烦者，不可吐下，吐下则悸而惊。伤寒脉弦细，头痛发热者，属少阳。头痛发热与太阳同，而脉之弦细独异。三阳合病，脉浮大，上关上，但欲眠睡，目合则汗。内热已极。伤寒六七日，无大热，外热轻则内热重。其人躁烦者，此为阳去阴入也。若热轻而不烦躁，则病欲退矣。伤寒三日，三阳为尽，三阴当受邪，其人反能食而不呕，此为三阴不受邪也。”

（4）辨太少并病眩晕

《诸病源候论·伤寒病诸候上·伤寒候》：“太阳与少阳并病，心下牢，头项强眩，不可下；三阳合病，腹满身重，大小便调，其脉浮牢而数，渴欲饮水，此不可下。其汤熨针石，别有正方，补养宣导，今附于后。”

（5）辨少阴眩晕

《伤寒论·辨少阴病脉证并治第十一》：“少阴病，下利止而头眩，时时自冒者，死。”

《伤寒论条辨·卷之五·辨少阴病脉证并治第七》：“少阴病，下利止而头眩，时时自冒者，死。头眩，俗谓昏晕是也。诸阳在头。然则下利止而头眩者，津液内亡，而阴已虚竭，阳无依附，浮越于外，而神气散乱，故时时自冒也。”

《伤寒贯珠集·卷七少阴篇·少阴诸法·少阴生死法十二条》：“少阴病，下利止而头眩，时时自冒者，死。下利止，非利自愈也，脏阴尽也。眩，目黑而转也。冒，昏冒也。阴气既尽，孤阳无附，而浮乱于上，故头眩时时自冒也。而阴气难以卒复，孤阳且易上散，虽有良药，亦无及矣。是以少阴病阳复利止则生，阴尽利止则死也。”

（6）辨厥阴眩晕

《伤寒论·辨厥阴病脉证并治第十二》："下利，脉沉而迟，其人面少赤，身有微热，下利清谷者，必郁冒汗出而解，病人必微厥。所以然者，其面戴阳，下虚故也。"

三、辨脏腑

眩晕与肝胆关系尤为密切，辨眩晕发于肝或由胆而发，由症状确定眩晕病位在肝或者胆。

1. 发于肝

《备急千金要方·卷十一肝脏·肝脏脉论第一》："病先发于肝者，头目眩，胁痛支满；一日至脾，闭塞不通，身痛体重；二日至胃而腹胀；三日至肾，少腹腰脊痛，胫酸；十日不已死……肝主胸中，喘，怒骂，其脉沉，胸中又窒，欲令人推按之，有热鼻窒。肝伤，其人脱肉又卧口欲得张，时时手足青，目瞑，瞳仁痛，此为肝脏伤所致也。"

《太平圣惠方·卷第三·肝脏论》："胆为腑主表，肝为脏主里，肝气盛，为血有余则目赤，两胁下痛引小腹，令人喜怒，气逆，则头眩，耳聋不聪，颊肿，是肝气之实也，则宜泻之。"

《太平圣惠方·卷第三·治肝实泻肝诸方》："夫肝实则生热，热则阳气盛，致心下坚满，两胁痛引小腹，忿忿如怒，气逆头眩，为血有余，即目痛，眼眦赤，生息肉，阳毒所攻，悒悒先寒而后热，颈直背强，筋急，不得屈伸，诊其脉浮大而数者，此是肝气实也。"

《圣济总录·卷第四十一·肝脏门·肝实》："论曰：肝实之状，苦心下坚满，常两胁痛，或引小腹，忿忿如怒，头目眩痛，眦赤生息肉是也。其脉见于左手关上阴实者，乃足厥阴经有余之候。盖肝实则生热，热则阳气盛，故其证如此。"

《仁斋直指方论·卷之一·总论·五脏病证虚实论》："五脏各有所主，至其病证莫不随所主而见焉。面赤喜笑，舌破口干，烦躁掌热，心痛而哕，脐上有动气者，心家病也。面青多怒，胁下痛硬，咳逆目眩，肢节挛急，转筋溲难，脐左有动气者，肝家病也。（肝乘脾挟水气，故咳逆。足厥阴下终于阴器，故溲难）……肝实之候：目赤，多怒，头眩，耳聋，痛引乎两胁小腹之下。"

《普济方·卷十四·肝脏门·总论》："凡肝病之状，必两胁下痛引小腹，令人善怒，虚则目䀮䀮无所见，耳无所闻，善恐，如人将捕之。欲治之，当取其经，足厥阴与少阳。气逆则头目痛，耳声不聪，颊肿，取血者，肝脉沉之而急，浮之亦然；若胁痛，有气支满，引小腹痛，时小便难，苦目眩头痛，腰脊痛，足为寒，时癃，女人月事不来，时无时有，得之少年，有所坠堕。"

2. 发于胆

《备急千金要方·卷十二胆腑方·胆腑脉论第一》："扁鹊云：足厥阴与少阳为表里，表清里浊，其病若实，极则伤热，热则惊动精神而不守，卧起不定；若虚则伤寒，寒则恐畏头眩不能独卧。发于玄水，其根在胆，先从头面起，肿至足。"

《备急千金要方·卷二十一消渴淋闭方·水肿第四》："治胆玄水先从头面至脚肿，头眩痛，身虚热，名曰玄水。"

《太平圣惠方·卷第三·治胆虚冷诸方》："夫胆合于肝，足少阳是其经也。为清净之府，谋虑出焉。若虚则生寒，寒则恐畏，不能独卧，其气上溢，头眩口苦，常喜大息，多呕宿水，心下澹澹，如人将捕之，咽中介介，数数好唾，是为胆虚冷之候也。"

四、辨虚实

辨虚实是辨眩晕病证之要。风眩内动，清窍不宁或清阳不升、脑窍失养是导致眩晕的虚实两方面的重要病机，临证尤当注意区分，眩晕虚证多关乎气、血、精；实证多关乎风、痰、瘀。

《症因脉治·卷二眩晕总论·内伤眩晕·火冲眩晕》："火冲眩晕之因：《内经》有诸风掉眩，皆属肝木。言风主乎动，木旺火生，则为旋转，此五志厥阳之火上冲，而为实火眩晕之症。若肝肾之真阴不足，龙雷之火，上冲清道，亦令人头旋眼黑，此阴火上冲，而为虚火眩晕之症。又有真阳不足，虚阳上浮，亦令人头目冒眩之症，此命门真火不足，而为虚阳上浮眩晕之症也。"

《症因脉治·卷二眩晕总论·内伤眩晕·血虚眩晕》："血虚眩晕之症：血虚即阴虚也，形体黑瘦，五心常热，夜多盗汗，睡卧不宁。头面火升，则眼花旋转。火气下降，则旋晕亦止，不比外感之常晕不休，不比痰火之暴发暴作，此血虚眩晕之症也。"

《医方集宜·卷之五眩晕门·病源》："有风、有痰、有火、有气虚、有血虚。《经》曰：诸风掉眩，皆属肝木。木主乎风而火生于木，况风火属乎阳，阳主乎动，两动相搏而为旋转也。夫眩晕之疾，因火动于痰，无痰不能作晕。其症发于猝然之间，目昏黑暗，如屋旋转，起则欲倒也。由体虚之人，或外感四气内伤七情，郁而生痰，令人作晕。有男子久因吐泻暴呕下血，女人崩中带下，并新产后气血大亏，皆能作晕，亦有醉饱房劳，致伤精血肾水不充，相火逆上则为目昏头晕矣。治疗之法当分内外、寒热、虚实、痰火而已，要在详审以求治焉。”

《景岳全书·卷之一入集·传忠录上·虚实篇》：“表虚者，或为汗多，或为肉战，或为怯寒，或为目暗羞明，或为耳聋眩运，或肢体多见麻木，或举动不胜劳烦，或为毛槁而肌肉削，或为颜色憔悴而神气索然。阳虚者，火虚也，为神气不足，为眼黑头眩，或多寒而畏寒。阴虚者，水亏也，为亡血失血，为戴阳，为骨蒸劳热。气虚者，声音微而气短似喘。血虚者，肌肤干涩而筋脉拘挛。”

《景岳全书·卷之一入集·传忠录上·十问篇》：“凡眩运者，或头重者，可因之以辨虚实。凡病中眩运，多因清阳不升，上虚而然。如丹溪云：无痰不作运。殊非真确之论，但当兼形气，分久暂以察之。观《内经》曰：上虚则眩，上盛则热痛。其义可知。至于头重，尤属上虚，《经》曰：上气不足，脑为之不满，头为之苦倾。此之谓也。”

《景岳全书·卷之十六理集·杂证谟·虚损》：“‘口问篇’曰：邪之所在，皆为不足。故上气不足，脑为之不满，耳为之苦鸣，头为之苦倾，目为之眩。‘卫气篇’曰：下虚则厥，上虚则眩。‘海论’曰：气海有余者，气满胸中，悗息面赤；气海不足，则气少不足以言。血海有余，则常想其身大，怫然不知其所病；血海不足，亦常想其身小，狭然不知其所病。水谷之海有余，则腹满；水谷之海不足，则饥不受谷食。髓海有余，则轻劲多力，自过其度；髓海不足，则脑转耳鸣，胫酸眩冒，目无所见，懈怠安卧。”

《医门法律·卷二·中寒门·比类〈金匮〉虚寒下利六则》：“仲景又云：下利脉沉而迟，其人面少赤，身有微热，下利清谷者，必郁冒汗出而解，病人必微热。所以然者，其面戴阳，下虚故也。太阳阳明并病，面色缘缘正赤者，为阳气拂郁在表，宜解其表。此之下利脉沉迟，而面见小赤，身见微热，乃阴寒格阳于外，则身微热。格阳于上，则面小赤。仲景以为下虚者，谓下无其阳，而反在外在上，故云虚也。虚阳至于外越上出，危候已彰，或其人阳尚有根，或服温药以胜阴助阳，阳得复返而与阴争，瘥可恃以无恐，盖阳返虽阴不能格。然阴尚盛，亦未肯降，必郁冒少顷，然后阳胜而阴出为汗。阴出为汗，邪从外解，自不下利矣。郁冒汗出，俨有龙战于野，其血玄黄之象，阳入阴出，从危转安。其机之可畏尚若此，谁谓阴邪可听其盛耶？”

《四诊抉微·卷之三·问诊·十问篇》：“凡眩晕者，或头重者，可因之以辨虚实。凡病中眩晕，多因清阳不升，上虚而然。如丹溪云：无痰不作晕。殊非真确之论，但当兼形气，分久暂以察之。观《内经》曰：上虚则眩，上盛则热痛。其义可知。至于头重，尤属上虚。《经》曰：上气不足，脑为之不满，头为之苦倾。此之谓也。”

《温病条辨·卷五·解产难·产后三大证论一》：“产后惊风之说，由来已久，方中行先生驳之最详，兹不复议。《金匮》谓新产妇人有三病：一者病痉，二者病郁冒，三者大便难。新产血虚，多汗出，喜中风，故令人病痉；亡血复汗，故令郁冒；亡津液胃燥，故大便难。产妇郁冒，其脉微弱，呕不能食，大便反坚，但头汗出，所以然者，血虚而厥，厥而必冒，冒家欲解，必大汗出，以血虚下厥，孤阳上出，故头汗出。所以产妇喜汗出者，亡阴血虚，阳气独盛，故当汗出，阴阳乃复。大便坚，呕不能食，小柴胡汤主之。病解能食，七八日复发热者，此为胃实，大承气汤主之。”

《时方妙用·卷四·少阳》：“何谓少阳经症？曰：口苦，咽干，目眩是也。有虚火、实火之辨。”

五、辨杂病眩晕

眩晕是临床常见症状，除了以眩晕为主症的腹痛病外，他如肺痿、黄疸、百合病、历节、瘟疫时行等病证亦有眩晕之症状，通过他症可以鉴别，其与眩晕病因病机有别，治则治法亦不相同，当需鉴别。

1. 肺痿眩晕

《金匮要略·卷上·肺痿肺痈咳嗽上气病脉证治七》：“肺痿吐涎沫而不咳者，其人不渴，必遗尿，小便数，所以然者，以上虚不能制下故也。此为肺中冷，必眩，多涎唾，甘草干姜汤以温之。若服汤已渴者，属消渴。”

《备急千金要方·卷十七肺脏方·肺痿第六》：“论曰：寸口脉数，其人病咳，口中反有浊唾涎沫出，何也？师曰：此为肺痿之病。何从得之？师曰：病热在上焦。因咳为肺痿，或从汗出，或从呕吐，或从消渴小便利数，或从便难，数被驶药下，重亡津液，故得肺痿，又寸口脉不出而反发汗，阳脉早索阴脉不涩，三焦踟蹰，入而不出，阴脉不涩，身体反冷，其内反烦，多唾唇燥，小便反难，此为肺痿，伤于津液，便如烂瓜下如豚脑，但坐发汗故也。其病欲咳不得咳，咳出干沫，久久小便不利，其脉平弱。肺痿吐涎沫而不咳者，其人不渴必遗溺，小便数。所以然者，上虚不能制下故也。此为肺中冷，必眩。师曰：肺痿咳唾，咽燥欲饮者自愈，自张口者短气也。”

《外台秘要·卷第十·肺痿方一十首》：“其病欲咳不得咳，咳则出干沫，久久小便不利，甚则脉浮弱，肺痿吐涎沫而不咳者，其人不渴，必遗溺，小便数，所以然者，上虚不能制下故也。此为肺中冷，必眩。”

《医门法律·卷六·肺痈肺痿门》：“论《金匮》甘草干姜汤　法云：肺痿吐涎沫而不咳者，其人不渴，必遗尿，小便数。所以然者，以上虚不能制下故也。此为肺中冷，必眩，多涎唾，用甘草干姜汤以温之。若服汤已，渴者属消渴。肺热，则膀胱之气化亦热，小便必赤涩而不能多。若肺痿之候，但吐涎沫而不咳，复不渴，反遗尿而小便数者，何其与本病相反耶？必其人上虚不能制下，以故小便无所收摄耳。此为肺中冷，阴气上巅，侮其阳气，故必眩。阴寒之气，凝滞津液，故多涎唾。若始先不渴，服温药即转渴者，明是消渴饮一溲二之证。消渴又与痈疽同类，更当消息之矣。”

《金匮要略心典·卷上·肺痿肺痈咳嗽上气病脉证治第七》：“肺痿，吐涎沫而不咳者，其人不渴，必遗尿，小便数。所以然者，以上虚不能制下故也，此为肺中冷，必眩，多涎唾，甘草干姜汤以温之。若服汤已渴者，属消渴。此举肺痿之属虚冷者，以见病变之不同。盖肺为娇脏，热则气烁，故不用而痿；冷则气沮，故亦不用而痿也。遗尿、小便数者，肺金不用而气化无权，斯膀胱无制而津液不藏也。头眩、多涎唾者，《经》云：上虚则眩；又云：上焦有寒，其口多涎也。甘草、干姜，甘辛合用，为温肺复气之剂，服后病不去而加渴者，则属消渴。盖小便数而渴者为消，不渴者，非下虚即肺冷也。”

2. 鼻渊眩晕

《外科正宗·卷之四·杂疮毒门·脑漏第五十六》：“脑漏者，又名鼻渊。总因风寒凝入脑户与太阳湿热交蒸乃成。其患鼻流浊涕，或流黄水，点点滴滴，长湿无干，久则头眩虚晕不已，治以藿香汤主之，天麻饼子调之，亦可渐愈。如日久虚眩不已，内服补中益气汤、六味地黄丸相间服，以滋化原始愈。”

3. 鼻衄眩晕

《诸病源候论·鼻病诸候·鼻衄候》：“寸脉微弱，尺脉涩，弱则发热，涩为无血，其人必厥，微呕，夫厥当眩不眩，而反头痛，痛为实，下虚上实，必衄也。”

《太平圣惠方·卷第十·治伤寒鼻衄诸方》：“夫伤寒病衄血者，此由五脏结热所为也。心主于血，热邪伤于心，故衄血也。衄者鼻出血也。肺主于气，而开窍于鼻，血随气行，所以从鼻出也。阳明病口燥，但欲漱水不欲咽者，必衄。衄者不可攻其表，汗出必额上急而紧，直视而不能眩，不得眠。失血者不可攻其表，汗出则寒栗而振，脉紧，发热，其身无汗，自衄者愈也。”

《太平圣惠方·卷第三十七·鼻衄论》：“夫脾移热于肝，则为惊衄，脾土也。肝木也。木本克土，今脾热，为土气翻盛，逆往乘木，是木之虚，不能制土，故受脾之移热也。肝之神为魂，而藏血，虚热则魂神不定，故惊也。凡血与气，内荣脏腑，外循经络，相随而行于身，周而复始，血性得寒则凝涩，热则流散。而气者，肺之所主也。肺开窍于鼻，热乘于血，则气亦热也。血气俱热，血随气发，出于鼻为衄也。诊其寸口脉，微芤者，衄血。脉微苦寒为衄血也。寸口脉微弱，尺脉涩，发热而弱为无血，必厥，其人微呕。夫厥当眩不眩，而反头痛，痛则为实，下虚上实，必衄也。”

《圣济总录·卷第七十·鼻衄门·鼻衄统论》：“论曰：《内经》谓脾移热于肝，则为惊衄。盖脾土也，肝木也。土本畏木，今脾移热于肝，则是土气反盛，热往乘木，肝所藏者血，其神为魂，虚热胜之，故惊而衄也。从春至夏者为太阳衄，从秋至冬者为阳明衄，巢元方曰：寸口微芤者衄，寸脉微苦寒为衄，寸脉微弱，尺脉涩，发热，而弱为无血，必厥。其人微呕，夫厥当眩，不眩而反头痛，痛为实，下虚上实必衄。凡是之类，皆其脉也。”

《圣济总录·卷第七十·鼻衄门·久衄》：“论曰：肝脏血，肺主气，今气与血俱热，故气溢则血妄行而为鼻衄。衄久不瘥，则面色不荣，目昏眩冒。”

《普济方·卷一百九十·诸血门·鼻久衄》：“夫鼻衄者，由热乘血气也。肝藏血，肺主气，开窍于鼻中。若脏腑劳损，血气生热，血得热则流散妄行。随气发于鼻者，名为衄血。若脏虚不复，劳热停积，故衄经久不瘥也。面色不荣，目昏眩冒呕逆者，尤宜急治之。”

《血证论·卷二·鼻衄》：“阳明主阖，秋冬阴气本应收敛，若有燥火伤其脉络，热气浮越，失其主阖之令，逼血上行循经脉而出于鼻。其证口渴气喘，鼻塞孔干，目眩发热，或由酒火，或由六气之感，总是阳明燥气，合邪而致衄血。”

4. 耳聋眩晕

《仁斋直指方论·卷之二十一·耳·耳论》：“耳属足少阴之经，肾家之寄窍于耳也。肾通乎耳，所主者精，精气调和，肾气充足，则耳闻而聪。若劳伤气血，风邪袭虚，使精脱肾惫，则耳转而聋。又有气厥而聋者，有挟风而聋者，有劳损而聋者。盖十二经脉，上络于耳，其阴阳诸经，适有交并，则脏气逆而为厥，厥气搏入于耳，是为厥聋，必有时乎眩晕之证。”

5. 五痔眩晕

《三因极一病证方论·卷之十五·辨肠风论》：“夫有五痔人，奏圊则下血，或点滴，或泬箭，或清或浊，面黄唇白，心忪脚弱，头目眩晕。此因饱食坐久，肠澼所为。亦有饮酒、房室过度所致。”

6. 癃闭眩晕

《圣济总录·卷第五十三·膀胱门·膀胱实热》：“论曰：膀胱者州都之官，津液藏焉，气化则能出矣。其气有余则实，实则热气留之。故壅阏而不通，其内证胞闭不得小便，烦满而躁，其外证体热，腰中痛，头眩是也。《内经》曰：膀胱不利为癃者以此。”

7. 黄疸眩晕

《金匮要略·卷中·黄疸病脉证并治第十五》：“趺阳脉紧而数，数则为热，热则消谷，紧则为寒，食即为满。尺脉浮为伤肾，趺阳脉紧为伤脾。风寒相搏，食谷即眩，谷气不消，胃中苦浊，浊气下流，小便不通，阴被其寒，热流膀胱，身体尽黄，名曰谷疸。额上黑，微汗出，手足中热，薄暮即发，膀胱急，小便自利，名曰女劳疸，腹如水状不治。心中懊侬而热，不能食，时欲吐，名曰酒疸。阳明病，脉迟者，食难用饱，饱则发烦头眩，小便必难，此欲作谷疸。虽下之，腹满如故，所以然者，脉迟故也。”

《诸病源候论·黄病诸候·谷疸候》：“谷疸之状，寒热不食，食毕头眩，心忪怫郁不安而发黄，由失饥大食，胃气冲熏所致。阳明病，脉迟，食难用饱，饱则发烦头眩者，必小便难，此欲为谷疸，虽下之，其腹必满，其脉迟故也。”

《外台秘要·卷第四·女劳疸方四首》：“《近效》女劳疸黄家，日晡发热而反恶寒，此为女劳。得之膀胱急，小腹满，身体尽黄，额上反黑，足下热，因作黑疸。其大便必黑，腹胪胀满如水状，大便黑溏，此女劳之病，非水也。疗与黑疸同，谷疸食则眩，心忪怫郁不安，久久发黄为谷疸。并以前茵陈汤主之。”

《圣济总录·卷第六十·黄疸门·谷疸》：“论曰：失饥饱甚，则胃中满塞，谷气未化，虚热熏蒸，遂为谷疸。其证心下懊闷，头眩心忪，怫郁发烦，小便不利，身黄如橘是也。”

《三因极一病证方论·卷之十·谷疸证治》：“病者发黄内热，食则腹满眩晕，谷气不消，胃中苦浊，浊气下流，小便不通，阴被其寒，热流膀胱，身体尽黄，名曰谷疸。”

《仁斋直指方论·卷之十六·五疸·五疸方论》：“湿与热郁蒸于脾，面目肢体为之发黄，此即疸也。疸之名有五：发热不渴，身肿而汗，汗如黄柏汁者，曰黄汗，此胃中蓄热，汗出浴水得之。已食如饥，但欲安卧，小便如黄柏汁者，曰黄疸，此酒面炙爆，蕴热淤滞得之。食则腹满怫郁，眩晕心忪，而不自安者，曰谷疸，此失饥大嚼，遽饱冲脾得之。其或饮酒常多，进食常少，酝热入水，大醉当风，以致心中懊疼，足胫肿满，是之谓酒疸。大劳淫欲，大热交接，衽席未几，遽就浴室，以致发热恶寒，小腹满急，是之谓色疸。”

《丹溪心法·卷三·疸三十七》：“谷疸，食已头眩，心中怫郁不安，饥饱所致，胃气蒸冲而黄，宜小柴胡加谷芽、枳实、厚朴、山栀、大黄，《济生》谷疸丸。"

《医门法律·卷六·黄瘅门》："《金匮》重出伤寒阳明病不解，后成谷瘅一证云：阳明病脉迟者，食难用饱，饱则发烦，头眩，小便必难，此欲作谷瘅；虽下之，腹满如故，所以然者，脉迟故也。此因外感阳明，胃中之余热未除，故食难用饱。饱则食复生热，两热相合，而发烦头眩，小便难，腹满，势所必至。在阳明证本当下，阳明而至腹满，尤当急下，独此一证，下之腹满必如故，非但无益，反增困耳。以其脉迟，而胃气空虚，津液不充，其满不过虚热内壅，非结热当下之比。《金匮》重出此条，原有深意。见脉迟胃虚，下之既无益，而开鬼门洁净府之法，用之无益，不待言矣。"

《金匮要略心典·卷下·黄瘅病脉证并治第十五》："谷瘅之病，寒热不食，食即头眩，心胸不安，久久发黄为谷瘅，茵陈蒿汤主之。谷瘅为阳明湿热瘀郁之证，阳明既郁，营卫之源，壅而不利，则作寒热，健运之机，窒而不用，则为不食，食人则适以助湿热而增逆满，为头眩心胸不安而已。茵陈、栀子、大黄苦寒通泄，使湿热从小便出也。"

8. 痟积眩晕

《诸病源候论·湿病诸候·痟候》："其初患之状，手足烦疼，腰脊无力，夜卧烦躁，昏昏喜妄，嘿嘿眼涩，夜梦颠倒，饮食无味，面失颜色，喜睡，起即头眩，体重，股胫酸疼，其上食五脏，则心内懊恼；出食咽喉及齿龈，皆生疮，出黑血，齿色紫黑；下食肠胃，下利黑血；出食肛门，生疮烂开，胃气虚逆，则变呕哕，急者数日便死；亦有缓者，止沉嘿，支节疼重，食饮减少，面无颜色，在内侵食，乃至数年，方上食口齿生疮，下至肛门伤烂，乃死。"

9. 虚劳眩晕

《诸病源候论·虚劳病诸候下·虚劳骨蒸候》："三脑蒸，头眩闷热。"

《外台秘要·卷第十三·传尸方四首》："又论曰：凡患骨蒸之人，坐卧居处，不宜伤冷，亦不得过热，冷甚则药气难通，兼之胀满食不消化，或复气上，热甚则血脉拥塞，头眩目疼，唇干口燥，心胸烦闷，渴欲饮水，此等并是将息过度之状。"

《三因极一病证方论·卷之十·劳瘵诸证》："头眩热闷，口吐浊涎，眼多眵泪，其蒸在脑……眼昏泪下，时复眩晕，躁怒不常，其蒸在肝。"

10. 消渴眩晕

《诸病源候论·消渴病诸候·渴病候》："五脏六腑，皆有津液，若脏腑因虚实而生热者，热气在内，则津液竭少，故渴也。夫渴数饮，其人必眩，背寒而呕者，因利虚故也。诊其脉，心脉滑甚为善渴，其久病变，或发痈疽，或成水疾。"

11. 百合病眩晕

《金匮要略·卷上·百合狐惑阴阳毒病证治第三》："论曰：百合病者，百脉一宗，悉致其病也。意欲食复不能食，常默默，欲卧不能卧，欲行不能行，饮食或有美时，或有不用闻食臭时，如寒无寒，加热无热，口苦，小便赤，诸药不能治，得药则剧吐利，如有神灵者，身形如和，其脉微数。每溺时头痛者，六十日乃愈；若溺时头不痛，淅然者，四十日愈；若溺快然，但头眩者，二十日愈。其证或未病而预见，或病四五日而出，或病二十日，或一月微见者，各随证治之。"

《诸病源候论·伤寒病诸候下·伤寒百合病》："百合病者，谓无经络，百脉一宗，悉致病也。多因伤寒虚劳，大病之后不平复，变成斯疾也。其状，意欲食，复不能食，常默默，欲得卧，复不得卧，欲出行，复不能行，饮食或有美时，或有不用饮时，如强健人。而卧不能行，如有寒，复如无寒，如有热，复如无热，口苦，小便赤黄。百合之病，诸药不能治。得药则剧吐利，如有神灵者，身形如和，其人脉微数。每尿辄头痛，其病六十日乃愈；若尿头不痛，淅淅然者，四十日愈；若尿快然，但眩者，二十日愈；体证或未病而预见，或病四五日而出，或病二十日、一月微见。"

《温热经纬·卷二·仲景疫病篇》："百合病者，皆缘时疫新愈，其三焦腠理荣卫之交，余热未清，正气困乏，不能流畅。如人在云雾之中，倏清倏浑。如日月被蚀之后，或明或暗，故有种种不可名言之状。而其口苦，小便赤，脉微数，乃余热的证也。病不在经络脏腑，杨云：此句欠酌。治不能补泻温凉，惟以清气为主。气归于肺，而肺朝百脉，一宗者，统宗于一，即悉致其病之谓也。溺时头痛者，小便由于气化，水去则火上冲也。其病为重，六十日愈，月再周而阴必复也。溺时淅淅然者，膀胱腑气一空，表气亦因之失护也。但头眩者，阳气不能上达也。热渐衰，病渐轻，故愈日渐速也。曰其证，指溺时头痛诸证而言。曰未病预见，谓未成百合病，先见头痛等证也。百合清热养阴，专润肺气，治以百合，即以百合名病也。”

12. 疮疽眩晕

《外科精义·卷上·论疮疽肿虚实法》：“凡诸疮疽脓水清稀，疮口不合，聚肿不赤，肌寒肉冷，自汗色脱者，气血之虚也；肿起色赤，寒热疼痛，皮肤壮热，脓水稠黏，头目昏重者，气血之实也；头疼鼻塞，目赤心惊，咽喉不利，口舌生疮，烦渴饮冷，睡语咬牙者，上实也；精滑不滞，大便自利，腰脚沉重，睡卧而不宁者，下虚也；肩项不便，四肢沉重，目视不正，睛不了了，食不知味，音嘶色败，四肢浮肿者，真气之虚也；肿焮尤甚，痛不可近，积日不溃，寒热往来，大便秘涩，小便如淋，心神烦闷，恍惚不宁者，邪气之实也。”

《普济方·卷二百八十八·痈疽门·诸发》：“夫五发者，谓痈疽生于脑、背、肩、鬓、髯是也。大概论之分为三等：一者疽也，二者痈也，三者疖也。夫疽初生如黍米大，痒痛有异，误触破之，即焮展四畔，赤肿沉闷，牵引胁肋，疼痛数日之后，渐觉肌肤壮热，恶寒，烦渴，眩晕；侵展熛浆汁出，积日不溃，抑之则流血者，谓之发背疽也。其发于脑者，为脑疽也。其发于鬓眉髯者，以类呼也。”

《疡科心得集·卷上·辨鬓疽额疽论》：“夫鬓疽者，乃少阳三焦、胆相火妄动，又兼肾水不能生木，或感风热而发。盖鬓发之际，肌肉相薄，最难腐溃。初起寒热交作，头眩，痛彻太阳，甚则耳目连鬓通肿。治法不可妄用针灸，必分阴阳表里邪正虚实治之，庶不致误。如初见疮时，多寒少热，口干作渴，好饮热汤，六脉虚数无力，又兼患上坚硬，不甚焮痛，无溃无脓，疮根流散，此乃真气虚而邪气实也，托里为主，消毒佐之，如清肝养血汤、托里消毒散之类。若初见疮时，多热少寒，头眩作痛，口燥舌干，渴欲饮冷，二便闭涩，六脉沉而有力，疮形根脚不开，焮肿疼痛，身体发热，易腐易脓，此乃正气实而邪气虚也，消毒为主，托里佐之，如栀子清肝汤、鼠粘子汤之类。又有形色紫黑，疮势平陷，坚硬无脓，而毒流耳项，又兼气味不正，形容不泽，精神不明，饮食不进者，俱为不治。”

13. 身疼眩晕

《仁斋直指方论·卷之十八·身体·身疼方论》：“凡血有筋脉钻刺之证；痰有眩晕咳唾之证。驱风除湿，行血豁痰，对证一投，犹冀可以旦暮起。病入于骨，此劳极损伤之，不可救药者也。其能生乎？然则身痛之与骨痛，毫厘千里之差，于此不可以无辨。虽然酒家之癖，多为项肿臂痛，盖热在上焦，不能清利，故酝酿日久，生痰涎，聚饮气，流入于项臂之间，不肿则痛耳。然而曰痰、曰涎、曰饮，又有理一分殊之别。伏于包络，随气上浮，客肺壅嗽而发动者，痰也。聚于脾元，随气上溢，口角流出而不禁者，涎也。惟饮生于胃腑，为呕、为吐，此则胃家之病，学者不可不知。”

《伤科汇纂·正文·用药总论》：“挟表体疼，虚实宜详。形实者疏风败毒（散），气弱者羌活乳香（汤）。初患之时，审症择方，瘀凝昏愦者花蕊石（散），痰迷心闷者苏合香（丸），血瘀泛注者葱熨法，亡血过多者圣愈汤，烦躁而不眠者加味归脾（汤），眩晕而呕胀者六君子汤。”

14. 历节眩晕

《三因极一病证方论·卷之三·疬节论》：“夫疬节，疼痛不可屈伸，身体尪羸，其肿如脱，其痛如掣，流注骨节，短气自汗，头眩，温温欲吐者，皆以风湿寒相搏而成。其痛如掣者，为寒多；肿满如脱者，为湿多；疬节黄汗出者，为风多。顾《病源》所载，饮酒当风，汗出入水，遂成斯疾。”

《仁斋直指方论·卷之四·历节风·历节风方论》：“历节风之状，短气自汗，头眩欲吐，手指挛曲，身体魁羸，其肿如脱，渐至摧落，其痛如掣不能屈伸。盖由饮酒当风，汗出入水，或体虚肤空，掩护不谨，以致风寒湿之邪遍历关节，与血气搏而有斯疾也。其痛如掣者为寒多；其肿如脱者为湿多；肢节间黄汗出者为风多。遍身走痒，彻骨疼痛，昼静夜剧，发如虫啮者，谓之白虎历节。”

《金匮翼·卷一·中风统论·历节痛风》：“历节风者，血气衰弱，风寒袭入关节，不得流通，真邪相攻，所历之节，悉皆疼痛，故谓历节风也。病甚则使人短气自汗，头眩欲吐，肢节挛曲，不可屈伸。亦有热毒流入四肢者，不可不知。”

15. 痹证眩晕

《备急千金要方·卷八治诸风方·论杂风状第一》：“风痹病不可已者，足如履冰，时如入汤，腹中股胫淫泺，烦心头痛，伤脾肾时呕眩，时自汗出，伤心目眩，伤肝悲恐，短气不乐，伤肺不出三年死（一云三日）。”

《太平圣惠方·卷第四十五·治脚气痹挛诸

方》："夫脚气痹挛者，皆由风、寒、湿三气并客于分肉之间，真气不周，故为痹也。其风气最多则肿，为行痹，走无常处，其寒多者，则为痛痹。其湿多者，则为着痹。冷而无汗，濡痹也。但随血脉上下，不能左右去者，为周痹。痹在肌中，或发上下，左以应右，右以应左者，偏痹也。夫痹甚，阳气少而阴气多者，令人身寒，阳气多而阴气少者，则痹但热，诸痹风胜者易愈，在皮肉间亦易愈，在筋骨挛痛者，则难痊也。冬痹入深，令营卫涩，经络滞，则不知痛痒，风痹不可已者，足履冷时如入汤，腹中股胫烦疼，或呕吐心悬，时时汗出，目眩悲恐，短气不乐者，是其候也。又风湿着人四肢，并使不收不随。"

《普济方·卷四·方脉总论·病机论》："阴痹按之不得，腰脊头颈痛，时眩，大便难，阴气不用，饮食不欲。"

《普济方·卷一百八十五·诸痹门·风痹》："夫痹者，为风寒湿三合而成也。其状肌肉顽麻，或则疼痛。此人体虚腠理开，则受于风邪也。病在阳曰风，在阴曰痹，阴阳俱病曰风痹也。夫风痹病不可已者，足如履冰，时如汤入腹中，股胫躁，心头痛。伤脾肾时呕眩，自汗出。伤心目眩，伤肝悲恐短气不乐，伤肺不出三年死。"

《普济方·卷二百四十三·脚气门·脚气痹挛附论》："夫脚气痹挛者，由风寒湿三气并客于分肉之间，真气不周故为痹也……久痹入深，令营卫涩经络滞，则不知痛痒风不可已者，足履冷，时如入冰，腹中股胫烦疼，或呕心烦悬，时时汗出目眩，悲恐短气不乐，是其候也。"

《医门法律·卷三·中风门·中风论》："《金匮》复有总治三痹之法，今误编历节黄汗之下，其曰：诸肢节疼痛，身体尪羸，脚肿如脱，头眩短气，温温欲吐，桂枝芍药知母汤主之是也。短气，中焦胸痹之候也。属连头眩，即为上焦痹矣。温温欲吐，中焦痹也。脚肿如脱，下焦痹也。肢节疼痛，身体尫羸，筋骨痹也。荣、卫、筋、骨、三焦俱病，又立此法以治之，合四法以观精微之蕴，仲景真百世之师矣。"

16. 脚气眩晕

《太平圣惠方·卷第六十九·治妇人脚气诸方》："夫妇人脚气，与丈夫不同，男子则肾脏虚弱，为风湿所乘。女子以胞络气虚，为风毒所搏，是以胞络属于肾也。肾主于腰脚，又肝、脾、肾三脏，经络起于足十指。若脏腑虚损，则风邪先客于脚，从下而上，动于气，故名脚气也。此皆由体虚，或当风取凉，或久坐卑湿，或产后劳损，或恚怒悲伤，肝心气滞，致月候不通，因其虚伤风毒，搏于肌骨，则令皮肤不仁，筋骨抽痛，五缓不遂，六急拘挛，或即冷疼，或即肿满，或两脚痹弱，或举体转筋，目眩心烦，见食呕吐，精神昏愦，肢节烦疼，小便赤黄，大便秘涩，并皆其证候也。"

《普济方·卷二百四十一·脚气门·一切风寒暑湿脚气附论》："三阳并合脚气证治，病者憎寒壮热，自汗恶风，或无汗恶寒，眩晕重著，关节掣痛，手足拘挛疼痛，冷痹缓纵不随，心躁气上，呕吐下利，此皆三阳经中风寒暑湿，其脉必浮弦紧数。"

17. 积气眩晕

《太平圣惠方·卷第四十二·治七气诸方》："夫七气者，为寒气、热气、恚气、怒气、忧气、喜气、愁气。凡此七气，积聚坚牢，大如杯盘，在心下腹中，疼痛欲死，不能饮食，时来时去，每发极甚，如有祸祟，此皆七气所生也。寒气则呕吐恶心，热气则恍惚眩乱，怒气则上焦热痛不可忍，极上抢心，短气欲死。不得气息，恚气则积在心下，不得饮食，喜气即不可疾行，不能久立，忧气则不可剧作，卧不安席，愁气则喜忘不安，故名七气也。"

《严氏济生方·癥瘕积聚门·积聚论治》："奔豚之状，发于小腹，上至心下，上下无时，有若豚走之状，是为肾积，诊其脉沉而急，其色黑，其病饥则见、饱则减，小腹里急，腰痛口干，目昏骨冷，久不愈，令人骨痿少气。"

18. 乳石眩晕

《诸病源候论·解散病诸候·寒食散发候》："凡服药者，服食皆冷，唯酒冷热自从，或一月而解，或二十余日解，当饮酒，令体中醺醺不绝，当饮醇酒，勿饮薄白酒也。体内重，令人变乱，若不发者，要当先下，乃服之也。寒食药得节度者，一月转解，或二十日解，堪温不堪寒，即以解之候也。其失节度者，头痛欲裂，坐服药食温作癖，急宜下之；或两目欲脱，坐犯热在肝，速下之，将冷自止；或腰痛欲毙，坐衣厚体温，以冷洗浴，冷石熨也；或眩冒欲蹶，坐衣裳犯热，宜淋头，冷洗之；或腰疼欲折，坐久坐下温，宜常令床上冷水洗也……或苦头眩目疼，不用食，由食及犯热，心膈有澼故也，可下之。"

《千金翼方·卷第二十二·飞炼》:"服诸石药及寒食散已,违失节度,发病疗之法合四十五条第三:头眩瞢欲蹶者,由衣厚犯热故也。宜针头,冷水洗,即止。"

19. 血风劳气眩晕

《圣济总录·卷第一百五十·妇人血风门·妇人血风劳气》:"论曰:血风劳气者,经血所下不调,或缘产蓐,感于风邪,久不瘥,则变寒热,休作有时,饮食减少,肌肤瘦悴,遇经水当至,即头目昏眩,胸背拘急,四肢酸痛,身体烦热,足肿面浮,或经水不通,故谓之血风劳气也。"

20. 产后血晕

《妇人大全良方·卷之十八·产后门·产后血晕方论第五》:"论曰:产后血晕者,由败血流入肝经,眼见黑花,头目旋晕,不能起坐,甚致昏闷不省人事,谓之血晕。细酒调黑神散最佳。庸医或作暗风、中风治之。凡晕,血热乘虚,逆上凑心,故昏迷不省、气闭欲绝是也。然其由有三,有用心使力过多而晕者;有下血多而晕者;有下血少而晕者,其晕虽同,其治特异,当详审之。下血多而晕者,但昏闷烦乱而已,当以补血清心药治之;下血少而晕者,乃恶露不下,上抢于心,心下满急,神昏口噤,绝不知人,当以破血行血药治之。古法有云:产妇才分娩了,预烧秤锤或江中黄石子,硬炭烧令通赤,置器中,急于床前以醋沃之,得醋气可除血晕。产后一腊,不妨时作为妙。崔氏云:凡晕者,皆是虚热,血气奔并,腹中空所致。欲分娩者,第一须先取酽醋以涂口鼻,仍置醋于傍,使闻其气,兼细细饮之,此为上法。如觉晕即以醋噀面,苏来即饮醋,仍少与解。(一云仍少以水解之)一法烧干漆,令烟浓熏产母面即醒。(如无干漆以旧破漆器,以猛火烧熏之亦妙)

郭稽中论曰:产后血晕者何?答曰:产后气血暴虚,未得安静,血随气上,迷乱心神,故眼前生花。极甚者,令人闷绝不知人,口噤、神昏气冷。医者不识,呼为暗风,若作此治之,病必难愈。但服清魂散即省。"

《金匮要略心典·卷下·妇人产后病脉证治第二十一》:"问曰:新产妇人有三病,一者病痉,二者病郁冒,三者大便难,何谓也?师曰,新产血虚多汗出,喜中风,故令病痉;亡血复汗,寒多,故令郁冒;亡津液胃燥,故大便难。痉,筋病也,血虚汗出,筋脉失养,风入而益其劲也。郁冒,神病也,亡阴血虚,阳气遂厥,而寒复郁之,则头眩而目瞀也。大便难者,液病也,胃藏津液而渗灌诸阳,亡津液胃燥,则大肠失其润而便难也。三者不同,其为亡血伤津则一,故皆为产后所有之病。"

《医学心悟·卷五·妇人门·产后血晕》:"产后血晕,宜烧漆器,熏醋炭,以开其窍。若瘀血上攻,胸腹胀痛拒按者,宜用归芎汤下失笑丸。若去血过多,心慌自汗,用归姜饮加人参。虚甚者,更加熟附子。若脾胃虚弱,痰厥头眩而呕恶者,用六君子汤。大抵产后眩晕,多属气虚,察其外症,面白、眼合、口张、手撒,皆为气虚欲脱之象。若兼口鼻气冷,手足厥冷,此为真虚挟寒,速宜温补,每用人参两余,而以姜、附佐之,庶得回春,不可忽也。"

《温病条辨·卷五·解产难·产后三大证论二》:"按产后亦有不因中风,而本脏自病郁冒、痉厥、大便难三大证者。盖血虚则厥,阳孤则冒,液短则大便难。冒者、汗者,脉多洪大而芤;痉者、厥者,脉则弦数,叶氏谓之肝风内动。"

《傅青主女科·产后编上卷·产后诸症治法·血晕》:"分娩之后,眼见黑花,头眩昏晕,不省人事者,一因劳倦甚而气竭神昏;二因大脱血而气欲绝;三因痰火乘虚泛上而神不守。当急服生化汤二三帖,外用韭菜细切,纳有嘴瓶中,用滚醋二钟冲入瓶内,急冲产母鼻中,即醒。若偏信古方,认为恶血抢心,而轻用散血之剂;认为疫火,而用无补消降之方,误甚矣。"

《傅青主女科·产后编下卷·恶露》:"即系裹儿污血,产时恶露随下,则腹不痛而产自安。若腹欠温暖,或伤冷物,以致恶露凝块,日久不散,则虚症百出;或身热骨蒸,食少羸瘦;或五心烦热,月水不行,其块在两胁,动则雷鸣,嘈杂晕眩,发热似疟,时作时止。如此数症,治者欲泄其邪,先补其虚,必用补中益气汤送三消丸,则元气不损,恶露可消。"

21. 崩中眩晕

《千金翼方·卷第八·妇人四·崩中第一》:"治妇人五崩,身体羸瘦,咳逆烦满少气,心下痛,面上生疮,腰大痛不可俯仰,阴中肿如有疮之状,毛中痒,时痛,与子脏相通,小便不利,常头眩,颈项急痛,手足热,气逆冲急,心烦不得卧,腹中急痛，食不下，吞酢噫苦，肠鸣漏下赤白黄黑汁大臭如胶污衣状，热即下赤，寒即下白，多饮即下黑，多食即下黄，多药即下青，喜怒心中常恐，一身不可动摇，大恶风寒。”

《世医得效方·卷第十四·产科兼妇人杂病科·济阴论》：“若冲任劳损，经海动伤，脾虚胃弱，不能约制，其血倏然暴下，故谓崩中漏下。所下五色，各应五脏，五脏俱虚，五色并下，以致眩晕烦闷，呕恶怔忡，迷乱多忘，发狂妄语，小便不禁，是皆血之为病也。”

22. 血枯眩晕

《黄帝内经素问·腹中论》：“帝曰：有病胸胁支满者，妨于食，病至则先闻腥臊臭，出清液，先唾血，四肢清，目眩，时时前后血，病名为何？何以得之？岐伯曰：病名血枯。此得之年少时，有所大脱血，若醉入房中，气竭肝伤，故月事衰少不来也。”

《圣济总录·卷第一百五十三·妇人经血暴下兼带下·妇人血枯》：“论曰：《内经》曰，有病胸胁支满者，妨于食，病至则先闻腥臊臭，出清液，先唾血，四肢清，目眩，时时前后血，病名血枯，此得之年少时，有所大脱血，若醉入房中，气竭肝伤，故月事衰少不来也。夫肝藏血，受天一之气，以为滋荣者也。其经上贯膈布胁肋，今脱血失精，肝气已伤，故血枯涸而不荣。胸胁支满，以经络所贯然也；妨于食，则以肝病传于脾胃；病至则先闻腥臊臭，出清液，以肝病而肺乘之；先唾血，四肢清，目眩，时时前后血，皆肝病血伤之证也。”

《普济方·卷三百十九·妇人诸疾门·劳瘵》：“以肝病肺乘之，先吐血，四肢清，目眩，时时前后血，皆肝病血枯之证也。”

23. 闭经眩晕

《太平圣惠方·卷第七十二·治妇人月水不通诸方》：“诊其肾脉微涩者，是月水不来也。又左手关后尺内浮为阳，阳绝者，无膀胱脉也。月水则闭，又肝脉沉之而急，浮之亦然，时小便难，苦头眩痛，腰背痛，足寒时疼，月水不来时，恐得之少之时有所堕坠也。”

24. 脂瘕眩晕

《诸病源候论·妇人杂病诸候二·八瘕候》：“脂瘕者，妇人月水新来，若生未满三十日，其人未复，以合阴阳，络脉分，胞门伤，子户失禁，关节散，五脏六腑，津液流行，阴道瞤动，百脉关枢四解，外不见其形，子精与血气相遇，犯禁，子精化，不足成子，则为脂瘕之聚，令人支满，里急痛痹，引小腹重，腰背如刺状，四肢不举，饮食不甘，卧不安席，左右走，腹中切痛，时瘥时甚，或时少气头眩，身体解堕，苦寒恶风，膀胱胀，月水乍来乍去，不如常度，大小便血不止，如此者，令人无子。”

25. 霍乱眩晕

《三因极一病证方论·卷之十一·霍乱诸证》：“霍乱者，心腹卒痛，呕吐下利，憎寒发热，头痛眩晕。先心痛，则先吐；先腹痛，则先下；心腹俱痛，吐利并作，甚则转筋，入腹则毙。霍乱恶证，无越于斯。此盖阴阳反戾，清浊相干，阳气暴升，阴气顿坠，阴阳痞隔，上下奔逸。扶救不先，治之唯宜温暖，更详别三因，随内外以调之；不尔，则坐视困踣也。”

《仁斋直指方论·卷之十三·霍乱吐泻·吐泻方论》：“乾上坤下，其卦为否。阳隔阴而不降，阴无阳而不升，此否之所以痞而不通也。人具此阴阳，挥霍变乱，结搏于中，猝然吐泻，或泻而不吐，或吐而不泻，大抵心腹扰闷烦疼，其视天地不交之否，异乎？否乎？霍乱之证：心腹猝痛，呕吐下利，发热憎寒，头痛眩晕。”

26. 疟病眩晕

《诸病源候论·疟病诸候·疟病候》：“肾疟，令人洒洒，腰脊痛宛转，大便难，目眩眴眴然，手足寒，刺足太阳、少阴。”

《金匮翼·卷三·疟疾统论·痰疟》：“痰疟由夏月乘凉饮冷，及卧湿地，饥饱失时，脾胃不和，痰积中脘所致。其脉弦滑，其证胸痞呕吐，或时眩晕者是也。微则消之；甚而实者，蜀漆、常山之类，攻而去之；虚者四兽饮之属，补而逐之。”

《时病论·卷之五·夏伤于暑秋必痎疟大意》：“又有头痛而眩，疟发昏迷为痰疟。”

《时病论·卷之五·夏伤于暑秋必痎疟大意·痰疟》：“痰疟者，因夏月多食瓜果油腻，郁结成痰；或素系痰体，其痰据于太阴脾脏，伏而不发，一旦外感凉风，痰随风起，变为疟病矣。初发之时，头痛而眩，痰气呕逆，寒热交作，脉来弦滑之象。古谚云：无痰不作疟，岂不然乎？宜以化痰顺气法，加草果、藿香治之。如昏迷卒倒者，宜以宣窍导痰法，加厚朴、草果、苏合香丸治之。肥盛之人，痰药更宜多用。”

27. 时疫眩晕

《外科正宗·卷之二·上部疽毒门·时毒论第二十二》:"夫时毒者,天行时气之病也。春当温而反寒,夏当热而反凉,秋当凉而反热,冬宜寒而反温,此四时不正之气,感于人发成斯疾也。自有阴阳、表里、寒热、虚实分治。初起与风寒相类,惟头、面、耳、项发肿为真,其患既得,寒热交作,体强头眩,脉浮紧数者,为邪在表;以荆防败毒散或万灵丹发汗以散之。"

《温疫论·上卷·盗汗》:"里证下后,续得盗汗者,表有微邪也。若邪甚竟作自汗,伏邪中溃,则作战汗矣。凡人目张,则卫气行于阳,目瞑,则卫气行于阴,行阳谓升发于表,行阴谓敛降于内。今内有伏热,而又遇卫气,两阳相搏,热蒸于外则腠理开而盗汗出矣。若内伏之邪一尽,则盗汗自止,设不止者,宜柴胡汤以佐之。时疫愈后,脉静身凉,数日后反得盗汗及自汗者,此属表虚,宜黄芪汤。"

《温疫论·下卷·诸家温疫正误》:"春温,《活人书》曰:春应温而清气折之,责邪在肝,或身热头疼,目眩呕吐,长幼率相似,升麻葛根汤、解肌汤、四时通用败毒散。陶氏曰:交春后至夏至前,不恶寒而渴者为温病,用辛凉之药微解,不可大发汗,急证现者,用寒凉之药,急攻之,不可误汗误下,当须识此,表证不与正伤寒同法,里证同。"

《温疫论·下卷·知一》:"邪之着人,如饮酒然。凡人醉酒,脉必洪而数,气高身热,面目俱赤,乃其常也。及言其变,各有不同:有醉后妄言妄动,醒后全然不知者;有虽沉醉而神思终不乱者;醉后应面赤而反刮白者;应痿弱而反刚强者;应壮热而反恶寒战栗者;有易醉而易醒者;有难醉而难醒者;有发呵欠及嚏喷者;有头眩眼花及头痛者。因其气血虚实之不同,脏腑禀赋之各异,更兼过饮少饮之别,考其情状,各自不同,至论醉酒一也,及醒一时诸态如失。"

《验方新编·卷二十二·痧症·暑痧》:"头眩恶心,自汗如雨,脉洪拍拍,上吐下泻,腹痛或紧或慢,金二方主之。暑胀不已者、金三方。如竹叶石膏汤、六一散,俱可选用。"

《验方新编·卷二十二·痧症·斑痧》:"头眩眼花,恶心呕吐,身有紫斑,痧在血肉。急用刮放,迟则入里生变,当用金五方。"

《温热经纬·卷三·叶香岩三时伏气外感篇》:"自注风温肺病,治在上焦。夫春温忌汗,初病投剂,宜用辛凉。若杂入消导发散,徐云:须对证亦可用。不但与肺病无涉,劫尽胃汁,肺乏津液上供。头目清窍,徒为热气熏蒸,鼻干如煤,目瞑或上窜无泪,或热深肢厥,狂躁溺涩,胸高气促,皆是肺气不宣化之征。斯时若以肺药少加一味清降,使药力不致直趋肠中。"

《温热经纬·卷四·余师愚疫病篇·论疫疹之脉不能表下》:"疫疹之脉,未有不数者。有浮大而数者,有沉细而数者,有不浮不沉而数者,有按之若隐若见者。此《灵枢》所谓阳毒伏匿之象也。诊其脉,即知其病之吉凶。浮大而数者,其毒发扬,一经凉散,病自霍然;沉细而数者,其毒已深,大剂清解,犹可扑灭。至于若隐若见,或全伏者,其毒重矣,其证险矣!此脉得于初起者间有,得于七八日者颇多,何也?医者,初认为寒,重用发表,先伤其阳。表而不散,继之以下,又伤其阴。殊不知伤寒五六日不解,法在当下,犹必审其脉之有力者宜之。疫热乃无形之毒,病形虽似大热,而脉象细数无力,所谓壮火食气也。若以无形之火热,而当硝、黄之猛烈,热毒焉有不乘虚而深入耶?怯弱之人,不为阳脱,即为阴脱。气血稍能驾驭者,亦必脉转沉伏,变证蜂起。或四肢逆冷、或神昏谵语、或郁冒直视、或遗溺旁流,甚至舌卷囊缩,循衣摸床,种种恶候,颇类伤寒。医者不悟引邪入内,阳极似阴,而曰变成阴证。妄投参、桂,死如服毒。遍身青紫,口鼻流血。如未服热药者,即用大剂清瘟,败毒饮重加石膏,或可挽回。余因历救多人,故表而出之。"

《时病论·卷之四·夏伤于暑大意·疰夏》:"疰夏者,每逢春夏之交,日长暴暖,忽然眩晕,头疼,身倦,脚软,体热食少,频欲呵欠,心烦自汗是也。盖缘三月属辰土,四月属巳火,五月属午火,火土交旺之候,金水未有不衰,夫金衰不能制木,木动则生内风,故有眩晕头疼。金为土之子,子虚则盗母气,脾神困顿,故有身倦足软,体热食少。又水衰者,不能上济乎心,故有频欲呵欠,心烦自汗等证。此皆时令之火为患,非春夏温热之为病也。蔓延失治,必成痨怯之根,宜以金水相生法治之。如眩晕甚者,加菊花、桑叶;头痛甚者,加佩兰、荷钱;疲倦身热,加潞党、川斛;心烦多汗,加浮麦、莲子。加减得法,奏效更捷耳。”

六、辨色脉

1. 形色辨证

中医望诊,通过望诊收集人的神色形态等,确定病性病位,辨眩晕病证。

《备急千金要方·卷十二胆腑方·风虚杂补酒煎第五·天门冬大煎》:“三脉极则颜色苦青逆意,喜恍惚失气,状似悲泣之后,苦舌强咽喉干,寒热恶风不可动,不嗜食,苦眩喜怒妄言。”

《三因极一病证方论·卷之一·总论脉式》:“《经》中所谓视精明者,盖五脏精明聚于目,精全则目明,神定则视审,审视不了,则精明败矣;直视上视,眩瞑眊瞑,皆可兼脉而论病状也。”

《四诊抉微·卷之二·望诊·诊额》:“凡诊时,切左则以右手抵其额,切右则以左手抵其额,此眩晕也。《脉经》曰:黑色出于额上发际下,直鼻脊两颧上者,主死在五日中。”

2. 寸口脉诊

寸口脉法由王叔和首创,后世论广发扬,在眩晕诊治中有着不可或缺的重要作用。

《黄帝内经素问·玉机真脏论》:“帝曰:春脉太过与不及,其病皆何如?岐伯曰:太过则令人善忘,忽忽眩冒而巅疾;其不及则令人胸痛引背,下则两胁胠满。帝曰:善!”

《诸病源候论·积聚病诸候·积聚候》:“诊得肺积脉,浮而毛,按之辟易,胁下气逆,背相引痛,少气,善忘,目瞑,皮肤寒,秋愈夏剧;主皮中时痛,如虱缘状,其甚如针刺之状,时痒,色白也。”

《诸病源候论·妇人杂病诸候一·月水不通候》:“诊其肾脉微涩,为不利者,是月水不来也。又左手关后尺内浮,为阳;阳绝者,无膀胱脉也,月事则闭。又,肝脉沉之而急,浮之亦然,时小便难,苦头眩痛,腰背痛,足为寒,时疼,月事不来,时恐,得之少之时有所堕坠也。”

《备急千金要方·卷十一肝脏·肝脏脉论第一》:“春脉如弦,春脉肝也,东方木也,万物之所以始生也。故其气来濡弱,轻虚而滑,端直以长,故曰弦。反此者病,何如而反?其气来实而弦,此谓太过,病在外;其气来不实而微,此谓不及,病在内,太过则令人善忘(忘当作怒),忽忽眩冒而癫疾;不及则令人胸痛引背,两胁胠满。”

《备急千金要方·卷十二胆腑方·胆虚实第二·半夏汤》:“左手关上脉阳虚者,足少阳经也。病苦眩厥痿,足趾不能摇躄不能起,僵仆目黄,失精䀮䀮,名曰胆虚寒也。”

《备急千金要方·卷十七肺脏方·肺脏脉论第一》:“诊得肺积脉浮,而手按之辟易,胁下时时痛逆背相引痛,少气善忘,目瞑,结痈皮肤寒,秋愈夏剧,主皮中时痛,如虱缘之状,甚者如针刺之状,时痒,色白也。”

《备急千金要方·卷十七肺脏方·肺虚实第二》:“右手寸口气口以前脉阴阳俱实者,手太阴与阳明经俱实也。病苦头痛,目眩惊狂,喉痹痛,手臂卷,唇吻不收,名曰肺与大肠俱实也。”

《备急千金要方·卷二十膀胱腑方·膀胱虚实第二》:“右手尺中神门以后脉阳实者,足太阳经也。病苦胞转不得小便,头眩痛烦满,脊背强,名曰膀胱实热也。”

《备急千金要方·卷二十八脉法·分别病形状第五》:“脉前大后小,头痛目眩,脉前小后大,胸满短气……浮洪大长者,风眩癫疾,大坚疾者,癫病。”

《太平圣惠方·卷第一·辨奇经八脉法》:“诊得阳维浮者,暂起即目眩,阳气盛实,苦肩息洒洒如寒。”

《三因极一病证方论·卷之一·五脏传变病脉》:“长夏脾脉,濡多胃少,曰脾病;但濡,无胃气,曰死;长夏见弦脉,为春病;弦甚,为今病。又如春肝脉,合弦细而长,太过则实强,令人善怒,忽忽眩冒癫疾;不及则微虚,令人胸痛引背,两胁胠满。”

《三因极一病证方论·卷之一·六经中伤病脉》:“手厥阴心包伤暑,在右尺中与人迎皆沉弱而缓。沉者,心包脉也;弱者,伤暑也;缓者,病倦也。其证往来寒热,状如痎疟,烦渴眩晕,背寒面垢,此乃分布六经,感伤外邪,除燥热外,叙此四气,以为宗兆。”

《三因极一病证方论·卷之一·五用乖违病脉》:“又如忽见异象,惊惑眩乱,脉多失序;急虚卒中,五脏闭绝,脉不往来;譬如堕溺,脉不可察;与夫金疮踒折,顿走血气,脉亦无准。学者当看外证,不必拘脉。”

《三因极一病证方论·卷之一·七表病脉》:“浮为在表,为风(应人迎),为气(应气口),为热,为痛，为呕，为胀，为痞，为喘，为厥，为内结，为满不食。浮大为鼻塞，浮缓为不仁，浮大长为风眩癫疾，浮滑疾为宿食，浮大而涩为宿食滞气，浮短为肺伤诸气，浮滑为饮、为走刺，浮细而滑为伤饮，浮滑疾紧为百合病，浮数大便坚、小便数，浮紧为淋、为癃闭。”

《三因极一病证方论・卷之一・八里病脉》：“缓为在下，为风，为寒，为弱，为痹，为疼，为不仁，为气不足，为眩晕。缓而滑为热中，缓而迟为虚寒相搏，食冷则咽痛。”

《三因极一病证方论・卷之三・三阳并合脚气证治法》：“病者憎寒壮热，自汗恶风，或无汗恶寒，晕眩重着，关节掣痛，手足拘挛，疼痛冷痹，缓纵不随，心躁气上，呕吐下利，此皆三阳经中风寒暑湿，其脉必浮弦紧数。”

《察病指南・卷中・辨七表八里九道七死脉・七表脉》：“浮为在表，主风虚乏短气，左手寸口脉浮，主伤风发热，头痛目眩及风痰；左手关上脉浮，主胃虚腹胀，小便难。（肝脉本微弦而长，今见浮脉，周氏云：主胃虚腹胀，乃是胃经受病何也。黄帝云：主小便难，乃是膀胱经受病又何也。岂肝脉从小腹上挟胃而然耶）浮大而实，主眼目昏痛；溢关与寸口相应，主目眩头重筋疼；浮洪盛大，主筋脉缓弱，身体无力；浮大而长，主风眩癫疾。”“右手寸口脉滑，阳气盛实，主呕逆；滑而实，肺脏大热，主毛发干焦，胸膈壅滞，聚气为痰，头目昏重，涕唾稠黏，咽中干燥疼痛，或时咳嗽。”

《察病指南・卷中・辨七表八里九道七死脉・八里脉》：“左手关上脉缓，主眩晕，腹内气结痛，如筋紧之状……左手尺内脉濡，主肾虚损，骨髓不温，肉不着骨，齿长而枯，发无润泽，脑转耳鸣，濡而弱，为小便难。”

《诊家枢要・脉阴阳类成》：“左寸浮，主伤风发热，头疼目眩，及风痰……关缓，风虚眩晕，腹胁气结……右寸滑，痰饮呕逆。滑而实，肺热，毛发焦，隔壅咽干，痰晕目昏，涕唾黏。”

《症因脉治・卷二眩晕总论・外感眩晕》：“风寒眩晕之脉：左脉浮数，太阳风热；左脉浮弦，少阳风热；右脉浮数，阳明风热；右脉滑大，内有痰涎；左脉浮紧，太阳寒邪；左脉弦紧，少阳寒邪；右脉浮紧，阳明寒邪……暑湿眩晕之脉：伤暑之脉，虚而带数；伤湿之脉，濡而迟缓。暑湿二脉，虚细者多，实大者少。虚缓者寒，虚数者热。”“燥火眩晕之脉：左脉躁疾，厥阴客胜；右脉躁疾，肺热眩晕；左右皆疾，肝肺太过。右脉躁疾，燥火伤气；左脉躁疾，燥火伤血。”

《症因脉治・卷二・眩晕总论・内伤眩晕》：“气虚眩晕之脉：脉浮而空，浮则为气，空则为虚。右寸脉虚，肺气不足；右关脉虚，中气不足；左寸脉虚，心气不足；左关脉虚，肝胆气弱；两尺脉虚，肾气不足。”“血虚眩晕之脉：脉多细涩。细而不数，血虚无热；细而带数，血虚有热；左寸细涩，心血不足；左关细涩，肝不藏血；右关细涩，脾不统血；两尺细数，肾阴枯竭。”“痰饮眩晕之脉：滑大而数，痰火之诊；沉弦不数，乃是寒饮；右关滑大，脾胃之痰；右关沉弦，脾胃之饮；左关滑大，肝胆之痰；左关朝寸，胆涎沃心；右关朝寸，热痰刑金。”“火冲眩晕之脉：脉多洪数，洪为阳盛，数为火热。左寸洪数，心火妄动；左关洪数，肝胆之热；左尺洪数，肾与膀胱；右寸洪数，肺中之热；右关洪数，脾胃之火；右尺洪数，三焦之热；两尺空大，沉按不数，虚阳之别。”

《普济方・卷三・方脉总论・论七表形候歌》：“寸浮，主头目昏痛。”

《普济方・卷二十六・肺脏门・总论》：“趺阳脉浮缓，少阳脉微紧，微为血虚，紧为微寒，此为鼠乳。诊得肺积脉浮，而手按之辟易，胁下时时痛逆，背相引痛，少气善忘，目瞑，结痈，皮肤寒，秋愈夏剧；主皮中时痛如虱缘之状，甚者如针刺之状，时痒，色白也。”

《普济方・卷二十六・肺脏门・肺实》：“右手寸口气口以前脉阴阳俱实者，手太阴与阳经俱实也。病苦头痛目眩，惊狂，喉痹痛，手臂卷，唇吻不收，肺与大肠俱实也。”

《普济方・卷一百十七・寒暑湿门・中寒附论》：“大抵中寒脉必迟紧，挟风则脉浮，眩晕不仁……六脉中之下得弦细而涩，按之无力，腹中时痛，心胃控睾阴阴而痛，或大便泄，鼻不闻香臭，清浊涕不止，目中泣出，喘渴痰嗽，唾出白沫，腰沉沉苦痛，项背胸皆时作痛，目中流火，口鼻恶寒，时头痛目眩。”

《普济方・卷一百二十二・伤寒门・〈玉函经〉论生死歌诀上》：“风邪之中于人也从，其状奄忽，善行数变，其猝中于人也，则为晕眩，精神昏乱，故六脉多沉伏。”

《医学正传·卷之四·眩运》：“脉法：左手脉数，热多。脉涩而芤，有死血。右手脉实，有痰积。脉虚大，必是久病。左手人迎脉，缓而浮大者，属风。”

《明医杂著·卷之三·附滑伯仁先生〈诊家枢要〉·脉阴阳类成》：“左寸浮主伤风发热，头疼目眩及风痰；关缓风虚眩晕，腹胁气结；小，不大也。浮沉取之悉皆损小。在阳为阳不足，在阴为阴不足；前大后小，则头疼、目眩；前小后大，则胸满、短气。”

《濒湖脉学·浮(阳)》：“寸浮头痛眩生风，或有风痰聚在胸。”

《濒湖脉学·缓(阴)》：“寸缓风邪项背拘，关为风眩胃家虚。”

《濒湖脉学·四言举要》：“诸风眩晕，有火有痰，左涩死血，右大虚看……阳维寒热，目眩僵仆。”

《女科经纶·卷一·月经门·妇人经来行房成癫疾》：“王叔和曰：问曰：妇人病如癫疾，郁冒，一日二十余发。师脉之，反言带下，皆如师言，其脉何类，何以别之？师曰：寸口脉濡而紧，濡则阳气微，紧则荣中寒。阳微，卫气虚，血竭凝寒，阴阳不和，邪气合于荣卫。”

《四诊抉微·卷之四·切诊·时脉》：“‘玉机真藏论’曰：春脉者肝也，东方木也，万物之所以始生也。其气来软弱轻虚而滑，端直以长，故曰弦，反此者病。其气来实而强，此为太过，病在外；其气来不实而微，此谓不及，病在中。太过则善怒，忽忽眩冒而巅疾；不及则胸痛引背，下则两胁胠满。(忽忽，不爽也。眩目，视如转也。胠音区，腋下胁也)。”

《四诊抉微·卷之五·切诊·病分新久易治难治不治》：“张路玉曰……如脉至浊乱，至数不分明，神昏语错，病气不安，此为神识无主，苟非大邪瞑眩，岂宜见此乎？”

《四诊抉微·卷之六·切诊二十九道脉析脉体象主病·浮(阳)》：“寸浮头痛眩生风，或有风痰聚在胸。关上土衰兼水旺，尺中溲便不流通。左寸风眩鼻塞壅，虚迟气少心烦忡。关中腹胀促胸满，怒气伤肝尺溺红。肺浮风痰体倦劳，涕清自汗嗽叨叨。关脾虚满何能食，尺有风邪客下焦。”

《四诊抉微·卷之七·切诊·濡》：“寸濡阳微自汗多，关中其奈气虚何，尺伤精血虚寒甚，温补真阴可起疴。(濡为少气，为泄泻、为痰、为渴、为眩晕)”

《四诊抉微·卷之七·切诊·弱(阴)》：“方谷曰：为痿痓，为厥逆，为血虚，为气少及力乏，为伤精及损血，为耳闭，为眩晕。”

《四诊抉微·卷之七·切诊·缓(阴)》：“寸缓风邪项背拘，关为风眩胃家虚，神门濡泄或风秘，或是蹒跚足力迂。”“汪滑合曰：两寸浮缓，伤风项背急痛。左寸沉缓，心气虚，怔忡健忘。右寸沉缓，肺气虚短。左关浮缓，风虚眩晕；沉缓气虚，腹胁气结。右关浮缓，腹膨；沉缓，脾胃气虚少食。从容和缓为平。尺逢浮缓，足痿。左尺沉缓，肾虚冷，小便数，女人月事多；右尺沉缓，泄泻，肠风入胃。”

《伤科汇纂·正文·出血》：“阴痛。《正传·脉法》云：肝脉沉之而急，浮之亦然，若胁下痛，有气支满，引小腹而痛，时小便难；若目眩头痛，腰脊痛，得之少时有所坠堕也。”

七、辨吉凶

眩晕的预后与病情轻重有关。若病情较轻，治疗护理得当，则预后多良好；反之，若病久不愈，发作频繁，发作时间长，病情重笃，则难以获得根治。久病眩晕，可发为中风，需谨慎仿佛病情迁延变化。死证亦常出现眩晕症状。

1. 辨转归

《金匮要略·卷中·呕吐哕下利病脉证治十七》：“下利脉沉而迟，其人面少赤，身有微热，下利清谷者，必郁冒，汗出而解。病人必微厥，所以然者，其面戴阳，下虚故也。”

《世医得效方·卷第十四·产科兼妇人杂病科·济阴论》：“血虚眩晕频发，闷绝气冷，口鼻黑起，出血不止，虚热变生，名胃绝肺败。喉中气急，喘促不息，烦渴殊甚，恶露断绝，名孤阳绝阴。五七日内强力下床，或忧怒太过；一月之内，或伤于房事，或乱行针艾，以致眼涩口噤，肌肉瞤搐，腰脊僵直，语言不出类，皆难治。”

《四诊抉微·卷之一·望诊·察目部》：“‘五法’云：目者，至阴也。五脏精华之所系，热则昏暗，水足则明察秋毫。如常而瞭然者，邪未传里也；若赤若黄，邪已入里矣；若昏暗不明，邪热乃在里烧灼，肾水枯涸，故目无精华，不能朗照，急用大承气汤下之。盖寒则目清，未有寒甚而目不见者也，是以曰急下。凡开目欲见人者阳症也，闭目不欲见人者阴症也。目瞑者，将衄血也。（《经》云：阳气盛则瞋目，阴气盛则瞑目也）白睛黄者，将发黄也；至于目反上视，瞪目直视，及眼胞忽然陷下者，为五脏已绝之症，不治。”

2. 辨死证

《黄帝内经素问·标本病传论》：“肝病头目眩、胁支满，三日体重身痛，五日而胀，三日腰脊少腹痛胫痠，三日不已死。冬日入，夏早食……诸病以次相传，如是者，皆有死期，不可刺。间一脏止，及至三四脏者，乃可刺也。”

《黄帝内经灵枢·厥论》：“风痹淫泺，病不可已者，足如履冰，时如入汤中，股胫淫泺，烦心头痛，时呕时闷，眩已汗出，久则目眩，悲以喜恐，短气不乐，不出三年死也。”

《伤寒论·辨不可发汗病脉证并治第十五》：“诸逆发汗，病微者难差，剧者言乱，目眩者死（一云谵言目眩睛乱者死），命将难全。”

《普济方·卷三百七十二·婴孩惊风门·慢脾风》：“又四十八候慢脾侵肺歌：慢脾多睡重记取，口泻传脾胃传虚，逆冷四肢多重困，虚涎脾伏盛难除，生风肺脏添邪推，任唤千声总不舒，其使目瞑兼项软，十中难保一人苏。”

《四诊抉微·卷之二·望诊·诊阴阳绝证》：“毛焦面黑，直视目瞑不见，阴气绝。（阴阳俱绝，掣灰撮空，妄言者死）……阳气先绝阴后竭，其人身死必青色。阴气先绝阳后竭，身赤腋温心下热。（阳主热而色赤，阴主寒而色青，其人死而身色见青，是阴未离乎体，故曰：阴气后竭也。若身赤，腋下温，心下热，则阳未离体也。故曰：阳后竭也）三阴气俱绝，则目眩转目矇。目矇者，为失志；失志，则志先死。死即目矇也。（目不见也，脱阴者目矇）六阳气俱绝，则阴阳相离。阴阳相离，则腠理泄，绝汗乃出，大如贯珠，转出不流，旦占夕死。夕占旦死。六腑气绝，足冷脚缩，五脏气绝，便利不禁，手足不仁。”

《温热经纬·卷四·余师愚疫病篇·疫证条辨》：“瘥后早犯女色而病者，名女劳复；女犯者，为男劳复。其证头重目眩，腰痛肢酸，面热如烘，心胸烦闷。宜麦冬汤主之。若舌出寸余，累日不收，名曰阳强。以冰片研细糁之，即缩。长至数寸者，多不救。”

【论治法】

一、概论

眩晕的治疗原则是补虚泻实，调整阴阳。虚者当补益气血、滋养肝肾、填精益髓；实者当潜阳息风、清肝泻火、化痰祛瘀。治当分清标本虚实，气血痰火，选用适当治法，活用吐法，不拘内外，明禁忌方可取得所望疗效。

《仁斋直指方论·卷之十一·眩运·眩运方论》：“眩言其黑运，言其转冒，言其昏眩，运之与冒眩其义一也。其状目闭眼暗，身转耳聋，如立舟舡之上，起则欲倒。盖虚极乘寒得之，亦不可一涂而取轨也。风则有汗，寒则掣痛，暑则热闷，湿则重滞，此四气乘虚而眩运也；喜怒哀乐，悲恐忧思，郁而生痰，随气上厥，此七情攻虚而眩运也；淫欲过度，肾家不能纳气归元，使诸气逆奔而上，此眩运之出于气虚也。明矣！吐衄、漏崩，肝家不能收摄营气，使诸血失道妄行，此眩运之生于血虚也。又明矣。以致新产之后，血海虚损，或淤滞不行，皆能眩运，是可不推寻致病之因乎？治法随机应敌，其间以升降镇坠行汗焉，最不可妄施汗下，然而眩运欲解，自汗则有之。若诸逆发汗剧者，言乱目眩，与夫少阴病下利止，而头眩时时自冒者，此虚极而脱也。识者将有采薪之忧。（肝脉溢大，多作眩运。诸风掉眩，皆属于肝）”

《丹溪心法·卷四·头眩六十七》：“眩者，言其黑晕转旋，其状目闭眼暗，身转耳聋，如立舟船之上，起则欲倒。盖虚极乘寒得之，亦不可一途而取轨也。又风则有汗，寒则掣痛，暑则热闷，湿则重滞，此四气乘虚而眩晕也，又或七情郁而生痰动火，随气上厥，此七情致虚而眩运也。淫欲过度，肾家不能纳气归元，使诸气逆奔而上，此气虚眩运也；吐衄、漏崩，肝家不能收摄荣气，使诸血失道妄行，此血虚眩运也。要寻致病之因，随机应敌。其间以升降镇坠行汗为最，不可妄施汗下。识者将有采薪之忧。有早起眩运，须臾自定，日以为常者，正元饮下黑锡丹。伤湿头运，肾著汤加川芎，名除湿汤。疏风，川芎茶调散；有痰，青州白丸子。”

《普济方·卷三百十七·妇人诸疾门·风眩头痛》:“凡妇人头风眩晕,登车乘船眩晕,眼涩手麻,发脱健忘,善怒,皆胸中宿痰所致,可用瓜蒂散吐之,次以长流水煎五苓散、大人参半夏丸。凡头痛发热多汗,六脉虚细,尺脉或绝,作血虚治之。先服术附汤加川芎,次服十全大补汤加附子,又服万安丸、神术散、内补丸、芎藭汤。若因被风吹,头目昏眩,太阳并脑俱痛,项背拘急,可与蝎附散、都梁丸。治项筋强痛,不可转侧者,以木瓜煎主之。”

《医学正传·卷之四·眩运》:“《内经》曰:诸风掉眩,皆属肝木。又曰:岁木太过,风气流行,脾土受邪,民病飧泄食减,甚则忽忽善怒,眩冒巅疾。虽为气化之所使然,未必不由气体之虚衰耳。其为气虚肥白之人,湿痰滞于上,阴火起于下,是以痰挟虚火,上冲头目,正气不能胜敌,故忽然眼黑生花,若坐舟车而旋运也,甚而至于卒倒无所知者有之,丹溪所谓无痰不能作眩者,正谓此也。若夫黑瘦之人,躯体薄弱,真水亏欠,或劳役过度,相火上炎,亦有时时眩运,何湿痰之有哉。大抵人肥白而作眩者,治宜清痰降火为先,而兼补气之药。人黑瘦而作眩者,治宜滋阴降火为要,而带抑肝之剂。抑考《内经》有曰:风胜则地动。风木太过之岁,亦有因其气化而为外感风邪而眩者,治法宜祛风顺气,伐肝降火,为良策焉。外有因呕血而眩冒者,胸中有死血迷闭心窍而然,是宜行血清心自安。医者宜各类推而治之,无有不痊者也。”

《医方集宜·卷之五·眩晕门·治法》:“丹溪云:痰在上,火在下。火炎上而动其痰也。此症属痰者多盖,无痰不能作晕。虽是因风,亦必有痰治,宜疏风豁痰为主。因风热作眩者,宜用防风通圣散、川芎茶调散;因虚寒作眩者,宜用理中汤加川芎、天麻;因暑伤作眩者,宜用暑门求治;因中湿作眩者,宜用半夏白术天麻汤、芎术汤;气虚眩晕者,宜用香橘饮、人参汤;血虚眩晕者,宜用芎归汤、清魂散;因痰作晕者,宜用芎术半夏汤;风痰作晕者,宜用芎藭半夏汤。”

《景岳全书·卷之十七理集·杂证谟·眩运》:“刘宗厚云:眩运一证,人皆称为上盛下虚所致,而不明言其所以然之故。盖所谓虚者,血与气也;所谓实者,痰涎风火也。原病之由,有气虚者,乃清气不能上升,或汗多亡阳而致,当升阳补气;有血虚者,乃因亡血过多,阳无所附而然,当益阴补血,此皆不足之证也。有因痰涎郁遏者,宜开痰导郁,重则吐下,有因风火所动者,宜清上降火;若因外感而得者,此皆有余之证也。世有所谓气不归元,而用丹药镇坠,沉香降气之法,盖香窜散气,丹药助火,其不归之气岂能因此而复耶?《内经》所谓治病必求其本,气之不归,求其本而用药则善矣。”

“头眩虽属上虚,然不能无涉于下。盖上虚者,阳中之阳虚也;下虚者,阴中之阳虚也。阳中之阳虚者,宜治其气,如四君子汤、五君子煎、归脾汤、补中益气汤。如兼呕吐者,宜圣术煎大加人参之类是也。阴中之阳虚者,宜补其精,如五福饮、七福饮、左归饮、右归饮、四物汤之类是也。然伐下者必枯其上,滋苗者必灌其根。所以,凡治上虚者,犹当以兼补气血为最,如大补元煎、十全大补汤,及诸补阴补阳等剂,俱当酌宜用之。

眩运证,凡有如前论首条所载病源者,当各因其证求而治之。其或有火者宜兼清火,有痰者宜兼清痰,有气者宜兼顺气,亦在乎因机应变。然无不当以治虚为先,而兼治为佐也。

古法之治眩运,亦有当察者。丹溪曰:湿痰者,多宜二陈汤,火者加酒芩。挟气虚者,相火也,治痰为先,挟气药降火,如东垣半夏白术天麻汤之类。眩运不可当者,以大黄酒炒为末,茶汤调下。火动其痰,用二陈加黄芩、苍术、羌活,散风行湿。附录曰:有早起眩运,须臾自定,日以为常者,正元散下黑锡丹。伤湿头运,肾著汤加川芎,名除湿汤。有痰,青州白丸子。

愚谓古法之治眩运,如半夏白术天麻汤,治脾痰也;二陈汤加黄芩,治热痰也;青州白丸子治风痰、寒痰也;肾著汤,治湿痰也。此外,如大黄末之治眩运不可当,惟痰火之壅者宜之;黑锡丹之重坠,惟气实于上者宜之。第恐眩运一证,实痰实火者无几,而亦非上盛之病,此古方之有宜否用者,不可不审。”

“眩运一证,虚者居其八九,而兼火兼痰者,不过十中一二耳。原其所由,则有劳倦过度而运者,有饥饱失时而运者,有呕吐伤上而运者,有泄泻伤下而运者,有大汗亡阳而运者,有眴目惊心而运者,有焦思不释而运者,有被殴被辱气夺而运者,有悲哀痛楚、大叫大呼而运者,此皆伤其阳中之阳也。又有吐血、衄血、便血而运者，有痈脓大溃而运者，有金石破伤失血痛极而运者，有男子纵欲气随精去而运者，有妇女崩淋、产后去血而运者，此皆伤其阴中之阳也。再若大醉之后，湿热相乘而运者，伤其阴也；有大怒之后，木肆其强而运者，伤其气也；有痰饮留中，治节不行而运者，脾之弱也，此亦有余中之不足也。至若年老精衰，劳倦日积，而忽患不眠，忽苦眩运者，此营卫两虚之致然也。由此察之，虚实可辨矣。即如《内经》之言，亦无非言虚，而向后世诸家每多各逞亿说，其于病情经义，果相合否？指南若北，后学能无误乎。因摘其尤者，悉之如下。

河间之论眩运，独取'至真要大论'一句，曰：诸风掉眩，皆属肝木，风主动故也。所谓风气甚而头目眩运者，由风木旺，必是金衰不能制木，而木复生火，风火皆属阳，阳主乎动，两动相搏，则为之旋转；故火本动也，焰得风则自然旋转也。此释风木之义，固然似矣，然不知'至真要大论'之言，乃言运气、脏气所属之理，非所以悉眩运之病情也，必若'口问篇''卫气篇''决气篇''经脉篇''海论'等义，方为最切最近之论，何河间一无引证，而独言风火二字以该眩运一证，岂无失乎？又若丹溪之论眩运曰：痰在上，火在下，火炎上而动其痰也。此证属痰者多，盖无痰不能作眩，虽因风者，亦必有痰；挟气虚者，亦宜治痰为主，兼用补气降火之药。若据此论，则凡属眩运，无非痰证也。何轩岐之言绝然不及痰饮，而但曰上气不足，头为之苦倾，目为之眩；曰上虚则眩；曰督脉虚则头重，高摇之；曰髓海不足，则脑转耳鸣而眩冒，凡此者，岂皆痰证耶？又若余前章所列诸证，无非眩运之由，亦岂皆痰证耶？故在丹溪则曰：无痰不能作眩，当以治痰为主，而兼用他药。余则曰：无虚不能作眩，当以治虚为主，而酌兼其标，孰是孰非，余不能必，姑引经义以表其大意如此，尚俟明者正之。

头痛之病，上实证也；头眩之病，上虚证也。故《内经》分别甚明，曰：头痛巅疾，上实下虚。又曰：上实下虚，为厥巅疾。此以邪气在上，所以为痛，故曰上实也。至若眩运之病，则曰上气不足，又曰上虚则眩，未闻言上之实也。而后世诸家，如严用和、杨仁斋辈，有曰结而为饮，随气上逆者；有曰疲劳过度，下虚上实者；有曰肾家不能纳气，使诸家气逆奔而上者；即如朱丹溪，亦曰痰在上、火在下，凡此皆言上实也，何与《内经》相反若此，噫！此实后人之不明耳。夫眩运之证，或为头重，或为眼黑，或为脑髓旋转不可以动，求其言实之由，不过为头重者为上实，而不知头本不重于往日，而惟不胜其重者，乃甚于往日耳，上力不胜，阳之虚也，岂上实乎？又何气不归元，及诸气逆奔之有？盖上实者，宜降宜抑；上虚者，最不宜再伐生气，此上实下虚之旨，有不可不辨，而误则害矣。

头眩有大小之异，总头眩也，于此察之，可得虚实之情矣。何以言之？如今人之气禀薄弱者，无论少壮，或于劳倦，或于酒色之后，或忽有耳鸣如磬，或头眩眼黑，倏顷而止者，乃人所常有之事。至于中年之外，多见眩仆卒倒等证，亦人所常有之事。但忽运而忽止者，人皆谓之头运眼花；卒倒而不醒者，人必谓之中风中痰。不知忽止者，以气血未败，故旋见而旋止，即小中风也；卒倒而甚者，以根本既亏，故遽病而难复，即大头眩也，且必见于中年之外，而较之少壮，益又可知。于此察之，则其是风非风，是痰非痰，而虚实从可悟矣。何今人不识病机，但见眩仆不语等证，无不谓之风痰，而非消即散，吾恐几微之气，有不堪再加铲削矣，深可悲也。"

《张氏医通·卷六·诸风门·眩晕》："《经》曰：因于风，欲如运枢，起居如惊，神气乃浮。《内经》论眩，皆属于木，属上虚。仲景论眩，以痰饮为先。丹溪论眩，兼于补虚治痰降火。

戴复庵云：有头风证，耳内常鸣头，上如有鸟雀啾啾之声，切不可全谓耳鸣为虚，此头脑挟风所致。有眩晕之甚，抬头则屋转，眼常黑花，观见常如有物飞动，或见物为两，宜三五七散，或《秘旨》正元散加鹿茸，兼进养正丹。不效，一味鹿茸，每服半两，酒煎去滓，入麝少许。缘鹿茸生于头，头晕而主以鹿茸，盖以类相从也。曾有服头痛药不愈，服茸朱丹而效，此为虚寒也，若实者用之，殆矣。故丹溪曰：眩晕不可当者，大黄三次酒炒干为末，茶调下，每服一钱至二钱。刘宗厚曰：眩晕乃上实下虚所致，所谓虚者，血与气也；所谓实者，痰涎风火也。《经》云：上虚则眩。又云：徇蒙招尤，目瞑耳聋，下实上虚。则与刘氏所称，无乃冰炭乎？盖邪之所凑，其气必虚，留而不去，其病为实，亦何冰炭之有？然当以脉法辨之，寸口大而按之即散者为上虚，以鹿茸法治之；寸口滑而按之益坚者为上实，以酒大黄法治之。外感六淫，内伤七情，皆能眩晕，然无不因痰火而作。谚云：无火不动痰，无痰不作晕，须以清火豁痰为主，而兼治六淫之邪，无不愈者。风寒在脑，或感邪湿，头眩重痛欲倒，呕逆不定，《三因》芎辛汤。冒雨或中湿，眩晕呕逆，头重不食，本方去细辛、芽茶加半夏、茯苓。恶风眩晕，头旋眼黑恶心，见风即复作者，半夏苍术汤。风虚眩晕多痰，导痰汤加天麻。肾气素虚而逆者，沉香降气下养正丹，不应，八味丸。风热眩晕眼掉，川芎茶调散。痰厥眩晕，半夏白术天麻汤。痰火眩晕者，二陈汤加白术、川芎、天麻；有热，更加山栀、黄芩。七情郁而生痰，亦令头眩，但见于郁悒之人，及妇女辈，二陈加木香、丁香、白术、砂仁。早起眩晕，须臾自定，乃胃中老痰使然，古方用黑锡丹劫之，不若青礞石丸镇坠，后用理中丸调理。痰结胸中，眩晕恶心，牙皂末和盐汤探吐，吐定，服导痰汤。劳役过度，眩晕发热者，补中益气汤加天麻；兼呕逆，六君子汤。气虚而喘，加黄芪，阴虚火炎痰盛，少加熟附子，煎成加姜汁、竹沥。因虚致眩，虽定后，而常欲向火，欲得暖手按者，阳气不足故也，附子理中汤。淫欲过度，肾与督脉皆虚，不能纳气归源，使诸逆奔上而眩晕，六味丸加沉香、鹿茸，名香茸八味丸。肥白人眩晕，清火降痰为先，而兼补气药。黑瘦人眩晕，滋阴降火为要，而带抑肝之剂。胸中有死血，作痛而眩，饮韭汁酒良。产后血晕，见妇人本门。”

《医学心悟·卷四·眩晕》：“眩，谓眼黑；晕者，头旋也。古称头旋眼花是也。其中有肝火内动者，《经》云：诸风掉眩，皆属肝木是也，逍遥散主之。有湿痰壅遏者，书云：头旋眼花，非天麻、半夏不除是也，半夏白术天麻汤主之。有气虚挟痰者，书曰：清阳不升，浊阴不降，则上重下轻也，六君子汤主之。亦有肾水不足，虚火上炎者，六味汤。亦有命门火衰，真阳上泛者，八味汤。此治眩晕之大法也。予尝治大虚之人，眩晕自汗，气短脉微，其间有用参数斤而愈者，有用参十数斤而愈者，有用附子二三斤者，有用芪、术熬膏近半石者，其所用方，总不离十全、八味、六君子等。惟时破格投剂，见者皆惊，坚守不移，闻者尽骇，及至事定功成，甫知非此不可。想因天时薄弱，人禀渐虚，至于如此。摄生者。可不知所慎欤！”

《临证指南医案·卷一·肝风》：“《经》云：诸风掉眩，皆属于肝。头为六阳之首，耳目口鼻，皆系清空之窍。所患眩晕者，非外来之邪，乃肝胆之风阳上冒耳，甚则有昏厥跌仆之虞。其症有夹痰、夹火、中虚、下虚，治胆、治胃、治肝之分。火盛者，先生用羚羊、山栀、连翘、花粉、元参、鲜生地、丹皮、桑叶，以清泄上焦窍络之热，此先从胆治也。痰多者必理阳明，消痰如竹沥、姜汁、菖蒲、橘红、二陈汤之类。中虚则兼用人参、《外台》茯苓饮是也；下虚者，必从肝治，补肾滋肝，育阴潜阳，镇摄之治是也。至于天麻、钩藤、菊花之属，皆系熄风之品，可随症加入。此症之原，本之肝风，当与肝风、中风、头风门合而参之。（华岫云）

［徐评］眩晕清火养肝，固为正治。但阳气上升，至于身体不能自主，此非浮火之比，古人必用金石镇坠之品，此则先生所未及知也。忆余初至郡中治病，是时喜用唐人方。先生见之，谓人曰：有吴江秀才徐某，在外治病，颇有心思，但药味甚杂，此乃无师传授之故。以后先生得宋板《外台秘要》读之，复谓人曰：我前谓徐生立方无本，谁知俱出《外台》，可知学问无穷，读书不可轻量也。先生之服善如此，犹见古风，所谓药味杂，即指金石品也，因附记于此。”

《古今医案按·卷三·眩晕》：“［震按］眩晕有实有虚，如壮盛人实痰、实火、脉滑大有力者，二陈、芩、栀；不恶心者，用酒制大黄二三钱，或加入，或为末茶调下；如肥白人痰多、气虚、脉濡大或细软者，六君加芪、附。又《内经》谓诸风掉眩，皆属肝木。故因于外风者，二陈加荆、防、钩藤、天麻；因于内风者，即类中之渐，宜虎、膝、牡蛎、枸杞、首乌、桑叶、菊花、生地、人参。戴复庵曰：头脑挟风，眩晕之甚。抬头则屋转，眼常黑花，如见有物飞动，或见物为两，宜大追风散，或《秘旨》正元散加鹿茸，不效，一味鹿茸，每服五钱，酒煎去渣，入麝少许。盖鹿之阳气钟于头，故以类相从也。此即就风之一端而有虚实之分也，若在夏月有冒暑而眩晕者，又不得概从风治。夫肝为风木之脏，故《内经》以眩晕专责之肝，若肾水亏少，肝枯木动，复挟相火，上踞高巅而眩晕者，近时最多。董载臣曰：妇人患此更多，宜逍遥散为主。轻则合四物，重则合六味加黄连，极有效验。他如晨晕属阳虚，昏晕属阴虚，亦辨证之大旨，未可据以为准。”

《时方妙用·卷三·眩晕》：“《内经》云：上虚

则眩。又云：肾虚则高摇髓海，不足则脑转耳鸣，皆指不足而言。仲景论眩以痰饮为先。丹溪宗河间之说，亦谓无痰不眩、无火不晕，皆指有余而言。前圣后贤何其相反至此？不知此症不离于肝。《经》云：诸风掉眩，皆属于肝。此风非外来之风，指厥阴风木而言，厥阴风木与少阳相火同居，厥阴气逆则风生而火发，故河间以风火立论也；风生必挟木势而克土，土病则聚液而成痰，故仲景以痰饮立论、丹溪以痰火立论也；然一身聚邪之处，即为偏虚之处，头为诸阳之会，相火得以逆行上僭者，非上焦之虚而何？肾为肝母，肾主藏精，精虚则髓海空而头重，故《内经》以上虚及肾虚髓海不足立论也。言虚者，言其病根；言实者，言其病象，其实一以贯之也。

脉数热多，脉涩血少，弦为肝风，滑实痰责，虚小气虚，大为病进。

眩晕脉弦发热，或寒热往来，宜逍遥散加半夏、天麻、钩藤主之。

眩晕脉数或滑实，大小便闭，胸胁作痛，耳聋耳鸣多怒，凡属肝经实火，宜当归芦荟丸。此法从喻嘉言《寓意草》医吴添宫之母一案得来。

眩晕脉涩，乃精气不足，欲荣其上，必灌耳根，宜六味地黄汤倍地黄去丹皮、泽泻，加细辛、炙甘草各一钱，川芎二钱，枸杞子三钱，肉苁蓉三钱半，水煎服。

脉虚细弱小，是气虚，宜补中益气汤加天麻、半夏、钩藤。

脉弦而滑，眩晕而呕逆，为痰饮，宜泽泻四钱、白术二钱水煎服，或用二承汤加天麻合此二味。

实火眩晕不可当，宜大黄酒炒三遍研末，茶调下二三钱。

虚眩诸药不效，宜鹿茸五钱，酒煎去滓，入麝香少许服，缘鹿茸生于头，以类相从也。

眩晕大虚，诸药不效，及虚人愈后调理，俱宜正元丹。”

《伤科汇纂·正文·出血》：“头痛。《可法良规》云：若头目所伤作脓，焮赤作痛，脓出痛亦自止。其或头痛而时作时止者，血虚而痛也，非伤也。若头痛而兼眩者，火也，痰也，气虚也，木旺也，不可作寒治也。”

《血证论·卷六·晕痛》：“伤寒杂病，头晕痛者，风寒也；血家晕痛，则多是痰火，误用发散药，鲜不增剧。

痰气上攻，头目沉重昏花，兀兀欲吐，首如裹物，右手脉实，阴雨增痛，是痰候也。二陈汤加防风、川芎、黄芩、薄荷、细辛、石膏治之。病重者，消化丹治之。

火逆晕痛者，烦渴引饮，见火增剧，掉头更痛，口苦嗌干，溺赤便闭，左手脉数，是火症也。大柴胡汤治之，当归芦荟丸亦治之，轻则小柴胡汤加菊花。

以上所论，皆晕痛之实证。又有晕痛之虚证，须分晕与痛之两门，而后施治有别也。肝虚则头晕，《内经》云：诸风掉眩，皆属于肝。肝血不足，则生风，风主动，故掉眩。失血之人，血虚生风者多，逍遥散加川芎、青葙子、夏枯草治之。或但滋肝脏，以为息风之本，左归饮加牛膝、巴戟天、杭菊花、细辛、枸杞。肾虚则头痛，《内经》所谓头痛巅疾，下虚上实，过在少阴是也。六味地黄丸加细辛、葱白、麝香治之。若是肾厥头痛，乃肾中浊阴上逆于头，上实下虚，手足厥冷，宜肾气丸，加细辛、葱白。此证之痛，连齿入脑，与寻常微痛者不同。血家头痛，似此者少，宜用六味丸者多。

又曰：头晕痛虽是两病，失血之人，往往兼见二证。由于血虚，则风动而眩，火动而晕。吾谓不分晕痛，亦不分治肝、治肾，总以四物汤加元参、枸杞、肉苁蓉、玉竹、天麻、细辛、知母、黄柏、山茱萸、牛膝。”

二、伤寒六经论治

张仲景在《伤寒论》中散落有大量眩晕的辨治，虽分散，但其理法方药在临床眩晕辨治中实用且多用，张仲景认为，痰饮是眩晕的重要致病因素，并提出大量有效方剂，亦有针法。

《伤寒论·辨太阳病脉证并治中第六》：“太阳病，脉浮紧、无汗、发热、身疼痛，八九日不解，表证仍在，此当发其汗，服药已微除，其人发烦目瞑，剧者必衄，衄乃解，所以然者，阳气重故也。麻黄汤主之。”

“伤寒，若吐，若下后，心下逆满，气上冲胸，起则头眩，脉沉紧，发汗则动经，身为振振摇者，茯苓桂枝白术甘草汤主之。”

“太阳病发汗，汗出不解，其人仍发热，心下悸，头眩，身瞤动，振振欲擗地者，真武汤主之。”

《伤寒论·辨太阳病脉证并治下第七》:“太阳与少阳并病,头项强痛,或眩冒,时如结胸,心下痞硬者,当刺大椎第一间、肺俞、肝俞,慎不可发汗;发汗则谵语、脉弦,五日谵语不止,当刺期门。”

“太阳、少阳并病,心下硬、颈项强而眩者,当刺大椎、肺俞、肝俞,慎勿下之。”

《伤寒论·辨不可下病脉证并治第二十》:“太阳与少阳合病者,心下硬,颈项强而眩者,不可下。”

《伤寒论·辨发汗吐下后病脉证并治第二十二》:“太阳病,脉浮而动数,浮则为风,数则为热,动则为痛,数则为虚。头痛发热,微盗汗出而反恶寒者,表未解也。医反下之,动数变迟,膈内拒痛(一云头痛即眩),胃中空虚,客气动膈,短气躁烦,心中懊侬,阳气内陷,心下因硬,则为结胸,属大陷胸汤证。若不结胸,但头汗出,余处无汗,剂颈而还,小便不利,身必发黄。”

《普济方·卷一百二十一·伤寒门·伤寒总论》:“太阳、少阳颈项强急,腹不硬满,目眩,往来寒热诸证,并小柴胡汤。”

《普济方·卷一百二十二·伤寒门·头眩》:“伤寒头眩者,眊非毛而见其毛,眩非玄而见其玄。眊为眼花,眩为眼黑。眩也,运也,眊也,三者形俱相近。有谓之眩运者,有谓之眩冒者,运为转运之运,世谓之头运者是矣;冒为蒙冒之冒,世谓之昏冒者是矣。少阳之为病,口苦咽干,目眩,以少阳居表里之间,表邪所传渐行于里,中气已虚,故时时目眩也。二阳并病,头项强痛,或眩冒,以少阳与太阳并病故眩者,责其虚也。伤寒有起即头眩与眩冒者,皆因发汗吐下后所致,是其阳虚也。故《针经》有曰:上虚则眩,下虚则厥。眩虽为虚,而风家亦有眩者,盖风主运动故也。伤寒阳明病,但头眩不恶寒者,故能食而咳,其人必咽痛,为阳明中风,是风亦主头眩也。诸如此者皆非逆也,及其诸逆发汗剧者,言乱目眩而死。呜乎!病势已成,可得半愈;及病势已深,虽神医其能治之耶。冒因虚极,有伤寒头疼胸坚属三阳,汗吐下后,脉沉自利者,理中汤。冒者,蒙冒之谓;眩者,眩运之谓。上虚则眩,诸虚极而乘寒则冒,二者皆病似,眩轻而冒重也。妇人新产血虚,挟寒必冒,冒家自汗则愈。若少阴病,下利止而头眩,时时自冒者,皆虚极而脱也。其诸逆发汗剧者,言乱目眩,虽遇歧扁其能起之乎?太阳并病,头项强痛或眩冒,胸中痞硬,刺太阳,戒不得发汗,少阳本证亦有自眩,见本条。阳明中风头眩,自有本条。汗吐下后,虚烦,脉微或紧,心下痞,胁下痛,气上冲胸,眩冒身摇,筋脉动惕,久而成痿,茯苓桂枝白术甘草汤、甘草干姜汤、四逆汤,随轻重用。太阳病,若下之不愈,因复发汗,以此表里俱虚,其人必冒,冒家汗自出而愈。又痰饮聋、冒、厥逆,少与《易简》三生饮。感湿头重眩晕,芎术除湿汤。《金匮》曰:产妇亡血复汗,寒多故冒。又曰:产妇厥冒,其脉微弱,不能食,大便坚,盖血虚则厥而必冒也。”

《普济方·卷一百二十二·伤寒门·筋惕肉瞤》:“发汗则头眩、汗不止,筋惕肉瞤,其候最逆,且先服防风白术牡蛎散,次服小建中汤,十救一二。”

《伤寒论条辨·卷之一·辨太阳病脉证并治上篇第一》:“太阳与少阳并病,头项强痛,或眩冒,时如结胸,心下痞硬者,当刺大椎第一间、肺俞、肝俞,慎不可发汗,发汗则谵语,脉弦。五六日,谵语不止,当刺期门。

椎,与槌同。俞,《灵枢》作腧,音庶。并,犹合也,彼此相兼合而有轻重多寡之不同,谓之并。盖少阳间阳明,去太阳远,故但兼并也。头项强痛见首条。眩,目无常主而旋转也。冒,昏蒙不明也。二阳之脉起于目二眦,风能羊角旋而善偃蔽,少阳属木,故得之则眩;太阳属水,故受之则冒。或与时互言也。少阳之脉络胁,而太阳内陷则为结胸,虽非内陷,然以并入,则几于陷矣,故有时或似结胸而心下痞硬,非谓真实常如此也。然胸乃阳明之部分,太少并,阳明不言而可知矣。肺俞在背第三椎下两旁,肝俞在第九椎下两旁,皆挟脊,各去同身寸之一寸五分,刺可入同身寸之三分,肺俞留七呼,肝俞留六呼。夫肝与胆合,刺肝俞,泻少阳之太过也。而肺与膀胱非合也,刺肺俞,其以膀胱为津液之府,气化出焉,肺主气,故刺之以通太阳膀胱之气化与。不可发汗者,以不独太而有少,少阳无发汗法也。谵语者,心火炽而胃土燥也。木火通明,故木盛则火炽,所以弦脉偏见也。”

《伤寒论条辨·卷之四·辨阳明病脉证并治第四》:“(四十八)阳明病,脉迟,食难用饱,饱则微烦头眩,必小便难,此欲作谷瘅,虽下之,腹满如故,所以然者,脉迟故也。

瘅，广韵作疸。迟，为寒。不化谷，故食难用饱。谷不化，则与热搏，湿郁而蒸，气逆而不下行，故微烦头眩，小便难也。瘅，黄病也。谷瘅，水谷之湿，蒸发而身黄也。下则徒虚胃气，外邪反乘虚陷入，所以腹满仍旧也，末乃申上文义，以致不可下之意。”

《伤寒论条辨·卷之八·辨不可下病脉证并治第二十》：“动气在右，不可下，下之则津液内竭，咽燥、鼻干、头眩、心悸也。

头眩者，肺属金，金衰不能制木，木甚则风生也。然木甚火必炽，而肺太阴之脉，行手少阴心主之前，心为火脏，所以悸也。动气在下，不可下，下之则腹胀满，卒起头眩，食则下清谷，心下痞也。卒，清勿切。腹胀满，肾痹也。头眩者，肾少阴之脉，其直者从肾上贯肝膈，肝主风也。”

《伤寒论条辨·伤寒论条辨或问》：“问：太阳与少阳并病，以眩也，故刺肝俞；以冒也，故刺肺俞。夫胆与肝合，故刺肝俞，所以泻少阳也。而肺非膀胱之合，膀胱之合肾也，不刺肾俞而刺肺俞，何也？

曰：东方肝木，其脏则实，其俞可刺，而况在少阳之眩乎！肾居北方，其脏属水，其官作强，有虚无实，有补无泻，不可刺也。然肾生气，肺主气，膀胱必气化而出。且肺为相傅之官，放不可刺之肾，而曲畅旁通其治于肺焉，至德要道也。精微之妙，学者不可不知。”

《先醒斋医学广笔记·卷之一·寒·三阳治法总要》：“阳明病头眩，咳而咽痛者，用葛根、甘草、桔梗、麦冬四味浓煎，数数与之。”

《医宗必读·卷之五·伤寒·头眩上虚则眩》：“半表半里，表中阳虚，目眩，葛根汤。风家多头眩，方同上。口苦咽干，头眩，小柴胡汤。阳明头眩，不恶寒，能食而咳，茯苓白术甘草干姜汤。太阳病发汗，汗不止，眩冒，身瞤动，振振欲僻地，真武汤。”

《医宗必读·卷之五·伤寒·郁冒》：“郁结而气不舒，昏冒而神不清。太阳误下，利不止，复发汗，表里俱虚，郁冒。溃形为汗。吐下后复发汗，又与水，哕而冒，理中汤。热而郁冒，不得卧，有燥屎，调胃承气汤。”

《医门法律·卷一·申明仲景律书》：“一申治伤寒病不审荣卫素虚之律　脉濡而紧，濡则阳气微，紧则荣中寒。阳微卫中风，发热而恶寒。荣紧胃气冷，微呕心内烦。医以为大热，解肌而发汗。亡阳虚烦躁，心下苦痞坚。表里俱虚竭，卒起而头眩。客热在皮肤，怅快不得眠。不知胃气冷，紧寒在关元。技巧无所施，汲水灌其身。客热应时罢，栗栗而振寒。重被而复之，汗出而冒颠。体惕而又振，小便为微难。寒气因水发，清谷不容间。呕变反肠出，颠倒不得安。手足为微逆，身冷而内烦。如欲从后救，安可复追还？”

《医门法律·卷二·中寒门》：“比类仲景《伤寒论》阳虚阴盛治法并死证三十二则：其一因误汗，致心悸、头眩、身瞤动，无可奈何者，用真武汤为救法。其证发汗不解，仍发热心下悸，头眩身瞤动，振振欲擗地。汗虽出而热不退，则邪未尽，而正已大伤。况里虚为悸，上虚为眩，经虚为瞤，身振振摇，无往而非亡阳之象，所以行真武把关坐镇之法也……阳旦汤者，桂枝汤加黄芩之制也。其人阳气素衰者，虽当夏月，阳外阴内，桂枝汤中可加附子，不可加黄芩，所以其人得汤便厥也。若重发汗，或烧针者，误上加误，非四逆汤不能回其阳矣。阳明、少阳二经，绝无用附子法，惟太阳一经，独有不得不用之证。盖太阳膀胱为肾之府，肾中阳虚阴盛，势必传出于府，以故才见脉微恶寒，漏汗恶风，心悸头眩，肉瞤筋惕，躁扰等证。纵是传经热病，不得不用姜附以消阴复阳也。而暴病不由传经发热，卒然而至，尚何等待而不用附子、干姜乎……少阴病，下利止而头眩，时时自冒者死。阳回利止则生，若利止更加眩冒，则其止也。乃阴已先亡。故阳无依附，浮越于上，而神气散乱，时时自冒也。”

《医学心悟·卷二·少阳经证》：“少阳经病，目眩，口苦，耳聋，胸满，胁痛，寒热往来，呕吐，头汗，盗汗，舌滑，脉弦。此少阳经受病，宜用小柴胡汤和解之。仲景云：少阳证，但见一二症即是，不必悉具。此经有三禁，吐、汗、下是也。然少阳有兼表、兼里者，务在随时变通，不得以三禁之说而拘泥也。”

《伤寒贯珠集·卷一太阳篇上·太阳斡旋法第三·发汗后脉证治法十五条》：“太阳病发汗，汗出不解，其人仍发热，心下悸，头眩，身瞤动振振欲擗地者。真武汤主之。发汗过多，不能解太阳之邪，而反动少阴之气，于是身仍发热，而悸眩瞤动等证作矣。少阴之气，水气也。心属火而水乘之，故悸。头为阳而阴加之，故眩。经脉纲维一身，以行血气，故水入之，则振振瞤动也。擗犹据也。眩动之极，心体不安，思欲据地以自固也。”

《伤寒贯珠集·卷二太阳篇下·太阳救逆法第四·误汗下及吐后诸变脉证十三条》：“伤寒吐下后，复发汗，虚烦，脉甚微，八九日，心下痞硬，胁下痛，气上冲咽喉，眩冒，经脉动惕者，久而成痿。吐下复汗，津液叠伤，邪气陷入，则为虚烦。虚烦者，正不足而邪扰之为烦，心不宁也。至八九日，正气复邪气退则愈，乃反心下痞硬，胁下痛。气上冲咽喉，眩冒者。邪气抟饮内聚而上逆也。内聚者，不能四布。上逆者，无以逮下。”

《伤寒贯珠集·卷四阳明篇下·阳明明辨法第二·阳明可下不可下之辨十五条》：“阳明病，脉迟，食难用饱，饱则微烦，头眩，必小便难。此欲作谷疸。虽下之，腹满如故。所以然者，脉迟故也。脉迟者，气弱而行不利也。气弱不行，则谷化不速。谷化不速，则谷气郁而生热。其热上冲，则作头眩。气上冲者不下走，则小便难，而热之郁于中者，不得下行浊道，必将蒸积为黄。故曰欲作谷疸。然以谷气郁而成热，而非胃有实热，故虽下之，而腹满不去，不得与脉数胃实者同论也。”

《伤寒贯珠集·卷五少阳篇·少阳刺法第三·刺法四条》：“太阳与少阳并病，头项强痛，或眩冒，时如结胸，心下痞硬者，当刺大椎第一节、肺俞、肝俞，慎不可发汗。发汗则谵语，脉弦。五六日，谵语不止，当刺期门；太阳少阳并病，心下硬，颈项强而眩者，当刺大椎、肺俞、肝俞，慎勿下之。太阳之脉，其直者，从巅入络脑，还出别下项；少阳之脉，起目锐眦，上抵头角；其内行者，由缺盆下胸中贯膈，络肝属胆。故头项强痛者，太阳之邪未罢。或眩冒，时如结胸，心下痞硬者，少阳之邪方盛也。大椎在脊骨第一节上，刺之所以泻太阳邪气。而除颈项之强痛，肺俞在脊骨第三节下两旁，肝俞在第九节下两旁，刺之所以泻少阳邪气，而除眩冒。时如结胸，及心下之痞硬，慎不可发汗，以亡胃液。液亡胃燥，必发谵语，且恐少阳之邪得乘虚而干胃也。若脉弦，至五六日，谵语不止，是少阳胜而阳明负，亦如阳明与少阳合病之为失也。故当刺期门，以泻少阳之邪，亦慎勿下之，以虚其胃，胃虚邪陷，必作结胸。如本论云：太阳少阳并病，而反下之，成结胸也。”

《兰台轨范·卷三·伤寒·〈伤寒论〉六经脉症》：“足少阳脉，起于目锐眦，上抵头，循角，络耳中，循胸胁，行身之侧，终于足。故头角痛，目眩，耳聋，胁疼，心下痞，寒热往来，呕而口苦，胆热也。此经无标本，只有小柴胡一汤和解，随证加减。有三禁，汗之犯太阳，下之犯阳明，利之犯少阴。脉弦数者，是本经症。”

《医林改错·卷下·辨方效经错之源论血化为汗之误》：“又问：仲景论胸胁痛、耳聋、口苦、寒热往来而呕，其症在半表半里，是足少阳胆经之症，用小柴胡汤治之，其方神效。侄思此症，若不在胆经，其方又神效。若在胆经，胆又居膈膜之下，又痛又在胸胁，此一段侄又不明白。余曰：尔看脏腑图，膈膜以上之血府便明白。邪热入于血府，攻击其血，故胸胁作痛；邪向血内攻，血向外抗拒，一攻一拒，故寒热往来；热灼左右气门，气上下不通，故呕而口苦；邪热上攻，故耳聋目眩。柴胡能解血府之热，热解汗自出，邪随汗解，故效甚速。此亦是方效论经错之明证。至传变多端，总不外表里虚实。尔若明伤寒，须看吴又可之《瘟疫》；若见书少，必有偏寒偏热之弊。”

三、据色脉论治

望色、切脉是中医特色诊断方法，据色脉论治在临床中多用且实用，是辨证论治的主要方法之一，临证参合色脉，明阴阳虚实表里，能有效指导眩晕论治。

《备急千金要方·卷十一肝脏·肝脏脉论第一》：“肝脉沉之而急，浮之亦然，苦胁痛有气支满引少腹而痛，时小便难，苦目眩头痛，腰背痛，足为寒时癃，女人月事不来，时亡时有，得之少时有所堕坠。肝病其色青，手足拘急，胁下苦满，或时眩冒，其脉弦长，此为可治。宜服防风竹沥汤、秦艽散，春当刺大敦，夏刺行间，冬刺曲泉，皆补之；季夏刺太冲，秋刺中郄，皆泻之；又当灸期门百壮，背第九椎五十壮。”

《症因脉治·卷二·眩晕总论·外感眩晕》：“风寒眩晕之治：左脉浮数，太阳风邪者，羌活防风汤加天麻、黄芩。左脉浮弦，少阳风热，柴胡防风汤加天麻、羌活。右脉浮数，阳明风热者，干葛防风汤加天麻、升麻。右脉滑大，症兼痰涎者，导痰汤加天麻、防风。左脉浮紧，太阳寒邪者，羌独败毒汤加天麻、细辛。左脉弦紧，少阳寒邪者，柴胡羌活汤加天麻、川芎。右脉浮紧，阳明寒邪者，干葛羌活汤加天麻、升麻。大凡眩晕之症，多有兼痰者，故天麻方书多用之，今申明首条，则以下诸条，皆可参而用也。"

"暑湿眩晕之治：烦渴引饮，脉虚带数者，人参白虎汤。自汗烦躁，小便赤涩，黄连香茹饮，冲六一散温服。若恶寒无热，身痛不能转侧，脉迟缓者，羌独胜湿汤合术附汤。"

"燥火眩晕之治：左脉躁疾，厥阳掉眩者，柴胡清肝饮。右脉躁疾，肺热上冲者，清肺饮。左右躁疾，肝肺太过者，泻青各半汤。右手脉数，燥火伤气者，竹叶石膏汤。左手脉数，燥火伤血者，归芍大黄汤。"

《普济方·卷十四·肝脏门·总论》："肝病其色青，手足拘急，胁下苦满，或时眩冒。脉弦长为可治，宜服防风竹沥汤、秦艽散，春当刺大敦，夏刺行间，冬刺曲泉，皆补之；夏刺太冲，秋刺中郄，皆泻之。当灸期门百壮，背第九椎五十壮。"

四、分虚实标本论治

眩晕的基本病理变化，不外虚实两端，论治要点就是分清标本虚实、缓急轻重，或标本虚实兼顾，切勿犯虚其虚实其实之戒。

1. 分标本论治

《普济方·卷四·方脉总论·病机论》："论曰：察病机之要理，施品味之性用，然后明病之本焉。故治病不求其本，无以去深藏之大患。故掉眩收引，膹郁肿胀，诸痛痒疮，皆根于内。"

2. 分虚实论治

《圣济总录·卷第四十一·肝脏门·肝脏统论》："论曰：肝与胆合，故足厥阴之经与足少阳之经为表里，其象木，其王春，其脉弦，其神魂，其养筋，其候目，其声呼，其臭臊，其液泣，其味酸。气盛，则为血有余，故目赤，两胁下痛引少腹，善怒。甚者气逆头眩，耳聩颊肿，皆肝实之证也。气虚，则为血不足，故目昏两胁拘急筋挛，不得太息，爪甲枯，面青善悲恐，如人将捕之，皆肝虚之证也。实则泻，虚则补。脉耎为不可汗，脉弱为不可下，要当量其虚实，审其平脉而施治法，其大概如此。"

五、补虚

"无虚不作眩"，髓海空虚、气血匮乏均会导致脑窍失养而眩晕。气血亏虚，应补益气血、调养心脾；肾精不足当滋养肝肾，填精益髓使得脑窍有所养而眩晕止。

1. 补肝肾

《银海精微·卷上·坐起生花》："问曰：人之坐起眼前见花，数般茫茫如蝇翅者，何也？答曰：肝肾二经乏气也。《经》云：肝肾之气充则精彩光明，肝经之气乏则昏蒙眩晕。治法：宜补肾丸、补肝重光散、还精丸、明目固本丸、补肾明目丸，随人气体虚实加减用之。"

《世医得效方·卷第十六·眼科·总论》："若虚不补而实不泻，亦难收效。然上虚乃肝虚，下虚乃肾虚，肝虚则头晕、耳聋、目眩，肾虚则虚壅生花，耳作蝉鸣，尤宜补肝益肾。"

《普济方·卷十五·肝脏门·肝厥》："夫《素问》云：头痛巅疾，下虚上实，过在足少阴、巨阳，甚则入肾，徇蒙招摇，目眩耳聋；下实上虚，过在足少阳厥阴，甚则入肝。徇蒙者，以物蒙其首也；招摇者，不定貌，目眩耳聋，皆晕之状。盖下虚者，肾虚也，肾厥则头痛；上虚者，肝虚也，肝虚则头晕。肾厥宜玉真丸，肝虚宜钩藤散。证治既殊，用药亦异，不可不明辨也。"

《普济方·卷三十三·肾脏门·肾虚漏浊遗精》："凡病精泄不禁，白浊，头眩，虚极或寒热，用补涩之药不效，其脉浮软而散，盖非房室过度也，此无他，因有所欲，想而不遂，故致其疾。既以药补，且犹不效，将何治之？缘心有爱，则神不归，意有想，则志不宁，当先和营卫，营卫和则心安，次调脾胃，脾气和则志定，心肾交媾，精神内守，其病自愈。其治用人参三钱，当归一钱，酒洗焙干为末，作三服。沸汤调服，头眩遂瘥；精不禁者，用白芍药半两，丁香三钱，木香三钱，锉散，每服用生姜五片，枣三枚煎，空心服。"

《景岳全书·卷之十一从集·杂证谟·非风》："非风眩运，掉摇惑乱者，总由气虚于上而然。《经》曰：上气不足，脑为之不满，头为之苦倾，目为之苦眩。又曰：上虚则眩，此明训也。凡微觉此证，即当以五福饮之类培其中气；虚甚者，即宜用大补元煎，或十全大补汤之类治之。否则，卒倒之渐所由至也。”

《理虚元鉴·卷上·阳虚阴症辨》：“有男子脾肾气虚，腰膝无力、目眩、耳鸣、形体憔悴、溏泄无度、饮食少进、步履艰难，似乎阴虚弱症而非也。何以辨之？曰：不咳嗽，不内热、骨蒸，不潮热、吐红是也。然其脉必软缓微弱，虚寒之极。治法当回阳返本、健脾益胃、交补心肾为主，则寒谷阳回，万物发生。”

《理虚元鉴·卷上·虚火伏火论》：“诸火可补火，诸热不可补火。又他脏有虚火可补火，肺脏有伏火不可补火。斯言实发前人未发之旨。何谓诸火可补火？火者，虚火也，谓动于气而未着于形。其见于症，易升易降，倏有倏无。其发也，尽有燎原之势，或面红颊赤，或眩晕厥冒，种种不同，而皆可以温润补肾之剂，以收其浮越，而引归于性根命蒂之中，补之可也。”

2. 养血

《备急千金要方·卷四妇人方下·赤白带下崩中漏下第二十》：“妇人产乳去血多，伤胎去血多，崩中去血多，金疮去血多，拔牙齿去血多，未止，心中悬虚，心闷眩冒，头重，目暗，耳聋满，举头便闷欲倒，宜且煮当归、川芎各三两，以水四升，煮取二升，去滓，分二服即定，展转续次合诸汤治之。”

《太平惠民和剂局方·附指南总论·卷下·论妇人诸疾》：“崩漏下血过多，头目昏眩，举头欲倒者，可与芎䓖汤、胶艾汤、乌金散、琥珀丸、暖宫丸、大圣散、内补当归丸。崩中败血，连日不止，与滋血汤。”

《妇人大全良方·卷之十九·产后所下过多虚极生风方论第五》：“论曰：产后所下过多，虚极生风者何？答曰：妇人以荣血为主，因产血下太多，气无所主，唇青肉冷，汗出，目眩神昏，命在须臾，此但虚极生风也。如此则急服济危上丹，若以风药治之则误矣。”

《妇人大全良方·卷之二十二·产后伤寒方论第一》：“妇人产后，亡血汗多，故令郁冒。其脉微弱，不能食，大便反坚，但头汗出。所以然者，血虚而厥，厥而必冒，冒家欲解必大汗出。以血虚下厥，孤阳上出，故但头汗出。所以为产妇无汗出者，亡阴血，阳气独盛，故当汗出，阴阳乃复。所以便坚者，呕不能食也。方可用小柴胡汤加生干地黄主之。秦艽鳖甲散、人参轻骨散、神仙百解散。（并见《和剂局方》）”

《症因脉治·卷二眩晕总论·内伤眩晕·血虚眩晕》：“血虚眩晕之治：血从下泄，伤于阴络，血虚无火，脉细不数者，归脾汤、补中益气汤。心血不足，血虚无火，左寸细涩者，酸枣仁汤。心血不足，血虚有火，左寸细数者，天王补心丹合安神丸。肝血不足，血虚无火，左关细涩者，逍遥散；血虚有火，左关细数者，知柏四物汤。脾阴不足，血虚无火，右关细涩者，归脾汤；血虚有火，右关细数者，加味当归补血汤。肾阴不足，水虚无热，尺脉不数者，八味丸；水虚有火，尺脉洪数者，知柏天地煎、知柏肝肾丸，古方用玄武胶一味，阴虚火旺最效。”

《普济方·卷三百四十八·产后诸疾门·产后血晕》：“产后迷闷者，是为血晕。血晕则虚而无所归，气无所主，气血妄行，掩触心肺，遂使眼花目眩，神昏不知人事，唇青肉冷，口中绝气，虽数日有此证，凡觉神昏闷绝，宜服八宝丸治之。产后血晕者，是产母下血或少或多，皆令五脏动运，气血未定，败血奔迸，攻冲心肝。若产去血过多，则血虚气极，若下血气逆，则血随气上逼心也，二者皆令人晕闷。心烦满急，若血晕不止则毙矣。若败血攻于肝，肝脏气虚，所以眼花心烦，而欲绝也。又云：夫血晕烦闷，气欲绝者，由产后出血过多，血气虚极，因此而晕绝也。又有下血少而气逆极，则血随气上冲于心，亦令烦闷而满急，然亦当审其产妇血下多少，则知其产后应晕与不晕也。然晕不止则毙，人凡产时，当向坐卧之处，须顺四时，若触犯禁忌，多令晕闷，故血下或少或多，是以产处若有触犯，多致灾祸耳。血晕眩晕，须量虚实，若宿有积饮，阻病不除，产后多致眩晕，及血气虚弱，而使血逆上攻，此又非清魂可疗。崔氏云：凡晕者，皆是虚热血气奔迸，腹中空所致。欲分娩者，先取酸醋以涂口鼻，仍以醋火淬于旁，使闻其气，兼细细饮之，此为上法，可以免其晕也。治血晕之证有三，宜仔细辨证用药，若血少而晕者，乃恶露不下，上抢于心，心下满急，神昏口噤，不知人事，宜破血行血之药，黑神散神妙。若血多而晕者，但神昏烦乱而已，宜补血清心之药，芎归汤神妙。若下血少虚极，羊肉汤、当归建中汤。若身体素多风疾，因产伤积，气血乘虚而晕，四物汤加防风、羌活。若晕闷而热多者，独活柴胡汤，并治风痰。若下多气虚极，晕昏不知人，息欲绝，晕不止，则杀人。”

《妇科秘方·调经论》：“凡女子年十七八岁，经脉不通或阻，或间月或半年，颜色青黄，饮食少进，寒热往来，四肢困倦，头痛目眩，腹中有块，心神烦躁，呕吐膨胀，此脾胃气血皆虚，多食生冷，急宜和血气、健脾胃、调脉为先。”

《医学心悟·卷一·医门八法·论补法》：“又有大虚之证，内实不足，外似有余，脉浮大而涩，面赤火炎，身浮头眩，烦躁不宁，此为出汗晕脱之机；更有精神浮散，彻夜不寐者，其祸尤速，法当养荣、归脾辈，加敛药以收摄元神。”

《温病条辨·卷五·解产难·产后瘀血论》：“张石顽云：产后元气亏损，恶露乘虚上攻，眼花头眩，或心下满闷，神昏口噤，或痰涎壅盛者，急用热童便主之。或血下多而晕，或神昏烦乱，芎归汤加人参、泽兰、童便，兼补而散之。（此条极须斟酌，血下多而晕，血虚可知，岂有再用芎、归、泽兰辛窜走血中气分之品，以益其虚哉！其方全赖人参固之，然人参在今日，值重难办，方既不善，人参又不易得，莫若用三甲复脉、大小定风珠之为愈也。明者悟之）”

《温病条辨·卷五·解产难·产后三大证论三》：“《心典》云：血虚汗出，筋脉失养，风入而益其劲，此筋病也；亡阴血虚，阳气遂厥，而寒复郁之，则头眩而目瞀，此神病也；胃藏津液而灌溉诸阳，亡津液胃燥，则大肠失其润而大便难，此液病也。三者不同，其为亡血伤津则一，故皆为产后所有之病。即此推之，凡产后血虚诸证，可心领而神会矣。按以上三大证，皆可用三甲复脉、大小定风珠、专翕膏主之。盖此六方，皆能润筋，皆能守神，皆能增液故也。但有浅深次第之不同耳。产后无他病，但大便难者，可与增液汤。以上七方，产后血虚液短，虽微有外感，或外感已去大半，邪少虚多者，便可选用，不必俟外感尽净而后用之也。再产后误用风药，误用辛温刚燥，致令津液受伤者，并可以前七方斟酌救之。余制此七方，实从《金匮》原文体会而来，用之无不应手而效，故敢以告来者。”

《伤科汇纂·正文·方法总论》：“《选粹》又云：出血太多，头目昏眩，先用川当归、大川芎，水煎服，次加白芍药、熟地黄、续断、防风、荆芥、羌独活、南星，煎加童便，不可用酒。如血出少，内有瘀血，以生料四物汤一半，加独圣散水煎服。皮肉未破者，煎成加酒服。”

《伤科汇纂·正文·出血》：“眩晕，耀山云：血虚则阴虚，阴虚则发热而渴，腹胀呕吐必兼中气太虚，故用补治如此。若仆打即时晕倒在地，此气逆血晕也。按《急救方》补注：用血管鹅毛煅存性一钱，老酒调服即醒。又有真元不足，不能摄气归元而晕者，仍用补剂可也。如失血过多而晕者，用芎归汤亦可。”

《伤科汇纂·正文·用药总论》：“凡打扑刀斧斫磕等伤，破皮损肉，血出去多，头目眩晕者，先用川当归、大川芎煎水服，次用白芍药、熟地黄、续断、防风、荆芥、羌独活、南星煎水，加童便和服则可，不可用酒。如血出少，内有瘀血者，以生料四物汤一半，独圣散一半，煎水服。未破皮肉者，加酒和服。”

3. 补气

《症因脉治·卷二眩晕总论·内伤眩晕·气虚眩晕》：“气虚眩晕之治：肺气不足者，人参生脉散合四君子汤。中气不足者，补中益气汤。中气虚寒，不能运化水谷者，理中汤。心气不足者，酸枣仁汤。肝气有伤者，逍遥散。肾气不足，都气丸。真阳不足，虚阳上浮者，肾气丸，加鹿角胶为丸。摄伏降之，古方用一味鹿茸，浓煎服，治真阳虚者，最效。”

《济阴纲目·卷之十三·产后门下·发渴》：“李氏曰：产后烦渴气虚者，生脉散；血虚者，四物汤加天花粉、麦门冬；气血俱虚作渴，头眩脚弱，饮食无味者，用人参二钱，麦门冬一钱半，熟地黄七分，天花粉三钱，甘草五分，糯米姜枣煎服。”

六、清热

火热之邪上冲是导致眩晕的常见原因，如《原病式》曰：诸风掉眩，属于肝火之动也。火热扰血不宁亦致眩，清热降火则血宁，不上冲脑窍则眩晕可解。

1. 凉血清热

《太平惠民和剂局方·附指南总论·卷下·论积热证候》：“论诸血热妄行。凡吐血、衄血不止，昏眩目黄者，可与龙脑鸡苏丸、薄荷煎、四物汤加荆芥煎。”

《血证论·卷二·吐血》："因肝经风火，鼓动煽炽，而血不能静者，则见口苦咽干，目眩耳鸣，胁痛逆气，躁怒决裂，骨蒸妄梦，以逍遥散平剂和之。"

2. 清热降火

《症因脉治·卷二眩晕总论·内伤眩晕·火冲眩晕》："火冲眩晕之治：心火妄动，左寸洪数者，导赤各半汤。左寸细数者，天王补心丹。肝胆有火，左关数大者，栀子清肝散；热甚者，龙胆泻肝汤。肝经血少，左关细数者，知柏四物汤、家秘肝肾丸。左尺数大，膀胱、小肠实热者，火府丹、知柏导赤散；热甚者，栀连导赤散。左尺细数，精血虚而火旺者，知柏天地煎加玄武胶，收敛阴中之火以降之。肺热上冲，右寸数大者，家秘泻白散。右寸细数，肺阴不足者，二冬二母丸合青金丸。脾胃有火，右关数大者，栀连平胃散、干葛清胃散。右关细数，脾阴不足者，知栀补血汤、知柏戊己汤；虚而热甚者，栀连补血汤、栀连戊己汤。三焦热甚，右尺实数者，竹叶石膏汤加山栀、黄芩。虚阳上浮，右尺浮大，沉按无力者，当用八味肾气丸，温补天真，敛真阳之火，摄伏以降之。"

《症因脉治·卷二呕吐论·外感呕吐·暑气呕吐》："［桢按］火冲眩晕之症，有三大法门。有五志厥阳之火，膏粱积热之火，二者皆能上冲致眩，此名实火眩晕，当用导赤各半汤、火府丹、龙胆泻肝汤、栀连平胃散、竹叶石膏汤等以清之。有真阴不足，龙雷之火上冲而晕者，此名阴火眩晕，当用天王补心丹、知柏四物汤、肝肾丸、天地煎等，养阴滋阴，敛而降之。有真阳不足，无根之火，失守上炎，亦令人眩冒不止，此名虚阳眩晕，当用桂附八味丸、四逆汤等，摄伏降之。例如发热烦躁等症，亦有三条分别：实火攻冲而烦躁者，名曰实热烦躁，此火扰于中，大用苦寒之药，以直折之；有真阴内耗而烦躁者，名曰阴虚烦躁，此阴亏火旺，当用养阴之药，滋阴降火，壮水之主以制阳光；有真阳不足，虚阳上浮而烦躁者，名曰阴极发躁，此阴寒之极，反见虚阳之假象，当用补阳之药，益火之原，以消阴翳者。"

《张氏医通·卷六·痿痹门·麻木》："近火则头旋眩晕者，风气下陷于血分，不得升越而作也。三痹汤去乌头，加羌活、麻黄，凡妇人素有郁悒者，当舒郁，逍遥散加补气行湿药。"

《湿热条辨·正文》："湿热证，按法治之，诸证皆退，惟目瞑则惊悸梦惕。余邪内留，胆气不舒，宜酒浸郁李仁、姜汁炒枣仁、猪胆皮等味。滑可去著，郁李仁性最滑脱，古人治惊后肝系滞而不下，始终目不瞑者，用之以下肝系而去滞。此证借用，良由湿热之邪留于胆中。胆为清虚之府，精而不泻，是以病去而内留之邪不去。寐则阳气行于阴，胆热内扰，肝魂不安，用郁李仁以泄邪。必用酒浸者，酒入于胃，先走于胃也。枣仁之酸，入肝安神，而制以姜汁者，安神而又兼散邪也。（肝性喜凉散，枣仁、姜汁太温，似宜酌加凉品）"

《温热经纬·卷三·叶香岩三时伏气外感篇》："此证初因发热喘嗽，首用辛凉清肃上焦，徐云：正论。如薄荷、连翘、牛蒡、象贝、桑叶、沙参、栀皮、姜皮、花粉。若色苍热胜烦渴，用石膏、竹叶辛寒清散，痧疹亦当宗此。若日数渐多，邪不得解，芩、连、凉膈亦可用。至热邪逆传膻中，神昏目瞑，鼻窍无涕洟，诸窍欲闭，其势危急，必用至宝丹或牛黄清心丸。徐云：急救非此不可。病减后余热，只甘寒清养胃阴足矣。"

《温热经纬·卷四·余师愚疫病篇·疫证条辨》："头痛目痛，颇似伤寒。然太阳阳明头痛，不至于倾侧难举。而此则头痛如劈，两目昏瞀，势若难支。总因火毒达于二经，毒参阳位，用釜底抽薪法，彻火下降，其痛立止，其疹自透。宜清瘟败毒饮增石膏、元参，加菊花。误用辛凉表散，燔灼火焰，必转闷证。"

《血证论·卷四·崩带》："又有治肝以治脾之贼者，肝经怒火妄动，木郁克土，火扰而血不宁。其人善怒头痛，口苦目眩，胁腹胀满，六脉弦数，与脾经虚寒之证，显有不同。宜归脾汤加丹皮、栀子、柴胡、白芍、麦冬、五味子，补脾土，清肝火，两面俱到；或用丹栀逍遥散加牡蛎、阿胶、蒲黄。"

《血证论·卷六·咳嗽》："又有冲气挟肝经相火，上乘肺金者，其证目眩口苦，呛咳数十声不止，咳牵小腹作痛，发热颊赤，宜四物汤合左金丸，再加人尿、猪胆汁、牡蛎、五味，治之。盖血室为肝之所司，冲脉起于血室，故肝经之火，得缘冲气而上。小柴胡汤加五味子、青皮、龙骨、牡蛎、丹皮、地骨皮亦治之，重者加胡黄连。"

七、化痰逐饮祛湿

"无痰不作眩"，痰湿中阻，浊阴不降清阳不升为眩晕之一大病机，其治法化痰除湿祛饮，健脾和胃，当注重燥湿化痰的方药应用。痰去则清升浊降，眩晕能止。痰、湿、饮虽为一大类病理产物，治法有所不同，需明辨。

1. 化痰

《银海精微·卷下·眼科用药次第法》："如眼眩晕昏赜十分作痛，但虚肿痛及眼眶，此乃痰饮所患，宜服二陈汤兼佐以风药。"

《太平惠民和剂局方·附指南总论·卷中·论中风证候》："论诸风头目昏眩，皆因痰壅上盛，可与青州白丸子。头目昏眩多痰者，可与辰砂化痰丸。痰盛昏眩，可与半夏丸、天南星丸。心肺有热，与龙脑芎犀丸。痰盛项强，急与金沸草散。痰多膈热者，可与川芎丸。心胸不利，口苦舌干，可与透冰丹、羌活丸、防风丸。痰甚心忪浮者，可与牛黄清心丸。痰盛渴呕者，可与天南星丸。"

《太平惠民和剂局方·附指南总论·卷下·论痰饮咳嗽》："论痰饮证候。诸痰饮不化，留滞胸脘，令头目昏眩，呕恶不快，腹中漉漉有声，可与消饮丸、倍术丸、五苓散。有寒者，与理中丸、青州白丸子、俞山人降气汤。中酒渴及停饮呕逆恶心者，及头痛或饮酒过多，背痛连腰痛，不思饮食，与新法半夏汤、消饮丸、倍术丸、辰砂化痰丸、生气汤、快气汤、半夏丸、天南星丸、大养气丸、橘皮半夏汤、小降气汤。"

《兰室秘藏·卷中·头痛门·头痛论》："如湿气在头者，以苦吐之，不可执方而治。先师尝病头痛，发时两颊青黄，晕眩目不欲开，懒言，身体沉重，兀兀欲吐。洁古曰：此厥阴、太阴合病，名曰风痰，以《局方》玉壶丸治之，更灸侠溪穴，即愈。'"

《儒门事亲·卷十一·风论》："大凡头风眩晕，手足麻痹，胃脘发痛，心酸满闷，按之有声，皆因风。风、寒、湿三气杂至，合而为痹也。在上谓之停饮，可用独圣散吐之；吐讫，后服清上辛凉之药，通圣散加半夏之辛。仲景云：此痰结胸中而致也……大凡人病雷头懒干，俗呼之谬名也。头痛昏眩，皆因浴发而得之，即为首风。此因邪风在于胸中热甚，化而为痰，风之所致也。可以茶调散吐之，吐讫，次用藏用丸下之，后可服乌荆丸。若是雷头者，上部多有赤肿结核，或面热无汗。《经》云：火郁发之、开导之、决之。可用铈针出血则愈。《灵枢经》云：夺血者无汗，夺汗者无血。血汗俱荡，岂不妙哉！衰老者，可用凉膈解毒，消风散热为治；年壮者，可以荡涤积热，大黄、牵牛，气血宣通，便无壅滞而愈。"

《仁斋直指方论·卷之七·痰涎·痰涎方论》："惟气与血能生诸病，痰亦如之。夫痰者津液之异名，人之所恃以润养肢体者也。血气和平，关络条畅，则痰散而无；气脉闭塞，脘窍凝滞，则痰聚而有。痰之所以发动者，岂无自而然哉！风搏寒凝，暑烦湿滞，以至诸热蒸郁，啖食生冷、煎爆、腥膻、咸藏动风发气等辈，皆能致痰也。是痰作恙，为喘，为嗽，为壅，为呕，为眩晕，为风痫，为狂迷，为忪悸；或吞酸，或短气，或痞隔，或肿胀，或寒热，或疼痛，痰实主之。人知痛生于气血，孰知痰涎流注，亦能缠滞而为痛乎？如头风证，眉棱耳角俱痛，投以风药不效，投以痰药收功；如患眼证，赤肿羞明而痛，与之凉剂弗瘳，与之痰剂获愈；如酒家手臂痛重，时或麻痹，二陈汤加片子姜黄下白丸子、消饮丸、倍术丸辈，每每就安；如斗家胸骨扑伤，刺痛无已，散血之剂罔功，续以自己溲便饮之，须臾吐痰，其痛立止，此皆痰涎作痛之明证也。然而顽痰满胸，上脘填塞，其高者因而越之，法当从权取吐。或者津液不守，所以痰多，吐甚痰脱，则精竭而毙矣。疗痰之法，理气为上，和胃次之。若风，若寒，若湿，若热，如前数者，亦当推寻所受之因。和胃谓何？涎者，脾之液也。脾胃一和，痰涎自散，故治痰多用半夏，盖半夏能利痰故也。"

《仁斋直指方论·卷之十一·眩运·眩运证治》："震灵丹、黑锡丹镇坠眩运用之。苏合香丸用枣汤调开，吞震灵丹，治心气不敛，怔忪头运。二陈汤加生干姜，治因气郁痰眩运，及酒食所伤眩运，吞来复丹尤胜。"

《丹溪心法·卷四·头眩六十七》："头眩，痰挟气虚并火。治痰为主，挟补气药及降火药。无痰则不作眩，痰因火动。又有湿痰者，有火痰者。湿痰者，多宜二陈汤。火者，加酒芩。挟气虚者，相火也，治痰为先，挟气药降火，如东垣半夏白术天麻汤之类。眩晕不可当者，以大黄酒炒为末，茶汤调下，火动其痰，用二陈加黄芩、苍术、羌活，散风行湿。左手脉数热多，脉涩有死血；右手脉实有痰积，脉大是久病（久一作虚）。久病之人，气血俱虚而脉大，痰浊不降也。昔有一老妇，患赤白带一年半，头眩，坐立不得，睡之则安。专治赤白带，带愈，其眩亦安。”

《金匮钩玄·卷第一·痰》：“眩晕嘈杂，乃火动其痰。用二陈汤加栀子、芩、连类。”

《症因脉治·卷二眩晕总论·内伤眩晕·痰饮眩晕》：“痰饮眩晕之治：脾胃有痰，右关脉滑者，二陈汤、导痰汤。滑大而数，有热者，加栀连。沉细而迟，有寒者，加石菖蒲、白芥子。若实痰胶固，胸中作胀作痛，脉数有力者，滚痰丸下之。若脾虚不能运化而成痰者，六君子汤，补脾化痰。若脾胃虽虚，虚中尚有滞者，大安丸。大便燥结，或大便不结，而涩滞不顺者，指迷丸。左关滑数，肝胆有痰，青黛胆星汤。火旺者，兼用泻青丸。胆涎沃心，心火上冲者，朱砂安神丸加陈胆星，牛黄清心丸加川连、胆星。”

《普济方·卷三百二十·妇人诸疾门·咳嗽》：“夫嗽者感风于皮毛，入于腠理，寒于肺经，所以嗽也，润肺汤散主之。有吐而嗽者，由茶饮过度，停积于胸膈，久则成痰，使人头目昏痛，精神不爽，风增寒结痰作嗽也，润肺汤加半夏。食秽物炙嗽，此肺受伤也，六合汤、玉屑丸主之。”

《医学正传·卷之四·眩运》：“丹溪曰：痰在上，火在下，火炎上而动其痰也。此证属痰者多，盖无痰不能作眩也。虽有因风者，亦必有痰。又曰：火动其痰，二陈汤加黄芩、苍术、羌活。挟气虚者，亦以治痰为主，兼补气降火药。去血过多而眩运者，芎归汤。眩运不可当者，以大黄酒炒为末，茶清调下。（急则治其标也）……（丹溪活套）云：眩运者，中风之渐也。如肥白人，气虚而挟痰者，四君子汤倍蜜炙黄芪，加半夏、橘红，或少加川芎、荆芥穗，以清利头目也。如痰盛而挟气虚者，二陈汤加人参、白术、黄芪，或少加炮附子煎，入竹沥、姜汁服。如体瘦血虚而痰火兼盛者，二陈汤合四物，加片芩、薄荷煎，入竹沥、姜汁、童便服。如诸般眩运，挟风则加防风、荆芥、天麻、秦艽等药，挟热加片芩、黄连、栀子之类，挟寒加干姜、官桂、附子之属，无有不安者也。”

《明医杂著·卷之二·痰饮》：“［愚按］痰者，脾胃之津液，或为饮食所伤，或因七情、六淫所扰，故气壅痰聚。谚云：肥人多痰，而在瘦人亦有之，何也？盖脾统血、行气之经，气血俱盛，何痰之有？皆由过思与饮食所伤，损其经络，脾血既虚，胃气独盛，脾为己土，胃为戊土，戊癸化火，是以湿因气化，故多痰也。游行周身，无所不至。痰气既盛，客必胜主，或夺于脾之大络之气，则倏然仆地者，此痰厥也，升于肺者，则喘急咳嗽；迷于心，则怔忡恍惚；走于肝，则眩晕不仁，胁肋胀痛；若热痰，加黄芩、黄连。痰因火盛逆上，降火为先，加白术、黄芩、软石膏、黄连之类。眩晕、嘈杂者，火动其痰也，亦加山栀、黄芩、黄连。”

《医学心悟·卷三·头痛》：“痰厥头痛者，胸膈多痰，动则眩晕，半夏白术天麻汤主之。”

《金匮翼·卷一·中风统论·卒中八法》：“五曰逐痰涎：或因风而动痰，或因痰而致风，或邪风多附顽痰，或痰病有如风病。是以掉摇眩晕、倒仆昏迷等症，风固有之，痰亦能然。要在有表无表、脉浮脉滑为辨耳。风病兼治痰则可，痰病兼治风则不可。”

《金匮翼·卷五·头痛统论》：“风痰头痛，多兼呕逆眩晕，若用风药，其痰愈逆，其痛益甚。《和剂》玉壶丸，乃是的药。东垣变为白术半夏天麻汤，则兼气虚而言之耳。”

2. 逐饮

《三因极一病证方论·卷之十三·痰饮证论》：“古方唯分四饮六证，不说三因，不知其因，病源无自。观夫治饮之法，既用大小青龙、桂枝、防己、五苓、承气，得非外因；参苓、苓术、八味、参苏，得非内因；十枣、葶苈、大小半夏控涎、破饮，不内外因，里固明矣。以此推求，颇得伦类。今叙列诸证，以为治门，须原本因，施用汤药，学者自宜详审。所谓四饮者，即悬饮、溢饮、支饮、痰饮是也。悬饮者，饮水流在胁下，咳唾引痛。溢饮者，饮水流于四肢，当汗出而不汗，身体疼重。支饮者，咳逆倚息，短气不得卧，其形如肿。痰饮者，其人素盛今瘦，肠间漉漉有声。又有留饮者，背寒如手大，或短气而渴，四肢疬节疼，胁下痛引缺盆，咳嗽则转甚。又有伏饮者，膈满喘咳，呕吐，发则寒热，腰背痛，目泪出，其人振振恶寒，身瞤惕。故曰四饮生六证，或云五饮者，即留饮、伏饮合为一证是也。其脉皆弦微沉滑，治之之治，悬饮当下之，溢饮当发其汗，支饮则随证汗下，痰饮则用温药从小便去之。其间或随气上厥，伏留阳经，使人呕吐眩晕，背寒，或一臂不随，有类风状，不可不知。”

《严氏济生方·咳喘痰饮门·痰饮论治》：“饮凡有六，即悬饮、溢饮、支饮、痰饮、留饮、伏饮，巢氏载之详矣。庞安常云：人身无倒上之痰，天下无逆流之水，诚哉斯言。以此思之，人之气道贵乎顺，顺则津液流通，决无痰饮之患。调摄失宜，气道闭塞，水饮停于胸膈，结而成痰。其为病也，症状非一，为喘，为咳，为呕，为泄，为眩晕，心嘈怔忡，为惕惕寒热疼痛，为肿满挛癖，为癃闭痞隔，未有不由痰饮之所致也。诊其脉偏弦为饮，浮而滑亦为饮也。观夫治饮之法，或下，或汗，或温，或利，此固定法，愚者之见，温利之差，可以无害，汗下之错，为病不浅矣。不若顺气为先，分导次之，气顺则精液流通，痰饮运下，自小便中出。有病喜吐痰唾，服八味丸而作效者，亦有意焉。王叔和云：肾寒多唾。盖肾为水之官，肾能摄水，肾气温和则水液运下，肾气虚寒则邪水溢上。其间用山茱萸、山药辈取其补，附子、肉桂取其温，茯苓、泽泻取其利，理亦当矣。临病之际，又加详审焉。"

《儒门事亲·卷四·沉积水气二十五》："夫一切沉积水气，两胁刺痛，中满不能食，头目眩者，可用茶调散，轻涌讫冷涎一二升，次服七宣丸则愈矣。木香槟榔丸、导饮丸亦妙。不可用巴豆、银粉等药。"

《仁斋直指方论·卷之七·水饮·水饮方论》："水之与饮，同出而异名也。人惟脾土有亏，故平日所饮水浆不能传化，或停于心下，或聚于胁间，或注于经络，或溢于膀胱，往往因此而致病矣。孰谓血气痰涎能生诸疾，而水饮之不能为恙乎？惟水与饮，漉漉有声，为喘、为咳、为呕、为泄、为痞隔、为胀满、为眩晕、为怔忪、为寒热、为坚痛，为浮肿、为多唾、为短气、为体重。气为饮隔，痞满腹鸣，骨痛冷痹，则曰气分；经脉不行，血化为水，四肢红肿，则曰血分。凡此等类，皆水气之所由作也。据病验证，可不究其所受之原乎？然则疗治之法将何先？曰：能以表里虚实订之斯得矣。表有水者，其身热，嗽喘，怔忪，干呕，微利，青龙汤汗之而愈；里有水者，其身凉，呕嗽，痞满，引胁痛硬，十枣汤下之而安；虚者，脉虚，心腹满而濡，当以安肾丸为主，加青木香丸少许以行之；实者，脉实，心腹满而硬，当以青木香丸为主，用五皮散加枳壳以导之。寻常水气，心下怔忪，大半夏汤、小半夏茯苓汤、五苓散辈通用可也。然而疟家多积黄水，或于心下停潴，或于胁间结癖，惟癖为能生寒热，所以疟剂多用常山。盖水在上焦则吐之，水不在于上焦，则常山亦能破其癖而下其水也。"

《医门法律·卷五·痰饮门·痰饮留伏论》："言胸中乃阳气所治，留饮阻抑其阳，则不能发动，然重阴终难蔽岘，有时阳伸，阴无可容，忽而吐发，其留饮可以出矣。若更伏留不出，乃是三阳之气，伸而复屈，太阳不伸，作寒热，腰背痛目泣；少阳不伸，风火之化，郁而并于阳明土中，阳明主肌肉，遂振振身瞤而剧也。留饮之伏而不去，其为累更大若此。然留饮、伏饮，仲景不言治法，昌自其遏抑四藏三府之阳而求之，则所云宜用温药和之者，岂不切于此证，而急以之通其阳乎？所云苓桂术甘汤者，虽治支满目眩，岂不切于此证，而可仿其意乎？故必深知此例，始可与言往法也。后人不明《金匮》之理，妄生五饮六证之说，即以海藏之明，于五饮汤方下云：一留饮在心下；二支饮在胁下；三痰饮在胃中；四溢饮在膈上；五悬饮在肠间。而统一方以治之，何其浅耶？"

《张氏医通·卷四·诸气门下·痰饮》："心下有痰饮，胸胁支满，目眩，苓桂术甘汤主之。小便则利。《灵枢》曰：包络是动，则病胸胁支满，痰饮积其处而为病也。心下有痰，水精不上注于目，故眩。茯苓治痰水，伐肾邪；桂枝通阳气，开经络；白术治痰水，除胀满，然中满勿食甘，反用甘草，何也？盖桂枝之辛，得甘则佐其发散，和其热，而使不僭上，甘草有茯苓，则不支满而反渗泄，甘能下气除满也。心下有支饮，其人苦冒眩，泽泻汤主之。支饮阻其阳之升降，郁久化火，火动风生而冒眩也。故用泽泻开关利水以泄支饮，白术和中燥湿，则阳自升而火自息矣。呕家本渴，渴者为欲解，今反不渴，心下有支饮故也，小半夏汤主之。卒呕吐，心下痞，膈间有水，眩悸者，小半夏加茯苓汤主。呕本有痰，呕尽痰去而渴者为欲解，与伤寒服小青龙汤已渴者，寒去欲解同义，今反不渴，是积饮尚留，去之未尽，故用半夏散结胜湿，生姜散气止呕。《千金方》更加茯苓佐之，即与治卒呕吐，心下痞，膈间有水眩悸者同法也。瘦人本无痰湿，今巅眩吐涎，明是水积脐下而悸，故用五苓，藉桂之辛温以散之。久咳数岁，其脉弱者可治，实大数者死，其脉虚者必苦冒，其人本有支饮在胸中故也，治属饮家。下半条专补心下支饮冒眩之脉法，冒属风虚，必无脉实之理，治属饮家，不特泽泻汤一方也。"

《张氏医通·卷六·神志门·悸》:“卒呕吐,心下痞,膈间有水,眩悸者,半夏茯苓汤主之。呕逆痰饮为胸中阳气不得宣散,眩亦上焦阳气不能升发所致,故半夏、生姜并治之。悸则心受水凌,非半夏可独治,必加茯苓以去水,水去则神安而悸愈矣。假令瘦人脐下有悸,吐涎沫而颠眩,此水也,五苓散主之。瘦人火水之盛,为水邪抑郁,在阴分不得升发,故于脐下作悸,及至郁发,转入于阳,与正气相击,在头为眩,在顶为颠。”

《金匮要略心典·卷中·痰饮咳嗽病脉证治第十二》:“病痰饮者,当以温药和之。心下有痰饮,胸胁支满,目眩,苓桂术甘汤主之。痰饮,阴邪也,为有形,以形碍虚则满,以阴冒阳则眩,苓桂术甘,温中去湿,治痰饮之良剂,是即所谓温药也。盖痰饮为结邪,温则易散,内属脾胃,温则能运耳……心下有支饮,其人苦冒眩,泽泻汤主之。水饮之邪,上乘清阳之位,则为冒眩。冒者,昏冒而神不清,如有物冒蔽之也;眩者,目眩转而乍见玄黑也。泽泻泻水气,白术补土气以胜水也。高鼓峰云:心下有水饮,格其心火,不能下行,而但上冲头目也,亦通……卒呕吐,心下痞,膈间有水,眩悸者,小半夏加茯苓汤主之。饮气逆于胃则呕吐,滞于气则心下痞,凌于心则悸,蔽于阳则眩。半夏、生姜止呕降逆,加茯苓去其水也……假令瘦人脐下有悸,吐涎沫而颠眩,此水也,五苓散主之。瘦人不应有水,而脐下悸,则水动于下矣;吐涎沫,则水逆于中矣;甚而颠眩,则水且犯于上矣。形体虽瘦,而病实为水,乃病机之变也。颠眩即头眩,苓、术、猪、泽、甘淡渗泄,使肠间之水从小便出;用桂者,下焦水气非阳不化也,曰多服暖水汗出者,盖欲使表里分消其水,非挟有表邪而欲两解之谓。”

《时方妙用·卷二·痰饮》:“按痰饮之病最多,胸胁疼,呕逆,神识不清,及手足臂痛,皆是。大抵痰为阳邪,随气所到,其症变幻无常。凡苦辛酸咸及竹沥、姜汁、童便、皂角、芒硝之类,随症可加入,亦有虚者宜六君子汤、桂苓甘术汤、肾气丸、真武汤、小半夏倍加茯苓汤等以扶元气。饮为阴邪,唯停于心下、胁下,为胀、为咳、为悸、为眩冒,及溢于皮肤而为肿,必以桂苓术附加生姜汁之类,使离照当空,而群阴力能退避。若以地黄、麦冬、五味附和其阴,则阴霾冲逆肆空,饮邪滔天莫救矣。”

3. 祛湿

《脾胃论·卷中·黄芪人参汤》:“夫痿者,湿热乘肾肝也。当急去之。不然,则下焦元气竭尽而成软瘫,必腰下不能动,心烦冤而不止也。若身重减,气不短,小便如常,及湿热之令退时,或所增之病气退者,不用五味子、泽泻、茯苓、猪苓、黄柏、知母、苍术、白术之药,只依本病中证候加减。常服药亦须用酒黄柏二分或三分,如更时令,清燥之气大行,却加辛温泻之。若湿气胜,风证不退,眩运麻木不已,除风湿羌活汤主之。”

《仁斋直指方论·卷之十一·眩运·眩运证治》:“理中汤治寒湿眩运,仍吞来复丹,甚者养正丹……干姜甘草汤、附子理中汤并主虚寒眩运。”

《张氏医通·卷一·中风门·中风》:“风虚头重眩,苦极,不知食味,暖肌补中益精气,《近效》白术附子汤。肾气虚乏之人,外风直入无禁,而挟肾中浊阴之气,厥逆上攻,其头间重眩之苦,至极难耐。兼以胃气亦虚,不知食味,故处方全不用风药,但用附子暖其水脏,白术、甘草暖其土脏,水土一暖,则浊阴之气尽趋于下,而头苦重眩食不知味之证除矣。”

八、活血化瘀

瘀血停留,阻滞经脉,气血不能上养清窍而眩晕,辨明瘀血当用祛瘀生新、活血通窍之法。

《万氏女科·卷之三·产后章·产后眼见黑花昏眩》:“问云:云者何?曰:恶露未尽,败血流入肝经,肝经开窍于目,故眼见黑花。诸风振掉,皆属肝木,故为昏眩。用前清魂散加牡丹皮一钱,煎服如前。”

九、调理气机

气机逆乱、气郁而发上扰清空是眩晕的常见原因,当梳理气机,眩晕自平。

《圣济总录·卷第一百六十·产后门·产后血运》:“论曰:产后血下,或多或少,皆致运闷者,血随气行,血多者气虚,血少者气逆故也。其候目旋转,精神昏愦,甚者沉默不知人。治法虚弱者宜调气而益血,气逆者宜调气而下血,则思过半矣。”

《仁斋直指方论·卷之十一·眩运·眩运证治》:“十四友丸、安肾丸二药夹和,用《和济》七气汤送下。治七情相干,眩运欲倒,仍间用乳香泡汤下。"

十、祛风定眩

"诸风掉眩,皆属于肝",风眩是眩晕中的常见因素,注意外风内风区别,用散风或平肝熄风法,注意风药的使用。

《太平惠民和剂局方·附指南总论·卷中·论中风证候》:"论诸风头痛目晕　皆因风虚气上攻头目,可与太阳丹、白龙丸、茶调散、川芎丸。太阳穴痛,与急风散涂痛处。眼昏头痛者,可与消风散、追风散。痰热头痛者,可与防风丸。年高虚弱人风寒入脑,头痛发眩者,与术附汤、羌活丸、三五七散。偏正头风两太阳穴及眉棱骨痛,牵引两眼昏暗者,可与遇仙散。"

《仁斋直指方论·卷之十九·头风·头风方论》:"足太阳者,头之经也。六经伤寒,惟太阳受病最多,盖头居其上,当风寒之冲,一有间隙,则若项、若脑、若耳、若鼻,风邪乘虚,皆得而入之矣。况复栉沐取凉,饱食抑卧之不谨乎?头风为病,不必须有偏正头疼之证,但自颈项以上,耳、目、口、鼻、眉棱之间,或有一处不若吾之体焉,皆其渐也。有头疼,有头晕;有头皮顽厚,不自觉知;有口舌不仁,莫知滋味;或耳聋,或头汗;或目痛,或眉棱上下掣痛;或鼻中闻香极香,闻臭极臭;或只呵欠而作冒眩之状,凡此皆头风证也。治法大要,有热证者,消风散,用防风、荆芥煎汤下;无热证者,追风散,用薄茶清下。又有素患头风之人,或因伤风寒暑湿,依证调理已获轻安,未几头风发作,则不必拘泥前药,当以头风和平之剂疗之。其或病躯老弱,先患头风,复感寒邪,自汗不止,此等用药,无附子又不可也。若夫太阳项强一证,无汗恶风,则为表实,合用葛根汤;汗出恶风,则为表虚,合用桂枝葛根汤。是又感受风邪,在头风界限之内者也。入水捕鱼,入林捕兔,要必知其所在斯可矣。"

《仁斋直指方论·卷之二十六·妇人·妇人论》:"妇人血海挟受风邪,不换金正气散加川芎、官桂主之。以至眩晕烦闷,呕恶怔忪,迷乱多忘,发狂妄语,小便不禁,此妇人以血受病最多,而血之为病,遇夜愈增剧也。"

《卫生宝鉴·补遗·外感伤寒等证·表证》:"伤风伤冷,鼻塞声重,头痛目眩,四肢拘倦,咳嗽多痰,胸满气短,证重者三拗汤治之,轻者金沸草散治之。"

《普济方·卷七十六·眼目门·目风泪出》:"真人云:目之系上属于脑后,出于项中,邪中于项,因逢身之虚,其人沉则随目系,入于脑转,转则目系急,急则目眩以转;邪中其睛,所中者不相比,则睛散则歧,故见两物也。令服驱风入脑药愈。"

《普济方·卷三百五十八·婴孩门·辨表里诸证及治法》:"肝乘肺微邪,恶风眩冒,昏愦嗽,羌活膏。"

《时方妙用·卷一·中风》:"昔人云:人在风中而不见风,犹鱼在水中而不见水。风,即气也。人在气交之中,得风以生,即宋儒所谓和风一至万物皆春是也。因风以害,即释氏所谓业风一吹金石乌有是也。人身五脏,而肝为风脏,乃生死之门户。无病则风和,而气息、脉息俱和,不见其为风;有病则风疾,而气息、脉息亦疾,遂露出风象,甚至目直,手足动摇抽掣,汗出如珠,痰涎如涌等症,大显出风象。治之不及矣,唯指头麻木,时或眩运,时或历节作痛,病未甚而治之于先,则肝得所养,斯不为风病矣。肝属木而主春,阳春有脚,能去而亦能来,别有所以留之之道,吾于邵子之诗悟之。《内经》云:神在天为风。又曰:大气举之。《庄子》云:万物以息相吹也。孟夫子谓:塞乎天地之间。佛经以风轮主持大地。异同处实有一贯之道焉。兹方也,认定肝为风脏,取桂枝通肝阳,芍药滋肝阴,阴阳不偏,是为和气,亦即和风也。盈天地间皆风而皆气,气贵善养。黄芪之补,是养气章勿忘工夫;大枣之缓,是养气章勿助工夫,且倍以生姜之雄烈,所以还其刚大浩然之体段。圣贤之一言一字,包函万有,自可以互证而益明。"

十一、吐法

张子和善用吐法治疗眩晕证,经后世发扬,吐法变成治疗眩晕的一大法门,常用于痰饮所致眩晕,对症则效果好;误治则大伤正气,需谨慎使用。吐法有禁忌,不可不知。

《儒门事亲·卷二·凡在上者皆可吐式十四》:"《万全方》以郁金散吐头痛、眩运、头风、恶心、沐浴风。"

《儒门事亲·卷四·风八》:"头风眩运,手足时复麻痹,胃脘发痛,心腹满闷,按之如水声,可用独圣散吐之。吐讫,可服辛凉清上之药。仲景曰:

此寒痰结于胸中之致然也。”

《儒门事亲·卷十·风木肝酸达针》：“与胆为表里，东方木也。色青，外应目，主治血。芍药味酸微寒，泽泻咸平，乌梅酸热。诸风掉眩，皆属于肝。木主动。治法曰：达者，吐也。其高者，因而越之。可刺大敦，灸亦同。”

《儒门事亲·卷十一·内伤》：“凡一切沉积，或有水不能食，使头目昏眩，不能清利，可茶调散吐之；次服七宣丸、木香槟榔丸。”

《儒门事亲·卷十一·妇人风门》：“凡妇人头风眩运，登车乘船，眩运眼涩，手麻发脱，健忘喜怒，皆胸中宿痰所致。可用瓜蒂散吐之，次以长流水煎五苓散、大人参半夏丸。”

《普济方·卷四十六·头门·首风》：“大凡人病雷头癞干，俗呼之谬名也。头痛昏眩，皆因浴发而得之，即为首风，此因邪风在于胸中，热甚化而为痰之所致也。可以茶调散吐之，吐讫，次用藏用丸下之，后可服乌荆丸。”

《医学心悟·卷一·医门八法·论吐法》：“有停痰蓄饮，阻塞清道，日久生变，或妨碍饮食，或头眩心悸，或吞酸嗳腐，手足麻痹，种种不齐，宜用吐法导祛其痰，诸症如失。”

十二、外治疗法

除了汤药内治，古人总结了眩晕的一些外治方法，临床疗效确切。其中针灸是临床常见手段；其他外治法如摩法、药枕法、鼻窍给药法等。

1. 针刺

《黄帝内经素问·刺热》：“诸治热病，以饮之寒水，乃刺之；必寒衣之，居止寒处，身寒而止也。热病先胸胁痛，手足躁，刺足少阳，补足太阴，病甚者为五十九刺。热病始手臂痛者，刺手阳明、太阴，而汗出止。热病始于头首者，刺项太阳而汗出止。热病始于足胫者，刺足阳明而汗出止。热病先身重，骨痛，耳聋，好瞑，刺足少阴，病甚为五十九刺。热病先眩冒而热，胸胁满，刺足少阴、少阳。太阳之脉，色荣颧骨，热病也，荣未交，曰今且得汗，待时而已；与厥阴脉争见者，死期不过三日，其热病内连肾。少阳之脉色也。少阳之脉，色荣颊前，热病也，荣未交，曰今且得汗，待时而已；与少阴脉争见者，死期不过三日。热病气穴：三椎下间主胸中热；四椎下间主鬲中热；五椎下间主肝热；六椎下间主脾热；七椎下间主肾热。荣在骶也。项上三椎陷者中也。颊下逆颧为大瘕；下牙车为腹满；颧后为胁痛；颊上者，鬲上也。”

《黄帝内经灵枢·寒热病》：“暴挛痫眩，足不任身，取天柱；暴痹内逆，肝肺相搏，血溢鼻口，取天府。此为天牖五部。”

《黄帝内经灵枢·口问》：“凡此十二邪者，皆奇邪之走空窍者也。故邪之所在，皆为不足。故上气不足，脑为之不满，耳为之苦鸣，头为之苦倾，目为之眩；中气不足，溲便为之变，肠为之苦鸣；下气不足，则乃为痿厥心悗。补足外踝下，留之。黄帝曰：治之奈何？岐伯曰：肾主为欠，取足少阴。肺主为哕，取手太阴、足少阴。唏者，阴与阳绝，故补足太阳，泻足少阴。振寒者，补诸阳。噫者，补足太阴、阳明。嚏者，补足太阳、眉本。亸，因其所在，补分肉间。泣出，补天柱经侠颈，侠颈者，头中分也。太息，补手少阴、心主、足少阳，留之。涎下，补足少阴。耳鸣，补客主人、手大指爪甲上与肉交者。自啮舌，视主病者，则补之。目眩、头倾，补足外踝下，留之。痿厥、心悗，刺足大趾间上二寸，留之；一曰足外踝下，留之。”

《黄帝内经灵枢·卫气》：“凡候此者，下虚则厥，下盛则热；上虚则眩，上盛则热痛。故石者绝而止之，虚者引而起之。

请言气街：胸气有街，腹气有街，头气有街，胫气有街。故气在头者，止之于脑；气在胸者，止之膺与背腧；气在腹者，止之背腧，与冲脉于脐左右之动脉者；气在胫者，止之于气街，与承山踝上以下。取此者，用毫针，必先按而在久应于手，乃刺而予之。所治者，头痛眩仆，腹痛中满暴胀，及有新积。痛可移者，易已也；积不痛，难已也。”

《备急千金要方·卷六上七窍病上·目病第一·洗眼汤》：“目瞑远视䀮䀮，目窗主之。目䀮䀮赤痛，天柱主之。目眩无所见，偏头痛，引目外眦而急，颔厌主之。目远视不明，恶风，目泪出，憎寒，头痛，目眩瞢，内眦赤痛，远视䀮䀮，无见，眦痒痛，淫肤白翳，精明主之。青盲无所见，远视䀮䀮，目中淫肤，白幕覆瞳子，巨髎主之。目不明、泪出，目眩瞢，瞳子痒，远视䀮䀮，昏夜无见，目瞤动，与项口参相引㖞僻，口不能言，刺承泣。目痛，僻戾，目不明，四白主之。目赤目黄，颧髎主之。䀮目，水沟主之。目痛不明，龈交主之。目瞑身汗出，承浆主之。”

《备急千金要方·卷三十针灸下·头面第一·头病》:“昆仑、曲泉、飞扬、前谷、少泽、通里,主头眩痛……上星,主风头眩颜清。(又云:上星主风头引额痛)囟会,主风头眩,头痛。颜清、天牖、风门、昆仑、关元、关冲,主风眩头痛……前顶、后顶、颔厌,主风眩偏头痛。玉枕主头半寒痛(《甲乙》云:头眩目痛,头半寒)”

《备急千金要方·卷三十针灸下·头面第一·目病》:“大敦,主目不欲视,太息。大都,主目眩。承浆、前顶、天柱、脑空、目窗,主目眩瞑。天柱、陶道、昆仑,主目眩,又目不明,目如脱。”

《备急千金要方·卷三十针灸下·风痹第四·风病》:“率谷,主酒醉风热发,两目眩痛(《甲乙》云:不能饮食,烦满呕吐)……天柱,主风眩……阳谷,主风眩惊手卷,泄风汗出,腰项急。”

《备急千金要方·卷三十针灸下·热病第五·疟病》:“飞扬,主狂疟,头眩痛,痓反折。”

《备急千金要方·卷三十针灸下·杂病第七》:“三里:主腹中寒胀满,肠鸣腹痛,胸腹中瘀血,小腹胀皮肿,阴气不足,小腹坚,热病汗不出,喜呕口苦,壮热身反折,口噤鼓颔,腰痛不可以顾,顾而有所见,喜悲上下求之,口僻乳肿,喉痹不能言,胃气不足久泄痢,食不化,胁下柱满,不能久立,膝痿寒热中,消谷,苦饥腹热,身烦狂言,乳痈,喜噫,恶闻食臭,狂歌妄笑,恐怒大骂,霍乱遗尿,失气阳厥,凄凄恶寒头眩,小便不利,喜哕凡此等疾,皆灸刺之,多至五百壮,少至二三百壮。涌泉:主喜喘喉痹,身热痛,脊胁相引,忽忽喜忘,阴痹腹胀,腰痛大便难,肩背颈项痛,时眩,男子如蛊,女子如阻,身体腰脊如解,不欲食,喘逆,足下清至膝,咽中痛不可纳食,喑不能言,小便不利,小腹痛风入肠中癫疾,挟脊痛急,胸胁柱满,痛衄不止,五疝,指端尽痛,足不践地,凡此诸疾皆主之。”

《千金翼方·卷第二十六·针灸上·小儿惊痫第三》:“阳谷,主风眩惊,心悲不乐;阳谷,主风眩惊手卷。”

《圣济总录·卷第一百一十三·钩割针镰》:“凡目痛如针刺者,初患之时,微觉头目眩目系常急,夜卧涩痛,泪出难开,久则发痛,时如针刺,此是心脏潜伏毒热,风壅在于膈中,久则渐生障翳,两目俱损,急宜镰洗出血,及针阳白穴。”

《圣济总录·卷第一百九十一·针灸门·手太阴肺经》:“鱼际二穴,火也。在手大指本节后内侧散脉中,手太阴脉之所流也。为荥。治洒淅恶风寒,虚热舌上黄,身热头痛,咳嗽汗不出,痹走胸背痛不得息,目眩烦心少气,腹痛不下食,肘挛支满,喉中干燥,寒栗鼓颔,咳引尻痛溺出,呕血心痹悲恐,针入二分,留三呼。”

《圣济总录·卷第一百九十三·治目疾灸刺法》:“目瞑身汗出,承浆主之。”

《针灸资生经·针灸资生经第四·风眩》:“完骨,疗风眩项痛,头强寒热。(《明》)当阳、临泣,疗卒不识人,风眩鼻塞。后顶、玉枕,颔厌疗风眩。(《千》)阳谷,主风眩惊手卷(《甲乙》手卷作手腕痛),泄风汗出,腰项急。承光,治风眩头痛,呕吐心烦。申脉,治坐如在舟车中。神庭、上星、囟会,主风头眩。(《千》)天牖、前顶,主风眩。攒竹,疗头目风眩。”

《针灸资生经·针灸资生经第六·目痛》:“陶道,治头重目瞑。(《铜》与《明》同)大迎,治目不得闭。风门,治伤寒目瞑。(见《伤寒杂病》)天柱,治目瞑视。脑空,疗头风目瞑。(《明》)《铜》云脑风头痛。天府,疗头眩目瞑,远视𥆨𥆨。目窗,主目瞑,远视𥆨𥆨。(《千》)承浆,主目瞑。身汗出。”

《针灸资生经·针灸资生经第六·目眩》:“通谷,治头重目眩,善惊引鼽衄,颈项痛,目𥆨𥆨……本神,治目眩,颈项强急痛,胸胁相引,不得转侧。飞扬、肺俞,治头目眩。肝俞,治目眩循眉痛。丝竹空,治目眩,头痛目赤,视物𥆨𥆨,风痫目戴上不识人,眼睫毛倒,发狂,吐涎沫,发即无时。天府,治目眩远视𥆨𥆨。支正、三焦俞,治目眩头痛。风池,治目眩苦头痛。风门,治身热目眩。临泣,治目眩,枕骨合颅痛,恶寒。风府,治头痛颈项急,目眩。神庭,治头风目眩泪出。上星,治目眩(《明》下同),睛痛,不能远视。前顶、五处,治头风目眩,目戴上。临泣,治目眩鼻塞,目生白翳。四白,治头痛目眩(《明》同),眼白翳,微风,目瞤动不息。前关,疗风赤眼,头痛,目眩目涩。(《明》)四白(《铜》同)、涌泉、大杼,疗头痛目眩。束骨,疗头痛目眩(下又云:疗风赤胎赤,两目眦烂),身热,肌肉动。前谷,疗目眩淫淫。攒竹,疗头目风眩,眉头痛,鼽衄,目𥆨𥆨无远见。(下)囟会,疗头目眩。岐伯灸头旋目眩，及偏头痛不可忍，牵眼䀮䀮不远视，灸两眼小眦上发际各一壮，立瘥。率谷，主醉酒风热发，两目眩痛。(《千》)大都，主目眩。承浆、前顶、天柱、脑空、目窗，主目眩瞑。天柱、陶道(《明》下同)、昆仑，主目眩，目如脱。又云：疟多汗，目如脱，项如拔，昆仑主之。大敦，主目不欲视。太息、神庭、水沟，主头痛，目不可视。承泣，主目眩。(见目不明)通理、百会，疗头目眩疼。(《明》)后顶，疗目眩痛。临泣、中渚，治目眩。(《铜》并见目翳)颔厌，主目眩。(《千》见偏头)"

《针灸资生经·针灸资生经第六·头旋》："目窗，治忽头旋。络却，治头旋耳鸣。天柱，治头旋。岐伯灸头旋。申脉，治坐如在舟车中。母氏随执中赴任，为江风所吹，自觉头动摇如在舟车上，如是半年。乃大吐痰，遍服痰药，并灸头风诸穴，方愈。治头风摇动，灸脑后玉枕中间七壮。玉枕，疗失枕头重。下云：疗头重如石。百会，疗头重。百会，疗脑重鼻塞，头目眩疼。(下)陶道，疗头重目眩。"

《卫生宝鉴·卷二十·针法门·流注指要赋》："头晕目眩，要觅于风池。"

《针灸大成·卷五·八脉图并治症穴》："头目昏沉，太阳痛：合谷、太阳紫脉头维；痰厥头晕，头目昏沉：大敦、肝俞、百会。"

《针灸大成·卷八·续增治法·杂病》："头眩，痰挟气，虚火动其痰：针上星、风池、天柱。"

《针灸大成·卷九·治症总要》："(第十一)头风目眩：解溪、丰隆。问曰：此症刺效复发，何也？答曰：此乃房事过多，醉饱不避风寒而卧，贼风串入经络，冷症再发。复针后穴：风池、上星、三里。(第十三)醉头风：攒竹、印堂、三里。问曰：此症前穴针之不效，何也？答曰：此症有痰饮停于胃脘，口吐清涎，眩晕，或三日、五日，不省人事，不进饮食，名曰醉头风。先去其气，化痰调胃进食，然后去其风痛也。中脘、膻中、三里、风门。"

2. 灸法

《备急千金要方·卷八治诸风方·诸风第二·灸法》："灸第五椎，名曰藏输，百五十壮，多至三百壮便愈，心俞穴在第五节(一云第七节)，对心横三间寸，主心风腹胀满，食不消化，吐血酸削，四肢羸露，不欲饮食，鼻衄目眩。"

《备急千金要方·卷十四小肠腑方·风癫第五·针灸法》："仓公法：狂痫不识人，癫病眩乱，灸百会九壮。"

《千金翼方·卷第二十七·针灸中·小肠病第四》："灸风眩法：以绳横度口至两边，既得度口之寸数，便以绳一头更度鼻，尽其两边两孔间，得鼻度之寸数，中屈之取半合，于口之全度中屈之，先觅头上回发，当回发中灸之。以度度四边左右前后，当绳端而灸，前以面为正，并依年壮多少，一年凡三灸，皆须疮瘥又更灸之，壮数如前。若速灸，火气引上，其数处回发者，则灸其近当鼻也。若回发近额者，亦宜灸。若指面为瘢，则阙其面处，然病重者，亦不得计此也。"

《外台秘要·卷第二十·石水方四首》："《集验》疗石水痛引胁下胀，头眩痛，身尽热，灸法，灸关元，又灸石水法，灸章门、然谷。"

《外台秘要·卷第三十九·十二身流注五脏六腑明堂》："兑端，在唇上端，手阳明脉气所发，灸三壮。主寒热，鼓颔口噤，癫疾，吐沫，寒热，痓互引唇吻强，上齿龋，涩渴嗜饮，目瞑，身汗出，衄血不止。"

"侠谿，在足小趾次趾岐骨间，本节前陷者中，灸三壮。主胸中支满，寒如风吹状，寒热，热病汗不出，目外眦赤痛，头眩，两颔痛，寒泣出，多汗，耳鸣聋，目痒，胸中痛不可反侧，痛无常处，痎疟，狂疾……临泣，在足小趾次趾间本节后，去侠谿一寸半陷者中，灸三壮。主厥，四逆，喘，气满，风身汗出而清，髋髀中痛不得行，足外皮痛，胸中满，腋下肿，马刀疡瘘，喜自啮颊，天牖中肿，淫泺胫酸，头眩，枕骨颔颅痛，目涩，身痹，洒淅振寒，季胁下支满，寒热，胸胁腰腹膝外廉痛，月水不利，见血而有身则败，及乳肿，胸痹，心下痛不得息，痛无常处，大风，目外眦痛，身热痱，缺盆中痛，疟日西发……本神，在曲差傍一寸半发际，一曰直耳上入发际四分。足少阳、阳维之会，灸五壮。主头目眩痛，颈项强急，胸胁相引，不得倾侧，癫疾呕沫，小儿惊痫……风池，在颞颥后发际陷者中，足少阳、阳维之会，灸三壮。主寒热，癫疾僵仆，温热病汗不出，头眩痛，痓疟，颈项痛不得顾，目泣出，多气多，鼻鼽衄，目内眦赤痛，气发，耳寒目不明，喉痹，伛偻引项，筋挛不收。"

"期门，期门肝经肝募也。在第二肋端，不容傍一寸五分，上直两乳，足太阴、厥阴、阴维之会，举臂取之灸五壮。主妇人产余疾饮食不下，胸胁支满，目眩，足寒，小便难，心切痛，善噫，间酸臭酸，痹腹满少腹尤大，息贲，胁下气上下，胸中有热，目青而呕，霍乱泄痢，痓，腹太坚不得息，咳，胁下积聚，喘逆，卧不安席，时寒热，心大坚，奔豚上下，癃遗溺，鼠鼷痛，小便难而白，喑不能言。”

“解溪，在足冲阳后一寸半，腕上陷者中，灸三壮。主热病汗不出者噫，腹胀满，胃热谵言，风水面胕肿颜黑，厥气上支，腹胀大下重，疟瘛豁惊，股膝重，胻转筋，头眩痛，癫疾，厥寒热欠烦满，悲泣出，狂易见鬼与火，霍乱，风从头至足，面目赤肿痛，啮痛。”

“后溪，在手小指外侧本节后陷者中，灸一壮。主振寒寒热，肩臑肘臂痛，头眩痛不可顾，烦满，身热恶寒，目赤痛烂眦，生翳，鼽衄，发聋，臂重肿，肘挛，痂疥，胸满引臑，泣出，惊颈项强，身寒，耳鸣，痎疟，寒热颈颔肿，狂互引，癫疾数发……支正，手太阳络，在腕后五寸，别走少阴者，灸三壮。主惊恐，振寒寒热，颈项肿。实则肘挛，头眩痛，狂易。虚则生疣，小者痂疥，风疟……小海，在肘内大骨外，去肘端半寸陷者中，屈肘乃得之，灸三壮。甄权云：屈手向头而取之，不宜灸。主寒热，齿龋痛，风眩头痛，狂易，痈肘，疟背膂振寒，项痛引肘腋，腰痛引少腹中，四肢不举……睛明，一名泪孔，在目内眦，手足太阳阳明之会，灸三壮。主目不明，恶风，目泪出，憎寒，头痛目眩瞢，内眦赤痛，目𥆨𥆨无所见，眦痒痛疼，白肤翳。甄权云：不宜灸。”

“上管，在巨阙下一寸五分，去蔽骨三寸，足阳明、手太阳、任脉之会，灸五壮。主寒中，伤饱食饮不化，䐜胀，心腹胸胁支满，脉虚则生百病。甄权云：主心风惊悸，不能食，心下有隔，呕血，目眩，头悬眩痛，身热汗不出，心痛有三虫，多涎不得反侧，腹中满，暴痛汗出。”

“通谷，在足小趾外侧，本节前陷者中，灸三壮。主身疼痛，喜惊互引，鼻鼽，癫疾，寒热，目𥆨𥆨，喜咳喘逆，狂疾，不呕沫，痓，善唏，头眩项痛，烦满，振寒，痎疟……付阳，足阳蹻之郄，在外踝上三寸，太阳前，少阳后，筋骨间，灸三壮。主痿厥，风头重眩，𬴊痛，枢股踹外廉骨痛，瘛疭，痹不仁，振寒时有热，四肢不举……承筋，一名踹肠，一名直肠，在踹中央陷者中，足太阳脉气所发，灸三壮。主大肠，实则腰背痛，寒痹转筋，头眩痛，气虚则鼻衄，癫疾，腰痛湿然汗出，令人欲食欲走，寒热篡后出，瘛疭，脚踹酸重，战栗，不能久立，脚急肿痛，跗筋足挛，少腹痛引喉嗌，大便难，痔篡痛，腰背相引，霍乱，胫痹不仁……攒竹，一名员柱，一名始光，一名夜光，一名明光，在眉头陷者中，足太阳脉气所发，灸三壮。主风头痛，鼻鼽衄，眉头痛，善嚏，目如欲脱，汗出恶寒，面赤，𬴊中痛，项椎不可左右顾，目系急，瘛疭，癫疾互引反折，戴眼及眩，狂不得卧，意中烦，目𥆨𥆨不明，恶风，寒痫发目上插，痔痛……大杼，在项第一椎下两傍各一寸半陷者中，足太阳手少阳之会，灸七壮。主癫疾不呕沫，痎疟。颈项痛不可以俯仰，头痛振寒，瘛疭，气实胁满，伤寒汗不出，腰背痛，痓，脊强喉痹，大气满喘，胸中郁郁，身热，眩目𥆨𥆨，项强急，寒热僵仆不能久立，烦满里急，身不安席……肝俞，在第九椎下两旁各一寸半，灸三壮。主咳而胁满急不得息，不可反侧，撅胁下与脐相引。筋急而痛，反折，目上视眩，中循循然。眉头痛，惊狂，衄，少腹满，目𥆨𥆨，生白翳，咳引胸痛，筋寒热，唾血短气，鼻酸，痓，筋痛急互相引，肝胀，癫狂……神庭，在入发际五分，直鼻，督脉、足太阳、阳明之会，灸三壮。主头脑中寒，鼻鼽，目泣出，癫疾呕沫，风眩善呕，烦，痎疟，寒热头痛，喘喝，目不能视……前项，在囟会后一寸五分骨陷中，督脉气所发，灸五壮。主风眩目瞑，恶风寒，面赤肿，小儿惊痫……后项，一名交冲，在百会后一寸五分枕骨上，督脉气所发，灸五壮。主风眩目眩，颅上痛，𥆨𥆨不明，恶风寒，眩，偏头痛，癫疾瘛疭，狂走，项直颈痛。”

“腋门，在手小指次指间陷者中，灸三壮。主热病汗不出，风寒热，狂疾，疟，头痛目涩，暴变耳聋鸣，眩，寒厥，手臂痛，下齿龋则上齿痛，善惊妄言，面赤……中渚，在手小指次指本节后间陷者中，灸三壮。主热病汗不出，头痛耳鸣，目痛，寒热，嗌外肿，肘臂痛，手上类类也，五指瘛不可屈伸，头眩耳聋，两颞颥痛，身面痒，疟，项痛目𥆨𥆨无所见，喉痹。”

《太平圣惠方·卷第五十五·房黄证候》："房黄者，眼赤身黄，骨髓烦疼，头目昏痛，多饶睡卧，体虚无力，夜多梦泄，神思不安，腰脚酸疼，小便黄赤，烙肾俞二穴、膀胱俞二穴、足三里二穴、关元穴、气海穴。"

《太平圣惠方·卷第九十九·具列一十二人

形共计二百九十穴》："神聪四穴，在百会四面，各相去同身寸一寸，是穴，理头风目眩，狂乱风痫，左主如花，右主如果，针入三分……飞阳二穴，一名厥阳，足太阳络，在外踝上七寸，别走少阴者，是穴，针入三分，留寸呼，灸三壮，主目眩头痛。束骨二穴者，木也，在足小指外本节后陷者中，是穴，足太阳脉之所注为俞也。刺入三分，留三呼，灸三壮，主头痛目眩，身热，肌肉动。"

《太平圣惠方·卷第一百·具列四十五人形》："岐伯灸法，疗头旋目眩，及偏头不可忍，牵眼䀮䀮不远视，灸两眼小眦上发际，各一壮，立瘥。"

《圣济总录·卷第一百九十一·针灸门·足少阳胆经》："热病先胸胁痛，手足躁，刺足少阳，补足太阴，病甚者为五十九刺；热病先眩冒而热，胸胁满，刺足少阴少阳……客主人二穴，一名上关，在耳前起骨上廉，开口有空，动脉宛宛中，足阳明少阳之会，治唇吻强，耳聋，瘛疭口沫出，目眩，牙车不开，口噤嚼食鸣，偏风口眼㖞斜，耳中状如蝉声，可灸七壮，艾炷不用大，箸头作炷，若针必须侧卧，张口取之乃得，禁不可针深，上关若刺深，令人欠而不得故，下关不得久留针，即故而不得欠牙关急，是故上关不得刺深，下关不得久留针也……脑空二穴，一名颞颥，在承灵后一寸五分，挟玉枕骨下陷中，足少阳阳维之会，治脑风头痛不可忍，目瞑心悸，发即为癫风，引目眇，劳疾羸瘦体热，颈项强不得回顾，针入五分，得气即泻，可灸三壮。魏公苦患头风，发即心闷乱目眩，华佗当针而立愈。"

《圣济总录·卷第一百九十二·督脉》："谚语二穴，在肩髆内廉挟第六椎下，两旁相去各三寸，正坐取之，足太阳脉气所发。以手痛按之，病者言谚语，针入六分，留三呼，泻五吸，治腋拘挛暴脉急引胁痛，热病汗不出，温疟肩背痛，目眩鼻衄，喘逆腹胀，肩髆内廉痛不得俯仰，可灸二七壮，至百壮止。"

《卫生宝鉴·卷十九·小儿门·灸慢惊风及脐风撮口癫痫风痫惊痫等疾》："小儿癫痫，惊风目眩，灸神庭一穴七壮，在鼻上入发际五分。"

《针灸大成·卷八·头面门》："头风眩晕：合谷、丰隆、解溪、风池，垂手着两腿，灸虎口内。"

3. 摩法

《普济方·卷七十九·眼目门·内障眼》："歌曰：曾无痒痛本源形，一眼先昏后得明，瞳子端然如不患，青风便是此元因。初时微有头眩闷，或见花生或不生，忽因劳倦加昏暗，知尔还应自失惊。服药更须将息到，莫遣风劳更发萌，还服羚羊汤与散，还睛镇坠自相应。头摩膏药勤作力，免使双眸失却明，患者无知违法度，它时还道是前生。"

4. 药枕法

《普济方·卷八十三·眼目门·目青盲》："以菊花作枕枕之。明目，除热泪，头脑心胸间热风烦闷，风眩欲倒，心头吐涎如醉，洋洋如船车上者。（出《本草》）"

5. 塞鼻法

《丹溪心法·卷五·产后九十二》："以韭叶细切，盛于有嘴瓶中，以热醋沃之，急封其口，以嘴塞产妇鼻中，可愈眩冒。"

6. 吹鼻法

《普济方·卷一百八十九·诸血门·鼻血不止》："龙骨散（出《圣惠方》）治鼻衄不止，眩冒欲死，吹鼻。龙骨半两，乱发一鸡子大烧为灰。上研如粉，以少许吹入鼻中，立止。"

7. 灌鼻法

《普济方·卷一百八十九·诸血门·鼻血不止》："治鼻衄连日夜不止，眩冒欲死，灌鼻方（出《圣惠方》）：上用青葙草，不限多少，细锉捣绞取汁一两合，少灌入鼻中，即止。"

8. 熏法

《普济方·卷三百四十五·产后诸疾门·产后诸疾》："治产后去血多，眩晕须臾心闷气绝（出《如宜方》）：用旧漆器烧微烟，逼面熏之。却不可太甚，恐虚怯人不禁。"

《本草纲目·纲目第七卷（下）·土之一·墨》："衄血不止，眩冒欲死：浓墨汁滴入鼻中。（《梅师方》）"

《丹溪心法·卷四·耳聋七十五》："将龟放漆桌上，尿出用绵渍之，捏入青葱管中，滴入耳中。（附录）耳，属足少阴之经，肾家之寄窍于耳也。肾通乎耳，所主者，精。精气调和，肾气充足，则耳闻而聪。若劳伤气血，风邪袭虚，使精脱肾惫，则耳转而聋。又有气厥而聋者，有挟风而聋者，有劳损而聋者。盖十二经脉上络于耳，其阴阳诸经适有交并，则脏气逆而为厥，厥气搏入于耳，是谓厥聋，必有眩晕之证。"

《丹溪心法·卷五·产后九十二》："（附录）

产后血晕者，皆由败血流入肝经，眼见黑花，头目旋晕，不能起坐，甚至昏闷不省人事，谓之血晕。用酒调黑神散最佳，切不可作中风治之。凡血晕皆血乘虚逆上凑心，故昏迷不省，气闭欲绝是也。古法有云：产妇才分娩了，预烧秤锤，或江中黄石子，硬炭烧令通赤，置器中，急于床前以醋沃之，得醋气可除血晕。或以好醋久涂口鼻，乃置醋于傍，使闻其气，兼细细少饮之，此为上法也。又法：以干漆烧烟熏产母面，即醒，无干漆，以破漆器亦可。”

十三、其他疗法

在其他治法中，食疗与导引法对眩晕的治疗作用亦不可以忽视，在日常之中，正确坚持亦能建其功用，常可用于眩晕轻证或治后调养。

1. 食疗

《千金翼方·卷第十九·杂病中·杂疗第八》：“羊肝，疗肝风虚热，目赤暗无所见。生子肝七枚神效，疗头风眩瘦疾，小儿惊痫。骨疗同血，主女人中风，血虚闷，产后血晕闷欲绝者，生饮一升即活……脑主消渴、风眩。齿主小儿惊痫……猪脑主风眩脑鸣及冻疮；血主奔豚，暴气中风，头眩，淋沥；乳汁主小儿惊痫病；乳头亦同发汗，十二月上亥日取肪脂纳新瓦器中，埋亥地百日，主痈疽；胒脂一升著鸡子十四枚，更良……诸气满喘逆，不能食者，一服即散，日服之则根本皆除；天气热疾，头痛目眩，四肢烦热者，一服得吐利，瘥。”

2. 导引法

《诸病源候论·风病诸候·风痹候》：“又云：凡人常觉脊背皆倔强而闷，不问时节，缩咽膊内，仰面努膊井向上，头左右两向挪之，左右三七，一住，待血行气动定，然始更用，初缓后急，不得先急后缓，若无病人，常欲得日起、午时、日没三辰如用，辰别二七。除寒热病，脊腰颈项痛、风痹、口内生疮、牙齿风、头眩尽除。

《养生方·导引法》云：以两手抱右膝，著膺，除风眩。

又云：以两手承辘轳倒悬，令脚反在其上元，愈头眩风癫。坐地，舒两脚，以绳绊之，大绳绊讫，拖辘轳上来下去，以两手挽绳，使脚上头下，使离地，自极十二通，愈头眩风癫，久行，身卧空中，而不堕落。

又云：一手长舒，令掌仰；一手捉颐，挽之向外，一时极势，二七，左右亦然，手不动，两向侧，极势，急挽之，二七。去颈骨急强、头风脑旋、喉痹，膊内冷注、偏风。

又云：凡人常觉脊背倔强，不问时节，缩咽膊内，仰面，努膊井向上，头左右两向挪之，左右三七，一住，待血行气动住，然始更用，初缓后急，不得先急后缓，若无病人，常欲得旦起、午时、日没三辰，如用，辰别二七。除寒热病，脊腰颈项痛，风痹，口内生疮，牙齿风，头眩，众病尽除。

又云：坐地，交叉两脚，以两手从曲脚中入，低头，叉手项上。治久寒不能自温，耳不闻声。

又云：脚著项上，不息十二通。愈大寒不觉暖热，久顽冷患，耳聋，目眩病，久行即成法，法身五六，不能变也。

又云：低头，不息六通，治耳聋、目癫眩、咽喉不利。

又云：伏前侧牢，不息六通，愈耳聋目眩，随左右聋伏，并两膝，耳著地牢，强意多用力至大极，愈耳聋目眩病，久行不已，耳闻十方，亦能倒头，则不眩也。八件有此术，亦在病疾难为。”

十四、治法禁忌

眩晕病，时有针灸、用药、汗吐下之禁忌，不可随意，恐病未却而正气先伤，致病邪深入恶化。

《备急千金要方·卷二十九针灸上·灸例第六》：“时谓阴气未至，灸无不着，午前平旦谷气虚，令人癫眩，不可针灸也。慎之。”

《妇人大全良方·卷之十八产后门·产后通用方论第三·产科序论》：“且如产后眩晕以牡丹散，然其中有大黄、芒硝，况新产后气血大虚，岂宜轻服？又云去血过多而晕者，或有之；若言痰晕者，十无一二。又如产后热闷，气上转为脚气，不应用小续命汤。仆以《百问》中方加减而用之，此活法也。故孟子云：尽信书则不如无书。此之谓也。”

《兰室秘藏·卷中·妇人门·半产误用寒凉之药论》：“妇人分娩，半产漏下，昏冒不省，瞑目无知，盖因阴血暴亡。有形血去之后，则心神无所养。心与包络者，君火相火也。得血则安，亡血则危。火上炽，故令人昏冒。火乘肺，故瞑目。不省人事，是阴血暴亡，不能镇抚也。血已亏损，医反用滑石、甘草、石膏，辛甘大寒之药，泻气中之热，是血亏泻气，二者俱伤，反成不足虚劳病。夫昏迷不省者，上焦心肺之热也。为无形之热，而用寒凉之药驱令下行，岂不知上焦之病，悉属于表，乃阴证也，汗之则愈。今反下之，幸而不死。暴亏气血，生命岂能久活？又不知《内经》有说：病气不足，宜补不宜泻，但瞑目之病，悉属于阴，宜汗不宜下，又不知伤寒郁冒得汗则愈，是禁用寒凉药也。"

《普济方·卷一百十七·寒暑湿门·中暑附论》："暑气入肝则眩晕顽痹，入脾则昏睡不觉，入肺则喘满痿痹，入肾则消渴，小便不利。若发其汗则恶寒甚，加温针则发热甚，下之则淋甚。"

《普济方·卷一百三十·伤寒门·伤寒三日候》："少阳受病，口苦咽干目眩，小柴胡汤以解表，不可发汗。"

《医门法律·卷五·痰饮门·痰饮留伏论》："今定吐禁一十二条：眩冒昏晕不可吐。"

《医学心悟·卷一·医中百误歌》："病家误，救绝气（病人昏眩时以手闭口而救之也），救气闭口莫闭鼻，若连鼻子一齐扪，譬如入井复下石（鼻主呼吸，闭紧则呼吸绝，世人多蹈此弊，故切言之）。"

【论用方】

古人所载治疗眩晕的方剂数量庞大。针对引起眩晕"寒、热、虚、实、表、里"不同的病因病机，诸方组成迥异，治法繁多，广泛记载于不同年代的文献资料中。故收于此，以供参看。此处去除现今临床已经基本不用的方剂，如祝由禁咒方等。

一、常用治眩晕方论

1. 论半夏茯苓汤

《三因极一病证方论·卷之十七·产科二十一论评》："评曰：产后眩晕，顷刻害人，须量虚实为治。若胸中宿有痰饮阻病不除，产后多致眩晕，又血盛气弱，气不使血，逆而上攻，此等皆非清魄可疗。瘀晕，仍用半夏茯苓汤；血壅，须用牡丹散。但快药尤难辄用，当识轻重，所谓扰乎可扰，扰亦无扰。若气血平人，因去血多致晕者，芎䓖汤尤佳。"

《张氏医通·卷六·神志门·悸》："卒呕吐，心下痞，膈间有水，眩悸者，半夏茯苓汤主之。呕逆痰饮为胸中阳气不得宣散，眩亦上焦阳气不能升发所致，故半夏、生姜并治之。悸则心受水凌，非半夏可独治，必加茯苓以去水，水去则神安而悸愈矣。假令瘦人脐下有悸，吐涎沫而颠眩，此水也，五苓散主之。瘦人火水之盛，为水邪抑郁，在阴分不得升发，故于脐下作悸，及至郁发，转入于阳，与正气相击，在头为眩，在顶为颠。"

2. 论牡丹散

《三因极一病证方论·卷之十七·产科二十一论评》："评曰：产后眩晕，顷刻害人，须量虚实为治。若胸中宿有痰饮阻病不除，产后多致眩晕，又血盛气弱，气不使血，逆而上攻，此等皆非清魄可疗。瘀晕，仍用半夏茯苓汤；血壅，须用牡丹散。但快药尤难辄用，当识轻重，所谓扰乎可扰，扰亦无扰。若气血平人，因去血多致晕者，芎䓖汤尤佳。"

3. 论芎䓖汤

《三因极一病证方论·卷之十七·产科二十一论评》："评曰：产后眩晕，顷刻害人，须量虚实为治。若胸中宿有痰饮阻病不除，产后多致眩晕，又血盛气弱，气不使血，逆而上攻，此等皆非清魄可疗。瘀晕，仍用半夏茯苓汤；血壅，须用牡丹散。但快药尤难辄用，当识轻重，所谓扰乎可扰，扰亦无扰。若气血平人，因去血多致晕者，芎䓖汤尤佳。"

4. 论芎苏散

《严氏济生方·妇人门·校正时贤胎前十八论治》："第十问：妊娠外感风寒，浑身壮热，眼晕头旋者何如？答曰：盖因风寒客于皮肤，伤于荣卫，或洗项背，或当风取凉，致令头目昏痛，憎寒发热，甚至心胸烦闷。大抵产前二命所系，不可轻易妄投汤剂。感冒之初，止宜进芎苏散，以发散表邪，其病自愈。"

5. 论二陈汤

《仁斋直指方论·卷之七·附嘈杂·嘈杂方论》："眩晕嘈杂是火动其痰，二陈汤加栀子、芩、连之类。戴云：此则俗谓之心嘈也。"

《仁斋直指方论·卷之十一·眩运·眩运证治》："二陈汤，加生干姜，治因气郁痰眩运，及酒食所伤眩运，吞来复丹尤胜。"

《医学正传·卷之四·眩运》："丹溪曰：痰在上，火在下，火炎上而动其痰也。此证属痰者多，盖无痰不能作眩也。虽有因风者，亦必有痰。又曰：火动其痰，二陈汤加黄芩、苍术、羌活。挟气虚者，亦以治痰为主，兼补气降火药。去血过多而眩运者，芎归汤。眩运不可当者，以大黄酒炒为末，茶清调下……如痰盛而挟气虚者，二陈汤加人参、白术、黄芪，或少加炮附子煎，入竹沥、姜汁服。如体瘦血虚而痰火兼盛者，二陈汤合四物，加片芩、薄荷煎，入竹沥、姜汁、童便服。如诸般眩运，挟风则加防风、荆芥、天麻、秦艽等药，挟热加片芩、黄连、栀子之类，挟寒加干姜、官桂、附子之属，无有不安者也。"

6. 论理中汤

《仁斋直指方论·卷之十一·眩运·眩运证治》："理中汤，治寒湿眩运，仍吞来复丹，甚者养正丹。""干姜甘草汤、附子理中汤并主虚寒眩运。"

《普济方·卷一百三十七·伤寒门·伤寒心悸》："太阳病，发汗不解，仍发热，心下悸，头眩，肌体瞤动，振振欲擗地者，真武汤主之，或理中汤加茯苓。"

7. 论干姜甘草汤

《仁斋直指方论·卷之十一·眩运·眩运证治》："干姜甘草汤、附子理中汤并主虚寒眩运。"

8. 论消风散

《严氏济生方·妇人门·校正时贤胎前十八论治》："第十三问：妊娠头旋目晕，视物不见，腮项肿核者何？答曰：盖因胎气有伤肝脏，毒热上攻，太阳穴痛，呕逆，背项拘急，致令眼晕生花，若加涎壅，危在片时，急煎消风散散之。"

《验方新编·卷二十·妇科胎前门·头旋目晕痰壅将危》："凡妊娠头旋目昏，腮项肿硬，此因胎气有伤，热毒上攻，沉痛欲呕，背项拘急，致令眼昏生花，若加痰壅，危在片时，急以消风散治之。消风散：雨茶、甘菊、羌活、石膏、当归、川芎、羚羊、白芷、荆芥、防风、甘草，加姜煎，食前服。"

9. 论川芎人参汤

《世医得效方·卷第七大方脉杂医科·漩浊·遗精》："凡病精泄不禁，自汗头眩，虚极，或寒或热，用补涩之药不效，其脉浮软而散，盖非虚也。亦非房室过度。此无他，因有所见，心有所慕，意有所乐，欲想方兴，不遂所欲，而致斯疾。即以乐补，且固不效，将何治之？缘心有所爱则神不归，意有想则志不宁，当先和荣卫，荣卫和则心安。次调其脾，脾气和则志舍定，心肾交媾，神志内守，其病自愈。其法用人参三钱，当归一钱洗焙，为末，作三服。糯米饮调下，服毕自汗止而寒热退。头眩未除，川芎三钱，人参一钱焙，为末，作三服。沸汤调服，头眩遂瘥，精不禁者，用白芍药半两，丁香三钱，木香三钱，锉散。每服生姜五片，枣二枚煎，空心服。即心安神定，精固神悦。"

10. 论小柴胡汤

《卫生宝鉴·补遗·下利或下脓血·瘥后劳复》："瘥后又头重目眩，治用小柴胡汤。"

《丹溪心法·卷三·疸三十七》："谷疸，食已头眩，心中怫郁不安，饥饱所致，胃气蒸冲而黄，宜小柴胡加谷芽、枳实、厚朴、山栀、大黄，《济生》谷疸丸。"

《妇人大全良方·卷之二十二·产后伤寒方论第一》："妇人产后，亡血汗多，故令郁冒。其脉微弱，不能食，大便反坚，但头汗出。所以然者，血虚而厥，厥而必冒，冒家欲解必大汗出。以血虚下厥，孤阳上出，故但头汗出。所以为产妇无汗出者，亡阴血，阳气独盛，故当汗出，阴阳乃复。所以便坚者，呕不能食也。方可用小柴胡汤加生干地黄主之。"

《普济方·卷一百三十·伤寒门·伤寒三日候》："少阳受病，口苦咽干，目眩，小柴胡汤以解表，不可发汗。"

《血证论·卷六·发热》："失血家阳气郁于血分之中，则身热郁冒，但头汗出，身热者，火闭于内，而不得达于外故也。但头汗出者，火性炎上，外有所束，则火不能四达，故愈炎上，而头汗也。治法宜解其郁，使遍身微汗，则气达于外，而阳不乘阴，热止血亦治矣。此如盛暑遏热，得汗而解，小柴胡汤主之。"

11. 论安肾丸

《仁斋直指方论·卷之十一·眩运·眩运证治》："十四友丸、安肾丸，二药夹和，用《和济》七气汤送下。治七情相干，眩运欲倒，仍间用乳香泡汤下。"

12. 论震灵丹

《仁斋直指方论·卷之十一·眩运·眩运证治》："震灵丹、黑锡丹镇坠眩运用之。苏合香丸用枣汤调开，吞震灵丹，治心气不敛，怔忪头运。"

13. 论五苓散

《医门法律·卷五·痰饮门·痰饮留伏论》：

"论五苓散一方，本文云：假令瘦人脐下有悸，吐涎沫而癫眩，此水也，五苓散主之。此寻常一方耳。深维其义，譬如以手指月，当下了然。盖瘦人木火之气本盛，今以水饮之故，下郁于阴中，挟其阴邪鼓动于脐，则为悸；上入于胃，则吐涎沫；及其郁极乃发，直上头目，为癫为眩。《巢氏病源》云：邪入之阴则癫，夫阳郁于阴，其时不为癫眩，出归阳位，反为癫眩者，夹带阴气而上也。故不治其癫眩，但散其在上夹带之阴邪，则立愈矣。散阴邪之法，固当从表，然不如五苓散之表法为长，以五苓散兼利其水耳。今世之用五苓散者，但知其为分利前后水谷之方，不知其为分利表里阴阳之方。"

《张氏医通·卷六·神志门·悸》："假令瘦人脐下有悸，吐涎沫而颠眩，此水也，五苓散主之。瘦人火水之盛，为水邪抑郁，在阴分不得升发，故于脐下作悸，及至郁发，转入于阳，与正气相击，在头为眩，在顶为颠。"

14. 论桂枝龙骨牡蛎汤

《医门法律·卷六·虚劳门·虚劳脉论》："合论《金匮》桂枝龙骨牡蛎汤、天雄散二方，本文云：夫失精家，少腹强急，阴头寒，目眩发落，脉极虚芤迟，为清谷亡血失精；脉得诸芤动微紧，男子失精，女子梦交，桂枝龙骨牡蛎汤主之。"

15. 论芎归汤

《本草纲目·草部第十四卷·草之三·当归》："失血眩运：凡伤胎去血，产后去血，崩中去血，金疮去血，拔牙去血，一切去血过多，心烦眩运，闷绝不省人事。当归二两，芎䓖一两。每用五钱，水七分，酒三分，煎七分，热服，日再。（《妇人良方》）"

《医学正传·卷之四·眩运》："丹溪曰：痰在上，火在下，火炎上而动其痰也。此证属痰者多，盖无痰不能作眩也。虽有因风者，亦必有痰。又曰：火动其痰，二陈汤加黄芩、苍术、羌活。挟气虚者，亦以治痰为主，兼补气降火药。去血过多而眩运者，芎归汤。眩运不可当者，以大黄酒炒为末，茶清调下。"

《普济方·卷三百二十七·妇人诸疾门·杂病》："产后头晕目眩，川芎、芍药、当归末各半钱，童子小便调下。"

《普济方·卷三百二十七·妇人诸疾门·杂病》："一方名芎归汤，只是此二味等分，㕮咀，水煎。专治失血伤胎去血，产后去血，崩中去血，金疮去血，拔牙去血不止及一切去血过多，眩晕闷绝，不省人事，头重目暗，举头欲倒，悉能治之。若产后眩晕，宜加芍药服之。"

《普济方·卷三百二十九·妇人诸疾门·崩中漏下》："妇人产乳去血多，伤胎去血多，崩中去血多，金疮去血多，拔牙齿去血多，未止。心中悬虚，心闷眩冒，头重，目暗耳聋，举头便闷欲倒。宜且煮当归、芎䓖各三两，用水四升，煮取二升去滓，分二服即定，展转续次合诸汤治之。"

16. 论芎辛汤

《张氏医通·卷五·诸痛门·头痛》："眩晕不能抬举，芎辛汤，每服加全蝎五个。"

《张氏医通·卷六·诸风门·胃风》："一曰：厥成为巅疾，厥者逆也，谓胃气逆而上行，成巅顶之疾，如眩晕之类是也，宜芎辛汤。"

17. 论川芎石膏汤

《仁斋直指方论·卷之二·证治提纲·附证治赋》："石膏羌活散祛风明目，川芎石膏汤泻火定眩。"

18. 论八味丸

《明医杂著·卷之三·续医论·梦遗精滑》："少宰汪涵斋，白浊，用补中益气汤加茯苓、半夏，倍白术。愈而复作，肌体消瘦，不时眩晕，用八味丸而痊。"

19. 论四君子汤

《医学正传·卷之四·眩运》："丹溪云：眩运者，中风之渐也。如肥白人，气虚而挟痰者，四君子汤倍蜜炙黄芪，加半夏、橘红，或少加川芎、荆芥穗，以清利头目也。"

《医方集解·补养之剂第一·四君子汤》："治汗后头眩心悸，筋惕肉瞤，或汗出不止，及下后下利不止，身体疼痛。"

20. 论四物汤

《血证论·卷六·咳嗽》："又有冲气挟肝经相火，上乘肺金者，其证目眩口苦，呛咳数十声不止，咳牵小腹作痛，发热颊赤，宜四物汤合左金丸，再加人尿、猪胆汁、牡蛎、五味治之。"

《伤科汇纂·正文·方法总论》："《选粹》云：大法固以血之或瘀或失，分虚实而为补泻，亦当看伤之轻重。轻者顿挫，气血凝滞作痛，此当导气行血而已；若重者伤筋折骨，如欲接续，非数月不瘥；

若气血内停，阻塞真气不得行者必死，急泻其血，通其气，庶可施治。又云：出血太多，头目昏眩，先用川当归、大川芎，水煎服，次加白芍药、熟地黄、续断、防风、荆芥、羌独活、南星，煎加童便，不可用酒。如血出少，内有瘀血，以生料四物汤一半，加独圣散水煎服。皮肉未破者，煎成加酒服。"

21. 论麻黄汤

《幼幼新书·卷第十五·伤寒鼻衄第五》："《活人书》论伤寒小儿、大人治法：一般但小分剂，药性差凉耳。问：鼻衄者，何也？伤寒太阳证，衄血者乃解，盖阳气重故也。仲景所谓阳盛则衄。若脉浮紧，无汗，服麻黄汤。不中病，其人发烦目瞑剧者，必衄，小衄而脉尚浮紧者，宜再与麻黄汤也。"

《普济方·卷一百二十七·伤寒门·辨太阳病脉证并治法中第六》："太阳病，脉浮紧，无汗发热，身疼痛，八九日不解，表证仍在。此当发其汗，服药已，微除，其人发烦，目瞑，剧者必衄，衄乃解。所以然者，阳气重故也，麻黄汤主之。"

22. 论白芍丁香散

《普济方·卷三十三·肾脏门·肾虚漏浊遗精》："凡病精泄不禁，白浊，头眩，虚极或寒热，用补涩之药不效，其脉浮软而散，盖非房室过度也，此无他，因有所欲，想而不遂，故致其疾。既以药补，且犹不效，将何治之？缘心有爱，则神不归，意有想，则志不宁，当先和营卫，营卫和则心安，次调脾胃，脾气和则志定，心肾交媾，精神内守，其病自愈。其治用人参三钱，当归一钱，酒洗焙干为末，作三服。沸汤调服，头眩遂瘥，精不禁者，用白芍药半两，丁香三钱，木香三钱，锉散。每服用生姜五片，枣三枚煎，空心服。即心安神定，精固神悦。"

23. 论芎术除眩汤

《普济方·卷四十四·头门·头痛》："治着湿者，头重眩晕。用川芎、白术、生附子各等分，官桂、甘草减半，每服四钱，姜十片，煎服。名芎术除眩汤。(《千金方》加防风一两)"

24. 论川芎茶调散

《普济方·卷四十六·头门·首风》："大凡人病雷头癫干，俗呼之谬名也。头痛昏眩，皆因浴发而得之，即为首风，此因邪风在于胸中，热甚化而为痰之所致也。可以茶调散吐之，吐讫。次用藏用丸下之，后可服乌荆丸。"

25. 论独圣散

《普济方·卷四十六·头门·首风》："凡头风眩晕，手足麻痹，胃脘发痛，心腹满闷，按如水声，可用独圣散吐之，吐讫，可用清火辛凉之药。仲景曰：此寒痰结在胸中而致然也。"

26. 论消暑丸

《普济方·卷四十七·头门·风头眩》："治冒暑眩晕，烦闷不苏，用香薷散生姜煎，吞下消暑丸，每服七十丸。"

27. 论真武汤

《普济方·卷一百二十七·伤寒门·辨太阳病脉证并治法中第六》："太阳病，发汗。汗出不解，其人仍发热。心下悸，头眩，身瞤动振振欲擗地者，真武汤主之。发汗不解，仍发热，邪气未解也。心下悸，头眩，身瞤动振振欲擗地者，汗出亡阳也。里虚为悸，上虚为眩，经虚为身瞤动振振摇，与真武汤主之，温经复阳。"

《医方集解·祛寒之剂第十·真武汤》："又太阳病发汗，汗出不解，仍发热，心悸头眩，筋惕肉瞤，振振欲擗地，气虚恶寒（汗出过多则心悸，汗为心液，汗去心虚，如鱼失水则跃也；水停心下亦心悸，心属火，火畏水，故悸也。虚阳内动，故头眩；汗多则液少，不能荣养筋肉，故筋惕惕而跳，肉瞤瞤而动也；振振欲擗地者，亡阳无奈，欲擗地而入也。程郊倩曰：汗多亡阳，夫人知之，然有卫外之阳，为周身营卫之主，此阳虚遂有汗漏不止，恶寒身痛之证；有膻中之阳，为上焦心肺之主，此阳虚遂有叉手冒心及奔豚之证；有肾中之阳，为下焦真元之主，此阳虚遂有发热眩悸、瞤振擗地之证；有胃中之阳，为中焦水谷生化之主，此阳虚遂有腹胀满、胃不和而成心下痞之证。救误者须观脉证，知犯何逆，以法治之。肾之真阳盛，则水皆内附，而与肾气同其收藏矣；肾之阳虚，不能制水，则泛滥为病，故上凌心而成眩悸，中侮脾而致呕泻也。方名真武，盖取固肾为义）。"

28. 论苓桂术甘汤

《普济方·卷一百二十二·伤寒门·振》："其振振欲擗地者，及身为振振摇者，二者皆发汗过多亡阳，经虚不能自主持，故身为振摇也。又非若振栗之比。《经》曰：若吐下后，心下逆，上冲胸，起则头眩，发汗则动经，身为振振摇，茯苓桂枝白术甘草汤主之。太阳病，发汗不解，其人仍发热，心下悸，头眩身瞤动，振振欲擗地者，真武汤主之。二者皆用温经益阳滋血助气之剂，未有不获全济之功者。”

《普济方・卷一百二十二・伤寒门・筋惕肉瞤》：“太阳病，发汗不解，发热心悸，头眩振振擗地，真武汤。吐下后，心下逆满，气上冲胸，起则头眩，脉沉紧，身振摇者，茯苓桂枝白术甘草汤。”

《普济方・卷一百二十七・伤寒门・辨太阳病脉证并治法中第六》：“伤寒若吐，若下后，心下逆满，气上冲胸，起则头眩，脉沉紧，发汗则动经，身为振振摇者，茯苓桂枝白术甘草汤主之。”

《普济方・卷一百三十二・伤寒门・伤寒烦躁》：“吐汗下，虚烦，心下痞满，气上冲胸，头眩经动，身为振摇，茯苓桂枝白术甘草汤。”

《医方集解・利湿之剂第十二・茯苓甘草汤》：“本方去生姜，加白术，名茯苓桂枝白术甘草汤。（仲景）治伤寒吐下后，心下逆满，气上冲胸，起则头眩，脉沉紧，发汗则动经，身为振摇者。逆满气冲，寒邪伏饮上搏于膈也，故令头眩；沉为在里，且既经吐下，复发其汗，则阳益虚而津液耗，故振摇也；与此汤导饮和中，益阳固卫；《金匮》用治心下有痰饮，胸胁支满，目眩。”

29. 论防风白术牡蛎散

《普济方・卷一百二十二・伤寒门・筋惕肉瞤》：“发汗则头眩汗不止，筋惕肉瞤，其候最逆，且先服防风白术牡蛎散，次服小建中汤，十救一二。”

30. 论小建中汤

《普济方・卷一百二十二・伤寒门・筋惕肉瞤》：“发汗则头眩汗不止，筋惕肉瞤，其候最逆，且先服防风白术牡蛎散，次服小建中汤，十救一二。”

《普济方・卷一百二十九・伤寒门・辨不可发汗病脉证并治》：“衄血下血，虽脉浮紧，无汗，然衄欲愈，下者亦欲愈，不愈，用桂枝汤，不可发汗。腹中左右上下动气筑触，不可汗下，证治论，用柴胡桂枝汤。动在左，发汗则头眩，汗不止，筋惕肉瞤，为逆，先服防风白术牡蛎汤，汗止，建中汤与之。动在右，发汗，衄而渴，心苦烦，饮吐，先五苓散，次竹叶汤。动在上，发汗，气上冲心，枣根汤。动在下，发汗，心中大烦，骨节疼，头痛，目运，入食吐，用大橘皮汤止吐，次建中汤。”

《验方新编・卷九・妇人科产后门・产后肝虚风从内生》：“诸风振掉，皆属肝木。肝为血海，胞中之主也。产后去血过多，肝气暴虚，内则不能养神，外则不能养筋，以致神昏气少，汗出身冷，眩晕卒倒，手足扯动，此肝虚风自内生者。此用当归建中汤，加炙芪、台党各一钱，制附子五钱，姜、枣引，水煎服。不可饮热茶热水。”

31. 论甘草泻心汤

《普济方・卷一百二十九・伤寒门・辨不可下病脉证并治》：“无阳阴实，而大便硬者，下之必清谷腹满，但用蜜导，左动气，下之则腹满，拘急，气愈动，身虽热，反欲蜷。先甘草干姜汤，次小建中汤。右动气，下之则津液竭，咽鼻干，头眩心悸，竹叶汤。上动气，下之则掌握热烦，汗出欲灌水，竹叶汤。下动气，下之则腹满清谷，心痞，头眩，甘草泻心汤。”

《血证论・卷二・鼻衄》：“阳明，主阖秋冬阴气，本应收敛。若有燥火伤其脉络，热气浮越，失其主阖之令，逼血上行，循经脉而出于鼻，其证口渴气喘，鼻塞孔干，目眩发热；或由酒火，或由六气之感，总是阳明燥气，合邪而致衄血。盖阳明本气原燥，病入此经，无不化而为燥，治法总以平燥气为主，泻心汤加生地、花粉、枳壳、白芍、甘草，或用犀角地黄汤加黄芩、升麻，大解热毒。鼻衄止后，宜用玉女煎加蒲黄以滋降之，再用甘露饮多服以调养之，肆饮梨胶、藕汁、莱菔汁、白蜜等，皆与病宜。”

32. 论增损术附汤

《普济方・卷一百八十五・诸痹门・诸痹》：“若寻常寒热湿相搏，身体烦痛，脚膝软痛，及热虚头眩，止用白术、附子各一两，甘草半两，姜枣煎服，名增损术附汤。”

33. 论润肺汤

《普济方・卷三百二十・妇人诸疾门・咳嗽》：“夫嗽者感风于皮毛，入于腠理，寒于肺经，所以嗽也，润肺汤散主之。有吐而嗽者，由茶饮过度，停积于胸膈，久则成痰，使人头目昏痛，精神不爽，风增寒结痰作嗽也，润肺汤加半夏。食秽物炙嗽，此肺受伤也，六合汤、玉屑丸主之。”

34. 论羊肉汤

《普济方・卷三百二十七・妇人诸疾门・杂病》：“一名羊肉汤，治虚损羸乏，腹中疠痛，往来寒热并吸吸少气，不能支持，头眩自汗，腹内拘急。

每服用精羊肉一两，姜十片，水二盏，煎至六分温服。”

35. 论不换金正气散

《普济方·卷三百三十二·妇人诸疾门·总论》：“妇人血海挟受风邪，不换金正气散加川芎、官桂主之，以至眩晕，烦闷呕恶怔忡、迷乱；多至于发狂妄语，小便不禁。”

36. 论六君子汤

《医学心悟·卷五·妇人门·产后血晕》：“产后血晕，宜烧漆器，熏醋炭，以开其窍。若瘀血上攻，胸腹胀痛拒按者，宜用归芎汤下失笑丸。若去血过多，心慌自汗，用归姜饮加人参。虚甚者，更加熟附子。若脾胃虚弱，痰厥头眩而呕恶者，用六君子汤。大抵产后眩晕，多属气虚，察其外症，面白、眼合、口张、手撒，皆为气虚欲脱之象。若兼口鼻气冷，手足厥冷，此为真虚挟寒，速宜温补，每用人参两余，而以姜、附佐之，庶得回春，不可忽也。”

《伤科汇纂·正文·用药总论》：“挟表体疼，虚实宜详，形实者疏风败毒（散），气弱者羌活乳香（汤）。初患之时，审症择方，瘀凝昏愦者花蕊石（散），痰迷心闷者苏合香（丸），血瘀泛注者葱熨法，亡血过多者圣愈汤，烦躁而不眠者加味归脾（汤），眩晕而呕胀者六君子汤。”

37. 论逍遥散

《血证论·卷二·吐血》：“因肝经风火，鼓动煽炽，而血不能静者，则见口苦咽干，目眩耳鸣，胁痛逆气，躁怒决裂，骨蒸妄梦，以逍遥散平剂和之。”

《血证论·卷四·崩带》：“又有治肝以治脾之贼者，肝经怒火妄动，木郁克土，火扰而血不宁。其人善怒头痛，口苦目眩，胁腹胀满，六脉弦数，与脾经虚寒之证，显有不同，宜归脾汤加丹皮、栀子、柴胡、白芍、麦冬、五味子，补脾土，清肝火，两面俱到；或用丹栀逍遥散加牡蛎、阿胶、蒲黄。”

《验方新编·卷二十四·疔疮部·加味逍遥散》：“治肝经郁火，颈生瘰疬，并胸胁胀痛，或作寒热；甚至肝木生风，眩晕振摇，或咬牙发痉诸症。（《经》）云：木郁达之是已，服前丸，兼服此散更妙。柴胡、茯苓、当归、白术、甘草、白芍、丹皮、黑山栀各一钱，薄荷五分，水煎服。”

38. 论半夏白术天麻汤

《伤科汇纂·正文·出血》：“李东垣云：痰厥头痛，每发时两颊青黄，眩晕目不欲开，懒于言语，身体沉重，兀兀欲吐，此厥阴太阴合病也，宜服《局方》玉壶丸及半夏白术天麻汤。”

39. 论全生活血汤

《女科经纶·卷四·胎前证下·妇人半产误用寒药损治宜活血升举论》：“李东垣曰：妇人分娩，半产漏下，昏冒不省，瞑目无知，盖因阴血暴亡。有形血去之后，则心神无所养。心与包络者，君火相火也。得血则安，亡血则危。火上炽，故令人昏冒。火乘肺，故瞑目。不省人事，是阴血暴亡，不能镇抚也。血已亏损，医反用滑石、甘草、石膏，辛甘大寒之药。泻气中之热，是血亏泻气，二者俱伤，反成不足虚劳病。夫昏迷不省者，上焦心肺之热也。为无形之热，而用寒凉之药驱令下行，岂不知上焦之病，悉属于表，乃阴证也，汗之则愈。今反下之，暴亏气血，生命岂能久长。又不知《内经》有云：病气不足，宜补不宜泻。瞑目合眼之病，悉属于阴，宜汗不宜下。又不知伤寒郁冒，得汗则愈，是禁寒凉药也。分娩半产，本气不病，是暴去有形之血，亡血则补血，又何疑焉。补血则神昌，血下降亡，当补而升举之，心得血则能养而神不昏。血暴降下，是秋冬之令太旺，今举而升之，以助其阳，则目张而神不昏迷矣。今立方，生熟地四物，加红花、细辛、蔓荆、羌、防、升、柴、葛根、藁本、甘草，补血养血，生血益阳，以补手足厥阴之不足，名全生活血汤。

［慎斋按］东垣先生之论至妙，但半产病昏迷不省，谓上焦心肺表病，而曰汗之则愈，引伤寒郁冒证，以得汗为愈，作半产证治法，岂不知亡血家不可发汗之义。且立方风药倍多于血药，且云升举其阳之意，又不用一味气药，以益血之脱，是不能无疑于此论也，俟正之。”

40. 论清魂散

《万氏女科·卷之三·产后章·产后眼见黑花昏眩》：“问云云者何？曰：恶露未尽，败血流入肝经，肝经开窍于目，故眼见黑花。诸风振掉，皆属肝木，故为昏眩。用前清魂散加牡丹皮一钱，煎服如前。”

《验方新编·卷九·妇人科产后门·产后眼见黑花昏眩》：“昏眩出汗见后。此败血流入肝经，故眼见黑花，诸风振掉，皆属肝木，始为昏眩，用后清魂散加丹皮二钱，水、酒各一盏，煎至一半，入童便一钟同服。”

41. 论玉枢丹

《张氏医通·卷九·杂门·蛊毒》:“误食蛇穴中蟹鳖,令人头旋目眩,腹痛而死,急磨玉枢丹救之。”

二、治眩晕通用方

1. 人参汤(《备急千金要方·卷十三心脏方·头面风第八》)

治头眩屋转眼不得开方。

人参　当归　防风　黄芪　芍药　麦门冬(各一两)　独活　白术　桂心(各三两)

上九味㕮咀。以水一斗煮取三升,分三服。

2. 摩膏方(《备急千金要方·卷十三心脏方·头面风第八》)

治头中二十种病,头眩发秃落,面中风者方。

蜀椒　莽草(各二两)　桂心　蔄茹　附子　细辛(各一两半)　半夏　干姜(各一两)

上八味㕮咀。以生猪肪二十两合捣,令肪消尽药成。先沐头令净,后以药摩囟上,日一。如非十二月合,则用生乌麻油和,涂头皮沐头令净,乃用之一次生发如昔。

3. 薯蓣丸(《备急千金要方·卷十四小肠腑方·风眩第四》)

治头目眩冒心中烦郁,惊悸狂癫方。

薯蓣(二十八分)　甘草(二十分)　鹿角胶(《金匮》作阿胶)　大豆黄卷　桂心(各七分)　干地黄　神曲　当归　人参(各十分)　麦门冬　防风　黄芩(《金匮》无)　芍药　白术(各六分)　柴胡　桔梗　茯苓　杏仁　川芎(各五分)　白蔹　干姜(各三分)　大枣(一百枚,取膏)

上二十二味为末,枣膏和白蜜,丸如弹丸。先食服一丸,日三。

4. 天雄散(《备急千金要方·卷十四小肠腑方·风眩第四》)

治头目眩晕屋转旋倒方。

天雄　防风　川芎　人参　独活　桂心　葛根(各三分)　莽草(四分)　白术　远志　薯蓣　茯神　山茱萸(各六分)

上十三味治,下筛。先食以菊花酒服方寸匕,日三,渐加至三匕,以知为度。菊花酒法,九月九日取甘菊花曝干作末,于米馈中蒸作酒。

5. 神仙散(《银海精微·卷下·治诸眼一切点眼膏药》)

治头目昏眩,偏风痛极。

甜瓜蒂　焰硝　苍耳子　川芎　薄荷　藜芦　郁金　雄黄

上将前为末。口含水吹一字入鼻中。

6. 万金散(《千金翼方·卷第十六·中风上·诸散第二》)

主头痛眩乱,耳聋,两目泪出,鼻不闻香臭,口烂恶疮,鼠漏瘰疬,喉咽生疮,烦热咳嗽胸满,脚肿,半身偏枯不遂,手足筋急缓,不能屈伸,贼风猥退,蜚尸蛊注,江南恶气,在人心下,或在膏肓,游走四肢,针灸不及,积聚僻戾,五缓六急,湿痹,女人带下积聚,生产中风,男女五劳七伤皆主之方。

石斛　防风　巴戟天　天雄(炮,去皮)　干地黄　石楠　远志(去心)　踯躅　乌头(炮,去皮)　干姜　桂心(各一两半)　蜀椒(半升,汗,去目闭口者汗)　瞿麦　茵陈　秦艽　茵芋　黄芪　蔷薇　独活　细辛　牛膝(各一两)　柏子　泽泻　杜仲(各半两,炙)　山茱萸　通草　甘草(各三分)

上二十七,捣筛为散。鸡未鸣时冷酒服五分匕,日三,加至一匕。

7. 贴顶膏(《外台秘要·卷第十五·头风旋方七首》)

疗头风闷乱、鼻塞,及头旋眼暗皆主之方。

蓖麻(去皮)　杏仁(去两仁皮尖)　石盐　芎䓖　松脂　防风

上六味等分。先捣石盐以下四种为末,别捣蓖麻、杏仁,相次入讫,即腊纸裹之。有病者先灸百会三壮讫,刮去黑毛使净,作一帛帖子,裁大于灸处,涂膏以贴上,两日三日一易之。其疮于后即烂破,脓血出,及帛贴之,似烂柿蒂出者良。

8. 芎辛散(《圣济总录·卷第一百八·眼眉骨及头痛》)

治头目偏痛,时多晕眩,鼻中壅塞,不闻香臭。

芎䓖　白附子(各三钱)　细辛(去苗叶,一钱)　滑石　槐芽(各三钱)

上五味,捣罗为细散,入生龙脑半钱匕,同研极细。每用一字,搐入鼻中。

9. 荆芥穗散(《本草纲目·草部第十四卷·草之三·假苏》)

治一切眼疾,血劳,风气头痛,头旋目眩。

荆芥穗为末,每酒服三钱。

10. 龙脑丸(《普济方·卷四十四·头门·头痛》)

治头痛,头旋眼花,及喉痹、缠喉风等。

龙脑(研) 丹砂(研) 马牙硝(研,各一分) 麝香(研,半钱)

上同研匀细,于碟内盛,用羊胆滴汁入药中,旋和成丸如黑豆大,以净合盛。每用一粒,以芦管吹入鼻中,以手小指推近鼻上,两鼻皆如此,就枕仰卧,少时候药溶入脑,涎唾从喉内出,其病立瘥。

11. 干姜方(《普济方·卷四十七·头门·风头旋》)

治头旋眼眩。

上以干姜为末,热酒调一钱服,立效。

12. 羚羊角散(《普济方·卷四十七·头门·风头眩》)

治风邪乘于阳经,上注头目,遂入于脑,又或痰水,结聚胸膈,上冲头目,一切眩晕病皆治之。

茯神(一两) 芎䓖 羚羊角 甘草(各半两) 枳壳 半夏(汤洗七次) 白芷 防风 附子(各一分)

上捣细。每服四钱,水一盏,生姜三片,煎至七分,不拘时温服。

13. 天麻饼子(《外科正宗·卷之四·杂疮毒门·兴痛第六十六》)

治头痛因风、火、湿、痰上攻,及杨梅疮毒所致。兼治头目昏眩,项背拘急,肢体烦痛,肌肉蠕动,耳哨蝉鸣,鼻塞多嚏,皮肤顽麻,瘙痒瘾疹。又治妇人头风作痛,眉棱骨疼,牙齿肿痛,痰逆恶心者,并皆治之。

天麻 草乌(汤泡去皮) 川芎 细辛 苍术 草川乌(汤泡去皮) 薄荷 甘松 防风 白芷 白附子(去皮,各五钱) 雄黄 全蝎(各三钱)

上为细末,寒食面打糊捣稠如寒豆大,捻作饼子。每服二三十饼,食后细嚼,葱头汤送下,属火热痰痛者茶汤下,甚者日进二服。忌诸般发物。

三、治肝阳上亢眩晕方

1. 羚羊角散(《圣济总录·卷第四十一·肝脏门·肝虚》)

治肝元虚风上攻,头目昏闷肿疼,背项紧急,悒悒不乐。

羚羊角屑 芎䓖(各半两) 羌活(去芦头) 独活(去芦头,各三钱) 人参 防风(去叉) 白蒺藜(炒,各半两)

上七味同捣为分,食后温服一钱匕,温酒调下,不计时候。

2. 生干地黄丸(《太平圣惠方·卷第二十六·治肝劳诸方》)

治肝脏风劳,头眩多忘,忧恚不足,面目青黄。

生干地黄(一两) 防风(一两,去芦头) 薯蓣(一两) 茯神(一两) 山茱萸(一两) 桂心(一两) 天雄(一两,炮裂,去皮脐) 远志(一两,去心) 柏子仁(一两) 川椒(一两,去目及闭口者,微炒去汗) 细辛(一两) 枳实(一两,麸炒微黄) 甘菊花(一两) 甘草(三分,炙微赤,锉)

上件药,捣罗为末,炼蜜和捣三五百杵,丸如梧桐子大。每服食前,以温酒下二十丸。

3. 竹沥汤(《圣济总录·卷第四十一·肝脏门·肝气逆面青多怒》)

治肝脏气逆,手足拘急,面青多怒,胁下苦满,或时眩冒。

竹沥 甘草(炙,锉) 秦艽(去苗、土) 葛根(锉) 黄芩(去黑心) 麻黄(去根节) 防己 细辛(去苗叶) 桂(去粗皮) 干姜(炮,各一两) 防风(去叉) 升麻(各一两半) 赤茯苓(去黑皮,三两) 附子(炮裂,去皮脐,二枚) 杏仁(去皮尖、双仁,五十枚)

上一十五味,除竹沥外,粗捣筛。每服五钱匕,水一盏,入竹沥半盏,煎至一中盏,去滓温服,不计时候。

4. 秦艽散(《圣济总录·卷第四十一·肝脏门·肝气逆面青多怒》)

治肝气逆,面青多怒,身体不能屈伸,甚则头目眩晕。

秦艽(去苗、土) 干姜(炮) 桔梗(炒) 附子(炮裂,去皮脐,各一两) 当归(切,焙) 天门冬(去心,焙) 人参 白术 蜀椒(去目并闭口者,炒出汗,各一两一分) 乌头(炮裂,去皮脐尖) 细辛(去苗叶,各三分) 甘草(炙,锉) 白

芷　山茱萸　麻黄(去根节)　前胡(去芦头)　防风(去叉)　五味子(各半两)

上一十八味,捣罗为散。每服一钱匕,温酒调下,日三,不拘时候。

5. 俞山人降气汤(《太平惠民和剂局方·卷之三·绍兴续添方》)

治虚阳上攻,气不升降,上盛下虚,膈壅痰实喘满,咽干不利,烦渴引饮,头目昏眩,腰脚无力,四肢倦怠,咳嗽。兼治风湿脚气。

前胡　五加皮(姜汁涂炙)　厚朴(姜浸一宿炒)　黄芪(去芦)　当归　紫苏子(微炒)　甘草(炙)　肉桂(不见火)　陈皮(去白)　半夏曲(各一两,炙)　干姜(炮)　人参　附子(炮,去尖)　羌活　桔梗(炒,各半两)

上十五味,同作粗末。每服三钱,水一盏半,入紫苏三叶,生姜三片,枣一枚,煎至七分,去滓温服,食后服。

6. 白散子(《三因极一病证方论·卷之二·中风治法》)

治肝肾虚,为风所袭,卒中涎潮,昏塞不语,呕吐痰沫,头目眩晕,上实下虚,真阳耗竭。兼治阴证伤寒,六脉沉伏,昏不知人。又治霍乱吐泻,饮食不进;及小便淋沥不通,眼赤口疮,咽喉冷痛。

大附子(生,去皮脐)　桂府　滑石(各半两)　圆白　半夏(汤洗二十一次,三分)

上为末。每服二钱,水二盏,姜七片,蜜半匙,煎七分,空腹冷服。霍乱,加藿香;小便不利,加木通、灯心、茅根煎。此药就有差互,亦无所苦。

7. 神应养真丹(《三因极一病证方论·卷之三·厥阴经脚气证兼治法》)

治厥阴肝经为四气进袭肝脏,左瘫右痪,涎潮昏塞,半身不遂,手足顽麻,语言謇涩,头旋目眩,牙关紧急,气喘自汗,心神恍惚,肢体缓弱,上攻头目,下注脚膝,荣气凝滞,遍身疼痛。兼治妇人产后中风,角弓反张,堕车落马,打扑伤损,瘀血在内。

当归(酒浸)　天麻　川芎　羌活　白芍药　熟地黄(各等分,一法无羌活,入木瓜、熟阿胶等分)

上为末,蜜丸如鸡子黄大。每服一丸,木瓜、菟丝子浸酒下;脚痹,薏苡仁浸酒下;中风,温酒米汤下。

8. 钩藤散(《妇人大全良方·卷之四·妇人虚风头目眩晕及心眩方论第四》引《本事方》)

治肝厥头晕,清头目。

钩藤　陈皮　半夏　麦门冬(去心)　茯苓　茯神　人参(去芦)　甘菊花　防风(各半两)　甘草(一分)　石膏(一两)

上㕮咀。每服四钱。水一盏半,生姜七片,煎至八分,去滓,温服、热服。

9. 干蝎丸(《普济方·卷十四·肝脏门·肝虚》)

治肝脏虚风上攻,头旋,项筋急,眼有黑花,耳内虚鸣。

干蝎(醋炒,半两)　巴戟天(去心,糯米炒,候米赤黄,不用米)　附子(炮裂,去皮脐)　羌活(去芦头)　白蒺藜(炒,各一两)

上捣罗为细末,炼蜜为丸如梧桐子大。每服十五丸至二十丸,空心盐汤下,食后临卧米饮下。

10. 天麻虎骨散(《普济方·卷十五·肝脏门·肝风毒流注入脚膝筋脉疼痛》)

治肝元风气,上攻头目昏疼,下注腰膝无力,行步不能,或多肿痒,或在两膝肿痛,状似膝风,久疗不瘥,或细小少力。

虎胫骨(二两,酥炙令黄)　天麻　木香　羌活　川芎　黄芪(去土)　白蒺藜(微炒去刺)　青橘皮(去白)　大腹子皮(微炒)　官桂(去皮)　槟榔　沉香　桃仁(麸炒,去皮尖)　茯苓(去皮)　干蒿　干薯蓣　海桐皮　五味子　败龟(米醋浸一宿炙)　白藓皮(以上各一两)　肉苁蓉(一两半)　大附子(一两半,炮去皮脐)　甘草(半两)

上件二十三味,各要新好者,细锉,慢火炮,为末,内沉香、官桂、槟榔,不见火,并同为末,和令匀。每服,空心临卧,盐酒调下一钱,或入盐,如茶点亦得。

11. 滋生青阳汤(《校注医醇賸义·卷一·中风·中风僵卧》)

治头目眩晕,肢节摇颤,如登云雾,如坐舟中。

生地(四钱)　白芍(一钱)　丹皮(一钱五分)　麦冬(一钱五分,青黛拌)　石斛(二钱)　天麻(八分)　甘菊(二钱)　石决(八钱)　柴胡(八分,醋炒)　桑叶(一钱)　薄荷(一钱)　灵磁石(五钱,整块同煎)

水煎服。

12. 丹青饮(《校注医醇賸义·卷三·咳嗽》)

治肝经之咳,痰少胁痛,易怒头眩。

赭石(三钱) 麦冬(一钱五分,青黛拌) 杭菊(二钱) 石斛(三钱) 潼蒺藜(三钱) 白蒺藜(三钱) 沙参(四钱) 桑叶(一钱) 橘红(一钱) 贝母(二钱) 杏仁(三钱) 旋覆花(一钱,绢包)

水煎服。

四、治血虚生风眩晕方

1. 酸枣仁散(《太平圣惠方·卷第七十一·治妇人腰脚疼痛诸方》)

治妇人血气风虚,腰脚疼痛,头目昏闷,食少无力。

酸枣仁(三分,微炒) 防风(半两,去芦头) 牛膝(三分,去苗) 羌活(半两) 当归(三分,锉,微炒) 芎䓖(三分) 桂心(三分) 木香(三分) 海桐皮(一分) 杜仲(三分,去粗皮,微炙,锉) 附子(三分,炮裂,去皮脐) 萆薢(三分,锉) 续断(三分) 甘草(一分,炙微赤,锉)

上件药,捣筛为散。每服四钱,以水一中盏,入生姜半分,煎至六分,去滓温服,食前温温服之。

2. 芍药汤(《圣济总录·卷第一百五十·妇人血风门·妇人血风劳气》)

治妇人血风劳气,骨节疼痛,寒热头眩眼睛疼,心虚恍惚惊悸。

芍药 牡丹皮 玄参 芎䓖 白茯苓(去黑皮) 熟干地黄(焙) 白蔹 甘草(炙,锉) 当归(切,焙) 五味子 麦门冬(去心,焙) 人参(各一两)

上一十二味,粗捣筛。服三钱匕,水一盏煎至七分,去滓温服,不拘时。

3. 牡丹皮汤(《圣济总录·卷第一百五十·妇人血风门·妇人血风劳气》)

治妇人血风劳气,头目昏眩,胸背拘急,心烦体热,血脉不利,肌肉枯悴。

牡丹皮 芍药(锉) 牛膝(酒浸切,焙) 生干地黄(焙) 柴胡(去苗,各二两) 附子(炮裂,去皮脐) 当归(切,焙) 芎䓖(锉) 细辛(去苗叶) 干姜(炮) 白芷 吴茱萸(汤洗焙,干炒) 人参 陈橘皮(去白,焙) 虎杖 延胡索 山茱萸(各一两)

上一十七味,锉如麻豆。每服五钱匕,水一盏,童子小便半盏,同煎至一盏,去滓温服。

4. 海桐皮汤(《圣济总录·卷第百五十·妇人血风门·妇人血风走注》)

治妇人血风攻注,四肢无力劳倦,头目昏眩,背项拘急,骨节酸痛。

海桐皮(锉) 桂(去粗皮) 木香 天麻 人参 羌活(去芦头) 独活(去芦头) 牛膝(酒浸切,焙) 金毛狗脊(煨,去毛) 石斛(去根) 黄芪(锉) 防风(去叉) 鳖甲(去裙襕,醋浸炙) 萆薢 麻黄(去根节,各三分)

上一十五味,粗捣筛。每服三钱匕,水一盏,生姜二片,煎至七分,去滓,温服稍热服。如伤风冷,头疼壮热,入葱白煎,并两服,出汗愈。

5. 蓬香散(《圣济总录·卷第一百五十·妇人血风门·妇人血风走注》)

治妇人血风,每至天阴,即先头旋眼睛痛,头目昏,躁闷怔忪,手足热疼,吃食减少,经候不匀,有时腹痛,或多便利。

蓬莪术(煨,锉) 京三棱(煨,锉) 荆芥穗 沉香(锉) 厚朴(去粗皮,生姜汁炙) 桂(去粗皮) 乌药 当归(切,焙) 延胡索 天麻 附子(炮裂,去皮脐,各一两)

上一十一味,捣罗为末。每服二钱匕,生姜自然汁少许,和温酒调下,日三。

6. 牡丹丸(《圣济总录·卷第一百五十·妇人血风门·妇人血风走注》)

治妇人血风走注,上攻头目昏重,下注腰脚酸疼,及遍身刺痛。

牡丹皮(一两) 乌头(炮裂,去皮脐,半两) 赤芍药(一两) 地龙(去土,炒) 当归(切,焙) 赤小豆(炒) 青橘皮(汤浸去白炒,各半两)

上七味,捣罗为末,醋煮面糊丸如梧桐子大。每服二十丸,生姜醋汤,或温酒下。

7. 逍遥饮(《圣济总录·卷第一百五十·妇人血风门·妇人血风走注》)

治妇人血风,百节疼痛,心烦热躁,恍惚忧惧,头目昏重,夜多虚汗。

白茯苓(去黑皮) 柴胡(去苗) 白术(炒) 当归(切,焙) 赤芍药(各二两) 甘草

（炙，半两）

上六味，粗捣筛。每服二钱匕，水一盏煎至七分，去滓温服，不计时候。

8. 逍遥散（《太平惠民和剂局方·卷之九·治妇人诸疾》）

治血虚劳倦，五心烦热，肢体疼痛，头目昏重，心忪颊赤，口燥咽干，发热盗汗，减食嗜卧，及血热相搏，月水不调，脐腹胀痛，寒热如疟。又疗室女血弱阴虚，荣卫不和，痰嗽潮热，肌体羸瘦，渐成骨蒸。

甘草（微炙赤，半两） 当归（去苗，锉，微炒） 茯苓（去皮，白者） 芍药（白） 白术 柴胡（去苗，各一两）

上为粗末。每服二钱，水一大盏，烧生姜一块切破，薄荷少许，同煎至七分，去渣热服，不拘时候。

9. 禹余粮丸（《太平惠民和剂局方·卷之九·治妇人诸疾》）

治妇人带下久虚，胞络伤败，月水不调，渐成崩漏，气血虚竭，面黄体瘦，脐腹里急，腰膝疼重，肢体烦痛，心忪头眩，手足寒热，不思饮食。

桑寄生 柏叶（微炒） 当归（去芦，微炒） 厚朴（去粗皮，涂姜汁，炙） 干姜（炮） 白术 鳖甲（醋浸去裙襕，炙黄） 附子（炮，去皮脐，各一两） 禹余粮（烧，醋淬七遍，飞研） 白石脂（各二两） 狗脊（去毛） 白芍药（各三分） 吴茱萸（汤洗七次，微炒，半两）

上为细末，炼蜜和丸如梧桐子大。每服三十丸，温酒或米饮下，空心，食前服。

10. 牡丹散（《太平惠民和剂局方·卷之九·续添诸局经验秘方》）

治血虚劳倦，五心烦热，肢体疼痛，头目昏重，心忪颊赤，口燥咽干，发热盗汗，减食嗜卧，及血热相搏，月水不利，脐腹胀痛，寒热如疟。又治室女血弱阴虚，荣卫不和，痰嗽潮热，肌体羸瘦，渐成骨蒸。

干漆（炒） 苏木 鬼箭 蓬莪术（炮，各一分） 甘草（半盐汤炙，半生） 当归 桂心 牡丹皮 芍药 陈皮（去白） 红花 延胡索（炒） 没药（别研令细） 乌药（各一两）

上为末。每服二钱，水一盏，煎至七分，不拘时候。

11. 当归丸（《太平惠民和剂局方·卷之九·治妇人诸疾》）

治产后虚羸，及伤血过多，虚竭少气，脐腹拘急，痛引腰背，面白脱色，嗜卧不眠，唇口干燥，心忪烦倦，手足寒热，头重目眩，不思饮食；或劳伤冲任，内积风冷，崩中漏下，淋沥不断，及月水将行，腰腿重疼，脐腹急痛；及治男子、妇人从高坠下，内有瘀血、吐血，下血等病。

真蒲黄（炒，三分半） 熟干地黄（十两） 阿胶（捣碎，炒燥） 当归（去芦，微炒） 续断干姜（炮） 甘草（微炙赤） 芎䓖（各四两） 附子（炮，去皮脐） 白芷 白术 吴茱萸（汤洗七次，微炒，各三两） 肉桂（去皮） 白芍药（各二两）

上为细末，炼蜜和丸如梧桐子大。每服二十丸，食前以温酒下，渐加至五十丸。

12. 济危上丹（《太平惠民和剂局方·卷之九·吴直阁增诸家名方》）

论产后所下过多，虚极生风者，盖皆缘妇人以荣血为主，因产，血下太多，气无所主，唇青肉冷汗出，目瞑神昏，命在须臾者，不可误用风药，急宜服此。

太阴玄精 五灵脂（去沙石） 硫黄（老红色者） 乳香（研）

以上四味各等分，慢火炒结成砂，研极细。

13. 清魄散（《三因极一病证方论·卷之十七·产科二十一论评》）

治产后眩晕。

泽兰叶（一分） 人参（一分） 荆芥穗（一两） 川芎（半两）

上为末。温酒热汤各半盏，调一钱，急灌之，下咽即开眼气定，省人事。

14. 独活汤（《仁斋直指方论·卷之三·诸风·附诸方》）

治虚风昏愦，不自知觉，手足瘛疭，坐卧不宁，或发寒热。若血虚，不能服发汗药，及中风自汗，尤宜服。

川独活 羌活 人参（去芦） 防风 当归 细辛 茯神（去木） 半夏 桂心 白薇 远志 菖蒲（去毛） 川芎 甘草（各五钱）

上㕮咀。每服一两，水一盏，生姜五片，煎至八分，去滓温服，食后温服。

15. 当归饮子（《普济方·卷三百五十五·产

后诸疾门·诸疾》)

治血虚劳倦,五心烦热,肢体疼痛,头目昏重,心忪颊赤,口燥咽干,发搦盗汗,减食嗜卧,及血热相搏,月水不调,脐腹胀满疼痛,寒热如疟;又疗室女血弱,阴虚营卫不和,痰嗽潮热,肌体羸瘦,渐成骨蒸。

当归 柴胡(各二两) 人参(一两) 半夏(七钱半) 白芍药(一两半) 黄芩(一两) 甘草(半两)

上㕮咀。每服四钱,水一盏半,姜三片,枣一枚,煎八分,去滓,不拘时服。

16. 六合汤(《医学正传·卷之四·眩运》)

治风虚眩运。

四物汤加秦艽、羌活为佐,水煎服之。

五、治阴虚风动眩晕方

1. 升麻散(《太平圣惠方·卷第三十一·治骨蒸烦热诸方》)

治骨蒸,五心烦热,眼目昏涩,肢节酸疼,不能饮食。

川升麻(一两) 黄连(一两,去须) 枳壳(一两,麸炒微黄去瓤) 栀子仁(三分) 生干地黄(一两半) 赤芍药(一两) 地骨皮(三分) 麦门冬(一两半,去心,焙) 甘草(半两,炙微赤,锉)

上件药,捣粗罗为散。每服三钱,以水一中盏,入生姜半分,煎至六分,去滓温服,每于食后温服。

2. 当归龙胆丸(《卫生宝鉴·卷八·治风杂方》)

治肾水阴虚,风热蕴积,时发惊悸,筋惕搐搦,神志不宁,荣卫壅滞,头目昏眩,肌肉瞤瘛,胸膈痞满,咽嗌不利,肠胃燥涩,小便淋闭,筋脉拘急,肢体痿弱,暗风痫病。常服宣通血气,调顺阴阳,病无再作。

当归 龙胆草 大栀子 黄连 黄柏 黄芩(各一两) 大黄 芦荟 青黛(各五钱) 木香(二钱半) 麝香(五分,另研)

上十一味为末,蜜丸小豆大。每服二十丸,姜汤送下,食后。

六、治热盛动风眩晕方

1. 当归龙荟丸(《医学正传·卷之二·火热》)

治肾水阴虚,风热蕴积,时发惊悸,筋惕搐搦,神昏不宁,荣卫壅滞,头目昏眩,肌肉瘈,胸膈咽嗌不利,肠胃燥涩,躁扰狂越,骂詈惊骇,火热等证。

当归草 龙胆 栀子仁 黄连 黄柏 黄芩(各一两) 大黄 青黛 芦荟(各五钱) 木香(一钱) 麝香(五分)

上为细末,炼蜜丸如小豆大。每服三十丸,姜汤送下。

2. 石膏散(《医门法律·卷四·热湿暑三气门·三气门方》)

治伤寒阳痓,通身壮热,目眩头痛。

石膏(二两) 秦艽(去土) 龙齿(各一两,另研) 犀角屑 前胡(各半两)

上㕮咀。每服五钱,水一大盏,入豆豉五十粒,葱白七茎,同煎至五分,去渣,入牛黄末一字,搅令匀,温服不拘时。

七、治慢惊风眩晕方

1. 玉蕊丸(《幼幼新书·卷第九·急慢惊风第一》)

治小儿急慢惊风。

天南星(去皮脐) 半夏(去脐) 白僵蚕(直者,各半两) 定粉(一钱) 腻粉 水银(同腻粉各半钱,研了)

上六味为末,研匀,糯米粥丸如桐子大。头风、夹脑风、头旋、目晕、涎溢,用薄荷腊茶嚼下二丸,如要利加至五丸。急风,薄荷酒下十丸,以利为度。妇人血风,荆芥酒下二丸。小儿急慢惊风,金银薄荷糯米煎汤化下一丸至二丸,效。

2. 蜱螂丸(《幼幼新书·卷第十二·惊痫第二》)

治小儿因吐泻后虚风,眼涩多睡,潮搐惊痫;及丈夫、妇人一切虚风,头旋眼黑,恶心吐逆,筋脉紧缓,手足麻木,身体疼痛,精神不爽。

全蝎(微炒) 白僵蚕 雄黄(研) 白附子(炮) 天麻(锉碎) 朱砂 麝香(各细研) 天南星(湿纸裹炮,秤用) 半夏(汤浸五七次,去黑脐,生姜三分,取汁煮令尽,焙干,各一分) 乌蛇梢(尾穿一百足钱者佳,于项后粗处取七寸,酒浸七日,去皮骨,慢火炙黄)

上十味再同研细,生姜汁煮,稀糊为丸如黍米大。每服三岁以下七丸，五岁以下十丸，五岁以上十五丸，荆芥汤下，不计时候。大人丸如绿豆大，每服二十丸，荆芥汤茶下。如急用，即以二十丸研碎，荆芥、生姜浓煎汤化下。

八、治外风眩晕方

1. 葛根汤

1)《备急千金要方·卷三妇人方中·中风第十二》

治产后中风，口噤痉痹，气息迫急，眩冒困顿，并产后诸疾方。

葛根　生姜(各六两)　独活(四两)　当归(三两)　甘草　桂心　茯苓　石膏　人参　白术　川芎　防风(各二两)

上十二味㕮咀。以水一斗二升煮取三升，去滓，分三服，日三。

2)《外台秘要·卷第三十三·妊娠子痫方二首》

治痉冒。疗妊娠临月，因发风痉，忽闷愦不识人，吐逆眩倒，小醒复发，名为子痫病方。

贝母　葛根　丹皮(去心)　木防己　防风　当归　芎䓖　桂肉(切熬)　茯苓　泽泻　甘草(炙，各二两)　独活　石膏(碎)　人参(各三两)

上十四味切，以水九升煮取三升，分二服。贝母令人易产，若未临月者，升麻代之。忌海藻、菘菜、酢。

3)《圣济总录·卷第一十六·风头眩》

治风头眩欲倒，眼旋屋转脑痛。

葛根　木通(锉)　芍药　防风(去叉，各二两)　甘菊花(择去梗，一两)　麻黄(去根节，先煮掠去沫，焙，一两一分)　石膏(研碎，五两)　前胡(一两半)

上八味，粗捣筛。每服五钱匕，水一盏半，生姜二片，枣一枚去核，煎至一盏，去滓温服，不拘时。

2. 石南酒(《备急千金要方·卷三妇人方中·杂治第十七》)

治妇人自少患风，头眩眼疼方。

石南(一方用石苇)　细辛　天雄　茵芋(各二两)　薯蓣　防风　贯众　独活　蘼芜(各四两)　干姜　山茱萸(各三两)

上十一味㕮咀。以酒三斗渍五日，初饮二合，日三服，后稍稍加之。

3. 大泽兰丸(《备急千金要方·卷四妇人方下·补益第十八》)

治妇人虚损及中风余病疝瘕，阴中冷痛；或头风入脑，寒痹筋挛缓急，血闭无子，面上游风去来，目泪出多涕唾，忽忽如醉；或胃中冷逆胸中呕不止，及泄痢淋沥；或五脏六腑寒热不调，心下痞急，邪气咳逆；或漏下赤白，阴中肿痛，胸胁支满；或身体皮肤中涩如麻豆，苦痒，痰癖结气；或四肢拘挛，风行周身，骨节疼痛，目眩无所见；或上气恶寒洒淅如疟；或喉痹鼻齆，风痫癫疾；或月水不通，魂魄不定，饮食无味，并产后内衄，无所不治，服之令人有子方。

泽兰(二两六铢)　藁本　当归　甘草(各一两十八铢)　紫石英(三两)　川芎　干地黄　柏子仁　五味子(各一两半)　桂心　石斛　白术(各一两六铢)　白芷　苁蓉　厚朴　防风　薯蓣　茯苓　干姜　禹余粮　细辛　卷柏(各一两)　川椒　人参　杜仲　牛膝　蛇床子　续断　艾叶　芜荑(各十八铢)　赤石脂　石膏(各二两)

上三十二味为末，蜜和丸如梧子大。酒服二十至四十丸。久赤白痢，去干地黄、石膏、麦门冬、柏子仁，加大麦糵、陈曲、龙骨、阿胶、黄连各一两半，有钟乳加三两良。一方有枳实十八铢，麦冬一两半。

4. 云母芎䓖散(《备急千金要方·卷四妇人方下·赤白带下崩中漏下第二十》)

卫公治五崩身瘦，咳逆烦满少气，心下痛，面生疮，腰痛不可俯仰，阴中肿如有疮状、毛中痒，时痛与子脏相通；小便不利，常拘急，头眩，颈项急痛，手足热，气逆冲急，心烦不得卧，腹中急痛，食不下，吞酸噫苦，上下肠鸣，漏下赤白青黄黑汁，大臭如胶污衣状。皆是内伤所致，中寒即下白，热即下赤，多饮即下黑，多食即下黄，多药即下青，或喜或怒，心中常恐，或忧劳便发动，大恶风寒方。

云母　芎䓖　代赭　东门边木(烧，各一两)　白僵蚕　乌贼骨　白垩　猬皮(各六铢)　鳖甲(一作龟甲)　桂心　伏龙肝　生鲤鱼头(各十八铢)

上十二味治下筛。酒服方寸匕，日三夜一。一方有龙骨、干葛。

5. 秦艽散(《备急千金要方・卷七风毒脚气方・诸散第三》)

治风无久新卒得不知人,四肢不仁,一身尽痛,偏枯不随,不能屈伸,洒洒寒热,头目眩,或口面㖞僻方。

秦艽　干姜　桔梗　附子(各一两)　天雄　当归　天冬　人参　白术　川椒(各十铢)　乌头　细辛(各十八铢)　甘草　白芷　山萸肉　麻黄　前胡　防风　五味子(各半两)

上十九味治下筛,酒服方寸匕,日三,若老人少服之。胡洽方无天冬、前胡,有莽草、桂心、防己、萆薢、白蔹、黄芪为二十三味。

6. 卫侯青膏(《备急千金要方・卷七风毒脚气方・诸膏第五》)

治百病久风头眩,鼻塞清涕泪出,霍乱吐逆,伤寒咽痛,脊背头项强,偏枯拘挛,或缓或急或心腹久寒,积聚疼痛,咳逆上气,往来寒热,鼠漏瘰疬,历节疼肿,关节尽痛,男子七伤,胪胀腹满,羸瘦不能饮食,妇人生产余疾诸病,疡疥恶疮,痈肿阴蚀,黄疸,发背、马鞍、牛领疮肿方。

当归　栝蒌根　干地黄　甘草　川椒(各六两)　半夏(七合)　桂心　川芎　细辛　附子(各四两)　黄芩　桔梗　天雄　藜芦　皂荚(各一两半)　厚朴　乌头　莽草　干姜　人参　黄连　寄生　川断　戎盐(各三两)　黄野葛(二分)　生竹茹(六升)　巴豆(二十枚)　石南杏仁(各一两)　猪脂(三斗)　苦酒(一斗六升)

上三十一味㕮咀。诸药以苦酒渍一宿,以猪脂微火上煎之,三下三上,膏成。病在内,以酒服如半枣;以外摩之,日三。

7. 大续命散(《备急千金要方・卷八治诸风方・诸风第二》)

治八风十二痹,偏枯不仁,手足拘急疼痛,不得伸屈;头眩不能自举,起止颠倒;或卧苦惊如堕地状,盗汗、临事不起,妇人带下无子,风入五脏,甚者恐怖,见鬼来收摄;或与鬼神交通,悲愁哭泣,忽忽欲走方。

麻黄　乌头　防风　桂心　甘草　蜀椒　杏仁　石膏　人参　芍药　当归　蔄茹(《翼方》作川芎)　黄芩　茯苓　干姜(各一两)

上十五味治下筛,以酒服方寸匕,日再后加,以知为度。

8. 大八风汤(《备急千金要方・卷八治诸风方・诸风第二》)

治毒风顽痹亸曳,手脚不遂,身体偏枯,或毒弱不任,或风入五脏,恍恍惚惚,多语善忘,有时恐怖,或肢节疼痛,头眩烦闷,或腰脊强直不得俯仰,腹满不食,咳嗽,或始遇病时猝倒闷绝,即不能语便失音,半身不遂不仁沉重,皆由体虚恃少不避风冷所致方。

当归(一两半)　五味子　升麻(各一两半)　乌头　黄芩　芍药　远志　独活　防风　川芎　麻黄　秦艽　石斛　人参　茯苓(各一两)　杏仁(四十枚)　黄芪　紫菀(各一两)　石膏(一两)　甘草　桂心　干姜(各二两)　大豆(一升,《翼方》云二合)

上二十三味㕮咀,以水一斗三升、酒二升合煮取四升。强人分四服,羸人分六服。

9. 八风散

1)《备急千金要方・卷八治诸风方・诸风第二》

治八风十二痹,猥退半身不遂,历节疼痛,肌肉枯燥,皮肤瞤动,或筋缓急痛不在一处,猝起目眩,失心恍惚,妄言倒错,身上瘖瘰,面上起疱或黄汗出,更相染渍,或燥或湿,颜色乍赤乍白,或青或黑,角弓反张,乍寒乍热方。

麻黄　白术(各一斤)　羌活(三斤)　黄芩(一斤五两)　大黄(半斤)　栝蒌根　甘草　栾荆　天雄　白芷　防风　芍药　天冬　石膏(各十两)　山萸　食茱萸　踯躅(各五升)　茵芋(十四两)　附子(三十枚)　细辛　干姜　桂心(各五两)　雄黄　朱砂　丹参(各六两)

上二十五味治下筛,酒服方寸匕。初每日一服,三十日后,日再,五十日知,百日瘥,一年平复,长服不已佳,先食服。

2)《圣济总录・卷第一十七・风头旋》

治风头旋,目暗昏眩,肢节疼痛,手足麻木,上膈壅滞,或发寒热。

荆芥穗　芎䓖　防风(去叉)　独活(去芦头)　甘草(炙,锉)　麻黄(去根节,各一两)　人参(二两)

上七味,捣罗为散。每服二钱匕,水一盏,入生姜三片,薄荷三叶,煎至七分,去滓温服。

3)《幼幼新书・卷第十三・一切风第二》引

《太医局》

治风气上攻，头目昏眩，肢体拘急烦疼，或皮肤风疮痒痛，及治寒壅不调，鼻塞声重，小儿虚风方。

人参（去芦头） 黄芪（去芦头，锉） 甘草（锉，爁，各二斤） 防风（去芦头、叉枝者） 羌活（去芦头，各三斤） 白芷 前胡（去芦头，各一斤） 藿香叶（去土，半斤）

上为细末。每服二钱，水一中盏，入薄荷少许同煎至七分，去滓，食后温服。腊茶清调服一大钱亦得。小儿虚风，乳香、腊茶清调服半钱。更量儿大小临时加减。

10. 防风汤

1)《备急千金要方·卷八治诸风方·贼风第三》

治身体四肢节解如堕脱肿，按之皮陷、头眩短气，温温闷乱欲吐者方。

防风 白术 知母 桂心（各四两） 川芎 芍药 杏仁 甘草（各三两） 半夏 生姜（各五两）

上十味㕮咀。以水一斗煮取三升，分四服，日三夜一。《古今录验》无半夏、杏仁、川芎，用附子二枚。

2)《备急千金要方·卷十三心脏方·头面风第八》

治风眩呕逆，水浆不下，食辄呕，起即眩倒，发有时，手足厥冷方。

防风 防己 附子 干姜 甘草（各一两） 蜀椒 桂心（各二两）

上七味㕮咀，以水四升煮取二升，分三服，日三。《古今录验》有白术一两。

3)《备急千金要方·卷十四小肠腑方·风眩第四》

服前汤后四体尚不凉，头目眩转，服此汤大胜，宜常服，但药中小小消息随冷暖耳，仍不除瘥者依此方。

防风 石膏 人参 赤石脂 生姜 龙骨 寒水石 白石脂 茯苓（各三分） 桂心（二分） 紫石英（一分）

上十一味㕮咀，以水八升煮取三升，分三服。凡用井花水取清净也。今用江水者无泥沙秽源泉，远涉顺势，归海不逆上流，用以治头必归于下故也。

4)《圣济总录·卷第一十六·风头眩》

治风头眩欲倒，眼旋脑痛。

防风（去叉） 赤茯苓（去黑皮） 芎䓖（各二两） 枳壳（去瓤麸炒） 麻黄（去根节，先煎掠去沫，焙，各一两半） 前胡（去芦头，一两半） 细辛（去苗叶，一两） 石膏（研碎，二两半）

上八味，粗捣筛。每服五钱匕，水一盏半煎至一盏，入竹沥半合，再煎令沸，去滓温服，日三不拘时。

5)《圣济总录·卷第一百五十·妇人血风门·妇人血风走注》

治妇人血风走注，上焦不利，头目昏重，少力多倦，浑身刺痛，四肢麻木。

防风（去叉） 威灵仙 赤芍药 牡丹皮（各一两） 乌头（炮裂，去皮脐，半两）

上五味，锉如麻豆。每服三钱匕，水一盏煎至七分，去滓温服，不拘时。

6)《圣济总录·卷第一百六十二·产后头痛》

治产后伤风冷，头疼痛，目眩恶心。

防风（去叉） 独活（去芦头） 黄芪 羚羊角（镑） 枳壳（去瓤麸炒） 乌头（炮裂，去皮脐） 旋覆花 生干地黄（焙） 桂（去粗皮，各一两）

上九味，锉如麻豆。每服三钱匕，水一盏，入生姜三片，薄荷三叶，同煎至七分，去滓温服，不拘时候。

11. 防风散

1)《备急千金要方·卷十三心脏方·头面风第八》

治头面风在眉间得热如虫行或头眩目中泪出方。

防风（五两） 桂心 天雄 细辛 人参 附子 乌头 干姜 朱砂（各二两） 莽草 茯苓 当归（各二两）

上十二味，治下筛。酒服方寸匕，日三。

2)《千金翼方·卷第十六·中风上·风眩第六》

主头眩恶风，吐冷水，心闷方。

防风 干姜（各二两） 桂心（一两半） 泽兰 附子（炮，去皮） 茯苓 人参（《千金》作天雄） 细辛 薯蓣 白术（各一两）

上一十味，捣筛为散。酒服方寸匕。常令有酒气醺醺，则脱巾帽解发前却，梳头一百遍，复投一升酒，便洗手足。须臾头面热，解发以粉粉之，快卧便愈。可洗头行步如服寒食散，十日愈。

3)《太平圣惠方·卷第二十二·治头风目眩诸方》

治头风，目眩眼旋欲倒，头痛。

防风(一两，去芦头)　枳壳(三分，麸炒微黄去瓤)　麻黄(三分，去根节)　茯神(一两)　芎䓖(半两)　前胡(半两，去芦头)　细辛(半两)　石膏(二两)　虎掌(半两，汤浸洗七遍，生姜汁拌炒令黄)　黄芩(半两)　甘草(半两，炙微赤，锉)

上件药，捣粗罗为散。每服三钱，以水一中盏煎至六分，去滓温服；入淡竹沥、荆沥各半合，更煎二三沸，不计时候温服。

4)《圣济总录·卷第一十六·风头眩》

治风头眩目昏痛。

防风(去叉)　羌活(去芦头)　甘菊花(择去梗)　白附子(炮)　山芋　藁本(洗，切，焙)　附子(炮裂，去皮脐)　蒺藜子(炒，去角，各半两)　麝香(研，一分)

上九味，为散，食后温服一钱匕，食后茶清调下；或炼蜜丸如梧桐子大，每服二十丸，茶酒任下亦得。

12. 防风枳实散(《备急千金要方·卷十三心脏方·头面风第八》)

治头风眩欲倒，眼旋屋转，脑痛方。

防风　枳实　杏仁　川芎(各三两)　茯神　麻黄　前胡　半夏　生姜(各四两)　细辛(二两)　竹沥(三升)

上十一味㕮咀。以水六升，合竹沥煎取二升七合，分三服，顿服三两剂佳。

13. 茵芋汤(《备急千金要方·卷十三心脏方·头面风第八》)

治风虚眩眼暗方。

茵芋(一分)　人参　甘草　苁蓉　黄芪　茯苓　秦艽　厚朴　乌喙(各一两)　防风(十两)　山茱萸　松实(各三两)

上十二味㕮咀。以水一斗煮取二升半，分五服，强者一日夜尽，羸劣者二日尽。

14. 大三五七散(《备急千金要方·卷十三心脏方·头面风第八》)

治头风眩，口喎目斜耳聋方。

天雄(《局方》用附子)　细辛(各三两)　山茱萸　干姜(各五两)　薯蓣　防风(各七两)

上六味，治下筛。以清酒服五分匕，日再，不知稍加。

15. 小三五七散(《备急千金要方·卷十三心脏方·头面风第八》)

治头风目眩耳聋方。

天雄(三两)　山茱萸(五两)　薯蓣(十两)

上三味，治下筛。以清酒服五分匕，日再，不知稍增，以知为度。

16. 茯神汤

1)《备急千金要方·卷十三心脏方·头面风第八》

治风眩倒屋转吐逆恶闻人声方。

茯神　独活(各四两)　黄芪　远志　防风(各五两)　生姜(三两)　人参　白术　甘草　附子　苁蓉　当归　牡蛎(各二两)

上十三味㕮咀。以劳水一斗二升煮取三升，服五合，一日夜尽。

2)《圣济总录·卷第一百五十·妇人血风门·妇人血风走注》

治妇人血风，头目昏眩，身体疼痛，心忪烦躁，手足心热，兼治伤寒。

茯神(去木)　蔓荆实(去白皮)　赤茯苓(去黑皮)　枳壳(去瓤麸炒，各二两)　麻黄(去根节，一两半)　防风(去叉)　黄芩(去黑心)　芎䓖　石膏(碎)　羌活(去芦头)　独活(去芦头)　甘草(炙，各一两)

上一十二味，粗捣筛。每服三钱匕，水一盏，生姜五片，薄荷五叶，同煎至七分，去滓温服热服。

17. 续命汤(《备急千金要方·卷十四小肠腑方·风眩第四》)

治风眩发则烦闷无知，口沫出，四体角弓，目反上，口噤不得言方。

竹沥(一升二合)　生地黄汁(一升)　龙齿　生姜　防风　麻黄(各四两)　防己(三两)　石膏(七两)　桂心(二两)　附子(三分)

上十味㕮咀。以水一斗煮取三升，分三服。有气加附子作一两，紫苏子五合，橘皮半两。

18. 芎䓖散

1)《银海精微·卷下·治小儿疳伤》

治目晕昏涩，视物不明。

白芷（一钱） 芎䓖 地骨皮 荆芥穗 何首乌（去黑皮） 菊花 旋覆花 草决明 石决明（制不碎） 甘草（各一两） 青葙子 蝉蜕（去足） 木贼草（各五钱）

上为细末。每服一钱匕，米泔水调下。

2）《太平圣惠方·卷第二十·治风头痛诸方》

治风头痛，或时旋转。

芎䓖（一两） 防风（一两，去芦头） 葛根（一两，锉） 旋覆花（半两） 白蒺藜（二两，微炒，去刺） 枳壳（一两，麸炒微黄去瓤） 石膏（二两） 甘菊花（半两） 甘草（半两，炙微赤，锉）

上件药，捣筛为散。每服三钱，以水一中盏煎至六分，去滓温服，不计时候，温服。

3）《太平圣惠方·卷第二十一·治风身体疼痛诸方》

治风身体疼痛，头目昏重。

芎䓖（三分） 防风（半两，去芦头） 麻黄（三分，去根节） 枳壳（半两，麸炒微黄去瓤） 当归（三分） 白术（半分） 桂心（半两） 天雄（半两，炮裂，去皮脐） 甘草（半两，炙微赤，锉） 蔓荆子（半两） 藁本（半两） 赤芍药（三分）

上件药，捣粗罗为散。每服三钱，以水一中盏，入生姜半分，煎至六分，去滓温服，不计时候，温服。

4）《太平圣惠方·卷第二十二·治头风目眩诸方》

治头风目眩，心腹满闷，不下饮食。

芎䓖（三分） 杜若（三分） 天雄（三分，炮裂，去皮脐） 半夏（半两，汤洗七遍去滑） 防风（半两，去芦头） 白术（半两） 赤茯苓（三分） 人参（三分，去芦头） 陈橘皮（三分，汤浸去白瓤，焙） 甘草（一分，炙微赤，锉）

上件药，捣粗罗为散。每服三钱，以水一中盏，入生姜半分，煎至六分，去滓温服，不计时候温服。

5）《圣济总录·卷第一十七·风头旋》

治风头旋、眼目昏痛眩运，倦怠心忪。

芎䓖 人参 前胡（去芦头） 白僵蚕（炒，各一两） 防风（去叉） 蔓荆实 天麻（酒浸一宿焙，各半两）

上七味，捣罗为散。每服二钱匕，食后温酒调下。

19. 生葛根三味汤（《外台秘要·卷第十四·许仁则疗诸风方七首》）

许仁则疗诸风病方。此病多途，有失音不得语，精神如醉人，手足俱不得运用者；有能言语，手足不废，精神昏恍，不能对人者；有不能言语，手足废，精神昏乱者；有言语、手足、精神俱不异平常，而发作有时，每发即狂言浪语，高声大叫，得定之后，都不自醒者；有诸事不异寻常，发作有时，每发即狂走叫唤者；有时每发即作牛羊禽兽声，醒后不自觉者；有诸事不异寻常，发作有时，发即头旋目眩，头痛眼花，心闷辄吐，经久方定者；有诸事不异平常，发作有时，每发即热，头痛流汗，不能自胜举者。此等诸风，形候虽别，寻其源也。俱失于养生，本气既羸，偏有所损，或以男女，或以饮食，或以思虑，或以劳役，既极于事，能无败乎？当量已所归而舍割之，静思息事，兼助以药物，亦有可复之理。风有因饮酒过节，不能言语，手足不随，精神昏恍，得病经一两日，宜合生葛根等三味汤服之方。

生葛根（一挺长一尺径三寸） 生姜（汁一合） 竹沥（二大升，如不可得，宜用筋竹根一大升切，以水一大斗缓少，煎取二大升，以代竹沥。如竹根不可得，以筋竹叶绷切一大升，以水一大斗，如上法煎取二大升，以代竹沥。如无竹叶，宜细切弩条一大升，以水一大斗煎取二大升代之）

上药先取生葛根净洗刷，使捣极碎且空，榨取汁令尽讫；又捣，即以竹沥泼洒极榨取汁，汁尽又捣，泼洒，不限遍数，以葛根粉汁尽为度。用生姜汁绵滤之，细细缓服之，不限遍数，及食前食后，如觉腹内，转作声又似痛，即以食后温服之。如此经七日以后，服附子等十味汤。

20. 独活散

1）《外台秘要·卷第十五·风头眩方九首》引《古今录验》

疗风眩厥逆，身体疼痛，百节不随，目眩心乱，反侧若癫，发作无常方。

独活（四分） 白术（十二分） 防风（八分） 细辛 人参 干姜（各四分） 蜀天雄

(炮)　桂心(各一分)　栝蒌(六分)

上九味捣合细筛。旦以清酒服半方寸匕,日再。忌桃、李、雀肉、猪肉、冷水、生菜、生葱等物。

2)《太平圣惠方·卷第二十二·治风头旋诸方》

治风头旋,手足厥逆,身体疼痛,心乱,反倒如癫,发歇无时。

独活(一两)　白术〔二(三)分〕　防风〔三两(分),去芦头〕　细辛(半两)　人参(半两,去芦头)　干姜(半两,炮裂,锉)　天雄(一分,炮裂,去皮脐)　桂心(一分)　栝蒌根(三分)

上件药,捣细罗为散。每服,不计时候,以温酒调下二钱。

3)《三因极一病证方论·卷之二·中风治法》

治男子妇人气虚感风,或惊恐相乘,肝胆受邪,使上气不守正位,致头招摇,手足颤掉,渐成目昏。

独活　地骨皮　细辛　芎䓖　菊花　防风(去叉)　甘草(炙)

上等分为末。每服三钱,水盏半煎一盏,去滓,取六分清汁,入少竹沥,再煎,食后温服,日两服。又法,不用独活,有旋覆花。

21. 白术附子汤

1)《外台秘要·卷第十五·风头眩方九首》引《近效》

疗风虚头重眩,苦极不知食味,暖肌补中益精气;又治风湿相搏,骨节疼痛,不得屈伸,近之则痛,剧汗出短气,小便不利,恶风不欲去衣,身体微肿者方。

白术(三两)　附子(二枚,炮)　甘草(二两,炙)　桂心(四两)

上四味切,以水六升煮取三升,分为三服,日三。初服得微汗即解,能食复烦者,将服五合以上愈。忌海藻、菘菜、猪肉、生葱、桃、李、雀肉等。

2)《普济方·卷一百四十七·伤寒门·伤寒杂治》

治风虚头重眩,苦极不知食味,暖肌,补中益精气。

白术(二两)　附子(一枚半,炮,去皮)　甘草(一两,炙)

上锉。每五钱匕,姜三片枣三枚,水一盏半煎至七分,去滓温服。

22. 七物独活汤(《外台秘要·卷第十九·风湿方九首》)

又辨中风、偏枯、风痱、风懿、风痹。偏枯者,半身偏不随,肌肉偏不用而痛,言不变,智不乱,病在分腠之间,温卧取汗,益其不足,损其有余,乃可复也。风痱者,身无痛,四肢不收,智乱不甚言,微知可疗甚则不能言,不可治也。风懿者,奄忽不知人,咽中塞窒窒然,舌强不能言,病在脏腑,先入阴,后入阳,治之先补于阴,后写于阳,发其汗身转软者生,汗不出身直者,七日死。风痹病,不可已者,足如履冰,时如入汤,腹中股胫淫泺烦心,头痛呕眩时时汗出,目眩悲恐,短气不乐,不出三年死。

独活(五两)　葛根(四两)　干姜(二两)　桂心(四两)　半夏(四两,洗)　甘草(二两,炙)　防风(三两)

上七味㕮咀。以水一斗煮取三升,每服一升,日三,得少微汗出好。忌羊肉饧、海藻、菘菜、生葱。

23. 崔氏陈元膏(《外台秘要·卷第三十一·古今诸家膏方四首》)

治头眩,思取膏摩,三日鼻中下水二升,所病即愈。

当归(三两一方,陇西者)　生地黄(二斤,捣取汁)　附子(三两)　细辛(二两)　桂心(一两)　天雄(三两,去皮)　干姜(二两)　丹砂(一两,研)　芎䓖(二两)　雄黄(二两,半研)　乌头(三两)　苦酒(三升)　白芷(一两)　松脂(半斤)　不中水猪脂(十斤,炼,去滓)

上十五味㕮咀,以地黄汁、苦酒渍一宿,取猪脂纳诸药,微火煎之,令十五沸,膏成去滓,纳朱砂等末,熟搅。勿令妇人、鸡犬、孝子恶疾、不具足人、小儿等见。有人若胸胁背痛,服之七日,所下状如鸡子汁者二升,即愈。久有人苦胁下积聚如杯,摩药十五日即愈。又有人苦脐傍气如手,药摩之,去瓜中黄穰者升许,即愈。有人患腹切痛,时引背痛数年,以膏摩之,下如虫者三十枚,即愈。又有妇人若月经内塞,无子数年,膏摩少腹,并服如杏子一枚,十日下崩血二升,即愈。其年便有子,又疗风搔肿起累累如大豆,以膏摩之,五日即愈。老少患脚膝冷痛,摩之五日便愈,又有人若头项痛寒热瘰疬,摩头及病上,即愈。又有人患面目黧黑消瘦，是心腹中病，服药下如酒糟者一升余，即愈。内外诸风及腹中积聚，可服之，百病无不愈，所疗人无数，不可悉记。

24. 薏苡仁散（《太平圣惠方·卷第三·治肝风筋脉抽掣疼痛诸方》）

治肝脏风毒流注，筋脉抽掣，急痛，头目眩闷，四肢无力。

薏苡仁（一两） 羌活（一两） 防风（一两，去芦头） 汉防己（一两） 桑根白皮（一两，锉） 桂心（一两） 天麻（一两） 赤茯苓（一两） 芎䓖（一两） 酸枣仁（一两，微炒） 当归（一两，锉，微炒） 甘草（半两，炙微赤，锉）

上为散。每服三钱，以水一中盏，入生姜半分，煎至六分，去滓温服。忌生冷、猪鸡肉、毒、鱼湿面。

25. 沙参散（《太平圣惠方·卷第四·治心脏中风诸方》）

治心脏中风，虚烦，目旋眩，恍惚不定。

沙参（三分，去芦头） 麦门冬（半两，去心） 石膏（三分） 防风（三分，去芦头） 人参（三分，去芦头） 独活（三分） 枳壳（一两，麸炒微黄去瓤） 赤茯苓（一两） 芎䓖（三分） 羚羊角屑（三分） 远志（三两去，心） 甘草（半两，炙微赤，锉）

上件药，捣筛为散。每服四钱，以水一中盏，入生姜半分，煎至五分，去滓温服；入竹沥半合，更煎一两沸，不计时候温服。

26. 旋覆花散（《太平圣惠方·卷第五·治脾脏风壅多涎诸方》）

治脾脏风壅多涎，心胸不和，头目昏重。

旋覆花（半两） 细辛（半两） 前胡（三分，去芦头） 赤茯苓（一两） 半夏〔半两，汤浸（洗）七遍去滑〕 犀角屑（半两） 防风（半两，去芦头） 枳壳（半两，麸炒微黄去瓤） 槟榔（半两）

上件药，捣筛为散。每服三钱，以水一中盏，入生姜半分，煎至六分，去滓温服，不计时候温服。忌生冷油腻、黏食、饴糖。

27. 天麻丸

1）《太平圣惠方·卷第六·治肺脏风毒皮肤生疮瘙痒诸方》

治肺脏风毒，攻皮肤瘙痒，搔之成疮，或生风疹，鼻塞，头目昏闷烦热。

天麻（三分） 防风（半两，去芦头） 乌蛇肉（一两，酒浸炙微黄） 人参（半两，去芦头） 羚羊角屑（半两） 枳壳（三分，麸炒微黄去瓤） 犀角屑（半两） 赤茯苓（三分） 牛蒡子（三分，微炒） 麦门冬（三分，去心，焙） 黄芩（半两） 羌活（三分） 麻黄（一两，去根节） 苦参（一分，锉） 秦艽（三分，去苗）

上件药，捣罗为末，炼蜜和捣三二百杵，丸如梧桐子大。不计时候，以温浆水下二十丸。

2）《圣济总录·卷第六·卒中风》

治丈夫妇人卒中恶风，热涎潮壅，手足麻痹，齿噤不开，语言不得，或暴风搏于腠理，浑身壮热，头目昏眩，心躁烦热，及小儿急慢惊风等疾。

天麻 地榆 木香 防风（去叉） 乌头（去皮，生用） 丁香（各半两） 丹砂（二钱，研） 麝香（研） 龙脑（研） 牛黄（各一钱，半研） 自然铜（半两，火煅红，以米醋浸，又煅凡十余次，水洗去灰，研）

上一十一味，除丹砂、自然铜、麝香、龙脑、牛黄别研外，六味焙干，捣罗为细末，同前药拌匀，炼蜜和丸；捣治得所，新瓦合盛贮，旋丸，大人如樱桃大，小儿如豆大，加减每服一丸，日午晚后，用薄荷熟水嚼下。

3）《圣济总录·卷第一十二·肌肉瞤动》

治风循经络，肌肉瞤动，头目昏眩，手足麻痹。

天麻 芎䓖（各一两） 荆芥穗 鸡苏叶（各二两） 白附子（炮） 甘草（炙，各半两）

上六味，捣罗为细末，炼蜜丸如樱桃大。每服一丸，嚼破茶酒任下。

4）《圣济总录·卷第一百八·目昏暗》

治偏正头疼，首风攻注，眼目肿疼昏暗，及头目旋晕，起坐不能。

天麻（一两半） 附子（炮裂，去皮脐，一两） 半夏（汤洗七遍去滑，一两） 荆芥穗（半两） 木香（半两） 桂（去粗皮，一分） 芎䓖（半两）

上七味，捣罗为末，入乳香和匀，滴水为丸如梧桐子大。每服五丸，渐加至十丸，茶清下，日三。

28. 牛黄丸（《太平圣惠方·卷第六·治肺脏中风诸方》）

治肺脏中风，项强背痛，四肢缓弱，言语不出，胸（冒）闷咽干，手足颤掉，心胸短气，目眩头旋，皮肤顽痹。

牛黄(半两,细研) 赤箭(半两) 羌活(半两) 细辛(半两) 桂心(半两) 当归(半两,锉,微炒) 甘菊花(半两) 防风(半两,去芦头) 天雄(半两,炮裂,去皮脐) 麻黄(半两,去根节) 蔓荆子(半两) 白术(半两) 杏仁(半两,汤浸去皮尖、双仁,麸炒微黄) 萆薢(半两,锉) 茯神(半两) 山茱萸(半两) 羚羊角屑(半两) 芎䓖(半两) 犀角屑(半两) 五加皮(半两) 五味子(半两) 阿胶(半两,捣碎,炒令黄燥) 人参(半两,去芦头) 枫香(半两) 天南星(半两,炮裂) 白附子(半两,炮裂) 龙脑(一分,细研) 麝香(一分,细研)

上件药,捣罗为末,入研了药,更研令匀,炼蜜和捣三二百杵,丸如梧桐子大。每服,不计时候,以荆芥汤下十五丸。

29. 侧子散(《太平圣惠方·卷第七·治肾脏中风诸方》)

治肾虚中风,腰脚缓弱,顽痹不仁,颜色苍黑,语音浑浊,志意不定,头目昏疼,腰背强痛,四肢拘急,体重无力。

侧子(一两,炮裂,去皮脐) 麻黄(一两,去根节) 汉防己(三分) 当归(三分,锉,微炒) 海桐皮(三分,锉) 牛膝(三分,去苗) 羌活(一两) 防风(三分,去芦头) 白术(三分) 桂心(一两) 甘菊花(三分) 羚羊角屑(三分) 附子(一两,炮裂,去皮脐) 茵芋(三分) 五加皮(三分) 甘草(半两,炙微赤,锉)

上件药,捣筛为散。每服四钱,以水一中盏,入生姜半分,煎至六分,去滓温服,不计时候温服。

30. 犀角散(《太平圣惠方·卷第十四·治伤寒后脚气诸方》)

治伤寒后风毒,脚气,心膈壅闷,头旋目眩。

犀角屑(三分) 防风(一两,去芦头) 羌活(一两) 秦艽(一两,去苗) 桂心(三分) 陈橘皮(三两,汤浸去白瓤,焙) 大腹皮(三分) 牛膝(一两半,去苗)

上件药,捣筛为散。每服五钱,以水一中盏,入生姜半分,煎至五分,去滓温服,不计时候温服。

31. 羚羊角散(《太平圣惠方·卷第二十·治风邪诸方》)

治风邪入脏,心神烦乱,恍惚,头目眩痛。

羚羊角屑(一两) 麻黄(一两半,去根节) 防风(一两,去芦头) 茯神(一两) 羌活(一两) 芎䓖(一两) 石膏(二两) 甘草(一两,炙微赤,锉)

上件药,捣粗罗为散。每服四钱,以水一中盏,入生姜半分,煎至五分,去滓温服;入竹沥一合,更煎三二沸,不计时候,温服。

32. 山茱萸散

1)《太平圣惠方·卷第二十·治风头痛诸方》

治风头痛,目眩心闷,时复发甚。

山茱萸(半两) 当归(半两,锉,微炒) 防风(一两,去芦头) 柴胡(一两,去苗) 薯蓣(一两) 旋覆花(半两) 石膏(一两)

上件药,捣粗罗为散。每服三钱,以水一中盏煎至五分,去滓温服,不计时候,调鸡子清一枚服之。

2)《太平圣惠方·卷第二十二·治风头旋诸方》

治风,头旋目疼,身体痛。

山茱萸(一两) 防风(一两,去芦头) 薯蓣(半两) 芎䓖(半两) 细辛(半两) 甘菊花(半两) 天雄(半两,炮裂,去皮脐)

上件药,捣细罗为散。每服,不计时候,以温酒调下二钱。

3)《太平圣惠方·卷第二十二·治头面风诸方》

治头面风,皮肤瘙痒,心隔烦闷,目眩头痛。

山茱萸(半两) 甘菊花(半两) 荆芥穗(半两) 秦艽(三分,去苗) 芎䓖(一两) 茯神(三分) 蔓荆子〔二(三)分〕 山栀子(半两) 羚羊角屑(半两) 汉防己(半两) 藁本(三分) 甘草(半两,炙微赤,锉)

上件药,捣粗罗为散。每服三钱,以水一中盏,入薄荷三七叶,煎至六分,去滓,不计时候,温服。忌湿面、油腻。

33. 蔓荆实沐头方(《太平圣惠方·卷第二十·治风头痛诸方》)

治风头痛,或头旋目眩,四肢烦疼,坐卧不安,宜用此沐头方。

蔓荆实(一两) 玄参(一两) 芎䓖(一两) 石膏(半斤) 葛根(三两,锉) 甘菊花

（三两）

上件药，捣筛分为三度用。每度，以米泔汁一斗二升煮取八升，去滓，于暖室中，稍热沐头，如汗出，宜避风。

34. 天麻散（《太平圣惠方·卷第二十一·治偏风诸方》）

治偏风不遂，心神虚烦，头目昏重，肢节不仁。

天麻（一两） 麻黄（一两，去根节） 防风（一两，去芦头） 芎䓖（一两） 枳壳（一两，麸炒微黄去瓤） 荆芥（一两） 桂心（一两） 附子（一两，炮裂，去皮脐） 独活（一两） 白术（一两） 当归（一两，锉，微炒） 石膏（二两）

上件药，捣粗罗为散。每服四钱，以水一中盏，入生姜半分，煎至六分，去滓，不计时候，温服。

35. 赤箭散（《太平圣惠方·卷第二十二·治头面风诸方》）

治头面风，皮肤瘙痒，头目昏疼，上焦烦壅。

赤箭（三分） 前胡（一两，去芦头） 白蒺藜（半两，微炒去刺） 黄芪（半两，锉） 枳壳（三分，麸炒微黄去瓤） 防风（一两，去芦头） 羚羊角屑（半两） 甘菊花（半两） 甘草（一分，炙微赤，锉）

上件药，捣粗罗为散。每服四钱，以水一中盏煎至六分，去滓，不计时候，温服。

36. 白术散

1）《太平圣惠方·卷第二十二·治风头旋诸方》

治风头旋，心胸不利。

白术（一两） 前胡（一两，去芦头） 防风（三分，去芦头） 枳壳（三分，麸炒微黄去瓤） 赤茯苓（一两） 蔓荆子（三分） 甘草（半两，炙微赤，锉） 半夏（半两，汤洗七遍去滑） 芎䓖（三分）

上件药，捣粗罗为散。每服三钱，以水一中盏，入生姜半分，煎至六分，去滓，不计时候温服。

2）《圣济总录·卷第一十八·恶风》

治恶风无问新久，四肢不仁，一身尽痛，头目眩倒，口面㖞僻。

白术（微炒） 人参 秦艽（去苗、土） 当归（切，焙） 天雄（炮裂，去皮脐，各三分） 附子（炮裂，去皮脐） 乌头（炮裂，去皮脐，各二两） 干姜（炮裂，一两） 蜀椒（去目并闭口者，炒出汗，一两） 防风（去叉） 桂（去粗皮） 防己（锉） 草薢（炒） 白蔹 桔梗（去芦头，炒） 黄芪（细锉，各二两） 山茱萸 麻黄（去根节，先煮，掠去沫，焙干用） 茵芋（去粗茎） 甘草（炙，各三分） 细辛（去苗叶，半两）

上二十一味，捣罗为散。每服二钱匕，温酒调下，空心午时各一服。未效渐加服之，觉口唇痿痹，即减服之。

37. 远志散（《太平圣惠方·卷第二十二·治风头旋诸方》）

治风，头旋眼晕，如似屋转，起即旋倒者。

远志（三分，去心） 防风（一两，去芦头） 芎䓖（一两） 人参（三分，去芦头） 独活（一两） 葛根（三分，锉） 桂心（半两） 山茱萸（半两） 薯蓣（半两） 白术（半两） 天雄（半两，炮裂，去皮脐） 茯神（半两） 莽草（半两，炙微赤，锉） 甘菊花（半两）

上件药，捣细罗为散。每服，不计时候，以温酒调下二钱。

38. 摩顶细辛膏（《太平圣惠方·卷第二十二·治风头旋诸方》）

治风头旋。

细辛（三两） 当归（三两） 桂心（二两） 天雄（二两，去皮脐，生用） 白芷（一两半） 芎䓖（一两） 干姜（一两） 乌头（二两，去皮脐，生用） 松柏叶（各四两） 生地黄（五斤，取自然汁） 朱砂（一两，细研） 猪肪〔二升（三斤）〕

上件药九味，捣筛如麻子大，以地黄汁浸一宿，先煎猪肪，销去筋膜，下火停冷，下地黄汁，并浸诸药同煎，令白芷黄色，去滓，入朱砂末，用柳木篦不住手搅，令凝，收于瓷合内。用摩头顶甚效。

39. 蝉壳散（《太平圣惠方·卷第二十二·治风头旋诸方》）

治风，头旋脑转。

蝉壳（二两，微炒）

上捣细罗为散。每服，不计时候，以温酒调下一钱。

40. 枳实散（《太平圣惠方·卷第二十二·治风头旋诸方》）

治风头旋，起倒无定。

枳实（三分，微炒令黄） 独活（一两半） 石膏（一两） 蒴藋（一两）

上件药，捣粗罗为散。每服三钱，以酒一中盏煎至六分，去滓，不计时候，温服。

41. 蔓荆子散（《太平圣惠方·卷第二十二·治风头旋诸方》）

治风，头旋晕闷，起则欲倒。

蔓荆子（三分） 赤箭（半两） 细辛（半两） 麦门冬（一两，去心，焙） 地骨皮（半两） 石膏（一两） 黄芩（三分） 防风（三分，去芦头） 羚羊角屑（三分） 枳壳（三分，麸炒微黄去瓤） 芎䓖（三分） 茯神（三分） 甘菊花（三分） 甘草（半两，炙微赤，锉） 半夏（三分，汤洗七遍，去滑）

上件药，捣粗罗为散。每服三钱，以水一中盏，入生姜半分，煎至六分，去滓温服，不计时候，温服。忌热面、饴糖、羊肉。

42. 当归散（《太平圣惠方·卷第二十二·治风亸曳诸方》）

治毒风亸曳，手脚不遂，身体缓弱，或风入五脏，精神恍惚，多语喜忘，有时恐怖，肢节烦疼，头眩心闷，腹满不食。

当归〔三（二）分〕 羚羊角屑（三分） 川乌头（半两，炮裂，去皮脐） 黄芩（半两） 赤芍药（半两） 远志（半两，去心） 独活（三分） 五味子（半两） 防风（半两，去芦头） 芎䓖（半两） 麻黄〔二（一）两，去根节〕 秦艽（三分，去苗） 桂心（半两） 石斛（半两，去根，锉） 人参（半两，去芦头） 白茯苓（半两） 黄芪（半两，锉） 五加皮（三分） 石膏（一两） 杏仁（三分，汤浸去皮尖、双仁，麸炒微黄） 甘草（半两，炙微赤，锉）

上件药，捣粗罗为散。每服四钱，以水一中盏，入生姜半分，煎至六分，去滓，不计时候，稍热服。忌生冷、猪、鸡、犬肉、毒鱼、滑物。

43. 薯蓣散（《太平圣惠方·卷第二十二·治头面风诸方》）

治头面风，目眩耳聋。

薯蓣（一两） 防风（一两，去芦头） 细辛（半两） 山茱萸（半两） 川升麻（半两） 甘菊花（半两） 蔓荆子（半两） 藁本（半两）

上件药，捣细罗为散。每服，不计时候，以温酒调下二钱。

44. 鸱头丸（《太平圣惠方·卷第二十二·治风头旋诸方》）

治风头旋，毒发眩冒。

鸱头（一枚，炙令黄） 蔄茹（一两） 白术（一两） 川椒（一两，去目及闭口者，微炒去汗）

上件药，捣罗为末，炼蜜和捣五七百杵，丸如梧桐子大。每服食前，以温酒下二十丸。

45. 汉防己散（《太平圣惠方·卷第二十二·治头风目眩诸方》）

治头风目眩，水浆不下，食辄呕吐，即眩倒。

汉防己（一两） 杜若（一两） 防风（一两，去芦头） 细辛（半两） 虎掌（半两，汤洗七遍，生姜汁拌炒令黄） 附子（半两，炮裂，去皮脐） 桂心（半两） 甘草（一分，炙微赤，锉） 芎䓖（三分）

上件药，捣粗罗为散。每服三钱，以水一中盏煎至六分，去滓，不计时候温服。

46. 赤茯苓散（《太平圣惠方·卷第二十二·治头风目眩诸方》）

治头风目眩晕闷，起即欲倒，不下饮食。

赤茯苓（三分） 防风（三分，去芦头） 甘菊花（三分） 天雄（半两，炮裂，去皮脐） 麻黄（半两，去根节） 细辛（半两） 芎䓖（半两） 杜若（三分） 前胡（三分，去芦头） 白术（三分） 杏仁（半两，汤浸去皮尖、双仁，麸炒微黄） 甘草（半两，炙微赤，锉）

上件药，捣粗罗为散。每服三钱，以水一中盏，入生姜半分，煎至六分，去滓，不计时候温服。

47. 甘菊花散（《太平圣惠方·卷第二十二·治头风目眩诸方》）

治头风目眩痛。

甘菊花（三分） 茯神（一两） 犀角屑（三分） 防风（一两，去芦头） 川升麻（三分） 石膏（二两） 白芷（半两） 芎䓖（半两） 甘草（半两，炙微赤，锉） 牡荆子（一两） 葛根（一两，锉） 枳壳（半两，麸炒微黄去瓤）

上件药，捣粗罗为散。每服三钱，以水一中盏，入生姜半分，竹叶二七片，煎至六分，去滓，不计时候温服。

48. 茯神散

1）《太平圣惠方·卷第二十二·治头风目眩诸方》

治头风目眩。

茯神（一两） 甘菊花（一两） 蔓荆子（一两） 白蒺藜（一两，微炒去刺） 地骨皮（一两） 石膏（二两） 防风（三分，去芦头） 甘草（三分，炙微赤，锉） 枳壳（三分，麸炒微黄去瓤）

上件药，捣细罗为散。每服，不计时候，以熟水调下二钱。

2）《太平圣惠方·卷第六十九·治妇人风眩头疼诸方》

治妇人风眩头疼，心神烦热，恍惚不得睡卧，少思饮食。

茯神（一两） 黄芪（三分，锉） 赤芍药（三分） 麦门冬（三分，去心） 石膏（一两半） 蔓荆子（三分） 人参（一两，去芦头） 防风（半两，去芦头） 酸枣仁（三分，微炒） 羚羊角屑〔三（二）分〕 柴胡（一两，去苗） 甘草（半两，炙微赤，锉）

上件药，捣粗罗为散。每服四钱，以水一中盏，入生姜半分，煎至六分，去滓，不计时候温服。

49. 白芷散（《太平圣惠方·卷第二十二·治头风目眩诸方》）

治头风目眩，恶风冷，心闷，不下饮食。

白芷（半两） 防风（一两，去芦头） 白茯苓（一两） 细辛（一两） 芎䓖（一两） 天雄（一两，炮裂，去皮脐） 薯蓣（一两） 人参（一两，去芦头） 杜若（半两） 桂心（三分） 白术（一两） 前胡（一两，去芦头）

上件药，捣细罗为散。每服，不计时候，以暖酒调下二钱。

50. 踯躅散（《太平圣惠方·卷第二十二·治头风目眩诸方》）

治风毒气上攻，头痛目眩。

踯躅花（一两，酒拌微炒） 白花蛇肉（一两，酒浸炙令微黄） 天雄（一两，炮裂，去皮脐） 甘菊花（半两） 天麻（一两） 肉桂（一两，去皴皮） 藁本（一两） 细辛（三分） 羌活（一两） 秦艽（一两，去苗） 防风（三分，去芦头） 羚羊角屑（三分） 甘草（半两，炙微赤，锉）

上件药，捣细罗为散。每服，不计时候，以温酒调下二钱。

51. 青莲摩顶方（《太平圣惠方·卷第二十二·治头风目眩诸方》）

治头风目眩，风毒冲脑户留热，及脑中诸疾，或脑脂流入目中，致令昏暗，往往头痛旋闷，脑痛兼眼诸疾，及发生白屑，目中风泪，宜用生发明目去诸疾。

生油（一升） 真酥（三两） 莲子草汁（一升） 吴蓝（一两） 大青（一两） 葳蕤（一两） 槐子仁（一两，微炒） 山栀子仁（一两） 淡竹叶（一握以上，六味细锉，绵裹） 长理石（一两） 盐花（二两） 曾青（一两） 川朴硝（二两）

上件药，先取油酥、莲子、草汁三味，于铜锅中，以慢火熬令如鱼眼沸，即入绵袋内药；煎之半日，去药，别用绵滤过；又净拭铛，却入药油，煎令微沸，即下长理石等四味，以柳木篦轻搅十余沸，膏成，收于不津器中。每用涂顶及无发处，匀涂，以铁匙摩之，令膏入脑即止，亦不得频，每二三夜一度摩之。摩膏后，头稍垢腻，任依寻常洗之，用桑柴灰洗头，更益眼矣。

52. 麻黄散（《太平圣惠方·卷第二十三·治中风半身不遂诸方》）

治中风半身不遂，头目昏痛，心烦体热。

麻黄（二两，去根节） 桂心（一两） 葛根（二两，锉） 犀角屑（一两） 地骨皮（一两） 丹参（一两） 白术（一两） 独活（一两） 芎䓖（一两） 石膏（一两） 甘菊花（一两） 甘草（半两，炙微赤，锉）

上件药，捣粗罗为散。每服四钱，以水一中盏煎至六分，去滓，不计时候温服。忌油腻、毒滑、鱼肉。

53. 摩风神验膏（《太平圣惠方·卷第二十五·治一切风通用摩风膏药诸方》）

治风，身体痛痹，头风目眩，伤风项强，耳鼻俱塞。

硫黄（三两，细研） 雄黄（三两，细研） 朱砂（三两，细研） 附子（四两，生，去皮脐） 天雄（四两，生，去皮脐） 人参（三两，去芦头） 当归（三两） 细辛（三两） 防风（三两，去芦头） 白芷（二两） 桂心（三两） 干姜（三两） 芎䓖（三两） 川椒（三两，去目及闭口者） 独活（三两） 菖蒲（三两） 川大黄（三两） 藁本（三两） 白术（三两） 吴茱萸（三两） 松脂（半斤，后入）

上件药，细锉。以酒浸一复时，然后别取生地黄半斤捣绞取汁，同入猪脂中，以慢火煎之，以药味尽为度，以绵滤去滓，后下松脂、雄黄、硫黄、朱砂等，以柳枝不住手搅，至膏凝，收于瓷合中。病在内，即以酒服弹子大，病在外，即取弹子大热炙手摩之。

54. 龙脑青葙丸（《太平圣惠方·卷第三十二·治眼风泪诸方》）

治肝脏风虚，时多冷泪，眼目昏暗。

龙脑（半两，细研） 青葙子 人参（去芦头） 车前子 白茯苓 芎䓖 羌活 细辛 天麻 防风（去芦头） 石决明（捣细，研水飞过） 黄芪（锉，以上各一两） 牛黄（半两，细研） 旋覆花（三分） 麝香（一分，细研） 曾青（半两，烧过，细研）

上件药，捣罗为末，入研了药，都研令匀，炼蜜和捣三二百杵，丸如梧桐子大。每于食后，煎羌活汤嚼下十丸。

55. 蔄茹膏（《太平圣惠方·卷第四十一·治须发秃落诸方》）

治须发秃落，头眩，及头面风。

蔄茹 莽草 半夏（生用） 桂心 附子（去皮脐，生用） 川椒（去目及闭口者） 细辛 干姜（锉，生用，以上各一两）

上件药，捣罗为末。以猪脂二十两，合煎，令稠成膏，夜沐头令净，以药摩于秃上，令须发顿生如旧也。

56. 甘菊花饮子（《太平圣惠方·卷第六十九·治妇人风眩头疼诸方》）

治妇人头痛目眩，心神烦渴。

甘菊花（一分） 石膏（一两，捣碎） 葛根（半两，锉） 薄荷（一握，切） 生姜（一分，拍碎） 葱白（一握，切） 豉（一合）

上件药，以水二大盏煎至一盏，去滓，不计时候，分温二服。

57. 石膏散（《太平圣惠方·卷第六十九·治妇人风眩头疼诸方》）

治妇人风眩头疼，心神闷乱，肩背四肢烦疼，不欲饮食。

石膏（二两） 羌活（半两） 防风（半两，去芦头） 桑根白皮（三分，锉） 赤茯苓（三分） 枳壳（三分，麸炒微黄去瓤） 赤芍药（三分） 芎䓖（三分） 黄芩（三分） 当归（三分，锉，微炒） 甘草（半两，炙微赤，锉） 柴胡（一两，去苗） 羚羊角屑（半两） 酸枣仁（半两，微炒） 甘菊花（半两）

上件药，捣粗罗为散。每服四钱，以水一中盏，入生姜半分，煎至六分，去滓，不计时候温服。

58. 细辛散

1）《太平圣惠方·卷第六十九·治妇人风眩头疼诸方》

治妇人风眩头疼，目被风牵引，偏视不明。

细辛（三分） 秦艽（一两，去苗） 独活（一两） 桂心（一两） 山茱萸（一两） 天雄（一两，炮裂，去皮脐） 薯蓣（一两）

上件药，捣细罗为散。每服不计时候，以温酒调下一钱。

2）《普济方·卷四十六·头门·首风》

治八般头风，及眩晕恶心吐逆。

细辛（半两，去叶） 川芎 白芷（各一分）

上为末。搐鼻中，仍以薄荷汤调川芎、细辛、甘草为末，服之。

59. 熟干地黄散（《太平圣惠方·卷第七十·治妇人风虚劳冷诸方》）

治妇人风虚劳冷，头目昏重，四肢烦疼，吃食减少，渐加羸瘦。

熟干地黄（一两） 人参（一两，去芦头） 芎䓖（半两） 防风（半两，去芦头） 附子（三分，炮裂，去皮脐） 黄芪（三分，锉） 续断（三分） 当归（半两，锉碎，微炒） 丹参（半两） 细辛（半两） 白术（一两） 桂心（一两） 白茯苓（一两） 藁本（半两）

上件药，捣粗罗为散。每服四钱，以水一中盏，入生姜三分，枣三枚，煎至六分，去滓，每于食前温服。

60. 柏子仁散（《太平圣惠方·卷第七十·治妇人风虚劳冷诸方》）

治妇人风虚劳冷，气血不调，手脚挛急，头目旋眩，肢节烦疼痛。

柏子仁（三分） 羌活（半两） 当归（三分，锉碎，微炒） 防风（半两，去芦头） 赤箭（三分） 桂心（半两） 芎䓖〔三（二）分〕 白附子（半两，炮裂） 牛膝（三分，去苗） 桑寄生（三分） 藿香（三分） 芎䓖（三分） 麝香（一分，研入）

上件药，捣细罗为散，研入麝香令匀。每服食前以温酒调下二钱。

61. 薯蓣拨粥方(《太平圣惠方·卷第九十六·食治中风诸方》)

治心虚风眩头痛。

生薯蓣(不限多少,去皮,磨如稀糊)

上和白面作拨粥,于豉汁中煮,入五味调和食之。

62. 升麻汤(《圣济总录·卷第五·诸风门·肝中风》)

治肝虚中风,头痛目眩,胸中客热,气壅冲心烦闷。

升麻　前胡(去芦头,各一两半)　玄参　地骨皮(各一两)　羚羊角屑　葛根(各二两)　酸枣仁(一两)

上七味,粗捣筛。每服五钱匕,以水一盏半煎至八分,去滓,入竹沥半合,重煎三两沸,放温食后服,如人行五六里,更进一服。

63. 白藓皮汤(《圣济总录·卷第五·诸风门·肝中风》)

治肝虚中风,目眩视物不明,筋肉抽掣。

白藓皮　人参(各一分)　芍药　芎䓖(各三分)　知母(一两)　款冬花(二两)　百合(一两)　前胡(去芦头,一两)　茯神(去木,一两半)　防风(去叉,三两)　黄芩(去黑心,三分)

上一十一味,粗捣筛。每服五钱匕,以水一盏半煎至八分,去滓,入竹沥半合,重煎一两沸,放温服,临卧再服。

64. 天雄散(《圣济总录·卷第五·诸风门·肝中风》)

治肝中风肢体不遂,头目昏眩,四肢无力。补虚损,益元阳。

天雄(炮裂,去皮脐)　山茱萸　桂(去粗皮)　附子(炮裂,去皮脐)　秦艽(去苗、土)　独活(去芦头)　山芋　白蔹　干姜(炮裂)　狗脊(去毛)　干漆(炒令烟出)　防风(去叉)

上一十二味等分,捣罗为散。每服二钱匕,温酒调下,空心、日午、近晚三服。

65. 羌活散

1)《圣济总录·卷第五·诸风门·肝中风》

治肝脏中风手足少力,筋脉拘急,骨痛项背强,皮肤瘙痒,口㖞目眩。

羌活(去芦头)　独活(去芦头)　白芷(各一两)　防风(去叉,一两半)　蔓荆实　藿香叶　芎䓖　天麻　蝉蜕(去土,各半两)　雄黄(研)　桂(去粗皮)　干蝎(全者,去土,炒)　麻黄(去根节,煎掠去沫,焙干)　白附子(炮,各一两)

上一十四味,捣罗为散。每服二钱匕,温酒调下,不计时候。

2)《圣济总录·卷第五十二·肾脏门·肾脏风毒流注腰脚》

治肾脏风毒气流注,腰脚虚肿疼痛,或上攻头目昏眩,耳聋生疮,及脚气上冲,心头迷闷,腹肚坚硬,冷汗出者。

羌活(去芦头,一两)　干蝎(炒,三两)　楝实(锉,炒,一两半)　硇砂(飞炼成霜,一分)　桃仁(去皮尖、双仁,炒,研,二两)　附子(炮裂,去皮脐)　天麻　白附子(炮)　桂(去粗皮)　槟榔(锉)　芎䓖　地龙(去土,炒)　木香　沉香(各一两)　阿魏(用醋化面拌作饼子,炙,半两)

上一十五味,捣罗为散。每服二钱匕,温酒调下。

3)《圣济总录·卷第一百七·眼目门·目风眼寒》

治风邪入系于头,目风眼寒,头目昏痛。

羌活(去芦头)　蛇蜕(一条,卷在青竹上炙)　防风(去叉)　黄芪　木贼　附子(炮裂,去皮脐)　蝉壳(洗)　荆芥穗　甘草(炙)　甘菊花　蒺藜子(炒,去角)　旋覆花　石决明(泥裹,烧令通赤,别研,各一两)

上一十三味,除附子、蛇蜕、决明外,余皆锉碎,于新瓦上焙令燥,捣罗为散。每服二钱匕,用米泔煎熟,放温调下,日三服、神妙。

4)《太平惠民和剂局方·卷之一·治诸风》

治风气不调,头目昏眩,痰涎壅滞,遍身拘急,及风邪寒壅,头痛项强,鼻塞声重,肢节烦疼,天阴风雨,预觉不安。

前胡(去芦)　羌活(去芦)　麻黄(去根节)　白茯苓(去皮)　川芎　黄芩　甘草(爁)　蔓荆子(去白皮)　枳壳(去瓤麸炒)　细辛(去苗)　石膏(别研)　菊花(去梗)　防风(去芦,各一两)

上为末,入石膏研匀。每服二钱,水一大盏,入生姜三四片,薄荷三两叶,同煎至七分,稍热服,不拘时候。

66. 一字散(《圣济总录·卷第五·诸风门·脾中风》)

治脾风多汗恶风,身体怠惰,四肢不举,色黄面热,腹满短气。

天南星(醋浸三日,焙干) 白附子(炮) 天麻 干蝎(全者,炒,各一两) 沉香(铿) 牛黄(研) 乳香(研) 麝香(研) 雄黄(研,各半两)

上九味,除四味研外,余药捣罗为细末,后入研药,一处研令极细。每服一字匕,温酒调下;如要丸时,用炼蜜和丸如梧桐子大。急风,豆淋酒化三丸;一切风头目昏暗,肢体疼痛,温酒嚼下一丸;小儿化半丸服。

67. 透关丸(《圣济总录·卷第六·诸风门·急风》)

治中急风,营卫痹滞,头目昏晕,额角偏痛,手足无力,举动战掉,言语謇涩,心神不宁。

乳香(研,一两) 麝香(研,半两) 天麻(半两) 没药(一两,研) 地榆(一两) 玄参(一两) 乌头(生,去皮脐,一两) 甜瓜子(一两) 麻黄(去根节,二两)

上九味,同为末,以酒一升慢火熬为膏,更量入炼熟蜜,同和为丸如梧桐子大。每服三十丸,温荆芥汤下,不计时候。

68. 开关散(《圣济总录·卷第六·诸风门·风口噤》)

治急中风目瞑牙噤,不能下药者,用此散,以中指点散子,揩齿三二十次,在大牙左右,其口自开,始得下药。

天南星(生,捣为细末) 龙脑(别研)

上二味,各等分研细。五月五日午时合,患者只使一字至半钱匕。

69. 杏仁饮(《圣济总录·卷第七·诸风门·贼风》)

治中贼风,肢体不收,不知痛处,卒语不得,手足拘急,腰痛引颈,目眩欲倒,卧即反张,脊不著席,脉动不安,恍惚恐惧,上气呕逆。

杏仁(三十枚,去皮尖、双仁,炒) 芎䓖 石膏(碎) 桂(去粗皮) 当归(焙) 麻黄(去根节) 干姜(炮) 黄芩(去黑心) 甘草(炙,各一两)

上九味,粗捣筛。每服五钱匕,水一盏半煎至八分,去滓,空心温服,日再。

70. 羌活汤

1)《圣济总录·卷第八·诸风门·中风四肢拘挛不得屈伸》

治中风四肢拘挛筋急,或缓纵不随,骨肉疼痛,羸瘦,眩闷;或腰背强直,或心忪虚悸,怵惕不安。服诸汤汗出后,又觉虚困,病仍未痊,急服羌活汤方。

羌活(去芦头,三两) 防风(去叉,三分) 人参(三两) 白茯苓(去黑皮,四两) 芎䓖(二两) 远志(去心,二两半) 薏苡仁(炒,三两) 附子(炮裂,去脐皮) 麻黄(去节,先煎,掠去沫,焙干) 桂(去粗皮,各二两) 磁石(煅,醋淬,五两) 秦艽(去苗、土,二两) 五加皮(二两半) 丹参(二两) 生干地黄(焙) 杏仁(汤退去皮尖、双仁,炒,各半两)

上一十六味,铿如麻豆。每服五钱匕,水二盏,枣二枚劈破,生姜半枣大切,同煎至一盏,去滓温服,空心、晚食前各一服。若病者有热,即去桂加葛根一两铿,白藓皮一两炙、铿;四肢疼痛痿弱挛急,加当归切、焙,细辛去苗叶,各二两。

2)《圣济总录·卷第十·诸风门·中风百节疼痛》

治中风百节疼痛,头目昏眩,及伤寒头疼壮热,肢节疼痛,肩背拘急。

羌活(去芦头) 桂(去粗皮) 防风(去叉,各半两) 天麻 甘菊花 旋覆花 白附子(炮) 栾荆(去叶,俗谓之顽荆是也) 天南星(水浸七日,切作片子,焙干) 乌头(盐水浸一日,切作片子,焙干,炒) 甘草(炙) 麻黄(去根节,各四两) 附子(炮裂,去皮脐) 苍术(米泔浸一宿切,炒,各半斤) 威灵仙(六两) 牵牛子(捣取粉,三两) 陈橘皮(汤浸去白,焙,半斤)

上一十七味,铿如麻豆。每服三钱匕,水一盏,入薄荷七叶,生姜三片,同煎至七分,去滓温服。

3)《圣济总录·卷第一十七·诸风门·头面风》

治头面风,头目昏眩,筋脉拘急,痰涎壅滞,肢节烦痛。

羌活(去芦头) 菊花(择) 麻黄(去根节,煎,掠去沫,焙) 芎䓖 细辛(去苗叶) 防风(去叉) 石膏(碎研,生用) 前胡(去芦头) 黄

苓(去黑心) 甘草(炙,锉) 枳壳(麸炒去瓤) 白茯苓(去黑皮) 蔓荆实(各一两)

上一十三味,粗捣筛。每服二钱匕,水一盏,入生姜三片,薄荷三叶,煎至六分,去滓温服,不拘时。

4)《圣济总录·卷第一百五十·妇人血风门·妇人风虚劳冷》

治妇人风虚劳冷,身体瘦瘁,头目昏眩,气滞血涩,脐腹冷痛。

羌活(去芦头) 独活(去芦头) 芎䓖 当归(酒浸切,焙) 细辛(去苗叶) 枳壳(去瓤麸炒) 柴胡(去苗) 附子(炮裂,去皮脐) 木香 赤茯苓(去黑皮,各一两)

上一十味,锉如麻豆。每服三钱匕,水一盏,生姜三片,枣一枚擘破,煎至七分,去滓,空心、日午、临卧温服。

5)《圣济总录·卷第一百六十二·产后门·产后头痛》

治产后风虚,头痛昏眩。

羌活(去芦头) 当归(切,焙) 白茯苓(去黑皮) 甘菊花 石膏(火煅) 乌头(炮裂,去皮脐) 甘草(炙,锉) 芍药(各一两)

上八味,粗捣筛。每服三钱匕,水一盏煎至七分,去滓温服,不拘时候。

治产后头痛,目眩,呕逆。

羌活(去芦头) 白茯苓(去黑皮) 人参 附子(炮裂,去皮脐) 当归(切,焙) 石膏(火煅) 芎䓖(各一两)

上七味,锉如麻豆。每服三钱匕,水一盏煎至七分,去滓温服,不拘时候。

71. 金箔丸(《圣济总录·卷第九·诸风门·风偏枯》)

治中风偏枯,手足不遂,言语謇涩,心神恍惚。

金箔(研,二钱) 丹砂(研,一两) 阿胶(炙燥,二两) 丁香(一两) 麝香(研,一两) 龙脑(研,一两) 墨(烧过,研,半两) 牛黄(研,一两) 雄黄(研,一两) 天南星(炮,半两)

上十味,除别研外,捣罗为细末,再将研药拌研匀,炼蜜丸如梧桐子大。每服二丸,细嚼温酒下。此药兼疗妇人血风,头目昏眩,胸膈诸疾。

72. 乌鸦丸(《圣济总录·卷第一十一·诸风门·风不仁》)

治风虚皮肤不仁,头目昏痛,利咽膈,解昏倦。

乌鸦(一只,烧为灰) 麝香(别研,一分) 虎骨(酥炙) 白僵蚕(炒) 干蝎(去土,炒) 防风(去叉) 乌蛇(酒浸去皮骨,炙) 白附子(炮) 藿香叶(各半两)

上九味,除别研者外,捣罗为末,入研者拌匀,炼蜜丸如梧桐子大。每服十丸加至十五丸,温酒下,茶清亦得,不拘时。

73. 荆芥汤(《圣济总录·卷第一十二·诸风门·肌肉瞤动》)

治风气肌肉瞤动,头目昏眩,四肢烦疼。

荆芥穗 旋覆花(各四两) 前胡(去芦头) 甘草(炙) 麻黄(去根节) 芍药 芎䓖 半夏(汤洗七遍,各一两)

上八味,粗捣筛。每服三钱匕,水一盏,入葱白三寸,鸡苏三叶,同煎至七分,去滓温服。

74. 化风丸

1)《圣济总录·卷第一十二·诸风门·肌肉瞤动》

治风气肌肉瞤动,头目昏眩,利胸膈。

鸡苏叶(二两) 羌活(去芦头,一两半) 芎䓖(一两半) 羚羊角(镑屑,一两) 防风(去叉,一两) 天麻(一两) 人参(一两) 干蝎(炒,四钱) 天南星(炮,半两) 白僵蚕(炒,一两) 龙脑(研) 麝香(研,各五钱)

上一十二味,先以十味捣罗为末,入研者龙脑麝香,再同研,炼蜜丸如鸡头大,以丹砂为衣。每服一丸或二丸,茶酒任下,不拘时。

2)《普济方·卷四十七·头门·风头旋》

治风气上攻,头目眩晕,项背拘急,鼻塞不通,神思不爽。

藁本(去土) 川芎 荆芥穗 细辛(去叶、土) 甘草(炙) 草乌头(炮,去皮尖) 香白芷(七味各一两)

上件为细末,汤浸蒸饼为丸,每服一两作一十丸,朱砂为衣,阴干。每服一丸细嚼,茶清送下,食后。

75. 槐胶丸(《圣济总录·卷第一十二·诸风门·风气》)

治风气肢节疼痛,遍身瘙痒麻木,头目昏痛,咽膈烦满。

槐胶(二两) 天麻 牛膝(酒浸切,焙,各一两) 蔓荆实(半两) 何首乌(去黑皮,一两) 甘草(生,锉,半两) 人参(半两) 生干地黄(焙) 防风(去叉,各一两) 槐花(炒) 菊花(各三分)

上一十一味,捣罗为末,用面糊和丸如梧桐子大,以丹砂为衣。每服十五丸至二十丸,荆芥薄荷汤下,不计时候服。

76. 解风汤(《圣济总录·卷第一十三·诸风门·风成寒热》)

治中风寒热,头目昏眩,肢体疼痛,手足痹,上膈壅滞。

人参 芎䓖 石膏(碎研,各二两) 防风(去叉) 独活(去芦头) 甘草(炙,锉) 麻黄(去根节,汤煮掠去沫,焙,各一两) 细辛(去苗叶,半两)

上八味,粗捣筛。每服三钱匕,水一盏,生姜三片,薄荷五叶,煎至七分,去滓温服,不拘时。

77. 茯神丸(《圣济总录·卷第一十四·诸风门·风惊恐》)

治风惊恐,志意不定,五脏不足,甚者忧愁恐惧,悲伤不乐,忽忽喜忘,朝瘥暮发,甚则狂眩。

茯神(去木) 菖蒲(九节者,去须节,用米泔浸切,炒干) 远志(去心) 白茯苓(去黑皮,各半两) 人参(锉,三分) 牛黄(研,一分)

上六味,先将五味捣罗为细末,然后入牛黄,同研再罗,炼蜜为丸如梧桐子大。每服温酒下二十丸,每食后良久,及夜卧时服。

78. 除风荆芥汤(《圣济总录·卷第一十五·诸风门·首风》)

治首风,头目昏眩,肢体疼痛,手足麻痹,上膈烦闷,或发寒热。

荆芥穗 芎䓖 防风(去叉) 独活(去芦头) 甘草(炙,锉) 麻黄(去根节,各一两) 人参(二两)

上七味,粗捣筛。每服三钱匕,水一盏,入生姜三片,薄荷三叶,同煎至七分,去滓温服,食后临卧再服。

79. 大芎丸(《圣济总录·卷第一十五·诸风门·首风》)

治头风旋晕,目昏眩急,宣行阳经风寒,化导胸膈痰饮,疗偏正头痛,解身体拘倦,清爽神志,通利关窍。

芎䓖(一斤,大者) 天麻(四两)

上二味,同捣罗为末,炼蜜为丸如樱桃大。每服一丸,茶酒嚼下,荆芥汤嚼下亦得,不计时候。

80. 八风汤(《圣济总录·卷第一十五·诸风门·首风》)

治首风头目昏痛,肢体拘急疼痛。

防风(去叉,六两) 人参(二两) 芎䓖 细辛(去苗叶) 前胡(去芦头) 羌活(去芦头) 白芷(各半两) 甘草(炙,三分)

上八味,粗捣筛。每服三钱匕,水一盏,入薄荷五叶,煎至六分,去滓温服,不拘时。

81. 茯苓汤(《圣济总录·卷第一十五·诸风门·首风》)

治首风头目昏痛,痰涎不利。

赤茯苓(去黑皮,一两) 沉香(半两) 甘菊花(三分) 诃黎勒皮(二两) 藿香(去梗,一两) 木香(半两) 槟榔(锉,一两) 白术(一两) 枇杷叶(拭去毛,炙,十片) 枳壳(去瓤麸炒) 甘草(炙,各一两)

上一十一味,粗捣筛。每服三钱匕,入生姜盐各少许,煎至七分,去滓温服,不拘时。

82. 芎连散(《圣济总录·卷第一十五·诸风门·脑风》)

治脑风鼻息不通,时出清涕,项背拘急,久成眩晕。

芎䓖 连翘 羌活(去芦头) 柴胡(去苗) 防风(去叉) 黄芩(去黑心) 木贼(去节) 荆芥穗 甘菊花 旋覆花(各半两) 地骨皮(一两) 甘草(炙,锉) 石膏(捣研,各二两)

上一十三味,捣罗为散。每服二钱匕,淡竹叶汤调下,食后临卧日三服。

83. 通关散(《圣济总录·卷第一十五·诸风门·脑风》)

治脑风鼻息不通,不闻香臭,或鼻流清涕、多嚏,肩项拘急,头目昏痛,风府怯寒。

原蚕蛾(瓦上炒令黄) 白附子(炮) 苦参 益智(去皮) 蒺藜子(炒,去角) 干薄荷(各一两)

上六味,捣罗为散。每服二钱匕,温酒调下,日三服。

84. 独活汤(《圣济总录·卷第一十六·诸风门·风头眩》)

治风头眩仆倒屋转，呕吐痰涎，恶闻人声。

独活（去芦头） 茯神（去木，各半两） 甘草（炙） 当归（酒洒切，焙） 牡蛎（煅） 白术 附子（炮裂，去皮脐） 肉苁蓉（酒浸切，焙，各一两） 黄芪（薄切，一两半） 防风（去叉） 远志（去心，三分） 人参（二两半）

上一十二味，锉如麻豆。每服五钱匕，水一盏半，生姜三片，枣一枚去核，煎至一盏，去滓温服，不拘时。

85. 独活白术散（《圣济总录·卷第一十六·诸风门·风头眩》）

治风眩厥逆，身体疼痛，骨节沉重，目痛心乱。

独活（去芦头，二两） 白术（一两半） 防风（去叉） 细辛（去苗叶） 人参（各一两） 干姜（炮，半两） 天雄（炮裂，去皮脐，一分） 栝蒌（三分）

上八味，为细散。每服二钱匕，食前温酒调下，日三，不拘时。

86. 枳实汤（《圣济总录·卷第一十六·诸风门·风头眩》）

治风头晕倒眼旋，脑项急痛。

枳实（去瓤麸炒） 防风（去叉） 麻黄（去根节，先煎掠去沫，焙干） 芎䓖（各一两半） 杏仁（去皮尖、双仁，炒一两） 半夏（为末，生姜汁和作饼，曝干） 细辛（去苗叶，各二两）

上七味，粗捣筛。每服五钱匕，以水一盏半煎至一盏，去滓，入竹沥半合，更煎沸，早晚食前温服。

87. 犀角汤（《圣济总录·卷第一十六·诸风门·风头眩》）

治风头眩目痛。

犀角（镑） 甘菊花（择） 玄参（各三分） 茯神（去木） 石膏（研，各一两半） 防风（去叉） 升麻 葛根（各一两）

上八味，粗捣筛。每服三钱匕，水一盏，入芒硝末半钱匕，竹叶十片，煎至七分，去滓温服，不拘时。

88. 菊花汤（《圣济总录·卷第一十六·诸风门·风头眩》）

治风头眩闷，起即欲倒，头痛眼疼，视屋转动。

甘菊花（去梗） 细辛（去苗叶，各半两） 防风（去叉） 前胡（去芦头） 茯神（去木） 白术 麻黄（去根节，各一两） 芎䓖 杏仁（汤浸去皮尖、双仁，各三分）

上九味，粗捣筛。每服五钱匕，水一盏半煎至一盏，去滓，入竹沥半合，更煎沸，食前温服，日再夜一。

89. 前胡汤

1）《圣济总录·卷第一十六·诸风门·风头眩》

治风头眩，饮食不下。

前胡（去芦头） 旋覆花 黄芪（薄切） 防己 桂（去粗皮） 竹茹 防风（去叉，各三分） 甘草（炙，锉，半两） 赤茯苓（去黑皮） 石膏（研碎，一两）

上一十味，粗捣筛。每服五钱匕，水一盏半煎至一盏，去滓，早晚食后临卧温服。

2）《圣济总录·卷第一百二·眼目门·肝虚眼》

治肝虚风眼睛疼，风眩目如欲脱，视物不得，眉间疼重。

前胡（去芦头） 防风（去叉） 决明子（炒） 黄连（去须） 枳壳（去瓤麸炒） 细辛（去苗叶） 车前子 升麻（各一两） 苦参（二两） 菊花（三分）

上一十味，粗捣筛。每服五钱匕，水一盏半煎至八分，去滓温服，食后临卧服。

90. 芍药汤

1）《圣济总录·卷第一十六·诸风门·风头眩》

治风眩暗倒，眼旋屋转脑痛。

芍药 防风（去叉） 石膏（研碎） 木通 麻黄（去根节，各一两） 甘菊花（择） 葛根（各半两） 甘草（炙，锉） 前胡（去芦头，各三分）

上九味，粗捣筛。每服五钱匕，水一盏半，生姜三片，枣一枚去核，煎至一盏去滓，入荆沥半合，重煎令沸，早晚食后临卧温服。

2）《圣济总录·卷第一百五十·妇人血风门·妇人血风走注》

治妇人血风走注，浑身疼痛，心忪恍惚，头目昏眩。

赤芍药 牡丹皮 桂（去粗皮） 当归（切，焙，各一两） 芸薹子（研，半两）

上五味，粗捣筛。每服三钱匕，水一盏，入酒少许，同煎至七分，去滓温服。

91. 附子散（《圣济总录·卷第一十六·诸风门·风头眩》）

治风眩，目疼，耳聋。

附子（炮裂，去皮脐） 干姜（炮） 细辛（去苗叶） 防风（去叉，各一两） 山茱萸（一两） 山芋（一两半）

上六味为细散。食后温服一钱匕，空心温酒调下。

92. 山芋散（《圣济总录·卷第一十六·诸风门·风头眩》）

1）治头风目眩，眼痛耳聋。

山芋 甘草（炙，锉） 五味子 甘菊花（择，各半两） 细辛（去苗叶） 山茱萸 升麻 蔓荆实（各三分） 防风（去叉，一两）

上九味为细散。每服三钱匕，空心温酒调下。

2）治风头眩转，耳聋。

山芋（二两） 防风（去叉，二两半） 升麻 山茱萸（各一两半） 细辛（去苗叶） 甘菊花（择，各一两） 蔓荆实（一两一分）

上七味为细散。每服三钱匕，食前温酒调下，日再。

93. 附子膏（《圣济总录·卷第一十六·诸风门·风头眩》）

治风头眩，摩头。

附子（炮裂，去皮脐） 盐花（各半两）

上二味为细末。以麻油和如稀饧，洗头摩之日三。

94. 人参汤（《圣济总录·卷第一十六·诸风门·风头眩》）

治风头眩，涕唾稠黏，心胸烦闷。

人参 柴胡（去苗） 羌活（去芦头） 荆芥穗 旋覆花 甘菊花（择去梗） 桑根白皮（锉，各等分）

上七味粗捣筛。每服三钱匕，水一盏煎至七分，去滓，早晚食后临卧温服。

95. 四神汤（《圣济总录·卷第一十六·诸风门·风头眩》）

治风头眩晕，倒仆不定。

独活（去芦头，六两） 石膏（四两，碎） 枳实（去瓤麸炒） 麻黄（去根节，先煮掠去沫，焙，各三两）

上四味粗捣筛。每服五钱匕，水一盏，酒半盏，同煎至一盏，去滓温服，日三。

96. 鸡苏羌活丸（《圣济总录·卷第一十六·诸风门·风头眩》）

治风邪鼓作，头目眩晕，目系急痛，甚则倒。

鸡苏叶（二两） 羌活（去芦头） 芎䓖（各一两半） 羚羊角（镑） 防风（去叉） 天麻 人参 丹砂（研，各一两） 白僵蚕（微炒） 天南星（炮） 干蝎（去土，微炒） 牛黄（研） 麝香（研） 龙脑（研，各半两） 犀角（镑一两）

上一十五味，捣研为末，再同研匀，炼蜜和丸梧桐子大。每服二十丸，腊茶清下，食后临卧服。

97. 天麻羌活丸（《圣济总录·卷第一十六·诸风门·风头眩》）

治头目风眩，邪气鼓作，时或旋晕。

天麻 羌活（去芦头） 白芷 芎䓖 藁本（去苗、土） 芍药 细辛（去苗叶） 麻黄（去根节，各二两） 麝香（研） 牛黄（研，各一分）

上一十味，捣罗为末，炼蜜和丸如皂子大。每服一丸研，薄荷酒下。

98. 守中丸（一名**五芝地仙金髓丸**）（《圣济总录·卷第一十六·诸风门·风头眩》）

治风头眩，脑转目系急，忽然倒仆。

白茯苓（去黑皮，十两） 麦门冬（去心，焙，三两） 白术 人参 甘菊花（择去梗） 山芋 枸杞子（各二两） 生地黄（二十斤，绞取汁）

上八味，将七味捣罗为末，先用生地黄汁于银器内，入酥三两、白蜜三两同煎，逐旋掠取汁上金花令尽，得五升许，于银器内，拌炒前七味药，渐渐令尽，候干入白蜜，同捣数千杵，丸如梧桐子大。每日空心或食后，清酒下五十丸。服百日后，五脏充满，肌肤润滑，修合须择四季王相日或甲子日。

99. 菊花丸

1）《圣济总录·卷第一十六·诸风门·风头眩》

治风邪注头，头目俱晕，轻则心闷，重则倒仆。

甘菊花（择去梗） 羌活（去芦头） 枳壳（去瓤麸炒） 芎䓖 防风（去叉） 桂（去粗皮，各半两） 细辛（去苗叶，一两） 槟榔（锉，一枚）

上八味，捣罗为末，以生姜汁煮薄面糊丸如梧桐子大。每服二十丸，空心酒下，日再服。

2）《圣济总录·卷第一十七·诸风门·风

头旋》

治风头旋，目运欲倒，胸中痰逆，兼治筋骨疼痛。

甘菊花（择）　枸杞子（择）　天麻（酒浸切，焙）　独活（去芦头）　蔓荆实（去皮）　木香　芎䓖　防风（去叉）　羌活（去芦头）　天竺黄（研）　赤茯苓（去黑皮）　藁本（去土，各等分）

上一十二味，为细末，炼蜜和捣三百杵，丸如梧桐子大。每服十丸，荆芥汤下，不拘时。

100. 薄荷散（《圣济总录·卷第一十六·诸风门·风头眩》）

治风邪上攻，头目眩晕，心隔烦闷。

薄荷叶　甘菊花（择去梗）　甘草（炙，锉）　白芷　石膏（碎）　芎䓖

上六味，等分，捣罗为散。每服一钱匕，荆芥茶调下。

101. 六神散（《圣济总录·卷第一十六·诸风门·风头眩》）

治风眩烦闷，头晕转不止。

芎䓖　羌活（去芦头）　防风（去叉）　甘草（炙，锉，各一两）　荆芥穗　鸡苏（干者，各一两半）

上六味，捣罗为细散。米饮、温水调下一钱匕，不计时候。

102. 生犀鸡苏丸（《圣济总录·卷第一十六·诸风门·风头痛》）

治风壅，头痛目眩。

犀角屑（半两）　鸡苏叶　荆芥穗　天麻（各一两）　细辛（去苗叶，半两）　独活（去芦头，一两）　甘草（炙）　人参　芎䓖（各一两）

上九味，捣罗为末，炼蜜和丸如鸡头大。每服一丸，食后茶清嚼下。

103. 羌活丸

1）《圣济总录·卷第一十七·诸风门·头面风》

治头面风，头目昏痛。

羌活（去芦头）　蒺藜子（炒，去角）　芎䓖　薄荷叶（干者，各二两）　白僵蚕（炒，一两）

上五味，捣罗为末，入龙脑、麝香各少许，炼蜜和丸弹子大。每服一丸细嚼，腊茶或温酒下。

2）《圣济总录·卷第四十一·肝脏门·肝实》

治肝实风壅，眼目昏涩，上焦不利。

羌活（去芦头，三分）　木香　蒺藜子（炒去角）　黄芪　青葙子　甘菊花　麦门冬（去心）　枳壳（去瓤麸炒）　青橘皮（汤浸去白，焙）　大黄（锉，炒，各半两）

上一十味，为细末，炼蜜丸如梧桐子大。每服二十丸，空心日午临卧，煎竹叶汤下。

104. 松香散（《圣济总录·卷第一十七·诸风门·风头旋》）

治风头旋，肩背拘急，肢节疼痛，鼻塞耳鸣，面赤咽干，心忪痰逆，眼见黑花，当风泪出。

松实（去壳）　白芷　当归（切，焙）　芎䓖　甘草（炙，各三两）　甜瓜子（洗，一升）

上六味，捣罗为细散。每服二钱匕，食后以荆芥薄荷茶清调下。

105. 麝香天麻丸（《圣济总录·卷第一十七·诸风门·风头旋》）

治风头旋目黑，肩背拘急，恍惚忪悸，肢节疼痛。

麝香（研，一钱半）　天麻　天南星（炮）　白附子（炮）　羌活（去芦头）　赤茯苓（去黑皮）　干蝎（去土，炒）　丹砂（研）　防风（去叉）　桂（去粗皮）　蝉蜕（洗，炒，各半两）　乌蛇（酒浸去皮骨，炙，二两）　铅霜（研，一分）

上一十三味，除研者外，捣罗为末，再同研匀，炼蜜和丸如梧桐子大。每服二十丸，温酒下，荆芥汤亦得，不拘时。

106. 防风丸（《圣济总录·卷第一十七·诸风门·风头旋》）

治风头旋眩晕，肩背拘急，发热恶寒，肢节疼痛。

防风（去叉）　甘草（炙，各一两）　羌活（去芦头）　独活（去芦头）　桔梗（去芦头，炒，各半两）　芎䓖　白芷（各三分）

上七味，捣罗为末，炼蜜丸如樱桃大。每服一丸，食后荆芥汤嚼下。

107. 荆芥丸（《圣济总录·卷第一十七·诸风门·风头旋》）

治风头旋目痛眩，肢体拘急，手足少力。

荆芥穗（四两）　细辛（去苗叶）　芎䓖　白僵蚕（炒，各一两）　天麻（一两半）　羌活（去芦头）　防风（去叉）　蒺藜子（炒，去角，各二两）

上八味，捣罗为末，炼蜜丸如鸡头大。每服一丸，食后细嚼，荆芥茶下，温酒亦得。

108. 白术饮(《圣济总录·卷第一十七·诸风门·风头旋》)

治风邪在胃，头旋不止，复加呕逆。

白术　厚朴(去粗皮，生姜汁炙)　甘菊花(各半两)　人参　白芷　防风(去叉，各一两)

上六味，㕮咀如麻豆大。每服五钱匕，水一盏半，入生姜五片，煎至一盏，去滓，食前温服。

109. 芎菊散(《圣济总录·卷第一十七·诸风门·风头旋》)

治诸阳受风，头目旋晕，目视昏暗，肝气不清。

芎䓖　甘菊花(择，各一两)　羌活(去芦头，三钱)　防风(去叉，三分)　细辛(去苗叶)　白僵蚕(炒，各三两)　草决明　旋覆花(择)　蝉蜕(洗，焙，各一钱)　密蒙花(择)　天麻　荆芥穗　甘草(炙，各半两)

上一十三味，捣罗为细散。每服二钱匕，水一盏煎至七分，食后温服，汤点亦得。

110. 蛇蜕饮(《圣济总录·卷第一十七·诸风门·风头旋》)

治头旋心闷，发即欲倒。

蛇蜕(去土，炙皮，二两)　蚱蝉(去头翅足，炙，四十枚)　柴胡(去苗)　赤芍药　沙参　葛根(各二两)　杏仁(去皮尖、双仁，炒黄)　石膏(碎，各三两)　牛黄(如大豆粒十枚，研汤成下)　麻黄(去根节，三分)

上一十味，除牛黄外，粗捣筛。每服五钱匕，水一盏半煎至八分，入蜜竹沥、牛黄各少许，更煎三两沸，去滓温服。

111. 贴顶膏(《圣济总录·卷第一十七·诸风门·风头旋》)

治头旋脑闷，鼻塞眼运。

蓖麻子(去壳，研)　杏仁(去皮，研)　食盐　芎䓖(捣末)　松脂(研，等分)

上五味先捣食盐，次下四味杵匀，即涂于蜡纸上。有病者先灸百会三壮讫，将蜡纸药于灸处贴之，日一易，得脓血出效。

112. 甘菊散(《圣济总录·卷第一十七·诸风门·头面风》)

治头面风，头目昏眩。

甘菊花(择)　旋覆花　防风(去叉)　石膏(碎研，等分)

上四味，捣罗为散。每服二钱匕，腊茶调服。如煎此药沐发，大去白屑。

113. 檀香散(《圣济总录·卷第一十七·诸风门·头面风》)

治头面风，头目昏眩，肩背疼痛，头皮肿痒，颈项拘急。

白檀香(锉，半两)　甘菊花(择，三两)　芎䓖(二两)　甘草(生用，一两)

上四味，捣罗为散。每服一钱匕，温薄荷汤调下，茶清或沸汤调亦得。

114. 消风羌活汤(《圣济总录·卷第二十四·伤寒门·伤寒头痛》)

治风气不和，头昏目眩，鼻塞声重，语声不出，身体倦，肢节疼痛，痰壅咳嗽，寒热往来。

羌活(去芦头)　甘菊花　麻黄(去根节)　芎䓖　防风(去叉)　石膏(研)　前胡(去芦头)　黄芩(去黑心，各三两)　甘草(炙，锉)　枳壳(麸炒去瓤，四两)　白茯苓(去黑皮)　蔓荆实(各半斤)　细辛(去苗叶，半两)

上一十三味，粗捣筛。每服三钱匕，水一盏煎至七分，去滓温服，不计时候。

115. 天麻汤(《圣济总录·卷第四十一·肝脏门·肝风筋脉抽掣疼痛》)

治肝脏风毒流注，四肢拘急，筋脉抽掣，百节麻木，身体疼痛，头目昏眩。

天麻　独活(去芦头)　酸枣仁(炒)　薏苡仁　防风(去叉，各一两)　赤茯苓(去黑皮)　芎䓖　羚羊角(镑)　甘草(微炒，锉)　桂(去粗皮)　麻黄(去节，煎掠去沫，焙，各半两)

上一十一味，粗捣筛。每服三钱匕，水一盏，入薄荷少许，同煎至六分，去滓，食后温服。

116. 四明丸(《圣济总录·卷第一百七·眼目门·目风眼寒》)

治风毒气上，眼目昏暗及偏正头疼，两目渐觉细小，及有夹脑风疼，目风眼寒等疾。

芎䓖　天麻(用水煮过切，焙)　半夏(水煮洗去涎，切，焙)　桑螵蛸(大者，锉，炒)　旋覆花　羌活(去芦头)　藁本(择粗者，洗，焙干)　天南星(炮)　青橘皮(汤浸去白，焙)　附子(炮裂，去皮脐，各一两)

上一十味，捣罗为末，用生牵牛三两、熟牵牛三两，杵取末二两，与前药末拌匀，生姜汁煮面糊为丸如梧桐子大。每服空心临卧，盐汤或米饮下二十丸至三十丸，立效。

117. 芎辛丸

1)《圣济总录·卷第一百七·眼目门·目风眼寒》

治目风眼寒，头目昏疼。

芎䓖　苍术（米泔浸三日，竹刀子刮去黑皮，切）　细辛（去苗叶）　蝉壳（去土）　荆芥穗　菊花（各一两）　蕤仁（三分，和皮）

上七味，捣罗为末，炼蜜和丸如弹子大。每服一丸，细嚼酒下，或盐汤下，不拘时候。

2)《普济方·卷四十四·头门·头痛》

治头痛面赤，烦闷咽干，上膈风痰，头目晕昏，百节疼痛，背项拘急。

川芎　防风　僵蚕　独活（各一两）　桔梗（三两）　天麻（四两）　细辛　白附子　羌活　甘草（各半两）　薄荷　荆芥（各一两半）

上为细末，炼蜜和丸如弹子大。每服一粒，茶酒吞下，食后。

118. 芎术丸（《圣济总录·卷第一百八·眼目门·目晕》）

治眼晕翳，及头目昏疼。

芎䓖　苍术（米泔浸三日，竹刀刮去黑皮，切，焙）　细辛（去苗叶）　蝉蜕（去土）　荆芥穗　菊花（各一两）　蕤仁（研，三分）

上七味，捣罗为末，炼蜜和丸如弹子大。每服一丸，细嚼，盐酒盐汤下，不拘时。

119. 柴胡丸（《圣济总录·卷第一百五十·妇人血风门·妇人血风劳气》）

治妇人血风劳气，头目昏眩，胸背拘急，四肢酸痛，心躁烦热，气满腹胀，腰膝无力，经候不调。

柴胡（去苗）　黄连（去须）　知母（焙）　赤芍药　龙胆　黄芩（去黑心）　地骨皮　麦门冬（去心，焙）　茯神（去木）　甘草（炙，各一两）　槟榔（锉，三分）

上一十一味，捣罗为末，炼蜜和丸梧桐子大。每服二十丸，温酒下，不拘时。

120. 香桂丸（《圣济总录·卷第一百五十·妇人血风门·妇人血风走注》）

治妇人血风，荣卫气涩，经脉不调，皮肤不泽，肢体烦热，头目昏眩，骨节酸疼。

桂（去粗皮）　芎䓖　肉豆蔻（去壳）　人参　赤茯苓（去黑皮）　附子（炮裂，去皮脐）　木香　白芷　当归（切，焙）　槟榔（锉）　黄芪（锉）　山芋　泽泻　京三棱（煨，锉）　枳壳（去瓤麸炒）　干漆（炒烟出）　楮实（炒）　牛膝（去苗，酒浸切，焙）　牡丹皮　陈橘皮（汤浸去白，炒）　独活（去芦头，各半两）　防风（去叉）　芍药　吴茱萸（汤浸焙干，炒，各三分）

上二十四味，捣罗为末，炼蜜和捣千百杵，丸如梧桐子大。每服二十丸，温酒下，空心晚食前服。

121. 当归散（《圣济总录·卷第一百五十·妇人血风门·妇人血风走注》）

治妇人血风走注，攻头目昏眩，四肢疼痛，皮肤瘾疹。

当归（切，焙）　乌头（炮裂，去皮脐）　芍药　延胡索　京三棱（煨，锉）　蓬莪术（煨，锉）　芎䓖（各一两）

上七味，捣罗为散。每服二钱匕，温酒调下，空心、日午、临睡服。

122. 芎䓖汤

1)《圣济总录·卷第一百五十·妇人血风门·妇人血风走注》

治妇人血风攻注，身体骨节疼痛，头目昏眩，口苦舌干，多困少力，时发寒热。

芎䓖　芍药　牡丹皮（各一两半）　羌活（去芦头）　甘菊花　防风（去叉）　甘草（炙，各二两）　柴胡（去苗）　半夏（生姜汁制作饼，曝干，各一两）

上九味，粗捣筛。每服三钱匕，水一盏，生姜三片，薄荷三叶，煎至七分，去滓，温服，不拘时。

2)《圣济总录·卷第一百六十一·产后门·产后血气攻腹疼痛》

治产后伤风冷，因致血气不利，心腹疼痛，或寒或热，头目昏重。

芎䓖（锉）　黄芩（去黑心）　防风（去叉，各一两）　当归（切，炒）　芍药　甘草（炙，各一两半）

上六味，粗捣筛。每服三钱匕，水一盏，生姜三片，煎七分，去滓，温服，不拘时候。

123. 鳖甲汤（《圣济总录·卷第一百五十·妇人血风门·妇人风虚劳冷》）

治妇人风虚劳冷，头目昏眩，肢体酸痛，脐腹冷疼，饮食不化，经水不匀。

鳖甲（去裙襕，醋炙） 羌活（去芦头） 防风（去叉） 芎䓖 熟干地黄（焙） 人参 附子（炮裂，去皮脐） 白茯苓（去黑皮） 芍药 柴胡（去苗，各一两） 木香 桂（去粗皮，各半两）

上一十二味，锉如麻豆。每服三钱匕，水一盏，生姜三片，枣一枚擘破，煎至七分，去滓，空心、日午、临卧温服。

124. 芎附汤（《圣济总录·卷第一百五十·妇人血风门·妇人风虚劳冷》）

治妇人虚劳，被风冷所侵，头目昏眩，筋脉拘急，骨节烦疼，或寒或热。

芎䓖 附子（炮裂，去皮脐） 赤茯苓（去黑皮） 羌活（去芦头） 独活（去芦头） 柴胡（去苗） 前胡（去芦头） 桔梗（炒） 枳壳（去瓤麸炒） 甘草（炙，锉） 人参（各一两） 木香（半两）

上一十二味，锉如麻豆。每服三钱匕，水一盏煎至七分，去滓，空心、日午、临卧温服。

125. 茯苓前胡汤（《圣济总录·卷第一百六十二·产后门·产后头痛》）

治产后伤风头痛，眩闷倒旋。

白茯苓（去黑皮） 前胡（去芦头） 菊花 白术 附子（炮裂，去皮脐） 细辛（去苗叶） 芎䓖 麻黄（去根节，各一两）

上八味，锉如麻豆。每服二钱匕，水一盏煎至七分，去滓，温服，不拘时候。

126. 茯苓黄芪汤（《圣济总录·卷第一百六十二·产后门·产后头痛》）

治产后伤风头痛，目昏眩。

白茯苓（去黑皮） 黄芪（锉） 菊花 独活（去芦头） 枳壳（去瓤麸炒） 当归（切，焙） 生干地黄（焙） 人参 乌头（炮裂，去皮脐，各一两）

上九味，锉如麻豆。每服三钱匕，水一盏煎至七分，去滓，温服，不拘时候。

127. 至宝丹（《幼幼新书·卷第八·惊热第三》）

生犀角 生玳瑁屑 琥珀（研） 牛黄（研） 朱砂（研，水飞过） 雄黄（研，水飞，各一两） 金银箔（各五十片） 龙脑（研） 麝香（研，各一分） 安息香（一两半，去石，酒浸，重汤煮，直候化成水，再滤去滓石，约取净数一两熬成膏）

上件药末，同入安息香膏内，研杵为丸如梧桐子大。以新瓷器内盛，具病汤使下。项急中风，阴阳二毒，伤寒，卒中热暍，卒中恶，产后血晕迷闷，卒中疫毒，中诸毒，产后诸疾，山岚毒气，卒暗风，胎死不下，误中水毒，卒气绝，中风不语，中蛊毒，梦中惊厌，以上诸疾以童子小便入生姜汁少许，同暖令温化下。心肺壅热，霍乱吐泻，神梦不安，头目昏眩，不得睡卧，伤寒发狂，积瘀痁疟，邪气攻心，小儿惊风，小儿诸痫，小儿心热，卒中客忤，以上诸疾，以人参汤化下。大人三丸至五丸，小儿只一丸至二丸。更量疾状大小服食。

128. 黑神丸（《幼幼新书·卷第十·一切惊第一》）

治一切左瘫右缓，小儿惊风，妇人产后中风，心神恍惚，头目昏晕眩，常服活血驻颜，及治伤风鼻塞头痛，善治山岚瘴气，其效如神。

桔梗 麻黄（去节） 川芎 防风 香白芷 木贼 桂心（去皮） 红豆 缩砂仁 釜墨（以上各四两） 大川乌头（汤洗，取皮脐，一斤） 天南星（灰炒黄裂为度，半斤） 天台乌药 沉香（各一两） 麝香（一钱）

上件为末，炼蜜为丸如龙眼大。每服半丸，葱白一寸同嚼，茶酒任下，不计时候。

129. 龙虎丹（《幼幼新书·卷第十三·一切风第二》）

治丈夫、妇人新得、久患急风缓风，半身不遂，手脚筋衰；及风毒攻疰，遍身疮疥；头风多饶白屑；毒风面上生疮；刺风状如针刺；痫风急倒作声；顽风不认痛痒；疬风颈生斑驳；暗风头旋眼黑；皶风面生赤点；肝风鼻闷眼瞤；偏风口眼㖞斜；节风肢节断续；脾风心多呕逆；酒风行步不前；肺风鼻塞项疼；胆风令人不睡；气风肉似虫行；肾风耳内蝉鸣；阴间湿痒，及小儿惊风方。

大附子（炮，去皮脐秤） 天竺黄 牛膝（酒浸去苗，焙干，略焙） 川芎（洗） 川羌活（去苗洗，焙，秤） 天麻（去苗，生制） 半夏（汤浸七次，用生姜汁制） 细辛（去苗洗，生） 何首乌（去粗皮） 独活 柴胡（务去苗） 桔梗（生） 藿香叶（生） 黑牵牛（爁） 硫黄（结砂子，各二两） 川乌头（炮，去皮尖、脐，秤） 官桂（去粗皮，生用） 白僵蚕（燃） 香白芷（生） 舶上茴香（微燃） 甘松香（洗去土，焙，秤） 缩砂仁 菊花（去土，生） 五灵脂（生，各五两） 乌蛇（酒浸去皮骨，焙干，秤半斤） 白干姜（炮） 白蒺藜（燃） 防风（去苗，锉） 地龙（去土，燃） 朱砂（研，水飞，各三两） 木香（生） 雄黄（水飞） 马牙硝（研） 水银（与硫黄用慢火结成砂子，各一两） 寒水石（烧通赤，研，飞，一斤） 麝香（一分，研） 龙脑（半两，研）

上为细末，炼蜜为剂。每服一丸，如鸡头大，用薄荷酒嚼下，日进一服，重即两服。产后惊风，乱道见物，朱砂酒磨下。产后身多虚肿血风，频增昏沉，身如针刺，发随梳落，面黄心逆，并煎当归酒嚼下，日进两服。若治伤寒，炒葱豉酒嚼下一二服，盖覆出汗立愈。小儿惊风，薄荷酒化下少许。大人急风，口噤失音等，薄荷酒灌之。常服茶、酒任下，不拘时候服。

130. 消风散

1）《幼幼新书·卷第十三·一切风第二》

治诸风上攻，头目昏痛，项背拘急，肢体烦疼，肌肉蠕动，目眩旋运，耳啸蝉鸣，眼涩好睡，鼻塞多嚏，皮肤顽麻，搔痒瘾疹；又治妇人血风，头皮肿痒，眉棱骨痛，旋晕欲倒，痰逆恶心，及小儿虚风，目涩昏困，急慢惊风方。

羌活 人参（各去芦头） 芎䓖 白茯苓（去皮） 白僵蚕（炒） 藿香叶（去土） 防风（去芦头） 荆芥穗 甘草（锉，炒） 蝉壳（以上各二两） 厚朴（去粗皮，姜汁涂炙熟） 陈橘皮（洗净，焙干，各半两）

上为细末。每服二钱，茶清调下。如久病偏风，每日三服便觉轻减。如脱着沐浴，暴感风寒，头痛身重，寒热倦疼，用荆芥、清茶调下，温酒调下亦得，可并服之。小儿虚风，目涩昏困，及急慢惊风，用乳香荆芥汤调下半钱，并不计时候服。

2）《医学正传·卷之七·妇人科中·胎前》引《局方》

治妊娠头旋目眩，视物不见，腮颊肿核。

石膏（煨） 甘菊花（去萼） 防风（去芦） 荆芥穗 羌活 羚羊角（镑） 川芎 大豆黄卷（炒） 当归（酒浸洗） 白芷（各半钱） 甘草（二分半）

上细切，作一服。加芽茶半钱，水一盏半煎至一盏，食后温服。

131. 润体丸（《太平惠民和剂局方·卷之一·治诸风》）

治诸风手足不遂，神志昏愦，语言謇涩，口眼㖞僻，筋脉挛急，骨节烦疼，头旋眩运，恍惚不宁，健忘怔忪，痰涎壅滞，及皮肤顽厚，麻痹不仁。

防风（去芦及叉，一两半） 白龙脑（别研） 乳香（别研如麻） 羚羊角末（别研如粉） 附子（炮，去皮脐） 白僵蚕（微炒） 槟榔 肉豆蔻仁 沉香 蒺藜子（微炒） 丁香 蔓荆子（去白皮） 牛黄（别研如粉） 藿香叶 麻黄（去节、根） 生犀角末（别研） 雄黄（研，飞） 麝香（研如粉） 木香 辰砂（研，飞，各一两） 茯苓（去皮） 白附子（炮） 羌活（去芦） 原蚕蛾（微炒） 人参（去芦） 肉桂（去粗皮） 芎䓖（各一两半） 真珠末（别研如粉） 独活（去芦，各三分） 干蝎（微炒） 半夏（水煮三十沸，薄切焙干，生姜汁炒） 川乌头（炮，去皮脐，捣碎炒黄，各二两） 白花蛇（酒浸炙，去皮、骨取肉） 天麻（去苗，各三两） 琥珀（别研，如粉） 腻粉（研） 白豆蔻仁（各半两） 金箔（六十片，为衣）

上为细末，入研药令匀，炼蜜搜和丸如鸡头大。每服一丸，细嚼，温酒下，荆芥茶下亦得，加至二丸。如破伤中风，脊强手搐，口噤发痫，即以热豆淋酒化破三丸，斡口开灌下，少时再服，汗出乃愈。若小儿惊风诸痫，每服半丸，薄荷汤化下，不拘时。

132. 牛黄清心丸（《太平惠民和剂局方·卷之一·治诸风》）

治诸风缓纵不随，语言謇涩，心怔健忘，恍惚去来，头目眩冒，胸中烦郁，痰涎壅塞，精神昏愦；又治心气不足，神志不定，惊恐怕怖，悲忧惨戚，虚烦少睡，喜怒无时；或发狂颠，神情昏乱。

白芍药 麦门冬（去心） 黄芩 当归（去苗） 防风（去苗） 白术（各一两半） 柴胡 桔梗 芎䓖 白茯苓（去皮） 杏仁（去皮尖、双仁，麸炒黄，别研，各一两二钱半） 神曲（研） 蒲黄（炒） 人参（去芦，各二两半） 羚羊角末 麝香（研） 龙脑（研，各一两） 肉桂（去粗皮） 大豆黄卷（碎炒） 阿胶（碎炒，各一两七钱半） 白蔹 干姜（炮，各七钱半） 牛黄（研，一两二钱） 犀角末（二两） 雄黄（研，飞，八钱） 干山

药（七两） 甘草（锉，炒，五两） 金箔（一千二百箔，内四百箔为衣） 大枣（一百枚，蒸熟去皮、核，研成膏）

上除枣、杏仁、金箔、二角末及牛黄、麝香、雄黄、龙脑四味外，为细末，入余药和匀，用炼蜜与枣膏为丸，每两作一十丸，用金箔为衣。每服一丸，温水化下，食后服之。小儿惊痫，即酌度多少，以竹叶汤温温化下。

133. 龙脑天麻煎（《太平惠民和剂局方·卷之一·治诸风》）

治一切风及瘫缓风，半身不遂，口眼㖞斜，语涩涎盛，精神昏愦；或筋脉拘挛，遍身麻痹，百节疼痛，手足颤掉；及肾脏风毒上攻，头面虚肿，耳鸣重听，鼻塞口干，痰涎不利，下注腰腿，脚膝缓弱，肿痛生疮。又治妇人血风攻注，身体疼痛，面浮肌瘦，口苦舌干，头旋目眩，昏困多睡；或皮肤瘙痒，瘾疹生疮；暗风夹脑风，偏正头痛，并皆治之。

甜瓜子（汤洗令净） 浮萍草（拣，洗净） 川乌（炮，去皮脐） 地榆（去苗，刮削令净） 黑参（洗净，焙，各五十两） 天麻（去苗，一百两）

以上六味，为细末，用雪水、白沙蜜各一十五斤零一十两同化开，用绢袋子滤过，银石器内慢火熬成稠膏。

生龙脑（研，八两） 麝香（研，四两）

上为细末，除龙、麝外，用天麻乌头膏和搜令匀，放冷，入龙、麝再搜令匀，入臼内捣千百杵，搓为挺子。每服一皂荚子大，与薄荷同嚼，茶酒任下，不计时候。治瘫缓风，并服见效。如破伤风，黑豆淋酒下。要发汗，用煨葱、热酒并服三服，常服亦得。

134. 牛黄小乌犀丸（《太平惠民和剂局方·卷之一·治诸风》）

治诸风筋脉拘急，手足麻痹，语言謇涩，口面㖞斜，心忪恍惚，痰涎壅滞，头目昏眩，肢节烦疼；及中风瘫缓，暗风痫病。肾风上攻，面肿耳鸣；下注腰脚，沉重疼痛。妇人血风，头旋吐逆，皮肤肿痒，遍身疼痛。

天麻（去苗，二十两） 川乌（炮，去皮脐） 地榆（去苗，洗，焙） 玄参（洗，焙，各十两）

以上四味，为细末，以水少许化蜜，同于石锅内，慢火熬搅成稠膏，放冷，次入后药：

浮萍草（净洗，焙） 龙脑薄荷叶（去土） 甜瓜子（各十两） 生犀 朱砂（研，飞，各五两） 龙脑（研） 牛黄（研） 麝香（研，各一两）

上为细末，与前膏子一处搜和，丸如鸡头大。每服一丸，细嚼，荆芥茶下，温酒亦得，不计时候。

135. 娄金丸（《太平惠民和剂局方·卷之一·治诸风》）

治诸风神志不定，恍惚去来，舌强语涩，心忪烦闷，口眼㖞僻，手足亸曳；及风虚眩冒，头目昏痛；或旋运僵仆，涎潮搐搦，猝中急风，不省人事。小儿惊风诸痫，并皆治之。

甘菊（去土，四两） 黄芪（去芦头） 藁本（洗） 白僵蚕（去丝、嘴，爁） 甘草（爁） 羌活（去苗） 麻黄（去根节） 茯苓（去皮） 芍药 犀角（镑，各二两） 白芷（洗） 南星（末，以牛胆汁和作饼，阴干） 细辛（去苗，洗，焙） 人参（去芦） 防风（去芦） 川芎（各一两半） 龙脑（研） 牛黄（研） 麝香（研） 白附子（炮） 天竺黄（各一两） 白花蛇（酒浸去皮骨，炙） 天麻（去苗，各三两） 生地黄汁（五升，入蜜一两，酒二升，酥一两半，慢火熬成膏，放冷） 金箔（一百片，为衣）

上为细末，以地黄汁膏子搜和，每两作五十丸，以金箔为衣。每服一丸，细嚼，温酒下。若中风涎潮不语，昏塞甚者，加至三丸，用薄荷自然汁同温酒共半盏，化药灌之。常服一丸，浓煎人参汤嚼下，薄荷汤亦得。小儿每服皂荚子大，薄荷汤化下。

136. 和太师牛黄丸（《太平惠民和剂局方·卷之一·治诸风》）

治猝暴中风，眩晕倒仆，精神昏塞，不省人事，牙关紧急，目睛直视，胸膈、喉中痰涎壅塞，及诸痫潮发，手足瘛疭，口眼相引，项背强直，并皆治之。

石燕 蛇黄 磁石（以上三味，并火烧醋淬九遍，细研） 雄黄（研，飞） 辰砂（研，飞） 石绿（研，飞，各一两） 牛黄 粉霜（研） 轻粉（细研） 麝香（细研，各半两） 银箔（研，一百片） 金箔（一百片，为衣）

上件都研匀细，用酒煮面糊和丸如鸡头大。每服一丸，煎薄荷酒磨下。老人可服半丸；小儿十岁以下，分为四服，蜜水磨下；四岁以下，分为五服；未满一岁，可分为七服。如牙关紧急，以物斡开灌之。

137. 碧霞丹(《太平惠民和剂局方·卷之一·治诸风》)

治猝中急风,眩晕僵仆,痰涎壅塞,心神迷闷,牙关紧急,目睛上视,及五种痫病,涎潮搐搦。

石绿(研九度飞,十两) 附子尖 乌头尖 蝎梢(各七十个)

上将三味为末,入石绿令匀,面糊为丸如鸡头大。每服急用薄荷汁半盏化下一丸,更入酒半合温暖服之,须臾吐出痰涎,然后随证治之。如牙关紧急,斡开灌之立验。

138. 雄朱丸(《太平惠民和剂局方·卷之一·治诸风》)

治中风涎潮,咽膈作声,目眩不开,口眼㖞斜,手足不随,应是一切风疾并宜服之。

雄黄(研) 朱砂(研) 龙脑(研) 麝香(研,各一钱) 白僵蚕(去丝嘴,生) 白附子(生) 天南星(洗,生) 乌蛇(去皮骨,生,各半两)

上除研外,余皆为末,炼蜜为丸如梧桐子大。如中风涎潮,牙关不开,先用大蒜一瓣捣烂,涂在两牙关外腮上,次用豆淋酒化一丸,揩牙龈上即开,续用薄荷酒化下一两丸。如丈夫风气、妇人血风,牙关紧急者,只用豆淋酒化药,揩牙龈上即开。如头风目眩,暗风眼黑欲倒者,急嚼一两丸,用薄荷酒下。

139. 八风丹(《太平惠民和剂局方·卷之一·治诸风》)

治诸风及痰热上攻,头痛面赤,目眩旋晕,鼻塞咽干,颈项不利,痰唾稠浊,神情如醉,百节疼痛,耳啸蝉鸣,面上游风,口眼蠕动。

滑石(细研) 天麻(酒浸,各一两) 龙脑(研) 麝香(研,各一分) 白僵蚕(微炒) 白附子(炮,各半两) 半夏(白矾制,二两) 寒水石(火烧通赤,细研水飞,半斤)

上件药,捣罗为细末,入研者药同研令匀,炼蜜和丸如樱桃大。每服一丸,细嚼,温荆芥汤下,茶清亦得,食后服。

140. 皂角丸(《太平惠民和剂局方·卷之一·治诸风》)

治风气攻注,头面肿痒,遍身拘急,痰涎壅滞,胸膈烦闷,头痛目眩,鼻塞口干,皮肤瘙痒,腰脚重痛,大便风秘,小便赤涩,及咳嗽喘满,痰唾稠浊,语涩涎多,手足麻痹,暗风痫病,偏正头痛,夹脑风;妇人血风攻注,遍身疼痛,心怔烦躁,瘾疹瘙痒,并宜服之。

皂角(捶碎,以水一十八两六钱揉汁,用蜜一斤,同熬成膏) 干薄荷叶 槐角(爁,各五两) 青橘皮(去瓤) 知母 贝母(去心,炒黄) 半夏(汤洗七次) 威灵仙(洗) 白矾(枯过) 甘菊(去枝,各一两) 牵牛子(爁,二两)

上为末,以皂角膏搜和为丸如梧桐子大。每服二十丸,食后,生姜汤下。痰实咳嗽,用蛤粉齑汁下;手足麻痹,用生姜薄荷汤下;语涩涎盛,用荆芥汤下;偏正头疼、夹脑风,用薄荷汤下。

141. 小续命汤(《太平惠民和剂局方·卷之一·治诸风》)

治猝暴中风,不省人事,渐觉半身不遂,口眼㖞斜,手足战掉,语言謇涩,肢体麻痹,神情气乱,头目眩重,痰涎并多,筋脉拘挛,不能屈伸,骨节烦疼,不得转侧,及治诸风,服之皆验。若治脚气缓弱,久服得瘥。久病风人,每遇天色阴晦,节候变更,宜预服之,以防喑痖。

防己 肉桂(去粗皮) 黄芩 杏仁(去皮尖,炒黄) 芍药(白者) 甘草(爁) 芎䓖 麻黄(去根节) 人参(去芦,各一两) 防风(去芦,一两半) 附子(炮,去皮脐,半两)

上除附子、杏仁外,捣为粗末,后入二味令匀。每服三钱,水一盏半,生姜五片,煎取一盏,去滓,稍热服,食前,加枣一枚尤好。

142. 大通圣白花蛇散(《太平惠民和剂局方·卷之一·治诸风》)

大治诸风,无问新久,手足亸曳,腰脚缓弱,行步不正,精神昏冒,口面㖞斜,语言謇涩,痰涎壅盛,或筋脉挛急,肌肉顽痹,皮肤瘙痒,骨节烦疼,或痛无常处,游走不定。及风气上攻,面浮耳鸣,头痛目眩;下注腰脚,腰疼腿重,肿痒生疮,并宜服之。

海桐皮(去粗皮) 杜仲(锉,炒) 天麻(去苗) 干蝎(炒) 郁李仁 赤箭当归(去芦头,酒浸) 厚朴(生姜汁制) 蔓荆子(去白皮) 木香 防风(去苗) 藁本(去土) 白附子(炮) 肉桂(去粗皮) 羌活(去芦头) 萆薢(酒浸一宿) 虎骨(醋炙) 白芷 山药 白花蛇(酒浸炙,去皮骨,用肉) 菊花(去枝梗) 牛膝(去

苗） 甘草（炙） 威灵仙（去土，各一两）

上等分，为末。每服一钱至二钱，温酒调下，荆芥汤亦得，空心服之。常服祛逐风气，通行荣卫，久病风人，尤宜常服；轻可中风，不过二十服，平复如故。

143. 追风散（《太平惠民和剂局方·卷之一·宝庆新增方》）

治年深日近，偏正头痛。又治肝脏久虚，血气衰弱，风毒之气上攻头痛，头眩目晕，心忪烦热，百节酸疼，脑昏目痛，鼻塞声重，项背拘急，皮肤瘙痒，面上游风，状若虫行，及一切头风。兼治妇人血风攻注，头目昏痛，并皆治之。常服清头目，利咽膈，消风壅，化痰涎。

川乌（炮，去皮脐、尖） 防风（去芦、叉） 川芎（洗） 白僵蚕（去丝嘴，微炒） 荆芥（去梗） 石膏（煅烂，研） 甘草（炙，各一两） 白附子（炮） 羌活（去芦，洗，锉） 全蝎（去尾针，微炒） 白芷 天南星（炮） 天麻（去芦） 地龙（去土，炙，半两） 乳香（研） 草乌（炮，去皮尖） 没药（细研） 雄黄（细研，各一分）

上为细末。每服半钱，入好茶少许同调，食后及临睡服。

144. 追风应痛丸（《太平惠民和剂局方·卷之一·续添诸局经验秘方》）

一切风疾，左瘫右痪，半身不遂，口眼㖞斜，牙关紧急，语言謇涩，筋脉挛急，百骨节痛，上攻下注，游走不定，腰腿沉重，耳鸣重听，脚膝缓弱，不得屈伸，步履艰难，遍身麻痹，皮肤顽厚。又，妇人血风攻注，身体疼痛，面浮肌瘦，口苦舌干，头旋目眩，昏困多睡；或皮肤瘙痒，瘾疹生疮；暗风夹脑，偏正头疼，并治之。

威灵仙 狗脊（去毛，各四两） 何首乌 川乌（炮，去皮脐，各六两） 乳香（研，一两） 五灵脂（酒浸，淘去沙石，五两半）

上为末，酒糊为丸。每服十五丸，加至二十丸，麝香温酒吞下，只温酒亦得，食稍空服。常服轻身体，壮筋骨，通经活络，除湿去风。孕妇不可服。

145. 磁石丸（《太平惠民和剂局方·卷之一·续添诸局经验秘方》）

治肾脏风毒上攻，头面浮肿，耳鸣眼暗，头皮肿痒，太阳穴痛，鼻塞脑闷，牙齿摇动，项背拘急，浑身瘙痒，瘾疹生疮，百节疼痛，皮肤麻痹，下注脚膝，筋脉拘挛，不能屈伸，脚下隐痛，步履艰难，并宜服之。常服能补益，去风明目，活血驻颜。

磁石（烧，醋淬二十遍，捣罗如粉，一十两） 牛膝（酒浸焙，六两） 黄踯躅（炒，八两） 川芎 肉桂（去粗皮） 赤芍药 黑牵牛（炒，各四两） 草乌（炮，去皮脐，十四两）

上为细末，酒糊为丸。每服三十丸，煨葱盐酒吞下，煨葱茶下亦得；偏正头疼，生葱茶下；妇人血风，浑身疼痛，头目眩晕，面浮体瘦，淡醋汤下，日进三服，大有神效。

146. 川芎茶调散（《太平惠民和剂局方·卷之二·吴直阁增诸家名方》）

治丈夫、妇人诸风上攻，头目昏重，偏正头疼，鼻塞声重；伤风壮热，肢体烦疼，肌肉蠕动，膈热痰盛；妇人血风攻注，太阳穴疼，但是感风气，悉皆治之。

薄荷叶（不见火，八两） 川芎 荆芥（去梗，各四两） 香附子（炒，八两；别本作细辛，去芦，一两） 防风（去芦，一两半） 白芷 羌活 甘草（爁，各二两）

上件为细末。每服二钱。食后，茶清调下。常服清头目。

147. 菩萨散（《太平惠民和剂局方·卷之七·绍兴续添方》）

治男子、妇人风气攻注，两眼昏暗，眵泪羞明，睑眦肿痒，或时赤痛，耳鸣头眩。

荆芥穗（一两半） 苍术（米泔浸一宿，去皮，锉，炒） 白蒺藜（炒） 防风（锉，炒，各二两） 甘草（炒，一两）

上并为细末。不拘时，入盐少许，沸汤或酒调下一大钱，神妙。

148. 还睛丸（《太平惠民和剂局方·卷之七·续添诸局经验秘方》）

治男子、女人风毒上攻，眼目赤肿，怕日羞明，多饶眵泪，隐涩难开，眶痒赤痛，睑眦红烂，瘀肉侵睛，或患暴赤眼，睛疼不可忍者，并服立效。又治偏、正头痛，一切头风，头目眩晕，皆治之。

白术（生用） 菟丝子（酒浸，别研） 青葙子（去土） 防风（去芦） 甘草（炙） 羌活（去苗） 白蒺藜（炒，去尖） 密蒙花 木贼（去节）

上各等分，为细末，炼蜜为丸如弹子大。每服一丸，细嚼，白汤吞下，空心、食前日三服。

149. 术香散（《太平惠民和剂局方·卷之九·吴直阁增诸家名方》）

治妇人血风脏气，头目昏晕，心烦怔忪，手足热疼，经候不调，脐腹时痛，或多便利，饮食减少，并宜服之。

天台乌药　三棱（煨）　蓬莪术（煨）　川当归（去芦）　荆芥穗　天麻　桂心（不见火）　延胡索　厚朴（姜汁制，炒）　附子（炮，去皮脐，各一两）

上为细末。每服一钱，生姜汁少许，和温酒调下。

150. 檀香汤（《太平惠民和剂局方·卷之十·宝庆新增方》）

治精神不爽，头目昏眩，心忪烦躁，志意不定。调中顺气，安神定志，清爽头目。

川芎（不见火）　白芷（不见火，各二两）　桔梗（焙，三十两）　檀香（不见火，三两）　甘草（炒，六两）

上为细末。每服一钱，入盐少许，沸汤点服。

151. 苓术汤（《三因极一病证方论·卷之五·五运时气民病证治》）

治脾胃感风，飧泄注下，肠鸣腹满，四肢重滞，忽忽善怒，眩冒颠晕，或左胁偏疼。

白茯苓　厚朴（姜汁制，炒）　白术　青皮　干姜（炮）　半夏（汤泡去滑）　草果（去皮）　甘草（炙，各等分）

上锉散。每服四钱，水盏半，姜三片，枣两枚，煎七分，去滓温服，食前服之。

152. 曲术汤（《三因极一病证方论·卷之十六·瘾疹证治》）

治因浴出凑风冷，遍身瘾疹，搔之随手肿突，及眩晕呕哕。

白术（一两）　神曲（二两，炒）　甘草（一分）

上为末。每服二钱，米饮调下。一方，以土朱研炒，冷酒调下二钱；不饮，以茶调之。

153. 雄黄丸（《三因极一病证方论·卷之十六·头痛证治》）

治八般头风，及眩晕恶心吐逆，诸药不治。

通明　雄黄（一两）　川乌头（生，去皮尖，一两半）

上二味为末，滴水丸如梧子大。每服十丸，煨葱白茶清下。

154. 芎黄汤（《儒门事亲·卷十五·头面风疾第四》）

治头目眩运。

大黄　荆芥穗　贯芎　防风（以上各等份）

上为粗末。大作剂料，水煎，去滓服之，以利为度。

155. 川芎散

1）《妇人大全良方·卷之四·妇人虚风头目眩晕及心眩方论第四》

治风眩头晕。

小川芎　山药　白茯神　甘菊花（野菊不用）　人参（各半两）　山茱萸肉（一两）

上为细末。无时候，酒调二钱，日三服。

2）《卫生宝鉴·卷九·诸风门·鹤膝风方》

治头风，偏正头疼，昏眩。

川芎　细辛　羌活　槐花　石膏　香附子　甘草（炙，各半两）　荆芥　薄荷　茵陈　防风（去叉）　菊花（各一两）

上十二味为末。每服二钱。食后茶清调下，日三服。忌动风物。

3）《世医得效方·卷第三大方脉杂医科·眩晕·风证》

治眩晕，恶风自汗，或身体不仁，气上冲胸，战摇如在舟船之上。

川芎（一两）　北细辛（三分）　白茯苓（一两）　白术（一两）　粉草（半两）　桂枝（三分）

上锉散。每服四钱，水一盏半，生姜三片煎，不拘时服。有痰，兼服青州白丸子。

4）《普济方·卷一百一·诸风门·风邪》

治风虚邪气所攻，发即腹满急，头眩眼晕欲倒。

川芎（三分）　独活（三分）　防风（三分，去芦）　白术（半两）　汉防己（半两）　杏仁（三分，汤浸去皮尖、双仁，麸炒微黄）　枳壳（三分，麸炒微，去瓤）　茯神（一两）　羚羊角屑（三分）　桂心（半两）　甘草（半两，炙赤，锉）

上为散。每服三钱，以水一中盏，入生姜半分，煎六分去滓，不计时，温服。

156. 四神散（《妇人大全良方·卷之四·妇人虚风头目眩晕及心眩方论第四》引《九籥卫生方》）

治妇人血风，眩晕头痛。

菊花　当归　旋覆花　荆芥穗（各等分）

上为细末。每服一钱。水一盏，葱白三寸，茶末一钱，煎至七分，通口服。良久，去枕仰卧少时。

157. 养正丹（《妇人大全良方·卷之四·妇人虚风头目眩晕及心眩方论第四》）

治虚风头眩，吐涎不已。盖此药升降阴阳，补接真气，非止头旋而已。

黑铅　水银　硫黄（研）　朱砂（各一两，研）

上用建盏一只，火上熔铅成汁，次下水银，用柳杖子打停，取下歇少时，入二味打停，候冷取下，研为粉，以糯米软饭丸如绿豆大。每服三十丸，枣汤吞下，空心、食前，日二服。

158. 都梁丸（《妇人大全良方·卷之四·妇人项筋强痛方论第六》）

此药大治中风眩晕，妇人产前产后乍伤风邪，头目昏重及血风头痛，服之令人目明。凡浴沐后服一二粒尤佳。暴寒乍暖，神思不清，伤寒头目昏晕，并宜服之。

香白芷（择大块白色新洁者，先以棕刷去尘土，用沸汤泡洗四五次）

为细末，炼蜜丸如弹子大。每服一丸，多用荆芥点蜡茶细嚼下，食后常服；只干嚼下亦可，都无所忌。

159. 保命丹（《仁斋直指方论·卷之三·诸风·附诸方》）

治诸风瘛疭，不能语言，心忪健忘，恍惚去来，头目晕眩，胸中烦郁，痰涎壅塞，抑气攻心，精神昏愦。治心气不足，神志不定，惊恐怕怖，悲忧惨蹙，虚烦少睡，喜怒不时，或发狂癫，神情昏乱；及小儿惊痫，惊风抽搐不定；及大人暗风，并羊癫、猪癫发叫。

朱砂（一两）　珍珠（二钱）　南星（一两）　麻黄（去根节）　白附子（炮）　雄黄　龙脑（各半两）　琥珀（三钱）　僵蚕（炒）　犀角（镑）　麦门冬（去心）　枳壳　地骨皮　神曲　茯神　远志（去心）　人参　柴胡（各一两）　金箔（一薄片）　牛黄（三钱）　天麻（半两）　脑子（少许）　麝香（少许）　胆矾（半两）　牙硝（四钱）　毫车　天竺黄　防风　甘草　桔梗　白术　升麻（各一两）　蝉蜕（半两）　黄芩（二两）　荆芥（二两）

上为细末，炼蜜为丸如弹子大。每服一丸，薄荷汤化下，不拘时候。忌猪、羊、虾、核桃动风引痰之物，及猪、羊血。更加川乌炮去皮脐、姜制半夏、白芷、川芎各一两，猪牙皂一两，和前药丸服尤妙。

160. 人参顺气散（《仁斋直指方论·卷之三·诸风·诸风证治》引《良方》）

治诸风战掉，拳挛眩晕，㖞邪麻痹疼痛。

川芎　桔梗　白术　白芷　陈皮　枳壳（炒）　甘草（各一两，炒）　麻黄（去节）　天台乌药（去心，各一两半）　人参　白姜（炮，各半两）

上为末。每二钱，姜枣煎服。

161. 定风饼子（《仁斋直指方论·卷之三·附伤风·附诸方》）

治风客阳经，邪伤腠理，背膂强直，言语謇涩，体热恶寒，痰厥头痛，肉瞤筋惕，手颤，鼻渊；及饮酒过多，呕吐涎沫，头目晕眩。常服消风去邪。

川乌　南星　川芎　干姜　甘草　半夏　天麻　白茯苓（各等分，生用）　加白附子

上为末，姜汁丸如龙眼大，作饼子，生朱砂为衣。每服一饼，细嚼，热生姜汤下，不拘时服

162. 芷弹丸（《仁斋直指方论·卷之十一·眩运·眩运证治》）

治风证眩运及血证眩运。

新白芷（择大块，汤荡洗三次，晒干）

上为末，炼蜜丸弹子大。每服一丸，荆芥煎汤嚼下。

163. 真方白丸子（《仁斋直指方论·卷之十一·眩运·眩运证治》）

治诸风眩运，搐掣语短，呕吐。

圆白半夏（七两，生，水浸，洗过）　南星（三两）　白附子（生，二两）　川乌头（生，去皮脐，半两）

用三十丸，苏合香丸三粒，全蝎一个，炙为末，三件研和，以紫苏、橘皮煎汤，入生姜汁少许调下。

164. 蒺藜散（《仁斋直指方论·卷之十九·肾脏风痒·肾痒证治》）

治风上攻，耳鸣目眩，下注阴湿疮痒。

蒺藜（炒，杵去刺）　草乌头（水浸三日，逐日换水去皮，晒，各半两）　白芷　白附（生）　苍术（炒）　荆芥穗（各二钱半）

上晒，末，米糊丸桐子大。每三十丸，上则茶清，下则盐酒服。

165. 菊花茶调散(《仁斋直指方论·卷之十九·头风·附诸方》)

治诸风头目昏重,偏正头痛,头风鼻塞。

菊花　川芎　荆芥穗　羌活　甘草　白芷(各二两)　细辛(一两,洗净)　防风(去芦,一两半)　蝉蜕　僵蚕　薄荷(各五钱)

上为末。每服二钱,食后用茶清调下。

166. 半夏白术天麻汤(《兰室秘藏·卷中头痛门·头痛论》)

治痰厥头痛,痰唾稠黏,涌出不止,眼黑头旋,恶心烦闷,气短促上喘,无力,不欲言,心神颠倒,兀兀不止,目不敢开,如在风云中,头苦痛如裂,身重如山,四肢厥冷,不得安卧。

黄柏(二分)　干姜(二分)　天麻　苍术　白茯苓　黄芪　泽泻　人参(以上各五分)　白术(炒曲,以上各一钱半)　半夏(汤洗七次)　大麦糵(芽)　面橘皮(以上各一钱五分)

上件㕮咀。每服半两,水二盏煎至一盏,去渣,带热服,食前。

167. 人参消风散(《卫生宝鉴·卷九·头面诸病·头风论并方》)

治诸风上攻,头目昏痛,项背拘急,肢体烦疼,肌肉蠕动,目眩旋运,耳啸蝉鸣,眼涩,好睡,鼻塞多嚏,皮肤顽麻,瘙痒瘾疹。

川芎　甘草　荆芥穗　羌活　防风　白僵蚕　茯苓　蝉壳　藿香叶　人参(各二两)　厚朴　陈皮(各半两)

上为末。每服二钱,茶清调下;如脱著沐浴,暴感风寒,头痛声重,寒热倦疼,用荆芥茶清调下,温酒调下亦得,可并服之。

168. 一粒金丹(《世医得效方·卷第十三·风科·虚证》)

治一切风疾,气血俱虚,阴阳偏废,卒暴中风,僵卧昏塞,涎潮搐搦,不省人事,失音舌强,手足亸曳,口眼㖞斜;或瘫痪偏枯,半身不遂,语言謇涩,举止错乱,四肢麻痹;及治癫痫倒卧,目瞑不开,涎盛作声;或角弓反张,目睛直视,口禁闷绝,牙关紧急;并治风搏于阳经,目眩头晕,牙齿疼痛,耳作蝉鸣,皮肤瞤搐,频久喜睡,项强拘急,不能回顾;及肾脏风虚,脚膝疼痛,步履艰难;偏风流注一边,屈伸不得,无问新久,并能治之。

川乌头(炮,去皮脐)　大附子(炮,去脐)　白附子(炮,各一两)　白僵蚕(炒,去丝净)　白蒺藜(炒去刺)　五灵脂(去石)　白矾(枯)　没药(研,各半两)　朱砂(研)　细墨(磨汁)　麝香(研,各二钱半)

上为末,用墨汁和药,每两作六丸,窨干,金箔为衣。每服一丸,生姜半两,和皮擦取自然汁,化尽为度。用无灰酒半盏温热,调前药温服;量病人酒性多少,更饮酒一二升投之,以助药力;次用衣被盖覆使卧,汗出为效。势轻每服半丸,不以时候;如有风疾,常服尤佳。补益五脏,固密真元,通流关节,祛逐风邪,壮筋续骨。

169. 乳香寻痛丸(《世医得效方·卷第十三·风科·热症》)

治中风瘫痪不遂,手足亸曳,口眼㖞斜,或旋连僵卧,涎潮搐搦,卒中急风,不省人事,每服二十丸,黑豆淋酒下。风虚眩冒,项筋拘急,太阳穴疼痛,亦用生地黄汁调酒下。腰脚疼重,行步艰辛,筋脉挛促,俯仰不利,贼风所中,痛如锥刺,皮肤顽厚,麻痹不仁,或血脉不行,肌拘干瘦,生葱酒下,或生葱、茶亦可。风湿脚气,腿膝无力,或肿或疼,不能举步,两脚生疮,脓血浸渍,痒痛无时,愈而又发,温盐酒下。打扑闪肭,筋骨内损,已经多年,每遇天寒,时发疼痛,没药酒下。

乳香　川乌　没药　五灵脂　白胶香　地龙　白姜　半夏　五加皮　赤小豆(各等分)

上为末,糊丸。随证汤引如前,并空心服。

170. 曲术散(《世医得效方·卷第十九·疮肿科·瘾疹》)

治因浴出腠风冷,遍身瘾疹,搔之随手肿突,及眩晕呕哕。

白术(一两)　神曲(二两,炒)　甘草(一分)

上为末。每服二钱,米饮调下。一方,以土朱研炒,冷酒调下二钱。不饮,以茶调下。

171. 追风独活散(《世医得效方·卷第十三·风科·热症》)

治气虚感风,或惊恐相乘,肝胆受邪,使上气不守正位,致头招摇,手足颤掉,渐成目昏。

独活　正地骨皮　北细辛　大川芎　菊花　防风(去叉)　甘草(各等分)

上锉散。每服三钱,水一盏半煎取六分清汁,入少竹沥再煎,食后服。

172. 安神汤(《丹溪心法·卷四·头痛六

十八》)

治头痛,头旋眼黑。

生甘草　炙甘草(各二钱)　防风(二钱五分)　柴胡　升麻　酒生地黄　酒知母(各五钱)　酒柏　羌活(各一两)　黄芪(二两)

上锉。每服五钱,水煎。加蔓荆子五分、川芎三分,再煎临卧热服。

173. 龙珠丸(《普济方·卷四十四·头门·头痛》)

治头痛目眩,及喉痹、缠喉风等。

上用长蚯蚓,不拘多少,五月五日取,以龙脑、麝香相和,研匀,丸如麻子大。每用生姜汁涂鼻中,逐边各纳一丸,立愈。

174. 羌活饮(《普济方·卷四十五·头门·风头痛》)

治伤风,头目昏痛,吐逆不下食。

羌活(去芦头,一两)　防风(去叉)　茯神(去木)　藁本(各一两半)　甘菊花(择去梗)　桂(去粗皮,各一两)

上粗捣筛。每服三钱,水一盏半,入生姜五片,煎至一盏,去滓,食前温服,如人行五里再服。

175. 必效丸(《普济方·卷四十六·头门·首风》)

治头风眩晕者,由气血虚为风邪所乘也。诸阳经脉,上走于头面,因运动劳役,阳气发泄,腠理开疏,而受风邪。头风之状,面多汗恶风,甚则头疼心烦闷;或因新沐发中风,亦为此病。久不瘥,眩晕因风邪流入于脑,转而目系急,目系急故成眩晕也,其脉寸口洪大而长是也,宜服此大效。

巴豆(去皮出油,一分)　丹砂(研)　乳香(研)　细辛(去苗叶)　当归(切,焙)　槟榔(各半两)　丁香　桂(去粗皮)　龙脑(研,各一钱)

上捣研为末,蒸饼为丸如梧桐子大。每发日,用好茶清下一丸,须是当门齿嚼,冷茶下之。十年病只用一粒,额上汗出即瘥。一方有麝香。

176. 茶调散(《普济方·卷四十六·头门·首风》)

治一切诸风,痰壅目涩,昏眩头疼,心愦烦热,皮肤痛痒,并风毒壅滞,清爽神志,通和关窍,消恶汗。

菊花　细辛(去苗叶)　石膏(研)　莎草根(炒去毛,各等分)

上为细末。每服一钱,茶清调下,食后服,一日三服。

177. 蝉壳方(《普济方·卷四十七·头门·风头旋》)

治风头旋脑转。

上用蝉壳二两,微炒为末,非时温酒下一钱。

178. 茵陈汤(《普济方·卷四十七·头门·风头眩》)

治风头眩眼暗。

茵陈(一分)　人参　甘草　苁蓉　黄芪　茯苓　秦艽　厚朴　乌喙(各二两)　防风(六两)　山茱萸　松实(各三两)

上㕮咀。以水一斗煮取二升半,分五服,强者一日夜尽;羸劣分五服,二日尽。

179. 桑白皮槟榔散(《普济方·卷四十七·头门·风头眩》)

治头眩目昏,面赤心悸,肢节痛,前后不仁,不仁谓痛麻痹满者也,多痰短气,惧火喜寒,又状若中风之类者是。

桑白皮(阔一寸长一尺)　槟榔(一枚)　木通(一尺)　大黄(三分,湿纸煨)　黄芩(一分)　泽泻(二两)

上锉为散。水五升煎至三升,取清,分二服,食后临卧服。

180. 大川芎丸(《普济方·卷四十七·头门·风头眩》)

治首风旋晕眩急,外合阳气,风寒相搏,胸膈痰饮,偏正头痛,身拘倦。

川芎(一斤)　天麻(四两,郓州者)

投一升酒,便洗手足,须臾自热,解发以粉粉之,快然便熟眠愈。亦可洗头面汗出。

181. 瓜蒂神妙散(《普济方·卷四十七·头门·风头眩》)

治头目昏眩,偏正头疼等。

焰硝　雄黄　川芎　薄荷叶　道人头　藜芦(各一分)　天竺黄(一钱半,如无以郁金代之)

上为末。口含水,鼻中搐一字,神验。

182. 芎䓖散

1)《普济方·卷四十七·头门·风头眩》

治头目昏眩,肢体烦倦。

芎䓖　菊花　荆芥穗　石膏(研细)　甘草(各等分)

上生用，捣研为细散。食后温服一钱，热汤调下。

2）《普济方・卷八十五・眼目门・目内生疮》

治头目偏痛，时多晕眩，鼻中壅塞臭。

芎䓖　白附子　滑石　槐芽（各三钱）　细辛（去苗叶，一钱）

上为细散，入生龙脑半钱匕，同研极细。每用一匙，搐入鼻中。

183. 水苏方（《普济方・卷四十七・头门・风头眩》）

疗风头眩。

用水苏一升，酒二升，煮汁一升半，顿服之。

184. 清神散（《普济方・卷四十七・头门・导引法》）

治头风旋晕，面目瞤动，神志不清，鼻塞声重。

王瓜（细碎，炒令黑色）　川芎　防风　薄荷叶　白芷　荆芥穗　羌活　细辛（去叶）　甘草（炙，各一两）　香附子（二两，炒）

上为细末。每服一二钱，食后，茶清点服，或温水亦得。

185. 大防风丸（《普济方・卷四十七・头门・导引法》）

治风邪上攻，头目昏眩，鼻塞耳鸣，项背拘急。

防风（去芦头）　山药　甘草（炙，上三味各二两半）　蔓荆子　香白芷　独活（去芦头）　藁本（去土）　川芎（以上五味，各一两半）　天麻（去苗）　肉桂（去粗皮）　白附子（炮，以上三味各一两）　全蝎（去毒，微炒）　细辛（去叶、土）　大豆黄卷（炒）　雄黄（以上四味各半两）

上件为细末，炼蜜为丸，每一两作十丸，朱砂一分为衣。细嚼，茶酒任下，食后。

186. 神芎散（《普济方・卷七十五・眼目门・风毒冲目虚热赤痛》）

治风毒上攻，头目眩痛，上壅鼻塞眼昏，并牙齿闷痛。

川芎　郁金（各三钱）　荆芥　薄荷叶（各一分）　红豆（一钱，以上为细末，后入盆硝）　盆硝（二钱）

上研匀。鼻内搐二三剜耳许，方慢加药，病甚者兼液搐之。凡热多风少，随证选用诸药。

187. 荆芥穗方（《普济方・卷八十六・眼目门・一切眼疾杂治）》

治一切眼疾，血劳风痛，头旋眼眩。

以荆芥穗子为末，酒服二钱匕。

188. 木香羌活散（《普济方・卷八十九・诸风门・中风》）

治中风，头目昏痛，心胸烦闷，气逆痞滞，调顺荣卫，进饮食。

南木香　藁本（各三分）　羌活　川芎　人参　白术（炮）　薏苡仁　大槟榔（各一两）　枳壳（去瓤麸炒）　白茯苓　荆芥穗（各半两）

上为末。每服三钱匕，水一盏，生姜二片，煎至七分，去滓温服，稍热服。

189. 防风天麻散（《普济方・卷九十八・诸风门・风走注疼痛》）

治风，麻痹走注，肢节疼痛，中风偏枯，或暴喑不语，内外风热壅滞，解昏眩。

防风　天麻　川芎　香白芷　草乌头（去芦头）　白附子　荆芥穗（罗净）　当归（焙）　甘草（各半两）　滑石（二两）　羌活（半两）

上为末。热酒化蜜少许，调半钱，加至一钱，觉药力运行微麻为度；或炼蜜为丸如弹子大，热酒化下，一丸或半丸，细嚼白汤化下，或细嚼酒下愈妙，日三服。此药微有热性，甚能开发风热郁结，以使气血宣通而愈；或风多热少，寒凉诸药不能退者，亦宜以开发；或三服两服不中效，即却服防风通圣散，得热势稍减，复与服之。热势太甚者，及目疾、口疮、咽喉肿痛者，不宜服之。但宜退风热辛寒之药也，少尤宜服之。

190. 威灵仙散（《普济方・卷一百六・诸风门・风秘》）

治老人风气壅盛，大肠秘涩，五六日方大便一次，天阴日盛，头旋目暗，发作无时，宜服此方。

威灵仙（一两，酒浸切，焙）　芎䓖　羌活（去芦，各半两）

上为散。每服二钱匕，空心葱汤调下；不转，第二日再服。

191. 菊叶汤（《普济方・卷一百十五・诸风门・诸风杂治》）

治一切风，头目昏眩，呕吐，面目浮肿。

菊叶（去梗）　羌活　独活　旋覆花　牛蒡子　甘草（各等分）

上为末。每服二钱，水一盏，生姜三片，同煎至七分,去滓,温服,食后。

192. 太白丸(《普济方·卷一百十五·诸风门·诸风杂治》)

治诸风头旋,额角偏痛,肢体拘倦,痰盛气壅,鼻塞声重,咽膈不利,清爽神志,解利四时邪气。

天麻　芎䓖〔各一两(半)〕　附子(炮,去皮脐)　细辛(去苗叶,各二两)　白附子(五两)　半夏(十五两,洗,煮,焙干)　蝎梢(炒,一两)　人参(半两)　阿胶(三分,炙令熟燥)　天南星(二十两)　寒水石(烧熟,五十两)　白僵蚕(炒,三两)

上捣罗为末,水面糊为丸如梧桐子大。每服三十丸,生姜汤下,不拘时候。

193. 太一丹(《普济方·卷一百十五·诸风门·诸风杂治》)

治诸风及瘫痪偏风,手足顽麻,肢节缓弱,骨肉疼痛。并治头风偏正头痛,项颈拘急,头旋目晕,呕吐痰水,或耳鸣聋,风痰上盛,及疗伤风伤寒头痛,不可忍者。并宜服之,常服消风化痰,清头目,利胸膈。

川芎　川乌(去皮尖)　草乌(去皮尖)　白芷　白附子　黑附子(去皮脐)　细辛(去叶洗)　半夏(洗)　天南星(洗)　天麻(洗)

上等分,并生用细末,如药二十四两,即入面二十两白者,同拌匀,滴水和丸如弹子大,日中晒干。每服一粒,茶酒任嚼下,荆芥薄荷茶亦得。如伤寒伤风头目昏疼,用葱白一茎同嚼,热茶清送下,不计时候,此药用之甚效。

194. 当归川芎散(《普济方·卷一百十五·诸风门·诸风杂治》)

治风壅,头目昏眩痛闷,筋脉拘倦,手麻痹;兼保护胎气,调和荣卫。

当归　川芎(各半两)　甘草(二两)　黄芩(四两)　薄荷(一两)　缩砂仁(一分)

上为细末。温水调下一二钱,食后,日三服。

195. 大羌活丸(《普济方·卷一百十六·诸风门·诸风杂治》)

疗夹脑风、暗风头旋,但是三十六种风疾,皆宜服之大效。

官桂(去皮)　茯苓　麻黄(去节)　剑脊乌蛇(酒浸去皮骨,炙令香)　僵蚕　防风　枳壳　酸枣仁　苦参　羌活　独活　郁李仁(去皮尖)　龙骨　犀角(镑细,如无即羚羊角充亦得)　乌脂(炒过,去皮心,如无即以乌头半两代之,炮裂用)　人参(各一两)

上件一十六味同杵为末,炼蜜为丸如梧桐子大。每服七丸,热酒下。

196. 芎䓖天麻丸(《普济方·卷一百十六·诸风门·诸风杂治》)

清利头目,消风化痰,宽胸利膈,心忪烦闷,旋运欲倒,颈项紧急,肩背拘倦,神昏多睡,肢体烦痛,皮肤瘙痒,偏正头疼,鼻塞声重,面目浮肿,并宜服之。

芎䓖(二两)　天麻(半两)

上为细末,炼蜜为丸,每一两半作二十丸。每服一丸,食后细嚼,茶酒任下。

197. 附子汤(《普济方·卷一百十六·诸风门·诸风杂治》)

因疮中风,治一切风疾痰眩。

上用生附子及六七钱者,用半个切碎,以水二盏,姜十片,煎至一盏以下,滤过盏盛,水中沉微冷服。若不去皮脐,及临服入少盐效,尤速。

198. 乌药顺气散(《普济方·卷一百八十五·诸痹门·诸痹》)

治诸病战掉踠挛,眩晕麻痹。

白僵蚕　川芎　白芷　枳壳　桔梗　甘草(炙,各一两)　麻黄　陈皮　乌药(各二两)　干姜(半两)

上为末。姜枣煎,或酒煎,加葱白煎服。

199. 鸡苏丸(《普济方·卷二百九十九·上部疮门·口舌疮》)

治头目昏眩,口舌疮,上焦有热,常服含化,大妙。

薄荷叶(一片)　甘草(四两)　桔梗(四两)　川芎(二两)

上为细末,炼蜜为丸如龙眼大。每一丸含化,不拘时候。

200. 胆子矾丸(《普济方·卷三百十七·妇人诸疾门·风眩头痛》)

治女人头旋,名曰心眩,非血风也。

胆子矾〔三(二)两,细研〕

用胡饼剂子一个拌匀,放板子上,按平一指厚,以篦子勒成如骰子大块,不须界断,于瓦上焙干。每服一骰子大,为末煎灯心、竹茹汤调下。

201. 大效没药丸(《普济方·卷三百二十三·妇人诸疾门·血风劳气》)

治妇人血风虚劳,身体壮热疼痛,肌肉黄瘦,饮食进退,多困力少,口苦舌干,百骨节酸痛,头目昏重,涕唾不利,心胸满塞,时发寒热。

五灵脂(二两) 草乌头(一两半) 血余(一两半,用纸筋泥固济一合子令干,先入乌头,次灵脂,以血余盖头,泥固济口绢牢,候干,以十斤炭火煅之,火三分去二,然后拔去火,候冷,取研为末) 酸瞀子(二十五个) 没药(半两) 当归(半两) 地龙(去土研,半两)

上为细末,入前烧者药纳在一处,罗三五遍令匀,用水浸蒸饼,和为丸如小豆大。每服温酒下十丸,日三服,空心、日午、临卧各一服,下嚼破。多年患者不过二十服瘥,日近患十服瘥。

202. 荆芥穗散(《本草纲目·草部第十四卷·草之三·假苏》)

主血劳,风气壅满,背脊疼痛,虚汗;理丈夫脚气,筋骨烦疼,及阴阳毒伤寒头痛,头旋目眩,手足筋急(士良)。产后血眩风虚,精神昏冒。

荆芥穗(一两三钱) 桃仁(五钱,去皮尖)

炒为末,水服三钱。若喘加杏仁(去皮尖,炒)、甘草(炒)各三钱。

203. 乌荆丸(《本草纲目·草部第十七卷·草之六·乌头》引《和剂方》)

治诸风纵缓,言语蹇涩,遍身麻痛,皮肤瘙痒;及妇人血风,头痛目眩,肠风脏毒,下血不止者,服之尤效。有痛风挛搐,颐颔不收者,服六七服即瘥也。

川乌头(炮,去皮脐,一两) 荆芥穗(二两,为末)

醋面糊丸梧子大。温酒或熟水,每服二十丸。

204. 车风散(《本草纲目·禽部第四十九卷·禽之四·鹰》)

治头目虚晕。

车风(一个,即鹰头也,去毛,焙) 川芎(一两)

为末,酒服三钱。

205. 寄生防风汤(《济阴纲目·卷之十一·产后门·上·腰痛》)

治产后风邪头眩,腰痛不可转侧,四肢沉重,行步艰难。

独活 川芎 芍药(炒黄) 桂心 续断 生姜 桑寄生(各六分) 当归 防风(各八分)

上锉,水煎服。

206. 六味茯苓汤(《景岳全书·卷之五十四书集·古方八阵·和阵》)

治肢体手足麻痹,多痰唾,眩冒者。

半夏(制) 赤茯苓 橘红(各二钱) 枳壳(麸炒) 桔梗(去芦) 甘草(炙,各一钱)

水二钟,姜五片,煎八分,不拘时服。

207. 解风散(《医门法律·卷三·中风门·中风门方》)

治风成寒热,头目昏眩,肢体疼痛,手足麻痹,上膈壅滞。

人参(两半) 麻黄(二两) 川芎 独活 细辛 甘草(各一两)

上为细末。每服五钱,水盏半,生姜五片,薄荷叶少许,煎八分,不拘时服。

208. 治外风眩晕验方

1)《备急千金要方·卷十三心脏方·头面风第八》

治风头眩,恶风,吐冷水,心闷方。

防风(二两) 桂心(一两半) 天雄(《翼方》作人参) 细辛 附子 薯蓣 泽泻(一作泽兰) 茯苓(各一两) 干姜(半两) 白术(二两半)

上十味治下筛,酒服方寸匕。常令酒气相接,则脱巾帽、解发梳头百过,复投一升酒便洗手足,须臾自热,解发以粉粉之,快然便熟眠愈,亦可洗头面汗出。

治风眩翻倒无定方。

独活(六两) 石膏 蒴藋(各四两) 枳实(三两,一方用松实)

上四味㕮咀,以清酒八升煮取四升,顿服之。以药滓熨头覆眠取汗,觉冷又纳铛中,炒令热熨之。

2)《外台秘要·卷第十五·风头眩方九首》

疗头痛眼眩心闷,阴雨弥甚方。

当归 山茱萸(各一两) 防风 柴胡 薯蓣(各二两) 鸡子(二枚,熟,去皮,打黄碎)

上六味捣下筛,用前鸡黄和散,令调酒服方寸匕,日三。

3)《外台秘要·卷第十五·头风旋方七首》

引《延年》

疗头风旋不食，食即吐方。

前胡（三两） 白术 防风 枳实（炙） 茯神（各三两） 生姜（四两）

上六味切，以水六升煮取二升，去滓，分温三服。忌桃李、雀肉、酢。

4）《外台秘要·卷第十五·头风旋方七首》

疗风邪气未除，发即心腹满急，头旋眼晕欲倒方。

芎䓖 独活 防风 白术 杏仁（去尖皮） 枳实（炙，各二两） 茯神（三两） 生姜（四两） 羚羊角（屑） 黄芩（各一两）

上十味切，以水九升煮取三升，分为三服，日三。忌桃、李、雀肉、大酢、蒜面等。

九、治风痰眩晕方

1. 薯蓣汤（《备急千金要方·卷十四小肠腑方·风眩第四》）

治心中惊悸而四肢缓，头面热，心胸痰满，头目眩冒如欲动摇方。

薯蓣 麦门冬 人参（各四两） 芍药 生地黄 前胡（各八分） 枳实 远志 生姜（各三分） 茯苓 茯神（各六分） 半夏（五分） 甘草 黄芩 竹叶（各一分） 秫米（三合）

上十六味㕮咀。取江水高举手扬三百九十下，量取三斗煮米减一斗，纳半夏复减九升，去滓，下药煮取四升，分四服，无江水处以千里东流水代之。

2. 防风饮（《外台秘要·卷第十五·头风旋方七首》）

疗风痰气，发即头旋，呕吐不食。

防风 人参 橘皮（各二两） 白术 茯神（各三两） 生姜（四两）

上六味切，以水六升煮取三升，去滓，分温四服，中间任食，一日令尽。忌大醋、桃、李、雀肉、蒜、面等物。

3. 防风散（《太平圣惠方·卷第二十·治风恍惚诸方》）

治风虚恍惚，多痰晕闷，不欲饮食。

防风（半两，去芦头） 茯神（一两） 羚羊角屑（半两） 芎䓖（半两） 人参（三分，去芦头） 细辛（半两） 桂心（半两） 枳实（半两，麸炒微黄） 半夏（半两，汤洗七遍去滑） 天麻（三分） 山茱萸（三分） 龙齿（一两） 甘菊花（半两） 甘草（半两，炙微赤，锉）

上件药，捣粗罗为散。每服三钱，以水一中盏，入生姜半分，煎至六分，去滓，不计时候温服。忌羊肉、饴糖。

4. 羚羊角散

1）《太平圣惠方·卷第二十二·治风头旋诸方》

治风头旋，上隔多痰。

羚羊角屑（一两） 防风（半两，去芦头） 枳壳（三分，麸炒微黄去瓤） 半夏（半两，汤洗七遍去滑） 茯神（一两） 白芷（半两） 甘草（半两，炙微赤，锉） 附子（三分，炮裂，去皮脐） 芎䓖（三分）

上件药，捣粗罗为散。每服三钱，以水一中盏，入生姜半分，煎至六分，去滓，不计时候温服。

2）《太平圣惠方·卷第六十九·治妇人风眩头疼诸方》

治妇人风眩头疼，四肢烦热疼痛，痰逆不思饮食。

羚羊角屑（半两） 人参（三分，去芦头） 茯神〔二（三）分〕 半夏（半两，汤洗七遍去滑） 防风（半两，去芦头） 犀角屑（半两） 赤箭（一两） 枳壳（半两，麸炒微黄去瓤） 蔓荆子（半两） 石膏（二两） 芎䓖（三分） 杜若（三分） 细辛（半两） 前胡（一两，去芦头） 甘草（半两，炙微赤，锉）

上件药，捣粗罗为散。每服三钱，以水一中盏，入生姜半分，煎至六分，去滓，不计时候温服。

3）《太平圣惠方·卷第六十九·治妇人血风烦闷诸方》

治妇人血风，气攻心烦闷，头目昏重。

羚羊角（一两，烧灰） 鲤鱼鳞（一两，烧灰） 蒲黄（一两） 荷叶（一两） 桂心（半两） 木香（半两） 红蓝花（半两） 乱发（一两，烧灰） 麝香〔二（一）钱，细研〕

上件药，捣细罗为散，入诸灰，更同研令细。每服不计时候，以生姜童子小便，调下一钱。

5. 甘菊花散

1）《太平圣惠方·卷第二十二·治风头旋诸方》

治风头旋，忽忽如醉，痰逆，不下饮食。

甘菊花（三分）　天麻（一两）　石膏（二两）　芎䓖（三分）　独活〔二（三）分〕　防风（三分，去芦头）　白术（三分）　杏仁（半两，汤浸去皮尖、双仁，麸炒微黄）　茯神（一两）　羚羊角屑（三分）　杜若（三分）　黄芩（三分）　甘草（半两，炙微赤，锉）

上件药，捣粗罗为散。每服三钱，以水一中盏，入生姜半分，煎至六分，去滓，不计时候温服。

2）《普济方·卷四十五·头门·头面风》

治头面风，头目昏眩。

甘菊花（择）　旋覆花　防风（去叉）　石膏（碎研，各等分）

上为散。每服二钱，腊茶调服。如用此药沐发，大去白屑。

6. 杜若散（《太平圣惠方·卷第二十二·治头风目眩诸方》）

治头风目眩，心胸痰壅，不下饮食，及四肢不利。

杜若（一两）　防风（一两，去芦头）　赤茯苓（一两）　山茱萸（一两）　蔓荆子（三分）　茵芋（三分）　天雄（三分，炮裂，去皮脐）　飞廉（三分）　石膏（一两）　藁本（半两）　甘草（半两，炙微赤，锉）　芎䓖（半两）

上件药，捣粗罗为散。每服三钱，以水一中盏，入生姜半分，煎至六分，去滓，不计时候温服。

7. 前胡散

1）《太平圣惠方·卷第二十二·治头风目眩诸方》

治头风目眩，痰逆头痛，水浆不下。

前胡（一两半，去芦头）　旋覆花（三分）　防风（一两，去芦头）　甘草（半两，炙微赤，锉）　飞廉（半两）　黄芩（半两）　杜若（半两）　防己（半两）　赤茯苓（一两）　石膏（二两）　芎䓖（半两）

上件药，捣粗罗为散。每服三钱，以水一中盏，入甜竹茹一分，煎至六分，去滓，不计时候温服。

治上焦风痰，头旋目晕，不欲饮食。

前胡（一两，去芦头）　白术（一两）　防风（一两，去芦头）　枳壳（一两，麸炒微黄去瓤）　茯神（一两）　细辛（半两）　蔓荆子（三分）　半夏（三分，汤洗七遍去滑）　甘草（半两，炙微赤，锉）

上件药，捣粗罗为散。每服三钱，以水一大盏，入生姜半分，薄荷三七叶，煎至六分，去滓，不计时候温服。

2）《普济方·卷一百六十六·痰饮门·留饮》

治温饮停留肢体，时疼痛气膈，痰热客于上焦，心下痞闷，不欲饮食，头目眩昏。

前胡　人参　赤茯苓（去皮）　紫苏（各七钱半）　陈皮（去白）　半夏曲　枳壳（麸炒去瓤）　甘草　木香（各半两）

上为末。每服三钱，水一盏半，生姜七分，煎至一盏，去渣，取七分，热服，日进三服。

8. 犀角散（《太平圣惠方·卷第三十六·治暴热耳聋诸方》）

治风毒壅热，胸心痰滞，两耳虚鸣，头重目眩。

犀角屑（半两）　甘菊花（半两）　前胡（半两，去芦头）　枳壳（半两，麸炒微黄去瓤）　菖蒲（半两）　麦门冬（一两，去心）　泽泻（半两）　羌活（半两）　木通（半两，锉）　生干地黄（半两）　甘草（一分，炙微赤，锉）

上件药，捣筛为散。每服三钱，以水一中盏煎至五分，去滓温服，食后服。

9. 汉防己散（《太平圣惠方·卷第五十一·治风痰诸方》）

治风化痰，利胸膈，除头目旋眩，令思饮食。

汉防己（一两）　羚羊角屑（一分）　人参（三分，去芦头）　桂心（三分）　芎䓖（三分）　半夏（半两，汤洗七遍去滑）　赤茯苓（三分）　旋覆花（半两）　防风（半两，去芦头）　白术（半两）　细辛（半两）　麦门冬（半两，去心）　赤芍药（三分）　羌活（三分）　枳实（三分，麸炒微黄）　甘草（半两，炙微赤，锉）

上件药，捣粗罗为散。每服三钱，以水一中盏，入生姜半分，煎至六分，去滓，不计时候温服。

10. 金乌散（《太平圣惠方·卷第六十九·治妇人风眩头疼诸方》）

治妇人风眩头旋，猝倒，痰涎壅滞，四肢拘急。

乌鸦（一只，去嘴足）　狐肝（一具，以上同入罐子内，用细泥固济候干，烧令稍赤，抽火，以土内窨定罐子，候冷取出，捣罗为末，入后药）　天麻（半两）　白附子（半两，炮裂）　天南星（半两，炮

裂） 白僵蚕（半两，微炒） 桑螵蛸（半两，微炒） 甘菊花（半两） 麝香（一分，细研）

上件药，捣细罗为末，入前烧了药末及麝香，更研令匀。每服不计时候，以豆淋薄荷酒调下一钱。

11. 蔓荆子散（《太平圣惠方·卷第六十九·治妇人风眩头疼诸方》）

治妇人风眩，头目昏闷烦疼，言语謇涩，痰逆，不下饮食。

蔓荆子（三分） 防风（三分，去芦头） 羌活（三分） 芎䓖（二分） 羚羊角屑（三分） 细辛（半两） 枳壳〔二（三）分，麸炒微黄去瓤〕 甘菊花（半两） 前胡（三分，去芦头） 白芷（半两） 藁本（半两） 石膏（二两） 赤茯苓（三分） 旋覆花〔三（半）两〕 麻黄（三分，去根节） 荆芥（三分） 甘草（半两，炙微赤，锉）

上件药，捣筛为散。每服四钱，以水一中盏，入生姜半分，煎至六分，去滓，不计时候温服。

12. 旋覆花散

1）《太平圣惠方·卷第五十一·治风痰诸方》

治肺脾风壅痰膈，不下食饮，头目昏闷，四肢烦疼。

旋覆花（三分） 半夏（半两，汤浸七遍去滑） 白附子（半两，炮裂） 防风（三分，去芦头） 羚羊角屑（三分） 前胡（三分，去芦头） 枳壳（三分，麸炒微黄去瓤） 枇杷叶（三分，拭去毛，炙微黄） 川大黄（三分，锉碎，微炒） 赤茯苓（三分） 甘草（半两，炙微赤，锉） 赤芍药（二分）

上件药，捣粗罗为散。每服三钱，以水一中盏，入生姜半分，煎至六分，去滓，不计时候温服。

2）《太平圣惠方·卷第六十九·治妇人风眩头疼诸方》

治妇人风眩头疼，痰壅烦闷，不下饮食。

旋覆花（半两） 白芷（半两） 芎䓖（半两） 藁本（半两） 蔓荆子（半两） 赤茯苓（一两） 防风（半两，去芦头） 枳壳（半两，麸炒微黄去瓤） 独活（半两） 细辛（半两） 羌活（半两） 石膏（二两） 半夏（半两，汤洗七遍去滑） 前胡（一两，去芦头） 羚羊角屑〔二（三）分〕 杜若（三分） 甘草（半两，炙微赤，锉） 甘菊花（半两）

上件药，捣粗罗为散。每服三钱，以水一中盏，入生姜半分，薄荷七叶，煎至六分，去滓，不计时候温服。

3）《太平圣惠方·卷第六十九·治妇人风痰诸方》

治妇人风痰呕逆，不下饮食，头目昏闷。

旋覆花（半两） 枇杷叶（半两，拭去毛，炙微黄） 芎䓖（半两） 细辛（半两） 枳壳（半两，麸炒微黄去瓤） 前胡（半两，去芦头） 半夏（半两，汤洗七遍去滑） 羌活（半两） 人参（半两，去芦头） 桂心（半两） 赤茯苓（三分） 藿香（半两） 甘草（三分，炙微赤，锉） 羚羊角屑（三分）

上件药，捣粗罗为散。每服三钱，以水一中盏，入生姜半分，煎至六分，去滓，不计时候温服。

4）《普济方·卷一百四·诸风门·风痰》

治风痰气壅，不下饮食，头目昏闷，四肢烦疼。

旋覆花 半夏（汤洗七遍去滑） 白附子（炮制，各半两） 防风（去芦头） 羚羊角屑（各三分） 前胡（一两，去芦头） 枳壳（三分，麸炒微黄去瓤） 枇杷叶（三分，拭去毛，炙微黄） 甘草（半两，炙微赤，锉） 川大黄（锉碎，微炒） 赤茯苓（各三分）

上为粗散。每服三钱，以水一中盏，入生姜半分，煎至六分，去滓，不计时候温服。一方有赤芍药。

13. 补益柏子仁丸（《太平圣惠方·卷第七十·治妇人虚损补益诸方》）

治妇人风虚劳损，下焦伤冷，膈上风痰，头目旋眩，或时吐逆，心胸烦躁，不思饮食。

柏子仁（一两） 防风（半两，去芦头） 续断（一两） 桂心（三分） 白茯苓（一两） 羚羊角屑（三分） 牡丹（半两） 人参（半两，去芦头） 当归（半两，锉，微炒） 黄芪（三分，锉） 白术（半两） 枳壳（半两，麸炒微黄去瓤） 赤芍药（半两） 木香（半两） 附子（一两，炮裂，去皮脐） 细辛（三分） 羌活（三分） 芎䓖（三分） 牛膝（一两，去苗） 熟干地黄（一两）

上件药，捣罗为末，炼蜜和捣三五百杵，丸如梧桐子大。每服空心及晚食前，以温酒下三十丸。

14. 天南星丸

1)《圣济总录·卷第七·诸风门·风亸曳》

治一切风,手足麻痹亸曳,或即肿痒疼痛。

天南星(腊月牛胆匮者,三分) 白芷(一两半) 麻黄(去根节,一两) 防风(去叉,一两半) 羌活(去芦头) 独活(去芦头) 芎䓖 天麻 白芍药 桔梗(锉,炒) 细辛(去苗叶) 白僵蚕(炒,各半两) 甘草(炙,一分半) 干姜(炮,一分) 龙脑(研,一钱) 麝香(研,一分)

上一十六味,除研外为细末,和令匀,炼蜜丸如杏核大,丹砂为衣。每服一丸细嚼,以薄荷温酒下,不计时候,伤寒头目昏痛,肢节疼者,薄荷茶下,并吃三两服,尤妙。

2)《圣济总录·卷第一十七·诸风门·风痰》

治风痰胸膈烦满,头目昏眩。

天南星(一斤,每一枚重一两者)

上一味,用温汤浸洗,刮去浮皮,并虚软处令净,用法酒浸一宿;以桑柴蒸,不住添热汤令釜满,甑内气猛,更不住洒酒,常令药润;七复时满,取出用铜刀切开,拣大者微嚼,看不麻人口,即是熟,未熟即更蒸;候熟用铜刀子细切,入石臼内,木杵烂捣如泥;入丹砂一两水飞过者、麝香一两细研罗过者、丁香末一两、龙脑一两半,同捣令匀,丸如鸡头大,更用丹砂末一两为衣。每服一丸嚼破,用薄荷茶或酒任下,小儿惊风半丸。合时忌鸡犬、妇人见。

3)《幼幼新书·卷第十二·惊痫第二》

治男子、女人上膈痰壅,头目昏眩,喉咙肿痛;小儿惊痫,朝热,一切涎积等患方。

天南星(四两,汤洗,去皮脐) 齐州半夏(二两,同上)

上两味焙干,以生薄荷叶五斤已来,捣取自然汁一大碗,入药浸焙,直候药汁尽。捣罗为末,炼蜜为丸如梧子大。每服十丸、十五丸,生姜薄荷汤吞下。小儿丸如黍米大,每服七丸至十丸。惊风,金银薄荷汤吞下;心脏壅热,荆芥薄荷汤吞下,食后临卧服。

15. 槐实丸(《圣济总录·卷第一十二·诸风门·风气》)

治风气头目昏眩,化痰涎,利胸膈。

槐实(四两,干肥者,拣令净水,洗过放干,慢火上麸炒令焦微似黑色) 皂荚(六两,不蚛者,锉长叁四寸,用长流水五升黑豆一升同煮,令豆香熟为度,去黑豆不用,取皂荚,焙干,刮去黑皮,涂酥慢火炙令焦) 木香(半两) 芎䓖 枳壳(去瓤麸炒) 菊花(各一两) 牵牛子(二两,慢火炒令微焦黑色,别捣罗取末,一两用) 槟榔(三分,鸡心者,锉)

上八味,捣罗为末,炼蜜成剂,再入臼内,捣令熟,丸如梧桐子大。每服二十丸,食后临卧荆芥汤下。

16. 芎犀丸(《圣济总录·卷第一十二·诸风门·肌肉瞤动》)

治头目运眩,欲倒,痰逆恶心,偏正头痛,眉骨痛,肢体倦怠,鼻塞气道不通,或面上游风目瞤,常服治风化痰,清神志。

犀角(镑屑,一分) 芎䓖(三两) 桔梗(锉,炒,一分) 甘草(炙,一分) 鸡苏叶(罗去土,三两) 丹砂(别研,水飞,半两) 细辛(去苗叶,一分) 天麻(半两) 白芷(一分) 防风(去叉,一分,锉)

上一十味,除丹砂研外,九味捣罗为细末,和匀炼蜜丸如樱桃大。每服一丸,食后细嚼,茶酒任下。

17. 生犀丸(《圣济总录·卷第一十二·诸风门·肌肉瞤动》)

治风虚肉瞤,头目昏眩,四肢拘急,或时麻痹,旋晕多痰,牙关紧痛,欠伸倦怠。

犀角(镑屑) 芎䓖 羌活(去芦头,各一两) 白僵蚕(炒) 防风(去叉) 荆芥穗(各半两) 干蝎(炒) 白芷 藁本(去土) 龙脑(研) 麝香(研) 牛黄(研,各一分) 鸡苏叶(二两) 天麻(酒浸一宿切,焙,二两,别捣为细末)

上一十四味,除天麻别捣外,先以十味,捣罗为细末,再入三味研者药,炼蜜半斤,入天麻末,更入河水,并真酥各少许,置于重汤内,煎炼成膏,候冷和搜成剂,入臼内,杵数百下,丸如鸡头实大。每服一丸细嚼,腊茶清下,不拘时。

18. 藿香散(《圣济总录·卷第一十七·诸风门·风头旋》)

治风头旋目晕,痰逆恶心,不思饮食。

藿香叶 零陵香 莎草根(炒去毛,等分)

上三味，捣罗为散。每服二钱匕，食后腊茶清调下，日三。

19. 羚犀汤（《圣济总录·卷第一十七·诸风门·风头旋》）

治暗风头旋、眼黑，昏眩倦怠，痰涎壅盛，骨节疼痛。

羚羊角（镑） 石膏（碎） 甘草（炙，锉） 旋覆花 紫菀（去苗，各一两） 前胡（去芦头，三分） 细辛（去根节，汤煮掠去沫，焙，一两） 犀角（镑，一分）

上八味，粗捣筛。每服三钱匕，水一盏，入生姜一枣大拍碎，煎至七分，去滓，食后温服。

20. 旋覆花汤

1）《圣济总录·卷第一十七·诸风门·头面风》

治头面风，目眩头痛，痰涎壅滞，心膈烦满。

旋覆花 菊花（择） 桑根白皮（各三分） 石膏（碎研，一两一分） 甘草（炙，锉，半两） 蒺藜子（炒，去角） 地骨皮（各一两）

上七味，粗捣筛。每服二钱匕，水一盏煎至七分，食后温服。

2）《妇人大全良方·卷之六·妇人风痰方论第十五》

治妇人风痰，呕逆不下饮食，头目昏闷。

旋覆花（去蒂） 枇杷叶（去毛，炙） 川芎 北细辛 藿香 桂心 枳壳（去穰麸炒） 前胡 人参（去芦） 羌活 半夏（各半两） 甘草 羚羊角（屑） 赤茯苓（各三分）

上为粗末。每服三钱，水一盏，姜三片，煎至七分，去滓温服。

21. 人参丸（《圣济总录·卷第一十七·诸风门·风头旋》）

治风头旋目眩，痰逆恶心，胸膈痞滞，咳嗽痰涎，喘满呕逆，不欲饮食。

人参 甘草（炙，锉） 白术 旋覆花（微炒，各一两） 麦门冬（去心，焙） 前胡（去芦头） 枳壳（去瓤麸炒，各二两） 木香（半两）

上八味，捣罗为细末，以汤浸炊饼和丸如梧桐子大。每服二十丸，食后温生姜汤下。

22. 白蒺藜丸（《圣济总录·卷第一十七·诸风门·风头旋》）

治风头旋目晕痰。

蒺藜子（炒，去角） 旋覆花（择） 皂荚（去皮子，烧为灰） 恶实（炒，各一两） 龙脑（研，二钱） 麝香（研，一钱） 菊花（择，二两）

上七味，为细末，炼蜜和捣三百杵，丸如鸡头大。每服一丸，嚼细，温酒下食后服。

23. 祛痰丸（《圣济总录·卷第一十七·诸风门·风头旋》）

治风头旋，痰逆恶心，咽膈不利。

天南星（生） 半夏（生） 赤茯苓（去黑皮） 干姜（炮） 陈橘皮（汤浸去白，焙，各等分）

上五味，为细末，稀面糊丸如梧桐子大。每服三十丸，加至四十丸，温米饮下，不拘时。

24. 独活丸

1）《圣济总录·卷第一十七·诸风门·头面风》

治头面风，头目疼痛，昏眩不止，利膈化痰。

独活（去芦头） 芎䓖 甘草（炙，锉，各一两） 干蝎（去土，炒，一分） 半夏（汤洗七遍去滑） 防风（去叉，各一两）

上六味，捣罗为末，用生姜汁和丸如梧桐子大。每服七丸，加至十丸，荆芥薄荷汤下。

2）《普济方·卷一百四·诸风门·风痰》

治风气上攻头目疼痛，昏眩不快，利膈化痰。

独活（去芦头） 川芎 甘菊花 防风（各一两） 干蝎（一分，去土，炒） 半夏（汤洗去滑，作饼子炙，二两）

上为末，用生姜自然汁二大盏，煮如膏，和为丸如豌豆大。每服七丸至十丸，荆芥薄荷汤送下。

25. 木香汤（《圣济总录·卷第一十七·诸风门·风痰》）

治风痰心胸不利，头目昏疼，呕吐痰涎。

木香 枳壳（去瓤麸炒） 旋覆花 白术 桑根白皮（锉） 半夏曲（各半两） 人参（一两） 赤茯苓（去黑皮） 槟榔（锉） 前胡（去芦头） 甘草（炙，各三分） 细辛（去苗叶，一分）

上一十二味，粗捣筛。每服三钱匕，水一盏，入生姜一枣大拍碎，同煎至六分去滓，不拘时候稍热服。

26. 香芎汤（《圣济总录·卷第一十七·诸风门·风痰》）

治风痰头目昏痛，心胸烦满。

芎䓖（二两） 细辛（去苗叶） 旋覆花（各一

两） 甘草（炙） 独活（去芦头） 羌活（去芦头，各半两） 皂荚（三挺，烧存性）

上七味粗捣筛。每服二钱匕，以水一盏煎至六分，去滓，温服热呷，食后临卧服。

27. 泽泻汤（《圣济总录·卷第一十七·诸风门·风痰》）

治风痰壅滞，胸膈不利，头目昏眩，不思饮食。

泽泻 前胡（去芦头） 白术 赤茯苓（去黑皮） 甘草（炙） 人参 半夏（汤洗七度，切作片，以生姜汁浸焙干，炒，各一两） 槟榔（锉） 陈橘皮（汤浸去白，焙，各三分） 枳壳（去瓤麸炒，半两）

上一十味粗捣筛。每服二钱匕，以水一盏，入生姜半分拍碎，煎至六分去滓，不拘时候温服。

28. 细辛丸（《圣济总录·卷第一十七·诸风门·风痰》）

治风痰咽膈不利，头目昏痛，解烦倦，通鼻塞，退风壅。

细辛（去苗叶，洗，焙，三分） 天南星（浆水煮透切，焙干，四两） 白附子（生用，一两半） 芎䓖（二两） 甘菊花（一两） 好墨（半两） 由跋（炮，二两半）

上七味捣罗为细末，以面糊为丸如梧桐子大。每服十五丸至二十丸，以荆芥汤下，或茶清下亦得，食后临卧服。

29. 雄黄防风丸（《圣济总录·卷第一十七·诸风门·风痰》）

治风痰头目昏痛，及风气痹滞经络，上攻面部，头旋目暗，不欲饮食。

雄黄（研，一两半） 防风（去叉，二两） 芎䓖 石膏（碎研，各一两） 白附子（炮） 丹砂（研） 独活（去芦头） 人参 细辛（去苗叶，各半两） 麝香（研，一分）

上一十味为细末，煮面糊和丸如梧桐子大。每服二十丸，槐胶汤下，食后服。

30. 丹砂丸（《圣济总录·卷第一十七·诸风门·风痰》）

1）治风痰头目眩晕，心胸烦满，肢体怠倦。

丹砂（研） 雄黄（研） 牛黄（研） 乳香（研，各半两） 天麻（酒浸炙） 阿胶（炙燥） 白附子（炮，各一两） 龙脑（研） 丁香 麝香（研） 白矾（各半两，细研）

上一十一味，捣研为末，合和再研令匀，用豮猪胆汁和研匀，以枣肉为丸如绿豆大。每服五丸至七丸，薄荷温酒下，不拘时候。

2）治风痰胸膈不利，呕逆头眩。

丹砂（细研，水飞过，二两） 半夏曲（三两） 人参 天南星（炮裂，各一两半） 皂荚子（炮裂，去皮取黄，一两） 青橘皮（汤浸去白，细切，焙干，二两） 腻粉（秤一钱）

上七味，除丹砂腻粉外，捣罗为细末，入上二味和匀，用汤浸炊饼和丸如梧桐子大。每服二十丸，生姜汤下，不计时候。

31. 消痰丸（《圣济总录·卷第一十七·诸风门·风痰》）

治风痰头目眩晕，神思昏愦。

皂荚（去皮，生用） 天南星（生用） 干薄荷叶 白附子（生用，各一两） 半夏（生用，二两） 人参（三分） 白矾（生用） 防风（去叉，各半两）

上八味，捣罗为末，以生姜汁煮面糊和丸如梧桐子大。每服十五丸，食后临卧生姜汤下。

32. 白茯苓丸（《圣济总录·卷第四十一·肝脏门·肝实》）

治肝脏实热上攻，头目昏眩，兼治风化痰，镇心安神。

白茯苓（去黑皮） 人参 麦门冬（去心） 酸枣仁（炒，各一两） 甘草（炙，锉） 丹砂（别研，各三分） 龙脑（别研，一分）

上七味，除别研外，为细末和匀，炼蜜丸如鸡头大。每服一丸，乳汁嚼下，食后临卧服。

33. 菊花散（《圣济总录·卷第六十四·痰饮门·膈痰风厥头痛》）

治风痰气厥，头疼昏眩。

菊花（一两） 白附子（炮，三分） 防风（去叉，半两） 甘草（炙，一分） 枳壳（去瓤麸炒，三分）

上五味，捣罗为散。每服二钱匕，以腊茶清调服，不计时候。

34. 麝香天麻丸（《圣济总录·卷第六十四·痰饮门·膈痰风厥头痛》）

治风痰气厥，头痛目眩，旋运欲倒，四肢倦怠，精神不爽，多饶伸欠，眠睡不宁。

天麻（酒浸一宿，焙干） 芎䓖 防风（去叉，

各一两） 甘菊花（三分） 天南星（一个及一两者，先用白矾汤洗七遍，然后水煮软切作片，焙干） 麝香（研，二钱）

上六味，捣研为末、拌匀，炼蜜和丸如鸡头实大。每服一丸细嚼，荆芥汤下，不拘时候。

35. 牛黄生犀丸（《幼幼新书·卷第十九·风热第四》）

治风盛痰壅，头痛目眩，咽膈烦闷，神思恍惚，心忪面赤，口干多渴，睡卧不安，小便赤涩，大便多秘，小儿风热痰壅。

牛黄（研） 生犀（镑，各二两半） 牙硝（研） 半夏（用白矾制） 天麻（去苗，各二十两） 羚羊角（镑） 腻粉 黄丹（各研） 雄黄（水飞，各五两） 龙齿（水飞） 朱砂（飞研，各十两） 龙脑（研，二两半） 水银（用铅结砂子，秤十两）

上为末，炼蜜为丸，每两作二十丸。每服一丸，温薄荷汤化下。中风涎潮，牙关紧急，昏迷不省，用腻粉一钱，药三丸，生姜自然汁七点，薄荷水同化下。得吐或利，逐出痰涎即愈。小儿风热痰壅，睡卧不安，上窜龈齿，每服半丸。加急惊风，涎潮搐搦，眼目戴上，牙关紧急，用腻粉半钱，生姜自然汁三五点，薄荷水同化下一丸，更看岁数大小加减。

36. 辰砂天麻丸（《太平惠民和剂局方·卷之一·治诸风》）

治诸风痰盛，头痛目眩，旋晕欲倒，呕哕恶心，恍惚健忘，神思昏愦，肢体疼倦，颈项拘急，头面肿痒，手足麻痹。常服除风化痰，清神思，利头目。

川芎（二两半） 麝香（研） 白芷（各一两一分） 辰砂（研，飞，一半入药，一半为衣） 白附子（炮，各五两） 天麻（去苗，十两） 天南星（齑汁浸切，焙干，二十两）

上末，面糊丸如梧桐子大。每服二十丸，温荆芥汤下，不拘时。

37. 辰砂丸（《太平惠民和剂局方·卷之一·治诸风》）

治诸风痰盛，头痛恶心，精神昏愦，目眩心忪，呕吐痰涎，胸膈烦闷。

硼砂（研） 牛黄（研，各一钱） 白附子（炮） 白僵蚕（去丝嘴，爁） 天南星（炮裂，研） 蝎梢（爁，各一分） 辰砂（研，半两） 半夏（汤洗七遍，一两）

上为细末，同研令匀，水煮面糊为丸如梧桐子大。每服二十丸，用生姜荆芥汤下，不计时候。

38. 防风丸（《太平惠民和剂局方·卷之一·治诸风》）

治一切风，及痰热上攻，头痛恶心，项背拘急，目眩旋晕，心怔烦闷，手足无力，骨节疼痹，言语謇涩，口眼瞤动，神思恍惚，痰涎壅滞，昏愦健忘，虚烦少睡。

防风（洗） 川芎 天麻（去苗，酒浸一宿） 甘草（炙，各二两） 朱砂（研，为衣，半两）

上为末，炼蜜为丸，每两作十丸，以朱砂为衣。每服一丸，荆芥汤化服，茶、酒嚼下亦得，不拘时候。

39. 薄荷煎丸（《太平惠民和剂局方·卷之一·治诸风》）

消风热，化痰涎，利咽膈，清头目。治遍身麻痹，百节酸痛，头昏目眩，鼻塞脑痛，语言声重，项背拘急，皮肤瘙痒，或生瘾疹；及治肺热喉腥，脾热口甜，胆热口苦；又治鼻衄、唾血，大小便出血，及脱着伤风，并沐浴后，并可服之。

龙脑 薄荷（取叶，十斤） 防风（去苗） 川芎（各三十两） 缩砂仁（五两） 桔梗（五十两） 甘草（炙，四十两）

上为末，炼蜜为丸，每两作三十丸。每服一丸，细嚼，茶、酒任下。

40. 清神散（《太平惠民和剂局方·卷之一·治诸风》）

消风壅，化痰涎。治头昏目眩，心忪面热，脑痛耳鸣，鼻塞声重，口眼瞤动，精神昏愦，肢体疼倦，颈项紧急，心膈烦闷，咽嗌不利。

檀香（锉） 人参（去芦） 羌活（去苗） 防风（去苗，各一十两） 薄荷（去土） 荆芥穗 甘草（爁，各二十两） 石膏（研，四十两） 细辛（去苗，洗，焙，五两）

上为末。每服二钱，沸汤点服，或入茶末点服亦得，食后服。

41. 化痰玉壶丸（《太平惠民和剂局方·卷之四·治痰饮》）

治风痰吐逆，头痛目眩，胸膈烦满，饮食不下，及咳嗽痰盛，呕吐涎沫。

天南星（生） 半夏（生，各一两） 天麻（半

两） 头白面（三两）

上为细末，滴水为丸如梧桐子大。每服三十丸，用水一大盏，先煎令沸，下药煮五七沸，候药浮即熟，漉出放温，别用生姜汤下，不计时候服。

42. 玉芝丸（《太平惠民和剂局方·卷之四·治痰饮》）

治风壅痰实，头目昏眩，咳嗽烦满，咽膈不利，呕吐恶心，神志昏愦，心忪面热，痰唾稠黏。

人参（去芦） 干薄荷叶 白茯苓（去皮） 白矾（枯过） 南星（米泔浸一伏时，焙干，各三十两） 半夏（汤洗七次，为末，生姜汁捣和作曲，六十两）

上为末，用生姜汁煮面糊和丸如梧桐子大。每服二十丸，生姜汤下，食后。如痰盛燥热，薄荷汤下。

43. 人参润肺丸（《太平惠民和剂局方·卷之四·续添诸局经验秘方》）

治肺气不足，咳嗽喘急，痰涎不利，胸膈烦闷，涕唾稠黏，唇干口燥；及疗风壅痰实，头目昏眩，精神不爽；或肺胃俱虚，久嗽不已，渐成虚劳，肢体羸瘦，胸满短气，行动喘乏，饮食减少；或远年日近诸般咳嗽，并皆治之。

人参 款冬花（去梗） 细辛（去叶，洗） 杏仁（去皮尖，麸炒） 甘草（爁，各四两） 知母（六两） 肉桂（去粗皮） 桔梗（各五两）

上为细末，炼蜜为丸如鸡头大。每服一丸，食后，细嚼，淡姜汤送下，含化亦得。

44. 半夏丸（《太平惠民和剂局方·卷之四·续添诸局经验秘方》）

治肺气不调，咳嗽喘满，痰涎壅塞，心下坚满，短气烦闷，及风壅痰实，头目昏眩，咽膈不利，呕吐恶心，神思昏愦，心忪而热，涕唾稠黏，并皆治之。

白矾（枯过，十五两） 半夏（汤洗去滑，姜汁罨一宿，三斤）

上捣为细末，生姜自然汁为丸如梧桐子大。每服二十丸，加至三十丸，食后，临卧时生姜汤下。

45. 抱龙丸（《太平惠民和剂局方·卷之六·治积热》）

治风壅痰实，头目昏眩，胸膈烦闷，心神不宁，恍惚惊悸，痰涎壅塞，及治中暑烦渴，阳毒狂躁。

雄黄（研，飞，四两） 白石英（研，飞） 生犀角 麝香（研） 朱砂（研，飞，各一两） 藿香叶（二两） 天南星（牛胆制，十六两） 牛黄（研，半两） 阿胶（碎炒如珠，三两） 金箔（研） 银箔（研，各五十片）

上件为细末，入研者药令匀，用温汤搜和为丸如鸡头实大。每服一丸，用新汲水化破，入盐少许服，食后。

46. 薄荷汤（《太平惠民和剂局方·卷之十·诸汤》）

消风壅，化痰涎。治头昏目眩，鼻塞咽干，心胸烦闷，精神不爽。

荆芥穗 盐（炒，各三斤） 鸡苏叶（七斤半） 栝蒌根（十一两） 缩砂仁（三两） 甘草（锉，炒，四斤）

上为末。每服一钱，沸汤点，食后服。

47. 犀角丸（《太平惠民和剂局方·卷之一·治诸风》）

除三焦邪热，疏一切风气。治风盛痰实，头目昏重，肢节拘急，痰涎壅滞，肠胃燥涩，大小便难。

黄连（去须） 犀角（镑，各十两） 人参（去芦，二十两） 大黄（八十两） 黑牵牛（一百二十两，炒，别捣取粉六十两）

上与牵牛粉合和为细末，炼蜜为丸如梧桐子大。每服十五丸至二十丸，临卧温水下。更量虚实加减。

48. 七圣丸（《太平惠民和剂局方·卷之六·治泻痢》）

治风气壅盛，痰热结搏，头目昏重，涕唾稠黏，心烦面赤，咽干口燥，精神不爽，夜卧不安，肩背拘急，胸膈痞闷，腹胁胀满，腰满重疼，大便秘结，小便赤涩。

川芎 肉桂（去粗皮） 木香（生） 羌活（去芦） 槟榔（生，各半两） 郁李仁（去皮） 大黄（蒸，焙，一分生用，各一两）

上为细末，炼蜜为丸如梧桐子大。每服十五丸至二十丸，温熟水下，食后，临卧服。岚瘴之地最宜服，更量脏腑虚实加减。

49. 如圣饼子（《太平惠民和剂局方·卷之三·绍兴续添方》）

治男子、妇人气厥，上盛下虚，痰饮风寒，伏留阳经，偏正头疼，痛连脑巅，吐逆恶心，目瞑耳聋。常服清头目，消风化痰，暖胃。

防风 天麻 半夏（生，各半两） 天南星

(洗) 干姜 川乌(去皮尖,各一两) 川芎 甘草(炙,各二两)

上为细末,汤浸蒸饼和丸如鸡头大,捻作饼子曝干。每服五饼,同荆芥三五穗细嚼,茶、酒任下,熟水亦得,不拘时候。

50. 救生散(《三因极一病证方论·卷之十六·头痛证治》)

治外伤风冷,内积忧思,气郁聚涎,随气上厥,伏留阳经,头疼壮热,眩晕,或胸膈塞痞。兼服宽中丸,并攻之。

菊花蒂 川芎 石膏(煅,各一两) 甘草(一分)

上日干为末。每服三钱,煎葱汤调下;如觉胸痞,即调此下宽中丸,不计时服。

51. 白附子丸

1)《仁斋直指方论·卷之十一·眩运·眩运证治》

治风痰上厥,眩运头疼。

白附子(炮) 南星(炮) 半夏(荡七次) 旋覆花 甘菊 天麻 川芎 橘红 僵蚕(炒,去丝嘴) 干姜(生,各一两) 全蝎(半两,焙)

上末,用生姜半斤取汁,打面糊小丸。每五十丸,食后荆芥汤下。

2)《普济方·卷四十七·头门·膈痰风厥头痛》

治风虚痰盛,头目昏眩。

天南星(生) 天麻 半夏(汤洗七遍) 川乌头(生,去皮脐) 白附子(生用)

上等分为细末,入脑麝少许,瓷盒内闭一两宿,清水丸如梧桐子大,朱砂为衣。每服五七粒,加至十粒,食后,茶清或姜汤下,服时微以齿碎之

52. 人参前胡汤(《仁斋直指方论·卷之十一·眩运·眩运证治》)

治风痰头运目眩。

前胡 橘红 半夏曲 木香 枳壳(制) 紫苏叶 赤茯苓 南星(炮) 甘草(炙,各半两) 人参(三钱)

上粗末。每三钱,姜七厚片,慢火熟煎服。

53. 导饮丸(《卫生宝鉴·卷四·饮伤脾胃方》)

治风痰气涩,膈脘痞满,停饮不消,头目昏眩,手足麻痹,声重鼻塞,神困多睡,志意不清,常服去痰。

三棱(炮) 蓬术(炮,各三两二钱) 白术 白茯苓(去皮) 青皮(去白) 陈皮(去白,各一两半) 木香 槟榔 枳实(麸炒) 半夏(各一两)

上十味为末,面糊丸如桐子大。每服五十丸,温生姜汤送下,食后,渐加至百丸。忌猪肉、荞面等物。

54. 祛风丸(《卫生宝鉴·卷八·治风杂方》)

有人味喜咸酸,饮酒过多,色欲无戒,添作成痰饮,聚于胸膈,满则呕逆、恶心、涎流,一臂麻木;升则头目昏眩,降则腰脚疼痛,深则左瘫右痪,浅则蹶然倒地。此药宽中祛痰,搜风理气,和血驻颜,延年益寿。

半夏(姜汁作饼,阴干) 荆芥(各四两) 槐角子(麸炒黄) 白矾(生用) 陈皮(去白) 朱砂(各一两,一半为衣)

上六味为末,生姜汁打糊为丸桐子大。每服三十丸,生姜、皂角子仁汤送下,日二服,早晨临卧服。

55. 茯苓半夏汤(《卫生宝鉴·卷九·诸风门·鹤膝风方》)

治风热痰逆呕吐,或眩运头痛。

赤茯苓(去皮) 黄芩 橘皮(去白,各一分) 甘草(一钱) 半夏(三个大者,水煮三沸,各切三四片,焙)

上㕮咀作一服,水二盏,姜三片,煎至一盏,去渣,分三服一日,以效为度。

56. 神清散(《卫生宝鉴·卷九·头面诸病·头风论并方》)

治头昏目眩,脑痛耳鸣,鼻塞声重,消风壅,化痰涎。

檀香 人参 羌活 防风(各十两) 薄荷 荆芥穗 甘草(各二十两) 石膏(研,四十两) 细辛(五两)

上为末。每服二钱,沸汤点服。

57. 人参半夏丸(《卫生宝鉴·卷十二·咳嗽门·咳嗽论》)

化痰坠涎,止嗽定喘,疗风痰食痰一切痰逆呕吐,痰厥头痛,或风气偏正头痛,或风壅头目昏,或耳鸣、鼻塞、咽干,胸膈不利。

人参 茯苓(去皮) 南星 薄荷(各半

两） 寒水石 白矾（生） 半夏 姜屑（各一两） 蛤粉（二两） 藿香（二钱半）

上为末，水面糊为丸桐子大。每服三十丸，姜汤送下，食后，日三服，温水送亦得。

58. 四神丸（《世医得效方·卷第十三·风科·热症》）

治手足顽麻，痰涎壅盛，头目昏眩，肩背拘急。

大天麻 大南星（各汤洗净） 防风（去芦，各一两） 薄荷叶（半两）

上为末，酒煮薄面糊丸绿豆大。每服二十丸，荆芥、生姜煎汤送下。

59. 人参羌活散（《世医得效方·卷第十三·风科·热症》）

治风壅痰实，头目昏晕，遍体拘挛，头项强急，肢节烦疼，壮热烦渴。

前胡 羌活 人参 防风 天麻 赤茯苓（去皮） 薄荷叶 蔓荆子 川芎 粉草 黄芩 枳壳（去穰） 桔梗 川独活（各一两）

上锉散。每服四钱，姜三片，桑白皮七寸煎，不拘时服。

60. 枳实丸（《普济方·卷三十九·大肠腑门·大便秘涩不通》）

治风痹痰实，大便秘涩，头旋眩运，腹满烦渴，伤寒胃热有燥屎，谵言狂乱，及结胸痛痞，痈疡疮疾。

大黄（半两） 牵牛（炒，取末，半两） 枳实（麸炒去瓤） 人参（一钱）

上为末，水丸黍粒大。量人大小三五十丸，或百十丸，水下。

61. 龙脑芎辛丸（《普济方·卷四十五·头门·风头痛》）

治风热头痛，痰涎壅闷，眩晕昏倦。

芎䓖（二两） 细辛（去苗叶） 甘草〔炙，各一（半）两〕 龙脑（研，一分） 天南星（炮） 秦艽（去苗、土） 丹砂（研，各一两）

上为末，炼蜜和丸如樱桃大。每服一丸，食后嚼，以茶清或荆芥汤下。

62. 二芎饼子（《普济方·卷四十五·头门·偏正头痛》）

治气厥，上盛下虚，痰饮风寒，伏留阳经，偏正头疼，上脑巅，吐逆恶心，目暝耳聋，常服清头目，化风痰。

抚芎 川芎 干姜（炮） 藁本（去芦） 苍耳（炒） 南星（炮，去皮） 防风（去芦） 甘草（各等分）

上为细末，生姜汁浸蒸饼，丸如鸡头子大，捏作饼子，晒干。每服五饼，细嚼，茶酒任下，不拘时候。

63. 大芎犀丸（《普济方·卷四十七·头门·风头眩》）

治风虚，头目昏眩，肢节烦倦，痰涎壅盛，意思昏倦，或头痛，服多效。

川芎（二两） 生犀屑（三分） 防风（半两） 白菊花（邓州者，三两） 香白芷（略炒，半两，蔡州者，锉细） 细辛（华荫者，去苗，一分） 甘草（炙，一分） 龙脑（研，一钱）

上为末，炼蜜为丸如半弹子大，朱砂为衣。每服一丸，细嚼，煎荆芥汤下，食后服，清头目化痰尤妙。

64. 加减薄荷煎丸（《普济方·卷四十七·头门·风头眩》）

治头目昏眩，口舌生疮，痰涎壅塞，咽喉肿痛，除风热，消疮疹。通利七窍，爽气清神。

薄荷叶（八两） 川芎 桔梗 白豆蔻仁 防风（各一两） 甘草 缩砂仁 脑子（各半两）

上为细末，炼蜜和丸，每两作二十丸。每服一丸，含化。一方细嚼，茶清送下。

65. 甘菊方（《普济方·卷四十七·头门·风头眩》）

主头风目眩，胸中汹汹，目泪出，风痹骨肉痛。

用甘菊花切作羹粥，并生食并得。

66. 百嚼丸（《普济方·卷四十七·头门·风头旋》）

治风壅涎实，头目昏晕，眼多紧涩，肌肉瞤动，手足烦热，浑身疼痛，腰肿脚弱，大便多秘，夜间少睡，并皆治之。

槐角（炒） 槐花（炒） 桔梗（炒） 薄荷叶（去土） 蝉蜕（洗，以上五味各半斤） 荆芥穗 甘草 枳壳（麸炒去瓤） 白僵蚕〔炒去丝嘴，以上四味各二（四）两〕 川芎 羌活（去芦头） 防风（去芦头） 香白芷 白茯苓〔去皮，以上五味各二（四）两〕 天麻（一两，去芦） 细辛（去土、叶） 藁本（去土） 白附子（炮） 细松烟墨（烧红醋淬，以上四味各半两）

上件为细末，炼蜜为丸，每一两作一十丸。每服一丸，细嚼，茶清送下，食后临卧送下。

67. 藿香散（《普济方·卷四十七·头门·风头旋》）

治风头旋目晕，痰逆恶心，不思饮食。

藿香叶　零陵香　莎草根（炒，去毛，各等分）

上为散。每服二钱，食后，腊茶清调下，日三。

68. 生犀香芎丸（《普济方·卷四十七·头门·风头眩》）

治风痰上壅，头昏眩痛，鼻塞清涕，语声不出，咽喉不利，咳嗽痰喘，头目熻赤，肌肉蠕动，痒如虫走，清神志，明耳目。

生犀（半两，镑）　荆芥穗（十五两）　细辛（去土、叶，十两）　白芷（十两）　芎䓖（半两）　香附子〔三（二）十两，炒〕　龙脑　薄荷叶（五两）　甘草（炙，五两）

上为末，水煮面糊为丸如梧桐子大。每服三十丸，生姜汤下，不计时候。

69. 独活散（《普济方·卷四十七·头门·风头眩》）

治头目眩晕，消风化痰。

细辛（去苗、土，一两）　石膏（研）　甘草（炙，各半两）　防风（去芦）　藁本（去土）　旋覆花　蔓荆子　川芎（一两）　独活（去芦）

上为细末。每服二钱，水一大盏，姜三片，煎至七分，食后热服。

70. 新补薄荷白檀汤（《普济方·卷四十七·头门·风头眩》）

治风壅头目眩，鼻塞烦闷，精神不爽，消风化痰，清头目。

白檀（一两）　荆芥穗　栝蒌根　白芷（各二两）　薄荷叶　甘草（炙）　盐（各四两）　缩砂仁（半两）

上为末。每服一钱，百沸汤点，食后临卧稍热服。

71. 如宜方（《普济方·卷四十七·头门·导引法》）

治诸风热痰，头目眩晕。

南星（四两）　防风（二两）　甘草（一两）

上㕮咀。每服五钱，水一盏半，姜十片，煎服。面上如虫行，加全蝎。

72. 十珍丸（《普济方·卷四十七·头门·膈痰风厥头痛》）

治诸风掉眩，痰厥头旋，项背拘急，肢体疼痛，麻木不仁。

草乌头（八两，一半生，去皮脐尖，一半炮）　天南星（五两三钱，河水浸三日，炮）　缩砂仁（二两）　肉桂（去粗皮）　川芎　防风（去芦头）　香白芷　桔梗（去芦头，炒，以上五味各二两七钱）　麻黄（去根节，七两）　细松烟墨（二两，烧醋研）

上件为细末，炼蜜为丸，每一两作三十丸。每服一丸嚼细，茶酒下，食后。

73. 拒风丸（《普济方·卷四十七·头门·膈痰风厥头痛》）

治风虚痰厥，头痛眩晕，如在舟车之上。

天南星（二两，炮）　半夏（二两，浸洗七次，切，焙）　藁本（去土）　细辛（去叶、土）　防风（去芦头）　羌活（去芦头）　独活（去芦头）　川芎（以上六味，各一两）

上件为细末，生姜汁煮面糊为丸如梧桐子大。每服三（二）十丸，生姜汤下，食后。

74. 遇明丸（《普济方·卷八十一·眼目门·目见黑花飞蝇》）

治风痰头目昏眩，视物䀮䀮，目见黑花飞蝇。

牵牛头末（三两，黑白各半）　何首乌（六两，去皮）　皂角（三斤，二斤烧成灰，在瓷罐内，用瓷碟盖口，不令出烟，不用碟子，后用纸二张，水湿过，盖罐口，纸干罐冷为度）　薄荷叶（去土，三两）

上为细末后，用皂角一斤，热水浸软，去皮弦子用穰，以酒二升，挼揉成浓汁，用新布滤去滓，入面二匙，同熬成膏，入上三味，和丸如小豆大。每服二十丸，煎生姜汤食后下，日三，服食后渐加至三十丸。

75. 大腑秘涩方（《普济方·卷一百三·诸风门·风热》）

治肝心积热，风气攻上，胸中痰实，满口生涎，舌上生疮，精神不爽，胸中涎溢，头目昏滞，大腑秘涩。

麻黄（去根）　柴胡（去毛）　羌活　防风　大黄（炮熟）　荆芥穗　芍药　连翘（各一分）　牵牛　半夏　巴豆（各半两）

上将牵牛、半夏、巴豆三味，同入瓶子内，用济火煅过，放冷，取出研为细末，同入药使，以上细杵罗为末。每服四钱，食后薄荷汤调下。

76. 旋覆花丸(《普济方·卷一百四·诸风门·风痰》)

治诸风痰实,头目昏眩,旋晕欲倒,呕哕恶心,恍惚不宁,神思昏愦,肢体倦怠,颈项强硬,手足麻痹,常服除风化痰,清利头目及偏正疼痛,并宜服之。

旋覆花(一两) 防风(去芦头) 吴白芷 甘菊花 天麻 天南星(炮) 白附子(炮) 半夏(汤洗) 陈皮(去白) 芎䓖 蝎梢(去毒炒) 僵蚕(炒去丝) 石膏(研,以上各一两)

上为细末,生姜汁煮面糊和丸如梧桐子大。每服三四十丸,温生姜汤或茶清下亦得,食后服。

77. 上清白附子丸(《普济方·卷一百四·诸风门·风痰》)

治诸风痰甚,头痛目眩,旋晕欲倒,呕哕恶心,恍惚不宁,神思昏愦,肢体倦疼,颈项强硬,手足麻痹。常服除风化痰,清利头目。

白附子(炮) 半夏(汤洗七次) 川芎 菊花 天南星 白僵蚕(炒) 陈橘皮(去白) 天麻(各一两) 旋覆花 全蝎(炒,半两)

上为细末,生姜汁浸蒸饼为丸如梧桐子大。每服三十丸,食后生姜汤下。

78. 天麻半夏汤(《普济方·卷一百四·诸风门·风痰》)

治风痰内作,胸膈不利,头旋眼黑,兀兀欲吐,上热下寒,不得安卧。

天麻(一钱) 半夏(一钱) 柴胡(七分) 黄芩(酒炒,五分) 橘皮(去白,七分) 甘草(炙,五分) 白茯苓(去皮,五分) 黄连(三分) 前胡(五分)

上件锉如麻豆大。都作一服,水二盏,生姜三片,同煎至一盏,去滓温服,食后。忌酒、湿面、生冷物。

79. 半夏利膈丸(《普济方·卷一百四·诸风门·风痰》)

治风痰壅甚,头疼目眩,咽膈不利,涕唾稠黏,胸中烦满,酒辟停饮,呕逆恶心,胁下急痛,肠中水声,神思昏愦,心忪面热,止嗽化痰。

防风(去芦头) 半夏(汤洗七遍去滑,各一两)

上为末,入膏中和捣百余杵,丸如梧桐子大。每服不计时候,以荆芥薄荷汤下十丸。

80. 生朱丹(《普济方·卷一百四·诸风门·风痰》)

治诸风痰甚,头痛目眩,旋运欲倒,肺气郁滞,胸膈不利,呕哕恶心,恍惚健忘,颈项强直,偏正头痛,面目浮肿,筋脉拘急,涕唾稠黏,咽喉不利,常服清神爽气。

白附子(炮裂,去皮脐) 石膏(烧通红,放冷,各半斤) 龙脑(一匙) 朱砂(一两二钱,半为衣)

上为细末,烧粟米饭为丸如小豆大,朱砂为衣。每服三十丸,食后茶酒任下。

81. 三生丸(《普济方·卷一百四·诸风门·风痰》)

治中脘风痰涎饮,眩瞑,呕吐酸水,头疼恶心。

半夏(二两) 南星 白附子(各一两)

上并生为末,滴水为丸如梧桐子大,以生面滚衣,阴干。每服十丸至二十丸,生姜汤下。

82. 二乌丸(《普济方·卷一百四·诸风门·风痰》)

治风痰眩晕。

川乌头 草乌头(各四两) 青盐(四两) 黑豆(半升)

上用水二升,同煮四味,水耗即以温水添之,候川乌头半软,四破之,更煮以透烂为度,去皮,同煎乌头并黑豆,于石臼或木臼内捣令极烂,不令见白星,即就丸,干即以煮药水添湿,同捣煮时,留一盏以下水,以备添,勿令煮干也,丸如梧桐子大。每服二三十丸,酒盐任下,食前。

83. 五生丸(《普济方·卷一百四·诸风门·风痰》)

主风痰头旋,臂痛,呕吐咳嗽等证。

天南星(姜汁浸,干焙) 半夏(洗) 附子(去皮) 天麻 白附子 白矾(枯,六味各一两) 朱砂(别研)

上为细末,生姜汁作糊为丸,如梧桐子大,朱砂为衣。每服三十丸,食后姜汤下。

84. 蝎梢半夏丸(《普济方·卷一百四·诸风门·风痰》)

治风壅痰实,咳嗽鼻塞,头目昏痛,手足麻木,颈项强直,筋麻不利。常服祛风化痰,清爽头目。

蝎梢(去刺,炒) 半夏(汤浸七遍,用生姜汁制,焙作面) 白僵蚕(生姜汁炒) 天南星

（炮） 明天麻 川芎 川独活 防风（并去芦头、土） 南青皮（去白） 紫苏叶 楝木香 白花蛇（酒浸去皮骨取肉，以上各半两）

上同为细末，用生姜自然汁打面糊为丸如梧桐子大，别用朱砂为衣。每服三十丸至五十丸，食后生姜汤下。

85. 甘菊丸（《普济方·卷一百四·诸风门·风痰》）

治风痰壅盛，头目昏痛，肢节拘倦，鼻塞耳鸣，头皮痛痒，并宜服之。

天南星（四两，洗焙为末，以好酒一升煮成膏，与炼蜜同搜） 鸡苏（去土，四两） 荆芥穗（一两） 川芎 防风（去芦头） 甘草（炙，各一两半） 细辛（去叶、土，二两） 菊花 白僵蚕（炒，去丝嘴，各一两）

上除南星并为细末，次入南星膏子，并炼蜜和丸如梧桐子大。每服二十丸，食后生姜汤下。

86. 水煮丸（《普济方·卷一百四·诸风门·风痰》）

治痰逆胃虚不下粥食，兼疗风痰，头目昏晕。

半夏（汤洗去滑，焙干，二两） 天南星（生用，去皮脐，半两） 腻粉（一钱） 丁香（一钱） 人参（三钱） 桑根白皮（锉，一分）

上为末，用生姜自然汁调生面和丸如豌豆大。每服十五丸至二十丸，浆水内煮三二沸，漉出，别用生姜人参汤下，不计时候。

87. 芎辛汤（《普济方·卷一百四·诸风门·风痰》）

治膈痰风厥，头目昏痛，鼻塞声重，肩背拘急，不思饮食。

芎䓖（半两） 细辛（去苗、土，一钱） 甘草（炙，一钱半）

上为粗末。每服二钱，以水一盏煎至七分去滓，不拘时，温服。一方加薄荷七片。

88. 香芎丸（《普济方·卷一百五·诸风门·风气》）

治风气上攻头目昏疼，身体倦怠。

川芎（十两） 天麻（去苗，一两） 细辛（去叶、土，半两） 荜茇（二钱半） 甘草（二两，炙）

上件为细末，炼蜜为丸，每一两作十丸。每服一丸，细嚼，荆芥汤下，食后。

89. 消毒麻仁丸（《普济方·卷一百十九·积热痼冷门·诸热》）

治诸般风气上壅，久积热毒，痰涎结实，胸膈不利，头旋目运；或因酒、毒食所伤，停留心肺，浸渍肠胃，蕴蓄不散，久则内郁血热，肠风五痔，外则发疮疡痈疽，赤斑游肿，浑身燥闷，面上肤赤，口干舌裂，咽喉涩痛，消中引饮；或伤寒时疫，口鼻出血烦躁者，及风毒下注，疮肿疼痛，脚气冲心闷乱，一切风热毒气，并皆主之。

杏仁（生，去皮尖，二两） 大黄（生，五两） 山栀子仁（十个）

上为末，炼蜜为丸。每服三十丸至五十丸，夜卧温汤吞下，利下赤毒胶涎为效，服时随意加减。此药甚稳善，不损脏腑，常服搜风顺气解毒。治小儿惊热，以蜜汤化下三五丸，极效。

90. 和中丸（《普济方·卷一百十九·积热痼冷门·诸热》）

治口燥舌干，咽嗌不利，胸膈痞满，心腹痛闷，小便赤涩，大便结滞，风气怫郁，头目昏眩，筋脉拘急，肢体疼倦，一切风壅。常服宽膈美食，消痰止逆。

牵牛 滑石（各二两） 官桂 木香（各一分） 大黄 红花（一作红皮） 黄芩 茴香（各半两）

上为末，滴水丸如小豆大。每服二十丸，煎生姜汤下，温水亦得，日三服，无时候。

91. 半夏橘皮汤（《普济方·卷一百四十七·伤寒门·伤寒杂治》）

治伤寒杂病，呕哕风眩，痰逆咳喘，头痛，并风热反胃吐食诸证。

半夏（炮如法） 陈皮（汤浸洗去瓤） 甘草（炙） 人参 茯苓 黄芩（去腐心，各一分） 葛根（半两） 厚朴（去皮，一分）

上锉如麻豆大。用水三盏，生姜一分，煎至一盏半，绞取汁，分二服，食后温服。

92. 润肺丸（《普济方·卷一百六十四·痰饮门·一切痰饮》）

治肺不调，咳嗽声重，日久不止，痰涕结搏，咽嗌不利，心神烦躁，头目昏重，精神不爽，心忪烦悸，喉中呀呷，逐气有声，一切痰实，并皆治之。

朱砂（水飞） 五灵脂（微炒，各二两） 苦葶苈 杏仁（去皮尖，麸炒） 半夏曲（各一两）

上为末，生姜汁面糊为丸如梧桐子大。每服

四十丸，食后生姜汤下。

93. 人参前胡散（《普济方·卷一百六十五·痰饮门·一切痰饮》）

治痰气客于上焦，呕吐，胸中痞闷，不欲饮食，头目昏眩，并皆治之。

前胡（去苗） 人参 紫苏叶 赤茯苓（各二两） 陈皮（不去白） 半夏（汤洗切） 甘草 木香 枳壳（麸炒去瓤，各半两）

上为粗末。每服三钱，水一大盏半，生姜七片，同煎至一盏，去滓，温服，不拘时候，病愈即止服。

94. 白附子石膏朱砂龙脑丸（《本草纲目·草部第十七卷·草之六·白附子》引《御药院方》）

风痰眩晕，头痛气郁，胸膈不利。

白附子（炮，去皮脐，半斤） 石膏（半斤，煅红） 朱砂（二两二钱半） 龙脑（一钱，为末）

粟米饭丸小豆大。每服三十丸，食后茶酒任下。

95. 羌活祛风汤（《医方集宜·卷之一·中风·治方》）

治感风，头目昏眩，痰涎壅盛，咳嗽，鼻塞声重。

前胡 羌活 麻黄 茯苓 川芎 黄芩 甘草 枳壳 细辛 蔓荆子 石膏 菊花 防风 薄荷

水二钟，姜三片，煎八分不拘时服。

96. 半夏苍术汤（一名**柴胡半夏汤**）（《张氏医通·卷十四·头痛门》）

治素有风证，目涩，头疼眩晕，胸中有痰兀兀欲吐，如居暖室，则微汗出，其证乃减，见风其证复作，当先风一日痛甚。

升麻 柴胡 藁本（各五分） 茯苓 神曲（姜汁炒，各一钱） 苍术（泔制） 半夏（各二钱） 生姜（十片） 甘草（炙，四分）

水煎，食远稍热服。

十、治风热眩晕方

1. 紫石英柏子仁丸（《备急千金要方·卷四妇人方下·补益第十八》）

治女子遇冬天时行温风，至春夏病热头痛，热毒风虚，百脉沉重，下赤白，不思饮食，而头眩心悸，酸嘶恍惚，不能起居方。

紫石英 柏子仁（各三两） 乌头 桂心 当归 山茱萸 泽泻 川芎 石斛 远志 寄生 苁蓉 干姜 甘草（各二两） 川椒 杜蘅（一作杜仲） 辛夷（各一两） 细辛（一两半）

上十八味为末，蜜和丸如梧子。酒服二十丸，渐加至三十丸，日三服，一方用牡蛎一两。

2. 石膏汤

1）《备急千金要方·卷七风毒脚气方·汤液第二》

治脚气风毒，热气上冲头面，面赤矜急，鼻塞去来，来时令人昏愦，心胸恍惚，或苦惊悸，身体战掉，手足缓纵，或酸痹头目眩重，眼反鼻辛，热气出口中，或患味甜，诸恶不可名状者方。

石膏 龙胆 升麻 芍药 贝齿 甘草 鳖甲 黄芩 羚羊角（各一两） 橘皮 当归（各二两）

上十一味㕮咀，以水八升煮取三升，分三服。

2）《圣济总录·卷第一百六十一·产后门·产后中风》

治产后中风烦热，身体拘急，头目昏痛。

石膏（碎） 知母（焙） 芍药 半夏（生姜汁制） 独活（去芦头） 桂（去粗皮） 白术 防风（去叉） 甘草（炙）

上九味等分，粗捣筛。每服三钱匕，水一盏，酒少许，生姜二片，同煎七分。去滓温服，不拘时。

3. 葳蕤汤（《外台秘要·卷第二·伤寒中风方九首》引《小品》）

疗冬温及春月中风伤寒则发热，头眩痛喉咽干舌强，胸内疼，心胸痞结，满腰背强方。

葳蕤（二两） 石膏（三分，末，绵裹） 白薇（二两） 麻黄（二两，去节） 独活（二两） 杏仁（二两，去皮尖、两仁） 芎䓖（二两） 甘草（二两，炙） 青木香（二两，无可用，麝香一分代之）

上九味切，以水八升煮取三升，分三服取汗。若一寒一热者，加朴硝一分及大黄三两下之。忌海藻、菘菜。《古今录验》同一方有葛根二两。

4. 旋覆花散（《太平圣惠方·卷第二十二·治头风目眩诸方》）

治风热上攻，头旋晕闷，喜卧怔忡，起即欲倒，项背急强。

旋覆花（半两） 蔓荆子（半两） 白术（三分） 麦门冬（一两，去心，焙） 前胡（一两，去芦头） 枳壳（三分，麸炒微黄去瓤） 甘菊花（三分） 半夏（半两，汤洗七遍去滑） 防风（半两，去芦头） 川大黄（一两，锉碎，微炒） 独活（半两） 甘草（半两，炙微赤，锉）

上件药，捣粗罗为散。每服三钱，以水一中盏，入生姜半分，煎至六分，去滓，不计时候温服。

5. 天竹黄丸（《太平圣惠方·卷第二十一·治热毒风诸方》）

治热毒风，心神烦躁，头目昏痛。

天竹黄（一两，细研） 犀角屑（半两） 朱砂（一两，细研水飞过） 甘菊花（三分） 子芩（一两） 防风（二分，去芦头） 甘草（半两，炙微赤，锉） 石膏（二两，细研，水飞过） 苦参（三分，锉）

上件药，捣罗为末，入研了药令匀，炼蜜和捣三二百杵，丸如梧桐子大。不计时候，煎竹叶汤下二十丸。

6. 摩膏顶（《太平圣惠方·卷第二十一·治热毒风诸方》）

治热毒风攻脑，发落，头目昏闷，白屑甚者。

乏铧铁（八两） 黑铅（四两） 诃黎勒皮（一两） 陵零香（一两） 莲子草（一两） 防风（一两，去芦头） 附子（一两，炮裂，去皮脐） 花硝（三两）

上件药，细锉，绵裹，用清麻油二斤，于通油瓷瓶中浸，密封七日后，取摩顶上，及涂头良。

7. 防风散（《太平圣惠方·卷第二十一·治热毒风诸方》）

治热毒风，痰壅头目晕闷，心神不宁。

防风（三分，去芦头） 沙参（半两，去芦头） 犀角屑（一两） 川升麻（一两） 木通（一两，锉） 羌活（一两） 秦艽（一两半，去苗） 枳壳（三分，麸炒微黄去瓤） 甘草（一两，炙微赤，锉） 茯神（一两） 龙齿（一两） 前胡（一两，去芦头）

上件药，捣粗罗为散。每服三钱，以水一中盏煎至五分，去滓，下生地黄汁一合，更煎一两沸，不计时候温服。

8. 乌驴头方（《寿亲养老书·食治老人诸风方》）

食治老人中风，头旋目眩，身体厥强，筋骨疼痛，手足烦热，心神不安。

乌驴头（一枚，炮去毛，净治之）

上以煮令烂熟，细切，空心以姜、醋、五味食之，渐进为佳。极除风热，其汗如酽酒，亦医前患尤效。

9. 羚羊角汤

1）《圣济总录·卷第六·诸风门·卒中风》

治眼见黑花，或头眩目暗，欲变青盲，眼瞳微开。

羚羊角（镑） 决明子 人参 升麻 玄参 车前子（各一两） 羌活（去芦头） 防风（去叉，各一两半） 细辛（五钱）

上锉如麻豆大。每服三钱，水一盏半，煎至八分。去滓温服，不拘时。

2）《圣济总录·卷第一十三·诸风门·热毒风》

治热毒风，胸膈烦满，语涩痰盛，筋脉挛急，头目昏痛，肢节烦疼。

羚羊角（镑） 赤茯苓（去黑皮） 细辛（去苗叶） 半夏（汤洗七遍，生姜汁煮，焙） 藁本（去苗、土，各三分） 蔓荆实（去皮） 芎䓖 旋覆花 防风（去叉） 甘草（炙，锉） 枳壳（去瓤麸炒，各一两） 人参 羌活（去芦头） 前胡（去芦头，一两半） 甘菊花（半两）

上一十五味，粗捣筛。每服三钱匕，入生姜两片，水一盏半煎至七分，去滓，早晚食后稍热服，急则不拘时。

3）《圣济总录·卷第一十七·诸风门·风头旋》

治热毒风上攻，头旋目晕，耳内虚鸣，或身体瘾疹麻痹。

羚羊角（镑二两） 菊花（三两） 防风（去叉） 羌活（去芦头） 前胡（去芦头） 藁本（去苗、土） 玄参 黄芩（去黑心） 杏仁（去皮尖、双仁，炒令黄） 菖蒲 甘草（炙，锉，各一两）

上一十一味，粗捣筛。每服五钱匕，水一盏半煎至八分。去滓，食后温服。

10. 牛黄天南星丸（《圣济总录·卷第一十二·诸风门·肌肉瞤动》）

治风热相搏，肌肉瞤动，头目旋眩，筋脉拘急，涎潮发搐，精神昏昧，舌强语涩，肢节烦疼，心胸不利，凡病风气悉主之。

天南星（以牛胆制者，用二两，如无，即用姜水煮透软，切作片，焙干） 天麻（二两） 独活（去芦头） 白附子（炮） 白僵蚕（炒） 人参 丹砂（研，各一两） 当归（洗切，焙） 桑螵蛸（炒） 干蝎（炒，去土） 甘草（生用，各三分） 羚羊角（镑屑） 犀角（镑屑） 麝香（研） 牛黄（研） 雄黄（研） 龙脑（研，各半两） 桂（去粗皮，一分）

上一十八味，先以十三味，捣罗为细末，再入研药五味和匀，炼蜜丸如酸枣大。每服一丸，不计时，细嚼，温酒下或以鸡苏汤下。

11. 犀角汤（《圣济总录·卷第一十二·诸风门·风热》）

治风热毒气，心胸痰滞，两耳虚聋，头重目眩。

犀角（镑） 甘菊花 前胡（去芦头） 枳壳（去瓤麸炒） 菖蒲 泽泻 羌活（去芦头） 木通（锉） 生干地黄（焙，各半两） 甘草（炙，锉，一分） 麦门冬（去心，焙，一两）

上一十一味，粗捣筛。每服三钱匕，水一盏煎至七分，去滓，食后温服。

12. 茯苓散（《圣济总录·卷第一十二·诸风门·风热》）

治风热上焦壅盛，头目眩晕，烦躁饮水，小肠结涩。

赤茯苓（去黑皮） 茯神（去木，各一两） 人参 远志（去心） 海金砂（各半两）

上五味，为细散。每服二钱匕，煎瞿麦汤调下，食后临卧服。

13. 葳蕤汤（《圣济总录·卷第一十二·诸风门·中风发热》）

治中风发热，头痛目眩，喉咽干，舌本强，胸背痛闷，心膈痞满，腰脊强急。

葳蕤 青木香 白薇（焙） 麻黄（去根节，煎去沫，焙） 独活（去芦头） 杏仁（汤浸去白尖、双仁，炒） 芎䓖（各二两） 甘草（炙，三两） 麝香（研，一分） 石膏（碎，三分）

上一十味，粗捣筛。每服五钱匕，水一盏半煎至八分，去滓温服，空心临卧并二服，取汗。若一寒一热者，加朴硝一分烧令白，于湿地纸衬出火毒；大黄一两锉，醋炒，量人虚实用之，得下后，即减此二味。

14. 黄芪丸（《圣济总录·卷第一十三·诸风门·热毒风》）

治热毒风上攻，头旋目眩，耳聋心烦，手足痿痹，皮肤瘙痒。

黄芪（锉） 防风（去叉） 麦门冬（去心，焙） 羌活（去芦头，各二两） 五加皮（一两半） 甘草（炙，锉） 升麻 苦参 白鲜皮 菊花 枳壳（去瓤麸炒） 黄连（去须，炒） 车前子（各一两） 葶苈（隔纸炒，半两）

上一十四味，捣罗为末，炼蜜和丸如梧桐子大。每服二十丸，加至三十丸，空心食前温酒下。

15. 旋覆花汤（《圣济总录·卷第一十七·诸风门·风头旋》）

治热毒风上攻，头旋欲倒，或呕吐不止，恶见日光，不思饮食。

旋覆花 前胡（去芦头） 菊花 防风（去叉） 熟干地黄（焙） 羌活（去芦头） 杏仁（去皮尖、双仁，炒令黄，各二两） 玄参 白僵蚕（炒） 黄芩（去黑心） 半夏（为末，姜汁制，作饼，曝干） 白术 藁本（去苗、土） 甘草（炙，锉） 当归（切，焙） 人参 赤茯苓（去黑皮，各一两）

上一十七味，粗捣筛。每服五钱匕，水一盏半，生姜五片，煎至八分，去滓，食后温服。

16. 麻黄汤（《圣济总录·卷第五十·肺脏门·肺脏风毒生疮》）

治肺脏风热，头目昏眩，皮肤瘙痒，夜卧身体如虫行。

麻黄（去根节，汤煮掠去沫） 羌活（去芦头） 芎䓖 射干 荆芥穗 山栀子仁 紫苏叶 杏仁（汤浸去皮尖、双仁，炒） 牡丹皮 细辛（去苗叶） 白僵蚕（炒去丝） 牵牛子（炒，各半两）

上一十二味，粗捣筛。每服三钱匕，水一盏，入生姜二片，煎取七分，去滓温服，食后临卧服。

17. 薄荷散（《圣济总录·卷第一百四·眼目门·风毒冲目虚热赤痛》）

治风热攻目昏涩疼痛旋眩，咽喉壅塞，语声不出。

薄荷叶 恶实（微炒，各一两） 甘菊花 甘草（炙，各半两）

上四味，捣罗为散。每服一钱匕，生姜温水调下，食后临卧服。

18. 竹叶汤（《圣济总录·卷第一百六十一·

产后门·产后中风》)

治产后中风，发热，面赤气喘，头目昏痛。

淡竹叶　葛根(锉)　人参　防风(去叉，各一两)　桔梗(炒，二两)　甘草(炙，半两)　附子(大者一枚，炮裂，去皮脐)　桂(去粗皮，半两)

上八味，锉如麻豆。每服三钱匕，水一盏，生姜三片，煎七分，去滓温服，不拘时候。

19. 人参汤(《圣济总录·卷第一百六十一·产后门·产后中风》)

治产后中风，里急气短，头目昏痛体热。

人参　当归(切，焙，各二两)　芍药　干桑耳　防风(去叉)　独活(去芦头)　葛根(锉)　甘草(炙，各半两)

上八味，粗捣筛。每服三钱匕，水一盏煎七分，去滓温服，不拘时候。

20. 洗心散(《太平惠民和剂局方·卷之六·治积热》)

治风壅壮热，头目昏痛，肩背拘急，肢节烦疼，热气上冲，口苦唇焦，咽喉肿痛，痰涎壅滞，涕唾稠黏，心神烦躁，眼涩睛疼，及寒壅不调，鼻塞声重，咽干多渴，五心烦热，小便赤涩，大便秘滞，并宜服之。

白术(一两半)　麻黄(和节)　当归(去苗，洗)　荆芥穗　芍药　甘草(爁)　大黄(面裹煨，去面切，焙，各六两)

上为细末。每服二钱，水一盏，入生姜、薄荷各少许，同煎至七分，温服。如小儿麸豆疮疹欲发，先狂语多渴，及惊风积热，可服一钱，并临卧服。如大人五脏壅实，欲要溏转，加至四五钱，乘热服之。

21. 春雪膏(《太平惠民和剂局方·卷之七·淳祐新添方》)

治肝经不足，内受风热，上攻眼目，昏暗痒痛，隐涩难开，昏眩赤肿，怕日羞明，不能远视，迎风有泪，多见黑花，并皆疗之。

脑子(研，二钱半)　蕤仁(去皮壳，压去油，二两)

上用生蜜六钱重，将脑子、蕤仁同搜和。每用铜箸子或金银钗股，大小眦时复少许点之。及治连眶赤烂，以油纸涂药贴。

22. 流气饮(《太平惠民和剂局方·卷之七·吴直阁增诸家名方》)

治肝经不足，内受风热，上攻眼目，昏暗视物不明，常见黑花，当风多泪，怕日羞明，堆眵赤肿，隐涩难开，或生障翳，倒睫拳毛，眼眩赤烂，及妇人血风眼，及时行暴赤肿眼，眼胞紫黑，应有眼病，并宜服之。

大黄(炮)　川芎　菊花(去枝)　牛蒡子(炒)　细辛(去苗)　防风(去苗)　山(去皮)　白蒺藜(炒，去刺)　黄芩(去芦)　甘草(炙)　玄参(去芦)　蔓荆子(去白皮)　荆芥(去梗)　木贼(去根节，各一两)　苍术(米泔浸一宿炒，二两)　草决明(一两半)

上捣，罗为末。每服二钱半，临卧用冷酒调下；如婴儿有患，只令乳母服之。

23. 汤泡散(《太平惠民和剂局方·卷之七·续添诸局经验秘方》)

治肝经不足，受客热风壅上攻，眼目赤涩，睛疼睑烂，怕日羞明，夜卧多泪，时行暴赤，两太阳穴疼，头旋昏眩，视物不明，渐生翳膜，并皆治之。

赤芍药　当归(洗，焙)　黄连(去须)

上等分，捣罗为细末。每用二钱，极滚汤泡，乘热熏洗，冷即再温洗，一日三五次洗，以瘥为度。忌腌藏、毒物。

24. 人参白术汤(《仁斋直指方论·卷之十七·消渴·附诸方》)

治胃膈瘅热烦满，饥不欲食，瘅成为消中，善食而瘦，燥热郁甚，而成消渴，多饮而数小便；兼疗一切阳实阴虚，风热燥郁，头目昏眩，中风偏枯，酒过积毒；一切肠胃燥涩，倦闷壅塞，疮疥痿痹；并伤寒杂病，产后烦渴，气液不得宣通。

人参　白术　当归　芍药　大黄　山栀子　荆芥穗　薄荷　桔梗　知母　泽泻(各半两)　茯苓(去皮)　连翘　栝蒌根　干葛(各一两)　甘草(三两)　藿香叶　青木香　官桂(各一分，即二钱半是也)　石膏(四两)　寒水石(二两)　滑石(半斤)

上为细末。每服抄五钱，水一茶盏，入盆硝半两、生姜三片，煎至半盏，绞汁，入蜜少许，温服。渐加至十余钱，得脏腑流利取效。如常服，以意加减，兼服消痞丸散，以散肠胃结，治湿热内甚自利者，去了大黄、芒硝。

25. 犀角散(《卫生宝鉴·卷十八·妇人门·妊娠养血安胎》)

治妊娠妇人产前诸风热，困倦，时发昏眩。

拣参　犀角　川羌活　山栀　黄连　青黛　川芎　甘草(炙)　吴白芷　茯苓(去皮，各等分)

上为粗末。每服五钱，水一盏，生姜三片，竹叶五七片，煎至八分，去渣温服，食远。

26. 川芎石膏汤(《世医得效方·卷第十三·风科·热症》)

治风热上攻，头目眩痛，咽干烦渴，痰壅喘嗽；又治中风偏枯，调理劳复诸病。

川芎　芍药　当归　山栀子　黄芩　大黄　菊花　荆芥穗　人参　白术(各半两)　滑石(四两)　寒水石　桔梗(各二两)　甘草(三两)　缩砂仁(三钱)　石膏　防风　连翘　薄荷叶(各一两)

上锉散。每服三钱，水一盏，食后煎服。热甚者，为末，冷水下。

27. 防风通圣散(《世医得效方·卷第十三·风科·热症》)

治一切风热，头目昏痛，肢体烦疼，咳嗽喘满，涕唾稠黏，口苦咽干，肠胃结燥。

防风(二钱半)　川芎(半两)　石膏(一两)　滑石(三两)　当归(一两)　赤芍药　大黄(各半两)　甘草(炒)　荆芥穗(各二钱半)　薄荷叶(一两)　麻黄(去根节)　白术　连翘　黄芩　桔梗　牛膝(酒浸去芦)　人参　半夏(姜汁制，各半两)　山栀子(三钱)

上锉散。每服四钱，水一盏，生姜三片煎，温服，不以时候。

28. 川芎散(《普济方·卷四十七·头门·导引法》)

治风热上冲，头目眩热肿，及胸中不利。

川芎　槐子(各一两)

上细末三钱。如胸中气滞不利，生姜汤调。目疾茶调，风热上攻，捣末一两，水煎服，食后。

29. 清上防风散(《普济方·卷六十九·牙齿门·齿风肿痛》)

治上焦不利，风热攻冲，气血郁滞，牙齿闷痛，肉虚肿，鼻塞声重，头昏目眩，并皆治之。

防风　细辛　薄荷叶(各一两)　川芎　独活　荆芥　天麻　甘草　白檀香　白芷(各半两)　片脑子(一钱)

上同为末，入脑子再研匀细。每服二钱，淡茶清调匀，稍热漱冷吐，不计时候。如觉头昏目，牙齿肿闷，用热清茶调三钱，食后服亦得。

30. 金莲子散(《普济方·卷八十六·眼目门·一切眼疾杂治》)

治肝经不足，客热风壅，上攻眼目，赤涩，睛疼睑烂，怕日羞明；夜卧多泪，时行暴赤，两太阳穴疼，头旋昏眩，视物不明，渐生翳膜，并皆治之。

黄连　当归　赤芍药

上等分。沸汤泡，待澄清，然后再于火上温热，用绢帛蘸洗，冷即复暖，百数次，直至口中觉黄连味方得。加淡竹叶尤妙。加滑石等分，即明睛散也。凡睛病皆血凝滞所致，故以当归芍药行血，黄连去热，其血得热则行，故乘热洗之也。忌一切腌藏鱼、酒面等毒。

31. 灵砂丹

1)《普济方·卷一百三·诸风门·风热》

治风热郁结，气血蕴滞，头目昏眩，鼻塞清涕，口苦舌干，咽嗌不利，胸膈痞闷，咳嗽痰实，肠胃燥涩，小便赤黄；或肾水阴虚，心火炽甚，及偏正头疼，发落齿痛，遍身麻木，疥癣疮痒，一切风热并皆治之。

天麻　独活　羌活　细辛　石膏　防风　薄荷叶　连翘　寒水石(生用)　桔梗(各二两)　川芎　山栀子(去皮)　芍药　荆芥穗　当归　黄芩　大黄(生用)　全蝎(微炒，一方作蝉蜕)　菊花　人参　白术(各半两)　朱砂(为衣，二两)　滑石(四两)　缩砂仁(一分)　甘草(三两，生用)

上为细末，炼蜜为丸，每两作十丸，朱砂为衣。每服一丸，细嚼，茶清下，食后服。

2)《普济方·卷一百四·诸风门·风痰》

治痰涎壅滞结集成癖，上攻头目，昏痛眩晕，目暗耳鸣，肢体烦倦，项背拘急，手足战掉，肌肉瞤动，麻痹不仁。应一切风痰积饮，悉皆治之。

皂角(不蚛肥实者，去皮、弦子，二斤，用河水三升、生姜自然汁半升，捣皂角取浓汁，滤去滓，于银石器内慢火熬成膏)　天南星(生用)　半夏(汤洗去滑)　白附子(生用)　白矾(枯，四味各四两)　朱砂(一两半，研如粉)　猪牙皂角(肥实者，去皮弦，涂酥炙赤色，秤二两)

上件同为细末，入朱砂同研匀，将皂角膏子搜和丸，如梧桐子大，别用朱砂为衣。每服三十丸，生姜汤下，食后。如积年经久痼冷痰疾，加附子四两，皮肤生用。

32. 川芎神功散（《普济方·卷一百三·诸风门·风热》）

治风热上攻，偏正头痛，无问微甚久新，头面昏眩，精神恍惚。

川芎（四钱） 甘草 川乌头 吴白芷 天南星 麻黄（各半两）

上为末。每服三钱，水一盏，生姜三片，煎至半盏，投清酒半盏，和滓温服，密室避风；如人行六七里再服，汗出为度，其痛立愈。

33. 神功散（《普济方·卷一百三·诸风门·风热》）

治风热上攻，头目眩痛，上壅鼻塞，并齿牙闷痛。

川芎 郁金（各二钱） 荆芥穗 薄荷叶（各一分） 红豆（一钱）

上为末，入盆硝二钱研匀，鼻内搐二三剜耳许，力慢即加药。病甚者，兼夜搐之。凡热多风少，随证选用诸药。

34. 木香万安丸（《普济方·卷一百三·诸风门·风热》）

治一切风热怫郁，气血壅滞，头目昏眩，鼻塞耳鸣，筋脉拘倦，肢痛，疝瘕急结，痃癖坚积，肠垢胃满久不了绝，走注疼痛，伤风，腹胀水肿，并宜服之。

木香 拣桂（去皴皮） 甘遂（各一钱） 牵牛（拣净） 大黄 红皮 槟榔 半夏 蜜（各一两） 大戟（半两） 皂角（三两，要得肥好者，洗净水三盏，煮一二沸，取出捣碎，揉取汁，再熬成稠膏，下蜜，三沸便取出）

上膏丸小豆大。每服十丸至十五丸，姜汤下；小儿丸如麻子大。水肿痫诸积，快利为度。

35. 仙术芎散（《普济方·卷一百三·诸风门·风热》）

治风热壅塞，头目昏眩，明耳目，消痰饮，清神。

川芎 连翘 黄芩 山栀子 菊花 防风 大黄 当归 芍药 桔梗 藿香叶（各半两） 苍术（一两） 石膏（二两） 甘草 滑石（各三两） 荆芥穗 薄荷叶 缩砂仁（各一两）

上为末。每服三钱，水一盏煎至七分，去滓温服。食后用细末点服亦得。一方无藿香叶，有寒水石。

36. 知母汤（《普济方·卷三百五十·产后诸疾门·中风》）

治产后中风，烦闷发热渴燥，头痛目昏，身体拘急。

知母 独活（去芦头） 葛根（锉） 白术（各三两） 甘草（炙） 石膏 桂（去粗皮） 芍药 防风（去叉，各二两） 半夏（生姜汁制，半两）

上粗捣筛。每服三钱，水一盏，酒少许，入生姜半分切，同煎至七分，去滓温服，不拘时候。

37. 秘方茶调散（《景岳全书·卷之五十七宇集·古方八阵·寒阵》引《玄珠》）

治风热上攻，头目昏痛，及头风热痛不可忍。

小川芎（一两） 细芽茶 薄荷（各三钱） 白芷（五钱） 荆芥穗（四钱） 片芩（二两，酒拌炒三次，不可令焦）

头巅及脑痛，加细辛、藁本、蔓荆子各三钱。上为细末，每服二三钱，用茶清调下。

38. 泻青丸（《医门法律·卷三·中风门·中风门方》）

治中风自汗，昏冒发热，不恶寒，不能安卧，此是风热躁烦之故也。

当归 川芎 栀子 羌活 大黄 防风 龙胆草（各等分）

上为末，蜜丸弹子大。每服一丸，竹叶汤化下。

39. 养血当归地黄汤（《医门法律·卷三·中风门·中风门方》引《拔萃方》）

治风虚眩晕。

当归 地黄 川芎 芍药 藁本 防风 白芷（各一钱） 细辛（五分）

上水二盏煎一盏，通口食前温服。

40. 治风热眩晕验方

1）《外台秘要·卷第十五·头风旋方七首》引《广济》

疗热风头旋，心闷冲风起即欲倒方。

麦门冬（去心） 山茱萸 茯神 苦参（各八分） 地骨皮 薯蓣 人参 蔓荆子 沙参 防风 芍药 枳实 大黄（各六分） 甘菊花 龙胆（各四分）

上十五味捣筛，蜜丸。每食讫少时，以蜜水服如梧子大二十丸日二，渐加至三十丸，不利。忌酢物、热面、炙肉、蒜、猪肉、鱼、粘食。

2)《外台秘要·卷第十五·头风旋方七首》

疗头面热风,头旋眼涩,项筋急强,心闷腰脚疼痛,上热下冷,健忘方。

肉豆蔻(十颗,去皮) 人参 犀角屑 枳实(炙,各六分) 黄连 白术 大黄(各八分) 甘草(炙) 苦参 旋覆花(各四分) 槟榔仁(十颗)

上十一味捣筛,蜜和丸如梧子。以酒饮服二十丸,渐加至三十丸,日三服,无问食前后服之。不利。忌生菜、热面、荞麦、酒、蒜、猪肉、海藻、菘菜、桃、李、雀肉等。

3)《外台秘要·卷第三十八·石发热风头痛心烦寒热方三首》

疗食讫,心烦闷眩,心下胸中不安方。

茵陈(四两) 大黄(二两) 栀子仁(二十枚)

上三味切,以水五升,煮取二升分服,取瘥。

十一、治风寒眩晕方

1. 麻黄汤

1)《外台秘要·卷第三·天行病发汗等方四十二首》

疗天行脉浮紧,无汗而发热,其身疼痛,八九日不解,其表证续在,此当发其汗,服药已微除,发烦目瞑,剧者必衄,衄乃解,所以然者,阳气重故也。宜服麻黄汤方。

麻黄(三两,去节) 桂心(二两) 甘草(一两,炙) 杏仁(七十枚,去尖皮、两仁)

上四味切,以水九升,先煎麻黄减二升,去上沫,纳诸药,煮取二升半,分服八合,取汗,不须饮粥,投此汤易得汗。忌菘菜、海藻、生葱。

2)《圣济总录·卷第一百六十二·产后门·产后头痛》

治产后伤寒,头痛目眩。

麻黄(去根节,汤煮掠去沫) 葛根 石膏(火煅) 桂(去粗皮) 附子(炮裂,去皮脐) 芍药 甘草(炙,锉) 秦艽(去土) 防风(去叉) 当归(切,焙,各一两)

上一十味,锉如麻豆。每服三钱匕,水一盏煎至七分,去滓温服,不拘时候。

2. 白术散(《太平圣惠方·卷第六·治肺脏伤风冷多涕诸方》)

治肺脏伤风冷,头目昏重,常多清涕,少思饮食。

白术(半两) 人参(一两,去芦头) 肉桂(半两,去皴皮) 桔梗(半两,去芦头) 细辛(半两) 甘草(半两,炙微赤,锉) 厚朴(一两半,去粗皮,涂生姜汁炙令香熟) 陈橘皮(一两,汤浸去白瓤,焙) 杏仁(三分,汤浸去皮尖、双仁,麸炒微黄)

上件药,捣筛为散。每服三钱,以水一中盏,入生姜半分,枣三枚,煎至六分,去滓,不计时候稍热服。

3. 人参散(《太平圣惠方·卷第十一·治伤寒心悸诸方》)

治伤寒,发汗热不解,心下悸,头眩身瞤振。

人参(去芦头) 赤芍药 附子(炮裂,去皮脐) 白术(以上各一两) 甘草(半两,炙微赤,锉) 赤茯苓(一两)

上件药,捣筛为散。每服四钱,以水一中盏,入生姜半分,煎至六分,去滓,不计时候温服。

4. 芎䓖散(《太平圣惠方·卷第十一·治伤寒心悸诸方》)

治伤寒已得汗,其人仍发热,心下悸,头痛目眩,心神烦喘。

芎䓖 桔梗(去芦头) 前胡(去芦头) 石膏 人参(去芦头) 白茯苓 麦门冬(去心,以上各一两) 旋覆花(半两) 枳壳(半两,麸炒微黄去瓤)

上件药,捣筛为散。每服四钱,以水一中盏,入生姜半分,枣三枚,煎至六分,去滓,不计时候温服。

5. 当归散(《太平圣惠方·卷第十一·治伤寒吐血诸方》)

治伤寒吐血,目眩烦闷。

当归 赤芍药 黄芩 伏龙肝 阿胶(捣碎,炒令黄燥,以上各一两) 干姜(半两)

上件药,捣筛为散。每服四钱,以水一中盏煎至六分,去滓,不计时候温服。

6. 赤茯苓散(《太平圣惠方·卷第十三·治伤寒百合病诸方》)

治伤寒,头不痛,但觉头眩,淅淅恶寒,是百合证。

赤茯苓(三分) 麦门冬(三分,去心) 百合(一两) 知母(一两) 柴胡(一两,去苗) 甘草(半两,炙微赤,锉)

上件药,捣筛为散。每服四钱,以水一中盏煎至六分,去滓,不计时候温服。

7. 子芩散(《太平圣惠方·卷第十三·治伤寒百合病诸方》)

治伤寒,头不痛,多眩闷,寒热往来,小便不利,百合证。

子芩(三分) 赤茯苓(半两) 甘草(半两,炙微赤,锉) 芎䓖(半两) 百合(一两) 知母(三分)

上件药,捣筛为散。每服五钱,以水一大盏煎至五分,去滓,不计时候温服。

8. 诃黎勒散(《太平圣惠方·卷第三十七·治鼻流清涕诸方》)

治肺虚,外伤风冷,致鼻塞常流清涕,头目昏疼,四肢不利。

诃黎勒(一两,煨,用皮) 白术(一两) 防风(三分,去芦头) 细辛(三分) 前胡 木通(三分,锉) 附子(一两,炮裂,去皮脐) 麻黄〔二(一)分,去根节〕 甘草(半两,炙微赤,锉)

上件药,捣筛为散。每服三钱,以水一中盏,入生姜半分,煎至六分,去滓,每于食后温服。

9. 麻黄饮(《圣济总录·卷第一十二·诸风门·中风发热》)

治中风发热,头目昏疼,失音不语,喘息粗大,口偏吐涎,手足不遂。

麻黄(去根节,先煎掠去沫,焙,二两) 防风(去叉) 赤芍药(各一两半) 石膏(碎,三两) 羌活(去芦头) 杏仁(去皮尖、双仁,炒) 甘草(炙,各一两)

上七味,粗捣筛。每服五钱匕,水一盏半煎至八分,去滓,空心温服,日再。若牙额冷痹舌强,加附子一枚,去皮脐,簺竹沥少许;若渴,加麦门冬去心一两半,犀角屑一两。

10. 柴胡散(一名**地熏散**)(《圣济总录·卷第一十三·诸风门·风成寒热》)

治阴阳不和,寒热往来,头目昏重,身体烦疼,咳嗽咽干,鼻塞清涕。

柴胡(去苗、土,一斤) 人参(五两) 甘草(炙,四两) 白术(三两) 半夏(汤浸煮软,切作片子,焙干) 黄芩(去黑心,各五两) 防风(去叉,三两)

上七味,粗捣筛。每服三钱,水一盏,生姜五片,同煎至七分,去滓温服,不计时候。

11. 石膏芍药汤(《圣济总录·卷第二十二·伤寒门·中风伤寒》)

治中风伤寒,壮热肢节疼痛,头目昏眩,咳嗽喘粗。

石膏(碎) 芍药 前胡(去芦头) 葛根 柴胡(去苗,各一两) 升麻(半两) 桑根白皮(锉) 荆芥穗 黄芩(各三分)

上九味,粗捣筛。每服三钱匕,水一盏煎至八分,去滓,稍热服。

12. 前胡汤

1)《圣济总录·卷第二十二·伤寒门·中风伤寒》

治中风伤寒,头目昏眩,壮热,肩背拘急疼痛。

前胡(去芦头) 蔓荆实(去白皮) 芎䓖 麻黄(去根节,煎掠去沫,焙) 甘菊花 防风(去叉) 羌活(去芦头) 白茯苓(去黑皮) 石膏(碎) 甘草(炙,锉,各三两) 枳壳(去瓤麸炒,四两) 黄芩(一两半)

上一十二味,粗捣筛。每服三钱匕。水一大盏,入生姜二片,煎至七分,去滓温服。

2)《圣济总录·卷第二十四·伤寒门·伤寒咳嗽》

治伤寒咳嗽痰唾,胸膈不利,头目昏眩。

前胡(去芦头) 大腹 半夏(汤洗七遍去滑,焙) 甘草(炙,锉) 陈橘皮(汤浸去白,焙,各一两)

上五味,粗捣筛。每服三钱匕,水一盏,入生姜三片,煎至六分,去滓温服,不拘时候。

13. 荆芥汤

1)《圣济总录·卷第二十二·伤寒门·中风伤寒》

治中风伤寒,头目昏眩,憎寒壮热,四肢烦倦。

荆芥穗 木通(各四两) 羌活 芎䓖 甘草(炙) 麻黄(去根节,煎掠去沫) 独活(各一两)

上每服三钱,水煎温服。

2)《圣济总录·卷第一百六十二·产后门·产后伤寒》

治产后伤寒,头目昏痛,咳嗽痰壅,肢节疼痛。

荆芥穗　麻黄(去根节,煎掠去沫,焙)　干姜(炮)　五味子　石膏　甘草(炙)　人参　芍药(各一两)

上八味,粗捣筛。每服三钱匕,水一盏煎至七分,去滓温服,不拘时候。

14. 麝香丸(《圣济总录·卷第二十四·伤寒门·伤寒头痛》)

治伤寒头痛,目眩,汗出。

麝香(研)　龙脑研(各一分)　丹砂(一两半,研)　雄黄(研)　木香　赤箭(各一两)　牛黄(研)　白花蛇肉　乌蛇肉(各酒浸炙)　干蝎(炒,去土)　羚羊角(镑,各半两)　天南星(炮)　麻黄(去根节,各二两)　白附子(生)　天麻(酒浸焙)　防风(去叉)　零陵香叶　藿香叶　天雄(炮裂,去皮脐,各三分)

上一十九味,捣罗十四味为末,入麝香等五味,研匀炼蜜,丸如小鸡头实大。每服二丸细嚼,温酒下,不拘时候。

15. 芍药饮(《圣济总录·卷第一百五十六·妊娠门·妊娠伤寒》)

治妊娠七八月,暴伤风寒,身体烦疼,寒热往来,胎动不安,头昏眩,腰背酸痛。

芍药　当归(切,焙)　白术　甘草(炙,锉)　人参　厚朴(去粗皮,生姜汁炙,各一两)

上六味,粗捣筛。每服五钱匕,水一盏半,生姜三片,薤白三寸,同煎至八分,去滓温服,不拘时。

16. 荆芥饮(《圣济总录·卷第一百五十六·妊娠门·妊娠咳嗽》)

治妊娠感风冷,咳嗽痰壅,头目昏痛。

荆芥穗　旋覆花　前胡(去苗,各三两)　芍药　半夏(生姜汁制,去毒)　甘草(各一两,炙)　麻黄(去节,煎掠去沫,焙,一两半)

上七味,粗捣筛。每服三钱匕,水一盏,生姜三片,煎至六分,去滓温服,不拘时。

17. 桂枝汤(《圣济总录·卷第一百六十二·产后门·产后伤寒》)

治产后伤寒,头目昏痛,体热烦闷。

桂枝(去粗皮)　麻黄(去根节,煎掠去沫,焙)　前胡(去芦头)　芍药　柴胡(去苗)　人参　当归　甘草(炙)　芎䓖　石膏(各一两)

上一十味,粗捣筛。每服三钱匕,水一盏,生姜三片,枣二枚擘,煎七分,去滓温服,不拘时候。

18. 败毒散

1)《小儿药证直诀·卷下·诸方》

治伤风、瘟疫、风湿,头目昏暗,四肢作痛,憎寒壮热,项强睛疼,或恶寒咳嗽,鼻塞声重。

柴胡(洗去芦)　前胡　川芎　枳壳　羌活　独活　茯苓　桔梗(炒)　人参(各一两)　甘草(半两)

上为末。每服二钱,入生姜、薄荷煎,加地骨皮、天麻;或㕮咀,加蝉蜕、防风。治惊热可加芍药、干葛、黄芩;无汗加麻黄。

2)一名**人参败毒散**(《景岳全书·卷之五十六宇集·古方八阵·散阵》)

治四时伤寒瘟疫,憎寒壮热,风湿风眩项强,身体疼痛,不问老少皆可服。或岭南烟瘴之地,疫疠时行,或处卑湿,脚气痿弱等证,此药不可缺,日三服,以效为度。

人参　茯苓　枳壳　甘草　川芎　羌活　独活　前胡　柴胡　桔梗(各等分)

水一钟半,姜三片,煎服;或为细末,沸汤点服。

19. 荆芥散(《幼幼新书·卷第十七·痎疾寒热更作第十二》引《全生指迷》)

《全生指迷》论曰:若其人翕翕如热,淅淅如寒,无有时度,支节如解,手足酸疼,头目昏晕。此由荣卫虚弱,外为风邪相乘,搏于阳则发热,搏于阴则发寒,又不治成劳气。宜荆芥散。

荆芥穗　人参　白术　当归(切,洗,焙)　黄芪　芍药桂(去皮,各一两)　柴胡(去苗,二两)　甘草(炙,半两)

上为粗末。每服五钱,水二盏煎至一盏,去滓温服。

20. 通关散(《太平惠民和剂局方·卷之一·绍兴续添方》)

治中风、伤寒,发热恶风,头痛目眩,鼻塞声重,肩背拘急,身体酸痛,肌肉瞤动,牙关紧急,久新头风,攻疾眼暗,并宜服之。

抚芎(二两)　川芎(一两)　川乌(二两)　龙脑薄荷(一两半)　白芷　甘草(各二两)　细辛(半两)

上为细末。每服一大钱,葱白、茶清调下,薄荷汤亦得,不拘时。

21. 金沸草散

1)《太平惠民和剂局方·卷之二·治伤寒》

治风化痰,除头目昏痛,颈项强急,往来寒热,肢体烦疼,胸膈满闷,痰涎不利,咳嗽喘满,涕唾稠黏,及治时行寒疫,壮热恶风。

旋覆花(去梗) 麻黄(去节) 前胡(去芦,各三两) 荆芥穗(四两) 甘草(炒) 半夏(汤洗七次,姜汁浸) 赤芍药(各一两)

上为粗末。每服三钱,水一盏半,入生姜三片,枣一个,同煎至八分,去滓温服,不计时候。有寒邪则汗出,如风盛则解利。

2)《普济方·卷一百六十五·痰饮门·一切痰饮》

治有热多,头目昏重,痰涎壅塞,大便坚而渴。

荆芥(四两) 旋覆花 前胡 麻黄(各三两) 甘草 半夏 赤芍药 细辛 五味子 杏仁(各一两半)

上为散。每服三钱,姜三片,枣一枚煎。

22. 三拗汤(《太平惠民和剂局方·卷之二·续添诸局经验秘方》)

治感冒风邪,鼻塞声重,语音不出;或伤风伤冷,头痛目眩,四肢拘倦,咳嗽多痰,胸满气短。

甘草(不炙) 麻黄(不去根节) 杏仁(不去皮尖)

上等分,㕮咀为粗散。每服五钱,水一盏半,姜钱五片,同煎至一盏,去滓,通口服,以衣被盖覆睡,取微汗为度。

23. 人参养胃汤(《太平惠民和剂局方·卷之二·淳祐新添方》)

治外感风寒,内伤生冷,憎寒壮热,头目昏疼,肢体拘急,不问风寒二证及内外之殊,均可治疗。先用厚被盖睡,连进此药数服,以薄粥汤之类佐之,令四肢微汗濈濈然。俟汗干,则徐徐去被,谨避外风,自然解散。

半夏(汤洗七次) 厚朴(去粗皮,姜汁制) 苍术(米泔浸一宿,洗切,炒,各一两) 藿香叶(洗去土) 草果(去皮膜) 茯苓(去黑皮) 人参(各半两) 甘草(炙,二钱半) 橘红(七钱半)

上为㕮咀。每服四钱,水一盏半,姜七片,乌梅一个,煎至六分,去滓,热服之。

24. 神仙百解散(一名**神仙截伤寒四季加减百解散**)(《太平惠民和剂局方·卷之二·续添诸局经验秘方》)

治伤寒遍身疼痛,百节拘急,头目昏痛,肢体劳倦,壮热憎寒,神志不爽;感冒瘟疫瘴气。常服辟瘟疫,治劳倦。

山茵陈 柴胡(去芦) 前胡(生姜制炒) 人参 羌活 独活 甘草 苍术(米泔浸锉,炒) 干葛 白芍药 升麻 防风(去苗) 藁本(去芦) 藿香(去梗) 白术 半夏(姜汁炙,各一两)

立春以后不加减,立夏以后一料加:

柴胡(一分) 赤茯苓 当归(各半两)

立秋以后减柴胡一分,不用当归、茯苓,只加:

干姜(炮) 肉桂(去粗皮,各一分) 麻黄(去节,半两)

立冬以后并无加减。一方无当归,有黄芩去芦半两。

上为细末。每服三钱,水一盏半,姜三片,枣二个,煎至一盏,热服,不计时候,并进二服。如要表散,加葱白三寸,淡豆豉三十粒,同煎服,以衣被盖覆,汗出而愈。

25. 大柴胡汤(《三因极一病证方论·卷之四·伤寒证治》)

治证状大略与大承气汤同。轻则柴胡,重则承气。足少阳胆经伤寒,胸胁痛,耳聋,口苦咽干,往来寒热,目眩干呕。其脉流注与伤风同,以少阳主胆,属半表半里,故三传之。

柴胡(四两) 黄芩 赤芍药(各一两半) 半夏(汤去滑,一两一分) 枳实(麸炒,一分)

上为粗末。每服三大钱,水一盏半,姜五片,枣一枚,煎八分,去滓,食后温服。若内热里实,身体疼痛,是表证未解,不可服。

26. 葳蕤汤(《三因极一病证方论·卷之五·暑湿风温证治》)

治风温,兼疗冬温,及春月中风伤寒,发热,头眩痛,咽喉干,舌强,胸内疼痛痞满,腰背拘急。

葛根 麻黄(去节,汤焙干秤) 甘草(炙) 白薇 川芎 羌活 杏仁(各半两,去皮尖) 石膏(一两,碎) 葳蕤(三分) 青木香(一分)

上锉散。每服五钱,水盏半煎七分,去滓温服,食前服之。木香冬用一两,春用半两。

27. 大豆紫汤(《三因极一病证方论·卷之七·眩晕证治》)

治中风头眩，恶风自汗，吐冷水，及产后百病，或中风痱痉，背强口噤，直视烦热。

独活（一两半） 大豆（半升） 酒（三升）

上先以酒浸独活煎一二沸，别炒大豆极焦，烟出，急投酒中，密封，候冷，去豆。每服一二合许，得少汗则愈，日数十服。此汤能去风，消血结，如妊娠折伤，胎死腹中，服此得瘥。

28. 三五七散

1）《三因极一病证方论·卷之七·眩晕证治》

治感寒头眩，恶寒，口眼㖞斜，耳聋。

大附子（三两，炮，去皮脐） 山茱萸（五两） 山药（七两）

上为末。每服二钱匕，酒调服；或㕮咀，每服四大钱，水盏半，姜五片，枣一个，煎七分，去滓温服。

2）《严氏济生方·眩晕门·眩晕论治》

治阳虚，风寒入脑，头痛，目眩晕转，如在舟车之上，耳内蝉鸣，或如风雨之声，应风寒湿痹，脚气缓弱等疾，并皆治之。

天雄（炮，去皮） 细辛（洗去叶、土，各三两） 干姜（炮） 山茱萸（取肉，各五两） 防风（去芦） 山药（锉，炒，各七两）

上为细末。每服二钱，用温酒调服，食前。

29. 芎辛汤

1）《三因极一病证方论·卷之十六·头痛证治》

治伤风寒生冷，及气虚痰厥，头疼如破；兼眩晕欲倒，呕吐不定。

附子（生，去皮脐） 乌头（生，去皮尖） 天南星 干姜 甘草（炙） 川芎 细辛（各等分）

上为锉散。每服四大钱，水二盏，姜五片，茶芽少许，煎七分，去滓温服，食后。

2）《严氏济生方·头面门·头痛论治》

治风寒在脑，或感邪湿，头重头痛，眩晕欲倒，呕吐不定。

川芎（一两） 细辛（洗去土） 白术 甘草（炙，各半两）

上㕮咀。每服四钱，水一盏半，生姜五片，茶芽少许，煎至七分，去滓温服，不拘时候。

3）《普济方·卷四十七·头门·风头眩》

治伤风气壅，鼻塞清涕，头目昏眩。

川芎（四两，米泔水浸三日切，焙） 细辛（一分） 甘草（一两） 白芷（一分）

上为细末。非时，白汤点二钱，不入盐。

30. 大辰砂丸（《仁斋直指方论·卷之三·附伤风·附诸方》）

清头目，化痰涎，及感冒风寒，声重，头目昏眩，项背拘急，皮肤瘙痒，并皆治之。

天麻（去苗，一两） 防风（去芦，二两） 细辛（去叶、土，半两） 薄荷叶（半两） 川芎 甘草（炙） 吴白芷 朱砂（各一两，为衣）

上以七味为细末，炼蜜丸如弹子大，朱砂为衣。每服一丸，细嚼，食后，生姜汤下，茶清亦可。

31. 加味败毒散（《普济方·卷一百四·诸风门·风痰》）

治风气上攻头目，咽燥舌涩，心胸烦满，痰涎不利，头旋目眩，兼解伤寒阳证，脚气踝上赤肿疼痛，寒热如疟，自汗恶风，或无汗恶风，服此。

前胡（去芦） 柴胡（银州者，去苗） 人参 甘草（冬服用炙，夏月不用） 羌活 独活 桔梗 茯苓（去皮） 枳壳（汤浸去瓤，麸炒令香） 川芎（各一两） 半夏（汤洗七次） 苍术（米泔浸炒，等分）

上为细末。每服二钱下，水一盏，入生姜、薄荷，同煎至八分，去滓，温服。如觉着风，即并热进三两服，微出汗立瘥。热甚者加大黄。又方加地骨皮，兼治骨热病。

32. 葛根香豉汤（《普济方·卷一百三十·伤寒门·伤寒二日候》）

治伤寒一日二日，壮热头痛，浑身碎痛，筋脉拘急，鼻塞，嗓干，语声不出，胸中痰实，多下清涕；忽因冒雨伤风，忽因夜行伤冷，憎寒发热，更兼头痛；或因时气之寒，因感寒而咳嗽；或因伤感寒气，头目昏眩，项脚蕤痛，百节拘急，精神不快，头痛不安，浑身沉重；或忽因感寒，肩背寒冷彻骨，但是伤寒，有此一件病证，并宜进此药。

葛根（五两） 香豉（一升）

细锉。童子小便六升煎取二升，分作二（三）服。取汗，避风，食葱豉粥。

33. 伤寒二日汤（《普济方·卷一百三十·伤寒门·伤寒二日候》引《护命方》）

专治伤寒四日五日六日七日壮热，头痛不时，尚余憎寒，浑身沉重，时时发嗽，或肩背上寒冷，项脚酸痿，多困少力，头目昏眩，额角清痛，身如痛痹，脉气微小，不浮不数，并宜服上方。若伤寒经四日五日，身大发热，脉气洪大浮数，即不可服也。若才得病，并无憎寒，头痛欲碎，身热如火，头面赫赤，眼睛赤露，大便秘热，小便黄赤者，此不名伤寒，谓之热病，即不可服此药，更别有方治之。

麻黄(去根节)　官桂(去皮)　白术(各一两)　芎䓖(三分)　藁本　香白芷　细辛　羌活　芍药　桔梗　甘草(各一分)　南椒(三铢)

上细锉，杵捣，重罗令极细。每服二钱七分，以水一盏，煎一两沸，去滓，不时热服，若憎寒甚，连进一盏。平常服，减南椒一味。

34. 消饮茯苓汤(《普济方·卷一百三十一·伤寒门·伤寒可汗》)

治伤寒表未解，气脉闭塞，津液不通，水饮气停在胸腑，结而成痰，膈脘痞闷，倚息短气，体重，多唾，头目旋运，嗜卧好眠，额角偏痛，腠理开疏，体常汗出。

白茯苓(去黑皮)　前胡(去芦)　芎䓖　羌活(去芦头)　桔梗(炒)　人参　独活(去芦头)　甘草(炙)　柴胡(去苗，各半斤)　陈橘皮(去白，四两)

上为散。每服三钱，沸汤点服，不计时候；或锉如麻豆，用前件药半两，水三盏煎至一盏半，去滓，分温二服。

35. 竹叶汤(《普济方·卷一百三十三·伤寒门·伤寒烦渴》)

治两尺浮，身无大热，郁冒，或下利烦渴者。

柴胡(四两)　黄芩　麦门冬(去心)　甘草　人参　茯苓(各二两)　小麦(二合)　竹叶(一把)

上锉。以水一斗，先煮竹叶、小麦减四升，去小麦、竹叶，内药煮取三升，去滓，温服一升。大便实者，加大黄二两。

36. 中和汤(《普济方·卷一百三十六·伤寒门·伤寒头痛》)

治四时伤寒，初得病，恶寒发热，头目昏痛，肢节酸疼，未分阴阳表里，并皆治之。

苍术　干葛　桔梗　碎桂　白芷(各二两)　麻黄　茱萸　厚朴　陈皮(各一两)　甘草(半两)

上为细末，酒汤任意调下；粗末，生姜、葱头，水煎亦可。

37. 独活汤(《普济方·卷一百三十六·伤寒门·伤寒头痛》)

治伤寒汗下后，头痛起，目眩者。

防风　独活　旋覆花　当归(各七钱)

上锉细。每服七钱，生姜同煎。

38. 葱术散(《普济方·卷一百四十一·伤寒门·伤寒两感》)

治不别阴阳二证，染患浅深，凡时气天行瘟疫，及寻常风吹雨洒，头目昏重，四肢热倦，行步少力，骨节疼痛，悉皆治之。

苍术(洗净，一斤)　葱(连根须，洗净，一斤)　麻黄(不去节，四两)　甘草(二两，炙)

上将葱术入臼中杵，令葱涎相入盆中，坚捺令热，冬间半月，春夏五七日，取出，锅中炒，葱叶过焦，逐旋筛出，以术干为度；次入麻黄、甘草为末。每服二钱，水一盏，姜三片，枣二个，煎七分，去渣，热服，如要出汗，连进二三服，以衣盖之。常服解诸劳倦，行路缓急，最为先务。

39. 芎苏散(《普济方·卷三百三十九·妊娠诸疾门·伤寒》)

治妊娠外感风寒，浑身壮热，眼昏头旋，心胸烦闷。此药以发散表邪，其病自安。

紫苏叶　川芎　白芍药　白术　麦门冬(去心)　陈皮　葛根(各一两)　甘草(半两)

上为粗末。每服四钱，水一盏半，生姜五片，葱白三寸，煎至八分，去滓温服，不拘时。

40. 清神散(《普济方·卷三百六十一·婴儿初生门·变蒸》)

治变蒸潮热，伤寒兼伤风咳嗽，气急夜啼，烦躁，头目昏沉。

麻黄(去节，二钱)　川芎(半两)　羌活(二钱)　防风(二钱)　荆芥(二钱)　苦梗(二钱)　甘草(二钱)　茯苓(半两)　人参(三钱)

上为散。每服二钱，薄荷同煎。

41. 大效人参枳实汤(《普济方·卷三百六十八·婴孩伤寒门·总论》)

治伤寒后，气不和顺，喘急咳嗽，胸膈郁塞，日夜烦闷，神困力乏，不思饮食，仍治虚痰烦满，头目昏晕，但是伤寒感冷咳嗽，并宜服之。

枳实(四个，米泔浸，去瓤麸炒)　桑白皮　甘草(炙)　半夏(汤泡七次，仍切以姜汁浸)　白茯

苓（切片） 款冬花 五味子 阿胶（麸炒） 细辛（各半两，去叶） 人参（一分） 麻黄（去节） 苦梗（各半两）

上㕮咀。每服小一撮，水一盏，姜三小片，枣半个，乌梅少许，同煎至半盏，去滓通口服，二滓并煎。凡小儿伤寒作热，头痛等证，或已发散，退热化痰定喘，或已安神定志开胃进食，孩儿平复，父母忘忧喜之，尚有咳嗽不愈，由邪气入肺，无能得出，不堪吐利，何由而安。凡儿伤寒后，及感风咳嗽不愈者，宜服之。此药泻肺补气，宽膈化痰，滋润五脏，和益三焦，不惟治嗽，调中更良。

42. 活人败毒散（《医门法律·卷四·热湿暑三气门·三气门方》）

治伤寒瘟疫，风湿风眩，拘蜷风痰，头疼目眩，四肢痛，憎寒壮热，项强睛疼，及老人小儿皆可服。或瘴烟之地，或瘟疫时行，或人多风痰，或处卑湿脚弱，此药不可缺也。

羌活 独活 前胡 柴胡 芎䓖 枳壳 白茯苓 桔梗 人参（以上各一两） 甘草（半两）

上为细末。每服二钱，水一盏，入生姜三片，煎至七分，温服，或沸汤点亦得，日二三服，以知为度。烦热口干，加黄芩。

十二、治伤暑眩晕方

1. 香薷丸（《幼幼新书·卷第十四·伤暑第七》）

治大人、小儿伤暑伏热，躁渴瞀闷，头目昏眩，胸膈烦满，呕哕恶心，口苦舌干，肢体困倦，不思饮食；或发霍乱，吐利转筋，并宜服之。

香薷（去土） 紫苏茎叶（并用，去粗梗） 干木瓜（各一两） 丁香 白茯神（去衣） 藿香叶（去土） 甘草（炙，锉） 檀香（锉，各半两）

上为细末，炼蜜为丸，每两作三十丸。每服一丸至二丸，细嚼，温汤下，或新汲水化下亦得；小儿服半丸，不计时候。

2. 枇杷叶散（《幼幼新书·卷第十四·伤暑第七》）

治大人、小儿冒暑伏热，引饮过多，脾胃伤冷，饮食不化，胸膈痞闷，呕哕恶心，头目昏眩，口干烦渴，肢体困倦，全不思食；或阴阳不和，致成霍乱吐利，转筋，烦躁引饮。

枇杷叶（去毛净，炙） 陈橘皮（汤去瓤，焙） 丁香（各半两） 香薷（三分） 厚朴（姜汁涂炙，四两） 干木瓜 白茅根 麦门冬（汤去心，焙干） 甘草（炙，各一两）

上件药捣，罗为末。每服二钱，水一盏，入生姜二片，煎至七分。去滓温服。温水调下亦得。如烦躁用新汲水调下，不计时候。小儿三岁以上可服半钱，更量大小加减。

3. 白术散（《太平惠民和剂局方·卷之二·续添诸局经验秘方》）

治伤寒气脉不和，憎寒壮热，鼻塞脑闷，涕唾稠黏，痰嗽壅滞；或冒涉风湿，憎寒发热，骨节疼痛；或中暑呕吐眩晕；及大病后将理失宜，食复、劳复，病证如初。又治五劳七伤，气虚头眩，精神恍惚，睡卧不宁，肢体倦怠，潮热盗汗，脾胃虚损，面色萎黄，饮食不美，口吐酸水，脏腑滑泄，腹内虚鸣，反胃吐逆，心腹绞痛，久疟久痢；及膈气咽塞，上气喘促，坐卧不安；或饮食所伤，胸膈痞闷，腹胁膨胀；妇人胎前产后，血气不和；霍乱吐泻，气厥不省人事。常服辟四时不正之气，及山岚瘴疫，神效不可具述。

山药 桔梗 茯苓（去皮） 甘草 白芷 陈皮（去白） 青皮（去白） 香附子（各三两） 白术（四两） 干姜（炮，二两）

上为末。每服二钱，水一盏，姜三片，枣一枚，木瓜干一片，紫苏三叶，煎七分，食前服。若吐泻，入白梅煎；喘，入桑白皮、杏仁煎；伤寒劳复，入薄荷；膈气，入木通三寸、麝香少许；中暑呕逆，入香薷；产前、产后血气不和，入荆芥煎；霍乱，入藿香煎；气厥，入盐汤调下。

4. 冰黄散（一名**却暑散**）（《太平惠民和剂局方·卷之二·吴直阁增诸家名方》）

治冒暑伏热，头目昏晕，呕吐泻痢，口干烦渴，背寒面垢。

赤茯苓（去皮） 甘草（生，各四两） 寒食面 生姜（切碎，搜面匀，日干，各一斤）

上为细末。每服二钱，新汲水或冷熟水调下，不拘时候。

5. 大黄龙丸（《三因极一病证方论·卷之二·中暑治法》）

治中暑眩晕，昏不知人；或身热，恶寒头痛，状如伤寒；或往来寒热，烦躁渴甚，呕吐泄泻。常服去暑毒，分利阴阳。

硫黄　硝石(各一两)　雄黄(通明者)　滑石　白矾(各半两)　寒食面(四两)

上为末,滴水为丸如梧子大。每服五丸至七丸,渐加至二十丸,新汲水下;昏塞不知人,则以水化开灌之。中暑忌得冷,此药却以冷水下之,乃热因寒用,疑者释之。

6. 消毒丸(《三因极一病证方论·卷之五·伤暑证治》)

治中暑烦渴,晕眩寒热。

半夏(一斤,七次汤去滑,米醋煮令透)　茯苓　甘草(生,各半斤)

上为末,蜜丸梧子大。每服三十丸,新汲水不以时服。

7. 桂苓丸(《仁斋直指方论·卷之十一·眩运·眩运证治》)

治暑证眩运。

肉桂　茯苓(等分)

上细末,炼蜜丸,每两作八丸。每服一丸,用香薷铿散,调下消暑丸,通用。

8. 五圣汤(《普济方·卷一百十七·寒暑湿门·中暑》)

治暑积年深,每遇夏月不进饮食,疲倦少力,见日色则头目昏痛,恶心多睡。

贯众　黄连(去须皮)　甘草(微炙)　吴茱萸(汤洗七次)　白茯苓(去皮,五味并生用,各半两)

上㕮咀。平分二服,每服用水一碗半煎至一碗,去滓放冷,候日午时,先取香熟甜瓜一枚,切去皮作十二片,先嚼瓜一片,呷药一二呷送下了,再如前嚼瓜一片,呷药一二呷,看吃得几片,以药汁尽为度,不损脾胃,不动脏腑,须是觉大烦躁方可服之。

9. 龙须散(一名**甘草散**)(《普济方·卷一百十七·寒暑湿门·中暑附论》)

治冒暑伏热,心膈燥闷,饮水过度,不知人事;及霍乱作泻作渴,衄血吐血,小便下血,头旋目晕。

五倍子(一作五味子)　乌梅(去仁,各二两)　甘草(炙,一两半)　飞罗面(二两,一方用清明日面尤佳)　白矾(枯,一两,一方并生用)

上为细末。每服二大钱,新汲水调下,一服即愈。亦解诸毒物,虽平日不饮冷者,服之亦有奇效。

十三、治风湿眩晕方

1. 桂枝芍药知母汤(《金匮要略·卷上·中风历节病脉证并治五》)

治诸肢节疼痛,身体尪羸,脚肿如脱,头眩短气,温温欲吐。

桂枝(四两)　芍药(三两)　甘草(二两)　麻黄(二两)　生姜(五两)　白术(五两)　知母(四两)　防风(四两)　附子(二枚,炮)

右九味,以水七升煮取二升,温服七合,日三服。

2. 排风汤(《备急千金要方·卷八治诸风方·诸风第二》)

治男子妇人风虚湿冷,邪气入脏,狂言妄语,精神错乱。其肝风发则面青,心闷乱,吐逆呕沫,胁满头眩重,耳不闻人声,偏枯筋急,曲踡而卧;其心风发则面赤,翕然而热,悲伤嗔怒,张目呼唤;其脾风发则面黄,身体不仁,不能行步,饮食失味,梦寐倒错,与亡人相随;其肺风发则面白,咳逆唾脓血,上气奄然而极;其肾风发则面黑,手足不遂,腰痛难以俯仰,痹冷骨疼。诸有此候,令人心惊,志意不定,恍惚多忘,服此安心定志,聪耳明目,通脏腑、诸风疾悉主之。

白藓皮　白术　芍药　桂心　川芎　当归　杏仁　防风　甘草(各二两)　独活　麻黄　茯苓(各三两)　生姜(四两)

上十三味㕮咀。以水一斗煮取三升,每服一升,覆取微汗,可服三剂。

3. 菴蕳散(《千金翼方·卷第十五·补益·补虚丸散第六》)

主风劳湿痹,痿厥少气,筋挛关节疼痛,难以屈伸,或不能行履,精衰目瞑,阴阳不起,腹中不调,乍寒乍热,大小便或涩,此是肾虚所致主之方。

菴蕳子　酸枣仁　大豆卷　薏苡仁　车前子　蔓荆子　菥蓂子　冬瓜子　菊花　秦椒(汗,去子并闭目者,各一升)　阿胶(一斤,炒)

上一十一味,各捣绢下为散,合和捣令相得。食后服三合,日再。若苦筋挛骨节痛,难以屈伸,倍酸枣仁、菴蕳、菥蓂、瓜子各三升。久服不老,益气轻身,耳目聪明。

4. 当归散(《太平圣惠方·卷第十九·治风寒湿痹身体手足不遂诸方》)

治风湿痹亸曳，或手脚不遂，或风入五脏，恍恍惚惚，多语喜忘，又时恐怖，或肢节疼痛，头眩烦闷，或腰脊强直，腹满不食。

当归（一两，锉，微炒） 川升麻（半两） 川乌头（半两，炮裂，去皮脐） 天门冬（一两，去心，焙） 五味子（半两） 赤芍药（半两） 远志（半两，去心） 独活（半两） 麻黄（一两，去根节） 防风（半两，去芦头） 芎䓖（半两） 干姜（半两，炮裂，锉） 秦艽（一两，去苗） 桂心（半两） 大豆（一合，炒熟） 石斛（半两，去根节） 甘草〔一（三）分，炙微赤，锉〕 人参（半两，去芦头） 白茯苓（二两） 紫菀（半两，洗，去苗、土） 石膏（一两） 黄芪（半两，锉） 杏仁（半两，汤浸，去皮尖、双仁，麸炒微黄）

上件药，捣粗罗为散。每服四钱，以水一中盏煎至五分，去滓，入酒一合，更煎一两沸，不计时候，温服。

5. 牛膝丸（《太平圣惠方·卷第四十五·治脚气缓弱诸方》）

治脚气缓弱，皮肉顽痹，关节抽痛，骨热烦疼，头旋目眩，眼暗漠漠，肾连膀胱相应，时复气攻疼闷。

牛膝〔二（一）两，去苗〕 丹参（一两） 独活（一两） 白蒺藜（一两，微炒去刺） 萆薢（一两，锉） 大麻仁（一两） 木香（二分） 桂心（三分） 附子（三分，炮裂，去皮脐） 玄参（三分） 羚羊角屑（三分） 车前子（三分）

上件药，捣罗为末，炼蜜和捣三二百杵，丸如梧桐子大。每于食前，以暖酒下三十丸。

6. 细辛散（《太平圣惠方·卷第十九·治风痹诸方》）

治中风痹，头目昏闷，肢节疼痛。

细辛（一两） 赤茯苓（一两） 白术（一两） 芎䓖（一两） 柴胡（一两，去苗） 当归（一两，锉，微炒） 麻黄（二两，去根节） 干姜（一两半，炮裂，锉） 附子（一两，炮裂，去皮脐） 防风（一两半，去芦头） 独活（一两半） 石膏（二两） 甘草（一两，炙微赤，锉） 桂心（一两） 杏仁（一两，汤浸去皮尖、双仁，麸炒微黄）

上件药，捣粗罗为散。每服四钱，以水一中盏，入生姜半分，煎至六分，去滓，不计时候，温服。

7. 知母汤（《圣济总录·卷第十·诸风门·历节风》）

治历节风身体四肢，疼痛如脱落或肿，按之皮急，头眩，身热闷，欲呕吐。

知母（二两） 防风（去叉） 桂（去粗皮，各三两） 白术（五两） 芍药 甘草（炙，锉，各三两） 附子（炮裂，去皮脐，二两）

上七味，锉如麻豆。每服五钱匕，水二盏，生姜三片，煎至一盏，去滓温服，日三夜一。

8. 麻黄汤（《圣济总录·卷第一十九·诸痹门·肾痹》）

治肾虚中风湿，腰脚缓弱，顽痹不仁，颜色苍黑，语音浑浊，志意不定，头目昏，腰背强痛，四肢拘急，体重无力。

麻黄（去根节，煎掠去沫，焙） 羌活（去芦头） 桂（去粗皮） 附子（炮裂，去皮脐） 侧子（炮裂，去皮脐，各一两） 防己 当归（锉，炒） 海桐皮 牛膝（酒浸切，焙） 甘菊花 羚羊角（镑） 茵芋（去茎） 五加皮（各三分） 甘草（炙，锉，半两） 防风（去叉） 白术（各三两）

上一十六味，锉如麻豆。每服四钱匕，水一盏，入生姜五片，同煎至七分，去滓温服，不计时候。

9. 大黄丸（《圣济总录·卷第二十·诸痹门·风湿痹》）

治男女恶风湿痹，周身不仁；小腹拘急，绕脐㽲痛；头目昏眩，时吐涎沫；咳嗽背强，难以俯仰；心下懊侬，而目脱色；喉咽不利，耳聋恶寒；饮食失味，膀胱忽满，大小便不利；两胫酸痛，手足厥逆；吸吸短气，时复失精，白汗自出；梦寐不安，心神恍惚，肌肤瘾疹。

五味子（炒） 䗪虫（熬） 芎䓖 肉苁蓉（酒浸切，焙） 白蔹 黄连（去须） 牡丹皮（各三分） 阿胶（炒燥） 麦门冬（去心，焙） 续断 石斛（去根） 甘草（炙，锉） 吴茱萸（汤洗，焙，炒） 商陆根（切） 芒硝 细辛（去苗叶） 厚朴（去粗皮，生姜汁炙，锉） 黄芩（去黑心，各半两） 桂（去粗皮） 蜀椒（去目并闭口，炒出汗） 干姜（炮裂） 当归（切，焙，各一两） 乌头（炮裂，去皮脐） 生干地黄（焙，各一两一分） 大黄（二两半） 附子（炮裂，去皮脐，一分）

上二十六味，捣罗为末，炼蜜和丸如梧桐子大。每服五丸，日三夜再，温水下，渐加至十丸，以知为度。

10. 菴蕳子汤(《圣济总录·卷第八十七·虚劳门·风劳》)

治风劳湿痹痿厥,筋脉拘挛,关节疼痛,难以屈伸,不能行履,精衰目瞑,腹中不调,乍寒乍热,大小便或涩,此由肾虚所致。

菴蕳子(炒) 酸枣仁(炒) 薏苡仁 菊花 蜀椒(去目并闭口,炒出汗) 车前子 蔓荆实 菥蓂子 冬瓜子(炒) 阿胶(炙令燥,各一两) 大豆(炒,去皮,一两净)

上一十一味,粗捣筛。每服三钱匕,水一盏煎至七分,去滓,空心夜卧温服。若筋挛关节难以屈伸,倍加酸枣仁、菴蕳子、菥蓂子、冬瓜子各一两。

11. 麻黄左经汤(《三因极一病证方论·卷之三·太阳经脚气治法》)

治风寒暑湿流注足太阳经,手足挛痹,行步艰难,憎寒发热,无汗恶寒,或自汗恶风,头疼眩晕,腰重,关节痛。

麻黄(去节) 干葛 细辛 白术(切,米泔浸) 茯苓 防己 桂心(不见火) 羌活 防风 甘草(炙,各等分)

上为粗末。每服四钱,水二盏,姜三片,枣一个,煎七分,去滓温服,空腹服。自汗,去麻黄,加桂、芍药;重着,加术、橘皮;无汗,减桂,加杏仁、泽泻,所加并等分。

12. 半夏左经汤(《三因极一病证方论·卷之三·少阳经脚气治法》)

治足少阳经为风寒暑湿流注,发热,腰胁痛,头疼眩晕,呕吐宿汁,耳聋惊悸,热闷心烦,气上喘满,肩息腿痹,缓纵不随。

半夏(汤去滑) 干葛 细辛 白术 茯苓 桂心(不见火) 防风 干姜(炮) 黄芩 小草 甘草(炙) 柴胡 麦门冬(去心,各三分)

上锉散。每服四大钱,水一盏半,姜三片,枣一个,煎七分,去滓温服,空腹服。热闷,加竹沥,每服半合;喘满,加杏仁、桑白皮。

13. 神秘左经汤(《三因极一病证方论·卷之三·三阳并合脚气证治法》)

治风寒暑湿流注足三阳经,手足拘挛疼痛,行步艰难,憎寒发热,自汗恶风,头眩腰重,关节掣痛;或卒中昏塞,大小便秘涩;或腹痛,呕吐下利,恶闻食臭,髀腿顽痹,缓纵不随,热闷惊悸,心烦气上,脐下冷痹,喘满肩息。

麻黄(去节) 干葛 细辛 厚朴(姜制炒) 茯苓 防己 枳壳(麸炒去瓤) 桂心 羌活 防风(去叉) 柴胡 黄芩 小草(即远志苗) 白姜(炮) 半夏(汤洗去滑) 甘草 麦门冬(去心,各等分)

上锉散。每服四大钱,水盏半,姜三片,枣一个,煎七分,去滓温服,空腹服。自汗,加牡蛎、白术,去麻黄;肿满,加泽泻、木通;热甚无汗,减桂,加橘皮、前胡、升麻;腹痛吐利,去黄芩,加芍药、附子炮;大便秘,加大黄、竹沥;喘满,加杏仁、桑白皮、紫苏。所加并等分。

14. 羌活散(《三因极一病证方论·卷之十六·唇病证治》)

治风湿入脾,致唇口动,肩揭,头疼目眩;及四肢浮肿,如风水状。

羌活(三两) 茯苓 薏苡仁(各一两)

上为末。每服二钱,水一大盏煎七分,入淡竹沥一匙许,再煎服。

15. 羌活汤(《世医得效方·卷第十三·风科·历节风》)

治白虎历节风,短气自汗,头眩欲吐,手指挛曲,身体瘣瘰,其肿如脱,其痛如制。因体虚饮酒当风,汗出入水,受风寒湿毒之气,凝滞筋脉,蕴于骨节,或在四肢,肉色不变,昼静夜剧,痛彻骨,如虎啮不可忍,久不治,令人骨节蹉跌,一名疠风。须大作汤丸救治,不可以浅近之剂,则无验。

羌活(去芦,二两) 附子(炮,去皮脐) 秦艽(去芦) 桂心(不见火) 木香(不见火) 川芎 当归(去芦) 川牛膝(去芦,酒浸) 桃仁(去皮尖,麸炒) 骨碎补 防风(去芦,各一两) 甘草(炙,半两)

上锉散。每服四钱,水一盏半,生姜五片煎,不拘时温服。

16. 木瓜虎骨丸(《卫生宝鉴·卷十五·诸腰痛筋骨冷疼》)

治风寒湿合而成痹,脚重不仁,疼痛少力,足下隐痛,不能踏地,脚膝筋挛,不能屈伸,及项背拘急,手背无力,耳内蝉鸣,头眩目晕诸证,脚气,行步艰难,并皆服之。

木瓜 麒麟竭(研) 虎胫骨(酒炙) 没药(研) 自然铜(醋淬七次) 枫香脂 败龟(醋炙

去襕） 骨碎补（去毛） 甜瓜子 当归（切，焙） 桂（以上各一两） 乳香（研，半两） 木香（一两） 安息香（重汤酒煮入药） 地龙（去土，各二两）

上为末，入研药和匀，酒糊丸如桐子大。每服三十丸，温酒送下，煎木瓜汤送下亦得，渐加至五十丸，空心食前。

17. 羌活防风汤（《普济方·卷一百十七·寒暑湿门·中寒附论）》

治湿气胜，风证不退，眩晕，麻木不已。

羌活（一两） 防风（去芦，一钱） 柴胡（五分） 藁本（三分） 独活（五分） 茯苓（二分） 泽泻〔二（一）分〕 猪苓（去皮，二分） 黄芪（一钱） 炙甘草（五分） 橘皮（三分） 黄柏（三分） 黄连（一分） 苍术（汤浸去皮，秤一钱） 升麻（七分） 川芎（三分）

上㕮咀。每服秤三钱或五钱，水二盏煎至一盏，去滓，稍热服。

18. 升麻前胡汤（《普济方·卷一百八十五·诸痹门·诸痹》）

治诸痹证，主风痹及风寒湿三气相合而为痹。风者百病之长，善行数变，常汗恶风。目瞤胁痛，或走注四肢，皮肤不仁，屈伸不定；治肝虚风所中，头目眩痛，胸膈壅滞，心烦痛昏闷，屈伸不便。

升麻 前胡（各一两半） 玄参 地骨皮（各一两） 羚羊角 葛根（各二两） 酸枣仁（一钱）

上为末。每服三钱，水一盏半煎至八分，去滓温服；再煎三五沸，食后，如行五六里，更进一服。

19. 大甲丸（《普济方·卷一百八十五·诸痹门·风湿痹》）

治男女恶风湿痹，周身不仁，小腹拘急，绕脐疼痛，头目眩晕，时时咳嗽，呕吐涎沫，背强难以俯仰，心下懊侬，面目无色，咽喉不利，耳聋，恶风恶寒，饮食失味，膀胱忽满，大小便不利，两胫酸痛，手足厥逆，呼吸短气，时复失精，自汗自出，梦寐不安，心神恍惚，肌肤瘾胗。

五味子（炒） 䗪虫（熬） 芎䓖 肉苁蓉（酒浸焙） 白薇 黄连（去须） 牡丹皮（各三分） 阿胶（炒） 麦门冬（去心，焙） 续断 石斛（去根） 甘草（炙） 吴茱萸（洗，焙） 桂（去皮） 芒硝 细辛（去苗） 厚朴（去皮，姜制） 黄芩（去心，各半两） 乌头（炮，去皮） 蜀椒（去目，炒出汗） 干姜（炮，去皮，一两） 当归（焙，各一两） 大黄（一两半） 商陆根（切） 生地黄（焙，各一两一分） 附子（炮，去皮，一分）

上为末，炼蜜为丸如桐子大。每服五丸，日夜再，温水下，渐加至十丸，以知为度。

20. 五加皮丸（《普济方·卷一百八十五·诸痹门·风痹》）

治风寒湿气，合而成痹，遍身疼痛，难以转侧，筋脉拘挛，不能屈伸；及头目眩晕，心腹胀闷，小便赤涩，大便秘滞，脚弱不能行走，并宜服之。

五加皮 芍药 当归 芎䓖 大腹子（连皮） 陈皮 麻黄（去节） 石南叶 薏苡仁 赤小豆 杏仁（各半两） 木瓜 独活 杜仲 萆薢（各一两） 牵牛头末（二两）

上为细末，酒浸蒸饼为丸如大豆。每服三四十丸，木瓜汤下，不拘时。

21. 茯苓佐经汤（《外科正宗·卷之三下部痈毒门·附骨疽第二十七·附骨疽主治方》）

治足少阳经为四气所乘，以致腰腿发热疼痛，头目昏眩，呕吐不食，胸膈不利，心烦热闷等症。

茯苓 陈皮 半夏 白术 苍术（各一钱） 藿香 泽泻 甘草 葛根 柴胡 厚朴 木瓜（各五分）

水二钟，姜三片，煎八分，食前服。

十四、治湿浊眩晕方

1. 五加皮散（《太平圣惠方·卷第四十五·治江东岭南瘴毒脚气诸方》）

治江东岭南，春夏不免暑湿郁蒸，脏腑虚羸，瘴毒攻击，脚气发动，两脚枯疼，或即浮热肿满，或即皮肉干焦，不能久立，筋急抽痛，或气冲心闷乱，胸膈痰逆，四肢不仁，腹胀壅闷，目眩头旋。

五加皮（一两） 薏苡仁（一两半，微炒） 防风（半两，去芦头） 牛膝（二分，去苗） 赤茯苓（二分） 独活（半两） 丹参（半两） 枳壳（半两，麸炒微黄，去瓤） 川升麻（三分） 麻黄（一两，去根节） 羚羊角屑（三分） 汉防己（三分） 桂心（半两） 黄芪（三分，锉） 石膏（二两）

上件药，捣粗罗为散。每服四钱，以水一中盏，入生姜半分，煎至六分，去滓，不计时候，温服。

2. 术附汤

1)《太平惠民和剂局方·卷之二·治伤寒》

治风湿相搏，身体疼烦，不能转侧，不呕不渴，大便坚硬，小便自利；及风虚头目眩重，甚者不知食味。此药暖肌补中，助阳气，止自汗。

甘草(炒，二两)　白术(四两)　附子(炮，去皮脐，薄切片，一两半)

上捣白术、甘草为粗末，入附子令匀。每服三钱，水一盏半，入生姜五片，枣一个擘破，同煎至一盏，去滓温服，食前。

2)《普济方·卷一百四十七·伤寒门·伤寒杂治》

若但寒头重则眩晕，肌肉酸疼，牵急不得转侧，漐漐汗出恶寒，小便不利，大便反快，短气眩晕，足寒，或时咽痛发热。此由寒湿之邪客搏经络，阳气不得发泄，蕴于肌肉之间，谓之寒湿之邪，其脉迟为小弦。

苍术(四两)　芍药　茯苓(各三两)　人参　甘草(各一两)　附子(一两半)

上为粗散。每服五钱，水二盏煎一盏，去滓，温服。

3. 曲术散(《三因极一病证方论·卷之七·眩晕证治》)

治冒湿头眩晕，经久不瘥，呕吐涎沫，饮食无味主之。

神曲(二两，炒)　白术(三两)

上为末。每服二钱，生姜煎汤调下；或以酒糊丸如梧子大，每服三五十丸，汤饮任下。

4. 芎术汤

1)《三因极一病证方论·卷之十六·头痛证治》

治着湿头重眩晕，苦极不知食味。暖肌补中，益精气。

川芎(半两)　白术(半两)　附子(生，去皮尖，半两)　甘草　桂心(一分)

上为锉散。每服四大钱，水二盏，姜七片，枣一个，煎七分，去滓温服，食前服。

2)《严氏济生方·眩晕门·眩晕论治》

治冒雨中湿，眩晕呕逆，头重不食。

川芎　半夏(汤泡七次)　白术(各一两)　甘草(炙，半两)

上㕮咀。每服四钱，水一盏半，姜五片，煎至八分，去滓温服，不拘时候。

5. 抚芎汤(《严氏济生方·诸湿门·中湿论治》)

治湿流关节，臂疼手重，不可俯仰，或自汗，头眩，痰逆恶心。

抚芎　白术　橘红(各一两)　甘草(炙，半两)

上㕮咀。每服四钱，水一盏半，姜七片，煎至八分，去滓温服，不拘时候。

6. 芎术除眩汤(《仁斋直指方论·卷之十一·眩运·眩运证治》)

治感湿、感寒，头重眩运。

附子(生)　白术　川芎(各半两)　官桂　甘草(炙，各二钱半)

上锉。每服三钱，姜七厚片，同煎，食前服。

7. 消痞丸(《卫生宝鉴·卷十四·腹中积聚·诸湿肿满》)

治积湿热毒，甚者身体面目黄肿，心胁腹满，呕吐不能饮食，痿弱难以运动，咽嗌不利，肢体焦，眩悸膈热，坐卧不宁，心火有余而妄行，上为咳血、衄血，下为大小便血、肠风、痔漏，三焦壅滞闭塞，热中消渴，传化失常，小儿疳积热。

木香　官桂(各一分)　青黛　牵牛　黄连　黄芩(各一两)　大黄　黄柏　葛根　栀子　薄荷　藿香　茴香(炒)　厚朴(各半两)

上为末，滴水丸如桐子大。每服二十丸，温水送下，食前。

8. 芎术除眩散(《丹溪心法·卷四·头眩六十七》)

治感湿感寒，头重眩晕。

附子(生)　白术　川芎(各半两)　官桂　甘草(炙，各二钱半)

上锉。每服三钱，姜七片，水煎服。

9. 调中丸(《普济方·卷二十五·脾脏门·脾胃不和不能饮食》)

治脾胃不和，内挟湿燠，烦躁发渴，不思饮食，头目昏眩，小便不清，胸膈痞闷，胁肋膨胀。

赤茯苓　猪苓(并去皮)　陈皮(去瓤)　白术　桔梗　泽泻　黄芩　大黄　桂(去粗皮，各一两)　枳壳(麸炒去瓤)　葛根　木通(各一两半)　半夏(汤洗)　滑石(各二两)　黑牵牛(生用，六两)

上为细末，水煮薄面糊为丸如梧桐子大。每服二五十丸，温水送下，不拘时。

10. 三焦散（《普济方·卷四十三·三焦腑门·三焦实热》）

治三焦不和，营卫不调，肢体烦倦，头目昏疼，饮食无味，多困少力，寒热痰壅，头旋。

前胡（去苗芦） 柴胡（去苗） 桔梗 羌活 独活 人参 枳壳（去瓤麸炒） 鳖甲（去裙襕，醋浸炙黄，各一两） 旋覆花（一两半） 甘草（炙，半两） 石膏（一分，如头疼旋入）

上为细末。每服一钱半至二钱，水一盏煎七分，温服。解伤寒，发汗，入麻黄一两去节，同杵为末。如上焦多壅热，入地骨皮一两半。

11. 清风散（《普济方·卷四十七·头门·风头眩》）

治头目昏眩，咽膈不利，痰涎壅塞。

石绿（一钱） 朱砂 牙硝 雄黄（各三字） 龙脑（一字） 皂角（一梃，去皮，炙黄为末） 瓜蒂（二钱） 滑石 赤小豆（各半钱）

上为细末，每服半钱。新汲水调下。如口噤不省人事。滴水鼻中。或健者可治为验。

12. 芎术散（《普济方·卷四十七·头门·风头眩》）

治冒雨中湿，眩晕呕逆，头重，不下食。

川芎 半夏 白术（各一两） 甘草〔一（半）两〕

上用生姜煎服之。一方有木瓜二片，不拘时候，放温服。

13. 天麻白术丸（《普济方·卷一百四·诸风门·风痰》）

治风湿痰饮食攻冲，头目昏晕重痛，咽膈壅滞不利，应一切痰饮，悉皆主之。

天麻（去芦） 白术 天南星（炮） 半夏（汤洗净） 白附子（炮） 川芎 白僵蚕（炒，去丝嘴） 寒水石（煅过） 薄荷叶（去根） 赤茯苓 旋覆花（以上十一味，各等分）

上件为细末，以生姜自然汁煮面糊为丸如梧桐子大，细研雄黄为衣。每服四十丸，温生姜、紫苏汤送下，食后服。

14. 茯苓白术汤（《普济方·卷一百十八·寒暑湿门·中湿》）

治冒雨湿着肌肤，或因汗出浸渍，或因燥热得病，觉腰重脚弱，身体烦痛，头眩等证，其脉细弱。

白术（二两，炒） 附子（一两，生熟临时消息） 茯苓（去皮，半两） 官桂（去粗皮，半两） 甘草（半两）

上㕮咀。每服四钱，水二盏，生姜七片，煎至六分去滓，食前服。

15. 加味术附汤（《普济方·卷一百十八·寒暑湿门·中湿》）

治中湿脉沉而微缓，湿喜归脾，流于关节，中之多使人腹䐜胀倦怠，四肢关节疼痛而烦，或一身重著，久则浮肿喘满，昏不知人，挟风眩晕呕哕，兼寒则挛拳掣痛。治之不得猛发汗，灼艾通泄，惟利小便为佳，此方主之，及治大小便皆自利。

白术（去芦） 甘草（炒，一两） 附子（炮，一两半） 赤茯苓（一两）

上锉散。每服五钱，水一盏半，姜七片，枣三枚，煎七分，日三服。才见身痹，又三服，当如冒状勿怪，盖术附并行皮中逐水气故尔，法合加桂一两，大便坚小便利则勿加。

16. 羌活胜湿汤（《普济方·卷一百四十七·伤寒门·伤寒杂治》）

“阴阳应象论”曰：人之汗以天地之雨名之。又云：湿盛则霖霪骤注，盖以真气已亏，胃中火盛，汗出不休。胃中真气已竭，若阴火亦衰，无汗皮燥，乃阴中之阳，阳中之阴俱衰。四时无汗，其形不久。湿衰燥旺，理之常也。其形不久者，秋气主杀，生气者胃之谷气也，乃春少阳生化之气也。张耘夫，己酉闰二月尽，天寒阴雨，寒湿相杂，缘官事饮食失节，劳役所伤。病解之后，汗出不止，沾濡数日，恶寒，重添厚衣，心胸间时作烦热，头目昏愦上壅，食少减，此乃胃中阴火炽盛，与外天雨之湿气峻热，两气相合，令湿热大作。汗出不休，兼见风邪，以助东方甲乙之风药去其湿，以甘寒泻其热，羌活胜湿汤主之。

炙甘草（三分） 黄芪（七分） 生甘草（五分） 生黄芩 酒黄芩（各三分） 人参 羌活 防风 藁本 独活 蔓荆子 川芎（各二分） 细辛 升麻 柴胡（各半钱） 薄荷（一分）

上件都作一服。水二大盏煎至一盏半，入细辛以下，轻清四味，再上火煎至一盏，去滓，热服之，一服而止，诸证悉去。

17. 严氏小芎辛汤（《医学正传·卷之四·

头痛》）

治风寒在脑，或感邪湿，头重而疼，眩运呕吐。

川芎（二钱） 细辛 白术（各一钱） 甘草（五分）

上细切，作一服。加生姜五片，茶芽少许，水煎服。

18. 清燥汤（《正体类要·下卷·方药》）

治跌扑疮疡，血气损伤，或溃后气血虚怯，湿热乘之，遍身酸软；或秋夏湿热太甚，肺金受伤，绝寒水生化之源，肾无所养，小便赤涩，大便不调；或腰腿痿软，口干作渴，体重麻木；或头目晕眩，饮食少思；或自汗体倦，胸满气促；或气高而喘，身热而烦。

黄芪（一钱五分） 苍术（一钱） 白术 陈皮 泽泻（各五分） 五味子（九粒） 白茯苓 人参 升麻（各五分） 麦门冬 当归身 生地黄 神曲（炒） 猪苓 酒柏（各五分） 柴胡 黄连 甘草（炙，各三分）

上姜水煎服。湿痰壅盛，参、芪、归、地之类，可暂减之。

19. 青州白丸子（《医方考·卷二·痰门第十五》）

湿痰作眩者，此方主之。

半夏（七两） 南星白附子（各三两） 川乌（去皮脐，五钱）

共为末，浸水数日为丸。痰之生也，由于湿，故用半夏、南星之燥；痰之滞也，本于寒，故用乌头、白附之温。浸以数日，杀其毒也。

20. 和解散（《景岳全书·卷之五十四书集·古方八阵·和阵》）

治瘴病初作，胸腹满闷，头眩发热。

厚朴（姜汁炒） 陈皮（各二两） 甘草（四两，炒） 藁本 桔梗（各三两） 苍术（半斤，米泔浸一宿，二两）

上为粗末。每服五七钱，水钟半，姜三片，枣一枚，煎七分，热服，日三服，夜一服。此药不拘伤风伤寒，初作未分证候，任服之，大能助胃祛邪，和解百病。

十五、治水停眩晕方

1. 葵子散（《三因极一病证方论·卷之十七·小便病证治》）

治妊娠小便不利，身重恶寒，起则眩晕，及水肿者。

葵子（五两） 茯苓（三两）

上为末。每服二钱匕，米饮调下，小水利则愈。又方，入榆白皮一两。

2. 中军候黑丸（《普济方·卷一百九十二·水病门·诸肿》）

治水从头面至脚肿，头眩痛身虚，名曰元水，体肿，大小便涩。

芫花（三两） 巴豆（八分） 杏仁（五分） 桂心 桔梗（各四分）

上为末，炼蜜丸如胡豆大。每日三丸，不知稍增，得利即止。

十六、治痰饮积聚眩晕方

1. 苓桂术甘汤（《金匮要略·卷中·痰饮咳嗽病脉证并治十二》）

治心下有痰饮，胸胁支满，目眩。

茯苓（四两） 桂枝（三两） 白术（三两） 甘草（二两）

右四味，以水六升煮取三升，分温三服，小便则利。

2. 泽泻汤（《金匮要略·卷中·痰饮咳嗽病脉证并治十二》）

治心下有支饮，其人苦冒眩。

泽泻（五两） 白术（二两）

右二味，以水二升煮取一升，分温再服。

3. 小半夏加茯苓汤（《金匮要略·卷中·痰饮咳嗽病脉证并治十二》）

治卒呕吐，心下痞，膈间有水，眩悸者。

半夏（一升） 生姜（半斤） 茯苓（三两，一法四两）

右三味，以水七升煮取一升五合，分温再服。

4. 五苓散（《金匮要略·卷中·痰饮咳嗽病脉证并治十二》）

治瘦人脐下有悸，吐涎沫而癫眩。

泽泻（一两一分） 猪苓（三分，去皮） 茯苓（三分） 白术（三分） 桂枝（二分，去皮）

右五味为末。白饮服方寸匕，日三服，多饮暖水，汗出愈。

5. 葵子茯苓散（《金匮要略·卷下·卷妇人妊娠病脉证并治二十》）

治妊娠有水气，身重，小便不利，洒淅恶寒，起即头眩。

葵子（一斤） 茯苓（三两）

右二味，杵为散，饮服方寸匕，日三服，小便利则愈。

6. 茯苓桂枝白术甘草汤（《伤寒论·辨太阳病脉证并治中》）

治伤寒，若吐、若下后，心下逆满，气上冲胸，起则头眩，脉沉紧，发汗则动经，身为振振摇者。

茯苓（四两） 桂枝（去皮，三两） 白术 甘草（炙，各二两）

上四味，以水六升煮取三升，去滓，分温三服。

7. 真武汤（《伤寒论·辨太阳病脉证并治中》）

主太阳病发汗，汗出不解，其人仍发热，心下悸，头眩，身瞤动，振振欲擗地者。

茯苓 芍药 生姜（切，各三两） 白术（二两） 附子（炮，去皮，破八片，一枚）

上五味，以水八升煮取三升，去滓，温服七合，日三服。

8. 生犀丸（《肘后备急方·卷四·治胸膈上痰诸方第二十八》引《御药院方》）

去痰清目，进饮食。

川芎十两，紧小者粟米泔，浸三日，换切片子，日干为末，作两料，每料入麝、脑各一分，生犀半两，重汤煮蜜，杵为丸小弹子大，茶酒嚼下一丸。痰，加朱砂半两；膈壅，加牛黄一分，水飞铁粉一分；头目昏眩，加细辛一分；口眼㖞斜，炮天南星一分。

9. 利膈丸（《肘后备急方·卷四·治胸膈上痰诸方第二十八》引《王氏博济方》）

治三焦气不顺，胸膈壅塞，头昏目眩，涕唾痰涎，精神不爽。

牵牛子（四两，半生半熟） 不蚛皂荚（涂字二两，为末）

生姜自然汁煮糊丸如桐子大。每服二十丸，荆芥汤下。

10. 甘草汤（《备急千金要方·卷十八大肠腑方·痰饮第六》）

治心下痰饮，胸胁支满目眩方。

甘草（二两） 桂心 白术（各三两） 茯苓（四两）

上四味㕮咀。以水六升宿渍，煮取三升，去滓，服一升，日三，小便当利。

11. 旋覆花丸（《备急千金要方·卷十八大肠腑方·痰饮第六》）

治停痰澼饮结在两胁，腹胀满，羸瘦不能食，食不消化，喜唾干呕，大小便或涩或利，腹中摇动作水声，腹内热，口干好饮水浆，卒起头眩欲倒，胁下痛方。

旋覆花 桂心 枳实 人参（各五分） 甘遂（三分） 吴茱萸 细辛 大黄 黄芩 葶苈 厚朴 芫花 橘皮（各四分） 干姜 芍药 白术（各六分） 茯苓 狼毒 乌头 礜石（各八分）

上二十味为末，蜜丸如梧子大。酒服五丸，日二，后加以知为度。

12. 细辛丸（《千金翼方·卷第十五·补益·解散发动第三》）

主散发五脏六腑三焦，冷热不调，痰结胸中强饮，百处不安，久服强气方。

细辛 杏仁（去皮尖、双仁，熬） 泽泻 干姜 白术 茯苓 桂心 甘草（炙，各二两） 附子（炮，去皮） 蜀椒（去目闭口者，汗） 附子（炮，去皮） 大黄 木防己（各五分） 芫花 甘遂（各一两）

上一十五味，各捣筛为末，别冶杏仁如脂，合捣百杵，炼白蜜和更捣五千杵，丸如梧子大。以酒服二丸，日再服；不能者如大豆二丸，以知为度。散家困于痰澼服药患困者，参服此丸，暨相发助，又不令越逸，消饮去结澼，令胸膈无痰无逆寒之患，又令人不眩满迷闷。

13. 大黄甘草丸（《千金翼方·卷第十九·杂病中·饮食不消第七》）

主久寒，胸胁支满，忧思伤损，奔气膈气，肠中虚冷，呼吸短气，不得饮食，痰气肿聚辄转上下，眩冒厥绝，颜色恍惚，梦寤不定，羸瘦萎黄，经年不起方。

大黄 甘草（炙） 桂心 桔梗（各二两） 白蔹 茯苓（各半两） 附子（炮，去皮） 芎䓖 阿胶（炙） 泽泻 防风 薯蓣 石斛 芍药 干姜 紫菀 黄芩 蜀椒（汗，去目、闭口者） 白术（各一两） 当归 人参 苁蓉 干地黄 山茱萸 麦门冬（去心，各一两半）

上二十五味，捣筛为末，炼蜜和丸。空腹酒下如梧子大，十丸，日三，稍加至三十丸。

14. 附子丸（《千金翼方·卷第十九·杂病中·饮食不消第七》）

主胸膈中寒温不和，心下宛宛痛，逆害饮食，气满嘘吸，干噫吞酸，胸背中冷，两胁急痛，腹中有冷水，抑抑作声，绕脐痛，头眩，满闷，身体羸瘦方。

附子（炮，去皮） 人参（各二两） 芎䓖（半两） 干姜（二两半） 礜石（一两，炼） 皂荚（炙，去皮、子） 半夏（洗） 桂心 矾石（各五分，烧） 吴茱萸 茯苓 黄芩（各三分） 当归 细辛 蜀椒（汗，去目、闭口者） 芍药（各一两） 麦门冬（去心） 甘草（炙，各一两半）

上一十八味，捣筛为末，炼蜜和丸如梧子。未食，酒服二丸，日三。

15. 还魂丸（《外台秘要·卷第一·古今录验方八首》）

疗伤寒四五日，及数年诸癖结坚心下，饮食不消，目眩，四肢疼，咽喉不利，壮热，脾胃逆满，肠鸣，两胁里急，飞尸鬼注邪气或为惊恐伤瘦背痛，手足不仁，口苦舌燥，天行发作有时，风温不能久住，吐恶水方。

巴豆（去心皮，熬） 甘草（炙） 朱砂 芍药（各二两） 麦门冬（二两，去心）

上五味，各捣下筛合，和以蜜捣三千下，丸如梧桐子大。每服两丸，葱枣汤下，小儿二岁以上，服如麻子大二丸，日二服。忌海藻、菘菜、野猪肉、芦笋、生血物。

16. 朱雀汤（《外台秘要·卷第八·癖饮方七首》引《深师》）

疗久病癖饮，停痰不消，在胸膈上液液，时头眩痛，苦挛，眼睛身体手足十指甲尽黄，亦疗胁下支满饮，辄引胁下痛方。

甘遂 芫花（各一分） 大戟（三分）

上三味为散。以大枣十二枚擘破，以水六升，先煎枣，取二升，纳药三方寸匕，更煎取一升一合，分再服，以吐下为知。未知重服，其良无比。

17. 前胡汤（《外台秘要·卷第八·疗诸痰饮方四首》引《延年》）

主胸背气满，膈上热，口干，痰饮气，头风旋方。

前胡（三两） 枳实（炙） 细辛 杏仁（去尖皮，碎） 芎䓖 防风 泽泻 麻黄（去节） 干姜 芍药（以上各三两） 茯苓（一作茯神） 生姜（各四两） 桂心 甘草（炙，各二两）

上十四味切，以水九升煮取二升六合，分三服，微汗。忌生冷、油滑、猪牛肉、面、海藻、菘菜、生葱、生菜、酢物。

18. 猪苓散（《太平圣惠方·卷第九·治伤寒五日候诸方》）

治伤寒五日，头痛目眩，大渴饮水，口干，小便不利，憎寒壮热，腿膝酸疼不可忍。

猪苓（一两去黑皮） 赤茯苓（一两） 白术（半两） 桂心（半两） 泽泻（一两）

上件药，捣细罗为散。每服，不计时候，以新汲水调下二钱，日三四服。若呕吐不可下食者，服之亦效。

19. 茯苓散（《太平圣惠方·卷第十一·治伤寒后呕哕诸方》）

治伤寒后呕哕，心下痞满，胸膈间宿有停水，头眩心悸。

赤茯苓（一两） 半夏（半两，汤洗七遍去滑） 陈橘皮（一两，汤浸去白瓤，焙） 芎䓖（半两） 白术（半两） 人参（一两，去芦头）

上件药，捣粗罗为散。每服三钱，以水一中盏，人生姜半分，煎至六分，去滓温服，不计时候。

20. 白术散

1）《太平圣惠方·卷第十二·治伤寒胸膈痰滞诸方》

治伤寒，痰滞在胸膈闷不散，身体壮热，头目昏沉，胃气不和，少思饮食。

白术 甘菊花 赤茯苓 人参（去芦头） 前胡（去芦头） 大腹皮（半两，锉） 旋覆花（以上各三分） 半夏（汤洗七遍去滑） 石膏（一两） 附子（半两，炮裂，去皮脐） 甘草（半两，炙微赤，锉）

上件药，捣筛为散。每服三钱，以水一中盏，入生姜半分，枣三枚，煎至六分，去滓温服，不计时候。

2）《太平圣惠方·卷第七十四·治妊娠痰逆不思食诸方》

治妊娠心胸痰逆，烦闷，头重目眩，憎寒，恶闻食气，四肢无力。

白术（一两） 人参（一两，去芦头） 葛根（一两） 赤茯苓（一两） 陈橘皮（一两，汤浸去白瓤，焙） 枇杷叶（拭去毛，炙微黄） 枳壳（麸炒微黄去瓤） 黄芪（锉） 柴胡（去苗） 麦门冬（去心） 甘草（炙微赤） 半夏（汤洗七遍去滑，以上各半两）

上件药，捣筛为散。每服三钱，以水一中盏，入生姜半两（分），煎至六分，去滓温服，不计时候。

21. 大腹皮散（《太平圣惠方·卷第三十八·治乳石发动大小肠壅滞不通诸方》）

治乳石发动，心胸痰结，头目昏闷，大小肠壅滞不通，四肢烦疼，饮食不下。

大腹皮（一两） 前胡（一两，去芦头） 半夏（半两，汤浸七遍去滑） 旋覆花（半两） 枳壳（一两，麸炒微黄，去瓤） 赤茯苓（一两） 川大黄（二两，锉碎，微炒） 川升麻（三分） 川芒硝（一两） 陈橘皮（半两，汤浸去白瓤，焙） 甘草（半两，炙微赤，锉）

上件药，捣筛为散。每服四钱，以水一中盏，入生姜半分，煎至六分，去滓温服，日三四服。

22. 桂心丸（《太平圣惠方·卷第四十九·治痃癖诸方》）

治痃癖气，冷热不调，两肋下痛，恶闻食气，四肢酸弱，口干唾黏，头目昏痛，气冲背膊，虚肿烦闷，大小便涩，发落耳鸣，弥加健忘。

桂心（一两） 川大黄（四两，锉碎，微炒） 川朴硝（二两半） 赤芍药（一两）

上件药，捣罗为末，炼蜜和捣三二百杵，丸如梧桐子大。每于食前，以暖酒下二十丸，以微利为度。

23. 枳壳散（《太平圣惠方·卷第五十一·治支饮诸方》）

治支饮，头痛目眩，心下痞满。

枳壳（一两，麸炒微黄去瓤） 泽泻（一两） 白术（一两） 前胡（一两，去芦头） 汉防已（一两） 旋覆花（一两）

上件药，捣筛为散。每服四钱，以水一中盏煎至二（六）分，去滓温服，不计时候。

24. 旋覆花牵牛杏仁汤（《太平圣惠方·卷第五十一·治溢饮诸方》）

治溢饮上冲，头旋目眩，气喘，腹胁虚胀。

旋覆花（半两） 牵牛子（半两，微炒） 杏仁（半两，汤浸去皮尖、双仁，麸炒微黄）

上件药，捣罗为末，炼蜜和丸如梧桐子大。不计时候，以生姜汤下二十丸。

25. 旋覆花汤（《严氏济生方·呕吐翻胃噎膈门·呕吐论治》）

治中脘伏痰，吐逆眩晕。

旋覆花（去梗） 半夏（汤泡七次） 橘红 干姜（炮，各一两） 槟榔 人参 甘草（炙） 白术（各半两）

上㕮咀。每服四钱，水一盏半，生姜七片，煎至七分，去滓温服，不拘时候。

26. 木香散（《太平圣惠方·卷第五十一·治痰冷癖饮诸方》）

治痰冷癖饮，停积不消，在于胸中，时有头目眩痛，身体手足指甲尽黄，支满引胁下痛。

木香（半两） 当归（半两，锉，微炒） 青橘皮（半两，汤浸去白瓤，焙） 甘遂（一分，锉，煨微黄） 芫花（三分，醋拌炒令干） 大戟（半两，锉碎，微炒）

上件药，捣细罗为散。每于空心，浓煎枣汤调下一钱，以利为度。

27. 石膏丸

1)《太平圣惠方·卷第五十一·治痰厥头痛诸方》

治痰厥头疼，目眩，心膈不利。

石膏（二两，细研水飞过） 甘菊花〔一（二）两〕 附子（一两，炮裂，去皮脐） 防风（二两，去芦头） 枳壳（一两，麸炒微黄去瓤） 郁李仁（一两，汤浸去皮尖，微炒）

上件药，捣罗为末，炼蜜和捣三二百杵，丸如梧桐子大。每于食前，及夜临卧时，以温水下二十丸。

2)《普济方·卷一百十五·诸风门·诸风杂治》

治诸风痰涎，头痛目眩，旋运欲倒，心忪悸动，恍惚不宁，神思昏愦，肢体倦怠，颈项强硬，手足麻痹，常服除风，偏正头疼。

石膏（别研） 半夏（汤洗七次） 川芎 白附子（炮） 天南星（炮） 菊花（拣净） 天麻 白僵蚕（炒去丝） 旋覆花 陈皮（去白，各一两） 全蝎（炒，半两）

上为细末，生姜汁浸蒸饼为丸如梧桐子大。每服五十丸，渐加至一百丸，食后生姜汤下。忌黏滑、生硬等物。

28. 赤茯苓散(《太平圣惠方·卷第七十·治妇人血风劳气诸方》)

治妇人血风劳气,心胸壅滞,积痰不散,时攻头目旋眩,呕吐烦热,四肢拘急疼痛。

赤茯苓 防风(去芦头) 人参(去芦头) 当归(锉碎,微炒) 白芷 白术 枳壳(麸炒微黄去瓤) 木香 赤芍药 细辛 羌活 芎䓖 生干地黄(以上各一两) 羚羊角屑(半两) 桂心(三分) 半夏(三分,汤洗七遍去滑) 甘菊花(半两)

上件药,捣筛为散。每服四钱,以水一中盏,入生姜半分,煎至六分,去滓,每于食前温服。

29. 半夏散(《太平圣惠方·卷第七十四·治妊娠痰逆不思食诸方》)

治妊娠心中烦闷,恶闻食气,头眩重,四肢骨节疼痛,多卧少起,胸中痰逆,不欲饮食。

半夏〔三分,汤浸(洗)七遍去滑〕 陈橘皮(一两,汤浸去白瓤,焙) 人参(三分,去芦头) 芎䓖(三分) 赤茯苓〔一(三)分〕 赤芍药(三分) 甘草(半两,炙微赤,锉) 桑根白皮(三分,锉) 生干地黄(三分)

上件药,捣筛为散。每服四钱,以水一中盏,入生姜半分,煎至六分,去滓温服,不计时候。

30. 大芎丸(《圣济总录·卷第一十五·诸风门·首风》)

治头风旋晕,目昏眩急,宣行阳经风寒,化导胸膈痰饮,疗偏正头痛,解身体拘倦,清爽神志,通利关窍。

芎䓖(一斤,大者) 天麻(四两)

上二味,同捣罗为末,炼蜜为丸如樱桃大。每服一丸,茶酒嚼下,荆芥汤嚼下亦得,不计时候。

31. 白雪丸(《圣济总录·卷第一十七·诸风门·风痰》)

治痰壅胸膈懵逆,及头目昏眩,胀痛困倦。

天南星(炮) 乌头(炮裂,去皮脐) 白附子生 半夏(汤洗七遍去滑,各二两) 滑石(研) 石膏(研,各三两) 龙脑(研) 麝香(研,各一分)

上八味,捣罗为末,稀面糊和丸如绿豆大。每服三十丸,姜茶或薄荷茶下,服之良久,豁然清爽,食后为佳。

32. 茯苓半夏汤

1)《圣济总录·卷第二十五·伤寒门·伤寒心悸》

治伤寒呕哕,心下悸动,胸膈有滞水,往往头眩。

赤茯苓(去黑皮,二两) 半夏(汤洗七遍,炒干,三两) 陈橘皮(汤浸去白,焙,一两)

上三味,粗捣筛。每服五钱匕,水一盏半,入生姜一分拍碎,同煎至七分,去滓温服,晚再服。

2)一名**茯苓散**(《普济方·卷一百六十六·痰饮门·留饮》)

治停痰留饮,胸膈满闷,咳嗽呕吐,气短恶心,以致饮食不下,并宜服之;或膈闷有痰水眩悸,并宜服之。

茯苓(去皮,四两) 半夏(汤洗七次,五两)

上为粗末。每服四钱,水一盏,生姜七片,煎至七分,去滓温服,空心服。

33. 茯苓白术汤(《圣济总录·卷第二十五·伤寒门·伤寒心悸》)

治伤寒吐后,心下逆满,忪悸不定,起即头眩。

赤茯苓(去黑皮,一两) 白术(三分) 桂(去粗皮,三分) 甘草(炙,锉,半两) 芎䓖(一两)

上五味,粗捣筛。每服三钱匕,水一盏煎至六分,去滓温服。

34. 均气丸(《圣济总录·卷第四十六·脾胃门·脾胃不和不能饮食》)

治脾胃不和,心胸满闷,不能饮食,痰逆吞酸,少力,头目昏眩。

牡丹皮 当归(切,焙) 木香 京三棱(炮,椎碎,各一分) 半夏(半两,别捣末,生姜自然汁和为饼,焙干,同杵) 青橘皮(汤浸去白,焙) 枳实(去瓤麸炒,各半两) 槟榔(锉,一两)

上八味,捣罗为末,炼蜜和丸如梧桐子大。每服十五丸,空心食前生姜盐汤下。

35. 柴胡汤(《圣济总录·卷第五十·肺脏门·肺脏痰毒壅滞》)

治肺壅痰毒,头眩呕逆。

柴胡(去苗) 甘草(炙,各一两) 芎䓖 独活(去芦头) 羌活(去芦头) 贝母(去心) 款冬花(各半两) 麻黄(去根节) 桑根白皮(锉,各一两半)

上九味，粗捣筛。每服三钱匕，水一盏煎至七分去滓温服，不计时。

36. 茯苓汤

1)《圣济总录·卷第五十四·三焦门·三焦有水气》

治三焦有水气，胸胁支满，目眩。

赤茯苓（去黑皮，四两）　桂（去粗皮）　白术　甘草（炙，各三两）

上四味，粗捣筛。每服五钱匕，水一盏半，煎至一盏。去滓温服，不拘时。

2)《仁斋直指方论·卷之四·附痹证·痹证方论》

治停蓄支饮，手足麻痹，多睡眩冒。

半夏（汤洗七次）　赤茯苓（去皮）　陈皮（各一两）　枳实（去穰麸炒）　桔梗（去芦）　甘草（炙，各半两）

上㕮咀。每服四钱，水一盏半，姜七片，煎七分，温服。

37. 赤茯苓汤

1)《圣济总录·卷第六十三·痰饮门·留饮》

治膈间留饮，呕逆头眩，短气多渴。

赤茯苓（去黑皮）　柴胡（去苗）　枳壳（去瓤麸炒）　白术　槟榔（锉，各一两）　杏仁（汤浸去皮尖、双仁，麸炒）　半夏（汤浸染遍去滑，各三分）　人参　旋覆花（各半两）

上九味，粗捣筛。每服五钱匕，以水一盏半，入生姜半分拍碎，煎至一盏，去滓，不计时候温服。

2)《卫生宝鉴·卷十三·胸膈痞》

治伤寒呕哕，心下满，胸膈宿有水气，头眩心悸。

人参（去芦）　赤茯苓（去皮）　陈皮（去白，各一两）　白术　川芎　半夏（汤泡七次，各半两）

上为粗末。每服四钱，水一盏半，生姜五片，煎至一盏，去渣温服，不拘时。

38. 木香丸（《圣济总录·卷第六十四·痰饮门·膈痰结实》）

治膈痰结实，胁膈不利，头目昏眩，不思饮食。

木香（一分）　牵牛子（炒）　半夏（汤洗七遍，焙）　白矾（熬令汁枯，各一两）　青橘皮（汤浸去白，入盐炒）　槟榔（各半两）

上六味为细末，煮枣肉和丸如梧桐子大。每服二十丸至三十丸，食后生姜汤下。

39. 犀角丸（《圣济总录·卷第六十四·痰饮门·热痰》）

治热痰，噎闷干呕，头疼目昏如醉。

犀角（镑，半两）　半夏（浆水煮透）　天南星（黄牛胆内浸三宿，焙，各二两）　大黄（用醋煮一复时，焙干，称）　白矾（熬令汁枯）　丹砂（研）　人参（各半两）

上七味，捣罗为末，用肥皂荚一十五梃，水二碗，慢火熬成膏，入前药为丸如梧桐子大。每服二十丸，食后生姜薄荷汤下。

40. 犀角汤（《圣济总录·卷第六十四·痰饮门·膈痰结实》）

治膈痰结实。头目昏运，不思饮食，咳嗽烦渴。

犀角（镑）　人参　黄芩（去黑心）　柴胡（去苗，各一分）　甘草（炙，半分）　白茯苓（去黑皮）　麦门冬（去心，焙）　升麻（各半两）

上八味细锉。每服半两，水二盏煎至八分，去滓，食后温服。

41. 人参橘皮汤（《圣济总录·卷第八十七·虚劳门·气劳》）

治气劳心胸烦闷，痰涎壅塞，不思饮食，头目昏眩。

人参　橘皮（去白，焙）　前胡（去芦头）　鳖甲（去裙襕，醋炙）　柴胡（去苗）　枇杷叶（拭去毛，炙，各三分）　半夏（汤洗七遍，焙）　白茯苓（去黑皮，各一两）　大腹皮（一枚）　芍药（半两）

上一十味，粗捣筛。每服三钱匕，水一盏半，生姜三分，枣一枚，同煎至一盏，去滓温服。

42. 人参半夏汤（《圣济总录·卷第八十八·虚劳门·虚劳痰饮》）

治虚劳脾胃不调，痰饮留滞，心胸烦闷，不思饮食，呕逆头眩。

人参　半夏（汤洗二七遍去滑）　赤茯苓（去黑皮，各一两）　大腹皮（二枚）　前胡（去芦头）　陈橘皮（汤浸去白，焙）　枇杷叶（去毛，炙）　鳖甲（去裙襕，醋炙黄）　柴胡（去苗，各三分）　芍药（半两）

上一十味，粗捣筛。每服三钱匕，水一盏，生姜三片，同煎至七分，去滓温服，食后。

43. 地骨皮汤（《圣济总录·卷第八十九·虚

劳门·虚劳体痛》)

治虚劳肢节疼痛,头目昏眩,怠惰少力,饮食无味,心忪烦渴,口苦咽干,夜多盗汗。

地骨皮　细辛(去苗叶,各半两)　柴胡(去苗,一两)　甘草(炙,锉)　人参　白茯苓(去黑皮,各半两)

上六味,粗捣筛。每服三钱匕,水一盏煎至七分,去滓温服,日三。

44. 金珠化痰丸(《太平惠民和剂局方·卷之四·治痰饮》)

治痰热,安神志;除头痛眩运,心忪恍惚,胸膈烦闷,涕唾稠黏,痰实咳嗽,咽嗌不利。

皂荚仁(炒)　天竺黄　白矾(光明者,放石、铁器内熬汁尽,放冷,研)　铅白霜(细研,各一两)　半夏(汤洗七次,用生姜二两洗,刮去皮,同捣细,作饼子,炙微黄色,四两)　生白龙脑(细研,半两)　辰砂(研,飞,二两)　金箔(为衣,二十片)

上以半夏、皂荚子仁为末,与诸药同拌研匀,生姜汁煮面为糊为丸如梧桐子大。每十丸至十五丸,生姜汤下,食后,临卧服。

45. 款冬花散(《太平惠民和剂局方·卷之四·治痰饮》)

治寒壅相交,肺气不利,咳嗽喘满,胸膈烦闷,痰实涎盛,喉中呀呷,鼻塞清涕,头痛眩冒,肢体倦疼,咽嗌肿痛。

款冬花(去梗)　知母　桑叶(洗,焙,各十两)　半夏(汤洗七遍,姜汁制)　甘草(爁,各二十两)　麻黄(去根节,四十两)　阿胶(碎炒如珠子)　杏仁(去皮尖,麸炒)　贝母(去心,麸炒,各二十两)

上为粗末。每服二钱,水一盏,入生姜三片,同煎至七分,去滓,食后温服。

46. 华盖散

1)《幼幼新书·卷第十六·寒嗽第九》

治小儿肺感寒邪,咳嗽上气,胸膈烦满,项背拘急,声重鼻塞,头昏目眩,痰气不利,呀呷有声。

紫苏子(隔纸炒)　麻黄(去根节,汤浴过)　杏仁(去皮尖,炒)　桑白皮(蜜炙)　赤茯苓(去皮)　陈皮(去白,各半两)　甘草(炙,一分)

上七味为末。每服一钱,水一小盏煎至五分,去滓温服。

2)《普济方·卷一百四十九·时气门·时气咳嗽》

治伤风冒湿,头目昏重,憎寒壮热,四肢疼痛,咳嗽失音,涕唾稠黏,不问老幼皆可退之。

苍术(二两)　桔梗(一两)　厚朴(一两)　杏仁(五钱)　陈皮(五钱)　乌梅(五钱)　麻黄(二钱)　甘草(一两)

上为粗末。每服三钱,水一盏,生姜三片,煎至七分,去滓温服。如发汗加葱头。

47. 七宣丸(《幼新书·卷第二十二·积聚第一》)

疗风气结聚,宿食不消,兼沙石、皮毛在腹中;及积年腰痛,冷如冰石,脚气冲心,烦愦闷乱,头旋暗倒,肩背重闷,心腹胀满,胸膈闭塞,风毒气连及头面;大便或秘,小便时涩,脾胃气痞,不能饮食,脚转筋掣痛挛急,心神恍惚,眠寝不安等疾。

大黄(湿面裹煨,十五两)　桃仁(去皮尖,爁,六两)　枳实(爁)　木香　柴胡(去苗,洗)　诃梨勒皮(各五两)　甘草(爁,四两)

上为末,炼蜜为丸如梧桐子大。每服二十丸,米饮下,食后或临卧服。稍增至四十丸,取宣利为度,量虚实增减。觉病势退即服五补丸,不关男女、老少并可服饵,量力加减。

48. 知母丸(《幼幼新书·卷第二十二·癖气第三》)

治少小、大人胁下有疾,心下癖癥,头中苦痛,微眩,面黄,小便赤色,往来寒热,手足厥冷,不能饮食,夏秋转甚,令人淋沥;或苦手足烦躁,或疟病之后,余疹不除,朝瘥夕增,乍寒乍热,心胸下有疹结,及连疟后疾不止;或是温疫,或欲作疟,头项苦强,或胸膈间痰热癖饮;小儿痞疹,胁下癥坚,及伤寒后七八日结热,痰积不除,久则寒热头痛,逆害食饮,胃中烦躁,夜卧苦烦,朝瘥夕甚,有如温疟,此是热结不去。此方能除热消饮,治寒热,和胃气,利小便。胸膈间痰热留饮,面黄,小儿壮热,诸癖症并主之,又不令吐下方。

知母　大黄(各三两)　黄芩　杏仁(炒)　常山(各二分)　蜀漆　甘草(各一两)　麻黄(二两,去节)　牡蛎(六分,煅赤)

上为末,蜜丸相子大。饮下五丸,日进三服。加至二十丸,老小半之。小儿以意加减。

49. 二陈汤(《太平惠民和剂局方·卷之四·

绍兴续添方》)

治痰饮为患,或呕吐恶心,或头眩心悸,或中脘不快,或发为寒热,或因食生冷,脾胃不和。

半夏(汤洗七次) 橘红(各五两) 白茯苓(三两) 甘草(炙,一两半)

上为㕮咀。每服四钱,用水一钱,生姜七片,乌梅一个,同煎六分,去滓热服,不拘时候。

50. 温中化痰丸(《太平惠民和剂局方·卷之四·宝庆新增方》)

治停痰留饮,胸膈满闷,头眩目运,好卧减食,咳嗽呕吐,气短恶心;或饮酒过多,或引饮无度,或过伤生冷,痰涎并多,呕哕恶心,并宜服之。

青皮(去白) 良姜(去芦,炒) 干姜(炒) 陈皮(去白,各五两)

上为细末,醋打面糊丸如梧桐子大。每服三五十粒,汤饮任下,不拘时。

51. 丁香五套丸(《太平惠民和剂局方·卷之四·淳祐新添方》)

治胃气虚弱,三焦痞涩,不能宣行水谷,故为痰饮,结聚胸膈之间,令人头目昏眩,胸膈胀满,咳嗽气急,呕吐腹疼。伏于中脘,亦令臂疼不举,腰腿沉重。久而不散,流入于脾,脾恶湿,得水则胀,胀则不能消化水谷,又令腹中虚满而不食也。

南星(每个切作十数块,同半夏先用水浸三日,每日易水,次用白矾二两,研碎,调入水内,再浸三日,洗净,焙干) 半夏(切,破,各二两) 干姜(炮) 白术 良姜 茯苓(各一两) 丁香(不见火) 木香 青皮 陈皮(去白,各半两)

上为细末,用神曲一两,大麦蘖二两,同研取末,打糊和药为丸如梧桐子大。每服五十丸至七十丸,温熟水下,不拘时候。常服温脾胃,去宿冷,消留滞,化饮食,辟雾露风冷,山岚瘴疠,不正非时之气。但是酒癖停饮,痰水不消,屡服汤药不能作效者,服之如神。

52. 破饮丸(《太平惠民和剂局方·卷之四·淳祐新添方》)

治一切停饮不散,时呕痰沫,头眩欲倒,膈脘不快。

旋覆花(八两) 白术(一斤一两) 肉桂(去粗皮) 干姜(炮,各六两) 赤茯苓(去皮,七两) 枳实(麸炒,二两)

上为末,面糊丸如梧桐子大。每服五十丸,熟水下。

53. 橘皮半夏汤(《太平惠民和剂局方·卷之四·吴直阁增诸家名方》)

治肺胃虚弱,好食酸冷,寒痰停积,呕逆恶心。涎唾稠黏;或积吐,粥药不下,手足逆冷,目眩身重。又治伤寒时气,欲吐不吐,欲呕不呕,昏愦闷乱;或引酒过多,中寒停饮,喉中涎声,干哕不止。

陈皮(去白) 半夏(煮,各七两)

上二件锉为粗散。每服三钱,生姜十片,水二盏煎至一中盏,去滓温服,不拘时候。留二服滓并作一服,再煎服。

54. 细辛五味子汤

1)《太平惠民和剂局方·卷之四·续添诸局经验秘方》

治肺经不足,胃气怯弱,或冒风邪,或停寒有饮,咳嗽倚息,不得安卧,胸满迫塞,短气减食,干呕作热,嗽唾结痰,或吐涎沫,头目昏眩,身体疼重,语声不出,鼻塞清涕,头面脚膝,时带虚浮,痰咳不止,痛引胸胁,不问新久,并宜服之。

北细辛(去苗) 半夏(洗七次,各一两) 甘草(炙) 乌梅(去核,各一两半) 五味子 罂粟壳(去蒂、盖,各三两) 桑白皮(炒,二两)

上为粗散。每服三钱,水二盏半,生姜十片,煎至一盏,用纱帛滤去滓,温服。留二服滓,并作一服,再煎。

2)《普济方·卷一百五十七·咳嗽门·诸咳嗽》

治肺气受风邪,胸膈停寒,头目昏晕,鼻塞声重,咳嗽呕逆,心腹痞满,胁下刺痛。

五味子(二两,炒) 细辛(去叶、土,一两) 陈橘皮(去白,二两) 高良姜(一两,锉,炒) 甘草(一两,锉,炒)

上㕮咀。每服三钱,水一盏半煎至七分,去滓热服,不拘时候。

55. 渫白丸(《太平惠民和剂局方·卷之四·淳祐新添方》)

治膈脘痰涎不利,头目昏运,吐逆涎沫。

附子(一枚,六钱重者,生,去皮脐) 生硫黄(别研) 天南星(生用) 半夏(生用,各一两) 盆硝 玄精石(各半两)

上为细末,入细面三两令停,水和为丸如梧桐子大。每服三十丸，沸汤内煮令浮，漉出，生姜汤送下，食后。

56. 薯蓣汤（《三因极一病证方论·卷之七·眩晕证治》）

治七情致脏气不行，郁而生涎，涎结为饮，随气上厥，伏留阳经，心中忪悸，四肢缓弱，翕然面热，头目眩晕，如欲摇动。

薯蓣　人参　麦门冬（去心，各四两）　前胡　白芍药　熟地黄（各二两）　枳壳（麸炒去瓤）　远志（去心，姜汁制炒，各三分）　白茯苓　茯神（各一两半）　半夏（汤洗去滑，一两一分）　甘草（半两，炙）　黄芪（一两，炙）

上为锉散。用千里流水一盏半，姜七片，秫米一撮，煎七分，去滓温服，食前服。

57. 茯苓五味子汤（《三因极一病证方论·卷之十三·痰饮治法》）

治支饮，手足冷，多唾口燥，气从小腹上冲胸咽，手足痹，面热翕然如醉，因复下流阴股，小便难，时复眩冒，呕肿。

茯苓（四两）　桂心　甘草（炙，各三两）　五味子（二两半）

上为锉散。每服四大钱，水一盏半煎七分，去滓温服，空腹服。服之冲气即低，反更咳满者，去桂，加干姜、细辛各三两；咳满止而复渴，冲气更发者，以细辛、干姜为热药，服之当遂渴。反止者，为支饮也。支饮法当冒，冒者必呕，呕者复加半夏二两半，以去其饮，饮去呕则止；其人形肿与痹，加杏仁二两半；若面赤如醉，以胃中热上熏，加大黄三两。须详证加减。

58. 参苏饮

1）《三因极一病证方论·卷之十三·痰饮治法》

治痰饮停积胸中，中脘闭，呕吐痰涎，眩晕嘈烦，忪悸哕逆；及痰气中人，停留关节，手足亸曳，口眼㖞斜，半身不遂，食已即呕，头疼发热，状如伤寒。

前胡　人参　紫苏叶　茯苓（各三分）　桔梗　木香（各半两）　半夏（汤）　陈皮　枳壳（炒）　甘草（炙，各半两）

上为锉散。每服四钱，水一盏半，姜七片，枣一枚，煎至七分，去滓温服，空腹服。哕者，加干葛；腹痛，加芍药。

2）《医方集解·表里之剂第五》引《元戎》

治外感内伤，发热头痛，呕逆咳嗽，痰塞中焦，眩运嘈烦，伤风泄泻；及伤寒已汗发热不止。

人参　紫苏　干葛　前胡　半夏（姜汁炒）　茯苓（七钱半）　陈皮（去白）　甘草　枳壳（麸炒）　桔梗　木香（二钱）

每五钱，加姜、枣煎。外感多者去枣，加葱白；肺中有火，去人参，加杏仁、桑白皮（泻肺）；泄泻加白术、扁豆、莲肉（炒，燥湿健脾）。

59. 玉液汤（《严氏济生方·眩晕门·眩晕论治》）

治七情伤感，气郁生涎，随气上逆，头目眩晕，心嘈忪悸，眉棱骨痛。

大半夏（洗净，汤泡七次，切作片子）

上件，每服四钱，水二盏，生姜七片，煎至七分，去滓，入沉香水一呷温服，不拘时候。

60. 化积丸（《仁斋直指方论·卷之五·附积聚癥瘕痞块·积聚癥瘕痞块方论》）

治一妇人死血，食积痰饮成块在两胁，动作雷鸣，嘈杂眩晕，身热时作时止。

黄连（一两半，一半以吴茱萸半两同炒，去茱萸；一半以益智半两同炒，去益智）　莱菔子（一两半，炒）　台芎　栀子　三棱　莪术（醋煮）　麦曲　桃仁（去皮尖，各五钱）　香附（童便浸，焙干）　山楂（各一两）

上为末，蒸饼丸如梧桐子大。每服五十丸，姜汤下。

61. 千金五套丸（《仁斋直指方论·卷之六·脾胃·和胃证治》）

治胃虚膈满，宿滞不消，停痰留饮，头眩臂疼，辟雾露风冷、岚瘴之气。

南星（每个切十余块）　半夏（切破，各二两，以水同浸三日，逐日换水，次用白矾二两研，调水再浸三日，洗，焙）　良姜　干姜（炮）　白术　茯苓（各一两）　丁香　木香　青皮　橘红（各半两）

上末，用神曲一两、大麦糵二两，同末为糊丸桐子大。每五七十丸，米汤下。

62. 清气化痰丸（《仁斋直指方论·卷之七·痰涎·附诸方》）

清头目，凉膈化痰利气。此方即二陈汤、凉膈散加香附、苍术相合是也。盖痰者因火而动，气者因郁而成，故作胸膈痞满，头目昏眩。今用二陈汤以豁痰，凉膈散以降火而散风热，香附、苍术开郁顺气，何疾之不愈哉！

半夏（汤洗七次，二两） 陈皮（去白） 茯苓（去皮，各一两半） 薄荷叶 荆芥穗（各五钱） 黄芩（酒浸炒） 连翘 栀子仁（炒） 桔梗（去芦） 甘草（炙，各一两） 苍术（泔浸铿，焙干，炒） 香附子（醋浸炒，各一两）

上为末，姜汁煎水打糊为丸如梧子大。每服五十丸，食后、临卧各一服。如肠胃燥实，加酒炒大黄、芒硝各一两。

63. 辰砂祛痰丸（《仁斋直指方论·卷之七·痰涎·附诸方》）

治酒食过多，酸咸作成痰饮，聚于胸中。凝则呕逆恶心；流则臂痛，头目昏眩，腰脚疼痛；深则左瘫右痪；浅则蹶然倒地，此药神效。

朱砂（一两，水飞，一半入药，一半为衣） 半夏（四两） 槐角（炒） 陈皮 白矾（生） 荆芥（各一两） 生姜（四两，与半夏制作饼，阴干）

上为末，姜汁打糊丸如梧桐子大。每服五十丸，生姜汤下。

64. 芎夏汤（《仁斋直指方论·卷之七·水饮·水饮证治》）

逐水利饮通用。

川芎 半夏（制） 茯苓（各一两） 青皮 陈皮 枳壳（制，各半两） 白术 甘草（炒，各一分）

上铿散。每服三钱，姜五厚片，煎服。川芎、半夏能逐水也。喘加去节麻黄，嗽加炒桑白皮，呕加生姜、半夏，泄加苍术，白术，痞隔加枳壳、桔梗，胀满加缩砂、白豆蔻，眩晕加半夏、南星，怔忪加白茯苓。寒热疼痛下其癖，浮肿体重渗其湿，余以类推。

65. 加减二陈汤（《仁斋直指方论·卷之七·附吞酸·吞酸方论》）

治痰饮为患，呕吐，头眩心悸，或因食生冷，脾胃不和。

丁香（一两） 半夏 陈皮（各五两） 茯苓（三两） 甘草（一两半）

上㕮咀。每服四钱，水煎，入生姜三片，煎服。

66. 加味二陈汤（《世医得效方·卷第三大方脉杂医科·眩晕·痰证》）

治痰晕，或因冷食所伤。

陈皮 半夏 白茯苓（各一两） 甘草（五钱） 丁香 胡椒（各三钱）

上铿散。每服四钱，姜三片，乌梅一个同煎，不拘时热服。

67. 茱苓丸（《世医得效方·卷第四大方脉杂医科·痰饮·通治》）

治头疼，背寒，呕吐酸汁，不思饮食，小便不利，气壅昏眩。

白茯苓 吴茱萸（各二两，汤洗去末）

上为末，炼蜜丸如梧子大。每服三十丸，不拘时候，熟水吞下。服后便漩中作茱萸气是验，他痰药不能及此。一方，只将茱萸酒浸三宿，以茯苓末拌之，候干，或汤或酒下百余粒，亦效。

68. 桂辛汤（《世医得效方·卷第四大方脉杂医科·痰饮·通治》）

下痰饮，散风邪，止痰嗽，聪耳鼻，宣关窍。利咽膈，清头目，解冒眩，进饮食。

桂（去粗皮） 细辛（去苗、土） 干姜（炮） 人参（去芦） 白茯苓（去皮） 甘草（炙，各二两） 五倍子 陈皮（去白） 白术 半夏（汤洗七次，各三分）

上铿散。每服二钱，水二盏煎至一盏，去滓，食前温服。

69. 顺元散（《世医得效方·卷第十三风科·虚证》）

治卒中，昏不知人，口眼㖞斜，半身不遂，咽喉作声，痰气上壅，六脉沉伏或浮盛；兼治痰厥、饮厥及气虚眩晕。

川乌（二两） 天南星 附子（各一两，并炮） 木香（半两）

上铿散。每服三大钱，水一盏半，生姜七片煎，稍热服。感风湿卒中，五积散合和服。不省人事，细辛、皂角少许为末，或只用半夏为末，以芦管吹入鼻中，俟喷嚏，少苏，然后进药。痰涎壅盛，每服加全蝎五枚，仍服养正丹，每服三七粒镇坠之，以其用硫黄、黑锡，皆有利益，则痰涎随去矣。因气中者，以沸汤化苏合香丸一粒，乘热灌下，仍用前药汁浓磨沉香汁少许，同煎一沸服之。四体冷厥，用灵砂丹、岁丹二七粒兼服。

70. 加味磁朱丸（《世医得效方·卷第十六眼科·七十二症方·虚证》）

丹砂之畏磁石，犹火之畏水，今合用之，砂法火入心，磁法水入肾，心肾各得其养，则目自然明。盖目疾多因脾胃有痰饮渍侵于肝，久则昏眩。神曲倍于二味，用以健脾胃消痰饮，极有方效。

神曲（四两） 辰砂（一两） 磁石（二两，煅，醋淬七次）

上为末，炼蜜丸梧桐子大。每服五十丸，食前，米饮日进三服。常服益眼力。一方，加夜明沙。

71. 黄连丸（《金匮钩玄·卷之三·妇人科·恶阻》）

妇人怀妊爱物，乃一脏之虚。假如肝脏虚，其肝气止能生胎，无余物也。血块、死血、食积、痰饮成块在两胁，动作腹鸣、嘈杂、眩晕、身热，时作时止。

黄连（一两，一半用茱萸炒，去茱萸；一半益智炒，去益智） 山栀（半两，炒） 台芎（半两） 香附（一两，用便浸） 萝卜子（一两半，炒） 山楂（一两） 三棱 青皮 神曲（各半两） 莪术（半两，用米醋煮） 桃仁（半两，留尖去皮） 白芥子（一两半，炒） 瓦龙子（消血块）

为末，作丸子服之。

72. 茯神汤（《普济方·卷四十七·头门·风头眩》）

治喜怒忧思悲恐惊所感，脏气不行，郁结而生涎，结而为饮，随气上逆，伏留阳经，心中忪悸，四肢缓弱，翕然面热，头目眩冒，如欲摇动。

人参 麦门冬（去心） 山药（各一两） 前胡 熟地黄（洗，酒拌炒，各一两） 远志（甘草水煮，去心，姜汁炒，三分） 枳壳（去瓤麸炒，三分） 白茯苓 茯神（各一两半） 半夏（汤洗七次） 黄芪（炙，一两） 甘草（半两）

上锉散。每服四钱，流水一盏半，生姜五片，秫米一撮煎，食前服之。

73. 神曲丸（一名**千金神曲丸**）（《普济方·卷八十六·眼目门·一切眼疾杂治》）

主清目。百岁可读细书，常服益眼目，诸方不及此方神效，勿传非人。

神曲（炒，四两） 辰砂（研） 磁石（火煨醋淬七次，各二两）

上为末，炼蜜丸如梧桐子大。每服二十丸，米饮下。常服益眼。方用辰砂、磁石，犹火之畏水也，今合用之，砂法火而入心经，磁法水而入肾经，心肾各得其养，则目自然明。神曲倍于二品者，无他目疾，忽因脾胃有痰饮，渍浸于肝，久则昏眩，用以健脾胃，消痰饮，故极效，众方不可及也。一方加夜明砂。一方用神曲打糊为丸。

74. 皂白丸（《普济方·卷一百四·诸风门·风痰》）

治诸风痰酒痰，茶痰食痰，头痛目眩，旋晕欲倒，手足顽麻，痰涎壅滞，并一切诸病。

天南星（生，三两） 半夏（生，七钱） 白附子（生，二两） 生姜（二斤，取汁） 皂角（二斤肥者，去皮子水一升浸一宿，三次约水一斗煮药） 川乌头（半两，去皮脐）

上㕮咀。以皂角同煮干，为细末，以生姜汁煮面糊为丸如梧桐子大。每服三十丸，食后生姜汤下，但他药所不能疗者，此药并皆主之。常服宽利胸膈，能进饮食，不生一切风痰，大有神效。

75. 大茯苓汤（《普济方·卷一百六十四·痰饮门·一切痰饮》）

治主胸中结痰饮，癖结脐下，眩满呕逆不得食，亦主风水。

茯苓 白术（各三两） 当归 橘皮 附子（各二两） 生姜 半夏 桂心 细辛（各四两，一作人参）

上九味㕮咀，以水一斗煮取三升，去滓，分三服。

76. 化痰铁刷丸（《普济方·卷一百六十四·痰饮门·一切痰饮》）

治男子、妇人风痰、酒痰、茶痰、食痰，一切痰逆呕吐、痰逆头疼、目昏眩、肺痿咯脓、声如拽锯，并皆治之。常服此药，化痰堕痰，止嗽定喘。

白附子（炮） 南星（炮） 半夏（汤洗） 白矾（生用，各半两） 寒水石（一两，炒） 干生姜（七钱半） 硇砂 轻粉（各一钱） 皂角（一两，去皮子）

上为末，面糊为丸如梧桐子大。每服二三十丸，食后，生姜汤下。

77. 宽中祛痰丸（一名**祛风化痰丸**）（《普济方·卷一百六十四·痰饮门·一切痰饮》）

治男子妇人饮食过饱，色欲太多，喜酸咸，作成痰饮于胸膈，满则呕意恶心，流则臂膊大痛，升则头目昏眩，降则腰脚重痛，沉则左瘫右痪，轻则猛然倒地。此药宽中理气，祛痰搜风。

半夏（四两，汤泡七次晒干，研为末，用生姜自然汁和作饼子，阴干） 荆芥穗（一两） 白矾（枯二两） 麻黄（四两，去节净用） 槐角子（一两，麸炒） 陈皮（洗去白，一两） 朱砂（一两，研细水飞过，一半入药，一半为衣）

上为末，生姜自然汁糊丸梧桐子大。每服三十丸，空心临卧，皂角子仁炒黄，同生姜煎汤下。忌食猪羊血、猪肉、桑鹅、蘑菇、黄瓜、茄子等物。一方用萝卜汁为丸。

78. 辰砂化痰丸（《普济方·卷一百六十五·痰饮门·一切痰饮》）

治风气上攻，头目昏眩，痰涎壅盛，心神不定。

白矾（飞过） 辰砂（各半两，两飞） 南星（炮，一两） 半夏（三两，洗泡，用生姜汁和作饼子，晒干为末）

上为末，生姜汁打糊为丸如梧桐子大，以朱砂为衣。每服二十五丸，生姜汤食后服；小儿三二丸，生姜薄荷汤下。

79. 三花神祐丸（《普济方·卷一百十八·寒暑湿门·中湿附论》）

治中满腹胀，喘嗽淋闭；一切水湿肿满湿热，肠垢沉积变生疾病，久病不已，黄瘦困倦，气血壅滞不得宣通，或风湿燥郁，肢体麻痹，走注疼痛，风痰涎嗽，头目眩晕，疟疾不已，癥瘕积聚，坚满痞闷，酒积；一切痰饮呕逆，及妇人经病不快，带下淋沥，无问赤白，并男子妇人伤寒湿热，腹满疼痛，久新瘦弱，俗不能别辨，或泛常只为转动之药。兼治久新腰痛，并一切下痢，及小儿惊疳积热，乳癖肿满，并宜服之。

甘遂 大戟 芫花（醋拌湿炒，各半两） 牵牛（二两） 大黄（一两，以上为末） 轻粉（一钱，一方无轻粉）

上为细末，滴水为丸如小豆大。初服五丸，每服加五丸，温水下，每日三服，加至快利，利后常服保养宣通气血。稍进酒食，病痞闷极甚者，便多服，则顿攻不开，转加痛闷，则初服两丸，每加两丸，至快利为度，以意消息；小儿丸如麻子大，随强弱增损，三四岁者三五丸，依前法。

80. 异功丸（《普济方·卷一百五十八·咳嗽门·痰嗽》）

升降阴阳，逐痰饮。治咳嗽喘逆，痰实昏眩，调和气止渴。

半夏 大腹子 人参 赤茯苓（各一两） 甘草（炙） 白术 紫苏叶（各半两） 生姜（五两） 乌梅肉（半两）

上除生姜外，并捣为粗末，生姜和同皮锉碎，与药末同和杵匀，和丸鸡豆大。每服一丸，捶破，入紫苏连茎五叶，乌梅一个，水一大盏半同煎至一盏，去滓温服。

81. 桂心汤（《普济方·卷一百六十四·痰饮门·一切痰饮》）

治下痰饮，散风邪，止涎嗽，通耳鼻，宣关窍，利咽膈，清目，解冒眩，进饮食。

桂（去粗皮） 细辛（去苗、土） 干姜（炮） 人参（去芦） 白茯苓（去皮） 甘草（炙，各二两） 五味子 陈皮（去白） 半夏（汤浸七次，细切如豆不捣） 白术（各三分）

上件，除半夏外，捣罗为粗末，再同拌匀。每服二钱，水二盏煎至一盏，去滓，食前温服。

82. 丁香五夺丸（《普济方·卷一百六十四·痰饮门·一切痰饮》）

治胃气虚弱，三焦痞涩，不能宣行水谷，故为痰饮。结聚胸臆间，令人呕吐恶心，胀满不食，头目昏眩，胸膈胀满，咳嗽气急，呕逆胀疼；伏于中脘，亦令臂疼不举，腰腿沉重，久而不散，流入于脾，脾恶湿，得水则不能消化水谷，又令腹中虚满而不食也。

南星（每个切作十余块，用半夏煮水，浸三日，须是每日换水，次用白矾二两，研碎调入水内，再浸三日，洗净焙干） 半夏 干姜（炮） 良姜 白术 茯苓（各一两） 丁香（不见火） 青皮（去白） 陈皮（去白） 木香（各半两）

上为细末，神曲一两，大麦芽二两，同打糊为丸如梧桐子大。每服五十丸至七十丸，温水下，不拘时。常服脾胃去宿冷，消宿滞，化饮食，辟雾露，风吹，山岚瘴疠，非时不正之气，但是酒癖停饮，痰水不消，累服汤药不效者，服之如神。

83. 前胡汤（《普济方·卷一百六十四·痰饮门·一切痰饮》）

主胸背气膈上热，口干痰饮，风气头旋。

前胡 枳实（炙） 细辛 杏仁（去皮尖，炒） 芎䓖 防风 泽泻 麻黄（去节） 干姜 芍药（以上各三两） 茯苓（一作茯神） 生姜（各

四两） 桂心 甘草

上切。以水九升煮取二升六合下，分三服，微汗。忌生冷油腻、猪羊、肉面、海藻、菘菜、生葱、生菜、酢物。

84. 六物汤（《普济方·卷一百六十四·痰饮门·一切痰饮》）

治痰气上攻，头旋目晕，呕吐胸膈不快，及治痰疟潮作，寒热往来，头痛不止。

白术（一两，焙） 人参（去芦，一两） 赤茯苓（去皮，一两） 半夏（汤浸七次，一两） 橘皮（洗净，焙，一两） 枳壳（去瓤麸炒，一两）

上碾为粗末。每服五钱，水二盏，生姜五片，同煎至八分，去滓温服，不拘时候，日进三服。

85. 滚痰丸（《普济方·卷一百六十四·痰饮门·一切痰饮》）

治诸痰疾为患，胸膈痞闷，心神不宁，头目眩晕，不美饮食，常服滋润肠胃，安心神。

大黄（半斤，蒸熟） 黄芩（半斤，去腐净） 青礞石（一两，用硝煨） 沉香（半两） 上好朱砂（三两，研）

上为末，滴水丸如麻子大，朱砂为衣。每服七十丸，食后临卧，白汤送下，温茶清送下亦可，渐加至一百丸。

86. 赤茯苓丸（《普济方·卷一百六十四·痰饮门·一切痰饮》）

治痰气痞。

赤茯苓（去皮） 枳实（麸炒去瓤） 半夏曲 槟榔 白术（各等分）

上为细末，生姜汁面糊为丸如梧桐子大。每服五十丸，生姜汤下，食后温服；或风眩头痛，则荆芥汤下。

87. 消饮倍术丸（《普济方·卷一百六十四·痰饮门·一切痰饮》）

治胃虚，五饮酒癖，头痛眩，胃干呕，饮流肠间，动则有声。

白术（五两） 削术（三两） 桂心（一两） 干姜（四两）

上为末，面糊为丸如梧桐子大。每服三十丸，温米饮送下，食后服。

88. 藿香中和丸（《普济方·卷一百六十四·痰饮门·一切痰饮》）

治痰不消，胸膈痞闷，头目昏痛，呕吐酸水，或心腹满痛，怠惰嗜卧，痃癖气块。

藿香叶 陈皮（不去白，各一两） 丁香（半两） 人参（一两半） 半夏（生姜制作曲） 白茯苓 白术（各二两） 巴豆（去皮，一两半，与陈皮同炒，令巴豆黑色，提出巴豆不用）

上为细末，面糊为丸如绿豆大。每服三四十丸，食后，生姜汤下。

89. 香堕痰丸（一名**小半夏丸**）（《普济方·卷一百六十四·痰饮门·一切痰饮》）

治宿饮不消，咽膈不利，咳嗽痰涎，头目昏晕，呕逆恶心，胸膈不快。

槟榔（大者二枚，面裹煨熟） 半夏曲（二两） 木香（二钱） 沉香（二钱） 青皮（去白，二钱半）

上为末，生姜汁浸蒸饼和丸如小豆大。每服二十丸，生姜汤下，不拘时候。

90. 白术半夏汤（《普济方·卷一百六十四·痰饮门·一切痰饮》）

治胃虚，停痰饮恶心，中脘刺痛，肠胃搅痛，头目昏晕，肢体倦怠。

半夏（二两） 陈皮（三两半） 赤茯苓 白术 丁香（各一两） 肉桂（半两）

上㕮咀。每服三钱，水一大盏，生姜五片，煎取八分，去滓服。

91. 半夏化痰丸（一名**半夏丸**）（《普济方·卷一百六十四·痰饮门·一切痰饮》）

治主痰实，恶心呕吐，头目昏晕，心忪背寒，臂痛涎嗽，胸膈不快。

半夏（去滑，一两） 赤茯苓（半两，去皮） 白矾（一分，枯） 铅白霜（半两）

上为末，生姜汁打面糊为丸如梧桐子大。每服十五丸，姜汤下。

92. 枳实半夏汤（《普济方·卷一百六十五·痰饮门·一切痰饮》）

治痰饮停积，头目昏重，呕哕恶心，胸膈痞闷，咳嗽气塞，项背拘急。

半夏 橘红（各一两） 枳实（半两）

上㕮咀。加生姜煎服，一方每服四钱，生姜十片，水一盏煎至七分，温服。

93. 温肺丸（《普济方·卷一百六十五·痰饮门·一切痰饮》）

治肺胃不和，胸膈停痰，呕吐恶心，吞酸噫醋，心腹痞满，咳嗽不止，头目昏痛。

白术（一两） 丁香（一分） 干姜（一两，炮） 半夏（二两，汤浸七次，生姜汁浸一夜，焙干）

上件同捣罗为末，生姜汁煮面糊和丸如绿豆大。每服二十丸，生姜汤下，腹痛食前，呕吐逆食后。

94. 滚金丸（《普济方·卷一百六十五·痰饮门·一切痰饮》）

治痰积中脘，眩瞑呕吐，头疼恶心，吐酸水。

干姜（不炮） 真橘皮 天南星（生用） 半夏（不汤洗，各一两）

上先用生姜一两，不去皮，捣烂，制半、夏南星末作面，却用余药共一处，以生姜自然汁为丸如梧桐子大，又以雄黄少许为衣。不拘时候，姜汤下三五十丸，临卧服尤佳。一方无半夏。

95. 吴仙丹（一名**茱苓丸**）（《普济方·卷一百六十五·痰饮门·一切痰饮》）

治痰饮上气，不思饮食，小便不利，头重昏眩。

白茯苓（赤者亦可） 吴茱萸（汤泡去末，各等分）

上为末，炼蜜和丸如梧桐子大。每服三十丸，不拘时候，熟水下，酒饮亦可。

96. 煮浮丸（《普济方·卷一百六十五·痰饮门·一切痰饮》）

治痰壅眩晕。

南星（生） 半夏（生） 防风 天麻 面（生）

上等分，滴水为丸如梧桐子大。先煮汤令沸滚，方下药四五十丸，煮一二滚，药浮取漉出，用姜汤吞下，不拘时候。

97. 化痰丸（《普济方·卷一百六十五·痰饮门·一切痰饮》）

治痰凉膈，止嗽治头眩。

天南星（生用） 半夏（生用） 薄荷叶 人参 茯苓 白矾

上等分为细末，生姜汁面糊为丸如梧桐子大。每服三十丸，生姜汤下，食后服。

98. 巴豆杏仁皂角方（《普济方·卷一百六十六·痰饮门·痰癖》）

治痰饮，两胁满胀，羸瘦不能饮食，食不消化，喜唾干呕，大小便或涩或利，或赤或白，腹内有热，唇口干焦，好饮冷水，猝起头眩欲倒，胁下疼痛。

巴豆（十枚，去皮心，研，纸裹压去油） 杏仁（二十枚，汤洗去皮尖、双仁，麸炒微黄） 皂角（三分，去皮，酥炙令焦黄，去子）

上为末，研入前药末二味令匀，炼蜜和丸如小豆大。每服以粥饮下二丸，日二服，以利为度。

99. 消饮丸（《普济方·卷一百六十六·痰饮门·痰癖》）

治酒癖停饮，痰水不消，满逆呕吐，目暗耳聋，胁下急痛，腹中水声，目眩旋晕，小便不利。

枳实（麸炒半两） 茯苓（去皮） 干姜（炮，各三两） 白术（八两）

上为末，炼蜜和丸如桐子大。每服五十丸，温米饮下，不拘时候。

100. 龙脑丸（《普济方·卷一百六十七·痰饮门·热痰》）

治解暴热，化痰凉膈，清头目。

草龙脑 白矾（烧沸定，各四两） 天南星（二两） 半夏（二两半，水浸切作片，用浆水雪水钟半同煮三五沸，焙干，各秤二两）

上为细末，面糊为丸如梧桐子大。每服三十丸，腊茶清下，食后临卧服，面糊须极稀，如浓浆可也。热痰壅膈，若头目眩重，服之顿清；岭南瘴毒，才觉意思昏闷，速服便瘥；咽喉肿疼，口舌生疮，凡上壅苦疾诸证，悉可服，小儿尤良。

101. 麝香丹砂丸（《普济方·卷一百六十七·痰饮门·热痰》）

治痰，咽膈不利，头目昏痛。

麝香（研，一分） 丹砂（研，一两） 麦门冬（去心，焙，三分） 龙脑（研，一钱） 木香 丁香 犀角（末） 甘草 人参 藿香（去梗） 天南星（牛胆制） 防风（去叉） 黄芪（锉，各半两）

上为末拌匀。炼蜜和丸如鸡头实大。每服一丸，嚼破，以研荆芥汤下，候临卧服。

102. 金朱化痰丸（《普济方·卷一百六十七·痰饮门·热痰》）

治痰热，安神志。除头痛眩晕，心忪恍惚，胸膈烦闷，涕唾稠黏，咳嗽，咽膈不利。

皂荚仁（炒，四两） 天竺黄（四两） 白矾（明者，枯过） 半夏（汤洗七次，姜二两，去皮，同捣作饼，炙微黄，四两） 白龙脑（生研，半两） 辰砂（研飞，二两） 金箔（为衣，二十片）

上以半夏、皂角子为末，与诸药同拌匀，生姜汁煮面糊为丸如梧桐子大。每服十丸至十五丸，生姜汤食后临卧服。

103. 丁香半夏丸（一名**槟榔丸**）（《普济方·卷一百六十七·痰饮门·寒痰》）

治心下停饮冷痰，头目昏晕，睡卧口中多涎。

槟榔（二分） 丁香（一两） 半夏（一两） 细辛（半两） 干姜（半两） 人参（半两）

上为细末，生姜汁煮糊为丸如梧桐子大。每服三十丸，姜汤下，日三服，食后。

104. 结妙功丸（《普济方·卷一百七十四·积聚门·痃癖》）

治怫热内盛，痃癖坚积，酒积、食积，一切肠垢、癥瘕积聚，疼痛胀闷，作发有时，三焦壅滞，二肠燥涩，懊憹心烦，不得眠，咳嗽哕逆，不能食，或风湿热兼为肿胀，黄瘦，眼涩昏睡，一切所伤心腹，暴痛风热燥郁，偏正头疼，筋脉拘急，肢体麻痹，走注疼痛，头目昏眩，中风偏枯，邪气上逆，上实下虚，脚膝冷痛。常服保养宣通血气，消进饮食。

荆三棱（炮） 茴香（炒） 神曲 麦蘖 大黄（各一两，好醋半升熬成膏，不破坚积，不须熬膏水丸） 干姜（二钱） 川乌头（四分） 半夏（半两） 桂（二钱） 巴豆（两枚，破坚积用四枚） 牵牛（三两）

上为细末，用膏丸小豆大。生姜汤下十丸，或十五丸，或嚼生姜温水，或只用温水、凉水下亦得，渐加至二三十丸；或心胃间，稍觉药力暖，即却减丸数，以意加减，无时日三服；或取久积或破坚积，初服十丸，次服二十丸，每服加十丸，日三服，以加至快利三五行后，如常服。少得食力，后更加取利，以意消息，病去为度，病甚者自十五丸加服。

105. 止逆汤（《普济方·卷四十七·头门·风头旋》）

治头目眩晕吐逆，盖胃冷生痰，致有此疾，累用效。

川干姜（二两，炮） 甘草（一两，炙赤，锉）

上捣罗为粗末。每服四五钱，用水二盏煎至八分，食前热服。

106. 夺命散（《普济方·卷二百五十六·杂治门·杂病》）

治男子、妇人心中积热停痰，肠垢诸毒变成百病，酒面食积，痃癖气块，小肠疝，诸般膈气，反胃吐食，胸膈痞闷，胁肋疼痛，呕吐痰逆，头目昏重，偏正头风；或惊怖，口苦，舌干，噫气醋心，腹胀如鼓，大便不通；小儿赤沃，饮食过多，不生肌肉，心中烦躁，面色萎黄，肌体羸瘦，困倦少力，夜多盗汗；脾胃不和，泻痢脓血，久而成血癖、血瘕。并皆治之。

锦纹大黄（四两，去皮，炒存性） 麦蘖（一两半，炒） 槟榔（七钱半） 茴香 瞿麦 地萹蓄（各二钱半）

上为细末，每服虚实加减钱数，随证汤酒服之。每服三钱，用好无灰酒一大盏少饮，晚食临卧服之，仰卧睡，一二更待药行，微利三两行。此药不损真气。如妇人室女，血脉不行，加木香、沉香、枳壳，煎当归汤调服；小肠气，用干漆、麦蘖、木通、炒茴香煎汤服，木通、干漆二味，量病虚实用。

107. 干姜丸（《普济方·卷三百四十一·妊娠诸疾门·痰饮》）

治妊娠痰饮，浸渍膈脘，目晕头旋。

干姜 白矾 芎䓖 半夏（各一两） 白术（二两）

上为末，煮枣肉和丸如小豆大。每服十五丸。

108. 半夏茯苓汤（《普济方·卷三百五十五·产后诸疾门·诸疾》）

治产前胸中宿有痰饮，产后多致眩晕。

半夏（汤洗） 白茯苓（去皮） 陈皮（去白） 白术（各一两） 丁香 缩砂（各五钱） 粉草（三钱）

上锉散。每服四钱，生姜三片，乌梅一个，煎温服。

109. 积聚方（《医学正传·卷之三·积聚》）

治妇人死血、食积、痰饮成块，在两胁动作，雷鸣嘈杂，眩运身热，时作时止。

黄连（一两五钱，一半以吴茱萸五钱同炒，去茱萸；一半以益智五钱同炒，去益智） 莱菔子（一两五钱，炒） 台芎 栀子 三棱 莪术（醋煮） 麦曲（炒） 桃仁（去皮尖，各五钱） 香附（童便浸焙干） 山楂（各一两）

上为细末，蒸饼为丸如梧桐子大。每服五十丸，姜汤下。

110. 防风饮子（《金匮翼·卷五·头痛统论·痰厥头痛》）

疗风痰气，发即头旋，呕吐不食。

防风 人参 橘皮（各二两） 白术 茯苓

（各三两） 生姜（四两）

上锉碎，以水六升煮取三升，去滓分温四服，一日服尽。忌醋、桃、李、雀肉、蒜、面。

111. 大黄散（《时方妙用·卷三·头痛》）

气实有痰，或头重眩晕。

用大黄酒炒三遍为末，茶调三钱服，此釜下抽薪之法也。

112. 桂术二陈汤（《校注医醇賸义·卷三·痰饮·痰饮》）

治痰饮，水从胃出，下走肠间，辘辘有声，胸中微痞，头目作眩。

桂枝（八分） 白术（一钱五分） 广皮（一钱） 半夏（一钱五分） 茯苓（三钱） 枳实（一钱） 泽泻（一钱五分） 牛膝（一钱五分） 车前（二钱） 姜（三片）

此方以苓桂术甘、二陈去甘草，以桂枝开太阳，以白术健脾土，治痰饮之本也。去甘草者，欲其速，不欲其缓，欲其通、不欲其满也。姜所以佐桂，枳所以佐橘。车前、泽泻、牛膝所以导水气下行，不嫌其凉者，有姜、桂在焉。祖怡注。

113. 芎归桂朴汤（《校注医醇賸义·卷三·痰饮·留饮》）

治留饮，心下痞满，作哕头眩之。

川芎（八分） 当归（二钱） 桂枝（八分） 厚朴（一钱） 枳实（一钱） 广皮（一钱） 半夏（一钱五分） 茯苓（三钱） 天麻（六分） 菊花（二钱） 姜（三片）

芎、归肝家血药也，姜、桂开太阳也，枳、朴、橘、半、茯苓消痰湿也，天麻、菊花佐芎、归而上行也。诸方皆降，而此独升，独用血药，以肝为寒饮侵犯，而血行不畅也。祖怡注。

114. 桂枝半夏汤（《校注医醇賸义·卷三·痰饮·伏饮》）

治伏饮，痰满喘咳吐，发则寒热，背痛腰疼，其人振振身瞤剧，此乃三阳之气为阴邪遏抑，郁而不舒。

桂枝（八分） 半夏（一钱五分） 茯苓（三钱） 广皮（一钱） 白术（二钱） 芥子（一钱） 厚朴（一钱） 紫苏（一钱） 贝母（二钱） 甘草（四分） 姜（三片）

此方用苓桂术甘合二陈。再以芥子去皮里膜外之水，得姜、桂而温通之力更大。紫苏以佐姜、桂，贝母以佐半夏，厚朴以佐广皮。治伏饮方，亦可以之治疟。盖无痰不成疟，见症发寒发热，振振身瞤剧，岂不是痰饮伏而不出，有转疟之兆乎！饮证六方，每方皆有二陈，五方皆有桂、姜，三方皆有白术，亦可见治饮用药之大法矣。祖怡注。

115. 治痰饮积聚眩晕验方（《医方考·卷五·头病门第五十五》）

丹溪治痰火头眩方。

南星 半夏 枳壳 桔梗 陈皮 甘草 茯苓 黄芩

痰之生也，原于湿，故用半夏、南星以燥湿，茯苓以渗湿，甘草健脾以制湿。痰之滞也，原于气，故用陈皮以利气，桔梗以下气，枳壳以破气。气滞则积而有余，气有余便是火，故用黄芩以泻火。

十七、治热盛眩晕方

1. 服盐方（《肘后备急方·卷八·治百病备急丸散膏诸要方第七十二》）

疗暴得热病，头痛目眩，并卒心腹痛，及欲霍乱，痰饮宿食及气满喘息，久下赤白，及积聚吐逆，乏气少力，颜色萎黄，瘴疟，诸风。

其服法：取上好盐，先以大豆许，口中含勿咽，须臾水当满口，水近齿，更用方寸匕，抄盐纳口中，与水一时咽，不尔，或令消尽。喉若久病，长服者，至二三月，每旦先服；或吐，或安击卒病，可服三方寸匕，取即吐痢，不吐病痢，更加服；新患疟者，即瘥；心腹痛，及满得吐下，亦佳；久病，每上以心中热为善，三五日亦服佳；加服，取吐痢，痢不损人；久服大补，补豚肾气五石，无不瘥之病，但恨人不服，不能久取，此疗方不一。《小品》云：卒心痛鬼气，宿食不消，霍乱气满中毒，咸作汤，服一二升，刺便吐之，良。

2. 泻肝柴胡散（《太平圣惠方·卷第三·治肝实泻肝诸方》）

治肝实热，头疼目眩，心膈虚烦，大肠不利。

柴胡（三两，去苗） 玄参（半两） 甘菊花（半两） 地骨皮（半两） 羌活（半两） 细辛（半两） 川大黄（一两，锉碎，微炒） 石膏〔一（二）两〕 黄芩（半两） 羚羊角屑（半两） 蔓荆子（半两） 甘草（半两，炙微赤，锉）

上为散。每服三钱，以水一中盏煎至六分，去滓，食前温服。忌炙爆、壅毒物。

3. 泻肝升麻散(《太平圣惠方·卷第三·治肝实泻肝诸方》)

治肝脏实热,头目昏疼,肢节不利,项强心烦,胸中满闷。

川升麻(三分) 蕤仁(半两) 前胡(半两,去芦头) 秦皮(半两) 川芒硝(一两) 甘菊花(半两) 细辛(半两) 栀子仁(七枚) 决明子(三分) 川大黄(一两,锉碎,微炒) 羚羊角屑(三分)

上为散。每服三钱,以水一中盏,入淡竹叶二七片,煎至六分,去滓,不计时候,温服。

4. 柴胡汤(《太平圣惠方·卷第十七·治热病五日诸方》)

治热病五日,壮热,骨节烦疼,目眩,胁下胀痛,不能饮食,欲变成黄。

柴胡(去苗) 枳实(麸炒令黄色) 知母 黄芩 栀子仁 麦门冬(去心,焙) 龙胆(去芦头) 川大黄(锉碎,微炒) 甘草(炙微赤,锉,以上各一两)

上件药,捣粗罗为散。每服五钱,以水一大盏煎至五分,去滓温服,不计时候。

5. 犀角丸(《太平圣惠方·卷第三十二·治眼风泪诸方》)

治肝脏壅毒,眼目昏暗,热泪出不止。

犀角屑(半两) 玄参(三分) 苦参(三分) 丹参(半两) 沙参(半两,去芦头) 甘菊花(三分) 旋覆花(半两) 车前子(一两) 槟榔(三分) 牵牛子(一两半,微炒) 杏仁(一两,汤浸去皮尖、双仁,麸炒微黄) 川大黄(一两,锉碎,微炒) 前胡(三分,去芦头) 黄柏根皮(一两,微炒) 知母(半两) 白藓皮(三分) 槐子(一两,微炒) 赤芍药(一两) 芎䓖(三分)

上件药,捣罗为末,炼蜜和捣三二百杵,丸如梧桐子大。每于食后,煎淡竹叶汤,下二十丸。

6. 黄芪散(《太平圣惠方·卷第六十一·治痈虚热诸方》)

治痈脓溃,数日不止,致体虚烦热,头目昏闷。

黄芪(一两,锉) 防风(一两,去芦头) 川升麻(一两) 羚羊角屑(一两) 芎䓖(三分) 甘草(半两,生,锉) 人参(一两,去芦头) 地骨皮(半两) 白茯苓(一两) 石膏(一两)

上件药,捣筛为散。每服四钱,以水一中盏煎至六分,去滓温服,不计时候。

7. 麦门冬散(《太平圣惠方·卷第七十四·治妊娠心烦热诸方》)

治妊娠心烦,愦闷虚躁,吐逆,恶闻食气,头眩,四肢沉重,百节疼痛,多卧。

麦门冬(一两,去心) 柴胡(去苗) 人参(去芦头) 赤芍药 陈橘皮(汤浸去白瓤,焙) 桑寄生 桔梗(去芦头) 甘草(炙微赤,锉) 旋覆花(以上各半两) 赤茯苓(一两) 子芩(一两) 生干地黄(二两)

上件药,捣筛为散。每服四钱,以水一中盏,入生姜半分,煎至六分,去滓温服,不计时候。

8. 藕羹方(《太平圣惠方·卷第九十六·食治烦热诸方》)

治心中烦热,狂言目眩。

藕(半斤,去皮薄切) 薄荷(一握) 莼菜(半斤) 豉(二合)

上以水浓煎,豉汁中作羹,入五味,饱食之,饥即再作食之。

9. 麦门冬汤(《圣济总录·卷第四十三·心脏门·心实》)

治心脏实热,烦躁喘急,欲吐不出,头目昏眩。

麦门冬(去心,焙) 石膏 地骨皮(各二两) 栀子仁 甘草(炙,锉,各半两)

上五味,粗捣筛。每服三钱匕,水一盏,入小麦五十粒,竹叶十片,煎至七分,去滓,食后临卧温服。

10. 铁粉丸(《圣济总录·卷第四十三·心脏门·心烦热》)

治心虚烦热怔忪,头目昏眩,夜卧不宁。

铁粉(二两) 蛇蜕(五尺,炒焦) 黄连(去须) 泽泻 犀角(镑,各三分) 龙齿 远志(去心,各半两) 麦门冬(去心,焙) 人参 白茯苓(去黑皮,各一两半)

上一十味,捣罗为末,炼蜜和丸梧桐子大。每服二十丸,熟水下,日三服。

11. 黄连丸(《圣济总录·卷第四十七·胃门·胃实热》)

治胃实热气盛,消谷善饥,头目昏痛,衄血烦渴。

黄连(去须) 栝蒌(根) 麦门冬(去心,焙) 知母(焙) 茯神(去木,各一两)

上五味，捣罗为末，炼蜜丸如梧桐子大。每服三十丸，温熟水下，不拘时。

12. 人参防己汤（《圣济总录·卷第五十·肺脏门·肺脏痰毒壅滞》）

治肺脏壅热，咽喉肿痛，头目昏重，烦满引饮，客热痰毒，大小便秘涩。

人参（半两） 防己（一分） 羌活（去芦头） 芎䓖 槟榔（锉） 连翘 天麻 玄参 防风（去叉） 犀角（镑） 木香（各半两） 恶实（微炒） 甘草（炙，各一两）

上一十三味，粗捣筛。每服三钱匕，水一盏，入生姜三片，葱白一寸煨熟，同煎至六分，不拘时候，去滓温服。

13. 前胡枳壳汤（《圣济总录·卷第五十四·三焦门·上焦热结》）

治上焦热结，头痛昏眩，胸膈烦闷，涕唾稠黏，痰实恶心，不欲饮食。

前胡（去芦头） 人参 赤茯苓（去黑皮，各一两） 枳壳（去瓤麸炒） 半夏（汤洗七遍去滑，焙） 桔梗（炒） 甘草（炙，锉） 桑根白皮（锉） 旋覆花（微炒，各半两） 麦门冬（去心，焙，三分）

上一十味，粗捣筛。每服三钱匕，水一盏，生姜二片，同煎至六分，去滓，食后温服。

14. 龙胆丸（《圣济总录·卷第五十四·三焦门·上焦热结》）

解暴热，化涎凉膈，清头目。

龙胆 白矾（烧汁枯，各四两） 天南星 半夏（各二两半，水浸切作片，用浆水雪水各半，同煮三五沸，焙干取，各秤二两）

上四味，捣研为末，面糊为丸如梧桐子大。每服三十丸，腊茶清下，食后临卧服。面糊须极稀，如浓浆可也。凡痰壅膈热，头目昏重，服之顿清；岭南瘴毒，才觉昏闷，速服便解；咽喉肿痛，口舌生疮，上壅热涎诸证，悉可服，小儿尤良。

15. 前胡麦门冬饮（《圣济总录·卷第八十六·虚劳门·心劳》）

治心劳客热烦躁，头目昏眩。

前胡（去芦头） 麦门冬（去心，焙） 葳蕤 玄参 升麻 人参 射干 芍药 甘草（炙，各一两）

上九味，粗捣筛。每服五钱匕，水一盏半，入生姜半分切，赤小豆三十粒，煎至八分，去滓温服，食后服。

16. 玉屑散（《三因极一病证方论·卷之十六·头痛证治》）

治伤寒发热，涎潮上厥，伏留阳经，头疼眩晕不可忍者。

石膏（煅）

上研细。每服葱白点茶调下二钱，小儿量大小加减与之。

17. 人参散

1）《儒门事亲·卷十三·刘河间先生三消论》

治身热头痛；或积热黄瘦；或发热恶寒，蓄热寒战；或膈痰呕吐，烦热烦渴；或燥湿泻痢；或目疾口疮；或咽喉肿痛；或中风昏眩；或蒸热虚汗，肺痿劳嗽，一切邪热变化，真阴损虚，并宜服之。

石膏（一两） 寒水石（二两） 滑石（四两） 甘草（二两） 人参（半两）

上为细末。每服二钱，温水调下，或冷水亦得。

2）《普济方·卷二十七·肺脏门·肺痿》

治身热头痛，积热黄瘦，肌热恶寒，蓄热发战，膈热呕吐，烦渴，湿热泻；或目赤口疮，咽喉肿痛，或风昏眩虚汗，肺痿劳嗽。

石膏 甘草（各一两） 滑石（四两） 寒水石（三两） 人参（半两）

上为末。每服三钱，温水调下。早晚食后兼服栀子金花丸。

3）《普济方·卷一百六十七·痰饮门·热痰》

治邪热于经络，肌热痰嗽，五心烦躁，头目昏痛，夜多盗汗。此药补和真气，解劳倦，妇人血热，虚劳骨蒸，皆宜服。

人参 白术 白茯苓 柴胡 半夏 当归 赤芍药 干葛 甘草（各一两） 子芩（半两）

上为细末。每服三钱，水一盏，生姜四片，枣二枚，煎至八分，不拘时候，带热服。但是有劳热证皆可服，热退即止。

18. 白虎汤（《儒门事亲·卷十二·暑门》）

暑门痁附。或眩呕者，加半夏半两，姜汁制过用之。

知母（一两半，去皮） 甘草（一两） 糯米

（一合） 石膏（四两，乱纹者，另研为末）

上锉如麻豆大。粳米拌匀，另水一盏煎至六分，去滓，温服无时，日三四服。

19. 玉露散（《妇人大全良方·卷之十八·产后门·产后通用方论第三》）

治产后乳脉行，身体壮热疼痛，头目昏痛，大便涩滞，悉能治之。凉膈，压热，下乳。

人参 白茯苓 甘草（各半两） 苦梗（炒） 川芎 白芷（各一两） 当归（一分） 芍药（三分）

上为细末。每服二钱，水一盏煎至七分，温服。如烦热甚、大便秘者，加大黄二钱半。

20. 三黄丸（《严氏济生方·痼冷积热门·痼冷积热论治》）

治三焦积热，头目昏痛，肩背拘急，肢节烦疼，热气上冲，口苦唇焦，咽喉肿痛，痰涎壅滞，眼赤睛疼，及大便秘涩，或下鲜血。

大黄（酒蒸） 黄连（去须） 黄芩（各等分）

上为细末，炼蜜为丸如梧桐子大。每服五十丸，不拘时候，用温熟水送下。如脏腑壅实，可加丸数，以利为度。

21. 柴胡散（《严氏济生方·五脏门·肝胆虚实论治》）

治肝气实热，头痛目眩，眼目赤痛，胸中烦闷，梦寐惊恐，肢节不利。

柴胡（去芦） 地骨皮（去木） 玄参 羚羊角（镑） 甘菊花（去枝梗） 赤芍药 黄芩（各一两） 甘草（炙，半两）

上㕮咀，每服四钱。水一盏半，姜五片，煎至八分，去滓温服，不拘时候。

22. 犀角地黄汤（《仁斋直指方论·卷之八·声音·声音证治》）

治血证，心忪语短，眩冒迷忘。

生地黄（四两，净） 犀角 牡丹皮 芍药（各半两）

上锉。每服四钱，入桃仁去皮尖七粒，煎服。如无犀角，以升麻代。

23. 神芎丸（《世医得效方·卷第十大方脉杂医科·头痛·热证》）

治一切头痛，昏眩。利咽膈，能令遍身结滞通畅，除痰饮，解诸热。

大黄 黄芩（各二两） 黑牵牛（炒） 白滑石（各四两） 黄连 大川芎 薄荷叶（各半两）

上为末，水丸小豆大。温水下十丸至十五丸，日三服。或炼蜜丸亦可。

24. 大黄丸（《普济方·卷十五·肝脏门·肝壅头目不利》）

治肝脏壅热，心膈不利，烦闷，头目昏眩。

川大黄（一两，锉碎，微炒） 枳壳（一两，麸炒微黄去瓤） 甘草（炙微赤，半两，锉） 麦门冬（三钱，去心，焙） 羚羊角屑（三钱） 川升麻（三钱） 生干地黄（三钱） 犀角屑（一钱）

上为细末，炼蜜和，捣百余杵，丸如梧桐子大。每于食后，煎竹叶汤下二十丸。忌酒、热面等。

25. 犀角正心汤（《普济方·卷十六·心脏门·心实》）

治心脏实热，胸中满闷，嗔怒不常，或头旋晕，或痛如破。

犀角（镑） 防风〔去（叉）芦〕 生干地黄（焙） 羌活（去芦头） 菊花 半夏（汤浸去滑，姜汁制，作饼曝干） 玄参 黄芩（去黑心） 白术 甘草（炙，锉） 旋覆花 麦门冬（去心，焙） 前胡（去芦头，各一两半）

上捣筛。每服五钱，水一盏半，入生姜一枣大切，煎八分，去滓，食后温服。

26. 荆茎条饮（《普济方·卷十七·心脏门·心烦热》）

主心闷烦热，头风旋目眩，心中漾漾欲吐，猝失音，及小儿心热惊痫，止消渴，除痰，令人不睡。

取荆茎条，截，于火上烧之，两头以器承，取沥汁饮之。

27. 七宝洗心散（《普济方·卷一百十九·积热痼冷门·诸热》）

治热壅不调，鼻塞声重，咽干多渴，五心烦热，小便赤涩，大便秘滞，及风壅壮热，头目昏痛，肩背拘急，肢节烦疼，热气上冲口苦唇焦，咽喉肿痛，痰涎壅塞，涕唾稠黏，心神烦躁，眼涩睛疼。

大黄（面裹煨，去面焙） 芍药 甘草（炙） 麻黄（不去节） 当归 荆芥穗（各六两） 白术（一两半）

上为细末。每服二钱，水一盏，姜二片，薄荷三叶，同煎七分，温服。小儿麸豆疮疹欲发，先狂语多渴，及惊风天吊，可服一钱，并临卧服。大人五脏壅实，欲要溏，加至四五钱，热服。

28. 团参太乙丹（《普济方·卷一百十九·积热痼冷门·诸热》）

治心经蕴热，神情恍惚，睡卧不宁，烦躁健忘，小便赤涩，口苦舌干，头目昏痛。

人参（去芦头） 酸枣仁（炒） 山栀子仁（微炒） 阿胶（蚌粉炒，各半两） 天南星（牛胆制者，一两） 甘草（一两炙） 元精石（别研） 麝香（别研） 脑子（别研三味，各一两） 辰砂〔别研，二两（钱）〕 金箔（十片，为衣）

上为细末，炼蜜为丸，每两作一十五丸，金箔为衣。每服一丸，荆芥茶嚼下，食后临卧。

29. 治热膈汤（《普济方·卷二百四·膈噎门·五膈》）

治热膈，其状胸前膈塞，饮食减少，大腑秘热，忽时不调。咸即心燥，吃辛酸即喉干，痰实，头目昏晕，两足无力，载身不起，或舌上生疮，唇皮焦裂；或时口中涎流，冲气，发为干嗽，忽时急饥，见食即吐，食不饱腹，如此等证皆是热膈。

木香（各三分） 干蝎（三铢） 麻黄 当归 大黄（各一分） 羌活 连翘 芍药 荆芥穗 防风 牡丹皮 僵蚕 山栀子（各半两）

上细杵，罗为末，食后热酒调下。

30. 人参清肌散（一名**人参散**）（《医方集解·泻火之剂第十四》）

治邪热客于经络，痰嗽烦热，头痛目昏，盗汗倦怠，一切血热虚劳。

人参 白术 茯苓 甘草（炙） 半夏曲 当归 赤芍药 柴胡 干葛

前药各一两，加黄芩五钱。每服三钱，加姜、枣煎。

31. 加味逍遥散（《医学心悟·卷六·外科症治方药·瘰疬》）

治肝经郁火，颈生瘰疬，并胸胁胀痛，或作寒热，甚至肝木生风，眩晕振摇，或咬牙发痉诸症。

柴胡 茯苓 当归 白术 甘草 白芍 丹皮 黑山栀（各一钱） 薄荷（五分）

水煎服。

十八、治中寒眩晕方

1. 大露宿丸（《备急千金要方·卷十六胃腑方·痼冷积热第八》）

治痼冷风眩，寒中，手足冷，胃口寒，脐下冷，百病，五劳七伤。第一令人能食，二强盛，三益气，四有子神验方。

大豆（三升半） 生地（十五斤，取汁） 乌头（一百五十枚）

上三味，以除日吹咀乌头，以酒一斗半和生地汁浸乌头至破日绞去滓，纳豆药汁中，至除日出曝之，有汁更浸曝之，至汁尽药成。初服从二豆起，可至二十豆，酒服之。有病空腹服，无病食后服。四时合，并得二月三月为上时。药令人能食，益气，强盛，有子，发白反黑，齿落重生。先病热人不可服。

2. 建中汤

1)《备急千金要方·卷十九肾脏方·补肾第八》

治五劳七伤，小腹急痛，膀胱虚满，手足逆冷，食饮苦吐酸痰，呕逆，泄下少气，目眩，耳聋，口焦，小便自利方。

胶饴（八两） 黄芪 干姜 当归（各三两） 人参 半夏 橘皮 芍药 甘草（各二两） 附子（一两） 大枣（十五枚）

上十一味吹咀。以水一斗煮取三升半，去滓，下胶饴，烊沸，分四服。

2)《普济方·卷二百二十八·虚劳门·虚劳》

治五劳七伤，虚羸不足，面目黧黑，手足疼痛，久立腰疼，起则目眩，腹中悬急，内有绝伤，外引四肢。

生姜 芍药 干地黄 甘草 芎䓖（各五两） 大枣（二十枚）

上吹咀。以水六升，渍一宿，明旦复水五升，合煮取三升，分三服。药入四肢百脉，似醉状是效。无生姜，酒渍干姜一两，一宿用之。

3. 延年白术丸（《外台秘要·卷第十二·寒癖方五首》）

主宿冷癖气因服热药发热，心惊虚悸，下冷上热，不能食饮，频头风旋，喜呕吐方。

白术（六分） 厚朴（两分，炙） 人参（五分） 白芷（三分） 橘皮（四分） 防风（五分） 吴茱萸（四分） 芎䓖（四分） 薯蓣（四分） 茯神（五分） 桂心（四分） 大麦蘖（四分，熬） 干姜（四分） 防葵（四分，炙） 甘草（五分，炙）

上十五味捣筛，蜜和丸如梧桐子。酒服十五

丸，日再，加至二十丸。

4. 熟干地黄丸（《太平惠民和剂局方·卷之九·治妇人诸疾》）

治妇人风虚劳冷一切诸疾。或风寒邪气留滞经络，气血冷涩，不能温润肌肤；或风寒客于腹内，则脾胃冷弱，不能克消水谷；或肠虚受冷，大便时泄；或子脏挟寒，久不成胎，月水不调，乍多乍少；或月前月后，或淋沥不止，或闭断不通，积聚癥瘕，面体少色，饮食进退，肌肉消瘦，百节酸疼，时发寒热，渐至羸损，带漏五色，阴中冷痛，时发肿痒，月水将行，脐腹先痛，皮肤皱涩，瘾疹瘙痒，麻痹筋挛，面生䵟黯，发黄脱落，目泪自出，心忪目眩；及产后劳损未复，肌瘦寒热，颜色枯黑，饮食无味，渐成蓐劳，并皆治之。

熟干地黄（酒浸） 五味子（拣净） 柏子仁（微炒，别研） 芎䓖（各一两半） 泽兰（去梗，二两一分） 禹余粮（火烧红，醋淬七遍，细研） 防风（去芦叉） 肉苁蓉（酒浸一宿） 白茯苓（去皮） 厚朴（去粗皮，姜汁炙） 白芷 干姜（炮） 山药 细辛（去苗） 卷柏（去根，各一两） 当归（去芦，酒浸炒） 藁本（去芦，洗） 甘草（炙，各一两三分） 蜀椒（去目及闭口者，微炒去汗） 牛膝（去苗，酒浸一宿） 人参 续断 蛇床子（拣净，微炒） 芜荑（炒） 杜仲（去粗皮，炙黄） 艾叶（炒，各三分） 赤石脂（煅，醋淬） 石膏（煅，研，飞，各二两） 肉桂（去粗皮） 石斛（去根） 白术（各一两一分） 紫石英（煅，醋淬，研飞，三两）

上件药，捣罗为末，炼蜜和捣五七百杵，丸如梧桐子大。每服三十丸，温酒或米饮下，空心，食前服。常服养血补气，和顺荣卫，充实肌肤，调匀月水，长发驻颜，除风去冷，令人有子。温平不热无毒，妊娠不宜服之。

5. 黄芪茯神汤（《三因极一病证方论·卷之五·五运时气民病证治》）

治心虚挟寒，胸心中痛，两胁连肩背支满噎塞，郁冒蒙昧，髋髀挛痛，不能屈伸；或下利溏泄，饮食不进，腹痛，手足痿痹，不能任身。

黄芪 茯神 远志（去心，姜汁淹炒） 紫河车 酸枣仁（炒，各等分）

上锉散。每服四大钱，水盏半，姜三片，枣一个，煎七分，去滓温服，食前服。

6. 草豆蔻丸（《卫生宝鉴·卷十三·心胃痛及腹中痛》）

治因饥饱劳役，脾胃虚弱，而心火乘之，不能滋荣心肺，上焦元气衰败，因遇冬冷，肾与膀胱之寒水大旺。子能令母实，助肺金大旺相辅，而来克心乘脾，故胃脘当心而痛，此大复其仇。故《经》云：大乘必大复，理之常也。故皮毛血脉分肉之间，元气已绝于外。又以大寒大燥二气，并而乘之。其人苦恶风寒，耳鸣及腰背相引，而鼻内苦瘜肉不通，不闻香臭，额寒脑痛，目时眩。寒水反乘脾土，痰唾沃沫，饮食反出，腹中常痛，心胃痛，胁下急缩，有时而痛，腹不能伸，大便多泄而不秘，下气不绝。或腹中鸣，胸中气乱，心烦不安，而成霍乱之意。膈咽不通，极则有声。鼻中气短，遇寒滋甚。或居暖处，方过口吸风，寒则复作。四肢厥逆，身体沉重，不能转侧，头不可以顾，小便溲而欠，此脾虚之至极也。

橘皮（八分） 僵蚕（八分） 草豆蔻（一钱四分，面裹煨熟，去皮） 泽泻（一钱） 青皮（六分） 吴茱萸（八分，洗去苦） 半夏（一钱） 黄芪（八分） 益智仁（八分） 人参（八分） 神曲（炒，四分） 生甘草（六分） 姜黄（四分） 桃仁（汤浸去皮尖，六分） 当归身（六分） 柴胡（四分，详胁下痛，多少用之） 大麦蘖（一钱半） 甘草（炙，六分）

上除桃仁另研外，余同为末，入桃仁研匀，汤浸蒸饼丸如桐子大。每服三十丸，热白汤送下，旋斟酌虚实多少用之。

7. 四五七汤（《卷一百十七·寒暑湿门·中寒附论》）

治感寒，头眩恶寒，口眼㖞斜，耳聋。

大附子（三两，炮，去皮脐） 山茱萸（五两） 山药（七两）

上为末。每服二钱，酒调服；或㕮咀，每服四大钱，水盏半，姜五片，枣一个，煎七分，去滓温服。

8. 铁刷汤（《普济方·卷二百二十五·诸虚门·补益诸虚》）

专治男子妇人，一切阴寒，失精色败，腰膝疼痛，泄泻不止，肠风下血，痔漏遗精，头目昏眩，诸病难痊；兼治妇人赤白带下，产后血晕等气疾。

紫梢花（成块带蒂者佳） 拣肉桂 大丁香 蛇床子 吴茱萸（各一两） 山茱萸（去核） 天

仙子　萝卜子　川椒　细辛　地豆(大者、白眉者佳)　狗脊　芎䓖　甘松(各半两)　天雄(一个)　白檀　槐角子　白芷　沉香　芸苔子　香附子　芫花　葶苈子　巴戟(去心)　肉苁蓉　木香(各三钱)

上为粗末。用酸浆水一大碗,药末五钱,盐少许,同煎三五十沸,倾在盆内熏之,渐通手洗浴如火热。妇人每日熏浴之,能使败精秽血如黑汁下,用药人自知。

9. 术附汤(一名**白术附子汤**)《景岳全书·卷之五十三图集·古方八阵·补阵》

治中寒中气不足,四肢逆冷,口噤,牙关紧急,痰盛脉弱,风虚头眩,头重苦极,不知食味。

白术(二两)　炙甘草(一两)　附子(一两半,炮,去皮)

每用五六钱,姜五片,枣一枚,水一钟半,煎七分,食远温服。或用此化苏合丸,连进三服效。

10. 茯神汤(《景岳全书·卷之六十二长集·小儿则古方·小儿》)

治胆气虚寒,头痛目眩,心神恐惧,或是惊痫。

人参　黄芪(炒)　枣仁(炒)　熟地　白芍(炒)　柏子仁(炒)　五味子(炒)　茯神(各一两)　桂心　甘草(炒,各五钱)

上每服二三钱,水煎。

十九、治气滞眩晕方

1. 大黄散(《太平圣惠方·卷第二十九·治虚劳大便难诸方》)

治虚劳气壅,大便难,头目昏,心神烦热。

川大黄(一两,锉碎,微炒)　芎䓖(半两)　槟榔(三分)　桑根白皮(半两,锉)　汉防己(半两)　甘草(半两,炙微赤,锉)

上件药,捣粗罗为散。每服三钱,以水一中盏,入生姜半分,煎至六分,去滓,不计时候,温服。

2. 槟榔散(《太平圣惠方·卷第二十九·治虚劳大便难诸方》)

治虚劳脏腑气滞,大便难,头目昏,心酸壅闷。

槟榔(三分)　川大黄(一两,锉碎,微炒)　木香(一分)　枳壳(三分,麸炒微黄去瓤)　甘草(一分,炙微赤,锉)　郁李仁(一分,汤浸去皮尖)

上件药,捣筛为散。每服三钱,以水一中盏煎至六分,去滓,每于食前温服。

3. 柴胡散(《太平圣惠方·卷第四十五·治服乳石人脚气发动诸方》)

治因服乳石,致脏腑壅滞,及脚气欲发,或憎寒壮热,头痛心烦,眼目昏闷,头旋欲吐,不纳饮食。

柴胡(一两,去苗)　葛根(半两,锉)　赤茯苓(半两)　麦门冬(三分,去心)　石膏(二两)　葳蕤(三分)　甘草(半两,炙微赤,锉)　玄参(三分,去芦头)　川升麻(三分)　黄芩(半两)　犀角屑(一两)　川芒硝(一两)

上件药,捣筛为散。每服四钱,以水一中盏,入生姜半分,豉一百粒,煎至六分,去滓温服,不计时候。

4. 防风汤(《圣济总录·卷第一十九·诸痹门·肝痹》)

治肝痹头目昏塞,四肢不利,胸膈虚烦。

防风(去叉,一两)　芎䓖　黄芪(锉)　五味子　人参　茯神(去木)　独活(去芦头)　羚羊角(镑屑)　前胡(去芦头,各三分)　细辛(去苗叶)　酸枣仁(微炒)　甘草(炙,各半两)

上一十二味,粗捣筛。每服三钱匕,水一盏,大枣三枚劈破,同煎取七分,去滓温服,不计时候。

5. 木香槟榔丸(《圣济总录·卷第三十七·瘴气》)

治瘴。

槟榔(鸡心者)　陈橘皮(汤去白,焙,各二两)　木香　附子(大者,炮裂,去皮脐)　人参　厚朴(去粗皮,生姜汁炙)　桂(去粗皮)　羌活(去芦头)　京三棱(炮)　独活(去芦头)　干姜(炮)　甘草(炙,锉)　芎䓖　大黄(锉,炒)　芍药(各半两)　牵牛子(一斤,捣取末,四两)　肉豆蔻(六枚,去壳)

上一十七味,捣罗为末,瓷器盛密封,临服再用牵牛末二两,药末一两,同研令匀,炼蜜为丸如梧桐子大。心腹胀满,一切风劳冷气,脐下刺痛,口吐清水白沫,醋心痰癖气块,男子肾脏风毒,攻刺四肢,及阳毒脚气,目昏头痛呕逆,及两胁坚满,临卧橘皮汤下三十丸,以利为度。

6. 前胡汤(《圣济总录·卷第五十三·肾虚多唾》)

治肾脏虚壅多唾,头目昏眩。顺三焦气,利胸膈,进饮食。

前胡(去芦头,一两) 白茯苓(去黑皮,三分) 木香(半两) 大腹(一两) 附子(炮裂,去皮脐,三分) 桔梗(半两,炒) 枳壳(去瓤麸炒,半两) 五味子(一两) 甘草(炙,锉,半两) 半夏(半两,生姜自然汁四两,浆水一升,于银器内慢火煮令水尽,切,焙)

上一十味,锉如麻豆。每服五钱匕,水二盏,入生姜三片,同煎至一盏,去滓,稍热食前服。

7. 谷神散(《圣济总录·卷第五十四·三焦门·三焦俱虚》)

治三焦气虚,心胸痞闷,两胁胀满,不思饮食,四肢少力,或多痰涎,咽喉不利,或上气喘促,头目昏眩,心腹疼痛;又治中满下虚,久服和补脾元,调适寒温,顺四时之胃气,大能进饮食。通流津液,止烦渴,育神养气。

枇杷叶(净刷去毛,涂枣汁炙香熟,一两) 石斛(细锉,用酒拌和微炒,三分) 薏苡仁(微炒,一两) 缩砂蜜(去皮,一两) 丁香(半两) 杜仲(去粗皮,用生姜汁与酒合和涂炙令香熟,三分) 藿香叶(三分) 随风子(如无,拣紧小诃黎勒亦得,三分) 沉香(细锉,三分) 木香(三分) 半夏(用汤洗七遍,生姜一分,切作片子,与半夏同捣烂作饼子,炙黄,一分) 青橘皮(汤浸去白,焙干,半两) 大腹皮(锉,微炒,三分) 槟榔(细锉,半两) 白术(二两) 桑根白皮(细锉,微炒,半两) 陈橘皮(汤浸去白,焙,三分) 白豆蔻(去皮,微炒,一两) 人参(一两) 五味子(半两) 白茯苓(去黑皮,一两) 陈曲(微炒,三分) 谷蘖(微炒,半两) 甘草(微炙黄,一两)

上二十四味,捣罗为散。每服三钱匕,以水一盏,入枣三枚劈,生姜三片,同煎至七分,去滓温服,不计时候。

8. 赤茯苓汤(《圣济总录·卷第八十六·虚劳门·肝劳》)

治肝劳虚寒,胁痛胀满,气闷目昏,不思饮食。

赤茯苓(去黑皮,一两半) 桔梗(炒) 陈橘皮(汤浸去白,焙,各一两) 白术(半两) 鳖甲(去裙襴,醋炙,二两) 桂(去粗皮,三分)

上六味,粗捣筛。每服三钱匕,水一盏,入生姜三片,同煎至七分,去滓,食前温服。

9. 木香丸(《幼幼新书·卷第二十三·五疳第四》)

兼治小儿七岁以上,五般疳气,肚痛腹胀,气喘方。

木香 厚朴(用生姜自然汁浸过,炙令黄色为度) 川大黄(微炒) 人参(各一两) 槟榔(三两,鸡心者) 芍药 肉桂(去粗皮) 羌活 京三棱 独活 川芎 干姜(炮,各半两) 肉豆蔻(六个,去壳) 大附子(一分,炮,去皮脐) 陈橘皮(二两,用汤浸去白瓤,干取一两)

上件药一十五味,精细拣择,杵为末,以瓷罐盛,密封系。如要服食,用生牵牛子末二两、药末二两同研,合和一处,以炼蜜为丸如梧桐子大。心腹胀满,一切风劳冷气,脐下刺痛,口吐清水,醋心,痃癖气块;男子肾脏风毒,攻刺诸处,及脚气,目眩头痛,心间不快者,临卧用橘皮汤下三十丸,来日微转为度。如未瘥,则每夜更服十丸,觉安便止。忽浑身壮热,四肢疼痛不可忍,口内狂言,此是阳毒伤寒,经三日后,临卧时温水下三十丸。如未转时,更加丸数。妇人血海不调刺痛,积年血块,胃口呕逆涎沫,手足烦,头热,不思茶饭,用生姜汤下三十丸,以转为度。如未瘥,则每夜更服十丸,疾瘥即止。小儿七岁以上,五般疳气,肚痛腹胀,气喘,空心用生姜汤下三五丸。饱闷不消,腹泄不止,临卧暖酒下三十丸,一服必愈。若食毒痈疽发背,半身不遂,并皆治之。

10. 小七香丸(《太平惠民和剂局方·卷之三·绍兴续添方》)

温中快膈,化积和气。治中酒吐酒,呕逆咽酸,气膈食噎,饮食不下,冷涎翻胃,腹胀脾疼,远年茶酒食积,眼脸俱黄,赤白痢疾,脾毒泄泻。妇人脾血气,小儿疳气,并宜服之。

甘松(炒,八十两) 益智仁(炒,六十两) 香附子(炒,去毛) 丁香皮 甘草(炒,各一百二十两) 蓬莪术(煨,乘热碎) 缩砂仁(各二十两)

上为末,水浸蒸饼为丸如绿豆大。每服二十丸,温酒、姜汤、熟水任下。或气胀满,磨乌药水煎汤下。或酒食过度,头眩恶心,胸膈满闷,先嚼二十丸,后吞二十丸,生姜、紫苏汤下。此药性温平,不动脏腑。

11. 分心气饮

1)《太平惠民和剂局方·卷之三·宝庆新增方》

治男子、妇人一切气不和，多因忧愁思虑，怒气伤神，或临食忧戚，或事不随意，使郁抑之气留滞不散，停于胸膈之间，不能流畅，致心胸痞闷，胁肋虚胀，噎塞不通，噫气吞酸，呕哕恶心，头目昏眩，四肢倦怠，面色萎黄，口苦舌干，饮食减少，日渐羸瘦，或大肠虚秘，或因病之后，胸膈虚痞，不思饮食，并皆治之。

木香（不见火） 桑白皮（炒，各半两） 丁香皮（一两） 大腹子（炮） 桔梗（去芦，炒） 麦门冬（去心） 草果仁 大腹皮（炙） 厚朴（去粗皮，姜汁制） 白术 人参（锉，各半两） 香附子（炒，去毛） 紫苏（去梗） 陈皮（去白） 藿香（各一两半） 甘草（炙，一两）

上㕮咀。每服二钱，水一盏，入生姜三片，枣子一个，擘破去核，及灯心十茎，煎至七分，去滓温服，不拘时候。

2）《立斋外科发挥·卷五·瘰疬》

治七情郁结，胸膈不利，或胁肋虚胀，噎塞不通，或噫气吞酸，呕秽恶心，或头目昏眩，四肢倦怠，面色萎黄，口苦舌干，饮食减少，日渐羸瘦，或大肠虚秘，或病后虚痞。

木通 赤芍药 赤茯苓 官桂 半夏（姜制） 桑白皮（炒） 大腹皮 陈皮（去白） 青皮（去白） 甘草（炙） 羌活（各五分） 紫苏（二钱）

作一剂，水二钟，姜三片，枣二枚，灯心十茎，煎八分，食远服。

12. 大藿香散

1）《严氏济生方·呕吐翻胃噎膈门·呕吐论治》

治忧、愁、思、虑、悲、恐、惊七情伤感，气郁于中，变成呕吐；或作寒热，眩晕，痞满，不进饮食。

藿香叶 半夏曲 白术 木香（不见火，各一两） 白茯苓（去皮） 桔梗（去芦，锉，炒） 人参 枇杷叶（拭去毛） 官桂（不见火） 甘草（炙，各半两）

上为细末。每服三钱，水一大盏，生姜五片，枣子一枚，煎至七分，去滓温服，不拘时候。

2）《普济方·卷二十二·脾脏门·兼理脾胃·附论》

治一切心肺脾胃气，变为万病，服之皆愈。

藿香叶（二两） 木香 青皮（去瓤麸炒） 神曲（炒） 人参（去芦） 肉豆蔻（面裹煨） 良姜（炒） 大麦（炒） 诃子（煨，去核） 白茯苓 甘草（炒） 厚朴（姜汁制炒） 陈皮（去白，各一两） 白干姜（五钱，炮）

上为细末。每服二钱，吐逆泻痢，不下食，或呕酸苦水，翻胃恶心，并用水一盏，煨生姜半块，擘破同煎，盐一捻安盏中，候煎药及七分热呷；水泻滑泄，肠风脏毒，陈米饮热调，入盐少许下；赤白痢煎甘草黑豆汤下；脾元受虚邪，变为寒热，或脾胃虚冷，醋心气胀，宿滞酒食，噫满不化，膈上不快，面色积黑，痰气作晕，头目眩掉，水一盏，姜三片，枣一枚，擘破同煎七分，入盐少许，嚼姜枣汤热服；胃气呃噫，生姜自然汁半茶钟，入盐点热呷；绝不思食或吃少，气弱膈满，煨姜一小块先嚼，入盐点热服，中酒亦如之。一切气膈，变成百病，如上服之不拘时。如汤点入姜盐紫苏尤佳，大能消食顺气，利膈开胃，功不可细述。

13. 白术茯苓丸

1）《普济方·卷二十五·脾脏门·脾胃不和不能饮食》

治脾胃不和，胸膈痞闷，心腹胀满，干哕噫酸，饮食不化，肠鸣泄泻，酒癖停积，呕吐痰沫，头目昏晕。

白术（六两） 赤茯苓（去皮） 干姜（炮） 肉桂（去粗皮） 半夏（汤洗七遍） 枳实（去瓤麸炒） 肉豆蔻（面裹煨香） 人参（去芦头，各二两）

上为细末，用神曲碾为糊，丸如梧桐子大。每服五十丸，生姜汤下，不拘时。

2）《普济方·卷一百六十四·痰饮门·一切痰饮》

治三焦气涩，停痰不消，胸膈痞闷，腹胁胀满，咳嗽涎甚，咽嗌干痛，心忪悸动，头目眩晕，寒热时作，肢节疼痛，咽吐清水，神昏多倦，不欲饮食。

白茯苓 白术（各半两） 天南星（一两） 白附子（一两） 白矾（三分） 半夏（三两，并生用）

上为细末，白面糊丸如梧桐子大。每服二三十丸，姜汤下，不拘时候。

14. 叶氏清膈丸（《普济方·卷二十六·肺脏门·肺实》）

治肺气上壅，气促迫塞，面赤痰实，咽嗝不利，头昏目眩,胸背拘急,及治面生赤皻瘙痒。

人参　赤茯苓　木通　黄芪(蜜炙)　生干地黄　桑白皮(蜜炙)　青皮(去白)　防风(去皮)　甘草(炙,各一两)　枳壳(麸炒去瓤)　麦门冬(去心,半两)

上为末炼蜜丸弹子大。每一丸,水七分煎六分,温服,食后,日三服。一方作散,用蜜煎服亦得。

15. 三才丸(《普济方·卷二十七·肺脏门·肺脏壅热》)

治肺气不和,上焦壅盛,头目昏重。

天麻(去苗)　人参(去芦头)　熟干地黄(洗,焙)

上件各等分,为细末,炼蜜为丸,每一两作一十丸。每服一丸,卧含化。

16. 人参荆芥散(《普济方·卷四十三·三焦腑门·三焦实热》)

治上焦壅滞,头目昏眩,涕唾稠黏,心胸烦满。

人参　柴胡　羌活　荆芥　旋覆花　甘菊　桑白皮(各等分)

上七味为末。每服二钱,水一盏煎至七分,食后临卧温服。

17. 辛夷汤(《普济方·卷五十六·鼻门·鼻塞气息不通》)

治肺气不利,头目昏眩,鼻塞声重,咯咛稠黏。

辛夷(去毛)　甘菊花(去枝节)　吴白芷　川芎　前胡(去芦头)　薄荷叶(去土)　石膏　白术　生干地黄　赤茯苓(去皮)　陈橘皮(去白,以上各一两)　甘草(炙,二两)

上为粗末。每服五钱,水一盏半煎至一盏,去滓温服,食后,日三服。

18. 槟榔丸(《普济方·卷一百八十一·诸气门·一切气》)

治气不宣通,饮食迟化,胸膈痞闷,噫气吞酸,头目重眩,胁肋刺痛,呕逆恶心。

槟榔　青皮(去白)　陈皮(去白)　舶上香皮　缩砂仁　桂(去粗皮,各半两)　丁香　木香(各二钱半)　肉豆蔻　乌梅(全用,二两)　巴豆(不去皮,别捣,一两)　硇砂(别研,二钱)

上为细末,醋糊为丸如绿豆大,不得见日并火,只风中阴干。每服三五丸,食后生姜汤放冷下,更量脏腑虚实加减。

19. 神仙楮实丸(《普济方·卷一百八十一·诸气门·一切气》)

治积冷气冲心胸,及腹有蛔虫疼痛,痔瘘痃癖气块,心腹两肋胀满,气急食不消化,上逆气奔于心;并疝气下坠,饮食不得,吐水呕逆,上气咳嗽,眼花少力,心虚健忘,冷风偏风等疾;坐则思眠,起则头眩,男子冷气,腰疼膝痛,冷痹风顽,阴汗盗汗,夜多小便泄利,阳道衰弱;妇人月水不通,小腹疼痛,赤白带下。一切冷疾,无问大小,能明目益气力,轻身补髓精。

楮子实(一升,淘去泥,微炒)　官桂(四两,去皮)　牛膝(半斤,酒浸三日)　干姜(二两)

上为末,酒糊为丸如梧桐子大。每服五十丸,空心陈皮汤下。

20. 导气丸(《普济方·卷一百八十二·诸气门·一切气》)

治虚阳上攻,气滞不快,上盛下虚膈痰壅食,咽干不利,咳嗽中满,喘急气粗,脐腹膨胀,满闷虚烦,微渴引饮,及头目昏眩,腰痛脚弱,四肢倦怠。此药专治脚气上攻满急,下元虚冷。服药不瘥者,饮之立效。

木香(二两)　荜澄茄(四两)　橘皮(一两,研)　生姜(一两)　牵牛(一两,取研末)

上为末,面糊丸如梧子大。每服三十丸,萝卜汤下,食后服。

21. 乌香正气散(《普济方·卷二百五十六·杂治门·杂病》)

治杂病。

大香附子(十两,去毛刮净,熏醋过)　好乌药(八两,去心,炒黄)

上为细末。行当侵晨,冲冒风冷,出入盐点二钱匕。正气祛邪,辟鬼魅疫疠,祛风理气进食,兼治妊孕伤寒,葱白十茎,生姜二两,同煎一碗,作三服,调药热服出汗。治伤风吹飒冒冷,头眩项强背皆痛,用热酒一盏,入苏叶调服。

22. 梨木灰丸(《本草纲目·果部第三十卷·果之二·梨》)

治气积郁冒,人有气从脐左右起上冲,胸满气促,郁冒厥者。

梨木灰　伏出鸡卵壳中白皮　紫菀　麻黄(去节)

等分为末,糊丸梧桐子大。每服十丸,酒下。

亦可为末服方寸匕，或煮汤服。

二十、治瘀血眩晕方

1. 桂心散（《圣济总录·卷第一百六十·产后门·产后血运》）

治产后血块攻筑，头目昏运。

桂（去粗皮）　姜黄（各一两）

上二味，捣罗为散。每服二钱匕，以炒生姜酒调下，不拘时服。

2. 牡丹散（《三因极一病证方论·卷之十七·产科二十一论评》）

治产后血晕，闷绝狼狈。若口噤，则拗开灌之必效。

牡丹皮　大黄（蒸）　芒硝（各一两）　冬瓜子（半合）　桃仁（三七粒，去皮尖）

上为锉散。每服五钱，水三盏煎至盏半，去滓，入芒硝又煎，分二服。欲产，先煎下以备缓急。

二十一、治积滞眩晕方

1. 柴胡厚朴汤（《圣济总录·卷第二十三·伤寒门·伤寒潮热》）

治伤寒后潮热不退，或时头痛目眩，此是腹中有结燥。

柴胡（去苗）　厚朴（去粗皮，姜汁炙）　朴硝（研，各一两）　大黄（锉，炒，一两半）　枳壳（去麸炒，三分）

上五味，粗捣筛。每服五钱匕，水一盏半煎至七分，去滓温服，以利为度。

2. 五积散（《太平惠民和剂局方·卷之二·治伤寒》）

调中顺气，除风冷，化痰饮。治脾胃宿冷，腹胁胀痛，胸膈停痰，呕逆恶心；或外感风寒，内伤生冷，心腹痞闷，头目昏痛，肩背拘急，肢体怠惰，寒热往来，饮食不进；及妇人血气不调，心腹撮痛，经候不调，或闭不通，并宜服之。

白芷　川芎　甘草（炙）　茯苓（去皮）　当归（去芦）　肉桂（去粗皮）　芍药　半夏（汤洗七次，各三两）　陈皮（去白）　枳壳（去瓤炒）　麻黄（去根节，各六两）　苍术（米泔浸去皮，二十四两）　干姜（爁，四两）　桔梗（去芦头，十二两）　厚朴（去粗皮，四两）

上除肉桂、枳壳二味别为粗末外，一十三味同为粗末，慢火炒令色转，摊冷，次入桂、枳壳末令匀。每服三钱，水一盏半，入生姜三片，煎至一中盏，去滓，稍热服。如冷气奔冲，心、胁、脐、腹胀满刺痛，反胃呕吐，泄利清谷，及痃癖癥瘕，膀胱小肠气痛，即入煨生姜三片、盐少许同煎；如伤寒时疫，头痛体疼，恶风发热，项背强痛，入葱白三寸、豉七粒同煎；若但觉恶寒，或身不甚热，肢体拘急，或手足厥冷，即入炒茱萸七粒、盐少许同煎；如寒热不调，咳嗽喘满，入枣煎服；妇人难产，入醋一合同煎服之，并不拘时候。

3. 麻黄白术散（《普济方·卷三十九·大肠腑门·大便秘涩不通》）

治大便不通，三日一遍，小便黄赤，浑身肿，面上及腹尤甚，其色黄，麻木身重如山，沉困无力，四肢痿软，不能举动，喘促吐清水，吐哕痰唾，白沫如胶；时燥热发欲去衣，须臾而过，振寒项额有如冰，额寒尤甚，头旋眼黑，目中溜火冷泪，鼻不闻香臭，少腹急痛，当脐有动气，按之坚硬而痛。

麻黄（不去节，五钱）　桂枝（三分）　杏仁（四枚）　吴茱萸　草豆蔻（各五分）　厚朴（三分）　炒曲（五分）　升麻（二分）　柴胡（三分）　白术（三分）　苍术（三分）　生甘草（一钱）　泽泻（四分）　茯苓（四分）　橘红（二分）　青皮（一分）　黄连（一分，酒制）　黄芪　人参（各三分）　黄芩（二分，酒制）　炙甘草（一分）　猪苓（三分）

上㕮咀。分作二服，水二盏半，先煎麻黄，令沸去沫，再入诸药，同煎至一盏，去滓，稍热食远服之。

4. 木香槟榔丸（《医学正传·卷之四·诸气》）

流湿润燥，推陈致新，滋阴抑阳，散郁破结，活血通经。治男子妇人呕吐酸水，痰涎不利，头目昏眩，并一切酒毒食积，及米谷不化，或下痢脓血，大便秘塞，风壅积热，口苦烦渴，涕唾稠黏，膨胀气满等证。

木香　槟榔　青皮（去穰）　陈皮（去白）　黄柏　莪术（煨）　枳壳（麸炒）　黄连（去毛）　大黄（酒拌湿纸包煨）　黑丑（取头末）　香附（各一两，童便浸）　当归（一两五钱）

上为细末，滴水为丸如梧桐子大。每服五七十丸，温水下，以利为度。

二十二、治气血逆乱不和眩晕方

1. 泻肺散(《备急千金要方·卷十七肺脏方·肺虚实第二》)

治酒客劳倦或出当风,喜怒气舍于肺,面目黄肿,起即头眩,咳逆上气,时忽忽欲绝,心下弦急不能饮食,或吐脓血,胸痛引背,支满欲呕方。

五味子　百部(各二两半)　茯苓　附子　肉苁蓉　石斛　当归　远志　川续断(各一两)　细辛　甘草(各七分)　防风　川椒　紫菀　桂心　干姜　款冬花(各一两半)　桃仁(六十枚)　杏仁(三十枚)

上十九味,治下筛。酒服方寸匕,日三,后稍加至二匕。

2. 七气丸(《备急千金要方·卷十七肺脏方·积气第五》)

主七气,七气者,寒气、热气、怒气、恚气、喜气、忧气、愁气,此之为病皆生积聚,坚牢如杯,心腹绞痛,不能饮食,时去时来,发则欲死。凡寒气状,吐逆心满;热气状,恍惚眩冒,失精;怒气状,不可当,热痛上荡心,短气欲绝不得息;恚气状,积聚心满,不得食饮;喜气状,不可疾行久立;忧气状,不可苦作,卧不安席;愁气状,平故如怒喜忘,四肢浮肿不得举止;亦治产后中风余疾方。

大黄(二两半)　人参　半夏　吴茱　柴胡　干姜　细辛　桔梗　菖蒲(各二分)　茯苓　川芎　甘草　川椒(一用桂心)　石膏　桃仁(各三分)

上十五味为末,蜜丸如梧子大。每服酒下三丸,日三服,渐加至十丸。

3. 半夏散(《太平圣惠方·卷第十五·治时气心腹痞满诸方》)

治时气,若吐下发汗后,心下痞满,气上冲胸,起即头眩,脉沉紧者。

半夏(汤洗七遍去滑)　白术　甘草(炙微赤,锉)　赤茯苓　桂心　人参(去芦头)　诃黎勒(用皮)　前胡(去芦头,以上各一两)

上件药,捣筛为散。每服五钱,以水一中盏,入生姜半分,枣三枚,煎至六分,去滓,不计时候,温服。

4. 桃仁丸(《太平圣惠方·卷第七十·治妇人寒热诸方》)

治妇人头目昏重,心神烦乱,或时寒热,肢节疼痛,不欲饮食。

桃仁(一两,汤浸去皮尖、双仁,麸炒微黄)　芎䓖(半两)　白术(半两)　赤茯苓(三分)　枳壳(半两,麸炒微黄去瓤)　赤芍药(半两)　诃黎勒皮(三分)　槟榔(半两)　鳖甲(一两半,涂醋炙令黄,去裙襕)　羚羊角屑(一两)　柴胡(一两,去苗)　人参(一两,去芦头)　酸枣仁(一两,微炒)　生干地黄(一两)

上件药,捣罗为末,炼蜜和捣三二百杵,丸如梧桐子大。每服,不计时候,以生姜荆芥薄荷汤下三十丸。

5. 诃黎勒丸(《太平圣惠方·卷第七十五·治妊娠呕逆不下食诸方》)

治妊娠心烦,头目眩闷,闻食气即呕逆。

诃黎勒皮(一两)　人参(半两,去芦头)　赤茯苓(半两)　白术(一两)　半夏(半两,汤洗七遍去滑)　葛根(半两,锉)　甘草(半两,炙微赤,锉)　枳壳(三分,麸炒微黄去瓤)

上件药,捣罗为末,炼蜜和捣三二百杵,丸如梧桐子大。每服不计时候,以生姜粥饮下二十丸。

6. 旋覆花汤(《太平圣惠方·卷第七十六·妊娠逐月养胎主疗诸方》)

治妊娠五月,有热,头眩心烦,欲吐,有寒,腹满小便数,卒恐悸,四肢疼痛,寒热,胎动无常,腹痛顿仆,有所下。

旋覆花(一两)　当归(一两,锉,微炒)　赤芍药(一两)　甘草(半两,炙微赤,锉)　黄芩(一两)　人参(一两,去芦头)　麦门冬(一两,去心)　生姜(一两)　阿胶(二两,捣碎,炒令黄燥)　吴茱萸(一两,汤浸七遍,焙干,微炒)

上件药,细锉。先取肥乌雌鸡一只,理如食法,以水一斗,煮鸡取汁五升,去鸡纳药,煎取三升,入酒二升,又煎取四升,每于食前,温服一小盏。

7. 酽醋鸡子汤(《太平圣惠方·卷第七十九·治产后烦闷诸方》)

治产后心神烦闷,眩迷不醒,唇口冷,脉欲绝,面青,血气上冲,宜急服此方。

酽醋(三合)　鸡子(一枚,打破浮在碗中)

上件药,先煎醋一两沸,倾入鸡子碗中,熟搅顿服,立效。

8. 人参汤(《圣济总录·卷第四十一·肝脏门·煎厥》)

治煎厥气逆,头目昏愦,视听不明,少气善怒。

人参　远志(去心)　赤茯苓(去黑皮)　防风(去叉,各二两)　芍药　麦门冬(去心)　陈橘皮(汤浸去白,焙)　白术(各一两)

上八味,锉如麻豆。每服五钱匕,水一盏半煎取八分,去滓温服,日再。

9. 山芋汤(《圣济总录·卷第四十一·肝脏门·煎厥》)

治动作烦劳,阳气张大,肝精不守,善怒少气,头目昏愦,病名煎厥。

山芋　生干地黄(焙)　防风(去叉锉)　茯神(去木)　山茱萸(炒)　桂(去粗皮)　天雄(炮裂,去皮脐)　远志(去心)　细辛(去苗叶)　枳实(麸炒去瓤)　甘菊花(各一两)　甘草(炙,锉,三分)

上一十二味。细锉如麻豆,每服三钱匕,水一盏,入生姜三片,煎至七分。去滓温服,空心食前。

10. 藿香汤(《圣济总录·卷第六十七·诸气门·厥逆气》)

治气逆上盛,头目昏眩,不思饮食,时发恶心,或作中满,调中顺气,消痰利膈。

藿香叶　白术(各二两)　人参　白茯苓(去黑皮,各一两)　丁香　甘草(炙,各半两)

上六味,粗捣筛。每服三钱匕,水一盏,入生姜三片,同煎至七分,去滓温服,不计时。

11. 苏子降气汤(《太平惠民和剂局方·卷之三·宝庆新增方》)

治男、女虚阳上攻,气不升降,上盛下虚,膈壅痰多,咽喉不利,咳嗽,虚烦引饮,头目昏眩,腰疼脚弱,肢体倦怠,腹肚疞刺,冷热气泻,大便风秘,涩滞不通,肢体浮肿,有妨饮食。

紫苏子　半夏(汤洗七次,各二两半)　川当归(去芦,两半)　甘草(爁,二两)　前胡(去芦)　厚朴(去粗皮,姜汁拌炒,各一两)　肉桂(去皮,一两半)

上为细末。每服二大钱,水一盏半,入生姜二片,枣子一个,紫苏五叶,同煎至八分,去滓热服,不拘时候。常服清神顺气,和五脏,行滞气,进饮食,去湿气。

12. 秘传降气汤(《太平惠民和剂局方·卷之三·宝庆新增方》)

治男子、妇人上热下虚之疾。凡饮食过度,致伤脾胃,酒色无节,耗损肾元,水土交攻,阴阳关膈,遂使气不升降,上热则头目昏眩,痰实呕逆,胸膈不快,咽喉干燥,饮食无味;下弱则腰脚无力,大便秘涩,里急后重,脐腹冷痛。治以凉,则脾气怯弱,肠鸣下利;治以温,则上焦壅热,口舌生疮,及脚气上攻,与久痢不瘥。宜先服此药,却以所主药治之,无不效者。

桑白皮(炒,二两)　骨碎补(去毛,炒)　草果仁(去皮,煨)　五加皮(酒浸半日炒黄)　半夏(生为末,生姜自然汁为饼,再碎,炒)　桔梗　诃子(炮,去核,各半两)　甘草(炒)　枳壳(去瓤麸炒)　陈皮(去白,炒黄)　柴胡(去芦)　地骨皮(炒黄,各一两)

上为粗散和匀,再就蒸一伏时,晒干。每服二钱,紫苏三叶,姜钱三片,水一盏,同煎至七分,食后,通口服。常服调顺荣卫,通利三焦,开膈化痰,和五脏。痰嗽,加半夏曲煎;心肺虚,加人参、茯苓煎;膈热,加北黄芩煎;下部大段虚,加少许炮附子煎,如使附子,多加生姜;妇人血虚,加当归煎。

13. 六和汤(《太平惠民和剂局方·卷之二·续添诸局经验秘方》)

治心脾不调,气不升降,霍乱转筋,呕吐泄泻,寒热交作,痰喘咳嗽,胸膈痞满,头目昏痛,肢体浮肿,嗜卧倦怠,小便赤涩,并伤寒阴阳不分,冒暑伏热烦闷,或成痢疾,中酒烦渴畏食。妇人胎前、产后,并宜服之。

缩砂仁　半夏(汤炮七次)　杏仁(去皮尖)　人参　甘草(炙,各一两)　赤茯苓(去皮)　藿香叶(拂去尘)　白扁豆(姜汁略炒)　木瓜(各二两)　香薷　厚朴(姜汁制,各四两)

上锉。每服四钱,水一盏半,生姜三片,枣子一枚,煎至八分,去滓温服,不拘时候服。

14. 七气汤(《三因极一病证方论·卷之十一·霍乱内因证治》)

治喜怒忧思悲恐惊七气郁发,致五脏互相刑克,阴阳反戾,挥霍变乱,吐利交作,寒热眩晕,痞满咽塞。

半夏(汤洗,五两)　厚朴(姜制)　桂心(各三两)　茯苓　白芍药(各四两)　紫苏叶　橘皮(各二两)　人参(一两)

上为锉散。每服四钱，水盏半，姜七片，枣一个，煎七分，去滓温服，空腹服。

15. 胃气丸（《三因极一病证方论·卷之十一·霍乱内因证治》）

治忧思过度，脾肺气闭，聚结涎饮，留滞肠胃，气郁于阴，凝寒于阳，阴阳反戾，吐利交作，四肢厥冷，头目眩晕，或复发热；兼治老人胃寒，大便反秘；妊娠恶阻，全不纳食。

硫黄（不拘多少，猪脏内缚两头，以米泔、酒、童子小便各一碗，煮干一半取出洗断秽气，控干秤，十两） 半夏（汤洗去滑，秤五两） 白茯苓 人参（各一两） 石膏（一分，煅，一法同硫黄煮）

上为末，生姜自然汁释炊饼糊为丸如梧子大。每服五十丸至百丸，空腹米汤入少生姜汁下。

16. 赤芍药散（《妇人大全良方·卷之六·妇人血风烦闷方论第六》）

治妇人气血不和，心胸烦闷，不思饮食，四肢少力，头目昏眩，身体疼痛。

牡丹皮 白茯苓 赤芍药 白芷 甘草（各一两） 柴胡（一两半）

上为细末。每服二钱。水一盏，生姜三片，枣一枚，同煎至七分，温服，食后临卧。

17. 黑神散（《仁斋直指方论·卷之二十六·附子嗣·附产后诸方》）

治妇人产后恶露不尽，胎衣不下，血气攻心，眩晕等证。

黑豆（炒，半斤） 熟地黄 当归（酒浸，去芦） 肉桂（去皮） 干姜（炮） 甘草（炙） 芍药 蒲黄（各四两）

上为末。每服二钱，热酒调下。《济生方》除蒲黄加附子。

18. 白薇汤

1）《世医得效方·卷第二大方脉杂医科·痎疟·眩冒》

治平居无苦疾，忽如死人，身不动摇，默默不知人；目闭不能开，口噤不能言；或微知人，恶闻人声，但如眩冒，移时方寤。此由已汗过多，血少气并于血，阳独上而不下，气壅塞而不行，故身如死。气过血还，阴阳复通，故移时方寤，名曰郁冒，亦名血厥。妇人多有之。

白薇 当归（各一两） 人参（去芦，半两） 甘草（一分）

上锉。每服五大钱，水二盏煎至一盏，去滓温服，不拘时。

2）《普济方·卷二百三十八·尸疰门·尸厥附论》

治郁冒。

白薇 紫苏（各三两） 当归（二两）

上为粗末。每服五钱，水二盏煎一盏，去滓服。

19. 橘皮汤（《世医得效方·卷第一大方脉杂医科·相类·虚烦》）

治动气在下，不可发汗，发之反无汗，心中大烦，骨节疼痛，目晕恶寒，食则反恶，谷不得入，宜服此。

橘皮（一两半） 甘草（炙，半两） 人参（一分） 竹茹（半两）

上锉散。每服五钱，水一盏半，姜三片，枣一枚煎，食前服。

20. 石莲散（《世医得效方·卷第十四产科兼妇人杂病科·产后》）

治咳逆，呕吐，心忪，目晕，不思饮食。

石莲肉（炒，两半） 白茯苓（一两） 丁香（半两）

上为末。每服三钱，米饮调，不以时服。

21. 青金汤（《普济方·卷二十四·脾脏门·饮食劳倦》）

治酒食所伤，及呕逆恶心，头目昏晕，神志不爽。

缩砂仁（一两） 薄荷叶（去土，二两） 白豆蔻仁（一两） 甘草（半两，微炒）

上件为细末。每服一钱，沸汤点服。

22. 搜风丸（《普济方·卷一百三·诸风门·风热》）

治邪气上逆，以致上实下虚，风热上攻，眼目昏蒙，耳鸣鼻塞，头痛眩晕，燥热上壅，痰逆涎嗽，心腹痞痛，大小便结滞。常服清利头目，开通鼻窍，聪耳明目，宣通血气，调顺饮食。

天南星 人参 茯苓（各半两） 干生姜 寒水石 白矾 半夏（各一两） 蛤粉 大黄 黄芩（各二两） 牵牛 滑石（各四两） 薄荷叶（半两） 藿香叶（二钱半）

上为末，滴水为丸如小豆大。每服十丸，生姜汤下，加至二十丸，日三，无时服。

23. 奔豚汤(《普济方·卷一百七十一·积聚门·贲豚》)

疗手足逆冷，胸满气促，从脐左右起，郁冒者。

甘草(四两，炙)　李根白皮(切)　葛根(各一斤)　黄芩(三两)　桂心　栝蒌　人参(各二两)　芎䓖(一两)

上以水一斗五升煮取五升，去滓，温服一升，日三夜二。忌海藻、菘菜、生葱。

24. 河间正气天香汤(《医学正传·卷之四·诸气》)

治妇人一切诸气作痛，或上凑心胸，或攻筑胁肋，腹中结块，发渴刺痛，月水因之而不调，或眩晕呕吐，往来寒热，无问胎前产后，一切气候普皆治之。

乌药(一钱五分)　香附(六钱)　陈皮　紫苏　干姜(各六分半)

上细切，作一服，水一盏半煎至一盏，去渣稍热服。

25. 一品丸(《本草纲目·草部第十四卷·草之三·莎草香附子》)

治气热上攻，头目昏眩，及治偏正头痛。

大香附子(去皮)

水煮一时，捣晒焙研为末，炼蜜丸弹子大。每服一丸，水一盏煎八分服；女人，醋汤煎之。

26. 四磨汤(《医方集解·理气之剂第七》)

治七情气逆，上气喘急，妨闷不食。怒则气上，思则气结，忧愁不已，气多厥逆，重则眩仆，轻则上气喘急，满闷妨食。

槟榔　沉香　乌药　人参

等分。浓磨煎三四沸，温服。一方人参易枳壳。一方去人参，加枳实、木香，白酒磨服，名五磨饮子治暴怒卒死，名曰气厥。

27. 桑枝煎(《景岳全书·卷之六十四春集·外科钤古方·外科》)

大治口渴。

取嫩桑枝细切一升炒，以水三升煎一升。日服三五剂，更多尤妙。《抱朴子》云：疗风痹干燥，臂痛脚气，四肢拘挛，上气眩晕。久服补肺消食，利小便，轻身，耳目聪明，令人光泽，其功不能尽述。

28. 抑气散(《张氏医通·卷十五·妇人门上》)

治妇人气盛于血，所以无子，寻常头目眩晕，膈满体疼、怔忡皆可服。

香附(制炒，净二两)　陈皮(焙，二两)　茯神　甘草(炙，各一两)

上为细末。每服二三钱，不拘时白汤调下。

二十三、治气血阴阳亏虚眩晕方

1. 乌贼鱼骨丸(《圣济总录·卷第一百五十三·妇人血气门·妇人经血暴下兼带下》)

治妇人血枯，胸胁支满，妨于食饮，病至即闻腥臊之气，先唾血出清液，或前后泄血，四肢清，目眩转，月事衰少不来。

乌贼鱼骨(去甲，四两)　藘茹(一两)

上二味，捣罗为末，用雀卵不拘数，和成剂令得所，丸如小豆大。每服五丸，加至十丸，以鲍鱼汤下，后以饭食压之。

2. 肉苁蓉丸(《圣济总录·卷第一百五十三·妇人血气门·妇人经血暴下兼带下》)

治妇人胸胁支满，闻腥臊气，唾血目眩，不进饮食，泄血不已，日久使血枯燥。

肉苁蓉(酒浸切，焙)　熟干地黄(焙)　白茯苓(去黑皮，各一两)　人参(半两)　菟丝子(酒浸别捣为末，一两半)　白石英　五味子　乌贼鱼骨(去甲，各一两)

上八味，捣罗为末，炼蜜为丸如梧桐子大。每服二十丸至三十丸，温酒或米饮下，空心、日午、夜卧各一。

3. 三生饮(《太平惠民和剂局方·卷之一·淳祐新添方》)

治猝中，昏不知人，口眼㖞斜，半身不遂，咽喉作声，痰气上壅。无问外感风寒，内伤喜怒，或六脉沉伏，或指下浮盛，并宜服之。兼治痰厥、气厥，及气虚眩晕，大有神效。

南星(生用，一两)　木香(一分)　川乌(生，去皮)　附子(生，去皮，各半两)

上㕮咀。每服半两，水二大盏，姜十五片，煎至八分，去滓温服，不拘时候。

4. 大通真丸(《太平惠民和剂局方·卷之九·治妇人诸疾》)

治气血劳伤，荣卫不足，寒客经络，侵伤腑脏，月水不调，脐腹疼痛，容颜萎瘁，肌体瘦弱，胁肋虚胀，头目眩重，心忪短气，食减嗜卧，及因产劳伤，虚羸不复，风冷邪气乘虚客搏，腹胁时痛，肢体疼倦，乍起乍卧，渐成劳损，并宜服之。产后百日内，每日常服，能除宿血，养新血，益气补虚，调和冲任，不生诸疾。

苍术（米泔浸一宿，微炒） 蝉壳（去嘴脚，微炒） 甘草（微炙赤） 白芜荑（微炒） 白术 白薇 芎䓖 藁本（微炒） 干姜（炮，各半两） 蚕纸（烧灰，二两半） 人参（去苗） 川椒（去目闭口者，微炒出汗） 防风（去苗叉） 石膏（研，飞） 当归（去芦，微炒） 附子（炮，去皮脐） 泽兰（叶） 桔梗（去苗） 柏子仁（微炒，别研，各一两） 白芷 白芍药 食茱萸 厚朴（去粗皮，姜汁炙，各三分）

上件捣，罗为末，炼蜜为丸，每一两二钱分十丸。每服一丸，食前，当归酒研下。

5. 内灸散（《太平惠民和剂局方·卷之九·续添诸局经验秘方》）

治妇人产前、产后一切血疾，血崩虚惫，腹胁㽲痛，气逆呕吐，冷血、冷气凝积，块硬刺痛，泄下青白，或下五色，腹中虚鸣，气满坚胀，沥血腰疼，口吐清水，频产血衰，颜色青黄，劳伤劣弱，月经不调，下血堕胎，血迷、血晕、血瘕，时发疼痛，头目眩晕，恶血上心，闷绝昏迷，恶露不干，体虚多汗，手足逆冷，并宜服之。

茴香 藿香 丁香皮 熟干地黄（洗，焙） 肉桂（去粗皮，各一两半） 甘草（炙赤） 山药 当归（去芦，洗） 白术 白芷（各八两） 藁本（去芦） 干姜（炮） 川芎 黄芪（去苗，各二两） 木香（一两） 陈皮（去白，四两） 白芍药（十两）

上为细末。每服三钱，水一大盏，入生姜五片，艾一团，同煎至七分，空心，食前热服，温酒调下亦得。如产后下血过多，蒲黄煎服。恶露不快，加当归、红花煎服。水泻，加肉豆蔻末煎服。呕吐，加藿香、生姜煎。上热下冷，加荆芥煎。但是腹中虚冷，血气不和，并宜服。产后每日一服，则百病不生。丈夫虚冷气刺，心腹疼痛，尤宜服之。

6. 人参养血丸（《太平惠民和剂局方·卷之九·续添诸局经验秘方》）

治女人禀受怯弱，血气虚损。常服补冲任，调血脉，宣壅破积，退邪热，除寒痹，缓中，下坚胀，安神润颜色，通气散闷。兼治妇人怀身，腹中绞痛，口干不食，崩伤眩晕，及产出月，羸瘦不复常者。

乌梅肉（三两） 熟干地黄（五两） 当归（去苗，二两） 人参 川芎 赤芍药 菖蒲（微炒，各一两）

上为细末，蜜搜，杵数千下，丸如梧桐子大。每服五十丸至百丸，温酒、米汤下，食前服。

7. 乌金散（《太平惠民和剂局方·卷之九·续添诸局经验秘方》）

治产后血迷、血晕，败血不止，淋沥不断，脐腹疼痛，头目昏眩，无力多汗。又治崩中下血，过多不止，并宜服之。

麒麟竭 百草霜 乱发（要男子者，烧灰） 松墨（煅，醋淬） 鲤鱼鳞（烧为末） 延胡索 当归（去芦） 肉桂（去粗皮） 赤芍药

上等分，捣罗为末。每服二钱，温酒调下。

8. 熟干地黄汤（《太平惠民和剂局方·卷之九·续添诸局经验秘方》）

治产后虚渴不止，少气脚弱，眼昏头眩，饮食无味。

熟干地黄（净洗，酒浸蒸，焙，一两） 人参（三两） 麦门冬（去心，二两） 栝蒌根（一两） 甘草（炙，半两）

上为锉散。每服四钱，水二盏，糯米一撮，生姜三片，枣三枚，煎七分，去渣，食前服。

9. 芎䓖汤

1）《三因极一病证方论·卷之七·眩晕证治》

治产后去血过多，运闷不省，及伤胎去血多，崩中去血多，金疮去血多，拔牙齿去血多不止，悬虚心烦，眩晕头重，目暗耳聋，举头欲倒。

芎䓖（三两） 当归（三两，去芦，洗去土，切，焙干）

上为锉散。每服四钱，水一盏半煎七分，去滓热服，不以时候。

2）《普济方·卷四十七·头门·风头眩》

治一切失血多，眩晕不苏。

芎䓖 当归（去芦头，酒浸） 白芷 甘草（各等分）

上㕮咀。每服四钱，水一盏半煎至八分，去滓温服，不拘时候。

10. 苁蓉丸（《妇人大全良方·卷之一·调经

门·血枯方论第十》)

治妇人胸胁支满,闻腥臊气,唾血目眩,不能饮食,泄血不已,日久血枯。

苁蓉(酒浸)　熟地黄　白茯苓　菟丝子(制)　附子(炮)　当归(炒)　白石英(研)　五味子　禹余粮(制,研)　乌贼鱼骨(去甲,各一两)　人参(半两)

上为末,炼蜜为丸如梧桐子大。酒下二三十丸,米汤亦可,空心、日中、临卧各一服。

11. 加减四物汤(《妇人大全良方·卷之二·众疾门·通用方序论第五》)

平常血气不调及常服,只用本方,日二三服。若平常些少虚眩,肢体瘦倦,月信不调,只用生姜、薄荷,如常煎服。

当归　白芍药　川芎(陆氏云:川芎减半)　生干地黄〔洗,焙。(《养生必用方》)熟者,(《和剂》)亦然,(《本草》)云:男子宜熟者,女子宜生者,合用生者为是〕

上等分,为粗末。每服四钱。水一盏半煎至八分,去滓,取六分清者,带热服,食前。

12. 黑丸(《严氏济生方·诸虚门·虚损论治》)

治精血耗竭,面色黧黑,耳聋目昏,口干多渴,腰痛脚弱,小便白浊,上燥下寒,不受峻补。

鹿茸(酒蒸)　当归(去芦,酒浸)

上等分,为细末,煮乌梅膏为丸如桐子大。每服五十丸,空心,米饮下。

13. 养肝丸(《严氏济生方·眼门·眼论治》)

治肝血不足,眼目昏花,或生眵泪,久视无力。

当归(去芦,酒浸)　车前子(酒蒸,焙)　防风(去芦)　白芍药　蕤仁(别研)　熟地黄(酒蒸,焙)　川芎　楮实子(各等分)

上为细末,炼蜜为丸如梧桐子大。每服七十丸,用温熟水送下,不拘时候。

14. 香橘饮(《仁斋直指方论·卷之十一·眩运·眩运证治》)

治气虚眩运。

木香　白术　半夏曲　橘皮　白茯苓　缩砂(各半两)　丁香　甘草(炙,各一分)

上锉散。每服三钱,姜五厚片同煎,吞苏合香丸。本方加当归、川芎各三分、官桂半两,治血虚眩运。

15. 牡蛎汤(《世医得效方·卷第一大方脉杂医科·相类·通治》)

治发汗多,头眩汗出,筋惕肉瞤。

白术　牡蛎粉(炒黄)　防风(独茎者,去芦头,各等分)

上为末。每服二钱,以酒调下,米饮亦可,日二三服。汗止便服小建中汤。

16. 地黄丸(《世医得效方·卷第十六眼科·七十二症方·热证》)

《素问》云:久视伤血。血主肝,故勤书则伤肝而目昏,肝伤则自生风,而热气上凑,目昏益盛。不宜专服补药,当益血镇肝,而目自明。

熟地黄(两半)　黄连(去须)　决明子(各一两)　防风　甘菊花　羌活　桂心　朱砂(研)　没药(研,各半两)

上为末,炼蜜丸梧桐子大。食后,熟水下三十丸,日三服。

17. 参术调中汤(《卫生宝鉴·卷五·温中益气治验》)

治内伤自利,脐腹痛,肢体倦,不喜食,食即呕,嗜卧懒言,足胻冷,头目昏。

人参　黄芪(各五钱)　当归身　厚朴(姜制)　益智仁　草豆蔻　木香　白术　甘草(炙)　神曲(炒)　麦蘖面　橘皮(各三钱)

上十二味锉如麻豆大。每服一两,水二盏,生姜三片,煎至一盏,去滓温服,食前。

18. 人参柴胡散(《卫生宝鉴·卷五·劳倦所伤虚中有热》)

治邪热客于经络,肌热痰嗽,五心烦躁,头目昏痛,夜有盗汗,此药补和真气,解劳倦,及妇人血热虚劳骨蒸。

人参　白术　白茯苓　柴胡　甘草(炙)　半夏曲　当归　干葛　赤芍药(各等分)

上九味为末。每服三钱,水一盏,姜四片,枣二个,煎至八分,带热服,不拘时候,但是有劳热证皆可服,病退即止,大抵透肌解热,干葛为君,柴胡次之,所以升麻葛根汤为解肌之冠也。

19. 香橘散(《普济方·卷四十七·头门·风头眩》)

治气虚眩晕。

木香　白术　半夏曲　橘皮　白茯苓　缩砂仁(各半两)　丁香　甘草(炙,各一分)

上锉散。每服三钱，姜五厚片，同煎。

20. 温卫补血汤(《普济方·卷五十六·鼻门·鼻塞不闻香臭》)

治耳鸣，鼻不闻香臭，口不知五谷味，气不快，四肢困倦不收，行步攲侧，毛发脱落，饮食不下，膝冷阴汗，带下，喉中吩吩不得睡卧，口干舌干，嗌多太息，头不可回顾，项筋紧，脊痛，头旋眼黑，头痛欠嚏。

升麻(四分) 柴胡稍 人参 熟甘草 橘皮 桔梗〔各二(三)分半〕 牡丹皮 苍术 王瓜根 吴茱萸(各二分) 当归身(二分半) 生地黄 白术 黄柏(各一分) 黄芪(一钱二分) 丁香(二个) 藿香〔钱半(半)分〕 地骨皮(三分) 桃仁(三个) 葵花(七朵) 生甘草(半钱)

上吺咀，都作一服。水二大盏煎至一盏半，去滓，食前稍热服。

21. 玉屏风散(《普济方·卷一百五十一·时气门·时气疫疠》)

治腠理不密，易感风寒，头昏眩甚则痛，项强，肩背拘急，喷嚏不已，鼻流清涕，续续不断，经久不愈，气虚人不宜发散，常服效。

黄芪(四两) 防风(二两) 白术(三两)

上粗捣筛。每服三钱，以水一盏煎至六分，去滓温服，未瘥再服。

22. 温络汤(《普济方·卷一百八十五·诸痹门·诸痹》)

治气血不足，风冷留于经络，足胫寒冷，筋脉虚弱，久成寒痹，手足无力，步履艰辛，骨节疼痛，多恶风冷，大壮筋脉，止疼痛，温四肢，下痰，止眩晕。

白术 川牛膝(酒浸) 杜仲(炒) 附子(炮) 虎胫骨(酒炙，各一两) 黄芪(七分半) 没药 乳香 甘草 人参(各半两) 白姜(一两半) 桂心(三分) 当归(三两二钱) 川芎(七钱半)

上吺咀。水一盏，姜三片，木瓜二片，煎七分，食后服。

23. 救阳汤(《普济方·卷二百二十·诸虚门·补虚治风》)

治阳微阴胜，风寒侵袭，真气暴衰，形寒脉结，神识不明，心胸痰满，呕逆清涎，头目昏眩，不觉倦卧，自汗不止，饮食不入，下利频数，脐腹疼痛，肢体困倦，并主之。

川乌头 干姜(各四两，捣碎，同炒转色)

上为粗末。每服三钱，以水三盏煎一盏，去滓，食前温服。寒多加良姜二两，汗出多加牡蛎一两，痰加附子二两，风加防风一两，肢节痛加桂一两。

24. 灵砂固本丸(《普济方·卷二百二十二·诸虚门·补虚益精髓》)

能治真阳虚损，精髓耗伤，肾气不足，面黑耳焦，下虚上盛，头目昏眩，心腹疼痛，翻胃吐逆，劳汗水气，盗汗水气，喘满，全不思饮食，妇人血气，子宫久冷，崩中漏下。此药夺阴阳造化之功，济心肾安养之妙。

沉香 木香 葫芦巴(酒浸) 小茴香(炒) 川楝肉(炒) 八角茴香(炒) 菟丝子(酒浸焙) 巴戟(去心，酒浸) 牛膝(酒浸) 杜仲(炒) 钟乳粉(另研) 续断(酒浸) 交趾桂 鹿茸(去皮，生用) 山药 破故纸(酒浸) 肉豆蔻(煨，别研) 阳起石(水飞，各一两) 灵砂(二两) 黑锡丹头(二两，与灵砂先研极细，又入前药再碾)

上为细末，酒糊为丸如梧桐子大。每服三十丸，渐加至五十丸，空心服，熬人参汤枣汤下，干物压之，妇人同。

25. 寸金散(《普济方·卷三百二十二·妇人诸疾门·虚损》)

治妇人虚劳百损，内伤气血，风冷客邪，耗散真气，脐下炙寒，刺痛难忍，小便淋沥，腰背拘挛，阴弱盗汗，头目昏重，不时寒热，崩血带下，洗脐作痛，诸药不瘥。此方立效，不可具陈。

紫苏花 胡椒 韶脑 破故纸 蛇床子

上为细末，炼蜜为丸如梧桐子大。每服二十丸，热酒下，空心食前吃一物压，至三十丸，一日三服。又将此药末一两、酸醋一大升，或好酒一升同药煎热沸，令妇人披衣于收口盆儿上，坐薰阴户，迤逦淋洗，盆下灰火冷再温，三五次立效。

26. 四物汤(《普济方·卷三百二十七·妇人诸疾门·杂病》)

益荣卫，滋气血，治月水不调，脐腹疞痛，妇人经病，或前或后，或多或少，疼痛不一，腰足腹中痛，或崩中漏下，或半产，恶露过多，或停留不出，妊娠腹痛，下血胎不安，产后血块不散，或吐血过多，恶露不止，四物汤加茱萸煎服，若阳脏少使茱萸，若阴脏多使茱萸，一方加香附子，诸虚不足，并皆治之。

熟地黄（补血，如脐痛，非此不能除，乃通于脐经之药也） 川芎（和血泄肝木也，如血虚头痛，非芎不能除，乃通肝经之药也） 芍药（和血理脾，如腹中虚痛，非此不能除乃，通脾经之药也） 当归（和血，如血刺痛，非此不能除，乃通肾经之药也）

上为粗末，水煎，加减于后。治妇人骨蒸，加地骨皮、牡丹皮；若妊娠胎动不安，下血不止者，加艾十叶、阿胶一斤，又加葱白、黄芪；若血脏虚冷，崩中，去血过多，亦加胶艾；若妇人常服，春倍川芎；脉弦头痛，夏倍芍药；脉洪飧泄，秋倍地黄；脉沉涩血虚，冬倍当归；脉沉寒而不食，若春则防风四物汤加防风倍川芎，若夏则黄芩四物加黄芩倍芍药，若秋则门冬四物加天门冬倍地黄，若冬则桂枝四物加桂枝倍当归；若血虚而腹痛，微汗而恶风，四物加术桂，谓之腹痛六合；若风眩运，加秦艽、羌活，谓之风六合；若气虚弱，起则无力，尪然而倒，加厚朴、陈皮，谓之气六合；若发热而燥，不能睡卧者，加黄连、栀子，谓之热六合；若虚寒脉微，自汗气难布息，清便自便，加干姜、附子，谓之寒六合；若中湿身沉重无力，身凉微汗，加白术、茯苓，谓之湿六合。

27. 全生活血汤（《普济方·卷三百四十三·妊娠诸疾门·半产》）

治妇人分娩及半产漏下，昏冒不省，瞑目无所知觉。补血养血，生血益阳。

蔓荆子（五分） 藁本（一钱五分） 羌活（二钱） 独活（二钱） 升麻（三钱） 葛根（二钱） 白芍药（三钱） 甘草（炙二钱） 柴胡（去苗，二钱） 当归身（酒洗，二钱） 生地黄（一钱，夏月加之） 熟地黄（一钱） 川芎（一钱五分） 防风（二钱，诸阳既陷，何以知之血下脱故也） 红花（三分） 细辛（五分）

上㕮咀。每服五钱，水二盏煎至一盏，去滓，稍热服，食前。

28. 冲和补气汤（《医学正传·卷之五·麻木》）

治合眼则麻木，开则不麻，四肢无力，痿厥醋心，目昏头眩，神效。

羌活（七分） 独活 川归 黄柏（各三分） 柴胡 神曲 木香 草豆蔻（各二分） 人参 白术 泽泻 猪苓（各一钱） 甘草 升麻（各五分） 芍药（一钱） 黄芪（二钱） 苍术 陈皮（各一钱） 黄连（二分） 麻黄（不去节，二分）

上细切，分作二服。每服用水一盏半煎至一盏，温服。

29. 白茯苓散（《万氏女科·卷之三·产后章·产后遍身疼痛》）

又有因新产气虚，久坐多语，运动用力，遂致头目昏眩，四肢疼痛，寒热如疟，自汗，名曰蓐劳。勿作伤寒，误投汗剂，白茯苓散主之。

白茯苓 归身 川芎 桂心 白芍（酒炒） 黄芪（炙） 人参 熟地（各一钱） 猿猪腰子（一对，去脂膜，切片）

煎汤一盏，去肾，姜三片，枣二枚引，同药煎服。

30. 黄芪人参甘草附子汤（《万氏女科·卷之三产后章·产后汗出不止兼变证》）

治产后眩晕汗出者，此名冒汗，虚极也。

黄芪（炙） 人参 炙草（各二钱） 附子（制，一钱）

水煎，斡开口灌之。大抵此危症，多不可救。

31. 通用五蒸汤（《医方集宜·卷之四诸虚门·治法》）

治男、妇诸虚，骨蒸烦热。

人参 知母 黄芩 生地黄 甘草 干葛 石膏 茯苓 竹叶 糯米

实热加黄连、黄柏、大黄；虚热加秦艽、柴胡、鳖甲；脑蒸头眩，热闷加生地黄、防风、羌活。

32. 来苏散（《济阴纲目·卷之十·临产门·难产催生》）

治临产用力太过，气脉衰微，精神困倦，头眩目晕，口噤面青发直，不省人事。

木香 神曲 陈皮（去白） 麦蘖（炒） 黄芪 阿胶珠 白芍药 苎根 甘草（各三钱） 糯米（一合半） 生姜（切碎，炒黑，一钱）

上锉细，水煎，拗口灌之，连进为妙。

33. 芎归加芍药汤（《济阴纲目·卷之十一产后门·上·恶露不绝》）

治产后血崩眩晕，不知人事。

川芎　当归　芍药(各等分)

上㕮咀。每服四钱,水煎热服。一方加黄芩、白术。产后忌芍药,而此方用之,亦血崩者无忌耳。

34. 更生散(《济阴纲目·卷之十三产后门·下·往来寒热》)

治产后去血过多,或不止,或眩晕眼暗,口噤,发热憎寒。

人参　当归　熟地黄(姜汁炒,各一两)　川芎　荆芥穗(香油灯上烧过)　干姜(炒黑,各三钱)

上锉,水煎,空心服(此方前三味各一两,何其多,后三味各三钱,何其少,非有大智慧大力量大见解者,不能处此方,治此病,名之曰更生,能不于危急时用乎。下三味乃固涩急药,非血大下不止者不用)。如血大下不止,加龙骨、赤石脂,各火煅等分,每二钱同前药调服。外以五倍子末,津调纳脐中即止。

35. 益气补肾汤(《景岳全书·卷之五十三图集·古方八阵·补阵》)

治气虚眩晕。

人参　黄芪(各一钱二分)　白术(二钱)　白茯苓(一钱)　山药　山茱萸(各钱半)　炙甘草(五分)

水二钟,枣二枚,煎八分,食前服。

36. 正元散(《景岳全书·卷之五十八宙集·古方八阵·热阵》)

治眩晕阳虚。

红豆(炒)　干姜(炮,各三钱)　人参　白术　炙甘草　茯苓(各二两)　附子(炮,去皮脐)　川芎　山药(姜汁炒)　乌药　干葛(各一两)　川乌(炮,去皮脐)　肉桂(各五钱)　黄芪(炙,两半)　陈皮(二钱)

上㕮咀。每服三钱,水一钟,姜三片,枣一枚,入盐少许,煎服。

37. 当归芍药汤(《景岳全书·卷之六十一长集·妇人规古方·妇人》)

治妊娠心腹急痛,或去血过多而眩运。

当归　白芍药(炒)　白术(炒)　茯苓　泽泻(各一钱)　川芎(二钱)

上,水煎服。

38. 补血方(《明医杂著·卷之三·暑病》)

治人过劳心思虑,损伤精神,头眩目昏,心虚气短。

人参(一钱)　五味子(十五粒,杵)　当归(一钱,酒洗)　麦门冬(去心,五分)　白芍药(炒,一钱)　山栀子(炒,五分)　茯神(去心,一钱)　酸枣仁(炒,一钱)　生地黄(酒洗,五分)　甘草　陈皮　川芎(各五分)

上水煎服。

39. 川乌散(《验方新编·卷十七眼部·眼科·七十二症问答症因丸散》)

第二十六问眼有白星散乱,头昏眼花黑暗者何也?答曰:气血衰也。气血者周流百脉,百脉一衰,六阳俱起,头即昏眩,血脉不行,故生白星,昏花黑暗。宜服川乌散,点推云散。

川乌(煨)　细辛　川芎　防风　生地　当归　芍药　甘草　人参

各等分,为末。每服二钱,酒送下。

40. 养血胜风汤(《校注医醇賸义·卷四·诸痛·头痛》)

有血虚头痛者,自觉头脑俱空,目眊而眩,养血胜风汤主之。

生地(六钱)　当归(二钱)　白芍(一钱五分)　川芎(一钱)　枸杞(三钱)　五味(五分)　枣仁(一钱五分)　柏仁(二钱)　杭菊(二钱)　桑叶(一钱)　红枣(十枚)　黑芝麻(三钱)

本方以芎、归、地、芍四物为君,辅以枸、菊、桑、麻、枣仁、柏仁大队养血;再用五味、红枣者,所以佐芎、归而收耗散之气血也。理法双清,是名大家之特色。

二十四、治脏腑亏虚眩晕方

1. 曲术丸(《备急千金要方·卷十三心脏方·头面风第八》)

治患头眩经久得瘥,后四体渐羸,食无味,好食黄土方。

曲(二斤)　白术(三斤)

上二味为末,酒和并手丸如梧子,曝干。饮服三十丸,日三,断食土为效。

2. 定志小丸(《备急千金要方·卷十四小肠腑方·风虚惊悸第六》)

治心气不定,五脏不足,甚者忧愁悲伤不乐,忽忽善忘,朝瘥暮剧,暮瘥朝发狂眩者方。

人参　茯苓(各三两)　菖蒲　远志(各二两)

上四味为末,蜜丸如梧子大。饮服七丸,日三。加茯神为茯神丸散,服之亦佳。

3. 肾沥汤(《备急千金要方·卷十九肾脏方·补肾第八》)

治虚劳损羸乏,咳逆短气,四肢烦疼,腰背相引痛,耳鸣面黧黯,骨间热,小便赤黄,心悸目眩,诸虚乏方。

羊肾(一具)　桂心(一两)　人参　泽泻　五味子　甘草　防风　川芎　地骨皮　黄芪　当归(各二两)　茯苓　元参　芍药　生姜(各四两)　磁石(五两)

上十六味㕮咀。以水一斗五升,先煮肾,取一斗,去肾入药,煎取三升,分三服,可常服之。

4. 大薯蓣丸(《备急千金要方·卷十九肾脏方·补肾第八》)

治男子女人虚损伤绝,头目眩,骨节烦疼,饮食减少,羸瘦百病方。

山药　附子(《古今录验》作茯苓)　人参　泽泻(各八分)　天冬　地黄　黄芩　当归(各十分)　干漆　杏仁　阿胶(各二分)　白术　白蔹(《古今录验》作防风)　芍药　石膏　前胡(各三分)　桔梗　干姜　桂心(各四分)　大黄(六分)　五味子(十六分)　甘草(二十分)　大豆卷(五分,《古今录验》作黄芪)　大枣(一百枚)

上二十四味为末,蜜和枣膏,捣三千杵,丸如梧子。酒服五丸,日三,渐增至十丸。

5. 补虚方(《备急千金要方·卷十九肾脏方·补肾第八》)

治虚劳不起,囊下痒,汗出,小便淋沥,茎中数痛,尿时赤黄,甚者失精,剧苦溺血,目视䀮䀮,见风泪出,茎中冷,精气衰,两膝肿不能久立,起则目眩。

蛇床　细辛　天雄　大黄　柏子仁　菟丝子　杜仲　茯苓　防风　萆薢　菖蒲　泽泻(各四分)　远志　牛膝(各六分)　栝蒌根(三分)　萸肉　桂心　苁蓉　山药　川椒　石苇　白术(各五分)

上二十二味为末,蜜丸如梧子。酒服十五丸,日再,渐加至五十丸,十五日身体轻,三十日聪明,五十日康健复壮。

6. 硝石大丸(《千金翼方·卷第十五·补益·解散发动第三》)

主男子女人惊厥口干,心下坚,羸瘦不能食,喜卧,坠堕血瘀,久咳上气胸痛,足胫不仁而冷,少腹满而痛,身重目眩,百节疼痛,上虚下实;又主女人乳余疾带下,五脏散癖伏热大如碗,坚肿在心下,胸中津液内结,浮肿膝寒,蛊毒淫跃,苦渴大虚等方。

硝石(十二两,熬之令干)　蜀椒(一斤二两,去目闭口,汗)　水蛭(一百枚,熬)　虻虫(二两半,去翅足,熬)　大黄(一斤)　茯苓(六两)　柴胡(八两,去苗)　芎䓖(五两)　蛴螬(三十枚,熬)

上九味,捣筛为末,炼蜜和更捣万杵,丸如梧子大。空腹以饮服五丸,日三服,五日进十丸。此皆不下,自此以后任意加之,十日可数十丸,与羊臛自补,若利当盆下之,勿于圊,尤慎风冷。若女人月经闭,加桃仁三十枚(去皮尖双仁,熬)。一方以酒服十五丸,日三,不知可稍增,当下如豆汁长虫,腹中有病皆除。

7. 乌头当归汤(《千金翼方·卷第十九·杂病中·寒冷第六》)

主虚劳损胸满痛,挛急短气,面黄失色,头眩心烦,梦寤失精,寒气支节疼,又两腋不得喘息,喘息辄牵痛,逆害饮食,悉主之方。

乌头(炮,去皮)　独活　芍药　蜀椒(去目、闭口者,汗)　白术　人参(各二两)　厚朴(四两,炙)　桂心(五两)　麦门冬(去心)　细辛(各一两)　吴茱萸(一升)　当归　生姜(切)　甘草(炙,各二两)

上一十四味,㕮咀,以水一斗三升煮取四升,一服七合,日三。乌头炮令黄,乃用之。

8. 硫黄丸(《外台秘要·卷第十六·肝劳虚寒方五首》)

疗肝劳寒,眩忘,咳唾,忧恚内伤面离色,目青盲。

硫黄　干姜　吴茱萸　人参　当归　防风(各七分)　礜石(泥裹烧半日)　乌头(各八分,炮)　桂心　天雄(炮)　甘草(炙,各六分)　蜀椒(汗)　皂荚(炙,去皮子)　枳实(炙,各五分)　细辛　甘菊花(各四分)

上十六味捣筛,白蜜和为丸如梧子。初服二

十丸，加至三十丸，日再，温清酒进之。忌猪肉、冷水、生葱、生菜、海藻、菘菜。

9. 薯蓣丸（《外台秘要・卷第十七・杂疗五劳七伤方三首》引《古今录验》）

疗丈夫五劳七伤，头痛目眩，手足逆冷，或烦热有时，或冷痹骨疼，要髋不随，食虽多不生肌肉，或少食而胀满，体涩无光泽阳气衰绝，阴气不行。此药能补十二经脉，起发阴阳，通内制外，安魂定魄，开三焦，破积聚，厚肠胃，消五脏邪气，除心内伏热，强筋练骨，轻身明目，除风去冷，无所不疗，补益处广。常须服饵为佳，七十老人服之尚有非常力，况少者乎，谨具方如下。

干薯蓣（二两） 苁蓉（四两） 牛膝（二两） 菟丝子（二两，酒渍） 杜仲（二两） 赤石腊（二两） 泽泻（二两） 干地黄（二两） 山茱萸（二两） 茯苓（二两） 巴戟天（二两，去心） 五味子（一两半） 石膏（二两，研） 远志（一两，去心） 柏子仁（一两） 白马茎筋（干之二两，炙）

上十六味捣筛，蜜和丸如梧子。以酒空腹服二十丸至三十丸，日再。忌大酢、芜荑、蒜、陈臭物。

10. 五落散（一名**五若散**）（《外台秘要・卷第十七・五劳六极七伤方一十首》）

主五劳六极七伤八不足，里急，胸胁胀满，背痛头眩，四肢重，腰脊强，环脐腹痛，小便或难或数。剧者大便去血歙歙少气，手足烦热，卧不能举起，起行不能久立，有病若此，名曰内极。或生愁忧恐怖，生热，或饱食饮酒，房室自极，阳气虚竭，耳鸣消渴，甚则手足浮肿，逆害饮食，名曰内消五劳七伤，视病所苦加其药方。

大黄（六分） 麦门（炙，七分，去心） 栝蒌（五分） 白薇（七分） 甘草（五分，炙） 当归（十分） 干地黄（七分） 山茱萸（七分） 桑螵蛸（七分，炙） 石斛（九分，六安者） 茯苓（五分） 桂心（三分） 铁屑（三分，研） 厚朴（三分，炙） 吴茱萸（二分）

上十五味合捣筛，以白蜜一斤、枣膏一斤，当蒸之，以温汤浸之，和前药，令如干饮状；药悉成，又别取牛膝五两，肉苁蓉六两，附子三两，炮三物合捣下筛，纳诸药，和令相得。以酒服之方寸匕，日三，不知稍增之。长肌肉，补不足，久服益气力。若少气力加石斛；消渴加栝蒌；止痛结烦、里急加芍药；腹中痛下浓血，加厚朴四两炙；四肢酸疼加当归；歙歙少气加天门冬、白薇。忌海藻、菘菜、生葱、芜荑、酢物、鲤鱼等。

11. 秦艽饮子（《外台秘要・卷第十五・头风旋方七首》）

疗心虚感风，头旋心忪，痰饮筑心闷，惛惛惚惚，不能言语，宜微吐痰，此候极重。

秦艽 常山 人参 羚羊角（屑，各二两） 甘草（三两，生用）

上五味切，以水六升煮取二升，绞去滓，分温二服，日再，如人行四五里久进一服，取快吐，不利。忌生菜、生葱、热面、荞麦、猪肉、鱼、海藻、菘菜。

12. 补肝薯蓣散（《太平圣惠方・卷第三・治肝虚补肝诸方》）

治肝脏风虚，胸膈不利，视物不明，心烦头眩。

薯蓣（三分） 防风〔一（三）分，去芦头〕 山茱萸（半两） 枳壳（半两，麸炒微黄去瓤） 甘菊花（半两） 羌活（半两） 羚羊角屑（半两） 人参（半两，去芦头） 前胡（三分，去芦头） 熟干地黄（三分） 决明子（三分） 甘草（半两，炙微赤，锉） 细辛（半两） 芎䓖（半两） 龙脑（半两） 麝香（半两）

上为细末，研入龙脑、麝香令匀。每服不计时候，以清粥饮调下一钱。忌酒、湿面等。

13. 补肝防风散（《太平圣惠方・卷第三・治肝虚补肝诸方》）

治肝脏虚寒，头目昏疼，四肢不利，胸膈虚烦。

防风（一两，去芦头） 芎䓖（三分） 黄芪（三分，锉） 五味子（三分） 人参（三分，去芦头） 茯神（三分） 独活（三分） 羚羊角屑（三分） 前胡（三分，去芦头） 细辛（半两） 酸枣仁（半两，微炒） 甘草（半两，炙微赤，锉）

上为散。每服三钱，以水一中盏，入枣三枚，同煎至六分，去滓，不计时候温服。

14. 茯神散（《太平圣惠方・卷第三・治胆虚冷诸方》）

治胆虚冷，目眩头疼，心神恐畏，不能独处，胸中满闷。

茯神（一两） 远志（三分，去心） 防风（三分，去芦头） 细辛（三分） 白术（三分） 前胡

（三分，去芦头） 人参（一两，去芦头） 熟干地黄（一两） 桂心（三分） 甘菊花（三分） 枳壳（半两，麸炒微黄去瓤）

上件药，捣筛为散。每服三钱，以水一中盏，入生姜半分，煎至六分，去滓，不计时候温服。

15. 酸枣仁散（《太平圣惠方·卷第三·治胆虚冷诸方》）

治胆虚冷，精神不守，头目昏眩，恒多恐畏。

酸枣仁（一两，微炒） 羌活（一两） 柏子仁（三分） 白芍药（半两） 茯神（三分） 熟干地黄（三分） 甘菊花（一两） 防风（三分，去芦头） 当归（半两，锉，微炒） 人参（三分，去芦头） 黄芪（一两，锉） 甘草（半两，炙微赤，锉）

上捣筛为散。每服三钱，以水一中盏煎至六分，去滓，不计时候，温服。忌生冷、猪鱼等。

16. 龙骨散（《太平圣惠方·卷第十四·治伤寒后虚损梦泄诸方》）

治伤寒后虚损，夜梦失精，头目眩疼，四肢羸劣。

龙骨 白薇 牡蛎（烧为粉） 白芍药（以上各一两） 甘草（半两，炙微赤，锉） 附子（三分，炮裂，去皮脐）

上件药捣粗罗为散。每服五钱，以水一大盏，入生姜半分，枣三枚，煎至五分，去滓，食前温服。

17. 茯苓丸（《太平圣惠方·卷第三十·治虚劳痿痹不遂诸方》）

治虚劳痿痹，手足厥冷，精气虚乏，骨节疼痛，头眩，吐逆，腰脊强直，服之令人体骨丰盛，肌肤光泽。

白茯苓（一两） 牡荆子（半两） 天雄（一两，炮裂，去皮脐） 黄芪（一两，锉） 肉苁蓉（一两，酒浸一宿，刮去皴皮，炙干） 薯蓣（一两） 巴戟（一两） 石长生（三分） 桂心（一两） 菟丝子（一两，酒浸三日，曝干别捣为末） 杜仲（一两，去粗皮，炙微黄，锉） 牡蛎（一两，烧为粉） 山茱萸（一两） 熟干地黄（一两） 泽泻（三分） 石斛（一两半，去根，锉） 附子（一两，炮裂，去皮脐） 天门冬（一两半，去心，焙） 人参（一两，去芦头） 防风（半两，去芦头） 羌活（三分） 当归（三分） 甘草（半两，炙微赤，锉）

上件药，捣罗为末，炼蜜和丸如梧桐子大。每于食前，以温酒下三十丸。

18. 补益大泽兰丸（《太平圣惠方·卷第七十·治妇人虚损补益诸方》）

治妇人虚损，及中风余病疝瘕，阴中冷痛；或头风入脑，寒痹，筋挛缓急，血闭无子，面上游风去来，目泪出多，涕唾忽忽如醉，或胃中冷，呕逆不止，泄痢淋沥；或五脏六腑寒热不调，心下痞急，邪气咳逆；或漏下赤白，阴中肿痛，胸胁支满；或身体皮肤中，涩如麻豆若痒，痰癖结气；或四肢拘挛，风行周身，骨节疼痛，目眩无所见；或上气恶寒，洒淅如疟；或喉痹鼻齆，风痫癫疾；或月水不通，魂魄不定，饮食无味。无所不治，服之令有子。

泽兰（二两） 芎䓖（一两半） 白芷（一两） 川椒（三分，去目及闭口者，微炒去汗） 石斛（一两，去根，锉） 肉苁蓉（一两，酒浸一宿刮去皴皮，炙干） 藁本（一两半） 当归（一两半，锉碎，微炒） 细辛（一两） 卷柏（一两） 赤石脂（二两，细研） 厚朴（一两，去粗皮，涂生姜汁炙令香） 防风（一两，去芦头） 紫石英（三两，细研，水飞过） 薯蓣（一两） 白茯苓（一两） 熟干地黄（一两半） 柏子仁（一两半） 白术（一两） 甘草（一两，炙微赤，锉） 桂心（一两） 芜荑（二两） 人参（三分，去芦头） 禹余粮（二两，烧醋淬七遍，细研） 杜仲（三分，去皴皮，炙微黄，锉） 牛膝（一两半，去苗） 蛇床子（二分） 石膏（二两，细研，水飞过） 续断（三分） 五味子（一两半） 艾叶（三分，微炒） 干姜（一两，炮裂，锉）

上件药，捣罗为末，炼蜜和捣五七百杵，丸如梧桐子大。每服空心及晚食前，以温酒下三十丸。

19. 黄芪丸

1）《太平圣惠方·卷第八十·治产后蓐劳诸方》

治产后蓐劳，寒热进退，头痛目眩，百节酸疼，气力羸。

黄芪（一两，锉） 白芍药〔二（三）分〕 当归（一两，锉，微炒） 桂心（三分） 柏子仁（三分） 续断〔二（三）分〕 芎䓖〔二（三）分〕 五味子（半两） 熟干地黄（半两） 牛膝（三分，去苗） 白术（半两） 枳壳〔三分（两），麸炒微黄去瓤〕 肉苁蓉（三分，酒洗去皴皮，炙干） 鳖甲（一两，涂醋炙令黄，去裙襕） 沉香（三分）

上件药，捣细罗为散，炼蜜和捣三五百杵，丸如梧桐子大。每服食前，以粥饮下三十丸。

2)《太平惠民和剂局方·卷之五·治诸虚》

治丈夫肾脏风毒，上攻头面虚浮，耳内蝉声，头目昏眩，项背拘急；下注腰脚，脚膝生疮，行步艰难，脚下隐疼，不能踏地；筋脉拘挛，不得屈伸，四肢少力，百节酸痛，腰腿冷痛，小便滑数，及瘫缓风痹，遍身顽麻；又疗妇人血风，肢体痒痛，脚膝缓弱，起坐艰难，并宜服之。

黄芪　杜蒺藜(去圆)　川楝子　茴香(炒)　川乌(炮，去皮脐)　赤小豆　地龙(去土，炒)　防风(去芦叉，各一两)　乌药(二两)

上为细末，酒煮面糊为丸如梧桐子大。每服十五丸，温酒盐汤亦得，妇人醋汤下，空心服。

3)《普济方·卷七十九·眼目门·将变内障眼》

治肝虚劳，兼及膀胱，久积虚冷，目眩见花不明，渐成内障。

黄芪(锉)　白茯苓(去黑皮)　石斛(去根，各二两)　鹿茸(去毛，酥炙，一两半)　五味子(炒，二两)　防风(去叉)　生干地黄(焙)　牡丹皮　酸枣仁　覆盆子(各三两)

上为末，炼蜜和丸如梧桐子大。每服二十丸，空心酒下，渐加至三十丸。

20. 附子丸(《太平圣惠方·卷第七·治肾脏风冷气诸方》)

治肾脏风冷气，腰脚疼痛，头目昏闷，耳鸣腹胀，四肢无力。

附子(一两，炮裂，去皮脐)　五加皮〔三(二)分〕　丹参(三分)　麋角霜(一两)　石斛(一两，去根，锉)　牛膝(一两，去苗)　蛇床子(三分)　巴戟(三分)　桂心(三分)　海桐皮(三分)　木香(三分)　菖蒲(三分)　汉椒(三分，去目及闭口者，微炒去汗)　磁石(二两，烧醋淬七遍，捣碎，细研水飞过)

上件药，捣罗为末，炼蜜和捣三二百杵，丸如梧桐子大。每日空心，以温酒下三十丸，晚食前再服。

21. 白术散(《太平圣惠方·卷第十三·治伤寒后宿食不消诸方》)

治伤寒后，脾胃气虚，食不消化，头目昏重，心神虚烦。

白术(一两)　半夏(一两，汤洗七遍去滑)　人参(一两，去芦头)　白茯苓(一两)　陈橘皮(二两，汤浸去白瓤，焙)　桂心(半两)　旋覆花(半两)　五味子(半两)　大腹皮(半两)　前胡(一两，去芦头)　厚朴(一两，去粗皮，涂生姜汁炙令香熟)

上件药，捣筛为散。每服三钱，以水一中盏，入生姜半分，煎至六分，去滓，不计时候稍热服。

22. 钟乳散(《太平圣惠方·卷第二十七·治风劳诸方》)

治风劳，脏气虚损，肌体羸瘦，头目昏闷，四肢少力，神思不安。

钟乳粉(一两)　紫石英(一两，细研水飞过)　白石英(一两，细研水飞过)　白术　防风(去芦头)　桂心　栝蒌根　干姜(炮裂，锉)　细辛　牡蛎粉　川椒(去目及闭口者，微炒去汗，以上各三分)　人参(一两，去芦头)　白茯苓(一两)　桔梗(半两，去芦头)　附子(一两，炮裂，去皮脐)

上件药，捣细罗为散，入研了药令匀。每服食前，以温酒调下二钱。

23. 肉苁蓉丸(《太平圣惠方·卷第二十七·治虚劳不足诸方》)

治虚劳肾气不足梦与鬼交，心多忪悸，头目昏闷，四肢少力，不欲饮食。

肉苁蓉(二两，酒浸一宿刮去皱皮，炙令干)　熟干地黄(二两)　钟乳粉〔一(二)两〕　五味子(三分)　龙骨(三分)　山茱萸(三分)　车前子(一两)　桂心(三分)　人参(三分，去芦头)　牛膝(一两，去苗)　枸杞子(三分)　远志(三分，去苗)　白茯苓(一两)　黄芪(三分，锉)　杜仲(一两半，去粗皮，微炙，锉)　防风(三分，去芦头)　薯蓣(三分)　石菖蒲(三分)　附子(一两，炮裂，去皮脐)　石斛(一两，去根，锉)　菟丝子(二两，酒浸三日，焙干，别捣为末)

上件药，捣罗为末，炼蜜和捣三五百杵，丸如梧桐子大。每服空心及晚食前，以温酒下三十丸。

24. 牛膝丸(《太平圣惠方·卷第三十·治虚劳痿痹不遂诸方》)

治虚劳痿痹，四肢不举，头目昏重，不能饮食，身体乏力，疼痛。

牛膝(一两，去苗)　黄芪(三分，锉)　侧子(一两，炮裂，去皮脐)　羌活(一两)　人参(一两，去芦头） 白附子（一两，炮裂，去皮脐） 肉苁蓉（一两，酒浸一宿，锉去皱皮，炙） 防风（三分，去芦头） 芎䓖（一两） 桂心（一两） 巴戟（一两） 干蝎〔三（半）两，微炒〕 白茯苓（一两） 五加皮（一两） 甘菊花（三分） 天麻（一两） 补骨脂（一两，微炒） 熟干地黄（一两） 萆薢（一两，锉） 茵芋（一两）

上件药，捣罗为末，炼蜜和捣三五百杵，丸如梧桐子大。每于食前，以暖酒下三十丸。

25. 车前子丸（《太平圣惠方·卷第三十·治虚劳目暗诸方》）

治虚劳气目昏暗，身体少力。

车前子（一两） 磁石（二两，烧醋淬七遍，捣碎细研，水飞过） 石斛（一两，去根，锉） 菟丝子（二两，酒浸二日曝干，别捣为末） 熟干地黄（一两） 远志（一两，去心） 泽泻（一两） 牛膝（一两，去苗） 桂心（半两） 蒺藜子（一两，微炒去刺） 白茯苓（一两） 山茱萸（一两） 五味子（一两） 巴戟（一两半） 肉苁蓉（一两，酒浸一宿，刮去皱皮，炙干） 甘草（半两，炙微赤，锉） 黄芪（一两半） 人参（一两，去芦头）

上件药，捣罗为末，炼蜜和捣三五百杵，丸如梧桐子大。每服，空心及晚食前，以盐酒下三十丸。

26. 牡蛎散（《太平圣惠方·卷第八十·治产后恶露不绝诸方》）

治产后恶露不绝，心闷短气，四肢乏弱，不能饮食，头目昏重。

牡蛎（烧为粉） 芎䓖 熟干地黄 白茯苓 龙骨（以上各一两） 续断 当归（锉，微炒） 艾叶（微炒） 人参（去芦头） 五味子 地榆（以上各半两） 甘草（一分，炙微赤，锉）

上件药，捣粗罗为散。每服四钱，以水一中盏，入生姜半分，枣二枚，煎至六分，去滓，每于食前温服。

27. 羚羊角散（《太平圣惠方·卷第八十一·治产后虚羸诸方》）

治产后虚羸乏弱，头目昏闷，不思饮食。

羚羊角屑〔二（三）分〕 防风（半两，去芦头） 附子（三分，炮裂，去皮脐） 人参（三分，去芦头） 白术（三分） 石斛（三分，去根，锉） 熟干地黄（一两） 白茯苓（三分） 陈橘皮（三分，汤浸去白瓤，焙） 芎䓖（三分） 桂心（三分） 黄芪（一两，锉） 五味子（三分） 甘草（一分，炙微赤，锉）

上件药，捣粗罗为散。每服四钱，以水一中盏，入生姜半分，枣三枚，煎至六分，去滓温服，日三服。

28. 茜根散（《太平圣惠方·卷第二十七·治虚劳吐血诸方》）

治虚劳少力吐血，心闷，头旋目晕。

茜根（锉） 羚羊角屑 柏叶 刺蓟 阿胶（捣碎，炒令黄燥） 白芍药 白术 黄芪（锉） 当归（锉，微炒） 黄芩（以上各一两） 生干地黄（二两） 甘草（半两，炙微赤，锉） 伏龙肝（二两） 乱发灰（半两）

上件药，捣粗罗为散。每服四钱，用水一中盏，入竹茹一分，煎至六分，去滓，不计时候温服。

29. 苁蓉散（《圣济总录·卷第六·诸风门·卒中风》）

治肾虚风上攻，头眩脑痛，眼生翳，或有黄黑花起，如飞蝇；及腰胯酸疼；脚膝冷痹。

肉苁蓉（汤浸去皴皮，焙干，一两） 巴戟天（去心） 槟榔（煨，锉） 萆薢 麦门冬（去心，焙） 犀角（镑） 羚羊角（镑） 防风（炒，各半两） 黄芩（去黑心） 茺蔚子 枸杞子 人参 玄参 木香 槐子 决明子（微炒） 丹参 菟丝子（酒浸一宿曝，各三分）

上为散。每服二钱，空心温酒调下；临卧时，又用栀子汤调下二钱。

30. 补肝散（《圣济总录·卷第四十一·肝脏门·肝虚》）

治肝虚目睛眩疼，多泪羞明，筋脉疼痛。

夏枯草 莎草根（各一两，同炒过）

上二味，捣罗为细散。每服一钱匕，腊茶调下，不拘时候。

31. 沉香煮散（《圣济总录·卷第四十一·肝脏门·肝虚》）

治肝元虚风上攻，头目昏眩，肩背拘急，兼治脾气不和。

沉香（锉，三分） 桂（去粗皮，一两） 白豆蔻仁 石斛（去根，各半两） 巴戟天（去心，一两） 附子（炮裂，去皮脐，半两） 赤茯苓（去黑皮，一两半） 木香（一两） 人参（三分） 芎䓖

(一两) 五味子(三分) 白术 青橘皮(汤去白,焙,各一两) 厚朴(去粗皮,姜汁炙) 黄芪(细锉,各半两) 藿香叶(三分) 荜澄茄 肉豆蔻(去皮,各三两)

上一十八味,粗罗为细散。每服三钱匕,水一盏,入姜枣煎七分,食前温服,日二。

32. 酸枣仁汤(《圣济总录·卷第三十一·伤寒后虚烦》)

治伤寒后,虚烦不得眠睡,头目昏眩。

酸枣仁(炒,三两) 麦门冬(去心,焙,二两) 地骨皮(锉,一两)

上三味,粗捣筛。每服三钱匕,水一盏,生姜三片,同煎至七分,去滓温服,不计时候。

33. 中正汤(《圣济总录·卷第四十二·胆门·胆虚》)

治胆气不足,常多恐惧,头眩瘈厥,四肢不利,僵仆目黄。

茯神(去木) 酸枣仁(微炒) 黄芪(锉) 羌活(去芦头,各一两) 熟干地黄(切,焙) 甘菊花 柏子仁 防风(去叉,各三分) 人参 白芍药 当归(切,焙) 甘草(炙,锉,各半两)

上一十二味,粗捣筛。每服三钱匕,水一盏煎至七分,去滓温服,不拘时。

34. 远志汤(《圣济总录·卷第四十二·胆门·胆虚》)

治胆经虚冷,不能独卧,心下淡淡,如人将捕,头眩瘈厥,目黄失精。

远志(去心) 熟干地黄(切,焙,各一两) 防风(去叉) 人参 甘菊花 白术 桂(去粗皮) 茯神(去木) 细辛(去苗叶) 前胡(去芦头,各三分) 枳壳(去瓤麸炒,半两)

上一十一味,粗捣筛。每服三钱匕,水一盏,入生姜三片,煎至七分,去滓温服,不拘时。

35. 天雄丸(《圣济总录·卷第四十二·胆门·胆虚》)

治胆虚生寒,气溢胸膈,头眩口苦,常喜太息,多呕宿水。

天雄(炮裂,去脐皮) 人参 山芋 桂(去粗皮,各一两) 黄芪(锉) 白茯苓(去黑皮) 防风(去叉) 柏子仁(研细) 山茱萸 酸枣仁(炒,各三分)

上一十味,除柏子仁外,捣罗为细末,与柏子仁和匀,炼蜜为剂,杵五百下,丸如梧桐子。每服三十丸,温酒下,空心食前。

36. 黄芪汤(《圣济总录·卷第四十二·胆门·胆虚》)

治肝虚胆寒,心神不安,卧即惊觉,目昏心躁,四肢不利。

黄芪(锉,三分) 人参 槟榔(锉) 白术 百合 酸枣仁(微炒) 白茯苓(去黑皮) 麦门冬(去心,焙) 桂(去粗皮) 附子(炮裂,去皮脐,各半两)

上一十味,锉如麻豆。每服五钱匕,水一盏半,入姜五片,煎至一盏,去滓温服,空心食前日二。

37. 沉香汤(《圣济总录·卷第四十二·胆门·胆虚》)

治足少阳经不足,目眩瘈厥,口苦太息,呕水多唾。

沉香(锉) 白茯苓(去黑皮) 黄芪(锉) 白术(各一两) 芎䓖 熟干地黄(切,焙) 五味子(各三分) 枳实(去瓤麸炒) 桂(去粗皮,各半两)

上九味,粗捣筛。每服三钱匕,水一盏,入生姜二片,同煎至七分,去滓温服,不计时。

38. 山芋丸(《圣济总录·卷第四十二·胆门·胆虚不眠》)

治胆虚冷,精神不守,寝卧不宁,头目昏眩,恐畏不能独处。

山芋 酸枣仁(微炒,各一两) 柏子仁(研) 茯神(去木) 山茱萸(各三分)

上五味,捣罗为末,炼蜜和丸如梧桐子大。每服三十丸,温酒下,米饮亦得,不拘时候。

39. 五补汤(《圣济总录·卷第四十二·胆门·胆虚不眠》)

治肝虚胆寒,夜间少睡,睡即惊觉,心悸神思不安,目昏心躁,肢节瘈弱。补肝,去胆寒,和气。

黄芪(三分) 附子(炮裂,去皮脐) 人参 槟榔 白术 百合 酸枣仁(微炒,研) 白茯苓(去粗皮) 麦门冬(汤浸去心,焙干) 桂(去粗皮,各半两)

上一十味,除酸枣仁外,细锉,分为十帖。每帖水两盏,入生姜五片,同煎至一盏,去滓,空心温服、日二。

40. 麦门冬汤(《圣济总录·卷第四十二·胆门·胆热多睡》)

治营卫气涩,精神不爽,胆热多睡,头目昏塞。

麦门冬(去心,焙) 天门冬(去心,焙) 羚羊角(镑,各三分) 木通(锉) 前胡(去芦头) 大黄(锉,炒,各四钱) 半夏(汤洗七遍去滑,焙干) 甘草(炙,锉) 防风(去叉,各半两)

上九味,粗捣筛,每服三钱匕,以水一盏,入生姜三片,煎至六分。去滓温服,食后。

41. 鹿茸丸(《圣济总录·卷第五十二·肾脏门·肾脏虚损骨痿羸瘦》)

治肾脏伤惫,腰膝无力,形瘦骨痿,头目昏沉,时忽旋晕,项背疼痛,不得俯仰。

鹿茸(去毛,涂酥炙脆) 天雄(炮裂,冷水浸去皮脐) 白附子(大者,炮) 鹿髓(去膜,别研如膏,后入,各一两) 腽肭脐(一对,薄切,涂盐炙香)

上五味,捣罗四味为末,与鹿髓同研和令匀,入炼蜜和丸如梧桐子大。温酒下三十丸,日三两服。

42. 蘹香子丸(《圣济总录·卷第八十六·虚劳门·脾劳》)

治脾劳肌肤瘦瘁,面色黄黑,四肢无力,脚膝疼痛,大便不调,或风虚上攻,头眩目暗,肢体沉重,昏愦嗜卧。

蘹香子(舶上者妙) 附子(炮裂,去皮脐) 巴戟天(去心) 蜀椒(去目及闭口,炒出汗) 牛膝(酒浸一宿,焙) 肉苁蓉(酒浸令软细切,焙) 青盐(研,各二两)

上七味,除青盐外,捣罗为末,研拌令匀,烂煮羊肾或猪肾三两对,去筋膜细切,烂研和药,入杵臼捣令匀熟,丸如梧桐子大。每日空心盐汤或酒下二十丸至三十丸。

43. 前胡汤(《圣济总录·卷第八十八·虚劳门·虚劳寒热》)

治虚劳营卫不调,寒热羸瘦,肢体烦倦,头目昏疼,饮食无味,多困少力。

前胡(去芦头) 柴胡(去苗) 桔梗(炒) 羌活(去芦头) 独活(去芦头) 人参 枳壳(去瓤麸炒) 鳖甲(去裙襕,醋炙,各一两) 旋覆花(一两半) 甘草(炙,锉,半两) 石膏(碎,一分)

上一十一味,粗捣筛。每服二钱匕,水一盏煎至七分,去滓温服。

44. 猪胆丸(《圣济总录·卷第八十九·虚劳门·虚劳体痛》)

治劳气攻注,背脊拘急,肩髆烦疼,目昏瘦弱,饮食无味。

猪胆(五十枚,焙干) 柴胡(去苗) 黄连(去须,各四两) 秦艽(去苗、土,三两) 苍术(米泔浸切,焙一两) 青蒿头(八两,小便五升,慢煎干)

上六味,捣罗为末,炼蜜丸如梧桐子。每日空心,冷茶下三十丸。

45. 杜仲丸(《圣济总录·卷第九十二·虚劳门·虚劳小便利》)

治虚劳下焦伤惫,目昏耳聋,腰膝冷痛,小便滑数,日渐瘦悴。

杜仲(去粗皮,炙,锉) 肉苁蓉(酒浸去皴皮,切,焙) 巴戟天(去心) 楮实 五味子 香子(炒) 远志(去心) 山茱萸 白茯苓(去黑皮,各一两) 山芋 牛膝(酒浸切,焙,各三分)

上一十一味,捣罗为末,炼蜜和丸如梧桐子大。每服十五丸,加至三十丸,空心温酒下。

46. 无比山药丸(《圣济总录·卷第一百八十五·补益门·平补》)

平补诸虚百损,五劳七伤,头痛目眩,手足逆冷,或烦热有时,或冷痹骨痛,腰髋不随,饮食虽多,不生肌肉,或少食而胀满,体无光泽,阳气衰绝,阴气不行。此药能补经脉,起阴阳,安魂魄,开三焦,破积聚,厚肠胃,强筋练骨,轻身明目,除风去冷,无所不治。

干山药(二两半) 杜仲(去皮,锉,炒,三两) 五味子(拣净,二两半) 菟丝子(酒浸,三两) 苁蓉(锉,酒浸,四两) 牛膝(锉,酒浸,一两) 泽泻(一两) 熟干地黄(一两) 山茱萸(一两) 茯神(去皮并心木,一两) 巴戟(去心,一两) 赤石脂(一两)

上一十二味,捣筛为末,炼蜜和搜为丸如梧桐子大。每服二十丸至三十丸,食前温酒下,温米饮亦得。服之七日后,令人身轻健,四体润泽,唇口赤,手足暖,面有光悦,消食,身体安和,音声清响,是其验也。十日后,长肌肉,此药通中入脑,鼻必酸疼,勿怪。

47. 肉苁蓉煎丸(《圣济总录·卷第一百八十

六·补益门·补虚治风》)

治上热下冷，元脏风虚，膀胱气攻，四肢腰脚无力疼痛，头目昏眩，腹胁烦闷。大补益。

肉苁蓉(好肉者，酒浸薄切，焙干，秤一斤) 牛膝(去苗，用半斤酒浸一宿炒干，二味捣罗为末，用无灰酒二升，入银石瓷器中，重汤煎成膏) 巴戟天(去心) 附子(炮裂，去皮脐) 香子(微炒，各四两) 葫芦巴 桂(去粗皮) 木香 肉豆蔻(去壳) 青橘皮(酒浸白，焙) 白附子(炮) 山芋 干蝎(用黄色头尾全者，微炒，各二两)

上一十三味，除膏外，细捣罗为末，候膏成，稀稠得所，便入诸药末，一处和丸如梧桐子大。空心温酒或盐汤下二十丸，恐药软，但于盘内摊，可丸即丸，入新瓷器中盛，服药一月见效，百日后诸病俱退。

48. 地仙丸(《圣济总录·卷第一百八十七·补益门·补虚明耳目》)

治劳伤，头目昏眩，安神延年，乌髭黑发，令身体轻健，耳目聪明，宽膈进食，除寒热，调营血。

枸杞子 陈曲(炒) 甘菊 熟干地黄(焙) 桂(去粗皮，各二两) 肉苁蓉(切，酒浸一宿，焙干，一两半)

上六味，捣罗为末，炼蜜和丸如梧桐子大。每服三十丸，酒饮任意下，空心食前服。

49.《灵苑》内补丸(《幼幼新书·卷第一·求子方论》)

治受气虚弱及五劳七伤，脏腑积冷，痃癖癥块，虚胀或经脉不调，疳冷赤白带下，口苦舌干，面色痿黄，黑默心烦，惊悸，头目旋晕，不喜饮食，痰涕黏涎，手足百节热疼，无力，肌肉消瘦，子息断绪。服一月，当妊娠，百病皆愈，大效。

萆薢(四两) 牛膝 白术 五加皮(各二两) 川乌头(炮，去皮脐) 丹参 枳实(麸炒去瓤，各一两)

上七味捣，罗为细末，炼蜜为丸如梧桐子大。每服二十丸，用暖酒下，空心、日午、日晚各进一服，立有功效。

50. 石南丸(《太平惠民和剂局方·卷之五·治诸虚》)

治风毒，脚弱少力，脚重疼痹，脚肿生疮，脚下隐痛，不能踏地，脚膝筋挛，不能屈伸，项背腰脊拘急不快，风毒上攻，头面浮肿，或生细疮，出黄赤汁，或手臂少力，或口舌生疮，牙龈宣烂，齿摇发落，耳中蝉声，头眩气促，心腹胀闷，小便时涩，大便或难。

赤芍药 薏苡仁 赤小豆 当归(去芦) 石南叶 牵牛子 麻黄(去根节) 陈皮(去白) 杏仁(去皮尖、双仁，炒) 大腹皮(连子用) 川芎(各二两) 牛膝(去苗) 五加皮(各三两) 萆薢 独活(去芦) 杜仲(锉，炒) 木瓜(各四两)

上为细末，以酒浸蒸饼为丸如梧桐子大。每服十丸至十五、二十丸，木瓜汤下，早起、日中、临卧各一服。常服补益元气，令人筋骨壮健，耳目聪明，妇人血气亦可服之，不拘时候。

51. 大山蓣丸(《太平惠民和剂局方·卷之五·治诸虚》)

治诸虚百损，五劳七伤，肢体沉重，骨节酸疼，心中烦悸，唇口干燥，面体少色，情思不乐，咳嗽喘乏，伤血动气，夜多异梦，盗汗失精，腰背强痛，脐腹弦急，嗜卧少起，喜惊多忘，饮食减少，肌肉瘦瘁；又治风虚，头目眩晕，心神不宁，及病后气不复常，渐成劳损。久服补诸不足，愈风气百疾。

白术 麦门冬(去心) 白芍药 杏仁(去皮尖，麸炒黄) 防风(去芦叉) 芎䓖(各一两半) 大豆黄卷(炒) 熟干地黄 肉桂(去粗皮) 曲(炒) 当归(酒浸，各二两半) 桔梗 白茯苓(去皮) 柴胡(各一两二钱半) 干姜(炮，七钱半) 甘草(炙，七两) 大枣(一百个，蒸熟，去皮核) 阿胶(炒) 人参(各一两七钱半) 白蔹(半两) 山蓣(七两半)

上为末，炼蜜与蒸枣同和丸如弹子大。每服一丸，温酒或米饮化下，嚼服亦得，食前。常服养真气，益精补髓，活血驻颜。

52. 定志丸(《太平惠民和剂局方·卷之五·治诸虚》)

治心气不定，五脏不足，恍惚振悸，忧愁悲伤，差错谬忘，梦寐惊魇，恐怖不宁，喜怒无时，朝瘥暮剧，暮瘥朝剧，或发狂眩，并宜服之。

远志(去苗及心) 菖蒲(各二两) 人参 白茯苓(去皮，各三两)

上为细末，炼蜜丸如梧桐子大，朱砂为衣。每服七丸，加至二十丸，温米饮下，食后、临卧日三服。常服益心强志，令人不忘。

53. 预知子丸(《太平惠民和剂局方·卷之五·治诸虚》)

治心气不足,志意不定,神情恍惚,语言错妄,忪悸烦郁,愁忧惨戚,喜怒多恐,健忘少睡,夜多异梦,寤即惊魇,或发狂眩,暴不知人,并宜服之。

枸杞子(净) 白茯苓(去皮) 黄精(蒸熟) 朱砂(研,水飞) 预知子(去皮) 石菖蒲 茯神(去木) 人参(去芦) 柏子仁 地骨皮(去土) 远志(去心) 山药(各等分)

上件一十二味,捣罗为细末,炼蜜丸如龙眼核大,更以朱砂为衣。每服一丸,细嚼,人参汤下,不计时候。

54. 妙香散(《太平惠民和剂局方·卷之五·绍兴续添方》)

治男子、妇人心气不足,志意不定,惊悸恐怖,悲忧惨戚,虚烦少睡,喜怒不常,夜多盗汗,饮食无味,头目昏眩。常服补益气血,安神镇心。

麝香(别研,一钱) 木香(煨,二两半) 山药(姜汁炙) 茯神(去皮、木) 茯苓(去皮,不焙) 黄芪 远志(去心,炒,各一两) 人参 桔梗 甘草(炙,各半两) 辰砂(别研,三钱)

上为细末。每服二钱,温酒调服,不拘时候。

55. 养气丹(《太平惠民和剂局方·卷之五·宝庆新增方》)

治诸虚百损,脾元耗惫,真阳不固,三焦不和,上实下虚,中脘痰饮上攻,头目昏眩,八风五痹,或猝暴中风,痰潮上膈,言语謇涩,神昏气乱,状若瘫痪;及奔豚肾气,上冲胸腹连两胁,膨胀刺痛不可忍者;阴阳上下,气不升降,饮食不进,面无精光,肢体浮肿,五种水气,脚气上冲,腰背倦痛,夜梦鬼交,觉来盗汗,胃冷心疼,小便滑数,牵引小腹,足膝缓弱,步履艰难;妇人血海久冷,赤白带下,岁久无子,及阴毒伤寒,面青舌卷,阴缩难言,四肢厥冷,不省人事者,急服百丸,用生姜、大枣煎汤灌之,即便回阳,命无不活。或触冒寒邪,霍乱吐泻,手足逆冷,六脉沉伏,唇口青黑,腹胁攻刺,及男子阳事痿怯,脚膝酸疼,腹脐虚鸣,大便自滑;兼疗膈胃烦壅,痰饮虚鸣,百药不愈者。常服助养真气,生阳逐阴,温平不僭,消磨冷滞,克化饮食,使五脏安宁,六腑调畅,百病不侵。出入道途,宜将此药随行,缓急服饵,大有功效。

禹余粮石(火炼七次,醋淬七次,为末) 紫石英(火煅一次) 赤石脂(火煅一次,各半斤) 代赭石(火煅七次,醋淬七次,为末,一斤) 磁石(火煅十次,醋淬十次,半斤)

以上五石各贮之,各研为细末,又以水研之。挹其清者,置之纸上,纸用筲箕盛,欲使细末在纸上,而水滴在下,挹尽而止;既干,各用藏瓶盛贮,以盐水纸筋和泥固济,阴干;以好硬炭五十斤分为五处,每一处用炭十斤,烧红作一炉子,煅此五药,以纸灰盖之。两日后,火尽灰冷,则再煅,如此三次,埋地坑内两日,出火毒,再研,入后药:

附子(炮,去皮,脐二两) 肉苁蓉(净洗,酒浸一宿焙干,一两半) 五灵脂 茴香 破故纸 木香 肉桂 巴戟天 肉豆蔻 乳香 没药 丁香 山药 鹿茸 白茯苓 沉香 远志(各一两)

入众药同研,过罗为细末,糯米粉煮糊为丸,每两作五十圆,入布袋内,擦令光莹待用。每服五圆至十圆,空心,用温酒吞下,或姜盐汤,或枣汤下亦可,妇人用艾醋汤吞下。

56. 伏火二气丹(《太平惠民和剂局方·卷之五·续添诸局经验秘方》)

治真元虚损,精髓耗伤,肾气不足,面黑耳焦,下虚上盛,头目眩晕,心腹刺痛,翻胃吐逆,虚劳盗汗,水气喘满,全不入食;妇人血气久冷,崩中漏下,癥瘕块癖。此药夺阴阳造化之功,济心肾交养之妙,大补诸虚。

硫黄(四两) 黑锡 水银 丁香(不见火) 干姜(各半两)

上先熔黑锡,后下水银,结砂子,与硫黄一处,再研成黑灰色,次入余药研匀,用生姜自然汁煮糊为丸如梧桐子大。每服十粒至十五粒,浓煎生姜汤下,空心、食前。

57. 钟乳白泽丸(《太平惠民和剂局方·卷之五·续添诸局经验秘方》)

治丈夫诸虚百损,五劳七伤,真气不足,元脏不固,神志俱耗,筋力顿衰,头目眩晕,耳内虚鸣,心腹急痛,气逆呕吐,痰嗽喘促,胸膈胀闷,脾泄下痢,遗精便浊,厥冷自汗,脉微欲绝。妇人血海虚冷,崩漏不止,赤白带下,经候不调,脐腹时痛,面无颜色,饮食不进。但是一切虚劳之疾,并宜服之。

白檀香(取末) 滴乳香(别研,各一两) 阳起石(煅令通红,研) 附子(炮,去皮脐,各一两

半） 钟乳粉（二两） 麝香（别研，一钱）

上和匀，滴水搜成剂，分作六十丸。每服一丸，水一盏煎化及七分盏，空心热服，如急病，不拘时。久服补益精血，助阳消阴，安心神，定魂魄，延年增寿，起死回生。

58. 十全饮（《太平惠民和剂局方·卷之五·续添诸局经验秘方》）

治诸虚百损，荣卫不和，形体羸瘦，面色痿黄，脚膝酸疼，腰背倦痛，头眩耳重，口苦舌干，骨热内烦，心忪多汗，饮食进退，寒热往来，喘嗽吐衄，遗精失血；妇人崩漏，经候不调。凡病后未复旧，及忧虑伤动血气，此药平补有效，最宜服之。

熟干地黄 白茯苓 人参 桂（去粗皮，不见火） 川当归（去芦） 白芍药 川芎 白术 黄芪（去芦） 甘草（炙，各等分）

上为粗末。每服三钱，水一盏半，生姜三片，枣子一枚，煎至七分，去滓温服，不拘时候。

59. 震灵丹（一名**紫金丹**）（《太平惠民和剂局方·卷之五·吴直阁增诸家名方》引《道藏》）

此丹不犯金石飞走有性之药，不僭不燥，夺造化冲和之功。大治男子真元衰惫，五劳七伤，脐腹冷疼，肢体酸痛，上盛下虚，头目晕眩，心神恍惚，血气衰微，及中风瘫缓，手足不遂，筋骨拘挛，腰膝沉重，容枯肌瘦，目暗耳聋，口苦舌干，饮食无味，心肾不足，精滑梦遗，膀胱疝坠，小肠淋沥，夜多盗汗，久泻久痢，呕吐不食，八风五痹，一切沉寒痼冷，服之如神。及治妇人血气不足，崩漏虚损，带下久冷，胎脏无子，服之无不愈者。

禹余粮（火煅，醋淬不计遍，以手捻得碎为度） 紫石英 赤石脂 丁头代赭石（如禹余粮炮制，各四两）

以上四味，并作小块，入甘锅内，盐泥固济，候干，用炭一十斤煅通红，火尽为度，入地坑埋，出火毒，二宿。

60. 黑锡丹

1)《太平惠民和剂局方·卷之五·吴直阁增诸家名方》

治脾元久冷，上实下虚，胸中痰饮，或上攻头目彻痛，目瞪昏眩，及奔豚气上冲，胸腹连两胁，膨胀刺痛不可忍，气欲绝者；及阴阳气上下不升降，饮食不进，面黄羸瘦，肢体浮肿，五种水气，脚气上攻；及牙龈肿痛，满口生疮，齿欲落者；兼治脾寒心痛，冷汗不止；或卒暴中风，痰潮上膈，言语艰涩，神昏气乱，喉中痰响，状似瘫痪，曾用风药吊吐不出者，宜用此药百粒，煎姜、枣汤灌之，压下风涎，即时苏省，风涎自利。或触冒寒邪，霍乱吐泻，手足逆冷，唇口青黑；及男子阳事痿怯，脚膝酸软，行步乏力，脐腹虚鸣，大便久滑；及妇人血海久冷，白带自下，岁久无子，血气攻注头面四肢，并宜服之。兼疗膈胃烦壅，痰饮虚喘，百药不愈者。常服克化饮食，养精神，生阳逐阴，消磨冷滞，除湿破癖，不动真气，使五脏安宁，六腑调畅，百病不侵。

沉香（镑） 附子（炮，去皮脐） 葫芦巴（酒浸炒） 阳起石（研细水飞） 茴香（舶上者，炒） 破故纸（酒浸炒） 肉豆蔻（面裹煨） 金铃子（蒸，去皮核） 木香（各一两） 肉桂（去皮，只须半两） 黑锡（去滓称） 硫黄（透明者，结砂子，各二两）

上用黑盏，或新铁铫内，如常法结黑锡、硫黄砂子，地上出火毒，研令极细，余药并杵罗为细末，都一处和匀入研，自朝至暮，以黑光色为度，酒糊丸如梧桐子大，阴干，入布袋内，擦令光莹。每服三四十粒，空心姜盐汤或枣汤下，妇人艾醋汤下。

2)《普济方·卷二百二十六·诸虚门·补益诸虚》

治五脏俱虚，阴阳衰损，上盛下虚，痰生头眩。

沉香 葫芦巴 附子（制） 阳起石 肉桂 破故纸（炒） 茴香（炒） 肉豆蔻（制） 金铃子 木香 锡硫 砂子（各四两）

上为末，同砂子末，酒糊丸如梧桐子大，阴干，布袋令光莹。每服四十粒，空心姜盐汤下。

3)《医方集解·补养之剂第一·补火丸》

治阴阳不升降，上盛下虚，头目眩运。

黑铅 硫黄（各二两）

将锡熔化，渐入硫黄，候结成片，倾地上出火毒，研至无声为度。

61. 金锁正元丹（《太平惠民和剂局方·卷之五·续添诸局经验秘方》）

治真气不足，元脏虚弱，四肢倦怠，百节酸疼，头昏眩痛，目暗耳鸣，面色黄黑，鬓发脱落，头皮肿痒，精神昏困，手足多冷，心胸痞闷，绕脐切痛，膝胫酸疼，不能久立；或脚弱隐痛，步履艰难，腰背拘急，不能俯仰，腹痛气刺，两胁虚胀，水谷不消，大便不调，呕逆恶心，饮食减少，恍惚多忘，气促喘乏，夜多异梦，心忪盗汗，小便滑数，遗精白浊，一切元脏虚冷之病，并能治之。

五倍子　茯苓（去皮，各八两）　紫巴戟（去心，十六两）　补骨脂（酒浸炒，十两）　肉苁蓉（净洗，焙干）　葫芦巴（炒，各一斤）　龙骨　朱砂（别研，各三两）

上为细末，入研药令匀，酒糊为丸如梧桐子大。每服十五丸至二十丸，空心，食前温酒吞下，或盐汤亦得。

62. 小安肾丸（《太平惠民和剂局方·卷之五·续添诸局经验秘方》）

治肾气虚乏，下元冷惫，夜多旋溺，肢体倦怠，渐觉羸瘦，腰膝沉重，嗜卧少力，精神昏愦，耳作蝉鸣，面无颜色，泄泻肠鸣，眼目昏暗，牙齿蛀痛，并皆治之。

香附子　川乌　川楝子（以上各一斤，用盐四两，水四升同煮，候干锉，焙）　熟干地黄（八两）　茴香（十二两）　川椒（去目及闭口者，微炒出汗，四两）

上六味为细末，酒糊为丸如梧桐子大。每服二十丸至三十丸，空心卧服，盐汤、盐酒任下。常服补虚损，益下元。

63. 四柱散（《太平惠民和剂局方·卷之三·绍兴续添方》）

治丈夫元脏气虚，真阳耗败，两耳常鸣，脐腹冷痛，头旋目晕，四肢怠倦，小便滑数，泄泻不止，凡脏气虚弱者，悉宜服之。

木香（湿纸裹煨）　茯苓　人参　附子（炮，去皮脐，各一两）

上为细末。每服二钱，水一大盏，生姜二片，枣子一个，盐少许，煎七分，空心、食前服。

64. 温胆汤

1）《三因极一病证方论·卷之八·肝胆经虚实寒热证治》

治胆虚寒，眩厥足痿，指不能摇，躄不能起，僵仆，目黄失精，虚劳烦扰，因惊胆慑，奔气在胸，喘满浮肿，不睡。

半夏（汤洗去滑）　麦门冬（去心，各一两半）　茯苓（二两）　酸枣仁（三两，炒）　甘草（炙）　桂心　远志（去心，姜汁合炒）　黄芩　萆薢　人参（各一两）

上为锉散。每服四大钱，用长流水一斗，糯米煮，如泻胆汤法。

2）《普济方·卷一百四十·伤寒门·伤寒后不得眠》

治大病后，虚烦不得眠。兼治心胆虚怯，触事易惊，或梦寐不祥，或异象眩惑，遂致心惊胆慑，气郁生涎，涎与气搏变生诸证；或短气悸乏，或复自汗，或四肢浮肿，饮食无味，心虚烦闷，坐卧不安，悉能治之。

半夏　枳实（各一两）　橘红（一两半）　甘草（四钱）　茯苓（三分）

上㕮咀。每服四钱，水一盏半，生姜七片，枣七枚，竹茹一块如钱大，煎至六分，去滓，食前热服。竹茹即刮竹青也，此药大治伤寒后，及一切病后虚烦，夜睡不宁者，并宜用之。

65. 茯苓补心汤（《三因极一病证方论·卷之八·心小肠经虚实寒热证治》）

治心虚寒，病苦悸恐不乐，心腹痛，难以言，心寒恍惚，喜悲愁恚怒，衄血面黄，烦闷，五心热渴，独语不觉，咽喉痛，舌本强，冷汗出，善忘恐走；及治妇人怀妊恶阻，吐呕眩晕，四肢怠惰，全不纳食。

白茯苓　人参　前胡　半夏（汤洗七次去滑）　川芎（各三分）　橘皮　枳壳（麸炒去瓤）　紫苏　桔梗　甘草（炙）　干姜（各半两）　当归（一两三分）　白芍药（二两）　熟地黄（一两半）

上锉散。每服四大钱，水盏半，姜五片，枣一枚，煎七分，去滓温服，食前服。

66. 益志汤（《三因极一病证方论·卷之八·心主三焦经虚实寒热证治》）

治右肾虚寒，小便数，腰胁引痛，短气咳逆，四肢烦疼，耳鸣面黑，骨间热，梦遗白浊，目眩，诸虚困乏。

鹿茸（酥涂炙，去毛尽）　巴戟（去心）　熟干地黄（酒浸）　枸杞子　苁蓉（酒浸）　牛膝（酒浸）　附子（炮，去皮脐）　桂心（不焙）　山茱萸　白芍药　防风（去叉）　甘草（炙，各等分）

上锉散。每服四大钱，水盏半，姜五片，盐少许，煎七分，去滓温服，食前服。

67. 大补心丹（《三因极一病证方论·卷之九·狂证论》）

治忧思恶虑过多，致神志不宁，魂魄失守，虚阳外泄，则自汗呕吐，泻利频数，诸阴不生，则语言重复，忪悸眩晕；兼治大病后虚烦不得眠，羸瘦困乏；及妇人胎前产后，悉能主之。常服安心神，调血脉，镇惊补心。

黄芪（蜜炙） 茯神 人参 酸枣仁（炒） 熟地黄（各一两） 远志（去心，炒） 五味子 柏子仁（各半两，别研）

上为末，蜜丸如梧子大，用辰砂为衣。每服三十丸，米汤、温酒任下。盗汗不止，麦麸汤下；乱梦失精，人参龙骨汤下；卒暴心痛，乳香汤下；肌热虚烦，麦门冬汤下；吐血，人参卷柏汤下；大便下血，当归地榆汤下；小便尿血，赤茯苓汤下；中风不语，薄荷牛黄汤下；风痫涎潮，防风汤下。

68. 大山芋丸（《三因极一病证方论·卷之十三·虚损证治》）

治诸虚百损，五劳七伤，肢体沉重，骨节酸疼，心中烦悸，唇口干燥，面体少色，情思不乐，咳嗽喘乏，伤血伤气，夜多异梦，盗汗失精，腰背强痛，脐腹弦急，嗜卧少起，善惊多忘，饮食减少，肌肉瘦瘁。又治风虚头目眩晕，心神不宁；及病后气不复常，渐成劳损。久服补不足，愈风气百病。

山芋（七两半） 当归 桂心 神曲（炒） 熟地黄 大豆卷（各二两半） 甘草 人参（一两七钱） 川芎 芍药 白术 麦门冬（去心） 杏仁（麸炒去皮，各一两半） 柴胡 白茯苓 桔梗（各一两一分） 阿胶（麸炒，一两七钱半） 干姜（炮，三分） 白蔹（半两） 防风（去叉，一两半） 枣（一百个，炊去皮核）

上为末，蜜丸与枣肉同和丸如弹子大。每服一丸，温酒、米汤任嚼下。加琥珀一两、远志去心炒二两、茯苓二两半，即是养心丹。虚劳遗泄白浊，加龙骨二两。

69. 宣和赐耆丝丸（《三因极一病证方论·卷之十三·虚损证治》）

治少年色欲过度，精血耗竭，心肾气惫，遗泄白浊，腰背疼痛，面色黧黑，耳聋目昏，口干脚弱，消渴便利，梦与鬼交，阳事不举。

当归（酒浸焙轧，半斤） 菟丝子（酒浸，去土，乘湿研破，焙干，秤一斤） 薏苡仁 茯神（去木） 石莲肉（去皮） 鹿角霜 熟地黄（各四两）

上为末，用芪二斤锉碎，水六升浸一宿，次早挼洗味淡，去滓，于银石器中熬汁成膏，搜和得所，捣数千杵，丸如梧子大。每服五十丸加至百丸，米汤、温酒任下，空心食前服。常服守中安神，禁固精血，益气驻颜，延年不老。

70. 羊肉汤

1）《妇人大全良方·卷之二·众疾门·通用方序论第五》

治虚损羸乏，腹中疼痛，往来寒热，吸吸少气，不能支持，头眩自汗，腹内拘急。

每服用精羊肉一两，姜十片，水二盏煎至六分，温服。

2）《妇人大全良方·卷之二十·产后寒疝方第九》

疗虚及产妇腹中痛，虚眩不能支持，两胁当脐急痛，气上冲，前后相引痛。治之如神。

精羊肉（四两） 当归 川芎（各半两） 生姜（一两）

上细切，以水十盏煎至三盏，掠去沫，去滓分四服，空心热服，一日来日再作，两日滓合为一日煎，当一剂服。

71. 紫石英丸（《妇人大全良方·卷之九·求嗣门·〈千金翼〉求子方论第四》）

兼治虚中有热，头目旋晕，足如履空，呕吐不食，月水不调，或多或少，皆虚候也。久服能生发，令人有子；更治虚悸，常若忧思，皆心血不足，血室虚所致也。

紫石英 阿胶 当归 川芎 赤芍药 川续断（各一两） 鹿茸 白术 桂心（各半两） 柏子仁（二两） 熟地黄（三两）

上为末，炼蜜为丸如梧桐子大。空心，温酒下二十丸。

72. 人参鳖甲散（《妇人大全良方·卷之二十一·产后蓐劳方论第四》）

治妇人产后蓐劳，皆由在产内未满百日，体中虚损，血气尚弱，失于将理；或劳动作伤，致成蓐劳。其状虚羸，乍起乍卧，饮食不消，时有咳嗽，头目昏痛，发歇无常；夜有盗汗，寒热如疟，背膊拘急，沉困在床，服此大效。

人参 桂心 当归 桑寄生 白茯苓 白芍药 桃仁 熟地黄 甘草 麦门冬（各半两） 续断（一分） 牛膝（三分） 鳖甲（炙） 黄芪（各一两）

上为细末。每服先以猪肾一对，去筋膜；以水两大盏，生姜半分，枣三个，煎至一盏，去猪肾、姜、枣，然后入药末二钱，入葱三寸，乌梅一个，荆芥五穗，煎至七分，去滓，空心、晚食前温服。此药神妙。

73. 大效内补丸

1)《妇人大全良方·卷之二十四·拾遗方》

治受气虚弱及五劳七伤，脏腑积冷、痃癖、癥块，虚胀或经脉不调，疳冷，赤白带下，口苦舌干，面色萎黄，黑鼾，心烦惊悸，头目眩晕，不美饮食，痰涕黏涎，手足百节热疼无力，肌肉消瘦，子息断续。服一月，当妊娠，百病皆愈。

萆薢(四两) 牛膝 五加皮 白术(各二两) 川乌(炮) 枳实(炒) 丹参(各一两)

上为细末，炼蜜丸如梧子大。温酒下二十丸，空心、日午、晚食前各进一服。

2)《世医得效方·卷第十五·产科兼妇人杂病科·通治》

治产后虚羸，及伤血过多虚竭少气脐腹拘急，痛引腰面，面白脱色，嗜卧不眠，唇口干燥，心忪烦倦，手足寒热，头重目眩，不思饮食；或劳伤冲任，内积风冷，崩中漏下，淋沥不断，及月水将行，腰腿重疼，脐腹急痛；及治男子妇人从高坠下，内有瘀血，吐血、下血等病。

真蒲黄(微炒，三分半) 熟干地黄(三两，洗，切，酒炒) 阿胶(捣碎，蚌粉炒如珠) 当归(去芦，切，微炒) 川续断(去芦) 干姜(炮) 甘草(微炙) 芎䓖(各四两) 附子(炮，去皮脐) 白芷 白术(各三两) 肉桂(去粗皮) 白芍药(各三两) 吴茱萸(汤洗七次，焙干，微炒，三两)

上为末，炼蜜丸如梧桐子大。每服二十丸，食前温酒下，渐加至五十丸。一方，加杜仲、鹿茸、肉苁蓉、北五味子。

74. 心丹(一名**法丹**)(《严氏济生方·五脏门·心小肠虚实论治》)

此丹颗粒辰砂加心药煮炼。主男子、妇人心气不足，神志不宁，忧愁思虑，谋用过度，或因惊恐伤神失志，耗伤心气，恍惚振悸，差错健忘，梦寐惊魇，喜怒无时，或发狂，眩晕，不省人事；及治元气虚弱，唇燥咽干，潮热盗汗，或肺热上壅，痰唾稠黏，咳嗽烦渴；或大病后心虚烦躁，小儿心气虚弱，欲发惊痫，或直视发搐，应是一切心疾并宜服之。常服养心益血，安魂定魄，宁心志，止惊悸，顺三焦，和五脏，助脾胃，进饮食，聪明耳目，悦泽颜色，轻身耐老，不僭不燥，神验不可具述。

朱砂(五十两) 新罗人参 远志(去心，甘草煮) 熟地黄(洗净，酒蒸焙) 白术 石菖蒲 当归(去芦，酒浸焙) 麦门冬(去心) 黄芪(去芦) 茯苓(去皮) 茯神(去木) 柏子仁(拣净) 木鳖仁(炒，去壳) 石莲肉(去心，炒) 益智仁(以上各五两)

上加人参等十四味，各如法修制，锉碎拌匀；次将此药滚和，以夹生绢袋盛贮，用麻线紧系袋口于尖上，安大银锅一口，着长流水令及七分；重安银罐，入白沙蜜二十斤，将药袋悬之中心，勿令着底，使蜜浸袋令没，以桑柴烧锅滚沸，勿令火歇，煮三日；蜜焦黑，换蜜再煮，候七日足，住火，取出，淘去众药，洗净砂，令干，入牛心内，蒸七次；蒸煮砂时，别安银锅一口，暖水，候大锅水耗，从锅弦添温水，候牛心蒸烂熟，取砂，再换牛心，如前法蒸；凡换七次，其砂已熟，即用沸水淘净，焙干，入乳钵，玉杵研，直候十分细，米粽为丸如豌豆大，阴干。每服十粒至二十粒，食后，参汤、枣汤、麦门冬汤任下。

75. 腽肭脐丸(《严氏济生方·诸虚门·虚损论治》)

治五劳七伤，真阳衰惫，脐腹冷痛，肢体酸疼，腰背拘急，脚膝缓弱，面色黧黑，肌肉消瘦，目眩耳鸣，口苦舌干，饮食无味，腹中虚鸣，胁下刺痛，心常惨戚，夜多异梦，昼少精神，小便滑数，大肠溏泄，时有遗沥，阳事不举。但是风虚痼冷，皆宜服之。

腽肭脐(一对，酒蒸熟，打和后药) 天雄(炮，去皮) 附子(炮，去皮脐) 川乌(炮，去皮尖) 阳起石(煅) 钟乳粉(各二两) 独体朱砂(研极细) 人参 沉香(不见火，别研) 鹿茸(酒蒸，一两)

上为细末，用腽肭脐膏，入少酒，臼内杵和为丸如桐子大。每服七十丸，空心，盐酒、盐汤任下。

76. 五套丸(《严氏济生方·咳喘痰饮门·痰饮论治》)

治胃气虚弱，三焦痞塞，不能宣行水谷，故为痰饮。结聚胸臆之间，令人头目昏眩，胸膈胀满，咳嗽气急，呕逆腹痛；伏于中脘，亦令臂疼不举，腰脚沉重；久而不散，流入于脾，脾恶湿，得水则胀，胀则不能消化水谷，又令腹中虚满，而不食也。

半夏(一两,切破) 天南星(一两,每个切作十数块,二味洗,水浸三日,每日易水,次用白矾三两,研碎,调入内,再浸三日,洗净,焙) 干姜(炮) 高良姜(锉,炒) 白茯苓(去皮) 白术(各一两) 木香(不见火) 丁香(不见火) 青皮(去白) 陈皮(去白,各半两)

上十味为细末,用神曲一两,大麦蘖二两,同碾,取末打糊,和药为丸如梧桐子大。每服三十丸至五十丸,温熟水送下,不拘时候。常服温脾胃,去宿冷,消留滞,化饮食,辟雾露风冷、山岚瘴疠不正非时之气,但是酒癖停饮,痰水不消,累服汤药不能作效者,服之如神。

77. 沉香磁石丸(《严氏济生方·眩晕门·眩晕论治》)

治上盛下虚,头目眩晕,耳鸣耳聋。

沉香(半两,别研) 磁石(火煅、醋淬七次,细研,水飞) 葫芦巴(炒) 川巴戟(去心) 阳起石(煅,研) 附子(炮,去皮脐) 椒红(炒) 山茱萸(取肉) 山药(炒,各一两) 青盐(别研) 甘菊花(去枝萼) 蔓荆子(各半两)

上为细末,酒煮米糊为丸如梧桐子大。每服七十丸,空心盐汤送下。

78. 芡实丸(《严氏济生方·诸虚门·虚损论治》)

治思虑伤心,疲劳伤肾,心肾不交,精元不固,面少颜色,惊悸健忘,梦寐不安,小便赤涩,遗精白浊,足胫酸疼,耳聋目昏,口干脚弱。

芡实(蒸,去壳) 莲花须(各二两) 茯神(去木) 山茱萸(取肉) 龙骨 五味子 枸杞子 熟地黄(酒蒸,焙) 韭子(炒) 肉苁蓉(酒浸) 川牛膝(去芦,酒浸焙) 紫石英(煅七次,各一两)

上为细末,酒煮山药糊为丸如桐子大。每服七十丸,空心,盐酒、盐汤任下。

79. 补肾丸(《严氏济生方·眼门·眼论治》)

治肾气不足,眼目昏暗,瞳人不分明,渐成内障。

磁石(火煅、醋浸七次,水飞) 菟丝子(淘净,酒浸蒸,别研,各二两) 五味子 熟地黄(酒浸焙) 枸杞子 楮实子 覆盆子(酒浸) 肉苁蓉(酒浸焙) 车前子(酒蒸) 石斛(去根,各一两) 沉香(别研) 青盐(别研,各半两)

上为细末,炼蜜为丸如梧桐子大。每服七十丸,空心,盐汤送下。

80. 酸枣仁丸(《卫生宝鉴·卷五·劳倦所伤虚中有热》)

治胆经不足,心经受热,精神昏愦,恐畏多惊,情思不乐,时有盗汗,虚烦不眠,朝瘥暮剧或发眩运。

地榆 酸枣仁(炒,各一两) 茯苓 菖蒲 人参(各半两) 丹砂(二钱,研)

上六味为末,水蜜面糊丸如桐子大。每服三五十丸,煎人参汤送下,不拘时,米饮汤亦得。

81. 增损黑锡丹(《世医得效方·卷第三大方脉杂医科·眩晕·下虚》)

治阴阳不升降,上热下冷,头目眩晕,病至危笃,或暖药,上僭愈甚者。

黑锡丹头(二两) 川楝子 阳起石 木香 沉香 青皮(炒,各半两) 肉豆蔻 茴香 官桂(去粗皮,不见火) 绵附(炮,去皮脐) 葫芦巴 破故纸(炒,各一两) 乌药(去木,锉,一分) 磁石(火煅、醋淬七次,细研水飞)

上为末,酒糊丸如梧子大。每服五十丸,加至七十丸,浓煎人参、茯苓、姜、枣汤,空心吞下。

82. 参附正气散(《世医得效方·卷第三大方脉杂医科·诸气》)

治阴阳不和,脏腑虚弱,头目昏眩,腹胁刺痛,呕逆恶心,饮食不进,气虚盗汗,咳嗽上喘,四肢厥冷,腰背酸痛,脾虚泄泻,脾肾俱损,精血伤竭,气短脉沉,耳干焦黑,面黄体瘦,怠惰多困,小便频数,小肠气痛,霍乱吐泻;及卒中风气,昏乱不常,大病尪羸倦弱;妊娠失调理,产后虚损,并宜服之。大能补虚,正气,调理气血,固肾消痰。

人参 木香 白豆蔻(各二钱半) 川芎 干姜 甘草 藿香 茯苓 黄芪 当归(去尾) 丁香 桂心 陈皮 白芷 缩砂仁 青皮(各半两,去白) 白术 附子(炮) 半夏曲(各七钱)

上锉散。每服半钱,生姜五片,枣二个,煎服。

83. 红椒丸(《世医得效方·卷第五大方脉杂医科·喘急·虚证》)

治虚劳喘嗽,眩晕。

灵砂(一两,细研) 人参 木香(各二钱半) 大附香子(杵净) 大红椒(去合口并子,焙出汗,各半两)

上为末，糕糊丸如麻子大。每服二十丸，空心，橘皮汤下。

84. 聚宝养气丹（《世医得效方·卷第八大方脉杂医科·诸淋·痼冷》）

治诸虚不足，气血怯弱，头目昏眩，肢节倦怠，心志昏愦，夜梦失精，小便滑数，脾胃气虚；又治诸风瘫痪，半身不遂，语言謇涩，肢体重痛，寒湿气痹；或久寒宿冷泄泻，发疟寒热，下痢赤白；及肠风痔瘘，下血不止；妇人子脏久冷，崩漏，带下五色，月候不调，腹胁刺痛，血瘕血闭，羸瘦乏力，并皆治之。

代赭石　紫石英　赤石脂　禹余粮（以上四味各二两，醋淬，水飞过，搜作锭子，候十分干，入沙合内养火三日，罐子埋地中出火毒一宿）　阳起石（煅）　肉豆蔻（面包煨）　鹿茸（酒炙）　破故纸（酒炒）　钟乳粉　五灵脂（酒研）　茴香（酒炒）　柏子仁　当归（酒浸炙）　远志（去心，酒炒）　没药（别研）　白茯苓　附子（炮）　天雄（炮）　胡椒　沉香　丁香　木香　乳香　黄芪（蜜炙）　山药　苁蓉（焙）　肉桂　巴戟（各半两）　血竭　琥珀　朱砂　麝香（各三钱）

上为末，糯米糊丸梧桐子大，留朱砂、麝香为衣。每服三十丸，空心，人参汤或枣汤下，妇人醋汤。

85. 辰砂妙香散（《世医得效方·卷第八大方脉杂医科·心恙·热证》）

治男子妇人心气不足，志意不定，惊悸恐怖，悲忧惨戚，虚烦少睡，喜怒不常，夜多盗汗，饮食无味，头目昏眩。

麝香（一钱，别研）　山药（姜汁炙，一两）　人参（半两）　木香（煨，一两半）　茯苓（不焙）　茯神（去皮，不焙）　黄芪（各一两）　桔梗（半两）　甘草（炙，半两）　远志（去心，姜汁炒，一两）　辰砂（三钱，别研）

上为末。每服二钱，温酒调，不以时候。

86. 熟地黄汤（《世医得效方·卷第十四产科兼妇人杂病科·产后》）

治产后虚渴不止，少气脚弱，眼昏头眩，饮食无味。

熟干地黄（一两）　人参（三两）　麦门冬（去心，三两）　栝蒌根（四两）　甘草（半两）

上锉散。每服四钱，水二盏，糯米一撮，生姜三片，枣三枚煎，食前服。

87. 小菟丝子丸《丹溪心法·卷三·补损五十一》

治肾气虚损，目眩耳鸣，四肢倦怠，夜梦遗精；心腹胀满，脚膝痿缓，小便滑数，股内湿痒，水道涩痛，小便出血，时有遗沥，并宜服。

石莲肉（二两）　菟丝子（酒浸，五两）　白茯苓（一两）　山药（二两七钱半，打糊）

上为末，山药打糊丸如梧子大。服五十丸，空心盐汤下；脚无力，木瓜汤下。

88. 辰砂远志丸（《普济方·卷十六·心脏门·心虚》）

安神镇心，治惊悸，消风痰，止头眩，补肾益志。

白附子（生用）　石菖蒲（去毛）　远志（去心）　白茯神（去木）　人参　麦门冬（去心）　川芎　山药　半夏曲　铁粉　南星（锉，炒黄）　天麻（各半两）　辰砂（别研）　北细辛（各一钱）

上为细末，生姜五两，取汁入水煮糊丸绿豆大，别以朱砂为衣。每服二十粒，夜卧生姜汤下，小儿减丸数。一方，治忧愁思虑，痰气潮作，如醉如痴，精神不守，大便难，小便浊，头目眩晕。用药与上方同，但去天麻、南星耳，用水糊丸如梧子大。每四十丸，生姜薄荷汤下，日午夜卧服。名**远志平肝丸**。

89. 淡竹茹汤（《普济方·卷十六·心脏门·心虚》）

治心虚烦闷，头痛，短气，内热不解，心中闷乱，及妇人产后，心虚惊悸，烦闷欲绝。虚烦者，方论中所谓心虚烦闷是也。大抵阴虚生内热，阳盛生外热，外热曰燥，内热曰烦，此不分而分也。伤寒大病不复常，霍乱吐泻之后，皆使人心虚烦闷，妇人产蓐多有此病。其证内烦，身不觉热，头目昏疼，口干咽燥不渴，清清不寐，皆虚烦也。

麦门冬（去心）　小麦（各二两半）　甘草（炙，一两）　人参　白茯苓（各一两半）　半夏（汤洗七次，二两）

上锉散。每服四大钱，水二盏，姜七片，枣三个，淡竹茹一块如指大，煎七分，去滓温服，食前服。虚劳烦闷，尤宜服之。

90. 镇心丸（一名**预知子丸**）（《普济方·卷十六·心脏门·心虚》引《和剂方》）

治心气不足，志意不定，精神恍惚，语言错妄，忪悸烦乱，愁忧惨戚，喜惊多恐，健忘少睡，夜多异梦，寤即惊魇，或发昏眩，暴不知人，并宜服之。

预知子　白茯苓（并去皮）　远志（去心）　茯神（去木）　石菖蒲　枸杞子（拣净）　黄精（蒸熟）　朱砂（飞研）　柏子仁　地骨皮（去土）　山药　人参（去芦头，各等分）

上为末，炼蜜丸，每两作二十丸，更以朱砂为衣。每服一丸，细嚼，人参汤下，不计时服。

91. 二宜丹（《普济方·卷十八·心脏门·怔忡惊悸》）

治水火不济，耳内虚鸣，健忘，怔忡，头目眩晕。

磁石（二两，火煅醋淬七次）　朱砂（一两）

上研如粉，以糊为丸如鸡头大，阴干。每服一丸，用人参汤调下，不拘时服。

92. 四君子汤（《普济方·卷二十五·脾脏门·脾胃不和不能饮食》）

治大人小儿脾胃不和，中脘停饮，大病之后，宜服此药。但味甘，恐非快脾之剂，常服宜减甘草一半，增损之法，见于方后。

人参　茯苓　白术（各一两）　甘草（半两）

上㕮咀。每服四钱，水一盏，姜七片，枣一个，煎六分去滓，不拘时候服。一方加橘红等分，名异功散，尤宜病后调理；一方去人参加官桂等分，甘草减半，名甘桂汤，治停饮目眩；一方去甘草加木香、枳壳、橘红、半夏等分，名六君子汤，专治素有痰饮胸膈痞闷，脾胃虚寒，不嗜饮食，服燥药不得者，大宜服之；一方去甘草加木香、熟附子等分，名加味四柱散，姜、枣煎服，治大人元、脏气虚，真阳耗散，两耳常鸣，脐腹冷痛，头眩目晕，四肢倦怠，小便滑数，泄泻不止，病后调理，尤宜用此；一方加黄芪、白扁豆等分，名加味四君子汤，大治肠风并五痔下血，面色痿黄，心忪耳鸣，脚弱力乏，口淡无味，姜、枣煎服。

93. 安肾丸（《普济方·卷二十九·肾脏门·肾虚》）

治肾虚腰痛，阳事不举，膝骨痛，目眩，耳鸣，口干，面色黧黑，耳轮焦枯，肢体羸瘦。

补骨脂（炒）　葫芦巴（炒）　茴香（炒）　川楝（炒）　续断（炒，各三两）　桃仁（麸炒去皮尖，别研）　杏仁（如上法）　山药（炒，切）　茯苓（各一两）

上为末，蜜丸如梧桐子大。盐汤下五十丸，空心服。

94. 决明子丸（《普济方·卷三十四·胆腑门·胆虚寒》）

治胆虚冷，神思昏沉，头目昏暗。

决明子　天雄（炮，去皮脐）　柏子仁　菟丝子（酒浸三日，焙干，别研为末）　熟地黄　枸杞子（各一两）

上为末，炼蜜丸如梧桐子大。每服三十丸，温酒空心下，晚服。

95. 茯苓汤

1）《普济方·卷三十四·胆腑门·胆虚寒》

治胆气虚冷，头眩痛，心神恐畏，遇事多惊，不能独睡，胸中满闷，口苦。

茯神（去木）　酸枣仁　黄芪　白芍药　五味子　柏子仁（各一两）　桂心　熟地黄（酒洗）　人参　甘草（炙，各半两）

上㕮咀。每服四钱，水一盏，姜三片，煎七分去滓，温服，不拘时服。

2）《普济方·卷三百五十一·产后诸疾门·头痛》

治产后气血虚，头痛不定，目眩呕逆。

白茯苓（去黑皮）　羌活（去芦头）　当归（切，焙）　人参　芎䓖　附子（炮裂，去皮脐）　石膏（火煅）　黄芪（锉，各一两）

上锉如麻豆。每服三钱，水一盏煎至，七分去滓，温服。

96. 补胆防风汤（《普济方·卷三十四·胆腑门·胆虚不得眠》）

治胆虚目暗，喉痛数唾，眼目眩冒，五色所障，梦见人讼，恐惧面色变青。

防风（一钱）　人参（六分）　细辛（五分）　芎䓖　甘草　茯苓　独活　前胡（各三分）

上捣筛。每服四钱，水一盏半，枣二枚，煎八分去滓，食前服。

97. 茯神丸（《普济方·卷一百二·诸风门·风惊恐》）

主心气不定，五脏不足，甚者忧愁悲伤不乐，忽忽喜忘，朝瘥暮剧，暮瘥朝发则狂眩。加茯神名茯神丸。不加茯神为定志丸。二分合少，可两倍合方。

菖蒲　远志(去心)　茯苓(各二分)　人参(三两)

上捣筛。服方寸匕,食后,日三。蜜和丸如梧桐子大,服六七丸,日三亦得。一方加茯神一两半,牛黄五铢,为六物,茯苓、远志、菖蒲各一两。忌酢物、羊肉、饧。豆汁煎治中风,惊悸恍惚。

98. 石龙芮汤(一名**天雄散**)(《普济方·卷一百八十六·诸痹门·肾痹》)

治肾脏气虚,外邪杂至,脚膝缓弱,腰脊不可转侧,日益疼痹,风邪上攻,目眩耳鸣,身体疼痛,行步艰难。

石龙芮　独活(去芦)　防风(去梢)　五味子　细辛(去苗叶)　杜仲(去粗皮,炙,锉)　茯神　萆薢　丹参　羌活(去芦)　牛膝(酒浸切,焙)　桂(去皮,各一两)　当归(炒)　人参(各三分)　麻黄(去根节,焙)　天雄(炮,去皮脐)　枳壳(面炒,半两)

上锉如黄豆。每服四钱,水一盏,生姜五片,同煎至六分,去滓温服,不计时候。

99. 凝真丹(《普济方·卷二百十七·诸虚门·补虚固精》)

治丈夫三丹不凝结,致真气不固,精清精滑,饮食不美,四肢怠惰,昏困嗜卧。

上丹不凝结,则常多感冒,鼻流清涕,头目昏疼。

上用益智仁二两,用饼饽药,搜面裹煨,令面焦,去面为细末。少许搐鼻中,久用,清涕自止。

中丹不凝结,则发热自汗,心悸惊,恍惚健忘,不能饮食。

上用益智仁二两,酸醋浸三宿,焙干为细末,醋煮面糊为丸如桐子大。每服三十丸至五十丸,盐汤吞下。

下丹不凝结,则真气不固,梦遗白浊,胸中短气,面黄体虚,形瘦瘁,情思不乐,饮食减少,惊悸恍惚。

上用益智仁四两,以盐水浸三宿,焙干为细末,盐煮面糊为丸如桐子大。每服三十丸至五十丸,空心盐汤吞下。不可用酒服,恐散真气。

100. 既济固真丹(《普济方·卷二百十七·诸虚门·补虚固精》)

治水火不能既济,精神恍惚,头目昏暗,阳道痿弱,阴湿多汗,遗沥失精,脾胃虚怯,心肾不宁。凡肾水欲升而沃心,心火欲降而滋肾水,则坎离既济。阴阳协和,火不炎上则神自清,水不下渗而精自固。常服壮阳固气,温脾益血。

北五味子　白茯苓　附子　沉香　龙骨　苁蓉(酒浸一宿,无,以鹿茸代,酥炙,各一两)　益智仁　柏子仁(去壳,炒)　补骨脂(炒)　酸枣仁(去壳,炒)　金铃子(去核,炒)　红椒(去目)　当归(酒浸)　川巴戟(去心,各半两)　菟丝子(酒浸研,一两半)

上为细末,酒糊丸,辰砂三钱为衣,桐子大。每服五七十丸,空心盐酒任下。

101. 参附汤(《普济方·卷二百二十五·诸虚门·补益诸虚》)

专治男子妇人,诸虚百损,恍惚健忘,神昏气短,头晕目眩,咳嗽多疾;气不升降,夜多盗汗,虚劳咯血,遗精白浊,肠鸣泄泻,并宜服之。此药补气养血,调和五脏,温暖脾元,进美饮食,久服无病不除。

川当归　川芎　北防风　北芍药　陈皮　白桂　大附子　黄芪(各一两,盐水炙)　人参　丁香　益智仁　白姜　缩砂　白豆蔻(焙)　肉豆蔻(煨)　北五味子(各半两)　南木香(四钱)　沉香　甘草(各三钱)

上为粗末。每服四钱,水一盏半,生姜三片,枣子一枚,煎八分,空心服。枣子胀气虚满者去之。胆虚不得眠,加酸枣仁;虚劳咳嗽痰多,加半夏、神曲、杏仁、北细辛、紫菀、款冬花;久嗽不愈咯血者,煎地黄汁调钟乳粉,下黑锡丹;气壅,加紫苏叶。腹胀,加萆薢、澄茄;夜多小便,加茴香益智,煎盐汤服;心热小便涩,加茯苓;口干,加五味子;呕者,加藿香;冷气胀痛,加茱萸、良姜。

102. 十全大补汤(《普济方·卷二百二十五·诸虚门·补益诸虚》)

治诸虚百损,荣卫不和,形体羸瘦,面黄背倦,头眩耳重,口苦舌干,心怔多汗,血衄喘嗽,饮食不进,寒热往来,遗精失血,脚膝酸疼,妇人崩漏,经候失调,病后未复,忧虑伤动气血,最宜服之。

人参(去芦)　白术　白茯苓(焙)　甘草(炙)　白芍药　官桂(不见火)　黄芪(蜜炙)　川当归(去芦)　熟地黄(洗,焙)　川芎(各等分)

上㕮咀。每四钱,水一盏半,姜三片,枣一枚,煎七分,空心食前温服。虚弱甚者,每服秤半两,加鹿茸煎。嗽者加五味子、白豆蔻仁、罂粟壳。有痰加半夏;发热加柴胡;有汗加牡蛎;虚寒加附子;寒甚加干姜;有风加独活,所加并等分。

103. 天门冬大煎(《普济方·卷二百二十七·虚劳门·虚劳》)

治男子五劳七伤,八风十二痹,伤中六极,一气极,则多寒痹腹痛,喘息惊恐,头痛。二肺极,则寒痹腰痛,心下坚,有积聚,小便不利,手足不仁。三脉极,则颜色枯青,逆噫善忘,恍惚失气,浑似悲泣之状,舌苦强,咽喉干,寒热恶风,不可动,不嗜食,目眩,喜怒妄言。四筋极,则拘挛,小腹坚胀,心痛,膝寒冷,四肢骨节皆疼痛。五骨极,则肢节厥逆,黄疸消渴,痈疽妄发,病重浮肿,如水病状。六肉极,则发疰,如被击不复言,甚者至死复生,众医所不能治。此皆六极七伤所致,非独房室之为也。忧患积思,喜怒悲欢,复随风湿结气,咳时呕吐食变,大小便不利,时泄利,重下溺血,上气吐下,乍寒乍热,卧不安席,小便赤黄,时时恶梦,与死人共饮食,人冢神室,魂飞魄散,筋极则伤肝,伤肝则腰背相引,难可俯仰。气极则伤肺,伤肺则小便有血,目不明,伤髓则阴痿不起,往而不交。骨极则伤肾,伤肾则短气,不可久立,阴疼恶寒,甚者卵缩,阴下生疮,湿痒手搔不欲停,汁出。此皆为肾病,甚者且多遭风毒,四肢顽痹,手足浮肿,名曰脚弱,一名脚气,医所不治,此悉主之,常服尤佳。

天门冬(切三斗半,压取汁) 生地黄(切三斗半,压取汁) 白蜜(三升) 酥(用三升,炼) 枸杞根(三斗,净浣,以水二石五斗煮取一斗二升,澄清) 鹿全骨(一具,捣碎,以水一石煮取五斗,澄清)

以上并用大斗铜器中,微火先煎天门冬、地黄汁减半,乃合煎,取大斗二斗,下后件散药,煎取一斗,内铜器重釜煎,令隐掌可丸如梧桐子大。平旦空腹,酒服二十丸,日二,加至五十丸。慎生冷醋滑、猪鸡鱼、蒜、油面等。

104. 金樱丹(《普济方·卷二百二十七·虚劳门·虚劳》)

治男子耗血失精,妇人半产漏下,五劳七伤,三尸百疰,肌肉陷下,形色俱脱,传尸骨蒸,虚劳诸损,诸虚变易,瘦劣难痊,或咽呕吐,或从汗出,积久津液耗散,妇人崩血无停,色肉衰朽,男子精滑不固,筋力消瘦,伤寒累经,劳后疮漏,病在淹延,大衄不定,下血过多,心气不足,健忘成狂,目眩衰虚,昏暗作瞑,阴阳废衰,饮食忘思。常服充实肌肉,坚填骨髓,悦泽面目,长养精神,秘精固气,壮力强筋,冲和百脉,正理三焦,定神魄,安尸虫,乌须发,牢牙齿。

金樱 山术 生地黄 仙灵脾(四味并取汁) 肉苁蓉(酒浸,研膏) 菟丝子(酒浸,别研) 生鸡头肉(干) 牛膝 人参 生莲子肉(干) 干山药 茯苓(去皮) 丁香 木香 菖蒲 麝香(另研,后入) 甘草(炒) 陈皮(去白) 柏子仁(另研,各二两)

上将菟丝子已下,同为细末,入柏子仁和匀,以白沙蜜入银石器中,于天地炉中,置熟火五斤,炼微解,入孩儿乳汁二升,随即以竹片搅,次入上项膏汁,同搅令匀,勿令手住,倾入药末,一处搅熬之,火消续续旋添,热火勿令太紧,熬至膏成,可丸即止;取出,却于银石器中候稍温,入麝末一处搜和成剂,更于石舂中杵千余下,每两作十丸。每服一丸,空心细嚼酒下。

105. 五洛散(一名**五若散**)(《普济方·卷二百二十七·虚劳门·虚劳》)

主五劳六极,七伤八不足,里急,胸胁胀满,背痛头眩,四肢重,腰脊强,环脐腹痛,小便难或数,剧者大便带血,歙歙少气,手足烦热,卧不能卒起,起行不能久立,名曰内极。或忧愁恐怖,生热或饱食,饮酒房室自极,阳气虚竭,耳鸣肾水泛,甚则手足浮肿,逆害饮食,名曰内消。

大黄(六分) 麦门冬 白薇 当归 干地黄 山茱萸 桑螵蛸(炙,各七分) 栝蒌 甘草(炙) 茯苓(各五分) 石斛(九分,六安者) 桂心 铁屑(研) 厚朴(炙,各三分) 吴茱萸(二分)

上各捣筛,炼白蜜一片,枣膏一斤,当蒸用,温汤浸之,和搅前药,令如干饮状,药悉成之;别取牛膝五两、肉苁蓉六两、附子三两炮,三物各捣下筛,内诸药,和令相得。以酒服方寸匕,每日三,知稍增之。长肌肉,补不足,久服益气力。若少气力加石斛;消渴加栝蒌;止痛结,治里急,加芍药;腹中痛,下脓血,加厚朴四两炙;四肢酸痛,加当归;习习少气,加天门冬、白薇。忌海藻菘菜、生葱芜荑、酢物鲤鱼等。

106. 双和汤(《普济方·卷二百二十八·虚

劳门·虚劳》）

治男子妇人五劳六极，心肾俱虚，精血气少，遂成虚劳，百体枯瘁，四肢倦怠，寒热往来，咳嗽干呕，行动喘乏，面色萎黄，略有所触，易成他疾。或伤于冷，则宿食不消，腹疼痛，泻痢吐逆；或伤于热，则头旋眼晕，痰涎气促，五心烦热；或因饥饱动作，喜怒惊恐，病随而至，或虚胀而不思食，或多食而不生肌肉，心烦则虚汗盗汗，一切虚劳，不敢服燥药者，并宜服之。常服调中养气，益血育神，和胃进食，补虚损。

白芍药（七两半） 当归（洗，酒浸焙） 黄芪（蜜炙） 川乌（各三两） 甘草（炙） 熟地黄（净洗，酒浸，各三两） 肉桂（去皮，不见火，二两）

上为细末。每服三钱水一盏半，生姜三片，枣子一枚，煎至六分，空心食前服。忌生冷果子等物。或入二陈汤同煎。一方白芍药二两半，当归等六味各一两，名双和散。沉寒痼冷加附子末。一方有人参三钱。

107. 资寿小金丹（《普济方·卷二百六十五·服饵门·丹药》）

补益真元。治诸虚不足，上盛下虚，喘急泄泻，手足厥逆，小腹结痛，翻胃脾寒，霍乱呕吐，食不消化，白浊梦遗，便多盗汗，恍惚虚惊，耳鸣目眩，久痢赤白，肠风痔漏；妇人诸疾，经候不匀，带下崩中，子宫虚冷，久无孕胎。此方温平不僭，常服镇养心气，滋益精神，轻身延年，活血驻颜。

代赭石（一斤） 余粮石（四两） 石中黄（二两） 赤石脂（五两一分）

上各研为细末，再秤数足，同入罗三两遍，再匀研细腻，旋抄二三匙入盏中，滴水丸如梧桐子大，急手丸毕；再丸，入盘以光实无皱裂为度，赤石脂性硬故须旋旋为之；待阴干入新银，锅子装载，用木炭每排作三二行，用炭排十字，眼中放药锅子，再四围聚木炭以多为佳，自顶放熟火，令慢烧下，不得用扇，直至火与药通红，白冷方取出，入干净瓷器中收。每服两粒或三粒，枣汤送下，或米饮下，妇人艾汤空心服。

108. 小灵丹（《普济方·卷二百六十五·服饵门·丹药》）

治真元虚损，精髓耗惫，本气不足，面黑耳聋，腰膝沉重，膀胱疝瘕，手足麻痹，筋骨拘挛，心腹疞痛，冷积泻痢，肠风痔漏，八风五痹，头目昏眩，饮食不进，精神恍惚，疲倦多睡，渐成痨疾；妇人胎脏久冷，绝孕无子，赤白带下，月经不调，风冷血气，并皆治之。常服助养真气，补暖丹田，活血驻颜，健骨轻身。

代赭石 赤石脂 紫石英 禹余粮

以上四味各四两，各火煅赤入米醋中淬各七次，同碾为细末，入一砂盒子内，合了，外用盐泥固济，日中晒干，用炭二十斤，顶火一煅，以炭火尽为度，取出药盒，于润地上掘坑埋一复时，取出研三日，令极细，次入后药：

乳香（另研） 没药（另研） 五灵脂（研细，以上三味各二两）

上同前四味一处研令极匀，水煮糯米饼子和药得所，入铁臼中捣一千杵，丸如鸡头大，阴干。每服一粒，温酒或新汲水送下空心。孕妇不可服。

109. 温中丸（《普济方·卷三百二十三·妇人诸疾门·血风劳气》）

治冲任虚损，血气亏伤，月水断续，来不应期，或多或少，腹中疞痛不实，客热烦壅，咽燥舌干，心神忪悸，头目晕眩，肢体倦怠，腰背引痛，筋脉拘急，带下赤白，饮食进退，或发寒热。

生地黄 生姜（二味各一斤，切碎研取汁，将炒地黄汁却，将地黄汁炒生姜） 白茯苓（去皮） 黄芪（蜜炙） 延胡索（炒） 麦门冬（去心） 乌梅肉（焙，以上九味各一两）

上为末，别用白艾叶一斤，水一斗，取浓汁熬成膏，和前药，外加牡蛎、龙骨各一分，上为末。每服三钱，水一盏，生姜两片，枣二枚同煎，取一盏，空心去滓吃。若经候流下不止，请和滓吃无妨。

110. 加味六君子汤（《医学正传·卷之四·眩运》）

治气虚痰盛，兼挟风邪，眩运不休者。

陈皮（去白，一钱） 半夏（汤泡透，一钱五分） 茯苓（一钱） 甘草（炙，五分） 荆芥穗（五分）

上细切，作一服，加生姜三片，大枣二枚，水二盏煎至一盏，去渣，入竹沥一大匙，温服。

111. 八珍汤（《医方考·卷五·头病门第五十五》）

治血虚头痛、眩晕。

人参 白术 茯苓 甘草 当归 川芎 芍药 地黄

气血，人身之阴阳也，两相得则治，一有失则病。故阴血虚损，则阳气独治，阳气亲上，故令头痛、眩晕。是方也，当归、川芎、芍药、地黄，味厚养血之品也。复用人参、白术、茯苓、甘草甘温之品以养气者，何哉？太极之妙，阴生于阳，故兼用此辈以益气耳。或问：头痛而用人参，阳邪不益亢乎？余曰：虚火可补，人参、黄芪之类，此之谓也。

112. 独参汤（《医方考·卷六·妇人门第七十》）

产后血晕，不省人事者，此方主之。

人参（二两）

水一升煎半升，温服。血晕者，下血过多而眩晕也。不省人事者，气血大脱而神不用也。故用人参甘温益元之品以主之。此药可以固气，可以生血，可以益元。身热气急者，加童便一爵。身寒气弱者，加附子三钱。

113. 六味丸（一名**地黄丸**）（《医贯·卷之四·先天要论上·水火论》）

治肾虚作渴，小便淋秘，气壅痰涎，头目眩晕，眼花耳聋，咽燥舌痛、齿痛，腰腿痿软等证；及肾虚发热，自汗盗汗，便血诸血，失音水泛为痰之圣药，血虚发热之神剂；又治肾阴虚弱，津液不降，败浊为痰，或致咳逆；又治小便不禁，收精气之虚脱，为养气滋肾，制火导水，使机关利而脾土健实。

熟地黄（八两，杵膏） 山茱萸肉 山药（各四两） 牡丹皮 白茯苓 泽泻（各三两）

上为细末，和地黄膏，加炼蜜，丸桐子大。每服七八十丸，空心食前，滚盐汤下。凡服须空腹，服毕少时，便以美膳压之，使不得停留胃中，直至下元，以泻冲逆也。

114. 大菟丝子丸（《景岳全书·卷之五十九宙集·古方八阵·固阵》）

治肾气虚损，五劳七伤，脚膝酸痛，面色黎黑，目眩耳鸣，心忡气短，时有盗汗，小便滑数。

菟丝子（酒制） 鹿茸（酥炙） 肉桂 石龙肉（去土） 附子（炮） 泽泻（各一两） 熟地 牛膝（酒浸一宿，焙干） 山茱萸 杜仲（炒） 茯苓 肉苁蓉（酒浸切，焙） 续断 石斛 防风 补骨脂（酒炒） 荜茇 巴戟肉 茴香（炒） 沉香（各三两） 川芎 五味 桑螵蛸 覆盆子（各五钱）

上为末，酒煮面糊丸桐子大。每服三五十丸，空心盐汤、温酒任下。

115. 六味地黄丸（《医宗必读·卷之六·类中风·火中》）

治肾水不足，发热作渴，小便淋闭，气壅痰嗽，头目眩晕，眼花耳聋，咽干齿动，腰腿痿软，便血吐血，盗汗失音，水泛为痰。

熟地黄（八两，杵膏） 山茱萸肉 干山药（各四两） 牡丹皮 白茯苓 泽泻（各三两）

上为末，和地黄膏加炼蜜丸如桐子大。每服五钱，空心食前滚汤下。

116. 秘旨正元散（《张氏医通·卷十四·眩晕门》）

治命门火衰，不能生土，吐利厥冷，有时阴火上冲，则头面赤热，眩晕恶心，浊气逆满，则胸胁刺痛，脐腹胀急。

人参（三两，用川乌一两煮汁收入，去川乌） 白术（二两，用橘皮五钱煮汁收入，去橘皮） 茯苓（二两，用肉桂六钱酒煎收入，晒干，勿见火，去桂） 甘草（一两五钱，用乌药一两煎汁收入，去乌药） 黄芪（一两五钱，用川芎一两酒煎收入，去川芎） 薯蓣（一两，用干姜三钱煎汁收入，去干姜）

上六味，除茯苓，文火缓缓焙干，勿炒伤药性，杵为散。每服三钱，水一盏，姜三片，红枣一枚擘，煎数沸，入盐一捻，和滓调服，服后饮热酒一杯以助药力。

117. 滋肾息风汤（《校注医醇賸义·卷一中风·中风僵卧·附肾风》）

治头目眩晕，中心悬悬，惊恐畏人，常欲蒙被而卧。

熟地（四钱） 当归（二钱） 枸杞（三钱） 菟丝（四钱） 甘菊（二钱） 巴戟天（三钱） 豨莶（三钱） 天麻（八分） 独活（一钱，酒炒） 红枣（十枚） 姜（三片）

水煎服。

118. 加味扶桑饮（《校注医醇賸义·卷二·劳伤·肝劳》）

肝劳者，阳气拂逆，阴气亏损，身热胁痛，头眩耳鸣，筋节弛纵，加味扶桑饮主之。

熟地（五钱） 当归（二钱） 白芍（一钱，五分） 川芎（八分） 木瓜（一钱，酒炒） 枣仁（二钱，炒研） 牡蛎（四钱，煅炒） 茯苓（二钱） 广皮（一钱） 甘草（五分） 金毛狗脊（二钱，去毛，

切片）　续断（二钱）　嫩桑枝（二两，煎汤代水）

先生此方根据《难经》损其肝者缓其中。肝，血脏也，主筋者也。以四物加枣仁补血，以牡蛎、木瓜、甘草，柔之、敛之、缓之；以续断、毛脊、桑枝舒筋节；以茯苓、陈皮和脾而调气，肝之不足在其血，肝之失调在其气也。祖怡注。

二十五、治温病眩晕方

1. 温风丸（《圣济总录·卷第二十二·伤寒湿温》）

治湿温伤寒，身凉脉短，逐日有汗者，下虚上攻，头目昏痛。

白附子　阳起石　滑石（各一两）　寒水石（四两，烧）

上四味，捣研为末，用糯米粥饮和丸如梧桐子大。每服二十丸，用荆芥木香汤下。

2. 清凉散（《圣济总录·卷第二十二·伤寒门·伤寒时气》）

治时气头目昏疼，久积热毒，鼻口出血。

麻黄（去根节，煎掠去沫，焙）　大黄（锉）　芍药（各一两）

上三味，捣罗为细散。每服一钱匕，砂糖冷水调下，食后服。

3. 辟瘟丸（《圣济总录·卷第三十三·伤寒门·辟温疫令不相传染》）

治伤寒疫疠传染，头目昏重，项膂拘急，胸膈不通。

玄参（炒，五两）　苍术（炒，三两）　芎䓖（炒）　白芷（炒）　羌活（去芦头，生用）　甘草（炙，锉）　乌头（炮裂，去皮脐，各一两）　安息香（一分）　龙脑　麝香（各半钱，研）

上一十味，除脑、麝外，余捣罗为细末，入脑、麝拌匀，粟米粥为丸如弹子大，阴干，纱袋盛，安近火处。每服一丸，时疾生姜、蜜水磨下，阴毒面青熟水磨下。

4. 敷和汤（《三因极一病证方论·卷之五·六气时行民病证治》）

治巳亥之岁，厥阴风木司天，少阳相火在泉，病者中热，而反右胁下寒，耳鸣，泪出掉眩，燥湿相搏，民病黄瘅浮肿，时作瘟疠。

半夏（汤洗）　枣子　五味子　枳实（麸炒）　茯苓　诃子（炮，去核）　干姜（炮）　橘皮　甘草（炙，各半两）

上为锉散。每服四钱，水盏半煎七分，去滓温服，食前服。自大寒至春分，加鼠粘子一分；自春分至小满，加麦门冬去心、山药各一分；自小满至大暑，加紫菀一分；自大暑至秋分，加泽泻、山栀仁各一分；自秋分直至大寒，并依正方。

5. 治阳毒伤寒汤（《普济方·卷一百三十五·伤寒门·阳毒》）

治阳毒伤寒，面赤头痛，身上热如火，心神躁，眼赤睛迸露，头目昏眩，项背强直，坐卧不安，大腹秘热，脉气洪大。

麻黄（去根）　杏仁（去尖）　山栀　黄芩　柴胡　前胡（各去毛）　大黄　白术　桔梗　通草　羌活　秦艽　干葛　牡丹皮（去心）　荆芥穗（各一分）　牵牛（一两）　半夏（四铢）　黄连　细辛（各三钱）

上捣罗为末。每服五钱匕，水一碗，生姜三片，葱三枝，同煎一两沸，食后热服。

6. 双解散（《普济方·卷一百五十一·时气门·时气疫疠》）

解四时伤寒疫疠，风温湿温，不问阴阳二证，表里未辨，发热恶寒，头疼项强，腰背拘急，肢节疼痛，呕吐喘嗽，鼻塞声重，目睛疼眩，烦躁引饮，往来寒热，已经汗下，病热愈甚，用药错误，坏证恶候，及不伏水土，山岚瘴气疟疾，妇人血虚发热，凡室女小儿老人，并宜服之。

人参（一两）　白术（一两）　茯苓（一两）　升麻（一两）　干葛　白芍药　甘草（各二两五钱）　陈皮（不去白，二两）　香附子（炒去毛，二两）　紫苏叶（二两五钱）

上㕮咀。每服三钱，水一盏，生姜五片，枣二枚，煎至七分，通口服。如要出汗，加葱白三寸，淡豉十四粒，连投二三服，略以被覆，汗出立效，不拘时候。如春夏，加藁本、白芷各一两。

7. 麻黄散（《普济方·卷一百五十二·热病门·热病一日》）

治热病疫毒病，一日两日，头痛壮热，浑身发热如火，眼目昏眩，项背强急，诊其脉寸口浮数，总三部俱浮数，宜发汗。若洪大紧急有骨力，即不可汗也。但热病疫毒病，不可以时日为定，只看脉气，可汗即汗，可取即取，不可差误。凡阳毒伤寒，三日后，其用药取病，与治热病疫病只一般也，惟初间两日，所治小有不同。但伤寒在表，须当发之，热病疫毒病，往往有不须发也，若见得不仔细，须俟三日后，方可下疏药也，治疫毒在表发汗方。

麻黄(去根，三分) 牡丹皮(去心) 桔梗 羌活 独活 细辛 荆芥穗(各一两)

上细杵罗为末。每服五钱，水一碗，椒五十粒，茶末半钱，煎取浓汁，用调下药末，非时，和滓吃，厚盖衣被发大汗，一服安效。

二十六、治黄疸眩晕方

1. 茵陈汤

1)《金匮要略·卷中·黄疸病脉证并治第十五》

谷疸之为病，寒热不食，食即头眩，心胸不安，久久发黄为谷疸，茵陈汤主之。

茵陈蒿(六两) 栀子(十四枚) 大黄(二两)

右三味，以水一斗，先煮茵陈，减六升，内二味，煮取三升，去滓，分温三服。小便当利，尿如皂角汁状，色正赤。一宿腹减，黄从小便去也。

2)《圣济总录·卷第六十·黄疸门·谷疸》

治谷疸，食则头眩心忪，佛郁不安，久久发黄。

茵陈蒿 柴胡(去苗，各四两) 黄芩(去黑心) 龙胆 枳实(去瓤麸炒，各二两) 栀子仁 升麻 大黄(锉，炒，各三两)

上八味，粗捣筛。每服五钱匕，水一盏半煎至一盏。去滓温服。若羸瘦，去大黄，加生地黄五两、栀子仁四两。

2. 柴胡散(《太平圣惠方·卷第十五·治时气六日诸方》)

治时气六日，壮热，骨节烦疼，头痛，目眩，心胁气胀急硬，不能饮食，恐变为黄。

柴胡(去苗) 枳实(麸炒微黄) 栝蒌根 黄芩 栀子仁 茵陈 白藓皮 川大黄(锉碎，微炒) 甘草(炙微赤，锉，以上各一两)

上件药，捣罗为散。每服五钱，以水一大盏煎至五分，去滓温服，不计时候。

3. 苦参龙胆牛胆汤(《太平圣惠方·卷第五十五·治谷疸诸方》)

治谷疸，食毕即头眩，心佛郁不安而发黄，因大饥后大食，胃气冲熏所致，宜服此方。

苦参(三两，锉) 龙胆(一两，去芦头) 牛胆(一枚，干者)

上件药，捣罗为末，炼蜜和丸如梧桐子大。每服，以生麦门冬汁下十丸，日三四服。

4. 苦参丸(《圣济总录·卷第六十·黄疸门·谷疸》)

治谷疸，食毕头眩，心中佛郁发黄，由失饥大食，胃气攻冲所致，其腹必满。

苦参(一两半) 龙胆(半两)

上二味，捣罗为细末，以牛胆汁和捣三百杵，丸如梧桐子大。每服十五丸。早晚食后，煎大麦汤下。

5. 涤热汤

1)《圣济总录·卷第六十·黄疸门·谷疸》

治谷疸，头眩心忪，发黄腹满。

茵陈蒿(三两) 大黄(锉，炒，一两半) 山栀子仁(三分)

上三味，粗捣筛。每服三钱匕，水一盏煎至七分，去滓，食前温服。小便利色如皂荚汁，一宿腹减。

2)一名**黑虎丸**(《普济方·卷一百九十六·黄疸门·谷疸》)

治谷疸，食毕头眩，心中佛郁，腹满，治食气遍身黄肿，气喘不得食，心胸满闷。

皂角(不蛀者，去皮及子，酥炙令焦，为末，一钱匕) 巴豆(七粒，去苗)

上以淡醋及研好墨为丸如麻子大。每服三丸，食后陈皮汤下，日三服，隔一日增一丸，以利为度，如常食酒，酒饮。

6. 硇砂乳香丸(《圣济总录·卷第六十·黄疸门·谷疸》)

治谷疸，食毕头眩腹满，及酒疸脉沉实。

硇砂 乳香 安息香(各一两半) 巴豆(三十粒，去皮心膜，用酽醋一盏煮至半盏，取出，研) 杏仁(二七粒，去皮尖、双仁，麸炒，研)

上五味，再研匀为细末，枣肉丸如绿豆大。每服五丸，食后温生姜米饮下，日再夜一。

7. 红丸子(《仁斋直指方论·卷之十六·五疸·五疸证治》)

治谷疸，腹满眩晕，佛郁怔忡，酒疸通用，二陈汤加缩砂煎汤下。

莪术 三棱(各二两，醋煮一伏时) 胡椒 青皮(三两，炒香) 阿魏(一分，醋化)

上为末，别研陈仓米，用阿魏醋，煮米糊搜和丸如梧桐子大，炒土朱为衣。每服五十丸，生姜甘草汤下。

8. 藜芦散（《普济方·卷一百九十五·黄疸门·黄疸》）

治黄疸热毒，结在胸膈，上壅烦闷，目眩口干，宜服之。

藜芦（一两，炮令小变色，捣为末）

每服以温水调下五分，以吐为效，不过数服。此秘方也。

9. 和中茵陈汤（《校注医醇賸义·卷三·黄瘅·谷瘅》）

谷瘅者，脾胃不和，食谷则眩，谷气不消，胃中浊气下流，小便不通，湿热入于膀胱，身体尽黄，名曰谷瘅，和中茵陈汤主之。

当归（二钱） 茯苓（二钱） 白术（一钱） 广皮（一钱） 厚朴（一钱） 木香（五分） 砂仁（一钱） 茅术（一钱） 山栀（一钱五分） 茵陈（三钱） 萆薢（二钱） 车前（二钱） 生谷芽（二钱） 熟谷芽（二钱） 生苡仁（五钱） 熟苡仁（五钱，煎汤代水）

二十七、治痢疾眩晕方

1. 椒艾丸（《备急千金要方·卷十五脾脏方·冷痢第八》）

治三十年下痢，所食之物皆不消化，或青或黄，四肢沉重，起即眩倒，骨肉消尽，两足逆冷，腹中热苦，筋转起止须扶，阴冷无子方。

蜀椒（三百枚） 乌梅（一百枚） 熟艾（一升） 干姜（三两） 赤石脂（二两）

上五味，椒、姜艾下筛，梅着一斗米下蒸，令饭熟，去核，纳姜、椒末、合捣三千杵，蜜和丸如梧子。服十丸，日三服，不瘥至二十丸，加黄连一升。

2. 赤石脂丸（《圣济总录·卷第七十五·泄痢门·痢》）

治远年冷痢，食物不化，或青或黄，四肢沉重，起即目眩，两足逆冷，时苦转筋。

赤石脂 艾叶（炒，各一两） 干姜（炮，三两） 蜀椒（去目并闭口者，炒出汗，三百粒） 乌梅肉（炒，五两）

上五味，捣罗为末，炼蜜和丸梧桐子大。每服二十丸，米饮下，空心食前日三服。

3. 缩砂蜜丸（《圣济总录·卷第七十七·泄痢门·气痢》）

治气痢，胃与大肠虚不能制，昼夜无度，渐令人黄瘦，食不为肌肉，困重无力，眼目昏涩，十年不愈。

缩砂蜜（去皮，一两） 肉豆蔻（去壳，半两） 黄连（去须，二两） 当归（切，焙） 赤石脂 陈橘皮（去白，酒浸一宿，曝干，各一两）

上六味，捣罗为末，炼蜜为丸如梧桐子大。每服二十丸，空心温浆水下，日晚再服，老人及妊娠人并可服。

4. 三因橘皮汤（《卫生宝鉴·补遗·下利或下脓血·瘥后劳复》）

治瘥后又身热无汗，心下大烦，骨节疼痛，目眩，恶寒，食则呕。

橘皮（一两半） 甘草（炙，半两） 人参（二钱半） 竹茹（半两）

上锉。每服五钱，水一盏半，生姜三片，枣子一枚，煎七分，食前服。

二十八、治肺萎眩晕方

1. 甘草干姜汤（《备急千金要方·卷十七肺脏方·肺痿第六》）

温脏，治肺痿，多涎唾，小便数，肺中冷，必眩，不渴、不咳，上虚下不能制溲方。

甘草（四两） 干姜（二两）

上二味㕮咀。以水三升煮取一升半，去滓，分二服，服此汤已小温覆之。《集验》《肘后》有大枣十二枚。

2. 三味汤（《普济方·卷二十八·肺脏门·肺痿小便数》）

治肺痿多涎唾，小便数者，此肺中已冷，必多头眩。

甘草（四两） 干姜（炮） 白芍药（各二两）

上捣筛如麻豆大。每服五钱，水一盏半煎至一盏，去滓温服，不计时候。

二十九、治胎动不安眩晕方

阿胶汤（《外台秘要·卷第三十三·妊娠随月数服药及将息法一十九首》）

又妊娠五月，毛发初生，有热苦头眩心乱呕吐，有寒苦腹满痛小便数，猝有恐怖四肢疼痛，寒热胎动无常处，腹痛闷，顿欲仆，猝有所下，阿胶汤方。

阿胶（四两，炙） 人参（一两） 麦门冬（一升，去心） 生姜（六两） 吴茱萸 旋覆花 当归 芍药 甘草（炙） 黄芩（各一两）

上十味，切，以水九升煮减半，纳清酒三升并胶，微火煎取三升半，分四服，日三服夜一，先食再服便愈，不瘥更服。忌海藻、菘菜。

三十、治经带不利眩晕方

1. 赤龙鳞散（《太平圣惠方·卷第七十二·治妇人月水不利诸方》）

治妇人月水不利，攻脐腹疼痛，头目昏闷。

赤鲤鱼鳞（二两，烧灰） 黑豆（二合，醋拌，烧令焦） 羚羊角（三两，炒令燥） 乱发灰（一两） 藕节（一两） 水蛭（一分，炒微黄） 桂心（一两） 木香（一两） 虻虫（一分，微炒黄，去翅足） 当归（一两，锉，微炒） 白僵蚕（三分，微炒） 赤芍药（一两） 麝香（一分，细研）

上件药，捣细罗为散，入麝香研令匀。每于食前，以热酒调下一钱。

2. 熟干地黄散（《太平圣惠方·卷第七十三·治妇人崩中下血不止诸方》）

治妇人崩中下血不止，心神烦闷，头目昏重。

熟干地黄（一两半） 甘草（半两，炙微赤，锉） 蒲黄（半两） 蟹爪（二合，微炙） 白茯苓（三分） 桂心（三分） 阿胶〔二（一）两，捣碎，炒令黄燥〕 白芍药（三分） 当归（三分，锉，微炒） 伏龙肝（三分） 铫布（三两，烧灰）

上件药，捣粗罗为散。每服四钱，以水一中盏，入竹茹一分，煎至六分，去滓，不计时候温服。

3. 晚蚕沙白垩方（《太平圣惠方·卷第七十三·治妇人崩中下血不止诸方》）

治妇人崩中下血不止，头目晕闷，心神烦热。

晚蚕沙（一两，微炒） 白垩（一两）

上件药，捣细罗研为散。每服不计时候，以温酒调下二钱。

4. 茯神汤（《圣济总录·卷第一百五十一·妇人血气门·妇人月水不调》）

治妇人月水不调，头目昏眩，心腹气痛，四肢麻痹，脐下胀闷。

茯神（去木） 赤芍药 地榆 熟干地黄（焙，各一两半） 地骨皮 白术 甘菊花 柴胡（去苗，各一两）

上八味，粗捣筛。每服三钱匕，水一盏煎至六分，去滓温服。

5. 赤芍药汤（《圣济总录·卷第一百五十一·妇人血气门·妇人月水不调》）

治妇人月水不调，胸膈气闷，脐腹疼痛，头眩心烦。

赤芍药 黄芪（锉） 熟干地黄（焙） 防风 五味子（各一两半） 桔梗（炒） 白茯苓（去黑皮） 羚羊角（镑，各一两）

上八味，粗捣筛。每服三钱匕，水一盏煎至七分，去滓，空腹温服，日再。

6. 车前子饮（《圣济总录·卷第一百五十一·妇人血气门·妇人月水不调》）

治妇人经水不调，头眩睛疼，恶心减食。

车前子 甘菊花 天雄（炮裂，去皮脐） 当归（炙，锉） 京三棱（煨，锉） 黄连（去须，各一两） 熟干地黄（焙） 桔梗（锉，炒） 延胡索 草薢 柴胡（去苗） 赤芍药 赤石脂（研，各一两半） 石膏（椎碎，三两） 桂（去粗皮，半两）

上一十五味，㕮咀如麻豆。每服五钱匕，以水一盏半，入生姜一枣大切，煎取八分，去滓温服，不拘时候。

7. 茯神丸（《圣济总录·卷第一百五十三·妇人经血暴下兼带下》）

治妇人血伤兼带下，日久不止，头旋目眩，心烦身热，腰脚酸重，肢体瘦瘁。

茯神（去木） 当归（切，焙） 白芷 桑耳（炙） 芎䓖 赤石脂 卷柏（去土） 干姜（炮，各一两） 牡蛎粉 白龙骨 地榆（各一两半）

上一十一味，捣罗为末，炼蜜和丸如梧桐子大。每服三十丸，温酒或米饮下，空心日午临卧各一。

8. 沉香汤（《圣济总录·卷第一百五十一·妇人血气门·室女月水不通》）

治室女荣卫凝涩，月水不利，或时头目昏闷，肢体拘急，五心虚烦，饮食进退，多困少力。

沉香 槟榔（锉） 甘草（炙，各三分） 鳖甲（九肋者，去裙襕，醋炙，一两半） 木香 当归（切，焙） 柴胡（去苗） 人参 白茯苓（去黑皮） 桂（去粗皮） 青橘皮（汤浸去白，焙） 陈

橘皮(汤浸去白,焙)　生地黄(各一两)

上一十三味,锉如麻豆大。每服三钱匕,水一盏,入生姜一枣大拍碎,同煎至七分,去滓温服,空心日晚各一。

9. 牡蛎汤(《圣济总录·卷第一百五十一·妇人血气门·室女月水不调》)

治室女月水日久不绝,心闷短气,四肢乏弱,不思饮食,头目昏重,五心烦热,面黄体瘦。

牡蛎(粉)　芎䓖　熟干地黄(焙)　白茯苓(去黑皮)　龙骨(各二两)　续断　当归(切,焙)　艾叶(微炒)　人参　五味子　地榆(各半两)　甘草(三分,炙)

上一十二味,粗捣筛。每服三钱匕,水一盏,生姜三片,枣一枚劈,煎至六分,去滓,食前温服。

10. 乌金散

1)《太平惠民和剂局方·卷之九·宝庆新增方》

治妇人久无子息,及数堕胎,皆因冲任之脉宿挟疾病,经水不时,暴下不止,月内再行,或月前月后,或淋沥不断,及子脏积冷,崩漏带下,脐下冷痛,小腹急重,以上疾证,皆令孕育不成,及头目昏眩,心忪短气,并能疗之。

败棕　乌梅　干姜(三味并烧存性,各五两)

上为细末。每服二钱至三钱,煎乌梅汤调下。崩漏甚者,日三四服,并空心,食前服。

2)《妇科秘方·调经论》

凡妇人年十九、二十岁嫁后,遇经脉动,身痛,手足麻痹,或寒或热,头疼目眩,失以调理,感风为患,服乌金散。

厚朴　苍术　白术　茯苓　麻黄(各一钱)　当归　半夏　芍药　独活　牛膝(各二钱)　枳壳　桂枝(各一钱)　陈皮　桔梗(各五分)　甘草(九分)

分作三服,加姜三片、葱头三个,煎热服。咳嗽加杏仁、五味,泄泻加肉桂。

11. 加减吴茱萸汤(《妇人大全良方·卷之一·调经门·月水不调方论第五》)

治冲任衰弱,月候愆期,或前或后,或崩漏不止,赤白带下,小腹急痛。每至经脉行时头眩,饮食减少,气满心忪,肌肤不泽,悉皆主之。

吴茱萸(半两)　麦门冬　干姜　白茯苓　牡丹皮　南木香　苦梗(各三钱)　甘草(三钱半)　当归(半两)　北细辛(一钱半)　防风　官桂(各一分)　半夏(七钱)

上㕮咀。每服四大钱,水一盏半,生姜五片,枣子一枚,煎至七分,去滓,空心温服。

12. 泽兰汤(《妇人大全良方·卷之一·调经门·室女经闭成劳方论第九》)

治室女荣卫不调,经候凝滞,或时头目昏闷,上膈积涎,肢体不利,五心虚烦,饭食进退,多困少力。

泽兰叶(三两)　当归　芍药(各一两)　甘草(半两)

上为粗末。每服五钱,水二盏煎至一盏,去滓温服。

13. 镇宫丸(《普济方·卷三百三十·妇人诸疾门·崩中漏下》)

治妇人崩漏不止,或下五色,或赤白不定,或如豆汁,或状若豚肝,或下瘀血,脐腹胀痛,头晕眼花,久而不止,令人黄瘦,口干胸烦不食。

代赭(火煅醋淬七次)　紫石英(火煅醋淬七次)　禹余粮(煅醋淬七次)　香附子(醋煮,各二两)　阳起石(煅红,细研)　芎䓖　鹿茸(燎去毛,醋蒸,焙)　茯神(去木)　阿胶(锉,蛤粉炒成珠子)　蒲黄　当归(去芦,酒浸,各一两)　血竭(别研,各半两)

上为细末,用艾煎醋汁,打糯米糊为丸梧桐子大。每服七十丸,空心用米饮下。

14. 酒煮当归丸(《普济方·卷三百三十一·妇人诸疾门·赤白带下》)

治癞疝白带下注脚气,腰以下如在冰雪中,以火焙炕,重重厚绵衣盖其上,犹寒冷不任,寒之极也,面如枯鱼之象,肌肉如刀刮,削瘦峻之速也;小便不止与白带常流而不禁固,自不知觉,面白目青蓝如菜色,目昏眩无所见,身重如山,行步欹侧,不能安地,腿膝枯瘦,大便难秘,口不能言,无力之极,食不下,心下痞,烦心懊侬,不任其苦,面停垢,背恶寒,小便遗而不知,此上中下三阳真气竭,故哕呕不止,胃虚之极也。其脉沉厥紧而涩,按之空虚,若脉洪大而涩,按之无力,犹为身寒之证。沉按之不动,是为阴寒之极也,若空虚,则气血俱虚之极也。

当归(一两)　黑附子(七钱,炮,去皮脐)　茴香(半两)　高良姜(七钱)

上锉如麻豆大，以上等干酒一升半同煎，至酒尽为度，木炭火上焙干，同为细末。

炒黄盐　丁香（各半两）　全蝎（三钱）　柴胡（二钱）　升麻　木香（各一钱）　苦楝（半两，生用）　甘草（炙，半钱）　玄胡索（四钱）

上与前四味同为细末，酒煮白面糊为丸如梧子大。每服二十丸，空心，宿食消尽，淡醋汤下。忌油腻、冷物、酒湿面等。

15. 石脂散（《普济方·卷三百三十一·妇人诸疾门·赤白带下》）

治白冷精带下，阴挺脱出，或青黑黄白，腹下攻痛，胸闷头旋，眼晕，耳聋啾啾，痰上壅。

赤芍药（四两，炒）　干姜　香附子（各二两）

上为细末。每服三钱，空心酒下，如带赤冷，即用陈米饮下，煎阿胶艾汤尤妙，若要顺气，加茴香。

16. 乌鸡丸（《妇科秘方·调经论》）

治妇人廿五岁，血海虚冷，经脉不调，或小腹痛，面色黄瘦，赤白带下，不分日期，少气少力，头疼目眩。

人参　砂仁（各一两）　当归　川芎　芍药　熟地　海金砂　木香（各三两）　僵蚕（二钱）　甘草（二钱）　防风（五钱）　侧柏叶（四两）

为末。以乌鸡一只，去毛、足，将前药三分之一入鸡内，酒五碗，铜锅煮熟，去骨，晒干为末，并前二分药，亦末。

三十一、治妊娠恶阻眩晕方

1. 半夏茯苓汤（《备急千金要方·卷二妇人方上·妊娠恶阻第二》）

治妊娠阻病，心中愦闷，空烦吐逆，恶闻食气，头眩体重，四肢百节疼烦沉重，多卧少起，恶寒，汗出，疲极黄瘦方。

半夏　生姜（各三十铢）　干地黄　茯苓（各十八铢）　橘皮　旋覆花　细辛　人参　芍药　芎䓖　桔梗　甘草（各十二铢）

上十二味㕮咀，以水一斗煮取三升，分三服。若病阻积月日不得治，及服药冷热失候，病变客热烦渴，口生疮者，去橘皮、细辛，加前胡、知母各十二铢。若变冷下痢者，去干地黄，加桂心十二铢。若食少，胃中虚生热，大便闭塞，小便赤少者，去地黄，加大黄十八铢、黄芩六铢，余依方服。一剂得下后消息，看气力冷热增损方调定，更服一剂汤，便急服茯苓丸，能食便强健也。忌生冷、醋滑油腻、菘菜、海藻。

2. 茯苓丸（《备急千金要方·卷二妇人方上·妊娠恶阻第二》）

治妊娠阻病，患心中烦闷，头眩体重，憎闻饮食气，便呕逆吐闷颠倒，四肢垂弱，不自胜持，服之即效，先服半夏茯苓汤两剂，后服此方。

茯苓　半夏　桂心（熬）　干姜　橘皮　人参（各一两）　白术　葛根　甘草　枳实（各二两）

上十味为末，蜜和丸如梧子大。饮服二十丸，渐加至三十丸，日三。《肘后》不用干姜、半夏、橘皮、白术、葛根，只五味，妊娠忌桂，故熬。

3. 半夏散（《太平圣惠方·卷第七十五·治妊娠阻病诸方》）

治妊娠阻病，心中愦闷，吐逆，恶闻食气，头眩，四肢百骨节烦疼，沉重，多卧少起。

半夏（一两，汤洗七遍去滑）　赤茯苓（一两）　旋覆花（半两）　细辛（三分）　陈橘皮（一两，汤浸去白瓤，焙）　芎䓖〔二（三）分〕　赤芍药（三分）　桔梗（三分，去芦头）　甘草（三分，炙微赤，锉）　熟干地黄（一两）　人参（三分，去芦头）

上件药，捣筛为散。每服三钱，以水一中盏，入生姜半分，煎至六分。去滓，不计时候温服。

4. 枳壳丸（《太平圣惠方·卷第七十五·治妊娠阻病诸方》）

治妊娠阻病，心中烦闷，头眩，闻食气即呕逆，四肢无力，不自胜举。

枳壳（一两，麸炒微黄去瓤）　人参（一两，去芦头）　肉桂（一两，去皴皮）　白术（一两）　干姜（半两，炮裂，锉）　麦门冬（一两半，去心，焙）　半夏（一两，汤洗七遍去滑）　陈橘皮（一两，汤浸去白瓤，焙）　葛根（一两，锉）　白茯苓（一两）　甘草（半两，炙微赤，锉）

上件药，捣罗为末，炼蜜和捣三二百杵，丸如梧桐子大。每服不计时候，以生姜粥饮下三十丸。

5. 人参饮（《圣济总录·卷第一百五十四·妊娠门·妊娠恶阻》）

治妊娠阻病，心中愦闷，头目眩，四肢沉重懈怠，恶闻食气，好吃酸咸果实，多卧少起，三月四月，皆多呕逆，百节不能自举者。

人参（二两）　白茯苓（去黑皮）　厚朴（去粗

皮，涂生姜汁炙七遍）　白术（各一两半）　陈橘皮（汤浸去白，焙）　葛根（锉，各一两）

上六味，粗捣筛。每服三钱匕，以水一盏，入生姜五片，同煎至六分，去滓温服，日再。

6. 茯苓饮（《圣济总录·卷第一百五十四·妊娠门·妊娠恶阻》）

治妊娠阻病，心中烦闷，头眩重，憎闻食气，闻便呕逆，四肢不自持。

白茯苓（去黑皮）　防风（去叉）　人参　白术　枳壳（去瓤麸炒）　生姜（各半两）　甘草（一分，炙）

上七味，锉如麻豆大。分为二剂，每剂以水四盏，煎取一盏半，去滓食前，分温二服，如人行三五里再服。

7. 桔梗汤（《圣济总录·卷第一百五十四·妊娠门·妊娠恶阻》）

治妊娠阻病，心中愦闷、虚烦，吐逆恶闻食气，头眩体重，四肢疼痛，烦热多卧少起，恶寒汗出羸瘦。

桔梗（锉，炒）　半夏（汤洗七遍去滑）　白茯苓（去黑皮）　细辛（去苗叶）　芎䓖　人参　甘草（炙，锉，各二两）　芍药（一两）　熟干地黄（微炒，三两）

上九味，粗捣筛。每服五钱匕，水一盏半，生姜五片，同煎至六分，去滓温服，食后、日二服。

8. 陈橘皮丸（《圣济总录·卷第一百五十四·妊娠门·妊娠恶阻》）

治妊娠恶阻病，心中烦闷，头眩恶闻食气，闻便呕吐，闷乱颠倒，四肢怠惰，不自胜举，先服半夏汤两剂后，次服此。

陈橘皮（汤浸去白，炒干）　白茯苓（去黑皮，各一两）　白术　甘草（炙）　干姜（炮）　半夏（温水洗去滑，七遍）　枳实（去瓤麸炒，各二两）

上七味，捣罗为末，炼蜜和涂酥为剂，捣令匀熟，丸如梧桐子大。每服二十丸，生姜汤下，食前服。

9. 半夏汤（《圣济总录·卷第一百五十四·妊娠门·妊娠恶阻》）

治妊娠阻病，心中愦闷虚烦，吐逆恶闻食气，头目眩重，四肢百节疼烦沉重，多卧少起，汗出疲极、黄瘦。

半夏（汤洗去涎滑七遍，焙）　陈橘皮（浸去白，炒）　芍药　桔梗（锉，炒）　人参（各一两）　旋覆花　甘草（炙）　细辛（去苗叶）　芎䓖　熟干地黄（焙，各三分）　白茯苓（去黑皮，一分）

上一十一味，粗捣筛。每服三钱匕，以水一盏，入生姜半分切，枣二枚擘，同煎至六分，去滓温服。两剂后，宜服橘皮丸以间之。

10. 人参丁香散（《太平惠民和剂局方·卷之三·新添诸局经验秘方》）

治大人、小儿呕吐不已，粥饮汤药不下。凡呕吐之病，皆因三焦不调，脾胃虚弱，冷热失和，邪正相干，清浊不分，阴阳错乱，停痰留饮，不能运化，胸膈痞满，呕逆恶心，腹胁胀痛，短气噎闷，咳呕痰水，噫醋吞酸，不思饮食，渐至羸瘦；及疗女人妊娠阻病，心中烦愦，头目眩重，憎闻食气，呕吐烦闷，颠倒不安，四肢困弱，不自胜持，多卧少起；又治久病羸弱，脾胃虚极，中满呕逆，全不入食，并宜服之。

白芍药（半斤）　当归（去芦）　丁香　丁皮　肉桂（去粗皮）　蓬莪术　人参（各二两）　干姜（炮）　茯苓（去皮）　香附（炒）　白术　甘草（炒）　山药（各四两）

上为细末。每服五钱，水一盏，生姜三片，同煎至七分，空心，食前温服。小儿二岁可服半钱，水五分盏，生姜一片，同煎四分以下温服，更宜量岁数加减与之。常服和脾胃，进饮食。

11. 安胎饮（《太平惠民和剂局方·卷之九·宝庆新增方》）

治妊娠三月、四月至九个月恶阻病者，心中愦闷，头重目眩，四肢沉重，懈怠不欲执作，恶闻食气，欲啖咸酸，多睡少起，呕逆不食；或胎动不安，非时转动，腰腹疼痛，或时下血，及妊娠一切疾病，并皆治之。

地榆　甘草（微炙赤）　茯苓（去皮）　熟干地黄（洗，酒洒蒸，焙）　当归（去芦，洗，酒浸）　川芎　白术　半夏（汤洗七次）　阿胶（捣碎，麸炒）　黄芪（去苗）　白芍药（各等分）

上为粗散。每服三钱，水一盏半煎至八分，去渣温服，不拘时。如或恶食，但以所思之物任意与之，必愈。

12. 竹茹汤（《太平惠民和剂局方·卷之九·吴直阁增诸家名方》）

治妊娠择食，呕吐头疼，眩晕颠倒，痰逆烦闷，四肢不和，并宜服之。

橘红（净去白） 人参 白术 麦门冬子（去心，各一两） 白茯苓 厚朴（姜汁制，各半两） 甘草（一分）

上为粗末。每服三钱，水一盏，生姜五片，入竹茹一块，如弹子大，同煎至七分，去渣服之。

13. 柴胡散（《妇人大全良方·卷之十三·妊娠子烦方论第九》）

治妊娠心烦，头目昏重，心胸烦闷，不思饮食或呕吐。

柴胡（一两半） 赤茯苓 麦门冬（各一两） 枇杷叶（去毛） 人参 橘红 甘草（各半两）

上吹咀。每服四钱，水一盏，姜三片，煎至七分，去滓温服。

三十二、治产后眩晕方

1. 胜金丸（《妇人大全良方·卷之十八·产后门·产后通用方论第三》）

治产后血晕、血气及滞血不散，便成癥瘕，兼泻，面色黄肿，呕吐恶心，头痛目眩，口吐清水，四肢萎弱，五脏虚怯，常日睡多，吃食减少，渐觉羸瘦，年久变为劳疾。

泽兰叶（四两） 芍药 芜荑仁 甘草 当归 芎䓖（各六分） 干姜 桂心（各三分半） 石膏 桔梗 细辛 厚朴 吴茱萸 柏子仁 防风 乌头（炮） 白薇 枳壳 南椒 石颌 蒲黄 石斛 茯苓（各三分） 白术 白芷 人参 青木香 藁本（各一分）

上拣择上等州土，如法修制，为末，炼蜜丸如弹子大。有所患，热酒研一丸，入口便愈。大忌腥腻、热面、豉汁、生葱、冷水、果子等。若死胎不下，胎衣在腹，并以炒盐酒研服，未效再服。

2. 麻子仁苏子粥（《妇人大全良方·卷之二十三·产后大便秘涩方论第二·许学士方》）

许学士云：妇人产后有三种疾。郁冒则多汗，汗则大便秘，故难于用药。唯麻子仁苏子粥最佳，稳当。

紫苏子 大麻子仁

上二味各二合净洗，研令极细，用水再研，取汁一盏，分二次煮粥啜之。此粥不惟产后可服，大抵老人诸虚风秘皆得力。

3. 芍药汤（《普济方·卷三百四十九·产后诸疾门·产后蓐劳》）

治产后蓐劳疼痛，寒热，头旋眼花，精神恍惚，睡多惊恐，盗汗腹痛，大便不利。

赤芍药 芎䓖 牡丹皮 玄参 当归（切，焙） 人参 五味子 麦门冬（去心，焙） 白茯苓 白薇 甘草（炙，锉，各一两） 熟地黄（二两）

上粗筛。每服五钱，水一盏半煎至八分，去滓温服，不拘时候。

4. 加味生化汤（《傅青主女科·产后编上卷·产后诸症治法·血晕》）

治产后三等血晕症。分娩之后，眼见黑花，头眩昏晕，不省人事者，一因劳倦甚而气竭神昏；二因大脱血而气欲绝；三因痰火乘虚泛上而神不守。当急服生化汤二三帖，外用韭菜细切，纳有嘴瓶中，用滚醋二钟冲入瓶内，急冲产母鼻中，即醒。

川芎（三钱） 当归（六钱） 黑姜（四分） 桃仁（十粒） 炙草（五分） 荆芥（四分，炒黑）

大枣，水煎服。

5. 清魂散（《医方集宜·卷之七·产后·治方》）

治产后败血，流入肝经，头眩晕不省人事。

泽兰叶 人参 荆芥 甘草 川芎

为末。每服二钱，用温酒调服。

6. 去恶清心汤（《校注医醇賸义·卷四·三冲》）

治新产之后，恶露上冲，头眩神昏，不能语言而毙矣。

当归（二钱） 川芎（一钱） 桃仁（一钱五分） 炮姜（六分） 楂炭（三钱） 延胡索（一钱） 琥珀（一钱） 生熟蒲黄（各六分） 丹参（三钱） 牛膝（二钱） 灯心（三尺） 苏木（三分） 降香（五分）

7. 治产后眩晕验方（《妇人大全良方·卷之二·众疾门·通用方序论第五》）

治产后头昏目晕。

川芎 芍药 当归（末，各半钱）

童子小便调下。未满月、已满月，四味各半钱，水一盏煎至八分，温服。

三十三、治妇人杂病眩晕方

1. 琥珀泽兰煎（一名**调经琥珀丸**）（《普济

方·卷三百二十七·妇人诸疾门·杂病》)

治妇人三十八种血气,八风五痹,七癥八瘕,心腹刺痛,中风瘫痪,手足酸疼,乳中结瘀,妊娠胎动,死胎不出,产衣不下,败血凑心,头旋眼花,血疰四肢,浑身浮肿,冲任久虚,绝产无嗣,早晚服食,或因有子,经脉不调,赤白带下,恶心呕逆,身体瘦倦,怀胎八月,一日一服,胎滑易产。

紫巴戟(去心,糯米炒) 茴香 牡丹皮(去心) 刘寄奴草(去根) 五味子(去梗) 白芷 五加皮(去心) 金钗石斛(去粗皮,酒浸炒) 川当归(酒浸一宿) 川芎 赤芍药 泽兰叶(去梗) 人参(去芦) 白芍药 附子(炮,去皮脐) 生干地黄(去芦) 艾叶(酒炒,糯米糊调成饼,焙干,为末) 熟干地黄(去土) 白术(各一两)

上为细末,炼蜜丸如弹子大。每服一丸,温酒磨下。漏胎刺痛,煮糯米饮下;寒热往来,四肢烦疼,煎青蒿酒下;妇人室女,经血不通,煎红花酒下;血晕不省人事,童子便和暖酒下;催生,鸡子清和酒下;血气血块,攻刺心腹,烧秤锤淬酒下;伤寒及中风口噤,煎麻黄汤下,用被盖出汗即愈;心惊悸及头疼,薄荷酒下;咳嗽,桑白皮汤下;血风攻疰,浑身瘙痒,头面麻痹,炒黑豆浸酒下;产前产后常服,不生诸疾,甚有神效。

2. 和补气汤(《普济方·卷三百二十七·妇人诸疾门·杂病》)

十月十二月严霜作时,有一妇人病四肢无力,痿厥,温热在下焦也。醋心者,浊气不降欲为满也;合目麻木者,阳道不行也;恶风寒者,上焦之分皮肤中气不行也;开目不麻者,即阳道行故阴寒之气少退也;头目眩晕,风气下陷于血分不得中越而作也。近火则有之。

羌活(七分) 独活(三分) 柴胡(二分) 人参(一钱) 甘草(炙,半钱) 白芍药(三钱) 黄芪(二钱) 苍术(二钱) 橘皮(二钱) 黄柏(三分) 黄连(一分) 泽泻(一钱) 猪苓(一钱) 曲(二分) 木香 草豆蔻(各二分) 麻黄(不去节,二分) 升麻(半钱) 当归身(三分) 白术(二钱)

上件分作二服。每服,水二盏去滓,稍热服,食远神效。

3. 牡丹散(《普济方·卷三百二十八·妇人诸疾门·杂病》)

治妇人脾脏血冷,气不和,心胸烦闷,不思饮食,四肢少力,头目晕,身体疼。

牡丹 芍药 白芷 干姜 当归 延胡索 陈皮(去瓤) 官桂(去皮) 乌药 苦杖 红花 川芎(各一两)

上件十二味,并生杵为末。每服一钱半,用姜二片,酒水各半盏同煎至七分,温服。如初生产后,每日三服,一七日后渐减服数。如吃药后,腹内觉小疼痛,请不怪。如吃至满月,永无病生。

三十四、治鼻衄眩晕方

1. 吹鼻龙骨散(《太平圣惠方·卷第三十七·治鼻衄不止诸方》)

治鼻衄不止,眩冒欲死。

龙骨(半两) 乱发(一鸡子大,烧为灰)

上件药,都研如粉,以少许吹入鼻中立止。

2. 灌鼻青葙汁方(《太平圣惠方·卷第三十七·治鼻衄不止诸方》)

治鼻衄,日夜遏不止,眩冒欲死。

青葙草(不限多少)

上件细锉捣,研绞取汁一两合,少少灌入鼻中瘥。

3. 乱发灰散(《太平圣惠方·卷第三十七·治鼻久衄诸方》)

治鼻衄久不止,令人目眩心烦。

乱发灰(一分) 桂心(半两) 干姜(一分,炮裂)

上件药,捣细罗为散。每服,以温浆水,调下二钱,先食浆水粥,后服。

三十五、治惊痫眩晕方

铅丹丸(《太平圣惠方·卷第八十五·治小儿患痫病瘥后复发诸方》)

治小儿惊痫复发,眩闷倒蹶,或汤火不避,及除百病。

铅丹(半两) 朱砂(半两,细研,水飞过) 铁粉(半两) 细辛(一分) 独活(一分) 牛黄(一分,细研) 雄黄(一分,细研) 蜣螂(五枚,微炙) 露蜂房(一分,炙黄) 人参(一分,去芦头) 汉防己(一分) 蛇蜕皮(五寸,炙黄) 桂心〔二(一)分〕 甘草(一分,炙微赤,锉) 鸡头

（一枚，去毛，炙令黄） 赤茯苓（一两） 川椒（一分，去目及闭口者，微炒去汗用）

上件药，捣罗为末，炼蜜和捣三二百杵，丸如绿豆大。每服，以粥饮下五丸，量儿大小，以意加减。

三十六、治脑疳眩晕方

吹鼻龙脑散（《太平圣惠方·卷第八十七·治小儿脑疳诸方》）

治小儿脑疳，鼻塞头痛，眼目昏暗，羞明怕日。

龙脑（少许，细研） 蜗牛壳（一分，炒令黄） 虾蟆灰（一分） 瓜蒂（一分） 麝香（少许，细研） 黄连（一分，去须） 细辛（一分）

上件药，捣细罗为散，入瓷合内贮之。每取少许，吹于鼻中，每日两上用之。

三十七、治脚气眩晕方

1. 半夏散（《太平圣惠方·卷第四十五·治脚气痰壅头痛诸方》）

治脚气上攻，心胸痰壅，头痛目眩，背膊烦痛，不欲饮食。

半夏（一两，汤洗七遍去滑） 黄芩（三分） 前胡（三分，去芦头） 芎䓖（半两） 防风（半两，去芦头） 枳壳（三分，麸炒微黄去瓤） 紫苏茎叶（一两） 羚羊角屑（三分） 甘草（半两，炙微赤，锉） 旋覆花（半两） 赤茯苓（一两） 石膏（二两） 桑根白皮（三分，锉） 独活（三分） 槟榔（一两）

上件药，捣粗罗为散。每服三钱，以水一中盏，入生姜半分，煎至六分，去滓温服，不计时候。

2. 羚羊角散（《圣济总录·卷第八十三·脚气门·脚气痰壅头痛》）

治脚气上攻，胸膈痰盛，头目眩痛。

羚羊角（镑） 白藓皮 黄芪（锉） 白槟榔（煨，锉） 山栀子仁（各三分） 羌活（去芦头） 甘草（炙，锉） 恶实（炒） 茯神（去木） 桂（去粗皮） 海桐皮（锉） 附子（炮裂，去皮脐） 郁李仁（炒，去皮） 大黄（锉，醋炒） 麻黄（去根节，汤煮掠去沫，焙） 酸枣仁（炒） 独活（去芦头） 芎䓖 防风（去叉，各一两） 葛根（取粉） 枳壳（麸炒去瓤） 地骨皮 车前子（炒，各三分）

上二十三味，捣罗为散，拌匀。空心晚食前，温酒调下二钱至三钱匕。

3. 大腹汤（《圣济总录·卷第八十三·脚气门·脚气痰壅头痛》）

治风毒脚气上攻，头目昏眩时痛，脚膝痹弱，不能履地，或时发寒热，呕吐痰涎。

大腹皮（锉，一两半） 紫苏茎叶 干木瓜 桑根白皮（锉，各一两） 沉香（锉） 木香 茴香子根（切，焙） 羌活（去芦头） 木通（锉） 枳壳（麸炒去瓤） 青橘皮（汤浸去白，焙） 陈橘皮（汤浸去白，焙） 槟榔（锉） 莱菔子（焙，各半两）

上一十四味，粗捣筛。每服二钱匕，水一盏，入葱白三寸切，生姜三片，煎至六分，早晚食后服。

4. 茯苓汤（《圣济总录·卷第八十四·江东岭南瘴毒脚气》）

治江东春夏暑湿郁蒸，毒气攻击，脚气发动，两脚酸疼，或浮热肿满，或皮毛焦干，或脚疼不能久立，筋急抽痛，时冲心闷，胸膈痰积，恶心欲吐，四肢瘰痹，十指不仁，腹胀气妨，头旋目眩眼暗。

白茯苓（去黑皮，三两） 薏苡仁（炒，四两） 丹参 独活（去芦头） 防风（去叉，各二两半） 牛膝（酒浸切，焙） 防己 五加皮 黄芪 枳壳（去瓤麸炒） 升麻（各三两） 麻黄（去根节，四两） 羚羊角（镑，二两） 桂（去粗皮，一两半） 石膏（研如粉，一十两）

上一十五味，除石膏外，锉如小豆大。每服五钱匕，以水一盏半，浸一宿，来晨煎取八分，去滓，空腹温服之，日二。内消其病，不吐不利，如心腹气胀，每服加连皮大腹一颗；心胸虚热，加麦门冬（去心）一分；小腹痛，加芍药、黄芩各一两；心胸有痰，加旋覆花一分；肺气咳嗽，加杏仁（去皮尖）十四枚、桑根白皮一分；小便数，加杜仲末一分；言语謇涩，加附子一钱；便涩，加木通一分；肾虚耳聋，加磁石末一钱匕；不睡，加酸枣仁末一钱；烦渴不止，加栝蒌一分。

5. 乌药平气汤（《仁斋直指方论·卷之四·脚气·附诸方》）

治脚气上攻，头目昏眩，脚膝酸疼，行步艰苦，诸气不和，喘满迫促，并皆治之。

茯神（去木） 甘草（炙） 白芷 当归 白术 川芎 五味子 紫苏子 干木瓜 人参 乌

药(去木,各等分)

上㕮咀。每服四钱,水一盏,姜五片,枣三枚,煎七分,温服。

6. 石楠丸(《世医得效方·卷第九大方脉杂医科·脚气·通治》)

治风毒,脚弱少力,脚重疼痹,脚肿生疮,脚下隐痛,不能踏地,脚膝筋挛,不能屈伸,项背腰脊拘急不快;风毒上攻,头面浮肿,或生细疮,出黄赤汗;或手臂少力;或口舌生疮,牙断宣烂,齿摇发落;耳中蝉声,头眩气促,心腹胀闷,小便时涩,大便或难。

赤芍药(二两) 五加皮(三两) 草薢(四两) 当归(去芦) 麻黄(去根节) 陈皮 赤小豆(各二两) 独活(去芦,四两) 薏苡仁 杏仁(去皮尖及双仁者,麸炒赤) 牵牛子(炒) 石楠叶(各二两) 木瓜(四两) 大腹皮 川芎 杜仲(锉,炒,各二两) 牛膝(去苗,三两)

上为末,以酒浸蒸饼丸梧桐子大。每服十丸至十五、二十丸,木瓜汤下,早起、日中、临卧各一服。偏风肿满,服之亦效!

7. 旋覆花散(《普济方·卷二百四十二·脚气门·干湿脚气附论》)

治干脚气欲发,恶心头眩,口吐痰水,不思饮食,两脚膝疼痛,渐渐心闷。

旋覆花(半两) 犀角屑(一两) 大腹皮(一两,锉) 槟榔(一两) 前胡(一两,去芦头) 赤茯苓(一两) 枳壳(三分,麸炒去瓤) 半夏(半两,汤浸七遍去滑)

上为散。每服四钱,水一中盏,入生姜半分,薄荷叶二分,煎至六分,去滓,不计时候,温服。

三十八、治消渴眩晕方

藕实羹方(《圣济总录·卷第一百八十八·食治门·食治消渴》)

治消渴烦躁,狂言目眩。

方藕实(去皮,半斤) 薄荷(一握) 莼菜(半斤)

上三味,于豉汁中作羹,入五味食之。

三十九、治疟疾眩晕方

1. 柴胡汤(《圣济总录·卷第三十六·疟病门·足太阴脾疟》)

治脾疟寒多热少,有汗,头目昏暗,背胛拘急,或胸膈痞闷,呕逆咳嗽,心腹胀痛,面黄肌瘦,肢节疼倦。

柴胡(去苗) 葛根(锉) 枣肉(焙) 甘草(炙) 槟榔(锉) 常山 乌梅(去核,焙) 草豆蔻(去皮) 厚朴(去粗皮,姜汁炙,各四两)

上九味,粗捣筛。每服五钱匕,酒半盏、水一盏煎至一盏,去滓,未发前温服。

2. 生熟附子汤(《普济方·卷一百九十八·诸疟门·寒疟》)

分利阴阳,止发热寒,治疟疾欲作,胸痞痰呕,头眩颤掉。

附子(二枚,一生去皮,一盐汤浸去皮,炮,各取二钱)

加沉香木香少许,水一盏,姜七片,枣七枚,煎一杯,当发日空心服。以此下黑锡丹,可回元气坠痰。

四十、治疮疡眩晕方

1. 益气养荣汤(《万氏家抄济世良方·卷四·痈疽》)

治痈疽眩晕。

白术(炒,二钱) 人参 陈皮 香附 甘草 熟地 白茯苓 贝母 当归(酒拌) 桔梗 白芍(各一钱)

水二钟煎八分,随疮上下食前后服。口干加五味子、麦门冬;往来寒热加软柴胡、地骨皮;脓清加黄芪,脓多加川芎;肌肉迟生加白蔹、肉桂。

2. 鼠粘子汤(《外科正宗·卷之二上部疽毒门·鬓疽论第二十·鬓疽主治方》)

治鬓疽初起,热多寒少,头眩作痛,口燥咽干,渴常饮冷,二便秘涩,六脉沉实有力,烦闷疼痛者。

鼠粘子 桔梗 当归 甘草梢 赤芍 连翘 玄参 地骨皮 防风 天花粉 木通(各一钱) 大黄(炒,二钱)

水二钟煎八分,食前服,渣再煎服。

3. 清肝解郁汤(《外科正宗·卷之二上部疽毒门·鬓疽论第二十·鬓疽主治方》)

治暴怒伤肝,忧思郁结,致肝火妄动,发为鬓疽。头眩痛彻太阳,胸膈痞连两胁,呕酸水,皆服之。

当归 白芍 茯苓 白术 贝母 熟地 山

栀(各一钱) 半夏 人参 柴胡 丹皮 陈皮 香附 川芎(各六分) 甘草(四分)

水二钟,姜三片,煎八分,食远服。

4. 荆防败毒散(《外科正宗·卷之二上部疽毒门·时毒论第二十二·时毒主治方》)

治时毒初起,头眩恶寒,腮项肿痛,脉浮者服之。

荆芥 防风 羌活 独活 前胡 柴胡 川芎 桔梗 茯苓 枳壳(各一钱) 甘草 人参(各五分)

姜三片,水二钟煎八分,食远服,寒甚加葱三枝。

5. 安万应丸(《验方新编·卷十一·阴疽诸症·内外备用诸方》)

治寒暑痧胀,头眩眼黑。

茅山苍术(米泔水浸软,切片,焙干,三两) 丁香(不拘公母,六钱) 麝香(三钱) 蟾酥(一两) 甘草(去皮,二两四钱) 大黄(切片,焙干,六两) 明天麻(切片,焙干) 麻黄(去节,细锉) 雄黄(研细,水飞) 朱砂(研细水飞,各三两六钱)

共研细末,糯米浆为丸如梧桐子大,朱砂为衣,瓷瓶装贮,以蜡封口,不可泄气。每服三丸;日久味薄者,或加倍服亦可。一泻痢,以滚水送下三丸,立止如神。一寒暑痧胀,肚疼、头眩、眼黑,以三丸放舌尖上,闭口候舌微麻咽下。孕妇忌服。

6. 治疮疡眩晕验方(《备急千金要方·卷二十二痈肿毒方·丹毒第四》)

治诸丹神验方。

以芸薹菜熟捣,厚封之,随手即消,余热气未愈,但三日内封之,瘥止,纵干亦封之不歇,以绝本。余以贞观七年三月八日于内江县饮多,至夜睡中觉四体骨肉疼痛,至晓头痛目眩,额左角上如弹丸大肿痛,手不得近。至午时至右角,至夜诸处皆到,目遂闭合不得开,几致殒毙。县令周公以种种药治不瘥,经七日余,自处此方,其验如神,故疏之以传来世云耳。

四十一、治中恶眩晕方

1. 霹雳散(《幼科发挥·卷之二·急惊风类证·中恶似痫》)

中恶,小儿之危恶也,其病有二,如中恶毒之气者,病自外至,其证眩仆,四肢厥冷,两手握拳,不能喘息。先用霹雳散。

踯躅花(一分半) 雄黄(三分) 麝香(少许)

上为末。用灯心三寸长,蘸药少许,插入鼻孔,得嚏即醒,苏合丸灌之,或摄生饮。

2. 摄生饮(《幼科发挥·卷之二·急惊风类证·中恶似痫》)

治小儿中恶,其证眩仆,四肢厥冷,两手握拳,不能喘息。先用霹雳散,后用摄生饮。

南星(煨,一钱半) 半夏(洗,一钱半) 木香(一钱半) 生苍术(一钱) 生甘草(一钱) 石菖蒲(一钱)

上锉入生姜,用水煎服,尽一剂以平为期。

四十二、治酒毒眩晕方

1. 陈皮甘草川连散(《验方新编·卷十二·误吞诸物·酒病》)

好酒之人,酒毒发作,头痛目眩,或咽喉闷闭,或下利清水,日数十次,形神痿顿,若误作阴寒自利,妄用温热之剂者非矣。

陈皮(五钱) 甘草(一钱) 川连(三钱)

以上三味俱微炒为末,再配松花粉一两和匀。每服二钱,早晚以开水送下一服,两日即愈。

2. 治酒毒眩晕验方(《验方新编·卷十二·误吞诸物·酒病》)

治酒毒眩晕:麦粉五钱,炒黄研末,白汤调服,不过一二次即目,其效如神。

四十三、治眩晕药酒

1. 茵芋酒(《备急千金要方·卷七风毒脚气方·酒醴第四》)

治大风头眩重,目瞀无所见,或仆地气绝半日乃苏,口㖞噤不开,半身偏死;拘急痹痛,不能动摇,历节肿痛,骨中酸疼,手不能上头,足不得屈伸,不能蹑履,行欲倾跛,皮中动淫淫如有虫啄,疹痒搔之生疮,甚者狂走,有此诸药皆主之方。

茵芋 乌头 石南 附子 细辛 独活 防风 川椒 女萎 卷柏 桂心 天雄 秦艽 防己(各一两) 踯躅(二两)

上十五味㕮咀。少壮人无所熬炼,虚老人薄熬之,清酒二斗渍之,冬七日,夏三日,春秋五日,初服一合，不知加至二合，宁从少起，日再，以微痹为度。

2. 侧子酒（《备急千金要方·卷七风毒脚气方·酒醴第四》）

治风湿痹不仁，脚弱不能行方。

侧子　牛膝　丹参　山萸　蒴藋根　杜仲　石斛（各四两）　防风　干姜　川椒　细辛　独活　秦艽　桂心　川芎　当归　白术　茵芋（各三两）　五加皮（五两）　薏苡仁（一升）

上二十味㕮咀，绢袋盛，清酒四斗渍六宿，初服三合，稍加以知为度，患目昏头眩者弥精。

3. 小黄芪酒

1）《备急千金要方·卷七风毒脚气方·酒醴第四》

治风虚痰癖，四肢偏枯，两脚弱，手不能上头，或小腹缩痛，胁下挛急，心下有伏水，胁下有积饮，夜喜梦，悲愁不乐，恍惚善忘，此由风虚五脏受邪所致，或久坐腰痛，耳聋猝起，眼眩头重，或举体流肿疼痹，饮食恶冷，涩涩恶寒，胸中痰满，心下寒疝，药皆主之，及妇人产后余疾，风虚积冷不除者方。

黄芪　附子　川椒　防风　牛膝　细辛　桂心　独活　白术　川芎　甘草（各三两）　秦艽　乌头（《集验》用山药三两）　大黄　葛根　干姜　山萸肉（各二两）　当归（二两半）

上十八味㕮咀，少壮人无所熬炼，虚老人微熬之，以绢袋盛，清酒二斗渍之，春夏五日，秋冬七日。可先食服一合，不知可至四五合，日三服。此药攻痹甚佳，亦不令人吐闷，小热宜冷饮食，大虚加苁蓉二两，下利加女萎三两，多忘加石斛、菖蒲、紫石英各二两，心下多水者加茯苓、人参各二两、薯蓣三两。酒尽，可更以酒二斗重渍滓服之，不尔可曝滓捣下筛，酒服方寸匕，不知稍增之，服一剂得力。令人耐寒冷补虚，治诸风冷神良。

2）一名**黄芪汤**（《普济方·卷一百八十六·诸痹门·血痹》

治血痹及诸痹，甚者四肢不遂。风湿寒痹，举体肿，疼痛不仁；兼治风虚痰癖，四肢偏枯，两脚弱，手不能上头，或小腹缩痛，胁下挛急，心下有伏梁，胁下有留饮；夜梦悲愁不乐，恍惚善忘；由风虚五脏受邪所致，或久座腰痛耳聋，卒起眼眩头重，或举体胀痛疼痛，饮食不思，畏寒冷，胸中痰满，心下气塞；及妇人产后余疾，风虚积冷不除者。

大黄（锉，生，一两）　山茱萸（二两）　干姜（炮，三两半）　黄芪　独活（去芦）　防风（去皮）　甘草（炙）　白术　蜀椒（去目并闭口者，炒出汗）　附子（炮，去皮脐）　牛膝　芎䓖　细辛（去苗叶，各二两）　当归（切，焙）　桂（去皮，二两半）　葛根　秦艽（去苗、土）　乌头（炮裂，去皮脐，以上三味，各二两）

上锉如麻豆，用夹绢袋盛贮，以清酒一斗浸之，春夏五日，秋冬三日。初服三合，日再夜一，渐增以知为度。虚弱者，加苁蓉二两。下利者，加女姜三两。多忘加石斛、菖蒲、紫石英各二两。心虚，加茯苓、人参各二两、山药三两。酒尽可更以酒二斗重渍服之，不尔可曝，滓捣下筛，酒服方寸匕。不知少增之，服一剂得力。令人耐寒冷，补虚。治诸风冷，神妙。壮人服无熬炼，老弱人微熬之。

4. 鲁王酒（《备急千金要方·卷八治诸风方·诸风第二》）

治风眩心乱，耳聋目暗泪出，鼻不闻香臭，口烂生疮，风齿瘰疬，喉下生疮，烦热厥逆上气，胸胁肩胛痛，手不能上头、不能带衣，腰脊不能俯仰，脚痹不仁，难以久立；八风十二痹、五缓六急，半身不遂，四肢偏枯，筋挛不可屈伸；贼风咽喉闭塞，哽哽不利或如锥刀所刺，行人皮肤中无有常处，久久不治，入人五脏，或在心下，或在膏肓，游走四肢，偏有冷处如风所吹，久寒积聚风湿，五劳七伤，虚损，百病悉主之方。

茵芋　乌头　踯躅（各三十铢）　天雄　防己　石斛（各二十四铢）　细辛　牛膝　甘草　柏子仁　通草　桂心　秦艽　茵陈　山茱萸　黄芩　附子　瞿麦　干地黄　王不留行（胡洽作天冬，《翼方》作王荪）　杜仲　泽泻　石南　防风　远志（各十八铢）

上二十五味㕮咀，以酒四斗渍十日。每服一合，加至四五合，以知为度。

5. 鸱头酒（《备急千金要方·卷十三心脏方·头面风第八》）

治头风眩转、面上游风方。

飞鸱头（五枚）　茯神（一方无）　防风　川芎　薯蓣（各四两）　葛根　桂心　细辛　人参　天雄　干姜　枳实　贯众　蜀椒（各二两）　独活

（二两） 山茱萸 麦门冬（一作天门冬） 石南（一作石膏，各五两）

上十八味㕮咀，绢囊盛，清酒四斗渍六宿。初服二合，日再稍加，以知为度。

6. 芎䓖酒（《备急千金要方·卷十三心脏方·头面风第八》）

治脑风，头重颈项强，䀮䀮泪出，善久目欲眠睡，憎风，剧者耳鸣，满眉眼疼闷，吐逆眩倒不自禁，诸风乘虚经五脏六腑皆为癫狂，诸邪病悉主之方。

川芎 辛夷 天雄 人参 天门冬 柏子仁 磁石 石膏 茵芋 山茱萸 白头翁 桂心 秦艽（各三两） 松萝 羚羊角 细辛 薯蓣 菖蒲 甘草（各二两） 云母（一两，烧令赤，研为粉） 防风（四两）

上二十一味㕮咀，以酒二斗渍七日。初服二合，渐加至五合，日三。有女人少时患风眩发则倒地，为妇积年无儿，服此酒并将紫石英门冬丸服之，眩瘥，生儿平复。

7. 延年薯蓣酒（《外台秘要·卷第十五·风头眩方九首》）

主头风眩不能食，补益气力方。

薯蓣 白术 五味子（碎） 丹参（各八两） 防风（十两） 山茱萸（二升，碎） 人参（二两） 生姜（屑，六两）

上八味切，以绢袋盛，酒二斗五升浸五日。温服七合，日二，稍加。忌桃李、雀肉等。

8. 苏恭独活酒（《外台秘要·卷第十九·脚气寒热汤酒一十首》）

十月以后腰脚屈弱，兼头眩气满，服此方。

独活 生姜 石斛（各六两） 牛膝 丹参 萆薢 侧子（炮） 茯苓（各四两） 防风 薏苡仁 山茱萸 桂心 白术 天雄（炮） 芎䓖 秦艽 当归 人参（各二两） 甘菊花（二两） 生地黄（八两）

上二十味切，绢袋贮，以酒二斗五升渍四日，温服三四合，日二服。头风患冷者，加椒二两汗。

9. 菊花酝酒（《太平圣惠方·卷第二十二·治风头旋诸方》）

治风头旋。

甘菊花（开者）

上件药，九月九日取曝干者作末，以糯米饭中蒸熟，每一斗米，用五两菊花末，溲拌如常酝法，多用细曲为良，候酒熟，即压去滓。每暖一小盏服。

10. 松花浸酒（《太平圣惠方·卷第二十二·治风头旋诸方》）

治风头旋，脑皮肿痹。

松花（半台）

上件药，春三月取五六寸如鼠尾者，不计多少，蒸，细切一升，用生绢囊贮，以酒三升，浸五日。每服，空腹暖饮五合，晚食前再服。

11. 茵芋浸酒（《太平圣惠方·卷第二十五·治一切风通用浸酒药诸方》）

治八风十二痹，五缓，六急，半身不遂，四肢偏枯，筋脉拘挛，肩髀疼痛，腰脊不能俯仰，胸胁膨胀，心烦，目眩耳聋，咽喉不利，或贼风所中，痛如锥刺，行人皮中，无有常处，或四肢肌体，遍有冷痹，状如风吹，并宜服茵芋浸酒方。

茵芋（一两半） 细辛（半两） 天雄（一两，炮裂，去皮脐） 汉防己（一两） 川乌头（一两半，炮裂，去皮脐） 石斛（一两，去根） 踯躅（一两，微炒） 山茱萸 柏子仁 甘草（炙微赤） 木通 桂心 秦艽（去苗） 黄芪 干姜（炮裂） 熟干地黄 莽草（微炙） 附子（炮裂，去皮脐） 杜仲（去粗皮） 芎䓖 王孙 泽泻 石楠 防风（去芦头） 远志（去心） 牛膝（去苗，以上各三分）

上件药，细锉和匀，用生绢袋盛，以酒三斗，浸十日。空心温服一小盏，晚食前再服，以瘥为度。忌生冷、油腻、动风物。

12. 黑豆酒（《圣济总录·卷第八十一·脚气门·脚气痹弱》）

治脚气痹弱，头目眩冒，筋急。

黑豆（炒，二升）

上一味，以酒一斗浸，密复瓶口，经三宿，随性饮。常令酒力相续。

13. 牛膝酒（《圣济总录·卷第八十四·脚气门·脚气杂治膏药淋渫等》）

治脚气湿痹不仁，脚弱不能行，常服。

牛膝（切，炒） 侧子（炮裂，去皮脐） 丹参 山茱萸（炒） 蒴藋 杜仲（去粗皮） 石槲（去根，各二两） 防风（去叉） 蜀椒（去目并合口，炒出汗） 细辛（去苗叶） 独活（去芦头） 秦艽（去苗、土） 桂（去粗皮） 薏苡仁（捣碎）

芎䓖　当归（切，焙）　白术　茵芋（炙，各一两半）　五加皮（炙，二两半）　干姜（炮，一两）

上二十味，㕮咀如麻豆大，以绢袋盛，内净瓮中，清酒三斗浸，寒七日，暑三日。初服半盏，稍加以知为度，患目昏头旋者，服之弥佳。

14. 独活酒（《圣济总录·卷第八十四·脚气门·脚气杂治膏药淋渫等》）

治腰脚屈弱，兼头眩气满。

独活（去芦头）　生姜　白术　白茯苓（去黑皮）　石槲（去根，各三两）　牛膝　丹参　侧子（炮裂，去皮脐）　萆薢（各二两）　薏苡仁　防风（去叉）　桂（去粗皮）　山茱萸　人参　当归（切，焙）　天雄（炮裂，去皮脐）　甘菊花　芎䓖　秦艽（去土，各一两半）　生地黄（焙，四两）

上二十味细锉，用生绢袋盛，内净瓷瓮中，以清酒三斗渍之，密封，春夏五日，秋冬七日。开取量情饮之，日五六服，常令酒力不绝。如冷加蜀椒一两，去目及合口者，炒出汗；脚弱痛甚者作散，每服三钱匕，酒调下。

15. 茯苓酒（《本草纲目·谷部第二十五卷·谷之四·酒》）

治头风虚眩，暖腰膝，主五劳七伤。

用茯苓粉同曲、米酿酒，饮之。

【论用药】

自古以来，古人所载治疗眩晕的专药，或者说常用或多用于眩晕治疗的药物较多，可一味药独立成单方，或与他药合而成复方，或为民间验方，古代本草文献中记载较多，故收于此，以供参看。此处去除现今临床已经基本不用的药物，如鹘嘲等。

一、概论

眩晕用药当分风、痰、瘀、虚等不同。天麻、菊花等乃古人治眩晕之专药，因季节、证候等不同，亦当随时、随证加减，如“眩晕、嘈杂者，火动其痰也，亦加山栀、黄芩、黄连”“眩晕甚者，加菊花、桑叶”。

《女科经纶·卷六·产后证下·产后诸发热状类伤寒不可发汗》：“吴蒙斋曰：新产后伤寒，不可轻易发汗。产时有伤力发热，有去血过多发热，有恶露不去发热，有三日蒸乳发热，有早起劳动、饮食停滞发热，状类伤寒，要在仔细详辨，切不可便发汗。大抵产后，大血空虚，汗之则变筋惕肉瞤，或郁冒昏迷，或搐搦，或便秘，其害非轻。凡有发热，宜与四物为君，加柴胡、人参、炮姜最效。盖干姜辛热，能引血药人血分，气药入气分，且能去恶生新，有阳生阴长之道。以热治热，深合《内经》之旨。”

《女科经纶·卷二·嗣育门·辨安胎用黄芩白术论》：“张飞畴曰：古人用黄芩安胎。是因子气过热不宁，故用苦寒以安之。脾为一身之津梁，主内外诸气，而胎息运化之机，全赖脾土，故用白术以助之。然唯形瘦血热，营行过疾，胎常上逼，过动不安者为相宜。若形盛气衰，胎常下坠者，非人参举之不安。形实气盛，胎常不运者，非香、砂耗之不安。血虚火旺，腹常急痛者，非归、芍养之不安。体肥痰盛，呕逆眩晕者，非半、苓豁之不安。此皆治母气之偏胜也。”

《湿热条辨·正文》：“湿热证，按法治之，诸证皆退，惟目瞑则惊悸梦惕。余邪内留，胆气不舒。宜酒浸郁李仁、姜汁炒枣仁、猪胆皮等味。滑可去著。郁李仁性最滑脱，古人治惊后肝系滞而不下，始终目不瞑者，用之以下肝系而去滞。此证借用，良由湿热之邪留于胆中。胆为清虚之府，精而不泻，是以病去而内留之邪不去。寐则阳气行于阴，胆热内扰，肝魂不安，用郁李仁以泄邪。必用酒浸者，酒人于胃，先走于胃也。枣仁之酸，入肝安神，而制以姜汁者，安神而又兼散邪也。”

《明医杂著·卷之二·痰饮》：“［愚按］痰者，脾胃之津液，或为饮食所伤，或因七情、六淫所扰，故气壅痰聚。谚云肥人多痰，而在瘦人亦有之，何也？盖脾统血、行气之经，气血俱盛，何痰之有？皆由过思与饮食所伤，损其经络，脾血既虚，胃气独盛，脾为己土，胃为戊土，戊癸化火，是以湿因气化，故多痰也。游行周身，无所不至。痰气既盛，客必胜主，或夺于脾之大络之气，则倏然仆地者，此痰厥也，升于肺者，则喘急咳嗽；迷于心，则怔忡恍惚；走于肝，则眩晕不仁，胁肋胀痛；若热痰，加黄芩、黄连。痰因火盛逆上，降火为先，加白术、黄芩、软石膏、黄连之类。眩晕、嘈杂者，火动其痰也，亦加山栀、黄芩、黄连。”

《温热经纬·卷四·薛生白湿热病篇》：“二十

七湿热证：按法治之，诸证皆退。惟目瞑则惊悸、梦惕，余邪内留，胆气未舒。宜酒浸郁李仁、姜汁炒枣仁、猪胆皮等味。”

《时病论·卷之四·夏伤于暑大意·疰夏》：“疰夏者，每逢春夏之交，日长暴暖，忽然眩晕、头疼、身倦、脚软，体热食少，频欲呵欠，心烦自汗是也。盖缘三月属辰土，四月属巳火，五月属午火，火土交旺之候，金水未有不衰，夫金衰不能制木，木动则生内风，故有眩晕头疼。金为土之子，子虚则盗母气，脾神困顿，故有身倦足软，体热食少。又水衰者，不能上济乎心，故有频欲呵欠，心烦自汗等证。此皆时令之火为患，非春夏温热之为病也。蔓延失治，必成痨怯之根，宜以金水相生法治之。如眩晕甚者，加菊花、桑叶；头痛甚者，加佩兰、荷钱；疲倦身热，加潞党、川斛；心烦多汗，加浮麦、莲子。加减得法，奏效更捷耳。”

二、治眩晕专药

1. 人参

《本草纲目·草部第十二卷·草之一·人参》：“治男妇一切虚证，发热自汗，眩晕头痛，反胃吐食，痎疟，滑泻久痢，小便频数淋沥，劳倦内伤，中风中暑，痿痹，吐血、嗽血、下血，血淋、血崩，胎前、产后诸病。（时珍）”

《景岳全书·卷之四十八大集·本草正（上）·山草部》：“人参（反藜芦），味甘微苦，微温，气味颇厚，阳中微阴，气虚血虚俱能补。阳气虚竭者，此能回之于无何有之乡；阴血崩溃者，此能障之于已决裂之后。惟其气壮而不辛，所以能固气；惟其味甘而纯正，所以能补血。故凡虚而发热，虚而自汗，虚而眩运，虚而困倦，虚而惊惧，虚而惊惧，虚而短气，虚而遗泄，虚而泻利，虚而头疼，虚而腹痛，虚而饮食不运，虚而痰涎壅滞，虚而嗽血吐血，虚而淋沥便闭，虚而呕逆躁烦，虚而下血失气等证，是皆必不可缺者。”

2. 大黄

《本草纲目·草部第十七卷·草之六·大黄》：“湿热眩晕不可当者：酒炒大黄为末，茶清服二钱，急则治其标也。（《丹溪纂要》）”

3. 飞廉

《名医别录·下品·卷第三·飞廉》：“无毒。主治头眩顶重，皮间邪风如蜂螫针刺，鱼子细起，热疮，痈疽，痔，湿痹，止风邪，咳嗽，下乳汁。久服益气，明目，不老。可煮可干。一名漏芦，一名天荠，一名伏猪，一名伏兔，一名飞雉，一名木禾，生河内，正月采根；七月、八月采花，阴干。”

《本草纲目·草部第十五卷·草之四·飞廉》：“根及花治头风旋晕（时珍）……头眩顶重，皮间邪风，如蜂螫针刺，鱼子细起，热疮痈疽痔，湿痹，止风邪咳嗽，下乳汁。久服益气明目不老，可煮可干用。（《别录》）”

4. 天南星

《本草备要·草部·天南星》：“治惊痫风眩（丹溪曰：无痰不作眩），身强口噤，喉痹舌疮，结核疝瘕，痈毒疥癣，蛇虫咬毒（调末箍之），破结下气，利水堕胎，性更烈于半夏。”

5. 天麻（赤箭）

《本草纲目·草部第十二卷·草之一·赤箭》：“治风虚眩运头痛（元素）。”

《景岳全书·卷之四十八大集·本草正（上）·山草部》：“天麻，一名赤箭，一名定风草。味辛，平，阴中有阳。治风虚眩晕头旋，眼黑头痛，诸风湿痹，四肢拘挛，利腰膝，强筋骨，安神志，通血脉，止惊恐恍惚，杀鬼精虫毒，及小儿风痫惊气。然性懦力缓，用须加倍，或以别药相佐，然后见功。”

《医宗必读·卷之三·本草徵要上·草部》：“天麻味辛，平，无毒。入肝经。酒浸、煨熟、焙干。风虚眩运，麻痹不仁，语言蹇涩，腰膝软疼。杀精魅蛊毒，理惊气风痫。”

《本草备要·草部·天麻》：“宣，祛风，辛温，入肝经气分。益气强阴，通血脉，强筋力，疏痰气。治诸风眩掉，头旋眼黑，语言不遂，风湿㿔痹，小儿惊痫（诸风掉眩，皆属肝木。肝病不能荣筋，故见前症。天麻入厥阴而治诸疾，肝气和平，诸疾自瘳）。血液衰少及类中风者忌用（风药能燥血故也。［昂按］风药中须兼养血药，制其燥也。养血药或兼搜风药，宣其滞也。古云；治风先治血，血行风自灭）。根类黄瓜，茎名赤箭，有风不动，无风反摇，一名定风草。明亮坚实者佳，湿纸包煨熟，切片，酒浸一宿焙用。”

《得配本草·卷二·草部·天麻》：“即赤箭，一名定风草。辛，温。入足厥阴经气分。止风虚眩晕，通血脉九窍。治痫定惊，治风疏痰，有自内达外之功。配川芎，治肝虚头痛（肝气喜畅）。配白术，去湿。用蒺藜子同煮，去子，以湿纸包煨熟，取出切片，酒浸一宿，焙干用。肝虚则劲，胆不滋养，则风动于中，此肝胆性气之风，非外感天气也。天麻定肝胆之内风。但血虚者，畏其助火，火炽则风益劲。宜于补血之剂，加此为使，然亦不可久用，多则三四服而止。”

6. 木通

《景岳全书·卷之四十八大集·本草正（上）·蔓草部》：“木通，亦名通草。味苦，气寒，沉也，降也。能利九窍，通关节，消浮肿，清火退热，除烦渴黄疸，治耳聋目痛，天行时疾，头痛鼻塞，目眩，泻小肠火郁，利膀胱热淋，导痰湿呕哕，消痈肿壅滞，热毒恶疮，排脓止痛，通妇人血热经闭，下乳汁，消乳痈血块，催生下胎。”

《本草备要·草部·木通》：“治胸中烦热，遍身拘痛（杨仁斋云：遍身隐热、疼痛拘急、足冷，皆伏热伤血。血属于心，宜木通以通心窍，则经络流行也），大渴引饮（中焦火），淋沥不通（下焦火，心与小肠相表里，心移热于小肠，则淋秘），水肿浮大（利小便），耳聋（泄肾火，通窍）目眩，口燥舌干（舌为心苗），喉痹咽痛（火炎上焦），鼻齆（热壅清道，则气窒不通）失音（清金），脾热好眠（脾主四肢，倦则好眠。心为脾母，心热清，脾热亦除），除烦退热，止痛排脓，破血催生，行经下乳（火不亢于内，气顺血行，故经调有准，乳汁循常）。汗多者禁用。”

7. 水苏

《本草纲目·草部第十四卷·草之三·水苏》：“酿酒渍酒及酒煮汁常服，治头昏目眩，及产后中风。恶血不止，服之弥妙。（孟诜）”

8. 贝母

《名医别录·中品·卷第二·贝母》：“味苦，微寒，无毒。主治腹中结实，心下满，洗洗恶风寒，目眩、项直，咳嗽上气，止烦热渴，出汗，安五脏，利骨髓。”

《本草备要·草部·贝母》：“宣，散结，泻热，润肺，清火，微寒，苦泻心火，辛散肺郁（入肺经气分，心火降则肺气宁。《诗》曰：言采其虻。虻即贝母也。取其解郁）。润心肺，清虚痰。治虚劳烦热，咳嗽上气，吐血咯血，肺痿肺痈，喉痹（君相之火）目眩（火热上攻），淋沥（小肠邪热，心与小肠相表里，肺为气化之源）瘿瘤（化痰），乳闭产难。功专散结除热，敷恶疮。”

9. 升麻

《本草纲目·草部第十三卷·草之二·升麻》：“消斑疹，行瘀血。治阳陷眩运，胸胁虚痛，久泄下痢，后重遗浊，带下崩中，血淋下血，阴痿足寒。（时珍）”

10. 风膏药

《本草纲目拾遗·卷三·草部上·风膏药》：“《桂海草木志》：叶如冬青。《粤志》：肇庆七星岩产风药，丛生石罅，其叶圆厚，和酒嚼之，治风疾。一曰风草，一曰风菜。谚云：风病须风菜，即此。[按]《福宁府志》：风藤草，一名山膏药。治风愈疮，或即此欤。治太阳头疼，目昏眩。”

11. 乌梅

《本草备要·果部·乌梅》：“涩肠，敛肺，酸涩而温。脾、肺血分之果，敛肺（肺欲收，急食酸以收之）涩肠，涌痰消肿，清热解毒，生津止渴，醒酒杀虫。治久咳泻痢（梁庄肃公血痢，陈应之用乌梅、胡黄连、灶下土等分为末，茶调服而愈。曾鲁公血痢百余日，国医不能疗，应之用盐梅肉研烂，合腊茶入醋服，一啜而安），瘴疟（诸症初起者，皆禁用）霍乱，吐逆反胃，劳热骨蒸（皆取其酸收），安蛔厥（蛔虫上攻而眩仆。虫得酸则伏，仲景有蛔厥乌梅丸），去黑痣，蚀恶肉（痈疮后生恶肉，烧梅存性，研末敷之）。多食损齿伤筋。”

12. 甘草

《本草纲目·主治第三卷·百病主治药·肺痿肺痈》：“甘草：去肺痿之脓血。久咳肺痿，寒热烦闷，多唾，每以童尿调服一钱。肺痿吐涎沫，头眩，小便数而不咳，肺中冷也，同干姜煎服。”

13. 术（白术、苍术）

《名医别录·上品·卷第一·术》：“味甘，无毒。主治大风在身面，风眩头痛，目泪出。消痰水，逐皮间风水结肿，除心下急满，及霍乱，吐下不止，利腰脐间血，益津液，暖胃，消谷，嗜食。一名山姜，一名山连，生郑山、汉中、南郑，二月、三月、八月、九月采根，曝干。”

《本草纲目·草部第十二卷·草之一·术》：“主大风在身面，风眩头痛，目泪出，消痰水，逐皮间风水结肿，除心下急满，霍乱吐下不止，利腰脐间血，益津液，暖胃消谷嗜食。（《别录》）头忽眩运,经久不瘥,四体渐羸,饮食无味,好食黄土:用术三斤,曲三斤。捣筛,酒和丸梧子大。每饮服二十丸,日三服。忌菘菜、桃、李、青鱼。(《外台秘要》)”

《景岳全书·卷之四十八大集·本草正(上)·山草部》:“苍术,味苦甘辛,性温而燥,气味俱厚,可升可降,阳也。用此者用其温散燥湿。其性温散,故能发汗宽中,调胃进食,去心腹胀疼,霍乱呕吐,解诸郁结,逐山岚寒疫,散风眩头疼,消痰癖气块,水肿胀满。其性燥湿,故治冷痢冷泄,滑泻肠风,寒湿诸疮。与黄柏同煎,最逐下焦湿热痿痹。若内热阴虚,表疏汗出者忌服。然惟茅山者,其质坚小,其味甘醇,补益功多,大胜他术。”

14. 石胆

《本草纲目·石部第十卷·金石之四·石胆》:“女人头晕,天地转动,名曰心眩,非血风也。胆子矾一两,细研,用胡饼剂子一个,按平一指厚,以篦子勒成骰子,大块勿界断,于瓦上焙干。每服一骰子,为末,灯心竹茹汤调下。(许学士《本事方》)”

15. 玉火石

《本草纲目·石部第九卷·金石之三·石膏》:“玉火,石颂曰:密州九仙山东南隅地中,出一种石,青白而脆,击之内有火,谓之玉火石。彼医用之。其味甘、微辛,温。疗伤寒发汗,止头目昏眩痛,功与石膏等,土人以当石膏用之。”

16. 生硝

《本草纲目·石部第十一卷·金石之五·生硝》:“主治:风热癫痫,小儿惊邪瘛疭,风眩头痛,肺壅耳聋,口疮喉痹咽塞,牙颔肿痛,目赤热痛,多眵泪。(《开宝》)”

17. 白芷

《名医别录·中品卷第二·白芷》:“无毒。主治风邪,久渴,吐呕,两胁满,风痛,头眩,目痒,可作膏药面脂,润颜色。”

《本草纲目·草部第十四卷·草之三·白芷》:“疗风邪,久渴吐呕,两胁满,风痛,头眩目痒。可作膏药。(《别录》)解利手阳明头痛,中风寒热,及肺经风热,头面皮肤风痹燥痒。(元素)治鼻渊鼻衄,齿痛,眉棱骨痛,大肠风秘,小便去血,妇人血风眩运,翻胃吐食,解砒毒蛇伤,刀箭金疮。(时珍)按王璆《百一选方》云:王定国病风头痛,至都梁求名医杨介治之,连进三丸,即时病失。恳求其方,则用香白芷一味,洗晒为末,炼蜜丸弹子大。每嚼一丸,以茶清或荆芥汤化下。遂命名都梁丸。其药治头风眩运,女人胎前产后,伤风头痛,血风头痛,皆效。”

《本草备要·草部·白芷》:“宣,发表,祛风,散湿。辛散风,温除湿,芳香通窍而表汗。行手足阳明(大肠、胃),入手太阴(肺,色白味辛,故入肺),而为阳明主药(阳明之脉营于面,故治头面诸疾)。治阳明头目昏痛(杨吉老方,白芷汤泡四五遍,蜜丸弹子大,名都梁丸。每服一丸,荆芥点醋茶嚼下。杨吉老,名介,治王定国病时在都梁,因以名丸)。”

18. 白附子

《景岳全书·卷之四十八大集·本草正(上)·毒草部》:“白附子,味甘辛,大温,有小毒。其性升,能引药势上行。辟头风诸风,冷气心疼,风痰眩晕,带浊;疗小儿惊风痰搐,及面鼻游风,野斑风刺,去面痕,可作面脂;亦治疥癣风疮,阴下湿痒,风湿诸病。几欲入药,炮而用之。”

19. 瓜蒂

《本草纲目·果部第三十三卷·果之五·瓜蒂》:“吐风热痰涎,治风眩头痛,癫痫喉痹,头目有湿气。(时珍)”

《景岳全书·卷之四十九大集·本草正(下)·果部》:“甜瓜蒂,一名苦丁香。味苦,性寒,有毒。阴中有阳,能升能降。其升则吐,善涌湿热顽痰积饮,去风热头痛,癫痫喉痹,头目眩晕,胸膈胀满,并诸恶毒在上焦者,皆可除之。”

《本草备要·谷菜部·甜瓜蒂》:“遇邪在上焦及当吐者,不行涌越,致结塞而成坏证。轻病致重,重病致死者多矣!时医皆弃古法,枉人性命,可痛也夫。治风眩头痛,懊侬不眠,癫痫喉痹,头目湿气,水肿黄疸(或合赤小豆煎,或吹鼻中,取出黄水),湿热诸病。上部无实邪者禁用(能损胃耗气),语曰:大吐亡阳,大下亡阴。凡取吐者,须天气清明,巳午以前,令病人隔夜勿食,卒病者不拘。”

20. 玄明粉

《本草纲目·石部第十一卷·金石之五·玄明粉》:“《玄明粉传》曰:唐明皇帝闻终南山道士刘玄真服食多寿,乃诏而问之。玄真曰:臣按《仙经》,修炼朴硝,号玄明粉,只服此方,遂无病长生。其药无滓性温,阴中有阳,能除一百二十种疾。生饵尚能救急难性命,何况修炼长服。益精壮气,助阳证阴。不拘丈夫妇人,幼稚襁褓。不问四时冷热。一切热毒风冷,痃癖气胀满,五劳七伤,骨蒸传尸,头痛烦热,五内气塞,大小肠不通,三焦热淋,疰忤,咳嗽呕逆,口苦舌干,咽喉闭塞,惊悸健忘,营卫不调,中酒中鲙,饮食过度,腰膝冷痛,手足酸痹,久冷久热,四肢壅塞,背膊拘急,目昏眩晕,久视无力,肠风痔病,血澼不调,妇人产后,小儿疳气,阴毒伤寒,表里疫疠。"

21. 玄参

《本草撮要·卷一·草部·元参》:"味咸。入足少阴经。功专清火滋阴。得甘草、桔梗止咽痛。得牡蛎、贝母治瘰疬。元参酒炒一钱,荆芥穗微炒一钱,泡汤频饮,治头晕目眩神效。脾虚泄泻者忌用。"

22. 半夏

《神农本草经·卷三下经·半夏》:"味辛,平,主伤寒寒热,心下坚,下气,喉咽肿痛,头眩胸胀,咳逆肠鸣,止汗。"

《本草经集注·草木下品·半夏》:"味辛,平,生微寒、熟温,有毒。主治伤寒寒热,心下坚,下气,喉咽肿痛,头眩,胸胀,咳逆,肠鸣,止汗,消心腹胸中膈痰热满结,咳嗽上气,心下急痛坚痞,时气呕逆,消痈肿,胎堕,治痿黄,悦泽面目。生令人吐,熟令人下,用之汤洗,令滑尽。"

《本草纲目·草部第十七卷·草之六·半夏》:"主治:伤寒寒热,心下坚,胸胀咳逆,头眩,咽喉肿痛,肠鸣,下气止汗。(《本经》)"

《景岳全书·卷之四十八大集·本草正(上)·毒草部》:"半夏,味大辛微苦,气温。可升可降,阳中阴也。有毒。其质滑润,其性燥湿降痰,入脾胃胆经。生嚼戟喉,制用生姜。下肺气,开胃健脾,消痰饮痞满,止咳嗽上气,心痛胁痛,除呕吐反胃,霍乱转筋,头眩腹胀,不眠气结,痰核肿突,去痰厥头痛,散风闭喉喑,治脾湿泄泻,遗精带浊,消痈疽肿毒,杀蜈蚣蜂虿虫毒。性能堕胎,孕妇虽忌,然胃不和而呕吐不止,加姜汁微炒,但用无妨。若消渴烦热,及阴虚血证,最忌勿加。李时珍曰:半夏能主痰饮及腹胀者,为其体滑味辛而性温也。滑则能润,辛温能散亦能润,故行湿而通大便,利窍而泄小便,所谓辛走气,能化液,辛以润之是矣。丹溪曰:二陈汤能使大便润而小便长。"

《医宗必读·卷之三·本草徵要上·草部》:"半夏味辛,温,有毒。入心、脾、胃三经。柴胡为使。恶皂荚,畏雄黄、姜、鳖甲,反乌头,忌羊血、海藻、饴糖。水浸五日,每日换水,去帽,姜矾同煮,汁干为度。消痰燥湿,开胃健脾,咳逆呕吐,头眩昏迷,痰厥头痛,心下满坚,消痈可也,堕胎有焉。"

《本草备要·草部·半夏》:"治咳逆头眩(火炎痰升则眩),痰厥头痛,眉棱骨痛(风热与痰),咽痛。"

《神农本草经百种录·下品·半夏》:"味辛,平。主伤寒寒热,寒热之在肺胃间者。心下坚,下气,辛能开肺降逆。咽喉肿痛,头眩,开降上焦之火。胸胀,咳逆,肠鸣,气降则通和,故能愈诸疾。"

23. 尘松

《千金翼方·卷第四本草下·有名未用·尘松》:"味辛,无毒。主眩痹。"

24. 淡竹沥

《本草纲目·木部第三十七卷·木之五·竹》:"丹石毒发,头眩耳鸣,恐惧不安:淡竹沥,频服二三升。(《古今录验》)"

25. 伏翼

《神农本草经·卷二中经·伏翼》:"味咸,平,主目瞑,明目,夜视有精光,久服,令人喜乐,媚好无忧。"

《神农本草经百种录·中品·伏翼》:"味咸平。主目瞑,明目,夜视有精光。存养肝经阴气之精。久服,令人喜乐媚好无忧。肝气和则乐。"

26. 全蝎

《本草备要·鳞介鱼虫部·蝎》:"宣,去风。辛甘有毒。色青属木,故治诸风眩掉(皆属肝木),惊痫搐掣,口眼㖞斜(白附、僵蚕、全蝎等分为末,名牵正散。酒服二钱,甚效),疟疾风疮,耳聋带疝,厥阴风木之病(东垣曰:凡疝气带下,皆属于风。蝎乃治风要药,俱宜加而用之。汪机曰:破伤风,宜以全蝎、防风为主)。类中风、慢脾惊属虚者忌用。全用去足,焙,或用尾,尾力尤紧。形紧小者。"

《得配本草·卷八虫部·全蝎》:"尾谓之蝎梢,辛,热。有毒。入足厥阴经。一切风木致病,耳聋掉眩,痰疟惊痫,无乎不疗。且引风药达病所，以扫其根，入降药暖肾气，以止其痛。配白附、僵蚕，治搐掣症。配天麻、蜂实，治破伤风。（蜂实，即蜂窠蒂。如无蜂实，蜂窠亦可）酒洗淡，去足焙用。梢力尤紧。类中风、慢脾惊风，禁用。”

27. 羊骨

《新修本草·卷第十五·兽中·羖羊角》：“羊头，疗风眩，瘦疾，小儿惊痫。骨，与头疗同。”

《本草纲目·兽部第五十卷·兽之一·羊》：“羊肉，气味：苦、甘，大热，无毒。诜曰：温。治风眩瘦病，丈夫五劳七伤，小儿惊痫。（孟诜）风眩瘦疾，小儿惊痫。（苏恭）脑热头眩（《日华》）。安心止惊，缓中止汗补胃，治丈夫五劳骨热。热病后宜食之，冷病人勿多食（孟诜。《心镜》云：以上诸证，并宜白羊头，或蒸或煮，或作脍食），疗肾虚精竭。”

28. 防风

《神农本草经·卷一·上经·防风》：“味苦，温，无毒。主大风、头眩痛，恶风，风邪，目盲无所见，风行周身，骨节疼痹（《御览》作痛），烦满。久服轻身。”

《本草纲目·草部第十三卷·草之二·防风》：“又有石防风，出河中府，根如蒿根而黄，叶青花白，五月开花，六月采根曝干，亦疗头风眩痛。大风，头眩痛恶风，风邪目盲无所见，风行周身，骨节疼痹，烦满。久服轻身。（《本经》）”

《本草备要·草部·防风》：“宣，发表，胜湿。辛苦性温，升浮为阳。搜肝泻肺，散头目滞气、经络留湿。主上部见血（用之为使，亦能治崩），上焦风邪，头痛目眩，脊痛项强，周身尽痛，太阳（膀胱）经证（徐之才曰：得葱白，能行周身）。”

《神农本草经百种录·上品·防风》：“味甘，温。主大风，头眩痛，恶风，风邪风病无不治也。目盲无所见，风在上窍也。风行周身，风在偏体也。骨节疼痛，风在筋骨也。烦满，风在上焦也。久服，轻身。风气除则有此效。”

29. 芭蕉油

《本草纲目·主治第三卷·百病主治药·癫痫》：“芭蕉油：暗风痫疾，眩晕仆倒，饮之取吐。”

30. 杜若

《名医别录·中品卷第二·杜若》：“无毒。主治眩倒、目䀮䀮，止痛，除口臭气，久服令人不忘。”

《千金翼方·卷第二·本草上·草部上品之下·杜若》：“味苦辛，微温，无毒。主胸胁下逆气，温中，风入脑户，头肿痛，多涕泪出，眩倒目䀮䀮，止痛，除口臭气，久服益精，明目轻身，令人不忘。”

31. 牡荆

《本草纲目·木部第三十六卷·木之三·牡荆》：“饮之，去心闷烦热，头风旋晕目眩，心头瀁瀁欲吐，猝失音，小儿心热惊痫，止消渴，除痰唾，令人不睡。（藏器）”

《本草纲目·木部第三十六卷·木之三·伏牛花》：“作汤，治风眩头痛，五痔下血。（《开宝》）”

32. 辛夷

《名医别录·上品卷第一·辛夷》：“无毒，温中，解肌，利九窍，通鼻塞，涕出，治面肿引齿痛，眩冒，身兀兀如在车船之上者，生须发，去白虫，可作膏药，用之去中心及外毛，毛射人肺，令人咳。”

《本草纲目·主治第四卷·百病主治药·头痛》：“辛夷、伏牛花、空青、曾青：并风眩头痛。”

《本草纲目·木部第三十四卷·木之一·辛夷》：“温中解肌，利九窍，通鼻塞涕出。治面肿引齿痛，眩冒身兀兀如在车船之上者，生须发，去白虫。（《别录》）”

《景岳全书·卷之四十九大集·本草正（下）·竹木部》：“辛夷，一名木笔，一名迎春。气味辛温，乃手太阴、足阳明之药。能解寒热憎寒体噤，散风热，利九窍，除头风脑痛，眩冒瘙痒，疗面肿引齿疼痛。”

33. 鸡苏

《本草备要·草部·鸡苏》：“一名水苏，一名龙脑薄荷。轻，宣，散热，理血辛而微温。清肺下气理血，辟恶而消谷。治头风目眩，肺痿血痢，吐衄崩淋，喉腥口臭，邪热诸病（《局方》有龙脑鸡苏丸）。方茎中虚，似苏叶而微长，密齿面皱，气甚辛烈。”

34. 青葙

《本草纲目·草部第十五卷·草之四·青葙》：“鼻衄不止，眩冒欲死：青葙子汁三合，灌入鼻中。（《贞元广利方》）”

35. 鸢尾

《名医别录·下品卷第三·鸢尾》：“有毒。主治头眩，杀鬼魅。一名乌园，生九疑，五月采。”

《本草纲目·草部第十七卷·草之六·鸢

尾》："杀鬼魅，疗头眩。（《别录》）"

36. 虎掌

《名医别录·下品卷第三·虎掌》："微寒，有大毒。除阴下湿，风眩。生汉中及宛朐。二月、八月采，阴干。"

《本草纲目·草部第十七卷·草之六·虎掌》："心痛，寒热结气，积聚伏梁，伤筋痿拘缓，利水道。（《本经》）除阴下湿，风眩。（《别录》）去上焦痰及眩晕（元素）。风痰头晕目眩，吐逆烦懑，饮食不下：玉壶丸，用生南星、生半夏各一两，天麻半两，白面三两。为末，水丸梧子大。每服三十丸，以水先煎沸，入药煮五七沸，漉出放温，以姜汤吞之。（《惠民和剂局方》）"

37. 兔头骨

《名医别录·中品卷第二·兔头骨》："平，无毒。主治头眩痛、癫疾。骨，治热中消渴；脑治冻疮；肝治目暗；肉味辛，平，无毒，主补中益气。"

《千金翼方·卷第三·本草中·人兽部·兔头骨》："平，无毒。主头眩痛，癫疾。"

《本草纲目·兽部第五十一卷·兽之二·兔》："（头骨腊月收之）主治头眩痛、癫疾（《别录》）。肝：主治目暗（《别录》）；明目补劳，治头旋眼眩。（《日华》）"

《得配本草·卷九·兽部·兔头骨》："平木邪，疗头眩。孕妇禁用。"

38. 卷柏

《名医别录·上品卷第一·卷柏》："味甘，平，微寒，无毒，止咳逆，治脱肛，散淋结，头中风眩，痿蹶，强阴，益精，久服令人好容体。"

《得配本草·卷四·草部·卷柏》："辛，平。除五脏邪气，治阴中作痛。收脱肛，暖水脏，疗风眩，消癥瘕。配地榆，治下血。配侧柏，治肠红。生在山上者，盐水煮，晒干用。"

39. 泽泻

《本草纲目·草部第十九卷·草之八·泽泻》："时珍曰：泽泻气平，味甘而淡。淡能渗泄，气味俱薄，所以利水而泄下。脾胃有湿热，则头重而目昏耳鸣。泽泻渗去其湿，则热亦随去，而土气得令，清气上行，天气明爽，故泽泻有养五脏、益气力、治头旋、聪明耳目之功。若久服，则降令太过，清气不升，真阴潜耗，安得不目昏耶？仲景地黄丸用茯苓、泽泻者，乃取其泻膀胱之邪气，非引接也。古人用补药必兼泻邪，邪去则补药得力，一辟一阖，此乃玄妙。后世不知此理，专一于补，所以久服必致偏胜之害也！"

40. 荆芥

《本草撮要·卷一·草部·荆芥》："味辛，入足厥阴经。功专治产后血晕。得石膏治风热头痛；得甘草洗烂疬，头旋目晕。荆芥穗微炒三钱，酒煎服神效。若用酒洗元参一钱，荆芥穗一钱，泡汤常饮亦可。治血炒黑用，反鱼蟹河豚驴肉，风在皮里膜外，荆芥主之。"

41. 荆沥

《本草备要·木部·荆沥》："宣通经络，滑痰泻热。甘平。除风热，化痰涎，开经络，行血气。治中风失音，惊痫痰迷，眩晕烦闷，消渴热痢，为去风化痰妙药。气虚、食少者忌之（《延年秘录》云：热多用竹沥，寒多用荆沥。丹溪曰：虚痰用竹沥，实痰用荆沥，并宜姜汁助送，则不凝滞）。"

《得配本草·卷七·木部·荆沥》："辛、甘。入手少阴经。除风热，开经络，导痰涎，行血气，止消渴，解热痢。治心闷发热，头风旋运目眩，心头洋洋欲吐，中风失音，痰迷心窍，小儿心热惊痫。配竹沥、姜汁，治风热、风痰。（气虚不能食者用淡竹沥，气实能食者用黄荆沥）。"

《本草撮要·卷二·木部·荆沥》："甘，平。入手足太阴、足阳明经。功专除风热，化痰涎，开经络，行血气。治中风失音，惊痫痰迷，眩晕烦闷，消渴热痢。为去风化实痰之妙品。姜汁助送，则不凝滞。"

42. 茈胡

《本草纲目·草部第十三卷·草之二·茈胡》："治阳气下陷，平肝胆三焦包络相火，及头痛眩运，目昏赤痛障翳，耳聋鸣，诸疟，及肥气寒热，妇人热入血室，经水不调，小儿痘疹余热，五疳羸热。（时珍）"

43. 茯神

《名医别录·上品卷第一·茯神》："味甘，平，主辟不祥，治风眩、风虚、五劳、七伤，口干，止惊悸，多恚怒，善忘，开心益智，安魂魄，养精神。生太山大松下，二月、八月采，阴干。"

《本草经集注·草木上品·茯苓》："味甘，平，无毒。主治胸胁逆气，忧恚，惊邪恐悸，心下结痛，寒热，烦满，咳逆，止口焦舌干，利小便，止消渴唾，大腹淋沥，膈中痰水，水肿淋结，开胸腑，调脏气，伐肾邪，长阴，益气力，保神守中，久服安魂魄，养神，不饥，延年。一名茯菟，其有抱根者，名茯神。茯神，味甘，平，主辟不祥，治风眩、风虚，五劳、七伤，口干，止惊悸，多恚怒，善忘，开心益智，安魂魄，养精神，生太山山谷大松下，二月、八月采，阴干。”

《本草纲目·木部第三十七卷·木之四·茯苓》：“辟不祥，疗风眩风虚，五劳口干，止惊悸、多恚怒、善忘，开心益智，安魂魄，养精神。（《别录》）故洁古张氏云：风眩心虚，非茯神不能除。然茯苓亦未尝不治心病也。”

《本草备要·木部·茯神》：“补心，主治略同茯苓，但茯苓入脾，肾之用多，茯神入心之用多。开心益智，安魂养神。疗风眩心虚，健忘多恚。即茯苓抱根生者（[昂按]以其抱心，故能补心也）。去皮及中木用。”

《得配本草·卷七·木部·白茯苓》：“茯神，抱松根生者。得、使、畏、恶、忌，与白茯苓同。主治与茯苓同，但茯神入心之用多。治心虚健忘，疗虚眩，安神志。较茯苓之淡渗稍差，然总属渗泄之物，心无火而口干者，不宜轻用。得灯草，退心火。配金银，镇惊悸。配竹茹，利惊痰。佐沉香，消阴气。使远志，逐心邪。使菖蒲，散心气。去皮、木用。恐燥，人乳拌蒸。”

44. 威灵仙

《本草纲目·草部第十八卷·草之七·威灵仙》：“此药治丈夫、妇人中风不语，手足不遂，口眼㖞斜，言语蹇滞，筋骨节风，绕脐风，胎风头风，暗风心风，风狂大风，皮肤风痒，白癜风，热毒风疮，头旋目眩，手足顽痹，腰膝疼痛，久立不得，曾经损坠，臂腰痛，肾脏风壅，伤寒瘴气，憎寒壮热，头痛流涕，黄疸黑疸，头面浮肿，腹内宿滞，心头痰水，膀胱宿脓，口中涎水，冷热气壅，肚腹胀满，好吃茶滓，心痛，注气膈气，冷气攻冲，脾肺诸气，痰热咳嗽气急，坐卧不安，气冲眼赤，攻耳成脓，阴汗盗汗，大小肠秘，服此立通，气痢痔疾，瘰疬疥癣，妇人月水不来，动经多日，气血冲心，产后秘涩，孩子无辜，并皆治之。”

45. 牵牛

《本草纲目·主治第三卷·百病主治药·诸气》：“牵牛：利一切气壅滞。三焦壅滞，涕唾痰涎，昏眩不爽，皂角汁丸服。气筑奔冲，同槟榔末服。”

46. 钩藤（钓藤）

《本草纲目·草部第十八卷·草之七·钓藤》：“大人头旋目眩，平肝风，除心热，小儿内钓腹痛，发斑疹。（时珍）时珍曰：钓藤，手足厥阴药也。足厥阴主风，手厥阴主火。惊痫眩晕，皆肝风相火之病。钓藤通心包于肝木，风静火息，则诸证自除。”

《景岳全书·卷之四十八大集·本草正（上）·蔓草部》：“钩藤，味微甘、微苦，性微寒。能清手厥阴之火、足厥阴、足少阳之风热，故专理肝风相火之病。凡大人小儿惊痫眩运、斑疹天钓、头旋烦热等证，用之而风静火息，则诸证自除矣。”

《医宗必读·卷之三·本草徵要上·草部》：“钩藤味甘，微寒，无毒。入肝经。舒筋除眩，下气宽中，小儿惊痫，客忤胎风。”

《本草备要·草部·钓藤钩》：“宣，除风热，定惊。甘微苦寒。除心热，平肝风。治大人头旋目眩，小儿惊啼瘛疭（音炽纵。筋急而缩为瘛，筋缓而弛为疭，伸缩不已为瘛疭，俗谓之搐搦是也），客忤胎风，发斑疹。主肝风相火之病，风静火息，则诸证自除（相火散行于胆、三焦、心包）。有刺，类钓钩。藤细多钩者良（纯用钩，其功加倍）。久煎则无力。”

《得配本草·卷四·草部·钩藤钩》：“甘、苦，微寒。入手足厥阴经。平肝风，除心热，祛肝风而不燥。小儿客忤瘛疭，大人头旋目眩，能通心胞于肝木，风静火息，则诸症自除。相火为病者，可用以为使。得硝石、炙甘草，治惊热。得甘草，治惊痫。配紫草，发斑疹。纯用钩力大，久煎力薄。”

47. 独活

《本草纲目·草部第十三卷·草之二·独活》：“治风寒湿痹，酸痛不仁，诸风掉眩，颈项难伸。（李杲）刘完素曰：独活不摇风而治风，浮萍不沉水而利水，因其所胜而为制也。张元素曰：风能胜湿，故羌活能治水湿。独活与细辛同用，治少阴头痛，头运目眩，非此不能除。”

《景岳全书·卷之四十八大集·本草正（上）·山草部》：“独活，味苦，气香，性微凉。升中有降，善行滞气，故入肾与膀胱两经，专理下焦风湿。两足痛痹，湿痒拘挛，或因风湿而齿痛，头眩喘逆，奔豚疝瘕，腰腹疼痛等证，皆宜用之。"

《医宗必读·卷之三·本草徵要上·草部》："独活味苦、甘，平，无毒。入小肠、膀胱、肝、肾四经。风寒湿痹，筋骨挛疼，头旋掉眩，头项难伸。"

《本草备要·草部·独活》："宜，搜风，去湿。辛苦微温。气缓善搜，入足少阴（肾）气分，以理伏风。治本经伤风头痛，头晕目眩（宜与细辛同用），风热齿痛（文潞公《药准》用独活、地黄等分为末，每服三钱），痉痫湿痹（项背强直，手足反张曰痉；湿流关节，痛而烦曰湿痹。风胜湿，故二活兼能去湿），奔豚疝瘕（肾积曰奔豚，风寒湿客于肾家所致。瘕疝亦然）。"

《得配本草·卷二·草部·独活》："辛、苦，微温。入足少阴经气分。治本经伏风，头痛喘逆，目眩齿痛，下焦寒湿，两足痛痹，腰腹疼痛，奔豚疝瘕。君地黄，治风热齿痛。使细辛，疗少阴头疼。切片，拌淫羊藿蒸，晒干用，或去皮焙用。阴虚者禁用。（为补血之使，亦能舒筋活络，但不宜久用）盛夏不宜轻用。"

《本草撮要·卷一·草部·独活》："味辛苦，微温。入足厥阴经。功专通关逐痹。发表散寒。得细辛治少阴伏风头痛头晕目眩，得地黄治风热齿痛。"

48. 莲藕

《本草纲目·果部第三十三卷·果之六·莲藕》："产后咳逆、呕吐，心忡目晕：用石莲子两半，白茯苓一两，丁香五钱。为末。每米饮服二钱。（《良方补遗》）"

49. 柴胡

《本草备要·草部·柴胡》："头眩目赤，胸痞胁痛（凡胁痛，多是肝木有余，宜小柴胡汤加青皮、川芎、白芍。又左胁痛，宜活血行气；右胁痛，宜消食行痰），口苦耳聋（皆肝胆之邪），妇人热入血室（冲为血海，即血室也，男女皆有之。柴胡在脏主血，在经主气），胎前产后诸热，小儿痘疹，五疳羸热，散十二经疮疽，血凝气聚，功同连翘（连翘治血热，柴胡治气热，为少异）。阴虚，火炎气升者禁用。"

50. 荎松

《本草纲目·草部第十五卷·草之四·天名精》："荎松：主眩痹（《别录》有名未用）。"

51. 铅

《本草纲目·金石部第八卷·金石之一·铅》："时珍曰：铅，禀北方癸水之气，阴极之精，其体重实，其性濡滑，其色黑，内通于肾，故《局方》黑锡丹、《宣明》补真丹皆用之。得汞交感，即能治一切阴阳混淆，上盛下虚，气升不降，发为呕吐眩晕、噎膈反胃危笃诸疾，所谓镇坠之剂，有反正之功。但性带阴毒，不可多服，恐伤人心胃耳。"

《得配本草·卷一·金部·铅》："甘，寒。秉北方癸水之气，阴极之精，其体重实，其性濡滑，其色黑，内通于肾。治一切阴阳混淆，上盛下虚，气升不降，发为呕逆、眩晕、噎膈反胃危笃诸疾，所谓镇坠之剂，有反正之功。但性带阴毒，不可多服，恐伤人心胃。用铅两许，水煎，冲蔗汁、梨汁服，败毒除狂。和蒸饼为丸，治反胃哕逆。（用铅烊化，柳木捶研成粉，一两入米醋一升，砂锅熬膏，用陈小麦粉为饼，入铅膏少许，蒸熟杵，丸如绿豆大，每一丸淡姜汤下。）阴火冲逆，真阳暴脱，气喘痰鸣，入铅于回阳汤中自愈。"

52. 海松子

《本草纲目·果部第三十一卷·果之三·海松子》："骨节风，头眩，去死肌，变白，散水气，润五脏，不饥。（《开宝》）"

53. 通草

《本草纲目·草部第十八卷·草之七·通草》："安心除烦，止渴退热，明耳目，治鼻塞，通小肠，下水，破积聚血块，排脓，治疮疖，止痛，催生下胞，女人血闭，月候不匀，天行时疾，头痛目眩，羸劣乳结，及下乳。（《大明》）"

54. 菊花（鞠华）

《神农本草经·卷一·上经·鞠华》："味苦，平。主风头眩、肿痛，目欲脱，泪出，皮肤死肌，恶风湿痹。久服，利血气，轻身、耐老、延年。一名节华，生川泽及田野。"

《本草纲目·主治第四卷·百病主治药·须发》："［草部］菊花：和巨胜、茯苓，蜜丸服，去风眩，变白不老。"

《本草纲目·草部第十五卷·草之四·菊》："诸风头眩肿痛，目欲脱，泪出，皮肤死肌，恶风湿痹。久服利血气，轻身耐老延年。（《本经》）风眩，能令头不白。（弘景）染髭发令黑。和巨胜、茯苓蜜丸服之，去风眩，变白不老，益颜色。（藏器）

服食白菊,《太清灵宝方》引:九月九日白菊花二斤,茯苓一斤,并捣罗为末。每服二钱,温酒调下,日三服。或以炼过松脂和丸鸡子大,每服一丸。主头眩,久服令人好颜色不老。藏器曰:《抱朴子》言刘生丹法,用白菊汁、莲花汁、地血汁、樗汁,和丹蒸服也。白菊花酒,《天宝单方》:治丈夫、妇人久患头风眩闷,头发干落,胸中痰壅,每发即头旋眼昏,不觉欲倒者,是其候也。先灸两风池各二七壮,并服此酒及散,永瘥。"

《景岳全书·卷之四十八大集·本草正(上)·隰草部》:"甘菊花,(白菊花根善利水,捣汁和酒服之,大治癃闭)味甘色黄者,能养血散风,去头目风热,眩晕疼痛,目中翳膜,及遍身游风风疹。作枕明目,叶亦可用。"

《本草备要·草部·甘菊花》:"祛风温,补肺肾,明目。味兼甘苦,性禀平和,备受四气(冬苗、春叶、夏蕊、秋花),饱经霜露,得金、水之精居多。能益金、水二脏(肺肾),以制火而平木(心肝)。木平则风息,火降则热除。故能养目血,去翳膜(与枸杞相对蜜丸久服,永无目疾)。治头目眩晕(风热),散湿痹游风。以单瓣味甘者入药(花小味苦者,名苦薏,非真菊也。《牧署闲谈》云:真菊延龄,野菊泻人)。术、枸杞、地骨皮为使。黄者入阴分,白者入阳分。紫者入血分。可药可饵,可酿可枕,《仙经》重之。"

《神农本草经百种录·上品·菊花》:"味苦,平。主风头眩,肿痛,目欲脱,泪出,芳香上达,又得秋金之气,故能平肝风而益金水。皮肤死肌,清肺疏风。恶风湿痹。驱风散湿。久服,利血气,轻身、耐老延年。菊花晚开晚落,花中之最寿者也,故其益人如此。凡芳香之物,皆能治头目肌表之疾。但香则无不辛燥者,惟菊得天地秋金清肃之气,而不甚燥烈,故于头目风火之疾,尤宜焉。"

《得配本草·卷三·草部·菊花》:"术、枸杞根、桑根白皮、青葙叶为之使。甘,平。入手太阴,兼足少阳经血分。清金气,平木火。一切胸中烦热,血中郁热,四肢游风。肌肤湿痹,头目眩晕者,俱无不治。配石膏、川芎,治风热头疼。配杞子,蜜丸,治阴虚目疾。白花,肺虚者宜之。黄花,肺热者宜之。去心蒂,地骨皮煎汁拌蒸,晒干用。去风热,生用。入补药,酒拌蒸,晒干用。味苦者伤胃气,勿用。"

55. 鸮头

《名医别录·下品·卷第三·鸮头》:"味咸,平,无毒。主治头风眩颠倒,痫疾。"

《本草纲目·主治第三卷·百病主治药·诸气》:"鸱头:癫痫、眩冒、瘛疭,同黄丹,为丸服。肉亦可食。"

《本草纲目·禽部第四十九卷·禽之四·鸱》:"[主治]头风目眩颠倒,痫疾。(《别录》)旋风眩冒:鸱头丸,用鸱头一枚(炒黄),真蔄茹、白术各一两,川椒半两(微炒去汁),为末,蜜和丸梧桐子大。每服食前以温酒下二十丸。(《圣惠》)"

《本草纲目·禽部第四十九卷·禽之四·鸱鸺》:"风虚眩晕:大头鹰闭杀去毛,煮食;以骨烧存性,酒服。(《便民食疗》)"

56. 鹿茸

《本草纲目·兽部第五十一卷·兽之二·鹿》:"又戴原礼《证治要诀》:治头眩晕,甚则屋转眼黑,或如物飞,或见一为二,用茸珠丹甚效。或用鹿茸半两,无灰酒三盏,煎一盏,入麝香少许,温服亦效。云茸生于头,类之相从也。"

《景岳全书·卷之四十九大集·本草正(下)·禽兽部》:"鹿茸,味甘咸,气温。破开涂酥炙黄脆入药。益元气,填真阴,扶衰羸瘦弱,善助精血,尤强筋骨,坚齿牙,益神志。治耳聋目暗,头脑眩运;补腰肾虚冷,脚膝无力,夜梦鬼交,遗精滑泄,小便频数,虚痢尿血,及妇人崩中漏血,赤白带下。道家云:惟有斑龙顶上珠,能补玉堂关下血者,即此是也。若得嫩而肥大如紫茄者,较之鹿角胶,其功力为倍倍。"

《本草备要·禽兽部·鹿茸》:"大补阳虚,甘温(一云咸热)纯阳。生精补髓,养血助阳,强筋健骨。治腰肾虚冷(《百一方》:鹿角屑熬黄为末,酒服,主腰脊虚冷刺痛),四肢酸痛,头眩眼黑,崩带遗精,一切虚损劳伤。惟脉沉细、相火衰者宜之。"

《得配本草·卷九·兽部·鹿》:"茸,麻勃为之使。甘,温,纯阳。入足少阴经血分。通督脉之气舍,达奇经之阳道,生精补髓,养血益阳。止梦交,疗崩带,破瘀血,散痈肿,治石淋,止遗尿。一切阳虚,以致耳聋目暗、眩运虚痢等症,得此自治。配苁蓉、麝香,治酒泄骨立。配参、芪,提痘浆。配狗脊、白蔹、艾,治冷带不止。状如红玉,破之肌如朽木者佳。去毛骨用,或羊脂涂炙,或好酒浸炙,或黄精汁煮，或老酒浸蒸，随症法制。阴火盛者禁用。茸中有小白虫，鼻嗅之人颡，药不能疗。”

57. 绿青

《本草纲目·石部第十卷·金石之四·绿青》：“发明：颂曰，今医家多用吐风痰。其法拣上色精好者研筛，水飞再研。如风痰眩闷，取二三钱同生龙脑三四豆许研匀，以生薄荷汁合酒温调服之。偃卧须臾，涎自口角流出乃愈。不呕吐，其功速于他药，今人用之比比皆效，故著之。”

58. 葵松

《名医别录·下品·卷第三·葵松》：“味辛，无毒。主治眩痹。”

59. 雄黄

《本草纲目·石部第九卷·金石之三·雄黄》：“主疥癣风邪，癫痫岚瘴，一切虫兽伤（大明）。搜肝气，泻肝风，消涎积（好古）。治疟疾寒热，伏暑泄痢，酒饮成癖，惊痫，头风眩晕，化腹中瘀血，杀劳虫疳虫。（时珍）时珍曰：以一盆盖之，羊毛泥固济，作三隅灶，以陈苇烧一日，取其飞黄用之。夫雄黄乃治疮杀毒要药也。而入肝经气分，故肝风肝气、惊痫痰涎、头痛眩晕、暑疟泄痢、积聚诸病，用之有殊功。”

《景岳全书·卷之四十九大集·本草正（下）·金石部》：“雄黄，味苦甘辛，性温，有毒。消痰涎，治癫痫岚瘴疟疾寒热，伏暑泻痢，酒癖，头风眩晕。”

《本草备要·金石水土部·雄黄》：“重，解毒，杀虫。辛温有毒。得正阳之气，入肝经气分。搜肝强脾，散百节大风，杀百毒，辟鬼魅。治惊痫痰涎，头痛眩晕，暑疟澼痢，泄泻积聚。”

60. 蒴藋

《本草纲目·草部第十六卷·草之五·蒴藋》：“头风旋晕，起倒无定：蒴藋、独活、白石膏各一两，枳实（炒）七钱半。每服三钱，酒一盏，煎六分服。（《圣惠方》）产后血晕，心闷烦热：用接骨草（即蒴藋）破如算子一握，水一升煎半升，分二服。或小便出血者，服之亦瘥。（《卫生易简方》）”

61. 槐

《本草纲目·木部第三十五卷·木之二·槐》：“杀虫去风。合房阴干煮饮，明目，除热泪，头脑心胸间热风烦闷，风眩欲倒，心头吐涎如醉，瀁瀁如舡车上者。（藏器）”

62. 新雉木

《名医别录·中品·卷第二·新雉木》：“味苦，香，温，无毒。主治风头眩痛。可作沐药。七月采，阴干，实如桃。”

63. 蜚廉

《本草经集注·草木下品·蜚廉》：“味苦，平，无毒。主治骨节热，胫重酸疼，头眩顶重，皮间邪风如蜂螫针刺，鱼子细起，热疮痈疽痔，湿痹，止风邪咳嗽，下乳汁，久服令人身轻，益气明目不老，可煮可干。”

64. 蝉蜕

《本草纲目·虫部第四十一卷·虫之三·蝉蜕》：“治头风眩晕，皮肤风热，痘疹作痒，破伤风及疔肿毒疮，大人失音，小儿噤风天吊，惊哭夜啼，阴肿。（时珍）”

《本草纲目·虫部第四十一卷·虫之三·蝉蜕》：“头风旋晕：蝉壳一两，微炒为末，非时酒下一钱，白汤亦可。（《圣惠》）”

65. 墨

《本草纲目·纲目第七卷（下）·土之一·墨》：“衄血不止，眩冒欲死：浓墨汁滴入鼻中。（《梅师方》）”

66. 薰草

《本草纲目·草部第十四卷·草之三·薰草》：“头风旋运，痰逆恶心懒食：真零陵香、藿香叶、莎草根（炒）等分，为末。每服二钱，茶下，日三服。”

67. 鹰头

《本草纲目·禽部第四十九卷·禽之四·鹰》：“治头风眩晕：一枚烧灰，酒服。（时珍。出王右军法帖，及温隐居《海上方》）［附方］新一。头目虚晕：车风一个（即鹰头也，去毛，焙），川芎一两，为末。酒服三钱。（《选奇》）”

68. 蘼芜

《名医别录·上品·卷第一·蘼芜》：“无毒。主治身中老风，头中久风，风眩。一名江蓠，芎䓖苗也。”

三、治眩晕药对

1. 甘草+干姜

《本草纲目·主治第三卷·百病主治药·肺痿肺痈》：“甘草：去肺痿之脓血。久咳肺痿，寒热烦闷，多唾，每以童尿调服一钱。肺痿吐涎沫，头眩，小便数而不咳，肺中冷也，同干姜煎服。”

2. 半夏+茯苓

《女科经纶·卷二·嗣育门·辨安胎用黄芩白术论》：“体肥痰盛，呕逆眩晕者，非半、苓豁之不安。”

3. 元参+荆芥穗

《本草撮要·卷一·草部·元参》：“味咸。入足少阴经。功专清火滋阴。得甘草、桔梗止咽痛。得牡蛎、贝母治瘰疬。元参酒炒一钱，荆芥穗微炒一钱，泡汤频饮。治头晕目眩神效。脾虚泄泻者忌用。”

4. 杜若+辛夷、细辛

《本草经集注·草木中品·杜若》：“味辛，微温，无毒。主治胸胁下逆气，温中，风入脑户，头肿痛，多涕泪出，眩倒目䀮䀮，止痛，除口臭气，久服益精，明目，轻身，令人不忘。一名杜蘅，一名杜莲，一名白莲，一名白芩，一名若芝，生武陵川泽及宛朐，二月、八月采根，曝干。得辛夷、细辛良，恶茈胡、前胡。”

5. 南星+冰片

《得配本草·卷三·草部·南星》：“配冰片，等分，五月五日午时合之，以指粘末揩牙齿左右，开中风口噤目瞑，无门下药危症。”

6. 荆沥+姜汁

《本草撮要·卷二·木部·荆沥》：“甘，平。入手足太阴、足阳明经。功专除风热，化痰涎，开经络，行血气。治中风失音，惊痫痰迷，眩晕烦闷，消渴热痢，为去风化实痰之妙品。姜汁助送则不凝滞。”

7. 皂角汁+牵牛

《本草纲目·主治第三卷·百病主治药·诸气》：“牵牛：利一切气壅滞。三焦壅滞，涕唾痰涎，昏眩不爽，皂角汁丸服。气筑奔冲，同槟榔末服。”

8. 独活+细辛

《本草撮要·卷一·草部·独活》：“得细辛，治少阴伏风头痛，头晕目眩。”

9. 绿青+生龙脑

《本草纲目·石部第十卷·金石之四·绿青》：“如风痰眩闷，取二三钱同生龙脑三四豆许研匀，以生薄荷汁合酒温调服之。”

四、眩晕主治药

《本草纲目·主治第四卷·百病主治药·眩晕》

1. 风虚眩晕药

［草菜］

天麻：目黑头旋，风虚内作，非此不能除，为治风神药，名定风草。首风旋运，消痰定风，同川芎，蜜丸服。

术：头忽眩晕，瘦削食土，同曲丸服。

荆芥：头旋目眩，产后血晕欲死，童尿调服。

白芷：头风、血风眩晕，蜜丸服。

苍耳子：诸风头晕，蜜丸服；女人血风头旋，闷绝不省，为末酒服，能通顶门。

菊苗：男女头风眩晕，发落有痰，发则昏倒，四月收，阴干为末，每酒服二钱。秋月收花浸酒，或酿酒服。

蒴藋根：头风旋晕，同独活、石膏煎酒服；产后血晕，煎服。

贝母：洗洗恶风寒，目眩项直。

杜若：风入脑户，眩倒，目䀮䀮。

钩藤：平肝风心火，头旋目眩。

排风子：目赤头旋，同甘草、菊花末。

当归：失血眩晕，芎䓖煎服。

芎䓖：首风旋晕。

红药子：产后血晕。

附子、乌头、薄荷、细辛、木香、紫苏、水苏、白蒿、飞廉、卷柏、蘼芜、羌活、藁本、地黄、人参、黄芪、升麻、柴胡、山药：并治风虚眩晕。

生姜。

［木虫鳞兽］

松花：头旋脑肿，浸酒饮。

槐实：风眩欲倒，吐涎如醉，漾漾如舟车上。

辛夷：眩冒，身兀兀如在车船上。

蔓荆实：脑鸣昏闷。

伏牛花、丁香、茯神、茯苓、山茱萸、地骨皮、全蝎、白花蛇、乌蛇：并头风眩晕。

鹿茸：眩晕，或见一为二。半两煎酒，入麝服。

驴头：中风头眩，身颤，心肺浮热，同豉煮食。

兔头骨及肝、羚羊角、羊头蹄及头骨、羊肉、牛胃、猪脑、猪血、熊脑：并主风眩瘦弱。

2. 痰热眩晕药

［草菜］

天南星：风痰眩晕吐逆，同半夏、天麻、白面煮丸。

半夏：痰厥昏晕，同甘草、防风煎服；风痰眩晕，研末水沉粉，入朱砂丸服；金花丸，同南星、寒水石、天麻、雄黄、白面，煮丸服。

白附子：风痰，同石膏、朱砂、龙脑丸服。

大黄：湿热眩晕，炒末茶服。

旋覆花、天花粉、前胡、桔梗、黄芩、黄连、泽泻、白芥子：热痰烦运，同黑芥子、大戟、甘遂、芒硝、朱砂丸服。

［果木］

橘皮、荆沥、竹沥：头风旋晕目眩，心头漾漾欲吐。

枳壳、黄柏、栀子。

［金石］

石胆：女人头晕，天地转动，名曰心眩，非血风也。以胡饼剂和，切小块焙干，每服一块，竹茹汤下。

云母：中风寒热，如在舟船上。同恒山服，吐痰饮。

石膏：风热。

铅、汞（结砂）、硫黄、硝石：并除上盛下虚，痰涎眩晕。

朱砂、雄黄。

［虫禽］

白僵蚕：并风痰。

鹘嘲：头风目眩，炙食一枚。

鹰头：头目虚晕，同川芎末服。

鸱头：头风旋晕，同茼茹、白术丸服。

3. 外治药

甘蕉油：吐痰。

瓜蒂：吐痰。痰门吐法可用。

茶子：头中鸣响，为末嗃鼻。

五、治眩晕食物

1. 牛胃

《本草纲目·兽部第五十卷·兽之一·牛》：“胃（黄牛、水牛俱良），主治：消渴风眩，补五脏，醋煮食之。（诜）”

2. 牛脑

《本草纲目·兽部第五十卷·兽之一·牛》：“脑（水牛、黄牛者良），主治：风眩消渴。（苏恭）”

《新修本草·卷第十五·兽中·牛角鰓》：“脑，主消渴，风眩。齿，主小儿惊痫。尿，主消渴，黄疸，水肿，脚气，小便不通也。”

3. 东风菜

《本草纲目·菜部第二十七卷·菜之二·东风菜》：“主治：风毒壅热，头痛目眩，肝热眼赤，堪入羹臛食。（《开宝》）”

4. 沙参（别名羊乳）

《名医别录·中品卷第二·羊乳》：“味甘，温，无毒。主治头眩痛，益气，长肌肉。一名地黄，三月采，立夏后母死。”

《本草纲目·草部第十二卷·草之一·沙参》：“又云：羊乳，主头眩痛，益气，长肌肉。（《别录》）”

5. 羊头肉

《普济方·卷二百五十七·食治门·总论》：“（羊）头肉，平，主风眩瘦疾，小儿惊痫，丈夫五劳七伤。”

《本草纲目·兽部第五十卷·兽之一·羊》：“羊肉，气味：苦，甘，大热，无毒。诜曰：温。治风眩瘦病，丈夫五劳七伤，小儿惊痫。（孟诜）风眩瘦疾，小儿惊痫。（苏恭）脑热头眩（《日华》）。安心止惊，缓中止汗补胃，治丈夫五劳骨热。热病后宜食之，冷病人勿多食。（孟诜。《心镜》云：以上诸证，并宜白羊头，或蒸或煮，或作脍食。）疗肾虚精竭。附方新三。老人风眩：用白羊头一具，如常治，食之。头骨以下并用羖羊者良。”

6. 驴头肉

《本草纲目·兽部第五十卷·兽之一·驴》：“头肉，附方旧一。中风头眩，心肺浮热，肢软骨疼，语蹇身颤：用乌驴头一枚，如食法，豉汁煮食。（《心镜》）”

7. 猪脑

《名医别录·下品·卷第三·豚卵》：“猪脑，主风眩，脑鸣及冻疮。”

8. 猪血

《得配本草·卷九·兽部·猪》：“血，咸，平。祛血风眩晕，奔豚暴气。服地黄、何首乌诸补药者，忌之。"

《普济方·卷二百五十七·食治门·总论》："猪血平涩无毒，主卒下血不止，美酒清者和炒服；又主中风绝伤，头中风眩，及诸淋露，贲豚暴气。"

《本草纲目·兽部第五十卷·兽之一·豕》："风眩脑鸣，冻疮。(《别录》)猪脑血，气味：咸，平，无毒。思邈曰：涩，平。中风绝伤，头风眩晕，及淋沥。(苏恭)"

9. 葱

《本草纲目·菜部第二十六卷·菜之一·葱》："主天行时疾，头痛热狂，霍乱转筋，及奔豚气、脚气，心腹痛，目眩，止心迷闷。(《大明》)"

10. 鲫鱼

《本草纲目·鳞部第四十四卷·鳞之三·鲫鱼》："久痢赤白，肠澼痔疾，大人小儿丹毒风眩。(藏器)"

《本草纲目·鳞部第四十四卷·鳞之四·鱼鲙》："鲫鲙：主久痢肠澼痔疾，大人小儿丹毒风眩。(孟诜)"

11. 薯蓣

《名医别录·上品·卷第一·薯蓣》："平，无毒。主治头面游风、风头、眼眩，下气，止腰痛，补虚劳羸瘦，充五脏，除烦热，强阴。"

《本草经集注·草木上品·薯蓣》："味甘，温、平，无毒。主治伤中，补虚羸，除寒热邪气，补中，益气力，长肌肉。主头面游风，风头目眩，下气，止腰痛，补虚劳羸瘦，充五脏，除烦热，强阴，久服耳目聪明，轻身，不饥，延年。一名山芋，秦楚名玉延，郑越名土薯，生嵩山山谷，二月、八月采根，曝干。"

《本草纲目·谷部第二十五卷·谷之四·酒》："薯蓣酒：治诸风眩运，益精髓，壮脾胃。用薯蓣粉，同曲、米酿酒；或同山茱萸、五味子、人参诸药，浸酒煮饮。"

《本草纲目·菜部第二十七卷·菜之二·薯蓣》："主头面游风，头风眼眩，下气，止腰痛，治虚劳羸瘦，充五脏，除烦热。(《别录》)"

《得配本草·卷五·菜部·薯蓣》："甘，平。入手足太阴经血分，兼入足少阴经气分。补脾阴，调肺气。治虚热干咳，遗精泄泻，游风眼眩，惊悸健忘。生者捣敷疮毒，能消肿硬。(合蓖麻子更效)得菟丝子，止遗泄。配人参，补肺气。佐羊肉，补脾阴。佐熟地，固肾水。合米仁，治泄泻。入补脾药，微炒。入补肺药，乳拌蒸。治阴火，生用。恐气滞，佐以陈皮。力薄须倍用。阴虚火动者，久必脾气衰败，泄泻不止，用白术、米仁以燥土，肾水益致干涸，惟此同芡实、莲子以实之，则补土不妨于水，乃为善治。"

六、眩晕食禁

菘菜、桃、李、青鱼

《本草纲目·草部第十二卷·草之一·术》："主大风在身面，风眩头痛，目泪出，消痰水，逐皮间风水结肿，除心下急满，霍乱吐下不止，利腰脐间血，益津液，暖胃消谷嗜食。(《别录》)头忽眩运，经久不瘥，四体渐羸，饮食无味，好食黄土：用术三斤，曲三斤。捣筛，酒和丸梧子大。每饮服二十丸，日三服。忌菘菜、桃、李、青鱼。(《外台秘要》)"

【医论医案】

一、医论

1. 概论

《丹溪心法·卷四·头眩六十七》

头眩，痰挟气虚并火。治痰为主，挟补气药及降火药。无痰则不作眩，痰因火动。又有湿痰者，有火痰者。湿痰者，多宜二陈汤。火者，加酒芩。挟气虚者，相火也，治痰为先，挟气药降火，如东垣半夏白术天麻汤之类。眩晕不可当者，以大黄酒炒为末，茶汤调下；火动其痰，用二陈加黄芩、苍术、羌活，散风行湿。左手脉数热多，脉涩有死血；右手脉实有痰积，脉大是久病(久一作虚)。久病之人，气血俱虚而脉大，痰浊不降也。昔有一老妇，患赤白带一年半，头眩，坐立不得，睡之则安。专治赤白带，带愈，其眩亦安。

《医学正传·卷之四·眩运》

《内经》曰：诸风掉眩，皆属肝木。又曰：岁木太过，风气流行，脾土受邪，民病飧泄食减，甚则忽忽善怒，眩冒巅疾。虽为气化之所使然，未必不由气体之虚衰耳。其为气虚肥白之人，湿痰滞于上，阴火起于下，是以痰挟虚火，上冲头目，正气不能胜敌，故忽然眼黑生花，若坐舟车而旋运也。甚而至于卒倒无所知者有之，丹溪所谓无痰不能作眩者，正谓此也。若夫黑瘦之人，躯体薄弱，真水亏欠，或劳役过度，相火上炎，亦有时时眩运，何湿痰之有哉。大抵人肥白而作眩者，治宜清痰降火为先，而兼补气之药。人黑瘦而作眩者，治宜滋阴降火为要，而带抑肝之剂。抑考《内经》有曰：风胜则地动。风木太过之岁，亦有因其气化而为外感风邪而眩者，治法宜祛风顺气，伐肝降火，为良策焉。外有因呕血而眩冒者，胸中有死血迷闭心窍而然，是宜行血清心自安。医者宜各类推而治之，无有不痊者也。

（丹溪活套）云：眩运者，中风之渐也。如肥白人，气虚而挟痰者，四君子汤倍蜜炙黄芪，加半夏、橘红，或少加川芎、荆芥穗，以清利头目也。如痰盛而挟气虚者，二陈汤加人参、白术、黄芪，或少加炮附子煎，入竹沥、姜汁服。如体瘦血虚而痰火兼盛者，二陈汤合四物，加片芩、薄荷煎，入竹沥、姜汁、童便服。如诸般眩运，挟风则加防风、荆芥、天麻、秦艽等药，挟热加片芩、黄连、栀子之类，挟寒加干姜、官桂、附子之属，无有不安者也。

《景岳全书・卷之十七理集・杂证谟・眩运・论治》

头眩虽属上虚，然不能无涉于下。盖上虚者，阳中之阳虚也；下虚者，阴中之阳虚也。阳中之阳虚者，宜治其气，如四君子汤、五君子煎、归脾汤、补中益气汤。如兼呕吐者，宜圣术煎大加人参之类是也。阴中之阳虚者，宜补其精，如五福饮、七福饮、左归饮、右归饮、四物汤之类是也。然伐下者必枯其上，滋苗者必灌其根。所以，凡治上虚者，犹当以兼补气血为最，如大补元煎、十全大补汤，及诸补阴补阳等剂，俱当酌宜用之。

眩运证，凡有如前论首条所载病源者，当各因其证求而治之。其或有火者宜兼清火，有痰者宜兼清痰，有气者宜兼顺气，亦在乎因机应变。然无不当以治虚为先，而兼治为佐也。

古法之治眩运，亦有当察者。丹溪曰：湿痰者，多宜二陈汤。火者加酒芩。挟气虚者，相火也，治痰为先，挟气药降火，如东垣半夏白术天麻汤之类。眩运不可当者，以大黄酒炒为末，茶汤调下。火动其痰，用二陈加黄芩、苍术、羌活，散风行湿。附录曰：有早起眩运，须臾自定，日以为常者，正元散下黑锡丹。伤湿头运，肾著汤加川芎，名除湿汤。有痰，青州白丸子。

愚谓：古法之治眩运，如半夏白术天麻汤，治脾痰也；二陈汤加黄芩，治热痰也；青州白丸子治风痰、寒痰也；肾著汤，治湿痰也。此外，如大黄末之治眩运不可当，惟痰火之壅者宜之；黑锡丹之重坠，惟气实于上者宜之。第恐眩运一证，实痰实火者无几，而亦非上盛之病，此古方之有宜否用者，不可不审。

《景岳全书・卷之十七理集・杂证谟・眩运・论证》

眩运一证，虚者居其八九，而兼火兼痰者，不过十中一二耳。原其所由，则有劳倦过度而运者，有饥饱失时而运者，有呕吐伤上而运者，有泄泻伤下而运者，有大汗忘阳而运者，有眴目惊心而运者，有焦思不释而运者，有被殴被辱气夺而运者，有悲哀痛楚、大叫大呼而运者，此皆伤其阳中之阳也。又有吐血、衄血、便血而运者，有痈脓大溃而运者，有金石破伤、失血痛极而运者，有男子纵欲、气随精去而运者，有妇女崩淋、产后去血而运者，此皆伤其阴中之阳也。再若大醉之后，湿热相乘而运者，伤其阴也；有大怒之后，木肆其强而运者，伤其气也；有痰饮留中，治节不行而运者，脾之弱也，此亦有余中之不足也。至若年老精衰，劳倦日积，而忽患不眠，忽苦眩运者，此营卫两虚之致然也。由此察之，虚实可辨矣。即如《内经》之言，亦无非言虚，而向后世诸家每多各逞亿说，其于病情经义，果相合否？指南若北，后学能无误乎。因摘其尤者，悉之如下。

河间之论眩运，独取“至真要大论”一句，曰：诸风掉眩，皆属肝木，风主动故也。所谓风气甚而头目眩运者，由风木旺，必是金衰不能制木，而木复生火，风火皆属阳，阳主乎动，两动相搏，则为之旋转，故火本动也，焰得风则自然旋转也。此释风木之义，固然似矣，然不知“至真要大论”之言，乃言运气、脏气所属之理，非所以悉眩运之病情也，必若“口问篇”“卫气篇”“决气篇”“经脉篇”“海论”等义，方为最切最近之论。何河间一无引证，而独言风火二字以该眩运一证，岂无失乎？又若丹溪之论眩运曰：痰在上，火在下，火炎上而动其痰也。此证属痰者多，盖无痰不能作眩，虽因风者，亦必有痰；挟气虚者，亦宜治痰为主，兼用补气降火之药。若据此论，则凡属眩运，无非痰证也。何轩岐之言绝然不及痰饮，而但曰上气不足，头为之苦倾，目为之眩；曰上虚则眩；曰督脉虚则头重，高摇之；曰髓海不足，则脑转耳鸣而眩冒，凡此者，岂皆痰证耶？又若余前章所列诸证，无非眩运之由，亦岂皆痰证耶？故在丹溪则曰：无痰不能作眩，当以治痰为主，而兼用他药。余则曰：无虚不能作眩，当以治虚为主，而酌兼其标，孰是孰非，余不能必，姑引经义以表其大意如此，尚俟明者正之。

头痛之病，上实证也；头眩之病，上虚证也。故《内经》分别甚明，曰：头痛巅疾，上实下虚。又曰：上实下虚，为厥巅疾。此以邪气在上，所以为痛，故曰上实也。至若眩运之病，则曰上气不足，又曰上虚则眩，未闻言上之实也。而后世诸家，如严用和、杨仁斋辈，有曰结而为饮，随气上逆者；有曰疲劳过度，下虚上实者；有曰肾家不能纳气，使诸家气逆奔而上者；即如朱丹溪，亦曰痰在上，火在下，凡此皆言上实也，何与《内经》相反若此，噫！此实后人之不明耳。夫眩运之证，或为头重，或为眼黑，或为脑髓旋转不可以动，求其言实之由，不过为头重者为上实，而不知头本不重于往日，而惟不胜其重者，乃甚于往日耳，上力不胜，阳之虚也，岂上实乎？又何气不归元，及诸气逆奔之有？盖上实者，宜降宜抑；上虚者，最不宜再伐生气，此上实下虚之旨，有不可不辨，而误则害矣。

头眩有大小之异，总头眩也，于此察之，可得虚实之情矣。何以言之？如今人之气禀薄弱者，无论少壮，或于劳倦，或于酒色之后，或忽有耳鸣如磬，或头眩眼黑，倏顷而止者，乃人所常有之事。至于中年之外，多见眩仆卒倒等证，亦人所常有之事。但忽运而忽止者，人皆谓之头运眼花，卒倒而不醒者，人必谓之中风中痰。不知忽止者，以气血未败，故旋见而旋止，即小中风也；卒倒而甚者，以根本既亏，故遽病而难复，即大头眩也，且必见于中年之外，而较之少壮，益又可知。于此察之，则其是风非风，是痰非痰，而虚实从可悟矣。何今人不识病机，但见眩仆不语等证，无不谓之风痰，而非消即散，吾恐几微之气，有不堪再加铲削矣，深可悲也。

《张氏医通·卷六·诸风门·眩晕》

《经》曰：因于风，欲如运枢，起居如惊，神气乃浮。《内经》论眩，皆属于木，属上虚；仲景论眩，以痰饮为先；丹溪论眩，兼于补虚治痰降火。

戴复庵云：有头风证，耳内常鸣头，上如有鸟雀啾啾之声，切不可全谓耳鸣为虚，此头脑挟风所致。有眩晕之甚，抬头则屋转，眼常黑花，观见常如有物飞动，或见物为两，宜三五七散，或《秘旨》正元散加鹿茸，兼进养正丹。不效，一味鹿茸，每服半两，酒煎去滓，入麝少许。缘鹿茸生于头，头晕而主以鹿茸，盖以类相从也。曾有服头痛药不愈，服茸朱丹而效，此为虚寒也，若实者用之，殆矣。故丹溪曰：眩晕不可当者，大黄三次酒炒干为末，茶调下，每服一钱至二钱。刘宗厚曰：眩晕乃上实下虚所致，所谓虚者，血与气也；所谓实者，痰涎风火也。《经》云：上虚则眩。又云：徇蒙招尤，目瞑耳聋，下实上虚。则与刘氏所称，无乃冰炭乎？盖邪之所凑，其气必虚，留而不去，其病为实，亦何冰炭之有？然当以脉法辨之，寸口大而按之即散者为上虚，以鹿茸法治之；寸口滑而按之益坚者为上实，以酒大黄法治之。外感六淫，内伤七情，皆能眩晕，然无不因痰火而作。谚云：无火不动痰，无痰不作晕，须以清火豁痰为主，而兼治六淫之邪，无不愈者。风寒在脑，或感邪湿，头眩重痛欲倒，呕逆不定，《三因》芎辛汤。冒雨或中湿，眩晕呕逆，头重不食，本方去细辛、芽茶，加半夏、茯苓。恶风眩晕，头旋眼黑恶心，见风即复作者，半夏苍术汤。风虚眩晕多痰，导痰汤加天麻。肾气素虚而逆者，沉香降气下养正丹，不应，八味丸。风热眩晕眼掉，川芎茶调散。痰厥眩晕，半夏白术天麻汤。痰火眩晕者，二陈汤加白术、川芎、天麻，有热，更加山栀、黄芩。七情郁而生痰，亦令头眩，但见于郁悒之人，及妇女辈，二陈加木香、丁香、白术、砂仁。早起眩晕，须臾自定，乃胃中老痰使然，古方用黑锡丹劫之，不若青礞石丸镇坠，后用理中丸调理。痰结胸中，眩晕恶心，牙皂末和盐汤探吐，吐定，服导痰汤。劳役过度，眩晕发热者，补中益气汤加天麻；兼呕逆，六君子汤。气虚而喘，加黄芪，阴虚火炎痰盛，少加熟附子，煎成加姜汁、竹沥。因虚致眩，虽定后，而常欲向火，欲得暖手按者，阳气不足故也，附子理中汤。淫欲过度，肾与督脉皆虚，不能纳气归源，使诸逆奔上而眩晕，六味丸加沉香、鹿茸，名香茸八味丸。肥白人眩晕，清火降痰为先，而兼补气药。黑瘦人眩晕，滋阴降火为要，而带抑肝之剂。胸中有死血，作痛而眩，饮韭汁酒良。产后血晕，见妇人本门。

诊：左手脉数热多，脉涩有死血，浮弦为肝风；右手滑实痰积，脉大是久病，虚大是气虚。

《四诊抉微·卷之三问诊·十问篇·三问头身》

凡眩晕者，或头重者，可因之以辨虚实。凡病中眩晕，多因清阳不升，上虚而然。如丹溪云：无痰不作晕。殊非真确之论，但当兼形气，分久暂以察之。观《内经》曰：上虚则眩，上盛则热痛。其义可知。至于头重，尤属上虚。《经》曰：上气不足，脑为之不满，头为之苦倾。此之谓也。

《医学心悟·卷四·眩晕》

眩，谓眼黑；晕者，头旋也。古称头旋眼花是也。其中有肝火内动者，《经》云：诸风掉眩，皆属肝木是也，逍遥散主之。有湿痰壅遏者，书云：头旋眼花，非天麻、半夏不除是也，半夏白术天麻汤主之。有气虚挟痰者，书曰：清阳不升，浊阴不降，则上重下轻也，六君子汤主之。亦有肾水不足，虚火上炎者，六味汤。亦有命门火衰，真阳上泛者，八味汤。此治眩晕之大法也。予尝治大虚之人，眩晕自汗，气短脉微，其间有用参数斤而愈者，有用参十数斤而愈者，有用附子二三斤者，有用芪、术熬膏近半石者，其所用方，总不离十全、八味、六君子等。惟时破格投剂，见者皆惊，坚守不移，闻者尽骇，及至事定功成，甫知非此不可。想因天时薄弱，人禀渐虚，至于如此。摄生者，可不知所慎欤！

《金匮翼·卷五·眩晕》

《鸡峰》云：夫风眩之病，起于心气不足，胸中蓄热而实，故有头风面热之所为也。痰热相感而动风，风与心火相乱则闷瞀，故谓之风眩闷瞀也。又云：头风目眩者，由血气虚，风邪入脑，而牵引目系故也。五脏六腑之精，皆上注于目，血气与脉并上为目系属于脑，后出于项中，血脉若虚，则为风邪所伤，入脑则转，而目系急，故成眩也。诊其脉洪大而长者，风眩也。

［按］眩晕虽为风病，而有内外之分。《鸡峰》所谓痰热相感而动风者，风自内生者也；血气虚风邪入脑者，风从外入者也。内风多从热化，引之则弥盛。外风多从虚入，清之则转加。二者不可不辨也。

《素问》云：头痛巅疾，下虚上实，过在足少阴巨阳，甚则入肾；徇蒙招尤，目瞑耳聋，下实上虚，过在足少阳厥阴，甚则入肝。下虚者，肾虚也，故肾虚则头痛；上虚者，肝虚也，故肝虚则头晕。徇蒙者，如以物蒙其首，招摇不定，目瞑耳聋，皆晕之状也。

高鼓峰云：肾阴不足，三阳之焰，震耀于当前，中土虚衰，下逆之光，上薄于巅顶，阴虚而眩者，目中时见火光，土虚而眩者，必兼恶心呕吐也。

［按］中土虚衰，不能下蔽真阳，则上乘清道，所谓上入之光也。然亦有中虚肝气动而晕者，如土薄则木摇也。大抵眩晕多从肝出，故有肝虚头晕，肾虚头痛之说，虽亦有肝病头痛者，要未有眩晕而不兼肝者也。

《圣济总录》云：风头旋者，以气虚怯，所禀不充，阳气不能上至于脑，风邪易入，与气相鼓，致头旋而晕也。亦有胸膈之上，痰水结聚，复犯大寒，阴气逆上，风痰相聚而结，上冲于头，亦令头旋，治当用人参丸、祛痰丸之类者也。

《临证指南医案·卷一·眩晕》

《经》云：诸风掉眩，皆属于肝。头为六阳之首，耳目口鼻，皆系清空之窍。所患眩晕者，非外来之邪，乃肝胆之风阳上冒耳，甚则有昏厥跌仆之虞。其症有夹痰、夹火，中虚、下虚，治胆、治胃、治肝之分。火盛者，先生用羚羊、山栀、连翘、花粉、元参、鲜生地、丹皮、桑叶，以清泄上焦窍络之热。此先从胆治也，痰多者必理阳明，消痰如竹沥、姜汁、菖蒲、橘红、二陈汤之类；中虚则兼用人参，《外台》茯苓饮是也；下虚者，必从肝治，补肾滋肝，育阴潜阳，镇摄之治是也；至于天麻、钩藤、菊花之属，皆系熄风之品，可随症加入。此症之原，本之肝风，当与肝风中风头风门合而参之。（华岫云）

［徐评］眩晕清火养肝，固为正治。但阳气上升，至于身体不能自主，此非浮火之比。古人必用金石镇坠之品，此则先生所未及知也。忆余初至郡中治病，是时喜用唐人方。先生见之，谓人曰：有吴江秀才徐某，在外治病，颇有心思，但药味甚杂，此乃无师传授之故。以后先生得宋板《外台秘要》读之，复谓人曰：我前谓徐生立方无本，谁知俱出《外台》，可知学问无穷，读书不可轻量也。先生之服善如此，犹见古风，所谓药味杂，即指金石品也，因附记于此。

《古今医案按·卷三·眩晕》

［震按］眩晕有实有虚，如壮盛人实痰实火，脉

滑大有力者，二陈、芩、栀；不恶心者，用酒制大黄二三钱，或加入，或为末茶调下；如肥白人痰多气虚，脉濡大或细软者，六君加芪、附。又《内经》谓诸风掉眩，皆属肝木。故因于外风者，二陈加荆、防、钩藤、天麻；因于内风者，即类中之渐，宜虎、膝、牡蛎、枸杞、首乌、桑叶、菊花、生地、人参。戴复庵曰：头脑挟风，眩晕之甚。抬头则屋转，眼常黑花，如见有物飞动，或见物为两，宜大追风散，或《秘旨》正元散加鹿茸，不效，一味鹿茸，每服五钱，酒煎去渣，入麝少许。盖鹿之阳气钟于头，故以类相从也。此即就风之一端而有虚实之分也，若在夏月有冒暑而眩晕者，又不得概从风治。夫肝为风木之脏，故《内经》以眩晕专责之肝，若肾水亏少，肝枯木动，复挟相火，上踞高巅而眩晕者，近时最多。董载臣曰：妇人患此更多，宜逍遥散为主。轻则合四物，重则合六味加黄连，极有效验。他如晨晕属阳虚，昏晕属阴虚，亦辨证之大旨，未可据以为准。今所选三案，原不越乎诸法，而议论卓荦，方药巧妙，实能驾乎诸法，原本类案所载者不及也。

《时方妙用·卷三·眩晕》

《内经》云：上虚则眩。又云：肾虚则高摇髓海，不足则脑转耳，皆指不足而言。仲景论眩，以痰饮为先。丹溪宗河间之说，亦谓无痰不眩，无火不晕，皆指有余而言。前圣后贤，何其相反至此？不知此症不离于肝。《经》云：诸风掉眩，皆属于肝。此风非外来之风，指厥阴风木而言，厥阴风木，与少阳相火同居，厥阴气逆，则风生而火发，故河间以风火立论也。风生必挟木势而克土，土病则聚液而成痰，故仲景以痰饮立论，丹溪以痰火立论也。然一身聚邪之处，即为偏虚之处。头为诸阳之会相火得以逆行上僭者，非上焦之虚而何？肾为肝母，肾主藏精，精虚则髓海空而头重，故《内经》以上虚及肾虚髓海不足立论也。言虚者，言其病根；言实者，言其病象，其实一以贯之也。

脉数热多，脉涩血少，弦为肝风，滑实痰责，虚小气虚，大为病进。

眩晕，脉弦，发热，或寒热往来，宜逍遥散，加半夏天麻钩藤主之。

眩晕，脉数或滑实，大小便闭，胸胁作痛。耳聋耳鸣多怒，凡属肝经实火，宜当归芦荟丸，此法，从喻嘉言《寓意草》医吴添宫之母一案得来。

眩晕脉涩，乃精气不足，欲荣其上，必灌耳根，宜六味地黄汤，倍地黄，去丹皮、泽泻，加细辛、炙甘草各一钱，川芎二钱，枸杞子三钱，肉苁蓉三钱半，水煎服。

脉虚细弱小，是气虚。宜补中益气汤，加天麻半夏钩藤。脉弦而滑，眩晕而呕逆，为痰饮，宜泽泻四钱、白术二钱，水煎服。或用二承汤加天麻合此二味。

实火眩晕不可当，宜大黄酒炒三遍，研末，茶调下二三钱。虚眩诸药不效，宜鹿茸五钱，酒煎去滓，入麝香少许服。缘鹿茸生于头，以类相从也。眩晕大虚，诸药不效，及虚人愈后调理，俱宜正元丹、桂附八味丸。

2. 论伤寒眩晕

《普济方·卷一百二十二·伤寒门·头眩》

伤寒头眩者，眊非毛而见其毛。眩非玄而见其玄。眊为眼花，眩为眼黑。眩也，运也，眊也，三者形俱相近。有谓之眩运者，有谓之眩冒者，运为转运之运，世谓之头运者是矣。冒为蒙冒之冒，世谓之昏冒者是矣。少阳之为病，口苦咽干，目眩，以少阳居表里之间，表邪所传渐行于里，中气已虚，故时时目眩也。二阳并病，头项强痛，或眩冒，以少阳与太阳并病故眩者，责其虚也。伤寒有起即头眩与眩冒者，皆因发汗吐下后所致，是其阳虚也。故《针经》有曰：上虚则眩，下虚则厥。眩虽为虚，而风家亦有眩者，盖风主运动故也。伤寒阳明病，但头眩不恶寒者，故能食而咳，其人必咽痛，为阳明中风，是风亦主头眩也。诸如此者，皆非逆也。及其诸逆发汗剧者，言乱目眩而死，呜乎，病势已成，可得半愈，及病势已深，虽神医其能治之耶。冒因虚极，有伤寒头疼胸坚属三阳，汗吐下后，脉沉自利者理中汤。冒者蒙冒之谓，眩者眩运之谓。上虚则眩，诸虚极而乘寒则冒，二者皆病似，眩轻而冒重也。妇人新产血虚，挟寒必冒，冒家自汗则愈。若少阴病，下利止而头眩，时时自冒者，皆虚极而脱也。其诸逆发汗剧者，言乱目眩，虽遇歧扁其能起之乎？太阳并病，头项强痛或眩冒，胸中痞硬，刺太阳，戒不得发汗，少阳本证亦有自眩，见本条。阳明中风头眩，自有本条。汗吐下后，虚烦，脉微或紧，心下痞，胁下痛，气上冲胸，眩冒身摇，筋脉动惕，久而成痿，茯苓桂枝白术甘草汤、甘草干姜汤、四逆汤，随轻重用。太阳病，若下之不愈，因复发汗，以此表里俱虚，其人必冒，冒家汗自出而愈。又痰饮聋冒厥逆，少与易简三生饮。感湿头重眩晕，芎术除湿汤。《金匮》曰：产妇亡血复汗，寒多故冒。又曰：产妇厥冒，其脉微弱，不能食，大便坚，盖血虚则厥而必冒也。

《医宗必读·卷之五·伤寒·头眩上虚则眩》

半表半里，表中阳虚，目眩，葛根汤。风家多头眩，方同上。口苦咽干，头眩，小柴胡汤。阳明头眩，不恶寒，能食而咳，茯苓白术甘草干姜汤。太阳病发汗，汗不止，眩冒，身瞤动，振振欲僻地，真武汤。

3. 论肝风眩晕

《程杏轩医案·〈程杏轩医案〉辑录·叶震先兄肝风眩晕》

肝者，将军之官，罢极之本。其藏血，其主筋，肝病则血病，筋失所养，眩掉强直，诸证生焉。要知此乃肝家自生之风，非外中之风也，治肝之法，可不以为先着耶？但东方木生于北方水，使无此水，何以生之。使水不足，何以涵之。虚则补母，厥有深意。平昔嗜饮醪醴伤阴，足间常患流火，行步振掉，皮肉干瘠，春来渐有眩晕之象，肝风勃勃内动，加以阴络之血，又从痔孔内溢，淋漓不已，将何以荣筋泽肉乎。斯恙由来有自矣。目下年纪尚壮，犹可撑持，过此以往，欲求良治，不可得也。

4. 论郁怒眩晕

《续名医类案·卷二·厥》

喻嘉言治吴添官生母，时多暴怒，致经行复止。入秋以来，渐觉气逆上厥，如畏舟船之状，动则晕去，久久卧于床中，时若天翻地覆，不能强起，百治不效。因用人参三五分，略宁片刻。最后服至五钱一剂，日费数金，至家财尽费，病转凶危，大热引饮，脑间如刀劈，食少泻多，已治木矣。喻诊之，谓可救。盖怒甚则血菀于上，而气不返于下者，名曰厥巅疾。厥者逆也，巅者高也。气与血俱逆于高巅，故动辄眩晕也。又上盛下虚者，过在足少阳。足少阳胆也，胆之穴，皆络于脑。郁怒之火，上攻于脑，得补而炽，其痛如劈，同为厥巅之疾也。风火相煽，故振摇而蒸热；木土相凌，故艰食而多泻也。于是会《内经》铁落镇坠之意，以代赭石、龙胆草、芦荟、黄连之属，降其上逆之气；以蜀漆、丹皮、赤芍之属，行其上菀之血；以牡蛎、龙骨、五味之属，敛其浮游之神。最要在每剂中入生猪胆汁二枚。盖以少阳热炽，胆汁必干，亟以同类之物济之，资其持危扶颠之用。病者药入口，便若神返其舍，忘其苦口。连进数十剂，热退身凉，食进泻止，能起行数步。然尚觉身轻如叶，不能久支。因恐药味太苦，不宜多服，减去猪胆及芦荟等药，加入当归一钱，人参三分，姜、枣为引，平调数日全愈。

5. 论七情内伤眩晕

《程杏轩医案·续录·族妇眩晕续堂弟媳所患证同治皆无效不药自痊》

予童时见族中一妇人，头额常系一带，行动须人扶掖，云无他病，惟头目昏眩，饮食倍增，形体加胖，稍饥心内即觉难过。医治无效，只得屏药。越数年疾自愈，形体退瘦，饮食起居如常。其致病之由，及所服方药，均不同考。后堂弟媳，年二旬余，因遭回禄，忧郁成疾，见证与族妇仿佛。予知其疾由郁而起，初投逍遥达郁，继加丹栀清火，更进地黄、阿胶滋水生木，白芍、菊花平肝熄风，磁石、牡蛎镇逆潜阳等法，俱不应。他医以为无痰不作眩，药用豁痰，又以为无虚不作眩，药用补虚，亦皆无验，遂不服药，四旬外病自瘳。予生平所见眩晕之疾，未有甚于此二证者，且病中诸治不应，后皆不药自痊，事亦奇矣。细求其故，盖病关情志，是以草木无灵。由此观之，凡七情内伤致病，皆可类推。

［安波按］七情致病者，尼师寡妇室女为尤甚，必须陶情怡悦，所谓心病必以心药治也。

6. 论火冲眩晕

《得心集医案·卷二·内伤门·五心潮热》

周祥彩，肌体肥盛，惯服斑龙丸。客秋在汉，连餐炙爆，复患伤风感冒，微觉咳嗽气急，自进橘附汤，得小愈。但苦头眩难支，惟坐睡片刻少可，深以暴脱为虑。医者又以内伤为词，参芪日用，病势日增，渐至五心潮热，肌肉消瘦。一日眩晕时，忽饮龙眼汤一碗，觉少可，以后每发，悉皆倚之。病已逾年，医药日费，客囊殆尽，带棺买舟归里，坐以待毙。其戚友知余循理治病，请诊而求治焉。见其面额黧黑，形似烟熏，唇口齿舌，干燥异常，时欲得食，食已即便，所泄完谷不化。脉虽细涩，然寸关劲指甚锐，余以千虑一得之悟，直许可治，疏方与之。时门人在旁，问曰：周兄之病，势已趋危，吾师许其可治，必有奥旨，可得闻乎？曰：此症始因饮食之火内焚，后加风寒外束，是内热而复外寒也。夫病之在身，始先居肺，肺为华盖，耸然居上。《经》曰：形寒寒饮则伤肺。《注》云：形寒伤外，饮寒伤内。今热伤于内，寒伤于外，故病咳嗽气急，此际但取辛凉解表之剂，岂不金彻水清耶？奈何自服橘附之药，以致热邪愈固，肺失清肃，无从输泄。由是身中之气，有升无降，所谓气有余便是火。其头眩难支者，气升火亦升也。医者不揣病因大旨，端守眩晕为虚，日进参芪龙眼，愈加锢闭，无一外隙可通。火既无出，只得奔走空窍。夫大肠者，肺之合也。下利奔迫，辛庚移热可知。时欲得食，消中之累又萌。至于完谷而下，固属火性急速，不及变化，正嘉言所谓其土已为火焚之焦土，而非膏沐之沃土，安可望其生化耶？《经》云：暴病非阳，久病非阴。今病经年余，洞泄半载，其为阳火甚明。其火属阳，其阴必伤，急救其阴，夫复何疑？岂可再用参芪，复蹈前辙乎！且吾之许以可治者有二：两目尚明，瞳神光亮，上焦之阴未绝，一也；下利虽急，小水犹长，下焦之阴亦未绝，二也。况下利奔迫，胸中不实，身体和温，即五心潮热，尚未至于大热躁扰，可见所禀阴气丰厚，即肠胃空洞奔迫，而粥饮饭食，尚能继进不辍，吾乘此一线生机。仿壮水镇阳之法，使无上僭下竭之虞；效泻南补北之意，而无金热土伤之虑。爰引一派甘寒润濡之味，清肺泻火，救阴抑阳，如仲景立黄芩汤，治协热下利，虽清火迥殊，而存阴则一也。彼因胆火肆虐，移热于脾，故用苦甘之剂，直清胆火而存阴；此因肺火肆虐，奔迫大肠，故取甘寒之味，端清肺火而存阴。取用萎蕤为君，端清肺热，乃水出高源，象乎天也；地黄为臣，壮水保金，乃子母相生，象乎地也；佐以梨汁、蔗浆、蜂蜜、竹沥，除肠胃激烈之燥，济经络津液之枯，象乎人也。无论其邪火、正火，君火、相火，阴火、阳火，得此甘霖霡霂，如饥人求食，到口便消，吾故直许其可治也。下咽未久，便觉神魂返宅，安睡一晚，继进二剂，不饥不泄矣。至善后之法，仍从肺胃立方，即养百日，沉疴顿起。仲景黄芩汤：黄芩、芍药、甘草、大枣。

7. 论妇人眩晕

《普济方·卷三百十七·妇人诸疾门·风眩头痛》

妇人头风眩晕，登车乘船眩晕，眼涩手麻，发脱健忘，善怒，皆胸中宿痰所致，可用瓜蒂散吐之，次以长流水煎五苓散、大人参半夏丸。凡头痛发热多汗，六脉虚细，尺脉或绝，作血虚治之。先服术附汤加川芎，次服十全大补汤加附子，又服万安丸、神术散、内补丸、芎䓖汤。若因被风吹，头目昏眩，太阳并脑俱痛，项背拘急，可与蝎附散、都梁丸。治项筋强痛，不可转侧者，以木瓜煎主之。

8. 论产后眩晕

《医学心悟·卷五·妇人门·产后血晕》

产后血晕，宜烧漆器，熏醋炭，以开其窍。若瘀血上攻，胸腹胀痛拒按者，宜用归芎汤下失笑丸。若去血过多，心慌自汗，用归姜饮加人参。虚甚者，更加熟附子。若脾胃虚弱，痰厥头眩而呕恶者，用六君子汤。大抵产后眩晕，多属气虚，察其外症，面白、眼合、口张、手撒，皆为气虚欲脱之象。若兼口鼻气冷，手足厥冷，此为真虚挟寒，速宜温补，每用人参两余，而以姜、附佐之，庶得回春，不可忽也。

《验方新编·卷二十·妇科产后门·晕厥论》

凡产后晕、厥二证，皆由气血并竭，苟非急补，何能挽其将绝之元神，无庸疑议者也。但晕在临盆，证急犹甚于厥，用药不及，急救法救之。如其人微虚者，则眼花头眩，或心下满闷，神昏口噤，不知人事，少顷即苏。或因亡血过多，以致虚火乘虚泛上而神不清，身无所主，其阴血暴亡，心神失养，心与胞络君相之火，得血则安，亡血则危。火上炽故令人昏冒，火乘肺故瞑目不省人事，是阴血暴亡，不能镇抚也。《经》云：病气不足，宜补不宜泻。瞑目合眼，病悉属阴，暴去有形之血，则火上炽，均宜频灌生化汤，或从权急救。生化汤二三帖，无补血分之亏，则块化血旺，神清而晕止。大虚者，其证面白眼闭，口开手冷，多汗神昏，六脉微细之甚，是气随血脱而欲绝，当大剂人参方可回阳，恐势急而补阴不及，须以气药兼之，此阳生阴长之理也。从权急救加参生化汤，或加参生化汤最效。如制药不及，速用独参汤两许，煎汤急救之，但得下咽，即可望生。若少迟延，则无及矣。有人谓产后七日，方可用参，此愚昧讹传，不知始自何人，万不可信。但晕发顷刻，而急救外治之法，又不可缓，速宜轻轻扶坐，勿令卧倒。或烧红炭，沃之以醋；或烧旧漆器，令烟气透入口鼻即苏；

急捏人中，静以待之，元气渐复。不可乱动，致令神气散乱。或用韭菜一握，切碎人有嘴瓷瓶内，将醋煮滚浇入瓶内，急盖口，以瓶嘴向妇鼻孔，令气透入鼻中即苏。但凡大病大虚之人，皆能作晕，产后之晕因血去而名之曰血晕，实非因血而致晕也。若偏信古方，认晕证为恶血抢心，而轻用苏木、牛膝、红花等类以及牡丹夺命等方；或认为痰水，而用调补消痰之方，误之甚矣。俗治产妇或因死胎及胎衣恶血上逆，搐呕昏晕，用小便乘热灌之，但得一口下咽即止。设遇胃气壮盛之妇，不畏臊气，获效者有之。然童便非能止晕回元，盖取其下行旧路，降火消瘀。考之方书内云：败血流入肝经，眼生黑花，头目昏晕，不省人事。此血热乘虚逆上凑心，故昏迷不省，气闭欲绝也，服童便最好。此论但照管败血，全不顾产虚，且有气闭欲绝四字，岂童便可挽回元气欲绝乎？即有恶血上逆、血滞等证，亦莫若生化汤温而行之，去瘀止晕之妙也。予见江南产科有用当归二钱，益母草一钱，人参二钱，红花六分，炮姜八分，煎热冲童便服之以治晕，此方兼得之义，庶几近之。如妇人有血晕之证者，不若于将产数日前，预煎择服八珍、十全、归脾等类调补气血，临产又用人参催生，补于未产未虚之前，产后无虚可乘，无晕可发矣。

至于厥证，在分娩之后，因产时用力过多，劳倦伤脾，孤脏不能注于四旁，故手足逆冷而发厥。《经》云：阳气衰于下，则为寒厥，厥气上行，满脉去形。盖逆气上满于经络，则神气浮越去身而散也。宜大补回阳，生化汤连用两服。俟血气旺而神复，厥证自止矣，又非偏补血分之可得而愈也。若服药而口渴，另用参麦散以代茶，助津以救脏燥也。又有四肢逆冷、泄痢，类伤寒阴证，不可用四逆汤，必生化汤倍参煎服，或加熟附子一片，则可以止逆回阳，而见参、归之功矣。若血块痛止而厥，滋荣益气汤最效。

凡晕厥乃产后危急二证，若新产块痛未除，又未可遽加芪、术，故急加人参，从权以救之，俟晕止厥回，再去参以除块痛，此要诀也。

9. 论无虚不作眩

《程杏轩医案·〈程杏轩医案〉辑录·吴春麓仪曹不寐眩晕》

《经》曰：水火者，阴阳之征兆也。肾为坎卦，一阳居二阴之间，故须阴得其平，然后阳藏于密，童年知识已开，阴精早泄，此致病之大端。及壮，血气方刚，尚不觉其所苦，人四十而阴气自半，起居日衰，精神不充，蝉联疾作。诊脉尺虚细涩，寸关大于平时，按尺为肾部，脉见细涩，肾虚奚疑。寸关大于平时，阴弱阳浮之象耳。夫医之治病，不以用补为难，而以分别水火气血为难。《冯氏书》云：小病治气血，大病治水火。盖气血者，后天有形之阴阳也。水火者，先天无形之阴阳也。太极之理，无形而生有形，是治大病，可不以水火为首重耶。请以不寐言之，人知其为心病，而不知其为肾病也。心虽为神舍，而坎离尤贵交通。越人以阳不入阴，令人不寐，岂非水火未济，坎离失交之故乎，《内经》又有头痛巅疾，下虚上实，过在足少阴巨阳之语。形容厥晕，病机最切。方书称风、称火、称痰，漫无定见。景岳师其意，以为无虚不作眩，治当上病疗下，滋苗灌根。精矣精矣！暂服煎剂，再订丸方。王道无近功，内观颐养为要。旧患眩晕，怔忡不寐，遗泄，本属心肾两亏，水火失济，曾订煎丸，服经十载。兹诊脉候平和，精神矍铄，此亦颐养之功，非全关草木之力也。惟食多尚难运化，腰膂时痛，遗泄间或有之。药物所需，仍不可缺。考古人用药，有攻病保躬两途，攻病则或凉或热，当取其偏，保躬则适其寒温，宜用其平。盖温多恐助相火，精关不藏，润多虑伤脾阳，坤元失健，如云食蜜，便即溏泻，脾虚不胜润滑之征。青娥丸固能治肾虚腰痛，但故纸、胡桃味辛性温，久而增气，恐其助火，且常服丸药。亦须分别气候，夏令炎热，远刚近柔，以防金水之伤。冬令严寒，远柔近刚，以遂就温之意。将交夏至，一阴初变，元精不足之时，商以益阴保金，兼调脾胃，秋季再为斟酌。

10. 论吐法治眩晕

《景岳全书·卷之十七理集·杂证谟·眩运·吐法新按》

先君寿峰公少壮时颇好酒，因致酒病，自四旬之外，遂绝戒不饮。后至七旬，因除夜之乐，饮一小杯，而次早眩晕不能起，先君素善吐法，有记在痰饮门，因吐去清痰而眩晕顿愈。原其所由，则一杯之酒何遽为痰，不过以恶酒之脏，而忽被酒气，则真阴清气为之淆乱而然。吐去痰饮，酒气可除，吐能升气，清阳可复，此非治痰而实以治乱耳，故志此以见其义。

11. 论出血法治眩晕

《普济方·卷一百十七·寒暑湿门·中寒附论》

至元戊辰春，予应诏赴都。中书参政杨公正卿，年逾七十，病面颜郁赤若饮酒状，痰稠黏，时眩晕如在风云中。一日会都堂，此证忽来，仍加目视不明，遂归。余诊之两寸脉洪大，尺脉弦细无力，此上热下寒明矣，欲药之，寒凉为年高气弱不任，记先师所论，凡治上热，譬犹鸟集高巅射而取之，即以三棱针于前巅眉际，疾刺二十余，出紫黑血约二合许，时觉头目清利，诸苦皆去，自后亦不复作矣。

《医方考·卷五·头病门第五十五·出血法》

唐高宗苦风眩头重，目不能视，疾甚，召秦鸣鹤、张文中诊之。鸣鹤曰：风毒上攻，若刺头出少血，即愈矣。天后自帘中怒曰：此可斩也。天子头上，岂是试出血处耶！上曰：医之议病，理不加罪，且吾头重闷，殆不能忍，出血未必不佳。命刺之。鸣鹤刺百会及脑户出血。上曰：吾目明矣。言未毕，后自帘中顶礼拜谢之曰：此天赐我师也。躬负缯宝，以遗鸣鹤。昆谓诸痛为实，理宜泻之，《内经》言出血者屡矣，必以血变而止。今南人恶于针石，每畏出血，北人犹然行之。《经》曰：恶于针石者，不足与言至巧。故医之巧者，必兼针石。呜呼！丹溪之贤，不知针石，今世人群然以医之大成称之，此子禽之贤子贡也。使翁作于九原，则一言以为不知，必于斯人而示之矣。

12. 论针灸治眩晕

《续名医类案·卷三·头晕》

窦材治一人，头风发则旋晕呕吐，数日不食。为针风府穴，向左耳入三寸，去来留十三呼，病人头内觉麻热，方令吸气出针，服附子半夏汤，永不发。华佗针曹操头风，亦针此穴，立愈。但此穴入针，人即昏倒。其法向右耳横下针，则不伤大筋而无晕，乃千金妙法也。（此针法奇妙，须与高手针家议之，方得无误）

13. 论白芷治眩晕

《普济方·卷四十五·头门·风头痛》

（都梁丸一名芷弹丸）王定国因被风吹，项背拘急，头目昏眩，太阳并脑俱痛。自山阳拿舟至泗州求医。杨吉老既诊脉，即与药一弹丸，便服，王因款话，经一时再作，并进两丸，病若失去。王甚喜，问为何药，答云：公如道得其中一味，即传此方。王思索良久，自川芎、防风之类，凡举数种皆非，但一味白芷耳，王益神之，此药初无名。王曰：是药出自都梁名人，可名都梁丸也。大治诸风眩晕，妇人产前产后，乍伤风邪，头目昏重，及血风头痛，服之令人目明。凡沐浴后，服一二粒甚佳。暴寒乍暖，神思不清，头目昏晕，并宜服之。（出德生堂）

上用香白芷大块，择白者新洁者，先以棕刷刷去尘土，用沸汤泡洗四五遍，为细末。炼蜜和丸如弹子大。每服一丸，多用荆芥点腊茶细嚼下，食后常服。诸无所忌，只干嚼亦可。一方如热风冷酒调，冷风热酒调下。一方细嚼，川芎、葱白、茶清送下。

14. 论膏方治眩晕

《张聿青医案·卷十九·膏方》

毕（右）。咽中灼热者久，渐至头旋眩晕，甚则人事不省，片时乃复。脉细左弦。此由肝肾并亏，厥阳尽从上逆。宜育阴而熄肝镇肝。生地炭四两，煅龙骨三两，稆豆衣三两，煅牡蛎三两，炒菊花一两，制首乌三两，女贞子二两，煅决明四两，远志肉五钱，煅磁石二两，白归身一两五钱（炒），粉丹皮一两五钱，炒枣仁一两五钱，朱茯神二两，炒麦冬一两五钱，川贝母一两五钱，沙苑子（盐水炒）二两，炒杞子三两，炒白芍一两五钱，西党参（元米炒，）四两，龟甲心（刮去白炙）八钱，钩钩（另煎冲入）三两。上药共煎浓汁，用真阿胶溶化冲入收膏，每日服一调匙，开水冲挑。

裴（右）。产育频多，营血亏损，木失涵养，阳气升浮。夏月阳气泄越之时，往往头胀眩晕胸闷。若系痧胀，无动辄即发之理，其所以屡发者，亦由阳气之逆上也。兹又当产后，营气更亏，少肠之木火勃升，胸闷头晕汗出，手足烙热，咽痛音喑。盖少阴之脉，少阳之脉，皆循喉也。育阴以涵阳气，是一定不易之道。但泄少阳清气热之药。不能合入膏方，另以煎药参服为宜。大生地四两，西洋参三两，大天冬二两，金石斛三两，远志肉七钱，山萸肉一两五钱，酸枣仁（炒研）二两，生熟草各五钱，女贞子（酒蒸）三两，大熟地四两，黑豆衣三两，肥玉竹三两，制首乌五两，大麦冬二两，甘杞子三两，石决明八两（打），白归身（酒炒）二两，潼沙苑（盐水炒）三两，奎党参四两，制香附（三两）打，生山药三两，生牡蛎八两，茯神三两，杭白芍（酒炒）二两，新会皮一两五钱。上药如法共煎浓汁，去渣，用清阿胶三两、龟板胶二两溶化冲入收膏，或加白冰糖三四两亦可。每晨服一调羹，开水冲挑。附煎方，如音喑之时服此方。桑叶一钱，丹皮二钱）郁金一钱五分，川贝母二钱，水炒竹茹一钱，栝蒌皮三钱（炒），生甘草五分，桔梗八分，生鸡子白一枚（冲）。

薛。平素痰多，渐起眩晕，始清痰热，未能速效，继进育阴以潜阳气，眩晕才得退轻。盖脾为生痰之源，胃为贮痰之器，升降之机，肝合脾主左升，胆合胃，主右降。惟胃有蕴聚之痰，斯胆失下行之路。于是甲木生火，火即化风，久之而水源亦耗，所以育阴之剂，获效于后也。宜循经验之法调理。炙生地五两，奎党参三两，粉丹皮二两，滁菊花一两，黑玄参二两，生於术一两，杭白芍（酒炒）一两五钱，广橘红一两，竹沥半夏一两五钱，生甘草五钱，萸肉炭一两，川石斛三两，生牡蛎四两，茯苓块二两，南花粉一两五钱，川贝母（去心）一两五钱，海蛤粉三两（包煎），大天冬二两，石决明四两（打），煨天麻一两五钱，肥玉竹二两，白蒺藜（去刺炒）三两，泽泻一两五钱。上药宽水煎三次，去渣，再煎极浓，用清阿胶、龟板胶溶化冲入收膏，每晨服一调羹，开水冲挑。

董（左）。心火炎上，水从下吸，斯火不上腾，肾水就下，火从上挈，斯水不下沦，水之与火，两相交济者也。每至心事急迫，辄气从下注，有似阴精欲泄之象，皆由心肾两虚，不能相济。时为眩晕，亦阴不足而阳上升也。拟交补心肾，参以熄肝。人参须五钱（另煎，浓汤和入），大熟地七两，远志肉六钱（炒），柏子霜二两，奎党参五两，元武板十两（炙），潼沙苑（盐水炒）三两，山萸肉一两五钱，生熟於术二两，煅龙骨三两，鸡头子三两（炒），杭白芍（酒炒）一两五钱，黑豆衣三两，制首乌四两，炙绵芪三两，生牡蛎四两，池菊花一两，炒山药三两，炙黑草七钱，当归炭二两，甘杞子三两，白茯苓三两，炒枣仁（研）一两五钱，泽泻（盐水炒）一两。加阿胶三两、冰糖三两收膏。

二、医案

1. 治风邪眩晕

《续名医类案·卷十六·头》

立斋治一妇人，脑左肿痛，左鼻出脓，年余不愈，时或掉眩，如坐舟车，正许叔微所谓肝虚风邪袭之而然也。以川芎一两，当归三钱，羌活、旋覆花、细辛、蔓荆子、防风、石膏、藁本、荆芥穗、半夏曲、干地黄、甘草各五钱，乃制一料，每服一两，姜水煎服而愈。

2. 治乘虚感邪眩晕

《续名医类案·卷三·头晕》

陆养愚治陈巽源室，向有头眩之症，不药亦止。八月中旬，偶作劳烦闷，饮酒数杯，坐月下，更余方寝，便觉微热不安。次早忽眼黑头旋，且微痛，如在风云中，发比平时较剧。医谓脉得浮数，此热极生风也，用芩、连、山栀等以清之。二剂眩晕不减，而头痛如破，上身如火，而欲厚覆。又谓无痰不作晕，再以清火之品合二陈汤，二剂亦不效。脉之，左手浮弦而紧，右手浮数而弱，且寸强尺微。右脉乃正气之虚，左脉乃邪气之实，尺微寸强，邪在上也。此必乘虚感邪，中于上焦所致。《经》曰：筋骨血气之精，而与脉并为目系，上属于脑，后出于项中，故邪中于项。因逢其之虚，其入深，则随目系以入于脑，入于脑则脑转，脑转则引目系急，目系急则目眩以转矣。今作劳以致烦闷，非虚乎？月下坐至更余，头项之间，能不为雾露之阴所中乎？法当驱上焦之邪，补中焦之气，而徐议消痰清火，则自愈矣。因先用参苏饮加藁本，二剂头痛顿止，眩亦少瘥。再以补中益气，佐以二陈、芩、连数剂而安。

3. 治暑热眩晕

《张氏医通·卷六·诸风门·眩晕》

朔客梁姓者，初至吴会，相邀石顽往诊，时当夏月，裸坐盘餐，倍于常人，而形伟气壮，热汗淋漓于头项间，诊时不言所以，切其六脉沉实，不似有病之脉，惟两寸略显微数之象，但切其左，则以右掌抵额，切其右，则易左掌抵额，知其肥盛多湿，而夏暑久在舟中，时火鼓激其痰，而为眩晕也，询之果然，因与导痰汤加黄柏、泽泻、茅术、厚朴二服而安。

《续名医类案·卷四·暑》

申叔斾触热过梁溪，归而眩晕麻瞀，发热便秘，服黄连香薷不应。用凉膈散，便通。或时昏眩不省，或时四肢清冷，而晡时为甚。诊之，脉弦细而芤，此暑伤心包，阳气郁伏，所以有似阴寒也。与生脉合保元，清理肺胃，则包络自宁矣。

4. 治湿热眩晕

《明医杂著·卷之四·风症》

一妇人，体肥胖，头目眩晕，肢体麻木，腿足痿软，自汗，声重，其脉滑数，按之沉缓。此湿热乘虚脾气下流于肾肝之部也。用清燥汤、羌活汤渐愈，更佐以加味逍遥散全愈。

《柳选四家医案·评选环溪草堂医案三卷·下卷·遗精门》

左尺极细，寸关微而似数，右三部俱弦滑，下有遗精暗疾，肛门痒而出水，上则头眩耳鸣，舌苔粉白，以脉合症，肾阴下亏，而湿热相火，下淫上混，清窍为之蒙闭。法当补肾之阴，以清相火，清金和胃，分利膀胱，以化湿热。大生地（蛤粉炒）、龟板、牡蛎、怀山药、麦冬、萆薢、泽泻、赤苓、丹皮、知母、黄柏、半夏。

［诒按］病源分析极清，用药亦熨帖周到。

5. 治风火眩晕

《竹亭医案·竹亭医案女科卷三·附案》

苏府任太守恭人风火内郁，怔忡、眩晕治验。苏州太守任蓝轩先生恭人，嘉庆三年七月二十一日延诊。案云：始而火为风搏，风乃外来之风；既而风自火出，火乃内郁之火。火得风而摇动，风得火而熏蒸。痰因火起，悸由痰成，此怔忡、眩晕、汗多之所由来也，为之养阴清火，而风痰不致为累。制首乌三钱，炙鳖甲五钱，归身二钱，白芍二钱（炒），粉丹皮一钱半，半夏曲一钱半，茯神二钱，陈皮一钱半，远志肉一钱半（炒），酸枣仁一钱半（炒）。用旧铁器两许烧红，淬药汤即取出，候温服，三剂而愈。

6. 治郁怒眩晕

《张氏医通·卷六·诸风门·眩晕》

石顽治司业董方南夫人，体虽不盛，而恒有眩晕之疾，诊其六脉皆带微弦，而气口尤甚。盖缘性多郁怒，怒则饮食不思，恒服消导之味，则中土愈困，饮食皆化为痰，痰从火化而为眩晕矣，岂平常肥盛多湿之痰可比例乎？为疏六君子方，水泛为丸，服之以培中土，中土健运，当无数化不及，留结为痰而成眩晕之虑，所谓治病必求其本也。

《续名医类案·卷三·头晕》

大尹祝支山，因怒头晕，拗内筋挛，时或寒热，日晡热甚。此肝火筋挛，气虚头晕，用八珍汤加柴胡、山栀、丹皮，二十余剂而愈。

［琇按］肝火亦作头晕，不定属之气虚也。《经》云：诸风掉眩，皆属于肝。肝之脉上络颠顶。余尝以一气汤加吴萸、炒黄连，二三剂即愈。

7. 治火冲眩晕

《儒门事亲·卷六·风形·风搐反张二》

吕君玉之妻，年三十余，病风搐目眩，角弓反张，数日不食。诸医皆作惊风、暗风、风痫治之，以天南星、雄黄、天麻、乌、附用之，殊无少效。戴人曰：诸风掉眩，皆属肝木。曲直动摇，风之用也。阳主动，阴主静。由火盛制金，金衰不能平木，肝木茂而自病。先涌风痰二三升；次以寒剂下十余行；又以铍针刺百会穴，出血二杯，愈。

《孙文垣医案·卷五·宜兴治验》

吴官詹少溪翁有酒积而频伤怒致右胁之火冲上作痛，耳鸣眩晕，大便艰涩。吴官詹少溪翁，原有酒积，且频伤于怒，致右胁之火冲上作疼，耳鸣眩晕，大便艰涩，脉右寸关滑数，左弦，以当归龙荟丸加牛胆南星治之而愈。

《续名医类案·卷三·头晕》

龚子材治大学士高中玄，患头目眩晕，耳鸣眼黑，如在风云中，目中溜火。或与清火化痰，或与滋补气血，俱罔效。诊之，六脉洪数。此火动生痰，以酒蒸大黄三钱为末，茶下，一服而愈，火降则痰自清矣。

《续名医类案·卷十四·膈》

魏玉横曰：陈二尹溶上，家吴门，年近五旬，平日准颊微赤，体略肥，日喜火酒数杯。昔在都与余甚相得，近授庐陵丞，乘便过访。因答候，见服膏子药，问何恙。曰：近颇眩晕，由痰饮所致耳，请脉之。乃笑曰：君近亦能医乎？曰：第略晓。诊得两寸搏指，左关弦尺弱，六部略数，此阴不足阳有余，症属燥火，非痰饮也。语之故，但唯唯。索其方则二陈、白术、香附、远志、益智、菖蒲，诸辛燥芳香之品。告以药非对症，久服恐生他变，亦唯唯。别去已五月，抵任至九月忽归寓湖上，则已病也。延往，告以才到官即头汗出，眩晕益甚，食渐减，每饭入停膈中难下，良久仍吐出，后只进粥，粥又不受，乃进面，面亦不受。两月来惟日啖馒头一枚，必自晨细咽至暮，略急则呕矣。大便十余日始一行，坚黑如弹丸。更医数人，服药数十剂，用参亦数两。欲捡方相示，曰：无庸，知所用必皆前膏子方中诸品耳。乃果然。此病由燥火，又误服香燥之药，劫其津液，致两阳明枯槁。今已成关格，幸大便未如羊矢，则下焦之阴犹未告竭，急饮润剂，犹可为也。遂与生熟地、天冬、肉苁蓉、北沙参、当归、牛膝等四剂，大便略润，可饮粥一瓯矣。又四帖粥渐加，乃用麻黄拌饭，进一瓯无碍。再四帖大便调，饮食如旧。则以前方加减，令服百帖，及还苏只服其半。后三年病复作，急至杭求诊，就前方加减，令服五十帖，遂至今无恙。

《张聿青医案・卷八・眩晕》

梁(右)。每交阴分，火升眩晕颧红，阳气尽从上凌，两足不温，头发脱落。宜导阳气下行。生牡蛎四钱，炙龟板三钱(先煎)，池菊一钱五分，云茯苓三钱，石决明四钱，白蒺藜(去刺炒)三钱，钩钩三钱，粉归身一钱五分，滋肾丸一钱五分(盐汤先服)。

茅(右)。脉细濡而右关带滑。叠进育阴潜阳，昏晕依然不定，有时汩汩作酸。良以清津为阳气所炼，渐欲成痰，致浊阻清位，所以昏晕不能定也。再以退为进。制半夏、晚蚕砂、云茯苓、杭菊、广橘红、煨天麻、白蒺藜、白金丸三分。

二诊：阳气浮越在上，时时昏冒。在上之阳气日浮，在下之阳气日乏，所以叠进潜阳，而病不少退。拟《金匮》附子汤以导阳气下行。台参须一钱(另煎)，野於术一钱五分，云茯苓三钱，熟附片四分，煨牡蛎四钱，杭白芍一钱五分(酒炒)，白蒺藜三钱，老生姜二片。

8. 治郁热内伏眩晕

《卫生宝鉴・卷九・头面诸病・面热治法并方》

杨郎中之内五十一岁，身体肥盛。己酉春，患头目昏闷、面赤热多。服清上药不效，请予治之。诊其脉洪大而有力。《内经》云：面热者，足阳明病；《脉经》云：阳明经气盛有余，则身以前皆热。况其人素膏粱，积热于胃。阳明多血多气，本实则风热上行，诸阳皆会于头，故面热之病生矣。先以调胃承气汤七钱，黄连二钱、犀角一钱，疏利三两行，彻其本热。次以升麻加黄连汤，去经络中风热上行，如此则标本之病邪俱退矣。

《续名医类案・卷六・恶寒》

李士材治吴文邃，眩晕三载，虽战栗恶寒，而不喜饮热汤，五月向火，数妾拥帷帐，屡服姜、桂不效。脉浮之细小，沉之坚搏，是郁火内伏，不得宣越也。用金花汤加柴胡、甘草、生姜，乘热饮之，移时而恶寒减。再剂而撤火炉，逾月而起。更以人参汤进六味丸，两月安全。

《张聿青医案・卷八・眩晕》

李(右)。气血两亏，木失涵养，致阳气不和，头昏眩晕，皮寒骨蒸，时易汗出。阳气不能外卫，非偏热所能常进也。川桂枝五分，地骨皮二钱(桂枝同炒)，杭白芍一钱五分(酒炒)，白茯苓三钱，白归身二钱，炙黑草三分，橘白一钱，淮小麦五钱，大南枣三枚。

9. 治气虚眩晕

《孙文垣医案・卷二・三吴治验・王谷泉头眩泄泻汗出不止》

王谷泉，大便作泻，上身热，耳中壅塞，头眩晕，胸膈不宽，口渴，痰多，咳嗽，六脉俱濡弱，汗大出。此正气大虚，或由克伐太过所致，当以补养为先。人参、白术、白芍药(酒炒)各四钱，柴胡、石菖蒲、陈皮各一钱，炙甘草五分，泽泻、茯苓各一钱。两服而神清、膈宽、脾健，惟汗不敛，眩晕未除。再与人参、白术、黄芪、酒炒白芍药各二钱，炙甘草五分，大附子五分，桂枝三分，泽泻一钱而愈。

《慎柔五书・卷五・医案第五・脾胃例》

一妇，年五旬。二寸浮洪，二尺小，右关弦，不思食，头眩。余曰：二寸浮洪，病主头眩，亦主上膈不清，此阳气虚而越上，不能归根复元，以致丹田气虚寒，不能养温脾胃，是以右关脉弦，饮食不消而少飧也。理宜敛阳气归于下焦丹田之内，下焦温暖，脾胃自健，水谷自化矣。用桂枝、白芍六分，五味子二分，白茯一钱，黑姜三分，人参五分，杜仲一钱，破故纸五分，炙草四分，汤泡半夏一钱，加煨姜，十余剂而愈。

10. 治血虚眩晕

《正体类要・上卷・扑伤之症治验・血虚筋挛》

有一患者，腹胀呕吐眩晕，用柴胡、黄芩、山栀、紫苏、杏仁、枳壳、桔梗、川芎、当归、赤芍、红花、桃仁，四剂而定。后又出血过多，昏愦目黑，用十全大补等药而苏。时肌肉溃烂，脓水淋漓，筋挛骨痛，余切其脉浮而涩，沉而弱。此因气血耗损，不能养筋，筋虚不能束骨，遂用养气血之药，治之而愈。

《正体类要・上卷・坠跌金伤治验・亡血昏愦》

一男子孟夏折腿，出血过多，其初眩晕眼花，后则昏愦,此阴血伤损,阳火炽甚,制金不能平木,木旺生风所致。急灌童便,更用人参、当归各五钱,荆芥、川芎、柴胡、芍药、白术各二钱,山栀、黄芩、桔梗各一钱,甘草五分,服之随爽。又用四物、参、芪各三钱,生地、柴胡各一钱,四剂烦躁悉去。

《续名医类案·卷三十六·杖伤》

一人杖后,腹胀,呕吐眩晕,筋骨痛,此血虚筋挛也。用柴胡、黄芩、山栀、紫苏、杏仁、枳壳、桔梗、川芎、当归、赤芍、红花、桃仁,四剂而定。后又出血过多,昏愦目黑,用十全大补等药而苏。时肌肉溃烂,脓水淋漓,筋挛骨痛,切其脉,浮而涩,沉而弱,皆因气血耗损,不能养筋,筋虚不能束骨,遂用养气血之药,治之而愈。

《张聿青医案·卷八·肝火肝阳》

凌(右)。便血之后,血虚不复,肝阳上僭。眩晕心悸,面浮肢肿,带下连绵,经事涩少。一派内亏见证。拟养肝熄肝,兼摄奇脉。生地、牡蛎、山药、桑螵蛸、潼沙苑、阿胶、于术、茯神、黑豆衣、湖莲肉。

二诊:经来稍畅,胃亦略起。然仍眩晕心悸,面浮肢肿。血虚木旺阳升效方踵进。全当归一钱五分,紫丹参一钱五分,池菊花一钱五分,桑螵蛸三钱,黑豆衣三钱,煅牡蛎三钱,阿胶珠三钱,潼沙苑三钱,湖莲肉三钱。

《张聿青医案·卷九·腰痛》

沈(左)。由胁痛而致吐下皆血,血去之后,络隧空虚,风阳入络,胸膺腰膂两胁皆痛,时或眩晕。脉象虚弦。宜育阴以熄肝,养营以和络。阿胶珠二钱,柏子霜三钱,煅龙齿三钱,甘杞子三钱,细生地四钱,杭白芍一钱五分,白归身二钱,炒萸肉一钱五分,云茯苓三钱,厚杜仲三钱。

《柳选四家医案·评选环溪草堂医案三卷·上卷·内风门》

久患肝风眩运,复感秋风成疟,疟愈之后,周身筋脉跳跃,甚则发厥。此乃血虚不能涵木,筋脉失养,虚风走络,痰涎凝聚所致。拟养血熄风,化痰通络。制首乌、紫石英、白蒺藜、半夏、茯神、羚羊角、石决明、煨天麻、枣仁、洋参、陈皮、竹沥、姜汁。

[诒按]归、芍、似不可少。

《孤鹤医案·眩晕》

心生血,血为离火所化,非温不生,血少则肝失养而胆亦怯,左脉虚弦。营不贯于中也。仍参养营法。怀熟地六钱,杜仲二钱,茯神三钱,丹参二钱,归身二钱,远志一钱,制於术一钱半,桂心三分,枣仁三钱,香附三钱,橘白一钱,龙眼五枚。

11. 治虚劳眩晕

《医学正传·卷之三·虚损》

本邑在城金儒元,国子生也,年五十余,身略瘦,十年前得内伤挟外感证,一医用发表疏利之剂,十数日后,热虽退而虚未复,胸中痞满,气促眩运,召予治。以补中益气汤,间与东垣消痞丸、陈皮枳术丸等药调理而安,但病根未尽除而住药,故眩运或时而举,不甚重来。延至此年,因往杭城跋涉辛苦,而兼色欲之过,还家眩运大作。历数医,皆与防风、羌活、荆芥、南星、半夏、苍术等去风散湿消痰之剂,病愈重,一日十数次厥去,片时夏苏,凡动或转侧,即厥不知人事。举家徨徨叫哭,召予治。诊其六脉皆浮洪而濡。予晓之曰:此气血大虚证,幸脉不数而身无大热,不死。但恐病愈后,而有数年不能下榻行动。病者曰:只要有命,卧亦甘心。与大补气血之药,倍人参、黄芪,或加附子引经,合大剂一日三帖,又煎人参膏及作紫河车丸、补阴丸之类间服,如此调理二月余,服煎药二百余帖,丸药三五料,用人参五六斤,其证渐不厥,饮食如故,但未能行动耳。次年闻王布政汝言往京师,道经兰溪,以舟载去彼,俟候求诊。王公曰:此证阴虚,风痰上壅,因误服参、芪多,故病久不愈。立方以天麻、菊花、荆芥、川芎等清上之药,亦未见效,住药。后越五六年,方得起而步履如初。儒元不思昔日病剧而借参、芪等药之功,遂以王公之语,归咎于予用药之误。噫!彼时若非峻补,何以得一儒元见王公耶。呜呼!此诚得鱼忘筌、得兔忘蹄也,可胜叹哉。

《明医杂著·卷之四·风症》

一男子,元气素弱,或头目眩晕,或肢体倦热,仲夏因劳役,饮食不时,两手麻木,肢体倦怠。余以为暑热伤元气,用人参益气汤而愈。问:自倒仓后,行动颇觉眩晕作痰,每晕必于劳役后方作,又平日大便常不结实,近亦结燥。答:倒仓非正对病症,故诸风病未见退,而痰多、便结、头眩、眼花,皆吐下后元气虚故也。倒仓大肠亡阳,故结燥。黄连苦寒性燥,苦能燥湿,寒能去热。黄连能实大肠,平日大便常不实者,乃肠胃中有湿热,因服黄连,亦见结实。

《续名医类案·卷三·头晕》

冯楚瞻治金绍老夫人，因岁事积劳，忽眩晕不省，妄有见闻，语言杂乱。诊其脉，细数无伦，真阴真阳并亏已极。乘此初起，既可挽回，愈久愈虚，愈虚愈脱矣。用全真一气汤，日进二剂，每剂人参八钱，不十日而全瘳。

钱国宾治陈叔明，幼年多读，抱学贫居，自甘清淡，有品士也。至三旬外，一见日光即觉昏晕，渐至见光昏晕，遂坐于帐，凡有隙处莫敢窥，如是二十年矣，诸药遍尝。亲友怜其品行，时以升斗周之。与诊，乃阳虚阴极之症，须返本还元之药可治也。用首经、人乳、脐带、胎发、秋石，炼蜜丸如芡实大，朱砂为衣，三更时服下一丸，月余更愈。适钱有此丸，因与之也。

朱丹溪治一男子，年七十九岁，头目昏眩而重，手足无力，吐痰口口相续。左手脉散大而缓，右手缓而大，大不及于左，重按皆无力。饮食略减而微渴，大便三四日一行。众人皆与风药，朱曰：服此药至春深必死。此皆大虚症，当以补药大剂服之。众愠而去，乃教用人参、黄芪、当归、白芍、白术、陈皮，浓煎作汤，下连柏丸三十粒。如此者服一年半，而精力如少壮时。连柏丸冬加干姜少许，余三时皆依本法。连、柏皆姜汁炒为细末，又以姜汁煮湖为丸。

[琇按]此症大补而佐以连、柏，妙不可言矣。盖一眼注定肝肾二经，以连清肝火，柏清肾火者也。既虑其寒，重以姜汁制之，可谓尽善。然不若竟用地黄、杞子，如左归加减，尤为善中之善也。

《续名医类案·卷二十·淋浊》

少宰汪涵斋，患头晕白浊，用补中益气汤加茯苓、半夏，愈而复患腰痛。用山药、山萸、五味、萆薢、远志顿愈。又因劳心，盗汗白浊，以归脾汤加五味而愈。后不时眩晕，用八味丸全愈。

《张聿青医案·卷四·虚损》

庄(左)。吐血之后，阴分未复，操劳动作，阳气升腾，头目昏晕，寐中辄轰然而热，有汗出之意。脉形左大。宜育阴熄肝。阿胶珠三钱，生牡蛎五钱，女贞子三钱，茯神三钱，甘菊花一钱五分，生鳖甲五钱，生白芍一钱五分，粉丹皮一钱五分，生地四钱，淮麦三钱。

二诊：头目昏晕稍减，然寐中仍轰热汗出，血吐未复，操劳动阳，阳气不收。再敛阴潜阳。大生地四钱，生牡蛎七钱，黑豆衣三钱，柏子霜三钱，枣仁二钱(炒)，生鳖甲四钱，生白芍三钱，女贞子三钱，茯苓神各三钱，淮小麦五钱，大红枣三枚。

三诊：眩晕稍减，寐中轰热汗出略定。的是吐血之后，阴虚阳气不收。再育阴摄阳。龟板五钱，牡蛎五钱，枣仁三钱，黑豆衣三钱，大红枣三枚，鳖甲四钱，白芍二钱，青蒿三钱，大生地四钱，淮小麦五钱。

四诊：寐得酣沉，轰热汗出已定，眩晕渐轻，胃纳递增。阳气渐得收摄。但虚而不复，非滋养难收全功也。生龟板四钱，杭白芍一钱五，黑豆衣三钱，生牡蛎四钱，川贝二钱，生鳖甲四钱，枣仁二钱(炒)，大生地四钱，白茯苓三钱，海蛤粉三钱，橘红(盐水炒)一钱。

《柳选四家医案·评选环溪草堂医案三卷·上卷·内伤杂病门》

营阴内亏，头眩心嘈，下午微寒内热，能食无力，胃中有热，则消谷，脾虚气弱，则无力也。党参、沙苑、茯苓、川连、枣仁、知母、女贞子、白芍、冬术、麦冬、竹茹。

[诒按]此虚损初萌之候，因脾虚气弱，未便滋补耳。

《竹亭医案·卷之五》

陆吟轩虚羸几危，详论治法奇验。陆吟轩，年逾二旬，庚寅五月，虚羸几危治验。阴亏体质，潮热匝月，头眩眼花，腰疼腿痛，食少肌瘦，舌绛喉疼，兼之咳呛。脉形右虚软，左弦劲，尺濡小。金虚水亏，木旺火升，而心神不静也。心何以不静，相火内动也。固宜养水，亦须保心，而心尤难言之矣。禅机云：赤肉团上有一无位真人，诚哉是言！惟无位乃称真人，设有位则仍为赤肉团矣。于斯而守真，于斯而求治。冀其心肾交而水火济，速退潮热。九真藤三钱(即首乌藤，又名夜交藤)，生鳖甲三钱，青蒿子一钱半，麦冬一钱半(去心)，北沙参三钱，地骨皮二钱，炒黑归身一钱，茯神三钱，水炙甘草六分，金石斛四钱，加藕二两，切片同煎，蔗浆六钱，冲服两帖，潮热退其七八，惟喉疼、头眩、眼花、食少未平耳。

复诊：原方去沙参，加龟板、元参、制西洋参、池菊炭六分，引换南枣两枚，去核。服此五帖，潮热退，食贪，眩晕、咽疼俱平。

复诊：玄武板三钱(炙)，炙鳖甲三钱，西党参三钱，茯苓一钱半，淮山药三钱(炒)，山萸肉一钱半，女贞子三钱，陈皮一钱半，炙甘草八分，煎服数剂，全愈。

《孤鹤医案・眩晕》

头晕自汗，六脉弦软，此阳不恋阴也。法当培补。怀熟地六钱，杞子二钱，茯神三钱，陈皮一钱，牡蛎四钱，制於术一钱半，天麻一钱半，枣仁三钱，五味三分。

12. 治瘀血眩晕

《古今医案按・卷九・女科・惊》

乐元忠妻，产后病惊，身飘飘如在浮云中，举目则旋转，持身不定，四肢酸软。皆以安神补虚治之，前证转甚。载原礼独曰：左脉芤且涩，神色不变，是因惊致心胞络积血耳。乃下血如漆者一斗，遂愈。古人云：大实似羸者此也。

［震按］此证必共认为虚矣，苟不辨其左脉之芤涩，岂能测其心胞之积血耶？人只知惊是病，不知因惊而又致病，则治惊无益也。可举此案以例其余。

《北山医案・卷中・卷下》

一侍女年三十余矣，常患健忘，如怔忡，梦中作惊，大便秘结，血块冲上，头晕目眩，不思饮食，五年余矣。医用归脾、逍遥、八珍等汤，及清心丸、安神散等药不效，求治于予。余制一方，牵牛、大黄、槟榔子、枳壳、桃仁、红花、牛膝、滑石为丸，每旦服三十丸，抑阴汤下，数日眩晕止，大便宽，觉胸中凉快矣。予曰：未也，必须大下血块，又用四物汤服前丸药数百丸。下瘀块黑脓者七日，后用沉香、木香、乌药、香附子、藿香、紫苏、山栀子、陈皮、茯苓、白术、甘草五贴。再加当归、川芎、芍药、黄芩十余贴，诸症如忘，后用加味逍遥散，调理出入，月余全效。

13. 治痰饮眩晕

《临证指南医案・卷一・眩晕》

某酒客中虚，痰晕，二陈加术、白蒺藜、钩藤、天麻。又头额闷胀，痰多作眩，《外台》茯苓饮加羚羊角、桂枝、竹沥、姜汁法丸。

吴(四五)。诊脉芤弱，痰多眩晕，心神过劳，阳升风动，不可过饮助升，治痰须健中，熄风可缓晕。九蒸白术、炒杞子、白蒺藜、茯苓、菊花炭。

《续名医类案・卷十三・痿》

一人体厚，二足行履不便，时作眩晕，以大剂二陈加南星、二术、黄柏、黄芩，入竹沥、姜汁，数剂顿愈。(作痰治)

《续名医类案・卷十六・痰》

洞虚子曰：痰之为病，成偏头风，成雷头风，成太阳头痛，眩晕如坐舟车，精神恍惚。进士张禹功饮食停滞，胸满吐痰。或用药导之，痰涎上涌，眩晕热渴，大便秘结，喜冷饮食，手足发热。谓肾水虚弱，津液难降，败液为痰，用六味丸而愈。

吴淑止室，躯体壮盛，自来有痰，初出口时稀白澄清，唾地良久反极稠腻，过劳即眩晕昏冒，近则两三日一发，始则叫号，既而昏愦，角弓反张，食顷乃苏，四肢厥冷，胸腹满硬，六脉如细而且涩。以为寒痰凝滞中焦，用二陈导痰汤，半夏与四五钱，服后一夜不安，痰壅愈甚，口舌燥渴。因想脉症不同，此当弃脉从症，改用贝母、芩、连、桔梗、花粉、前胡、胆星、栝蒌、竹沥、姜汁煎汤，吞润字丸五分，数服后，胸膈柔软，昏晕已除。大便数日不行，用滚痰丸三钱不应，又以润字丸三四钱催之，始得更衣，症减半。两日后遂晡热，唇红面赤，干唾无痰，胸膈不畅，竟似弱症，乃清晨服丸药，生地、麦冬、银柴胡、黄连、知母、鳖甲、秋石、归、芍、杜仲，食后服煎药，半、贝母、黄连、楂、橘、枳、术、前胡、花粉、白蔻仁。如是出入增损，养血顺气，清火消痰，两月全愈。

《张聿青医案・卷八・眩晕》

某。头目旋晕，经久不愈，投滋纳减，此痰阻中宫。痰能作眩，古人之言，岂欺我哉。温胆汤加蚕砂、蒺藜、僵蚕、天麻、蒌仁、杏仁，另白金丸五分先服。

杨(左)。白瘖已化，热亦渐轻。而四肢欠温，痰多频咳，有时自觉热冲至巅，则头昏眩晕。脉象沉弦。良由痰饮内阻，阳气不克宣通，所谓无痰不作眩也。拟化痰以通阳气。制半夏一钱五分，橘红一钱，炒苏子三钱，白蒺藜三钱(去刺)，僵蚕二钱，白茯苓三钱，制南星四分，川桂枝四分，煨天麻一钱五分，煨姜二片。

二诊：头晕恶寒已退，痰多欲咳。的是痰饮内动，阳气郁阻。再化痰降气。於术二钱，川桂枝三分，补骨脂(盐水炒)一钱，干姜三分，炙草二分，橘红一钱，白茯苓三钱，制半夏一钱五分，五加皮二钱。

三诊：昨吐痰涎甚多，余邪上泛也。今吐痰尚作恶心，胃气已经虚馁，况吐出带黑。拟四逆法。台参须(另煎冲)八分，上广皮一钱，生熟薏仁各二钱，茯苓三钱，制半夏一钱五分，熟附片五分，淡干姜五分，竹茹(姜汁炒)一钱，生熟谷芽各一钱五分。

四诊：投附子四逆，呕吐已止，痰亦渐少，咳嗽较定，而咽中觉燥，舌仍淡白。本质阴亏，未便温燥过节。拟六君以治脾胃为主。台参须八分，制半夏一钱五分，炒於术一钱五分，上广皮一钱，生熟草各一分，竹茹(姜汁炒)一钱，佩兰叶一钱五分，白茯苓三钱，生熟谷芽各一钱五分。

五诊：祛痰补气，咳嗽痰多俱减，咽燥转润。的是寒饮内阻，脾胃气虚。药向效边求。台参须一钱，制半夏一钱五分，炒陈皮一钱，姜汁炒竹茹一钱，炒於术二钱，生熟草各二分，云茯苓三钱，生熟谷芽各一钱，玫瑰花二朵，真武丸三钱(先服)。

六诊：痰多咳逆气喘。脉象沉弦，左部细弱。脾胃肾皆虚，气不收摄。拟摄纳阳气。台参须、补骨脂、厚杜仲、云茯苓、车前子、菟丝子、怀牛膝，《济生》肾气丸。

七诊：温摄脾肾，气喘已平，痰亦渐少。可见脾虚不运则生痰，肾虚不纳则气逆。药既应手，宜再扩充。台参须一钱，炒於术一钱五分，牛膝(盐水炒)三钱，车前子三钱，上广皮一钱，制半夏一钱五分，沙苑(盐水炒)三钱，菟丝子(盐水炒)三钱，茯苓三钱，巴戟肉三钱，杜仲三钱，补骨脂(盐水炒)三钱。

八诊：气喘已平，每至戌后阴分，痰辄上逆。再以温药和之。台参须一钱，茯苓三钱，炒於术二钱，桂枝四分，炙甘草二分，制半夏一钱五分，杜仲三钱，巴戟肉三钱，橘红一钱，菟丝子(盐水炒)三钱，《济生》肾气丸三钱。

丸方：脾虚则生湿，气虚则生痰，痰饮内踞，为喘为咳为眩晕。温脾所以燥湿化痰，而脾土之阳，化生于命火，历投温补脾肾，颇形康胜。此次喘发甚重，守前意进退施治，渐得平定。惟衰年气血皆亏，阴腻之药，必助寒饮，惟血肉有情之品，斯温不涉燥，柔不涉腻。炙上芪四两，煨天麻一两，巴戟肉三两，白茯苓三两，炙甘草八钱，奎党参六两，炒山药三两，广郁金三两，川桂枝八钱，炒於术三两，甘杞子三两，厚杜仲三两，炒萸肉二两，制半夏二两，广橘红一两，泽泻一两五钱，肥玉竹二两，补骨脂(盐水炒)二两，白蒺藜(去刺炒)二两，菟丝子(盐水炒)二两，蜜炙淡干姜六钱，炒霞天曲一两，胡桃肉十二枚(打碎)。上药各炒研为末，用鲜河车一具，漂净酒煮打烂，捣药糊丸，每服三钱。

《张聿青医案·卷十三·阳痿》

潘(左)。前年二次眩晕，几至发厥。兹则腿股作酸，阳道痿顿。脉形濡滑，舌苔白腻。湿酸郁遏，致命火不能用事。欲助命阳，当先去其遏我命阳者。姜半夏、猪赤白苓、广皮、炒枳实、制南星、生熟薏仁、泽泻、炒竹茹。

《柳选四家医案·评选静香楼医案两卷·上卷·内风门》

眩运，呕恶，胸满，小便短而数，口中干，水亏于下，风动于上，饮积于中，病非一端也。羚羊角、细生地、钩勾、天麻、茯苓、广皮、半夏、竹茹。

［诒按］病非一端，方隙打成一片，非熟于制方之义者不能，拟再增生牡蛎。

14. 治痰火眩晕

《孙文垣医案·卷一·三吴治验·沈晴岳先生五更耳鸣》

沈晴岳先生，五更耳鸣，腹不舒畅，稍劳则烘然热，自汗。脉右关滑大有力，左脉和缓。原为当风睡卧而得，素来上焦有痰火，午后过劳或受饿，大作眩晕，冷汗津津，再不敢动，稍动则呕吐，此皆痰火所致，盖无痰不作晕也。先与藿香正气散一帖，以去表里之邪；继与温胆汤加天麻，服后眩晕、呕吐皆止。次日诊之，右关脉仍滑，此中焦食积痰饮胶固已久，卒难动摇，姑以二陈汤加枳实、黄连、滑石、天花粉、天麻、竹茹调理，后以当归龙荟丸加牛胆南星、青礞石，凡数帖痊愈。

《沈氏医案·正文》

士老向有痰火，郁于胃中，上升则眩晕，不得疏泄，则嘈杂似饥。上烁肺金，则痿软乏力。散于四肢，则手足心烦热。脉息沉数带滑，右关尤甚，此系胃中郁痰郁火，所以结成有形之物。理宜豁痰清火理气之药为治。半夏、广皮、天麻、钩藤、枳壳、川连、夏枯草、石羔、麦冬、山栀。

《临证指南医案·卷一·眩晕》

脉左浮弦数，痰多，脘中不爽，烦则火升眩晕，静坐神识稍安，议少阳阳明同治法。(痰火)羚羊角、连翘、香豆豉、广皮、白半夏曲、黑山栀。

某。痰火风在上，舌干头眩。天麻、钩藤、菊花、橘红、半夏曲、茯苓、山栀、花粉。

《续名医类案·卷十六·痰》

陆养愚治孙景阳室，年近五旬，向患痰火，发则头空眩晕，饮食减少，旋发旋愈，盖有年矣。近发转甚，将及月余。诊之，六脉洪滑而数，按之无力，肢冷面赤，肌肉黄瘦，不时眩晕，甚则昏不知人，水谷不进。其似不可攻，然其脉来有神，当弃症凭脉。乃用枳实、栝蒌、胆星、贝母、芩、连、橘红、牙皂，入姜汁、竹沥服之，吐痰数碗，四肢渐温。再用川牛黄五分，配以蜡丸，顿服三丸，徐徐频饮竹沥催之，腹响后服润字丸三钱，便垢秽若干，病顿减。后以清火消痰、健脾养血，调理而安。

《也是山人医案·眩晕》

时(六一)。痰火上实，头晕。桑叶一钱，炒焦半曲一钱五分，钩藤三钱，羚羊角一钱五分，广皮白一钱，白甘菊一钱，明天麻二钱(煨)。

《张聿青医案·卷八·肝风》

王(左)。心胸灼热既退，寐亦稍安，而时仍眩晕。痰热化火，上旋头巅，肺胃交通之路，为痰所阻，阳出而阴不得入，所以动辄气逆也。光杏仁、青盐半夏、蜜炙橘红、白蒺藜、炒川贝、海蛤粉、天麻、薤白头、栝蒌仁、泽泻、云苓。

15. 治痰湿眩晕

《张氏医通·卷三·诸气门上·痞满》

内翰缪钧间尊大人子长老先生，青年罢职，乐志林泉，偶因小愤，遂眩晕痞闷。三月来服豁痰利气药不应，反觉疲倦，饮食日减，下元乏力，至七月下浣，邀石顽诊之。六脉似觉有余，指下略无冲和之气，气口独滞不调，时大时小，两尺俱濡大少力，此素多痰湿，渐渍于水土二经，复加剥削之剂屡犯中气，疲倦少食，迫所必至，法当先调中气，输运水谷之精微，然后徐图温补下元，为疏六君子汤加当归兼调营血，庶无阳无以化之虞。

《古今医案按·卷八·痹》

吴茭山治一男子，瘦弱，因卧卑湿之地，遂头目眩晕，畏见日光，寒热时作，四肢历节疼痛，或作风治，或作虚治，将及半年，俱不效。吴诊脉曰：寸口脉沉而滑，两尺弦，此溢饮湿痰也。当汗吐之，虽虚羸，不当用补药。乃以控涎丹一服，却用曝干棉子一斗燃之，以被围之，勿令气泄，使患人坐，熏良久，倏然吐出黑痰升许，大汗如雨，痛止身轻，病遂愈。

[震按]此系痹痛之由于痰饮者，叶氏医案亦曾用之。

《时病论·卷之六·临证治案》

中湿误作虚风。城东叶某，因公劳役，由远方归，觉眩晕神疲，自以为亏，先服东参、龙眼。即延医治，乃作水不涵木，木动生风论治，服药后忽倒，神识模糊，急求治于丰。诊得脉象沉小而滑，思脉沉肢冷为中气，今肢不冷者非；忽倒神昏似中风，然无口眼㖞斜者又非。推其起病之初，有眩晕神疲等证。其神疲者必因湿困于脾也；眩晕者，无痰不作也。此宿伏之痰，与新侵之湿，相搏上冲所致，斯为中湿证也。即用宣窍导痰法加竹沥、姜汁治之，三剂而神醒矣。后用六君为主，以收全效。

《柳选四家医案·评选爱庐医案·内风门案一条》

眩晕多年，每发于湿蒸之令，今年初夏，潮湿过重，发亦频频，诊脉濡细，舌苔腻白，考古法眩晕一症，概从《内经》诸风掉眩、皆属于肝之论，大旨不外乎风阳上旋，更辨别挟火挟痰以治之。今按脉症，乃湿郁上泛，挟浊痰腻膈所致，因前人未经论及，而临症亦罕见也，拟辛香运中，以化湿化痰主之。制厚朴一钱，煨草果四分，炒苏子一钱五分，旋覆花一钱五分，茅术一钱，制半夏一钱五分，陈皮一钱，白芥子七分，椒目五分，赤苓三钱。

[诒按]所论病机极合，方中尚宜参入清泄肝阳之品，如白芍、蒺藜之类方稳，苏子似不必用。[又按]黄坤载《四圣心源》中，论此等症最详，每以木燥土湿为言，勿谓前人未及也。

再诊：眩晕不复作，舌白依然，脉濡便溏，脘中较爽，信系体肥多湿，嗜酒多湿，卧于地坑之上，亦感湿，好饮冷茶，亦停湿，倘泥于古法，而投滋降，不亦远乎？再拟昨方加减，仍守太阴阳明主治。茅术一钱，煨草果五分，制半夏一钱五分，土炒白术一钱五分，佩兰叶一钱五分，制厚朴一钱，旋覆花一钱五分，藿梗一钱五分，陈皮一钱，通草一钱。

[诒按]眩晕由于湿痰壅遏者，亦所时有，然其中必有木火内郁，为痰浊所蔽，治当于疏化湿痰之中，仍参清泄之品。乃合。

16. 治肝风内动眩晕

《张氏医通·卷六·诸风门·眩晕》

又治松陵贡士吴友良，年逾古稀，头目眩晕。乃弟周维，素擅岐黄，与补中益气数服，始用人参一钱，加至三钱，遂痞满不食，坐不得卧，三昼夜，喃喃不休。仲君孝廉谦六，相延石顽往候，见其面赤，进退不常，左颊聂聂瞤动，诊其六脉皆促，或七八至一歇，或三四至一歇，询其平昔起居，云：是知命之年，便绝欲自保，饮啖自强。此壮火烁阴而兼肝风上扰之兆，与生料六味除去茱萸，易入钩藤，大剂煎服，是夜即得酣寝。其后或加鳖甲，或加龙齿，或加枣仁，有时妄动怒火，达旦不宁，连宵不已，则以秋石汤送灵砂丹，应如桴鼓。盛夏酷暑，则以小剂生脉散代茶，后与六味全料调理，至秋而安。

《扫叶庄医案·卷一·中风》

1）耳鸣眩晕心悸，寐醒汗出，身汗从牙宣失血所致，此皆肝肾致伤，内风勃升也。生干何首乌、冬桑叶、茯神、黑芝麻、天冬肉、甜北沙参，蜜丸，秋石汤送下。

2）肝风头晕。枸杞子、当归身、桑叶、蒺藜、何首乌、甘菊花、炒白芍、块茯苓、天麻。

3）五志中阳气冲搏、心怔悸眩晕，多劳多怒，老人腑液干枯，内风掀越使然。生鸡子黄、柏子仁、生地黄、茯神、清阿胶、天门冬。

4）瘦人禀属阴亏，耳鸣眩晕，是内风阳气之震，磁石制肝阳上吸，质重镇纳归肾，然必少用填补，于甘酸味厚之药，为合法。用之不效，乃补摄力轻所致。熟地黄、天门冬、龟板、紫胡桃肉、山萸肉、磁石、麦冬、五味、阿胶、芡实，各碾末，炼蜜和为丸，每早服六七钱。

5）五旬向衰，水不生木，则内风动越，巅顶眩晕，唇燥，跗无力，小便颇动，议填下元不足之阴。人参、天冬、五味、杞子、茯神、熟地、生地、琐阳、首乌。

6）据说夜坐久劳，胁下气升，耳鸣头晕，目中黑暗无光。此肝风阳气，上蒙清窍，久恐仆厥。地黄汤加、磁石、五味。

《临证指南医案·卷一·眩晕》

张。肝风内沸，劫烁津液，头晕，喉舌干涸。（肝风）大生地、天冬、麦冬、萸肉、阿胶、生白芍。

陈。肝风动逆不熄，头晕。九制首乌四两，甘菊炭一两，杞子二两，桑椹子二两，黑芝麻二两，巨胜子一两半，牛膝一两半，茯神二两，青果汁法丸。

洪（四十）。内风逆，头晕。经霜桑叶一钱，炒黄甘菊花炭一钱，生左牡蛎三钱，黑稆豆皮三钱，徽州黑芝麻二钱，茯神一钱半。

某。两寸脉浮大，气火上升，头眩，甚则欲呕吐。厥阴上干，久则阳明失降，土被木克，脾胃俱伤，先当镇肝阳。制首乌、稆豆皮、炒杞子、柏子仁、紫石英、茯神、天冬、南枣。

某。操持惊恐，相火肝风上窜，目跳头晕，阴弱欲遗，脉左弦劲，右小平。生地、白芍、丹皮、钩藤、天麻、白蒺藜、黄菊花、橘红。

严（四五）。营虚，内风逆，心悸头晕。（营血虚）炒杞子、柏子仁、三角胡麻、川斛、生左牡蛎、冬桑叶。

《张聿青医案·卷八·眩晕》

钱（左）。肾水不足，不能涵养肝木，肝经之气，横扰不平，则腹胀胸闷。在下则为气，上旋则为风，风阳上旋，则为眩晕。今大势虽定，而根柢不除，牙龈胀痛，亦属风阳阻于胃络也。脉象细弦。宜为柔养。川石斛四钱，大麦冬三钱，生牡蛎六钱，生白芍二钱，白蒺藜三钱，小黑豆衣三钱，酒炒女贞子三钱，阿胶珠一钱五分，干橘叶一钱。

《也是山人医案·眩晕》

冯（六三）。肝风内动，眩晕。制首乌四钱，黄甘菊一钱，白蒺藜一钱五分，稆豆皮三钱，杞子二钱，云茯神二钱，霜桑叶一钱。

《环溪草堂医案·卷二·肝气肝风肝火》

章。《经》曰：上虚则眩。丹溪云：无痰不作眩。《病机论》曰："诸风掉眩，皆属于肝。"是眩晕不出虚、风与痰三者为患。健忘筋惕，虚与肝之病也。吐痰干腻，津液所化也。从三者治之，虽不中，不远矣。生洋参、天麻、天竺黄、川贝、茯神、牡蛎、制南星、石决明、甘菊花、牛膝、女贞子、嫩钩钩。

复诊：眩晕虚风兼夹痰，前方布置已成斑。病来心悸宗筋缩，养血清肝理必参。生洋参、天竺黄、天麻、川贝、嫩钩钩、羚羊角、石决明、菖蒲、茯神，大补阴丸。

《孤鹤医案·眩晕》

肝阴内亏，虚风上扰，时发胸膈不舒，脉见虚弦。内风之动必因外风。此症难许脱根，平日当以养营为主。生地四钱，菊花一钱，羌活一钱半，茯苓三钱，阿胶二钱，当归二钱，枣仁三钱，蒺藜三钱，新会一钱，胡桃二钱。

17. 治肝阳上亢眩晕

《张聿青医案·卷八·肝火肝阳》

程（右）。肝阳上升不熄，眩晕目昏，四肢作酸。脉弦而滑。此肝风与湿相合，风主动摇，所以身如舟行也。於术炭、茯苓、桂枝、炙甘草、煨天麻、蜜炙干姜、泽泻，二妙丸。

二诊：足膝软弱稍退，而寐不能酣，合眼则光明异景叠呈。此阳气乘于阴位。前法再进一层。朱茯神三钱，白蒺藜三钱，菊花一钱五分，秦艽一钱五分，川桂枝四分，煨天麻一钱五分，制半夏一钱五分，焦秫米二钱（包），二妙丸二钱。

严（左）。体丰湿痰素盛，熬夜劳神。阳不收藏，致肝阳挟痰上升。头昏眩晕，恶心欲呕，胸闷不舒。脉象糊滑，关部带弦，舌苔浊腻。痰火交炽。恐风旋不熄，而致发痉。制半夏三钱，枳实一钱，煨天麻一钱五分，白茯苓三钱，制南星七分，橘皮一钱，炒竹茹一钱，白蒺藜三钱，白僵蚕一钱五分，白金丸一钱（开水送下）。

二诊：化痰熄肝，眩晕恶心已定，热亦退楚。前法入出，以清邪薮。制半夏二钱，茯苓三钱，煨天麻一钱五分，牛膝三钱，白蒺藜三钱，陈胆星五分，上广皮一钱，炒竹茹一钱五分，蛤壳五钱，大地栗三枚。

陈（右）。营血不足，肝气有余。中气痞阻，眩晕耳鸣，心悸少寐。宜养血熄肝。制香附、金铃子、白归身、杭白芍、清阿胶、炒枣仁、朱茯神、煅决明、白蒺藜、煨天麻、甘菊花。

二诊：向有肝厥，肝气化火，劫烁阴津，致营液不能营养。遍身筋骨作痛，眩晕心悸耳鸣，颧红火升，热熏胸中，胸次窒闷，肾水不能上潮于心，时常倦睡。脉细弦尺涩。宜滋肾之液，以熄风木。阿胶珠、生地、天冬、黑豆衣、元参、白芍、女贞子、朱茯神、生牡蛎、白归身、淮小麦。

三诊："生气通天论"曰：阳气者精则养神，柔则养筋。又曰：阳气者烦劳则张，精绝，辟积于夏，使人煎厥。《内经》极言阳火内燃，气血煎熬，阴不含抱，阳火独炎，一时阴阳几离，遂为煎厥，经义如此。原属大概。今诊脉象细弦，左尺小涩，右尺不藏。病起于数年前，屡屡发厥，旋即经事迟行，甚至一年之中仅来两次，其阳气之吸灼，阴液之消耗，略见一斑。兹则肩背腰膂股腨皆痛，火时上升，心悸耳鸣头晕。据述操持烦劳，甚于平人。显由烦劳激动阳气，壮火食气，遂致阳明络空，风阳乘虚入络，营血不能荣养筋络，是失其柔则养筋之常也。心为阳，心之神为阳中之阳，然神机转运，则神气灵明，神机不运，则神气蒙昧，所以离必中虚，其足以转运阳神者，阴津而已矣。今风阳亢盛，阴津日亏，虽有阳神，而机枢不运，所以迷沉善寐，是失其精则养神之常也。舌苔或黄或白，或厚腻异常，有似阴虚之中，复夹湿邪为患。殊不知人必有胃，胃必有浊，浊随虚火升浮，舌苔自然变异，从可知浊乃假浊，虚乃真虚也。治之之法，惟有甘以益胃，滋肾祛热，以熄风木。然必安静勿劳，方能奏功，不可不知。大生地六两，白归身（酒炒）二两，木瓜皮（炒）一两五钱，杭白芍（酒炒）二两，大熟地四两，黑元参三两，朱茯神三两，黑豆衣三两，肥玉竹三两，大天冬三两，金石斛（劈开）四两，潼沙苑（秋石水炒）二两，女贞子（酒蒸）三两，大麦冬三两，西洋参三两，野於术（人乳拌蒸）一两，甘杞子（秋石水炒）三两，柏子仁（去油）三两，厚杜仲（秋石水炒）三两，小兼条参（秋石水拌，另煎冲入）八钱，生熟甘草各七钱，粉丹皮二两，生牡蛎八两，陈阿胶（溶化冲，）四两，龟板胶（溶化冲）四两。上药煎三次，去渣，再煎极浓，以溶化二胶兼条参汤冲入收膏，每晨服七八钱，渐加至一两余，开水冲化。

吴（右）。血虚木旺，肝阳上升。头胀眩晕，发则嘈杂易饥，心神扰乱。脉濡细，关弦尺涩。养肝以和阳气。阿胶二钱，酒炒白芍二钱，黑豆衣三钱，牛膝（盐水炒）三钱，池菊一钱五分，酒炒归身三钱，炙黑草五分，杜仲（盐水炒）三钱，茯神三钱，炒枣仁二钱，淮小麦五钱，大南枣三钱。

《张聿青医案·卷八·肝风》

严（右）。腹时疞痛，眩晕头昏，心中跳荡，带下舌光，脉象虚弦。此液虚不能涵养，致阳气升腾不熄。拟平肝而熄风木。杭白芍一钱五分（酒炒），醋炒香附二钱，煅磁石三钱，阿胶珠三钱，川楝子一钱五分，炒川雅连三分，石决明四钱，朱茯苓三钱，潼白蒺藜（盐水炒）各一钱五分。

二诊：腹痛已止，眩晕亦减。然心中时仍跳荡荡，则神觉昏糊。还是肝阳撼扰。再宁神和阳养肝。阿胶珠二钱，杭白芍一钱五分，茯神三钱，煅龙骨三钱，大生地四钱，炒枣仁二钱（研），生牡蛎五钱，块辰砂三钱，钩钩（后入）三钱，金器一件（悬煎）。

《张聿青医案·卷八·眩晕》

金（右）。眩晕呕吐，舌本牵强，脉滑苔腻，火升右太阳作痛。肝阳挟痰上升，宜化痰熄肝。桑叶一钱五分，山栀三钱，僵蚕二钱，茯苓三钱，制半夏一钱二分，丹皮一钱，蔓荆子一钱，橘红一钱，竹茹一钱，白金丸五分（分二次，先服）。

《孤鹤医案·眩晕》

阴亏阳亢，头晕耳鸣。厚生地五钱，丹皮二钱，甘菊花一钱半，钩钩一钱半，桑叶一钱半，石决明四钱，白芍一钱半，黑穞豆二钱，茯神三钱。

18. 治肝风夹痰眩晕

《临证指南医案·卷一·眩晕》

江（五十）。脉弦动，眩晕痰多，胸痹窒塞。此清阳少旋，内风日沸，当春地气上升，最虑风痱。（内风挟痰）明天麻、白蒺藜、桂枝、木半夏、橘红、茯苓、苡仁、炙草。

周。内风挟痰眩晕，吐出清水。半夏、茯苓、广皮、天麻、钩藤、菊花。

《孤鹤医案·眩晕》

头晕脉滑，内风挟痰也。肝胃同治。羚羊角一钱半，天麻一钱半，钩钩四钱，川贝二钱，石决明四钱，橘红一钱，杏仁三钱，麦冬二钱。

19. 治肝火夹痰眩晕

《孤鹤医案·眩晕》

1）头晕耳鸣，六脉弦滑，乃肝火挟湿兼痰为患。先清后补。制首乌三钱，半夏一钱半，白蒺藜一钱半，黑山栀一钱半，石决明四钱，橘红一钱，甘菊一钱，茯苓三钱，冬桑叶一钱半。

2）肝火挟痰，头晕呕恶，上盛下虚，惟恐跌仆。羚羊角一钱半，陈皮一钱半，白蒺藜一钱半，山栀一钱半，怀膝炭一钱半，石决明四钱，半夏一钱半，明天麻一钱半，茯苓三钱。

20. 治脾虚眩晕

《医宗必读·卷之六·虚痨·医案》

汪望洋之孙，年方舞象，发热咳嗽，羸弱头眩，二冬、二母、知、柏、芩、连，不啻百剂，病势转增，余诊其脉，右脉虚软，乃知脾肺气虚，火不生土之候也。遂用补中益气加五味子、苡仁、姜、桂至三钱，十剂而减，两月乃安。春初又发，令其服补中丸一年，诸证永不再作矣。

《张氏医通·卷九·杂门·过饥胃竭》

飞畴治一妇，呕恶胸满身热，六脉弦数无力，形色倦怠，渴不甚饮。云：自游虎邱晕船吐后，汗出发热头痛，服发散四剂，头痛虽缓，但胀晕不禁，复用消导三四剂，胸膈愈膨，闻谷气则呕眩。因热不退，医禁粥食已半月，惟日饮清茶三四瓯，今周身骨肉楚痛，转侧眩晕呕哕。予曰：当风呕汗，外感有之，已经发散矣，吐则饮食已去，胃气从逆，消克则更伤脾气，脾虚故胀甚，今无外感可散，无饮食可消，脾绝谷气则呕，土受水克则晕，即使用药，亦无胃气行其药力，惟与米饮，继进稀糜，使脾胃有主，更议补益可也，因确守予言，竟不药而愈。

《续名医类案·卷三·头晕》

昌平守王天成，头晕恶寒，形体倦怠，得食稍愈，劳而益甚，寸关脉浮。此脾肺虚弱，用补中益气加蔓荆子而愈。后因劳役，发热恶寒，谵言不寐，得食稍安，用补中益气而痊。

薛立斋治一妇人，头晕吐痰，用化痰理气药，肢体酸麻，服祛风化痰药，肢体常麻，手足或冷或热。此脾土虚而不能生肺金，用补中益气加茯苓、半夏、炮姜，二十余剂而愈。后因怒吐痰，自服清气化痰丸，饮食不进，吐痰甚多，胸胁胀满，教用六君子倍加参、术，少加木香，数剂而愈。

《张聿青医案·卷八·肝火肝阳》

周（右）。便泄虽止，腹仍攻鸣，眩晕气逆，冲阳上升，脾土失和。宜育阴以制阳气上逆之威，抑木即所以安脾也。阿胶珠二钱，土炒白芍一钱五分，白蒺藜三钱，池菊花一钱五分，炙黑草五分，炒木瓜皮一钱五分，黑豆衣三钱，海蛤粉三钱，茯苓三钱，盐水炒竹茹一钱。

21. 治肝郁脾虚眩晕

《孙文垣医案·卷四·新都治验》

程湘孺人鼻衄后眩晕嘈杂，呕吐清水。程湘孺人孙氏，鼻衄后眩晕，嘈杂，呕吐清水，夜卧不安，腹中饥而食不下膈，由脾虚肝胆有郁火也。以人参、黄连、白术、扁豆、甘草、陈皮、半夏、竹茹、茯苓、石膏水煎，调养而平。

《张聿青医案·卷八·眩晕》

叶（右）。但寒不热，渐致腹满作痛，头昏目眩，饮食少思。脉弱而弦。气滞于下，阳升于上。

宜调气熄肝。醋炒香附二钱，当归二钱，金铃子一钱五分，白蒺藜三钱，酒炒白芍一钱五分，钩钩三钱，半夏曲一钱五分，干橘叶一钱，甘菊花一钱五分，佛手花七分，生熟谷芽各一钱。

二诊：眩昏少减，食入仍满。再和协肝脾。制香附二钱，广陈皮二钱，朱茯神三钱，冬白芍一钱五分，缩砂仁五分（后入），炒枳壳一钱，炒枣仁三钱（研），香橼皮一钱，金铃子一钱五分，沉香曲二钱（炒），焦麦芽二钱。

《柳选四家医案·评选静香楼医案两卷·上卷·内风门》

1）木旺乘土，土气不宣，痰涎郁聚，传走经络，故头旋脚弱，有似虚象，实则未可徒补也。首乌、橘红、茯苓、薏仁、木瓜、钩藤、刺蒺藜、半夏、炙草。［诒按］首乌似嫌其涩，不如用生於术为妥，拟再加牛膝、竹沥姜汁。

2）脾失运而痰生，肝不柔而风动，眩运食少，所由来也。白术、天麻、首乌、广皮、半夏、羚羊角、茯苓、钩勾。［诒按］案语简炼，方亦纯净。

《孤鹤医案·眩晕》

土不培木，肝风易动，气滞则厥，时或眩晕，脉来濡细，左部见弦。平时当滋补肝肾之阴。人参一钱，杞子二钱，甘菊一钱，归身二钱，茯神三钱，决明四钱，牛膝一钱半，熟地六钱，香附三钱，远志一钱，橘红一钱，枣仁三钱，阿胶二钱，胡桃二钱。

22. 治肝脾两虚眩晕

《孤鹤医案·眩晕》

肝脾二虚，气弱则顽痰不化，虚风妄动，眩晕发厥，随时发作，脉濡涩，中无实火。培土为主，参用开泄。党参二钱，半夏一钱半，蒺藜三钱，枳壳一钱半，天麻一钱半，白芍一钱半，新会一钱，羌活一钱半，山栀一钱半，当归二钱，生姜汁。

23. 治上实下虚眩晕

《临证指南医案·眩晕》

王（六三）。辛甘寒，眩晕已缓，此络脉中热，阳气变现，内风上冒。是根本虚在下，热化内风在上，上实下虚，先清标恙。（络热）羚羊角、元参心、鲜生地、连翘心、郁金、石菖蒲。又照前方去菖蒲、郁金加川贝花粉。

某（二四）。晕厥，烦劳即发，此水亏不能涵木，厥阳化风鼓动，烦劳阳升，病斯发矣。据述幼年即然，药饵恐难杜绝。（阴虚阳升）熟地四两，龟板三两，牡蛎三两，天冬一两半，萸肉二两，五味一两，茯神二两，牛膝一两半，远志七钱，灵磁石一两。

田（二七）。烦劳，阳气大动，变化内风，直冒清空，遂为眩晕。能食肤充，病不在乎中上，以介类沉潜真阳，咸酸之味为宜。淡菜胶、龟板胶、阿胶、熟地、萸肉、茯苓、川斛、建莲、山药，浆丸。

李（七三）。高年颇得纳谷安寝，春夏以来，头晕，跗肿，不能健步。此上实下虚，肾气衰，不主摄纳，肝风动，清窍渐蒙。大凡肾宜温，肝宜凉，温纳佐凉，乃复方之剂。（下虚）附都气加车前、淡天冬、建莲丸。

《扫叶庄医案·卷四·遗精淋浊尿血》

五液下泄，阳气上越壮盛，眩晕头重，痿弱不耐步趋，正《内经》谓下虚上实，为厥巅疾也。填精益肾，未常不是。但医药未分动静，气味未专耳。法当潜其阳，益其阴，质重味厚，滑涩导引，确守勿懈，可冀其固。鲜鹿尾一具（切片，隔纸烘脆），牛骨髓、羊骨髓（俱隔水熬去滓）、猪脊髓（去膜蒸）、生白龙骨、生白左牡蛎、元武版、生鳖甲、五味子、茯苓、山茱萸、湘莲、山药、芡实、方解青盐，以髓丸饥时服。前用潜阳填精方，眩厥不至，而吸短遗精弱如昔，形精血未能生旺。今当长夏气泄，易触秽热，最宜林泉寂静，秋分后稍可应接。前方去龟鳖加人参、咸秋石。

《张聿青医案·卷七·痰湿痰气》

徐（右），阴分不足于下，虚火浮越于上，单声呛咳，痰带青绿。宜育阴以制伏阳气，阳气平则眩晕自定也。细生地四钱，粉丹皮二钱，川贝母二钱，黑豆衣三钱，白蒺藜三钱，淡天冬三钱，海蛤粉三钱，池菊花一钱五分，陈关蛰六钱。

《张聿青医案·卷八·肝火肝阳》

杨（左）。阴分久虚，下虚上实，风阳上逆，腹中极热，眩晕火升，精水不固。脉象细弦，尺部带涩。水亏木旺，宜介类潜伏阳气。元武板一两（先煎），生牡蛎六钱，阿胶珠三钱，生甘草五分，大生地四钱，生白芍三钱，黑元参三钱，大淡菜二只。

二诊：阳升不寐，风阳鼓动则心悸。火之不降，由于水之不升，水之不升，由于水之不足。生鳖甲五钱，生龟板一两，生山药三钱，块辰砂三钱，茯苓三钱，生牡蛎七钱，生白芍三钱，粉丹皮三钱，大淡菜二只，金器一件。

《张聿青医案·卷八·眩晕》

右。调气熄肝，眩晕不定。左脉弦大，尺部空虚。下虚上实。拟介类潜阳，为进一层治。生龟板七钱，煅磁石三钱，杭白芍一钱五分（酒炒），阿胶珠二钱，生牡蛎五钱，朱茯神三钱，池菊花一钱五分，黑豆衣三钱，钩钩三钱，淮小麦五钱。

《张聿青医案·卷十五·耳鸣》

右。眩晕递减，而步履有时猗。斜上实下虚。再凉肝熄风。黑山栀三钱，滁菊花二钱，炒牛膝三钱，石决明八钱，野黑豆三钱，朱茯神三钱，煅龙齿三钱，粉丹皮二钱，净双钩四钱，甘杞子三钱，酒炒女贞子三钱。

《也是山人医案·眩晕》

倪（四六）。烦劳则阳气张大，脉来寸急尺缓，为呕逆眩晕。是厥阳变化，内风鼓动，而后上凭诸窍，病不在乎中上。《经》云：上实下虚，为厥巅疾。信斯言也。熟地四钱，杞子二钱，白蒺藜一钱五分，清阿胶二钱，菊花炭一钱，云茯神二钱，稆豆皮三钱。

24. 治肾虚气逆眩晕

《正体类要·上卷·扑伤之症治验·肾虚气逆》

一患者，杖疮愈后，失于调理，头目不清，服祛风化痰等药，反眩晕；服牛黄清心丸，又肚腹疼痛，杖痕肿痒，发热作渴，饮食不思，痰气上升，以为杖疮余毒复作。诊左尺脉洪大，按之如无。余曰：此肾经不足，不能摄气归源。遂用人参、黄芪、茯苓、陈皮、当归、川芎、熟地、山药、山茱萸、五味、麦门、炙草，服之而寻愈。后因劳，热渴头痛，倦怠少食，用补中益气汤加麦门、五味而痊。

《孙文垣医案·卷三·新都治验》

程妪年八旬，头晕脚软，大便溏泄，小水淋沥。程宅一老妪，年八十余，常头晕脚软，撑载上身不起，行须人扶，否则眩晕，跌仆，大便溏泄，小水淋沥，此下元虚惫所至，以人参、黄芪、白术、薏苡仁各二钱，山茱萸、杜仲、茯苓各一钱，陈皮、山药、粉草各八分，八帖而愈。

《续名医类案·卷三·头晕》

陶天爵，妾媵素多，时患头晕疼甚，劳则肢体痿软，筋骨作痛，殊类风症。以为肾虚，不能纳气归源，用加减八味丸而痊。后因房劳气恼，头晕项强，耳下作痛。此肝火之症，仍用前药滋肾水，生肝血，制风火而愈。

立斋云：上舍顾桐石，会饮周上舍第。问余曰：向孟有涯、陈东谷，俱为无嗣纳宠，已而得疾，皆头晕吐痰，并用苏合香丸，惟孟得生，何也？曰：二症因肾虚，不能纳气，而为头晕，不能制水而为痰涎，陈专服攻痰行气，孟专服益火补气故耳。后余他往，桐石房劳过度，亦患前症，或用清气化痰愈甚，顾曰：我病是肾虚，不能纳气归源。治者不悟而殁，惜哉！

《张聿青医案·卷十三·遗精》

左。不时遗泄，眩晕，耳鸣，腹痛。肾虚则木旺，木旺则气滞，气滞则风生。其病虽殊其源则一。制香附、新会皮、煅牡蛎、砂仁末、金色莲须、白蒺藜、煅龙骨、炒山药、稆豆衣、大淡菜。

《张聿青医案·卷十五·耳鸣》

沈（左）。下则遗精，上则眩晕，甚致呕吐欲仆，耳鸣失聪。脉弦尺虚。此肾本空虚，木失涵养，致阳气化风，尽从上越。拟滋水潜阳法。炙龟板六钱，大生地四钱，酒炒杭白芍一钱五分，滁菊花二钱，生牡蛎六钱，黑豆衣三钱，粉丹皮二钱，盐水炒潼沙苑三钱，磁朱丸二钱（先服）。

二诊：遗精眩晕，耳鸣渐聋，右目翳障。脉弦尺涩且数。阴虚火盛。拟滋水清肝。生龟板四钱（先煎），羚羊片一钱五分，石决明六钱，甘菊花二钱，大生地三钱，野黑豆三钱，黑山栀三钱，粉丹皮二钱，蛇蜕七分，白金丸五分（药后服）。

三诊：左耳稍聪，右耳仍闭，头胀眩晕，目翳障不化。水亏木旺。前法出入。炙熟地四钱，粉丹皮二钱，建泽泻一钱五分，酒蒸青葙子三钱，野黑豆三钱，密蒙花二钱，炒萸肉一钱五分，山药三钱，蛇蜕七分，石决明五钱。

四诊：耳鸣窍闭，头胀眩晕，滋肾养肝。脉弦且带滑数。稠痰灰黑，目翳障不化。肾水不足，木火上腾，炼液成痰，痰随火生，清空之地，遂为痰火所占。急则治标，缓则治本，经训如此。黑山栀三钱，桑叶一钱五分，川雅连三分，广橘红一钱，粉丹皮二钱，淡黄芩一钱五分，制半夏二钱，陈胆星一钱二分，晚蚕砂四钱，煨明天麻一钱五分，白蒺藜（去刺炒）三钱，竹沥一两（滴入姜汁少许）。

五诊：清火豁痰，脉弦滑转为细弱，浊火已退三舍。而眩晕呕吐，咽燥口干。《经》谓头痛巅疾，下虚上实。再填实其下，以治其本。炙龟板一两，生牡蛎八钱，黑豆衣三钱，酒炒杭白芍一钱五分，大熟地五钱，粉丹皮二钱，甘杞子三钱，白茯苓三钱，磁朱丸（包入煎）三钱。

六诊：目障翳稍退，光明较开，耳鸣略定。然眩晕仍然不止。阴腻之药，并不碍胃，其下虚可以概见。效方扩充之。炙龟板一两二钱，甘杞子三钱，杭白芍三钱，酒蒸女贞子三钱，大熟地五钱，肥玉竹三钱，生牡蛎八钱，元参三钱，黑豆衣三钱，磁朱丸三钱，炒萸肉二钱，陈关蛰一两（煎汤代水）。

七诊：滋水填阴，眩晕大退，耳鸣亦减。药既应手，再为扩充。炙龟板一两，炙熟地五钱，生牡蛎五钱，炙鳖甲六钱，甘杞子三钱，炒萸肉一钱五分，盐水炒潼沙苑三钱，酒炒杭白芍一钱五分，酒炒青葙子三钱，密蒙花二钱，元参三钱。

《丁甘仁医案·卷四·咳嗽案》

倪左。眩晕有年，夜则盗汗，咳嗽气短，行走喘促更甚，脉左弦细右虚数，此虚阳上冒，肝肾根蒂不固，冲脉震动，则诸脉俱逆，盖由下焦阴不上承，故致咳嗽，究非肝经自病也。阅前方叠进三子养亲等剂，皆泄气伤阴之药，施于阴阳两损之质，非徒无益，而又害之。大熟地四钱，炙白苏子三钱，茯神三钱，山药三钱，五味子四分，川贝二钱，甜光杏三钱，左牡蛎四钱，冬虫夏草二钱，青铅一两。

25. 治胆胃不和眩晕

《张聿青医案·卷一·中风》

某。眩晕耳鸣，四肢麻木。脉形弦滑。此胃有湿痰，胆木不降，有类中之虞。制半夏、枳实、天麻、竹茹、秦艽、净双钩、陈胆星、石决明、广橘红、山栀，磁朱丸一钱五分。

《张聿青医案·卷四·内伤劳倦》

陈（左）。中虚夹痰，胆胃失降，甲木升浮，头胀眩晕，有时火升，身体似觉升浮，四肢作麻。脉形濡滑。虚里跳动，宜化痰而扶持中气。人参须（另煎冲）七分，陈胆星五分，煨天麻一钱五分，制半夏一钱五分，茯苓三钱，炙绵芪二钱，生薏仁四钱，川萆薢一钱五分，海蛤粉三钱，大淡菜二只，白金丸四分（先服）。

《张聿青医案·卷十四·不寐》

廉（右）。胆胃不降，水火不能交合。不寐眩晕，足膝软弱。下虚上实，图治不易。人参须、广皮、茯苓神、炒牛膝、煅龙齿、炒竹茹、制半夏、枳实、煨天麻、金毛脊、夜交藤、杜仲。

26. 治产后眩晕

《济阴纲目·卷之十三·产后门下·发热》

一妇产后时发昏瞀，身热汗多，眩晕口渴，或时头痛恶心，医用四物凉血之剂，病不减，又用小柴胡，病益甚。石山至，诊得脉浮洪搏指，汪曰：产后而得是脉，又且汗多，而脉不为汗衰，法在不治，所幸者不喘不泄耳，其脉如是，盖凉药所激也。用人参三钱，黄芪二钱，甘草、当归各六分，白术、门冬各一钱，干姜、陈皮、芩各五分，煎服五剂，脉敛，病渐安。（以此脉认到凉药所致，而致以阴盛格阳也，以搏指之脉，用参芪姜术，必其脉坚强搏手，而无阳以和之也，甚有用附子者，不可不知）

《张氏医通·卷六·痿痹门·麻木》

石顽治洋客巴慈明妇，产后眩晕心悸，神魂离散，若失脏腑之状，开眼则遍体麻木，如在云雾之中，必紧闭其目，似觉稍可，昼日烦躁，夜则安静。专事女科者，用四物等血药，则呕逆不食。更一医用姜、附等热药，则躁扰不宁，其脉虚大而数，按之则散，举之应指，此心火浮散之象，因艰产受惊，痰饮乘虚袭入心包络中，留伏膈上，有入无出，所以绵延不已。盖目开则诸窍皆开，痰火堵塞心窍，所以神识无主；目闭则诸窍俱闭，痰火潜伏不行，故得稍安，与东垣所言，合眼则阳气不行之麻木迥殊。况昼甚夜轻，明是上焦阳位之病，与理痰清火之剂，诸证渐宁，然或因惊恚，或因饮食，不时举发，此伏匿膈上之痰，无从搜涤也，乘发时，用独参汤下紫雪开通膈膜，仍与前药，调补半载而康。

《素圃医案·卷四·胎产治效》

马彬五别驾，未出仕之十年前，尊阃大产，去血过多，昏晕大虚。前医重用人参芪术，已虚回血止，饮食如常，惟昼夜卧于床，不能坐起，坐则头眩耳鸣，必睡下乃可。如此已七十日，日服人参四五钱不效，招予治之。诊脉惟细迟无力，而饮食不减平时，肌肤声音，似无病者。此产后不慎起居，肝肾气虚，肝虚不摄气，故眩晕也。仲景谓之褥劳，久则成痿，用仲景之羊肉汤治之。用精羊肉二两，煮熟去肉，再以黄芪五钱，当归五钱，人参一钱，入汤煎熟，日服二剂。十日后即能起坐，二十日即可步履，回季宅母家调治而痊。

《临证指南医案·卷九·产后》

杨（三一）。自幼作劳，即患头眩，加之刮痧，一月之内，必发数次。前岁产后，体甚不健，右耳日夜响鸣，鸣即头眩，神色衰夺，唇黄舌白，带下手冷脚肿，脉右大是阳明空，气泄不固，暖下温中主之。（胃虚下焦虚寒）人参二两，桑螵蛸三两（制），鹿角霜一两半，淡苁蓉一两半，炒杞子二两，柏子霜一两半，茯苓一两半，紫石英一两半（醋煅飞），白龙骨一两半，红枣四两，蕲艾五钱，水煮捣丸，服四钱。

《续名医类案・卷二十四・胎动》

薛立斋治一妇人，胎下坠，或动，身体倦，饮食少思，此脾气虚弱。用补中益气汤，倍白术加苏梗，三十余剂而安。产后眩晕，胸满咳嗽，用四物加茯苓、半夏、桔梗而愈。

张飞畴曰：古人用条芩安胎，惟形瘦血热，荣行过疾，胎常上逼者相宜。若形盛气衰，胎常下坠，非人参举之不安；形实气盛，胎常不运者，非香、砂耗之不安；血虚火旺，腹常急痛者，非归、芍养之不安；体肥痰盛，呕逆眩运者，非二陈豁之不安。此皆治母气之偏盛也。若有外邪，仍宜表散伏邪。时气尤宜急下，惟忌芒硝，切不可犯。

《续名医类案・卷二十五・产后・虚损》

裴兆期治一妇，产后发热不止，汗多语错，六脉洪大而虚，六昼夜不合眼，一合眼则飘飘如入云中，投以参、芪、归、术、丹皮、童便及炒黑干姜之类不验，反增头眩耳鸣，恶心嘈杂，欲呕不呕。裴翻然曰：此非气血大亏，乃痰涎壅盛也。更方用半夏三钱，天麻二钱，茯苓、橘红、白蔻仁、厚朴、黄连、枳实各一钱，竹茹三钱，铁锈水煎服，二剂气爽神清，身凉脉静。继以人参大补丸，日进二服，以培胃中元气，月余全愈。

《得心集医案・卷一・中风门・肝风眩晕》

姜吉甫翁令正，据述今春分娩，得子甚小，患胎风症，不育。今秋燥气异常，患咳者比比，及大雪，正值肾阴当权，得咳嗽气促畏寒之恙，每临夜，两颧赤如火烙。认为寒邪外束，与以疏散之药，数日未效，然亦不介意。偶于五鼓时，忽然眩晕，四肢如麻，倏时冰冷，人事默默，胸紧气促，喉内痰鸣，逾时方醒，醒而复发。医者认为虚寒痰厥，进附杞陈半之剂未中。余见其形体清瘦，脉来弦数劲指，问知数日不寐，寐则口中乱语，且睡中每多惊怖，如坠于地，唇舌二便如常。因谓曰：尊阃之体，肝火太旺，以致血燥，无以荫胞，所以胎小而多风。即今之病，亦属肝风之症。夫人之一身，心高肾下，水火固不相射，然须相济。《经》曰：君火之下，阴精乘之。今元阴浇薄，何供所乘？所以火愈炎，木愈燥，风愈张，风火相煽，心主撩乱，而人事眩晕矣。治法发散攻下温补诸方，皆不相宜，发散而火愈升，攻下而阴愈亡，温补而阳愈亢，即补水之剂，亦后来调养之法，施于此际，殊属迂远。大约木喜调达，风宜静镇，火宜滋润，遂其生发之性，不令抑郁枯槁，使守其常而不变。吉翁闻余议，颇不以为非，促令疏方，连进数剂而愈。附方：当归、白芍、丹参、丹皮、桑叶、川贝、柴胡、薄荷、枣仁、黑麻、洋参、麦冬、天冬、甘草，金银煎汤。

越旬日，人事清健，诸病顿除，更委善后之法。余诊毕论云：尊阃玉体清瘦，脉来尺涩关弦。夫涩者，血虚也。弦者，肝燥也。至于形质，在五行之中，禀木火而生者，其为人也性急，主正直，主多惊，主多怒，主善忧，主善敏，种种不一。大抵木有凋谢之日，又有生发之期，火有遏止之时，又有炎威之候，而火生乎木，木又畏火，前此之眩冒，肝风张也。吾不用驱风之药，但取养肝润燥之品，既已呈效，今嘱善后，所云补水之剂，可参用矣。诚能怡情善养，药饵平调，滋润苞根，不使枯槁作燃，即保无虞。管见酌方，后如叶梦，即当赐音召诊。附方：地黄、人参、麦冬、茯神、当归、生芍、枸杞、萎蕤、阿胶。

《张聿青医案・卷十七・产后》

韦（右）。小产之后，气血两亏，胃呆少纳，头痛眩晕，心悸，腰酸带下。拟补气和营熄肝。奎党参三钱，炒木瓜皮一钱五分，杭白芍（酒炒）一钱五分，厚杜仲三钱，炙甘草三分，酒炒当归二钱，茯苓神各二钱，生熟谷芽各二钱，黑豆衣三钱，玫瑰花二朵。

二诊：甘以益胃，酸以制木，胃纳稍起，心悸眩晕亦减，然带下不止。前法再参固摄。奎党参三钱，生山药三钱，黑豆衣三钱，炙黑草三分，厚杜仲三钱，炒木瓜皮一钱五分，煅牡蛎五钱，潼沙苑（盐水炒）三钱，池菊一钱五分，茯神三钱。

三诊：心悸已定，胃纳不馨，带下眩晕。再和中健脾，以退为进。制半夏一钱五分，范志曲（炒）一钱五分，陈皮一钱，砂仁五分，莲须一钱，炒山药三钱，炒於术二钱，潼沙苑（盐水炒）三钱，资生丸四钱（二次服），煅牡蛎四钱。

27. 治胎热眩晕

《济阴纲目·卷之九·胎前门下·眼目》

一妇将临月,忽然两目失明,不见灯火,头痛眩晕,项腮肿满,不能转颈,诸治不瘥,反加危困,偶得消风散服之,病减七分,获安分娩,其眼吊起,人物不辨,乃以四物汤加荆芥、防风,更服眼科天门冬饮子,二方间服,目渐稍明(目病大都因火,而怀妊则胎热居多,故以凉散之剂取效)。大忌酒面、煎炙、鸡羊鹅鸭、豆腐、辛辣热物,并房劳。此证因怀妊多居火间,衣着太暖,伏热在内,或酒面炙爆太过,以致胎热也。

28. 治小儿眩晕

《幼科医验·卷下·眩晕》

一儿,忽昏晕不省,少顷如故。此肾水不足,气不归元,奔逆而上。宜补肾兼以消痰降火。人参、白术、茯苓、黑山栀、山萸肉、陈皮、法夏、池菊、淮山药、川黄连、甘草、生姜。

一儿,身体肥胖,诵读劳心,扰动其阳,便眩晕、恶心、作呕,此火动其痰也,又素喜食肉。戒其少食,以清中和之气。拟清热消痰。橘红、山楂、法半夏、川黄连、茯苓、山栀、麦芽。

一童,素有内热,饮食少进,两尺洪大而虚。乃相火妄动,坎离不交。宜滋阴降火为主。川黄柏、肥知母、麦冬、生地、当归、地骨皮、川黄连、秦艽、白芍、陈皮、粉甘草。

29. 治便秘眩晕

《儒门事亲·卷二·偶有所遇厥疾获瘳记十一》

顿有老人,年八十岁,脏腑涩滞,数日不便,每临后时,目前星飞,头目昏眩,鼻塞腰痛,积渐食减,纵得食,便结燥如弹。一日,友人命食血藏葵羹、油渫菠薐菜,遂顿食之。日日不乏,前后皆利,食进神清,年九十岁,无疾而终。《图经》云:菠菜寒,利肠胃;芝麻油炒而食之,利大便;葵,宽肠利小溲。年老之人,大小便不利,最为急切。此亦偶得泻法耳!

30. 治中毒眩晕

《普济方·卷二百五十二·诸毒门·解食诸菜果蕈菌中毒》

王顺求云莴菜出园圃有毒,百虫不敢近,蛇虺过其下。误触之,则目瞑不见物,人有中其毒者,惟生姜汁解之。

《张氏医通·卷九杂门·蛊毒(射工溪毒诸中毒)》

误食蛇穴中蟹鳖,令人头旋目眩,腹痛而死,急磨玉枢丹救之。

《续名医类案·卷六·呕吐》

魏玉横治鲍渌饮,年二十余,以夏月肩舆反歙,途次受热,鼻衄盈盆,愈后偶啖梨,遂得吐证。盖肝火而胃寒也,百治无效。闻道吐字,则应声而呕,以故家人咸戒之。后至吴门,就叶氏诊。以其脉沉细,令服附子理中汤,人参、姜、附俱用三钱。服后出门,行及半里,觉头重目眩,急归寓,及门而仆。幸其尊人,雅谙药性,谓必中附毒,亟煎甘草汤灌之,良久乃苏。

《续名医类案·卷二十二·中毒》

盛启东明初为御医,晨值御药房,忽昏眩欲死,募人疗之莫能应。一草泽医人应之,一服而愈。帝问状,其人曰:盛空心入药房,猝中药毒,能和解诸药者,甘草也。帝问盛,果空心入,乃厚赐草泽医人。(《明史》)[雄按]御药房所贮,岂尽大毒之品?审如是,则药肆中人将何以处之?

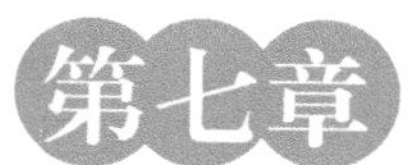

第七章 疟疾

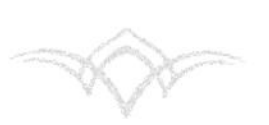

疟疾，主要指受到机体感受疟邪后，出现以寒战、头痛、汗出等为特征的疾病。其病因有外感、内伤、不内外伤之分，病位有脏腑疟、六经疟之别，发作时间或一日一发，或间日而发，或三四日一发，临床表现寒热互见，虚实夹杂，诊治应全面分析，辨证施治。西医学中的疟疾和非感受“疟邪”而表现为寒热往来，似疟非疟的类疟疾患，如回归热、黑热病及一些感染性疾病等属本病范畴，可参照以辨证论治。

【辨病名】

疟疾一般指机体感受疟邪而引起的以寒战、壮热、头痛、汗出、休作有时为主症的疾病，常发于夏秋季节，但其他季节亦可发生。疟疾之名首见于《黄帝内经》，其中对疟疾的病因病机、证候、治法等进行了详细论述。

古代文献中对疟疾的称谓多样，按病因命名，有瘅疟、温疟、寒疟、风疟、瘤疟、痎疟、劳疟、鬼虐、痰疟、瘴疟、食疟、牝疟等；按所病脏腑命名，有肺疟、心疟、肝疟、脾疟、肾疟、胃疟等；按发作时间命名，有间日疟、三日疟等；按所病经脉命名，有足太阳疟、足阳明疟、足少阳疟、足太阴疟、足厥阴疟、足少阴疟等。

一、按病因命名

1. 瘅疟

《金匮要略·疟病脉证并治第四》：“师曰：阴气孤绝，阳气独发，则热而少气，烦冤，手足然而欲呕，名曰瘅疟。若但热不寒者，邪气内藏于心，外舍分肉之间，令人消烁肌肉。”

《黄帝内经太素·卷第二十五·伤寒·三疟》：“其但热而不寒，阴气绝，阳气独发，则少气烦惋，手足热而欲呕，名曰瘅疟。”

《黄帝内经太素·卷第二十五·伤寒·疟解》：“帝曰：瘅疟何如？岐伯曰：瘅疟者，肺素有热，气盛于身，厥逆上冲，中气实而不外泄，因有所用力，腠理开，风寒舍于皮肤之内，分肉之间而发。发则阳气盛，阳气盛而不衰，则病矣。其气不及于阴，故但热而不寒。气内藏于心，而外舍于分肉之间，令人消烁脱肉。故名曰瘅疟。”

《痎疟论疏》：“瘅即但热不寒之瘅疟也。亦分二种，悉属内因。其一，阴气先绝，阳气独发，则少气烦冤，手足热而欲呕。以阳即热，不假外邪，一惟似暑，故无寒也。其二，肺素有热，气盛于身，厥逆上冲，中气实而不外泄，因有所用力，腠理开，风寒舍于皮肤之内，分肉之间而发，发则阳气盛，阳气盛而不衰则病矣。不及于阴，故但热而不寒。其气内藏于心，而外舍于分肉，故令人消烁肌肉。此以似暑之肺热为内因，更受风寒为外因者也。”

《医门法律·卷五·瘧证门·疟证论》：“阴气孤绝，阳气独发，则热而少气烦冤，手足热而欲呕，名曰瘅疟。瘅疟两阳合邪，上熏心肺。肺主气者，少气烦冤；心主脉者，阳盛脉促，津亏脉代，从可推矣。”

《医阶辨证·四时疟十二证辨》：“瘅疟，但热不寒，烦热自汗，病属阳明。”

2. 温疟

《黄帝内经太素·卷第二十五·伤寒·三疟》：“黄帝曰：先热而后寒何也？岐伯曰：此先伤于风而后伤于寒，故先热而后寒，亦以时作，名曰温疟。”

《医学原理·卷之三·伤寒门·伤寒脉法》：“脉阴阳俱盛，重感于寒而紧涩，变为温疟。”

《痎疟论疏》：“温即先热后寒之温疟也，内分两种。其一，夏亦伤暑，秋亦中风，后更伤寒，则暑热在内，风气在中，寒独在外。故惟寒风互为上下，不涉营舍之暑，以势惟两歧，难于三向故也。其先热者，风乃阳邪，是以先外出而上从乎寒则外胜，外胜故先热也。逆则复内入而下从乎风，下从乎风则外负，外负故后寒也。其二，证兼脑髓烁，肌肉消，亦先热后寒，同名温疟者。此先冬中寒风，藏于骨髓，以冬气通于肾，肾藏骨髓之气也。至春阳气大发，邪气不能自出，因遇大暑，腠理发泄，或有所用力，邪气与汗皆出，先从内出之外也。如是者阴虚而阳盛，阳盛故先热。衰则气复入，入则阳虚，阳虚故后寒也。"

《医门法律·卷五·疟证门·疟证论》："温疟者，其脉如平人，身无寒但热，骨节疼烦，时呕，白虎加桂枝汤主之。《内经》言：温疟有二，但先热后寒。仲景所名温疟，则但热不寒，有似瘅疟，实不同也。瘅疟两阳合邪，上熏心肺。肺主气者，少气烦冤；心主脉者，阳盛脉促，津亏脉代，从可推矣。温疟脉如平人，则邪未合而津未伤。其所以但热而不寒者，则以其人素有痹气，荣卫不通，故疟之发于阳，不入于阴，即入而阴亦不受，所以骨节烦疼，时呕。"

3. 寒疟

《黄帝内经太素·卷第二十五·伤寒·三疟》："黄帝曰：疟先寒后热何也？岐伯曰：夏伤于大暑，汗大出，腠理开发，因遇夏凄沧之小寒，寒迫之，藏于腠理皮肤之中，秋伤于风，病盛矣。夫寒者阴气也，风者阳气也，先伤于寒而后伤于风，故先寒而后热。（夏遇小寒，藏于腠理皮肤之中，至秋复伤于风。先遇于寒，故先寒也。后伤于风，故后热。此为寒疟也）"

《痎疟论疏》："寒即先寒后热之寒疟也。亦夏伤大暑，其汗大出，腠理开发，因遇夏气凄沧之水寒，藏于腠理皮肤之中，秋更伤风，则病成矣。此先伤水寒，后伤风气，故先寒而后热也。暑亦在内，势亦两歧。止此一种，无有其二。"

4. 风疟

《黄帝内经太素·卷一·生气通天论篇第三》："魄汗未尽，形弱而气烁，穴俞以闭，发为风疟。"

《黄帝内经太素·卷十·刺疟篇第三十六》："风疟，疟发则汗出恶风。"

《类经·三十二卷会通类·疾病（下）·汗证》："夏暑汗不出者，秋成风疟。"

5. 瘤疟

《黄帝内经太素·卷第二十五·伤寒·疟解》："其但热而不寒者，阴气先绝，阳气独发，则少气烦冤，手足热而欲呕，名曰瘤疟。"

6. 痎疟

《诸病源候论·疟病诸候·疟候》："痎疟者，夏伤于暑也，其病秋则寒甚，冬则寒轻，春则恶风，夏则多汗者，然其蓄作有时。"

7. 劳疟

《类经·十六卷·疾病类·又论疟》："有谓劳疟者，因劳即发，以表里气虚而感邪之易也。"

8. 鬼疟

《类经·十六卷·疾病类·又论疟》："有谓鬼疟者，本无疟鬼，神为邪所乱也。"

9. 痰疟

《本草衍义·卷三·序例下》："前以伤暑，今以饮食不谨，遂致吐逆不食，胁下牵急而痛，寒热无时，病名痰疟。"

《类经·十六卷·疾病类·又论疟》："乃后世自杨仁斋、朱丹溪而下，复分有痰疟、食疟及水饮败血为疟等证。"

10. 瘴疟

《类经·十六卷·疾病类·又论疟》："此外复有谓瘴疟者，惟岭南风瘴之地有之，亦湿邪之外入也。"

《景岳全书·杂证谟·卷十四·疟疾》："瘴疟一证，惟岭南烟疗之地有之。盖南方岚湿不常，人受其邪而致病者，因名瘴疟。"

《医阶辨证·四时疟十二证辨》："瘅疟，但热不寒，烦热自汗，病属阳明。"

11. 食疟

《素问绍识·卷第三·刺疟篇第三十六》："饮食饥饱所伤胃气而成，世谓之食疟，或因诸疟饮食不节，变为此证。"

12. 牝疟

《痎疟论疏》："牝即但寒不热之牝疟也。夏亦伤暑，秋亦中风，但阳气独沉，不能挈阴自下而上，为阳实虚，阴仍实。此仲景先生补疟之遗阙，有瘅必有牝故也。"

《医阶辨证·四时疟十二证辨》："牝疟，但寒不热，无汗，寒栗头痛，病属太阳。"

二、按脏腑命名

1. 肺疟

《黄帝内经太素·卷十·刺疟篇第三十六》：

“肺疟者，令人心寒，寒甚热，热间善惊，如有所见者。”

《圣济总录·卷第三十六·疟病门·手太阴肺疟》：“论曰：肺疟者，《内经》谓令人心寒，寒甚则热，热间善惊，如有所见，刺手太阴阳明是也。盖心肺独居膈上，其气相通，故疟邪干肺，内动于心，则为寒热善惊之候也。”

《医学原理·卷之八·疟门·治疟大法》：“如忧伤肺，肺气凝痰，名曰肺疟。”

2. 心疟

《黄帝内经太素·卷十·刺疟篇第三十六》：“心疟者，令人烦心甚，欲得清水，反寒多不甚热。”

《圣济总录·卷第三十六·疟病门·手少阴心疟》：“论曰：心疟者，《内经》谓令人烦心甚，欲得清水，反寒多不甚热，刺手少阴是也。盖心为神舍，邪不可干，邪气干之，故烦心；其欲清水者，以心火内热故也；其反寒多不甚热者，内热而外寒故也，治宜通心经利邪热则愈。”

3. 肝疟

《黄帝内经太素·卷十·刺疟篇第三十六》：“肝疟者，令人色苍苍然，太息，其状若死者。”

《圣济总录·卷第三十六·疟病门·足厥阴肝疟》：“论曰：《内经》谓足厥阴肝疟，在经则令人腰痛少腹满，小便不利如癃状，非癃也，数便，意恐惧，气不足，腹中悒悒。在脏则令人色苍苍然太息。其状若死者，俱刺足厥阴。盖足厥阴之脉循阴器，邪气客之，则少腹满，小便不利也。肝为将军之官，谋虑出焉，故病则恐惧不足也，苍苍者肝之色也，宜察其经络腑脏而治之。”

《医学原理·卷之八·疟门·治疟大法》：“如蓄怒伤肝，气郁所致，名曰肝疟。”

4. 脾疟

《黄帝内经太素·卷十·刺疟篇第三十六》：“脾疟者，令人寒，腹中痛，热则肠中鸣，鸣已汗出。”

《圣济总录·卷第三十六·疟病门·足太阴脾疟》：“论曰：足太阴之经，脾之脉也。脾经之疟，令人不乐，好太息，不嗜食，多寒热汗出，病至则呕，呕已乃寒，寒则腹中痛，热则肠中鸣，鸣已汗出，故谓足太阴疟，又名脾疟。”

《医学原理·卷之八·疟门·治疟大法》：“如思伤脾，气郁涎结，名曰脾疟。”

5. 肾疟

《黄帝内经太素·卷十·刺疟篇第三十六》：“肾疟者，令人洒洒然，腰脊痛宛转，大便难，目眴眴然，手足寒。”

《圣济总录·卷第三十六·疟病门·足少阴肾疟》：“论曰：《内经》谓足少阴肾疟，在经则令人呕吐甚，多寒热，热多寒少，欲闭户牖而处，其病难已；在脏则令人洒洒然，腰脊痛宛转，大便难，目眴眴然，手足寒，刺足太阳少阴。盖肾脉入肺中，肺脉环胃口，故使人呕；阴虚则阳气偏，故热多；若夫洒淅腰脊痛，大便难，目手足寒，特以脏气内虚，机关不利，故为此证也。”

《医学原理·卷之八·疟门·治疟大法》：“如失志伤肾，精浓成痰，名曰肾疟。”

6. 胃疟

《黄帝内经太素·卷十·刺疟篇第三十六》：“胃疟者，令人且病也，善饥而不能食，食而支满腹大。”

《圣济总录·卷第三十六·疟病门·足阳明胃疟》：“论曰：足阳明胃疟，在经则令人先寒，洒淅寒甚，久乃热，热去汗出，喜见日光火气，乃快然，当刺足阳明跗上。在胃则令人且病，善饥而不能食，食则支满腹大，当刺足阳明太阴横脉出血。盖胃为冲气，为水谷之海，邪气客之，则冲气不和，故善饥不能食，食则支满腹大。传于经者，为寒热，阳不胜于阴，故喜日月光及火气也。”

三、按发作时间命名

1. 间日疟

《普济方·卷一百九十九·诸疟门·间日疟》：“夫间日疟者，此由邪气与卫气俱行于六腑，而有时相失，不相得，故邪气内搏于五脏，则道远气深，故其气行迟，不能与卫气皆出，是以间两三日而作也。”

2. 三日疟

《时病论·卷之五·夏伤于暑秋必痎疟大意·三日疟》：“三日疟，又名三阴疟，间两日而发者是也。”

四、按经脉命名

1. 足太阳疟

《圣济总录·卷第一百九十二·治疟疾灸刺

法》:“足太阳疟,令人腰痛头重,寒从背起,先寒后热,热止汗出,难已,刺隙中出血。”

2. 足阳明疟

《圣济总录·卷第一百九十二·治疟疾灸刺法》:“足阳明疟,令人先寒,洒淅寒甚,久乃热,热去汗出,喜见日光火气,乃快然,刺足阳明脚趺上。”

3. 足少阳疟

《圣济总录·卷第三十六·疟病门·足少阳胆疟》:“论曰:足少阳疟之状,《内经》谓令人身体解㑊,寒不甚,热不甚,恶见人,见人心惕惕然,热多汗出甚,刺足少阳是也。盖胆为中正之官,决断出焉,今疟邪外中,其气不守,故常心惕惕然,邪盛故热多,有风故汗出。”

《圣济总录·卷第一百九十二·治疟疾灸刺法》:“足少阳疟,令人身体解㑊,寒不甚,热不甚,恶见人,见人心惕惕然,热多汗,刺足少阳。”

4. 足太阴疟

《圣济总录·卷第一百九十二·治疟疾灸刺法》:“足太阴疟,令人不乐,好太息,不嗜食,多寒热,汗出病至则呕,呕已乃衰,即取之。”

5. 足厥阴疟

《诸病源候论·疟病诸候·疟候》:“足厥阴疟,令人腰痛,少腹满,小便不利,如癃状非癃也,数小便,意恐惧,气不足,肠中悒悒,刺足厥阴。”

6. 足少阴疟

《圣济总录·卷第一百九十二·治疟疾灸刺法》:“足少阴疟,令人吐呕甚,又寒热,热多寒少,欲闭户而处,其病难已。”

【辨病因】

疟疾之病因,有外感病因、内伤病因、不内外因三个方面。其外感六淫邪气,以风、寒、暑、湿四者为主,或其一伤人致病,或相兼先后侵体,具有明显的季节性,以夏秋为多见。其内伤,以劳伤及饮食失节为主,劳伤则气血俱损,邪乘虚而入,诱发劳疟;饮食失宜,消化不畅则食积停聚中焦,进而损伤脾胃,或生痰饮,诱发泄泻疟痢等症。其不内外伤,以痰饮、虐母为多见,痰饮致疟者,胸脘满闷不适,或有呕逆胀满等症;疟母者,或先外感暑湿,复有内伤,积痰、停食、蓄血、留饮而成,腹胁有形块。

一、外感

1. 风邪致疟

《黄帝内经太素·卷第二十五·伤寒·疟解》:“黄帝问于岐伯曰:夫痎疟者,皆生于风,其蓄作有时何也?岐伯曰:疟之始发,先起于毫毛,伸欠乃作,寒慄鼓颔,腰脊俱痛。寒去则外内皆热,头如破,渴欲饮。

帝曰:夫子言卫气每至于风府,腠理乃发,发则邪气入,入则病作。今卫气日下一节,其气之发也,不当风府,其日作者奈何?岐伯曰:此邪气客于头项,循膂而下者也。故虚实不同,邪中异所,则不得当其风府也。故邪中于头项者,气至头项而病;中于背者,气至背而病;中于腰脊者,气至腰脊而病;中于手足者,气至手足而病。卫气之所在,与邪气相合则病作。故风无常府,卫气之所发,必开其验理,邪气之所合,则其府也。

帝曰:善!夫风之与疟也,相似同类;而风独常在,疟得有时而休者,何也?岐伯曰:风气留其处,故常在;疟气施经络沉以内薄,故卫气应乃作。”

《内经博议·卷之四·述病部下·疟瘘咳病第六》:“疟疾皆生于风。”

2. 风寒致疟

《黄帝内经太素·卷第二十五·伤寒·三疟》:“‘生气通天’等论曰:夏伤于暑,秋为痎疟。《疟论》曰:痎疟皆生于风。又曰:疟者,风寒之气不常也。又曰:汗出遇风,及得之以浴,水气舍于皮肤之内也。此诸论者,皆以风寒暑湿为言,而病疟之因已尽于此。若于此而分其阴阳,则风与暑,阳邪也;寒与水,阴邪也。然风者,阳中之凉气也;暑者,热中之寒邪也。合是四者而言,无非皆属乎寒,故江南呼为脾寒病。”

《黄帝内经太素·卷第二十五·伤寒·疟解》:“帝曰:先热而后寒者,何也?岐伯曰:此先伤于风而后伤于寒,故先热而后寒也,亦以时作,名曰温疟。疟者,风寒之气不常也,病极则复至。病之发也,如火之热,如风雨不可当也。故《经》言曰:方其盛时必毁,因其衰也,事必大昌。此之谓也。”

《景岳全书·杂证谟·卷十四·疟疾·辨古》:“愚谓疟疾之作,本由风寒水湿之邪,感而致病。亦或有非风、非水而衣薄受凉，凡体怯者皆能为疟。及其病深，则未免因经及脏，因表及里。故有不慎饮食而更甚者，有不慎劳役而增病者。总之无非外邪为之本，宜果因食、因痰有能成疟者耶。”

《医宗必读·卷七·疟疾》：“凡疟皆名痎，昔人之解多非也。痎者，伏也。作者，发也。阳暑伤气，其证多汗，感而即发，邪不能留。阴暑无汗，故留藏也。疟必因于盛暑贪凉，不避风寒，或浴凉水，或食生冷，壮者邪不能入，怯者舍于营卫。但外感于寒者多为疟，内伤于冷者多为痢也。水寒者，浴水乘凉也。因暑受寒，汗不得出，寒邪先伏于皮肤，得秋风而病发矣。客，犹会也。邪在六府则气近会希，故间二日，或休数日也。观此则丹溪所谓子午卯酉日为少阴疟，寅申巳亥日为厥阴疟，辰戌丑未日为太阴疟，非矣。子午虽曰少阴，而卯酉则阳明矣；巳亥虽曰厥阴，而寅申则少阳矣；丑未虽曰太阴，而辰戌则太阳矣。三日发者犹可以此为言，四日休者又将何以辩之，殊属牵强。按此施治，未必无误，不可以为训也。秋疟应四时者也，春夏冬之疟病形多异。四时皆能为疟。”

3. 风寒暑湿致疟

《黄帝内经太素·卷第二十五·伤寒·疟解》：“帝曰：论言，夏伤于暑，秋必病疟。今疟不必应者，何也？岐伯曰：此应四时者也。其病异形者，反四时也。其以秋病者寒甚，以冬病者寒不甚，以春病者恶风，以夏病者多汗。

帝曰：疟先寒而后热者，何也？岐伯曰：夏伤于大暑，其汗大出，腠理开发，因遇夏气凄沧之水寒，藏于腠理皮肤之中，秋伤于风，则病成矣。夫寒者阴气也，风者阳气也，先伤于寒而后伤于风，故先寒而后热也。病以时作，名曰寒疟。”

《圣济总录·卷第三十四·疟病门·诸疟统论》：“论曰：夏伤于暑，秋成痎疟。该于时而作也。方夏之时，阴居于内，暑虽入之，势未能动；候得秋气，阳为之变动，汗出遇风，乃成此疾。故曰：痎疟皆生于风，蓄作有时，其气阴阳上下交争，虚实更作，阴阳相移也。阳并于阴，则阴实而阳虚，阳明虚则寒栗鼓颔。巨阳虚则腰背头项痛。三阳俱虚，则阴气胜，阴气胜则骨寒而痛。寒生于内，故中外皆寒。阳盛则外热，阴虚则内热，内外皆热，则喘而渴，故欲冷冻饮料，皆得之夏伤于暑，热气盛藏于皮肤之内。肠胃之外，此营气之所舍也。令人汗孔疏，腠理开，因得秋气，汗出遇风，及得之于浴，水气舍于皮肤之内，与卫气并居。卫气者，昼行于阳，夜行于阴。此气得阳而外出，得阴而内薄，内外相薄，是以日作，其间日作者，其气之所舍深也。其作之早晏者，随风府日下一节也。是以或先寒后热，或先热后寒，或但热无寒，又或本于痰，或本于瘴，或本于鬼神，或本于邪气。大概外传经络，内入五脏，证既不同，治法亦异。”

《普济方·卷一百九十七·诸疟门》：“夫妊娠病疟者，由夏伤于暑，客于皮肤，至秋因劳动血气，腠理虚，而风邪乘之，动前暑热。正邪相击，阴阳交争，阳盛则热，阴盛则寒，阴阳相杂，寒热俱歇；若邪动气至，交争则复发，故疟休作有时。”

《推求师意·卷之上·杂病门·疟》：“《内经》诸病，惟疟最详。语邪则风、寒、暑、湿四气，皆得留着而病疟；语邪入客处所，则有肠胃之别，荣卫之舍，脊骨之间，五脏膜原与入客于脏者，浅深不一；语其病状，则分寒热先后；语寒热多寡，则因反时而病，以应令气生长收藏之。此皆外邪所致也。湿在脏者，止以风寒中于肾。瘅疟者，止以肺素有热。然冬令之寒得中于肾，其四脏令气之邪又宁无入客于所属脏乎？既肺本气之热为疟，则四脏之气郁而为热者，又宁不似肺之为疟耶？举例可知余也。陈无择谓内伤七情、饥饱、房劳，皆得郁而蕴积痰涎，其病气与卫气并则病疟。盖内外所伤之邪，皆因客在荣气之舍，故疟有止发之定期。荣气有舍，犹行人之有传舍也。荣卫之气日行一周，历五脏六腑十二经络，界分必有其舍，舍与邪合，合则阴盛，阴盛则阳虚，于是阴阳相并而病作。其作也，不惟脉外之卫虚并入于阴，《灵枢》所谓足阳明与卫俱行者亦虚，阳明之气虚，则天真因水谷而充大者亦暂衰，所以疟作之际禁勿治刺，恐伤胃气与其真也。必待阴阳并极而退，荣卫天真胃气继而复集，邪留所客之地，然后治之；或当其病未作之先，迎而夺之。”

《类经·十六卷·疾病类又论疟》：“瘴疟者，惟岭南风瘴之地有之，亦湿邪之外入也。”

《痎疟论疏》：“卫气至必腠理开，开则风与水气之邪入，入则病作，卫气与三阳之气亦并于阴矣。当是之时，阳虚而阴盛，外无气，故先寒栗也。卫气虚则起于毫毛伸欠，阳明虚则寒栗鼓颔，太阳虚则腰背头项痛。三阳俱虚则阴气胜，阴气胜则骨寒而痛。寒生于内，故中外皆寒，甚则汤火不能温，脉则体静而至来迟也。不列少阳形证者，以太阳为开，阳明为阖，少阳为枢，而开之能开，阖之为阖，枢转之也。设舍枢则无开阖矣，离开阖无从觅枢矣。故开阖既陷，枢机岂能独留！倘中见枢象，即为开阖两持，所以持则俱持，陷则俱陷也。三阳俱陷则阴气逆，阴气逆极则复出之于阳。阳与阴亦并于外，则阴虚而阳实。阳实则外热，阴虚则内热，内外皆热则喘而渴，甚则冰水不能寒，脉则体动而至来数也。

此但详足经而无手经者，《经》云：风寒暑火，天之阴阳也，三阴三阳上奉之。又邪不干藏，列藏证者，非真藏之藏，乃藏募之气化证也。

至于随四时而作者，则证形少别于常法。如秋病者寒甚，冬病者寒不甚，春病者恶风，夏病者多汗。乃若得之于冬而发之于夏，藏之于心而显之于肺者，虽亦似因时异形，此即温与瘅之因分内外，更超于常法者也。以上约略两论之常，稍置先后云尔。”

《医学读书记·卷下·通一子杂论辨》：“其源皆由于暑湿，与疟病俱发于夏秋。盖伤于经络则成疟，而入于肠脏则为痢也。”

《研经言·卷二·温疟有三说》：“古称温疟有三。《素》疟论两温疟，《巢源》总叙之，意谓冬中于风，寒气藏于骨髓，至春遇大暑，或有所用力，邪气与汗偕出之。温疟止有先热后寒者，而无先寒后热者，何以言之？《经》以先风后寒为先热后寒之因，先寒后风为先寒后热之因，大暑为时令，不必数，故止数风寒之先后，所以止有先热后寒者也。若夏伤于大暑，腠理发泄，遇夏气非时小寒，藏于腠理皮肤，至秋伤于风，则病成之温疟，则有先热后寒者，又有先寒后热者。何以言之？以此暑也，小寒也，秋风也，为三感，则当置其一轻而论其两重。若伤暑重而秋风轻，则置风而论暑、寒，而为先热后寒之疟；若暑轻而秋风重，而置暑而论寒、风，而为先寒后热之疟也。复总而别之曰：夫病温疟六七日，但见热者是矣。此谓壮热不兼寒者，故加‘夫’字，示与经文别出也；不析言冬夏者，明冬夏皆有此壮热者也。此与先热后寒、先寒后热为三矣。大法由冬来者，即今春温；由夏来者，即今伏暑。古既统称温疟，则本草诸治温疟之药，皆是治春温、伏暑明甚，《金匮》白虎加桂枝汤症正此也。此外，尚有伤寒论脉阴阳俱紧者，重感于寒，变为温疟。则冬伤于寒，至春分以后，复感时行之寒者，先后皆寒，与寒多之牡疟同理。故《金匮》蜀漆散方下云温疟加蜀漆，当即指此。越其外受之蒙，即以截其递入之路，而俗称蜀漆截疟，亦以辞害旨哉！若白虎加桂枝汤方，自是治春温、伏暑之温疟，与重感于寒之温疟无涉，故其方同伤寒法，不同疟法也。”

《王乐亭指要·卷四·内外兼症》：“外因者，夏暑秋风感而似疟，日夜两至，气血俱受邪也。”

《医学举要·卷二·时邪合论》：“疟疾一症，方旧虽有痰食寒热瘴疠之互异，然因暑发俱多。薛立斋曰：大凡疟症，皆因先伤于暑，次感于风，客于营卫之间，腠理不密，复遇风寒，闭而不出，舍于肠胃之外，与营卫并行，昼行于阳，夜行于阴，并则病作，离则病止，并于阳则热，并于阴则寒。脉浮而弦，发热而恶寒，或思饮食，此欲作疟也。”

《形色外诊简摩·卷下·色诊舌色应病类·杂病舌苔辨证篇》：“暑湿晚发，名曰伏暑，因夏伤暑湿，伏于膜原，秋日凉燥之气，又从外搏遏在内之暑湿，此由表邪引动里邪而发，暑湿疟疾，亦多由此。”

二、内伤

1. 劳伤发疟

《圣济总录·卷第三十五·疟病门》：“论曰：劳疟者，以久疟不差，气血俱虚，病虽间歇，劳动则发，故谓之劳疟。邪气日深，真气愈耗，表里既虚，故食减饥瘦，色悴力劣而寒热如故也。”

《普济方·卷三百四一·妊娠诸疾门》：“夫伤寒变成疟者，因病瘥后，外邪未散，真脏尚虚，因为劳事，致二气交争，阴胜则发寒，阳胜则发热，阴阳偏胜，即往来寒热，休作有时也。一日再发者，得汗必解。若伤寒八、九日得之，热多寒少，其人不呕，清便自调者，欲自愈也。”

《医学原理·卷之八·疟门·治疟大法》：“又有劳疟，其症稍劳即作，经年不瘥，结成癥癖在胁肠间，名曰老疟，又名疟母。”

《类经·十六卷·疾病类·又论疟》：“有谓劳疟者，因劳即发，以表里气虚而感邪之易也。”

2. 饮食失宜

《扁鹊心书·卷中·脾疟》:“凡疟病由于暑月多吃冰水冷物,伤其脾胃,久而生痰,古今议论皆差,或指暑邪,或分六经,或云邪祟,皆谬说也。但只有脾胃之分,胃疟易治,脾疟难调。清脾饮、截疟丹皆可。若二三日一发,或午后发,绵延不止者,乃脾疟也。凡久疟止灸命关,下火便愈,实秘法也。”

《古今医统大全·卷之三十七疟证门·治法·诸疟治宜》:“食疟一名胃疟,饮食无节,饥饱有伤致然也。凡食啖生冷咸酸、鱼盐肥腻,中脘生痰,皆为食疟。”

《考证病源·考证病源七十四种·病因赋》:“疟犯暑风,更兼痰食,痢因湿热,及受积停。”

《症因脉治·卷四疟疾总论·内伤疟疾·食积疟》:“食积疟之因,饮食过饱,停积中宫,或痰或饮,互相交结,偶遇六淫之邪,内外交争,而食积疟之症成矣。”

《症因脉治·卷四泄泻论·附诸贤论》:“夫人饮食偶伤,便令泄泻,又尝论泄泻疟痢,同乎一源,皆由暑月伤脾,初伤便作泄泻为轻,停滞既久,而作疟作痢者重。而疟与痢,又有分别。饮食伤脾成痰,充塞胸膈则为疟;饮食成积,胶乎肠胃则为痢。故曰无痰不成疟,无积不成痢。夫泄泻疟痢之由,不一而足,此只论饮食伤脾而成泄泻疟痢耳。”

《证治汇补·卷之二·内因门·脾胃》:“虚人脾胃弱而痰食交滞成疟者。”

《证治汇补·卷之三·外体门·疟疾》:“凡疟经年不瘥,谓之老疟,乃疟母也。诸疟惟劳伤食积痰火。(《入门》)外有瘅疟、牝疟,乃三阴经疟,疟久食减。(《汇补》)”

《一见能医·卷之五·病因赋上》:“疟犯暑风,更兼痰食;痢因湿热,及受积停。夏秋泄泻、疟痢,同乎一源,多由暑湿伤脾所致,饮食谗伤,便作泄泻为轻,停滞既久,变成疟痢为重。而疟与痢又有分别,饮食为痰,充乎胸膈则为疟,饮食为积,绞痛乎肠胃则为痢。古云:无痰不成疟,无积不成痢,故当初起,人强积盛之时,轻则三棱、莪术、槟榔、枳实、青皮、陈皮、木香之类,重则酒制大黄利之,不可姑息,犹养虎遗害焉。”

《一见能医·卷之九·病因赋类方卷上·疟疾门》:“饮食伤脾发痰疟。”

三、不内外因

1. 痰饮结实

《诸病源候论·疟病诸候·痰实疟候》:“痰实疟者,谓患人胸膈先有停痰结实,因成疟病,则令人心下胀满,气逆烦呕也。”

《黄帝素问宣明论方·卷八·水湿门·水湿总论》:“疟疾不已,癥瘕积聚,坚满痞闷,酒积食积,一切痰饮呕逆。”

《古今医统大全·卷之三十七疟证门·病机·痰疟候》:“痰疟者,谓患人胸膈先有停痰结实,因成疟疾,即令人心下胀满,气逆烦呕也。”

《周慎斋遗书·卷八·疟》:“夫疟者,因外感风寒、暑湿,内伤饮食、劳役;或饥饱、色欲过度,以致脾胃不和,痰留中脘,盖无痰不成疟。”

《症因脉治·卷四疟疾总论·内伤疟疾·牡疟》:“疟之症,即痰饮之疟,先寒后热,寒多热少,胸前满闷,欲吐不吐,此涎饮牡疟之症也。”

《证治汇补·卷之三·外体门·疟疾》:“秋成痎疟,疟之总名也。因其有战寒壮热,暴疟酷疟之义,大抵无痰不成疟。(《大全》)”

2. 疟母

《症因脉治·卷四疟疾总论·内伤疟疾·疟母》:“疟母之因,邪干脏腑,凝结痰血,假物成形,凭陵为患,则疟疾不瘥,而成疟母之症矣。”

《医阶辨证·四时疟十二证辨》:“疟母,腹胁有形块,饮食阻滞,四者皆由先外感暑湿,复有内伤,积痰、停食、蓄血、留饮而成。”

《脉义简摩·卷八儿科诊略·病因治法大略》:“小儿寒热病久,必有瘀血。必兼行瘀,乃能全愈,或吐紫虾,或下黑粪。寒则血凝,热则血驶,忽凝忽驶,瘀积成矣。疟之有母,即此义也。”

【辨病机】

疟疾的病机,大体可分为外感致疟、内伤致疟及病理产物致疟。外感致疟者,以风邪致疟、寒湿致疟、暑湿致疟为多见,多发于夏秋之季。内伤致疟者,以元虚致疟、阴虚致疟为多见,元虚致疟者,元气下陷,脾气不升,下多则亡血,气又随痢散,病家阴阳两虚,后又痢转为疟,当从疟而治;阴虚致疟者,多因夏日暑令当权,君火用事,肾水灼伤所致。病理产物致疟者,以瘀积、肥气、痰邪为主,或瘀血痰凝阻于经络,或宿食留饮塞于膻中而致疟也。

一、外感致疟论

《黄帝内经太素·卷第二十五·伤寒·三疟》:"黄帝曰:论言夏伤于暑,秋必痎疟,今疟不必应何也?(夏伤于暑,秋必痎疟。今疟之发,不必要在秋时,四时皆发,其故何也?[平按]《甲乙》无论言二字。痎疟《素问》作病疟,《新校正》云:按'生气通天论'并'阴阳应象大论'俱作痎疟。注不必要在秋时,要字衰刻作应,亦通)岐伯曰:此应四时者也。其病异形者,反四时者也。(或夏伤于暑,或冬伤于寒,以为疟者,至其发时,皆应四时,但病形异也)其俱以秋病者寒甚,以冬病者寒不甚,以春病者诬风,以夏病者多汗。(诬,于路反,畏诬也。言同伤寒暑,俱以四时为疟也。秋三月时,阴气得胜,故热少寒甚也。冬三月时,阳生阴衰,故热多寒少也。春三月时风甚,故恶风也。夏三月时温热甚,故多汗也。[平按]《素问》《甲乙》无俱字,诬均作恶)"

《类经·十六卷·疾病类·又论疟》:"[愚按]'生气通天'等论曰:夏伤于暑,秋为痎疟。'疟论'曰:痎疟皆生于风。又曰:疟者,风寒之气不常也。又曰:汗出遇风,及得之以浴,水气舍于皮肤之内也。此诸论者,皆以风寒暑湿为言,而病疟之因已尽于此。若于此而分其阴阳,则风与暑,阳邪也;寒与水,阴邪也。然风者,阳中之凉气也;暑者,热中之寒邪也。合是四者而言,无非皆属乎寒,故江南呼为脾寒病,谓寒邪客于肌肉之间而脾应肉也。及疟之将发,必先手足厥冷,以脾主四肢也。然则脾寒之名,非无谓也。而张子和非之曰:《内经》既以夏伤于暑而为疟,何世医皆以脾寒治之?是在子和,亦认暑为热邪,故有此说。独不观之《经》曰:夏伤于大暑,其汗大出,腠理开发,因遇夏气凄沧之水寒,藏于腠理皮肤之中,秋伤于风,则病成矣。是可见其言暑者,言时气也;言寒者,言病气也。及邪气之变,自浅而深,郁寒成热,然终不免寒为本、热为标耳,安得谓之非寒耶?故其初感,则寒邪先伏于腠理,及遇秋清之令,而新凉束之,则表邪不能外越,于是乎阴欲入而阳拒之,阳欲出而阴遏之,阴阳相搏而病作矣。然其浅者,病在三阳,故随卫气以为出入,而一日一作;其深者,病在三阴,则邪气不能与卫气并出,故或间日,或三四日,而作愈迟者,其病愈甚也。是以疟之轻重,惟在阴阳浅深耳。"

《质疑录·论无痰不作疟》:"疟者,风、寒、暑、湿之邪,为外感三阳经病。故《经》云:夏伤于暑,秋成风疟。或先伤于寒,而后伤于风,则先寒后热;或先伤于风,而后伤于寒,则先热后寒。病属三阳,而寒热往来,则以少阳一经为主。初非有痰,以为疟邪之根也。疟邪随人身之卫气为出入,故有迟早、一日间日之发,而非痰之可以为疟也。何也?人身无痰,痰者,人身之津液也。随其邪之所在,而血凝、气滞、停饮、宿食,则津液即化为痰,是痰从邪气而成病者也。乃严用和论疟,谓'无痰不作疟',若指痰为疟邪之主,反以疟邪为痰病之客矣。岂有人身津液变痰,而为寒为热以成疟者乎?痰本因疟邪以生,而非因痰以有疟邪者。如痰生于脾,脾恶湿则痰动;痰本于肾,肾阴虚则水泛。疟病之痰,痰因风寒之邪而生者也。岂有无痰而便不作疟者乎?至杨仁斋、许叔微,更有以瘀血、停涎、黄水主为疟病之根,而后之治疟者,均以常山、草果、槟榔、砒信,为吐痰、消瘀、截疟之法,徒戕人元气,而败脾伤胃,以致夭枉也。"

《杂病源流犀烛·卷十五·疟疾源流》:"诸疟,暑病也。邪入于阴,则阴实阳虚而发寒;邪入于阳,则阳实阴虚而发热。《经》故曰:寒热更作,阴阳相移也。盖暑邪伤人,或舍皮肤之内,与卫气并居,因随日行阳、夜行阴之卫气并行,而得阳则外出,得阴则内薄,是以有日作之疟。或邪舍深而内薄于阴,则邪在藏矣。在藏者其行退,不能随卫气之行阳行阴,以准外出内薄之候,故阴常与阳争不得出,而有间日一作之疟。或邪与卫气会于六府,有时相守,不能相争,因又有休数日一作之疟。此《内经》论疟之精蕴,有可悉其源流者也。

然疟虽源于暑热,而疟之发实因于寒与风。《经》曰:夏伤于暑,汗大出,腠理开发,因凄沧之水寒藏于皮肤中,秋伤风则病成。夫所谓水者,因浴而受水之气也。所谓寒者,因暑乘凉而反受寒也。是水寒之气,当盛夏之时,与暑热之邪并伏皮肤之内,迨秋风外束而新凉之阴欲入,暑阳从内拒之,暑阳欲挟水寒之气而出,新凉之阴又从外遏之,阴阳相搏而成疟。此疟所以原于暑而发必因于寒与风也。特风寒之感必有重轻，有先后。《经》曰：先伤寒，后伤风，故先寒后热，病名寒疟，固已。其曰：先伤风，后伤寒，故先热后寒。病名温疟者，其先伤之风乃由盛暑汗出当风所感之风言，非指新秋外束之风言也。既当风而受风，复因贪凉而反受寒，此风与寒之邪，均伏于皮肤内，至秋重又感风而作也。

凡此皆指应暑之疟言之。其实四季之气，寒热相劫，皆能为疟。至发之时，有或晚或早者，以邪必客风府……故疟之发，无论日与间日，其邪随经络以内薄者，必待卫气相会合，病乃发也。

总之，邪之浅者，日随卫气为出入。卫气一日一夜与邪气会于风府，疟即相应而发。邪之深者即留着于内，不能日随卫气出入，须俟卫气周流，适与邪气相值。而相值之候，或间日，或休数日，相值之时，或早或晚，既不能拘，故病亦不能日发，且不能有定时耳。疟之为义，如是尽矣。"

1. 风邪疟气内博

《黄帝内经太素·卷第三·阴阳·调阴阳》："魄汗不尽，形弱而气烁，穴输已闭，发为风疟，故风者，百病之始也。"

《类经·十三卷·疾病类·生气邪气皆本于阴阳》："魄汗未尽，形弱而气烁，穴俞以闭，发为风疟。（魄，阴也。汗由阴液，故曰魄汗。汗出未止，卫气未固，其时形气正在消弱，而风寒薄之，俞穴随闭，邪气留止，郁而为疟。以所病在风，故名风疟。'金匮真言论'曰：夏暑汗不出者，秋成风疟。亦言俞穴之闭也，其义即此）"

《类经·十六卷·疾病类·又论疟》："黄帝曰：善。夫风之与疟，相与同类，而风常在，而疟特以时休何也？岐伯曰：风气留其处，疟气随经络，沉以内搏，故卫气应乃作也。帝曰：善。"

《脉学辑要·卷中·弦》："黄韫兮曰：《脉经》谓弦脉举之无有，按疟脉有浮弦者，未尝举之有无也。《经》曰：疟皆生于风，惟生于风，故其脉浮弦，且头疼如破也，即《脉经》伤寒条中，亦有阳明中风脉弦浮之语，则所谓弦脉举之无有，疑其误也。（《脉确》）"

《内经评文·卷十二·岁露论第七十九》："黄帝曰：善。夫风之与疟也，相与同类，而风常在，而疟特以时休，何也？岐伯曰：风气留其处，疟气随经络沉以内搏，故卫气应乃作也。帝曰：善。"

《脉经钞·卷二·五藏脉下十三》："阳当陷而不陷，阴当升而不升，为邪所中（原注：阴阳交易，则不以时定，二气感激，故为风寒所中），阳中邪则卷（《病源》十一作'阳遇邪则蜷'），阴中邪则紧，卷则恶寒，紧则为栗，寒栗相薄（《千金》作'相搏'），故名曰疟。"

2. 寒湿内格致疟

《类经·十三卷·疾病类·病机》："有痎疟之为寒栗者，如'疟论'曰：疟之始发也，阳气并于阴，当是之时，阳虚而阴盛，外无气，故先寒栗也。夫疟气者，并于阳则阳胜，并于阴则阴胜，阴胜则寒，阳盛则热。又曰：阳并于阴则阴实而阳虚，阳明虚则寒栗鼓颔也。由此观之，可见诸禁鼓栗虽皆属火，但火实者少，火虚者多耳。"

《类经·二十七卷·运气·六气相胜病治》："太阳之胜，凝栗且至，非时水冰，羽乃后化，痔疟发，寒厥入胃则内生心痛，阴中乃疡，隐曲不利，互引阴股，筋肉拘苛，血脉凝泣，络满色变，或为血泄，皮肤痞肿，腹满食减，热反上行，头项囟顶脑户中痛，目如脱，寒入下焦，传为濡泻。"

《素问灵枢类纂约注·卷上·经络第二》："振寒，疟。（少阳居半表半里，故疟病寒热，必属少阳）"

《素问灵枢类纂约注·卷中·病机第三》："脾虚恶寒，胃虚恶热，故疟疾又谓之脾寒。"

《脉简补义·卷上·诸脉补真·动脉》："尝诊一疟疾，正欲作寒矣，其脉左沉右浮，按之如珠，滚滚自尺上寸，左为尤甚，此肝脾气郁不和也。夫疟脉必弦者，以寒湿搏于表，腠理不通，其气束脉故弦。寒湿格于中，三焦不通，其气激脉，故动也。三焦者，少阳也，正疟邪之所据；形冷、恶寒、发热、汗出，正疟疾之形证。可知疟脉亦不必弦矣。"

3. 暑湿内蓄成疟

《黄帝内经太素·卷第三·阴阳·阴阳杂说》："夏暑汗不出者，秋成风疟。（小寒入腠理，不得汗泄，至秋寒气感而成疟也）"

《黄帝内经太素·卷第三十·杂病·四时之变》："夏伤于暑，秋生痎疟。（暑，夏之气也。受暑过多，极为痎疟，此为暑生疟也）"

《类经·十五卷·疾病类·二十七、八风五风四时之病》："夏暑汗不出者，秋成风疟。此'平人脉法'也。（夏月伏暑而汗不出，则暑邪内蓄，以至秋凉凄切之时，寒热相争，乃病风疟。故'热论篇'曰：暑当与汗皆出勿止也。以上二节，一言冬宜闭藏，一言夏宜疏泄。冬不藏精则病温，夏不汗泄则病疟。阴阳启闭，时气宜然。此举冬夏言，则春秋在其中矣。凡四时之气，顺之则安，逆之则病，是即平人之脉法。脉法者，言经脉受邪之由然也）"

《类经·十七卷·疾病类·肠澼》："夫疟痢发于夏秋，本因溽暑，岂云非热？但炎蒸之令，出乎天也，苟能顺天之气，焉得为病？惟因热求凉而过于纵肆，则病由乎人耳。故凡风寒之中于外者，其邪在经，病多为疟；生冷之伤于内者，其邪在脏，病多为痢；或表里俱伤，则疟痢并作。未有不中于寒而为疟、为痢者，此致病之本，其为寒为热可知也。"

二、内伤致疟论

1. 元虚疟邪内陷

《医贯砭·卷下·痢疾论》："世有疟后痢者，亦有痢后疟者。夫既为疟后，发泄已尽，必无暑热之毒。复为痢疾，疟邪未清，中气复虚，邪从内陷，此正暑毒陷入脏腑之疾，最为险证也。此是元气下陷，脾气不能升举，似痢非痢也。非痢，将指为何病？既为痢后，下多则亡血，气又随痢散，阴阳两虚。阳虚则恶寒，阴虚则恶热，故寒热交战，似疟非疟也。虽系气血两虚，既复寒热交争，则是邪仍向外，仲景伤寒论中，凡阴病转阳，皆易愈之候。此乃痢转为疟，病属可治。若不指为疟，竟作阴虚、阳虚论，则久病坏症，死期将至，亦非补中益气所能愈也。则俱作虚论，俱用补中益气加温补，其病自愈。细阅此书，何必哓哓著成数卷，只两言括之曰：阴虚用六味，阳虚用八味足矣。读者亦不必终帙，只记二方，而千圣之妙诀已传，济世之良法已尽。所以天下庸医，一见此书，无不狂喜，以为天下有如此做名医之捷径，恨读之犹晚也。杀人之法，从此遍天下矣。嗟乎！无源乱道，何地无之，原不足与辨，因晚村辈力为崇奉，而流毒遂无尽。故作书者之罪小，而表章者之罪大也。"

2. 阴虚疟邪内陷

《医贯砭·卷下·疟论》："或问曰：《经》云夏伤于暑，秋必病疟。前人虽备言之，旨殊未畅，盍明示诸？曰：不发于夏而发于秋，此亢则害承乃制，子来救母之义。《内经·疟论》言之甚详，不容再赘一语，偏要扯出六节气位，亢害承制之论以欺人，又全然不晓其义，岂不汗颜！盖暑令当权，君火用事，肺金必受伤克。火位之下，水气承之。肾水为肺之子，因母受火伤，子来承之。如此则疟乃肺病，而寒热则心肾交战之病也。乱道无理，一至于此。以制火救母。于是水火相战，阴阳交争，大胜则大复，小胜则小复。此阴阳胜复之常理，疟之所由作也。然而有病有不病者，盖邪之所凑，其气必虚。故其人元气不固者，暑邪得以承之，所以治疟以扶元气为主。疟邪方炽，如何扶元？且尔所谓扶元，必是六味助了肾水，以灭君火，火气从此大败，其人遂终冷不热。奈何，奈何！

发在夏至后处暑前者，此三阳受病，伤之浅者，近而暴也。发在处暑后冬至前者，此三阴受病，阴阳受病之故，《内经》言之甚悉，何尝以时之前后分阴阳。伤之重者，远而深也。

至于阴虚者，其寒热亦与正疟无异。而阴疟中又有真阴、真阳之分，先做六味、八味地步。人所不知。《经》曰：昼见夜伏，夜见昼止，按时而发，是无水也。昼见夜伏，夜见昼止，倏忽往来，时止时作，是无火也。又假造经文，以寒热准者，皆是无水，不准者，皆见无火，岂非乱道。无水者，壮水之主以镇阳光，六味汤主之。无火者，益火之原以消阴翳，八味汤主之。二方岂是治寒热之药，非但作书者可厌，即辨者，亦可厌矣。世患久疟而不愈者，非疟不可愈，乃治之不如法也。丹溪云：夜发者邪入阴分，宜用血药引出阳分，当归、川芎、红花、生地、黄柏治之，亦未及真阴、真阳之至理。遍考诸书疟论，并未能露其意。天下之病，尽用六味、八味，千古只有尔独得之秘，非但治疟无人能得此意也。且余常试有神验，故特表而出焉。"

三、病理产物致疟论

1. 瘀积结疟

《杂病源流犀烛·卷十五·疟疾源流》："疟发日久，并寒与热不歇者为有根。根者何？水饮、败血、结癖是也。盖水饮皆能生寒热，败血为暑热之毒，结疟为疟母。而有结癖者胁必痛，以癖必结于胁下也。凡此皆为寒热不歇之根。故挟水饮者当逐水饮，挟败血者当消暑毒，有结癖者当攻其癖。能随症疏利之，寒热自除矣。"

《脉简补义·卷下·经义丛谈·脉弱非虚》：

"每见温热、伤寒、疟疾，其人凝痰瘀血阻于经络，宿食留饮塞于膻中，气机不能流利，大气不得旋转，而抑郁停结，脉来迟弱，应指无力，不知者以为邪实正虚，阳病阴脉，法在不治，而其实非虚也。"

《脉诀新编·卷二·四言脉诀》："疟脉自弦，弦数者热，弦迟者寒，代散则绝。疟者风暑之邪客于风水之府，木来乘土，脾失转输，不能运水谷之精微，遂多停痰留饮。弦应风木，又主痰饮，无痰不成疟，故曰疟脉自弦。数热迟寒，自然之理。独见代散二脉则命必绝矣。"

2. 肥气发疟

《脉经·卷六·肝足厥阴经病证第一》："肝之积，名曰肥气，在左胁下，如覆杯，有头足，如龟鳖状。久久不愈，发咳逆，痎疟，连岁月不已。以季夏戊己日得之，何也？肺病传肝，肝当传脾，脾适以季夏王，王者不受邪，肝复欲还肺，肺不肯受，因留结为积，故知肥气以季夏得之。"

3. 疟邪痰滞相搏

《医权初编·卷上·论〈内经〉无痰疟滞疟第二十四》："《内经》论疟，皆本风寒暑湿，并未言及属痰属滞者，然后人有'无痰不成疟，无滞不成疟'之语，以痰以滞治之甚效，岂古人反不及今人耶？盖古人片言居要，只言病根，而后人因此识彼，阐发其变，二者不可偏废也。疟由风寒暑湿渐入而不觉，遂藏少阳，数日后，发为疟疾。若如感寒之骤入，则必一病不起，尚待数日始发，而犹在半表半里，半病半愈之间，故犹然饮食，荤腥不禁，不知邪既中人，经络早已凝滞，其饮食荤腥，不能变化精微，反能助桀为虐，而变为痰滞也。其外邪一与痰滞相搏，勾连不散，日久结为疟母难愈，故后人治痰与滞，每每见效者以此。讵非《内经》言风寒暑湿者，为致疟之本，而后人治痰与滞者，阐其变乎？"

《质疑录·论无痰不作疟》："疟者，风寒暑湿之邪，为外成三阳经病。故《经》云：夏伤于暑，秋成风疟。或先伤于寒而后伤于风，则先寒后热；或先伤于风而后伤于寒，则先热后寒。病属三阳，而寒热往来则以少阳一经为主，初非有痰以为疟邪之根也。疟邪随人身之卫气为出入，故有迟、早、一日、间日之发，而非痰之可以为疟也。何也？人身无痰。痰者，人身之津液也，随其邪之所在而血凝气滞，停饮宿食，则津液即化为痰，是痰从邪气而成病者也。乃严用和论疟，谓无痰不作疟，若指痰为疟邪之主，反以疟邪为痰病之客矣。岂有人身津液变痰，而为寒为热以成疟者乎？痰本因疟邪以生，而非因痰以有疟邪者。如痰生于脾，脾恶湿则痰动；痰本于肾，肾阴虚则水泛。疟病之痰，痰因风寒之邪而生者也，岂有无痰而便不作疟者乎？至杨仁斋、许叔微更有以瘀血、停涎、黄水主为疟病之根，而后之治疟者，均以常山、草果、槟榔、砒信为吐痰、消瘀、截疟之法，徒戕人元气而败脾伤胃，以致夭枉也。"

【辨病证】

一、辨症候

1. 辨外感内伤

疟疾之症候，有外感内伤之辨。其外感六淫邪气，以风、寒、暑、湿四者为主，或其一伤人致病，或相兼先后侵体，具有明显的季节性，以夏秋为多见。其内伤，以劳伤及饮食失节为主，病理产物如瘀积、疟母、痰邪、食积等亦能致疟。

（1）外邪致疟

《黄帝内经太素·卷第二十五·伤寒·三疟》："夫疟之始发也，阳气并于阴，当是之时，阳虚而阴盛，外无气，故先寒慄。阴气逆极，则复出之阳，阳与阴复并于外，则阴虚而阳实，故热而渴。夫疟气者，并于阳而阳胜，并于阴则阴胜，阴胜则寒，阳胜则热。"

《外台秘要·卷五·山瘴疟方一十九首》："夫温疟与寒疟安舍，温疟得之冬，中于风寒，寒气藏于骨髓之中，至春则阳气大发，邪气不能出，因遇大暑，脑髓铄，肌肉消释，腠理发泄，因有所用力，邪气与汗偕出。此邪气先藏于肾，其气先从内出之于外，如是则阴虚而阳盛，盛则病矣。阳衰则气复反入，入则阳虚，阳虚则寒矣，故先热而后寒，名曰温疟。疟先寒而后热者，此由夏伤于大暑，汗大出，腠理开发，因遇夏气凄沧之小寒，寒迫之，藏于腠理皮肤之中，秋伤于风，则病成矣。夫寒者阴气也，风者阳气也，先伤于寒而后伤于风，故先寒而后热，病以时作，名曰寒疟。先伤于风而后伤于寒，故先热而后寒，亦以时作，名曰温疟。夫病疟六七日但见热者，温疟也。"

《圣济总录·卷第三十四·疟病门》："论曰：

温疟之状，《内经》所谓先伤于风，后伤于寒，其证先热后寒，病以时作是也……得之冬中风寒，气藏于肾，内至骨髓。至春阳气大发，邪气不能自出。至夏大暑，脑髓烁，肌肉消，腠理发泄，或有所用力，邪气与汗俱出，故气从内之外。其法宜先治其阳，后乃治其阴也。

论曰：寒疟之状，《内经》所谓先寒后热，病以时作是也。盖伤暑汗出，腠理开发，因遇夏气凄沧之水寒，其气藏于腰理皮肤之中，秋伤于风，则病成矣。

论曰：阴阳相胜而寒热互作者，以邪气相并也。故气并于阴则为寒，气并于阳则为热。

论曰：瘅疟之状，《内经》所谓但热不寒，阴气先绝，阳气独发，少气烦冤，手足热而欲呕是也……名之曰瘅疟，以单阳无阴故也。”

《圣济总录·卷第三十五·痎疟》：“论曰：痎疟之状，胸中不利，头痛，振寒怢栗而不能食，食即呕，寒去则内外皆热，寒热更作，心下支满，痎积胸中，气逆烦呕，故谓之痎疟。”

《圣济总录·卷第三十五·久疟》：“论曰：久疟者，疟久不瘥，发汗吐下过甚，真气虚，邪气深，沉以内薄，卫气不应，故积岁月而难治也。虽有虚痞，不可攻治，当先其发时，用汤液以发汗，盖浸渍熏蒸，邪气方出，出则微汗小便利者，表里俱和，久疟自瘥矣。”

《圣济总录·卷第三十七·瘴疟》：“论曰：人与天地同流通，万物一气，故有感于山川毒厉之气而为病者，瘴疟是也。以其寒热时作，与疟同类，故谓之瘴疟。传谓两山夹水多疟，盖阴气多而阳气少，则易为寒热之疾故也。”

《圣济总录·卷第一百七十四·小儿疟》：“论曰：夏伤于暑，秋成痎疟。小儿血气壅盛，内挟寒热，因犯暑邪，客于皮肤分肉之间，至秋为风冷所折，阳盛于外，阴长于内，阴阳相搏，发而成疟……若汗出过多，亡阳而渴，当节其饮，多饮而小便涩，则变为饮辟也。”

《医学原理·卷之八·疟门·论》：“疟因夏伤于暑，故汗大泄。元气内虚，腠理疏豁，或复入寒泉澡浴，或伏于阴地取凉，以致肤腠闭密，暑伏于内，不得外泄。质厚之人，伤之浅者，感而即发，以为四时感冒之症；伤之深者，伏而不动，至秋天气收敛，时令寒凉，肤腠凝密，邪郁愈炽，不得散越，邪正交争，出入表里，而寒热往来之症作焉。《经》云：阴阳争，必战是也。若邪并于表，则阳盛阴虚而发热；邪并于里，则阴盛阳虚而恶寒。伤之浅者，正气胜邪，日与邪敌，故一日一作而易愈。伤之深者，正不胜邪，不能日与邪敌，必停一二日，候正气稍充后与邪争，是以间一日或二日始一作而难愈。原其所由，尽因风寒暑湿之气外入，而郁于内不得越散而致。法当解利为先。虽然，如质弱之人及久病者，又不可专执解利，必先服参、术补剂二三帖，补完中气，然后或吐或下或汗以驱之，方保万全。不然，非惟疟不得愈，又且变生他症，多致不救。学者宜致意焉。”

《症因脉治·卷四·外感疟疾》：“风伤卫疟。《内经》亦名温疟。风疟之症：《内经》云：风伤卫气，先热后寒。此言先后者，言多少也，言热多寒少之痛，是以不曰恶寒，而曰恶风、自汗、烦躁伸欠也。不恶寒则寒少也，发热直至烦躁，热多也。若头痛背痛，发于午前者，太阳也。目痛鼻干，发于午后者，阳明也。发于寅卯者，少阳也。风疟之因：《内经》云：暑邪既伏，秋气收之，汗出遇风，与卫气并居，阴阳分争，内外相搏，而风邪伤卫之疟作矣。风疟之脉：左脉浮缓，太阳疟也。右脉洪长，阳明疟也。左右皆弦，少阳疟也。风疟之治：疟在太阳有汗，桂枝石膏汤；在阳明，白芷石膏汤；在少阳，小柴胡汤。三阳俱见疟者，《准绳》和解汤。

湿疟即暑疟。湿热疟之症：身体重痛，肢节烦疼，呕逆胀满，胸膈不舒，此湿热疟之症也。湿热疟之因：《内经》云，因得秋气，汗出遇风，及得之于浴，水气舍于皮肤之内，与卫气并居。卫气者，昼日行于阳，夜行于阴。此气得阳而外出，得阴而内薄，内外相搏，则疟日作。湿热疟之脉：若见浮紧，表有寒热。若见浮缓，乃是风湿。若见弦数，湿而兼热。湿热疟之治：《内经》有其论，仲景无其方。

瘴疟之症：疟发之时神识昏迷，狂妄多言，或声音哑喑，此瘴毒疟疾之症也。瘴疟之因：山岚溪涧之间，湿毒蒸酿之处，瘴气入人脏腑；血聚上焦，败血瘀于心窍，毒涎聚于肝脾，则瘴毒疟疾之症作矣。瘴疟脉：成大或小，成见沉状，或见数大，或见沉涩。瘴疟之治：解方宜之毒，消岚瘴之气，治无一定之治，方无一定之方。当随地以措方，随机以应变。古不定方，余亦未补方也。”

《医学读书记·续记·疟》：“疟之病，热气舍于营，寒气居于卫。气相抑而适相持，是以伤寒易变，而疟病不迁也。疟邪不能自发，必得人之正气而后发，故曰卫气之所在，与邪气相合则病作。疟邪外不在皮肤，内不在脏腑，是以汗之而不从外泄，下之而不从里出也。风气常在，疟有时而休。疟发已而邪递浅者，其作日蚤；发已而复伏愈深者，其作日晏。是以疟病欲愈，一日反二三发，其邪愈浅，辄与卫气相簿故也。”

《医宗金鉴·卷四十二·杂病心法要诀》：“夏伤于暑舍荥内，秋感寒风并卫居，比时或为外邪束，暑汗无出病疟矣。[注]夏伤于暑，其邪甚者即病暑，其邪微者则舍于荥，复感秋气寒风，与卫并居，则暑与风寒合邪，始成疟病也。其不即病伤寒者，亦以有暑邪预伏于荣中也。盖有风无暑惟病风，有暑无风惟病暑，必风暑合邪始病疟也。”

（2）内伤致疟

《圣济总录·卷第三十五·疟病门》：“论曰：劳疟者，以久疟不差，气血俱虚，病虽间歇，劳动则发，故谓之劳疟。邪气日深，真气愈耗，表里既虚，故食减饥瘦，色悴力劣而寒热如故也。

论曰：疟母者，病疟不差，结为癥瘕是也。邪伏于阴，故久而成形。不治其母，虽或时差，已而复发，其本未除故也。治宜以破结削瘕之剂除其病本。”

《普济方·一百九十七·诸疟门》：“疟有水有血，水即水饮也，血即瘀血也。惟水饮所以作寒热，惟瘀血所以增寒热。恒山逐水则固也，苟无行血药品佐于其间，何收十全之效耶！断自今疟家，或衄血，或唾血，或大便血丝，或疟中经水适来适去，皆是血证，当以恒山、草果、槟榔、乌梅、甘草作剂，于内加五灵脂、桃仁为佐，入生姜、浓蜜同煎以主治之。

疟证寒热，不歇不息，有根。凡疟固当以风寒暑湿而治之，或汗，或下，或吐，或泻，活人方书之格法，虽卢扁不能违矣。然常见疟之经久而不歌，其故自必有根在也。根者何？曰，根在于水，水久积则为癖。疟母惟败血，为暑热之毒。惟饮与水，皆生寒热。故暑之脉虚，水故也。痃癖之脉结聚，挟水饮者，为之逐水消饮；结癖者必痛，为之攻癖散血；暑毒随证而疏利之。寒热不除，吾未信也。”

《症因脉治·卷四·内伤疟疾》：“牡疟之症：即痰饮之疟，先寒后热，寒多热少，胸前满闷，欲吐不吐，此涎饮牡疟之症也。牡疟之因：风寒之邪伏于心胃界分，不得外出，凝结痰涎作患，则胸满恶心之疟作矣。牡疟之脉：脉多弦滑，弦主乎疟，滑主乎痰。滑数热痰，沉弦饮结。气口沉实，食痰兼杂。牡疟之治：仲景治以蜀漆散、牡蛎汤。今予推广二条，海石二陈汤、常山草果饮。

疟母之症：即痰血疟癖也。疟久不愈，胸腹胁肋有癥症痞癖，为患不蓬，此疟母之症也。疟母之因：邪干脏腑，凝结痰血，假物成形，凭陵为患，则疟疾不瘥，而成疟母之症矣。疟母之脉：或牢或结，或见沉弦，或见沉滑。沉弦痛邪，沉滑痰结，沉实食积，沉涩血结。疟母之治：仲景用惊甲煎丸。疟母丸、陶氏加味二陈汤。

食积疟之症：胸膈不利，噫气吞酸，临发胸前饱闷，呕吐不宁，多发午后未申之时，此食积疟之症也。食积疟之因：饮食过饱，停积中宫，或痰或饮，互相交结，偶遇六淫之邪，内外交争，而食积疟之症成矣。食积疟之脉：滑实停滞，滑数兼热。右手弦滑，疲食之诊。左手弦滑，疟邪尚结。食积疟之治：草果饮、清脾饮、枳术汤、香砂平胃散、海石二陈汤、常山饮。”

《医宗金鉴·卷四十二·杂病心法要诀》：“痎疟经年久不愈，疟母成块结癖癥；形实控涎或化滞，攻后余法与前同。[注]疟，经年不愈之老疟也。疟母，久戸腹中成块癖也。形实宜用控涎丹以攻痰饮，或用化滞丸以攻积滞。攻后之余法，与前所治疟同法也。”

《读医随笔·卷四·证治类·血痹疟母合论》：“疟疾日久，多成疟母者，即血之所积而痹也。但血痹之证，散在周身脉络之中，而疟母则结聚于内膜之一处。吾每于力食之人，患偏废、注痛者，率以补气破血施之，疟母则兼化冷痰，其奏效皆甚捷。”

2. 辨脏腑疟

疟邪深伏于脏腑，有肝疟、心疟、脾疟、肺疟、肾疟、胃疟之分。

《外台秘要·五脏及胃疟方六首·病源》：“肺病为疟者，乍来乍去，令人心寒，寒甚则热发善惊如有所见，此肺疟证也。若人本来语声清雄，忽尔不亮，拖气用力，方得出言，而反于常人，呼共语，直视不应，虽曰未病，势当不久，此则肺病声之候也。察病观疾，表里相应依源审疗，乃不失也。

心病为疟者，令人心烦甚，欲饮清水，多寒少热，若人本来心性和雅，而忽卒急，反于常伦，或言未讫便住，以手剔脚爪，此人必死，祸虽未及呼曰行尸，此心病声之候也。虚则补之，实则泻之，不可疗者明而察之。

肝病为疟者，令人色苍苍然，气息喘闷战掉，状如死者，若人本来少于悲恚，忽尔嗔怒，出言反常，乍宽乍急，言未讫，以手向眼，如有所思，若不即病，祸必至矣，此肝病声之候也。其人若虚，则为寒风所伤，若实则热气所损，阳则泻之，阴则补之。

脾病为疟者，令人寒则腹中痛，热则肠中鸣鸣已则汗出，若其人本来少于喜怒而忽反常，嗔喜无度，多言自笑，不答于人，此是脾病声之候也，不盈旬日祸必至矣。

肾病为疟者，令人凄凄然，腰脊痛而宛转，大便涩，身掉不定(《素问》作目然)，手足寒，若人本来不喜不怒，忽然謇而好嗔怒，反于常性，此肾已伤，虽未发觉，是其候也。见人未言，而前开口笑，还闭口不声，举手爪闸极腹，此肾病声之候也。虚实表里浮沉清浊，宜以察之，逐以疗之。”

《三因极-病证方论·卷六》:“病者寒热，颜色苍苍然，善太息，如死状。以蓄怒伤肝，气郁所致，名曰肝疟。病者心烦，欲饮清水，反寒多不甚热，乍来乍去。以喜伤心，心气耗散所致，名曰心疟。病者寒多，腹中热痛，或渴，不渴，不热，不泄，肠鸣，汗出。以思伤脾，气郁涎结所致，名曰脾疟。病者心寒，寒甚则发热，热间善惊，如有所见。以忧伤肺，肺气凝痰所致，名曰肺疟。病者手足寒洒然，腰脊痛，发热，大便难，目眴。以失志伤肾，名曰肾疟。上五种疟疾，以脏气不和，郁结涎饮所致，治之各有方。”

(1) 肝疟

《太平圣惠方·卷第五十二·治五脏疟诸方》:“夫肝病为疟者，令人色苍苍然，气息喘闷战掉，状如死者，若人本来少于悲恚，忽尔嗔怒。”

《医学发明·卷第九·淹疾疟病》:“肝病：面青，脉弦，皮急多青则痛。形盛，胸胁痛，耳聋，口苦，舌干，往来寒热而呕，以上是形盛，当和之以小柴胡汤也。如形衰，骨摇而不能安于地，此乃膝筋，治之以羌活汤。《本草》云：羌活为君也。疟症取以少阳。如久者，发为瘅疟，宜以镵针刺绝骨穴，复以小柴胡汤治之。”

(2) 心疟

《圣济总录·卷第三十六·疟病门》:“论曰：心疟者，《内经》谓令人烦心甚……盖心为神舍，邪不可干，邪气干之故烦心。其欲清水者，以心火内热故也。其反寒多不甚热者，内热而外寒故也。治宜通心经，利邪热则愈。”

《医学发明·卷第九·淹疾疟病》:“心病：面亦，脉洪，身热，赤多则热。暴病，壮热恶寒，麻黄加知母石膏黄芩汤主之。此证如不发汗，久不愈为疟也。淹疾，颇肿，面赤，身热，脉洪紧而消瘦。妇人则亡血，男子则失精。”

(3) 脾疟

《黄帝内经太素·卷第十·刺疟篇第三十六》:“脾疟者，令人寒，腹中痛，热则肠中鸣，鸣已汗出。”

《医学原理·卷之八·疟门·治疟大法》:“如思伤脾，气郁涎结，名曰脾疟。”

(4) 肺疟

《圣济总录·卷第三十六·疟病门》:“论曰：肺疟者，《内经》谓令人心寒……盖心肺独居膈上，其气相通，故疟邪干肺，内动于心，则为寒热善惊之候也。”

《医学发明·卷第九·淹疾疟病》:“肺病：面白，皮涩，脉亦涩，多白则寒。暴病，涩痒气虚，麻黄加桂枝，令少汗出也。《伤寒论》曰：夏伤于暑，汗不得出为痒。若久不痊为风疟，形衰面白，脉涩，皮肤亦涩，形羸气弱，形淹，卫气不足。”

《症因脉治·卷四·外感疟疾》:“肺热瘅疟之症：发则阳气盛而不衰，故但热而不寒，令人消烁脱肉，此《内经》肺素有热之瘅疟症也。肺热瘅疟之因：《内经》云，肺素有热，热盛于身，因有所用力，腠理开泄，风寒舍于皮肤之内、分肉之间。邪盛于阳，不涉于阴，则但热不寒，而肺热瘅疟之症作矣。肺热瘅疟之脉：寸口洪而数，洪则主阳，数则主热。阳热为患，火来乘金，阴虚阳亢，消烁脱肉，则发瘅疟。肺热瘅疟之治：古人有论无方。”

(5) 肾疟

《医学发明·卷第九·淹疾疟病》:“肾病：面黑，身凉，脉沉而滑，多黑则痹。暴病，形冷恶寒，三焦伤也。治之以姜附汤或四逆汤。久不愈为疟，暴气冲上，吐食，夜发，俗呼谓之夜疟。太阳经桂枝证，形衰淹疾，黑瘅羸瘦，风痹痿厥，不能行也。”

《症因脉治·卷四·外感疟疾》：“肾经温疟之症：肌肉消，脑髓烁，先见烦躁发热，躁状畏人；热势稍衰，复返于肾，又见寒候，此肾经冬受风寒温疟之症也。肾经温疟之因：冬受风寒，藏于骨髓，至春阳气大发，邪气不能自出，因遇大暑，有所用力，邪气与汗皆出，从内出外，则始热终寒，乃成肾经疟疾之症矣。肾经温疟之脉：尺脉多弦，弦紧主寒，弦数主热；浮弦外友，沉弦内结。肾经温疟之治：《内经》有其论，无其方。”

（6）胃疟

《黄帝内经太素·卷第十·刺疟篇第三十六》：“胃疟者，令人且病也，善饥而不能食，食而支满腹大。”

3. 辨六经疟

疟邪中于经络，有三阳疟、三阴疟之分，其证各殊，治亦有别。

《素问病机气宜保命集·卷中·诸疟论第十六》：“《经》曰：夏伤于暑，秋必病疟。盖伤之浅者近而暴发，伤之重者远而痎疟。痎者，久疟也。是知夏伤于暑，湿热闭藏而不能发泄于外，邪气内行，至秋而发为疟也。初不知何经受之，随其动而取之。有中三阳者，有中三阴者，大抵经中邪气，其证各殊，同伤寒论之也。”

《先醒斋医学广笔记·卷之一·疟》：“太阳经疟，头痛，遍身骨痛，项脊觉强主方。

阳明经疟，热甚，渴甚，烦躁，恶人声，恶心，不眠主方。如疟初发，汗未大透，本方加干葛三钱。每日下午，别服开胃健脾，消食消痰，兼除寒热疟邪药一剂。

少阳经疟，往来寒热相等，口苦而呕，或兼耳聋，胸胁痛主方。每日下午，别服开胃健脾，消食消痰，兼除寒热疟邪等药如前方。

太阴脾疟，寒从中起，寒甚而后热，呕甚，呕已乃衰主方。下午别服开胃健脾，消食消痰，兼除寒热疟邪药如前方。

少阴经疟，恶寒，心烦而渴，小便艰涩，无汗，躁欲去衣，或手足冷，或欲饮水，或咽痛主方。

厥阴经疟，色苍苍然，善太息不乐主方。”

《症因脉治·卷四·内伤疟疾》：“三疟之症：三阴经疟也，以其间两日而发，故名三疟症也。三疟之因：三阴经脏气不和，六淫之邪得以外入。阴经历脏，脏主乎里而三日一发。乃邪入三阴，其经深，其发迟，是以三日一发也。三疟之脉：弦数多热，弦迟多寒。弦滑者痰，弦涩者血。弦细者虚，弦大者实。左脉弦大，表邪之别。三痛之治：疟在太阴经，加减白术膏；在少阴经，加减地黄汤；在厥阴经，加减逍遥散。又有何首乌四味截疟汤、当归补血汤，乃通治三疟之方也。

游疟之症：先起三疟，后又加一发，连发两日，只停一日。如少阴经之疟，明日又加一发，此少阴之疟余邪游入太阴；又如太阴之疟，至明日又加一发，此太阴之疟余邪游入厥阴，故曰游疟之症也。游疟之因：其血气亏损，脏气不足，外邪客阴经，三疟乃作。若疟邪充盛，则游溢他经，故连发二日，止停一日，俗名游疟也。游疟之脉：脉多细数，或见沉细，或见虚大，成见弦滑，或见沉伏。游疟之治：先治本经见症，如厥阴之疟，先以加减逍遥散加升麻、柴胡；少阴之疟，加减地黄汤加升麻、柴胡；太阴之疟，以加减白术膏加升麻、柴胡，提还本经，则所游之经自退。古方皆不分经络，辄以补药混投，未当。”

《医家心法·疟疾》：“疟之为病，非经非络，非脏非腑，乃夏月汗出太多，肌表空疏，外感暑邪，乘虚而直入脏腑募原之间，待收、藏二令一行，玄府闭束，则所藏之邪，无以泄其怒而寒热作矣。然其寒也，乃内热将作，火冲其气，故凛凛然而寒，非真寒也，故不得以热药治之也。然《素问》分六经疟，岂膜原足以尽之欤？曰：非是之谓也。凡脏与脏，或腑与腑，或脏与腑，彼此相接之处，中间盖有虚界之募原，而虚界中复有刚柔筋脉，其为某脏之筋，便为某脏之病。譬如胃与小肠相近，而邪入于胃与小肠之虚界，而彼筋脉属胃，则为阳明经疟矣。如肝与脾相近，而邪入于肝脾之虚界，而筋脉或属脾，便为太阴经疟矣。”

《杂病源流犀烛·卷十五·疟疾源流》：“疟之作，六经皆有现症。足太阳症：腰痛，头疼且重，遍身骨痛，小便短赤，寒从背起，先寒后热，热止汗出，难已。盖邪在三阳盛于表，故汗出不收也（宜羌活黄芩汤加减）。

足阳明症：头疼鼻干，渴欲引饮，不得眠，先寒，洒淅寒甚，久乃热，甚则烦躁，畏日月火光，热去汗出。盖以阳明为热甚之腑，寒胜之，故先寒久乃热也。畏日月火光者，热腑而为阴邪所掩，故触乎热反畏之也(宜大剂竹叶石膏汤加减)。

足少阳症：口苦，耳聋，胸胁痛，或呕，身体解㑊，见人惕惕然，寒不甚，热不甚，热多汗出甚。盖以病在半表里，故寒热俱不甚。邪在胆而怯，故心惕。少阳主木火，故热多，且汗出甚。解㑊者，倦怠不耐烦也(宜小柴胡汤加减)。

以上三阳经疟，大约多热、多渴，亦易得汗，急宜大剂以逐暑邪，除热渴，去头疼(宜辛寒如石膏、知母、柴胡，甘寒如葛根、麦冬、竹叶、粳米，苦寒如黄芩为君。兼寒甚者，用辛温如姜皮、桂枝。脾胃虚弱，饮食不消者，补以参、术，佐以蔻仁、砂仁、草蔻、麦芽、枳壳、陈皮、山楂、神曲以为消导)。下午或空日兼服扶脾开胃之药，大补元气(宜参术健脾汤)，自然易瘳。

足太阴症：不乐，善太息，不嗜食，先寒后热，或寒多。若脾疟，必寒从中起，善呕，呕已乃衰，然后发热，热过汗出乃已。热甚者或渴，否则不渴，喜火。盖以脾喜乐，病则否。上焦痞塞，故好太息而不嗜食。太阴主里，邪不易解，故多寒热。脾病及胃，故善呕也(宜桂枝汤加减，参用建中汤。脾寒诸疟宜橘皮散)。

足厥阴症：腰痛，少腹满，小便不利如癃状，意恐惧，易太息，先寒后热，甚者色苍苍如欲死，或头疼而渴。盖以厥阴之脉环阴器，抵少腹，布胁肋，故多腰腹小便之病。凡小水不利为疟，如疟者病不在小水，而在邪之陷，急数欲便也。肝气不足，故恐惧而太息(宜先用三黄石膏汤以祛暑邪，次用鳖甲牛膝汤加减)。

足少阴症：腰痛，脊强，口渴，呕吐甚，小便短赤，欲闭户牖而处，寒从下起，寒热俱甚，热多寒少，其病难已。盖以少阴主里，则阴气上冲，故呕吐甚。肾病则阴虚，阴虚故热多寒少。病在阴，故欲暗处。肾阴藏而邪居之，故难已也(宜先用人参白虎汤，次用鳖甲牛膝汤加减)。”

《望诊遵经·卷上·部色主病提纲》：“疟狂温淫，汗出鼽衄，口㖞唇胗，颈肿喉痹，大腹水肿，膝膑肿痛，循膺乳、气街、股伏兔、骭外廉、足跗上皆痛，中指不用。气盛则身以前皆热，其有余于胃，则消谷善饥，溺色黄；气不足则身以前皆寒栗；胃中寒则胀满，为此诸病。脾足太阴之脉，是动则病舌本强，食则呕，胃脘痛，腹胀善噫，得后与气则快然如衰，身体皆重，是主脾所生病者。舌本痛，体不能动摇，食不下，烦心，心下急痛，溏瘕泄，水闭，黄疸，不能卧，强立，股膝内肿厥，足大趾不用，为此诸病。心手少阴之脉，是动则病嗌干，心痛，渴而欲饮，是为臂厥，是主心所生病者。目黄，胁痛，臑臂内后廉痛厥，掌中热痛，为此诸病。小肠手太阳之脉，是动则病嗌痛，颔肿，不可以顾，肩似拔，臑似折，是主液所生病者。耳聋，目黄，颊肿，颈颔肩臑肘臂外后廉痛，为此诸病。膀胱足太阳之脉，是动则病冲头痛，目似脱，项如拔，脊痛，腰似折，髀不可以曲，腘如结，踹如裂，是为踝厥，是主筋所生病者。痔疟狂癫疾，头囟项痛，目黄泪出，鼽衄，项背腰尻腘踹脚皆痛，小指不用，为此诸病。”

(1) 太阳疟

《脉经·卷六·膀胱足太阳经病证第十》：“是主筋所生病者，痔，疟，狂，癫疾，头脑顶痛，目黄，泪出，鼽衄，项、背、腰、尻、腘、腨、脚皆痛，小指不用。盛者，则人迎大再倍于寸口；虚者，则人迎反小于寸口也。”

《圣济总录·卷第三十六·疟病门》：“论曰：足太阳疟之状，《内经》谓令人腰痛头重，寒从背起，先寒后热，然，热止汗出难已，刺中出血。盖膀胱经下抵腰中，上巅络脑，故腰痛头重，寒从背起也。经虚受邪，故先寒后热也。热止汗出难已，以真气不胜邪故也。”

《望诊遵经·卷下·诊口形容条目》：“足阳明手太阳之筋急也，口㖞唇疹者，足阳明病也。惊掣悸，语声宽急混浊，口㖞，冒昧好自笑者，心虚寒，厉风伤心也。病先起于毫毛，伸欠乃作寒栗鼓颔，腰脊俱痛，寒去则内外皆热，头痛如破，渴欲冷饮者，疟始发之状也。疟而寒栗鼓颔者，阳明虚也。”

(2) 阳明疟

《脉经·卷六·胃足阳明经病证第六》：“是主血(血一作胃)所生病者，狂，疟(一作瘛)，温，淫汗出，鼽衄，口㖞，唇紧，颈肿，喉痹，大腹水肿，膝膑痛，循膺、乳、街、股、伏菟、骭外廉、足跗上皆痛，中指不用。”

《圣济总录·卷第三十六·疟病门》：“论曰：足阳明胃疟，在经则令人先寒，洒淅寒甚。久乃热，热去汗出，喜见日光火气，乃快然，当刺足阳明跗上，在胃则令人且病，善饥而不能食，食则支满腹大，当刺足阳明太阴横脉出血。盖胃为冲气，为水谷之海，邪气客之，则冲气不和，故善饥不能食，食则支满腹大；传于经者，为寒热，阳不胜于阴，故喜日月光及火气也。"

《类经·十四卷·疾病类·十二经病》："狂疟，温淫汗出，鼽衄，口㖞唇胗，颈肿喉痹，（㖞，歪也。胗，疮也。阳明热胜则狂，风胜则疟，温气淫泆则汗出。鼽衄、口㖞等证，皆阳明经脉之所及也。鼽音求。衄，女六切。㖞，孔乖切。胗音疹）大腹水肿（胃在中焦，土病则不能制水也）。"

《症因脉治·卷四·外感疟疾》："阳明瘅疟，《内经》名瘅疟，仲景名温疟。瘅疟之症：但热不寒，少气烦冤，手足热而欲吐呕，面赤口渴，虽热已而六脉仍数大者，《内经》名热伤阳明瘅疟之症。仲景发明《内经》阳明瘅疟，则曰：身无寒，骨节疼痛，烦冤时呕，更其名曰温疟是也。瘅疟之因：夏秋暑热之令，热气伤人。《内经》云：阴气先绝，阳气独发。此暑热伤于阳经，阳独用事，毫无阴寒，故名曰瘅热疟也。瘅疟之脉：六脉弦数，少阳有热。若见洪长，阳明有邪。若见沉数，里有热结。瘅疟之治：仲景以脉平者，用白虎加桂枝汤治太阳、阳明。《家秘》用桂枝黄芩汤兼治少阳、阳明。《准绳》于风邪疟中，补出三阳和解汤。余于瘅疟中，亦补立三阳和解法也。"

《脉贯·卷四·十二经络·足阳明胃》："狂疟，温淫，汗出，鼽衄，口㖞，唇胗，颈肿，喉痹。（热甚则狂，风甚则疟且汗出，衄血、口㖞、唇疮等症皆本经经脉之所过也）"

（3）少阳疟

《脉经·卷六·胆足少阳经病证第二》："是主骨所生病者，头痛，角颔痛，目兑眦痛，缺盆中肿痛，腋下肿，马刀侠瘿，汗出，振寒，疟，胸中、胁肋，髀、膝外至胻、绝骨、外踝前及诸节皆痛，小指、次指不用。盛者，则人迎大一倍于寸口；虚者，则人迎反小于寸口也。"

《圣济总录·卷第三十六·疟病门》："论曰：足少阳疟之状，《内经》谓令人身体解㑊，寒不甚，热不甚，恶见人，见人心惕惕然，热多汗出甚，刺足少阳是也。盖胆为中正之官，决断出焉，今疟邪外中，其气不守，故常心惕惕然，邪盛故热多，有风故汗出。"

《症因脉治·卷四·外感疟疾》："风发疟，即《金匮》少阳热疟。风发疟之症：热极生风，消渴易饥，其脉弦数，疟兼少阳。《内经》止有巨阳、阳明症象，而少阳之疟惟以三阳俱虚暗为地步，未曾明示。故仲景特以疟脉自弦、弦数一条，发明《内经》内外皆热，喘渴冷饮，以着少阳风发疟疾之症也。风发疟之因：风属东方甲乙，风能胜湿，风主乎燥。风热之邪，挟少阳木火之势，传入三阳之经，而风发烦渴之疟作矣。风发疟之脉：疟脉自弦，弦浮风发，弦数风热。风热交作，故曰风发。风发疟之治：仲景以寒饮食消息之，止其烦渴，退其风热。今以知母石膏汤合小柴胡汤治之；大便结者，大柴胡汤下之。"

《医门法律·卷五·疟证门·疟证论》："夫人四体安然，外邪得以入而疟之，每伏藏于半表半里，入而与阴争则寒，出而与阳争则热。半表半里者少阳也，所以寒热往来亦少阳所主，谓少阳而兼他经之证则有之，谓他经而全不涉少阳，则不成其为疟矣。所以仲景曰，疟脉多弦……以饮食消息止之。只此七言，而少阳一经汗吐下温和之法具备。其他瘅疟、温疟、牡疟、疟母四证，要不外少阳求治耳。出《伤寒论》之绪余以补《内经》下手之法，非圣人而能之乎！

少阳乃东方甲木之象，故其脉主弦。此不但初病之脉乃尔，即久疟正虚，脉不鼓指，而弦象亦隐然在内，所以仲景云'疟脉自弦'。由首及尾，脉之屡变纵不同，而弦之一字实贯彻之也。疟邪之舍于营卫，正属少阳半表半里，始之似疟非疟，与后之经年不解，总一少阳主之。盖疟发必有寒有热，其寒热之往来，适在少阳所主之界。偏阴则多寒，偏阳则多热，即其纯热无寒而为瘅疟、温疟，纯寒无热而为牝疟，要皆自少阳而造其极偏。补偏救弊，亦必还返少阳之界，阴阳两协于和而后愈也。施汗吐下之法以治实热，施和温之法以治虚寒，无非欲致其和平耳。疟邪如傀儡，少阳则提傀儡之线索，操纵进退，一惟少阳主张，岂不恢恢乎游刃空虚也耶！"

《脉贯·卷四·十二经络·足少阳胆》："汗出，振寒疟（少阳居三阳之中，半表半里，故阳胜则汗出，风胜则振寒而为疟也）。"

《脉理求真·卷三·汪昂订十二经脉歌》："马刀侠瘿颈腋生（少阳疮疡坚而不溃），汗出（少阳相火)振寒多疟疾(少阳居半表半里,故疟发寒热,多属少阳)。”

《脉义简摩·卷八儿科诊略·诊耳法》:“耳冷而后有红丝者,麻、痘也。耳热者,伤寒也,疟疾也。耳为少阳经所过,平人微凉不热。”

(4) 太阴疟

《脉经·卷六·脾足太阴经病证第五》:“是动则病舌本强,食则呕(一作吐),胃脘痛,腹胀,善噫,得后与气则快然而衰,身体皆重,是主脾所生病者。舌本痛,体不能动摇,食不下,烦心,心下急痛,寒疟,溏瘕泄,水闭,黄疸,好卧,不能食肉,唇青,强立,股膝内痛厥,足大趾不用。”

《圣济总录·卷第三十六·疟病门》:“论曰:足太阴之经,脾之脉也。脾经之疟,令人不乐……寒则腹中痛……故谓足太阴疟,又名脾疟。”

(5) 厥阴疟

《圣济总录·卷第三十六·疟病门》:“论曰:《内经》谓足厥阴肝疟,在经则令人腰痛……在藏则令人色苍苍然太息……盖足厥阴之脉循阴器,邪气客之则少腹满,小便不利也。肝为将军之官,谋虑出焉,故病则恐惧不足也。苍苍者,肝之色也。宜察其经络府藏而治之。”

(6) 少阴疟

《圣济总录·卷第三十六·疟病门》:“论曰:《内经》谓足少阴肾疟,在经则令人呕吐……在藏则令人洒洒然腰脊痛……盖肾脉入肺中,肺脉环胃口,故使人呕。阴虚则阳气偏,故热多。若夫洒淅腰脊痛,大使难,目眴,手足寒,特以藏气内虚,机关不利,故为此证也。”

4. 辨寒热

疟疾病因多样,症候有别,病家寒热症候之先后、轻重、往返等情况可作诊治之用。

《黄帝内经太素·卷第二十五·伤寒·疟解》:“帝曰:夫病温疟与寒疟,而皆安舍,舍于何脏?岐伯曰:温疟者,得之冬中于风,寒气藏于骨髓之中,至春则阳气大发,邪气不能自出,因遇大暑,脑髓烁,肌肉消,腠理发泄,或有所用力,邪气与汗皆出。此病藏于肾,其气先从内出之于外也。如是者,阴虚而阳盛,阳盛则热矣;衰则气复反入,入则阳虚,阳虚则寒矣。故先热而后寒,名曰温疟。”

《三因极-病证方论·卷六》:“病者先寒后热,寒则汤火不能温,热则冰水不能寒。以先伤寒,后伤风,故先寒而后热,名曰寒疟。病者先热后寒,躁烦,自汗,恶风。以先伤风,后伤寒,风为阳,寒为阴,故先热而后寒,名曰温疟。病者但热不寒,阴气孤绝,阳气独发,少气烦冤,手足热而欲呕,必渴,以伤于暑热,名曰瘅疟。病者寒热身重,骨节烦疼,胀满,淀淀自汗,善呕。因汗出复浴,湿舍皮肤,及冒雨湿,名曰湿疟。病者寒多不热,但惨戚振栗,病以时作。此以阳虚阴盛,多感阴湿,阳不能制阴,名曰牝疟。”

《素问病机气宜保命集·卷中·诸疟论第十六》:“故经‘疟论’云:阳气并于阴,当是之时,阳虚而阴实,外无气,故先寒栗也。阴气逆极则复出之阳,阳气复并于外,则阴虚而阳实,故先热而渴。又曰:并于阳则阳胜,并于阴则阴胜。阴胜则寒,阳胜则热。是言表里之阴阳,热气之虚实,非寒热阴阳之虚实也。故《经》曰:病在阳则热而脉躁,在阴则寒而脉静。然气并于内而外无气,故寒战脉不能躁,甚而沉细欲绝,静或不见也。夫疟者,邪热于卫气并则作发,而不并则休止也。故《经》曰:卫气相离,或病得休,卫气集则复病也。故又云:阴虚而阳实,实则热矣,衰则气复反入,入则寒矣。此只言表里之阴阳,气不并者为虚,而并者为实。其为病之气者,乃热之一也。俗未明之,直以《经》言‘阴胜则寒’,不明其经意,以病热而反恶寒战栗,便为阴寒之病,误之久矣。”

《普济方·卷三百四一·妊娠诸疾门》:“夫伤寒变成疟者,因病瘥后,外邪未散,真脏尚虚,因为劳事,致二气交争,阴胜则发寒,阳胜则发热,阴阳偏胜,即往来寒热,休作有时也。一日再发者,得汗必解。若伤寒八九日得之,热多寒少,其人不呕,清便自调者,欲自愈也。”

《医学入门·外集·卷之四杂病分类·暑类·疟》:“阳热阴寒如期应。阳邪与荣争而邪火发于外,则为热;阴邪与卫争而正气退于内,则为寒。卫虚则先寒,荣虚则先热。表邪多则寒多;里邪多则热多;表里相半,度热相等。诸疟惟食积挟火,寒已复热,热已复寒,谓之寒热相并。又暑疟单热,湿疟单寒,寒疟先寒后热,风疟先热后寒,余皆先寒后热。阴阳寒热明,而疟治知本矣。

详分寒热汗且和外感寒多,非草果、厚朴不能温散;热多,非柴胡、黄芩不能清解。阳疟无汗,须加柴胡、苍术、葛根，甚加麻黄；阴疟无汗，须加柴胡、升麻、川芎，有汗须加白术、乌梅以和之。”

《类经·十六卷·疟》：“夫痛之始发也，阳气并于阴，当是之时，阳虚而阴盛，外无气，故先寒栗也。阴气逆极则复出之阳，阳与阴复并于外，则阴虚而阳实，故先热而渴。夫疟气者，并于阳则阳胜，并于阴则阴胜，阴胜则寒，阳胜则热。”

《类经·二十四卷·运气类·五运太过不及下应民病上应五星德化政令灾变异候》：“岁火太过，炎暑流行，金肺受邪。（六戊岁也。火之化暑，火胜则克金，故肺脏受邪）民病疟，少气咳喘，血溢血泄注下，嗌燥耳聋，中热肩背热。（火邪伤阴，寒热交争，故为疟。壮火食气，故少气。火乘肺金，故咳喘。火逼血而妄行，故上溢于口鼻，下泄于二便。火性急速，故水泻注下。嗌燥耳聋中热肩背热，皆火炎上焦也。‘藏气法时论’曰：肺病者，喘咳逆气肩背痛，虚则少气不能报息，耳聋嗌干。）”

《类经·二十五卷·运气类·天气地气制有所从》：“暴热至，土乃暑，阳气郁发，小便变，寒热如疟，甚则心痛，火行于槁，流水不冰，蛰虫乃见。（凡阳明司天，则少阴君火在泉，热行于地，故其应候如此。火在阴分，则寒热交争，故令如疟。火郁不伸，故心痛。火就燥，故行于槁。槁，干枯也。皆地气之所生者）”

《症因脉治·卷四·外感疟疾》：“寒疟，《内经》：寒伤营名曰寒疟。寒疟之症：《内经》云，先寒后热，腰背头项痛，脊膂强，呵欠呻吟，始则寒极而战动，终则大热而汗解，发在午前者，此太阳经疟。若目痛鼻干，寒栗鼓颔，略寒即热，发在午后者，此阳明热疟。以上二条乃《内经》寒邪伤营名寒疟之症也。寒疟之因：夏伤暑热之气，入于皮肤之内，肠胃之外，营气所舍之处，又值早晚寒冷之邪，外束暑热，至日中阳旺之时发泄不出。后感寒邪近表，是以先寒；先感暑热在里，是以后热。此先寒后热之症作矣。寒疟之脉：浮大而紧，太阳之邪。长大洪实，阳明之疟。弦大之际，少阳之诊。寒疟之治：在太阳者，桂枝羌活汤。在阳明者，桂枝葛根汤。在少阳者，桂枝柴胡汤。三经俱见疟者，三方互用。”

《张氏医通·卷三·寒热门·疟》：“疟之寒热更作，因阴阳之气互为争并。若阴衰离绝其阳，而阳亦不并之阴，故阳独发，但热而已。其少气烦冤者，肺主气，肺受火抑故也。手足热者，阳主四肢，阳盛则四肢热也。欲呕者，火邪上冲，胃气逆也。内藏于心者，阳盛则火气内藏，而外舍分肉之间也。消烁肌肉者，火盛则肌肉烁也。合温痛观之，亦可以白虎汤治瘅疟也。白虎专于退热，其分肉四肢，内属脾胃，非切于所舍者乎？又泻肺火，非救其少气烦冤者乎？设其别有兼证，岂不可推加桂之例而加别药乎？

伤寒前热未除而复感风寒，脉阴阳俱盛之温疟，与其脉如平者迥乎不同也。邪气内藏于心，则但热而不寒，是为瘅疟。邪气伏藏于肾，故多寒而少热，则为牝疟。以邪气伏结，则阳气不行于外，故外寒积聚津液以成痰，是以多寒，与《素问》少阴经证之多热少寒不同。方用蜀漆和浆水吐之，以发越阳气；龙骨以固敛阴津；云母从至下而举其阳，取山川云雾开霁之意。盖云母即阳起石之根，性温而升，最能祛湿运痰；稍加蜀漆，则可以治太阴之湿疟。方后有云，湿疟加蜀漆半分，而坊本误作温疟，大谬。此条本以邪伏髓海，谓之牝疟。赵以德不辨亥豕，注为邪在心而为牡，喻嘉言亦仍其误而述之，非智者之一失欤？

《金匮》疟寒多微有热，或但寒不热证，虽与牝疟相类，以方药论之则殊。牝疟邪伏少阴气分，而此邪伏少阳营血之分。夫邪气入营，既无外出之势，而营中之邪亦不出与阳争，所以多寒少热，或但寒无热也。小柴胡汤本阴阳两停之方，可随痛之进退，加桂枝、干姜，则进而从阳；若加瓜蒌、石膏，则退而从阴，可类推也。”

《中西汇通医经精义·下卷·诸病所属》：“诸禁鼓栗，如丧神守，皆属于火。禁谓口齿禁切，噤口痢，痉病口禁之类。鼓栗，谓鼓战栗，如疟疾手足摇战之类。如丧神守，谓谵语百合病，恍惚不安之类盖热极反寒之象，火扰心神之征，皆宜治其火也。”

《景景室医稿杂存·附胡君说疟疾原文》：“《经》曰：‘核疟，皆生于风，疟必先有核，而后成疟，是以谓之核疟。’但所谓生于风者，亦仅疟之一种也，疟之类甚多，受天空之风，先患头疼，渐至成疟，曰‘风疟’。受冬日之寒，更冒暑风以致成疟，曰‘温疟’，但患是症者必先热而后寒，辨析之固自易易也。至受沐浴之水寒、夜月之风寒，先寒后热，是曰‘寒疟’。但热而不寒，常患呕吐者，曰‘瘅疟’。但寒而不热、素患阳虚者，曰‘牝疟’。他若‘湿疟’，因袭湿而成。‘食疟’，因多食肥甘生冷之味。‘瘴疟’，感岭南山岚之毒，疟之类如此。疟之所由成者，一阴一阳相争而不相和，邪气舍于五脏，不能与卫气并行，感之浅者同时而作，道近则行速；感之深者，间日而作，道远则行迟也。”

5. 辨发作时间

疟疾发作时间，或一日一发，或间日而发，或三四日一发，病情多样，需分而论治。

《黄帝内经太素·卷第二十五·伤寒·疟解》：“帝曰：其间日而作者，何也？帝曰：其间日而作者，何也？岐伯曰：其气之舍深，内薄于阴，阳气独发，阴邪内着，阴与阳争不得出，是以间日而作也。

黄帝曰：何气使然？愿闻其道。岐伯曰：阴阳上下交争，虚实更作，阴阳相移也。阳并于阴，则阴实而阳虚。阳明虚则寒栗鼓颔也，巨阳虚则腰背头项痛，三阳俱虚则阴气胜，阴气胜则骨寒而痛，寒生于内，故中外皆寒。阳盛则外热，阴虚则内热，外内皆热，则喘而渴，故欲冷饮也。此皆得之夏伤于暑，热气盛，藏于皮肤之内，团胃之外，此荥气之所舍也。此令人汗空疏，腠理开，因得秋气，汗出遇风，及得之以浴，水气舍于皮肤之内，与卫气并居。卫气者，昼日行于阳，夜行于阴。此气得阳而外出，得阴而内薄，内外相薄，是以日作。”

《脉经·卷八·平黄疸寒热疟脉证第九》：“疟但见热者，温疟也。其脉平，身无寒但热，骨节疼烦，时呕，朝发暮解，暮发朝解，名曰温疟，白虎加桂枝汤主之。疟多寒者，牡疟也，蜀漆散主之。”

《圣济总录·卷第三十四·疟病门》：“论曰：间日疟者，邪气着于阴，不得与阳气俱出也。卫气昼行于阳，邪气不得出，故必再会而后发，是以间日乃作也。”

《圣济总录·卷第三十五·疟病门》：“论曰：痎疟者，以疟发该时，或日作，或间日乃作也。人卫气流行，合于昼夜阴阳。邪气内舍于荣，随卫气以出入而应于风府，其作早晏，皆以时发也。寒、温、瘅疟，动皆该时，故《内经》统谓之痎疟。”

《医学入门·外集·卷之四杂病分类·暑类·疟》：“疟疾先要阴阳定。阳为外感邪气，其间阳为风暑有汗，阴为寒湿无汗；阴为内伤正气虚，其间阳为气虚，阴为血虚。阳为升，发在春夏；阴为降，发在秋冬。阳为府，邪浅，与荥卫并行，一日一发；阴为藏，邪深，横连募原，不能与正气并行，故间日蓄积乃发，或三四日一发，久则必有疟母。阳为日发，邪浅，荣卫昼行背与脊故也；阴为夜发，邪深，荣卫夜行胸与腹故也。又有二日运发、间一日者，及日夜各一发，均乃气血俱受病也。阳为子时至巳；阴为午时至亥。如发寅卯而退于未申，或发未申而退于子丑，皆谓之阴阳不分。须随症用药，趱早或移时，分定阴阳，然后阳疟截住，阴疟升散。今俗以似疟误治，变成湿疟为分阴阳，误矣。殊不知疟有凌虐之状，在伤寒久则为坏症，在内伤久则为痨瘵，岂美疾哉！凡阳疟易治，阴疟难愈。”

《医宗必读·卷七·疟疾》：“语六气者道其常，语五藏者尽其变也。须知风与暑阳邪也，寒与水阴邪也，风者阳中之凉气也，暑者热中之寒邪也，由是则四者皆属于寒。夫夏伤暑，汗出腠开，当风浴水，凄沧之寒伏于皮肤，及遇秋风，新凉束之，表邪不能外越，阴欲入而阳拒之，阳欲出而阴遏之，阴阳相薄而疟作矣。浅者病三阳，随卫气以为出入而一日一作。深者病在三阴，邪气不能与卫气并出。或间曰，或三四日而作？作愈迟者病愈深也。《经》之论疟无漏义矣。而仁斋、丹溪又分痰与食、饮与血、瘴与劳与牝，此不过疟之兼症耳，非因而成疟者也。故治愈者，察其邪正深浅，证之阴阳，令其自藏而府，散而越之，邪去则安。”

《症因脉治·卷四·疟疾总论》：“秦子曰：疟疾者，先寒后热，发作有定期，大约巳午未三时者多。若一日一作，太阳、少阳也；间日而作，阳明、少阳也。伸欠，恶寒头痛，太阳也；发热口渴，阳明也；有寒有热，呕而口苦，少阳也。日中三阳得令，其病即发；日夕三阳时令退而病解。不比寒热往来，时寒时热，一日二三次发；亦不比暑热之症，热无停止。按《内经》但有巨阳、阳明二经而不及少阳，然有寒有热，乃是少阳所主，余故补注少阳之脉、少阳之治也。以上三阳经疟易愈。若三日一发，名曰三阴经疟，难愈。”

二、辨色脉

1. 辨色

《太平圣惠方·卷第五十二·治五脏疟诸方》：“夫肝病为疟者，令人色苍苍然。”

《医学发明·卷第九·淹疾疟病》：“肝病：面

青，脉弦，皮急多青则痛。心病：面亦，脉洪，身热，赤多则热。脾病：面黄，脉缓，皮肤亦缓，黄多则热。肺病：面白，皮涩，脉亦涩，多白则寒。肾病：面黑，身凉，脉沉而滑，多黑则痹。”

2. 辨脉

（1）寸口脉诊

《黄帝内经太素·卷第二十五·伤寒·疟解》：“帝曰：疟不发，其应何如？岐伯曰：疟气者，必更盛更虚。当气之所在也，病在阳则热而脉躁，在阴则寒而脉静，极则阴阳俱衰，卫气相离，故病得休，卫气集，则复病也。”

《金匮要略·疟病脉证并治第四》：“师曰：疟脉自弦，弦数者多热，弦迟者多寒，弦小紧者下之差，弦迟者可温之，弦紧者可发汗、针灸也，浮大者可吐之，弦数者风发也，以饮食消息止之。”

《类证活人书·卷第六·四十四问病人先热后寒尺寸脉俱盛》：“问病患先热后寒，尺寸脉俱盛，此名温疟也。先热后寒，名曰温疟，病患尺寸俱盛。大抵疟脉自弦，弦数者多热，弦迟者多寒。弦小紧者可下之，弦迟者可温之，弦紧者可发汗，浮者可吐之。夏伤于暑，秋必病疟，此非伤寒之谓。以其坏伤寒有温疟一证，故因而及之。”

《普济方·卷一百九十七·诸疟门》：“诸疟之脉大约尺寸俱弦，或浮数，或紧实，或缓涩，或虚迟，或左手濡而右手盛，或尺寸盛而关中濡。总前治法，弦数多热者寒之，弦退多寒者温之；浮弦、浮紧、浮数，其邪在表者可汗；弦实、沉实、数实，其邪在里者可下。”

《脉理集要·原序要略·无脉》：“无脉之候，有变有常；平人无脉，胃脘宜详；暴病无脉，气郁可治。可治者何，冷痛吐痢，忧食痰厥，折伤，经闭妊疟，伤寒之类。”

（2）疟疾主脉

1）弦脉

《脉经·卷四·平杂病脉第二》：“迟则为寒，涩则少血，缓则为虚，洪则为气（一作热），紧则为寒，弦数为疟。疟脉自弦，弦数多热，弦迟多寒；微则为虚，代散则死。”

《脉经·卷八·平黄疸寒热疟脉证第九》：“夫疟脉自弦也，弦数者多热，弦迟者多寒。弦小紧者可下之，弦迟者可温药，若脉紧数者可发汗、针灸之。浮大者吐之。脉弦数者，风发也，以饮食消息止之。”

《医学原理·卷之八·疟门·疟脉法》：“《要略》云：疟脉自弦，弦数多热，弦迟多寒，弦而小紧者，下之痊。弦迟者宜温，弦紧者可发汗针灸，浮大者宜吐之。《脉经》曰：疟脉自弦，微则为虚，代散者死。”

《医门法律·卷五·疟证门·疟证论》：“弦数者，风发也，以饮食消息止之。仲景既云弦数者多热矣，而复申一义云，弦数者风发。见多热不已，必至于热极，热极则生风，风生则肝木侮土而传其热于胃，坐耗津液，阳愈偏而不返。此未可徒求之于药也，须以饮食消息之而止其炽热，即梨汁、蔗浆生津止渴之属，正《内经》风淫于内，治以甘寒之旨也。”

《脉诀汇辨·卷四·弦脉（阳中之阴）》：“疟疾寒热往来，常在少阳经，故曰‘疟脉自弦’，又曰‘无痰不成疟’。”“《素问·疟论》曰：‘夫痎疟皆生于风。’故疟因风暑之邪，客于风木之府，木来乘土，脾失转输，不能运水谷之精微，遂多停痰留饮。弦应风木，又主痰饮，无痰不成疟，故曰‘疟脉自弦’。”

《脉贯·卷五·发明杂证生死脉》：“疟脉自弦，弦数者热，弦迟者寒，代散者绝。（《内经》曰：夫痎疟，皆生于风。故疟因风暑之邪客于风木之府，木来乘土，脾失转输，不能运水谷之精微，遂多停痰留饮。弦应风木，又主痰饮。无痰不成疟，故曰：疟脉自弦。数热迟寒，自然之理。独见代散之脉，则正气虚脱，不续不敛之象，邪盛正衰，定主凶折）”

《四诊抉微·卷之七·切诊·弦（阳中之阴）》：“兼脉主病，李士材曰：弦为肝风，主痛、主疟、主痰、主饮。弦数多热，弦迟多寒。阳弦头痛，阴弦腹痛，痛在少腹。浮弦支饮外溢，沉弦悬饮内痛。弦大主虚，弦细拘急。单弦饮癖，双弦寒痼。若不食者，木来克土，病必难治。饮停在上，不在胃，而支留于心胸；饮停在下，不在胃，而悬留于腹胁，故一弦而浮，一弦而沉也。阳弦者，寸弦也，邪在三阳，三阳走头，故头痛；阴弦者，尺弦也，邪在三阴，三阴走腹，故腹痛。

汪子良曰：弦为气敛，阴虚冷痹。浮弦风邪，弦细少气。春病无弦，失主非宜；秋深弦盛，木实金虚，弦状多同。土逢木抑，弦兼濡滑，胃虚痰饮，兼急疼痛。左浮弦涩，夏与秋逢，则为疟疾，按之即滑，热多寒少奚疑。弦兼洪盛，先宜解邪散热；右关虚弱邪轻，补剂方可施用。"

《医学脉灯·二十八脉》："张景岳曰：急疾有力，坚搏抗指，有转索之状。凡弦数之属，皆相类也。紧脉阴多阳少，乃阴邪激搏之候，主为痛为寒。紧数在表，为伤寒发热，为浑身筋骨疼痛，为头痛项强，为咳嗽鼻塞，为瘴为疟。

弦为肝风，主痛主疟，主痰主饮。左关弦兮，痰疟癥瘕；右关弦兮，胃寒膈痛。为阳中伏阴，为血气不和，为气逆，为邪胜，为肝强，为脾弱，为寒热，为痰饮，为宿食，为积聚，为胀满，为虚劳，为疼痛，为拘急，为疟痢，为疝痹，为胸胁痛。春病无弦，失主脉也，其病主诸疟。"

《脉理求真·卷二·新增四言脉要》："疟因风木邪盛凌土而湿不化，致挟停痰积饮而成，故脉始见自弦；再于兼见之中，别其寒热酌治，则病自愈。"

《脉象统类·正文》："凡脉弦，为痛，为疟，为疝，为饮，为冷痹，为劳倦，为拘急，为寒热，为血虚盗汗，为寒凝气结。兼数，劳疟。兼长，中有积滞。双弦，胁急痛。"

《脉因证治·卷上·十一疟》："脉：疟脉自弦，弦数多热，弦迟多寒。弦小紧者可下之，弦迟者可温之，紧数者可汗灸之，浮大者可吐之，弦数者风发也，以饮食消息止之。"

《脉学类编·切脉论证》："疟脉自弦，弦数者热，弦迟者寒，代散者截。（疟疾之病，本由外感，《内经》论疟，无非曰风曰寒，其义甚明。察其症先发热而后寒者，寒病也；先战寒而后发热者，热病也。若阳阴倒乱，则寒热往来，其治以截者则已。故疟病自阴而渐阳，自迟而渐早者，重亦渐轻不见也。自阳而渐阴，自早而渐迟者，轻亦渐重愈甚也。凡感邪深者，其发必迟，而多至隔日，必使渐早渐近，方是佳兆。欲知其来，所知其本矣）"

《脉义简摩·卷六名论汇编·病脉有定象无定象》："又曰：伤寒少阳病，脉弦，而瘟疫疟疾，及寒冷闭汗者，脉皆弦。［按］寒热脉弦者，防成疟。泄利脉弦者，防化疟。泄利脉弦而芤者，中气竭也。"

《脉简补义·卷上诸脉补真·动脉》："尝诊一疟疾，正欲作寒矣，其脉左沉右浮，按之如珠，滚滚自尺上寸，左为尤甚，此肝脾气郁不和也。夫疟脉必弦者，以寒湿搏于表，腠理不通，其气束脉故弦。寒湿格于中，三焦不通，其气激脉，故动也。三焦者，少阳也，正疟邪之所据；形冷、恶寒、发热、汗出，正疟疾之形证。可知疟脉亦不必弦矣。"

《脉诀新编·卷一·濒湖二十七脉歌·长》："长脉迢迢大小匀，反常为病似牵绳。若非阳毒癫痫（音闲，风病也）病，即是阳明热势深。（长主有余之病。补注：人得长脉本为无病，有病必有兼也。疟脉弦长，肝病弦直硬长，痫脉浮而长）"

《脉诀新编·卷一·濒湖二十七脉歌·弦》："弦应东方肝胆经，饮痰寒热疟缠身。浮沉迟数须分别，大小单（单弦）双（双弦）有重轻。寸弦头痛膈多痰，寒热癥瘕察左关。关右胃寒心腹痛，尺中阴疝脚拘挛。（弦为木盛之病。浮弦支饮外溢，沉弦悬饮内痛。疟脉自弦，弦数多热，弦迟多寒，弦大主虚，弦细拘急。阳弦头痛，阴弦腹痛，单弦饮癖，双弦寒痼。若不食者，为木来克土，必难治。补注：诸病脉弦多不吉利）"

《脉诀新编·卷二·诊杂病脉法》："疟脉自弦，弦数多热，弦迟多寒，弦微虚乏。弦迟宜温，紧小当下，弦浮吐之，弦紧汗发。亦有死者，脉散且歇。（疟脉多弦，弦紧宜发汗，弦大宜吐，弦实宜浮，审脉时宜消息之）"

2）数脉

《医学脉灯·二十八脉》："疟疾有数脉。凡疟作之时，脉必紧数，疟止之时，脉必和缓，岂作即有火而止则无火乎？且火在人身，无则无矣，有则无止时也。此疟疾之数，故不可尽以为热。每见举世医流，诊得息数急疾，竟不知新病久病，有力无力，鼓与不鼓之异，一概混投苦寒，遽绝胃气，安得不速人于死乎！徐东皋云：数候多凶，匀健略可，惟宜伤寒妊疟小儿。至症若如疟、如痰、如喘、如风、如淋等症，设非素娴审辨，临事最撼心目，故庸浅者只知现在，精妙者疑似独明。表邪实者，浮大有力，以风寒暑湿外感于经，为伤寒瘴疟，为发热头痛、鼻塞头肿，为筋骨肢体酸疼、痈毒等症。紧数在表，为伤寒发热，为浑身筋骨疼痛，为头痛项强，为咳嗽鼻塞，为瘴为疟。然实热者必缓大有力，多为烦热，为口臭，为腹满，为痈疡，为二便不利，或伤寒温疟初愈而余热未清者，多有此脉。"

《医学指要·卷三·二十八脉指要》："疟疾有

数脉，凡疟作之时脉必紧数，疟止之时脉必和缓，岂作即有火而止即无火乎？能作能止者，惟火邪之进退耳，真火真热则不然也。此疟疾之数不可尽以为热也。"

三、辨凶吉

以病家寒热及脉象等症候可辨疟疾之逆顺转归。

《黄帝内经太素·卷第十·刺疟篇第三十六》："凡治疟，先发如食顷，乃可以治，过之则失时也。"

《黄帝内经太素·卷第二十五·伤寒·疟解》："夫疟之未发也，阴未并阳，阳未并阴，因而调之，真气得安，邪气乃亡。故工不能治其已发，为其气逆也。"

《杂病源流犀烛·卷十五·疟疾源流》："疟疾难治不治症。《灵枢》曰：寒热脱形，脉咙搏，逆也，死不治。《得效》曰：久疟复作，虚浮不食者难治。久疟，腰脊强急，瘈痛者，必不治。"

《医宗金鉴·卷四十二·杂病心法要诀》："疟随经络循伏膂，深入脊内注伏冲，横连膜原薄脏腑，会卫之时正邪争。得阴内薄生寒栗，得阳外出热蒸蒸。邪浅日作日会卫，邪深间作卫迟逢。［注］疟气之邪伏藏于荥，随其经络，循脊膂之表而下，此初病邪浅传舍之次也。其邪深者则入脊膂之内，伏注于冲脉，横连诸经脂膜之原，内及脏腑，此邪渐深传舍之次也。卫气者一日一夜周于身，每至明旦则出足太阳睛明，大会于风府，腠理乃开，开则所客荣卫之邪人，邪入得阴内薄则生寒，得阳外出则生热，内外相薄，邪正交争而病乃作也。病初邪浅者，卫行未失常度，其邪日与卫会，故日作也。病久邪深者，卫行退失常度，其邪不能日与卫会，故间日乃作也。时有间二日、间三日，或至数日作者，亦卫气行愈迟，会愈迟，故作意迟也。"

《望诊遵经·卷下·诊唇形容条目》："疟病唇口生疮者，邪将解也。病肺疟，其人语声本雄烈，忽尔不亮，拖气用力，方得出言，呼与语，直视不应者，此肺病声音之候，势不久也。

瘅疟肌肉消烁者，邪舍分肉之间，脱肉者死，破者死，大肉陷下、大骨枯槁者皆死。肌肉不滑泽，肉满唇反者，肉先死。疠风割切不痛者，肉先死。肉痿软，唇反，人中满者，肉先死。此皆肌肉之诊也。"

《寿山笔记·酷暑疟症最易骤闭论》："凡疟发于酷暑之际，热重寒微，痰多，舌白，泛恶者，最防痉厥骤闭，不可轻视。余曾诊一女子，患胎疟，数番之后，热势不退，而反一毫无汗，大便溏，舌苔白，询之因冒风澡洗所致，乃拟表散一方，嘱其另延高明，勿敢贻误遭谤。"

《读医随笔·卷四·证治类·疟疾肝体坏外证》："西医谓：人以疟死者，其肝体每大于常人二三倍，故病疟者，摸试肝大，即不治矣。西医以为此即中医所谓疟母，其实非也。疟母不得为死证，且其部位，多在两乳开下，与肝位甚远。吾得此义，凡治疟疾，必问其未发之先，与既止之后，腰胁胀痛不转，是肝体已大矣；若正发之时，腰胁胀痛，疟止即愈者，是血尚未坏，即预加行血药于剂中以疏之，往往默收奇效。"

《脉简补义·卷上·诸脉补真·代脉》："又疟疾代散则死。"

四、辨兼证

疟疾之兼证，以下痢、干渴等为多见。

《黄帝内经太素·卷第二十五·伤寒·疟解》："帝曰：时有间二日或至数日发，或渴或不渴，其故何也？岐伯曰：其间日者，邪气与卫气客于六府，而有时相失，不能相得，故休数日乃作也。疟者，阴阳更胜也，或甚或不甚，故成渴或不渴。"

《圣济总录·卷第三十七·疟病门》："论曰：《内经》谓诸疟皆得之夏伤于暑，以热气盛，藏于皮肤之内，肠胃之外，此荣气之所舍也。阳盛则外热，阴虚则内热，外内皆热则喘而渴，故欲冷饮也。

论曰：寒热凌虐于人名为疟。病痛而发热，小便不利者，身必发黄。此盖热气下迫，入于小肠，水道既涩，故小便不利也。

论曰：疟痢者，疟久不差，寒热邪气内传肠胃也。其病寒热往来，痢下脓血，亦白相杂，肠中切痛，随其阴阳而治之。"

《张氏医通·卷三·寒热门·疟》："渴者，阳明津竭。而所以致阳明津竭者，本少阳木火之势劫夺胃津而然。故疟邪进退于少阳，则以小柴胡进退而施治也。至于劳疟之由，亦木火盛而津衰致渴，故亦不外是方也。"

五、辨相似病

瘴与疟在古代文献中常相随而行，然病有所别，当分而论之。

《外台秘要·卷五·温疟方五首》："《备急》：夫瘴与疟分作两名，其实一致。或先寒后热，或先热后寒，岭南率称为瘴，江北总号为疟，此由方言不同，非是别有异病。然南方温毒，此病尤甚。原其所归，大略有四：一山溪毒气，二风温痰饮，三加之鬼疠，四炭以热毒。在此之中，热毒最重。故所用药物，须审病源。患疟瘴之后，特须防疗而发痢，死不旋踵。所以然者，瘴体先虚，虚不宜痢。又瘴宜冷差，痢宜温断，断痢则益宪，断瘴则益痢。大率如此，不可不慎。非直药疗，亦须宜加将息取适。若能用一色药，兼二种病，冷而止痢，温而断疟，最其妙也。如不然，先须断痢，然后疗瘴，瘴缓痢急故也。仍率须作挟毒防之，不得专医其痢。又服瘴药，皆在发前，必须平旦空腹服。服药之后，勿通外人，勿吃食，勿劳力。既过发时久，小进糜粥。如此将疗，无不即断。又当发热之时，慎勿多饮冷水及多服冷药，若心下冷结，更是难疗，得疟之后，复成癥癖。亦有即发气者，死不救。若热渴者豉汁暖服，取足得吐弥善。水煮豉研犀汁与服，兼时进生葛根汁。其大热盛者，与紫雪如两枣许大，水和饮之。"

《类经·十六卷·疾病类·五十一如疟证》："帝曰：火热复恶寒发热，如有疟状，或一日发，或间数日发，其故何也？（凡病寒热，多由外感，然有不因风寒而火热内盛者，亦为恶寒发热，其作有期，状虽似疟而实非疟证，故特为问辨也）岐伯曰：胜复之气，会遇之时，有多少也。阴气多而阳气少，则其发日远；阳气多而阴气少，则其发日近。此胜复相搏，盛衰之节，疟亦同法。（夫寒热者，阴阳之气也。迟速者，阴阳之性也。人之阴阳则水火也，营卫也。有热而反寒者，火极似水也。寒而反热者，阴极似阳也。阴阳和则血气匀，表里治；阴阳不和，则胜复之气，会遇之时，各有多少矣。故阳入之阴，则阴不胜阳而为热；阴出之阳，则阳不胜阴而为寒。又若阴多阳少，则阴性缓而会遇迟，故其发日远；阳多阴少，则阳性速而会遇早，故其发日近。此胜复盛衰之节，虽非疟证，而多变似疟，法亦同然。所谓同者，皆阴阳出入之理也。然同中自有不同，则曰是疟，曰非疟。是疟非疟者，在有邪无邪之辨耳。真疟有邪，由卫气之会以为止作；似疟无邪，由水火争胜以为盛衰，此则一责在表，一责在里，一治在邪，一治在正，勿谓法同而治亦同也。同与不同之间，即杀人生人之岐也，学者于此，不可不察）"

《本草乘雅半偈·第十二帙·芷园素社痎疟论疏》："盖暑则常显而不休，疟则时间而时甚，纵或无间，亦必刻期加重，或七日、九日、十四日。暑虽纵横殆甚，久则势必稍逊，以汗以热亦即所以泄暑也。未现之风至此始露，方寒来而热往，热往而寒来，始从两治法也。以上独暑气偏胜，与瘅疟之但热者不同类。瘅则独见瘅疟之形证，此则惟暑气胜于风寒者也。又甚至有风气独盛，惟显风证，绝无暑象者，治惟从风，不必兼暑。此种世人目为伤寒，或为中风，或久之风暑俱现，转语云风寒转而成疟者，亦谬矣。

盖寒与风，惟冬中伤，即时为病，各显标本之化。其不即病者，至春始变为温，至夏始变为暑。风虽摧拉，至此势亦稍逊，作热作汗，亦即所以泄风也。其伏匿之暑与风始无偏胜，方得均平，互为显现，亦始从两治法也。以上惟风气专令，与牝疟之但寒者不同类。牝则独现牝疟之形证，此则惟风气胜于暑热者也。若瘦之内薄于阴者，治固同法。但暑舍深邃与浅近者，方有异同。先须度二气之胜负，但偏于向营，即从主方随证损益，次后治暑，如石膏、粳米、重竹叶之类，佐以海螵蛸驱逐营舍之固结，方转营为卫矣。更以常山解夏热之交互，定阴阳之且移。常即恒久不变，山即艮止不迁之意也。若间二日或数日发者，可类推矣。"

【论治法】

一、概论

疟疾病因有外感、内伤、不内外伤之分，病位有脏腑疟、六经疟之别，临床上寒热互见，虚实夹杂，故诊治时，应全面分析，辨证论治。

《黄帝内经太素·卷第二十五·伤寒·三疟》："黄帝曰：善。工之奈何？早晏何如？（晏，晚也。疗疟之要，取之早晚何如也？平按《素问》'工'作'攻'）岐伯曰：疟之且发，阴阳之且移也，必从四末始，阳以伤，阴从之，故先其时，坚束其处，令邪气不得入，阴气不得出，后见之在孙络，盛坚而血者皆取之，此直往而取，未得并者也。（此言疗之在早，不在于晚也。夫疟之作也，必内阴外阳，相入相并相移乃作。四肢为阳，脏腑为阴。疟之将作，阳从四肢而入，阴从脏腑而出，二气交争，阴胜为寒，阳胜为热。疗之二气未并之前，以绳坚束四肢病所来处，使二气不得相通，必邪见孙络，皆刺去血，此为要道也。阳以伤者，阳虚也。阴从之者，阴并也）"

《外台秘要·卷五·十二时疟方一十二首》："黄帝问岐伯曰：疟多方少，愈者何？岐伯答曰：疟有十二种。帝曰：疟鬼字，何可得闻乎？岐伯曰：但得疟鬼字便愈，不得其字，百方不愈。黄帝曰：疟鬼者十二时，愿闻之。岐伯曰：寅时发者，狱死鬼所为，疗之。上以疟人着窑上，灰火一周，莫令火灭即瘥。卯时发者，鞭死鬼所为，疗之。右用五色衣烧作灰，三指撮着酒中，无酒用清水服之。辰时发者，堕木死鬼所为，疗之。上令疟人上木高危处，以棘子塞木根间，立瘥。巳时发者，烧死鬼所为，疗之。上令疟人坐，师以周匝然火瘥。午时发者，饿死鬼所为，疗之。上令疟人持脂火，于田中无人处烧脂香，假拾薪去，即瘥。未时发者，溺死鬼所为，疗之。上令疟人临发时，三渡东流水，即瘥。申时发者，自刺死鬼所为，疗之。上令疟人欲发时，以刀刺冢上，使得姓名字，咒曰：若瘥，我与汝拔却，即瘥。酉时发者，奴婢死鬼所为，疗之。上令疟人碓梢上捧上卧，莫令人道姓字，即瘥。戌时发者，自绞死鬼所为疗之。上令索绳系其手脚腰头，即瘥。亥时发者，盗死鬼所为，疗之。上以刀子一口，箭一枝，灰一周，刀安疟人腹上，其箭横着底下瘥。子时发者，寡妇死鬼所为，疗之。上令疟人脱衣东厢床上卧，左手持刀，右手持杖，打令声不绝，瓦盘盛水着路边，即瘥。丑时发者，斩死鬼所为，疗之。上令疟人当户前卧，头东向，血流头下，即瘥。"

《儒门事亲·卷四·治病百法》："夫膏粱之人病疟，或间日，或频日，或作热，或作寒，或多寒少热，或多热少寒，宜以大柴胡汤下之，下过三五行，次服白虎汤、玉露散、桂苓甘露散之类。如不愈者，是积热太甚，宜以神芎藏用丸、三花神祐丸、调胃承气汤等药，大作剂料下之，下讫，以长流水煎五苓散服之，或服小柴胡汤数服亦可。如不愈，复以常山散吐之，后服凉膈散、白虎汤之类，必愈矣。大忌热面及羊肉、鸡、猪、鱼、兔等物，如食之，疟疾复作，以至不救。劳苦之人病疟，以饮食蔬粝，衣服寒薄，不可与膏粱之人同法而治。疮发日可用野夫多效方、温脾散治之。如不愈，用辰砂丹治之则愈矣。如服药讫，宜以长流水煎白虎汤、五苓散服之。不宜食热物及燥热之药，以疟疾是伤暑伏热之故也。《内经》曰：'夏伤于暑，秋必痎疟'，可不信哉！忌物同前。"

《此事难知·卷上·治当顺时》："夏，天气上行；秋，天气下行，治者当顺天道。谓如先寒后热，太阳、阳明病，白虎加桂也。此天气上行宜用之，若天气下行，则不宜泻肺，宜泻相火命门则可矣。亦有内伤冷物而作者，当先调中，后定疟形，治随应见，乃得康宁。亦有久而不差者，当求虚实，以脉为期。虚补实泻，可使却疾，此之谓也。

疟之为病，以暑舍于荣卫之间，得秋之风寒所伤而后发。亦有非暑，感冒风塞而得之者。邪并于阳则发热，冰水不能凉；邪并于阴则发寒，汤火不能温。并则病作，离则病止，作业故有时。在气则发早，在血则发晏。浅则日作，深则间日。或在头项，或在背中，或在腰脊，虽上下远近之不同，在太阳一也。或在四肢者，风淫之所及，随所伤而作，不必尽当风府也。先寒而后热者谓之寒疟，先热而后寒者谓之温疟。二者不当治水火，当从乎中治，中治者少阳也。渴者燥胜也，不渴者湿胜也。疟虽伤暑，遇秋而发。其不应也，秋病寒甚，太阳多也；冬寒不甚，阳不争也。春病则恶风，夏病则多汗。汗者，皆少阳虚也。其病随四时而作，异形如此。又有得之于冬而发之于暑，邪舍于肾足少阴也。有藏之于心，内热蓄于肺手太阳也。至于少气烦冤，手足热而呕，但热而不寒，谓之瘅疟，足阳明也。治之奈何？方其盛矣，勿取，必毁；因其衰也，事必大昌。"

《此事难知·卷上·少阳证》："问妇人经病，大人小儿内热潮作，并疟疾寒热，其治同否？答曰：帝问病之中外者何？岐伯对曰：从内之外者调其内。若盛于外者，先治内而后治外，从外之内者治其外。若盛于内者，先治外而后治内。此言表里所出之异也。又云：中外不相及，则治主病者。中外不相及者，半表半里也。自外入者有之，自内出者亦有之。外入内出虽异，邪在半表半里则一也。此中外不相及为少阳也。治主病者，治少阳也。帝问：寒热之病，恶寒发热如疟，或发一日，或发间日。岐伯对曰：胜复之气，会遇之时，有多有少。阴多阳少，其发日远；阳多阴少，其发日近。此胜复相薄，盛衰之节，疟亦同法。疟者，少阳也。少阳者，东方之气也。逆行则发寒，顺行则发热，故分之气异，往来之不定也。”

《丹溪心法·卷二·疟八》：“疟疾有风、暑、食、痰、老疟、疟母。大法：风暑当发汗，夏月多在风凉处歇，遂闭其汗而不泄故也。恶饮食者，必自饮食上得之。无汗者要有汗，散邪为主，带补。有汗者要无汗，正气为主，带散。一日一发者，受病一月；间日一发者，受病半年；三日一发者，受病一年；二日连发，住一日者，气血俱病。疟病感虚者，须以人参、白术一二帖托住其气，不使下陷，后治他病。内伤挟外邪同发，内必主痰，外以汗解散，二陈汤加柴胡、黄芩、常山、草果煎服。久疟不得汗者，二陈汤加槟榔，倍苍术、白术（一方加柴胡、葛根、川芎），一补一发，不可直截。老疟病，此系风暑于阴分，用血药引出阳分则散，入方宜川芎、抚芎、红花、当归、炒柏、白术、苍术、甘草、白芷。上锉，水煎，露一宿，次早服。”

《普济方·卷一百四十五·伤寒门》：“常山治疟须用佐。疟家多蓄痰涎黄水，恒山为能吐之、利之，是故然耳。其有纯热发疟，或蕴热内实之证，投以恒山，大便点滴而下，似泄不泄，须用北大黄为佐，大泄数行，然后获愈。或曰：巴豆圆子相依而行，亦能泄也。是又不然。巴豆工于下积，苟用荡涤血热，不可以无大黄……其人肝脉浮盛，头痛怯风，大抵小柴胡汤加青皮、紫苏之类，呕者多用生姜，渴者加乌梅。其或伤暑兼之，小柴胡汤加香薷，入生姜、乌梅同煎可也。抑犹有说焉，寒热之根，必通利不能除也。万一其根未除，又当以麻仁圆、神保圆辈与之，亦先解后攻之意也。”

《普济方·卷一百九十七·诸疟门》：“治疟总要，不过吐汗下。当下而下不尽，腹中尚有余痛，或大便一泄之后不复再泄，但时时点滴而出者，须再下之，大黄以佐恒山可也。当汗而不匝，头汗至胸而手足无汗者，须使一身皆汗之，青皮以佐紫苏可也。所谓吐者，须出尽水饮，若作吐剂，常山岂容移哉！究竟收效必矣。疟之为厉，大抵连绵。有病瘥以后，或饮食失节，或恚怒伤中，或梳洗感风，又再发者，何以处之？曰：热多者二陈汤加青皮、甘草，热少者二陈汤加青皮、草果，坚守胃气而已。二药并用生姜、乌梅、蜜水同煎，空心进剂。其间斡运，更用巴豆丸子疏利大便，以泄毒气，其何厉之有！或药已服过，多致腹痛，可用生姜、甘草煎汤温和解之，生姜解诸药毒。若退热用凉药，不可十分尽，或余热些少未去，不足关心，自然无事，否则热去则寒起，古人戒之。一方多用川芎、茯苓、甘草，少用白术粗末，水煎。病后和胃，收敛启阳，屡试得效。”

《证治要诀·卷之七·寒热门》：“疟证不一，其名亦殊。初得之病势正炽，一二发间未宜遽截。不问寒热多少，且用清脾饮、草果饮或二陈汤加草果半钱，或生料平胃散加草果半钱、前胡半钱。亦有非疟、非劳等疾而自成寒热，乃是痰饮为之，不可不审，去痰行饮则愈。

久疟经年累月，名曰疟母，又名劳疟，不宜十分攻之，所谓久疟不治者是也，进四兽饮间山甲丸。疟愈后调理，宜生料平胃散，每服加人参、茯苓各半钱；或用四君子汤加陈皮一钱半，即异功散。”

《推求师意·卷之上·杂病门·疟》：“先生谓：疟邪得于四气之初，胃气弱者即病，胃气强者伏而不动。至于再感，胃气重伤，其病乃作。此为外邪，必用汗解。虚者先以参、术实胃，加药取汗。惟足属阴，最难得汗，汗出至足乃佳。取汗非特麻黄，但开郁通经，其邪热则散为汗矣。又云：疟发于子后午前者，阳分受病，易愈；午后亥前者，阴分，难愈。必分阴阳气血药以佐之，观形察色以别之，尝从是法以治。形壮色泽者，病在气分，则通经开郁以取汗；色稍夭者，则补虚取汗。挟痰者，先实其胃一二日，方服劫药。形弱色枯则不取汗，亦不可劫，补养以通经调之。形壮而色紫黑，病在血分，则开其涩滞。色枯者，补血调气。此其常也。至若取汗而不得汗，理血而血不开，非更求药，切中病情，直造邪所着处，安能愈乎？”

《医学正传·卷二·疟证十四》：“东垣曰：夏月天气上行，秋月天气下行，治者当顺天道。如先寒后热，太阳、阳明病，白虎加桂也，此天气上行宜用之。若天气下行，则不宜泻肺，宜泻命门相火则可矣。亦有内伤冷物而作者，当先调中，后定疟形，治随应见，乃见康宁。亦有久而不瘥者，当求虚实，以脉为期，虚补实泻，可使却疾，此之谓也。

《丹溪活套》云……大抵疟属三阳，宜汗、宜吐，麻黄、葛根、柴胡、常山、草果、乌梅之属治之。疟属三阴，宜下、宜温、宜和，大柴胡汤、柴胡桂姜汤、柴胡四物汤、附子理中汤之类选而用之。"

《医学原理·卷之八·疟门·治疟大法》："疟之为病，因状极多，是以陈无择谓外感四时，内动七情，及饮食饱饥，房色劳疫皆能致之。其《内经》谓夏伤于暑，秋必病疟者，此乃因时而感耳。

如牡疟者，其状寒多不热，惨但慽慽，振栗，病以时作，此乃多感阴湿，以致阳不胜阴。大抵外因疟症，除瘅疟独热，温疟先热后寒，牡疟无热，其余诸疟皆先寒后热，其内所因，症由喜怒忧思恐，五者之分，不可不察。如蓄怒伤肝，气郁所致，名曰肝疟。如思伤脾，气郁涎结，名曰脾疟。如忧伤肺，肺气凝痰，名曰肺疟。如失志伤肾，精浓成痰，名曰肾疟。故此五种疟症，皆由气血不和，郁成痰饮所致。

又有疫疟，其症一岁之间，长幼相似。又有鬼疟，其症梦寐不祥，多生恐怖。又有瘴疟，其症乍寒乍热，乍无乍有。又有劳疟，其症稍劳即作，经年不瘥，结成癥癖在胁肠间，名曰老疟，又名疟母。已上诸疟，皆宜分经各治。如在太阳经，谓之寒疟，法当汗之。如在阳明经，谓之热疟，法当下之。如在少阳经，谓之风疟，法当和之。此乃三阳受病，谓之暴疟，其发多在夏至后处暑前，此乃伤之浅者，近而暴也。

如在阴分，不分三经，但以太阴为主，总谓湿疟，其发多在处暑后冬至前。如暑疟，宜用人参白虎汤之类。如痰疟，宜用二陈汤加常山、槟榔、草果、柴胡、黄芩。

凡疟不能食者，必因饮食上得之，当从食治。凡疟，若原有汗，要无汗，宜养正气为主；原无汗，要有汗，宜散邪为主。凡疟症大渴大热者，用小柴胡去半夏，加知母、黄连、黄柏、栀子、天花粉，或用生地、麦门冬、天花粉、牛膝、知母、炒黄连、干姜、生甘草煎服。

如久疟不愈者，宜以二陈汤加川芎、苍术、柴胡、葛根、白术，此乃一补一发之法也。如久疟不得汗，亦宜二陈汤加苍术，佐以槟榔。

凡疟母，宜以鳖甲为君，三棱、莪术、香附、海粉、青皮、桃仁、红花、神曲、麦芽之类加减为丸，用醋汤送下。凡疟三日一发，名曰痎疟，乃阴经受病。盖疟得于暑，当以汗解，或取风凉冷湿，不得疏泄，郁而成痰，又复嗜欲纵饮，及屡经劫峻之药，胃气大伤，故此难愈。凡小儿疟疾有痞块，用生地、芍药各钱半，川芎、黄芩酒炒、半夏各一钱，甘草三分，加姜三片，煎汤调醋炙鳖甲末，效。"

《医学入门·外集·卷之四杂病分类·暑类·疟》："有时疟后痢相兼。或疟后痢，痢后疟，或疟痢并作，俱以柴苓汤、六和汤、清脾汤加减分利。虚者补脾和血，三白汤加黄连、木香、当归、砂仁，或四兽饮、补中益气汤。

总要祛邪与扶正。外感汗吐下解，祛邪为主；内伤敛补，养正为主。内外相兼，又当参酌别论。《经》曰：夏伤于暑，秋必发疟。又曰：诸疟皆生于风。《局方》主于伤食，丹溪主于痰。其实因夏伤暑，秋感风湿，遇七情饮食郁痰而后发。虽三因杂至，错乱气血，然始于暑，成于痰，故捷径以祛暑消痰为要。通用二陈汤，外感无汗，去茯苓，加柴胡梢、川芎、葛根、苍术；太阳加羌活、防风、藁本；阳明加葛根、升麻、白芷；少阳加柴胡、黄芩、青皮；少阴加萼、归、黄连、黄柏；太阴加二术、柴胡（此三味疟家必用）；厥阴加桂枝，姜附汤加知母、麦门冬。大便闭加大黄、桃仁，小便赤加泽泻、山栀。瘴疟加槟榔。截疟加常山、槟榔、贝母。内伤无汗加柴胡、川芎。气虚合四君子汤，血虚合四物汤。汗多加黄芪。食少加山楂、麦芽。劳疟加地骨皮、鳖甲。七情加紫苏、香附。痰加南星、姜汁。食积加莪术。久疟倍参、术。寒甚加桂、附、草果。夜疟加升麻、柴胡以提之。停水倍半夏。瘀血加桃仁、红花。吐泻，不食，肿胀者，不治。"

《医辨·卷之中·疟》："大法：先热后寒者，小柴胡汤；先寒后热者，小柴胡加桂枝汤；多热、但热者，白虎加桂枝汤。多寒、但寒者，柴胡桂姜汤。此以疟之寒热多少定治法也。若多寒而但有寒者，其脉或洪实，或滑，当作实热治之，若便用桂枝，误也。如或多热而但有热者，其脉或空虚，或微弱，当作虚寒治之，若便用白虎，亦误也。所以欲学者，必先问其寒热多少，又诊脉以参之，百无一失矣。

仲景云：疟脉自弦，弦数者多热，弦迟者多寒，弦小紧者可下之，弦迟者可温之，弦紧者可发汗及针灸也，浮大者可吐之，弦数者风疾发也，饮食消息止之。

凡寒热发作，有期者，疟也；无期者，诸病也。

仲景、易老治疟法晰矣，然用之外因暑邪，病在盛热之时为宜，若深秋凄清之候，与七情、痰食诸伤，未可泥也。”

《证治准绳·杂病第一册·寒热门·疟》：“又云：疟发于子半之后、午之前，是阳分受病，其病易愈。发于午之后、寅之前，阴分受病，其病难愈。必分受病阴阳气血，药以佐之，观形察色以别之。盖尝从是法而治形壮色泽者，病在气分，则通经开郁以取汗；色稍夭者，则补虚取汗；挟痰者先实其胃，一二日方服劫剂。形弱色枯者，则不用取汗，亦不可劫，但补养以通经调之。其形壮而色紫黑者，病在血分，则开其阻滞；色枯者补血调气。夫如是者犹为寻常之用。至于取汗不得汗，理血而汗不足，者非更求药之切中病情，直造邪所着处，何能愈之乎！。

东南濒海，海风无常，所食鱼盐，人多停饮，故风疟、食疟所由以盛，乌头、草果、陈皮、半夏施得其宜。西北高旷，隆冬则水冰地裂，盛夏则烁石流金，人多中寒伏暑，故多暑疟、寒疟，柴胡、恒山故应合用。东南西北，往来其间，病在未分之际，可与藿香正气散、草果饮，是犹养胃汤也。治北方疟，以马鞭草茎叶，煎一盏，露一宿，早服。寒多加姜汁。南人不以患疟为意，北方则畏之，北人而在南方发者尤畏之，以此见治者当知方土之宜也。”

《景岳全书·杂证谟·卷十四·疟疾》：“疟疾之疾，本由外感，故《内经》论疟，无非曰风、曰寒，其义甚明。而后世之论，则泛滥不一，总不过约言其末而反失其本，所以议论愈多，则病情愈昧矣。凡疟因于暑，人皆知之。不知夏令炎热，此自正气之宜。然而人有畏热者，每多避暑就阴，贪凉过度，此因暑受寒，所以致疟。《经》曰：夏暑汗不出者，秋成风疟。义可知也。然又惟禀质薄弱，或劳倦过伤者，尤易感邪。此所以受邪有浅深，而为病有轻重也。第以病因暑致，故曰受暑，而不知暑有阴阳，疟惟阴暑为病耳。至其病变，则有为寒证者，有为热证者，有宜散者，有宜敛者，有宜温者，有宜清者，其要在标本虚实四字。知此四者而四证制宜，斯尽善矣。其有云伤暑而认暑为火者，有云脾寒而执以为寒者，皆一偏之见，不足凭也。凡疟发在夏至后、秋分前者，病在阳分，其病浅；发在秋分后、冬至前者，病在阴分，其病深。发在子之后、午之前者，此阳分病也，易愈；发在午之后、子之前者，此阴分病也，难愈。病浅者日作，病深者间日作。若三日、四日作者，以受邪日久而邪气居于阴分，其病尤深。凡疟病自阴而渐阳，自退而渐早者，由重而轻也；自阳而渐阴，自早而渐迟，由轻而重也。凡感邪极深者其发必迟，而多致隔日，必使渐早渐近，方是佳兆。故治此疾者，春夏为易，秋冬为难。

凡治疟当知标本。予尝曰：有标则治标，无标则治本。此最为治疟之肯綮，何以言之？盖标以邪气言，本以正气言也。夫邪正相争，所以病疟。凡疟之初起，本由邪盛，此当治邪，固无疑也。若或表散已过，或久而不愈，则于邪正之间有不可不辨矣。盖有邪者证必猖炽，脉必弦紧，或头疼、头痛未除，或汗虽出而未透。凡属形证有余者，即其病虽已久，亦必有表邪之未清也。但觉有微邪，此犹宜兼标为治。若汗出已多，邪解已透，别无实证、实脉可据，而犹然不愈者，必由正气全虚，或以质弱，或以年衰，故余气有未能却，而真阴有未能静耳。此当专治其本，但使元气既复，则无有不愈。设或不明标本，无论有邪无邪，而但知攻疟，则害者多矣。予为此说，虽因疟而发，然诸病皆同此理，明者当心志之。

凡古人治疟之法，若其久而汗多，腠理开泄，阳不能固者，必补敛之。无汗则腠理致密，邪不能解，必发散之。故曰：有汗者要无汗，扶正为主；无汗者要有汗，散邪为主。此大法也。盖疟本外邪，非汗不能解，若不知善解其邪而妄用劫剂，多致胃气受伤，邪不能解，必反难愈。此宜以补剂为主，加减取汗，汗后再加补养可也。若邪在阴分，则下体最难得汗，补药力到，自然汗出至足，方是佳兆。凡病此而邪有未解者，大忌饱食，亦以汗之难易为优劣也。凡寒邪之自外而入者，得汗即解，如伤寒之类皆是也。而惟时瘟、时疟之病，则病有浅深之不同。即如病瘟者，虽有大汗而热仍不退；病疟者，屡发屡汗而疟犹不止，此其所感最深，故不能以一二汗而即愈，或通身如洗而犹不能透。若此者但当察其强弱，仍渐次再汗之，方得邪解。故不可谓汗后必无邪也，此但当以脉之紧与不紧，及头身之痛与不痛，寒热之甚与不甚为辨耳。然又有虽已得汗，邪气将解，而不守禁忌，或因于劳，或因于欲，或受生冷微邪，或胃气未清，因而过食，随触随发。此其旧邪未尽，而新邪又至，缠绵深固，因致留连者，亦宜仍从汗解，但其宜固、宜散，则尤当以斟酌虚实为首务。

凡截疟之法，方固不少，然亦无必效之方。若以愚见并及治验，则未尝借于截也。盖有邪者，去邪则愈。若散邪既透，解表已过，则但收拾元气，而气复即愈。惟能于邪正之间，得其攻补之宜，则无不自愈，此截之最善者也。至如截疟诸方，虽不可执，亦不可无。第有效于此而不效于彼者，亦以人之气血阴阳各有不同故耳。故凡用截药者，亦当察人之强弱而酌以用之，庶乎得效。然亦惟轻者易截，而重者不易截也。兹录诸方于后，亦可备于酌用。截疟常山饮，气血强壮者可用。截疟饮，气分不足者可用。牛膝煎，血分不足者可用。截疟丹，时气多湿者可用。木贼煎，湿痰邪实者可用。何人饮、休疟饮，血气大虚欲急济者可用。小柴胡汤加常山二钱，截疟有卓效。追疟饮凡气血未衰，或屡散之后，用之最效。”

《类经·十六卷·疾病类·又论疟》：“治疟者，但当察其邪之浅深，证之阴阳，必令其自脏而腑，自里而表，引而散之，升而举之，使邪气得出，自然和矣。治法云：有汗要无汗，以扶正为主而兼散；无汗要有汗，以散邪为主而兼补。

惟是邪在阳者取汗易，邪在阴者取汗难，所以在春夏者为易，在秋冬者为难，在上体者为易，在下体者为难。必达其阴气，自然汗及下体。务令由阴而阳，由晏而早，方是佳兆，故又以汗之难易为微甚也。其有外受风寒，内伤生冷，表里俱病，则疟痢并作。疟感由经，痢感由脏，但兼表里而去其寒湿之本，必皆愈也。至于痰食血气、内寒内热等证，不过随其甚者而兼调之，弗得以此为主，是治疟之大法也。然法虽如此，犹有其要，则在乎标本虚实四者而已。盖标以邪言，邪盛则实；本以正言，正夺则虚。如果有实证实脉之可据，则指其所在而直取之，拔去其邪，诸病自愈，此治标也。如无实脉实证而病不愈者，必其元气之虚，但当温补真元，培其根本，使中气渐实，则逼邪外出，病必自愈，此治本也。故有标则治标，无标则治本，是得其要矣。”

《类经·十六卷·疾病类·诸经疟刺》：“凡治疟，先发如食顷，乃可以治，过之则失时也。（先时邪正未合，故可以治。既合而治，则邪正不分，反伤气矣）”

《类经·三十卷·会通类·论治》：“夫疟之未发也，阴未并阳，阳未并阴，因而调之，真气得安，邪气乃亡，故工不能治其已发，为其气逆也。”

《本草乘雅半偈·第十二帙·芷园素社痎疟论疏》：“但气病之至所，有远近上下及新故重轻之别，则适其至所而为方治，亦有奇偶重复，及从逆反佐之殊。先释主方大路，次后便于分析也。先因于暑，暑即火，热必郁，肺金之燥化，转夏成秋，溽暑自息，故药皆从乙庚合化法。即以五种风药为乙，白虎全方为庚。独金火相刑，难于交递，更以甘草之土维持长夏，欲借火土授受之际，方堪对待夏火上极之势，转为秋金下降之令，此即点火成金，不烦另觅种子者也。虽转成金，金不生水，宁成生化？纵使夏火顿除，不过暂时潜伏，又以知母阴润之水以复母仇，即淫胜郁复法也。若金郁则泄之，解表利小水者，风药猪苓是矣。更因于风，风即风木，必动脾土之湿化，脾土运行，风斯息矣，故药亦从甲己合化法，即以五种风药为甲，甘草为己，又粳米、石膏为金，乃土转生金，复驱风木也。若土郁则夺之，行土用者，土以生木为用，风药属木，正所以行土用也。又风并卫气，亦须治风，五种风药正治风之剂。又卫气下陷营中，并致三阳亦陷。惟挈三阳，卫气自持，如羌活之挈太阳，葛根之挈阳明，柴胡、升麻、防风之挈少阳是也。但偏重少阳者，枢机维持开阖故也。又暑藏营舍，亦须治暑，白虎全方正治暑之剂。藏之营舍，亦须治营，桃仁、红花之类是也。若鲮鲤穴山而居，遇水而入，则是出阴入阳，穿其经络于营舍，舍且倾倒，暑更何从栖息耶？又有兼沐浴之水气舍于皮肤者，即以猪苓彻之。更有兼凄沧之水寒侵着肌腠者，猪苓固能利彻，更须佐以辛温，乃可对待水寒之寒，羌活、柴胡之类是矣。故风暑合作，其始也形证必稍偏于风，此因未易酿热，先须重于从风，轻于从暑，不必尽用全方，解表利小水足矣。久则湿热炽盛，风亦酿热，方称二气平均，现证始无偏胜，乃从全方合治法也。此但指风暑初中时二气无偏负者言。设有暑胜于风，现证必稍偏于暑者，治宜从暑而带风；亦有风胜于暑，现证稍偏于风者，治宜从风而带暑。甚至有暑热独炽，惟现暑象，绝无风证者，治惟次暑，不必兼风，此种世人目为中暑者谬矣。"

《医学读书记·卷上·疟》:"疟脉缓大虚,调以甘药。凡诸疟而脉不见,刺十指间出血,血出必已。故初病脉不出者,多是气血壅遏所致,无用张皇,遽投温补,亦致败事。"

《医宗金鉴·卷四十二·杂病心法要诀》:"疟初气实汗吐下,表里俱清用解方,清解不愈方可截,久疟形虚补自当。[注]疟初气实,均宜汗吐下。有表里证汗下之。胸满呕逆,有饮者吐之。表里俱清,宜用和解。清解不愈,表里无证,可用截药止之。久疟形羸气虚,宜用补剂,自当然也。"

《杂病源流犀烛·卷十五·疟疾源流》:"厥疟,总由气血亏虚,调理失宜。或因寒而厚衣重被,至发热不去,过伤于暖;或因热而单衣露体,虽过时犹然,至又感寒,遂成厥疟。治者当分别寒热,不得混施汤剂(热厥宜升阳散火汤,寒厥宜建中汤及附、桂、吴萸,俱可酌用。或兼气虚,参用参芪益气汤;或兼血虚,参用四物汤)。

试进详治之之法。古人云:有汗欲其无汗,养正为先(宜参、苓、芪、术等,秋冬加桂枝);无汗欲其有汗,散邪为急(宜柴胡、葛根、石膏、羌活、姜皮、人参、苍术等),其大旨也。

要而论之,疟之发如冰冷,如火热,如风雨骤至,猝不可当,其病为逆,殊不易治。而究其故,要皆中气不足,脾胃虚弱,暑邪与风寒乘虚客之而作。故治之者莫先于清暑益气,祛风消痰,兼理脾胃,而又随经随症投药解散之,则庶几其有济矣。

若疟后变症,惟痢最为危急。而其变痢之由,有因暑邪太盛,解散不早,即或解散,不能通斩,以至陷入于里,变而为痢者,急用表里分消之法以治之(宜以苓、连、芍、草、滑石、红曲以消里,葛根、升、柴以治外;脾胃弱加人参、扁豆、莲肉),连进大剂,以痢愈为度。痢愈疟亦止,即不止其发亦轻,仍随经随症施治。有因误下,邪气陷于内,变而为痢者,则必兼腹满肿胀,呕恶不思食等症,法宜逐邪去滞以培土(宜苓、连、芍、草、滑石、红曲、葛根、柴胡、人参、莲肉等,及陈皮、藿香、厚朴、姜皮),亦以痢愈为度。此二因者症之最急,治之之药必宜大剂。若胆小,虽用药不谬,终不去病,以至迁延不救。

疟必由中气虚,若用破气药则中气愈伤,邪不得解。甚则中满不思食,作泄,恶寒口干,种种变生,急难医治。如或遇此,速宜培补真气(宜六君子汤)。

疟病必挟痰,所谓无痰不成疟是也。然痰有寒热之分,不容概治(热痰以贝母为君,竹茹、竹沥、橘红、茯苓、瓜蒌霜佐之;寒痰发疟,寒多不渴,以半夏、白术、橘皮为君,姜皮佐之)。

疟病必挟风,有风者先治其邪(宜以首乌为君,白术、橘皮为臣,葛根、羌活、姜皮为佐;不头疼去羌活)。

疟有暑湿热之邪内伏,百药不效者,尤宜详审,或稍下之亦可(宜青蒿、苍术、枳实)。

疟有寒甚而因于虚者,治必兼补、兼散(宜以甘温如参、芪、术为君,辛甘如姜皮、桂枝为佐)。

疟发在阴分者,不得概用阳分药(宜以当归、牛膝为君,佐以干姜;如热甚而渴,去姜,加知母、麦冬、竹叶、鳖甲等)。

疟发日久,多热不解者,必本阴虚,当益阴除热(宜鳖甲、牛膝为主)。

疟发日久,多寒不解者,必本阳虚,当补中益气(宜以参、芪、术为主)。

邪气深伏,并能为五藏疟。如肺疟则心里,寒甚则热,热时善惊,如有所见。盖以肺为心复,寒邪乘所不胜,故心寒;心气受伤,故善惊也(宜桂枝加芍药汤)。心疟则烦心甚,欲得清水,反寒多而不甚热。盖以邪在心,故烦,欲得水以解;心阳藏而邪居之,则阳虚阴盛,故反寒多不基热也(宜桂枝黄芩汤)。肝疟则面青太息,状若死。盖以肝气苍,肝郁则气逆,故面青太息;木病则强,故若死也(宜四逆汤)。脾痛则寒时腹痛,热时腹鸣,鸣已汗出。盖以脾至阴而邪居之,故寒而腹痛;寒已而热,脾气得行,故腹中鸣;鸣已阳气外达,故汗出而解也(宜小建中汤、橘皮散)。肾疟则腰脊痛,大便难,目眴眴然,手足寒。盖以骨脉贯脊,开窍于二阴,故腰脊大便病;目不明,水亏也;手足寒,阴厥也(宜桂枝加芍药汤)。但前既言六经疟,而此又言五藏疟者,以前就经言,邪只中诸藏之经,此就部言,邪并中诸藏之部,故非重复也。

三阴、三阳疟俱有日作、间作之症。前辈谓三阳疟定日作,三阴疟定间日者非也。独三日疟,即《经》所云休数日作者,乃必发于三阴耳。故必审其昧症,知为何经,然后决经治之……(宜以鳖甲、牛膝为君,加人引经药。作于夜而便燥者加当归,脾胃弱者勿加，佐以姜皮，热甚勿入，大剂与之）审知何经而施治，其或有痰兼去痰（宜加槟榔、半夏），有疟兼治疟（宜加常山），经络阻碍，兼透经络（宜加穿山甲），若一止暑结荥分，则槟榔等俱无所用（宜鳖甲、香薷、生姜），此治三日疟之大法也。”

《研经言·卷二·温疟说》：“古者于冬伤于寒不即发，至春遇温而病者，及冬中于非时之暖不即发，至春遇温而病者，皆胃之温。故仲景既存《素问》伤寒成温之论，复于冬有非节之暖称为冬温。以温之言蕴，所蕴不同，而为蕴则同，故通为温。《巢源》温病候、温毒候皆两存之，固深于仲景者也。准此以推，夏之暑亦当如是。夏伤于暑不即发，至秋遇风而病者，及夏伤于非时之寒不即发，至秋遇风而病者，皆谓之疟。故《素问·疟论》有夏伤于暑之痎疟，而‘生气通天’及‘金匮真言’夏暑汗不出秋风之疟，以疟之言疟，为疟不同，而所虐则同，故通为疟。惟仲景专为‘寒’字立论，故不及夏暑即发、不即发之病，而《巢源》以下亦仍之，而不复分晰也。春主温，故温性缓，缓则性长，故为病壮热，而其脉为缓弱；秋主风，故疟性暴，暴则性短，故为病休作，而其脉紧弦。温宜于下，则疟宜于吐。治疟之常、蜀，犹治温之硝、黄也。惟温在冬月，故发有先后重沓，则治有汗、下兼施，与疟之吐、下兼施，微有不同者此耳！”

《研经言·卷四·温疟辨》：“《内经》以先热后寒为温疟，与先寒后热之寒疟反对，而以但热不寒为瘅疟，《金匮》瘅、温二疟皆但温不寒，注家不能分别。泉谓疟之命名，本对温而立。冬感于寒及非时之温，至春发者，其状和顺谓之温；夏感于暑及非时之寒，至秋发者，其状酷虐谓之疟。疟有寒、温、无寒，先温而感春寒，则内热为外寒所抑，表实故无寒。曰温疟者，合二病以名之。仲景书言温、言疟，则必言温疟，立言之体宜然。其与《内经》不同者，《内经》主疟，仲景主温也，宜所言之同温矣。若瘅则《内经》、仲景皆主疟，宜所言之不同矣。但此温疟者，‘者’字当作‘也’，与上文连读，谓瘅、温二疟，并宜白虎加桂方也。不然，自鳖甲煎丸条以下，皆方论并列，何独瘅疟条有论无方乎？徐灵胎批《金匮》本亦云白虎加桂枝汤，此温疟、瘅疟之主方。”

《冷庐医话·卷三·疟》：“周慎斋曰：治疟之法，升其阳使不并于阴，则寒已，降其阴使不并于阳，则热已。此盖本之王肯堂之治案，王之外祖母年八十余，夏患疟，诸舅以年高不堪再发，议欲截之，王曰：欲一剂而已亦甚易，何必截乎？乃用柴胡、升麻、羌、防、葛根之辛甘气清，以升阳气，使离于阴而寒自已，以石膏、知母、黄芩之苦甘寒，引阴气下降，使离于阳而热自已，以猪苓之淡渗，分利阴阳，不得交并，以穿山甲引之，以甘草和之，果一剂而止。俞惺斋云：读《灵兰要览》，载此方治疟屡效，又附随症加减法，最为精当，是金坛得意之作。又谓李士材治程武修蓝本于此，惟以白豆蔻换穿山甲，亦其善用药处。［余按］近俗治疟多宗倪涵初，似逊此方，然以之治疟，亦不能尽效，知病有万变，未可执一。比见王孟英古今医案按选论此最为精当，云：此案但言夏月患疟，而不详脉症，所用升散之药五种，苦寒之药三种，虽为金坛得意之作，余颇不以为然。使邪与阴阳相离犹可，言人身阴阳，可使之相离乎？斯言先得我心，余治门人张笏山之弟，疟来痞闷欲死，以枳桔汤加柴、芩、橘、半，一饮而瘳，是调其阴阳，而使阴阳相离也。

《左传》齐侯疥遂痁，《颜氏家训》改疥作痎，谓说文痎二日一发之疟，痁有热疟。今北方犹呼痎疟，痎音皆，俗儒云病疥，令人恶寒变成疟，此臆说也，疥癣小疾，岂有患疥转作疟乎？余谓人之疾病无常，初患疥癣，亦所时有，若以疥为痎，则痁为热疟，痎为二日一发之疟，亦何尝无热乎？

治疟有谓必当用柴胡者，以疟不离乎少阳，非柴胡不能截也。有谓不当概用柴胡者，以风寒正疟则宜之，若感受风温、湿温、暑热之气而成疟者，不可执以为治也。”

《形色外诊简摩·卷上·形诊生形类·辨人身气血盛衰时日篇》：“故仲景于疟疾曰：以月一日发，当十五日愈。设不瘥，当月尽解。疟为卫邪入荣之病，故以晦朔决瘥剧之期也。昔尝患暑下血，以月满得病，血止后，神明不复，至次月朔日，顿见爽朗矣。世俗谓久病以朔望病势增损定吉凶，岂诬也哉。”

《叶选医衡·卷上·疟疾证治论》：“《内经》论疟多以风寒暑湿为言。是以疟之轻重，惟在阴阳浅深，于《本经》则有寒温瘅疟及六经五脏之分，语无漏义矣。丹溪复有食水痰饮败血之别，此不过疟之兼证耳，岂果因此而成疟哉？其外如瘴疟者，出岭南瘴湿之地。牝疟者，多生阳气不足之人。劳疟者，表里气虚，因劳所发。鬼疟者，本无疟鬼，邪气乱神。故治疟者，当察其邪之深浅，证之阴阳，必令其自脏而腑，自里而表，由阴而阳，由晏而蚤，引而散之，升而举之，使邪气得出，自然和矣。其有外受风寒，内伤生冷，表里俱虚，则疟痢并作者，以疟感由经，痢感由藏，但兼表里而去，其温湿之本，亦必渐愈也。"

《慈济医话·卷二下篇·治疟之方》："治疟者，或以邪在腠理，立柴胡汤以汗之；或以邪深入脏，立理中汤以补之；或以十二经皆有疟，立法纷纷，莫知孰是。吾论无论在经、在腑、在脏，既均作寒作热，又皆发于胃气，故以清胃为法。热甚以石膏清之，寒甚以红砒温之，但红砒重量，不得过二厘，服砒后，勿坐、勿食，须饮凉水或冰，须远行。柴胡汤之法，固因寒热莫辨，爰立是法，俾邪从腠理而解也。不知此症得之于腠理，轻者可痊，重则难效。吾谓热者用白虎汤，热甚者用牛黄。寒者用承气汤，寒甚者加白术，佐红砒。

凡疟皆当清大肠，承气汤虽大黄苦寒，然枳壳有下胃气之力，姜、朴有逐胃寒之功，故生军佐石膏则清胃热，佐姜、朴则理胃寒。若胃中寒热相结，以承气汤为主。热甚于寒者，加重生地，减轻姜、朴。寒甚于热者，加陈皮、木香。水气聚结坚固为寒，寒固可用附子，热亦可用少许附子为引，以镇水气。然此法不可妄用。

问疟作寒作热之原因。曰：三焦与心包，主输送营荣之别脏，寒热之作，乃由寒或热搏于胃气，致胃气失其升降之能，故肺与大肠，因而绝其表里相应之力，则寒热作矣。疟疾寒热之作，与他病寒热之作不同。他病寒热之作，邪有定所。疟则邪无定所，故专重治胃。以胃为后天，统主五脏六腑之气血，而为五脏六腑之大源也。

问痎疟之分。曰：痎者，风热相结也，疟者阴阳相争也。其先寒者，乃三阳虚也，阳虚则阴盛，阴盛故寒。其后热者，寒极生热也。连日作者，邪在腠理也。间日作者，邪将薄腑也。

问截疟用常山，于法当乎？曰：常山消水温脾，治疟可用，截字于义无取。"

《靖庵说医》："疟症者，亦寒热相并之症也，此症较痢更剧，较痢为难治，其始也亦内有热据之也，继而外感风寒，或未表或已表而传经之后，与热邪争持交哄于其中，于是乎发为寒热之症，其所以得汗而止者，寒热交争两气熏灼，乃逼而为汗，究之气血不和，营卫隔绝，虽汗亦不解，其邪既止之后，邪尚潜居于脾肝之间，或次日或越日气行相触则仍发焉。其所以有一定时间者，因某家之气当其时而稍杀，遂乘之而发，或早或迟，皆此理也。寒热之久，传于三阴，亦宜升提至于阳分，方利于施治，万万不可妄投阴剂以牢固之。若夫体虚之人，加以久疟而更虚，则虽欲补之亦宜兼以涤除邪气、调和营卫之品，然补阴之剂则宜慎择而慎施之也。又有一种似疟非疟之症，则只切其脉而施其剂，不问其疟不疟也，痨瘵中间有见此症者，则阳虚生内寒，阴虚生外热之说，施治棘手，然亦只能料理营卫而调和之兼以补剂，奏效甚难。若遇疟而妄投截药，底里不清，勉强抑制，未必无目前之效，或逾时而即发，或历久而仍发，邪气潜据于中，强遏之，其能久乎。"

《留香馆医话》："大江以南，伤寒绝少，而温病则四时皆有，在春曰春温、风温；在夏曰暑温、湿温；在秋曰秋温、伏暑，瘅疟；在冬曰冬温，近代三衢雷氏时病论论列綦详，大可师法。夫夹阴非主病也，或温疟，或湿温，或其他各病，必有主病可指，而夹阴其兼症之一耳，故蛮温其下未必效也。

疟每发于秋令，西法谓疟菌由蚊喙传染，繁殖于脾，抽以金鸡纳霜杀其菌而愈。若寒热不分清，日一至或两至，或有汗，或无汗，热退而不思纳食者，此为类疟，与暑湿、伏暑治无异也。其但热不寒者，瘅疟也，名疟而实非，治同温热。叶氏治疟不用柴胡，徐氏非议之。

瘅疟之病，热病也。夫饮食消息者，非治病之法，乃候病之方也，探其胃气如何，以断是正疟、是瘅疟耳。大抵疟病寒热间断者能食，以邪不干胃也。不能食者为瘅疟，热干阳明，可仿温热例治之，不必另立方也。在肺延为瘍病；痢则成休息痢；疟早截则不久便发三阴疟，有时愈时发，经二三年之久者，正犯此病。"

二、汗法

《明医杂著·卷二·疟疾》："疟是风暑之邪，有一日一发，有二日一发，有三日一发，有间一日、连二日发，有日与夜各发，有有汗，有无汗，有上半日发，有下半日发，有发于夜者。治法：邪从外入宜发散之，然以扶持胃气为本，又须分别阳分、阴分而用药。邪疟及新发者，可散，可截。虚疟及久疟者，宜补气血。若过服截药，致伤脾胃，则必延绵不愈矣。”

《医学正传·卷二·疟证十四》：“疟得于暑，当以汗解。或因取凉太过，汗郁成痰。其初感也，弱者即病。胃气强者，伏而未动，至于再感，复因内伤，其病乃作，宜其难瘥。夫感暑与风，皆外邪也，故非汗多不解。今之遘此疾者，已经再三劫试，胃气重伤，何由得愈。欲治此证，必先与参、术等补剂为君，柴、葛等发散药，渐而取汗；得汗而虚，又行补养。下体属阴，最难得汗，补药力到，汗出至足，方是佳兆。又有感病极深，邪气必自藏传出至府，其发无时。若发于午之后，寅之前者，血受病也，为难愈。须渐趱早，亦佳兆也。治斯疾者，春夏为易，秋冬为难。大忌饱食，遇发日食饱，病愈加重。尤当以汗之难易较轻重也……外有阴虚证，每日午后恶寒发热，至晚亦得微汗而解，脉必虚濡而数。且疟脉弦，而虚脉不大弦为辨耳。若误作疟治而用常山、砒、丹及柴胡、干葛等药，多至不救。医者宜以脉证参验其虚实而疗之，毋纵巨胆以杀人也。”

《证治准绳·杂病第一册·寒热门·疟》：“丹溪谓疟邪得于四气之初，弱者即病，胃气强者伏而不得动，至于再感，胃气重伤，其病乃作。此谓外邪必用汗解，虚者先以参、术实胃，加药取汗。唯足厥阴最难得汗，其汗至足方佳。大率取汗非用麻黄辈，但开郁通经，其邪热即散为汗矣。”

《寿山笔记·风温温疟论》：“风温、温疟，得之于冬令感伏风寒，遇春气温暖而发，其气自内达外，故多汗，不比暴感之邪，闭其营卫，当发汗解肌也。”

三、吐法

《素问病机气宜保命集·卷中·诸疟论第十六》：“立秋之后及处暑前发疟，渐瘦不能食者，谓之痎疟，此邪气深远而中阴经，为久疟也。治久疟不能饮食，胸中郁郁如吐，欲吐不能吐者，宜吐则已，当以藜芦散、雄黄散吐之。”

《证治准绳·杂病第一册·寒热门·疟》：“《洁古家珍》治久疟不能食，胸中郁郁，欲吐而不能吐者，以雄黄散吐之。按此必上部脉浮滑有力，确知胸中有澼而后可用，不然能无虚虚之祸。杨仁斋云：有中年人脏腑久虚，大便常滑，忽得疟疾，呕吐异常，唯专用人参为能止呕，其他疟剂并不可施。遂以茯苓二陈汤加人参、缩砂而倍用白豆蔻。进一二服，病人自觉气脉顿平，于是寒热不作。盖白豆蔻能消能磨，流行三焦，荣卫一转，寒热自平。继今遇有呕吐发疟之症，或其人素呕而发疟，谨勿用常山，惟以生莱菔、生姜各碾自然汁半盏，入蜜三四匙，乌梅二枚同煎，吞《局方》雄黄丸三四粒，候其利下恶血痰水，即以人参、川芎、茯苓、半夏、砂仁、甘草调之。万一呕不止，热不退，却用真料小柴胡汤，多加生姜主治。其或呕吐大作而又发热，且先与治疟生熟饮，呕定以小柴胡汤继之。按仁斋论治虽悉，而用药不深中肯綮。若审知胸中有澼而吐，不若以逆流水煎橘皮汤导而吐之。若吐不出，便可定之抑之使下，于随症药中加枇杷叶、芦根之属。大抵当审其所以吐之故，从其本而药之，难以言尽也。”

四、下法

《医学入门·外集·卷之四杂病分类·暑类·疟》：“或吐或下须体盛。阳疟初起，痰在上者，祛邪丸，然亦三五发后移时乃可用之，早则延绵。稍久不敢吐者，胜金丹。三阴疟便闭者，宜下以截之。暑疟，黄连香薷散加大黄、青皮、乌梅煎服。寒疟，二陈汤加青皮、良姜，煎吞神保丸五粒。痰热胸满便闭者，大柴胡汤。瘀血发狂好忘者，桃仁承气汤。虚闭，麻子仁丸。俱清晨一服，取下恶水，即止。”

《寿山笔记·跋》：“至论暑疟骤闭，切忌表散，宜清宜下；产后痉病莫作风治，须育阴潜阳，此尚可议也。徐洄溪通乎古今之变，拘守柴胡以治疟。”

五、和法

《蠢子集·卷三·治疟以平肝为主》：“一切病症皆由肝，况乎疟疾据之为主权。老疟子、虚疟子，多补脾土而愈。只用截疟丹导痰，截疟丹方用土信一两，绿豆粉面四两，共研细，分作四百付。可知疟疾寒热皆在肝，总以平肝为正端。前后疟痢平肝两论，平肝者，即所以和脾也。脾胃一和，湿痰自解，疟痢可去矣。”

六、消法

《普济方·卷二百·诸疟门》:"夫疟母者,病疟不瘥,结为癥瘕是也。邪伏于阴,故久而成形,不治矣。其母虽或时瘥,已而复发,其本未除故也。治宜以破削之剂,以削除其病本。"

《普济方·卷三百九十·婴孩心腹痛等疾门》:"《朱氏集验方》:凡疟疾多是痰实,痞塞不通,脾气虚弱,盖热上停胸隔,不能入于脏腑。凡用五更令服,盖使药下达于脾胃,消痰实,降虚热。"

《医学入门·外集·卷之四杂病分类·暑类·疟》:"利水消瘀疟母净。凡疟经年不瘥,谓之老疟,必有痰水瘀血结成痞块,藏于腹胁,作胀且痛,乃疟母也。虽内虚者,非常山、槟榔决不能除,但须制熟则不损胃,老疟丸是也。血虚者,鳖甲丸。体盛有水癖者,暂用芫花丸,仍须以补脾化痰汤药补之。老疟丸宜量气血虚实加减。"

七、补法

《医学入门·外集·卷之四杂病分类·暑类·疟》:"劳疟微微虚损症。劳疟微微,恶寒发热,寒中有热,热中有寒,最难调理。或半月十日,小劳复来,经久不瘥者,芎归鳖甲散主之。热多者,生犀散。有痞者,鳖甲丸。气虚汗多无力,饮食不进者,六君子汤。因劳役昏倦少食者,补中益气汤加黄芩、半夏。血虚夜发者,小柴胡汤合四物汤加升麻、红花、知母、黄柏,水煎露服。攒早不愈,用胜金丹截之。有痞者,阴疟丸。如阴虚火动,午后寒热,至晚微汗乃解,似疟非疟也,宜加味逍遥散加地骨皮,若误用疟药必死。气血俱虚,溺频食少,或遗精咳嗽者,人参弄菜汤加地骨皮、乌梅、麦门冬。或仆厥不省者,十全大补汤加柴胡、黄芩;阳虚去柴、芩,加附子,吞黑锡丹;有痞者,橘皮煎丸。"

《医辨·卷之上·腰痛》:"疟、痢后腰痛,及妇人月经后腰痛,俱属虚,宜补。"

《杂病源流犀烛·卷十五·疟疾源流》:"其次疟劳,或素有弱症而又患疟,以至旧病更深,或因疟煎熬,日久顿值,精神衰耗,内热不清,肌肉消削,渐至往来潮热,致成痨瘵。急宜察其何经受病,以补益调理之(宜补中益气汤、八味丸为主)。"

八、刺灸法

《黄帝内经·素问·刺疟篇第三十六》:"足太阳之疟,令人腰痛头重,寒从背起,先寒后热,熇熇暍暍然,热止汗出难已,刺郄中出血。

足少阳之疟,令人身体解㑊,寒不甚,热不甚,恶见人,见人心惕惕然,热多汗出甚,刺足少阳。

足阳明之疟,令人先寒洒淅,洒淅寒甚久乃热,热去汗出,喜见日月光火气,乃快然,刺足阳明跗上。

足太阴之疟,令人不乐,好太息,不嗜食,多寒热,汗出,病至则善呕,呕已乃衰,即取之。

足少阴之疟,令人呕吐甚,多寒热,热多寒少,欲闭户牖而处,其病难已。

足厥阴之疟,令人腰痛,少腹满,小便不利如癃状,非癃也,数便,意恐惧,气不足,腹中悒悒,刺足厥阴。

肺疟者,令人心寒,寒甚热,热间善惊,如有所见者,刺手太阴、阳明。

心疟者,令人烦心甚,欲得清水,反寒多不甚热,刺手少阴。

肝疟者,令人色苍苍然,太息,其状若死者,刺足厥阴见血。

脾疟者,令人寒,腹中痛,热则肠中鸣,鸣已汗出,刺足太阴。

肾疟者,令人洒洒然,腰脊痛宛转,大便难,目眴眴然,手足寒,刺足太阳、少阴。

胃疟者,令人且病也,善饥而不能食,食而支满腹大,刺足阳明、太阴横脉出血。

疟发身方热,刺跗上动脉,开其空,出其血,立寒。

疟方欲寒,刺手阳明、太阴,足阳明、太阴。

疟脉满大急,刺背俞,用中针,旁五胠俞各一,适肥瘦出其血也。

疟脉小实急,灸胫少阴,刺指井。

疟脉满大急,刺背俞,用五胠俞、背俞各一,适行至于血也。

诸痛而脉不见,刺十指间出血,血去必已,先视身之赤如小豆者,尽取之。

所瘦痛甚,按之不可,名曰胕髓病,以镵针针绝骨,出血立已。身体小痛,刺至阴。

十二疟者,其发各不同,时察其病形,以知其何脉之病也。先其发时如食顷而刺之，一刺则衰，二刺则知，三刺则已；不已，刺舌下两脉出血；不已，刺郄中盛经出血，又刺项已下侠脊者，必已。舌下两脉者，廉泉也。刺疟者，必先问其病之所先发者先刺之。先头痛及重者，先刺头上及两额两眉间出血。先项背痛者，先刺之。先腰脊痛者，先刺郄中出血。先手臂痛者，先刺手少阴、阳明，十指间。先足胫痠痛者，先刺足阳明、十指间出血。

风疟，疟发则汗出恶风，刺三阳经背俞之血者。

诸阴之井无出血，间日一刺。

疟不渴，间日而作，刺足太阳；渴而间日作，刺足少阳。

温疟汗不出，为五十九刺。”

《黄帝内经太素·卷第十三·身度·经筋》：“刺疟者，刺足阳明十指间，是知足阳明脉入于中指内间外间，脉气三指俱有，故筋起于中指并中指左右二指，故曰中三指也。有本无三字。髋骨如臼，髀骨如枢，髀转于中，故曰髀枢也。”

《黄帝内经太素·卷第二十五·伤寒·十二疟》：“黄帝曰：疟而不渴，间日而作，奈何？岐伯曰：疟而不渴，间日而作，刺足太阳；渴而间日作，刺足少阳。温疟者，汗不出，为五十九刺。”

《黄帝内经太素·卷第三十·杂病·刺疟节度》：“疟脉小而实急，灸胫少阴，刺指井。（脉小者，血气皆少。疟病诊得寸口之脉血气皆少而实而多寒，可灸足少阴疗疟之输，并指有疗疟之井也。［平按］《素问》《甲乙》无而字）疟脉满大急，刺背输，用第五针，胠输各一，适行至于血也。（第五针，以取大脓，今用刺疟背输，可适行至血出而已也。［平按］用第五针胠输各一，《素问》作用五胠俞背俞各一。《甲乙经》无此条，《素问》新校正云：经文与次前经文重复，王氏随而注之，别无义例，不若士安之精审，不复出也）疟脉缓大虚，便用药所宜，不宜用针。（脉缓者，多热。疟病诊寸口脉得多热多气少血虚者，可用药。用药者，取所宜之药以补也。［平按］‘便用药所宜’《素问》作‘便宜用药’）凡治疟者，先发如食顷，乃前可以治，过之则失时。（此疗疟时节也。［平按］《素问》《甲乙》无‘前’字。）疟不渴，间日而作，取足阳明；渴而日作，取手阳明。（疟不渴取足阳明，渴取手阳明，皆取所主输。［平按］疟不渴间日而作取足阳明《素问》作刺足太阳，本书‘十二疟’篇同。《新校正》云：按《九卷》云：足阳明。《太素》同。检今本《灵枢》亦云取足阳明，是不渴间日而作之疟，可取足太阳、阳明二处。故‘十二疟’杨注谓治寒疟，本篇谓取所主输也）。”

《针灸甲乙经·卷七阴阳相移发三疟第五》：“痎疟，神庭及百会主之。痎疟，上星主之。痎疟，取完骨及风池、大杼、心俞、上窌、譩譆、阴都、太渊、三间、合谷、阳池、少泽、前谷、后溪、腕骨、阳谷、侠溪、至阴、通谷、京骨皆主之。

疟振寒，热甚，狂言，天枢主之。疟热盛，列缺主之。疟寒厥及热厥，烦心善哕，心满而汗出，刺少商出血立已。热疟口干，商阳主之。疟寒甚，阳溪主之。风疟汗不出，偏历主之。疟，面赤肿，温溜主之。痎疟，心下胀满痛，上气，灸手五里，左取右，右取左。疟，项痛，因忽暴逆，腋门主之。疟发有四时，面上赤，𥆧𥆧无所见，中渚主之。疟，食时发，心痛，悲伤不乐，天井主之。风疟，支正主之。疟，背膂振寒，项痛引肘腋，腰痛引少腹中，四肢不举，小海主之。疟多寒少热，大钟主之。疟，咳逆心闷不得卧，呕甚，热多寒少，欲闭户牖而处，寒厥足热，太溪主之。

疟，热少气，足胻寒不能自温，腹䐜胀切痛引心，复留主之。疟，不嗜食，厉兑主之。

疟，瘈疭，惊，股膝重，胻转筋，头眩痛，解溪主之。疟，日西发，临泣主之。疟，振寒，腋下肿，丘墟主之。疟，从胻起，束骨主之。疟，多汗，腰痛不能俯仰，目如脱，项如拔，昆仑主之。疟，实则腰背痛，虚则鼽衄，飞扬主之。疟，头重，寒从背起，先寒后热，渴不一止，汗乃出，委中主之。疟，不渴，间日作，飞扬主之。”

《备急千金要方·卷十·伤寒方下·温疟》：“肝疟刺足厥阴见血，心疟刺手少阴，脾疟刺足太阴，肺疟刺手太阴、阳明，肾疟刺足少阴、太阳，胃疟刺足太阴、阳明，横脉出血。凡灸疟必先问其病之所，先发者，先灸之；从头项发者，于未发前预灸大椎尖头，渐灸过时止；从腰脊发者，灸肾俞百壮；从手臂发者，灸三间。疟灸上星及大椎，至发时令满百壮，灸艾柱如黍米粒，俗人不解，取穴务大柱也。觉小异即灸百会七壮，若后更发又七壮，极难愈者不过三灸，以足踏地，以线围足一匝，中折，从大椎向百会灸，线头三七壮，炷如小豆状。又灸风池二穴三壮。凡一切疟无问远近，正仰卧以线量两乳间，中屈，从乳向下灸，度头随年壮，男左女右。五脏一切诸疟灸尺泽七壮，穴在肘中约上动脉是也。诸疟而脉不见者，刺十指间出血，血去必已，先视身之赤如小豆者尽取之。疟刺足少阴血出愈。疟上星主之，穴在鼻中央直发际一寸陷容豆是也，灸七壮，先取，后取天牖、风池。疟日西而发者，临泣主之，穴在目上入发际五分陷者，灸七壮。疟实则腰背痛，虚则鼽衄，飞扬主之，穴在外踝上七寸，灸七壮。疟多汗腰痛不能俯仰，目如脱、项如拔，昆仑主之，穴在足外踝后跟骨上陷中，灸三壮。"

《千金翼方·卷二十六·针灸上疟病第十》："疟，灸肾俞百壮。疟，灸三间，在虎口第二指节下一寸。三年疟欲发，即下火。凡疟有不可差者，从未发前灸大椎，至发时满百壮，无不差。"

《黄帝内经灵枢注证发微·卷之三·四时气第十九》："温疟汗不出，为五十九痏。此言刺温疟之法也。《素问·疟论》帝曰：先热而后寒者何也？岐伯曰：此先伤于风，而后伤于寒，故先热而后寒也，亦以时作，故曰温疟。（另有先寒而后热为寒疟，但热而不寒为瘅疟）然温疟汗不出者，当取五十九腧以刺之。"

《黄帝内经灵枢注证发微·卷之三·杂病第二十六》："疟，不渴，间日而作，取足阳明；渴而日作，取手阳明。此言疟证者，当审其渴不渴，间作日作，而分经以刺之也。"

《类经·十六卷·疾病类·诸经疟刺》："刺疟者，必先问其病之所先发者，先刺之。疟发身方热，刺跗上动脉，开其空，出其血，立寒。（此下言诸疟之刺法也。身方热者，谓于未发之前，热将作也。疟之先热者，温疟也。跗上动脉，当是足阳明之冲阳穴。阳明为多气多血之经，热盛气壮，故出其血，可以退热邪也）"

九、六经疟论治

《素问病机气宜保命集·卷中·诸疟论第十六》："故《内经》曰：五脏皆有疟，其治各别。在太阳经者谓之风疟，治多汗之。在阳明经者谓之热疟，治多下之。在少阳经者谓风热疟，治多和之。此三阳经受病，皆谓之暴疟，发在夏至后，处暑前，此乃伤之浅者近而暴也。在阴经则不分三经，总谓之湿疟，当从太阴经论之。其病发在处暑后，冬至前，此乃伤之重者远而为瘦。瘦者，老也，故谓之久疟，气居西方，宜毒药疗之。疟之为病，因内积暑热之气，不能宣泄于外而为疟也。当盛夏之时，能食寒凉之物而助阴气者，纵使有暑热之气，微者自消矣。吏时复以药疏利脏腑，使邪气自下。《内经》曰：春食凉，夏食寒，秋食温，冬食热，是谓春夏养阳，秋冬养阴。人能于饮食起居之间，顺四时之气而行之，邪气何由得生也。"

《医学入门·外集·卷之四杂病分类·暑类·疟》："寒疟太阳热阳明。寒疟，腰背头项俱痛，属太阳，寒多热少，汗出难已者，柴胡加桂汤；单寒无汗者，五积散、古枣附汤。热疟，目痛、鼻燥、鼓颔，属阳明，热多寒少，烦渴尿赤者，柴苓汤；暑月，黄连香薷散；热伤气分，单热而渴者，白虎加参汤，或黄芩汤加桂少许。

风疟：少阳寒热并风疟，口苦呕吐，恶心胁痛，属少阳，寒热相等者，柴胡桂枝汤。风盛，筋脉抽搐者，乌药顺气散加柴胡、黄芩；身疼者，败毒散；咳嗽者，参苏饮。以上三阳气分受病，发在处暑前者，俱谓之暴疟，乃伤之浅者。

少阴四正厥四旁：少阴疟发于子午卯酉四正之日，舌干口燥，呕吐，欲闭户牖，轻者小柴胡汤倍半夏，重者合四物汤。厥阴疟发于寅申巳亥四旁之日，小腹痛引阴如淋，轻者小建中汤，重者四物汤加玄胡索、金铃子、附子。

太阴辰戌丑未病：太阴疟腹满自利善呕，呕已乃衰，轻者异功散，重者理中汤。如湿偏阴分单寒，气虚作泄者，古枣附汤（即七枣汤）、附子理中汤；身重腹胀者，五苓散、术附汤、浮肿退黄丸。以上三阴血分受病，发在处暑后者，俱谓之温疟，乃隔冬感湿气藏于肾与骨髓，至夏秋重感新邪触发，自藏而达之府，乃伤之重者。"

《医宗金鉴·卷四十二·杂病心法要诀》："疟在夜发三阴疟，桂麻柴物杏易桃。鬼疟尸注多恶梦，恐怖苏合效功高。［注］疟在夜发，名曰三阴疟疾。初热宜用桂枝汤、麻黄汤、小柴胡汤、四物汤方合剂，以杏仁易桃仁增损汗之。汗解之后，余同前法。鬼疟亦多在夜发，比三阴疟疾则夜多恶梦，时生恐怖，宜用苏合香丸治之。"

十、小儿疟论治

《医镜·卷之四·疟疾》："小儿疟疾，不外乎风痰与食。无食不发热，无风不作寒，而痰由风食之所成也。外感乎风，则手太阴肺经先病，肺主皮毛，故风易入。内伤饮食，则足太阴脾经先病，脾受有形，故食多则伤脾也。肺气不清，则生痰；脾土受伤，则裹痰。故痰者，风食之所成也。无痰不成疟，故寒热作焉。要而言之，风虽属肺，食虽属脾，而虽食之所藏，又近于胆经，故作寒热。盖胆为足之少阳其位，在半表半里，是以寒热往来也。大率寒多则为风，热多则为食，寒热相半，则风食俱多。治此病者，惟消食、疏风、化痰而已，然消食则兼疏风，疏风必兼消食，而消食疏风，必兼化痰。盖三者不全，则不能成疟，故宜兼治。但量其所属，而轻重之可也。

小儿疟疾，不外乎风痰与食。无痰不成疟，故寒热作焉。盖三者不全，则不能成疟，故宜兼治。药例：风疟，寒多热少。食疟，热多寒少。痰疟，寒热交作，呕吐痰涎。久疟不愈，以酒炙鳖甲为末，每服一钱，一日三服，姜汤调下。"

十一、疟疾治疗禁忌

《黄帝内经太素・卷第二十五・伤寒・疟解》："帝曰：夫《经》言，有余者泻之，不足者补之。今热为有余，寒为不足。夫疟者之寒，汤火不能温也，及其热，冰水不能寒也，此皆有余不足之类。当此之时，良工不能止，必须其自衰乃刺之，其故何也？愿闻其说。岐伯曰：《经》言，无刺熇熇之热，无刺浑浑之脉，无刺漉漉之汗，故为其病逆，未可治也。"

《普济方・卷三百五十四・产后诸疾门》："产后血气未至和平，邪气客于风府，循膂而下，与卫气大会，阴阳交争，虚实更作，寒热相移……是疟之候也……亦有产前病疟而产后未意者，最难用药，如柴胡、常山、信砒等，断不可用。今有草果饮子、生熟饮子，用之有效；如《易简方》四兽饮亦可用。"

《医门法律・卷五・疟证门・疟证论》："凡治疟，不求邪之所在，辄行大汗、大下，伤人正气者，医之罪也。疟邪在于半表半里，故有寒有热。若大汗以伤其表，大下以伤其里，是药反增疟矣。倘疟邪伏而未尽，药过再发，更将何法以处之？

凡用吐法，妄施恶劣之药，并各种丸药，伤人脏腑者，医之罪也。吐法止可用清芬之气，透入经络，引出疟邪，如酒浸常山不用火煎之类。其胆矾、信石等丸吞入腹中，粘着不行，搅乱肠胃脏腑，究竟何益，戒之！戒之！

凡用截疟之法，不俟疟势稍衰，辄求速止者，医之罪也。截者，堵截也。在壮盛之体，三四发后疟势稍减，可以截之。其虚弱之人，始终不可截也。误截因致腹胀，每多坏事。即服药亦有避忌。疟将来，可服药阻其来；将退，可服药追其去。若疟势正盛，服药与之混战，徒自苦耳。但疟之来去既远，药不相及，五不当一，故服药妙在将来将去之时也。"

十二、鉴别施治

《张氏医通・卷三・寒热门・疟》："石顽曰：《经》言夏暑汗不出者，秋成痎疟。此论固是，然其轻重之殊，今昔迥异，良由天运使然，以北方风气运行于南故也。夫疟疾一证，向来淮泗以北最剧，大江以南甚轻。康熙壬子，吾吴患此者比户皆然，自夏徂秋，日盛一日，其势不减淮北。证皆痞满呕逆，甚则昏热谵语，脉多浑浑不显弦象，亦有关尺微弦者，但其热至晨必减，不似热病之昼也不分也。时医不查，混以伤寒目之，因而误药致毙者，日以继踵。原其寒热之机，又与往岁不同，有一日连发二三次者，有晨昏寒热再现者，有连发数日，中间二三日复发如前者。有先热后寒者，有独寒无热者，有独热无寒者。有今日但寒，明日但热者。证虽变易无常，总不越和营散邪等法，但须分虚实寒热轻重治之。历观用劫剂及祝由之法者，十无一验。间有寒热止而昏热不休者，又须随所禀形气之偏胜，病气之盛衰而为调适，全在机用灵活，不可专守成则。而举世治疟，必先禁止饮食，概用疏风发散，兼消克痰食，宽膈破气之剂；消克不已，继进硝黄，胃气愈伤，浊邪愈逆，正气何由得行而振祛邪之力乎？余治久疟坏症，每令续进稠饮，继与稀糜，使胃气输运，可行药力，然后施治，如此挽回者，未遑枚举。更有愈而复发，发而复愈，愈而又发者，又须推原所发之由而为清理，若常山、草果、槟榔、厚朴、枳壳、青皮、石膏、知母等伤犯中州之药，咸非所宜。逮至仲秋已后，不特白虎当禁，纵不犯石膏、知母，邪气骎骎内陷而变肠澼者甚多，有先疟后痢者，有疟痢齐发者。尝遍考昔人治例，惟补中益气一方，虽未能尽合肯綮，然一隅之举，余可类推。庸师不审，但守通因通用之法，致成夭札者多矣。”

【论用方】

一、概论

历代医家治疗疟疾经验丰富，对于不同病机的疟疾，给出了相应的组方思路，有从外邪论治者；有从新感初起、久疟旧发论治者；有从六经论治者；亦有从五脏论治者，创制了多种治疗方剂，包括一些简便灵验的单方、验方。

1. 通用方论

《全生指迷方・卷二・疟疾》：“论曰：寒热之病，或寒已而热，或热已而寒，或寒热战栗，头痛如破，身体拘急，数欠，渴欲饮冷，或晬时而发，或间日而作，至期便发，发已即如常，此谓之疟。疟脉自弦，弦数多热，弦迟多寒。此皆得之于冬中风寒之气，藏于骨髓之中，至春阳气大发，邪气不能自出，因遇大暑，而后与邪气相合而发，常山汤主之。常山、知母、甘草（炙）各三两，麻黄（去节）一两。上为散。每服五钱，水二盏，煎至一盏，去滓温服，以糜粥一杯，助取汗为度。”

《仁斋直指方论・卷之十二・痎疟・痎疟方论》：“疟有数种：风疟，自感风而得，恶风、自汗、烦躁、头疼，转而为疟。风，阳气也，故先热后寒，可与解散风邪，如川芎、白芷、青皮、紫苏之类，或细辛、槟榔佐之。温疟一证，亦先热后寒，此为伤寒坏病，与风疟大略则同，热多寒少，小柴胡汤；热少寒多，小柴胡汤内加官桂。寒疟，自感寒而得，无汗、恶寒、挛痛、面惨，转而为疟。寒，阴气也，故先寒后热，可与发散寒邪，生料五积散、增桂养胃汤，或良姜、干姜、官桂、草果之类，甚则姜附汤、附子理中汤。暑疟者，暑胜热多得之，一名瘅疟。阴气独微，阳气独发，但热不寒，里实不泄，烦渴且呕，肌肉消铄，盍用小柴胡汤、香薷散。呕者，缩脾饮加生姜，温服下消暑丸。热多燥甚者，少与竹叶汤、常山、柴胡，于暑证最便。湿疟者，冒袭雨湿，汗出澡浴得之，身体痛重，肢节烦疼，呕逆胀满，盍用五苓散、除湿汤加苍术、茯苓辈。寒多者，术附汤最良。牝疟者，久受阴湿，阴盛阳虚，阳不能制阴，所以寒多不热，气虚而泄，凄惨振振，柴胡桂姜汤减半黄芩，加以半夏施之为当。食疟，一名胃疟，饮食无节，饥饱有伤致然也。凡食啖生冷、咸藏、鱼盐、肥腻，中脘生痰，皆为食疟。其状苦饥而不能食，食则中满，呕逆腹痛，青皮、陈皮、草果、半夏、缩砂、白豆蔻作剂，或四兽汤下红丸子，自有奇功。瘴疟，挟岚瘴溪源蒸毒之气致然也。自岭以南，地毒苦炎，燥湿不常，人多瘴疟。其状血乘上焦，病欲来时，令人迷困，甚则发躁狂忘，亦有哑不能言者，皆由败血淤于心，毒涎聚于脾，坡仙指为脾胃实热所致，又有甚于伤暑之疟耳。治之须用凉膈疏通大肠，小柴胡加大黄、治瘴木香丸、观音丸皆为要药。如前数证，经久不瘥，真气已耗，邪气犹存，则有所谓劳疟、疟母者焉。表里俱虚，真元未复，疾虽暂止，小劳复来，谓之劳疟。法当调养气血，川芎、当归、官桂、芍药辈所不可无。弥年阅岁，经吐汗下，营卫亏损，邪气伏藏胁间，结为癥癖，谓之疟母。此证未可直攻，急作乌头七枣汤，以扶其里，俟其内气已充，继此经效疟丹或消癖丸下之取愈。”

《此事难知・卷上・素问六经疟》：“肾足少阴疟，小柴胡半夏汤主之；胆足少阳疟，小柴胡汤主之；肝足厥阴疟，四物柴胡苦楝附子汤主之；胃足阳明疟，桂枝二白虎、黄芩芍药加桂汤主之；脾足太阴疟，小建中汤、异功散主之；膀胱足太阳疟，羌活加生地黄汤、小柴胡加桂汤主之。”

《证治要诀・卷之七・寒热门》：“初发之际，风寒在表，虽寒热过后，而身体常自疼，常自畏风，宜草果饮或养胃汤，每服加川芎、草果各半钱。热少者进取微汗。寒多者宜快脾汤或养胃汤，每服加草果半钱。服药后寒仍多者养胃汤，每服加熟附、官桂各半钱，独寒者尤宜；不效则七枣汤。热多者宜驱疟饮或参苏饮，每服加草果半钱。大热不除宜小柴胡汤，渴甚则佐以五苓散，入辰砂少许。独热无寒宜小柴胡汤，热虽剧不甚渴者，于本方加桂四分。热多而脾气怯者，柴朴汤。寒热俱等者，常服宜如上项二陈汤、平胃散加料之法。发日进柴胡桂姜汤，候可截则截之。有独热，用清脾饮效者，内烦增参作一钱重，然恐非特可治独热也。食疟乃是饮食伤脾得之，或疟已成而犹不忌口，或寒热正作时吃食，其人噫气吞酸，胸膈不利，宜生料平胃散，每服加草果半钱、砂仁半钱，仍佐以红丸子、七香散。暑疟，其人面垢口渴，虽热已退后，无事之时亦常有汗，宜养胃汤一贴、香薷饮一贴，和匀，作二服。渴甚，汗出多者，加味香薷饮，间进辰砂五苓散。不问未发，其人呕吐痰食俱出，宜多进二陈汤，每服草果加至半钱。又恐伏暑蕴结为痰，宜消暑丸，更于暑疟中求之。有四、五发已后，应诸证并可截疟丹，未愈再进。”

《医方考·卷二·疟门第十·截疟七宝饮》：“常山、厚朴、青皮、陈皮、甘草、槟榔、草果等分，先期用水、酒各一种煎熟，以丝绵裹之，露一宿，于当发之早温服。疟疾三四发后，寸口脉来弦滑浮大者，此方吐之。三四发后，可截之时也。脉弦为饮，滑为实，浮为表，大为阳，故在可吐。师云：无痰不作疟。疟痰为患，常山善吐，槟榔善坠，草果善消，厚朴、青皮亦理气行痰之要药；陈皮、甘草乃消痰调胃之上材也。是方也，惟脉来浮大弦滑者可用，若脉来沉涩细微者，与之则逆矣。慎之。”

《医方考·卷二·疟门第十·三解汤》：“麻黄（去节）、柴胡（去芦）、泽泻各三钱。此治疟之套剂也。时行之疟，长幼相似者，主之神良。病有三在：在表，在里，在半表半里也。人在气交之中，鼻受无形之气，藏于分肉之间，邪正分争，并于表则在表，并于里则在里，未有所并，则在半表半里。是方也，麻黄之辛，能散表邪，由汗而泄；泽泻之咸，能引里邪，由溺而泄；柴胡之温，能使半表半里之邪，由中以解，则病之三在，此方率治之矣。虽然，此方但可以泻实耳，虚者犹当辨其气血而补之，所谓虚者十补，勿一泻也。”

《症因脉治·卷四·外感疟疾》：“人伤风寒则恶寒发热，若得汗出，则邪散身凉而愈。今疟疾始而恶寒，继而发热，再继而汗出身凉而愈。但愈后或一或间一日，至其时而仍发者何也？以其不比暴感之症，但伤肌表，疟疾之邪渐积而成，已经伤里，非一寒热汗出所能了其局。至外邪深伏，则为三疟，不论日数，但看病邪如何。如发时先见恶寒足冷，此太阳之邪伏于阴分，宜以羌活败毒散重加当归、芍药，提其血分之伏邪外解。若久病人虚，略加人参于羌独方中，则邪易散。若见胸前饱闷，则兼痰食，加半夏、厚朴、青皮、槟榔、山楂同煎，临发清晨服。若发时先见胸前饱闷呕恶，此名痰疟，用《家秘》草果饮消积化痰。若见恶寒，加羌、独、升麻，引拔内伏之邪外出，此治疟之真诀。不独三疟，凡疟皆要散邪去根。从来治三疟不效者，以其未得治伏邪之法，不得拔去病根，反用补塞闭窍，遂致饮食阻滞，变肿变胀。不知疟症不愈，皆因痰结中焦，荤腥不忌，早服补药所致。余以散邪、消滞、补虚前后次序而用，以见治疟妙法，先去病邪然后补元者。夫不思饮食而疟不愈，宜消其痰食，胃气清和而热自除，人人知之；能食而发热不除，禁其饮食，不助热邪而热自减，人所不知也。此法不独疟疾，凡是热病及膏粱积热痡火，皆如是者。”

《张氏医通·卷三·寒热门·疟》：“大抵疟初起宜散邪消导，日久宜养正调中，所谓气虚则恶寒，血虚则发热也。日数虽多，饮食未节者，未可便断为虚，须禁食消导，凭脉下手可也。形盛气虚人多湿痰，发则多恶寒，日久不已，脉软而沉带滑，用补中益气加苓、半，兼用熟附子二三分。疟后不喜食，四肢倦怠，面色萎黄，六君子加山楂、黄连、枳实。久疟不止，元气虚甚者，用人参、常山各五钱，锉碎，微火同炒，去常山，只以人参煎汤，未发前服，屡验。疟发四五遍后，曾经发散者，何首乌散；壮者可用七宝饮。至夜热不止而脉实邪盛者，此邪干血分也，常山饮截之。疟发已久，遍治无功，度无外邪，亦无内滞，惟人参一两、生姜一两，加桂枝少许，冬月无汗稍加麻黄，发前五更时服，温复取微汗必止，甚者连进三日，无不愈者，愈后亦易康复。此方不特虚人久疟，治三日疟更宜夜发则加当归、首乌，无不应手取效。然发于严冬之时，有屡用此方及补中益气不效者，必待仲春，仍用前药加桂枝汗之即愈。”

《杂病源流犀烛·卷十五·疟疾源流》：“风疟者，自感风而得，风为阳邪，故其症先热后寒，恶风自汗，头疼烦躁（宜川芎、白芷、细辛、青皮、槟榔、紫苏）。寒疟者，自感寒而得，与《经》言寒疟不同，寒为阴邪，故先寒后热，且寒多热少，恶寒无汗，挛痛而惨（宜美、桂、厚朴、草果等，附子亦可酌用）。暑疟者，专受暑而得，与凡疟之因暑而反受风寒以成者不同，故但热不寒，或多热，里实不泄，烦渴而呕，肌肉消削（宜益元散、香薷饮、小柴胡汤参用之，或加竹沥）。湿疟者，感受湿气而成，其症寒热相等，小便不利，身体重痛，肢节烦疼，呕逆胀满（宜参用胃苓汤、除湿汤、五苓散、加味二陈汤）。痰疟者，痰结胸中，与凡疟所挟之痰更甚，故寒热乍已，胸中满闷不退，或头瘴肉跳，吐食呕沫，甚则昏迷卒倒，皆是痰涎结聚之故（宜二陈汤、导痰汤）。食疟者，饮食不节，食滞痰生所致，故寒已复热，热已复寒，寒热交并，饥不能食，食则胀满呕逆，腹痛，亦名胃疟（宜青皮、陈皮、砂仁、蔻仁、麦芽、草果、山楂、神曲）。血疟者，或衄血，或便血，或女人月事适来，皆是血症（宜于治疟药中加桃仁、莪术、延胡索等）。劳疟者，以真元不足，表里俱虚，成作劳，或房劳所致，故病发于阴，即久疟也，其症寒热甚微，寒中有热，热中有寒，最难调治（宜补中益气汤酌加鳖甲、牛膝、首乌）。瘴疟者，感受山岚湿涧之毒气，以至败血瘀心，瘀涎聚脾，故乍寒乍热，迷困发狂，或哑而不言，岭南最多此症（宜小柴胡汤加大黄、木香）。疫疟者，一方长幼相似，因染时行不正之气，变成寒热，须参气运用药（宜五瘟丹、不换金正气散）。鬼疟者，亦感时行不正之气，以至成疟，寒热日作，或甚，或不甚，每发必胡言乱语，妄见妄想，多生恐怖（宜苍术、白芷、桃仁、雄黄）。牝疟者，阳气素成，又久受阴湿，阴盛阳虚，故但寒不热，气虚而泄（宜柴胡姜桂汤，或加黄芩）。至于疟母者，缘治之失宜，营卫亏损，邪伏肝经，挟血、挟痰、挟食，胁下结成块是也。必以补虚为主，不可轻用攻剂（宜参用小柴胡汤、四君子汤加鳖甲、肉桂、射干、牡蛎、砂仁、三棱、青皮）。”

2. 治寒疟方论

《苏沈良方·卷三·七枣散》：“治脾寒疟疾：川乌头大者一个，炮良久，移一处再炮，凡七处炮满，去皮脐，为细末，都作一服；用大枣七个，生姜十片，葱白七寸，水一碗，同煎至一盏。疾发前，先食枣，次温服，只一服瘥。元祐二年，两浙疟疾盛作。常州李使君，举家病疟甚久。万端医禁不效，常时至效。万服亦不止，过客传此方，一家服之，皆一服瘥。又《长兴贾耘老传》一方，与此方同。只乌头不炮，却用沸汤泡，以物盖之，候温更泡，满十四遍，去皮切，焙干，依上法作一服。耘老云，施此药三十年，治千余人，皆一服瘥。”

《医方考·卷二·疟门第十·麻黄羌活汤》：“疟发时，头疼，身热，脊强，脉浮者，名曰寒疟，此方主之。寒热一日一发、间日一发、三日一发，皆名曰疟。此云头疼、身热、脊强、脉浮，皆太阳证也。太阳乃寒水所化，故《机要》名为寒疟。麻黄、羌活，太阳经之汗药也，故以为君；防风乃诸风药之卒徒，故以为佐；甘草能和诸药而兼解散，故以为使。是方乃攻实之剂。若临病用药，则血虚者宜加四物，气虚者宜加参、术，全在活法，不徒执也。”

3. 治热疟方论

《医方考·卷二·疟门第十·白芷汤》：“疟发时，目痛，鼻干，口渴，自汗，不得眠，脉长，有热无寒，或热多寒少者，名曰热疟，此方主之。此条皆阳明证也。以其有热而无寒，或热多而寒少，故《机要》名为热疟。白芷所以解阳明之经，石膏所以清阳明之腑，知母所以养阳明之阴。虚者宜加人参。质实便燥者，此方不足与也，宜下之，用伤寒门大柴胡汤，后以本方调之。”

《证治准绳·杂病第一册·寒热门·疟》：“《澹寮》云：用药多一冷一热，半熟半生，分利阴阳。按《局方》交加饮子即半熟半生之例也。东垣云：秋暮，暑气衰，病热疟，知其寒也，《局方》用双解饮子是已，治瘴疟尤妙。邑令刘蓉川先生深秋患疟，而洞泄不止，问予以先去其一为快。予以此方投之，一服而二病俱愈。”

4. 治温疟方论

《苏沈良方·卷三·治瘴木香丸》：“鸡心槟榔、陈橘皮（去白）各二两，青木香、人参、厚朴、官桂（去无味者）、大附子、羌活、京三棱、独活、干姜（炮）、甘草（炙）、芎䓖、川大黄（切，微炒）、芍药各五钱，牵牛子一斤（淘去浮者，揩拭干，热捣，取末四两余，滓不用），肉豆蔻六枚（去壳，止泻方用）。上十五味为末，瓷器盛之，密封。临服，用牵牛末二两、药末一两，同研令匀，蜜丸如桐子大。心腹胀满，一切风劳冷气，脐下刺痛，口吐清水白沫，醋心；癖气块，男子肾脏风毒。攻刺四体，及阳毒脚气；目昏头痛，心间呕逆，及两胁坚满不消，卧时橘皮汤下三十丸，以利为度，此后每夜二十丸。女人血痢，下血，刺痛，积年血块；胃口逆，手足心烦热，不思饮食，姜汤下三十丸，取利，每夜更服二十丸。小儿五岁以上，疳气腹胀气喘，空心温汤下五七丸，小者减丸数服。凡胸腹饱闷不消，脾泄不止，临卧温酒下取利。食毒，痈疽发背，山岚瘴气，才觉头痛，背膊拘紧，便宜服之，快利为度。尝服可以不染瘴疾。凡瘴疾，皆因脾胃实热所致，常以凉药解膈上壅热，并以此药通利弥善。此丸本治岚瘴，及温疟大效。李校理敦裕常为传，刻石于大庾岭，蒙效者不可胜数。子伯氏任闽中，常拥兵捕山寇，过漳浦，军人皆感疟，用此治之，应时患愈。予在江南，时值岁发疟，以此药济人，其效如神，皆以得快利为度。又记，凡久疟服药讫，乃灸气海百壮，又灸中脘三十壮，尤善。"

《医方考·卷二·疟门第十·麻黄杏子甘草石膏汤》："麻黄（去节）四两，杏仁（去皮尖）五十粒，甘草二两，石膏半斤。《伤寒例》云：若脉阴阳俱盛，重感于寒者，变为温疟。温疟先热后寒，此方主之。脉阴阳俱盛者，旧有热也；重感于寒者，新有寒也。凡疟寒热相搏，邪正分争，并于表，则阳实而阴虚，阴虚生内热，阳实生外热，中外皆热，故见其烦渴而身热，恶热莫任也。并于里，则阴实而阳虚，阳虚生外寒，阴实生内寒，中外皆寒，故见其鼓颔而战栗，恶寒莫任也。若其邪正分争，并之未尽，则寒热交集，鼓颔战栗，烦渴身热并至矣。此论常疟寒热之理也。温疟先热后寒者，以其先有旧热而后伤寒也。方中有麻黄、杏仁可以解重感之寒，有石膏、甘草可以解旧有之热。仲景主白虎加桂枝汤，亦良。"

5. 治风疟方论

《医方考·卷二·疟门第十·小柴胡汤》："疟发时，耳聋，胁痛，寒热往来，口苦，喜呕，脉弦者，名曰风疟，此方主之。此条皆少阳证也。以少阳为甲木，在天为风，故《机要》名曰风疟。柴胡、黄芩能和解少阳经之邪；半夏、生姜能散少阳经之呕；人参、甘草能补中气之虚，补中所以防邪之入里也。"

6. 治湿疟方论

《医方考·卷二·疟门第十·柴平汤》："柴胡、人参、半夏、陈皮、黄芩、甘草、厚朴、苍术、生姜、大枣。疟发时，一身尽痛，手足沉重，寒多热少，脉濡者，名曰湿疟，此方主之。上件皆湿证也，故用小柴胡以和解表里，平胃散以健脾制湿。二方合而为一，故名曰柴平。"

《医方考·卷二·疟门第十·清脾饮》："疟发时，热多寒少，口苦，咽干，大小便赤涩，脉来弦数者，此方主之。此条皆太阴证也。太阴脾主湿，湿生痰，痰生热，故见上列诸证。脉来弦数，弦为痰饮，数为热也。方曰清脾者，非清凉之谓，乃攻去其邪而脾部为之一清也。故青皮、厚朴清去脾部之痰，半夏、茯苓清去脾中之湿，柴胡、黄芩清去脾中之热，白术、甘草清去脾藏之虚，而草果仁又所以清膏粱之痰也。刘宗厚先生因草果仁之温热而讥焉，盖未达严用和氏之清矣。《机要》云：疟在三阴经总谓之湿疟，当从太阴经论之，此言可谓知要。今即古方审择而用焉，则本方为切当矣。"

7. 治劳疟方论

《医方考·卷二·疟门第十·柴胡去半夏加瓜蒌根汤》："柴胡八两，人参、黄芩、甘草各三两，栝蒌根四两，生姜二两，大枣十二枚。疟疾，微劳不任，经年不瘥，前后复发者，名曰劳疟，此方主之。任事之劳，责之筋力。筋属肝，少阳胆则其腑也。方中有柴胡、黄芩，可以清少阳之邪热；有栝蒌根，可以生液养筋；有人参、甘草，可以补虚祛劳；有大枣、生姜，可以调荣益胃。又曰：参、草、姜、枣，胃家药也。能精于肝，淫气于筋，惟胃能之，故用此方以调劳疟。"

8. 治痎疟方论

《医方考·卷二·疟门第十·补中益气汤》："人参一钱，升麻三分，甘草一钱，黄芪一钱五分，陈皮（去白）、当归、白术、柴胡各五分。疟疾经年不愈者，名曰痎疟，宜此方主之。痎，老也。经年不愈，则气血皆虚，疟邪深入矣。气虚，则有参、芪、术、草以补气；血虚，则有当归以养血；疟邪深入，则有柴胡、升麻以升举之，邪气可渐出之表也。方内有陈皮，可以消痰泄气，能助升、柴而成功。若疟发于夜者，丹溪所谓入阴分、血分也，宜于本方倍入当归，或兼四物可也。"

9. 治疟母方论

《医方考·卷二·疟门第十·鳖甲煎丸》："鳖甲十三片，蜂窠四分（炙），蜣螂（炙）、柴胡各六分，乌羽、瞿麦、桃仁、干姜各二分，牡丹皮、芍药、䗪虫各五分，赤硝十二分，黄芩、鼠妇（炙）、桂枝、石苇（去毛）、厚朴、紫盛、阿胶（炒）、大黄各三分，葶苈（熬）、半夏、人参各一分。上二十三味，取煅灶下灰一斗，清酒一斛五斗浸灰，候酒尽一半，着鳖甲于中，煮令泛烂如胶漆，绞取汁，内诸药煎，为丸如梧子大。空心服七丸，日三。

疟疾久不愈，内结癥瘕，欲成劳瘵者，名曰疟母，鳖甲煎丸主之。凡疟疾寒热，皆是邪气与正气分争，久之不愈，则邪正之气结而不散，按之有形，名曰疟母。始虽邪正二气，及其固结之久，则顽痰、死血皆有之矣。然其为患，或在肠胃之中，或薄肠胃之外，不易攻去，仲景公先取灰酒，便是妙处。盖灰从火化，能消万物，今人取十灰膏以作烂药，其性可知；渍之以酒，取其善行。若鳖甲、鼠妇、䗪虫、蜣螂、蜂窠者，皆善攻结而有小毒，以其为血气之属，用之以攻血气之凝结，同气相求，功成易易耳。乃柴胡、厚朴、半夏，皆所以散结气；而桂枝、丹皮、桃仁，皆所以破滞血；水谷之气结，则大黄、葶苈、石苇、瞿麦可以平之；寒热之气交，则干姜、黄芩可以调之。人参者，所以固元于克伐之场；阿胶、芍药者，所以养阴于峻厉之队也。乌羽、赤硝、紫盛，隋唐医哲，皆不知之，故以乌羽作乌扇，赤硝更海藻，紫盛更紫葳、紫菀。今详四物，亦皆攻顽散结之品，更之未为不可，然依旧本，仍录乌羽、赤硝、紫盛者，不欲遽然去之，盖曰爱礼存羊云尔。"

《张氏医通·卷三·寒热门·疟》："疟母者，顽痰挟血食而结为癥瘕，鳖甲煎丸或小柴胡加鳖甲、蓬术、桃仁俱用醋制。其鳖甲用栗灰汤煮糜烂，入药尤效，此《金匮》法也。病气俱实者，疟母丸。虚人久疟，时止时发，芎归鳖甲饮。不应，脾虚也，急用补中益气加鳖甲。少食痞闷，胃虚也，四兽饮加鳖甲、当归、蓬术、肉桂。虚人疟母，必用补益。盖缘治之失宜，邪伏肝经而胁下有块，仍寒热时作，不可以疟积治之，每见急于攻块者，多致不救。

久疟不愈，必有留滞，须加鳖甲消之；如无留滞，只宜补益。凡寒热有常期者疟也，无常期者杂证也。疟症诸经有邪，总不离乎肝胆也。"

10. 治食疟方论

《医方考·卷二·疟门第十·红丸子》："蓬莪术、京三棱（醋煮一伏时）各二两，胡椒一两，阿魏二分（醋化），青皮三两，共为末，作丸矾红为衣。疟疾，口亡五味，饮食腹痛膨胀者，名曰食疟，此方主之。食疟者，食积成疟也。《内经》曰留者攻之，故用蓬术、三棱、阿魏以攻积；积之为患，气快则行，气滞则止，得热则行，得寒则结，故用青皮之辛以快气，胡椒之温以散结；复用矾红为衣者，假其土性以培脾胃云尔。"

11. 治胃疟方论

《医方考·卷二·疟门第十·人参养胃汤》："人参、茯苓、甘草、半夏、陈皮、苍术、厚朴、藿香、乌梅、草果。疟因饮食饥饱伤胃而成者，名曰胃疟，此方主之。《内经》曰：阴之所生，本在五味；阴之五宫，伤在五味。故饥则胃气弱，而阴无所生；饱则胃气强，而五宫因以损，是饥饱皆足以伤胃也。胃伤则营卫虚而谷气乖，乖则争，争则邪正分，寒热作，而成疟矣。方中有人参、茯苓、甘草之甘，可以补胃之不足；有陈皮、苍术、厚朴之辛，可以平胃之有余；半夏之辛，可使醒脾；藿香之香，可使开胃；乌梅之酸，可使收阴；草果之温，可使消滞。"

12. 治牝疟方论

《医方考·卷二·疟门第十·七枣汤》："附子一枚（盐水煮，去皮脐），大枣七枚。疟发时独寒无热，脉迟者，名曰牝疟，当责之寒，宜此方主之。牝，阴也。王冰曰：益火之源，以消阴翳。故独寒无热之疟，用附子之辛以主之；佐以大枣七枚，取其能和附热，且引之入至阴耳。"

《医方考·卷二·疟门第十·蜀漆散》："蜀漆（烧去腥）、云母（烧二日夜）、龙骨（煅）各等分。共为末，于未发前浆水服下半钱。此仲景治牝疟之方也，病原于顽痰癥瘕者，此方主之。牝，阴也，无阳之名。顽痰乃至阴所化，癥瘕乃凝结之阴，故令人有寒无热。蜀漆、云母、龙骨，既经烧炼，则味涩而辛热，味涩可以固既脱之阳，辛热可以消固结之阴。仲景治火劫亡阳之证，于桂枝汤去芍药加蜀漆、龙骨辈，名曰救逆汤，是二物之为纯阳可知。云母烧二日夜，则寒性亦去而纯阳矣，宜仲景之用之也。"

13. 治瘅疟方论

《全生指迷方·卷二·热证》："若间日发热，发必数次，头痛拘倦。由肺素有热，气盛于身，厥逆上冲，中气实而不外泄，其气内藏于心，外舍于分肉之间，令人消烁脱肉，其脉弦大而数，谓之瘅疟，柴胡栝蒌汤主之。柴胡（去苗洗）八钱，芍药、人参各二钱，半夏（汤洗七遍）二钱半，甘草（炙）二钱，瓜蒌二钱。上㕮咀，水二升，生姜十片，枣二个擘破，同煎至一升，分三服，去滓服。"

14. 治瘅疟方论

《医方考·卷二·疟门第十·香薷汤》："香薷二两，白扁豆、厚朴（姜汁炒）、茯神各一两，炙甘草半两，水煎服。疟发时，独热无寒者，名曰瘅疟，当责之暑，宜此方主之。暑，阳邪也。《内经》曰：脉虚身热，得之伤暑。又曰：因于暑，汗，烦则喘喝，静则多言，体若燔炭。故独热无寒之疟，责其因于暑也。香薷味薄而气清，能解表里之暑；扁豆味甘而性平，能解肠胃之暑；厚朴苦辛，破暑饮也；甘草性平，解暑毒也。《易》曰：火就燥，则暑邪中人，先就于心，茯神之用，乃所以宁心耳。或问，风亦阳邪也，瘅疟何以不责之风？余曰：风为少阳，又为厥阴，在六气犹未纯阳，若培证主方处治，辛热固不可用，如辛凉发散之剂，用之未为不可，此在医者潜心，初不必泥于一方也。”

15. 治瘴疟方论

《医方考·卷二·疟门第十·太无神术散》：“苍术（泔浸）、厚朴（姜炒）各一两，陈皮三两（去白），藿香、石菖蒲、甘草（炙）各一两五钱。疟疾，因感山岚瘴气，发时乍寒乍热，一身沉重者，名曰瘴疟，此方主之。山岚瘴气，谷气也。《内经》曰：谷气通于脾。故此方主以治脾。苍术、厚朴，平脾家之敦阜也；陈皮、甘草，调脾家之虚实也；藿香、石蒲，开脾家之障碍也。《经》曰治病必求其本，此之谓也。”

16. 治疫疟方论

《医方考·卷二·疟门第十·五神丸》：“东方：青黛五钱，麝香二分；西方：白矾五钱，白芷二钱；南方：官桂五钱，朱砂一钱；北方：巴豆四十九粒（去壳），黑豆三十六粒；中央：硫黄五钱，雄黄一钱。上件各依方位，以瓷盘盛之，于五月初一日，虔诚安于本家侍奉神前，至初五日午时，共研为末，用五家粽角为丸如梧桐子大，阴干，收贮听用。凡遇患疟之人，于疟发之日清晨，用绵包裹塞于鼻中，男左、女右用之。

疟疾，一岁之中，长幼相似者，名曰疫疟，此法主之神良。疫者，天地不正之气也，六位，胜复之气也。禽虫，吐毒之气也。大气之来，无人不受，壮者、逸者、居者则不病；怯者、劳者、出者遇之，则无形之气，由鼻而入，藏于分肉之间，与正气分争，则成疟矣。是方也，位按五方，药按五色，气按五气，味按五味，月按五月，日按五日，粽用五家，此医流而兼阴阳家之识也。故疟邪入于肝，则青黛之凉可以清肝，麝香之臊可使直达；疟邪入于肺，则白芷之辛可以泻肺，矾石之腥可以清燥；疟邪干于心，则丹砂之重可以镇心，官桂之焦可以益火；疟邪干于肾，则黑豆甘咸可以益肾，巴豆之腐可以泻邪；疟邪干于脾，则硫黄之温可使建中，雄黄之悍可使辟秽。以疫气无形，由鼻而入，故亦就鼻而塞之。塞其一窍，露其一窍者，围师必缺之道也。修剂之期，必于五者，病原于阴阳不正之气，故亦以阴阳之理胜之。盖曰五者，中宫甲己之数，南面之政也，诸气之变，虽有胜复、亢制之殊，要皆北面而臣，守位秉命之道也，故率以五数修剂焉。”

二、治疟疾通用方

1. 乌梅丸（《肘后备急方·卷三·治寒热诸疟方第十六》）

治一切疟。

甘草（二两）　乌梅肉（熬）　人参　桂心　肉苁蓉　知母　牡丹（各二两）　常山　升麻　桃仁（去皮尖，熬）　乌豆皮（熬，各三两）

上为末，炼蜜为丸。发日五更服三十丸，平旦服四十丸，酒送下；欲发四十丸；不发日空腹服四十丸，晚服三十丸。

2. 常山汤

1）《外台秘要·卷第五·疗疟方》

疗疟。

常山（三两）

上一味切，以浆水三升，浸经一宿，煮取一升，欲发前顿服之，后微吐瘥止。忌生葱、生菜。

2）《外台秘要·卷第五·一切疟方四首》

救急，疗一切疟。

常山（三两）　石膏（八两，打破，绵裹）　白秫米（一百二十粒）　淡竹叶（一握）

上四味，以水八升渍一宿，煮取二升五合，去滓。分温三服，清旦一服，欲发一服，正发时一服，三服讫，静室中卧，莫共人语。过时后，洗手面，与食。七日禁劳、生葱、生菜、酒及热面、毒鱼，久疟不过再剂，一方加乌梅二七枚熬之。

3. 柴胡瓜蒌根汤（《备急千金要方·卷十伤寒方下·温疟》）

治疟而发渴者方。

柴胡（八两）　黄芩　人参　甘草　生姜（各三两）　大枣（十二枚）　栝蒌根（四两）

上七味㕮咀。以水一斗二升煮取六升，去滓，煎取三升，温服一升，日三。

4. 恒山丸（《备急千金要方·卷十伤寒方下·温疟》）

治疟说不可具方。

恒山　知母　甘草　大黄（各十八铢）　麻黄（一两）

上五味为末，蜜和丸如梧子大。未食服五丸，日二，不知渐增，以瘥为度。《肘后》无大黄。

5. 常山散（《外台秘要·卷第五·疗疟方》）

疗疟。

常山（五分） 升麻（二分） 蜀漆（一分）

上三味捣筛为散。一服二钱匕，和井花水煮米半合，顿服少间则吐，吐讫则瘥。忌生葱、生菜及诸果子、生冷、油腻等物。

6. 撩膈汤（《外台秘要·卷第五·疗疟方》）

疗疟。

常山（三两） 甘草（三两，炙） 松萝（二两） 乌梅（十四枚） 黄芩（二两） 瓜蒂（十四枚）

上七味切，以酒二升渍一宿，明旦以水四升煮取三升，分三服。忌海藻、生葱、生菜、菘菜等。

7. 醇醨汤（《外台秘要·卷第五·疗疟方》）

疗疟。

生姜（三两） 乌梅（三七枚，擘，一方十四枚） 甘草（三两，炙） 桂心（二两） 常山（三两） 荷根（三两）

上六味切，以水六升煮取一升，曰醇，未发时须顿服；更以水三升煮取一升，曰醨，至发不断，复顿服甚良。别方说发日平旦服一升，以醇着头边，若欲发便服醇，神良，二说不同也。忌海藻、菘菜、生葱、生菜。

8. 麻黄汤（《外台秘要·卷第五·疗疟方》）

疗疟发汗方。

麻黄（四两，去节） 大黄（四两） 栝蒌（四两） 甘草（一两，炙）

上四味切，以水七升煮取二升半，分三服，未发前食顷服，临发更服，服后皆覆取汗。忌海藻、菘菜。

9. 华佗常山桂心丸（《外台秘要·卷第五·疗疟方》）

甘草（炙） 常山 大黄 桂心（各四分）

上四味末之，蜜和，平旦服如兔屎；每欲发服六丸，饮下之，欲服药时，先进少热粥良。忌海藻、菘菜、生葱、生菜。

10. 常山丸（《外台秘要·卷第五·疗疟方》引《延年》）

疗疟。

常山（四分） 青木香（四分，南者） 蜀漆（一分） 牡蛎（二分） 大黄（二分） 乌梅肉（一分，熬） 丹砂（二分，研） 豉（二分，熬） 知母（二分） 鳖甲（二分，炙） 麻黄（一分，去节）

上十一味，捣筛，蜜合为丸，丸如梧子。未发前，粥饮服五丸讫，微吐后，须臾任食，至欲发，更服十丸。忌苋菜、生血物、生葱、生菜、油腻。

11. 常山酒（《外台秘要·卷第五·疗疟方》）

疗疟。

常山（一两，切） 独头蒜（一颗，去根茎，横切） 糯米（一百粒） 乌豆（一百粒） 清酒（一升）

上五味，病未发前一日，以酒浸药于碗中，以白纸一张覆之，碗上横一刀。欲发时三分饮一分，如未吐更服一分，得吐则瘥。忌生菜、生葱。

12. 豉心丸（《外台秘要·卷第五·疗疟方》）

疗疟。

香豉（五合，熬令色变） 常山（二两） 大黄（三分） 附子（二分，炮）

上四味捣筛，蜜和丸。服如大豆十丸，当勿食；比至发来，令服三十丸；疟不止，亦可至四十丸，疟必止。若膈上有停痰，欲吐听之；若腹中实，欲下亦无妨，常有验。忌生葱、生菜等。

13. 大黄丸（《外台秘要·卷第五·一切疟方四首》）

疗一切疟。

大黄（三两） 朴硝（二两） 巴豆（一两，去皮，熬令黑，研如泥）

上三味捣筛大黄、朴硝，然后纳巴豆，以蜜和捣二千杵，丸如梧桐子大。米饮下两丸，日二服，不断再服，即瘥。忌芦笋、野猪肉等物。

14. 朱砂丸（《外台秘要·卷第五·一切疟方四首》）

疗一切疟。

朱砂（一两） 蜀常山（三两）

上二味各捣下筛毕，别取朱砂，瓷器中细研，可一日研如面，白蜜和，同捣一万七千杵讫，作丸如梧子大。一服三丸，用清酒下，行五十余步，随意坐卧；无酒，汤下亦得。唯须暖将息病患气力强。仍不发行动者，则须于当发日服之。如似日西发者，临发之日勿食，平旦服三丸，巳时服三丸，午后更服三丸，则瘥，若不瘥，必定轻微更服则瘥。余时发者，准此日西一时，任意消息。其病患气力微弱者，不得临发日服，应预前一日服之。如似明日发者，今日平旦空腹服三丸，至斋时食一碗粥，至日西更服三丸，至日暮复食一碗淡粥，并不得饱食，至一更尽，更服三丸，至平明食粥一碗，至斋前更进三丸，不得食，至午时更进三丸，必瘥，瘥后三日以来，唯得食甜粥饮浆。忌生冷酢滑、腻面及饱食，七日以来，特忌生血物、生葱、生菜；若后七日余者，渐食生冷二种，须复日禁；若如百日来患瘥后，还须百日禁忌生冷；乃至七日患者瘥还复禁七日生冷，患来虽经多年，但得百日以来，禁生冷过百日后，得食无妨，若不禁者，必还重发。患来日久极重者，不过十服瘥；近者三五服则瘥；病患十五以上者，一服三丸；十五以下、七岁以上者一服两丸；七岁以下者，一服一丸；如小者分此一丸，丸作二小丸，服之。

15. 桃仁常山丸（《外台秘要·卷第五·一切疟方四首》）

疗一切疟。

桃仁（二两，不熬，亦不去双仁、尖皮） 常山（二两） 豆豉（三两）

上三味，各别捣五六百杵，又和更捣六七百杵，然后点好酒如黑泥自成丸。不饮酒事，须酒下三十丸如梧子，未发前服，临发更服三十丸，以手捧之于鼻下嗅取气便定；如不得平复，更服三十丸，或吐或微利，勿怪。亦有不吐利瘥者，吐了仍不得漱口，亦不得吃生葱、生菜、果子、甜物、油腻等。却发则难瘥此来者，不过再三服便瘥，一服瘥者多。其常山须蜀者始堪使用；桃仁须是毛桃仁，余者皆无效；豉须新美，不用陈者。渴者取乌梅三枚作浆，稍稍咽三五咽。其药唯一人患则少合，不堪预合，无力不效。今方有常山一两，桃仁五七枚，豉一合，恬多者佳，捣常山作散讫，次研桃仁作泥，别捣豉，点酒捣三五百杵，次一处和捣又六百杵以来，如法服之。

16. 知母饮子（《太平圣惠方·卷第五十二·治疟诸方》）

治疟，积年不瘥者。

知母（半两） 鳖甲（一两，涂醋炙令黄，去裙襕） 恒山（一两，锉） 乌梅肉（七枚，微炒） 豉心（一百粒） 粳米（一百粒） 甘草（半两，炙微赤，锉） 川大黄（半两）

上件药，细锉和匀。每服半两，以童子小便一中盏，浸一宿，五更初煎至六分，去滓温服，临发前再服，以利为度，每日发与不发，皆得服之。待遇发后，即得吃食。

17. 斩邪丹（《黄帝素问宣明论方·卷十三·疟疾门·疟疾总论》）

治诸般疟疾无时不止者。

绿豆 小豆（各三十粒，口退皮再入） 朱砂 信砒（各一钱）

上为末，同研细，滴水和丸匀分作十丸。每服一丸，已早晨服，夜间于北斗下，香水献至早晨，用新倒流水送下。

18. 断魔如圣丹（《黄帝素问宣明论方·卷十三·疟疾门·疟疾总论》）

治疟疾，不问久新。

信砒（一钱） 蜘蛛（大者，三个） 雄黑豆（四十九粒）

上为末，滴水和丸如豌豆大。如来日发，于今晚夜北斗下献于早晨，已纸裹，于耳内扎一丸。一粒可医三人。

19. 疟神丹（《黄帝素问宣明论方·卷十三·疟疾门·疟疾总论》）

治诸般疟疾。

信砒（一两） 雄黄（一钱）

上以于五月重五日，用粽子尖拌匀，研三千下，日未出，不令鸡、犬、妇人见，丸如桐子大。未发前一日面东，冷水下一丸。

20. 趁鬼丹（《黄帝素问宣明论方·卷十三·疟疾门·疟疾总论》）

治一切疟疾。

信砒（一钱） 大豆（七钱） 雄黄 轻粉 荷叶（各半钱） 甘草（一寸）

上为末，滴水为丸如小豆大。重午日未出，不见鸡、犬、妇人，修合。每服一丸，无根水下，平日夜视北斗，来日服。忌热物。

21. 六和汤（《医学原理·卷之八·疟门·治疟方》）

治疟。

人参（一钱） 常山（二钱） 贝母（一钱） 乌梅（一枚） 草果（一钱） 白芷（八分） 槟榔（七分） 柴胡（一钱） 知母（一钱）

加姜三片，枣二枚，水二盅煎一盅，温服。

22. 清中祛疟饮（《医家心法·疟疾》）

治疟初发。

黄芩　山楂(各一钱)　柴胡　半夏　陈皮　青皮　枳实　厚朴　苍术　草果(各八分)

生姜一片为引，水煎，温服。

23. 香红饮(《医家心法·疟疾》)

疟有发在酉时者，五发内，俱当用香红饮，古人用升提法，转出阳分。

人参　炙甘草　当归(各二钱)　香附　红花(各半钱)　生姜(一本无甘草，用益母草二钱)

水煎，温服。

24. 二妙丸(《医家心法·疟疾》)

疟三四发不应，以二妙丸与之，立除。

橘红　半夏(姜制，各四两)

右为末，神曲和丸。每于未发前三个时辰许，吞一二丸，自然不发。

25. 小柴胡汤(《医家心法·二十五法方论汤》)

治少阳胆经伤寒之证，凡耳聋、胁痛、口渴、目赤，及夏秋六经疟疾，俱当用此方。

人参　黄芩　柴胡　半夏(各一钱)　炙甘草(三分)

水煎，温服。

26. 初起通用方(《灵验良方汇编·卷之一内科·治疟》)

治疟疾初起。

柴胡(一钱)　黄芩(一钱)　山楂(研碎，十五粒)　麦芽(炒焦，一钱五分)　广皮(一钱)　半夏(一钱)　茯苓(一钱)　甘草(炙，三分)　苏叶(三分)　羌活(一钱)

加姜三片，水煎服。虚弱者，可加当归一钱五分；寒多者，加桂枝。

27. 截疟简易方(《灵验良方汇编·卷之一内科·治疟》)

治疟疾简易方。

巴豆(去壳，压去油净，五钱)　明矾(五钱)　雄黄(一钱)　青黛(五钱)　肉桂(五钱)　白芷(二钱)　硫黄(五钱)　川乌(三分)　麝香(一分)

共为细末，用五家粽子取尖，为丸如胡椒大，朱砂为衣，收藏，勿令出气。患疟者，临发日用绵裹药塞鼻内，男左女右，对东方自塞。不可使四眼见之。忌鸡、鹅、猪、鱼、发物等半月。

28. 万病回生丹(《青囊瑣探·上卷》)

主治善吐顽痰。专治中风不语，一时昏闷，不省人事；小儿急慢惊风，四肢抽掣欲死者。又治咽喉疯紧闭，牙关不开，痰涎涌盛，咽喉拽锯，疟疾痰喘咳嗽。又治鸡骨哽咽喉不得上下。

明雄黄(生)　胆矾　滑石(生，各二钱)

上为细末。大人五分，小儿三分，白汤调服。一时即吐顽痰，回生起死，转手在人，不可草草。

29. 神效七液丹(《存粹医话·论神效七液丹》)

专治时行瘟疫，疟，痢，烂喉痧，伤寒，斑疹，时毒，痈疽，一切无名肿毒；暑风卒受，霍乱吐泻，各种痧气，一服立效，三服告痊。

滑石(三百两，生甘草三两泡汤，浸滑石，研细漂飞去粗，要极细、细而又细为妙；晒干为君，以后七液，次第拌入晒干)　鲜萝卜汁(五十两，拌制过滑石粉晒干)　鲜佩兰汁(五十两，拌前滑石再晒干)　鲜紫苏汁(五十两，拌前滑石再晒干)　鲜藿香汁(五十两，拌前滑石再晒干)　鲜侧柏汁(五十两，此汁难取，先须将生藕汁，浸柏叶同捣烂，方绞得出汁，亦取汁再入前滑石再晒干)　鲜荷叶汁(九十两，用嫩荷叶取汁，拌前滑石再晒干)　生大黄(三十两，用无灰酒二斤浸，捣极烂，拌前滑石再晒干)

每服三钱，引药开后，倘仓卒不得药引，即开水化服亦可。疟疾引用生姜三薄片、半夏一钱、川贝一钱，煎汤化服；痢疾红者用黑山栀一钱，白者用生姜三片煎汤化服；若痛痢以及噤口痢用广木香磨五分加开水调化服；烂喉痧并一切症，只须白开水化服；外证可用葱汁调搽，小儿减半。余以此方有效，故广为传播。

30. 治疟疾通用验方(《肘后备急方·卷三·治寒热诸疟方第十六》)

1）治寒热诸疟。

白驴蹄(二分，熬)　大黄(四分)　绿豆(三分，末)　砒霜(二分)　光明砂(半分)　雄黄(一分)

上捣为末，炼蜜为丸如梧桐子大。发日平旦服二丸，冷水送下。

2）治寒热诸疟。

常山(捣下筛为末，三两)　真丹(一两)

白蜜和捣百杵，丸如梧桐子大。先发服三丸，中服三丸，临卧服三丸。无不断者，常用效。

3）治疟。

常山（二两） 甘草（一两半） 豉（五合，绵裹）

以水六升煮取三升，再服，当快吐。

4）治疟无时节发者，疟发作无常，心下烦热者。

常山（三两）

上为末，鸡子白和为丸。空腹三十丸，去发食久三十丸，发时三十丸，或吐或否。从服药至过发时勿饮食。

三、治寒疟方

1. 蜀漆散（《金匮要略·疟病脉证并治第四》）

疟多寒者，名曰牝疟，蜀漆散主之。

蜀漆（洗去腥） 云母（烧二日夜） 龙骨（各等分）

上为散。未发前以浆水调下半钱，临发时服一钱匕。

2. 桂枝加葛根汤（《伤寒论·辨太阳病脉证并治上》）

治寒疟，寒伤阳明，寒多热少，有汗。

葛根（四两） 麻黄（三两，去节） 芍药（二两） 生姜（三两，切） 甘草（二两，炙） 大枣（十二枚，擘） 桂枝（三两，去皮）

以水一斗，先煮麻黄、葛根减二升，去上沫，纳诸药，煮取三升，去滓，温服一升，覆取微似汗，不须啜粥。余如桂枝法将息及禁忌。

3. 恒山丸（《太平圣惠方·卷第五十二·治寒疟诸方》）

治寒疟，阳虚阴盛，内外俱寒，四肢颤掉。

恒山（半两） 野狸头骨（一分） 虎头骨（一分） 猢狲头骨（一分） 天灵盖（一分） 绿豆末（三分） 臭黄（一细研） 砒霜〔三（一）分〕乳香

上件药，并生用，捣罗为末，用软饭和捣三二百杵，丸如梧桐子大。

4. 朱砂丸（《太平圣惠方·卷第五十二·治寒疟诸方》）

治寒疟，但寒不热，四肢鼓颤不止。

朱砂（一分，细研） 麝香（半两，细研） 砒霜（一分，细研） 恒山（一分，锉） 虎头骨（一分，涂酥炙令黄，一分） 阿魏（一分）

上件药，捣罗为末，端五日修合，用醋煮面糊和捣三（一）二百杵，丸如豌豆大。用绯帛裹用者。

5. 雄黄丸（《太平圣惠方·卷第五十二·治寒疟诸方》）

治寒疟不止。

雄黄（一分） 硫黄（一分） 朱砂（一分） 麝香（半两） 阿魏（半分） 桂心〔二（一）分，末〕 干姜（一分，生用） 巴豆（一分，去皮心，以水二升煮水，尽压去油，研如面）

上件药相和，研令匀细，以醋煮面糊和丸如梧桐子大。未发前，以绵子裹一丸，安在两耳中；及男左女右，以绯帛系一粒于臂上。一粒可治七人。

6. 苏合丸（《瘴疟指南·卷下·断瘴方》）

治因食生冷，至寒痰上壅，作瘴；及瘴后痰厥，或痢初起。

沉香（三两） 青木香（三两） 丁香（三两） 麝香（三两） 犀角（三两） 安息香（三两） 檀香（三两） 白术（三两） 香附（三两） 荜茇（三两） 朱砂（三两） 诃子（三两） 熏陆香（一两） 冰片（一两） 苏合油（一两）

上将安息香用好酒熬膏，入苏合油和匀，余药为细末，入膏油，内再加炼蜜为丸。

7. 苏感丸（《瘴疟指南·卷下·断瘴方》）

治因食生冷，至寒痰上壅，作瘴；及瘴后痰厥，或痢初起。

苏合香丸 感应丸

上各等分，和匀如丸如黍米大。每服五六十丸，姜汤下。

8. 养胃汤（《瘴疟指南·卷下·正气方》）

治外感风寒，内伤生冷，憎寒壮热，头目昏痛，肢体拘急，乃辟山岚瘴气，脾寒痰疟，四时疫病；治冷瘴及寒痰。

附子 人参 茯苓 甘草 半夏 苍术 浓朴 藿香 草果 陈皮

上各等分。每服三钱，乌梅一个，姜七片煎，热服不拘时。

9. 理中汤（《得心集医案·卷三肿胀门·一得集附·截疟成胀》）

治感冒风寒，变成疟疾。

人参 白术 干姜 甘草

水煎，温服。

10. 红砒黑虎丸（《慈济医话·卷二下篇·治疟之方》）

治疟，脾寒者。

红砒　黑豆

制之，每豆一两，加砒二分，粒如小豆子，水打成丸。病较轻者服一丸。忌热、忌食、忌烟，宜凉、宜走。

四、治温疟方

1. 白虎加桂枝汤（《金匮要略·疟病脉证并治第四》）

治温疟者，其脉如平，身无寒但热，骨节疼烦，时呕。

知母（六两）　甘草（二两，炙）　石膏（一斤）　粳米（二合）　桂枝（三两，去皮）

上锉。每五钱，水一盏半煎至八分，去滓，温服，汗出愈。

2. 恒山汤（《备急千金要方·卷五上少小婴孺方上·伤寒第五》）

治小儿温疟方。

恒山（一两，切）　小麦（三合）　淡竹叶（一升，切）

上三味，以水一升半煮取五合。一日至七日儿，一合为三服；八日至十五日儿，一合半为三服；十六日至二十日儿，二合为三服；四十日至六十日儿，六合为三服；六十日至百日儿，一服二合半；百日至二百日儿，一服三合。

3. 常山大黄汤（《外台秘要·卷第五·疗疟方》）

治疟结实积热，烦扰迷冒，寒热但多，绵困笃。

常山（三两）　甘草（三两，炙）　前胡（二两）　大黄（三两）

上四味切，以水一斗煮取三升半，下大黄，煎取三升，分澄令冷，初服七合，中服八合，比欲发服九合。忌海藻、菘菜、生葱、生菜等。

4. 常山汤（《外台秘要·卷五·山瘴疟方一十九首》）

疗温疟，渐渐羸瘦，欲成骨蒸。

常山（三两）　车前叶（一握）　甘草（二两，炙）　猕猴骨（三两，炙）　乌梅肉（二两）　天灵盖（一两，烧作灰末）　驴粪汁（三合）

上七味切，以水六升，煮五味，取三升，去滓，下粪汁、天灵盖末，分三服，微吐不利。忌生葱、生菜、海藻、菘菜、面粘食等。

5. 常山丸（《外台秘要·卷五·山瘴疟方一十九首》）

疗温疟。

常山　乌梅肉（熬）　豉　天灵盖（烧，各六分）　知母　朱砂　蜀漆　大黄（各四分）

上八味捣筛，蜜和丸如梧子。空肚以温酒下二十丸至三十丸，日三服，并未发前服，不吐利。忌生葱、生菜、生血等物。

6. 竹叶常山汤（《外台秘要·卷五·山瘴疟方一十九首》）

疗温疟，壮热微寒温疟之候也，壮热后如觉微寒，或瘴疟依时手足冷，少时便壮热，亦有手足烦热干呕者，疟先大寒后大热者，并主之神效，尤宜乳下小儿亦瘥方。

常山（三两，切）　淡竹叶（一握）　小麦（一升）

上三味，以水五升渍一宿，明旦煮取二升，温分三服。忌生菜、生葱。

7. 知母鳖甲汤（《外台秘要·卷五·疟方五首》）

疗温疟，壮热不能食。

知母　鳖甲（炙）　地骨皮（各三两）　常山（二两）　竹叶（切，一升）　石膏（四两，碎）

上六味切，以水七升煮取二升五合，去滓，分三服。忌蒜、猪肉、苋菜、生葱、生菜。

8. 乌梅饮子（《外台秘要·卷五·山瘴疟方一十九首》）

疗温疟、劳疟。

乌梅（七颗）　桃柳心（各七茎）　葱白（七茎）　豆豉（一合）　甘草（四分）　柴胡（四分）　知母（四分）　大黄（三分）

上八味各细锉，以童子小便两茶碗宿浸，明旦早煎三两沸，去滓，顿服，瘥。未瘥更作，服三服，永瘥。忌海藻、菘菜。

9. 黄连散（《外台秘要·卷五·山瘴疟方一十九首》）

疗温疟、痰疟久不瘥。

宣州黄连（二两）

上一味捣筛末，以浓酒一盏，调三钱，空心顿服。相次更服三钱，更饮三两盏酒，任意醉，却睡候过时方得食，如渴枳实煎汤，并三日服瘥。忌猪肉、冷水。

10. 麻黄饮子（《太平圣惠方·卷第五十二·治温疟诸方》）

治温疟烦闷。

麻黄（一两，去根节） 牡蛎粉（一两） 蜀漆（半两） 甘草（半两） 犀角屑（半两） 知母（半两）

上件药，细锉，都以水二大盏煎至一盏半，去滓，分为三服，一日服尽。

11. 乌梅丸（《太平圣惠方·卷第五十二·治温疟诸方》）

治温瘴，痰疟。

乌梅肉（一两，微炒） 恒山（一两，锉） 鳖甲（一两，涂醋炙令黄，去裙襕） 香豉（一两，炒干） 川椒 苁蓉（一两）

上件药，捣罗为末，炼蜜和捣三二百杵，丸如梧桐子大。每服，不计时候，以温酒下二十丸。

12. 柴胡姜桂汤（《医学原理·卷之八疟门·治疟方》）

治疟因邪热为祸，法当清热散邪为主。是以用桂枝、干姜、甘草诸辛甘以散邪，柴胡、牡蛎、黄芩、瓜蒌根等诸苦寒清热。

桂枝（辛甘热，八分） 干姜（辛热，七分） 甘草（甘温，八分） 柴胡（苦寒，一钱） 牡蛎（咸寒，一钱） 黄芩（苦寒，一钱） 瓜蒌根（苦甘寒，一钱）

水一盅煎六分，日三服。初烦渴，汗出愈。

13. 白芷石膏三拗汤（《医学原理·卷之八疟门·治疟方》）

治阳明疟，此方用白芷以止头疼。

白芷（辛温，三钱） 知母（苦辛寒，五钱） 石膏（辛寒，五钱）

水盅半煎八分，温服。

14. 左归饮（《医家心法·二十五法方论·水中之金左归饮》）

疟疾而兼燥证，热重寒轻者，此方更宜。

熟地（三四钱，或加至一二两） 山药 甘枸杞（二钱） 茯苓（钱半） 甘草（一钱） 萸肉（一二钱，畏酸者少用之）

水煎，温服。

15. 柴胡达原饮（《重订通俗伤寒论·卷二·和解剂》）

治往来寒热，胸胁痞满，腹胀不思食，口干不思饮，大便秘，小便赤涩。

柴胡（钱半） 生枳壳（钱半） 厚朴（钱半） 青皮（钱半） 炙草（七分） 黄芪（钱半） 苦桔梗（一钱） 草果（六分） 槟榔（二钱） 荷叶梗（五寸）

水煎，温服。

16. 达原饮（《得心集医案·卷六痉厥门·热疟似惊》）

治遍身熇热内炽，舌苔满布，此是温疟确据。

槟榔 花粉 草果 白芍 黄芩 知母 甘草

水煎，温服。

五、治暑疟方

1. 麻黄羌活汤（《医学原理·卷之八疟门·治疟方》）

治处暑以前发，头项痛，脉浮，无汗，恶风。

麻黄（苦辛温，二钱） 羌活（辛温，钱半） 防风（辛温，一钱） 炙草（甘温，五分）

水盅半煎一盅，热服取汗。若有汗恶寒，去麻黄加桂枝，名桂枝羌活汤。

2. 金匮人参白虎桂枝汤（《医学原理·卷之八·疟门·治疟方》）

治夏伤于暑成疟。

人参（甘温，二钱） 粳米（甘温，一撮） 炙草（甘温，六分） 知母（辛寒，一钱） 石膏（辛寒，钱半） 桂枝（辛甘温，七分）

水盅半煎七分，温服。

3. 五苓散（《瘴疟指南·卷下·断瘴方》）

治伤寒瘴疾，感暑中湿，小便不利，头疼身热，烦躁发渴等证。夏月主治尤多。能伐肾气下虚者，不可过服。

泽泻（三两） 猪苓（去皮，一两五钱） 茯苓（去皮，一两五钱） 肉桂（一两） 白术（去芦，一两五钱）

上为细末。每服三钱，夏月背寒，头疼，发热无汗，小便秘，浓煎葱白汤调热服，令额上有汗为妙；或只用百滚汤，调热服，仍续啜热汤冲令汗出；冒暑极热，新汲水调亦可；热瘴痢疾，小便不利者，并用热水调；大便泄小便不利者，车前子汤调，不宜多服；瘀热在里，发黄胆，茵陈汤调；或加辰砂尤治蕴热心烦。但五苓散，用桂正如小柴胡用人参，备急丸用干姜之类，欲其刚柔相济，亦存战守之意也，故方书谓五苓散，无桂及隔年陈者，俱不可用。

4. 陈皮半夏汤（《瘴疟指南·卷下·正气方》）

治瘴疟，不问先寒后热，先热后寒，多热小寒，多寒小热，皆因夏月伤暑，汗出不透，或秋伤风，或过食生冷，先伤脾胃，沐浴感冒，多作此疾。因为痰涎停于胸膈，所谓无痰不生疟。初起宜先下感应丸，温中去积滞。

陈皮（去白） 半夏（汤泡七次）

各等分，为粗散。每服四钱，姜七片水煎，不拘时服，壮实人日三四服，虚弱人日二服。

5. 六和汤（《瘴疟指南·卷下·断瘴方》）

治夏月冒暑，伏热发瘴，烦躁口渴，及心脾不调，霍乱吐泻，或疟或痢，或咳嗽。

人参 砂仁 甘草 杏仁 半夏 扁豆 藿香 茯苓 木瓜 香薷 浓朴

上散。每服四钱，姜三片，枣一枚煎服。

6. 冷香汤（《瘴疟指南·卷下·温中固下方》）

治瘴病，胃脘刺痛，胸膈不利，或吐或泻，引饮无度；及治夏秋暑湿，恣食生冷，遂成霍乱，阴阳相干，脐腹刺痛，胁肋胀满，烦乱口渴等证。

良姜（一两） 檀香（二两） 丁香（五钱） 附子（一两） 甘草（二两） 川羌（一两） 草豆蔻（一两）

上为细末。每用三钱，水一钟半，煎数滚，贮瓶内，沉井底，待冷服之。

7. 薛氏宣透膜原方（《湿热病篇》）

治暑热内伏，秋凉外束，营卫气争，寒热如疟。

柴胡 厚朴 槟榔 草果 藿香 苍术 半夏 菖蒲 六一散

水煎，温服。

六、治食疟方

1. 藜芦丸（《备急千金要方·卷十伤寒方下·温疟》）

五脏并有疟候，六腑则无，独胃腑有之。胃腑疟者，令人且病也，善饥而不能食，食而支满腹大治之方。

藜芦 恒山 皂荚 牛膝（各一两） 巴豆（三十枚）

上五味，先熬藜芦、皂荚色黄，合捣为末，蜜和丸如小豆大。旦服一丸，正发时一丸，一日勿饱食。

2. 三花神祐丸（《黄帝素问宣明论方·卷八·水湿门·水湿总论》）

治中满腹胀，喘嗽淋闭，一切水湿肿满，湿热肠垢沉积，变生疾病。久病不已，黄瘦困倦，气血壅滞，不得宣通；或风热燥郁，肢体麻痹，走注疼痛，风痰涎嗽，头目旋运；疟疾不已，癥瘕积聚，坚满痞闷，酒积食积，一切痰饮呕逆；及妇人经病不快，带下淋沥，无问赤白；并男子妇人伤寒湿热，腹满实痛，久新瘦弱，俗不能别，辨或寻常，只为转动之药；兼泻久新腰痛，并一切下痢，及小儿惊疳积热乳癖满，并宜服之。

甘遂 大戟 芫花（醋拌湿炒，各半两） 牵牛（二两） 大黄（一两，为细末） 轻粉（一钱）

上为细末，滴水为丸如小豆大。初服五丸，每服加五丸，温水下，每日三服。加至快利，利后却常服，病去为度。设病愈后，老弱虚人常人，常服保养，宣通气血，消进酒食。病癖闷极甚者，便多服，则顿攻不开，转加痛闷。则初服两丸，每服加两丸，至快利为度，以意消息。小儿丸如麻子大，随强弱增损。三四岁者，三五丸，依前法。

3. 三因红丸子（《医学原理·卷之八·疟门·治疟方》）

主治食积疟。

三棱（苦辛平） 莪术（辛温） 阿魏（酸臭，平） 胡椒（辛热） 青皮（辛温）

上药等分为末，先将阿魏用陈米粉以醋搅，糊丸如梧子大，以朱砂为衣。每姜汤送下五七十丸。

4. 二陈汤（《瘴疟指南·卷下·正气方》）

治瘴病，兀兀欲吐不吐，及呕而膨胀；又治证候未分，用此服之待其明白见证。

陈皮（五两） 半夏（五两，汤泡七次） 茯苓（一两，去皮） 甘草（一两）

上散。每服五钱，姜七片，乌梅一个，水煎温服，不拘时候。

5. 治中汤（《瘴疟指南·卷下·温中方》）

治瘴疾，呕吐心腹满痛。

人参 白术 干姜 甘草 陈皮 青皮

上各等分，水煎热服，不拘时。

6. 嘉禾散(《瘴疟指南·卷下·温中方》)

治中满下虚，五噎五膈，脾胃不和，胸膈痞闷，胁筋胀满，心腹刺痛，不进饮食；或多痰，或吞酸胸满，短气肢体倦怠，面色萎黄，如中焦虚痞，不任攻击；脏腑虚寒，不受峻补；或因病中气衰，食不复常，禀受怯弱，不能多食；及瘴疾阴阳表里未分之际。

枇杷叶(去毛，姜汁炙，一两) 石斛(酒拌微炒，三钱) 杜仲(酒姜汁同炒，三钱) 青皮(五钱) 甘草(一两五钱) 藿香叶(三钱) 谷芽(炒，五钱) 陈皮(去白，三钱) 白术(炒，二两) 砂仁(二两) 薏米仁(炒，一两) 随风子(一钱，如无小诃子代之) 半夏(姜汁制，三钱) 丁香(五钱，不见火) 木香(三钱) 桑白皮(炒，五钱) 槟榔(炒，五钱) 五味子(炒，五钱) 神曲(炒，一两) 人参(去芦，一两) 白蔻(去皮，炒，五钱) 茯苓(一两，去皮) 大腹皮(炒，三钱) 沉香(三钱)

上为末。每服姜三片，枣二枚，水煎温服，不拘时。此方疗四时感冒，能调阴阳，使无变动，刻日得安；如疗五噎加干柿蒂一枚，同煎如疗膈气；吐逆羸困入葱白三寸、枣五枚，同煎妇人亦可服；瘴病发热候冷服；老人、虚人大便闭，加蜜少许煎冷服。

7. 平胃散(《瘴疟指南·卷下·温中方》)

治脾胃不和，膈噎痰气，呕吐酸水，气刺、气闷、胁筋虚胀，腹痛肠鸣，胸膈痞滞，饮食不美。

浓朴(三两，去皮，姜汁炒) 陈皮(留白，三两) 甘草(二两，炙) 苍术(五两，米泔水浸炒) 生姜(四两，和皮薄切) 小枣(二百粒，去核)

上用水五升，漫火煎干，捣作饼子，先晒后焙，碾为末，入盐少许，调服。如泄泻加生姜、乌梅，空心服；脾寒疟疾可加草果、乌梅各一个；如胃寒呕吐，加丁香、茯苓、生姜；气不舒快，不美饮食，加砂仁、香附各三两，生姜汤调服。

8. 红丸子(《瘴疟指南·卷下·温中方》)

治食疟恶心，腹满寒热，右手寸关脉弦实或沉滑。

蓬莪术(五两，煨) 青皮(五两，去穰) 陈皮(五两，去白) 京三棱(五两，煨) 胡椒(三两) 干姜(三两) 阿魏(二两，酒化) 矾红(为衣用)

上为细末，醋糊为丸，矾红为衣。每服六十丸，不拘时。

七、治湿疟方

1. 常山乌梅汤(《外台秘要·卷第五·疗疟方》引《深师》)

疗疟膈痰不得吐，宜吐之。

乌梅(半两) 桂心(半两) 芫花(半两) 豉(五合，绵裹) 半夏(半两) 常山(半两)

上六味切，以酒三升，水四升，合煮取二升，分三服，必得吐。一方取三升。忌生葱、羊肉、饧、生菜。

2. 久疟斧(《医学原理·卷之八疟门·治疟方》)

治疟因脾湿郁成痰涎，阻塞经隧，久久不已。

丁香(苦辛热，一钱) 常山(苦辛寒，二钱) 槟榔(苦辛温，一钱) 乌梅(酸平，二枚)

好酒一盅，浸一宿，煎七分，临发日清晨饮之。

3. 柴平汤(《医方考·卷二·疟门第十》)

治疟发时，一身尽痛，手足沉重，寒多热少，脉濡者。

柴胡 人参 半夏 陈皮 黄芩 甘草 厚朴 苍术 生姜 大枣

水煎，温服。

4. 五苓散(《医方集解·利湿之剂第十二》)

治诸湿腹满，水饮水肿，呕逆泄泻，水寒射肺，或喘或咳，中暑烦渴，身热头痛，膀胱积热，便秘而渴，霍乱吐泻，痰饮湿疟，身痛身重。

猪苓 茯苓 白术(炒，十八铢) 泽泻(一两六铢半) 桂(半两)

为末。每服三钱，服后多饮热水，汗出而愈。

5. 厚朴草果汤(《成方便读·卷四·治疟之剂》)

治舌白脘闷，寒起四末，渴喜热饮，湿蕴之故。

厚朴(一钱半) 杏仁(一钱半) 草果(一钱) 半夏(二钱) 茯苓块(三钱) 广皮(一钱)

水五杯煮取二杯，分二次温服。

6. 甘露消毒丹(《辨舌指南·卷六·杂论方案·辨舌证治要方》)

治湿温时疫，发热倦怠，胸闷腹胀，肢酸咽肿，斑疹身黄，颐肿口渴，溺赤便闭，吐泻疟痢，淋浊疮疡等症。但看病人舌苔淡白，或厚腻，或干黄者，是暑湿疫热之邪尚在气分。悉以此丹治之立效。

飞滑石（十五两） 绵茵陈（十一两） 淡黄芩（十两） 石菖蒲（六两） 川贝母 木通（各五两） 藿香 射干 连翘 薄荷 白蔻仁（各四两）

上药晒燥，生研为末。每服三钱，开水调服，日二次。或以神曲糊为丸，如弹子大，开水化服亦可。

7. 治湿疟验方（《时病论》）

雷氏宣透膜原法。治湿疟、疫疟寒甚热微，脉缓钝而不弦，身痛有汗，手足沉重，呕逆胀满。

厚朴 槟榔 草果仁 黄芩 甘草 藿香 半夏

水煎，温服。

八、治久疟方

1. 鳖甲煎丸（《金匮要略·疟病脉证并治第四》）

治疟母。

鳖甲（十二分，炙） 乌扇（三分，烧） 黄芩（三分） 柴胡（六分） 鼠妇（三分，熬） 干姜（三分） 大黄（三分） 芍药（五分） 桂枝（三分） 葶苈（一分，熬） 石韦（三分，去毛） 厚朴（三分） 牡丹（五分，去心） 瞿麦（二分） 紫威（三分） 半夏（一分） 人参（一分） 䗪虫（五分，熬） 阿胶（三分，炙） 蜂窝（四分，炙） 赤硝（十二分） 蜣螂（六分，熬） 桃仁（二分）

上二十三味，为末，取锻灶下灰一斗，清酒一斛五斗浸灰，候酒尽一半，着鳖甲于中，煮令泛烂如胶漆，绞取汁，内诸药煎，为丸如梧子大。空心服七丸，日三服。

2. 柴胡桂枝干姜汤（《伤寒论·卷之四·辨太阳病脉证并治下第七》）

治劳疟及疟久不愈者、牡疟。

柴胡（半斤） 桂枝（三两，去皮） 干姜（二两） 栝楼根（四两） 黄芩（三两） 牡蛎（二两，熬） 甘草（二两，炙）

以水一斗二升煮取六升，去滓，再煎取三升，温服一升，每日三次初服微烦，复服汗出便愈。

3. 鳖甲酒《外台秘要·卷第五·劳疟方三首》

疗劳疟。

鳖甲（二两，炙黄） 常山（三两） 蜀漆（二两） 乌贼鱼骨（一两，炙） 附子（一两） 知母（二两） 椒（一两，汗）

上七味切，以酒三斗，渍一宿。平旦服一合，稍稍加至二合，日三四服。忌苋菜、生葱、生菜、猪肉。

4. 栀子汤（《备急千金要方·卷十伤寒方下·温疟》）

主疟经数年不差者。

栀子（十四枚） 秫米（十四粒） 恒山（三两） 车前叶（二七枚，炙干）

上四味㕮咀，以水九升煮取三升，分三服，未发一服，发时一服，发后一服，以吐利四五行为度，不止，冷饭止之。

5. 乌梅丸

1)《备急千金要方·卷十伤寒方下·温疟》

治寒热劳疟，形体羸瘦，痰结胸中，食饮减少，或因行远，久经劳役，患之积年不瘥方。

乌梅肉 豆豉（各一合） 升麻 地骨皮 柴胡 前胡 鳖甲 恒山（各一两） 元参 肉苁蓉 百合 蜀漆 人参 知母 桂心（各半两） 桃仁（八十一枚）

上十六味为末，蜜丸。空心煎细茶下三十丸，日二服，老少孩童量力通用无所忌。

2)《外台秘要·卷第五·久疟方八首》

疗疟，无问年月远近。

乌梅肉（三两，熬） 苁蓉（三两） 桃仁（三两，熬去皮） 常山（三两，熬） 升麻（二两，炙） 桂心（二两） 甘草（二两，炙）

上七味捣筛，蜜和丸如梧子大。未发时酒服二十丸欲至发时更服二十丸，百无所忌，唯触之则难瘥，饮服亦得，此药或吐利，或不吐利，勿，五六日频进佳。忌海藻、菘菜、生葱、生菜。

3)《太平圣惠方·卷第五十二·治劳疟诸方》

治劳疟，及瘴鬼等疟。

乌梅肉（一两，微炒） 肉苁蓉（一两，酒浸一宿，锉，去皱皮，炙干） 恒山（三分，锉） 川升麻（三分） 人参（三分，去芦头） 桃仁（一两，汤浸去皮尖、双仁，麸炒微黄） 甘草（三分，炙微赤，

铢）知母（三分）香豉（一合，炒干）鳖甲（一两，涂醋炙令黄，去裙襕）麝香（半两，细研）桂心（三分）

上件药，捣罗为末，入麝香研匀，炼蜜和捣三二百杵，丸如梧桐子大。每未发前空心以温酒下三十丸，至发又服三十丸，每日服之，以差为度。

6. 蜀漆丸（《备急千金要方·卷十伤寒方下·温疟》）

治劳疟，并积劳，寒热发有时似疟。

蜀漆　麦冬　知母　白薇　地骨皮　升麻（各三十铢）　甘草　鳖甲　乌梅肉　葳蕤（各一两）　恒山（一两半）　石膏（二两）　豉（一合）

上十三味为末，蜜和丸如梧子大。饮服十丸，日再，服之稍稍加至二三十丸，此神验，无不瘥也。

7. 香豉丸（《外台秘要·卷第五·久疟方八首》）

疗久疟难断。

香豉（一分，熬）　常山（七分）　蜀漆（十分）　附子（一分，炮）　大黄（二分，好者）

上五味捣下筛，蜜和。发日早服五丸如梧子，须臾又服五丸，发晚者，至发可三四服，令其得吐为佳，欲不即断畏吐者，但则长将久服，无不瘥也。忌生葱、生菜、猪肉。

8. 常山汤（《外台秘要·卷第五·久疟方八首》）

疗三十年疟。

常山（三两）　黄连（三两）

上二味切，以酒一斗宿渍之，向晚以瓦釜煮取六升，一服八合。比发时，令得三服，有热当吐，有冷当下，服之者千百无一不断，亦可半合，无服全剂者。忌猪肉、冷水、生葱、生菜。

9. 千金栀子汤（《外台秘要·卷第五·久疟方八首》）

主疟经数年不瘥者。

栀子（十四枚）　常山（三两）　车前叶（二十枚，炙干）　秫米（十四粒）

上四味切，以水九升煮取三升，分三服，未发一服，发时一服，发后一服，以吐利四五行为瘥，不止，冷冻饮料止之。忌生葱、生菜。

10. 常山散（《外台秘要·卷第五·久疟方八首》）

1）崔氏疗疟，纵久患者不过五六服以来亦瘥。

常山（三两）　干漆（三两，熬烟尽）　牡蛎（一两半，熬）　桂心（三两）　橘皮（二两）　杏仁（二两，去皮尖熬）

上六味捣筛为散。一服方寸匕，先发热，饮和服，若先寒清酒和服之，时取未发前一食顷服，服药日唯须晚食，七日内慎如药法。忌生葱、生菜。

2）疗疟连绵积日不瘥。

常山（三两）　羚羊角（三两，炙令焦）　乌梅肉（三两）　黄芩（二两）　甘草（一两半，炙）

上五味捣为散。以竹叶煮饮取六七合，饮及热用，调常山散三方寸匕，未发前一服，若瘥停，不瘥临欲发，又进二寸匕，老小以意量之。忌海藻、菘菜、生葱、生菜。

11. 备急龙骨丸（《外台秘要·卷第五·久疟方八首》）

疗久疟不断者。

龙骨（一两）　常山（三两）　大黄（二两）　附子（二分，炮）

上四味捣末，以鸡子黄丸如梧子大。先发临发，各饮服五丸，无不断，长将服之，疗三十年疟。忌生葱、生菜、猪肉等。

12. 常山酒（《外台秘要·卷第五·久疟方八首》）

疗久难瘥疟。

常山（三两）　鳖甲（二两，炙）　鲮鲤甲（一两，炙）　乌贼鱼骨（一两，炙）　乌梅肉（七枚）　桃仁（四十九枚，去皮尖，别捣如泥）　竹叶（切，一升）　豉（三合，熬令香）　葱白（切，一升）

上九味细切，合以酒三升渍经再宿。空腹早朝温服一合，良久取吐，如不吐，至齐午以来服之，四服如不瘥，隔日更依前服必瘥，瘥后十日内，不得吃冷水、黏滑、人苋、生菜，余如常。

13. 疗疟丸（《外台秘要·卷第五·疗疟方二十一首》）

治老疟久不断。

常山（三两）　甘草（半两）　知母（一两）

上三味捣筛，蜜和为丸丸如梧子。未发前饮服十五丸，临发服十五丸，得快吐则愈。

14. 小柴胡去半夏加瓜蒌汤（《外台秘要·卷第五·疗疟方二十一首》）

治疟发渴者，及劳疟。

柴胡(八两) 黄芩(三两) 人参(三两) 大枣(十二个,擘) 甘草(三两) 生姜(三两) 瓜蒌根(四两)

上七味切,以水一斗二升煮取六升,去滓,更煎取三升,温服一升,日三。忌海藻、菘菜。

15. 阿魏散(《外台秘要·卷第五·劳疟方三首》)

疗一切疟,劳疟,无问年月深远。

阿魏 安息香 萝卜子(各二两) 芜荑(一合)

上四味捣筛为散,以暖水服半钱;如不能散服,蜜丸熟水下三十丸,须臾吐。忌冷水。如吐不止,吃齑,仍以贴子盛散一钱,男左女右系臂上,立瘥。

16. 恒山饮子(《太平圣惠方·卷第五十二·治劳疟诸方》)

治劳疟,四肢羸瘦,不思饮食。

恒山(三分) 乌梅肉(七枚,微炒) 豉心(半两) 桃枝(一握) 鳖甲(三分,涂醋炙令黄,去裙襕) 虎头骨(三分,涂酥炙令黄) 柳枝(一握) 干枣(三枚) 生姜(半两) 桃仁〔二(三)七枚,汤浸去皮尖、双仁,麸炒微黄〕

上件药,细锉。都以酒四大盏,浸一宿,明旦煎取二盏,去滓,空心分为三服。

17. 豉心饮子(《太平圣惠方·卷第五十二·治劳疟诸方》)

治劳疟,发歇不恒,日渐羸瘦。

豉心(一合) 雄鼠粪(一分,烧灰,细研,后入) 童子小便(二大盏) 甘草(半两,炙令微赤) 鳖甲(一两,涂醋炙令黄,去裙襕) 柴胡(一两,去苗) 栀子仁(二分) 乌梅肉(七枚,微炒) 桃心(一握) 柳心(一握) 地黄汁(二合,后入) 生姜(一分)

上件药,细锉。投入小便内浸一宿,明旦煎取一盏二分,去滓,下鼠粪灰、地黄汁,搅令匀。分为三服,空心一服,食后一服,近晚一服。

18. 红英丹(《太平圣惠方·卷第五十二·治劳疟诸方》)

治劳疟极效。

雄黄(一分,细研) 朱砂(一分,细研) 硫黄(一分,细研) 天雄(一分,生用,去皮脐) 丁香(一分) 虎头骨(一分,生用) 黄丹(一分) 赤小豆(一升) 麝香(一钱,细研)

上件药,捣罗为末,入研了药令匀,取甲子日合,用粟米饭和丸,如小豆大。男左女右,以绯绢系一丸于中指上。

19. 桃仁丸(《太平圣惠方·卷第五十二·治劳疟诸方》)

治劳疟久不瘥。

桃仁(二两,和皮尖生捣) 恒山末(二两) 豉(三两,新好者)

上件药相和,捣五七百杵,如干未丸得,即入少许酒,和丸如梧桐子大。每服,空腹以温酒下五丸,食后候腹空时,再服之。如渴,即煎乌梅汤冷呷。勿杂食物。

20. 治疟母丸方(《先醒斋医学广笔记·卷之一·疟》)

治疟母丸方。

鳖甲(醋炙,四两) 䗪虫(煅存性,研极细,一两半) 广橘红(一两五钱) 射干(晒干,一两) 青皮(醋炒,八钱) 人参(八钱) 肉桂(去皮,六钱) 干漆(煅烟起存性,研如飞尘,五钱)

为极细末,醋煮稀糯糊和丸如梧子大。每四钱,空心淡姜汤下。

21. 补中益气汤(《医家心法·二十五法方论·金中之土补中益气汤》)

疟疾发久,形体尪羸。

人参 白术(土炒) 归身(各一钱) 黄芪(半钱,炙) 甘草(三分,炙) 升麻 柴胡(各五分,俱蜜拌炒,古方有陈皮)

水煎,温服。

22. 六君子汤(《医家心法·二十五法方论·土中之土六君子汤》)

治脾胃气虚,饮食不运,致成痰癖,不时咳嗽,或胃气虚寒,动成呕恶。凡虚疟及诸病后、痢后,俱当以此方调之。

人参 白术 茯苓 炙甘草 陈皮 半夏

水煎,温服。

23. 养荣汤(《医家心法·二十五法方论·火中之木养荣汤》)

大虚证,勿论其脉与证,但服此方,其病悉退。

人参 当归(各三钱) 白术 白芍 黄芪 茯苓(各二钱) 陈皮 远志肉 枣仁(炒,研) 肉桂(各钱半) 熟地(五钱) 五味子 炙甘草

（各五分） 姜 枣

水煎，温服。

24. 如神散（《灵验良方汇编·卷之一内科·治疟》）

1）凡气血已虚，久疟不止，用此神效。

常山（二钱，酒浸一宿，炒透） 乌梅（四个）

临发日，五更煎服，不吐不泻，神效（常山善发吐，而制过则不吐，但愈后须忌鸡百廿日，方不复发）。患疟者于临发日五更时，用桃枝一寸长者七段，煎汤，对东方吞一丸即愈。患疟者，临发日用绵裹药塞鼻内。

2）主治气血已虚，久疟不止，用此神效。

何首乌（制，一两） 当归（三钱） 陈皮（二钱） 煨生姜（五钱）

水煎服。如邪尚未净，宜加柴胡一钱；力饶者，加人参二钱更妙。

25. 参术膏（《灵验良方汇编·卷之下·产后类疟》）

治久疟。

白术（一斤，泔浸一宿剉，焙） 人参（一两，用水六碗煎汁二碗，如法再煎二次，共计六碗，再熬至一碗，则成膏矣）

空心，米汤化半酒盅。（一说用陈酒化下）

26. 治久疟验方（《肘后备急方·卷三·治寒热诸疟方第十六》）

1）治老疟。

常山 黄连（各三两） 酒（一斗）

经宿渍之，晓以瓦釜煮取六升。一服八合，比发时令得三服，热当吐，冷当利，服之无不瘥者，半料合服得。

2）治劳疟积久，众治不愈者。

大牛膝（一大虎口）

以水六升煮取二升，空腹一服，欲发一服。

3）老疟久不断者，劳疟痰滞，发歇不定。

常山（三两） 鳖甲（一两，炙） 升麻（一两） 附子（一两） 乌贼骨（一两）

以酒六升渍之，小令近火，一宿成。每服一合。《太平圣惠方》：上细锉，以绢袋盛。用酒六升，浸三五日，每服一中盏，暖令温，空心服之，或吐即愈，未吐再服。

九、治瘴疟方

1. 大五补汤（《备急千金要方·卷十伤寒方下·温疟》）

治时行后变成瘴疟方。

人参 白术 茯苓 甘草 干地黄 黄芪 当归 芍药（各三两） 川芎 远志 桔梗（各二两） 桂心（三十铢） 竹叶（五两） 大枣（二十枚） 生枸杞根 生姜（各一斤） 半夏 麦冬（各一升）

上十八味㕮咀。以水三斗煮竹叶、枸杞取二斗，次纳诸药煎取六升，分六服，一日一夜令尽。

2. 鲮鲤汤（《备急千金要方·卷十伤寒方下·温疟》）

治乍寒乍热，乍有乍无，山瘴疟方。

鲮鲤甲（十四枚） 鳖甲 乌贼骨（各一两） 恒山（三两） 附子（一枚）

上五味㕮咀。以酒三升渍一夕，发前稍稍啜之，勿绝吐也；兼以涂身。断食，过时乃食饮之。

3. 茵陈丸（《太平圣惠方·卷第五十二·治山瘴疟诸方》）

治山瘴疟及时气。

茵陈（二两） 大麻仁（五两，研如膏） 豉（五合，炒干） 恒山（三两，锉） 栀子仁（二两） 鳖甲〔一（二）两，涂醋炙令黄，去裙襕〕 川芒硝〔二（三）两，细研〕 杏仁（三两，汤浸去皮尖、双仁，麸炒微黄） 巴豆（一两，去皮心，熬令黄，纸裹压去油，研）

上件药捣罗为末，入研了药令匀，炼蜜和捣五七百杵，丸如梧桐子大。每服以粥饮下三丸，或吐，或利，或汗；如不吐利、不汗，再服之差；更不吐利，即以热粥饮投之。老小以意加减。

4. 糕角饮子（《太平圣惠方·卷第五十二·治山瘴疟诸方》）

治山瘴疟。

米糕角（半两，九月九日者） 寒食饭（二百粒） 恒山（一两，锉） 豉（一百粒） 独颗蒜（一枚）

上件药，以清水二大盏，浸一宿，至五更初煎至一盏，去滓，空腹顿服，当下利为度。

5. 不换金正气散（《瘴疟指南·卷下·正气方》）

治四时感冒，五肿膈气。和脾胃，温中下痰，止霍乱吐泻。心腹疼痛胀满，吞酸噫痞，噎塞干呕恶心；中受寒湿生冷，外感风邪；及山瘴之气，发而为瘴。身体沉重，骨节酸疼，头昏鼻塞。未分阴阳之间，正宜服之。则气自正，而病自退。及能止汗，治诸疟疾，遍身浮肿；或风气所灌，手足肿痛；全不思饮食，肠腑时鸣，妇人胎前产后，皆可服之。小儿脾胃不和，时气诸疾。又治四方不服水土，凡寓岭南，此药不可缺也。

浓朴（去皮，生姜汁浸一夜） 半夏（汤泡七次，姜汁浸，晒干） 陈皮（去白） 藿香（去梗，洗净） 甘草 草果（去皮） 苍术（去皮，米泔水浸一宿，炒）

上各等分。先用锅炒浓朴令香，次入苍术炒令紫色，又入半夏炒香熟，再入甘草炒黄，又入陈皮炒，方将众药安；藿香在中心，用药遍盖罨定，少时许，藿香干，方可取出，同草果为散。每服姜、枣水煎。

6. 藿香正气散

1)《瘴疟指南·卷下·正气方》

治证同前，呕吐不止者。

藿香叶（晒干） 陈皮（去白） 半夏（汤泡姜汁浸炒） 甘草 浓朴（去皮，姜汁炒）

上各等分，姜枣水煎。此即前方去苍术、草果，治瘴之呕甚者，闻药气则呕，苍术、草果其气太辛窜，故去之。

2)《医灯续焰·卷二·沉脉主病第十七·附方》

治外感风寒，内停饮食，头痛寒热，或感湿暑，霍乱泄泻，脚转筋，或作疟疾。常服除山岚瘴气。

桔梗 大腹皮 紫苏叶 茯苓 厚朴（制，各一钱） 甘草（炙，五分） 藿香（一钱五分） 白芷 白术 陈皮（去白） 半夏（各一钱半）

上姜、枣水煎热服。加香薷、扁豆、黄连，名藿香汤。上切姜、枣煎服。霍乱转筋，加木瓜；如腹痛，加炒白芍；寒痛，加厚桂；冷痛，加干姜；饮食不化，心下痞闷，加香附、砂仁；水谷不化，加神曲、麦芽；时气寒热，加柴胡、干葛；湿热传霍乱转筋，加川连、扁豆。

7. 大无神术散（《瘴疟指南·卷下·正气方》）

治证同前，若兼耳闭心痛者。

浓朴（去皮，生姜汁浸一夜） 陈皮（去白） 藿香（去梗，洗净） 甘草 草果（去皮） 苍术（去皮，米泔水浸一宿，炒） 石菖蒲

若兼耳闭心痛者，用此苍术、浓朴、陈皮、藿香、甘草、石菖蒲，姜水煎服；若瘴初起兼耳闭心气痛者，可择用之，以菖蒲味辛能散邪开窍，治冷气也。

8. 和解散（《瘴疟指南·卷下·和解方》）

治瘴疟正气之后，专用此方。

苍术（半斤制） 陈皮（二两，去白） 藁本（四两，洗） 桔梗（四两） 甘草（四两） 浓朴（二两，去皮，姜浸炒）

上共为粗散。每服三钱，水一钟，生姜三片，枣一枚，同煎至七分，去渣热服，一日夜五六服，不拘时。若用此药不发，更服此药一日方服别药，发稍轻亦有奇效，后再发次日更服，一日亦五六服；若第三次不发更服此药，一日却服别药；如三次再发，却服后药此药不止，治瘴神效，就是伤风伤寒作疟，证候未分之时，并服此药，一二日皆有效验，如不效即自根据各症用药，若无于药之地，病初发至末后，皆服有效。

9. 感应丸（《瘴疟指南·卷下·温中方》）

治疟初起，先服以去冷积；及治饮食生冷，硬物停积不化，心下坚满，胸膈痞闷，两胁胀痛，心腹大痛，霍乱吐泻，大便频后重迟涩，下痢赤白，脓血相兼，米谷不消。愈而复发，呕吐痰逆，恶心喜睡，大便或秘或泄。不拘新久积冷并皆治之。

南木香（一两五钱，去芦） 丁香（一两五钱） 干姜（一两，炮） 肉豆蔻（去皮，捶碎，去油，二十粒） 百草霜（二两，研细末） 巴豆（去心、去油净，七十粒） 杏仁（去皮、去尖，四十粒，研烂如膏）

上将前四味为末，同草霜、杏仁研匀；又将好黄腊六溶化作汁，以重棉滤去渣，更以好酒一升于银石器内，煮腊数滚，倾出候酒冷，其腊自浮，取腊听用；春夏修合，用清油一两五钱，先于铫内熬令不散香熟，次下煮过腊四两化作汁，就铫内拌和前药末作锭，以油单纸裹之旋丸。每服十丸，绿豆大，姜汤送下，或用陈皮半夏汤送下亦可。

10. 三建汤（《瘴疟指南·卷下·温中固下方》）

治瘴病，四肢厥冷，头汗出不止，两足如无或时发哕。

川乌 大附子 天雄

上各等分，水煎服。

11. 养正丹(《瘴疟指南·卷下·镇下方》)

治瘴病，上盛下虚，升降阴阳，补接真气；及治虚风头眩，吐涎不已。

黑锡　水银　硫黄　朱砂(各一两，炒，另研)

上先将净铁铫入铅，先熔去滓，一两净再入铫内，用铁匙炒搅，将硫黄末一钱渐投入，或焰起无妨，只急手搅炒，令铅熟无性，其硫黄皆烧去，但得铅熟，遂领地下纸上，令硬即研细，以纱筛出铅粉，其余成朱者，再炒再研，再筛次将铫顿漫火上，又熔铅粉入硫黄一两，频频搅炒，至黄烟上，即急持起放冷处，少顷又顿火上再炒，铅与硫黄皆成黑色，极调和了，却放冷处，候其微冷，又顿在微火上，少顷入水银，以匙搅炒，切勿令青烟上，又次入朱砂末，频炒至十分调和，即顷在地中，纸上系硬，别研为末，粘米糊为丸绿豆大。每服二十丸，盐汤送下。

12. 黑锡丹(《瘴疟指南·卷下·镇下方》)

治瘴病上热下寒，升降阴阳；及治痰气壅塞，上盛下虚，心火炎炽，肾水枯竭；及妇人血海久冷，无子赤白带下，属虚寒者并治之。

黑锡(二两)　硫黄(二两)　肉桂(五钱)　沉香　附子(炮，去皮脐)　故纸(炒)　小茴(炒)　木香　胡芦巴(酒浸炒)　肉蔻(面煨)　阳起石(研细，水飞)　金铃子(蒸去皮核，各二两)

上用新铁铫，如常法，结黑硫砂于地上出火毒，候冷研极细末，余药并末同研，自朝至暮，以黑光为度，酒面糊丸梧桐子大，阴干入布袋内，擦令光莹。每服三五十丸，盐汤下，或枣汤，妇人艾叶汤下。

13. 来复丹(《瘴疟指南·卷下·镇下方》)

治瘴病上盛下虚，升降阴阳；及治伏暑泄泻如水，呕吐不止。

硝石(三两)　青皮(二两，去穰)　五灵脂(二两，去砂石)　陈皮(二两，去白)　玄精石(二两，研飞)　硫黄(二两，为末)

同灵脂入锅内微火炒，用柳条搅，不可火大，再研极细末，上末醋糊为丸豆大。每服二十丸，米饮下。

14. 灵砂丹(《瘴疟指南·卷下·镇下方》)

治瘴病上盛下虚，痰涎壅塞。

水银(八两)　硫黄(二两)

上用新铁铫炒成砂，有烟即以醋洒，候研细入水火鼎内，醋调赤石脂封口，铁线扎缚，灯盏盐土固济晒干；用炭二十斤，炼如鼎裂，笔蘸赤石脂，频抹，火尽为度，经宿取出，研为细末，糯米糊为丸麻子大。每服二十丸，枣汤下，米饮人参任下。瘴病多因秋冬热则阳气外泄，浮而不降，下元虚冷。是方用硫黄大热，能补下元真火；佐以水银至阴之物，复加炼成水火既济之义，能祛拒格之寒，兼有伏阳，大能降上焦之元气，于下元镇坠之，使不外泄，甚与瘴病为宜。

15. 七枣汤(《瘴疟指南·卷下·断瘴方》)

治外感风寒，内伤生冷；或五脏气虚，阴阳相胜，作为瘴疟；寒多热少，或但寒不热。

大附子(一个，炭火煨，以盐浸再煨，再浸七次，去皮脐，切片)

上用生姜七片，枣七枚，水煎。当发早晨空心温服，仍吃枣三五枚，忌口为要。

16. 四兽饮(《瘴疟指南·卷下·断瘴方》)

治喜怒不节，饮食过度，劳役兼并，致阴阳相胜，结聚痰饮，与卫气相搏，发为瘴疟。

人参　半夏(汤泡七次)　茯苓(去皮)　白术　草果(去皮)　陈皮　甘草(炙，减半)　乌梅(去核)

上散用生姜、枣子，入盐少许之，食顷浓皮纸裹水蘸温，慢火煨香熟，焙干。每服半两，清水煎，未发前连进三服。

17. 截瘴丸(《瘴疟指南·卷下·断瘴方》)

治瘴病不问冷热，或一日一发，二日一发，三日一发。

常山(五两，醋炒七次)　乌梅(四十粒，去核)　槟榔(四十粒)　甘草(三两)

上再同炒为细末，姜汁打米糊为丸梧子大。未发时，好酒吞二十一丸，一日服七八次，尤妙，发时莫服。瘴止后，忌鸡、鱼、羊肉，及面、葱韭，并生冷、瓜果，一切毒物，避风寒，戒房事，毋忿怒。

18. 七宝饮(《瘴疟指南·卷下·断瘴方》)

治瘴疟一日一发，或间日一发，明白作息，有时此以截之。

常山　槟榔　青皮　草果(去皮)　浓朴　甘草

上各等分，用酒水各一钟，煎好以棉罩之，放星月下露一宿。当日早冷服，服后莫热饮食。无瘀不成疟。

19. 麦门冬汤(《瘴疟指南·卷下·断瘴方》)

治瘴,神清目开,大小便如常,惟全不能出声,身热。

麦冬(去心) 人参 白术 陈皮 川芎 半夏 当归 肉桂 乌梅 大附子 甘草 茯苓(去皮)

上加姜三片,水煎,温调黑神散服。

20. 黑神散(《瘴疟指南·卷下·断瘴方》)

治瘴。

黑豆(二合半,炒,去皮) 当归(二两) 蒲黄(二两) 干姜(二两) 熟地(二两) 肉桂(二两,去粗皮) 白芍(酒炒,五钱) 甘草(五钱)

上为末。每服二钱,调麦门冬汤下。

21. 青州白丸子(《瘴疟指南·卷下·断瘴方》)

治瘴,目上视,口噤,痰涎闭塞,昏不知人,遗尿遗屎;及治中风痰甚等证。

生半夏(七两) 南星(二两) 生白附子(二两) 生川乌(五钱)

上为细末。以生绢袋盛,于井花水内摆出,未出者再以手揉,令出渣,再研再入,绢袋摆尽为度,于瓷盆中,日晒夜露,每日一换新水,搅澄清,春五夏三,秋七冬十日,去水晒干,研细,以糯米粉煎粥清为丸绿豆大。每服二十丸,生姜汤下。

22. 星附汤(《瘴疟指南·卷下·断瘴方》)

治瘴,痰涎上壅,昏不知人,声如牵锯,口噤直视,遗尿遗屎。

生南星(一两) 生附子(一两) 木香(五钱)

上散。每服四钱,姜九片,水煎温服。

23. 三生饮(《瘴疟指南·卷下·断瘴方》)

治瘴,如前证之甚者,及治瘴后痰厥。

生南星(一两) 生附子(五钱) 生川乌(五钱) 木香(二钱五分)

上散。每服五钱,生姜十片,水煎温服。元气虚者,加人参五钱,同煎是方,即前方加川乌,因脾胃虚寒之甚,故加之。若元气虚者,加人参补元气利痰,有起死回生之妙。

24. 正舌散(《瘴疟指南·卷下·断瘴方》)

治瘴病,舌本强硬,语言不出。

蝎梢(二钱五分,去毒) 茯神(一两,微炒,去皮木) 薄荷(一两,焙干)

上为末。每服二钱,温酒调下。

25. 柴胡散(《瘴疟指南·卷下·断瘴方》)

治瘴病,十四日外,寒热不已,不潮时,脉弦数者。

柴胡(一两,去芦) 半夏(五钱,汤泡) 桂心(五钱,去皮) 白芍(五钱,炒炙) 甘草(三钱)

上散。姜七片,枣一枚,水煎温服。寒热得退,便止此药。

26. 草果饮(《瘴疟指南·卷下·断瘴方》)

治瘴疟头痛,身疼寒热,脉浮弦。

草果(去壳) 良姜 青皮(去穰) 川芎 白芷 苏叶 甘草

上各等分,为散。水煎热服,当发日前连进一服,不拘时候。

27. 夺命散(《瘴疟指南·卷下·断瘴方》)

治伤寒瘴疟,阴阳证候不明,误投药,致病垂困,烦躁发渴;及妇人产后、胎煎受热瘴等证。

人参(一两,去芦,切片)

用水二钟,于银石器内,煎至一钟,以冷水沉取冷,一服而尽,若鼻有汗滴尤妙。

28. 如圣饼子(《瘴疟指南·卷下·断瘴方》)

治瘴疾呕逆,头疼及气厥痰饮。

防风 天麻 半夏(各五钱,生用) 南星 干姜 川乌(各一两) 川芎 甘草

上共为末,水丸作饼子。每服五饼,姜汤下。

29. 星香汤(《瘴疟指南·卷下·断瘴方》)

治瘴,手足搐搦,及痰厥等证,气盛者用之。

南星(八钱) 木香(一钱)

上每服四钱,姜十片,水煎服。

30. 附香饮(《瘴疟指南·卷下·断瘴方》)

治瘴,气逆及痰厥,气虚者用之。

大附子(八钱,炮) 木香(一钱)

上每服四钱,姜十片,水煎服。以天雄易附子尤妙。

31. 四物汤(《瘴疟指南·卷下·断瘴方》)

治妇人瘴病,宜调血者。此方合瘴疟,诸方用之。

大川芎 当归 熟地 白芍

上各等分,水煎服。

32. 四七汤(《瘴疟指南·卷下·断瘴方》)

治妇人瘴疾，中脘痞满，气不舒快，痰涎壅盛；及七情气结，成痰或如破絮；或如梅核在咽喉之间，咯不出咽不下。

半夏（五两） 茯苓（四两） 浓朴（三两） 紫苏（三两）

上每服四钱，姜七片，枣一枚，水煎热服。

33. 附子理中汤（《瘴疟指南·卷下·温中方》）

治瘴毒发热，烦渴闷乱，外热内寒，自利呕逆，手足厥冷。

大附子（炮，去皮脐） 人参（去芦） 炙甘草 炮干姜 白术（去芦，土炒）

上各等分，水煎温服。

34. 参苏饮（《瘴疟指南·卷下·断瘴方》）

治瘴疟，壮热，脉弦数，按之不绝，头痛，目睛疼。

人参 苏叶 前胡 干葛 半夏（各二钱） 茯苓 陈皮 桔梗 甘草 枳壳（各五钱）

姜七片，枣一枚，水煎服，不拘时。如头痛，目疼，加川芎。

35. 柴平汤（《瘴疟指南·卷下·断瘴方》）

治瘴疾十四日外，热尚未除，其脉弦数有力。

柴胡 黄芩（炒黑） 人参 半夏 陈皮 甘草 苍术 浓朴

上姜三片，枣一枚，水煎服。

36. 乐令黄芪汤（《瘴疟指南·卷下·断瘴方》）

治瘴疾，发热烦躁，引饮大便不通，小便赤涩，狂言内热，神昏不省。

黄芪 人参 陈皮 当归 桂心 细辛 前胡 炒芍 茯苓 半夏 甘草 麦冬

上各等分，姜三片，枣一枚，水煎温服。

37. 既济汤（《瘴疟指南·卷下·温中固下方》）

治瘴病热大烦渴，饮水无度。

大附子（三钱） 人参（三钱） 甘草（一钱） 淡竹叶（二十片） 半夏（一钱） 粳米（二钱） 麦门冬（二钱，去心）

上水煎服。

38. 秘传降风汤（《瘴疟指南·卷下·断瘴方》）

治男女上热下寒之病。凡饮食过度，致伤脾胃；色欲过节，耗损真元；脾胃不和，遂致气不升降。上热则头痛目眩，或痰涎呕逆，胸膈不快，咽喉干燥，饮食无味；下虚则腰膝无力，大便泄涩，里急后重，脐肚冷痛。治以凉，则脾气怯弱，肠鸣下利；治以温，则上焦壅热，口舌生疮，及脚气上攻，与浮肿心烦。宜先服此药，然后以所主之药治之，无不效者。

五加皮（五钱，酒炒） 枳壳（二两，炒） 甘草（一两，炒） 草果（五钱） 柴胡（一两） 陈皮（五钱） 地骨皮（两炒） 诃子（五两，去核） 半夏（五钱） 桑白皮（二两，炒） 桔梗（五钱） 骨碎补（五钱，去毛，炒）

上散，加苏叶、生姜，水煎，食后服。嗽倍半夏，上隔热甚加黄芩，下部虚弱甚熟附子，如用附子，更加生姜，女人血虚加当归。

39. 姜附汤（《瘴疟指南·卷下·温中固下方》）

治瘴病内弱发热，或寒热往来，痰逆呕吐，头痛身疼；或汗多烦躁，引饮或自利，小便赤，兼主卒中风。

黑附子（大者，要一两以上者，一个，炮，去皮脐）

分作四服，每服加姜十片，煎温服。如欲冷者，候冷服之，不拘时。

40. 沉附汤（《瘴疟指南·卷下·温中固下方》）

治瘴病上热下寒，腿足寒厥。

大附子（五钱） 沉香（磨浓汁）

上，姜七片煎八分，乘热入沉香汁，勿令十分热，放冷服之。

41. 冷汤（《瘴疟指南·卷下·温中固下方》）

治瘴病内寒外热，咽嗌干燥烦渴不止。

人参（五钱） 甘草（三寸，炙） 淡竹叶（十四片） 大枣（五枚） 大附子（一钱，去皮）

上水煎服。

42. 干姜附子汤（《瘴疟指南·卷下·温中固下方》）

治瘴毒，阴虚发热，烦躁手足冷，鼻尖凉，身体重，舌苔黑，引饮烦渴，自利呕逆，汗出恶风。

大附子（一个，去皮脐，分作四服） 干姜（二钱，炮）

上水煎，欲饮水者，冷服之。

十、治瘴疟后方

1. 参苓白术散(《瘴疟指南·卷下·断瘴方》)

治瘴后,脾胃虚弱,饮食不进,致呕吐泻痢。病后此药最好。

人参 茯苓 白术 山药 甘草 莲肉 薏米 桔梗 扁豆 砂仁

上共为末。每服二钱,枣汤调下。

2. 五皮饮(《瘴疟指南·卷下·断瘴方》)

治瘴后饮水过多,或食毒物,或饮食不节,致伤脾气,头面四肢脐腹肿满。

生姜皮 茯苓皮 大腹皮 桑白皮 橘红皮

上各等分,为散,水煎服,病在上,食后服,病在下,食前服。忌生冷、毒物、糕。

3. 五苓五皮散(《瘴疟指南·卷下·断瘴方》)

治瘴后,脾气凝滞,面目虚浮,四肢肿满,心腹膨胀,上气急促,小便不利。

茯苓皮 白术 猪苓 泽泻 五加皮 肉桂 陈皮 生姜皮 大腹皮 地骨皮

上各等分。每服四钱,水煎热服。忌生冷、油腻、坚硬诸物。

4. 胃苓汤(《瘴疟指南·卷下·断瘴方》)

治瘴后湿胜肿满。

苍术 陈皮 川朴 甘草 肉桂 白术 茯苓 猪苓 泽泻

上各等分。用姜一撮,水煎热服。

5. 通关散(《瘴疟指南·卷下·断瘴方》)

治瘴后痰厥,昏不知人,痰涎上壅,牙关紧闭,急要诸药,不得下咽喉。

细辛(一两) 牙皂(一两) 半夏(一两)

上共为细末,吹入鼻中,候喷嚏得少苏,却急进药。

6. 蜜导法(《瘴疟指南·卷下·断瘴方》)

治瘴后有汗过多,津液内竭,大便不通,不妄用下药,惟宜此法。

蜂蜜(四两)

上于铫内漫火炼搅之,勿令焦,候稍冷,如糖状,以水湿手,捏作锭,如拇指大,约长二三寸,令一头锐。乘其稍热,纳谷道中,以手抱住,如未效,更用一枚,火上略炙,便温。《严氏方》云:蜜三合,入猪胆汁二匙,在内同煎,无胆只如前亦可。又一方,入皂角五钱在内,皆可随病浅深取用。

7. 乌沉散(《瘴疟指南·卷下·断瘴方》)

治瘴疾心腹刺痛,调中快气。

乌药(一两) 香附(三两,焙干) 甘草(一两,炒)

上共为细末,入盐少许,滚汤调服。

8. 加减五积散(《瘴疟指南·卷下·断瘴方》)

治瘴后腰疼、脚痛、浑身疼。

苍术 陈皮 浓朴 半夏 茯苓 当归 川芎(大) 肉桂 干姜 桔梗 甘草 枳壳(气弱者不用)

上,姜三片煎服。

9. 黄芪建中汤(《瘴疟指南·卷下·断瘴方》)

治瘴后自汗。

黄芪 白芍 肉桂 甘草

上,姜三片,枣一枚,水煎服。

10. 异功散(《瘴疟指南·卷下·断瘴方》)

治瘴后,精神少,不喜饮食。此药能调胃进食,顺气化痰,不冷不燥,功效尤多。

人参 白术 陈皮 茯苓 甘草

上各等分,姜三片,枣一枚,水煎服。

11. 六君子汤(《瘴疟指南·卷下·断瘴方》)

治瘴后体倦,食少多痰。

人参 白术 茯苓 甘草 陈皮 半夏

上各等分,姜水煎服。如易饥食不多,即饱闷者,加藿香、砂仁,名香砂六君汤。

12. 大养脾丸(《瘴疟指南·卷下·断瘴方》)

治瘴后体倦,食少多痰。

人参(一两) 白术(五钱) 茯苓(一两) 干姜(二两,炮) 砂仁(二两) 麦芽(一两,炒) 甘草(一两五钱)

上炼蜜为丸,每两八丸。每服一丸,食前细嚼姜汤下。

13. 湿痘汤(《瘴疟指南·卷下·断瘴方》)

治瘴后虚烦不眠,心胆虚怯,气郁生痰,痰与气搏,变生诸证,或四肢浮肿,心虚烦闷,触事易惊;或梦不祥,或异象眩惑,遂致心惊胆怯。

半夏(一两五钱) 枳实(一两) 陈皮(一两五钱) 甘草(四钱) 茯苓(三两) 竹茹

上，姜七片，枣一枚，水煎食前热服。

十一、治瘴疟后痢疾

1. 木香槟榔丸（《瘴疟指南·卷下·断瘴方》）

治瘴后痢疾，元气实者，肠胃有积，里急后重，腹痛频频至圊。

木香（一两） 槟榔（一两） 青皮（一两） 陈皮（一两，去白） 枳壳（一两） 黄柏（一两） 三棱（醋煨，一两） 莪术（醋炒，一两） 当归（一两） 黄连（一两） 香附（三两） 黄芩（二两） 大黄（三两） 黑丑（半生半熟，取末四两）

上为末，滴水为丸梧子大。每服六七十丸，滚汤下。

2. 香薷饮（《瘴疟指南·卷下·断瘴方》）

治瘴后伏暑作痢。

香薷 黄连 浓朴 扁豆 甘草

上药散，姜三片，水煎服。

3. 香连丸（《瘴疟指南·卷下·断瘴方》）

治诸痢。

川连（二十两，用吴萸净一两，同好酒浸一夕，同炒干，去吴萸不用，以川连为末） 南木香（不见火，另研为末，每连末五两入木香一两）

上共和匀，用米醋打老，仓米糊为丸梧子大。每服五十丸，米泔下。

4. 双乱丸（《瘴疟指南·卷下·断瘴方》）

治赤白痢。

川连（去须芦） 吴茱萸（去梗）

上各等分，共一处，以好酒浸一宿，取出拣开，晒干，各为细末，各面糊为丸梧子大。赤痢用川连丸，三十丸，甘草汤下；白痢用茱萸丸三十丸，干姜汤下；赤白相兼，各三十丸相合，用甘草干姜汤下。

5. 断下方（《瘴疟指南·卷下·断瘴方》）

治赤白痢，及休息痢。瘴病后患痢，俱宜此药。

草果（连壳一个） 白术（面炒） 粟壳（十个，去肋膜及蒂，醋拌炒透） 茯苓

上为粗末，共作一剂。加姜三片，枣三枚，乌梅三个，赤痢加乌豆七粒，白痢加干姜五分水煎，分作二服之。

6. 真人养脏汤（《瘴疟指南·卷下·断瘴方》）

治小儿大人，肠胃虚弱，患赤白痢，或下脓血，或如鱼脑，髓脐腹痛，日夜无度，大便脱肛。

人参（二钱） 肉桂（五钱） 诃子（一两，去核） 粟壳（三钱六分） 白术（炒） 当归（二钱） 白芍（一两六钱） 甘草（五钱，炙） 肉蔻（五钱，面煨） 木香（一两四钱，不见火）

上散。每服四钱，水煎，食前温服。滑泻及白痢，并加熟附子五六片、生姜三片，冷甚者加干姜。

7. 保和丸（《瘴疟指南·卷下·断瘴方》）

治内伤饮食，致成痢疾，元气祛弱，不堪下者。

山楂（二两，去核） 神曲（一两） 半夏（一两） 茯苓（一两） 陈皮（五钱） 连翘（五钱） 萝卜子（五钱）

上为末，粥为丸梧子大。每服五六十丸，滚汤下，或原物烧灰调汤下。

8. 四神丸（《瘴疟指南·卷下·断瘴方》）

治瘴后元气虚弱，患痢赤白，及脾胃虚，清晨溏泄。

故纸（四两，炒） 五味（一两，去核） 肉蔻（二两，面煨） 吴萸（一两，去梗）

上为末，用红枣六十粒，生姜六两，切碎同煮熟，去姜，将枣肉捣为丸梧桐子大。每服五十丸，米饮下。

9. 补中益气汤（《瘴疟指南·卷下·断瘴方》）

治瘴后痢疾，元气下陷者。

黄芪（二钱） 人参（一钱） 白术（八分） 当归（五分） 陈皮（三分） 甘草（一钱） 升麻（三分） 柴胡（三分）

上，姜三片，枣一枚，水煎温服。

十二、治五脏疟方

1. 乌梅丸（《外台秘要·卷第五·五脏及胃疟方》引《千金》）

疗肝邪热为疟，颜色苍苍，战掉气喘，或热久劳动如疟，积年不瘥。

乌梅肉（四分） 蜀漆（四分） 石膏（八分，研） 鳖甲（四分，炙） 常山（六分） 香豉（一合，熬） 知母（四分） 甘草（三分，炙） 细辛（三分） 苦参（四分） 葳蕤（五分）

上十一味捣筛，蜜和丸如梧子大。酒服十丸，日再，饮下亦得。忌苋菜、生菜、生葱、海藻、菘菜。

2. 常山丸(《外台秘要·卷第五·五脏及胃疟方》)

疗脾热,或渴或不渴,热气内伤不泄,转为脾疟,令人病寒则腹中痛,热则肠中鸣,转汗出。

常山(三两) 甘草(半两,炙) 知母(一两) 鳖甲(一两,炙)

上四味捣筛,蜜和丸如梧子大。未发前酒服十丸,临发又一服,正发又一服。忌生葱、生菜、海藻、菘菜、人苋等。

3. 常山汤(《外台秘要·卷第五·五脏及胃疟方》)

1) 疗心疟令人烦心甚,欲得清水,多寒少热者。

常山(四两) 淡竹叶(切,二升) 栀子仁(三七枚,擘) 石膏(五两,碎绵裹) 乌梅(三七枚,擘) 鳖甲(四两,炙) 甘草(一两,炙) 香豉(一升,绵裹) 蜀漆(三两)

上九味,以水九升煮取三升,分温三服。忌生葱、生菜、菘菜、人苋、海藻。

2) 疗肺热,痰聚胸中,来去不定,转为疟,其状令人心寒,甚即发热,热间善惊,如有所见。

常山(三两) 秫米(三百粒) 甘草(二分,炙)

上三味切,以水七升煮取三升,分三服,至发时令三服尽。忌生葱、生菜、海藻、菘菜等。

3) 疗肾热发为疟,令人凄凄然腰脊痛,宛转大便难,目然,手足寒。

常山(三两) 乌梅(三七枚,碎) 香豉(八合,熬裹) 淡竹叶(切,一升) 葱白(一握,除青令尽)

上五味切,以水九升煮取三升,去滓,分温三服,至发令尽。忌生葱、生菜等。

4. 藜芦丸(《外台秘要·卷第五·五脏及胃疟方》)

疗胃腑疟者,令人善饥而不能食,四肢胀满气喘。

藜芦(一两) 皂荚(一两,去皮子) 常山(一两) 巴豆(三十枚,去皮,熬) 牛膝(一两)

上五味,熬藜芦、皂荚色令黄,合捣为末,蜜丸如小豆。旦服一丸,未发前一丸,正发一丸,一日勿食饮。忌野猪肉、芦笋、生葱、生菜、狸肉等。

5. 知母散(《太平圣惠方·卷第五十二·治五脏疟诸方》)

治肝疟,上焦壅滞,心烦头疼,寒热不止,肌肤消瘦,不能下食。

知母(一两) 虎头骨(一两半,涂酥炙黄) 地骨皮(一两) 川升麻(一两) 鳖甲(二两,涂醋炙令黄,去裙襕) 石膏(二两)

上件药,捣筛为散。每服四钱,以水一中盏,入香豉五十粒,煎至六分,去滓,不计时候温服。

6. 蜀漆丸(《太平圣惠方·卷第五十二·治五脏疟诸方》)

治肝热,或为肝疟,颜色苍苍,颤掉气喘,变成劳疟,积年不瘥。

蜀漆(半两) 乌梅肉(半两,微炒) 石膏(一两,细研) 鳖甲(一两,涂醋炙令黄,去裙襕) 恒山 麝香(半两)

上件药,捣罗为末,入研了药,都研令匀,炼蜜和捣三二百杵,丸如梧桐子大。每服空心,以温酒下二十丸,晚食前再服,粥饮下亦得。

7. 乌梅丸(《太平圣惠方·卷第五十二·治五脏疟诸方》)

1) 治肝疟久不瘥。

乌梅肉(一两,酒拌微炒) 恒山(一两,锉) 知母(半两) 犀角屑(半两) 朱砂(半两,细研) 龙骨(半两) 甘草(半两)

上件药,捣罗为末,入研了药,都研令匀,炼蜜和捣三二百杵,丸如梧桐子大。每服空心,以温酒下二十丸,晚食前再服。

2) 治肾疟,腰背痛,手足寒,食少无力。

乌梅肉(一两,微炒) 桂心(一两) 甘草(一两,炙微赤,锉) 虎头骨(二两,涂酥炙令黄) 人参(一两,去芦头) 香豉(一合,炒干) 恒山(二两,锉) 鳖甲(二两,涂酥炙令黄,去裙襕) 麝香(一分,细研) 附子(半两,炮裂,去皮脐) 桃仁(半两,汤浸去皮尖、双仁,热炒微黄) 川升麻(一两) 肉苁蓉(一两,酒浸一宿,刮去皱皮,炙令干)

上件药,捣罗为末,入麝香研匀,炼蜜和捣三五百杵,丸如梧桐子大。每于食前,以粥饮下二十丸,渐加至三十丸。

8. 恒山散(《太平圣惠方·卷第五十二·治五脏疟诸方》)

1）治心疟，令人心烦渴，欲得饮水，寒热不歇，乍来乍去，不思饮食。

恒山（一两，锉） 柴胡（一两，去苗） 栀子仁（一两） 石膏（二两） 乌梅肉（三七枚，微炒） 甘草（一两，炙微赤，锉） 蜀漆（二两） 鳖甲（二两，涂醋炙令黄，去裙襕）

上件药，捣粗罗为散。每服五钱，以水一大盏，入竹叶二七片，豉五十粒，煎至五分，去滓，不计时候温服。

2）治肾热为疟，令人凄凄，腰脊痛宛转，大便难，忽然手足寒。

恒山（一两） 乌梅肉〔一两（二七枚），捣〕 香豉（一合） 葱白（一握） 桃仁（半两，汤浸去皮尖，麸炒微黄）

上件药，细锉。都以水二大盏煎至一盏半，去滓，分为三服，于欲发时前服尽。

9. 大黄丸（《太平圣惠方·卷第五十二·治五脏疟诸方》）

治心疟，发歇不定。

川大黄（半两，锉碎，微炒） 恒山〔一两（分）〕 香豉（四十九粒） 砒霜（一分，细研） 鳖甲（一分，涂醋炙令黄，去裙襕） 麝香（一钱，细研） 朱砂（一分，细研）

上件药，捣罗为末，入后三味，研令匀，以醋煮面糊和丸如梧桐子大。每服食前，用桃仁冷醋汤下二丸。忌食热物。

10. 朱砂丸（《太平圣惠方·卷第五十二·治五脏疟诸方》）

治心疟。

光明砂（半两，细研） 恒山（一两） 杏仁（十枚，汤浸去皮尖、双仁，麸炒微黄）

上件药，捣罗为末，研入朱砂令匀，炼蜜和丸如梧桐子大。未发前，以粥饮下十五丸欲发时再服。

11. 恒山丸（《太平圣惠方·卷第五十二·治五脏疟诸方》）

治脾疟，由热气内伤不泄，故为脾疟。令人病肠中热痛，外寒，肠中鸣，转汗出。

恒山（一两，锉） 甘草（半两，炙微赤，锉） 知母（一两） 豉（一合） 鳖甲（一两，涂醋炙令黄，去裙襕） 麝香（一分，细研）

上件药，捣罗为末，入麝香研匀，炼蜜和丸如梧桐子大。未发前，以温酒服二十丸。

12. 人参丸（《太平圣惠方·卷第五十二·治五脏疟诸方》）

治脾疟，霍乱吐逆下利。

人参（一两，去芦头） 鳖甲（一两，涂醋炙令黄，去裙襕） 高良姜（一两，锉） 白茯苓（一两） 桂心（一两） 甘草（一两，炙微赤，锉） 麝香（一分，细研）

上件药，捣罗为末，入麝香研匀，炼蜜和捣三二百杵，丸如弹子大。以温酒一合半，纳药一丸，研破，食前服之。

13. 犀角散（《太平圣惠方·卷第五十二·治五脏疟诸方》）

治肺疟，来去不定。其状，令人心寒，甚即发热，热则多惊，如有所见者。

犀角削（半两，锉） 糯米（八十一粒） 甘草（半两，炙微赤，锉）

上件药，都捣令碎。以水五大盏煎至二盏半，去滓，分为五服，于发时前，不计时候温服。

14. 五皮饮（《得心集医案·卷三·肿胀门·脾虚肺壅》）

脾肺两脏，气化不行，水壅经络，泛溢皮肤，徒然益火燠土，与皮肤无涉，故诸症自若，而茎囊原为聚水之地，故肿尤甚，水溢皮肤，以皮行皮之义，故肿乃消。

五加皮 地骨皮 桑白皮 大腹皮 生姜皮

水煎，温服。

【论用药】

治疗疟疾有单味药专攻者，如苏合香治温疟，冬葵子去痎疟；有与他药合用治之者，如鸡子黄合常山治久疟；亦有一味药有通用疗效者，如青蒿、豆蔻、蜀漆等。在用药时，当根据疟疾性质对症选药。

一、治疟疾通用药

1. 三白草

《证类本草·卷第十一·三白草》："今按陈藏器《本草》云：三白草，捣绞汁服，令人吐逆，除胸膈热疾，亦主疟及小儿痞满。"

2. 干姜

《证类本草·卷第八·干姜》："《外台秘要》：

治疟不瘥。《王氏博济方》：治疟。"

3. 土牛膝

《滇南本草·第二卷·土牛膝》："又有经竟不行，午后畏寒，形如疟症，夜间烦渴发热，饮食减少，痨积咳嗽，腹中块积，或左或右，上攻心口疼痛，手麻足肿，渐成危症。"

4. 大枫草

《滇南本草·第一卷·大枫草》："汁治喉风、疟疾。"

5. 山慈菇

《本草纲目·草部第十三卷·草之二·山慈菇》："久近疟疾，将发时，东流水煎桃枝汤化服。"

6. 千里及

《证类本草·卷第六·千里及》："主天下疫气，结黄，疟瘴，蛊毒。"

7. 马兰

《本草纲目·草部第十四卷·草之三·马兰》："主诸疟及腹中急痛，痔疮。（时珍）"

8. 云实

《本草图经·草部上品之下卷第五·云实》："治疟药中多用之。"

9. 天鼠屎

《证类本草·卷第十九·禽中·天鼠屎》："《简要济众》治五疟方：夜明砂，捣为散，每服一大钱，用冷茶调下，立瘥。"

10. 毛建草

《证类本草·卷第八·毛建草及子》："主疟，令病者取一握，微碎，缚臂上，男左女右，勿令近肉，便即成疮。"

11. 丹砂

《本草纲目·石部第九卷·金石之三·丹砂》："治惊痫，解胎毒痘毒，驱邪疟，能发汗（时珍）。"

12. 白马眼

《本草经集注·虫兽三品·中品·白马眼》："主治惊痫，腹满，疟疾。"

13. 白冬瓜

《本草蒙筌·卷之六·菜部·白冬瓜》："积瘀热成疮，动寒热作疟。"

14. 白豆蔻

《本草纲目·草部第十四卷·草之三·白豆蔻》："治噎膈，除疟疾寒热，解酒毒。（时珍）"

15. 半边莲

《本草纲目·草部第十六卷·草之五·半边莲》："又治寒齁气喘，及疟疾寒热，同雄黄各二钱，捣泥，碗内覆之，待色青，以饭丸梧子大。"

16. 百劳

《证类本草·卷第十九·禽下·百劳》："继病，母有娠乳儿，儿有病如疟痢，他日亦相继腹大，或瘥或发。"

17. 伏鸡子根

《证类本草·卷第六·伏鸡子根》："主解百药毒，诸热烦闷急黄，天行黄疸，疸疮，疟瘴中恶，寒热头痛，马急黄及牛疫，并水磨服。"

18. 豆蔻

《本草纲目·草部第十四卷·草之三·豆蔻》："治瘴疠寒疟，伤暑吐下泄痢，噎膈反胃，痞满吐酸，痰饮积聚，妇人恶阻带下。除寒燥湿，开郁破气，杀鱼肉毒。或云：与知母同用，治瘴疟寒热，取其一阴一阳无偏胜之害。（《圣济总录》）虚疟自汗不止。（《经效济世方》）气虚瘴疟，热少寒多，或单寒不热，或虚热不寒。（《济生方》）脾寒疟疾，寒多热少，或单寒不热，或大便泄而小便多，不能食。"

19. 牡蒿

《本草纲目·草部第十五卷·草之四·牡蒿》："疟疾寒热：齐头蒿根、滴滴金根各一把。"

20. 阿魏

《证类本草·卷第九·阿魏》："治传尸，破癥癖冷气，辟温治疟，兼主霍乱，心腹痛，肾气，温瘴，御一切蕈菜毒。"

21. 青蒿

《肘后备急方·卷三·治寒热诸疟方第十六》："青蒿一握，以水二升渍，绞取汁，尽服之。"

22. 泽漆

《证类本草·卷第十·泽漆》："止疟疾，消痰退热。"

23. 虎掌草

《滇南本草·第二卷·虎掌草》："根，煎汤点酒，截疟神效。"

24. 茵芋

《本草经集注·草木下品·茵芋》："主治五脏邪气，心腹寒热，羸瘦，如疟状，发作有时，诸关节风湿痹痛。"

25. 柘木

《证类本草·卷第十四·柘木》："木主妇人崩中血结，及主疟疾，兼堪染黄。"

26. 胡瓜叶

《证类本草·卷第二十七·胡瓜叶》："不可多食，动寒热，多疟病，积瘀热，发疰气，令人虚热，上逆少气，发百病及疮疥，损阴血脉气，发脚气。"

27. 离鬲草

《证类本草·卷第八·离鬲草》："生人家阶庭湿处，高三二寸，苗叶似幂䍥，去疟为上。江东有之，北土无。"

28. 桃核仁

《证类本草·卷第二十三·下品·桃核仁》："治疟：用桃仁一百个去皮尖，于乳钵中细研成膏，不得犯生水，候成膏入黄丹三钱，丸如梧桐子大。"

29. 铅丹

《本草衍义·卷六·铅丹》："治疟及久积皆用。"

30. 莨菪

《本草纲目·草部第十七卷·草之六·莨菪》："主治邪疟，疥癣，杀虫。（时珍）"

31. 接骨木

《本草图经·木部下品卷第十二·接骨木》："叶：主疟，研绞其汁饮之，得吐乃瘥。"

32. 常山

《证类本草·卷第十·常山》："主伤寒寒热，热发，温疟鬼毒，胸中痰结，吐逆，疗鬼蛊往来，水胀，洒洒恶寒，鼠瘘。治诸疟，吐痰涎，去寒热。主疟，洒洒寒热，不可进多，令人大吐。治项下瘤瘿。萧炳云：得甘草，吐疟。《外台秘要》：治疟。《肘后方》：治疟病。亦治疟吐痰，如鸡骨者佳。"

33. 蛇蜕

《证类本草·卷第二十二·下品·蛇蜕》："今按陈藏器《本草》云：蛇蜕，主疟，取正发日，以蜕皮塞病人两耳，临发又以手持少许，并服一合盐、醋汁，令吐也。"

34. 豉

《证类本草·卷第二十五·豉》："《日华子》云：治中毒药，蛊气，疟疾，骨蒸，并治犬咬。"

35. 密陀僧

《本草纲目·金石部第八卷·金石之一·密陀僧》："疗反胃消渴，疟疾下痢。"

36. 绿矾

《本草纲目·石部第十一卷·金石之五·绿矾》："消积滞，燥脾湿，化痰涎，除胀满、黄肿、疟利，风眼口齿诸病。（时珍）盖此矾色绿味酸，烧之则赤，既能入血分伐木，又能燥湿化涎，利小便，消食积，故胀满、黄肿、疟痢、疳疾方往往用之，其源则自张仲景用矾石、硝石治女劳黄疸方中变化而来。"

37. 葛根

《本草经集注·草木中品·葛根》："五月五日日中时，取葛根为屑，治金疮断血为要药，亦治疟及疮，至良。"

38. 葎草

《新修本草·卷第十一·葎草》："主五淋，利小便，止水痢，除疟虚热渴。"

39. 雄黄

《本草纲目·石部第九卷·金石之三·雄黄》："治疟疾寒热，伏暑泄痢，酒饮成癖，惊痫，头风眩晕，化腹中瘀血，杀劳虫疳虫。（时珍）而入肝经气分，故肝风肝气、惊痫痰涎、头痛眩晕、暑疟泄痢、积聚诸病，用之有殊功。壁间有药方，其辞云：暑毒在脾，湿气连脚；不泄则痢，不痢则疟。"

40. 滑石

《神农本草经疏·卷三·玉石部上品·滑石》："治伏暑或吐，或泻，或疟，小便赤，烦渴。"

41. 蜀漆

《本草经集注·草木下品·蜀漆》："主治疟及咳逆寒热，腹中癥坚，痞结，积聚，邪气，蛊毒，鬼疰。"

《本草纲目·草部第十七卷·草之六·蜀漆》："炳曰：得甘草，吐疟。"

42. 蒴藋

《证类本草·卷第十一·蒴藋》："《斗门方》：治疟疾。"

43. 蒜

《证类本草·卷第二十九·蒜》："治疟：用蒜不拘多少，研极烂，和黄丹少许，以聚为度，丸如鸡头大，候干。"

44. 蜘蛛

《本草经集注·虫兽三品·下品·蜘蛛》："又以断疟及干呕霍乱。"

45. 槟榔

《神农本草经疏·卷十三·木部中品·槟榔》："同草果、枳实、橘皮，治食疟。同苍术、草果、青皮、甘草，治山岚瘴气发疟。"

46. 鹤虱

《证类本草·卷第十一·鹤虱》："杀五脏虫，止疟，及敷恶疮上。"

47. 燕屎

《证类本草·卷第十九·禽中·燕屎》："今按陈藏器《本草》云：燕屎，有毒。主疟。取方寸匕，令患者发日平旦，和酒一升，搅调。病人两手捧碗当鼻下承取气，慎勿入口，毒人。"

48. 蘘草

《本草纲目·草部第十五卷·草之四·蘘草》："主治中蛊及疟，捣汁服。（《别录》）"

二、治寒疟药

1. 白豆蔻

《本草易读·卷四·白豆蔻》："治噎膈而除寒疟，疗反胃而收脱气。"

2. 羊肉

《本草纲目·兽部第五十卷·兽之一·羊》："虚寒疟疾：羊肉作臛饼，饱食之，更饮酒暖卧取汗。燕国公常见有验。（《集验方》）"

3. 附子

《本草纲目·草部第十七卷·草之六·附子》："治三阴伤寒，阴毒寒疝，中寒中风，痰厥气厥，柔痓癫痫，小儿慢惊，风湿麻痹，肿满脚气，头风，肾厥头痛，暴泻脱阳，久痢脾泄，寒疟瘴气，久病呕哕，反胃噎膈，痈疽不敛，久漏冷疮。合葱涕，塞耳治聋。（时珍）"

4. 草豆蔻

《本草易读·卷四·草豆蔻》："解霍乱而止泻痢，辟瘴疠而退寒疟。"

5. 葫蒜

《神农本草经疏·卷二十九·菜部下品·葫》："《普济方》：寒疟冷痢。端午日以独头蒜十个，黄丹二钱，捣丸梧子大。每服九丸，长流水下，妙。"

6. 獭肝

《本草图经·兽禽部卷第十三·獭》："五脏及肉皆寒，惟肝温，主传尸劳极，四肢寒疟，虚汗客热，亦主产劳。"

7. 橘皮

《神农本草经疏·卷二十三·果部三品·橘皮》："同人参、何首乌、桂枝、当归、姜皮，治三日疟寒多。《适用方》：脾寒诸疟，不拘老少孕妇，只两服便止。疟非寒甚者，亦勿施。"

三、治热疟药

1. 大青

《本草汇言·卷之三·草部·大青》："《别录》主温疫寒热（陈象元稿），时行大热，热毒头痛，狂闷烦渴，喉痹口疮，风疹丹毒，热毒血痢，单热疟疾，热极疸黄诸病，此皆胃家实热之证，此药乃对病之良方也。"

2. 蚯蚓泥

《本草纲目·纲目第七卷（下）·土之一》："断截热疟：邵氏《青囊方》，用五月五日午时取蚯蚓粪，以面和丸梧子大，朱砂为衣。"

3. 翘摇

《本草纲目·菜部第二十七卷·菜之二·翘摇》："止热疟，活血平胃。（时珍）"

四、治温疟药

1. 女青

《本草经集注·草木下品·女青》："主治蛊毒，逐邪恶气，杀鬼温疟，辟不祥。"

2. 大戟

《证类本草·卷第十·大戟》："泻毒药，泄天行黄病温疟，破癥结。"

3. 大黄

《本草纲目·草部第十七卷·草之六·大黄》："通宣一切气，调血脉，利关节，泄壅滞水气，温瘴热疟。（《大明》）"

4. 木香

《本草经集注·草木上品·木香》："治气劣，肌中偏寒，主气不足，消毒，杀鬼精物，温疟，蛊毒，行药之精。"

5. 巴豆

《本草经集注·草木下品·巴豆》："主治伤寒，温疟，寒热，破癥瘕，结坚积聚，留饮痰澼。"

6. 白薇

《本草经集注·草木中品·白薇》："狂惑邪

气，寒热酸疼，温疟洗洗发作有时。”

7. 玄参

《本草经集注·草木中品·玄参》：“治暴中风伤寒，身热支满，狂邪忽忽不知人，温疟洒洒，血瘕，下寒血，除胸中气，下水，止烦渴，散颈下核，痈肿，心腹痛，坚癥，定五脏。”

8. 白头翁

《本草经集注·草木下品·白头翁》：“主治温疟，狂易寒热，癥瘕积聚，瘿气，逐血，止痛，治金疮，鼻衄。”

9. 白芨

《证类本草·卷第十·白芨》：“《日华子》云：味甘癥，止惊邪血邪，痫疾，赤眼癥结，发背瘰疬，肠风痔瘘，刀箭疮，扑损，温热疟疾，血痢，汤火疮，生肌止痛，风痹。”

10. 防葵

《本草经集注·草木上品·防葵》：“主治疝瘕，肠泄，膀胱热结，溺不下，咳逆，温疟，癫痫，惊邪狂走。”

11. 羊踯躅

《本草经集注·草木下品·羊踯躅》：“主治贼风在皮肤中淫淫痛，温疟、恶毒，诸痹。”

12. 防己

《本草经集注·草木下品·防己》：“主治风寒，温疟，热气，诸痫，除邪，利大小便。”

13. 伏龙肝

《本草衍义·卷六·伏龙肝》：“妇人血露：蚕沙一两，炒伏龙肝半两，阿胶一两，同为末，温酒调，空肚服二三钱，以知为度。本条中有东壁土，陈藏器云：取其东壁土，久干也。今详之：南壁土，亦向阳久干也，何不取？盖东壁常先得晓日烘炙。日者太阳真火，故治瘟疟。或曰：何不取午盛之时南壁土，而取日初出东壁土者，何也？火生之时，其气壮。”

14. 苏合香

《名医别录·上品·卷第一·苏合香》：“主辟恶，杀鬼精物，温疟，蛊毒，痫痓，去三虫，除邪，不梦，忤魇脒，通神明。”

15. 牡蛎

《本草经集注·虫兽三品·上品》：“主治伤寒，寒热，温疟洒洒，惊恚怒气，除拘缓，鼠瘘，女子带下赤白。”

16. 赤小枣

《滇南本草·第一卷·赤小枣》：“主治补五脏，清六腑，解四时温疟暑症。”

17. 松萝

《本草经集注·草木中品·松萝》：“主治嗔怒邪气，止虚汗出风头，女子阴寒肿痛，治痰热，温疟，可为吐汤，利水道。”

18. 松脂

《本草蒙筌·卷之四·木部·松脂》：“涌客痰，截温疟，利水道，驱头风。”

19. 虎骨

《证类本草·卷第十七·虎骨》：“治筋骨毒风挛急，屈伸不得，走疰疼痛，主尸疰、腹痛。治温疟，疗伤寒温气，肉及皮主疟。又，眼睛主疟病，辟恶，小儿热，惊悸。治疟。”

20. 青橘皮

《本草蒙筌·卷之七·果部·青橘皮》：“削坚癖小腹中，温疟热盛者莫缺。”

21. 胡麻

《本草经集注·果菜米谷有名无实·米食部药物·胡麻》：“坚筋骨，治金创，止痛，及伤寒温疟，大吐后虚热羸困。”

22. 胡黄连

《证类本草·卷第九·胡黄连》：“主久痢成疳，伤寒咳嗽，温疟骨热，理腰肾，去阴汗，小儿惊痫，寒热不下食，霍乱下痢。”

23. 荛花

《本草经集注·草木下品·荛花》：“主治伤寒，温疟，下十二水，破积聚，大坚，癥瘕。”

24. 恒山

《本草经集注·草木下品·恒山》：“主治伤寒寒热，热发温疟，鬼毒，胸中痰结吐逆。”

25. 徐长卿

《本草经集注·草木上品·徐长卿》：“主治鬼物百精，蛊毒，疫疾，邪恶气，温疟。”

26. 菖蒲

《本草经集注·草木上品·菖蒲》：“主耳聋，痈疮，温肠胃，止小便利，四肢湿痹，不得屈伸，小儿温疟，身积热不解，可作浴汤。”

27. 黄连

《本草蒙筌·卷之二·草部中·黄连》：“温疟多热即解，久痢成疳竟除。”

28. 麻黄

《本草经集注·草木中品·麻黄》:"主治中风伤寒头痛,温疟,发表出汗,去邪热气,止咳逆上气,除寒热,破癥坚积聚。"

29. 蜀椒

《名医别录·下品·卷第三·蜀椒》:"主除五脏六腑寒冷,伤寒,温疟,大风,汗不出,心腹留饮、宿食,止肠澼、下利,泄精,女子字乳余疾,散风邪,瘕结,水肿,黄疸,鬼疰,蛊毒,杀虫、鱼毒。"

30. 蜈蚣

《本草经集注·虫兽三品·下品》:"主治鬼疰,蛊毒,啖诸蛇虫鱼毒,杀鬼物老精,温疟,去三虫。"

31. 鳖甲

《本草经集注·虫兽三品·中品》:"治温疟,血瘕,腰痛,小儿胁下坚。"

32. 蘘草

《本草经集注·草木下品·蘘草》:"主治温疟寒热,酸嘶邪气,辟不祥。"

五、治风疟药

1. 瓶香

《海药本草·草部卷第二·瓶香》:"与土姜、芥子等煎浴汤,治风疟甚验也。"

2. 蛇蜕

《本草备要·鳞介鱼虫部·蛇蜕》:"性灵而能辟恶,故治鬼魅蛊毒;性窜而善去风,故治惊痫风疟,重舌(《圣惠方》:烧末敷)喉风;性毒而能杀虫,故治疥癣恶疮,疔肿痔漏;属皮而性善蜕,故治皮肤疮疡,产难目翳。用白色如银者,皂荚水洗净。或酒,或醋,或蜜浸,炙黄用,或烧存性,或盐泥固煅,各随本方。"

《得配本草·卷八·鳞部·蛇蜕》:"除风疟,祛翳膜,治瘛疭,杀三虫,疗疮疥,止呕逆,愈肠痔,定惊痫。"

六、治暑疟药

1. 石膏

《本草述钩元·卷五·石部·石膏》:"又伤暑、伏暑、暑疟为要药。"

2. 知母

《本草汇言·卷之一·草部·知母》:"又如伤寒邪热有余,烦渴引饮,目赤唇焦,若暑疟热烦闷乱,日燥咽干,是皆内热火盛之证,惟此可以清之。"

3. 砒石

《本草纲目·石部第十卷·金石之四》:"近人多以治疟,但以疟本伤暑,而此物生者能解热毒也。"

4. 香薷

《本草纲目·主治第三卷·百病主治药·疟》:"香薷:同青蒿末,酒服。暑疟,加桂枝、麦芽。"

5. 梨

《滇南本草·第一卷·梨》:"老梨,主治疟疾暑症。"

6. 黄芪

《本草述钩元·卷七·山草部·黄芪》:"伤暑疟、头痛、心痛、胃脘痛、腹痛、腰痛,身重、颤振、眩晕。"

7. 翘摇

《滇南本草·第二卷·马豆草》:"翘摇,即田蚕豆、大巢菜。味辛,性平。无毒。主治利五脏,明目聪耳,去热风,令人轻健。长食不厌,止暑疟,活血,平胃。捣汁服之。"

8. 雄黄

《本草述钩元·卷五·石部·雄黄》:"入肝经气分,故肝风肝气,惊痫痰涎,及头痛眩晕,暑疟泄痢,积聚诸病,用之有殊功。"

七、治痰疟药

1. 王瓜

《证类本草·卷第九·王瓜》:"今按陈藏器《本草》云:王瓜,主蛊毒,小儿闪癖,痞满并疟。又云:土瓜根,通血脉,天行热疾,酒黄病,壮热,心烦闷,吐痰痰疟,排脓,热劳,治扑损,消瘀血,破癥癖,落胎。"

2. 贝母

《神农本草经疏·卷八·草部中品之上》:"君橘皮、前胡、石膏、知母、麦门冬、竹沥,治痰疟。"

3. 半夏

《证类本草·卷第十·半夏》:"治吐食反胃,霍乱转筋,肠腹冷痰疟。"

4. 何首乌

《滇南本草·第一卷·何首乌》:"截疟,治痰疟。”

5. 杏叶防风

《滇南本草·第一卷·杏叶防风》:“疼、寒疝偏坠,截寒热往来痰疟。”

6. 接骨木

《证类本草·卷第十四·接骨木》:“臣禹锡等,谨按陈藏器云:接骨木,有小毒。根皮主痰饮,下水肿及痰疟。”

八、治久疟药

1. 马鞭草

《证类本草·卷第十一·马鞭草》:“今按陈藏器《本草》云:马鞭草,主癥癖血瘕,久疟,破血。”

2. 牛膝

《本草图经·草部上品之上卷第四·牛膝》:“葛洪治老疟久不断者,取茎叶一把,切,以酒三升渍服,令微有酒气。唐崔元亮《海上方》:治疟,用水煮牛膝根,未发前服。”

3. 白芥

《本草蒙筌·卷之六·菜部·白芥》:“久疟蒸成癖块,须此敷除。皮里膜外痰涎,必用引达。”

4. 石硫黄

《本草纲目·石部第十一卷·金石之五·石硫黄》:“久疟不止,鲍氏方:用硫黄、朱砂等分,为末。”

5. 鸡子黄

《证类本草·卷第十九·禽上·鸡子黄》:“黄,和常山末为丸,竹叶煎汤下,治久疟不瘥。又方:治小儿疟。”

6. 附子

《神农本草经疏·卷十·草部下品之上·附子》:“或久疟寒热并盛。”

7. 知母

《本草经集注·草木中品·知母》:“治伤寒久疟烦热,胁下邪气,膈中恶,及风汗内疸。甚治热结,亦主疟热烦也。”

8. 猪膏草

《证类本草·卷第十一·猪膏莓》:“陈藏器云:猪膏草,有小毒。主久疟痰阴,生捣,绞汁服,得吐出痰。”

9. 鼠妇

《本草图经·虫鱼下卷第十五·鼠妇》:“古方有用者,张仲景主久疟,大鳖甲丸中使之。”

10. 藜芦

《神农本草经疏·卷十·草部下品之上·藜芦》:“《保命集》:久疟痰多不食,欲吐不吐。”

九、治劳疟药

1. 阿胶

《本草经集注·虫兽三品·上品·阿胶》:“主治心腹内崩,劳极洒洒如疟状,腰腹痛,四肢酸疼,女子下血,安胎。”

2. 芦草

《本草纲目·草部第十二卷·草之一·芦》:“又一人作劳发疟,服疟药变为热病,舌短痰嗽,六脉洪数而滑,此痰蓄胸中,非吐不愈。”

3. 恶实

《新修本草·卷第九·恶实》:“根:主牙齿疼痛,劳疟,脚缓弱,风毒痈疽,咳嗽伤肺,肺壅,疝瘕,积血;主诸风,癥瘕,冷气。”

4. 鹿茸

《本草经集注·虫兽三品·中品·鹿茸》:“治虚劳洒洒如疟,羸瘦,四肢酸疼,腰脊痛,小便利,泄精溺血,破留血在腹;散石淋,痈肿,骨中热疽,养骨,安胎下气,杀鬼精物,不可近阴,令痿。久服耐老。”

5. 葳蕤

《本草纲目·草部第十二卷·草之一·葳蕤》:“主风温自汗灼热,及劳疟寒热,脾胃虚乏,男子小便频数,失精,一切虚损。(时珍)予每用治虚劳寒热痁疟,及一切不足之证,用代参、芪,不寒不燥,大有殊功,不只于去风热湿毒而已,此昔人所未阐者也。”

6. 蒜

《证类本草·卷第二十九·葫》:“《日华子》云:蒜,健脾,治肾气,止霍乱转筋,腹痛,除邪,辟温,去蛊毒;疗劳疟、冷风、痃癖、温疫气;敷风损冷痛、蛇虫伤、恶疮疥、溪毒、沙虱,并捣贴之。”

十、治疟母药

1. 水蛭

《本草汇言·卷之十七·虫部卵生类·水蛭》:“入鳖甲煎丸,而治久疟疟母,寒热面黄,腹胀而似劳者。”

2. 青皮

《本草蒙筌·卷之七·果部·青橘皮》:"患疟热盛,缠久不愈,必结癖块,俗云疟母。宜清脾汤多服,内有青皮疏利肝邪,则癖自不结也。"

《神农本草经疏·卷二十三·果部三品·附青橘》:"青皮同人参、鳖甲,能消疟母。"

3. 射干

《神农本草经疏·卷十·草部下品之上》:"入鳖甲煎丸,治疟母。"

4. 䗪虫

《神农本草经疏·卷二十一·虫鱼部中品·䗪虫》:"又治疟母为必用之药。仲景鳖甲煎丸:治久疟成癖。"

5. 鳖甲

《本草纲目·介部第四十五卷·介之一·鳖》:"除老疟疟母,阴毒腹痛,劳复食复,斑痘烦喘,小儿惊痫。妇人经脉不通,难产,产后阴脱,丈夫阴疮石淋,敛溃痈。(时珍)"

《神农本草经疏·卷二十一·虫鱼部中品·鳖甲》:"仲景鳖甲煎丸,治疟母之要药。"

十一、治瘴疟药

1. 土红山

《本草图经·本经外木蔓类卷第二十·土红山》:"治劳热瘴疟。"

2. 白英

《证类本草·卷第六·白英》:"今按陈藏器《本草》云:白英,主烦热,风疹,丹毒,疟瘴寒热,小儿结热。"

3. 百丈青

《证类本草·卷第八·百丈青》:"主解诸毒物,天行瘴疟疫毒。"

4. 金钗股

《证类本草·卷第八·金钗股》:"如无毒,亦吐,去热痰疟瘴,天行蛊毒,喉闭。"

5. 草犀根

《证类本草·卷第六·草犀根》:"亦主蛊毒,溪毒,恶刺,虎狼、虫虺等毒,天行疟瘴寒热,咳嗽痰壅,飞尸,喉闭,疮肿,小儿寒热,丹毒,中恶,注忤,痢血等。"

6. 鸭跖草

《证类本草·卷第十一·鸭跖草》:"主寒热瘴疟,痰饮疔肿,肉癥涩滞,小儿丹毒,发热狂痫,大腹痞满,身面气肿,热痢,蛇犬咬,痈疽等毒。"

7. 盐麸子

《证类本草·卷第十四·盐麸子》:"除痰饮瘴疟,喉中热结喉痹,止渴,解酒毒黄疸,飞尸蛊毒,天行寒热,痰嗽变白,生毛发。"

8. 海豚鱼

《证类本草·卷第二十·上品·海豚鱼》:"肉主飞尸、蛊毒、瘴疟,作脯食之。"

9. 海鹞鱼齿

《证类本草·卷第二十·上品·海鹞鱼齿》:"无毒,主瘴疟。烧令黑,末,服二钱匕。"

十二、治牝疟药

云母

《本草纲目·金石部第八卷·金石之二》:"(《深师方》)牝疟多寒:云母(烧二日夜)、龙骨、蜀漆(烧去腥)等分。"

十三、治牡疟药

1. 云母石

《本草便读·金石部·云母石》:"续绝坚肌颜悦泽,剿除牡疟,除寒镇却正安舒。虽有炼服之功能,须知石药之剽悍。"

2. 蜀漆

《得配本草·卷三·草部·蜀漆》:"破血行水,消痞截疟。得煅云母、龙骨,治牝疟独寒不热;得牡蛎粉、麻黄、甘草,治牡疟独热不冷。"

十四、治痎疟药

1. 人参

《本草纲目·草部第十二卷·草之一》:"治男妇一切虚证,发热自汗,眩晕头痛,反胃吐食,痎疟,滑泻久痢,小便频数淋沥,劳倦内伤,中风中暑,痿痹,吐血、嗽血、下血,血淋、血崩,胎前、产后诸病。(时珍)虚疟寒热:人参二钱二分,雄黄五钱。"

2. 冬葵子

《本草图经·菜部卷第十七·冬葵子》:"花有五色,白者主痎疟及邪热,阴干,末服之。午日取花,挼手亦去疟。"

3. 白术

《本草约言·药性本草约言卷之一·草部·白术》:“间发痎疟殊功,卒暴注泻立效。”

4. 龟甲

《本草经集注·虫兽三品·中品》:“主治漏下赤白,破癥瘕,痎疟,五痔,阴蚀,湿痹,四肢重弱,小儿囟不合。生龟溺,甚治久嗽,亦断疟。”

5. 疟龟

《证类本草·卷第二十·上品·疟龟》:“主老疟发无时者,亦名痎疟,下俚人呼为妖疟。”

6. 猪苓

《本草经集注·草木上品·猪苓》:“主治痎疟,解毒,辟蛊疰不祥,利水道。”

十五、治瘟疟药

1. 东壁土

《本草蒙筌·卷之八·石部·东壁土》:“治春月寒热瘟疟,去下部痔瘘脱肛。”

2. 狐屎

《本草蒙筌·卷之九·兽部·狐阴茎》:“屎主寒热瘟疟,收宜五月端阳。”

十六、治鬼疟药

1. 芫花

《本草经集注·草木下品·芫花》:“鬼疟,疝瘕,痈肿,杀虫鱼,消胸中痰水,喜唾,水肿,五水在五脏皮肤,及腰痛,下寒毒、肉毒。”

2. 食盐

《本草图经·玉石中品卷第二·食盐》:“鬼疟,茶饮下。”

3. 狸屎灰

《证类本草·卷第十七·狸骨》:“粪烧灰,主鬼疟。粪烧灰,主寒热疟疾。《唐本》注云:狸屎灰,主寒热鬼疟,发无期度者,极验。”

4. 猕猴

《证类本草·卷第十八·猕猴》:“《圣惠方》:治鬼疟,进退不定。”

十七、治六经疟药

1. 麦门冬

《神农本草经疏·卷六·草部上品之上·麦门冬》:“治阳明疟,大渴引饮烦躁,或呕吐,麦门冬、石膏、知母、竹叶各数两;病人虚者加人参两许;痰多者加贝母、橘红各两许。”

2. 独活

《神农本草经疏·卷六·草部上品之上·独活》:“疟发太阳经头痛者,于治疟药中加之,痛止则去之。”

3. 柴胡

《神农本草经疏·卷六·草部上品之上·茈胡》:“又治少阳经疟,往来寒热。亦治似疟非疟,大便不实,邪不在阳明者。疟非少阳经者,勿入。治疟必用柴胡,其说误甚!不可久服,亦无益精明目之理,尽信书则不如无书,此之谓也。”

4. 桂枝

《神农本草经疏·卷十二·木部上品·桂》:“得石膏、知母、人参、竹叶、麦门冬,治阳明疟,渴欲引饮,汗多,寒热俱甚。”

5. 黄芪

《本草纲目·草部第十二卷·草之一·黄芪》:“主太阴疟疾,阳维为病,苦寒热;督脉为病,逆气里急。(好古)”

6. 黄芩

《神农本草经疏·卷八·草部中品之上·黄芩》:“亦治少阳疟往来寒热,伤寒心下痞满。”

7. 紫参

《本草纲目·草部第十二卷·草之一·紫参》:“主狂疟瘟疟,衄血汗出。(好古)故治诸血病,及寒热疟痢、痈肿积块之属厥阴者。”

十八、治五脏疟药

1. 石胡荽

《本草纲目·草部第二十卷·草之九·石胡荽》:“脾寒疟疾:石胡荽一把,杵汁半碗,入酒半碗和服,甚效。(《集简方》)”

2. 牡狗阴茎

《证类本草·卷第十七·牡狗阴茎》:“肾,主妇人产后,肾劳如疟者。”

3. 桃

《滇南本草·第一卷·桃》:“主治风痹骨蒸,肝疟寒热,破血杀虫、通润大肠。”

4. 柴胡

《本草纲目·草部第十三卷·草之二·茈胡》:“则是肺疟、肾疟,十二经之疮,有热者皆可用之矣。"

5. 秫

《本草纲目·谷部第二十三卷·谷之二·秫》:"治肺疟,及阳盛阴虚,夜不得眠,及食鹅鸭成癥,妊娠下黄汁。(时珍)"

6. 高良姜

《得配本草·卷二·草部·高良姜》:"配干姜、猪胆,治脾虚寒疟。"

【医论医案】

一、医论

1. 概论

《格致余论·痎疟论》

《内经》谓夏伤于暑,秋伤于风,必有痎疟。痎疟,老疟也。以其隔两日一作,缠绵不休,故有是名。前贤具有治法,然皆峻剂。有非禀受性弱,与居养所移者所宜用也。惟许学士方有用参、芪等补剂,而又不曾深论,后学难于推测。因见近年以来,五十岁以下之人,多是怯弱者,况嗜欲纵恣,十倍于前。以弱质而得深病,最难为药。始悟常山、乌梅、砒丹等为劫痰之剂,若误用之,轻病为重,重病必死。何者?夫三日一作,阴受病也。作于子、午、卯、酉日,少阴疟也;作于寅、申、巳、亥日,厥阴疟也;作于辰、戌、丑、未日,太阴疟也。疟得于暑,当以汗解。或凉台水阁,阴木冷地,他人挥扇,泉水澡浴,汗不得泄,郁而成痰。其初感也,胃气尚强,全不自觉。至于再感,懵然无知,又复恣意饮食,过分劳动,竭力房事,胃气大伤,其病乃作。深根固蒂,宜其难愈。病者欲速愈,甘辛峻剂,医者欲急利,遽便将投。殊不知感风、感暑,皆外邪也,当以汗解。所感既深,决非一二升汗可除。亦有胃气少回,已自得汗,不守禁忌,又复触冒,旧邪未去,新邪又感,展转沉滞,其病愈深。况来求治者,率皆轻试速效。劫病之药,胃气重伤,吾知其难免于祸矣。由是甘为迟钝,范我驰驱,必先以参、术、陈皮、芍药等补剂,辅以本经之药,惟其取汗。若得汗而体虚,又须重用补剂以助之,俟汗出通身,下过委中,方是佳兆。仍教以淡饮食,省出外,避风就温,远去帷薄,谨密调养,无有不安。若感病极深,虽有大汗,所感之邪,必自脏传出至腑,其发也必乱而失期,亦岂是佳兆?故治此病,春夏为易,秋冬为难,非有他也,以汗之难易为优劣也。或曰:古方用砒丹、乌梅、常山得效者不为少,子以为不可用乎?予曰:腑受病者浅,一日一作。间一日一作者,是胃气尚强,犹可与也。彼三日一作者,病已在脏矣,在脏者难治。以其外感犹可治也,而可用劫药以求速效乎?

《医镜·卷之一·疟疾》

疟者,残虐之意,从病从虐,故名曰疟。久而不愈,则结成疟母,藏于胁下。然同一疟也,有一日一发,有间日一发,有三日一发者,何也?盖病之所由来者,有远近也。冬伤于寒不即病,直至明年之秋而后发者,则三日一发之疟也。春伤于湿不即病,至秋而后发者,则间日一发之疟也。夏伤于暑不即病,至秋而后发者,则一日一发之疟也。

久病新病,皆用柴胡,但久病用少,新病用多,以疟乃少阳经之病居多,而柴胡又少阳经之引药,且治寒热有功也。

疟母在胁下,非煎剂所能愈,乃痰与食并结不化所成也。

疟久不住,或三四日一发。疟疾发于春夏冬三时者,非其时而有其气,乃似疟而非疟也。或一日两发,或一日三发,其寒热无定时,医者不可以疟治之,必其阴血不足,兼感外邪故也。

《辨证奇闻·卷八·疟》

疟先腰痛,头痛且重,寒从背起,先寒后热,热止汗出,不能即干,遍身骨节疼痛,小水赤短,人谓脾寒,谁知太阳膀胱疟乎。疟即风邪,风从太阳入,疟邪独不从太阳入乎?惟冬月风邪入太阳成伤寒,何夏秋风邪入太阳成疟?盖冬风至寒,夏秋风至热,风不同,病亦异。虽无食无痰不能成疟,岂夏秋多痰食,冬月独无乎?明是热风作祟,裹痰食不化,行阴作寒,行阳作热也。痰食遇寒则停住,遇热则流行,何反裹痰食不化?不知热风最销烁诸物,明欺痰食易化,包藏胸腹中,脾胃正气恶其包藏,乃相争夺,于是寒热酷烈,因衰盛分胜负。正不敌邪遂狼狈,无津液养身,骨节所以酸痛。正既不敌邪,邪更张,反截其路,小便不能遽出,邪火入,故短赤。宜健脾胃,散太阳邪,消痰化食,邪无恃自散。用开邪汤:茯苓、白术五钱,前胡、柴胡、人参、青皮、枳壳、山楂、半夏一钱,甘草五分,猪苓二钱,白蔻三钱。三剂愈。此健脾胃则土旺,敢与邪争,健脾胃妙在利水化湿,引邪直走膀胱。膀胱，太阳经也，邪从太阳入，仍从太阳出，何其顺也。邪入本经，尤易分消。尤妙不专散太阳邪，兼表少阳郁。盖少阳乃太阳去路，早断之，则邪不得不趋太阳原路。况消痰化食，无不得宜，则堂堂之师，贼自惊遁。

发疟时先热，头痛鼻干，渴欲饮水，目眴不得眠，甚则烦躁，畏火光，厌喧哗，人谓热疟，谁知阳明胃疟乎。阳明胃多气多血，邪入阳明，其势自大，胃容水谷，宜足容邪，邪入何反作祟？盖水谷正资盗贼粮也。如贼居小处，势不能张，贼不舒展也，乃突围而出，入通都大邑，足供其欲，流毒必加倍，后必贪心未厌，放抢四郊，横掠旁郡，阳明胃邪亦如之。胃中水谷本充饥渴，耽耽虎视，索水救内炎。水愈多，渴愈甚，渴甚多饮，则水停心胃，心气为水遏，不得下交肾，则心肾两开，何能寐？心不能下交于肾，则肾畏火炎，又何敢上交于心滋心液，自心无所养，烦躁生。烦躁生，火邪更炽，伤火更畏火势也。畏火者喜静，喧哗，动之极也，安得不恶。势必急泄阳明胃热邪。然火邪居胃，燥干津液，胃气必虚，使不补正，则正气消亡，邪益跳梁，故须于补中以泄火邪，则正不伤，邪亦易解。用平阳汤：干葛二钱，人参、贝母、石膏三钱，茯苓、白术、麦冬五钱，橘红、柴胡一钱。四剂愈。此参、术助脾胃气，干葛、石膏泄阳明火邪，贝母、橘红消阳明痰食，麦冬滋肺，柴胡舒胆，茯苓泄太阳滞，攻补兼施，彼此相制，邪自就抚。

疟初发，往来寒热，口苦耳聋，胸胁胀闷作痛，或呕或不呕，此少阳胆疟也。风邪必不敢遽入于脏，每伏于半表裹，乘虚弱而后深入，进与阴争则，退与阳争则热。半表里，少阳地也。疟发必有寒热，寒热往来，适少阳所主。口苦，胆汁外泄。耳聋，胆气不舒。胸胁胀闷作痛，胆血有滞。或呕或不呕，胆挟痰食上冲也。治疟法虽多，大约不能外少阳。况病原少阳，乌可舍少阳别治。但少阳疟分偏阴偏阳，偏阴多寒，偏阳多热。有纯热无寒，纯寒无热，皆正少阳造其极，补偏救弊，总不可离少阳。用和疟汤：柴胡三钱，当归一两，茯苓、白术、生姜、白芍五钱，半夏、山楂、青皮一钱，甘草五分。三剂愈。此无一味不入少阳经络，又无一味不入脾胃脏腑。祛邪复补正，解表随固里，真和解仙丹，非特祛疟神剂。

发疟，先寒作颤，后变热，面色苍白，善太息，甚者状欲死，或头疼而渴，人谓寒热相间之疟，谁知厥阴肝经之疟乎。肝疟由少阳胆入，使肝木自旺，则少阳之邪何敢深入？今肝虚，邪遂乘入。肝气本急，邪入肝中，反两胁不胀满，肝太虚也。盖肝旺必怒，不怒但太息者，肝弱极，不敢怒，又恶邪侵，力不能制，无可如何之势也。甚如欲死者，因力难制邪，情愿死殉，气逆不能发声，非真死也。气逆火升于上，不易下降，咽喉自存火气作渴。宜急补肝以祛邪，不纵邪以伐肝。用补肝祛疟汤：当归、白芍、生首乌一两，鳖甲三钱，茯苓五钱，青皮、柴胡、甘草一钱，半夏二钱。二剂愈。此不祛邪，全补肝气，肝旺邪气难留。得柴胡引出少阳，则邪有出路，自然易解。

发疟，先寒后热，寒从腹中起，善呕，呕已乃衰，热过汗出乃已，人谓感邪作疟，谁知邪盛太阴脾经乎。脾，湿土，原易生痰，痰生，食本难化，又风邪合，自易成疟。各经疟，俱宜兼顾脾土，岂脾自病，反置不补乎。惟脾湿土，其性难温，补脾兼补命门火，则土得温和之气，痰湿自化，痰湿化，风邪无党，难于作慝，欲久居于脾不可得矣。用温脾祛疟汤：白术一两，茯苓、山药、芡实五钱，人参三钱，肉桂、炮姜、橘皮、半夏、甘草一钱，白蔻三粒。三剂全愈。疟多本于脾寒，此尤治脾寒圣药。凡脾胃虚寒得疟，无论一日二日，皆神效。

发疟，寒热俱盛，腰痛脊强，口渴，寒从下起，先脚冷由腿而脐，由脐冷至手，颈以上则不冷，人谓寒疟，谁知少阴肾疟乎。此须补阴为主，倘开手用祛邪药，必变四日两发。盖此疟原是内伤于阴，邪乘阴虚遁入耳。初起用补阴加散邪药，随手奏效。无如人但去邪不补正，遂至阴愈虚，邪益深。然邪乘阴虚入，仍补阴，阴盛邪自退。用退邪汤：熟地、生首乌一两，当归、鳖甲、茯神、山药五钱，白芥子、人参三钱，柴胡五分。四剂愈。此补肾真阴，何以加人参、柴胡舒少阳气、健脾胃土？不知邪入肾经，在治法，势必提出少阳半表里，而后风邪易散。又恐柴胡入至阴提出至阳，非人参则升提无力，故用以健脾胃，土有生气，阳足以升阴也。况鳖甲、首乌入阴攻邪，邪何能久恋不去乎？及阴越出于阳，阳气不虚，岂容邪存在，阴阳并攻，邪自却走。

四日两头发疟，终年不愈，但热不寒，虽有汗，不渴，每发于夜，人谓阴虚极，谁知阳衰极乎。阴平阳秘，则邪不能犯，邪入每乘阴阳之虚，疟邪亦然。然疟必先入阳，后入阴。入阳发近，入阴发远，入至阴其发更远，四日两发者，乃《内经》云：间二日之疟。即邪入至阴也。邪入至阴最难祛逐，以阳气衰微，不敢与邪相战，邪安居至阴，有无可如何之势。邪正不两立，正不容邪，邪每欺正。今邪居至阴，竟安无事，是邪正两不相分，竟忘其为邪也。如强梁奸主妇，初则相争，及主负创不敢入室，反客为主，鹊巢久居，主妇必欲祛除，力难制缚，不得已偷安同梦，忘其夫之在外。倘主奋勇，邻朋相助，与强梁战，妇必内应，可连战取胜，此疟实同。必大补阳气，后益攻阴，则邪出与阳角，始成功。倘谓阴虚用滋阴药，邪且乐得相资，虽佐祛邪，彼且紧闭至阴之藏，不能入，愈坚不出之念矣。用升阴祛邪汤：人参、生首乌、鳖甲、熟地一两，茯苓、枣皮五钱，肉桂、柴胡一钱，白芥子三钱。二剂寒热交战，病反重，四剂愈。此阴阳两补，意重补阳，阳旺敢与邪斗，初服阳与邪战，故病重。兼补阴者，助其阴，邪不敢重回至阴内。用柴胡提阴气交阳，则邪亦从而出，一遇阳气，则彼此大斗。又鳖甲、首乌智勇绝伦，邪自披靡而遁。

哀哭过伤，痢后成疟，困倦甚，人谓疟母未消，谁知阴阳两亏。阴阳正气旺，邪不能侵，正衰，邪不肯散，是疟之盛衰，全视阴阳之衰旺。下多亡血，亡阴也；悲哀伤气，伤阳也。阴阳两亏，正虚极，何能与邪争？听疟邪往来为日数间止，邪盛则盛，邪衰则衰，邪反为主，正反为客矣。宜助正以祛邪，不可攻邪以损正。倘惟事攻邪，则正愈虚，汗必大出，阴虚阳散而死。用救衰汤：人参、黄芪一两，白术二两，炙草一钱，当归五钱，半夏三钱。十剂愈。此补正气，又加半夏消痰，盖疟正藉痰而久居，惟补正消痰，则正自旺，痰自消，痰消正更旺。方妙在半夏，则补非呆补，消非峻消。

疟，卯刻寒起，至酉方热，至寅方休，只苏一时，人谓风邪入营卫，谁知寒气入阳明乎。足阳明与冲脉合宗筋，会气街，房事后，阳明与冲脉之气皆夺所用，其中必虚，寒邪乘之，而入舍于二经，二经过胫，会足跗上，因邪相舍，二经之阳日亏，不能渗荣经络，故疟行不能止。宜补二经虚，兼散寒邪，则阳气自旺，寒邪难居，得汗可解。然足跗道远，非多加药饵不能到。用解寒汤：人参五钱，白术一两，附子三分，苍术三钱，川芎二钱，柴胡五分。二剂汗出愈。用参、术补气，芎、柴、苍术发汗，附子引阳明、冲脉、宗筋、气街之所，自气无秘塞，邪散无闭结。

疟发于寅、申、巳、亥日者，人谓痰疟。亦有辩。夫昼发为阴中之阳，夜发为阳中之阴。故昼发于巳退于申，巳阳申阴也；夜发于亥退于寅，亥阴寅阳也，以此辨之。虽然阳病在气虚，阴病在血少，然无痰、无食终不成疟，消痰化食宁异？且痰食不消，结成疟母，要不离乎肝气郁结，以克脾土。疏肝健土，则脾胃气旺，痰食自化，是治肝以治疟，阴阳正不可异也。用疏肝两消汤：当归、白芍、茯神三钱，陈皮、半夏、厚朴、甘草、白芥子一钱，柴胡二钱，白术五钱。气虚加人参三钱，血虚加熟地八钱。八剂，必大汗愈。此阴阳两治法。妙在阴中引阳以出阴分，阴又不伤；阳中引阴以离阳分，阳又无损。两相引，阴阳正气日盛，自两相制，阴阳邪气自消。况气虚加参助阳，血虚加熟地滋阴，又阴阳分治，何疟不除。

《古今医案按选·卷一·疟》

俞东扶曰：古云疟疾日作者轻，间日者重，此不可拘。若日作而寒热之时短，势又不甚，则诚轻，苟势甚而时又长，反不如间日者尚有休息之一日也，何可云轻？惟疟发渐早为易痊，渐晏为未止，乃一定之局。间有不一定者，如发渐早而热退不早，则其寒热加长矣，愈长则病愈进，不得引《内经》“其气上行九日出于缺盆之中”为据也。（[雄按]经文难泥，病机甚活，有疟至将愈之时，其发陡重，大寒大战，大热大渴，遂大汗而解，其疟遂已者；有一日两发或数发，而其疟遂愈者）如发渐晏而热退不晏，则其寒热渐短矣，愈短则病愈衰，不得引昔贤自阳之阴者难愈为据也。（[雄按]发渐晏，退渐早，则邪气渐衰，此疟愈之常也）隔二日曰三阴疟，较诸疟为最重。有二三年未愈者，（[雄按]皆初治之误，或口腹不慎所致也）亦有二三月即愈者。（[雄按]初治得法，何致延及二三月而始愈？俞氏之意谓二三月即愈，似是喜出望外之词，盖亦未知治疟之法也。只看其寒热之轻重短长，以辨病之浅深；然三阴疟无骤死之理，反不比日作与间日者有骤死之人也。[雄按]疟有经病，有府病，有藏病，治不如法，轻者重而重者死矣。间二日而作者，藏病少而府病尤少，经病络病为多，故骤死者罕耳）此皆就余生平所验而言之。大抵疟疾因风寒者，多初起无汗，必该发散，羌、苏、防、葛之类；若有汗，则用桂枝、白芍；兼见热象，则桂枝柴胡各半汤；深秋初冬，寒重无汗，口不渴，脉不数者，麻黄汤小剂用之，兼见热象，则加石膏，即越婢法。（［雄按］此正疟之治法。虚人可用建中汤加减。能食者，饱啖羊肉酒饭，亦能汗解而愈。今人以此法概治诸疟，遂致轻者延绵，重者变证蜂起，殊可叹矣）表证而挟里证，有痰食者加朴、半、麦芽之类，向有无痰不成疟、无食不成疟二说，皆不可废。疟疾因于暑者，必热多寒少，有汗口渴，桂枝白虎汤、竹叶石膏汤酌用。暑兼湿，则苍术白虎汤、桂苓甘露饮酌用。以上皆疟疾之表证药，而疟发每多呕逆痞闷，又须以草果、知母、藿香、枳、朴、白蔻、姜汁、干姜、竹茹、芦根等，审其寒热加入，亦统属疟疾之实证药也。（［雄按］外感为疟，原不外乎风寒暑湿，里证亦不外乎“痰食”二者）但疟疾本是感证，不过轻于伤寒耳。故伤寒有五，疟亦有五。今世正伤寒少，温热暑湿之病多，疟亦尔也。故善于治温热暑湿者，始知治疟之全体也。若素虚人，或病后、疮后、产后，不可一例论。（［雄按］虽如此说，然亦未尝无实证）古云：无汗要有汗，散邪为主；（［雄按］取汗之法，不止发散一端）有汗要无汗，扶正为先。（［雄按］汗多者，不独虚也，未可专以扶正为法）汗之一端，尚且严为分别，岂有虚证虚脉而可虚其虚乎？补中益气汤、人参养营汤、参茸归桂饮、理中、八味、真武等方，择其脉证相合者用之，盖温补温通、补脾补肾，方义微别耳。惟是大虚必挟寒，（［雄按］阳分大虚必挟寒，阴分大虚必挟热，况温热之邪，尤易伤阴那）昔贤治久疟，用补者少加附子，其效如神，故虚疟之用桂、附，与三阴疟之用丁香，俱有奇功可据也。（［雄按］不可执死法以治活病，误用而致奇祸者不少也）然或虚疟不见寒证，却有热象，脉弦数或洪数者，势难投以温药，（［雄按］邪分寒热，虚别阴阳，何必虚者皆属于寒？）既见热象，而脉至弦洪且数矣，尚不知热邪伤阴，而为此无可奈何之言，曰势难投温，殊可笑也，则甘寒生津，如蔗浆、秋露水、梨、藕汁；壮水制火，如二地、二冬、阿胶以及生脉散、何人饮，又堪供我驱策矣。复有虚实参半之热证，则小柴胡原方、人参白虎汤、半夏泻心汤、黄连汤可以奏功；若虚实参半而寒者较易治，毋庸再赘。（［雄按］昔贤论疟，多主风寒，今世之疟，多属时邪，故觉寒易治，而以热为难治矣）但“寒热”二字，全在凭之以脉，纵使热多，甚至但热无寒，而脉细软者，当以虚治，不得轻用白虎汤。（［雄按］脉细软者，固不得轻用白虎，然壮火食气，竟有热极而脉反沉涩细软者，盖暑伤气，脉多微弱，岂可遽认为虚乎？）寒多甚至但寒无热，而脉洪实者，当以热治，不得便用姜、桂，此妙诀也。夜疟皆云邪入血分，当用血药以提其邪，说固可通，景岳归柴饮、鼓峰香红饮，二方俱佳。然初在夜，嗣后不早不晏，始终发于夜者是也。设趱前渐近日昃，缩后已至日出，皆不得谓之夜疟矣。禁法与截法不同，禁是外为镇厌，其法甚多，效者亦多，即祝由之意也。然轻者效，重者不效，比之打仗，掠其残兵耳。设用药中綮，何藉此乎？截是服药以截止，常山最有效验。截止后须谨慎调摄，否则复发增重，用砒者亦然。然砒必大吐，恐至伤人。（［雄按］邪势方张，妄行劫截，虽能调摄，病必反加，不但砒恐伤人也）轻者原不须截，欲截则露姜饮最佳，虚加人参尤妙。缪仲淳谓疟由于暑，暑得露而解也。（［雄按］秋后白露降，始可取也）若秋前露自地升，露药无谓。余考古法，露忌着火，叶氏用秋露煎药非也。（［雄按］截者，劫去其病之谓也）欲行劫截，亦须审其病属何因，露姜饮能截之疟，必有露姜饮能截之证据，并非露姜饮能截一切之疟也。今云截疟则露姜饮最佳，是囫囵吞枣矣。举世医家多犯此病，如徐宗可《金匮注》云：小儿未纳谷食者，以冰糖煎浓汤饮之极效。盖未纳谷食之儿，中虚可知，一味冰糖，即建中之意，又不苦口，胜于强灌苦汤而伤其脾胃也。世人不察，遂以冰糖为止疟之药。闻其疟久，竟不察其中之虚实，邪之盛衰，概用冰糖为引，邪衰中虚者，未始不效，设痰湿暑热之邪，失于清解而延久不愈者，服之能不更为邪气竖帜乎？露姜饮误用，其祸尤烈，叶氏《景岳发挥》详言其弊矣。故医者用方，必先辨明证因也。外有胆汁二姜丸、蒜烧醎、草果蒸参、常山炒参诸方，以及景岳云小柴胡汤加常山二钱，截疟如神，皆在乎人之善用耳。（［雄按］善用无他秘诀，在乎辨证明白耳）疟母必用鳖甲煎丸，丸中除去人参为大谬，或以参汤送之，汤力已过，丸力才行，譬如悍卒无良将统驭，步伐岂能整齐？（［雄按］此论深得用药之理）又此丸偏于寒削，若阳虚者宜用仲淳之疟母丸为妙。三疟虽属三阴，亦只要辨明寒热虚实，而应以温凉补泻。（[雄按]此论极是，诸病皆宜如是）若用阳经轻浅之方治之无益，必以仲景治三阴之法为根蒂，似属高谈，实门外汉也。总之，医者多读书，多阅历，病者能调摄，能谨慎，斯四难并，二美合矣。

《古今医案按选·卷一·疟》

王宇泰治其外祖母，年八十余，夏患疟，诸舅以年高不堪再发，议欲截之。王曰：一剂而已，亦甚易，何必截乎！乃用柴胡、升麻、羌活、防风、葛根之甘辛气清以升阳气，使离于阴而寒自已，以知母、石膏、黄芩之苦甘寒引阴气下降，使离于阳而热自已；以猪苓之淡渗分利阴阳，使不得交并；以穿山甲引之；以甘草和之。果一剂而止。

[俞按]《灵兰要览》载此方，治疟屡效，又附随证加减法，最为精当，是金坛得意之作也。李士材治程武修案，蓝本于此，惟以白蔻仁换穿山甲，亦其善用药处。

[雄按]此案但言夏月患疟，而不详脉证，所用升散之药五种，苦寒之药三种，虽为金坛得意之作，余颇不以为然。后人不审题旨，辄钞墨卷，贻误良多。邹润安云：据金坛云，是使阴阳相离，非使邪与阴阳相离也。使邪与阴阳相离犹可言，人身阴阳，可使之相离乎？斯为先得我心。余治门人张笏山之弟，疟来痞闷欲死，以枳桔汤加柴、芩、橘、半，一饮而愈，是调其升降而使邪与阴阳相离也。

《叶选医衡·卷上·疟疾证治论》

《内经》论疟多以风寒暑湿为言。然风与暑，阳邪也。寒与湿，阴邪也。得病之由，多因夏伤于暑，汗大泄，腠理开发，因遇夏气凄怆之水，寒邪先伏于皮肤，及遇秋令，而新凉束之，则表邪不能外越，于是乎阴欲入而阳拒之，阳欲出而阴遏之，阴阳相搏而病作矣。其证大抵多热多寒，或单寒不热，或单热不寒，或先寒后热，或先热后寒，或有汗无汗，或汗多汗少，或头疼骨痛，大渴引饮，或呕吐不思食，或烦躁不得眠，或大便燥结，或腹满泻利。其浅者，病在三阳，能随卫气以为出入，而一日一作；其深者，病在三阴，则邪气不能与卫气并出，故或间日一作，或三四日作。作愈迟者，其病愈深。是以疟之轻重，惟在阴阳浅深，于本经则有寒温瘅疟，及六经五脏之分，语无漏义矣。丹溪复有食、水、痰、饮、败血之别，此不过疟之兼证耳，岂果因此而成疟哉？其外如瘴疟者，出岭南瘴湿之地。牝疟者，多生阳气不足之人。劳疟者，表里气虚，因劳所发。鬼疟者，本无疟鬼，邪气乱神。故治疟者，当察其邪之深浅，证之阴阳，必令其自脏而腑，自里而表，由阴而阳，由晏而蚤，引而散之，升而举之，使邪气得出，自然和矣。至于痰食血气、内寒内热等证，不过随其甚者而兼治之，弗得以此为主而兼补。然邪在阳者取汗易，邪在阴者取汗难。又热多者，凉药为灵；寒多者，温药为主。其有外受风寒，内伤生冷，表里俱虚，则疟痢并作者，以疟感由经，痢感由藏，但兼表里而去，其温湿之本，亦必渐愈也。

《存粹医话·答陈春辉问右半睛定指挛步艰并食下气呛治法》

迨七月初旬，而三日疟发，或谓邪有出路，不必服药，而诸症可以渐痊，今已三个月不服药，疟仍发，而诸症亦在，无轻减之可言，看其舌前半无苔，后半黄苔，中央如指甲大则光亮而无皮，据诊其脉浮部微弱，沈部弦数。

2. 论温疟

《裴子言医·卷之三》

（形未病而神先病，真内伤也）忽当暑月，复因时变奔驰，失调饥饱，随病往来寒热，一似疟焉。渠时见予畏难色，反笑而迂之曰，某疟耳，安足虑。予曰：势且随剧，易以疟云，即处一汤，以人参五钱，桂、附、归、术各二钱。

世俗谓病疟之人，忌茶忌药，不则令人中满。所谓忌茶者，非忌茶也，忌茶汤也，谓病疟之人，茶汤不可过饮也。忌药者，非忌药也，忌汤药也，谓病疟之人，汤药不可恣投也。盖病疟之人，中宫多湿，若更过饮茶汤，恣投汤药，则以湿助湿矣，鲜有不败脾元而成中满之候者，孰谓恒言无补于世哉！

脾胃者，养生家第一要具也，不可使之熟生物，热冷物，软硬物。其始也，胃气未伤，犹能勉力啖嚼，数日后，胃气被伤，即胀满而不能食，不泻则吐，不吐，则疟与痢所从出矣。

《素圃医案·卷二·疟疾治效》

吴苑仙守戎，戊午年七月酷暑，乘马出门，恣食瓜果，归署即寒热身痛，脉得弦数。告以疟证，用芎苏饮二剂，汗出而解。次日自以为无病矣，殊不知间日疟也。其夜犯房事，次日疟作，寒热烦躁，因里虚不能作汗，热遂不退。更医作伤寒治，二三日热仍不能退。用滚痰丸下之，大便后即于秽桶上气脱，大汗遗尿，进人参一两，灌下方回。回则脉细如丝，汗犹不止，继以附子理中汤回阳，三日里气得温，邪方外出。间日之疟，依然发作，但发时左胁胀痛，咳嗽不已，将解必大汗亡阳，几致晕脱者数次，皆重用参汤救回。治疟则以桂枝、当归、赤芍、白术、人参、茯苓、半夏、甘草，姜枣为引。如此补剂，疟止者二次，皆因劳而复。再用参术，汗愈多而咳愈甚，竟致坐不能卧，即卧亦左半身不能着席。因思先伤风暑，已经两愈，其病中犯房事，肝肾之阴虚未复，邪深入于里，故致咳嗽不能卧。用六味地黄汤加人参五钱，日服二剂。如此半月，疟咳皆止，尚半身不能着席，几成疟劳。仍以地黄汤加人参二钱，兼服地黄丸，一月方健。病中犯房，岂细故耶。

《静香楼医案·下卷·疟疾门》

暑风成疟，恶心胸满，和解则愈。半夏、黄芩、茯苓、知母、厚朴、陈皮、竹叶、生姜。［诒按］小柴胡法之和解，和其表里两岐之邪也，此之和解，和其湿热两混之邪也。姜、夏、朴、广，去其湿也；芩、知、竹叶，清其热也，两意兼用，故亦云和解也。［又按］此湿热并重者，故清燥兼用。此与下条皆属暑湿内伏，发为时疟之病。苦辛宣泄，最为和法。若拘拘于疟疾之成方，概用柴胡、鳖甲则误矣。

暑风相搏，发为时疟，胸满作哕，汗不至足。邪气尚未清解。当以苦辛温法治之。藿香、半夏、杏仁、通草、厚朴、广皮、竹叶。［诒按］此湿重于热者，故用药稍偏温燥。

《李冠仙医案·李曜西子疟疾误药几危治效》

李曜西，吾长子之襟兄也。其子于初秋患疟，医者为徐医，延至八月中忽请予诊。据云疟本寒少热多，多汗而热难退。徐医连投白虎汤，石膏每用一两，热较减而寒较多。现则寒后不能转热，有气自少腹上冲，疼痛异常至不能受，然后渐渐转热，痛随热减，热壮而后痛止，胸次饱闷，饮食不进，神情疲败。徐医屡用顺气止痛等法，全然不应，故请斟酌。余问：何以用白虎汤？据云：因病者热多渴饮。予问：渴饮几何？曰：热时约饮廿次，每次一茶碗盖。予笑曰：次数虽多，茶碗盖贮茶无几，虽廿次不足两碗，不算大渴。再问病人欲冷饮热饮，则专用热饮。予曰：据此则大错矣。书载白虎汤症必大渴欲冷饮而后可投。足见虽渴欲饮而不欲冷服，尚不可投也。况并非大渴，且欲热饮乎。且夫治疟之法必寒能化热而后可愈，岂有寒本少而欲其寒多者乎。夫白虎汤在疟门未尝不用，然必热疟而后可。今症汗多热难解，明系暑疟，暑中兼湿故也。暑乃阴邪，热乃阳邪，岂可徒见其热，遂以阴邪而用阳邪之药耶？此必误用白虎致寒转增而将暑邪逼入肝肾，以致肝气夹肾气上冲也。曜西问：疟乃少阳症，何以转入肝肾？予曰：五脏皆令人疟而不离乎少阳胆经，胆在肝叶之下，肝胆相为表里，胆经邪热为寒所逼不得外达，则内传于肝，乙癸同源则又内传于肾。予向诊令郎脉象，肝肾本亏，所谓诸病以虚而入也。当其疟来，寒固因寒药而加甚矣。至热邪为所遏，欲达不达，转将肝肾之气逼令上冲，以致疼痛异常，神昏气逆，久之而热渐透，疼亦渐止。久之又久，而热大透，疼乃全止，邪气透而肝肾之气乃宁也。至始尚能食，今则全不能食，皆因石膏诛伐无过，大伤胃阳之故。曜西闻予议论，以为透辟，遂请入诊，诊得脉来沉象，按之弦数，左关（肝）尺（肾）尤为不静，右关（胃）沉而不数，按之无力。予曰：症本暑疟，无服热药之理，奈遇服寒凉，邪陷肝肾，非附子理阴煎不可，虽然其法过火，诸公未免疑虑，权以当归建中改生姜为煨姜投之，以观进退。

一剂后痛较减而热较平，渐欲饮食。二剂后痛又减而热又易，然肾气仍冲而疟不能止。予竟用附子理阴煎，曜西尚在游移。予告之曰：桂枝，附子之先声也；煨姜，炮姜之先声也；归芍，熟地之先声也。建中既已有效，又何疑焉，建中虽能温中，不能纳肾气补肾阴以托邪也。今用附子理阴，以熟地一两纳气归肾兼以平肝，即以托邪，加以附子五分、炮姜五分，温中散寒，领邪外透，当归三钱和阴化疟，斯方也，疟可以已。奈何不用而任疟之缠绵耶？再三开导而后肯用。如方一服，不独肝肾安宁而疟竟止矣。知者无不以为神奇，适云汀宫保招赴清江，未能一手调理。半月后，予自清回，复请往诊，盖其疟已反，他医不敢用原方，虽轻不愈。予仍以原方投之，一剂而愈。愈后连服七剂，疟不复发而饮食香甜，精神如旧。古人称有是病即有是药，不我欺也。庸庸不知，伐人性命，如同儿戏，可不痛恨哉。

《李冠仙医案·陶文毅公治效》

宫保陶云汀夫子，于道光五年抚苏。适办海运，夏秋季往来上海，亲至海隅，相度机宜。旋又莅金陵临乡试。是岁阳明燥金司天，少阴君火在泉，秋热更甚于夏热。夫子重受暑热，非止一日。于八月初六日发为时邪，此宜治以辛凉者也。乃医者竟用伤寒辛温发散，且屡用桂枝，邪不能达，其热转加，致成热疟，寒少热多。医者改用柴胡，亦仍加桂，而其佐使者，无非厚朴、苍术、草果、青皮，一派温燥克伐。观察钱益斋夫子素知医道，时为监试，心窃非之。因在常镇道任内，知予善于治疟。回明宫保，专差菲请。十八日晚予到辕门，随即进诊。细询疟在阴分，不过微寒，旋即发热，壮热六时许，解时无汗，热时烦躁，至不能受，渴欲冷饮，饮亦不多，脉则十分弦数，舌则红赤无苔，溲则其赤如血，且不寐者多日矣。予曰：此大热症。加以燥剂伤阴，阴虚作疟，阴虚不能化邪，无汗故热邪难解，阴虚故神烦不寐，治宜养阴化汗以化邪。于是即据此立案开方。惟思进见之初，未便骤用大剂，故以小柴胡去参，加大生地五钱，当归二钱，赤芍一钱半，夜交藤三钱。三更后疟势减，进药，竟安眠至天明，可谓小效。次日，本地陈、林二医至，知服予药，密告宫保曰：大人此症不可服当归，服则热必重出。又谓予曰：尊方用何首乌太早。予曰：未也。意者谓夜交藤乎？此乃首乌之藤，非首乌也。且此不过取夜交之意，为不寐而设。叶氏治疟亦常用之，以交通阴阳。用药之意，虚实皆宜。非如首乌之力能温补也，君得毋见《本草备要》不列夜交藤，其何首乌注内有曰一名交藤，遂认夜交藤为何首乌乎？伊掩饰曰：恐敝地药店止有何首乌，无此药耳。予曰：昨药系予亲见，其藤甚佳，君等或未用过耳。予知道不同不相为谋。伊等亦公然开方，并不让予。惟是日尽去温燥，改用黄连、石膏，而宫保服之，燥热有加无已。盖伊等只知寒凉以治热，不知黄连苦燥仍然伤阴，石膏虽能清热，而不能养阴，虚人服之，转伐胃气。虽《本草备要》之语，伊等未能全览耳。然是时宫保未能信任，总服二人之方。予屡告辞，堂官不肯放行。予曰：如此治法，必不能愈。设有不测，而余在幕中，将毋留以为二人归过地耶？堂官转禀方伯张公，张公进见宫保，病固沉重，出见二医语言荒谬，遂往告唐陶山方伯，盖陶山方伯乃宫保之同乡，兼戚谊，而精通医理者也。廿二日早陶山方伯来，细切脉理，遍阅诸方，出与二医及予相见。先问二医曰：先生们看大人究系何症？陈医俯首无言。林医曰：是疟疾。方伯曰：疟疾吾岂不知，但是何疟疾？林医不能对。方伯转而问予，予对曰：据愚见乃阴虚作疟耳。方伯曰：诚然，此当用四物汤合小柴胡加减，去川芎、重用生地。何方药并不及此？林医曰：服此即能愈否？方伯曰：汝等治已半月有余，愈治愈坏。吾仅一言即当全愈耶？虽然，如果重用养阴，症当大减，愈亦无难。譬如天气亢热已极，不得一场大雨，何以回凉。但可下雨而不可下冰雹，冰雹亦能伤人，如黄连、石膏，冰雹是也。林医语塞。予问曰：养阴必兼归地？或谓当归助热，不可用奈何？方伯曰：何来此不通之论也？阅诸方，前所服者一派温燥，不知助热，而当归反助热耶？当归虽微温而养阴，设使方中早能助以当归，当不至阴伤热重至此。且夫生地阴中之阴，当归阴中之阳，阴阳相辅，动静相生，用药之道也，何可偏废？此不过以生地为君，当归为佐耳。言毕，扶杖而入。二医赧颜而去。方伯复出，谓予曰：脉案方药皆极通，惟尚轻耳。吾已与大人说明，以后惟子是任，子好为之。予以医多论杂为虑。方伯曰：我自当之，我当间日一至，以辟群疑。是日，予用大生地二两，当归三钱，柴胡一钱五分，黄芩一钱，赤芍二钱，赤苓三钱，甘草五分，合皮一钱，服后疟来不过两时许，即大汗热清，较前减四个时辰。热时亦觉能受，后总本此法为加减。阴亏太甚，生地减至一两即不复减，疟势渐轻。至月底疟作不及一时，陶山方伯果常来，予嗣闻方伯九月初三回楚，恐又为他医所误。回明公保，请九峰先生坐镇。先生九月初一日到，诊后亦谓养阴为是，仍命立方，稍为参酌，至初七日全愈。由此受公保知，遂相契合。究之此方亦不过本景岳归柴意变化而出，治愈数十百人。陶山方伯议论高超，予常志之不敢忘。

《王氏医案续编·卷一·浙西王士雄孟英医案》

酷暑之际，疟疾甚行，有储丽波患此。陆某泥今岁寒水司天，湿土在泉，中运又从湿化，是以多疟，率投平胃、理中之法，渐至危殆。伊表兄徐和圃荐孟英视之。热炽神昏，胸高气逆，苔若姜黄，溺如赫赤，脉伏口渴，不食不便。曰：舍现病之暑热，拘司气而论治，谓之执死书以困治人，幸其体丰阴足，尚可救药，然非白虎汤十剂不能愈也。和圃然之。遂以生石膏、知母、银花、枳、贝、黄连、木通、花粉、茹、芩、杏、斛、海蜇、竹叶等，相迭为方。服旬日，疟果断。

外甥庄迪卿，患疟，大渴而喜热饮，脘闷脉伏，苔腻欲呕。孟英曰：蕴湿内盛，暑热外侵，法当清解，然脉证如是，乃痰阻气道使然，清之无益，温之助桀，宜以礞石滚痰丸先为开导。服后痰出甚多，脉即见弦滑而数，呕止胸舒，苔形黄燥。与石膏、知母、连、朴、杏、橘、半、茯、滑、斛、菖蒲、花粉等而安。［眉批］论证论治，俱极明透。

庄晓村，芝阶姊夫之侄孙也。馆于金愿谷舍人家，病疟。孟英曰：吸受暑热，清涤即瘳。阅数日，疟作甚剧，目赤狂言，汗如雨下。居停大惊，闻服凉剂，疑为药误。亟速孟英至，正在披狂莫制之时。按其脉洪滑无伦，视其舌深黄厚燥，心疑其另服他药之故，而扑鼻吹来一阵姜枣气。因诘曰：得无服姜枣汤乎？曰：恣饮三日矣。孟英即令取西瓜一枚，（解暑妙品）劈开，任病者食之，方从白虎，而生石膏用一两六钱，病即霍然。逾六年以他疾亡。继有陈仰山如君患疟，孟英连与清暑法，病不少减。孟英疑亦姜枣汤所致，询知果然，亟令屏绝，遂愈。余如汪子宽、魏云裳、胡秋纫等暑疟治案，皆以白虎化裁，案多不备载，录此以备读者之隅反焉。

《王氏医案续编·卷四·杭州王士雄孟英医案》

赵春山司马，向患痰嗽，自秋仲以来，屡发寒热，吴古年从伏暑化疟治，颇为应手，而一旬半月之后，病必复至，延至季冬，董兰痴鹾尹嘱其质于孟英。按脉滑数，舌绛苔黄，渴饮溲赤，动则喘逆，夜不成眠，痰多畏冷，自问不能起矣。孟英曰：无恐也，不过膏粱酿痰，温补助热，是为病根。迨夏吸暑邪，互相轇轕，秋半而发，势颇类疟。古年虽识其证，惜手段小耳，因与羚羊、豆豉、连翘、薄荷、知母、花粉、竹茹、贝母、旋覆、海蜇、元参、栀子、醒头草、梨汁等药。服五剂，热退不畏冷，去前四味，加沙参、麦冬、葳蕤、枇杷叶。渐能安寐，各恙递减，再加生地。服匝月而体健胜昔，登高不喘。司马云：余昔曾服参、茸大补之药而阳痿，今服君方而沉疴顿起，乃知药贵对证，不贵补也。

《古今医案按选·卷一·疟》

僧慎柔治淮安客，年三旬外，季夏患瘅疟，但热不寒，连日发于午后，热燥谵语，至次日天明才退。数日后忽腹痛，昼夜无间，勺水不进，呼号欲绝，遇疟发时即厥去，医治不效，求慎柔诊之。脉弦细而软，乃谓弦细为虚为暑，而软为湿。盖暑邪成疟，湿热乘虚内陷而腹痛。用酒炒白芍一两，炙甘草一钱五分，水煎调下天水散五钱。一剂痛如失，次日疟亦不发。［俞按］腹痛如是，遇疟即厥，恐戊巳、天水未必胜任也。［雄按］湿热乘虚内陷而腹痛，亦非戊巳所宜投。脉象弦细而软，固属暑湿，其腹痛，恐兼肝木凌脾，故此药一剂即瘳也。

《得心集医案·卷三·疟症门·风温暑热》

许书升之媳，秋深患疟，无汗，一日疟至，大衄不止，促余视之，乃风温暑热，合而为疟，迫蒸营中，以致营中扰乱，血行清道故也。然而血为红汗，疟邪当从衄解，惟衄血过多，神气昏倦，令取茅根一握，入龙眼二十枚，同煎饮之，其衄遂止。但肺气未肃，疏与泻白散，令其再进，其家见次日疟果不来，停药未服。越数日，忽然寒热如疟，牙关不开，二便阻闭，气升呃逆，忙延数医，咸议中风重症，无从措手。余至视之，知为肺气郁痹，因慰之曰：如此轻症，吾一剂可愈。疏与紫菀、杏仁、蒌皮、桑叶、柿蒂之属，另浸乌梅擦牙，牙开进药，顷刻二便通利，呃逆顿止。诸医不解，归语门人曰：天气下降则清明，地气上升则晦塞，此降令不布，则升令必促，故《经》言上焦不行，则下脘不通，夫下脘不通，则地道亦塞，总之天失下降则如是耳。且人身脏腑，肺位最高，端司清肃之权，当知肺主治节，原与大肠相表里，水出高源，又与膀胱司气化，故二便之通闭，肺之关系常多。今肺气郁痹，治节不行，则周身气机上下皆阻矣，故自飞门至魄门亦阻矣。爰取微苦微辛之属，用以开降肺气，令其机化流通，启其橐龠，故二便自利而愈，仿徐之齐轻可去实之义也。

《叶选医衡·卷上·辨正风温温疟温毒温疫》

《内经》云：冬伤于寒，春必病温。又云：冬不藏精，春必病温。此论热温病之大原也。《伤寒论》云：太阳病，发热而渴，不恶寒者，为温病。若发汗已，身灼热者，名曰风温。风温为病，脉阴阳俱浮，自汗出，身重多眠睡，鼻息必鼾，语言难出。若被下者，小便不利，直视失溲。若被火者，微发黄色，剧则如惊痫，时瘛疭，若火熏之，一逆尚引日，再逆促命期。此论温病之大势也。自王叔和论温条中，有风温、温疟、温毒、温疫四变之说，而其旨反晦。盖冬伤于风，至春始发为风温。冬伤寒，至春始发为温病，其理一也。观仲景于“温”字上加一“风”字，正以别夫伤于寒者耳。汗后身反灼热，脉阴阳俱浮，身重多眠睡，鼻息必鼾，语言难出，一一尽显伤风之因，则不可复从温病之伤寒施治矣。故温为怫郁，自内达外，不可发表。风温为卫虚自汗，更不可发表。即误下亦致表邪内陷，误火亦致外助温气，皆为促其死亡。后人不察，惜其有论无方，讵知森森治法，全具于伤风伤寒证中，正赖后人之因时设施乎。叔和不究精微之用，谓风温即是温病之变。不知仲景正特出手眼处，见冬不藏精之人，两肾间先已习习生风，得温风相召，而病发于春。温病中之风温，亦犹冬寒证之有伤风也。后世喻嘉言别其重感重变之误，诚为卓识。但谓温病发于太阳经，风温中于少阴经，误之甚矣。风温如果中于少阳，则下之必致死亡，熏之必得少解。焉有初起反发热脉浮，误下止便不利，误火则一逆再逆哉？至若温疟者，因冬不藏精，邪本轻浅，故止成疟，寒热时发时止，非外感之正病也。《内经》云：温疟得之冬中于风，寒气藏于骨髓之中，至春则阳气大发，邪气不能自出，因遇大暑，脑髓烁，肌肉消，腠理发泄，或有所用力，邪气与汗俱出，此病藏于肾，其气先从内出之于外，名曰温疟。可见温疟为冬不藏精，故风寒得以入肾。又见温疟，遇温尚不易发，必大暑大汗始发之也。叔和以重感于寒立说，岂其不读《内经》乎？又如温毒者，因久病不解，热邪炽甚，亦温病中之一病也。温证之有温毒，亦如伤寒之有阳毒阴毒耳，仲景不以伤寒中之寒毒另有一证，叔和何得以温病中之温毒别立一名，更如温疫因时下另感一气，乃温病而加时加疫，又非温证之比矣。其辨详于喻氏《温疫论》中。

《邹亦仲医案新编·伏暑晚发症》

萧某九月间，腹胀肤肿，喘咳难安，身热口渴，烦躁不眠，脉弦滑数之象，是伏暑晚发为殃，先失清涤，今非化疟而出，不能解决其邪。某曰：曾于最近时已发疟一次，医谓体弱难当，故为截转。真个茫昧无知，令伏邪闭塞其中，几有盈筐倒箧之势，治以轻展清宣法，使营卫宣通，方能邪化为疟而解。伊闻治法如此，坚不肯从，谆谆以速解速决为嘱，又晓之曰：邪由长夏而受，伏至仲秋而后发，症名伏暑，伤及肺金，故喘且咳焉；波及胃腑，渴饮难卧焉；侵及肌表中枢，故肿且胀焉。非伤寒传经症可比，又非传经法可速愈。汗、吐、下、和均不得施，治之只有清涤一法也。如清涤不尽，倘自能化疟而解，亦属好机。奈何医为截住，只恐再欲转疟而不能。其人愚窨无知，闻之反碍难而停药饵，专务祷祈，任拖延二载，幸免于死。非秉赋坚强者，何能受此重大病魔耳。

《邹亦仲医案新编·寒湿将疟症》

小儿宗字，六月间，腹痛便泻，渴饮津枯，初与渗湿清暑未应。迄诊脉缓迟，腹痛喜按，是感寒湿为病。虽舌燥津枯，乃便泄而津液下流，不可作热灼真阴为视。与附子理中，有何妨碍。一剂而痛泄俱无矣。旬余后，日作如寒似热之状，知寒湿未尽，邪将传疟，与小柴胡汤一帖即瘥。小柴胡为风寒化疟之剂，当此六月炎蒸，暑湿为患，似不中与，今竟取效何者。缘本年六月，冷热无常，人多挟旷，暑湿之令，易为寒湿之时。此子之疟，是感寒湿甚明，岂可拘泥用药乎。

《邹亦仲医案新编·暑湿留连症候》

邹代巨，七月间，寒热呕吐，旋变滞下，又由滞下转疟，二三发，截住即已。至九月仆为诊治，色似熏黄，中有暗黑，夜热盗汗，神疲食少，溺短便湿，为暑湿留连肠胃，胶固未清，发痢转疟，已是好机，医者能于此时用辛凉以祛暑，苦燥以除湿，何至邪留阴分，令有阴虚阳走之盗汗，及夜热等患哉；又何至湿溢皮肤，色似熏黄，猝然现于面哉。且脉象细涩，阴分虽伤而滋腻宜避，气分日弱而苦寒难投。与茵陈、滑石、钗斛、牡蛎、大云、小麦、银花、甘草、丹骨二皮、龟板、寸冬辈，出入增损，调治三月余久，面部之黄浮始退，暑湿弥漫，何其深哉。

《谷荪医话·卷一·疟疾日轻日重》

门人治一疟疾，一日轻一日重，来问于予，予曰：此《寓意草》所有，盖因时日干支之衰旺，与人身相关，甲丙戊庚壬为阳，乙丁己辛癸为阴。喻氏所治之症，值阳日助正，而邪不能胜则轻；值阴日助邪，而正不能胜则重，固以理中汤运转胃阳而愈。此他书所未道及，正可仿之施治。因询此人疟疾，乃阳日重而阴日轻，又询其发之迟早，则重者发于午后，轻者发于日晡，予曰：此与喻氏所治，适得其反，喻氏所治，得之饥饱劳佚，伤其阳会，故症治如是。此人当是阴分素亏，阳邪伤阴，故阳日助邪而重，阴日助正而轻。询之系吸鸦片者，阴亏可知，阳日重而疟作反早，阴日轻而疟作反晏者，盖湿热合邪，阳日则湿随热化，有宣通之机，故发之早；阴日热为湿伏，有闭遏之象，故发之晏，实则重非真重，轻非真轻也。门人悦服，因询治法，予曰：此非一方可了。忆《医醇賸义》治疟法，初发寒邪，用辛温解散；次发热邪，用辛凉解散。此法令未有行之者，而此症正宜仿此用药。当发重之日，预服甘寒之剂以清暑，使重者转轻；发轻之日，预服苦燥之剂以化湿，使晏者转早。如此可以必效。门人依法治之，果应手愈。逾十余日，又匆促来问，言此人愈后，饮食已增，能出外游行矣。今不知何故，忽身汗昏督，不能自支，势甚可危。予曰：此症愈后，本少竹叶石膏汤一剂，故有此变。可急用此汤加浮小麦与服。后果一剂而平。

《谷荪医话·卷一·疟》

《内经》论疟，大旨论得之于暑热。暑热之邪先伏于营分，令人汗空疏腠理开，猝遇秋凉与凄伧水寒闭郁卫分，暑热之邪不能随汗而出；则疟病以成，据此是疟邪本有两路，分据营卫，在卫者水寒之邪，卫分之邪入与营争则寒，营分之邪出与卫争则热，两邪交争，以人身为战场，以营卫为根据，而主客之势，又自不同。暑热先据营分，于势为主；水寒后据卫分，于势为客，故水寒之邪，其来虽暴，犹易解散；暑热之邪，盘踞已深，常虞弥漫，治疟者当分头剿抚，而尤以暑热一路为重要。古之医者，以小柴胡汤治疟，柴胡退寒，黄芩退热，是双方和解之法，然往往不效，且增烦躁发狂等证者，盖寒邪易去，柴胡已足奏功，暑邪之深，黄芩尚难胜任也，况中有甘药，更为暑病所忌，南医摒去此方不用。其治疟也，一以清暑为主，而于水寒之一方面，又似抛荒，故收效每多迟滞，盖于《内经》卫有水寒，营有暑热之理，未尝深考，自来注《内经》者，亦未能标出，曩现王孟英《温热经纬》谓伤寒有五，疟亦有五，温暑时疟，不可作伤寒正疟治。予初以为名论，继而思之亦影响语耳，安有所谓正疟时疟？时疟有岂全无寒邪耶？至辟柴胡不宜用，亦不尽然，且柴胡固是伤寒药，然王氏医案每用白虎加桂枝，桂枝独非伤寒药乎！可见此证本是寒暑夹杂，治宜双方并进，桂枝在所不废，柴胡岂宜摒绝，但问于暑热一路，所配之药力量如何？黄芩配柴胡，固远逊白虎配桂枝也。

《王孟英医案·卷一·疟》

海阳赵子升，辛卯夏病疟。急延孟英诊之，曰：暑热为患耳，不可胶守于小柴胡也。与白虎汤，一啜而瘥。（专清暑邪）甲午秋，范丽门患温疟，孟英用白虎加桂枝以痊之。丙申夏，盛少云病湿热疟，孟英以白虎加苍术汤而安。己亥夏，予舅母患疟，服柴胡药二三帖后，汗出昏厥，妄语遗溺。或谓其体质素虚，虑有脱变，劝服独参汤。幸表弟寿者不敢遽进，乃邀孟英商焉。切其脉洪大滑数，曰：阳明暑疟也，与伤寒三阳合病同符。处竹叶石膏汤两剂而瘳。（清热兼益气）庚子夏，滇人黄肖农自福清赴都，道出武林，患暑疟，孟英投白虎汤，加西洋参，数帖始愈。（清热益气与前方意同）辛丑秋，顾味吾室人患瘅疟，孟英亦主是方而效。庄芝阶中翰张安人，年逾花甲，疟热甚炽。孟英审视再四，亦与竹叶石膏汤而安。闻者无不惊异。予谓如此数证，体分南北，质有壮衰，苟非识证之明，焉能药与病相当，而用皆适宜哉？

何永昌者，孟英之舆人也。其妻病疟，间二日而作。乃母曰：疟不可服官料药，径服签方。旬日后势甚危，永昌乞孟英救之。脉沉细而数，尺为甚，口渴，目不欲张，两腰收痛，宛如锥刺，寒少热多，心慌不能把握。曰：异哉病也！此暑入足少阴之证。喻氏所谓汗、下、温三法皆不可行者。若病在别家，虑其未必我信。病在汝而求诊于我，事非偶然也。汝母云官料药不可治疟，此语出于何书？而药别官私，何人所创？既官料之勿服，则私料更不可妄试矣。殊属可嗤！然是证若延医诊，非表散即温补，不可谓非汝母之一得也。疏方元参八钱，龟板、石斛各一两，地骨皮六钱，知母五钱，桑叶、金银花各四钱，花粉三钱，丹皮二钱，令用大砂锅煎而频服，不必限剂。服三日，疟断而各恙皆减，粥食渐进，不劳余药而起。（暑邪入肾，必伤肾液，故重用滋阴之品以救之）

蒋北瓯二尹，患疟，医与小柴胡、平胃散而渐甚，继以大剂温补，势濒于危，复用桂枝白虎，狂乱如故。所亲董兰初鹾尹，延孟英视之。曰：暑疟也。桂枝白虎用于起病之时则妙矣。今为温散补燥诸药，助邪烁液，脉数无伦，汗渴不已，虽宜白虎，（分别了亮）岂可监以桂枝，助热耗津，而自掣其肘耶？因与大剂白虎，加花粉、竹叶、西洋参、元参、石斛，服之即安。至十余帖，疟始瘳，而舌尚无苔，渴犹不止，与甘凉濡润，三十余剂始告痊。

广孔愚司马之大公子，仲秋间患疟寒少热多，面目甚黄，苔腻大渴，腹胀溺赤，仍能纳谷，且素嗜肥甘，不能撙节。孟英按其脉，滑实而数，与承气加知、芩、半、贝、翘、连、滑石、石膏、大腹、花粉之类。二十余剂而始愈。是膏粱挟暑湿热之治也。

海盐周子因工于画，体素弱。偶患间疟，黄某用首乌、鳖甲、姜、枣等药，病日甚。加以参、桂，狂躁妄言，始延孟英视之。面赤舌绛，溲涩便溏，渴饮汗多，脉形细数，是暑证也。与元参、银花、知母、芩、茹、贝、竹叶、荷杆、莲心、西瓜衣为剂，寻愈。

吴西瀍患疟，寒微热甚，旬余不愈。孟英诊之，脉滑而长，疏大剂白虎汤与之。渠兄濂仲云：沈、顾二君，皆主是方，屡服无效。孟英索方阅之，汤虽白虎，而石膏既少且煨，兼不去米，因谓其兄曰：汤虽同，君药已重用，而去米，加花粉、竹茹等，其力不同科矣。濂仲大悟，服之寻愈。此可以见服药不可徒有汤头之名也。

乔有南，年三十九岁。患牝疟二旬，医治罔效。所亲徐和圃疑为伏暑，迓孟英往诊。脉微无神，倦卧奄奄，便秘半月，溺赤不饥，痰多口甘，稍呷米饮，必揉胸捶背而始下，苔色黑腻而有蒙茸之象，乃曰：此精气神三者交虚之证。不可与时行伏暑晚发同年而语也。幸前手之药，法主运中，尚无大害，与参、术、桂、附、沉香拌炒熟地、鹿角、石英、苁、杞、归、茯、杜仲、枣仁、菟丝、山茱、橘皮、霞天曲、胡桃肉等，出入为大剂。投十余帖，寒后始有热，而苔色乃退，口不作渴，甘痰亦日少，粥食渐加。即裁桂、附、白术，加石斛。又服七剂，解黑燥大便甚多。凡不更衣者，四旬二日矣。寒热亦断，安谷溲澄而竟愈。或谓先生尝訾人温补之非，何一旦放手而大用？孟英曰：温补亦治病之一法，何可废也，第用较少耳。世之医者，眼不识病，仅知此法，可以媚富贵之人。动手辄用，杀人无算。岂非将古人活世之方，翻为误世之药，可不痛恨耶！

余朗斋，形瘦体弱，患间日疟，寒少热多，二便涩滞，脘膈闷极，苔腻不渴。孟英切脉缓滑而上溢，曰：素禀虽阴亏，而痰湿阻痹。既不可以提表助其升逆，亦未宜以凉润，碍其枢机，投以滑、朴、茹、旋、通草、枇杷叶、苇茎、郁金、兰叶之方。苔色渐退，即去朴、郁，加连、枳、半夏，胸闷渐开，疟亦减，便乃畅。再去滑、半、连、枳，加沙参、石斛、橘皮、黄芩，浃旬而愈。（运枢机，通经络，孟英用药秘诀。无论用补用清，皆不离此意。细观各案自知）

庄芝阶舍人，年七十矣。患间疟，寒则战栗，热则妄言。孟英视之，脉弦数而促，苔黑口干。是素有热痰，暑邪内伏。予知母、花粉、元参、石斛、黄芩、竹茹、连翘、海蜇、芦菔、莲子心等药，数啜而瘳。至仲冬因泛湖宴客，感冒风邪，痰嗽头疼，不饥寒栗，自服羌、苏、荆芥药二剂，势益甚，而口渴无溺。孟英切其脉，与季秋无异，但兼浮耳。证属风温，既服温散，所谓热得风而更炽也。舌绛无津，亟宜清化。以桑叶、枇杷叶、栀子、知母、冬瓜子、元参、菊花、花粉、贝母、梨汁为剂，投匕即减，旬日而痊。

石北涯之大令媳患疟，壮热如焚，背微恶冷，汗多大渴，舌绛神烦，不食不眠，奄奄一息。亟迓孟英诊之，脉细数而芤，知其阴分久亏，暑邪深入。遂予白虎汤去米，加西洋参、元参、犀角、竹叶、银花、石斛为方，六剂而愈。人皆闻而异之，孟英曰：见病治病耳，何异之有？然与见疟治疟而不治其所以疟者，固有异焉。

韩正甫患疟，越医王某进以柴、桂、姜、朴等药，势乃剧。所亲何新之知为药误，改用清解而不效，始乞诊于孟英。脉数而右更滑大搏指，胸闷不堪，溲赤而渴，苔极垢腻。以凉膈散去芒硝、甘草，合雪羹，加厚朴、杏仁、石膏、半夏、石菖蒲。投四帖，频下宿垢，各恙皆减。改投轻清以涤余邪，遂以向愈。其时渠兄贡甫之室，患疟初起，肢麻且冷，口渴苔黄，眩瞀善呕，心烦无寐。孟英诊曰：此亦暑湿为疟，不可温散者。而越医劝服术、朴、姜、椒等药，病家闻用温化，恪信弗疑。二剂后，呕渴愈甚，经不当期而至，四肢终日不温，汗频出而热不休。再邀孟英诊之，脉渐伏，曰：此热深厥深之谓也。温燥热补，切弗再服。病家不信，另招张某、黄某会诊，佥云阴暑，宜舍时从证。径用姜、附、六君，加萸、桂、沉香等药服之，肢愈冷，药愈重。八剂后，血脱如崩而逝。即以春间为贡甫所治之棺殓焉。岂非数已早定耶？故虽一家之中，同时之病，而疑信不同，死生判别。况春间贡甫之病，治有成效，尚蹈此辙，无怪乎未经目击温热之害者，宜其以服凉解药为可耻矣。继有赵廉士表弟潘少梅乔梓，同时患暑湿疟，孟英咸与清化法，数剂皆愈。潘反生疑，谓病邪被凉药遏伏，故疟遽止，恐将来必有他患。孟英喟然曰：甚矣！医之不可为也。世人患疟，苦无良治，缠绵不愈，习见不疑。余之治疟则不然，但专力治其所以病。故疟疾虽与伤寒同有五种之别，而受病究比伤寒为轻。苟治之如法，无有不数剂而愈者。设误药以遏其邪之出路，则苔不能化，溲不能澄，神不能清，食不能进矣。子自思之，其真愈乎？抑假愈乎？潘始恍然大悟而首肯焉。

汤振甫患疟于嘉兴，医知为暑，与清解法，转为泄泻。以为暑去而湿存，改用温燥，泻益甚，而发热不休，神气昏瞀，因而束手。令其买棹旋杭，所亲陈雪舫延孟英视之。苔黑面红，胸间拒按，便如胶漆，小溲全无，谵妄耳聋，不眠善笑，脉则洪数而芤。予黄连、黄柏、黄芩、银花、石斛、栀子、楝实、知母、蒌仁、元参为方，绿豆煎清汤煮药，调下神犀丹。四剂，而胸次渐舒，稍啜稀粥，便色渐正，小溲亦通，乃去神犀、楝、柏，加生地、石膏。服三日，热净神清，脉来柔缓，以甘凉养液十余剂而瘳。大凡温热暑证，而大解溏泄者，正是热邪下行，岂可误投温燥之药，反助燎原之势哉？同时一男子患感濒危，浼孟英勘之。神昏舌黑，瘈疭脉微，曰：迟矣。此犀角地黄证，惜无人用。病家云：陆某已屡用之矣。因索其方阅之，虽用犀角屑八分、生地五钱，缘病者便溏，配以枳壳、炒焦白术三钱。孟英喟然曰：此方从无如此加减法。况清凉下敌温燥，是徒有犀角地黄之名耳。古人治病，必放出路。兹反截其去路，良由学无理路，遂致人无生路，良可哀也。

闻氏妇，孟夏患间疟，而妊身八月。数发后，热炽昏沉，腰疼欲堕。张养之嘱援于孟英，脉来洪滑且数，苔色黄腻垢浊。与黄芩、知母、竹茹、竹叶、银花、桑叶、丝瓜络、石斛、石膏、石菖蒲，一剂而痊。案中所载，多温疟、暑疟，故治多凉解。疟证多端，寒热俱有，不可执一而论。此证亦温疟也。

吴曲城三令郎，年未冠，患疟，医作食疟、暑疟、阴虚疟治之，诸法不应。逆孟英视之，面色浮黄，便溏呕恶，脘闷腹胀，溺少汗多，曰：湿疟也。予枳、朴、苓、滑、苍术、半夏为方，送服香连丸而愈。继用六君子善其后。或云先生近辑《温热经纬》，力辨暑必兼湿之非。今年霉雨全无，夏至后酷热亢旱，流金烁石，湿自何来？方叹先生析理之精，胡以此证是湿邪？大剂烁药果然获效，又何说欤？孟英曰：暑即天上之日，有何湿气？人因畏暑贪凉，瓜果过度，虽无雨湿相杂，湿亦自内而生，所以暑每易于挟湿。而昧者遂指湿热相合之病为暑证，殆由未见天日，故不识暑之真面目也。一笑。

陈氏妇，季夏患疟，寒微热炽，舌红不渴，而思啖瓜果，不饥不食，二便皆通，夜不成眠，汗多神惫。孟英审脉虚软微数，虽属暑疟，邪不甚重，惟营阴久亏。不须重剂，诛罚无辜。以西洋参、知母、苓、茹、白薇、麦冬、西瓜翠衣为剂，果三啖而瘳。

陈德斋令侄缉庵患疟，黄某连投小柴胡汤，渐至热势如长，抚之烙手。时当盛暑，帐幔不启而不得汗，神情瞀乱，大渴苔黄，脘闷欲呕，便秘溺赤。孟英按脉软滑而数，身面肤赤。乃暑湿挟痰轇轕于中，气机阻痹，宜予清宣剂。以菖、茹、蒌、枳、知、滑、苓、连、花粉、枇杷叶、西瓜翠，服后痰即渐吐，异日疟来有汗。病者卧于藤榻，身穿西洋布汗衫短裤，其汗但出于衣不遮蔽之处。孟英适至，诊毕令裸其体，汗即遍出，热亦寻退。方不加减，四剂疟断更衣，胸舒安谷。另以轻清肃涤余邪而愈。（世人不论天时，不究病因，但知盖覆以取汗者，宜于此案探讨其未发之义，不可草草读过也）

黄任二医佥云汗脱在即，举家皇皇。其堂兄兰屿黉夜拉孟英往视，脉甚弦疾，曰：病药也。其何能脱？疏方以天竹黄、竹茹、竹叶、竹沥并用。病者闻而咋舌，谓一味竹茹酿成大病，一方四竹能不杀人？仍服任某补剂，以冀留人而再治病也。又旬日，疟径不作，至时惟脑后之枕骨与两足跟着席，身则反张如弓，如是数刻，则昏乱狂走。医者诿为祟病，符醮水陆，大弗不赀，而病如故。既而黄某疽发于背，任亦托病不出。所亲陈雪舫力举孟英胸无畦畛，不妨再恳其挽救。病家计穷，始为谆请。脉仍弦疾而左尤坚搏，且善啖而腹胀如石矣。孟英曰：幸而便通，犹可无虞。以旋覆、赭石、菖蒲、胆星、枳实、黄连、青黛、整块朱砂两许，合四竹为方，调服苏合香丸。一剂而反张狂谵皆减，病者云：我今日如梦初醒，而精神自觉惘惘。次日仍用原方，调以玉枢丹。得泻四次，腹胀遂减，反张狂谵悉蠲。惟至时尚有气逆肢掣耳。乃去玉枢丹，令吞送当归龙荟丸。大便日泻，胸腹渐柔。又服五剂，逆掣皆平。改用沙参、丹参、石英、茯神、白薇、栀子、丝瓜络、贝母、海蜇、凫茈等，清理善后而愈。孟冬已完姻矣。嗣其仆陈福，陡患身面如金，便血吐血，求孟英视之。身热苔垢而肢冷手紫，脉至如丝，曰：此急黄证，而兼血溢于上下，即所谓瓜瓤瘟也，药不及救。越日果亡。（黄某，敦爱局疡医也，年逾六旬。忽患背疽，闻服参茸等药七日而亡。夫背疽之败，何至如是之速？必是暑热为患，而误从温托耳。杨素园大令批仁术志云：朱砂不宜入煎剂，当生研少许调服，愚谓朱砂但忌火炼，不忌汤煎。且整块而煎，仅取其气，较研服其质者尤无弊也。余涧花印雪轩随笔云：刑幕郑春潭，患秋感发狂，谵语喃喃，若与人争辨。谓有二鬼向其索命，乃索笔作遗嘱，处分身后事。如是者数昼夜，山右武君视之曰：非鬼也。病由邪热未清，遽服补剂耳。如法治之，浃旬而起。设非武君，不又为谈因果者，添一公案哉。子芍之证，亦犹是耳）

陈载陶年五十五岁，患疟两旬，始迓孟英诊之。脉不浮而弦滑且数，按之愈甚，苔色黄腻满布，热至大渴，极喜冷饮，小溲赤臭，热时则点滴茎痛，大解不行，间数日则略下稀水。是暑热挟痰见证，疏清解法予之。及阅前医之方，初则柴、桂、姜、枣，嗣用参、甘、芪、术、首乌、草果之类，温补杂投，其疟日甚。其发日迟，其补日峻，其口日渴。乃令热时少饮西瓜汁一二杯，病者饮瓜汁而大快，辄恣饮一二碗。盖谓其体厚阳虚，中气不足，故溺赤而便稀水。又云暑是阴邪，热自湿来，不可稍犯寒凉之药，因仿景岳治阴虚伤寒以冷水与桂附并行之例，而令其服温补以治疟，少佐瓜汁以解渴也。噫！景岳此案之不可为训，叶香岩发挥于前，魏玉横辨谬于后，奚可尤而效之乎？治而勿愈，反责病人过饮瓜汁使然。余谓此证，苟非日饮瓜汁一二碗，早以液涸痰胶，燎原莫救也。病者闻而颔之。服数剂，胸前赤斑密布，疟渴皆减，溲渐通，苔转白。前医云：再不温补，恐其骤变。病者惑之，仍服其药，并加鹿茸、附子。又旬余，疟如故而形瘦面黧，气冲干嗽，白糜满舌，言蹇无眠。医者皇皇，病家戚戚，复延孟英视之。脉仍数，曰：邪较衰矣，西瓜汁之功也。阴受劫矣，温补之力也。极早回头，尚堪登岸。爰以西洋、生地、甘草、石斛、白石英、葳蕤、麦冬、黄连、阿胶、牛膝为方，并令熬鳖汁饮之。五剂，而疟罢嗽蠲，得眠安谷，苔亦全退。但舌红口辣，溲赤不清，前方去连、膝，加归、杞。服八剂，始解坚燥黑矢而愈。然病者喜温补，既愈仍嘱前医善后。故舌红口辣，与胸前斑点，久不能消，直至冬令。孟英力劝停药，始渐除也。有朱湘槎者，与载陶年相若体相似也。秋杪自越患疟旋杭，屡药不应，迟孟英视之，面赤脘闷，二便不行，热则谵言，苔焦口渴，予小陷胸汤，加菖、茹、栀、翘、花粉、竹叶等药。群谓肥人之体虑其阳，不敢服此凉剂。治载陶之前医，迎合主见，大投温补。载陶偶见孟英而述之，孟英曰：湘槎殆矣。此时恐无西瓜汁以救药误也。旬日后，果狂躁而亡。其未亡前一日，人已昏狂，毕某诊云：暑热内陷，意欲挽救，投以犀角等药一帖。故前医于陈证，则攘为温补之功，于朱证则卸为犀角之罪。盖明知温补易售，可以避罪邀功，故乐操其术，而不肯改弦易辙也。后载陶令兄哲堂乔梓，同时患疟，因前车之鉴，虽汗多懒语，酷类虚象，不敢从补，均依孟英作暑湿内伏治而愈。

董茂清患疟，脉软脘胀，手紫面黄，便秘溺红，苔腻而渴，孟英曰：暑湿挟秽，气阻于募原，用菖、朴、橘、半、杏、滑、芩、翘、蒌、枳、银花，加雪羹出入为方。服五剂，便泻知饥，疟休而愈。

沈陶安寒热初作，医用温散药，即眩惋不安。延孟英视之，舌绛无苔，大渴多汗，疟则寒微热甚，发时咳嗽兼呕，溺少不饥，脉洪且数。清癯之体，阴分素亏，而伏暑化疟也。予知、芩、茹、贝、花粉、白薇、银花、元参、枇杷叶、紫菀、冬瓜子等药出入为方。服后连解赤粪，疟即递轻，不半月而愈。乃兄秋粟贾于苏，因八月初五日上海寇警，吴门震恐，遂踉跄旋里。迨十七日忽发疟，但热无寒，汗多昏谵，脉亦洪数，呕嗽溺频，曲蘗素耽，体丰痰滞。孟英即以治陶安法佐以开痰治之。溏解频行，其色皆赤。伏邪虽有去路，缘心阳过扰，谵渴不休，加犀角、竹叶、莲子心之类。至月杪诊时，适大战大汗之际，其家疑为有祟，方在禳祷，铙鼓喧阗，病者神气更不安恬。孟英令将醮坛移远，并灌以神犀丹一丸。其家问此证何不用石膏？孟英曰：药有定性，病无定形。况旬日以来，苔退将净，疟即可罢，何必石膏？次日乃叔兰谷另邀一医视之，方虽相似，而迎合主人之意，加入石膏三钱，冰糖四钱，粳米一两。连进两帖，左胁即痞胀不堪，按之如柈，杳不思谷。病者悔恨云：月杪大汗之后，吾疟已休，何以更医，致生痞胀？仍迓孟英诊之，脉来涩滞，苔复腻黄。因询曾服滋腻之药乎？陶安始述其所以，孟英曰：石膏为治暑良药，吾非不善用者。因此证不止肺胃二经受暑，心肝二经皆有所病，故不用也。且内挟痰湿者，虽当用亦必佐以宣化之品。辛丑夏家笸伯茂才患疟，初起误服此公石膏两剂，腹遽胀，延成疟鼓，几至不起。后服多剂桂、附，及金液丹而始愈。盖此公但见其疟至睛赤，裸衣狂走，而不研察其病情也。余究其因，遽云疟发时，其热自下而上，比之心头，即觉昏冒，且口不渴而恶凉饮，乃湿上甚为热之证。彼时若以苍术同用，则湿热之邪一齐同解，奚至延鼓哉？贤昆仲之疟热亦自下而上，系挟肝阳上升，故热升则必呕嗽。而令兄更有伏痰，故余剂中多用连、夏、菖蒲、滑石之类以化之。今疟罢热去之后，痰湿未清，石膏已误，再佐糖、米之甘缓，俾腻塞而不行。苟不急为宣导，则鼓胀之萌也。遂以蒌、薤、菖、枳、连、夏、旋、橘、楝、实、延胡、鸡金、雪羹之类，出入互用。至二十剂，痞始泯然，粥食递加，苔亦退尽，而竟不更衣，改用参、归、杞、芍、橘、半、茯蓉、首乌、鳖甲等药。十剂，大解始下，坚黑异常，连解数日始净。随予峻补善后而痊。秋粟之室，怀妊九月，加以忧劳，九月初七日患疟间作。寒热之时，胎痛上窜，或下坠腰疼，更兼痰嗽带下，口渴无苔，其势甚危。孟英但于清解之中，加葱白、苏梗投之，连下赤矢，痛势递减。第疟虽渐杀，至期必两发，病者苦之。孟英曰：愈机也，毋忧焉。果浃旬而愈。复苦脘痛呕吐，勺水不纳，药亦不受，授以藕汁、芦根汁、梨汁，少加生姜汁，和入蔷薇露、枇杷叶露、香橼露，徐徐呷之渐瘥。嗣予滋养药加黄柏，服之而愈。迨冬至分娩甚快健。又秋粟令郎十岁，陶安令爱八岁，俱患间疟，佥虑胎疟难瘳。孟英曰：无是理也。小儿内无七情，苟能慎饮食，较大人易治焉。剂以清解，旬日胥痊。

3. 论牝疟

《推求师意·卷之上·杂病门·疟》

一富家子，年壮病疟，自卯足寒，至酉分方热，至寅初乃休，一日一夜止苏一时。因思必为入房感寒所致，问云：九月暴寒夜半，有盗急起，不着中衣，当时足即冷，十日后疟作。盖足阳明与冲脉合宗筋会于气街，入房太甚则足阳明与冲脉之气皆夺于所用，其寒乘虚而入，舍于二经；二经过胫，会足跗上，于是二经之阳气益损，不能渗荣其经络，故病作，卒不得休。因用参、术大补，附子行经，加散寒以取汗。数日不得汗，病如前。因思足跗道远，药力难及，再以苍术、川芎、桃枝煎汤，盛以高桶，扶坐，浸足至膝，食顷，以前所服药饮之，汗出通身病愈。先生遇奇症，则设规矩，旁求曲会，施行以权。

《医辨·卷之中·疟》

予弱冠游乡校时，校师蒋先生之内，患牝疟身痛，逾月不瘥，困甚。时予初知医，延予诊治，告以医欲用姜、附温之。予曰：溽暑未衰，明系热邪，安得寒而温之。《经》云：阳并于阴，则阴实而阳虚，阳明虚则寒栗鼓颔也。医阳虚则腰背、头项痛，三阳俱虚则阴气胜，阴气胜则骨寒而痛。寒生于内，故中外皆寒，此所云寒，乃阴阳交争互作之寒，非真寒也，岂得用桂、附温之？乃处一方，以柴胡、升麻、葛根、羌活、防风补三阳之虚（升之也，何曰补？曰：虚亦非真虚，以陷入阴分而谓之虚，故升之即补矣），以桃仁、红花引入阴分，而取阳以出还于阳分，以猪苓分隔之，使不复下陷，一剂而病良已。

4. 论三阴疟（核）

《静香楼医案·下卷·疟疾门》

三疟，是邪伏阴分而发，非和解可愈。久发不止，补剂必兼升阳，引伏邪至阳分乃愈。人参、归身、鹿角胶、杞子、鹿茸、附子、茯苓、沙苑。［诒按］阴疟本有此法，而不能概用此法，须相题为之。

《古今医案按选·卷一·疟》

又治高文甫三疟，有三月余，用首乌、生地、当归、白术、知母、青皮、枳壳、升、柴、煅制穿山甲、姜、枣煎服。过疟期三转。第二次用生地一两、老姜一两。第三次用当归一两、姜皮一两。第四次用白术一两、姜皮一两。每帖加桃叶七瓣，三转后检不破荷叶烘燥为末，三白酒调服五钱。又三转，疟渐止，但骨节腰膝疼痠，无力行走，腹上常热，（老姜一两之故耳）乃用四物汤加首乌、枸杞、萸肉、杜仲、牛膝、白术、甘草、虎骨、麦冬、五味、贝母、橘红为末，活鳖一个煮取肉，捣药烘干，鳖甲骨俱炙燥为末加入，以酒蒸常山四两，煎浓汁煮枣为丸，姜汤送下三四钱。

［俞按］果哉乃王金坛之高弟，《准绳》序中所谓嘉善高生隐从余游，因采取古今方论命高生次第录之者是也。著有《医林广见》及《杂证》二书，又有医案数卷，均未刊印，略选数条，以存吾邑之文献云耳。

［雄按］此条脉证俱不载明，不知疟属何因，难以垂训。观其用药，似系疟久邪入厥阴经者。然老姜用至每剂一两，殊为可议。至用桃叶，则未免惑于世俗之论，尤可陋矣。

杨曰：疟久则正虚邪亦衰，用滋阴而愈者有之。若参入升、柴、姜、枣，未免错杂不伦，宜孟英议之也。

《临症经应录·卷一六气杂感门·痎疟》

宝应五之堂刘（左），夏秋暑湿，宿滞深藏，发痎日远，正虚邪强，阳维为病，寒热难当，来时形状寒热攸长，或歌或唱，或剧或康，食不甘味，二便失常，脾阴欠运，肺肾俱伤，服我煎剂，幸我功良，渐来渐淡，大小毋惶，此名子母，书解昭彰，欣转当午，从阴反阳，再加调养，四肢寝昌，荷君惠赐，胜饮霞觞，后寄书札，嘱叙丸方。

东洋参（粳米拌炒）、云茯苓（现切晒干）、野於术（去皮切，土炒）、白扁豆（炒香）、怀山药（咀炒）、何首乌（用小黑穞豆拌匀，九蒸）、全当归（酒浸米炒）、鹿角霜（隔纸烘）、南青蒿（鳖血炒）、福橘红（文火炒烘）、青皮络（淡盐水炒）、薏苡仁（去心炒黄）、冬瓜仁（炒黄）、建泽泻（青盐拌炒）。上品依方虔修精制，共取极细净末，用煨姜（去皮）、红枣（去核）、荷叶（水洗）、陈仓米（淘净），四味同煎浓汁为丸，如梧子大，每早服三钱，开水送咽。

考三阴之痎疟朝夕难痊，欲二气之平均，饮食宜节，再加丸剂工夫，谨慎调摄，无有不告安之理。兹选君主参苓为扶正之纲领，臣辅术豆乃补土之权衡，佐以山药培胃弱虚元，协以首乌疗阴阳久疟，当归和血中之伏邪，鹿角霜通督脉之精室，清营分退烧热应藉青蒿，入下焦理肾经必需泽泻，橘络、青皮络宣络化痰，苡仁、冬瓜仁益脾运湿，姜枣属营卫报使，荷米资戊己功勋，类皆扶正化邪益胃升阳法。愚今所拟悉宗于书中，有云“治病必求其本”，本之为言根也、源也。世未有无源之流、无根之木，澄其源而流自清，灌其根而枝乃茂，此自然之精意也。

《寿山笔记·便血痔血论辨》

余幼时患肛间生痈，大为所苦，自十五岁至二十七岁，窜生六枚，皆成漏管，滋脓淋沥，胀楚难堪，是时又患三疟吐血，人皆以为成痨矣。今年届七旬，幸未成痨，可见症有虚实，不可不察，有虚证似实，实证类虚，截疟成胀，西昌戒以推荡，学者于此揣摩，功夫日进矣。

《谷荪医话·卷二·福医》

有患三阴疟者，百治不愈，已近三年，闻有时医某，初出悬壶，证事甚盛，即往求治，医索阅前所服方，曰：诸药已尝过，予岂有妙法，无已，其惟鸡纳霜乎？其人曰：亦已服过数次矣。医沉思良久曰：试再服之，药同而付药之人不同，今药付于我手，即是我之药也，或者其有验乎？其信之，果一服而愈。盖此医明知技穷，所能自信者时也，运也。谚曰：乘我一年运，有病早来医。《玉堂闲话》有福医之说，殆此医之谓乎！

《王孟英医案·卷一·疟》

周某患疟，间二日而作，寒少热多。医谓老年三疟，放手温补，渐至杳不进谷。所亲李石泉孝廉，嘱迎孟英诊之。脉细硬如弦，毫无胃气，右尺洪数，舌色光绛，大渴溺滴，曰：此足少阴暑疟也。广服温补，津液尽劫，欲以草木生之，事不及矣。世但知治疟不善有三患：邪留肝络则为疟母，戕及脾元则为疟鼓，耗乎肾阴则为疟劳。而此证以药助邪，邪将劫命，求转三患亦不能得。所谓热得补而更炽，阴受烁以速亡，阴愈亡则邪愈炽，何殊炮烙之刑。病者何辜？可惨！可惨！逾日果殁。特录以为戒，医者鉴之！

韩妪年近花甲，患三疟于仲冬。朱某主温散，并以姜枣汤恣饮，旬日后粒米不粘，疟至大吐。黄某以热补进，势益甚。又浃旬，孟英视之，胸中痞结如柈，苔黄苦渴，溲如热汤，脉弦滑右甚，带下如注。投小陷胸合温胆，加薤白，服后大吐胶痰。十余日，胸痞始消，改授甘凉，疟亦渐罢，递参滋阴，遂以霍然。

5. 论痰湿疟

《王氏医案·卷二》

癸卯春，邵秋子令堂年近六旬，患寒热如疟者久矣。诸医杂治罔效，孟英视之曰：此湿邪久蕴，已从热化，误投提补，动其肝阳，痰饮因而上逆，与通降之法，寒热即减。而包某谓疟久阴虚，理宜滋养。病家闻之近是，遂进首乌、鳖甲等药，渐至脉伏胸痞，呃忒自汗，渴饮不食，颧赤便泄。包某束手，疏生脉散以塞责，举家彷徨，再求孟英诊之。曰：此滋腻阻塞气机，（喜用熟地者鉴之）清阳不司旋运，痰饮闭滞隧络，非脱象也，补药不可进。以栝蒌薤白合小陷胸，加菖蒲、竹茹、旋覆、贝母、杏仁、紫菀、枇杷叶投之。（清热涤饮，旋转气机，以救滋腻之失）呃止脉出，大有转机，而郑某谓病固属痰，须温热以宣通，勿寒凉而凝遏，病家又惑焉。姜、桂频投，既而唇肿咽疼，不能进饮，舌干短硬，难出语言，复请孟英救疗。与犀角地黄汤加元参、知母、银花、竹黄、花粉、胆星、石菖蒲、竹沥之类，（甘寒生津，以救燥烈之失）六七剂吐出极臭胶痰甚多，粥饮渐进，此第三次生机也。奈狂澜莫障，邪说横行，辄以凉药不宜擅服，久病必定元虚，甘言悦耳，遂至升散温补，各逞所能，符咒乱方，罔不遍试。延至仲夏，腭腐龈糜，唇高数寸，竟成燎原莫救，仍恳孟英设法，乃坚辞不能措手，付局医黄某敷治，肿烂日甚而终。

《古今医案按选·卷一·疟》

沈尧封治一张姓少年，春间患寒热如疟，始服发散，继服养阴，已愈矣。越数日疟又作，且兼白浊不止，服小柴胡加首乌、生地、丹皮、萆薢等不应。又数日，寒热渐重，不能起坐，口渴烦躁，舌赤唇焦，服白虎汤而热益甚，发晕昏沉几死，热气冲开二三尺，两目赤肿，目眵胶闭，舌红且干，唇焦面赤，两足如烙，惟大便泄泻。沈诊之，脉虚而软。遂用人参二钱，熟附子三钱，茯苓五钱，白芍一钱五分。一剂而热少定，连服旬余，惟以牡蛎、牛膝、枸杞、生地出入加减，粥进热退，病去六七。忽然腹痛大作，连泻二三十次，烦渴又作，懊憹迷闷不安，举家骇泣。沈曰：无恐，此久积之寒饮，因脾得参、附之力以运动之，饮乃大下也。（［雄按］所加之牛膝、枸杞、生地未尽善美，宜以薏苡、泽泻、橘、半之类佐之为妥）复用附子五钱，干姜二钱，苓、芍、炙草，数剂而安。又用参、术平补全愈。

《王孟英医案·卷一·疟》

许子芍年甫冠，平素饮食不节，气滞多痰。偶患时疟，溺赤苔黄，脉至滑数，脘闷不饥，孟英投清解一剂。其门下医者黄某云：疟疾以小柴胡汤为主方，乃舍之不用，而以竹茹大寒之品，遏伏其邪；菖蒲散心之药，耗损其神。此病虽轻，而药已误，恐有变证。病家闻而惑之，次日即服其方，病势日进，辄云菖蒲散心，以致神气不安；竹茹寒滞，以致邪不能解。小柴胡方内加入桂枝、首乌等药，狂热尤甚。黄后荐招任某会诊，交口以为开手一药之误，恐延虚脱，径用生脉、六味，加龙、牡、杜仲、续断、阿胶之类服之。半月后，病者目不能张，畏闻声响，语出无音，身挺而重，不能转侧，略一动摇，则手足震掉，如擂鼓然，房中几案皆为撼簸。

6. 论痰热疟

《薛案辨疏·卷下·脾胃亏损疟疾寒热等症》

一妇人饮食后，因怒患疟，呕吐。用藿香正气散二剂而愈，后复怒，痰甚多，狂言热炽，胸肋胀痛，手按稍止，脉洪大无伦，按之微细，此属肝脾二经血虚，以加味逍遥散加熟地、川芎，二剂脉症顿退。再用十全大补而安。此症若用疏通之剂，是犯虚虚之戒矣。

疏曰：此案之用藿香正气散以治疟者，因于呕吐也。然疟而呕吐，未始非少阳经症，小柴胡汤是对症之方，况因怒而患疟，更为允当，何以不用耶？不知在饮食后，因怒而患，则虽肝气当理而饮食更当消也。藿香正气散既能理肝气，复能消饮食，既能止呕吐，复能散疟邪。较之小柴胡汤，但能入少阳以治少阳疟邪，止呕吐理肝气，而不能入阳明并消饮食也。至于后复怒，吐痰甚多，狂言热炽而论，似乎阳明之实火旺也。仍前而来，岂非从阳明之经入阳明腑乎？然以胸肋胀痛，手按稍止而论，则确乎肝脾二脏之血俱虚也。故用加味逍遥散补正清邪入肝脾之剂，又加熟地、川芎合四物汤，重补其血耳。然以脉之洪大无伦，按之微细而论，则似乎脾肺之气虚，或肝肾之阴虚也。所当用者，补中、六味也，而何以不用哉？岂以狂言热炽之症，不属于肺，不属于肾，而必属于肝脾乎？故不从补阴而必从补血乎。抑以狂言热炽之症从疟后来者，为其肝脾尚有余邪未尽乎。故不用补中，不用六味，而必用逍遥乎，噫！微矣！此案有探其本而不顾其表，得其虚而不顾其实之妙。盖前症之所当急治者，自然以因怒患疟为主，其病在肝，而不知饮食后得之，则其病在胃，去其饮食，散其风寒，而诸病自已。是本在饮食，而标在疟疾也。后症之所当急治者，自然以狂言热炽为主，其病在胃，而不知后复怒得之，则其病仍在肝，散其怒气，补其肝脾。肝气和则胸肋胀痛自愈矣。至于脉洪大无伦，重按微细，虽属血虚，然纯补血则阳气不充，所以用十全大补善其后也。

《医粹精言·卷三·病案略陈》

冯某第三子年十四，自暮春微觉困顿懒食，治以建脾清导之剂，忽昏然沉睡，昼夜迷离，叫唤难醒，醒惟食粥一盏而已，如是逾夏经秋，服药不可胜计，九月索诊于余。其脉数如釜沸，余以大剂六味汤投之十二帖，六脉始平，两关变有滑象，又以温胆汤投六帖，脉变虚萸，改授补中汤四帖，脉转弦硬，便间日寒热与疟无异，因酌逍遥散加鳖甲、香附四帖，寒热既痊，沉睡忽解，亦能饮食矣。肝胆热则好眠，脾胃虚更懒食矣，相火寄于肝胆，肝胆受痰热之困，不能宣发相火，且相火与痰热相搏，六脉数于釜沸，是其诊也，故首用六味壮水之主以镇阳光，阳光得镇；两关变滑，乃肝胆脾胃现出证之真形，故投温胆汤以平胆热，胆热平则滑脉去而虚耎来；又以补中汤扶中气而升阴阳，脉转弦硬者，肝胆久郁今得舒其本象也。寒热如疟者非疟也，乃少阳中正之官开其锁钥，本气之阴阳得以往来，只为脾胃尚弱未能承应间作寒热耳，治之以逍遥散加鳖甲、香附乃以消散余郁，滋养肝胆，调和脾胃，使脏腑攸平，土木调达耳，是以诸症悉除，起沉疴于一旦也。

《王孟英医案·卷一·疟》

外甥庄迪卿患疟，大渴而喜热饮，脘闷脉伏，苔腻欲呕。孟英曰：蕴湿内盛，暑热外侵，法当清解。然脉证如是，乃痰阻气道使然。清之无益，温之助桀。宜以礞石滚痰丸先为开导。服后痰出甚多，脉即见弦滑而数，呕止胸舒，苔形黄燥，与石膏、知母、连、朴、杏、橘、半、茯、滑、斛、菖蒲、花粉等药而安。（论证论治俱极明透）

顾云垞，体丰年迈。患疟于秋，脉芤而稍有歇止。孟英曰：芤者，暑也；歇止者，痰湿阻气机之流行也。（卓识）大忌温补以助邪气。及与清解蠲痰之法，病不少减，而大便带血。（邪将去矣）孟英曰：暑湿无形之气，而平素多痰，邪反得以盘踞，颇似有形之病，清解不克胜其任。气血皆受其滋扰，必攻去其痰，使邪无依附，而病自去，切勿以高年而畏峻药。伊侄桂生少府，亦精于医者也，闻之极口称是。遂以桃仁承气汤，加西洋参、滑石、芩、连、橘红、贝母、石斛为方，送礞石滚痰丸。乃郎石甫孝廉云：此药在他人必畏而不敢服。我昔年曾患暑湿证，深悉温补之不可轻试。况高明所见相同，更何疑乎？经服二剂，下黏痰污血甚多，疟即不作。仍以清润法善后而康。（此必别有外证可凭，故直断为暑与痰湿。未有专视脉之芤与歇止而如是定断者，读者勿被瞒过。此方可谓峻极，良由识高，非徒胆大）

黄鼎如令堂，年七十七岁。季秋患间疟，每发加剧，寒甚微而热必昏痉，舌不能伸。三发之后，人皆危之。孟英视之，颧赤目垂，鼻冷额颏微汗，苔色黄腻，舌根纯红，口渴痰多，不思粥饮，脉至弦数，重按少神。证属伏暑挟痰，而阴虚阳越，先与苁蓉、鳖甲、楝、斛、茹、贝、燕窝、藕。两剂，而颧红颏汗皆蠲，继佐参、沥、薤、麦、枇杷叶、旋覆，去竹茹、苁蓉。投三帖，而昏痉不作，又去薤、楝，加生地、花粉。服五日而疟休，饮食渐加，居然告愈。方疟势披猖之际，鼎如上水两昆仲，颇以为忧。延诸名家议治，有主人参白虎汤者，有用犀角地黄汤者，有欲大剂温补者，有执小柴胡加减者，赖孟英力排众议，病家始有把握。与孟英意见相合者，何君新之也，怂恿参赞，与有功焉。

许叔超令大母患疟，延孟英治之。脉弦滑而数，脘闷便秘，合目汗出，口渴不饥。或虑高年欲脱，孟英曰：此温邪挟素盛之痰所化，补药断不可投。与知、芩、蒌、杏、翘、贝、旋、茹、连、斛、雪羹为方，服果渐效。

沛生令庶母亦在越患疟，来杭后孟英视之，脘闷欲呕，汗多头重，脉来弦数，苔色腻黄。乃余邪逗留，兼挟肝郁。以枳、朴、芩、半、茹、斛、蒌、菖，加苏叶、炒黄连投之。痰涎大吐，邪已外越，脘胀口干，寒热复作，乃去朴、半，而加芄、翘。吐犹不止，聚气上肿，渴饮无眠，筋瘈便秘，改用金铃子散合雪羹，加旋、赭、茹、半、姜汁炒栀子、苏叶、炒黄连。一饮而呕渴减，气下行，即去金铃子散、旋、赭，加沙参、归、斛。服五剂，各恙皆安，神惫汗多，为用沙参、归、斛、芩、橘、栀、连、茹、藕，二帖。又因嗔怒，左胁作胀，苦渴不饥，暮热便秘，于前方加紫、芍、金铃子散，一啜胁胀即舒。惟气冲口苦，饥不能餐，自汗耳鸣，头左筋惕，改授沙参、当归、鳖甲、石英、竹茹、牡蛎、蒺藜、菊花、丝瓜络。服旬余，眠食皆适。但暮则火升，口干易汗，去蒺藜、丝瓜络，加黄连、麦冬，合甘麦大枣汤。服浃旬，经行腰痛，头震耳鸣，八脉久亏也。调养奇经以善后而康。

7. 论痰食疟

《言医选评·正文》

一人病疟兼旬，胸满而畏食，胃气不清故也。医不审，与以加减补中益气汤二服，疟反大剧，易用鳖甲、何首乌等药，作大剂以截之，更胀呕不胜，汤饮俱废，或疑其误服补药，与陈皮、芦菔等汤，病益加。以苍术为君，佐半夏、厚朴、泽泻、豆仁等，少加姜汁、食盐，徐徐与之，不食顷嗯然欲吐，即探引得吐黄涎恶水甚多始平，疟亦渐止。今之人一经灼艾，便以食不胜人为忧，其始也胃气未伤，犹能勉力啖嚼，数日后胃气被伤，即胀满而不能食，不泻则吐，不吐则疟与痢所从出矣。

《医验大成·饮食伤章》

一人因伤食，咽酸饱胀，食少嗳气，大便溏泄，糟粕不化，寒热如疟，右关短滑，左关弦大，此足阳明太阴经虚，木虚土位，所以咽酸，转输之官失职，不能运化精微。故清气在下，则生飧泄；浊气在上，则生飧胀。嗳气者，亦清气下陷，浊气泛上所致。阳虚则寒，阴虚则热，阳明太阴两虚，则寒热交作而如疟矣。须疏肝气、温脾胃、节饮食为主。方：柴胡、秦艽、白术、茯苓、豆蔻、白芍、益智仁、泽泻、山楂、骨皮。

《经》曰：脾胃交通，水谷自化。今脉右寸关弦滑，其尺虚大无力，病见少食，食后痞满，便溏体倦，此系少火衰微，坎水不温，不能上蒸脾土，冲和失布耳。宜用六味丸壮火生脾，脾温则土自治，故曰补脾不如补肾。

《得心集医案·卷三·疟症门·饮食伤胃》

周秋帆先生，秋间患疟，每日午发，寒热稍平，退时有汗，头疼或又不疼，口渴或又不渴，二便无恙，夜寐亦安。此客邪尚浅，然治经二旬，凡发表清里、和解补中诸法，投之渐剧。况体气素虚，而烦惋莫耐，叠投补剂，而胸膈加痞。余诊其脉，亦皆和平，舌苔黄滑，审症察脉，似当温补，然又补之不投，岂敢再陷前辙乎！谛思良久，不得其情，惟于审症中察其略有嗳气，或时以手摸胸，知饮食伤胃，食滞未消，方书称为食疟者也。法当消补，兼行疏通脾胃，庶几中无阻滞，营卫自通，俾枢机流利，其疟不治而治。方以生白术为君，佐以陈半草果藿朴苓泽之属，一剂疟轻，二剂果愈。足见医家治病，如老吏审案，倘正案难凭，当以旁情参之，庶不为假证所惑也。

8. 论亡阳疟

《洄溪医案·疟》

洞庭姜锡常长郎佩芳，体素弱而患久疟，时余应山前叶氏之招，便道往唔，佩芳出，诊色夭脉微，而动易出汗。余骇曰：汝今夕当大汗出而亡阳矣，急进参附，或可挽回。其父子犹未全信，姑以西洋参三钱，偕附子饮之，仍回叶宅。夜二鼓叩门声甚急，启门，而锡常以肩舆来迎，至则汗出如膏，两目直视，气有出无入，犹赖服过参附，阳未遽脱，适余偶带人参钱许，同附子、童便灌入，天明而汗止阳回，始知人事。然犹闻声即晕，倦卧不能起者两月，而后起坐。上工治未病，此之谓也。如此危急之证，不但误治必死，即治之稍迟，亦不及挽回。养生者，医理不可不知也。

9. 论阴虚疟

《素圃医案·卷二·疟疾治效》

吴干庭文学，年二十余，本质阴虚，秋病疟，至冬未痊，迎往真州以治之。病已五月，疟邪虽轻，而真阴大损。因病中时时梦遗，不能禁固，致疟不瘳，脉弦细数而无力，畏寒不欲揭帐，胁肋气冲而痛，脐有动气，半身不能侧卧，腰膝酸疼，不能久立，间或咳嗽，自汗盗汗，而阴毛皆变白色，证现肝肾两虚。检其前方，皆柴芩、二陈、二母、鳖甲清疏之品，间有用人参、白术者，亦未服。余主补阴，俾邪自解，用桂枝、当归、赤芍、何首乌、葳蕤、茯苓、人参、甘草，姜枣为引，仿建中汤治法。因当脐动气，胁肋气冲，皆肝肾之病，故不用芪术也。外朝服枸兔丸以固精，全不作疟治，半月而疟止矣。后以参芪入六味地黄汤，调治而康。

《得心集医案·卷二·内伤门·寒热如疟》

彭绍英年十八，向有咳嗽，曾经失血，客腊婚毕，新正病疟。延医数手，疟未减，而神大衰，咳嗽仍作，夜不得寝，每巳午时，寒去热来，寒少热多，热止无汗，间日一发。迨至人事昏困，肌肤削极，饮食减少，始就余诊。脉得浮大而空，两关甚急，余知其失血也。视其舌干发槁，面色枯焦，更知其阴虚也。因谓曰：此冬不藏精，肾水愈涸，至春地气上升，肝木发荣，全赖肾水灌其苞根，则枝叶畅茂。今水泉将竭，何供所乘？以致木郁不舒，发为寒热，渐至枯槁，岂细故哉！奈何医者，以柴芩斧斤之药，愈伐其生。见其人事昏困，凉散不效，更投补中益气，芪术助火，其阴愈烁。今议端以滋阴为主，又忌滞濡，而胃愈戕，清营为佐，更忌苦寒，而阳愈损。《经》曰：损其肝者缓其中，损其肾者益其精。缓肝益精四字尽之矣，随症处方，因人而施，以一派生津甘缓之药频服而健。

《王孟英医案·卷一·疟》

胡氏妇患疟，寒少热多。自云阴分素亏，医进清解凉营之药多剂，其热愈炽。改用养阴法，呕恶烦躁，自欲投井。或谓今年中伏之时，风雨连朝，人须挟纩，有何暑热？而多服凉剂，以致疟来发躁，必属虚火，拟以姜附治之。病者云：吾舌已脱液，阴将涸矣。坚不肯服，而请决于孟英。脉至滑数，右寸关更甚。视其舌淡白而光滑，俨似无苔，其实有苔如膜，满包于舌也。证属阴虚吸暑，兼以痰阻清阳。初治失于开泄耳。授菖、茹、连、半、旋、茯、苏、枳、枇杷叶为小剂，取其轻清开上也。两服，舌即露红，呕止受谷，疟热亦减。又两服，疟竟罢。孟英曰：余亦初不料其若是之神也。随以清养善后而安。

高某，以阴虚之体而患疟于暑月，久而不愈。冯、黄二医佥用补养矣，而杳不知饥，欲噫不畅，便溺艰涩，渴喜沸汤。孟英诊脉缓涩不调，按其胸次坚而不柔，舌上满布干黄薄苔，曰：气机郁结，痰滞未行，如何遽投补剂？予菖、贝、旋、蒌、苏、桔、连、半、紫菀、枇杷叶为方，四帖而愈。始从调养以善其后。嗣有王雨苍仲郎之证治，与此略同。

谢氏妇，素体孱弱，亦属阴虚暑疟久延，舌色鲜赤。医投养血，竟不见功。孟英视之曰：舌虽无苔，色绛而泽，此非脱液，乃液为痰隔而不能上布，故不生苔。如果脱液，讵能如是之鲜泽哉？盖痰虽因火灼成，究是水液所结，其潮气上腾，舌自不燥。与茹、贝、菖、蒌、芩、桔、蛤粉、枇杷叶等药，痰果渐吐。三日后，热减知饥，白苔渐布，改用养阴清热而瘳。孟英尝曰：临证必先辨其病属何因，继必察其体性何似，更当审其有无宿恙，然后权其先后之宜，才可用药。自然手到病除，无枘凿之不入矣。又曰：热证有见白润苔者，亦痰盛于中，潮气上蒸也。此不可遽施凉润，先宜开以辛通。而昧者但知苔色白润为寒证之的据，遂不详勘其兼证，而妄投温散燥补以误事者多矣。附录于此，学者识之。

朱生甫明经令郎仲和，于六月初旬患疟，寒少热多，呕渴痞闷。逆孟英视之曰：曩曾屡患此病，证形大略相同，广延名手治疗，总难即愈。病辄经年，大受其累。闻君疗疟极神，不知能否于月内即痊？孟英曰：何限之宽耶？余非神于此。盖寒、暑、燥、湿、风五气之感于人也，重则为伤寒，轻则为疟疾。今所患者，暑湿之疟也。清其暑湿，旬日可瘥。前此之缠绵岁月而不能已者，必是不分五气之源流，徒以见疟治疟，而用柴胡、姜枣等风疟之方，以致暑湿之邪，滋蔓难图耳。兹以清暑化湿汤奉赠，放胆服之。不可商于人，恐其于五种伤寒未能辨晰，而泥少阳正疟之法以相争也。仲和韪之。方用石膏、杏仁、半夏、厚朴、知母、竹叶，果八剂而安。既而梁甫之仲郎亦患疟，孟英视曰：脉数舌绛，热炽寒微，素质阴亏，暑邪为患也。更不可用疟门套药，予元参、青蒿、白薇、丹皮、黄菊、知母、花粉、银花、竹叶、栀子，数剂而脉减。乃去青蒿、丹皮，加生地、甘草，数服而瘳。

新秋汪子与室寡居患疟，范某叠进小柴胡法，昏热皆厥，腹痛汗淋，人皆危之。乃祖朱椿年太史，逆孟英往视，两尺空数，左关弦寸溢，右寸关滑驶，曰：此真阴素亏，腹有聚气，吸受暑热，最忌升提。与元参、西洋参、百合、竹叶、莲子心、鳖甲、牡蛎、楝实、小麦、黄连等药，两剂而减。其族人谓疟禁凉剂，而尺脉无根，苟非温补，猝变可虞。母家不从，两疑莫决，因请乩方服之。数日后势复剧，苔渐黑。伊父朱次膺仍乞援于孟英，乃诊脉，更数于前，因于前法中加犀角，两帖而安。续以滋潜，善其后而愈。

同门相简哉室患疟，始则消散，继则补中益气。治之匝月，痿靡不堪，腹中似有聚气，时欲上冲，气促心摇，汗多眩晕，左胁震跃，渴饮无眠，骨瘦如柴，医皆束手。吾师赵菊斋先生拉孟英往诊，脉弦细而数，按之不鼓，因谓相曰：不可再以疟字横于胸中，则旬日可安。若见其久疟而欲截之，且闻前医谓令正初次患疟为胎疟，务令发透，不妨形瘦似鹤，此皆非余之所知也。夫一生不患疟者有之矣，未闻先在胞中患过疟疾而后生者也。若以初次患疟为胎疟，则他病之初患者，无不可以胎字冠之矣。何以不闻有胎痢、胎伤寒之名乎？因医者治疟，而不知治其所以疟，以致缠绵难愈者多。遂妄立胎疟、鬼疟等名，以给世俗，而自文其浅陋。今昔相沿，贤者不免，故世人又有疟疾不可服官料药之戒。其实药亦何尝有官、私之别耶？服药不当，皆能增病。不服药为中医，不仅为疟疾而言也。令正素禀阴亏，感邪不重，过投消散，营液重虚，再升其阳，本实欲拨。补中益气，原是成方，与证不宜，于体不合，即为毒药。我仪图之，介类潜阳，重镇理怯，甘酸化液，厚味滋阴，大剂而投，肤功可奏。相极感服，如法服之，果未浃旬，霍然病已。方以西洋参、熟地、牡蛎、紫石英、龟板、鳖甲、枸杞、当归、冬虫夏草、龙齿、阿胶、麦冬、龙眼、甘草、蒲桃干、红枣、莲子心、小麦等，出入互用也。

九月间，张春桥患疟，寒少热多。间二日而作。甫两发，形即清瘦。孟英诊曰：脉弦而细，尺中甚数，疾作于子夜，口干嗜饮，乃足少阴热疟也。两发遽尔形消，胡可玩视！吾以妙药奉赠，可期即已，但请即服，不可商于人而致生疑义也。方用元参、生地、知母、丹皮、地骨皮、天冬、龟板、茯苓、石斛、桑叶。春桥以向所心折，遂服之。一剂疟即止，再以滋阴善后而愈。予谓此证一帖而瘳，似乎轻易，但非真才实学，焉有此种妙治？设遇别手，非温补即提表，其祸可胜道哉！然天下之病，无论轻重，总贵初治得法，何致轻者重而重者危耶？奈世俗之情，必须轻者重而后转安，始知医药之功，殊可叹也！按此证世人但知其为三阴疟，笼统治以温补之法，从未闻有分经用药者。今提出少阴二字，创立清凉之剂，用药精当，取效敏捷，法似新奇，理自完足，所谓活人治活病，全以活泼运之也。可以启人慧悟，垂作典型。

10. 论虚寒疟

《折肱漫录·卷之二·医药篇二》

立斋云：大凡久疟乃属元气虚寒。若误投以清脾截疟二饮，多致不起。按三疟久不止者，多成坏症。予表兄沈鸿生孝廉，精神素旺，自闽游归，患三疟几一载，元气都耗，后疟虽止，而面黑眼黄，见者惊异，如是又二载，卒以鼓胀亡。先生指久疟为元气虚寒，信为确论。

立斋截疟，法以参、术各一两，生姜四两，煨熟煎服，即止。

立斋治疟，与时师迥异。予少时曾患此，虽不敢服清脾截疟等药，而所服皆柴胡、黄芩之剂。予病时守戒甚严，疟止后，茹素者半月，馋极乃荤，以是脾胃顿开，饮食较未病前倍增，精神始旺。惜医家无此胆，不亦伤乎！予倩孙培之得胡与辰金铅丸，有一比邱患三疟久不止，与一丸服之，减半，再与一丸，顿止。盖三疟属元气虚寒，金铅丸能助阳气，故两丸而竟愈也。

《素圃医案·卷二·疟疾治效》

吴静含河员，初秋患疟，乃因热求凉，过餐生冷，寒疟也。起时殊不重，余初诊令其节饮食，戒瓜果，不合病人意，遂易医。恣其所欲，疟热作渴，纵饮冷水。至一月后，病势危笃，形骸骨立，胸中塞满，粒米难吞，呕哕不息，昼夜俯坐于床，不能平卧，每日一发，自午至寅，无汗而止，日惟二时进药饮汤而已。不得已，复邀余治。脉则细紧如丝，两足冰冷，虽疟发热，而足亦不热，坐不能卧数日矣。此寒极于下，厥气上逆，中冷甚矣。辞不治。坚托不已，议用附子三钱，干姜、半夏、茯苓各二钱，人参一钱。如此不加减，服十余日，呕逆方止，能平卧，得进米饮，续续得汗，疟亦寻愈。后因劳两复，仍用前方减姜附一半，加入桂枝、白术、赤芍、生姜，至十一月冬至后，方脱然。

许用宾翁，溧水李令亲，秋月患疟，呕吐长虫，盖先医过用苦寒所致。六七日后，招余往治。脉弦而迟，乃阴寒脾疟，主用桂枝、苍术、干姜、半夏、茯苓、白蔻、生姜，服五日，疟止矣。即以六君子汤加炮姜调理，饮食亦半餐。忽然舌黑不干，脉变虚数，别无他证。病人惊怖，余曰无伤。因本体阴虚，前治疟过温，疟虽止而阴气稍伤，用地黄一二剂可退。用宾曰：前药热而效，今药用凉，倘益病奈何？余曰必效。果一剂而舌红黄矣。若系中寒虚冷，脉必沉迟，见呕胀诸证矣。

方豫章部司尊堂，秋患疟，本体虚寒。前医误投黄芩、知母多剂，致发寒，时大吐，吐极大汗，遂昏厥而脱，全不知人。时半夜矣，急迎往看。则六脉全无，手足厥冷，目合不语，牙关半开半闭，惟身体不僵，未全冷耳。余曰：证脉全脱，药能下咽，方可救也。试以姜汤能咽，即以人参五钱，附子三钱，白术、干姜各二钱，煎成频频灌下。至天明，手足回温，再剂目开，三剂手能动，四剂脉出如丝，至一周时，方能言也。至第三日，元气稍振，而疟复发，即以前方减参附一半，加桂枝、赤芍、半夏、甘草、生姜、大枣，解肌温里，每日二剂，六七日疟止矣。苦寒伤胃，亦至如此。

程馨九太学，九月上旬，自淮安患疟回扬，已发四次，其疟甚轻。而本气甚虚，寒热之后，汗出不止。虽系少阳风疟，而初剂即用人参、桂枝、赤芍为君，柴胡、陈皮、半夏、茯苓、甘草为佐，姜枣为引，如此十剂，疟止十日矣。因愤怒劳复，又值梦遗，余适有江南之役，回往十日，则病势危矣。疟则不甚，而元气大虚，日夜汗出不止，开目亦出，饮食亦出，小便不能顿出，惟听其点滴。更增咳嗽，不能侧卧，惟仰卧于床。因重用人参八钱，附子三钱，何首乌三钱，每日二剂。疟劳稍轻，又复梦遗，至冬至日，阳气不生，则病愈剧，日出汗十六身，衣被尽湿，股肉皮伤。幸胃气未败，粥食可餐，大便禁固。其时谤议纷纷，谓疟复不用柴胡，而用参附。幸声兄不疑，且有内亲曹启心兄赞助，冬至日防其阳脱，惟用参附汤三剂，每剂人参一两，生附子五钱。如此三日，汗方止半，而有生机。嗣后每剂人参一两，白术三钱，何首乌三钱，茯苓二钱，日服二剂，以治疟，夜服八味地黄汤，两倍桂附，加人参五钱，以治肾虚之咳嗽。如斯一月，至十二月半大寒节候，疟方止。嗣后日服前参术药一剂，八味汤一剂。至次年上元节后，不用参术等药，专服八味汤一剂，以补肝肾，初夏方策杖步于庭。此证费参价数千金，若人力不及，信任不专，何能望治。后每咳嗽，或因风因劳，皆以八味地黄汤重加人参即效。总由肺肾虚寒也。

高学山文学尊堂，年逾六十，平素多痰而胃冷，初夏便餐水果，因而病疟。历医十三位，已两月余，而疟不止，渐增呕逆，滴水难下，药亦不纳，舌苔全黑，疟反不发，微有利意，最后相招。诊其脉沉弦而紧，重按滑而硬，求治于余。苦药不能下咽，检前方皆黄芩、知母、贝母、柴苓汤也。原因停冷致病，又益以寒中冷药，疟邪全入于里，寒痰格拒，非寻常药能破其坚垒。以半硫丸一钱，姜汤送下，觉胸间冲开，即不作呕。继进干姜、附子、半夏、茯苓、白蔻、橘红，大剂与服，竟不吐。余曰：能药矣，但疟复发，方允可治。学山曰：他医要截药，而先生反欲疟发，岂不相反耶？余曰：疟者，外受之邪也，知在何经，宜用此经之药，驱之使出，此善治疟者也，尊堂太阴脾经疟也。当用脾脏之药，则中的矣。而用柴胡、干葛、黄芩少阳阳明之药，与太阴何与焉？今疟固在，脉尚双弦，固本气自虚，邪陷于内，非竟止也。中气稍振，疟必再发。加人参一钱于前药内，以助中气，俾邪外解。服至三四日，胃温呕止，能进米饮，而疟发矣，较前更甚。遂改用桂枝、赤芍、生姜以解肌，不用人参，以苍术、半夏、干姜、附子、陈皮、茯苓、甘草以温里。如此六七日，饮食略进，疟发有汗，寒热减轻。复加人参，换白术，又六七日，饮食可餐，而疟全止。不虞先原停冷，又服凉药，积冷尚存，少腹遂胀痛溏泻，而又转痢，脉复紧滑。此肠胃尚有积垢，又去参术，用苍、朴、香、槟、姜、附、赤芍、二陈等药十数剂，大便通畅，泻痢寻愈。调治五阅月，方能步履。嗟乎！疟之较伤寒，只差一间耳。伤寒则自表传里，疟则专经而不传，何得疟疾不分经而套治耶？

《静香楼医案·下卷·疟疾门》

疟发而上下血溢，责之中虚，而邪又扰之也。血去既多，疟邪尚炽，中原之扰，犹未已也，谁能必其血之不复来耶。谨按古法，中虚血脱之证，从无独任血药之理。而疟病经久，亦必固其中气。兹拟理中一法，止血在是，止疟亦在是，惟高明裁之。人参、白术、炮姜、炙草。

［诒按］识见老确，议论精切。所立理中一法，诚属血脱益气，固中止血之要药。惟愚意所欲商者，疟来而上下血溢，必因疟疾之热，扰及血络而然。于理中法内，参用安宫清络之意，似乎更为周到。且标本兼顾，于立方正意，亦不相刺谬也。

《薛案辨疏·卷下·脾胃亏损疟疾寒热等症》

冬官朱省庵，停食感寒而患疟，自用清脾、截疟二药，食后腹胀，时或作痛，服二陈、黄连、枳实之类，小腹重坠，腿足浮肿，加白术、山楂，吐食未化，谓余曰何也？余曰：食后胀痛，乃脾虚不能克化也；小腹重坠，乃脾虚不能升举也；腿足浮肿，乃脾虚不能运行也；吐食不消，乃脾胃虚寒无火也。治以补中益气加吴茱、炮姜、木香、肉桂，一剂诸症顿退，饮食顿加，不数剂而痊。大凡停食之症，宜用六君、枳实、厚朴，若食已消而不愈，用六君子汤；若内伤外感，用藿香正气散；若内伤多而外感少，用人参养胃汤；若劳伤元气兼外感，用补中益气加川芎；若劳伤元气兼外感停食，补中益气加神曲、陈皮；若气恼兼食用六君加香附、山栀；若咽酸或食后口酸，当节饮食，病作时，大热躁渴，以姜汤乘热饮之。此截疟之良法也。每见发时，饮啖生冷物者，病或少愈，多致脾虚胃损，往往不治，大抵内伤饮食者，必恶食；外感风寒者，不恶食；审系劳伤元气，虽有百症，但用补中益气，其病自愈。其属外感者，主以补养，佐以解散其邪自退。若外邪既退，即补中益气以实其表，若邪去而不实，其表或过用发表，亏损脾胃。皆致绵延难治。凡此不问阴阳，日夜所发，皆宜补中益气，此不截之截也。夫人以脾胃为主，未有脾胃实而患疟痢者。若专主发表攻里、降火导痰，是治其末而忘其本，前所云乃治疟之大略。如不应，当分六经表里而治之，说见各方。疏曰：此案因停食感寒而患疟，则其病在脾胃也。可知因自用截疟之药而变症甚剧。则其病在脾胃之虚寒也。可知虽不言脉而症无疑。先生明疏病情，加惠后学多矣。至于大凡以下所论，皆以脾胃虚者言之，非所以概于诸疟也。余谓疟痢一症，虽本于脾胃虚者为多，盖脾主信，而寒热则属肝胆，是以每多木乘土症。然本于肾虚者更多，肾主闭藏，不能闭藏则邪气易入而深藏之，久而发为寒热，是水不能生木固也。虽然疟症必有外邪，如风、寒、暑、湿、热之气夹杂而生，故先宜分六经表里而治之。虽曰六经表里，大概多在少阳、阳明半表半里之间，是以治法不离乎小柴胡汤加减和解之方，未应，然后从虚治，如脾胃虚者，以补中益气加减为主；如肾虚者，以六味加减为主，虚而寒者，悉加温热之品。若先生所云，先以补虚为主，如不应，当分六经表里而治之。未免倒置矣。

大尹曹时用，患疟寒热，用止截之剂，反发热恶寒，饮食少思，神思甚倦，其脉或浮洪或微细。此阳气虚寒，余用补中益气，内参、芪、归、术各三钱，炙甘草一钱五分，炮姜、附子各一钱，一剂而寒热止，数剂而元气复。疏曰：此案用截止之剂，而变症百出，症既属虚，脉更无主，宜以温补见功。然亦有误用止截而邪气闭塞者，当仍用疏表清理，然必无如是症，如是脉也常见，脉之隐现不定，旦夕更象，时大时小，或强或弱者，初无定见，要知此皆阳气虚寒，神无主宰之故，不论诸症，悉宜温补而已。

一儒者，秋患寒热，至春未愈，胸痞腹胀。余用人参二两，生姜二两煨，热煎顿服。寒热即止，更以调中益气加半夏、茯苓、炮姜数剂，元气顿复。后任县尹，每饮食劳倦疾作，复前药即愈。大凡久疟乃属元气虚寒，盖气虚则寒，血虚则热，胃虚则恶寒，脾虚则发热。阴火下流则寒热交作，或吐涎不食，泄泻腹痛，手足厥冷，寒战如栗。若误投以清脾、截疟二饮多致不起。疏曰：人参、煨姜各二两，此方原属治胃家阳气虚寒症，然非大虚而病久者，不可用其煨姜，多至二两，颇能戟喉。若有是症，何不用补中益气加煨姜数片，或六君加升麻、柴胡、煨姜，后以圆之，未始不可。此案能用之者，因其病自秋至春之久故耳，久而尚觉胸痞腹胀，自是脾胃气虚不运之故，然久而不愈，未免有痰凝湿滞于中宫。古人云：无痰不成疟。又曰：疟久不愈，内必有根。痰湿者，非疟之根乎？故不用补中益气而用调中益气且加半夏、茯苓、炮姜者，是有痰湿之根者宜之。至于大凡久疟以下所论，则纯以脾胃虚者言耳。是论久疟，非论调中，若所谓阴火下流者，盖阴火是脾火，属太阴故也。下流者是下脱，惟下脱，故现诸虚寒症。是当用大温大补之剂，或宜升或不宜升，须在相机而用，故不载。当用何方？只云不可误投清脾、截疟焉。

11. 论脾虚疟

《石山医案·卷之上·疟》

邑人汪大尹，年几七十。形色苍白，劳倦病疟。疟止，胸膈痞闷，心恶痰多，不思饮食，懒倦，口苦头痛，夜梦纷纭，两腿时痒。予为诊之，脉皆浮濡无力，且过于缓。医书云：脉缓无力者，气虚也。又云：劳则气耗。又云：劳倦伤脾。脾伤不能运化精微以养心，故心神为之不安，宜仿归脾汤例治之。人参二钱，麦门冬、白术各一钱，归身、酸枣仁、茯神各八分，黄芩、陈皮各六分，枳实、甘草各五分，川芎七分，煎服二帖，夜卧颇安。但药后觉嘈，食则吞酸口淡。减去枳实，加山楂七分、吴茱萸二分服之，仍用参、术、归、芎、山栀、山楂，丸服而愈。

一人年逾四十，形瘦色紫淡，素劳伤脾。予令常服参苓白术散获安。住药一年，复劳饮冷酒不爽，是夜头又被湿，遂致身冷不安，早起面目俱黄。医用零筋草根酒煎服之，吐泻大作。又加姜煎，则心热膈壅，不进饮食，大便秘结，疟作，胸膈痞塞，粥饮不入，食此汤则嗳此气，呕逆吐涎，意向甚恶。予诊左脉浮濡无力，肝脉颇弦，右脉肺部濡散，脾部浮微，二部脉皆似有似无，或呼吸相引，又觉应指。曰：此脾虚之极也。初因劳热饮冷，头又被湿，内热因郁，故发为黄。若用搐药以泄上焦湿热，则黄自退。乃用草药酒煎，湿热虽行，而脾气存也几希。且勿治疟，当用补脾为急。用人参五钱，橘红一钱，时时煎汤呷之，令其旦暮食粥，以回胃气。彼如所言，旬余乃愈。

一人年逾三十，形瘦色苍，八月间病疟。或用截药，或用符水，延缠不愈，胸膈痞满，饮食少进，大肠痔血，小便短赤，疟发于夜，寒少热多，自汗。予诊左脉濡小而缓，右脉濡弱无力。曰：此久疟伤脾也。用人参二钱，白术、归身、茯苓各一钱，芍药八分，黄芩七分，枳实五分，陈皮六分，甘草四分，煎服。后因痔血未止，吞槐角丸而血愈多，仍服前方而血减矣。

一人于嘉靖九年因冒风病疟。热多寒少，头痛倦怠，食少自汗，已服参苏饮一帖。予适在彼，诊之，脉皆浮虚近驶。曰：此虚疟也，非参苏饮所宜。令将平日所服参、芪、归、术等药煎服五六帖而愈。且谕之曰，元气素虚，不宜发散。凡遇一切外感，须以补元气为主，少加发散之药以辅佐之，庶为允当，宜永识之。

一人年三十，形色苍白，因劳感热，九月尽病疟。头痛，口渴，呕吐，胸膈痞塞，不进饮食，自汗倦怠，热多寒少。医用截药，病增。过饮水，吐甚。予诊脉皆浮大而濡，颇弦。曰：此劳倦伤脾，热伤气之疟也。令用人参三钱，黄芪钱半，白术、麦门冬各一钱，枳实五分，山楂七分，归身、黄柏、知母各七分，干姜、甘草各三分，煎服三帖病减。复劳病作，前方人参加作四钱，服之向安。

《薛案辨疏·卷下·脾胃亏损疟疾寒热等症》

东洞庭马志卿，疟后形体骨立发热，恶寒食少，体倦，用补中益气，内参、芪、归、术各加三钱，甘草一钱五分，炮姜二钱，一剂而寒热止。数剂而元气复。疏曰：此症之宜大补也，人皆知之，而况得之疟后乎？然以形体骨立，是形与精皆不足也，形不足者，当补之以气；而精不足者，当补之以味。味者是补阴也，而补中益气独能补脾胃之气，而不能补肝肾之阴，先生何以独用之乎？盖饮食少、体倦故耳。凡病至食少体倦则脾胃之气已虚，脾胃气虚则阴药不可骤用，以泥滞之性有碍于食少之人。故先生每于食少体倦，四字为补气血之标准，宜知此叙症之意。

一妇人，久患寒热，服清脾饮之类，胸膈饱胀，饮食减少，余用调中益气加茯苓、半夏、炮姜各一钱，二剂而痊。疏曰：此案久患寒热，固非疟疾可比。然何至服疟之药反得胸膈饱胀，饮食减少？是脾胃之气为药伤耳。久患寒热，亦是妇人常病，其气血未必大损，且有抑郁停滞者，每多此症。故先生只用调中益气汤二剂而愈。不然饮食减少之症，若属于脾肾元气亏损者，何能速愈至此耶？要知此饮食减少，在服清脾饮之后，不在患寒热之前，则未服清脾饮前，其饮食不减少可知。故不用补中益气汤也。

一妇人劳役，停食患疟。或用消导止截，饮食少思，体瘦腹胀。余以补中益气倍用参、芪、归、术、甘草，加茯苓、半夏各一钱五分，炮姜五钱，一剂顿安。又以前药，炮姜用一钱，不数剂，元气复而全愈。疏曰：此案当以劳役二字为主，夫人既劳役，则其脾胃之气已虚矣。停食患疟，虽为邪气有余，然本实先拨，何可不顾其本。细详此案与前案同是误服药饵，以致食少腹胀之症，用药亦颇同。而此案温补之势更数倍于前案，要知亦以劳役二字为病之本，治病者岂可不审病人之劳逸乎？

一上舍，每至夏秋，非停食作泻，必疟痢霍乱。遇劳吐痰，头眩体倦，发热恶寒，用四物、二陈、芩、连、枳实、山栀之类，患疟服止截之药，前症益甚，时或遍身如芒刺。然余以补中益气加茯苓、半夏，内参、芪各用三钱，归、术各二钱，十余剂稍愈。若间断其药，诸病仍至，连服三十余剂全愈。又服还少丹半载，形体充实。疏曰：此案病在脾胃气虚而有湿热之积者也。大凡病之必至，是时而发者，皆属脾经气血虚而有积气隐伏于内，盖脾属土而主信，故不爽其期。积气隐伏于内，如草根之隐伏于土中，至春必发，若无根在内，则何发之。有故治应期而发之症，当随其症而补之，兼消积气之品，以潜消灭夺之。此案每至夏秋正长夏湿土司令之时，非停食作泻，必疟痢霍乱。是皆病在脾胃而有湿热之积气故也。至于遇劳吐痰，头晕诸症者，则脾胃之气虚为多，故宜于补气，不宜于补血，宜于温升，不宜于寒降。是以四物等类及止疟之药，而致前症益甚也。若所谓遍身如芒刺然者，此是肺气大虚，不能外卫其皮毛之故。盖土虚则金亦虚，内虚则外亦虚也。故以补中益气，倍用补气之品，以大补之。然以其应期而发，必有积气，故其加茯苓、半夏以消之。如此大补，服至三十余剂而后愈，其虚可知，则虚者当补母，故再用还少丹服半载，形充气实，亏损之症复元，非易也。

一妇人，疟久不愈，发后口干倦甚，用七味白术散加麦冬、五味作大剂，煎与恣饮，再发稍可，乃用补中益气加茯苓、半夏十余剂而愈。凡截疟，余常以参、术各一两，生姜四两煨，热煎服即止。以大剂补中益气加煨姜尤效，生姜亦效。疏曰：此案胃虚而津液不能上潮于肺之症也。夫口干倦甚，疟所必然。但在正发时，则有虚而或有实；若在发后，则未尝有实也，何也？盖正发时而然者，或有邪气劫其津液而口干，邪气胜其元气而倦甚，则补养之中当兼散邪。今以发后而然，则邪气已退而独元气不敷矣。故惟补养而已，然发后暂时而然者，未必是虚，暴疟之后势所必然。若整日连夜而然者，必定是虚矣。若七味白术散一方，原治泻而口干属中气亏损，津液短少之症。今移治疟后口干，足征运用之妙。盖疟与泻虽不同，而中气亏损，津液短少则同也。加以麦冬、五味，又见加减之妙，盖泻自不可兼清润，而疟又不可独行温燥也。及再发稍可，乃用补中益气加味者，疟疾之根自当清散，而脾胃之气自当升补。是知前剂所以治标，后剂所以治本耳。至于所云截疟之法，亦当因症而施，未可必然之例。凡疟之来，岂无寒暑之分，气血阴阳之异乎？惟元气虚而风邪伏者为宜。

《寿山笔记·疟臌论》

疟早截致成中满，二便不通，此系腹中之气，散乱不收，津水随气横决，或四溢而作胀，全是太阴脾气不能统摄所致。余曾治此症，中腹坚硬，大便不通，疟来寒重，因令其疟来减食，即空日亦令其食米粥，旬日便通胀消。

《医粹精言·卷三·病案略陈》

李某病疟月徐，甫愈数日，路遇风雨，夜即沉寐不语，某医授以理中（汤）一服而效。余拟此证疟后营卫不固，中虚欠补，上中之阳不强，不能御邪，反致邪犯中下；觉寐不语者，太阴少阴之候也。某医投以理中治法极当，乃转手而付柴胡，伊以为先曾病疟，自合和以小柴（胡），阴已回阳，不妨清以通麦（指木通、麦冬），岂知理中所温者温在太少（指太阴、少阴），初则对证取效，而柴芩通麦不但于足少阳、手太阴添一蛇足，且于未尽之阴寒，复引之而立起，凝其土以冰其流，故致有腹胀痛，大小便之异变也。

12. 论风热夹湿疟

《医粹精言·卷三·病案略陈》

周宅幼女甫二龄患疟不愈，医曾以小柴胡（汤）重加首乌，服至三十涂剂，饮食不进，胸腹膨胀，左胁疟块益大而跳悸不止，医辞不治。余诊之授以六君（子汤）加肉桂、莪术、木香、鳖甲，惧不肯服，谓莪术过克，肉桂过温也，勉令服之，药竟而愈。及来春其女偶感风热夹湿之症，幼科治以荆防清散之药不效，更引水恶咽，下利溏黄。余过诊见幼科之方不为无理，即照方付药两帖，但加赤苓钱许、泽泻数分，一服即愈。越日周告余曰：小女两次疾病，一重一轻，两医皆不能效，先生治疟之方与小柴（胡汤）悬隔，宜其三服而愈，何以昨治风热不另立方，只加苓泽而愈乎？余曰：令爱证感风热，幼科之药已对证矣，因遗却利湿，是以未效，不见恶水、利溏非湿病乎，加苓泽者，正使湿有去路耳。周怃然曰：不意药味之别，效否大异有如是者，医之为义不亦微乎！

13. 论寒湿血瘀疟

《读医随笔·卷四·证治类·疟疾肝体坏外证》

西医谓：人以疟死者，其肝体每大于常人二三倍，故病疟者，摸试肝大，即不治矣。夫肝大者，寒湿盛而血瘀之故也。寒湿内盛，又以逐日之忽寒忽热，血行一驶一澄，度数失常，遂致瘀结矣。西医以为此即中医所谓疟母，其实非也。疟母不得为死证，且其部位，多在两乳开下，与肝位甚远。窃以为肝大者，其外必有腰胁胀痛，不能转侧之证。仲景曰：肝中风者，头目瞤，两胁痛，行常伛，令人嗜甘，如阻妇状。又曰：肝水者，其腹大，不能自转侧，胁下腹痛，时时津液微生，小便续通。盖肝之体，后近于脊，下藏于季胁，一经胀大，便僵痛不能俯仰转侧矣，甚则腰不能伸而行伛矣；其败也，上下气绝，下为大便滑泄，注液五色，小便脓血膏脂，时时欲起，烦躁不宁，少腹拘急不仁，两肋骨如殴伤，胁内胀极，欲人重按其上，膝胫时时转筋，神昏谵语，呕哕不纳水谷，目直欲脱，不能见人，唇鼻青惨，或面色紫浊，脉象牢坚，硬如铁箸，如此者，预之短期矣。所谓摸试者，揣其季胁空软之处，其内坚硬胀急，即是也。吾得此义，凡治疟疾，必问其未发之先，与既止之后，腰胁胀痛不转，是肝体已大矣；若正发之时，腰胁胀痛，疟止即愈者，是血尚未坏，即预加行血药于剂中以疏之，往往默收奇效。时人不知用药之义，有指为怪僻支离者。

14. 论疟转痫

《素圃医案·卷二·疟疾治效》

陈玉生秋间病疟，截药乱投，将一月，疟未止而又病痢，疟痢并作者，又数日矣，最后延余诊。其脉尚浮弦有力，盖疟邪因截，不得外解，内搏作痢，邪犹在半表半里之间。以仓廪汤本方，不用人参，即败毒散加陈仓米也。连进四剂，令其取汗，上身得汗而疟止，再进二剂，通身得汗而痢止。乃经营之人，见疟痢皆止，便不药矣。遂大劳，致中气下陷，又似欲痢之状，然脉虚大，有汗不热，用补中益气汤二剂随愈。又不药矣，五六日后，忽神昏谵语，慌迫求治。诊脉弦滑而数盖前疟痰未清，不药留病劳而伤气不得不补，此虚回痰作，所以谵妄也。用温胆汤古方，陈皮、半夏、茯苓、枳实、甘草、生姜、竹茹，六剂后呕吐痰涎甚多，其病如脱。此证几两月，始终以去邪而病解，未常以久病补虚，故治病必以脉为准也。

《李冠仙医案·刘松亭患疟转痢治效》

刘松亭，清江浦知名之士也。年将七旬，夏患暑疟，寒轻热重。医者朱某亦清江之翘楚，朱某亦未免稍染习气，见刘公热重即加大黄，两剂后遂变为痢，红多白少，里急后重，一夜廿余遍。年老之人，又属疟后，委顿不堪。知予在浦，延请斟酌。予至见朱某业已定方，仍以大黄为主。予曰：痢疾滞下，大黄原在所当用，但此症非本来痢疾，乃疟变为痢，少阳热邪陷入太阴，恐脾气太虚，又属高年，有下陷之虑。书称和血则便自愈，调气则后重除，似宜以此为主，兼用喻西昌逆挽之法，使邪气仍从少阳而去，庶为平稳。朱某亦以为然，嘱予立方。予用当归八钱、白芍八钱、甘草八分，以和血也；加红糖炒楂肉三钱、木香五分、广皮八分，以调气也；加川连五分、黄芩八分，以清热也；外加柴胡二钱以提邪出少阳。一服而大解通畅，滞下全无，再服而红白皆净。其家疑复作疟而疟竟不来，盖皆化去矣。此方治虚人痢疾最宜，予屡获效，然非重用归、芍不可。闻清江药铺见用归、芍至八钱以为奇。奇归、芍而不奇大黄，诚不可解也。

15. 论分经治疟

《孙氏医案·四卷·新都治验》

苏文学望台患疟，一日一发。公问曰：是疟否？予曰：是。疟殆常病，不过寒热虚实表里。尽法备尝，绝无一应，疟岂亦有真而卒至于死耶！言讫泪潸潸下。予曰：观公色脉，疟将发矣，不暇辨，第饮予药不死也。申刻疟至，戌初便止。公喜曰：向者疟发未申，夜半尚不能止。公曰：嘻，吾疟几半载，休歙之名公，莫不历试，卒无影响，先生一举奏奇，有而不居，益见所养，不审汤名何剂，乞指示之，以诏将来。疟固常疾，治亦不易。仲景有言曰：治疟当分六经。又能截疟。

《医学正传·卷二·疟证十四》

予壮年过杭，同舟有二男子皆年逾四十，已各得痎疟三年矣，俱发于寅申巳亥日。一人昼发于巳而退于申，一人夜发于亥而退于寅。予曰：但到杭，可买药，俱与痊可。昼发者乃阴中之阳病，宜补气解表，与小柴胡汤倍人参、柴胡，加白术、川芎、葛根、陈皮、青皮、苍术。夜发者为阴中之阴病，宜补血疏肝，用小柴胡合四物加青皮。各与十贴，教其加姜、枣煎，于未发前二时服，每日一贴，服至八贴，同日得大汗而愈，永不再发。

《延陵弟子纪要·桐泾桥孙·平湖诸》

痎疟皆生于阴，阴者太阴、少阴、厥阴也。名之曰阴，必得阳，以对待不言而喻矣。此乃阴风寒湿又来，袭入其间，出而与阳争，入而与阴争，寒热往来轻重不一，苟非扶助阳气以逐阴邪，则三阴之界何从打退病魔乎？青皮、川朴、柴胡、草果仁、茯苓、茅术、淡芩、鹿角、尖炙草、半夏。

《诊余举隅录·卷下·疟表里阴阳虚实证》

疟有中三阳者，有中三阴者。在太阳为寒疟，在阳明为热疟，在少阳为风疟，在三阴为湿疟，远者为痎疟。症有表里寒热虚实之分。己丑冬，余居里门，及门刘子铣患疟，间日一发，人见形体瘦弱，并有盗汗，疑为虚象，与以补剂。旬余，病益剧。余诊之，面色晦浊，脉象浮紧而弦，知是表邪尚盛，治不可补，补之适助其邪，用小柴胡汤去人参，合香苏散以疏解之，数剂即愈。丙申冬，余至天津，刘君斐然患三阴疟，已经数月，迭进疏解药，盗汗体疲，饮食减少，夜寐不安。来延余诊，脉象虚弦，知是正气亏极，阴分亦损，用补中益气汤加桂枝、干姜、地黄、鳖甲，十数剂而治愈。以上二症，一表一里，一实一虚，表实则祛邪，里虚则补正，皆治疟常法，然又有始疟而不终于疟者，似疟而不得为疟者。壬辰冬，余客津门，周庚五观察之夫人，患疟七日，忽然神昏，气促汗多，谵语不已，来延余诊。脉虚微濡数，审是少阳客邪，袭入血室所致。用小柴胡汤去甘草、半夏，加生地、丹皮、桃仁、红花，一剂，谵语平，诸症减。再承前意加味补益之，数剂即安。其后周君谓余曰：当初诊之夕，药虽煎就，吾疑此方与疟邪不合，及既饮以后，乃知此药竟神效非常，道之所以异于人者，固如此乎。答曰：何异之有，不过随时论症耳。此症初起，邪在少阳，故寒热往来，继则少阳客邪，乘月水之来，潜入血室，所以神昏谵语，至气促汗多，非气虚所致，即药误使然，如法而治，应手何疑。所虑者，人之执一不通耳。丁酉四月杪余客津门，小站右营文案丁君铁臣，患病十余日，口渴烦躁，胸腹拒按，溺赤便结，寒热间日一发，症势颇危，以车速余往诊。脉疾无伦，约有十至，知是温邪夹滞，由少阳侵入少阴，所以寒热如疟。用元丹汤、羚地枳实汤、承气汤等方，出入加减治之而愈。若以小柴胡常法治，其能转危为安乎。

16. 论运气治疟

《医学穷源集·卷六·水运年续编》

吴女，十六，疟疾间发，头重体倦，身热无寒，不能余食。脉虚大而濡。［案］灵山王子曰：此少阴之火不能生土，以致输转不灵，而少阳起而夺之也。面神曲三钱，夏枯草二钱，白芍一钱，甘草钱半，天南星八分，陈枳壳一钱，黄柏钱半（盐水炒），阿魏一钱，大麦冬三钱（朱砂同杵），青蒿二钱，稻叶三钱，荷叶三钱。

此丙寅年芒种后一日方也。客气逆行少阴，而主气复属少阳。火气既盛，宜乎能生土矣，奈水齐土化之年，一遇阳火熏蒸，遂成湿热。况少阳并入司天之气，而间气之少阴不足以胜之，此少阴所以不能施其生化之用，以致湿土滞不灵也。方用神曲为君，加以麦冬、朱砂以助离火中虚之气，佐以清理少阳、降火除湿之品，更兼夏枯、白芍以和之，阿魏、枳壳以通之，度几甲己合而土化可成焉。

又换方：茶石斛三钱，砂仁钱二（土炒），苍术钱半，黄柏一钱五分，夏枯草二钱，楂肉钱半，丹参钱半，牡丹皮一钱，侧柏叶一钱，藿香钱半，南星六分，白茯苓一钱，百草霜一钱，香附一钱，天冬二钱，面神曲三钱，木香一钱，稻叶三钱。

［释］前方用青蒿、荷叶，借甲木之气以化土而克水，此方用石斛为君，佐以天冬、黄柏、丹皮、柏叶，借金水之气以平木火。或借主气治中运，或借中运治主气，无非因时之妙用而已。

后二日换方：桑白皮二钱，香附二钱（酒炒），郁金钱半（酒炒），山楂肉二钱，青木香钱半，云母一钱，薤白三钱，香薷钱半（酒炒），益母草二钱，厚朴八分，芸香钱二，淡竹叶一钱，没药八分，鲜蔓菁子二钱。

［释］土化既成，则水气平而致湿之源清。少阳既顺，则相火解而蒸热之焰熄。而下流壅滞尚未全通，斯不得不责之输转之官矣，故此方多主戊土以为治标之法。

《医学穷源集·卷六·水运年》

疟愈半月，虚热复发，吐血。［案］此亢阳外越，真阴失守，故心气一炽而金水不下济也。此时仍可降阳而伏阴耳。伏龙肝三钱，倒挂尘一钱，降香二钱，松脂二钱，槐实钱二，马兜铃钱二，地榆钱二，胡桃肉二钱，益智仁钱半，归身一钱，干首乌二钱，甘草三钱（炙），黄柏三钱（盐水炒），肥牛膝一钱，可服十数剂。

［释］此小雪日方也。少阴君火在泉，而用药从足少阴为多者，以病由真阴失守，故用从治之法，引火归原，以熄少阴之焰也。盖土兼水化之年，水弱则真阳无所依恋，故治之者，必欲以剥之上九，降而为复之初九，乃克顺孟冬收藏之令。更加清降辛金之味者，肺为心舍，且防阴火之上越也。然非水上火下，终不能成既济之象，故复用黄柏、地榆、槐实以治其标，方得如针芥之投耳。

《医学穷源集·卷五·金运年》

王翁，五三，素患阳虚，偶染间日疟疾，热重寒轻，气急不寐。生地二钱，黄芩三钱，当归尾三钱，牡丹皮一钱（土炒），黄柏二钱，白芍二钱。

［释］此乙卯年立秋前二日方也。月建当未申之交，天运少角，客气太阳主事。肺金本弱之人，火兼金化之岁，风助火威之运，溽暑火炎之月，欲借太阳之气而滋降之，又恐误用寒凉，以致阳气愈陷。若误用发散风燥之味，反或煽动木火，其祸可胜言哉！方用滋阴降火以除标热，而太阳之本寒，妙在用本地风光之法，即用归尾助心以散之，从标治本。神化之技，不可方物。

17. 论柴胡治疟

《研经言·卷一·疟论》

叶案治疟，不用柴胡，徐评非之。解之者曰：治伤寒少阳正疟用柴胡，治秋间寒热类疟不用柴胡。泉应之曰：否，不然。《素·疟论》以夏伤于暑为端，而余疟附焉，是秋间寒热之为正疟，《经》有明文。《病源》《千金》皆本《经》说。《外台》既列《病源》之论，而所集方不下千首，鲜用柴胡者。

可见谓秋间之寒热，不用柴胡则是，而指为类疟则非。仲景于少阳篇明言往来寒热，形如疟状。“如疟”二字，正类疟之谓。少阳症之为类疟，出于仲景亲口，今反指为正疟何耶？但诸医犹止误于论症，徐氏则并论治亦误。何以言之？伤寒邪从表入，其里无根，以柴胡提之则出；夏秋之病，新凉在外，而蕴暑在中，其里有根，若以柴胡提之，则外邪虽解，而内热即升，横流冲决，不可复制，往往有耳聋、目赤、谵语神昏、汗漏体枯，延成不治者，不得不以徐说为淫辞之助也。噫！亦究古训而已矣。

《存粹医话·论疟疾不宜概用柴胡》

京医能脱去伤寒旧习矣，而犹有未尽除者，如疟症之用柴胡是矣。夏秋之病疟痢为多，皆非死症，而或不免于死者，用药误也。痢症贵疏通，而误用补涩，疟症贵疏散，而误用升提，则病必延久而难愈，一误再误，至死非难，医生泥古者，见仲景治伤寒，少阳疟用柴胡，遂以柴胡为疟症必用之药，即通博如徐洄溪，亦以叶氏治疟不用柴胡为诟病，遑论他人乎！夫受邪即异，用药宜殊，柴胡辛温上窜，行半表半里，治伤寒少阳经正疟的足要药；若受邪为温，且又不在少阳经，误用柴胡轻则汗出不止，重则眩晕发厥，病反加剧，此医者之所宜知也。疟用柴胡，南方庸手亦或不免，皆由未明仲景用此专用少阳经而设之故。光绪季年，丹阳韩止轩氏名善征，著《疟疾论》三卷，将疟疾条分缕析，各系以治法，谓疟疾由温热暑湿感受而成，如伤寒少阳正疟则绝无仅有，引王孟英、汪谢城说，证明柴胡之不可妄用，如妄用柴胡则提成长热不退，或两耳大痛，甚则神昏，更或引动肝脏痉厥立至。其贻害之烈如此，纵令热邪果入少阳，则《叶案》有用青蒿之法，青蒿辛凉而能提少阳之邪外出，与柴胡之功用却成两对照，此叶氏所发明者，而洄溪未之知也。

18. 论小柴胡汤治疟

《医权初编·卷下·附汤万春治缪姓间疟一案》

缪姓患间疟，刚过三发，汤万春处以人参白虎汤合小柴胡汤，石膏用一两，黄芩三钱，知母、贝母各二钱，令露一宿，五更时与服。不意夜忽梦遗，缪畏药大寒不敢服。汤云：各行各道，可服之无疑。服后疟果止，而诸症皆安。当时若惧而不服，或改用温补，疟必复至而剧，虚而益虚，火而益火，变症百出，缠绵不已矣。是知乃“有故无殒”之理也。予服其胆壮而理透，故附之。

《医权初编·卷下·缪丰城疟转感寒一案》

表侄缪丰城，夏月疟转感寒，服他医药数帖，不效。余诊六脉皆弱，舌黄燥胎，中一线已黑，犹寒热往来，时有谵语，胃脘不硬不疼，余以舌胎为凭，且年少，体健，未娶，舍脉从症，以大柴胡汤下之。所下薄粪二次，蛔数条而已，症犹不退。因脉下后仍小，不合白虎汤，以小柴胡汤加犀、连等，疟渐转轻。但疟来时，舌犹干燥，共食西瓜五六十枚，凡服凉药与西瓜，则汗出，先自额鼻微汗，每日汗渐下出一次，十余天，方汗至足而愈。此症想因误服麻桂，以致津液干枯，症变阳明，而少阳疟邪终不出也。病愈后，诊脉如前，方知乃先天弱脉也。

《医砭·补剂》

［张按］所列伤风、暑疟、妇人、小儿浅近之法，原为轻浅之证，举其大略如此，非谓凡此诸证，不论何因，有无夹杂，悉以此法可为枕秘也。医学不若是之易，读者毋以词害志，观后论暑各条可见。至于疟疾，《素问》既分六经，又分藏府，并不泥定少阳一经。故沈绿芊云：今人治疟，必用柴胡汤，若非此汤，即不足以为治者，故致展转淹滞，变生不测，竟能殒命，则知疟本非死证，惟概以柴胡治疟者杀之也。夫柴胡为少阳表药，若其疟果发于少阳，而以柴胡治之，无不立愈。若系他经用之，则必令他经之邪展转而入少阳，迁延以毙。乃既死，犹曰柴胡为治疟主药，吾开手即用之，不知其何以死，病家亦以柴胡治疟而竟不效，真其命之当死也。彼此昏迷，不得一悟，良可浩叹。

［又按］浙江之六味、八味汤，此风至今不息，又惟绍兴为尤盛，盖格守景岳，不啻齐人知管仲也。山阴之下方桥有陈姓世医，颇著盛名，求诊者踵相接，而一脉相传，不问何病，仅此二方出入。乙未夏，余仆郑九，几为所杀。然其门如市，数世不衰，人情畏虚，补死无怨，真诛心之论也。

［雄按］小柴胡汤柴、半各八两，以今准之，各得六钱另八厘，参、草、芩、姜各三两，准今各得二钱二分八厘，大枣十二枚，以水一斗二升，准今则八合零四杪，煮至减半，去滓再煎至减半。夫煎而又煎，仅取四分之一，其汤之浓郁甘柔可知矣。喻氏谓和剂，取其各药气味之相和。余谓和者，取其

气缓味厚，斯为补正托邪之用，故惟风寒正疟，可以按法而投，则参、甘、姜、枣补胃滋营，半夏利其枢，柴、芩解其热，病无有不愈矣。即今人于疟发之先，饱啖羊肉酒饭，亦能取效。因风寒自表而受，胃府空虚，仍能安谷，譬诸边衅，可以发粮帑而命将也。若温热暑湿之时疟，邪自口鼻而受，病从里发，肺胃之气窒塞，先以痞闷恶谷，譬诸内患，必须清宫禁而搜伏也。病形虽似，证因迥殊，苟不辨别，而执小柴胡汤以为治，则参、甘、姜、枣之温补，壅塞助邪，必致液涸神昏，即不用全方而专以柴胡治疟，亦惟时邪不重而外挟风寒者，始可见功，尤必随证之佐使得宜，庶无他变，此倪涵初之三方，所以愈病者稀而加病者多也。不但此也，每见粗工治疟，不究病因，辄以姜枣汤饮之，因而贻误者不少，羊肉亦然。凡属时邪化疟，虽愈亦勿遽食，盖伤寒有五，疟亦有五，不过重轻之别耳。伤寒惟感寒即痛者为正伤寒，乃寒邪由表而受，治宜温散，尤必佐以甘草、姜、枣之类，俾助中气以托邪外出，亦杜外邪而不使内入，倘邪在半表半里之界，或所感邪气较轻，不为伤寒而为正疟者，其脉必弦，并以小柴胡汤和解为主方。设冬伤于寒而不即病，则为春温夏热之证，其较轻者，则为温疟、瘴疟，轩岐、仲景皆有明训，何尝概以小柴胡汤治之耶？若感受风温、湿温热之气者，重则为时感，轻则为时疟。今世温热多而伤寒少，故疟亦时疟多而正疟少。温热暑湿，既不可以正伤寒法治之，时疟岂可以正疟法治之哉？其间二日而作者，正疟有之，时疟亦有之，名曰三阴疟者，乃邪犯三阴之经也，不可误以为必是阴寒之证也。医者不知五气皆能为疟，颟顸施治，罕切病情。故世人患疟多有变证，或至缠绵岁月，以致俗人有疟无正治，疑为鬼祟等说。惟叶氏精于温热暑湿诸感，故其治疟也，一以贯之。余师其意，治疟鲜难愈之证。曩陈仰山封翁询余曰：君何治疟之神乎，殆别有秘授耶？余谓何秘之有，第不惑于悠悠之谬论，而辨其为风温、为湿温、为暑热、为伏邪者，仍以时感法清其源耳。然温疟、暑疟，虽宜凉解，尤当辨其邪之在气在营也。缪氏善治暑疟，而用当归、牛膝、鳖甲、首乌等血分药于阳明证中，亦属非法。若湿温为疟，与暑邪挟湿之疟，其湿邪尚未全从热化者，用药极要斟酌，而时疟之外，更有瘀血、顽痰、脚气、肝火、营卫不足、阳维为病等证，皆有寒热如疟之象，最宜谛审。拙案中诸治略备，不辞饶舌，附赘其概于此，愿司命者少加垂意，慎毋囿于小柴胡之死法，而统治四时五气之活疟，则幸甚矣。

《王孟英医案·卷一·疟》

陈足甫室，怀妊九月而患疟，目不能瞑，口渴自汗，便溏气短。医进育阴清解法，数剂不应。改用小柴胡一帖，而咽疼、舌黑，心头绞痛。乃翁仰山闻之，疑其胎坏，延孟英过诊曰：右脉洪滑，虽舌黑而胎固无恙也。病由伏暑，育阴嫌其滋腻。小柴胡乃正疟之主方，古人谓为和剂，须知是伤寒之和剂。在温暑等证，不特手足异经，而人参、半夏、姜枣，皆不可轻用之药。虽有黄芩之苦寒，而仲圣于伤寒之治，犹有“渴者，去半夏，加栝蒌根”之文。古人立方之严密，何后人不加体察耶？投以竹叶石膏汤，四剂疟止。便秘，口渴不休，与甘凉濡润法数帖。忽腹鸣泄泻，或疑寒凉所致，孟英曰：吾当以凉药解之。人莫识其意，问难终朝，语多不备录。果以白头翁汤，两啜而愈。迨季秋娩后，发热不蒸乳，恶露淡且少。家人欲用生化汤，孟英急止之，曰：血去阴更伤，岂可妄疑瘀停而攻之？与西洋参、生地、茯苓、石斛、女贞、旱莲、甘草为大剂，数日而安。继因触怒，少腹聚气如瘕，酸痛夜甚。人又疑为凉药凝瘀所致，孟英力为辨析。与橘核、橘叶、橘络、楝实、苁蓉、木香、栀炭、乌药、丝瓜络、海蜇、藕、石斛、两头尖等药，外以葱头捣烂贴之。两帖后，腹中雷鸣，周身汗出而痛止。人见其汗，虑为虚脱，急追孟英视之，曰：此气行而病解矣。但脉形细数，阴津大伤，苔黄苦渴，亟宜润补。奈枢机窒滞，滋腻难投，且以濡养八脉为法。服之各恙皆蠲，眠食渐适。缘平素多郁，易犯痧气，频发脘痛，屡次反复。孟英竭力图维，幸得转危为安，渐投滋补而愈。疟亦分经而治，若阳明疟，正以白虎汤为主剂。岂有专守一小柴胡，而能愈病者？

19. 王士雄治疟医论医案

《归砚录·卷四》

山妻怀孕四月，患间疟，腹痛便溏，汗多呕闷，乃痰气内滞，风暑外侵，脉滑而弦。大女馥宜患微寒热炽，每发于夜，汛不当期而至，口渴便闭，目眩多汗，米饮不沾，暑热为疟也，脉洪数。以知、芩、橘、半、蒿、薇、鲜斛、元参、栀子、花粉，服六剂而热减大半；去蒿、半，加西洋参、麦冬、竹茹、枇杷叶，又六剂而便行疟止；随去元参、鲜斛，加归身调之而愈。季杰弟篴室之疟，日轻夜重，少腹觉有块，上冲则呕嗽并作，杳不进谷。

前月中旬，余过濮院，有香海寺前一妇患三疟求诊。面白唇红，舌绛而渴，寒微热盛，溲短便艰，汛事先期，不眠，脉数，乃暑邪侵营也。与元参、丹皮、知、薇、蒿、栀、花粉、鲜斛、竹叶之方。至八月下旬，再游其地，渠复求视，云前方服即病减，至二十剂而痊，乃子以为病后须服补药，才四帖，疟复作，遂不敢再进。

秋杪山妻怀孕已七月，又患疟，医从清解不应，半月后转为间作。诊脉软滑，而尺带虚弦，凡疟至一时之先，必大渴、背麻、脘闷，既热则头疼、腿足肿胀，寒不过一时，而热有七八时之久，骨瘦如柴，肌肤甲错，便坚溲涩，心悸无眠，目不见人，舌光无液。遂与西洋参、元参、知、薇、蒿、菊、菖、麦、栀、甘、桑叶、竹沥。两剂嗽痰甚多，渴闷稍减，去桑、菊、栀、蒿，加橘红八分，苏叶五分，葱白两茎。又两剂疟止，吐痰更多，舌色渐润，去元参、知、薇，加冬瓜子、茯苓、蛤壳。一剂嗽虽减，而左胁时疼，乃用北沙参、熟地、麦冬、蒌仁、楝实、石菖蒲、丝瓜络、十大功劳、藕，以养阴柔木而清痰热，服之甚妥。然目虽能视而早晨必昏卧如迷，遂增熟地，加白薇、归身。一帖寒热陡作，面赤气冲，或咎补早疟复，余曰非也，此不耐归身之窜动耳，即去此一味，加葱白、蒲桃干，服之果愈。随去葱白，加甘草、石斛，两帖。嗽大减，胃渐和，更衣较润，惟手心如烙，两足不温，乃易沙参以西洋参，去蒌、楝，而加生牡蛎一两、盐水炒橘红一钱。二帖足渐温，痰渐浓，而腰痛、胁痛未已，又加酒炒知母一钱。两帖痰出极多，昏卧始减，惟纳食如噎，火降即饥，舌辣腭干，小溲尚热，改用西洋参、二地、二冬、二至、知、柏、牡蛎、十大功劳，少佐砂仁为剂。服六帖各恙皆已，能起榻而腿软腭干，神犹贸贸，即以此方加白芍、木瓜、石菖蒲熬膏，服至冬至后，神气始爽而痊。至冬令证类三疟，余以病未能往视。来信云：桐乡传一妙方，治三疟效验如神。素患跗肿，夏季患疟转痢，痢止而腹之疼胀不休，渐至脘闷面浮，一身尽肿，遍治罔效，卧榻百日，后事皆备。

仲冬余游姑苏，有长洲朱姓患久疟求诊。渠云此间名手皆曰药饵之外，须日饮糖汤，庶久疟易愈。余曰：渠但知表散可以发汗解邪，糖汤可以和中已疟，而愈散愈不解，愈和愈不已者，是执死法以限活病也。再信其言，必成疟臌。丙午酷热，而酬应甚繁，始患满额暑疡，续患痢，又患疟，热时辄梦御风而行，告愈之时凌虚上至霄汉，忽坠渊一浴，汗出如涌而苏。

《王孟英医案·卷一·疟》

癸巳秋，余在婺患疟，大为医人所误。初则表散，继则滋补。延及月余，肌肉尽削，寒热不休，且喜呕恶食，溺赤畏冷。乃买棹旋杭，托孟英诊视。曰：足太阴湿疟也。以金不换正气散，三啜而安。然元气为误药所伤，多方调补，甫得康健。次年秋，复患疟于婺，友人咸举医疗，予概却之。忆病情与前无异，即于箧中检得孟英原方，按序三帖，病亦霍然。闻者无不称叹！后归里，为孟英述而谢之。孟英曰：疟情如是，恐其按年而作。乃授崇土胜湿丸方。明年夏令，予服以堵御之，迄秋果无恙。后竟不发矣。

石符生，随乃翁自蜀来浙，同时患疟。医者以小柴胡汤加姜、桂投之不效，改用四兽、休疟等法，反致恶寒日甚，谷食不进。惟饮烧酒姜汤，围火榻前，重裘厚覆，胸腹痞闷，喜以热熨，犹觉冷气上冲，频吐黏稠痰沫。延至腊初，疲惫不堪，始忆及丙申之恙，访孟英过诊。脉沉而滑数，苔色黄腻不渴，便溏溺赤，曰：是途次所受之暑湿，失于清解，复以温补之品，从而附益之，酿成痰饮，盘踞三焦，气机为之阻塞。所以喜得热熨热饮，气冲反觉如冰。若不推测其所以然之故，而但知闻问在切脉之先，一听气冷喜热，无不以真赃现获。孰知病机善幻，理必合参，以脉形兼证并究，（审病要法）则其为真热假寒，自昭昭若揭矣。与大剂苦寒之药，而以芦菔汤煎。渐服渐不畏寒，痰渐少，谷渐增。继用甘凉善后，乔梓皆得安全。

汪吉哉，久疟不愈。医谓元气已虚，杂投温补，渐至肌瘦内燔，口干咳嗽，寝汗溺赤，饮食不甘。孟英视之曰：余邪逗留血分也。与秦艽鳖甲散而瘳。其堂兄养余，亦患疟数月，多医疗之罔效。肌瘦自汗，腰膝酸软，不能稍坐，极其畏冷。孟英曰：此大虚证，胡反不补，犹以消导，是何居心？与参、芪、术、草、熟地、白芍、五味、杜仲、山药、龙骨、牡蛎、桂枝、大枣、木瓜，服数十帖而起。

遂安余皆山贰尹，起复赴都，道出武林而患疟。范某云：春寒所致，用辛温散之。来某渭酒湿之疴，治以五苓，且杂参、归、姜、枣之类，病乃日甚。旬日后，脘闷腹胀，便秘气逆，躁渴自汗，昏瞀不瞑，亟迎孟英视之。曰：蕴湿固然，而温风外袭，已从热化，何必夏秋始有热疟耶？清解之法，十剂可安。服之果效，旬日径瘥。

姚小蘅大令患疟，寒微热甚，日作二次。汪某与柴胡药二贴，势遂剧，舌绛大渴，小溲全无。孟英曰：津欲涸矣。与西洋参、生地、知母、花粉、石斛、麦冬、栀子、百合、竹叶投之，五剂而疟止。越三载以他疾终。其簉室同时患此，呕吐胁痛，畏寒不渴，苔色微白，孟英与小柴胡汤，三饮而瘳。

潘祥行在外患疟，买舟归就孟英视。曰：苔腻脉软，伏邪所化，不与正疟同科。风寒药一味不可犯，姜、枣一滴不可啜。与知、芩、橘、半、滑、朴、杏、斛、花粉、省头草，一剂而病若失。此等案极多，姑载一二。

庄芝阶舍人三令媳，患痁搦，间日而作。孟英诊脉弦数，泛泛欲呕，口苦不饥，凛寒头痛，汛事愆期，溲热如火，乃厥阴暑疟也。投以大剂犀、羚、元参、栀、菊、木通、知、楝、花粉、银花之药，数日而愈。

王一峰次郎患疟，多服姜枣温散之药，因致壮热耳聋，谵语殿屎，不寐昏狂，见人欲咬。顾听泉从伏暑治亦不效。延至初冬，吴爱棠嘱其求诊于孟英。按脉皆滑，即以顾疏犀角等药内，加菖蒲、胆星、竹沥、珍珠、牛黄为剂，（大驱风痰，极为合法）吞白金丸。一服即减，旬日霍然。继其令堂发热善呕，频吐粘沫，头疼如劈，口苦耳聋，神识昏瞀，脉弦而数，乃伏暑挟内风之鸱张。与犀角、元参、竹茹、花粉、知、翘、苓、斛、栀、菊、雪羹等药，七日而瘳。

罗氏妇先患痰嗽，气逆碍眠，后兼疟痢并作，医者佥云无法，浼人乞诊于孟英。脉见滑数，口渴苔黄，不饥脘闷，溺似沸汤，曰：无恐也。虽见三证，其实一病。盖肺胃大肠，一气流通。暑伏肺经，始为痰嗽。失于清解，气逆上奔。温纳妄投，胃枢塞滞，郁遏成疟。渴饮汗多，热甚寒微，病情毕露。温化再误，转入大肠，赤白稠黏，无非热迫，不必见证治证，但治其暑，则源清流自洁矣。以苇茎汤，加滑石、黄芩、竹茹、石膏、厚朴授之，不旬日而三证悉瘳。

陈雪舫令郎小舫，年甫冠，人极清癯。偶患疟，医与柴、葛、羌、防数帖，遂不饥不寐，胸膈阻塞，汤水不能下咽，壮热神疲，汗出不解，二便闭涩，舌绛龈疼，齿缝血流，凝结于腭。孟英持其脉细而数，有下厥上竭之势，而肺未肃清，宜用轻剂。以苇茎、冬瓜子、紫菀、元参、通草、枇杷叶、旋覆、滑石、蒌皮、西瓜翠衣为方，数啜而安。嗣用养阴，西洋参不过一钱，生地不过三钱。缘其禀赋极弱，不但攻散难堪，即滋培稍重，亦痞闷而不能运也。芪、术之类，更难略试。故量体裁衣，乃用药之首务也。

沙沛生鹾尹令堂，年五十七岁，体素弱而多怫郁。秋间患疟于诸暨，医治未效。冬初来杭，谢某叠进温补，其势孔亟。寒微热炽，昏谵瘈疭，目不识人，舌绛无液，苔色黄燥，便秘不行。延孟英视之，脉洪滑右甚，左手兼弦，乃痰热深蟠，内风煽动也。予知母、花粉、蒌仁、竹茹各三钱，佐以栀、薇、翘、贝、橘红、莲心。一饮而更衣溲畅，胸次较宽，痰嗽口糜，且知头晕，乃去知母、花粉、蒌、翘，加沙参、苡、斛、麦冬、野蔷薇露。次日疟来甚减，糜退口干，神惫音低，津虚痰滞也。去苡仁、枇杷叶、蔷薇露，加知母、花粉各一钱五分，甘草五分，和入藕汁一杯。服二帖，疟至甚微，口干倦卧，脉则右虚左数。用养气充津、蠲痰清热法，西洋参、盐橘红、归、甘、杞、斛、冬、茯、茹、蕤，和入藕汁。服两帖，疟休神爽，咽痛唇糜，饥不能餐，余焰内燃也。去杞、斛、甘草，加生地、牛膝。四剂后，咽唇皆愈。神惫懒言，仍加杞子、甘草。服二剂，胃气渐苏，口犹少液。因涉嗔怒，暮有微热，肤肿欲呕，口干便秘，即去地、冬、杞、甘、膝，加连、楝、蒺藜、石英、丝瓜络、冬瓜皮。一啜热去呕蠲，而腹犹胀，去西洋参、归身、冬瓜皮、石英、黄连，加沙参、旋、芍、延胡、香附、藕。一剂胀消，而口淡便秘，饥不能餐。改用西洋参、木瓜、银花、延胡、蒺藜、苁、归、芍、斛为方，投匕而便行，三啜而肿尽消，始予高丽参、紫石英、橘、半、归、冬、菖、茹、牡蛎调养。续去菖、半，加杞、地、鳖甲而愈。嗣因登圊跌仆而发寒热，周身骨痛，会阴穴起一瘰甚疼。乃以高丽参、骨碎补、合欢、木瓜、杜仲、丝瓜络、鹿角霜、首乌、鳖甲、杞、柏、归、甘、苡、膝、苁、斛等出入为方，外用葱白杵烂，蜜调敷患处，七日而痊。

四弟妇怀娠临月，西甫起病之次日即患疟。因弟病日剧，不免忧劳。至第五日，孟英视之，脉欲离经，腰疼腹坠，伏暑化疟，将娩之征。以栀、豉、苏、归、芩、连、茹、半、知母、葱白，服两帖而产。产后疟来颇减，恶露不行，腹不胀疼，不饥而渴，投栀、滑、薇、茹、泽兰、丹参、通草、桃仁、茺蔚药。一剂，恶露即行，而狂言不寐，面红口渴，人皆危之。盖杭谚有云：夫病妻怀孕，铁船过海难逃命。未产先萦忧惧，既娩血去火炎，故昼夜辄以铁船沉海云云。孟英于前方去泽兰、通草，加琥珀、菖蒲、胆星、灯心，和以童溲投之。一饮神识渐清，再剂即安睡矣。去琥珀、菖、星、桃仁、灯草、茺蔚，加知母、麦冬、甘草、沙参、枇杷叶，冲入藕汁一杯。三服，解赤矢而苔退，疟亦减而嗽痰。改用沙参、枇杷叶、冬瓜子、甘、斛、栀、薇、茹、翘，两帖。嗽减犹渴，而身痛，去栀、薇、枇杷叶，加归、贝、鳖甲。四帖而疟罢，眠食咸安。调养至弥月，即出房矣。

德清徐子瑞令正，屡次堕胎，复多忧郁。汛行之际，患疟经止，而两耳骤聋，虽对面疾呼，亦不闻也。不饥不渴，不语不眠，便秘遗溺，仰面静卧而已，惟热至则昏谵欲厥。乃父沈悦亭谓其热入血室，拉孟英视之。脉滑数而右大，按之皆虚，两尺尤甚，胸下拒按，曰：此下元虚损，故耳聋若是，即精脱之征，岂可因汛遽止而辄通其血乎？然气郁痰凝，苔色白腻，上焦邪实，补且缓商。先予小陷胸合蠲饮六神汤，加雪羹，开痰行气。悦亭韪之。三服便通，胸不拒按，苔化黄色，疟即较轻，改以沙参、归、斛、茹、半、翘、芩、菖、橘、甘、艽。五剂，疟止，渐思饮食，二便皆调，两耳仍聋，脉形细弱。乃用大剂培养药，善后而愈。

秀水董君枯匏之夫人，余于秋仲，偶诊其脉，知其八脉久亏，积劳多郁，故指下虚弦而涩，寒热时形，虚火易升，少眠善悸。性又畏药，不肯节劳，至冬令证类三疟。余以病未能往视，来信云：桐乡传一妙方治三疟，效验如神。方用甜茶、半夏各二钱，川贝、槟榔各三钱，橘皮、甘草各一钱五分，干姜一钱，木香五分，凡八味。已服三帖而瘳。余即函复云：此乃劫剂，仅可以治寒湿饮邪为患之实证。设虚证热证，服之虽愈，必为后患。故抄传单方，最非易事。若好仁不好学，功过恐不相敌也。既而病果复作，较甚于前。余与吕君慎庵同议镇养柔潜之法，始得渐愈。后闻服此方者，率多反复。乃郎味清茂才，深佩余之先见云。

季杰弟簉室之疟，日轻夜重，少腹觉有块上冲，则呕嗽并作，杳不进谷。余游禾归，已交八日矣。脉软以涩，是肝郁于内，暑侵其外也。用芩、夏、翘、滑、葛、蛤、苏、连、旋、橘、丝瓜络，服六帖，诸恙霍然。随与清养善后。仲秋二十八日，余游濮院归，是夜又徒患霍乱，腹痛异常。余起诊其脉，细数而弦，肢冷畏寒，盖覆甚厚。询其口不渴，而泻亦不热，惟小溲全无，吐者极苦，舌色甚赤。乃新凉束暑也。玉枢丹、绛雪灌之，皆不受。泻至四五次，始觉渐热，而口大渴，仍不受饮，语言微蹇。余令捣生藕汁徐灌之，渐能受。随以芩、连、苡、楝、栀、斛、桑叶煎服，痛即减，吐泻亦止。次日知饥，略受食，神惫已极，筋络酸疼，与清养法而痊。

20. 叶天士治疟医论医案

《叶天士医案精华・疟疾》

疟疾停药，日有向愈之机。胃困则痞闭，不欲食，今虽未加餐，已知甘美，皆醒之渐也。童真无下虚之理。溲溺欲出，尿管必痛，良由胃津肺汁，因苦辛燥热烈气味，劫夺枯槁，肠中无以运行。庸医睹此，必以分利。所谓泉源既竭，当滋其化源，九窍不和，都属胃病。麦门冬、甜水、梨皮、甜杏仁、蔗浆。

脉数，目眦黄，舌心干白黄胎，口中黏腻，脘中痞闷，不思纳谷。由于途次暑风客邪内侵，募原营卫不和，致发疟疾。夫暑必兼湿，湿也，热也，皆气也。气与邪博，则清浊交混，升降自阻，古称湿遏必热自生矣。圣帝论病，本乎四气，其论药方推气味，理必苦降辛通，斯热气痞结可开。消导攻滞，香燥泄气。置暑热致病之因于不治，不识何解。川连、黄芩、花粉、桔梗、白蔻仁、郁金、橘红、六一散。

寒来喜饮热汤，发热后反不渴，间疟已四十日，今虽止，不饥不思食，五味入口皆变，初病舌白干呕，湿邪中于太阴，脾络湿郁气滞，喜热饮，暂通其郁。邪蒸，湿中生热，六腑热灼，津不运行，至大便硬秘，此为气湿痹结，当薄味缓调。今气分清肃，与脾约似同。但仲景气血兼治，此病却专伤气分。炒黄、半夏、生益智仁、绵茵、陈广皮、厚朴、茯苓。

湿热与水谷交蒸，全在气分。尝称三焦，分消清解。既成间日疟疾，邪正互争，原无大害。初误于混指伤寒六经，再谬于参术守补，致邪弥漫，神昏喘急，妄谵痉搐，皆邪无出路，内闭则外脱，求其协热下利，已不可得。诊脉细涩，按腹膨满。夫脾满属气，燥实在血。今洞利后，而加腹满，诸气皆结，岂须闭塞而然？溃败决裂至此，难望挽救。细叶、菖蒲根汁、草果仁、茯苓皮、紫厚朴、绵茵陈、辰砂、益元散、连翘心、金银花、牛黄丸。

脉小涩，病起疟后，食物不和，仍诵读烦劳，遂至左胁连及少腹，常有厥气。或攻胃脘，或聚腹中，凝着䐜胀。古语云"胀不离乎肝胆"，亦犹咳不离乎肺也。盖肝得邪助，木势张扬，中土必然受侮，本气自怯，运纳之权自灭，清阳既少展舒，浊阴日踞，渐为痞满。上年温养，辛甘久进，未见病去，其治体之法，谅不能却。自述：静处病加，烦动小安。其为气血久阻为郁，议用通络法，以病根由疟久，邪留络中耳。紫降香、桃仁、小香附、淡姜渣、神曲、鸡肫皮、南山楂、韭根汁，泛丸。

前议劳伤阳气，当知内损邪陷之理。凡女人天癸既绝之后，其阴经空乏，岂但营卫造偏之寒热而已？故温脾胃，及露姜治中宫营虚，但畏寒不知热，为牝疟。盖牝为阴，身体重著，亦是阴象。此辛甘理阳，鹿茸自督脉以煦提，非比姜附但走气分之刚暴。驱邪益虚，却在营分，《难经》曰：阳维脉，为病发寒热也。鹿茸、鹿角霜、人参、当归、浔桂、茯苓、炙草。

暑伤气分，上焦先受。河间法至精至妙，后医未读其书，焉能治病臻效，邪深则疟来日迟，气结必胸中混闷如痞，无形之热，渐蒸有形之痰，此消导发散，都是劫津，无能去邪矣。石膏、杏仁、半夏、厚朴、知母、竹叶。

脉沉舌白呃忒，时时烦躁，向系阳虚痰饮。疟发三次即止，此邪窒不能宣越，并非邪去病解。今已变病阴沍，痰浊阻塞于中，致上下气机，不相维续。症势险笃，舍通阳一法，无方可拟。必得中阳流运，疟症复作，庶有愈机。淡附子、生草果仁、生白芍、茯苓、生厚朴、姜汁。

伏暑冒凉，发疟，以羌防苏葱辛温大汗。汗多卫阳大伤，胃津亦被劫干。致渴饮、心烦、无寐。诊脉左弱右促目微黄，嗜酒必中虚谷少。易于聚湿蕴热。勿谓阳伤骤补。仿《内经》辛散太过。当食甘以缓之。大麦仁、炙草、炒麦、冬生、白芍、茯神、南枣。

疟邪田四末以扰中，皆阳明厥阴界域。阳明衰，则厥阴来乘。津液少，斯内风必动。昔贤以疟属气虚，本是湿痰败血。今戌亥频热，行走淋汗。显然液虚阳动风生，脂液不得灌溉肢末，非湿痰气分之恙。冬桑叶、熟首乌、黑芝麻、柏子仁、茯神、当归、杞子、菊花炭，蜜丸。

疟已复疟，溺浊淋痛，稚年脾疟，食物不慎，色黄，腹膨，有滞，脾胃愈衰。东垣云：中气不足，溲便为变。初秋交冬，迭加反复，久则五疳痨瘵，当慎于食物，令脾胃气灵可效。宗《脾胃论》升降疏补法。人参、茯苓、炙草、广皮、使君子、神曲、楂肉、麦芽、泽泻。

闽产阳气偏泄，今年久热伤元，初疟发散，不能去病，便是再劫胃阳，致邪入厥阴，昏冒大汗。思肝肾同属下焦，厥阳挟内风冒厥，吐涎沫胶痰，阳明胃中，以寒热戕扰，空虚若谷，风自内生。阅医药不分经辨症，但以称虚道实，宜乎鲜有厥效。但用仲景安胃泄肝一法。人参、川椒、乌梅、附子、干姜、桂枝、川连、生牡蛎、生白芍。

舌白不大渴，寒战后热，神躁欲昏，而心胸饱闷更甚。疟系客邪，先由四肢以扰中宫，痰涎呕逆，显是肺胃体虚，邪聚闭塞不通，故神昏烦躁。郁蒸汗泄，得以暂解。营卫之邪未清，寒热漫延无已。此和补未必中窍，按经设法为宜。白蔻仁、大杏仁、焦半夏、姜汁、黄芩、淡竹叶。

脉微弱而细，鼻准独明。昼日形冷汗泄，不饥少纳，脘腹常痞，泄气自舒。此阳气失护卫，而寒栗汗出，阳失鼓运，而脾胃气钝，前进养营，亦主中宫。想因血药柔奭，阳不骤苏，初进甚投，接用则力疲矣。询其不喜饮汤，舌颇明润，非邪结客热之比。议用理中汤法，专以脾胃阳气是理，不独治病，兼可转运日前之药。昔贤以疟称为脾寒，重培生阳，使中州默运，实治法之要旨。人参、生芍、白术、附子、茯苓、干姜。

疟有十二经，然不离少阳厥阴，此论客邪之伤。若挟怫郁嗔怒，致厥阳肝气横逆，其势必锐。《经》言：肝脉贯膈入胃，上循喉咙。而疟邪亦由四末扰中，故不饥不食，胃受困也。夫治病先分气血，久发频发之恙，必伤及络，络乃聚血之所，久病必瘀闭，香燥破血，凝滞滋血，皆是症之禁忌也，切宜凛之。青蒿、生鳖甲、炒桃仁、当归尾、郁金、橘红、茯苓。

疟后耳窍流脓，是窍闭失聪，留邪与气血，混为扭结，七八年之久，清散不能速效。当忌荤酒浊味，卧时服茶调散一钱；患耳中，以甘遂削尖，插入耳内；衔甘草半寸许。两年前晨泄，食入呕吐，此非有年体质之脾肾虚泻，可以二神四神治也。盖幼冲阳虚，百中仅一耳。今泻泄仍然，寒热咳嗽失血，月事不来，脉得弦数，形色消夺，全是冲年阴不生长，劳怯大著，无见病治病之理。保其胃口，以冀经通。务以情怀开爽为要，勿恃医药却病。熟地炭、炒当归、炙甘草、炒白芍、淡黄芩、乌梅肉、黑楂肉。

21. 尤怡治疟医论医案

《静香楼医案·下卷·疟疾门》

疟病方已，遂得脾约，脾约未已，又增厥疼。心腹时满时减，或得身热汗出，则疼满立止。明系疟邪内陷于太阴阳明之间，是必邪气仍从少阳外达，则不治疼而疼自止，不治胀而胀自消矣。[诒按]论病已得要领，惜方佚未见。

疟后，胁下积癖作疼，夜热口干溺赤。阴虚邪伏。宜鳖甲煎。鳖甲、白芍、青皮、丹皮、首乌、柴胡、知母、炙草。[诒按]此邪伏阴分之治法。当归亦可加入。

疟后，胁下积痞不消，下连少腹作胀。此肝邪也。当以法疏利之。人参、柴胡、青皮、桃仁、茯苓、半夏、甘草、牡蛎、黄芩、生姜。[诒按]此小柴胡法也。加青皮以疏肝，桃仁以和瘀，牡蛎以软坚，用意可云周到。惟少腹作胀，乃肝邪下陷之证。若再加川楝子、归尾、延胡，似更完密。

疟止复发，汗多作呕，中气虚逆，宜益阳明。半夏、茯苓、广皮、人参、石斛、芦根、姜汁。再诊：寒热已止，汗呕并减。宜和养营卫。人参、桂枝、石斛、广皮、归身、炙草、麦冬、白芍。[诒按]此膏粱虚体治法，两方俱清稳熨帖。

22. 谢映庐治疟医论医案

《得心集医案·卷一·伤寒门·阳邪入里》

吴秀华，时值秋尽，头痛畏寒，略有潮热，食减便泄，来寓索方。予视面色晦黑，舌色干裂，因告之曰：内有湿热，外感风寒，当节口腹，免成疟痢，疏与小柴合平胃与服。病已霍然，殊伊归里，房室不谨，食物不节，疟症果起。其疟寒少热多，自汗口渴，不能自支，自服理中丸，次日疟发颇重，延医称为热症，与石膏知母之属，热势虽轻，却无退刻，乃热邪内陷，非热邪外解，果然里急后重，下痢红白相兼，烦渴谵语，其势转重。延予视时，人事昏惑，细按其脉，弦数劲指，重按有力，上则呕逆胸满，下则后重逼迫，中则腹痛拒按，且身虽发热，尚有头痛畏寒，此热邪内陷，气血怫郁，充斥三焦，故有谵语妄见，是表里内外交困，棘手重症矣。反复思议，非表里交攻之法，势所难挽，与仲景治伤寒发热，汗出不解，阳邪入里，热结在里，表邪未除，里邪又急之例相符。处以大柴胡汤，寒热红白顿除，谵语亦息，仍与前汤，除枳实再进而安，后与甘寒而健。噫，圣人之法，布在方策，倘能寻其端倪，而起一生于九死者，岂非仲景之徒哉。大柴胡汤：柴胡、半夏、黄芩、芍药、枳实、大黄、姜、枣。

《得心集医案·卷三·疟症门·淫气痹肺》

王云周之子，秋间患疟，其疟二日一发，以其邪气内藏于风府，其道远，其气深故也。然病经两月，而神不衰，惟发时心中寒，寒久热甚，多惊，一日偶触外风，以致寒不成寒，热不成热，四肢僵硬，医者不知内风召外风之理，犹以归附燥血，羌防升气，乃至气急上冲，两人挟坐，不能着枕。危急之顷，始延余治。诊得便秘脉浮，许以一剂可愈，遂疏桂枝、桔梗、蒌皮、苏子、杏仁、紫菀、杷叶之药，果得便通气平，诸症皆安。五弟启明，未识此中妙义，问曰：此症之最急处，似在气逆上冲。但气逆便阻，惟有虚实两途，一则收摄温通，一则破气攻利，今不治气而气得平，不攻便而便得通，且药味平淡，而取效甚捷，何也？答曰：此病见症虽多，无非全在于肺。察其疟时，心中寒，多惊，尝考《内经》论病，惟疟最详。有云肺疟者，令人心寒。注云：肺为心盖也。又云：热间善惊。注云：肝主惊，有金克木之象也。夫内风召外风，最易成痹，然外风既入，内风必乱，故寒不成寒，热不成热。夫肺主皮毛。《经》云：皮痹不已，复感外邪，内舍于肺，因而营卫行涩，故四肢僵硬也。至于气逆上冲，能坐不能卧者，正《内经》淫气喘息，痹聚在肺也。盖人身之气，全赖肺以运之，今肺气痹矣，机关必窒，是以肢僵，便秘气逆，诸症丛集。方中惟桂枝、桔梗二味，领风邪外出，余皆轻清疏降之药。且桔梗能通天气于地道，观其有升无降，但得天气下降，而地道自通也，肺气通调，而百体自舒也。至于取效甚捷之义，原《内经》所谓风气胜者。寻其治病易已也。五弟退而专功《内经》。

刘正魁患疟症，先寒后热，发时胸旁气闭，喘咳不伸，热甚口渴，自午至酉大热，直至彻晓，微汗乃解，间日依然，屡治弗效。余以胸痹喘急之兼症，悟出《内经》肺疟之例，而取法治之。夫人身营卫，昼夜流行不息，今肺素有热，复感外风，则肺气窒痹，毛窍不舒，经络乃阻，故发为寒热，日晡金旺之时，故发热尤甚。胸膈之旁，乃肺位之道，淫气痹聚，则喘咳不伸。法当疏利肺气，使淫气尽达于表，则内可宣通，庶几其疟不治自愈耳。与紫菀、杏仁、知母、桔梗、半夏，加入桂枝汤中，除姜枣，一剂而安，孰谓不循古而敢自用哉？

附：王衍堂之孙，年三十，初起咳嗽，腹中觉热，命妻煮鸡子食之，便觉寒凛，胸紧，气急，四肢发痹，若作风痉之状。以后但热不寒，大便闭塞，小水亦短，诸医发表攻里，作痉愈形，此乃表寒束其内热，亦是《内经》淫气喘急，痹聚在肺之症。仍以此方取用，因未得汗，不取芍药之酸收，大肠气闭，更加苏子、杷叶以宣肺，兼入竹沥、姜汁，疏导经络，以通四肢之痹。一剂症减六七，再剂全愈。按此二症，当与前治王云周之子一案参看。

徐锦窗先生，年逾六旬，患时行疟症，尚未分清，医以柴葛大黄之药治之，寒愈入里，反至纯热无寒，口渴饮水，小水全无，时欲登桶，溺不得出。诸医日投四苓芩连之属，迨至神识昏迷，舌白干刺，奄奄一息，无从措手，始延余治。余曰：此症之最急处，全在小水不通。夫溺闭虽属下病，然有上取之法，东垣有云：渴而小便不利者，热因上焦气分，故脉之浮数，舌之白刺，口之渴饮，神之昏迷，非热邪蒙闭上焦气分乎？盖上焦肺部，主周身之气，司治节之权，今肺热痹，清窍已窒，浊窍自阻，非与轻清之药，其何以解上焦窒塞之邪？上焦不布，降令弗行，其何以望其输泻乎？疏以萎蕤、石斛、知母、通草、桂枝、杏仁、紫菀、杷叶，一派轻清之药，果臻奇验。

《得心集医案·卷三·疟症门·似疟非疟》

许静常之女，于归后患疟数月，自秋徂冬，百治不效，转居母家，就治于余。视其面黄肌瘦，唇淡口和，本属虚象，阅前医成方，悉多峻补，无一可投。询其病，间日一发，或二日一发，甚或一日一发，总无定期。此当着眼，须知脾主信，今无信，病不在脾胃也。又询发时，或早或晏，亦无定候，尤属无信。且发时寒则身冷如冰，热则身热如烙，有阴阳分离之象，口渴饮水，面赤如朱。有虚阳外浮之据。及诊其脉，颇觉弦大当推水不生木，因谓此症全非疟疾，乃阴阳不协，致亢龙有悔，故为似疟非疟耳。处以八味丸全服四剂，其疟不治果愈，蒙称神治，安知循古而非新裁也。八味丸方见卷二虚寒门首案。

傅妪，于疟疾流行之年，秋将尽，忽然浑身战栗，瞬息大热烦躁，热去寒复生，寒止热复至，先寒后热，心烦意躁，脉来洪大无伦，两尺上涌抵指，唇红面赤，喜饮热汤，舌上白苔布满，时吐稠痰甚多，正《内经》所谓阳维为病，病苦寒热，发为劳疟。证虽疟名，方非疟治，急宜引阳回宅，整顿纲维，大固中州，阴阳调和，寒热自止。以六味回阳饮为主，加暖中摄下之药。是晚连进三剂，寒热顿止，次早精神爽利，仍服三剂，间日微寒微热复至，再服原剂而痊。

《得心集医案·卷三·疟症门·元气不足》

许抡能，患疟，间日一发，寒时渴饮，热时汗出，久治弗痊，因而食少困倦。予诊外邪已透，正气未复，抡以病苦为虑，疟未至而先恐。余曰：俟吾截之，尔当胆壮可也。令煎人参五钱，生姜三钱，将曙即服，疟果不至。其内人小产后，感触发疟，余以补血桂枝二方，合剂与之，疟虽轻而屡发不止，仍以参姜二味重用按服，其疟亦止。抡问生姜、人参二味，诚为截疟之妙药乎。余曰：非也。凡病虚实多端，用药温凉不一，岂可以一法尽之。且古截疟之方，难以枚举，然有效于此者，不效于彼，甚至因截而误事者，皆由不识元气之厚薄，邪气之盛衰耳。今子夫妇，疟邪已透，经络无阻，但元气未复，且中无大寒，又无内热，夫参性寒，姜性温，寒温并举，参补脾肺而回元，姜通神明而去秽，用以平调寒热之疾，故药不多味而病已痊。

《得心集医案·卷三·疟症门·寒少热多》

陈奇生室人，妊身九月，得疟病，久治弗痊。其疟寒少热多，汗大口渴，迨至坐卧不安，势难支持，腹中胎气乱动，诸医以安胎攻病，无从措手。余诊其脉，略有躁乱，再视其舌，已显镜光，面白唇红，青筋满露（此木邪侮土），乃津液大伤，胃火掀腾。虽年少体强，然汗后脉躁，最犯禁例。盖恐明日疟至，而正虚邪盛，治不得法，则母子难保矣。因思胃火掀腾，而久疟食减，芩连决不能进；津液大伤，而土败木贼，归术又难酌投。拟补虚清热之药，惟有纯甘可采，因举黄芪五钱，石斛五钱，人参五钱，桂枝八分，乌梅一个，煎汤已成，另捣梨汁一杯，姜汁少许冲服，嘱其即服一剂，至夜备煎一剂，明早将曙再进。病者两服药后，俱云好药，以味甘可口，与胃相适也。是日疟竟不至，再与甘温调理而健。但此症脉来躁疾，面白唇红，青筋满露，若用柴芍伐肝，必毙。

《得心集医案·卷三·疟症门·独热无寒》

杨有成先生，患疟两月，历试诸药弗效。其疟独热无寒，间日一发，口不渴，身无汗，自觉热从骨髓发透肌表，四肢如焚，扪之烙手，视舌润，脉又沉迟。窃思果属瘅疟，安得脉不弦数，口不作渴，且神采面色，不为病衰耶？此必过食生冷，抑遏阳气于脾土之中。阳既被郁，郁极不通，而脾主信，故至期发热如疟也。治之之法，必使清阳出上窍，浊阴归下窍，则中焦之抑遏可解。与升阳散火汤，果汗出便利而安。

附：陈友生病疟，脉象形色悉同，惟独寒无热，医治三月不痊，察其溺短无汗，知为外寒内热，伏火畏寒之症。盖火郁土中，而脾土主信，故至期如疟，惟有发之一法，亦与升阳散火汤而愈。

［按］此二症一寒一热，俱用升阳散火汤，无非升发脾阳，与古人以肾气汤治消渴溺多，又治水肿溺少，一开一阖，无非蒸动肾气，非深造微妙者，难与语也。男澍谨识。

升阳散火汤（东垣）：人参、防风、柴胡、葛根、升麻、独活、羌活、白芍、生熟甘草、姜、枣。

23. 郑重光治疟医论医案

《素圃医案·卷二·疟疾治效》

十数年前，干兄尚在幼龄，秋病痢，前医辞不治。余不知也，迎往真州治之。诊其脉，滑数有力，乃湿热痢证，不足虑也。检前方则山楂、厚朴、当归、白芍、木瓜、金银花、陈皮而已。余曰：邪重药轻，何能破其积滞耶。遂用黄连、木香、槟榔、苍朴、枳壳、赤芍、山楂，大剂二脉，而下结粪尺余，两日痢止。次日辞行，复诊留药，其舌或变黑，见几上碟贮葡萄干，问曰：食此乎。干庭曰：然。令拭去无迹。家人问曰：食此能黑舌乎。余曰：然。干兄笑曰：无怪前某先生辞不肯医矣，彼固因舌黑也，其日亦食葡萄干。附记以为舌鉴。

王君圣翁，乙丑年七月下旬，得疟疾，前医者已半月，皆柴葛、黄芩、二母、二陈等药，不效。困惫在床，迎余诊视。面目黧黑，间一日发，脉则单弦而硬，历医甚多，补泻温凉用之已尽。历秋至冬，益至危笃，元气大虚，竟无汗解，身目皆黄。其发也，由两足筋抽，即恶寒，渐次上冲于腹，腹则胀大如鼓，汤饮不下，惟能仰卧，两足直伸，不能转侧，寒热轻而胀重，全无汗解，发则必一昼夜，芪术下咽，腹肋胀痛，脐旁有动气，诸医束手矣。盖此翁年逾五十，素恃强健，初疟汗解，以为病退，房室无忌，情或有之。深思疟状从两足上冲入腹，腹胁胀痛，面目黧黑，小便点滴难出，脉弦而硬，不受芪术，皆肾肝病也。病经五阅月，真气败伤，疟邪深入，须补肾藏阴阳，使本气壮实，逼邪外解。今气已冲胸胁，未及于喉，若再上冲，必增喘呃。以《金匮》肾气汤本方，两倍桂附，加人参五钱。病人苦药，日投一大剂。服至七八日，足抽气冲减半，而疟势反彰。余曰：无虑也，此正气与邪争也。正胜则得汗而邪外解，执方不用增减。又服二旬，至大寒节次年初气，则大汗三身，而疟止矣。但一足筋挛，不能步履。至次年上元节，方登室会客，而足跛者仍半年。病之前段，众医所疗，后半节专意委任，乃以意治效，未作疟医也。

梁德卿在室之女，八月间患疟，四十日矣。前医见久不愈，用参、术、归、芍、鳖甲、知母，补截兼行，治之愈甚，每日只二时安宁，随又发矣。诊其脉弦而紧，且不发时仍恶寒身痛。余曰：病虽月余，表邪未解，半入于里，所以似疟而非真疟。幸为室女，里气不虚，未尽传里，何以补为？即于是日起，停止饮食，作伤寒治法，以羌活、桂枝、柴胡、苍、朴、二陈、生姜，表里两解。四剂方得汗，寒退身不疼，去羌活。又四剂，热退。至六日，寒热皆尽，而似疟亦止，大便随通。病虽久而邪未除，必以去病为急，即所以保正气也。

族其五主政，仲秋舟中感寒，归来患疟，寒多热少，巅顶痛，腰背疼，汗出不止，脉弦细而紧，疟发则小便不禁，滴点不休。此非三阳证，乃厥阴疟也。用人参五钱，桂枝、赤芍、细辛、炮姜、半夏、甘草，姜、枣为引。服后汗少寒轻，而尿不固。加附子五分，遗溺止，病人畏热，不肯再剂。疟势减轻，方加白术、当归。因调理失宜，疟复者三，皆以参、芪、归、术、桂枝、赤芍、甘草、姜、枣等药，月余痊可。若宗时派，以柴胡为套剂，岂不益病乎。

王木文兄，初秋场中筑盐，日受酷暑，夜沾风寒，回扬疟作。历医数人，皆柴、葛、香薷、知、芩、二陈等剂，病全不减。十日后迎治，脉则浮弦而数，疟发身痛，寒极而热，热则渴甚，汗多，小便痛而难出。此风热未解，须用仲景阳旦汤，风热两解也。用桂枝、赤芍、黄芩、甘草，加葛根、厚朴、茯苓，二剂知，四剂减轻，六剂疟止。不数日，又复往场，半月后回扬，三四日疟又复发。初亦非余治，势甚重，始招再医。询其病状，大非前证，发寒时，便腹肋胀痛，热则起床乱走，谵言妄语，其势若狂，渴饮不休，诊其脉，则细数无伦，巅顶作痛，小便痛而难出。此皆厥阴病，岂非女劳复乎。遂用当归四逆汤，加附子、生姜、大枣，一日轻，二日减，三日六剂，疟止矣。治疟效速，惟有此证以辨经不谬也。若以前用黄芩而效，再用前剂，岂不殆哉。

吴坦如兄，初冬真州抱病回扬，外证则微热微寒，头疼咳嗽，喉痛不甚，而胁肋连腰则痛甚，脉则弦细紧而搏手，按之又无力。自以为风伏火，求为发散。予曰：脉证阴阳相半，表里皆寒，幸有头痛发热，邪犹未全入里也。此厥阴伤寒证，以其十数年前，年甫三十，曾患中风，半身不遂，用过桂附，故不惊疑。遂用桂枝、细辛、赤芍、附子、炮姜、吴萸、半夏、桔梗、甘草、生姜，以当归四逆加减投之。如斯七日，喉痛止，诸证减，遂转为疟疾。胁痛虽减，而不能侧卧，咳嗽不除，疟疾日发，其紧脉虽退，而转弦细，七八日后，脉更兼涩。平素肝肾虚寒，遂加人参、当归，以培阴血，因肋痛咳嗽，恐成疟劳。服参、附、归、芍、桂枝、苓、夏、甘草之药百剂，其中三复，皆如此治法，方获脱然。

程越峰文学，南场应试，患疟归扬，初医不辨何经，惟投套剂，不过柴、苓、知、贝，治不愈，遂用截疟毒丸，空心井水吞服，以致少腹里急似痢。而前医犹称暑气，益用香薷，阴凝寒肃，疟邪入里，竟不发矣。而手足厥冷，腹肋隐痛，下痢红水，求治于予。脉则弦紧无伦，此厥阴经疟也，急宜温里，使疟仍从外发，不然，即痢下不止矣。以桂枝、细辛、附子、干姜、赤芍、吴萸、半夏、茯苓、甘草重剂，七日手足渐温，惟腹尚痛，或下脓血，因里得温，阳气稍振，疟仍发出。但缘误治伤中，遂以前剂加人参、当归，去细辛、吴萸，半月疟止。因力薄停参，疟又复作，以白术代参，计服姜、附药九十剂。疟已止而便实，彼因齿痛，遂去姜、附。无参而加黄芪，遂胸胀不能食，少腹随痛，仍照前方去黄芪加姜、附，十数剂疟方止而痊。误用苦寒井水，姜、附百剂，方得破彼坚冰。前吴疟案，亦厥阴疟也。始即用温药，亦百剂方瘥，未误苦寒，故未下利。治疟不辨六经，不分阴阳，浪投劫药，医家病家，皆当致警。

24. 汪机治疟医论医案

《石山医案·卷之下·疟》

一人年逾四十，形肥色苍，因劳后入房感风，夜半疟作，自汗，寒少热多，一日一作。医用清脾、小柴胡、四兽等剂不效。渐至二日或三日一发。予诊，左脉浮洪虚豁而数，右脉虚小散数，头眩耳鸣，四肢懒倦，手足麻、大便溏，左胁疟母，时或梦遗，发则呕吐，多痰，或辰或午发，至酉戌乃退。每至三十日连发二次，子时发至黎明，其发微；辰时发至酉戌，其发如常。予用参、芪、归、术、麦门、知母、厚朴、陈皮大剂与之。初服一剂，痞块反高，小腹胀痛。予曰：药若不瞑眩，厥疾弗瘳，再当服之数帖。后脉皆稍静不数。

病者曰：脉平而病不减，何也？予曰：疟邪已深，非数剂之药、旦夕之功所能愈。当久服，待春分阳气发扬，方得全愈。苟惑人言而止药，不惟疟不能止，或痨或鼓，难免后忧。夫疟因感风、暑、寒、水而作也。《经》曰：皮肤之外，肠胃之内，气血之所舍也。气属阳，风暑阳邪而中于气；血属阴，寒水阴邪而中于血。先中阳邪，后中阴邪，则先寒后热；先中阴邪，后中阳邪，则先热后寒。阳邪多则热多渴而有汗，阴邪多则寒多而汗少。气血受邪而居于其舍。悍卫之气运行不息，不受邪也。日行阳二十五度，夜行阴二十五度，每一刻则周身一度，行与邪遇，则邪壅遏其道路，故与相搏而疟作也。搏则一胜一负，负则不与之搏，而悍卫无碍，故疟止矣。夫邪之盛衰，因气血之盛衰，气血盛，邪亦盛；气血衰，邪亦衰。久则气血衰，或静养二三日，气血复盛而邪亦盛，悍卫行与之遇，又复相抗而疟作。此疟每三十日连发二次者，盖二十八九、三十日，晦日也。阴极阳生之时，夜半微阳始生而力尚弱，故疟发亦轻；辰则阳旺矣，故疟亦重。此疟所感阳邪居多，故随阳气盛衰而为之轻重。其三日一发者，非入于藏也，由气血盛衰而然，非若伤寒之传经也。

或曰：邪既因气血而盛衰，今补其气血，未免邪亦盛矣。予曰：邪之所凑，其气必虚。气血未补，终未至于强健，强健邪无容留矣，《经》曰“邪正不两立”是也。

夫疟三日一发，丹溪以发日之辰分属三阴，而药无三阴之别。总用抚芎、当归、红花、苍术、黄柏等药掣起阳分。疟入阴分，由阳虚陷入也。须宜阳分助气之药，加血药引入阴分，方可掣起。专用血药，只恐邪愈下陷，何以能掣起哉？

一人年逾四十，不肥不瘦，形色苍白，季秋久疟，医用丹剂一丸止之，呕吐不休，粒米不入，大便或泻，面赤，妄语，身热。予诊脉皆浮而欲绝。仲景云阳病得阴脉者死。今面赤、身热、妄语，其症属阳；而脉微欲绝，则阴脉矣，此一危也。《经》曰“得谷者昌，失谷者亡”。今粒米不入，此二危也。又曰泄而热不去者死。今数泄泻，而面赤、身热不除，此三危也。以理论之，法在不治。古人云治而不愈者有也，未有不治而愈者也。令用人参五钱，白术二钱，御米一钱，橘红八分，煎服四帖，渐有生意。

一人年近三十，形瘦淡紫，八月间病疟。予诊之，左脉颇和而驶，右脉弱而无力。令用清暑益气汤加减。服之觉胸膈痞闷，遂畏人参，更医作疟治。而疟或进或退，服截药病稍增。延至十月，复邀予诊。脉皆浮小而濡带数，右则尤近不足。曰：正气久虚，邪留不出，疟尚不止也。宜用十全大补汤减桂，加芩倍参，服之渐愈。

一妇面色淡紫，年逾四十，九月病疟。夜发渴多汗，呕吐，粒食不进数日。予诊脉皆浮濡而缓，按之无力。遂用人参五钱，橘红八分，甘草七分，白术一钱，煎服十余帖，疟止食进，渐有生意，但大便二十日不通。再诊，右脉浮小无力，左脉沉弱无力。前方加归身一钱，火麻仁钱半，如旧煎服，病除。

一妇年逾三十，瘦长淡紫，六月产，八月疟。疟止胸膈痞闷，才劳气喘咳血，身热脚冷。予诊左脉濡弱，右脉肺部颇洪，关尺二部亦弱。以生地黄、白芍、麦门冬、白术各一钱，阿胶、归身、牡丹皮各七分，人参八分，陈皮五分，煎服一帖，再令热服。泻止膈快，但盗汗而脚软。前方加黄芪钱半，黄柏七分，依前煎服而安。

一人年三十，久疟。医用补中益气汤，或止或作，延及半年，因解发结，劳伤咳嗽。医用前方加半夏、五味，遂致喉痛声哑，夜不能寝。邀予视之，右脉浮濡，左脉小弱。曰：《经》云“阴火之动，发为喉痹”是也。此必色欲不谨，久服参芪，徒增肺中伏火耳。令以甘桔汤加鼠粘子、蜜炙黄柏，煎服二帖，喉痛除而声出。继服保和汤五帖而安。

一人年三十余，形瘦淡紫，素劳久疟，三日一发，于夜呕吐，热多寒少，不进饮食，小便频数，气喘咳嗽，日夜打坐，不能伏枕几月矣，头身骨节皆痛。医作疟治，病甚，众皆危之。脉皆浮虚缓弱而不甚大。予以参、术加陈皮、黄柏、枳实、知母、麦门冬、北五味，煎服三帖病退。越二日复病。令用四物加童便服之，则嗽除喘止，始能就卧。再用八物汤除茯苓加枳实、香附，又用枳术丸加人参、砂仁、归身、黄芩，吞服调理，热来常服童便，半年而安。

一妇形色脆白，年五十余，忧劳，六月背疮。艾灸百余壮，疮散病疟。身热，自汗，口渴，头晕，呕吐，泄泻，不进饮食，寒少热多。自用清暑益气汤，病甚。予诊左脉浮微，似有似无，右脉浮小，按之不足。曰：病须属疟，当作虚治。依方而用清暑益气，固与病宜，但邪重剂轻，病不去耳。令以参、术加作五钱，芪三钱，茯苓一钱，陈皮七分，甘草五分，煎服病退。

一妇常患咳嗽，加以疟疾，因仍左胁有块。疟止有孕，嗽尚不宁，咳干痰少，或时呕出顽痰钟许方止，夜亦如是，常觉热盛，胸膈壅满，背心亦胀，常要打摩。妊已六月。夜半如厕，身忽寒战厚覆，少顷乃愈。越二日，夜半又发，寒热如疟，肢节痛，上身微汗，口中觉吐冷气，胸喉如有物碍，心前虚肿，按之即痛，头痛气喘，坐卧不宁。医作伤寒发散，又作痰症而用二陈，不效。予往视之，脉皆濡而近滑。曰：胃虚血热也。先以四君子汤加黄芩、枳壳、麦门冬，煎服二三帖，以保胃气。继以四物汤加槟榔、枳壳、麻仁、大黄，三服下之。遂滞下后重，虚坐努责，怠倦不食，时或昏闷乱叫，食则胀，不食饥，四肢痛，脚肿。予曰：胃虚，非汤药所宜。令合枳术丸加人参、当归、黄芩，服月余，诸证悉除，胎亦无损。

一人形瘦色脆，年几三十。正德十年四月腹痛，惟觉气转左边，五日而止。次年四月亦然。八月病疟，间日一发，寒少热多，十余日止。第三年四月八月如旧，腹痛疟作。四年五年四月八月亦然，但疟作腹痛，疟止痛止。旬余疟除，又泻痢十余日。泻止疟又作，但不腹痛，五日疟瘥。仲冬感寒，头痛发热，腹及右胁胀痛，气喘溏泻，内黑外红，日夜五六次，内热不减，饮食难进。医用三乙承气汤三帖，继用木香枳术丸，诸症稍定。午后内热愈炽，遇食愈胀，得泻略宽，头痛不减。诣予诊治，脉皆浮濡近驶。曰：气属阳当升，虚则下陷矣，又屡服消克攻下之剂，所谓虚其虚也，安得不胀而濒泻乎？《经》云"下者举之"，其治此病之谓欤！或曰：胀满者，气有余也；积块者，气固结也。《经》云"结者散之，有余者损之"。今有余而补固结，而益何谓？

予曰：人身之气，犹天之风，风性刚劲，扬砂走石，孰能御之？孟子曰"至大至刚"是也。馁则为物障蔽，反以为病。若能补养，以复其刚大之性，则冲突排荡，又何胀满不散、积块不行？《经》曰"壮者气行则愈，怯者著而成病"是也。盖气之强壮者，则流动充满。或有积滞，亦被冲突而行散矣，何病之有？气之怯弱，则力小迟钝，一有积滞，不免因仍承袭，积著成病。故此病法当升阳益胃。遂以参苓白术散煎升麻汤，调服月余，仍令丸服一料而愈。

一人形瘦色脆，年三十余。八月因劳病疟。寒少热多，自汗体倦，头痛胸痞，略咳而渴，恶食，大便或秘或溏，发于寅申巳亥夜。医议欲从丹溪，用血药引出阳分之例治之。予诊其脉，濡弱近驶稍弦。曰：察形观色参脉，乃属气血两虚，疟已深入厥阴矣。专用血药，不免损胃又损肺也。淹延岁月，久疟成痨，何也？自汗嗽渴，而苍术、白芷岂宜例用？恶食胸痞，而血药岂能独理？古人用药立例，指引迷途耳。因例达变，在后人推广之也。遂以补中益气汤，加川芎、黄柏、枳实、神曲、麦门冬，倍用参、芪、术。煎服三十余帖，诸症稍除，疟犹未止。乃语之曰：今当冬气沉潜，疟气亦因之以沉潜，难使浮达，况汗孔亦因以闭塞。《经》曰"疟以汗解"。当此闭藏之时，安得违天时以汗之乎？且以参、术、枳实、陈皮、归身、黄芩丸服。胃气既壮，来年二月，疟当随其春气而发泄矣。果如期而安。

一人年三十，形色颇实。初因舟行过劳受热，咳嗽不已，续又病疟，素有热淋。求医服药，或作或辍。回家，予为诊之。脉皆濡弱近缓，左尺略驶。曰：此热伤气也。肺为气主。气伤，肺亦伤矣，故发咳嗽。其疟亦因热而作。令用人参钱半，白术、麦门冬、茯苓各一钱，归身、知母各七分，青皮、黄柏、甘草各五分，煎服而安。九月复舟行过劳感热，其疟复作。或一日一发，或二日一发，或三日一发，或连发二日。回家，医作疟治不效。仍用前方煎服，遂安。

一人年三十，六月因劳取凉，梦遗，遂觉恶寒，连日惨惨而不爽，三日后头痛躁闷。家人诊之，惊曰脉绝矣。议作阴症，欲进附子汤。未决，邀予往治。曰：阴症无头痛。今病如是，恐风暑乘虚入于阴分，故脉伏耳，非脉绝也。若进附子汤，是以火济火，安能复生？姑待以观其变，然后议药。次日，未末申初果病。寒少热多，头痛躁渴，痞闷呕食，自汗，大便或泻或结，脉皆濡小而驶，脾部兼弦。此非寻常驱疟燥烈劫剂所能治。遂用清暑益气汤减苍术、升麻，加柴胡、知母、厚朴、川芎，以人参加作二钱，黄芪钱半，白术、当归各一钱，煎服二十余帖而愈。

侍御程公，形色清脆，年逾四十，素善饮，形色苍热。病头痛，恶食泄泻，小便短少，午后恶寒发热。医用二陈、平胃、五苓共一服，治不退，反增腰腹拘急。邀予诊视。脉皆濡弱颇弦而驶。曰：耗血伤胃，惟酒为甚。复加以时热，外伤其气。内外两伤，法当从补。若用草果、槟榔、常山、半夏躁烈之剂，譬犹抱薪救火，宁不益其病耶？遂以人参二钱，黄芪钱半，以益皮毛，不令汗泄；白术、茯苓、石膏、麦冬各一钱，以导湿热，不使伤胃；知母、青皮、神曲、黄芩、归身、川芎、柴胡各七分，以消积滞而和表里，少加甘草三分，煎服十余帖，疟止。后以参苓白术散常服，收功。

一人年三十余，八月因劳病疟。诣予诊治。脉皆六至而数无力。曰：古人云形瘦色黑者，气实血虚也。又云脉数无力者，血虚也。间日发于午后，亦血分病也。以色脉论之，当从血治。但今汗多，乃阳虚表失所卫；消谷善饥，乃胃虚火乘其土，皆阳虚也。仲景法有凭症不凭脉者，兹当凭症作阳虚治。以参、芪各三钱，白术、白芍、麦门冬各一钱，归身、生地、甘草各七分，黄柏、知母、陈皮各五分，煎服二十余帖而安。若用寻常驱疟劫剂，宁免后难？

予年逾六十，形质近弱。八九月酷热时，往来休歙，外有药剂之劳，内有病者之忧，内外弗宁，昼夜不静。至十月初旬，疟作三日，午后一发，寒不甚寒，热不甚热，喜热恶寒，寒去热来则爽快矣。口干微渴，临发昏倦嗜卧。左脉沉小而数，右脉浮濡无力，亦近于数，独脾部弦而颇洪，疟去则脉大小浮沉相等，惟觉缓弱而已。初服补中益气汤十余帖，病无加减，夜苦盗汗。继服当归六黄汤，黄芪每帖四钱，五帖汗止，疟如旧。再服白虎汤，人参四钱，石膏三钱，知母一钱，甘草六分，米一撮，煎服十余帖而疟止矣。

一人瘦长脆白，年三十余。久疟后盗汗自汗过多，加以伤食，吐泻大作，吐止而泻，四日不住，筋惕肉瞤，惊悸梦遗，小便不禁。予诊脉皆缓弱，右略弦而涩。曰：此下多亡阴，汗多亡阳，气血虚也。遂以参、芪为君，白术为臣，山栀、麦门冬、牡蛎为佐，酸枣、归身、山楂为使，加以薄桂，煎服旬余，诸证稍退。半年之间，常觉脐下内热一团，烘烘不散，时或梦遗。浮梁孙医议作热郁，固欲下之。予曰：此非有余之热，乃阴虚生内热耳。若欲下之，是杀之耳。宜以前方加黄柏，热当自退，果验。

一人年十七八，时因读书饥感寒得疟，延缠三年疟愈，寒气，脐左触痛，热熨而散，仍或发或止。后因新娶，往县复受饥寒，似病伤寒，吐二日夜不止。接服理中汤、补中益气汤、固本丸、补阴丸、猪肚丸，其吐或作以止，饮食或进或不进。续后受饥劳倦，食则饱闷，子至午前，睡安略爽，食稍进，午后气升，便觉胀闷，胸膈漉漉水响，四肢微厥，吐水或酸或苦，亦有间日吐者，大便燥结，小便赤短，身体瘦弱，不能起止。予曰：须不见脉见症，必是禀赋素弱，不耐饥寒，宜作饮食劳倦为主，而感冒一节，且置诸度外。夫气升胀闷触痛者，脾虚不能健运，以致气郁而然。胸膈漉漉水声，谓之留饮。乃用独参汤补养其气血，加姜以安其呕吐，黄柏以降其逆气。初服三帖，脐左痛除，吐止。将人参加作一两，吐又复作。此由补塞太过，而无行散佐使故也。人参减作七钱，附五分，炮姜七分，半夏八分，苍术七分，厚朴七分，茯苓一钱。服至二十余帖，吐止食进，余病皆减，颇喜肉味。以手揉擦其肚，尚有水声汩汩。微感寒，腹中气犹微动，或时鼻衄数点。近来忽泻，二日而自止。才住前药，又觉不爽。前方加黄芪四钱，山栀七分，减黄柏，如旧煎服。或曰：吐水或酸或苦，大便闭燥，小便赤短，诸书皆以为热。凡病昼轻夜重，诸书皆为血病，今用姜附何也？予曰：吐水酸苦，由脾虚不能行湿，湿郁为热，而水作酸苦也。姜、附性热辛散，湿逢热则收，郁逢热则散，湿收郁散，酸苦自除。大便燥结者，由吐多而亡津液也。小便短少，由气虚不能运化也。兹用人参以养血气，则血润燥除，气运溺通矣。若用苦寒之药，则苦伤血，寒伤气，宁不愈益其病哉？日轻夜重为血病者，道其常也。此则不然，须似血病而实气病也。医作血病，而用固本补阴等药反不解，非血病可知。所以日轻者，日则阳得其位而气旺，故病减；夜则阳失其位而气衰，故病重，《经》曰“至于所生而持，自得其位而起”是也。故病则有常有变，而医不可不达其变也。病将愈，犹或鼻衄数点者，此浮溜之火也。加山栀气味薄者以潜伏之，久当自愈。后闻食母猪肉，前病复作。予曰：藏府习熟于药，病亦见化于药，再无如之何矣。

25. 倪涵初治疟医论医案

《知医必辨·论倪涵初先生疟痢三方》

涵初生疟、痢三方，真有阅历，煞具苦心，足以活人济世，非吴又可粗率成书之比也。时气之病，疟、痢最多，夏秋之间，患者尤众。二者之病，以疟为轻，然必治之得法，如不合法，亦颇伤人。盖疟论《内经》最详，然其时专用针法，不论药饵，并无医方。后世医方之多，无有过于疟门者。吾乡有某医，固守其书，见人病疟，至有不吃补药不诊之说，于是经其治而死者不少。某医后自病疟，亦服补药，以致邪不出而死。夫景岳虽偏于补，其方不尽补方，乃不善看书者，遂至害人自害，如此岂不冤哉！再如叶氏《临症指南》，治疟之方不下数百，而不用一分柴胡。夫柴胡为少阳经发散之品，舍此并无二味，疟发少阳，岂能不一用柴胡？果疟偏于热重者，可用叶氏青蒿、鳖甲、桑叶、丹皮、知母、花粉，加减酌用；若寒重者，断无不用柴胡。乃叶氏因毁薛氏有疟疾不可用柴胡一语，以后治疟竟不复用。至今吴人患疟，皆不用柴胡，以致缠绵难愈，有数月不起者。然则指南之方，又乌足用哉！

惟涵初先生治疟三方，既不用补，亦不克削，其药平平无奇，而用之自有神效，真为治疟之宗主也。其一方虽善，但疟症有寒有热，其寒未必不由太阳、阳明而来，邪从汗解，必从阳明、太阳而去。威灵仙初亦不用，其药截疟甚灵，而屡用反觉不灵，竟留待二方中用之，往往一服即止。至二方予亦不骤用，必疟势已衰，照方制药，分毫不加减，煎成露一宿，大早空心服之，疟竟鲜有不止者。此予佩服先生之方，而用之别有心得，我后人牢牢记之，虽初学亦能治疟矣。予近见治疟死者尚少，而治痢死者独多。先生方论不多，而精妙绝伦，学者其用心玩索，毋负前贤之暗度金针哉！

涵初治疟第一方：陈皮一钱，半夏一钱，白茯苓一钱，威灵仙一钱，柴胡八分，苍术八分，黄芩八分，厚朴八分，青皮六分，槟榔六分，甘草三分。

第二方：生首乌三钱，陈皮八分，柴胡八分，白茯苓八分，炒白术二钱，黄芩八分，归身一钱，威灵仙一钱，鳖上甲二钱（醋炙炒），知母二钱，甘草三分。加生姜三片，河井水各一碗，煎至八分，加无灰酒五分，再煎数滚，夜露一宿，于疟期清早空心服。

涵初治痢之方，固甚妙矣，然亦尚有虚弱之体，而得痢症，腹痛里急后重，势不得不通因通用，不得不用大黄，而又恐其难受，将奈何？乃闻前辈王子圣者，治痢颇有名，不论虚实皆极效，刊有疟痢一书，但不甚行。予于金幕友书匣中见之，翻阅一过，其治疟总合司天岁会，用药未免拘执，故治疟不甚效。

二、医案

1. 治温疟

《先醒斋医学广笔记・卷之一・疟》

顾伯钦患疟，仲淳之门人疏方，以白虎汤加人参一两。一庸工云：岂有用参至两数者乎？改用清脾饮，二十余剂而疟不止，体尫弱。仲淳至，笑曰：此虚甚，非参不可，吾徒不谬也。投以大剂参、芪，一剂而瘥。人参一两，黄芪（蜜炙）一两，知母（蜜炙）五钱，陈皮二钱，干葛二钱，甘草八分，石膏五钱。

庄敛之妾患疟，寒少热甚，汗少，头痛，不嗜饮食。余为诊，脉洪数而实。用麦门冬五钱，知母三钱五分，石膏一两五钱，竹叶六十片，粳米一撮，橘红二钱，牛膝一两，干葛三钱，白茯苓三钱，白扁豆三钱。三剂不应。忽一日，凡寒热者再，昏迷沉困，不省人事，势甚危急。敛之过余云：恐是虚脱，前方石膏、知母、竹叶似近寒凉，非其治也。余亦心疑，为去石膏等，而加人参二钱。已别矣，余追想前脉的非属虚，急令人往嘱，令其将参煎好，勿轻与服，待按脉加斟酌焉。次早往视其脉，洪数如初，急止人参勿服，惟仍用前方而加石膏至二两，何首乌五钱。令其日进二剂，疟遂止。

《沈俞医案合抄・疟》

顾，二十二。疟热伤阴，五液少聚，气泄则阳化内风震动，四肢麻痹，巅眩心悸，欲厥之象都属厥阴。食减不甘，从胃和补。制首乌、天冬、沙参、茯神、知母、麻仁。

《也是山人医案・疟》

虞（十一）。面赤痹热，恶心呕吐，神烦汗泄，衄血，脉大，并不渴饮。此属心经热疟，热邪迫于肺胃所致。清心热，凉肺胃，可不悖矣。犀角八分，丹皮一钱，知母一钱，细生地三钱，元参一钱五分，生甘草三分，连翘心一钱五分，麦冬一钱五分，竹叶一钱五分。

2. 治寒疟

《沈俞医案合抄・疟》

朱，四三。劳倦阳气先伤，营卫皆损，疟无止期，自述天暖可缓，阴晦病加，身中阳微已著。与壮脉护阳。生鹿角、白术、人参、桂枝、黄芪、当归、炙甘草、煨姜南枣。

吴，三三。凡疟久，邪结必成疟母瘕，其邪深客于阴络，道路深远，肌肤无汗，能食，便溺通调，病不在府，从腹下升逆，贯及两膝腰中，推及八脉中病，理固有之，然立方无捉摸，议仲景转旋下焦痹阻，例以通阳。苓姜术桂汤。

胡，二三。六腑以通为补，只因久病外邪疟痢之郁，初用升阳，继以温通，仿古先表后里之义，已经获效，必谨慎物食，俾脾阳充复，可以全愈。淡附子、人参、大黄、干姜、厚朴、茯苓、神曲、浆丸。

叶，四一。诊脉右小弱，左空弦，视形色枯槁不华，舌白不渴饮，病及一月，寒热，干呕，神气欲昏，微呃，烦不欲寐，汗出。此伏邪久而伤正，阳气日漓，邪陷入阴，胃虚客犯，当邪乘攻触，见此昏烦呕呃，议温胃阳益虚镇肝逆，逆理呕烦，用旋覆花代赭石汤。旋覆花、代赭石、人参、半夏、广皮、煨姜、南枣。复诊，交子时乃戌亥纯阴之余气，阳气不复，形寒鼓栗，巳午盛阳司时乃安，况阳从汗出，舌白为胃阳虚。用附子汤法。

3. 治牝疟

《丁甘仁医案・卷二・疟疾案》

屠，右。但寒不热，名曰牡疟，间日而作，已有月余，汗多淋漓，纳谷减少，脉沉细而弦，舌中剥边薄白而腻。是阳虚失于外护，不能托邪外出，痰湿困于中宫，脾胃运化失职，高年患此，勿轻视之。亟拟助阳达邪，和中化湿。潞党参三钱，熟附块二钱，川桂枝一钱，软柴胡一钱，陈广皮一钱，姜半夏三钱，云茯苓三钱，鹿角霜三钱，煨草果八分，清炙草五分，生姜二片，红枣四枚。

二诊：寒减，胸闷气逆，去参，加旋覆花（包）一钱五分，炙白苏子二钱。

三诊：牡疟寒热已减，汗多淋漓，纳少胸闷，脉沉细而弦，舌中剥边薄腻。阳虚气弱，不能托邪外出，痰湿逗留募原，皮毛开而经隧闭也。仍宜助阳达邪，和中化湿。潞党参三钱，熟附片二钱，川桂枝一钱，白芍一钱五分，清炙草五分，软柴胡八分，仙半夏三钱，煨草果一钱，常山一钱，鹿角霜三钱，生姜二片，红枣四枚。

4. 治胎疟

《先醒斋医学广笔记·卷之一·疟》

高存之甥女嫁后，患胎疟久不止。仲淳云：病在阴分。以人参五钱，牛膝一两；兼健脾清暑。一剂而止。章衡阳子室患疟后失音，寒热愈甚，告急仲淳。仲淳云：此必疟时不遇明眼人，妄投半夏故也。投以大剂麦门冬、白茯苓、炙甘草、鳖甲、知母、贝母。数剂瘳。

5. 治劳疟

《沈俞医案合抄·疟》

朱，四三。阳微外寒，阴弱内热，是为劳疟，宗东垣内伤议治。姜枣补中益气汤。

《乘桴医影·序》

沈寅甫令正，患少腹聚气，痛无定所，甚至浑身筋骨痠痛，寒热如疟。患身热，便泻，口干，仍强起任事，察其脉虚大而弦，是忧劳过甚，元气大亏之证，幸而能食，亟与参、芪、苓、草、防、芍、木瓜、陈皮、石斛，旬日霍然，即旋里省亲。逾月来申，患暑湿类疟，予清化药四帖而愈，但觉疲惫，仍以参、芪、柏、草等，培其本元。

《丁甘仁医案·卷二·疟疾案》

俞，左。伏邪久蕴，消耗阴液，临晚身热，至夜半而减，已延数月，咳呛咯痰不爽，纳少形肉消瘦，苔薄黄，脉弦滑而数。少阴之阴已伤，阳明之邪不解。书云：但热不寒，名曰瘅疟，久不愈，即为痨疟也。潞党参一钱五分，生甘草六分，青蒿梗一钱五分，炙鳖甲三钱，川贝母三钱，熟石膏（打）三钱，仙半夏一钱五分，银柴胡一钱，冬瓜子三钱，朱茯神三钱，嫩白薇一钱五分，大荸荠五枚，焦谷芽四钱。

6. 治疟母

《沈俞医案合抄·疟》

周，廿三。寒热疟邪都从四末扰中，胃阳受侮，食下胀闷，大便不利，是胃病。据说胁下有形必系疟母，邪与气血相混，久病入络，当与通。每日用仲景鳖甲煎丸，早夜各服十五粒。

《王乐亭指要·卷四·癖块》

杨，左。久疟伤脾，纳减便溏，有时见血，左肋结癖。砂仁六分，鸡内金一钱，水红花子三钱，京三棱一钱，蓬莪术一钱五分，神曲（炒）一钱，生鳖甲四钱，焦茅一钱，当归三钱，楂肉（炒）二钱。

许，左。疟后结癖，今胸腹满胀，纳食减少，大便溏，脉细弱而甚于右。冬术（炒）四钱，党参（炒）三钱，当归（炒）二钱，神曲（炒）一钱，楂肉（炒）一钱，砂仁（炒）八分，水红花子五钱。

吴，左。癖大如盘，良由疟后失调，饮食不节，痰积交滞而成。鸡内金一个，当归（炒）一钱，生姜一钱，焦冬术三钱，砂仁六分，焦枳壳五分，焦神曲一钱，焦谷芽二钱，水红花子四钱。诸左疟止复发，癖亦渐消而未尽。

《贯唯集·疟》

夏，左。久疟四五年，营卫失调，气与邪并，结为疟母，徒恃汤药无益也。急宜扶正祛邪，以丸剂消其痞结，以汤饮理其本病，渐调勿懈，庶无他虑。党参、白术、半夏、鳖甲、牡蛎、首乌、柴胡、青皮、淡芩、橘红、茯苓、炙草、姜、枣，另服鳖甲煎丸。

《陈莲舫医案·卷中·疟母》

左。疟母攻胀，肢酸脘闷，脉见细弦。治以疏和。焦茅术、大腹、连皮、苓、小朴、米仁、蔻仁、建曲、戈半夏（冲入）三分、新会荷梗。

左。疟母内损，头眩肢倦，便溏带血，脉见细弦。恐其成劳。生白术、米仁、泽泻、大腹、小朴、佩兰、野赤豆、白芍、建曲、楂炭、佛手、新会荷蒂、枣。

7. 治大疟

《王乐亭指要·卷二·大疟》

顾，左。大疟久咳，寒客肺中，脉至沉细。叭杏仁、半夏、陈皮、蔻仁、冬术制、制首乌、当归、炙甘草、前胡、紫苏、姜枣。

史，左。大疟晚来，气血两伤。炙草六分，柴胡三分，升麻三分，川芎八分，冬术（炒）三钱，陈皮一钱，山药三钱，党参（炒）三钱，草果六分，知母一钱，神曲一钱，姜一，枣一。

某，左。大疟寒热俱重，质又薄弱。柴胡、当归、党参、半夏、冬术、神曲、川贝、草果、知母、陈皮、炙草、生熟谷芽、姜枣。

赵，左。外疡之后，又患大疟。今疟虽止，稍为辛苦则发热，六脉软弱。熟地八钱，冬术三钱，炙草六分，姜，党参四钱，当归二钱，杜仲五钱，枣。

某。大疟晚来，邪在三阴营分，饮食不贪，脾胃亦伤矣。柴胡四分，当归三钱，川芎一钱，茅术一钱，半夏一钱五分，茯苓三钱，炙草四分，草果四分，知母一钱，党参二钱，生姜一，大枣。

徐，左。大疟，胸次连背不适，太阴湿痰不清。党参三钱，茯苓一钱五分，冬术二钱，炙草六分，制半夏一钱，陈皮一钱，姜一，枣一。

王，右。大疟，胸脘不适。党参三钱，茯苓一钱五分，冬术二钱，炙草三分，半夏一钱，陈皮一钱，当归二钱，草果（煨）六分，知母一钱，柴胡四分，神曲（炒）一钱，姜一，枣一。

安，左。大疟后失调，气血两伤，或眩晕腰痛，彻夜不寐。洋参二钱，枣仁五钱，茯苓三钱，川芎一钱，当归三钱，熟地八钱，白芍一钱五分，天麻一钱，制首乌四钱，甘菊（炒）一钱。

钱，右。大疟后，失血于上，经水不行。川芎五分，怀膝二钱，生熟川断三钱，红花三分，熟地六钱，冬术（炒）三钱，当归（炒）三钱，白芍一钱，香附一钱五分，丹参三钱，楂肉一钱五分，焦谷芽三钱。

许，左。大疟晚来，三日两至，纳谷甚少。升麻三分，柴胡三分，党参三钱，熟地六钱，冬术（炒）二钱，当归三钱，半夏（炒）一钱，知母（姜汁炒）一钱，草果五分，炙草五分，制首乌四钱，谷芽（炒）二钱，生姜二，枣二。

盛，左。脾为四脏资生之本，水谷为后天养生之源，胃气不醒而纳少，脾气衰弱而湿踞，致成大疟，呃逆之来，小溲短少，无非中阳式微，气不顺行，司化失职。党参三钱，冬术三钱，陈皮一钱，茯苓二钱，半夏一钱，黄芪六钱，炮姜八分，蔻仁三，远志七分，苏梗二钱。

施，右。胃有积饮，停痰营分，亦为停寒，致成大疟。茅术（炒）一钱，半夏一钱，枳壳（炒）八分，广皮一钱，槟榔一钱，秦艽二钱，白术二钱，当归二钱，炙草四分，谷芽（炒）三钱，姜二，枣二。

又大疟晚来，营分之邪还未清彻。柴胡六分，半夏二钱，党参三钱，制首乌五钱，冬术（炒）三钱，神曲（炒）一钱，当归三钱，草果（煨）一钱，广皮一钱，炙草三分，姜二，枣二。

华，左。大疟痊而邪未尽，今寒热日来，此转重就轻。柴胡、防风、陈皮、炙草、桂枝、草果仁、姜、枣。

何，左。大疟热甚于夜，邪在三阴，能转入阳分，可望其渐渐减轻。党参四钱，冬术五钱，当归（酒炒）三钱，广皮一钱五分，半夏一钱，柴胡四分，蔻仁八分，谷芽五钱，绵芪六钱，炙草四分，制首乌一钱，姜二，枣二。

8. 治类疟

《贯唯集·疟》

邹。类疟一候，有汗不解，甚则神昏谵语，大便溏泄，间有咳嗽。症属阳明太阳，一时未肯骤解，用药仍从少阳，以泄蕴蓄之邪，略佐苦降，望其阴气渐振，可臻佳境。鲜生地（淡西豉三钱同打）六钱，青麟丸（过下）三钱，淡芩（酒炒）一钱半，柴胡五分，生枳实一钱半，槟榔一钱半，黑山栀一钱半，知母一钱半，赤猪苓各一钱半，焦白术一钱半，泽泻（盐水炒）八分，白扁豆子三钱，细川连（酒炒）五分，葛根一钱半，益元散（包）三钱，通草五分，二稻叶五钱，扁豆叶二支。

《陈莲舫医案·卷中·类疟》

刘，右，六十三。咳嗽痰薄，类疟寒热，脉见弦滑。治以分疏。豆豉、小朴、白薇、益元散、防风、薄荷、茯苓、通草、前胡、佛手、米仁、新会荷叶。

复：类疟较轻，仍咳嗽痰多，当脘满闷，脉见弦滑。治以分泄。半夏、桑叶、益元散、佛手、川贝、白薇、小朴、赤苓、前胡、米仁、建曲、通草、枇杷叶、洋佩兰。

复：类疟已止，咳喘未除，脉见弦滑，治以疏和。半夏、桑叶、茯苓、款冬、川贝、杏仁、通草、佩兰、苏子、前胡、会白谷芽、枇杷叶。

9. 治三阴疟

《肯堂医论·卷下·三疟治验》

张习可日间受微雨及风冷，疟发于暮，热甚，于夜遂成三疟，乞诊于师，用升阳济阴法，疟渐愈。

奈不知调摄，元气未复，嗜欲不谨，九月中旬，疟忽增剧，六脉虚数。乃阴虚已极，而暑邪深入，最难疗治。师问难于余，爰思受病之原，当先扶正升阳。用生地、川芎、归身、白芍、炙草、干姜、葛根、升麻、柴胡、煨姜、南枣。浓煎，于疟未作前，三时服一盃，四帖。后加首乌、人参各三钱，连服三帖，疟竟不作，代订丸方，以善其后。

治不沾沾于补虚，不斤斤于泄邪，而方药病情丝丝入扣，古谓成如容易却艰辛，非学识兼全者，曷能辨此。丸方：制首乌四两，大生地三两，人参、於术、归身、龟板、猪苓、炒芩、川芎、查炭各二两，柴胡一两六钱，淮牛膝一两五钱，干姜、山甲各一两，甘草（炙）五钱，活龟一个。入砂仁末二两，煮取龟肉，同药捣匀，烘干，其甲、骨亦研细末，加入鲜荷叶汤泛丸如麻子大。每晨服三钱，沸汤下。服完一料，精神倍于平日。

《沈俞医案合抄·疟》

某。阴疟经年，寒热必喘逆痰升，左脉已结疟母，病在厥阴、少阴，邪混气血为难治。川桂、枝生、牡蛎、熟附子、茯苓、炒常山。

钱。三疟日久，奇经损极，邪乘攻络，血从便出，病为伏邪，而参、苓乃理胃之品非镅邪之品。救逆汤，仲景治火劫惊狂阳亡外越之症，其意重镇之中引以飞走，由表由经脉以固束。余曾用之以治阴疟。至柴、葛泄阳，尤非八脉方也。人参、当归、枸杞、鹿角胶、茯苓、柏子仁、鹿角霜、桂酒拌白芍。

杨，廿八。邪伏于阴，而成三疟，表散不应，脉缓，中焦痞闷。治在太阴。草果、厚朴、桂枝、白术、茅、苍术、姜汁。

周，三七。邪在阳为三疟，再为烦劳伤阳，寒起足趾，甚则肢节若堕，冷饮不适，阳伤大著，身痛转甚，议用温经一法。桂枝汤加白术、附子。

张。三疟屡止屡发，时见右臂、肩背、胸胁肿凸，旬日自散，络脉不和，必安间静养可愈，药未能速效。

钱，五十。少阴疟两月，胃关衰不纳谷，神消形瘦，攻补不应，宜举八脉之阳，阳壮邪可托出。鹿茸、当归、枸杞、肉苁蓉、大茴香、茯苓。

罗，三三。疟日发既而间日，寒多无汗，食进不运，诊脉缓濡，此阳微邪陷于阴，寒起四末，从太阴治。露姜饮。

毛。阴疟复腹大跗肿，用养阴清补而愈，长夏暑湿外加饥饱内伤，皆是脾胃受病，泻利黏积虽罢，而腹膨浮肿又来，舌绛，唇焦，溺赤，不是纯虚见症。茯苓、茵陈、滑石、木通、大腹皮、厚朴。

居，廿八。脉右沉濡，左弦，疟经两月，止而复来，食入便出，腹中隐痛，宜谨慎食物，正馁邪陷，有三阴延绵之虑。鳖甲煎丸。

张，四三。三疟，背寒骨束，并无汗战呕逆，治在少阳督脉。鹿角霜、枸杞、归身、沙苑、淡苁蓉、大茴。

金，二十。太阴脾土性畏寒湿，暑湿既在深阴，疟三日一至，饮酒再助其湿，疟痢兼作，但肛坠而肠胃不痛，脉来濡弱。当理湿以生阳，用桂苓甘露饮。

叶，五六。疟渐延三日而发，其邪已深入脏阴之络，四肢先寒，太阴见症。阴中伏邪，非发汗和解可效，惟按经内托扶正以获安，特不能速效耳。腥浊闭气皆为敌树帜，勿食为妥。人参、白术、桂枝、炙草、草果、生姜、南枣。

《贯唯集·疟》

闵。三阴大疟不止者，邪未彻也，未有邪未彻而可以止之者。川桂枝、淡芩、焦白术、知母、草果仁、范志曲、枳壳、制半夏、新会皮、姜、枣。

潘。刻诊脉象左数滑，右弦数，两尺弱不胜依，舌滑微黄苔，疟来微寒壮热，从无畅汗。此体虚正不胜邪，不能使邪外彻。据云怀麟二月，似觉跃动。推其病源，从郁损而起，渐及太阴脾脏，脾主四肢，遂致遍体浮肿，日虽不多，而正气一时未肯来复，理之殊非易，幸后天生气尚壮，犹能纳食，据证合脉，还可措手。始拟益气养营，以治其本，疏邪清疟，以理其标，俾得营卫循度，自可向安。上洋参、焦白术、中生地、软柴胡（鳖血拌炒）、归身（酒炒）、淡黄芩、车前子、五爪橘、红生鳖甲（先煎）、青蒿子、半夏曲（香油拌炒）、茯苓、炙草、带叶苏梗、生姜、红枣、黄杨树头（后下）、青皮、青蒿、枳壳、茯苓、白芥子、姜、枣。

《也是山人医案·疟》

钱（十二）。寒多热少。移早则邪达于阳，跗肿，腹胀，面浮，皆太阴病。宜缓治。草果仁（煨研）五分，制半夏一钱五分，赤苓三钱，厚朴一钱，黄芩一钱，知母一钱，小青皮一钱。

钱（八岁）。冲年三虐，寒热俱重。邪深而入客于阴，即疟来日迟之谓，非阴虚之谓也。然腹胀，口不烦渴，胃纳颇减。太阴见症，当温疏里邪。草果仁五分，川桂枝八分，生姜一钱，知母一钱，杏仁三钱，茯苓三钱，厚朴一钱，制半夏一钱五分。

《陈莲舫医案・卷中・三疟》

徐，左。三疟五年，劳动即发，寒热从中，营卫受伤。脉见濡细，属虚而非实，治以和养。芪皮、当归、半贝丸三钱、丹参、防风、银柴、桑、梗、川断、白术、白薇、新会杜仲、枣、生姜二小片。

左。劳倦成疟，是为劳疟。微寒微热，盗汗纳少，脉见濡细。拟和表里，兼顾咳嗽。芪皮、当归、苏子、茯苓、防风、银柴、款冬、米仁、杏仁、白薇、会红通草、姜竹茹。

左。三疟阵乱。呕泻仍作，脉见沉弦。治以疏和。半夏、郁金、桂枝、大腹、建曲、蔻仁、白芍、茯苓、小朴、米仁、佛柑、新会姜竹茹。

《丁甘仁医案・卷二・疟疾案》

杨，右。三日疟已延半载，发时寒战壮热，历十小时始衰，纳谷渐少，面色萎黄，脉象沉弦无力，苔薄腻。此正气已虚，邪伏三阴，营卫循序失司，缠绵之症。姑拟扶正达邪，用阳和阴。炒潞党一钱五分，柴胡八分，生甘草六分，仙半夏二钱，川桂枝六分，熟附片一钱，炙鳖甲四钱，青蒿梗一钱五分，鹿角霜三钱，茯苓三钱，陈皮一钱，焦谷芽四钱，生姜二片，红枣四枚。二诊：前方服六剂，寒热即止，接服六君子汤，加草果、姜、枣。

10. 治冬温疟

《也是山人医案・冬温伏邪》

虞（三〇）。寒热交作。头痛口渴，夫寒伤营，风伤卫，表里邪踞两日。时发腹痛，膝痛，脉浮自汗。此皆冬令寒暖不匀，感冒时邪，至春阳气发泄，伏邪内动，治与疟病两歧。苏梗一钱，淡黄芩一钱，桔梗一钱，淡豆豉一钱五分，杏仁三钱，黑山栀一钱五分，厚朴一钱。

陆（八岁）。温邪内郁。寒热如疟，不与少阳同例。淡豆豉一钱五分，杏仁三钱，桔梗一钱，厚朴一钱，淡黄芩一钱，连翘一钱五分，黑山栀一钱五分。

11. 治伤暑疟

《石山医案・卷之下・疟》

本县二尹大人，北人，形长魁伟，年逾四十。六月，舟中受热，病疟。寒少热多，头痛躁渴汗多，医用七保饮治之，不愈。予诊其脉浮濡而驶略弦。曰：此暑疟也。以白虎汤加人参三钱，煎服十余帖而疟止。

《先醒斋医学广笔记・卷之一・疟》

时淳年十七，时为疟所苦，凡汤液丸饮巫祝，靡不备尝，终无救于病。遍检方书，乃知疟之为病，暑邪所致也。《经》曰：夏伤于暑，秋必痎疟。遂从暑治，不旬日瘳。后数以意消息，散邪之外，专养胃气，痰多者消痰，气虚者补气，血虚者益血；又分脏腑经络，各从其类以施向导。即经年不愈者，竟霍然起矣。

沈少卿中丞，请告时苦疟。仲淳往诊之，惫甚。曰：再一发死矣。先生何方立止之。仲淳曰：何言之易也。书三方作五剂，一日夜饮尽，次早疟止。先二剂清暑，用大剂竹叶石膏汤加桂枝，以其渴而多汗也。次二剂健脾去积滞，用橘红、白豆蔻、白术、茯苓、谷蘖、乌梅、白扁豆、山楂、麦芽。最后一剂，人参、生姜皮各一两，水煎，露一宿，五更温服，尽剂而效。

庄敛之前患疟，越一载，忽头痛如裂，心内杂乱不清，喉作痛，失音，舌破，咳嗽有痰，胸膈饱胀，恶心不思饮食，如此者四日矣。日渐增剧，陡发寒热如疟状，寒少热多，热后频出汗方解。平时有心口痛证，并作下元无力如脚气状。敛之疑为伤寒。余曰：此受暑之证，即前年所患疟而势加剧耳。法当先去其标。令以石膏二两，麦门冬五钱，知母三钱，橘红二钱半，牛膝五钱，鳖甲四钱，竹叶一百五十片，贝母三钱，栝蒌根三钱，河水煎服。三四剂心内清，头疼，喉痛，失音，舌破，饱胀，寒热俱愈，但恶心不思食如故，而心口痛，下元无力不减。余为去石膏、知母、竹叶、鳖甲、贝母、栝蒌根，而加延胡索二钱，五灵脂七分，生蒲黄一钱五分，薏苡仁八钱，木瓜二钱，石斛三钱，白扁豆三钱，白芍药三钱，竹茹二钱，枇杷叶三大片，炙甘草四分。几十剂而愈。

《沈俞医案合抄・疟》

蒋，十。此饮食失和，脾胃内伤，更加暑湿客邪伤气，幼稚纯阳，瘅热无寒之疟，面痿黄，唇舌白，腹胀便溏。见症仍在足太阴脾，延持太久，有瘕聚疳疾之累。人参、草果、泽泻、厚朴、广皮、茯苓、猪苓、生姜。

顾，四二。夏秋暑湿成热，误伤寒发散，胃汁被劫，腹不知饥，肌膝皆干燥甲错，甘寒生津为稳。麦冬、生地、知母、生甘草、竹叶、蔗汁。

某。疟乃暑热之后，侵必伤胃阴，先以甘寒生津，不至再涉时邪。竹叶心、知母（蜜炙）、麦冬、生甘草、蔗浆。

赵。久疟伤阴，夏热发泄，咳痰有血，清心热，养胃阴，淡薄饮食，半月再议。竹叶心、鲜生地、扁豆、知母、生草、茯苓。

杨，三三。阳虚有时饮感令，暑湿与痰饮气结混蒸，湿甚生热，汗多不解，舌白呕逆，实非风寒。饮亦湿类，湿热下注，便溏不爽，三焦不通，疟不能已，不宜重剂推荡，以肥人阳易虚故也。半夏、淡黄芩、草果、滑石、厚朴、知母、姜汁、石菖蒲汁。

复诊：热多消渴，舌色淡黄，目色已白，水入呕酸，脘闷，痰饮热邪居中也。大凡疟邪，寒热必先从四末以乘中，斯则中焦受困，故疟止之后，旬朝不晓饥，饱颇多，非奇美也。半夏（醋炒）、生石膏、生茅术、杏仁、厚朴、知母，临服加豆蔻末三分。

成。暑湿阻气，疟止不饥，气伤不可流行，是脾胃病。生白术、广皮、黄芩、半夏、枳实、草果仁。

周，二十八。阴气先伤，阳气独发，但热无寒，是为瘅疟，舌干、渴饮、嗽咳，暑邪尚在肺胃。知饥不嗜食，乃邪热不杀谷也。先用玉女煎存阴清暑以和肺胃。玉女煎去牛膝，加竹叶心。

《王乐亭指要·卷二·便血》

章，左。质本肝肾阴亏，大肠火燥，肛痔便红，时发时止，秋夏之变，又感暑风，为热重寒轻之疟。北参四钱，麦冬一钱，白芍（炒）一钱五分，生地八钱，山药二钱，防风一钱，谷芽一钱五分，川贝一钱，穞豆衣一钱，丹皮一钱五分，神曲（炒）一钱，竹茹八分。

《王乐亭指要·卷三·肿胀》

吴，右。左弦右弱，疟后渐见腹满攻撑，面色淡黄无神。虽因疟邪不清，究由脾土失运，湿浊蕴于中焦，成疸臌之所由来也。今遍体生疮而腹又满，据述因疟而起，此暑湿之邪不清耳。此中阳衰弱，水泛来侮，其致病之由，虽因疟伤，半由饮食不节。洋参三钱，当归二钱，大黄三钱，枳实一钱，炙草一分，莱菔子二钱。

《贯唯集·疟》

蔡，左。暑邪逗留未解，疟虽暂止，而邪蕴颇重，防其余烬复燃。脉搏数，舌微白。当以清解理之。青蒿、柴胡、淡芩、山栀、泽泻、白术、知母、白扁豆、子半夏、槟榔、通草、赤苓、豆卷、橘红、六一散、白薇。

《也是山人医案·疟》

李（十一）。暑湿内郁成疟。前投凉解方，牙宣血溢已止，脉象稍平，而寒已减，热未退，脘闷舌白，痰多溲赤。医者一误于升、柴、苏、菖并用，过于升泄，复缪于鹿角霜温理奇阳。非独不能已疾，转能益疾，致有前日血溢之恙。今虽小安，而在里之湿热，尚未尽透。兹当以栀豉汤以引里邪出之于表，是亦疟症驱邪之出路。淡豆豉一钱五分，杏仁三钱，草郁金一钱，黑山栀一钱五分，橘红一钱五分，滑石三钱，连翘一钱五分，川贝（去心，研）二钱，栝蒌皮一钱五分，加嫩竹叶十片。

苏（三〇）。疟来间日，头痛渴饮，此属暑疟。香薷七分，杏仁三钱，飞滑石三钱，淡黄芩一钱，制半夏一钱五分，草果仁八分，厚朴二钱，赤苓三钱。

《陈莲舫医案·卷中·疟疾》

朱，左，十六。暑风客邪，内伏募原，营卫不和，致发疟疾。少热多寒，脘闷头眩，脉见弦数。治以分泄，兼顾便坚腹痛，舌黄口渴。苏梗一钱五分，黄芩、益元散、桑叶、煨草果四分，青蒿、小朴、白薇（炒）、知母一钱五分，枳壳、苡米、佩兰、荷叶、竹茹、陈皮、半夏。

《王孟英医案·卷一·疟》

大女馥宜患微寒热炽，每发于夜，汛不当期而至，口渴便闭，目眩多汗，米饮不沾，暑热为疟也，脉洪数。以知、芩、橘、半、蒿、薇、鲜斛、元参、栀子、花粉。服六剂，而热减大半，去蒿、半，加西洋参、麦冬、竹茹、枇杷叶。又六剂，而便行疟止，随去元参、鲜斛，加归身调之而愈。

12. 治伤燥疟

《也是山人医案·疟》

慕（九岁）。昨进泄少阳方。疟邪未止，寒少热多，渴饮无度，呕吐脉数，神烦汗泄，面赤，大便四日未解。当此深秋燥邪，内投苦寒攻胃，冀其疟缓，已属非法。投是辛寒，佐以甘缓，恰符仲景阴气先伤，阳气独发之旨。鲜生地五钱，麦冬二钱，粳米三钱，知母一钱，生石膏三钱，生甘草四分，卷心竹叶一钱五分。

13. 治食积疟

《格致余论·痎疟论》

前岁宪佥詹公，禀甚壮、形甚强，色甚苍，年近六十，二月得痎疟，召我视之。知其饫于浓肥者，告之曰：须远色食淡，调理浃月，得大汗乃安。公不悦。一人从旁曰：此易耳，数日可安。与劫药三五帖病退，旬日后又作，又与又退，绵延至冬，病犹未除，又来求治。予知其久得药，痎亦少，惟胃气未完，又天寒汗未透。遂以白术粥和丸与二斤，令其遇饥时且未食，取一二百丸以热汤下，只与白粥调养，尽此药，当大汗而安。已而果然。如此者甚多，但药略有加减，不必尽述。

《先醒斋医学广笔记·卷之一·疟》

治停食发疟。梁溪王兴甫，偶食牛肉，觉不快，后遂发疟，饮食渐减，至食不下咽，已而水饮亦不下，白汤过喉间，呕出作碧色，药不受，小便一滴如赤茶，大便闭。诸医束手。仲淳忽至，视之，令仰卧，以指按至心口下偏右，大叫，因询得其由。用丸药一服，至喉辄不呕，水道渐通，次日下黑物数块如铁丸。药用矾红和平胃散作末，枣肉和丸，白汤下三钱。其病如失。再以人参五钱，麦门冬五钱，橘红三钱，白芍药三钱，水煎服。四日起。

14. 治肝郁疟

《格致余论·鼓胀论》

杨兄，年近五十，性嗜好酒，病疟半年，患胀病，自察必死，来求治。诊其脉弦而涩，重则大，疟未愈，手足瘦而腹大，如蜘蛛状。予救以参、术为君，当归、川芎、芍药为臣，黄连、陈皮、茯苓、厚朴为佐，生甘草些少，作浓汤饮之，一日定三次，彼亦严守戒忌。一月后，疟因汗而愈。

15. 治脾虚疟

《沈俞医案合抄·疟》

某。从前食物失调，脾胃受亏，即与幼稚之疳症病同。物滞久延必伤正气，东垣所称物滞既伤气，理必消补兼进。人参、厚朴、陈神曲、桔梗、麻仁、广皮，调磨积丹五分。

詹，三十二。疟愈，脘下胀闷，既而失血盈碗，是营血既受伤。据云服地黄病剧，非滞腻沉阴之药可调。议以转运脾阳。茯苓、甘草、桂枝、南枣蜜煮、热老姜。复诊：桂苓术甘汤。复诊：香砂六君子汤。

《王乐亭指要·卷二·大疟》

荣，左。大疟伤脾，六脉细弱，胸腹满闷。茅术（炒）七分，当归三钱，茯苓皮四钱，桂枝皮一钱五分，蔻仁二，生熟谷芽三钱，姜二，枣一。

又六脉空细无力，胸闷不宽，纳食作胀，大疟伤脾之阳，健运失职。此属虚痞，法当塞因塞用。升麻三分，柴胡三分，党参三钱，黄芪六钱，当归四钱，冬术（炒）三钱，陈皮一钱五分，炙草二分，茯苓三钱，枳壳一钱，泽泻一钱，肉桂三分，怀膝（炒）三钱，熟附三分，厚朴五分，生熟芽四钱，姜一，枣一；半硫丸一两，每日清晨服二钱。

又大小便俱能通利，气化皆由温补得力。前方，加茯苓三钱，去桂、附。

《王乐亭指要·卷三·肿胀》

查，左。久疟伤脾，今寒热虽减，两足至下午渐见浮肿。党参三钱，茯苓皮三钱，冬术（炒）三钱，炙草三分，神曲（炒）八分，焦谷芽三钱，建莲（炒）三钱。

莫，左。大疟便溏伤脾，腹满，面无华色，脉至少神，疏利之药虽效，究非虚症所宜，可暂可久。猪苓一钱五分，泽泻一钱五分，苓皮四钱，茅术（炒）一钱五分，桂枝四分，车前二钱，通草一钱，陈皮一钱五分，桑皮二钱，苡米一两，赤豆一两。

过，左。大疟初愈，复受寒湿，以致足肿便溏。宜培土分利为主。赤苓、猪苓、泽泻、茅术、神曲、苡米、陈皮、麦芽。

16. 治痰湿疟

《贯唯集·疟》

张。久疟之后，寒痰内伏，咳嗽年余不止，势难杜截根株矣。麻黄、赤芍、炙草、苏子、前胡、新会皮、金沸草、半夏、泽泻、川萆薢。

黄，左。疟乃伏气之发，寒热少汗，胸脘痞闷，时作恶心欲呕，邪来彻也。脉弦数，溺赤。治宜清邪泄湿法。桂枝、青蒿、白薇、豆卷、玉泉散、鸡苏散、通草、广皮、泽泻、淡苓、枳壳、赤猪苓、苡仁、半夏、车前子、姜、枣。

刘，左。疟后余邪未尽，寒热虽止，而湿热仍痼，当用清泄开其太阳，则头晕、脘痞、小水赤涩，症自可就痊。赤茯苓（各）、猪苓、泽泻、白术、官桂、茵陈、生熟苡仁、青陈皮（各）、山栀、炙草、黄柏、滑石、淡竹叶、灯草。

郁，左。伏邪久延匝月，寒热间日而作，甚则神识若蒙，小水失禁，体懒指肿，热解时仍能进食，据云平昔素患痰症，脾阳不克健运，营卫之气已离，阅所进方药，似乎相左，以脉象虚中仍见和洽，即此便是生机。爰拟一方，以候尊裁。洋参二钱，麦冬（勿去心）三钱，五味子一钱，生鳖甲八钱，生龟甲八钱，牡蛎一两，干菖蒲四分，玉金一钱半，白术（防风一钱煎汁拌炒），防己、苡仁（六钱），芡实五钱，炙草五分，茯神（辰拌）、橘络（姜汁炒）五分，竹荆沥各一匙，姜汁一小匙。

又：前进甘凉咸润之剂，似得小效，但昨午小番，仍现厥逆，刻诊脉搏数带弦，其病竟未退尽，还有增变之虞。愚见少服药为中医，此仲景语也。第以饮食缓缓调之，俟其营卫二循行常度，则诸邪可望退舍也。上洋参、麦冬、五味子、生鳖甲、生龟甲、牡蛎、玉金、茯苓、炙草、川贝母、五加皮、橘络、钩藤、青蒿。

《丁甘仁医案·卷二·疟疾案》

杨，左。伏邪痰湿，逗留募原，营卫失其常度，邪与营争则热，与卫争则寒，寒热日作，胸闷泛恶，舌苔薄腻，脉象弦滑。此邪在少阳，湿在阳明，少阳为半表半里之经，寒热往来，职是故也。今宜和解宣化，淡渗湿热，俾得邪从外达，湿从下趋，则营卫调和，寒热自解矣。前柴胡各一钱五分，茯苓皮四钱，块滑石三钱，仙半夏二钱，象贝母三钱，通草八分，酒炒黄芩一钱五分，白蔻壳八分，鲜藿香一钱五分，生姜二片。

姜，童。间日疟已延月余，加之大腹时满，纳少便溏，舌苔薄腻，脉象沉弦。乃久疟伤脾，脾阳不运，浊湿凝聚募原，三焦输化无权，书所谓诸湿肿满，皆属于脾，又曰浊气在上，则生䐜胀是也。表病传里，势非轻浅。亟与温运太阴，以化湿浊，和解枢机，而达经邪。熟附片一钱，淡干姜五分，生白术一钱五分，连皮苓四钱，泽泻一钱五分，软柴胡八分，仙半夏二钱，生甘草四分，制川朴一钱，腹皮二钱，六神曲三钱，炒麦芽、苡仁各三钱。

复诊：温运太阴，和解枢机，连服三剂，腹胀满渐见轻减，寒热又作，是陷入太阴之邪，仍欲还出阳经之佳象。胸闷纳少，腑行不实，小溲短少，脉转弦滑，痰湿留恋中焦，脾胃运化失职。前法颇合，再进一筹。熟附片一钱，炮干姜六分，生白术二钱，赤猪苓各三钱，泽泻一钱五分，软柴胡一钱，仙半夏二钱，粉葛根一钱，生甘草五分，小朴八分，大腹皮二钱，六神曲三钱，干荷叶一角。

17. 治间日疟

《陈莲舫医案·卷中·间日疟》

左。间日发疟寒热满闷，咳嗽泛恶，脉见细弦。治以分疏。豆卷、米仁、佛手、白薇、小朴、佩兰、蔻仁、杏仁、建曲、会皮、通草、前胡、荷叶、姜竹茹。

右。间日发疟，寒少热多，烦闷非常。表未解则汗不多，里不达则大便结，九窍不和，都属胃病，胃不和则卧不安也。至于骨痛肢麻舌剥等症，且从缓治，姑拟以分疏先之。豆卷、小朴、瓜蒌皮、木神、青蒿、志曲、枳壳、川斛、黄芩、佛手、佩兰、通草、荷叶。

《丁甘仁医案·卷二·疟疾案》

陆，左。间日疟先战寒而后壮热，热盛之时，烦躁胸闷谵语，自午后至夜半，得汗而解，已发七八次，纳少神疲，脉弦滑而数，苔薄腻而黄。伏邪痰湿互阻阳明为病，营卫循序失司。拟桂枝白虎汤加味，疏解肌邪，而清阳明。川桂枝八分，陈皮一钱，熟石膏（打）四钱，生甘草一钱，炒谷芽四钱，仙半夏三钱，川象贝各二钱，煨草果八分，肥知母一钱五分，佩兰一钱五分，生姜二片，红枣四枚，甘露消毒丹（荷叶包煎）四钱。

二诊：服桂枝白虎汤三剂，间日寒热已减大半，发时谵语亦止，惟胸闷纳少，神疲乏力，脉弦滑不静，苔薄腻，夜不安寐。伏邪痰湿未楚，胃不和则卧不安也。前法既效，率由旧章。川桂枝六分，仙半夏三钱，熟石膏（打）二钱，生甘草四分，陈皮一钱，茯神（朱砂拌）三钱，川象贝各二钱，北秫米（包）三钱，炙远志一钱，佩兰一钱五分，生姜二片，红枣四枚。

18. 治疟转痢

《王乐亭指要·卷四·痢疾》

僧。去秋先疟后痢，今疟虽止，而痢及半，色带纯红，逸则少而劳则多。此属疟邪不清，陷于营分，伤肝伤肾，失纳失藏，久而愈虚，故不克痊。党参（炒）三钱，熟地六钱，杜仲三钱，怀药（炒）三钱，萸肉三钱，当归（土炒）三钱，杞子三钱，冬术（炒）三钱，谷芽二钱。

庄，左。疟久而滞下赤白，咳嗽汗多而诸恙不减，上、中、下三焦已伤，而内恋之邪究未尽楚。鲜冬瓜皮五钱，大腹皮三钱，陈皮一钱五分，黑栀六钱，砂仁壳五，穞皮三钱，荷叶一丈，乌药（磨冲）五分。

薛，左。休息痢而兼大疟，又有淋浊。今胎前疟痢，几及两旬，而胎下又三日矣，脉至虚数无力，热仍不退，痢仍不减。煎方：洋参二钱，茯苓二钱，冬术，炙草四分，绵芪（蜜炙）三钱，当归一钱五分，白芍（桂枝汤炒）一钱五分，骨脂（泡三次，炒焦）五分，防风五分，木香四分，荷叶（炒）一钱。

秦，左。瘅疟转痢，脉至数而无力。冬术（炒）三钱，党参五钱，怀药八钱，炙草二分，白芍（炒）三钱，姜炭六分，蕲艾炭五分，扁豆（炒）三钱，肉果一钱，焦谷芽三钱，乌梅炭一枚，石榴皮炭一钱。

程，左。疟而转痢，由浅入深，舌苔白厚，口渴喜饮。此湿热内闭，宜开宜泄。桔梗一钱，赤苓三钱，滑石三钱，扁豆八钱，广皮一钱五分，通草八分，莱菔子二钱，焦谷芽三钱，福曲三钱，金银花三钱，广木香五分，生熟砂仁一钱，柴胡四分，鲜藕节二钱，竹茹一钱。

19. 治肝胃不和疟疾

《沈俞医案合抄·疟》

朱。久疟溺淋，五更热止无汗，治在肝胃。丹皮、知母、鳖甲、柴胡、黑山栀、云苓、木通、阿胶。

李。自病十三日，夜不得寐，肢臂有斑，寒起四末，热郁中焦，渴不能饮，胸胁痞胀，按之则痛，舌现灰白滞色，二便皆不爽利，此邪伏在络，寒热后永不得汗，古云：疟不离手少阳，小柴胡投之不应，其邪在络何疑？议通厥阴、阳明。桂枝木一钱，茯苓三钱，生牡蛎三钱，淡干姜一钱，姜汁四分，半夏钱半（炒）。

复诊：紫斑且多，邪伏于营，脘膈仍不爽，用至宝丹，每用三分，金银花汤化服。

沈，三三。嗔怒复疟一月，腹膨胀满，二便仍通，形寒汗多火升。此肝木内震，脾胃被戕，气衰为滞，非阴药可效，《金匮》首章理脾胃必先制肝木，仿此为例。人参、炙草、椒目、延胡、茯苓、益母、厚朴、川楝子。

《王乐亭指要·卷三·肿胀》

虞，右。寒入三阴而大疟，更兼木郁气滞，土衰湿胜，以致遍身作胀，胸腹渐满，大便溏泄，腹满不减，此胀门之所最忌，况面色带青，天庭尤甚。焦白术二钱，陈皮一钱，茯苓二钱，砂仁六分，神曲（炒）一钱，鸡巨子二钱，葛花一钱。

《也是山人医案·疟》

王（三四）。久疟频呕，木邪伤土，阳明、厥阴同治。川连、制半夏、草果仁、淡干姜、黄芩、茯苓、生白芍一钱五分、炒焦乌梅肉五分。

20. 治肝肺不调疟疾

《王乐亭指要·卷一·咳血》

许，右。脉至滑数而大，疟后咳嗽见血，又胁肋作痛。此系木火刑金。北沙参三钱，川贝二钱，麦冬二钱，赤白芍一钱，荆芥炭一钱，竹叶五张，前胡、大生地六钱，丹皮一钱，玉金七分，元胡一钱。

21. 治肺脾两虚疟疾

《王乐亭指要·卷三·肿胀》

孙，右。肺失清肃之令，脾乏健运之力，良由久疟正虚，不慎饮食，不避风寒，以致面浮腹满，咳嗽便溏，两足按之如泥，肿胀之由来也。生熟香附三钱，姜皮（生）四钱，砂仁壳三分，茅术（炒）一钱，腹皮三钱，苓皮四钱，陈皮一钱，苏梗五钱。

22. 治脾胃阳虚疟疾

《沈俞医案合钞·疟》

扬州黄府癸丑五月初七日诊。太翁向来阳虚体质，今癸丑岁湿土司天，寒水在泉，交芒种三之气，脾胃主候，遂发疟，初起寒胜，继而热胜，夫脾应乎营，胃应乎卫，二气遍造，邪正相乘，遂为寒热。诊脉右大少神，食纳不甚舒畅，略有嗳噫，如呃之象，汗出肢冷，溺频便糖，全是阳微少振。拟温理脾胃之阳为主，不必多歧缕治。人参、生於术、熟淡附子、公丁香、皮柴（乌药）、厚朴、草蔻仁。

初八日：询初有寒热在晡时，今渐渐早发在辰卯，兼神识欲迷，口渴欲饮，寒轻热重，热时衣被皆去。昨方因平素阳虚，故用温补之剂扶正托邪，兼用辛温理脾以宣畅营卫二气，使其气机流行，庶外邪可却。服后更加热渴，小便微黄，想寒热留恋旬日，津液被劫，况初病心悸，虚症早已彰著。用仲景炙甘草汤，为邪少虚多治法。人参、麦冬、炙草、生地、桂枝、生姜、阿胶、大枣、去麻仁。

初九日：凡疟邪由四末以扰中，胃最受戕，而胃为阳土，其用乃阴，疟热乘中，胃津被耗，理必烦渴，嗳噫，气逆上冲，皆劫津所致。脉数、舌赤，已见一斑。高年温补阳气，固本何疑。今以客邪未除，气从热化，只因体质阳微，不敢沉降清邪，姑与生津养胃，仿古酸甘化阴一法。照前方去姜、桂，加乌梅肉。

初十日：寒热减半，舌心微黄，渴饮嗳气。诊两手脉来虚数，是胃中不和，津被热燥。议用《金匮》麦门冬方，养胃汁以供肺，兼治痰气蒙神。人参、半夏、麦冬、甘草，去米、枣加。

十一日：寒热未来，诊脉濡缓带涩，与昨诊数虚互异，此寒热稍退之象，第夜来寐不安逸，脘中痞闷，谷食无味，便泻两次，滑不自主，凡五窍不和，都属胃病，寒热从四末以交会中宫，胃当其冲，受困可知，夏至大节，脉症渐平，未必非调理中窍所致。今日议进温胆法，以胃属府喜通故耳。陈皮、茯苓、竹茹、半夏、枳实，去甘草，加人参、金石斛、谷芽。

十二日：前晚寐寤不安，胸脘痞闷嗳噫，因思寒热邪乘，脾胃阳气健运失司，议用温胆汤理痰气以和中，服后胀减寐和，诊时正寒热初来，脉形小弱，是阳为邪郁，寒退自当复耳。再思中下皆虚，虚则邪陷难解，议以分治之法。午余服《延年》茯苓饮，理痰运阳，培扶脾胃；天明进露姜饮，壮气攻邪，三服可以止疟。至于小便不爽，高年虚人常有之证，勿用渗利再伐下焦。昨云九窍不和，是都属胃病也。茯苓饮（人参去白术）、枳实、生姜、茯苓、陈皮，加泽泻、姜露饮（姜四两，连皮捣汁露一宿），空心服。

十三日：两日议进通补，一理脾胃，一益气攻邪，已有小效，诊脉右虚软，左微弦而涩，歇亦少减，仍以茯苓饮方，照前方去泽泻。

十四日：连日进通补却邪方法，诊脉验症颇安，但病伤可复，而平素操持萦思，积劳致损，必须潜静旷达，方得生阳充沛。谚云：心病还须心药医也。若仍烦劳不节，斯心气愈伤，脾营更耗，必至病端蜂起。至若调摄药饵，全以后天脾胃为主，勿费多歧纷缕可也。《外台》茯苓饮加南枣、煨姜。

十五日：夜寐颇安，惟脘中不舒，按之不痛，此属虚痞，数为寒热侮中，清阳少于旋转，用治中法以运阳最稳。人参、生益智、陈皮、炒半夏、茯苓、炒菟丝饼、炒远志。

十六日：服十五日方，加神曲、生谷芽，去菟丝、远志。

十七日：昨方减辛通，佐和中意，服后脘闷痞胀可见，阳微浊凝，必用通剂，阳通斯浊不上潜。今议进枳实附子理中汤通阳泄浊，仍有补中之功能。人参、熟附子、枳实、陈皮、生姜汁、茯苓、厚朴。

十八日：谷芽、神曲和缓，服之脘胀，易以枳实辛泄，姜、附温通而效，今以理胃阳为主。东垣为胃降乃顺，脾升则健，不可不分晰也。照前方去枳实。

十九日：茯苓饮加干荷叶。

二十日：茯苓饮加熟附子。

23. 治邪客肝络疟疾

《也是山人医案·疟》

施（十八）。寒热已久，左胁瘕聚，邪入肝络矣。生牡蛎三钱，归须一钱，炒延胡一钱，炙鳖甲一两，炒桃仁一钱，桂枝八分，柴胡五分。

24. 治中虚客邪疟疾

《沈俞医案合抄·疟》

王。舌白不大渴，寒战后热，神躁欲昏，而心胸满闷更甚，疟系客邪，先由四末以扰中宫，嗽痰呕逆，显是邪干肺胃，体虚邪聚，闭塞不通，故神昏烦躁，郁蒸汗泄得以暂解，营卫之邪未清，寒热蔓延无已，此和补未必中窍，按经设治为宜。白豆蔻、黄芩、炒半夏、杏仁、淡竹叶、姜汁。

复诊：寒热呕逆，心胸痞闷，夫心胸非停食之地可以攻消，不过因疟邪交会，秽浊蒙蔽使然，故疟过即安，苟非芳香，何能开其蒙蔽？舍此并无捷径。牛黄丸二服。

25. 治邪伏少阳疟疾

《丁甘仁医案·卷二·疟疾案》

马，左。夏伤于暑，以营为舍，秋冒风凉，与卫并居。凉者阴邪也，阴欲入而阳拒之，阴并于阳，则阳虚而阴盛，阴盛则寒；暑者阳邪也，阳欲出而阴格之，阳并于阴，则阴虚而阳盛，阳盛则热。是以先寒栗鼓颔，而后壮热头痛，依时而作，汗出而解，日日如是，已有两旬之久。胸闷不思饮食，舌苔腻布，脉象弦滑，弦为少阳之脉，滑为痰湿之征。邪伏少阳，痰湿阻于募原，无疑义矣。今拟清脾饮加减，和解枢机，蠲化痰湿。软柴胡一钱，仙半夏二钱，酒黄芩一钱，制小朴八分，煨草果八分，细青皮一钱，生甘草四分，六神曲三钱，鲜佩兰二钱，生姜一片。

钱，左。寒热日作，已有匝月，胸脘不舒，纳少神疲，脉象弦滑无力，舌苔薄白。此正虚邪伏募原，少阳枢机为病。今拟小柴胡汤加味，扶正达邪，和胃化痰。潞党参一钱五分，软柴胡一钱，姜半夏二钱，生甘草四分，广皮一钱，炒枳壳一钱，煨草果八分，川象贝各二钱，炒谷麦芽各三钱，佩兰一钱五分，生姜二片，红枣四枚。

26. 治余热未清疟疾

《临症经应录・卷四妇女疾病门・疟后怀孕》

宝应吴，疟虽止，尚有余热化而未尽。又加人弱，怀妊，胎火上冲，是喉间红肿作痛，以及口齿皆然，因痛饮食难咽。理当兼治，拟轻清清降之法，速退即佳。否防溃破。云苓皮、炒条芩、炒栀子、甘菊花、白蒺藜、生甘草节、苦桔梗、橘红、大贝、生白扁豆、鲜荷叶。

27. 治肾虚湿热疟疾

《推求师意・卷之上・杂病门・梦遗》

一老人，六十岁，患疟而嗽，多服四兽饮，积成湿热，乘于下焦，几致危困。余诊尺脉数而有力，与补中益气加凉剂，三日，与黄柏丸，次早尺数顿减，因问：有夜梦否？曰：然，幸不泄尔。余谓年老精衰，固无以泄。盖以大热结于精房，得泄火益阴之药，其火散走于阴器之窍，病可减矣。再服二日，又梦，其疟、嗽全愈。

《推求师意・卷之上・杂病门・疟》

一老人疟、嗽半载，两尺脉数有力，色稍枯，盖服四兽饮等剂，中焦湿热下流，伏结于肾，以致肾水上连于肺，故疟、嗽俱作。参、术、芩、连、升麻、柴胡，调中一二日，与黄柏丸两日，夜梦交通。此肾热欲解，故从前阴精窍而走散。无忧也，次日疟、嗽顿止。

28. 治寒湿化热疟疾

《沈俞医案合抄・疟》

陈。初因寒湿，久变为热，格拒于中为痞，疟固在阴，当与邪陷痞气同法，用泻心汤。黄芩、川连、半夏、厚朴、干姜、草豆蔻、枳实、姜汁。

29. 治风暑痰湿合疟

《古今医案按选・卷一・疟》

高果哉治张习可。五月间受微雨及风冷，遂患三疟，疟发于暮，热甚于夜，至九月中，诊得六脉虚数。此阴虚而暑入阴分，最难治。当先升举其阳，用生地、川芎、归、芍、炙草、知母、干姜、干葛、升、柴、姜、枣煎服。四剂后加首乌、人参。又定丸方：首乌四两，生地三两，参、术、当归、龟板、猪苓、知母、黄芩、山楂各二两，柴胡一两六钱，牛膝一两五钱，干姜、穿山甲各一两，甘草五钱，活鳖一个，入砂仁末二两，煮取鳖肉，同药捣匀烘干，其骨亦炙为末加入，荷叶汤法丸，服完全愈。

［雄按］此暑湿兼风冷之邪而入于营分也，故用此法治之而愈。其人虽属阴亏，并非暑邪入阴，设是暑热入于阴分，则升散燥烈之品皆为戈戟。高君治法虽神，立案尚觉颟顸，学者须加咀嚼也。

《陈莲舫医案・卷中・疟疾》

张，左。间日发疟，寒少热多，有时但热不寒，脘闷头痛，渴不多饮，便涩溺赤，脉见弦滑，舌苔黄腻。属风暑痰湿四邪交并，表里因之失宣，拟以疏和。煨草果八分，青蒿、半夏、桑叶、炒知母、黄芩、川贝、白薇、制小朴、益元散、建曲、赤苓、荷叶、佛手。

病名索引

（按中文笔画排序）

二画

三画

四画

五画

六画

七画

八画

九画

十画

十一画

十二画

十三画

十四画

十五画

十六画

十八画

十九画

廿画

廿一画

方剂索引

（按中文笔画排序）

一画

二画

三画

四画

五画

六画

七画

八画

九画

十画

十一画

十二画

十三画

十四画

十五画

十六画

十七画

十八画

十九画

廿画

廿一画

廿二画